## Nouvelle Édition

**Direction de la publication**
Carola Strang

**Direction éditoriale**
Carole Bat

**Édition**
Antoine Caron,
*avec la collaboration de* Tatiana Delesalle-Féat

**Direction artistique**
Emmanuel Chaspoul,
*avec la collaboration de* Cynthia Savage
et d'Olivier Caldéron *(Atlas du corps humain, Guide des symptômes)*

**Couverture**
Anne Joly, *sous la direction de* Véronique Laporte

**Correction-révision**
Chantal Pagès, *assistée de*
Madeleine Biaujeaud, Édith Zha, Henri Goldszal, Françoise Mousnier

**Illustrations : Atlas du corps humain**
Images anatomiques numériques © 1999, 2002, 2005 Visible Productions LCC
avec l'accord de Anatographica, LCC.

**Fabrication**
Annie Botrel

**Informatique éditoriale**
Serge Boucher, Sharareh Maljaei, Claude Nimmo, Marion Pépin

**L'éditeur tient à remercier pour leur collaboration :**
Marie-Thérèse Ménager, Rupert Hasterok, Matthieu Dubois,
Agnès Gualtieri, Guillaume Bourdel

## Édition Originale

**Direction éditoriale**
Claude Naudin, Nicole Grumbach

**Secrétariat de rédaction**
Isabelle Esmoingt, Sylvie Ferrando,
Élisabeth Lequeret, Brigitte Nérou,
Marie-Claude Raoux, Marielle Veteau

**Direction artistique**
Frédérique Longuépée
*assistée de* Cécile Declerck, Ulrike Meindl,
Jacqueline Pajouès *(dessin)*, Henri-François Serres Cousiné

**Correction-révision**
Annick Valade, *assistée de*
Claude Dhorbais, Françoise Moulard,
Madeleine Soize, Édith Zha

**Iconographie**
Anne-Marie Moyse-Jaubert

**Informatique éditoriale**
Marion Pépin, Jocelyne Rebena


Malgré tout le soin apporté à la rédaction du Larousse médical, et en raison de l'étendue des domaines embrassés, une erreur aura pu s'y glisser. Nous ne saurions être tenus pour responsables de ses conséquences ou d'une interprétation erronée, car, rappelons-le, aucun livre ne peut remplacer l'avis du médecin.




ISBN 2-03-560425-7

# AVANT-PROPOS

BÉNÉFICIANT du prodigieux essor de la recherche, la médecine a multiplié ses voies d'investigation, perfectionné ses outils de diagnostic et de soin, guéri ce qui, autrefois, était inguérissable. Les dernières décennies ont vu s'accélérer encore ce développement et s'amplifier ces résultats.

De nouveaux traitements sont découverts et mis en œuvre, de nouvelles techniques de laboratoire permettent des investigations chimiques, biologiques, physiques, qui apportent au praticien une aide à peine imaginable il y a quelques années. De nouvelles spécialités se créent ou connaissent des développements qui élargissent considérablement les frontières de notre savoir : la génétique, l'immunologie, l'imagerie médicale... Parallèlement, les techniques de la chirurgie et de l'anesthésie-réanimation sont de plus en plus précises ; désormais, tout, ou presque, paraît possible.

Ces progrès, ou, pour mieux dire, ces bouleversements du savoir médical, Larousse s'attache, depuis près d'un siècle, à les rendre accessibles à la compréhension du plus large public. Le *Larousse médical* d'aujourd'hui n'a plus grand-chose à voir avec celui qui fut édité pour la première fois en 1912. Entièrement reconçu en 1995 et constamment actualisé depuis, il reste encore aujourd'hui unique en son genre. Il est le dictionnaire de référence qui répond à toutes les questions sur le corps humain, ses fonctions, ses maladies et leurs traitements, et ses mises à jour régulières l'ont toujours placé à la pointe des informations sur les progrès de la médecine.

Le propos n'est pas, et il ne saurait l'être, de se substituer au médecin. Aucun livre n'a jamais aidé à poser un diagnostic, aucun ouvrage n'a jamais permis d'adapter une prescription au cas particulier que représente par définition tout être humain. A fortiori, aucun malade n'a jamais établi avec un texte écrit l'irremplaçable lien de confiance qui s'instaure entre la personne qui consulte et le médecin qui la soigne.

En revanche, un livre, en particulier s'il revêt la forme du dictionnaire, peut assumer un rôle d'utile auxiliaire. C'est ce rôle que l'éditeur souhaite voir jouer au *Larousse médical*. Chaque science, chaque pratique a son vocabulaire spécifique (certains diront son « jargon ») et la médecine peut-être plus que toute autre. Mais le médecin n'a pas toujours le temps d'expliquer à ceux qui viennent à lui la réalité complexe de son domaine et les mots qui la désignent.

L'éditeur et l'équipe qui a assuré la direction médicale de l'ouvrage proposent donc, ici, plus de 6 000 articles brossant une image fidèle de la médecine moderne : maladies, examens, actes chirurgicaux, médicaments, descriptions anatomiques des organes... Les termes médicaux qui s'y rapportent sont définis dans un style clair, au moyen d'un vocabulaire à la fois exact et explicite, permettant à chacun de comprendre des notions souvent difficiles.

À l'appui des articles, une illustration abondante, sous forme à la fois de dessins et de photographies, éclaire le texte. Certains sujets, d'actualité ou omniprésents, comme la dépression, le tabagisme, l'alcoolisme, l'obésité, la migraine, la douleur, le stress ou le sommeil, ont fait l'objet de développements particuliers qui ajoutent, à l'information strictement médicale, l'analyse de la prise en charge de ces troubles par la société.

En début d'ouvrage, un cahier spécial regroupe les symptômes et les maux que chacun est susceptible de ressentir un jour. Le lecteur peut ainsi identifier une manifestation anormale de son corps. Cette étape est primordiale, car c'est elle qui amène une personne à consulter un médecin qui, à partir des symptômes, de l'examen clinique et de quelques examens complémentaires, établit un diagnostic et prescrit un traitement adapté. Ce cahier utilise, pour la description des symptômes et des maux, un vocabulaire simple, et donne, imprimés en couleur, les termes techniques équivalents et les noms des affections concernées, qui sont traités en détail dans le corps de l'ouvrage.

Cette nouvelle édition du *Larousse médical* s'enrichit d'un nouvel Atlas du corps humain réalisé avec les techniques récentes d'imagerie médicale. Outre leur qualité pédagogique, ces images sont d'une précision exceptionnelle et invitent à un véritable voyage au centre du corps humain.

Pour réaliser cet ouvrage, il a été fait appel à des spécialistes de renommée internationale, qui ont apporté non seulement leur compétence mais aussi leur dévouement – le même qu'ils mettent à soigner leurs malades ou à mener à bien leurs recherches. Qu'ils trouvent ici les remerciements de l'éditeur pour cette précieuse collaboration.

Peut-être certains lecteurs, outre une consultation ponctuelle, seront-ils poussés par leur curiosité personnelle à naviguer au gré des articles. Ils en tireront certainement l'impression d'ensemble que l'on soigne mieux et que l'on guérit plus que naguère. Cette impression correspond à la réalité. La médecine d'aujourd'hui est dépositaire, dans maint domaine, d'immenses espoirs. Puisse le *Larousse médical* les transmettre intacts.

L'ÉDITEUR

# COMITÉ SCIENTIFIQUE

Édition originale

# NOUVELLE ÉDITION

Cette nouvelle édition a été préparée sous la direction du **docteur Yves MORIN**, médecin honoraire des hôpitaux, et réalisée avec le concours du **professeur Jean-Pierre WAINSTEN,** professeur associé de médecine générale, et du **docteur Véra LEMAIRE.**

Rédaction et mise à jour des articles :

**Docteur BARBANEL** Claude, chef de service, service de néphrologie et hémodialyse, centre hospitalier, Meaux.

**Docteur BENRABAH** Rabah, neurologue, praticien des hôpitaux, service de médecine interne, centre hospitalier national des Quinze-Vingts, Paris.

**Docteur BOURRE** Jean-Marie, membre de l'Académie de médecine, directeur de recherche INSERM, hôpital Fernand-Widal, Paris.

**Professeur BOUVET-KOSKAS** Élisabeth, professeur de pathologie infectieuse, hôpital Bichat-Claude-Bernard, Paris.

**Professeur BREAU** Jean-Luc, professeur des universités, praticien hospitalier, chef du service d'oncologie médicale, hôpital Avicenne, Bobigny.

**Professeur CHAPUIS** Yves, membre de l'Académie de médecine, professeur émérite à l'université Paris-V, ancien chef du service de chirurgie générale et digestive, hôpital Cochin, Paris.

**Docteur CHOUAÏD** Christos, professeur des universités, médecin des hôpitaux, service de pneumologie, hôpital Saint-Antoine, Paris.

**Professeur CHRISTOFOROV** Boyan, professeur de médecine interne, faculté de médecine Cochin-Port-Royal, Paris.

**Docteur DANA** Max, ancien chef de service de radiothérapie, centre hospitalier intercommunal de Poissy-Saint-Germain, Poissy.

**Docteur DANIEL** François, professeur associé au Collège de médecine des hôpitaux de Paris, hôpital Saint-Joseph, Paris.

**Docteur DESPRÉAUX** Catherine, service d'ophtalmologie (professeur Nordmann), centre hospitalier national d'ophtalmologie des Quinze-Vingts, Paris.

**Professeur DEVAUX** Jean-Yves, chef de service de médecine nucléaire, hôpital Saint-Antoine, Paris.

**Professeur DUBOC** Denis, médecin des hôpitaux, service de cardiologie, hôpital Cochin, Paris, université René-Descartes, Paris-V.

**Professeur FRYDMAN** René, chef du service de gynécologie-obstétrique et médecine de la reproduction, hôpital Antoine-Béclère, Clamart.

**Professeur JEAN-PIERRE** Marc, maître de conférence des universités, praticien des hôpitaux, service de biochimie et génétique moléculaire, hôpital Cochin, Paris.

**Docteur Launay** Jean-Yves, oto-rhino-laryngologiste, chirurgien cervico-facial, Charenton.

**Professeur LE GALL** Jean-Roger, chef du service de réanimation médicale, hôpital Saint-Louis, Paris.

**Docteur LEMAIRE** Véra, rhumatologue, ancien chef de clinique-assistant des hôpitaux de Paris.

**Docteur LE NESTOUR** Élisabeth, endocrinologue, service d'endocrinologie, hôpital du Kremlin-Bicêtre, Paris.

**SARFATI** Julie, interne des hôpitaux de Paris.

**Docteur SEDEL** Laurent, professeur des universités en chirurgie (Université Paris-VII-Denis Diderot), directeur de recherche au CNRS, chef du service d'orthopédie traumatologie, hôpital Lariboisière, Paris.

**Docteur VAN AMERONGEN** Patrice, psychiatre honoraire des hôpitaux, centre hospitalier général, Saint-Germain-en-Laye, bénévole Unafam.

**Professeur VARET** Bruno, professeur d'hématologie à la faculté de médecine de l'université Paris-Descartes, chef du service d'hématologie adultes de l'hôpital Necker-Enfants Malades, Paris.

**Professeur YOUINOU** Pierre, docteur en médecine, docteur en biologie humaine, professeur des universités, praticien des hôpitaux, chef du laboratoire d'immunologie, centre hospitalier régional et universitaire, Brest.

**Docteur WAHBI** Karim, chef de clinique assistant, service de cardiologie, hôpital Cochin, Paris.

**Docteur WAINSTEN** Jacqueline, médecin généraliste, Paris.

**Professeur WAINSTEN** Jean-Pierre, professeur associé de médecine générale, polyclinique (professeur J.-L. Portos), hôpital Henri-Mondor, Créteil.

**Professeur ZERBIB** Marc, clinique urologique, hôpital Cochin, université Paris-V, Paris.

# ÉDITION ORIGINALE

et édition 2003

L'édition originale et l'édition 2003 ont été réalisées
sous la direction du **docteur Yves MORIN**,
médecin des hôpitaux, chef du service de médecine interne
au centre hospitalier national d'ophtalmologie des Quinze-Vingts, Paris

avec le concours de :

**Docteur AMARENCO** Gérard, chef de service, rééducation fonctionnelle, hôpital Robert-Ballanger, Aulnay-sous-Bois.

**Professeur AMOR** Bernard, professeur des universités, chef de service, clinique de rhumatologie, hôpital Cochin, Paris.

**Professeur AMOUROUX** Jacques, chef du service d'anatomie et de cytologie pathologiques, hôpital Avicenne, Bobigny.

**Docteur BADELON** Bernard, médecin-chef, centre de rééducation et de réadaptation fonctionnelles en milieu marin, Granville.

**Docteur BARBANEL** Claude, chef de service, service de néphrologie et hémodialyse, centre hospitalier, Meaux.

**Professeur BARRUCAND** Dominique, chef de service, service de médecine interne orienté en alcoologie, hôpital Émile-Roux, Limeil-Brévannes.

**BASS** Henri-Pierre, psychanalyste, Paris.

**BATELLIER** Laurence, pharmacien biologiste, hôpital des Quinze-Vingts, Paris.

**Docteur BELLINGER** Luc, radiologue, service de neuroradiologie, hôpital des Quinze-Vingts, Paris.

**Docteur BENDRIEM** Bernard, chef du groupe instrumentation, service hospitalier Frédéric-Joliot – C.E.A., Orsay.

**Professeur BÉNÉ** Marie-Christine, laboratoire d'immunologie, faculté de médecine et CHU de Nancy, Vandœuvre-lès-Nancy.

**Docteur BENRABAH** Rabah, neurologue, service de médecine interne, hôpital des Quinze-Vingts, Paris.

**Docteur BERT** Pierre, responsable de l'hôpital de jour, service de gérontologie clinique, hôpital Broca, Paris.

**BERTHIER** Anne-Marie, diététicienne.

**Professeur BERTRAND** Alain, chef de service, médecine nucléaire, CHU Nancy-Brabois, Vandœuvre-lès-Nancy.

**Docteur BICHERON** Michel, chef du département de mésothérapie, Paris-XIII, président du C.U.I.M., Paris.

**Professeur BIGNON** Jean, professeur des universités, service de pneumologie, hôpital de Créteil.

**Docteur BOCCACCIO** Catherine, centre d'hémobiologie-transfusion de Paris-Centre, hôpital Pitié-Salpêtrière, Paris.

**Médecin Général BOCQUET** Michel, professeur à l'hôpital du Val-de-Grâce, consultant, Quinze-Vingts, Paris.

**Professeur BONFILS** Pierre, service d'O.R.L. et chirurgie cervico-faciale, faculté Necker, université René-Descartes, hôpital Boucicaut, Paris.

**Professeur BOUCHARD** Claude, PhD, laboratoire des sciences de l'activité physique, université Laval, Québec.

**Docteur BOULU** Philippe, unité de traitement de la douleur, service de neurologie, hôpital Beaujon, Clichy.

**Professeur BOUREAU** François, maître de conférences, responsable du centre d'évaluation et de traitement de la douleur, hôpital Saint-Antoine, Paris.

**Professeur BOURRILLON** Antoine, professeur de pédiatrie, chef du service de pédiatrie générale et urgences pédiatriques, hôpital Robert-Debré, Paris.

**Professeur BOUSSER** Marie-Germaine, professeur des universités, chef du service de neurologie, hôpital Saint-Antoine, Paris.

**Professeur BREAU** Jean-Luc, professeur des universités, service d'oncologie, hôpital Avicenne, Bobigny.

**Docteur BURÉ-ROSSIER** Anne, maître de conférences à la faculté Xavier-Bichat, Paris, laboratoire de microbiologie de l'hôpital Rothschild, Paris.

**Professeur BUSSIÈRE** Françoise, service de médecine nucléaire, faculté de médecine, centre Antoine-Lacassagne, Nice.

**Professeur CABANIS** Emmanuel Alain, correspondant de l'Académie nationale de médecine, professeur à l'université Paris-VI, chef du service de neuroradiologie et imagerie médicale, hôpital des Quinze-Vingts, Paris.

**Professeur CAMPANA** Aldo, université de Genève, médecin chef de service, clinique de stérilité et d'endocrinologie gynécologique, hôpital de Genève.

**Professeur CASADEVALL** Nicole, laboratoire central d'immunohématologie, hôpital Raymond-Poincaré, Garches.

**Professeur CASTAING** Yves, service de réanimation médicale A, hôpital Pellegrin-Tripode, Bordeaux.

**Docteur CAVEZIAN** Robert, service de neuroradiologie et imagerie médicale, hôpital des Quinze-Vingts, Paris.

**CHANUSSOT** Jean-Claude, kinésithérapeute, centre médico-chirurgical des jockeys de Chantilly.

**Professeur CHAPUIS** Yves, professeur émérite à l'université Paris-V, ancien chef du service de chirurgie générale et digestive, hôpital Cochin, Paris.

**Professeur CHASTEL** Claude, service de bactériologie-virologie, CHU de Brest.

**Docteur CHAUVEAU** Marie-Émilie, service d'endocrinologie et diabétologie, hôpital de Nanterre, ancien chef de clinique-assistant, service d'endocrinologie, hôpital Cochin, Paris.

**Docteur CHIEZE** François, chargé de programme sida, directeur de l'O.P.A.L.S., institut santé et développement, Paris.

**Docteur CHOUAÏD** Christos, service de pneumologie, hôpital Saint-Antoine, Paris.

**Professeur CHRISTOFOROV** Boyan, médecin des hôpitaux, professeur de médecine interne, faculté de médecine Cochin-Port-Royal, Paris.

**Professeur COMET** Michel, service de médecine nucléaire, CHU de Grenoble.

**Docteur COUPAYE** Muriel, chef de clinique-assistant, service de nutrition, hôpital Hôtel-Dieu, Paris.

**Professeur CRÉPIN** Michel, professeur au laboratoire et à la faculté de médecine de Paris-XIII, Bobigny.

**Docteur DANA** Max, ancien chef de service de radiothérapie, hôpital de Poissy-Léon-Touhladjian, Poissy.

**Docteur DANIEL** François, professeur associé au Collège de médecine, hôpital Saint-Joseph, Paris.

**Docteur DATRY** Annick, service de parasitologie-mycologie, groupe hospitalier Pitié-Salpêtrière, Paris.

**Docteur DEBIN** Marie-Laure, service de médecine interne, hôpital Louis-Mourier, Colombes.

**Docteur DELAMARE** Nathalie, ancien chef de clinique-assistant, département de médecine interne, hôpital Cochin, Paris.

**Professeur DELBOY** Christian, professeur de thérapeutique, faculté de médecine, Marseille.

**Docteur DELBOY** Thierry, assistant hospitalo-universitaire, hôpital Sainte-Marguerite, Marseille.

**Professeur DELPECH** Marc, service de génétique, hôpital Cochin, Paris.

**Docteur DESPRÉAUX** Catherine, service d'ophtalmologie, hôpital des Quinze-Vingts, Paris.

**Professeur DEVAUX** Jean-Yves, professeur des universités, praticien hospitalier, service de médecine nucléaire, hôpital Cochin, Paris.

**DEVEAU** Annick, centre national d'études et de recherches sur les handicaps et les inadaptations, Paris.

**Professeur DUBOC** Denis, médecin des hôpitaux, service de cardiologie, hôpital Cochin, Paris, université René-Descartes.

**Professeur DUFOUR** Henri, médecin-chef du service hospitalo-ambulatoire A, département universitaire de psychiatrie adulte, Lausanne.

**Docteur DUPONT** Hervé, service d'anesthésie-réanimation, hôpital Bicêtre, Le Kremlin-Bicêtre.

**Professeur EURIN** Benoît, département d'anesthésie-réanimation, hôpital Saint-Louis, Paris.

**Docteur FEBVRE** Michel, praticien hospitalier, service de pneumologie, hôpital Saint-Antoine, Paris.

**Professeur FENAUX** Pierre, service des maladies du sang, CHU de Lille.

**FIGON** Élisabeth, infirmière.

**Professeur FORETTE** Françoise, professeur des universités, praticien hospitalier, directeur de la Fondation nationale de gérontologie (F.N.G.), chef du service de gérontologie, hôpital Broca, Paris.

**Professeur FOUCHARD** Jean, service de cardiologie, hôpital Cochin, Paris.

**Docteur FOURNET** Patrick, service de gynécologie-obstétrique, hôpital du Belvédère, Mont-Saint-Aignan.

**FRÉVILLE** Christian, pharmacien, pharmacie centrale des hôpitaux, Paris.

**Professeur FRIDMAN** Wolf Herman, I.N.S.E.R.M. unité 255, laboratoire d'immunologie cellulaire et clinique, institut Curie, Paris.

**Professeur FRYDMAN** René, chef du service de gynécologie-obstétrique, maternité Antoine-Béclère, Clamart.

**Docteur GAGEY** Véronique, pédiatre, attachée à l'hôpital Necker, Paris.

**Médecin en chef GAILLARD** Jean-François, chef du service de médecine nucléaire, hôpital d'instruction des armées du Val-de-Grâce, Paris.

**Professeur GARRE** Michel, service des maladies infectieuses, CHU de Brest.

**Professeur GATTEGNO** Bernard, chirurgien des hôpitaux, service d'urologie, hôpital Tenon, Paris.

**GAUTIER** Nadine, infirmière, institut d'enseignement supérieur de cadres hospitaliers, AP-HP, Paris.

**Professeur GAY** Roger, chef du service de réanimation polyvalente, CHU Dupuytren, Limoges.

**Professeur GENETET** Bernard, professeur d'immunologie, Rennes-I, président de l'A.S.S.I.M.

**Professeur GENETET** Noëlle, laboratoire de microbiologie et d'immunologie pharmaceutique, Rennes-I.

**Professeur GENTILINI** Marc, professeur des maladies infectieuses et tropicales, chef de service, hôpital Pitié-Salpêtrière, Paris.

**Docteur GEORGE** Gisèle, service de psychopathologie de l'enfant et de l'adolescent, hôpital Robert-Debré, Paris.

**Professeur GILLOT** Claude.

**Professeur GUÉRIN** François, professeur des universités, chef du service de cardiologie, hôpital Cochin, Paris.

**Docteur GUILLOT** Yves, service d'acupuncture, hôpital Saint-Jacques, Paris.

**Professeur GUY-GRAND** Bernard, professeur des universités, chef du service de médecine et nutrition, Hôtel-Dieu, Paris.

**Professeur HAMARD** Henri, membre de l'Académie nationale de médecine, hôpital des Quinze-Vingts, Paris.

**Docteur HARTMANN** Aline, docteur en chirurgie dentaire, ex-assistante université Paris-VII.

**Docteur HERBELET** Gilbert, service de médecine nucléaire, centre hospitalier général, Saint-Germain-en-Laye.

**Professeur HIRSCH** Albert, chef de service, service de pneumologie, hôpital Saint-Louis, Paris.

**Docteur HIRZOWSKY** Francine, médecin généraliste, coordinatrice du réseau de lutte contre la douleur, hôpital Saint-Antoine, Paris.

**Docteur IBA-ZIZEN CABANIS** Marie- Thérèse, chef de service adjoint, service de neuroradiologie et imagerie médicale, hôpital des Quinze- Vingts, Paris.

**Docteur ICHIR** Alain, interne, centre chirurgical Marie-Lannelongue, Le Plessis-Robinson.

**Professeur INGRAND** Jacques, service de médecine nucléaire, hôpital Cochin, Paris.

**Professeur ISRAËL** Lucien, professeur de cancérologie, CHU Avicenne, université Paris-XIII, Bobigny.

**Docteur JACOB** Laurent, département d'anesthésie-réanimation, hôpital Saint-Louis, Paris.

**Docteur JAMIN** Christophe, laboratoire d'immunologie, CHU de Brest.

**Professeur JEAN-PIERRE** Marc, maître de conférences, service de biochimie et génétique moléculaire, hôpital Cochin, Paris.

**Professeur JONQUET** Olivier, service de réanimation médicale, hôpital Guy-de-Chauliac, Montpellier.

**Professeur JOUQUAN** Jean, service de médecine interne, CHU de Brest.

**Professeur JOUVET** Michel, professeur de médecine expérimentale, université Claude-Bernard, Lyon.

**Docteur JUVAIN** Yves, médecin généraliste.

**Professeur KOPFERSCHMITT** Jacques, service de réanimation, hôpital civil, Strasbourg.

**Docteur KUJAS** Albert, chef du service de radiologie et imagerie médicale, hôpital des Diaconesses, Paris.

**Docteur LABUSSIÈRE** Anne-Sophie, service de médecine interne, centre hospitalier général de Bourges.

**Professeur LAGRUE** Gilbert, professeur honoraire de médecine, université Paris-XIII, tabacologue, hôpital Albert-Chenevier, Créteil.

**Docteur LAMY** Catherine, service de neurologie, centre Raymond-Garcin, hôpital Sainte-Anne, Paris.

**Professeur LAPIÈRE** Charles, service de dermatologie, CHU de Liège.

**Docteur LARIVEN** Sylvie, chef de clinique-assistant, clinique de réanimation des maladies infectieuses, hôpital Bichat-Claude-Bernard, Paris.

**Docteur LAROMIGUIÈRE** Muriel, service de biochimie, Hôtel-Dieu, Paris.

**Docteur LAZARUS** Arnaud, service de cardiologie, centre chirurgical du Val-d'Or, Saint-Cloud.

**Professeur LEBEAU** Bernard, chef de service, service de pneumologie, hôpital Saint-Antoine, Paris.

**Docteur LE BERRE** Rozenn, chef de clinique, service des maladies infectieuses, CHU de Brest.

**Docteur LECENDREUX** Michel, unité du sommeil, service de pédo-psychiatrie, hôpital Robert-Debré, Paris.

**Professeur LE GALL** Jean-Roger, chef de service, service de réanimation médicale, hôpital Saint-Louis, Paris.

**Docteur LE HEUZEY** Marie-France, service de psychiatrie de l'enfant et de l'adolescent, hôpital Robert-Debré, Paris.

**Docteur LELAIDIER** Christophe, service de gynécologie-obstétrique, hôpital de Courbevoie-La Défense.

**Docteur LELEU** Ghislaine, service de réanimation médicale, hôpital Saint-Louis, Paris.

**Docteur LEMAIRE** Véra, ancien chef de clinique-assistant des hôpitaux de Paris.

**Docteur LE MOËL** Gisèle, laboratoire de biochimie A, groupe hospitalier Bichat-Claude-Bernard, Paris.

**Docteur LE NESTOUR** Élisabeth, ancien chef de clinique, service d'endocrinologie, hôpital du Kremlin-Bicêtre, Paris.

**Professeur LIEHN** Jean-Claude, chef de service de médecine nucléaire, institut Jean-Godinot, Reims.

**Docteur LOISEAU** Beatriz, Paris.

**Docteur LUMBROSO** Jean-Denis, service de médecine nucléaire, institut Gustave-Roussy, Villejuif.

**(†) Professeur LUTON** Jean-Pierre, médecin des hôpitaux, professeur à la faculté, doyen de la faculté de médecine Cochin-Port-Royal, Paris.

**(†) Docteur LUTZLER** Louis-Joseph, responsable de l'enseignement de l'homéopathie, université Paris-Nord, Bobigny.

**LUU** Claudine, docteur en pharmacie, docteur ès sciences, Montpellier.

**Professeur LYDYARD** Peter M., département d'immunologie, UCL Medical School, Arthur Stanley House, Londres.

**MADIER** Monique.

**Docteur MANDEL** Ely, maître de conférences, faculté d'odontologie, U.F.R. d'odontologie, Paris-VII.

**Professeur MARCHANDISE** Xavier, service central de médecine nucléaire, hôpital B, Lille.

**Docteur MARION** Sandrine, INSERM unité 283, pavillon Hardy, hôpital Cochin, Paris.

**Professeur MASCARO** José M., professeur de clinique universitaire, chef de département de dermatologie, Hospital Clinic de Barcelone.

**Docteur MASSIOU** Hélène, neurologue, ancien chef de clinique-assistant des hôpitaux de Paris, Paris.

**Docteur MATRON** Philippe, service d'orthopédie A, hôpital Cochin, Paris.

**Professeur MAZERON** Jean-Jacques, centre des tumeurs, groupe hospitalier Pitié-Salpêtrière, Paris.

**Professeur MERCIER** Jean-Christophe, service de réanimation pédiatrique, hôpital Robert-Debré, Paris.

**Docteur MESSERSCHMITT** Paul, chef de l'unité de psychopathologie de l'enfant et de l'adolescent, hôpital Armand-Trousseau, Paris.

**Docteur METAHNI** M. Kamel, anesthésiste-réanimateur, assistant hospitalo-universitaire, institut de carcinologie Salah Azaïez-Tunis, Tunis.

**Docteur MÉTAIS** Caroline, service d'anesthésie-réanimation, hôpital Bicêtre, Le Kremlin-Bicêtre.

**Professeur MEYER** Olivier, professeur des universités, praticien hospitalier, service de rhumatologie, hôpital Bichat, Paris.

**Docteur MITZ** Vladimir, service d'orthopédie et de chirurgie reconstructive, hôpital Boucicaut, Paris.

**MOREAU** Claude, docteur ès sciences, ancien directeur de recherche au CNRS, Brest.

**Docteur MORIN** Yves, chef du service de médecine interne, hôpital des Quinze-Vingts, Paris.

**Docteur NATAF** Éric, radiologue, Paris.

**Docteur NICOLAS** Catherine, service d'anesthésie-réanimation, hôpital Bicêtre, Le Kremlin-Bicêtre.

**Docteur NITENBERG** Gérard, chef de service, service de réanimation, institut Gustave-Roussy, Villejuif.

**Docteur NOZAIS** Jean-Pierre, maître de conférences, secrétaire général de la Société de pathologie exotique, ancien praticien hospitalier, service des maladies infectieuses et tropicales, hôpital Pitié-Salpêtrière, Paris.

**Professeur PELC** Isidore, chef du service de psychiatrie et de psychologie médicale, hôpital Brugmann, directeur du laboratoire de psychologie médicale, alcoologie et toxicomanie, université libre de Bruxelles.

**Professeur PENNEC** Yvon, chef du service de médecine interne, CHU de Brest.

**PERSON** Yann, président de l'association nationale des ergothérapeutes, Paris.

**Docteur PIERRE-MARIE-GRANIER** Martine, diplômée de diététique et nutrition, Paris.

**Docteur PORCQ** Christian, ancien interne des hôpitaux psychiatriques, centre médico-psychologique, hôpital de Saint-Germain-en-Laye.

**Docteur PRIEUR** Anne-Marie, service de pédiatrie, hôpital Necker, Paris.

**Professeur PUISSANT** Antoine, chef de service, service de dermatologie, hôpital Saint-Louis, Paris.

**Docteur RANOUX** Danièle, service de neurologie, centre Raymond-Garcin, hôpital Sainte-Anne, Paris.

**Professeur DE RECONDO** Jean, chef de service, service de neurologie, centre hospitalier Sainte-Anne, Paris.

**Professeur REINBERG** Alain, docteur en médecine, docteur ès sciences, directeur de l'unité de chronobiologie, fondation A. de Rothschild, Paris.

**Docteur RICHARD** Ruddy, service de physiologie et médecine du sport, hôpital Tarnier-Cochin, Paris.

**Docteur RIVOLIER** Caroline, Paris.

**Docteur ROBERT** René, service de réanimation médicale, CHU de Poitiers.

**Docteur ROSSIER** Anne, maître de conférences à la faculté Xavier-Bichat, Paris, praticien des hôpitaux, laboratoire de microbiologie, hôpital Thonon, Paris.

**Docteur SACHET** Paul, médecin nutritionniste, directeur du centre de recherche et d'information nutritionnelles, Paris.

**Professeur SAMII** Kamran, chef du service d'anesthésie-réanimation, hôpital Bicêtre, Le Kremlin-Bicêtre.

**Docteur SANCHO-GARNIER** Hélène, directeur de l'unité de recherche en épidémiologie des cancers, INSERM unité 351, chef du département de biostatistique et d'épidémiologie, institut Gustave-Roussy, Villejuif.

**Professeur SCHLEMMER** Benoît, service de réanimation médicale, hôpital Saint-Louis, Paris.

**Docteur SPATZIERER** Olivier, ancien chef de clinique, service de médecine et nutrition, Hôtel-Dieu, Paris.

**Docteur STCHEPINSKY** Philippe, chef de clinique à la faculté, service de chirurgie orthopédique et réparatrice, hôpital Cochin, Paris.

**TAGGIASCO** Nadine, pharmacien hospitalier, pharmacie centrale des hôpitaux de Paris (AP-HP).

**TALAMON** Claude, orthophoniste, Paris.

**Professeur TALBOT** Jean-Noël, chef de service, service de médecine nucléaire, hôpital Tenon, Paris.

**TARDAN-MASQUELIER** Ysé, vice-présidente de la fédération nationale des enseignants de yoga, Paris.

**TAUGOURDEAU** Marie-Claire, pharmacien, fondation hôpital Saint-Joseph, Paris.

**Docteur THIBIERGE** Martin, ancien chef de clinique-assistant des hôpitaux de Paris, service de neuroradiologie et imagerie médicale, hôpital des Quinze-Vingts, Paris.

**Docteur THUOT** Claude, F.R.C.P. (associé au collège royal du Canada), professeur agrégé de médecine, hôpital Saint-Luc, université de Montréal.

**TOMATIS** Patrick, président du syndicat national des professeurs de yoga, Paris.

**Professeur URBAN** Thierry, praticien hospitalier universitaire, service de pneumologie, centre hospitalier universitaire, Angers.

**Professeur VACHON** François, professeur honoraire à Paris VII, ancien chef de service, clinique de réanimation des maladies infectieuses, hôpital Bichat-Claude-Bernard, Paris.

**Docteur VAN AMERONGEN** Patrice, psychiatre honoraire des hôpitaux, ancien chef de service de psychiatrie adulte, centre médico-psychologique, hôpital de Saint-Germain-en-Laye.

**Professeur VARET** Bruno, chef de service d'hématologie adulte, hôpital Necker, Paris, professeur à l'université de Paris-V.

**Docteur VARIN** Jean, médecin des hôpitaux, cardiologue, service de médecine interne (docteur Morin), hôpital des Quinze-Vingts, Paris.

**Docteur VERDIER** Dominique, service de médecine interne, hôpital Cochin, Paris.

**Docteur VERDIER** Jean-Claude, service de physiologie et médecine du sport, hôpital Tarnier-Cochin, Paris.

**Docteur WAINSTEN** Jacqueline, médecin généraliste, Paris.

**Professeur WAINSTEN** Jean-Pierre, professeur associé de médecine générale, hôpital Henri-Mondor, Créteil.

**Professeur YOUINOU** Pierre, docteur en médecine, docteur en biologie humaine, professeur des universités, praticien des hôpitaux, chef du laboratoire d'immunologie, CHU de Brest.

**Docteur ZUBER** Mathieu, service de neurologie, centre Raymond-Garcin, hôpital Sainte-Anne, Paris.

**Ont collaboré à l'ouvrage**

Jacques BARBAUT, Dr Sylvie DE BONNEVAL, Marie-France BRISELANCE, Jean-Jacques CARRERAS, Frédérique CHAVANCE, Thérèse DE CHERISEY, Pierre COËT, Anne-Judith DESCOMBEY, Catherine DUMEU, Sylvie HAUEL, Dr Alain ICHIR, Dr Yves JUVAIN, Elysabeth LAMBERT, Édith LANÇON, Gilles LE JEUNE, Dr Beatriz LOISEAU, Éric LORET, Monique MADIER, Véronique MARTIN, Marie-Thérèse MÉNAGER, Dr Éric NATAF, Patrick PASQUES, Daniel PÉCHOIN, Anne PESQUE, André SOLER, Dr Isabelle SOMMACAL, Monique VARISCOTTE

**Avec la participation de**

Pour la Belgique, Michel MASSON, docteur en médecine et membre de l'Association belge des syndicats médicaux
Pour la Suisse, Jean-Marc GUINCHARD, secrétaire général de l'Association des médecins du canton de Genève
Pour le Canada, Bruno J. L'HEUREUX, MD, ancien président de l'Association médicale canadienne, membre du conseil d'administration de l'association médicale mondiale

Illustration anatomique réalisée sous la direction du **professeur Claude GILLOT.**

L'éditeur tient à remercier tout particulièrement l'Organisation mondiale de la santé pour l'aide qu'elle lui a apportée tout au long de l'ouvrage et pour l'autorisation qu'elle lui a donnée de reproduire les cartes suivantes :
– Répartition géographique de la bilharziose.
– Répartition géographique de la fièvre jaune (Voyage international et santé. Vaccins obligatoires et conseils médicaux).
– Répartition géographique du paludisme.

# Atlas du Corps Humain

pages I à XVI



# Les Symptômes et les Maux Courants

pages XVII à XXXIII



# DICTIONNAIRE MÉDICAL

pages 1 à 1144

# Dossiers santé



# Associations d'aide aux malades

pages 1147 à 1158



# Index

pages 1159 à 1216

# Atlas DU corps humain

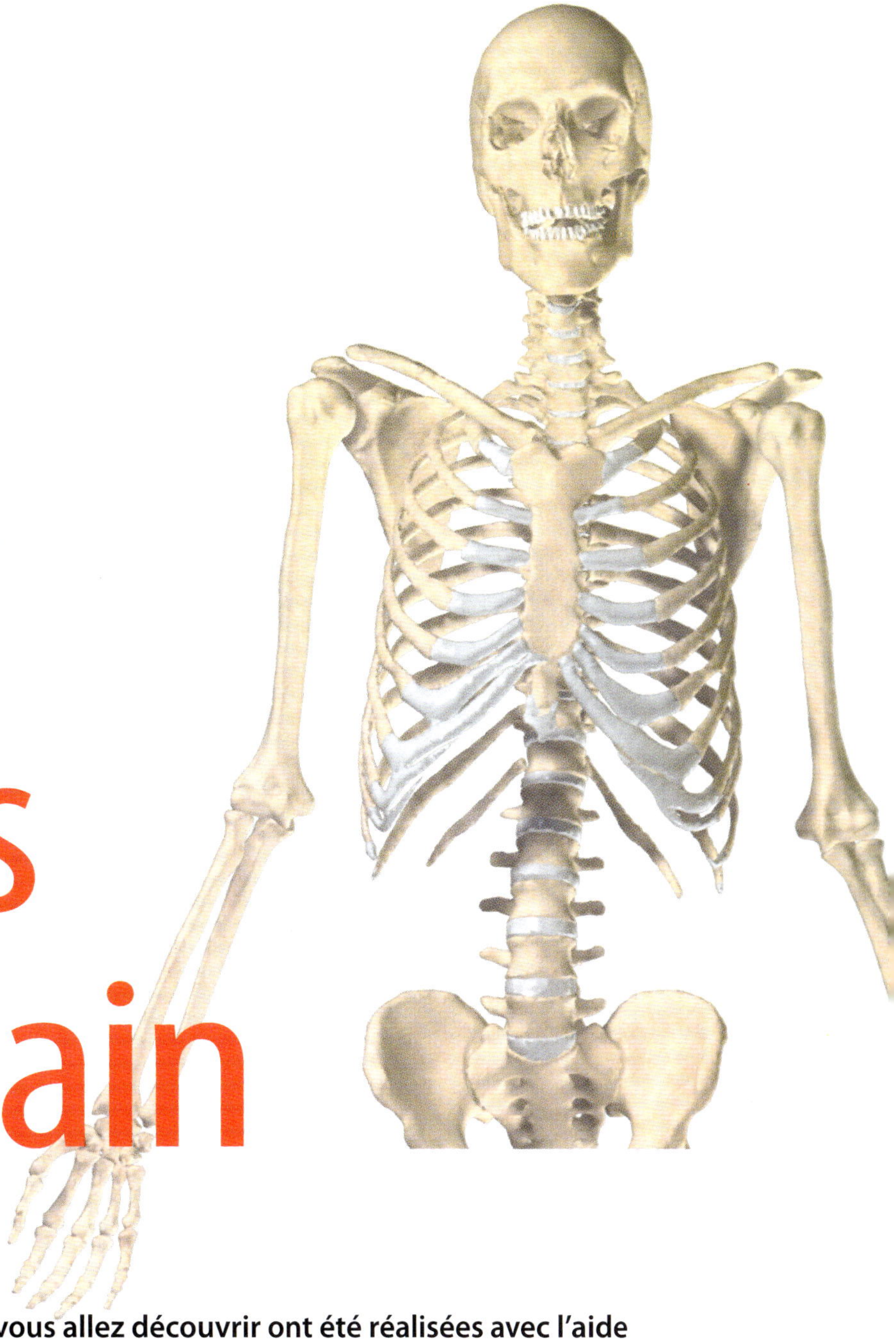

**Les images que vous allez découvrir ont été réalisées avec l'aide des techniques récentes d'imagerie médicales. Il ne s'agit pas de schémas d'interprétation mais d'un véritable corps humain entièrement numérisé. Vous pourrez ainsi localiser les différents organes représentés avec un réalisme inégalé et une précision exceptionnelle.**

**L'index des schémas anatomiques du *Larousse Médical* en page XVI vous permet par ailleurs de retrouver tous les détails de chaque organe.**

# Le squelette

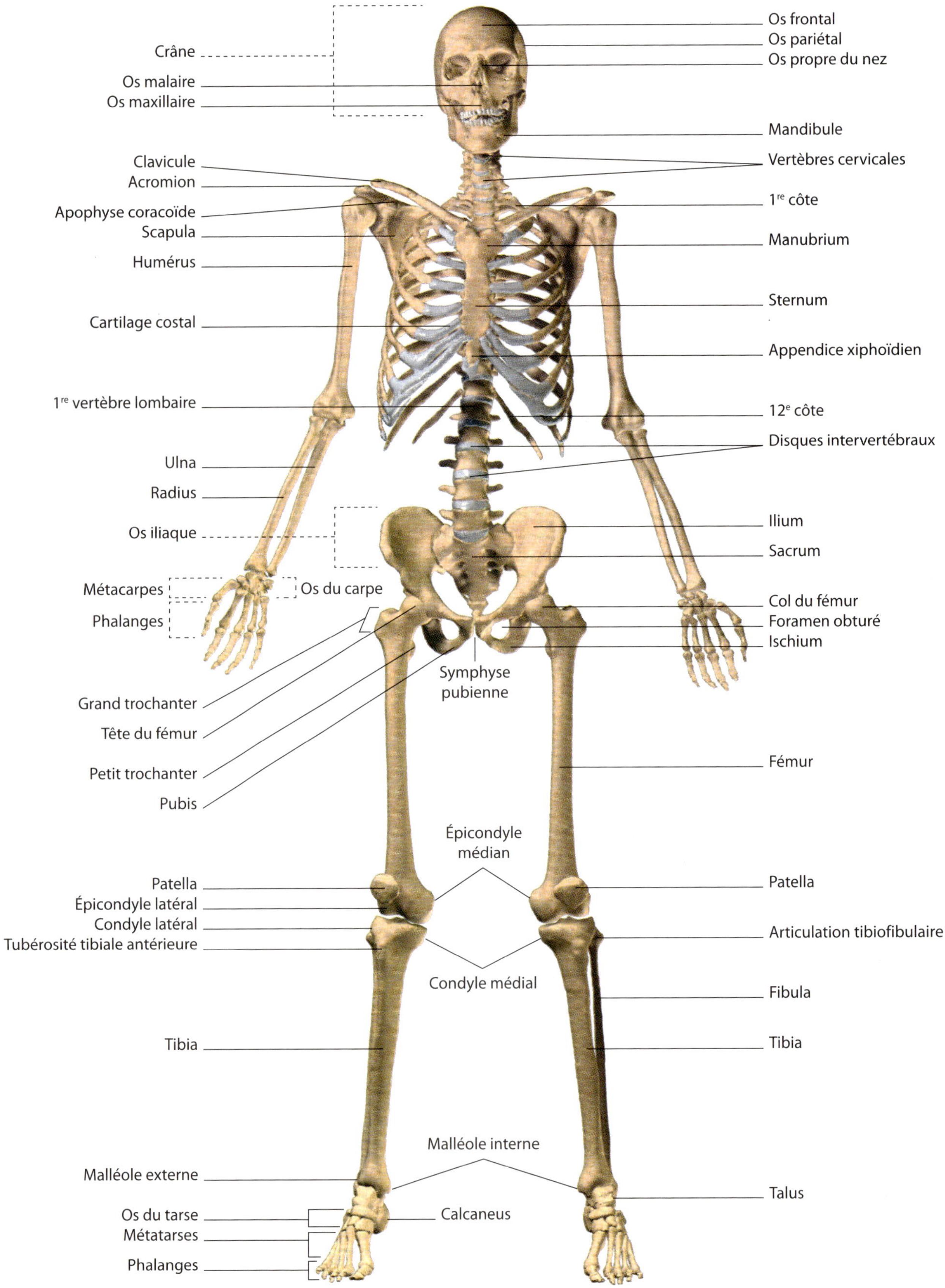


**VUE ANTÉRIEURE**

# Le squelette

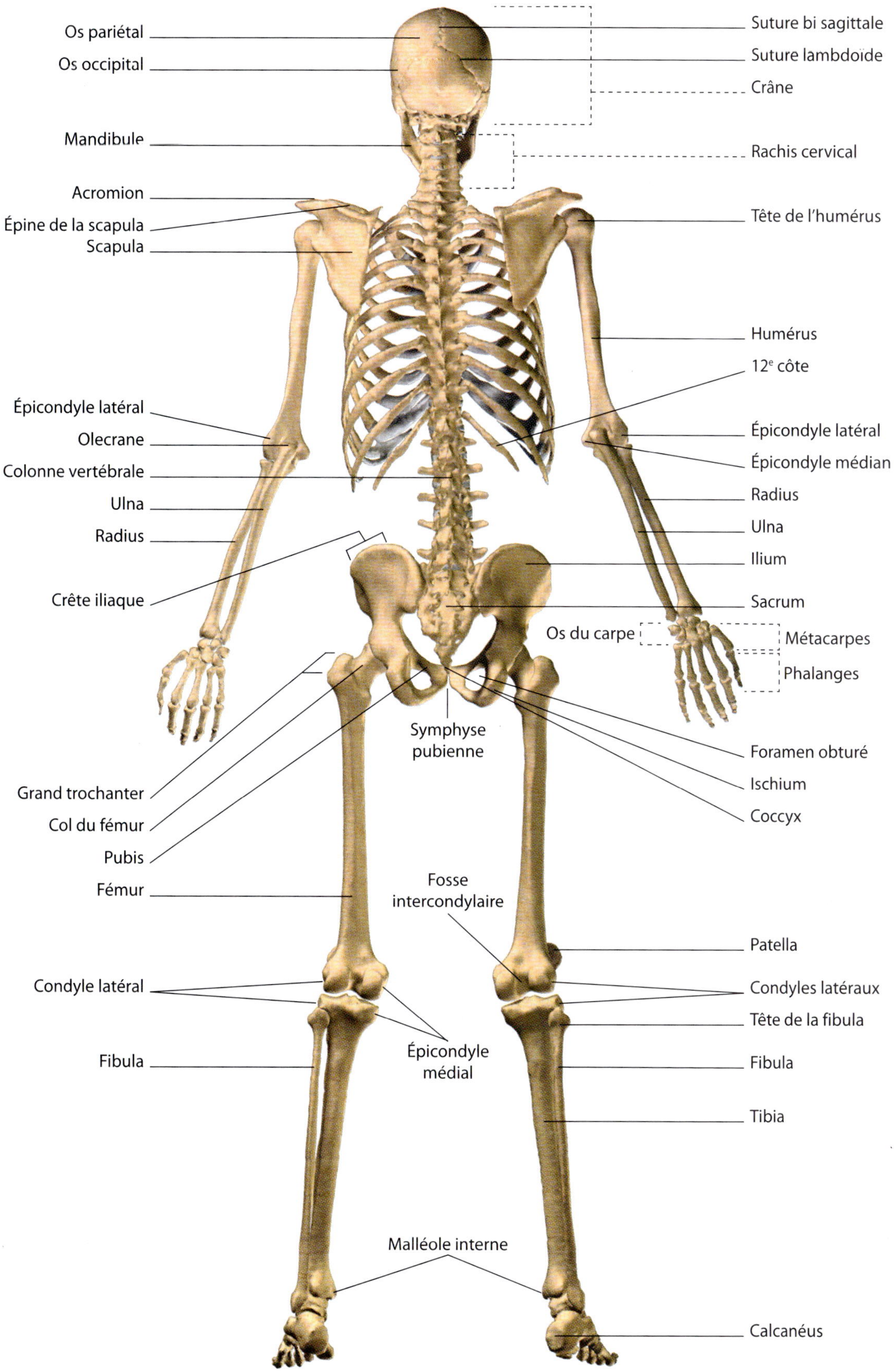


**VUE POSTÉRIEURE**

# Les muscles

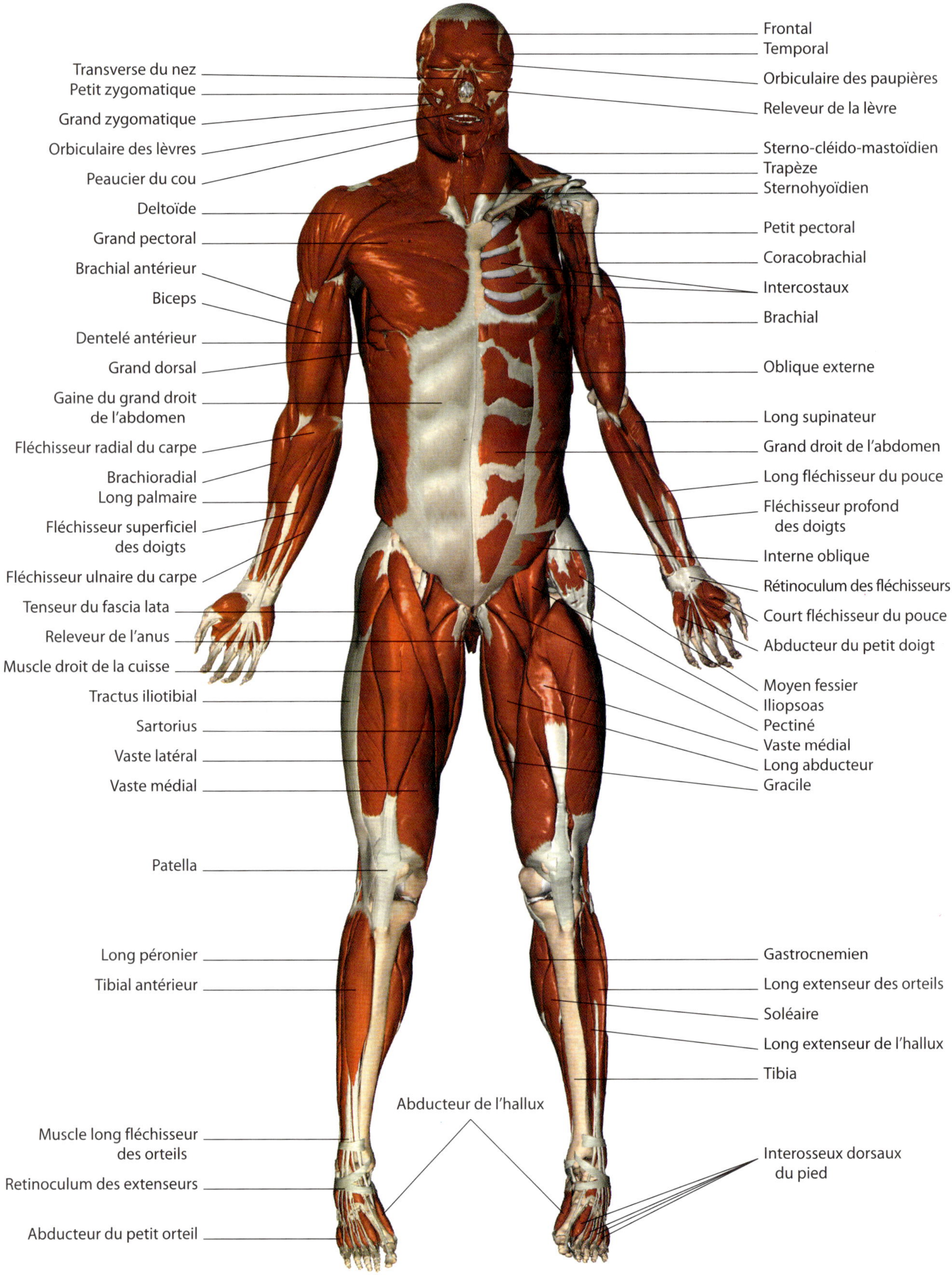


**VUE ANTÉRIEURE**

# Les muscles

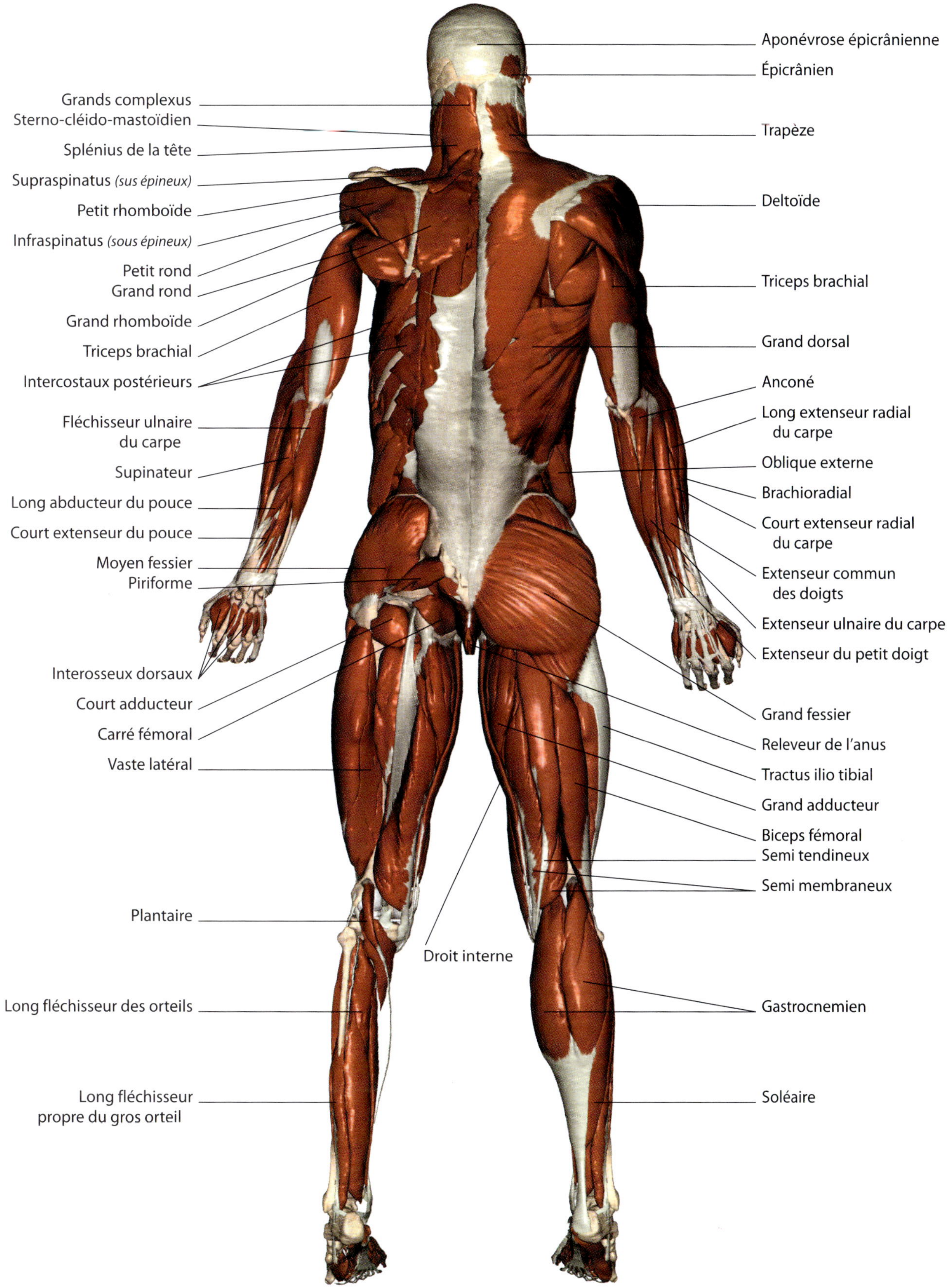


**VUE POSTÉRIEURE**

# Le système cardio-vasculaire

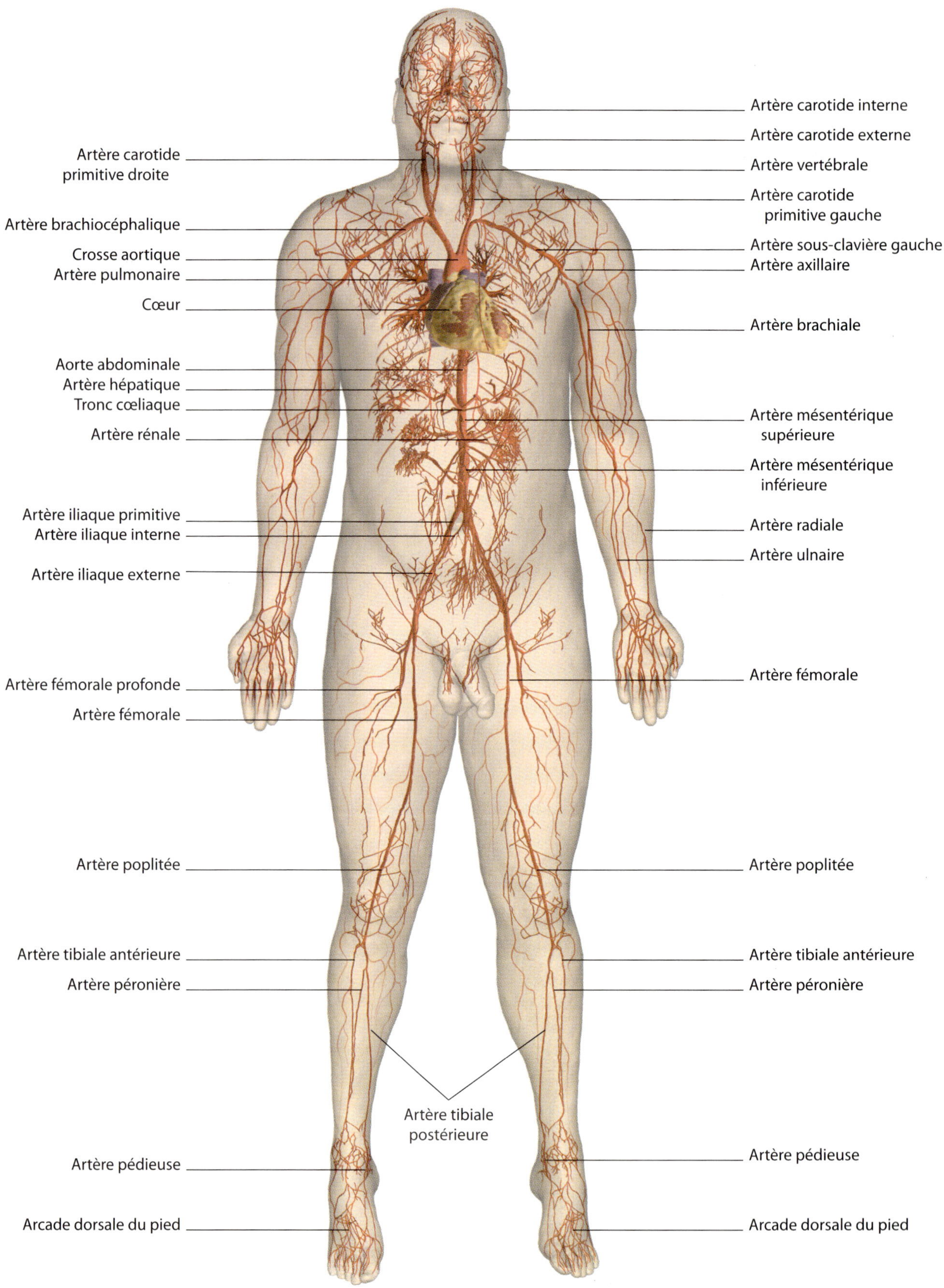


**RÉSEAU ARTÉRIEL**

# Le système cardio-vasculaire

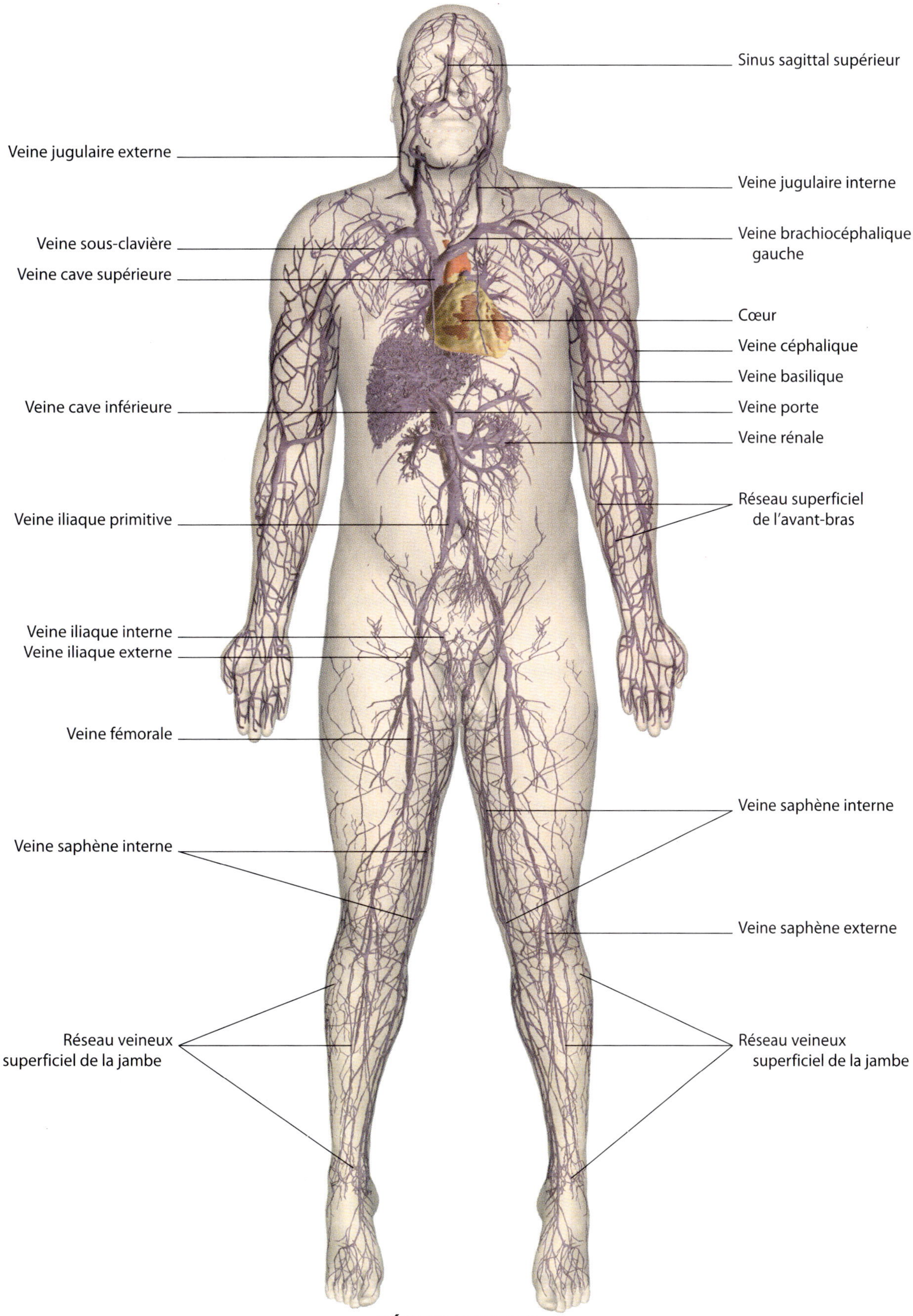


**RÉSEAU VEINEUX**

# Le système nerveux

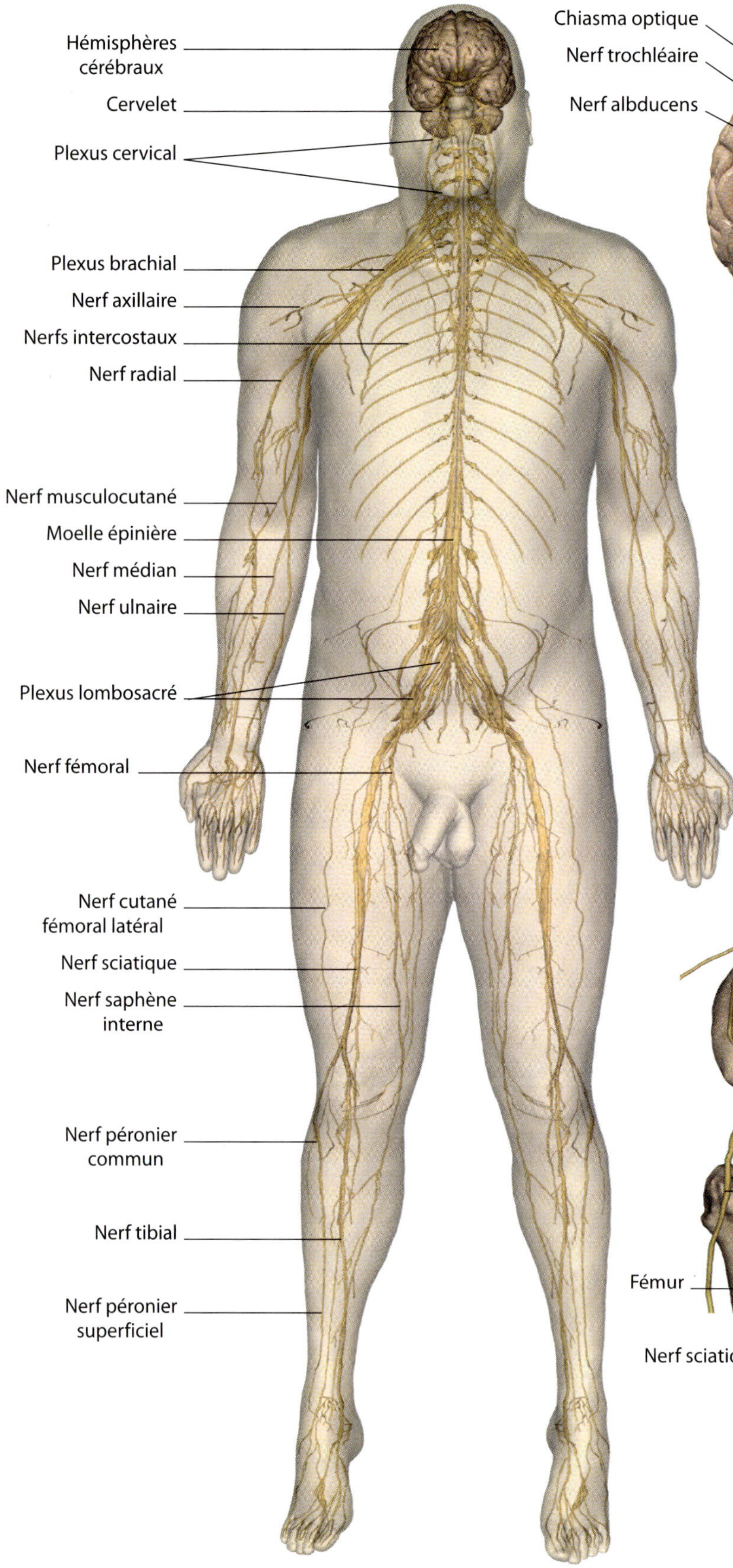


**SYSTÈME NERVEUX PÉRIPHÉRIQUE**

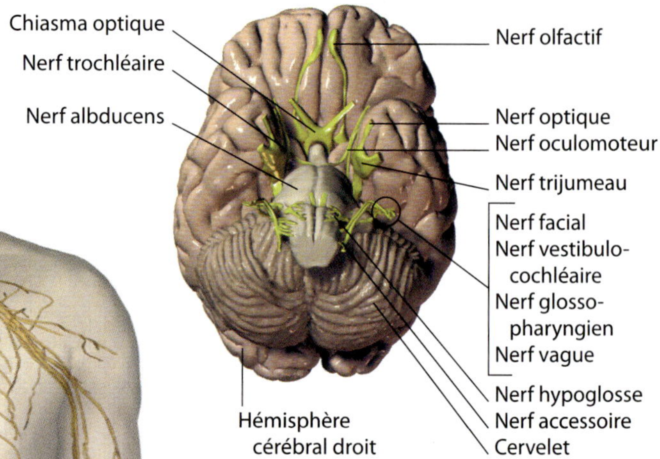


**NERFS CRÂNIENS**

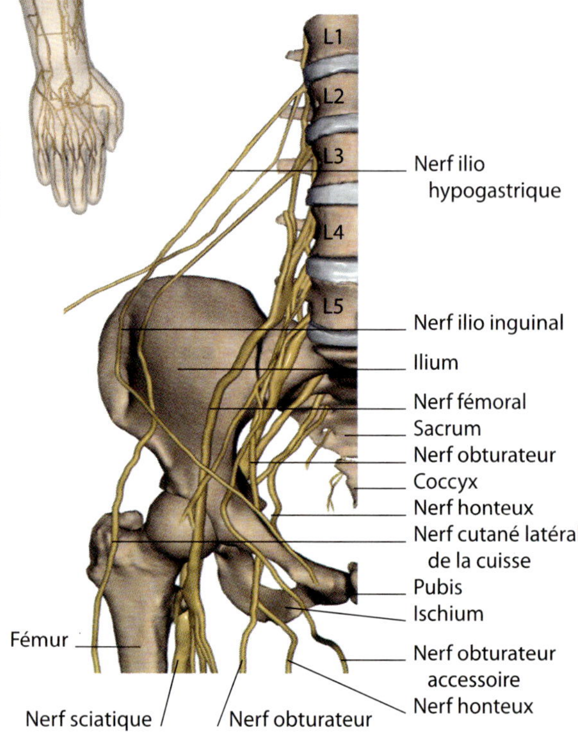


**PLEXUS LOMBAIRE**

# Le système nerveux

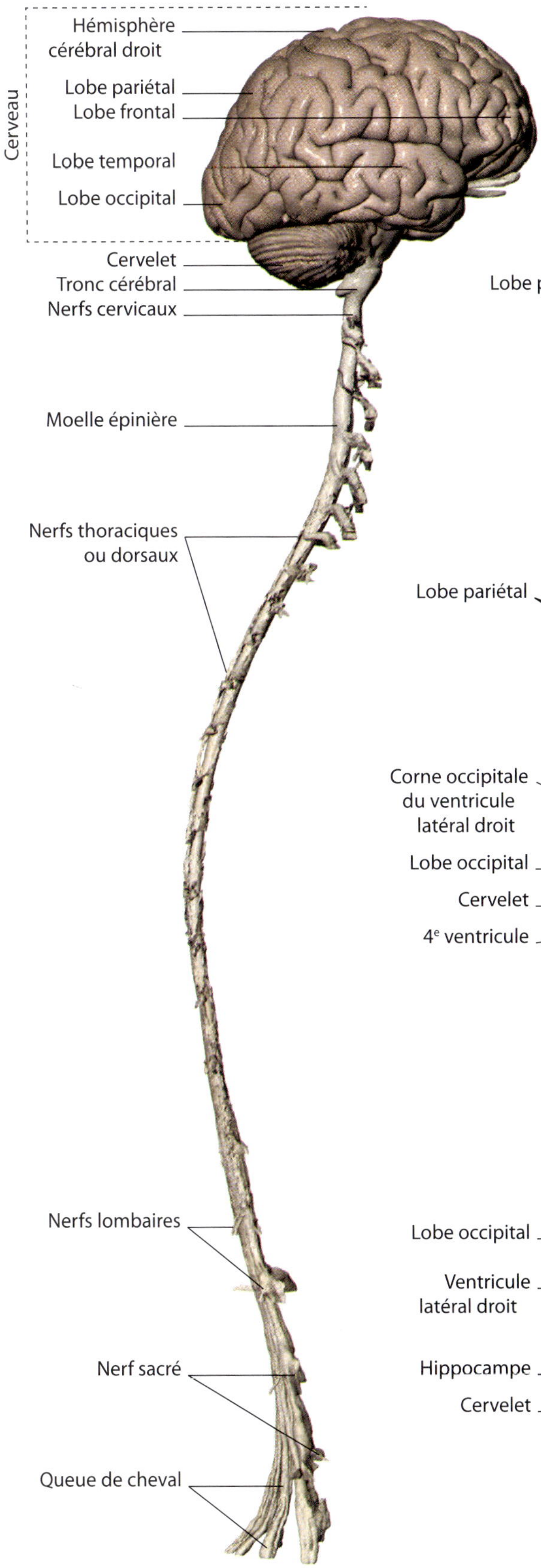


**SYSTÈME NERVEUX CENTRAL**

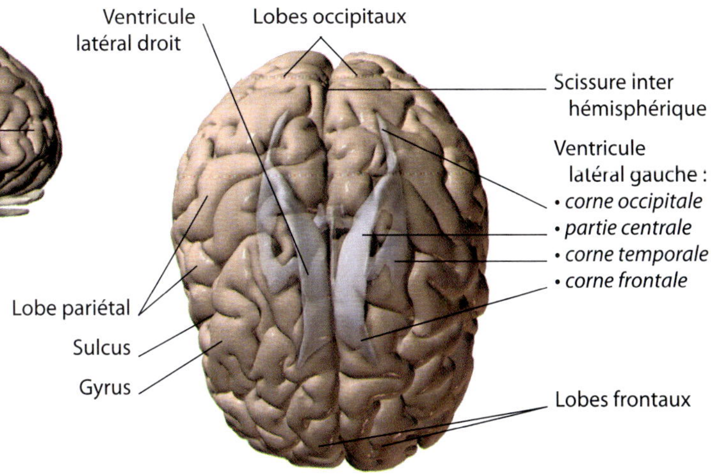


**CERVEAU VUE SUPÉRIEURE**

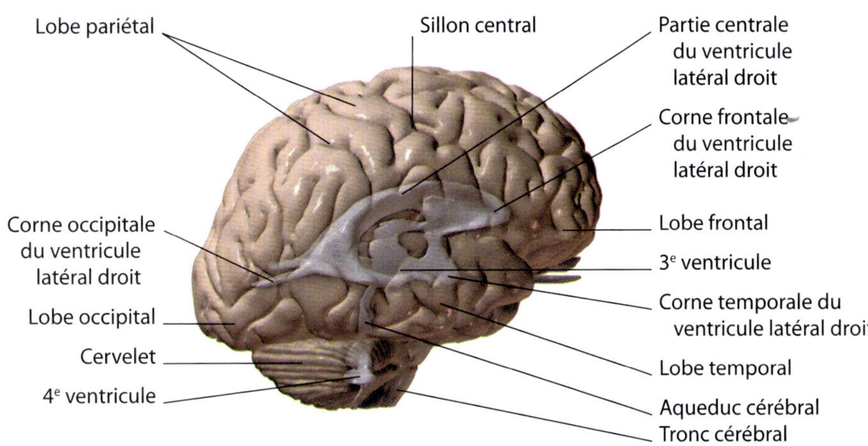


**CERVEAU VUE LATÉRALE**

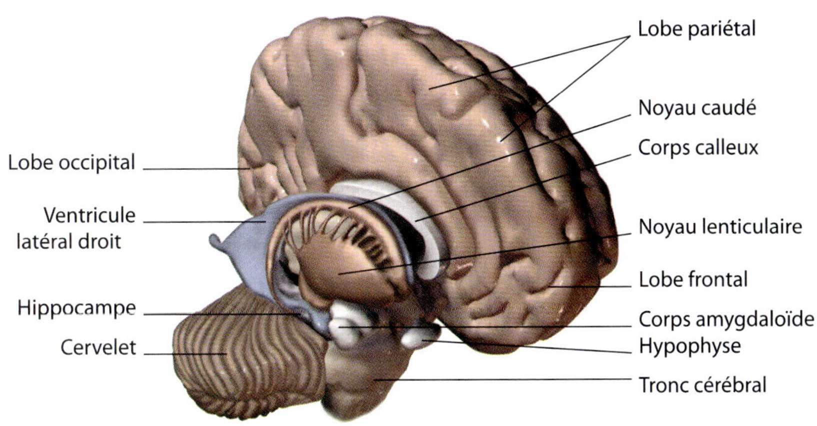


**VUE INTERNE DU VENTRICULE GAUCHE**

# Le système respiratoire

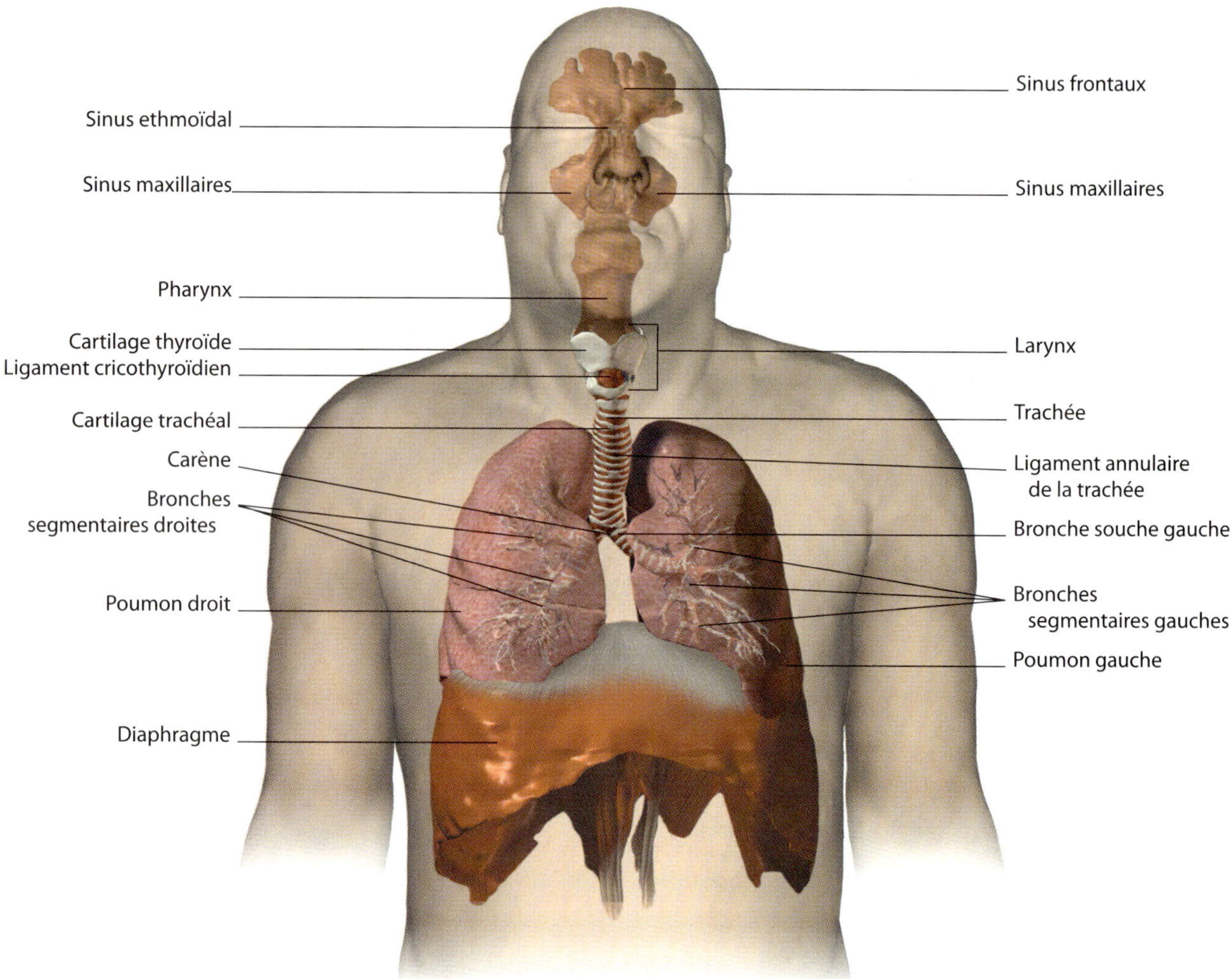


**VUE ANTÉRIEURE**

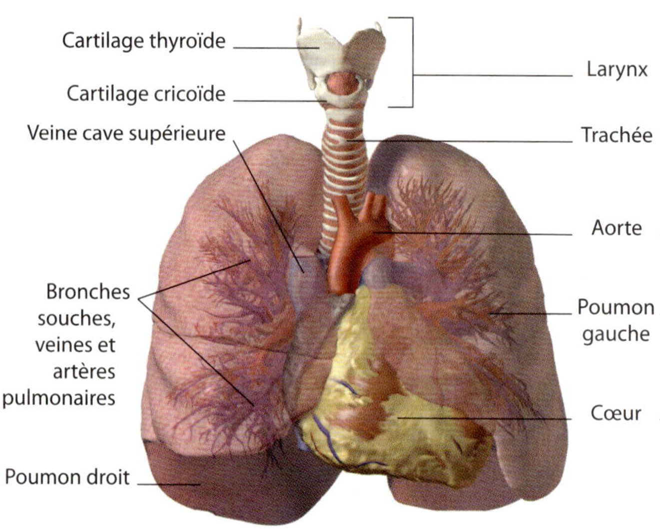


**POUMONS VUE ANTÉRIEURE**

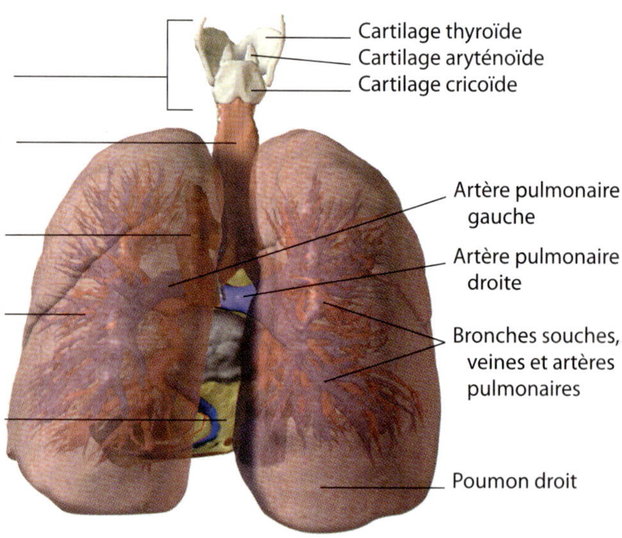


**POUMONS VUE POSTÉRIEURE**

# Le système digestif

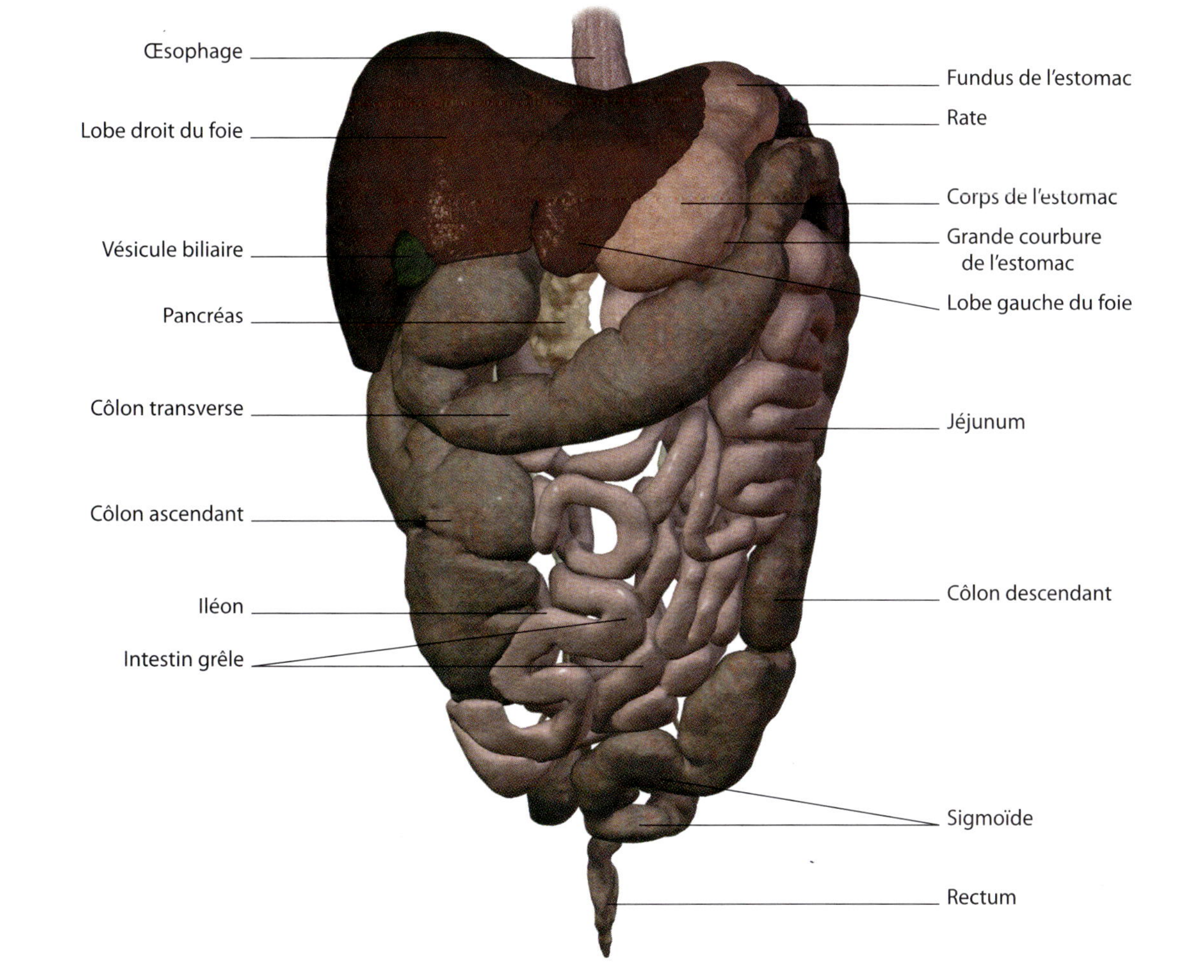


**VUE ANTÉRIEURE**

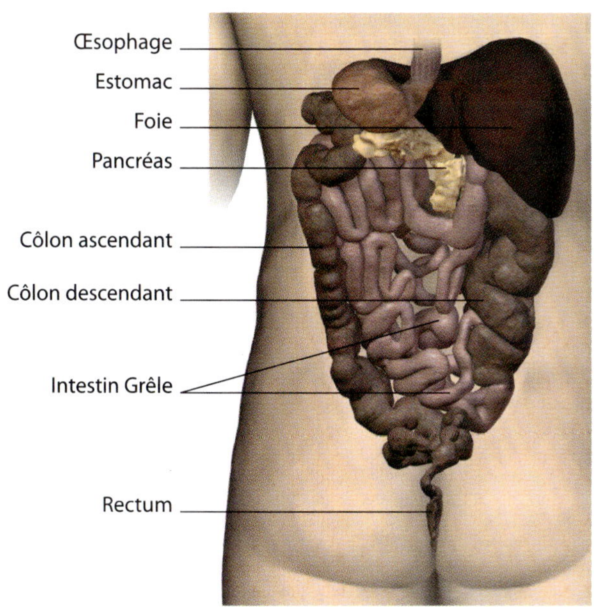


**VUE POSTÉRIEURE**

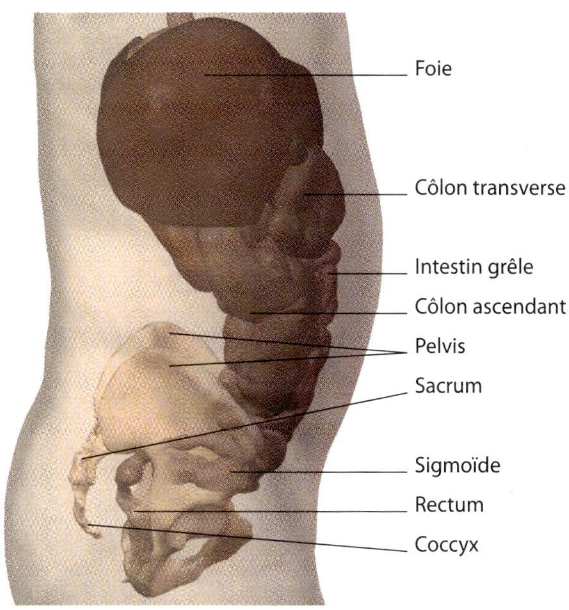


**VUE LATÉRALE DROITE**

# L'appareil génital masculin

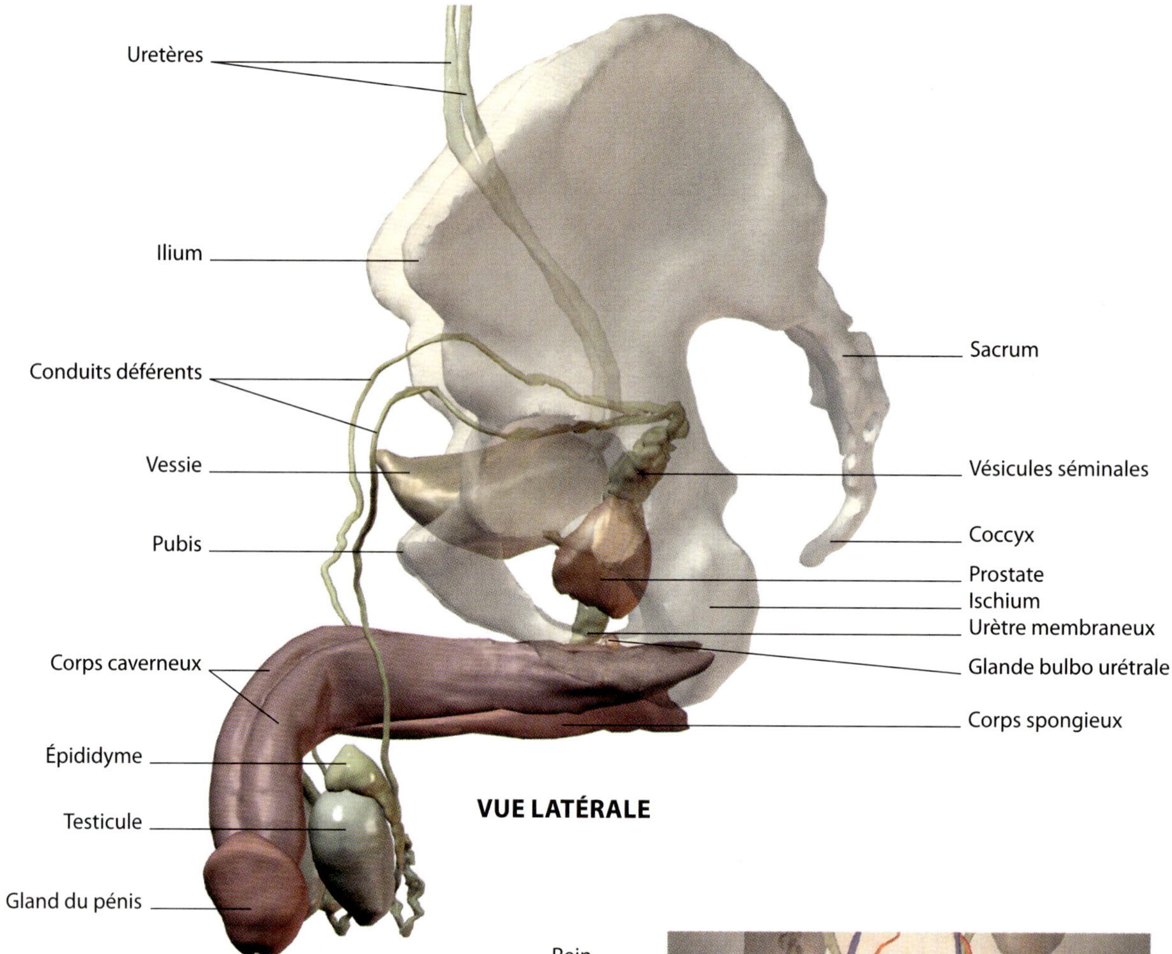


**VUE LATÉRALE**

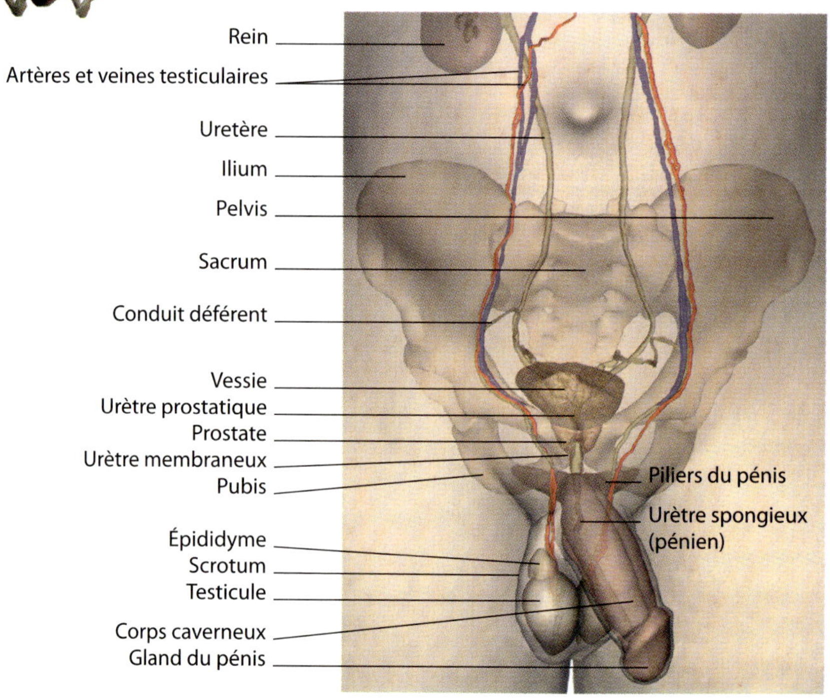


**VUE ANTÉRIEURE**

# L'appareil génital féminin

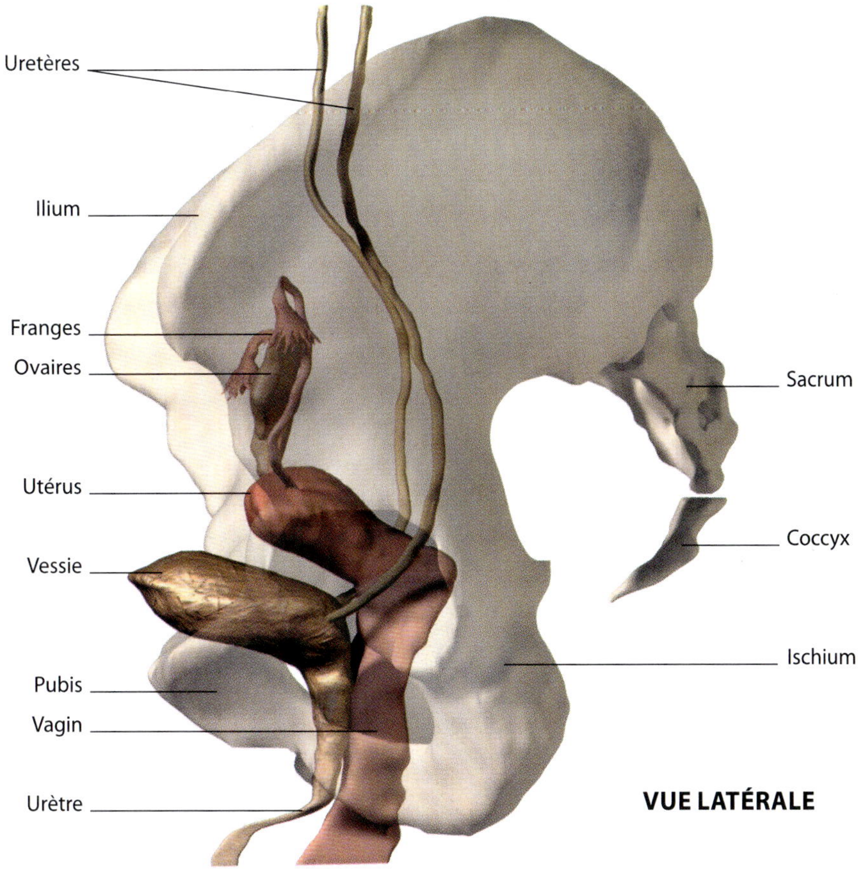


**VUE LATÉRALE**

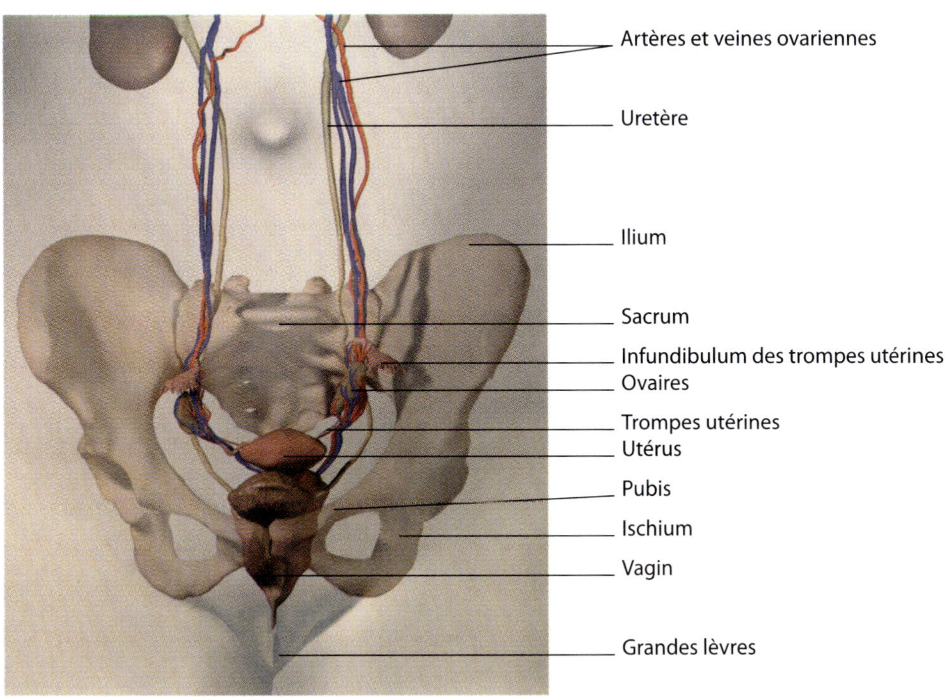


**VUE ANTÉRIEURE**

# Le cœur

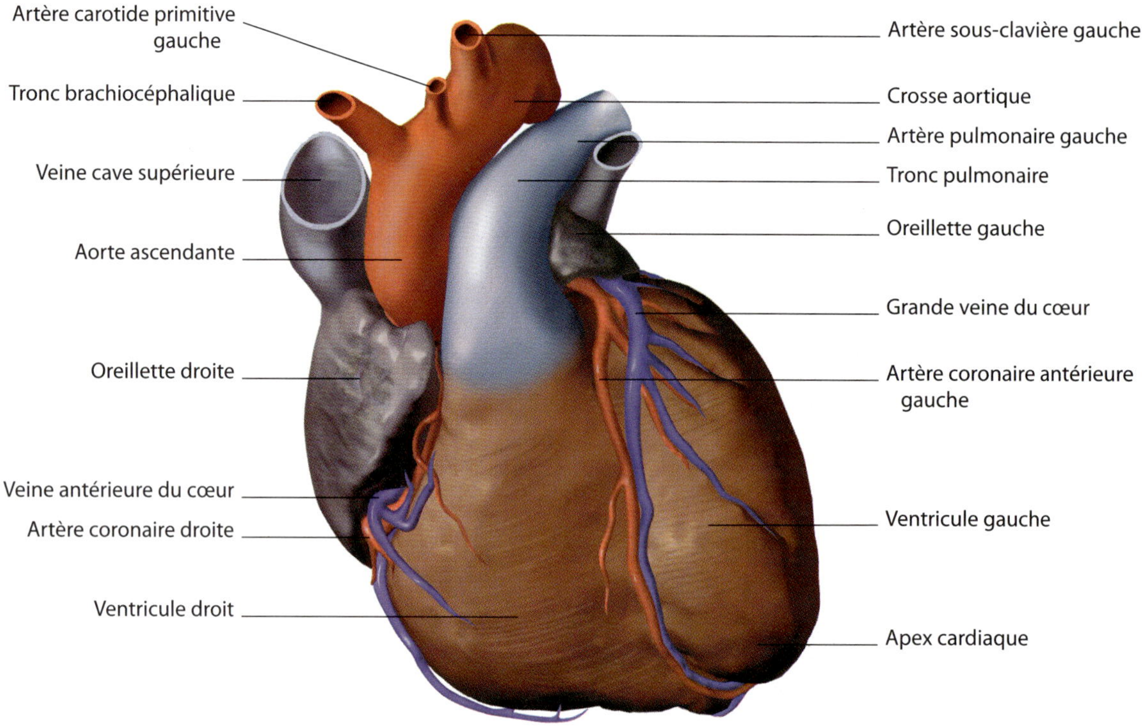


**VUE ANTÉRIEURE**

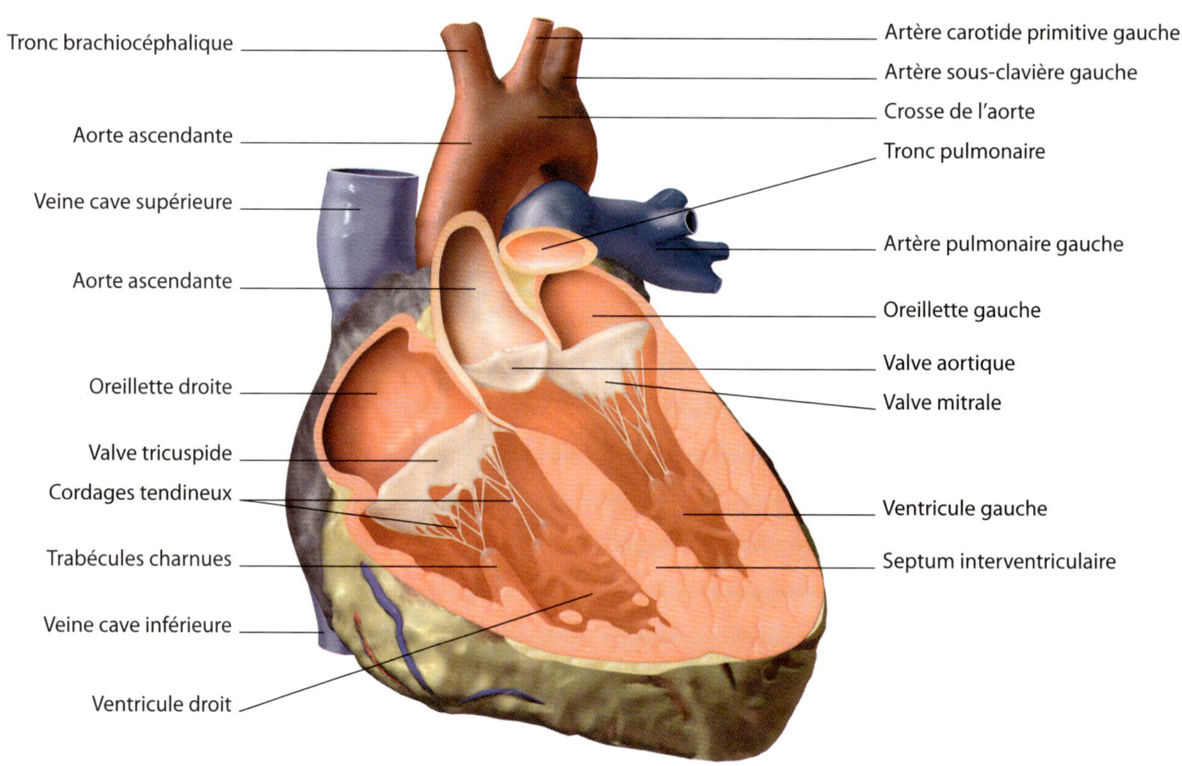


**COUPE FRONTALE ANTÉRIEURE**

# Le cœur

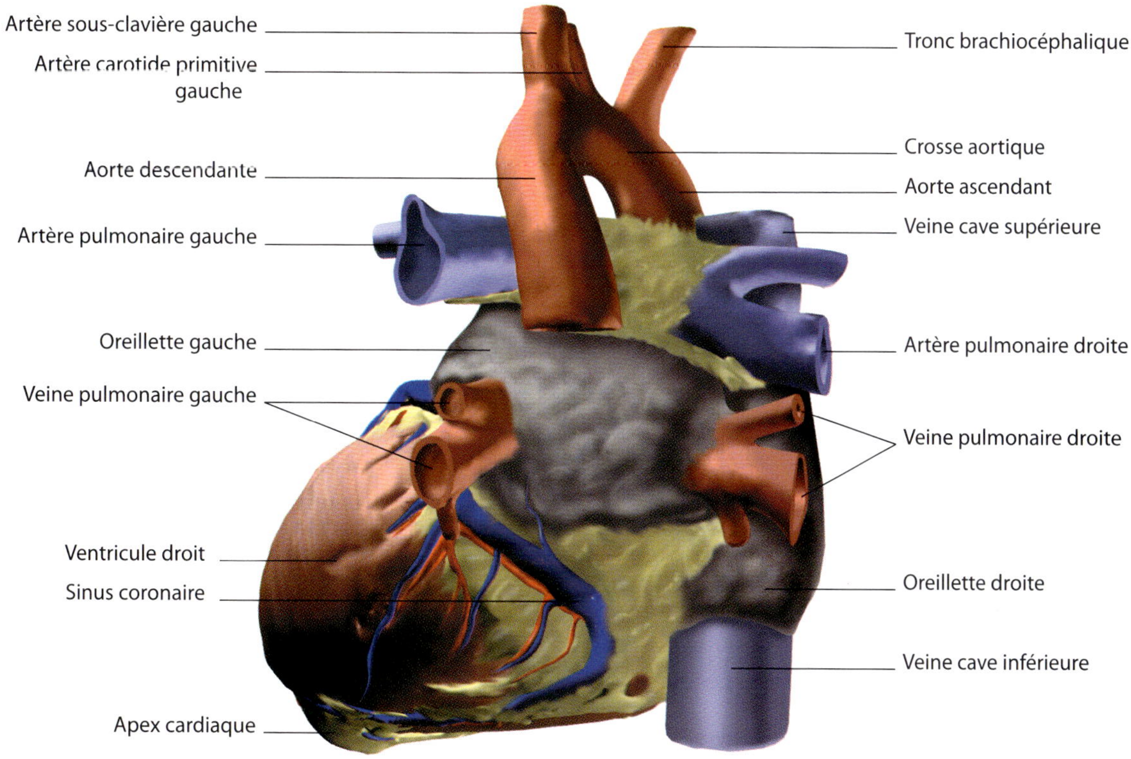


**VUE POSTÉRIEURE**

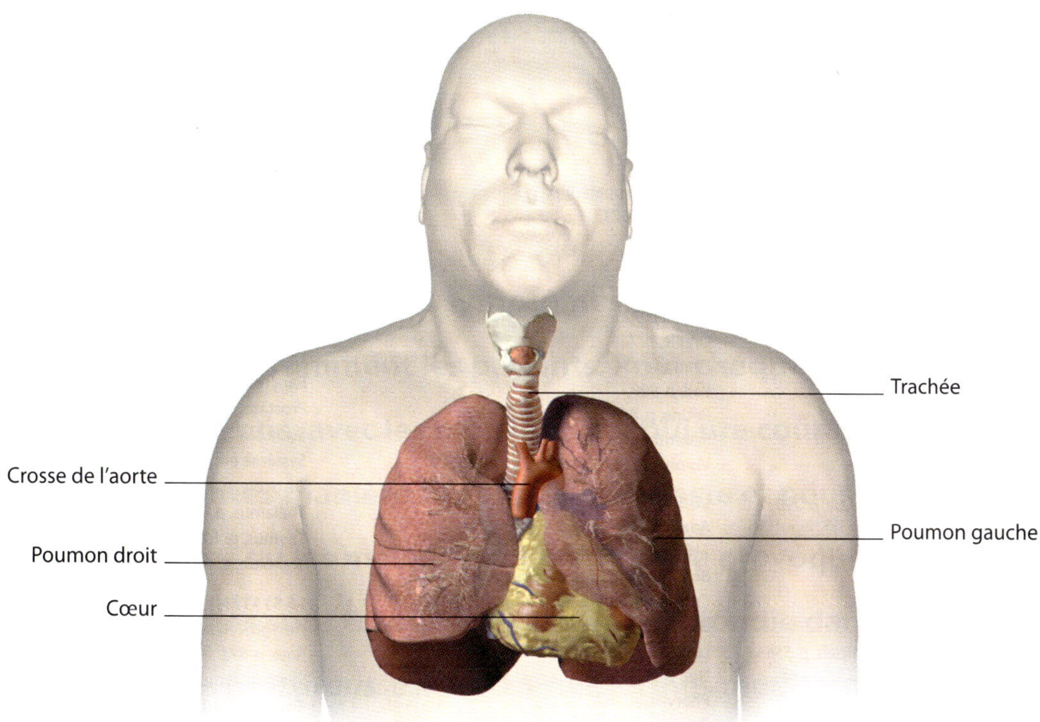


**EMPLACEMENT DU CŒUR**

## Amaigrissement

**L'amaigrissement est une perte de poids non volontaire. Les fluctuations de poids étant fréquentes chez un même individu, on considère qu'il y a amaigrissement lorsqu'une personne perd 5 % de son poids en 6 mois ou 10 % en 1 an. La perte de poids doit, si possible, être chiffrée. Pour apprécier l'importance d'un amaigrissement, il peut être utile de mesurer les dimensions des vêtements, le tour de taille et de comparer avec des photographies antérieures.**

### MANIFESTATIONS ET CAUSES

Un amaigrissement peut s'accompagner ou non de perte d'appétit, ainsi que d'autres signes cliniques (fièvre, par exemple), ce qui permet au médecin d'orienter son diagnostic et de prescrire des examens complémentaires appropriés (examens sanguins, dosages hormonaux, recherche de parasites...).

➡ Lorsque l'amaigrissement ne s'accompagne pas de perte d'appétit, voire même de son augmentation, 3 principales causes sont recherchées : le **diabète sucré**, l'**hyperthyroïdie**, la présence de parasites (**téniase**, **ascaridiase**) dans l'organisme.

➡ L'amaigrissement avec perte d'appétit peut être le signe d'une **infection** (surtout si le malade a de la fièvre), d'une **inflammation** ou de la présence de **tumeurs** (**cancer**, **lymphome**). Il peut aussi s'agir d'un syndrome de **malabsorption**, du à une atteinte de la paroi de l'intestin grêle, d'une défaillance cardiorespiratoire ou d'une maladie neurologique.

### CAS PARTICULIERS

Un amaigrissement peut avoir des causes simples, comme des problèmes buccaux, notamment dentaires, surtout chez les personnes âgées. Lorsque l'examen clinique et les examens complémentaires sont normaux, il peut s'agir d'une **dépression** qui s'accompagne d'autres signes : morosité, anxiété, dévalorisation, fatigabilité, insomnie...

Chez une jeune fille, un amaigrissement important est souvent lié à une **anorexie mentale**, tandis que chez une personne âgée on peut observer un amaigrissement progressif, sans cause.

## Constipation

**La constipation est l'émission trop rare (habituellement moins de 3 fois par semaine) de selles trop dures. En fait, un malade se dit constipé lorsqu'il n'est pas satisfait de la qualité et de la quantité de ses selles. La constipation n'est, par elle-même, responsable d'aucun autre symptôme. Fréquente, elle peut survenir à tout âge et atteint 3 fois plus les femmes.**

**Parfois, le médecin doit rassurer un patient qui se plaint d'aller à la selle tous les deux jours et non quotidiennement, alors que ce rythme peut être tout à fait normal si ses selles sont de bonne qualité et d'évacuation facile.**

### MANIFESTATIONS ET CAUSES

Le plus souvent, la constipation apparaît occasionnellement, chez une personne qui n'est habituellement pas constipée. Elle peut également être chronique.

➡ Une constipation occasionnelle peut survenir en raison d'un long voyage en position assise, d'un séjour prolongé au lit ou de la prise de certains médicaments (antidépresseurs, par exemple). Chez une personne âgée exposée à la chaleur, la constipation peut être liée à une **déshydratation**. Une constipation d'apparition récente sans cause explicite chez un individu de plus de 40 ans fait craindre un cancer du **côlon** ; un examen complémentaire (**coloscopie**) est nécessaire.

➡ Une constipation chronique n'est, la plupart du temps, liée à aucune affection. Celle-ci est favorisée par une alimentation pauvre en fibres végétales, le stress et la sédentarité. Parfois, elle s'accompagne de douleurs **coliques**, qui doivent inciter à consulter un médecin. Elle peut se manifester par une « fausse » **diarrhée** matinale, l'évacuation des selles étant précédée d'un bouchon inaugural de selles dures. Une constipation chronique peut être due à différentes maladies, digestives (sténose, c'est-à-dire rétrécissement, du côlon, due à la présence d'un **polype**, **diverticulose colique**), endocriniennes (**hypothyroïdie**) ou neurologiques (maladie de **Parkinson**, **sclérose en plaques**).

### CAS PARTICULIERS

Une absence totale et récente de selles est généralement due à une **occlusion intestinale**, affection qui s'accompagne d'un arrêt de l'émission de gaz et de douleurs abdominales.

Les personnes âgées peuvent ne pas se plaindre de constipation : celle-ci se manifeste par une diarrhée avec des selles fréquentes, liquides et peu abondantes, avec **incontinence fécale**, en raison d'un **fécalome** (accumulation anormale de selles dans le rectum).

## Crampes

**Il n'est pratiquement personne qui n'ait ressenti, ne serait-ce qu'une fois, cette brusque contraction involontaire, très douloureuse et transitoire d'un muscle, le plus souvent au niveau du mollet, qui caractérise une crampe. Le muscle en cause est un muscle moteur du squelette, ou muscle strié.**

### MANIFESTATIONS ET CAUSES

On distingue les crampes spontanées des crampes d'effort car elles n'ont pas les mêmes origines.

➡ Les crampes spontanées, généralement nocturnes, n'ont souvent pas de cause explicable. Elles peuvent être dues à une mauvaise position, assise ou couchée. Elles disparaissent facilement si l'on met le membre atteint en position de relâchement musculaire ou si l'on étire le muscle en cause (pour le mollet, en tirant, jambe tendue, le pied vers soi).
Dans certains cas, une crampe spontanée apparaît sous l'effet d'une transpiration importante (due à la chaleur ou à de la fièvre). Elle est liée à une perte de sodium dans la sueur, qui perturbe le fonctionnement des fibres musculaires.
Parfois, il faut rechercher la cause d'une crampe dans un traitement responsable d'une perte excessive en sodium et/ou en potassium (cette perte étant insuffisamment compensée par ailleurs) : traitement diurétique (qui entraîne l'émission d'un grand volume d'urines), prise de corticoïdes, régime pauvre en sel trop strict. Un contrôle des taux de sodium et de potassium dans le sang permettra de confirmer le mécanisme d'apparition des crampes. Une crampe spontanée peut également être due à un déficit en calcium.
➡ Les crampes d'effort peuvent avoir différentes causes. Chez une personne sportive (coureur, cycliste...), il peut s'agir d'une activité musculaire excessive, qui entraîne une accumulation d'acide lactique dans les fibres musculaires. Une forme particulière de ce type de crampe est la « crampe de l'écrivain », liée à la contraction des doigts sur le stylo ; elle s'étend des doigts à la main, puis au bras, la personne concernée devant alors arrêter d'écrire.
Par ailleurs, certaines affections musculaires, appelées **myopathies**, peuvent se révéler par des crampes d'effort : c'est le cas des **glycogénoses**.
Des crampes d'effort, localisées surtout aux mollets et apparaissant après une certaine distance de marche, appelée périmètre de marche, sont dues à certains troubles circulatoires. Elles obligent le malade à s'arrêter, avant de pouvoir repartir pour la même distance : ce phénomène est dénommé **claudication intermittente**. Il s'agit souvent d'une artériopathie des membres inférieurs, communément appelée **artérite**. Celle-ci, conséquence de l'**athérosclérose** (dépôt de « graisses » dans les artères) et du **tabagisme**, sera confirmée par la palpation des pouls artériels et surtout par un **écho-Doppler** vasculaire des artères des membres inférieurs, qui permet de préciser la localisation et l'étendue du dépôt de « graisses » (plaque d'athérome), et le degré de rétrécissement de l'artère atteinte.

### CAS PARTICULIERS

On parle parfois de crampe d'estomac pour désigner une sensation de resserrement plus ou moins douloureuse dans la partie supérieure de l'abdomen, plus souvent en rapport avec la faim qu'avec une véritable lésion gastrique, comme un **ulcère**.

## Démangeaisons généralisées

**Les démangeaisons (ou prurit) sont des sensations que le patient essaie instinctivement d'atténuer par le grattage. De nombreuses maladies se manifestent par des démangeaisons qui affectent l'ensemble du corps, c'est pourquoi elles sont dites « généralisées ».**

### CAUSES POSSIBLES

Les démangeaisons généralisées peuvent être le symptôme d'une affection générale ou être le signe d'une maladie de peau.
➡ Les principales affections générales susceptibles de provoquer des démangeaisons sont les **obstructions des voies biliaires** – quelle que soit leur origine, qui s'accompagnent alors d'une jaunisse, appelée **ictère** par les médecins. Des démangeaisons peuvent également apparaître au début d'une **hépatite**, au cours d'une **insuffisance rénale**, de maladies hématologiques (maladie de **Hodgkin**, **polyglobulie**), de maladies endocriniennes (**hypothyroïdie**), d'une **séropositivité** pour le **virus de l'immunodéficience humaine** ou d'une **allergie** à des médicaments (antibiotiques, sulfamides). Il arrive aussi qu'un **diabète sucré** se manifeste par des démangeaisons généralisées.
➡ Les principales maladies de peau pouvant être responsables de démangeaisons sont les infections dues à des parasites (**gale**, **poux**, puces), l'**urticaire**, l'**eczéma**, le **lichen plan**, la **miliaire** et la **dermatite herpétiforme**. Les piqûres d'insectes sont également susceptibles d'entraîner des démangeaisons généralisées, ainsi que la sécheresse cutanée, en particulier chez les personnes âgées.

### CAS PARTICULIERS

Il arrive que, pendant les derniers mois de la **grossesse**, des démangeaisons surviennent. Par ailleurs, certains médicaments peuvent provoquer des démangeaisons (barbituriques, œstroprogestatifs).
Lorsque aucune cause n'est trouvée, il s'agit d'une maladie **psychosomatique**.

## Diarrhée

**La diarrhée est définie médicalement par un poids de selles supérieur à 300 g par jour. Dans la pratique, on parle de diarrhée lorsque les selles sont liquides, avec, en général, plus de 3 émissions quotidiennes. On distingue 2 sortes de diarrhée : les diarrhées aiguës, qui durent peu de temps, et les diarrhées chroniques, qui durent plusieurs semaines, soit en continu, soit par intermittence.**

### CAUSES DES DIARRHÉES AIGUËS

Les diarrhées aiguës sont dues à des infections virales, bactériennes ou parasitaires. Les affections le plus souvent en cause sont les **gastroentérites** virales ou les **toxi-infections alimentaires**. Si la diarrhée dure plus de 48 heures, il faut consulter son médecin ; un examen des selles en laboratoire (**coproculture**) permettra de reconnaître le microbe responsable. La présence dans les selles de glaires (substances visqueuses) ou de sang doit également amener à consulter.

#### CAUSES DES DIARRHÉES CHRONIQUES

Les diarrhées chroniques peuvent avoir de très nombreuses causes. L'orientation du diagnostic se fait en fonction de l'aspect des selles (glaireuses, sanglantes), des signes d'accompagnement, du rôle déclenchant d'un aliment, de l'examen médical du patient, d'examens complémentaires, qui peuvent mettre en évidence des signes éventuels de **malabsorption** intestinale (du fer, des vitamines, des graisses), et éventuellement d'examens endoscopiques (**coloscopie**).

➡ Lorsque la diarrhée survient de manière intermittente, sans autre trouble, hormis des douleurs et des ballonnements abdominaux, et parfois des émissions de gaz, une **colopathie fonctionnelle**, ou syndrome de l'intestin irritable, est généralement en cause. Cette affection, bénigne, est souvent d'évolution ancienne et aggravée par le stress. Parfois, ce type de diarrhée est en fait une « fausse » diarrhée, c'est-à-dire une alternance de diarrhée et de **constipation**, due à une constipation chronique.

➡ Lorsque la diarrhée s'accompagne d'autres signes (fièvre, amaigrissement...), il peut s'agir de maladies inflammatoires de l'intestin (maladie de **Crohn**, **rectocolite hémorragique**), d'une **maladie cœliaque**, caractérisée par une atteinte de l'intestin grêle et provoquant une **malabsorption** intestinale, d'une maladie de **Whipple** (infiltration de nombreux tissus par des globules blancs remplis de débris bactériens). Des maladies endocriniennes (**hyperthyroïdie**) ou neurologiques (neuropathie au cours d'un **diabète sucré**) peuvent également être responsables d'une diarrhée.

#### CAS PARTICULIER

Il arrive que la prise de certains médicaments entraînent une diarrhée, notamment la prise excessive de laxatifs. En interrogeant le patient, au cours de la consultation, le médecin déterminera le médicament en cause.

## Douleurs dans la poitrine

**La majorité des douleurs ressenties au niveau de la poitrine sont sans gravité. Néanmoins, celles-ci peuvent être dues à des affections graves (infarctus du myocarde, embolie pulmonaire), qui nécessitent une hospitalisation en urgence.**

#### MANIFESTATIONS ET CAUSES

Selon la manière dont apparaît la douleur (brutalement ou progressivement), sa localisation, les signes d'accompagnement, selon qu'elle survient ou non au cours d'un effort, différentes maladies peuvent être en cause.

➡ Lorsque la douleur est en barre, liée à l'effort, irradiant éventuellement jusqu'à la mâchoire ou jusqu'au bras gauche, elle évoque une **insuffisance coronarienne**, qui doit être traitée en urgence.

➡ Lorsque la douleur survient brutalement, ressemblant à un point de côté et s'accompagnant parfois d'une gêne pour respirer, d'une angoisse, il peut s'agir d'une **embolie pulmonaire**. Le médecin recherchera des signes de **phlébite** (constitution d'un caillot à l'intérieur d'une veine) au niveau des jambes. La suspicion d'une embolie pulmonaire implique une hospitalisation.

➡ Lorsque la douleur ressemble à un point de côté, s'accompagne de fièvre et d'une gêne pour respirer, une infection pulmonaire (ou **pneumopathie**) est généralement en cause. Une radiographie pulmonaire permettra de préciser le type d'infection. Il peut aussi s'agir d'une **pleurésie** (inflammation de la membrane enveloppant les poumons).

➡ Lorsque la douleur est réveillée par une pression sur le thorax et s'accompagne souvent d'anxiété, il s'agit généralement d'un syndrome douloureux de la paroi thoracique, bénin.

➡ Lorsque la douleur s'accompagne de sensations de brûlure quand la personne se penche en avant, la maladie en cause peut être une **œsophagite**, souvent liée à une hernie de l'estomac (**hernie hiatale**).

## Fièvre

**La fièvre est définie comme une élévation de la température corporelle au-dessus des valeurs normales, 37,2 °C le matin, 37,7 °C le soir. Très fréquente, elle peut avoir de nombreuses causes : infectieuses (virales ou bactériennes), inflammatoires, tumorales. Une intolérance à un médicament est également susceptible d'entraîner de la fièvre.**

#### CAUSES POSSIBLES

Le plus souvent, l'affection responsable de la fièvre est bénigne, mais il peut aussi s'agir d'une maladie grave, réclamant une consultation et un traitement d'urgence. Les signes qui accompagnent la fièvre permettent généralement d'orienter le diagnostic.

➡ Lorsque le patient a, en plus de la fièvre, un **rhume**, des **courbatures**, il s'agit d'une infection virale (**grippe**, par exemple). En général, la fièvre disparaît rapidement en quelques jours.

➡ Lorsque la fièvre s'accompagne de brûlures lors de l'émission d'urines, d'une difficulté à avaler, d'une **toux** ou d'une **diarrhée**, la maladie en cause est une infection bactérienne, respectivement urinaire, pharyngée, bronchopulmonaire ou digestive. Une consultation médicale est nécessaire pour juger de l'utilité d'examens complémentaires. Lorsque les signes (douleur, par exemple) atteignent un endroit précis du corps, il s'agit d'une infection localisée (des dents, des sinus, de la vésicule biliaire...).

➡ Des signes non infectieux se manifestent parfois en même temps que la fièvre, permettant au médecin d'établir un diagnostic. Une douleur abdominale fait suspecter une **appendicite**, une **cholécystite** ; une douleur au niveau des épaules et des hanches chez une personne âgée, une **pseudopolyarthrite rhizomélique** ; des signes cardiaques évoquent une **endocardite**.

● **CAS PARTICULIERS**

Il arrive qu'une personne ait de la fièvre pendant plusieurs semaines, sans autre symptôme apparent. Des examens complémentaires, sanguins (**numération formule sanguine**, **vitesse de sédimentation**...), radiologiques (radiographie pulmonaire, échographie abdomino-pelvienne...), histologiques (**biopsies**), pratiqués de préférence en milieu hospitalier, permettent souvent de trouver la cause de la fièvre. Le choix des examens dépend du terrain de la personne (c'est-à-dire de l'ensemble des facteurs génétiques, physiologiques, tissulaires ou humoraux qui favorisent chez un individu la survenue d'une maladie) et des circonstances d'apparition de la fièvre : antécédents personnels et familiaux, voyages, mode de vie, activité professionnelle, consommation d'aliments, contact avec des animaux...

## Gêne pour avaler

**Une gêne pour avaler (ou dysphagie) est une difficulté à déglutir pour faire passer les aliments de la bouche à l'estomac. Cette gêne concerne d'abord les aliments solides, mais si elle persiste et s'aggrave, elle peut concerner les liquides. En fonction de sa cause, elle est plus ou moins douloureuse et est responsable, à la longue, d'une dénutrition plus ou moins marquée. Elle peut s'accompagner de douleurs cervicales, d'une sécrétion accrue de salive, de fausses routes alimentaires ou de reflux acide dans la bouche.**

● **MANIFESTATIONS ET CAUSES**

On distingue les gênes ressenties en haut du cou, au niveau de la gorge, le plus souvent d'origine oto-rhino-laryngologique (ORL), de celles situées plus bas, le long de l'œsophage.

➡ Une gêne haute est généralement due à une **angine** (inflammation aiguë du pharynx), facilement détectée à l'examen de la gorge. Au cours de celui-ci, le médecin recherche une éventuelle inflammation des amygdales (**amygdalite**) et effectue un prélèvement qui permettra de préciser le microbe responsable. Parfois, l'angine s'accompagne de la présence de membranes blanches qui évoquent, chez une personne non vaccinée et dans certains pays, une **diphtérie**. Une gêne haute peut également, mais beaucoup plus rarement, révéler un cancer du **pharynx** ou de la partie haute de **l'œsophage** ; elle progresse alors lentement et ne s'accompagne pas de fièvre. Une endoscopie, avec biopsie, est nécessaire pour confirmer le diagnostic.

➡ Une gêne basse est le plus souvent liée à une atteinte de l'œsophage : **cancer** (confirmé grâce à une **endoscopie**), mais également lésions bénignes telles qu'une **diverticulose**, un **reflux gastro-œsophagien** lié à une **hernie hiatale** (une partie de l'estomac remonte au-dessus du diaphragme), à des **spasmes** œsophagiens (confirmés par une manométrie œsophagienne). D'autres causes sont plus rares : compression de l'œsophage par des **ganglions**, par une tumeur de la **thyroïde**, une **myasthénie** (faiblesse musculaire), une affection neurologique, etc.

● **CAS PARTICULIERS**

Une gêne à déglutir apparaît après l'ablation des amygdales ; elle est d'autant plus douloureuse et prolongée que le patient est âgé.

Une gêne à avaler peut aussi être due à une piqûre de guêpe dans le pharynx (surtout chez l'enfant). Elle nécessite un traitement en urgence.

## Gêne pour respirer

**La gêne pour respirer (ou dyspnée) peut être d'origine cardiaque ou pulmonaire. Elle peut aussi accompagner un état anxieux. L'interrogatoire et l'examen clinique, pratiqués au cours d'une consultation médicale, permettent généralement d'orienter le diagnostic.**

● **MANIFESTATIONS ET CAUSES**

On distingue la gêne respiratoire aiguë, qui survient brutalement, de la gêne persistant dans le temps, mais qui peut alors apparaître par intermittence ou être permanente. Selon qu'elle est déclenchée ou non par l'effort, qu'elle est associée ou non à d'autres symptômes (douleur, fièvre, toux), la gêne pour respirer peut avoir différentes causes. Les faits qui ont précédé l'apparition de la gêne (maladies, notamment allergies, traitements médicamenteux, modification des conditions de vie, etc.) permettent également d'orienter le diagnostic.

➡ Lorsque la gêne respiratoire est aiguë, plusieurs causes sont possibles. S'il existe de la fièvre, une toux, avec éventuellement des crachats, il s'agit sans doute d'une affection pulmonaire (**pneumopathie**) aiguë, virale ou bactérienne. Une crise d'**asthme** entraîne également une gêne respiratoire ; la maladie, souvent connue, a des caractéristiques particulières permettant de la reconnaître. Associée à un point de côté qui apparaît brutalement, la gêne pour respirer fait craindre une **embolie pulmonaire** : des examens et une hospitalisation en urgence s'imposent.

➡ Lorsque la gêne respiratoire est persistante et qu'elle survient par intermittence sans être liée à un effort, elle évoque une origine **psychogène**, notamment si elle se manifeste dans des situations de stress ou de conflit. Lorsqu'elle est permanente, il peut s'agir d'une **insuffisance cardiaque** gauche, le plus souvent d'origine coronarienne ou myocardique. L'examen médical précisera le diagnostic. Une maladie pulmonaire peut également être en cause ; celle-ci est déjà souvent connue (**emphysème pulmonaire**, **bronchite** chronique) et la gêne respiratoire peut s'aggraver à l'occasion d'une surinfection.

**● CAS PARTICULIER**

Une **anémie** peut être responsable d'une gêne pour respirer car les tissus sont insuffisamment oxygénés.

## Mal à l'épaule

**Les douleurs à l'épaule sont fréquentes, mais il faut d'abord s'assurer que c'est bien l'épaule qui est en cause, car les douleurs venant du cou peuvent irradier jusqu'à l'épaule. Lorsque les mouvements de l'épaule augmentent la douleur et/ou ne sont pas possibles dans leur totalité, la douleur est bien due à l'épaule elle-même.**

**● CAUSES POSSIBLES**

La douleur à l'épaule est le plus souvent due à une **tendinite**, mais elle peut aussi avoir pour origine diverses affections articulaires.

➡ Dans le cas d'une tendinite, qui peut être aiguë ou chronique, plusieurs tendons de la « **coiffe des rotateurs** » sont susceptibles d'être atteints, mais l'inflammation touche le plus souvent le tendon sus-épineux, responsable de l'abduction (mouvement vers le dehors) du bras. Lorsque la tendinite s'accompagne d'une **capsulite** (c'est-à-dire d'une inflammation de la membrane enveloppant l'articulation de l'épaule), ce mouvement est particulièrement douloureux et peut être limité. La douleur à l'épaule liée à une tendinite peut, en outre, prédominer la nuit, empêchant le sommeil. La position couchée sur le côté est alors insupportable. Les radiographies montrent parfois des calcifications tendineuses : on parle de tendinite calcifiante.

➡ Toutes les affections articulaires peuvent atteindre l'épaule, mais cela se produit rarement. Il peut s'agir d'**arthrose**, d'**arthrite** (infectieuse, micro-cristalline), de **rhumatisme** inflammatoire, commençant parfois à l'épaule, etc. En cas de doute, des examens complémentaires (sanguins, radiologiques) sont généralement utiles.

**● CAS PARTICULIER**

Une douleur de l'épaule gauche peut être d'origine cardiaque ; dans ce cas, elle n'est pas augmentée par les mouvements, mais est liée à l'effort.

## Mal à la gorge

**Le mal de gorge est souvent d'origine virale (d'autres signes évocateurs sont alors présents), mais il peut également être dû à une angine à streptocoques, qui doit être traitée par des antibiotiques.**

**● MANIFESTATIONS ET CAUSES**

Les signes qui accompagnent le mal de gorge permettent de déterminer son origine.

➡ Lorsqu'il existe des cas semblables dans l'entourage, que le patient a de la fièvre et un rhume, il s'agit d'une **pharyngite** virale. L'examen de la gorge montre une rougeur diffuse.

➡ Lorsque la gorge est parsemée de points blancs (angine érythématopultacée), avec une fièvre élevée, que les ganglions sont gros (**adénopathies**) et douloureux, l'affection en cause est d'origine bactérienne : il s'agit d'une **angine** à streptocoques. Celle-ci, qui atteint surtout l'enfant de 6 à 10 ans, doit être traitée rapidement.

**CAS PARTICULIERS**

Chez l'adolescent, un mal de gorge peut être dû à une **mononucléose infectieuse**. Les autres causes (**diphtérie**) sont beaucoup plus rares.

## Mal à la tête

**Le mal de tête (ou céphalée) est très fréquent. Dans 90 % des cas, il s'agit d'une migraine ou bien d'une céphalée de tension (dont l'origine est psychologique), affections ne nécessitant, après l'examen clinique, aucun examen complémentaire.**

**● MANIFESTATIONS ET CAUSES**

Selon la manière dont apparaît le mal de tête et son évolution dans le temps, différentes causes sont envisageables.

➡ Lorsque le mal de tête survient de manière intensive et brutale, une consultation en urgence, après laquelle un **scanner** est pratiqué, s'impose. L'origine du mal de tête est neurologique ou neurochirurgicale. Il peut s'agir d'une **hémorragie méningée**, d'un **accident vasculaire cérébral** ou d'une **méningite** si le patient a de la fièvre ou ne supporte pas la lumière et présente une raideur de la nuque (**syndrome méningé**).

➡ Lorsque le mal de tête apparaît progressivement et s'aggrave peu à peu, une consultation rapide est également nécessaire. Il est possible que le patient ait une lésion cérébrale (**tumeur**, **abcès**, **hématome**) ou qu'il soit atteint de la maladie de **Horton** s'il existe des perturbations manifestant une inflammation dans l'organisme (**vitesse de sédimentation** augmentée).

➡ Lorsque le mal de tête se manifeste par crises, souvent très intenses, obligeant l'arrêt des activités quotidiennes et parfois accompagnées de nausées ou vomissements, il s'agit en général d'une **migraine**. Le diagnostic est confirmé lors d'une consultation par l'interrogatoire, qui précise les signes d'accompagnement du mal de tête. Entre les crises, le patient n'a pas mal à la tête.
Plus rarement, une **algie faciale** (algie vasculaire ou névralgie du trijumeau) peut entraîner un mal de tête survenant par crises.

➡ Lorsque le mal de tête évolue depuis longtemps, qu'il est déclenché par des contrariétés, mais qu'il n'empêche pas de poursuivre des activités quotidiennes, il s'agit presque toujours d'une céphalée de tension, souvent associée à une **anxiété**, ou à une **dépression**.

### CAS PARTICULIERS

Le mal de tête peut être dû à des troubles ou à des affections non cérébraux : fièvre, **sinusite** aiguë, troubles de la vision...
La prise de médicaments, notamment l'abus d'antalgiques pour combattre un mal de tête, peut provoquer ou aggraver un mal de tête. Après un **traumatisme crânien**, en dehors de tout hématome intracrânien, un mal de tête peut durer plusieurs mois.

## Mal au cou

**Le mal au cou est fréquent. Chez les personnes de plus de 50 ans, il est le plus souvent dû à l'arthrose. Chez les patients jeunes, il peut s'agir d'un torticolis. Parfois, la douleur du cou se prolonge dans le bras, l'avant-bras et jusqu'aux doigts (névralgie cervicobrachiale).**

### CAUSES POSSIBLES

Avant d'attribuer la douleur à l'**arthrose** (celle-ci pouvant être indolore), dont les signes sont visibles sur les radiographies chez les personnes de plus de 50 ans, le médecin doit éliminer les affections pouvant toucher le **rachis** (colonne vertébrale) cervical, grâce à l'examen clinique du patient et, si besoin, à des examens complémentaires (sanguins et radiologiques).

➡ Les affections susceptibles de toucher le rachis cervical et responsables de douleurs au cou peuvent être osseuses (**métastases cancéreuses** osseuses), infectieuses (**spondylodiscite**, rare au niveau du rachis cervical), inflammatoires (**spondylarthrite ankylosante** ou **pelvispondylite rhumatismale**, **polyarthrite rhumatoïde**, **pseudopolyarthrite rhizomélique**, ces maladies étant rarement localisées uniquement au cou).

➡ Chez les personnes de plus de 50 ans, si la douleur apparaît souvent sous l'effet d'un facteur déclenchant (port de poids, par exemple), si elle est mécanique, c'est-à-dire qu'elle est calmée par le repos, il peut s'agir d'une **arthrose** cervicale, qui s'accompagne d'une raideur du cou.

➡ Chez les personnes jeunes, si la douleur est vive, avec impossibilité de tourner la tête, il s'agit généralement d'un **torticolis**. L'épisode aigu dure quelques jours.

## Mal au dos

**Le dos est souvent douloureux. Si c'est le haut du dos (entre les omoplates) qui est atteint, on parle de douleur dorsale, ou dorsalgie ; lorsque c'est le bas, de douleur lombaire, ou lombalgie. Les douleurs dorsales sont moins fréquentes que les douleurs lombaires.**

### DOULEUR DU HAUT DU DOS

Les douleurs dorsales peuvent être dues à une lésion de la colonne vertébrale (**rachis**), mais, généralement, elles n'ont pas de cause organique apparente. On parle alors de dorsalgie essentielle. Celle-ci se rencontre souvent chez les jeunes femmes. Il arrive parfois qu'une dorsalgie n'ait pas une cause liée à la colonne vertébrale ; son origine est alors pulmonaire, cardiaque ou digestive.

### CAUSES POSSIBLES

La manière dont se manifeste la dorsalgie permet de préciser sa cause : localisation exacte de la douleur, étendue de celle-ci, horaires d'apparition (la journée, la nuit), effets de certains facteurs (efforts physiques, repos). Des radiographies et, éventuellement, des examens biologiques sont utiles.

➡ Les dorsalgies peuvent être dues à une lésion de la colonne vertébrale ou à un rhumatisme inflammatoire (**spondylarthrite ankylosante**). Il peut s'agir d'une **spondylodiscite**, d'une **ostéoporose**, atteignant surtout les personnes âgées et qui provoque un tassement des vertèbres, d'une **métastase cancéreuse** osseuse ou d'un **myélome**.

➡ Les dorsalgies peuvent aussi être dues à des troubles de la statique du dos. Une **scoliose** est souvent incriminée mais, dans la majeure partie des cas, celle-ci n'est pas douloureuse. Chez l'adolescent, il peut s'agir d'une **épiphysite** de croissance, ou maladie de **Scheuermann**.

➡ Dans le cas d'une dorsalgie essentielle, qui atteint fréquemment les jeunes femmes, la douleur ressemble souvent à une brûlure ; elle est aggravée par la fatigue ou la position assise prolongée (rôle des facteurs professionnels). Elle s'accompagne parfois d'un état dépressif.

### DOULEUR DU BAS DU DOS

La douleur du bas du dos (ou **lombalgie**) est très fréquente ; c'est le bas de la colonne vertébrale (rachis) qui est en cause et non, comme certains patients le pensent, les reins ou les hanches. La lombalgie est le plus souvent due à une lésion d'un **disque intervertébral**. Elle peut aussi être provoquée par le stress ou par un état dépressif, ou bien être intensifiée par ces derniers. Elle s'accompagne parfois d'une douleur irradiant le long de la jambe jusqu'au pied (**sciatique**), témoignant le plus souvent d'une **hernie discale**.

**MANIFESTATIONS ET CAUSES**

Il est important de préciser comment la douleur survient pour reconnaître son origine et choisir ainsi un traitement adapté.

➡ Si la douleur est ressentie lors de mouvements, au soulèvement de poids, si elle est plus importante en fin de journée et calmée par le repos : il s'agit d'une douleur mécanique, qui touche surtout les travailleurs manuels soulevant des charges lourdes. Les causes mécaniques possibles sont la **hernie discale**, l'**arthrose** des vertèbres lombaires, l'**ostéoporose**, atteignant surtout les personnes âgées et qui provoque un tassement des vertèbres, responsable d'une perte de taille évocatrice (cette maladie peut ne pas se manifester par une douleur du bas du dos ou au contraire être à l'origine d'une douleur très intense et prolongée pendant 4 à 6 semaines).

➡ Si la douleur est plus importante la nuit et si elle n'est pas calmée par le repos-: il s'agit d'une douleur inflammatoire, plus rare que la douleur mécanique. D'autres symptômes, comme la fièvre ou l'amaigrissement, accompagnent souvent ce type de douleur. Des examens biologiques et radiologiques sont impératifs pour établir un diagnostic précis. Les causes inflammatoires possibles sont une infection du disque (**spondylodiscite**), un rhumatisme inflammatoire (**spondylarthrite ankylosante**) ou un cancer secondaire des os (**métastase cancéreuse**).

## Mal au ventre

**Les maux de ventre peuvent être dus à de nombreuses maladies, le plus souvent abdominales, mais aussi cardiaques et pulmonaires. Il est très important de préciser la manière dont se manifeste le mal de ventre (s'agit-il d'une crampe, d'une douleur en « coup de poignard », etc. ?), sa localisation, les facteurs déclenchants. Lors de la consultation, le médecin tiendra compte du terrain (sexe, âge), des antécédents (maladies, prise médicamenteuse), des signes d'accompagnement.**

**CAUSES POSSIBLES**

On distingue les douleurs aiguës, qui apparaissent brutalement, et les douleurs chroniques. Il faut noter que certaines maladies responsables de douleurs abdominales, aiguës ou chroniques, sont dues à des affections qui nécessitent un traitement chirurgical urgent.

➡ En cas de mal de ventre aigu, 7 affections sont le plus souvent en cause : **appendicite**, **cholécystite**, **occlusion intestinale**, **colique néphrétique**, **pancréatite**, perforation d'**ulcère**, **sigmoïdite**. L'interrogatoire minutieux et l'examen clinique attentif permettront d'orienter le diagnostic, la demande d'examens complémentaires, l'éventuelle consultation en vue d'une intervention chirurgicale (radiographie de l'abdomen sans préparation, échographie abdominale, **numération formule sanguine**, **endoscopie**). En cas de doute, on traite les symptômes du patient et on le met sous surveillance hospitalière-: une nouvelle évaluation a lieu dans un délai qui varie de quelques heures à quelques jours.

Des douleurs aiguës intermittentes, c'est-à-dire séparées par des intervalles non douloureux, évoquent des affections particulières, spasmodiques-: **lithiase** biliaire, **occlusion** intermittente, **hernie abdominale**.

➡ En cas de mal de ventre chronique, la localisation et les caractères de la douleur, mais également son rythme dans la journée et sa périodicité au cours des mois ou des années, sont très importants pour déterminer la maladie en cause. Des douleurs s'étendant du haut du ventre à son milieu sont souvent dues à une affection de l'estomac, de l'œsophage, de la vésicule biliaire ou du pancréas. Des douleurs rythmées par les repas évoquent un **ulcère gastroduodénal**. Des douleurs calmées par l'émission de gaz ou de selles ont plutôt une origine colique. Cependant, beaucoup de douleurs abdominales connues n'ont pas de cause organique reconnue. Bénignes, elles sont dues à un intestin irritable.

➡ Chez les femmes, les douleurs du bas ventre (ou douleurs pelviennes) sont souvent d'origine gynécologique : **salpingite**, kyste de l'**ovaire**, **grossesse extra-utérine**. Ces affections sont parfois responsables de douleurs ressenties plus haut dans le ventre. Le diagnostic est établi grâce à l'examen gynécologique.

## Malaise

**Un malaise est caractérisé par un trouble de la conscience ou de la vigilance (perte de connaissance brève), qui peut être responsable d'une chute. Rapide ou progressif, le retour à l'état normal se fait naturellement. Chez un jeune individu, un malaise est en général bénin ; chez une personne âgée, il peut avoir une origine cardiaque ou circulatoire (au niveau du cerveau).**

**CAUSES POSSIBLES**

On distingue les malaises avec perte de connaissance des malaises sans perte de connaissance. Il est important de préciser les circonstances d'apparition du malaise, les antécédents (survenue au préalable de malaises identiques), la manière dont il survient (brutalement, progressivement, lié au changement de position ou à l'effort), les signes d'accompagnement.

➡ Un malaise avec perte de connaissance (**syncope**) peut avoir une origine cardiaque (troubles du rythme, maladies cardiaques telles que **rétrécissement aortique**, **infarctus du myocarde**, **embolie pulmonaire**). Lors du malaise, il faut prendre le pouls du patient et mesurer le rythme des battements de son cœur ; cela sera utile au médecin. Un malaise avec perte de connaissance peut également avoir une cause neuro-cardio-vasculaire-: on parle de **syncope** « vagale ». Celle-ci peut être déclenchée par une forte émotion, une atmosphère surchauffée, et s'accompagner d'autres manifestations (pâleur, nausées). La perte de connaissance peut alors être prévenue en mettant la personne malade en position allongée. D'autres syncopes sont dites réflexes. Leurs causes sont nombreuses : violente douleur, ponction, forte toux (ictus laryngé). Un malaise avec perte de connaissance peut aussi avoir une origine posturale : il est dû à une **hypotension artérielle** orthostatique, déclenchée par le passage de la position couchée à la position debout avec chute de la pression artérielle. Des médicaments sont, dans ce cas, souvent en cause.

➡ Un malaise sans perte de connaissance peut être du à une **hypoglycémie**, mais, en l'absence de médicaments hypoglycémiants (destinés à faire baisser le taux de sucre dans le sang), cela est rare. Des crises d'**anxiété** peuvent aussi se manifester par un malaise sans perte de connaissance. D'autres signes sont alors évocateurs : boule dans la gorge, fourmillements. Le **vertige**, qui s'accompagne d'une sensation de déplacement d'objets, ou l'**épilepsie** (qui se reconnaît à l'existence de secousses) peuvent également être en cause.

## Nausée et vomissement

**Le vomissement est le rejet actif du contenu de l'estomac par la bouche. Il est souvent précédé par des nausées. Il peut avoir de très nombreuses origines, digestives, neurologiques, exogènes (intoxication, mal des transports, médicament). La plupart sont reconnues par l'interrogatoire, l'examen clinique et éventuellement des examens complémentaires. Il arrive qu'aucune cause ne soit trouvée : on parle alors de vomissements psychogènes. Ces derniers n'ont, dans la majeure partie des cas, aucun retentissement sur l'état général ; cependant, surtout s'ils sont abondants et répétés, ils peuvent être à l'origine d'une déshydratation (notamment chez les personnes âgées), qui doit être traitée. Chez la femme jeune, la cause la plus fréquente est la grossesse à son début, parfois encore inconnue. Des vomissements peuvent aussi être dus à un infarctus du myocarde, qui s'accompagne le plus souvent d'autres signes (douleur thoracique intense). Ils peuvent aussi être liés à une migraine ou à un vertige.**

### MANIFESTATIONS ET CAUSES

La manière dont surviennent les vomissements et les signes d'accompagnement permettent d'orienter le diagnostic.

➡ Si les vomissements sont apparus depuis peu, si le patient n'a pas d'autre maladie et ne suit pas un traitement médicamenteux, si l'examen clinique est normal, il peut s'agir d'une **gastroentérite** ou d'une intoxication alimentaire (**toxi-infection alimentaire**). Les vomissements s'accompagnent fréquemment d'une diarrhée.

➡ Si les vomissements s'accompagnent d'un arrêt d'émission des selles et des gaz, il s'agit d'une **occlusion intestinale** : l'hospitalisation s'impose pour en rechercher la cause et la traiter (bride après intervention, obstacles intestinaux). Les vomissements peuvent, dans ce cas, être également dus à une irritation du **péritoine** (**péritonite**, **appendicite**, **cholécystite**), à une **pancréatite**, une **colique** hépatique, un **infarctus** intestinal.

➡ Si les vomissements contiennent des aliments du repas précédent, s'ils soulagent une douleur localisée en haut du ventre (épigastrique), ils sont dus à une sténose (rétrécissement) de l'estomac, au cours d'un **ulcère gastroduodénal**.

➡ Si les vomissements s'accompagnent d'un mal de tête, de fièvre, de raideur dans la nuque, il s'agit d'un **syndrome méningé**. Toute suspicion de **méningite** impose l'hospitalisation pour effectuer une **ponction lombaire**.

➡ Si les vomissements surviennent en même temps qu'un mal de tête, des troubles de la vue, ils peuvent être dus à une **hypertension intracrânienne**. Celle-ci est reconnue par l'existence de signes neurologiques à l'examen.

➡ Si les vomissements sont associés à des maux de tête évoluant par crises, avec intolérance à la lumière (**photophobie**), il peut s'agir d'une **migraine**.

### CAS PARTICULIERS

La **chimiothérapie anticancéreuse** provoque régulièrement des vomissements, qui sont combattus par l'injection préalable de médicaments s'y opposant. Une **radiothérapie** peut aussi être en cause.

## Œil rouge

**Un œil rouge est le plus souvent dû à une conjonctivite, mais d'autres affections peuvent être en cause. Attention, si la rougeur de l'œil s'accompagne d'une baisse de l'acuité visuelle et/ou de douleur, il faut immédiatement consulter. En cas de port de lentilles de contact, il faut enlever la lentille de l'œil atteint.**

### CAUSES POSSIBLES

Les maladies responsables d'une rougeur à l'œil se manifestent généralement par divers autres signes, qui permettent de les reconnaître.

exemple, les bras tendus en avant) est dit d'attitude ou postural. Le plus souvent, il n'est dû à aucune maladie particulière. Occasionnel et transitoire, il est déclenché par une émotion ou par la consommation de produits excitants (café).

Parfois, un tremblement d'attitude est dû à la prise de certains médicaments : amphétamines, antidépresseurs, lithium, ou au sevrage d'une drogue, y compris de l'alcool. Il peut aussi accompagner certaines maladies. Un léger tremblement des mains (celles-ci étant également moites et chaudes) évoque une **hyperthyroïdie** (maladie de **Basedow**). Une **hypoglycémie** (insuffisance du taux de glucose dans le sang), une affection neurologique (**sclérose en plaques**), une maladie grave du foie avec atteinte diffuse de l'encéphale (**encéphalopathie hépatique**), une intoxication par le mercure (**hydrargyrisme**) peuvent également être responsables d'un tremblement d'attitude.

Lorsque ce dernier survient chez une personne âgée, il s'agit généralement d'un tremblement sénile, dit essentiel ou idiopathique (dont la cause et le mécanisme restent inconnus). Touchant les extrémités des membres et de la tête, il s'intensifie avec les années et peut devenir invalidant.

➡ Un tremblement qui persiste en l'absence de mouvements, même si la personne est assise ou allongée, est dit de repos. Il est caractéristique de la maladie de **Parkinson**. Atteignant surtout les extrémités des membres (le patient donne l'impression « d'émietter du pain »), il a la particularité de disparaître plus ou moins complètement lors du mouvement et est associé à une lenteur des mouvements (**akinésie**) et à une raideur (par **hypertonie musculaire**).

➡ Un tremblement qui survient lors d'un mouvement volontaire est dit d'action ou intentionnel. Prédominant aux épaules et aux hanches, et parfois handicapant, il est principalement dû à une atteinte du cervelet (partie de l'encéphale responsable de la coordination des mouvements et de l'équilibre). Cette atteinte, confirmée par la démarche ébrieuse du malade et l'imprécision de certains de ses gestes (pour attraper un objet, le bras va trop loin), peut être due à une affection vasculaire, une infection (**encéphalite**), une tumeur ou à une intoxication alcoolique.

## Troubles du sommeil

**Le trouble du sommeil le plus fréquent est l'insomnie, caractérisée par une impression de mal dormir la nuit et de n'être pas « bien » dans la journée. La somnolence diurne s'apparente à un problème de sommeil.**

### MANIFESTATIONS ET CAUSES DE L'INSOMNIE

Il est important de préciser la manière dont survient une **insomnie** (difficultés à s'endormir, réveils fréquents, réveil précoce) et ses répercussions dans la journée (fatigue, somnolence, troubles de la concentration, irritabilité), pour mettre en œuvre un traitement adapté. Selon les circonstances d'apparition, on distingue plusieurs types d'insomnie.

➡ Une insomnie aiguë apparaît soudainement, à l'occasion d'une préoccupation récente, d'un conflit professionnel ou familial. Généralement, la personne atteinte a déjà connu ce type d'insomnie.

➡ Une insomnie chronique peut survenir sous la forme de difficultés d'endormissement, généralement liées à une **anxiété**. Elle peut également se manifester par des réveils fréquents ou précoces et est alors souvent le signe d'une **dépression**. Dans tous les cas, le patient doit s'interroger sur son hygiène de vie (consommation de boissons alcoolisées, de café), sur les irrégularités de son rythme veille-sommeil, et tenter de modifier ces habitudes favorisant les troubles du sommeil.

➡ Chez les personnes âgées, l'insomnie, fréquente, se manifeste par des réveils nocturnes, par une diminution du « sommeil lent profond » et par un horaire avancé du coucher. Elle est, en outre, souvent entretenue par une sieste trop longue.

### CAUSES DE LA SOMNOLENCE DIURNE

La **somnolence** diurne peut être une conséquence d'une insomnie chronique, mais peut avoir d'autres origines.

➡ La cause la plus fréquente de la somnolence diurne est le syndrome d'**apnée** du sommeil, qui touche le plus souvent les personnes obèses et les ronfleurs.

➡ Les maladies de la vigilance (**narcolepsie**) sont beaucoup plus rares.

## Troubles urinaires

**L'acte d'uriner (ou miction) est normalement provoqué par le remplissage progressif de la vessie, déclenchant l'envie d'uriner. La miction débute par le relâchement volontaire du sphincter de la vessie, suivi de l'émission des urines par l'urètre et le méat urinaire, le jet se terminant rapidement, sans douleur ni fuite. On distingue 3 types de troubles urinaires : des douleurs en urinant, des anomalies du volume des urines, des anomalies du contrôle de la miction.**

### CAUSES DES DOULEURS EN URINANT

Une douleur à la **miction** consiste en une sensation de brûlure ou de gêne à l'émission des urines. Ses causes sont différentes selon qu'elle touche la femme ou l'homme. Cependant, pour les 2 sexes, elle peut traduire le passage dans l'urètre de calculs (**lithiase** urinaire), qui auront pu auparavant provoquer une **colique néphrétique**.

➡ Chez la femme, une douleur en urinant est le plus souvent due à une **cystite**, avec infection urinaire (fréquemment par un colibacille). Un **examen cytobactériologique des urines** précisera le microbe en cause, permettant de choisir l'antibiotique le mieux adapté. Parfois, c'est une **candidose** (infection par le champignon *Candida albicans*) d'origine vaginale qui est en cause. Par ailleurs, l'habitude de ne pas boire suffisamment entraîne une concentration des urines qui, à elle seule, peut devenir irritante et faire croire à tort à une cystite.

➡ Chez l'homme, une douleur à la miction peut être provoquée par une **urétrite** (inflammation de l'urètre), qui s'accompagne d'un écoulement urétral. Il peut aussi s'agir d'une **prostatite** (inflammation de la prostate) aiguë, avec fièvre et douleurs dans le bas-ventre. Celle-ci est confirmée par le palper douloureux de la prostate par toucher rectal, et par l'**examen cytobactériologique des urines**.

### CAUSES DES ANOMALIES DU VOLUME DES URINES

La quantité d'urines émises par jour varie normalement entre 1 et 2 litres. Lorsque celle-ci est inférieure à 0,5 litre, on parle d'**oligurie** ; lorsqu'elle est supérieure à 3 litres, de **polyurie**.

➡ Une oligurie est souvent due à augmentation de la sudation, liée à une chaleur excessive, ou à une prise de boissons insuffisante. Un apport de boissons et de sels suffit à faire disparaître le trouble. Parfois, l'oligurie témoigne d'une grande **déshydratation**, comme en cas de **brûlures** étendues, d'**hémorragies**, de **vomissements** ou de **diarrhée** importants. Elle peut aussi être le signe d'une **insuffisance rénale** et peut alors évoluer jusqu'à l'absence d'urines (**anurie**).

➡ Une polyurie est généralement due à un **diabète sucré** (augmentation du taux de sucre dans le sang et donc dans les urines). Elle est parfois due à un **diabète insipide**, lié à un défaut d'action d'une hormone de l'hypophyse (hormone antidiurétique), qui intervient normalement dans la régulation du volume des urines. Plus rarement, l'origine de la polyurie est psychique-: le patient éprouve un besoin permanent et irrépressible de boire, appelé **potomanie**.

### CAUSES DES ANOMALIES DU CONTRÔLE DE LA MICTION

Le contrôle de la miction peut être anormal de 2 manières. Soit la miction, malgré le désir d'uriner, ne peut être réalisée : c'est la **rétention d'urine** ; soit la miction ne peut pas être contrôlée : c'est l'**incontinence urinaire**.

➡ La **rétention d'urine**, touchant essentiellement les hommes, témoigne surtout d'une affection de la **prostate** (**adénome** ou **cancer**). Elle peut aussi être favorisée par la prise de certains médicaments (atropiniques), ou apparaître à la suite d'une intervention chirurgicale. Elle provoque d'intenses douleurs dans le bas-ventre. Un traitement d'urgence s'impose (sondage vésical ou pose d'un cathéter – petit tuyau en plastique – dans la vessie), suivi d'un traitement de la cause de la rétention.
Chez la femme, une rétention d'urine est généralement due à un **fibrome utérin**.

➡ L'**incontinence urinaire**, en dehors de celle du petit enfant en cours d'apprentissage (**énurésie**), atteint surtout les femmes. Au début, il s'agit d'une petite fuite d'urines lors d'efforts de toux ou d'exercices physiques. Les causes les plus fréquentes sont les **cystites** et les **prolapsus** (descente d'organes) de la vessie seule, ou de la vessie et du vagin.

## Vertiges

**Au cours d'un vertige, tout tourne devant soi. Le vertige doit être distingué des impressions d'instabilité où tout ne tourne pas vraiment devant soi. L'interrogatoire et l'examen clinique, complétés par des explorations fonctionnelles, permettent d'identifier la cause.**

### MANIFESTATIONS ET CAUSES

L'interrogatoire permet au médecin de distinguer les **vertiges** des sensations vertigineuses ou de déséquilibre. Il est important pour le patient de décrire la crise, de préciser sa durée, le nombre d'épisodes vertigineux antérieurs, les éventuels facteurs déclenchants (mouvements de la tête, retournement dans le lit, effort...) et signes d'accompagnement (bourdonnements d'oreille, nausées, vomissements, mal de tête, fièvre, traumatisme), d'indiquer s'il suit un traitement médicamenteux. Ces renseignements permettent de déterminer le type de vertige et sa cause.

➡ Lorsque la crise est très brève, durant moins d'une minute, il s'agit généralement d'un vertige paroxystique de position, bénin. Il est dû à une atteinte de **l'oreille interne**.

➡ Lorsque le vertige s'accompagne de bourdonnements d'oreille (**acouphènes**), d'une surdité, il s'agit d'une maladie de **Menière**, affection de cause inconnue atteignant l'oreille interne. Un examen ORL s'impose.

➡ Lorsque le vertige est intense et dure plusieurs jours, il peut être dû à une **névrite** vestibulaire (destruction brutale du nerf vestibulaire, nerf s'unissant au nerf cochléaire pour former le nerf auditif).

### CAS PARTICULIER

Un vertige peut, plus rarement, être d'origine centrale, c'est-à-dire lié à une atteinte de l'encéphale. Il peut s'agir d'une affection du **cervelet** ou du **tronc cérébral** (**accident vasculaire cérébral** ischémique).

## Vomissements

VOIR NAUSÉE ET VOMISSEMENT

**CAUSES POSSIBLES**

Selon l'âge de l'enfant, les affections entraînant un mal de ventre peuvent être différentes. Généralement d'origine abdominale, elles peuvent également toucher d'autres organes.

➡ Chez le petit nourrisson, les douleurs au ventre prennent souvent la forme de **coliques** banales (**coliques du nourrisson**), mais elles peuvent aussi être liées à une **constipation**, à un **reflux gastro-œsophagien du nourrisson** ou à une **intolérance alimentaire** (aux protéines de lait de vache ou au lactose).

➡ Chez le nourrisson plus âgé, lorsque les douleurs abdominales s'accompagnent d'une **diarrhée**, de **vomissements**, d'un refus de manger, parfois de fièvre, elles sont généralement dues à une **gastroentérite** aiguë. Cette affection est le plus souvent, dans un contexte épidémique, d'origine virale, mais elle peut également être d'origine bactérienne.

Un mal de ventre associé à des vomissements peut aussi être causé par une **invagination intestinale** aiguë, c'est-à-dire une interruption du transit intestinal, due au repli de l'intestin sur lui-même. Le diagnostic est confirmé par une radiographie et une échographie de l'abdomen. Cette affection doit être traitée en urgence. Parfois, chez le nourrisson, des douleurs abdominales accompagnent des infections touchant les oreilles, le nez, la gorge (sphère ORL), les poumons ou encore l'appareil urinaire.

➡ Chez l'enfant plus grand, lorsque les douleurs prédominent du côté droit du ventre – celui-ci étant très sensible à la palpation – et s'accompagnent de vomissements et d'une fièvre autour de 38 °C, il s'agit le plus souvent d'une **appendicite** aiguë. Pour confirmer le diagnostic, qui doit être rapide, il est nécessaire d'effectuer une prise de sang et éventuellement des examens radiologiques et échographiques.

De nombreuses autres affections d'origine abdominale peuvent, chez un enfant, être responsables de douleurs au ventre-: **gastroentérite**, présence de vers intestinaux (**oxyurose**, **téniase**), **hépatite** aiguë, **pancréatite**, **constipation**, **colopathie fonctionnelle** ou, plus rarement, maladie de **Crohn**, **rectocolite hémorragique**.

## Vomissements

**Les vomissements constituent un symptôme fréquent chez l'enfant, qui inquiète souvent les parents et retient sérieusement l'attention du médecin. Ils peuvent avoir une origine digestive ou être liés à une infection, plus ou moins grave, à un malaise général, à un trouble métabolique.**

**CAUSES DIGESTIVES POSSIBLES**

La manière dont se manifestent les vomissements, ainsi que les signes qui les accompagnent sont importants pour déterminer un diagnostic.

➡ Les bébés ont souvent des régurgitations, c'est-à-dire des « trop-pleins » répétés après la tétée (au sein ou au biberon). Si ces rejets sont intermittents, s'ils ne s'accompagnent pas de douleurs, de difficultés à s'alimenter, de toux chronique, et si le bébé grossit bien, ils sont bénins et tolérables. Dans le cas contraire, il s'agit d'un **reflux gastro-œsophagien du nourrisson**.

➡ Si un nourrisson vomit en jet juste après les tétées, s'il semble avoir faim mais ne prend pas de poids, l'affection en cause peut être une **sténose** (rétrécissement) **de l'appareil digestif**, ici du **pylore** (épaississement du muscle pylorique qui sépare l'estomac du duodénum). Plus rarement, il peut s'agir d'une **occlusion** (**atrésie** de l'intestin grêle, **volvulus**), révélée dès les premières heures de la vie.

➡ Si un nourrisson vomit, a des douleurs abdominales exprimées par des cris, une agitation ou au contraire une apathie, refuse de s'alimenter, a un abdomen douloureux à la palpation, avec parfois la présence d'une petite masse (boudin d'invagination), il faut réaliser en urgence une échographie abdominale, afin de rechercher une **invagination intestinale** aiguë. Il peut également s'agir d'une hernie inguinale (**hernie de la paroi abdominale**) étranglée.

➡ Si un enfant plus grand a des vomissements accompagnés de douleurs abdominales prédominant sur le côté droit du ventre et d'une fièvre autour de 38 °C, une **appendicite** aiguë est souvent en cause. Si les vomissements ne sont plus alimentaires mais deviennent bilieux (jaunes) ou fécaloïdes (marron), une **occlusion intestinale** est à craindre.

➡ Si un enfant a des vomissements associés à des douleurs abdominales diffuses, à une diarrhée, à de la fièvre, l'abdomen restant souple à la palpation, il peut s'agir d'une **gastroentérite** aiguë.

➡ Si un enfant est pris de vomissements accompagnés notamment d'une jaunisse (**ictère**), d'urines foncées, de selles claires, une **hépatite** est à craindre.

➡ Si un enfant vomit occasionnellement et de manière isolée, une intoxication ou **toxi-infection alimentaire**, ou une **indigestion** peuvent être en cause.

**CAUSES NON DIGESTIVES POSSIBLES**

➡ Des vomissements qui surviennent avec de la fièvre peuvent être dus à une infection des oreilles, du nez ou de la bouche (ORL), des poumons, de l'appareil respiratoire ou des méninges. Dans ce dernier cas, si les vomissements sont associés à de la fièvre, des maux de tête (**céphalées**), une sensation pénible à la lumière (**photophobie**), une raideur de la nuque, il faut consulter en urgence car une **méningite** est à craindre.

➡ Des vomissements peuvent aussi être le signe d'une **hypertension intracrânienne**, due à un traumatisme crânien, à une **tumeur intracrânienne**, à une **hémorragie méningée**.

➡ Des vomissements peuvent révéler un **diabète sucré**, qui se manifeste par une augmentation de la soif, des urines fréquentes et abondantes, un amaigrissement avec fatigue, des douleurs abdominales.

# A

## Abaisse-langue

Instrument jetable (en bois ou en matière plastique) ou stérilisable (en métal) permettant au médecin d'exercer une pression sur la base de la langue afin d'examiner l'intérieur de la bouche et l'oropharynx (partie moyenne du pharynx).

## Abandon

En psychiatrie, état d'un sujet touché par la disparition d'un lien affectif ou matériel auquel se rattachait son existence.

L'abandon peut concerner un lien naturel (parents, enfants) ou librement consenti (époux, amis). Il se manifeste par un désarroi profond, dont la persistance est parfois l'indice de troubles graves chez l'enfant (retard affectif, hospitalisme) et le sujet âgé (tendance suicidaire), qui sont souvent très vulnérables.

Une névrose d'abandon, dont les symptômes sont des troubles du caractère et de la personnalité ainsi qu'une tendance anxiodépressive, peut apparaître chez l'adulte jeune ayant vécu un abandon dans son enfance.

## Abasie

Incapacité partielle ou totale de marcher, indépendante de tout déficit musculaire et de tout trouble des mécanismes élémentaires de la marche.

L'abasie peut être due à des lésions du cervelet d'origine traumatique, infectieuse, vasculaire ou tumorale, mais aussi à une phobie de la marche observée chez certains malades atteints de troubles de l'équilibre. Elle est généralement associée à une astasie : on parle alors d'astasie-abasie.

## Abcédation

Évolution locale d'une lésion infectieuse aboutissant à la constitution d'un abcès.

L'abcédation est le résultat d'une réaction naturelle de l'organisme à un agent agressif ; elle conduit à la formation, au sein des tissus normaux, d'une cavité encombrée de débris cellulaires et tissulaires (le pus). Ces débris peuvent être évacués spontanément ou chirurgicalement, ou demeurer en place, isolés du tissu sain par une coque protectrice.

## Abcès

Collection de pus constituée sous forme d'une tuméfaction fluctuante aux dépens des tissus sains.

Les abcès peuvent se développer en n'importe quel endroit de l'organisme. Ils sont en général le témoin d'une infection par une bactérie qui provoque l'afflux des polynucléaires (globules blancs) et des cellules de l'inflammation, puis leur destruction. Ils contiennent des bactéries et des polynucléaires altérés ou morts.

#### DIFFÉRENTS TYPES D'ABCÈS

■ **L'abcès superficiel**, accessible à la vue et au toucher, se développe dans les tissus de revêtement (peau). Dans la pulpe du doigt il porte le nom de panaris. Il est en général secondaire à l'inoculation d'un corps étranger (écharde).

■ **L'abcès profond** peut siéger dans un organe (foie, poumons, cerveau). Les conséquences sont celles de l'infection et de l'effet de masse sur les organes voisins. Le diagnostic peut être fait par les examens radiologiques : échographie, scanner ou I.R.M.

Suivant leur mode de constitution et leur vitesse d'évolution, on distingue les abcès chauds des abcès froids :

■ **Les abcès chauds** sont dus à une infection par des bactéries dites pyogènes (streptocoque, staphylocoque le plus souvent) qui se manifeste par des signes locaux inflammatoires (chaleur, rougeur, douleur pulsatile), et souvent des signes généraux (fièvre, frissons).

■ **Les abcès froids**, dûs au bacille de Koch (tuberculose), sont de constitution plus lente et n'entraînent pas de signes inflammatoires.

#### TRAITEMENT

Le traitement des abcès repose sur le traitement antibiotique adapté au germe responsable auquel il faut éventuellement associer, selon la localisation et la cause, un traitement chirurgical (drainage, ponction ou évacuation).

→ VOIR Cerveau (abcès du), Dent (abcès de la), Foie (abcès du).

## Abdomen

Cavité située à la partie inférieure du tronc et contenant la majorité des viscères de l'appareil digestif et de l'appareil urinaire. (P.N.A. *abdomen*)

#### STRUCTURE

Les limites osseuses de l'abdomen sont la colonne vertébrale, de la douzième vertèbre dorsale à la cinquième vertèbre lombaire, la partie inférieure de la cage thoracique et le bassin. L'abdomen comprend des parois musculaires, ainsi que le contenu abdominal.

■ **Les parois musculaires** sont disposées sur ce cadre osseux. Sur la paroi supérieure, le diaphragme sépare l'abdomen du thorax ; sur les parois antérieures et latérales, une sangle musculo-aponévrotique ferme l'abdomen ; sur la paroi postérieure, enfin, se trouvent, de part et d'autre du rachis, des masses musculaires.

■ **Le contenu abdominal** est enveloppé par un sac conjonctif : le péritoine. La cavité abdominale se divise en deux niveaux. La frontière est constituée par un large méso (membrane graisseuse porte-vaisseaux) et par la partie transversale du côlon, renforcée par une membrane conjonctive et graisseuse, le grand épiploon. L'étage supérieur comprend le foie, les voies biliaires, le pédicule hépatique, le premier duodénum, le pancréas, la partie terminale de l'œsophage, l'estomac et la rate. L'étage inférieur comprend le gros intestin, l'intestin grêle (jéjunum et iléon) et l'appendice. Une partie du côlon et le rectum se trouvent dans le petit bassin, subdivision de l'étage inférieur limitée par l'arc osseux de la ceinture pelvienne (sacrum et os iliaque). Celui-ci contient aussi chez l'homme la vessie, l'anse sigmoïde et des anses grêles ; chez la femme, la vessie, l'utérus, les trompes et les ovaires.

#### EXAMENS

La palpation abdominale permet d'examiner le foie, la rate, la vessie, l'utérus, de détecter certaines tumeurs, de percevoir une distension gazeuse (météorisme) ou un épanchement péritonéal (ascite). L'exploration clinique du contenu abdominal peut encore faire appel au toucher rectal, associé au toucher vaginal chez la femme.

Les moyens permettant d'explorer l'abdomen sont, par ordre croissant de complexité : la radiographie simple (abdomen sans préparation), l'échographie, le scanner et l'imagerie par résonance magnétique (I.R.M.). De plus, il est possible d'opacifier par des produits de contraste les viscères creux (estomac, duodénum, côlon, intestin grêle) et les vaisseaux intra-abdominaux.

#### PATHOLOGIE

La paroi de l'abdomen peut comporter des zones de moindre résistance, à l'origine de hernies : canal inguinal, ombilic, etc. Elle peut être le siège de contusions ou de plaies.

■ **Une contusion** peut provoquer une lésion plus ou moins importante d'un viscère plein : foie, rate, pancréas, avec un risque d'hémorragie interne pour les deux premiers, de pancréatite pour le dernier. Elle entraîne aussi parfois un arrachement vasculaire, source d'hémorragie, et l'éclatement d'un viscère creux, qui provoque une péritonite. Ces deux lésions peuvent être associées. Des signes d'hémorragie interne ou de péritonite conduisent à intervenir d'urgence.

■ **Une plaie** peut ne léser que la paroi abdominale, ou être pénétrante, voire transfixiante (comporter une entrée et une sortie). En cas de pénétration, un ou plusieurs organes intra-abdominaux peuvent être lésés. La règle est de pratiquer une exploration chirurgicale par laparotomie ou par vidéo-endoscopie. Les moyens d'exploration radiologique modernes et une surveillance en milieu spécialisé peuvent, à titre exceptionnel, se substituer à cette exploration chirurgicale.

## Abdomen sans préparation

Examen radiologique le plus simple de l'abdomen de face.

L'abdomen sans préparation (A.S.P.) a été utilisé dès le début du XXe siècle.

**INDICATIONS**

Les radiographies de l'abdomen sans préparation sont fréquemment utilisées pour le diagnostic des urgences abdominales, en particulier des douleurs abdominales, avant une éventuelle intervention chirurgicale. Elles permettent de rechercher des signes d'occlusion intestinale, de perforation de l'intestin, de calculs des voies biliaires, de calculs des voies urinaires. Elles apportent une vue d'ensemble de l'abdomen et du bassin, avec des informations d'imagerie sur les viscères (le foie, la rate, les reins, le tube digestif, la vessie), les muscles et le squelette (les dernières côtes, les vertèbres lombaires, le bassin et le sacrum, les hanches).

**PRÉPARATION ET DÉROULEMENT**

Les clichés de l'abdomen sont réalisables en urgence sans préparation. Il est toutefois préférable d'être à jeun. L'abdomen est radiographié en position couchée et en position debout ou assise, sous plusieurs angles. L'examen comporte, si possible, au moins deux clichés pris face à l'abdomen, l'un en position verticale et l'autre en position horizontale. En complément, on peut réaliser un autre cliché de face, le patient étant couché sur le côté ou sur le ventre. En cas de doute sur le diagnostic, l'examen peut être renouvelé quelques heures plus tard. Avant une opération, on complète habituellement l'examen par un cliché thoracique et une échographie abdominale.

**RÉSULTATS**

L'estomac et l'intestin (les viscères creux), contenant de l'air qui n'absorbe pas les rayons X, tendent à apparaître radiotransparents ou clairs, en noir sur l'image ; les os, absorbant beaucoup les rayons X, apparaissent denses ou opaques, en blanc sur l'image ; les organes pleins (le foie, la rate et les reins), ayant une absorption intermédiaire, comparable à celle de l'eau, apparaissent dans les valeurs de gris.

Les radiographies de l'abdomen sans préparation permettent de reconnaître :
- les images des calculs des voies biliaires ou urinaires, souvent très denses ou opaques ;
- les images d'occlusion intestinale, typiquement des images de niveau hydroaérique horizontal sur le cliché pris en position debout ou assise, avec une partie inférieure dense de nature liquidienne et une partie supérieure claire gazeuse ;
- l'image de pneumopéritoine, qui traduit la perforation d'un viscère creux, caractérisée en position debout par la présence d'air à la partie haute de l'abdomen, sous les coupoles du diaphragme.

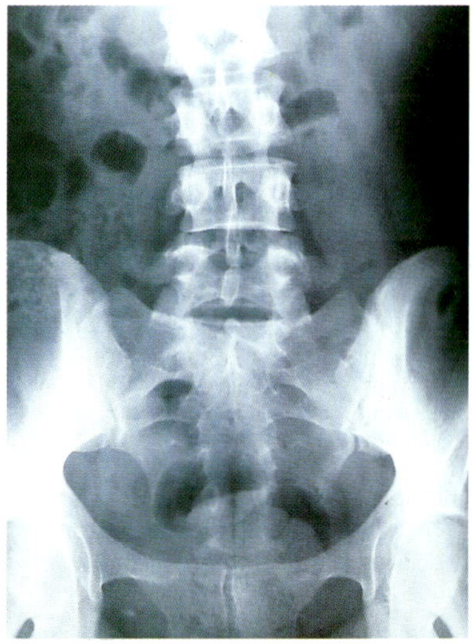

***Radiographie de l'abdomen sans préparation.*** *Les os apparaissent en blanc, les muscles et les organes (dont les contours sont indiscernables) forment le fond et l'air intestinal apparaît sous forme de taches noires.*

ABDOMEN : PRINCIPAUX ORGANES

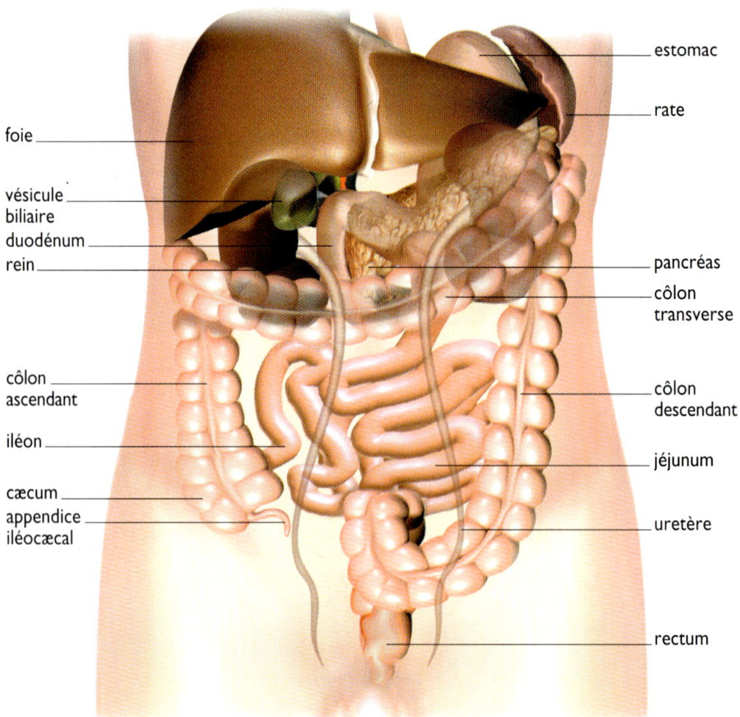


## Abduction

Mouvement qui consiste à écarter un membre ou un segment de membre de l'axe du corps.

Les muscles capables de provoquer l'abduction sont dits abducteurs. Les mouvements d'abduction sont surtout importants en ce qui concerne le pouce et les articulations de l'épaule et de la hanche. Une sollicitation brutale et répétée de ces articulations peut engendrer une tendinite, bien connue des sportifs, en particulier des footballeurs.

## Aberration chromosomique

Anomalie du nombre ou de la structure des chromosomes.

Dans de nombreux cas, les aberrations chromosomiques sont congénitales, provenant d'une mauvaise répartition chromosomique (lors de la formation de l'ovule ou du spermatozoïde, ou au cours des premières divisions de l'ovule fécondé) ou d'un arrangement chromosomique anormal de l'un des deux parents, mais elles peuvent aussi être acquises (chromosome Philadelphie dans la leucémie myéloïde chronique par exemple).

**DIFFÉRENTS TYPES D'ABERRATION CHROMOSOMIQUE**

■ **Les anomalies autosomiques** portent sur les 44 chromosomes dont les informations génétiques n'interviennent pas dans la détermination du sexe. Lorsqu'une des 22 paires d'autosomes comporte un autosome supplémentaire, on parle de trisomie. Le type de trisomie le plus fréquent est la trisomie 21, qui touche en moyenne 1 enfant sur 1 000. Toutes ces anomalies autosomiques provoquent des malformations physiques plus ou moins graves et entraînent des déficits cognitifs (difficultés d'apprentissage, de mémorisation, d'expression, etc.). Parfois, bien que le nombre de chromosomes soit normal, une partie d'un autosome manque (c'est le cas de la maladie du cri du chat, due à la perte du bras court du chromosome 5) ou un autosome est porteur d'un segment supplémentaire provenant d'un autre autosome.

■ **Les anomalies des chromosomes sexuels** portent sur les 2 chromosomes sexuels (XX chez les femmes, XY chez les hommes). Environ 1 fille sur 2 500 naît avec un seul chromosome sexuel X : c'est le syndrome de Turner. Il en résulte des malformations physiques caractéristiques, un développement sexuel anormal (absence de règles) et une stérilité. Toutes les autres anomalies des chromosomes sexuels sont liées à la présence d'un chromosome supplémentaire. Le syndrome de Klinefelter atteint 1 enfant sur 500 de sexe masculin : on observe alors un ou plusieurs chromosomes X supplémentaires. Il en résulte un développement sexuel anormal et une stérilité. La présence d'un deuxième chromosome Y est parfois observée chez certains garçons, et n'a aucune conséquence négative.

**DIAGNOSTIC**

Les aberrations chromosomiques sont mises en évidence par l'étude du caryotype (représentation photographique des chromosomes d'une cellule). En cas de grossesse à risques (antécédents familiaux, anomalie échographique, femme âgée de plus de 38 ans), le médecin propose vers la 15e semaine une analyse chromosomique des cellules du fœtus, prélevées au cours d'une amniocentèse. En cas de détection d'une anomalie grave, il peut être envisagé de mettre fin à la grossesse. Un généticien évalue alors les risques d'anomalie pour les grossesses ultérieures.

**TRAITEMENT**

Étant donné la nature des anomalies décelées, qui portent sur toutes les cellules d'un individu, aucune guérison n'est possible. La plupart des anomalies autosomiques ne permettent pas une longue survie. Les traitements hormonaux et chirurgicaux contribuent à corriger certaines anomalies du développement caractéristiques des syndromes de Turner et de Klinefelter.

→ VOIR **Conseil génétique, Cri du chat (maladie du), Klinefelter (syndrome de), Trisomie 21, Turner (syndrome de).**

## Aberration visuelle

Altération de l'image perçue par l'œil due à un défaut du système optique de cet organe.

Les aberrations sont la conséquence de l'un des trois facteurs suivants :

- variation de l'indice de réfraction de la lumière en fonction de la longueur d'onde des rayons lumineux provoquant des éblouissements (aberration chromatique) ;
- trop grand pouvoir réfractif du bord de la lentille convergente (cristallin ou verres correcteurs très convergents) rendant flous les contours de l'image, phénomène aggravé lorsque le diamètre de la pupille est supérieur au diamètre normal ;
- absorption et retransmission des rayons lumineux par le bord de la pupille rendant flous les contours de l'image, phénomène aggravé lorsque le diamètre de la pupille est inférieur au diamètre normal.

Ces altérations de l'image, bénignes, provoquent une légère gêne de la vision et n'ont pas de traitement particulier.

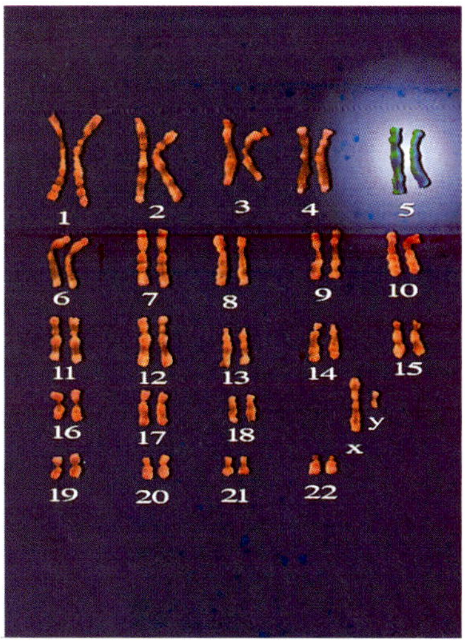


***Aberration chromosomique.*** *Les chromosomes sont photographiés, identifiés et rangés par taille décroissante. L'anomalie observée ici sur l'un des chromosomes 5 est à l'origine de la maladie du cri du chat.*

## Ablation

Opération consistant à enlever un organe, un ensemble de tissus ou un corps étranger par voie chirurgicale. SYN. *exérèse.*

L'ablation consiste aussi bien en l'extraction d'un corps étranger introduit dans l'organisme par accident (éclat de métal, de verre) ou dans un dessein thérapeutique (ostéosynthèse provisoire destinée à permettre la cicatrisation osseuse, par exemple) qu'en l'ablation d'un organe ou d'une partie d'organe ou de tissus. Les termes techniques désignant des ablations se reconnaissent à leur suffixe en « -ectomie » : ainsi la gastrectomie et l'hystérectomie désignent-elles respectivement l'ablation de l'estomac et de l'utérus.

## Abord (voie d')

Voie d'accès chirurgical à un organe ou à une région anatomique donnée.

Chaque type d'intervention chirurgicale se fait par une voie d'abord élective, fonction de l'organe, de l'importance de la lésion et du choix du praticien. Elle est dite sanglante en cas d'incision des tissus de couverture et mini-invasive si l'accès à l'organe se fait par vidéo-endoscopie. Une voie d'abord peut être élargie vers une seconde région lorsque les circonstances l'imposent : voie d'abord élargie au thorax après ouverture de l'abdomen. L'ablation d'un organe ou une réparation osseuse peuvent nécessiter l'utilisation de deux voies d'abord distinctes.

## Abouchement

Dérivation chirurgicale du moignon d'un viscère creux sectionné dans un autre viscère ou sur la peau.

Le terme abouchement est essentiellement employé dans la chirurgie des viscères creux tels que le côlon, l'intestin grêle et l'uretère. On peut ainsi créer un anus artificiel par abouchement (temporaire ou définitif) et suture d'une extrémité du côlon sur la peau, après incision de la paroi abdominale.

## Aboulie

Trouble du comportement caractérisé par l'affaiblissement de la volonté, entraînant une inhibition de l'activité physique et intellectuelle.

L'aboulie est l'un des symptômes de la psychasthénie et de la neurasthénie. On la rencontre aussi dans les états dépressifs et les syndromes subjectifs post-traumatiques et postinfectieux. Elle s'observe très souvent chez les toxicomanes et les alcooliques.

Elle ne diminue pas les capacités intellectuelles et physiques du malade, qui a douloureusement conscience de son trouble mais ne peut agir.

■ **Dans l'aboulie bénigne,** l'acte volontaire reste simplement pénible, avec hésitations, fatigabilité, problèmes de concentration et d'attention.

■ **Dans l'aboulie sévère,** toute initiative est suspendue, réduisant le malade à l'inertie pour toute action ou décision.

## Abrasion dentaire

Usure des tissus durs (émail, dentine, cément) de la dent.

L'abrasion dentaire est due à un brossage trop vigoureux ou à des problèmes de contact dentaire qui sont de deux ordres : le bruxisme (grincement de dents) et la malocclusion (mauvaise imbrication entre les dents des maxillaires supérieur et inférieur). Un brossage trop vigoureux, horizontal, ou pratiqué avec une brosse à poils trop durs (poils de sanglier, par exemple) crée une usure au niveau du collet, touchant l'émail, la dentine et le cément. Une sensibilité aux aliments acides, au chaud ou au froid, ou bien au contact de la brosse doit inciter à consulter le dentiste. Lorsqu'elle est progressive et lente, l'usure dentaire est cependant considérée comme un processus normal, caractérisé par un émoussement progressif des surfaces en relief.

## Abrikossoff (tumeur d')

Tumeur bénigne rare siégeant sous la peau ou les muqueuses, notamment sur la langue. SYN. *myoblastome, myome myoblastique, tumeur à cellules granuleuses.*

Recouverte de peau normale, cette tumeur, d'origine nerveuse, indolore et ferme se présente sous la forme d'un nodule dont la taille peut atteindre celle d'une noisette.

Elle doit être enlevée chirurgicalement, mais peut récidiver.

## Absence

Interruption passagère de la conscience.

L'absence est une forme particulière d'épilepsie qui se caractérise par une suspension brusque et temporaire de la conscience, sans atteinte de la motricité. Une fois l'absence terminée, le sujet reprend le cours normal de son existence et ne se souvient de rien.

Les absences survenant surtout au cours de la deuxième enfance se caractérisent par une rupture du contact au cours de laquelle l'enfant arrête ses activités, a le regard vide, ne répond plus.

## Absorptiométrie

Méthodes physiques de mesure de la perte d'énergie lors de la traversée d'un corps par une onde électromagnétique (lumière, rayons X ou $\gamma$) ou corpusculaire (rayons $\alpha$ ou rayons $\beta$) ou par une onde sonore. La perte d'énergie lors de la traversée correspond à l'énergie absorbée.

Les applications à la médecine de ces méthodes sont nombreuses, au laboratoire, pour quantifier de nombreux dosages. L'échographie utilise la différence d'absorption des sons par les tissus mous. L'absorption des ultrasons par l'os est utilisée pour évaluer la densité osseuse.

## Absorptiométrie biphotonique

Technique permettant de calculer la densité des tissus traversés par deux rayons X d'énergie différente.

En radiographie traditionnelle, il est impossible de calculer avec précision la part qui revient à l'os et aux tissus mous dans l'absorption des rayons X. Dans la technique biphotonique, les deux rayons étant facilement arrêtés, l'un par les tissus mous, l'autre surtout par les tissus calcifiés comme l'os, un logiciel de calcul peut, avec une reproductibilité de 1 % sur le même individu et sur le même appareil, mesurer le contenu minéral osseux de la zone explorée.

**INDICATIONS**

Cette technique permet de mesurer le contenu minéral osseux (densité osseuse) dans certaines affections du squelette et les effets des traitements. C'est dans le diagnostic de l'ostéoporose qu'elle est le plus souvent utilisée.

**DÉROULEMENT**

Le patient est étendu sur une table. La source de rayons et leur détecteur balayent le rachis, la hanche ou le poignet ou même le corps entier. Toute densité en regard des tissus traversés peut fausser la mesure de la densité osseuse (calcification des vaisseaux, ostéophytes, produit de contraste, pièce métallique).

**AVANTAGES ET INCONVÉNIENTS**

L'absorptiométrie est une méthode non agressive et le risque d'irradiation est négligeable.

## Absorption

Ensemble des mécanismes par lesquels une substance pénètre naturellement dans l'organisme à travers une muqueuse ou une membrane.

### Mécanisme de l'absorption

L'absorption intestinale permet aux différents nutriments de gagner les tissus par voie sanguine. Les macronutriments (glucides, lipides, protéines) et les micronutriments (vitamines, oligo-éléments, sels minéraux) sont des substances chimiquement simples, faciles à absorber.

La digestion, qui consiste en la dégradation des aliments en ces éléments simples, est amorcée dans l'estomac après franchissement de la bouche et de l'œsophage. Elle se poursuit dans l'intestin grêle, qui a un rôle prépondérant dans l'absorption. C'est là que sont absorbés l'eau et les électrolytes, mais aussi les nutriments et les vitamines. Dans l'intestin grêle proximal (jéjunum) sont absorbés les protéines, les lipides et les glucides, mais aussi le calcium, le fer et les vitamines liposolubles ; dans l'intestin grêle distal (iléon) sont absorbés la vitamine B12 et les sels biliaires.

La surface de l'intestin grêle est évaluée à 200 $m^2$, en raison des villosités qui la composent. Sa capacité d'absorption quotidienne est considérable : de 6 à 8 litres d'eau et d'aliments. Il reçoit de 7 à 10 litres par 24 heures, comprenant les aliments, mais surtout les sécrétions salivaires, biliaires, gastriques et pancréatiques. Le surplus est absorbé par le côlon.

Les vaisseaux sanguins situés dans la paroi intestinale transportent les nutriments vers le foie, qui commande leur distribution vers les différents organes, selon les besoins. Les substances non digestibles sont évacuées sous forme de liquide et de fibres.

### Mesures de l'absorption

La capacité d'absorption intestinale est évaluée par différents tests biologiques dont les principaux sont :
- la stéatorrhée (dosage des graisses dans les selles) ;
- le test au D-xylose, qui étudie la capacité d'absorption du jéjunum ;
- le test de Schilling, qui étudie la capacité d'absorption de l'iléon.

Il est également possible d'évaluer pour chaque nutriment un coefficient d'utilisation digestive (C.U.D.), qui correspond à la quantité absorbée par rapport à la quantité totale ingérée. Le C.U.D. permet d'apprécier la digestibilité des aliments.

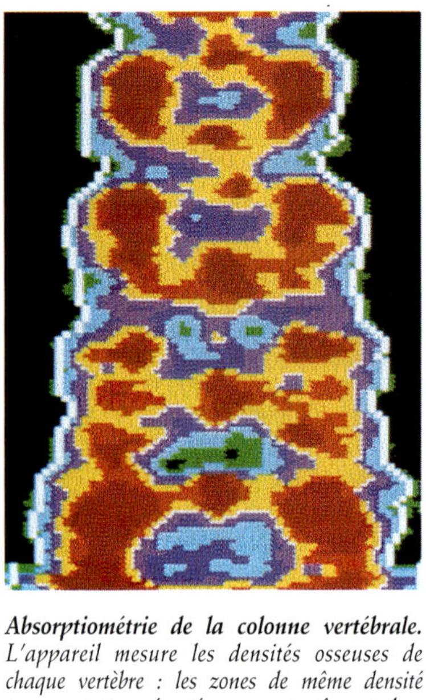

***Absorptiométrie de la colonne vertébrale.*** *L'appareil mesure les densités osseuses de chaque vertèbre : les zones de même densité osseuse sont représentées par une même couleur conventionnelle.*

## Absorption cutanée

Ensemble des mécanismes assurant le passage d'une substance appliquée sur la peau jusqu'aux vaisseaux sanguins du derme, sans lésion traumatique.

La traversée de la couche cornée est l'étape principale de l'absorption cutanée. Elle dépend de plusieurs facteurs : concentration du produit absorbé, taille des molécules du principe actif, épaisseur et hydratation de la couche cornée. Une peau d'enfant est ainsi plus perméable qu'une peau d'adulte. Certains solvants organiques comme l'acétone ou l'éther, en détruisant le ciment lipidique de la couche cornée, entraînent une augmentation très importante de l'absorption cutanée.

**UTILISATION THÉRAPEUTIQUE**

L'action d'un produit appliqué sur la peau peut s'exercer à quatre niveaux :
- en surface, au niveau de la couche cornée (produits antiseptiques) ;
- au niveau de l'épiderme (produits antifongiques) ;
- au niveau du derme (produits anti-inflammatoires) ;
- dans la circulation générale (dermocorticostéroïdes).

Selon l'intensité et le niveau de l'absorption du principe actif, le traitement est donc soit exclusivement dermatologique, soit général.

→ VOIR Peau.

## Acalculie

Incapacité de reconnaître ou de former chiffres et symboles arithmétiques et d'effectuer des calculs mathématiques élémentaires (addition, soustraction, multiplication, etc.).

L'acalculie témoigne d'une lésion du cortex cérébral pariétal d'origine traumatique, infectieuse, vasculaire, tumorale ou dégénérative.

## Acantholyse

État particulier de dislocation des cellules du corps muqueux de Malpighi (couche moyenne de l'épiderme) caractérisé par la diminution de leur adhérence réciproque aboutissant à la formation de cavités dans l'épiderme.

Trois mécanismes peuvent déclencher une acantholyse : l'atteinte des tonofilaments intracellulaires (sorte de charpente intracellulaire), la destruction des desmosomes (structures accolant deux cellules voisines) ou l'altération de la substance intercellulaire. Selon sa profondeur, l'acantholyse entraîne la formation dans l'épiderme de fissures ou de bulles. Les principales maladies par acantholyse sont les troubles de la kératinisation (maladie de Darier par exemple), et les pemphigus immunologiques.

## Acanthosis nigricans

Maladie cutanée rare caractérisée par la formation de plaques de peau épaisses et noirâtres, principalement localisées au cou, aux aisselles et aux aines.

Chez le sujet jeune, l'acanthosis nigricans peut traduire une maladie héréditaire. Il s'associe quelquefois à des troubles endocriniens (obésité, diabète, hyperinsulinisme). Chez le sujet plus âgé, il est la plupart du temps dû à un cancer abdominal, le plus souvent de l'estomac, et régresse après le traitement de ce dernier.

## Acarien

Animal de petite taille (quelques millimètres au plus), parasite de l'être humain.

Les acariens, comme les insectes, sont des arthropodes. Ce sont des ectoparasites (vivant sur la peau), en général hématophages (ils se nourrissent du sang de leur hôte). Certains ne provoquent que des désagréments cutanés, comme des démangeaisons : rouget, ou aoûtat, sarcopte de la gale. D'autres, telles les tiques, transmettent des maladies infectieuses : arboviroses (diverses fièvres virales), rickettsioses (fièvres pourprées), fièvre Q, borrélioses (fièvres récurrentes, maladie de Lyme). Par ailleurs, l'inhalation d'acariens morts, contenus dans la poussière domestique, favorise les crises d'asthme chez les sujets prédisposés.

→ VOIR Piqûre.

## Accès

Manifestation brusque, souvent violente et de courte durée, d'un phénomène pathologique.

Les accès de fièvre accompagnent de façon variable un certain nombre de maladies à évolution cyclique. Un accès de toux, série de mouvements réflexes expiratoires sans inspiration compensatrice, s'observe notamment dans la coqueluche.

## Accès pernicieux

Complication grave du paludisme à *Plasmodium falciparum*, se manifestant par une fièvre élevée et des troubles de la conscience, et évoluant, en l'absence de traitement, vers un coma mortel.

## Accident ischémique transitoire

Accident neurologique localisé de durée inférieure à 24 heures, d'origine ischémique, c'est-à-dire provoqué par une interruption ou une diminution de la circulation sanguine dans une artère irriguant le cerveau ou la rétine.

**CAUSES**

Un accident ischémique transitoire (A.I.T.) est le plus souvent consécutif à un thrombus

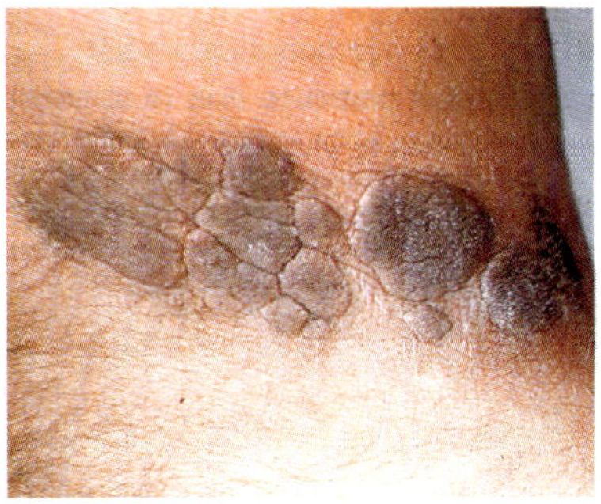

***Acanthosis nigricans* de la nuque.** *Il se présente sous la forme de plaques épaisses et rugueuses, d'abord grisâtres, puis noirâtres, caractéristiques sur le cou.*

(caillot formé dans une artère), un embole (corps étranger, le plus souvent un caillot, qui, entraîné par la circulation, va obstruer l'artère) ou un rétrécissement artériel favorisé par l'athérosclérose (épaississement du revêtement interne de la paroi artérielle). Passager, un accident ischémique transitoire ne dure le plus souvent que quelques minutes ; il disparaît totalement en moins de 24 heures. Tout accident de plus de 24 heures est qualifié d'accident vasculaire cérébral constitué.

**SYMPTÔMES ET DIAGNOSTIC**

Les symptômes de l'accident ischémique transitoire sont soudains et très variables : perte de la vue d'un œil, paralysie ou engourdissement d'une moitié du corps, aphasie (trouble du langage), etc. Le diagnostic est essentiellement établi par l'examen clinique du patient. Le scanner cérébral permet d'éliminer tout soupçon de tumeur cérébrale ou d'hématome sous-dural (épanchement de sang sous la dure-mère). L'accident ischémique transitoire peut annoncer un accident vasculaire cérébral. Il faut donc entreprendre un bilan des causes suspectées, en particulier rechercher une athérosclérose par écho-Doppler des vaisseaux encéphaliques ou par artériographie.

On peut également pratiquer un examen cardiovasculaire afin de rechercher une éventuelle maladie du cœur génératrice d'embolies (trouble du rythme, atteinte de la valvule mitrale, thrombus dans une cavité cardiaque).

**TRAITEMENT ET PRÉVENTION**

Le traitement a pour but de prévenir un accident vasculaire cérébral qui peut survenir dans les 5 ans suivant un accident ischémique transitoire chez un quart à un tiers des sujets : traitement et surveillance d'une hypertension artérielle, d'un diabète, d'une hypercholestérolémie et suppression du tabac.

L'administration de médicaments anticoagulants ou d'antiagrégants plaquettaires (aspirine) s'est montrée efficace.

## Accident vasculaire cérébral

Accident neurologique localisé de durée supérieure à 24 heures, causé par une lésion vasculaire cérébrale.

**FRÉQUENCE**

Tout en restant la troisième cause de mortalité dans les pays développés, les accidents vasculaires cérébraux (A.V.C.), plus communément appelés congestions cérébrales, ont nettement diminué au cours des 15 à 20 dernières années. Le risque augmente rapidement avec l'âge : 75 % des personnes atteintes ont plus de 65 ans.

**DIFFÉRENTS TYPES D'ACCIDENT VASCULAIRE CÉRÉBRAL**

■ Les accidents vasculaires cérébraux ischémiques, également appelés infarctus cérébraux ou encore ramollissements cérébraux, représentent 80 % des accidents vasculaires cérébraux. Ils sont le plus souvent consécutifs à un thrombus (caillot qui se forme dans une artère), un embole (corps étranger, le plus souvent un caillot, qui, entraîné par la circulation, va obstruer l'artère), ou un rétrécissement de l'artère favorisé par l'athérosclérose (épaississement du revêtement interne de la paroi artérielle). Cette dernière est la cause principale des accidents vasculaires cérébraux ischémiques (de 50 à 60 % des cas).

■ Les accidents vasculaires cérébraux hémorragiques (20 % des accidents vasculaires cérébraux) sont dus à un épanchement de sang dans le tissu cérébral. Leur cause est généralement l'hypertension artérielle ou, beaucoup plus rarement, des malformations vasculaires (angiome, anévrysme), des troubles de la coagulation ou des complications d'un traitement anticoagulant.

**SYMPTÔMES ET DIAGNOSTIC**

Les personnes atteintes subissent un déficit neurologique brutal pendant quelques secondes, quelques minutes ou quelques heures. Les symptômes observés (hémiplégie, troubles de la sensibilité, du champ visuel, paralysie d'un ou de plusieurs nerfs crâniens, aphasie [trouble du langage], etc.) peuvent être isolés ou diversement associés selon le siège et l'étendue de l'accident vasculaire cérébral.

Un scanner cérébral est indispensable pour confirmer le diagnostic et préciser la nature ischémique ou hémorragique de l'accident. L'I.R.M. est utile pour explorer le tissu cérébral lésé, mais aussi celui qui risque de l'être dans les heures qui suivent, et conditionne donc, en partie, l'indication d'une thrombolyse. D'autres examens - analyse de sang, échographie cardiaque, exploration des artères irriguant le cerveau par Doppler ou artériographie - permettent d'en déterminer la cause. Une ponction lombaire peut être nécessaire pour déceler une hémorragie méningée associée.

**TRAITEMENT ET PRÉVENTION**

Le traitement de l'accident vasculaire cérébral, d'efficacité limitée, a surtout pour but d'assurer les fonctions vitales du malade et d'éviter l'extension des lésions cérébrales. Peu de progrès ont été réalisés dans le traitement des thromboses artérielles responsables d'accidents vasculaires cérébraux. Néanmoins, si le patient est amené très tôt

nale et l'utérus pour extraire le bébé. De nombreux facteurs maternels et fœtaux déterminent le choix de la césarienne : tantôt elle est programmée dès le début de la grossesse lors de certaines anomalies osseuses ou de certaines fragilités utérines (dues à des césariennes antérieures) ; tantôt elle s'impose lors de présentation par le siège lorsque toutes les conditions favorables ne sont pas réunies ; tantôt elle est décidée au cours de l'accouchement en cas de souffrance fœtale, de stagnation de la dilatation du col, de mauvaise orientation du bébé (position transversale).

La césarienne est pratiquée sous anesthésie générale ou péridurale (cette dernière permettant à la mère de participer à la naissance de son enfant). Le chirurgien pratique au niveau des poils pubiens une incision (le plus souvent horizontale et qui deviendra presque invisible) à travers la peau et les différents tissus afin de parvenir à l'utérus. Celui-ci est alors ouvert et le bébé est extrait.

Beaucoup de femmes ayant subi une césarienne peuvent espérer accoucher normalement la fois suivante ; cette décision dépend des facteurs qui ont déterminé la première césarienne.

#### Traumatismes de l'accouchement

Ce sont les lésions provoquées sur l'enfant ou sur la mère par l'accouchement lui-même.

En cas d'accouchement naturel, les traumatismes sont mineurs. L'utilisation du forceps ou de la ventouse provoque des marques cutanées ou des bosses (céphalhématomes) qui disparaissent en quelques jours. Les précautions prises lors d'accouchements d'enfants prématurés, d'accouchements par le siège ou de bébés trop gros permettent d'éviter des traumatismes qui pourraient être plus sérieux. Les lésions cérébrales du fœtus (infirmité motrice cérébrale, arriération mentale, épilepsie) peuvent aussi résulter de l'état de santé de la mère (tabagisme, alcoolisme, etc.).

Il existe également des traumatismes maternels liés à l'accouchement : déchirures, vaginale ou du périnée, suturées après la délivrance.

#### Suites de couches

La période des suites de couches (post-partum) dure jusqu'à la reprise des règles (retour de couches), qui survient en moyenne 6 semaines après l'accouchement. En cas d'allaitement, le retour de couches est différé et intervient après l'arrêt de l'allaitement. Les suites de couches dites précoces recouvrent les premiers jours suivant l'accouchement, que la plupart des femmes passent en milieu médical. Les suites de couches dites tardives correspondent au retour à domicile de la mère et de l'enfant. L'organisme retrouve peu à peu son équilibre antérieur, l'utérus se rétracte (involution utérine) et reprend son volume initial au bout de 2 mois. L'involution utérine s'accompagne dans les premiers jours de douleurs appelées tranchées. Elles sont majorées par l'allaitement, et chez les multipares.

**Le baby blues**

Après un premier accouchement, la mère peut ressentir une certaine mélancolie, où se succèdent des moments de découragement, de rejet, de lassitude, des envies de pleurer incontrôlables et des moments de grande joie. Cet état d'extrême émotivité est une réalité à laquelle peu de jeunes mères échappent, mais dont l'intensité et la durée sont très variables d'une femme à une autre, sans toutefois excéder une semaine.

Le baby blues, également appelé dépression du post-partum, peut s'expliquer par la chute hormonale qui se produit en fin de grossesse, comparable à celle qui affecte l'humeur de certaines femmes avant leurs règles. Mais cette fragilité est également liée au bouleversement que produit l'arrivée d'un petit enfant, à l'inquiétude due à l'impression diffuse de ne pouvoir faire face à son nouveau rôle. L'entourage médical et familial doit soutenir la jeune mère.

Si le mal-être persiste et prend des proportions plus importantes, il s'agit probablement d'une dépression du post-partum, qui nécessite la consultation rapide d'un psychiatre ou d'un psychothérapeute.

L'écoulement vulvaire (lochies), sanglant puis séreux, dure une quinzaine de jours avant de se tarir ; un « petit » retour de couches a parfois lieu vers le douzième jour (écoulement sanglant plus abondant).

Le pouls et la température de l'accouchée sont surveillés, ainsi que ses seins et ses urines. Les soins à apporter à la mère sont particulièrement importants après une épisiotomie ou une césarienne. Les risques de complications spécifiques à cette période justifient une surveillance sérieuse : phlébite (formation d'un caillot veineux), endométrite (lésion inflammatoire du corps de l'utérus) ou complications liées à l'allaitement (crevasses ou abcès du sein, par exemple). Une gymnastique rééducative complète les soins et favorise le retour à l'équilibre corporel antérieur. La reprise d'une activité sexuelle est possible dès la cicatrisation de l'épisiotomie, lorsqu'elle a eu lieu, ou, sinon, dès que la femme le souhaite. Cependant, une contraception est nécessaire après l'accouchement, dans la mesure où une ovulation est possible pendant les suites de couches, même en cas d'allaitement maternel.

## Accouchement prématuré

Accouchement ayant lieu avant la trente-septième semaine d'aménorrhée.

Un accouchement prématuré peut survenir spontanément ou être provoqué par décision médicale. Les causes sont multiples et peuvent se conjuguer : rupture de la poche contenant le liquide amniotique, anomalie de l'utérus maternel, hémorragie, infection bactérienne ou virale, multiparité, grossesse multiple (jumeaux ou triplés), hydramnios (excès de liquide amniotique). Par ailleurs, un contexte socio-économique défavorable ou des conditions de travail stressantes (fatigue, longs trajets) augmentent le risque d'un accouchement prématuré spontané. La décision médicale d'accouchement prématuré est prise, entre autres, en cas de pathologie grave concernant la mère ou le fœtus, comme une prééclampsie ou un hématome rétroplacentaire pouvant provoquer un décollement du placenta. L'incompatibilité Rhésus entre la mère et le fœtus peut aussi influer sur la décision médicale d'abréger une grossesse. Dans ce cas, l'accouchement prématuré se fait par déclenchement artificiel du travail ou en pratiquant une césarienne.

## Acétabulum

→ VOIR Cotyle.

## Acétone

→ VOIR Corps cétonique.

## Acétylcholine

Substance chimique faisant partie des neurotransmetteurs, c'est-à-dire sécrétée par certains neurones pour transmettre l'influx nerveux vers d'autres cellules.

L'acétylcholine est présente dans le système nerveux autonome (uniquement dans les ganglions et au niveau des terminaisons parasympathiques). Elle intervient dans le contrôle de muscles viscéraux ou de glandes ou des deux, selon les organes (cœur, bronches, vessie, œil, intestin, glandes sudoripares, salivaires, etc.). Par ailleurs, elle commande la contraction des muscles striés squelettiques. Elle est également présente dans l'encéphale, dans les noyaux gris centraux.

Du fait de son inactivation rapide par les cholinestérases, l'acétylcholine n'a pas d'utilisation thérapeutique, mais de nombreux médicaments reproduisent (agonistes) ou empêchent (antagonistes) ses effets.

## Acétylcystéine

Médicament destiné à fluidifier les sécrétions bronchiques.

L'acétylcystéine entre notamment dans la composition de différents sirops. C'est un traitement d'appoint, parfois utilisé dans les bronchites quand les sécrétions sont trop épaisses, afin de faciliter l'expectoration. Par ailleurs, l'acétylcystéine, sous forme orale et injectable, est un antidote prescrit pour le traitement des intoxications par le paracétamol.

## Achalasie

Trouble de la motricité digestive.

L'achalasie associe une perte des mouvements qui font progresser les aliments dans le tube digestif (péristaltisme) et une incapacité de relaxation coordonnée. Elle est habituellement due à une dégénérescence du système nerveux contenu dans les parois du tube digestif.

Dans une phase préparatoire, le col de l'utérus s'efface (il se raccourcit jusqu'à disparaître) et se dilate pour laisser passer l'enfant. Celui-ci se présente en général la tête en bas et le cou très fléchi. On dit que la tête s'engage quand elle entre dans le petit bassin. Elle continue alors à descendre et subit une rotation. Arrivée au niveau du pubis, elle arrête sa rotation, peut se défléchir (l'enfant redresse la tête) et commence à sortir. Lorsqu'elle est dégagée, les épaules apparaissent l'une après l'autre, puis le reste du corps suit sans difficulté. Dans des cas plus rares, ce n'est pas la tête mais le siège (les fesses), ou une épaule, qui se présente d'abord.

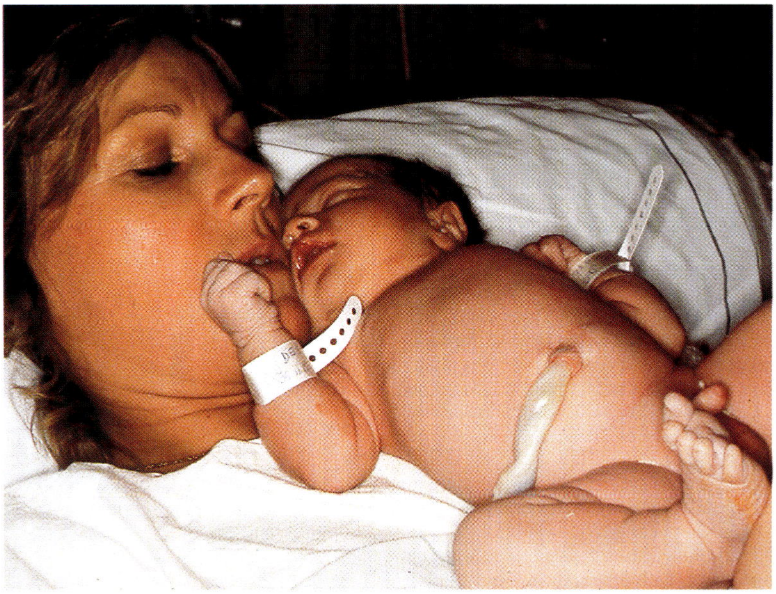

**Évolution de l'accouchement : présentation par la tête.**

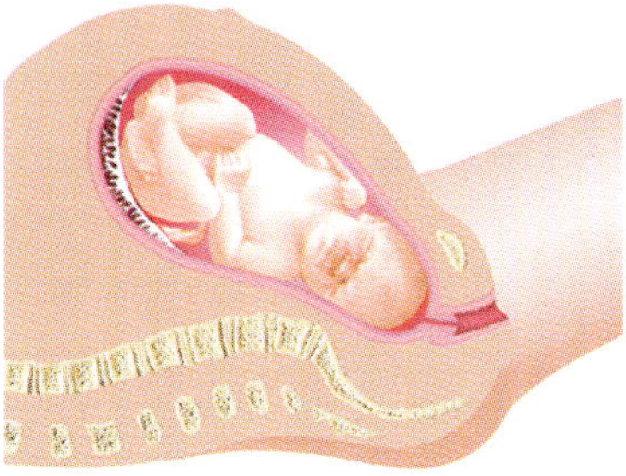

*La tête du fœtus s'engage dans le petit bassin en début d'accouchement, ou peu avant. La sage-femme le constate en faisant un toucher vaginal et en palpant l'abdomen de la mère.*

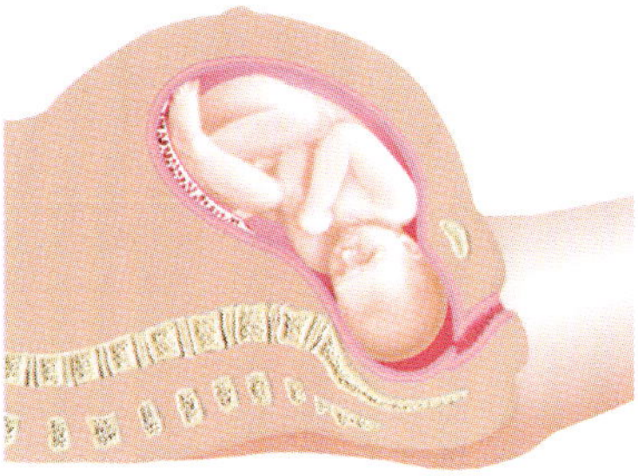

*Du fait des contractions intenses de l'utérus, l'expulsion commence : la tête du fœtus descend dans le petit bassin, en même temps qu'elle subit une rotation.*

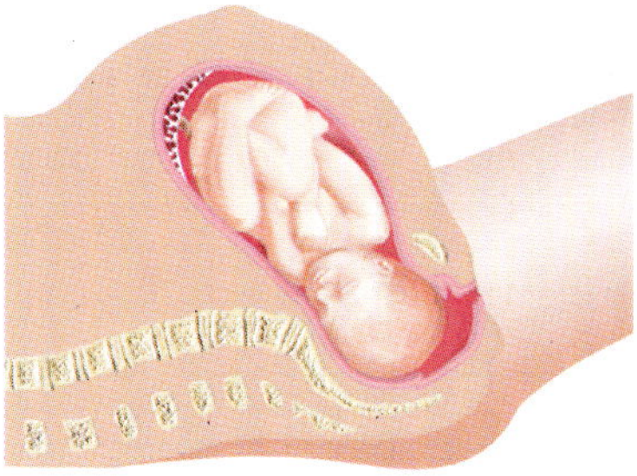

*La tête arrête sa rotation quand le visage est tourné vers le bas. La sage-femme indique à la mère quand elle doit pousser. On commence à voir les cheveux de l'enfant.*

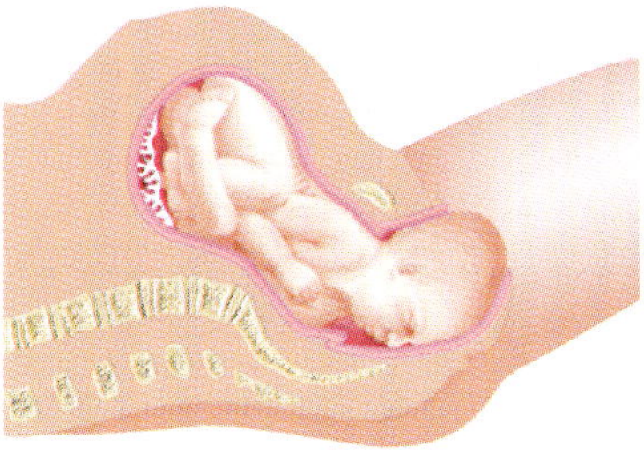

*La tête se redresse vers le haut. Une pression douce de la main l'empêche de sortir trop vite. Si le périnée de la mère est trop distendu, on pratique une épisiotomie (incision).*

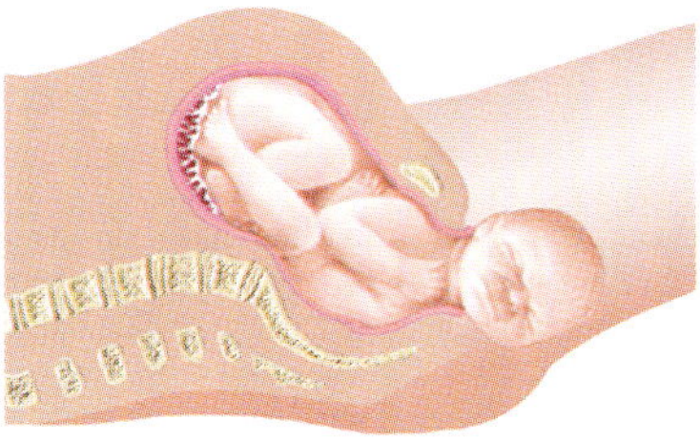

*Grâce à une nouvelle rotation, les épaules sont placées verticalement et se dégagent rapidement l'une après l'autre. Le reste du corps de l'enfant sort encore plus facilement.*

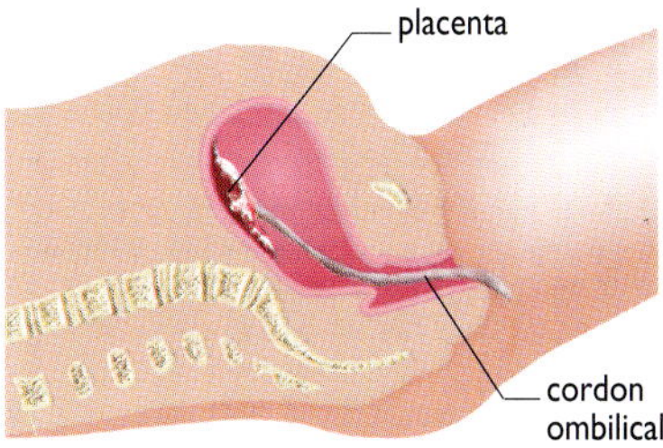


*Une fois le cordon sectionné, seuls le placenta et la poche des eaux tapissent l'utérus ; ils se détachent sous l'effet de contractions utérines au moment de la délivrance.*

**Présentations inhabituelles : l'épaule et le siège.**

*Dans la présentation par l'épaule, c'est une des épaules qui s'engage, mais le reste du corps ne peut pas suivre. Une telle présentation nécessite le recours à une césarienne.*

*Dans la présentation par le siège, les jambes sont tantôt pliées en tailleur, tantôt allongées vers le haut. La sortie risque d'être bloquée par les bras ou par la tête.*

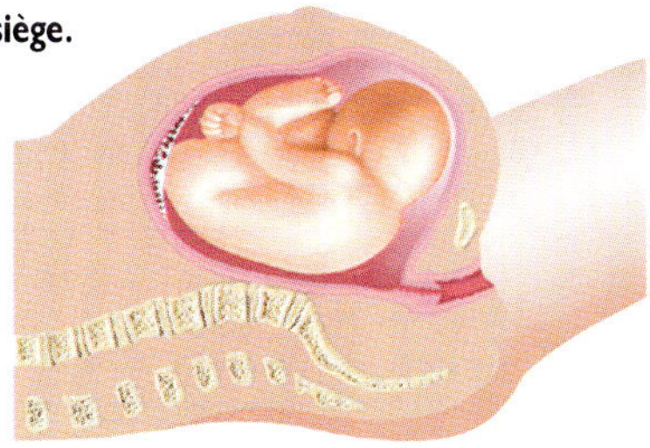

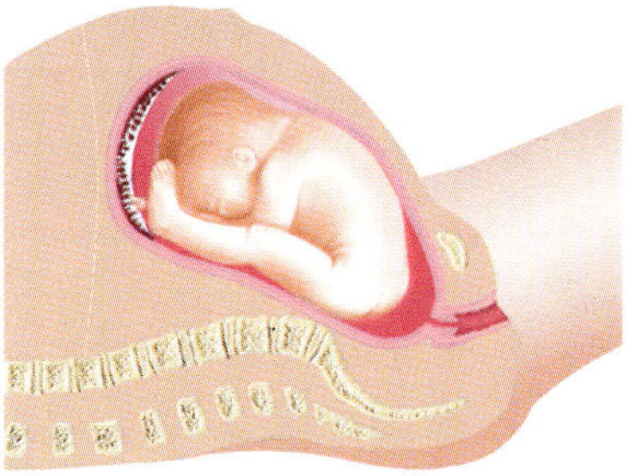

On distingue deux types d'achalasie : l'achalasie de l'œsophage et l'achalasie du côlon.

■ **L'achalasie de l'œsophage,** trouble de la motricité de l'œsophage, débute par une simple difficulté à déglutir et entraîne une stagnation des aliments dans l'œsophage, qui se dilate massivement. Le diagnostic est fait par endoscopie, radiographie et surtout manométrie. Le traitement fait appel à la dilatation du sphincter inférieur de l'œsophage ou à la résection chirurgicale de certains muscles situés à l'entrée de l'estomac.

■ **L'achalasie du côlon,** trouble de la motricité du côlon, entraîne une très importante constipation avec dilatation intestinale (mégacôlon congénital ou maladie de Hirschsprung). Il est alors nécessaire de réséquer la zone achalasique au cours d'une intervention chirurgicale.

## Achille (tendon d')

Tendon qui assure l'insertion du muscle triceps sural (puissant muscle du mollet) sur le calcanéum (os du talon). (P.N.A. *tendo calcaneus Achilli*)

Le tendon d'Achille, le plus volumineux tendon de l'organisme, permet la flexion plantaire de la cheville (mise sur la pointe des pieds). Très résistant, il peut supporter une charge de 400 kilos.

**PATHOLOGIE**

■ **La rupture sous-cutanée** du tendon d'Achille fait suite à un effort violent et provoque un déchirement des tissus. Elle survient chez l'adulte sportif dont le tendon est fragilisé par une dégénérescence des fibres tendineuses. Elle peut également résulter d'une fragilisation du tendon due à un traitement antibiotique par les fluoroquinolones. Le sujet ressent une douleur brutale et s'effondre, absolument incapable de marcher ou de courir. Il ne peut plus se mettre sur la pointe des pieds, et une dépression marquée se forme au-dessus du talon.

L'immobilisation de la cheville dans une botte plâtrée est nécessaire pendant environ 2 mois. Le patient peut refaire du sport au bout de 4 à 6 mois. Une réparation chirurgicale peut être envisagée chez le sportif de haut niveau ou en cas de récidive.

■ **La tendinite, la ténosynovite et la bursite,** qui sont, respectivement, l'inflammation du tendon, celle de la gaine du tendon et celle des bourses séreuses (poches conjonctives annexées au tendon, au voisinage de l'articulation), sont dues à un surmenage mécanique du tendon lors d'activités sportives. La marche est alors douloureuse.

Le repos s'impose, associé à la prise d'anti-inflammatoires, à la physiothérapie et à une rééducation. Une intervention chirurgicale peut permettre en cas de tendinite de réaliser un peignage du tendon (élimination des fibres lésées), afin que celui-ci se renforce plus vite.

## Achlorhydrie

Absence d'acide chlorhydrique dans le suc gastrique.

L'insuffisance de la sécrétion d'acide chlorhydrique est généralement la conséquence d'une atrophie de la muqueuse gastrique. Plus cette atrophie est marquée, plus ce manque est important. La chute du débit acide est observée dans la quasi-totalité des cas d'atrophie gastrique, aboutissant à l'achlorhydrie vraie en cas d'atrophie définitive, comme dans la maladie de Biermer.

L'achlorhydrie peut également être associée à une insuffisance de sécrétion du facteur intrinsèque (substance sécrétée par le collet des glandes gastriques). Il en résulte alors une anémie provoquée par la mauvaise absorption de la vitamine B12.

L'achlorhydrie ou l'hypochlorhydrie favorisent parfois une pullulation microbienne dans l'estomac, qui peut entraîner une mauvaise absorption intestinale. Le traitement dépend de la cause : traitement de la maladie de Biermer, désinfectants intestinaux en cas de pullulation microbienne.

TENDON D'ACHILLE

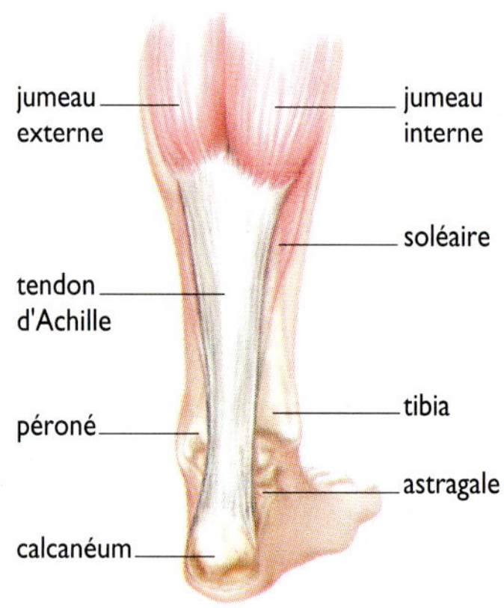


## Achondroplasie

Affection du développement osseux entraînant un nanisme.

L'achondroplasie est une affection héréditaire rare, due à une mutation du gène FGFR3 (*Fibroblast Growth Factor Receptor,* récepteur du facteur de croissance fibroblastique), situé sur le chromosome 4. Elle touche environ un individu sur 20 000. Les enfants des achondroplases ont un risque sur deux d'être eux-mêmes affectés. Détectable dès la naissance par examen clinique ou radiographique, l'achondroplasie se caractérise par un trouble de l'ossification et une atteinte des cartilages de croissance (zones de croissance osseuse) : ceux-ci se transforment trop tôt en tissu osseux définitif, interrompant la croissance. Les os longs des membres sont les plus affectés. Les achondroplases, qui mesurent entre 1,20 mètre et 1,30 mètre, ont donc des bras et des jambes courts avec un tronc et une tête de taille normale. L'achondroplasie peut entraîner une étroitesse du canal rachidien et une arthrose précoce. Il n'existe actuellement aucun traitement spécifique de cette affection.

## Achromie

→ VOIR Leucodermie.

## Achylie

Absence de sécrétion d'acide chlorhydrique et de pepsine par la région supérieure de l'estomac.

L'achylie est une manifestation fréquente des gastrites chroniques. Dans la maladie de Biermer, elle s'associe à un défaut de sécrétion du facteur intrinsèque (substance sécrétée par le collet des glandes gastriques, dont dépend la bonne assimilation de la vitamine B12).

Son diagnostic se fait par tubage gastrique après stimulation de l'estomac. L'achylie, qui ne comporte pas de symptômes spécifiques, ne requiert aucun traitement particulier, mais se soigne en même temps que l'affection d'origine.

## Acide

Substance chimique caractérisée par son aptitude à libérer dans l'eau des ions hydrogène porteurs d'une charge positive (ions $H^+$, ou protons).

Un acide est dit fort lorsque toutes ses molécules se dissocient au contact de l'eau (acide chlorhydrique, acide sulfurique) et faible quand une partie seulement de ses molécules se dissocie (acide acétique, acide citrique). L'acidité d'une solution est définie par sa concentration en ions $H^+$ ; on la chiffre par le pH (potentiel hydrogène). Une solution est dite acide lorsque son pH est inférieur à 7. Une autre classification des acides repose sur leur formule chimique : on distingue les acides minéraux, formés par un anion (ion chargé négativement, par exemple $Cl^-$ ou $SO_4^{2-}$) et un ou plusieurs protons, des acides organiques, caractérisés par un groupe carboxyle, comprenant, outre un atome d'hydrogène acide, un atome de carbone et deux d'oxygène (COOH). On classe enfin les acides d'après le nombre d'hydrogènes acides que contient leur formule : HCl, $HNO_3$, $CH_3COOH$ sont des monoacides, $H_2SO_4$ un diacide, $H_3PO_4$ un triacide, etc.

Dans l'organisme, de nombreuses substances, de structure et de rôle divers, sont des acides. C'est le cas de certaines vitamines (acides ascorbique, folique). Les acides aminés (leucine, tryptophane) constituent les protéines, et les acides gras (acide linoléique par exemple), les lipides.

→ VOIR Base.

## Acide acétique

Acide organique qui, dans l'organisme, provient notamment de la dégradation de l'acide pyruvique ou de l'acide butyrique.

L'acide acétique entre dans la composition de produits antiseptiques et de solutions tampons (solutions limitant les variations du pH d'un milieu lors de l'addition d'un acide ou d'une base). Il se présente sous la forme d'un liquide incolore, d'odeur suffocante ; c'est lui qui donne son goût particulier au vinaigre.

## Acide acétylsalicylique

Médicament analgésique et antipyrétique (actif contre la douleur et la fièvre) de référence. SYN. *aspirine.*

L'acide acétylsalicylique entre, seul ou associé à d'autres principes actifs, dans la composition de nombreuses spécialités pharmaceutiques. Son utilisation thérapeutique dépend de la posologie. À dose faible, c'est un antiagrégant plaquettaire : il empêche les plaquettes sanguines de s'agréger entre elles, ce qui évite la formation de caillots dans les vaisseaux. Aux doses moyennes habituelles, l'acide acétylsalicylique est analgésique et antipyrétique. À forte dose, c'est un anti-inflammatoire, indiqué dans certaines affections rhumatismales.

**CONTRE-INDICATIONS**

L'acide acétylsalicylique est délicat à prescrire lorsqu'il y a dans les antécédents de l'asthme. Il est contre-indiqué en cas d'ulcère gastroduodénal, en fin de grossesse, chez les sujets allergiques aux salicylés (groupe de médicaments auquel il appartient) et chez l'enfant de moins de 12 ans présentant une affection virale. En outre, il existe de nombreuses interactions indésirables avec d'autres substances : les anti-inflammatoires non stéroïdiens et les anticoagulants.

**EFFETS SECONDAIRES**

Les principaux effets secondaires sont des lésions digestives (gastrite), des troubles hémorragiques (saignements digestifs, hémorragies en fin de grossesse), des thrombopénies (chute du nombre de plaquettes sanguines), des syndromes de Reye (atteinte du foie et de l'encéphale, chez les enfants de moins de 12 ans infectés par un virus).

Des intoxications graves peuvent survenir, surtout chez l'enfant : elles se manifestent par des troubles de l'audition, des sueurs, des vomissements, une hypotension artérielle, une somnolence et une acidose (excès d'acides dans l'organisme).

## Acide aminé

Acide organique constituant l'unité de structure des protéines. SYN. *aminoacide.*

Chaque molécule d'acide aminé comprend un groupe acide du type carboxylique (COOH), une fonction aminée ($NH_2$) et une chaîne latérale, qui varie d'un acide aminé à un autre. Ils peuvent exister sous forme libre ou s'enchaîner les uns aux autres, chaque groupe carboxyle d'un acide aminé étant réuni à la fonction aminée du suivant par une liaison dite peptidique pour former des chaînes appelées peptides. Plusieurs centaines de ces peptides peuvent s'enchaîner à leur tour par des liaisons peptidiques pour former une molécule de protéine.

Il suffit de 20 acides aminés pour former toutes les protéines humaines. On les classe en acides aminés essentiels et en acides aminés non essentiels.

■ **Les acides aminés essentiels, ou acides aminés indispensables,** ne peuvent pas être synthétisés par l'organisme (ou le sont trop peu) et doivent être fournis par les aliments (protéines végétales et surtout animales). Ils sont au nombre de 8 (auxquels s'ajoute l'histidine chez le nourrisson) : isoleucine, leucine, lysine, méthionine, phénylalanine, thréonine, tryptophane, valine.

■ **Les acides aminés non essentiels** sont synthétisés par l'organisme à partir des acides aminés essentiels. Ils sont 12 : alanine, arginine, asparagine, acide aspartique, cystéine, glutamine, acide glutamique, glycine, histidine, proline, sérine, tyrosine.

Par ailleurs, plus de 200 acides aminés ne sont pas inclus dans des protéines. Sous leur forme libre, isolée, ils jouent un rôle important dans de nombreuses réactions chimiques cellulaires telles que la synthèse du glucose (acides aminés glucoformateurs), quand celui-ci n'est pas apporté en quantité suffisante par l'alimentation.

→ VOIR Protéine.

## Acide ascorbique

Vitamine hydrosoluble jouant un rôle essentiel dans de nombreux métabolismes. SYN. *vitamine C.*

→ VOIR Vitamine C.

## Acide aspartique

Acide aminé non essentiel intervenant dans la synthèse de l'urée et des nucléotides (ces derniers étant notamment les éléments de base des acides nucléiques).

L'acide aspartique est apporté par l'alimentation ou formé à partir de l'acide oxaloacétique.

## Acide biliaire

Acide de structure stéroïdienne synthétisé par le foie à partir du cholestérol.

Les principaux acides biliaires sont l'acide cholique et l'acide chénodésoxycholique. Associés à un acide aminé (glycocolle ou taurine) et aux ions sodium ou potassium, ils sont stockés dans la vésicule biliaire. Au cours d'un repas, ils sont excrétés vers l'intestin grêle, où ils émulsionnent les lipides. Dans l'intestin, ils se transforment en partie en acides biliaires secondaires (acide désoxycholique et lithocholique). Les acides biliaires de l'intestin sont absorbés dans le sang. Ils retournent alors au foie, qui peut les excréter à nouveau : c'est le cycle entérohépatique.

**UTILISATION THÉRAPEUTIQUE**

Deux acides biliaires, l'acide chénodésoxycholique et l'acide ursodésoxycholique, sont utilisés dans le traitement des calculs biliaires de cholestérol. Ils peuvent représenter une alternative à la cholécystectomie (ablation chirurgicale de la vésicule) et à la lithotripsie (fragmentation des calculs par une succession d'ondes de choc dans ce cas), mais uniquement quand les calculs sont non calcifiés et de petite taille. Ils sont administrés par voie orale pendant plusieurs mois. L'acide ursodésoxycholique est préféré à l'acide chénodésoxycholique en raison de son risque minime d'effets indésirables intestinaux (diarrhée) et hépatiques (augmentation des transaminases). Il est contre-indiqué en cas de grossesse, de maladie gastro-intestinale ou d'infection biliaire.

## Acide borique

Antiseptique à usage externe.

L'acide borique est bactériostatique : il s'oppose à la prolifération des bactéries sans pouvoir les tuer. Il est employé dans de nombreuses préparations, dont l'eau boriquée à 3 %, la vaseline boriquée à 10 %, et certains produits ophtalmologiques. L'acide borique permet de désinfecter la peau et les muqueuses sur de petites surfaces ; il est peu irritant. Des intoxications sont possibles en cas d'application étendue, surtout chez le nouveau-né et le nourrisson : troubles digestifs, chute de la température, atteinte rénale, défaillance circulatoire aiguë.

## Acide butyrique

Acide gras, présent dans les aliments, surtout le beurre.

L'acide butyrique participe à la synthèse des autres acides gras, éléments de base des lipides.

## Acide chénodésoxycholique

→ VOIR Acide biliaire.

## Acide chlorhydrique

Acide sécrété par l'estomac.

L'acide chlorhydrique est sécrété par des cellules spécialisées de la muqueuse de l'estomac et mélangé au suc gastrique. Il est indispensable à l'organisme pour commencer la digestion des protéines. Un excès de sécrétion ou une trop grande fragilité de la muqueuse sont responsables de maladies de l'estomac, du duodénum et de l'œsophage telles que les ulcères.

## Acide clavulanique

Substance ajoutée à certains antibiotiques pour améliorer leur efficacité.

L'acide clavulanique inhibe les bêtalactamases, enzymes bactériennes qui détruisent les antibiotiques de la famille des bêtalactamines (pénicillines et céphalosporines). Il rend donc ces bactéries sensibles aux bêtalactamines, permettant d'utiliser celles-ci dans une antibiothérapie.

## Acide désoxyribonucléique (A.D.N.)

Acide nucléique, support du contrôle des activités cellulaires et de la transmission des caractères héréditaires.

La molécule d'A.D.N. comporte deux brins enroulés l'un autour de l'autre en double hélice. Chacun est constitué par une succession de nucléotides, les désoxyribonucléotides, formés par l'enchaînement d'un acide phosphorique, d'un glucide (désoxyribose) et d'une base purique (adénine ou guanine) ou pyrimidique (cytosine ou thymine). Les deux brins ne sont pas identiques ; chaque base d'un brin est en regard d'une base de l'autre brin selon une règle précise de complémentarité : ainsi, une adénine est toujours en face d'une thymine, et une guanine en face d'une cytosine.

L'A.D.N. est le principal constituant chimique des chromosomes. Sur un des deux brins se trouvent les informations qui permettent à des enzymes de synthétiser les protéines, lesquelles contrôlent les activités cellulaires. Lors de la division cellulaire, des enzymes séparent les deux brins et en synthétisent deux nouveaux en regard des anciens. Deux nouvelles molécules d'A.D.N. se forment ainsi, identiques à l'ancienne, destinées chacune à une cellule fille. Ce phénomène, appelé réplication de l'A.D.N., assure l'identité génétique lors de la multiplication cellulaire.

### ACIDE DÉSOXYRIBONUCLÉIQUE

**Chaque molécule d'A.D.N. forme un filament en hélice, constitué de deux brins qui sont une succession de nucléotides composés d'un sucre, d'un phosphate et d'une base (adénine, guanine, cytosine ou thymine).**

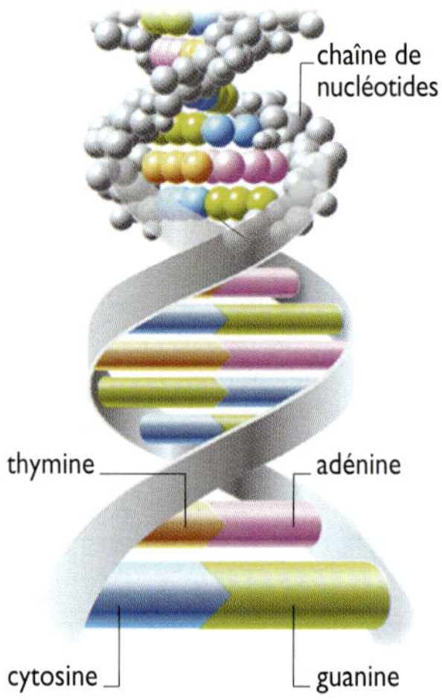


*Dans une molécule d'A.D.N., une adénine est toujours en face d'une thymine, de même qu'une guanine est toujours en face d'une cytosine.*

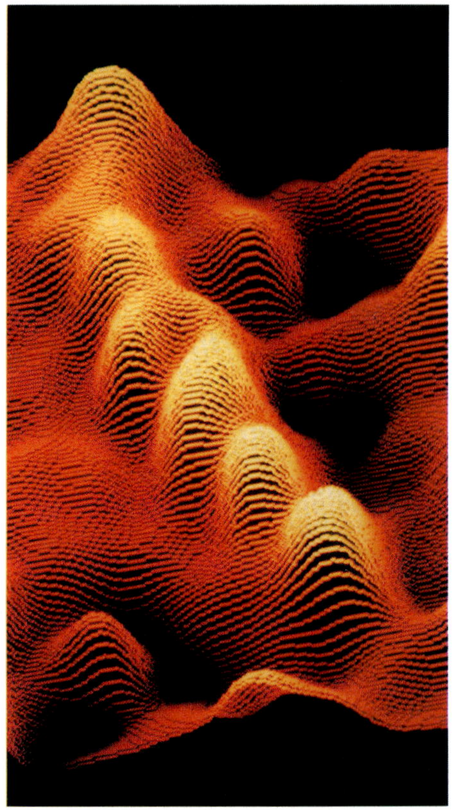

*Grâce au microscope « à effet tunnel », qui montre le relief des surfaces moléculaires, on peut voir une image en trois dimensions de la molécule en hélice de l'A.D.N. (en jaune, sur la photographie).*

## Acide folique

Vitamine hydrosoluble du groupe B jouant un rôle fondamental dans la formation des cellules de l'organisme. SYN. *vitamine B9.*

L'acide folique, en intervenant dans la synthèse de l'A.D.N., joue un rôle capital dans la production de nouvelles cellules dans l'organisme. En particulier, il est indispensable à la formation des globules rouges et des autres cellules du sang, par la moelle osseuse.

**SOURCES**

L'acide folique est présent dans de nombreux aliments : foie, lait, fromages fermentés, légumes verts (asperges, épinards, choux verts, carottes). Les besoins quotidiens sont élevés : de 100 à 400 microgrammes selon l'âge et l'état physiologique du sujet. Cependant, une alimentation diversifiée en apporte des quantités suffisantes.

**CARENCE**

Elle peut s'observer en cas d'insuffisance alimentaire, de troubles de l'absorption (dus à des anomalies digestives), de grossesse, de prise de médicaments à activité antifolique. Sa manifestation principale est une variété d'anémie macrocytaire dite mégaloblastique. Une carence en acide folique en début de grossesse augmente le risque de spina-bifida (malformation de la colonne vertébrale) chez le fœtus.

L'acide folique par voie orale (ou parfois son dérivé, l'acide folinique par voie injectable) est alors proposé comme médicament.

## Acide gamma-aminobutyrique

Acide butyrique résultant de la transformation de l'acide glutamique, et présent en grandes quantités dans le cerveau.

L'acide gamma-aminobutyrique (GABA) est un neurotransmetteur contrôlant l'influx nerveux par blocage de la libération d'autres neurotransmetteurs (dopamine, noradrénaline). Certains médicaments (benzodiazépines, antiépileptiques) augmentent son activité.

## Acide glutamique

Acide aminé non essentiel jouant un rôle important dans plusieurs métabolismes.

L'acide glutamique est un neurotransmetteur (substance chimique assurant la transmission de l'influx nerveux) de la moelle épinière et du cerveau, où il peut être transformé en acide gamma-aminobutyrique (GABA), un autre neurotransmetteur. Il intervient également dans la synthèse du glucose, de l'urée, du glutathion et de l'acide folique. Enfin, par captation de l'ammoniac, substance toxique provenant essentiellement de la dégradation des acides aminés, il se transforme en glutamine, non toxique.

## Acide gras

Acide organique, principal constituant des lipides.

Il existe dans la nature plus de 40 acides gras naturels différents. On les distingue essentiellement en fonction de la longueur de leur chaîne carbonée et de leur degré d'insaturation, c'est-à-dire selon l'existence éventuelle d'une ou de plusieurs doubles liaisons entre deux atomes de carbone voisins. Cela conduit à différencier les acides gras saturés (aucune double liaison) des acides gras mono- et poly-insaturés (comprenant respectivement une et plusieurs doubles liaisons). Enfin, les acides gras que l'organisme ne sait pas synthétiser et qui doivent donc obligatoirement être fournis par l'alimentation sont dits essentiels (acides linoléique et α-linolénique) et sont polyinsaturés.

Dans l'organisme, les acides gras constituent avec les glucides une source d'énergie primordiale. Ils proviennent de la dégradation des lipides alimentaires.

Une alimentation équilibrée doit apporter les trois types d'acides gras. Les produits laitiers et la viande sont souvent riches en acides gras saturés, solides à la température ambiante. Les huiles végétales et le poisson sont plutôt riches en acides gras insaturés, liquides à la température ambiante et facilement oxydables : ils rancissent au contact de l'air.

## Acide 5-hydroxy-indol-acétique

Acide dérivé d'une amine, la sérotonine.

La concentration urinaire d'acide 5-hydroxy-indol-acétique augmente dans les tumeurs carcinoïdes qui sécrètent de la sérotonine, dans certains cancers, mais aussi dans d'autres maladies (sprue tropicale non traitée par exemple).

## Acide lactique

Acide organique provenant de la dégradation anaérobie du glucose.

La dégradation anaérobie du glucose, processus chimique normal, s'accroît lorsqu'un apport insuffisant d'oxygène ne permet pas le métabolisme complet du glucose, au cours de l'infarctus du myocarde, du collapsus ou d'un exercice musculaire intense par exemple. On attribue à la production massive d'acide lactique qui s'ensuit alors l'apparition de crampes musculaires.

## Acide nicotinique

L'une des formes de la vitamine PP.

L'autre forme de la vitamine PP est la nicotinamide.

→ VOIR Vitamine PP.

## Acide nucléique

Substance chimique portant, dans chaque cellule, les instructions héréditaires codées qui permettent le développement de l'organisme.

Il existe deux types d'acides nucléiques : l'acide désoxyribonucléique (A.D.N.) et l'acide ribonucléique (A.R.N.). Dans toutes les cellules végétales et animales, c'est l'A.D.N. qui détient les instructions génétiques codées ; l'A.R.N. contribue à leur transfert et à leur traduction pour organiser la synthèse des protéines.

→ VOIR **Acide désoxyribonucléique, Acide ribonucléique, Code génétique.**

## Acide oxalique

Acide organique d'origine endogène (synthétisé à partir d'un acide aminé, la glycine) ou exogène alimentaire (oseille, épinard, rhubarbe, thé, café).

L'acide oxalique fixe le calcium. En milieu acide, urinaire notamment, il peut cristalliser sous forme de calculs provoquant une lithiase urinaire.

Le taux sanguin d'acide oxalique est normalement faible. Les aliments riches en acide oxalique (oseille et rhubarbe surtout) sont susceptibles de le faire augmenter : ils doivent donc être évités en cas d'oxalose (affection héréditaire due à un trouble du métabolisme de la glycine) ou de lithiase urinaire oxalique. Pur, l'acide oxalique est utilisé dans l'industrie, principalement comme antirouille. C'est un toxique violent.

**INTOXICATION**

- **L'intoxication aiguë à l'acide oxalique** se manifeste par des douleurs abdominales et des vomissements. Rapidement, des tremblements et des convulsions apparaissent, précédant une anurie (arrêt de la production d'urine par les reins) qui peut entraîner la mort.
- **L'intoxication chronique à l'acide oxalique** aboutit à des nécroses cutanées en cas de contact ou à une atteinte rénale en cas d'inhalation prolongée.

Le traitement consiste à éliminer rapidement l'acide oxalique en provoquant une diarrhée ou en pratiquant une évacuation gastrique. On doit donner du calcium au malade pour prévenir la baisse de sa calcémie.

## Acide pantothénique

Vitamine hydrosoluble indispensable à la combustion cellulaire des glucides et des lipides. SYN. *vitamine B5.*

→ VOIR Vitamine B5.

## Acide pyruvique

Acide provenant de la dégradation du glucose.

Lors d'un apport d'oxygène en quantités normales, l'acide pyruvique est transformé en acide acétique, puis en acétylcoenzyme A, qui sert notamment à produire de l'énergie. Lors d'un apport insuffisant d'oxygène (infarctus du myocarde, collapsus, exercice musculaire intense), les réactions précédentes se font plus difficilement, et une plus grande partie de l'acide pyruvique est transformée en acide lactique.

## Acide ribonucléique (A.R.N.)

Acide nucléique utilisant l'information héréditaire portée par l'acide désoxyribonucléique (A.D.N.) pour synthétiser les protéines.

La molécule d'A.R.N. a une structure analogue à celle d'un brin d'A.D.N. : elle est constituée par une succession de nucléotides formés eux-mêmes par l'enchaînement d'un acide phosphorique, d'un glucide (le ribose) et d'une base purique (adénine ou guanine) ou pyrimidique (cytosine ou uracile).

Dans le noyau cellulaire, l'information génétique portée par l'A.D.N. est transcrite en A.R.N., puis traduite en une protéine dans le cytoplasme. Ce transfert met en jeu trois variétés d'A.R.N. :

- **L'A.R.N. messager, ou A.R.N.-m,** est synthétisé au contact de l'A.D.N. grâce à une enzyme, l'A.R.N. polymérase. Cette synthèse est telle qu'à chaque base de l'A.D.N. correspond la base complémentaire dans la chaîne d'A.R.N. (à chaque adénine correspond une uracile, à chaque guanine correspond une cytosine, etc.). La molécule d'A.R.N. ainsi constituée est donc la réplique en contretype du message héréditaire porté par l'A.D.N. Elle se sépare alors de ce dernier pour pénétrer dans le cytoplasme (partie de la cellule qui entoure le noyau).
- **L'A.R.N. ribosomique, ou A.R.N.-r,** est le principal constituant des ribosomes, petites structures sphériques du cytoplasme qui permettent le déchiffrage du code génétique inscrit dans l'A.R.N. messager.
- **L'A.R.N. de transfert, ou A.R.N.-t,** a pour rôle le transfert des acides aminés vers les ribosomes fixés sur les A.R.N. messagers, où les chaînes protéiques sont en cours de formation. Il existe une vingtaine de variétés d'A.R.N. de transfert, chacune spécifique d'un acide aminé donné.

## Acide urique

Acide issu de la dégradation des acides nucléiques (A.D.N. et A.R.N.) de l'organisme.

L'acide urique provient surtout de la destruction des bases puriques, constituants des acides nucléiques. Les acides nucléiques du corps en fournissent la plus grande part, mais il peut aussi être produit par la digestion d'aliments riches en acides nucléiques : foie, rognons, ris de veau, et, à moindre degré, poissons et volailles.

L'acide urique contenu dans le sang est filtré par les reins, qui l'éliminent par les urines. Chez le sujet sain, les reins font en sorte que l'uricémie (taux sanguin d'acide urique) se maintienne dans les limites acceptables. Parfois cependant, l'élimination rénale d'acide urique est insuffisante ou sa production est excessive (maladies du sang, maladies enzymatiques héréditaires), provoquant une hyperuricémie (taux anormalement élevé d'acide urique dans le sang). Dans ce cas, l'acide urique tend à précipiter en cristaux, ce qui peut déclencher une crise de goutte, une lithiase urinaire, ou les deux à la fois.

→ VOIR Goutte, Hyperuricémie, Lithiase.

## Acidifiant urinaire

→ VOIR pH urinaire (modificateur du).

## Acidité gastrique

Caractéristique de l'estomac due à la sécrétion, par la muqueuse gastrique, de suc gastrique acide contenant de la pepsine (enzyme dégradant les protéines), de l'acide chlorhydrique (qui tue les bactéries des aliments et favorise l'action de la pepsine) et le facteur intrinsèque (essentiel pour l'absorption de la vitamine B12 dans l'intestin grêle).

La sécrétion gastrique est régulée par des mécanismes nerveux et hormonaux dont les deux agents essentiels sont : les fibres du nerf pneumogastrique, qui agissent surtout sur la sécrétion peptique ; la gastrine, hormone sécrétée par certaines cellules de l'estomac et du duodénum, qui stimule la sécrétion d'acide chlorhydrique.

Les aigreurs ou brûlures d'estomac ne sont souvent qu'une hypersécrétion acide passagère provoquée par certains aliments.

### Examen de la sécrétion gastrique

L'hypersécrétion chlorhydropeptique constitue une des causes fondamentales de l'ulcère duodénal. C'est pourquoi une exploration gastrique fonctionnelle, comprenant l'étude quantitative de la sécrétion acide, peut être réalisée lors des bilans préopératoires et postopératoires chez les personnes atteintes d'ulcère duodénal. Cette exploration permet de décider du geste opératoire le plus adapté et de contrôler son efficacité après coup. Une analyse de la sécrétion gastrique s'effectue également dans les cas où une tumeur sécrétrice de gastrine est suspectée (syndrome de Zollinger-Ellison), ainsi que dans certaines gastrites chroniques.

→ VOIR Estomac.

## Acidobasique (équilibre)

Équilibre entre les quantités de substances acides et basiques de l'organisme.

Dans l'organisme, l'équilibre acidobasique se traduit par la stabilité du pH (mesure de l'acidité ou de l'alcalinité d'une solution, dépendant de sa concentration en ions $H^+$), très voisin à l'état normal de 7,4 dans les liquides physiologiques tels que le sang ou la lymphe. Le métabolisme, en dégradant les glucides et les lipides pour produire de l'énergie, consomme de l'oxygène et produit du gaz carbonique, source d'acidité, ainsi que des acides organiques tels que l'acide lactique et l'acide pyruvique. Le maintien de l'équilibre acidobasique dépend de trois mécanismes : les systèmes tampons, la respiration et la fonction rénale. Plusieurs substances naturelles ont un pouvoir tampon : elles sont capables de fixer ou de libérer des ions $H^+$ dans une solution et de freiner ainsi les variations de son pH lorsqu'on y ajoute un acide ou une base. Quand les systèmes tampons se révèlent insuffisants, deux organes complètent la régulation : le poumon

vibrer un diapason grave placé au contact du milieu du front du patient ;
- l'épreuve de Rinne, qui consiste à faire vibrer un diapason grave et à le placer à quelques centimètres du pavillon de l'oreille, puis au contact de l'os situé juste derrière ce dernier ;
- le test de Bonnier, qui consiste à faire vibrer un diapason grave et à le placer au contact d'un os du poignet ou de la rotule.

Ces tests permettent de définir le type de surdité et donc d'adapter le traitement ou de prescrire une prothèse auditive. Dans tous les cas, l'acoumétrie doit être complétée par un examen audiométrique.

## Acouphène

Perception généralement erronée d'une sensation sonore (bourdonnement, sifflement, grésillement).

Les acouphènes sont un phénomène fréquent : ils affectent près de 15 % de la population adulte. Ils peuvent toucher une oreille ou les deux. Parfois, le patient ne peut préciser le côté atteint et semble percevoir l'acouphène au milieu du crâne.

**CAUSES**

Toute lésion obstructive de l'oreille externe, toute lésion de l'oreille moyenne ou interne est susceptible d'entraîner des acouphènes : bouchon de cérumen, otite moyenne aiguë, otospongiose, presbyacousie (diminution naturelle de l'audition due à l'âge) ou tumeur du nerf auditif. Si le bruit est audible par un sujet extérieur, synchrone au pouls, il peut avoir une origine vasculaire (anévrysme carotidien, lésion jugulaire ou malformation vasculaire plus complexe).

**TRAITEMENT**

Le traitement des acouphènes est difficile car aucune méthode n'a jusqu'ici fait preuve d'une constante efficacité.

## Acquis

Qui n'existe pas à la naissance et survient au cours de l'existence.

■ **Les caractères acquis** sont des caractères qui ne figurent pas dans le patrimoine chromosomique de l'individu et qui apparaissent au cours de sa vie ; ils peuvent être d'ordre morphologique, physiologique ou psychophysiologique. Ils témoignent d'un phénomène d'adaptation à des influences extérieures diverses et se manifestent à tout âge, sous l'action du milieu. Ainsi, les agressions microbiennes stimulent la production d'anticorps spécifiques, base de l'immunité acquise, qui constitue un mécanisme d'adaptation physiologique.

■ **Les maladies acquises** sont des maladies dont les causes ne sont pas génétiques. Cependant, certains individus peuvent avoir une vulnérabilité génétique particulière à une maladie acquise.

## Acrocéphalie

Malformation congénitale du crâne, avec un développement exagéré en hauteur et les côtés aplatis, conférant à la tête un aspect « en pain de sucre ». L'acrocéphalie est une forme de craniosténose (fermeture prématurée des sutures de la voûte crânienne). Cette malformation, qui entraîne parfois un retard mental, s'associe dans certains cas à d'autres malformations, comme une syndactylie (accolement des doigts des mains ou des pieds).

## Acrocyanose

Trouble circulatoire passager responsable d'une cyanose des extrémités du corps (oreilles, mains, pieds).

Assez rare, l'acrocyanose atteint surtout les jeunes filles pendant et après la puberté.

**CAUSE**

Cette affection est causée par un spasme des petits vaisseaux cutanés (capillaires et veinules) entraînant un ralentissement local de la circulation du sang. Ce spasme provient vraisemblablement d'anomalies neuro-glandulaires. En effet, l'acrocyanose s'accompagne parfois de perturbations des règles. L'acrocyanose s'observe quelquefois dans le cadre de la maladie de Raynaud.

**SYMPTÔMES ET ÉVOLUTION**

La cyanose s'accentue avec le froid et l'humidité, qui peuvent même entraîner quelques légères douleurs. Elle s'aggrave également en cas d'émotion. Elle peut déborder les extrémités du corps et atteindre les cuisses ou les avant-bras. Une transpiration et un refroidissement de la peau s'y associent souvent.

L'évolution est habituellement bénigne, l'amélioration survenant spontanément avec le temps. Certaines complications peuvent toutefois s'observer : macération des extrémités (pieds), surinfection cutanée, très rarement gangrène des extrémités.

**TRAITEMENT**

Le traitement le plus efficace consiste à éviter l'exposition au froid. D'autres mesures ont été proposées pour lutter contre l'atonie de ces petits vaisseaux (vitaminothérapie, phytothérapie), mais leur efficacité est très incertaine. En revanche, les soins locaux (désinfection par des antiseptiques) sont utiles en cas de surinfection. Il n'existe pas de mesure préventive.

## Acrodermatite

Dermatose touchant essentiellement la paume des mains et la plante des pieds.

■ **L'acrodermatite continue d'Hallopeau** est une dermatose chronique caractérisée par un semis de lésions pustuleuses touchant l'extrémité d'un ou de plusieurs doigts et pouvant s'étendre à la main. L'acrodermatite évolue par poussées successives pouvant aboutir à une destruction des ongles, voire des os sous-jacents. Elle est parfois associée à un psoriasis, mais peut aussi évoluer de façon totalement autonome. De nombreux traitements existent, tant locaux (corticostéroïdes locaux, goudrons, rétinoïdes, puvathérapie localisée) que généraux (érythromycine, rétinoïdes), mais leurs résultats sont très aléatoires.

■ **L'acrodermatite papuleuse infantile, ou syndrome de Gianotti-Crosti,** est une dermatose d'origine virale qui touche essentiellement les enfants de 2 à 6 ans. Elle se caractérise par une éruption de petites papules rouge rosé de 1 ou 2 millimètres de diamètre, non prurigineuses. Cette acrodermatite apparaît d'abord sur les membres, puis sur le tronc et le visage et dure de 15 à 20 jours. Elle doit faire rechercher une atteinte hépatique avec cytolyse (destruction des cellules hépatiques) qui peut être due à différents virus (hépatite A ou B, virus d'Epstein-Barr, etc.). Il n'y a pas de traitement spécifique de l'acrodermatite papuleuse infantile, sauf un traitement des symptômes ou, si elle a été identifiée, de l'affection sous-jacente. Son pronostic est en général favorable, mais des évolutions chroniques existent.

■ **L'acrodermatite entéropathique de Danbolt et Closs** est une dermatose héréditaire grave de l'enfant due à un défaut d'absorption du zinc. Les symptômes de la maladie apparaissent en général après le sevrage. La peau devient rouge, squameuse, recouverte de pustules au niveau de la bouche, des yeux, des narines, de la région anogénitale, de la plante des pieds et de la paume des mains. À ces signes cutanés s'ajoutent fréquemment des altérations des ongles et des troubles intestinaux. Cette acrodermatite entraîne souvent un retard de croissance et une apathie. Un apport oral de sulfate de zinc assure la guérison.

## Acrodynie

Maladie vasomotrice des extrémités qui s'observe chez l'enfant entre 6 mois et 5 ans.

L'acrodynie est due à une intoxication, le plus souvent médicamenteuse, par le mercure. Les mains et les pieds sont tuméfiés, rouges, douloureux. L'enfant est fatigué, il maigrit, se gratte, transpire beaucoup, souffre de paresthésies (sensations de fourmillement) et de tachycardie. Il n'a pas de fièvre.

Le dosage de l'élimination urinaire de mercure permet de confirmer le diagnostic. La suppression des traitements en cours à base de mercure (vermifuges, gammaglobulines, pommades mercurielles) assure la guérison de l'acrodynie.

## Acrokératose

Dermatose caractérisée par un épaississement de l'épiderme touchant essentiellement les extrémités : paumes des mains et plantes des pieds. SYN. *hyperkératose orthokératosique.*

Trois affections sont décrites sous ce nom.

■ **L'acrokératose paranéoplasique de Bazex** se caractérise, chez l'adulte, par l'existence de plaques rougeâtres, recouvertes de squames jaunâtres et adhérentes, qui saignent si on les arrache. Celles-ci sont distribuées symétriquement sur les extrémités des doigts, des orteils, sur le nez et les oreilles. Une atteinte des ongles (tantôt épaissis, tantôt amincis et friables) est fréquente. L'acrokératose paranéoplasique de Bazex doit faire rechercher un cancer des voies aériennes supérieures (pharynx, larynx, trachée, fosses nasales) ou digestives, dont le traitement et l'évolution déterminent le pronostic.

■ L'acrokératose verruciforme est une maladie génétique touchant deux fois plus souvent les femmes que les hommes. Elle apparaît très précocement, souvent dès la naissance. Les petites papules rosées ou brunâtres, semblables à des verrues planes, qui la caractérisent sont bénignes et réparties symétriquement sur les paumes des mains. N'entraînant ni gêne ni complication, l'acrokératose verruciforme ne nécessite aucun traitement.

■ L'acrokératoélastoïdose est une dermatose très rare caractérisée par de petites papules translucides, kératosiques, situées sur le bord externe des mains, à la face dorsale des doigts et sur les pieds. Une exposition solaire abusive favorise probablement son apparition, car l'examen de la peau au microscope montre une fragmentation du tissu élastique. Aucun traitement n'est habituellement prescrit.

## Acromégalie

Affection caractérisée par des modifications morphologiques hypertrophiques des mains, des pieds et de la tête, associées à des troubles cardiaques.

L'acromégalie est une maladie rare, non congénitale, affectant environ 40 individus sur 1 million, essentiellement des femmes âgées de 30 à 40 ans.

Cette affection est due à une hypersécrétion de l'hormone de croissance (somathormone) par un adénome (tumeur bénigne) de l'antéhypophyse, lobe antérieur de l'hypophyse. Chez le sujet jeune pouvant encore grandir, ce dérèglement hormonal provoque un gigantisme. Chez l'adulte, la croissance osseuse étant terminée, il entraîne une acromégalie.

**SYMPTÔMES ET SIGNES**

L'acromégalie se caractérise par une hypertrophie des viscères (cœur, thyroïde), des mains, des pieds, du crâne et du nez, associée à un épaississement des traits, au décollement des oreilles, à un écartement des dents et à une saillie des arcades sourcilières et de la mâchoire. Cette transformation progressive de l'aspect physique entraîne, outre des problèmes d'ordre psychologique, des déformations de la colonne vertébrale (cyphose, scoliose) et des douleurs articulaires, dues à l'arthrose, notamment dans les hanches.

À ces manifestations s'ajoutent fréquemment une hypertension artérielle et une hyperglycémie. De plus, la croissance de l'adénome peut comprimer les nerfs optiques et, par conséquence, occasionner des troubles de la vue, ou comprimer les parois osseuses de la loge hypophysaire et surtout l'hypophyse elle-même, causant une insuffisance hypophysaire.

**TRAITEMENT ET PRONOSTIC**

Le traitement de l'acromégalie est neurochirurgical, par ablation de l'adénome. Il peut éventuellement être complété par une radiothérapie externe. La prescription de somatostatine ou de substances dopaminergiques permet d'attendre les effets bénéfiques de la radiothérapie. En l'absence de traitement, la dysmorphie (anomalies morphologiques) s'aggrave très progressivement, et l'insuffisance cardiaque conditionne le pronostic.

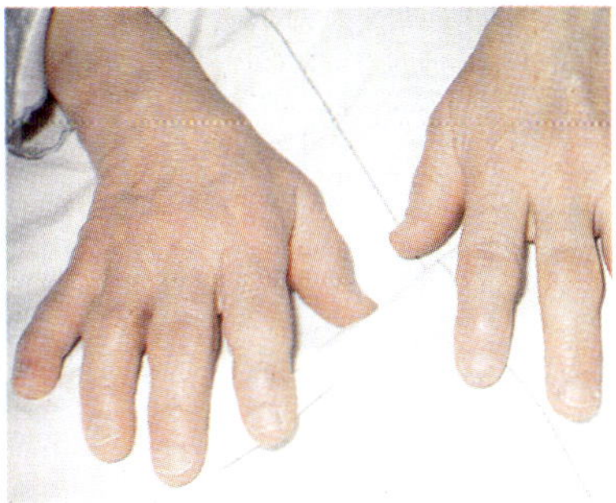

***Acromégalie.*** *Les os et les tissus qui les entourent augmentent de volume au fil des années. Les mains s'épaississent et s'élargissent, et les doigts sont boudinés, mais de longueur normale.*

## Acromion

Saillie osseuse de l'omoplate de forme triangulaire par laquelle elle s'articule avec la clavicule. (P.N.A. *acromion*)

L'articulation acromioclaviculaire peut être le siège d'une luxation (déboîtement).

## Acromioplastie

Amincissement chirurgical de la face inférieure de l'acromion.

L'acromion est le point d'insertion des divers muscles. Le but de l'acromioplastie, opération généralement pratiquée sous arthroscopie, est d'élargir l'espace qui leur est dévolu afin de soulager leur souffrance (en cas de tendinite notamment) et d'éviter leur rupture.

## Acroparesthésie

Sensation d'engourdissement, de picotement ou de fourmillement de l'extrémité des membres.

**SYMPTÔMES ET SIGNES**

Les acroparesthésies des mains, fréquentes chez la femme à la ménopause, peuvent être unilatérales ou bilatérales. Ressenties surtout pendant la nuit, elles disparaissent généralement après le lever. Rarement symptomatiques d'une maladie générale, les acroparesthésies sont plus gênantes que graves. Elles sont le plus souvent la conséquence d'une compression du nerf médian dans le canal carpien.

**TRAITEMENT**

Le traitement est généralement médical, les infiltrations de corticoïdes du canal carpien étant très souvent efficaces. Une intervention chirurgicale de décompression nerveuse dans le canal carpien peut être indiquée.

## Acropathie ulcéromutilante

Syndrome touchant les extrémités des membres (mains et, surtout, pieds), caractérisé par des ulcérations indolores de la peau associées à des mutilations osseuses.

Les acropathies ulcéromutilantes sont des complications de nombreuses neuropathies (affections du système nerveux) périphériques sensitives : amylose familiale, lèpre, polynévrite alcoolique ou diabétique. Elles surviennent également lors de certaines neuropathies héréditaires.

**TRAITEMENT**

Il repose, outre le traitement direct de la cause s'il est possible, sur des mesures préventives : repos, hygiène stricte et soins locaux.

Une antibiothérapie permet d'éviter les complications infectieuses. Des amputations successives peuvent être envisagées en cas de surinfection rebelle.

## Acropustulose infantile

Maladie bénigne, non infectieuse, du nouveau-né et du nourrisson, caractérisée par un semis de petites pustules survenant sur les paumes et les doigts, la plante des pieds et les orteils, plus rarement dans une autre partie du corps.

L'acropustulose infantile touche essentiellement, et sans raison évidente, les nourrissons masculins noirs. Cette maladie est gênante en raison du prurit qu'elle occasionne et de ses récidives incessantes. La maladie résiste aux traitements locaux mais guérit spontanément vers 2 ou 3 ans.

## Acte manqué

Acte par lequel un sujet substitue, malgré lui, à un projet ou à une intention qu'il vise délibérément une action ou une conduite totalement imprévues.

Cette notion a été introduite pour la première fois en 1901 par Sigmund Freud dans son essai *Psychopathologie de la vie quotidienne.*

L'origine de l'acte manqué, par exemple le lapsus, est un désir refoulé qui fait irruption sous la forme d'une tendance perturbatoire allant à l'encontre de l'intention volontaire du sujet. C'est donc paradoxalement un « acte réussi », puisqu'il est l'expression d'un désir inconscient.

## ACTH

→ VOIR Corticotrophine.

## Actinomycose

Maladie infectieuse provoquée par les actinomycètes, bactéries anaérobies.

Les actinomycètes vivent normalement dans la cavité buccale de l'être humain. L'apparition de l'infection est favorisée par une mauvaise hygiène buccodentaire et un état d'immunodépression. L'infection se développe souvent à partir d'un foyer initial (carie dentaire) et se propage dans l'organisme. Les localisations habituelles de l'actinomycose sont la peau, les os, le cerveau, le poumon et la plèvre.

Les formes les plus fréquentes, les actinomycoses cervicofaciales, se caractérisent par une tumeur du maxillaire inférieur évoluant

## ACUPUNCTURE

**Selon la théorie de l'acupuncture, l'énergie circule dans le corps suivant certaines lignes, qui sont appelées méridiens. Il y a 24 méridiens principaux : 12 sur les côtés du corps, 6 devant et 6 derrière. Chaque méridien porte le nom d'une fonction ou d'un organe (sexualité, poumon, rate, etc.), en raison du rapport qu'il entretient avec lui. La stimulation de points précis des méridiens, par piqûre avec des aiguilles, permet de contrôler la circulation de l'énergie dans le corps.**

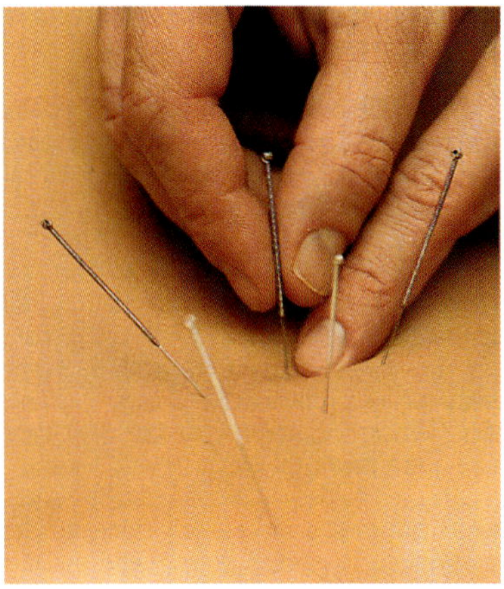

*Cette photographie montre la forme typique des aiguilles en acier inoxydable ou en tungstène, ainsi que leur mode d'insertion.*

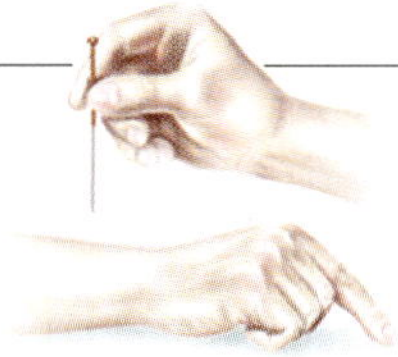

*Aiguille : la longueur et le diamètre varient.*

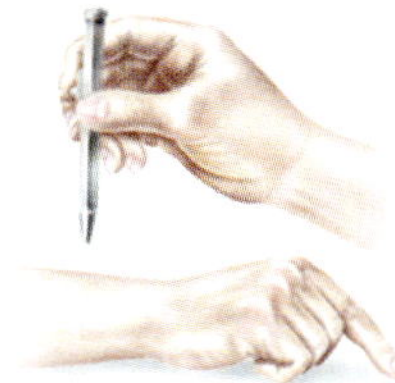

*« Stylo » muni d'un ressort qui sert à expulser l'aiguille.*

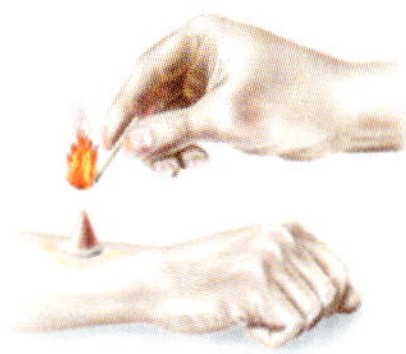

*Chauffage d'un point avec un cône d'armoise.*

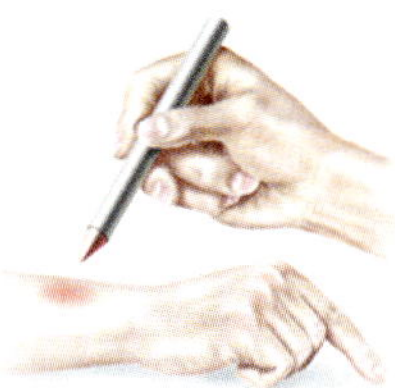

*Chauffage d'un point avec un bâton d'armoise incandescent (technique des « moxas »).*

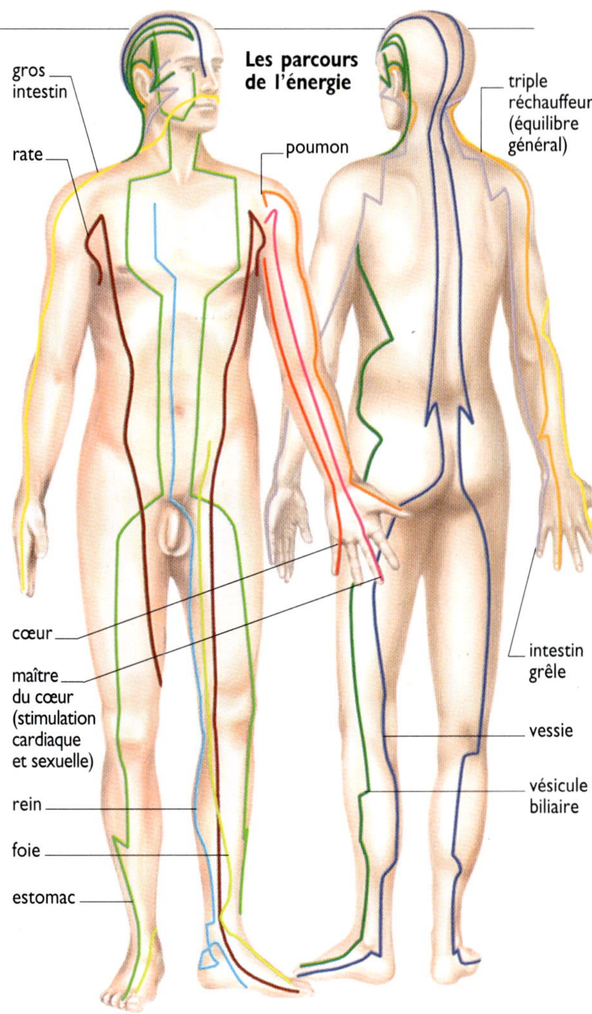


vers la fistulisation avec formation de pus granuleux. Les autres formes fréquentes sont thoraciques (atteintes pleuropulmonaires et costales simulant un cancer bronchique ou une tuberculose avec toux et crachats) et digestives.

L'évolution est généralement favorable grâce à une antibiothérapie prolongée de plusieurs mois (pénicilline). Une intervention chirurgicale est parfois nécessaire pour exciser ou drainer la fistule.

## Acuité visuelle

Grandeur mesurant la capacité de l'œil à discriminer deux points distincts, en fonction de la distance les séparant et de l'éloignement de l'observateur.

Exprimée en dioptrie, l'acuité visuelle se mesure de loin (au-delà de 5 mètres) et de près (à 33 centimètres), par des tests recourant à des objets ou des lettres de taille variable, appelés optotypes.

L'acuité visuelle est égale à l'inverse du pouvoir séparateur de l'œil.

## Acupuncture

Branche de la médecine chinoise traditionnelle consistant à piquer avec des aiguilles en des points précis de la surface du corps d'un patient pour soigner différentes maladies ou provoquer un effet analgésique.

**HISTORIQUE**

Ce sont les Chinois qui découvrirent l'acupuncture entre 4000 et 3000 avant J.-C., élaborant cette technique peut-être à partir de l'observation de rémissions inexplicables chez des blessés par flèches ou des suppliciés par pointes acérées. Sa pratique se répandit en France à partir des années 1930. C'est en effet à cette époque que l'ancien consul de France, Georges Soulié de Morant, après un séjour d'une vingtaine d'années en Chine, en rapporta et traduisit une somme de documents dont un traité complet, *les Grandes Règles de l'acupuncture,* écrit vers 1601 par Yang Ji.

**INDICATIONS**

Si, en Chine, la médecine occidentale est, elle aussi, actuellement très pratiquée, l'acupuncture est également bien développée dans les pays occidentaux, le plus souvent en complément d'autres traitements.

Ses indications appartiennent aux mêmes spécialités que celles de la médecine générale : de la rhumatologie à la pneumologie, en passant par la gynécologie (vomissements de la grossesse, dysménorrhées), la gastroentérologie, l'oto-rhino-laryngologie (sinusites, rhinolaryngites, trachéites chroniques) ou certains troubles du comportement (nervosité, trac, angoisses, énurésie, affections consécutives au stress). Elle est particulièrement indiquée en cas d'inflammation, de spasmes et de douleurs (névralgies, migraines, douleurs fantômes des amputés, myalgies, contractures), sauf en cas de lésion organique importante. Les manifestations allergiques (asthme, rhume des foins) sont également un de ses domaines de prédilection. Enfin, en cas d'entorse ou d'accident musculaire banal (élongation), elle permet d'apporter un soulagement au patient.

Largement utilisée en Chine, l'analgésie acupuncturale, faussement appelée anesthésie par acupuncture, n'est utilisée en Occident qu'en obstétrique (accouchement sans douleur) et en stomatologie (soins dentaires), les essais de remplacement de l'anesthésie par l'acupuncture, au cours de véritables interventions chirurgicales, ne donnant pas de résultats suffisants selon les critères occidentaux.

**PRINCIPE**

Il est démontré que l'acupuncture libère dans le système nerveux central des endorphines (hormones ayant des effets analgésiques). De plus, l'introduction des aiguilles, en stimulant les nerfs périphériques, distrairait l'attention de la douleur originelle.

Selon la médecine traditionnelle chinoise, le ki (influx vital) circule dans le corps le long de 24 méridiens, ou lignes de cheminement, en liaison les uns avec les autres. Le long de chaque méridien se trouvent les points clefs. Ils se divisent en 5 catégories :
- les points de tonification, dont le rôle est de stimuler une fonction organique déficiente ;
- les points de dispersion, dont le rôle est de calmer une fonction organique malade par excès (hyperfonctionnement, hypersécrétion, etc.) ;

- les points sources qui régulent ;
- les points d'alarme, ou points hérault, spontanément douloureux lorsque le méridien sur lequel ils se trouvent est perturbé ;
- les points de passage, par où s'écoule l'énergie vitale lorsqu'elle est en excès dans un organe.

C'est en insérant des aiguilles en ces points précis (787 au total) que l'acupuncteur traite le patient. En fonction de la maladie, il détermine la température de l'aiguille, l'angle d'introduction, le mouvement de bascule ou de vibration au moment de l'insertion de l'aiguille, la rapidité de l'introduction et du retrait ainsi que la durée de la pose. Certains acupuncteurs font même passer un léger courant électrique pour stimuler le déblocage du méridien.

**TECHNIQUES**

Indépendamment de l'affection en cause, on peut utiliser deux procédures différentes, l'acupuncture répertoriale et l'acupuncture énergétique.

■ **L'acupuncture répertoriale** prédéfinit, pour chaque affection, un certain nombre de points à stimuler ou à disperser.

■ **L'acupuncture énergétique** est fondée sur l'étude des pouls. À chaque poignet existent six pouls radiaux : chacun donne des indications sur l'état d'une région particulière du corps, permettant ainsi de connaître les points à tonifier ou à disperser. Un interrogatoire précis recherchant les circonstances d'apparition des troubles, les influences des cycles horaires ou saisonniers, les circonstances individuelles de chaque cas permet également d'évaluer le nombre et la répartition des aiguilles à implanter.

Le malade doit être allongé sur le dos ou sur le ventre. La pénétration des aiguilles est peu douloureuse sur l'ensemble du corps, plus désagréable aux extrémités. Il n'y a, en général, pas lieu d'excéder de 15 à 20 aiguilles à chaque séance. La profondeur d'implantation ne dépasse pas 3 ou 4 millimètres.

Les séances durent de 15 à 30 minutes. Elles sont généralement prescrites par séries de 5 à 10, à raison d'une séance par jour ou tous les deux jours.

Les aiguilles, en tungstène ou en acier inoxydable, sont toutes stérilisées ou à usage unique, jetables. Les aiguilles d'or (stimulantes) et d'argent (dispersantes) ont disparu, mais la pratique des « moxas », bâtons d'armoise dont l'extrémité est chauffée jusqu'à l'incandescence, est encore utilisée parfois.

**EFFETS INDÉSIRABLES**

Le risque le plus grave de l'acupuncture serait la transmission d'infections, particulièrement du sida et de l'hépatite virale, s'il n'était prévenu par la stérilisation des instruments selon des normes rigoureuses, ou, mieux, par l'emploi d'aiguilles à usage unique. Des blessures ont été décrites ; c'est une des raisons de l'interdiction d'exercice aux non-médecins dans certains pays comme la France. Par ailleurs, l'acupuncture pratiquée sans discernement pourrait faire perdre le bénéfice d'un traitement moderne plus efficace.

## Acyclique

1. Se dit d'une maladie qui ne présente pas de cycle mais dont l'évolution est régulière et prévisible.
2. Se dit d'un composé organique dont la formule développée figure une chaîne ouverte, et non un cycle (une chaîne fermée), comme celle des composés cycliques.

## Adam (pomme d')

Saillie formée par le cartilage thyroïde du larynx située dans la partie médiane du cou. (P.N.A. *prominentia laryngea*)

La pomme d'Adam protège le larynx. Elle est toujours plus proéminente chez l'homme que chez la femme.

## Adamantinome

Tumeur récidivante des maxillaires, généralement bénigne. SYN. *améloblastome, amélome.*

Localisé surtout dans la région des molaires et dans la branche montante du maxillaire inférieur, l'adamantinome détruit le tissu osseux et la gencive, mais n'entraîne pas de métastase. C'est l'ablation chirurgicale qui protège le mieux le malade des récidives.

Certaines tumeurs osseuses siégeant dans le tibia ont une structure microscopique identique ; bien que sans rapport avec les tissus dentaires, elles sont appelées adamantinomes du tibia.

## Adams-Stokes (syndrome d')

Accident neurologique dû à une brusque diminution de l'irrigation cérébrale.

Le syndrome d'Adams-Stokes atteint plutôt les hommes âgés de plus de 50 ans. Il a pour origine un ralentissement extrême du rythme cardiaque, par bradycardie ou bloc auriculoventriculaire, responsable d'un arrêt cardiocirculatoire transitoire.

**SYMPTÔMES ET SIGNES**

La syncope spontanée, non liée à l'effort, est caractéristique du syndrome. Le sujet perd brutalement connaissance : il est pâle, inerte, mais respire toujours malgré le ralentissement ou la disparition de son pouls. Il reprend souvent conscience de lui-même après quelques dizaines de secondes. Toutefois, en cas de syncope prolongée, un arrêt respiratoire, des mouvements convulsifs ou une perte des urines sont possibles. Pour éviter l'apparition de lésions cérébrales, il faut alors réanimer le malade en urgence.

D'autres signes neurologiques peuvent avoir une signification équivalente à la syncope : impression de brouillard, de voile devant les yeux, sensation de vertige, de perte de connaissance imminente.

Ces accidents se répètent à intervalles variables, rendant un traitement indispensable.

**DIAGNOSTIC ET TRAITEMENT**

La confirmation de ce trouble de la conduction est obtenue par enregistrement de l'activité du faisceau de His (qui assure la conduction de l'influx électrique excitateur jusqu'aux ventricules), par sonde intracardiaque.

Afin d'éviter les syncopes, dont les conséquences peuvent être graves, les malades bénéficient de l'implantation d'un stimulateur cardiaque (pacemaker), qui déclenche les contractions cardiaques en cas d'arrêt de celles-ci.

## Adaptation visuelle

Capacité de l'œil à s'adapter aux différents niveaux de luminance (énergie d'une source lumineuse en fonction de son spectre rapporté à sa surface). La vision dans l'obscurité est possible grâce à deux facteurs. D'une part, la pupille se dilate, laissant pénétrer une plus grande quantité de lumière dans l'œil. D'autre part, le pourpre rétinien, encore appelé érythropsine ou rhodopsine, pigment rouge contenu dans les cellules à bâtonnets de la rétine, intervient dans la vision crépusculaire. L'adaptation à l'obscurité nécessite de 20 à 30 minutes environ. La rétine est alors capable de détecter les luminances de plus en plus faibles.

## Addis-Hamburger (compte d')

→ VOIR **Débit minute des hématies et des leucocytes (mesure du).**

## Addison (maladie d')

Maladie rare due à une atteinte des glandes corticosurrénales conduisant à un déficit total en aldostérone et en cortisol. SYN. *Insuffisance surrénalienne lente.*

Cette maladie fut décrite en 1855 par un médecin anglais, Thomas Addison, comme l'association d'une anémie, d'une langueur et d'une pigmentation anormale de la peau par atteinte des glandes surrénales.

**CAUSES**

Autrefois, la maladie était due surtout à la tuberculose. Aujourd'hui, la cause la plus fréquente est la rétraction corticale (involution des corticosurrénales). Celle-ci, qui atteint les deux surrénales, peut survenir isolément, dans le cadre d'un syndrome polyendocrinien auto-immun (les anticorps produits par le système immunitaire attaquant les glandes surrénales) associant thyroïdite lymphocytaire chronique, insuffi-

POMME D'ADAM

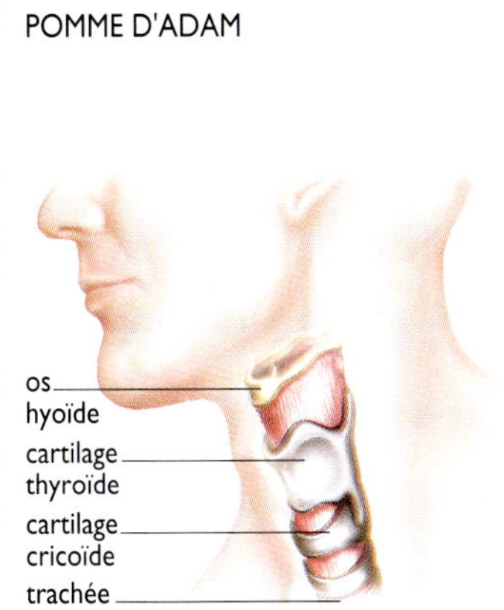

**PRINCIPAUX ADDITIFS ALIMENTAIRES AUTORISÉS DANS L'ALIMENTATION**

| *Code* | *Nom usuel* | *Utilisation* |
|---|---|---|
| Colorants : de E 100 à E 199 | | |
| E 100<br>E 101 | Curcumine<br>Lactoflavine *(1)* | Jaune naturel pour beurre, fromages, pâtisseries, confiseries, biscuiterie |
| E 102 | Tartrazine *(3)* | Jaune synthétique pour pâtisseries, confiseries, poissons séchés et salés |
| E 120 | Cochenille | Rouge naturel pour cidres, apéritifs, fruits confits |
| E 122 | Azorubine *(1)* | Rouge synthétique pour confiseries, crèmes glacées |
| E 124 | Rouge cochenille A *(1)* | Rouge synthétique pour pâtisseries, poissons séchés et salés |
| E 127 | Érythrosine | Rouge synthétique pour fruits |
| E 131 | Bleu patenté V *(1)* | Bleu synthétique pour confiseries |
| E 132 | Indigotine | Bleu synthétique pour potages, pâtisseries, confiseries, biscuiterie |
| E 140, E 141 | Chlorophylle et dérivés *(1)* | Vert naturel pour légumes verts |
| E 150 | Caramel | Brun pour vins, eaux-de-vie, bières, cidres, confiseries |
| E 151 | Noir brillant | Noir synthétique pour confiseries |
| E 153 | Charbon végétal | Noir pour pâtisseries, confiseries, condiments |
| E 160 | Caroténoïdes | Colorants naturels de nuances diverses<br>pour produits de charcuterie, pâtisseries, confiseries |
| E 161<br>E 162<br>E 163 | Xanthophylles<br>Rouge de betterave<br>Anthocyanes | Colorants naturels de nuances diverses<br>pour confitures, confiseries, pâtisseries |
| E 170<br>E 171<br>E 173<br>E 174<br>E 175 | Carbonate de calcium<br>Bioxyde de titane<br>Aluminium<br>Argent<br>Or *(1)* | Colorants de surface pour décoration externe de pâtisseries |
| Conservateurs : de E 200 à E 299 | | |
| E 200, E 201<br>E 202, E 203 | Acide sorbique et sels | Conservateurs |
| E 220 à E 226 | Anhydride sulfureux et sels | Cidres, vins, bières, jus de fruits |
| E 230<br>E 233 | Diphényle *(1, 4)*<br>Thiabendazole *(2, 4)* | Conservateurs de surface des agrumes |
| E 250<br>E 251<br>E 252 | Nitrite de sodium<br>Nitrate de sodium<br>Nitrate de potassium | Charcuterie |
| E 260, E 261, E 262, E 263 | Acide acétique et sels | Vinaigre, condiments |
| E 280, E 281, E 282 | Acide propionique et sels | Pain industriel emballé |
| E 290 | Anhydride carbonique | Boissons gazeuses |

sance ovarienne, diabète insulinodépendant, ou être liée à un déficit enzymatique du métabolisme des acides gras à longue chaîne.

**SYMPTÔMES ET SIGNES**

Ils s'installent très progressivement : fatigue physique et psychique, ressentie surtout le soir, pigmentation brunâtre de la peau des plis de flexion, des zones de frottement et des muqueuses, hypotension artérielle, anorexie, tendance à l'hypoglycémie et goût prononcé pour le sel.

**DIAGNOSTIC**

Il repose sur l'absence d'augmentation du taux de cortisol et d'aldostérone une heure après injection de corticotrophine (ACTH), et sur l'élévation spontanée du taux d'ACTH. Il comporte une recherche d'anticorps antisurrénaliens, un bilan endocrinien (thyroïde, parathyroïde, ovaires) et général (recherche d'une maladie de Biermer, d'un vitiligo) et un scanner de la région surrénalienne.

**ÉVOLUTION**

Une insuffisance surrénale aiguë peut être déclenchée par une agression infectieuse, psychique ou traumatique, ou par une intervention chirurgicale. Elle est marquée par une déshydratation, des troubles digestifs (douleurs abdominales, vomissements et diarrhée). Elle nécessite un traitement en urgence.

**TRAITEMENT**

Un traitement d'entretien par voie orale est prescrit à vie : hydrocortisone, 9-alpha-fluodrocortisone et régime normalement salé. Il doit être augmenté transitoirement en cas d'agression ou d'intervention chirurgicale, afin de prévenir une insuffisance surrénale aiguë.

## Additif alimentaire

Substance naturelle ou chimique ajoutée dans les aliments dans un dessein scientifique ou technique précis.

La réglementation sur les additifs alimentaires est très stricte dans de nombreux pays, en France notamment où a été adoptée une politique de liste positive : ne sont autorisés que les produits y figurant explicitement et pour un usage précis. Cette conception a été reprise par les instances de la Communauté économique européenne, dont les directives jouent un rôle décisif dans ce domaine, où s'affrontent conceptions scientifiques, arguments passionnels et intérêts financiers. Les additifs sont devenus inévitables dans les préparations alimentaires modernes.

**DIFFÉRENTS TYPES D'ADDITIFS ALIMENTAIRES**

Il existe 4 grandes familles d'additifs alimentaires, codés de E 100 à E 500 (E signifiant

| SUITE | | |
|---|---|---|
| *Code* | *Nom usuel* | *Utilisation* |
| Antioxydants : de E 300 à E 399 | | |
| E 300 à E 302 | Acide L-ascorbique et sels | Conserves, boissons gazeuses, emploi général |
| E 303<br>E 304<br>E 306 à E 309<br>E 311, E 312<br>E 320, E 321 | Acide diacétyl L-ascorbique<br>Acide palmityl L-ascorbique<br>Tocophérols<br>Gallates<br>Butylhydroxyanisol (B.H.A.)<br>Butylhydroxytoluène (B.H.T.) | Produits gras |
| E 325<br>E 326<br>E 327<br>E 330 à E 333<br>E 334 à E 337<br>E 338 | Lactate de sodium<br>Lactate de potassium<br>Lactate de calcium<br>Acide citrique et sels<br>Acide tartrique et sels<br>Acide phosphorique | Confiseries, fromages fondus<br>Confiseries, fromages fondus<br>Confiseries, fromages fondus, flans et entremets<br>Boissons gazeuses |
| E 339 à E 341 | Sels d'acide phosphorique | Fromages fondus |
| Agents de texture (émulsifiants, épaississants) : de E 400 à E 499 | | |
| E 400 à E 405<br>E 406<br>E 407<br>E 412 à E 414<br>E 415 | Acide alginique et sels<br>Agar-agar<br>Carraghénates<br>Gomme<br>Gomme xanthane | Crèmes glacées, pâtisseries |
| E 420<br>E 440 | Sorbitol<br>Pectine | Aliments de régime pauvres en glucides |
| E 450 | Polyphosphates de sodium et de potassium | Salaisons et fromages fondus |
| E 460 à E 466<br>E 471<br><br>E 472<br><br><br>E 473<br>E 474 | Cellulose et dérivés<br>Mono- et diglycérides d'acides gras<br>Esters acétique, lactique<br>Esters citrique, tartrique, de mono- et diglycérides<br>Sucroesters<br>Sucroglycérides | Produits diététiques, alimentation du bétail<br>Corps gras |
| E 480 | Esters stérols de l'acide lactique et stéarique *(3)* | Pâtisseries, chocolat |

*(1) Substance interdite au Canada.*
*(2) Substance classifiée au Canada comme produit chimique agricole et non comme additif alimentaire.*
*(3) Substance interdite en Suisse.*
*(4) Substance classifiée en Suisse comme produit chimique agricole et non comme additif alimentaire.*

*Source :* Cahiers de nutrition et de diététique *(R. Derache).*

Europe). Les arômes, naturels ou artificiels, ne sont pas considérés comme des additifs et doivent figurer en toutes lettres sur l'étiquette.

■ Les colorants (de E 100 à E 199) servent à donner un aspect plus présentable et attirant à l'aliment.

■ Les conservateurs (de E 200 à E 299), également appelés agents de conservation, empêchent les fermentations, les putréfactions, le développement des bactéries, des moisissures et des levures.

■ Les antioxydants (de E 300 à E 399) s'opposent aux phénomènes d'oxydation qui pourraient altérer les aliments (rancissement des graisses par exemple).

■ Les agents de texture (de E 400 à E 499) sont les gélifiants, les émulsifiants, les stabilisateurs et les épaississants. On les ajoute aux aliments pour améliorer et stabiliser leur consistance.

## Adduction

Mouvement qui consiste à rapprocher un membre ou un segment de membre de l'axe du corps.

Les muscles provoquant une adduction sont dits adducteurs. Certains sont même désignés par ce terme, par exemple le muscle grand adducteur de la cuisse.

Les mouvements d'adduction sont surtout importants en ce qui concerne le pouce et les articulations de l'épaule et de la hanche. Une sollicitation brutale et répétée de ces articulations peut engendrer une tendinite.

## Adénectomie

Ablation, sous anesthésie locale ou générale, d'une glande ou d'un ganglion lymphatique hypertrophié.

## Adénine

Base purique constitutive des acides nucléiques (A.D.N., A.R.N.). SYN. *6-aminopurine.*

L'adénine, venant des aliments ou de la dégradation des acides nucléiques, est essentiellement réutilisée pour synthétiser de nouveaux acides nucléiques.

Associée à un glucide, le ribose, l'adénine forme l'adénosine, laquelle compose des nucléotides en se combinant à son tour à 1, 2 ou 3 acides phosphoriques. L'un d'eux, l'adénosine triphosphate (A.T.P.), joue un rôle primordial dans les transports d'énergie ; la cellule le synthétise tout en lui transférant l'énergie fournie par les nutriments et l'utilise ensuite selon ses besoins.

## Adénite

Inflammation d'un ganglion lymphatique. SYN. *lymphadénite.*

Une adénite est le plus souvent d'origine infectieuse : elle peut être virale (mononucléose infectieuse), parasitaire (toxoplasmose), bactérienne, à germe pyogène (générateur de pus : adénite suppurée avec l'apparition d'adénophlegmons) ou non pyogène, tel le bacille de Koch (adénite tuberculeuse). Les localisations habituelles de l'adénite sont le cou, l'aisselle, l'aine, mais certaines sont plus profondes, médiastinales ou abdominales, et peuvent comprimer les organes du voisinage.

**SYMPTÔMES**

Une adénite n'entraîne souvent aucun symptôme. En superficie, le ganglion paraît, dans certains cas, hypertrophié et douloureux. Elle se manifeste parfois par des douleurs abdominales et de la fièvre. Ainsi, la forme la plus caractéristique, l'adénite mésentérique aiguë, fréquemment d'origine virale, se rencontre chez l'enfant, chez qui elle simule une crise d'appendicite.

**ÉVOLUTION**

L'évolution est aiguë ou chronique. Les adénites suppurées et tuberculeuses sont susceptibles, faute d'un traitement approprié, de s'ouvrir à la peau ou dans un organe creux : elles se fistulisent. La fistulisation de l'adénite tuberculeuse du cou causait les classiques « écrouelles », cicatrices irrégulières et disgracieuses.

**TRAITEMENT**

Le traitement repose sur l'administration d'analgésiques, pour calmer les douleurs, d'antipyrétiques pour faire descendre la fièvre et d'antibiotiques lorsque l'infection est bactérienne.

## Adénocarcinome

→ VOIR Carcinome.

## Adénofibrome

Tumeur bénigne qui se développe sur une glande et est constituée d'une prolifération d'éléments glandulaires (adénome) et de tissu conjonctif fibreux (fibrome). SYN. *fibroadénome.*

L'une des principales localisations de l'adénofibrome est le sein.

### Adénofibrome du sein

Il se caractérise par l'apparition dans la glande mammaire d'un nodule, le plus souvent chez la femme jeune. Il s'agit d'une tumeur limitée, unique, ronde, blanchâtre, de consistance caoutchouteuse, indolore et mobile sous la peau à la palpation. Cette tumeur bénigne est la plus fréquente des tumeurs solides du sein.

L'adénofibrome est quelquefois nommé adénome (prédominance d'éléments glandulaires) ou fibroadénome (prédominance d'éléments fibreux). Il évolue parfois très rapidement, créant alors une lésion nodulaire importante. L'adénofibrome ne dégénère pas, mais peut récidiver.

La découverte, le plus souvent fortuite, d'un adénofibrome justifie néanmoins un bilan complet clinique, radiographique (mammographie, échographie) et cytologique pour avoir la confirmation de son caractère bénin. Dans certains cas, une simple surveillance et un traitement hormonal sont proposés, mais seule l'ablation chirurgicale permettra un examen anatomo-pathologique qui confirmera la bénignité.

## Adénogramme

Examen cytologique (étude des cellules) et bactériologique (recherche de germes) des ganglions superficiels.

Un adénogramme est prescrit pour préciser l'origine infectieuse, hématologique ou tumorale d'une adénopathie. Un adénogramme normal comprend 95 % de lymphocytes (globules blancs intervenant dans l'immunité cellulaire) et 5 % de lymphoblastes (lymphocytes d'aspect plus jeune) et de plasmocytes (cellules qui produisent les anticorps). Des variations dans ces pourcentages ou la présence d'autres cellules, de nécrose ou de germes orientent vers un diagnostic ou vers le choix d'autres examens complémentaires.

L'adénogramme s'effectue à partir du prélèvement par ponction du tissu ganglionnaire, pratiqué à l'aide d'une aiguille fine, éventuellement sous échographie. Il est pratiquement indolore. Le produit de la ponction est ensuite étalé sur une lame (frottis) et examiné. L'adénogramme peut permettre d'éviter la biopsie ou d'orienter les investigations.

## Adénoïde

Qui ressemble à un ganglion.

## Adénoïdes (végétations)

Hypertrophie d'une nappe de tissu lymphoïde de la muqueuse du rhinopharynx (amygdales pharyngées de Luschka), survenant chez l'enfant.

Elle s'accompagne le plus souvent d'une infection de ce tissu lymphoïde.

**SYMPTÔMES ET SIGNES**

■ **L'hypertrophie des végétations adénoïdes** empêche l'enfant de respirer normalement par le nez. La nuit, il ronfle, a des insomnies, des terreurs nocturnes, voire une énurésie. Sa prononciation est défectueuse, sa voix, nasonnée (caractérisée par une résonance nasale excessive ou insuffisante). Chez le nourrisson, cette gêne peut empêcher la tétée.

■ **L'infection des végétations adénoïdes, ou adénoïdite, peut prendre deux formes :**
- l'adénoïdite aiguë, avec obstruction nasale, fièvre, et souvent otite aiguë ;
- l'adénoïdite chronique, responsable de rhumes fréquents, de troubles auriculaires (otites simples ou suppurées), de poussées de laryngite, de trachéites et de bronchites à répétition, de troubles de l'état général (anorexie, fatigue, amaigrissement, fièvre inexpliquée), digestifs (provoqués par la déglutition de mucosités) ou de troubles du développement de la cage thoracique.

**DIAGNOSTIC**

L'examen du rhinopharynx permet d'affirmer la présence des végétations adénoïdes et leur caractère infecté ou non.

**TRAITEMENT**

Les végétations adénoïdes peuvent être opérées (adénoïdectomie) sous anesthésie générale quel que soit l'âge, mais en dehors des crises d'adénoïdite aiguë.

## Adénoïdectomie

Ablation chirurgicale des végétations adénoïdes (hypertrophie des amygdales pharyngées de Luschka).

L'adénoïdectomie, couramment appelée opération des végétations, est pratiquée chez un enfant sujet à des otites aiguës à répétition ou présentant une importante surdité de transmission (due à une atteinte de l'oreille moyenne). Sous anesthésie générale de courte durée, une curette est placée contre la paroi postérieure du pharynx afin de racler les végétations situées dans le nasopharynx. L'opération ne nécessite pas d'hospitalisation et l'enfant peut recommencer à s'alimenter normalement dès le lendemain.

## Adénomatose pluri-endocrinienne

Formation d'adénomes (tumeurs bénignes) sur deux ou plusieurs glandes endocrines.

Il existe trois formes d'adénomatose, en fonction des glandes atteintes :
- les glandes parathyroïdes, l'hypophyse, le pancréas endocrine et les glandes corticosurrénales sont le siège des adénomatoses de type I ;
- la glande thyroïde, les glandes parathyroïdes et les glandes médullosurrénales sont le siège des adénomatoses de type IIa ;
- les adénomatoses de type IIb, localisées sur les mêmes glandes que celles des adénomatoses de type IIa, se caractérisent par un aspect longiligne des sujets atteints et la présence de ganglioneuromes (fibres nerveuses des ganglions) muqueux.

Les adénomatoses sont des affections très rares dont la transmission peut être héréditaire.

**SYMPTÔMES ET ÉVOLUTION**

Ces tumeurs peuvent ne s'accompagner d'aucun symptôme et être découvertes lors du bilan d'une hypercalcémie ou du dépistage d'une famille atteinte. Toutefois, elles grossissent localement et sécrètent des hormones à des taux élevés.

L'adénome parathyroïdien entraîne alors une hyperparathyroïdie (hypersécrétion de la glande parathyroïde). L'adénome pancréatique provoque un syndrome de Zollinger-Ellison. Plus rares, l'adénome corticosurrénalien peut causer un syndrome de Cushing et l'adénome hypophysaire peut entraîner des troubles de la vision. L'adénome thyroïdien est une prolifération des cellules C de la thyroïde, qui devient souvent cancéreuse. L'adénome médullosurrénalien se transforme en phéochromocytome (tumeur bénigne, responsable d'une hypertension artérielle).

**TRAITEMENT**

Il consiste en l'ablation des tumeurs.

## Adénome

Tumeur bénigne qui se développe sur une glande et qui reproduit sa structure.

Un adénome peut atteindre la plupart des organes (rein, sein, prostate, foie, pancréas), ainsi que les glandes endocrines et certaines muqueuses (côlon, muqueuse utérine).

#### Adénomes digestifs

Ces tumeurs bénignes touchent un organe de l'appareil digestif.

Les adénomes digestifs peuvent se développer dans l'estomac, l'intestin grêle, le côlon, le rectum, les voies biliaires, le foie, le pancréas. Parmi les adénomes digestifs, celui du côlon et celui du foie sont les plus fréquents.

■ **L'adénome du côlon** est une tumeur bénigne qui touche de 5 à 10 % des personnes de plus de 50 ans. Son apparition est soumise à des facteurs génétiques et à des influences du régime alimentaire (pauvre en fibres).

Certains adénomes peuvent se transformer en cancers (adénocarcinomes). Ce risque est d'autant plus grand que l'adénome est volumineux (supérieur à 1 cm) et que les tissus présentent des signes de dysplasie sévère.

La coloscopie (endoscopie du côlon) permet le dépistage et la destruction des adénomes coliques. Toutefois, le risque de récidive impose une surveillance régulière. La présence d'adénomes en très grand nombre est, par ailleurs, révélatrice d'une maladie familiale, la polypose rectocolique, dont le gène responsable a été identifié.

■ **L'adénome hépatique** est une tumeur bénigne du foie, plus fréquente chez la femme. Son développement et la survenue de complications sont favorisés par la prise de contraceptifs oraux. Généralement asymptomatiques, ces tumeurs entraînent rarement des douleurs et exceptionnellement des hémorragies intrapéritonéales. Dans de rares cas, l'adénome hépatique peut se transformer en carcinome hépatocellulaire.

#### Adénomes endocriniens

Ces tumeurs bénignes se développent sur une glande endocrine.

Les adénomes endocriniens peuvent sécréter une hormone (adénomes sécrétants) ou ne pas en sécréter (adénomes non sécrétants).

■ **Les adénomes sécrétants** sont des tumeurs bénignes dont les plus fréquentes sont : les adénomes parathyroïdiens, qui entraînent une élévation de la sécrétion de parathormone avec hypercalcémie ; les adénomes thyroïdiens, qui entraînent une hyperthyroïdie ; les adénomes hypophysaires. Ceux-ci peuvent causer, selon leur localisation et leur nature, une stérilité féminine réversible ou une acromégalie (développement anormal des extrémités). Les adénomes des glandes corticosurrénales peuvent sécréter un excès de cortisol (syndrome de Cushing), d'aldostérone (syndrome de Conn) ou d'androgènes. Il existe aussi des adénomes sécrétants pancréatiques.

■ **Les adénomes non sécrétants** sont fréquents sur la thyroïde, sur l'hypophyse et, dans une moindre mesure, sur les glandes

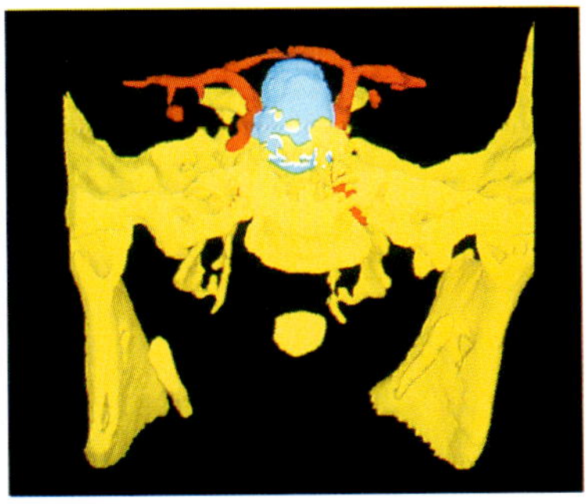

***Adénome de l'hypophyse.*** *Au scanner, il apparaît bleu ; les artères, rouges, les os, jaunes.*

corticosurrénales. À l'examen, les glandes apparaissent plus grosses ; cette augmentation de volume peut entraîner des désordres fonctionnels par compression des organes proches.

#### Diagnostic

L'examen clinique et/ou l'imagerie médicale permettent d'identifier l'adénome. Seule l'histologie (biopsie) permet d'affirmer le diagnostic.

#### Évolution et traitement

L'évolution est variable selon les localisations. Les adénomes des glandes endocrines peuvent demeurer asymptomatiques et sans danger ; les adénomes sécrétants peuvent nécessiter une ablation ; les adénomes digestifs ont pour seul risque la transformation en adénocarcinome. Des schémas de surveillance et de traitement rigoureux leur sont appliqués.

## Adénome pléiomorphe

Tumeur bénigne des glandes salivaires (en particulier de la parotide) due à une prolifération du tissu glandulaire.

L'adénome pléiomorphe peut évoluer lentement ou, au contraire, grossir très rapidement et comprimer les organes avoisinants. Le traitement est la parotidectomie (ablation chirurgicale de la parotide).

## Adénomectomie

Ablation d'un adénome (tumeur bénigne se développant sur une glande).

Une adénomectomie se pratique sur les glandes endocrines (hypophyse, thyroïde, parathyroïdes, surrénales), la glande mammaire, le pancréas, le foie et les glandes salivaires. La plus fréquente est celle de la prostate, qui nécessite l'ouverture de la vessie - elle tend à être remplacée par une ablation sous endoscopie à travers le canal urétral.

L'adénomectomie, d'ordinaire limitée à l'adénome, peut même être étendue, par nécessité ou sécurité, au tissu sain avoisinant la tumeur : on parle alors d'adénomectomie élargie. Ce dernier type d'intervention concerne plus particulièrement les adénomes thyroïdiens et hépatiques.

→ VOIR Prostate (adénome de la).

## Adénomyome

Tumeur bénigne qui se développe dans un tissu contenant des glandes et des fibres musculaires lisses et qui se caractérise par une augmentation du nombre et du volume de ces éléments.

Un adénomyome se développe dans la vésicule biliaire et surtout dans la prostate, où il entraîne une gêne à la miction pouvant conduire à la rétention complète de l'urine, favorisant les infections urinaires. Le traitement consiste en l'ablation de la tumeur.

## Adénopathie

Affection des ganglions lymphatiques, d'origine inflammatoire, infectieuse ou tumorale.

Une adénopathie se caractérise par une adénomégalie (augmentation de volume des ganglions).

Les adénopathies superficielles (nuque, cou, aisselle, aine) sont accessibles à l'examen clinique. Inflammatoires ou infectieuses, elles sont relativement molles, sensibles et recouvertes d'une peau rouge et chaude ; tumorales, elles sont dures, sans augmentation de la chaleur locale et roulant sous le doigt.

Les adénopathies profondes (thorax, abdomen) sont détectées lors d'examens radiologiques (radiographie du thorax, échographie, scanner, imagerie par résonance magnétique ou tomographie par émission de positons). Les adénopathies profondes sont abdominales ou médiastinales et peuvent se manifester par des signes de compression d'organes voisins.

#### Adénopathie inflammatoire ou infectieuse

Il s'agit d'une affection des ganglions lymphatiques, d'origine inflammatoire ou infectieuse. Une lésion infectée entraîne souvent une augmentation de volume d'un ou de plusieurs ganglions du territoire lymphatique correspondant (adénopathie du creux axillaire pour une plaie d'un doigt). Par ailleurs, de nombreuses maladies infectieuses (mononucléose infectieuse, rubéole, toxoplasmose, tuberculose, etc.) provoquent l'hypertrophie des ganglions, pouvant atteindre tous les territoires ganglionnaires.

#### Adénopathie tumorale

Il s'agit d'une affection des ganglions lymphatiques, d'origine tumorale. Certaines tumeurs comme les cancers peuvent entraîner une adénopathie dans la zone de drainage de l'organe atteint (métastases ganglionnaires à l'aisselle en cas de cancer du sein, par exemple). Il existe également des maladies ganglionnaires primitives (lymphomes), regroupant la maladie de Hodgkin et les lymphomes non hodgkiniens. Ceux-ci peuvent être diffus ou ne toucher qu'un petit nombre de ganglions, voire un seul. Pour reconnaître la nature tumorale d'une adénopathie, il est nécessaire de faire un adénogramme (ponction) ou une biopsie-exérèse du ganglion.

**Une augmentation de volume inhabituelle des ganglions du cou, de l'aisselle ou de l'aine est en général bénigne. Mais une consultation est toujours nécessaire pour rechercher, par prudence, une tumeur ou une infection éventuelles. Seuls les examens radiologiques permettent de déceler une atteinte d'un ganglion profond.**

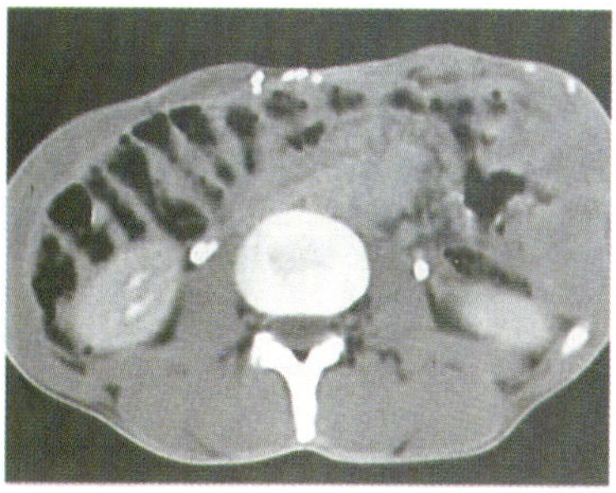

*L'examen de l'abdomen par le scanner permet de découvrir et d'étudier des ganglions profonds.*

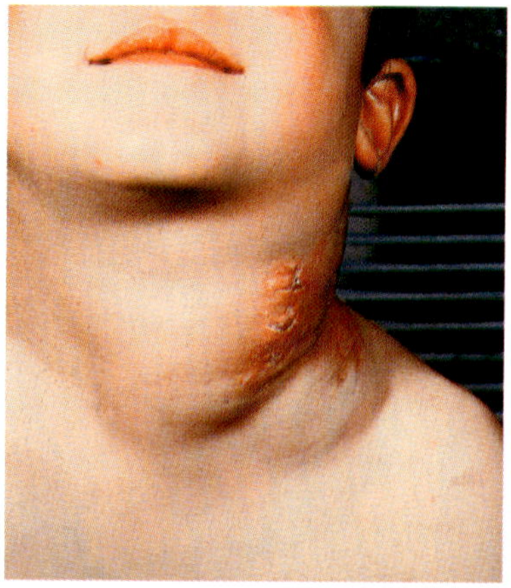

*Une augmentation de volume d'un ganglion superficiel du cou se manifeste par une tuméfaction – une grosseur –, toutefois rarement aussi volumineuse que celle-ci. Dans ce type d'adénopathie, l'examen au microscope du contenu du ganglion est indispensable, tant pour établir le diagnostic que pour guider le traitement.*

## Adénophlegmon

Suppuration d'un ganglion inflammatoire.

Le plus souvent, un adénophlegmon résulte de la virulence du germe d'une adénite ou de la fragilité de l'état général du malade.

L'adénophlegmon forme un abcès, superficiel ou profond, circonscrit ou diffus, qui s'étend au voisinage ganglionnaire. Les localisations les plus fréquentes sont le dos, la nuque, les aisselles et l'aine. Certaines formes sont particulièrement graves, notamment au niveau de la nuque. Le traitement repose sur la prise d'antibiotiques.

## Adénosine

Acide aminé issu de l'adénine dont les dérivés phosphorés jouent des rôles importants dans la transmission du message hormonal, dans l'agrégation plaquettaire et dans le métabolisme énergétique.

La liaison de l'adénosine à un, deux ou trois atomes de phosphore crée respectivement l'adénosine monophosphate (A.M.P.), dont la forme cyclique (A.M.P.c) est la plus importante, l'adénosine diphosphate (A.D.P.) et l'adénosine triphosphate (A.T.P.).

### Adénosine diphosphate

L'adénosine diphosphate fixe l'énergie libérée par les réactions biochimiques de l'organisme pour produire l'adénosine triphosphate. Elle intervient également en favorisant l'agrégation plaquettaire.

### Adénosine monophosphate cyclique

Cette substance chimique est produite à partir de l'adénosine triphosphate sous l'influence de l'adénylate cyclase, enzyme activée par une hormone. L'adénosine monophosphate cyclique est appelée « second messager », car elle va déclencher la réponse de la cellule suscitée par l'arrivée du premier messager hormonal.

Les dosages de l'adénosine monophosphate cyclique dans le sang et les urines, effectués par méthode radio-immunologique, sont le reflet de sa concentration cellulaire. Dosée dans les urines, l'adénosine monophosphate cyclique reflète l'activité de la parathormone sur les cellules du tubule rénal. Sa mesure est utilisée pour le diagnostic des hyperparathyroïdies.

### Adénosine triphosphate

Cette substance chimique se caractérise par l'instabilité de la liaison de deux de ses trois atomes de phosphore : la rupture de cette liaison libère une énergie importante. Ainsi, l'adénosine triphosphate, après avoir capté l'énergie libérée par la dégradation des glucides, la libère sous l'effet d'enzymes, selon les besoins de l'organisme. La production d'énergie entraîne la transformation de l'adénosine triphosphate en adénosine diphosphate, qui, à son tour, fixe l'énergie de l'organisme pour produire l'adénosine triphosphate. Toute activité consommatrice d'énergie fait donc appel à l'adénosine triphosphate, qu'il s'agisse des contractions musculaires ou des transferts actifs d'ions à travers les membranes cellulaires.

## Adénovirose

Maladie infectieuse due à un adénovirus, virus dont le patrimoine génétique est constitué d'une molécule d'A.D.N. (acide désoxyribonucléique).

Les adénoviroses sont des infections contagieuses aiguës, accompagnées de fièvre. Elles peuvent être respiratoires (bronchites), conjonctivales (conjonctivites), pharyngées (pharyngites), cutanées (exanthèmes) ou digestives (gastro-entérites).

Un examen sérologique ou la mise en culture des sécrétions (crachats, etc.) permet d'identifier l'adénovirus en cause.

## ADH

→ VOIR Antidiurétique (hormone).

## Adhérence

Accolement anormal de deux tissus ou deux organes contigus par un tissu conjonctif.

Les adhérences peuvent être dues à une anomalie congénitale (adhérence du prépuce au gland, dans le phimosis) ou résulter d'une blessure ou d'une brûlure. Les adhérences internes affectent le plus souvent les membranes séreuses qui tapissent les viscères et les cavités thoracique et abdominale ; celles-ci réagissent à une infection ou à des irritations diverses (plaie, rayons X, traumatisme chirurgical) par la formation anarchique d'un tissu conjonctif : ainsi les poumons peuvent-ils présenter une adhérence à la paroi thoracique après une pleurésie, le cœur une adhérence au péricarde après une péricardite.

En cas d'intervention chirurgicale, ces adhérences compliquent l'acte opératoire, surtout quand elles sont très vascularisées ou quand elles servent à véhiculer une circulation veineuse dite « de suppléance » (en cas de cirrhose du foie, de séquelles de phlébite, etc.). Elles peuvent, en outre, être à l'origine de douleurs (adhérence entre l'ovaire ou la trompe utérine et l'appendice), faciliter l'ouverture d'une cavité digestive dans une autre (fistule entre une vésicule lithiasique et le côlon, responsable d'un iléus biliaire, par exemple), ou créer une occlusion intestinale (adhérence péritonéale due à une péritonite ou à une intervention chirurgicale). On opère principalement les adhérences entraînant une stérilité (adhérence des trompes utérines due à des séquelles de salpingite) ou une occlusion intestinale. L'adhérence est supprimée soit par ouverture chirurgicale de l'abdomen, soit sans ouverture, par vidéoendoscopie.

## Adhérence bactérienne

Capacité propre à certaines bactéries de se fixer à la surface des cellules de la peau ou des muqueuses de l'être humain et des animaux.

L'adhérence permet à des bactéries commensales (qui vivent aux dépens d'un hôte sans lui nuire) de se multiplier et de former des colonies, ou à des bactéries pathogènes à développement intracellulaire de pénétrer les cellules de l'hôte. L'adhérence bactérienne constitue alors la première étape de la pénétration de l'organisme. Cette fixation se fait par l'intermédiaire de pili (appendices bactériens filamenteux).

Des bactéries a priori non pathogènes peuvent également adhérer à la surface d'une prothèse en matériau synthétique et provoquer des infections difficiles à traiter.

## Adie (syndrome d')

Affection neurologique caractérisée par une diminution ou une disparition des réflexes ostéotendineux (contraction involontaire d'un muscle provoquée par la percussion de son tendon) et par des troubles pupillaires (pupille tonique).

Le syndrome d'Adie semble témoigner d'une atteinte du système nerveux parasympathique périphérique. Son origine est inconnue dans la majorité des cas. Il a parfois été observé dans le syndrome de Gougerot-Sjögren.

La pupille tonique se caractérise par une mydriase unilatérale (dilatation anormale et persistante) et une absence de réaction aux rayons lumineux qui devraient provoquer sa contraction. En outre, lors du réflexe d'accommodation-convergence, la pupille ne se rétrécit pas, comme c'est le cas normalement.

La pupille tonique ne provoque généralement pas de trouble visuel. Cependant, certains patients rapportent une « gêne visuelle » durant la lecture ou lors d'exposition à une ambiance trop éclairée.

Au cours de l'évolution, la pupille peut se rétrécir de façon définitive et une bilatéralisation est possible (atteinte de l'autre pupille). Le syndrome d'Adie est bénin et ne requiert pas de traitement particulier.

## Adipocyte

Cellule de l'organisme contenant des lipides.

Les adipocytes, ou cellules adipeuses, se regroupent en lobules et forment ce que l'on appelle communément la graisse. Ils renferment une ou plusieurs gouttelettes lipidiques faites d'un mélange de triglycérides, de graisses neutres, d'acides gras, de phospholipides et de cholestérol.

Les adipocytes jouent un rôle indispensable dans le métabolisme des lipides en assurant leur synthèse (lipogenèse), leur stockage et leur libération dans le sang (lipolyse) en fonction des besoins.

La masse des adipocytes, ou masse grasse, représente de 10 à 15 % du poids corporel chez un homme et un peu plus chez la femme, entre 20 et 25 %. Ces cellules sont localisées en de nombreux points de l'organisme (tissu sous-cutané, replis du péritoine, etc.). Une personne est considérée comme obèse lorsque sa masse grasse excède 15 % de son poids pour un homme et 25 % pour une femme.

→ VOIR **Lipide, Obésité.**

## Adjuvant

Médicament ou traitement qui renforce ou complète les effets de la médication principale. SYN. *thérapeutique d'appoint.*

## A.D.N.

→ VOIR **Acide désoxyribonucléique.**

## A.D.N. (puce à)

Technique récente, issue du séquençage du génome humain, permettant de préciser le diagnostic d'une maladie, notamment de certaines formes de cancers.

### Principe

Cette technique consiste, à partir de sondes nucléiques reproduisant l'ensemble ou une grande partie du génome humain d'une part, et d'autre part à partir des ARN messagers cyto-plasmiques produits par une population cellulaire homogène (telle qu'on en observe notamment dans les hémopathies malignes), à définir le profil d'expression (c'est-à-dire les ARN exprimés) d'une tumeur ou d'un tissu.

### Indications et résultats

Cette technologie s'est montrée particulièrement utile dans l'étude des hémopathies lymphoïdes malignes (proliférations cancéreuses des cellules du sang, telles que les lymphomes non hodgkiniens ou les leucémies aiguës lymphoblastiques), en permettant d'identifier des nouvelles catégories de ces maladies, non reconnaissables suivant les critères habituellement utilisés (morphologie des cellules, antigènes de membrane, étude chromosomique), et de les diagnostiquer chez des patients. La connaissance de ces nouvelles catégories de pathologies est utile au clinicien dans la mesure où elles diffèrent par leur pronostic, et demandent des traitements distincts.

### Perspectives

Il est possible que les puces à A.D.N. permettent dans l'avenir d'avoir une meilleure définition des pathologies malignes, et peut-être aussi d'identifier de nouveaux gènes impliqués dans la transformation maligne, sur lesquels il serait possible d'avoir une action thérapeutique.

## A.D.N. recombinant

Fragment de matériel génétique (A.D.N.) d'un organisme, introduit artificiellement dans l'A.D.N. d'un autre organisme (le plus souvent une bactérie ou un virus) auquel il va s'intégrer.

L'A.D.N. recombinant peut porter le gène d'une hormone (insuline par exemple). En stimulant la multiplication de la cellule réceptrice, il est possible d'obtenir de grandes quantités de cette hormone. Ainsi, de l'insuline humaine produite par génie génétique est utilisée aujourd'hui dans le traitement du diabète.

## Adolescence

Période de l'évolution de l'individu, conduisant de l'enfance à l'âge adulte.

Elle débute à la puberté (vers 11-13 ans chez la fille, 13-15 ans chez le garçon) et s'accompagne d'importantes transformations biologiques, psychologiques et sociales.

### Transformations physiques

L'adolescence signe l'accès à la maturité génitale, avec le développement des gonades (glandes reproductrices, ovaires, testicules) et des caractères sexuels secondaires (signes extérieurs de la différence des sexes). La croissance s'accélère, d'abord chez la fille, plus tardivement chez le garçon. La voix mue, la morphologie se transforme selon les sexes.

■ **Chez le garçon,** on note un accroissement du volume testiculaire et de la longueur du pénis, avec la survenue des premières éjaculations. La masse musculaire devient plus importante, les épaules s'élargissent. Plus tardivement, la pilosité de type masculin (visage, torse, membres, aisselles, pubis) commence à s'installer.

■ **Chez la fille,** l'utérus et les ovaires augmentent de volume. Les règles succèdent à la première poussée mammaire, après un intervalle de 2 ans environ. Les formes s'épanouissent (seins, hanches, bassin), avec apparition de la pilosité de type féminin (triangle pubien, aisselles).

### Transformations psychologiques

L'adolescence est une période normale de conflits, nécessaire à l'équilibre ultérieur, et dont la complexité ne se prête guère aux discours trop généralisateurs. On peut cependant la considérer comme une évolution dynamique, ayant pour finalité l'autonomie, l'identité et l'adaptation sexuelle. L'adolescent ressent le besoin de sortir de lui-même, d'élargir ses intérêts au-delà du cercle familial. À l'identification aux parents se superpose l'identification au même groupe d'âge, au héros collectif, à la « bande ». Le jeune y forge ses opinions sur la vie, intériorise un code moral, étanche sa soif d'absolu à des sources multiples : passion pour des causes altruistes comme pour la mode, goût de la performance, engagement intellectuel, vocation artistique, adhésion intense à des opinions pouvant concerner aussi bien les grands idéaux que les événements du quotidien. Il est en quête de valeurs, fournies par un aîné d'expérience, professeur, grand-parent, « maître à penser », tout en rejetant les normes qu'il juge périmées.

Ici intervient le classique « conflit des générations ». Si le jeune s'exprime par affirmations ou négations tranchées, sans souci des contradictions, il n'en recherche pas moins le débat. Ce désir de débattre, l'adulte ne doit pas le confondre avec de la provocation. Or, la crise d'adolescence ravive souvent, chez les parents, un écho de leurs difficultés passées. En guise de réponse, l'adulte tend à projeter sur le jeune ses conflits non résolus, tout en oubliant certaines réalités. Il n'est pas si facile de se détacher d'une enfance encore proche pour affronter une société mal déchiffrable, elle-même en proie à des transformations et à des contradictions continuelles, et qui ne donne pas toujours le « bon exemple » qu'elle voudrait imposer. En dépit des apparences, l'adolescent est celui qui a le moins d'indulgence pour lui-même. Face à son corps, à ses capacités de séduction, il peut vivre un sentiment d'insécurité, voire de honte.

Il se trouve en même temps tenaillé par la reviviscence de complexes infantiles. Le jeune, si enclin à la révolte, a l'inquiétude de la normalité. Il importe de lui assurer que la qualité de l'expérience amoureuse passe avant les moyennes statistiques, d'interprétation si relative.

Il appartient également à l'adulte de ne pas le déstabiliser par de l'ironie ou de la gêne, quant aux problèmes de sa puberté (premières règles, acné, particularités de l'esthétique corporelle). Une masturbation, exutoire souvent culpabilisant, un attachement homosexuel transitoire, qui traduit la recherche idéalisée d'un double, d'un confident, ne doivent pas être blâmés. En raison du frein apporté à la libération sexuelle par la crainte du sida, de l'effacement des structures familiales, de l'incertitude de l'avenir professionnel, l'adolescent d'aujourd'hui, qui ne bénéficie plus des anciens systèmes de référence, dépend d'autant plus d'une coopération et d'un dialogue sincère avec l'adulte pour aborder des problèmes tels que la contraception, la prévention de la délinquance, de la toxicomanie et des autres conduites à risques, du sida, etc. Il a aussi besoin de l'adulte pour parler du bonheur, du sens de la vie. Ainsi les élans du cœur et de l'esprit, si riches durant cet « âge ingrat », auront-ils une chance de ne pas disparaître avec lui.

#### Troubles de l'adolescence

■ **Les troubles physiques** à dépister en priorité concernent la locomotion (scoliose), les dents (caries, dents de sagesse) et la peau (acné). Les fonctions visuelles et auditives sont à surveiller également. L'examen gynécologique doit être clairement expliqué à la jeune fille. Des modifications du poids et de l'alimentation peuvent être liées à un surmenage, à un manque de sommeil, mais aussi à une affection méconnue.

■ **Les troubles du comportement** sont variés et souvent bénins, même s'ils offusquent l'entourage. La « crise d'originalité juvénile » est moins à redouter par ses excès que par son absence. Le repli sur soi, la persistance d'un comportement enfantin, surtout s'ils s'accompagnent d'un fléchissement scolaire et d'une disparition de tout plaisir, devraient autant alerter les parents qu'une trop bruyante « fureur de vivre ». De tels signes précèdent ou accompagnent souvent une dépression mais peuvent aussi évoquer une pathologie plus grave de la personnalité. Ils sont des signes d'alarme à évaluer en fonction du contexte et des antécédents. La toxicomanie, la délinquance, l'anorexie, la boulimie, le suicide, constituent d'autres risques préoccupants. Une sécheresse buccale, le besoin continuel de boire, une rougeur conjonctivale peuvent trahir une consommation de drogue. Une fugue ne doit jamais être ni dramatisée ni banalisée. La consultation, médicale ou spécialisée, est toujours souhaitable. Dans tous les cas, le pronostic dépend de la qualité et de la solidité des images parentales, qui aident l'adolescent à reprendre conscience de sa propre valeur, à s'aimer lui-même afin de mieux aimer autrui.

## Adoption

Création d'un lien de filiation entre deux individus n'ayant pas nécessairement de lien de sang.

L'adoption fait apparaître, tant chez l'adopté que chez l'adoptant, des problèmes psychologiques et moraux qui renvoient non seulement à leur personnalité mais aussi à des fantasmes collectifs liés au mystère des origines : dans toutes les mythologies on retrouve l'histoire d'un héros abandonné puis adopté (Moïse, Œdipe, etc.).

On s'attache aujourd'hui à cerner et à prévenir les difficultés inhérentes à l'adoption : analyse de la condition de l'adoptant, intégration de l'enfant (surtout s'il a plusieurs fois changé de famille d'accueil), cohabitation avec d'éventuels enfants légitimes, révélation à l'enfant de sa condition d'adopté (l'expérience prouvant que le plus tôt est généralement le mieux). Les adoptions les plus réussies ont lieu chez des couples unis et équilibrés, ni trop rigides ni trop permissifs, qui acceptent l'enfant tel qu'il est et non tel qu'il est rêvé.

## Adossement

Manœuvre chirurgicale consistant à rapprocher deux organes ou éléments anatomiques pour les accoler sur une assez grande partie de leur surface.

## A.D.P.

→ VOIR Adénosine.

## Adrénaline

Hormone produite par la glande surrénale jouant un rôle primordial dans le fonctionnement du système nerveux sympathique. SYN. *épinéphrine.*

L'adrénaline, qui appartient au groupe des catécholamines, est fabriquée par la région médullaire (centrale) de la glande surrénale, ou médullosurrénale. Sa sécrétion est déclenchée par la partie dite sympathique du système nerveux autonome (végétatif), à la suite d'un stress, d'une émotion, d'un danger. L'adrénaline est un des éléments de la réponse de défense de l'organisme : stimulation de l'appareil cardiovasculaire (accélération du cœur, hypertension, vasoconstriction) ; dilatation des bronches, avec facilitation de la respiration ; augmentation du glucose sanguin, source d'énergie pour les cellules. L'adrénaline agit sur des cellules cibles en se fixant sur deux types de récepteurs, alpha et bêta, qui déclenchent la réaction de la cellule.

**UTILISATION THÉRAPEUTIQUE**

L'adrénaline, fabriquée synthétiquement depuis 1900, est utilisée en thérapeutique, surtout en injection. Elle a peu d'indications : états de choc (défaillances aiguës de la circulation) ; arrêts cardiaques (en injection intracardiaque) ; certaines allergies (choc anaphylactique) ; hémostases locales (arrêts des hémorragies). L'adrénaline peut elle-même provoquer des troubles cardiaques et respiratoires.

#### Adrénergiques et adrénolytiques

Des substances médicamenteuses agissent sur les mêmes récepteurs que l'adrénaline, soit en les stimulant (adrénergiques, par exemple l'éphédrine), soit en les inhibant et en s'opposant à l'action de l'adrénaline (adrénolytiques, par exemple, les bêtabloquants).

→ VOIR Catécholamine, Sympatholytique, Sympathomimétique.

## Adrénergique

→ VOIR Adrénaline.

## Adrénolytique

→ VOIR Adrénaline.

## Adsorption

Fixation par simple contact d'un gaz ou d'une substance dissoute sur un solide poreux naturel ou artificiel.

Les solides permettant l'adsorption sont appelés « adsorbants » et sont utilisés en médecine pour éliminer les gaz intestinaux ou certains toxiques ingérés. L'alumine, la silice, le charbon de bois sont des adsorbants. Les phénomènes d'adsorption sont également utilisés dans certaines techniques d'analyse (par exemple en toxicologie).

## Adventice

Tissu conjonctif formant la tunique externe d'un vaisseau.

L'adventice est constituée de fibres collagènes et élastiques formant un feutrage lâche autour de la partie médiane du vaisseau. Ces fibres sont associées à des cellules adipeuses, à des macrophages (cellules de défense de l'organisme chargées d'absorber des particules étrangères), à des cellules nerveuses *(nervi vasorum)* et à des petits vaisseaux sanguins et lymphatiques *(vasa vasorum)* irriguant la paroi même du vaisseau. L'adventice forme un lien souple entre le vaisseau et les tissus qui l'entourent.

## Adynamie

Diminution importante de la mobilité, par faiblesse musculaire.

Une adynamie s'observe essentiellement lors de certaines maladies infectieuses fébriles (fièvre typhoïde, fièvres éruptives) et lors d'affections endocriniennes (hypothyroïdie, maladie d'Addison). L'adynamie, phénomène surtout musculaire, diffère de l'asthénie, qui est un état de faiblesse générale. Toutefois, ces deux symptômes sont souvent liés.

## Aérateur transtympanique

Système de drainage placé dans la membrane tympanique mettant en communication l'oreille moyenne et l'oreille externe. SYN. *diabolo, drain transtympanique, yoyo.*

La mise en place d'un aérateur transtympanique, rare chez l'adulte, est fréquente chez l'enfant. Elle est indiquée en cas de surdité de transmission (due à une atteinte de l'oreille moyenne ou externe) importante liée à une otite séreuse ou à des otites moyennes aiguës à répétition. L'aérateur permet la ventilation de l'oreille moyenne et l'élimination de ses sécrétions, donc la récupération auditive. La pose, qui implique une perforation du tympan, se fait à l'aide d'un microscope sous anesthésie générale. L'aérateur est habituellement laissé en place pendant une période allant de 6 mois à 1 an. Sa présence interdit habituellement les baignades. Le risque essentiel des aérateurs transtympaniques est la non-fermeture de la perforation tympanique après la levée du drain, qui peut nécessiter une intervention chirurgicale.

## Aérobie

1. Se dit de micro-organismes qui se multiplient en présence d'oxygène.

On distingue : les espèces aérobies strictes, dont la principale source d'énergie est la respiration et qui ne se multiplient qu'en présence d'un pourcentage d'oxygène au

**AÉRATEUR TRANSTYMPANIQUE**

**L'air extérieur traverse l'aérateur jusqu'à l'oreille moyenne, de l'autre côté du tympan, où se trouvent les osselets. La pression dans l'oreille moyenne remonte alors, ce qui améliore les vibrations du tympan, diminue l'irritation de la muqueuse et favorise l'élimination des sécrétions.**

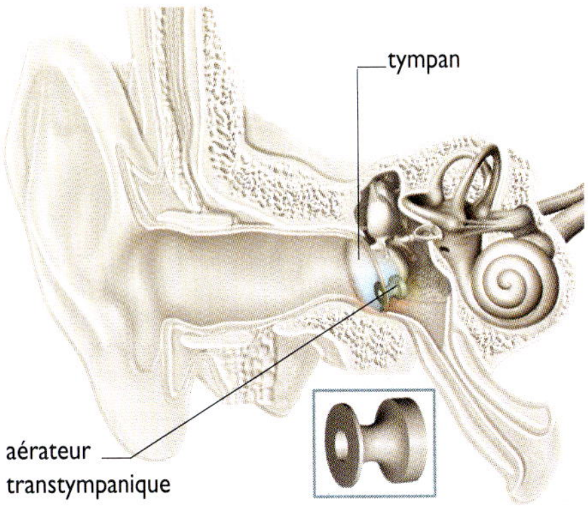


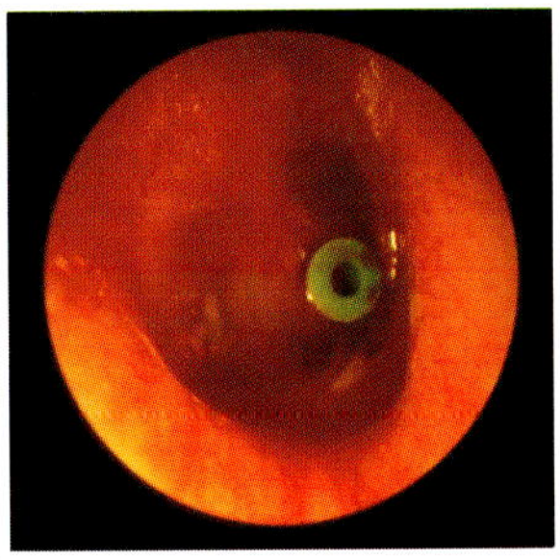

*L'aérateur, percé d'un canal central et en forme de yoyo, ressemble à un disque posé sur chaque face du tympan.*

*L'aérateur est mis en place par le conduit auditif, de sorte que son canal central passe par l'ouverture faite dans le tympan. L'anesthésie générale impose une courte hospitalisation.*

moins égal à celui de l'air (*Neisseria, Pseudomonas*, mycobactéries, champignons) ; les espèces microaérophiles, qui se développent mieux, voire exclusivement, dans une atmosphère dont la proportion d'oxygène est inférieure à celle de l'air (*Campylobacter*) ; enfin, les germes aéro-anaérobies facultatifs, qui constituent la majorité de ceux capables de coloniser ou d'infecter l'être humain, et qui se multiplient en présence ou en absence d'air. Leur énergie provient essentiellement de réactions de fermentation.

2. Se dit de l'ensemble des réactions chimiques d'un organisme se produisant en présence d'oxygène.

Le but de ces réactions est la respiration cellulaire, indispensable à l'exercice musculaire prolongé : oxydation des composés carbonés des cellules avec formation de dioxyde de carbone (gaz carbonique).

Au cours d'un exercice musculaire, la mise en route du processus aérobie n'est pas immédiate. Elle fait suite à la phase dite « anaérobie », dans laquelle la dégradation du glucose est incomplète et produit peu d'énergie. Le processus aérobie se déclenche 3 minutes après le début de l'exercice et peut durer tout au long de celui-ci si les cellules sont correctement oxygénées par la respiration. Mais, quand l'exercice est très intense, l'organisme doit produire son énergie de façon complémentaire par un processus anaérobie. De l'acide lactique est alors sécrété. Son accumulation dans les muscles est responsable de crampes.

Les exercices « aérobie » sont caractérisés par des efforts réguliers, de longue durée (exercices en endurance, d'intensité modérée : jogging, cyclisme, ski de fond).

## Aérobilie

Présence d'air dans les voies biliaires (canal cholédoque ou vésicule biliaire).

L'aérobilie peut avoir deux causes :

- une communication anormale entre le tube digestif et le tractus biliaire, spontanée en cas de fistule, ou encore provoquée par une intervention chirurgicale ;
- une infection par des germes producteurs de gaz (cholécystite gangréneuse, angiocholite sévère). Ce cas appelle un traitement antibiotique général associé à un drainage chirurgical ou endoscopique urgent.

## Aérocolie

Distension du côlon par un contenu gazeux surabondant.

L'aérocolie entraîne un gonflement de l'abdomen ressenti par le patient. Elle peut être isolée, en cas de troubles fonctionnels intestinaux, ou associée à d'autres phénomènes pathologiques abdominaux : colique hépatique, colique néphrétique, péritonite, etc. Un examen radiologique (abdomen sans préparation) permet de confirmer le diagnostic de la maladie. Ce trouble, sans gravité en lui-même, ne requiert pas de traitement spécifique.

## Aérogastrie

Présence excessive d'air dans l'estomac pouvant entraîner une distension de cet organe.

Chez tout individu, il existe de l'air dans la poche à air gastrique. L'aérogastrie est généralement la conséquence d'une déglutition excessive d'air, mais elle peut également témoigner de l'atteinte d'un organe proche. Sauf exception, l'aérogastrie ne requiert aucun traitement spécifique.

## Aérophagie

Déglutition d'air pouvant entraîner une aérogastrie.

L'ingestion d'une certaine quantité d'air est normale. Excessive, elle est souvent due à une grande nervosité qui se manifeste par des mouvements fréquents de déglutition. La dilatation anormale de l'estomac qu'elle peut entraîner (aérogastrie) provoque une sensation de tiraillements abdominaux. À la fin d'un repas, l'excédent d'air est parfois rejeté (éructation).

L'aérophagie n'a pas de traitement spécifique efficace en dehors des traitements appliqués aux troubles névrotiques quand ils sont importants.

## Aérosol

Dispersion en particules très fines d'un liquide, d'une solution ou d'un solide dans un gaz.

**TECHNIQUE**

En médecine, un aérosol est délivré par un générateur (également appelé aérosol) qui pulvérise un très fin brouillard au moyen d'un gaz comprimé (air, oxygène, etc.). Ces particules sont adsorbées (retenues par simple contact) par les alvéoles pulmonaires lors de la respiration, ce qui permet d'humidifier les voies respiratoires, de traiter les muqueuses (nasales, pharyngées, bronchiques) et de diminuer ainsi la gêne respiratoire. Les générateurs doivent être rincés et nettoyés après chaque emploi. Il est conseillé de les détartrer régulièrement.

**INDICATIONS**

Les aérosols sont généralement utilisés dans le traitement des maladies respiratoires, le plus souvent pour l'administration d'antibiotiques, de dérivés corticostéroïdes, de dérivés de la théophylline, etc. Les aérosols d'eaux thermales servent dans le traitement de l'asthme. Chez les malades atteints du virus V.I.H., on utilise des aérosols de pentamidine pour la prévention des infections respiratoires à *Pneumocystis*.

## Affection

Modification pathologique de l'organisme.

Ce terme est couramment employé comme synonyme de maladie.

## Affrontement

Mise en contact chirurgicale des deux lèvres d'une plaie, de deux conduits de même nature (vaisseaux, nerfs, intestins), que l'on fait correspondre (anastomose), ou de deux plans de section osseuse que l'on fixe (ostéosynthèse) afin d'obtenir leur cohésion et leur cicatrisation.

## Afibrinogénémie

Absence totale ou diminution très importante du fibrinogène (protéine plasmatique qui joue un rôle actif dans la coagulation) dans le sang.

## Agalactie

Absence de sécrétion lactée après l'accouchement.

L'agalactie résulte du dysfonctionnement d'une hormone hypophysaire, la prolactine. L'agalactie totale est très rare, mais elle est susceptible de se produire après un choc hémorragique obstétrical. L'insuffisance de sécrétion lactée (hypogalactie) est beaucoup plus fréquente.

Le traitement de l'agalactie par des régimes hypercaloriques ou par une consommation importante de liquides se révèle inopérant.

## Agammaglobulinémie

Absence de gammaglobulines (immunoglobulines plasmatiques qui jouent un rôle d'anticorps) dans le sang.

Sous ce terme sont aussi regroupées les hypogammaglobulinémies profondes (insuffisance de gammaglobulines).

L'agammaglobulinémie peut être héréditaire ou acquise (associée à une leucémie lymphoïde chronique, à un myélome ou à un syndrome néphrotique). L'agammaglobulinémie congénitale de Bruton atteint seulement les garçons.

L'absence de gammaglobulines favorise la survenue d'infections bactériennes graves et récidivantes. Dans tous les cas, le traitement associe une antibiothérapie à des injections de gammaglobulines purifiées.

## Âge

Durée écoulée depuis la naissance.

En médecine, l'âge a une grande importance pour l'établissement du diagnostic et souvent pour le choix du traitement. Cependant, il existe plusieurs critères d'évaluation de l'âge chronologique : maturation physiologique (avant la naissance), mentale (affective et intellectuelle) ou physique (de croissance).

Chez l'enfant, le degré de maturation mentale et physique, très variable, est cependant établi en moyenne par des échelles de développement et de croissance. Chez l'adulte, l'apparence physique est le meilleur témoin de l'âge réel. En revanche, celle du sujet âgé est aujourd'hui inférieure à son âge civil d'une à deux décennies. Post mortem, l'examen de certains organes et le degré d'athérome des vaisseaux (dépôt lipidique sur les parois artérielles) confirment l'âge.

### Âge physiologique

Il se mesure avant la naissance. L'âge du fœtus, qui se calcule sur la base de la durée de gestation, est très utile en pédiatrie néonatale pour apprécier la taille du bébé relativement à son âge apparent et prévenir les problèmes liés à un trop faible poids de naissance. L'âge gestationnel se calcule à partir de la date des dernières règles de la mère, d'après la taille de son utérus pendant la grossesse et grâce à l'échographie.

### Âge affectif et intellectuel

Celui de la plupart des enfants correspond à l'acquisition de certaines capacités à un âge donné, évalué par des échelles de développement. Ces échelles sont établies en fonction de l'âge chronologique, selon les résultats des tests de développement dans quatre domaines principaux : parole, vision, audition, motricité.

### Âge physique

Il est déterminé par la maturation des différents os du corps vus à la radiographie (âge osseux). L'âge osseux est particulièrement utile en cas d'anomalie de la puberté ou d'insuffisance staturale de l'enfant. L'âge dentaire (éruption des dents de lait, puis des dents définitives) permet également de mesurer la maturation physique.

L'âge adulte (de 18 à 65 ans) se traduit par le plein épanouissement de toutes les facultés. Toutefois, les diminutions fonctionnelles, métaboliques, endocriniennes et l'athérosclérose commencent insensiblement et progressivement dès l'âge adulte.

La vieillesse se divise arbitrairement en troisième âge (de 65 à 80 ans) et quatrième âge (au-delà). Les modifications les plus caractéristiques de la sénescence sont une relative réduction des performances à l'effort et certaines transformations radiologiques (arthrose, décalcification osseuse, calcifications artérielles).

## Agénésie

Absence totale ou partielle d'un tissu, d'un organe ou d'une structure dès la vie embryonnaire, due à une cause héréditaire.

Contrairement à l'aplasie (où l'absence d'organe est due à un arrêt de développement pendant la vie intra-utérine), l'agénésie peut s'accompagner d'anomalies d'autres organes issus du même lot de cellules embryonnaires.

■ **L'agénésie du corps calleux** (substance blanche qui réunit les deux hémisphères cérébraux) peut être totale ou partielle, isolée ou associée à d'autres malformations, notamment des anomalies morphologiques : macrocéphalie (augmentation anormale du volume de la tête) et hypertélorisme oculaire (écartement exagéré des yeux). Une hypotonie (faiblesse du tonus musculaire), un retard dans la marche et des crises d'épilepsie en sont les principaux symptômes. Un retard mental est fréquemment observé.

■ **Les agénésies des membres** comprennent l'agénésie du cubitus ou du radius, où l'avant-bras est déformé et le poignet dans une position anormale, et qui nécessite des soins orthopédiques dès la naissance ; les ectromélies, malformations consistant en l'absence d'un ou de plusieurs segments d'un membre. Ces agénésies peuvent toucher les extrémités (absence de doigts ou de l'ensemble de la main ou du pied), le segment proximal et/ou le segment moyen d'un membre (phocomélie), toute la partie distale du membre, après le coude ou le genou (hémimélie), ou la totalité d'un ou de plusieurs membres (amélie).

■ **L'agénésie du poumon**, souvent unilatérale, est rare. Elle s'associe fréquemment à des malformations congénitales cardiovasculaires, gastro-intestinales ou osseuses. L'agénésie pulmonaire bilatérale est incompatible avec une survie prolongée.

■ **L'agénésie rénale** unilatérale atteint un nouveau-né sur 1 500. Plus rare, l'agénésie rénale bilatérale (ou syndrome de Potter) atteint un nouveau-né sur 4 000. Cette dernière est incompatible avec une survie prolongée.

■ **L'agénésie du coccyx, du sacrum et des vertèbres lombaires** s'associe le plus souvent à une paralysie des membres inférieurs et à des troubles urinaires.

**DIAGNOSTIC**

Une agénésie est visible à l'échographie ou à la radiographie anténatales. Après la naissance, d'autres examens confirment le diagnostic : la radiographie (radiographie thoracique pour l'agénésie pulmonaire, radiographie du membre supérieur pour l'agénésie du cubitus ou du radius), le scanner ou l'imagerie par résonance magnétique (agénésie du corps calleux).

**TRAITEMENT**

Les agénésies, quelles qu'elles soient, nécessitent une prise en charge en milieu spécialisé.

## Agent dépigmentant

Médicament destiné à décolorer de petites pigmentations cutanées.

Les agents dépigmentants, méquinol ou leucodinine B, inhibent la synthèse de mélanine, qui donne à la peau son aspect plus ou moins foncé. Ils sont présentés sous forme de pommade ou de crème. Ils sont indiqués, par exemple, pour les éphélides (taches de rousseur), le chloasma (taches brunes du visage), les pigmentations dues à la sénescence. Les agents dépigmentants sont contre-indiqués chez l'enfant de moins de 12 ans, sur les yeux et les muqueuses. Ils risquent de provoquer une dépigmentation non souhaitée des zones saines.

## Agent infectieux

Tout germe susceptible de provoquer une infection (bactérie, champignon ou virus) ou une infestation (parasite).

## Agglutination

Réaction spécifique de défense de l'organisme, caractérisée par le rassemblement en petits amas de globules rouges, de bactéries ou d'autres éléments, en présence de l'anticorps correspondant.

L'agglutination résulte de la fixation d'un anticorps arbitrairement qualifié d'agglutinant, appelé agglutinine, sur son antigène (agglutinogène), lequel se trouve à la surface des éléments agglutinés. Les biologistes tirent parti de ce phénomène singulier pour identifier un antigène quand ils connaissent son anticorps (qui leur sert de réactif), ou à l'inverse pour dépister un anticorps quand ils connaissent son antigène (qui dans ce cas constitue le réactif). L'hémagglutination, test le plus classique pour déterminer le groupe sanguin d'un individu, repose sur ce principe. Dans ce cas, l'antigène (antigène de groupe A par exemple) se trouve à la surface des globules rouges, mais n'est pas connu. Au laboratoire, le réactif anti-A provoquera une agglutination des globules rouges ; ce que ne fera pas le réactif anti-B.

Parmi tous les types d'anticorps synthétisés par un organisme, seuls les anticorps IgM (immunoglobulines de classe M) sont naturellement agglutinants. Les autres (en particulier les anticorps IgG), qualifiés d'anticorps incomplets, peuvent toutefois participer à des réactions d'agglutination s'ils sont associés à des anticorps IgM. C'est sur ce principe que repose le test de Coombs, couramment utilisé pour évaluer le degré d'immunisation d'un sujet contre le facteur Rhésus.

## Agglutinine

Anticorps capable de produire l'agglutination d'éléments (cellules, germes, globules rouges, etc.) porteurs de l'antigène contre lequel il est dirigé.

Les agglutinines antibactériennes apparaissent dans le sérum des sujets ayant été en

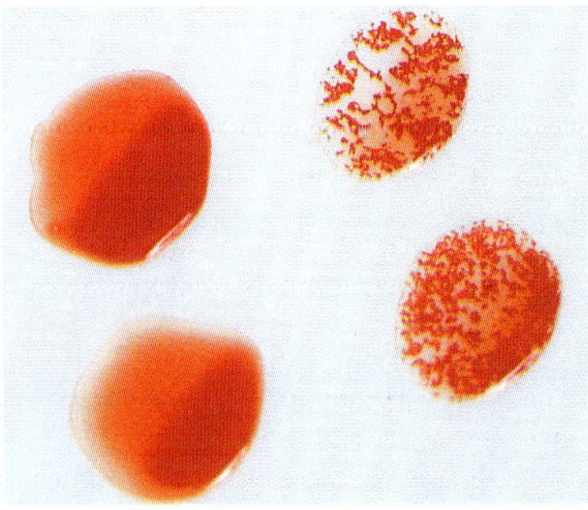

*Agglutination. Elle cause l'aspect granuleux (à droite) des gouttes de sang ; à gauche, le sang est sans agglutination.*

contact avec certaines bactéries. Ce contact peut avoir été spontané, lors d'une infection due au germe causal (fièvre typhoïde), ou provoqué par une vaccination (vaccin TAB, contre la typhoïde).

La mise en évidence d'agglutinines à un taux élevé permet de faire la preuve indirecte de la responsabilité d'un germe dans une infection. La variation de ce taux est un témoin de l'évolution de la maladie.

### Agglutinine froide

Anticorps dirigé contre des structures du groupe sanguin portées par les globules rouges, et capable de provoquer l'agglutination de ces derniers.

Ces agglutinines sont dites froides car elles ne sont détectables, plus ou moins exclusivement, qu'à basse température.

### Maladie des agglutinines froides

Cette maladie auto-immune est due à la production par l'organisme d'agglutinines dirigées contre ses propres globules rouges. Elle se manifeste par une hémolyse (destruction des globules rouges).

Chez l'enfant, la maladie des agglutinines froides, qui peut faire suite à une infection banale, se manifeste sous sa forme aiguë : l'hémolyse est alors brutale, mais facilement curable. Chez l'adulte, elle revêt une forme chronique, l'hémolyse étant insidieuse, et entrecoupée d'épisodes de rémission.

## Agnosie

Incapacité de reconnaître les objets indépendamment de tout déficit sensoriel.

Pour qu'un objet puisse être reconnu, l'information sensorielle le concernant doit être interprétée par le cerveau ; cela suppose la mise en action d'informations mémorisées pour des objets similaires. L'agnosie est due à une lésion des zones cérébrales concernant les fonctions d'interprétation et de mémorisation, d'origine traumatique, infectieuse, vasculaire, tumorale ou dégénérative.

#### DIFFÉRENTS TYPES D'AGNOSIE

L'agnosie ne concerne en général qu'une fonction : audition, toucher ou vision. Ainsi, un objet pourra être reconnu par la vue et l'audition mais pas par le toucher.

■ **L'agnosie auditive** est l'incapacité d'identifier les bruits connus, les sons musicaux et le langage parlé, en dépit d'une audition normale.

■ **L'agnosie tactile** est l'incapacité de reconnaître des objets par le seul contact digital.

■ **L'agnosie visuelle** est l'incapacité de reconnaître par la vue, alors que le patient n'est pas aveugle, des formes ou des signes familiers : objets, images, couleurs, lettres, chiffres, etc. Quand le patient est incapable d'identifier un visage connu ou sa propre image dans un miroir, on parle de prosopagnosie.

## Agoniste

Substance qui se fixe sur les mêmes récepteurs cellulaires qu'une substance de référence et qui produit, au moins en partie, les mêmes effets.

Un agoniste peut être une substance naturelle du corps humain ou un médicament. Les agonistes de la morphine, par exemple, sont prescrits pour leurs propriétés analgésiques. Certains médicaments du système nerveux végétatif sont des agonistes de l'adrénaline (alphastimulants, bêtastimulants) ou de l'acétylcholine (cholinergiques).

→ VOIR Antagoniste.

## Agrafe

Petite lame de métal utilisée pour suturer les plaies.

## Agranulocytose

Absence dans le sang de granulocytes neutrophiles (globules blancs intervenant dans la lutte contre les bactéries).

Sous ce terme sont habituellement regroupées les neutropénies profondes (insuffisances graves de granulocytes neutrophiles).

S'il existe quelques formes constitutionnelles (maladie de Kostmann chez l'enfant), la plupart des agranulocytoses sont d'origine médicamenteuse (antithyroïdiens, phénothiazine, chimiothérapies anticancéreuses), immuno-allergique ou toxique.

#### SYMPTÔMES ET DIAGNOSTIC

Une agranulocytose se traduit par une fièvre, une angine douloureuse et d'autres manifestations oropharyngées. Elle peut se compliquer de divers types d'infections, localisées à un tissu ou se propageant dans le sang (septicémies). Dans le sang, on constate une disparition pratiquement complète des granulocytes (ou polynucléaires) neutrophiles. Le myélogramme (examen des cellules de la moelle osseuse) révèle l'absence de granulocytes matures, confirme le caractère isolé de l'agranulocytose et écarte un cancer. Le plus souvent, un médicament responsable est retrouvé.

#### ÉVOLUTION ET TRAITEMENT

L'évolution est généralement favorable, à condition d'interrompre toute prise de médicament suspect. Une antibiothérapie à large spectre doit être mise en œuvre immédiatement, par voie intraveineuse. L'isolement en chambre particulière est souvent nécessaire, compte tenu de la fragilité de ces malades face aux infections.

Le traitement de la maladie de Kostmann repose sur l'utilisation d'un facteur de régulation de la production des granulocytes neutrophiles (le GCSF), obtenu par génie génétique.

#### PRÉVENTION

Elle est essentielle : tous les médicaments suspects d'induire des agranulocytoses sont interdits chez les patients ayant déjà présenté un accident de ce type.

## Agraphie

Incapacité d'écrire, indépendante de tout trouble moteur.

L'agraphie s'accompagne le plus souvent d'une alexie (perte de la capacité de lecture) et s'intègre fréquemment dans un trouble plus général tel que l'aphasie (trouble du langage).

L'écriture est fondée sur l'organisation complexe d'opérations mentales : sélection des mots, souvenir de l'orthographe de ces mots, formulation et exécution des mouvements nécessaires de la main et, enfin, vérification visuelle que les mots écrits correspondent bien à leur représentation mentale. Ces opérations exigent probablement une connexion entre plusieurs aires cérébrales. L'agraphie peut être due à des lésions touchant ces aires, d'origine traumatique, infectieuse, vasculaire, tumorale ou dégénérative.

#### DIFFÉRENTS TYPES D'AGRAPHIE

■ **L'agraphie aphasique** s'accompagne d'un trouble du langage. Les caractères du graphisme sont en général bien conservés, mais l'utilisation du symbole est perturbée.

■ **L'agraphie apraxique** est liée à un désordre neurologique de la motricité entravant les gestes élémentaires de l'écriture. C'est alors la répartition spatiale des éléments graphiques qui est perturbée.

## Agrégant plaquettaire

Substance susceptible de provoquer dans l'organisme ou dans un tube à essai l'agrégation des plaquettes entre elles.

Sont agrégants plaquettaires l'adénosine diphosphate (A.D.P.), la thrombine, le collagène, la sérotonine.

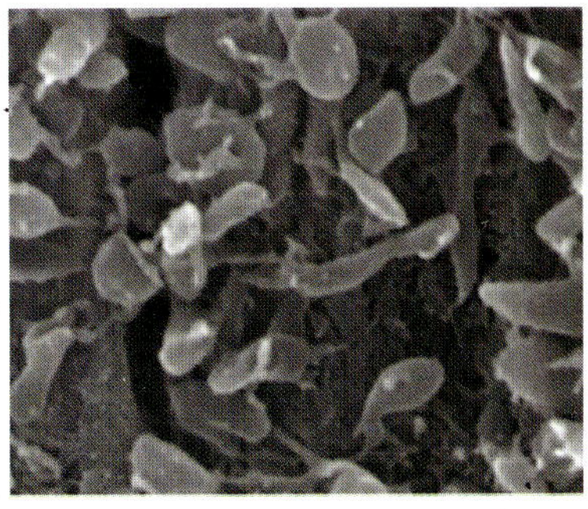

*Agrégation plaquettaire. Les plaquettes se déposent sur la paroi des vaisseaux atteints d'une lésion afin de la colmater.*

## Agrégation plaquettaire
Phénomène consécutif à l'adhésion des plaquettes entre elles et au collagène (protéine du tissu conjonctif), sous l'effet de l'adénosine diphosphate (A.D.P.) que celles-ci libèrent.

L'agrégation plaquettaire constitue l'étape préalable à la coagulation sanguine lorsqu'un vaisseau est lésé. Elle peut aussi avoir des effets indésirables lorsqu'elle se produit sur une plaque d'athérome : elle favorise alors la constitution d'un thrombus (caillot), qui se détache et obstrue un petit vaisseau irriguant le cerveau, constituant un accident ischémique transitoire.

## Agressivité
Tendance à s'opposer à autrui ou à l'attaquer, de façon réelle ou fantasmée.

L'agressivité est en rapport étroit avec la satisfaction des besoins vitaux, la maîtrise du milieu et l'affirmation de soi. Les actes agressifs sont ceux qui retiennent le plus l'attention en raison de leur caractère spectaculaire et potentiellement dangereux (crises de fureur), mais l'agressivité peut prendre bien d'autres formes : attitudes (mimiques, regards), paroles (ironie, médisance, menaces, insultes) ou fantasmes.

À l'origine de nombreux troubles mentaux existe une agressivité latente, mal assumée, engendrant angoisse et sentiment de culpabilité. Symptôme de la psychopathie (trouble des conduites sociales), l'agressivité se rencontre dans diverses maladies psychiatriques : névroses, psychoses, et dans les toxicomanies, l'épilepsie, etc.

La thérapeutique de l'agressivité repose tout d'abord sur le traitement de sa cause, lorsque celle-ci est connue (alcoolisme, maladie psychiatrique, etc.). Elle doit aussi tenter d'aménager les conditions de vie et d'hygiène mentale du patient (actions pédagogiques visant à renforcer, en les valorisant, les attitudes de tolérance, de compréhension). Dans un premier temps, la chimiothérapie se révèle efficace : traitement sédatif temporaire par des tranquillisants et des neuroleptiques (antipsychotiques). Une psychothérapie est souvent nécessaire afin d'éviter la récidive.

## Agueusie
Perte totale ou partielle (on parle alors d'hypogueusie) du goût.

Les sensations gustatives élémentaires sont le salé, le sucré, l'amer et l'acide. Les sensations gustatives plus élaborées font intervenir aussi l'odorat et la sensibilité générale de la bouche. En général, l'agueusie s'associe à une perte de l'odorat (anosmie). Dans ce cas, les sensations élémentaires du goût sont conservées. L'agueusie isolée, sans perte de l'odorat, est beaucoup plus rare.

L'agueusie peut être due à une lésion des papilles gustatives, à l'effet indésirable de médicaments ou à une dégénérescence naturelle des papilles gustatives, liée à l'âge. Elle peut encore résulter de lésions du nerf glossopharyngien, facial ou lingual, de la corde du tympan ou, beaucoup plus rarement, de lésions du système nerveux central - lésions d'origine infectieuse, tumorale, traumatique ou vasculaire. En cas de lésion unilatérale, l'agueusie n'affecte que la moitié de la langue (hémiagueusie). La sensation d'une perte complète de la saveur des aliments (alors que l'odorat est conservé) témoigne le plus souvent d'un trouble psychiatrique, les perturbations prenant alors la forme d'hallucinations gustatives et non d'une véritable perte du goût.

AINE : PRINCIPAUX CONSTITUANTS

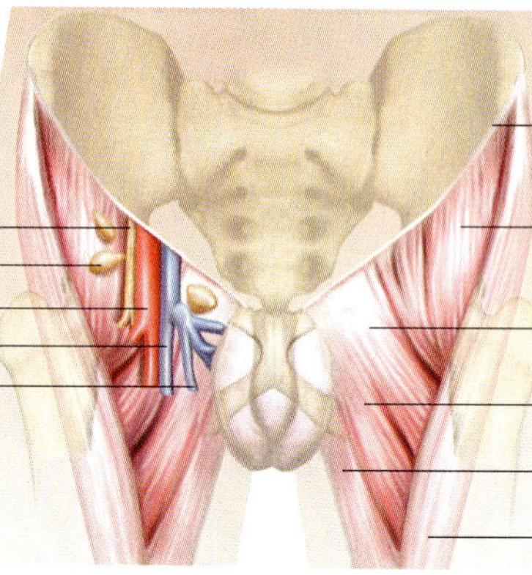


## Aigu
1. Vif et pénétrant, en parlant d'une sensation douloureuse.
2. Qui survient brusquement et évolue vite, en parlant d'une maladie.

Une évolution subaiguë est moins brutale ; une évolution suraiguë est extrêmement rapide et violente.

## Aiguille
1. Tige creuse, à la pointe aiguisée, utilisée pour les ponctions et les injections.

■ **Les aiguilles à injection** servent à injecter un médicament en solution. Elles sont munies d'un embout permettant d'adapter une seringue ou une tubulure de perfusion. Les aiguilles pour injection intradermique sont très fines et très courtes (1,5 centimètre), les aiguilles pour injection hypodermique (sous-cutanée) un peu plus longues (de 2,5 à 3 centimètres) ; les aiguilles pour injection intraveineuse, à biseau court, mesurent de 4,5 à 5 centimètres ; les aiguilles pour injection intramusculaire, à biseau long, mesurent de 7 à 10 centimètres. En acier inoxydable ou en nickel, elles sont stérilisables ou jetables ; dans ce dernier cas, elles sont présentées en sachet individuel et, quelquefois, déjà adaptées sur une seringue.

■ **Les aiguilles à ponction** sont munies d'un mandrin que l'on retire pour prélever ou laisser s'écouler les liquides. De longueur et de diamètre variables, avec un biseau court, ce sont des aiguilles spécifiques selon le type de ponction : prise de sang, ponction lombaire, ponction d'hématome sous-dural, etc.

2. Tige pleine, à la pointe aiguisée, utilisée en chirurgie pour suturer les plaies.

Très variées, courbes ou droites, ces aiguilles comportent un chas, pour passer le fil, ou sont déjà serties. Une pince porte-aiguille est nécessaire pour pratiquer les sutures.

3. Tige pleine, à la pointe aiguisée, utilisée en acupuncture.

Longues de 4 à 5 centimètres, flexibles, ces aiguilles, en tungstène ou en acier inoxydable, ont un manche fait d'un enroulement de fil de cuivre ou de laiton.

## Aine
Région située de chaque côté du corps, à la jonction de la cuisse et du tronc. (P.N.A. *inguen*)

L'aine peut être le siège de tuméfactions dues à des hernies, à une dilatation des vaisseaux ou à un gonflement des ganglions (adénopathie inguinale). L'aine peut, comme l'aisselle, abriter une hydroadénite (infection chronique des glandes sébacées).

## AINS
→ VOIR **Anti-inflammatoire.**

## Aisselle
Région de passage entre le tronc et le membre supérieur. SYN. *creux axillaire.* (P.N.A. *fossa axillaris*)

Des adénopathies axillaires (gonflement des ganglions) peuvent témoigner d'un cancer du sein, d'une inflammation du membre supérieur (lymphangite), ou d'une affection ganglionnaire généralisée. En cas de cancer du sein, l'atteinte ganglionnaire peut faire l'objet d'un curage axillaire. L'aisselle est parfois également le siège d'une hydroadénite (inflammation d'une glande sébacée) et d'une luxation de l'épaule.

## Akinésie, ou Acinésie
Trouble caractérisé par une raréfaction des mouvements spontanés du corps et une lenteur des mouvements volontaires, dans leur préparation ou durant leur exécution, indépendantes de toute lésion de la voie motrice principale.

CAUSES
L'akinésie est l'un des principaux symptômes de la maladie de Parkinson. Elle est la conséquence de lésions du système extrapyramidal, plus spécialement des noyaux gris centraux.

SYMPTÔMES ET SIGNES
L'akinésie se caractérise par une perte de la spontanéité des mouvements et affecte progressivement l'ensemble des gestes habituellement automatiques. Ceux-ci semblent réclamer un gros effort de préparation, leur réalisation se fait avec retard, lenteur et maladresse et contraint le malade à économiser tous ses mouvements. L'akinésie a des conséquences importantes sur l'attitude des personnes atteintes : leur visage est figé, inexpressif, le clignement des paupières se raréfie (amimie). La parole devient monotone, légèrement étouffée, les intonations disparaissent alors que le débit s'accélère. La marche est faite de petits pas mal contrôlés, parfois précipités, sans souplesse. Le premier pas, le demi-tour, le passage d'une porte semblent particulièrement ardus. L'écriture est généralement perturbée, caractérisée par une diminution de la taille des caractères en fin de ligne (micrographie). Les mouvements alternatifs rapides comme le pianotage deviennent difficiles.
→ VOIR Parkinson (maladie de).

## Alanine
Acide aminé non essentiel, glucoformateur.

Présente dans l'alimentation, l'alanine peut aussi être synthétisée par l'organisme, par transformation de l'acide pyruvique sous l'action d'une enzyme, la transaminase. C'est un constituant de l'acide pantothénique, du coenzyme A et de la carnosine.

## Albinisme oculocutané
Groupe de maladies héréditaires rares, caractérisées par une dépigmentation totale ou partielle de la peau, des cheveux et des poils, associée à des troubles oculaires.

Au cours des albinismes, le nombre total de mélanocytes est normal, mais il existe des mutations du gène de la tyrosinase (enzyme indispensable à la fabrication du pigment mélanique) transmis sur le mode autosomique récessif.

Les cheveux et les poils des albinos sont blancs, la peau décolorée, les yeux roses avec des iris translucides et gris bleuté. Des troubles oculaires sévères s'y associent : photophobie (les patients ne supportent pas la lumière) et baisse de l'acuité visuelle. Dans certains cas, on observe des signes généraux graves : tendance aux hémorragies ou aux infections à répétition.

Il n'existe aucun traitement efficace. L'éviction solaire s'impose formellement pour éviter l'apparition ultérieure de cancers cutanés, la protection solaire par utilisation de crème écran total et port de lunettes foncées étant souvent insuffisante.

## Albright (syndrome d')
Syndrome associant une dysplasie fibreuse des os (dégénérescence fibreuse de la moelle osseuse) à des troubles pigmentaires et endocriniens.

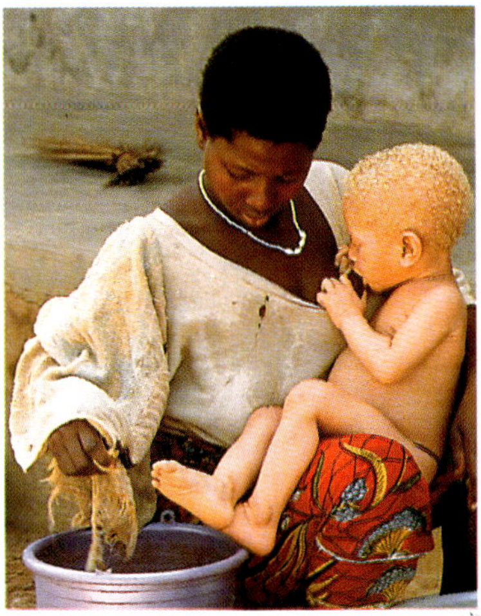

***Albinos.*** *Cette anomalie génétique, caractérisée par une absence de pigmentation, peut être transmise même si aucun des deux parents n'est atteint.*

Cette maladie rare, qui touche l'enfant entre 3 et 10 ans, provient d'une anomalie d'un récepteur commun à plusieurs récepteurs hormonaux.

SYMPTÔMES ET TRAITEMENT
Les lésions osseuses se traduisent par des douleurs et des déformations osseuses, des fractures pathologiques. Des taches cutanées café au lait à bord déchiqueté peuvent apparaître et une puberté précoce peut se manifester. D'autres maladies endocriniennes peuvent s'y associer, comme une hyperthyroïdie.

Le traitement par un inhibiteur de l'aromatase a pour but de faire régresser les signes pubertaires et de préserver la croissance de l'enfant. Le pronostic ultérieur de fertilité est bon.

## Albumine
Protéine hydrosoluble synthétisée par le foie et constituant, avec les globulines, les principales protéines sanguines.

L'albumine représente 55 % de toutes les protéines du plasma sanguin, où son taux (albuminémie) est d'environ 40 grammes par litre. En les fixant à sa surface, elle sert de transporteur à de nombreuses substances plus petites (calcium, hormones, bilirubine, certains médicaments) qui, isolées, passeraient à travers le filtre rénal et seraient éliminées dans les urines. Par ailleurs, l'albumine, en retenant l'eau du plasma, empêche sa diffusion dans les tissus grâce à un phénomène d'osmose. Elle a en outre un certain pouvoir de tampon, qui limite les variations du pH du sang. Elle constitue enfin une réserve d'acides aminés.

Une hypoalbuminémie (baisse du taux d'albumine dans le sang) peut être due à plusieurs facteurs : défaut d'apport alimentaire en protéines, trouble de l'absorption intestinale au cours de certaines maladies digestives, anomalie de la synthèse hépatique (comme dans les cirrhoses), perte excessive dans les selles ou surtout dans les urines (albuminurie). Ce dernier cas est dû au passage, normalement minime, de l'albumine mais aussi d'autres protéines plasmatiques à travers le filtre rénal quand le rein est atteint, par exemple, au cours d'une hypertension artérielle ou d'un diabète sucré. On parle alors de protéinurie.

Les hyperalbuminémies (augmentation du taux d'albumine dans le sang), très rares, sont presque toujours dues à une déshydratation.

## Albuminurie
Présence d'une protéine, l'albumine, dans les urines.

Ce terme ne doit plus être utilisé et est remplacé par le terme de protéinurie (présence de protéines dans les urines) ; en effet, dans les maladies donnant lieu à ce symptôme, qui sont des maladies rénales, ce sont toutes les protéines, et non pas seulement l'albumine, qui sont détectées dans les urines.
→ VOIR Protéinurie.

## Alcalin
→ VOIR Base.

## Alcalinisant urinaire
→ VOIR pH urinaire (modificateur du).

## Alcalins (syndrome des)
→ VOIR Burnett (syndrome de).

## Alcaloïde
Substance azotée d'origine végétale, aux propriétés thérapeutiques ou toxiques.

Les alcaloïdes sont souvent des bases puissantes combinées à des acides, tirées de diverses plantes (belladone, pavot, pervenche, etc.) ou obtenues par synthèse. Il en existe plusieurs milliers, dont la mescaline, l'acide lysergique, la caféine, la strychnine, l'aconitine. Leur toxicité est parfois violente, voire mortelle.

USAGES THÉRAPEUTIQUES
Certains alcaloïdes sont utilisés comme cholinergiques (stimulants du système nerveux parasympathique, comme la pilocarpine), antispasmodiques digestifs (atropine), anticancéreux (vinblastine, vincristine), analgésiques (morphine), antipaludéens (quinine), ou antigoutteux (colchicine).

## Alcalose
Trouble de l'équilibre acidobasique de l'organisme correspondant à une diminution de la concentration d'acide dans le plasma et les liquides interstitiels (liquides du secteur extracellulaire, à l'exclusion du secteur vasculaire, où baignent les cellules).

### Alcalose métabolique
C'est un trouble de l'équilibre acidobasique dû à un apport excessif d'alcalins (bicarbonate de soude, par exemple) ou à une perte sévère d'acides, par exemple de suc gastrique lors de vomissements importants.

**Alcalose respiratoire**
L'alcalose respiratoire, également nommée alcalose gazeuse, est un trouble de l'équilibre acidobasique dû à un excès d'élimination pulmonaire de gaz carbonique provoqué par une hyperventilation (respiration rapide et profonde). Elle peut survenir lors d'une crise de panique, de spasmophilie ou, en haute altitude, par manque d'oxygène.

## Alcoolémie

Teneur du sang en alcool éthylique.

L'alcoolémie est l'indice le plus précis permettant d'apprécier l'importance d'une ingestion d'alcool. Le prélèvement veineux doit être fait en évitant de désinfecter la peau avec des produits contenant de l'alcool, de l'aldéhyde ou de l'acétone. Il est conservé à 4 °C. Le résultat est exprimé en grammes par litre. Le taux d'alcoolémie reflète approximativement la gravité de l'intoxication alcoolique. On considère qu'au-delà de 0,50 gramme par litre peuvent apparaître des anomalies du comportement. L'ivresse correspond à des valeurs de 1 à 2 grammes ; au-delà de 3 grammes, un coma peut survenir. Cependant, le taux d'alcoolémie varie en fonction de plusieurs facteurs : le degré alcoolique, la quantité ingérée par rapport à l'âge et au poids du sujet, le moment de l'ingestion (à jeun ou au cours d'un repas) et la nature des aliments ingérés en même temps que l'alcool, le sexe et l'état de santé du sujet.

La législation définit une valeur d'alcoolémie à partir de laquelle la conduite des véhicules est interdite. Ce taux varie selon les pays ; en France, il est de 0,50 gramme par litre. L'alcoolémie d'un sujet à jeun, une heure après l'absorption d'alcool, peut se calculer selon la formule suivante : quantité d'alcool pur divisée par le poids (en kilogrammes) x A (avec A = 0,6 pour une femme et 0,7 pour un homme). En moyenne, 3 verres de vin rouge ou 2 verres de boisson plus alcoolisée suffisent à élever le taux d'alcoolémie au-delà de 0,50 gramme par litre. Chez un sujet qui s'est alcoolisé et qui a cessé de boire, l'alcoolémie diminue de 0,10 g par heure en moyenne.

## Alcool éthylique

Substance liquide comportant une structure chimique appelée hydroxyle (formée d'un atome d'oxygène et d'un atome d'hydrogène), entrant dans la composition des boissons alcoolisées et utilisée comme antiseptique. SYN. *éthanol.*

L'alcool éthylique des boissons est obtenu par fermentation à partir de fruits ou de céréales (vin, bière, cidre) ou par distillation (eaux-de-vie, liqueurs). Il est absorbé sans subir de modifications par l'estomac et l'intestin grêle, en une heure en moyenne, moins vite s'il est mélangé à d'autres aliments. La quantité d'alcool pur dans un volume peut être calculée en fonction du degré d'alcool indiqué sur la boisson, à partir de la formule suivante : (degré x 0,8 x volume en millilitres) divisé par 100, qui donne la quantité d'alcool en grammes. L'alcool apporte beaucoup d'énergie, 30 kilojoules (7 kilocalories) par gramme d'alcool. Il est rapidement transformable en graisse.

On a constaté que la consommation modérée de boissons alcoolisées est associée à une diminution de fréquence des maladies cardio-vasculaires.

**EFFETS INDÉSIRABLES**
L'alcool modifie le fonctionnement du système nerveux, sans que le sujet en soit nécessairement conscient : levée des inhibitions psychologiques, conduisant parfois à des comportements dangereux ; relaxation, se poursuivant par une somnolence ; euphorie, confiance en soi pouvant être suivie d'une fatigue et d'une humeur dépressive ; diminution des capacités de concentration et de jugement. Les performances physiques et les réflexes sont altérés à partir d'une alcoolémie (concentration sanguine) de 0,5 gramme par litre. Une consommation excessive d'alcool entraîne une ivresse se traduisant par des vomissements et des troubles respiratoires, parfois compliqués d'un coma dit « éthylique » (alcoolisme aigu), et de nombreuses lésions organiques à long terme (alcoolisme chronique). Dans le cadre d'un coma éthylique (on dit que le sujet est ivre mort), la mort peut survenir par collapsus ou asphyxie.

L'alcool interagit avec de nombreux médicaments : il peut diminuer leurs effets (certains antibiotiques), ou les augmenter (un risque accru de somnolence avec les tranquillisants, les analgésiques, les antitussifs).

**UTILISATION THÉRAPEUTIQUE**
Sous une forme impropre à la consommation (alcool dénaturé ou modifié, c'est-à-dire avec adjonction d'une substance colorante), l'alcool éthylique s'utilise comme antiseptique contre les bactéries, uniquement sur la peau et en l'absence de plaie. Il est commercialisé avec des degrés de dilution variables : 90, 70 ou 60 % Vol. La forme à 70 % Vol (70 millilitres d'alcool dilués dans 100 millilitres d'eau) assure la meilleure antisepsie. L'alcool éthylique entre aussi dans la composition de nombreux médicaments, comme solvant.

## Alcoolisation

1. Consommation d'alcool, pouvant être faible, modérée ou excessive ; brève ou prolongée.
2. Technique consistant à infiltrer un nerf ou un ganglion nerveux avec de l'alcool éthylique absolu ou du phénol pour supprimer la douleur dans la zone correspondante ou détruire des tissus pathologiques.

La plus ancienne indication de l'alcoolisation est celle du traitement des douleurs : névralgies violentes et rebelles ou cancers viscéraux avancés. À l'alcool absolu on substitue alors du phénol à 5 %. En cas de réussite, le soulagement peut durer plusieurs semaines. L'infiltration peut être renouvelée.

L'alcoolisation est également un traitement palliatif d'utilisation récente des tumeurs malignes du foie de petite taille (5 centimètres de diamètre au plus) : l'alcool entraîne alors une fonte du tissu tumoral. L'injection (de 8 à 10 millilitres d'alcool) se pratique sous contrôle radiologique. Plusieurs séances d'infiltration sont nécessaires si les tumeurs sont nombreuses.

## Alcoolisme

Dépendance à l'égard de l'alcool et ensemble des manifestations pathologiques qui en résultent. SYN. *éthylisme.*

Le terme d'alcoolisme, d'usage courant, désigne à la fois une consommation excessive d'alcool, les conséquences pathologiques qui en résultent, et une dépendance à ce dernier. Les experts utilisent une terminologie plus précise : l'alcoolisation est la consommation d'alcool, qui peut être faible, modérée ou excessive et brève ou prolongée ; l'alcoolodépendance se définit par le besoin impérieux de consommer de l'alcool ; une alcoolopathie est un état pathologique lié à la consommation d'alcool.

L'Organisation mondiale de la santé a défini les doses, en grammes par jour, de consommation d'alcool avec ou sans risques pour la santé. Un verre de boisson alcoolisée (verre de vin rouge, « demi » de bière, verre d'apéritif ou de liqueur) contient environ 10 grammes d'alcool. Pour les hommes, une consommation de moins de 40 grammes par jour (moins de 4 verres) est considérée comme sans danger ; une consommation de 40 à 100 grammes (de 4 à 10 verres) comporte des risques pour la santé ; une consommation de plus de 100 grammes (plus de 10 verres) définit l'alcoolodépendance. Les doses admises pour les femmes sont la moitié de celles tolérées chez les hommes, à cause de leur très grande sensibilité à la toxicité de l'alcool.

**CAUSES**
Elles sont multiples : culturelles, psychologiques, génétiques, économiques et sociales.

L'image d'une consommation saine, porteuse de valeurs viriles devant accompagner les moments importants de la vie, est largement implantée dans l'opinion collective.

Les causes psychologiques constituent un sujet souvent discuté. Existe-t-il une personnalité psychologique spécifique du futur buveur avant que ne commence la consommation ? Il est bien difficile de se prononcer, car la plupart des traits du supposé penchant vers l'alcool peuvent être attribués aux conséquences de l'abus de boisson. La même remarque vaut pour la psychopathologie. Les malades mentaux peuvent utiliser l'alcool comme « tranquillisant », mais il n'y a pas de fatalité. En revanche, beaucoup de comportements pathologiques sont des conséquences de l'usage d'alcool.

De nombreux travaux mettent en évidence des facteurs génétiques. Tout d'abord, il existe des différences héréditaires du métabolisme de l'alcool dans l'organisme, qui déterminent une plus ou moins grande tolérance physiologique à la consommation d'alcool. D'autre part, des travaux récents paraissent mettre en évidence des gènes associés à un plus grand risque d'alcoolisation. Il est encore trop tôt pour évaluer le rôle exact de ces facteurs héréditaires.

**SYMPTÔMES ET ÉVOLUTION**

L'intoxication alcoolique évolue en plusieurs temps. Tout d'abord, les excès entraînent peu de désordres et passent inaperçus. Puis apparaissent des troubles du comportement, qui ont des conséquences négatives : perte des amis, divorce, difficultés au travail. Enfin, si l'intoxication se poursuit, des troubles psychologiques graves surviennent, ainsi que des alcoolopathies, qui aboutissent à une déchéance physique, psychique et sociale. Ce schéma évolutif peut rester incomplet.

La perception de l'alcoolisme par le buveur passe par des stades multiples. Initialement non perçue, l'alcoolisation excessive entraîne plus tard une prise de conscience, avec un sentiment vif de culpabilité et un désir, rarement réalisé, de cesser. Si l'intoxication perdure, survient une phase de désespoir et d'abandon. L'alcoolisme féminin est particulier par l'intensité très forte de la culpabilité et de la honte, dues à la plus grande réprobation sociale. La dissimulation est fréquente, l'aveu difficile, ce qui rend le traitement particulièrement malaisé.

**PATHOLOGIE**

L'ivresse comporte trois stades. Le premier est une gaieté conviviale. À ce stade, les inhibitions sont levées, les réflexes amoindris. Le deuxième stade comporte des troubles de l'équilibre et de la coordination motrice. Des violences verbales, physiques ou sexuelles peuvent se manifester. Le troisième stade est le coma éthylique, qui peut être mortel. Un sevrage brutal risque d'entraîner des convulsions et un delirium tremens dont l'évolution peut être également mortelle.

La sensibilité aux infections est accrue : pneumonies, infections cutanées, tuberculose, hépatites. Une alcoolisation excessive prolongée entraîne des carences nutritionnelles. Elle peut conduire à une gastrite, une pancréatite, une hépatite alcoolique aigüe, pouvant être mortelle ou évoluer vers une cirrhose. Les cancers buccopharyngés, laryngés et œsophagiens sont fréquents. Une thrombopénie (manque de plaquettes), une leucopénie (manque de globules blancs) et des anémies peuvent se rencontrer. L'alcool peut léser le cerveau, le cervelet, les nerfs périphériques. Il favorise et aggrave de nombreux troubles psychiques. Il entraîne ou aggrave une hypertension artérielle, provoque des troubles du rythme et parfois des accidents vasculaires. Une ostéoporose, une ostéomalacie ou des nécroses osseuses peuvent survenir. Les hommes se féminisent, les femmes peuvent avoir une aménorrhée ; pour les deux sexes, la libido et la fertilité baissent. Les risques pendant la grossesse sont très importants : avortement, prématurité, hypotrophie fœtale, syndrome d'alcoolisme fœtal.

**TRAITEMENT**

Le traitement ne peut se concevoir que sur la base du volontariat, après une phase de réflexion. Le sevrage physique est généralement aisé, pouvant être effectué de façon ambulatoire. Dans les cas plus sévères, on peut recourir à une hospitalisation courte de 5 jours, pendant laquelle l'administration de calmants, en général des benzodiapézines, évite la survenue d'un delirium tremens. La suite du traitement est plus difficile. On peut ou non faire suivre le sevrage d'un séjour en établissement de cure. Ce dernier dure de 3 semaines à quelques mois. La grande difficulté tient à la prévention des récidives. Il importe d'établir une relation de confiance entre le patient et le thérapeute, afin d'aider à la restauration des capacités relationnelles et au retour à l'autonomie. Les associations d'anciens buveurs sont souvent utiles.

→ VOIR Dossier Alcoolisme.

LES DIFFÉRENTS ORGANES LÉSÉS PAR L'ALCOOLISME

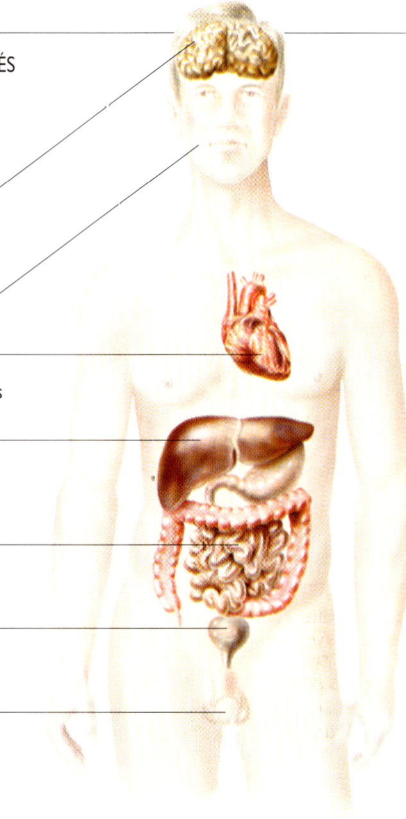


## Alcotest

Appareil destiné à mesurer la teneur en alcool de l'air expiré par un sujet. (Nom déposé.)

Par extension, on désigne sous ce terme un appareil du même type, quelle que soit sa marque : éthylotest ou éthylomètre. Les éthylotests sont des instruments semi-quantitatifs servant au dépistage de l'état d'ivresse, tandis que les éthylomètres fournissent des données quantitatives. Les éthylotests, diffusés dans le grand public, permettent à chacun de mesurer son imprégnation. Les éthylomètres sont utilisés par les autorités pour l'identification des conducteurs de véhicule en état d'intoxication (un taux limite est fixé par décret dans chaque pays). Ils sont aussi employés par les médecins lorsqu'ils doivent distinguer un état alcoolique d'un trouble ébrieux d'une autre nature (maladie neurologique, hypoglycémie).

## Aldolase

Enzyme intervenant dans la glycolyse (dégradation du glucose) et la glycogénolyse (dégradation du glycogène).

Les aldolases existent sous trois formes, chacune prédominant dans un organe : muscle, foie, cerveau. L'aldolasémie (taux d'aldolase dans le sang) diminue naturellement quand l'âge du sujet augmente. Elle s'accroît lors de certaines maladies hépatiques (hépatite, par exemple) et lors des myopathies (dans ce dernier cas, elle est un des éléments du diagnostic).

## Aldostérone

Hormone stéroïde sécrétée par la glande surrénale, jouant un rôle capital dans le maintien de l'équilibre sodium-potassium de l'organisme et dans la régulation de la tension artérielle.

L'aldostérone est le plus puissant et le plus important des minéralocorticostéroïdes, hormones synthétisées dans le cortex (partie périphérique) de la glande surrénale et actives sur les substances minérales (sodium, potassium par exemple). Elle permet au rein de réabsorber le sodium et d'éliminer le potassium.

L'aldostérone agit principalement sur les cellules du tubule distal du néphron (unité fonctionnelle du rein). Stimulées par cette hormone, celles-ci réabsorbent le sodium. Le sodium ainsi retenu dans l'organisme déclenche un phénomène d'osmose, entraînant une rétention d'eau et de sel dans le système vasculaire.

Une perte excessive de sodium et d'eau, par exemple en cas de diarrhée ou de vomissements, engendre une augmentation de la sécrétion d'aldostérone par la surrénale, ce qui permet une réabsorption du sodium et de l'eau, et donc une limitation des pertes hydriques. Réciproquement, des quantités de sodium trop importantes freinent la sécrétion d'aldostérone, ce qui provoque une fuite de sodium dans les urines. L'aldostérone fait partie d'une boucle de régulation importante dans l'équilibre de la pression artérielle : le système rénine-angiotensine.

**PATHOLOGIE**

■ **L'hyperaldostéronisme** entraîne une réabsorption accrue de sodium et d'eau. L'augmentation du volume sanguin qui en résulte fait monter, dans certains cas, la pression artérielle, ou favorise l'apparition d'œdèmes. À l'inverse, la perte de potassium est responsable d'hypokaliémie (chute du taux sanguin de potassium). L'hyperaldostéronisme est dit secondaire quand la sécrétion d'aldostérone est stimulée de façon excessive en réponse à une baisse du volume sanguin. Il est dit primaire dans les autres cas ; il est alors souvent dû à un adénome de Conn (tumeur bénigne de la glande surrénale).

■ **L'hypoaldostéronisme** est caractérisé par une diminution de la réabsorption du sodium entraînant une fuite de sodium et d'eau dans les urines, responsable de déshydratation. Il s'observe surtout en cas de destruction des surrénales, caractéristique de la maladie d'Addison, et nécessite un traite-ment hormonal substitutif permanent.

→ VOIR Addison (maladie d'), Conn (syndrome de).

## Alexie

Incapacité de comprendre les signes écrits ou imprimés. SYN. *cécité verbale.*

L'alexie est due à une lésion de l'hémisphère cérébral dominant (le gauche pour les droitiers et le droit pour les gauchers). On peut distinguer l'alexie aphasique, où les troubles de la lecture sont les conséquences d'une aphasie (troubles du langage), et l'alexie agnosique, où la lecture est défaillante alors que le sujet parle et écrit normalement. L'alexie peut être littérale (le sujet ne peut lire les lettres, mais peut lire les mots), verbale (le sujet peut lire les lettres mais ne peut lire les mots) ou phrastique (le sujet ne lit pas tous les mots et ne comprend pas le sens de la phrase).

## Algie

Douleur localisée, régionale ou viscérale, quelle qu'en soit la cause.

## Algie faciale

Douleur de la face.

On distingue deux types d'algie faciale.

■ **L'algie vasculaire de la face**, due à une anomalie du fonctionnement des vaisseaux, se manifeste par une douleur intense atteignant la moitié du visage, le plus souvent en arrière de l'œil, accompagnée d'une rougeur cutanée, d'un larmoiement et d'un écoulement nasal, du même côté. Son évolution se fait par crises de 30 minutes à quelques heures, pendant une période pouvant aller de 15 jours à plusieurs mois.

■ **La névralgie du trijumeau**, parfois due à une maladie neurologique (sclérose en plaques) mais le plus souvent sans cause connue, se manifeste par une douleur particulièrement intense, durant 1 ou 2 minutes, localisée d'un seul côté du visage. Elle est déclenchée par l'excitation d'une zone cutanée dite « zone gâchette ». Les crises durent quelques jours, voire quelques semaines.

**TRAITEMENT**

Le traitement des algies faciales comprend notamment l'utilisation des analgésiques usuels (paracétamol) ou des antidépresseurs (amitriptyline). Dans le cas de l'algie vasculaire de la face, un traitement de fond par l'isoptine est souvent efficace. Dans le cas de la névralgie du trijumeau, si ces analgésiques se révèlent insuffisants, on prescrit des bêtabloquants (propranolol) ou des antiépileptiques (carbamazépine). En cas d'échec, une intervention chirurgicale sur le nerf trijumeau peut être effectuée.

## Algodystrophie

Syndrome douloureux d'une main, d'un pied ou de tout un membre, avec troubles vasomoteurs et trophiques, et déminéralisation osseuse prononcée.

L'algodystrophie résulte vraisemblablement d'une perturbation du fonctionnement des nerfs sympathiques d'un membre. S'installant à la suite d'un traumatisme (fracture, entorse), d'une intervention chirurgicale ou sans cause apparente, elle atteint le plus souvent les membres inférieurs, mais peut toucher le membre supérieur (syndrome épaule-main après un infarctus du myocarde, par exemple).

**SYMPTÔMES ET DIAGNOSTIC**

Progressivement, une impotence douloureuse de la main, du pied, voire de tout le membre, apparaît. On observe, dans un premier temps, un gonflement des tissus mous accompagné d'une augmentation de la chaleur locale, puis, dans un deuxième temps, un refroidissement et une rétraction de ces derniers, à l'origine d'une raideur de l'articulation. Les radiographies montrent une déminéralisation plus ou moins étendue.

Le diagnostic clinique repose sur le caractère très particulier des douleurs et sur les troubles trophiques. Les atteintes osseuses peuvent être très tôt mises en évidence grâce à une scintigraphie osseuse ou aux autres procédés d'imagerie (I.R.M., scanner).

**TRAITEMENT ET PRONOSTIC**

Le traitement comporte avant tout la mise au repos du segment de membre atteint : l'utilisation d'une canne ou d'une béquille est le plus sûr moyen de supprimer les douleurs dues à une algodystrophie du genou ou du pied. Les symptômes cessent très souvent de façon spontanée après 6 à 18 mois. Mais la calcitonine, les vasodilatateurs et les anesthésies locorégionales par blocage nerveux sympathique sont fréquemment utilisés pour hâter la guérison. Une rééducation peut aider à lutter contre l'ankylose.

Une certaine raideur peut persister à titre de séquelle définitive, voire, lorsque l'algodystrophie touche la main, une rétraction définitive des doigts.

## Alicament

Produit agroalimentaire industriel enrichi d'une substance susceptible d'avoir des effets bénéfiques sur la santé.

## Aliénation mentale

Forme extrême de maladie mentale, incompatible avec une vie sociale normale.

Développé par le médecin français Philippe Pinel à la fin du XVIIIe siècle, le concept d'aliénation mentale est à la base de la psychiatrie moderne. En considérant l'aliénation mentale comme une maladie au même titre que les maladies physiques, il a en effet permis à la psychiatrie de prendre sa place parmi les sciences médicales. Aujourd'hui, le terme d'aliénation mentale n'est plus utilisé que dans le langage courant comme synonyme de folie ou de trouble psychotique, ou dans un contexte juridique.

## Aliment

Substance consommée à l'état naturel ou après cuisson, susceptible de fournir les matériaux de croissance, de réparer l'usure des tissus, de subvenir aux besoins énergétiques et de former les substances de réserve de l'organisme. Tous les aliments sont formés d'un petit nombre d'éléments simples, parmi lesquels on distingue les protéines, les glucides, les lipides, l'eau, les sels minéraux et les fibres.

**CONSTITUANTS DES ALIMENTS**

■ **Les protéines** sont les éléments de la cellule vivante. C'est l'alimentation qui les fournit à l'organisme. Les protéines d'origine animale sont issues de la viande, du poisson, des œufs, du lait et de ses dérivés (yaourt, fromage). Leur valeur nutritive est grande parce que leur coefficient d'absorption digestive est élevé et qu'elles sont riches en acides aminés essentiels. Les protéines d'origine végétale (céréales, légumes secs) ont un coefficient d'absorption plus faible et sont dépourvues de certains acides aminés essentiels.

■ **Les glucides, ou hydrates de carbone,** sont des substances énergétiques rapidement utilisables par l'organisme. Après la traversée digestive, ils peuvent être soit directement utilisés, soit mis en réserve dans le foie sous forme de glycogène, soit transformés en lipides dans le tissu adipeux.

■ **Les lipides, ou graisses,** immédiatement utilisables ou stockés dans le tissu adipeux, sont la meilleure source d'énergie. Ils représentent 10 à 15 % du poids corporel chez l'homme, 20 à 25 % chez la femme.

■ **L'eau** permet le transport des éléments nutritifs vers la cellule. Elle représente de 60 à 70 % du poids du corps humain.

■ **Les sels minéraux** (sodium, potassium, calcium, magnésium, etc.) sont en suspension dans l'eau. Le calcium est nécessaire au bon état des os et des dents. Seules des doses infimes de zinc et de magnésium sont nécessaires au métabolisme cellulaire. Le chlorure de sodium (sel de table) maintient l'équilibre des fluides corporels. Son excès peut favoriser une hypertension artérielle.

■ **Les fibres** sont formées en grande partie de glucides non digestibles.

L'alimentation doit couvrir les besoins nutritionnels. Pour être équilibrée, elle doit faire appel à plusieurs types d'aliments qui se complètent.

**CLASSIFICATION DES ALIMENTS**

On classe habituellement les aliments en six groupes : groupe I (lait et produits laitiers) ; groupe II (viande, poisson, œufs) ; groupe III (corps gras : beurre, margarine, crème, huiles) ; groupe IV (céréales et dérivés, pommes de terre, légumes secs) ; groupe V (fruits et légumes) ; groupe VI (sucre et produits sucrés).

■ **Les aliments du groupe I** apportent des protéines animales. Leur apport en lipides et en glucides est variable. Ils sont très riches en calcium, en vitamines (A, B2, B12), mais contiennent peu de fer et pratiquement pas de vitamine C.

■ **Les aliments du groupe II** ont une teneur élevée en protéines. Ils apportent du fer et des vitamines B.

■ **Les aliments du groupe III** ne représentent que la fraction visible de l'apport en lipides. Il existe en effet des graisses « invisibles » contenues dans les aliments animaux. Ils sont riches en lipides, vitamine A (beurre, crème) et E (margarine, certaines huiles).

■ **Les aliments du groupe IV** sont des aliments énergétiques riches en glucides, contenant de 10 % (céréales) à plus de 20 % (légumes secs) de protéines. Seule la pomme de terre n'en contient que 2 %. Ils contiennent des fibres et des vitamines des groupes B et C.

■ **Les aliments du groupe V** sont riches en eau, en sels minéraux, en vita-

**COMPOSITION NUTRITIONNELLE DES ALIMENTS**

La composition est indiquée, sauf mention contraire, pour 100 grammes de la partie comestible de l'aliment cru (sauf indication contraire) ou pour une unité (un œuf par exemple), ou pour 100 millilitres de liquide.

| | *Énergie* | *Protéines* | *Lipides* | *Glucides* | *Vitamines* | *Minéraux* |
|---|---|---|---|---|---|---|
| Groupe I (lait et produits laitiers) | (en kilocalories*) | (en grammes) | (en grammes) | (en grammes) | | |
| Fromages | 310 à 390 | 20 à 29 | 25 à 31 | - | A, B | Calcium, phosphore, potassium, sodium. |
| Lait écrémé | 33 | 3,3 | 0,2 | 5 | | |
| Lait entier | 62 | 3,2 | 3,6 | 5 | | |
| Yaourt (un) | 61 | 5,5 | 1,5 | 7 | | |
| Groupe II (viande, poisson, œufs) | | | | | | |
| Bœuf | 130 à 250 | 17 à 20,5 | 2 à 20,5 | - | B | Fer, iode, phosphore, potassium, sodium |
| Charcuterie | 122 à 490 | 7 à 29 | 5 à 47 | 0 à 6 | | |
| Cheval | 110 | 21 | 2,5 | 1 | | |
| Coquillages et crustacés | 40 à 100 | 8 à 20 | 0,5 à 25 | 0,5 à 4 | | |
| Mouton et agneau | 195 à 290 | 15 à 22,5 | 12 à 25 | - | | |
| Œuf (un) | 80 | 6,3 | 5,7 | - | | |
| Poissons gras (sardine, saumon, thon) | 100 à 300 | 18 à 23 | 3 à 23 | - | | |
| Poissons maigres (colin, merlan, morue, truite) | 70 à 80 | 6 à 19 | 0 à 1 | - | | |
| Porc | 112 à 300 | 16 à 21 | 3,5 à 26 | - | | |
| Volaille | 110 à 230 | 17,5 à 23 | 2,5 à 18 | - | | |
| Groupe III (corps gras) | | | | | | |
| Beurre | 760 | - | 82 | - | A, E | - |
| Huile | 900 | - | 100 | - | | |
| Margarine | 760 | - | 82 | 1 | | |
| Groupe IV (pain et céréales, pommes de terre, légumes secs) | | | | | | |
| Biscotte (une) | 39 | 1 | 0,5 | 7,5 | B, C | Fer, magnésium, phosphore, potassium. |
| Légumes secs (pois, fève, haricot, lentille) | 275 à 320 | 21 à 24 | 1 à 1,5 | 45 à 53 | | |
| Pain blanc | 274 | 8,4 | 1 | 58 | | |
| Pâtes alimentaires | 355 | 12,5 | - | 73,6 | | |
| Pommes de terre bouillies | 84 | 1,2 | - | 19,7 | | |
| Riz | 378 | 7 | - | 86 | | |
| Groupe V (fruits et légumes) | | | | | | |
| Fruits frais | 20 à 85 | 0,5 à 1,3 | - | 5 à 19 | A, B, C, E, K | Calcium, cuivre, fer, phosphore, potassium. |
| Légumes frais | 14 à 65 | 1 à 3 | - | 2 à 10,5 | | |
| Groupe VI (sucre et produits sucrés) | | | | | | |
| Chocolat | 550 | 5 | 30 | 65 | | |
| Miel | 307 | 0,4 | - | 76 | | |
| Sucre | 400 | - | - | 100 | | |

* *1 kilocalorie = 4,18 kilojoules, unité officielle actuelle d'énergie.*

**HYGIÈNE DE LA MÈRE**
Il est bon que la mère se nourrisse d'aliments riches en protéines et en calcium (au moins un litre de lait par jour ou l'équivalent sous forme de produits laitiers divers) et se repose régulièrement. Il lui est conseillé de boire beaucoup, au moins 2 litres par jour, mais d'éviter la consommation de boissons alcoolisées, de café ou de thé. Le tabac peut provoquer des apnées chez le nouveau-né.

Avant chaque tétée, la mère doit se laver les mains au savon et sécher le bout de ses seins pour éviter tout risque de crevasses ou d'infection. Une toilette quotidienne à l'eau et au savon est suffisante. Un soutien-gorge à ouverture frontale facilite la tétée et permet d'éviter la distension du tissu du sein.

**SURVEILLANCE**
Chez le nourrisson, le rot, à la fin de la tétée, est physiologique et peut s'accompagner du rejet par la bouche d'une petite quantité de lait. On change l'enfant, qui s'endort ensuite naturellement et se manifeste souvent 3 ou 4 heures plus tard pour la tétée suivante.

Ordinairement, il a des selles 4 ou 5 fois par jour, d'aspect jaune d'or et grumeleux. La prise pondérale doit être contrôlée régulièrement. La première semaine, la pesée est quotidienne. Ensuite, une ou deux pesées par semaine suffisent. Le poids du bébé augmente de 25 à 30 g par jour jusqu'à 2 mois, puis de 20 g par jour jusqu'à 6 mois.

**INCIDENTS ET CONTRE-INDICATIONS**
Au début de la lactation, l'engorgement des seins, douloureux pour la mère, peut l'empêcher de faire téter convenablement le nourrisson. Il est alors conseillé d'utiliser un tire-lait ou de presser le sein manuellement pour prélever le lait en excédent.

Les crevasses mamelonnaires, très douloureuses, sont assez fréquentes. Leur traitement ne peut être proposé que par le médecin. Elles peuvent être soulagées par l'utilisation d'un mamelon artificiel. Il est également possible de tirer le lait au tire-lait et de le donner dans un biberon. La prévention des crevasses consiste en une hygiène locale rigoureuse et en l'application de crèmes protectrices non parfumées.

Des incidents infectieux comme une lymphangite (inflammation des vaisseaux lymphatiques) ou un abcès du sein, qui provoquent une fièvre et une douleur mammaire, nécessitent un traitement par antibiotiques de la mère et, en cas d'abcès du sein, un arrêt momentané de l'allaitement. Par ailleurs, certaines maladies (sida) peuvent être transmises par le lait maternel. Allaiter son enfant et donner son lait à un lactarium est alors déconseillé.

En cours d'allaitement, il arrive qu'il faille envisager un passage rapide à l'allaitement artificiel (à cause d'une insuffisance de lait, par exemple). On administre alors à la mère de la bromocriptine (inhibiteur de la prolactine). Pour éviter de réactiver la sécrétion lactée, il ne faut pas tirer le lait.

### Allaitement mixte
Ce mode d'alimentation alterne l'allaitement au sein et au biberon.

Le plus souvent, la sécrétion lactée diminue progressivement. Pour éviter un sevrage trop brutal, la mère peut alors remplacer une tétée par un biberon de lait au milieu de la journée, puis, après 3 ou 4 jours d'adaptation, supprimer une nouvelle tétée. On évitera d'en supprimer deux qui se succèdent et l'on maintiendra de préférence la tétée du matin et, si possible, celle du soir.

### Allaitement artificiel
C'est l'allaitement au biberon.

À la naissance, l'arrêt de la lactation peut être obtenu par l'administration de bromocriptine. La mère doit éviter de boire en trop grandes quantités. Elle peut être amenée exceptionnellement à bander sa poitrine avec une large bande Velpeau. Lorsque la mère n'allaite pas, elle utilise du lait diététique spécial, adapté à l'âge du nouveau-né ou du nourrisson, en se conformant aux prescriptions du pédiatre. Le nombre de biberons est fixé en fonction du poids initial de l'enfant. La composition des laits artificiels se rapproche de celle du lait maternel. On les reconstitue en mettant une mesure de poudre pour 30 grammes d'eau (eau de source peu minéralisée ou eau du robinet préalablement bouillie). Les premiers mois, il ne faut rien ajouter au lait, ni sucre ni céréales : les parents doivent prendre garde à ne pas suralimenter l'enfant. Le lait premier âge est relayé au bout de 6 mois par le lait deuxième âge, plus riche en calcium et en fer. Les laits pasteurisés ou stérilisés U.H.T. ne doivent pas être proposés avant l'âge de 1 an.

**HYGIÈNE DU MATÉRIEL**
Un jeu de biberons et de tétines permet d'avoir toujours à sa disposition un biberon prêt à être réchauffé. La préparation doit obéir à de strictes règles d'hygiène. Il existe deux méthodes : la stérilisation à chaud et la stérilisation à froid. Pour la stérilisation à chaud, on laisse biberons et tétines dans de l'eau en ébullition pendant 15 à 20 minutes ou dans un autocuiseur (ou un stérilisateur) pendant 5 à 10 minutes. Les biberons de la journée peuvent être préparés simultanément puis placés dans le réfrigérateur. Pour la stérilisation à froid, biberons et tétines sont mis à tremper dans une solution antiseptique pendant environ 30 minutes. Très simple, cette méthode demande un rinçage prolongé des biberons et des tétines avant utilisation. Quelle que soit la méthode choisie, chaque biberon est réchauffé avant l'usage soit au bain-marie, soit dans un chauffe-biberon.

**SURVEILLANCE**
Elle est facile puisque la quantité de lait absorbée par l'enfant est connue des parents. Il faut cependant surveiller son poids et ses selles, car les risques de diarrhée sont plus importants, surtout en été.

**INCIDENTS**
Les incidents sont principalement dus à une préparation défectueuse des biberons ou à un lait mal adapté : diarrhée, érythème, stagnation du poids, raréfaction des urines, mauvaise digestion, etc. À long terme, certaines protéines contenues dans le lait de vache (en particulier la ß-lactoglobuline et la caséine, qui n'existent pas dans le lait maternel) peuvent entraîner chez l'enfant des réactions allergiques.

→ VOIR Alimentation du nourrisson.

## Allantoïde
Une des trois annexes (avec l'amnios et le placenta) enveloppant l'embryon.

D'abord fixée sur l'intestin de l'embryon, cette membrane contribue à former le cordon ombilical et le placenta. Puis l'allantoïde constitue un diverticule de l'intestin embryonnaire qui, au cours de la grossesse, finit par s'étendre dans toute la cavité amniotique. En se soudant à d'autres membranes (mésoderme, trophoblaste), l'allantoïde forme le chorion.

L'allantoïde apparaît durant la troisième semaine de la grossesse. Richement vascularisée, elle participe à la formation des vaisseaux ombilicaux, du sang fœtal et au développement de la vessie. Elle est éliminée à la naissance.

## Allèle
Chacun des deux gènes de même fonction occupant un site homologue sur chacun des deux chromosomes d'une paire.

Ainsi, l'allèle « yeux bleus » et l'allèle « yeux marron » sont deux allèles du même gène. Si les deux gènes allèles sont identiques sur les deux chromosomes, on dit que le sujet est homozygote pour le caractère considéré ; s'ils sont différents, on dit qu'il est hétérozygote.

→ VOIR Chromosome.

## Allergène
Substance qui entraîne une réaction allergique chez certains sujets.

Les allergènes sont un type particulier d'antigènes, substances qui provoquent une réponse du système immunitaire (sécrétion d'anticorps ou production de cellules cytotoxiques). Un allergène est en général une protéine de l'environnement, mais il peut être formé par l'association de plusieurs substances. Les patients sont souvent polysensibilisés, c'est-à-dire allergiques à plusieurs allergènes. En outre, il existe des allergies croisées : un malade sensible à une substance réagit aussi à des substances de structure voisine.

■ Les pneumallergènes, qui pénètrent dans l'organisme par voie respiratoire, sont contenus dans les acariens de la poussière domestique, les pollens, les poils, squames et plumes d'animaux, dans les moisissures et les polluants industriels.

■ Les trophallergènes, qui pénètrent par voie digestive, sont présents dans le lait, les œufs, les viandes, les poissons, plusieurs fruits et légumes. En fait, certains aliments sont des pseudoallergènes, c'est-à-dire qu'ils produisent des symptômes simulant l'allergie parce qu'ils sont riches en histamine, substance déclenchant les troubles de l'allergie (fromages, boissons fermentées, choucroute, saucisson, conserves), ou parce qu'ils provoquent la libération de celle-ci par les cellules de l'organisme (œufs, crustacés, fraises, tomates, chocolat, poissons, noix, cacahuètes, alcool).

■ D'autres allergènes atteignent l'homme par des voies très variées, la voie sanguine par exemple ; on les trouve dans des médicaments et des venins. L'existence d'allergies à certaines substances bactériennes est l'objet d'une controverse dans la communauté scientifique.

**UTILISATION DIAGNOSTIQUE**

Des préparations contenant des allergènes sont administrées en application cutanée, en injection intradermique (dans l'épaisseur de la peau) ou en aérosol pour tester la sensibilité du sujet. Ces tests font l'objet d'une surveillance étroite en raison du risque de réaction allergique grave.

→ VOIR Anticorps, Antigène, Atopie.

### ALLERGIE

**Un premier contact a sensibilisé l'organisme. Le système immunitaire ayant mis l'allergène en mémoire, un nouveau contact déclenchera une réaction allergique. Des tests cutanés permettent d'évaluer la sensibilité de l'organisme à différents allergènes.**

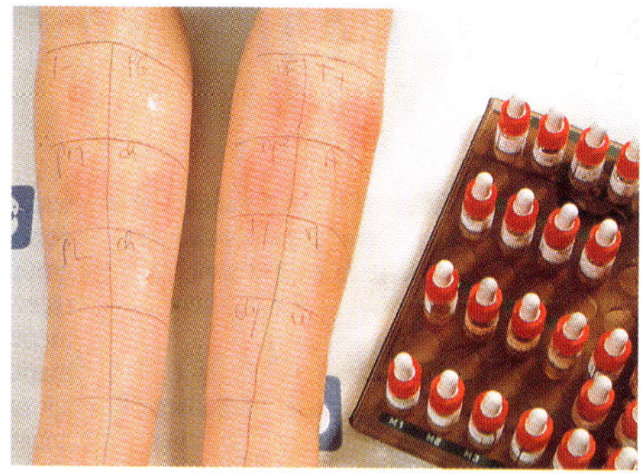

*Une rougeur locale indique une réaction à l'allergène.*

**L'origine d'une allergie**

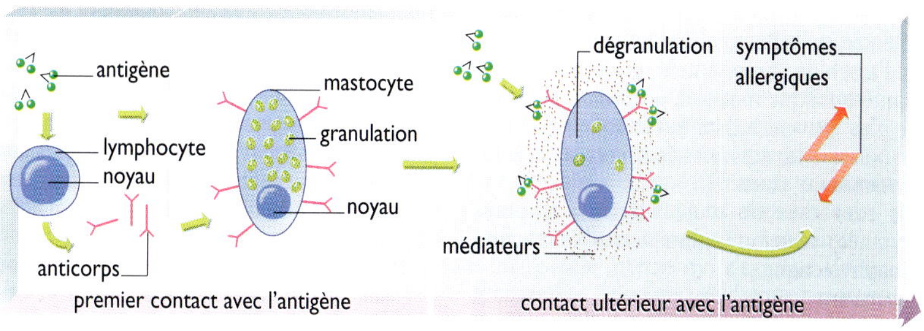


*Les anticorps se fixent sur les mastocytes, dont les granulations libèrent l'histamine lors d'un deuxième contact avec les allergènes, ce qui déclenche l'allergie.*

## Allergie

Réaction anormale et spécifique de l'organisme au contact d'une substance étrangère (allergène) qui n'entraîne pas de trouble chez la plupart des sujets.

Pour que se développe une allergie, il est indispensable qu'un premier contact ait eu lieu entre l'allergène et l'organisme du sujet. C'est cette sensibilisation qui est anormale, car la manifestation allergique qui lui succède n'en est que la conséquence.

**MÉCANISME**

Le rôle du système immunitaire est de reconnaître les antigènes qui se trouvent à la surface des particules ou des micro-organismes et, en réponse, de produire des anticorps (immunoglobulines) et des globules blancs (lymphocytes). Ceux-ci entreront en contact avec ces antigènes afin de détruire les micro-organismes qui les portent. Un processus semblable se déclenche dans le mécanisme de l'allergie, mais le système immunitaire produit alors des anticorps et des lymphocytes sensibilisés à des substances inoffensives, les allergènes, qui sont considérés comme des antigènes particuliers et, de ce fait, dangereux. Mais ce n'est pas le cas : c'est la réaction à ces antigènes qui est particulière et, possiblement, dangereuse.

**CAUSES**

Les allergies surviennent chez des sujets génétiquement prédisposés : il est fréquent que des manifestations allergiques aussi diverses que l'asthme, l'eczéma atopique, la rhinite allergique ou l'urticaire touchent plusieurs membres d'une même famille. Le mode de transmission de cette prédisposition est complexe car il n'y a pas qu'un seul gène en cause. D'autres facteurs favorisent le développement des réactions allergiques : l'environnement (présence d'un animal ou de pollens), les infections virales et les facteurs émotionnels.

**DIFFÉRENTS TYPES D'ALLERGIE**

Les réactions inappropriées ou exagérées qui se manifestent dans les allergies sont appelées réactions d'hypersensibilité.

■ **L'hypersensibilité de type I, ou hypersensibilité immédiate,** est la plus fréquente. Les allergènes en cause proviennent des pollens (graminées, arbres, herbes), des acariens contenus dans la poussière domestique et les squames d'animaux (infimes particules de peau ou de poil), des moisissures atmosphériques, de certains médicaments (pénicilline) et aliments (œufs, lait, poissons, crustacés, fruits secs), du venin d'insectes (abeille, guêpe), de colorants alimentaires (tartrazine). Certaines réactions succédant à l'ingestion de fraises ne relèvent pas obligatoirement de l'allergie mais sont dues à une substance qui favorise la libération d'histamine, sans qu'il y ait pour autant d'anticorps contre cette substance. Lorsqu'il y a contact avec l'un de ces allergènes, les anticorps, immunoglobulines E (IgE), élaborés se fixent sur les mastocytes, cellules de la peau et des muqueuses dont les granulations contiennent de l'histamine (substance responsable des symptômes de l'inflammation et qui provoque également la contraction des muscles bronchiques). Lors d'un second contact, l'allergène s'unit aux IgE, ce qui entraîne la dégranulation des mastocytes, c'est-à-dire la libération de l'histamine et, par là, les divers symptômes de l'allergie : éruption, démangeaisons, gonflement, écoulement nasal, obstruction nasale, éternuements, toux spasmodique, conjonctivite, difficulté respiratoire, diarrhée. Il en résulte des manifestations comme l'asthme, le rhume des foins, l'urticaire, l'œdème de Quincke, le choc anaphylactique et de nombreux types d'allergie alimentaire.

■ **L'hypersensibilité de type II,** moins fréquente, est de nature cytotoxique ; elle fait intervenir les anticorps IgG et IgM et est responsable des réactions transfusionnelles, de l'incompatibilité fœto-maternelle, d'anémies hémolytiques. Cette réaction contre d'autres présentations du même antigène s'appelle une allo-immunisation. Certains médicaments peuvent se fixer à un antigène (de groupe sanguin par exemple) et le transformer en un allo-antigène artificiel.

■ **L'hypersensibilité de type III** fait intervenir les anticorps IgG. Elle est responsable de glomérulonéphrites, du lupus érythémateux disséminé et d'une forme de maladie pulmonaire, l'alvéolite allergique (poumon de fermier, maladie des éleveurs d'oiseaux), ainsi que du gonflement de la peau lors des rappels de vaccination. Ces anticorps se fixent à leurs antigènes pour constituer des complexes immuns qui, en se déposant, vont provoquer les lésions de la maladie.

■ **L'hypersensibilité de type IV** est une réaction cellulaire retardée responsable de dermatoses allergiques consécutives au contact de la peau avec certaines matières (nickel, caoutchouc, détergents, cosmétiques) et de granulomes (tuberculose, sarcoïdose), ainsi que du rejet d'un organe greffé.

**DIAGNOSTIC**

Évoqué à partir des antécédents personnels et familiaux du sujet, de ses habitudes de vie, des signes cliniques (eczéma, urticaire, conjonctivite, rhume des foins, rhinite, asthme, diarrhée, etc.), le diagnostic est étayé par des tests cutanés, et, dans certains cas, confirmé par des examens de laboratoire.

**TRAITEMENT**

Le meilleur traitement consiste à éviter, dans la mesure du possible, tout contact avec l'allergène en cause. La désensibilisation est utile pour les allergies aux venins d'insectes, aux acariens et à certains pollens : en administrant, sous une surveillance médicale stricte, des doses infinitésimales et très progressivement croissantes d'allergène, on favorise la formation d'anticorps, qui bloqueront par la suite les réactions allergiques. Ce traitement réussit dans environ 2 cas sur 3 mais doit être poursuivi pendant 3 ans au moins. Il peut provoquer des effets indésirables (démangeaisons, œdèmes, éruptions), rarement sérieux (asthme, choc anaphylacti-

une microbronchiole. Éléments terminaux des ramifications bronchiques, elles sont le lieu des échanges gazeux du poumon. Leur surface d'échange est d'environ 80 mètres carrés. Ainsi, c'est dans l'alvéole que l'air donne une partie de son oxygène pour transformer le sang veineux rouge sombre en sang artériel rouge vif. Ce phénomène de transformation est appelé hématose. L'air contenu dans l'alvéole s'enrichit alors en gaz carbonique, évacué à l'expiration. Une substance appelée surfactant, qui tapisse la paroi de l'alvéole, facilite l'hématose.

ALVÉOLE PULMONAIRE

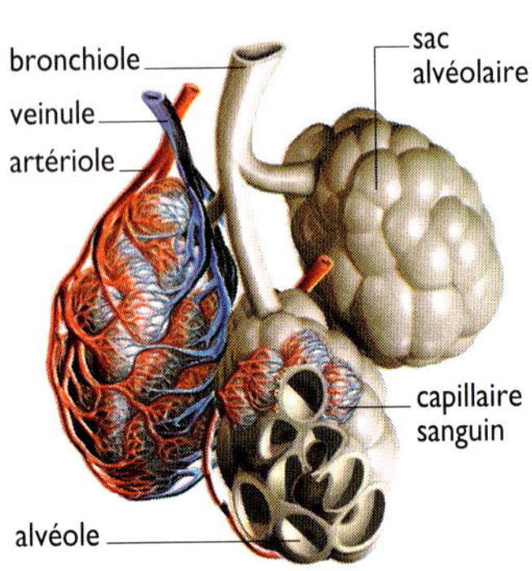


## Alvéolectomie

Excision partielle du tissu osseux de l'alvéole dentaire destinée à permettre soit le dégagement et l'extraction d'une racine dentaire (entière ou d'un fragment), soit la régularisation d'une crête alvéolaire avant la pose d'une prothèse.

## Alvéolite dentaire

Infection de l'alvéole dentaire. SYN. *périostite alvéolodentaire.*

**SYMPTÔMES ET SIGNES**

Cette complication peu fréquente survient en général à la suite d'une extraction difficile et souvent sur une dent déjà infectée. Des douleurs lancinantes, résistant aux analgésiques courants, se manifestent pendant une dizaine de jours. L'alvéolite « sèche » apparaît le plus souvent quand, à la suite d'une extraction difficile, le saignement local n'a pas été suivi de formation d'un caillot dans l'alvéole dentaire. Elle se caractérise par une alvéole vide, d'odeur fétide. Une infection peut aussi se développer après une extraction normale, si le caillot formé se détache de l'alvéole ou s'infecte. L'os se nécrose, se fragmente et devient souvent visible.

**TRAITEMENT**

Un traitement anti-infectieux local s'impose. Des antibiotiques et des anti-inflammatoires seront parfois prescrits. Dans certains cas, un curetage de l'alvéole ou l'ablation d'un fragment d'os nécrosé sont nécessaires.

## Alvéolite pulmonaire

Inflammation des alvéoles pulmonaires.

**CAUSES**

Suivant leur cause, on distingue plusieurs types d'alvéolite pulmonaire. Une alvéolite d'origine infectieuse - cas le plus fréquent - est appelée pneumopathie bactérienne. Certains allergènes respiratoires (déjections d'oiseaux, moisissures du foin, etc.) sont responsables d'une alvéolite nommée pneumopathie d'hypersensibilité, également appelée alvéolite allergique extrinsèque ou maladie des éleveurs d'oiseaux. L'alvéolite fibrosante est une maladie de cause inconnue, probablement auto-immune, avec intervention possible de facteurs génétiques. L'alvéolite radique, inflammation causée par l'exposition à des radiations, est une complication rare de la radiothérapie des cancers du poumon ou du sein.

**SYMPTÔMES ET DIAGNOSTIC**

L'alvéolite réduit l'élasticité des poumons pendant les deux temps de la respiration et diminue l'efficacité du transfert des gaz entre les poumons et les vaisseaux qui les irriguent. Elle entraîne le plus souvent des troubles respiratoires (essoufflement à l'effort et toux sèche). Cliniquement, l'alvéolite se traduit par des râles localisés à l'auscultation et une réduction de la capacité respiratoire sans obstruction des bronches. En cas d'alvéolite allergique, une analyse de sang peut être réalisée pour retrouver des anticorps spécifiques d'un allergène. Le diagnostic repose également sur le lavage bronchiolo-alvéolaire et la biopsie pulmonaire.

**TRAITEMENT**

L'état de certains patients peut s'améliorer par la prise de corticostéroïdes, prescrits jusqu'à normalisation clinique, radiologique et fonctionnelle respiratoire. En cas d'alvéolite allergique, la suppression de l'allergène responsable est indispensable et peut entraîner à elle seule la guérison.

## Alzheimer (maladie d')

Affection neurologique chronique, d'évolution progressive, caractérisée par une altération cérébrale irréversible aboutissant à un état démentiel.

La maladie d'Alzheimer se traduit par une dégénérescence nerveuse d'évolution inéluctable, causée par une diminution du nombre de neurones avec atrophie cérébrale et présence de « plaques séniles ».

**HISTORIQUE**

En 1906, le neuropathologiste allemand Alois Alzheimer décrivit des altérations anatomiques observées sur le cerveau d'une patiente de 51 ans atteinte de démence, d'hallucinations et de troubles de l'orientation. Depuis, on définit la maladie d'Alzheimer comme une démence présénile (pouvant apparaître avant 65 ans). La communauté scientifique réunit aujourd'hui sous l'appellation « démence de type Alzheimer » la maladie d'Alzheimer stricto sensu et les démences séniles.

**FRÉQUENCE**

La maladie d'Alzheimer est la plus courante des démences. Sa fréquence globale, après 65 ans, varie entre 1 et 5,8 %. Elle augmente avec l'âge, atteignant 10 % après 85 ans. Les études épidémiologiques ont montré que les traitements anti-inflammatoires non stéroïdiens, la consommation modérée de boissons alcoolisées diminuaient la fréquence de la maladie d'Alzheimer. Cette maladie est en voie de devenir un fléau sanitaire et socio-économique dans les pays industrialisés, où l'espérance de vie ne cesse d'augmenter.

**CAUSES**

Elles demeurent inconnues. De nombreuses théories ont été formulées, mais aucune d'entre elles n'est pleinement satisfaisante ou complètement vérifiée.

■ **L'hypothèse neurochimique** repose sur une diminution des taux d'une enzyme, la choline-acétyl-transférase, dans différentes zones du cerveau (cortex et hippocampe). Ce déficit entraînerait une diminution de l'acétylcholine, un neurotransmetteur (substance chimique assurant la transmission de l'influx nerveux), mais il n'explique pas la dégénérescence nerveuse.

■ **L'hypothèse génétique** repose sur des études épidémiologiques révélant l'existence d'antécédents familiaux de la maladie chez 15 % des sujets atteints. Dans ces familles, on constate également une augmentation de la probabilité de naissance d'un enfant trisomique 21, sans que l'on ait déterminé les raisons de cette association.

■ **L'hypothèse virale** est soulevée par analogie avec la maladie de Creutzfeldt-Jakob, une maladie cérébrale rare atteignant les personnes âgées. Toutefois, s'il existe un agent infectieux responsable de la maladie d'Alzheimer, il aurait besoin d'un certain contexte génétique, immunitaire ou toxique pour s'exprimer.

■ **L'hypothèse immunologique** repose sur la diminution globale du nombre de lymphocytes circulants et la présence accrue d'auto-anticorps. Toutefois, ces perturbations sont fréquentes avec l'âge en dehors de toute démence.

■ **L'hypothèse vasculaire et métabolique** est étayée par une réduction du débit sanguin cérébral, de l'oxygénation du sang et de sa capacité à capter le glucose. Cependant, ces déficits peuvent être la conséquence et non la cause de la détérioration cérébrale.

■ **L'hypothèse toxique** repose sur l'augmentation des taux d'aluminium dans le cerveau. Mais des concentrations 5 fois supérieures chez les dialysés ne produisent pas de dégénérescence nerveuse.

■ **L'hypothèse des radicaux libres** repose sur le fait que le vieillissement est dû, en partie, aux effets destructeurs de ceux-ci. Elle fait actuellement l'objet de nombreuses recherches.

**SYMPTÔMES ET SIGNES**

Le début de la maladie est généralement discret, marqué par des symptômes banals. Leur expression varie beaucoup d'une personne à une autre. Leur importance s'aggrave généralement avec le temps.

■ **Les troubles de la mémoire** constituent le premier symptôme de la maladie. Ils

**Les recherches, qui portent essentiellement sur les causes de la maladie, mettent en œuvre des moyens divers : examens au microscope, imagerie médicale, analyses biochimiques, étude statistique des malades et de leur famille, etc.**

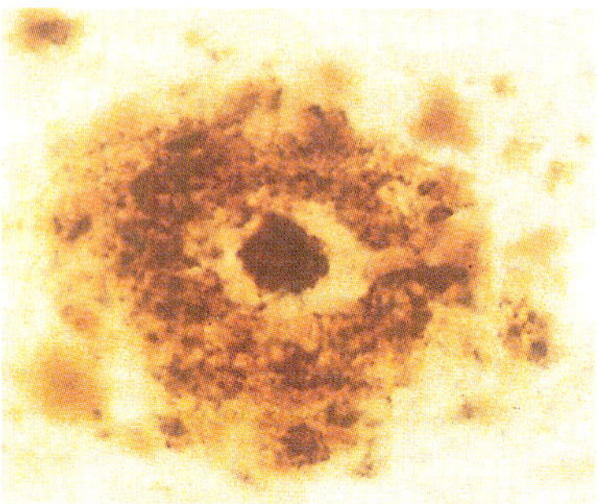

*Une biopsie du cerveau est parfois pratiquée après le décès, à des fins de recherche. Cette photographie montre des plaques séniles caractéristiques telles qu'on peut les observer au microscope.*

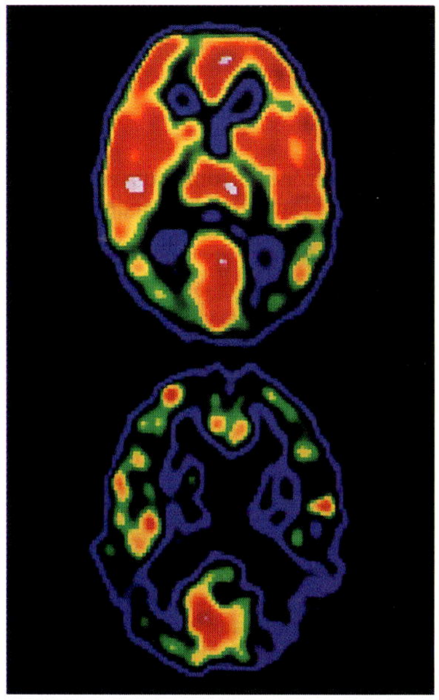

*La tomographie par émission de positons représente les niveaux d'activité des neurones. Par rapport à la coupe horizontale d'un cerveau normal (en haut), l'image du bas dénote un ralentissement d'activité.*

peuvent être isolés et durer plusieurs mois ou plusieurs années. Les malades n'arrivent plus à retrouver le nom d'une personne ou d'un lieu pourtant bien connus. On peut aussi constater des troubles de l'orientation dans le temps et dans l'espace. C'est plus tardivement que les troubles de mémoire touchent les faits anciens (incapacité du malade à évoquer les faits marquants de sa vie), les connaissances acquises lors de la scolarité ou de la vie professionnelle et le bagage culturel.

■ Les troubles du comportement sont, eux aussi, relativement précoces mais peuvent n'être remarqués que tardivement. Une indifférence, une réduction de l'activité sont souvent constatées ; elles représentent une réaction du malade à ses troubles de mémoire, mais témoignent parfois aussi d'un syndrome dépressif. Des troubles du caractère (irritabilité, idées de persécution) peuvent également apparaître.

■ Les troubles du langage (aphasie) passent parfois inaperçus au début : le malade cherche ses mots, utilisant fréquemment périphrases et mots passe-partout. Plus tardivement, l'aphasie ne fait plus de doute : discours peu informatif ou incohérent, inversion ou substitution de syllabes ou de mots. Des troubles sévères de la compréhension du langage s'installent.

■ Les troubles du comportement moteur se manifestent par une difficulté à effectuer des gestes pourtant très quotidiens (s'habiller, tenir une fourchette) alors qu'il n'y a pas de paralysie.

■ Des troubles de la reconnaissance des visages ne permettent plus au patient de reconnaître ses proches, voire de se reconnaître lui-même dans une glace.

Parfois, la maladie débute par un état confusionnel spontané ou déclenché par une prise de médicaments (anticholinergiques en particulier), une maladie ou un choc affectif (disparition d'un proche, déménagement, départ à la retraite, etc.).

**DIAGNOSTIC**

C'est souvent à un stade avancé de la maladie d'Alzheimer que les patients consultent pour la première fois leur médecin et que leur entourage commence réellement à s'inquiéter. À l'examen, le médecin détecte d'importants troubles de la mémoire avec, notamment, l'oubli quasi immédiat d'une consigne ou de l'idée que le patient voulait exprimer s'il interrompt sa phrase. Des tests psychologiques font apparaître une diminution des capacités intellectuelles.

En l'absence de marqueur biologique ou radiologique de la maladie d'Alzheimer, le diagnostic repose sur un faisceau d'arguments. Il faut avant tout s'assurer que le patient n'est pas atteint d'une affection donnant des symptômes proches de ceux de la maladie d'Alzheimer : hypothyroïdie, syphilis, anémie de Biermer, déficit en vitamine B12 ou en folates, tumeur cérébrale, hématome sous-dural ou lésions vasculaires cérébrales. Le scanner et l'imagerie par résonance magnétique (I.R.M.) montrent une atrophie cérébrale. Si celle-ci n'est pas spécifique de la maladie d'Alzheimer (elle s'observe chez nombre de sujets normaux), son aggravation entre deux scanners successifs et sa prédominance dans la zone pariéto-occipitale ont une certaine valeur diagnostique. Mais seule l'étude au microscope d'un fragment de cortex cérébral prélevé chirurgicalement peut apporter une certitude. De telles biopsies ne sont pratiquées que très exceptionnellement. L'I.R.M. fonctionnelle aide à mieux localiser les zones cérébrales atteintes, et à en suivre l'évolution, notamment en réponse aux traitements.

Le diagnostic précoce conduit à traiter rapidement le malade afin de ralentir l'évolution déficitaire de la maladie.

**ÉVOLUTION**

L'évolution de la maladie d'Alzheimer est très progressive. Dans la phase la plus avancée, le malade a perdu toute autonomie et doit être assisté dans tous les actes de la vie quotidienne tels que marcher, se lever, manger ou faire sa toilette. Une incontinence totale est souvent inévitable.

**TRAITEMENT**

Il faut toujours envisager des soins palliatifs diminuant l'intensité des symptômes. Certains antidépresseurs peuvent être prescrits pour améliorer l'humeur du malade et diminuer son anxiété, mais il faut surtout éviter d'utiliser les antidépresseurs tricycliques en raison de leurs propriétés anticholinergiques. D'une manière générale, il faut proscrire tout médicament anticholinergique. En fait, l'essentiel du traitement repose sur la prise en charge du malade par ses proches dans un premier temps, si c'est possible, ou par une aide à domicile. Dans tous les cas, l'autonomie du patient et son maintien à domicile doivent être préservés le plus longtemps possible. L'entourage doit bénéficier d'une information et d'un soutien. Le rôle des associations est important. L'hospitalisation ne doit être envisagée qu'à la phase ultime de la maladie.

Différents médicaments qui pallient la carence en acétylcholine peuvent permettre une amélioration des symptômes et ralentir l'évolution de la maladie. Le tacrine a d'abord été utilisé, mais ses effets secondaires sur le foie lui font préférer le

**Les recherches génétiques**

Même si la maladie d'Alzheimer relève de causes variées, certaines formes familiales à début précoce (avant 65 ans) semblent avoir pour origine un facteur héréditaire transmis sur le mode autosomique (chromosomes non sexuels) dominant : il suffit que le gène soit transmis par l'un des deux parents pour que la maladie se développe chez l'enfant. Des études génétiques ont en effet établi que les gènes qui codent la protéine bêta-amyloïde, dont la présence – sous forme de dépôts anormalement abondants dans les plaques dégénératives cérébrales – est caractéristique de la maladie, se situent sur les chromosomes 19 et 21. En outre, les travaux réalisés par une équipe de chercheurs français et portant sur l'élaboration de la carte du génome humain (ensemble des gènes portés par les chromosomes de l'espèce) ont permis de localiser, en 1992, un 3e gène sur le chromosome 14. Le gène codant l'apolipoprotéine (ApoE), molécule impliquée dans la formation de dépôts amyloïdes dans le cerveau, serait associé à une augmentation du risque de maladie d'Alzheimer.

par une raréfaction et un ralentissement des mimiques habituelles du visage, qui donnent à celui-ci un aspect inexpressif. Les yeux gardent leur mobilité, mais le visage reste figé. Le clignement des paupières est réduit. L'amimie est souvent associée à d'autres troubles de la mobilité (marche, écriture, etc.) s'observant chez les personnes atteintes de maladie de Parkinson.
→ VOIR **Parkinson (maladie de).**

## Aminoacide
→ VOIR **Acide aminé.**

## Aminoacidurie
Présence d'acides aminés libres dans l'urine.

Une faible aminoacidurie est normale. Elle peut augmenter pour un ou plusieurs acides aminés dans différentes pathologies telles que les maladies métaboliques héréditaires, certaines néphropathies et dans certains cas d'insuffisance hépatique : on parle alors d'hyperaminoacidurie.

## Aminoside
Médicament antibiotique actif contre certaines bactéries. SYN. *aminoglycoside.*

Au sein de la famille des aminosides, on trouve la gentamicine, la streptomycine, l'amikacine, la tobramycine, la netilmicine.

#### INDICATIONS
Ces médicaments sont bactéricides, capables de tuer les bactéries. Ils sont actifs sur de nombreuses espèces bactériennes : staphylocoques, streptocoques, entérobactéries. Ils agissent en synergie avec d'autres antibiotiques avec lesquels ils sont en général associés (dérivés des pénicillines, céphalosporines). Certains aminosides sont aussi actifs sur le bacille de Koch, responsable de la tuberculose. C'est le cas de la streptomycine et de l'amikacine.

Les aminosides sont souvent indiqués dans les infections sévères (notamment urinaires), au début du traitement, et sont toujours associés à un autre antibiotique pour potentialiser leur action.

#### MODE D'ADMINISTRATION ET TOXICITÉ
Ils ne sont pas absorbés par voie orale. Leur administration se fait donc par voie injectable, soit intramusculaire, soit intraveineuse.

Les aminosides sont moins souvent utilisés actuellement en raison de leur mode d'administration et de leur toxicité (pour l'oreille, avec risque de surdité, et pour le rein).

## Amitose
Mode de division cellulaire simplifié.

L'amitose s'effectue par étranglement du cytoplasme et du noyau d'une cellule sans duplication ni répartition chromosomique préalable, contrairement à ce qui se passe dans la mitose. Les deux cellules obtenues sont dissemblables. Processus rare, l'amitose s'observe dans les proliférations cellulaires actives comme le cancer. Elle concerne également les leucocytes : elle est alors considérée comme un signe de vieillissement normal des cellules.

## Amnésie
Perte totale ou partielle de la capacité de mémoriser l'information et/ou de se rappeler l'information mise en mémoire.

#### DIFFÉRENTS TYPES D'AMNÉSIE
Selon leurs symptômes, on distingue 5 types d'amnésie.

■ **L'amnésie antérograde, ou amnésie de fixation,** se manifeste par l'impossibilité de fixer de nouveaux souvenirs. Le malade ne peut rien mémoriser et oublie tout au fur et à mesure.

■ **L'amnésie rétrograde, ou amnésie d'évocation,** se caractérise par l'impossibilité de plus en plus prononcée de se rappeler les faits passés. Ceux-ci sont bien enregistrés, mais le malade ne parvient pas à les amener à la conscience au bon moment.

■ **L'amnésie rétroantérograde** est une combinaison des deux types précédents.

■ **L'amnésie lacunaire** se caractérise par une impossibilité d'évoquer les faits contemporains d'un traumatisme physique (commotion) ou psychique (agression, menace).

■ **L'ictus amnésique** est une amnésie transitoire qui peut durer de 1 à 10 heures environ. Pendant l'épisode, le patient répète sans arrêt les mêmes questions. Il existe des causes organiques ou psychiques. Cette affection récidive très rarement.

#### CAUSES
Une amnésie peut être causée par une lésion des aires cérébrales liées aux fonctions de la mémoire, d'origine vasculaire, tumorale, traumatique (commotion cérébrale), infectieuse (encéphalite), dégénérative (maladie d'Alzheimer), hémorragique (hémorragie sous-arachnoïdienne) ou due à une carence en vitamine B1, observée surtout chez les alcooliques (syndrome de Korsakoff).

Elle peut également survenir au cours de maladies psychiatriques, mais aussi à la suite d'une crise d'épilepsie ou d'un choc émotionnel. Enfin, nombre de troubles de la mémoire sont liés à la prise de médicaments ou de toxiques, en particulier de tranquillisants (benzodiazépines). Utilisés de façon prolongée, ils induisent parfois une amnésie antérograde ou des troubles aigus de la mémoire proches de l'ictus amnésique.

#### TRAITEMENT
Sa nature dépend de la cause sous-jacente à la perte de mémoire. Le traitement des amnésies d'origine émotionnelle (troubles psychotiques, états émotionnels) est essentiellement psychologique. Il vise à lever les inhibitions et à ramener à la conscience du sujet les souvenirs oubliés, par le jeu de la libre association d'idées. Certains médicaments peuvent stimuler la mémoire dans des cas de dysmnésie (trouble de la mémoire sans amnésie importante), de surmenage scolaire ou professionnel, mais leur utilisation est exceptionnelle et de durée limitée.

## Amniocentèse
Prélèvement de liquide amniotique à des fins d'analyse.

#### INDICATIONS
L'amniocentèse est le plus souvent pratiquée entre la quatorzième et la dix-huitième semaine d'aménorrhée (arrêt des règles), mais elle est également réalisée plus tardivement pour évaluer la gravité d'une incompatibilité sanguine fœtomaternelle. L'amniocentèse peut d'ailleurs avoir lieu à tout moment de la grossesse, notamment en cas d'anomalie décelée à l'échographie.

L'amniocentèse permet d'analyser les cellules fœtales desquamées dans le liquide amniotique et le liquide lui-même, qui peuvent révéler d'éventuelles anomalies fœtales.

■ **L'étude des cellules fœtales** permet, d'une part, la recherche d'anomalies chromosomiques (syndrome de Turner, trisomie 21) grâce à l'établissement de la carte chromosomique du fœtus (caryotype) et, d'autre part, la recherche de certaines affections héréditaires grâce à l'étude de l'A.D.N. L'amniocentèse est conseillée aux femmes de plus de 38 ans pour dépister une trisomie 21, dans la mesure où le risque pour le nouveau-né augmente avec l'âge de la mère.

■ **L'étude du liquide amniotique** permet de doser plusieurs éléments dont l'existence en quantité anormale peut traduire certaines pathologies fœtales (anomalie de fermeture du tube neural, mucoviscidose, etc.). Cette étude permet également de diagnostiquer certaines maladies infectieuses transmissibles de la mère à l'enfant. On peut enfin prévoir le risque de maladie des membranes hyalines (syndrome de détresse respiratoire observé chez les grands prématurés) en étudiant certains des composants de ce liquide.

#### TECHNIQUE ET DÉROULEMENT
Le prélèvement est effectué, sous contrôle échographique, à l'aide d'une aiguille enfoncée à travers la paroi abdominale jusque dans l'utérus. Ce geste, qui dure quelques secondes, ne nécessite pas d'anesthésie locale. La quantité de liquide prélevé varie entre 10 et 30 millilitres. Cette opération permet également l'injection de médicaments dans la cavité amniotique, autorisant ainsi le traitement précoce de l'enfant in utero. L'amniocentèse se pratique en milieu hospitalier ou chez le gynécologue. Un léger repos est conseillé après le prélèvement, ainsi que l'absence d'activité physique intense pendant 1 ou 2 jours.

#### EFFETS SECONDAIRES
L'amniocentèse ne présente aucun danger pour la mère ; elle entraîne, de façon extrêmement rare (dans moins de 0,5 % des cas), une fausse couche due à une fissuration des membranes ou à une infection provoquées par le prélèvement. Les moindres symptômes de fièvre, de saignement, de pertes vaginales ou de douleurs dans les jours qui suivent l'examen nécessitent une consultation médicale. Le risque traumatique fœtal est nul ; il n'y a pas davantage de risque infectieux si les précautions d'asepsie sont respectées.

## Amnios
Fine membrane tapissant l'intérieur de la cavité où se trouve le fœtus.

L'amnios, qui recouvre également le cordon ombilical et le placenta, est doublé par une autre membrane, le chorion, collée à la mu-

**Le prélèvement du liquide amniotique, dans lequel baigne le fœtus, permet l'examen des cellules provenant de sa peau et l'étude du caryotype, c'est-à-dire la carte précise de ses chromosomes avec leur nombre et leur aspect.**

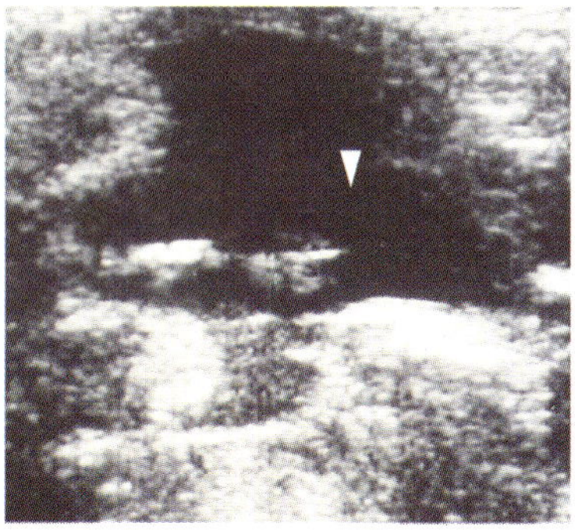

*L'aiguille (flèche sur la photo) ne doit toucher ni le placenta ni le fœtus lui-même.*

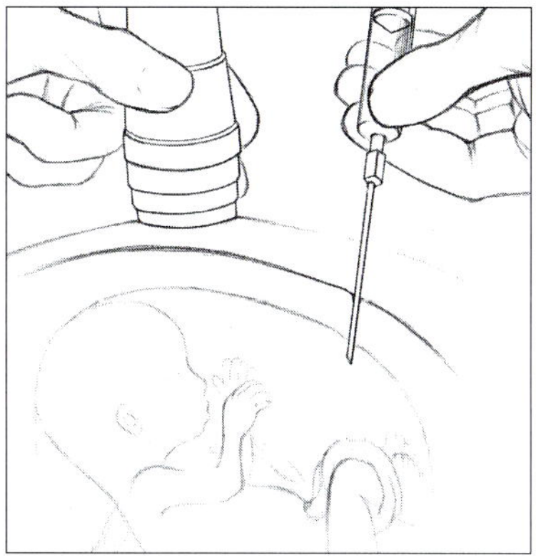

*Une aiguille fine est introduite à travers l'abdomen jusqu'à la paroi utérine avant d'atteindre le liquide amniotique, dans lequel baigne le fœtus.*

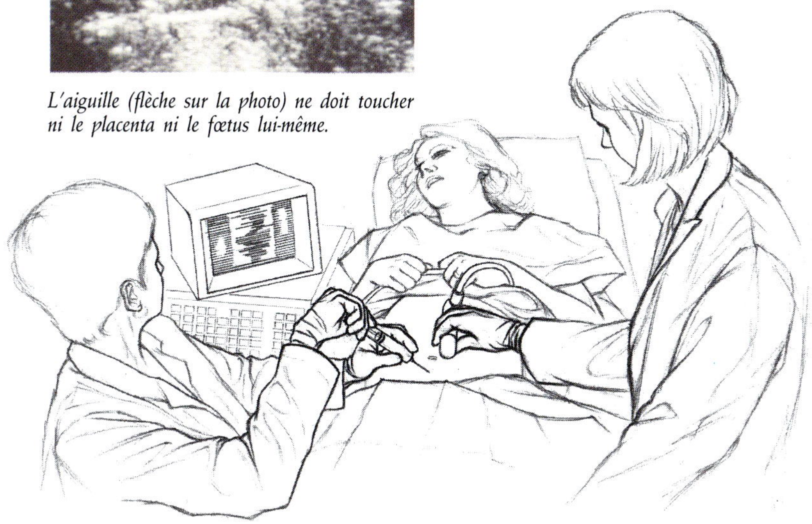

queuse utérine. L'amnios se remplit de liquide amniotique au cours de la grossesse. L'amnios et le chorion, qui protègent le fœtus, sont évacués avec le placenta après l'accouchement. Ils prennent alors le nom de « caduque ».

## Amnioscopie

Examen direct du liquide amniotique et des membranes réalisé en fin de grossesse.

**INDICATIONS**

L'amnioscopie est pratiquée après 36 semaines d'aménorrhée (arrêt des règles) chez une femme qui présente des contractions utérines et dont l'accouchement semble se déclencher. Elle permet d'examiner la clarté et la couleur du liquide amniotique et, en particulier, de rechercher la présence de méconium (première selle verdâtre du fœtus), témoignant d'une souffrance fœtale. Cet examen peut servir à vérifier l'existence d'une fissuration de la poche des eaux et permet de déclencher prématurément l'accouchement si cela est nécessaire.

**TECHNIQUE ET DÉROULEMENT**

Le médecin introduit l'amnioscope, tube muni d'un système optique, dans le vagin, puis il le fait progresser à travers le col de l'utérus pour atteindre les membranes de la cavité amniotique.

L'examen se pratique à l'hôpital et dure quelques minutes. Il apporte des informations utiles avant que ne commence l'accouchement.

**EFFETS SECONDAIRES**

L'amnioscopie, indolore, déclenche parfois des contractions utérines, normales à ce stade de la grossesse. Elle peut occasionner quelques pertes de sang, qui ne présentent aucune gravité.

## Amniotique

Relatif à l'amnios.

### Bride amniotique

Une bride amniotique est un filament de fibrine ou de tissu conjonctif fibreux, dont la présence dans la cavité amniotique est anormale. Ces brides ne s'observent que dans le cadre de la maladie des brides amniotiques. Elles flottent dans le liquide amniotique ou relient deux points de la cavité amniotique. Elles seraient responsables de malformations des membres du fœtus (amputation des extrémités).

Leur diagnostic est difficile, car les brides ne sont pas toujours visibles à l'échographie anténatale.

### Embolie amniotique

L'embolie amniotique est un choc obstétrical dû à l'irruption de liquide amniotique dans la circulation sanguine maternelle au cours de l'accouchement. Le risque est le décès maternel et fœtal, mais l'embolie amniotique demeure heureusement très rare.

### Liquide amniotique

Le liquide amniotique est un liquide clair dans lequel baigne le fœtus à l'intérieur de l'utérus maternel. Il protège l'enfant contre les chocs extérieurs et lui permet d'être maintenu à une température stable dans un milieu aseptique. Le volume de liquide augmente au cours de la grossesse. Transparent, il est formé d'eau dans laquelle on trouve des cellules fœtales (amniocytes). Il provient essentiellement des sécrétions des membranes qui entourent le fœtus, de l'urine fœtale et du liquide d'origine pulmonaire. Le liquide amniotique se renouvelle en permanence ; il est avalé par le fœtus puis éliminé au cours de la miction. Enfin, lors de l'accouchement, il s'écoule après la rupture, spontanée ou provoquée, des membranes et lubrifie les voies génitales de la mère afin de faciliter le passage de l'enfant.

Deux examens permettent son étude : l'amniocentèse et l'amnioscopie.

Au terme de la grossesse, le volume de liquide atteint environ 1,5 litre. Son insuffisance (oligoamnios) ou son excès (hydramnios) sont pathologiques, résultant de malformations fœtales ou provoquant certaines d'entre elles. Un hydramnios est constaté notamment chez les femmes enceintes d'enfants diabétiques ou porteurs de malformations digestives, d'anomalies de l'estomac, du duodénum ou de l'intestin grêle. L'examen clinique, qui permet de déceler un excès ou une insuffisance de liquide, doit être complété par une échographie pour rechercher d'éventuelles malformations. En cas de souffrance fœtale, le liquide amniotique verdit, en raison de l'émission prématurée du méconium (première selle verdâtre) par le fœtus. Il faut alors souvent provoquer l'accouchement.

## Amœbicide

→ VOIR Antiamibien.

## AMP cyclique

→ VOIR Adénosine.

## Amphétaminique

→ VOIR Anorexigène.

## Ampliation

Augmentation du volume d'une cavité naturelle du corps.

L'ampliation désigne habituellement l'augmentation du volume de la cage thoracique pendant l'inspiration. Elle se mesure à l'aide d'un ampliomètre.

## Amplificateur de brillance

Système permettant de transformer une image optique en image électronique, utilisé pour augmenter la luminosité et la précision d'une image radioscopique.

Depuis les années 1950, l'image radioscopique peut être amplifiée, saisie par une caméra vidéo et apparaître sur un écran de télévision. L'amplificateur de brillance améliore la qualité de la radioscopie par un gain de luminosité et permet de réduire la dose de rayons X. Il est particulièrement utile pour guider un certain nombre de gestes médicaux. Depuis les années 1980, les nouvelles générations d'amplificateurs de brillance et de caméras vidéo ont permis la production d'images radioscopiques numérisées.

**TECHNIQUE**

L'amplificateur est un tube électronique interposé entre deux écrans et soumis à une tension électrique. L'écran d'entrée reçoit l'image de faible luminescence des rayons X et la transforme en un flux d'électrons à l'intérieur du tube. La tension électrique appliquée au tube accélère les électrons, qui bombardent le deuxième écran avec une énergie supplémentaire. L'écran de sortie transforme le flux d'électrons en lumière visible, avec restitution de l'image et avec un gain de luminosité considérable. L'image radioscopique est alors retransmise sur un écran de télévision.

## Amplification génique

1. Technique de biologie moléculaire qui permet de mettre en évidence in vitro des quantités infinitésimales d'A.D.N. SYN. *réaction en chaîne par polymérase.* En anglais, *Polymerase Chain Reaction (PCR).*

L'amplification génique est utilisée aussi bien en recherche que pour le diagnostic de certaines maladies, chaque fois qu'un acide nucléique doit être recherché ou analysé. Ainsi, cette technique est employée pour établir le diagnostic prénatal de maladies héréditaires, par l'étude du gène en cause dans les cellules du fœtus, ou dans le cadre des maladies infectieuses, pour la mise en évidence de germes présents en très faible quantité dans les prélèvements ou de ceux dont la culture est longue ou difficile (*Mycoplasma, Legionella, Bordetella pertussis,* mycobactéries).

La technique consiste à reproduire en grandes quantités un fragment d'A.D.N. correspondant à un gène connu, puis à l'identifier grâce à une sonde spécifique capable de reconnaître le gène. Il s'agit de techniques de pointe couramment utilisées en recherche, dont les coûts diminuent régulièrement, et qui seront de plus en plus utilisées à l'avenir pour le diagnostic de certaines maladies.

2. Duplications successives exceptionnelles d'un gène en un point d'un chromosome.

Les amplifications géniques les plus fréquentes se produisent en réaction à des traitements, par exemple anticancéreux, et sont la cause de leur inefficacité ; elles accélèrent le phénomène de refoulement hors de la cellule de substances toxiques.

## Ampullome vatérien

Tumeur maligne qui se développe dans la région de l'ampoule de Vater (point de convergence de la voie biliaire et du canal pancréatique de Wirsung, s'abouchant dans le duodénum).

Un ampullome vatérien provoque une obstruction des canaux biliaire et pancréatique qui se traduit par une poussée de fièvre, un ictère, des douleurs abdominales et un amaigrissement.

De petite taille, l'ampullome vatérien ne peut être diagnostiqué avec certitude que par un examen endoscopique du duodénum.

Un traitement chirurgical est possible dans les formes limitées de l'affection : ablation de la tumeur (ampullectomie), d'une partie du duodénum et du pancréas (duodénopancréatectomie partielle). En cas d'ablation risquée ou impossible à pratiquer, on réalise un court-circuit biliaire et digestif. En l'absence d'extension de la tumeur au pancréas et aux ganglions lymphatiques voisins, l'ampullome vatérien offre de bonnes perspectives de guérison.

## Amputation

Ablation d'un membre ou d'un segment de membre.

L'amputation s'oppose à la désarticulation, où seuls sont sectionnés les muscles et les ligaments qui maintiennent l'articulation. Le terme d'amputation désigne également l'ablation du rectum et de l'anus quand la continuité digestive n'est pas rétablie et qu'un anus artificiel est créé (colostomie). L'expression « amputation congénitale » est parfois employée pour désigner les anomalies congénitales caractérisées par une absence partielle ou totale de développement des membres.

**INDICATIONS**

L'amputation chirurgicale s'effectue le plus souvent sur les membres inférieurs. Elle se pratique rarement aujourd'hui pour compléter une amputation accidentelle partielle, la réimplantation du membre étant alors généralement tentée.

L'amputation chirurgicale est notamment indiquée pour traiter les tumeurs malignes des os ou des parties molles des membres, ou pour prévenir la gangrène d'un membre totalement privé de circulation sanguine (artériopathie, thrombose) lorsqu'une opération de revascularisation est impossible ou a échoué. Enfin, on peut amputer certains membres ayant perdu leur motricité et leur sensibilité, lorsque leur présence gêne ou empêche la pose d'une prothèse.

**DÉROULEMENT**

Lors de l'amputation, les chairs sont sectionnées au-dessous du niveau de la section de l'os, de manière à former un lambeau de recouvrement qui constituera le moignon. Lors des amputations pour gangrène artéritique, la section doit être pratiquée en tissu bien vascularisé, la peau n'étant pas cousue pour éviter un surcroît de tension et une nécrose du moignon qui pourraient favoriser ultérieurement une infection et empêcher la cicatrisation.

**RÉÉDUCATION ET APPAREILLAGE**

Après une amputation, le sujet peut ressentir des sensations anormales qui prennent parfois la forme de douleurs intenses : c'est l'algohallucinose, ou douleur du membre fantôme, qui correspond à l'interprétation erronée par le cerveau de sensations nerveuses venant du moignon comme si elles provenaient du membre en fait amputé. Les amputations qui conservent le talon, le genou sont mieux tolérées que les amputations de la cuisse.

L'amputation des membres inférieurs chez le sujet âgé peut le confiner à un état grabataire ; dans les autres cas, et selon l'état général de l'amputé, une prothèse bien adaptée lui permettra de retrouver une vie sociale normale. Aussi la rééducation du moignon est-elle entreprise immédiatement après l'amputation afin d'obtenir une cicatrisation satisfaisante des tissus et de préparer le membre à l'appareillage. À la gymnastique, au massage et à la physiothérapie s'ajoute l'action du kinésithérapeute, qui « façonne » le moignon pour lui permettre de s'adapter à une prothèse.

Aux membres inférieurs, trois types de prothèse sont utilisés ; on les distingue selon le système de rattachement au moignon : emboîture classique (s'appuyant sur le relief osseux de la racine du membre), emboîture à adhérence (utilisant les contractions musculaires du moignon) ou emboîture de contact (se moulant à la fois sur le relief osseux et sur les parties molles).

Les amputations des membres supérieurs, surtout d'origine accidentelle, sont palliées par des prothèses soit esthétiques et dites « de vie sociale », soit fonctionnelles et dites « de travail », ayant une fonction de crochet ou de pince.

## Amygdale

1. Ensemble de formations lymphoïdes situées sur le pourtour du pharynx. SYN. *tonsille.* (P.N.A. *tonsillæ.*)

Les amygdales présentent une surface irrégulière parsemée de dépressions profondes appelées cryptes amygdaliennes. Les amygdales les plus importantes et les plus volumineuses sont les palatines, situées de part et d'autre de la luette. D'autres amygdales ont une fonction plus accessoire : les amygdales linguales, situées à la base de la langue ; les amygdales pharyngiennes (végétations adénoïdes), à l'arrière-fond des fosses nasales ; les amygdales vélopalatines, sur la face postérieure du voile du palais ; les amygdales tubaires, autour des orifices de la trompe d'Eustache. L'ensemble de ces amygdales constitue l'anneau de Waldeyer.

Les amygdales contribuent à la défense de l'organisme contre les microbes en formant des globules blancs, en produisant des anticorps et en jouant le rôle d'une barrière à l'entrée des voies aériennes supérieures.

**PATHOLOGIE**

Des infections aiguës répétées (angines ou amygdalites, otites) finissent par affaiblir les amygdales, qui deviennent elles-mêmes foyer d'infection. Une ablation chirurgicale, amygdalectomie pour les amygdales palatines ou adénoïdectomie pour les végétations adénoïdes, est alors envisagée.

2. Partie du cerveau située dans le lobe temporal (système limbique).

Les deux amygdales cérébrales (hémisphère gauche et droit) jouent un rôle dans l'émotivité et coordonnent les systèmes nerveux et endocriniens.

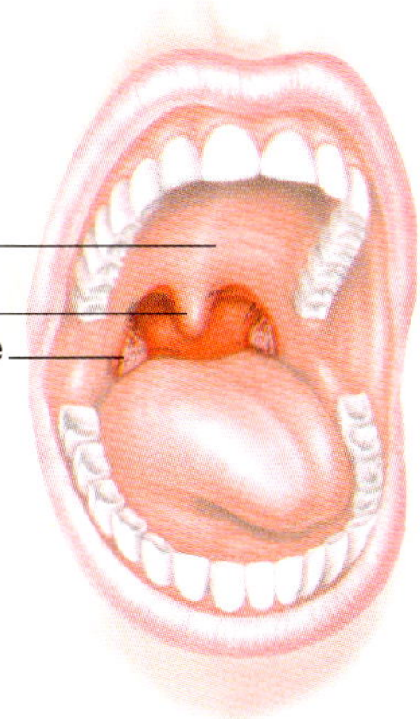


## Amygdalectomie

Ablation chirurgicale des amygdales.

**INDICATIONS**

L'amygdalectomie est indiquée en cas d'infection amygdalienne chronique ou à répétition, ou lorsque des amygdales hypertrophiques gênent la respiration ou la déglutition.

**DÉROULEMENT ET CONVALESCENCE**

L'opération se pratique sous anesthésie générale de courte durée et nécessite une hospitalisation de 24 à 48 heures pendant laquelle un saignement peut survenir, nécessitant parfois une reprise chirurgicale. Les douleurs dans la gorge et dans les oreilles, habituelles, exigent souvent la prise d'un analgésique. Une alimentation liquide et douce (crème glacée, par exemple) est donnée au patient. Des douleurs à la déglutition lors des repas peuvent persister pendant 2 ou 3 semaines environ. La guérison complète est normalement acquise après 2 semaines. Un saignement postopératoire peut se produire plus tardivement, à la chute des escarres, nécessitant alors un contrôle sans délai par un médecin et pouvant justifier un geste local.

## Amygdalite

Inflammation des amygdales pharyngées (palatines et linguales), généralement d'origine infectieuse.

Les amygdalites sont communément appelées angines.

→ VOIR Angine.

## Amylase

Enzyme d'origine salivaire ou pancréatique intervenant dans la dégradation de l'amidon en maltose. SYN. *alpha-amylase.*

L'amylase réalise le début de la digestion de l'amidon, principale réserve glucidique des végétaux, constitué par l'assemblage d'un grand nombre de molécules de glucose : elle le découpe, par un mécanisme d'hydrolyse, en maltose, formé de deux molécules de glucose.

L'augmentation du taux d'amylase dans le sang peut témoigner d'une pancréatite aiguë et se rencontre également dans certains cancers digestifs et dans les oreillons.

## Amyloïde (substance)

Substance anormale ayant l'aspect de l'amidon et dont l'accumulation dans les tissus est responsable d'une maladie, l'amylose.

La substance amyloïde, essentiellement glycoprotéique, n'a pas de composition définie : c'est un mélange variable de différents composés comprenant parfois des anticorps, des hormones et une protéine proche de l'albumine.

## Amyloïdose

→ VOIR Amylose.

## Amylose

Affection caractérisée par l'infiltration dans les tissus d'une matière appelée substance amyloïde. SYN. *amyloïdose, maladie amyloïde.*

Une amylose peut survenir sans raison connue (amylose primitive) ou être une complication d'une autre maladie chronique (amylose secondaire) : tuberculose, dilatation des bronches, ostéomyélite, lèpre, polyarthrite rhumatoïde, cancer, etc. La cause de la production de substance amyloïde et de son dépôt dans les tissus n'est pas connue. Des hypothèses immunologiques ont été soulevées. Certaines amyloses sont héréditaires.

La substance amyloïde peut s'accumuler dans n'importe quel tissu (poumon, foie, cœur, rein, tube digestif, système nerveux, peau), les amyloses les plus fréquentes étant l'amylose cardiaque, l'amylose cutanée et l'amylose rénale. L'amylose bronchopulmonaire est plus rare.

### Amylose bronchopulmonaire

L'amylose bronchopulmonaire, caractérisée par l'accumulation de substance amyloïde dans le poumon et dans les bronches, est une maladie rare, s'observant à l'âge adulte. Elle se manifeste par des nodules pulmonaires, des lésions trachéobronchiques, voire une atteinte ganglionnaire ou pleurale. La biopsie des tissus infiltrés confirme le diagnostic.

**TRAITEMENT**

Il faut avant tout traiter la maladie sous-jacente, quand elle existe. Dans ce cas, l'amylose bronchopulmonaire peut arrêter sa progression, voire régresser. Dans les formes localisées, le laser ou la chirurgie donnent de bons résultats.

### Amylose cardiaque

L'amylose cardiaque, caractérisée par l'accumulation de substance amyloïde dans le cœur, se traduit par une insuffisance cardiaque parfois associée à une arythmie (troubles du rythme cardiaque) et à des anomalies de la conduction intracardiaque. L'échocardiographie montre un épaississement de toutes les parois du cœur, associé à une dilatation des cavités et à une baisse de la contractilité.

Les biopsies myocardiques apportent au besoin la preuve histologique de cette localisation de l'amylose.

**TRAITEMENT**

Le traitement de l'amylose cardiaque, purement symptomatique, vise à contrôler l'insuffisance cardiaque et à éviter les complications thromboemboliques de la maladie. Il est parfois nécessaire d'implanter un stimulateur cardiaque.

### Amylose cutanée

L'amylose cutanée, caractérisée par l'accumulation de substance amyloïde sous la peau, peut revêtir différents aspects.

■ **Les amyloses cutanées diffuses** se caractérisent par l'existence de plaques de papules roses, lisses et fermes, non prurigineuses, associées à des ecchymoses du visage et du cou et, fréquemment, à une macroglossie (grosse langue) et à des signes d'atteintes musculaire, nerveuse et cardiaque. Le diagnostic repose sur la biopsie cutanée. Les amyloïdoses cutanées diffuses doivent faire rechercher une maladie sanguine ou immunitaire sous-jacente.

■ **Les amyloses cutanées pures** n'ont pas de signes viscéraux. Les principales sont :
- le lichen amyloïde, caractérisé par l'existence de plaques de papules arrondies, rosées, très prurigineuses, situées sur la face antéro-interne des jambes ;
- l'amylose pigmentaire maculeuse, caractérisée par l'existence de plaques brunâtres, souvent prurigineuses (provoquant des démangeaisons), sur le dos ; ce type d'amylose affecte fréquemment des sujets d'origine maghrébine ;
- l'amylose nodulaire, prurigineuse et purpurique (les dépôts amyloïdes infiltrés dans la paroi des vaisseaux cutanés augmentent la fragilité vasculaire et entraînent un purpura), qui touche essentiellement le visage, le tronc et la région anogénitale.

**TRAITEMENT**

Le traitement des amyloses cutanées pures est le même que celui du prurit (sédatifs, antihistaminiques généraux, corticostéroïdes locaux).

En cas d'amylose diffuse, le traitement repose sur celui de la maladie sous-jacente (radiothérapie, chimiothérapie).

### Amylose rénale

L'amylose rénale, caractérisée par l'accumulation de substance amyloïde dans le rein, débute par une protéinurie (présence d'une quantité anormalement élevée de protéines dans les urines).

Par la suite se développe rapidement un syndrome néphrotique complet avec œdème généralisé, protéinurie massive, hypoprotidémie (importante baisse du taux de protéines dans le sang). Le diagnostic repose sur la biopsie rénale, qui permet de mettre en évidence la présence de substance amyloïde dans les glomérules (unités de filtration du rein).

**TRAITEMENT**

Dans les formes secondaires, le traitement de la maladie sous-jacente peut stopper, voire faire régresser, le processus.

Dans les formes primitives ou associées à un myélome multiple, la maladie évolue de façon irréversible vers l'insuffisance rénale, et un traitement par hémodialyse (épuration du sang par filtration à travers une membrane semi-perméable) devient nécessaire. Une transplantation rénale peut être envisagée, mais, à plus ou moins long terme, l'amylose rénale pourra atteindre le rein greffé.

## Amyotrophie

Diminution du volume d'un muscle strié par réduction du nombre des fibres contractiles qui le constituent.

Une amyotrophie est généralement due à une lésion des fibres musculaires (amyotrophie myogène), à une lésion du système nerveux (amyotrophie neurogène) ou à une immobilisation prolongée.

**DIFFÉRENTS TYPES D'AMYOTROPHIE**

- **L'amyotrophie myogène**, qui siège essentiellement à la racine des membres, est l'un des principaux symptômes cliniques des myopathies (maladies des muscles). Son pronostic et son traitement sont donc ceux de la myopathie en cause.
- **L'amyotrophie neurogène** est, dans la presque totalité des cas, la conséquence d'une atteinte du nerf moteur qui commande le muscle atteint, confirmée par l'électrodiagnostic. La lésion peut siéger sur la corne antérieure de la moelle épinière, comme en cas de poliomyélite antérieure aiguë, de sclérose latérale amyotrophique ou d'amyotrophie spinale progressive. La lésion peut aussi siéger sur la racine antérieure du nerf moteur. Exceptionnellement, une amyotrophie neurogène peut être due à une atteinte du système nerveux central. Elle siège principalement aux extrémités des membres, s'associe à des crampes, à des contractions musculaires et à une diminution des réflexes.

**DIAGNOSTIC**

L'amyotrophie se reconnaît à l'examen clinique par la disparition des saillies musculaires et peut s'apprécier de manière objective par des mensurations des masses musculaires au niveau des membres. Le diagnostic peut être confirmé par un électromyogramme.

## Anabolisant

Médicament favorisant l'anabolisme (construction des tissus à partir des substances nutritives).

Les anabolisants stéroïdiens, ou androgènes anabolisants (méténolone, noréthandrolone, nandrolone), sont les plus prescrits. Ils favorisent la synthèse des protéines, surtout dans les muscles et les os. Ils sont conseillés pour lutter contre les carences en protéines.

Les sportifs s'en servent illégalement comme dopants, méconnaissant leur toxicité. Les anabolisants sont en général administrés en injections intramusculaires, espacées de une à plusieurs semaines.

**EFFETS INDÉSIRABLES**

Ils sont contre-indiqués au cours de maladies de la prostate et du foie. Leurs effets indésirables les plus connus sont de type virilisant chez la femme (augmentation de la pilosité, raucité de la voix, troubles des règles) et l'enfant (acné, séborrhée).

## Anabolisme

Ensemble des réactions chimiques aboutissant à la formation des constituants de l'organisme à partir des éléments simples de la digestion.

À l'inverse du catabolisme, qui désigne la dégradation et la formation de déchets, l'anabolisme correspond à la phase de construction et de synthèse du métabolisme.

Certains produits peuvent augmenter un type particulier d'anabolisme. Ainsi, les anabolisants stéroïdiens utilisés illégalement par certains sportifs ont la propriété d'augmenter les synthèses protidiques et donc la masse musculaire.

→ VOIR **Catabolisme, Métabolisme.**

## Anaérobie

1. Se dit de micro-organismes qui se développent en l'absence d'oxygène.

On distingue les espèces anaérobies strictes, pour lesquelles l'oxygène est toxique, et les espèces anaérobies facultatives, qui n'utilisent pas l'oxygène dans leur métabolisme.

La flore endogène anaérobie, qui vit dans les cavités naturelles du corps (bouche, estomac, intestin, etc.), est constituée de micro-organismes tels que *Bacteroides, Prevotella, Fusobacterium, Peptostreptococcus.* Ces micro-organismes peuvent être, occasionnellement, responsables d'infections locales (gangrène) et de septicémies plurimicrobiennes associant anaérobies stricts et aérobies (entérobactéries).

La flore exogène tellurique (bactéries de l'environnement) comprend des bactéries anaérobies strictes, comme les clostridies, qui peuvent provoquer des maladies très graves (tétanos, botulisme), par l'intermédiaire des toxines qu'elles sécrètent.

2. Se dit de l'ensemble des réactions chimiques d'un organisme se produisant en l'absence d'oxygène.

Ces réactions chimiques se déclenchent au début d'un exercice musculaire. Le processus anaérobie comporte deux phases. La première, dite anaérobie alactique, correspond à l'utilisation d'adénosine triphosphate (A.T.P.) et de phosphocréatine, molécules énergétiques présentes dans les muscles. Cette phase permet la poursuite d'un exercice pendant 30 secondes.

Au-delà de cette limite, la seconde phase, dite anaérobie lactique, permet de produire de l'énergie à partir de la dégradation incomplète des glucides stockés dans le foie et les muscles et s'accompagne de la production d'acide lactique, qui provoque à terme des crampes musculaires. Lorsque l'exercice se prolonge, à la phase anaérobie succède la phase dite aérobie, qui permet l'oxygénation cellulaire.

Les exercices anaérobies sont caractérisés par des efforts brefs mais intenses (exercices en résistance : haltérophilie, sprint).

## Analeptique

Médicament stimulant l'activité respiratoire ou cardiaque.

Les analeptiques respiratoires, représentés surtout par l'almitrine, sont prescrits par voie orale ou intraveineuse pour combattre les insuffisances respiratoires chroniques (par exemple la bronchite chronique), au besoin en urgence.

Différentes substances telles que les cholinergiques (stimulants du système nerveux sympathique) sont parfois appelées analeptiques cardiaques ou circulatoires : elles permettent le traitement des états de choc (insuffisance circulatoire aiguë) et sont proposées également dans certaines hypotensions artérielles.

## Analgésie

Abolition de la sensibilité à la douleur, spontanée ou thérapeutique.

- **Une analgésie spontanée** peut survenir à la suite d'une lésion du système nerveux périphérique (ensemble des nerfs qui relient le système nerveux central au reste du corps).
- **L'analgésie thérapeutique** consiste à supprimer la sensibilité à la douleur aiguë, qu'elle soit transitoire (suite à un acte chirurgical, par exemple) ou chronique (d'origine cancéreuse, par exemple). Selon le type de douleur et son intensité, les analgésiques employés sont périphériques (aspirine et paracétamol essentiellement) ou centraux (morphine).

L'administration d'analgésiques périphériques tels que les dérivés du paracétamol est le mode d'analgésie le plus courant. L'analgésie s'effectue d'abord par voie intraveineuse afin d'obtenir un effet immédiat. Elle est ensuite relayée par la voie orale sur une durée de 24 à 48 heures.

Le recours à la morphine ou aux produits morphinomimétiques (produits de synthèse reproduisant l'action analgésique de la morphine) est nécessaire en cas de douleur intense.

La morphine est habituellement prescrite par voie sous-cutanée, intramusculaire ou intraveineuse. Elle peut aussi être administrée par voie rachidienne ou péridurale afin d'agir directement sur les récepteurs de la corne postérieure de la moelle épinière.

La méthode dite « d'analgésie autocontrôlée », qui consiste à donner au patient la possibilité de s'administrer lui-même de la morphine grâce à un cathéter intraveineux à demeure, est de plus en plus utilisée. Le médecin détermine la dose et l'intervalle de temps minimal entre deux prises. Toutes les méthodes utilisant la morphine ou les produits morphinomimétiques nécessitent une surveillance étroite du patient, car elles l'exposent à des complications telles qu'une dépression respiratoire (inhibition d'origine centrale de la commande de la respiration), une rétention aiguë d'urine, un prurit, des vomissements.

À côté de ces moyens pharmacologiques classiques existent d'autres méthodes d'analgésie : la cryothérapie (traitement par le froid), la thermothérapie (traitement par la chaleur), la neurostimulation transcutanée, l'électrothérapie et l'acupuncture.

## Analgésique

Médicament destiné à supprimer ou à atténuer la douleur. SYN. *antalgique*.

Les analgésiques sont soit périphériques, agissant à l'endroit de la douleur, soit centraux, agissant sur le système nerveux central (moelle épinière, cerveau).

Les analgésiques périphériques, dont certains sont également efficaces contre la fièvre, sont représentés essentiellement par le paracétamol et l'aspirine.

Les analgésiques centraux sont en général dérivés de la morphine : la codéine, le dextropropoxyphène et le tramadol sont des morphiniques mineurs ; la morphine, la buprénorphine, la pentazocine et la péthidine sont des morphiniques majeurs.

#### INDICATIONS

Les analgésiques sont souvent prescrits en complément du traitement de la cause de la douleur. Ils sont parfois associés à des médicaments plus spécifiques des symptômes (antispasmodiques, anti-inflammatoires, antimigraineux, etc.), qui peuvent même les remplacer avantageusement. En cas de douleur intense et rebelle, les prescriptions se font par ordre croissant de toxicité : paracétamol, puis d'autres analgésiques périphériques, puis morphiniques mineurs et enfin morphiniques majeurs.

#### MODES D'ADMINISTRATION

L'administration peut être orale, rectale, intramusculaire, intraveineuse ou locale (par cathéter).

#### EFFETS INDÉSIRABLES

Très nombreux et parfois graves, ils sont particuliers à chaque type de produit et sont favorisés par l'automédication. Les analgésiques centraux doivent faire l'objet d'une prescription médicale.

## Anamnèse

Ensemble des renseignements fournis au médecin par le malade ou par son entourage sur l'histoire d'une maladie ou les circonstances qui l'ont précédée.

## Anamorphose

Déformation provoquée volontairement sur les clichés radiologiques et destinée à mettre en évidence des éléments habituellement peu visibles.

## Anaphylaxie

État d'un être vivant qui, sensibilisé par l'introduction d'un allergène dans son organisme, est susceptible de réagir violemment à l'introduction ultérieure d'une nouvelle dose, même minime, du même allergène.

L'anaphylaxie repose sur une production abondante d'anticorps de type E (IgE), qui, lors du deuxième contact avec l'allergène, libèrent dans l'organisme des substances telles que l'histamine, qui déclenchent les effets de l'allergie. Tous les symptômes de l'allergie peuvent être observés lors de la réaction anaphylactique (eczéma, asthme, œdème de Quincke) ; le choc anaphylactique, réaction allergique aiguë et parfois mortelle, en constitue la manifestation la plus grave.

Le sujet qui manifeste une telle sensibilité à un allergène doit éviter tout contact avec l'allergène en question ou envisager un traitement de désensibilisation, au cours duquel il sera progressivement habitué à supporter le contact avec l'allergène.

## Anaplasie

Perte des caractères morphologiques et fonctionnels des cellules du tissu originel, qui s'observe dans les tumeurs malignes.

Selon son degré de ressemblance avec le tissu où elle a pris naissance, une tumeur est qualifiée de différenciée ou d'indifférenciée : l'anaplasie est le degré ultime de l'indifférenciation.

Toute tumeur peut être anaplasique, au moment où elle apparaît ou au cours de son évolution. Les données actuelles de l'immunohistochimie (technique histologique de marquage des cellules par des réactions immunologiques) permettent cependant de rattacher assez souvent, et de façon fiable, une tumeur anaplasique aux cellules dont elle est issue ou, du moins, à un groupe de tissus précis.

## Anarthrie

Incapacité ou difficulté à articuler des sons, indépendante de toute lésion des organes de la phonation et alors que la compréhension du langage oral et écrit est normale.

#### CAUSES

L'anarthrie est due à une lésion de l'hémisphère cérébral dominant (le gauche chez les droitiers, par exemple) au niveau de la partie inférieure de la troisième circonvolution frontale ou des structures sous-corticales. Celle-ci peut être d'origine traumatique, vasculaire, infectieuse, tumorale ou, parfois, dégénérative.

#### SYMPTÔMES ET SIGNES

Un sujet anarthrique est incapable d'articuler correctement des sons. Les troubles sont variables d'un moment à l'autre et peuvent être absents dans le langage automatique (énumération des jours de la semaine, de l'alphabet, etc.). En revanche, l'anarthrie se manifeste systématiquement pendant la lecture à haute voix, la conversation ou quand le sujet répète une phrase. Le volume de sa voix est réduit ; son ton, monocorde. Dans la majorité des cas, l'anarthrie correspond à une forme évolutive d'une aphasie de Broca (aphasie où prédominent les troubles de l'expression). Elle s'accompagne parfois d'une hémiplégie transitoire et presque toujours d'une paralysie faciale, ainsi que d'une difficulté ou d'une impossibilité à réaliser certains gestes bucco-linguo-faciaux tels que siffler, souffler, gonfler les joues ou faire claquer la langue.

## Anasarque

Œdème généralisé du tissu cellulaire sous-cutané avec épanchement dans les cavités séreuses (plèvre, péricarde, péritoine).

L'apparition d'une anasarque est due à diverses maladies (insuffisance cardiaque, cirrhose du foie ou insuffisance rénale) et entraîne une prise de poids importante, une fatigue intense et un essoufflement. Le traitement spécifique de l'affection d'origine s'accompagne de prise de diurétiques par voie intraveineuse et parfois de ponctions évacuatrices.

### Anasarque fœtoplacentaire

Il s'agit d'une complication grave de la maladie hémolytique du nouveau-né (incompatibilité entre le groupe sanguin Rhésus du fœtus et celui de la mère). Elle atteint le fœtus au cours de son développement et entraîne souvent sa mort in utero.

## Anastomose

Abouchement, chirurgical ou spontané, de deux vaisseaux sanguins, de deux viscères creux ou de deux filets nerveux.

Selon sa configuration, l'anastomose est qualifiée de terminoterminale si les deux extrémités d'un conduit sont reliées, de terminolatérale si l'extrémité d'un conduit est reliée à la paroi de l'autre ou de latérolatérale si ce sont les parois des conduits qui sont abouchées.

### Anastomoses chirurgicales

Ces abouchements chirurgicaux de deux conduits sont réalisés par suture manuelle ou par agrafage. La suture s'effectue avec du fil résorbable (tube digestif, voies urinaires) ou non résorbable (artères).

#### ANASTOMOSE VASCULAIRE

Elle rétablit la continuité artérielle ou veineuse lorsque la circulation principale est interrompue. L'intervention peut porter sur les vaisseaux eux-mêmes, ou consister en l'interposition d'une prothèse, d'une greffe veineuse ou d'une allogreffe artérielle conservée entre deux segments vasculaires. Le traitement d'une hypertension dans le système porte peut faire appel à une dérivation du sang dans la veine cave.

#### ANASTOMOSE VISCÉRALE

Elle permet soit de rétablir la continuité du tube digestif après ablation de tout ou partie d'un organe (estomac, intestin grêle, côlon), soit de contourner un obstacle sur la voie digestive. Dans le cas d'une ablation, selon le segment digestif enlevé, on parle d'anastomose œsogastrique, gastrojéjunale, iléocolique, colocolique, colorectale ou iléorectale. En cas d'obstacle sur la voie digestive, par exemple si une tumeur de la tête du pancréas obstrue le duodénum, une gastroentérostomie permet de relier l'estomac à l'intestin grêle. La voie biliaire peut également faire l'objet d'une dérivation dans le tube digestif (anastomose biliodigestive).

Sur les voies urinaires, les anastomoses sont urétérovésicales (reliant l'uretère à la vessie) ou urétérodigestives (reliant l'uretère à l'intestin).

### Anastomoses spontanées

Une anastomose spontanée, connexion anatomique nouvelle, est établie de façon naturelle par l'organisme, entre des vaisseaux (anastomoses vasculaires) ou des nerfs (anastomoses nerveuses).

**ANASTOMOSE VASCULAIRE**

Elle concerne les artères ou les veines. Ces anastomoses, encore appelées circulation collatérale, rétablissent la circulation lorsque la voie principale est obstruée ou gênée dans son écoulement.

■ **Dans le système artériel,** elles se développent particulièrement sur les membres inférieurs, chez les sujets atteints d'artérite.

■ **Dans le système veineux,** tout segment thrombosé (obturé par un caillot) peut être court-circuité de cette manière, afin de ramener le sang au cœur.

■ **Dans le système porte,** l'oblitération de la veine porte (bloc extrahépatique) ou un barrage intrahépatique (cirrhose par exemple) sont contournés par des anastomoses portocaves spontanées, qui relient, par un chemin détourné, les veines des organes abdominaux à la veine cave. Celles qui empruntent la paroi de l'estomac et de l'œsophage peuvent se rompre, donnant lieu à une hémorragie digestive.

**ANASTOMOSE NERVEUSE**

Quand un nerf est interrompu, l'anastomose nerveuse permet la restauration totale ou partielle de l'influx nerveux par les rameaux nerveux collatéraux.

## Anatomie

Science qui a pour objet l'étude de la forme, de la structure, des rapports et de la fonction des différents éléments constitutifs du corps humain.

L'anatomie repose sur la dissection, pratiquée par Hérophile et par Galien aux IIIe et IIe siècles av. J.-C. Cette science connut un nouvel essor au XVIe siècle avec le médecin hollandais André Vésale, le premier grand anatomiste. Aujourd'hui, l'imagerie médicale permet l'analyse des structures anatomiques sur un être vivant.

■ **L'anatomie analytique** étudie la forme et la constitution des différentes structures ainsi que leurs éventuelles variantes (anomalies de nombre, de forme ou de trajet).

■ **L'anatomie pathologique, ou anatomopathologie,** est l'étude des modifications apportées par la maladie aux différents organes, tissus et cellules.

■ **L'anatomie radiologique** fait appel à la radiographie simple, à laquelle on adjoint d'autres techniques de visualisation (injection ou ingestion de produits de contraste, ingestion de baryte ou de produits hydrosolubles), au scanner ou à l'imagerie par résonance magnétique (I.R.M.).

■ **L'anatomie sectionnelle** étudie la topographie de toutes les structures visibles sur une coupe transversale.

## Anatomopathologie

Étude des altérations organiques des tissus et des cellules provoquées par la maladie. SYN. *anatomie pathologique.*

Ces altérations peuvent être observées à l'œil nu (lésions macroscopiques), au microscope optique (lésions histopathologiques ou cytopathologiques) ou au microscope électronique (lésions ultrastructurales). Elles sont reconnues par comparaison avec les structures normales. L'étude microscopique permet également la mise en évidence dans les cellules ou les tissus de certains composés chimiques (histochimie), d'enzymes (histoenzymologie) et de constituants antigéniques précis (immunohistochimie).

L'anatomopathologie présente un intérêt majeur pour l'identification des maladies. De nombreuses affections (cancers, par exemple) ne peuvent être reconnues avec précision que par l'examen au microscope d'un fragment de la lésion (histopathologie) ou d'un étalement de cellules isolées (cytopathologie). Cette étude apporte également des informations précieuses sur l'extension des lésions par l'examen des pièces opératoires (organes ou tissus prélevés lors d'une intervention), permettant ainsi de choisir le traitement le plus approprié. Enfin, l'anatomopathologie, par la pratique de l'autopsie, aide à comprendre l'enchaînement des symptômes et la cause de la mort.

## Anatoxine

Substance d'origine bactérienne utilisée comme vaccin.

Une anatoxine est une toxine (substance provenant d'une bactérie) qui a été traitée par la chaleur et le formol et a ainsi perdu son pouvoir toxique. Cependant, elle a conservé ses propriétés d'antigène, provoquant la formation de petites quantités d'antitoxine et la production de cellules capables de reconnaître la toxine : le système immunitaire de la personne à qui on l'injecte réagira plus vite et plus intensément au contact de la bactérie. Les vaccins contre le tétanos et contre la diphtérie sont à base d'anatoxines.

## Androgène

Chacune des hormones stéroïdes mâles sécrétées par les testicules, les ovaires et les glandes surrénales.

La testostérone est l'androgène le plus actif, présent à un taux 20 fois plus élevé chez l'homme que chez la femme. Elle est transformée, principalement chez l'homme, en dihydrotestostérone, hormone spécifiquement active sur certains tissus (prostate, organes génitaux externes). La testostérone peut aussi se transformer en œstradiol, hormone indispensable, chez l'homme comme chez la femme, au développement et au maintien du tissu osseux. Les autres androgènes, la delta-4-androstènedione, la déhydroépiandrostérone (ou D.H.E.A.) et le sulfate de déhydroépiandrostènedione (ou S.D.H.A.), sont beaucoup moins puissants. Leur sécrétion en excès par les glandes surrénales ou l'ovaire conduit chez la femme à un hirsutisme (développement excessif du système pileux) ou à d'autres manifestations de virilisme. Chez le jeune garçon, la production excessive de ces hormones peut entraîner une puberté précoce.

**UTILISATION THÉRAPEUTIQUE**

Des androgènes naturels ou de synthèse sont utilisés dans le traitement des insuffisances de fonctionnement testiculaire, des états de dénutrition sévères, des aplasies médullaires (disparition des cellules de formation du sang dans la moelle épinière). On distingue les androgènes de synthèse virilisants des non virilisants. Les premiers sont contre-indiqués chez les hommes atteints d'un cancer de la prostate et chez les femmes en âge de procréer. En effet, ils peuvent entraîner des effets indésirables tels que virilisme et troubles des règles chez la femme, puberté précoce chez l'enfant, œdème, acné chez le fœtus, masculinisation d'un fœtus femelle. Les androgènes de synthèse peuvent être administrés par voie orale, percutanée ou parentérale.

## Androgynie

Présence, chez un même individu, de caractères morphologiques masculins et féminins.

→ VOIR **Pseudohermaphrodisme.**

## Andrologie

Étude des éléments anatomiques, biologiques et psychiques qui concourent au bon fonctionnement de l'appareil urogénital masculin.

L'andrologie regroupe plusieurs spécialités nécessaires au diagnostic et au traitement d'un problème de fertilité.

■ **L'aspect urologique** concerne les anomalies constitutionnelles ou acquises de l'appareil urogénital masculin, les maladies des organes génitaux mâles (prostate, vésicules séminales, testicules, épididymes, pénis) et les atteintes de l'appareil excréteur des voies urinaires (reins, uretères, vessie, urètre).

■ **L'aspect endocrinologique** porte sur les anomalies hormonales de la sécrétion testiculaire endocrine, comme la testostérone, et sa dépendance vis-à-vis de l'hypophyse, de l'hypothalamus et des autres hormones que ces glandes produisent.

■ **L'aspect vasculaire** concerne l'évaluation clinique et, si besoin est, par imagerie médicale de la vascularisation de l'appareil urogénital.

■ **L'aspect biochimique et biologique** porte sur les anomalies du sperme, recherchées dans les caractéristiques chimiques de celui-ci (teneur en carnitine, en fructose) et dans les spermatozoïdes (nombre, mobilité, vitalité, formes anormales).

L'ensemble de ces données permet de proposer le traitement chirurgical et/ou médical nécessaire au rétablissement de la fertilité ou du fonctionnement génito-urinaire normal. En outre, un tel bilan est obligatoire avant d'envisager le recours à la procréation médicalement assistée.

## Andropause

Diminution de l'activité génitale chez l'homme.

Le terme, créé par analogie avec celui de la ménopause, est critiquable, car il ne correspond pas à une réalité clinique et hormonale équivalente.

On observe, chez un tiers des hommes âgés, une diminution du taux sanguin de testostérone. Un effet bénéfique d'une supplémentation en testostérone reste à établir, que ce soit sur l'ostéoporose (fragilisation des os) ou sur certains des symptômes d'hypogonadisme (activité insuffisante des glandes sexuelles).

## Anémie

Diminution du taux d'hémoglobine (pigment des globules rouges assurant le transport de l'oxygène des poumons aux tissus) dans le sang.

Les valeurs normales du taux d'hémoglobine varient avec l'âge et le sexe (on parle d'anémie s'il est inférieur à 13 grammes/décilitre chez l'homme et à 12 grammes/décilitre chez la femme). L'anémie est la cause la plus fréquente de consultation en hématologie.

L'anémie est un symptôme qui peut être expliqué par plus de 200 causes différentes. Cependant, on peut classer les anémies en deux grands types, selon le mécanisme physiologique en cause : l'excès de pertes de sang ou le défaut de production de sang.

### Anémies par excès de pertes de sang

Elles peuvent être dues à une hémorragie ou à une hémolyse (destruction des globules rouges à l'intérieur de l'organisme).

#### ANÉMIES HÉMORRAGIQUES

Ces anémies sont provoquées par des hémorragies aiguës, externes ou surtout internes (essentiellement digestives).

#### ANÉMIES HÉMOLYTIQUES

On en distingue deux sortes, selon la cause.

■ **Les anémies hémolytiques corpusculaires,** le plus souvent constitutionnelles, sont dues à une anomalie des globules rouges : anomalie de l'hémoglobine, de la membrane ou des enzymes.

■ **Les anémies hémolytiques extracorpusculaires** sont dues à une agression extérieure : infection parasitaire (paludisme), auto-immunisation avec des anticorps dirigés contre les antigènes des globules rouges (hémolyse auto-immune), réaction immunologique contre un médicament entraînant la destruction des globules rouges (hémolyse immunoallergique), absorption de substances toxiques, rupture mécanique de globules rouges sur des obstacles tels qu'une prothèse valvulaire cardiaque.

### Anémies par défaut de production de sang

Ces anémies sont liées à une anomalie de la fabrication des globules rouges dans la moelle osseuse. En raison de leur apparition progressive, elles sont mieux tolérées que les anémies par excès de pertes de sang. Elles peuvent être dues :

- à un défaut de synthèse de l'hémoglobine, se traduisant par une microcytose (diminution du volume des globules rouges) et pouvant lui-même résulter soit d'un défaut de synthèse de la globine (anémie de Cooley), soit d'un défaut de synthèse de l'hème (molécule de l'hémoglobine) causé par un manque de fer dans l'organisme (anémie ferriprive) ou par une mauvaise répartition du fer (rencontrée dans tous les phénomènes inflammatoires) ;
- à un défaut de synthèse de l'A.D.N., se traduisant par une macrocytose (augmentation du volume des globules rouges), observé principalement dans les anémies mégaloblastiques causées par une insuffisance de vitamine B12 (maladie de Biermer) ou par un défaut d'acide folique (dû à une malabsorption digestive, à une absorption de substances toxiques, à un déficit d'apport ou à l'alcoolisme) ; une macrocytose peut également relever de la toxicité de certains médicaments (anticancéreux) ou d'une maladie de la moelle osseuse (anémie réfractaire caractérisée par une insuffisance chronique de la formation des globules rouges, qui affecte surtout le sujet âgé) ;
- à un défaut de production d'érythropoïétine (hormone qui régule la formation des globules rouges) en cas d'insuffisance rénale ;
- à un défaut d'autres hormones jouant un rôle dans l'érythropoïèse (processus de formation des globules rouges), hormones thyroïdiennes, hormone de croissance ;
- à un défaut des érythroblastes (cellules de la moelle osseuse qui sont les précurseurs des globules rouges) au cours des aplasies médullaires et des érythroblastopénies ;
- à toutes les proliférations malignes de la moelle osseuse (leucémies aiguës).

### Symptômes et signes de l'anémie

Le symptôme le plus visible de l'anémie est la pâleur de la peau (paume des mains) et des muqueuses (muqueuse de la bouche). L'autre symptôme majeur est la fatigue, qui survient à l'effort lorsque l'anémie est modérée, aussi au repos lorsqu'elle est plus sévère. Il peut apparaître chez les sujets âgés des signes d'insuffisance cardiaque, accompagnés d'œdèmes des chevilles et du visage.

À ces signes non spécifiques, communs aux différentes anémies, peuvent s'associer des symptômes propres à certaines anémies. Les anémies hémorragiques se manifestent par une émission de sang rouge (noir lorsqu'il a été digéré) et par une soif importante. Lorsque l'anémie est très sévère, des signes de choc (chute de la tension artérielle) s'y associent. Les anémies hémolytiques s'accompagnent souvent d'une augmentation de volume de la rate (en raison de la destruction importante des globules rouges dans cet organe) et d'un ictère (en raison de l'augmentation du taux de bilirubine, pigment de la bile). Les anémies ferriprives, par carence en vitamine B12 et en acide folique, se caractérisent par une atrophie de la muqueuse linguale.

### Diagnostic et traitement de l'anémie

Il est fréquent qu'une anémie soit diagnostiquée sur une simple analyse de la numération formule sanguine, en l'absence de tout signe clinique évident. Cependant, le diagnostic repose sur l'hémogramme (examen cytologique du sang). Il est orienté par le volume globulaire moyen et par le taux de réticulocytes (globules rouges en début de formation), qui permet de distinguer les défauts de production médullaire des excès de pertes.

Le traitement de l'anémie dépend de sa cause. Ainsi, l'anémie par carence en acide folique se traite par l'apport de cette vitamine par voie orale ; l'anémie par carence en vitamine B12 se traite par injection intramusculaire de vitamine B12, et l'anémie ferriprive est traitée par un apport en fer. Les transfusions sont réservées aux anémies dont la cause n'a pas de traitement.

→ VOIR Biermer (maladie de), Cooley (anémie de), Fanconi (maladie de).

## Anémie ferriprive

Diminution du taux d'hémoglobine dans le sang due au manque de fer dans l'organisme.
SYN. *anémie par carence martiale, anémie sidéropénique.*

L'anémie ferriprive est la plus fréquente des anémies. Le manque de fer retentit surtout sur la fabrication de l'hème, molécule de l'hémoglobine, et donc sur la synthèse des globules rouges.

#### CAUSES

Elles sont très nombreuses et varient selon l'âge et le sexe. Chez le nourrisson, la cause la plus fréquente est l'insuffisance d'apport alimentaire riche en fer. Chez la femme enceinte, la carence en fer est fréquente, surtout lorsque les grossesses sont rapprochées, car le fœtus utilise le fer de sa mère pour fabriquer ses propres globules rouges. Toutefois, c'est chez la femme réglée que la carence en fer est la plus fréquente. En effet, les besoins en fer de la femme (de 2 à 3 milligrammes par jour) sont tout juste couverts par une alimentation normale ; tout accroissement des pertes, si minime soit-il, aboutit à une insuffisance en fer. L'abondance du flux menstruel (avec ou sans cause organique) peut donc être responsable d'une carence en fer. Dans toutes les autres circonstances, la cause la plus fréquente est un saignement digestif, très souvent latent, qui justifie l'exploration complète du tube digestif. La malabsorption du fer, très rare, entre généralement dans le cadre d'une malabsorption globale (maladie cœliaque).

#### SYMPTÔMES ET SIGNES

Ce sont la pâleur de la peau et des muqueuses ainsi que la fatigue. Certains symptômes particuliers sont liés au retentissement du manque de fer sur différentes zones du corps : ongles fragiles et cassants, cheveux rares et fins, modifications des muqueuses digestives avec une tendance à l'atrophie de la muqueuse de la langue, parfois difficultés à avaler (dysphagie sidéropénique ou syndrome de Plummer-Vinson). On peut parfois constater une anomalie du comportement alimentaire (appelée pica) avec un goût pathologique pour la terre, la

**Un anévrysme peut siéger sur une artère du cerveau ou d'un membre, sur l'aorte, au milieu du thorax ou de l'abdomen. S'il est assez superficiel, on le sent battre en même temps que le cœur, et son volume augmente à chaque contraction et diminue à chaque relaxation du cœur.**

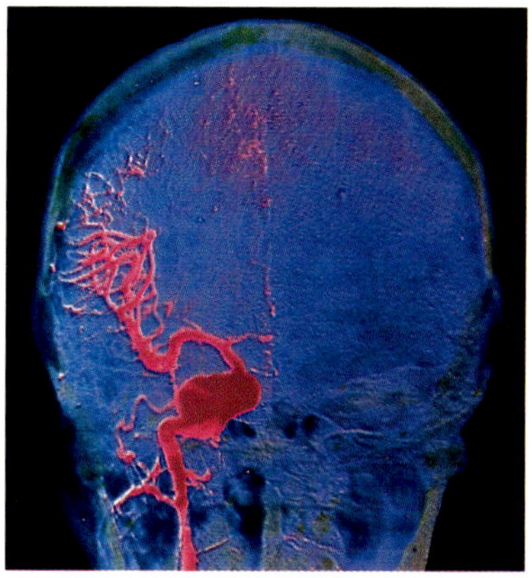

*On voit nettement l'anévrysme (rouge foncé) à la base du crâne.*

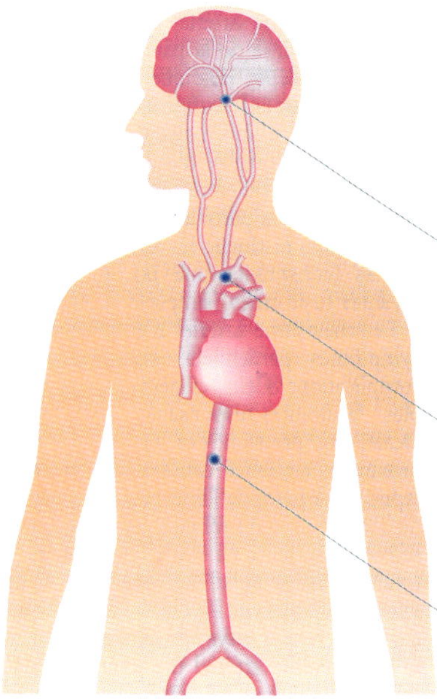

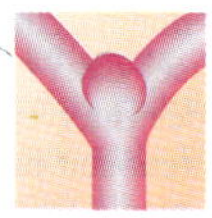

*Un anévrysme cérébral se forme souvent à une bifurcation artérielle.*

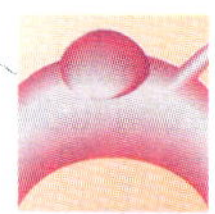

*Un anévrysme sacciforme ressemble à un petit sac.*

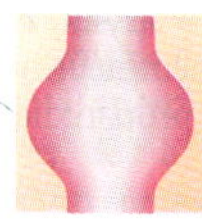

*Un anévrysme fusiforme donne à l'artère l'aspect d'un fuseau.*

(artère sous-clavière, fémorale commune) ou, au contraire, sur les petites artères distales. Il est cause de lourdeurs, d'engourdissements, de crampes des membres.

■ **L'anévrysme artériel disséquant** est une poche formée dans l'épaisseur même de la paroi artérielle à la suite d'un clivage de cette paroi. Il siège le plus souvent sur l'aorte descendante. L'anévrysme disséquant s'observe surtout dans les maladies dégénératives des artères comme la médiacalcose (variété de sclérose artérielle).

**DIAGNOSTIC**

Un anévrysme artériel, lorsqu'il est superficiel, se caractérise par une tuméfaction battante, expansive et indolore. Sinon, le diagnostic repose sur l'échographie, l'artériographie cérébrale (anévrysme sacciforme intracrânien), le scanner ou l'imagerie par résonance magnétique (I.R.M.).

**TRAITEMENT ET PRÉVENTION**

Lors de formes compliquées d'anévrysme artériel et à partir d'un certain diamètre, compte tenu du risque inéluctable de rupture ou de thrombose (formation d'un caillot), l'intervention chirurgicale est souhaitable chaque fois qu'elle se révèle possible. La prévention suppose une surveillance accrue des facteurs de risque de l'athérosclérose (hypertension artérielle, diabète, hypercholestérolémie) et celle, par échographie à intervalles réguliers, de l'évolution du diamètre d'un anévrysme aortique.

→ VOIR Hémorragie méningée.

## Anévrysme artérioveineux

Fistule faisant communiquer une veine et une artère soit directement, soit par l'intermédiaire d'une poche kystique intercalaire.

Un anévrysme artérioveineux est le plus souvent d'origine traumatique, produit par rupture ou par perforation, mais il arrive qu'il soit congénital. Il convient de distinguer le cas très particulier d'une fistule artérioveineuse volontairement créée au niveau du membre supérieur pour permettre des séances d'hémodialyse, dans l'insuffisance rénale chronique.

**SYMPTÔMES ET DIAGNOSTIC**

Les troubles qui peuvent amener à consulter sont variables : dilatation des veines, œdème, douleurs. Tous ces symptômes sont unilatéraux et siègent sur un membre ou au cou. La palpation permet de percevoir un frémissement particulier, le *thrill,* continu, se propageant tout le long des vaisseaux mais devenant maximal au niveau de la fistule. Sans intervention thérapeutique, celle-ci entraîne inéluctablement une insuffisance cardiaque.

**TRAITEMENT**

Le traitement d'un anévrysme artérioveineux est chirurgical. L'artériographie guidera le choix de l'intervention suivant les caractères anatomiques de la fistule. L'embolisation (occlusion thérapeutique d'un vaisseau) est parfois réalisable au cours d'un acte de radiologie interventionnelle, ce qui évite le recours à la chirurgie. Lorsqu'il existe une poche kystique intercalaire, l'intervention est plus complexe, et on s'orientera vers l'excision de la poche avec une reconstitution de la voie artérielle par greffe.

## Anévrysme cardiaque

Dilatation de la cavité cardiaque survenant dans les premières semaines qui suivent un infarctus du myocarde.

**SYMPTÔMES ET DIAGNOSTIC**

Un anévrysme cardiaque peut entraîner des troubles du rythme cardiaque (tachycardie ventriculaire), une insuffisance cardiaque ou la formation locale de caillots avec risque d'embolie. Le diagnostic s'établit par échographie cardiaque (échocardiographie), angiocardiographie ou imagerie par résonance magnétique nucléaire cardiaque.

**TRAITEMENT**

Le traitement d'un anévrysme cardiaque comporte l'administration de médicaments anticoagulants, antiarythmiques (un défibrillateur implantable peut être indiqué si une arythmie ventriculaire est survenue), diurétiques ou vasodilatateurs. L'intervention chirurgicale, délicate et plutôt rare, consiste en l'ablation de la poche anévrysmale.

## Anévrysmorraphie, ou Anévrismorraphie

Technique ancienne visant à rendre son calibre normal à une artère localement déformée par un anévrysme au moyen d'une suture appropriée.

## Angéite

Inflammation de la paroi des vaisseaux sanguins. SYN. *vascularite.*

Les angéites font intervenir divers types de processus inflammatoires (immunologiques, auto-immuns, allergiques) pouvant entraîner une sténose (rétrécissement) ou une occlusion du vaisseau atteint. Les tissus irrigués par celui-ci sont alors lésés ou même détruits par l'ischémie (interruption ou diminution de la circulation sanguine).

On distingue les angéites artérielles, caractérisées par une inflammation de la paroi des artères, des angéites cutanées, caractérisées par une inflammation des petits vaisseaux.

### Angéites artérielles

Les angéites artérielles, inflammation des parois des artères, peuvent revêtir des aspects très divers.

■ **La thromboangéite oblitérante,** d'origine discutée, est une angéite des membres responsable de douleurs, d'engourdissements et, dans les cas graves, de gangrène.

■ **L'artérite temporale, ou maladie de Horton,** d'origine inconnue, survient principalement vers la soixantaine. Caractérisée par une inflammation bilatérale des artères temporales causant des maux de tête et une hypersensibilité du cuir chevelu, elle peut entraîner rapidement la cécité.

■ **La maladie de Takayashu, ou maladie des femmes sans pouls,** est une affection rare d'origine inconnue, peut-être auto-immune. Elle atteint surtout les jeunes femmes et affecte les gros vaisseaux issus de la crosse de l'aorte (carotides et sous-clavières). Elle peut entraîner une claudication intermittente (par atteinte de l'artère fémorale ou iliaque), des syncopes, ou encore une cécité.

■ **La périartérite noueuse** est une maladie auto-immune pouvant affecter les artères de diverses régions du corps, causant des douleurs abdominales, testiculaires ou thoraciques, une gêne respiratoire et parfois l'apparition de tuméfactions molles sous la peau. On rapproche de cette affection l'angéite nécrosante de Churg et Strauss et la granulomatose de Wegener.

#### Angéites cutanées

Les angéites cutanées, inflammation des parois des vaisseaux cutanés, se traduisent habituellement par un semis de purpura (taches rouges ne s'effaçant pas à la pression) fréquemment localisé sur les membres inférieurs et s'associant parfois à des zones d'ulcérations cutanées. Certaines sont purement cutanées ; d'autres s'associent à des atteintes d'organes internes (muscles, nerfs, viscères).

#### Traitement des angéites

Le traitement des angéites dépend de leur cause. Il peut faire appel aux anti-inflammatoires (corticostéroïdes), aux immunodépresseurs, aux plasmaphérèses mais aussi aux méthodes de chirurgie vasculaire.

→ VOIR Horton (maladie de), Périartérite noueuse, Wegener (granulomatose de).

## Angine

Inflammation des amygdales et/ou de l'oropharynx.

L'angine se manifeste par l'apparition d'une douleur constrictive de la gorge spontanée ou déclenchée par la déglutition (dysphagie douloureuse).

Les angines sont très fréquentes, occasionnant 10 à 12 millions de diagnostics par an en France. La plupart sont d'origine virale (70 % chez l'enfant, et 90 % chez l'adulte). Certaines angines bactériennes (à streptocoque du groupe A) peuvent se compliquer de rhumatisme articulaire aigu (RAA) ou d'autres manifestations dites poststreptococciques, responsables d'atteintes rénales ou cardiaques chroniques. Pour éviter ce risque, il est recommandé de traiter par antibiotique les angines streptococciques. La difficulté est d'en faire le diagnostic à la consultation du médecin. Des tests de diagnostic rapide du streptocoque A ont été largement diffusés chez les médecins généralistes et les pédiatres pour obtenir ce diagnostic et limiter la prescription d'antibiotiques aux seules angines à streptocoques A.

**DIFFÉRENTS TYPES D'ANGINE**

■ **L'angine érythémateuse, ou angine érythémato-pultacée, ou angine rouge,** survient surtout chez l'enfant avant l'âge de 10 ans. Elle est le plus souvent d'origine virale. Le streptocoque du groupe A est en cause dans 25 à 50 % des cas chez l'enfant et dans 10 à 25 % des cas chez l'adulte.

L'examen de la gorge révèle un aspect rouge diffus et une augmentation de volume des amygdales. Celles-ci peuvent être recouvertes de points blancs qui correspondent à des amas de pus, faciles à décoller. Il existe en général des ganglions satellites douloureux au niveau sous-angulo-maxillaire (sous la mâchoire). À ces signes locaux s'associent souvent des signes généraux : fièvre plus ou moins importante, vomissements et douleurs abdominales fréquents chez l'enfant.

Le diagnostic d'infection à streptocoque A réalisable par les tests de diagnostic rapide (TDR) permet de définir les cas où il faut prescrire un antibiotique actif sur le streptocoque (pénicilline ou macrolide en cas d'allergie aux pénicillines). En cas de récidive fréquente, l'amygdalectomie est conseillée.

■ **L'angine pseudo-membraneuse, ou angine blanche,** se caractérise par la présence sur les amygdales d'un enduit nacré ou grisâtre, confluent. Ces fausses membranes forment des pellicules blanchâtres faciles à enlever. On retrouve de volumineux ganglions cervicaux. La mononucléose infectieuse est la cause la plus fréquente d'angine pseudo-membraneuse. Elle touche l'adulte jeune et l'adolescent. Cette infection entraîne volontiers une fatigue importante et une fièvre élevée. Les antibiotiques ne sont pas indiqués.

La diphtérie était une cause redoutée d'angine pseudo-membraneuse. Aujourd'hui, cette maladie a pratiquement disparu des pays développés grâce à la vaccination généralisée. Cependant, il persiste des foyers en Europe de l'Est et en Afrique, incitant à la vigilance devant toute angine pseudo-membraneuse.

■ **L'angine vésiculeuse** est toujours d'origine virale et se caractérise par la présence de vésicules au niveau du pharynx sur une muqueuse inflammatoire, rouge. Les vésicules peuvent se rompre, donnant un aspect ulcéré. Les virus en cause sont l'herpès et certains entérovirus, comme les coxsackies.

■ **Les angines ulcéreuses et ulcéro-nécrotiques** se caractérisent par une érosion au niveau d'une amygdale, avec parfois extension sur le voile du palais ou la paroi postérieure du pharynx.

L'angine de Vincent survient surtout chez les adolescents et le jeune adulte ; elle est due à l'association de deux bactéries : le bacille fusiforme et le spirille. Le diagnostic, évoqué par l'haleine fétide et l'ulcération profonde recouverte de membranes grisâtres, est confirmé au laboratoire par un prélèvement de gorge dans lequel on retrouve l'association fuso-spirillaire au microscope après coloration.

Le chancre de la syphilis est caractérisé par une ulcération peu profonde, indolore. Le tréponème est retrouvé sur le prélèvement de l'amygdale. Ce diagnostic doit être plus souvent évoqué en raison de la recrudescence de la syphilis par transmission bucco-génitale, en particulier chez les homosexuels masculins.

Le traitement repose dans les deux cas sur la pénicilline ou ses dérivés. Une angine ulcéro-nécrotique traînante doit faire rechercher une leucémie ou une autre maladie hématologique.

Certaines leucémies, en particulier chez l'enfant, peuvent être révélées par une angine ulcéreuse ou pseudo-membraneuse.

→ VOIR Amygdalite, Pharyngite.

## Angine de poitrine

→ VOIR Angor.

## Angioblastome

Tumeur cérébrale vasculaire, le plus souvent bénigne. SYN. *hémangioblastome.*

**ANGINE**

**L'angine atteint les amygdales, les piliers du palais (devant et derrière l'amygdale), la luette et l'oropharynx (le « fond de la gorge »).**

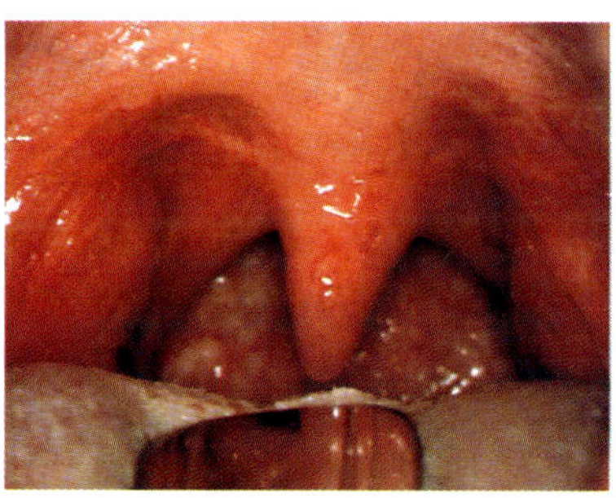

*Dans l'angine rouge banale, l'inflammation se manifeste par un gonflement des amygdales et une rougeur diffuse sur la muqueuse.*

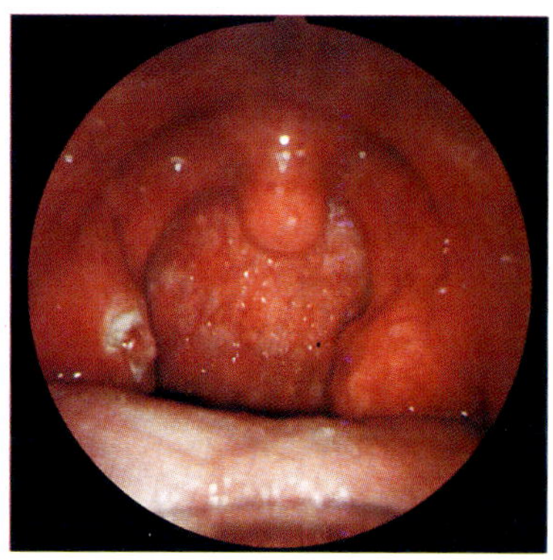

*L'angine ulcéreuse est le plus souvent une angine de Vincent. On retrouve la même rougeur diffuse sur la muqueuse que dans une angine rouge banale, mais on remarque aussi un ulcère sur l'amygdale (à gauche), bordé par une fausse membrane, enduit blanc grisâtre plus ou moins épais tapissant la muqueuse.*

**FRÉQUENCE**
L'angioblastome représente de 1 à 2,5 % de l'ensemble des tumeurs cérébrales. Il peut se rencontrer à tout âge, mais affecte fréquemment le sujet jeune ou d'âge moyen, de sexe masculin.

**SYMPTÔMES ET SIGNES**
L'angioblastome, souvent volumineux et kystique, est constitué d'un épais réseau de capillaires sanguins et de cellules chargées de graisse. Il est généralement localisé au cervelet, parfois dans la moelle épinière, le tronc cérébral et, plus rarement, dans les hémisphères cérébraux. Maux de tête, vomissements, ataxie (incoordination des mouvements) et nystagmus (mouvements rapides et involontaires des yeux) en constituent les principaux symptômes. L'angioblastome s'associe parfois à une polyglobulie (augmentation anormale du nombre de globules rouges dans le sang). Il est le plus souvent unique. Multiple, il entre dans le cadre de l'angiomatose rétinocérébelleuse, qui associe un angioblastome rétinien, un angioblastome du cervelet et des lésions viscérales (tumeurs, kystes rénaux ou pancréatiques). Cette maladie présente souvent un caractère héréditaire.

**TRAITEMENT**
L'angioblastome, tumeur de croissance lente, se guérit par ablation chirurgicale. Cependant, des récidives postopératoires, survenant au même endroit ou dans d'autres points du système nerveux central, de même qu'un angioblastome consécutif à une angiomatose rétinocérébelleuse sont d'un pronostic plus sévère.

## Angiocardiographie

Examen radiologique qui permet de visualiser les cavités cardiaques.

**INDICATIONS**
De pratique courante, cet examen apporte des renseignements importants pour l'analyse des cardiopathies congénitales ou acquises.

L'angiocardiographie permet la mise en évidence d'anomalies des valvules cardiaques (fuite, rétrécissement), des vaisseaux (positionnement anormal, rétrécissement), du muscle cardiaque (dilatation ventriculaire, diminution localisée ou diffuse de la contractilité du ventricule gauche, notamment dans le cas d'un infarctus du myocarde) et de communications anormales entre les différentes cavités (communication interauriculaire, communication interventriculaire).

**TECHNIQUE**
Un produit de contraste iodé, opaque aux rayons X, est injecté à l'aide d'un fin cathéter introduit dans une veine ou une artère périphérique, jusqu'au cœur. Ce produit va mouler l'intérieur des cavités cardiaques, puis cheminer selon le courant sanguin. Des clichés sont alors réalisés, qui permettent l'analyse de la taille et de la capacité contractile des différentes cavités cardiaques (oreillettes et ventricules droits et gauches) et la visualisation des gros vaisseaux s'abouchant dans le cœur (aorte, artère pulmonaire, veines pulmonaires).

**DÉROULEMENT**
L'angiocardiographie nécessite une hospitalisation de 24 à 36 heures. Elle se pratique sous anesthésie locale et dure de 30 minutes à 1 h 30. L'état du patient est surveillé par électrocardiogramme tout au long de l'examen.

**EFFETS SECONDAIRES**
Ils sont rares et généralement bénins : nausées, malaises, hémorragies de faible intensité.

L'injection du produit de contraste iodé pouvant provoquer une réaction allergique, le médecin doit s'informer des antécédents allergiques du malade et, au besoin, lui prescrire un traitement antiallergique.

### Angiocardiographie isotopique

Examen scintigraphique permettant l'exploration simultanée des deux ventricules cardiaques sans nécessiter l'injection directe du produit dans le cœur.

L'angiocardiographie isotopique réalise l'examen des ventricules : une faible dose de produit radioactif (technétium 99) est injectée dans une veine du bras alors qu'une caméra enregistre la contractilité des cavités cardiaques.

Cet examen apporte des renseignements complémentaires, dans la mesure où il peut être pratiqué pendant l'effort.

## Angiocholite

Infection bactérienne de la voie biliaire principale et des voies biliaires intrahépatiques (situées à l'intérieur du foie).

**CAUSES**
L'angiocholite est généralement due à la présence d'un corps étranger dans les voies biliaires. Le plus souvent, il s'agit de la migration d'un calcul vésiculaire dans le canal cholédoque (voie biliaire principale), rarement d'une tumeur et, parfois, d'une infestation par un ver ou une douve.

**SYMPTÔMES ET DIAGNOSTIC**
L'angiocholite se manifeste par une fièvre à 40 °C avec frissons, parfois associée à des douleurs abdominales et à un ictère. Le diagnostic s'établit par 4 examens :
- une numération sanguine, qui révèle une augmentation des globules blancs, et plus particulièrement des polynucléaires neutrophiles ;
- un examen biologique hépatique, marqué par une augmentation des phosphatases alcalines et de la gammaglutamyl-transpeptidase, ainsi que par une augmentation plus ou moins importante des aminotransférases ;
- des hémocultures, qui se révèlent généralement positives ;
- une échographie, mettant en évidence une dilatation des voies biliaires.

**TRAITEMENT**
L'angiocholite doit être traitée rapidement par antibiotiques, en raison des risques de septicémie, d'insuffisance rénale et de collapsus cardiovasculaire.

Une intervention, chirurgicale ou endoscopique, ayant pour but d'éliminer l'obstacle responsable doit être rapidement réalisée après la régression des signes infectieux.

## Angiodermite purpurique et pigmentée

Affection cutanée fréquente, caractérisée par une pigmentation bilatérale et symétrique de la partie inférieure des jambes. SYN. *dermite ocre des jambes.*

**CAUSES**
L'angiodermite purpurique et pigmentée est due à une hypertension veineuse, secondaire à des varices, ou à des troubles liés à une phlébite. Cette hypertension entraîne la sortie hors des vaisseaux sanguins de globules rouges, et le dépôt sous-cutané du pigment ferrique contenu dans ces derniers, responsable de la pigmentation.

La maladie se caractérise par l'apparition progressive de plaques colorées, ocre ou brunâtres, plus ou moins étendues.

Elle peut se compliquer d'atrophie, de surinfection bactérienne et d'ulcères de la jambe.

**TRAITEMENT**
Le traitement repose sur l'antisepsie cutanée, jointe à une cure médicale ou chirurgicale de l'insuffisance veineuse.

## Angiographie

Examen radiologique qui permet de visualiser la lumière (volume intérieur) d'un vaisseau sanguin (artère ou veine) et de ses branches de division.

Il existe deux grands types d'angiographie : l'artériographie (étude d'un territoire artériel) et la phlébographie (étude d'un territoire veineux).

Plusieurs techniques sont utilisées : l'angiographie conventionnelle, l'angiographie numérisée, l'angioscanner et l'angiographie par imagerie par résonance magnétique ou angio-I.R.M.

### Angiographie conventionnelle

Elle utilise une installation de radiologie classique et nécessite, selon le cas, une voie d'abord artérielle ou veineuse, et l'injection d'un produit de contraste iodé.

**INDICATIONS**
Cette technique permet d'étudier les vaisseaux du cœur et des poumons, du cerveau, de la moelle épinière, des membres, des viscères.

Les indications thérapeutiques sont liées au développement de gestes dits de radiologie interventionnelle, qui permettent de traiter certaines anomalies vasculaires localisées (plaques d'athérome, anévrysmes).

**CONTRE-INDICATIONS**
Les patients doivent signaler au radiologue leurs antécédents allergiques (asthme, urticaire, eczéma, réactions aux produits iodés) et leurs maladies, passées ou en cours. Il existe des contre-indications liées à la ponction artérielle : âge, degré d'athérome, facteurs de risque vasculaire (diabète sucré,

## ANGIOGRAPHIE

Cet examen permet la visualisation des artères par injection directe d'un produit de contraste opaque aux rayons X. Les images sont enregistrées directement sur des films photographiques sensibles aux rayons X. Pour opacifier une artère, la sonde servant à l'injection est poussée à contre-courant dans le circuit artériel, tandis que, pour opacifier une veine, la sonde est poussée dans le sens du courant dans le circuit veineux. L'angiographie permet de localiser une obstruction par caillot, un rétrécissement par une plaque d'athérome, une dilatation par un anévrysme, une dissection artérielle (clivage de la paroi) ou une malformation vasculaire et, donc, de préciser les caractéristiques opératoires.

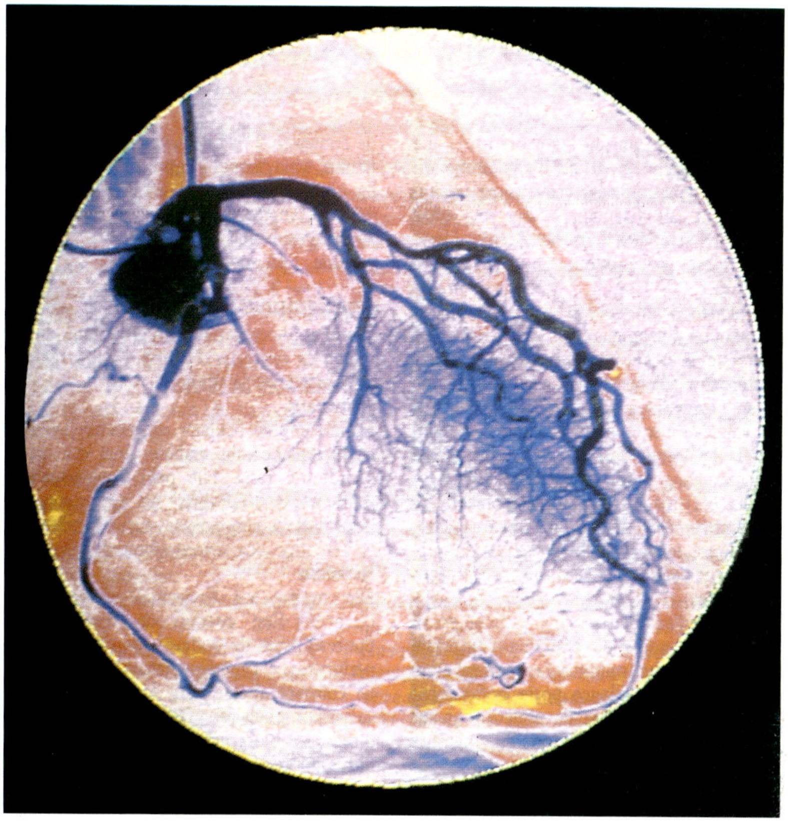

*La coronaire gauche, qui naît de l'aorte descendante (à gauche, en noir), et ses branches se situent sur la face antérieure du cœur. La coronaire droite est plus irrégulière.*

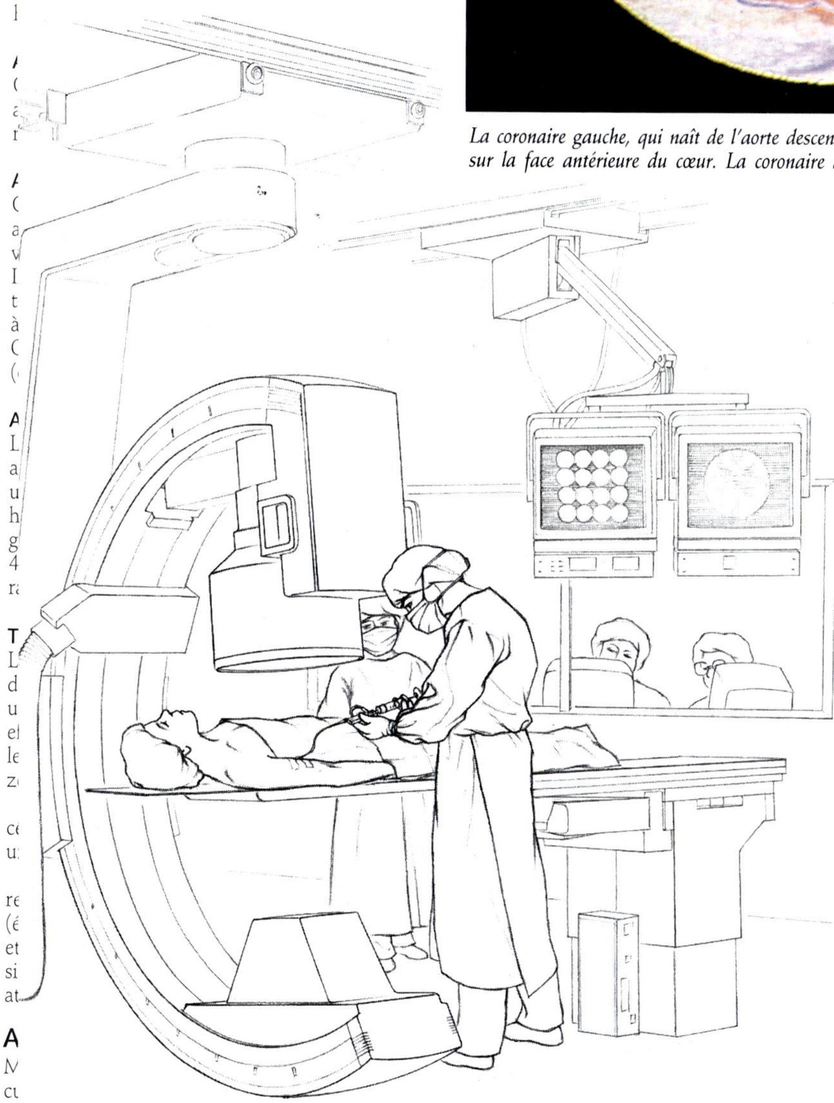

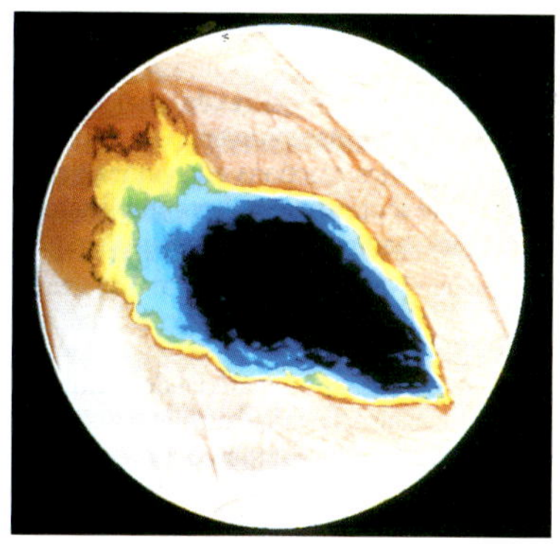

*Le ventricule gauche (bleu et jaune) du cœur (orangé) se remplit à la diastole.*

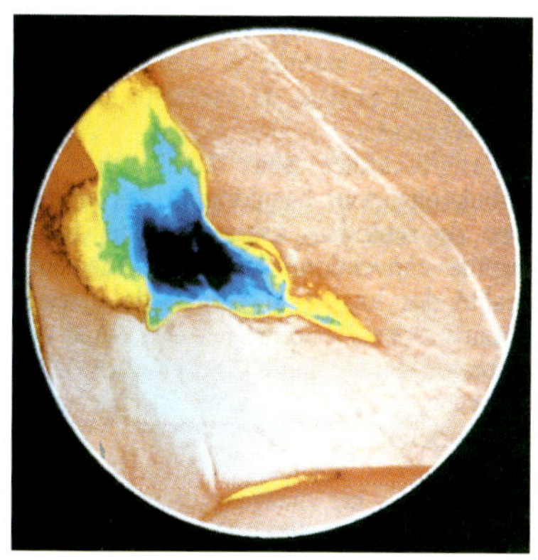

*Le ventricule gauche se contracte et se vide au cours de la systole.*

adjacente par le staphylocoque doré ; il siège le plus souvent à la nuque, au visage, au dos et à la fesse. Il a l'aspect d'une tuméfaction rouge, chaude, douloureuse et s'accompagne de fièvre et de ganglions. En mûrissant, il libère un pus sanguinolent. L'évolution peut se compliquer au plan local (abcès profond), voire général (septicémie).

Des pansements chauds et humides et une bonne désinfection locale, suivis de l'élimination à la pince du bourbillon (amas blanchâtre constitué de pus et de fragments dermiques nécrosés, situé au centre du furoncle), associés à une antibiothérapie par voie générale, sont le meilleur traitement. Après guérison, les anthrax laissent toujours une cicatrice.

## Anthropozoonose

Maladie de l'animal transmissible à l'être humain. SYN. *zoonose.*

Le mode de transmission des anthropozoonoses peut se faire par la consommation de la viande de l'animal ou par une de ses productions (lait, œufs). Dans d'autres cas, la transmission du germe s'effectue par morsure ou par piqûre.

Les anthropozoonoses peuvent être virales (rage, encéphalites), bactériennes (salmonellose, pasteurellose, brucellose), parasitaires (toxoplasmose, gale), mycosiques (teigne). La gravité des anthropozoonoses est très variable, pouvant aller d'une simple réaction locale à une affection mortelle.

→ VOIR Maladies transmises par les animaux.

## Antiacarien

Médicament antiparasitaire destiné à éliminer les acariens (agents de la gale, aoûtats, etc.). SYN. *acaricide.*

Les antiacariens comprennent plusieurs substances : benzoate de benzyle, clofénotane, lindane. Ils se présentent en crème et en lotion. Ils peuvent provoquer comme effets indésirables des réactions locales : sensation de cuisson, apparition d'un eczéma. Des réactions générales sont également possibles (convulsions) en cas d'ingestion accidentelle ou d'absorption à travers une lésion cutanée.

→ VOIR Piqûre.

## Antiacnéique

Médicament utilisé dans le traitement de l'acné.

Les antiacnéiques se présentent sous deux formes : des produits à usage externe et des médicaments à prendre par voie orale. Les rétinoïdes, le peroxyde de benzoyle, l'acide salicylique, le résorcinol et certains antibiotiques sont commercialisés sous forme de crèmes, de gels, de lotions (applications locales). Les rétinoïdes et les antibiotiques sont aussi présentés sous forme orale, ainsi que les antiandrogènes pour la femme (acétate de cyprotérone s'opposant à l'action sur la peau des hormones androgènes).

Les antiacnéiques agissent soit en détruisant les bactéries cutanées, soit par effet kératolytique (desquamation de la surface de la peau, rendant les couches sous-jacentes plus accessibles aux autres traitements). Dans tous les cas d'acné, les soins d'hygiène locaux sont recommandés : nettoyage au savon doux et au lait de toilette, rinçage soigneux. Si ces mesures sont insuffisantes, les applications locales d'antiacnéiques, à poursuivre souvent pendant 2 ou 3 mois, constituent le meilleur choix initial. Les formes d'acné résistantes ou sévères d'emblée justifient un traitement supplémentaire par voie orale.

**EFFETS INDÉSIRABLES**

Les effets indésirables des traitements locaux, rares, sont une irritation, une rougeur, une desquamation excessive, une photosensibilisation (réaction cutanée au soleil). Le risque est beaucoup plus important avec les rétinoïdes administrés par voie orale, qui peuvent entraîner des malformations fœtales et doivent par conséquent être associés à une contraception efficace chez les femmes en âge de procréer.

## Antiagrégant plaquettaire

Médicament réduisant l'agrégation des plaquettes sanguines.

Les antiagrégants plaquettaires (aspirine à faible dose, ticlopidine, sulfinpyrazone, dipyridamole, clopidogrel) inhibent les fonctions plaquettaires qui participent à l'hémostase (arrêt des hémorragies). Ils sont administrés par voie orale.

Les antiagrégants plaquettaires sont indiqués pour prévenir la formation de caillots et les embolies (migration d'un caillot) après un infarctus du myocarde, un accident vasculaire cérébral (hémiplégie, par exemple), ou bien au cours des hémodialyses (épurations artificielles du sang). Ils sont contre-indiqués - moins cependant que les anticoagulants - en cas de risque hémorragique. Les interactions avec d'autres substances (anti-inflammatoires, anticoagulants) augmentent le risque de saignements.

Les effets indésirables sont des troubles digestifs, des réactions allergiques, des hémorragies, des destructions de cellules sanguines (chute du taux de plaquettes ou de globules blancs).

## Antiamibien

Médicament prescrit contre les infections par les amibes. SYN. *amœbicide.*

Les antiamibiens font partie des antiparasitaires et se répartissent en deux catégories, selon leur effet. Les antiamibiens de contact (hydroxyquinoléines) n'agissent que localement, sur les amibes de l'intestin. Les antiamibiens diffusibles (imidazolés), capables de pénétrer dans le sang, sont actifs également sur les amibes qui ont migré dans les organes (par exemple le foie).

## Antiangoreux

Médicament utilisé dans le traitement de l'insuffisance coronarienne (défaut d'irrigation du muscle cardiaque par les artères coronaires). SYN. *antiangineux.*

**FORMES PRINCIPALES**

■ **L'amiodarone** dilate les artères coronaires. Elle ne nécessite qu'une prise quotidienne. Elle risque de provoquer une bradycardie, de modifier le fonctionnement de la glande thyroïde et de provoquer une photosensibilisation (réaction cutanée au soleil). Il faut donc contrôler régulièrement la fonction thyroïdienne et le taux sérique d'amiodarone.

■ **Les bêtabloquants** diminuent la fréquence et la force de contraction du cœur, ce qui réduit sa consommation d'oxygène, donc ses besoins d'irrigation. Ils abaissent aussi la tension artérielle. Après un infarctus, certains bêtabloquants réduisent de façon importante la fréquence des récidives. Mais ils peuvent déclencher, chez le patient, un spasme bronchique ou encore une insuffisance cardiaque (diminution exagérée de la force de contraction).

■ **Les inhibiteurs calciques** sont de plus en plus utilisés dans les traitements à long terme et dans les cas de spasme des artères coronaires (surtout la nifédipine). Ils sont mieux tolérés que les bêtabloquants, mais peuvent provoquer une sensation de congestion de la tête et des œdèmes des membres inférieurs.

■ **La trinitrine et les dérivés nitrés** dilatent les vaisseaux sanguins, notamment les coronaires, par relâchement du tissu musculaire contenu dans leur paroi. Le cœur est mieux irrigué en même temps que ses besoins diminuent. Les dérivés nitrés par voie sublinguale (sous la langue), efficaces en moins de 2 minutes, sont la base du traitement de la crise d'angor. L'administration orale ou transdermique (application cutanée) est indiquée dans les traitements à long terme, bien que l'action des médicaments s'estompe avec le temps. La trinitrine et le dinitrate d'isosorbide intraveineux sont réservés au traitement intensif de l'angor instable et de l'infarctus.

Par ailleurs, les préparations orales de dérivés nitrés sont également indiquées pour agir contre certaines insuffisances cardiaques, mais leur effet vasodilatateur risque de provoquer une hypotension artérielle.

■ **La molsidomine** est transformée par le foie en un dérivé qui a des propriétés voisines de celles des dérivés nitrés, c'est-à-dire qui dilate les vaisseaux sanguins.

**INDICATIONS**

Les antiangoreux sont prescrits dans le traitement des différentes formes d'insuffisance coronarienne : traitement immédiat de la crise d'angor, ou angine de poitrine ; traitement en urgence de l'angor instable (grave) et de l'infarctus du myocarde ; traitement à long terme de l'insuffisance coronarienne. Ces médicaments sont employés seuls ou associés entre eux pour un maximum d'efficacité.

## Antiarythmique

Médicament destiné à corriger certains troubles du rythme cardiaque, surtout les contractions trop rapides ou inefficaces.

**FORMES PRINCIPALES**

Les antiarythmiques sont classés, selon leur mécanisme d'action, en quatre familles : quinidine et produits équivalents ; bêtabloquants (sauf le sotalol) ; ensemble formé par l'amiodarone et le sotalol ; inhibiteurs calciques bradycardisants. En fonction de la prescription de l'un ou de l'autre de ces médicaments, les cellules du myocarde deviennent moins excitables ou conduisent moins vite les phénomènes électriques, ou bien encore voient diminuer leur fonctionnement automatique. L'administration se fait par voie orale ou par voie intraveineuse.

**INDICATIONS**

L'indication d'une de ces substances dépend de la variété du trouble du rythme : tachycardie (accélération du rythme cardiaque) ; fibrillation auriculaire (contractions inefficaces) ; irrégularité du rythme cardiaque ; extrasystoles (contractions supplémentaires occasionnelles).

**SURVEILLANCE**

La prescription et la surveillance du traitement, souvent délicates et spécialisées, nécessitent des électrocardiogrammes (enregistrements de l'activité électrique du cœur) et parfois des dosages du médicament dans le sang. En cas de récidive, on peut passer à une autre famille d'antiarythmiques ou associer deux produits.

**EFFETS INDÉSIRABLES**

Il peut survenir une insuffisance cardiaque (diminution de la force de contraction du cœur), un ralentissement excessif du rythme cardiaque ou un autre trouble du rythme.

## Antiasthmatique

Médicament utilisé dans le traitement de l'asthme.

■ **En traitement symptomatique,** les antiasthmatiques soulagent ou arrêtent les crises d'asthme. Ils sont représentés surtout par les bêtastimulants (salbutamol, terbutaline), qui ont un effet bronchodilatateur.

■ **En traitement de fond,** les antiasthmatiques préviennent la survenue de nouvelles crises. On peut prescrire des bronchodilatateurs divers, des corticoïdes par inhalation, du cromoglycate de sodium, du montelukast.

## Antibactérien

Substance active contre les bactéries.

→ VOIR Antibiotique, Antiseptique, Bactéricide, Bactériostatique.

## Antibiogramme

Examen bactériologique qui permet d'apprécier la sensibilité ou la résistance d'une bactérie à plusieurs antibiotiques.

Un antibiogramme permet de déterminer les concentrations minimales inhibitrices (C.M.I.), c'est-à-dire les quantités d'antibiotiques nécessaires pour empêcher la croissance bactérienne. Le procédé consiste à cultiver les bactéries présentes dans un prélèvement (sang, urine, etc.) afin de les identifier et de tester sur les colonies obtenues l'efficacité de divers antibiotiques.

## Antibioprophylaxie

Utilisation thérapeutique d'un antibiotique pour prévenir la survenue d'une infection considérée comme dangereuse. SYN. *antibioprévention.*

L'antibioprophylaxie consiste à administrer un antibiotique afin d'empêcher le développement d'une infection, soit après contact avec l'agent infectieux (antibioprophylaxie post-exposition), soit en prévision d'un risque déterminé, avant la contamination (antibioprophylaxie chirurgicale). Elle s'oppose à l'antibiothérapie curative qui est destinée à traiter une infection déjà installée.

L'antibioprophylaxie s'adresse à un risque déterminé et vise certaines bactéries, bien identifiées, qui peuvent provoquer une infection dans certaines situations.

■ **L'antibioprophylaxie chirurgicale** est administrée avant le début du geste chirurgical et doit être efficace sur les germes potentiellement contaminants lors de l'intervention (par exemple, les staphylocoques lors de la chirurgie ostéoarticulaire ou les entérobactéries lors de la chirurgie digestive).

■ **L'antibioprophylaxie post-exposition** cible le germe avec lequel le sujet a été ou risque d'avoir été en contact. Par exemple, la rifampicine est utilisée après contact avec une personne atteinte de méningite à méningocoque.

## Antibiothérapie

Thérapeutique utilisant un ou plusieurs médicaments anti-infectieux de la classe des antibiotiques, dont l'activité s'exerce contre les bactéries.

L'antibiothérapie peut être préventive, ou prophylactique (on parle d'antibioprophylaxie) ; elle peut être aussi curative, destinée à combattre une infection déjà en place, apparente ou non (dans ce dernier cas, c'est une antibiothérapie curative précoce).

■ **L'antibiothérapie préventive** cherche soit à prévenir une surinfection bactérienne (par exemple chez les grands brûlés ou les sujets âgés atteints d'une maladie virale, bronchique ou pulmonaire), soit à éviter l'essaimage de germes pathogènes à partir d'un foyer sur lequel un geste chirurgical est prévu (par exemple traitement d'un granulome apical dentaire chez un malade ayant une valvulopathie cardiaque, pour prévenir une endocardite d'Osler). Elle est également mise en œuvre avant un acte chirurgical dont le risque d'infection postopératoire est connu.

■ **L'antibiothérapie curative** s'impose lorsque les symptômes indiquent que le malade ne peut plus combattre l'agent infectieux avec ses seules défenses immunitaires. L'antibiothérapie permet alors d'arrêter la multiplication des bactéries (effet bactériostatique) ou de les détruire (effet bactéricide). Une antibiothérapie curative ne doit jamais être interrompue prématurément, qu'elle ait agi remarquablement en quelques jours ou, à l'inverse, qu'elle soit initialement sans effet notable apparent.

Les règles d'utilisation des antibiotiques sont parfaitement codifiées. Le choix de l'antibiotique est établi selon son spectre (activité antibactérienne). On peut, le cas échéant, estimer son potentiel d'action sur la souche bactérienne en cause en faisant pratiquer un antibiogramme. Les doses prescrites et leur fréquence sont fonction du poids du malade, de son âge (doses plus faibles pour les personnes âgées), de son état rénal et hépatique, du type d'infection et de sa gravité. La pharmacocinétique (métabolisme et diffusion du principe actif) doit également être prise en compte pour que des concentrations optimales parviennent au foyer infectieux. Enfin, la voie d'administration peut être orale ou parentérale (intramusculaire ou intraveineuse). La durée du traitement est déterminée par les signes objectifs de guérison et par le type d'infection en présence.

Une hospitalisation peut s'imposer du fait de l'antibiotique choisi, de son mode d'administration et en fonction de la gravité du cas.

Le problème majeur des antibiothérapies est l'apparition, sans cesse croissante, de souches bactériennes résistantes aux antibiotiques utilisés. Une antibiothérapie doit donc être justifiée pour être prescrite.

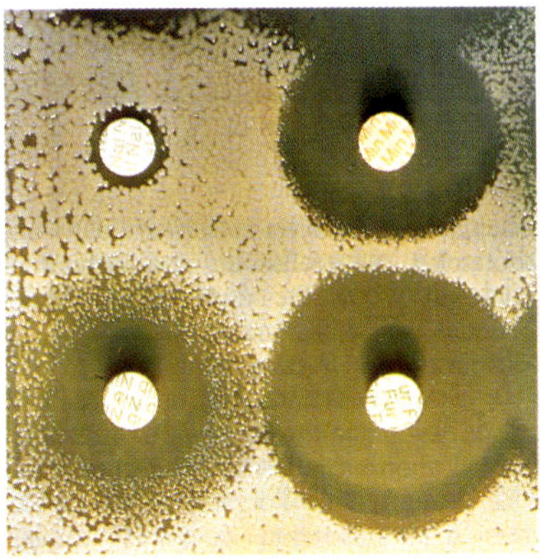

***Antibiogramme.*** *Les bactéries présentes sont diversement inhibées par les antibiotiques testés.*

## Antibiotique

Substance, d'origine naturelle ou synthétique, utilisée contre les infections causées par les bactéries.

**HISTORIQUE**

En 1928, le médecin britannique sir Alexander Fleming découvre qu'une moisissure, le *Penicillium,* empêche les cultures de bactéries de proliférer. La substance bactériostatique sécrétée par la moisissure prend le nom de pénicilline et devient disponible comme médicament dans les années 40 : c'est le premier antibiotique. Depuis, beaucoup d'autres substances actives contre de nombreuses bactéries ont été découvertes. Actuellement, les chercheurs s'efforcent de découvrir de nouvelles molécules actives sur les bactéries les plus résistantes, de diminuer la toxicité de ces médicaments et de simplifier leur mode d'administration.

**FORMES PRINCIPALES**

On dispose de plusieurs dizaines d'antibiotiques, regroupés en plus de dix familles. dont les principales sont les suivantes : aminosides, bêtalactamines (pénicillines et céphalosporines), macrolides, nitro-imidazolés, quinolones, cyclines. Ils inhibent la

**PRINCIPAUX ANTIPARASITAIRES**

| *Antiparasitaires* | *Nom des parasites sur lesquels l'antiparasitaire est actif* |
|---|---|
| Amodiaquine | plasmodiums (agents du paludisme) |
| Artéméther | |
| Atovaquone | |
| Bithionol | douve, ténia |
| Chloroquine | plasmodiums (agents du paludisme) |
| Dérivés de l'antimoine | leishmanie |
| Dérivés de l'arsenic | trypanosome |
| Dérivés de la quinoléine | amibe |
| Dérivés imidazolés | |
| *Albendazole* | ascaris, anguillule, ankylostome, échinocoque, oxyure, ténia, trichine, trichocéphale |
| *Flubendazole* | ascaris, anguillule, ankylostome, oxyure, trichine, trichocéphale |
| *Mébendazole* | ascaris, ankylostome, oxyure, trichocéphale |
| *Métronidazole* | amibe, trichomonas, giardia |
| *Ornidazole* | amibe, trichomonas, giardia |
| *Secnidazole* | amibe, giardia |
| *Thiabendazole* | anguillule, *Larva migrans,* trichine |
| *Tinidazole* | amibe, giardia, trichomonas |
| Diéthylcarbamazine | filaires, *Larva migrans* |
| Doxycycline | plasmodiums (agents du paludisme) |
| Halofantrine | plasmodiums (agents du paludisme) |
| Ivermectine | filaires, anguillule |
| Lévamisol | ascaris, ankylostome |
| Méfloquine | plasmodiums (agents du paludisme) |
| Niclosamide | douve, ténia |
| Pentamidine | leishmanie, trypanosome, *Pneumocystis carinii* |
| Praziquantel | bilharzie (ou schistosome), ténia |
| Proguanil | plasmodiums (agents du paludisme) |
| Pyrantel | ascaris, ankylostome, oxyure |
| Pyriméthamine + sulfadoxine | plasmodiums (agents du paludisme), toxoplasme, *Pneumocystis carinii* |
| Pyrvinium | oxyure |
| Quinine | plasmodiums (agents du paludisme) |

troubles digestifs (nausées), des vertiges, des céphalées, des éruptions cutanées ou des allergies plus graves. La méfloquine, l'atovaquone et l'halofantrine sont contre-indiquées pendant la grossesse.

Par ailleurs, certains antipaludéens sont prescrits comme antirhumatismaux.

## Antiparasitaire

Médicament utilisé dans le traitement des maladies dues aux parasites.

En fonction du type de parasite à détruire, les antiparasitaires sont soit antihelminthiques, soit antiprotozoaires. Ils sont administrés par voie orale.

■ **Les antihelminthiques, ou anthelminthiques**, couramment appelés vermifuges, sont actifs sur les cestodes (vers plats segmentés : ténias, échinocoque), les trématodes (vers plats non segmentés : douves, bilharzies ou schistosomes), les nématodes (vers ronds non segmentés : ascaris, ankylostome, anguillule, filaires, oxyure, trichine, tricocéphale).

■ **Les antiprotozoaires** sont utilisés dans le traitement de l'amibiase (due à l'amibe), du paludisme (dû aux plasmodiums), de la giardiase (due à giardia), des leishmanioses (dues à la leishmanie), de la trichomonase (due au trichomonas), de la toxoplasmose (due au toxoplasme), de la maladie du sommeil (due au trypanosome).

**EFFETS INDÉSIRABLES**

Ils sont le plus souvent mineurs : nausées, vomissements, douleurs abdominales, éruptions cutanées et vertiges, et sont régressifs à l'arrêt du traitement.

## Antiparkinsonien

Médicament utilisé dans le traitement au long cours de la maladie de Parkinson et des syndromes parkinsoniens.

Les antiparkinsoniens agissent sur les mécanismes en cause dans la maladie : déficit en dopamine (substance précurseur de l'adrénaline et de la noradrénaline), excès d'acétylcholine (neurotransmetteur du système parasympathique).

**FORMES PRINCIPALES**

■ **La lévodopa**, médicament de référence, est transformée dans l'organisme en dopamine. On peut augmenter son efficacité en l'associant à un inhibiteur de l'enzyme qui détruit la dopamine en dehors du cerveau (dopadécarboxylase), ou aux autres antiparkinsoniens.

■ **Les agonistes de la dopamine** (amantadine, bromocriptine, dérivés de l'ergot de seigle, péribidil) imitent l'action de la dopamine sur les noyaux gris centraux.

■ **Les anticholinergiques** (benzatropine, trihexylphénidyl) inhibent l'action de l'acétylcholine.

■ **Les inhibiteurs de la monoamine oxydase de type B** (enzyme dont une des fonctions est de détruire la dopamine) sont représentés par la sélégiline.

■ **Les inhibiteurs de la catechol-O-méthyl transférase ou COMT** (tolcapone, entacapone) prolongent la durée d'action de la dopamine.

**SURVEILLANCE**

Les médicaments sont donnés à doses progressives, par voie orale. L'évolution de la maladie pendant le traitement et l'apparition d'éventuels effets indésirables (troubles psychiatriques aigus, dyskinésies) conditionnent l'attitude thérapeutique : diminution des doses, passage à un autre médicament, association médicamenteuse.

## Antiperspirant

Substance utilisée pour diminuer une transpiration excessive. SYN. *antisudoral.*

Les antiperspirants sont souvent à base de sels d'aluminium (par exemple des chlorures). Ils se présentent, éventuellement inclus dans un déodorant, sous forme de lotion, de crème ou de spray. Les antiperspirants peuvent irriter la peau, provoquer une sensation de brûlure et de picotement ou une allergie.

## Antiphospholipides (syndrome des)

Affection liée à l'existence dans l'organisme d'anticorps dirigés contre les phospholipides, substances indispensables à de nombreuses fonctions, notamment à la coagulation du sang.

Le syndrome des antiphospholipides (S.A.P.L.), qui touche surtout les femmes, peut être primitif, de cause inconnue (avec cependant une certaine prédisposition génétique), ou secondaire, lié à une maladie auto-immune, une affection maligne, une infection ou à la prise de médicaments. Il entraîne la survenue de thromboses à l'intérieur des vaisseaux sanguins, notamment ceux qui, chez la femme enceinte, irriguent le placenta, entraînant des fausses couches à répétition. Des accidents vasculaires cérébraux et des atteintes des valves cardiaques peuvent également survenir. Le traitement, complexe, fait appel à des médicaments anti-agrégants (aspirine) ou anticoagulants.

## Antiprurigineux

Médicament utilisé dans le traitement du prurit (démangeaison).

En dehors des simples préparations calmantes, les produits employés sont surtout des anti-inflammatoires (bufexamac) et des anesthésiques locaux (butoforme), qui sont contre-indiqués chez l'enfant. Dans les cas où le prurit est généralisé, des antihistaminiques (du type $H_1$) sont prescrits. Les antiprurigineux sont administrés par voie locale et sur une petite surface. Par ailleurs, le traitement du prurit est souvent associé au traitement de sa cause.

## Antipsoriasique

Médicament utilisé dans le traitement du psoriasis.

■ **Les antipsoriasiques à usage externe** appartiennent à deux catégories principales (souvent associées) : les kératolytiques (acide salicylique, etc.), éliminant les squames superficielles épaisses ; les réducteurs (goudron, etc.), dont l'application vise à empêcher la récidive des lésions.

■ **Les antipsoriasiques par voie orale** sont représentés notamment par l'acitrétine, réservée aux formes sévères résistant aux autres traitements, du fait de ses effets indésirables (fragilité osseuse, toxicité hépatique, risques de malformations fœtales). Ils sont à proscrire chez la femme enceinte.

## Antipsychotique

→ VOIR Neuroleptique.

## Antipyrétique

Médicament utilisé dans le traitement symptomatique de la fièvre. SYN. *fébrifuge*.

Les antipyrétiques les plus utilisés sont le paracétamol et l'aspirine. Ils sont indiqués dans le cadre de maladies fébriles, infectieuses par exemple, si la fièvre est importante et après que sa cause a été identifiée. Chez le petit enfant, pour éviter les convulsions fébriles, les antipyrétiques sont plus largement utilisés que chez l'adulte, mais toujours après avis médical, et associés aux autres moyens de lutte contre la fièvre.

## Antirhumatismal

Médicament utilisé dans le traitement de certaines affections rhumatologiques.

Les antirhumatismaux sont destinés à soulager les rhumatismes et les douleurs articulaires. Outre les anti-inflammatoires (stéroïdiens et non stéroïdiens), qui agissent sur l'inflammation mais non sur sa cause, on prescrit des substances plus spécifiques, souvent longues à agir : sels d'or, pénicillamine, antipaludéens, immunodépresseurs.

Ces médicaments sont surtout réservés aux traitements de fond des rhumatismes chroniques polyarticulaires et inflammatoires. Ils sont éventuellement associés entre eux et/ou aux analgésiques usuels.

## Antisécrétoire

Médicament utilisé dans le traitement de l'ulcère gastroduodénal.

Les antisécrétoires, diminuant la sécrétion acide de l'estomac, font partie des antiulcéreux et sont prescrits soit au cours d'un ulcère, soit en traitement de fond, pour éviter les récidives. Y sont inclus les anticholinergiques (pirenzépine), qui inhibent l'action du système nerveux végétatif sur l'estomac, et les antihistaminiques $H_2$ (cimétidine, famotidine, ranitidine, nizatidine). Ils sont administrés par voie orale.

## Antisepsie

Ensemble des procédés employés pour éliminer les risques d'infection microbienne de surface (peau, muqueuse).

L'antisepsie est l'un des fondements de l'hygiène médicale. Différents produits chimiques sont employés selon le but recherché. Les produits utilisables uniquement en applications externes (solution de Dakin, dérivés de l'ammonium quaternaire, teinture d'iode, alcool, etc.) permettent une antisepsie de la peau et des plaies superficielles.

→ VOIR Désinfection.

## Antiseptique

Produit utilisé pour lutter contre les germes de la peau et des muqueuses.

### Antiseptiques à usage externe

En fonction de leur structure chimique et de leurs propriétés, on distingue de nombreuses substances : alcool, eau oxygénée, ammoniums quaternaires (benzalkonium), chlorhexidine, dérivés du phénol, oxydants, acides, dérivés métalliques (mercure, argent, cuivre, zinc), colorants (éosine, bleu de méthylène), hexétidine, hexomédine, iode. Les critères de choix sont nombreux : toxicité, probabilité de déclencher une allergie, pouvoir irritant interdisant l'application sur les muqueuses ou sur les plaies, rapidité d'action, nécessité d'éliminer radicalement les germes ou d'empêcher leur prolifération.

### Antiseptiques à usage interne

Certains médicaments non antibiotiques sont prescrits par voie orale dans le traitement d'infections intestinales ou urinaires (sulfamides).

## Antisérotonine

Médicament destiné à inhiber l'action d'une substance naturelle de l'organisme, la sérotonine, neurotransmetteur du système nerveux central.

Les antisérotonines empêchent la sérotonine de se fixer à ses récepteurs cellulaires, ou bien elles ont des mécanismes d'action plus complexes. Il s'agit d'un ensemble de produits hétérogènes, qui peuvent être prescrits dans les cas suivants : vomissements (odansétron, granisétron), dépression (clomipramine), migraine (méthysergide, sumatriptan), allergies, etc.

## Antispasmodique

Médicament utilisé dans le traitement des spasmes musculaires.

Les antispasmodiques se répartissent en deux catégories : les musculotropes (agissant sur le muscle) et les anticholinergiques (inhibant l'action du système nerveux végétatif). Ils diminuent les spasmes musculaires de la paroi des organes creux et surtout les douleurs associées. Disponibles par voie orale et sous forme injectable, ils sont prescrits dans le traitement des spasmes digestifs principalement, mais aussi biliaires, urinaires ou utérins, une fois que leur cause est connue.

## Antisudoral

→ VOIR Antiperspirant.

## Antithrombine

Substance physiologique ou pathologique anticoagulante contenue dans le sang.

Fabriquée dans le foie, l'antithrombine physiologique agit en neutralisant la thrombine (enzyme provoquant la coagulation du sang par transformation du fibrinogène en fibrine) et la plupart des facteurs de coagulation activés en dehors d'une situation normale de coagulation (sauf les facteurs V et VIII). Il existe également des antithrombines pathologiques : produits de dégradation du fibrinogène (antithrombine VI) et protéine myélomateuse (antithrombine V), qui inhibent la formation de fibrine et provoquent des hémorragies.

## Antithyroïdien

Médicament inhibant la synthèse des hormones thyroïdiennes, utilisé dans le traitement des hyperthyroïdies (excès de sécrétion d'hormones par la glande thyroïde).

Les antithyroïdiens les plus utilisés sont le benzythiouracile et le carbinazole. Ils sont très efficaces. Leur effet indésirable majeur, survenant exceptionnellement, est l'agranulocytose (chute du taux des globules blancs), source d'infections graves. Des effets secondaires moins sévères sont possibles : éruptions cutanées, hépatite médicamenteuse. Les antithyroïdiens peuvent être utilisés pendant 12 à 18 mois dans le traitement de la maladie de Basedow (hyperthyroïdie d'origine immunitaire). Ils peuvent aussi être prescrits plus brièvement, en attente d'un traitement plus radical, par la chirurgie ou la radioactivité (iode 131).

## Antitoxine

Anticorps sécrété par les lymphocytes B (cellules du système immunitaire) au contact d'une toxine bactérienne et doué du pouvoir de la neutraliser.

Les antitoxines ont été découvertes, en 1890, par le médecin et bactériologiste allemand Emil von Behring et le médecin japonais Shibasaburo Kitasato. Ce sont les premiers anticorps connus. Les antitoxines sont largement utilisées pour la prévention (séroprévention) et le traitement (sérothérapie) des infections bactériennes toxigènes : tétanos, diphtérie, botulisme, etc.

Les antitoxines étaient autrefois obtenues par immunisation d'un cheval au moyen d'une anatoxine (toxine bactérienne rendue inoffensive par l'action de la chaleur et du formol) : c'est le sérum équin. Il tend aujourd'hui à être remplacé par des antitoxines extraites du sérum d'un patient convalescent de la maladie en question (gammaglobulines spécifiques) ou produites au laboratoire par culture cellulaire, afin de limiter les réactions allergiques aux immunoglobulines animales.

## Antituberculeux

Médicament antibiotique prescrit dans le traitement de la tuberculose.

Les antituberculeux de première ligne sont utilisés dans les formes de tuberculose sensible (rifampicine, isoniazide, pyrazinamide et ethambutol) et les antituberculeux de deuxième ligne (fluoroquinolones) sont réservés aux formes résistantes. Le traitement de la maladie obéit à des principes bien établis : il dure au moins 6 mois, les médicaments doivent être associés entre eux (4 antituberculeux de première ligne pendant 2 mois, puis de l'isoniazide et de la rifampicine pendant les 4 mois suivants). Au stade le plus précoce de l'infection, le traitement comporte seulement 1 ou 2 antituberculeux pendant une période de 3 à

6 mois. Les antituberculeux doivent être pris régulièrement et pendant toute la durée prévue sous peine de voir émerger des bacilles résistants.

Les antituberculeux sont souvent toxiques pour le foie, ce qui implique une surveillance attentive du bilan hépatique.

## Antitussif

Médicament utilisé dans le traitement symptomatique de la toux.

■ **Les antitussifs opiacés** (codéine, codéthyline, pholcodine, etc.) agissent par inhibition de centres nerveux cérébraux et traitent les toux sèches, sans expectoration. Ils sont présentés sous forme de sirops et de comprimés. Ils ont un effet sédatif et peuvent entraîner une somnolence.

■ **D'autres antitussifs,** non opiacés (acétylcystéine, carbocystéine), sont expectorants, fluidifiants ou mucolytiques. Ils sont destinés au traitement des toux grasses. Parfois associés à des antispasmodiques, ils sont présentés sous forme de sirops ou de sachets.

Parmi les différents antitussifs disponibles, il faut sélectionner le produit et la dose qui n'empêcheront pas l'élimination d'éventuels crachats, ce qui risquerait alors de retarder la guérison, par surinfection. Par ailleurs, l'usage des antitussifs ne dispense pas de la recherche de la cause de la toux.

## Antiulcéreux

Médicament utilisé dans le traitement des ulcères gastriques et duodénaux ou dans la prévention de leur récidive.

Les antiulcéreux agissent soit en diminuant la sécrétion d'acide chlorhydrique par la muqueuse de l'estomac (antiacides), soit en protégeant cette muqueuse contre l'acidité (effet « pansement » des protecteurs gastriques). Les principaux médicaments disponibles sont les antihistaminiques $H_2$ (ranitidine, etc.), les inhibiteurs de la pompe à proton (oméprazole, etc.), les prostaglandines (misoprostol, etc.) et, dans une moindre mesure, le sucralfate et les anticholinergiques (pyrinzépine). Par ailleurs, les antiacides (sels d'aluminium, sels de magnésium) sont utilisés en appoint, en association avec les autres substances, pour neutraliser l'acidité du contenu de l'estomac. Les antiulcéreux sont administrés par voie orale, ou par voie injectable dans les cas sévères.

## Antiviral

Médicament utilisé dans le traitement des infections virales.

Les antiviraux sont actifs sur les virus en phase réplicative, c'est-à-dire au stade de leur multiplication. Ils n'agissent pas sur les virus latents qui ne se répliquent pas. Les antiviraux doivent agir à l'intérieur des cellules humaines et intervenir sur une ou plusieurs phases de multiplication du virus (attachement cellulaire, assemblage, synthèse d'acides nucléiques). Il existe un risque d'interférence avec les métabolismes cellulaires, responsable d'une toxicité qui peut limiter l'utilisation de l'antiviral.

Certaines viroses (maladies dues à un virus), graves ou potentiellement graves, n'offrent, par ailleurs, aucune possibilité de traitement antiviral ; c'est le cas, par exemple, de la poliomyélite aiguë et de la rougeole. C'est pourquoi la vaccination, lorsqu'elle existe, constitue le meilleur moyen de lutter contre une infection virale, et ce qu'un traitement curatif soit ou non disponible.

#### DIFFÉRENTS TYPES D'ANTIVIRAUX

Les antiviraux constituent un groupe de médicaments en plein développement mais dont le champ d'action est encore limité. Ils sont administrés par voie injectable ou par voie orale. Ils peuvent être prescrits à titre préventif mais surtout curatif. Les principaux antiviraux actuellement disponibles sont :

■ **Les anti-herpès** (aciclovir et dérivés).

■ **Les anti-cytomégalovirus** (ganciclovir et foscarnet).

■ **Les anti-grippe** (oseltamivir et zanamivir).

■ **Les antiviraux actifs sur les virus des hépatites** B (adefovir, lamivudine) et C (ribavirine et interferon).

■ **Les antirétroviraux** pour l'infection par le V.I.H.

■ **L'interféron** qui agit sur plusieurs types d'infections virales.

■ **La ribavirine,** active sur le virus de l'hépatite C, le virus respiratoire syncitial, la fièvre de Lassa.

Comme pour tout anti-infectieux le risque d'apparition de résistance des virus à ces molécules est à prendre en compte.

### Antirétroviraux

Les antirétroviraux sont des médicaments capables d'inhiber la réplication virale du V.I.H. (virus responsable du sida) à différentes étapes du cycle dans la cellule cible de l'infection, en particulier le lymphocyte CD4. Ce sont des médicaments virustatiques, incapables d'aboutir à l'éradication du virus qui reste présent dans le génome des cellules infectées. Ils doivent impérativement être utilisés en association (trithérapie) afin d'accroître leur efficacité et de réduire le risque des résistance. L'observance du traitement est essentielle pour éviter les résistances.

Lorsque les conséquences de l'infection par le V.I.H. conduisent à débuter le traitement antirétroviral, celui-ci doit être poursuivi pour une durée indéfinie, ce qui peut entraîner des effets secondaires parfois sévères, souvent pénibles à long terme : lipodystrophies (anomalies de la répartition des graisses), diabète, problèmes digestifs, troubles métaboliques.

Il existe plus de trente antirétroviraux répartis en 3 principales familles :

■ **Les inhibiteurs nucléosidiques de la reverse transcriptase (I.N.R.T.)** : les principaux sont l'A.Z.T., ou zidovudine, qui a été le premier antirétroviral utilisé en 1987, la didanosine, ou D.D.I., la stavudine, ou D4T, la lamivudine, l'abacavir, le tenofovir.

■ **Les inhibiteurs non nucléosidiques de la reverse transcriptase (I.N.N.R.T.)** comprennent deux médicaments essentiels : la névirapine et l'efavirenz.

■ **Les inhibiteurs de protéase (I.P.)** ont été développés plus tardivement à partir de 1996 et ont inauguré le concept des trithérapies. Les principaux I.P. sont le ritonavir, l'indinavir, le lopinavir, le nelfinavir, l'amprenavir, le saquinavir.

De nouvelles familles d'antirétroviraux, agissant sur d'autres étapes du cycle du V.I.H., sont en cours de développement : les anti-fusion (T20), les molécules anti-intégrase, et antisens.

## Antivomitif

→ VOIR **Antiémétique.**

## Antre

Nom donné, par analogie de forme, à certaines cavités de l'organisme.

■ **L'antre mastoïdien** est une cavité remplie d'air qui se trouve dans la mastoïde (partie saillante de l'os temporal, située derrière le pavillon de l'oreille) et qui communique avec la caisse du tympan.

■ **L'antre pylorique** est la portion terminale de l'estomac. Il se termine par le pylore, orifice par lequel il s'ouvre dans le duodénum (début de l'intestin grêle).

## Antrite

1. Inflammation et infection de la muqueuse de l'antre de la mastoïde (partie de l'os temporal située derrière le pavillon de l'oreille).

L'antrite est une complication rare des otites moyennes aiguës du nourrisson. Chez l'enfant plus âgé et l'adulte, elle prend le nom de mastoïdite. Une douleur très vive, une fièvre élevée, une congestion derrière l'oreille, parfois une raideur de la nuque et une gorge douloureuse en sont les signes précurseurs. L'infection, venue de l'oreille moyenne, se propage à l'antre mastoïdien, où elle évolue sur un mode aigu ou chronique. Le traitement de l'antrite repose sur l'association antibiothérapie-chirurgie. Non traitée, l'antrite peut provoquer des complications veineuses, une méningite ou un abcès du cerveau.

2. Inflammation de la partie de l'estomac située juste avant le pylore (orifice inférieur de l'estomac).

L'antrite est alors une gastrite localisée qui se traite comme telle.

→ VOIR **Gastrite, Mastoïdite.**

## Anurie

Arrêt de la production d'urine par les reins.

On distingue deux types d'anurie :

■ **L'anurie excrétoire** est due à un obstacle à l'écoulement de l'urine au niveau du bassinet ou de l'uretère. De nombreuses maladies urologiques peuvent être en cause. Les plus fréquentes sont les calculs urinaires ainsi que les tumeurs de la prostate ou de la vessie obstruant les deux voies excrétrices.

■ **L'anurie sécrétoire** est due à un arrêt de la production de l'urine au niveau des néphrons (unités fonctionnelles du rein), dans les couches superficielles (cortex) et profondes (médullaire) du rein. Les causes en sont très nombreuses : maladie des glomérules (unités de filtration du rein), de la vascularisation du rein, absorption de toxiques, etc.

**SYMPTÔMES ET SIGNES**

Le début de l'anurie est bien toléré cliniquement et ce n'est qu'après quelques jours qu'apparaissent anorexie, nausées, vomissements, céphalées, voire syndrome hémorragique et parfois crises convulsives, c'est-à-dire les signes du coma urémique. Les signes biologiques de l'insuffisance rénale apparaissent entre 48 et 72 heures : élévation du taux d'urée et de créatinine dans le sang et acidose métabolique avec hyperkaliémie (taux élevé de potassium dans le sang). Si le malade, méconnaissant son anurie, a continué à boire librement pendant quelques jours, il peut y avoir intoxication hydrique avec hypotonie.

**TRAITEMENT**

Le traitement d'une anurie est une urgence en raison de l'insuffisance rénale aiguë, qui apparaît très rapidement.

■ **Le traitement de l'anurie excrétoire** consiste à supprimer l'obstacle à l'écoulement de l'urine ou, si cela n'est pas possible, à dériver les urines en amont de l'obstruction. La dérivation urinaire peut être réalisée soit par la mise en place dans l'uretère obstrué d'une sonde fine introduite par les voies naturelles sous contrôle endoscopique, soit par l'introduction d'une sonde directement dans les voies urinaires dilatées par ponction à travers la peau.

■ **Le traitement de l'anurie sécrétoire** est l'hémodialyse (technique d'épuration du sang par filtration à travers une membrane semi-perméable), qui permet d'éviter les conséquences de l'insuffisance rénale aiguë et d'attendre, après élucidation de la cause de l'anurie, la récupération de la fonction rénale en quelques jours.

## Anus

Orifice terminal du tube digestif permettant la défécation. (P.N.A. *anus*)

Le sphincter anal est l'appareil musculaire qui commande la fermeture de l'orifice. Il se compose d'un sphincter interne (muscle lisse qui assure la fermeture du canal anal au repos) et d'un sphincter externe (muscle strié, détendu au repos, qui se ferme par un effort volontaire). La défécation est un acte complexe qui requiert l'action coordonnée des deux sphincters.

**PATHOLOGIE**

Les principales affections de l'anus sont : les malformations congénitales, peu fréquentes (1 cas pour 10 000 environ), qui doivent être traitées dès la naissance ; la déficience des sphincters ou du système nerveux qui les commande, responsable d'incontinence anale ; les hémorroïdes ; les lésions inflammatoires et suppurées, comme l'abcès ou la fistule anale (nécessitant incision et drainage) ; le cancer de l'anus.

## Anus (cancer de l')

Cancer qui atteint le canal anal ou la marge anale, essentiellement sous la forme d'un carcinome épidermoïde (tumeur maligne du tissu épithélial), plus rarement d'un adénocarcinome (tumeur maligne du tissu glandulaire).

Il est assez rare, mais sa fréquence croît lentement et il touche également l'homme et la femme. Son apparition serait liée à un agent viral (papillomavirus). Le cancer de l'anus se présente comme une lésion indurée qui saigne plus ou moins et qui ne guérit pas. Quand il se développe, il donne lieu à des adénopathies inguinales. Le traitement fait essentiellement appel à la radiothérapie, parfois associée à l'ablation de la tumeur si celle-ci est volumineuse. Les résultats thérapeutiques sont relativement bons dans les formes peu étendues.

## Anus artificiel

Abouchement chirurgical du tube digestif à la paroi antérieure de l'abdomen, pratiqué après chirurgie colique ou rectale avec ablation d'un segment d'intestin.

Le segment abouché peut être le côlon (colostomie) ou l'iléon (iléostomie). La paroi du côlon ou de l'iléon est ainsi ouverte sur l'extérieur à travers une incision de la paroi abdominale, permettant l'évacuation des selles dans une poche étanche aux odeurs. Après évacuation intestinale, la poche est changée (une ou deux fois par jour). L'anus artificiel est soit temporaire, précédant le rétablissement de la continuité intestinale, soit définitif. L'appareillage moderne des anus artificiels permet une très bonne tolérance et une vie normale.

## Anuscopie

Examen qui permet d'explorer l'anus et le bas rectum.

L'anuscopie sert à établir le diagnostic des hémorroïdes, des fissures et des fistules anales, des chancres et des cancers de l'anus.

Cet examen, qui ne nécessite aucune préparation particulière, se pratique à l'aide d'un anuscope, tube cylindrique en plastique (à usage unique) de 10 cm de long environ, muni d'un système optique.

Cet instrument est introduit dans l'anus alors que le patient se tient en position génupectorale (à genoux, coudes sur la table d'examen, joue posée à plat, dos bien creusé). L'examen, précédé par un toucher anorectal, dure quelques minutes.

L'anuscopie peut être effectuée en cabinet médical par un gastroentérologue ou par un médecin généraliste, mais peut être complétée par une rectoscopie.

## Anxiété

Trouble émotionnel se traduisant par un sentiment indéfinissable d'insécurité.

S'il existe une anxiété « normale » qui améliore l'apprentissage et les performances, l'anxiété peut aussi devenir pathologique : le sujet se trouve alors si profondément conditionné qu'il ne peut plus la contrôler.

**CAUSES**

Sigmund Freud relie l'anxiété à des besoins sexuels non satisfaits, mais la constatation de l'importance du « bonding » (processus par lequel un lien psychologique se crée entre parents et nouveau-né) a permis d'élaborer des théories reposant sur la peur de perdre les objets aimés. Parallèlement, les psychologues comportementalistes attribuent l'anxiété à une souffrance ou à un choc psychologique (accident, conflit, échec).

Banale au cours des états dépressifs, l'anxiété constitue le symptôme essentiel de la plupart des névroses (névrose d'angoisse, hystérie, phobie, obsession). Elle se rencontre aussi dans les troubles psychotiques et la maladie maniacodépressive. Enfin, elle peut être le signe d'une maladie organique : affection cardiaque (infarctus du myocarde, arythmie), insuffisance respiratoire, asthme, hyperthyroïdie. L'abus de certains médicaments (amphétamines, barbituriques, anxiolytiques, hormones corticostéroïdes ou thyroïdiennes) ou de certains produits toxiques peut déclencher, surtout chez les sujets prédisposés, des états anxieux.

**SYMPTÔMES ET SIGNES**

L'anxiété comporte trois caractères principaux : pressentiment d'un danger vague et imminent, réactions physiques variées (sensation d'étouffement, palpitations, sueurs, sécheresse de la bouche, vertiges, tremblements, troubles du transit), impression pénible d'impuissance ou de faiblesse devant la menace, chaque symptôme venant renforcer le qui-vive. Classiquement, le terme d'anxiété est donné au versant psychique du trouble alors que l'on réserve celui d'angoisse au versant somatique.

Le malade peut s'agiter, marcher sans but ou rester cloué sur place par la panique qui grandit en lui. La durée d'une crise d'anxiété est en général de 1 ou 2 heures. Quand les crises se répètent chez un sujet présentant un fond anxieux permanent, on parle de névrose d'angoisse.

**DIFFÉRENTS TYPES D'ANXIÉTÉ**

La classification des troubles anxieux permet d'envisager des traitements spécifiques adaptés. Elle comprend : le trouble panique avec ou sans agoraphobie, l'anxiété avec phobie (animal, situation, accident, phobies sociales, etc.), le trouble obsessionnel compulsif, l'état de stress post-traumatique, l'anxiété généralisée, le trouble anxieux en rapport avec une affection médicale ou un toxique.

**TRAITEMENT**

Il repose d'abord sur l'attitude de l'entourage du patient, qui doit rester calme et apaisant, sans attendrissement excessif mais sans agressivité ni mépris. S'il existe toute une gamme de médicaments contre l'anxiété dont la prescription est limitée dans le temps (tranquillisants [benzodiazépines], bêtabloquants, neuroleptiques à faibles doses et certains antidépresseurs), celle-ci ne peut en aucun cas se traiter sans avis médical, sous peine d'une aggravation parfois liée à la prise abusive de médicaments (pharmacomanie). Le traitement de fond s'oriente souvent vers une psychothérapie. Les techniques de relaxation, l'exercice physique, une meilleure hygiène de vie constituent dans tous les cas un appoint indispensable.

## Anxiolytique

Médicament utilisé dans le traitement de l'anxiété et de ses différentes manifestations, faisant partie des tranquillisants.

## AORTOGRAPHIE

**En donnant une image, digitalisée ou non, de l'aorte et de ses branches, rendues opaques aux rayons X par injection d'un produit opacifiant, l'aortographie permet de préciser le diagnostic et de localiser exactement l'affection.**

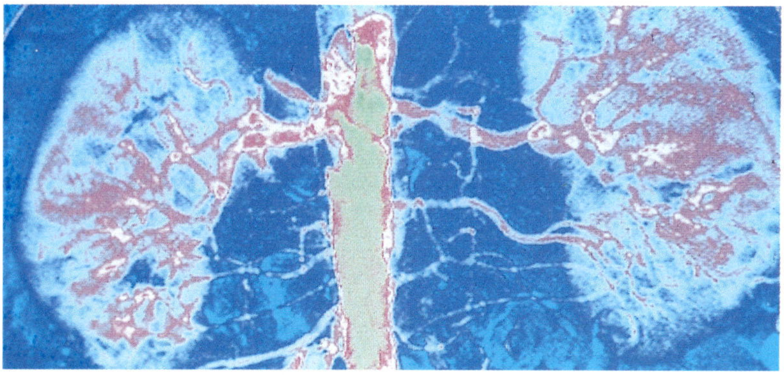

*Les couleurs montrent les vitesses différentes de la circulation sanguine.*

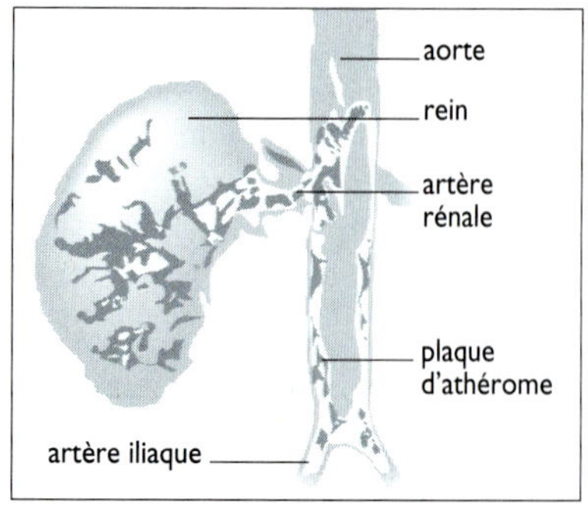


*L'aorte donne une branche pour chaque rein. Chaque branche, ou artère rénale, se divise à son tour à l'intérieur du rein.*

Les anxiolytiques les plus prescrits sont les benzodiazépines, les carbamates, l'hydroxyzine. Ces médicaments ont plusieurs indications : anxiété simple, à condition qu'elle soit réellement gênante ; insomnie d'endormissement (et non pas réveil précoce) ; attaque de panique (crise anxieuse aiguë) ; états d'agitation psychiatrique incontrôlable ; anxiété au cours des névroses. Leur administration se fait par voie orale ou, parfois, en cas d'urgence, par injection.

Un risque partagé par nombre de ces produits est l'augmentation de leurs effets s'ils sont associés à de l'alcool. Les interactions avec les autres médicaments sont nombreuses. Par ailleurs, la somnolence qu'ils entraînent rend dangereuse la conduite d'un véhicule. Les benzodiazépines, bien que peu toxiques si les règles de prescription sont respectées, peuvent provoquer une dépendance, voire une véritable toxicomanie. Leur utilisation doit être particulièrement surveillée chez les anciens toxicomanes.

La prescription de certains antidépresseurs est possible au cours des troubles paniques et des formes d'anxiété plus spécialisées.

AORTE

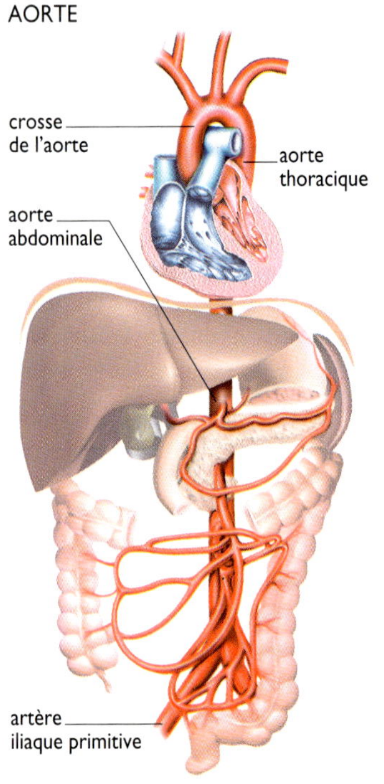


## Aorte

Principale artère de l'organisme, naissant à la base du ventricule gauche et distribuant le sang oxygéné par les poumons dans tout le corps. (P.N.A. *aorta*)

À partir du ventricule gauche, l'aorte décrit une courbe en forme de crosse pour traverser le thorax, puis l'abdomen, avant de se diviser en ses deux branches terminales, les artères iliaques primitives, destinées principalement aux membres inférieurs. Au niveau de la crosse aortique naissent les artères coronaires (qui irriguent le cœur), le tronc artériel brachiocéphalique, l'artère sous-clavière gauche et la carotide primitive gauche (qui irriguent les membres supérieurs et le cerveau).

**PATHOLOGIE**

On peut observer diverses anomalies : un rétrécissement congénital au niveau de l'isthme (coarctation) ; une atteinte de la paroi, en général par une plaque d'athérome, aboutissant à la dilatation (anévrysme) ou à un rétrécissement du vaisseau. Dans les deux cas, la formation de caillots est fréquente, responsable d'embolies du cerveau et des membres. Une autre lésion athéromateuse est la dissection, clivage se produisant dans l'épaisseur de la paroi. Toutes ces atteintes justifient un traitement chirurgical.

## Aortite

Inflammation de la paroi de l'aorte.

La forme la plus classique, l'aortite syphilitique, est liée à l'atteinte du vaisseau par l'agent de la syphilis, le tréponème pâle, à un stade tardif de la maladie, appelé syphilis tertiaire. Une angéite ou une spondylarthrite ankylosante peuvent également s'accompagner d'une aortite.

Une aortite se traduit par des lésions, observées le plus souvent sur l'aorte thoracique ascendante : insuffisance valvulaire aortique (valve fuyante), rétrécissement de l'origine (ostium) des artères coronaires pouvant provoquer un angor, calcification de la paroi aortique ou anévrysme, habituellement de type sacciforme (en forme de sac). La sérologie (recherche des anticorps dans le sang du malade) est utile au diagnostic, et le traitement comporte parfois, outre la prise de pénicilline, une intervention chirurgicale.

## Aortographie

Examen radiologique qui permet de visualiser l'aorte et ses branches.

L'aortographie permet une exploration des diverses pathologies de l'aorte : anévrysme de l'aorte, dissection aortique, syndrome de Leriche (thrombose de l'aorte terminale et de sa bifurcation en artères iliaques primitives), voire coarctation aortique avant intervention chirurgicale.

L'aortographie (digitalisée ou non) par ponction artérielle directe consiste à injecter le produit de contraste opaque aux rayons X dans l'artère après ponction à l'aine (artère fémorale), plus rarement au pli du coude (artère humérale) ou au poignet (artère radiale) et, exceptionnellement, sur l'aorte elle-même par voie translombaire. Cette technique offre une excellente qualité d'image, mais elle est assez agressive.

Réalisée par ponction artérielle, l'aortographie nécessite une hospitalisation de 24 à 48 heures. Elle se pratique sous anesthésie locale (pour un enfant, sous anesthésie générale légère) et sous contrôle électrocardiographique. L'examen dure de une demi-heure à trois quarts d'heure.

**EFFETS INDÉSIRABLES**

■ **Les complications allergiques** sont dues à l'iode contenu dans le produit de contraste. L'allergie à l'iode se traduit par des nausées, des vomissements, des éruptions cutanées ou une baisse de la tension artérielle. Lors d'une consultation précédant l'examen, le médecin doit s'assurer que le patient n'a jamais présenté d'allergie et, si ce n'est pas le cas, lui prescrire un traitement antiallergique.

**COTATION D'APGAR**

| *Critères* | *Cotation* | | |
|---|---|---|---|
| | 0 | 1 | 2 |
| Fréquence cardiaque | Inférieure à 80 battements par minute | Lente, entre 80 et 100 battements par minute | Au-dessus de 100 battements par minute |
| Mouvements respiratoires | Absents | Cri faible ; respiration irrégulière | Cri vigoureux ; respiration régulière |
| Tonus musculaire | Faible | Flexion d'un ou de deux membres | Bon tonus ; membres bien fléchis |
| Réactivité | Pas de réponse | Grimaces | Pleurs ou cris |
| Coloration de la peau | Cyanose ; pâleur | Corps rose mais extrémités cyanosées | Corps complètement rose |

■ **Les complications traumatiques** sont liées au risque de plaie vasculaire, surtout en cas de ponction artérielle, et peuvent entraîner une hémorragie locale. Il est indispensable, avant toute aortographie, de vérifier l'absence chez le patient de tout trouble de la coagulation.

## Apgar (cotation d')

Système mis au point par l'anesthésiste américaine Virginia Apgar pour évaluer les grandes fonctions vitales du nouveau-né dès sa première minute de vie et en apprécier l'évolution 3, 5 ou 10 minutes plus tard. SYN. *score d'Apgar*.

Cinq éléments sont notés à la naissance : la fréquence cardiaque ; les mouvements respiratoires ; la coloration de la peau (bleue en cas d'appauvrissement en oxygène du sang, ou trop pâle) ; le tonus musculaire ; les réactions à la stimulation. Chaque élément est noté de 0 à 2, le total pouvant atteindre 10 :

- si la fréquence cardiaque est supérieure à 100 battements par minute, si l'enfant pousse un cri vigoureux à la naissance et si sa peau est rose, la cotation d'Apgar se situe entre 7 et 10 : le bébé est en bonne santé ;
- si le nouveau-né est inerte, cyanosé ou pâle (cotation d'Apgar entre 0 et 3), son état nécessite une réanimation et un massage cardiaque immédiats ;
- l'enfant naît parfois dans un état intermédiaire (cotation d'Apgar située entre 4 et 7 après une minute de vie). Il est alors nécessaire de procéder à une brève mais soigneuse désobstruction des voies respiratoires, suivie d'une ventilation au masque à oxygène.

La cotation d'Apgar, mentionnée dans les carnets de santé, ne doit pas inquiéter les parents si elle est inférieure à 7. Il est certain qu'une cotation faible (moins de 5) signifie que des soins urgents étaient nécessaires, mais une cotation moyenne (de 5 à 7) ne veut pas dire que l'enfant a subi un dommage à la naissance ni que les soins périnatals ont été insuffisants.

## Aphakie, ou Aphaquie

Absence de cristallin.

L'œil sans cristallin est dit aphake (ou aphaque).

**CAUSES**

L'aphakie survient soit après une opération de la cataracte (extraction chirurgicale du cristallin), soit, beaucoup plus rarement, après un traumatisme oculaire.

**SYMPTÔMES ET SIGNES**

L'œil aphake perd ses facultés d'accommodation et devient hypermétrope. En effet, le cristallin est une lentille convergente responsable de l'accommodation, qui fournit un tiers de la puissance réfractive de l'œil. Après l'ablation de son cristallin, un sujet ayant une vue normale peut ainsi devenir hypermétrope. S'il était myope, il peut soit retrouver une vue normale, soit constater une diminution de sa myopie, soit devenir faiblement hypermétrope.

Si le sujet était hypermétrope avant l'intervention, ses difficultés de vision s'accentuent.

**TRAITEMENT**

Le port de verres correcteurs très convergents entraîne un agrandissement de l'image d'environ 30 % et peut rendre l'image floue au bord des verres (aberration visuelle). Dans le cas où un seul œil est aphake, l'inégalité de réfraction entre les deux yeux est trop importante pour pouvoir être corrigée par un seul verre très convergent.

Le port de lentilles procure un agrandissement de l'image de seulement 6 à 8 % et corrige bien les aphakies unilatérales. Il permet, par ailleurs, au sujet de retrouver un champ visuel normal, car la forme des lentilles épouse parfaitement la convexité de l'œil.

Enfin, les implants cristalliniens constituent la meilleure correction. Remplaçant le cristallin naturel, le cristallin artificiel ne provoque pas d'agrandissement d'image. Le champ visuel est, là aussi, restitué. Le patient peut ainsi retrouver sa vue très rapidement après l'opération, sans risque d'intolérance. Les contre-indications à cette intervention chirurgicale désormais courante sont rares.

## Aphasie

Trouble ou perte de l'expression et de la compréhension du langage acquis, parlé ou écrit, indépendants de tout état démentiel, atteinte sensorielle ou dysfonctionnement de la musculature pharyngolaryngée (dysphonie).

L'aphasie est le plus souvent due à un accident vasculaire cérébral touchant l'hémisphère dominant (le gauche pour les droitiers), mais elle peut également être la conséquence d'une tumeur, d'un traumatisme, d'une infection cérébrale ou d'un processus dégénératif.

**DIFFÉRENTS TYPES D'APHASIE**

■ **L'aphasie motrice, ou aphasie de Broca,** est dominée par des troubles de l'expression orale et écrite, tandis que la compréhension est généralement bonne. On constate chez le patient une réduction du langage associée à des troubles articulatoires plus ou moins sévères, l'emploi inlassablement répété des mêmes phrases, généralement courtes et non construites, l'impossibilité de trouver le mot juste pour exprimer une idée, l'emploi de mots impropres. Les lésions responsables de cette forme d'aphasie, qui accompagne habituellement une hémiplégie droite, se situent dans le cerveau, dans l'aire de Broca, ou dans une région particulière de la substance blanche.

■ **L'aphasie sensorielle, ou aphasie de Wernicke,** est dominée par des troubles de compréhension du langage très importants. L'expression orale ne comporte pas de troubles articulatoires mais l'emploi fréquent de mots inappropriés, constituant un véritable jargon. Le malade, qui n'a pas conscience de son trouble, s'étonne qu'on ne le comprenne pas. Cette aphasie, généralement observée en l'absence d'hémiplégie, est fréquemment associée à une perturbation du champ visuel droit. La lésion responsable se situe dans l'aire de Wernicke (région temporo-pariétale droite).

■ **L'aphasie mixte** est l'association des troubles de l'expression de l'aphasie de Broca et des troubles de la compréhension de l'aphasie de Wernicke. Lorsque ces troubles sont importants, on parle d'aphasie globale, difficile à corriger.

Certaines aphasies peuvent régresser grâce aux rééducations orthophonique et neuropsychologique. L'aide de l'entourage est essentielle.

## Aphonie

Extinction de voix.

L'aphonie est souvent précédée d'une dysphonie (modification du timbre de la voix : voix cassée, rauque, éteinte) qui s'aggrave progressivement.

Elle peut être due à une inflammation du larynx (laryngite aiguë ou chronique), à une tumeur ou à une paralysie des nerfs moteurs du larynx. Il existe également des aphonies psychiques, d'origine hystérique, survenant le plus souvent après un traumatisme violent, ou au cours de l'évolution d'un trouble névrotique.

→ VOIR Dysphonie.

## Aphrodisiaque

Substance destinée à stimuler le désir et à améliorer les performances sexuelles, de manière réelle ou supposée.

L'alimentation a de tout temps fourni les principaux aphrodisiaques (ginseng, gingembre, piment, truffe, huîtres, alcool à petites doses). Leur efficacité, non prouvée, semble le plus souvent relever de la « pensée magique » (qui attribue arbitrairement des vertus imaginaires à une substance neutre). D'autres produits (préparations hormonales, extrait thyroïdien à faible dose ou yohimbine, un alcaloïde extrait de l'écorce de yohimbehe, un arbre d'Afrique de l'Ouest) peuvent avoir une action transitoire, mais ils ne sont pas sans effets indésirables. Certains peuvent mener aux confins de la toxicomanie (anxiolytiques ou psychostimulants comme l'ecstasy), voire occasionner des empoisonnements graves (cantharide). L'alcool et le tabac, souvent considérés comme des stimulants, ont à long terme une action nocive sur le fonctionnement génital.

## Aphte

Petite ulcération superficielle, douloureuse, observée le plus souvent sur la muqueuse buccale et parfois sur la muqueuse génitale.

Les aphtes peuvent être isolés ou s'intégrer dans une maladie plus générale, l'aphtose. Si leur origine est inconnue, il n'est pas douteux que leurs récidives, très fréquentes, sont liées à des facteurs infectieux, hormonaux, alimentaires et au surmenage. Ils guérissent habituellement sans nécessiter de traitement en une dizaine de jours.

**SYMPTÔMES ET SIGNES**

Évoluant par poussées, les aphtes peuvent être de très petite taille (aphtes miliaires) ou géants (aphtes nécrotiques de Sutton). Les aphtes buccaux sont des ulcérations arrondies ou de forme ovale, au fond jaunâtre, entourées d'un halo rouge inflammatoire. Ils touchent les gencives, le bord interne des lèvres et des joues, les bords de la langue. Les aphtes génitaux, rarement isolés, s'observent principalement dans la maladie de Behçet, où ils sont associés à de nombreux aphtes buccaux.

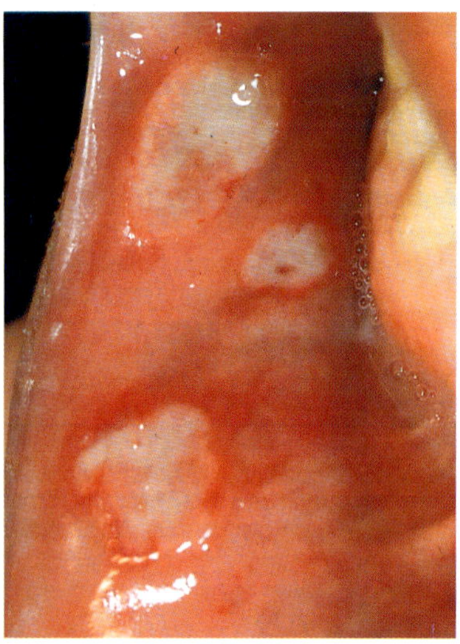

***Aphte de la muqueuse buccale.** Un aphte forme un petit cratère au fond jaunâtre, entouré d'un liseré rouge.*

**TRAITEMENT ET PRÉVENTION**

Le traitement repose sur des applications d'antiseptiques, d'anesthésiques locaux et d'antibiotiques (tétracyclines), des bains de bouche antiseptiques, l'apport de vitamines du groupe B. Les mesures de prévention classiques sont importantes pour les aphtes buccaux : bonne hygiène buccodentaire et suppression des aliments qui déclenchent des poussées : gruyère, fruits secs ou acides (noix, noisettes, etc.) et épices.

→ VOIR Behçet (maladie de), Fièvre aphteuse.

## Aphtose

Affection chronique caractérisée par des poussées d'aphtes buccaux et/ou génitaux.

Dans les aphtoses, les poussées d'aphtes sont associées à des signes extramuqueux (lésions oculaires, nerveuses ou vasculaires, fièvre, atteinte de l'état général) et récidivent à intervalles plus ou moins rapprochés.

**DIFFÉRENTS TYPES D'APHTOSE**

■ **L'aphtose buccale récidivante, ou stomatite aphteuse récurrente,** se caractérise par l'apparition, par poussées successives, d'aphtes buccaux de taille variable. Les plus petits, de diamètre inférieur à 1 centimètre, guérissent en 10 à 14 jours sans laisser de marques. Les ulcérations plus grandes peuvent durer plusieurs mois et laisser des cicatrices. Les récidives sont fréquentes. Les femmes sont plus souvent atteintes que les hommes. Le stress, les règles, une carence en fer ou en vitamine B12 sont des facteurs favorisant cette affection.

■ **La maladie de Behçet** est une aphtose inflammatoire chronique qui touche la peau, les muqueuses (coexistence d'aphtes buccaux et génitaux), l'œil, les articulations, les vaisseaux, le système nerveux, l'appareil digestif, les reins et les poumons.

■ **L'aphtose bipolaire, ou aphtose de Neumann,** est une forme mineure de la maladie de Behçet, avec présence simultanée d'aphtes buccaux et génitaux.

**TRAITEMENT**

Il repose tout d'abord sur celui des aphtes. On a, de plus, souvent recours aux traitements anti-inflammatoires généraux (colchicine, anti-inflammatoires non stéroïdiens, corticothérapie générale).

→ VOIR Behçet (maladie de).

## Aplasie

Insuffisance ou arrêt congénital de développement d'un tissu ou d'un organe.

Ainsi, l'aplasie d'oreille se caractérise par une croissance incomplète de l'oreille externe ou moyenne. Elle peut être majeure (il n'existe aucune structure d'oreille externe ou moyenne) ou mineure (touchant une partie de l'oreille externe ou moyenne). Elle se corrige généralement par la mise en place d'une prothèse à la fois esthétique et fonctionnelle.

Par extension, l'aplasie désigne certaines lésions acquises.

## Aplasie médullaire

Maladie caractérisée par une raréfaction de la moelle osseuse, se traduisant par une diminution des globules rouges, des globules blancs et des plaquettes.

L'aplasie médullaire est une maladie rare qui s'observe à tous les âges.

**CAUSES**

L'aplasie est due à l'incapacité de la moelle osseuse à produire des cellules souches, forme originelle des cellules sanguines. Les causes toxiques ou infectieuses sont les mieux identifiées : radiations ionisantes (rayons X), absorption de certains médicaments ou produits chimiques (dérivés du benzène, anticancéreux, certains antibiotiques - surtout le chloramphénicol -, arsenicaux, antithyroïdiens, sels d'or, antiépileptiques, certains neuroleptiques) ou certaines infections (hépatite récente, tuberculose). Lorsque la numération-formule sanguine, le myélogramme et/ou la biopsie de la moelle ne permettent de retrouver aucune cause, l'aplasie est dite idiopathique. Un mécanisme immunologique semble alors impliqué dans la moitié des cas.

**SYMPTÔMES ET SIGNES**

Le manque de globules rouges entraîne une anémie (pâleur et fatigue), le manque de globules blancs expose le sujet aux infections et le manque de plaquettes provoque des hémorragies (purpura, par exemple).

**ÉVOLUTION ET TRAITEMENT**

Lorsque la cause est médicamenteuse et que les cellules souches sont épargnées, l'aplasie médullaire régresse spontanément. Des facteurs de croissance médullaire spécifiques des globules blancs peuvent être utilisés. Dans les formes idiopathiques, cette éventualité est plus rare. Une aplasie médullaire peut exceptionnellement précéder l'apparition d'une leucémie.

Le traitement symptomatique repose sur une antibiothérapie massive en cas d'infection, sur la transfusion de plaquettes en cas d'hémorragie, de globules rouges s'il y a anémie grave. Le traitement de fond repose sur l'administration d'immunosuppresseurs (ciclosporine et sérum antilymphocytaire), sur la greffe de moelle osseuse, effectuée à partir d'un donneur compatible, chez les sujets jeunes, et sur l'administration d'androgènes (qui stimulent les cellules souches de la moelle) si le traitement immunosuppresseur n'est pas efficace.

## Apnée

Arrêt de la respiration de durée variable, sans arrêt cardiaque.

Une apnée peut être temporaire (de quelques secondes à 1 ou 2 minutes) ou durer plus longtemps, mettant la vie du sujet en danger en provoquant des lésions irréversibles du cerveau. On parle alors d'arrêt respiratoire. L'apnée peut être volontaire (plongée sous-marine, exploration de la fonction respiratoire) ou non.

■ **Chez le nouveau-né,** surtout prématuré, des apnées brèves (de 5 à 15 secondes) sont fréquentes et généralement sans gravité ; plus longues (de 15 à 20 secondes), elles sont pathologiques et doivent être signalées sans attendre au médecin.

■ **Chez l'adulte**, une apnée prolongée peut survenir en cas de lésion du cerveau par un accident vasculaire cérébral, un accident ischémique transitoire (interruption brève de la circulation sanguine dans un vaisseau cérébral) ou un traumatisme crânien. Elle peut également survenir après la prise de substances chimiques (certains anesthésiques notamment). Si la respiration ne reprend pas spontanément, il faut pratiquer d'urgence une respiration assistée.

## Apnée du sommeil

Affection consistant en des interruptions momentanées de la respiration durant le sommeil. SYN. *syndrome d'apnée du sommeil.*

L'apnée du sommeil peut survenir chez les deux sexes et à tout âge. Elle a été évoquée dans certains cas de mort subite du nouveau-né ; sa fréquence croît avec l'âge. Lorsqu'elles sont très nombreuses (plus de 30 en 6 heures), les apnées du sommeil sont responsables d'une désorganisation du sommeil et d'une oxygénation insuffisante du sang. On estime que la forme la plus courante et la plus grave d'apnée du sommeil, l'apnée du sommeil obstructive, touche 1 à 5 hommes sur 100, âgé de 30 à 50 ans, le plus souvent en surpoids, voire obèse et gros ronfleur.

#### SIGNES ET DIAGNOSTIC

Les répercussions de cette affection sont un mauvais sommeil, et une somnolence diurne. Le diagnostic repose sur l'interrogatoire et sur un examen appelé polysomnographie (le patient est hospitalisé une, voire deux nuits, afin d'enregistrer différents paramètres du sommeil et de la respiration).

#### TRAITEMENT

La majorité des malades étant obèses, il faut d'abord obtenir une réduction du poids. Il faut aussi éviter de consommer de l'alcool dans les 2 heures précédant le coucher et ne pas absorber de somnifères.

Un traitement efficace de l'apnée du sommeil existe depuis plusieurs années : par l'application d'un masque sur le nez et la bouche pendant le sommeil, on obtient le maintien d'une pression positive constante dans les voies respiratoires ; de l'air, provenant d'un compresseur, est envoyé par le masque dans les voies nasales et à l'intérieur des voies respiratoires pour les maintenir ouvertes. Parfois, une intervention chirurgicale est utile : elle consiste à enlever tout ou partie du voile du palais (palatoplastie), voire, dans les quelques cas rebelles, à pratiquer une trachéotomie (ouverture de la trachée) pour court-circuiter les voies aériennes supérieures.

## Apocrine (glande)

→ VOIR Sudoripare (glande).

## Apolipoprotéine

→ VOIR Lipoprotéine.

## Aponévrectomie

Ablation chirurgicale d'une aponévrose.

Une aponévrectomie peut accompagner l'ablation d'une tumeur de la peau, des tissus sous-jacents ou d'un muscle. Elle se pratique le plus souvent dans le traitement de la maladie de Dupuytren.

## Aponévrose

Membrane blanchâtre, résistante, constituée de fibres conjonctives.

■ **Les aponévroses de revêtement, ou fascia**, forment une membrane fibreuse qui engaine les muscles et les sépare des organes voisins.

Plusieurs aponévroses peuvent se rejoindre en une membrane épaisse et dense, l'aponévrose d'intersection, comme celle de la ligne médiane de la paroi abdominale.

■ **Les aponévroses d'insertion**, analogues à des tendons aplatis, entourent les muscles et leur servent de points d'insertion sur les os.

## Aponévrosite

Inflammation d'une aponévrose.

Une aponévrosite concerne très fréquemment le pied (atteinte de l'aponévrose plantaire avec douleur au talon ou talalgie, ou maladie de Ledderhose) et la main (rétraction de l'aponévrose palmaire avec tendance à la flexion des doigts, ou maladie de Dupuytren). Il se forme des cordons fibreux et des nodules (petits renflements).

Le traitement d'une aponévrosite est tout d'abord orthopédique (mise au repos de la zone atteinte, par exemple à l'aide de semelles orthopédiques faites sur mesure). Il peut aussi être médical (dilacération à l'aide d'une aiguille), ou chirurgical, avec l'ablation de l'aponévrose (aponévrectomie).

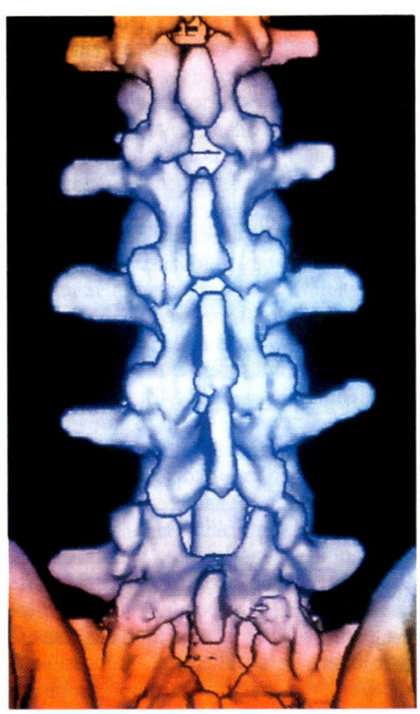

***Apophyses vertébrales.*** *Les deux apophyses transverses et l'apophyse épineuse au centre.*

## Aponévrotomie

Incision chirurgicale de l'aponévrose d'un muscle ou d'un groupe de muscles appartenant à une même loge musculaire.

Une aponévrotomie se pratique (sur la jambe, surtout, et sur l'avant-bras) pour alléger la pression s'exerçant sur un muscle tendu par un œdème ou par des hématomes, quand ceux-ci, en interdisant la circulation sanguine, risquent de provoquer des lésions graves, voire de détruire définitivement le muscle. L'aponévrotomie permet au muscle de reprendre du volume. On recourt également à cette intervention quand la rétraction d'une aponévrose entraîne une position anormale et irréductible (paume de la main, par exemple).

## Apophyse

Saillie osseuse.

Il existe des apophyses articulaires, dont la forme varie avec le type d'articulation auquel elles appartiennent, et des apophyses non articulaires, qui sont le siège d'insertion d'un muscle ou d'un tendon.

Les apophyses non articulaires sont appelées, selon leur localisation, tubérosité, tubercule, épine, crête ou ligne.

## Apophysite

Inflammation d'une apophyse.

L'origine des apophysites, variétés d'ostéochondroses de croissance, est encore mal connue. Ces affections pourraient survenir à la suite d'un traumatisme, d'une infection microbienne, de troubles vasculaires ou endocriniens. Généralement bénignes, elles se rencontrent le plus souvent chez les sujets jeunes. Leur évolution peut durer plusieurs mois et, dans certains cas, imposer une immobilisation plâtrée. On différencie les apophysites suivant leur localisation.

■ **L'apophysite tibiale antérieure, ou maladie d'Osgood-Schlatter**, atteint le plus souvent les garçons entre 12 et 14 ans. Elle se traduit par l'apparition d'une tuméfaction douloureuse de l'apophyse tibiale.

■ **L'apophysite calcanéenne** se rencontre chez le sujet entre 10 et 15 ans, plus souvent chez les garçons que chez les filles. Elle se manifeste par une douleur vive à la pression de la partie postérieure du talon.

■ **La styloïdite** est une inflammation de l'apophyse styloïde du cubitus.

#### TRAITEMENT

Il consiste en général en un simple repos de l'articulation, parfois associé à des infiltrations locales de corticostéroïdes.

## Apoptose

Processus physiologique programmé qui conduit une cellule à sa mort naturelle.

Le mécanisme de l'apoptose serait l'activation dans le noyau d'endonucléases endogènes, enzymes responsables de la destruction des acides nucléiques par fragmentation. L'apoptose joue un rôle important dans la mise en place du répertoire immunologique. Ainsi, au cours de leur maturation dans le thymus, les lymphocytes T se révélant « dangereux » (car dirigés contre des composants de son propre organisme) ou « inutiles »

**TECHNIQUE**
Des radiographies simples de l'articulation précèdent l'examen. La ponction articulaire est effectuée après désinfection locale soigneuse de la peau : l'obtention de quelques gouttes de liquide articulaire témoigne du bon positionnement de l'aiguille. Un produit de contraste iodé est alors injecté dans l'articulation, rendant visible la cavité articulaire. L'articulation est alors radiographiée sous tous ses aspects. Dans certains cas, l'arthrographie peut être complétée d'un scanner à rayons X de l'articulation, dit arthroscanner.

**DÉROULEMENT**
Une arthrographie ne nécessite pas d'hospitalisation et dure environ 30 minutes. Après l'examen, le patient peut reprendre ses activités, sans toutefois solliciter trop rapidement l'articulation examinée.

**EFFETS SECONDAIRES**
Ils sont rares et généralement bénins : nausées, malaise, petit hématome localisé. L'injection du produit de contraste iodé peut provoquer une réaction allergique. Le médecin doit donc s'assurer que le malade n'a jamais présenté d'allergie ou, si ce n'est pas le cas, lui prescrire préalablement un traitement antiallergique. L'asepsie doit être rigoureuse.

## Arthrolyse

Intervention chirurgicale visant à rendre sa mobilité à une articulation limitée dans ses mouvements en coupant les ligaments et la capsule entourant l'articulation.

## Arthropathie

Toute maladie rhumatismale, quelle que soit sa cause. SYN. *ostéo-arthropathie.*

Les principales arthropathies sont les arthrites et l'arthrose.

■ **Les arthrites** sont des affections inflammatoires aiguës ou chroniques. Elles provoquent une douleur, un gonflement, une raideur ou une rougeur d'une ou de plusieurs articulations.

■ **L'arthrose** est une maladie chronique d'origine mécanique qui provoque une destruction des cartilages et des surfaces osseuses sous-jacentes des articulations.

## Arthroplastie

Intervention chirurgicale consistant à rétablir la mobilité d'une articulation en créant un nouvel espace articulaire.

**INDICATIONS**
Elles sont nombreuses, notamment en cas d'arthrose, d'arthrite, de traumatismes, ou encore en cas d'ablation de tumeurs malignes obligeant à une reconstruction de l'articulation touchée.

**TECHNIQUE**
■ **L'arthroplastie simple** consiste à supprimer l'articulation malade sans poser de prothèse à la place. Elle est relativement rare en dehors de quelques cas particuliers (orteil en marteau).

■ **L'arthroplastie complexe** consiste à remplacer, en partie ou totalement, l'articulation malade par une prothèse. Elle permet son utilisation ultérieure avec une bonne mobilité. Elle est réalisée le plus souvent à la hanche et au genou, plus rarement à l'épaule. Lorsque l'arthroplastie est partielle, par exemple lors d'une fracture du fémur, on remplace la tête du fémur par une prothèse en métal ayant la même forme. Lorsque l'arthroplastie est totale, on remplace les deux surfaces articulaires. Au niveau de la hanche, par exemple, la tête et le col du fémur sont remplacés par une prothèse (en acier, en titane ou réalisée dans un alliage de chrome et de cobalt), tandis que la surface articulaire correspondante du bassin est remplacée par un hémisphère creux en polyéthylène. Le même type d'opération peut être pratiqué pour le genou : une pièce en acier, se substituant à la surface articulaire détruite, est fixée à la partie inférieure du fémur, et une pièce complémentaire est fixée sur le tibia.

**PRONOSTIC**
Dans le domaine des arthroplasties, les progrès sont rapides. La compréhension de la biomécanique des articulations et l'évolution des différents matériaux utilisés ont permis d'améliorer la durée de vie des prothèses. Malheureusement, celle-ci n'est tout de même pas illimitée. Un élément se descelle parfois de son support osseux tandis qu'à long terme une usure entraînant un dysfonctionnement des pièces mécaniques peut se produire.

Plus de 50 000 prothèses totales de hanche sont mises en place chaque année en France, avec plus de 90 % de bons résultats sur 10 ans. Les prothèses totales de genou ont des résultats comparables.

## Arthroscopie

Examen endoscopique de l'intérieur d'une articulation permettant d'établir un diagnostic, généralement par une biopsie dirigée, et de traiter les lésions.

### ARTHROSCOPIE

**L'examen s'effectue sous anesthésie locale. Introduit par une petite incision, l'arthroscope permet d'observer l'articulation, d'y prélever des tissus et même de l'opérer.**

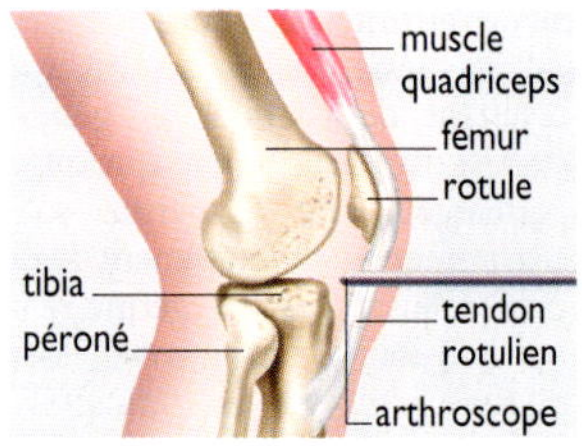


*La position de l'arthroscope (trait bleu) permet au médecin d'examiner tous les constituants de la cavité articulaire.*

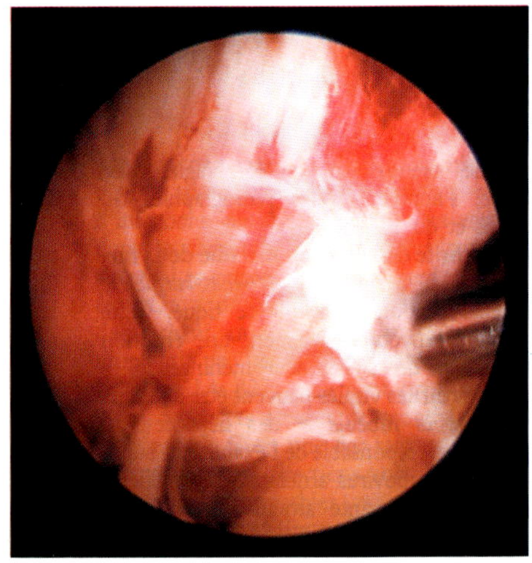

*Ici, l'arthroscopie met en évidence la rupture d'un des deux ligaments croisés. Situés dans l'articulation du genou, ces ligaments relient les extrémités du fémur et du tibia, les empêchant de glisser horizontalement l'une sur l'autre.*

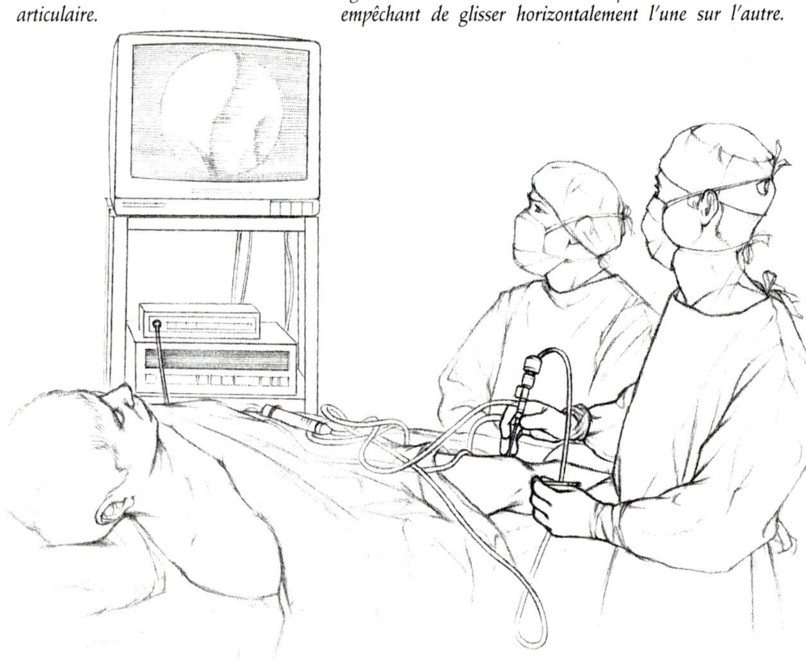

L'arthroscopie permet l'examen du cartilage, de la synoviale, des ligaments croisés et des ménisques. Les arthroscopies le plus fréquemment réalisées sont celles du genou et de l'épaule, mais toutes les autres articulations peuvent également être examinées ou opérées ainsi.

**TECHNIQUE**

Après une ouverture minime de l'articulation sous anesthésie locale, le médecin introduit l'arthroscope, tube rigide muni d'appareils optiques et d'instruments permettant la chirurgie intra-articulaire. La plupart des composants de l'articulation sont accessibles sous arthroscopie : un corps étranger articulaire peut être ôté, un cartilage endommagé, remodelé, et un ménisque, recousu ou enlevé. L'ablation de la synoviale (tissu recouvrant les os de l'articulation) se pratique à l'aide d'un rasoir-aspirateur. Enfin, les ligaments peuvent faire l'objet de gestes chirurgicaux directs. L'avantage majeur de la chirurgie sous arthroscopie est de réduire le temps d'hospitalisation et le délai nécessaire à la reprise fonctionnelle. La cicatrice est en outre très petite par rapport à celle de la chirurgie classique. La miniaturisation du matériel, la transmission des images sur écran ont permis l'accès à d'autres articulations que le genou ou l'épaule (poignet, cheville).

## Arthrose

Affection articulaire, d'origine mécanique et non inflammatoire, caractérisée par des lésions dégénératives des articulations, associées à une atteinte du tissu osseux sous-jacent.

Les localisations les plus fréquentes de l'arthrose sont le genou, la main, le pied, la hanche, le cou et la colonne vertébrale lombaire. L'arthrose rachidienne intervertébrale, ou discarthrose, peut léser le disque intervertébral et être responsable de sa dégénérescence, de hernies discales et donc de sciatiques. L'arthrose, qui se manifeste surtout après 60 ans, est trois fois plus fréquente chez la femme que chez l'homme. Bien qu'elle ne soit pas au sens strict la conséquence du vieillissement, sa fréquence augmente lorsque le cartilage n'a plus ses qualités originelles de souplesse, d'élasticité, de glissement. La lésion du cartilage articulaire est parfois d'origine traumatique. Des défauts génétiques de fabrication sont également susceptibles de la favoriser. Un cartilage normal, soumis à des contraintes anormales du fait d'une articulation mal formée ou d'une activité professionnelle ou sportive trop intense, peut se fissurer et favoriser le développement d'une arthrose. Cela explique pourquoi certaines articulations (hanche), plus exposées aux traumatismes ou aux malformations, sont plus souvent touchées que les autres, ou encore pourquoi, dans certaines familles, les arthroses sont particulièrement nombreuses et précoces. L'arthrose doit donc être considérée comme l'étape finale commune de causes diverses (génétiques, traumatiques, etc.) dont les combinaisons sont des plus variées.

**SYMPTÔMES ET SIGNES**

La douleur qu'elle occasionne est « mécanique » : elle apparaît après tout effort soutenu et disparaît au repos, ne gênant pas le sommeil. Au réveil, elle est souvent pénible pendant quelques minutes (dérouillage). On apprécie d'ailleurs la sévérité ou l'évolution d'une arthrose par la latence d'apparition de la douleur. Pour les membres inférieurs, on

### ARTHROSE

**Maladie articulaire diffuse, l'arthrose affecte davantage les articulations soumises à d'importantes contraintes mécaniques : celles de la colonne vertébrale, de la hanche, du genou. La radiographie permet d'évaluer la gravité des lésions.**

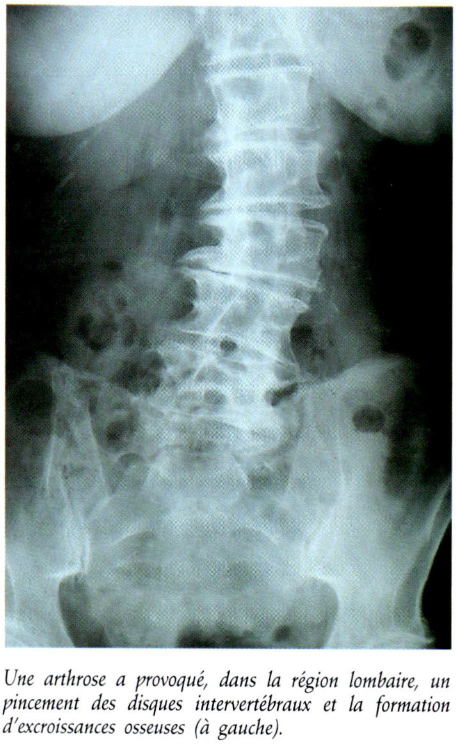

*Une arthrose a provoqué, dans la région lombaire, un pincement des disques intervertébraux et la formation d'excroissances osseuses (à gauche).*

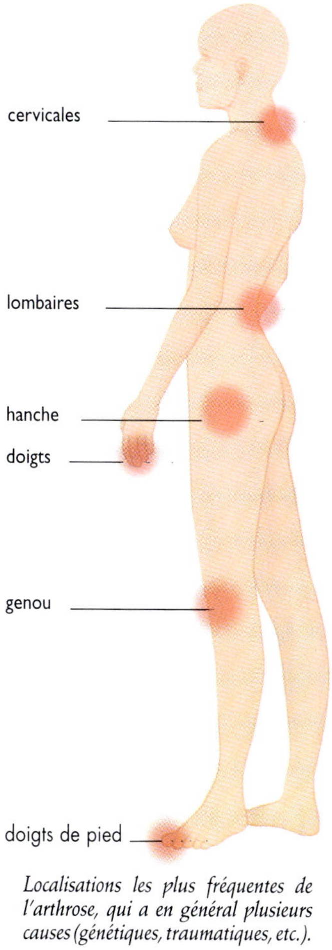


*Localisations les plus fréquentes de l'arthrose, qui a en général plusieurs causes (génétiques, traumatiques, etc.).*

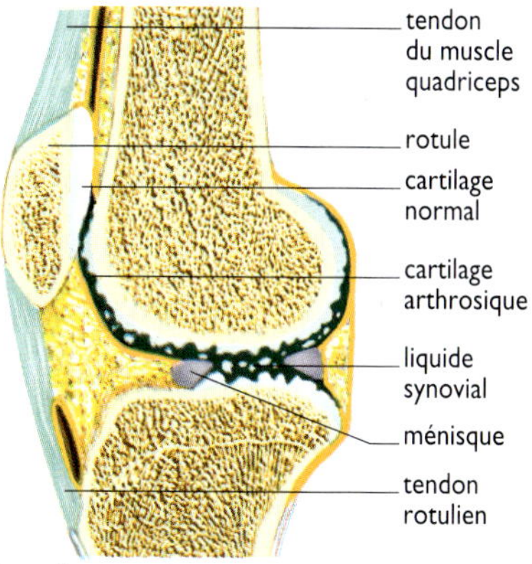


*Dans le genou, le cartilage du fémur et du tibia est lésé. Des fragments se sont détachés.*

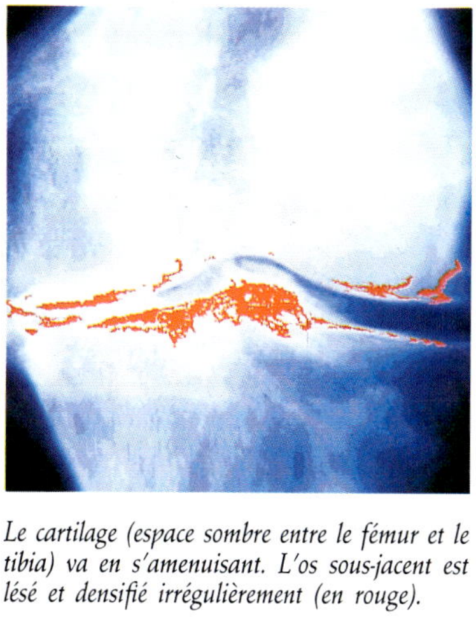

*Le cartilage (espace sombre entre le fémur et le tibia) va en s'amenuisant. L'os sous-jacent est lésé et densifié irrégulièrement (en rouge).*

**Les articulations sont classées d'après leur degré de mobilité. Les plus mobiles sont celles des membres. Les extrémités osseuses en contact sont recouvertes d'un tissu glissant, le cartilage. La solidité d'une articulation est assurée par une enveloppe fibreuse, ou capsule, par des ligaments, qui relient les os entre eux, et par des muscles, attachés aux os par des tendons.**

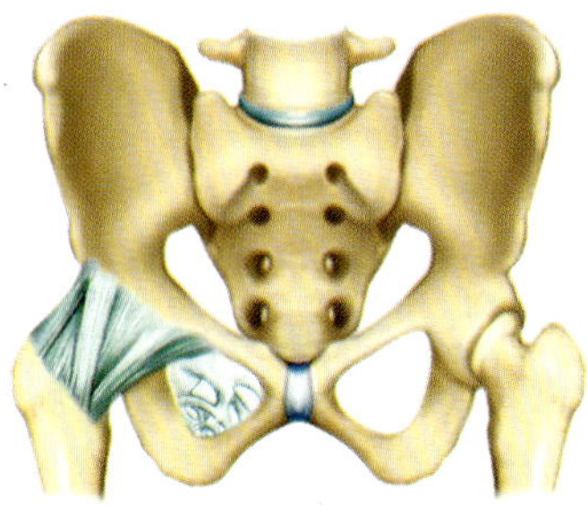

*L'articulation de la hanche comporte le ligament le plus résistant du corps. Elle contribue à la stabilité du tronc.*

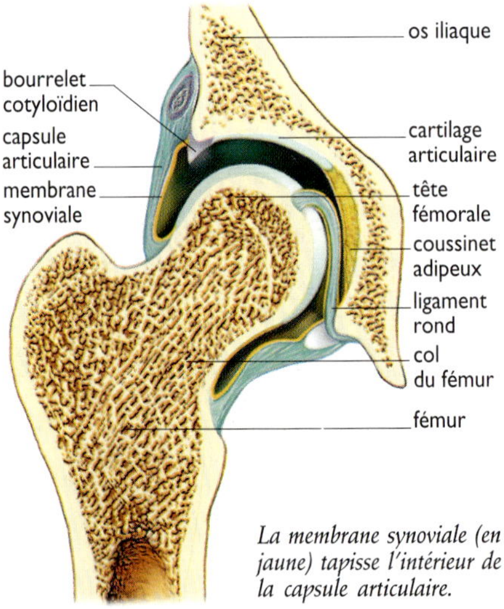


*La membrane synoviale (en jaune) tapisse l'intérieur de la capsule articulaire.*

**Différents types d'articulations**

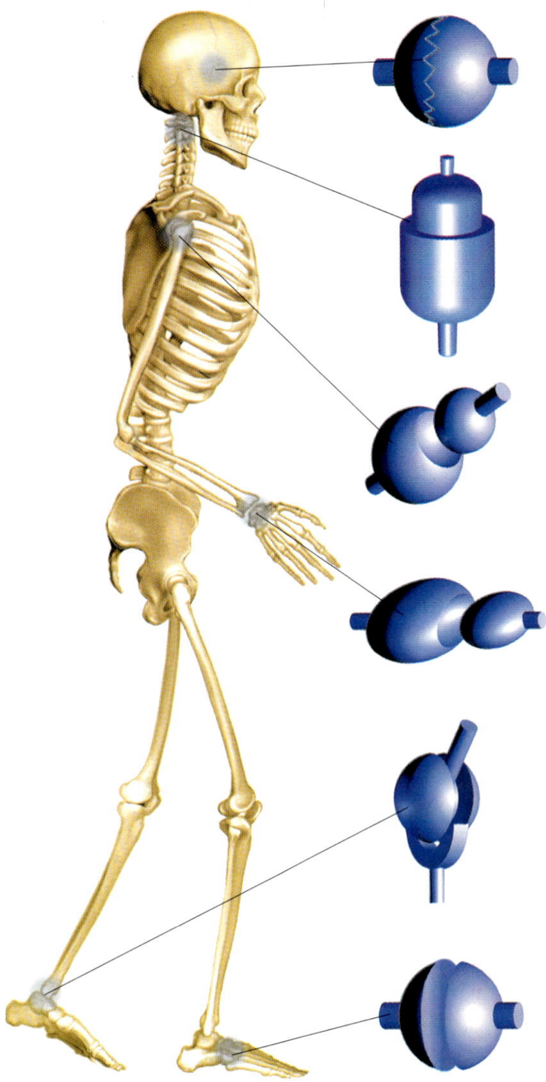

***Synarthrose***
*Articulations immobiles, les sutures crâniennes unissent les os du crâne.*

***Trochoïde***
*L'articulation cylindrique entre l'atlas et l'axis permet la rotation de la tête.*

***Énarthrose***
*L'articulation sphérique de l'épaule (ou de la hanche) permet pratiquement tous les mouvements.*

***Condylienne***
*L'articulation ellipsoïdale du poignet assure la flexion-extension et la latéralité.*

***Trochléenne***
*L'articulation en poulie (coude, cheville et phalanges) n'assure que les mouvements de flexion-extension.*

***Arthrodie***
*Les articulations planes entre le tarse et les métatarsiens se limitent à de faibles glissements.*

utilise ainsi comme indice le temps (ou le périmètre) de marche indolore.

L'arthrose peut évoluer par poussées dites congestives, au cours desquelles la douleur devient plus persistante. L'articulation est raidie, gonflée par un épanchement de liquide synovial, dont la ponction précise la nature « mécanique » et non inflammatoire : aspect jaune clair transparent, contenant moins de 1 000 cellules par millimètre cube. Les poussées congestives correspondent à des phases de destruction du cartilage (chondrolyse), au cours desquelles celui-ci, amolli, est très fragile.

**DIAGNOSTIC**
La radiographie peut être normale. Mais elle est cependant utile pour exclure d'autres maladies responsables de douleurs comparables et surtout pour mesurer l'épaisseur du cartilage et estimer la rapidité de son amincissement au cours de la maladie. Le scanner, associé ou non à l'arthrographie, n'est pas utile au diagnostic, mais peut préciser la nature de malformations articulaires favorisant la maladie.

Les signes radiologiques de l'arthrose évoluée sont un pincement localisé de l'interligne articulaire, une condensation de l'os situé sous le cartilage et la présence d'ostéophytes, ou « becs-de-perroquet » (prolifération anormale de tissu osseux autour du cartilage malade), témoignant des efforts de reconstruction de l'organisme. Situés en dehors de l'articulation, ces ostéophytes n'entraînent par eux-mêmes aucune douleur, tout au plus une légère diminution de l'amplitude articulaire.

**TRAITEMENT**
Lors des poussées congestives, la mise au repos de l'articulation est indispensable : utilisation d'une canne pour les arthroses des membres inférieurs, port d'un collier ou d'un lombostat pour les arthroses cervicales ou lombaires. Les analgésiques, l'aspirine, les anti-inflammatoires et les infiltrations de corticostéroïdes peuvent soulager la douleur. Des antiarthrosiques à action lente peuvent être proposés. La crise passée, si l'épaisseur du cartilage est suffisante, l'articulation retrouve souvent une fonction normale. Il faut cependant éviter traumatismes et surmenage, susceptibles de déclencher une nouvelle poussée ; cela passe parfois par un régime amaigrissant, pour diminuer le poids superflu supporté par les articulations. Les malformations articulaires peuvent être opérées chirurgicalement (ostéotomie) à ce stade. L'entretien d'une bonne musculature compense, en partie, le mauvais état articulaire. Le thermalisme, la physiothérapie peuvent également être utiles. Quand le cartilage est complètement détruit et que l'arthrose entraîne une impotence fonctionnelle importante, on recourt à une arthroplastie (chirurgie de remplacement articulaire) ou, plus rarement, une arthrodèse (soudure chirurgicale d'une articulation).

## Arthrotomie

Ouverture chirurgicale d'une articulation par incision des membranes qui l'entourent.

## Articulation

Ensemble des éléments par lesquels les os s'unissent les uns aux autres. (P.N.A. *articulationes*)

On distingue plusieurs types d'articulations, classés d'une part selon leur mobilité, d'autre part selon leur forme.

■ **Les synarthroses** sont immobiles. Elles sont rugueuses, irrégulières ou dentelées. Les os sont réunis soit par du cartilage, soit par un tissu fibreux. C'est le cas des os du crâne.

■ **Les amphiarthroses** sont semi-mobiles. Les os sont réunis par des ligaments interosseux et des ligaments périphériques. C'est le cas des articulations du rachis.

■ **Les diarthroses** sont très mobiles. Elles se composent de deux surfaces articulaires lisses recouvertes de cartilage, d'une capsule articulaire et de ligaments, enfin d'une synoviale, membrane fine tapissant l'intérieur de la capsule. Cette membrane sécrète un liquide incolore, visqueux et filant qui lubrifie l'articulation : le liquide synovial. C'est le cas du genou et du coude.

Les articulations sont également classées selon la forme des surfaces articulaires : les arthrodies (surfaces planes en contact), les trochléennes (surfaces en forme de poulie), les trochoïdes (surfaces en forme de segments de cylindre, l'un concave, l'autre convexe), les énarthroses (surfaces en forme de segments de sphère, l'un concave, l'autre convexe), les condyliennes (segments d'ellipsoïde convexe et concave).

#### PATHOLOGIE

Les articulations peuvent être atteintes selon deux processus, l'un dégénératif, l'arthrose, l'autre inflammatoire, l'arthrite, par des traumatismes et enfin par des tumeurs.

■ **L'arthrose** est due à l'usure du cartilage, qui s'amincit, et s'accompagne d'une ostéophytose (« becs-de-perroquet ») de voisinage. Il s'ensuit une diminution de la mobilité, une déformation des extrémités osseuses en contact et des douleurs au moindre mouvement articulaire. Les articulations le plus souvent atteintes par l'arthrose sont la hanche et le genou.

■ **L'arthrite**, inflammation de l'articulation ou de la synoviale, peut être d'origine inflammatoire ou infectieuse, microcristalline ou nerveuse. Des poussées d'arthrite peuvent précéder ou accompagner l'arthrose.

■ **Un traumatisme** de l'articulation peut provoquer une contusion ou une plaie. La première se traduit par une douleur, parfois une ecchymose ou une hydarthrose (épanchement de liquide séreux intra-articulaire). Si un ou plusieurs ligaments sont rompus, il y a entorse. Si l'articulation est déboîtée, il y a luxation. Par ailleurs, une plaie sur une articulation expose le cartilage, fragile, et peut entraîner une infection.

■ **Des tumeurs** peuvent aussi se développer sur les articulations.

## Aryténoïde

Cartilage du larynx. (P.N.A. *cartilago arytenoidea*)

Au nombre de deux, les aryténoïdes sont les seuls cartilages mobiles du larynx. Ils écartent ou rapprochent les cordes vocales. Leur immobilisation, lors des paralysies du larynx, notamment, entraîne donc une dysphonie (trouble de la phonation). Leur inflammation (aryténoïdite) s'observe surtout lors de laryngites tuberculeuses.

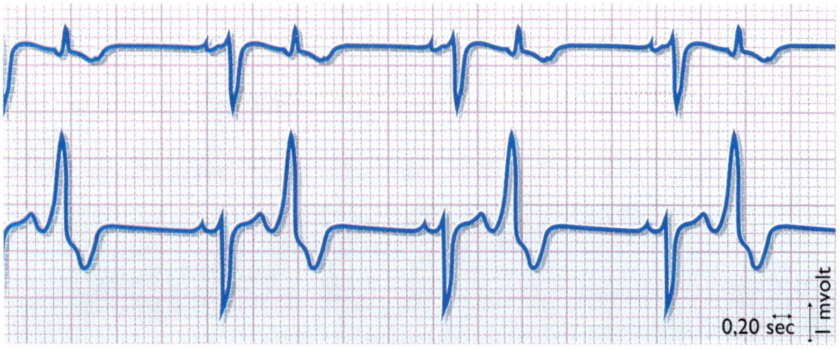


***Arythmie par extrasystoles.*** *Sur cet électrocardiogramme, comportant l'enregistrement simultané de deux dérivations, à chaque complexe ventriculaire normal (onde pointue vers le bas) succède une contraction ventriculaire précoce (onde vers le haut) qui indique une extrasystole.*

## Arythmie cardiaque

Trouble du rythme cardiaque, de nature physiologique ou pathologique. SYN. *dysrythmie cardiaque.*

Le rythme physiologique cardiaque, ou rythme sinusal, prend naissance dans une partie du cœur dénommée nœud de Keith et Flack. Il est transmis au reste du cœur par un tissu myocardique spécialisé, le tissu nodal, qui propage cet influx électrique et synchronise les mouvements des différentes parties du cœur.

Le rythme sinusal, en principe régulier et autonome, est contrôlé par le système nerveux autonome, sympathique et parasympathique. Ce rythme s'accélère au cours de l'effort, lors d'une émotion, à l'inspiration et en cas de fièvre. Sa fréquence, au repos, est comprise chez la plupart des sujets entre 60 et 90 cycles par minute. Les sportifs peuvent avoir un rythme proche de 40, et les anxieux, proche de 100.

#### DIFFÉRENTS TYPES D'ARYTHMIE

On peut distinguer les extrasystoles (contractions prématurées), les tachycardies (accélérations brusques et passagères du rythme cardiaque), les bradycardies (diminutions brusques et passagères du rythme cardiaque), les fibrillations ventriculaires (contractions anarchiques et inefficaces).

Les tachycardies peuvent concerner les oreillettes (fibrillation auriculaire, flutter auriculaire, tachycardie paroxystique de la maladie de Bouveret) ou les ventricules (tachycardie ventriculaire).

#### CAUSES

Toutes les cardiopathies, notamment les cardiopathies ischémiques et même le simple vieillissement du cœur, sont des causes d'arythmie. Parmi les autres origines, il faut citer : l'embolie pulmonaire, les bronchopneumopathies, les troubles hydroélectrolytiques, certains médicaments (diurétiques, certains antiarythmiques, etc.), l'abus de tabac, les excitants comme le café, l'alcool.

Le mécanisme des arythmies est très varié. Une zone du myocarde (tissu musculaire du cœur) peut devenir particulièrement excitable. Une anomalie peut se produire dans la conduction de l'influx par le tissu nodal. L'insuffisance coronarienne est une cause fréquente de trouble du rythme, par défaut d'oxygénation du tissu cardiaque. Les bradycardies peuvent avoir pour origine un dysfonctionnement du tissu nodal.

#### SYMPTÔMES ET SIGNES

Ils sont variés. Il s'agit le plus souvent de syncopes, d'un essoufflement, de palpitations, de malaises, d'une chute de la tension artérielle, d'angor (angine de poitrine) ou de signes d'insuffisance cardiaque.

En cas de palpitations, il est important de repérer si les battements sont réguliers ou irréguliers, si l'apparition du trouble est progressive ou brutale et quelle a été sa durée, et de noter la fréquence cardiaque, quand cela est possible.

#### DIAGNOSTIC

Il est assuré par l'électrocardiogramme en période de crise, d'où l'intérêt du monitorage par enregistrement de longue durée (holter). Dans ce cas, un récepteur et un enregistreur sont portés pendant un ou plusieurs jours par le patient. Parfois, un électrocardiogramme endocavitaire (enregistrement par une électrode montée par voie veineuse jusque dans les cavités cardiaques droites) est indiqué. Il s'agit d'un examen spécialisé pratiqué en milieu hospitalier.

#### TRAITEMENT

Il fait appel à des médicaments antiarythmiques diminuant l'excitabilité du cœur, accélérant ou diminuant la fréquence du rythme ou influençant le système nerveux sympathique. La stimulation cardiaque, temporaire ou permanente (pacemaker), est également possible. Dans quelques cas, une électrothérapie (choc électrique) est pratiquée. Certains troubles du rythme graves nécessitent l'implantation d'un défibrillateur cardiaque, qui délivre un choc électrique lors de la survenue d'une arythmie, évitant la syncope ou, pire, la mort subite. On peut également envisager une destruction très localisée, par énergie électrique, ou radio-

**Les fibres d'amiante qui pénètrent en nombre dans le tissu pulmonaire ne peuvent être détruites par les macrophages, dont les attaques se révèlent inefficaces à long terme. Elles entraînent la formation de tissu fibreux, qui gêne la respiration.**

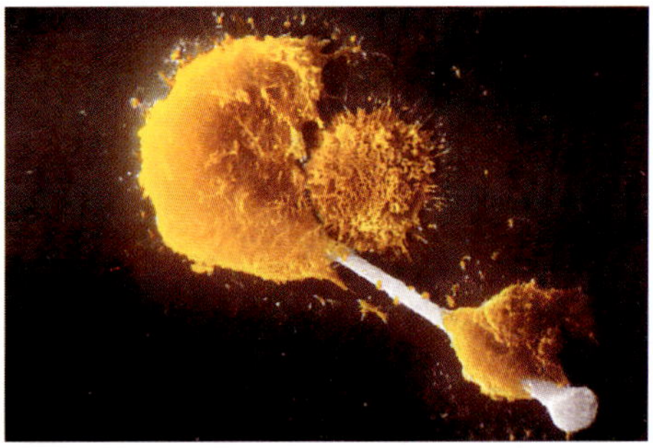

*Des macrophages (en jaune) attaquent l'amiante.*

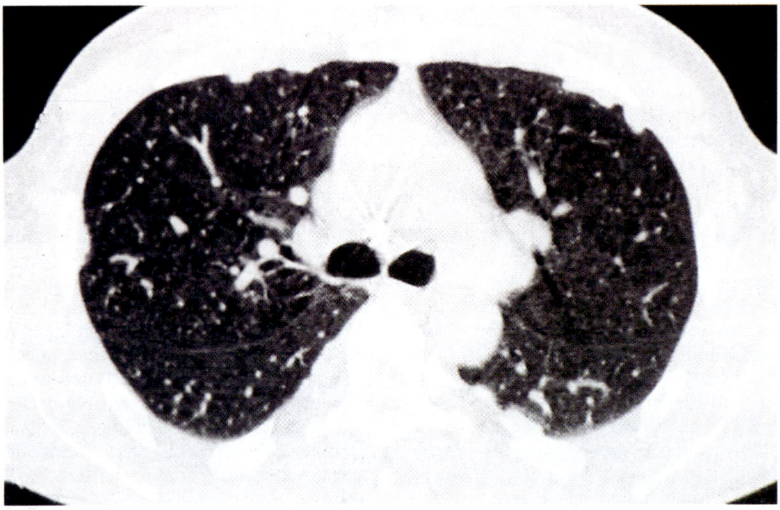

*La trame pulmonaire est épaissie et des nodules apparaissent : ces altérations sont visibles au scanner.*

fréquence, de la zone d'origine du trouble. Certains troubles rythmiques, en particulier en l'absence de cardiopathie, ne relèvent d'aucun traitement.

## Asbestose

Maladie pulmonaire chronique due à l'inhalation intense et prolongée de fibres d'amiante.

Les fibres d'amiante, en pénétrant dans le poumon, provoquent une inflammation qui se transforme peu à peu en fibrose pulmonaire (épaississement du tissu pulmonaire). L'asbestose est une maladie professionnelle de la famille des pneumoconioses. Il se passe plusieurs années (généralement 10 ans) entre le début de l'exposition à la poussière d'amiante et l'apparition de la maladie. L'essoufflement, principal symptôme de l'asbestose, s'aggrave au fur et à mesure du développement de celle-ci. Il s'accompagne d'une toux sèche et d'une sensation de serrement de la poitrine. Par la suite, une insuffisance respiratoire se développe.

L'asbestose et déjà l'inhalation d'amiante accroissent le risque de contracter la tuberculose ou un cancer des poumons, particulièrement chez les fumeurs.

**DIAGNOSTIC ET TRAITEMENT**

Le diagnostic repose sur la radiographie, le scanner, les explorations fonctionnelles respiratoires (révélant une diminution de la fonction respiratoire) et la mise en évidence de corps asbestosiques dans les crachats, le liquide bronchoalvéolaire et la biopsie pulmonaire. Une fois l'asbestose déclarée, il n'y a pas de traitement efficace. La maladie entraîne une invalidité croissante.

**PRÉVENTION**

La prévention est essentielle : contrôle des normes d'exposition professionnelle et environnementale, surveillance radiologique étroite des individus exposés. L'amiante est remplacé dans l'industrie aussi souvent que possible par d'autres minéraux, et notamment par les fibres de verre. Son utilisation dans les bâtiments est aujourd'hui interdite ; des opérations de désamiantage ont lieu dans ceux où il s'en trouve encore.

→ VOIR Pneumoconiose.

## Ascaridiase, ou Ascaridiose

Maladie parasitaire due à l'infestation par les ascaris.

*Ascaris lumbricoides* est un ver parasite de la classe des nématodes, de couleur rosée et de 20 à 30 centimètres de long. Il s'implante dans la cavité de l'intestin grêle et s'y nourrit de chyme intestinal, liquide résultant de la digestion gastrique des aliments.

L'ascaridiase touche environ 1,5 milliard d'individus sur toute la surface du globe, surtout dans les zones tropicales et, en Europe, dans les zones rurales.

**CONTAMINATION**

L'ascaridiase se contracte par ingestion d'œufs d'ascaris souillant l'eau, les fruits et les légumes. Après avoir éclos dans le tube digestif, les vers gagnent le foie, les poumons puis l'intestin grêle, où ils deviennent adultes ; les femelles pondent des œufs, rejetés dans les selles.

**SYMPTÔMES ET DIAGNOSTIC**

La présence du ver se manifeste d'abord sous forme de toux et de douleurs thoraciques. Les symptômes de cette « bronchite » disparaissent rapidement : le malade présente alors des signes de fatigue, devient irritable et nerveux ; il souffre de prurit (démangeaisons), de diarrhée, de douleurs abdominales, de nausées et d'amaigrissement. Le diagnostic est établi par la recherche des œufs d'ascaris dans les selles, par examen au microscope.

**TRAITEMENT ET PRÉVENTION**

Le traitement consiste en l'administration de médicaments antihelminthiques : flubendazole, pyrantel ou mébendazole. On prévient l'infestation en respectant des règles élémentaires d'hygiène : se laver les mains, nettoyer légumes et fruits à l'eau potable.

→ VOIR Löffler (syndrome de).

## Ascite

Excès de liquide entre les deux membranes du péritoine, dont l'une tapisse l'intérieur de la paroi abdominale, l'autre recouvrant les viscères abdominaux.

**CAUSES**

Les causes possibles d'une ascite sont nombreuses. Il peut s'agir :
- d'une maladie qui atteint le péritoine (tuberculose, cancer primitif ou secondaire) ;
- d'une maladie du foie comportant une hypertension portale (cirrhose) ;
- d'une insuffisance cardiaque droite ou d'un syndrome néphrotique ;
- d'une dénutrition, la baisse du taux sanguin de protides entraînant une rétention d'eau.

**SYMPTÔMES ET SIGNES**

Une ascite de faible abondance ne provoque aucun symptôme particulier et n'est décelable que par échographie ou ponction. En revanche, une ascite volumineuse provoque une distension croissante de l'abdomen, qui peut entraîner une gêne respiratoire. L'échographie oriente alors le diagnostic, qui est confirmé par la ponction. Le liquide d'ascite peut être jaune clair, de la couleur de l'urine : il est alors sérofibrineux (formé de sérosité et de fibrine). Il peut être teinté de sang, laiteux, voire bilieux. L'analyse chimique distingue les liquides riches ou pauvres en protides (exsudats et transsudats), les premiers évoquant un processus inflammatoire ou infectieux. La recherche de germes pathogènes et de cellules tumorales complète l'examen.

**TRAITEMENT**

Le traitement d'une ascite est celui de sa cause. En cas d'épanchement volumineux, une ponction évacuatrice est indispensable. Elle entraîne pour l'organisme un manque d'eau, d'électrolytes et de protéines, qu'il faut compenser par des perfusions intraveineuses.

## Asepsie

Absence de germes microbiens susceptibles de causer une infection.

Les objets, êtres vivants ou milieux qui répondent à cette définition sont dits aseptiques. Ce mot possède en outre d'autres emplois : dans le descriptif d'une maladie, il désigne une lésion dont l'origine n'est pas une infection microbienne (gangrène aseptique) ou qui évolue sans subir de complications infectieuses (nécrose aseptique d'un fibrome de l'utérus).

Il existe peu de milieux aseptiques naturels sur la Terre, à l'exception de zones très froides (pôles) ou très chaudes (volcans en éruption) et du milieu intérieur (sang, tissus, urine) des animaux en bonne santé, leur tube digestif étant, à l'inverse, abondamment fourni en microbes. L'œuf et le fœtus sont aseptiques, et le nouveau-né peut être maintenu dans cet état.

En physiologie, l'élevage de petits animaux de laboratoire en milieu aseptique permet d'utiliser ces derniers dans de nombreuses expériences concernant la recherche bactériologique, immunologique et cancérologique.

L'asepsie est rigoureusement respectée lors des interventions médicales et chirurgicales, y compris en petite chirurgie (injections, perfusions, ponctions). On utilise également des chambres stériles (entièrement aseptiques) lors du traitement de certains malades très fragiles : leucémiques traités par irradiation totale, sujets venant de recevoir une greffe ou dont les défenses immunitaires sont totalement ou partiellement détruites.

En chirurgie, l'asepsie désigne l'ensemble des méthodes préservant de la souillure microbienne tout ce qui est en contact avec la plaie opératoire. Elle est obtenue par désinfection de la peau autour du champ opératoire avec des antiseptiques, par stérilisation des instruments, des pansements, des gants et des vêtements du chirurgien et de ses assistants et par disposition autour de la zone opératoire de champs stériles, tissus imperméables à usage unique. La salle d'opération, murs et sol, est lavée quotidiennement, aérée par une ventilation appropriée, l'air étant décontaminé par des machines diffusant des vapeurs d'antiseptique. Pour minimiser les risques d'infection, certaines salles, dites aseptiques, sont réservées aux opérations ne comportant aucun risque de projection de liquides septiques (pus, par exemple). Le terme de faute d'asepsie désigne toute manœuvre risquant de souiller ce qui est aseptique.

## Asialie

Absence de sécrétion de salive par les glandes salivaires. SYN. *aptyalisme*.

En cas de simple diminution de la sécrétion de salive, on parle d'hyposialie. L'asialie est souvent définitive si elle est congénitale ou consécutive à une radiothérapie de la face et du cou, ou bien encore lorsqu'elle fait partie du syndrome de Gougerot-Sjögren. En revanche, lorsqu'elle est liée à la prise de certains médicaments freinant la sécrétion salivaire (belladone, atropine, benzodiazépines et bêtabloquants), l'arrêt de la prise médicamenteuse permet, en règle générale, le retour à une salivation normale. L'asialie peut provoquer des caries dentaires multiples et des infections gingivales. Des bains de bouche et des applications quotidiennes sur les muqueuses de gel de fluor permettent de prévenir les complications. Des visites régulières chez le dentiste sont également conseillées.

→ VOIR Xérostomie.

## Asomatognosie

Incapacité pour un patient de reconnaître une partie ou la totalité de son corps à la suite d'une lésion cérébrale localisée.

**CAUSES**

Une asomatognosie est due à des lésions du lobe pariétal d'un hémisphère du cerveau, soit de l'hémisphère mineur, les troubles étant alors unilatéraux (on parle d'hémiasomatognosie), soit de l'hémisphère dominant, les troubles étant alors bilatéraux. L'origine des lésions peut être traumatique, vasculaire, infectieuse ou tumorale.

**SYMPTÔMES ET SIGNES**

■ Les lésions de l'hémisphère mineur (le droit chez les droitiers) affectent la moitié opposée du corps (la gauche chez les droitiers). Le malade refuse de reconnaître comme sienne cette moitié de son corps, qu'il considère comme une présence étrangère. Il garde l'image d'un corps fait de deux moitiés et situe correctement la droite et la gauche, mais la moitié atteinte de son corps cesse d'être intégrée dans cette image corporelle. Le trouble est d'intensité variable, allant du refus formel à un simple désintérêt. De véritables hallucinations corporelles (impression de modifications de volume, de poids, de longueur ou de déplacement) y sont parfois associées.

■ Les lésions de l'hémisphère dominant affectent les deux parties du corps et se caractérisent par l'incapacité à identifier sur demande une partie de son corps (autotopoagnosie), de ses doigts (agnosie digitale) ou de désigner ses membres droits ou gauches.

## Aspartame

Édulcorant qui a un pouvoir sucrant élevé et un apport calorique négligeable.

Il peut être utilisé dans les régimes hypocaloriques et de nombreux produits (glaces, boissons, confitures...) en contiennent.

→ VOIR Édulcorant.

## Aspergillome

Forme particulière de l'aspergillose pulmonaire (maladie due à un champignon, *Aspergillus fumigatus*).

**CONTAMINATION**

Les spores d'aspergillus sont présentes en suspension dans l'air : leur inhalation est donc inévitable. Le champignon inhalé se développe presque toujours dans une cavité préexistante. C'est souvent une ancienne caverne tuberculeuse, la tuberculose pouvant être guérie depuis longtemps. La cavité peut également être celle d'un abcès à germes pyogènes (générateurs de pus), d'un kyste pulmonaire congénital, ou encore d'une bronchectasie (augmentation du calibre des bronches, plus ou moins localisée).

**SYMPTÔMES ET SIGNES**

L'aspergillome se traduit par une toux, accompagnée d'une hémoptysie (saignement en provenance des bronches) parfois abondante et récidivante.

**DIAGNOSTIC**

L'analyse des crachats ou la fibroscopie bronchique permettent de retrouver les filaments du champignon. La radiographie des poumons montre une opacité comblant progressivement la cavité, en passant par un stade typique, dit en grelot, où la partie de la cavité obstruée forme un croissant clair autour de l'amas de champignons. Le sérodiagnostic avec la recherche de précipitines (anticorps) est l'examen-clé. Dans la majorité des cas, il est positif.

**TRAITEMENT**

S'il est possible, il est chirurgical : la guérison n'est généralement complète qu'après l'ablation de la zone pulmonaire atteinte.

## Aspergillose

Maladie infectieuse due au développement d'un champignon, du genre *Aspergillus*.

Les *Aspergillus* sont des champignons filamenteux ubiquitaires, présents dans l'environnement et particulièrement dans les poussières sous forme de spores résistantes. *Aspergillus fumigatus* est le plus fréquent. L'inhalation des spores provoque l'infection, favorisée par l'existence de lésions bronchiques et surtout par un déficit de l'immunité chez les personnes exposées (traitements immunosuppresseurs, cancers, hémopathies malignes).

**DIFFÉRENTS TYPES D'ASPERGILLOSE**

■ **Les aspergilloses pulmonaires invasives** se manifestent par des symptômes respiratoires : toux, fièvre, dyspnée et hémoptysie avec, sur la radiographie du thorax, des opacités plus ou moins diffuses.

■ **Les aspergillomes** résultent du développement du champignon dans une cavité pulmonaire préexistante.

■ **Les sinusites aspergillaires** peuvent s'étendre au système nerveux central.

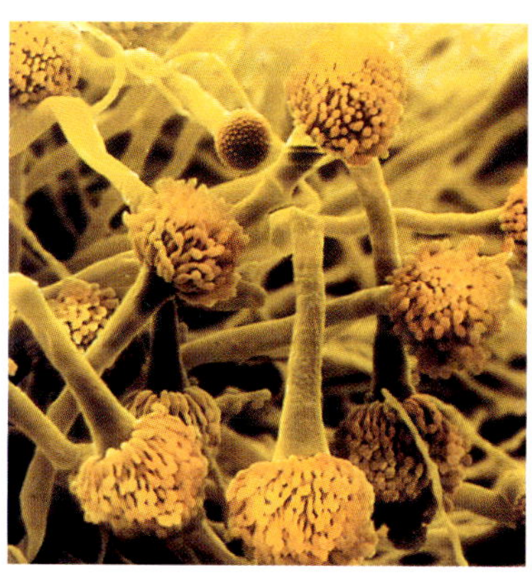

**Aspergillose.** *Le champignon responsable est de la même classe que le pénicillium (ascomycète).*

■ **La bronchite aspergillaire et les aspergilloses immuno-allergiques** s'expriment sous forme d'asthme et de difficultés respiratoires.

**PRÉVENTION**

Le diagnostic est difficile. L'évolution de la maladie est grave. C'est pourquoi on doit particulièrement prévenir la survenue d'aspergillose chez les patients hospitalisés à risque tels que les greffés de moelle et les patients sous chimiothérapie à forte doses, dans les services d'hématologie par la mise en protection de l'air des chambres (filtration et chambres à flux laminaire). Des mesures particulières doivent être prises en cas de travaux à proximité.

**TRAITEMENT**

Le traitement de l'aspergillose repose sur l'administration de médicaments antifongiques : amphotéricine B, itraconazole, et, dans certains cas, deux nouvelles molécules, le voriconazole et la caspofungine.

→ VOIR Aspergillome.

## Aspermie

Défaut d'émission du sperme.

L'aspermie consiste soit en une absence d'éjaculation, soit en une éjaculation rétrograde.

■ **L'absence d'éjaculation** est due à un trouble endocrinien, à des problèmes psychologiques (créant nervosité et anxiété) ou à la prise de certains médicaments (antihypertenseurs, psychotropes).

■ **L'éjaculation rétrograde** est une éjaculation du sperme dans la vessie. Ce trouble est souvent constaté lors d'une maladie neurologique ou après une intervention chirurgicale (notamment une ablation de la prostate). Des rapports sexuels effectués avec la vessie pleine permettent parfois une éjaculation normale.

## Asphyxie

Difficulté ou impossibilité de respirer.

L'asphyxie provoque une anoxie (interruption de l'apport d'oxygène aux organes et tissus vivants), avec risque de coma, voire d'arrêt cardiaque.

L'asphyxie peut résulter d'une strangulation, d'une noyade ou d'une obstruction des voies aériennes supérieures (corps étranger, tumeur, œdème, infection suffocante) ; l'asphyxie par obstruction peut résulter de l'inhalation d'un corps étranger, chez l'adulte lors d'un repas (« fausse-route ») ou, chez l'enfant, à tout moment (« peanuts syndrome » par inhalation de cacahuète).

Des infections peuvent également obstruer les voies respiratoires : accidents allergiques aigus (œdème de Quincke), certaines affections virales ou bactériennes, etc.

L'asphyxie peut aussi être la conséquence ultime de l'insuffisance respiratoire, aiguë ou chronique, quelle qu'en soit la cause : paralysie des muscles respiratoires par atteinte du centre respiratoire (hémorragie cérébrale) ou par atteinte des nerfs commandant les muscles, par exemple.

L'asphyxie peut enfin être due à un séjour dans un milieu insuffisamment oxygéné ou à une intoxication par inhalation de gaz toxiques, de vapeurs ou de fumées (oxyde de carbone, fumées d'incendie, gaz de combat, etc.).

**SYMPTÔMES ET SIGNES**

Les symptômes apparaissent rapidement dans le cas d'une asphyxie par obstruction des voies respiratoires : rougeur et congestion du visage, mouvements excessifs tentant de lutter contre l'obstacle, sueurs, convulsions. L'obstruction laryngée provoque une respiration difficile, avec un temps inspiratoire prolongé et bruyant au cours duquel se creusent les régions de la partie inférieure du cou (tirage). En cas d'inhalation de gaz toxiques, les manifestations varient selon la nature du gaz : assoupissement progressif avec l'oxyde de carbone, toux d'irritation avec le chlore.

**TRAITEMENT**

Il dépend de la cause. Il vise avant tout à restaurer la liberté des voies aériennes et à assurer l'oxygénation d'urgence. La désobstruction buccale est le premier geste à réaliser en cas de fausse-route. Le bouche-à-bouche permet de rétablir les mouvements respiratoires en attendant les premiers secours, qui pratiqueront, si nécessaire, une respiration assistée et une oxygénation au masque ou par intubation. Un enfant chez qui l'on suspecte une laryngite ou une épiglottite ne doit jamais être allongé.

## Aspirateur

Appareil servant à aspirer et à éliminer des substances solides et liquides hors de l'organisme humain.

Un aspirateur se compose de trois parties.

■ **Une pompe aspirante**, généralement actionnée par un moteur électrique (à l'hôpital, elle est le plus souvent reliée à un groupe d'aspiration central, les chambres des malades, les salles d'opération et de réveil étant équipées de prises spéciales groupées avec celles d'oxygène, d'air ou d'autres gaz).

■ **Une tubulure d'aspiration stérile** à usage unique, de calibre et de matière variables suivant l'usage (aspiration orale, nasale, endotrachéale, duodénale, de sang, etc.), qui doit être utilisée aseptiquement.

■ **Un bocal en verre ou en plastique jetable** pour recevoir les substances aspirées.

Lorsque l'aspiration doit être prolongée, le malade peut la pratiquer seul à domicile, après éducation en milieu hospitalier (aspiration trachéale des trachéotomies permanentes chez les sujets atteints d'insuffisance respiratoire chronique, par exemple).

## Aspiration

Technique consistant à évacuer les gaz, liquides ou sécrétions indésirables de diverses cavités de l'organisme à l'aide d'un drain, d'un fibroscope ou d'une sonde branchés sur un aspirateur.

■ **L'aspiration buccopharyngée** assure le dégagement des voies aériennes du nouveau-né ou du comateux.

■ **L'aspiration trachéale**, par sonde ou par le biais d'un fibroscope, s'utilise couramment pour évacuer les sécrétions trachéobronchiques dans une intention diagnostique (recueil de cellules ou d'agents microbiens) ou thérapeutique (chez un malade trachéotomisé ou sous ventilation assistée).

■ **L'aspiration gastrique** est couramment employée en chirurgie et en réanimation pour évacuer les sécrétions gastriques et mettre au repos le tube digestif.

En outre, l'aspiration est fréquemment utilisée en cours d'intervention chirurgicale pour évacuer le sang ou les sérosités ou pour nettoyer une cavité purulente après drainage chirurgical (abcès, pleurésie).

## Aspirine

Médicament analgésique, antipyrétique, anti-inflammatoire et antiagrégant plaquettaire en fonction de la dose utilisée.

Nom de marque protégé dans certains pays, le mot « aspirine » appartient au domaine public en France, où il est utilisé pour désigner l'acide acétylsalicylique.

→ VOIR **Acide acétylsalicylique.**

## Asplénie

Absence de rate, d'origine congénitale ou due à une ablation chirurgicale.

Par extension, le non-fonctionnement de la rate est appelé asplénie fonctionnelle. Celle-ci s'observe notamment dans la drépanocytose homozygote (maladie sanguine héréditaire responsable d'une anémie très grave).

La rate détruit les plaquettes et les globules rouges trop vieux ou anormaux et produit des anticorps. L'asplénie entraîne un risque de thrombose vasculaire quand les plaquettes sont en trop grand nombre et une fragilité aux infections, surtout chez l'enfant avant 5-6 ans. Chez l'adulte, le risque d'infection à pneumocoque peut être réduit par la vaccination, et le risque de thrombose par les antiagrégants plaquettaires. Chez l'enfant, les vaccinations complètes sont nécessaires et une antibiothérapie préventive est justifiée.

## Assistance cardiorespiratoire

Ensemble des techniques palliant les conséquences d'une insuffisance cardiaque aiguë.

L'assistance cardiorespiratoire associe les méthodes d'assistance respiratoire (ventilation assistée, intubation trachéale) et celles d'assistance cardiaque (qui vont du massage cardiaque externe à la contrepulsion aortique, consistant à mettre en place dans l'aorte thoracique des ballons, gonflés pendant la diastole et dégonflés pendant la systole).

## Association médicamenteuse

Regroupement de plusieurs principes actifs dans un même médicament ou association de plusieurs médicaments permettant d'augmenter l'efficacité et de diminuer les doses, donc les risques d'effets indésirables de chacun d'entre eux.

→ VOIR **Interaction médicamenteuse.**

## Astasie

Incapacité partielle ou totale de conserver la station debout, indépendante de tout déficit musculaire et de tout trouble des mécanismes élémentaires de la marche.

L'astasie peut être due à des lésions cérébelleuses, labyrinthiques ou lacunaires multiples, d'origines diverses, traumatique, infectieuse, vasculaire, tumorale ou dégénérative (maladie de Parkinson, hydrocéphalie à pression normale, etc.). Elle est généralement associée à une abasie (incapacité de marcher). La station debout et les essais de marche sans soutien provoquent soit la chute, soit une trépidation sur place des membres inférieurs.

## Astéréognosie

Incapacité à identifier des objets par le seul toucher.

L'astéréognosie peut être due à un déficit sensitif élémentaire ou à des lésions du cortex pariétal postérieur : on parle, dans ce dernier cas, d'astéréognosie pure.

Le patient ne peut reconnaître un objet que lorsqu'il le voit. Dans l'astéréognosie pure, contrairement au déficit sensitif élémentaire, la forme, le volume et la matière de l'objet sont reconnus, mais son identification demeure impossible.

## Astérixis

Trouble neurologique caractérisé par des secousses musculaires brusques et brèves, dues à une interruption intermittente du tonus musculaire. SYN. *flapping tremor*.

Signe d'une grave atteinte hépatique, l'astérixis est caractéristique de l'encéphalopathie hépatique. Associé à une cirrhose, il peut être spontané ou provoqué par une hémorragie digestive, une infection ou la prise d'anxiolytiques.

Lorsque le malade a les bras tendus en avant, les mains en extension et les doigts écartés, on observe, à intervalles réguliers, des mouvements alternatifs de rapprochement et d'écartement des doigts, de flexion et d'extension des articulations des phalanges et du poignet. Ces mouvements sont bilatéraux, asymétriques et asynchrones.

Pronostic et traitement se confondent avec ceux de la maladie causale.

## Asthénie

État de faiblesse générale caractérisé par une diminution du pouvoir fonctionnel de l'organisme, non consécutive au travail ou à l'effort et ne disparaissant pas avec le repos.

L'asthénie diffère de la fatigue, phénomène naturel, et de l'adynamie, phénomène neuromusculaire. Plutôt que d'asthénie en général, il convient de parler d'états asthéniques, chacun ayant sa cause (somatique, psychique ou réactionnelle).

■ **Les asthénies somatiques** peuvent avoir une cause infectieuse (mononucléose infectieuse, hépatite virale, tuberculose), cardiovasculaire (hypertension artérielle, troubles vasculaires cérébraux), respiratoire (insuffisance respiratoire), hématologique (anémie, leucémie, lymphome), cancérologique, neuromusculaire (myasthénie, sclérose en plaques, maladie de Parkinson, myopathies), métabolique (diabète, hypoglycémie, hyperlipidémie, trouble du métabolisme du potassium), endocrinienne (hyper- ou hypothyroïdie, hyper- ou hypocorticisme) ou toxique (absorption d'alcool, d'oxyde de carbone), prise de certains médicaments.

■ **Les asthénies psychiques** représentent 50 % des états asthéniques. Les troubles dépressifs et les états anxieux sont le plus souvent responsables d'asthénie, plus volontiers matinale, apparaissant dès le réveil.

■ **Les asthénies réactionnelles** sont des troubles de l'adaptation à des situations de contrainte socioprofessionnelles.

## Asthénopie

Incapacité ou difficulté à soutenir un effort visuel de près, entraînant une vision brouillée et des maux de tête.

L'asthénopie accommodative peut être corrigée par le port de verres convergents ; l'asthénopie musculaire, par une rééducation orthoptique (gymnastique des yeux).

## Asthme

Affection inflammatoire chronique des bronches, caractérisée par des crises de dyspnée (gêne respiratoire) paroxystique sifflante témoignant d'une contraction brutale des muscles commandant l'ouverture et la fermeture des bronches, auxquelles s'associent un œdème et une hypersécrétion des muqueuses des voies aériennes (pharynx, larynx, trachée, fosses nasales).

### ASTHME

**La contraction des bronchioles, qui résulte de leur hypersensibilité, cause une gêne respiratoire ; celle-ci s'évalue par le volume expiratoire.**

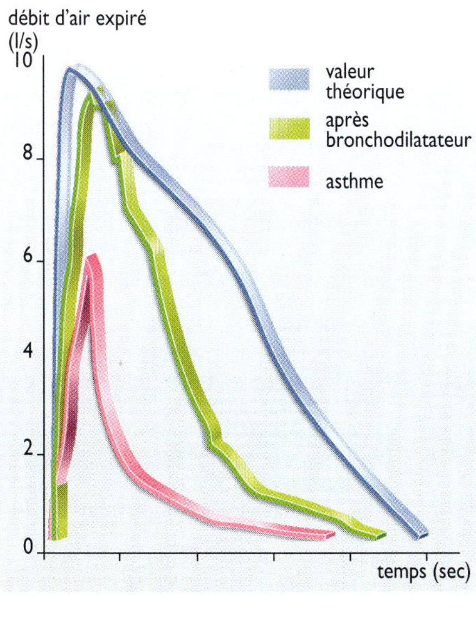


*Réduit (courbe rose), le débit expiratoire est amélioré par les bronchodilatateurs (courbe verte).*

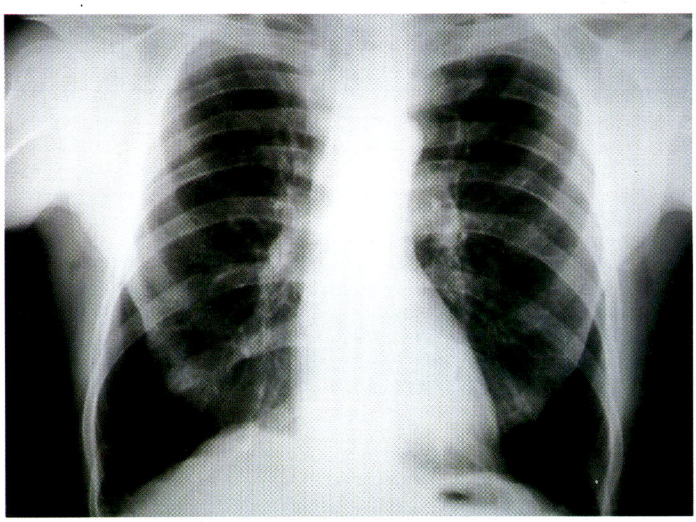

*La radiographie du thorax d'un asthmatique montre une distension pulmonaire avec une accumulation d'air dans les poumons (anormalement noirs) et une horizontalisation des côtes.*

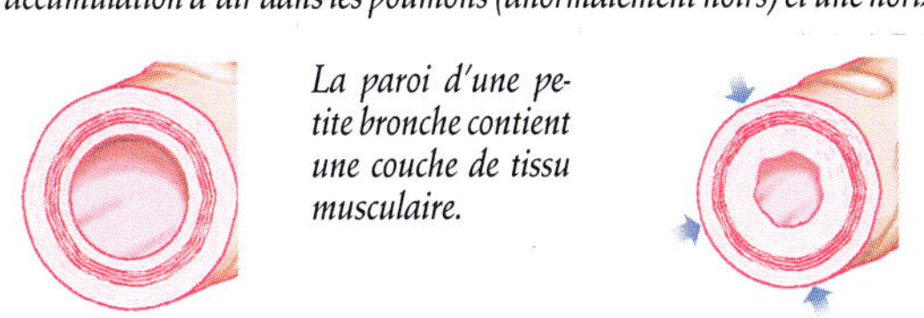

*La paroi d'une petite bronche contient une couche de tissu musculaire.*

*La contraction de la couche musculaire diminue le diamètre de la bronche.*

**FRÉQUENCE**
L'asthme est une affection assez fréquente, qui touche de 2 à 5 % de la population générale et qui débute habituellement à un âge se situant entre 5 et 15 ans.

**CAUSES**
L'hérédité est l'un des éléments du développement de l'asthme. Celui-ci est la conséquence d'une réactivité anormale des voies aériennes à certains allergènes (pollens, acariens contenus dans les squames d'animaux et la poussière domestique, les moisissures). Ceux-ci, lorsqu'ils pénètrent dans les voies aériennes, agressent les cellules du revêtement intérieur des bronches, qui libèrent des substances chimiques agissant directement sur la contraction des muscles bronchiques ; d'autres substances, d'action plus tardive, sont responsables de l'œdème et de l'hypersécrétion.

Les réactions immunitaires, génétiquement programmées pour nous défendre contre les nombreuses infections, qui auparavant affectaient l'homme, deviennent inadaptées lorsque l'organisme n'est plus normalement stimulé, entraînant asthme et allergies. Le terrain génétique prédisposant résulte de nombreuses petites variations du génome (hérédité multifactorielle).

Certains facteurs peuvent déclencher des crises : les infections respiratoires, l'exercice physique (particulièrement à l'air froid), l'inhalation de polluants (fumée de tabac), les contrariétés ou la prise de certains médicaments (comme l'aspirine).

### Asthme de l'adulte

Les crises d'asthme sont de gravité variable, allant d'un simple essoufflement à une insuffisance respiratoire importante (asthme aigu grave). Elles surviennent le plus souvent le soir ou la nuit. Certains signes avant-coureurs peuvent se manifester : maux de tête, pesanteur digestive, éternuements, démangeaisons sur tout le corps. Après quelques quintes de toux sèche, l'expiration devient sifflante et difficile, provoquant des sueurs et une tachycardie. Le malade tousse un peu, ramenant une expectoration visqueuse. Cette crise s'apaise progressivement au bout de plusieurs dizaines de minutes. Le retour au calme peut être total mais, après une forte crise, il persiste fréquemment une respiration sifflante, accentuée par l'expiration forcée.

**TRAITEMENT**
Le traitement de l'asthme dépend de sa sévérité. Dans tous les cas, il faut supprimer les facteurs déclenchants (allergènes, produits chimiques). Le traitement de la crise fait appel aux bêtamimétiques en aérosol-doseur. Si le traitement n'est pas suffisamment efficace ou si la crise est sévère, on a recours aux corticoïdes par voie générale et à l'hospitalisation pour oxygéner le malade, lui administrer des médicaments par voie injectable et le surveiller. En traitement de fond de l'asthme modéré, on conseille des corticoïdes inhalés. En cas d'asthme sévère, les corticoïdes inhalés sont prescrits à forte dose, associés aux bêtamimétiques inhalés à longue durée d'action. La corticothérapie générale n'est prescrite que si elle est indispensable et à la dose le plus faible possible.

**Asthme et sport**

L'exercice physique, surtout à l'air froid, peut entraîner une crise d'asthme. Lors d'un exercice d'intensité modérée et de courte durée, celle-ci se déclenche généralement après l'arrêt de l'effort pour s'apaiser spontanément en 30 minutes. Parfois, elle peut survenir pendant un effort prolongé, obligeant le sportif à relâcher son rythme, voire à interrompre momentanément son activité. Dans ce dernier cas, la crise s'apaise alors en quelques minutes.

La pratique régulière d'un sport est souhaitable dans la grande majorité des cas. La natation en atmosphère chaude et humide est le sport privilégié pour les personnes asthmatiques. Certains sports d'endurance (course à pied, ski de fond) sont mal tolérés si une période d'échauffement n'est pas respectée. En revanche, les sports de combat, le cyclotourisme, les sports de ballon sont le plus souvent bien tolérés. Un traitement médicamenteux avant l'effort est conseillé ; les bêtamimétiques et le cromoglycate de sodium sont particulièrement efficaces.

### Asthme de l'enfant

L'asthme de l'enfant peut différer de celui de l'adulte par ses manifestations cliniques et son traitement.Il survient rarement avant 2-3 ans, souvent dans des familles prédisposées et chez des enfants qui présentent d'autres manifestations de type allergique (eczéma du nourrisson, rhinite allergique, etc.). Son évolution est variable : tantôt il reste limité à deux ou trois crises isolées, tantôt il persiste pendant toute la deuxième enfance, disparaissant à 7 ans ou à la puberté, mais pouvant resurgir à l'âge adulte. Ce risque est d'autant plus élevé que la première crise est survenue plus tardivement.

La gravité de l'asthme infantile tient au fait qu'il gêne souvent la vie familiale et scolaire.

**TRAITEMENT**
Le traitement de l'asthme infantile diffère quelque peu de celui de l'adulte : les bronchodilatateurs ne doivent être administrés que par nébulisation avant l'âge de 5 ans, les corticostéroïdes doivent être utilisés à la dose minimale efficace ; le cromoglycate et le kétotifène sont souvent plus efficaces que chez l'adulte. L'hygiène de vie (élimination des allergènes, exercice physique adapté avec éventuelle prévention d'un asthme d'effort, absence de tabagisme passif) est aussi importante que le traitement médicamenteux.

### Complications de l'asthme

Si la crise d'asthme est la plus impressionnante mais la plus bénigne des dyspnées aiguës, les asthmes évolués et rebelles sont souvent graves. C'est le cas de l'asthme à dyspnée continue et de l'asthme aigu grave, déficience respiratoire aiguë pouvant survenir chez tout asthmatique. Son apparition est favorisée par une insuffisance du traitement de fond par les corticoïdes inhalés. Le malade est en proie à une succession de crises asthmatiques intenses pouvant conduire à l'asphyxie. L'asthme aigu grave s'installe généralement en quelques heures ou quelques jours, mais peut parfois survenir sans signes avant-coureurs. La mesure des gaz du sang révèle une hypoxie (diminution du taux d'oxygène sanguin).

Une hospitalisation en urgence est indispensable. Le traitement repose sur la mise sous oxygène, la prise à fortes doses de bronchodilatateurs et l'injection de corticostéroïdes. Dans les cas les plus graves, une ventilation assistée peut être nécessaire.

### Prévention et surveillance de l'asthme

Chaque fois que cela est possible, il faut tenter d'éviter tout contact avec l'allergène : utilisation d'une literie synthétique, de produits acaricides en cas d'allergie aux acariens, dépoussiérage soigneux du lieu d'habitation. Quand l'éviction de l'allergène est impossible et si cet allergène est unique, une désensibilisation spécifique peut être proposée (par injections de doses croissantes d'allergène). Un bilan allergologique est donc souhaitable (tests cutanés).

La surveillance des patients asthmatiques est réalisée par la mesure du volume expiratoire maximal par seconde (V.E.M.S.), qui permet d'apprécier le degré d'obstruction bronchique, d'évaluer la sévérité d'une crise, d'adapter le traitement de fond au patient, de prévenir les rechutes. Les patients se surveillent à l'aide d'un débitmètre de pointe *(peak flow)*.

### Pronostic de l'asthme

La fréquence et la gravité des crises d'asthme sont variables selon l'âge du patient. Les traitements actuels permettent la plupart du temps de mener une vie normale à condition de maintenir un traitement de fond, même en l'absence de crise.

→ VOIR Allergie, Insuffisance cardiaque.

## Astigmatisme

Défaut optique résultant d'une courbure inégale de la cornée le plus souvent, et plus rarement du cristallin ou de l'ensemble du globe oculaire.

L'astigmatisme peut être congénital ou acquis (dû à la cicatrice d'une lésion). Il se traduit par une déformation des images : par exemple, l'image d'un point apparaît sous la forme de deux droites perpendiculaires. Une personne atteinte d'un léger astigmatisme peut avoir une bonne vue mais ressentir une certaine fatigue visuelle. Elle est parfois en même temps myope ou hypermétrope.

L'astigmatisme cornéen peut se mesurer grâce à un ophtalmomètre de Javal ; les autres formes d'astigmatisme sont mesurées par un autoréfractomètre. Le degré d'astig-

ASTRAGALE

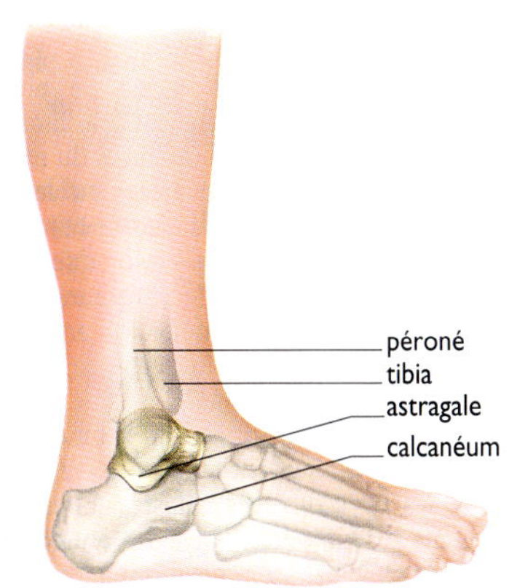


matisme s'exprime en dioptries positives ou négatives dans un axe donné.

**TRAITEMENT**

L'astigmatisme se corrige par le port de verres cylindriques d'axe variable. Les lentilles ne sont efficaces qu'en cas d'astigmatisme modéré (lentilles toriques).

## Astragale

Os court du pied en forme de poulie, situé entre l'extrémité inférieure de la jambe et le calcanéum, qui forme le sommet de la voûte tarsienne et joue un rôle essentiel dans les mouvements de flexion-extension du pied. (P.N.A. *talus*)

Les fractures de l'astragale, assez rares, surviennent toujours après un traumatisme violent, le plus souvent un accident sur la voie publique. Leur traitement est soit orthopédique (avec réduction externe et immobilisation plâtrée), soit chirurgical. Les principales complications sont la non-consolidation de la fracture, l'arthrose de la cheville et la nécrose osseuse.

## Astringent

Substance qui assèche et resserre les tissus.

Les astringents tels que le nitrate d'argent, le permanganate de potassium et le sulfate de zinc sont surtout utilisés en cosmétique ; leur usage médical fait appel à leur propriété antiseptique. Ils sont appliqués sur la peau pour faciliter certaines cicatrisations.

## Astrocytome

Tumeur maligne du système nerveux central se développant aux dépens des astrocytes (cellules constitutives du tissu de soutien du système nerveux central).

**DIFFÉRENTS TYPES D'ASTROCYTOME**

Les astrocytomes n'ont pas la même évolution selon leur localisation.

■ **Les astrocytomes des hémisphères cérébraux** surviennent chez l'adulte entre 30 et 50 ans. Ils sont très infiltrants (sans limite nette) et peuvent envahir le tissu cérébral. Ces astrocytomes se révèlent souvent par des manifestations épileptiques. Leur évolution est très lente.

■ **Les astrocytomes du cervelet** touchent surtout l'enfant et se révèlent par une hypertension intracrânienne et un syndrome cérébelleux.

**DIAGNOSTIC ET TRAITEMENT**

Le diagnostic est généralement aisé grâce au scanner cérébral et à l'imagerie par résonance magnétique (I.R.M.). L'ablation chirurgicale de l'astrocytome est, en général, la première étape du traitement. Elle doit être aussi complète que possible, mais elle est rarement totale compte tenu du caractère infiltrant des astrocytomes. Pourtant, même partielle, elle permet de diminuer la compression du tissu cérébral sain en réduisant le volume de la tumeur et facilite l'action du traitement médical complémentaire (radiothérapie et parfois chimiothérapie par voie intraveineuse ou intracarotidienne).

## Asymptomatique

Qui ne se manifeste pas par des symptômes ou signes cliniques (observés ou confirmés lors de l'examen direct du malade).

C'est le cas de certaines maladies (hypertension artérielle, diabète).

## Asystole

→ VOIR **Arrêt cardiocirculatoire.**

## Ataxie

Trouble de la coordination des mouvements, lié non à une atteinte de la force musculaire mais à un défaut de coordination du jeu musculaire.

Pour que la réalisation d'un mouvement tel que la marche soit normale, il faut non seulement que la force des muscles impliqués soit normale, mais encore que leur contraction intervienne au bon moment et qu'elle soit parfaitement ajustée et coordonnée ; cela suppose une information permanente sur leur position. C'est le rôle de la sensibilité profonde (propriété que possède le système nerveux de recevoir, d'analyser et d'intégrer des stimuli), avec l'aide de la vision et de l'appareil vestibulaire (comprenant le labyrinthe, organe de l'oreille interne responsable de l'équilibre, et les voies nerveuses vestibulaires du tronc cérébral), sous le contrôle du cervelet.

L'atteinte de chacune de ces structures peut être à l'origine d'une ataxie. L'ataxie peut ainsi être due à :

- une lésion des voies de la sensibilité profonde, au niveau périphérique (due à un tabès ou à une polyradiculonévrite de type Guillain-Barré) ou central (due à une compression médullaire postérieure ou à une sclérose combinée de la moelle par avitaminose B12) ;
- une lésion du cervelet d'origine infectieuse, tumorale, toxique (alcoolisme) ou dégénérative (ataxie cérébelleuse) ;
- une lésion des voies vestibulaires centrales ou siégeant au niveau de l'oreille interne (ataxie labyrinthique).

**DIFFÉRENTS TYPES D'ATAXIE**

L'ataxie affecte la direction et l'amplitude des mouvements volontaires et perturbe les contractions musculaires, volontaires ou réflexes, nécessaires à l'équilibre et à la marche. Elle peut également affecter les mouvements des yeux et l'élocution.

■ **L'ataxie par atteinte de la sensibilité profonde** se caractérise par une démarche désarticulée : la jambe est jetée en avant de façon brusque et mal dirigée ; le pied prend contact avec le sol par le talon. Lorsque les yeux sont fermés, le trouble s'accroît.

■ **L'ataxie cérébelleuse** se caractérise par une démarche jambes écartées, comme si le malade était ivre. Les mouvements sont exécutés avec une amplitude exagérée. Les mouvements alternatifs rapides sont impossibles. L'ataxie cérébelleuse s'accompagne généralement d'une dysarthrie (difficulté à articuler les mots). Parfois, lorsque la lésion n'affecte qu'un côté du cervelet, l'incoordination est limitée aux membres du même côté et s'accompagne d'un tremblement de ces membres au cours des mouvements volontaires.

■ **L'ataxie labyrinthique** se caractérise par une tendance à tomber d'un côté et par une déviation latérale pendant la marche.

## Ataxie-télangiectasie

Maladie héréditaire caractérisée par l'association d'un syndrome cutané constitué de télangiectasies (dilatation des petits vaisseaux périphériques), d'un syndrome neurologique (ataxie cérébelleuse) et d'un déficit immunitaire.

Rare, l'ataxie-télangiectasie est une maladie héréditaire de transmission autosomique dominante, portée par le chromosome 11 : elle se développe chez un sujet s'il a reçu le gène porteur d'un de ses parents. Elle apparaît dans la petite enfance. Les télangiectasies oculaires commencent les premières, au coin des yeux, sous forme de lignes horizontales. Elles touchent ensuite, entre 2 et 8 ans, les paupières, les oreilles, le cou et les plis de flexion.

Le syndrome neurologique débute également au cours de la deuxième année ; il se manifeste sous la forme d'une ataxie cérébelleuse qui évolue progressivement vers un état grabataire souvent accompagné de troubles psychiques importants. Le déficit immunitaire est responsable d'infections répétées, essentiellement bronchopulmonaires. L'ataxie-télangiectasie est fréquemment associée à des affections malignes (leucémies, tumeurs cérébrales, cancers épithéliaux, etc.). En l'absence de traitement efficace, il faut insister sur la prévention (conseil génétique). Le diagnostic anténatal par amniocentèse (analyse du liquide amniotique) permet d'estimer le risque d'atteinte éventuelle du fœtus.

## Atélectasie

Affaissement des alvéoles d'une partie du poumon ou d'un poumon entier, dû à une absence de ventilation consécutive à l'obstruction totale ou partielle d'une bronche.

L'atélectasie est l'état normal des poumons du fœtus jusqu'au premier cri de la naissance, qui provoque leur déplissement. Chez l'adulte, elle n'est pas mortelle, si les parties saines du poumon (ou, si nécessaire, l'autre poumon) compensent la perte de

ou immunoglobulines, de type E (IgE) au contact d'allergènes naturellement inhalés ou ingérés en quantité minime.

## A.T.P.

→ VOIR Adénosine.

## Atrésie

Absence ou occlusion, généralement congénitale, d'un orifice ou d'un conduit naturel.

Les différentes formes d'atrésie se décèlent le plus souvent à la naissance.

### Atrésie anale

Très rare, l'atrésie anale est une absence de continuité entre le rectum et l'anus.

Elle est systématiquement dépistée à la naissance par l'introduction d'une sonde.

**TRAITEMENT**

Le traitement chirurgical consiste à ouvrir l'extrémité du rectum et à rétablir la continuité avec l'anus. L'intervention est en général efficace.

### Atrésie de l'artère pulmonaire

L'atrésie de l'artère pulmonaire est une interruption grave de la voie vasculaire pulmonaire qui relie le cœur droit au poumon. Elle peut être isolée ou associée à une communication interventriculaire.

Le symptôme est une cyanose du nouveau-né. Les poumons de ce dernier, non irrigués, sont « clairs » sur l'image radiographique.

**TRAITEMENT**

Le traitement, chirurgical, doit être rapidement entrepris.

### Atrésie biliaire

Rare, l'atrésie biliaire est une interruption des canaux biliaires situés soit à l'extérieur du foie (extrahépatiques), soit à l'intérieur (intrahépatiques).

L'écoulement de la bile jusqu'au duodénum est alors compromis.

Les symptômes sont ceux d'une cholestase (augmentation de volume du foie) : ictère intense, selles blanches. La conséquence est une rétention de la bile dans le foie. Le diagnostic est confirmé par échographie, voire par biopsie hépatique. Le pronostic dépend de la survenue ou non d'une cirrhose biliaire ou d'une infection (angiocholite).

**TRAITEMENT**

L'intervention chirurgicale, quand elle est possible, consiste à relier directement une partie de l'intestin grêle à une voie biliaire intrahépatique fonctionnelle, si celle-ci existe. Si l'intervention échoue, le seul recours est une transplantation du foie.

### Atrésie duodénale

Rare, touchant un nouveau-né sur 5 000 à 10 000 naissances, selon les études, l'atrésie duodénale est l'interruption de la partie initiale de l'intestin grêle, le duodénum.

Le diagnostic peut être établi par échographie avant la naissance. Les signes de l'atrésie duodénale sont un hydramnios (augmentation anormale du volume du liquide amniotique), une dilatation de l'estomac et du duodénum du fœtus, un intestin peu visible sur les images. Dans ce cas, une amniocentèse doit être pratiquée pour établir le caryotype de l'enfant, car l'atrésie duodénale est souvent associée à la trisomie 21. Après la naissance, les symptômes visibles sont des vomissements bilieux, l'absence d'évacuation du méconium (première selle verdâtre), un ventre plat, une distension dans la région située au-dessous de l'ombilic. Un examen radiographique confirme le diagnostic.

**TRAITEMENT**

L'atrésie duodénale impose une intervention chirurgicale en urgence.

### Atrésie de l'œsophage

Touchant un nouveau-né sur 3 500, l'atrésie de l'œsophage est une interruption de cet organe.

Un petit segment de l'œsophage manque, de sorte que la partie supérieure de celui-ci et sa partie inférieure, reliée à l'estomac, se terminent en cul-de-sac. Dans la plupart des cas, il existe un canal anormal (fistule trachéo-œsophagienne) entre la partie supérieure de l'œsophage et la trachée.

L'atrésie de l'œsophage est systématiquement recherchée chez le nouveau-né, dans la salle de travail. Une sonde est introduite par la narine ; en cas d'atrésie, elle bute sur le cul-de-sac de l'œsophage (cet examen permet en outre de s'assurer de la bonne ouverture des choanes [orifices reliant les fosses nasales à la cavité buccale]). Le diagnostic est ensuite confirmé par une radiographie du thorax. Une détresse respiratoire peut survenir et les poumons de l'enfant peuvent être endommagés si l'on n'intervient pas assez rapidement.

**TRAITEMENT**

Le nouveau-né doit être transporté en urgence dans un service de réanimation chirurgicale néonatale, maintenu en position demi-assise. La partie supérieure de l'œsophage doit être dégagée par aspiration au moyen d'une sonde. Une radiographie thoracique permet d'évaluer les possibilités d'une intervention chirurgicale (anastomose) en localisant le cul-de-sac œsophagien et une éventuelle fistule entre les deux parties. Si le poids de l'enfant est suffisamment élevé, si les poumons sont sains et s'il n'existe aucun signe d'infection, l'intervention pourra être pratiquée en une seule fois.

L'enfant guéri d'une atrésie de l'œsophage n'aura, le plus souvent, aucune difficulté de déglutition par la suite.

## Atrichie

Malformation congénitale rare, caractérisée par l'absence complète de cheveux et de poils.

L'atrichie peut être isolée ou associée à d'autres malformations : retard de croissance, atteintes oculaires ou dysplasies ectodermiques (absence congénitale de glandes sudoripares).

On peut détecter la malformation chez l'enfant dès l'âge de 2-3 ans.

## Atrophie

Diminution de poids et de volume d'un organe, d'un tissu ou d'un membre à la suite d'une nutrition insuffisante des cellules ou d'une immobilisation.

Une atrophie provient d'une déficience ou d'une destruction de vaisseaux sanguins, de nerfs ou de substances nutritives. Elle peut être pathologique (atrophie du foie consécutive à une cirrhose), mais aussi physiologique (atrophie du thymus à l'adolescence et de l'utérus après la ménopause). Le traitement d'une atrophie n'est possible que dans la mesure où il persiste un peu d'organe ou de tissu normal susceptible de se multiplier.

### Atrophie cérébelleuse

Cette atrophie diffuse ou localisée du cervelet est provoquée par l'alcoolisme chronique, un cancer viscéral, le plus souvent bronchopulmonaire, ou par des encéphalopathies dégénératives (maladie de Friedreich ou hérédoataxie de Pierre Marie).

L'atrophie cérébelleuse évolue lentement et entraîne un certain degré d'invalidité. Les symptômes sont essentiellement des troubles de la station debout et de la marche ou des troubles de la coordination des membres. Le diagnostic repose sur le scanner cérébral. Lorsque l'atrophie cérébelleuse est d'origine alcoolique, l'arrêt de l'intoxication en stoppe l'évolution.

### Atrophie cérébrale

La diminution de volume du tissu cérébral est due à des affections dégénératives des neurones du cortex cérébral.

Ses causes sont multiples : traumatismes craniocérébraux, maladies dégénératives, artériosclérose du cerveau. Les capacités intellectuelles de l'individu diminuent, ce qui peut entraîner une démence. La maladie d'Alzheimer en est un exemple. Le scanner cérébral ou l'imagerie par résonance magnétique (I.R.M.) en confirment le diagnostic. Les thérapeutiques actuelles sont limitées.

### Atrophie cutanée

Amincissement de la peau, qui perd aussi en élasticité et en consistance.

■ **L'atrophie sénile** est due au vieillissement physiologique. La peau d'un sujet âgé devient mince, jaunâtre, sèche, sans élasticité. Les rides en sont le mode d'expression le plus visible.

■ **L'atrophie sclérodermique**, observée dans le cadre d'une sclérodermie, se manifeste par une induration (durcissement anormal) profonde de l'épiderme et du derme. La peau perd sa souplesse habituelle.

■ **L'atrophie ichtyosiforme** est caractérisée par une desquamation de l'épiderme, qui devient sec et rugueux dès les premiers mois de la vie. Les causes en sont congénitales.

■ **L'atrophie cortisonique** est une atrophie cutanée diffuse, provoquée par la fonte du tissu collagène à la suite d'un traitement prolongé par les corticostéroïdes.

La perte d'eau qui résulte d'une atrophie cutanée, quel qu'en soit le type, peut être compensée par les crèmes réhydratantes.

### Atrophie musculaire
Également appelée amyotrophie, l'atrophie musculaire est une diminution de volume des muscles striés.

Une amyotrophie diffuse se constate lors d'un amaigrissement important. Elle peut aussi être due à une non-utilisation des muscles lors d'un repos complet au lit sans kinésithérapie compensatoire.

Une amyotrophie localisée peut être due à une maladie du muscle lui-même lors d'une myopathie (maladie de la fibre musculaire), à des lésions nerveuses (poliomyélite), à un défaut d'irrigation (artérite), à une immobilisation nécessaire à la consolidation d'une fracture, ou être provoquée par des affections douloureuses (arthrite, arthrose).

### Atrophie optique
Atrophie du nerf optique, résultant d'une destruction plus ou moins complète des fibres du nerf optique.

Une atrophie optique peut être provoquée par un processus inflammatoire (méningite, sclérose en plaques, syphilis, etc.), tumoral (compression du nerf optique par une tumeur), vasculaire (obstruction des vaisseaux irriguant le nerf optique) ou toxique (absorption de quinine, d'oxyde de carbone, de plomb). Certaines atrophies optiques, relativement rares, sont héréditaires ; elles sont transmises aux hommes par les femmes, comme la maladie de Leber, qui atteint plus particulièrement les hommes jeunes.

L'atrophie optique entraîne une perturbation des fonctions visuelles : la vision des couleurs est difficile, le champ visuel s'altère et l'acuité visuelle diminue plus ou moins profondément. L'examen du fond d'œil permet de constater une décoloration de la papille optique (extrémité antérieure du nerf optique) pouvant aller de la pâleur à une blancheur nacrée.

Le traitement préventif est essentiel : dépistage et élimination de la cause de l'atrophie optique chaque fois que possible. Dans la sclérose en plaques, en cas d'atteinte aiguë du nerf optique, le traitement par des corticoïdes par voie veineuse permet une récupération rapide de la fonction visuelle et évite l'installation d'une atrophie secondaire. Dans le cas de la maladie de Leber, il n'existe pas de traitement préventif. Toute atrophie optique constituée est irréversible.

## Atropine
Substance extraite de la belladone et possédant une action anticholinergique (inhibant l'action du système nerveux végétatif parasympathique).

L'atropine est la substance la plus représentative des médicaments anticholinergiques. Les substances qui ont une action très proche de celle de l'atropine sont appelées atropiniques. L'atropine elle-même est parfois utilisée comme médicament, par exemple dans le traitement de certains ralentissements cardiaques, en préparation à l'anesthésie, lors de certaines inflammations oculaires et pour dilater la pupille avant un examen du fond d'œil.

## Attaque de panique
Trouble qui apparaît dans un contexte d'anxiété et associe, en l'absence de maladie organique ou mentale, quatre des symptômes suivants : dyspnée (difficulté à respirer), palpitations, douleur thoracique, sensation d'étouffement, vertiges, sueurs, tremblement, peur de mourir ou de perdre tout contrôle de soi. Les attaques de panique sont impressionnantes, mais leur évolution est toujours favorable si elles sont isolées. Le traitement par des antidépresseurs est efficace, de même que par les anxiolytiques pour une période brève. Si les attaques de panique se répètent, on entre dans le cadre du « trouble panique ». Son traitement associe un antidépresseur et une prise en charge psychothérapeutique.

## Attelle
Appareil destiné à immobiliser une articulation ou un membre fracturé soit temporairement, en guise de premier secours, soit de façon prolongée pour un traitement complet.

Une attelle peut être de forme et de conception extrêmement variées, fabriquée sur le lieu d'un accident avec les matériaux disponibles ou vendue toute faite dans le commerce. Lorsqu'elle est en plâtre, posée après réduction de la fracture par le chirurgien, l'attelle, réalisée sur mesure, a l'avantage d'être parfaitement adaptée au patient. Elle peut aussi être en aluminium doublé de mousse ou en matière plastique, fabriquée industriellement ou par un kinésithérapeute. D'autres attelles, en toile matelassée munie d'armature et fermée par des bandes Velcro, servent à immobiliser certaines articulations comme le genou. Des attelles gonflables sont souvent utilisées par les équipes d'urgence lors du ramassage des blessés.

## Attelle dentaire
Appareillage qui rend les dents solidaires et permet ainsi de les immobiliser.

■ **L'attelle bimaxillaire** solidarise fermement les dents des mâchoires inférieure et supérieure. Elle empêche toute ouverture buccale et s'utilise en cas de fracture accidentelle des maxillaires ou après une chirurgie maxillofaciale correctrice. L'attelle bimaxillaire est construite directement dans la bouche à l'aide de fils métalliques enroulés entre les dents.

■ **L'attelle unimaxillaire** soutient plusieurs dents entre elles sur une même mâchoire. Elle sert à réduire la mobilité dentaire en cas de parodontopathie ou de traumatismes dentaires nécessitant une immobilisation. Elle peut être métallique ou en Nylon.

## Attention
Concentration active de la conscience sur un objet déterminé.

L'attention dépend des aptitudes intellectuelles, de la maturité du sujet et de son éducation. Elle est dite sélective lorsqu'elle permet de se concentrer sur une tâche en cessant de percevoir les stimulations ambiantes étrangères, et diffuse lorsque tous les sens sont aux aguets.

#### TROUBLES DE L'ATTENTION
Ils peuvent être liés à la prise d'alcool (même en faible quantité) ou de certains médicaments (psychotropes, antihistaminiques). Ils peuvent également être dus à une maladie psychiatrique ou à une lésion du cortex cérébral, qui joue un rôle prépondérant dans le rôle de cette activité. Ils sont ainsi caractéristiques du syndrome frontal (ensemble de troubles provoqués par l'atteinte de la région préfrontale du cerveau).

Ils se manifestent cliniquement par une incapacité du sujet à fixer son attention : celui-ci ne peut se tenir à une tâche suivie et donne des réponses inconsistantes aux questions qu'on lui pose. Ces troubles peuvent aussi revêtir des formes propres à certains états : stagnation (psychasthénie, états dépressifs), polarisation sur une rumination morbide (idée fixe névrotique ou délirante), labilité (humeur changeante) et dispersion (confusion mentale, accès maniaque, état démentiel).

## Attrition
Broiement d'un tissu, d'origine traumatique.

Pris au sens large, le terme attrition peut également désigner certaines lésions d'un viscère : on parle ainsi d'attrition cérébrale, hépatique ou splénique.

L'attrition entraîne une contusion, un arrachement et une dévascularisation des tissus pouvant aboutir à un œdème ou à une nécrose. Lorsqu'elle est due à un écrasement, l'attrition peut également, au moment où la compression du membre est supprimée ou lors du rétablissement de la vascularisation artérielle, déclencher la libération de produits toxiques agressifs pour le rein et susceptibles de provoquer une anurie (arrêt complet de la production d'urine). Le traitement chirurgical d'une attrition va de la simple excision des tissus meurtris avant réparation avec couverture cutanée (par greffe ou suture) à l'amputation.

## Atypique
Qualifie une cellule ou un noyau dont les caractères morphologiques s'écartent des caractères habituels pour se rapprocher de ceux que l'on observe au cours des proliférations tumorales malignes.

Parmi ces caractères anormaux figurent l'inégalité de taille des cellules et des noyaux, l'irrégularité de forme des noyaux et leur richesse en chromatine ainsi que la perte de différenciation fonctionnelle du cytoplasme. C'est sur ces éléments que repose, au cours des examens cytopathologiques, l'orientation diagnostique vers une dysplasie (anomalie de développement d'un tissu) ou une tumeur maligne.

## Audimutité
→ VOIR Mutité.

## Audiogramme
Graphique représentant les capacités auditives de chaque oreille.

Un audiogramme s'établit grâce à un audiomètre, appareil électronique émettant des sons de diverses fréquences (graves, moyennes ou aiguës). En abscisse sont

le taux de glycémie, s'interrompt automatiquement quand la glycémie est revenue à la normale. L'homéostasie est assurée par voie humorale (sanguine essentiellement), par l'action des glandes endocrines et des hormones qu'elles sécrètent.

## Autosome

Chromosome dont les informations génétiques n'interviennent pas dans la détermination du sexe.

Chez l'être humain, chacune des cellules somatiques (toutes les cellules du corps humain, excepté les cellules sexuelles) contient 44 chromosomes autosomes et 2 gonosomes (ou chromosomes sexuels). Ces 44 autosomes forment 22 paires de chromosomes identiques deux à deux, assurant la transmission de multiples caractères héréditaires qui ont tous en commun le fait de n'être pas liés au sexe.

Les altérations des autosomes provoquent des maladies héréditaires, dites autosomiques, affectant les deux sexes d'une même descendance.

→ VOIR **Chromosome.**

## Autosuggestion

Action de s'influencer soi-même, consciemment ou non, afin que la conduite suggérée se réalise, en dehors de la volonté, d'une manière presque automatique.

L'influence sur la vie psychique et le comportement d'une idée qui a été, au départ, volontairement privilégiée sert de fondement à la méthode d'Émile Coué. À la fin du XIX$^{e}$ siècle, ce pharmacien français avait remarqué qu'il suffit souvent qu'un patient soit persuadé de l'efficacité de son traitement pour qu'il guérisse. Plus tard, le neurologue et psychiatre français Pierre Janet (1859-1947) développa la notion d'autosuggestion, encore appliquée aujourd'hui dans les techniques de relaxation mentale et corporelle. L'autosuggestion, en améliorant la perception qu'a le sujet de son corps et de sa conscience, joue aussi un rôle capital dans le traitement de certaines névroses.

## Autotransfusion

Injection intraveineuse à un sujet de son propre sang, prélevé avant une intervention chirurgicale ou au cours de celle-ci. SYN. *transfusion autologue.*

Les premières autotransfusions datent des années 1960, mais le risque de contracter le sida par transfusion en a considérablement augmenté la demande et l'utilisation depuis 1987. L'autotransfusion diminue la probabilité de transmettre au receveur un sang contaminé (virus du sida, mais aussi virus de l'hépatite, agents du paludisme et de la syphilis) et le risque d'accidents transfusionnels par incompatibilité de groupe sanguin. Cependant, elle ne peut pas être utilisée en cas d'anémie sévère ou de mauvais état général du patient. Selon les modes d'obtention du sang, on distingue différentes techniques d'autotransfusion.

■ **L'autotransfusion différée** se pratique dans le mois précédant l'intervention. De 2 à 4 prélèvements d'environ 400 millilitres sont effectués à une semaine d'intervalle. Le sang, préparé et conservé, est retransfusé au moment de l'intervention ou dans les heures ou les jours qui suivent.

■ **La récupération peropératoire** se pratique au cours de certaines interventions. Le sang perdu est récupéré à l'aide de machines spécifiques, puis filtré et retransfusé au malade. Cette technique peut être isolée ou associée à la précédente.

■ **L'hémodilution préopératoire,** associée aux techniques précédentes ou isolée, consiste à prélever 2 ou 3 unités de sang (de 400 millilitres) de 24 à 48 heures avant l'intervention et à les remplacer par un liquide moins dense afin de conserver au malade son volume de sang total.

## Avant-bras

Partie du membre supérieur située entre le coude et le poignet. (P.N.A. *antebrachium*)

Le radius en dehors, le cubitus en dedans, réunis par le ligament interosseux, délimitent deux régions de l'avant-bras : la région antibrachiale antérieure et la région antibrachiale postérieure.

■ **La région antibrachiale antérieure,** qui répond aux deux tiers de la circonférence de l'avant-bras, comporte un plan superficiel, constitué de vaisseaux (veines radiale et cubitale superficielles, utilisées pour une prise de sang ou une perfusion), de nerfs et de muscles, et un plan profond, formé de muscles qui jouent un rôle important dans la flexion des doigts. Entre les plans musculaires profond et superficiel cheminent des faisceaux vasculonerveux. À la partie basse de la région antibrachiale antérieure, l'écartement des tendons et des muscles forme la gouttière du pouls, où l'on perçoit les battements de l'artère radiale.

■ **La région antibrachiale postérieure** est formée de muscles qui jouent un rôle essentiel dans la flexion et l'extension des doigts, la rotation de la main et ses mouvements d'écart (abduction) ou de rapprochement (adduction).

AVANT-BRAS

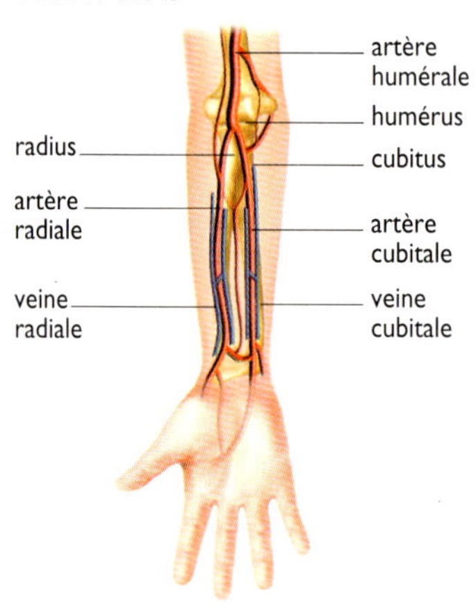


PATHOLOGIE

La fracture des deux os de l'avant-bras est de loin la plus fréquente. Elle se présente différemment chez l'enfant et l'adulte. Chez l'enfant, les extrémités des os fracturés restent en contact, malgré l'angulation (angle formé par les deux fragments) : la fracture est dite « en bois vert ». L'intervention chirurgicale consiste à redresser l'angulation et à poser un plâtre. L'immobilisation est d'environ 6 semaines.

Chez l'adulte, les fractures sont plus rares, mais souvent très déplacées ; elles sont fréquentes chez le sujet âgé (ostéoporose). Une ostéosynthèse (réunion des fragments osseux par une pièce métallique) et une immobilisation de 1 mois sont préférables à un traitement orthopédique.

## Averroès

Philosophe, astronome et médecin arabe (Cordoue 1126 - Marrakech 1198).

Traducteur et commentateur d'Aristote, il eut une grande influence sur la pensée philosophique et religieuse de son temps. Il écrivit également de très importants ouvrages de médecine, notamment sur la rétine et la variole.

## Aveugle

Personne privée de la vue et, plus précisément, personne empêchée par une baisse de l'acuité visuelle (égale ou inférieure à 1/20) de poursuivre son travail habituel (définition de l'Association internationale de prophylaxie de la cécité, New Delhi, 1969). SYN. *non-voyant.*

→ VOIR **Cécité.**

## Avicenne

Philosophe et médecin iranien (Afchana, près de Boukhara, 980 - Hamadhan 1037).

Son œuvre, très vaste, comprend notamment un *Canon de la médecine,* où il décrit avec précision des maladies telles que la méningite aiguë, la pleurésie et les fièvres éruptives. Cet ouvrage servit pendant longtemps de référence pour les études médicales, en Orient comme en Occident.

## Avitaminose

Ensemble des phénomènes pathologiques dus à une carence en une ou plusieurs vitamines.

Devenues rares dans les pays occidentaux, les avitaminoses se rencontrent essentiellement dans les pays en voie de développement. Elles peuvent être dues à une carence des apports alimentaires, à une absorption digestive insuffisante ou à une utilisation déficiente par l'organisme de ces vitamines.

■ **L'avitaminose A** se révèle principalement par des manifestations oculaires : héméralopie (affaiblissement ou perte de la vision dans l'obscurité) et xérophtalmie (diminution de la transparence de la cornée).

■ **L'avitaminose B1** a pour expression majeure le béribéri.

■ **L'avitaminose B2, ou ariboflavinose,** entraîne des troubles oculaires (baisse d'acuité visuelle, photophobie par sensibilité anormale à la lumière) et des lésions cutanéomuqueuses (gerçures des lèvres).

■ **L'avitaminose B6** a des manifestations multiples et bien connues chez l'animal, mais il n'existe pas, en pathologie humaine, d'avitaminose B6 caractérisée.
■ **L'avitaminose B12** n'existe pas à proprement parler, mais une affection, la maladie de Biermer, est caractérisée par l'absence d'absorption de la vitamine B12 par suite d'une altération de la muqueuse gastrique.
■ **L'avitaminose C** confirmée entraîne le scorbut et, chez le nourrisson, la maladie de Barlow.
■ **L'avitaminose D** a pour conséquence un rachitisme chez l'enfant, une ostéomalacie (affection caractérisée par un ramollissement des os) chez l'adulte et, à tout âge et en certaines circonstances, une tétanie.
■ **L'avitaminose K**, enfin, entraîne des phénomènes hémorragiques.
■ **L'avitaminose PP** entraîne la pellagre.

## Avivement

Grattage chirurgical d'un tissu malade afin d'obtenir une zone saine sous-jacente.

Un avivement se pratique surtout sur des tissus mous tels que les muscles ou la peau, avant une greffe cutanée, ou sur un os avant réparation ou ostéosynthèse.

## Avortement

Interruption prématurée de la grossesse.

Dans l'usage courant, le mot avortement est employé comme synonyme d'interruption volontaire de grossesse (I.V.G.), tandis que l'expression fausse couche désigne un avortement spontané. Par ailleurs, on appelle avortement thérapeutique une interruption de grossesse provoquée pour raisons médicales.

### Avortement spontané

C'est la perte non provoquée du fœtus avant le 180e jour de gestation. On l'appelle, couramment, fausse couche.

En raison des progrès de la réanimation néonatale, l'Organisation mondiale de la santé préconise de définir l'avortement comme l'expulsion de « produits ovulaires » pesant moins de 500 grammes. L'avortement spontané accidentel et isolé se distingue des avortements spontanés à répétition, aux causes multiples, qui posent de nombreux problèmes de diagnostic et de traitement.

#### FRÉQUENCE

Les avortements spontanés représentent de 10 à 20 % des interruptions de grossesse (les chiffres sont incertains, car certaines femmes ne se rendent pas compte qu'elles ont avorté et d'autres ne consultent pas le médecin). Les avortements de ce type ont généralement lieu dans les dix premières semaines suivant la fécondation.

#### CAUSES

Les causes d'avortement spontané, multiples, doivent être déterminées afin de mettre en œuvre le traitement approprié.

■ **Les causes maternelles** regroupent les causes génitales (hypoplasie ou malformations utérines, synéchies, salpingite, fibrome et tumeur de l'utérus, béance du col utérin) ; les causes hormonales (insuffisance en œstrogènes ou progestérone, insuffisance hormonale globale, hypothyroïdie, excès d'androgènes) ; les causes générales (carence alimentaire, intoxication, maladie infectieuse, diabète, syphilis, traumatismes divers). Seuls les avortements répétés justifient de longues investigations, mais la recherche de la cause de l'avortement doit néanmoins être menée conjointement au traitement.
■ **Les causes ovulaires** correspondent à des anomalies fœtales et représentent environ 70 % des fausses couches. Ces facteurs agissent surtout pendant le premier trimestre de la grossesse et provoquent la mort du fœtus avant son expulsion. Grossesses multiples et hydramnios (excès de liquide amniotique) font partie des causes ovulaires.

#### SYMPTÔMES ET SIGNES

En début de grossesse, les signes d'une menace d'avortement consistent en des métrorragies (petites pertes de sang rouge) indolores ; des coliques s'y associent parfois. Le repos absolu au lit, accompagné d'un traitement médical (hormones, antispasmodiques), se révèle le meilleur moyen de lutter contre ces menaces d'avortement. L'échographie permet de vérifier le lieu d'implantation de l'embryon (hypothèse de grossesse extra-utérine) ; en cas de béance du col utérin, la prévention appelle un cerclage de l'utérus et le repos total.

En revanche, l'augmentation croissante des pertes sanguines et des douleurs, accompagnées de l'ouverture du col, annonce l'avortement proprement dit. L'avortement est dit complet lorsque le fœtus et le placenta sont expulsés ; il ne nécessite aucun traitement particulier. En revanche, s'il y a rétention placentaire dans la cavité utérine, hémorragie et infection locale sont à craindre. Un examen, la révision utérine, en milieu hospitalier est indispensable.

#### TRAITEMENT

Un curetage est pratiqué sous anesthésie générale afin d'assurer la vacuité utérine ; des antibiotiques sont prescrits immédiatement pour prévenir une éventuelle infection. La cause de l'avortement est immédiatement recherchée afin de pouvoir, le cas échéant, mettre en place un traitement permettant d'éviter un nouvel avortement.

### Avortement provoqué

On distingue l'avortement provoqué pour motif thérapeutique et l'avortement provoqué pour situation de détresse.

#### AVORTEMENT PROVOQUÉ POUR MOTIF THÉRAPEUTIQUE

Il se pratique à tout moment de la grossesse, sur demande des deux parents ou d'un seul, si la vie de la mère est en danger (insuffisances cardiaque, respiratoire ou rénale, sida, cancer, etc.) ou si l'enfant à naître risque fortement d'être atteint d'une affection particulièrement grave et incurable. Des examens appropriés permettent de vérifier les présomptions d'atteinte fœtale (échographie, biopsie des villosités choriales, amniocentèse, sérodiagnostics sanguins).

L'avortement thérapeutique, dont les complications sont exceptionnelles, est effectué en milieu hospitalier par administration de prostaglandines.

#### AVORTEMENT POUR SITUATION DE DÉTRESSE

Il est réalisé en début de grossesse, sur justification de la situation et après information des risques médicaux que la femme encourt.

Il est pratiqué sous anesthésie locale ou générale, par aspiration endo-utérine, avec une canule ou une seringue (méthode de Karman), ou, beaucoup plus rarement en raison des risques de lésions de la muqueuse utérine, par curetage. L'aspiration peut être remplacée jusqu'au 49e jour d'aménorrhée par un traitement associant le mifepristone (RU 486) et un dérivé des prostaglandines, administré 36 à 48 heures après la prise de mifepristone. Ces produits sont contre-indiqués en cas de tabagisme régulier ou d'autres facteurs de risque cardiovasculaire (hyperlipidémie, diabète). Une contraception est ensuite conseillée.

→ VOIR **Interruption volontaire de grossesse, Stérilité.**

## Avulsion dentaire

Extraction ou délogement d'une dent.

L'avulsion dentaire peut être provoquée (avulsion thérapeutique) ou spontanée, à la suite d'un choc (avulsion traumatique).

### Avulsion dentaire thérapeutique

C'est l'intervention chirurgicale couramment appelée extraction dentaire, au cours de laquelle la dent est éliminée dans son intégralité (couronne et racines).

#### INDICATIONS ET DÉROULEMENT

Cette intervention radicale, devenue rare de nos jours, peut être réalisée :
- lorsque les thérapeutiques habituelles sont inopérantes (atteinte carieuse très étendue, fracture coronoradiculaire, parodontopathie avancée, etc.) ;
- lorsque les dents sont responsables d'encombrement ou de malocclusion (mauvaise imbrication entre les dents des maxillaires supérieur et inférieur gênant la mastication ou engendrant des complications infectieuses ou des problèmes esthétiques). Ainsi, chez l'enfant, la dent définitive peut faire son éruption lorsque la dent de lait est encore sur l'arcade. L'extraction de cette dernière permettra souvent le repositionnement correct de la dent en évolution ;
- en cas de traitement orthodontique ;
- pour prévenir un risque infectieux, avant une opération chirurgicale du cœur ou une radiothérapie des cancers de la face, sur les dents constituant des foyers infectieux.

Une anesthésie locale est généralement pratiquée. L'anesthésie peut être générale lorsqu'il s'agit de retirer des dents de sagesse incluses difficiles, plusieurs dents en même temps, ou encore en face de patients trop anxieux ou de jeunes enfants. La gencive autour de la dent à extraire est décollée, puis la dent est retirée. Le comblement de l'alvéole s'effectue à partir du caillot. Suivant la complexité de l'intervention, l'état de la dent et du malade, des antibiotiques et des anti-inflammatoires peuvent être associés aux analgésiques et aux bains de bouche habituellement prescrits.

**COMPLICATIONS**
Peu fréquentes en général, elles peuvent prendre la forme d'une alvéolite (inflammation de l'alvéole) ou d'une hémorragie. Les dents qui ont été extraites peuvent être remplacées par des prothèses fixes (bridges) ou amovibles, ou bien par des implants.

### Avulsion dentaire traumatique

C'est le délogement d'une dent à la suite d'un choc. Dans ce cas, l'avulsion s'accompagne parfois d'autres lésions : fracture du rebord alvéolaire, blessure des lèvres. Les incisives supérieures des enfants de 7 à 10 ans sont particulièrement exposées, surtout si elles occupent une position trop antérieure. Lors d'un accident, il faut toujours, si possible, récupérer la ou les dents avulsées ; en effet, on tente souvent de les réimplanter, bien que le pronostic soit très incertain. Il dépend de la survie du ligament parodontal, conditionnée par 3 éléments : la racine de la dent avulsée ne doit être ni grattée ni nettoyée ; la dent doit être réimplantée très rapidement (moins de 1 heure) et conservée, en attendant, dans du sérum physiologique ou du lait ; le traitement effectué par le dentiste doit comprendre une contention et un soin préventif de la racine. Le respect de ces conditions ainsi qu'une sérieuse surveillance radiologique pendant un an favorisent le maintien durable de la dent réimplantée.

## Axillaire (artère, veine)

Artère et veine situées au creux des aisselles. (P.N.A. *arteria axillaris, vena axillaris*)

La région axillaire, limitée vers l'extérieur par le bras, vers l'intérieur par le thorax et vers le haut par l'articulation de l'épaule, est un véritable carrefour vasculonerveux et lymphatique pour l'irrigation du bras.

■ **L'artère axillaire** est une artère musculaire qui fait suite à l'artère sous-clavière et se prolonge par l'artère humérale.

■ **La veine axillaire**, qui chemine le long de l'artère axillaire, draine le retour veineux du membre supérieur vers la veine cave supérieure.

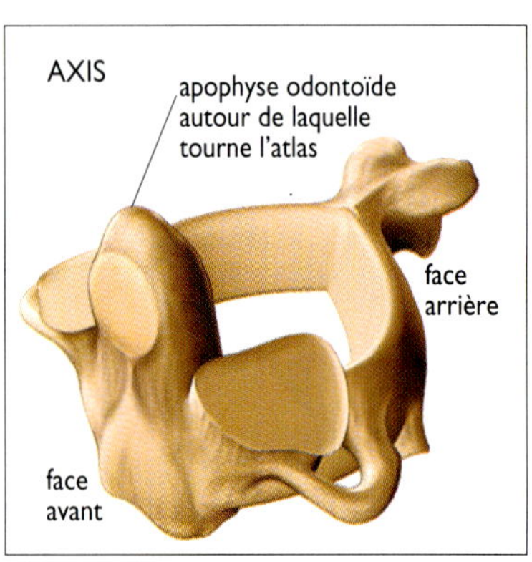


## Axis

Deuxième vertèbre cervicale. (P.N.A. *axis*)

L'axis est, par son apophyse odontoïde, engagée comme un pivot dans l'atlas, l'axe de rotation de la tête par rapport au cou.

L'axis est relié par des ligaments à l'atlas, mais aussi directement à l'occiput.

Le jeu des articulations (les surfaces en contact, sur les côtés, sont connexes) entre les deux premières vertèbres cervicales, l'atlas et l'axis, permet une rotation de 90° à droite et à gauche. L'axis participe, mais de façon limitée, aux mouvements d'inclinaison latérale de la tête.

**PATHOLOGIE**
La fracture de l'axis atteint le plus souvent l'apophyse odontoïde, au niveau du col. Le sujet ressent une douleur cervicale haute et une gêne à la déglutition. La radiographie permet de préciser le siège de la fracture et d'observer s'il n'y a pas eu aussi luxation de l'atlas. Selon les cas, une immobilisation simple (de 8 à 12 semaines) ou une intervention chirurgicale avec fixation par ligature métallique ou par greffe osseuse permettent le rétablissement.

## Azoospermie

Absence totale de spermatozoïdes dans le sperme émis.

L'azoospermie est une cause importante de stérilité masculine. Elle diffère de l'oligospermie (faible quantité de spermatozoïdes) et de l'asthénospermie (insuffisance de mobilité des spermatozoïdes). Elle touche environ 1 % des hommes.

Les recherches par des examens cliniques et des dosages hormonaux permettent de déterminer deux formes d'azoospermie : l'azoospermie excrétoire et l'azoospermie sécrétoire.

### Azoospermie excrétoire

Les spermatozoïdes se forment normalement dans le testicule, mais l'obstruction des canaux déférents ou des épididymes empêche leur transport vers les vésicules séminales et la prostate. Cette obstruction peut résulter d'une maladie sexuellement transmissible, d'une tuberculose, d'une intervention chirurgicale pratiquée dans la région de l'aine ou d'une infection chronique de l'appareil génital.

Une opération chirurgicale peut parfois permettre de désobstruer les canaux.

### Azoospermie sécrétoire

Les spermatozoïdes ne se forment pas ou plus dans le testicule. La biopsie testiculaire confirme cette anomalie. Lorsque cette azoospermie est congénitale, elle peut provenir d'une cryptorchidie (testicules restés dans l'abdomen), d'un syndrome de Klinefelter (présence d'un chromosome X supplémentaire) ou d'une mucoviscidose. L'azoospermie sécrétoire est parfois consécutive à une orchite (inflammation testiculaire) ou à des traitements anticancéreux.

La plupart de ces formes d'azoospermie n'ont pas, actuellement, de traitement.

## Azote

1. Élément constitutif fondamental de la matière vivante, au même titre que le carbone, l'oxygène et l'hydrogène.

L'atome d'azote (N) entre en particulier dans la composition des acides aminés, des protéines, des acides nucléiques (A.D.N. et A.R.N.). L'organisme reçoit des substances azotées (sous forme de protéines) de l'alimentation, qu'il dégrade ensuite (par exemple en acides aminés) afin qu'elles puissent être absorbées et reconstituées (par exemple en protéines). Inversement, la dégradation des substances azotées de l'organisme devenues inutiles produit différents déchets contenant de l'azote, notamment l'urée, qui est excrétée par les urines.

2. Gaz incolore et inodore formé de deux atomes d'azote.

L'azote gazeux constitue 80 % de l'air atmosphérique. Il n'est pas absorbé et ne joue aucun rôle dans l'organisme.

## Azotémie

Quantité d'azote présente dans le sang sous forme de composés azotés, à l'exception de l'azote protéique.

Les déchets azotés de l'organisme représentent l'essentiel de l'azote sanguin non protéique. Ils sont éliminés, pour une grande partie sous forme d'urée, par les reins, dont c'est la principale fonction.

L'augmentation pathologique de l'azotémie est l'hyperazotémie, terme souvent employé, de façon impropre, comme synonyme d'urémie (concentration d'urée dans le sang).

## AZT

→ VOIR Zidovudine.

## Azygos

Chacune des trois veines du système cave qui draine le sang des parois thoracique et abdominale. (P.N.A. *azygos*)

Situées dans le thorax de part et d'autre du rachis, les azygos collectent le sang des veines intercostales et débouchent dans la veine cave supérieure. On distingue, à droite, une grande veine azygos et, à gauche, deux petites veines azygos, l'une supérieure, l'autre inférieure.

Les azygos ont un rôle important lorsque la veine cave inférieure est bouchée, car elles assurent alors une anastomose spontanée (dérivation) entre les veines caves supérieure et inférieure. Elles jouent aussi un rôle dans l'hypertension portale : le sang de la veine porte, rencontrant un obstacle hépatique, emprunte une voie détournée allant de la veine rénale à la veine lombaire, puis à la petite veine azygos inférieure, qui rejoint la veine cave. Cette voie de suppléance, qui réalise une anastomose portocave spontanée, permet le retour du sang splanchnique (des viscères) au cœur droit.

# B

## Babésiose ou babésiellose

Maladie parasitaire due à l'infestation des globules rouges par les babésioïdés.

Les babésioïdés sont des protozoaires qui parasitent l'homme et de nombreux animaux (piroplasmose canine).

L'infection se transmet par la piqûre de tiques d'espèces variées. Sous sa forme bénigne, qui se rencontre fréquemment aux États-Unis, la babésiose se traduit par une fièvre, une asthénie, des sueurs et des douleurs musculaires. En Europe, elle survient volontiers chez des sujets ayant subi une ablation de la rate. Il s'agit, dans ce cas, d'une forme grave qui se manifeste par une anémie aiguë apparaissant brutalement et par une insuffisance rénale sévère.

**TRAITEMENT**

Le traitement associe, outre l'éviction de la tique, qui reste attachée plusieurs jours à la peau, des transfusions sanguines, des méthodes d'épuration par rein artificiel et des antibiotiques.

## Babinski (signe de)

Anomalie d'un réflexe cutané du pied, traduisant une lésion du système nerveux.

Le signe de Babinski sert à dépister une lésion du système nerveux central (moelle épinière et encéphale). Plus précisément, la lésion siège sur la voie pyramidale, faisceau de fibres nerveuses motrices qui descend du cortex cérébral jusqu'à différents niveaux de la moelle et qui commande la motricité des muscles du squelette.

Lors des accidents vasculaires cérébraux, le signe de Babinski se manifeste du côté paralysé. Il est bilatéral au cours des paraplégies et des hémorragies méningées. Il apparaît quand on frotte le bord externe de la plante du pied, du talon vers les orteils, avec une pointe émoussée : le gros orteil subit une extension vers le haut, lente et complète ; les autres orteils s'étendent parfois en éventail. C'est l'inverse du réflexe normal, au cours duquel le gros orteil doit se mettre en flexion, vers le bas, et la voûte plantaire se creuser. Parfois, le signe de Babinski n'apparaît que quand on frotte la face interne du tibia ou quand on pince le tendon d'Achille, mais sa signification est la même.

## Bacille

Bactérie en forme de bâtonnet, par opposition aux coques (bactéries rondes) et aux spirochètes (bactéries spiralées).

Les bacilles sont responsables de nombreuses maladies : diphtérie, dysenterie, tétanos, tuberculose, etc.

## Bacille acido-alcoolo-résistant

→ VOIR Mycobactérium, Ziehl-Neelsen.

## Bacillus

Genre bactérien comprenant différents bacilles aérobies à Gram positif.

Les bactéries appartenant au genre bacillus sont capables de produire des spores (éléments sphériques à paroi épaisse) qui leur permettent de résister à des conditions d'environnement difficiles (hautes températures, déshydratation).

Une seule espèce de bacillus, *Bacillus anthracis,* est pathogène pour l'animal et, dans de rares cas, pour l'homme, après contamination accidentelle ou délibérée (guerre bactériologique). Elle est responsable de la maladie du charbon.

Les autres espèces de bacillus sont ordinairement saprophytes (présentes dans l'organisme sans provoquer de maladies), mais peuvent être à l'origine de maladies chez les sujets affaiblis (malades en réanimation, sujets immunodéprimés).

## Bactéricide

Qui tue les bactéries, qui les détruit.

Cet adjectif s'emploie notamment pour qualifier un antibiotique, un antiseptique ou un procédé de désinfection.

Par analogie avec la concentration minimale inhibitrice (C.M.I.), concentration minimale d'un antibiotique permettant d'inhiber le développement d'une colonie bactérienne, la concentration minimale bactéricide (C.M.B.) est la quantité minimale d'antibiotiques nécessaire pour ne laisser survivre qu'une bactérie sur 10 000, en 24 heures et à 37 °C. Un antibiotique est dit bactéricide si sa C.M.I. et sa C.M.B., vis-à-vis d'une souche bactérienne donnée, sont proches.

Un traitement antibiotique bactéricide est nécessaire pour traiter certaines infections graves (septicémies, endocardites, méningites). Il est souvent obtenu en associant deux antibiotiques à effet synergique ou additif.

## Bactéridie

→ VOIR Bacillus.

## Bactérie

Être vivant appartenant à un groupe caractérisé par une structure unicellulaire très simple, à noyau diffus et se reproduisant par scissiparité (division en deux).

Certaines bactéries ont un effet bénéfique sur l'organisme, comme celles qui vivent dans l'intestin et contribuent à la digestion, et celles qui, présentes en permanence sur la peau, empêchent les bactéries pathogènes de la coloniser (flore saprophyte). D'autres sont pathogènes, à l'origine de nombreuses affections. Elles pénètrent dans l'organisme selon différents modes : inhalation (tuberculose, diphtérie, coqueluche), ingestion (fièvre typhoïde), appareil urogénital (maladies sexuellement transmissibles, comme la syphilis et la blennorragie), plaies (tétanos) ou follicules pileux (furoncles). Les infections bactériennes cutanées sont favorisées par la chaleur, la transpiration et l'occlusion de la peau par des langes ou des pansements.

**DESCRIPTION**

Les bactéries sont uniquement visibles au microscope optique (leur taille n'excède pas 500 micromètres). Ce sont des procaryotes (êtres unicellulaires dont le noyau n'est pas nettement séparé du cytoplasme) ; leur patrimoine génétique est contenu dans un unique chromosome diffus dans le cytoplasme.

**DIFFÉRENTS TYPES DE BACTÉRIE**

Les bactéries possèdent toutes, à de rares exceptions près, une paroi protectrice rigide. Celle-ci conditionne leur forme : ronde pour les coques (également appelés cocci), allongée pour les bacilles, spiralée pour les spirochètes.

En fonction de leur habitat, de l'organisme dans lequel elles sont implantées et de leurs interactions avec cet organisme, elles sont classées en saprophytes (présentes dans l'environnement, occasionnellement chez l'homme, mais n'entraînant pas d'infection), commensales (hôtes habituels du sujet normal), opportunistes (normalement saprophytes ou commensales, mais pouvant, dans certaines conditions - sujet immunodéprimé, hospitalisation -, engendrer une infection).

**DÉVELOPPEMENT ET REPRODUCTION**

Les bactéries se développent et se reproduisent de façon autonome par scissiparité, chaque division bactérienne donnant naissance à deux bactéries filles identiques, de génération en génération, constituant un clone. Elles sont cependant capables d'échanger du matériel génétique (phénomène de conjugaison, par exemple) et d'acquérir ainsi de nouveaux caractères, transmissibles à leur descendance par l'intermédiaire de plasmides ou de transposons. La relative simplicité de leur structure, leur vitesse de multiplication importante (une division toutes les 20 minutes pour un colibacille) en font un outil très utilisé en biologie moléculaire.

**Pour identifier les bactéries présentes dans un prélèvement, on étudie essentiellement leur forme et la façon dont elles fixent les colorants. En général, cette étude est suivie d'une mise en culture, laquelle est destinée à accélérer leur multiplication.**

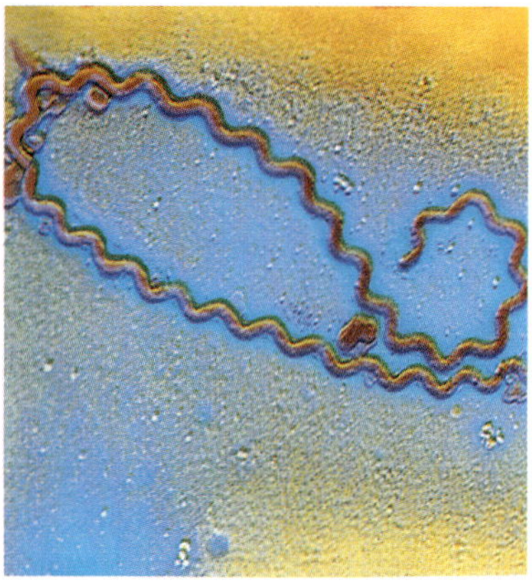

*Une bactérie en forme de long filament spiralé est appelée spirochète. Celui-ci, par exemple, est l'agent de la leptospirose.*

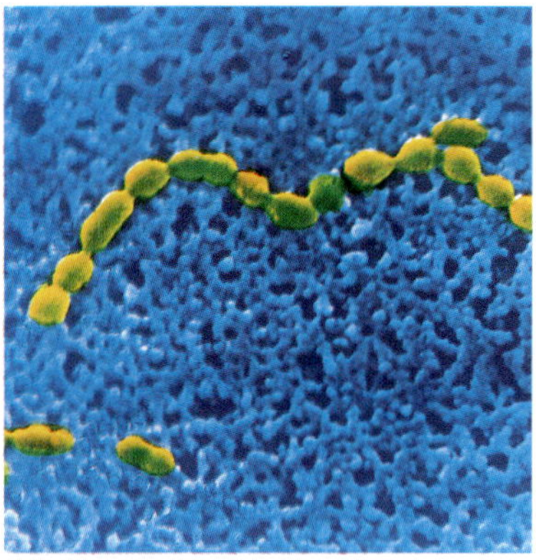

*Ces bactéries, arrondies, sont des cocci, ou coques. Leur disposition caractéristique en chaînette révèle des streptocoques.*

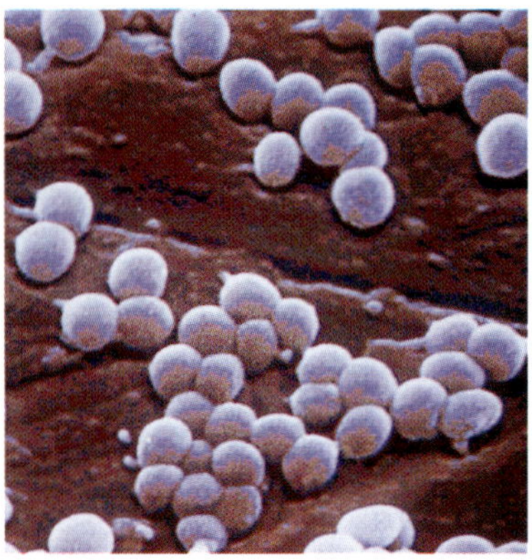

*Ces cocci, disposés en petits amas, sont des staphylocoques. Certains staphylocoques sont des hôtes normaux de la peau.*

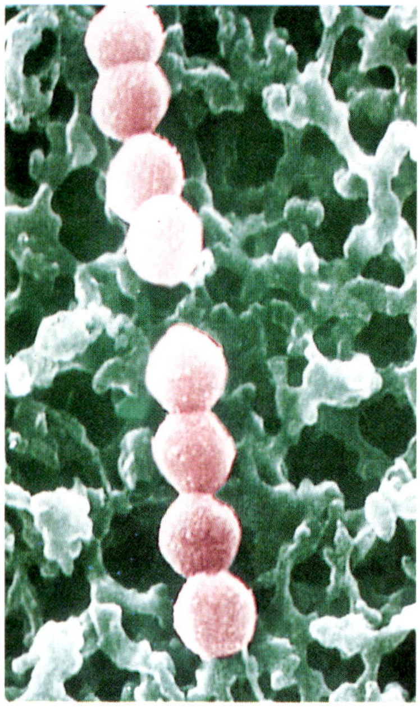

*Le pneumocoque est une espèce du genre streptocoque. Il peut provoquer des otites, des pneumonies et des méningites.*

## Bactériémie

Présence d'un germe pathogène dans le sang, authentifié par les hémocultures.

La bactériémie est définie par la présence de bactéries dans le sang et confirmée par l'isolement d'un ou plusieurs germes dans la ou les hémocultures (mise en culture du sang prélevé chez le patient, de préférence avant la prise de tout antibiotique et à plusieurs reprises). Une bactériémie peut survenir à différentes occasions : foyer infectieux, manipulation d'un abcès, perfusion contaminée, infection urinaire, toxi-infection alimentaire, soins dentaires, etc.

La bactériémie peut, dans de rares cas, passer inaperçue. Le plus souvent, elle s'accompagne de fièvre et de frissons. Le risque principal est celui de la survenue d'un choc septique, ou choc infectieux : baisse de la pression artérielle, marbrures, cyanose, tachycardie, etc.

Elle peut se compliquer de localisations secondaires : dans l'os (ostéite) ou l'articulation (arthrite), le cœur (endocardite), la peau, les viscères, le cerveau.

La présence d'une bactériémie répétée doit conduire à la mise en route d'un traitement antibiotique qui sera adapté dans un deuxième temps au germe en cause. Elle doit par ailleurs faire rechercher le point de départ de l'infection qui sera traitée.

## Bactériologie

Discipline consacrée à l'étude des bactéries.

La bactériologie a pour objet l'identification des bactéries, leur classification, leurs interactions avec le milieu extérieur, l'homme et les animaux.

La bactériologie médicale s'attache à mettre en évidence la ou les différentes souches bactériennes responsables des infections humaines.

**TECHNIQUE**

L'examen bactériologique requiert un échantillon de liquide (pus, sang, urine, épanchement, biopsie) prélevé sur le malade. Ce prélèvement est d'abord directement examiné au microscope après une coloration permettant d'identifier les cellules réactionnelles (différents types de globules blancs) et la forme des bactéries. Une coloration spécifique, appelée coloration de Gram, permet d'établir une distinction entre bactéries à Gram positif (apparaissant violettes après coloration) et bactéries à Gram négatif (perdant leur teinte violette après traitement) et, ainsi, d'apporter un premier élément de classification, permettant de préjuger de l'efficacité de certains antibiotiques. Les bactéries sont alors mises en culture, isolées et identifiées ; enfin la sensibilité ou la résistance de la souche aux différents antibiotiques est testée par la réalisation d'un antibiogramme afin de choisir le traitement le mieux adapté.

## Bactériolyse

Destruction de la cellule bactérienne.

La bactériolyse est le fait de certains anticorps qui se fixent sur la paroi des bactéries et qui sont susceptibles de provoquer la lyse (destruction) de celles-ci au contact d'un ensemble spécifique de protéines plasmatiques, appelé complément. Dans l'organisme, ce phénomène joue un rôle sans doute très important dans la lutte naturelle contre les infections par des bactéries du genre *Hæmophilus* ou par des méningocoques.

La bactériolyse peut aussi être causée par un traitement antibiotique bactéricide, qui agit très rapidement sur un grand nombre de bactéries, entraînant la libération, dans l'organisme, de constituants de la cellule bactérienne éventuellement toxiques pour l'homme (endotoxines).

## Bactériophage

Virus infectant exclusivement les bactéries. SYN. *phage*.

Les bactériophages pénètrent dans les bactéries grâce à des récepteurs spécifiques situés dans la paroi bactérienne.

**PHAGES VIRULENTS**

Certains bactériophages, dits virulents, entraînent en se multipliant l'éclatement de la bactérie, et les phages libérés vont contaminer les bactéries voisines. En culture bactériologique, l'action de ces phages virulents se traduit par des zones dépourvues de bactéries, appelées plages de lyse et visibles à l'œil nu. Du fait de leur spécificité, ils sont utilisés en bactériologie et en épidémiologie pour typer les bactéries (lysotypie).

**PHAGES TEMPÉRÉS**

D'autres phages, dits tempérés, sont capables d'intégrer leur acide nucléique dans le chromosome de la bactérie hôte. Cette intégration peut faire acquérir à la bactérie de nouveaux caractères génétiques. Certains bactériophages, enfin, sont capables, en changeant successivement d'hôte, de transporter des gènes d'une bactérie à une autre (phénomène de transduction).

## Bactériostase

Arrêt de la multiplication des bactéries.

Dans les infections de moyenne gravité, cet arrêt momentané de la multiplication des bactéries, provoqué par un traitement antibiotique bactériostatique, permet aux défenses de l'organisme de circonscrire le foyer infectieux et d'assurer la guérison.

## Bactériostatique

Se dit de tout phénomène ou de toute substance, notamment antibiotique (tétracyclines, chloramphénicol, macrolides), capable d'inhiber la multiplication des bactéries sans les tuer.

L'effet bactériostatique d'un antibiotique est déterminé par la mesure de sa concentration minimale inhibitrice (C.M.I.), c'est-à-dire la plus petite concentration de l'antibiotique considéré requise pour inhiber in vitro la croissance d'une souche bactérienne.

## Bactériurie

Présence de bactéries dans l'urine.

Bien que l'urine soit normalement stérile, une bactériurie n'est pas toujours synonyme d'infection des voies urinaires. En effet, l'urine peut avoir été souillée au moment de son émission ou de son prélèvement : on parle alors de bactériurie non « significative ». Pour qu'une bactériurie soit considérée comme pathologique, c'est-à-dire qu'elle témoigne d'une infection basse (de la vessie) ou haute (des reins), des critères très stricts sont requis, notamment un nombre de bactéries supérieur à 10 000 par millilitre d'urine.

La présence de germes dans l'urine du malade est, dans un premier temps, dépistée à l'aide de bandelettes urinaires, utilisables en consultation ou au domicile du malade. La recherche est ensuite réalisée en laboratoire par un examen cytobactériologique des urines (E.C.B.U.), qui comporte une numération des cellules réactionnelles (hématies et leucocytes) et une numération des germes après culture.

Les bactériuries les plus fréquentes sont le fait de bactéries appartenant à la famille des entérobactéries, dont l'espèce la plus répandue, *Escherichia coli,* ou colibacille, est responsable d'au moins 60 % des infections urinaires.

La découverte d'une bactériurie doit faire rechercher le ou les facteurs ayant pu favoriser l'infection : calcul, malformation des voies urinaires, tumeur, etc.

## Bagassose

Maladie respiratoire due à l'inhalation de poussières de bagasse.

La bagasse, résidu fibreux obtenu après le broyage de la canne à sucre, est utilisée comme combustible, comme engrais et surtout pour fabriquer du papier et du carton. L'inhalation de la poussière de bagasse provoque des crises aiguës, qui se produisent habituellement après un délai de 4 ou 5 heures. Elles associent une dyspnée (difficulté respiratoire), des céphalées, une expectoration de goût désagréable et de la fièvre. Si le malade arrête de travailler dans cette atmosphère nocive, la bagassose peut régresser spontanément. Sinon, elle risque d'évoluer vers une fibrose pulmonaire. Un traitement par corticoïdes peut faciliter la guérison.

La prévention de cette maladie professionnelle, aujourd'hui très rare, repose sur le port de masque et la mécanisation des opérations.

## Bâillement

Réflexe consistant en une ouverture large et involontaire de la bouche, avec inspiration accompagnée d'une dilatation du pharynx, puis expiration associée à des mouvements de contraction de la face.

Le bâillement a une signification et un mécanisme neurologique mal connus. Il est habituellement lié à l'assoupissement ou à l'ennui. Il entraîne une diminution de l'acuité auditive, liée à l'obturation momentanée de la trompe d'Eustache.

#### PATHOLOGIE

Le bâillement est parfois le signe d'un trouble neurologique. Un bâillement excessif peut apparaître au cours des maladies du système nerveux central qui atteignent le tronc cérébral. C'est le cas de l'hypertension intracrânienne. Un bâillement peut s'observer aussi lors d'une encéphalite, d'une méningite, avant certaines crises d'épilepsie et également quand le débit sanguin cérébral est bas.

## Balanite

Inflammation le plus souvent aiguë du gland et du sillon situé entre le gland et le prépuce.

Une balanite peut être la localisation particulière d'une dermatose (psoriasis, eczéma, lichen, aphtose) ou avoir une origine tumorale, voire cancéreuse.

Les balanites infectieuses, causées par des bactéries, des champignons microscopiques (candida), des parasites (trichomonas) ou des virus (herpès), sont des maladies sexuellement transmissibles.

Les signes de balanite, variables selon les affections, sont des lésions sensibles et d'aspect très différent : taches blanches ou rouges, érosions à la surface de la muqueuse, érythèmes, etc. Le diagnostic repose sur l'aspect des lésions ; il peut être facilité par un examen bactériologique ou une biopsie. Le traitement de la balanite est celui de sa cause, une fois celle-ci déterminée.

## Balantidiose, ou Balantidiase

Maladie parasitaire du côlon due à l'infestation par *Balantidium coli,* seul protozoaire cilié parasite de l'homme.

La balantidiose, présente sur toute la surface du globe, mais surtout en zone tropicale, affecte le porc et, plus rarement, l'homme. La contamination s'effectue par ingestion d'eau souillée par des parasites enkystés (le kyste étant la forme de résistance des protozoaires en milieu extérieur) ou de viande de porc mal cuite.

Cette zoonose se traduit par une dysenterie avec selles glaireuses et sanglantes, par des douleurs abdominales et, parfois, par des hémorragies intestinales, une péritonite et une colite chronique.

La maladie est aisément diagnostiquée par un examen microscopique des selles, qui révèle la présence du parasite ; elle est traitée par administration d'antibiotiques.

## Balint (Michael)

Psychiatre et psychanalyste britannique d'origine hongroise (Budapest 1896 - Londres 1970).

Auteur de théories sur les relations médecin-malade-maladie, Michael Balint est le créateur d'une méthode consistant à réunir régulièrement des médecins sous la conduite d'un psychanalyste pour qu'ils analysent leur comportement vis-à-vis de leurs patients (groupe Balint).

## Ballonisation valvulaire mitrale

→ VOIR Barlow (syndrome de).

## Ballonnement

→ VOIR Distension abdominale.

## Balnéothérapie

Soins par des bains du corps entier ou de l'une de ses parties.

#### INDICATIONS

La balnéothérapie est utilisée dans la cure des affections rhumatismales, dermatologiques et oto-rhino-laryngologiques. On utilise différents types d'eau en y adjoignant ou non des solutions médicamenteuses.

■ **Les bains médicamenteux** sont donnés en baignoire ; de nombreuses substances peuvent y être introduites. Les bains antiseptiques (triclocarban, chlorhexidine, permanganate de potassium) conviennent aux dermatoses infectées. Les bains émollients (amidon, avoine, huile de soja, huile d'arachide, etc.) permettent un ramollissement des excès de kératine épidermique (psoriasis, kératodermies, sécheresse cutanée [xéroses]). Les bains antiprurigineux (produits végétaux, huile minérale, lipoprotéines) sont surtout prescrits pour les prurits allergiques.

■ **Les bains thermaux** utilisent les eaux de source thermale à la température d'émergence, refroidies ou réchauffées. Les sources sont indiquées pour différentes affections selon la composition de l'eau (riche en calcium, soufre, fer, sulfates, etc.).

■ **Les bains de boue** sont obtenus par délayage d'une eau thermale avec un limon. Ils sont notamment indiqués pour le traitement des rhumatismes.

→ VOIR Thermalisme.

## Bancroft (filaire de)

→ VOIR Filariose lymphatique.

## Bandage

Technique utilisée pour maintenir un pansement en place, pour exercer une compression ou pour immobiliser une partie du corps ou d'un membre.

#### DIFFÉRENTS TYPES DE BANDAGE

■ **Les bandages simples** sont constitués par des tours de bande (en tissu, en latex, en tricot élastique) qui se recouvrent entièrement et entourent une partie du corps.

**Chaque localisation (doigt, membre, cheville, coude, etc.) appelle une technique de bandage qui lui est adaptée. Une bande mal posée n'est pas sans risque : trop serrée par exemple, elle gênera la circulation artérielle et, enroulée en descendant vers une extrémité, la circulation veineuse.**

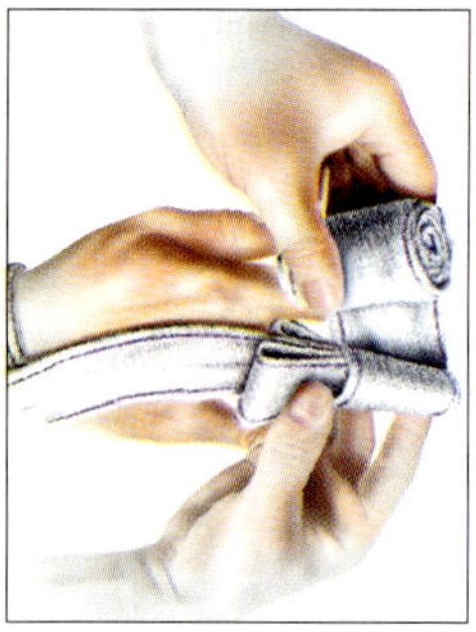

*Tout d'abord, rouler la bande par un tour du poignet et un aller-retour le long du doigt.*

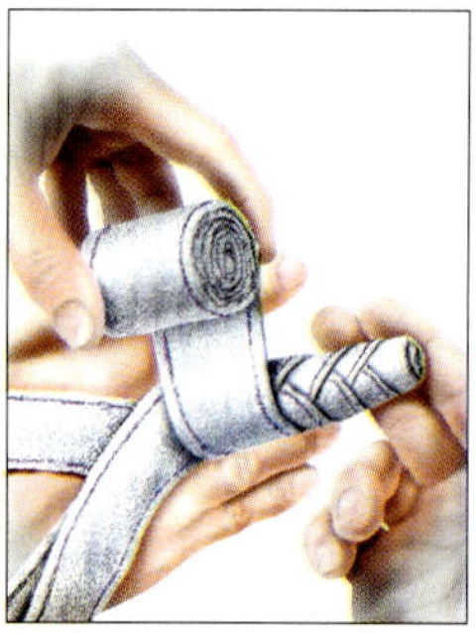

*Puis décrire des 8, du doigt au poignet, en croisant la bande sur le dos de la main.*

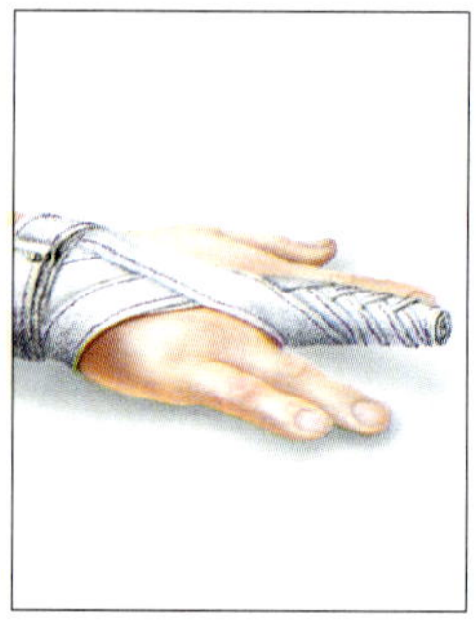

*À chaque passage, la bande est approximativement décalée sur un tiers de sa largeur.*

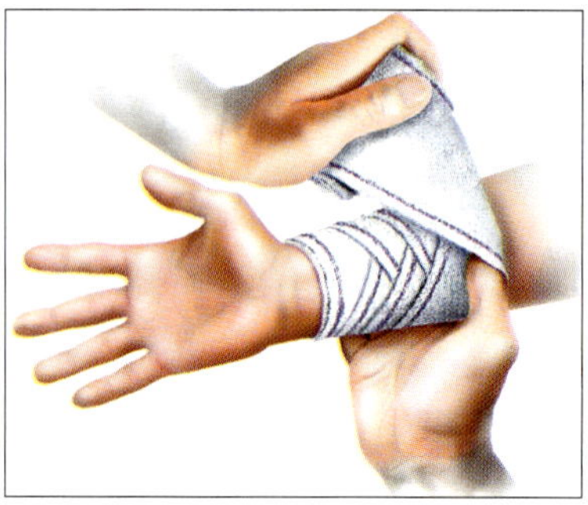

*Pour un segment de membre, tel l'avant-bras, après un premier tour, remonter en hélice ; achever par un autre tour.*

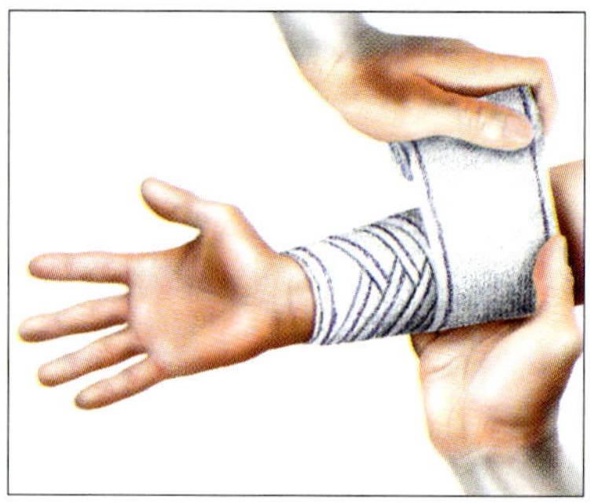

*Si la bande utilisée n'est pas assez élastique, la retourner recto verso à chaque tour, en s'aidant d'un doigt.*

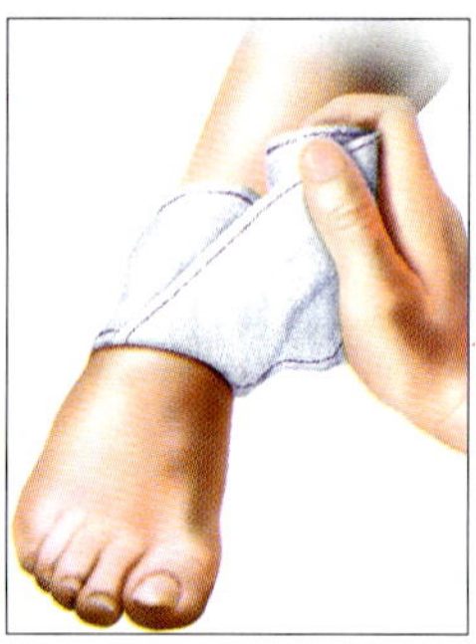

*Un premier tour à hauteur de la cheville doit fixer solidement la bande.*

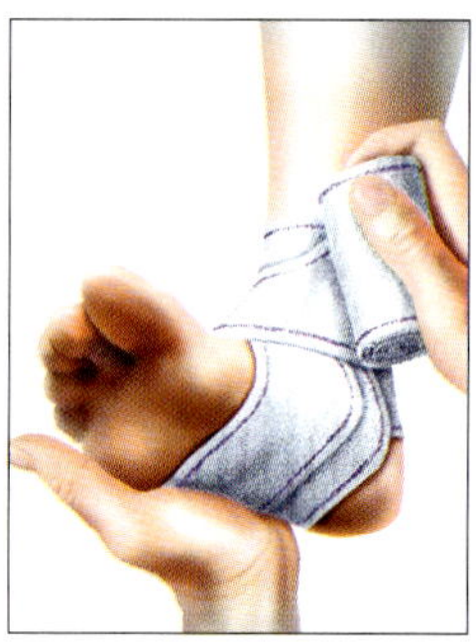

*Faire ensuite des 8 avec la bande, du pied à la jambe, en croisant sur le pied.*

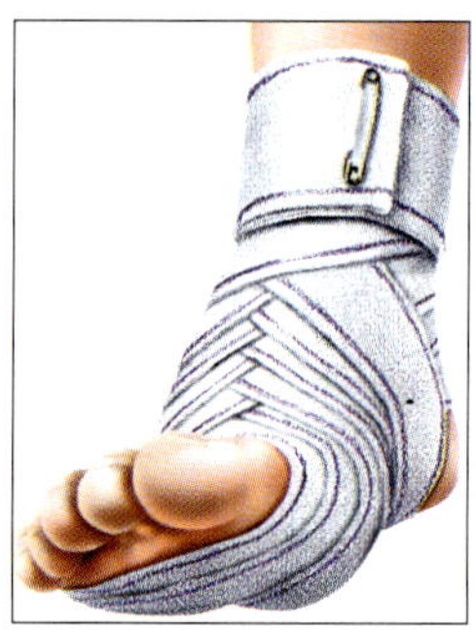

*À chaque nouveau passage, la bande est légèrement décalée vers le haut.*

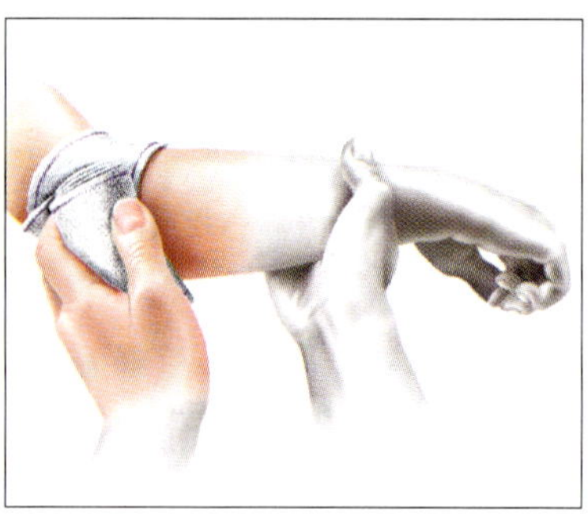

*Passer un premier tour de bande à la pliure du coude (ou du genou), puis faire des 8 qui se croisent du côté antérieur.*

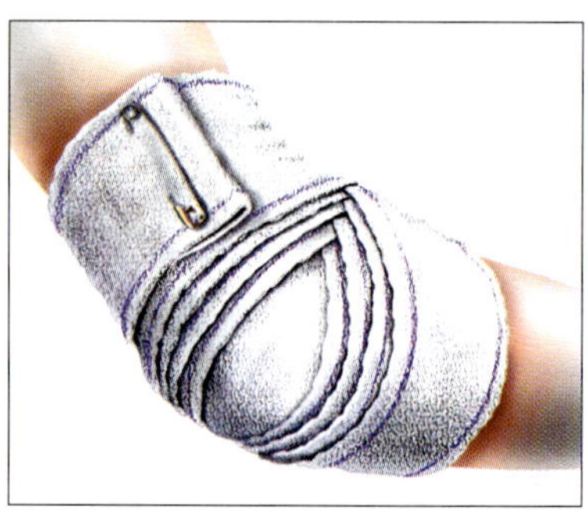

*Chaque 8 s'éloigne un peu plus du coude. À chaque nouveau passage, la bande est décalée sur un tiers de sa largeur.*

Appliqués de façon circulaire, spiralée, oblique, renversée ou croisée selon la partie du corps concernée, ils sont fréquemment utilisés pour maintenir un pansement, bander une entorse, en particulier de la cheville, et pour la contention abdominale.

■ **Les bandages dits pleins** sont de larges pièces de tissu pliées de façon à immobiliser un membre blessé (en cas de luxation de l'épaule, de traumatisme de l'avant-bras, etc.) contre le thorax. Le meilleur exemple en est l'écharpe de Mayor, large carré plié en deux, de telle sorte que les coins supérieurs s'écartent ; la partie inférieure, passée autour de l'abdomen sous l'avant-bras replié, est nouée en arrière ; les deux coins supérieurs passent de part et d'autre du cou et sont fixés par des épingles.

■ **Les bandages tubulaires** sont des cylindres de jersey ou de mailles larges fréquemment utilisés pour les pansements des doigts ou, en forme de culotte, pour les pansements du périnée.

■ **Les bandages mécaniques** sont des bandages herniaires composés d'une ou de deux pelotes (boules allongées, généralement en caoutchouc, destinées à comprimer l'orifice herniaire) et d'une ceinture de maintien. L'utilisation de ces bandages pour la contention des hernies inguinales est aujourd'hui de plus en plus rare, le traitement chirurgical lui étant préféré dans la plupart des cas.

## Bande

Morceau de tissu, de caoutchouc, etc., de longueur et de largeur variables, utilisé en médecine ou en chirurgie pour maintenir, recouvrir ou comprimer.

**DIFFÉRENTS TYPES DE BANDE**

■ **Les bandes de gaze,** très souples et légères mais peu élastiques, servent surtout à maintenir les pansements.

■ **Les bandes de crêpe et les bandes élastiques adhésives** permettent de comprimer légèrement une plaie pour en arrêter le saignement ou un membre gonflé par un traumatisme (entorse, déchirure musculaire, etc.). Il faut veiller à ne pas trop serrer le bandage afin de ne pas entraver la circulation sanguine.

■ **Les bandes plâtrées** servent à immobiliser un membre fracturé. Après les avoir mouillées, le médecin les met en place sur le membre, où elles sèchent et forment une coque en plâtre rigide. Aujourd'hui, elles sont progressivement remplacées par des bandes en résine colorée, plus légères et plus faciles d'emploi.

■ **La bande d'Esmarch** est une bande de caoutchouc qui sert à comprimer un membre afin d'en évacuer tout le sang veineux. Les chirurgiens l'utilisent en association avec un garrot placé à la racine d'un membre à opérer pour interrompre la circulation sanguine dans ce membre pendant tout le temps que dure l'intervention.

## Banque

En génie génétique, ensemble de cellules clonées (reproduites à partir d'une seule cellule initiale) contenant chacune un facteur recombinant.

## Banting (sir Frederick Grant)
Médecin et physiologiste canadien (Alliston, Ontario, 1891 - Musgrave Harbor, Terre-Neuve, 1941).

Frederick Grant Banting participa à la découverte de l'insuline, isolée à partir des îlots de Langerhans du pancréas. Ses travaux lui valurent en 1923 le prix Nobel de médecine, qu'il reçut avec John James Richard Macleod.

## Barany (épreuve de)
Test de stimulation calorique servant à l'exploration du labyrinthe, organe de l'équilibre.

L'épreuve de Barany consiste à étudier l'excitabilité du labyrinthe en injectant de l'eau froide ou chaude dans l'oreille du sujet debout. L'excitation des organes nerveux provoque un nystagmus (mouvements répétitifs, incontrôlables, des yeux) et un déséquilibre. L'étude de ces réponses permet d'établir le diagnostic exact de certains vertiges et troubles de l'équilibre.

## Barbiturique
Médicament utilisé dans le traitement de l'épilepsie ou au cours de l'anesthésie.

Les barbituriques (amobarbital, butobarbital, méthohexital, phénobarbital, vinylbital) sont des dérivés de l'acide barbiturique, lui-même étant le produit de condensation de l'acide malonique et de l'urée. Les thiobarbituriques (thiopental) contiennent du soufre en plus. Ces différents produits sont employés comme antiépileptiques (surtout le phénobarbital) ou comme adjuvants en anesthésie (méthohexital, thiopental). Ils diminuent l'activité du système nerveux central, mais ne sont plus utilisés comme hypnotiques (inducteurs du sommeil) en raison de leurs effets indésirables. Les barbituriques sont rarement utilisés en dehors des structures hospitalières, et seulement pour une très courte durée.

Ils sont contre-indiqués en cas d'allergie au produit, de porphyrie (trouble du métabolisme), d'insuffisance rénale ou respiratoire sévère, de grossesse (sauf nécessité absolue) et d'allaitement. Leur administration est orale ou injectable.

**EFFETS INDÉSIRABLES**

Un de leurs principaux effets indésirables est de déclencher une tolérance (nécessitant une augmentation progressive des doses pouvant aller jusqu'à la toxicomanie). L'action sédative, la somnolence qu'ils entraînent peuvent être gênantes ; l'association de l'alcool augmente cet effet. Les barbituriques provoquent également des réactions cutanées, des douleurs articulaires, des baisses de tension artérielle, des anémies et des crises de porphyrie. Les barbituriques sont par ailleurs des inducteurs enzymatiques : ils stimulent des enzymes hépatiques responsables de la dégradation de nombreux médicaments, lesquels risquent alors de devenir moins efficaces (anticoagulants oraux, bêtabloquants, dépresseurs du système nerveux central, contraceptifs oraux).

## Bardet-Biedl (syndrome de)
Syndrome génétique rare, de transmission autosomique récessive, caractérisé par une obésité précoce, une rétinite pigmentaire évoluant vers un handicap visuel majeur à l'âge adulte, un retard mental modéré et une hexadactylie (doigt surnuméraire).

Quatre ou cinq gènes seraient impliqués dans le syndrome de Bardet-Biedl.

## Barlow (syndrome de)
Trouble cardiaque associant un bruit anormal et un souffle lors de la systole. SYN. *ballonisation valvulaire.*

Le syndrome de Barlow est lié à une fuite de sang à travers une des deux valves mitrales. Cette fuite est due à une lésion particulière, appelée prolapsus, caractérisée par un mouvement anormal de la valve, qui fait saillie dans la cavité de l'oreillette gauche. Ce prolapsus, causé par une anomalie de la texture de la valve, est détecté chez environ 5 % de la population, mais une très faible proportion donne lieu à des complications, le plus souvent bénignes (augmentation de la fuite mitrale, troubles du rythme cardiaque) ou, exceptionnellement, plus graves (embolie, infection de la valve).

## Barnard (Christiaan)
Chirurgien sud-africain (Beaufort West, province du Cap, 1922 - Chypre 2001).

Après des études de médecine à l'université du Cap, Christiaan Barnard part en 1956 étudier aux États-Unis les opérations à cœur ouvert. De retour en Afrique du Sud, il y introduit ce type d'intervention. En 1967, il réalise au Cap, avec une équipe de 20 chirurgiens, la première transplantation cardiaque chez un être humain. Le malade greffé ne survit que 18 jours, mais l'opération est considérée comme un succès et elle élargit considérablement le champ d'application des transplantations d'organes.

## Barotraumatisme
Toute manifestation pathologique liée à des variations de pression à l'intérieur de l'organisme.

**CAUSES**

Un barotraumatisme survient en plongée sous-marine ou en avion soit à la descente, soit à la remontée (accident de décompression). Peuvent également survenir des accidents dits barotraumatiques chez les sujets sous ventilation assistée.

**SYMPTÔMES ET SIGNES**

Le barotraumatisme peut affecter l'oreille, les sinus, le système respiratoire (surpression pulmonaire) ou nerveux, par embolie gazeuse (maladie des caissons). La pression qui règne dans la caisse du tympan doit être égale à la pression atmosphérique. Cela est réalisé par la présence de la trompe d'Eustache, conduit reliant la caisse du tympan à la fosse nasale, où règne la pression atmosphérique. Lorsque celle-ci augmente (plongée sous-marine, descente en avion), si la trompe d'Eustache ne remplit pas son rôle, par exemple parce qu'elle est obstruée par des sécrétions, la dépression croissante de la caisse du tympan provoque une otite barotraumatique, qui se manifeste par une douleur violente située au fond de l'oreille, associée à une surdité. L'oreille interne peut être lésée, ce qui entraîne une surdité de perception souvent irréversible.

Les conditions de survenue des barotraumatismes des sinus de la face sont semblables à celles des barotraumatismes de l'oreille. Ils sont néanmoins beaucoup moins fréquents que ces derniers. Le facteur de risque essentiel est l'existence d'une rhinite ou d'une sinusite aiguë ou chronique affectant la perméabilité des sinus.

**TRAITEMENT ET PRÉVENTION**

Le traitement des barotraumatismes est fondé sur les décongestionnants administrés par voie nasale et les analgésiques. La prévention repose sur une éducation des sujets à risque (plongeurs, aviateurs) et une interdiction des vols et des plongées en cas d'infection aiguë ou chronique des voies aériennes supérieures (pharynx, larynx, fosses nasales) ou de l'oreille.

## Bartholin (glande de)
Chacune des glandes situées de part et d'autre de la moitié postérieure de l'orifice vaginal. SYN. *glande vestibulaire majeure.* (P.N.A. *glandula vestibularis major*)

Les glandes de Bartholin sont contenues dans le muscle constricteur de la vulve ; leur canal excréteur débouche entre les petites lèvres et l'hymen. Elles augmentent rapidement de volume après la puberté et régressent à la ménopause. Leur rôle consiste à sécréter en permanence, mais plus encore au moment des rapports sexuels, un liquide filant et incolore qui contribue à la lubrification du vagin.

Les glandes de Bartholin peuvent être le siège d'une inflammation pouvant déboucher sur une infection. Leur ablation, parfois nécessaire en cas d'infections récidivantes, n'empêche pas la sécrétion de liquide lubrifiant par les autres glandes vaginales.

## Bartholinite
Inflammation d'une ou des deux glandes de Bartholin.

Une bartholinite survient le plus souvent à partir d'une infection ou d'un pseudokyste, formé après obturation du canal excréteur de la glande. Les symptômes en sont un gonflement rouge et douloureux de la partie postérieure de la vulve, parfois accompagné de fièvre. Par la suite, un abcès peut se former, signalé par une tuméfaction avec présence de pus collecté. En début d'inflammation, le traitement fait appel aux antibiotiques. S'il existe un abcès, le traitement est alors chirurgical. Il consiste soit en l'incision puis le drainage de l'abcès, soit en la marsupialisation, opération permettant de créer un nouvel orifice au canal excréteur de la glande, en suturant les berges de l'incision à la peau alentour. En cas de récidive, l'ablation de la glande peut être nécessaire.

## Bartonellose
Maladie infectieuse due aux bactéries du genre *Bartonella*.

évolue sans symptômes apparents ; sa découverte, souvent fortuite, fait suite à un examen révélant une hématurie microscopique, parfois associée à une faible protéinurie (présence de protéines dans les urines).

**TRAITEMENT ET ÉVOLUTION**

Il n'existe aucun traitement spécifique de cette affection, dont les causes et l'évolution sont encore mal élucidées. L'insuffisance rénale, qui en est le risque majeur (elle survient dans 35 % des cas environ), rend indispensable un contrôle médical régulier. La maladie de Berger évolue généralement très lentement, sur plusieurs années. Un cinquième environ des malades atteignent un stade nécessitant un traitement par hémodialyse (technique d'épuration du sang par filtration à travers une membrane semi-perméable) ou une greffe rénale. Dans 60 à 65 % des cas, l'évolution est sans complication, mais les anomalies urinaires persistent le plus souvent.

## Béribéri

Maladie due à une carence en vitamine B1 (thiamine).

Le béribéri était autrefois très répandu chez les peuples d'Asie qui se nourrissaient exclusivement de riz décortiqué (alors que la cuticule du riz contient de la vitamine B1). Il sévit encore dans certaines populations sous-alimentées des pays en développement. Dans les pays industrialisés, il ne se rencontre que chez les personnes qui ont une alimentation très déséquilibrée, comme les alcooliques ou certaines personnes âgées.

**CAUSE**

La vitamine B1, qui se trouve surtout dans les céréales complètes, le foie, la viande de porc et la levure, joue un rôle important dans le métabolisme des glucides. Sans elle, le cerveau, les nerfs et les muscles ne peuvent fonctionner correctement.

**SYMPTÔMES ET SIGNES**

Le béribéri se manifeste tout d'abord par une fatigue et un amaigrissement. Il peut ensuite évoluer sous deux formes :

- **Le béribéri sec**, qui affecte principalement les nerfs et les muscles, a pour principaux symptômes un engourdissement, une sensation de brûlure aux jambes et une atrophie musculaire. Dans les cas graves, le malade ne peut plus marcher ni même se lever.
- **Le béribéri humide** se traduit principalement par une insuffisance cardiaque : le cœur n'arrivant plus à jouer correctement son rôle de pompe, les veines se congestionnent et des œdèmes apparaissent sur les jambes et parfois sur le tronc et le visage. Sans traitement, des troubles du rythme cardiaque et une évolution rapide de l'insuffisance cardiaque peuvent avoir une issue fatale.

**TRAITEMENT**

Il consiste à administrer, d'abord par injections puis par voie orale, de la vitamine B1 au malade. La guérison, rapide, est, dans la plupart des cas, totale.

→ VOIR Vitamine B1.

## Bernard (Claude)

Physiologiste français (Saint-Julien, Rhône, 1813 - Paris 1878).

Le savant débute modestement comme préparateur en pharmacie à Lyon. Il s'installe ensuite à Paris, y étudie la médecine et obtient son diplôme en 1843, après avoir soutenu une thèse sur le suc gastrique et son rôle dans la nutrition. Ce travail inaugure toute une série d'expériences sur les phénomènes chimiques de la digestion, qui aboutiront à la découverte de la fonction glycogénique du foie et à celle du rôle du pancréas. Claude Bernard révèle aussi l'existence du système nerveux sympathique, indépendant du système cérébrospinal, et il analyse le mode d'action de certains produits toxiques comme le curare. Entré à l'Académie des sciences en 1854, nommé la même année professeur de physiologie expérimentale à la Sorbonne, il enseigne au Collège de France à partir de 1855. En 1868, il devient professeur au Muséum d'histoire naturelle et est élu à l'Académie française.

Claude Bernard formula les principes et les règles de l'expérimentation scientifique dans un ouvrage capital, *Introduction à l'étude de la médecine expérimentale* (1865). Ses idées et son enseignement exercèrent une profonde influence sur l'évolution de la recherche biologique.

## Bérylliose

Maladie pulmonaire rare de la famille des pneumoconioses, due à l'inhalation de poussières ou de fumées contenant du béryllium, métal dur entrant dans la composition de nombreux alliages.

Sous sa forme aiguë, la bérylliose peut commencer quelques semaines après le début de l'exposition au béryllium ; elle se traduit alors par un œdème pulmonaire, qui régresse dès que cesse cette exposition. Sous sa forme chronique, la maladie se manifeste par une dyspnée (difficulté respiratoire) progressive, d'éventuelles atteintes cutanée, hépatique ou ganglionnaire et la formation de granulomes (petites tumeurs), dits bérylliques.

Un examen radiologique, une biopsie bronchique pour détecter la présence éventuelle de granulomes bérylliques, parfois un dosage sanguin permettent de confirmer le diagnostic et d'éviter la confusion avec une sarcoïdose, maladie d'origine inconnue, qui présente des symptômes voisins.

Les corticostéroïdes atténuent les symptômes de la bérylliose en phase aiguë, mais ils n'enrayent pas l'évolution de la maladie. La prévention reste donc essentielle.

→ VOIR Pneumoconiose.

## Besnier-Boeck-Schaumann (maladie de)

→ VOIR Sarcoïdose.

## Besoin énergétique

Quantité d'énergie indispensable à l'individu pour assurer ses dépenses énergétiques.

Les besoins énergétiques sont assurés par l'alimentation. Ils sont importants, autour de 100 kilocalories par kilogramme de poids, chez un nourrisson, puis diminuent, allant de 1 900 kilocalories/jour pour un enfant de 7 à 9 ans jusqu'à 2 900 kilocalories/jour pour un adolescent en pleine croissance. Ils sont moindres chez l'adulte (environ 2 200 kilocalories pour l'homme, 1 800 pour la femme) mais augmentent un peu chez la femme lors de la grossesse et de la lactation.

Si, chez un adulte, la quantité d'énergie apportée par les aliments est égale à la quantité d'énergie dépensée, l'individu conserve un poids stable. Si elle est insuffisante, celui-ci puise dans les réserves nutritives stockées par l'organisme et il maigrit. Si, au contraire, l'apport est supérieur aux dépenses, le sujet stocke des réserves énergétiques et grossit.

De nombreuses recherches sur les mécanismes de régulation des besoins et des dépenses énergétiques sont en cours, afin, notamment, de mieux comprendre les causes de l'obésité et d'en faciliter le traitement.

→ VOIR Dépense énergétique, Métabolisme.

## Besredka (méthode de)

Technique consistant à injecter un sérum par petites fractions.

La dose à injecter est fractionnée, l'injection de la plus grande part du sérum étant précédée, à des intervalles et à des dosages variables, d'une ou de plusieurs injections d'une très petite quantité du même sérum.

La méthode de Besredka est surtout utilisée quand le produit injecté est un sérum d'origine animale risquant de provoquer un choc anaphylactique. Cette technique tend à tomber en désuétude du fait de l'utilisation de plus en plus large de sérum humain, supprimant les risques d'accidents sériques (maladie sérique ou choc anaphylactique).

## Bêtabloquant

Médicament capable de s'opposer à certains effets des catécholamines (adrénaline, noradrénaline, dopamine) de l'organisme. SYN. *bêta-adrénolytique*.

**FORMES PRINCIPALES**

Les bêtabloquants les plus classiques sont l'aténolol, le labétolol, le métoprolol, le pindolol, le propanolol, le sotalol. Ils se fixent sur les récepteurs bêta des cellules de l'organisme et les bloquent, inhibant ainsi en partie l'action des médiateurs du système nerveux sympathique, par exemple l'accélération cardiaque et la bronchodilatation. Ce sont donc des sympatholytiques.

Les bêtabloquants se distinguent les uns des autres selon qu'ils inhibent les récepteurs cardiaques (bêta 1) ou les récepteurs bronchiques (bêta 2). Dans le premier cas, il en résulte des effets cardiovasculaires : antiarythmiques, antiangoreux et antihypertenseurs ; dans le second cas, ils entraînent une bronchoconstriction (diminution du diamètre des bronches). C'est surtout l'effet sur le cœur et sur les vaisseaux qui est recherché. Une deuxième distinction porte sur leur élimination par le foie ou par les reins : en cas d'insuffisance hépatique, on fait appel aux bêtabloquants à élimination rénale, et inversement.

**INDICATIONS ET CONTRE-INDICATIONS**

Les indications, au long cours ou en urgence, sont l'hypertension artérielle, l'angor, les troubles du rythme cardiaque, l'infarctus du myocarde et la prévention de la mort subite après un infarctus, ainsi que la migraine et les algies de la face (syndrome douloureux particulier du visage). Le glaucome (hypertension intraoculaire) peut également être traité par des bêtabloquants.

Les contre-indications, variables d'un produit à l'autre, doivent être absolument respectées chez le sujet âgé : bloc auriculo-ventriculaire (ralentissement de la conduction des influx électriques entre les oreillettes et les ventricules), insuffisance cardiaque non contrôlée par un traitement, bradycardie (ralentissement du rythme cardiaque) importante, artérite, syndrome de Raynaud (trouble circulatoire des mains évoluant par crises).

Ces médicaments sont surtout administrés par voie orale, parfois par voie injectable, en cas d'urgence. Certains produits, contre le glaucome, sont disponibles en collyre.

**EFFETS INDÉSIRABLES**

Certains sont bénins : troubles digestifs (douleurs d'estomac, nausées, vomissements, diarrhées), asthénie, insomnie et cauchemars, syndrome de Raynaud et paresthésies (fourmillements) des mains et des pieds, éruption cutanée. D'autres effets sont plus graves : bloc auriculoventriculaire, bradycardie, chute de tension, insuffisance cardiaque, crise d'asthme, hypoglycémie (surtout chez les diabétiques traités par des hypoglycémiants), impuissance.

Par ailleurs, il faut surveiller l'association avec d'autres médicaments antiarythmiques et ne jamais interrompre brutalement un traitement par bêtabloquant, car cela peut provoquer un infarctus chez les personnes atteintes d'angor.

## Bêta-2-microglobuline

Protéine intervenant dans la réponse immunitaire de l'organisme et, plus particulièrement, dans l'activation des lymphocytes T, cellules du système immunitaire.

La bêta-2-microglobuline est une protéine constituée d'une centaine d'acides aminés, de structure proche de certains anticorps (immunoglobulines G). Son dosage dans le sang, les urines ou le liquide céphalorachidien peut servir au diagnostic de certaines maladies rénales, lymphatiques, rhumatismales, auto-immunes ou inflammatoires.

## Bêtalactamase

Substance capable de dégrader de façon spécifique les antibiotiques de la famille des bêtalactamines.

La bêtalactamase est une enzyme sécrétée par les bactéries. Elle entraîne une augmentation de la concentration minimale inhibitrice (C.M.I.) des bêtalactamines avec pour conséquence l'impossibilité d'utiliser ces antibiotiques. Ce processus constitue le mode de résistance le plus répandu des bactéries aux bêtalactamines.

Les bêtalactamases à spectre étendu (B.L.S.E.) sont des enzymes qui inactivent également les céphalosporines de troisième génération. Les espèces sécrétrices de ces enzymes *(Klebsiella pneumoniæ, Enterobacter)* sont souvent multirésistantes et responsables d'infections nosocomiales (acquises à l'hôpital), éventuellement épidémiques.

## Bêtalactamine

Médicament antibiotique actif contre certaines bactéries.

La famille des bêtalactamines se divise en deux grands groupes de produits : les pénicillines et les céphalosporines.

## Bêtastimulant

Médicament capable de reproduire certains des effets des catécholamines (adrénaline, noradrénaline, dopamine) de l'organisme. SYN. *bêta-adrénergique, bêtasympathomimétique.*

Les bêtastimulants les plus utilisés sont le salbutamol et la terbutaline, ainsi que la ritodrine en obstétrique. Ils se fixent sur les récepteurs bêta des cellules de l'organisme et les stimulent, imitant ainsi en partie l'action des médiateurs du système nerveux sympathique, en particulier la bronchodilatation (augmentation du calibre des bronches) et le relâchement des fibres musculaires de l'utérus.

**INDICATIONS ET CONTRE-INDICATIONS**

■ En pneumologie, les bêtastimulants sont indiqués pour dilater les bronches, au cours des crises d'asthme ou en traitement de fond (parfois avant une activité sportive), et dans les autres bronchopneumopathies obstructives (atteinte diffuse des bronches avec gêne respiratoire) telles que la bronchite chronique.

■ En obstétrique, les bêtastimulants contribuent à diminuer les contractions de l'utérus dans le cadre des menaces d'accouchement prématuré et lors de certains accouchements difficiles.

Les contre-indications sont l'angor non contrôlé par un traitement et l'infarctus du myocarde. Lorsque ces médicaments sont utilisés par voie injectable, l'association avec certains anesthésiques, les antidépresseurs du type I.M.A.O., les digitaliques (médicaments cardiologiques) et les antidiabétiques est déconseillée ou doit être prudente.

L'administration des bêtastimulants se fait par voie orale, par voie injectable, sous forme d'aérosol, de nébulisation (pneumologie) ou de suppositoire (obstétrique).

**EFFETS INDÉSIRABLES**

Il peut se produire des troubles neurosensoriels (agitation, tremblements, vertiges, maux de tête), digestifs (nausées, vomissements) et cardiaques (palpitations, accélération du rythme du cœur), des réactions allergiques, une hyperglycémie (augmentation du glucose sanguin) ou une hypokaliémie (baisse du potassium sanguin).

## Beurre

Matière grasse alimentaire obtenue à partir de la crème de lait de vache.

La composition du beurre est la suivante : 18 % au maximum de matière non grasse (eau [16 grammes au plus] et matière sèche dégraissée : protéines, glucides, etc.) pour 82 % de matières grasses laitières.

Le beurre est, quand on le consomme cru, l'une des matières grasses les plus digestes. Il est riche en vitamine A (une ration de 25 grammes permet de couvrir environ 30 % des besoins journaliers de l'enfant et de l'adulte) et apporte aussi de la vitamine D. Il contient des acides gras essentiels indispensables à la constitution correcte du cerveau chez l'enfant. Sa valeur nutritive est élevée (780 kilocalories pour 100 grammes) : c'est, sous un faible volume, une importante source d'énergie rapidement utilisable par l'organisme.

## Bézoard

Agrégat de substances non digestibles stagnant dans le tube digestif.

Les bézoards se constituent le plus souvent dans l'estomac, plus rarement dans l'intestin grêle.

**DIFFÉRENTS TYPES DE BÉZOARD**

■ Les phytobézoards résultent d'une accumulation de substances végétales fibreuses, résidus d'agrumes ou d'autres végétaux à fibres. Leur présence est due à un régime déséquilibré ou à des troubles de l'évacuation gastrique : troubles moteurs ou rétrécissements organiques (cancers, certaines gastrectomies).

■ Les trichobézoards sont faits d'une accumulation de cheveux. On les rencontre chez les enfants, les psychopathes, les débiles mentaux ou les prisonniers qui avalent les cheveux qu'ils s'arrachent.

■ Les autres bézoards sont constitués de substances diverses ingérées : médicament à enveloppe particulière pour libération prolongée, coton...

**SYMPTÔMES ET DIAGNOSTIC**

Certains bézoards ne donnent lieu à aucun symptôme ; d'autres entraînent des troubles digestifs et alimentaires chroniques (douleurs abdominales, anorexie, nausées, constipation). Le diagnostic est établi grâce à la radiographie du tube digestif ou à la fibrogastroscopie (examen de l'intérieur de l'estomac, effectué à l'aide d'un gastroscope, appareil d'observation muni d'un système optique grossissant, que l'on introduit par l'œsophage jusqu'à l'estomac).

**TRAITEMENT**

Il consiste d'une part à éliminer le bézoard (soit par l'action d'enzymes capables de le digérer, soit en l'extrayant par endoscopie ou par intervention chirurgicale) et, d'autre part, à agir sur sa cause.

## Bicarbonate de sodium

Antiacide utilisé pour soulager une indigestion ou un pyrosis (aigreur d'estomac). SYN. *bicarbonate de soude.*

Le bicarbonate de sodium s'administre par voie orale, sous forme de poudre. Il provoque souvent des éructations et une gêne abdominale. En raison de l'apport excessif de sodium, une utilisation prolongée peut entraîner un œdème des chevilles et des nausées. Pour la même raison, il est contre-indiqué en cas d'insuffisance cardiaque ou rénale (risque d'œdème).

BICEPS : BRAS ET CUISSE

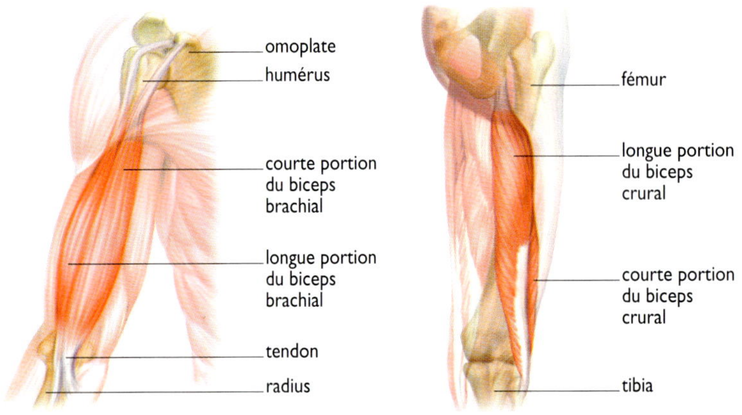


## Biceps

Muscle des membres supérieurs et inférieurs dont l'une des extrémités est rattachée à l'os par deux tendons séparés. (P.N.A. *musculus biceps*)

Le corps humain comprend deux types de biceps.

■ **Le biceps brachial** débute au niveau de l'épaule. Attaché par deux tendons supérieurs (un long et un court) à l'omoplate et par un tendon inférieur au radius, il assure la rotation et la flexion de l'avant-bras sur le bras.

■ **Le biceps crural**, situé à la face postérieure de la cuisse, s'insère en haut par deux tendons supérieurs, le plus long fixé à l'ischion, le plus court au fémur. Il participe à la flexion de la jambe sur la cuisse.

## Bichat (Marie François Xavier)

Anatomiste et physiologiste français (Thoirette, Jura, 1771 - Paris 1802).

Marie François Xavier Bichat est considéré comme l'initiateur de l'anatomie générale, car, plus que les organes eux-mêmes, il étudia les tissus qui les constituent. Il contribua également aux progrès de l'embryologie et définit la vie comme l'ensemble des propriétés vitales résistant aux processus physico-chimiques de dégradation. Disparu à trente ans, Bichat, qui fut médecin à l'Hôtel-Dieu à Paris, laissa plusieurs ouvrages, dont *Recherches physiologiques sur la vie et la mort* (1799) et *Anatomie générale* (1801).

## Bicuspidie

Malformation congénitale du cœur caractérisée par la présence de deux valves sigmoïdes au lieu de trois, généralement au niveau de la valvule aortique.

La bicuspidie, facilement décelée à l'échocardiographie, n'a généralement aucune incidence pathologique. Elle provoque cependant des turbulences à l'écoulement du flux sanguin pendant la contraction du ventricule gauche. Elle peut, pour cette raison, favoriser une infection des valvules cardiaques (maladie d'Osler) ainsi que des dépôts de calcaire qui gênent l'ouverture de ces valvules et provoquent chez les sujets âgés une sténose (rétrécissement) nécessitant parfois une intervention chirurgicale.

## Bière

Boisson fermentée alcoolisée préparée à partir de céréales germées (orge principalement) et aromatisée au houblon.

Les bières ordinaires (bières de table) contiennent environ 3 % d'alcool, les bières dites sans alcool moins de 1 %, mais les bières spéciales (bières de luxe, par exemple) peuvent en contenir jusqu'à 10 %. Une canette de 33 cl de bière à 6 % apporte 15 grammes d'alcool pur, soit l'équivalent d'un verre de cognac. Cette boisson ne doit donc pas être proposée aux enfants.

La bière a une valeur énergétique élevée (en moyenne 400 kilocalories par litre), du fait notamment de sa richesse en glucides (40 grammes par litre). Il faut en tenir compte lors d'un régime hypocalorique ou en cas de diabète.

## Biermer (maladie de)

Anémie résultant d'une mauvaise absorption de la vitamine B12 dans l'estomac. SYN. *anémie de Biermer, anémie pernicieuse, maladie d'Addison-Biermer.*

La maladie de Biermer se rencontre surtout dans la seconde moitié de l'existence.

**CAUSES**

C'est une maladie auto-immune due à la destruction des cellules gastriques qui sécrètent l'acide chlorhydrique et le facteur intrinsèque, l'absence de ce dernier provoquant une mauvaise absorption de la vitamine B12. Outre son rôle dans le système nerveux, la vitamine B12 est indispensable à la synthèse de l'A.D.N. : son absence a des conséquences importantes, particulièrement sur la vie des tissus à division cellulaire rapide, comme la moelle osseuse, et entraîne une diminution des globules rouges (anémie), des polynucléaires neutrophiles (globules blancs intervenant dans la lutte contre les infections) et des plaquettes, ainsi que l'apparition, dans la moelle osseuse, de mégaloblastes (érythroblastes [précurseurs des globules rouges] de taille supérieure à la normale).

**SYMPTÔMES ET DIAGNOSTIC**

Les symptômes sont ceux de toute anémie : pâleur, asthénie, dyspnée. Le diagnostic s'établit par le myélogramme (examen des cellules de la moelle osseuse), qui révèle une anémie mégaloblastique avec un taux sanguin abaissé de vitamine B12, tandis que celui de l'acide folique (autre vitamine susceptible d'expliquer une anémie mégaloblastique) est normal. L'absence d'acide chlorhydrique et de facteur intrinsèque dans l'estomac est mise en évidence soit par dosage direct dans le liquide gastrique prélevé par tubage, soit grâce au test de Schilling.

**TRAITEMENT**

Il repose sur l'injection de vitamine B12 par voie intramusculaire jusqu'à correction de l'anémie, puis une fois par mois à vie. Il est prudent de surveiller la muqueuse gastrique par fibroscopie tous les deux ans, la maladie pouvant favoriser l'apparition de polypes susceptibles de dégénérer.

## Biguanide

Médicament utilisé dans le traitement du diabète non insulinodépendant.

Les biguanides font partie, avec les sulfamides hypoglycémiants, des hypoglycémiants oraux, par opposition à l'insuline, qui est administrée en injection.

## Bilan

Examen ou ensemble d'examens permettant d'évaluer l'état de santé d'un sujet.

■ **Le bilan métabolique** est la comparaison des entrées et des sorties d'une substance donnée chez un individu. Il consiste à doser, dans l'organisme, les entrées (dans les apports que constituent les aliments et la boisson) et à contrôler les sorties (par l'analyse des urines et des matières fécales) de substances diverses comme l'eau (bilan hydrique), le potassium, le sodium (bilan électrolytique), etc. Un bilan équilibré signifie qu'il y a concordance entre l'ingestion de la substance et les pertes. Un bilan positif indique des sorties insuffisantes par rapport aux entrées, ce qui, dans le cas du chlorure de sodium (sel de table), risque d'entraîner une rétention d'eau ; un bilan négatif indique des sorties excessives, ce qui, toujours dans le cas du chlorure de sodium, peut révéler certaines maladies des reins.

■ **Le bilan musculaire** est un examen permettant d'évaluer la force d'un muscle selon une échelle numérotée de 0 à 5. Il se pratique en cas de déficit moteur (parésie [déficit partiel de la motricité], paralysie) afin d'en mesurer l'évolution.

■ **Le bilan préopératoire** est un ensemble d'examens (cliniques, radiologiques, électrocardiographiques, biologiques) effectués systématiquement avant une intervention chirurgicale et qui, associés à un interrogatoire du sujet sur ses antécédents familiaux et personnels (traitements suivis, allergies, etc.), permettent de dépister une éventuelle contre-indication et d'évaluer le risque opératoire. Le bilan préopératoire peut conduire à un traitement médical avant l'intervention.

■ **Le bilan de santé, ou « check-up »**, est un ensemble d'examens (clinique, radiologique, électrocardiographique, biologique, buccodentaire, auditif, visuel) pratiqués dans une intention préventive chez un patient apparemment en bonne santé. Actuellement, les bilans de santé sont plutôt délaissés au profit de dépistages plus ciblés.

■ **Le bilan d'aptitude sportive** est un examen médical permettant de détecter d'éventuelles contre-indications à la pratique de certaines disciplines sportives. Il s'adresse à tous ceux qui désirent commencer ou reprendre la pratique d'un sport, ainsi qu'aux personnes s'adonnant à un sport dangereux. Dans ce dernier cas, le bilan est annuel et obligatoire. Le médecin doit tenir compte de la nature du sport envisagé, du niveau de pratique (loisirs ou compétition) et de l'expérience du sujet (débutant, chevronné). L'examen commence par un entretien avec le sujet afin de connaître ses antécédents familiaux, médico-chirurgicaux (traitement en cours, existence éventuelle de troubles fonctionnels), son rythme et son hygiène de vie. À cette occasion, un contrôle du suivi des vaccinations peut être effectué. Le bilan se poursuit par la mesure de la fréquence cardiaque et de la tension artérielle, ainsi que par une auscultation pour rechercher un souffle cardiaque. L'examen clinique tient compte de la taille et du poids du sujet et permet d'apprécier sa souplesse articulaire et son équilibre, afin de déceler d'éventuelles anomalies de la colonne vertébrale ou des membres. Une auscultation pulmonaire et des examens abdominal, oto-rhino-laryngologique et cutané sont pratiqués, ainsi qu'un électrocardiogramme. Au cas où le médecin suspecte une pathologie ou l'existence d'un facteur de risque, des examens complémentaires peuvent être effectués.

## Bile

Liquide sécrété par les cellules du foie, qui contribue à la digestion des graisses.

La bile, de couleur jaune verdâtre et de goût amer, contient de l'eau, des électrolytes (substances en solution dans l'eau sous forme d'ions), un pigment, la bilirubine, qui résulte de la décomposition de l'hémoglobine, et des sels biliaires qui, en émulsifiant les graisses (en les fragmentant en microscopiques gouttelettes), jouent un rôle indispensable dans leur digestion par l'intestin.

La sécrétion biliaire varie chez l'adulte de 0,5 à 1 litre par jour. Elle est permanente, mais se renforce au moment des repas. Collectée par le canal hépatique, la bile quitte le foie par les voies biliaires et est mise en réserve dans le canal cholédoque et la vésicule biliaire. Dès que les graisses d'un repas passent de l'estomac dans le duodénum, elles déclenchent la sécrétion d'une hormone qui entraîne à son tour la contraction de la vésicule biliaire et l'écoulement de la bile dans le duodénum par la voie biliaire principale.

La bile est un milieu extrêmement riche en corps dissous physiquement instables qui peuvent, sous l'influence de divers facteurs, former des cristaux et des calculs (lithiase) dans la vésicule ou les voies biliaires.

## Bilharziose

Maladie parasitaire due à l'infestation par des bilharzies (ou schistosomes). SYN. *schistosomiase.*

Les bilharzies sont des vers de la classe des trématodes, qui vivent dans l'appareil circulatoire de l'homme.

**BILHARZIOSE**

**Plus fréquente en Afrique, la maladie s'observe partout dans le monde. L'eau contamine l'homme et celui-ci la contamine à son tour par ses urines et ses selles.**

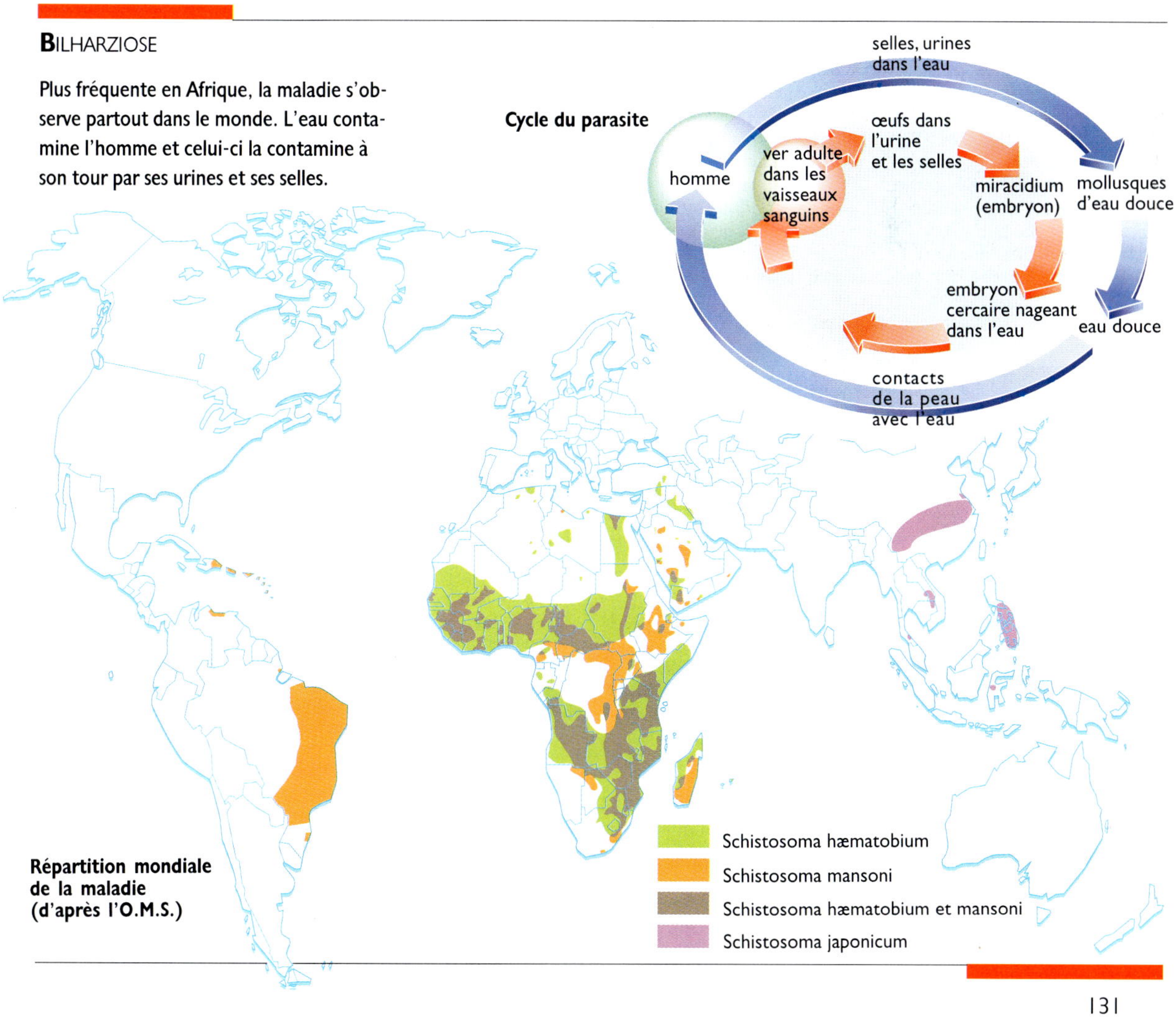


**Répartition mondiale de la maladie (d'après l'O.M.S.)**

Les bilharzioses atteignent plusieurs centaines de millions d'êtres humains dans les pays du tiers-monde. Elles font l'objet, avec le paludisme, la filariose, la leishmaniose, la trypanosomiase et la lèpre, d'un programme de lutte et de recherche prioritaire dirigé par l'Organisation mondiale de la santé.

**DIFFÉRENTS TYPES DE BILHARZIOSE**

Quatre principaux types de bilharzies affectent l'homme : *Schistosoma mansoni* et *Schistosoma japonicum* (qui provoquent des bilharzioses intestinales, présentes, pour celle causée par *S. mansoni*, aux Antilles, au Brésil, en Afrique noire, en Égypte et dans la péninsule arabique, et, pour celle causée par *S. japonicum*, en Chine, aux Philippines, en Indonésie et dans la péninsule indochinoise) ; *Schistosoma intercalatum* (à l'origine d'une bilharziose rectale, présente en Afrique centrale) ; *Schistosoma hæmatobium* (causant une bilharziose urinaire, présente en Afrique et au Proche-Orient).

Ces différents vers ont le même cycle de développement et de reproduction : chaque espèce de ver parasite une espèce de mollusque d'eau douce bien précise. La transmission de la maladie s'effectue au contact de l'eau contenant les larves. Celles-ci gagnent alors les vaisseaux sanguins, où elles se développent. Les vers adultes, qui mesurent quelques millimètres de long, vivent en couples dans les veines de l'abdomen, de la vessie, de l'intestin, du rectum, du foie ou de la rate ; leur durée de vie peut dépasser quinze ans. La femelle pond chaque jour des centaines d'œufs, qui se propagent dans l'urine et les selles.

**SYMPTÔMES ET SIGNES**

Le passage des embryons à travers la peau provoque un prurit (démangeaisons) à l'endroit de la pénétration. Quelques semaines plus tard apparaissent une fièvre, une diarrhée et des plaques d'urticaire. Une analyse de sang effectuée à ce stade met en évidence un taux élevé de globules blancs éosinophiles et d'anticorps antibilharziens. Cette phase, dite d'invasion, s'observe rarement dans les cas de bilharziose urinaire ; elle est plus fréquente dans les bilharzioses intestinales.

Les bilharzioses intestinale et rectale se traduisent par des diarrhées et des douleurs abdominales. L'exploration du côlon révèle la présence de polypes et d'ulcérations du gros intestin. L'infestation peut également provoquer une augmentation du volume du foie et de la rate, souvent accompagnée d'une ascite (épanchement de liquide dans la cavité péritonéale) et du développement de varices dans l'œsophage et l'abdomen.

La bilharziose urinaire se traduit par une hématurie, c'est-à-dire par la présence de sang dans les urines, qui sont trop fréquentes et d'émission douloureuse. À l'examen radiologique, la vessie peut apparaître calcifiée. L'échographie et l'urographie intraveineuse révèlent parfois des polypes de la vessie et une dilatation des cavités rénales. L'infestation peut également se traduire par une splénomégalie (augmentation du volume de la rate), des atteintes de l'appareil génital, des poumons et du cœur.

**DIAGNOSTIC ET TRAITEMENT**

L'examen microscopique des selles, des urines ou d'un fragment de muqueuse rectale révèle la présence d'œufs caractéristiques du parasite.

Le traitement consiste à administrer, par voie orale et pendant un ou deux jours, des médicaments antihelminthiques, oxamniquine (active contre *Schistosoma mansoni*) ou praziquantel (actif contre les quatre bilharzies). Efficaces et bien tolérés, ces médicaments permettent de traiter un grand nombre de malades sans hospitalisation.

**PRÉVENTION**

Elle repose sur l'élimination des matières fécales (construction de latrines), l'absence de contact avec les eaux de surface infestées (installation de puits) ou la destruction des mollusques par produits chimiques. Le recours à la vaccination serait une solution, mais il n'est pas encore envisageable à grande échelle.

## Bilirubine

Pigment jaune-brun provenant de la dégradation de l'hémoglobine (et de quelques autres pigments respiratoires) et constituant le principal colorant de la bile.

■ **La bilirubine libre**, insoluble dans l'eau, est surtout produite dans la rate et la moelle osseuse et transportée jusqu'au foie par l'albumine du sang.

■ **La bilirubine conjuguée**, soluble dans l'eau, est obtenue après transformation chimique dans le foie et excrétée dans la bile. Dans l'intestin, une partie de la bilirubine conjuguée est transformée sous l'action de bactéries, colorant les selles en brun.

La bilirubinémie (concentration plasmatique de la bilirubine) est la mesure des bilirubines conjuguée et libre, liées ou non à l'albumine. Normalement, le sang ne contient qu'une faible quantité de bilirubine libre. L'élévation du taux de cette dernière est un signe d'hémolyse (destruction des globules rouges). La présence de bilirubine conjuguée dans le sang (bilirubinémie) ou dans les urines (bilirubinurie) est le signe d'une maladie hépatique ou d'une obstruction biliaire. Enfin, l'élévation de l'une ou de l'autre forme de bilirubine dans le sang s'accompagne d'accumulation de pigments dans les tissus et produit un ictère (jaunisse).

## Biliverdine

Pigment biliaire de couleur verte résultant de la dégradation de l'hémoglobine.

La biliverdine est formée dans la moelle osseuse et dans la rate par dégradation de l'hémoglobine des globules rouges vieillis. Elle est ensuite transformée en bilirubine, éliminée avec la bile dans l'intestin.

## Binet (Léon)

Médecin et physiologiste français (Saint-Martin, Seine-et-Marne, 1891 - Paris 1971).

Professeur de physiologie puis doyen de la faculté de médecine de Paris, il étudia notamment l'exploration fonctionnelle du poumon, la lutte contre l'asphyxie, l'hémorragie aiguë et l'occlusion intestinale. On lui doit également des recherches sur le venin des serpents et les intoxications par les champignons.

## Biochimie

Science consacrée à l'étude de la composition et des réactions chimiques de la matière vivante et des substances qui en sont issues. SYN. *chimie biologique.*

La biochimie décrit la structure et la localisation des molécules qui constituent les êtres vivants. Par ailleurs, elle étudie les réactions chimiques dans lesquelles ces molécules sont impliquées (métabolisme), soit pour les synthétiser (anabolisme), ce qui permet notamment de construire les tissus, soit pour les dégrader (catabolisme), ce qui permet essentiellement de produire de l'énergie. Avec la physiologie, la biochimie précise aussi le rôle joué par chaque molécule dans le fonctionnement des êtres vivants.

## Bioéthique

→ VOIR Éthique médicale.

## Biofeedback

→ VOIR Rétrocontrôle.

## Biologie moléculaire

Science consacrée à l'étude des molécules supportant le message héréditaire (acides nucléiques A.D.N. et A.R.N.).

La biologie moléculaire analyse, dans les molécules, la structure du génome et ses altérations (mutations) ainsi que les mécanismes de l'expression, normale et pathologique, des gènes. L'expression biologie moléculaire est parfois employée pour désigner les techniques d'étude des gènes.

## Biométrie

Étude statistique des dimensions et de la croissance des êtres vivants.

### Biométrie fœtale

C'est la mesure des dimensions du fœtus par échographie. La biométrie fœtale peut avoir lieu dès la 6e semaine d'aménorrhée (arrêt des règles), c'est-à-dire dès le 2e mois de grossesse, moment où l'embryon commence à être vu par échographie. Les mesures biométriques varient suivant le moment de la grossesse : pendant le 1er trimestre, c'est la distance craniocaudale (du sommet du crâne à l'extrémité de la colonne vertébrale) ; au cours des 2e et 3e trimestres, les mesures portent essentiellement sur le diamètre bipariétal (de la tête), le diamètre thoracique et la longueur du fémur.

Ces éléments permettent de préciser la date de conception et le terme, d'évaluer le développement fœtal, de dépister certaines anomalies (hydramnios, spina-bifida, anomalies crâniennes, etc.). Associée à l'étude anatomique et à l'aspect physiologique du fœtus, la biométrie permet d'apprécier le bien-être fœtal. Enfin, la confrontation des mesures fœtales au diamètre pelvien de la mère détermine la possibilité d'un accouchement par les voies naturelles.

Les courbes de développement fœtal sont exprimées en percentiles (groupes représentant un centième particulier d'une population divisée en centièmes selon un critère donné). Sont considérées comme normales les mesures comprises entre le 10e et le 90e percentile. En dessous, on parle de retard de croissance intra-utérin, au-dessus, de macrosomie fœtale.

**Biométrie oculaire**

C'est la mesure des dimensions de l'œil par échographie.

Les principales indications sont :

- la mesure de la longueur axiale du globe avant extraction chirurgicale du cristallin (en cas de cataracte), afin de déterminer la possibilité d'implantation d'un cristallin artificiel ;
- la surveillance de l'évolution de certaines pathologies qui modifient la longueur de l'œil (glaucome congénital chez le petit enfant, atrophie d'un œil traumatisé) ;
- la différenciation entre une mégalocornée (grande cornée, sans caractère pathologique) et une buphtalmie (distension de l'œil dans le cadre d'un glaucome congénital) ; entre microcornée (petite cornée, sans caractère pathologique) et microphtalmie (diminution de taille de tout le globe oculaire, qui n'est pas fonctionnel).

La sonde permettant la réflexion des ultrasons est posée sur la cornée après anesthésie de contact par collyre. Cet examen, d'une totale innocuité, dure quelques minutes. Les résultats sont connus immédiatement.

## Biomicroscope

Microscope binoculaire à source lumineuse mobile permettant l'examen anatomique de l'œil. SYN. *lampe à fente*.

Le biomicroscope sert à examiner à un fort grossissement les différentes structures de l'œil. En faisant varier la hauteur et la largeur de la fente lumineuse de l'appareil, réfléchie vers l'œil par un miroir, on obtient une coupe optique du segment antérieur de l'œil (cornée, chambre antérieure, iris, pupille, cristallin et corps vitré antérieur). En revanche, l'étude du segment postérieur de l'œil (rétine), appelée examen du fond d'œil, nécessite l'adaptation sur le biomicroscope de verres d'examen spéciaux : verre à trois miroirs, posé sur la cornée après anesthésie de contact par collyre, lentille de Volk, qui n'a pas besoin d'être en contact avec l'œil. Enfin, le tonomètre par aplanation (appareil de mesure de la pression intraoculaire), qui s'adapte sur le biomicroscope, est utilisé pour mesurer la pression intraoculaire (notamment en cas de glaucome).

## Biopsie

Prélèvement d'un fragment de tissu ou d'organe à des fins d'examen microscopique.

**INDICATIONS**

Une biopsie est indiquée quand on souhaite une étude anatomopathologique (structure globale du fragment vu au microscope) et parfois biochimique (recherche de diverses substances), immunologique (mise en évidence d'antigènes), génétique ou bactériologique. Elle permet ainsi le diagnostic d'une anomalie locale, par exemple une tumeur, ou de symptômes généralisés, comme lors d'une maladie systémique. Parfois, on cherche à s'assurer qu'une lésion connue (ulcère de l'estomac ou autre) ne contient pas de cellules cancéreuses. Plusieurs biopsies successives peuvent être pratiquées pour vérifier que l'évolution de la maladie est favorable sous traitement. La biopsie est inscrite dans une démarche diagnostique précise ; elle intervient souvent après des examens plus faciles à réaliser (dosages sanguins, radiographies). Son intérêt est multiple : elle réussit là où les autres techniques sont inopérantes ; elle apporte une certitude diagnostique au lieu d'une probabilité ; elle indique, entre plusieurs variétés connues d'une même maladie, celle qui est en cause ; elle précise l'extension des lésions, leur degré de pénétration dans les tissus. Ces différents points ont d'importantes répercussions pronostiques et thérapeutiques : par exemple, un cancer sera traité plus radicalement si l'on sait qu'il appartient à une certaine variété, ou qu'il a franchi certaines limites tissulaires.

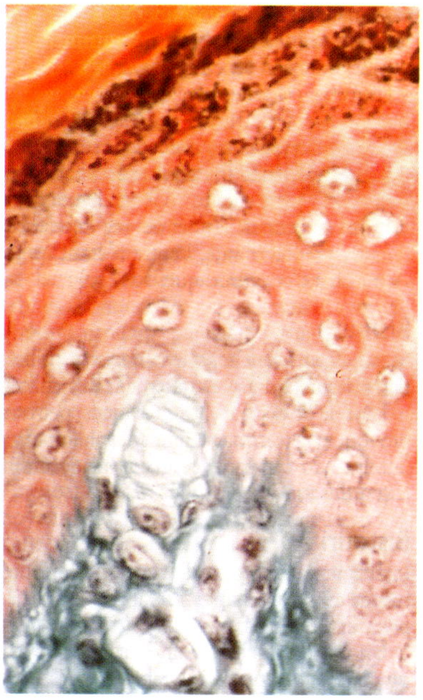

***Biopsie.*** *Sur cette biopsie de peau, au-dessus du derme (en bleu), les cellules de l'épiderme (roses, avec un noyau blanc) se disposent en couches superposées.*

**TECHNIQUE**

■ **La biopsie transcutanée, ou ponction-biopsie**, se fait avec une aiguille adaptée ou un trocart (instrument en forme de poinçon, monté sur un manche et contenu dans une canule), le médecin se guidant, si besoin, par échographie ou scanner. Dans certaines variantes, comme pour la muqueuse de l'utérus, on réalise une aspiration avec une seringue. Dans d'autres cas (forage), on détache une « carotte » de l'organe, par exemple pour le sein. Par biopsie transcutanée, il est ainsi possible de prélever des fragments de sein, de foie, de rein, de plèvre et de poumon, de membrane synoviale (dans le genou), d'os (dans la crête iliaque, limite supérieure du bassin), de nerf et de muscle, mais aussi de conjonctive ou de paupière, etc. Par ailleurs, certains organes sont accessibles par l'intermédiaire d'un organe creux : c'est ainsi que la biopsie de la prostate est faite à travers la paroi du rectum, celle de la muqueuse utérine en passant une canule par le col de l'utérus.

■ **La biopsie par endoscopie** utilise un endoscope, appareil d'observation muni d'un système optique grossissant. On peut y glisser une pince à biopsie ou de petits instruments opératoires en vue de traiter une lésion. En passant par les voies naturelles, on a accès à presque tout le tube digestif (fibroscopie gastroduodénale, coloscopie), à l'utérus (hystéroscopie), aux bronches et aux poumons (fibroscopie bronchique), à la vessie (cystoscopie). Par ailleurs, en introduisant l'endoscope à travers une petite incision cutanée, on accède aux organes abdominaux (péritoine, ovaires, ganglions lymphatiques) au cours d'une cœlioscopie, ou à la plèvre au cours d'une pleuroscopie.

■ **La biopsie chirurgicale** nécessite une véritable opération. On la pratique quand la lésion est trop profonde (les autres méthodes étant inefficaces) ou en même temps qu'un geste à visée thérapeutique. La biopsie est dite extemporanée si l'examen au microscope est effectué immédiatement, le chirurgien attendant le résultat pour déterminer l'importance de l'opération. La biopsie-exérèse enlève la totalité d'une lésion (tumeur, polype) dans une intention thérapeutique et pour réaliser un examen microscopique plus complet. En neurochirurgie, une biopsie cérébrale est parfois pratiquée à travers un volet crânien ou un trou de trépan pour préciser la nature d'une lésion focalisée et parfois celle d'un syndrome démentiel inexpliqué. En obstétrique, la biopsie des villosités choriales du placenta, pour le diagnostic des anomalies fœtales, se fait à travers le col de l'utérus ou la paroi abdominale de la mère.

**DÉROULEMENT ET EFFETS SECONDAIRES**

Le déroulement de l'examen est très variable selon la localisation de la biopsie et la technique utilisée. L'anesthésie peut être locale (biopsie transcutanée du sein, de la peau) ou générale (biopsie chirurgicale d'un organe profond).

Le délai d'obtention des résultats peut aller de quelques minutes (examen extemporané) à une dizaine de jours.

Comme pour tout examen médical, l'indication d'une biopsie doit être soigneusement pesée, de sorte que les avantages l'emportent sur les inconvénients, qui sont exceptionnels : une biopsie, surtout transcutanée, peut léser un organe, provoquer une hémorragie par traumatisme d'un vaisseau sanguin, introduire des microbes dans l'organisme. Cependant, les risques sont considérable-

**CAUSES**

En dehors des cas de dérèglements métaboliques (diabète, désordre hormonal) et de certaines lésions nerveuses (rares tumeurs du tronc cérébral), les principales causes de la boulimie sont d'ordre psychologique. Très souvent, le comportement boulimique apparaît comme une défense contre la dépression et le stress pathologique : le fait de manger ne vise pas tant à se nourrir qu'à apaiser l'angoisse, compenser la frustration ou revaloriser une image de soi. Il peut aussi constituer un rite névrotique ou une compensation à l'insatisfaction sexuelle. Dans l'anorexie mentale, des crises boulimiques avec prise de poids viennent parfois interrompre le jeûne, sans que les autres symptômes disparaissent, car, psychiquement, la patiente demeure une anorexique. Certaines deviennent directement boulimiques, sans jeûne ni amaigrissement préalables, qui apparaissent dans un deuxième temps.

**SYMPTÔMES ET DIAGNOSTIC**

Le comportement boulimique n'est pas préoccupant tant qu'il reste occasionnel, comme c'est le cas chez des sujets qui ont envie d'aliments à forte charge affective et symbolique ; les « envies » des femmes enceintes constituent ainsi une forme de boulimie physiologique. La boulimie dépressive et névrotique se manifeste de façon périodique sous forme d'impulsions tyranniques. Elle procure un apaisement momentané, à la différence de la boulimie des anorexiques. La boulimie de l'anorexique se caractérise par l'ingestion à très peu de temps d'intervalle (généralement moins de 2 heures) de grandes quantités de nourriture, avec le sentiment de ne plus pouvoir contrôler son alimentation. Le patient a en outre tendance à se faire vomir, à prendre des laxatifs et à pratiquer, le reste du temps, un régime sévère afin d'éviter de grossir.

Dans les cas les plus graves, les accès boulimiques accompagnés de vomissements provoqués peuvent entraîner une déshydratation et une fuite de potassium (qui se manifeste par une faiblesse, des crampes et des risques de troubles du rythme cardiaque), des lésions œsophagiennes et dentaires dues à l'acidité du liquide gastrique régurgité.

**TRAITEMENT**

Il est orienté par le diagnostic et un bilan organique préalable. Pour être efficace et durable, le traitement doit s'établir dans la confiance, afin d'agir sur les causes psychologiques de la boulimie. La psychothérapie, le plus souvent comportementale (TCC), est éventuellement associée à une prescription d'antidépresseurs, pour une durée brève. Elle vise à la maturation émotionnelle et à une résolution des conflits affectifs. Le patient et le médecin coopèrent aussi afin d'établir de nouvelles habitudes alimentaires. Un régime ne saurait être entrepris sans avis médical, et les anorexigènes sont à proscrire absolument.

## Bourbouille

→ VOIR Miliaire.

## Bourdonnements d'oreille

→ VOIR Acouphène.

## Bourneville (sclérose tubéreuse de)

Maladie d'origine héréditaire affectant la peau et le système nerveux. SYN. *épiloïa.*

La sclérose tubéreuse de Bourneville, décrite par le psychiatre français Désiré Magloire Bourneville en 1880-1881, est une phacomatose (maladie associant des tumeurs cutanées et nerveuses) qui atteint au moins un enfant de moins de 12 ans sur 12 000. Sa transmission héréditaire est dominante (il n'y a pas de « saut » de générations). Un gène responsable a été localisé sur le bras long du chromosome 9 ; un autre serait situé sur le chromosome 11.

La maladie se caractérise par des malformations et des tumeurs, surtout cérébrales et cutanées, mais aussi oculaires, rénales, cardiaques, pulmonaires et digestives. Les principales conséquences sont : épilepsie et retard mental ; petites excroissances ou taches décolorées sur la peau ; insuffisance de la fonction rénale. Dans l'établissement du diagnostic, la recherche de ces signes est complétée par la radiologie du cerveau, afin de détecter d'autres tumeurs éventuelles.

Le traitement ne s'adresse qu'aux symptômes (épilepsie, insuffisance rénale, etc.). La durée de vie est souvent réduite à cause de l'atteinte cérébrale et rénale, mais d'une façon variable suivant la sévérité de la maladie.

## Bourse séreuse

Poche limitée par une membrane de même nature qu'une membrane synoviale articulaire et destinée à faciliter le glissement de la peau, d'un muscle ou d'un tendon sur un os. (P.N.A. *bursa mucosa*)

Selon leur localisation, on distingue les bourses séreuses superficielles et les bourses séreuses profondes, intertendineuses ou intermusculaires.

■ **Les bourses séreuses superficielles,** comme la bourse olécranienne au coude et la bourse prérotulienne au genou, peuvent être le siège d'inflammations (rhumatismes) ou d'abcès. La bourse olécranienne enflammée porte le nom d'hygroma simple ou infecté. Il existe une bourse séreuse superficielle à chaque endroit du corps où un os est saillant sous la peau (par exemple, en regard d'un hallux valgus, à l'orteil).

■ **Les bourses séreuses profondes** sont, par exemple, celles qui entourent les tendons de la main ou du pied. Ce sont les bourses séreuses circulaires, également appelées gaines. Elles facilitent le glissement des tendons sur le plan osseux profond. Les bourses séreuses circulaires de la main peuvent être le siège de bursites inflammatoires, tuberculeuses, granulomateuses et surtout bactériennes. Dans ce dernier cas, on parle de phlegmons (inflammations suppurées diffuses) des gaines.

## Bouton

Lésion bénigne de la peau prenant généralement la forme d'une petite tuméfaction parfois enflammée.

Le terme s'applique dans l'usage courant à toutes sortes de menues lésions cutanées, parmi lesquelles la terminologie médicale distingue plus précisément : la macule (tache plane), la papule (petite tache légèrement surélevée), la vésicule (petite élevure emplie de liquide clair), la bulle (élevure liquidienne plus grande), la pustule (élevure contenant du pus), le nodule (sphère petite ou moyenne plus ou moins profonde).

## Bouton de fièvre

→ VOIR Herpès.

## Bouton d'huile

Petite saillie, souvent pustuleuse, apparaissant avec d'autres, sous forme d'éruption, sur la peau des mains et des avant-bras et due au contact répété avec les huiles industrielles.

La guérison est le plus souvent assurée par le nettoyage avec un savon dégraissant et le port de gants protecteurs.

## Bouton d'Orient

→ VOIR Leishmaniose cutanée.

## Boutonnière

Petite incision des tissus mous.

Une boutonnière est pratiquée pour évacuer une collection (sang, pus), explorer au doigt la zone sous-jacente à l'incision ou extirper un corps étranger par une ouverture de la plus petite taille possible.

## Bouveret (maladie de)

Tachycardie paroxystique à début et fin brusques. SYN. *tachycardie paroxystique supraventriculaire.*

Une maladie de Bouveret peut se déclencher sur un sujet à cœur normal ou être associée à une cardiopathie. Certains cas sont liés à l'existence anormale d'une voie supplémentaire du tissu nodal (tissu qui assure la conduction de l'influx électrique excitateur du cœur), provoquant le détournement de l'influx électrique.

**SYMPTÔMES ET SIGNES**

La maladie de Bouveret se traduit par une accélération cardiaque d'emblée très rapide (de 160 à 200 pulsations/minute) ; l'électrocardiogramme montre un rythme très régulier. Le temps de l'accélération peut durer de quelques minutes à plusieurs heures, et la crise peut récidiver selon des intervalles très variables. Elle s'achève brusquement avec un retour immédiat à la fréquence cardiaque normale et est souvent suivie d'une crise polyurique (fréquent besoin d'uriner).

La tolérance de la crise est généralement bonne, mais il peut s'y associer une sensation de malaise, un essoufflement, une douleur thoracique, voire une baisse de tension artérielle. La crise s'interrompt fréquemment à l'aide du déclenchement d'un réflexe vagal qui ralentit le rythme cardiaque : inspiration profonde, ingestion d'un aliment ou d'une boisson, changement de position, compression des globes oculaires.

**TRAITEMENT**

Le traitement aigu de la crise fait appel à des manœuvres déclenchant le réflexe vagal

## Boutons

**Les lésions couramment appelées boutons se classent, pour la description diagnostique, beaucoup plus précise (couleur, relief, inflammation, etc.), en divers types (papule, nodule, vésicule, bulle, pustule, etc.) dont l'aspect, le groupement et la localisation caractérisent chacun une maladie ou un groupe de maladies. Leur constatation n'est cependant qu'un des éléments du diagnostic.**

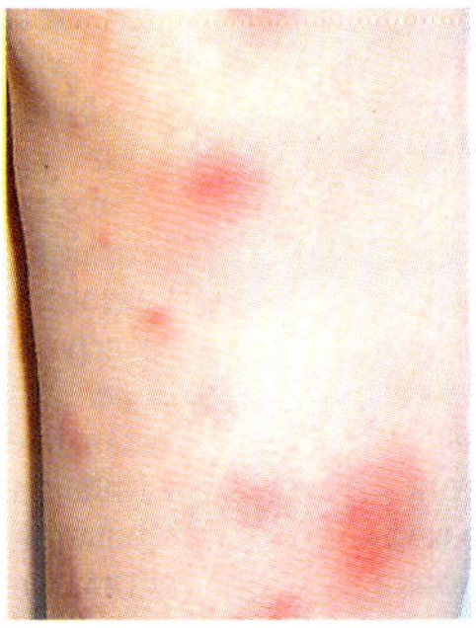

*Nodules sous une peau rouge (érythème noueux).*

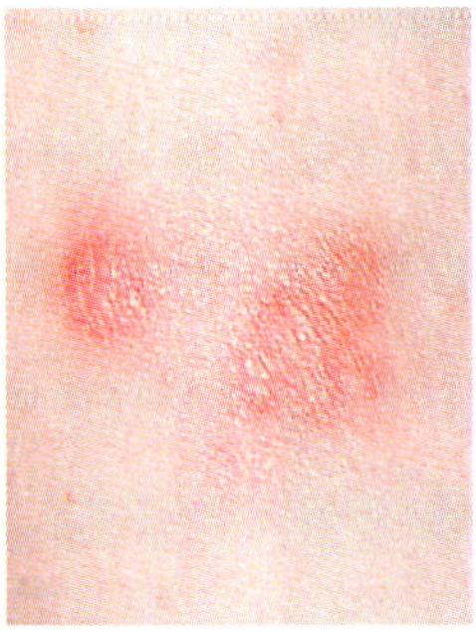

*Papules légèrement saillantes.*

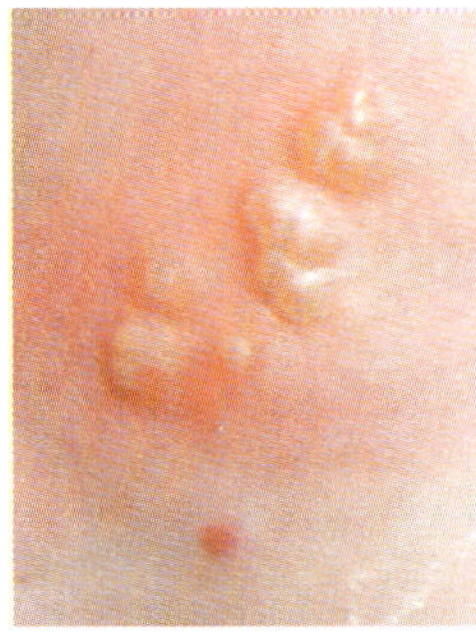

*Vésicules réunies en bouquet, typiques de l'herpès.*

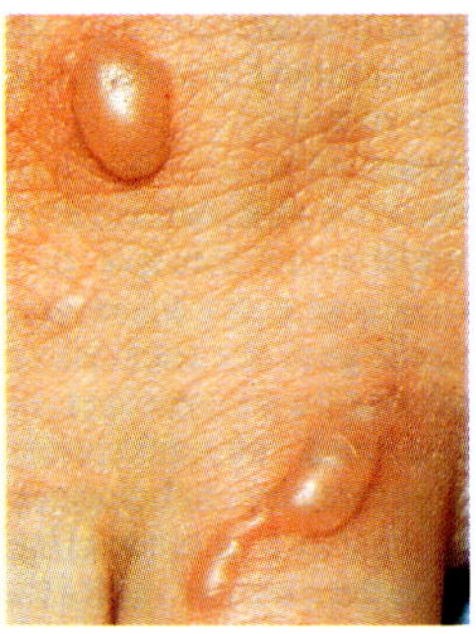

*Cloques translucides de la dermite des prés.*

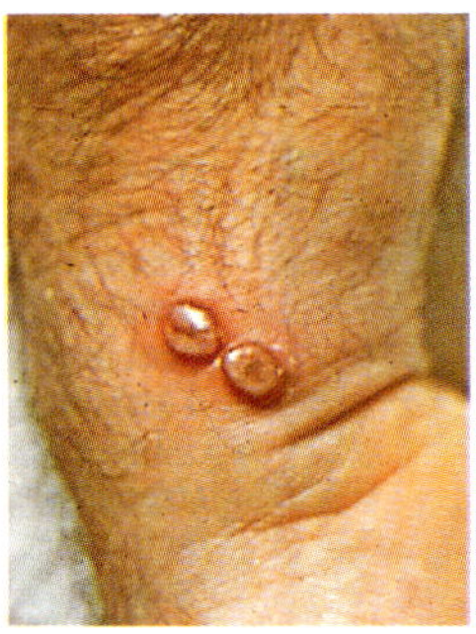

*Cloques plus opaques infectées par une bactérie.*

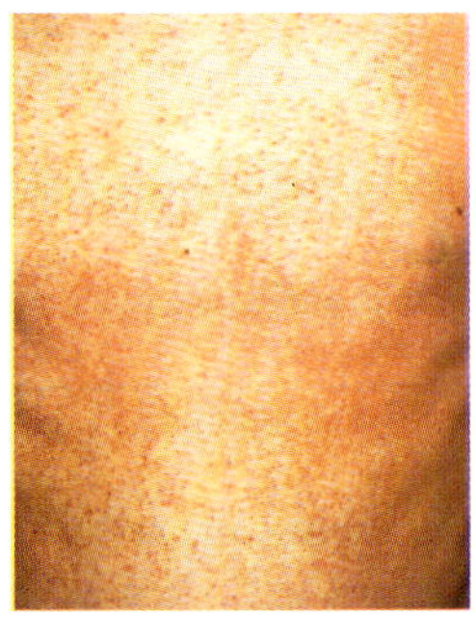

*Plaques parsemées de points rouges (rubéole).*

et à l'injection intraveineuse d'acide adénosine triphosphorique. Un traitement préventif antiarythmique peut être ensuite prescrit. En cas d'échec de ces traitements et de crises répétées invalidantes, une ablation de la voie supplémentaire de conduction peut être indiquée. Elle est réalisée sous anesthésie locale, à l'aide d'une sonde intracardiaque qui émet des radiofréquences, détruisant de façon très localisée la voie anormale supplémentaire.

### Bowen (maladie de)

Tumeur de nature précancéreuse de la peau ou des muqueuses.

La maladie de Bowen est une variété de carcinome épidermique se développant, au début, uniquement dans l'épiderme. La tumeur forme sur la peau une ou plusieurs plaques rose grisâtre, arrondies, à surface irrégulière ; sur les muqueuses génitales ou anales, des taches rouges, arrondies et légèrement surélevées (chez l'homme), grisâtres ou blanchâtres (chez la femme). Ces lésions s'étendent lentement, pouvant se transformer en véritable carcinome spinocellulaire (cancer cutané). La maladie peut être associée à des cancers viscéraux profonds.

Le diagnostic de maladie de Bowen repose sur l'examen d'un prélèvement biopsique, et son traitement, sur la destruction définitive des lésions par cryochirurgie, par laser ou par ablation chirurgicale.

### Brachial

Relatif au bras.

■ **L'aponévrose brachiale** réalise un manchon périphérique et est rattachée à l'humérus par deux cloisons latérales, qui limitent les loges antérieure et postérieure.

■ **Le muscle brachial antérieur** est le muscle fléchisseur de l'avant-bras sur le bras, situé en arrière du biceps.

■ **Le nerf brachial cutané interne**, une des branches terminales du plexus brachial, assure la sensibilité de la face interne du bras.

■ **Le plexus brachial** réunit tous les nerfs provenant de la moelle épinière (4 dernières racines cervicales et première racine dorsale), divisés ensuite en nerfs périphériques innervant tout le membre supérieur de l'épaule aux doigts.

À l'accouchement, les traumatismes touchant le nouveau-né peuvent entraîner une paralysie du plexus brachial, dite obstétricale. La paralysie traumatique du plexus brachial, le plus souvent consécutive à un accident de deux-roues, peut être complète et définitive, ou partielle. Des examens peuvent donner une idée des possibilités de réparation spontanée. En cas de lésions sévères, une intervention sous microchirurgie améliore le pronostic. Le syndrome du défilé thoracobrachial est une compression chronique du plexus brachial qui cause des douleurs et parfois des troubles neurologiques. Il peut être lié à une anomalie osseuse : côte cervicale surnuméraire ou méga-apophyse transverse.

### Brachiocéphalique

Relatif à la fois au bras et à la tête.

■ **Le tronc artériel brachiocéphalique** est une artère qui naît de la crosse aortique et se divise en artère carotide primitive droite, qui vascularise le visage et l'encéphale, et en artère sous-clavière droite, qui vascularise le membre supérieur droit.

■ **Les troncs veineux brachiocéphaliques** sont deux grosses veines, nées de chaque côté de la réunion de la veine jugulaire interne issue du cerveau et de la veine sous-clavière issue du bras. Ces deux troncs veineux convergent pour former la veine cave supérieure. Le tronc veineux gauche, plus long que le droit, passe derrière la face postérieure du manubrium sternal (segment supérieur du sternum).

### Brachycéphale

1. Se dit d'un individu qui a le crâne aussi développé dans le sens latéral que dans le sens longitudinal.

Le type morphologique brachycéphale s'oppose au type dolichocéphale (plus long que large) ; il est fréquent, par exemple, en Bretagne et dans les régions montagneuses.

2. Se dit d'un individu qui présente une malformation crânienne viable, consécutive à une soudure prématurée des sutures frontopariétales du crâne, avec atrophie de la partie intermédiaire du cerveau.

### Brachydactylie

Malformation héréditaire à transmission autosomique dominante, caractérisée par un raccourcissement anormal des doigts ou des orteils.

La brachydactylie est confirmée par une radiographie des extrémités qui révèle une diminution de la taille des phalanges. Elle est souvent associée à une achondroplasie (anomalie responsable d'une petite taille).

### Brachymélie

Malformation congénitale caractérisée par le raccourcissement d'un ou de plusieurs membres ou segments de membres. SYN. *micromélie*.

Un sujet atteint de brachymélie a des os courts, trapus, souvent incurvés, parfois même absents. Cette malformation peut entrer dans le cadre de syndromes associant diverses malformations.

### Brachyœsophage

→ VOIR Endobrachyœsophage.

### Bradycardie

Ralentissement des battements du cœur en dessous de 60 pulsations/minute.

Le rythme cardiaque normal varie, chez la plupart des sujets, de 60 à 100 pulsa-

**BROCHAGE**

**Une broche longue, dépassant de chaque côté du membre, permet de fixer une fracture instable : une traction corrige la position de l'os. Une broche courte peut être utilisée comme une vis ou un clou et retirée plus tard.**

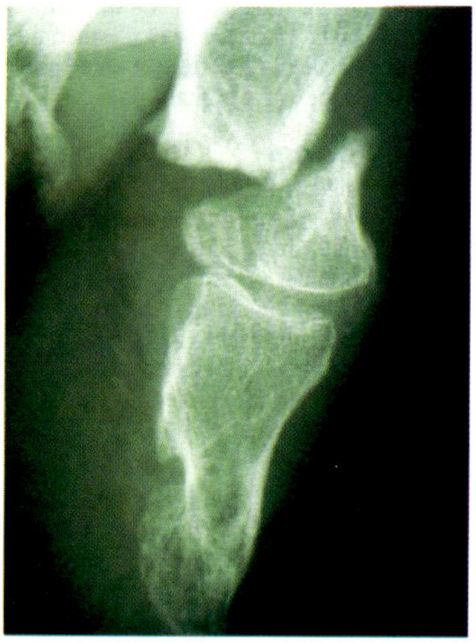

*Une fracture du gros orteil avec déplacement de l'os, même remise en place par traction à la main, serait instable si on ne la stabilisait.*

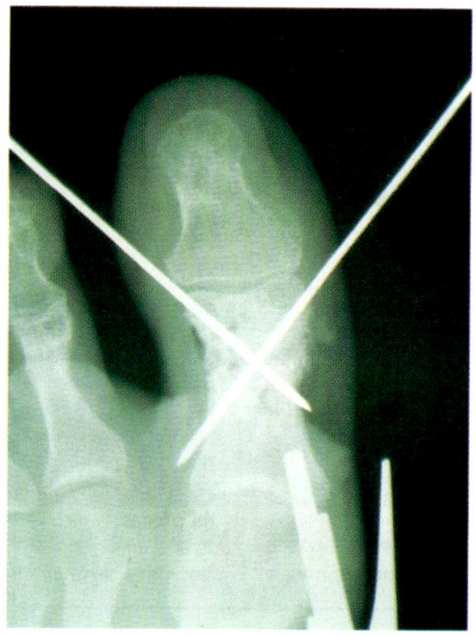

*Des broches stabilisent l'os. On les coupe ensuite au ras de celui-ci, puis on suture les tissus et on pose un plâtre.*

et doigt) et pour le maintien de la réduction des fractures de l'extrémité inférieure du radius (poignet). Dans certains cas, il peut être utilisé comme contention temporaire d'une fracture avant installation d'une plaque ; les broches ont alors pour fonction de maintenir les fragments osseux en place et de faciliter ainsi l'ostéosynthèse.

**TECHNIQUE**

Les broches sont des tiges métalliques droites et de section circulaire, rigides mais souples, de longueur et de diamètre variables. Elles peuvent être posées à l'aide d'un moteur rotatif, électrique ou à air comprimé, qui permet de perforer les os durs. Pour les petits os, le chirurgien recourt parfois à un « nez américain » (mandrin muni d'une poignée). Le brochage peut nécessiter plusieurs broches, notamment pour la réduction de fractures de l'humérus : on parle alors de brochage fasciculé.

## Bromide

Lésion cutanée due à une intoxication chronique par des médicaments à base de brome ou de ses dérivés, du type bromure.

Les bromides revêtent l'aspect de lésions saillantes rouge violine, apparaissant surtout sur le visage, les jambes et les fesses, accompagnées de lésions acnéiformes. Outre l'arrêt du médicament en cause (l'utilisation du brome est quasiment abandonnée de nos jours), le traitement consiste en l'application locale d'antiseptiques.

## Bromidrose, ou Bromhidrose

Émission d'une sueur d'odeur fétide.

La bromidrose est due à un dysfonctionnement des glandes sudoripares. La sueur est d'abondance normale, mais son odeur, évoquant le rance ou le moisi, est parfois source de handicap social. L'anomalie peut être localisée, par exemple sur les pieds, ou généralisée (plis du corps).

Le traitement consiste en une hygiène rigoureuse et en l'application de déodorant à base d'aluminium, de zinc ou de zirconium.

## Bromoforme

Substance aux propriétés anesthésiques et antispasmodiques, qui entre dans la composition de sirops antitussifs.

L'intoxication par de très fortes doses a un effet dépresseur sur le système nerveux central. Pour cette raison, l'administration de bromoforme est contre-indiquée chez l'enfant de moins de 5 ans.

## Bronche

Conduit cylindrique assurant le transport de l'air entre la trachée, les bronchioles et les alvéoles pulmonaires. (P.N.A. *bronchus*)

Issues de la trachée, les deux bronches principales (droite et gauche) se subdivisent dans chaque poumon en bronches lobaires, puis en rameaux de plus en plus petits avant de se terminer en bronchioles. L'ensemble forme l'arbre bronchique. Les bronches ont une armature fibrocartilagineuse et musculeuse qui les rend semi-rigides. Elles sont tapissées d'une muqueuse couverte de cils (servant à évacuer toutes les particules inhalées à l'extérieur, telles les poussières, les bactéries, etc.) et de glandes.

**PATHOLOGIE**

Les maladies des bronches constituent des affections de gravité variable suivant le siège et l'étendue des lésions et leur retentissement sur la ventilation pulmonaire. On distingue l'inflammation aiguë ou chronique de la muqueuse bronchique (bronchite), l'oblitération localisée (tumeur, présence d'un corps étranger, sténose) ou diffuse (bronchospasme) du conduit bronchique, la dilatation des bronches (bronchectasie) et les maladies du cartilage bronchique (dyskinésie trachéobronchique).

Les bronches sont le siège électif des cancers liés à l'exposition à la fumée de tabac et à l'amiante, le plus souvent localisés sur les bronches principales ou sur les bronches lobaires.

## Bronches (kyste des)

Kyste caractérisé par une cavité ronde ou ovale bien limitée, siégeant le plus souvent dans les bronches du lobe supérieur du poumon. SYN. *kyste bronchogénique, kyste bronchopulmonaire*.

Les kystes des bronches sont congénitaux. Ils ont une paroi mince et irrégulière. Présentant parfois plusieurs cavités, ils peuvent atteindre plusieurs centimètres de diamètre. Leur contenu est un mélange d'air et de liquide. Ils sont généralement bien tolérés. Souvent, le médecin ne découvre leur existence qu'à l'occasion de radiographies systématiques, de maladies infectieuses de l'enfant ou de l'adulte jeune, avec expectoration purulente, ou encore d'hémoptysie (expectoration de sang provenant des voies aériennes).

Dans ces deux derniers cas, l'ablation chirurgicale peut se révéler nécessaire.

## Bronches (tumeur des)

Tumeur bénigne ou maligne située dans les voies aériennes au-dessous de la glotte (c'est-à-dire dans les bronches, mais aussi, par extension, dans la trachée et les poumons).

La plupart des tumeurs des bronches sont des cancers bronchiques. Leurs principaux symptômes cliniques sont très variables, parfois inexistants. Les tumeurs des bronches peuvent entraîner une toux, une dyspnée (difficulté respiratoire), voire une hémoptysie (expectoration de sang provenant des voies aériennes).

Si la radiologie sert à visualiser la tumeur et ses possibles conséquences pulmonaires, le diagnostic repose essentiellement sur la fibroscopie bronchique, qui permet d'effectuer un prélèvement dont l'étude au microscope renseignera sur la nature des tissus concernés et le caractère bénin ou malin (susceptible d'envahir les tissus environnants et de se répandre ailleurs dans le corps par métastases) de la tumeur. On peut ainsi distinguer, entre autres : les tumeurs épithéliales bénignes (papillomes) ou malignes (cancers de divers types) ; les tumeurs des glandes bronchiques bénignes (cylindrome, adénome bronchique muqueux) ou malignes ; les tumeurs mésenchymateuses (provenant des tissus conjonctifs) bénignes (hamartome, chondrome, lipome, fibrome, tumeur d'Abrikossoff) ou malignes (sarcomes) ; les métastases d'un cancer primitif situé ailleurs que dans le thorax.

Le traitement, souvent chirurgical, et le pronostic dépendent directement de la nature de la tumeur.

→ VOIR Bronchiolo-alvéolaire (cancer), Bronchopulmonaire (cancer).

## Bronchectasie

Augmentation permanente et irréversible du calibre des bronches. SYN. *dilatation des bronches.*

La bronchectasie existe sous deux formes différentes : la maladie bronchectasique, diffuse, et le syndrome bronchectasique, localisé.

### Maladie bronchectasique

Elle s'installe au cours d'une agression infectieuse aiguë (coqueluche, rougeole, etc.) ou chronique, parfois favorisée par une maladie générale (mucoviscidose, déficit immunitaire, etc.).

Le symptôme principal de la maladie bronchectasique est la toux, grasse, prédominant le matin et en position couchée, ramenant une expectoration chronique purulente. Les poussées d'infection sont fréquentes et se manifestent par de la fièvre, une recrudescence de l'expectoration et, souvent, des hémoptysies (crachats de sang).

Le diagnostic est confirmé par l'aspect des bronches sur les radiographies et surtout sur le scanner. Les explorations fonctionnelles respiratoires (mesure des volumes et des débits inspirés et expirés) aident au diagnostic et permettent d'apprécier la gravité de la maladie. L'évolution de la maladie bronchectasique est chronique, commençant le plus souvent dans l'enfance.

Certaines formes peuvent conduire à une insuffisance respiratoire chronique.

Le traitement se limite à la kinésithérapie respiratoire : drainage de posture (le sujet est placé dans une position qui facilite l'expectoration), expectoration dirigée (aide à l'expectoration efficace avec le minimum d'efforts), éducation de la toux.

Les antibiotiques ne servent qu'à juguler des poussées infectieuses.

### Syndrome bronchectasique localisé

Il s'agit d'une séquelle d'une agression bronchopulmonaire sévère mais localisée : tuberculose, abcès pulmonaire, corps étranger dans l'arbre bronchique, etc.

Le syndrome bronchectasique localisé se manifeste par une dyspnée (gêne respiratoire) plus ou moins importante, une toux sèche en cas de présence d'un corps étranger, une expectoration purulente en cas d'abcès et des hémoptysies parfois abondantes.

À la différence de la maladie bronchectasique, il peut être traité chirurgicalement si la bronchectasie est handicapante et si la kinésithérapie se révèle inefficace.

## Bronchiole

Rameau de division terminale d'une bronche à l'intérieur du poumon. (P.N.A. *bronchioli*)

Les bronchioles (bronchioles terminales puis bronchioles respiratoires) se terminent en petits sacs en forme de grappe de raisin, appelés alvéoles, à travers les parois desquels s'effectuent les échanges gazeux avec le sang.

## Bronchiolite

Inflammation aiguë des bronchioles évoluant vers une détresse respiratoire.

Les bronchiolites atteignent les nourrissons âgés de moins de 2 ans. Leur origine est virale (essentiellement liée au virus respiratoire syncytial). La contamination se fait par l'intermédiaire de l'écoulement nasal (gouttelettes émises au moment de la toux) ou des mains (notamment en milieu hospitalier ou dans les crèches).

Les épidémies ont lieu, en France, de la fin de l'automne au début du printemps. L'immunité est de courte durée (quelques mois), ce qui explique qu'un nourrisson puisse contracter plusieurs bronchiolites au cours de l'année.

#### SYMPTÔMES ET DIAGNOSTIC

Les manifestations de la bronchiolite surviennent le plus souvent après un rhume qui s'aggrave rapidement avec des signes de difficultés respiratoires : augmentation de la fréquence respiratoire ; creusement du thorax à l'inspiration ; expiration prolongée et sifflante. La toux est fréquente. L'hypersécrétion de mucus bronchique (mousse) favorise l'encombrement des voies respiratoires. La fièvre est en général modérée.

La maladie est plus sévère chez les enfants de moins de 3 mois (et surtout ceux de moins de 6 semaines), les anciens prématurés ou les enfants atteints de maladie cardiaque ou pulmonaire.

La majorité des bronchiolites aiguës du nourrisson sont diagnostiquées par le médecin traitant. Elles ne justifient qu'exceptionnellement une hospitalisation. Les examens

### BRONCHES

**Les bronches, après de nombreuses ramifications, se terminent par les alvéoles, qui sont le siège des échanges d'oxygène et de gaz carbonique. Elles forment avec la trachée l'arbre trachéobronchique. Leur diamètre peut varier sous l'action de fibres musculaires lisses.**

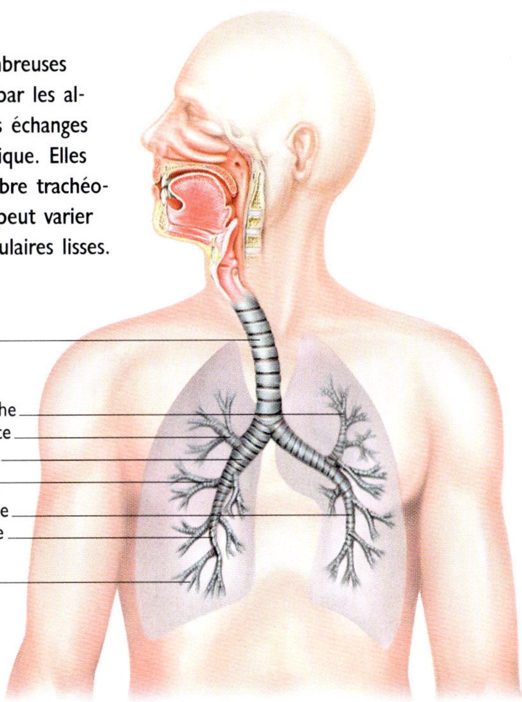


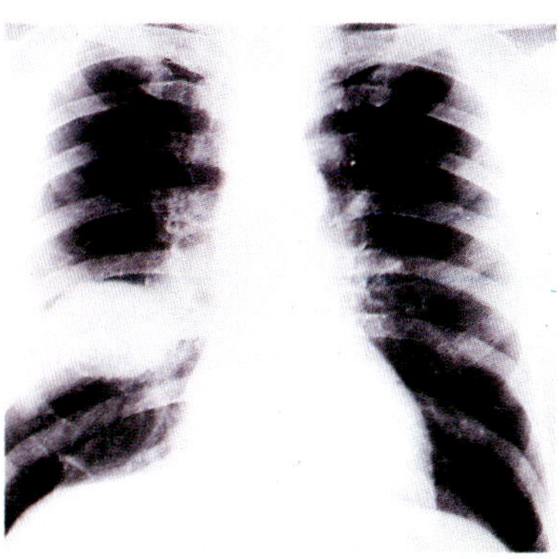

*Sur la radiographie, la tache blanche sur le fond noir du poumon droit montre une atteinte cancéreuse des bronches.*

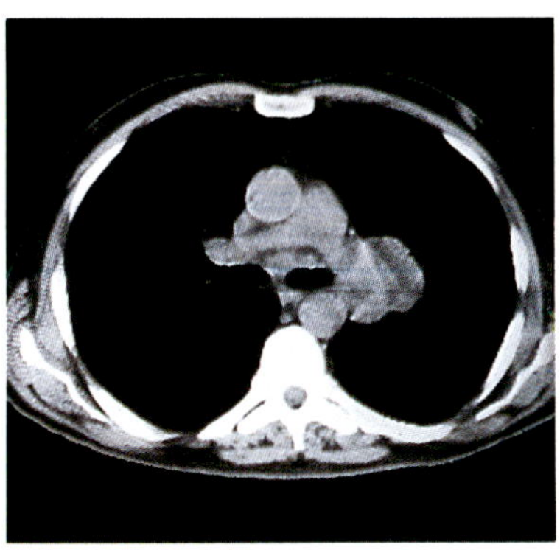

*En coupe, vue au scanner, cet autre cancer forme une masse accolée aux vaisseaux du médiastin.*

complémentaires (cliché thoracique) ne sont indiqués que pour les enfants hospitalisés ou dans les formes les plus sévères.

**TRAITEMENT ET PRONOSTIC**

Le traitement repose sur la kinésithérapie respiratoire, destinée à désobstruer les voies aériennes supérieures et à faciliter le drainage des voies aériennes inférieures (accélération du flux expiratoire). Le kinésithérapeute respiratoire est donc le pilote du traitement et de sa surveillance. Des bronchodilatateurs sont parfois prescrits et poursuivis s'ils s'avèrent efficaces. Le traitement antibiotique n'est utile que dans des situations évoquant une surinfection bactérienne (fièvre supérieure à 39 °C, otites, foyer pulmonaire associé). Les antitussifs sont contre-indiqués.

La maladie évolue habituellement en quelques jours (5 à 7 jours) et guérit sans séquelle. Elle peut cependant récidiver à court terme, sans pour autant laisser craindre la survenue d'un asthme.

**PRÉVENTION**

Les mesures de prévention visent à limiter la transmission du virus. Il convient avant tout, au domicile :

- d'accroître les mesures d'hygiène : lavage prolongé des mains (au moins 30 secondes) à l'eau et au savon ;
- d'éviter d'embrasser l'enfant sur le visage et d'en dissuader les frères et sœurs fréquentant une collectivité en période épidémique ;
- d'éviter temporairement les jouets en peluche susceptibles d'être contaminés par les sécrétions du nez et du pharynx.

L'idéal serait de retarder si possible en période épidémique la mise en collectivité de nourrissons âgés de moins de 6 mois.

## Bronchiolo-alvéolaire (cancer)

Cancer pulmonaire particulier, tapissant la face interne des alvéoles sans en détruire l'architecture. SYN. *cancer alvéolaire.*

Seul véritable « cancer du poumon », puisqu'il se développe à partir des cellules des terminaisons de l'arbre respiratoire (bronchioles et alvéoles), le cancer bronchiolo-alvéolaire ne représente que 3 % des cancers bronchopulmonaires primitifs. Sa cause reste inconnue. Le tabac est un facteur de risque.

Le plus souvent, il se présente sous l'aspect d'une tumeur ronde unique, localisée en périphérie des poumons. Le traitement idéal est alors chirurgical. Après ablation, le pronostic est assez bon.

Plus caractéristique, mais plus rare, est la forme pneumonique (atteinte aiguë d'un lobe pulmonaire entier), s'accompagnant parfois d'une expectoration abondante, qui est reconnaissable à la radiologie par une opacité systématisée (bien limitée à un lobe ou à un segment pulmonaire). Dans ce cas, les traitements classiques (chirurgie, radiothérapie, chimiothérapie) sont moins efficaces, mais l'évolution est alors assez lente et les métastases extrathoraciques sont rares.

## Bronchique (brossage)

Méthode qui consiste à frotter la muqueuse des bronches avec une petite brosse stérile passée dans le canal d'un bronchoscope (tube optique destiné à l'exploration des voies pulmonaires) pour ramener un prélèvement de cellules ou de germes.

Le brossage bronchique est utilisé pour rechercher au microscope des signes de cancer ou des germes responsables d'infections bronchopulmonaires : dans ce dernier cas, le prélèvement est mis en culture.

→ VOIR Bronchoscopie.

## Bronchite

Inflammation des bronches, pouvant être aiguë ou chronique.

### Bronchite aiguë

La bronchite aiguë, l'une des affections respiratoires les plus fréquentes, est due à une infection virale ou bactérienne des bronches (bronchite) ou des bronchioles (bronchiolite). D'apparition brutale et de durée brève, elle est favorisée par le tabagisme et la pollution atmosphérique et survient surtout en hiver.

Les signes cliniques sont une toux quinteuse, rauque, des expectorations (crachats) et une fièvre dont la manifestation varie selon le virus mais ne dépasse pas 39 °C. Le diagnostic ne nécessite pas d'examens complémentaires.

**ÉVOLUTION**

Les symptômes peuvent disparaître spontanément en moins de 2 semaines. Toutefois, l'évolution peut aussi se faire vers la surinfection bactérienne, l'expectoration devenant alors purulente (épaisse, jaunâtre ou verdâtre). Des complications, comme une pneumonie ou une pleurésie, sont exceptionnelles. Par ailleurs, il y a un risque d'insuffisance respiratoire chez les sujets fragiles (nourrisson, vieillard, personne atteinte d'une bronchite chronique).

**TRAITEMENT**

Le traitement d'une bronchite aiguë porte uniquement sur les symptômes : médicaments contre l'infection et l'excès de sécrétions bronchiques, administrés par voie orale. Les antibiotiques sont indiqués en cas de surinfection et chez les sujets fragiles.

### Bronchite chronique

La bronchite chronique se caractérise par une hypersécrétion bronchique permanente ou récidivante. On parle de bronchite chronique lorsque les périodes de toux et d'expectoration durent 3 mois consécutifs et s'étendent sur au moins 2 ans. Elle est la principale cause d'insuffisance respiratoire chronique.

La consommation de tabac joue un rôle important dans cette maladie : la fréquence de la bronchite chronique chez les non-fumeurs est de l'ordre de 8 %, alors qu'elle atteint 50 % chez les sujets fumant plus de 20 cigarettes par jour. D'autres facteurs interviennent également : la pollution atmosphérique (parfois liée au lieu de travail) et les infections à répétition.

Le diagnostic se fait à l'interrogatoire. Des examens sont cependant utiles : radiographie thoracique, exploration fonctionnelle respiratoire.

**ÉVOLUTION ET TRAITEMENT**

La bronchite chronique évolue dans 10 % des cas vers une bronchite chronique obstructive, puis vers l'insuffisance respiratoire chronique et l'emphysème (distension et destruction des alvéoles pulmonaires), qui entraînent une hypertension artérielle pulmonaire marquée par un essoufflement, une cyanose, un œdème des membres inférieurs.

Après plusieurs années, la gêne respiratoire à l'effort persiste au repos et devient invalidante. Par ailleurs, il existe un risque d'apparition de cancer bronchopulmonaire.

Le traitement, qui varie selon la gravité de la maladie, repose sur l'arrêt de la consommation de tabac, la surveillance et le traitement antibiotique précoce et systématique de chaque nouvelle infection bronchique, la kinésithérapie respiratoire, l'administration de médicaments (bronchodilatateurs, fluidifiants des sécrétions). Dans les formes les plus sérieuses, de l'oxygène peut être administré à domicile. La prévention porte essentiellement sur la lutte individuelle et collective contre le tabagisme et la pollution.

→ VOIR Emphysème, Oxygénothérapie, Syndrome obstructif, Tabagisme.

## Bronchite récidivante de l'enfant

Inflammation des bronches survenant environ une fois par mois pendant 3 mois et touchant surtout les enfants à partir de 6 mois et jusqu'à 4 ans.

**CAUSES**

Il existe des facteurs favorisants : asthme, allergie, détresse respiratoire néonatale, rhinopharyngites et otites à répétition, bronchiolites, tabagisme des parents, mode de garde collectif. Le plus souvent, les bronchites sont liées à une exposition fréquente du jeune enfant aux virus, contre lesquels son système immunitaire, encore immature, le défend imparfaitement.

Leur fréquence (comme celle des autres infections O.R.L.) diminue vers 4-5 ans, une fois l'immunité acquise, c'est-à-dire quand l'organisme s'est fortifié contre les virus avec lesquels il a été mis en contact. Néanmoins, il arrive que l'on recherche une carence en fer ou un terrain allergique. Dans d'autres cas (dysplasie bronchopulmonaire du prématuré, cardiopathie congénitale), la bronchite peut entraîner une altération de l'état général. En l'absence de cause évidente, il faut rechercher une mucoviscidose, un déficit immunitaire, un reflux gastro-œsophagien sévère.

**SYMPTÔMES**

La bronchite récidivante se caractérise par des épisodes de toux successifs et une fièvre plus ou moins importante.

**TRAITEMENT**

Le traitement est adapté à la gravité de la bronchite (intensité et durée de la toux, gêne respiratoire plus ou moins importante, intervalle séparant deux crises) et dépend de la tolérance de la maladie par l'enfant, appréciée d'après sa courbe pondérale, son appétit, la qualité de son sommeil. Le traitement peut parfois faire appel à des fluidifiants des sécrétions bronchiques ou à des antibiotiques adaptés aux germes habituels de la surinfection. Seul le médecin est à même d'en estimer l'opportunité.

## Bronchocèle

Tumeur du cou, le plus souvent congénitale, en communication avec une bronche.

## Bronchoconstricteur

Substance provoquant une bronchoconstriction (diminution du diamètre des bronches) gênant la respiration et pouvant aboutir à une crise d'asthme.

Certaines substances naturelles de l'organisme sont bronchoconstrictrices, comme l'histamine. Par ailleurs, on se sert de substances bronchoconstrictives pour confirmer le diagnostic de certains asthmes, lors d'explorations fonctionnelles respiratoires mesurant la diminution des performances sous l'effet de ces substances.

En dehors de ces cas, une bronchoconstriction est un effet indésirable de médicaments tels que certains bêtabloquants, qui sont donc déconseillés chez les sujets asthmatiques.

## Bronchodilatateur

Substance provoquant une bronchodilatation (augmentation du diamètre des bronches) et diminuant la gêne respiratoire au cours de l'asthme et de la bronchite chronique.

Certaines substances naturelles de l'organisme sont bronchodilatatrices, comme l'adrénaline.

#### DIFFÉRENTS TYPES DE BRONCHODILATATEUR

■ **Les anticholinergiques** (oxitropium, ipatropium) inhibent les récepteurs de l'acétylcholine, médiateur du système nerveux parasympathique qui est normalement bronchoconstricteur. Leur action est moins régulière et moins rapide que celle des bêtastimulants, auxquels ils peuvent être cependant associés.

■ **Les bêtastimulants** proprement dits (salbutamol, terbutaline) provoquent le relâchement des muscles des bronches. Ces médicaments sont les plus importants des bronchodilatateurs, du fait de leur rapidité d'action sous forme d'aérosol et de l'absence de toxicité majeure par cette voie ; ils sont en général très efficaces pour arrêter une crise d'asthme. Cependant, l'obligation d'augmenter les doses, liée à l'efficacité décroissante, puis nulle, de ces médicaments, impose la consultation immédiate d'un médecin. En effet, il peut s'agir d'un signe d'aggravation brutale de l'asthme, nécessitant parfois l'hospitalisation.

■ **La théophylline et les médicaments qui lui sont apparentés (xanthines)** entraînent la relaxation des muscles lisses. Ces médicaments sont aujourd'hui moins utilisés comme bronchodilatateurs à cause de leur toxicité (il y a notamment risque de convulsions en cas de surdosage). Leur administration prolongée requiert donc un contrôle de leur taux sanguin.

## Bronchographie

Examen radiographique des bronches. SYN. *bronchographie lipiodolée.*

La bronchographie, supplantée par le scanner du thorax et la bronchoscopie, n'est plus employée.

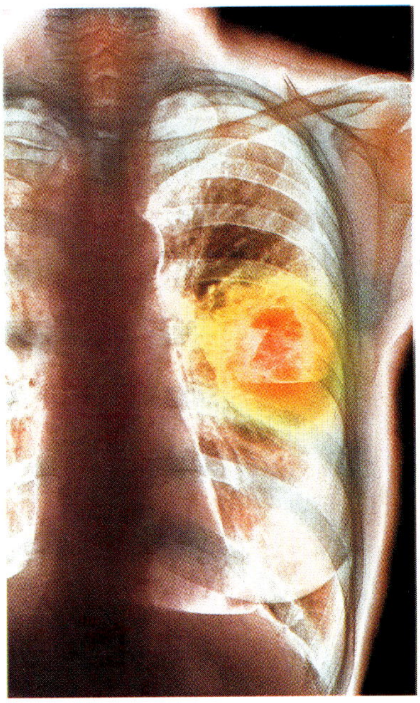

***Cancer bronchopulmonaire.*** *Le poumon gauche (à droite sur l'image) est le siège d'une volumineuse tumeur cancéreuse (tache orangée).*

## Bronchopathie

Toute affection des bronches, quelle que soit sa cause.

Les plus fréquentes sont les bronchopathies chroniques, qui regroupent la bronchite chronique, l'asthme et l'emphysème. On peut également citer la bronchectasie (dilatation des bronches), la mucoviscidose, les tumeurs bronchiques, les bronchites infectieuses, les malformations bronchiques, etc.

## Bronchoplégie

Diminution du calibre des bronches par paralysie des muscles bronchiques.

La bronchoplégie, à l'instar du bronchospasme, entraîne des difficultés fonctionnelles (gêne respiratoire, difficultés à l'expectoration), mais elle se distingue de celui-ci par son mécanisme passif. Elle est rarement réversible.

## Bronchopneumonie

Pneumonie caractérisée par une infection plus ou moins étendue des bronchioles, des alvéoles pulmonaires et/ou de l'interstitium pulmonaire.

La bronchopneumonie, improprement appelée congestion pulmonaire, est une affection fréquente. Elle survient le plus souvent chez les jeunes enfants et chez les sujets âgés ou physiologiquement affaiblis.

#### CAUSES

L'origine d'une bronchopneumonie est infectieuse, bactérienne (pneumocoque, streptocoque, bacilles à Gram négatif), virale (rougeole) et parfois mycologique (aspergillus). Elle peut être nocosomiale (c'est-à-dire contractée au cours d'une hospitalisation) chez des sujets fragiles.

#### SYMPTÔMES ET DIAGNOSTIC

Le diagnostic repose sur l'association d'une fièvre souvent élevée (39 ou 40 °C), de symptômes tels que la toux ou l'expectoration et d'une insuffisance respiratoire aiguë. Pour le confirmer, le médecin demande une radiographie pulmonaire ; celle-ci montre des opacités peu denses et mal limitées (à la différence de la pneumonie aiguë). Dans certains cas, pour déterminer quel germe est en cause, il peut aussi faire pratiquer un examen des crachats, une fibroscopie bronchique ou des hémocultures. Le patient est souvent hospitalisé.

#### TRAITEMENT ET PRONOSTIC

Un traitement antibiotique est en général efficace en 48 heures et la majorité des malades guérissent totalement en une quinzaine de jours. Mais leur radiographie ne redevient normale qu'au bout d'environ quatre semaines. Dans les formes graves, un séjour en service de soins intensifs peut être nécessaire.

## Bronchopulmonaire (cancer)

Cancer développé aux dépens des tissus des bronches et des poumons.

Les cancers bronchopulmonaires sont des cancers bronchiques, les seuls cancers véritablement développés à partir du tissu pulmonaire étant le cancer bronchiolo-alvéolaire et les cancers secondaires. L'expression « cancer du poumon » est donc souvent un abus de langage.

### Cancer bronchopulmonaire primitif

C'est le cancer le plus fréquent dans le monde. Il a connu une augmentation spectaculaire d'incidence depuis 30 ans chez les fumeurs, aussi bien chez les hommes que chez les femmes.

Le tabagisme est la cause principale des cancers bronchopulmonaires primitifs. Même une exposition passive à la fumée de tabac a des effets cancérigènes : chez un non-fumeur vivant parmi de gros fumeurs, le risque de survenue d'un cancer bronchopulmonaire primitif est supérieur de 35 % à celui encouru par un non-fumeur non exposé. L'environnement (non pas la pollution atmosphérique mais une exposition, professionnelle ou non, à des radiations ionisantes ou à certaines matières comme l'amiante, le chrome, le nickel, les hydrocarbures) constitue un autre facteur de risque.

On distingue deux grandes catégories de cancers bronchopulmonaires primitifs, en fonction de la taille de leurs cellules.

■ Les cancers dits « non à petites cellules » constituent 90 % des cancers bronchopulmonaires. Ils regroupent les tumeurs épidermoïdes (35 %), les adénocarcinomes (40 %) et les cancers indifférenciés à grandes cellules (15 %). Ils se manifestent par des signes respiratoires (toux persistante, essoufflement, douleurs thoraciques, expectoration sanguinolente, sifflements respiratoires, pneumopathie traînante ou récidivante, abcès du poumon, pleurésie purulente), qui s'associent tardivement à une altération de l'état général du sujet.

■ Les cancers à petites cellules, constituent 10 % des cancers bronchopulmonaires. Ces cancers à haut potentiel métastasique et à envahissement médiastinal précoce, sont particulièrement graves. Leurs manifestations sont semblables à celles des cancers « non à petites cellules ». Du fait du volume des tumeurs et de leur prolifération, ils entraînent parfois des dilatations des veines superficielles du thorax et un œdème de la base du cou en cas de compression de la veine cave supérieure, ainsi qu'un syndrome paranéoplasique (notamment le syndrome de Schwartz-Bartter, dû à la sécrétion anormale d'hormone antidiurétique par la tumeur maligne).

**DIAGNOSTIC**

La découverte d'un cancer bronchopulmonaire primitif a généralement lieu lors d'un examen radiologique prescrit à cause de l'un des symptômes précédemment décrits. L'obtention de tissus (par biopsie, généralement réalisée par fibroscopie bronchique) ou de cellules cancéreuses (par analyse de crachats) permet de confirmer le diagnostic. Le bilan d'extension de la maladie comporte un scanner thoracoabdominal et cérébral, une échographie de l'abdomen, une fibroscopie bronchique et une tomographie par émission de positons.

**ÉVOLUTION**

Après une évolution locorégionale, les cancers bronchopulmonaires primitifs peuvent entraîner des métastases extrathoraciques, dont les plus fréquentes sont osseuses, hépatiques et cérébrales.

**TRAITEMENT**

■ Le traitement des cancers « non à petites cellules » dépend de leur extension dans le thorax, voire en dehors (métastases), et de l'état de la fonction respiratoire du sujet. Au terme de ce bilan, seuls 30 % des malades sont opérables. Parmi ceux-ci, 25 % peuvent bénéficier d'une éradication complète du cancer, l'ablation pouvant porter sur un segment du lobe, un lobe entier (lobectomie) ou encore un poumon entier (pneumonectomie).

La radiothérapie ne contient l'extension de la tumeur que dans un très petit nombre de cas. Les chimiothérapies, quant à elles, donnent des résultats médiocres sur la tumeur même, mais elles améliorent la durée et la qualité de vie des patients.

■ Le traitement des cancers à petites cellules repose sur la chimiothérapie d'association (faisant appel à plusieurs médicaments). Il est souhaitable d'y associer une radiothérapie du thorax dans les formes localisées, et, parfois, de l'encéphale, à titre préventif.

**PRÉVENTION**

Elle comprend principalement la lutte contre le tabagisme et des mesures concernant la protection professionnelle.

**Cancers bronchopulmonaires secondaires**

Du fait de la riche vascularisation du poumon, ils sont très fréquents. Ils sont dus à des métastases, beaucoup plus souvent pulmonaires que bronchiques, provenant, par voie sanguine ou lymphatique, d'un cancer primitif dont le siège est variable, situé le plus souvent dans le sein, le tube digestif, le rein ou les bronches. Leurs symptômes sont les mêmes que ceux des cancers bronchopulmonaires primitifs. À la radiographie, ils peuvent revêtir des aspects très divers : opacité pulmonaire unique, opacités pulmonaires multiples (aspect en « lâcher de ballons »), opacités réticulonodulaires diffuses, correspondant le plus souvent à une lymphangite carcinomateuse (responsable de troubles de la diffusion des gaz), etc. Leur traitement avant tout médical (chimiothérapie, hormonothérapie), dépend surtout de la nature du cancer primitif ; exceptionnellement, il peut être chirurgical. Leur pronostic est en général sévère.

## Bronchorrhée

Augmentation pathologique de la sécrétion de mucus par les bronches, qui se traduit par une expectoration anormalement abondante.

Une bronchorrhée a pour causes principales les bronchectasies (dilatations des bronches), les abcès pulmonaires, les fistules bronchopleurales, le carcinome bronchiolo-alvéolaire et la tuberculose bronchique.

## Bronchoscopie

Exploration de la trachée et des bronches grâce à un bronchoscope. SYN. *endoscopie bronchique*.

Le bronchoscope, soit rigide (tube optique muni d'un système d'éclairage), soit, le plus souvent, souple (fibroscope formé de fibres optiques qui transportent la lumière), permet d'observer directement l'état de la muqueuse bronchique. Des instruments adaptables à cet appareil permettent de pratiquer différents types d'intervention, essentiellement des prélèvements locaux (biopsie, brossage, aspiration, etc.).

La bronchoscopie est un examen indolore, un peu gênant mais sans danger. Elle se pratique de préférence à jeun, habituellement sous anesthésie locale, plus rarement sous anesthésie générale. Le bronchoscope est généralement introduit par la narine, quelquefois par la bouche. L'examen dure entre 10 et 20 minutes en moyenne.

**INDICATIONS**

La bronchoscopie est un examen clé pour le diagnostic d'un grand nombre de maladies bronchopulmonaires, en particulier le cancer bronchique et les infections des patients immunodéprimés. Elle peut aussi avoir un rôle thérapeutique : extraction des corps étrangers inhalés (souvent chez l'enfant), désobstruction, à l'aide du laser ou par cryothérapie, d'une bronche fermée par une tumeur, aspiration de sécrétions gênant la respiration, pose d'une sonde d'intubation, lavage bronchiolo-alvéolaire, etc.

## Bronchospasme

Contraction spasmodique des muscles lisses de la paroi des bronches.

Le bronchospasme entraîne un rétrécissement temporaire des bronches et, donc, une réduction du débit d'air qui les traverse, provoquant un sifflement à l'expiration ou une toux. Sa cause la plus fréquente est l'asthme. On retrouve plus rarement à son origine la bronchite chronique, le choc anaphylactique (violente réaction allergique) et les réactions allergiques à certains produits chimiques. Son traitement fait appel aux bronchodilatateurs.

## Bronchospirométrie

Examen permettant de mesurer simultanément la capacité et les débits respiratoires de chacun des deux poumons.

La bronchospirométrie permet de connaître les réserves fonctionnelles d'un poumon et ses possibilités en cas d'ablation du poumon opposé. Elle est réalisée à l'aide d'un bronchospiromètre, sorte de bronchoscope muni de deux tubes différents pour explorer chacun des poumons, reliés à deux spirographes distincts. Normalement, le poumon droit assure 55 % de la ventilation pulmonaire et le poumon gauche, 45 %.

La bronchospirométrie n'est plus guère utilisée aujourd'hui.

→ VOIR **Exploration fonctionnelle respiratoire.**

## Bronchotomie

Ouverture chirurgicale d'une bronche.

Une bronchotomie est une intervention peu fréquente, surtout utilisée pour extraire un corps étranger enclavé dans cette bronche ou pour enlever certaines tumeurs bénignes.

## Broussais (François)

Médecin français (Saint-Malo 1772 - Vitry 1838).

Professeur à l'hôpital du Val-de-Grâce puis à la faculté de médecine de Paris, François Broussais faisait de l'inflammation des tissus la cause exclusive des maladies et préconisait comme seuls remèdes la diète et la saignée. Il connut son heure de gloire, mais l'inanité de ses théories fut démontrée lors de la terrible épidémie de choléra qui sévit à Paris en 1832.

## Brown-Séquard (Charles-Édouard)

Physiologiste et médecin français (Port-Louis, île Maurice, 1817 - Paris 1894).

Professeur à Harvard (Cambridge, États-Unis), Charles-Édouard Brown-Séquard succéda, en 1878, à Claude Bernard à la chaire de physiologie expérimentale du Collège de France. Il effectua des recherches très poussées sur la physiologie nerveuse et notamment sur les conséquences de l'hémisection de la moelle épinière (syndrome de Brown-Séquard). Il fut, par ailleurs, un pionnier en endocrinologie (*Recherches sur la fonction des*

## BRONCHOSCOPIE

**La bronchoscopie est un examen rapide, réalisable sous anesthésie locale, désagréable mais indolore. Ici, le médecin a introduit le tube dans le larynx, par la bouche et le pousse lentement en observant l'état de la trachée et des grosses bronches. Il peut au besoin faire des prélèvements ou extraire un corps étranger.**

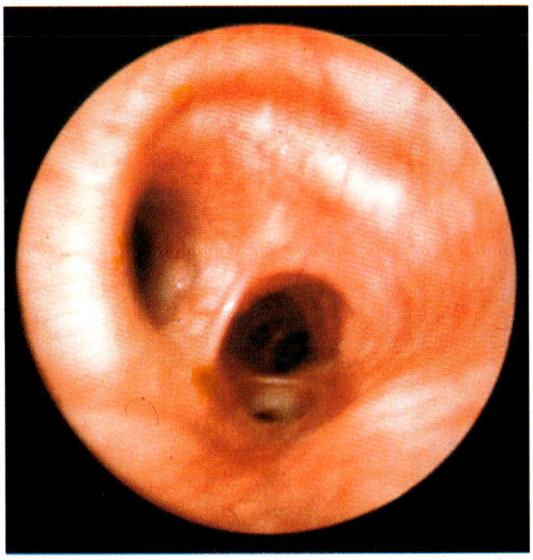

*Le bronchoscope permet de voir la muqueuse, qui tapisse les bronches, et les orifices des branches de division.*

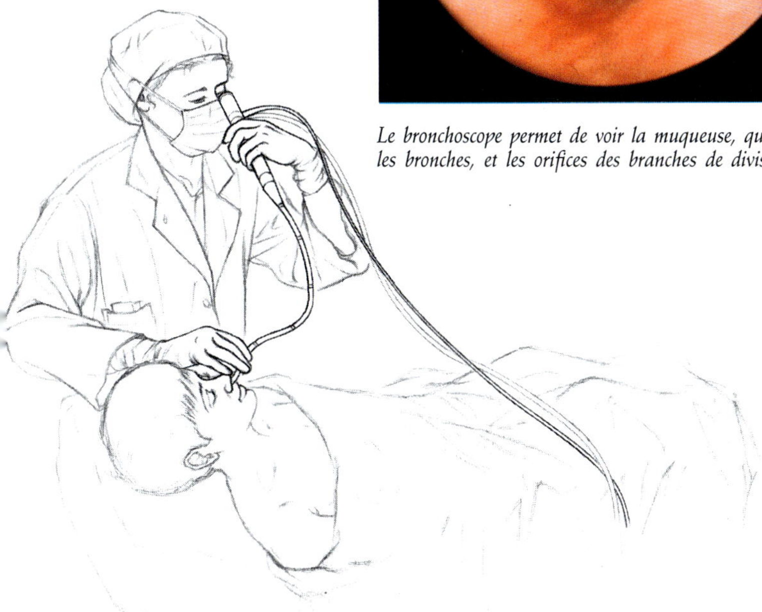

*glandes surrénales,* 1856) et en opothérapie (utilisation thérapeutique d'organes ou d'extraits d'organes d'origine animale).

## Brown-Séquard (syndrome de)

Syndrome neurologique dû à une lésion grave de la moitié droite ou gauche de la moelle épinière.

Ce syndrome n'existe quasiment pas à l'état pur en pathologie humaine, où une lésion n'atteint jamais très exactement une moitié latérale de la moelle. Cependant, il est plus ou moins marqué dans diverses circonstances : traumatisme, compression par une tumeur, sclérose en plaques, accident vasculaire de la moelle.

**SYMPTÔMES ET SIGNES**

Les symptômes sont dus à l'interruption des faisceaux verticaux de fibres nerveuses, motrices ou sensitives ; ils apparaissent donc dans la région du corps gouvernée par la moelle et située sous la lésion. Par exemple, une lésion peut empêcher les ordres moteurs émanant du cerveau (faisceau pyramidal) d'arriver jusqu'à la région de la moelle commandant la jambe située du même côté que la lésion : il se produit une paralysie. De la même façon, la sensibilité profonde, ascendante (faisceaux de Goll et de Burdach), renseignant le cerveau sur la position des articulations et la tension des muscles, est supprimée dans cette région. En revanche, la sensibilité de la peau à la température et à la douleur (faisceau spinothalamique) est abolie de l'autre côté du corps, car les fibres sensitives correspondantes croisent la ligne médiane avant de monter dans la moelle (elles passent de droite à gauche ou inversement).

**TRAITEMENT**

Le traitement du syndrome de Brown-Séquard dépend de la cause. L'atteinte est réversible dans les cas où une compression a pu être rapidement levée.

## Brucellose

Maladie infectieuse d'origine animale (zoonose), due à un bacille à Gram négatif du genre *Brucella.* SYN. *fièvre de Malte, fièvre ondulante, fièvre méditerranéenne.*

La brucellose est transmise par les bovins *(Brucella abortus bovis),* les caprins et les ovins *(Brucella melitensis)* ou les porcins *(Brucella abortus suis),* par voie digestive (absorption de lait cru ou de fromage frais contaminés) et plus rarement au contact d'un animal malade (éleveurs, vétérinaires).

La fréquence de la brucellose humaine en France est en très nette diminution avec la régression de la maladie animale grâce à la vaccination, à la surveillance et l'abattage des animaux infectés. La pasteurisation du lait et des produits lactés représente une mesure efficace complémentaire. Le nombre de cas est actuellement inférieur à 100 par an en France, essentiellement dans les régions agricoles (Savoie, Corse, Provence).

La brucellose est une maladie à déclaration obligatoire.

**SYMPTÔMES ET SIGNES**

L'incubation peut être longue (plusieurs semaines). La maladie se manifeste par une fièvre prolongée, ondulante, associée à des douleurs diffuses, des sueurs. Elle peut s'associer à des manifestations articulaires, neuroméningées, hépatiques ou génitales. La maladie a tendance à se chroniciser et à occasionner des atteintes focalisées secondaires (arthrites, spondylodiscites, méningites).

**DIAGNOSTIC ET TRAITEMENT**

Le diagnostic repose, en début de maladie, sur la mise en évidence du germe par les hémocultures et, ultérieurement, sur le sérodiagnostic de Wright.

La brucellose est traitée par administration d'antibiotiques en association (habituellement, la tétracycline et la rifampicine). La durée du traitement est de 6 semaines à 3 mois en cas d'atteinte focalisée associée, en particulier osseuse.

## Bruit

Son ou combinaison de sons produit par des vibrations irrégulières d'amplitudes différentes.

Ordinairement, les muscles de l'oreille moyenne réagissent à un bruit intense par une contraction de la chaîne des osselets qui transmet les vibrations à l'oreille interne, réduisant ainsi l'impact de celui-ci. Mais, en cas de bruit trop soudain, ces réflexes de protection n'ont pas le temps de se mettre en action : la force totale des vibrations est transmise à l'oreille interne, entraînant d'importantes lésions dans les cellules ciliées de la cochlée. Un bruit très intense peut provoquer une rupture du tympan.

Un son devient pénible et nocif à partir de 90 à 100 décibels. L'exposition à un bruit très intense et soudain, généralement de plus de 130 décibels, peut produire une lésion brutale et définitive. Une exposition continuelle à des bruits importants conduit d'abord à une perte de la capacité d'entendre certains sons aigus, puis la surdité s'étend à toutes les hautes fréquences et la perception de la parole s'affaiblit. À un stade plus avancé, la perception des sons les plus graves peut aussi être affectée. Les bruits ont, en outre, un important retentissement sur le psychisme. Ils peuvent gêner le travail intellectuel, diminuer les facultés de concentration et de raisonnement et, de plus, nuire à la qualité du sommeil.

## Bruit du cœur

Vibration sonore brève émise par le cœur.

L'auscultation d'un cœur normal au stéthoscope permet d'entendre la répétition périodique de deux bruits. Le premier, quasi simultané du pouls, inaugure la systole. Il correspond à la fermeture des valvules auriculoventriculaires (mitrale et tricuspide). Le second inaugure la diastole. Il correspond à la fermeture des valvules sigmoïdes obturant les orifices aortique et pulmonaire.

Il est possible d'entendre des bruits supplémentaires pendant la diastole, en dehors de toute maladie, chez l'enfant et le jeune adulte, mais surtout lors de certaines pathologies (insuffisance cardiaque, anomalie du myocarde, rétrécissement mitral, etc.).
→ VOIR Auscultation.

## Brûlure

Lésion de la peau ou des muqueuses provoquée par leur exposition à une chaleur intense ou par leur contact avec un agent physique ou chimique.

Les brûlures peuvent être causées par des liquides bouillants, des solides chauds ou en combustion, des agents chimiques (acides, bases, phosphore), de l'électricité ou des agents radioactifs (rayons X).

Selon leur étendue, on distingue les brûlures dites bénignes (touchant moins de 15 % de la surface du corps) des brûlures graves (touchant de 15 à 60 % de cette même surface). On les classe également en fonction de leur profondeur.

### Brûlures du premier degré

Les brûlures du premier degré atteignent l'épiderme et se manifestent par une rougeur, parfois suivie d'une desquamation. Elles peuvent éventuellement entraîner une légère fièvre. Le coup de soleil est une brûlure de ce type.

**TRAITEMENT**

La douleur peut être calmée par l'application de compresses froides ou d'eau courante fraîche. Les brûlures du premier degré sont éventuellement traitées par application de crèmes grasses et adoucissantes et pansées pour éviter l'infection. Les phlyctènes (cloques contenant du plasma) peuvent être excisées chirurgicalement. Ces brûlures guérissent vite, généralement en moins de trois semaines.

### Brûlures du deuxième degré

Les brûlures du deuxième degré peuvent être superficielles (atteinte de l'épiderme et d'une partie du derme, épargnant des îlots de membrane basale) ou profondes (destruction de l'épiderme et de la totalité du derme). Elles se traduisent par l'apparition de phlyctènes et peuvent provoquer un choc cardiovasculaire avec chute de tension et tachycardie. La brûlure, en altérant la barrière cutanée, favorise la surinfection.

**TRAITEMENT**

Les brûlures du deuxième degré nécessitent une désinfection et la pose d'un pansement stérile. Si le derme est à vif, une pommade grasse peut être appliquée sur la brûlure pour aider à la cicatrisation. Dans certains cas, la brûlure conduit à la perte progressive de la peau, qui s'élimine en une quinzaine de jours. Celle-ci est suivie d'une régénération cutanée provenant de la zone périphérique de la brûlure, qui permet la couverture de la zone brûlée.

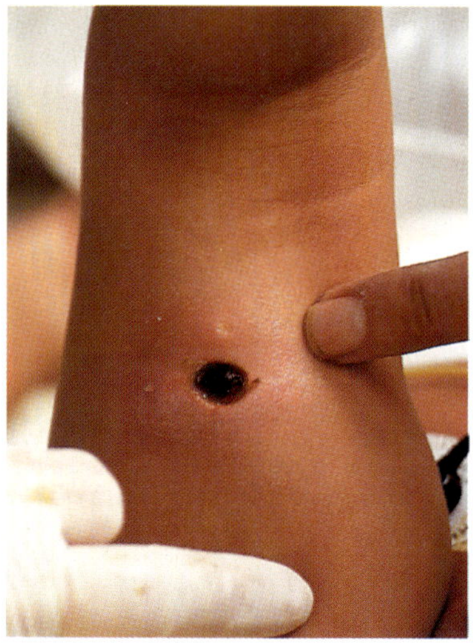

***Brûlure.*** *Une brûlure du troisième degré localisée sur la cuisse d'un enfant nécessite un traitement spécial.*

En cas de brûlure profonde et étendue, la cicatrisation ne peut avoir lieu rapidement : le recours à des techniques de chirurgie réparatrice (greffe, lambeau) est alors conseillé, une excision chirurgicale précoce des tissus morts et des greffes de peau offrant un meilleur résultat fonctionnel et esthétique que la cicatrisation spontanée.

### Brûlures du troisième degré

Les brûlures du troisième degré, ou carbonisation, détruisent l'épiderme, le derme et l'hypoderme. Très profondes, elles peuvent occasionner la destruction des muscles, des tendons ou de l'os sous-jacent et occasionner la mort des patients, notamment des sujets âgés. Cependant, les techniques chirurgicales actuelles permettent la survie de sujets atteints à 80 % de la surface corporelle, voire 95 % chez des sujets jeunes.

**TRAITEMENT**

Ces brûlures imposent une hospitalisation dans un centre spécialisé et une réparation en plusieurs temps : excision chirurgicale des tissus morts, réparation chirurgicale (autogreffe d'épiderme notamment) puis cicatrisation, parfois associée à des interventions de chirurgie plastique.

En cas de brûlures étendues, l'immersion du brûlé dans des bains de liquide physiologique est pratiquée pour réduire les pertes en plasma par les surfaces brûlées, maintenir la température corporelle et atténuer la douleur.

**RÉÉDUCATION**

La rééducation kinésithérapique est essentielle dans le traitement des grands brûlés pour éviter la formation de brides cicatricielles et redonner une amplitude normale de mouvement dans les régions lésées, surtout au niveau des doigts. Les massages sont entrepris dès la période de cicatrisation. La rééducation par le jeu et l'ergothérapie peut réapprendre, surtout s'il s'agit d'enfants, à manipuler divers objets. Ultérieurement, les cicatrices disgracieuses et gênantes sont corrigées par chirurgie plastique. Des cures thermales avec douches puissantes réussissent à aplanir certaines grandes cicatrices.

**Premiers soins à donner à un brûlé**

Les brûlures superficielles de faible étendue (moins de 15 % de la surface corporelle) et ne concernant pas les régions à risques (face, plis de flexion, orifices naturels) ne nécessitent pas d'hospitalisation. Il faut passer la partie du corps brûlée sous l'eau courante froide, mais non glacée, pendant au moins 5 minutes, la désinfecter à l'aide d'un antiseptique dilué, enlever l'épiderme décollé et non adhérent. Les plus grosses phlyctènes (cloques contenant du plasma) doivent être excisées par un médecin, et les lésions recouvertes d'un pansement gras (tulle gras, par exemple). Une injection de sérum antitétanique est pratiquée au besoin, parfois associée à l'administration d'un analgésique ou d'un anxiolytique.

Si la brûlure est étendue ou profonde, on évite de déshabiller la personne, sauf si ses vêtements sont imbibés de liquide bouillant ou si, fabriqués en tissu synthétique, ils risquent de fondre au contact de la peau. Il faut surtout éviter de faire boire le brûlé et, s'il a ingéré des produits caustiques, de le faire vomir. Enveloppé dans des draps propres, il doit être dirigé immédiatement vers un centre spécialisé.

## Brûlure d'estomac

→ VOIR Gastrite.

## Brûlure oculaire

Lésion oculaire d'origine chimique ou thermique.

Les brûlures oculaires constituent l'un des plus graves traumatismes de l'appareil visuel.

■ **Les brûlures chimiques** sont la conséquence de la projection dans l'œil d'un caustique ou d'un acide. Elles imposent un lavage immédiat et abondant du globe oculaire avec du sérum physiologique tiède ou, à défaut, avec de l'eau du robinet, jusqu'à élimination du toxique. Lorsque la conjonctive (fine membrane protégeant le globe oculaire) est brûlée, les yeux sont larmoyants ; si la brûlure est voisine du pourtour de la cornée, celle-ci peut se nécroser partiellement. La brûlure de la cornée (membrane transparente située en avant de l'iris) se manifeste par l'opacification et l'insensibilité de celle-ci et par une réduction de l'acuité visuelle. Dans les culs-de-sac de la conjonctive, la nécrose est remplacée dans les jours qui suivent la brûlure par des adhérences empêchant la fermeture des paupières : c'est le symblépharon, dont le risque est l'ulcération cornéenne.

Le traitement repose sur des injections de vasodilatateurs sous la conjonctive, sur une antibiothérapie pour prévenir les infections oculaires, voire sur une greffe de conjonctive saine ou de muqueuse buccale afin de revasculariser la zone brûlée. Pour prévenir le symblépharon et détruire les adhérences en voie de formation, l'ophtalmologiste passe plusieurs fois par jour une petite baguette de verre enduite d'une pommade antiseptique entre la conjonctive et la face interne de la paupière, jusqu'à guérison. Une ponction de la chambre antérieure de l'œil doit également être pratiquée pour évacuer le toxique accumulé dans l'humeur aqueuse. Ultérieurement, la formation d'une taie cornéenne, lorsque celle-ci gêne la vision, peut nécessiter une greffe de cornée.

■ **Les brûlures thermiques**, en général moins graves, touchent en premier lieu les paupières, qui peuvent présenter tous les degrés de brûlure. Lorsqu'elles sont profondes, elles sont parfois le siège de déformations ou de rétractions cicatricielles. Le globe oculaire est atteint lorsqu'il y a projection d'un corps étranger incandescent. Mais le film lacrymal atténue dans une certaine mesure l'effet de la brûlure, qui reste en général superficielle. Il convient cependant de rechercher le corps étranger et de l'enlever.

## Bruxisme

Mouvements répétés et inconscients de friction des dents, se manifestant essentiellement la nuit, par des grincements ou des claquements. SYN. *bruxomanie*.

Le bruxisme est habituellement un tic qui est une dysfonction due à un état de tension émotionnelle ou de stress. Il arrive aussi qu'il soit causé localement par l'existence de petits contacts non harmonieux des dents entre elles (occlusion dentaire imparfaite et non équilibrée).

Le bruxisme peut entraîner une usure importante des dents, provoquant une sensibilité aux changements de température et aux aliments acides ; il peut même occasionner une fatigue musculaire au niveau de la mâchoire et de la nuque.

Le traitement consiste à administrer pour une courte durée des sédatifs quand la tension nerveuse est trop forte, à restaurer et à équilibrer les surfaces dentaires et, parfois, à faire porter au sujet une prothèse de protection durant la nuit (gouttière).

## Bubon

Ganglion ou groupe de ganglions très inflammatoires, le plus souvent de siège inguinal (aine), mais parfois crural (cuisse), axillaire (aisselle) ou cervical (cou).

Les bubons sont caractéristiques de la peste bubonique, mais ils peuvent aussi se rencontrer au cours du chancre mou ou de la maladie de Nicolas-Favre.

## Budd-Chiari (syndrome de)

Syndrome lié à une obstruction des veines sus-hépatiques (qui débouchent du foie pour rejoindre la veine cave inférieure).

**CAUSES**

Il peut s'agir d'une malformation congénitale, d'une compression extérieure (tumeur) ou de tout autre phénomène susceptible de favoriser une thrombose veineuse (anomalie de la coagulation, congénitale ou due à la prise de contraceptifs, augmentation anormale du nombre des globules rouges ou des plaquettes, etc.).

**SYMPTÔMES ET SIGNES**

Il y a une hypertension portale (élévation de la pression du sang dans la veine porte, qui amène le sang d'origine digestive au foie). Les symptômes sont différents selon la forme, aiguë ou chronique, du syndrome.

■ **La forme aiguë** se traduit par des douleurs hépatiques dues à une distension de la capsule du foie. S'y associe un déficit des fonctions hépatiques.

■ **La forme chronique** se manifeste par des signes communs à toutes les hypertensions portales : hémorragies digestives et ascite (excès de liquide dans la cavité péritonéale, provoquant une distension de l'abdomen).

**DIAGNOSTIC**

Il peut être confirmé par l'échographie, le Doppler (examen qui permet de mesurer la vitesse de circulation du sang dans les vaisseaux) ou l'angiographie.

**TRAITEMENT**

Si l'on réussit rarement à déboucher la veine obstruée, on sait traiter l'effet, l'hypertension portale, par des médicaments et/ou la chirurgie (anastomose portocave). Lorsqu'il existe une tendance permanente à la survenue de thromboses (thrombophilie), un traitement anticoagulant à vie peut être indiqué.

## Bulbe

Partie renflée de certains organes.

Il existe de nombreux bulbes dans l'organisme : le bulbe cardiaque, qui est, chez l'embryon, un segment de l'ébauche du cœur ; le bulbe duodénal, première portion du duodénum, siège préférentiel des ulcères dits bulbaires ; le bulbe carotidien, qui correspond à la division de la carotide primitive en carotides interne et externe ; le bulbe du corps caverneux, extrémité postérieure de cet organe érectile pénien ; etc.

## Bulbe rachidien

Partie inférieure de l'encéphale, qui constitue un centre nerveux important. (P.N.A. *medulla oblongata*)

Le bulbe rachidien est situé entre la protubérance annulaire - au-dessus - et la moelle épinière - en dessous. Il est le siège de centres neurovégétatifs extrêmement importants. Il contient les faisceaux pyramidaux, formés de nerfs moteurs qui descendent les ordres du cerveau vers la moelle, ainsi que d'autres faisceaux (spinothalamique, ruban de Reil médian, etc.) qui remontent les informations sensitives vers différentes zones de l'encéphale. Par ailleurs, le bulbe a aussi un rôle actif grâce à la présence de noyaux (petits centres de commande) de plusieurs nerfs crâniens. Il intervient ainsi en partie dans la sensibilité du visage, dans la sensibilité et la motricité de la langue, du pharynx, du larynx et, par l'intermédiaire du nerf pneumogastrique, dans celle des viscères thoracoabdominaux.

L'atteinte de la région bulbaire à l'occasion de traumatismes (fractures de la première vertèbre cervicale) est l'un des plus graves traumatismes médullaires, entraînant une tétraplégie (paralysie des quatre membres).

→ VOIR **Syndrome bulbaire**.

## Bulle dermatologique

Soulèvement cutané arrondi de grande taille, rempli d'une sérosité contenant ou non du sang. SYN. *phlyctène*.

**CAUSES**

Certaines bulles sont provoquées par des agents physiques tels que le frottement (ampoule), la chaleur (brûlure), le froid (gelure) ou par un contact avec des substances chimiques caustiques. Les autres bulles sont l'expression d'anomalies appelées dermatoses bulleuses. Elles ont des origines variables : photodermatose (sensibilité exagérée à la lumière) ; toxidermie (réaction allergique qui peut être due à de très nombreux médicaments, tels les sulfamides, les barbituriques, l'aspirine, etc., et dont l'une des formes est le syndrome de Lyell). L'impétigo, d'origine bactérienne, peut prendre à son début l'aspect d'une bulle, ainsi que certaines maladies dermatologiques : pemphigus vulgaire, pemphigoïde bulleuse, certains érythèmes polymorphes, dermatite herpétiforme. Les maladies bulleuses héréditaires, rares, peuvent se manifester dès l'enfance : incontinentia pigmenti, épidermolyse bulleuse, porphyries congénitales.

**SYMPTÔMES ET DIAGNOSTIC**

La bulle se distingue de la vésicule, très petite, et de la pustule, qui contient du pus. Elle est fragile et sa rupture ne laisse qu'une érosion de la peau, se recouvrant éventuellement d'une croûte, ce qui rend le diagnostic plus difficile. Les bulles peuvent siéger sur une peau saine (pemphigus) ou rouge (érythème polymorphe). Elles peuvent être uniques (brûlure, ampoule) ou multiples (érythème polymorphe), limitées aux pieds et aux mains (épidermolyse bulleuse), aux régions non couvertes par les vêtements (photodermatoses) ou se généraliser (toxidermies). Le diagnostic des formes étendues nécessite un prélèvement biopsique, qui permet de distinguer deux variétés de bulles, selon que le liquide s'accumule dans l'épaisseur de l'épiderme (pemphigus) ou entre l'épiderme et le derme (toxidermies).

**ÉVOLUTION ET TRAITEMENT**

Une bulle peut être le symptôme d'une maladie grave. Les maladies bulleuses étendues ont parfois un pronostic sévère, comme le syndrome de Lyell, qui impose un traitement en réanimation. Le traitement des bulles, très variable, dépend de leur cause.

## Bulle pulmonaire

Structure sphérique anormale, remplie d'air, développée au sein d'un poumon.

mitose est la plus courante : les chromosomes se trouvant dans le noyau de la cellule initiale sont exactement dupliqués et transmis en nombre égal aux deux cellules filles. La méiose est un type particulier de division cellulaire, spécifique aux ovules et aux spermatozoïdes : les cellules filles n'acquièrent que la moitié du matériel chromosomique de la cellule mère.

Par ailleurs, les cancers sont caractérisés par une prolifération cellulaire anarchique.

## Cellule souche

Cellule à l'origine de toutes les cellules.

**DIFFÉRENTS TYPES DE CELLULES SOUCHES**

■ **Les cellules souches normales** sont celles du premier stade embryonnaire, lorsque l'œuf fécondé (cellule souche totipotente, c'est-à-dire capable de donner naissance à toutes les cellules possibles, qui va donner naissance à un organisme complet) s'est divisé en 2 à 5 jours pour former le blastocyte, dont les cellules sont pluripotentes (capables de donner naissance à certaines cellules), puis, au fur et à mesure du développement de l'embryon, deviennent multipotentes et se spécialisent en lignées susceptibles de générer différents tissus.

■ **Les cellules souches hématopoïétiques** sont à l'origine des cellules sanguines dont elles assurent la production (hématopoïèse) tout au long de la vie. Leur existence a été démontrée chez l'homme ; dans certaines maladies, une anomalie du caryotype (ensemble des chromosomes) est retrouvée dans les cellules sanguines, preuve de leur origine commune.

**PERSPECTIVES**

En 1998, aux États-Unis, les premières cellules souches ont pu être isolées et cultivées à partir d'embryons humains. Depuis, on a obtenu des cellules souches en incluant le matériel génétique d'une cellule adulte dans un œuf fécondé en remplacement de son matériel génétique, ce qui donnera des cellules génétiquement semblables à celles de l'adulte. Celui-ci pourra les utiliser sans risque de rejet.

Dans l'organisme où elles sont introduites, ces cellules cultivées peuvent générer les cellules de différents tissus : muscle (cardiaque, etc.), tissu nerveux, peau. Leur application laisse entrevoir la possibilité de les régénérer : myocarde lésé d'un infarctus, cellules nerveuses de la maladie de Parkinson ou d'Alzheimer, pancréas d'un diabète. Elles sont déjà utilisées dans les greffes de moelle lors des leucémies. Récemment, des cellules souches humaines ont été greffées dans des cerveaux de fœtus de singe. L'emploi d'embryons humains (embryons surnuméraires de la procréation médicalement assistée, entre autres), à des fins expérimentales et thérapeutiques, pose un problème d'éthique. Pour tenter de le résoudre, des recherches intenses sont menées aujourd'hui afin d'isoler des cellules souches de tissus adultes.

### CELLULITE

**La cellulite, au sens courant du terme, s'observe surtout chez la femme, dans la région des fesses et des cuisses. La peau prend une consistance molle, un aspect capitonné. Dans une minorité de cas, le préjudice esthétique est important. La cellulite, au sens médical de cellulite infectieuse, est une infection sévère, formant sur la peau une grande plaque rouge gonflée.**

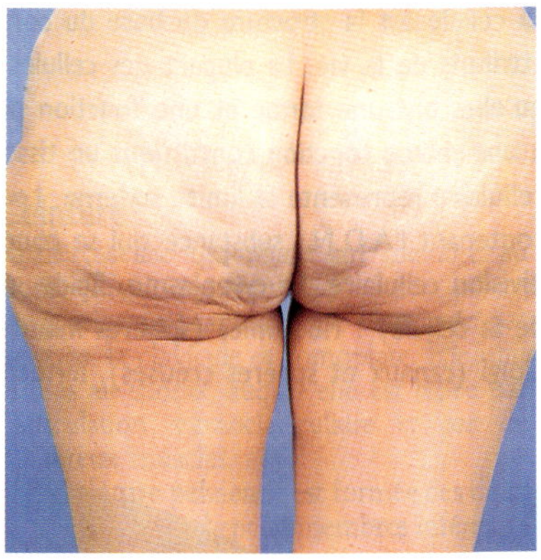

*En haut des cuisses et sur les fesses, la cellulite (au sens courant) forme un renflement, dit « en culotte de cheval ».*

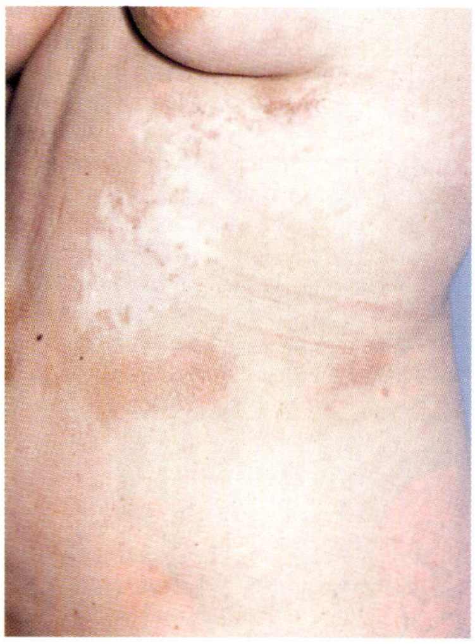

*Il arrive plus rarement qu'une cellulite forme des plaques sur le tronc.*

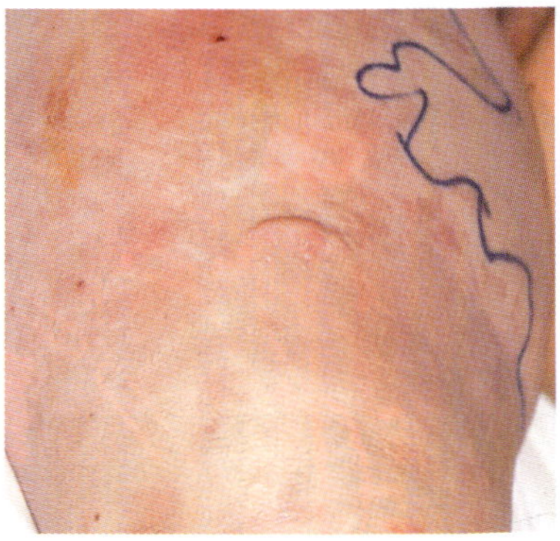

*La cellulite atteint surtout la jambe (les contours sont marqués au crayon).*

## Cellulite

Modification ou altération visible du tissu cutané ou sous-cutané, parfois de nature inflammatoire.

Le terme de cellulite désigne deux affections sans rapport entre elles : la cellulite au sens courant, dite cellulite esthétique, et les cellulites médicales.

### Cellulite esthétique

Il s'agit d'une modification de la peau due à un dépôt de graisse sous-cutané.

Plus fréquente chez la femme, la cellulite est due à plusieurs causes, qui peuvent s'associer : hérédité, apport calorique trop important, rétention d'eau. Ce dernier facteur provient lui-même d'un trouble hormonal, l'excès d'œstrogènes, se manifestant en particulier avant les règles et pendant la grossesse, d'une insuffisance de la circulation veineuse ou lymphatique ou d'un facteur mécanique constitué par le port de vêtements trop serrés. Cependant, l'apparition d'une cellulite dans sa forme modérée est un processus physiologique normal qui concerne 95 % des femmes.

**DESCRIPTION**

La cellulite apparaît à la puberté ; elle est alors ferme et sensible, la peau devenant rouge et granuleuse sur les cuisses et les fesses. Entre 25 et 50 ans, elle devient molle, puis flasque, des boules sous-cutanées apparaissent puis s'accentuent ; la peau prend de plus en plus un aspect capitonné dit « en peau d'orange ».

**TRAITEMENT**

Le traitement tente de corriger tous les facteurs en cause. Un régime modéré peut donner des résultats, mais il ne faut pas en surestimer l'efficacité, car c'est en premier lieu sur les adipocytes (cellules graisseuses) situés en dehors des territoires de la cellulite qu'il agit. On peut aussi corriger un déséquilibre hormonal ou vasculaire et conseiller le port de vêtements amples. Les échecs sont fréquents et des méthodes manuelles (massages), une destruction des adipocytes par injections ou ultrasons, une intervention chirurgicale sont parfois préconisées. Ces techniques, qui n'ont pas fait l'objet de vérifications scientifiques, provoquent leurs propres effets indésirables, comme le risque de séquelles disgracieuses. Une certaine prudence s'impose par conséquent.

### Cellulite infectieuse

Il s'agit d'une infection aiguë ou chronique du tissu sous-cutané.

C'est une infection d'origine bactérienne, le plus souvent à streptocoque, parfois à staphylocoque doré ou à différents germes à Gram négatif, consécutive à une plaie cutanée. Elle se manifeste habituellement sous la forme d'une grande zone rouge, chaude et douloureuse, touchant surtout les membres inférieurs, associée à une fièvre, à des frissons et à un malaise général. L'infection peut s'étendre aux vaisseaux lymphatiques, au sang et aux organes. Certaines formes touchent le visage, l'œil ou le cuir chevelu.

Une cellulite infectieuse nécessite une hospitalisation en urgence ; elle est traitée par administration d'antibiotiques. Les at-

remplacée dans les jours qui suivent la brûlure par des adhérences empêchant la fermeture des paupières : c'est le symblépharon, dont le risque est l'ulcération cornéenne.

Le traitement repose sur des injections de vasodilatateurs sous la conjonctive, sur une antibiothérapie pour prévenir les infections oculaires, voire sur une greffe de conjonctive saine ou de muqueuse buccale afin de revasculariser la zone brûlée. Pour prévenir le symblépharon et détruire les adhérences en voie de formation, l'ophtalmologiste passe plusieurs fois par jour une petite baguette de verre enduite d'une pommade antiseptique entre la conjonctive et la face interne de la paupière, jusqu'à guérison. Une ponction de la chambre antérieure de l'œil doit également être pratiquée pour évacuer le toxique accumulé dans l'humeur aqueuse. Ultérieurement, la formation d'une taie cornéenne, lorsque celle-ci gêne la vision, peut nécessiter une greffe de cornée.

■ **Les brûlures thermiques**, en général moins graves, touchent en premier lieu les paupières, qui peuvent présenter tous les degrés de brûlure. Lorsqu'elles sont profondes, elles sont parfois le siège de déformations ou de rétractions cicatricielles. Le globe oculaire est atteint lorsqu'il y a projection d'un corps étranger incandescent. Mais le film lacrymal atténue dans une certaine mesure l'effet de la brûlure, qui reste en général superficielle. Il convient cependant de rechercher le corps étranger et de l'enlever.

## Bruxisme

Mouvements répétés et inconscients de friction des dents, se manifestant essentiellement la nuit, par des grincements ou des claquements. SYN. *bruxomanie.*

Le bruxisme est habituellement un tic qui est une dysfonction due à un état de tension émotionnelle ou de stress. Il arrive aussi qu'il soit causé localement par l'existence de petits contacts non harmonieux des dents entre elles (occlusion dentaire imparfaite et non équilibrée).

Le bruxisme peut entraîner une usure importante des dents, provoquant une sensibilité aux changements de température et aux aliments acides ; il peut même occasionner une fatigue musculaire au niveau de la mâchoire et de la nuque.

Le traitement consiste à administrer pour une courte durée des sédatifs quand la tension nerveuse est trop forte, à restaurer et à équilibrer les surfaces dentaires et, parfois, à faire porter au sujet une prothèse de protection durant la nuit (gouttière).

## Bubon

Ganglion ou groupe de ganglions très inflammatoires, le plus souvent de siège inguinal (aine), mais parfois crural (cuisse), axillaire (aisselle) ou cervical (cou).

Les bubons sont caractéristiques de la peste bubonique, mais ils peuvent aussi se rencontrer au cours du chancre mou ou de la maladie de Nicolas-Favre.

## Budd-Chiari (syndrome de)

Syndrome lié à une obstruction des veines sus-hépatiques (qui débouchent du foie pour rejoindre la veine cave inférieure)

**CAUSES**

Il peut s'agir d'une malformation congénitale, d'une compression extérieure (tumeur) ou de tout autre phénomène susceptible de favoriser une thrombose veineuse (anomalie de la coagulation, congénitale ou due à la prise de contraceptifs, augmentation anormale du nombre des globules rouges ou des plaquettes, etc.).

**SYMPTÔMES ET SIGNES**

Il y a une hypertension portale (élévation de la pression du sang dans la veine porte, qui amène le sang d'origine digestive au foie). Les symptômes sont différents selon la forme, aiguë ou chronique, du syndrome.

■ **La forme aiguë** se traduit par des douleurs hépatiques dues à une distension de la capsule du foie. S'y associe un déficit des fonctions hépatiques.

■ **La forme chronique** se manifeste par des signes communs à toutes les hypertensions portales : hémorragies digestives et ascite (excès de liquide dans la cavité péritonéale, provoquant une distension de l'abdomen).

**DIAGNOSTIC**

Il peut être confirmé par l'échographie, le Doppler (examen qui permet de mesurer la vitesse de circulation du sang dans les vaisseaux) ou l'angiographie.

**TRAITEMENT**

Si l'on réussit rarement à déboucher la veine obstruée, on sait traiter l'effet, l'hypertension portale, par des médicaments et/ou la chirurgie (anastomose portocave). Lorsqu'il existe une tendance permanente à la survenue de thromboses (thrombophilie), un traitement anticoagulant à vie peut être indiqué.

## Bulbe

Partie renflée de certains organes.

Il existe de nombreux bulbes dans l'organisme : le bulbe cardiaque, qui est, chez l'embryon, un segment de l'ébauche du cœur ; le bulbe duodénal, première portion du duodénum, siège préférentiel des ulcères dits bulbaires ; le bulbe carotidien, qui correspond à la division de la carotide primitive en carotides interne et externe ; le bulbe du corps caverneux, extrémité postérieure de cet organe érectile pénien ; etc.

## Bulbe rachidien

Partie inférieure de l'encéphale, qui constitue un centre nerveux important. (P.N.A. *medulla oblongata*)

Le bulbe rachidien est situé entre la protubérance annulaire - au-dessus - et la moelle épinière - en dessous. Il est le siège de centres neurovégétatifs extrêmement importants. Il contient les faisceaux pyramidaux, formés de nerfs moteurs qui descendent les ordres du cerveau vers la moelle, ainsi que d'autres faisceaux (spinothalamique, ruban de Reil médian, etc.) qui remontent les informations sensitives vers différentes zones de l'encéphale. Par ailleurs, le bulbe a aussi un rôle actif grâce à la présence de noyaux (petits centres de commande) de plusieurs nerfs crâniens. Il intervient ainsi en partie dans la sensibilité du visage, dans la sensibilité et la motricité de la langue, du pharynx, du larynx et, par l'intermédiaire du nerf pneumogastrique, dans celle des viscères thoracoabdominaux.

L'atteinte de la région bulbaire à l'occasion de traumatismes (fractures de la première vertèbre cervicale) est l'un des plus graves traumatismes médullaires, entraînant une tétraplégie (paralysie des quatre membres).

→ VOIR Syndrome bulbaire.

## Bulle dermatologique

Soulèvement cutané arrondi de grande taille, rempli d'une sérosité contenant ou non du sang. SYN. *phlyctène.*

**CAUSES**

Certaines bulles sont provoquées par des agents physiques tels que le frottement (ampoule), la chaleur (brûlure), le froid (gelure) ou par un contact avec des substances chimiques caustiques. Les autres bulles sont l'expression d'anomalies appelées dermatoses bulleuses. Elles ont des origines variables : photodermatose (sensibilité exagérée à la lumière) ; toxidermie (réaction allergique qui peut être due à de très nombreux médicaments, tels les sulfamides, les barbituriques, l'aspirine, etc., et dont l'une des formes est le syndrome de Lyell). L'impétigo, d'origine bactérienne, peut prendre à son début l'aspect d'une bulle, ainsi que certaines maladies dermatologiques : pemphigus vulgaire, pemphigoïde bulleuse, certains érythèmes polymorphes, dermatite herpétiforme. Les maladies bulleuses héréditaires, rares, peuvent se manifester dès l'enfance : incontinentia pigmenti, épidermolyse bulleuse, porphyries congénitales.

**SYMPTÔMES ET DIAGNOSTIC**

La bulle se distingue de la vésicule, très petite, et de la pustule, qui contient du pus. Elle est fragile et sa rupture ne laisse qu'une érosion de la peau, se recouvrant éventuellement d'une croûte, ce qui rend le diagnostic plus difficile. Les bulles peuvent siéger sur une peau saine (pemphigus) ou rouge (érythème polymorphe). Elles peuvent être uniques (brûlure, ampoule) ou multiples (érythème polymorphe), limitées aux pieds et aux mains (épidermolyse bulleuse), aux régions non couvertes par les vêtements (photodermatoses) ou se généraliser (toxidermies). Le diagnostic des formes étendues nécessite un prélèvement biopsique, qui permet de distinguer deux variétés de bulles, selon que le liquide s'accumule dans l'épaisseur de l'épiderme (pemphigus) ou entre l'épiderme et le derme (toxidermies).

**ÉVOLUTION ET TRAITEMENT**

Une bulle peut être le symptôme d'une maladie grave. Les maladies bulleuses étendues ont parfois un pronostic sévère, comme le syndrome de Lyell, qui impose un traitement en réanimation. Le traitement des bulles, très variable, dépend de leur cause.

## Bulle pulmonaire

Structure sphérique anormale, remplie d'air, développée au sein d'un poumon.

Une bulle est formée à partir d'un tissu pulmonaire anormal, distendu, parfois détruit, et n'est pas fonctionnelle : elle n'assure aucun échange gazeux entre le sang et l'air. Sa taille varie de moins de 1 centimètre à celle de tout le poumon. Les bulles de petite taille sont parfois appelées des blebs. Une bulle peut apparaître dans un poumon sain ou malade, atteint d'emphysème. Petite, une bulle isolée n'entraîne en général aucun trouble ; volumineuse, elle peut comprimer le reste du poumon ou les gros vaisseaux, provoquant des troubles cardiorespiratoires. Certaines bulles superficielles, même de petite taille, peuvent se rompre et se compliquer alors d'un pneumothorax (présence d'air dans la plèvre).

Elles ne nécessitent généralement aucun traitement, mais une surveillance régulière. Le cas échéant, le traitement est chirurgical.

→ VOIR Emphysème.

## Buphtalmie

Augmentation du volume du ou des globes oculaires, liée le plus souvent à un glaucome congénital (hypertension intraoculaire).

La buphtalmie se manifeste sous la forme d'une saillie antérieure de la cornée, qui devient douloureuse à mesure qu'elle grossit. Elle peut provoquer des vergetures de la membrane postérieure de la cornée, dues à son trop fort étirement. À travers elles, l'humeur aqueuse s'infiltre dans la cornée et provoque un œdème cornéen, responsable d'une photophobie (sensation pénible produite par la lumière) avec larmoiement.

La buphtalmie peut être évaluée par la mesure du diamètre cornéen, obtenue à l'aide d'un compas (souvent pratiquée sous anesthésie générale chez les petits enfants), et par la biométrie oculaire, qui mesure le diamètre antéropostérieur de l'œil. Le traitement du glaucome ne peut pas faire régresser la buphtalmie, mais il la stabilise et, surtout, il empêche l'apparition d'autres lésions, notamment du nerf optique.

## Burkitt (lymphome de)

Tumeur ganglionnaire maligne de l'enfant.

Le lymphome de Burkitt, de type non hodgkinien, se rencontre principalement en Afrique tropicale, où il représente la plus fréquente des tumeurs de l'enfant. En Europe et en Amérique du Nord, il est rare, mais constitue pourtant la moitié des lymphomes de l'enfant.

**CAUSES**

En Afrique, l'apparition de la tumeur est la conséquence de plusieurs infections successives du sujet, entraînant une stimulation de son système immunitaire et, plus particulièrement, des lymphocytes B.

On constate, par exemple, une infection par le virus d'Epstein-Barr, généralement contractée à partir de la mère, puis un paludisme à *Plasmodium falciparum ;* la tumeur surviendrait ensuite, lors d'accidents génétiques entraînant la translocation (échange) des chromosomes 8 et 14.

**SYMPTÔMES ET SIGNES**

La forme africaine est caractérisée par une tuméfaction généralement située à la mâchoire ; la forme d'Europe et d'Amérique du Nord est plutôt localisée dans l'abdomen ou les amygdales. L'évolution est rapide : augmentation de volume de la tumeur, puis dissémination aux ganglions et, surtout, au système nerveux central, à la moelle osseuse et au sang (leucémie aiguë).

**DIAGNOSTIC ET TRAITEMENT**

Seule la biopsie de la tumeur permet d'identifier un lymphome de Burkitt. Depuis une quinzaine d'années, les traitements chimiothérapiques, utilisant un nombre croissant de médicaments anticancéreux, permettent de guérir la quasi-totalité des formes localisées et la majorité des formes étendues. Pendant 5 ou 6 mois, la chimiothérapie est administrée par voie veineuse, mais aussi par ponction lombaire, pour prévenir ou guérir les atteintes du système nerveux ; elle est complétée par une radiothérapie. Ce traitement nécessite des hospitalisations répétées et assez prolongées. Le patient est considéré comme guéri s'il n'y a pas eu de rechute dans l'année qui suit celle du début du traitement ; sinon, une nouvelle chimiothérapie est pratiquée, suivie d'une autogreffe de moelle.

## Burnet (intradermoréaction de)

Technique de diagnostic de la brucellose.

Elle consiste en une injection intradermique d'un filtrat de culture de *Brucella melitensis.* Un patient atteint de brucellose demeure sensible (réaction positive) à cette intradermoréaction pendant 2 à 5 ans après sa guérison.

## Burnett (syndrome de)

Syndrome associant une hypercalcémie, une alcalose (alcalinité excessive du sang) et une insuffisance rénale. SYN. *syndrome des buveurs de lait, syndrome du lait et des alcalins.*

Le syndrome de Burnett est dû à une consommation excessive et prolongée de lait et/ou de médicaments antiacides (contre l'acidité gastrique). Il s'observe le plus souvent chez les patients souffrant d'un ulcère gastroduodénal et de troubles rénaux associés. Il se manifeste par une faiblesse, des douleurs musculaires, une apathie. Le traitement consiste à réduire la consommation de lait et/ou des médicaments antiacides.

## Bursite

Inflammation aiguë ou chronique d'une bourse séreuse. SYN. *hygroma.*

Étant donné l'analogie de structure entre bourse séreuse et bourse synoviale, les bursites ont la même origine que les arthrites infectieuses, microcristallines ou inflammatoires. En outre, elles peuvent être provoquées par une irritation locale (frottement). Elles touchent le plus souvent le coude, la rotule (dans les professions imposant un travail à genoux) et le tendon d'Achille (port de chaussures mal adaptées).

Une bursite se manifeste par une douleur locale avec gonflement et présence de liquide dans la bourse. Elle s'accompagne parfois d'une inflammation de la capsule articulaire contiguë. Le traitement repose sur la ponction du liquide, l'administration d'anti-inflammatoires, au besoin sur l'injection locale de corticostéroïdes, voire sur une intervention chirurgicale en cas de récidive.

## Butée

Greffon osseux apposé chirurgicalement près d'une articulation afin d'en augmenter la surface.

La butée, le plus souvent prélevée sur le patient lui-même, peut être réalisée à la hanche pour traiter une dysplasie (malformation ou anomalie du développement) afin d'augmenter la surface portante de l'articulation et de ralentir l'apparition d'une arthrose. Elle est alors souvent associée à une ostéotomie (correction chirurgicale) du fémur, destinée à en recentrer la tête sous une articulation agrandie par la butée. En cas d'arthroplastie totale de la hanche (remplacement de l'articulation par une prothèse), une butée peut être réalisée dans la cavité articulaire pour assurer un meilleur maintien à long terme de la prothèse. Une butée peut aussi être réalisée à l'épaule quand la cavité articulaire de l'omoplate a été détériorée par des luxations répétées : associée à une remise sous tension de la capsule articulaire, elle permet de prévenir d'autres luxations.

## Buveurs de lait (syndrome des)

→ VOIR Burnett (syndrome de).

## Bywaters (syndrome de)

Insuffisance rénale aiguë survenant en cas d'atteinte grave de la musculature. SYN. *rhabdomyolyse traumatique, syndrome d'écrasement.*

Le syndrome de Bywaters est dû à la destruction étendue, par écrasement, de cellules des muscles squelettiques, provoquée par une compression prolongée des masses musculaires lors de traumatismes graves (ensevelissement, incarcération lors d'un accident de voiture), et plus précisément à la libération dans la circulation sanguine des constituants de ces cellules.

La myoglobine (pigment respiratoire musculaire), libérée alors en grande quantité dans le sang, devient rapidement toxique et bloque les tubules rénaux, ce qui provoque une insuffisance rénale aiguë. La libération importante de potassium dans la circulation provoque une hyperkaliémie (excès de potassium dans le sang), qui peut être responsable de troubles cardiaques sévères. Le taux d'enzymes musculaires (CPK) libérées dans le sang est également très élevé, traduisant l'importance de la destruction musculaire.

Le traitement fait le plus souvent appel à une hydratation abondante, pour tenter de prévenir la survenue de l'insuffisance rénale. En cas d'échec, ou en cas d'hyperkaliémie menaçante, l'hémodialyse est souvent nécessaire. La guérison s'effectue en général sans séquelles. Parallèlement, un traitement chirurgical de décompression musculaire est parfois nécessaire.

→ VOIR Rhabdomyolyse.

# C

## Cacao

Graine du cacaoyer, arbre de la famille des sterculiacées.

Le cacao, riche en matières grasses, fournit le beurre de cacao et la poudre de cacao, matière première du chocolat. Il renferme également des glucides, des protéines, des vitamines ainsi que des sels minéraux : il est très riche en phosphore (600 milligrammes pour 100 grammes), en potassium (1 900 milligrammes pour 100 grammes) et en magnésium (400 milligrammes pour 100 grammes). Il contient des alcaloïdes (caféine et surtout théobromine), mais en faible quantité. Les fréquentes attractions irrésistibles qu'on peut observer pour le chocolat seraient dues à la présence dans le cacao de substances anxiolytiques, susceptibles d'atténuer certains types d'anxiété.

Le chocolat ne possède aucune toxicité particulière, y compris pour le foie. C'est toutefois un aliment très calorique, qui peut être pour certains difficile à digérer. Consommé en quantité importante, il pourrait, en outre, favoriser la constipation. Une consommation modérée de chocolat est donc recommandée.

## Cacchi et Ricci (maladie de)

Affection congénitale caractérisée par une dilatation des tubes collecteurs des urines dans le rein (chaque néphron se termine par un tel tubule). SYN. *ectasies canaliculaires précalicielles, rein en éponge.*

La fréquence de la maladie de Cacchi et Ricci est inconnue, car elle peut ne jamais se manifester et est souvent découverte de façon fortuite au cours d'examens entrepris pour une tout autre raison. Son diagnostic nécessite une urographie intraveineuse (examen radiographique consistant à rendre les voies urinaires opaques aux rayons X). Cette maladie, bénigne, ne porte jamais atteinte au pronostic rénal. Sa seule complication notable est la formation, dans les dilatations tubulaires ou les calices, de calculs pouvant être à l'origine de coliques néphrétiques. Il n'existe pas de traitement.

## Cachexie

État d'affaiblissement profond de l'organisme, lié à une dénutrition très importante.

La cachexie en elle-même n'est pas une affection, mais un symptôme dont les causes sont diverses. Elle peut être la conséquence d'une anorexie (diminution ou perte totale de l'appétit). Chez les malades atteints d'un cancer (cachexie cancéreuse), cette anorexie est due à une altération du goût ou à une aversion acquise pour certains aliments, en particulier la viande. Ces phénomènes seraient provoqués par des substances sécrétées par la tumeur elle-même, les cachexines. La cachexie anorexique peut également accompagner une insuffisance cardiaque grave et chronique. Une forme particulière de cachexie est causée par l'anorexie mentale, autorestriction alimentaire d'origine psychique. Il est possible d'observer un état de cachexie malgré une conservation de l'appétit, au terme d'une longue évolution, dans certains cas d'hyperthyroïdie, en particulier chez les personnes âgées. La cachexie des maladies chroniques infectieuses (sida, tuberculose) ou inflammatoires (connectivites) est encore mal expliquée.

## Cacosmie

Perception d'une odeur fétide, réelle ou imaginaire.

■ **La cacosmie est objective** lorsque l'odeur existe réellement : elle est même perceptible par l'entourage du sujet. Elle est due à une infection nasale ou sinusienne, parfois à une tumeur des fosses nasales ou à un corps étranger.

■ **La cacosmie est subjective,** au contraire, si on ne décèle aucun support matériel. Il peut s'agir d'une inflammation du nerf olfactif, d'une hallucination au cours d'une maladie psychiatrique ou d'un signe annonciateur d'une crise d'épilepsie.

## Caducée

Emblème des professions médicales et paramédicales.

Le caducée se compose d'un faisceau de baguettes autour duquel s'enroule le serpent d'Esculape, dieu de la Médecine, et que surmonte le miroir de la Prudence. Cet emblème, dont on retrouve déjà la trace quelques millénaires avant notre ère, symbolise l'énergie et la fécondité par l'équilibre des forces contraires, mais aussi la supériorité de l'esprit sur le corps.

Le mot caducée désigne également la vignette qui porte l'emblème médical. Ce signe de reconnaissance est délivré aux membres du corps médical et aux personnes qui exercent des professions paramédicales (infirmiers, masseurs-kinésithérapeutes, sages-femmes) afin de faciliter leurs déplacements professionnels.

## Caduque

1. Couche superficielle de la muqueuse utérine, qui est expulsée avec le placenta après l'accouchement. SYN. *caduque déciduale, caduque utérine.*

Au cours de la deuxième semaine de la grossesse, la couche superficielle de la muqueuse de l'utérus subit des modifications, visibles au microscope, et prend alors le nom de caduque. À ce moment, l'œuf fécondé est contenu dans l'épaisseur de la caduque, dans laquelle on distingue trois parties. La caduque ovulaire (ou réfléchie) recouvre l'œuf du côté de la cavité utérine, le séparant de celle-ci. Du côté opposé, la caduque utéroplacentaire (ou basale) sépare l'œuf du muscle utérin sous-jacent. La caduque utérine vraie (ou pariétale) tapisse toute la cavité utérine, sauf dans la zone où se trouve l'œuf.

Ultérieurement, la caduque utéroplacentaire, sous l'œuf, s'épaissit pour former le placenta. L'œuf – et la cavité amniotique (poche des eaux) dont il s'entoure – grossit en faisant une saillie dans la cavité utérine, qu'il finit par remplir complètement. Ce faisant, il repousse la caduque ovulaire, qui le recouvre, jusqu'à ce qu'elle atteigne la caduque utérine vraie. Ces deux caduques s'atrophient alors et se soudent pour former l'amnios.

2. Endomètre qui subit des transformations au cours d'une grossesse anormale.

On parle ainsi de caduque endométriale lors des grossesses extra-utérines.

## Cæcostomie

Opération chirurgicale qui consiste à ouvrir le cæcum, partie initiale du gros intestin, pour le vider de son contenu.

La cæcostomie est une méthode peu répandue, indiquée en cas d'occlusion du côlon (gros intestin). Cette dernière s'observe quand le côlon est obstrué par une tumeur ou quand la musculature de sa paroi devient inefficace. L'intervention consiste à ouvrir d'abord le cæcum puis à l'aboucher à la paroi abdominale pour le faire communiquer avec l'extérieur. L'évacuation de son contenu permet alors de décomprimer le côlon. Celui-ci est ensuite nettoyé des matières qui s'y sont accumulées grâce à l'introduction d'une sonde, qui permet également d'injecter du sérum physiologique en grande quantité.

→ VOIR **Stomie.**

## Cæcum

Portion initiale du côlon située au-dessous de l'iléon et prolongée par l'appendice. (P.N.A. *cæcum*)

CÆCUM

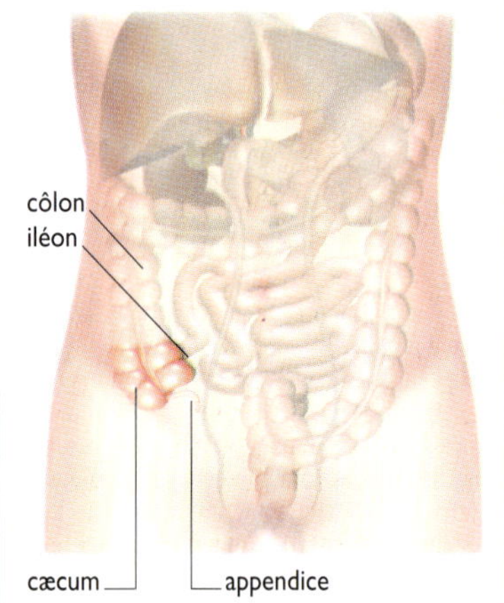


Le cæcum peut être le siège de typhlites (lésions inflammatoires) et de cancers, relativement fréquents chez le sujet âgé et de diagnostic difficile. Il peut également se tordre, créant un volvulus.

## Café

Graine du caféier, arbrisseau de la famille des rubiacées.

Le café contient des sels minéraux, des vitamines, de la caféone (substance aromatique) et des alcaloïdes (caféine et théobromine), ces derniers exerçant une action diurétique. La variété Arabica est moins chargée en caféine (de 0,8 à 1,3 %) que la variété Robusta (entre 2 et 3 %). La caféine, présente également dans d'autres plantes, comme le thé, le cacao, le maté et la noix de kola, possède à faible dose des propriétés stimulantes et cardiotoniques ; elle combat efficacement la somnolence et stimule l'activité intellectuelle. Ces propriétés la font entrer dans la composition de diverses préparations pharmaceutiques.

Les effets de la caféine peuvent devenir excessifs à des doses variables selon les individus. Elle provoque alors des tremblements, des palpitations, une insomnie. Une consommation régulière et excessive de café peut entraîner un phénomène d'accoutumance, l'arrêt brutal de la consommation se traduisant alors parfois par des céphalées, une irritabilité et une fatigue.

## Cage thoracique

Ensemble des os du squelette du thorax. (P.N.A. *thorax*)

La cage thoracique est formée en arrière par les douze vertèbres dorsales, latéralement par les côtes et en avant par le sternum, os plat et allongé situé au centre de la partie antérieure du thorax et prolongé par l'appendice xyphoïde. Les deux dernières côtes, ou côtes flottantes, ne s'insèrent pas sur le sternum. La cage thoracique est limitée en bas par le diaphragme, qui joue un rôle essentiel dans la respiration. La limite supérieure est formée par le dôme pleural, lame fibreuse correspondant au bord supérieur de la première paire de côtes.

La cage thoracique est recouverte par les muscles intercostaux reliant les côtes, par les muscles pectoraux en avant et par les muscles grands dorsaux et grands dentelés en arrière et latéralement. Elle contient le cœur, les gros vaisseaux (aorte, artère pulmonaire), les poumons et la trachée et, en arrière, l'œsophage. L'ensemble de la cage thoracique est très souple, en raison de sa structure cartilagineuse, et permet des mouvements respiratoires de grande amplitude.

## Caillot

Masse semi-solide qui se forme lorsque le sang coagule.

Un caillot est constitué de cellules sanguines (globules rouges et plaquettes) et de fibrine. Lorsque du sang frais est laissé en contact avec l'air, il se transforme rapidement en une masse amorphe. Après quelques heures, celle-ci se rétracte et exsude un liquide, le sérum. La masse compacte surnageante constitue le caillot.

Les caillots ont pour fonction d'arrêter l'hémorragie lorsque les vaisseaux sanguins sont rompus. Ils peuvent toutefois se constituer spontanément (thrombose) et avoir de graves conséquences en provoquant une occlusion ou une embolie.

Les caillots pathologiques, encore nommés thrombus, surviennent aussi bien dans les artères que dans les veines. Lorsqu'ils se forment dans le réseau veineux, ils déclenchent des thrombophlébites, compliquées parfois d'une embolie pulmonaire si le caillot migre vers le poumon. Lorsqu'ils se forment dans le réseau artériel, ils peuvent provoquer des thromboses des artères cérébrales, coronariennes ou périphériques, selon leur localisation.

Une mauvaise circulation (varices, immobilité des membres), un mauvais état des vaisseaux (infection, athérosclérose) et une viscosité trop importante du sang sont autant de facteurs de risque pour la formation des caillots pathologiques.

→ VOIR **Hémostase primaire.**

## Caissons (maladie des)

Ensemble des manifestations pathologiques affectant les sujets soumis à des compressions ou à des décompressions trop rapides.

Les personnes exposées à la maladie des caissons sont les ouvriers qui travaillent dans des enceintes métalliques pressurisées (les constructeurs de piles de ponts, par exemple), les scaphandriers et les plongeurs.

**CAUSES**

La maladie des caissons est due à la formation de bulles de gaz dans les tissus des sujets respirant de l'air ou des mélanges gazeux à des pressions supérieures à la pression atmosphérique. Ainsi, sous l'eau, de grandes quantités de gaz inerte (principalement de l'azote) s'accumulent dans les tissus du plongeur. S'il remonte trop vite, la baisse de pression est brutale et le gaz se libère, formant des bulles capables d'obstruer les vaisseaux (embolie gazeuse).

**SYMPTÔMES ET SIGNES**

Les manifestations aiguës de la maladie des caissons peuvent être transitoires (douleurs articulaires, démangeaisons cutanées, vertiges, troubles visuels ou auditifs) ou, plus graves, neurologiques (paraplégie) ou respiratoires (œdème du poumon). À long terme s'installent des troubles chroniques (vertiges, otites, baisse de l'audition et nécroses articulaires, notamment à la hanche).

**TRAITEMENT ET PRÉVENTION**

Le malade doit être transporté en urgence dans une chambre de décompression (caisson hyperbare). Si le traitement est institué à temps, la maladie des caissons est totalement réversible. Sinon, des risques de complications à long terme (paralysie partielle) subsistent.

La prévention de la maladie des caissons repose sur une remontée lente, par paliers de décompression, permettant aux gaz libérés de passer progressivement des tissus dans les poumons.

→ VOIR **Barotraumatisme.**

## Cal osseux

Substance osseuse, formée à partir de tissu conjonctif, permettant la consolidation d'un os fracturé.

Un cal osseux se crée en deux phases. Dans un premier temps, un cal provisoire appelé cal conjonctif se forme, qui permet d'aboutir en quelques semaines à la consolidation : on parle d'os immature. Dans un second temps, cet os immature est progressivement (en quelques mois) remplacé par un nouvel os, calcifié, identique à l'os anciennement fracturé.

L'immobilisation correcte d'une fracture, par pose d'un plâtre ou de broches, permet au cal de se développer normalement dans des délais propres à chacun des os. Si la consolidation ne respecte pas l'anatomie de l'os, on parle de cal vicieux. Lorsque le cal

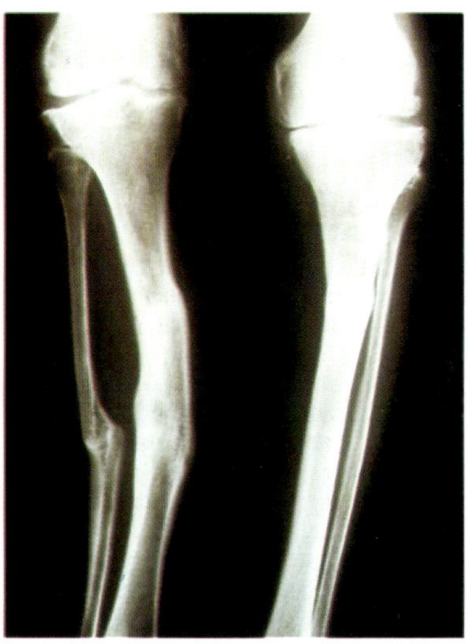

***Cal osseux.*** *Un cal vicieux s'est formé sur le tibia et le péroné (à gauche).*

osseux ne se développe pas ou se développe mal, on aboutit à une pseudarthrose (formation d'une nouvelle articulation, anormale, due à l'absence totale et définitive de consolidation osseuse).

## Calabar (œdème de)

→ VOIR Loase.

## Calcanéite

→ VOIR Inflammation du calcanéum.

CALCANÉUM

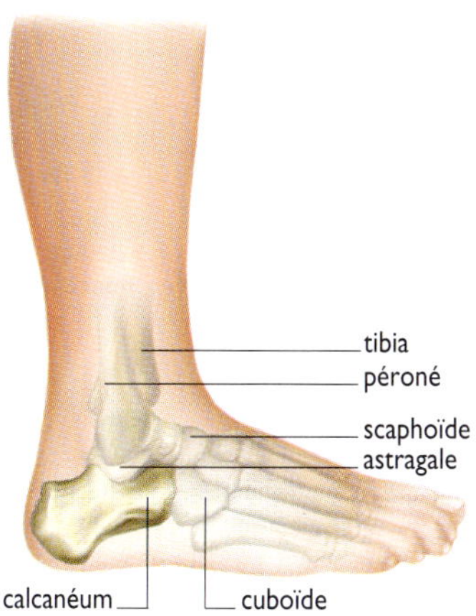


## Calcanéum

Os le plus volumineux du tarse, situé à la partie inférieure et postérieure du pied. (P.N.A. *calcaneus*)

Le calcanéum forme la saillie du talon et l'appui postérieur de la voûte plantaire. Il est allongé, aplati transversalement. Sa face supérieure, le thalamus, s'articule avec l'astragale. Sur sa face postérieure s'insère le tendon d'Achille.

**PATHOLOGIE**

Les fractures du calcanéum, fréquentes, sont généralement dues à une chute violente. Elles sont le plus souvent plurifragmentaires. Leur traitement peut être fonctionnel (rééducation immédiate avec béquilles), orthopédique, voire chirurgical en cas de déplacement osseux important. Une fracture mal consolidée du calcanéum peut être à l'origine de séquelles (arthrose, formation d'un cal osseux ne respectant pas l'anatomie de l'os), auxquelles il est nécessaire de remédier par une fusion chirurgicale (arthrodèse de l'astragale et du calcanéum).

Une inflammation (calcanéite) affecte parfois la zone où se fixent, sous le calcanéum, les tendons situés à la plante du pied. Elle entraîne une douleur, voire un gonflement, apparaissant à la marche. De plus, la radiographie peut révéler la présence d'une épine calcanéenne (petite saillie osseuse située à la partie inférieure de l'os). Le traitement repose sur le port de semelles orthopédiques, associé à des infiltrations cortisoniques locales.

## Calcémie

Taux de calcium contenu dans le sang.

La calcémie est très stable, autour de 2,5 millimoles par litre. Elle résulte d'un équilibre permanent entre l'absorption intestinale de calcium, sa fixation dans l'os - ou au contraire sa libération - et son élimination dans les urines. En jouant sur ces trois mécanismes, la vitamine D, la calcitonine (hormone sécrétée par la thyroïde) et la parathormone (hormone sécrétée par les parathyroïdes) assurent la régulation de la calcémie.

■ L'hypocalcémie (diminution de la calcémie) provoque des troubles nerveux et musculaires (fourmillements, tétanie avec contracture des mains et des pieds) ; à long terme, on peut observer une déminéralisation osseuse.

■ L'hypercalcémie (augmentation de la calcémie) est souvent plus grave immédiatement, si elle est importante, avec un risque de coma et d'arrêt cardiaque.

## Calcification

Dépôt de calcium dans les tissus.

La calcification est le plus souvent un processus normal de fixation de calcium dans le tissu osseux, contribuant de façon majeure à la solidité de ce dernier. Ainsi, elle est stimulée lors d'une fracture afin d'en accélérer la consolidation.

Parfois, la calcification, anormale, se produit dans des tissus mous. Elle est due le plus souvent à des altérations locales des tissus : lésion athéromateuse dans une artère, hématome dans un tendon ou une articulation, altération cartilagineuse liée à une chondrocalcinose articulaire, nécrose tuberculeuse dans le poumon, nécrose tumorale liée à un cancer du sein.

L'augmentation durable du taux de calcium dans le sang (hyperparathyroïdie, intoxication par la vitamine D) peut également entraîner des calcifications très diffuses.

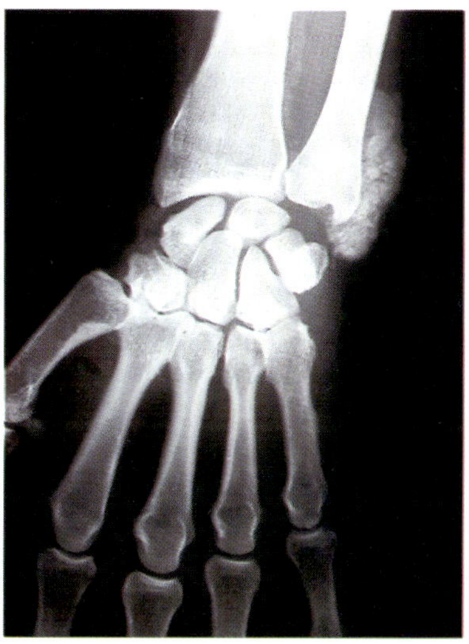

***Calcification.*** *Elle forme une tache blanche au-dessus du poignet, du côté du cubitus.*

## Calcifications tendineuses (maladie des)

Maladie caractérisée par la formation de dépôts de cristaux d'un sel de calcium, l'apatite, dans les tendons. SYN. *rhumatisme à apatite.*

La maladie des calcifications tendineuses est une maladie fréquente mais bénigne, dont la cause reste inconnue. Elle touche toutes les articulations, mais son siège de prédilection est le tendon du muscle sus-épineux, qui coiffe l'épaule, puis celui du muscle moyen fessier. Les calcifications peuvent devenir gênantes si, par leur taille, elles limitent la mobilité des tendons ou si elles se brisent. Les cristaux de calcium formés provoquent une périarthrite aiguë qui guérit sans séquelles.

Le traitement consiste en infiltrations locales de corticostéroïdes et, plus rarement, en cas de gêne persistante, en une ponction-aspiration, voire en une ablation chirurgicale de la calcification.

## Calcinose

Syndrome caractérisé par la formation de dépôts anormaux de calcium dans les tissus.

La calcinose peut atteindre divers tissus du corps, notamment la peau et les cartilages (on parle, dans ce dernier cas, de chondrocalcinose articulaire).

Une calcinose peut être primitive, et alors généralisée ou localisée (notamment au niveau de l'oreille ou des bourses), mais elle peut aussi être consécutive à une maladie. On distingue, dans ce cas :

- les calcinoses métaboliques, dues à des troubles du métabolisme phosphocalcique (sarcoïdose, hypervitaminose D, insuffisance rénale) ;
- les calcinoses dystrophiques, dues à des troubles métaboliques locaux (sclérodermie, présence d'une tumeur, d'un hématome, réaction à un corps étranger, acné).

■ **La calcinose cutanée** est caractérisée par la formation de dépôts dans le tissu sous-cutané. Ceux-ci ont l'apparence de saillies, uniques ou multiples, plus ou moins bien limitées, prédominant dans les zones proches des articulations. Ces nodules, mobiles, indolores et très durs à la palpation, peuvent être confondus avec les dépôts d'acide urique de la goutte ou avec des nodules rhumatoïdes. Ils peuvent percer en surface et libérer une concrétion blanchâtre.

**TRAITEMENT**

Le traitement de la calcinose est celui de sa cause directe. La chirurgie ne s'impose que pour les cas douloureux.

→ VOIR Chondrocalcinose articulaire.

## Calcitonine

Hormone facilitant la fixation du calcium sur les os et diminuant le taux de calcium sanguin. SYN. *thyrocalcitonine.*

La calcitonine est un polypeptide (chaîne d'acides aminés) sécrété par les cellules C de la glande thyroïde, indépendamment des hormones thyroïdiennes proprement dites (telles que la thyroxine). Son rôle principal est d'inhiber les ostéoclastes, cellules résorbant normalement le tissu osseux ; en inhibant la destruction osseuse, elle empêche le calcium de quitter le tissu osseux pour gagner le sang. La calcitonine entraîne ainsi une diminution du taux sanguin de calcium lorsque celui-ci est anormalement élevé ; elle limite l'absorption du calcium par l'intestin et favorise son excrétion rénale. Sa sécrétion obéit à une régulation naturelle : l'augmentation de la calcémie stimule la sécrétion de calcitonine ; l'augmentation dans le sang de certaines hormones (gastrine, cholécystokinine) produit le même effet.

**UTILISATION THÉRAPEUTIQUE**

La calcitonine employée est alors d'origine animale (porc, saumon) ou synthétique (reproduisant exactement la calcitonine humaine). Elle est indiquée dans des maladies osseuses telles que l'ostéoporose, la maladie de Paget, l'algodystrophie et dans l'hypercalcémie. L'administration de calcitonine se fait par injection, le plus souvent intramusculaire, ou par voie nasale. Les effets indésirables sont des allergies, des bouffées vasomotrices (rougeurs brusques) et des troubles digestifs (nausées, vomissements, diarrhées, douleurs abdominales).

## Calcium

Élément chimique présent dans la nature et dans le corps humain, où il est indispensable à la solidité osseuse et au fonctionnement des cellules musculaires et nerveuses.

**BESOINS DE L'ORGANISME**

Le calcium est stocké dans les os (ceux-ci en contiennent environ 1 kilogramme, soit 99 % du calcium de l'organisme), dont il assure la solidité, sous forme de phosphate et de citrate de calcium. Il intervient dans le fonctionnement des muscles, en particulier du myocarde, et dans la commande des muscles par les nerfs. Le calcium joue aussi un rôle dans la perméabilité des membranes cellulaires aux ions, dans la réception des messages hormonaux par les cellules et dans l'activation des enzymes. Enfin, il intervient dans plusieurs étapes de la coagulation. du sang.

**SOURCES**

Le calcium est essentiellement contenu dans les produits laitiers. Ils apportent de 60 à 80 % du calcium total consommé. Le lait en fournit 120 milligrammes pour 100 grammes, le fromage frais de 70 à 170, le fromage de 150 à 900. Les apports quotidiens recommandés sont de 600 à 1 200 milligrammes jusqu'à l'adolescence, puis de 900 milligrammes chez l'adulte (au moins 1 200 chez la femme ménopausée, au moins 1 000 pendant la grossesse et pendant l'allaitement). On recommande de consommer au moins un produit laitier par repas.

**UTILISATION THÉRAPEUTIQUE**

Le calcium employé à des fins thérapeutiques se présente sous forme de sels : de chlorure, de gluconate, de phosphate, de carbonate, etc.

■ **Par voie orale,** il est indiqué si l'alimentation est carencée en calcium, dans les déminéralisations osseuses (rachitisme, ostéoporose), en appoint d'autres traitements et parfois dans la spasmophilie (toutefois sans preuve scientifique d'efficacité).

■ **Par voie injectable,** ses indications sont l'hypocalcémie et la tétanie hypocalcémique.

Le calcium est contre-indiqué s'il existe déjà une surcharge en calcium (hypercalcémie, calcul urinaire) et chez les patients sous digitaliques (médicaments utilisés en cardiologie). Le surdosage provoque une hypercalcémie qui nécessite parfois un traitement en urgence.

## Calcium édétate de sodium

Médicament utilisé dans le traitement des intoxications par les métaux lourds. SYN. *EDTA calcicodisodique.*

Le calcium édétate de sodium est indiqué dans le traitement des intoxications au plomb, au chrome, au cobalt, au cuivre, au fer, au zinc, au manganèse ou au nickel. Sa prescription, en perfusion intraveineuse, nécessite une surveillance en milieu spécialisé. Les effets indésirables, fréquents, sont des malaises fébriles avec nausées et vomissements, des maux de tête, des mictions difficiles à contrôler, une atteinte rénale.

## Calciurie

Quantité de calcium éliminée dans les urines.

Les urines destinées à une mesure de la calciurie doivent être recueillies dans un bocal décalcifié, fourni par le laboratoire qui réalise l'examen. Chez le sujet normal, la calciurie des 24 heures ne doit pas être supérieure à 300 milligrammes chez l'homme, à 250 chez la femme.

■ **L'hypercalciurie** (élévation anormale de la calciurie) peut révéler une lithiase (présence de calculs rénaux). Elle peut être due à une hypercalcémie (augmentation pathologique du taux de calcium dans le sang) provoquée par certaines affections : hyperparathyroïdie primaire (augmentation de l'activité des glandes parathyroïdes), cancer ostéolytique (cancer au cours duquel les os sont détruits), hypersécrétion de l'hormone de croissance (responsable d'une acromégalie), intoxication à la vitamine D, maladie du foie (dégénérescence hépatolenticulaire), maladie de système (sarcoïdose). Certains traitements par diurétiques (furosémide) entraînent parfois une hypercalciurie.

■ **L'hypocalciurie** (baisse de la calciurie) n'a pas de symptômes spécifiques. Très rare, elle s'observe dans les hypoparathyroïdies, lors de certaines affections des os (ostéomalacie), d'insuffisances rénales chroniques sévères ou encore au cours de traitements par des diurétiques thiazidiques.

## Calcul

Concrétion pierreuse qui se forme par précipitation de certains composants (calcium, cholestérol) de la bile ou de l'urine.

On appelle lithiase le processus de formation des calculs. Ceux-ci se développent le plus souvent dans les voies biliaires, les reins et les voies urinaires. Les plus bénins se désagrègent spontanément ou sont évacués par les voies naturelles. Les autres, à l'origine de coliques hépatiques ou néphrétiques, doivent être éliminés par extraction chirurgicale ou lithotripsie (broiement par ultrasons).

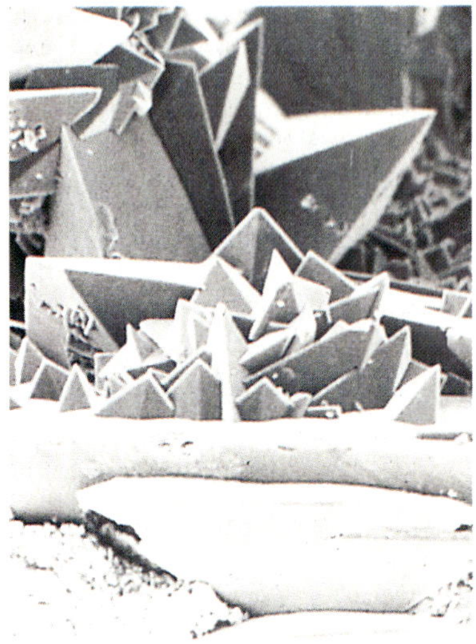

***Calcul.*** *Vus au microscope, des cristaux d'oxalate de calcium, comme il s'en trouve dans les calculs urinaires.*

## Calice

Cavité excrétrice du rein, localisée dans le sinus rénal, qui draine l'urine sécrétée par les papilles.

On distingue deux types de calices.

■ **Les petits calices** sont de fins conduits membraneux qui font suite à chaque papille rénale.

■ **Les grands calices** sont formés par la réunion de plusieurs petits calices. Il en existe normalement trois dans chaque rein, qui se rejoignent à son bord interne pour former le bassinet.

## Callosité

Épaississement cutané localisé, lié à des frottements répétés.

■ **Les callosités professionnelles,** dues à des activités manuelles répétées, touchent surtout les mains, sous forme d'épaississements arrondis ou linéaires sur les zones de frottement.

■ **Les callosités orthopédiques,** cors ou durillons, sont les plus fréquentes. Le cor forme un cône jaunâtre douloureux et peut prendre un aspect macéré (œil-de-perdrix) ; il siège au dos des articulations des orteils, entre les orteils ou à la plante des pieds. Le durillon, arrondi, conserve à sa surface le dessin normal des lignes cutanées, contrairement à la verrue ; il touche la face plantaire et les bords latéraux des pieds. Cor et durillon sont parfois provoqués par une malformation des pieds, même mineure.

Le traitement associe un décapage mécanique (au bistouri) ou chimique (pommade à l'acide salicylique) et, au besoin, le port de chaussures adaptées, voire la correction chirurgicale d'une malformation.

## Calmette (Albert)

Médecin et bactériologiste français (Nice 1863 - Paris 1933).

Fondateur et directeur de l'Institut Pasteur de Lille, puis sous-directeur de l'Institut Pasteur de Paris, Albert Calmette découvrit un sérum contre les morsures de serpent et mit au point, en 1921, avec Camille Guérin, le vaccin antituberculeux appelé B.C.G.

## Calorie

Unité de mesure de l'énergie libérée par la chaleur, utilisée pour exprimer les dépenses et les besoins énergétiques de l'organisme ainsi que la valeur énergétique des aliments.

Une calorie (cal) représente la quantité de chaleur nécessaire pour élever de 1 °C la température de 1 gramme d'eau sous une pression atmosphérique normale.

L'unité de mesure officielle internationale de l'énergie est le joule, mais la calorie est très largement utilisée, en particulier en diététique. La forme la plus usitée est la « grande calorie », ou kilocalorie (symbole kcal), qui vaut 1 000 calories. 1 calorie équivaut à 4,185 joules.

La valeur calorique des différents aliments peut être calculée à partir de la composition en macronutriments (glucides, protéines, lipides) de l'aliment concerné. Chacun des nutriments de base a une valeur calorique connue : 4 kilocalories pour 1 gramme de glucides, 4 kilocalories pour 1 gramme de protéines et 9 kilocalories pour 1 gramme de lipides. L'alcool, bien qu'il ne soit pas considéré comme un nutriment, apporte 7 kilocalories par gramme ; ainsi, les alcooliques chroniques peuvent avoir des apports caloriques satisfaisants en quantité, mais de très mauvaise qualité. Des tables répertoriant les différents aliments permettent de calculer la quantité calorique totale ingérée par un sujet au cours d'une journée. Le bilan énergétique du sujet correspond à la différence entre la quantité des apports caloriques et celle des dépenses. Chez l'adulte, lorsque ce bilan est positif (apports supérieurs aux dépenses), le poids du sujet augmente, car l'excès d'énergie est stocké sous forme de graisse. Lorsque ce bilan est négatif (apports inférieurs aux dépenses), le sujet perd du poids. Enfin, un bilan équilibré, où apports et dépenses sont équivalents, correspond à un poids stable.

## Calvitie

Absence ou perte des cheveux.

La calvitie touche entre 15 et 30 % de la population masculine. Son origine est le plus souvent héréditaire, mais elle peut également être acquise, consécutivement à l'absorption de certains médicaments (chimiothérapie anticancéreuse, par exemple), à une irradiation aux rayons X, etc.

Chez l'homme autour de la trentaine, elle commence par une perte de cheveux dans la région des tempes, puis gagne progressivement la portion frontale médiane. Apparaît ensuite une calvitie dans la région de la tonsure, c'est-à-dire au sommet du crâne, dans la région occipitopariétale. La calvitie hippocratique, qui apparaît vers la cinquantaine, atteint, elle, l'ensemble du crâne et ne laisse qu'une couronne de cheveux au-dessus des oreilles et sur le pourtour de la région occipitale basse du crâne. Son évolution est généralement rapide lorsqu'elle apparaît dès l'âge de 25 à 30 ans, beaucoup plus lente lorsqu'elle survient vers 50 ans.

**TRAITEMENT**

Il fait appel à plusieurs procédés.

- **Le traitement médical** comporte la prescription, sur plusieurs mois, de stimulants de la pousse des germes pileux, tels que le minoxidil.
- **La greffe du cuir chevelu**, technique utilisée depuis les années 50, consiste à prélever dans une zone peu visible (au-dessus ou en arrière des oreilles, dans la région occipitale) des bandelettes de cuir chevelu comprenant de 10 à 50 cheveux, que l'on greffe dans la zone dégarnie.
- **La microgreffe de cuir chevelu**, technique utilisant le même principe que la greffe, mais qui est beaucoup plus récente que celle-ci (elle n'est pratiquée que depuis le milieu des années 80), consiste à greffer des îlots de 1 à 3 cheveux. Le traitement est donc assez long (de 6 à 12 séances), puisqu'il faut plusieurs centaines de petites greffes pour obtenir un bon résultat.
- **La technique des lambeaux de cuir chevelu** consiste à placer dans les zones dégarnies une vaste languette de cuir chevelu vascularisée par une artère et une veine.
- **Les expandeurs** sont des ballonnets siliconés que l'on gonfle progressivement sous le cuir chevelu afin de le dilater pour augmenter la surface portant des cheveux et de masquer ainsi une calvitie peu importante (tonsure). L'inconvénient principal de cette technique est que le patient doit subir une déformation du crâne pendant six semaines à deux mois, durée nécessaire à la dilatation.
- **Les implants de cuir chevelu** permettent de mettre en place des cheveux artificiels, un par un. Malheureusement, cette technique provoque fréquemment de petites infections à la racine des cheveux. En outre, on observe une perte de 15 à 20 % des implants chaque année. Si la technique est bien tolérée, on peut la renouveler régulièrement.
- **Les perruques** permettent de camoufler la calvitie. Elles sont aujourd'hui particulièrement bien adaptées, maintenues par collage, tressage, implants sous-cutanés avec rétention par plots magnétiques ou en titane.

→ VOIR Alopécie.

## Camphre

Substance issue du camphrier (laurier d'Asie orientale et d'Océanie), aujourd'hui synthétisée et employée en thérapeutique.

Le camphre synthétique est utilisé en traitement d'appoint, dans des préparations où il est mélangé avec d'autres substances, notamment pour son action cutanée légèrement analgésique. Toutefois, il provoque une excitation du système nerveux, suivie d'une sédation, et, à fortes doses, des convulsions, voire un coma. Il est contre-indiqué chez le nouveau-né, le nourrisson et l'enfant, chez lesquels on peut observer en outre des nausées, des vomissements, des coliques, des maux de tête et un délire.

## Camptodactylie

Déformation des doigts caractérisée par la flexion permanente d'une articulation, en règle générale celle située entre la première et la deuxième phalange.

La camptodactylie est fréquemment localisée à l'auriculaire. Elle peut apparaître soit isolément, pour des raisons encore mal connues, soit associée à un syndrome de malformation (dysostose des membres avec déficience mentale) plus ou moins grave. Le traitement est très discuté par les médecins. Certains s'abstiennent d'intervenir lorsque la gêne fonctionnelle est minime (situation la plus fréquente). Lorsque le handicap devient plus important, la chirurgie peut être envisagée.

## Canal

Conduit faisant communiquer un organe avec un autre ou avec l'extérieur et livrant passage à une sécrétion, à un vaisseau, à un nerf, à un tendon, à la moelle osseuse ou à de l'air.

Ainsi, le canal cervical est la partie interne du col de l'utérus, qui s'ouvre dans l'utérus par l'isthme utérin ; le canal cholédoque conduit la bile du foie au duodénum, et le canal cystique le relie à la vésicule biliaire. Le canal déférent est le conduit qui assure le passage du sperme depuis l'épididyme jusqu'à la base de la prostate, où il rejoint le canal éjaculateur ; les canaux galactophores servent à mener le lait des lobules mammaires aux pores qui s'ouvrent dans le mamelon ; le canal rachidien, formé par l'empilement des vertèbres, livre passage à la moelle épinière.

## Canal artériel (persistance du)

Anomalie caractérisée par l'absence de fermeture, après la naissance, du canal qui relie chez le fœtus l'aorte à la branche gauche de l'artère pulmonaire.

Lors de la vie intra-utérine, il n'y a pas de circulation pulmonaire puisque le fœtus ne respire pas ; le sang, qui se charge en oxygène lors de son passage par le placenta, passe directement de l'artère pulmonaire à l'aorte par ce canal. À partir de la naissance, la pression du sang s'affaiblit dans l'artère pulmonaire tandis qu'elle reste constante dans l'aorte. C'est pourquoi, en l'absence de fermeture du canal artériel, le sang rouge aortique va passer en sens inverse de l'aorte dans l'artère pulmonaire. Ce passage de sang rouge oxygéné dans la circulation veineuse porte le nom de shunt gauche-droite. Cette anomalie cardiaque congénitale ne connaît pas de cause précise.

**SYMPTÔMES ET SIGNES**

Une partie du sang oxygéné étant directement déviée dans la circulation veineuse, sans passage par les organes à nourrir, un nouveau-né avec un shunt gauche-droite important peut présenter des signes de défaillance cardiorespiratoire (essoufflement, fréquence cardiaque augmentée, etc.). De plus, cette malformation favorise les infections cardiaques (endocardite infectieuse).

**DIAGNOSTIC**

Il est facilement établi à l'auscultation, car il existe un souffle continu, entendu pendant la systole (temps de la contraction cardiaque) et pendant la diastole (phase de repos du cœur). Ce souffle est la traduction phonique du passage permanent du sang à travers le canal artériel.

**TRAITEMENT**

Le canal artériel est systématiquement oblitéré par voie chirurgicale. Tout récemment, une méthode de fermeture du canal artériel a été proposée : elle consiste à mettre en place, au cours d'un cathétérisme (introduction d'une sonde par voie vasculaire), une sorte de double parapluie. La perfusion de certaines substances (prostaglandines) très rapidement après la naissance, peut permettre la fermeture du canal artériel de façon pharmacologique. Le résultat du traitement et le pronostic sont excellents.

## Canal carpien (syndrome du)

Syndrome caractérisé par une sensation d'engourdissement, de fourmillement ou même de douleur dans les doigts.

Le syndrome du canal carpien survient surtout la nuit ou le matin au réveil. Il est provoqué par la compression du nerf médian dans le canal carpien, à la face antérieure du poignet et se complique parfois de paralysie des doigts. Il atteint le plus souvent la femme, au cours de la grossesse et à l'âge de la ménopause, mais toute cause de rétrécissement du canal carpien peut provoquer un syndrome du canal carpien : synovite, myxœdème, acromégalie, amylose, déformation traumatique des os du carpe, etc.

Si les symptômes résistent aux injections de corticostéroïdes dans le canal, une intervention chirurgicale sous anesthésie locorégionale peut être envisagée pour libérer le nerf.

## Canal dentaire

Conduit constitué d'un tissu dur (os ou dentine), situé dans l'épaisseur du maxillaire et livrant passage aux nerfs et aux vaisseaux des dents.

Au niveau des maxillaires, le canal dentaire conduit une branche du nerf trijumeau vers les dents, dont les racines reçoivent chacune au moins un paquet vasculo-nerveux (pulpe) logé dans une paroi dentinaire.

## Canal rachidien (syndrome de rétrécissement du)

Syndrome provoqué par une compression des racines de la moelle épinière (qui innervent les membres inférieurs) au niveau du canal rachidien lombaire.

**CAUSES**

Le syndrome de rétrécissement du canal rachidien peut avoir une origine congénitale (achondroplasie), être dû au glissement d'une vertèbre (spondylolisthésis), à la déformation d'un disque intervertébral (protrusion discale) et/ou à l'arthrose des articulations vertébrales postérieures. Enfin, il est parfois provoqué par une hypertrophie des ligaments ou du tissu graisseux qui entourent la dure-mère ou par une tumeur intrarachidienne.

**SYMPTÔMES ET SIGNES**

La gêne fonctionnelle ainsi occasionnée est très particulière. Le sujet souffre peu au repos, mais la douleur se réveille à la marche : au bout de 100 à 1 000 mètres, il doit s'arrêter, se tenant penché en avant ou le dos appuyé contre un mur ou encore assis ; après quelques minutes, il peut reprendre sa marche pour une distance équivalente (claudication intermittente).

**DIAGNOSTIC ET TRAITEMENT**

Divers examens (myélographie, scanner, imagerie par résonance magnétique) permettent de préciser l'origine du rétrécissement et son importance. Suivant ces données, le traitement sera soit médical (rééducation, port d'un lombostat, injection de corticostéroïdes), soit chirurgical, soit mixte.

## Cancer

Maladie qui a pour mécanisme une prolifération cellulaire anarchique, incontrôlée et incessante.

Cette prolifération anarchique du cancer s'oppose à la prolifération contrôlée, harmonieuse et le plus souvent intermittente qui caractérise les tissus normaux et qui n'a lieu que pour réparer les pertes cellulaires accidentelles par plaie ou agression et les pertes naturelles par vieillissement.

Le terme cancer recouvre un vaste ensemble de maladies, cataloguées selon les cellules et les tissus à partir desquels les cancers se forment. La tumeur développée dans un organe (tumeur primitive) va se greffer à distance sur d'autres organes (cerveau, poumon, foie, etc.), en passant par les voies lymphatiques ou sanguines. Ces tumeurs secondaires, qui reproduisent la structure de la tumeur mère, s'appellent des métastases.

### Fréquence

Dans les pays industrialisés, le cancer est la deuxième cause de mortalité après les maladies cardiovasculaires. On note, en Europe et en Amérique du Nord, la prédominance des cancers du poumon, attribuables pour 90 % au tabagisme, des cancers colorectaux, probablement liés, en partie, à l'alimentation, et des cancers du sein, aux causes peu claires encore. En Afrique, on relève la fréquence des cancers du foie dans les zones d'endémie de l'hépatite B et celle des cancers du col de l'utérus dans les pays où la natalité est élevée et où l'hygiène est encore défaillante, ce qui a pour conséquence un taux élevé de maladies sexuellement transmissibles (papilloma ou herpès) qui peuvent être à l'origine de ces cancers.

### Causes

Les cancers sont causés par l'exposition à des virus, à des substances naturelles ou chimiques, à des rayonnements. Cela a pour effet d'induire des mutations ou des expressions inappropriées de divers gènes appelés oncogènes, impliqués dans la prolifération des cellules, dans leur différenciation et dans la régulation de ces phénomènes. Les oncogènes sont normalement sous le contrôle de gènes inhibiteurs, les antioncogènes, qui peuvent être perdus ou subir eux-mêmes une mutation sous l'action des agents énumérés plus haut, leur fonction s'en trouvant réduite. Mais ces antioncogènes peuvent manquer de façon héréditaire, ce qui explique en partie l'existence de prédispositions familiales à certains cancers. Ces formes à prédisposition familiale représentent 5 % de la totalité des cancers.

**ALCOOL**

Chez l'homme, l'alcool est un cofacteur de risque pour les cancers de la cavité buccale, du pharynx, de l'œsophage et du foie (augmentation de risque variant de 2 à 15 selon les quantités bues et les organes atteints). Enfin, l'effet conjugué de l'alcool et du tabac correspond à des risques plus élevés que la somme des risques pris isolément (effet multiplicatif). Un certain nombre d'études montrent une augmentation de risque du cancer du sein chez les femmes consommant des boissons alcoolisées.

**ALIMENTATION**

Des études ont attiré l'attention sur le rôle de l'alimentation dans la genèse de certains cancers, les aliments étant incriminés en tant que tels (graisses), par déficience (fibres, vitamines) ou par contamination intermédiaire (aflatoxine, nitrites). Le rôle des graisses dans la carcinogenèse est suspecté principalement dans le cas de cancers colorectaux, mais également dans les cancers du sein, de l'endomètre et de la prostate. Des études ont mis en évidence une augmentation de risque parallèlement à la consommation de graisse mais ont révélé un effet protecteur des fruits et des légumes ; quant au rôle du café dans les cancers du pancréas, il n'a pas été prouvé. Les nitrites, provenant du sel utilisé comme conservateur alimentaire, sont accusés d'avoir augmenté les risques de cancer de l'estomac. L'aflatoxine, contaminant de la nourriture stockée en milieu chaud et humide, est incriminée dans les cancers primitifs du foie, en association avec le virus de l'hépatite B. Le virus de l'hépatite C est aussi impliqué.

**IRRADIATION**

Dès 1902, le premier cancer de la peau après irradiation était décrit. En 1944, une publication révéla que les radiologistes mouraient dix fois plus de leucémies que les autres médecins. Chez les survivants des bombardements atomiques d'Hiroshima et de Nagasaki, en 1945, les premiers cas de leucémie furent observés en 1948, avec un pic en 1951-1952. D'autres types de cancer furent observés en nombre anormalement élevé 15 ans après l'exposition et le sont, aujourd'hui encore, chez les survivants ayant reçu plus de 1 gray (unité de dose d'irradiation). Dans ce dernier cas, il existe une augmentation significative du nombre de cancers, qui varie selon les tissus irradiés : sont essentiellement touchés la moelle osseuse, la glande thyroïde, le sein, l'os. Les leucémies apparaissent en moyenne 8 ans après l'irradiation causale, les sarcomes 20 ans après, les autres tumeurs 30 ou 40 ans après. L'accident de Tchernobyl est un exemple plus récent de cancers induits par irradiation.

La réglementation de la radioprotection a permis de faire disparaître les risques professionnels, en particulier chez les radiologues, les manipulateurs et les ouvriers des installations atomiques. De même, les progrès de la radiologie et les nouvelles méthodes d'imagerie ont diminué pour les patients les risques liés aux radiographies.

**MALADIES**

Quelques rares maladies s'accompagnent d'un risque élevé de cancers atteignant spécifiquement certains organes (par exemple, le rétinoblastome dans la trisomie 21). Elles peuvent donner lieu d'emblée à des tumeurs malignes qui en sont soit la seule manifestation (rétinoblastome, néphroblastome), soit l'élément d'un syndrome, ou donner lieu à une pathologie non tumorale mais à forte probabilité de transformation maligne (par exemple, la polypose colique).

**MÉDICAMENTS CANCÉRIGÈNES**

L'attention sur le rôle cancérigène des hormones fut attirée par l'apparition de cancer du vagin chez les filles nées de mères ayant reçu du diéthylstilbestrol (œstrogène) pendant les 3 premiers mois de la grossesse. Lorsque les œstrogènes sont utilisés en tant que contraceptifs, c'est-à-dire associés à des progestatifs, le risque de voir apparaître un cancer du sein est sensiblement le même chez les utilisatrices et les non-utilisatrices. L'utilisation des contraceptifs oraux soulève quelques réserves, portant sur la durée de l'utilisation, l'utilisation avant une première grossesse et l'utilisation chez les femmes atteintes d'une affection bénigne du sein. Toutefois, des enquêtes américaines, réalisées auprès d'une population de femmes ménopausées ayant reçu un traitement œstrogénique, ont montré une augmentation, de l'ordre de 4 à 8 fois, du risque de cancer du corps de l'utérus - cette augmentation étant directement liée à la dose et à la durée de la prise d'œstrogènes. Cependant, l'utilisation actuelle d'œstroprogestatifs semble faire disparaître ce risque, voire se révéler protectrice pour l'utérus. Mais elle comporte une augmentation du risque de cancer du sein, plus marquée lors des traitements prolongés.

En dehors des hormones, les médicaments pour lesquels on a mis en évidence une augmentation de risque de cancer sont essentiellement les immunosuppresseurs, les anticancéreux et les dérivés arsenicaux.

**PRÉDISPOSITIONS FAMILIALES**

La majorité des cancers n'a aucun caractère héréditaire. Lorsqu'elles existent, les prédispositions sont liées à l'addition de nombreux facteurs de risque, dont l'intérêt prédictif est faible, voire négligeable. On rencontre, cependant, des formes familiales de cancer chez l'enfant (rétinoblastome, néphroblastome), rares, et des formes familiales de

**L'apparition d'un cancer suppose une transformation des cellules normales, favorisée par divers facteurs (génétiques, viraux, etc.), et une inefficacité du système immunitaire. Parmi les différents moyens diagnostiques, l'examen au microscope est primordial.**

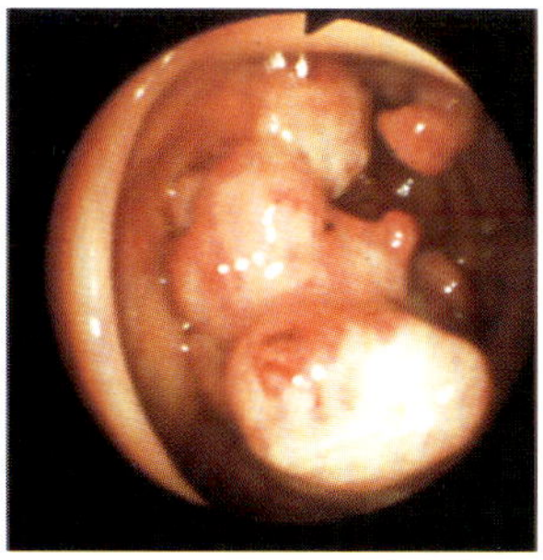

*À la coloscopie, le côlon apparaît presque entièrement obstrué par une masse tumorale, dont la nature cancéreuse est confirmée par la biopsie.*

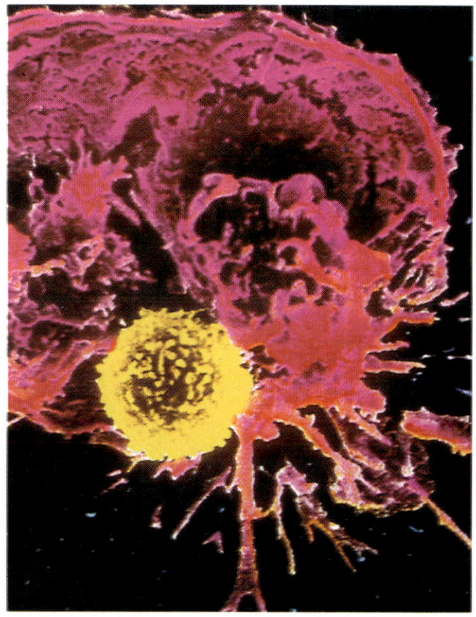

*Le microscope à balayage montre un lymphocyte (jaune), variété de globule blanc, en train d'attaquer une cellule cancéreuse (violet) afin de provoquer sa destruction ou d'empêcher sa multiplication.*

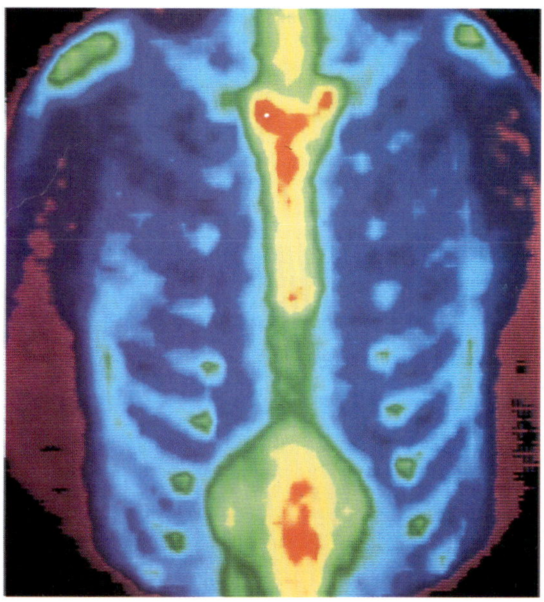

*Sur cette scintigraphie du torse, les couleurs traduisent les différentes concentrations du produit radioactif injecté, selon la nature des tissus où il s'est fixé. On voit, en bleu, les côtes. Les taches rouges, au niveau du sternum et de l'estomac, révèlent les métastases d'un cancer.*

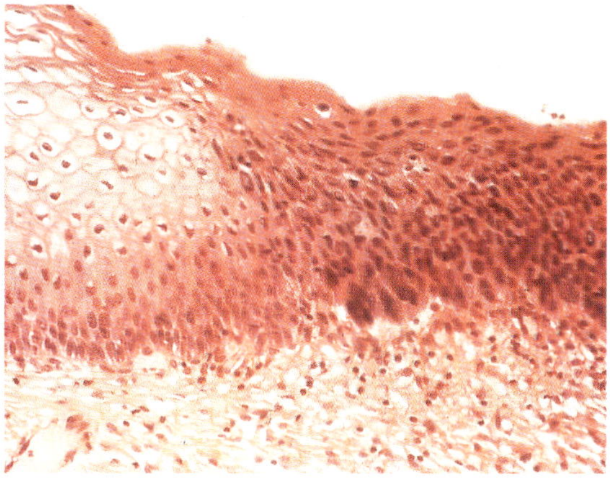

*Muqueuse (bordure foncée, en haut) du col de l'utérus, vue au microscope. Normale à gauche, elle est cancéreuse à droite : désorganisée, avec beaucoup trop de noyaux cellulaires (points foncés).*

**CLASSIFICATION TNM (*) DES CANCERS**

| T | | N | | M | |
|---|---|---|---|---|---|
| T is | In situ (localisé) | N0 | Pas d'atteinte ganglionnaire | M0 | Pas de métastases |
| T1<br>T2<br>T3 | Taille de plus en plus importante | N1<br>N2<br>N3 | Nombre de ganglions atteints de plus en plus grand ou atteinte d'aires ganglionnaires de plus en plus éloignées | M1 | Métastases à distance |
| T4 | Envahissement de voisinage | | | | |

*(*) Tumor - lymph node - metastasis [tumeur - ganglion - métastase]*

cancer chez l'adulte (cancer du côlon), fréquentes. Dans les familles dont l'un des membres est atteint, il peut être utile d'identifier les individus à risque, s'ils le souhaitent, afin de leur proposer une prévention et un dépistage précoce, lorsque l'efficacité de ces derniers a été démontrée (cas des formes familiales de cancer du côlon).

**RAYONNEMENTS SOLAIRES**

La mode du bronzage de ces dernières décennies est accompagnée, dans tous les pays, d'une forte augmentation de l'incidence des tumeurs cutanées, carcinomes et mélanomes. Le rôle des U.V. (rayons ultra-violets), en particulier des U.V.B., les plus courts et les plus nocifs, dans l'apparition de tumeurs cutanées a été mis en évidence à la fois par des observations épidémiologiques (fréquence élevée des mélanomes en Australie par exemple) et par des modèles expérimentaux. Les cancers cutanés sont beaucoup plus fréquents chez les sujets à peau claire.

**SUBSTANCES CANCÉRIGÈNES**

C'est en 1775 que le médecin et chirurgien anglais Percival Pott établit la relation entre l'exposition à la suie chez les ramoneurs et l'apparition d'un cancer du scrotum. En 1885, le chirurgien allemand Ludwig Rehn signalait un grand nombre de cancers de la vessie chez les ouvriers de l'industrie des colorants. Les plus récentes évaluations du Centre international de recherche sur le cancer montrent que, sur 707 substances ou procédés industriels testés, 7 procédés et 23 substances se sont révélés cancérigènes pour l'homme.

**TABAC**

L'explosion spectaculaire des cancers bronchopulmonaires attira l'attention, il y a une quarantaine d'années, sur le rôle du tabac. Selon de nombreuses enquêtes épidémiologiques, le tabac est responsable de plus de 90 % des cancers bronchiques. Le risque est d'autant plus important qu'on fume beaucoup, depuis longtemps, qu'on inhale la fumée et qu'on a commencé jeune. Enfin, il faut mentionner une augmentation du risque de cancers bronchopulmonaires chez les personnes vivant dans un environnement enfumé (fumeurs passifs).

Le tabac est responsable de 30 % des décès par cancer chez l'homme et de l'incidence croissante des cancers bronchiques chez la femme.

**VIRUS**

Le rôle des rétrovirus est maintenant bien établi chez l'animal ; chez l'homme, selon les connaissances actuelles, seuls les rétrovirus V.I.H. (sida) et HTLV1 (leucémie) semblent avoir une potentialité oncogénique. En revanche, le rôle de certains virus à A.D.N. (acide désoxyribonucléique) dans l'apparition de cancers humains se précise.

La première liaison mise en évidence entre virus et cancer fut celle d'un virus de la famille des *Herpesviridæ* (le virus d'Epstein-Barr) avec le lymphome de Burkitt (1964). Ce même virus fut, 2 ans plus tard, incriminé dans le cancer du nasopharynx. C'est en 1978 que le lien entre le virus de l'hépatite B (HBV) et le cancer primitif du foie fut évoqué en observant la concordance de distribution géographique entre les zones à haut risque d'hépatocarcinome et d'hépatite B. Le rapport entre les papillomavirus (HPV) et les cancers du col de l'utérus représente le troisième système virus-cancer. Depuis de nombreuses années, on avait montré le rôle des maladies virales sexuellement transmissibles dans le développement des cancers du col de l'utérus. Les éléments montrant le rôle prédominant de certains HPV (en particulier les souches 16, 18, 33) s'accumulent.

## Symptômes et diagnostic

La multiplicité des cancers et leur spécificité propre rendent difficile le dénombrement de tous les symptômes de la maladie. Néanmoins, une perte de poids importante et plus ou moins rapide, un manque d'appétit, une fatigue intense, une perte de sang dans les selles ou par la bouche, enfin des douleurs diverses sont des signes fonctionnels qui peuvent être associés à la présence d'un cancer. Le développement souvent silencieux des cancers tend à en retarder le diagnostic et pose des problèmes aux médecins, qui ne voient le patient qu'à un stade déjà avancé de la maladie. Parfois, la maladie est décelée par hasard, au cours d'une visite médicale ou d'un examen de sang. Le diagnostic repose sur l'examen clinique, des examens de laboratoire, des examens radiologiques et endoscopiques, des biopsies.

## Évolution du cancer

Une fois déclenchés par l'activation d'oncogènes, mutés ou non, et en raison de la perte ou de l'altération par mutation d'un ou de plusieurs antioncogènes, les cancers subissent une progression dans la malignité qui les rend de plus en plus capables de contourner les obstacles que l'organisme ou les traitements dressent sur leur route. Ils progressent également dans l'organisme, c'est-à-dire s'étendent sur place de façon caractéristique dans le tissu d'origine et dans les tissus voisins, pouvant être responsables de compression d'organes. En même temps, ils disséminent à distance par l'intermédiaire des métastases qui sont à l'origine des cancers généralisés.

La progression dans la malignité est l'effet d'une instabilité génétique, qui croît en fonction du temps. Des propriétés nouvelles apparaissent, qui modifient les cellules, les faisant ressembler à celles d'un tissu différent ou d'un tissu de la vie embryonnaire. Dans certains cas, les cellules cancéreuses sécrètent des substances ayant des propriétés comparables à certaines hormones naturelles, qui provoquent des manifestations identiques à une hypersécrétion (syndrome de Schwarz-Bartter : sécrétion inappropriée d'hormone antidiurétique). On parle alors de syndrome paranéoplasique. Parmi les propriétés nouvelles des cellules cancéreuses, il faut souligner la prolifération continue. Cette prolifération est assurée par l'expression permanente de récepteurs aux facteurs de croissance cellulaires, qui ne s'expriment que de façon intermittente dans la cellule normale. Les cellules cancéreuses sont également capables de fabriquer elles-mêmes, au contraire des cellules normales, les facteurs de croissance, ce qui leur confère un avantage de survie et de prolifération considérable. En outre, elles expriment des gènes dont le produit a pour effet d'empêcher la mort cellulaire et de favoriser la formation de nouveaux vaisseaux sanguins permettant la nutrition des cellules cancéreuses.

**CLASSIFICATION PAR STADE D'ÉVOLUTION DES CANCERS**

| | |
|---|---|
| Stade 0 | Cancer in situ (localisé) |
| Stade I | Petite tumeur sans envahissement ganglionnaire |
| Stade II | Tumeur plus volumineuse et envahissement ganglionnaire minime |
| Stade III | Tumeur développée au-delà de l'organe atteint avec envahissement ganglionnaire important |
| Stade IV | Tumeur extensive avec grosses adénopathies ou métastases |

**Vivre avec un cancer**

De plus en plus nombreux sont les patients qui vivent des années avec un cancer qui ne peut être éradiqué mais dont l'évolution est enrayée ou, du moins, suffisamment freinée pour que tout danger à moyen terme soit écarté. Cette stabilisation de maladies encore incurables est souvent le premier pas vers de futures guérisons. Elle crée de nouveaux rapports que patients et médecins doivent apprendre à gérer, d'autant qu'elle modifie leurs comportements en conduisant les premiers à davantage de confiance et les seconds à plus de transparence. Cette situation nouvelle engendre de nouveaux problèmes médicaux, intégrés à la vie quotidienne des malades.

Ainsi, les infections, qui sont souvent plus fréquentes chez les patients à l'immunité altérée par les traitements ou par la maladie, doivent être prévenues par les vaccins appropriés et être traitées quand elles s'établissent. L'alimentation des patients ne doit pas être négligée : il faut prendre sous forme de crudités les vitamines nécessaires, manger davantage de poissons de mer, dont les lipides ont un effet préventif sur les cancers et peut-être sur leur extension. L'appétit, souvent défaillant, peut être rétabli, éventuellement par l'administration de corticostéroïdes ou d'anabolisants. Les efforts physiques ne sont généralement pas contre-indiqués ; au contraire, le patient doit mener une vie aussi normale que possible.

Quant à l'état psychologique, il mérite la plus grande attention de la part des médecins, qui peuvent prescrire des médicaments contre l'anxiété, à condition d'en respecter les contre-indications. L'aide psychologique est aujourd'hui reconnue, la réinsertion sociale et professionnelle est prise en compte. Les douleurs, s'il en existe, peuvent toujours être calmées. Les médecins, parfois, les sous-estiment ; au patient de les faire prendre en compte et traiter. Enfin, le sujet atteint d'un cancer doit pouvoir recourir, chaque fois qu'il le désire, à un deuxième avis sur les traitements proposés ou en cours. Les médecins se doivent d'accéder à cette demande dans un esprit de coopération légitime.

Autre aspect important de l'instabilité génétique des cancers : l'hétérogénéité des cellules fait qu'au sein d'une même tumeur existent de nombreux clones (ensemble de cellules issues par multiplication d'une même cellule initiale) différents, possédant des capacités différentes. Ainsi, si certains clones rencontrent des obstacles à leur prolifération, les autres subissent une expansion et occupent le terrain. Cette hétérogénéité clonale s'observe très tôt dans le développement d'un cancer, bien avant sa phase visible, et constitue une difficulté majeure pour le thérapeute.

La progression anatomique du cancer doit être évaluée par divers examens complémentaires. Cette évaluation permet une classification de chaque cancer qui, associée à ses caractéristiques histologiques, permet de choisir le traitement le mieux adapté.

### Traitement et prévention

Le traitement repose sur la chirurgie, la radiothérapie, la chimiothérapie (administration de médicaments ayant un effet destructeur et immunologique) et/ou l'hormonothérapie (administration d'hormones). Les recherches actuelles s'orientent vers des méthodes thérapeutiques capables de redonner aux cellules cancéreuses des caractères normaux (traitement redifférenciant) et vers des traitements visant à bloquer les facteurs de croissance tumorale et la formation de néovaisseaux dans le tissu tumoral (thérapeutiques ciblées). Dans ce domaine, des succès réels ont été obtenus récemment dans certains types de leucémie. En raison des difficultés de dépistage et de traitement de la maladie, la prévention du cancer prend toute son importance. La sensibilisation de la population semble un facteur décisif. Certains gestes, comme l'autopalpation des seins, devraient devenir courants. Il faut également insister sur le respect d'une certaine hygiène de vie et proscrire, autant qu'il est possible, les comportements à risque.

→ VOIR Antioncogène, Carcinogenèse, Chimiothérapie anticancéreuse, Curiethérapie, Hormonothérapie anticancéreuse, Immunothérapie anticancéreuse, Oncogène, Radiothérapie.

## Cancer (dépistage précoce du)

Recherche et mise en évidence d'un cancer par un examen systématique (test) avant l'apparition des premiers signes fonctionnels ou cliniques.

Le dépistage des cancers concerne des sujets qui ne présentent aucun symptôme. Il a pour but de traiter des cancers à un stade peu avancé, visant une augmentation du taux de guérison et un abaissement du taux de mortalité, et à déceler et traiter des lésions précancéreuses.

**DIFFÉRENTS TYPES DE DÉPISTAGE**

■ **Le dépistage individuel** est demandé par le médecin généraliste ou spécialiste ou, plus rarement, est sollicité par le sujet lui-même en fonction de ses facteurs de risque propres : cancers familiaux rares où une prédisposition au cancer est génétiquement transmise de façon dominante (polypose colique familiale) ; prédisposition génétique par perte d'activité d'un gène suppresseur de cancer (tel l'oncogène Rb1 pour le rétinoblastome) ; anomalies cytogénétiques ou constitutionnelles prédisposant à des cancers particuliers (syndrome de Fanconi, nævomatose basocellulaire).

■ **Le dépistage de masse** s'adresse à une population définie de plusieurs milliers d'individus (population exposée à des facteurs de risque particuliers). Ce dépistage nécessite un programme préétabli, un budget et des moyens de réalisation relevant de la Santé publique.

**MOYENS DE DÉPISTAGE**

Ils sont cliniques (autoexamen ou examen médical), radiologiques (mammographie), endoscopiques (coloscopie), anatomopathologiques (frottis cervicovaginal), biologiques (dosage du PSA pour le cancer de la prostate).

■ **Le cancer du col utérin** est dépisté grâce au frottis cervicovaginal, examen simple, indolore, réalisé par tout médecin à partir des premiers rapports sexuels. Après 2 examens situés à 1 an d'intervalle, un examen tous les 3 ans suffit, en l'absence d'anomalies, jusqu'à l'âge de 65 ans.

■ **Le cancer du sein** est dépisté par une mammographie effectuée tous les 2 ans à partir de l'âge de 50 ans, et plus précocement en cas de risque familial. On estime à 30 % la réduction de la mortalité due au cancer du sein grâce à la pratique de ce dépistage après 50 ans (généralisé en France).

■ **Le cancer colorectal** est dépisté par la recherche de sang dans les selles (Hemoccult®). Celle-ci est complétée en cas de positivité par un examen endoscopique pour affirmer ou non la présence d'un cancer ou de lésions précancéreuses (polypes).

■ **Le cancer bronchopulmonaire** n'a pas bénéficié, en raison de sa rapidité évolutive, d'un dépistage radiologique systématique. Les clichés thoraciques restent utiles chez les sujets à risque (fumeurs), mais la prévention primaire, l'arrêt du tabagisme, est fondamentale.

## Cancer (prévention du)

Ensemble des mesures qui visent à lutter contre l'exposition aux facteurs de risque de carcinogenèse (prévention primaire) et à traiter les états précancéreux (prévention secondaire).

Éradiquer ou diminuer les facteurs de risque de cancer et ainsi réduire la fréquence des maladies sont les objectifs de la prévention. Les facteurs de risque sont définis à partir d'enquêtes épidémiologiques rétrospectives et prospectives. Les maladies héréditaires prédisposant à un cancer et les tumeurs dont le risque est transmis héréditairement ne sont à l'origine que de peu de cancers. En revanche, 90 % des cancers sont liés à des facteurs extérieurs ou environnementaux. Les cancers consécutifs à la pollution ou à une exposition professionnelle sont estimés à 10 %. Le mode de vie, le comportement individuel sont en cause dans plus de 80 % des cancers.

**PRÉVENTION PRIMAIRE INDIVIDUELLE**

Elle repose sur la modification des modes de vie et du comportement, facteurs de risque les plus fréquents.

■ **Le tabac** est responsable de 30 % de la totalité des décès par cancer. Plus de 90 % des cancers bronchopulmonaires, première cause de mortalité par cancer dans le monde, et des voies aérodigestives (cancers oro-pharyngo-laryngés et œsophagiens) lui sont directement imputables.

■ **L'alcoolisme,** non directement carcinogène, mais très souvent associé au tabagisme, a un rôle de cofacteur multiplicatif de risque

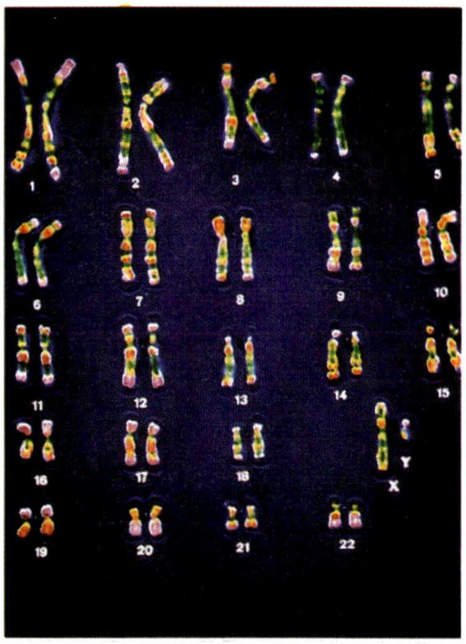


***Caryotype masculin.*** *Les deux chromosomes sexuels, un X et un Y, sont dissemblables.*

vertébrale, est dû au décollement des surfaces cartilagineuses et n'a aucune vertu thérapeutique particulière.

Le cartilage articulaire est un tissu vivant dont les cellules, les chondrocytes, assurent le renouvellement en associant la destruction du cartilage ancien (chondrolyse) et l'élaboration de cartilage nouveau (chondroformation).

**PATHOLOGIE**

Dans l'arthrose, la chondrolyse domine par périodes et provoque l'amincissement du cartilage. Certaines maladies infectieuses, tumorales ou inflammatoires, ou des maladies osseuses comme l'ostéochondrite ou la chondrocalcinose, provoquent une altération du cartilage.

Le cartilage s'use avec l'âge. Un cartilage usé est caractéristique d'une arthrose ou d'une arthrite : dans l'arthrose, l'épaisseur du cartilage diminue dans la zone de lésion ; dans l'arthrite, l'inflammation atteint l'ensemble des surfaces articulaires. Les chondrocytes n'assurent plus le renouvellement du cartilage régulièrement.

Enfin, en cas de rupture de ménisque, le tissu cartilagineux, dépourvu de vaisseaux, ne se cicatrise pas.

## Caryolyse

Dissolution ou disparition complète du noyau de la cellule.

La caryolyse est une forme de mort de la cellule, que l'on observe en particulier au cours de l'ischémie (arrêt de la circulation sanguine locale). Selon le caractère plus ou moins diffus de l'atteinte, elle est de gravité variable. Dans les cas les plus graves, elle entraîne la nécrose du tissu atteint (infarctus du myocarde, par exemple).

## Caryotype

Ensemble des chromosomes d'une cellule ou d'un individu, spécifique d'une espèce donnée. SYN. *complément chromosomique*.

Par extension, le terme caryotype désigne la représentation photographique des chromosomes d'une cellule. En effet, à un stade précis de la division cellulaire, les paires de chromosomes sont parfaitement visibles. Elles sont alors photographiées, puis numérotées de 1 à 22 par ordre décroissant de taille, les chromosomes sexuels étant notés X et Y et rangés séparément.

En médecine, l'examen du caryotype permet de mettre en évidence les aberrations chromosomiques (anomalies du nombre ou de la structure des chromosomes). Ainsi, dans la trisomie 21, le caryotype montre 3 chromosomes 21 (d'où le nom de la maladie) au lieu de 2.

## Caséine

Principale protéine du lait.

La caséine est une protéine riche en phosphore, abondante dans le lait, présente aussi dans les fromages, les yaourts. La diététique de la croissance l'utilise pour son apport en phosphates et en acides aminés.

## Caséum

Substance anormale des tissus, pâteuse, de couleur blanchâtre ou jaune, plus rarement grisâtre, se formant à la suite d'un processus de nécrose (mort tissulaire) localisée.

Le caséum se présente comme une plage finement granuleuse ; il peut se calcifier, s'enkyster ou se ramollir en s'imbibant d'eau. Une fois constitué, il ne disparaît que s'il est éliminé par voie naturelle et il laisse alors une cavité, ou caverne.

Le caséum se rencontre le plus souvent dans le poumon au cours de la tuberculose. Lors de la primo-infection, il a une consistance solide et les bacilles de Koch, qui y sont maintenus à l'abri de l'air, ne peuvent se multiplier et meurent. Mais, s'il se ramollit, il peut être éliminé par les bronches et laisse dans le tissu pulmonaire une caverne où les bacilles se multiplient, assurant le développement de la maladie.

## Castration

Ablation chirurgicale des testicules (orchidectomie bilatérale) ou des ovaires (ovariectomie bilatérale).

La castration fait partie du traitement de certains cancers génitaux (ovaires). Elle est également pratiquée pour réduire le taux sanguin d'hormones, œstrogènes ou testostérone, qui stimulent la croissance des cancers hormonodépendants du sein et de la prostate. Cette intervention doit être distinguée de l'ablation unilatérale du testicule, pratiquée pour traiter les tumeurs du testicule et n'entraînant aucune des conséquences de la castration.

■ **Chez l'homme,** le déficit hormonal consécutif à la castration peut entraîner une féminisation (raréfaction de la barbe, modification de la voix) d'autant plus importante que le sujet castré est jeune.

■ **Chez la femme,** la castration entraîne l'arrêt des règles et équivaut à une ménopause artificielle. L'intervention doit être suivie d'un traitement hormonal palliatif.

La castration peut entraîner, à long terme, des troubles de la libido.

## Catabolisme

Ensemble des réactions chimiques de dégradation de substances organiques.

Le catabolisme permet de produire de l'énergie et d'éliminer des substances vieillies ou toxiques.

→ VOIR **Anabolisme, Métabolisme.**

## Catalase

Enzyme contenue dans les cellules et détruisant l'eau oxygénée produite dans le corps.

## Catalepsie

État physique transitoire caractérisé par une rigidité des muscles du visage, du tronc et des membres, qui restent figés dans leur attitude d'origine.

La catalepsie constitue un trouble du tonus et de l'initiative motrice. Elle se rencontre plus rarement dans diverses affections, notamment l'hystérie et la schizophrénie et dans la maladie maniacodépressive. Elle s'observe surtout dans le cadre de certains troubles du sommeil (endormissement, réveil), lors d'utilisation de toxiques ou au cours d'infections graves. Elle peut également être provoquée par certaines atteintes cérébrales (tumeurs, par exemple). Les muscles sont anormalement raides et toute tentative extérieure de modification se heurte à une résistance ou à l'adoption d'une nouvelle position. Le traitement de la catalepsie est celui de sa cause.

→ VOIR **Narcolepsie.**

## Cataplasme

Préparation pâteuse étalée entre deux linges et appliquée sur la peau pour soulager une inflammation (bronchite, douleur dorsale).

Les cataplasmes sont composés de farine de moutarde - ils sont alors appelés sinapismes - ou de sel d'alumine. Ils ont presque disparu au profit de formes médicamenteuses plus efficaces ou plus pratiques (comprimés, pommades). Ils sont contre-indiqués sur une dermatose (eczéma), une plaie ou une infection cutanée, en raison d'un risque d'irritation et d'infection.

## Cataplexie

Disparition soudaine du tonus musculaire, entraînant le plus souvent la chute du sujet.

La cataplexie peut être limitée à une région de l'organisme (membres, paupières, mâchoire inférieure), mais, le plus souvent, elle affecte l'ensemble des muscles de la posture et du maintien corporel ; elle s'accompagne fréquemment d'un brusque accès de sommeil (narcolepsie).

Elle survient à l'occasion d'émotions intenses, agréables ou pénibles, et dure en général de quelques secondes à quelques minutes. Elle résulterait du déclenchement intempestif des mécanismes du sommeil.

Bénigne en elle-même, la cataplexie peut néanmoins être un facteur d'accident. Un traitement médicamenteux, antidépresseur

CATARACTE

**Le cristallin est l'un des milieux transparents de l'œil que les rayons lumineux traversent avant de parvenir à la rétine. Son opacification par la cataracte entraîne une gêne visuelle progressive, qui constitue un signe d'alerte. L'examen ophtalmologique, à l'aide d'un biomicroscope, détermine le degré et le siège de la cataracte. Le traitement chirurgical est entrepris quand la cataracte est « mûre », c'est-à-dire assez évoluée, mais pas trop néanmoins.**

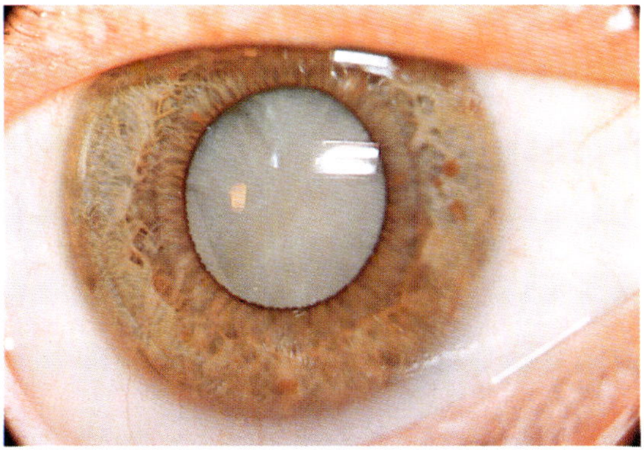

*Au cours des cataractes très évoluées, le cristallin perd progressivement sa transparence pour devenir d'un blanc laiteux. L'orifice de la pupille, au centre de l'iris, derrière lequel se trouve le cristallin, n'a plus son aspect de cercle noir.*

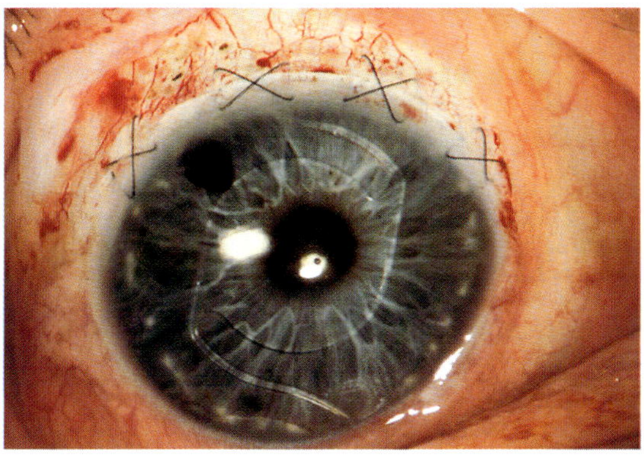

*Après avoir incisé le bord de la cornée (les points de suture sont encore visibles), le chirurgien a retiré le cristallin, situé en arrière de l'iris, et mis en place un cristallin artificiel transparent (implant), mais devant l'iris et la pupille.*

ou psychostimulant, permet de prévenir ce risque chez ceux qui y sont sujets.

→ VOIR Narcolepsie.

## Cataracte

Opacification partielle ou totale du cristallin, due à l'altération du métabolisme des fibres cristalliniennes et responsable d'une baisse progressive de la vision.

**DIFFÉRENTS TYPES DE CATARACTE**

■ **La cataracte du sujet âgé** est la plus fréquente. À partir de 65 ans, tout individu peut présenter un début de cataracte, qui s'accentue avec l'âge. Les causes n'en sont pas encore exactement connues, mais on sait qu'un ralentissement de la synthèse des protéines s'opère et que le noyau cristallinien devient dur.

■ **La cataracte de l'adulte** peut être d'origine traumatique : contusion du globe oculaire sans effraction ou intrusion d'un corps étranger qui a pu passer inaperçue ; elle est alors souvent unilatérale. Elle peut aussi résulter d'une maladie générale (diabète, le plus souvent), de troubles du métabolisme phosphocalcique (hypoparathyroïdie, tétanie), de certaines affections neurologiques (myotonie de Steinert) ou dermatologiques (eczéma atopique, poïkilodermie, sclérodermie) ainsi que de certains traitements prolongés par les corticostéroïdes. Enfin, certaines pathologies oculaires peuvent se compliquer de cataracte : les fortes myopies, le glaucome, les uvéites ou d'autres affections de l'uvée (membrane de l'œil comprenant l'iris, le corps ciliaire et la choroïde) et les affections choriorétiniennes (décollement de la rétine, tumeur intraoculaire).

■ **La cataracte de l'enfant** a une origine parfois difficile à déterminer. Elle peut être congénitale, due à une maladie infectieuse contractée par la mère pendant sa grossesse et transmise à l'embryon (rubéole) ou, plus rarement, être la conséquence d'une maladie métabolique, comme la galactosémie congénitale, ou accompagner une trisomie 21.

**SYMPTÔMES ET SIGNES**

Une cataracte se traduit par une baisse progressive de l'acuité visuelle, s'étalant parfois sur plusieurs années. Une sensation de brouillard est fréquente, ainsi que des éblouissements dus à la diffraction des rayons lumineux. Plus rarement, on observe une diplopie monoculaire (sensation de vision dédoublée persistant à la fermeture d'un seul œil). Chez l'enfant, on peut constater une leucocorie (pupille blanche).

**DIAGNOSTIC**

■ **Chez l'adulte,** l'examen ophtalmologique permet de mesurer la baisse de l'acuité visuelle. Après dilatation pupillaire, l'examen au biomicroscope sert à confirmer la cataracte, à apprécier le degré de l'opacification et à préciser son siège sur les différentes couches du cristallin. Des examens complémentaires sont parfois nécessaires au diagnostic, notamment si l'on suspecte une dégénérescence maculaire (du pôle postérieur de la rétine) : échographie oculaire, angiographie oculaire ou électrorétinographie. La biométrie oculaire permet aussi d'estimer avant l'intervention la taille du cristallin artificiel à implanter.

■ **Chez l'enfant,** la cataracte est plus difficile à détecter dans la mesure où celui-ci ne signale pas toujours la gêne visuelle, surtout si elle est progressive. En outre, l'acuité visuelle n'est mesurable qu'à partir d'un certain âge : chez les nourrissons, on ne peut tester que les réflexes photomoteurs, les clignements réflexes, la mauvaise tolérance à la fermeture du bon œil ou la poursuite d'une lumière par le regard.

**TRAITEMENT**

Des collyres destinés à ralentir l'évolution de la cataracte peuvent être instillés. Cependant, le traitement proprement dit de la cataracte est chirurgical : extraction du cristallin avec, ou non, implantation d'un cristallin artificiel.

■ **Chez l'adulte,** le remplacement du cristallin malade par un cristallin artificiel (implant) est devenu pratiquement systématique (sauf chez les sujets très myopes), la tolérance à long terme étant très bonne. On peut faire appel à trois techniques différentes : l'extraction intracapsulaire, qui consiste à enlever le cristallin en totalité et à le remplacer par un cristallin artificiel ; l'extraction extracapsulaire, qui consiste à extraire uniquement le noyau et le cortex cristalliniens avant de loger le cristallin artificiel dans le sac capsulaire ; enfin, la phacoémulsification, qui permet de détruire le noyau du cristallin par les ultrasons et de l'aspirer avant d'implanter le cristallin artificiel. Les deux dernières techniques sont les plus fréquemment utilisées aujourd'hui.

■ **Chez l'enfant,** on a recours à la phacophagie : un petit instrument sectionne le cristallin grâce à un système de guillotine et aspire les fragments. Cette technique n'est utilisable que lorsque le noyau du cristallin est mou ou lorsque le cristallin, dont la capsule a été endommagée par un traumatisme, est imbibé d'humeur aqueuse. Son avantage repose sur le fait qu'elle ne nécessite qu'une petite incision. L'utilisation de cristallins artificiels chez l'enfant reste cependant controversée, car on en connaît mal la tolérance à long terme. C'est pourquoi la pose d'implant est souvent évitée : la correction est alors effectuée par une lentille de contact, ou par des verres correcteurs si l'affection est bilatérale. La correction est définitive en général après 3 mois, dès que l'astigmatisme lié à l'extraction est résorbé.

Les soins postopératoires sont des collyres anti-inflammatoires, généralement corticostéroïdiens, et des collyres mydriatiques qui dilatent la pupille pendant 2 ou 3 mois pour éviter qu'elle ne se resserre trop tôt sur l'implant. La pose sur l'œil d'une coque rigide trouée permet en outre de protéger la cornée lors de sa lente cicatrisation.

## Catarrhe

Inflammation aiguë ou chronique d'une muqueuse, surtout dans les voies aériennes supérieures (nez, pharynx), avec hypersécrétion non purulente de ses glandes.

Ce terme, désuet, reste utilisé dans des expressions consacrées par l'usage : il existe un « catarrhe nasal » au cours de la grippe, de la rougeole, etc. Le « catarrhe de gourmes » désigne la phase d'infestation des voies respiratoires par un parasite, l'ankylostome ; le « catarrhe suffocant » désigne une pneumopathie aiguë propre aux enfants en bas âge et touchant les bronchioles ; le « catarrhe tubaire » désigne une inflammation des trompes d'Eustache pouvant aboutir à une otite séreuse.

Le diagnostic et le traitement d'un catarrhe sont ceux de la maladie ayant provoqué l'inflammation.

→ VOIR Ankylostomiase.

## Catastrophe (médecine de)

Organisation des secours et des soins lors d'accidents collectifs où le nombre des victimes dépasse les capacités habituelles des services concernés.

**DÉROULEMENT**

L'organisation doit être assez souple pour combiner les plans de secours préétablis et l'adaptation à chaque type de situation. Elle permet d'assurer le ramassage, le tri et l'évacuation des victimes vers des structures de soins plus lourdes.

Le tri des patients a donc un rôle diagnostique et thérapeutique essentiel vis-à-vis des victimes de blessures multiples, d'écrasements, de brûlures ou de lésions de souffle, qui constituent l'essentiel des dégâts observés. Le but est d'assurer la meilleure prise en charge immédiate des urgences vitales, qui concernent de 5 à 10 % des blessés (urgences respiratoires, vasculaires et cardiocirculatoires), des premières urgences, qui constituent 20 % des cas et doivent être traitées dans les 6 heures (polytraumatismes, fractures ouvertes, brûlures, comas...) et des blessures graves des mains ou de la face. Lorsque des secours sont envoyés à l'étranger, leur organisation doit permettre leur autonomie, leur articulation avec les moyens locaux, et doit incorporer une logistique de transport aérien et de télécommunications.

## Catatonie

Trouble du fonctionnement psychomoteur caractérisé par une perte de l'initiative motrice cohérente.

La catatonie consiste en une stupeur motrice, se traduisant soit par un négativisme, le patient s'opposant à toute sollicitation de mouvement, soit par une obéissance automatique, le malade adoptant les attitudes qui lui sont imposées. Les périodes d'inertie motrice alternent avec des épisodes d'agitation désordonnée. Une rigidité de la pensée (répétition de mots ou de phrases) s'observe parallèlement. La catatonie se rencontre chez des personnes atteintes de schizophrénie, de troubles de l'humeur ou de maladies organiques. Les traitements médicamenteux ont fait régresser la fréquence de ce trouble qui demeure grave.

## Catécholamine

Substance chimique faisant partie des neurotransmetteurs, c'est-à-dire sécrétée par certains neurones pour transmettre l'influx nerveux vers d'autres cellules.

Il existe trois catécholamines dans le corps humain : l'adrénaline, la noradrénaline et la dopamine. Elles sont synthétisées dans la glande médullosurrénale (adrénaline), dans les terminaisons du système nerveux végétatif sympathique (noradrénaline) et dans certaines cellules du système nerveux central (dopamine). Ce sont des neurotransmetteurs : elles permettent à un neurone de transmettre l'influx nerveux à un autre neurone, à un muscle ou à une glande. L'adrénaline et la noradrénaline sont libérées dans la circulation sanguine en réponse à une agression et augmentent le travail cardiaque et le débit sanguin tout en dilatant les voies aériennes. Le dosage des concentrations urinaires de catécholamines aide au diagnostic de certaines tumeurs rares, bénignes ou malignes, touchant le système nerveux sympathique (phéochromocytome).

## Catharsis

Méthode psychanalytique reposant sur l'effet thérapeutique provoqué par l'extériorisation du souvenir d'événements traumatisants et refoulés.

De nombreuses psychothérapies exploitent l'effet cathartique, notamment au cours de subnarcoses (technique de traitement psychologique qui facilite l'expression des conflits par l'injection de barbituriques légers abaissant la vigilance) et lors du réveil qui suit une séance de sismothérapie (électrochocs).

Le terme catharsis est actuellement utilisé pour exprimer une libération des affects et de la pensée.

## Cathéter

Tuyau en matière synthétique, de calibre millimétrique et de longueur variable.

Un cathéter peut être placé dans un vaisseau (veine, artère) ou dans une cavité (vessie, cavité cardiaque) de l'organisme. On l'utilise pour effectuer un diagnostic (radiographie par injection d'un produit de contraste, prélèvement sanguin, mesure de pressions intravasculaires, etc.) ou un traitement (perfusion, drainage, alimentation en sang d'un circuit extracorporel, etc.). Sa pose, pratiquée parfois sous anesthésie locale, nécessite une hospitalisation de courte durée.

■ **Le cathéter artériel** peut être placé dans une artère périphérique pour surveiller de façon continue la pression artérielle et mesurer par prélèvement les gaz du sang.

■ **Le cathéter à ballonnet, ou cathéter de radiologie interventionnelle,** se présente sous la forme d'une sonde pourvue d'un ou de plusieurs ballonnets qui, gonflés, la maintiennent en place ou exercent une pression sur un organe ou un vaisseau. Il permet notamment de pratiquer des drainages, de dilater des artères rétrécies (cette technique est connue sous le nom d'angioplastie transcutanée), de désobstruer un vaisseau sanguin bouché par un caillot (embolectomie) ou de bloquer la circulation en cas d'hémorragie.

■ **Le cathéter veineux, ou cathéter à chambre,** peut être placé dans une veine périphérique, le plus souvent de l'avant-bras, ou poussé jusque dans une grosse veine proche du cœur pour enregistrer la pression veineuse centrale. Mais il sert surtout aux perfusions de produits sanguins, de solutions nutritives, médicamenteuses, etc. Un cathéter veineux spécial permet l'introduction dans une veine d'une sonde d'entraînement électrosystolique ; poussée jusqu'au cœur, dans le ventricule droit, celle-ci peut être utilisée pour stimuler électriquement les ventricules en cas de rythme cardiaque trop lent.

**SURVEILLANCE**

Un cathéter maintenu longtemps en place peut causer une inflammation, une thrombose (formation d'un caillot dans un vaisseau) ou une infection. Une asepsie rigoureuse lors de la pose et du retrait et une surveillance étroite du vaisseau cathétérisé permettent de prévenir les complications.

## Cathétérisme

Introduction d'un cathéter (tuyau en matière plastique, de calibre millimétrique) dans un vaisseau sanguin ou dans un canal naturel à des fins diagnostiques ou thérapeutiques.

Le cathétérisme est notamment utilisé dans une intention radiographique, après injection d'un produit de contraste, pour visualiser les cavités de l'organisme ; pour explorer et dilater, à l'aide d'un cathéter à ballonnet, les rétrécissements vasculaires, valvulaires et cardiaques ; pour mesurer les débits et les pressions du sang dans les différents vaisseaux ; pour introduire localement des substances médicamenteuses ou évacuer un liquide.

### Cathétérisme cardiaque

C'est l'introduction dans la cavité d'un vaisseau sanguin d'un cathéter que l'on fait glisser jusque dans les cavités du cœur pour explorer son fonctionnement.

Le cathétérisme cardiaque permet le diagnostic d'une maladie cardiaque, l'évaluation de sa gravité et l'appréciation de son retentissement, qu'il s'agisse d'une maladie congénitale ou acquise. Il est possible, lors de l'examen, d'effectuer un prélèvement de sang pour mesurer la teneur de celui-ci en oxygène, d'injecter un produit de contraste iodé pour réaliser une angiographie, en particulier des artères coronaires (coronarographie), ou d'utiliser un cathéter à ballonnet pour traiter la sténose (rétrécissement) d'une artère (angioplastie transluminale) ou d'une valvule (valvuloplastie transcutanée). Compte tenu du caractère délicat de l'explo-

## CATHÉTÉRISME CARDIAQUE

**Le cathéter, long tube fin permettant l'exploration du cœur et des vaisseaux, peut être introduit soit par une veine, et guidé dans le sens de la circulation jusqu'à une veine cave (supérieure à partir d'une veine du bras, inférieure à partir de la veine fémorale à l'aine), puis dans l'oreillette droite, le ventricule droit et l'artère pulmonaire ; soit par une artère (humérale au bras, fémorale à l'aine), et guidé à contre-courant jusqu'à l'aorte, puis dans chacune des artères coronaires ou dans le ventricule gauche.**

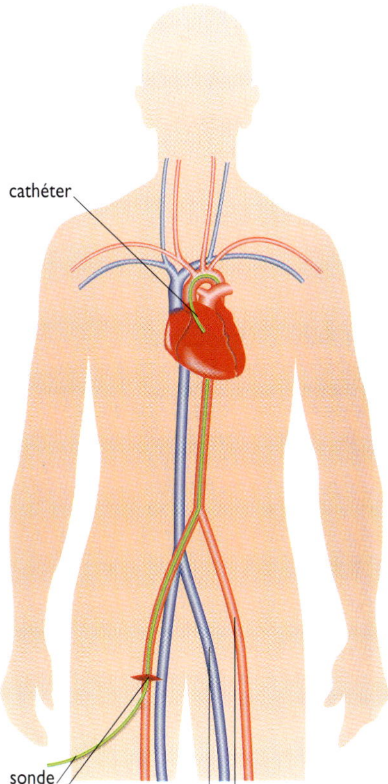


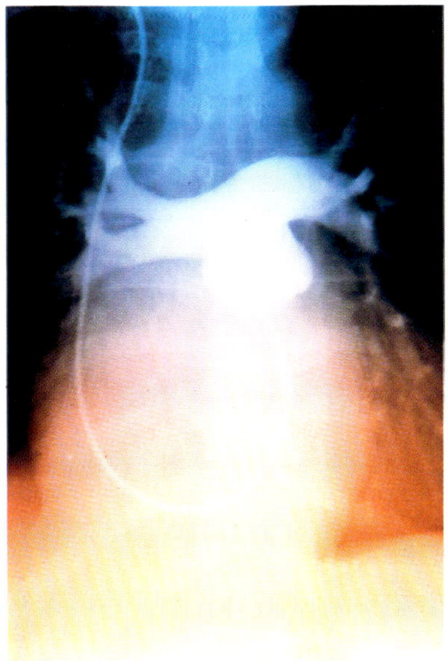

*Le cathéter a permis d'injecter un produit opaque aux rayons X dans l'artère pulmonaire (tache claire au centre, qui bifurque en deux branches). Les poumons apparaissent en noir.*

*Le cathéter permet aussi d'introduire des instruments et de réaliser des interventions thérapeutiques, par exemple sur une artère coronaire rétrécie.*

ration, les indications sont discutées préalablement pour chaque cas.

**TECHNIQUE**
Le cathétérisme cardiaque est réalisé sous contrôle radioscopique et nécessite une courte hospitalisation. On pratique une anesthésie locale et une petite incision au point d'introduction du cathéter, généralement au pli de l'aine. Le cathéter est introduit dans une veine (fémorale le plus souvent) pour l'exploration des cavités droites du cœur et de la circulation pulmonaire, dans une artère (fémorale le plus souvent) pour celle des cavités gauches du cœur, de l'aorte et des coronaires.

Le cathéter est relié à un capteur qui mesure la pression sanguine à l'intérieur des cavités cardiaques. Après retrait du cathéter, le point de ponction est fermement comprimé pour éviter tout saignement. L'examen dure de 30 minutes à 1 heure 30.

**COMPLICATIONS**
Rares, les complications peuvent être mécaniques : hémorragie au point de ponction ou, exceptionnellement, thrombose vasculaire ; elles peuvent aussi être infectieuses ou bien entraîner des troubles du rythme : déclenchement d'extrasystoles isolées ou en salves, souvent transitoires et sans conséquences graves, lors du passage de la sonde dans les cavités cardiaques. Le risque d'accident fatal, extrêmement faible, n'est généralement pas lié à l'examen lui-même, mais à la gravité de la maladie ayant motivé le cathétérisme cardiaque.

## Causalgie
Douleur intense et prolongée due à la lésion d'un nerf.

Les causalgies sont le plus souvent dues à une lésion traumatique d'un gros tronc nerveux, tel que le nerf médian (au milieu de l'avant-bras) ou le nerf sciatique. La douleur est permanente, semblable à une brûlure, et exacerbée par de nombreux facteurs (lumière, bruit, changements de température, émotion, etc.). La peau peut être rouge, chaude, avec hypersudation.

La guérison se fait en quelques mois, ou plus. Le traitement, souvent difficile, consistant en l'administration d'analgésiques, peut être complété par des stimulations électriques, voire par une intervention chirurgicale sur le nerf.

## Cautère
Agent chimique ou physique utilisé pour détruire un tissu, en faciliter la cicatrisation ou réaliser une hémostase locale (arrêt d'une hémorragie).

Pour cautériser, on utilise le nitrate d'argent, l'acide trichloracétique, la neige carbonique, l'azote liquide et l'acide osmique (agents chimiques) ou le bistouri électrique (agent physique).

## Cautérisation
Destruction d'un tissu afin de supprimer une lésion, d'arrêter un saignement ou de faire régresser le bourgeonnement exubérant d'une cicatrice.

La cautérisation est le plus souvent localisée et superficielle, pratiquée sur la peau ou sur une muqueuse. Les principales méthodes de cautérisation sont l'électrocoagulation par passage de courant dans un bistouri électrique, la destruction au laser, la cryothérapie (traitement par le froid). On recourt parfois à l'application d'une substance caustique.

## Cave (veine)
Vaisseau ramenant le sang bleu (désaturé en oxygène et chargé de gaz carbonique) vers le cœur droit. (P.N.A. *vena cava*)

Les veines caves sont au nombre de deux.

■ **La veine cave supérieure** draine le sang de la moitié supérieure du corps (tête, cou, membres supérieurs et thorax). Elle est formée par la réunion des veines brachiocéphaliques droite et gauche.

■ **La veine cave inférieure**, la plus volumineuse, draine le sang de la moitié inférieure

VEINES CAVES

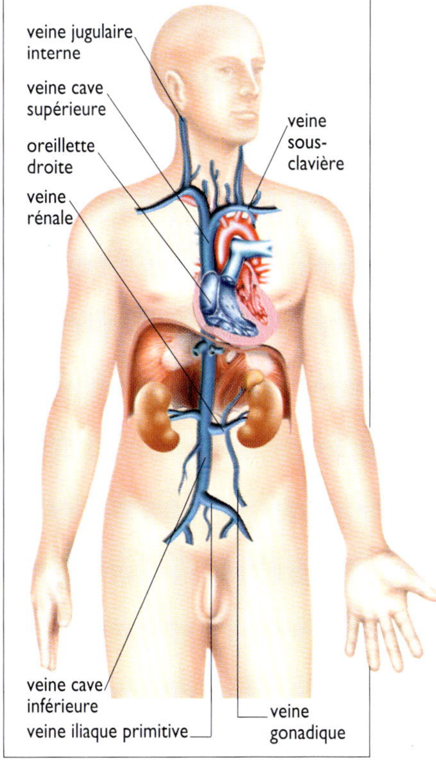

du corps (abdomen, bassin et membres inférieurs). Elle est formée par la réunion de deux veines iliaques primitives, chemine à droite de l'aorte, un peu en avant de la colonne vertébrale, et passe derrière le foie. Elle longe la veine porte (ce qui permet de pratiquer l'anastomose portocave dans la chirurgie de l'hypertension portale). Elle a un débit deux fois plus important que celui de la veine cave supérieure.

Les 2 veines caves se jettent dans l'oreillette droite.

**EXAMENS**

La cavographie consiste à rendre visible une veine cave par l'injection préalable dans une veine périphérique d'un liquide opaque aux rayons X.

**PATHOLOGIE**

Les veines caves peuvent être oblitérées partiellement ou totalement par un caillot. Dans la veine cave supérieure, la thrombose se traduit par une distension, directement visible ou décelable, des veines du cou et des membres supérieurs. Dans la veine cave inférieure, l'oblitération se traduit par un gonflement des membres inférieurs.

## Caverne

Cavité apparaissant dans le poumon, plus rarement dans le rein ou le foie, après l'élimination de caséum (foyer de nécrose tuberculeuse, pâteuse et blanche).

Sous l'effet du traitement antituberculeux, cette cavité se rétracte et laisse une cicatrice, mais elle peut persister et exposer le malade à des accidents évolutifs : hémoptysies (expectorations de sang) ou aspergillose (maladie infectieuse due à un champignon, appelé *Aspergillus*, qui se loge dans la cavité résiduelle, créant un aspergillome).

## Cavité dentaire

Cavité creusée mécaniquement à l'intérieur de la dent, permettant l'éviction d'une carie et la pose d'un matériau de remplissage.

La géométrie de la cavité dentaire dépend de la situation de la carie et de sa profondeur, mais aussi de la nature du matériau de remplissage : ainsi, l'amalgame dentaire, très largement répandu, nécessite la taille d'une cavité plus profonde que large. D'autres matériaux, plus adhésifs (composites, verres ionomètres), permettent de pratiquer des cavités moins grandes.

Une carie profonde, proche du nerf, peut provoquer des douleurs : la cavité est alors intrapulpaire. Dans ce cas, l'utilisation de fines aiguilles torsadées permet de débarrasser le canal des microbes et des matières organiques qu'il contient et de lui donner une forme conique avant de procéder au remplissage de la cavité. La dent est dite « dévitalisée » et nécessite une restauration à l'aide d'une couronne prothétique.

Par ailleurs, la profondeur d'une carie peut être à l'origine de l'affaiblissement d'une cuspide (protubérance située sur la face triturante des prémolaires et des molaires), qui ne résisterait pas aux pressions de la mastication. Sa suppression préventive et sa reconstitution ultérieure doivent alors être envisagées.

## Cavographie

Examen radiologique qui permet de visualiser la veine cave inférieure ou, plus rarement, la veine cave supérieure.

**INDICATIONS**

Une cavographie est prescrite le plus souvent dans le cas de phlébite du membre inférieur. Il s'agit alors de savoir si le caillot qui obstrue plus ou moins complètement la veine fémorale et la veine iliaque s'étend aussi dans la veine cave inférieure : il existe, dans ce cas, un risque plus important de complication par embolie pulmonaire.

**TECHNIQUE**

■ **La cavographie inférieure** est réalisée en ponctionnant l'une des deux veines fémorales et en introduisant une sonde dans la veine iliaque. Cette sonde permet d'injecter un produit iodé opaque aux rayons X, rendant visible la lumière de la veine cave et permettant l'étude de sa morphologie.

■ **La cavographie supérieure** est réalisée de manière analogue, par ponction d'une ou des deux veines brachiales.

**DÉROULEMENT ET EFFETS SECONDAIRES**

La cavographie, examen non douloureux, se pratique à l'hôpital, à jeun. Elle nécessite seulement une anesthésie locale du point de ponction et dure 1 heure environ. Elle ne requiert pas d'hospitalisation.

Il existe un risque d'hémorragie locale (à l'endroit de la ponction de la veine fémorale) lorsque le patient ne reste pas allongé pendant 24 heures après l'examen. Chez certains patients présentant un terrain allergique, une réaction allergique liée à la présence d'iode dans le produit injecté peut avoir lieu. Cette réaction peut être prévenue grâce à la prise préalable de médicaments.

## Cavum

Partie supérieure et aérienne du pharynx, située en arrière des fosses nasales. SYN. *nasopharynx, rhinopharynx.* (P.N.A. *cavum*)

Le cavum abrite les végétations adénoïdes. Les trompes d'Eustache y aboutissent.

## Cécité

Fait d'être aveugle ou malvoyant.

La cécité peut être totale ou partielle, congénitale ou acquise.

Selon l'O.M.S., il y a cécité lorsque l'acuité visuelle corrigée est inférieure à 1/20. La cécité peut être partielle (l'acuité du meilleur œil est comprise entre 1/20 et 1/50), presque totale (l'acuité du meilleur œil est comprise entre 1/50 et le seuil de perception de la lumière) ou totale (pas de perception de la lumière).

On estime à 40 millions le nombre de personnes atteintes de cécité dans le monde. Dans les pays industrialisés, en dehors des maladies congénitales et des traumatismes, les causes principales sont les maladies de la rétine, souvent dues au diabète. En Asie et en Afrique, les principales causes de cécité sont l'onchocercose, parasitose qui atteint 30 millions d'individus, dont 1 million sont aveugles, et le trachome, conjonctivite chronique affectant 350 millions d'individus, dont 7 à 9 millions sont aveugles.

## Ceinture

Partie osseuse qui réunit un membre au tronc. (P.N.A. *cingulum*)

■ **La ceinture scapulaire** est constituée par deux os, la clavicule et l'omoplate. Elle unit le bras au thorax, auquel elle est reliée par l'articulation sternoclaviculaire et par de nombreux muscles.

■ **La ceinture pelvienne** est formée des deux os iliaques, qui relient les membres inférieurs à la colonne vertébrale.

## Ceinture abdominale

Ensemble des muscles de la paroi abdominale, qui sert à contenir les viscères intra-abdominaux.

## Ceinture orthopédique

Ceinture destinée à soutenir l'abdomen et à contenir une hernie ou à corriger les déviations de la colonne vertébrale.

■ **La ceinture herniaire**, composée d'une pelote de contention et d'un système de maintien, sert à contenir une hernie abdominale. Elle est peu utilisée en raison des progrès de la chirurgie mais demeure une solution palliative.

■ **La ceinture de maintien ou de soutien abdominal**, généralement confectionnée en tissu élastique, peut être baleinée. Elle est surtout utilisée pour soutenir ou maintenir l'abdomen et ses organes après une éventration, un accouchement ou en cas d'obésité.

## Cellule

Élément constitutif fondamental de tout être vivant. (P.N.A. *cellula*)

Les cellules, dont la taille varie de 7 micromètres (globules rouges) à plus de 1 mètre (neurones), regroupent l'essentiel des fonctions du tissu auquel elles appartiennent.

**STRUCTURE**

La plupart des cellules humaines ont une structure semblable, composée de trois éléments principaux.

■ **Le noyau** de la cellule contient l'A.D.N., support de l'information génétique.

■ **Le cytoplasme** est une matière fluide contenant de nombreux organites (mitochondries, ribosomes, etc.) impliqués dans toutes les activités fonctionnelles (métabolisme) de la cellule.

■ **La membrane cellulaire** est une enveloppe externe qui sépare la cellule du milieu extérieur et joue un rôle majeur dans les échanges (régulation du passage des nutriments, de l'oxygène, du gaz carbonique, des hormones, etc.).

**DIFFÉRENTS TYPES DE CELLULE**

Selon leur rythme de renouvellement, on distingue trois types de cellule.

■ **Les cellules labiles** se reproduisent très vite (cellules de l'épiderme, des épithéliums digestifs, cellules sanguines).

■ **Les cellules stables** se renouvellent lentement (foie, muscles).

■ **Les cellules permanentes** sont incapables de se multiplier (neurones).

**DIVISION CELLULAIRE**

Les cellules se reproduisent de deux manières différentes, par mitose ou par méiose. La

## Cellule

La cellule est la structure de base du corps, le plus petit élément ayant les attributs de la vie. La plupart des cellules sont différenciées, c'est-à-dire qu'elles ont une forme et une fonction particulières. Celles qui participent à une même fonction constituent un tissu (épiderme, sang). La membrane cellulaire représente la limite externe. Le noyau est une masse compacte contenant l'A.D.N., substance qui se condense en chromosomes pendant la division cellulaire. Le cytoplasme, fluide, renferme les organites (« organes » de la cellule) : ribosomes (spheres minuscules), réticulum et appareil de Golgi (canaux et sphères creuses), mitochondries (ovales).

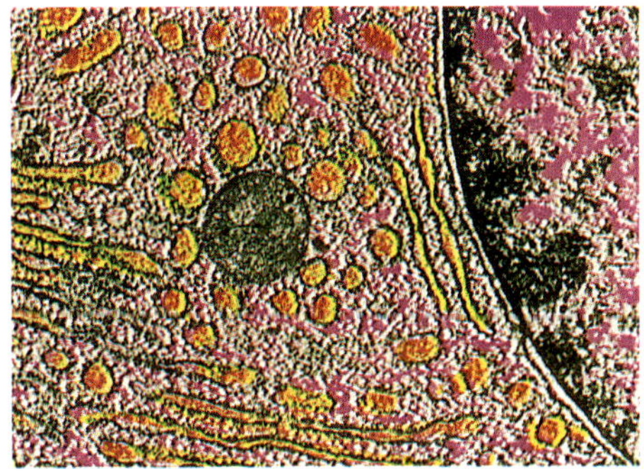

*Noyau sphérique (en vert et rose) à côté des canaux du réticulum endoplasmique (en jaune).*

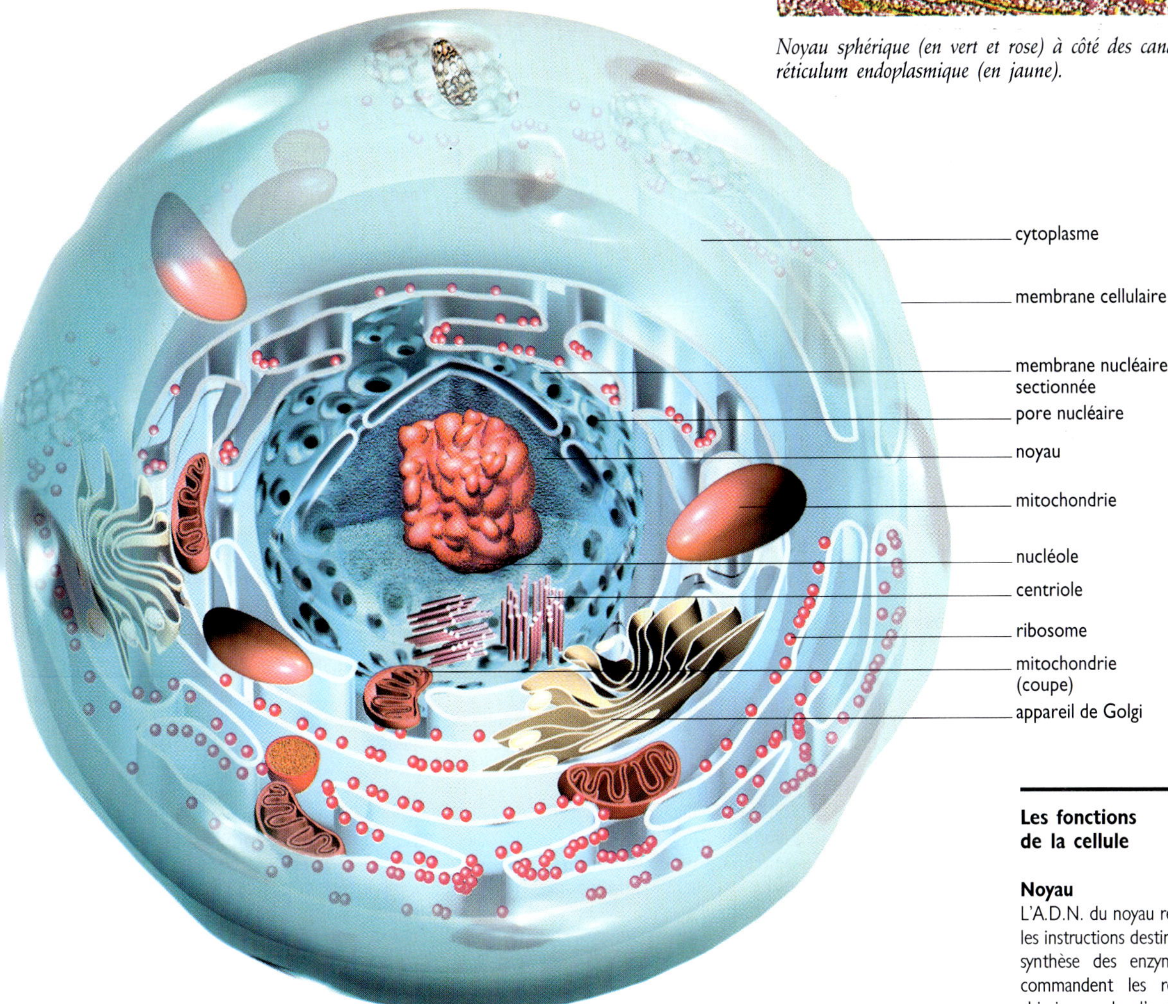


### Les fonctions de la cellule

**Noyau**
L'A.D.N. du noyau renferme les instructions destinées à la synthèse des enzymes qui commandent les réactions chimiques de l'organisme.

**Cytoplasme**
Les substances chimiques sont dissoutes dans le cytoplasme, s'y déplacent et y subissent des réactions.

**Ribosome**
Une multitude de ribosomes lisent l'A.R.N., copié à partir de l'A.D.N., ce qui permet la synthèse des acides aminés constitutifs des protéines.

**Réticulum et appareil de Golgi**
Ils sont la voie de transport préférentielle de certaines protéines.

**Mitochondries**
Elles fournissent l'énergie nécessaire à la cellule.

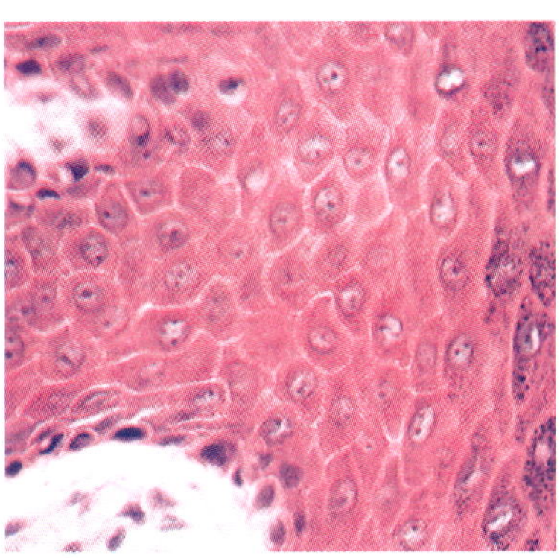

*Cellules de l'épiderme, polyédriques et serrées les unes contre les autres.*

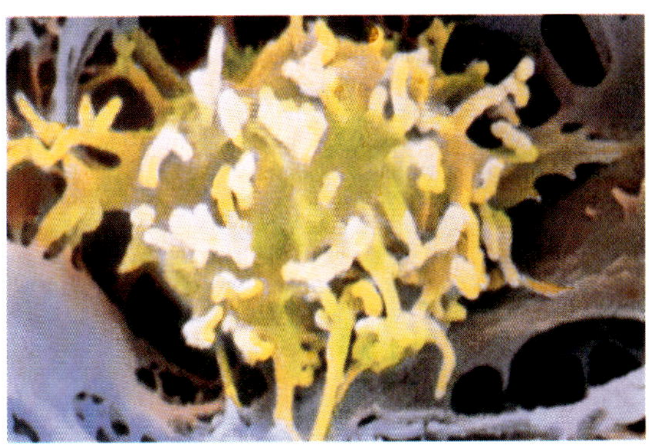

*Cellule sanguine du groupe des globules blancs, avec ses nombreux prolongements (en jaune), dans un capillaire (en bleu).*

mitose est la plus courante : les chromosomes se trouvant dans le noyau de la cellule initiale sont exactement dupliqués et transmis en nombre égal aux deux cellules filles. La méiose est un type particulier de division cellulaire, spécifique aux ovules et aux spermatozoïdes : les cellules filles n'acquièrent que la moitié du matériel chromosomique de la cellule mère.

Par ailleurs, les cancers sont caractérisés par une prolifération cellulaire anarchique.

## Cellule souche

Cellule à l'origine de toutes les cellules.

**DIFFÉRENTS TYPES DE CELLULES SOUCHES**

■ Les cellules souches normales sont celles du premier stade embryonnaire, lorsque l'œuf fécondé (cellule souche totipotente, c'est-à-dire capable de donner naissance à toutes les cellules possibles, qui va donner naissance à un organisme complet) s'est divisé en 2 à 5 jours pour former le blastocyte, dont les cellules sont pluripotentes (capables de donner naissance à certaines cellules), puis, au fur et à mesure du développement de l'embryon, deviennent multipotentes et se spécialisent en lignées susceptibles de générer différents tissus.

■ Les cellules souches hématopoïétiques sont à l'origine des cellules sanguines dont elles assurent la production (hématopoïèse) tout au long de la vie. Leur existence a été démontrée chez l'homme ; dans certaines maladies, une anomalie du caryotype (ensemble des chromosomes) est retrouvée dans les cellules sanguines, preuve de leur origine commune.

**PERSPECTIVES**

En 1998, aux États-Unis, les premières cellules souches ont pu être isolées et cultivées à partir d'embryons humains. Depuis, on a obtenu des cellules souches en incluant le matériel génétique d'une cellule adulte dans un œuf fécondé en remplacement de son matériel génétique, ce qui donnera des cellules génétiquement semblables à celles de l'adulte. Celui-ci pourra les utiliser sans risque de rejet.

Dans l'organisme où elles sont introduites, ces cellules cultivées peuvent générer les cellules de différents tissus : muscle (cardiaque, etc.), tissu nerveux, peau. Leur application laisse entrevoir la possibilité de les régénérer : myocarde lésé d'un infarctus, cellules nerveuses de la maladie de Parkinson ou d'Alzheimer, pancréas d'un diabète. Elles sont déjà utilisées dans les greffes de moelle lors des leucémies. Récemment, des cellules souches humaines ont été greffées dans des cerveaux de fœtus de singe. L'emploi d'embryons humains (embryons surnuméraires de la procréation médicalement assistée, entre autres), à des fins expérimentales et thérapeutiques, pose un problème d'éthique. Pour tenter de le résoudre, des recherches intenses sont menées aujourd'hui afin d'isoler des cellules souches de tissus adultes.

## Cellulite

Modification ou altération visible du tissu cutané ou sous-cutané, parfois de nature inflammatoire.

### CELLULITE

**La cellulite, au sens courant du terme, s'observe surtout chez la femme, dans la région des fesses et des cuisses. La peau prend une consistance molle, un aspect capitonné. Dans une minorité de cas, le préjudice esthétique est important. La cellulite, au sens médical de cellulite infectieuse, est une infection sévère, formant sur la peau une grande plaque rouge gonflée.**

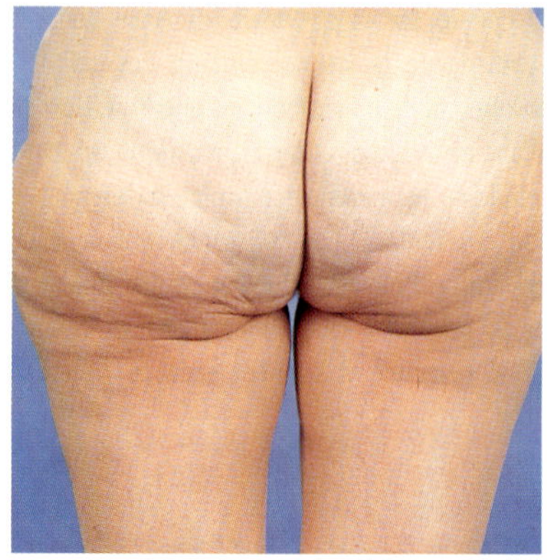

*En haut des cuisses et sur les fesses, la cellulite (au sens courant) forme un renflement, dit « en culotte de cheval ».*

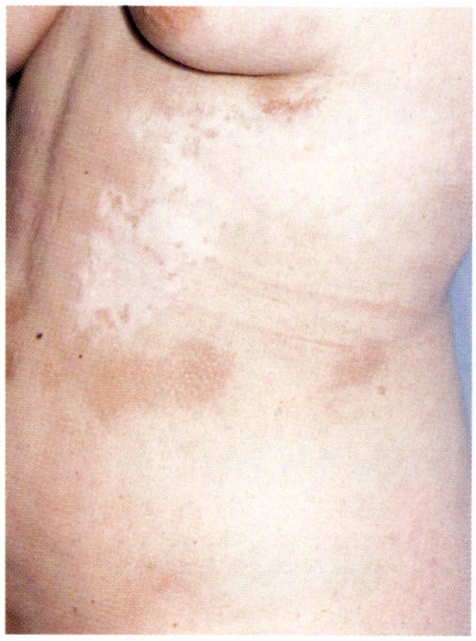

*Il arrive plus rarement qu'une cellulite forme des plaques sur le tronc.*

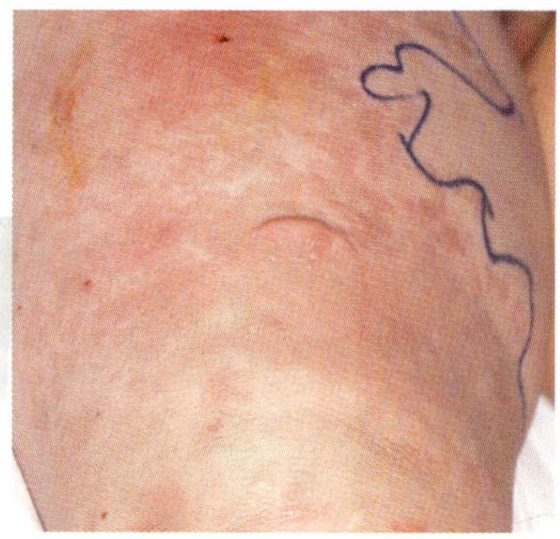

*La cellulite atteint surtout la jambe (les contours sont marqués au crayon).*

Le terme de cellulite désigne deux affections sans rapport entre elles : la cellulite au sens courant, dite cellulite esthétique, et les cellulites médicales.

### Cellulite esthétique

Il s'agit d'une modification de la peau due à un dépôt de graisse sous-cutané.

Plus fréquente chez la femme, la cellulite est due à plusieurs causes, qui peuvent s'associer : hérédité, apport calorique trop important, rétention d'eau. Ce dernier facteur provient lui-même d'un trouble hormonal, l'excès d'œstrogènes, se manifestant en particulier avant les règles et pendant la grossesse, d'une insuffisance de la circulation veineuse ou lymphatique ou d'un facteur mécanique constitué par le port de vêtements trop serrés. Cependant, l'apparition d'une cellulite dans sa forme modérée est un processus physiologique normal qui concerne 95 % des femmes.

**DESCRIPTION**

La cellulite apparaît à la puberté ; elle est alors ferme et sensible, la peau devenant rouge et granuleuse sur les cuisses et les fesses. Entre 25 et 50 ans, elle devient molle, puis flasque, des boules sous-cutanées apparaissent puis s'accentuent ; la peau prend de plus en plus un aspect capitonné dit « en peau d'orange ».

**TRAITEMENT**

Le traitement tente de corriger tous les facteurs en cause. Un régime modéré peut donner des résultats, mais il ne faut pas en surestimer l'efficacité, car c'est en premier lieu sur les adipocytes (cellules graisseuses) situés en dehors des territoires de la cellulite qu'il agit. On peut aussi corriger un déséquilibre hormonal ou vasculaire et conseiller le port de vêtements amples. Les échecs sont fréquents et des méthodes manuelles (massages), une destruction des adipocytes par injections ou ultrasons, une intervention chirurgicale sont parfois préconisées. Ces techniques, qui n'ont pas fait l'objet de vérifications scientifiques, provoquent leurs propres effets indésirables, comme le risque de séquelles disgracieuses. Une certaine prudence s'impose par conséquent.

### Cellulite infectieuse

Il s'agit d'une infection aiguë ou chronique du tissu sous-cutané.

C'est une infection d'origine bactérienne, le plus souvent à streptocoque, parfois à staphylocoque doré ou à différents germes à Gram négatif, consécutive à une plaie cutanée. Elle se manifeste habituellement sous la forme d'une grande zone rouge, chaude et douloureuse, touchant surtout les membres inférieurs, associée à une fièvre, à des frissons et à un malaise général. L'infection peut s'étendre aux vaisseaux lymphatiques, au sang et aux organes. Certaines formes touchent le visage, l'œil ou le cuir chevelu.

Une cellulite infectieuse nécessite une hospitalisation en urgence ; elle est traitée par administration d'antibiotiques. Les atteintes streptococciques, fréquemment récidivantes, nécessitent parfois un traitement antibiotique prophylactique à répéter pendant plusieurs mois.

### Cellulite à éosinophiles

La cellulite à éosinophiles, ou syndrome de Welles, est une maladie très rare, d'origine inconnue, caractérisée par l'apparition brutale de grandes plaques rouges, gonflées et œdémateuses, sur les membres inférieurs et le tronc.

Les plaques s'étendent, quelques jours après, prenant une disposition annulaire.

Le diagnostic repose sur la numération des globules du sang, qui révèle une forte augmentation d'un certain type de globules blancs, les leucocytes éosinophiles, et sur une biopsie cutanée. La maladie est soignée par corticostéroïdes, mais peut récidiver.

## Cément

Tissu calcifié très fin qui recouvre la racine de la dent et assure la cohésion de celle-ci avec l'os de la mâchoire. (P.N.A. *cementum.*)

Le cément est détruit au cours de certains troubles affectant la dent et ses tissus de soutien (parodontopathies, en particulier).

## Centigrade (échelle)

Échelle de température à 100 degrés, aujourd'hui appelée échelle Celsius.

La nouvelle nomenclature, l'échelle thermométrique centésimale Celsius, du nom de son créateur, l'astronome et physicien suédois Anders Celsius, fut adoptée en 1948 lors de la conférence générale du Bureau international des poids et mesures. Le degré 0 (0 °C) de cette échelle est celui du point de fusion de la glace ; le degré 100 (100 °C), celui du point d'ébullition de l'eau. Pour convertir les degrés Celsius en degrés Fahrenheit (utilisés dans les pays anglo-saxons), multiplier par 0,8 et ajouter 32.

## Centromère

Constriction principale du chromosome, qui sépare celui-ci en deux bras, le bras court et le bras long.

Constitué de séquences répétées d'A.D.N., le centromère participe à la fixation des chromosomes sur le fuseau achromatique au cours de la division cellulaire.

## Céphalée

Toute douleur de la tête, quelle que soit sa cause. SYN. *céphalalgie.*

Les céphalées, couramment appelées maux de tête, siègent sur la voûte crânienne, en excluant le cou et la face. Très fréquentes, elles constituent l'un des premiers motifs de consultation médicale. Leur diagnostic n'est pas toujours aisé. On s'aide parfois d'examens sanguins, ophtalmologiques ou dentaires, de radiographies des sinus ou de l'ensemble du crâne, exceptionnellement d'un électroencéphalogramme ou d'un scanner cérébral. L'évolution des céphalées est très variable, de quelques heures à quelques jours, les accès pouvant se répéter pendant plusieurs années.

#### DIFFÉRENTS TYPES DE CÉPHALÉE

Classiquement, on distingue trois grands groupes de céphalées.

■ **Les céphalées de tension**, très fréquentes, sont dues à une fatigue, à des troubles psychologiques bénins (anxiété, stress), voire à une véritable dépression. La tension psychique peut provoquer une contraction exagérée des muscles de la nuque, avec irradiation de la douleur vers la tête. Les céphalées de tension sont permanentes et peuvent obliger à un ralentissement modéré des activités. Leur évolution est chronique.

■ **Les migraines** touchent de 5 à 10 % de la population générale. Leur cause primitive est inconnue, mais on sait qu'il se produit une constriction suivie d'une dilatation de certaines artères de la tête et qu'il existe souvent un terrain familial. En général, la douleur est intense, pulsatile, localisée à la moitié du crâne, associée à des troubles digestifs (nausées, vomissements), exacerbée par la lumière, le bruit, l'activité physique. L'évolution est chronique et paroxystique : on observe des crises de fréquence très variable (de une par an à plusieurs par mois), durant de 2 heures à quelques jours.

■ **Les céphalées symptomatiques** ne constituent pas en elles-mêmes une maladie, mais sont un symptôme d'une affection organique, notamment de la maladie de Horton, de certaines affections oculaires (glaucome, troubles de la vision), oto-rhino-laryngologiques (sinusite, otite), dentaires ou rhumatologiques (arthrose cervicale). Elles sont parfois occasionnées par une hypertension artérielle, une intoxication à l'oxyde de carbone, certains médicaments (les vasodilatateurs, par exemple), une fièvre. Une céphalée symptomatique peut aussi être due à une hémorragie méningée, à une méningite, à une tumeur cérébrale, qui, en gênant la circulation du liquide céphalorachidien, déclenche en amont une hypertension intracrânienne, à un traumatisme crânien, à un hématome cérébral post-traumatique ou à un anévrysme cérébral. En cas d'hypertension intracrânienne, la céphalée prédomine à la fin de la nuit ou au réveil. Augmentée par les efforts de toux et les mouvements de la tête, elle peut s'associer à des nausées ou à des vomissements, à un flou visuel, à une somnolence. Une hémorragie méningée, une méningite s'accompagnent d'une raideur de la nuque, de nausées, de vomissements et d'une intolérance à la lumière.

#### TRAITEMENT

Outre la guérison d'une cause éventuelle et l'emploi de moyens spécifiques (médicaments antimigraineux s'il s'agit d'une migraine), le traitement est celui de la douleur en général ; il fait appel aux analgésiques usuels tels que le paracétamol. Certaines mesures soulagent parfois la douleur : le patient peut s'allonger, éviter les facteurs aggravants (pièce bruyante, mal aérée), étirer ou masser les muscles de ses épaules, de son cou, du visage et du cuir chevelu et, si possible, dormir quelques heures.

→ VOIR Migraine.

## Céphalhématome

Épanchement sanguin bénin de la voûte crânienne chez le nouveau-né.

Un céphalhématome siège entre un os du crâne et son périoste, enveloppe fibreuse qui lui est normalement adhérente. Il est dû à la rupture de petits vaisseaux, consécutive aux frottements sur la tête du bébé pendant l'accouchement. Ainsi, il est parfois observé après un accouchement difficile, quand il y a eu application d'un forceps sur la tête. Dans les jours suivant la naissance apparaît sur le crâne une tuméfaction arrondie et asymétrique, aux bords nets, ce qui la différencie de la bosse sérosanguine, à l'aspect plus diffus.

Le céphalhématome se résorbe spontanément et complètement en quelques semaines ; aucun traitement n'est nécessaire. Le céphalhématome peut toutefois intensifier l'ictère du nouveau-né, du fait de la libération des pigments contenus dans les globules rouges de l'épanchement. Par ailleurs, il persiste parfois ultérieurement sur les radiographies quelques calcifications, auxquelles il ne faut attribuer aucune signification pathologique.

## Céphalorachidien (liquide)

→ VOIR Cérébrospinal (liquide).

## Céphalosporinase

Enzyme du groupe des bêtalactamases sécrétée par certaines bactéries, responsable de la résistance aux antibiotiques du groupe des céphalosporines.

## Céphalosporine

Médicament antibiotique bactéricide, de la famillle des bêtalactamines, et actif contre de nombreuses bactéries.

Les céphalosporines, classées en trois générations en fonction de leur date d'apparition sur le marché, sont représentées notamment par la céfalotine (1re génération), le céfamandole (2e génération) et le céfotaxime (3e génération). Elles sont bactéricides, c'est-à-dire qu'elles détruisent les bactéries sans se contenter de stopper leur développement. Leur mécanisme d'action consiste à empêcher la bactérie de synthétiser sa paroi protectrice.

#### INDICATIONS

Les très larges indications des céphalosporines incluent notamment les septicémies, les infections respiratoires, génitales, urinaires et celles des oreilles. Bien tolérés dans l'ensemble, ces médicaments ont cependant pour effet indésirable commun des réactions allergiques. En particulier, 10 % des sujets allergiques aux pénicillines le sont aussi aux céphalosporines (allergie croisée).

## Cérat

Préparation à base d'huile ou de cire, destinée à être appliquée sur la peau.

Les cérats servent d'excipient (support des substances actives) pour certains médicaments dermatologiques et sont aussi utilisés en cosmétologie.

## Cerclage

Technique chirurgicale consistant à maintenir en place un organe (os, œil, vaisseau) ou à resserrer un orifice (anus, col de l'utérus) à l'aide de fils de métal, de Nylon ou d'autres matériaux.

**Cerclage du col de l'utérus**

Cette intervention consiste à mettre en place un fil pour resserrer le col utérin.

Elle est indiquée dans les cas de béance du col et de l'isthme, le plus souvent diagnostiquée après des avortements spontanés tardifs. Elle se pratique dans les premiers mois de la grossesse (entre 12 et 15 semaines d'aménorrhée), par voie vaginale : un ou deux fils non résorbables sont placés par faufilage autour du col de l'utérus, afin de le maintenir fermé. Le fil doit être enlevé trois semaines avant la date prévue de l'accouchement, ou plus tôt si celui-ci se déclenche spontanément. En effet, la persistance d'un fil de cerclage au moment des contractions de l'accouchement risque d'entraîner une déchirure du col. L'ablation du cerclage est indolore.

## Céréale

Plante de la famille des graminées, dont les graines, entières ou réduites en farine, sont utilisées dans l'alimentation humaine.

Les céréales le plus couramment consommées sont le blé, le seigle, le riz, le maïs, l'orge, l'avoine, le millet. Les céréales renferment à la fois des protéines, des graisses, des sucres, des sels minéraux et des vitamines. Elles sont particulièrement riches en vitamines B (B1, B2, B3, B6, B9), en magnésium et en fibres, mais contiennent peu de calcium. Leurs grains contiennent de 10 à 15 % d'eau, de 70 à 76 % de glucides (notamment sous une forme particulière appelée amidon), de 8 à 12 % de protéines et de 2 à 4 % de lipides. Elles perdent une partie de leur valeur nutritive si les graines sont décortiquées ou si la farine est tamisée.

Dans certains pays, les céréales constituent la base de l'alimentation (jusqu'à 80 % de l'énergie consommée). Elles entrent dans la fabrication de nombreux produits dont le pain, les pâtes alimentaires, les semoules, les biscuits, etc. Au cours des différentes transformations qu'elles subissent pour l'obtention de ces produits, les céréales perdent une partie de leurs micronutriments (vitamines, oligoéléments et sels minéraux). Cependant, les professionnels de l'agroalimentaire peuvent aujourd'hui ajouter ces minéraux ou vitamines perdus.

Le blé, l'orge, l'avoine et le seigle contiennent du gluten, auquel les personnes atteintes d'allergie au gluten sont intolérantes. Celles-ci peuvent en revanche absorber sans danger du riz et du maïs.

→ VOIR Maladie cœliaque.

## Cérébrale (artère, veine)

Artère ou veine du cerveau. (P.N.A. *arteria cerebri, vena cerebri*)

La vascularisation cérébrale est assurée par les deux artères carotides internes, donnant chacune naissance aux deux artères cérébrales antérieure et moyenne, et par les deux artères vertébrales, qui se réunissent en arrière dans le crâne pour donner le tronc basilaire, se divisant lui-même à son tour pour donner les deux artères cérébrales postérieures.

ARTÈRES CÉRÉBRALES

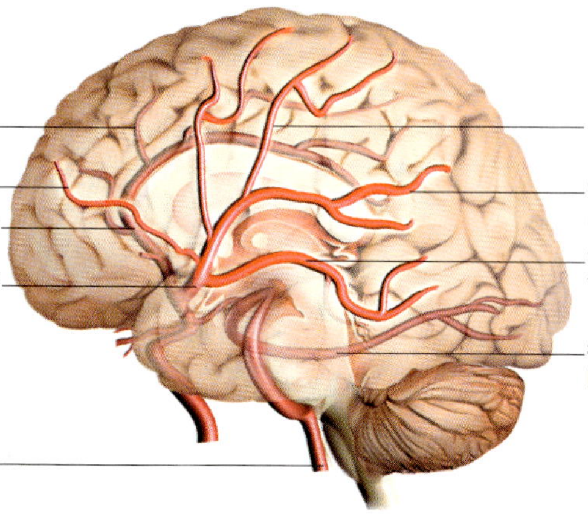


Les différentes artères cérébrales sont reliées près de leur origine par des artères communicantes antérieures et postérieures, l'ensemble réalisant une sorte de cercle appelé polygone de Willis. En cas d'occlusion d'une des artères carotides ou vertébrales, le polygone de Willis protège le cerveau d'un arrêt brutal de la circulation dans le territoire correspondant et évite par conséquent un accident neurologique grave.

Le sang contenu dans le cerveau est drainé vers le cœur par les deux veines jugulaires internes, formées par la réunion des sinus veineux cérébraux.

**EXAMEN**

Les artères cérébrales peuvent être explorées par le Doppler transcrânien, mais surtout par l'angiographie par résonance magnétique.

**PATHOLOGIE**

■ **Les anévrysmes artériels** intracérébraux sont des malformations siégeant presque exclusivement à la base du cerveau, visibles sous forme de dilatations. Ils peuvent être responsables d'hémorragies méningées ou méningocérébrales.

■ **Les thromboses** résultent de la formation de caillots sanguins (appelés thrombus) à l'intérieur des vaisseaux et présentent un risque d'accident vasculaire cérébral par occlusion ou embolie.

## Cérébrospinal (liquide)

Liquide entourant tout le système nerveux central et remplissant également les cavités ventriculaires encéphaliques. SYN. *liquide céphalorachidien (LCR).*

Le liquide cérébrospinal (LCS), d'un volume de 150 millilitres environ, d'aspect clair « eau de roche », est réparti en deux compartiments communiquant entre eux par de petits orifices. Le premier compartiment, interne, est contenu dans les 4 ventricules, cavités situées à l'intérieur de l'encéphale, et dans le très fin canal de l'épendyme, au centre de la moelle épinière. Le deuxième compartiment, externe, est contenu dans l'épaisseur des méninges.

En permanence, des cellules spécialisées de l'encéphale sécrètent le liquide cérébrospinal. Celui-ci descend dans les ventricules, puis une proportion minime continue dans la moelle, la majeure partie passant dans le compartiment externe méningé par des orifices, les trous de Magendie et de Luschka.

On peut prélever le liquide cérébrospinal à des fins diagnostiques, pour analyser sa composition chimique et rechercher des cellules ou des bactéries responsables d'affections neurologiques. La technique habituellement pratiquée est la ponction lombaire.

**PATHOLOGIE**

Une gêne à l'écoulement ou à la résorption du liquide cérébrospinal, due à l'existence d'une tumeur, d'une infection ou d'une malformation, peut provoquer en amont de l'obstacle une hydrocéphalie (dilatation des cavités), associée ou non à une hypertension intracrânienne (augmentation de la pression du liquide). Par ailleurs, une fracture de la base du crâne peut engendrer une brèche méningée, laissant s'échapper du liquide cérébrospinal, qui coule alors par l'oreille ou par le nez. Cette situation expose l'individu à un risque infectieux, méningé ou cérébroméningé, grave.

## Céruléoplasmine

Glycoprotéine transportant le cuivre contenu dans le sang.

La céruléoplasmine transporte le cuivre jusqu'à l'intestin, où il est éliminé. Dans la maladie de Wilson, c'est son insuffisance qui provoquerait une accumulation du cuivre, notamment dans le système nerveux. Par ailleurs, la céruléoplasmine participe à l'élimination des radicaux libres, tels que l'eau oxygénée, produits par l'activité cellulaire mais très toxiques.

## Cérumen

Substance de consistance molle, d'aspect cireux, située au fond du conduit auditif externe.

Le cérumen est un mélange de sécrétions des glandes sébacées et cérumineuses, de squames, d'agents saprophytes (staphylocoques blancs et dorés, corynébactéries) et de corps étrangers (poussières, notamment). Il protège le revêtement cutané du conduit auditif et constitue une barrière chimique et un piège mécanique pour les corps étrangers.

**BOUCHON DE CÉRUMEN**

Normalement, le cérumen s'évacue spontanément. Cependant, il peut s'accumuler au fond du conduit auditif externe, notamment du fait de l'utilisation de Coton-Tige, et provoquer un bouchon à l'origine d'une irritation, voire d'une baisse de l'acuité auditive. L'évacuation du bouchon de cérumen, parfois difficile, doit être réalisée par un médecin soit par aspiration, soit par irrigation, ou encore par extraction.

## Céruménolytique

Médicament destiné à permettre l'extraction des bouchons de cérumen de l'oreille.

## Cerveau

Partie la plus élevée, la plus volumineuse et la plus complexe de l'encéphale, siège des facultés intellectuelles. (P.N.A. *cerebrum*)

**STRUCTURE**

Le cerveau comprend deux hémisphères réunis par le cerveau moyen, ou diencéphale, et par le corps calleux. Il se situe au-dessus du tronc cérébral et du cervelet. Cet ensemble occupe la boîte crânienne. Chaque hémisphère est subdivisé par des scissures formant les lobes (frontal en avant, occipital en arrière, pariétal et temporal latéralement), et les lobes sont creusés par des sillons formant des plis, ou circonvolutions. Le cerveau est en outre creusé de cavités, ou ventricules, remplies de liquide cérébrospinal nourricier et protecteur. Il existe un ventricule dit latéral par hémisphère, et un 3e ventricule correspondant au diencéphale. Le cerveau est entouré par les méninges.

Le cerveau est constitué, comme le reste du système nerveux central, de substance grise (corps des neurones et des synapses) et de substance blanche (fibres myélinisées). Dans les hémisphères, la substance grise se répartit en une couche superficielle épaisse, le cortex, et en noyaux profonds, les noyaux gris centraux (pallidum, putamen et noyau caudé). Le diencéphale est composé essentiellement de deux gros noyaux gris symétriques, les thalamus. Ceux-ci surmontent l'hypothalamus, structure qui comprend de petits noyaux et se prolonge par deux glandes, l'hypophyse en bas, l'épiphyse en arrière.

Les neurones du cortex cérébral comprennent des cellules rondes, ou grains, destinées à la réception des stimulations périphériques (sensations tactiles, ondes visuelles ou sonores) ; des cellules triangulaires, ou pyramides, à vocation motrice ; des cellules fusiformes qui relient, par le corps calleux, deux points symétriques des hémisphères cérébraux. Chaque hémisphère contrôle la moitié du corps qui se trouve du côté opposé.

**FONCTIONNEMENT**

Les cellules nerveuses et leurs fibres sont soutenues par les cellules gliales, qui leur apportent les éléments nutritifs dont elles ont besoin. La substance grise, composée d'amas de cellules nerveuses, est responsable des fonctions nerveuses ; la substance blanche, formée de fibres nerveuses, assure les connexions à l'intérieur de chaque hémisphère, entre les hémisphères et avec le système nerveux central sous-jacent. Dans le cortex, la substance grise est le point de départ de la motricité volontaire, le point d'arrivée de la sensibilité et le siège principal des fonctions supérieures (conscience, mémoire, émotion, langage, réflexion). Les aires corticales riches en grains ont une fonction sensitive ou sensorielle ; les territoires riches en pyramides sont moteurs ; les aires dites associatives ont des grains et des pyramides équilibrés et assurent l'analyse et l'intégration des sensations élémentaires, la coordination des mouvements volontaires et les fonctions intellectuelles. Les noyaux gris des hémisphères jouent un rôle primordial dans la motricité dite extrapyramidale, qui facilite les mouvements volontaires. Dans le diencéphale, les thalamus traitent les informations sensitives avant de les transmettre au cortex, et l'hypothalamus contrôle l'activité des viscères.

**EXAMENS**

Le cerveau est exploré, comme le reste de l'encéphale, par l'imagerie radiologique, le scanner et surtout par l'imagerie par résonance magnétique (I.R.M.). Ces méthodes très performantes ont supplanté l'électroencéphalographie (enregistrement de l'activité électrique de l'encéphale), technique plus ancienne.

**PATHOLOGIE**

Le cerveau peut être atteint par les mêmes affections que le reste de l'encéphale : traumatismes crâniens, accidents vasculaires cérébraux (obstruction ou rupture d'une artère cérébrale), tumeurs bénignes ou malignes, encéphalites, infectieuses (souvent virales) ou non, abcès, intoxications diverses, maladies dégénératives (maladie de Parkinson, maladie d'Alzheimer, sclérose en plaques), maladies congénitales chromosomiques (trisomie 21). Les maladies psychiatriques proprement dites ne correspondent à aucune lésion connue ; toutefois, la dépression ou la schizophrénie peuvent avoir une origine métabolique.

En pathologie cérébrale, on distingue deux types de signes.

■ **Les signes non spécifiques** sont les mêmes, quelle que soit la localisation de la lésion. Il en est ainsi des maux de tête, des convulsions, des crises d'épilepsie (mouvements saccadés avec perte de conscience), de l'hypertension intracrânienne (augmentation de la pression du liquide céphalorachidien), du coma.

■ **Les signes de localisation**, en revanche, donnent une indication sur la zone atteinte, reflet de la fonction spécifique de chaque territoire. Ainsi, les lésions du lobe frontal provoquent, selon leur siège, soit la paralysie croisée d'une moitié du corps (hémiplégie), soit des troubles de la personnalité et du comportement (apathie, négligence de soi), de l'humeur (dépression, euphorie) et des facultés intellectuelles. Elles peuvent également provoquer des troubles de la parole articulée (aphasie), de l'écriture ou une perte de la compréhension du langage. Les lésions pariétales sont responsables d'un trouble des mouvements volontaires, l'apraxie (le sujet n'arrive plus à effectuer le geste qu'on lui demande ou à manipuler un objet), et d'une agnosie tactile (le sujet ne reconnaît plus les objets au toucher alors que les organes sensoriels fonctionnent parfaitement). Les lésions occipitales sont à l'origine d'une agnosie visuelle (le sujet n'identifie plus ce qu'il voit).

→ VOIR Cortex, Encéphale.

## Cerveau (abcès du)

Collection de pus localisée dans le cerveau.

Un abcès du cerveau résulte presque toujours de la propagation d'une infection située à un autre endroit du corps ; celle-ci vient de l'oreille moyenne ou des sinus dans 40 % des cas, mais il peut s'agir aussi d'une septicémie (présence de bactéries dans le sang). Les autres causes sont les traumatismes (piqûre, blessure), qui peuvent introduire des germes extérieurs, et les déficits des défenses immunitaires favorisant la multiplication des germes. Une fois constitué, l'abcès lèse les cellules nerveuses et peut provoquer une augmentation de la pression du liquide cérébrospinal.

**SYMPTÔMES ET SIGNES**

Les symptômes les plus courants de l'abcès du cerveau sont des maux de tête, une somnolence, des vomissements. Parfois, on observe une fièvre, des troubles visuels, des crises d'épilepsie, voire des signes spécifiques de la région lésée par l'abcès tels qu'une paralysie d'un membre. Le scanner, ou éventuellement l'imagerie par résonance magnétique (I.R.M.), confirme le diagnostic.

**TRAITEMENT**

Il fait appel aux antibiotiques à hautes doses, associés le plus souvent au drainage ou à l'ablation de l'abcès par le chirurgien. Environ 10 % des cas sont d'évolution mortelle. Les autres peuvent laisser des séquelles neurologiques, comme une épilepsie.

## Cerveau (tumeur du)

Tumeur, bénigne ou maligne, située dans le cerveau.

On distingue les tumeurs primitives, qui se développent à partir de cellules du cerveau, et les tumeurs secondaires, qui sont des métastases.

### Tumeur primitive du cerveau

Environ 60 % des tumeurs primitives sont des gliomes, formés à partir des cellules

Le cerveau est la partie la plus importante de l'encéphale. De l'extérieur, on ne voit que ses deux hémisphères, très volumineux, qui recouvrent, au centre, le diencéphale. Leur surface, formée d'une couche de substance grise, le cortex, présente des sinuosités (circonvolutions) séparées par des sillons ; certains, plus profonds (scissures), y délimitent quatre lobes : les lobes frontal (siège de la motricité volontaire), pariétal (siège de la sensibilité consciente), occipital (siège des voies visuelles) et temporal (site, notamment, de l'audition). Le cortex, qui contient les corps des cellules nerveuses, est le siège des fonctions supérieures : la conscience, l'émotion, la mémoire, le langage, la réflexion. Tout l'encéphale baigne dans le liquide cérébrospinal, qui circule alentour entre les méninges et dans des cavités internes, les ventricules. Le scanner et l'imagerie par résonance magnétique (I.R.M.) permettent d'examiner les diverses parties de l'encéphale.

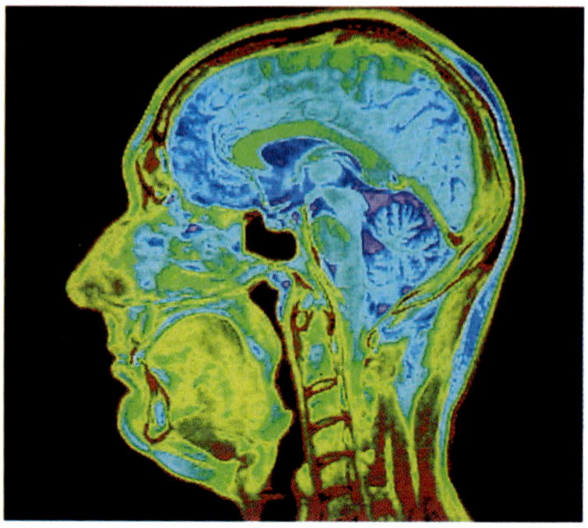

*Isolé de la voûte osseuse par le liquide cérébrospinal (en noir), l'encéphale (vu en coupe par I. R. M.), ici coloré en bleu, remplit toute la cavité crânienne.*

**Structure profonde du cerveau**

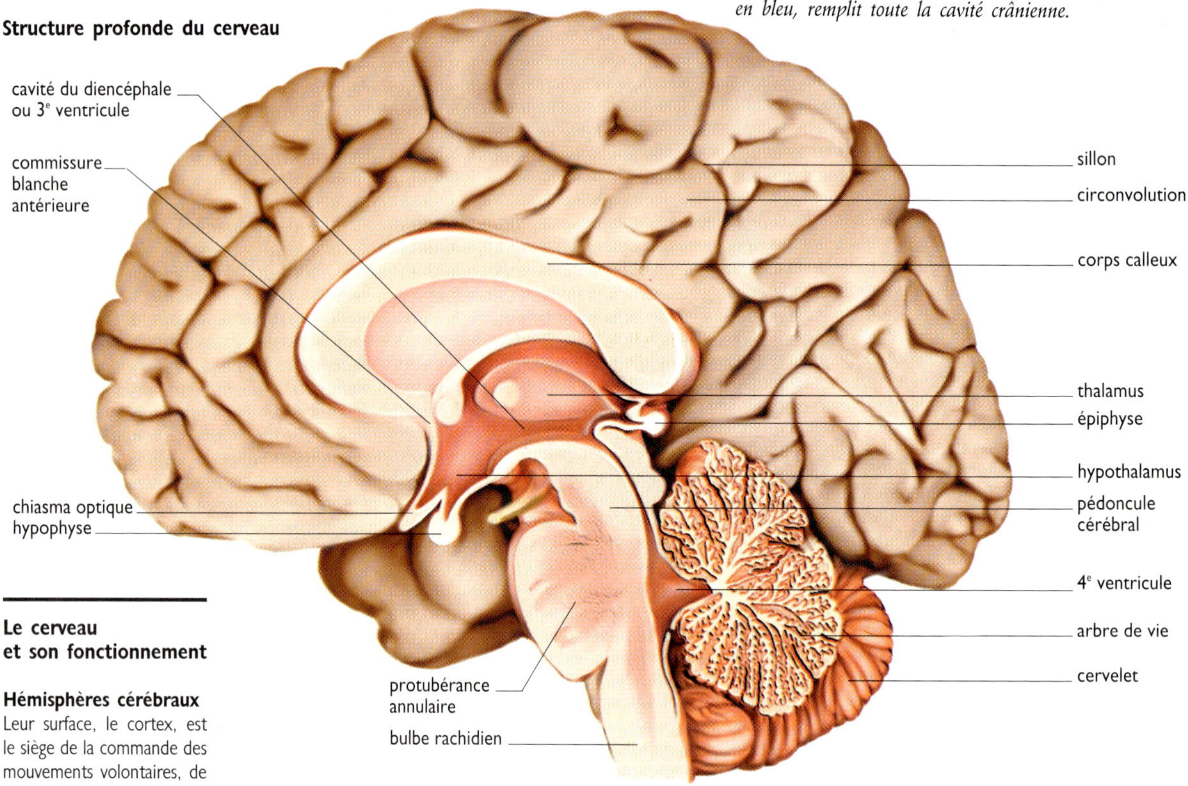


**Le cerveau et son fonctionnement**

**Hémisphères cérébraux**
Leur surface, le cortex, est le siège de la commande des mouvements volontaires, de la sensibilité consciente et des opérations intellectuelles complexes. Toutes les fibres du cortex passent par le diencéphale.

**Diencéphale**
Il comprend le 3e ventricule, bordé de chaque côté par le thalamus, substance grise au rôle sensitif, et se prolonge vers l'avant par l'hypothalamus, qui commande les viscères et les sécrétions hormonales de l'hypophyse.

**Tronc cérébral et cervelet**
Ils bordent le 4e ventricule. Le tronc cérébral contient les centres régulateurs de la respiration et de la température. Le cervelet coordonne les mouvements et l'équilibre.

**Les régions du cerveau**

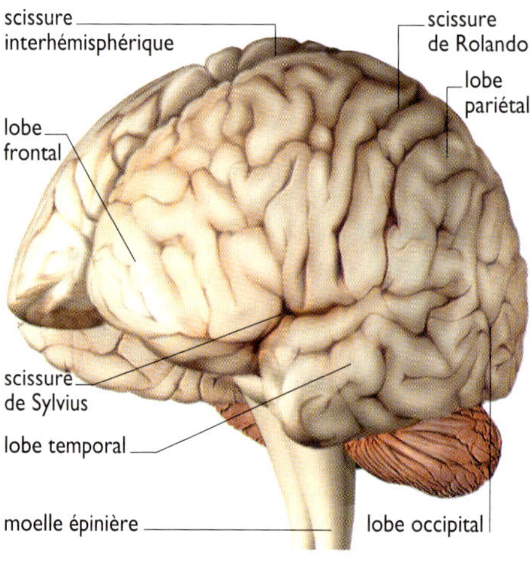


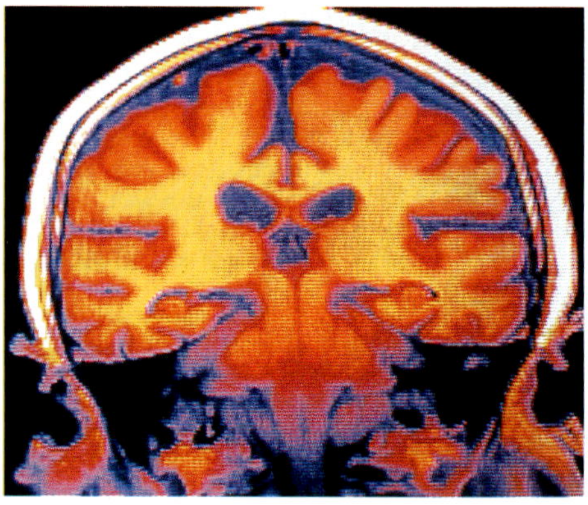

*Une coupe transversale (scanner) montre le profond sillon médian qui sépare les hémisphères ; au-dessous, en trèfle, les cavités ventriculaires, remplies de liquide cérébrospinal.*

gliales qui entourent et soutiennent les cellules nerveuses ; ils peuvent être bénins ou malins. Les méningiomes, qui siègent sur les méninges, sont également fréquents ; ils sont toujours bénins. Les causes des tumeurs primitives ne sont pas connues.

Les symptômes sont de trois ordres : déficit neurologique (aphasie, paralysie localisée), épilepsie dans un cas sur cinq et signes d'hypertension intracrânienne (maux de tête, altération des fonctions mentales, vomissements). L'apparition des symptômes est plus précoce et leur évolution plus rapide et plus extensive dans le cas d'une tumeur maligne. Les techniques d'imagerie médicale (scanner cérébral et imagerie par résonance magnétique [I.R.M.]) permettent de déterminer le siège exact de la tumeur et de donner des indications sur sa nature. Mais le diagnostic précis ne peut être établi qu'après une biopsie cérébrale. Le traitement, lorsqu'il est possible, repose sur l'ablation chirurgicale de la tumeur, aidée par repérage tridimensionnel (stéréotaxie) et éventuellement complétée par la radiothérapie.

### Tumeur secondaire du cerveau

Les tumeurs secondaires sont des métastases, souvent multiples, qui proviennent essentiellement d'un cancer bronchopulmonaire ou d'un cancer du sein. Les symptômes sont les mêmes que ceux des tumeurs primitives du cerveau, mais ils évoluent de façon plus rapide.

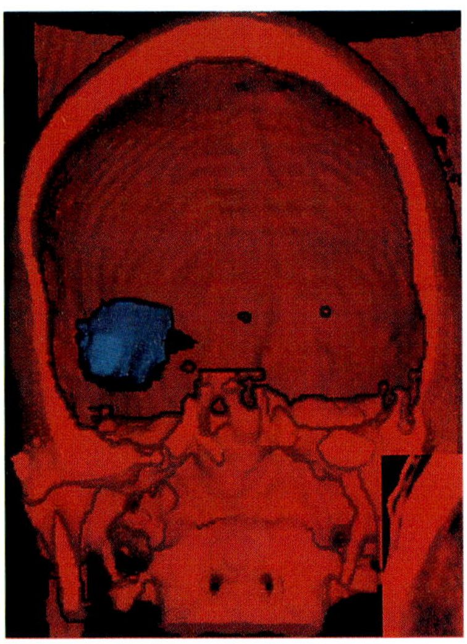

***Tumeur du cerveau.** Métastase (en bleu) dans un lobe frontal, localisée par un examen du crâne au scanner.*

Le diagnostic repose sur les techniques d'imagerie médicale, qui mettent en évidence les lésions cérébrales et, dans un cas sur deux, le cancer primitif. Le traitement est celui du cancer primitif s'il a été découvert. La radiothérapie cérébrale est également indiquée.

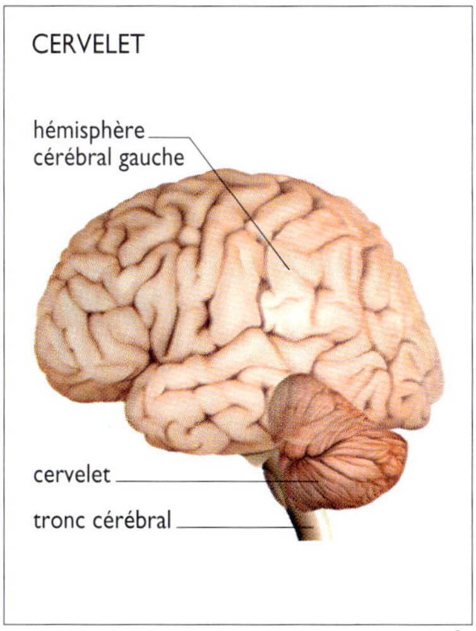


## Cervelet

Partie de l'encéphale située à la base du crâne, en arrière du tronc cérébral, et responsable de la coordination de l'activité musculaire nécessaire à l'équilibre et aux mouvements. (P.N.A. *cerebellum*)

**STRUCTURE**

Le cervelet est situé dans la région du crâne appelée fosse postérieure. Au-dessus de lui, les méninges forment la tente du cervelet, qui sépare celui-ci des hémisphères cérébraux. En avant, le cervelet est connecté avec le tronc cérébral, dont il est séparé par le 4ᵉ ventricule (cavité remplie de liquide cérébrospinal) dans sa partie médiane. Sur chaque côté, 3 paires de pédoncules cérébelleux le rattachent aux éléments du tronc cérébral (au bulbe rachidien, à la protubérance annulaire et aux pédoncules cérébraux). Il forme, avec le bulbe rachidien et la protubérance annulaire, le rhombencéphale, ou cerveau postérieur.

Le cervelet lui-même est constitué de 2 lobes (ou hémisphères) latéraux réunis au milieu par le vermis. Sa structure interne ressemble à celle des hémisphères cérébraux, avec une couche de substance grise périphérique formant un cortex et des noyaux profonds de substance grise disséminés dans de la substance blanche. Le cervelet reçoit plusieurs vaisseaux en provenance d'un important groupe d'artères de l'encéphale, le système vertébrobasilaire.

**FONCTIONNEMENT**

Les fibres nerveuses de la substance blanche, conductrices de l'influx nerveux, réalisent les connexions entre les noyaux et le cortex du cervelet et le reste du système nerveux central. Elles sortent du cervelet et y rentrent en passant par les pédoncules. Le cervelet reçoit à chaque instant des informations sur l'appareil locomoteur ; il coordonne en réponse la contraction et la décontraction des muscles.

Le vermis joue un rôle dans la statique du corps (posture du corps, maintien de l'équilibre), et les lobes jouent un rôle dans sa dynamique (aide aux mouvements volontaires).

**EXAMENS ET PATHOLOGIE**

Le cervelet est exploré de la même façon que le reste de l'encéphale, particulièrement par le scanner. On y observe les mêmes maladies : tumeurs, abcès, troubles vasculaires, maladies dégénératives, intoxications, etc.

Lorsque le cervelet ou les fibres nerveuses en relation avec lui sont lésés, un syndrome cérébelleux survient, comportant une ataxie (trouble de la coordination motrice). Parfois, l'atteinte du vermis prédomine et le sujet présente une hypotonie musculaire (relâchement musculaire excessif) ; il écarte trop les pieds en position debout et sa démarche donne une impression d'ébriété. Si l'atteinte d'un lobe prédomine, le malade a du mal à commencer et à arrêter ses mouvements, qui vont trop loin (hypermétrie) ; il ne peut plus réaliser de mouvements alternatifs rapides (faire les « marionnettes », par exemple) ; ses gestes sont souvent gênés par un tremblement.

→ VOIR Encéphale.

## Cervical

1. Relatif au cou.

■ **Les ganglions sympathiques cervicaux** sont au nombre de trois à droite et de trois à gauche, les uns au-dessous des autres. Ils représentent le début d'une chaîne qui se continue vers le bas, le long de la colonne vertébrale, et qui fait partie du système nerveux végétatif sympathique.

■ **La colonne vertébrale cervicale** est composée de 7 vertèbres cervicales, la première étant appelée atlas et la deuxième axis. Elle est disposée en lordose, c'est-à-dire qu'elle dessine une courbe concave en arrière.

2. Relatif à un col (portion rétrécie d'un organe, tel le col de l'utérus).

■ **La glaire cervicale** est une sécrétion du col de l'utérus. Au début du cycle, elle est claire, filante, basique et de plus en plus abondante, ce qui aide l'ascension des

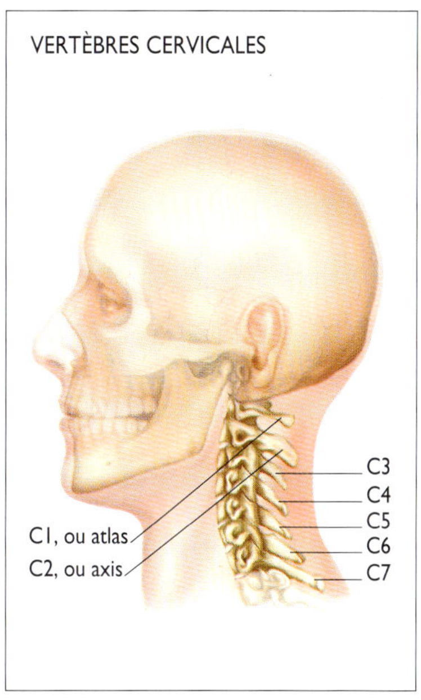

spermatozoïdes. Après l'ovulation, elle se raréfie et s'épaissit, se transformant même en bouchon muqueux en cas de grossesse, ce qui protège l'intérieur de l'utérus.

## Cervicalgie

Douleur du cou, quelle qu'en soit la cause.

Une cervicalgie peut révéler plusieurs types d'affections.

■ **Un torticolis** survient le plus souvent après un traumatisme léger ou lorsque le sujet a dormi en mauvaise position. Il se traduit par une contraction douloureuse et permanente du cou qui se trouve penché.

■ **Une arthrose cervicale, ou cervicarthrose,** se traduit par une douleur située à l'arrière du cou, qui gêne souvent les mouvements de celui-ci.

■ **Une hernie discale cervicale** entraîne des douleurs situées à l'arrière du cou. Celles-ci, accentuées par la toux, peuvent irradier dans l'épaule et le bras.

■ **Un traumatisme cervical important** (coup du lapin) peut avoir des manifestations très diverses : de la simple douleur musculaire à la tétraplégie. Une cervicalgie peut aussi être due à une infection d'un disque intervertébral (spondylodiscite) ou à une tumeur (myélome) des vertèbres cervicales.

## Cervicarthrose

Arthrose affectant le rachis cervical.

Une cervicarthrose se retrouve chez la majorité des sujets après 50 ans, mais les lésions (pincement discal et ostéophytes), révélées par l'examen radiologique, ne s'accompagnent parfois d'aucun symptôme ; d'une façon générale, il n'existe pas de corrélation entre l'importance des lésions et les douleurs ressenties. La cervicarthrose atteint surtout la partie basse du rachis cervical, mais elle peut aussi affecter sa partie supérieure.

Le plus souvent, la cervicarthrose n'entraîne qu'une légère gêne. La douleur contrarie les mouvements du cou, souvent plus d'un côté que de l'autre, et elle est aggravée par des oscillations passives de la tête comme il s'en produit en voiture. Chez la majorité des individus, après quelques poussées douloureuses qui durent chacune plusieurs semaines, voire plusieurs mois, la gêne diminue au prix d'une perte de mobilité du cou. Une cervicarthrose peut contribuer à rétrécir le canal cervical et entraîner à la longue des lésions de la moelle épinière avec troubles de la marche.

Une névralgie cervicobrachiale est souvent associée à la cervicarthrose, mais elle peut avoir d'autres origines. Si elle résiste au traitement médical, elle entraîne une douleur aiguë qui part du cou pour gagner le bras, puis la main ; elle dure de 3 à 6 semaines, régressant ensuite lentement. Elle appelle des investigations (scanner, imagerie par résonance magnétique [I.R.M.]) pour préciser la nature de la compression de la racine nerveuse (ostéophyte, hernie discale, etc.) et son siège dans le cou.

#### TRAITEMENT

Il repose sur la prescription d'analgésiques et/ou d'anti-inflammatoires et la mise au repos du cou par un collier cervical lors des poussées douloureuses. Massages, rééducation ou cures thermales peuvent être utiles en dehors des épisodes de crise. Le traitement de la névralgie cervicobrachiale repose le plus souvent sur les anti-inflammatoires non stéroïdiens, parfois sur les corticostéroïdes. En cas de hernie discale, une nucléolyse ou une intervention chirurgicale peut s'imposer.

## Cervicite

Inflammation du col de l'utérus. SYN. *métrite du col.*

Une cervicite peut être d'origine bactérienne, virale ou parasitaire et survient toujours sur une muqueuse lésée ou anormale. Elle existe sous deux formes, externe ou interne.

■ **L'exocervicite,** ou inflammation de la paroi externe du col, se traduit par des pertes anormales, voire purulentes. Elle est visible au spéculum.

■ **L'endocervicite,** ou inflammation de la paroi interne du col, se traduit par un écoulement purulent.

Les deux formes vont souvent de pair. Le traitement peut être local (ovules gynécologiques) ou général (par voie orale).

## Césarienne

Incision chirurgicale permettant d'extraire un nouveau-né de l'utérus maternel.

La césarienne se pratique, de nos jours, dans 8 à 15 % des accouchements.

#### INDICATIONS

La césarienne est obligatoire dans certains cas : disproportion fœtopelvienne (bébé trop gros pour le bassin de la mère) ; souffrance fœtale aiguë (ralentissement du rythme cardiaque du fœtus, imposant une extraction rapide) ; placenta prævia (insertion basse du placenta) ; mauvaise présentation du fœtus (par l'épaule, en position transversale) ; pathologie grave de la mère en fin de grossesse (hypertension artérielle, toxémie, coagulopathies). Une césarienne est programmée lorsqu'il n'est pas souhaitable que la femme accouche par les voies naturelles ; elle peut aussi être décidée et pratiquée en cours de travail s'il survient des signes de souffrance fœtale.

#### TECHNIQUE

L'intervention peut avoir lieu sous anesthésie générale ou bien péridurale. L'incision se fait sur l'abdomen, à la hauteur du sommet du pubis et le plus souvent dans le sens horizontal, ce qui permet une cicatrisation solide et esthétique. Parfois, l'incision peut être verticale. L'incision de l'utérus, ou hystérotomie, permet d'extraire le fœtus et ses annexes (placenta, membranes amniotiques). Les différents plans incisés sont ensuite suturés avec des fils résorbables. La cicatrice est refermée par des fils ou des agrafes que l'on retire entre le 6e et le 9e jour.

#### SURVEILLANCE ET EFFETS SECONDAIRES

La surveillance et la convalescence d'une femme accouchée par césarienne sont plus longues qu'après un accouchement par les voies naturelles, puisqu'il s'agit d'une intervention chirurgicale. Les complications sont toutefois rares, et diminuées par l'usage préventif des antibiotiques et des anticoagulants. Après un premier accouchement par césarienne, un accouchement par les voies naturelles est envisageable si les dimensions du bassin le permettent. Mais une femme peut faire l'objet de trois ou quatre césariennes consécutives si la cicatrisation est bonne.

## Cestodose

→ VOIR **Échinococcose multiloculaire, Échinococcose uniloculaire, Téniase.**

## Cétonurie

Élimination dans l'urine de corps cétoniques.

On parle généralement de cétonurie pour désigner une élimination urinaire excessive de corps cétoniques (acétone, acide acétoacétique et acide bêtahydroxybutyrique). Une cétonurie se rencontre notamment au cours de l'acidocétose.

## Cétose

État pathologique dû à l'accumulation dans l'organisme de corps cétoniques, substances produites lors de la dégradation des graisses.

Une cétose s'observe lorsque le corps trouve ses ressources énergétiques en brûlant en majorité des graisses, au lieu du glucose qui est normalement sa principale source d'énergie. Ce phénomène se produit dans le diabète, quand l'organisme est en carence d'insuline, ce qui l'empêche d'utiliser le glucose comme source d'énergie. Les acides gras interviennent alors comme substituts énergétiques, libérant de grandes quantités de corps cétoniques. La cétose s'observe aussi dans certains troubles digestifs ou hépatiques et au cours du jeûne.

La cétose se traduit par une présence anormalement élevée de corps cétoniques dans le sang et les urines. Elle peut demeurer asymptomatique ou provoquer une acidocétose, complication aiguë survenant lorsque la quantité de corps cétoniques dépasse les capacités d'élimination de l'organisme.

#### DIAGNOSTIC ET TRAITEMENT

Le diagnostic repose sur la mise en évidence d'un taux anormalement élevé de corps cétoniques dans les urines.

Une cétose simple se traite essentiellement en redonnant à l'organisme, par l'alimentation, le rééquilibrage du diabète, la possibilité d'utiliser les sources d'énergie qui le dispensent de recourir dans une trop grande proportion à la dégradation des graisses.

## 17-cétostéroïde

Substance excrétée dans l'urine, reflétant la sécrétion par l'organisme d'hormones androgènes.

Les principaux 17-cétostéroïdes sont l'androstérone, l'étiocholanolone et la déhydroépiandrostérone. Ils proviennent notamment de la dégradation d'hormones androgènes sécrétées par la glande surrénale (chez les deux sexes) et par le testicule. La présence de ces substances en quantité supérieure à la normale dans l'urine de la femme peut révéler un excès de sécrétions d'androgènes d'origine surrénalienne.

## Chagas (maladie de)
Maladie parasitaire aiguë ou chronique due au protozoaire *Trypanosoma cruzi*. SYN. *trypanosomiase américaine*.

La maladie de Chagas est transmise par les déjections de triatomes (genre de punaise) hématophages et se contracte par voie cutanée ou muqueuse. Cette grave parasitose sévit à l'état endémique en Amérique centrale et dans le Nord-Est du Brésil.

**SYMPTÔMES**

La forme aiguë, qui dure plusieurs jours et peut être mortelle, correspond à la présence des parasites dans le sang. Elle est caractérisée par une fièvre irrégulière.

Dans la forme chronique, une réaction auto-immune de l'organisme détruit d'une part les cellules ganglionnaires des plexus myentériques (système nerveux) de l'œsophage et du côlon, d'autre part le tissu myocardique. Ces lésions se traduisent par un dysfonctionnement des sphincters de l'œsophage et par l'hypertrophie de certains organes (thyroïde, foie, rate, intestin). L'atteinte myocardique peut aboutir à une insuffisance cardiaque grave.

**DIAGNOSTIC**

Le diagnostic de la maladie de Chagas est fondé sur la mise en évidence des trypanosomes dans le sang. On peut également avoir recours au xénodiagnostic (procédé consistant à faire piquer le sujet potentiellement malade par un parasite sain dans lequel les trypanosomes se multiplient et sont détectés) ou à des tests sérologiques.

**TRAITEMENT**

Quelques médicaments (benznidazole, nifurtimox) ont une certaine efficacité durant la phase aiguë. Dans la forme chronique, seul un traitement symptomatique des diverses manifestations est possible.

## Chaînes lourdes (maladie des)
Maladie rare du sang touchant les lymphocytes et caractérisée par une sécrétion pathologique de chaînes lourdes d'immunoglobulines (l'un des deux types de chaîne protéique entrant dans la composition des anticorps de type alpha).

La maladie des chaînes lourdes se traduit par la présence, dans le sang et les urines, de fragments libres d'immunoglobulines. Elle peut être associée à un lymphome (prolifération localisée de lymphocytes malins) ou à une leucémie lymphoïde chronique, ou évoluer vers l'une de ces maladies.

La maladie des chaînes lourdes alpha, la plus fréquente, survient en Afrique du Nord ou au Moyen-Orient et touche essentiellement l'intestin grêle et les ganglions mésentériques. Elle se manifeste principalement par une diarrhée chronique et par un trouble du processus d'absorption des aliments. La maladie peut évoluer d'un stade bénin, réversible sous antibiothérapie, vers un stade de lymphome malin, nécessitant un traitement par chimiothérapie.

## Chaise percée
Chaise ou fauteuil percés d'un trou dans lequel est encastré un pot de chambre.

Destinée aux malades invalides ou incontinents, la chaise percée doit être lavée chaque jour à l'eau bouillante et désinfectée à l'eau de Javel. Elle joue un grand rôle dans le maintien de l'autonomie des personnes âgées.

## Chalazion
Tuméfaction inflammatoire provoquée par l'obstruction d'une glande de Meibomius située dans la paupière.

Le chalazion est un nodule rouge, souple, siégeant dans l'épaisseur de la paupière. Il est indolore en l'absence de surinfection. Il apparaît sans cause particulière. Toutefois, il faut rechercher un diabète ou une anomalie de réfraction en cas de récidive.

Grâce au traitement médical à base de collyres et de pommades antibiotiques et anti-inflammatoires, le chalazion peut se résorber totalement ou laisser place à un nodule enkysté, blanc et ferme, également indolore, retiré chirurgicalement s'il gêne. Si les traitements locaux ne suffisent pas, on a recours à l'excision chirurgicale par voie conjonctivale, sous anesthésie locale.

## Chaleur
Température élevée d'une atmosphère, d'un corps ou d'un organisme.

Le corps humain tire spontanément sa chaleur des diverses oxydations de l'organisme (digestion, contractions musculaires). Il maintient, quelle que soit la température extérieure, sa température interne à peu près constante à 37 °C. Quand la température extérieure devient excessive, l'organisme s'adapte par des réactions physiologiques simples et efficaces.

**MÉCANISMES RÉGULATEURS**

Deux phénomènes compensateurs interviennent pour lutter contre la chaleur :
- la dilatation des vaisseaux de l'épiderme, qui, par augmentation de la surface de contact, favorise la perte de chaleur par convection mais s'accompagne d'hypotension, de tachycardie et d'augmentation du débit cardiaque ;
- l'accroissement de la sudation, qui peut atteindre 1 litre par heure (une sudation habituelle est d'environ 1 litre par jour).

Au-delà de certaines limites, l'adaptation est insuffisante et des réactions pathologiques peuvent s'observer : coups de chaleur, syncopes, crampes musculaires liées à la perte de chlorure de sodium.

## Chaleur (coup de)
Ensemble de symptômes dus à une exposition excessive à la chaleur.

Le coup de chaleur est particulièrement grave chez l'enfant de moins de deux ans, dont la régulation thermique est mal assurée, ses réserves organiques en eau étant faibles. Il concerne également l'adulte et survient le plus souvent après une exposition prolongée au soleil (plage, court de tennis, etc.). Chez les personnes âgées, il est très dangereux, ce qu'a illustré la canicule en France en août 2003 pendant laquelle 15 000 d'entre elles sont décédées, surtout en institution.

**CAUSES ET SYMPTÔMES**

Les circonstances favorisant un coup de chaleur sont multiples : promenades intempestives aux heures chaudes de l'été, voyages confinés en automobile, pièces exiguës sans aération, chauffage excessif en hiver.

Quatre facteurs concourent à son déclenchement : la chaleur sèche avec degré hygrométrique bas, la durée d'exposition à cette chaleur, l'absence d'aération, l'abus de vêtements et de couvertures.

Le coup de chaleur se manifeste par une température rectale supérieure à 40 °C, un faciès grisâtre, une peau sèche et brûlante, des yeux cernés, une adynamie (faiblesse musculaire), une prostration. Il peut se compliquer de crises convulsives.

**TRAITEMENT ET PRÉVENTION**

Le coup de chaleur est traité par une réhydratation par voie veineuse et nécessite, le plus souvent, une hospitalisation.

■ **Chez les nourrissons**, la prévention repose sur le port de vêtements légers par temps chaud, l'emploi d'un drap en guise de couverture, l'aération et l'humidification de l'endroit où ils se trouvent, la prise de nombreux biberons d'eau entre les repas.

■ **Chez l'adulte**, il est recommandé en cas de chaleur excessive d'éviter les efforts physiques importants sans préparation adaptée, de porter des vêtements légers et amples permettant la circulation d'air, de boire abondamment et d'augmenter sa ration de sel, important facteur de rétention d'eau.

## Chambre implantable
Boîtier de petite dimension inséré sous la peau et destiné à l'injection de médicaments, utilisé notamment lors de chimiothérapies.

La chambre implantable est une petite boîte de métal ou de matière synthétique, disposant d'une capsule (membrane) perforable. Elle est glissée, après anesthésie locale, sous la peau de la partie antérieure du thorax ou de l'abdomen. Elle est reliée à un cathéter introduit dans une veine ou dans le péritoine. Les injections ou les perfusions prolongées de médicaments se font à travers la peau, par la capsule de la chambre.

## Champ
1. Région du corps délimitée sur laquelle porte une intervention chirurgicale.
2. Pièce stérile de tissu ; en matière naturelle ou synthétique, délimitant sur la peau la zone où l'on fait une intervention chirurgicale.

Les champs, toujours stériles, permettent d'éviter que les mains des opérateurs et leurs instruments n'entrent en contact avec la peau du malade et ses germes. Classiquement en tissu, ils sont fixés à la peau par des pinces spéciales dites pinces de Jayle. On tend à les remplacer aujourd'hui par des champs à usage unique en matière synthétique, imperméables, collés à la peau et jetés après l'intervention. Par ailleurs, la suture des plaies cutanées bénignes peut se faire avec un champ stérile unique, troué en son centre, posé sur la peau.

Le champ abdominal est une pièce de tissu servant, après ouverture chirurgicale

## CHAMP VISUEL

**Les anomalies du champ visuel sont explorées avec précision grâce à un appareil appelé périmètre : sur un écran plat ou en forme de coupole dont le sujet regarde le centre, d'un seul œil, apparaissent successivement, en différents endroits et de façon aléatoire, des points lumineux d'intensité variable ; ceux que le malade voit sont enregistrés.**

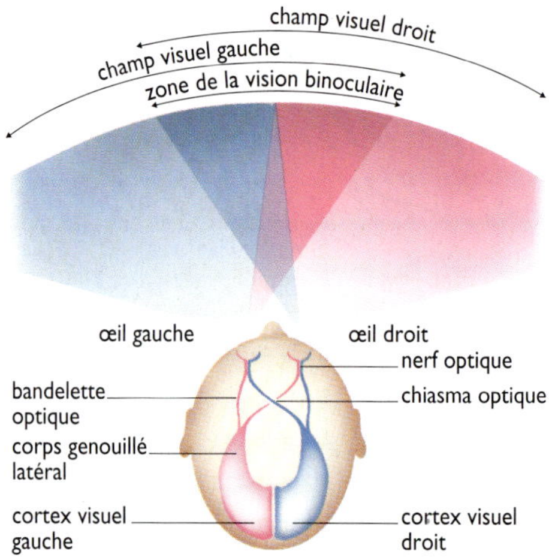


*Une partie des fibres nerveuses visuelles se croisent dans le chiasma optique pour former une image cérébrale unique.*

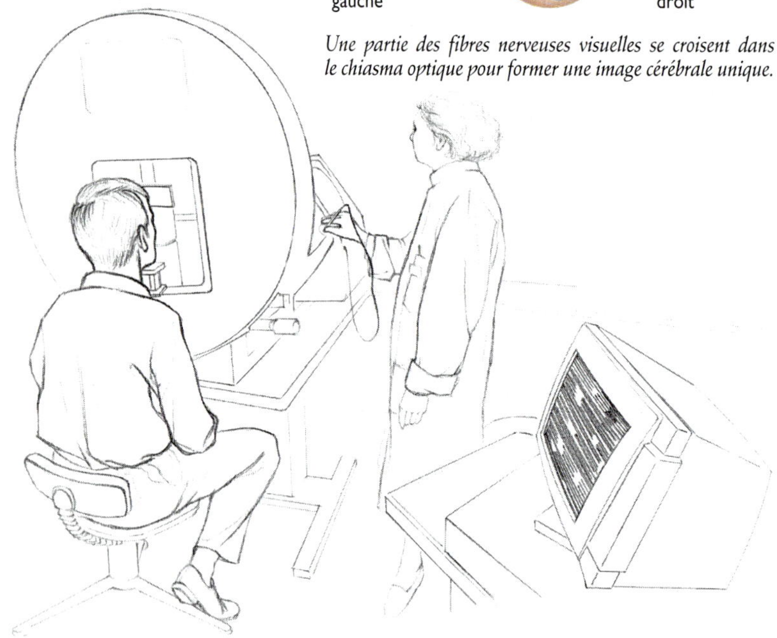

de l'abdomen, à protéger les viscères voisins du foyer opératoire et à éponger le sang.

## Champ visuel

Espace que l'œil peut percevoir quand il est immobile.

Le champ visuel dépend de la rétine périphérique, qui représente la plus grande partie de la surface rétinienne. Il s'oppose à l'acuité visuelle (nécessaire par exemple à la lecture), qui, elle, dépend de la macula, petite zone rétinienne centrale de moins de 2 millimètres de diamètre. Par ailleurs, il existe dans le champ visuel une zone, nommée tache aveugle, qui n'est pas perçue. Elle correspond à la papille, petit disque situé près de la macula (du côté du nez), point de départ du nerf optique dépourvu de cellules sensorielles. On ne perçoit pas spontanément la tache aveugle d'un œil.

#### EXPLORATION DU CHAMP VISUEL

■ **L'exploration clinique** a l'avantage de pouvoir être réalisée n'importe où, sans instrument. Son principal inconvénient est de ne pas être reproductible : elle ne peut donc servir que d'examen de dépistage. Dans le test de confrontation, le sujet, qui regarde droit devant lui, doit signaler le moment où il perçoit un objet (le « test ») que l'examinateur déplace devant ses yeux de la périphérie vers le centre. Dans l'épreuve d'Amsler, le sujet doit fixer le point central d'un schéma tout en dessinant les anomalies qu'il perçoit.

■ **L'exploration instrumentale** présente l'avantage d'être reproductible : elle permet donc, le cas échéant, de suivre l'évolution de différents paramètres. Elle utilise un test lumineux mobile et enregistre les endroits où il devient visible pour le patient. Elle se fait généralement à l'aide d'un appareil dit périmètre de Goldmann, qui a la forme d'une grande coupole devant laquelle se place le patient et où apparaissent des points lumineux de taille et d'intensité variables. L'analyseur de Friedmann utilise les mêmes principes, mais avec un écran plat. Il existe aujourd'hui des appareils de périmétrie automatique.

#### ANOMALIES DU CHAMP VISUEL

■ **L'amputation** est un rétrécissement de la limite périphérique du champ visuel. Dans certains cas, elle est due à un glaucome très évolué ou à une rétinopathie pigmentaire (dégénérescence héréditaire). Dans d'autres cas, l'amputation est due à une atteinte des voies visuelles. Elle siège alors en un endroit précis, entraînant une quadranopsie (amputation d'un quart du champ visuel de chaque œil) ou une hémianopsie (amputation d'une moitié du champ visuel de chaque œil), plus souvent verticales qu'horizontales.

■ **Le scotome** est une zone aveugle ou à vision faible à l'intérieur du champ visuel due à une atteinte de la rétine ou des voies visuelles. Le sujet peut ne pas le percevoir spontanément ou bien le percevoir comme une tache.

## Champignons

Organismes vivants possédant un noyau cellulaire typique. Dépourvus de chlorophylle, ils vivent aux dépens de matières organiques (soit saprophytes tirant leur nourriture de matériaux inertes, soit parasites de l'homme, des animaux ou des plantes). Ils se nourrissent par absorption à travers leur paroi cellulaire.

Il existe près de 100 000 espèces de champignons. Certains sont microscopiques (levures, moisissures, etc.), d'autres possèdent des carpophores, qui sont les « champignons » au sens courant du terme.

Certains champignons sont utiles et jouent un rôle dans les industries de fermentation (bière, vin, pain), dans la préparation des fromages, la production d'enzymes, etc. Dans le domaine médical, leur intérêt réside dans la préparation d'antibiotiques, d'œstrogènes, d'anabolisants. D'autres champignons sont nuisibles, parasitent les plantes, altèrent les denrées après récolte, détériorent les matériaux.

Nombre de champignons récoltés dans la nature ou cultivés constituent d'excellents comestibles ; comportant jusqu'à 90 % d'eau, ils sont cependant riches en glucides, en protéines, en sels minéraux et en vitamines. D'autres sont vénéneux et provoquent des empoisonnements graves, parfois mortels. Certaines espèces, contenant de la psilocybine, ont des propriétés hallucinogènes.

Les champignons sont impliqués dans trois types de maladie : les mycoses (infection d'un tissu vivant), les allergies (réaction d'un individu liée à l'inhalation des spores ou au contact d'un champignon), les mycotoxicoses (intoxication résultant de l'ingestion de métabolites fongiques toxiques).

### Intoxications alimentaires dues aux champignons

En cas d'ingestion de champignons vénéneux, l'intoxication peut se manifester immédiatement, ou après une période d'incubation variable, selon le type de champignon ingéré. On distingue différents types d'intoxication selon la toxine responsable et l'effet qu'elle produit.

Pour éviter tout empoisonnement, il est indispensable d'apprendre à identifier par leurs caractères les espèces dangereuses et de prohiber systématiquement la consommation de tout exemplaire dont l'identification est douteuse.

#### DIFFÉRENTS TYPES D'INTOXICATION

■ **Les intoxications phalloïdiennes** se manifestent après ingestion d'amanites (phalloïde, printanière ou vireuse) et sont provoquées par les amatoxines et les phallotoxines. Les symptômes se manifestent de 10 à 12 heures après ingestion sous forme de douleurs abdominales, de déséquilibre ionique du sang, de crampes musculaires, de prostration et, enfin, de troubles hépatiques.

■ **Les intoxications paraphalloïdiennes,** dues à l'ingestion de différentes espèces de lépiotes, sont provoquées par les amanitines ; les symptômes se manifestent de 5 à 15 heures après ingestion sous forme de vomissements, de crampes musculaires douloureuses et d'hépatite.

■ **Les intoxications orellaniennes,** provoquées par l'ingestion de certains cortinaires, sont dues à l'orellanine ; elles se manifestent très tardivement (de 3 à 15 jours après ingestion) et provoquent de sévères lésions rénales (néphropathie aiguë avec anurie).

■ **Les intoxications muscariniennes** (ou sudoriennes) sont causées par l'ingestion de l'inocybe de Patouillard, des clitocybes blancs, du pleurote de l'olivier. La toxine responsable, la muscarine, provoque des troubles digestifs, une abondante sueur, une salivation exagérée et des larmoiements ; ces signes se manifestent peu après l'ingestion.

■ **Les intoxications psychotropiques** sont de deux sortes. L'ingestion d'amanites tue-mouches et panthère provoque des troubles digestifs précoces et une ivresse due à l'acide iboténique et au muscinol qu'elles contiennent ; la consommation de divers psilocybes provoque des hallucinations dues à leurs composés indoliques.

■ **Les intoxications gyromitriennes** sont dues à l'ingestion de gyromitres frais. La substance toxique en cause, la monométhylhydrazine, provoque tardivement (de 6 à 24 heures après ingestion) vomissements, diarrhée, nausées, convulsions et hémolyse.

■ **Les intoxications gastro-intestinales** peuvent être graves après ingestion de l'entolome livide ou du tricholome tigré, peu graves, avec un effet purgatif, en cas d'ingestion de clavaire élégante, irritantes après consommation de lactaire toisonné ou de lactaire muqueux, donnant lieu à de simples indigestions avec la russule émétique, le bolet Satan, la psalliote jaunissante.

■ **L'éréthisme cardiovasculaire** est dû à l'ingestion de coprin noir d'encre consommé avec une boisson alcoolisée, qui provoque une rubéfaction de la face.

■ **L'ergotisme, ou feu de Saint-Antoine,** est provoqué par l'ergot du seigle, qui infecte cette céréale. L'ergotisme peut prendre soit la forme d'une gangrène des extrémités, soit celle de crises convulsives, avec crampes, spasmes et troubles psychiques.

**TRAITEMENT**

En présence d'une intoxication, il convient d'alerter le centre antipoison le plus proche, afin que le traitement approprié soit apporté.

## Chancre

Ulcération isolée de la peau ou des muqueuses constituant le stade initial de plusieurs maladies contagieuses, le plus souvent vénériennes.

■ **Le chancre syphilitique, ou chancre induré,** dû à *Treponema pallidum,* s'observe

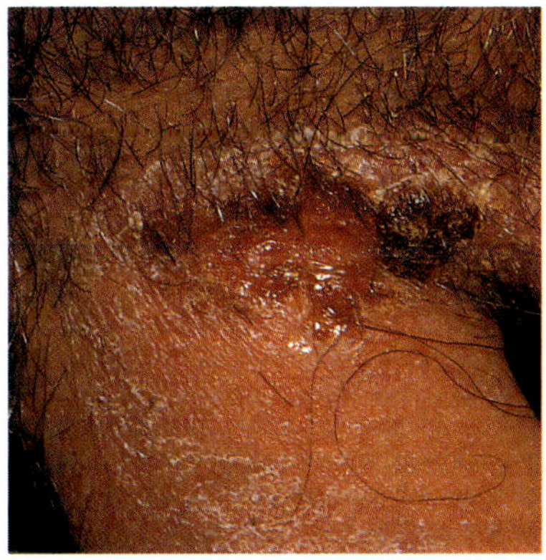

***Chancre chez l'homme.*** *Une lésion qui s'ulcère, sur les organes génitaux, peut être le signe d'une syphilis.*

au cours de la première phase de la syphilis. Il survient de 10 à 20 jours après le contact infectant et se localise le plus souvent sur le pénis, l'anus ou la vulve, parfois dans le rectum, dans la bouche, sur le doigt ou sur le mamelon, où sa reconnaissance est malaisée. Il prend la forme d'une érosion rosée qui évolue vers une ulcération propre, dure et indolore au toucher, accompagnée d'une inflammation des ganglions drainant la zone infectée, puis disparaît en quelques semaines. À ce stade, la pénicilline est un traitement très efficace.

■ **Le chancre mou** ou chancrelle est une maladie sexuellement transmissible due au bacille *Hemophilus ducreyi,* endémique dans les pays en développement.

Quelques jours après la contamination, un chancre apparaît sur la verge ou la vulve sous forme d'une élevure rougeâtre et douloureuse qui s'ulcère rapidement et se borde d'un liseré jaune et rouge. Souvent multiple par auto-inoculation, la lésion est de taille variable (de quelques millimètres à plusieurs centimètres) ; elle se complique d'une infection douloureuse des ganglions, qui se fistulisent et provoquent des abcès (bubons chancrelleux) en l'absence de traitement. Cette infection touche essentiellement l'aine gauche. Le diagnostic s'effectue par grattage de la lésion et examen bactériologique du prélèvement ; le traitement repose sur l'administration d'antibiotiques.

■ **Le chancre mixte** apparaît lors d'une double infestation par le chancre mou et la syphilis, la seconde affection se manifestant avec un décalage de 3 semaines. Il se manifeste sous forme d'une lésion caractéristique du chancre mou (élevure rougeâtre et douloureuse s'ulcérant et se bordant d'un liseré jaune et rouge) qui persiste anormalement et modifie son aspect au bout de 3 semaines. En cas de chancre mou, l'association avec la syphilis est toujours recherchée, la sérologie destinée à mettre la syphilis en évidence devant être pratiquée à la troisième semaine.

■ **Le chancre donovanien** est une manifestation initiale de la donovanose, ou granulomatose vénérienne tropicale, maladie sexuellement transmissible due à un bacille du groupe des klebsielles, *Calymmatobacterium granulomatis.*

Les chancres ont l'aspect de nodules, siègent le plus souvent sur les parties génitales et ont tendance à s'ulcérer. Ils sont traités par administration d'antibiotiques.

■ **Le chancre de la maladie de Nicolas-Favre,** dû à *Chlamydia trachomatis,* apparaît après une incubation de 4 à 21 jours. C'est un chancre de petite taille, génital, anal ou buccal, qui passe fréquemment inaperçu, mais s'associe à une inflammation des ganglions douloureuse et caractéristique. Il est efficacement traité par antibiotiques.

■ **Le chancre scabieux** est une lésion génitale cutanée due à la gale. Il forme de petites élévations croûteuses sur les muqueuses génitales. Le traitement est celui de la gale.

■ **Le chancre tuberculeux** est une manifestation rare de la tuberculose contractée par inoculation directe du bacille de Koch après traumatisme, tatouage, extraction dentaire ou intervention chirurgicale. C'est une ulcération siégeant sur le visage, les extrémités ou les muqueuses buccales, bronchiques ou génitales, accompagnée d'un ganglion unilatéral. Le traitement est la trithérapie (association de 3 médicaments antituberculeux), qui vise à éviter la dissémination viscérale de l'infection.

## Charbon

Maladie infectieuse non contagieuse due au bacille à Gram négatif *Bacillus anthracis,* dit bactéridie charbonneuse.

Certains pays, notamment anglo-saxons, ont conservé pour cette maladie la dénomination, d'origine grecque, d'*anthrax.*

Le bacille est présent, sous forme de spores, dans de nombreux sols et fumiers. La maladie du charbon est transmise à l'homme par les animaux (ovins, équins, caprins) vivants ou morts. La contamination par voie cutanée s'effectue le plus souvent lors de la manipulation de cadavres d'animaux malades ou de leurs dérivés (laines, crins, peaux). La contamination par voie aérienne (inhalation des spores de la bactérie) entraîne les formes pulmonaires du charbon, qui sont les plus graves (maladie des trieurs de laine).

**SYMPTÔMES ET SIGNES**

L'incubation dure 2 ou 3 jours. Le signe le plus caractéristique est une pustule qui siège souvent à la face et devient vite une tuméfaction noirâtre, accompagnée d'un œdème inflammatoire local important et d'une adénopathie satellite, et évoluant vers une escarre. Les formes extensives, avec œdème malin, et les formes septicémiques, avec état infectieux grave et atteinte pulmonaire, digestive ou encéphalitique, doivent leur gravité aux toxines produites par la bactérie.

**DIAGNOSTIC ET TRAITEMENT**

Le diagnostic s'établit sur un prélèvement de la lésion ou sur une hémoculture. Le

## Chikungunya

Maladie infectieuse due à un arbovirus du même nom, transmise par les moustiques du genre *Aedes*.

Une fièvre élevée apparaît de façon brutale 4 à 7 jours après la piqûre du moustique, associée à d'intenses douleurs articulaires et musculaires, des céphalées et, parfois une éruption cutanée. Des hémorragies bénignes peuvent survenir, surtout chez l'enfant.

Des formes graves ont été décrites, notamment neurologiques chez les nouveaux-nés dont la mère était infectée. Une surmortalité a été notée, touchant surtout les sujets âgés ou affaiblis par d'autres pathologies.

Une épidémie a atteint plus de 250 000 personnes à la Réunion pendant l'hiver 2005-2006.

## Chimère

Organisme constitué de deux ou, plus rarement, de plusieurs variétés de cellules ayant des origines génétiques différentes.

Les chimères sont difficiles à obtenir étant donné les phénomènes de rejet entre groupes cellulaires différents.

Chez l'homme, les hétérogreffes (greffe d'un organe animal, par exemple d'un cœur de babouin, sur un homme), ne donnent pas encore de bons résultats. Elles pourraient permettre dans l'avenir, grâce aux progrès de la lutte contre le rejet, de pallier la pénurie de dons d'organes.

## Chimiokine

Cytokine (molécule du système immunitaire) dont l'effet le plus important est de favoriser la migration de cellules (lymphocytes, monocytes, polynucléaires), et d'entraîner leur accumulation à l'endroit où a été sécrétée la cytokine. SYN. *chémokine*.

## Chimioprophylaxie

En pathologie infectieuse, la chimioprophylaxie correspond à un usage préventif de médicaments anti-infectieux, antibiotiques ou non. SYN. *chimioprévention*.

## Chimiothérapie anticancéreuse

Traitement médicamenteux qui a pour but d'éliminer les cellules cancéreuses dans l'ensemble des tissus.

### Différents types de médicament

Plusieurs milliers de substances naturelles ou synthétiques ont été testées en laboratoire, en particulier sur les animaux. Mais une cinquantaine seulement d'agents anticancéreux sont aujourd'hui utilisés chez l'être humain, depuis l'emploi des moutardes azotées en 1942. Les médicaments anticancéreux atteignent les cellules ayant commencé un cycle cellulaire, période où une cellule se prépare à subir une mitose (division cellulaire). Certains d'entre eux, agissant sur une phase précise du cycle, sont dits phase-dépendants.

Le mécanisme d'action exact des médicaments anticancéreux sert de base à leur classification.

- **Les antimétabolites** (fluoro-uracile, méthotrexate, 6-mercaptopurine) bloquent la synthèse de l'A.D.N.
- **Les médicaments agissant sur l'A.D.N. préformé** sont les agents alkylants (cyclophosphamide, ifosfamide, melphalan, mitomycine C, sels de platine) ; les agents intercalants (anthracyclines, anthracènedione, irinotécan), qui se fixent entre les 2 brins de l'A.D.N. et interagissent avec les topo-isomérases I et II, enzymes nécessaires à la réplication normale de l'A.D.N. ; la bléomycine, qui provoque des cassures de l'A.D.N.
- **Les médicaments antimitotiques:** alcaloïdes de la pervenche (vincristine, vinblastine, vindésine, vinorelbine) et taxanes (dérivés de l'if), appelés poisons du fuseau, empêchent la division cellulaire.
- **D'autres médicaments** sont les dérivés de la podophyllotoxine (téniposide, vepéside), qui entraînent des cassures de l'A.D.N. et interagissent avec la topo-isomérase II ; la procarbazine, qui agit sur l'A.R.N. de transfert ; enfin, l'actinomycine D, qui agit sur l'A.R.N. messager.

### Différents types de traitement

Parmi les critères de choix d'un médicament, on doit tenir compte de la sensibilité ou de la résistance spontanée du cancer à traiter. Le degré de sensibilité dépend surtout du type de tissu (pulmonaire, mammaire). D'autres facteurs peuvent intervenir, tels qu'une faible irrigation vasculaire de la tumeur, diminuant l'arrivée des médicaments contenus dans le sang, ou une réparation par les cellules cancéreuses des lésions de leur A.D.N. dues au médicament.

Il faut tenir compte également de la faible efficacité de la monochimiothérapie (traitement par un seul médicament). Le plus souvent, on pratique une polychimiothérapie en associant plusieurs médicaments. Les produits employés ont des mécanismes d'action différents, de sorte que l'on observe une efficacité globale supérieure à celle de chaque produit. Par ailleurs, pour éviter une toxicité cumulative, on ne prescrit pas à un malade plusieurs médicaments ayant un effet toxique important sur le même organe.

Il existe encore d'autres critères de choix des médicaments, comme l'âge du patient et ses maladies, antérieures ou actuellement associées au cancer, qui peuvent constituer une contre-indication à certains produits.

Quant au mode d'administration des médicaments, on distingue la voie générale, qui agit d'une façon très diffuse dans l'organisme, et la voie locorégionale, qui ne concerne que la tumeur ou la région du corps où elle se trouve.

#### TRAITEMENT PAR VOIE GÉNÉRALE

Il peut être soit oral soit injectable. L'administration se fait soit par cures de un ou de plusieurs jours, à intervalles réguliers (tous les mois, par exemple), soit en continu, pendant de longues périodes. Le traitement a lieu essentiellement en milieu hospitalier.

La chimiothérapie anticancéreuse peut être associée à l'hormonothérapie, dans les cancers hormonodépendants (sein, corps de l'utérus, prostate), pour agir conjointement sur les cellules non hormonosensibles et les cellules hormonosensibles.

Le traitement par voie générale peut également être associé à un traitement locorégional non médicamenteux, par radiothérapie ou chirurgie. Lorsqu'il est associé à une radiothérapie, il permet d'amplifier les effets toxiques sur les cellules cancéreuses. Dans d'autres cas, le traitement par voie générale autorise une ablation chirurgicale jugée initialement impossible ou difficile, car il diminue, par exemple, le volume de la tumeur. Par ailleurs, le traitement par voie générale est le seul à pouvoir détruire d'éventuelles métastases, cellules cancéreuses disséminées dans l'organisme.

#### TRAITEMENT PAR VOIE LOCORÉGIONALE

Certains médicaments anticancéreux peuvent être administrés dans les séreuses (plèvre, péricarde, péritoine) ou dans la vessie. Par ailleurs, dans certains cancers oto-rhino-laryngologiques et certains cancers des membres, du bassin ou du foie, le médicament peut être injecté dans l'artère qui irrigue la région où se trouve la tumeur. Cela permet d'atteindre de fortes concentrations locales sans que le produit dissémine dans l'organisme. Dans la plupart des cas, le traitement, par cures répétées, est commencé à l'hôpital et peut être poursuivi, sous surveillance médicale, à domicile.

### Effets indésirables

Les médicaments anticancéreux n'agissent malheureusement pas uniquement sur les cellules tumorales. Ils sont également toxiques pour les cellules normales à renouvellement rapide (cellules sanguines ou digestives) et pour certains organes. Cette toxicité peut être immédiate, apparaissant au moment même de l'administration ; elle peut être décalée de plusieurs jours par rapport au traitement, par atteinte des tissus à renouvellement rapide, ou encore retardée en fonction des doses, pour certains médicaments ayant une toxicité d'organe particulière.

#### TOXICITÉ SANGUINE

Tous les médicaments anticancéreux, excepté la bléomycine, sont toxiques pour les cellules sanguines. L'atteinte des cellules sanguines en cours de formation dans la moelle osseuse se traduit dans la circulation du sang par une diminution des globules blancs et une diminution des plaquettes, la première étant responsable d'infections, la seconde, d'hémorragies, qui surviennent de 10 à 14 jours après le début du traitement.

Ces inconvénients peuvent aujourd'hui être diminués par la prise d'autres médicaments, les facteurs de croissance cellulaire, destinés à accélérer la formation des cellules sanguines dans la moelle osseuse. C'est surtout la formation des globules blancs qui est stimulée par ces médicaments, celle des plaquettes l'étant peu. Ils réduisent l'apparition de complications infectieuses et leur gravité. Leur administration se fait par voie injectable, le plus souvent sous-cutanée. La pratique de greffes de moelle (autologues, hétérologues ou de cellules souches circulantes), associées ou non à ces médicaments, permet aujourd'hui la réalisation de chimiothérapies à doses plus importantes.

La réparation médullaire, spontanée ou aidée par les facteurs de croissance, permet la reprise d'un traitement anticancéreux après une interruption de 21 à 28 jours, selon les médicaments et les associations utilisés.

**TOXICITÉ DIGESTIVE**

Les sels de platine sont les médicaments les plus toxiques pour l'appareil digestif. Toutefois, les nausées et les vomissements qu'ils provoquent ne sont plus un obstacle à la chimiothérapie : associés systématiquement aux médicaments vomitifs, des antiémétiques (antisérotonines, antineurokines) suppriment en partie ces réactions chez la plupart des patients. Au cours de certaines chimiothérapies, des diarrhées peuvent nécessiter un traitement préventif.

**AUTRES TOXICITÉS**

Il s'agit d'effets indésirables immédiats, concernant des tissus à renouvellement rapide (cheveux, muqueuse orodigestive, vessie), ou d'effets secondaires retardés, propres à certains organes. Ils nécessitent une surveillance régulière et peuvent imposer l'arrêt transitoire ou définitif du traitement.

■ **Des atteintes neurologiques** peuvent se produire. Des cas de neuropathies, touchant plus les membres inférieurs que les membres supérieurs, ainsi que des pertes du goût et de la sensibilité ont été observés lors de traitements prolongés par les sels de platine. De telles atteintes sont réversibles.

■ **La chute des cheveux** est fréquente au cours des chimiothérapies anticancéreuses. Les anthracyclines, les alcaloïdes de la pervenche, les dérivés de la podophyllotoxine en sont responsables. Cette chute des cheveux est réversible après l'arrêt du traitement. Toutefois, elle peut être enrayée par la pose d'un casque réfrigérant pendant tout le temps de la perfusion. Le froid provoque une vasoconstriction du cuir chevelu qui limite l'arrivée du produit.

■ **Les effets sur le cœur** consistent en troubles du rythme cardiaque dans les heures qui suivent le traitement par les anthracyclines. Dans le cas de patients soignés avec des traitements répétés, une insuffisance cardiaque sévère, rebelle aux traitements habituels, peut s'installer. Aussi les malades traités par anthracyclines font-ils l'objet de contrôles fréquents de la fonction cardiaque. Des médicaments sont utilisés pour diminuer cette toxicité cardiaque.

■ **Les effets sur les gonades** sont une stérilité qui justifie qu'un patient en âge de procréer envisage la conservation de son sperme avant le traitement.

■ **La peau et les muqueuses** peuvent être atteintes : le fluoro-uracile provoque des réactions érythémateuses (rougeurs) sur la peau saine ; le méthotrexate entraîne un érythème et des ulcérations de la bouche ou de la peau et la bléomycine, des lésions des muqueuses ou de la peau. Toutes ces réactions régressent dès l'arrêt du traitement.

■ **Les effets sur les poumons** sont des fibroses pulmonaires irréversibles, provoquées par la bléomycine, en particulier chez les personnes âgées ou lorsque le médicament est associé à une radiothérapie. Les malades soignés avec le méthotrexate risquent un pneumothorax (pénétration d'air dans la cavité pleurale), qui est curable en dehors du traitement.

■ **Les effets sur les reins** succèdent à la prise de mitomycine : on constate parfois une augmentation du taux de créatinine dans le sang, indiquant le degré d'insuffisance rénale. L'atteinte rénale (œdèmes, crises d'urémie) due aux sels de platine est liée au dosage de ces médicaments. De tels troubles sont réversibles.

**RÉSISTANCE AU TRAITEMENT**

Il arrive également qu'apparaisse en cours de traitement, lors d'une chimiothérapie, une résistance des cellules cancéreuses à plusieurs médicaments. Ce phénomène s'observe à l'égard des alcaloïdes de la pervenche, des dérivés de la podophyllotoxine et des anthracyclines. Il suffit que le malade ait été traité par un seul de ces médicaments pour qu'il développe une résistance aux autres.

Toutefois, lorsqu'une telle résistance se produit, il est souvent nécessaire de changer de traitement et d'avoir recours à des médicaments ayant un mode d'action différent.

## Chimiothérapie anti-infectieuse

Traitement d'une infection par un médicament issu de la synthèse chimique, comme un sulfamide ou l'isoniazide.

En pathologie infectieuse, on distingue la chimiothérapie anti-infectieuse de l'antibiothérapie, qui traite par les antibiotiques, par exemple la pénicilline, issus d'organismes vivants végétaux. Cependant, cette classification n'a guère de conséquences pratiques, les règles d'usage étant les mêmes pour les deux catégories de médicaments et les résistances bactériennes s'exprimant de la même façon dans les deux cas.

## Chiropractie, ou Chiropraxie

Méthode de traitement paramédicale reposant sur la manipulation des vertèbres. SYN. *vertébrothérapie.*

La chiropractie est fondée sur une théorie empirique selon laquelle la plupart des maladies seraient dues à des déplacements vertébraux entraînant une détérioration de la fonction nerveuse normale. Elle prétend agir sur les troubles fonctionnels des différents appareils (respiratoire, cardiovasculaire) et sur certaines douleurs (vertébrales, thoraciques, abdominales ou pelviennes) par des manipulations brèves et brusques soit sur la vertèbre en cause, soit sur le cou, le tronc ou les membres. Ces manipulations sont critiquées pour les effets qu'elles peuvent entraîner. En France, la chiropractie est pratiquée par des non-médecins et le diplôme de chiropracteur n'est pas reconnu. Dans certains pays, il existe un diplôme d'État.

## Chirurgie

Discipline médicale spécialisée dans le traitement des maladies et des traumatismes, qui consiste à pratiquer, manuellement et à l'aide d'instruments, des actes opératoires sur un corps vivant.

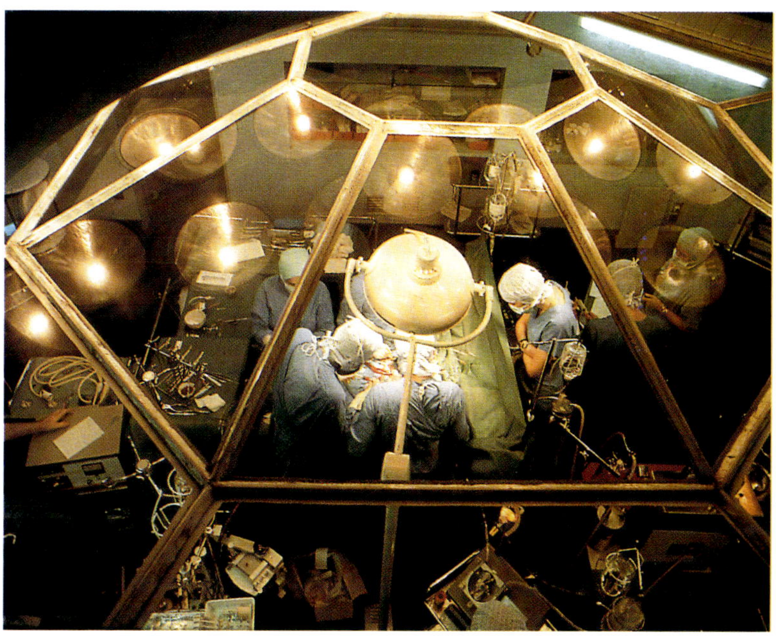

***Chirurgie.*** *La table d'opération est éclairée par un dispositif spécial ; autour, les intervenants, qui sont vêtus de blouses, de bonnets et de masques stériles réservés au bloc. On aperçoit, à gauche, des instruments sur un plateau et, à droite, une potence de perfusion.*

**HISTORIQUE**

La découverte, dans des gisements néolithiques, de crânes trépanés et cicatrisés - preuve que les opérations avaient eu lieu sur des sujets en vie - témoigne de l'ancienneté de certaines pratiques. Nombre de peuples de l'Antiquité, tels les Égyptiens, les Romains ou encore les Indiens du début de notre ère, possédaient des chirurgiens fort habiles. Au Moyen Âge, l'Occident chrétien interdit la dissection des cadavres et réunit chirurgiens et barbiers dans un même corps d'état, celui des barbiers chirurgiens. Pendant la Renaissance, le progrès spectaculaire des connaissances en anatomie et l'affaiblissement du tabou de la dissection vont permettre aux chirurgiens - le Français Ambroise Paré (1509-1590) étant le plus illustre - de perfectionner considérablement leurs méthodes et leurs instruments. Aux XVII^e^ et XVIII^e^ siècles ainsi qu'au début du XIX^e^ siècle, des progrès continuent à être réalisés. Cependant, les interventions chirurgicales restent très limitées, car la mortalité par infection est encore très importante et les opérations sont un véritable supplice pour les patients puisqu'elles se font sans anesthésie. La découverte des propriétés anesthésiques de l'éther (1846), puis celle de l'antisepsie (1867) vont enfin permettre à la chirurgie de prendre son essor.

Depuis, celle-ci a bénéficié de l'accumulation des connaissances des chirurgiens et des autres spécialistes, particulièrement des anesthésistes et des immunologistes. Dans le même temps sont apparus des matériaux très élaborés et des techniques de plus en plus sophistiquées. Récemment est apparue la vidéochirurgie, qui permet des interventions sans ouverture des parois corporelles. La robotisation et la télétransmission sont appelées, dans un proche avenir, à modifier les modalités de certains actes chirurgicaux et à étendre les possibilités d'intervention.

**INDICATIONS**

Les applications de la chirurgie peuvent se classer de la manière suivante :
- correction des conséquences des traumatismes osseux, articulaires et viscéraux ;
- traitement de lésions infectieuses (abcès, ostéites, arthrites, péritonites) ;
- ablation de tumeurs bénignes ou malignes ;
- lutte contre les effets des troubles métaboliques (ablation de calculs urinaires), neurologiques (libération de nerf en cas de douleur) ou endocriniens (ablation de la thyroïde pour traiter la maladie de Basedow) ;
- correction de malformations de membres ou d'organes, en particulier du cœur ;
- remplacement d'organes déficients (rein, cœur, foie, poumons).

**DIFFÉRENTS TYPES DE CHIRURGIE**

La chirurgie recouvre les champs de nombreuses spécialités, avec la chirurgie digestive, l'orthopédie et la traumatologie, l'urologie, la chirurgie infantile, la gynécologie, la neurochirurgie, auxquelles sont venues s'ajouter les chirurgies plastique, cardiaque, vasculaire, thoracique et endocrinienne ; l'ophtalmologie, l'oto-rhino-laryngologie et la chirurgie dentaire (ou odontologie) sont assimilées à des spécialités chirurgicales.

La petite chirurgie, enfin, concerne des actes chirurgicaux simples, pratiqués sans anesthésie ou sous anesthésie locale, dont certains sont réalisables par un médecin non-chirurgien : incision d'un abcès, suture d'une plaie, ablation d'une petite tumeur superficielle.

→ VOIR Neurochirurgie, Odontologie, Psychochirurgie.

## Chirurgie cardiovasculaire

Chirurgie destinée à traiter les maladies du cœur et des vaisseaux.

Les progrès réalisés dans les dernières décennies ont grandement facilité les interventions de chirurgie cardiovasculaire, bien qu'il s'agisse encore d'opérations longues et relativement lourdes.

■ **La chirurgie coronaire** traite les lésions des artères coronaires lorsqu'elles sont trop sévères pour un traitement par médicaments seuls ou inaccessibles à une revascularisation par angioplastie. L'intervention, réalisée pour la première fois en 1967, consiste en un pontage de ces artères. Il s'agit de court-circuiter un rétrécissement artériel en utilisant un vaisseau non atteint, par exemple une veine des membres inférieurs ou une artère située derrière le sternum : une extrémité du morceau de vaisseau à greffer est branchée en amont du rétrécissement, une autre en aval. Le sang peut circuler ainsi de nouveau sans difficulté.

■ **La chirurgie des cardiopathies congénitales** a pour but de refermer des communications anormalement persistantes ou anormalement développées entre les cavités cardiaques, ou bien de restaurer le branchement normal de certains vaisseaux. Certaines interventions ont lieu dès la naissance.

■ **La chirurgie péricardique** est utile lorsque le cœur est comprimé soit par une quantité importante de liquide, soit par un péricarde rigide. Elle permet d'évacuer ce liquide ou de retirer une partie du péricarde.

■ **La chirurgie valvulaire** consiste à remplacer une valvule cardiaque abîmée par une valvule artificielle ou à la réparer lorsque c'est possible (valvuloplastie mitrale). Deux types de valvule artificielle existent : des prothèses biologiques fabriquées à partir de tissus animaux ou humains et reproduisant l'anatomie naturelle d'une valvule ; des prothèses mécaniques, à disque, à bille ou à ailettes, qui sont plus durables mais qui nécessitent un traitement anticoagulant à vie pour éviter la formation de caillots.

■ **La transplantation, ou greffe cardiaque,** est effectuée en cas d'atteinte cardiaque trop sévère pour qu'il y ait amélioration par chirurgie cardiaque classique ou traitement médicamenteux. Elle consiste à remplacer l'organe déficient par un cœur sain.

**TECHNIQUE**

Souvent, une incision de la peau et une suture verticale du sternum sur toute sa longueur sont nécessaires pour accéder au cœur.

Afin de faciliter le geste chirurgical, il est nécessaire de stopper les contractions cardiaques par des solutions de cardioplégie, le plus souvent à basse température. Pendant l'opération, la circulation sanguine dans le reste du corps est assurée par un système permettant au sang veineux d'être enrichi en oxygène lors de son passage au travers d'un oxygénateur extérieur, puis le sang est réinjecté dans les artères au moyen d'une pompe (circulation extra-corporelle). Après l'intervention, le cœur est réchauffé, les battements cardiaques reprennent et la circulation interne peut de nouveau être assurée. Certaines interventions de pontage coronaire peuvent être réalisées à cœur battant.

## Chirurgie dentaire

→ VOIR Odontologie.

## Chirurgie esthétique

Spécialité chirurgicale regroupant l'ensemble des interventions consistant à améliorer l'apparence physique d'un individu.

La chirurgie du visage permet d'opérer le nez (rhinoplastie), les paupières (blépharoplastie), le menton (génioplastie), les oreilles décollées, la calvitie (microgreffe ou lambeaux) et de modifier la forme des mâchoires, des pommettes et du crâne (chirurgie maxillofaciale et craniofaciale). La chirurgie de la silhouette traite les seins (notamment par la pose de prothèses, pour augmenter le galbe mammaire), le ventre, les bras, les fesses, les cuisses, les genoux et les mollets (par réinjection de graisse par filling ou aspiration par liposuccion). Les liftings permettent de rajeunir le visage et de raffermir les cuisses, les fesses, les bras et les mains. La dermabrasion atténue les cicatrices par meulage.

**PRÉPARATION ET DÉROULEMENT**

Un entretien permet au chirurgien de déterminer les motivations de son patient et de lui expliquer clairement le déroulement de l'intervention, les risques de complications ainsi que les limites de l'opération. Il est suivi d'un examen médical, afin de déterminer le mode d'anesthésie à employer (anesthésie locale, locorégionale ou générale). D'autres examens peuvent être utiles : radiographie ou scanner, notamment pour étudier la cloison nasale ; imagerie par résonance magnétique (I.R.M.) pour dépister les excédents graisseux des chevilles, des genoux, etc. Une consultation psychiatrique se révèle parfois indispensable.

Pour les interventions mineures, l'hospitalisation de jour est suffisante. En revanche, les risques de complications postopératoires sérieuses imposent une hospitalisation plus longue en cas d'anesthésie générale ou d'anesthésie locale potentialisée (renforcée par des neuroleptiques) se prolongeant plus d'une demi-heure.

**ÉVOLUTION**

Le résultat d'une intervention de chirurgie esthétique évolue au fil de la cicatrisation, qui dure un an en moyenne. On peut dépister les complications immédiates dès le deuxième jour. Au bout de dix jours, on effectue un premier bilan. À la troisième semaine, le résultat devient esthétiquement acceptable. Les stigmates de l'opération ont en général disparu au bout de deux mois ; il faut alors surveiller les cicatrices, qui peuvent subir une transformation hypertrophique, voire chéloïdienne (avec un relief très accentué). Six mois après l'opération subsistent parfois quelques cicatrices, un petit œdème et une induration. C'est un an après l'acte opératoire qu'a lieu le dernier bilan. S'il persiste des anomalies, c'est à ce moment qu'une retouche ou une reprise opératoire pourra être proposée.

**COMPLICATIONS ET ÉCHECS**

Une paralysie provoquée par la section d'un petit nerf, exceptionnellement d'une branche importante, peut se manifester immédiatement après l'opération. Un hématome survient parfois soit immédiatement après l'opération, soit dans les trois ou quatre jours qui suivent. On distingue les petits hématomes (ecchymoses), qui se résorbent spontanément, des hématomes importants qui entraînent la formation d'une poche de sang et doivent être drainés par ponction ou par incision chirurgicale. L'infection est une complication rare et le plus souvent locale. Enfin, il existe des complications spécifiques : enkystement ou allergie au silicone après la pose d'une prothèse mammaire, troubles de la cicatrisation cutanée après un lifting, ou encore ectropion pour la blépharoplastie.

Les échecs sont rares. On admet qu'il existe 1 % de vices de cicatrisation ou d'autres problèmes mineurs, les complications plus graves ne représentant pas plus de 1 cas pour 1 000 opérations. Cependant, les cas d'insatisfaction du patient, qui juge le résultat insuffisant, inacceptable ou qui conteste la nécessité de l'intervention, sont beaucoup plus fréquents. Le plus souvent, ils sont dus à un manque d'information préalable ou à un suivi insuffisant.

**TRAITEMENT DES COMPLICATIONS ET DES ÉCHECS**

Une complication mineure peut conduire à une simple retouche chirurgicale. Dans d'autres cas, une véritable réintervention est nécessaire. Les fautes sérieuses imputables à un chirurgien doivent être réparées et éventuellement indemnisées.

### CHIRURGIE ESTHÉTIQUE

**De la simple manipulation de petits instruments, sous anesthésie locale, à une opération de plusieurs heures sur différents points du corps, les interventions à but esthétique sont d'importance très variable et utilisent des moyens plus ou moins sophistiqués. Certaines de ces interventions, en raison des profondes répercussions qu'elles peuvent avoir (il arrive que le sujet ne se reconnaisse pas), nécessitent une évaluation anatomique et psychologique préopératoire.**

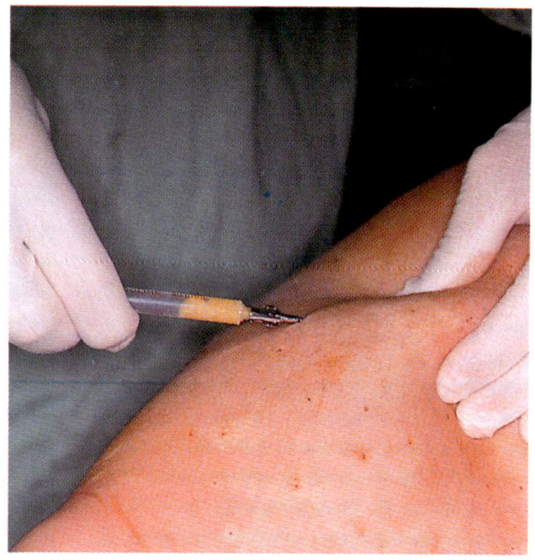

*La lipoaspiration, ou liposuccion, consiste à aspirer la graisse sous-cutanée en excès au moyen d'un tube fin que l'on introduit à travers la peau.*

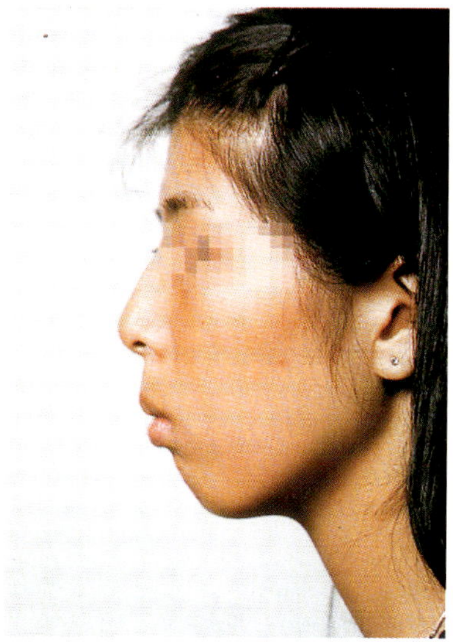

*La chirurgie de correction permet notamment de modifier, comme chez cette jeune femme, la forme du nez ou du menton.*

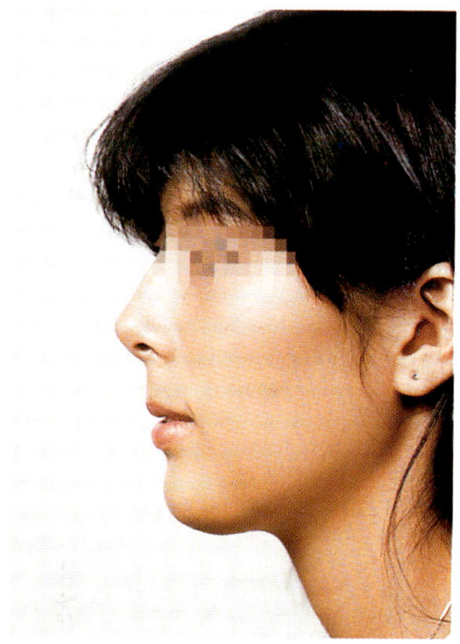

*L'arête du nez a été redressée et le menton est devenu plus saillant, modifiant très nettement l'aspect général du visage.*

## Chirurgie ophtalmologique

Spécialité chirurgicale traitant les maladies du globe oculaire et de ses annexes (muscles oculomoteurs, paupières).

**INDICATIONS**

La chirurgie ophtalmologique peut se diviser en trois secteurs en fonction de la région de l'œil traitée :

- **La chirurgie du segment antérieur** se pratique en cas de lésions de la cornée, de l'iris ou du cristallin : cataracte (opacification du cristallin), atteintes de la cornée (myopies fortes), glaucome (augmentation de la pression intraoculaire).
- **La chirurgie du segment postérieur** traite essentiellement le décollement de la rétine : séparation des deux feuillets de la rétine sous l'effet du passage de liquide vitréen.
- **La chirurgie des annexes** intervient notamment sur les muscles oculomoteurs (situés entre le globe oculaire et les os de l'orbite), en particulier au cours des strabismes, et sur les paupières en cas d'anomalie : ptôsis (chute de la paupière supérieure), ectropion (renversement d'une paupière vers l'extérieur), entropion (renversement vers l'intérieur), tumeur.

**TECHNIQUES**

On distingue la chirurgie à globe ouvert (ouverture de la coque externe de l'œil), caractérisée par un risque infectieux plus élevé et une cicatrisation lente, de la chirurgie à globe fermé, qui concerne les opérations des annexes du globe oculaire, par exemple.

Quelle que soit la technique employée, la chirurgie ophtalmologique requiert toujours une anesthésie. L'anesthésie locale, suffisante lors d'opérations des paupières, se fait par injection d'un anesthésique juste à l'endroit à opérer. L'anesthésie régionale se pratique lors d'interventions nécessitant une insensibilisation de tout l'œil ; elle s'obtient par injection d'un anesthésique à proximité des nerfs, en arrière de l'œil. L'anesthésie générale est systématique chez les enfants et fréquente dans les interventions portant sur le segment postérieur ou sur les muscles.

La chirurgie ophtalmologique, délicate et précise, a beaucoup bénéficié du microscope opératoire (microchirurgie).

→ VOIR Laser.

## Chirurgie orthopédique

Spécialité chirurgicale traitant les maladies, les accidents et les déformations de l'appareil locomoteur (os, articulations, ligaments, tendons, muscles).

La chirurgie orthopédique, limitée à ses débuts au seul traitement des fractures, désigne aujourd'hui toutes les interventions chirurgicales destinées à corriger des déformations ostéoarticulaires, à pallier les paralysies nerveuses, à traiter des articulations douloureuses, des tumeurs des membres et, enfin, à corriger les séquelles de traumatismes. Elle s'est fortement développée parallèlement au vieillissement de la population.

■ **Les prothèses articulaires** permettent de remplacer en partie ou totalement une articulation malade (arthroplastie). Elles sont indiquées, par exemple, en cas d'arthrose évoluée ayant détruit les surfaces d'une articulation. Les articulations qui peuvent être remplacées sont surtout celles de la hanche et du genou, mais aussi celles de l'épaule et du coude. La technique générale consiste à découper chacun des deux os à proximité de sa surface articulaire, laquelle est éliminée et remplacée par une prothèse dont la surface a une forme équivalente. La prothèse tient grâce à sa forme (par emboîtement sur l'os) et grâce à une ou plusieurs tiges plus ou moins longues qui s'enfoncent dans l'os. De plus, la pose d'un ciment entre la prothèse et l'os renforce la solidité. Les matériaux constituant les surfaces sont le plus souvent l'acier inoxydable (pour l'une des surfaces) et le polyéthylène de haute densité (pour l'autre) ; les couples alumine/alumine ou alumine/polyéthylène sont d'utilisation plus récente. Les parties non frottantes telles que les tiges sont en métal, le plus souvent en vitallium forgé ou en acier inoxydable, plus récemment en alliage de titane.

■ **Les greffes osseuses**, pratiquées depuis longtemps, sont indiquées pour combler la perte d'un fragment osseux dans différentes situations, par exemple après l'ablation d'une tumeur osseuse ou quand un os a été opéré plusieurs fois à la suite d'un traumatisme ou d'une malformation grave. Les indications de la greffe osseuse s'étendent aujourd'hui à des régions de plus en plus grandes : tibia, extrémité supérieure du fémur, os d'une moitié du bassin. Ces opérations, très lourdes, entraînent parfois des complications graves, mais elles s'adressent à des malades qui, sans ces interventions, devraient être amputés.

■ **La chirurgie endoscopique** est indiquée pour égaliser une surface articulaire endommagée par l'arthrose, retirer un fragment de ménisque ou un corps étranger, ou réparer un ligament. Les interventions concernent surtout le genou, mais aussi l'épaule. Elles se pratiquent au moyen d'un endoscope (tube muni d'un système optique et de petits instruments chirurgicaux), introduit par de petites incisions. La convalescence est plus courte et moins compliquée qu'après un acte de chirurgie conventionnelle.

## Chirurgie pleuropulmonaire

Chirurgie destinée à diagnostiquer et à traiter certaines maladies du poumon et de la plèvre.

■ **La thoracotomie** est l'ouverture de la cage thoracique par voie intercostale ; le plus souvent postérieure et latérale, elle permet différents types d'intervention : biopsies de la plèvre et du poumon ; ablation de tout ou partie d'un poumon, pratiquée en cas de cancer bronchopulmonaire ou de tumeur bénigne ; interventions sur la plèvre (décortication, instillation de substances), dans le traitement des pleurésies purulentes et des pneumothorax (présence d'air dans la plèvre). Les greffes cardiopulmonaires ou pulmonaires (concernant un poumon ou les deux) sont réservées aux formes graves des fibroses (développement diffus d'un tissu fibreux dans les poumons), de la mucoviscidose, de l'emphysème.

■ **L'endoscopie chirurgicale** (vidéo-endoscopie) consiste à introduire un endoscope (tube muni d'un système optique et de petits instruments chirurgicaux) dans une cavité du corps par une courte incision. Deux techniques sont utilisées :
- la thoracoscopie, ou pleuroscopie, qui permet, après incision intercostale et création d'un pneumothorax (insufflation d'air dans la plèvre), de voir la plèvre et, le cas échéant, d'effectuer une biopsie de la plèvre et du poumon, ou de réaliser une symphyse pleurale (accolement des deux feuillets de la plèvre), en cas de pneumothorax pathologique ou de pleurésie récidivante ;
- la médiastinoscopie, qui consiste à faire passer l'endoscope par une incision pratiquée au-dessus du sternum ; elle permet de compléter le diagnostic des anomalies des ganglions lymphatiques du thorax.

## Chirurgie réparatrice

Spécialité chirurgicale regroupant l'ensemble des interventions consistant à réparer diverses lésions du corps humain.

#### BRÛLURES

La chirurgie des brûlures, par greffe de peau prélevée sur le sujet, a récemment fait de très grands progrès. En effet, il est désormais possible de fabriquer de l'épiderme par culture tissulaire : en prélevant 1 $cm^2$ de peau saine, on peut ainsi développer en 3 semaines jusqu'à 1 $m^2$ de surface neuve.

#### ESCARRES

Fréquentes chez les patients dans le coma, paralysés ou simplement alités, elles sont dues à la compression prolongée des tissus sous le poids du malade et peuvent affecter non seulement la peau mais également l'os et les articulations sous-jacentes. Elles se traitent par greffe de lambeaux musculaires ou musculo-cutanés.

#### TUMEURS SUPERFICIELLES

Elles se traitent par ablation. L'importance de celle-ci est déterminée d'après une biopsie (examen préliminaire permettant de connaître la nature de la tumeur par examen au microscope). L'ablation, lorsqu'elle est importante, fait intervenir des techniques sophistiquées de chirurgie réparatrice, voire de microchirurgie, pour réduire au minimum le préjudice esthétique.

#### TRAUMATISMES DE LA FACE

Ces traumatismes sont le plus souvent liés à des accidents domestiques, à des accidents de la route, à des agressions. La chirurgie réparatrice permet de limiter le préjudice esthétique. Elle fait appel à diverses techniques : greffe, plastie osseuse, suture d'un lambeau de peau arraché, etc.

#### TRAUMATISMES DES MEMBRES

Ces traumatismes se traitent par des greffes de lambeaux musculocutanés ou cutanés et, au besoin, par des techniques de microchirurgie, qui permettent notamment de réimplanter un membre sectionné. Une bonne vascularisation et une continuité osseuse solide sont nécessaires à la réparation correcte d'un membre. Si ces principes sont respectés, la reconstruction dure le plus souvent entre 2 et 6 mois. Sinon, des handicaps importants peuvent subsister et certaines réparations s'étaler sur plusieurs années, aboutissant à un résultat insatisfaisant, voire à une amputation.

#### MALFORMATIONS CONGÉNITALES

Les malformations congénitales (principalement les fentes des lèvres, du palais et de la face, ainsi que les malformations de l'abdomen, des organes génitaux, de la vessie et des membres) relèvent de la chirurgie réparatrice.

La chirurgie fœtale, qui consiste à opérer le fœtus dans le ventre de la mère, permet de les prévenir. Elle suppose l'établissement d'un diagnostic parfait par échographie durant la grossesse.

## CHIVA

→ VOIR **Cure hémodynamique de l'incontinence valvulaire en ambulatoire.**

## Chlamydia

Bactérie responsable de nombreuses affections génitales, oculaires et respiratoires aiguës et chroniques.

Les *Chlamydias* sont des bactéries à parasitisme intracellulaire obligatoire. Elles se développent dans la cellule hôte où elles forment des inclusions caractéristiques. Quatre espèces sont pathogènes pour l'homme : *Chlamydia trachomatis*, responsable d'infections génitales et oculaires, *Chlamydia pneumoniæ*, responsable d'infection des voies respiratoires et *Chlamydia psittaci*, responsable de pneumonies.

#### DIFFÉRENTS TYPES D'INFECTION À CHLAMYDIA

■ **Les infections sexuellement transmissibles** à *Chlamydia* sont de plus en plus fréquentes. Les jeunes adultes sont les plus atteints : on estime qu'environ 3 % des adultes sont porteurs de cette bactérie au niveau génital. *Chlamydia trachomatis* provoque des urétrites chez l'homme et des inflammations du col ou une salpingite chez la femme. Les infections des voies génitales, chez l'homme comme chez la femme, peuvent demeurer totalement asymptomatiques, ce qui explique la fréquence des stérilités secondaires dues à *C. trachomatis*. En effet, ces formes passent inaperçues en dehors d'un dépistage systématique et évoluent chez la femme vers la sténose (rétrécissement) des trompes, dont la complication majeure est la stérilité ou la grossesse extra-utérine.

Un autre sérotype de *C. trachomatis* est responsable de la maladie de Nicolas-Favre (lymphogranulomatose vénérienne), qui sévit surtout sous les tropiques mais dont la recrudescence est actuellement observée en

Europe chez les homosexuels. La maladie se traduit par un chancre initial au site de la contamination : anus, pharynx, puis par une atteinte ganglionnaire marquée par de volumineuses adénopathies inguinales (à l'aine) ou crurales (aux cuisses), indolores puis inflammatoires avec de la fièvre et une altération de l'état général.

■ **Les conjonctivites** à *Chlamydia* sont de plusieurs types : les sérotypes A à C provoquent le trachome, qui est la première cause de cécité dans le monde. Les sérotypes D à K sont responsables de conjonctivites à inclusion chez le nouveau-né contaminé au moment de l'accouchement ou chez l'adulte déjà contaminé au niveau génital.

■ **Les infections pulmonaires** sont dues soit à *Chlamydia pneumoniæ*, de découverte récente, qui provoque des bronchites, des pharyngites, des trachéites et rarement une véritable pneumonie, soit à *Chlamydia psittaci* qui est transmise par les oiseaux et qui occasionne des pneumonies sévères avec des signes généraux marqués : fièvre élevée, céphalées, frissons, fatigue intense, myalgies.

**DIAGNOSTIC ET TRAITEMENT**

Le diagnostic des infections à *Chlamydia* se fait soit par isolement de la bactérie sur des prélèvements génitaux ou conjonctivaux, ce qui nécessite des milieux très particuliers pour le transport et la mise en culture, soit par la mise en évidence des anticorps spécifiques dans le sérum des patients (sérologie).

Le traitement repose toujours sur les antibiotiques. Les *Chlamydias* sont résistantes aux dérivés de la pénicilline. Il faut en outre que les antibiotiques pénètrent dans les cellules infectées. On utilise les antibiotiques suivants : macrolides, tétracyclines et fluoroquinolones.

→ VOIR **Lymphogranulomatose vénérienne, Psittacose, Trachome.**

## Chloasma

Affection cutanée caractérisée par des taches brunes sur le visage. SYN. *mélasma.*

**CAUSES**

Le chloasma se présente sous la forme de taches brunes plus ou moins foncées, aux contours arrondis irréguliers, confluant parfois en nappes plus grandes, accentuées par l'exposition solaire. Ces taches sont symétriques et siègent sur le front, le nez et les pommettes.

Cette affection est avant tout d'origine hormonale, ce qui explique qu'elle puisse se développer chez la femme enceinte, se traduisant par un « masque de grossesse » qui s'efface le plus souvent spontanément, peu à peu, après l'accouchement ; mais celui-ci peut récidiver en cas de nouvelle grossesse. Il peut également apparaître lors de la prise de pilules contraceptives fortement dosées en œstrogènes. Les causes externes sont moins fréquentes : application de cosmétiques de qualité médiocre, souvent suivie d'exposition solaire intempestive. Des médicaments autres que les contraceptifs peuvent provoquer le même effet. Il existe enfin un certain facteur héréditaire.

**TRAITEMENT ET PRÉVENTION**

Pour les chloasmas persistants, le traitement fait appel aux agents dépigmentants (associations d'acide rétinoïque, de corticostéroïdes et d'acide kojique, d'acide azélaïque), toujours prescrits avec beaucoup de précaution du fait du risque de dépigmentation exagérée. Le résultat du traitement est relativement long à obtenir et les récidives sont fréquentes après exposition solaire.

La prévention consiste à éliminer les facteurs déclenchants et favorisants : changement ou arrêt de la pilule contraceptive ou des cosmétiques, protection contre le soleil avec une crème écran total.

## Chlore

Élément chimique très répandu dans la nature.

Le chlore gazeux ($Cl_2$), formé de deux atomes de chlore, est fabriqué industriellement mais n'existe pas tel quel dans la nature. Il réagit avec l'eau pour former de l'acide chlorhydrique.

Dans la nature et dans l'organisme, le chlore est présent sous forme de sels, surtout de chlorure de sodium (sel de table). Le sang humain contient environ 100 millimoles de chlorure par litre. Cette concentration peut augmenter dans les affections rénales et diminuer en cas de vomissements répétés.

Le chlore entre dans la composition de l'eau de Javel, désinfectant très actif de l'eau et des surfaces. On l'utilise également dans le soluté de Dakin, un antiseptique de la peau.

Un effet caustique plus ou moins marqué existe pour tous les produits à base de chlore. Ceux-ci sont irritants pour la peau et surtout pour les muqueuses, et extrêmement toxiques en cas d'ingestion accidentelle. Ils doivent être tenus hors de portée des enfants.

## Chloroforme

Liquide incolore et volatil, autrefois utilisé comme anesthésique.

Le chloroforme, qui permettait une anesthésie générale par inhalation, est aujourd'hui quasiment abandonné du fait de sa forte toxicité cardiaque.

## Chlorose

Forme grave d'anémie ferriprive (par manque de fer).

La chlorose se caractérise par une perte de la coloration physiologique blanc rosé de la peau, qui devient jaune verdâtre en raison d'une baisse du taux d'hémoglobine. Le terme est aujourd'hui désuet.

## Choane

Orifice postérieur des fosses nasales. (P.N.A. *choanæ*)

Au nombre de deux, les choanes sont séparés l'un de l'autre par le vomer, os de la cloison nasale. Ils permettent le passage de l'air des fosses nasales vers le cavum, partie supérieure du pharynx.

L'atrésie choanale (absence congénitale de développement des choanes) entraîne des difficultés respiratoires chez le nouveau-né. Le traitement repose sur leur ouverture chirurgicale.

## Choc anaphylactique

Manifestation la plus sévère de l'allergie aiguë entraînant une grave défaillance circulatoire et des difficultés respiratoires.

Le choc anaphylactique est dû à un mécanisme d'hypersensibilité immédiate (type I), déclenché par une substance avec laquelle un sujet allergique a déjà été en contact antérieurement ; sa conséquence est la libération dans la circulation sanguine d'histamine et d'autres substances entraînant la dilatation des vaisseaux sanguins et la constriction des bronches. Les substances en cause sont parfois des aliments (lait, œufs, poisson, fruits de mer) ou des médicaments (sérums, antibiotiques, analgésiques, anesthésiques locaux). Il existe parfois des réactions initiales aussi graves lors du tout premier contact avec certaines substances (piqûres d'insectes).

**SYMPTÔMES ET SIGNES**

Le choc anaphylactique se déclenche dans les minutes ou dans l'heure qui suivent le contact et est annoncé par une intense sensation de malaise. Il s'accompagne de démangeaisons débutant à la paume des mains, de frissons, de sueurs, d'une pâleur suivie d'une rougeur diffuse, d'une éruption d'urticaire. Peu après apparaissent une gêne respiratoire sévère, une chute de la tension artérielle, tandis que le pouls devient imperceptible. Parfois surviennent des vomissements ou une diarrhée sanglante, une crise d'asthme, un œdème de Quincke (gonflement du visage). Dans les formes les plus graves et en l'absence de traitement, l'importance du choc et de la gêne respiratoire peut entraîner la mort.

**TRAITEMENT ET PRÉVENTION**

Le traitement nécessite une hospitalisation d'urgence en service de réanimation et repose principalement sur l'administration immédiate par voie intraveineuse d'adrénaline, un remplissage vasculaire, éventuellement l'injection de corticostéroïdes et d'antihistaminiques, d'efficacité moins immédiate. Dans les cas extrêmes, une intubation trachéale peut être nécessaire.

La prévention est la même que pour les autres troubles allergiques : empêcher le contact avec les substances en cause, si cela est possible, ou pratiquer une désensibilisation (injections répétées de doses infinitésimales et très progressivement croissantes de ces substances), en particulier dans les cas d'allergie à un venin d'insecte. De plus, on conseille au sujet chez qui le risque persiste d'avoir en permanence de l'adrénaline à portée de main, qu'il peut s'administrer facilement en attendant l'arrivée d'un médecin.

## Choc cardiogénique

Insuffisance circulatoire aiguë consécutive à une défaillance fonctionnelle de la pompe cardiaque.

**CAUSES**

Un choc cardiogénique est le plus souvent dû à un infarctus du myocarde étendu, la partie valide du muscle cardiaque étant insuffisante pour assurer la circulation sanguine, même lorsque l'organisme est au repos. D'autres atteintes, comme des lésions valvulaires sévères, une embolie pulmonaire massive, des myocardiopathies (atteintes non coronaires du muscle cardiaque) ou des myocardites aiguës, peuvent, lorsqu'elles sont à un stade avancé, être responsables de l'apparition d'un choc cardiogénique.

**SYMPTÔMES ET SIGNES**

Le choc cardiogénique est caractérisé par une chute de la pression artérielle systolique, associée à une diminution du débit cardiaque. Celle-ci se traduit par une pâleur des extrémités, des sueurs, un refroidissement de la peau, des troubles de la conscience, des urines peu abondantes et foncées. L'altération de la fonction de pompe du cœur peut entraîner un engorgement circulatoire dans les poumons, aboutissant parfois à un œdème pulmonaire.

**TRAITEMENT**

Il repose sur des mesures de réanimation en unité de soins intensifs, avec utilisation de substances stimulant la contractilité cardiaque (dobutamine, par exemple). Des dispositifs d'assistance circulatoire, comme la contre-pulsion par ballonnet intra-aortique, peuvent partiellement pallier la diminution de débit sanguin ou diminuer le travail du cœur. Si la cause du choc est un infarctus du myocarde aigu, on cherche à dilater dès les premières heures la thrombose coronaire par une angioplastie de l'artère coronaire responsable.

En cas de défaillance cardiaque globale, un cœur artificiel externe (Thoratec), peut être mis en place, qui assure la survie du patient dans l'attente d'une transplantation cardiaque. Celle-ci est souvent le seul recours pour les malades jeunes.

**PRÉVENTION**

Le choc cardiogénique est une affection grave ; aussi le meilleur traitement demeure-t-il préventif. Il consiste à lutter contre les facteurs favorisant le développement de lésions des artères coronaires : tabagisme, obésité, diabète, taux de cholestérol élevé, hypertension artérielle. Chez les patients cardiaques, un bilan médical précis et une surveillance régulière permettent de mieux guider les choix de traitement et, notamment, de déterminer le moment où une intervention devient nécessaire.

## Choc hypovolémique

Insuffisance circulatoire aiguë consécutive à une diminution rapide du volume sanguin circulant.

Un choc hypovolémique est dû à une diminution brutale du volume sanguin : hémorragie externe (traumatique ou non) ou interne (liée à une grossesse extra-utérine) ; déshydratation (diarrhée aiguë du nourrisson, choléra, vomissements incoercibles) ; anémie aiguë (par hémolyse) ; perte de protides, causée par des brûlures étendues. Il se manifeste par une soif, une agitation, une pâleur extrêmes, un collapsus (baisse importante de la tension artérielle) et, à l'auscultation, une tachycardie.

Il impose une hospitalisation en urgence avec pose d'une perfusion veineuse pour compenser les pertes liquidiennes et rétablir une pression artérielle efficace.

## Choc infectieux

Réaction de l'organisme à un foyer infectieux, avec ou sans septicémie (large diffusion d'agents infectieux dans tout l'organisme). SYN. *choc septique.*

**CAUSES**

Un choc infectieux est provoqué par la libération de toxines bactériennes dans l'organisme. Son mécanisme, encore mal connu, pourrait faire intervenir certaines substances issues du germe responsable (endotoxines et certaines exotoxines). Celles-ci déclencheraient une série de réactions imbriquées dans lesquelles diverses substances chimiques (cytokines) élaborées par les cellules de l'organisme joueraient un rôle.

Les infections en cause sont très diverses, avant tout digestives ou urinaires, et principalement dues à des bacilles à Gram négatif, mais aussi à des staphylocoques ou à des streptocoques. Le plus grave est le choc méningococcique, ou purpura fulminans. Le choc infectieux peut également compliquer une intervention qui provoque une dissémination infectieuse (chirurgie digestive, endoscopie colique ou urinaire, présence d'un cathéter veineux).

**SYMPTÔMES ET SIGNES**

Un choc infectieux provoque des anomalies circulatoires se traduisant par une chute brutale de la tension artérielle et un refroidissement de plus en plus marqué des extrémités, accompagné d'une cyanose diffuse, de frissons. Ces premiers signes sont rapidement suivis de troubles viscéraux multiples : syndrome de détresse respiratoire aiguë, insuffisance rénale aiguë avec oligurie, troubles de la coagulation, gastrite aiguë hémorragique, etc.

**TRAITEMENT**

Le choc infectieux nécessite une hospitalisation en urgence. Le traitement vise à enrayer le plus rapidement possible le processus infectieux par l'administration intraveineuse d'antibiotiques, accompagnée d'une perfusion intraveineuse de soluté macromoléculaire destinée à rétablir un volume normal de liquide dans les vaisseaux. Lorsqu'un foyer infectieux est accessible chirurgicalement (abcès appendiculaire, par exemple), une intervention doit être pratiquée afin d'en évacuer le pus.

## Choc obstétrical

Insuffisance circulatoire aiguë survenant chez une femme enceinte ou en cours d'accouchement.

Complication grave de la grossesse, le choc obstétrical est beaucoup moins fréquent qu'autrefois grâce à la surveillance accrue des femmes enceintes et des parturientes, ainsi qu'à la diminution du temps de travail de l'accouchement.

Un choc obstétrical peut être dû à une hémorragie survenant lors de la délivrance ou à un choc infectieux. Il se traduit par une chute de la pression artérielle, une torpeur, un refroidissement, une cyanose et une oligurie (diminution de la quantité d'urine émise). Si le fœtus est encore dans l'utérus, le choc maternel entraîne une diminution brutale de l'apport de sang et d'oxygène, qui impose une césarienne en urgence, faute de quoi l'enfant peut garder des séquelles cérébrales.

Le traitement consiste à supprimer la cause du choc (hémorragie, foyer infectieux) et à pallier d'urgence ses effets par la réanimation : perfusion ou transfusion de sang, administration d'oxygène.

## Choc septique

→ VOIR Choc infectieux.

## Chocolat

→ VOIR Cacao.

## Cholagogue

Médicament destiné à provoquer la vidange de la vésicule biliaire dans l'intestin.

Les cholagogues (mannitol, sorbitol) sont indiqués dans le traitement des troubles dyspeptiques (difficultés de digestion) et dans celui de la constipation. Ils sont contre-indiqués en cas d'obstruction des voies biliaires (calcul, par exemple). Ils sont administrés par voie orale et peuvent déclencher des douleurs abdominales et des diarrhées chez les sujets atteints de colopathie fonctionnelle (spasme du gros intestin).

## Cholangiographie

Acte de radiologie conventionnelle permettant de visualiser la vésicule et les voies biliaires, après injection d'un produit de contraste iodé.

On distingue plusieurs types de cholangiographie selon le mode d'opacification.

### Cholangiographie rétrograde

C'est une radiographie de la vésicule après introduction d'un produit de contraste par les voies naturelles au moyen d'un endoscope.

**DÉROULEMENT**

La cholangiographie rétrograde nécessite une hospitalisation et une anesthésie générale légère. Lors de l'examen, le médecin introduit un fibroscope dans la bouche, le fait progresser jusqu'au duodénum. Il pousse alors, par le tuyau du fibroscope, un fin cathéter dans l'orifice d'abouchement duodénal du cholédoque et du canal pancréatique de Wirsung (au niveau de l'ampoule de Vater), ce qui lui permet d'injecter un produit de contraste dans les voies biliaires et le canal pancréatique et de visualiser ceux-ci sur écran. Il prend alors plusieurs clichés, développés sur-le-champ pour repérer une éventuelle anomalie, comme la présence de calculs ou d'une tumeur, et la traiter immédiatement. Après l'examen, le patient demeure sous contrôle médical rigoureux à l'hôpital pendant un à trois jours et reçoit un traitement antibiotique pour prévenir le risque d'infection.

**COMPLICATIONS**

Elles consistent en une infection des voies

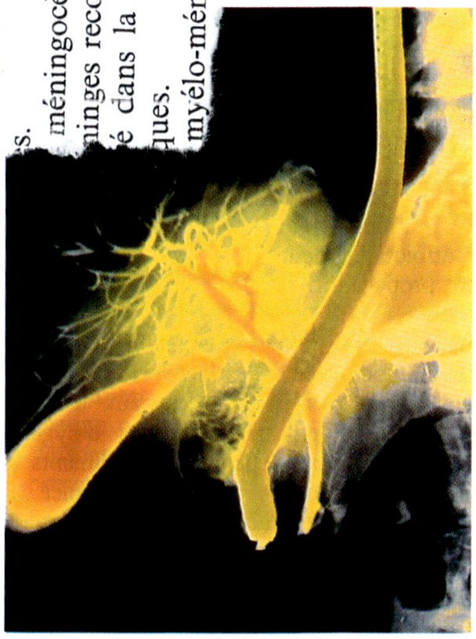

***Cholangiographie rétrograde.*** *Le produit injecté par fibroscope (tube vert, à droite) rend visibles la vésicule (orange, à gauche) et les voies biliaires.*

biliaires et du pancréas. Bien que rares, survenant surtout en cas d'intervention thérapeutique, elles imposent une surveillance médicale après l'examen.

### Cholangiographie transhépatique

C'est une radiographie après injection directe du produit de contraste dans les voies biliaires à travers la paroi abdominale. Cet examen ne peut être pratiqué que si les canaux biliaires sont dilatés en raison d'un obstacle empêchant l'écoulement de la bile.

**DÉROULEMENT**

Une cholangiographie transhépatique nécessite une hospitalisation et se pratique en salle de radiologie. Un médicament calmant est administré avant l'examen. Le patient est alors allongé et on lui injecte un produit anesthésiant à la hauteur du foie avant de réaliser une ponction des voies biliaires à l'aide d'une seringue. Lorsque la bile vient facilement, ce qui indique que l'aiguille est bien en place dans l'un des canaux biliaires, le produit de contraste est injecté et plusieurs clichés sont réalisés et développés immédiatement. Ils précisent la nature et la localisation de l'obstacle, et le médecin peut installer un cathéter pour permettre le drainage de la bile. L'examen dure environ une heure.

**EFFETS INDÉSIRABLES ET CONTRE-INDICATIONS**

Le produit de contraste administré par injection pouvant entraîner une réaction allergique (nausées, vomissements, éruptions cutanées, baisse de la tension artérielle), un traitement antiallergique est prescrit préventivement dans les cas qui le nécessitent. Les complications, hémorragie, épanchement de bile ou infection, sont rares. L'examen est contre-indiqué chez les femmes enceintes, en raison du risque d'irradiation du fœtus, et chez les patients souffrant de troubles importants de la coagulation du sang.

## Cholangio-I.R.M.

Examen par l'imagerie par résonance magnétique (I.R.M.) des voies biliaires (vésicule, canal cholédoque et canaux pancréatiques).

La cholangio-I.R.M. tend à remplacer les cholangiographies radiologiques. C'est un examen simple, ne nécessitant ni hospitalisation ni injection de produit spécial. Il permet de faire, de manière non invasive, le diagnostic des lithiases, tumeurs et rétrécissements des voies bilopancréatiques. Ses contre-indications sont celles de toute I.R.M.

→ VOIR Imagerie par résonance magnétique.

## Cholangiome

Tumeur du foie, constituée de canaux dont l'aspect rappelle les canaux biliaires.

Un cholangiome peut être bénin, mais il est le plus souvent malin. Les cholangiomes malins, ou cholangiocarcinomes, atteignent dans la moitié des cas un foie sain, contrairement aux hépatocarcinomes, qui compliquent le plus souvent une cirrhose. Dans les formes localisées, l'ablation chirurgicale est possible.

## Cholangite sclérosante

Affection chronique inflammatoire et fibrosante des voies biliaires intrahépatiques et extrahépatiques.

On distingue la cholangite sclérosante primitive, de cause inconnue, qui s'observe en l'absence de toute maladie biliaire antérieure, et la cholangite sclérosante secondaire, due à des lésions des voies biliaires (obstruction prolongée, acte chirurgical ou cancer).

Les principaux symptômes, d'évolution le plus souvent insidieuse, sont un ictère, un prurit et une hépatomégalie (augmentation de volume du foie). Une cholestase chronique (diminution ou arrêt de la sécrétion biliaire) apparaît ensuite, due à l'obstruction des voies biliaires, qui peut évoluer vers une cirrhose biliaire.

Il n'existe pas de traitement spécifique de la maladie. Si celle-ci a atteint un stade avancé, une transplantation hépatique peut être proposée.

## Cholécalciférol

Vitamine liposoluble indispensable à la calcification des os. SYN. *vitamine D3*

→ VOIR Vitamine D.

## Cholécystectomie

Ablation de la vésicule biliaire.

**INDICATIONS**

Une cholécystectomie est indiquée essentiellement en cas de lithiase vésiculaire (présence d'un ou de plusieurs calculs dans la vésicule biliaire) si elle entraîne des symptômes douloureux. En effet, en l'absence de traitement chirurgical, et même parfois d'emblée, les calculs peuvent avoir pour complications une cholécystite (inflammation de la vésicule), un pyocholécyste (infection suppurée), voire une colique hépatique (douleur aiguë provoquée par la migration d'un calcul dans le canal cholédoque, qui conduit la bile vers l'intestin), parfois suivie d'un ictère ou d'une pancréatite (inflammation du pancréas).

**TECHNIQUES**

Deux techniques chirurgicales peuvent être employées pour enlever la vésicule biliaire.

L'ablation par vidéo-endoscopie est aujourd'hui la plus courante. Après distension de la cavité abdominale par injection de gaz carbonique au moyen d'une fine aiguille, un tube optique, relié à une caméra et à un écran vidéo, est introduit au travers d'un trocart de 10 millimètres de diamètre. Les instruments nécessaires à l'intervention sont introduits au travers de trocarts de 3 à 5 millimètres. La vésicule biliaire est extraite, après ponction de son contenu, par un trocart. La durée d'hospitalisation est de 1 ou 2 jours.

Lorsque la cholécystectomie par vidéo-endoscopie est jugée impossible ou trop risquée, la cholécystectomie est faite par voie dite ouverte, qui nécessite une incision de la paroi abdominale, en général sous-costale droite. Le traumatisme opératoire étant plus important, le confort postopératoire est moins bon et la durée d'hospitalisation est de 4 à 8 jours.

Le principal accident pouvant survenir au cours d'une cholécystectomie, quelle que soit la technique employée, est une blessure de la voie biliaire principale. Lors de l'opération par vidéo-endoscopie, ce risque est équivalent ou supérieur à celui encouru lors d'une ablation par voie ouverte.

## Cholécystite

Inflammation de la vésicule biliaire.

Une cholécystite est due à une inflammation et/ou à une infection bactérienne de la vésicule biliaire. La plus fréquente, la cholécystite lithiasique, est liée à la présence de calculs dans la vésicule biliaire, mais il existe aussi des formes sans lithiase.

**SYMPTÔMES**

Une cholécystite se manifeste par des douleurs de colique hépatique siégeant dans la région sous-hépatique, qui bloquent l'inspiration profonde et sont exacerbées par la palpation. Les nausées et vomissements sont fréquents. Un syndrome infectieux (fièvre, augmentation du nombre de globules blancs) est toujours présent.

**DIAGNOSTIC ET ÉVOLUTION**

Le diagnostic est confirmé par l'échographie, qui montre un épaississement de la paroi vésiculaire et révèle souvent la présence de calculs. L'évolution spontanée peut se faire vers la régression ou vers des complications : gangrène vésiculaire, péritonite.

**TRAITEMENT**

La cholécystectomie (ablation de la vésicule) est indispensable, par méthode chirurgicale traditionnelle ou par cœlioscopie. L'opération est souvent réalisée après quelques jours d'antibiothérapie. La pose de glace sur le ventre peut calmer les douleurs.

## Cholécystokinine

Hormone, sécrétée par le duodénum et l'intestin grêle, favorisant les processus de digestion.

Le traitement fait appel au repos, à un bandage compressif associé à des applications de glace et à la prise d'anti-inflammatoires. Il peut être complété, en cas de lésions importantes, par de la kinésithérapie (massages de drainage, électrothérapie). L'entraînement peut reprendre progressivement quand la douleur a disparu au repos.

La prévention repose sur le respect des règles d'échauffement.

## Clar (miroir de)

Dispositif d'éclairage essentiellement utilisé en oto-rhino-laryngologie pour l'exploration des cavités peu accessibles.

Le miroir de Clar est muni en son centre d'une source d'éclairage. Sa forme concave permet de réfléchir vers le malade un faisceau de rayons lumineux parallèles. Il est percé de deux trous pour les yeux de l'observateur.

## Claude Bernard-Horner (syndrome de)

Syndrome affectant l'un des deux yeux et associant un myosis (diminution du diamètre de la pupille), un rétrécissement de la fente palpébrale par ptôsis (chute de la paupière supérieure) et une enophtalmie (enfoncement du globe dans son orbite).

Le syndrome de Claude Bernard-Horner est dû à une atteinte du système nerveux végétatif sympathique. La lésion peut être centrale : lésion survenue dans le bulbe rachidien au cours d'un accident ischémique cérébral (interruption de la circulation sanguine dans le cerveau), ou périphérique (en dehors de l'encéphale) : lésion survenue dans la région de l'artère carotide lors d'un traumatisme ou au sommet du poumon au cours d'un cancer.

Le traitement du syndrome de Claude Bernard-Horner est celui de sa cause.

## Claudication

Irrégularité de la marche. SYN. *boiterie.*

Les causes de claudication sont multiples : celle-ci peut être due au raccourcissement d'un membre inférieur, à une ankylose, à une raideur ou à une paralysie d'un pied, d'un genou ou d'une hanche, voire de la colonne vertébrale, à une affection générale neurologique ou musculaire. Elle peut également trouver son origine dans une lésion douloureuse conduisant le sujet à esquiver la phase d'appui d'un des membres inférieurs.

## Claudication intermittente

Syndrome caractérisé par une douleur ou une faiblesse musculaire survenant lors de la marche et obligeant à l'arrêt.

Les causes de claudication intermittente peuvent être vasculaires ou neurologiques.

### Claudication intermittente vasculaire

Elle est provoquée par une artériopathie des membres inférieurs, c'est-à-dire un rétrécissement des artères, en général par athérosclérose (dépôt d'une plaque d'athérome). Au début de la maladie, la douleur ne se manifeste pas au repos, car les muscles ont suffisamment d'oxygène. En revanche, après un certain temps d'effort, la demande en oxygène s'accroît et les artères ne peuvent plus la satisfaire, ce qui provoque des douleurs. Celles-ci, qui siègent dans le mollet, plus rarement dans la cuisse ou dans la fesse, ressemblent à celles que provoque une crampe. Elles se manifestent après un certain périmètre de marche, c'est-à-dire, pour un sujet donné, toujours après la même distance de marche. Le sujet est obligé de s'arrêter, la douleur disparaissant alors en quelques minutes. La reprise de la marche entraîne la réapparition des douleurs dans les mêmes conditions.

### Claudication intermittente neurologique

Elle est due à une compression de la moelle épinière ou des racines des nerfs à l'intérieur de la colonne vertébrale, qui empêche le système nerveux d'envoyer les influx nerveux aux muscles après un certain temps d'effort. Elle se manifeste par une faiblesse soudaine de la jambe ou une raideur. Celle-ci peut être associée à des lombalgies, voire à une sciatique. L'existence d'un périmètre de marche est, là encore, caractéristique. La chute est possible si le malade ne s'arrête pas. Les troubles peuvent devenir bilatéraux après un certain temps.

### Évolution et traitement des claudications intermittentes

L'évolution des claudications intermittentes non traitées se fait vers la persistance des symptômes (douleur, paralysie), qui peuvent même se manifester au repos. Leur traitement est celui de leur cause.

## Claustrophobie

Peur maladive des espaces clos.

La claustrophobie est souvent le résultat d'une expérience traumatisante associée au souvenir d'un lieu fermé.

L'angoisse saisit le sujet dès qu'il se trouve ou risque de se trouver enfermé : dans une voiture, un ascenseur, une salle de spectacle, etc. Tout en ayant conscience de l'absurdité de sa peur, il tente de lutter contre celle-ci par évitement (détour, prétexte pour fuir l'endroit redouté) ou en recherchant la présence rassurante d'un familier. Il peut s'agir d'un phénomène passager, qui disparaît spontanément. Parfois cependant, la claustrophobie nécessite une psychothérapie analytique ou comportementale.

## Clavicule

Os long, en forme de S très allongé, situé au niveau de l'épaule. (P.N.A. *clavicula*)

La clavicule s'articule d'un côté avec l'acromion et de l'autre avec le sternum. Elle est jointe solidement à l'omoplate par de gros ligaments (trapézoïde et conoïde) et permet l'insertion de nombreux muscles de l'épaule et du cou.

**PATHOLOGIE**

■ **Les fractures de la clavicule** sont les plus fréquentes des fractures. Elles résultent le plus souvent d'une chute sur l'épaule mais s'observent également chez le nouveau-né après un accouchement difficile. Elles siègent généralement au tiers moyen de l'os. Les complications immédiates (ouverture cutanée, blessure d'un vaisseau profond, atteinte nerveuse) sont exceptionnelles. Leur traitement est orthopédique, par simple immobilisation avec un bandage ou un anneau élastique en forme de 8 solidarisant les deux épaules et mettant l'une en face de l'autre les deux extrémités fracturées. Le traitement chirurgical est exceptionnel. Les séquelles d'une fracture de la clavicule peuvent être un cal vicieux (cal osseux ne respectant pas l'anatomie de l'os) et une pseudarthrose (absence complète et définitive de consolidation d'une fracture, réalisant une sorte de fausse articulation).

■ **Les luxations de la clavicule** surviennent surtout chez le sportif. Se produisant souvent au niveau de l'articulation acromio-claviculaire, elles peuvent être plus ou moins graves, de la simple entorse à la déchirure ligamentaire complète. Le traitement est soit fonctionnel (rééducation), soit chirurgical en cas de déplacement important ou lorsque le sujet est jeune et sportif.

CLAVICULE

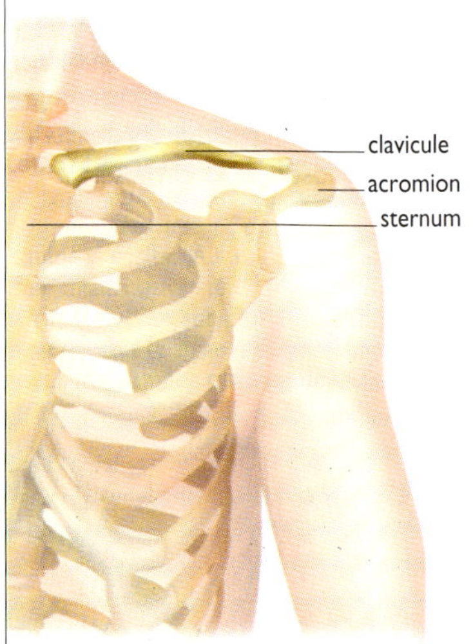


## Click

Bruit anormal, sec et intense, perçu à l'auscultation du cœur pendant la systole (phase de contraction cardiaque).

Le click, longtemps désigné sous le nom de triolet, est entendu entre les deux bruits normaux du cœur. Il peut avoir deux causes : l'une est la ballonisation mitrale, forme mineure du prolapsus mitral dans laquelle les valves mitrales, distendues, prennent une forme de parachute, ce qui provoque une mise en tension soudaine des cordages de la valvule mitrale au moment de la contraction du ventricule gauche. Les rétrécissements valvulaires aortiques congénitaux sont l'autre cause de click, l'existence d'une soudure entre les valves entraînant une ouverture brutale en début de systole. Le click disparaît avec le traitement de sa cause.

## Clignement

Fermeture réflexe et intermittente des paupières répartissant la sécrétion lacrymale sur la cornée afin d'humidifier celle-ci en permanence.

La diminution du clignement, provoquée par certaines paralysies faciales, peut entraîner un dessèchement se compliquant parfois d'une ulcération, voire d'une perforation de la cornée.

L'augmentation du clignement avec contracture douloureuse des paupières (blépharospasme) peut résulter d'une affection de l'œil ou encore être essentielle, c'est-à-dire sans cause reconnue.

## Climatologie

En médecine, étude de l'incidence des climats sur l'organisme.

La climatologie est à la base de la climatothérapie, utilisation thérapeutique des propriétés des différents climats. En effet, les variations thermiques, l'altitude, la latitude, le degré d'hygrométrie, les vents, les radiations solaires peuvent avoir des effets néfastes ou bénéfiques sur l'organisme. Ainsi, la plupart des maladies cardiovasculaires sont des contre-indications au séjour en haute altitude en raison de la diminution de la pression en oxygène qui y règne.

L'absence de poussières et d'allergènes (substances responsables des réactions immunitaires de type allergique) au-dessus de 1 500 mètres est, en revanche, bénéfique dans certaines formes d'asthme et pour d'autres maladies allergiques. Certains climats marins sont bienfaisants pour les rhumatismes. L'ensoleillement, de par l'action des ultraviolets sur la synthèse de la vitamine D, est favorable à la cure du rachitisme.

## Clinique

Qui concerne l'observation du patient.

L'information clinique est recueillie par l'interrogatoire et l'examen direct d'un patient, conduits par le médecin dans une intention diagnostique. Le diagnostic clinique qu'elle permet d'établir peut nécessiter, pour sa confirmation ou sa précision, la mise en œuvre ultérieure d'examens paracliniques ou complémentaires (analyses de laboratoire, électrocardiographie, radiologie, endoscopie, échographie, etc.).

## Clitoridectomie

Ablation du clitoris, thérapeutique ou rituelle.

→ VOIR Excision.

## Clitoris

Petit organe érectile de l'appareil génital externe de la femme situé à la partie antérieure de la vulve. (P.N.A. *clitoris*)

Le clitoris se compose du genou, formé par l'incurvation des corps caverneux ; du gland, qui le termine ; du fascia clitoridien, qui le gaine ; du capuchon (formé par les replis antérieurs des petites lèvres), qui le recouvre partiellement ; du frein, qui est situé en dessous (formé par les replis postérieurs des petites lèvres).

Richement innervé et irrigué, le clitoris devient turgescent et plus sensible lors d'une stimulation sexuelle.

## Cloison nasale

Structure séparant les deux fosses nasales. (P.N.A. *septum nasi*)

La cloison nasale est cartilagineuse en avant et osseuse en arrière. Une déviation de la cloison peut être congénitale ou consécutive à un traumatisme. Si elle est importante, la déviation donne au sujet une sensation d'obstruction et de gêne respiratoire. Dans ce cas, la chirurgie peut rétablir le passage de l'air par septoplastie (repositionnement ou ablation d'une partie de la cloison nasale).

## Cloisonnement

Division pathologique d'une cavité par une ou plusieurs membranes appelées cloisons.

Les cloisonnements de l'utérus et du vagin, par exemple, qui sont souvent associés, sont des malformations congénitales qui peuvent entraîner des fausses couches tardives. Le cloisonnement vaginal se décèle par un examen gynécologique, le cloisonnement utérin par une hystérographie ou une hystéroscopie. Le traitement consiste à supprimer cette cloison en intervenant par les voies naturelles grâce à un hystéroscope.

## Clonage

Technique consistant à isoler une cellule et sa descendance afin d'obtenir une lignée de cellules (appelée clone) dérivant d'un seul ancêtre, donc ayant un patrimoine génétique rigoureusement identique.

Le clonage est très utilisé en génétique et en biologie moléculaire. Il permet, par exemple, d'obtenir un grand nombre de bactéries possédant toutes le gène particulier que l'on veut étudier. Pour cela, il suffit d'insérer dans une bactérie le gène qui fait l'objet de l'étude et de permettre à cette seule bactérie modifiée de se multiplier.

Le clonage thérapeutique consiste à cultiver des cellules souches en les orientant vers des cellules de tissus donnés, tels que la peau, le tissu nerveux, le muscle, le foie, etc. Leur introduction dans l'organe lésé d'un malade pourrait induire une régénération du tissu déficient : myocarde en cas d'infarctus, cellules nerveuses en cas de maladies dégénératives (comme celles d'Alzheimer ou de Parkinson), pancréas en cas de diabète, etc.

Le clonage reproductif, consistant à transférer le noyau d'une cellule adulte quelconque (autre qu'un spermatozoïde) dans un ovule dont il remplace le noyau, soulève de nombreuses questions éthiques, s'il est appliqué à l'homme. Il a été déclaré « contraire à la dignité humaine » par l'UNESCO, en 1997, dans la *Déclaration universelle sur le génome humain et les droits de l'homme*, adoptée par l'Assemblée générale des Nations unies, en 1998.

## Clone

Ensemble de cellules dérivant d'une cellule unique et ayant, par conséquent, un patrimoine génétique rigoureusement identique à celui de la cellule initiale.

Le clonage d'une brebis à partir d'une cellule mammaire de brebis adulte a été réussi en 1996. D'autres animaux ont été clonés depuis (vaches, souris, chat, cheval en 2005).

## Clonie

→ VOIR Myoclonie.

## Clonorchiase

Maladie parasitaire due à l'infestation des canaux biliaires du foie par des douves (distomatose). SYN. *opisthorchiase*.

La clonorchiase est due à l'ingestion de douves (vers plats de quelques millimètres de long) des espèces *Clonorchis sinensis* et *Opisthorchis viverrini*. Ces douves s'implantent successivement, pour assurer leur développement, dans des mollusques d'eau douce puis dans des poissons. C'est en mangeant des

CLONORCHIASE : CYCLE DE LA DOUVE

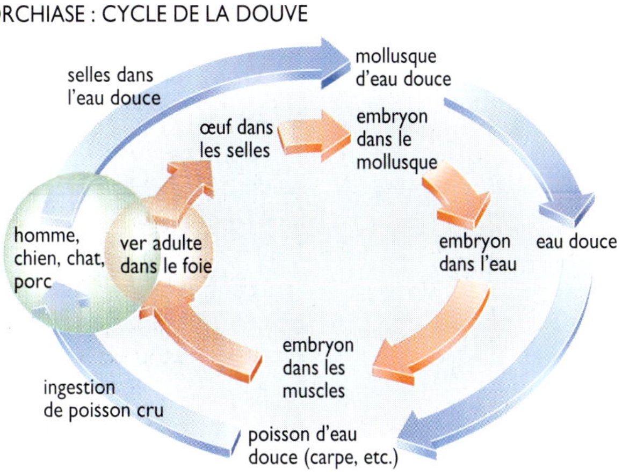

poissons infestés crus que le sujet peut être contaminé par les douves. La clonorchiase sévit en Extrême-Orient et en Europe centrale.

**SYMPTÔMES ET SIGNES**

La clonorchiase se manifeste par des crises de colique hépatique, des poussées d'ictère (jaunisse), une cirrhose semblable à la cirrhose alcoolique, plus rarement par un cancer des voies biliaires.

**DIAGNOSTIC ET TRAITEMENT**

L'examen microscopique des selles permet de déceler la présence des œufs de douves. Le traitement, très efficace, consiste en l'administration par voie orale de praziquantel. La prévention repose sur la cuisson du poisson avant consommation.

→ VOIR Distomatose.

## Clonus

Contraction incontrôlable et répétée d'un muscle déclenchée par son étirement. SYN. *trépidation épileptoïde.*

Le clonus apparaît le plus souvent au niveau du pied. Ce phénomène se voit à l'état normal chez certaines personnes, mais il est alors de courte durée (quelques secondes). Par contre, un clonus inépuisable (qui ne s'arrête pas) est un des signes du syndrome pyramidal, dû à une lésion des fibres nerveuses qui transmettent les impulsions provenant du cortex cérébral aux muscles moteurs. Les examens médicaux s'attachent alors à rechercher les autres signes de ce syndrome et sa cause.

## Clostridium

Bactérie anaérobie stricte à Gram positif.

Il s'agit de bacilles commensaux (hôtes d'un organisme ne causant aucun dommage) du tube digestif de l'homme et de l'animal. Ils sont capables de former des spores très résistantes aux conditions hostiles du milieu extérieur (température, dessiccation, etc.). Ces spores, dans certaines conditions favorables à leur germination, sécrètent des toxines pathogènes. Ainsi *Clostridium tetani* est-il l'agent du tétanos, *Clostridium botulinum* celui du botulisme, *Clostridium perfringens* celui de toxi-infections alimentaires et de septicémies graves, et *Clostridium difficile* celui des colites pseudo-membraneuses, compliquant certains traitements antibiotiques.

## Clou

Tige métallique qui, introduite dans le canal médullaire d'un os long (tibia, fémur) à la suite d'une fracture, permet d'assurer l'immobilisation rigoureuse des fragments osseux de façon temporaire ou définitive.

Le clou permet une fixation si solide qu'elle autorise parfois l'appui sur le membre opéré. Il existe de nombreux types de clous, pleins ou creux, de diamètre et de taille variables. Certains peuvent être bloqués de part et d'autre de l'os par une vis. Les clous de tibia et de fémur ont une forme adaptée à celle de l'os que l'on veut traiter. Il est parfois nécessaire d'ajuster le calibre du canal médullaire de l'os pour permettre une meilleure adaptation du clou.

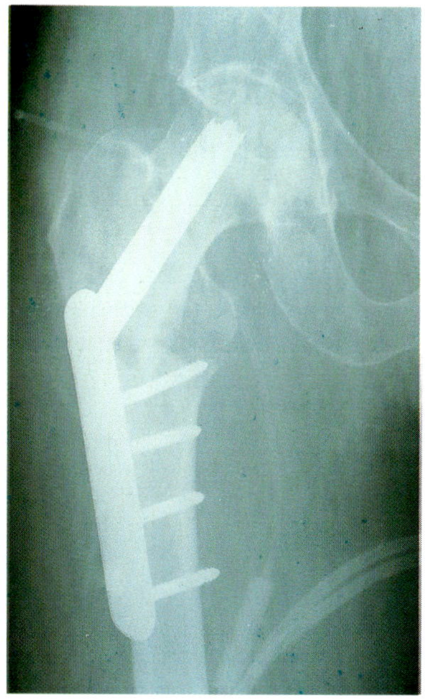

***Clou.** Cette fracture du col du fémur a été immobilisée par un clou-plaque : le clou prend appui sur la plaque, fixée par quatre vis.*

Les chirurgiens se servent également de dispositifs appelés clous-plaques, composés d'un élément métallique d'un seul bloc associant un clou et une plaque. Les clous-plaques s'utilisent lors d'interventions sur le fémur, notamment pour une fracture du col du fémur.

## Clou plaquettaire

Agglomération de plaquettes sur une brèche vasculaire, constituant l'ébauche du caillot.

→ VOIR Hémostase primaire.

## Coagulation

Transformation du sang liquide en gel semi-solide.

En entraînant la formation d'un caillot, la coagulation permet que le saignement consécutif à une blessure soit endigué. Ce processus est la conséquence d'un enchaînement de réactions chimiques impliquant les plaquettes, et divers substrats et enzymes plasmatiques. Il met en jeu 13 facteurs, qui interviennent dans cette chaîne de réactions. Ces interactions complexes ont pour résultat de transformer une protéine soluble, le fibrinogène, en une protéine insoluble, la fibrine, qui forme l'armature du caillot, après avoir été stabilisée par le facteur XIII.

**DÉROULEMENT**

Le processus de coagulation comprend trois phases principales qui se succèdent.

■ La thromboplastinoformation aboutit à la formation d'une enzyme, le facteur X activé.

■ La thrombinoformation aboutit à la formation d'une autre enzyme, la thrombine.

■ La fibrinoformation correspond à la transformation du fibrinogène en fibrine grâce à la thrombine.

**TROUBLES DE LA COAGULATION**

■ Une coagulation déficiente est généralement la conséquence d'une thrombopénie (diminution du taux sanguin de plaquettes), d'une carence en différents facteurs de coagulation ou d'une anomalie des vaisseaux sanguins. Ces affections ont des causes diverses. Elles peuvent être congénitales (hémophilie, maladie de Willebrand) ; acquises (maladie hépatique, coagulation intravasculaire disséminée ; infections virales et maladies auto-immunes) ; dues à l'absorption de certains médicaments (anticoagulants) ; provoquées par une carence en vitamines (carence en vitamine C du scorbut, carence en vitamine K suite à l'administration d'antibiotiques à large spectre).

Elles se traduisent par une propension aux hémorragies internes et externes.

■ Une coagulation trop rapide, ou hypercoagulation, peut être liée à une augmentation du taux de facteurs de coagulation, à la fin d'une grossesse par exemple, ou à un déficit en inhibiteurs de la coagulation, congénital ou dû à une maladie du foie. Cette surcoagulation peut entraîner des thromboses ou des embolies.

**EXAMENS DE LA COAGULATION**

Les différents troubles de la coagulation sont diagnostiqués par le dosage des différents facteurs de la coagulation, des examens évaluant globalement leur activité (« temps de céphaline » et « temps de prothrombine »), et par la numération des plaquettes.

Ces mêmes examens permettent aussi d'étudier les résultats d'un traitement anticoagulant administré pour réduire le risque de thrombose.

## Coagulation intravasculaire disséminée

Syndrome hémorragique généralisé, caractérisé par la formation de caillots dans les petits vaisseaux sanguins et la chute des facteurs de coagulation se traduisant par des thromboses dans la plupart des organes, et par des saignements diffus.

La coagulation intravasculaire disséminée se rencontre au cours d'infections graves (septicémie), en gynécologie (rétention de fœtus mort, décollement placentaire, toxémie gravidique), dans certains cas de cancers et lors de transfusions de sang sérologiquement incompatible.

Les signes de la coagulation intravasculaire disséminée sont de multiples hémorragies et la formation de caillots dans les reins, les glandes surrénales, le cerveau, la peau, etc. Le traitement est celui de la maladie en cause et consiste également à transfuser des plaquettes et du plasma frais et à perfuser de l'héparine.

## Coaptation

1. En chirurgie, réduction d'une luxation ou des fragments osseux d'une fracture.

2. En biologie, ajustement géométrique parfait de deux organes construits séparément au cours du développement.

## Coapteur
Instrument chirurgical utilisé pour réduire une fracture et pour maintenir les fragments d'os en bonne position jusqu'à la consolidation.

Le coapteur permet d'abord de réduire la fracture, c'est-à-dire de remettre en place les deux extrémités osseuses quand elles se sont déplacées. Ensuite, en maintenant l'os pendant l'opération, il facilite la pose d'un clou ou d'une plaque ; il peut aussi être laissé en place après l'opération, jusqu'à ce que la fracture soit consolidée.

Il existe différents types de coapteur. Certains sont internes : ainsi, le coapteur de Danis est une plaque armée de vis permettant de rapprocher les fragments osseux. Les coapteurs externes, également appelés fixateurs externes, sont composés de broches fixées perpendiculairement à l'os, de part et d'autre de la zone de fracture, et qui dépassent à l'extérieur, où elles sont réunies par une tige parallèle à l'os.

## Coarctation aortique
Rétrécissement congénital de l'aorte, essentiellement localisé dans le thorax, à l'origine de la partie descendante de l'aorte thoracique, après la naissance de l'artère sous-clavière.

La coarctation aortique gêne l'écoulement du sang dans l'aorte. Elle provoque une augmentation de la pression artérielle en amont et sa diminution en aval ; cela crée un affaiblissement ou, le plus souvent, une suppression des battements des artères fémorales au creux de l'aine.

**DIAGNOSTIC ET ÉVOLUTION**

Le diagnostic de coarctation aortique, suggéré par une hypertension artérielle des membres supérieurs, repose sur l'échographie. Ensuite, une artériographie préopératoire précise l'importance de la circulation collatérale (en amont et en aval). En l'absence d'intervention réparatrice, la coarctation aortique peut se compliquer d'une infection risquant de dégénérer en septicémie (maladie d'Osler), d'une défaillance cardiaque, surtout chez le nourrisson, et de divers accidents neurologiques ou cardiologiques (accidents vasculaires cérébraux, angor, infarctus du myocarde). Ces complications étaient autrefois responsables de décès prématurés vers l'âge de 35 ans.

**TRAITEMENT**

La chirurgie, grâce à une technique mise au point en 1947, a transformé le pronostic. L'intervention consiste en une ablation de la zone rétrécie et en une suture des 2 segments aortiques sus- et sous-jacents. Le résultat est excellent, surtout lorsque l'intervention a été effectuée dès l'âge de 3 ou 4 ans, évitant ainsi les risques de persistance d'hypertension artérielle.

## Cobalt
Métal blanc, voisin du fer et du nickel, présent dans l'organisme comme oligoélément.

Le cobalt (Co) est un oligoélément, c'est-à-dire qu'il est indispensable à l'organisme bien qu'il n'y soit présent qu'à l'état de traces. Il entre dans la composition de la vitamine B12, qui intervient dans la formation des globules rouges et dont la carence provoque une anémie.

**UTILISATION THÉRAPEUTIQUE**

Un isotope radioactif du cobalt, le cobalt 60, est employé en radiothérapie dans le traitement des cancers (cobaltothérapie).

## Cobaltothérapie, ou Cobalthérapie
Utilisation thérapeutique des rayons gamma de haute énergie (1,25 MeV) provenant d'une source de cobalt 60 radioactif, dans l'intention de détruire des cellules cancéreuses.

La cobaltothérapie a supplanté, à partir des années 1940, les rayons X, car elle permet d'épargner davantage la peau et d'obtenir un meilleur rendement en profondeur et une plus grande homogénéité du rayonnement. Elle tend aujourd'hui à être remplacée par les accélérateurs linéaires dont les indications sont plus larges, l'utilisation plus commode, la protection plus facile.

**INDICATIONS**

La cobaltothérapie est le traitement de base d'un grand nombre de tumeurs relativement superficielles ou semi-profondes (sein, tumeurs oto-rhino-laryngologiques, ganglions). Elle est utilisée soit à titre exclusif pour des tumeurs radiosensibles ou inopérables, soit, plus fréquemment, en complément de la chirurgie. Elle peut aussi être associée à la chimiothérapie dans des protocoles souvent complexes, décidés en consultation de plusieurs spécialistes.

**TECHNIQUE**

Seule est pratiquée la télécobaltothérapie, la source de cobalt 60 étant extérieure à l'organisme. Celle-ci mesure 2 centimètres de diamètre et émet des rayons gamma, comme le soleil, dans toutes les directions. Pour s'en protéger, on la place dans une sphère de tungstène, d'où le nom imagé mais impropre de « bombe » au cobalt. Dans cette sphère est aménagé un canal, ou collimateur, par lequel sort un faisceau de rayons gamma qui sert à l'irradiation. La radioactivité de la source diminuant avec le temps, la durée d'exposition du patient doit être augmentée tous les mois pour obtenir le même dosage.

**PRÉPARATION ET DÉROULEMENT**

Un repérage radiologique préalable a lieu au simulateur afin de vérifier la zone intéressée par le rayonnement. On marque ensuite à l'encre rouge sur la peau du patient les portes d'entrée du faisceau. Le traitement est généralement délivré par petites doses quotidiennes durant 4 à 8 semaines afin de permettre aux cellules saines de se réparer entre les séances.

**EFFETS SECONDAIRES**

La dose atténuée de rayonnement reçue par la peau permet d'épargner celle-ci dans une certaine mesure ; les lésions cutanées (érythème, desquamation) sont moins importantes que lors des radiothérapies à plus basse énergie. Les autres effets secondaires dépendent des régions traitées : irritation des muqueuses pour la gorge, troubles digestifs pour l'abdomen. Ils sont en général réversibles. Une convalescence d'un mois est nécessaire après le traitement, pour une meilleure récupération..

## Cobaye
Petit rongeur utilisé comme animal de laboratoire, notamment pour l'étude des maladies infectieuses. SYN. *cochon d'Inde.*

## Cocaïne
Alcaloïde naturel ou synthétique, utilisé en médecine comme anesthésique local et considéré comme un stupéfiant.

Autrefois extraite des feuilles du coca, la cocaïne est aujourd'hui obtenue par synthèse partielle à partir de l'ecgonine.

**INDICATIONS**

À l'état naturel, la cocaïne n'est plus guère employée que sous forme de solution huileuse (collyre à 2 %) et de pommade à l'atropine et à la cocaïne. Le chlorhydrate de cocaïne, substance synthétique, est un puissant anesthésique local et un puissant vasoconstricteur. Il est inscrit sur la liste des substances stupéfiantes.

**EFFETS INDÉSIRABLES**

En cas de surdosage, il peut se produire une angoisse, une pâleur, des hallucinations et des convulsions, des nausées et des vomissements, une mydriase (dilatation anormale et persistante de la pupille), une fièvre, une dépression respiratoire et une insuffisance circulatoire. La mort peut survenir à partir de l'injection de 0,020 gramme, mais, plus généralement, les doses mortelles dépassent 1 gramme.

**INTOXICATION**

Un usage prolongé de cocaïne (par inhalation ou injection) débouche sur une toxicomanie : celle-ci provoque une excitation des centres cérébraux psychiques et sensoriels et une diminution de la sensation de fatigue. Par ailleurs, des inhalations régulières peuvent entraîner des lésions de la cloison nasale, et de fortes doses engendrent parfois un comportement psychotique. L'overdose peut entraîner des convulsions, un coma ou un collapsus aboutissant parfois à la mort par arrêt cardiaque. Le « crack » est une forme purifiée de cocaïne dont les effets sont plus rapides, plus intenses et moins prolongés. Ses conséquences sur l'activité cardiaque peuvent être mortelles.
→ VOIR Dossier Toxicomanie.

## Coccidioïdomycose
Maladie infectieuse provoquée par le champignon *Coccidioides immitis*. SYN. *coccidioïdose.*

La coccidioïdomycose sévit dans les régions désertiques de Californie, d'Amérique centrale et d'Amérique du Sud, atteignant plus particulièrement les populations rurales. Cette maladie se contracte par inhalation de poussières contenant des spores, pendant les mois secs et chauds.

**SYMPTÔMES ET SIGNES**

La coccidioïdomycose provoque des symptômes pulmonaires, fébriles, semblables à ceux de la tuberculose, qui peuvent s'associer à des manifestations générales :

**La cœlioscopie est une technique d'exploration qui nécessite une anesthésie générale. Le cœlioscope, introduit par une incision paraombilicale, permet à la fois l'inspection et des prélèvements, les instruments nécessaires étant introduits par une autre petite incision, ou par plusieurs incisions si cela se révèle nécessaire. Pour permettre une meilleure observation, la cavité à examiner est préalablement dilatée par une insufflation de gaz carbonique. À la fin de l'examen, le gaz carbonique s'élimine spontanément en 24 heures environ.**

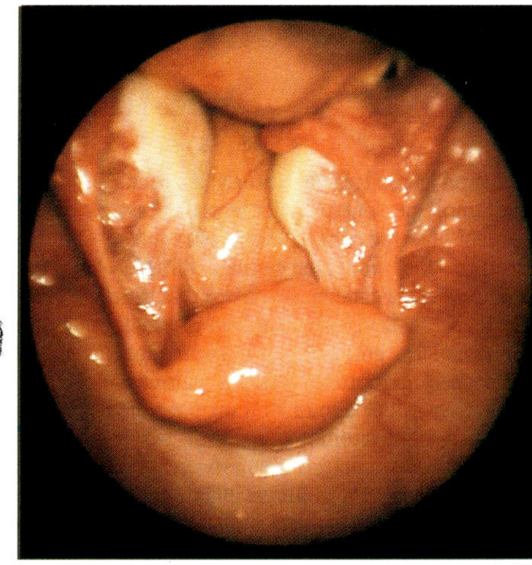

*L'endoscope éclaire la cavité du petit bassin, qui comprend l'utérus (rose, en bas), les trompes de Fallope (cordons roses de chaque côté) et les ovales blancs des ovaires sur le côté.*

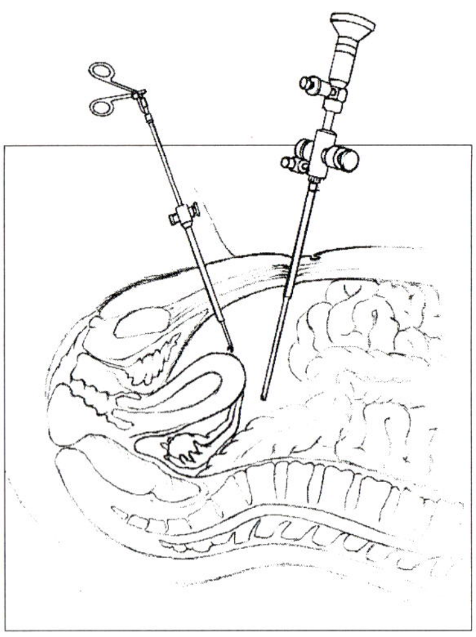

*Le cœlioscope est introduit par une petite incision près de l'ombilic et permet de visualiser les organes concernés et de prélever du liquide, du pus ou des tissus.*

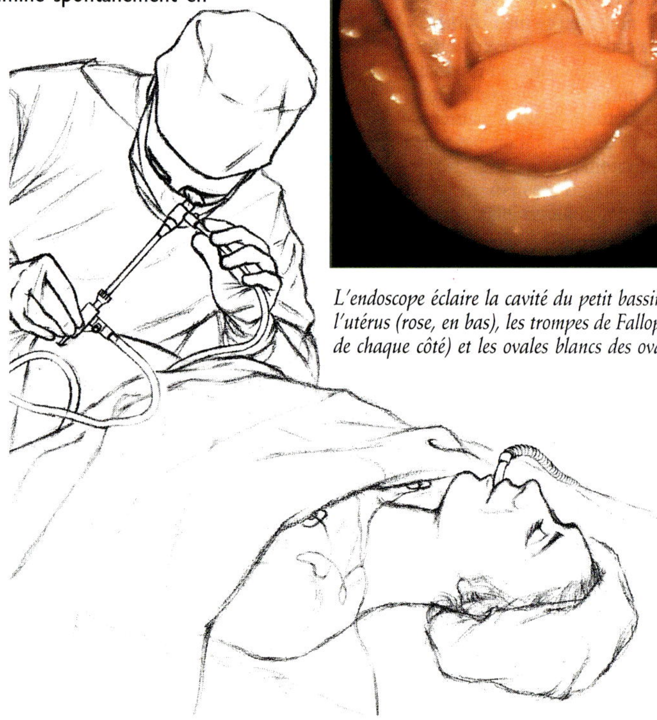

nouveaux acides gras, du cholestérol (lui-même précurseur d'hormones stéroïdes telles que la cortisone) ou des corps cétoniques (acétone).

## Cœur

Organe musculeux creux situé dans la partie médiane et gauche du thorax, entre les deux poumons, et assurant la circulation sanguine dans le corps grâce à ses contractions régulières. (P.N.A. *cor*)

**STRUCTURE**

Le cœur se compose de 4 cavités contenues dans une enveloppe, le péricarde : 2 oreillettes et 2 ventricules, chaque oreillette étant séparée du ventricule sous-jacent par une valvule : à droite, la valvule tricuspide, constituée de 3 valves ; à gauche, la valvule mitrale, constituée de 2 valves. Les valves s'insèrent sur la paroi du ventricule correspondant par des cordages rattachés à des protubérances musculaires appelées piliers.

■ **Le cœur droit**, qui associe l'oreillette et le ventricule droits, est chargé de propulser le sang désoxygéné, par l'artère pulmonaire et ses branches, jusqu'aux poumons (petite circulation).

■ **Le cœur gauche**, qui associe l'oreillette et le ventricule gauches, recueille le sang oxygéné venant des poumons et le propulse, par l'aorte et ses branches, dans tout l'organisme (grande circulation).

■ **Les oreillettes** reçoivent le sang désoxygéné par l'intermédiaire des veines caves inférieure et supérieure, pour l'oreillette droite, et le sang oxygéné par les 4 veines pulmonaires pour l'oreillette gauche. Les oreillettes sont séparées par une cloison, le septum interauriculaire.

■ **Les ventricules** envoient le sang dans les artères. Le droit, triangulaire et peu épais, communique avec l'artère pulmonaire, dont il est séparé par la valvule pulmonaire, formée de 3 valves sigmoïdes. Le gauche, de forme ovoïde et plus épais que le droit, communique avec l'aorte, dont il est séparé par la valvule aortique, composée de 3 valves sigmoïdes. Les ventricules sont séparés par une cloison musculaire, le septum interventriculaire.

■ **La paroi cardiaque** comprend 3 épaisseurs : l'endocarde, qui tapisse l'intérieur des cavités ; le myocarde, qui constitue en lui-même le muscle cardiaque ; le péricarde, sorte de sac situé autour du cœur.

**PHYSIOLOGIE**

L'apport sanguin au muscle cardiaque est assuré par les artères coronaires, qui prennent naissance à la partie initiale de l'aorte thoracique. Le retour du sang veineux coronaire est assuré par des veines qui se regroupent pour former le sinus coronaire, s'abouchant dans l'oreillette droite. Le sang veineux arrive dans l'oreillette droite par les veines caves, puis pénètre dans le ventricule droit. Il est alors éjecté avec une fréquence de l'ordre de 70 pulsations par minute vers l'artère pulmonaire. Après enrichissement en oxygène dans les poumons, le sang retourne au cœur par les veines pulmonaires. Il passe alors de l'oreillette gauche dans le ventricule gauche, puis est éjecté dans la circulation artérielle par l'intermédiaire de l'aorte et de ses branches.

Le cœur est un organe contractile : ses mouvements sont engendrés et se propagent grâce au tissu dit nodal, que l'on pourrait comparer à un circuit électrique. Celui-ci comprend le nœud sinusal, situé dans l'oreillette droite, qui commande la fréquence cardiaque, et le nœud auriculo-ventriculaire, placé à la jonction des oreillettes et des ventricules et prolongé vers les deux ventricules par le faisceau de His et ses ramifications, qui permettent le passage de l'influx vers les ventricules. Le fonctionnement du tissu nodal est influencé par le système nerveux végétatif et par les catécholamines.

**EXAMENS**

Les plus simples sont l'examen clinique du cœur à l'aide d'un stéthoscope, l'étude de la pression artérielle avec un tensiomètre et la recherche des différents pouls. Les examens complémentaires sont l'électrocardiographie, les examens radiographiques, l'échocardiographie et le Doppler cardiaque, le Holter tensionnel et la scintigraphie myocardique.

→ VOIR Arythmie cardiaque, Cardiopathie, Circulatoire (appareil).

Une cloison étanche divise le cœur en deux moitiés, « cœur droit » et « cœur gauche », comprenant chacune une oreillette en arrière et un ventricule en avant. Le cœur fonctionne par cycles, où se succèdent une systole (contraction) et une diastole (relaxation).
Les oreillettes sont un peu en avance sur les ventricules : ainsi, quand elles se contractent, elles complètent le remplissage des ventricules. En revanche, les cycles des moitiés droite et gauche sont synchrones. Ce sont les artères coronaires qui nourrissent le cœur et qui lui amènent l'oxygène ; leur obstruction provoque un infarctus.

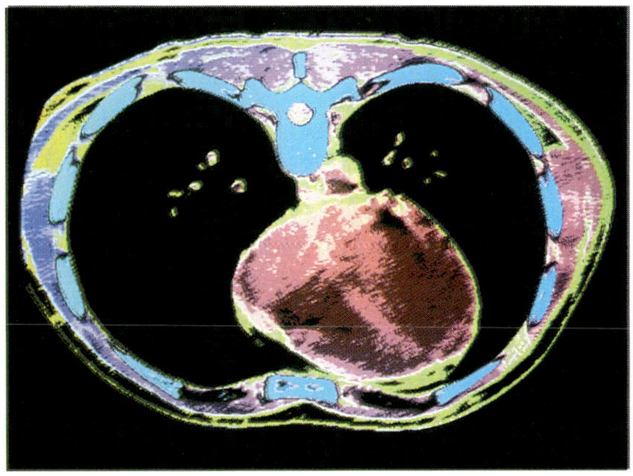

*Coupe horizontale du thorax (scanner) : entre les poumons (en noir), le cœur (en rose) est placé obliquement derrière le sternum (en haut, en bleu) et déborde à gauche (région ventriculaire) vers les côtes.*

**Le cycle cardiaque**

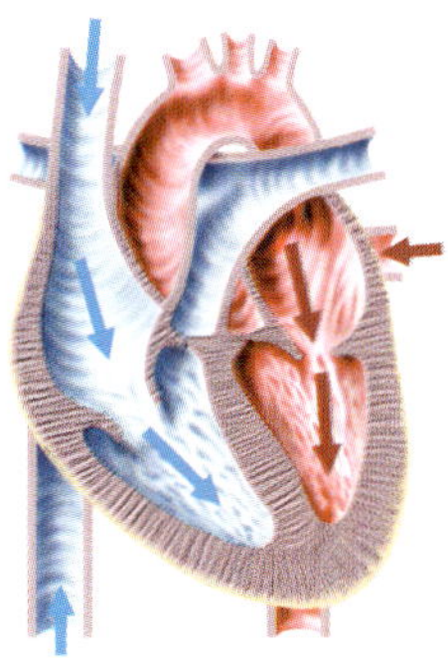

*Le sang remplit les cavités du cœur (diastole).*

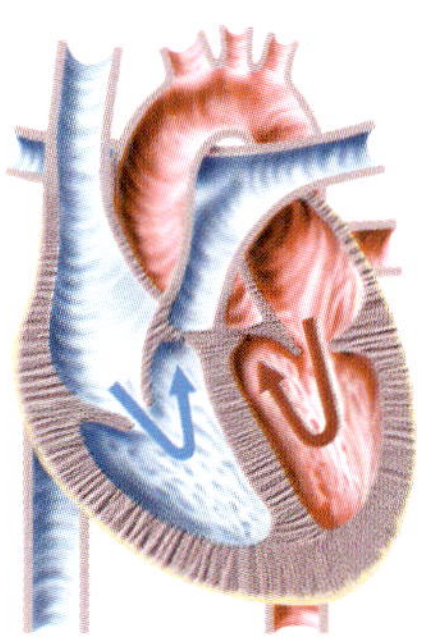

*La systole (contraction) est d'abord auriculaire.*

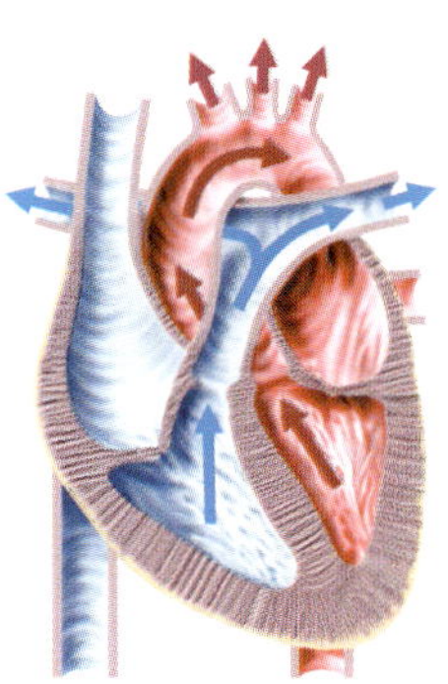

*La contraction des ventricules expulse le sang.*

**Coupe du cœur et des valvules**

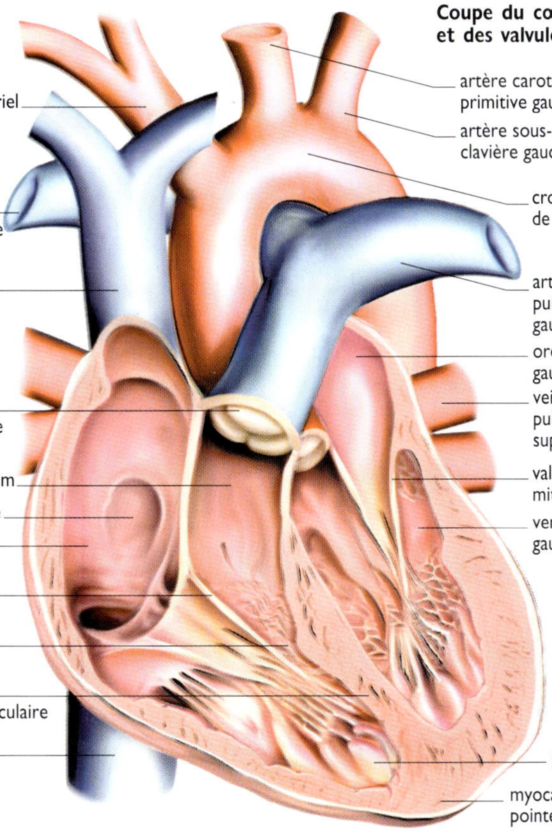


**Vue antérieure**

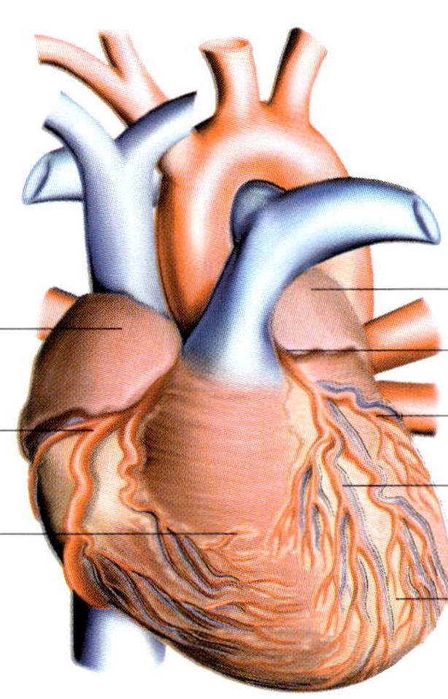


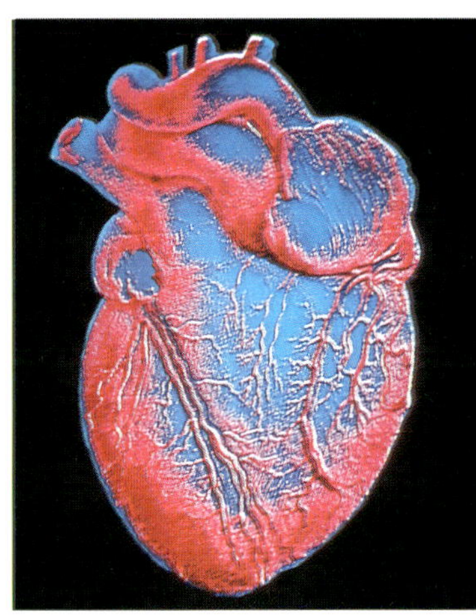

*Le muscle cardiaque (en bleu) est irrigué par le réseau des vaisseaux coronaires (en rose).*

**Le cœur et son fonctionnement**

**Cœur droit**
Il reçoit le sang pauvre en oxygène par les deux veines caves. Le sang passe de l'oreillette dans le ventricule, qui l'envoie vers les poumons par l'artère pulmonaire.

**Cœur gauche**
Il reçoit le sang réoxygéné par les veines pulmonaires. Le sang passe de l'oreillette dans le ventricule, qui l'éjecte dans l'aorte. Celle-ci le distribue à tout l'organisme et au cœur par les artères coronaires.

**Valvules**
Elles ne permettent le passage du sang que dans un sens, des oreillettes aux ventricules (valvules mitrale à gauche, tricuspide à droite) et des ventricules aux artères qui partent du cœur (valvules aortique à gauche, pulmonaire à droite).

## Cœur artificiel

Dispositif implanté dans le thorax à la place des ventricules.

Par extension, ce terme peut désigner les procédés d'assistance ventriculaire gauche.

Le plus souvent, le cœur artificiel s'utilise en attente d'une greffe cardiaque. Il est constitué de poches en plastique mues par énergie pneumatique, le débit cardiaque pouvant être adapté aux besoins de l'organisme. Le patient est relié à l'appareil qui sert de source d'énergie, ce qui ne lui permet que des déplacements limités. Actuellement, des cœurs artificiels entièrement implantables commencent à être utilisés. L'énergie est renouvelée régulièrement grâce à un système de transduction percutanée. Ces systèmes, en cours d'évaluation, ont l'avantage d'offrir aux patients une plus grande autonomie, notamment pour les déplacements.

→ VOIR Greffe de cœur.

## Cœur pulmonaire

Tout trouble de la partie droite du cœur, essentiellement le ventricule, dû à une affection pulmonaire.

**DIFFÉRENTS TYPES DE CŒUR PULMONAIRE**

■ **Le cœur pulmonaire aigu** s'observe surtout à la phase initiale d'une embolie pulmonaire grave.

■ **Le cœur pulmonaire chronique** peut compliquer les insuffisances respiratoires chroniques : bronchopneumopathies obstructives liées à une consommation excessive de tabac, emphysème diffus, fibroses pulmonaires, tuberculose étendue et autres pathologies modifiant la ventilation, comme les séquelles thoraciques de la poliomyélite, les cyphoscolioses importantes, l'hypoventilation alvéolaire.

**SYMPTÔMES ET SIGNES**

Il s'agit de signes cliniques d'insuffisance cardiaque droite : augmentation de volume du foie, hypertension veineuse, œdèmes des membres inférieurs. S'y ajoutent une distension des cavités cardiaques droites (mesurable par une échocardiographie Doppler) et une hypertension artérielle pulmonaire.

**DIAGNOSTIC ET ÉVOLUTION**

Le diagnostic repose sur la mise en évidence des signes précités chez un sujet atteint d'une pathologie pulmonaire.

Après traitement, les troubles liés au cœur pulmonaire aigu peuvent disparaître sans séquelles. En revanche, dans le cœur pulmonaire chronique, l'évolution se fait vers une aggravation progressive par poussées parallèles à la maladie pulmonaire.

**TRAITEMENT**

Le traitement est celui de la cause et repose sur l'utilisation d'anticoagulants, voire de fibrinolytiques, dans l'embolie pulmonaire et d'antibiotiques lors des infections bronchiques. Un traitement diurétique est parfois indiqué ; il faut également traiter un éventuel trouble du rythme cardiaque. L'oxygénothérapie prescrite dans l'embolie pulmonaire doit être particulièrement surveillée chez les personnes souffrant d'insuffisance respiratoire, car l'hypoxie (diminution de l'oxygène dans les tissus) est devenue, chez ces malades, le principal stimulant du centre de commande respiratoire.

**PRÉVENTION**

Elle est essentielle. Il peut s'agir d'un traitement anticoagulant pour prévenir l'apparition d'une phlébite, point de départ de l'embolie pulmonaire, dans certaines situations telles que la contention plâtrée des membres inférieurs, l'alitement ou une intervention chirurgicale. Chez les personnes atteintes d'insuffisance respiratoire, la suppression du tabac et des sédatifs, le traitement antibiotique en cas d'infection, la vaccination (antigrippale en particulier), le traitement d'un bronchospasme, la kinésithérapie respiratoire, enfin la prescription d'une cure climatique sont indiqués.

## Cognitif

Qui se rapporte à la faculté de connaître.

Le développement des fonctions cognitives chez l'enfant a surtout été étudié par le psychologue suisse Jean Piaget (1896-1980). Ses travaux montrent que le sujet se développe dans un rapport continuel d'adaptation réciproque au milieu : il « assimile » les éléments extérieurs compatibles avec sa nature pour s'ajuster aux situations nouvelles. Piaget distingue quatre grands stades de développement successifs, auxquels correspondent des structures cognitives propres : intelligence sensorimotrice (de la naissance à 2 ans) ; stade préopératoire (de 2 à 7 ans) ; stade des opérations concrètes (de 7 à 11 ans) ; stade des opérations abstraites (à partir de 11-12 ans).

Les perturbations des fonctions cognitives sont notamment étudiées dans le cadre de certaines pathologies mentales telles que les troubles schizophréniques, obsessionnels ou phobiques, et dans les processus de détérioration mentale accompagnant une maladie dégénérative ou un processus démentiel, ou consécutifs à un traumatisme crânien.

### Psychologie cognitive

Étude des activités psychologiques (attention, perception, pensée, mémoire, langage, anticipation de l'action, etc.) impliquées dans l'acquisition, la mémorisation et la restitution des connaissances et des compétences.

La psychologie cognitive s'intéresse aux représentations mentales que la personne entretient d'elle-même et de son environnement (objets, personnes, situations), et qui déterminent inconsciemment ses perceptions, ses pensées et ses comportements. Cette branche de la psychologie a donc pour objet les fonctions d'acquisition et de traitement des connaissances, et non les manifestations affectives qui y sont attachées.

L'approche cognitive permet parfois de mettre en évidence des distorsions dans les représentations qu'une personne a du monde, donnant lieu à des réactions inappropriées, se manifestant dans la vie courante, mais également susceptibles de revêtir un caractère pathologique (dans les troubles schizophréniques par exemple). La thérapie cognitive consiste à identifier, dans le but de les corriger, ces représentations erronées. Elle est souvent associée à la thérapie comportementale (thérapie cognitivo-comportementale), la partie cognitive faisant référence aux processus de la pensée, et la partie comportementale aux théories de l'apprentissage.

## Cohorte

Ensemble d'individus suivis chronologiquement, à partir d'un temps initial donné, dans le cadre d'une étude épidémiologique.

## Coiffe des rotateurs (syndrome de la)

Syndrome caractérisé par une douleur de l'épaule ressentie lors d'un mouvement d'abduction du bras, c'est-à-dire lorsque celui-ci s'écarte du corps, au passage vers 90°. SYN. *syndrome du sus-épineux.*

La coiffe des rotateurs est un ensemble de muscles et de tendons qui forment une structure anatomique renforçant l'articulation de l'épaule. Les lésions de la coiffe des rotateurs peuvent avoir des origines multiples (tendinite, calcification intratendineuse, rupture de tendon, conflit mécanique avec l'acromion). Parfois, une rupture totale de la coiffe entraîne même une impotence partielle de l'épaule : les mouvements volontaires (élévation du bras) sont alors irréalisables, tandis que les mouvements passifs restent possibles. Le sujet conserve néanmoins une sensibilité normale de l'épaule : il n'y a pas de paralysie.

Le traitement du syndrome peut être médical (anti-inflammatoires, analgésiques) ou, en cas de rupture des tendons, chirurgical. L'arthroscopie permet l'ablation des calcifications et, si nécessaire, une acromioplastie.

## Col utérin

→ VOIR Utérus.

## Col utérin (cancer du)

→ VOIR Utérus (cancer de l').

## Colchicine

Substance d'origine végétale possédant des propriétés anti-inflammatoires, qui s'utilise essentiellement dans le traitement de la crise de goutte et de la crise de pseudo-goutte, également dans le traitement de la fièvre méditerranéenne familiale, pour prévenir la survenue de l'amylose ou de la maladie de Behçet.

Contre-indiquée pendant la grossesse, la colchicine est prise par voie orale et induit très rarement des allergies et des atteintes des cellules sanguines (baisse des globules blancs). Il faut se conformer à la prescription, car le surdosage provoque une diarrhée suivie de spasmes douloureux, de paralysies, de convulsions et nécessite une réanimation en urgence.

## Colectasie

Dilatation aiguë, partielle ou totale, du côlon, due à la présence de gaz.

Une colectasie s'observe au cours d'affections neuromusculaires, de troubles métaboliques (diminution du taux de potassium dans le sang) ou d'inflammation du côlon (rectocolite hémorragique, maladie de Crohn, colite pseudomembraneuse après administration de certains antibiotiques). Elle se traduit par un ballonnement abdominal, qui peut être douloureux ou non, et par un ralentissement du transit intestinal. Une colectasie peut entraîner une perforation du côlon et, en particulier, du cæcum.

Le traitement est chirurgical en cas d'obstacle ou de colite inflammatoire, médicamenteux et associé à une exsufflation par endoscopie (création d'une dépression évitant la distension de la paroi du côlon) dans les autres cas.

## Colectomie

Ablation chirurgicale du côlon ou de l'un de ses segments.

**INDICATIONS**

Une colectomie est pratiquée pour des atteintes tumorales bénignes (polypes) ou malignes ou pour des atteintes infectieuses (diverticulite).

**TECHNIQUE**

La colectomie peut être totale (on retire tout le côlon) ou partielle (on n'en retire qu'une partie) côlon droit (vertical, faisant suite à l'intestin grêle), transverse (horizontal, entre le côlon droit et le gauche), gauche (vertical, se poursuivant par le rectum). Après que la colectomie proprement dite a été effectuée, le chirurgien dispose de deux techniques pour terminer l'opération, l'anastomose ou la colostomie.

■ Dans l'anastomose, il rétablit immédiatement la continuité digestive en abouchant les deux fragments de l'intestin restant.

■ Dans la colostomie, il fixe l'orifice du tube digestif à la paroi antérieure de l'abdomen, constituant un anus artificiel. La colostomie est utilisée chaque fois que l'anastomose immédiate est impossible soit parce que le segment d'aval du côlon est oblitéré (par exemple, du fait d'un envahissement cancéreux), soit parce que la paroi de l'intestin n'est pas suffisamment saine pour permettre une suture sans risque. Elle peut être définitive ou suivie ultérieurement d'une anastomose.

## Colibacille

→ VOIR Escherichia coli.

## Colibacillose

Affection urinaire ou digestive due au colibacille *(Escherichia coli),* quelles que soient ses manifestations.

Le colibacille est une entérobactérie (bactérie présente dans la flore naturelle du tube digestif). Dans l'usage, on parle de colibacillose en précisant le site de l'infection (colibacillose urinaire par exemple).

→ VOIR Infection urinaire.

## Colique

1. Qui se rapporte au côlon.

2. Douleur spasmodique liée à la distension du tube digestif, des canaux glandulaires ou des voies urinaires.

Les coliques biliaires ou hépatiques sont liées au blocage des canaux par des calculs ; les coliques intestinales sont dues soit à l'irritation provoquée par une gastroentérite ou une colite, soit à une occlusion intestinale. Il existe également des coliques pancréatiques, causées par l'obstruction du canal de Wirsung, et salivaires, dues à une lithiase.

La colique se traduit par la répétition de paroxysmes douloureux très violents, entrecoupés d'accalmies. Elle peut s'accompagner de nausées et de gêne respiratoire (coliques biliaires ou hépatiques), d'agitation et de vomissements (coliques néphrétiques).

Les coliques sont traitées par administration d'analgésiques et d'antispasmodiques. Elles imposent la recherche d'une cause obstructive (calcul, caillot) qui peut être traitée par une extraction.

## Colique (cadre)

→ VOIR Côlon.

## Colique néphrétique

Douleur aiguë et violente de la région lombaire due à une obstruction aiguë de l'uretère entraînant une dilatation brusque des voies urinaires en amont de l'obstacle.

**CAUSES**

Le plus souvent, une colique néphrétique est la conséquence d'un calcul qui obstrue, complètement ou non, soit la jonction entre le bassinet et l'uretère, soit l'uretère lui-même à n'importe quel niveau jusqu'à son entrée dans la vessie. Les autres causes, notamment le blocage d'un caillot sanguin dans l'uretère en cas de saignement abondant dans l'urine, sont beaucoup plus rares.

**SYMPTÔMES ET SIGNES**

La colique néphrétique se traduit par une violente douleur, qui débute le plus souvent progressivement, s'intensifie rapidement et évolue par paroxysmes très violents, vite insupportables, et sans qu'aucune position la soulage. La douleur emprunte un trajet particulier, caractéristique de ce type d'affection : elle contourne le flanc et se propage vers le bas, descendant vers les organes génitaux externes. Très souvent, la douleur est associée à des troubles digestifs, à des nausées et à des vomissements. Quand l'obstacle est situé bas dans l'uretère, le patient se plaint souvent de troubles mictionnels se traduisant par de fréquents besoins d'uriner sans émission d'urine.

**DIAGNOSTIC**

Dans la majorité des cas, les caractères de la colique néphrétique sont suffisamment typiques pour que le diagnostic soit immédiatement établi par le médecin, voire par le malade lui-même s'il a déjà souffert de cette affection. Le diagnostic peut être confirmé par une échographie rénale ou par une urographie intraveineuse, qui mettent en évidence la dilatation des voies urinaires en amont de l'obstacle.

**TRAITEMENT**

Il comporte le traitement de la douleur et, dans certains cas, l'extraction du calcul.

■ Le traitement de la douleur est une urgence, car il s'agit d'une affection difficilement supportable et qui peut durer des heures. Il consiste à supprimer toute boisson ou à arrêter une éventuelle perfusion, l'augmentation de la quantité d'urine aggravant ou perpétuant la douleur en accroissant la dilatation en amont de l'obstacle. On associe à cette mesure la prescription d'analgésiques et d'antispasmodiques ou d'anti-inflammatoires.

■ L'extraction du calcul n'est pas toujours nécessaire. En effet, celui-ci est souvent expulsé spontanément et recueilli dans les urines. L'extraction est nécessaire en cas de douleur persistante - on parle alors de colique néphrétique hyperalgique - malgré l'administration d'analgésiques, ou si la colique néphrétique est associée à une infection urinaire fébrile, en raison des risques de septicémie encourus en l'absence de traitement ; dans ce cas, l'extraction est associée à l'administration d'antibiotiques.

→ VOIR Lithiase, Lithotripsie.

## Coliques du nourrisson

Douleurs abdominales spasmodiques du nourrisson, responsables de pleurs et d'une agitation accompagnés d'éructations et d'émissions de gaz.

Les coliques du nourrisson ne traduisent aucune maladie particulière ; les enfants qui en sont atteints ont le plus souvent un appétit normal, une courbe de poids tout à fait satisfaisante. Les selles sont parfois dures. Il est néanmoins important de s'assurer que ces troubles ne sont pas liés à une absorption excessive d'air par le biberon (« enfant goulu »), à une suralimentation ou à une sous-alimentation.

Le plus souvent, malgré des pleurs fréquents, le nourrisson peut être apaisé par des moyens simples (massage abdominal, promenade, prise dans les bras, balancements, musique). En cas de pleurs prolongés et difficilement consolables, et d'émission importante de gaz, une intolérance au lactose peut être soupçonnée ; le médecin jugera alors de l'utilité éventuelle de la prescription d'un lait dépourvu de ce sucre. Dans tous les cas, l'administration de médicament sans avis médical est déconseillée.

## Colite

Inflammation aiguë ou chronique du côlon.

Le terme de colite recouvre des affections très variées, à l'exception des tumeurs et des malformations du côlon. Il est parfois employé à tort pour désigner des troubles du fonctionnement de l'intestin dans lesquels il n'existe pas d'inflammation.

**CAUSES**

■ Une colite aiguë peut avoir une origine infectieuse (bactérienne, virale ou parasitaire), médicamenteuse (laxatifs irritants, traitement prolongé par les antibiotiques), être la conséquence d'une radiothérapie ou d'une ischémie (insuffisance circulatoire de la paroi intestinale).

■ Une colite chronique est souvent de cause inconnue et se déclare au cours de certaines affections telles que la maladie de Crohn ou la rectocolite hémorragique.

**SYMPTÔMES ET SIGNES**

Une colite se traduit essentiellement par une diarrhée, associée ou non à des douleurs abdominales.

**DIAGNOSTIC ET TRAITEMENT**

Le diagnostic repose sur la coloscopie, qui permet, en outre, d'effectuer une biopsie pour rechercher une cause bactériologique ou virale de la colite et en préciser les caractéristiques histologiques. La coloscopie est toutefois contre-indiquée dans les cas de colite grave, de sigmoïdite diverticulaire et de colite ischémique évoluée.

Le traitement est le plus souvent médicamenteux (antibiotiques pour les colites infectieuses, corticostéroïdes pour la maladie de Crohn et la rectocolite hémorragique), parfois chirurgical lors des sigmoïdites diverticulaires ou postradiothérapiques.

## Collage dentaire

Fixation d'un matériau malléable, appelé composite, à la surface d'une dent ou entre deux dents. SYN. *restauration collée.*

**INDICATIONS**

Le collage dentaire est habituellement utilisé pour traiter les dents fracturées, ébréchées, trop espacées ou ayant une anomalie de forme. Il peut également servir à réaliser des attelles de contention (appareillages destinés à solidariser les dents) ou à fermer un diastème (espacement exagéré) entre deux dents antérieures, ou encore à remplacer une couronne. Enfin, il est employé pour appliquer un film de composite à la surface des dents afin de prévenir l'apparition de caries chez les enfants.

**TECHNIQUES**

Le dentiste commence par appliquer un peu d'acide sur la surface de la dent pour la rendre rugueuse : c'est le mordançage. Une résine liquide est ensuite déposée sur la surface rugueuse ainsi préparée afin que le matériau de collage puisse y adhérer. Lorsqu'on doit reconstruire une partie manquante de la dent, on utilise une résine composite pâteuse, modelée sur la dent avant d'être durcie.

Si la soudure du composite à l'émail dentaire est bien maîtrisée à l'heure actuelle, son adhésion à la dentine pose encore des problèmes, dus à l'hétérogénéité des tissus qui composent la dent et à la difficulté d'assécher la dentine.

## Collagène

Protéine la plus abondante du corps humain, responsable de la cohésion des tissus.

Le collagène est une protéine constituée de trois chaines d'un millier d'acides aminés chacune, dont les plus abondants sont le glycocolle, la proline et la lysine. Ces protéines s'organisent en fibres, visibles au microscope. Le collagène est un constituant majeur du tissu conjonctif, dont il assure la résistance mécanique. Ce sont les fibroblastes, cellules du tissu conjonctif, qui assurent la synthèse du collagène. Ils donnent aux fibres l'orientation convenable : celles-ci sont soit toutes parallèles et serrées entre elles pour assurer un maximum de résistance, dans le cas des tendons, soit enchevêtrées irrégulièrement dans tous les sens et beaucoup moins denses, à l'intérieur des viscères.

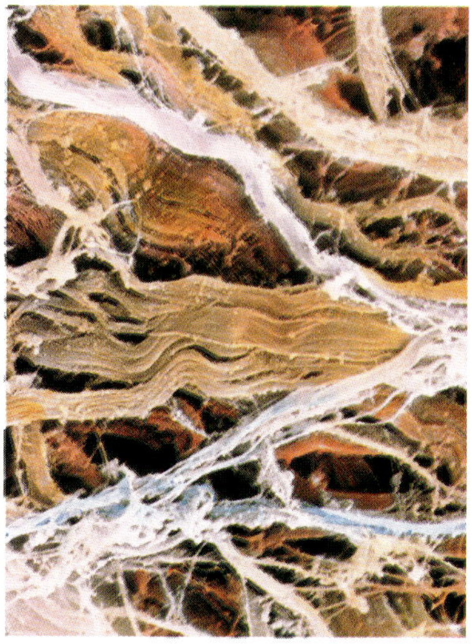

***Collagène.*** *Le microscope électronique permet de voir des faisceaux de fibres de collagène dans un enchevêtrement lâche.*

**PATHOLOGIE**

Certaines maladies sont caractérisées par une formation anormale des fibres de collagène, qui envahissent alors l'organisme d'une façon diffuse et provoquent les maladies systémiques, ou connectivites, autrefois appelées collagénoses. Tel est, par exemple, le cas de la sclérodermie, qui se manifeste par un épaississement fibreux de la peau.

**UTILISATION THÉRAPEUTIQUE**

En dermatologie, le collagène des pommades et des crèmes cosmétiques ne pouvant pénétrer dans l'épaisseur de la peau, son efficacité thérapeutique n'a pas encore été prouvée. Des injections intradermiques de collagène bovin sont parfois utilisées pour faire disparaître les rides. Il faut alors tenir compte des contre-indications (allergies éventuelles, maladies auto-immunes, etc.) et réaliser des tests préalables. Le résultat est souvent satisfaisant mais très transitoire, durant rarement plus de 12 mois.

## Collagénose

→ VOIR Connectivite.

## Collapsothérapie

Ancienne méthode de traitement de certaines tuberculoses pulmonaires.

La collapsothérapie fut utilisée jusqu'en 1950 environ, puis détrônée par les antibiotiques. Elle consistait à provoquer un collapsus (affaissement) d'une zone du poumon, supprimant ainsi l'oxygène indispensable au bacille et facilitant la cicatrisation. On pratiquait pour ce faire un « pneumothorax thérapeutique » (insufflation d'air dans la cavité pleurale, autour du poumon) ou une thoracoplastie (ablation chirurgicale de côtes). De nos jours, il arrive encore, rarement, que l'on observe les séquelles de ces anciennes techniques, telles qu'une gêne respiratoire, chez des sujets âgés.

## Collapsus cardiovasculaire

Chute sévère de la pression artérielle systolique (chiffre supérieur) au-dessous de 80 millimètres de mercure.

Habituellement associé à l'existence d'un pouls faible et rapide, un collapsus cardiovasculaire est dû à un mauvais fonctionnement du muscle cardiaque, à une diminution du volume sanguin, à une infection grave ou à une hypotonie vasculaire responsable d'une vasodilatation importante. Si le collapsus cardiovasculaire se prolonge, il apparaît un état de choc, véritable insuffisance circulatoire aiguë. Ce type de malaise nécessite donc une hospitalisation en urgence et des mesures de réanimation, ainsi qu'un traitement de la cause.

→ VOIR Choc cardiogénique, Choc hypovolémique, Choc infectieux.

## Collatéral

Qui est placé à côté.

■ **En anatomie,** la branche collatérale d'un vaisseau est une branche non terminale, telles les branches collatérales de l'artère humérale au bras.

La circulation collatérale est une circulation de suppléance assurée à partir des branches collatérales lorsqu'il existe un obstacle sur le vaisseau principal, artère ou veine. Les vaisseaux collatéraux, normalement peu importants ou nouvellement formés, se dilatent et permettent ainsi au sang de contourner l'obstacle.

■ **En génétique,** les membres collatéraux sont des membres d'une même famille liés par une parenté indirecte (frères, oncles, cousins, etc.).

## Colle biologique

Préparation médicamenteuse d'usage chirurgical, ressemblant à de la colle et appliquée sur le champ opératoire.

**INDICATIONS**

L'usage de la colle biologique s'est répandu dans la quasi-totalité des spécialités chirurgicales (neurochirurgie, chirurgie plastique, thoracique, vasculaire, etc.). Elle complète l'hémostase (arrêt des saignements), comble les petites cavités et colle les sutures et les plaies des organes.

**TECHNIQUE**

La colle biologique se présente sous la forme d'une solution fortement concentrée en protéines plasmatiques de la coagulation, obtenues à partir du sang de donneurs. Mélangée à de la thrombine et à du calcium, la préparation devient coagulable. Appliquée sur les tissus pendant l'opération, elle y forme une nappe adhésive comparable à de la colle. Ultérieurement, elle se résorbe spontanément. On traite la colle biologique, produit d'origine humaine, pour en éliminer d'éventuels virus (sida, hépatite) ; elle peut en outre provoquer une allergie.

## Collection
Accumulation de liquide physiologique ou pathologique (sang, pus, etc.) dans une cavité de l'organisme.

Les collections se distinguent des autres épanchements liquidiens en ce qu'elles restent dans une zone bien définie. Ainsi, le pus d'un abcès (contrairement à celui d'un phlegmon) est limité en périphérie par une coque fibreuse.

Les causes des collections sont le plus souvent traumatiques ou infectieuses.

Une collection peut contenir des sérosités (liquide clair venant du sérum sanguin ou des sécrétions cellulaires), de la lymphe, du sang dans le cas d'un hématome, ou du pus dans le cas d'un abcès. Sa consistance est liquidienne, ce qui explique qu'un hématome ou un abcès soit dit « collecté » quand il est passé de la phase de caillot ou de masse inflammatoire compacte à la phase liquidienne.

#### DIFFÉRENTS TYPES DE COLLECTION
Selon leur localisation, on distingue deux types de collection.

■ **Les collections superficielles** siègent sous ou dans la peau : hématome sous-cutané, abcès, etc. Elles se signalent par une masse palpable et fluctuante : quand on appuie sur la collection, un autre doigt posé plus loin sent le liquide se déplacer.

■ **Les collections profondes** peuvent siéger dans un organe (cerveau), entre plusieurs organes, dans l'abdomen par exemple, ou dans une cavité préexistante (plèvre). Elles se signalent parfois par une douleur, si elles provoquent une compression des petits nerfs voisins, voire par des signes liés à leur cause (infection, par exemple). En outre, elles peuvent provoquer une compression, quelquefois grave, d'un organe ou d'un tissu important (cerveau, gros tronc nerveux, etc.). Elles se diagnostiquent par l'échographie, le scanner ou l'imagerie par résonance magnétique.

#### TRAITEMENT
Le traitement d'une collection dépend de sa cause, de sa localisation et de sa gravité. Les collections les plus bénignes ne sont pas traitées. Les plus graves sont évacuées par ponction, voire par une véritable opération chirurgicale.

## Collet
Partie de la dent constituant le point d'union entre la racine et la couronne. (P.N.A. *collum dentis*)

Le collet est la partie de la dent sur laquelle la plaque dentaire se forme le plus aisément. Il peut être le siège d'une carie.

## Colloïde
1. Substance homogène de consistance gélatineuse, riche en thyroglobuline et contenue dans les vésicules thyroïdiennes, unités fonctionnelles de la glande.

2. Se dit de certains adénocarcinomes de l'estomac, du côlon ou du sein, caractérisés par la consistance particulière que leur confère l'abondance de mucines (substances de nature glycoprotéinique élaborées par certaines cellules glandulaires).

## Collutoire
Préparation médicamenteuse destinée à être appliquée sur les muqueuses de la bouche.

Un collutoire, selon sa composition, peut être antiseptique, antibiotique, anesthésique ou d'une autre nature. De consistance semi-liquide, il est étalé sur la muqueuse au moyen d'une tige munie de coton ou dispersé par pulvérisation.

## Collyre
Solution stérile instillée en gouttes dans le cul-de-sac conjonctival inférieur pour produire un effet sur l'œil.

#### DIFFÉRENTS TYPES DE COLLYRE
Selon le principe actif qu'ils contiennent, on distingue différents types de collyre.

■ **Les collyres antiseptiques** luttent contre les agents infectieux présents dans les culs-de-sac conjonctivaux ; ils sont parfois associés à des vasoconstricteurs destinés à atténuer les rougeurs de la conjonctive.

■ **Les collyres antibiotiques** traitent les conjonctivites infectieuses, les kératites et les infections des voies lacrymales. Les contre-indications sont rares : seul le chloramphénicol est évité chez l'enfant et les personnes atteintes d'insuffisance médullaire.

■ **Les collyres anti-inflammatoires stéroïdiens** (hydrocortisone, dexaméthasone, prednisolone), à base de corticostéroïdes, sont souvent associés à un antibiotique et sont indiqués pour traiter les inflammations oculaires, externes ou internes, et pour prévenir l'inflammation postopératoire. Cependant, ils ont de nombreux effets indésirables : aggravation des ulcères cornéens et des kératites superficielles, risque d'activation d'une infection oculaire virale (notamment herpès), risque d'apparition d'un glaucome en cas de traitement prolongé.

■ **Les collyres anti-inflammatoires non stéroïdiens,** plus récents, ne présentent pas autant d'effets indésirables que les corticostéroïdes, mais leur action anti-inflammatoire est plus limitée.

■ **Les collyres antiglaucomateux** comprennent les collyres adrénaliniques, bêtabloquants et myotiques. Ceux des deux premières catégories agissent en diminuant la sécrétion d'humeur aqueuse, les adrénaliniques provoquant en outre une dilatation de la pupille et étant donc contre-indiqués en cas de glaucome à angle étroit, alors que les bêtabloquants sont contre-indiqués en cas d'asthme ou de bloc auriculoventriculaire (ralentissement ou arrêt de la conduction électrique cardiaque entre les oreillettes et les ventricules). Les collyres myotiques facilitent l'écoulement de l'humeur aqueuse et produisent un myosis (rétrécissement de la pupille), qui interdit leur utilisation en cas d'inflammation de l'iris et de forte myopie.

■ **Les collyres mydriatiques** entraînent une dilatation de la pupille et sont utilisés lors des examens ophtalmologiques, en cas d'uvéite ou après une opération de la cataracte. Parmi les collyres mydriatiques, l'atropine et le cyclopentolate ont, en plus, une action cycloplégique (qui entraîne une paralysie de l'accommodation). Tous les collyres mydriatiques sont contre-indiqués en cas de glaucome à angle étroit non traité.

■ **D'autres collyres** (collyres anesthésiques, collyres à la fluorescéine) sont utilisés à des fins d'examen ophtalmologique.

#### MODE D'ADMINISTRATION
Les collyres sont composés d'un principe actif en solution dans de l'eau distillée additionnée de sérum physiologique et d'un antiseptique puis conditionnés dans de petits flacons stériles. Après ouverture, ils doivent être conservés dans un endroit frais, à l'abri de la lumière et être utilisés dans les 15 jours qui suivent. Il existe également des collyres sans conservateurs, en doses à usage unique. Le produit est instillé dans le creux de la paupière inférieure et se diffuse à l'intérieur de l'œil à travers la cornée.

## Colobome
Malformation congénitale de l'œil consistant en une fente qui peut siéger au niveau de l'iris, de la choroïde, du nerf optique et/ou de la paupière supérieure.

Un colobome résulte de l'absence de fermeture de la fente oculaire du fœtus : la cupule optique (première ébauche de l'œil du fœtus) se ferme normalement entre la 5e et la 7e semaine de la grossesse ; une anomalie de ce processus provoque le colobome. Celui-ci peut toucher un seul élément de l'œil (colobome papillaire ou choroïdien) ou plusieurs éléments (colobome irien et papillo-choroïdo-rétinien).

L'œil est fermé normalement à l'extérieur, la malformation n'affectant que des structures intraoculaires. L'anomalie s'accompagne rarement de manifestations fonctionnelles ; on constate parfois une diminution de la sensibilité de la vision périphérique au cours de certains colobomes papillaires.

Le diagnostic est obtenu par l'examen du globe oculaire. Un colobome ne se traite pas.

### Syndrome de la papilla volubilis
Variante exceptionnelle du colobome papillaire, ce syndrome est une malformation congénitale de l'œil caractérisée par un amas central de tissu glial (tissu nerveux conjonctif) d'où partent en rayons les vaisseaux papillaires. L'extérieur de l'œil n'est pas touché, mais la vision est très abaissée. En outre, le syndrome de la papilla volubilis peut s'accompagner d'anomalies intracrâniennes et faciales. Le diagnostic repose sur l'examen du fond d'œil. Il n'existe pas de traitement de cette malformation.

## Côlon
Partie de l'intestin entre la valvule de Bauhin (fin de l'intestin grêle) et le rectum, qui élabore et véhicule les matières fécales. SYN. *gros intestin.* (P.N.A. *colon*)

#### STRUCTURE ET FONCTIONNEMENT
Le côlon est un tube musculaire et muqueux mesurant environ 1,40 mètre de long. Il forme un cadre, appelé cadre colique, et comporte quatre sections : côlon droit ou ascendant, transverse, gauche ou descendant et sigmoïde. La première section, le côlon ascendant, débute en bas à droite de

l'abdomen et remonte jusque sous le foie. Il marque alors un angle droit, formant le côlon transverse, qui traverse l'abdomen de droite à gauche, puis un nouvel angle à gauche et vers le bas, formant le côlon descendant, vertical et accolé en arrière au péritoine. À l'entrée du bassin, il forme une anse mobile, le côlon sigmoïde, qui se termine par le rectum, accolé en avant du sacrum et situé en grande partie derrière le péritoine.

Le côlon reçoit les aliments ; il exerce une fonction motrice (stockage et brassage) et est le siège de phénomènes d'absorption (il reçoit environ 1,5 litre d'eau par jour et en absorbe plus de 90 %) et de digestion (assurée par la flore bactérienne). Ces différents processus métaboliques s'accompagnent d'une production de gaz et aboutissent à la constitution de la selle.

**EXAMENS ET PATHOLOGIE**

Le côlon est principalement exploré par la coloscopie et le lavement baryté. Il est le siège d'affections diverses, inflammatoires (colites), tumorales (polypes, adénocarcinomes) et mécaniques (volvulus, ou torsion d'une anse intestinale). Il peut être trop long (dolichocôlon) ou trop large (mégacôlon).

CÔLON

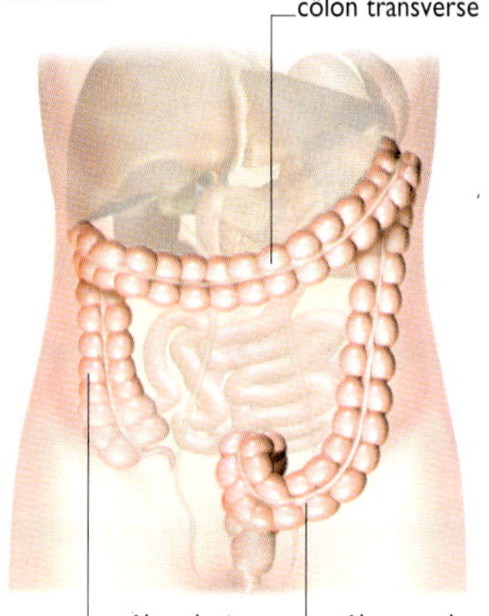


## Côlon (cancer du)

Cancer qui atteint le côlon, le plus souvent sous forme d'adénocarcinome.

Le cancer colorectal (cancer du rectum et du côlon) représente 15 % de toutes les tumeurs malignes et est en passe d'atteindre le premier rang dans les pays occidentaux, pour les deux sexes ; sa proportion par rapport à l'ensemble des cas de cancer se majore de 10 % tous les cinq ans, alors que le pronostic (50 % de survie après cinq ans) n'a pas évolué depuis vingt ans. Cette évolution souligne l'importance d'un diagnostic précoce et du dépistage.

**CAUSES**

Le risque de cancer du côlon est plus élevé chez les personnes génétiquement prédisposées aux polypes intestinaux, chez celles qui ont des antécédents personnels et/ou familiaux de polype ou de cancer coliques, et chez celles qui souffrent d'une colite inflammatoire ancienne. D'autres facteurs de risque interviennent, en particulier les régimes alimentaires pauvres en fibres.

**SYMPTÔMES ET SIGNES**

Le cancer du côlon se présente sous la forme d'une tumeur ulcérée et/ou bourgeonnante, pouvant entraîner un rétrécissement de la cavité du côlon. Il se traduit par des signes digestifs : modifications récentes du transit, douleurs abdominales persistantes, saignement digestif, et par des signes extradigestifs : anémie, fièvre, altération de l'état général. Il peut également se révéler par une occlusion intestinale ou à l'occasion de la mise en évidence de métastases, en particulier au niveau du foie.

**TRAITEMENT**

Il consiste en une colectomie partielle (ablation de la portion atteinte du côlon puis rétablissement de la continuité), associée à l'ablation des vaisseaux et des ganglions de voisinage et complétée dans certains cas par un traitement médicamenteux chimiothérapique. Ce complément permet de diminuer de façon significative le nombre des récidives de la maladie cancéreuse. Dans les cancers du bas rectum, l'ablation de la partie malade peut nécessiter une colostomie, création d'un anus artificiel définitif.

**PRÉVENTION**

Elle est surtout fondée sur un diagnostic précoce de la maladie et sur le dépistage et la résection des polypes, souvent à l'origine du cancer. L'identification récente du gène responsable de la plus fréquente des polyposes intestinales familiales représente aujourd'hui un espoir important pour cette prévention. La détection par recherche de sang dans les selles se fait à l'aide d'un test, l'Hemocult®. Si celui-ci est positif, on effectue une coloscopie.

## Côlon (tumeur bénigne du)

Tumeur siégeant sur le côlon.

Les tumeurs bénignes du côlon sont très fréquentes et prennent le plus souvent la forme d'adénomes (polypes), plus rarement celle de léiomyomes, de lipomes et d'angiomes. Ces tumeurs sont souvent asymptomatiques et sont découvertes à l'occasion d'un examen radiologique ou endoscopique.

Les polypes font l'objet d'un dépistage chez les sujets à risque (antécédents personnels et familiaux) et d'une ablation systématique, car certains constituent des lésions bénignes précancéreuses.

→ VOIR Côlon (cancer du).

## Côlon irritable (syndrome du)

Trouble du fonctionnement du côlon, d'origine inconnue, sans lésion organique décelable. SYN. *colopathie fonctionnelle, troubles fonctionnels intestinaux.*

Le syndrome du côlon irritable est très répandu ; on estime qu'il représente près de 30 % des motifs de consultation chez le généraliste. Il existe probablement, à l'origine de l'affection, une anomalie du fonctionnement neuromusculaire du côlon et de l'intestin grêle ; l'état psychologique du patient intervient également, autant comme facteur déclenchant que pour déterminer le seuil de perception des douleurs.

**SYMPTÔMES ET SIGNES**

Le syndrome du côlon irritable se traduit par des douleurs de type spasmodique siégeant sur le trajet du côlon, par des troubles du transit intestinal (constipation, diarrhée, alternance des deux), enfin par des difficultés à la défécation. Il est fréquemment associé à un ballonnement abdominal. Il n'y a ni fièvre ni atteinte de l'état général.

**DIAGNOSTIC**

Le diagnostic est le plus souvent limité à un examen clinique. Des examens complémentaires, comme l'exploration du côlon ou de l'intestin grêle, ne sont prescrits que si l'examen clinique est anormal ou s'il existe des signes généraux (amaigrissement, anémie, fièvre) ou un risque de tumeur du côlon (apparition récente des troubles, antécédents personnels ou familiaux, âge avancé).

**TRAITEMENT**

Aucun traitement ni régime alimentaire n'a fait la preuve scientifique de son efficacité. Le régime doit être normal, sans exclusion particulière d'aliments, riche en fibres alimentaires. Les médicaments, antispasmodiques contre la douleur, antidiarrhéiques, anticonstipants, sont prescrits pour de courtes durées, de façon discontinue. Il importe surtout d'expliquer au patient que les troubles sont bénins et ne comportent aucun risque de complication.

## Colonie

Amas de bactéries identiques descendant d'une même cellule bactérienne.

Les colonies bactériennes ont une taille, une forme, une pigmentation et des reflets différents selon les genres bactériens cultivés. Ces caractéristiques permettent, lors de la culture d'un prélèvement polymicrobien, de recenser les différentes bactéries en présence (technique de l'isolement), puis de poursuivre séparément l'étude de chaque type ainsi isolé afin de l'identifier, à l'aide de techniques biochimiques et éventuellement immunologiques, puis de préciser sa sensibilité à divers antibiotiques (antibiogramme).

## Colonne vertébrale

→ VOIR Rachis.

## Colopathie

Toute maladie du côlon.

## Colopexie

Fixation chirurgicale du côlon sur le péritoine pariétal.

Une colopexie est indiquée dans les cas de volvulus du côlon, au cours desquels une partie du côlon en forme d'anse tourne sur son axe, en étranglant les pieds de l'anse. Il se produit ainsi une occlusion intestinale (interruption brutale du passage des matières). La colopexie consiste, après avoir remis le côlon en place, à le fixer sur le péritoine pariétal (feuillet du péritoine tapissant la paroi de l'abdomen) afin de rendre impossible toute nouvelle torsion du côlon.

## COLOSTOMIE

**Dans une colostomie terminale, le côlon est abouché transversalement à la peau, formant un anus artificiel. Quand, en aval de l'ablation, le rectum et l'anus ont pu être conservés, une intervention ultérieure permet de rétablir la continuité colique.**

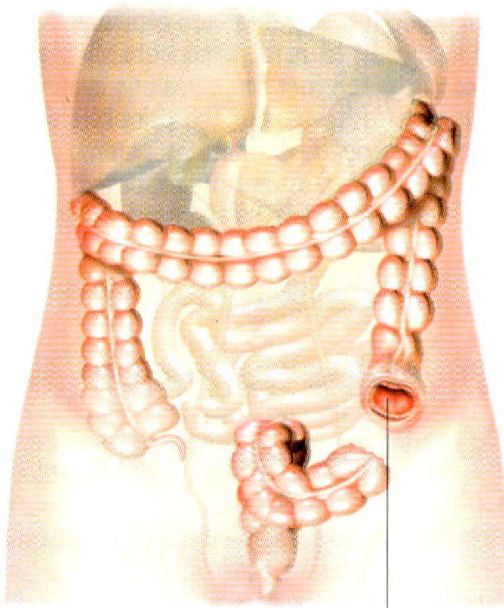


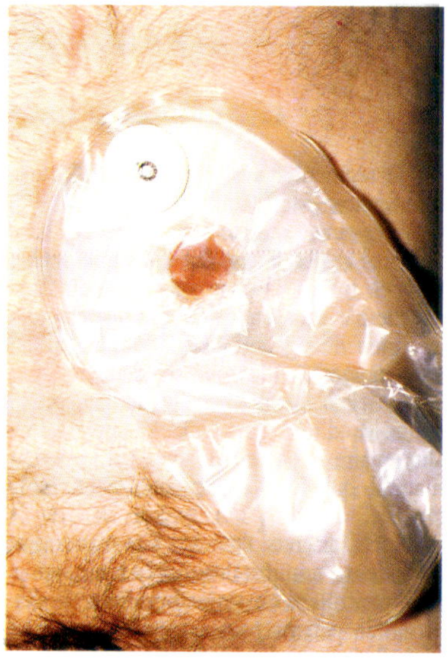

*Une poche en plastique reçoit les matières évacuées par l'anus artificiel. Changée régulièrement, elle est maintenue par une plaque adhésive collée sur la peau.*

### Coloplastie
Opération chirurgicale dont l'un des résultats est la modification de la forme et de la fonction du côlon.

**DIFFÉRENTS TYPES DE COLOPLASTIE**

■ **Le premier type de coloplastie** consiste à utiliser une portion du côlon pour remplacer un autre segment du tube digestif. Il s'applique surtout à l'œsophage, lorsqu'on l'a retiré, à cause d'un cancer par exemple, et que l'estomac ou l'intestin grêle ne sont pas utilisables. Un segment du côlon est alors remonté dans le thorax et anastomosé (abouché bout à bout) avec la partie haute de l'œsophage. Une autre anastomose rétablit la continuité du côlon restant dans l'abdomen.

■ **Le deuxième type de coloplastie** consiste à élargir la cavité du côlon lorsque celle-ci est rétrécie en raison d'une inflammation (colite).

■ **Le troisième type de coloplastie** consiste à accoler deux segments du côlon pour ralentir le transit et former un réservoir. C'est le cas après une ablation du rectum.

### Colorant
Substance colorée naturelle ou synthétique, ajoutée à un aliment pour en améliorer la présentation.

L'utilisation des colorants comme additifs alimentaires est sévèrement réglementée : les colorants nocifs (certains d'entre eux sont soupçonnés d'action cancérigène) sont proscrits ; les colorants dont l'innocuité est prouvée sont limités à de très faibles quantités. Certaines personnes cependant, en particulier des enfants, absorbent des quantités massives de confiseries ou de boissons colorées industriellement, alors qu'on ne connaît pas exactement les conséquences d'une telle consommation.

→ VOIR **Additif alimentaire.**

### Coloration
Technique de laboratoire permettant d'observer et d'identifier les cellules des différents tissus, ou des agents infectieux (bactéries, champignons, parasites).

L'identification des différentes structures tissulaires ou cellulaires nécessite l'emploi de divers colorants, certains étant naturels (safran, hématoxyline), d'autres synthétiques.

La coloration permet de voir les bactéries au microscope et de les différencier. Les bactéries sont d'abord différenciées en fonction de leur forme (cocci arrondis ou bacilles en bâtonnet, après coloration par le bleu de méthylène, par exemple), puis en fonction de caractéristiques biochimiques de leur paroi, grâce à la coloration de Gram. Lors de cette coloration, les bactéries dites à Gram positif apparaissent en violet, tandis que les bactéries dites à Gram négatif apparaissent en rouge. Le résultat permet de préjuger de la nature du germe, et donc de sa sensibilité probable à un traitement antibiotique donné, dès l'examen direct.

### Coloscopie
Examen qui permet d'explorer tout ou partie de la muqueuse du côlon et, dans certains cas, la dernière anse de l'intestin grêle.

La coloscopie permet de rechercher la cause d'une diarrhée, d'un saignement digestif, de douleurs abdominales et de diagnostiquer un polype ou un cancer du côlon ; elle permet aussi la surveillance des patients ayant été opérés d'un cancer du côlon ou du rectum. On peut, pendant l'examen, pratiquer une polypectomie (ablation de polype) et un prélèvement biopsique à des fins diagnostiques.

La coloscopie peut se faire avec ou sans anesthésie générale, en ambulatoire ou lors d'une hospitalisation de quelques heures. Trois jours avant la coloscopie, le patient doit suivre un régime sans résidus. Dans les heures qui précèdent l'examen, le côlon est nettoyé à l'aide d'une purge, associée ou non à un lavement. Il est très important d'observer scrupuleusement le protocole prescrit ; en effet, si le côlon est encore encombré de matières, l'examen ne se fait pas correctement. Quand le protocole est bien suivi, les dernières selles avant l'examen sont claires.

Lors de l'examen, le patient est allongé. Le médecin effectue un toucher rectal, puis introduit dans l'anus un coloscope, long tuyau flexible muni de fibres optiques, certaines conduisant la lumière, d'autres renvoyant l'image sur un écran vidéo ou à travers un oculaire. Le coloscope progresse dans le côlon grâce à une insufflation d'air. L'examen dure environ 20 minutes. En cas d'anesthésie, le patient demeure sous surveillance médicale pendant 3 heures après l'examen, 24 heures dans les cas particuliers d'extraction de polypes.

**EFFETS SECONDAIRES**

Lors de l'examen pratiqué sans anesthésie, l'insufflation d'air nécessaire à la progression du coloscope est parfois douloureuse. La perforation, très rare, est le seul accident grave. Ce risque impose des examens très prudents en cas de côlon pathologique (colite ulcéreuse, diverticules). L'ablation d'un polype peut entraîner, exceptionnellement, une hémorragie.

### Colostomie
Abouchement chirurgical du côlon à la peau, constituant un anus artificiel, temporaire ou définitif.

La colostomie consiste à créer un orifice sur l'abdomen, par lequel les matières se vident en partie ou en totalité au lieu de s'évacuer par l'anus.

Il y a deux types de colostomie, latérale et terminale.

■ **La colostomie latérale** consiste à créer un orifice dans la paroi du côlon et à le fixer à une incision cutanée. La position de l'ouverture est donc latérale par rapport au flux des matières. Cette dérivation, en général temporaire, est pratiquée comme traitement en urgence d'une occlusion intestinale (interruption du transit), en amont de l'interruption. Elle est aussi effectuée en amont d'un segment de côlon récemment opéré pour le protéger contre le passage des matières en attendant que la zone suturée soit cicatrisée.

■ **La colostomie terminale** est pratiquée à la suite d'une ablation chirurgicale complète du côlon. L'orifice du segment en amont est abouché à la peau : la position de l'ouverture se trouve donc en position terminale par rapport au flux des matières. Dans l'opération de Hartmann, la colostomie est provisoire : le segment d'aval du côlon, constitué du rectum et de l'anus, ayant été conservé, le rétablissement de la continuité colique sera possible dans un deuxième temps. Dans les autres cas, la colostomie est définitive,

intervertébraux qui sont correspondants.

Les hernies discales peuvent, en comprimant ou en irritant les racines nerveuses qui passent à leur voisinage, provoquer un conflit discoradiculaire responsable d'une sciatique ou d'une cruralgie.

## Confusion mentale

État pathologique qui se caractérise par une désorganisation et une dissolution de la conscience. Le terme de confusion, très général, tend actuellement à être remplacé par celui de « delirium », pour désigner plus précisément certaines affections.

**CAUSES**

Une confusion mentale est le plus souvent due à une affection organique cérébrale (épilepsie, accident vasculaire cérébral, encéphalite) ou à une maladie générale (infection fébrile, accident métabolique). Parfois, elle a aussi pour origine une intoxication par l'alcool, les stupéfiants ou certains médicaments (amphétamines, barbituriques, antidépresseurs, benzodiazépines, neuroleptiques). Enfin, elle peut être due à un choc émotionnel particulièrement violent (accident, catastrophe) ou compliquer une affection psychiatrique en évolution.

**SYMPTÔMES ET SIGNES**

La confusion mentale se traduit par un affaiblissement ou un désordre de tous les processus psychiques : baisse de la vigilance (hébétude, obnubilation ou torpeur) ; incapacité à coordonner les idées ; troubles de la perception et de la mémoire ; désorientation dans l'espace et dans le temps ; anxiété ; délire onirique avec des hallucinations sensorielles parfois terrifiantes. Le malade est comme égaré, perplexe, incapable de se retrouver et de comprendre la situation.

En règle générale, la confusion mentale s'associe le plus souvent à des signes organiques (fièvre, déshydratation, maux de tête) qui peuvent mettre en danger la vie du sujet.

**TRAITEMENT**

La confusion mentale constitue une urgence dont la cause doit être immédiatement recherchée. Si la maladie d'origine est curable, son traitement est engagé, en même temps qu'est mise en place une surveillance de l'état général du patient, si possible en milieu hospitalier. Les suites d'un épisode confus sont fonction de sa cause.

Le traitement de la confusion mentale d'origine psychique dépend de son origine car elle est transitoire et peut parfois s'améliorer spontanément.

## Congélation

Procédé de conservation des aliments par le froid à - 18 °C au minimum. SYN. *surgélation*.

La congélation bloque tout développement microbien et inhibe en grande partie les enzymes et les réactions chimiques susceptibles de dégrader les aliments. Elle permet de conserver la teneur de ceux-ci en micronutriments et est considérée comme l'une des meilleures techniques de conservation des denrées alimentaires. Elle nécessite simplement en général un blanchiment préalable pour les légumes. Le consommateur doit également pratiquer un mode de décongélation et de cuisson qui préserve les aliments : en effet, le développement microbien s'effectue très rapidement dès que la température remonte. Il ne faut donc en aucun cas recongeler des aliments préalablement dégelés, sous peine de toxi-infection alimentaire.

La manutention des produits alimentaires congelés demande, pour éviter tout risque de développement microbien, un respect de la continuité de la « chaîne du froid ».

## Congénital

Qui est présent dès la naissance.

■ **Les malformations congénitales** sont des altérations morphologiques des organes, des tissus, des membres, résultant d'une anomalie de leur formation pendant les deux ou trois premiers mois de la grossesse (période dite de l'organogenèse).

Elles peuvent être très bénignes ou, au contraire, retentir gravement sur le fonctionnement d'un organe, par exemple le cœur. La plupart des malformations ont des causes inconnues et, probablement, multiples.

■ **Les déformations congénitales** ne sont pas dues à une anomalie de l'organogenèse mais à l'action de forces mécaniques anormales sur un tissu de structure normale. Ainsi, une mauvaise position du fœtus dans l'utérus peut provoquer une altération morphologique du thorax ou des pieds.

■ **Les affections congénitales génétiques**, telle la trisomie 21 (mongolisme), sont liées à une atteinte du patrimoine génétique du fœtus pendant les premières divisions cellulaires de l'œuf. Cette atteinte elle-même est congénitale bien que, parfois, elle ne se manifeste que longtemps après la naissance. Certaines affections génétiques congénitales sont héréditaires ; certaines donnent lieu à des malformations.

■ **Les affections congénitales dues à l'environnement du fœtus pendant la grossesse**, avec ou sans malformations, sont dues au retentissement sur le fœtus de diverses pathologies maternelles : infections (rubéole, toxoplasmose), maladies hormonales (diabète), intoxications (alcool ; éventuellement médicaments : antiépileptiques, anticoagulants, anticancéreux).

## Congestion

Accumulation anormale de sang dans un organe ou un tissu. SYN. *hyperhémie*.

■ **La congestion active**, phase initiale de l'inflammation, est due à un afflux exagéré de sang artériel. Les tissus sont alors rouges et chauds.

■ **La congestion passive** est due à un mauvais écoulement du sang veineux, lié à une phlébite, à une compression veineuse ou à une défaillance cardiaque. Les tissus, froids, prennent alors une coloration violacée.

## Congestion cérébrale

→ VOIR Accident vasculaire cérébral.

## Congestion pulmonaire

→ VOIR Pneumopathie.

## Conisation cervicale

Ablation d'un fragment de tissu en forme de cône au niveau de l'orifice externe du col de l'utérus.

**INDICATIONS**

La conisation cervicale se pratique quand les frottis vaginaux et la colposcopie associée à des biopsies ont montré l'existence de lésions précancéreuses sur le col de l'utérus. L'ablation des lésions susceptibles de dégénérer permet de prévenir un cancer du col.

**TECHNIQUE ET DÉROULEMENT**

L'intervention consiste à retirer les lésions précancéreuses du col à l'aide d'un bistouri à lame, ou d'une pointe de bistouri électrique en forme d'anse convexe. Elle se pratique sous anesthésie locale, locorégionale ou générale et nécessite une courte hospitalisation.

**SURVEILLANCE**

Il n'y a guère d'inconvénients secondaires graves. Un saignement peu abondant peut survenir 2 à 10 jours après l'intervention. Il faut toutefois surveiller davantage une grossesse ultérieure en raison d'un risque accru d'accouchement prématuré. Une conisation large peut aussi modifier la glaire cervicale et la rendre peu propice à la pénétration des spermatozoïdes : chez une femme qui désire avoir des enfants, il convient alors d'améliorer la qualité de la glaire par l'administration d'œstrogènes.

## Conjonctive

Membrane muqueuse transparente qui recouvre la face interne des paupières (conjonctive tarsale) et tapisse une partie du globe oculaire (conjonctive bulbaire). (P.N.A. *tunica conjunctiva*)

■ **La conjonctive tarsale, ou palpébrale,** épaisse et vascularisée, comprend une partie inférieure et une partie supérieure. On examine la conjonctive tarsale inférieure en tirant sur la paupière inférieure, le patient regardant vers le haut, et la supérieure en retournant la paupière supérieure.

■ **La conjonctive bulbaire**, plus fine et plus transparente, laisse apparaître les vaisseaux sous-conjonctivaux et épiscléraux. Elle se

CONJONCTIVE

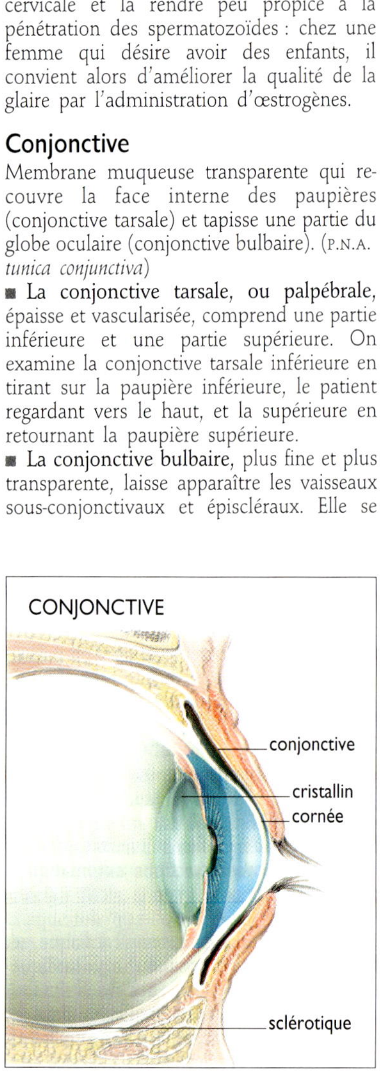

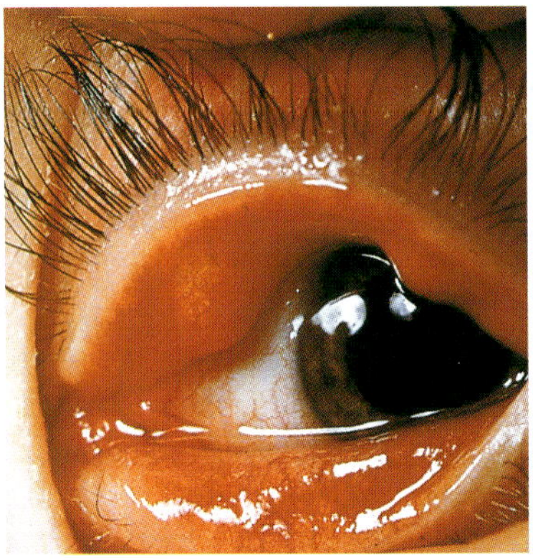

***Conjonctivite.*** *La conjonctive est très rouge dans son ensemble, gonflée par endroits et l'œil est larmoyant.*

termine en avant à la jonction de la sclérotique et de la cornée.

**FONCTION**

La conjonctive protège le globe oculaire des agressions extérieures. Elle participe à la sécrétion lacrymale, permet la stabilité du film lacrymal sur l'œil et produit des substances nutritives pour la cornée.

**PATHOLOGIE**

La conjonctive peut être le siège de diverses affections : inflammation (conjonctivite) ; lésion dégénérative (pinguecula, petite saillie jaunâtre ; ptérygion, épaississement membraneux dû à l'âge ou à l'exposition prolongée des yeux au soleil et aux intempéries) ; tumeur, bénigne ou maligne ; enfin, elle peut avoir à souffrir d'un traumatisme (hémorragie sous-conjonctivale, brûlure avec ou sans symblépharon, adhérence entre les deux feuillets conjonctivaux) ou de sécheresse oculaire.

## Conjonctivite

Inflammation de la conjonctive, d'origine infectieuse, virale, parasitaire ou allergique.

Les conjonctivites sont fréquentes et souvent bénignes.

**CAUSES**

Les conjonctivites infectieuses sont dues à des agents bactériens (staphylocoques, streptocoques, pneumocoques). Les conjonctivites virales sont souvent causées par des adénovirus ; elles peuvent aussi être imputables à des virus herpétiques ou résulter d'affections virales comme la rougeole ou la varicelle. Les conjonctivites d'origine parasitaire, très rares sous nos climats, peuvent être provoquées par une filariose due à la loa-loa africaine. Les conjonctivites allergiques, parfois associées à une blépharite ou à un eczéma des paupières, sont dues soit à des particules aériennes (pollens, poussières), soit à des cosmétiques, à des collyres ou à des lentilles de contact.

**SYMPTÔMES ET SIGNES**

Les conjonctivites peuvent être unilatérales ou bilatérales. Elles se manifestent habituellement par une rougeur de l'œil, prédominant dans les culs-de-sac conjonctivaux sous les paupières, sans douleur. La gêne provient de démangeaisons ou de l'impression d'avoir des grains de sable sous la paupière. Une conjonctivite d'origine allergique se traduit par un larmoiement intense, et une conjonctivite infectieuse par des sécrétions purulentes qui, parfois, collent les cils le matin au réveil. On les décolle à l'aide d'un morceau de coton imbibé de sérum physiologique ou d'eau bouillie.

**DIAGNOSTIC ET ÉVOLUTION**

Le diagnostic repose sur l'examen clinique : rougeur de l'œil et chémosis (conjonctive gonflée). Une conjonctivite évolue en général de façon bénigne, mais on observe parfois des complications dont les plus graves peuvent atteindre la cornée : kératite ponctuée superficielle (micro-ulcérations à la surface de la cornée) ou kératite sous-épithéliale (petits nodules blanchâtres pouvant entraîner une baisse de l'acuité visuelle).

**TRAITEMENT**

Dans le cas des conjonctivites infectieuses, le traitement est à base de collyres antibiotiques adaptés aux germes. Si la conjonctivite est virale, des collyres antiseptiques et antibiotiques servent à prévenir les surinfections, fréquentes. Les antiviraux sont efficaces contre les virus de type herpès. Le traitement des conjonctivites allergiques, pour être efficace, doit concerner à la fois les symptômes et les causes : collyres anti-inflammatoires et désensibilisation à l'allergène en cause.

## Conn (syndrome de)

Syndrome lié à une hypersécrétion d'aldostérone par un adénome (tumeur bénigne) de l'une des glandes corticosurrénales.

Le syndrome de Conn, rare, est deux fois plus fréquent chez les femmes.

**SYMPTÔMES ET SIGNES**

L'hypersécrétion d'aldostérone entraîne une hypertension artérielle et une hypokaliémie (baisse du potassium sanguin) d'importance variable. Cette cause d'hypertension constitue de 0,1 à 0,5 % des hypertensions. L'hypertension artérielle peut être modérée ou très sévère, accompagnée de maux de tête ou d'une atteinte de la vascularisation rétinienne, appréciée par l'examen du fond d'œil. Des crampes, une asthénie, des troubles du rythme cardiaque ou une polydipsie (soif excessive) avec polyurie se manifestent aussi.

**DIAGNOSTIC**

Des dosages sanguins d'aldostérone et de rénine (hormone qui stimule la synthèse de l'aldostérone), en position couchée après repos, puis après une station debout prolongée, permettent d'établir le diagnostic. Le scanner de la région surrénalienne montre habituellement l'existence d'une petite tumeur. D'autres examens sont parfois nécessaires lorsque l'adénome n'est pas bien mis en évidence au scanner : scintigraphie surrénalienne, artériographie ou imagerie par résonance magnétique (I.R.M.).

**TRAITEMENT**

Le traitement médical par antialdostérones permet de normaliser la pression artérielle et le taux de potassium sanguin avant l'ablation de l'adénome, intervention qui met un terme aux troubles.

## Connectivite ou maladie systémique

Toute maladie caractérisée par une atteinte inflammatoire et immunologique du tissu conjonctif et par la diffusion des lésions. L'appellation maladie systémique est aujourd'hui préférée.SYN. *collagénose, maladie de système.*

**CAUSES**

Elles sont encore méconnues. Il existe vraisemblablement un trouble du système immunitaire, comme en témoigne, dans le sang des patients, la présence de certains autoanticorps dirigés contre les propres constituants des cellules de l'organisme. Certains antigènes du système d'histocompatibilité (HLA) se rencontrent plus volontiers au cours de certaines maladies ou chez certaines familles, plus fréquemment atteintes, ce qui évoque le rôle favorisant d'un facteur génétique.

**SYMPTÔMES ET SIGNES**

Le tissu conjonctif étant présent dans tout l'organisme, tous les organes sont susceptibles d'être atteints de façon plus ou moins associée, d'où la grande variété des symptômes (atteintes articulaire, cutanée, cardiaque, pulmonaire, hépatique, rénale, nerveuse centrale ou périphérique, vasculaire, digestive). Les principales maladies systémiques sont la polyarthrite rhumatoïde, le lupus érythémateux disséminé, la sclérodermie, la maladie systémique mixte, ou syndrome de Sharp, la dermatopolymyosite, la périartérite noueuse. L'évolution, en général chronique, est émaillée de poussées fréquemment associées à un syndrome inflammatoire. L'issue de ces maladies dépend principalement de l'atteinte des organes vitaux.

**TRAITEMENT**

Il relève souvent de la corticothérapie ou des immunosuppresseurs par voie orale ou injectable, malgré leurs nombreux effets indésirables, en particulier infectieux. Il peut également faire appel à des injections intraveineuses d'immunoglobulines ou à des techniques d'épuration plasmatique (plasmaphérèse) en milieu hospitalier.

## Consanguinité

Existence d'un lien de parenté entre deux individus.

La consanguinité ne constitue pas, en soi, une préoccupation médicale ; ce sont ses effets éventuels qui intéressent les généticiens.

La consanguinité dans un couple augmente la probabilité d'apparition d'une affection héréditaire récessive chez ses enfants. En effet, ces maladies ne peuvent se manifester chez un sujet que lorsque les deux gènes porteurs de la maladie, l'un transmis par le père, l'autre par la mère, se trouvent présents sur une paire de chromosomes homologues.

Dans la plupart des cas, la fréquence, dans la population générale, du gène responsable d'une maladie récessive est très faible. Si un sujet porteur de ce gène épouse un sujet qui ne lui est pas apparenté, le risque que ce dernier soit, lui aussi, porteur du gène « malade », et donc que le couple ait un enfant atteint de la maladie, est extrêmement faible. En revanche, si ce même sujet épouse quelqu'un qui lui est apparenté, la probabilité que ce parent plus ou moins éloigné possède lui aussi, par l'intermédiaire de leur ancêtre commun, le gène « malade » est loin d'être négligeable. Le risque que le couple ait un enfant atteint de la maladie s'en voit donc considérablement augmenté.

Les enfants dont les parents sont cousins germains, par exemple, présentent un risque de développer une maladie génétique légèrement supérieur (d'environ 5 %) à celui de la population générale.

## Conscience

Connaissance immédiate que chacun possède de son existence, de ses actes et du monde extérieur.

La conscience fait intervenir l'ensemble des facultés de connaissance, les sensations, la mémoire et l'expérience. Elle suppose un fonctionnement suffisant du cerveau, du système réticulé et du tronc cérébral. À l'état normal, elle permet au sujet de donner une réponse appropriée aux stimulations sensitives et sensorielles, notamment aux plus complexes d'entre elles, les stimulations verbales. Elle diffère en cela de la vigilance, ou état d'éveil simple, qui n'est que la capacité du système nerveux à s'adapter à une situation nouvelle et ne relève que du système réticulé.

**TROUBLES NEUROPHYSIOLOGIQUES DE LA CONSCIENCE**

L'altération de la conscience entraîne un éventail de troubles qui recouvre largement le champ psychiatrique.

■ **Le coma**, qui altère de façon plus ou moins totale les fonctions de relation, est le plus grave des troubles de la conscience et de la vigilance. Un malade dans le coma ne réagit souvent plus qu'à des stimuli nociceptifs (qui provoquent une agression douloureuse des tissus) tels que les piqûres.

■ **La stupeur** est un état où le patient ne réagit qu'à des stimuli simples : appel de son nom, bruit ou lumière vive, secousses.

■ **L'obnubilation** est un état moins sévère, où le patient répond correctement à des ordres complexes (exécution d'ordres écrits, calcul mental), mais avec beaucoup de lenteur, de difficulté de concentration, de fatigabilité.

■ **La confusion mentale** (ou délirium) est une altération globale et aiguë des fonctions psychiques, dont les causes, organiques ou psychiques, sont multiples. Il existe aussi des états de confusion purement psychique (trouble dissociatif hystérique, état de stress post-traumatique).

## Conseil génétique

Ensemble des méthodes permettant d'évaluer le risque de survenue d'une maladie héréditaire chez un individu.

Le conseil génétique est un acte médical fondé sur les lois fondamentales de la génétique. Dans la pratique, il s'applique surtout aux familles touchées par une ou plusieurs maladies génétiques. Le travail du généticien consiste à déterminer le risque, pour le couple ou le futur couple, d'avoir un enfant atteint d'une maladie héréditaire, ou à conseiller les personnes potentiellement atteintes par une maladie à révélation tardive (cancer, certaines formes de la maladie d'Alzheimer).

L'arbre généalogique de chaque membre du couple est établi, puis on calcule la probabilité, pour chacun, d'avoir reçu le gène responsable de la maladie, compte tenu des cas de consanguinité. L'estimation peut être affinée par des analyses biologiques : recherche de modifications de certains paramètres (déficit ou absence d'un acide aminé ou d'une enzyme) ou de mutations (étude du génotype ou du caryotype des personnes concernées). Effectué pendant la grossesse, le conseil génétique apprécie l'utilité d'un dépistage prénatal (amniocentèse, fœtoscopie, prélèvement de villosités choriales). Dans un deuxième temps, il permet de recommander des méthodes contraceptives, ou d'autres possibilités telles que l'insémination artificielle, aux couples qui ne souhaitent pas prendre de risque. Chaque cas est particulier, la décision appartenant en dernier ressort aux parents.

## Conserve alimentaire

→ VOIR Appertisation.

## Consolidation

Temps nécessaire à la réparation totale d'une fracture, avec soudure solide des fragments.

## Consommation d'oxygène

Différence entre la quantité d'oxygène qu'un sujet inspire et celle qu'il expire.

L'oxygène inspiré permet à l'organisme de produire l'énergie nécessaire à ses besoins en brûlant les substances alimentaires (protéines, lipides, glucides). Au repos, la consommation d'oxygène est évaluée à environ 3,5 millilitres/kilogramme/minute. Lors d'un exercice physique, elle varie selon l'intensité de l'effort et des masses musculaires en jeu.

**CONSOMMATION MAXIMALE D'OXYGÈNE**

C'est la quantité maximale d'oxygène que le sang peut véhiculer vers les muscles et que ceux-ci peuvent utiliser.

Elle est révélatrice de la capacité physique d'un sujet à fournir des efforts de longue durée. L'entraînement peut l'améliorer de 10 à 30 %. Elle se mesure lors d'un test d'effort sur bicyclette ergonomique ou sur tapis roulant. On l'évalue à 35-45 ml/kg/min chez l'homme sédentaire, à 30-40 ml/kg/min chez la femme sédentaire ; à 50-60 ml/kg/min chez un jeune homme adulte bien entraîné, à 45-55 ml/kg/min chez une jeune femme bien entraînée. C'est dans les sports d'endurance (ski de fond, cyclisme, etc.) qu'elle se montre le plus élevée.

L'activité physique permet d'améliorer l'utilisation de l'oxygène par l'organisme : en favorisant la circulation sanguine, elle augmente la capacité d'absorption de l'oxygène par les muscles.

## Constipation

Émission anormalement rare des selles.

Il n'existe pas de rythme « normal » de la défécation, la fréquence moyenne des selles étant, selon les individus, de deux par jour à trois par semaine. Aussi ne parle-t-on généralement de constipation qu'à moins de trois selles par semaine.

**DIFFÉRENTS TYPES DE CONSTIPATION**

Les mécanismes en jeu sont divers. Certaines constipations sont dues à la lenteur de la progression des fèces le long du cadre colique. Dans d'autres cas, la progression est normale, mais il existe des troubles de l'évacuation dus à un mauvais fonctionnement du rectum et de l'anus. La constipation peut être occasionnelle, provoquée par un alitement, une fièvre, un régime restrictif, des médicaments ralentisseurs, une grossesse, un voyage, etc., ou chronique et permanente.

**CAUSES**

Si l'on excepte les rares cas liés à une maladie organique (cancer, maladie inflammatoire), la plupart des constipations sont purement fonctionnelles, aucune maladie organique n'étant retrouvée. Elles sont favorisées par l'alimentation occidentale, pauvre en fibres, par la sédentarité et par le stress.

**DIAGNOSTIC ET TRAITEMENT**

On ne multiplie les investigations que pour les constipations d'apparition récente et accompagnée de signes généraux (amaigrissement, fièvre, anémie) ou d'anomalies de l'examen clinique. Une analyse clinique de la situation digestive aboutit le plus souvent au diagnostic de constipation fonctionnelle bénigne. Il importe alors de convaincre le patient qu'il ne s'agit pas d'une véritable maladie et que la raréfaction des selles n'implique aucune nuisance : ni intoxication par les fèces ni risque d'occlusion ou de majoration de poids (une selle pèse 100 grammes environ). Le traitement consiste à adopter certaines règles d'hygiène de vie : une alimentation variée comportant en proportion suffisante des fibres alimentaires (son, haricots verts, farine complète, céleri...), des crudités et des fruits ; la pratique d'un exercice physique, etc. L'usage des laxatifs en automédication est déconseillé ; s'ils sont prescrits, ils le sont de façon limitée pour éviter leurs effets nocifs : diarrhée, dépendance, crampes intestinales, flatulences.

## Constricteur

Qualifie les muscles possédant la fonction de resserrer circulairement certains canaux ou orifices.

■ **Les muscles constricteurs du pharynx** sont des muscles plats, minces et symétriques qui forment la gouttière musculaire postérieure du pharynx. Au nombre de trois de chaque côté du pharynx (constricteurs inférieurs, moyens et supérieurs), ils s'imbriquent les uns sur les autres. Ces muscles font progresser le bol alimentaire au cours de la déglutition.

■ **Le muscle constricteur de la vulve** est un muscle fin placé sur la paroi latérale du vagin, qui en rétrécit l'orifice. Sa contracture permanente provoque un vaginisme inférieur.

## Contage

Contact avec un agent infectieux, qu'il s'agisse d'une personne infectée ou coloni-

**CONTAGION DES MALADIES**

| *Maladie* | *Durée moyenne d'incubation* | *Période de contagion* | *Durée habituelle de la maladie* | *Éviction du malade* |
|---|---|---|---|---|
| Coqueluche | Environ 8 jours | De 6 jours avant les quintes de toux à 5 semaines après l'apparition des symptômes | 1 mois et plus | 30 jours à compter du début de la maladie |
| Diphtérie | 2 à 7 jours | Depuis la contamination par le bacille jusqu'à la disparition de celui-ci, accélérée par les antibiotiques | 1 mois | 30 jours après la guérison ou après 2 prélèvements négatifs effectués 24 et 48 heures après la fin du traitement antibiotique |
| Fièvre typhoïde | 9 à 21 jours | De 2 jours avant l'apparition des symptômes jusqu'à ce que les prélèvements bactériologiques soient négatifs | 1 mois | Jusqu'à la guérison |
| Grippe | 1 à 3 jours | Du début des symptômes jusqu'au 3e jour de la maladie | 7 à 10 jours | Jusqu'à la guérison |
| Impétigo | Quelques jours | Tant que les lésions cutanées ne sont pas guéries | 4 ou 5 jours si la maladie est traitée | Jusqu'à la guérison |
| Méningite à méningocoques | 4 à 5 jours | Quelques jours (durée raccourcie par la prise d'antibiotiques) | 12 jours | Jusqu'à la guérison |
| Oreillons | 8 à 21 jours | De 3 jours avant le gonflement des parotides jusqu'à la disparition des symptômes | 7 à 10 jours | Jusqu'à la guérison |
| Poliomyélite | 7 à 14 jours | Jusqu'à la disparition du virus dans les selles, avec un risque maximal la 1re semaine | 1 semaine pour la phase aiguë | Jusqu'à la disparition du virus dans les selles |
| Rougeole | 10 à 14 jours | De 6 jours avant l'éruption à 5 jours après la disparition de la fièvre | 10 à 15 jours | Jusqu'à la guérison |
| Rubéole | 8 à 15 jours | De 5 jours avant à 5 jours après l'éruption | 1 à 3 jours | Jusqu'à la guérison |
| Scarlatine | 3 à 8 jours | Pendant toute la durée de la fièvre et de l'éruption | 3 à 5 jours si la maladie est traitée | Jusqu'à un prélèvement de gorge négatif, après la guérison |
| Tuberculose respiratoire | Plusieurs années | Tant que le malade reste porteur du bacille (en général, pendant les 3 premières semaines de traitement) | 6 à 12 mois | Jusqu'à présentation d'un certificat de négativation de l'expectoration |
| Varicelle | 14 jours | De 1 jour avant à 7 jours après l'éruption | 8 à 10 jours | Jusqu'à la guérison |

sée, d'un animal ou d'une substance contenant l'agent infectieux.

Le contage définit une exposition avec un agent infectieux possiblement transmissible.

On utilise plus volontiers le terme d'exposition pour désigner la situation pendant laquelle l'agent infectieux a pu être transmis au sujet.

## Contagieux

1. Se dit d'un phénomène pathologique transmissible entre les êtres humains.

Les maladies contagieuses se classent selon le degré de contagion, lié à la transmissibilité plus ou moins grande du germe.

■ **Les maladies hautement contagieuses** se transmettent aisément, à faible distance (moins de 1 mètre), essentiellement par inhalation, lors de la parole, de la toux, de l'éternuement, les germes traversant les muqueuses respiratoires, voire conjonctivales. Certaines sont bénignes, et peu d'individus y échappent (maladies contagieuses de l'enfance telles que la rhinopharyngite, la varicelle) ; d'autres sont très graves, voire mortelles, telles la peste pulmonaire, les fièvres virales hémorragiques africaines et, à certaines périodes de l'année, la grippe.

■ **Les maladies de contagion limitée** se transmettent par inhalation (coqueluche, méningococcie, tuberculose pulmonaire ou laryngée), par voie sanguine et sexuelle (hépatites B et C, sida) ou par voie salivaire (mononucléose infectieuse).

2. Se dit d'un individu atteint d'une maladie contagieuse dans la période pendant laquelle il peut la transmettre.

## Contagion

Transmission d'une maladie d'un sujet atteint à un sujet sain.

Ce terme ne s'applique pas aux cas où le germe est transmis soit par un animal (on parle alors d'anthropozoonose ou de zoonose), soit par transfusion sanguine.

La période de contagion est celle de l'excrétion et de la dissémination des germes par le malade ; elle est variable selon chaque maladie et considérablement diminuée dans les infections bactériennes si le sujet malade prend un antibiotique.

La contagion s'effectue avec un délai d'incubation déterminé pour chaque maladie contagieuse, laquelle conserve également sa spécificité clinique, si bien que la filiation des cas apparaît toujours avec une grande netteté. De surcroît, les germes en cause sont toujours étrangers à la flore naturelle de l'hôte. Ces caractères distinguent les maladies contagieuses primitives des infections nosocomiales (contractées en milieu hospitalier).

On distingue, indépendamment du degré de contagion, deux types de transmission d'une maladie.

■ **La contagion directe** se fait essentiellement par voie aérienne (lors de la parole, de la toux, de l'éternuement : rougeole, varicelle [celle-ci se transmet également à partir des lésions cutanées dues à la maladie], grippe), par le sang ou le sperme infecté (sida) ou par contact cutané (scarlatine, herpès génital, gale, pédiculose).

■ **La contagion indirecte** se fait essentiellement par l'intermédiaire des vêtements ou de la literie (poux), des eaux ou des matières d'élimination (fèces, urines) infectées. Ainsi,

# CORDES VOCALES

**Les cordes vocales sont deux replis cutanés qui forment des bandelettes horizontales orientées d'avant en arrière. Elles sont situées à l'intérieur du larynx, à la hauteur de la « pomme d'Adam ». On les appelle parfois « cordes vocales inférieures », car chacune est surmontée d'une bandelette parallèle, la « corde vocale supérieure », ou bande ventriculaire, à peine visible. Quand elles se ferment ou vibrent, les cordes vocales permettent la phonation. On peut les observer et étudier leurs mouvements grâce à la laryngoscopie, directe ou indirecte.**

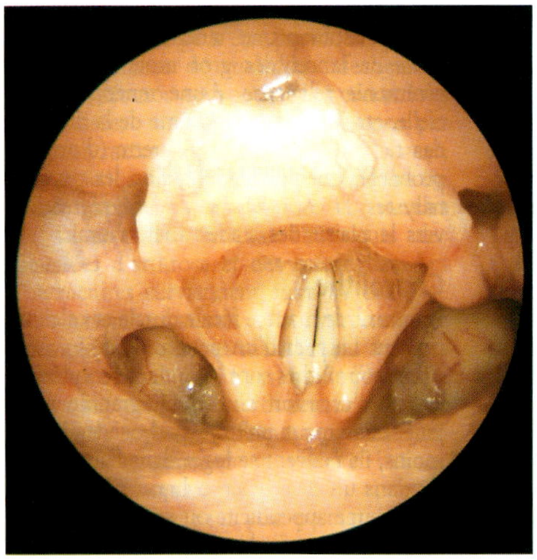

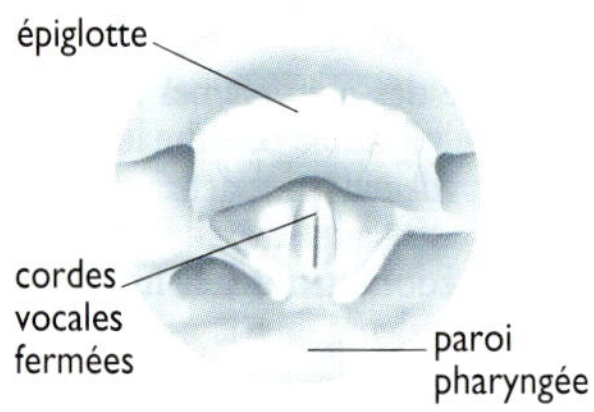


*Au centre, vues du dessus, les cordes vocales, fermées, dessinent un sillon dans le triangle du larynx ; la base de la langue occupe la partie supérieure de l'image ; le pharynx, la partie basse et les côtés.*

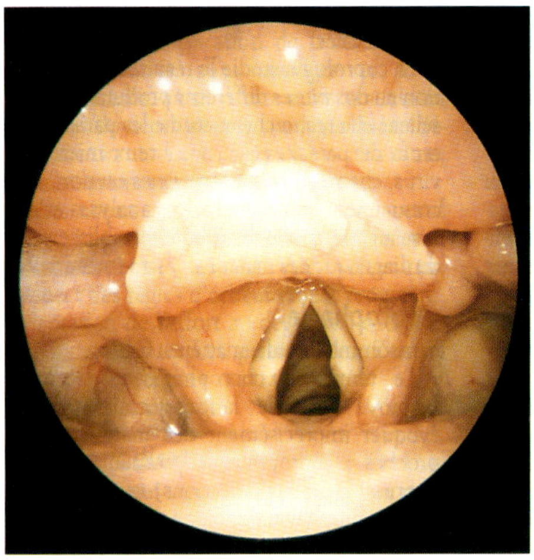

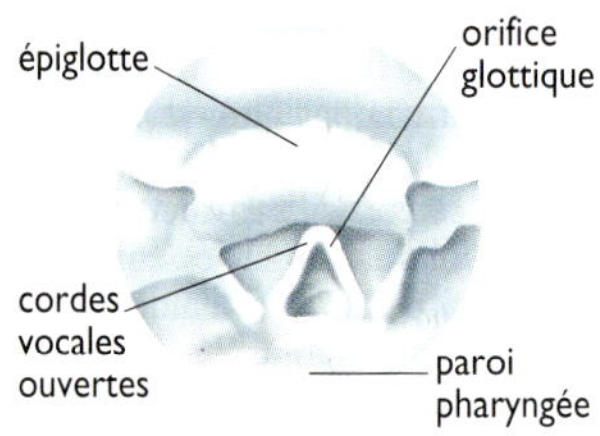


*Ouvertes, les cordes vocales forment un V renversé dont la pointe, vers l'avant, jouxte l'épiglotte (en casque), un des cartilages du larynx. Elles découvrent l'entrée de la trachée et laissent passer l'air librement.*

retard de développement. Chez l'enfant en bas âge, sa survenue est un phénomène banal et transitoire, qui ne revêt généralement pas de caractère pathologique.

## Coque oculaire

1. Enveloppe de l'œil constituée par la sclérotique (blanc de l'œil) et, en avant de l'iris, par la cornée.

Par la sclérotique, membrane épaisse, la coque oculaire a une fonction de protection de l'œil ; par la cornée, transparente, elle intervient dans la réfraction.

2. Protection convexe rigide, trouée en son centre pour permettre la vision, qui est placée devant l'œil pour le protéger, notamment après une intervention chirurgicale.

## Coqueluche

Maladie infectieuse due au bacille de Bordet-Gengou, *Bordetella pertussis.*

L'épidémiologie de la coqueluche a beaucoup changé avec la généralisation de la vaccination. Globalement, son incidence a diminué. Cependant, depuis quelques années la coqueluche réapparaît chez les adultes jeunes et les personnes plus âgées. En effet, la protection apportée par la vaccination dans l'enfance s'estompe chez l'adulte.

L'enfant de moins de 3 mois est particulièrement exposé aux coqueluches graves car il n'est pas encore protégé par la vaccination et risque de développer des complications respiratoires et neurologiques importantes, parfois mortelles.

La coqueluche se transmet d'un individu à l'autre par voie respiratoire lors de la toux. Elle se propage souvent par petites épidémies.

**SYMPTÔMES ET SIGNES**

Après contact avec le bacille, l'incubation dure environ une semaine puis apparaissent des symptômes peu évocateurs : écoulement nasal, petite fièvre, toux. Dans les jours qui suivent, la toux peut prendre un aspect caractéristique, couramment appelé « chant du coq » : violente quinte, souvent suivie d'une pause respiratoire avec cyanose et d'une reprise inspiratoire bruyante. Chez le nourrisson, il se produit parfois des apnées (arrêts respiratoires) avec cyanose, sans toux. En revanche, chez l'enfant plus âgé ou chez l'adulte, la coqueluche peut ne se manifester que par une toux persistante non caractéristique.

**DIAGNOSTIC ET ÉVOLUTION**

Le diagnostic est parfois évoqué sur l'aspect de la toux et sa durée prolongée. Il peut aussi être envisagé en cas d'épidémie. Le diagnostic de certitude est réalisé par la mise en évidence du germe dans les sécrétions respiratoires au laboratoire ou par la sérologie.

La coqueluche peut durer plusieurs semaines, auxquelles succède souvent une phase prolongée de toux isolée.

**TRAITEMENT ET PRÉVENTION**

Le traitement repose sur les antibiotiques dont l'intérêt réside surtout dans leur capacité à réduire la contagiosité. Chez le petit enfant, il faut prévoir une hospitalisation en milieu spécialisé pour maintenir une surveillance adaptée et l'aider à surmonter les quintes et à s'alimenter malgré les vomissements.

L'isolement de l'enfant malade est impératif pour limiter la transmission. La déclaration de la maladie aux autorités sanitaires est obligatoire.

La vaccination débute à partir de l'âge de 2 mois et se fait sous forme de 3 injections à 1 mois d'intervalle, puis d'un premier rappel un an plus tard et d'un deuxième rappel à l'âge de 11-13 ans. La vaccination est très efficace. Elle peut se faire soit avec le vaccin classique à germes entiers, parfois mal toléré, soit avec le nouveau vaccin acellulaire, mieux toléré, mais légèrement moins immunogène. Le rappel et les vaccinations chez l'adulte (recommandées chez les futurs parents) doivent se faire avec le vaccin acellulaire.

## Coquille

Appareil généralement plâtré, destiné à limiter ou à supprimer les mouvements d'une partie du corps chez un patient alité.

Le terme de coquille est aujourd'hui tombé en désuétude au profit de termes plus précis désignant la région que l'on veut immobiliser : genouillère, coudière, attelle de poignet, lombostat, etc.

## Cor

Callosité douloureuse sur un orteil.

## Corde vocale

Petite structure fibreuse du larynx, en forme de cordon, permettant la phonation. (P.N.A. *plica vocalis*)

**STRUCTURE ET FONCTIONNEMENT**

Au nombre de deux, les cordes vocales dessinent une petite saillie horizontale sur la paroi latérale du larynx. Entre elles se

## CORNÉE

**La cornée, paroi mince, est difficile à voir (on la devine mieux de profil), car c'est un hublot transparent devant l'iris et la pupille, dont un liquide la sépare. Elle se prolonge par la sclérotique, le « blanc de l'œil ». La cornée constitue la première lentille de l'œil, avant le cristallin.**

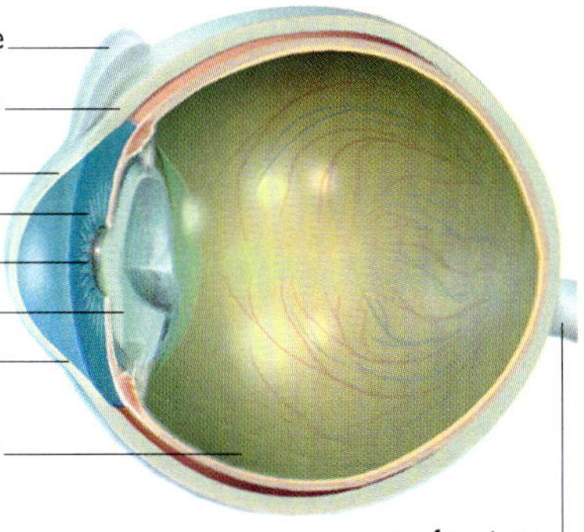


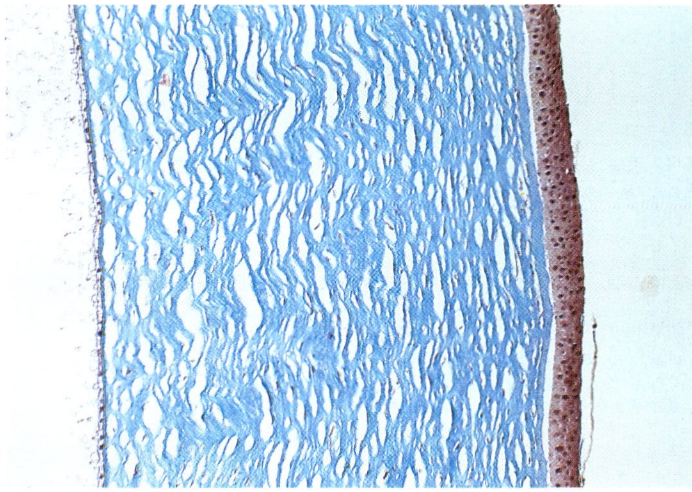

*Le microscope permet d'examiner les couches de la cornée : au centre, le stroma (bleu), entre deux membranes, une fine vers l'intérieur (endothélium), une plus épaisse du côté externe (épithélium). La coupe laisse deviner la courbure de la cornée.*

trouve la région de la glotte, qui sépare la région sus-glottique et la région sous-glottique, le tout constituant le larynx.

Au repos, c'est-à-dire à l'inspiration, les cordes vocales forment un V renversé dont la pointe est tournée vers l'avant. À l'expiration, leurs portions postérieures se joignent et leur vibration est à l'origine de la phonation. La glotte joue également un rôle de protection des voies aériennes par la fermeture des cordes vocales lors de la déglutition.

**EXAMENS**

Les cordes vocales sont examinées par le médecin spécialiste au cours d'une laryngoscopie.

- **La laryngoscopie indirecte** consiste à observer le reflet des cordes vocales dans un petit miroir placé au fond du pharynx. On vérifie ainsi non seulement la structure des cordes vocales, mais aussi leur fonctionnement (fermeture, vibrations).
- **La laryngoscopie directe,** pratiquée sous anesthésie locale ou générale, consiste à introduire par la bouche du sujet un tube creux (fibroscope) de façon que son extrémité atteigne la partie supérieure du larynx. Ce tube, équipé d'un dispositif d'éclairage, permet une observation directe des cordes vocales et, éventuellement, d'effectuer une biopsie.

**PATHOLOGIE**

La laryngite (inflammation) chronique est l'une des pathologies les plus fréquentes des cordes vocales, et son traitement est celui de sa cause (tabagisme, etc.). En outre, il existe plusieurs sortes de tumeurs bénignes, dont le nodule des cordes vocales, fréquent en cas de surmenage vocal (enseignants, orateurs, chanteurs) ; un simple repos vocal avec séances d'orthophonie (rééducation de la voix) en vient généralement à bout, faute de quoi il faut pratiquer son ablation. Le cancer du larynx, souvent consécutif à une laryngite chronique, peut être limité aux seules cordes vocales ; son pronostic est alors assez bon, surtout si le traitement est précoce. Par ailleurs, le fonctionnement des cordes vocales peut être perturbé par une compression des nerfs du larynx due à une tumeur du cou, de la tête, du thorax.

La dysphonie (voie enrouée, « cassée ») est le signe principal des maladies des cordes vocales. Une dysphonie persistante justifie toujours un examen médical afin de dépister une éventuelle pathologie.

## Cordon ombilical

Tige conjonctive contenant les vaisseaux qui relient le fœtus au placenta et lui assurent un apport d'oxygène et d'éléments nutritifs provenant du sang de la mère. (P.N.A. *funiculus umbilicalis)*

Le cordon ombilical se présente comme un cordon torsadé, long, à terme, de 40 à 60 centimètres et large de 1 à 2 centimètres. Il est constitué d'une sorte de gélatine (gelée de Wharton) entourant la veine ombilicale, qui apporte le sang oxygéné, et les deux artères ombilicales, qui ramènent au placenta le sang veineux du fœtus. Les échanges fœtomaternels se faisant par le placenta, artères et veine ombilicales contiennent toutes trois du sang purement fœtal. Une ponction de sang ombilical, réalisée sous échographie, permet de faire le diagnostic des souffrances ou des maladies du fœtus ainsi que d'étudier son caryotype (l'ensemble de ses chromosomes).

**CHUTE DU CORDON**

Dès que l'enfant respire, la circulation sanguine fœtale s'interrompt, le trou de Botal (qui permettait chez le fœtus le passage du sang de l'oreillette droite vers l'oreillette gauche) se ferme pour donner une circulation autonome. Le cordon n'a donc plus d'utilité et doit être coupé. La section du cordon se fait entre deux pinces, à environ deux centimètres de la paroi abdominale du nouveau-né. Le moignon est désinfecté tous les jours à l'aide d'alcool à 60 % vol. et d'éosine aqueuse. Il est ensuite recouvert d'une compresse stérile maintenue en place grâce à une bande filet ou à un sparadrap antiallergique. Le cordon tombe spontanément au bout d'une quinzaine de jours, laissant une cicatrice, l'ombilic, ou nombril. En pratiquant ces soins, il est possible de baigner le nouveau-né dès sa sortie de maternité, avant la cicatrisation et la chute du cordon.

**PATHOLOGIE**

Les accidents ou anomalies du cordon sont particulièrement graves parce qu'ils risquent d'interrompre l'apport sanguin au fœtus. Les nœuds du cordon, par exemple, peuvent entraîner la mort du fœtus in utero. Pendant le travail, la compression du cordon se traduit par des ralentissements cardiaques du fœtus, qui peuvent imposer une extraction rapide au forceps, si le col est suffisamment dilaté, ou par césarienne.

## Cordon spermatique

Cordon fibreux reliant la cavité abdominale à l'épididyme et au testicule. (P.N.A. *funiculus spermaticus*)

Le cordon spermatique comprend tous les éléments vasculaires, nerveux et fonctionnels destinés à l'épididyme et au testicule : le canal déférent, les vaisseaux spermatiques et déférentiels, les filets nerveux et le ligament de Cloquet.

## Cordotomie

Section chirurgicale de faisceaux de fibres nerveuses sensitives de la moelle épinière, effectuée dans une intention analgésique.

Les analgésiques puissants dont on dispose actuellement ont fait disparaître la pratique de la cordotomie.

## Cornage

Bruit anormal dû à une entrave au passage de l'air dans le larynx pendant la respiration.

Le cornage s'observe principalement chez l'enfant au cours des laryngites aiguës ou après inhalation d'un corps étranger (fausse-route) qui reste bloqué dans le larynx. C'est un bruit émis au moment de l'inspiration et associé habituellement à une dyspnée (gêne respiratoire). Facile à détecter, le cornage implique l'institution d'un traitement, souvent en première urgence.

## Corne cutanée

Excroissance dure, de teinte grisâtre ou brunâtre, siégeant sur le visage ou les mains, le plus souvent chez les sujets âgés.

Une corne cutanée est due à un amas local de kératine. Elle se traduit par une saillie en pyramide, qui croît lentement et peut mesurer jusqu'à 2 centimètres. Elle est traitée par l'ablation chirurgicale, suivie d'un examen histologique pour vérifier l'absence de cancer (carcinome) sous-jacent.

## Cornée

Membrane fibreuse et transparente enchâssée dans la sclérotique et formant la partie antérieure du globe oculaire. (P.N.A. *cornea*)

La cornée ressemble à un hublot convexe transparent : son diamètre est en moyenne de 11,7 millimètres, son rayon de courbure de 7,8 millimètres, son épaisseur, au centre, de 0,52 millimètre. En surface, la cornée possède un épithélium de plusieurs couches cellulaires, recouvert par le film lacrymal. Sous l'épithélium se trouve le stroma cornéen (tissu conjonctif formé de fibrilles de collagène), qui représente 90 % de l'épaisseur de la cornée. Une membrane sépare le stroma cornéen de l'épithélium. En arrière, le stroma est limité par la membrane de Descemet, puis par l'endothélium cornéen, constitué d'une couche de cellules hexagonales incapables de se régénérer. La zone de jonction de la cornée avec la sclérotique porte le nom de limbe sclérocornéen.

**PHYSIOLOGIE**

La cornée n'est pas vascularisée ; elle est nourrie directement par le milieu environnant. À l'extérieur, l'atmosphère et le film lacrymal lui procurent l'oxygène et les éléments nutritifs ; à l'intérieur, elle se nourrit de l'humeur aqueuse, qui est pompée grâce à un système situé dans l'endothélium cornéen. La cornée intervient dans le processus de réfraction en formant le premier dioptre (lentille) sur le trajet des rayons lumineux. Elle a également un rôle de protection de l'œil.

**PATHOLOGIE**

Elle varie avec la couche cellulaire concernée. Il existe également des malformations congénitales de la cornée.

■ **Les atteintes de l'épithélium** sont des kératites (inflammations de la cornée). Leur origine est traumatique (ulcérations, plaies, corps étrangers, brûlures, notamment par agent chimique ou arc électrique) ou infectieuse (abcès, herpès). La sécheresse oculaire peut aussi causer une kératite. Le traitement fait appel à des médicaments anti-infectieux locaux, à des cicatrisants cornéens et, en cas de douleurs importantes, à des collyres cycloplégiques permettant de mettre au repos le corps ciliaire.

■ **Les atteintes du stroma** sont essentiellement d'origine traumatique (effraction profonde de la cornée telle qu'œdème, plaie, brûlure) et dystrophique (kératocône : anomalie du collagène cornéen). Leur traitement fait appel aux anti-inflammatoires locaux, ou généraux en cas d'œdème. On peut aussi recourir à la kératoplastie (greffe).

■ **Les atteintes de l'endothélium** sont principalement dystrophiques. Il s'agit essentiellement de la dystrophie endoépithéliale de Fuchs, ou cornea guttata (diminution de la densité cellulaire de l'endothélium), habituellement découverte au cours d'un examen systématique, notamment avant une intervention chirurgicale sur l'œil. Seule une kératoplastie peut y remédier.

■ **Les malformations congénitales** sont la mégalocornée (élargissement du diamètre cornéen), le plus souvent en rapport avec un glaucome congénital, et la microcornée (rétrécissement du diamètre cornéen), habituellement associée à la microphtalmie.

ARTÈRES CORONAIRES

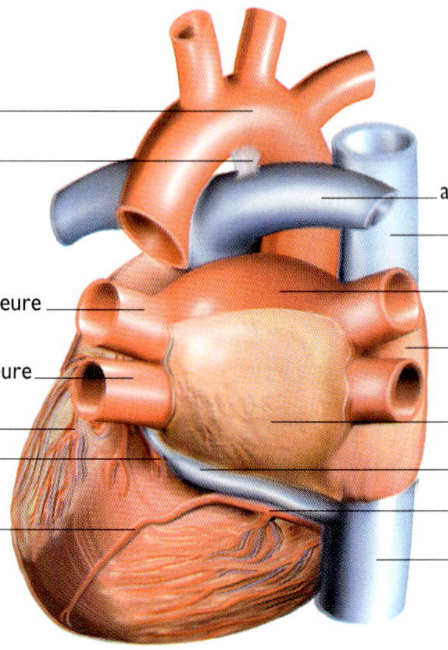


## Coronaire (artère, veine)

Vaisseau irriguant le muscle cardiaque. (P.N.A. *arteria coronaria, vena coronaria*).

### Artères coronaires

Ces artères sont les vaisseaux responsables de l'oxygénation cardiaque. Elles sont au nombre de deux : l'artère coronaire droite et l'artère coronaire gauche. Les artères coronaires prennent naissance à la partie initiale de l'aorte en regard des valves aortiques droite et gauche. L'artère coronaire gauche est formée d'un tronc commun qui se divise, après passage derrière le tronc de l'artère pulmonaire, en deux parties : l'artère interventriculaire antérieure et l'artère circonflexe. L'artère coronaire gauche est habituellement la plus importante, nourrissant la majeure partie du ventricule gauche. Parfois, cependant, c'est la coronaire droite qui irrigue la partie inférieure du ventricule gauche : elle est alors dite dominante. Elle chemine dans le sillon auriculoventriculaire, puis se divise en artères rétroventriculaire et interventriculaire postérieure, après avoir fourni des branches destinées au nœud sinusal et au nœud auriculoventriculaire, voies de conduction de l'influx nerveux cardiaque. Les artères coronaires sont explorées par coronarographie. Elles peuvent présenter des rétrécissements dus à l'athérome, des spasmes responsables d'un angor (angine de poitrine) ou une occlusion à l'origine d'un infarctus du myocarde.

### Veines coronaires

Les veines coronaires ramènent le sang pauvre en oxygène du muscle cardiaque vers l'oreillette droite afin qu'il soit réoxygéné. Elles sont au nombre de deux : la veine cardiaque postérieure s'unit à la grande veine cardiaque située le long de l'artère interventriculaire antérieure pour former le sinus coronaire. Celui-ci chemine à proximité de l'artère circonflexe avant de se jeter dans l'oreillette droite.

Les veines coronaires peuvent être explorées par coronarographie au temps tardif, c'est-à-dire après passage du sang dans le muscle cardiaque.

→ VOIR Angor, Athérosclérose.

## Coronarographie

Examen radiologique qui permet la visualisation des artères coronaires irriguant le cœur.

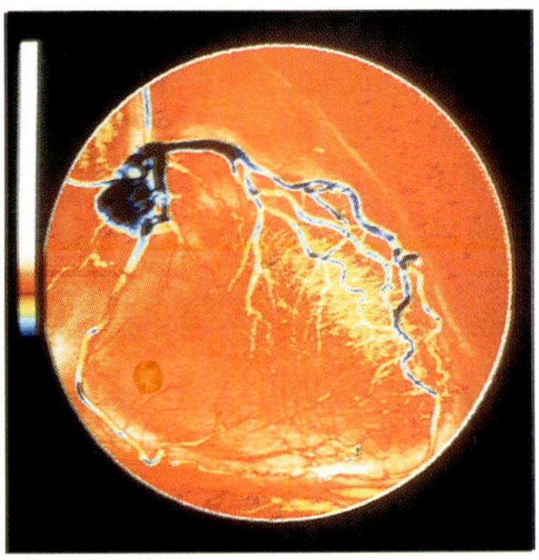

***Coronarographie.*** *Les coronaires gauche (en haut) et droite (en bas) sillonnent le cœur avec leurs nombreuses branches de division.*

**INDICATIONS**

La coronarographie fournit un bilan précis de l'état des artères coronaires en cas d'angor (angine de poitrine) ou d'infarctus du myocarde. Elle peut être complétée par une angiocardiographie, qui permet d'apprécier la contractilité du ventricule gauche. Parfois, en cas d'artère bouchée ou très rétrécie, une angioplastie (dilatation du rétrécissement) est effectuée au cours de l'examen.

**TECHNIQUE**

Après anesthésie locale, un cathéter (fin conduit en matière plastique) est introduit dans une artère fémorale (au pli de l'aine) ou une artère radiale (au poignet). On fait alors cheminer, via le cathéter, des sondes dans l'aorte jusqu'à l'origine des artères coronaires. Il est alors possible d'injecter un produit de contraste iodé qui permet de visualiser l'intérieur des artères coronaires pour en donner un véritable schéma anatomique. Une caméra externe filme le cheminement du produit dans les artères coronaires afin de pouvoir analyser plus finement les anomalies de calibre ; plusieurs prises de vue sont réalisées pour chaque artère sous différentes incidences. À la fin de l'examen, la sonde est retirée et un pansement compressif est placé au point de ponction. La voie radiale est actuellement fréquemment utilisée. Légèrement plus douloureuse que la voie fémorale, elle présente néanmoins l'avantage d'être pratiquée en ambulatoire (pas d'hospitalisation).

**DÉROULEMENT**

La coronarographie par voie fémorale nécessite généralement une hospitalisation de 1 ou 2 jours et dure de 20 minutes à 1 heure 30. Il est souhaitable, lorsque la sonde a été introduite au creux de l'aine, que le patient reste allongé 24 heures environ après l'examen pour éviter les risques d'hémorragie locale.

**EFFETS SECONDAIRES**

Certains patients peuvent ressentir au moment de l'injection un malaise lié à une allergie au produit iodé. Celle-ci doit être systématiquement signalée au médecin avant l'examen si elle est connue, ou recherchée par des tests. En outre, un hématome peut apparaître au point de ponction de l'artère.

## Corps calleux

Structure médiane de l'encéphale, constituée de fibres nerveuses, qui unit les deux hémisphères cérébraux.

Le corps calleux permet à chaque hémisphère cérébral d'exercer en permanence une action excitatrice ou inhibitrice, selon les cas, sur l'autre hémisphère.

**PATHOLOGIE**

Une atteinte du corps calleux peut avoir une cause vasculaire (insuffisance circulatoire, hématome), tumorale, infectieuse (syphilis), dégénérative (maladie de Marchiafava-Bignami, au cours de l'alcoolisme chronique). Quand le corps calleux n'assure plus ses fonctions, la perte de la coordination entre les deux hémisphères cérébraux provoque des troubles moteurs ainsi que des troubles de la mémoire et de l'équilibre avec tendance à la chute en arrière.

## Corps cétonique

Une des trois substances (acétone, acide acétoacétique, acide bêtahydroxybutyrique) produites au cours du processus de dégradation des graisses dans l'organisme.

Dans des circonstances normales, les corps cétoniques, en majorité acides, sont éliminés par les reins dans les urines. Si leur accumulation devient trop importante et dépasse les possibilités d'élimination de l'organisme, comme dans le diabète, il se produit une acidocétose : le pH du plasma sanguin s'acidifie, provoquant des troubles qui évoluent rapidement jusqu'au coma.

→ VOIR Acidocétose.

## Corps étranger

Substance ou objet se trouvant indûment dans un organe, un orifice ou un conduit du corps humain.

Un corps étranger est soit apporté accidentellement de l'extérieur (objet inhalé, dégluti, introduit), situation fréquente chez le jeune enfant, soit formé spontanément à partir du corps lui-même (calculs, calcifications intra-articulaires).

### Articulations

Un fragment cartilagineux peut se détacher du cartilage (ostéochondrite chez l'enfant) ou de la synoviale (chondromatose), formant un corps étranger qui, en se déplaçant, provoque des blocages articulaires ou la sensation de quelque chose qui remue (souris articulaires). De tels fragments sont le plus souvent retirés par arthroscopie.

### Œil

Un corps étranger superficiel et visible (gravier, insecte, poussière) peut être ôté avec un coin de mouchoir propre ; s'il est planté dans la cornée, il est indispensable d'en confier d'urgence l'extraction à un ophtalmologiste. Si ce corps étranger est métallique et a pénétré dans l'œil, il risque de s'oxyder et de libérer des pigments toxiques pouvant entraîner une cécité à long terme. Il sera enlevé chirurgicalement à l'aide d'un électroaimant. La prévention de tels accidents repose sur le port de lunettes de protection en cas de risques (travaux).

### Oreille

La présence d'un corps étranger dans l'oreille peut être signalée par l'enfant, ou se manifester par une otalgie (douleur de l'oreille) ou encore par une otorragie (hémorragie par le conduit auditif externe). L'objet introduit doit impérativement être ôté, exclusivement par un médecin (tenter de retirer l'objet par des manœuvres intempestives risque de léser le tympan), par lavage d'oreille ou à l'aide de micro-instruments adaptés.

### Voies digestives

Les corps étrangers ayant été avalés, le plus souvent par un jeune enfant ou par un malade psychiatrique, nécessitent une surveillance clinique (apparition de signes tels que douleurs, arrêt du transit intestinal) et radiographique (progression le long du tube digestif). Après ingestion, la plupart des corps étrangers de petite taille, s'ils ne sont ni toxiques ni coupants (bouton, bille, etc.), sont éliminés dans les selles sans danger pour l'organisme. Dans le cas contraire (petites piles, épingles, arêtes de poisson, esquilles d'os de poulet ou de lapin, échardes, éclats de verre, etc.), une extraction par fibroscopie est nécessaire.

### Voies respiratoires

La présence d'un corps étranger inhalé y est fréquente, surtout chez le jeune enfant (jouet, fragment de jouet ou corps végétal, comme une cacahuète).

**SYMPTÔMES ET SIGNES**

La pénétration dans les voies respiratoires passe par trois stades. Le syndrome de pénétration, lors du passage à travers le larynx (fausse-route), se manifeste par un accès brutal de suffocation et par une toux sèche ; cet épisode se passe le plus souvent en quelques minutes et ne provoque qu'exceptionnellement une mort subite par asphyxie. La seconde phase, moins spectaculaire, correspond à l'implantation, généralement bien tolérée, du corps étranger dans les bronches ; celui-ci provoque quelquefois des épisodes de toux et une gêne respiratoire permanente ou intermittente. La troisième phase, tardive, est celle de complications avec bronchites ou pneumopathies à répétition, abcès du poumon, voire dilatation des bronches.

**TRAITEMENT**

En cas d'asphyxie aiguë, le corps étranger peut être expulsé par la manœuvre de Heimlich, en exerçant une pression forte et brutale à la base de la cage thoracique ou, s'il s'agit d'un jeune nourrisson, en lui donnant quelques tapes entre les omoplates. Le plus souvent, après la phase de pénétration, l'enfant ne présente pas de symptômes particuliers. Il est néanmoins nécessaire de réaliser une fibroscopie bronchique pour rechercher l'objet inhalé. Celui-ci est enlevé par bronchoscopie, sous anesthésie générale.

→ VOIR **Extraction, Fausse-route alimentaire, Heimlich (manœuvre de).**

## Corps flottant

Tache sombre, de taille et de forme variables, perçue sous la forme de points, de filaments ou de filets et bougeant avec les mouvements de l'œil.

La perception de corps flottants est généralement un phénomène naturel, qui commence souvent vers 50 ans (65 % des sujets âgés de 65 ans en sont atteints). Elle révèle un décollement postérieur du corps vitré (masse gélatineuse transparente remplissant le bulbe de l'œil), qui se sépare de la rétine. La perception de corps flottants est, la plupart du temps, bénigne et sans conséquences. Toutefois, deux signes doivent attirer l'attention : l'apparition de corps flottants fins, régulièrement espacés et noirs, qui sont parfois le signe d'une petite hémorragie vitréenne, et l'apparition de points lumineux bleutés (photopsies), qui peuvent traduire une traction rétinienne. Ces deux affections requièrent un examen ophtalmologique rapide.

## Corps jaune

Glande endocrine qui se développe dans l'ovaire, de façon temporaire et cyclique après l'ovulation, et qui sécrète de la progestérone. (P.N.A. *corpus luteum*)

Lorsque chaque mois, dans l'ovaire, un follicule se rompt pour libérer un ovule, il se développe dans la cavité une glande dont les grosses cellules jaunes contenant de la lutéine sécrètent de la progestérone (hormone responsable, notamment, de l'augmentation de la température corporelle, qui devient, dans cette deuxième partie du cycle, habituellement supérieure à 37 °C le matin). Si l'ovule n'est pas fécondé, le corps jaune se flétrit et dégénère, entraînant la baisse de la sécrétion de progestérone et l'apparition des règles, qui marquent un nouveau cycle.

En revanche, si l'ovule est fécondé et s'implante dans l'utérus, sa couche périphérique, ou trophoblaste, sécrète des hormones chorioniques gonadotrophiques (h.C.G.) qui entraînent la persistance du corps jaune durant les deux ou trois premiers mois de la grossesse. En effet, la progestérone est indispensable au maintien de l'implantation de l'œuf dans l'utérus. Quand le trophoblaste, futur placenta, est enfin capable de sécréter la progestérone nécessaire à sa survie, le corps jaune régresse et disparaît.
→ VOIR Cycle menstruel, Ovaire, Progestérone.

## Corps vitré

→ VOIR Vitré.

## Corset

Appareillage porté sur le tronc en vue de traiter diverses affections.

Un corset a pour objet de s'opposer aux déviations de la colonne vertébrale (scoliose, cyphose bénigne), d'éviter leur aggravation ou de soulager les articulations intervertébrales (lombalgies chroniques et récidivantes). Il est également utilisé en cas de fracture du rachis. Selon le cas, on emploie deux types différents de corset.

■ **Les corsets classiques**, souples, en tissu de coton, sont renforcés par des baleines plastiques ou métalliques et ajustables grâce à un système de lacets et de courroies. Exerçant une contre-pression sur l'abdomen, ils diminuent le poids supporté par la colonne lombaire, limitent l'amplitude des mouvements douloureux et tiennent chaud.

■ **Les corsets modernes** sont fabriqués avec un matériau léger (résine) à partir d'une pâte qui, après préparation, se solidifie lors du moulage autour de la colonne vertébrale. Indéformables, ils sont utilisés chez l'adolescent pour traiter une déformation vertébrale évolutive (scoliose, cyphose). Ils ont remplacé le corset de plâtre, trop fragile. C'est à ce type qu'appartiennent les lombostats, corsets destinés à soutenir la partie lombaire de la colonne vertébrale en cas de conflit discoradiculaire (hernie discale).

## Cortex

Partie périphérique de certains organes, qui se distingue, par sa structure et ses fonctions, du reste de l'organe. (P.N.A. *cortex*)

Le cortex des hémisphères cérébraux est spécifique des mammifères, sa grande surface et sa complexité sont caractéristiques de l'espèce humaine. Dans l'encéphale, le cervelet comprend aussi un cortex. Dans les autres organes, le cortex est aussi appelé zone ou région corticale, ou encore corticale (adjectif pris substantivement), la partie centrale de l'organe étant nommée zone médullaire. On parlera ainsi du cortex du rein, du cortex des glandes surrénales, du cortex de l'ovaire, etc.

## Cortex cérébral

Partie périphérique des hémisphères cérébraux, siège des fonctions nerveuses les plus élaborées telles que le mouvement volontaire et la conscience. SYN. *écorce cérébrale*. (P.N.A. *cortex cerebri*)

### STRUCTURE

Le cortex cérébral est formé de substance grise, variété de tissu nerveux contenant les corps cellulaires (partie principale) des neurones. Il est en relation avec le reste du système nerveux grâce aux fins prolongements multiples des neurones. Dans le sens de l'épaisseur, de la surface des hémisphères vers la profondeur, l'organisation du cortex le fait parfois comparer aux circuits électroniques, bien qu'il soit plus complexe. En effet, on y distingue au microscope plusieurs couches superposées, chacune renfermant un réseau de corps cellulaires et de prolongements. Par ailleurs, chaque hémisphère cérébral est divisé en 4 grands lobes : les frontières entre les lobes correspondent à de profonds sillons, les scissures, à la surface du cortex.

Il existe 3 types de cortex, de complexité croissante et se distinguant par leur structure au microscope et par leur rôle : l'archicortex, le paléocortex et le néocortex. Celui-ci, le seul observable des trois sur une vue externe des hémisphères, occupe en fait dans l'espèce humaine la quasi-totalité de la surface des lobes.

### FONCTIONNEMENT

■ **L'archicortex** induit les comportements les plus élémentaires, qui permettent d'assurer la survie de l'espèce.

■ **Le paléocortex**, qui comprend en particulier une région appelée hippocampe, détermine la motivation, l'attention sélective, les réactions émotives, la sélection des comportements du sujet en fonction d'un apprentissage antérieur.

■ **Le néocortex** est organisé pour son fonctionnement sous forme de petites zones, les aires corticales primaires, chacune responsable d'un certain type d'activités. Le cortex du lobe frontal, situé à la partie antérieure de l'hémisphère cérébral, joue un rôle important dans le comportement de l'individu ; en outre, on y trouve l'aire motrice primaire, qui commande tous les mouvements volontaires. Le cortex pariétal, situé en haut de l'hémisphère, sur le côté, intervient dans la connaissance du corps, le maniement des données spatiales, le contrôle du geste ; il comprend en particulier l'aire sensitive, qui assure la réception des informations cutanées. Le cortex temporal, situé sur le côté de l'hémisphère, en dessous du cortex pariétal, participe à différentes fonctions cérébrales : goût, olfaction, audition, langage, mémoire, vie végétative (fonctionnement des viscères). Le cortex occipital, qui se trouve en arrière de l'hémisphère, contient l'aire visuelle, qui reçoit et analyse les informations venant de l'œil. Des aires d'association se trouvent autour de toutes ces aires primaires et entre elles ; elles permettent notamment la coordination des fonctions de base, par exemple la perception et la compréhension simultanées d'images et de sons.

Le cortex tient donc un rôle indispensable d'une part dans les fonctions nerveuses de base (motricité, sensibilité, sensorialité), d'autre part dans les fonctions supérieures (langage, mémoire, etc.). On y observe souvent, comme dans le reste du système nerveux central, le phénomène du croisement : le cortex droit assure les mouvements et la sensibilité de la moitié gauche du corps et la vision de la moitié gauche de l'espace, tandis que le cortex gauche contrôle la moitié droite du corps et la moitié droite de la vision de chaque œil.

La latéralisation est un phénomène spécifique au cortex : pour certaines fonctions, les deux hémisphères ne sont pas symétriques, l'un étant dit dominant. C'est ainsi que le langage est contrôlé par l'hémisphère dominant (le gauche chez un droitier, le gauche ou le droit chez un gaucher).
→ VOIR Cerveau, Encéphale.

## Corti (organe de)

Organe de l'oreille interne, responsable de l'audition.

L'organe de Corti, situé dans le canal de la cochlée (partie de l'oreille interne), contient des cellules sensorielles qui sont munies à leur surface de cils baignant dans un liquide, l'endolymphe. Ces cils subissent des mouvements dus aux ondes liquidiennes déclenchées par les sons et transforment ceux-ci en phénomènes électriques qui se propagent aux cellules nerveuses.

## Corticodépendant

Se dit d'une maladie dont le traitement par des corticostéroïdes, pour garder son efficacité, doit être allégé très progressivement et, le plus souvent, incomplètement.

De nombreuses maladies inflammatoires, rhumatismales, dermatologiques et pulmonaires (asthme) sont améliorées par les corticostéroïdes. Ces maladies évoluant par poussées, les corticostéroïdes sont prescrits d'abord à doses importantes, puis progressivement diminués afin de maintenir le bénéfice thérapeutique avec une dose quotidienne minimale. Toutefois, si la maladie est corticodépendante, une diminution excessive des doses du médicament entraîne une rechute.

## Corticoïde

→ VOIR Corticostéroïde.

**LES CORTICOSTÉROÏDES**

**LES GLUCOCORTICOSTÉROÏDES**

| *Principes actifs* | *Présentation* | *Indications et usages* | *Effets secondaires* |
|---|---|---|---|
| Cortisone | Comprimé | Inflammations, allergies, affections pulmonaires (asthme...), rhumatologiques (polyarthrite rhumatoïde...), cancéreuses (leucémie...) Pour la cortisone et l'hydrocortisone, insuffisance surrénalienne | Les effets n'apparaissent qu'après plusieurs mois ou plusieurs années de traitement : prise de poids, hypertension artérielle, œdèmes, anomalies cutanées (atrophie, vergetures, ecchymoses, cicatrisation lente), troubles osseux (ostéoporose, ralentissement de la croissance), atrophie musculaire, troubles digestifs (ulcère), troubles oculaires (cataracte, glaucome), diabète, troubles psychiques (insomnie, psychose), insuffisance surrénalienne aiguë en cas d'arrêt trop rapide du traitement. Dans le cadre du traitement substitutif de l'insuffisance surrénalienne, pas d'effets secondaires. |
| Hydrocortisone | Comprimé Suspension injectable | | |
| Prednisone | Comprimé | | |
| Prednisolone | Comprimé Suspension injectable | | |
| Méthylprednisolone | Comprimé Suspension injectable | | |
| Triamcinolone | Suspension injectable | | |
| Paraméthasone | Suspension injectable | | |

**LES DERMOCORTICOSTÉROÏDES**

| *Principes actifs* | *Présentation* | *Indications* | *Effets secondaires* |
|---|---|---|---|
| Classe I (très forts) | | | |
| Clobétasol (propionate) [0,05 %] | Crème, gel | Dermatoses de faible étendue qui résistent aux substances de classe II, traitement bref | En usage abusivement prolongé, altération de la peau à l'endroit des applications : atrophie, vergetures, cicatrisation lente, infections. En application sur une surface étendue ou sous un pansement occlusif, surtout chez l'enfant : mêmes effets que les glucocorticostéroïdes. |
| Bêtaméthasone (dipropionate) [0,05 %] | Pommade | | |
| Classe II (forts) | | | |
| Amcinonide (0,10 %) | Crème, pommade | Dermatoses de faible étendue (psoriasis, lupus, lichénification) et cicatrices très développées, traitement bref | |
| Bêtaméthasone (valérate) [0,10 %] | Crème, pommade | | |
| Bêtaméthasone (dipropionate) [0,10 %] | Crème, lotion, pommade | | |
| Désoximétasone (0,25 %) | Crème | | |
| Diflucortolone (valérianate) [0,10 %] | Crème, pommade | | |
| Difluprednate (0,05 %) | Crème, gel | | |
| Fluocinolone (acétonide) [0,025 %] | Crème, pommade | | |
| Fluocinonide (0,05 %) | Pommade | | |
| Fluclorolone (acétonide) [0,025 %] | Crème, pommade | | |
| Halcinonide (0,10 %) | Crème | | |
| Hydrocortisone (butyrate) [0,10 %] | Crème, lotion, pommade | | |
| Classe III (assez forts) | | | |
| Bêtaméthasone (valérate) [0,05 %] | Crème | Chez le nourrisson et l'enfant, sur le visage et sur les lésions étendues | |
| Difluprednate (0,02 %) | Crème | | |
| Désonide (0,10 %, 0,05 %) | Crème | | |
| Fluocinolone (acétonide) | Lotion | | |
| Fluocinonide (0,01 %) | Pommade | | |
| Triamcinolone (bénétonide) [0,075 %] | Crème | | |
| Classe IV (modérés) | | | |
| Hydrocortisone (acétate) [0,5 %] | Crème | Chez le nourrisson et l'enfant, sur le visage et sur les lésions étendues | |

**LES MINÉRALOCORTICOSTÉROÏDES**

| *Principes actifs* | *Présentation* | *Indications* | *Effets secondaires* |
|---|---|---|---|
| Désoxycortone | Préparation pour injection intramusculaire | À utiliser en traitement d'appoint dans certains cas d'insuffisance surrénalienne | Peu d'effets indésirables, sauf en cas de surdosage : œdèmes, hypertension artérielle. |
| 9-alpha-fludrocortisone | Comprimé | | |

## Corticostéroïde

Hormone sécrétée par les glandes corticosurrénales à partir du cholestérol. SYN. *corticoïde.*

Les corticostéroïdes de synthèse, de structure chimique identique ou analogue à celle des hormones surrénaliennes naturelles, sont utilisés en thérapeutique, essentiellement comme anti-inflammatoires et immunosuppresseurs.

**PHYSIOLOGIE**

Les glandes corticosurrénales, situées à la partie périphérique des deux glandes surrénales, sécrètent 3 groupes d'hormones : les androgènes surrénaliens (surtout le sulfate de déhydroépiandrostérone), qui participent au développement des caractères sexuels mâles et favorisent le développement musculaire ; les glucocorticostéroïdes (surtout le cortisol), qui interviennent dans les réactions chimiques de l'organisme, notamment celles qui concernent le glucose ; les minéralocorticostéroïdes (surtout l'aldostérone), qui retiennent le sodium et l'eau dans l'organisme.

**UTILISATION THÉRAPEUTIQUE**

■ **Les glucocorticostéroïdes,** associés aux minéralocorticostéroïdes, se substituent aux hormones naturelles en cas d'insuffisance surrénale lente (maladie d'Addison). Certains dérivés chimiques (prednisone, bêtaméthasone) ont un effet anti-inflammatoire, antiallergique et immunosuppresseur. Grâce à cette dernière propriété, ils permettent la prévention du rejet des organes transplantés et le traitement des leucémies, en association avec des anticancéreux. Les produits peuvent être administrés sous forme orale ou injectable, ou être appliqués localement. Dans ce dernier cas, il s'agit essentiellement des dermocorticostéroïdes, utilisés pour traiter les affections cutanées.

■ **Les minéralocorticostéroïdes** (9-alpha-fludrocortisone), associés aux glucocorticostéroïdes, permettent le traitement des insuffisances surrénales. L'administration a lieu par voie orale ou injectable. Les prescriptions à long terme nécessitent une surveillance de l'équilibre hydroélectrolytique (concernant l'eau et les sels minéraux tels que le sodium et le potassium) pour limiter l'apparition d'œdèmes et d'hypertension artérielle.

**EFFETS INDÉSIRABLES**

Le traitement substitutif d'une insuffisance surrénalienne, par des corticostéroïdes identiques aux hormones naturelles (hydrocortisone ou 9-alpha-fludrocortisone) n'entraîne aucun effet indésirable.

En cure courte, la corticothérapie par dérivés « non physiologiques » présente peu de dangers, à condition de respecter un régime pauvre en sel. En revanche, une corticothérapie à long terme provoque de nombreux effets indésirables : ostéoporose et tassement vertébral, œdème, fonte musculaire, syndrome de Cushing (obésité de la face et du tronc), hirsutisme (pilosité excessive), fragilité cutanée, pétéchies (petites taches hémorragiques sous-cutanées), flush (accès de rougeur cutanée), infections, diabète, hypertension artérielle, troubles psychiques (psychose), glaucome, cataracte, arrêt de la croissance chez l'enfant, troubles hormonaux chez le fœtus. Mises au repos, les glandes surrénales peuvent s'atrophier sans signe visible, exposant à de graves accidents (insuffisance surrénale aiguë) en cas d'arrêt brutal de la corticothérapie, d'infections ou d'intervention chirurgicale. Un arrêt brutal du traitement peut également provoquer un rebondissement de l'affection ayant motivé la prescription des corticostéroïdes.

Les dermocorticostéroïdes provoquent parfois les mêmes effets en passant dans le sang à travers la peau, si on les applique sur de trop grandes surfaces, surtout chez l'enfant. De plus, une utilisation de plusieurs mois induit des anomalies souvent irréversibles : amincissement cutané, acné, couperose, vergetures, surtout sur le visage. Aussi l'administration de corticostéroïdes à long terme nécessite-t-elle un soigneux bilan préalable pour rechercher un éventuel diabète ou une hypertension artérielle susceptibles de s'aggraver sous corticothérapie. De même, un foyer infectieux, comme une tuberculose ancienne, ou une parasitose, comme l'anguillulose, risquent de s'aggraver sous corticothérapie et doivent impérativement être soignés avant le début du traitement.

## Corticosurrénale (glande)

Zone périphérique de chacune des deux glandes surrénales, qui élabore et sécrète les corticostéroïdes (hormones synthétisées à partir du cholestérol).

Les glandes surrénales sont situées au-dessus des reins. Ce sont des glandes endocrines de faible volume (de 2 à 3 centimètres de long sur 0,5 centimètre d'épaisseur), qui sont constituées de deux parties : la médullosurrénale (zone centrale) et la corticosurrénale (zone périphérique).

**STRUCTURE ET PHYSIOLOGIE**

La corticosurrénale est divisée en trois zones concentriques. En raison de son équipement enzymatique spécifique, chacune de ces zones est spécialisée dans la synthèse d'un certain type de corticostéroïde.

■ **La zone glomérulée** de la corticosurrénale, la plus externe, sécrète l'aldostérone sous l'action du système rénine-angiotensine (ensemble de substances régulant la tension artérielle). L'aldostérone joue un rôle essentiel dans l'équilibre hydroélectrolytique (maintien des volumes liquidiens et des concentrations en sodium de l'organisme).

■ **La zone fasciculée,** stimulée par la corticotrophine, produit le cortisol, qui favorise la dégradation des protéines, augmente les réserves lipidiques et possède une forte activité anti-inflammatoire.

■ **La zone réticulée** synthétise des androgènes. Les androgènes surrénaliens représentent une très faible partie des androgènes chez l'homme et la moitié des androgènes chez la femme.

**PATHOLOGIE**

Habituellement, les produits intermédiaires entre le cholestérol et les corticostéroïdes, dits précurseurs, sont retrouvés dans le sang à des taux faibles. Lorsque l'équipement enzymatique de la glande est incomplet, la synthèse des hormones actives ne peut avoir lieu et les précurseurs sont sécrétés en grande quantité. Ce trouble porte le nom de bloc enzymatique surrénalien.

Les autres maladies qui affectent la corticosurrénale peuvent entraîner un arrêt de la production hormonale, comme dans le cas de la maladie d'Addison (insuffisance corticosurrénalienne lente, pouvant se compliquer d'insuffisance corticosurrénalienne aiguë) ; elles peuvent également provoquer un hypercorticisme (excès de production) pouvant engendrer un syndrome de Cushing, un syndrome de Conn ou un virilisme (apparition chez la femme de caractères masculins), selon qu'il s'agit respectivement d'une hypersécrétion de cortisol, d'aldostérone ou d'androgènes.

Un déficit de sécrétion des corticosurrénales peut être compensé par des hormones de substitution administrées quotidiennement par voie orale. Par ailleurs, lorsqu'une maladie ou une intervention chirurgicale détruit une corticosurrénale, la deuxième est capable d'assurer la fonction surrénalienne à elle seule.

## Corticothérapie

Thérapeutique utilisant les corticostéroïdes.

Les corticostéroïdes sont des hormones sécrétées par les glandes surrénales. En thérapeutique, on utilise des corticostéroïdes de synthèse, sous des formes variables en fonction de l'affection à traiter.

**INDICATIONS**

La corticothérapie est utilisée pour pallier une carence de la production naturelle d'hormones corticostéroïdes. C'est le traitement de l'insuffisance surrénalienne lente, ou maladie d'Addison. Associée à un régime normosodé, voire à des minéralocorticostéroïdes, elle a transformé le pronostic de cette maladie autrefois mortelle.

■ **La corticothérapie** est également utilisée pour ses effets antiallergiques, dans le cas d'un œdème de Quincke, et immunosuppresseurs, dans les cas de maladies systémiques, de greffes d'organes et de maladies auto-immunes. Les corticostéroïdes possèdent en outre de puissantes propriétés anti-inflammatoires : on les administre soit en cure de quelques jours, le plus souvent en association avec des antibiotiques, en cas d'otite, de sinusite ou de bronchite, soit en traitement au long cours, sur plusieurs mois, voire plusieurs années, en cas de maladies inflammatoires chroniques (asthme, maladie systémique, maladie de Horton, hémopathies, pathologies rénales ou hépatiques). Dans les cas d'affections cutanées, les corticostéroïdes sont utilisés par voie locale et traitent les dermatoses allergiques aiguës (dermites de contact, dermatites atopiques) et les dermatoses chroniques (psoriasis, lichen plan, lichénifications, lupus érythémateux chronique). Un traitement d'attaque avec application quotidienne précède alors un traitement d'entretien, progressivement espacé une fois la dermatose guérie.

## Corticotrophine

Hormone sécrétée par l'antéhypophyse. SYN. *adrénocorticotrophine, corticostimuline, hormone corticotrope hypophysaire.*

La corticotrophine, ou ACTH, est stimulée par l'hypothalamus et par l'hormone antidiurétique. Sa production varie au cours de la journée : son taux est maximal vers 8 heures du matin et minimal vers minuit. Sa sécrétion augmente en cas de stress.

La corticotrophine agit principalement sur les zones fasciculée et réticulée des glandes corticosurrénales, en excitant leurs sécrétions (cortisol et androgènes). Elle stimule en particulier les premières étapes de la synthèse des corticostéroïdes en favorisant l'accumulation intrasurrénalienne du cholestérol et les premières étapes de sa transformation : il en résulte une sécrétion de cortisol. Outre son action métabolique, le cortisol sanguin agit sur les cellules hypophysaires en freinant la production de corticotrophine, créant ainsi une boucle de régulation permanente (rétrocontrôle).

Le taux sanguin de corticotrophine doit être apprécié en fonction du taux de cortisol sanguin, étudié surtout par des dosages dynamiques (provoqués par l'administration de substances médicamenteuses ou hormonales stimulant ou freinant la sécrétion de corticotrophine).

**PATHOLOGIE**

Une tumeur de l'hypophyse, responsable d'un excès de production de corticotrophine, va entraîner une hypersécrétion de corticostéroïdes surrénaliens (syndrome de Cushing). En revanche, une insuffisance de sécrétion de corticotrophine est très rare ; elle peut se rencontrer dans le cadre d'une insuffisance hypophysaire (hypopituitarisme).

## Cortisol

Hormone élaborée à partir du cholestérol, sécrétée par la glande corticosurrénale. SYN. *hydrocortisone.*

Le cortisol partage les propriétés générales des glucocorticostéroïdes, dont il est le chef de file. Son action s'exerce sur le métabolisme des glucides (augmentation d'un taux de glucose sanguin trop faible), des lipides (répartition dans l'organisme), des protéines (synthèse des protéines des muscles et des os), de l'eau et des minéraux. La sécrétion du cortisol se fait selon un cycle nycthéméral (24 heures), avec un pic maximal le matin. Sa régulation est assurée par la corticotrophine, une hormone sécrétée par l'hypophyse : une diminution du taux sanguin de cortisol engendre une augmentation de la sécrétion de corticotrophine, ce qui provoque une stimulation de la glande corticosurrénale et une remontée du taux de cortisol.

**UTILISATIONS DIAGNOSTIQUE ET THÉRAPEUTIQUE**

Le dosage du cortisol sanguin et urinaire permet de dépister des anomalies de la corticosurrénale (par excès ou insuffisance de sécrétion de cortisol). En outre, le cortisol a les mêmes applications thérapeutiques que les autres glucocorticostéroïdes : traitement des insuffisances de la corticosurrénale, de certains troubles immunitaires, d'inflammations, d'allergies.

## Cortisone

Hormone de la famille des glucocorticostéroïdes, sécrétée par la glande corticosurrénale à partir d'une autre hormone, le cortisol, ou fabriquée synthétiquement.

La cortisone partage les propriétés générales des glucocorticostéroïdes : son action s'exerce sur le métabolisme des glucides de l'organisme (elle empêche le taux sanguin de glucose de diminuer) et des protéines (elle favorise leur synthèse). En outre, elle permet la rétention du sodium dans l'organisme.

**UTILISATION THÉRAPEUTIQUE**

La cortisone de synthèse, administrée comme médicament par voie orale, est transformée par le foie en cortisol. Elle est employée dans le traitement de l'insuffisance surrénale, par exemple au cours de la maladie d'Addison, dans laquelle les sécrétions de la corticosurrénale sont trop faibles. L'administration de cortisone est alors indispensable et ce traitement est à vie.

Il n'y a pas d'effets indésirables si on arrive à maintenir dans l'organisme des concentrations identiques aux concentrations normales, ce qui est en général le cas. Sinon, des effets indésirables se manifestent : atrophie cutanée (peau décolorée et fine par endroits, sans pilosité, parcourue de petits vaisseaux), diabète, fragilité osseuse, atrophie musculaire, etc. De plus, un arrêt brutal du traitement risque de provoquer une insuffisance surrénale aiguë, imposant un traitement en urgence.

## Corvisart (baron Jean)

Médecin français (Dricourt, Ardennes, 1755 - Paris 1821).

Remarquable clinicien, il vulgarisa notamment la percussion comme méthode d'examen dans le diagnostic des maladies cardiaques et pulmonaires.

## Corynébactérie

Bactérie appartenant à un genre regroupant de nombreuses espèces de bacilles à Gram positif, aérobies et anaérobies.

Les corynébactéries présentent, en culture et après coloration, un regroupement caractéristique en palissade, en lettres de l'alphabet ou en paquet d'épingles. Une seule espèce, *Corynebacterium diphteriæ,* ou bacille de Klebs-Löffler, agent de la diphtérie, est spécifiquement pathogène pour l'homme.

Les autres espèces, parfois appelées bacilles diphtéroïdes, sont commensales (hôtes de l'organisme sans pouvoir pathogène sur celui-ci), vivant sur la peau ou les muqueuses. Cependant, certaines d'entre elles, comme *Corynebacterium jeikeium,* peuvent infecter les sujets immunodéprimés et poser de difficiles problèmes thérapeutiques en raison de leur résistance aux antibiotiques.

## Coryza

Rhinite aiguë, d'origine infectieuse ou non. SYN. *rhume.*

Le coryza est une des affections les plus répandues. Toute la population en est affectée chaque année selon des fréquences variables (en moyenne de 6 à 10 épisodes chez l'enfant, de 2 à 4 chez l'adulte). Il est, le plus souvent, d'origine virale (rhinovirus) et très contagieux à proximité.

**SYMPTÔMES ET SIGNES**

■ **Le coryza infectieux**, d'origine virale, débute par des courbatures, une fatigue, des picotements ou des brûlures dans le nez, suivis d'une obstruction nasale bilatérale, d'une rhinorrhée aqueuse et d'éternuements en salves, souvent accompagnés d'une toux. L'examen des fosses nasales révèle une muqueuse enflammée et sensible. Les complications sont surtout fréquentes chez les enfants, sous forme d'otite moyenne aiguë ou de bronchite.

■ **Le coryza spasmodique**, caractérisé par des crises d'éternuements particulièrement nombreuses, est de nature allergique (rhume des foins). Il se déclenche le plus souvent au printemps, traduisant une réaction allergique aux pollens. Les crises d'éternuements sont parfois accompagnées de maux de tête, de picotements des yeux et du larynx, d'obstruction nasale.

**TRAITEMENT**

■ **Le coryza infectieux** évolue favorablement, en général spontanément, dans la majorité des cas. Il n'existe pas de traitement ayant fait preuve d'une efficacité réelle. L'essentiel du traitement est purement symptomatique et vise à améliorer l'obstruction nasale et à diminuer l'écoulement. L'inhalation de vapeurs chaudes est susceptible de suspendre la multiplication virale. Chez l'enfant, la désobstruction des fosses nasales peut être réalisée par lavage avec un soluté physiologique et mouchage.

■ **Le coryza spasmodique, ou rhume des foins**, disparaît spontanément lorsque le patient est soustrait à l'agent allergène. Les symptômes peuvent être traités par administration d'antihistaminiques ou de corticostéroïdes, le phénomène allergique lui-même pouvant céder à une désensibilisation.

## Cosmétique

Substance non médicamenteuse appliquée sur la peau, les muqueuses ou les dents en vue de les nettoyer, de les protéger, d'en modifier l'aspect ou l'odeur.

**COMPOSITION**

Un cosmétique est constitué d'un excipient et d'un ou de plusieurs principes actifs.

■ **L'excipient** contient une phase dispersante, la partie la plus importante du cosmétique en quantité, soit aqueuse (eau distillée, cellulose), soit huileuse (vaseline, cire d'abeille) ; des substances tensioactives, comme les savons, nécessaires à la cohésion du cosmétique ; des parfums ; des colorants.

■ **Les principes actifs** sont utilisés soit pour leur action globale sur la peau, réelle ou supposée (vitamines, collagène, extrait de plantes), soit pour une action précise (filtres solaires assurant une protection plus ou moins forte, par exemple).

**PATHOLOGIE**

Les intolérances aux cosmétiques sont devenues moins fréquentes dans certains pays comme la France du fait de la sévérité des réglementations en vigueur. Certains effets nocifs sont liés directement au contact avec la peau : simples irritations cutanées ou dermites orthoergiques ; allergies (dermites de contact) ; effet comédogène entraînant de l'acné. Une photosensibilisation, entraînant une allergie solaire, peut également être en cause. Par ailleurs, toute suspicion de risque cancérogène pour un produit entraîne la suppression de son autorisation de mise sur le marché, comme cela a été le cas pour les dérivés du goudron.

## Costen (syndrome de)

Affection de l'articulation temporomandibulaire se traduisant par une douleur, une sensation d'oreille bouchée ou d'écoulement de liquide dans celle-ci et parfois des difficultés à ouvrir la bouche.

Le syndrome de Costen est une arthralgie qui résulte habituellement d'un mauvais articulé dentaire et qui peut être associée à un bruxisme (mouvements inconscients de friction des dents antagonistes) et à des craquements articulaires lors de la mastication. Le traitement consiste à ajuster et à harmoniser les rapports des dents entre elles.

## Côte

Chacun des os plats, en forme d'arc, qui constituent la charpente du thorax. (P.N.A. *costa*)

On compte, de haut en bas, 12 paires de côtes, chacune étant attachée à une vertèbre dorsale. L'ensemble constitue le gril costal, qui forme avec les vertèbres et le sternum la cage thoracique. On distingue les vraies côtes (1 à 7), unies au sternum par les cartilages costaux ; les fausses côtes (8 à 10), dont l'extrémité antérieure s'unit au cartilage costal sus-jacent ; et les côtes flottantes (11 et 12), dont le cartilage reste libre.

**PATHOLOGIE**

Les fractures des côtes sont fréquentes chez l'adulte, beaucoup plus rares chez l'enfant en raison de la souplesse de son thorax. Habituellement provoquées par une chute ou un coup, elles peuvent aussi être dues à un traumatisme mineur (toux prolongée, éclat de rire). Elles provoquent une douleur aiguë et un gonflement des tissus adjacents. Le diagnostic est confirmé par la radiographie. Les fractures ne concernant qu'un nombre limité de côtes sont bénignes et leur traitement est simplement analgésique. Les douleurs, accentuées par les mouvements respiratoires ou la toux, disparaissent spontanément en quelques semaines. Chez les sujets âgés, la diminution d'amplitude des mouvements respiratoires peut cependant favoriser une infection pulmonaire. En revanche, les fractures pluricostales, surtout celles qui provoquent un volet thoracique (portion de la paroi thoracique désolidarisée de l'ensemble du squelette), peuvent mettre en péril la vie du blessé par détresse respiratoire aiguë. Le traitement, conduit en urgence et en milieu chirurgical, nécessite la fixation du volet thoracique et une ventilation assistée.

## Côte cervicale (syndrome de la)

Compression des vaisseaux (artère sous-clavière) et des plexus nerveux de la base du cou (origine des nerfs du membre supérieur) par une côte surnuméraire.

Certains individus naissent porteurs d'une côte supplémentaire, appelée côte cervicale, issue de la septième vertèbre cervicale et située au-dessus des côtes normales. La compression de l'artère sous-clavière peut provoquer une ischémie ou une thrombose, celle du plexus brachial des paresthésies (fourmillements) ou des douleurs du membre supérieur. La radiographie permet le diagnostic. Le traitement consiste en l'ablation chirurgicale de cette côte surnuméraire.

CÔTES : VUE DE FACE

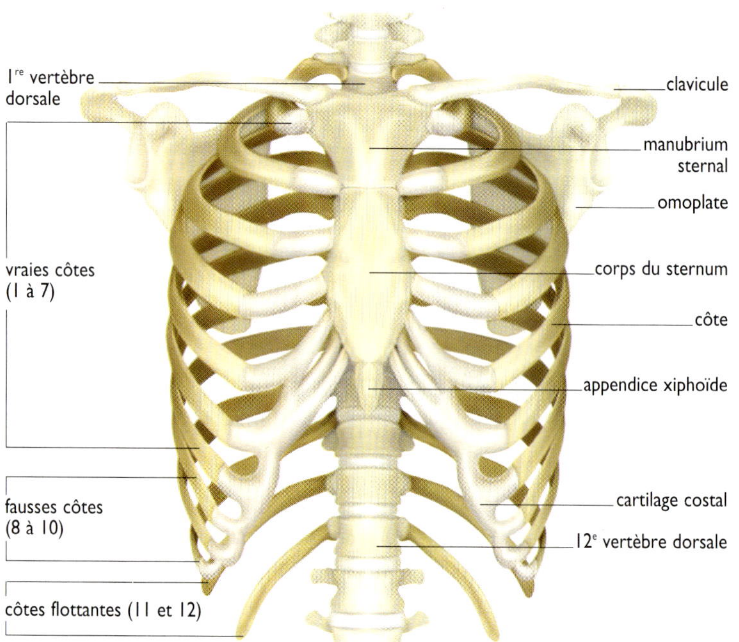


## Cotrimoxazole

→ VOIR Sulfamide.

## Cotyle

Cavité articulaire creuse de l'os iliaque. SYN. *acétabulum, cavité cotyloïde.* (P.N.A. *acetabulum*)

Le cotyle comprend deux parties : un rebord osseux saillant hémicirculaire, tapissé de cartilage, et un fond en retrait, non articulaire, où s'insère le ligament rond, relié à la tête du fémur.

Le cotyle peut être altéré par une coxite (inflammation), une coxarthrose (arthrose de la hanche) ou diverses fractures, en particulier les fractures du bassin. Chaque cause a son traitement propre.

## Cou

Partie du corps située entre la tête et le tronc. (P.N.A. *collum*)

Le cou est formé par les sept vertèbres cervicales et par de nombreux muscles attachés au crâne, aux vertèbres cervicales et aux clavicules. Il est traversé par les parties hautes de l'appareil digestif (pharynx et œsophage) et de l'appareil respiratoire (larynx et trachée). Il est délimité par le bord supérieur des clavicules et du sternum. La moelle épinière y passe, dans le canal rachidien cervical. Un traumatisme médullaire à ce niveau (« coup de lapin ») peut entraîner une tétraplégie (paralysie des 4 membres).

Le cou est le siège de quatre glandes importantes : la parotide, la sous-maxillaire, la thyroïde et les parathyroïdes. Il est parcouru de chaque côté par une artère carotide primitive (divisée en carotides externe et interne), une artère vertébrale, trois veines jugulaires, interne, antérieure et externe. Il est le siège de nombreux nerfs, notamment les nerfs pneumogastriques, phréniques, récurrents et spinaux.

## Cou (kyste congénital du)

→ VOIR Kyste branchial.

## Couches (retour de)

Survenue des premières règles après l'accouchement.

Le retour de couches a généralement lieu dans un délai de un à deux mois chez les femmes qui n'allaitent pas et dans un délai de un à trois mois chez celles qui allaitent. Toutefois, on observe des délais plus longs chez certaines femmes (jusqu'à 4 ou 5 mois sans retour des règles). L'abondance des pertes est parfois supérieure à celle des règles habituelles. En outre, il se produit souvent, autour du 12e jour après l'accouchement, un saignement plus léger, appelé petit retour de couches.

COU : DESCRIPTION ANATOMIQUE

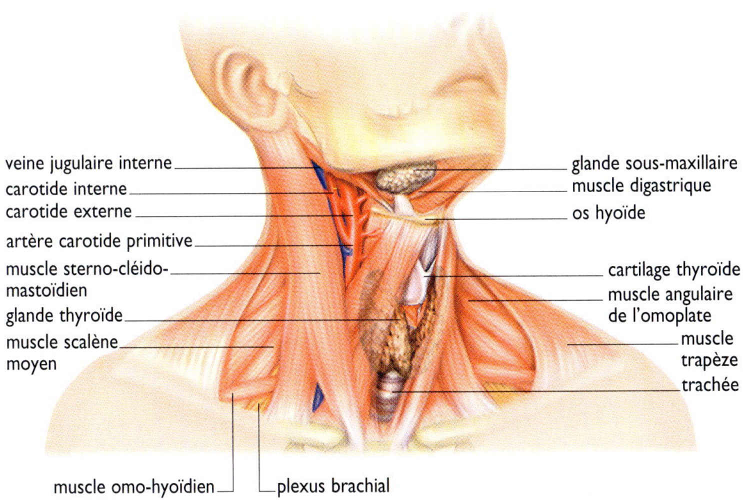


Un cycle ovulatoire peut précéder le retour de couches, même en cas d'allaitement. Ainsi, l'ovulation se produit parfois dès le 25e jour après l'accouchement. C'est pourquoi il est nécessaire de prendre des précautions contraceptives à partir de ce moment-là : prise d'œstroprogestatifs dès le 15e jour, utilisation de préservatifs masculins, la pose de stérilet n'étant conseillée qu'après le retour de couches. La non-survenue du retour de couches après 4 ou 5 mois doit faire évoquer une nouvelle grossesse.

## Coude

Articulation située à la jonction du bras et de l'avant-bras. (P.N.A. *regio cubiti*)

Le coude est constitué par la juxtaposition de trois articulations : huméroradiale, humérocubitale et radiocubitale, mais par une seule cavité articulaire, une seule synoviale, une capsule et un appareil ligamentaire uniques. En avant, il comprend la région du pli du coude, traversée par plusieurs muscles (biceps, brachial antérieur, muscles épitrochléens et épicondyliens). Ceux-ci délimitent la gouttière bicipitale (dépression allongée du biceps) interne, qu'empruntent les artères humérale, radiale, cubitale et le nerf médian, et la gouttière bicipitale externe, où passent le nerf musculocutané et le nerf radial. En arrière, le coude comprend la région olécranienne, où passe le nerf cubital.

COUDE

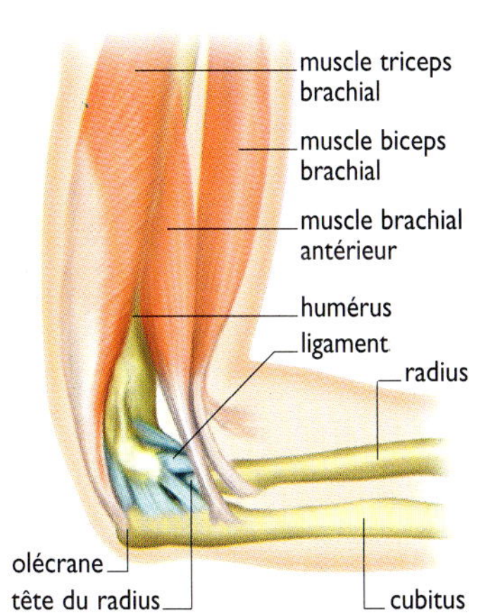


**PHYSIOLOGIE**

L'articulation de l'humérus avec le cubitus et le radius permet des mouvements de flexion et d'extension de l'avant-bras sur le bras ; les articulations huméroradiale et radiocubitale permettent des mouvements de pronation (rotation vers l'intérieur) et de supination (rotation vers l'extérieur).

**PATHOLOGIE**

■ **La luxation du coude** est le déplacement en bloc du squelette de l'avant-bras par rapport à l'humérus. La luxation postérieure, la plus fréquente, s'observe chez l'adulte après une chute sur la paume de la main. Immédiatement après la chute, la face postérieure du coude est le siège d'une dépression caractéristique, rapidement comblée par un gonflement diffus. Cette luxation, mise en évidence par la radiographie, peut être associée à diverses fractures (apophyse coronoïde, tête radiale). Après réduction, l'immobilisation s'impose ; une réparation chirurgicale des éléments capsuloligamentaires est parfois nécessaire.

■ **Le syndrome de la pronation douloureuse** survient chez le jeune enfant vers l'âge de 3 ans, quand l'adulte le hisse par la main. L'enfant se plaint de souffrir du coude ; son avant-bras inerte demeure en pronation. La réduction est obtenue en réalisant un mouvement de flexion du coude et de supination de l'avant-bras.

■ **La fracture de l'olécrane** nécessite la pose d'un plâtre, qui doit être porté pendant environ un mois. S'il y a eu déplacement de l'os, une réparation osseuse par cerclage ou au moyen d'une vis est nécessaire.

## Cou-de-pied

→ VOIR Cheville.

## Coup de chaleur

→ VOIR Chaleur (coup de).

## Coup de soleil

→ VOIR Érythème solaire.

## Couperose

Dilatation permanente et visible des petits vaisseaux de la peau du visage.

La couperose est une affection très fréquente, qui touche surtout les femmes à peau claire et fragile, entre 30 et 50 ans. Elle peut aussi se rencontrer ches les hommes.

La couperose se traduit par des télangiectasies, dilatations des petits vaisseaux superficiels dessinant de fins traits rouges ou violines, arborisés, siégeant de façon symétrique sur le nez et les pommettes.

Le seul traitement efficace est leur destruction, au moyen d'un bistouri électrique ou de lasers vasculaires.

→ VOIR Rosacée.

## Courbature

Sensation d'endolorissement, de fatigue des muscles après un effort inhabituel ou à la phase initiale de certaines infections virales (grippe, hépatite, etc.).

Des courbatures peuvent également être observées lors d'un traitement par interféron.

## Courbe de température

Tracé de la température centrale du corps prise à heures fixes, matin et soir, pendant plusieurs jours successifs, et permettant de suivre l'évolution de la température.

Principalement réalisées au cours d'une hospitalisation, les courbes de température

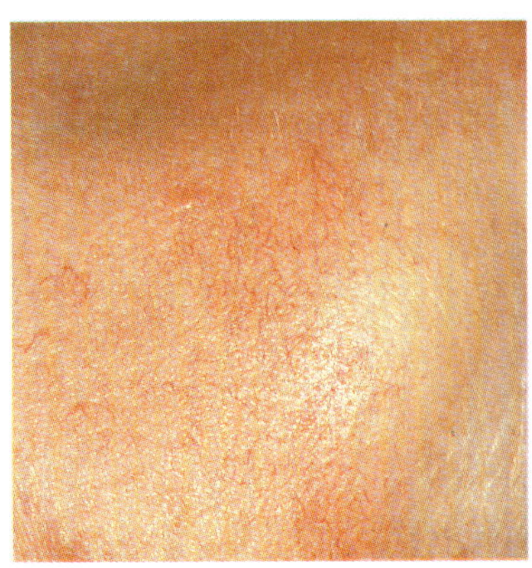

***Couperose.*** *Rougeur et télangiectasies (vaisseaux dilatés) sont visibles sur ce cliché de peau du visage.*

sont effectuées à l'aide de prises de température buccales ou intra-auriculaires, les prises de température rectales étant proscrites en milieu hospitalier.
→ VOIR Ogino-Knaus (méthode d').

## Couronne dentaire

Partie de la dent recouverte d'émail dentaire, qui émerge totalement du maxillaire.

Par extension, on parle de couronne prothétique pour désigner une couronne artificiellement élaborée par le chirurgien-dentiste afin de recouvrir la couronne naturelle en cas de lésion importante ou de teinte anormale de celle-ci. Selon l'emplacement de la dent ou les exigences esthétiques du patient, la couronne choisie peut être en céramique ou en métal.

## Court-circuit gastrique

Traitement chirurgical de certaines formes graves d'obésité, consistant à exclure une partie de l'estomac et de l'intestin du trajet suivi par les aliments. SYN. *by-pass gastrique.*

Le court-circuit gastrique associe une restriction gastrique (réduction du volume fonctionnel de l'estomac par agrafage de ses parois) et la création d'un abouchement (anastomose) entre cette poche gastrique et une anse jéjunale, excluant ainsi l'intestin proximal (duodénum et début du jéjunum). Les effets en sont une limitation de la prise alimentaire, due à la restriction gastrique, ainsi qu'une malabsorption intestinale, induite par la dérivation gastrojéjunale.

Cette intervention lourde est réservée à des obésités très sévères, après échec de toutes les autres thérapeutiques.
→ VOIR Gastroplastie.

## Coussinet des phalanges

Petite saillie fibreuse bénigne siégeant au dos des doigts.

Les coussinets des phalanges sont de petites saillies ovalaires, fermes, rose brunâtre, indolores, au dos des articulations des phalanges, ressemblant à des verrues ou à des callosités banales. Ils témoignent d'une hyperplasie (développement excessif d'un tissu) du tissu fibreux et peuvent être l'un des signes d'une polyfibromatose plus générale.

Une intervention chirurgicale est proposée lorsqu'il existe une gêne fonctionnelle, mais aucun traitement n'est nécessaire dans la plupart des cas.

## Couveuse

Enceinte fermée destinée à isoler un nouveau-né fragile et à le maintenir dans les conditions proches de celles de l'utérus maternel tout en permettant les soins. SYN. *incubateur.*

La couveuse est indiquée particulièrement chez les prématurés et les nouveau-nés à faible poids de naissance. Elle isole l'enfant des variations de la température extérieure et surtout des agents infectieux. La température y est constante et suffisamment élevée pour économiser les dépenses énergétiques de l'organisme. Le taux d'humidité de l'air de la couveuse et la concentration d'oxygène sont également contrôlés. L'habitacle est muni d'orifices pour le passage des tuyaux de ventilation et des sondes d'alimentation. De plus, des boîtes à gants (orifices dans lesquels on entre les mains) permettent les manipulations du bébé.

Grâce à la transparence des parois en plastique, l'enfant, dévêtu, est facilement surveillé. Dans les services de néonatalogie, le personnel prend certaines précautions pour supprimer les agressions sonores et lumineuses et tente de respecter le rythme veille/sommeil de l'enfant en couvrant et découvrant le haut de l'incubateur à la hauteur de ses yeux. À la sortie de l'enceinte, les contacts corporels seront développés pour permettre une relation précoce entre la mère et l'enfant.

## Cowden (maladie de)

Affection cutanée héréditaire rare associant diverses malformations à de multiples lésions de la peau et des viscères et pouvant avoir une évolution maligne.

La maladie de Cowden se manifeste par de petites tumeurs cutanées arrondies autour de la bouche, par des verrues sur la peau ou les muqueuses, des tumeurs multiples des organes touchant surtout les seins, la thyroïde, le tube digestif et l'appareil urogénital et par diverses malformations (palais voûté en ogive, visage en forme de tête d'oiseau, anomalies rachidiennes).

Le traitement repose sur la destruction des tumeurs cutanées par azote liquide, électrocoagulation ou volatilisation au laser à gaz carbonique et sur l'ablation chirurgicale des tumeurs viscérales afin de prévenir une éventuelle transformation maligne. La prévention impose une enquête familiale, pour dépister d'autres membres atteints, et une surveillance régulière des lésions viscérales dépistées.

## Coxa plana

Aplatissement de la tête fémorale.

La coxa plana est une séquelle d'une affection osseuse, la maladie de Legg-Perthes-Calvé. Lors de cette maladie, survenant le plus souvent chez les enfants âgés de 5 à 10 ans, la tête fémorale en voie de croissance est le siège d'une nécrose d'origine vasculaire, qui la fragilise.

La coxa plana est indolore. Cependant, elle entraîne généralement, plusieurs années, voire quelques dizaines d'années après sa survenue, une arthrose précoce qu'il est nécessaire de traiter.

Il n'existe pas de traitement spécifique de cette anomalie.

## Coxa valga

Déformation de l'extrémité supérieure du fémur, caractérisée par une ouverture excessive de l'angle cervicodiaphysaire (angle formé par le col du fémur et la diaphyse).

La coxa valga peut être congénitale (associée, par exemple, à une luxation congénitale de la hanche) ou acquise (due à une fracture du col du fémur). Indolore, elle peut cependant provoquer une claudication mais, surtout, elle occasionne généralement, plusieurs années, voire quelques dizaines d'années après sa survenue, une arthrose précoce qui doit être traitée.

Le seul traitement de la coxa valga est chirurgical : il consiste à rétablir un angle normal entre le col du fémur et la diaphyse.

## Coxa vara

Déformation de l'extrémité supérieure du fémur, caractérisée par une fermeture de l'angle cervicodiaphysaire (angle formé par le col du fémur et la diaphyse).

La coxa vara peut être congénitale ou acquise, à la suite d'une fracture du col du fémur ou d'une affection de l'enfance, l'épiphysiolyse de la tête du fémur. Indolore, elle peut cependant entraîner une claudication. À long terme (au bout de quelques années, voire même de quelques dizaines d'années), elle occasionne généralement l'apparition d'une arthrose précoce, qui doit être traitée.

Le seul traitement de la coxa vara est chirurgical : il consiste à rétablir un angle normal entre le col du fémur et la diaphyse.

## Coxalgie

Infection tuberculeuse de l'articulation de la hanche.

Ce terme, qui signifie étymologiquement « douleur de la hanche », devrait en principe pouvoir être employé pour n'importe quelle douleur affectant cette région du corps.

COXA VALGA ET COXA VARA

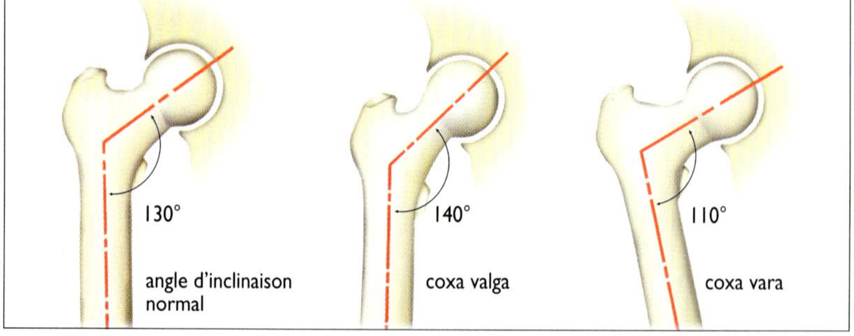

L'usage médical le réserve néanmoins à la désignation de la seule coxite tuberculeuse de l'articulation coxofémorale.

La coxalgie atteint surtout les enfants entre 3 et 6 ans. Les symptômes sont ceux d'une arthrite évoluant discrètement (douleur, claudication, fatigue, fièvre modérée le soir). La région de la hanche peut être le siège d'une adénopathie et la radiographie révèle l'existence d'un pincement et d'un flou de l'articulation.

Le traitement de la coxalgie est celui de la tuberculose, associé à une immobilisation stricte de la hanche par plâtre ou par traction. Lorsque la maladie est soignée correctement dès son début, son évolution se fait vers la guérison complète. En l'absence de traitement, elle peut provoquer de graves complications locales (abcès, fistule, ankylose, luxation, raccourcissement du membre) et générales (méningite, tuberculose pulmonaire).

Chez l'adulte, la coxalgie est plus rare et le diagnostic, plus difficile, nécessite une biopsie synoviale pour mettre en évidence les lésions tuberculeuses.

## Coxarthrose

Arthrose de la hanche.

La coxarthrose touche les sujets de plus de 50 ans. Elle évolue lentement, par poussées marquées par des douleurs de l'aine, de la face antérieure de la cuisse et du genou qui peuvent entraîner une claudication.

La radiographie du bassin montre une diminution soit progressive (80 % des cas), soit très rapide (20 % des cas) de l'épaisseur du cartilage de l'articulation coxofémorale.

Tant qu'il reste du cartilage, le traitement médical est utile (utilisation de cannes, prescription d'anti-inflammatoires, injections intra-articulaires d'acide hyaluronique, cures thermales). Quand le cartilage a disparu, la gêne fonctionnelle devient telle que le recours à une arthroplastie (remplacement de l'articulation par une prothèse totale) de la hanche est indispensable. Lorsqu'une coxarthrose débute chez un sujet jeune, on recherche une anomalie de la forme de la hanche susceptible d'être corrigée chirurgicalement dans le but d'enrayer l'évolution de la maladie.

## Coxiella

Genre bactérien de la famille des rickettsies, constitué d'une seule espèce, *Coxiella burnetii.*

*Coxiella burnetii,* bacilles à Gram positif de petite taille, ne peuvent se multiplier en dehors d'une cellule vivante. Ces bactéries, présentes sur toute la surface du globe, sont responsables de zoonoses transmises à l'homme par les bovins et les ovins, qui jouent le rôle de réservoir du microorganisme. La transmission à l'homme peut se faire par piqûre de tique ou par voie aérienne (inhalation).

*Coxiella burnetii* est l'agent pathogène responsable de la fièvre Q et des endocardites dites « à hémocultures négatives ».

→ VOIR Fièvre Q.

## Coxite

Inflammation de l'articulation (arthrite) coxofémorale.

Une coxite peut être due à une maladie inflammatoire (polyarthrite rhumatoïde, spondylarthrite ankylosante) ou infectieuse (brucellose).

## Coxométrie

Mesure de la hanche effectuée au moyen de clichés radiologiques.

La coxométrie permet de détecter les lésions et les anomalies de la hanche, en particulier les dysplasies (malformations) du cotyle, cavité articulaire du bassin dans laquelle s'emboîte la tête du fémur.

**DÉROULEMENT**

La coxométrie nécessite la prise de plusieurs clichés radiologiques standard des hanches, de face et en « faux » profil, en position debout. Ensuite, des tracés et des mesures d'angles sont réalisés sur ces clichés à l'aide d'un coxomètre, règle graduée à laquelle est intégré un rapporteur.

Les coupes transversales obtenues par scanner à rayons X permettent la mesure directe de l'antéversion et la détection des anomalies d'orientation du col du fémur.

## Coxopathie

Toute affection de la hanche, quelles que soient sa nature et sa cause.

## Coxsackie (virus)

Entérovirus à A.R.N. de la famille des picornavirus.

On distingue deux virus coxsackies, A et B, à transmission orofécale (des selles à la bouche par l'intermédiaire de la main, d'aliments et d'eau contaminés), responsables d'infections le plus souvent inapparentes mais parfois d'épidémies de méningite, d'encéphalite virale à liquide clair, d'exanthème, de conjonctivite ou de péricardite. Le virus coxsackie A est en outre responsable de la maladie de Bornholm (myalgie épidémique), le virus coxsackie B, de l'herpangine (pharyngite vésiculeuse).

## Crachat

Substance normale (salive) ou pathologique (sécrétions muqueuses purulentes ou hémorragiques) rejetée par la bouche, en provenance des voies respiratoires ou aérodigestives (bouche, pharynx).

Le langage technique médical utilise le terme « expectoration » pour un crachat issu des voies respiratoires inférieures (trachée, bronches, alvéoles pulmonaires), expulsé par des efforts de toux.

■ **Le crachat perlé de Laennec** est l'expectoration parfois rencontrée au cours de la crise d'asthme. Il doit son nom à son aspect blanc, luisant, arrondi, semblable à une perle.

→ VOIR Expectoration.

## Crachoir

Petit récipient jetable, muni d'un couvercle, destiné à recueillir les crachats d'un malade et permettant au besoin d'en mesurer la quantité et d'en observer l'aspect.

## Crampe

Contraction involontaire, brutale, intense et douloureuse d'un muscle du squelette.

Les crampes sont parfois dues à une maladie neurologique atteignant les cellules nerveuses dans la moelle épinière (maladie de Charcot) ou dans les nerfs (diabète, alcoolisme). Elles peuvent aussi être en rapport avec une artérite des membres inférieurs (rétrécissement des artères par dépôt d'athérome), des troubles métaboliques liés aux ions (sodium perdu dans la sueur, potassium, calcium), un effort prolongé ou une déshydratation. Les crampes survenant pendant la pratique d'un sport ont une origine complexe, vasculaire (insuffisance de la circulation sanguine par rapport aux besoins) et métabolique (production excessive d'acide lactique). La cause de certaines autres crampes (crampes nocturnes, crampes de la grossesse) est encore mal connue.

**DIFFÉRENTS TYPES DE CRAMPE**

Une crampe est une contracture transitoire. Selon sa cause et son degré de gravité, elle peut apparaître à l'effort, au repos ou les deux à la fois. Un avis médical est préférable si elle survient régulièrement lors d'efforts modérés, non sportifs, ou si elle est prolongée (plus d'une heure).

■ **La crampe des écrivains** résulte d'une contraction des doigts autour du stylo ; elle débute au doigt, s'étend progressivement à la main puis à la racine du bras, les autres gestes étant en général réalisables.

■ **Les crampes de la grossesse**, très fréquentes, surviennent surtout pendant les derniers mois. Parfois d'origine inconnue, elles semblent le plus souvent liées à une carence en calcium ou en magnésium.

■ **Les crampes nocturnes** sont un phénomène fréquent qui, isolé, ne correspond à aucune maladie circulatoire ni neurologique.

**TRAITEMENT**

Une crampe disparaît ou s'atténue souvent grâce au massage du muscle ou à son étirement passif, le pied étant fléchi sur la jambe pour une crampe du mollet, par exemple. Si une cause est retrouvée, elle doit être traitée. Ainsi, on traite généralement les crampes de la grossesse par l'administration de calcium ou de magnésium. Quand les crampes récidivent, on prescrit parfois des myorelaxants (relaxants musculaires tels que le thiocolchicoside ou le tétrazépam), des sels minéraux (calcium) ou de l'hydroxyquinidine. Chez le sportif, la prévention porte sur les points suivants : entraînement de fond suffisant et progressif, échauffement avant l'effort, bonne hydratation, bonne connaissance du geste technique (position correcte du corps), matériel adapté au sportif et à sa spécialité (forme des chaussures, taille de la raquette de tennis, etc.).

→ VOIR Contracture.

## Crâne

Boîte osseuse contenant et protégeant l'encéphale. (P.N.A. *cranium*)

**STRUCTURE**

Le crâne est de forme grossièrement ovale, avec un pôle postérieur plus volumineux et une capacité de 1 500 centimètres cubes

**Les os du crâne forment, avec ceux de la face, le squelette de la tête. De l'extérieur, on ne voit que la voûte du crâne, formée par le frontal en avant, les pariétaux et les temporaux sur les côtés et l'occipital en arrière. À l'intérieur se trouve l'encéphale. Le crâne a plusieurs fonctions : il loge et protège le cerveau et certains organes des sens (fosses nasales, orbites, oreille moyenne et interne). De plus, c'est sur lui que viennent s'insérer les muscles de la tête et du cou. Il est percé de plusieurs orifices, qui permettent le passage des nerfs crâniens et des vaisseaux sanguins (artères carotides, veines jugulaires).**

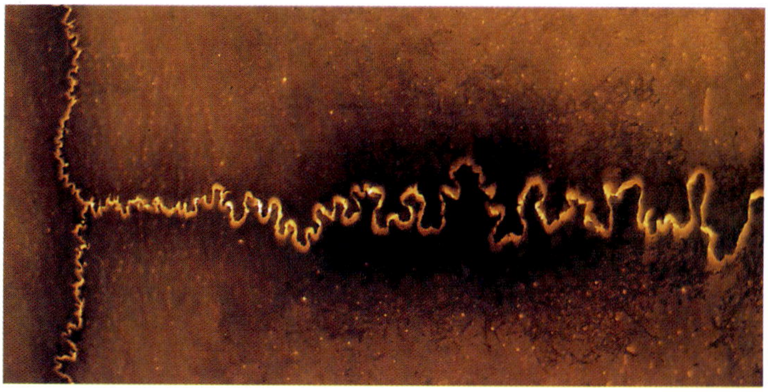

*Les os du crâne sont unis entre eux par des articulations particulières, les sutures, interdisant tout mouvement. On voit, en gros plan, l'imbrication des os.*

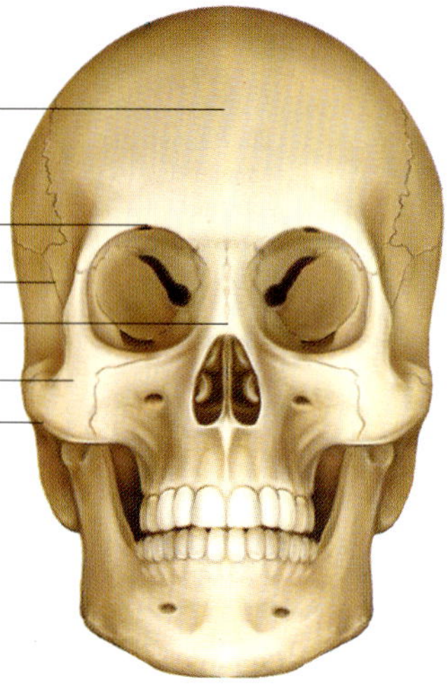


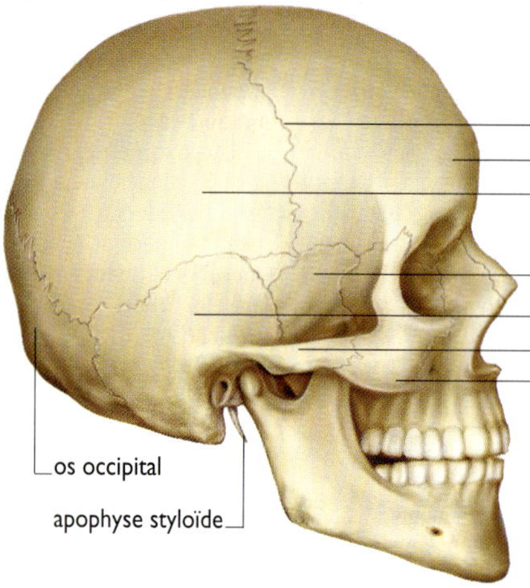


environ. Il repose sur l'atlas, première vertèbre cervicale, elle-même placée sur l'axis, la deuxième vertèbre ; l'articulation entre l'atlas et l'axis permet la rotation de la tête.

La partie supérieure du crâne forme la voûte crânienne, fermée en bas par une portion osseuse horizontale, la base. La voûte comprend une partie de l'os frontal en avant, deux os pariétaux, une partie des deux os temporaux sur les côtés, une partie de l'os occipital en arrière. La base comprend les parties horizontales de l'os frontal, des os temporaux et de l'os occipital et, de plus, l'os ethmoïde et l'os sphénoïde. Tous ces os sont soudés entre eux par des sutures empêchant toute mobilité.

L'espace entre la voûte et la base du crâne est occupé par l'encéphale. L'os temporal comprend une cavité contenant les organes de l'oreille moyenne et de l'oreille interne. Les os du crâne, associés aux os de la face, dessinent les limites des orbites et des fosses nasales. Les sinus sont des cavités creusées dans l'épaisseur de certains os (frontal, sphénoïde et ethmoïde, notamment) et contenant de l'air.

Le crâne est percé de plusieurs trous pour le passage des vaisseaux et des nerfs, en particulier les artères carotides, les veines jugulaires et les nerfs crâniens. À la base du crâne et dans sa région postérieure se trouve le trou occipital, à la hauteur duquel le tronc cérébral (partie inférieure de l'encéphale) se prolonge par la moelle épinière.

Sur la voûte crânienne du nourrisson, on observe deux petites zones membraneuses dites fontanelle antérieure et fontanelle postérieure. Elles correspondent au point de jonction, non encore ossifié, de plusieurs os.

**EXAMEN ET PATHOLOGIE**

Le crâne est examiné par des radiographies conventionnelles. Différentes positions du faisceau de rayons X par rapport au malade sont nécessaires pour voir tous les os.

Les traumatismes du crâne, avec ou sans fracture, sont les pathologies les plus fréquentes. Ils représentent environ 80 % des accidents domestiques de l'enfant (chute d'une table à langer, d'une chaise, d'un escalier, de bicyclette, etc.). Les signes d'une fracture du crâne dépendent des régions du cerveau atteintes et de la nature des lésions : vertiges, troubles de la vue, perte de connaissance, paralysie, perte de sensibilité, etc. Le traitement chirurgical de la fracture, s'il est nécessaire, consiste à replacer un os ou à évacuer un hématome. Par ailleurs, le crâne peut être affecté par les mêmes maladies que les autres os : hyperparathyroïdie, maladie de Paget, myélome, tumeurs bénignes ou malignes, etc.

→ VOIR Traumatisme crânien.

## Craniopharyngiome

Tumeur de la région de l'hypophyse.

Le craniopharyngiome est, dans la moitié des cas, une tumeur de l'enfant, chez qui il représente 15 % des tumeurs cérébrales. Ses symptômes sont des maux de tête importants et des vomissements dus à une hypertension intracrânienne (augmentation de pression du liquide céphalorachidien) ainsi que des troubles visuels (amputation du champ visuel, baisse de l'acuité visuelle) provoqués par la compression des nerfs optiques. On observe par ailleurs une insuffisance de sécrétion des hormones hypophysaires, responsable notamment d'un retard de la croissance et de la puberté. Le diagnostic est habituellement aisé grâce au scanner et à l'imagerie par résonance magnétique (I.R.M.).

Le traitement d'un craniopharyngiome est l'ablation chirurgicale de la tumeur, éventuellement complétée par une radiothérapie. De plus, un traitement hormonal définitif de remplacement doit être institué.

Bien que cette tumeur soit de nature bénigne, son évolution est assez grave du fait de sa localisation près du cerveau, de sa tendance à infiltrer les tissus voisins et de l'impossibilité fréquente de la retirer complètement.

## Craniosténose

Soudure prématurée des sutures crâniennes chez l'enfant, gênant le développement du cerveau. SYN. *craniosynostose*.

Les sutures entre les os de la voûte du crâne ne se solidifient normalement qu'à l'âge adulte, ce qui autorise la croissance de l'encéphale et de la boîte crânienne pendant l'enfance. Quelquefois liée à une autre maladie, parfois génétique, la craniosténose reste souvent sans cause déterminée.

La craniosténose entraîne une absence d'évolution du périmètre crânien (microcéphalie) et une déformation de la tête, variable selon la ou les sutures concernées : scaphocéphalie (tête allongée d'avant en arrière), acrocéphalie (tête allongée vers le haut), plagiocéphalie (tête asymétrique), trigonocéphalie (tête triangulaire) ou oxycéphalie (tête pointue). La craniosténose peut être isolée ou bien s'associer à d'autres malformations. Elle s'accompagne souvent de signes neurologiques (cécité, par exemple) dus soit à une lésion associée du cerveau, soit à la compression du cerveau dans un volume trop rapidement inexpansible (hypertension intracrânienne).

**DIAGNOSTIC ET TRAITEMENT**

La craniosténose est suspectée dans les premiers mois de la vie en raison de l'absence de croissance de la boîte crânienne. Les radiographies du crâne permettent de préciser les anomalies osseuses, et le scanner donne des informations sur l'état du cerveau. À long terme, l'évolution sans traitement laisse des séquelles neurologiques, par exemple un retard mental. Le traitement, chirurgical, consiste à écarter les os du crâne en découpant les bords soudés. Cette intervention donne d'excellents résultats.

## Craniotabès

Ramollissement des os du crâne de l'enfant dû à leur calcification insuffisante.

Le craniotabès n'a guère de signification avant l'âge de 5 mois. En revanche, chez l'enfant plus âgé, il peut traduire un rachitisme (troubles osseux par carence en vitamine D) et est associé aux autres signes osseux et musculaires évocateurs de la maladie (bourrelets aux extrémités des membres, hypotonie). Le craniotabès se manifeste par une dépression lorsqu'on appuie fortement sur certaines zones de la voûte du crâne. Le traitement est celui du rachitisme (apport en vitamine D et en calcium).

## Craniotomie

Ouverture chirurgicale de la voûte du crâne.

La craniotomie est la voie d'accès à l'encéphale lors des interventions de neurochirurgie. Elle permet, par exemple, l'évacuation d'une collection (abcès, hématome) ou l'ablation d'une tumeur. Pratiquée sous anesthésie générale, elle consiste d'abord à inciser, décoller et rabattre le cuir chevelu, puis à sectionner les os en créant un volet crânien, surface osseuse rabattue ou détachée le temps de l'opération. Après l'intervention, le volet est remis en place et fixé.

## Créatine

Substance azotée de l'organisme, jouant un rôle dans la contraction musculaire.

La créatine, synthétisée à partir d'acides aminés et présente dans plusieurs tissus, est transformée dans le tissu musculaire par la créatine kinase. Certains sportifs l'utilisent pour augmenter leur masse musculaire.

## Créatine kinase

Enzyme essentiellement musculaire intervenant dans la mise en réserve d'énergie par phosphorylation de la créatine. SYN. *créatine phosphokinase (C.P.K.).*

Dans le muscle au repos, la créatine kinase ajoute à la créatine, substance présente dans le tissu musculaire, un acide phosphorique provenant de la dégradation d'une autre substance, l'adénosine triphosphate. Il se forme ainsi de la créatine phosphate, ou phosphagène, qui constitue une réserve d'énergie à moyen terme. En cas de besoin de l'organisme, une réaction inverse permet, à partir de la créatine phosphate, de reconstituer l'adénosine triphosphate, source d'énergie immédiatement disponible pour une activité musculaire.

La destruction pathologique de cellules musculaires libère de la créatine kinase, qui passe alors dans le sang. Normalement, la concentration sanguine de cette enzyme est inférieure à 200 unités internationales par litre. Elle augmente en cas d'infarctus du myocarde et pour certaines myopathies.

## Créatinine

Substance azotée provenant de la dégradation de la créatine, constituant du tissu musculaire.

La créatinine est entièrement filtrée par les glomérules du rein (sans être réabsorbée ni sécrétée par les tubules). Le taux sanguin de créatinine est stable et constant chez un individu donné, et est fonction de sa masse musculaire ; les valeurs normales se situent entre 62 et 115 micromoles par litre (de 7 à 13 milligrammes par litre).

**UTILISATION DIAGNOSTIQUE**

Une élévation de la créatininémie (concentration sanguine de créatinine) est caractéristique de l'insuffisance rénale, et permet donc d'en faire le diagnostic. Le dosage de la créatinine a remplacé celui de l'urée dans l'évaluation de la fonction rénale. Le calcul de la clairance de la créatinine (nombre de millilitres de plasma que le rein épure de cette substance en une minute) permet de mesurer le degré de l'insuffisance rénale.

## Crème pharmaceutique

Préparation peu graisseuse et peu épaisse permettant soit d'appliquer un principe médicamenteux sur un endroit du corps, soit d'hydrater la peau.

## Crépitation

Sensation tactile, parfois audible, comparable à un bruit de pas sur la neige ou à du sel qui éclate dans le feu.

Perçues sous la peau, les crépitations témoignent d'une infiltration de gaz (emphysème sous-cutané ou gangrène gazeuse). On peut également en faire l'expérience lors d'une fracture : elles témoignent alors de frictions lors du glissement du cartilage ou des fragments osseux entre eux. Enfin, on perçoit parfois des crépitations à l'auscultation du poumon (on parle alors de râles crépitants) : provoquées par le frottement des alvéoles pulmonaires les unes contre les autres, elles sont la preuve d'un foyer de pneumonie ou d'un œdème pulmonaire.

## Crête-de-coq

→ VOIR Condylome génital.

## Creutzfeldt-Jakob (maladie de)

Maladie cérébrale transmissible, très rare, évoluant vers une démence puis, en 6 à 18 mois, vers la mort.

La maladie de Creutzfeldt-Jakob (M.C.J.) est une encéphalopathie spongiforme (désignée ainsi d'après l'aspect « en éponge » du tissu cérébral). Elle est due à un agent infectieux de type particulier, le prion.

Il existe 3 formes classiques de la maladie :
- la forme sporadique, rare, qui touche l'adulte de plus de 50 ans ;
- la forme familiale, transmise génétiquement ;
- la forme iatrogène qui était notamment liée à des implants de tissus infectés, ou à des injections d'hormone de croissance d'origine humaine, aujourd'hui remplacée par l'hormone de croissance synthétique. Cette forme s'est notamment déclarée, autour de 1980, chez des sujets jeunes ayant reçu plusieurs années auparavant un traitement par l'hormone de croissance humaine.

Une nouvelle forme clinique de la maladie a été identifiée en 1994, dite nouvelle variante de la maladie de Creutzfeldt-Jakob (n.v.M.C.J.). Elle se distingue des formes classiques en ce qu'elle touche des sujets plus jeunes, se déclare après une incubation plus courte, et présente une évolution un peu plus longue (12 à 24 mois), marquée, à son commencement, par des troubles du comportement. Le prion responsable est, en outre, différent : la n.v.M.C.J. résulte vraisemblablement de la transmission à l'homme de l'agent de l'encéphalopathie spongiforme bovine (E.S.B.), probablement par la voie alimentaire. Elle est particulièrement présente au Royaume-Uni, lieu de son apparition en 1994, et où 153 cas se sont depuis déclarés, sur les 171 recensés dans le monde entre 1994 et 2005. En France, 14 cas ont été recensés.

**SYMPTÔMES ET SIGNES**

La maladie se manifeste par une démence rapidement progressive, associée à divers troubles neurologiques : mouvements anormaux, cécité, paralysies, déficits sensitifs, hypertonie. Elle évolue souvent rapidement, et est mortelle en 6 à 18 mois.

**DIAGNOSTIC**

L'électroencéphalogramme et surtout l'imagerie par résonance magnétique (I.R.M.) apportent des éléments diagnostiques essentiels, mais seul l'examen du tissu cérébral (biopsie, autopsie) permet de confirmer le diagnostic. Dans la nouvelle variante, la protéine prion pathogène peut être détectée dans certains organes périphériques (amygdales). Il n'y a pas actuellement de traitement curatif validé.

**PRÉVENTION**

Les mesures de prévention sont essentiellement d'ordre alimentaire. Le prion étant détecté, chez les animaux atteints, dans la cervelle, la moelle épinière et l'œil, mais

**Un bon moyen de surveiller la croissance de l'enfant consiste à reporter régulièrement son poids et sa taille sur un graphique. Ces données peuvent ainsi être comparées aux valeurs moyennes établies pour chaque âge et chaque sexe, et la régularité de la courbe obtenue peut être contrôlée. Toute cassure de cette courbe, tout écart important par rapport aux valeurs moyennes nécessitent une consultation pédiatrique et, éventuellement, des examens complémentaires.**

**Courbe de croissance de la fille**

*Les courbes de référence indiquant les valeurs moyennes, à chaque âge, du poids et de la taille diffèrent suivant les populations. Pour le garçon et la fille, elles restent à peu près confondues durant l'enfance et s'écartent ensuite. Dans une population donnée, 95 % des enfants ont un poids et une taille compris entre la moyenne M (ici, courbe en trait épais) plus deux écarts-types (σ) et la moyenne moins deux écarts-types (ici, courbes en trait continu).*

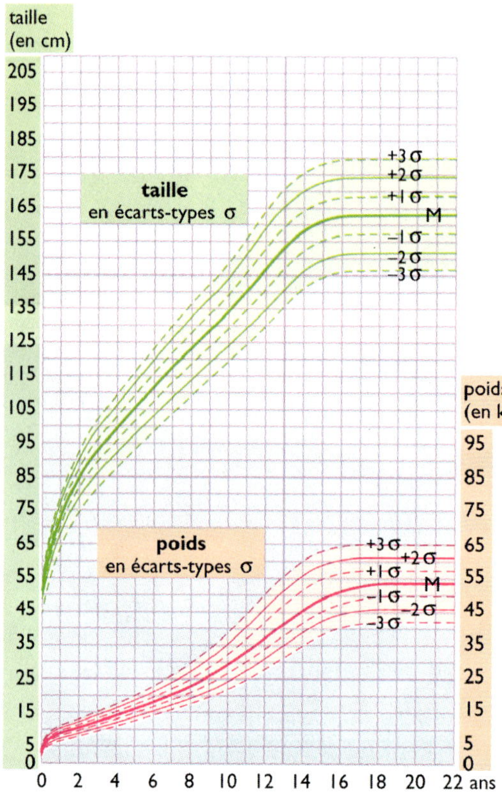


**Courbe de croissance du garçon**

*Lorsque les mensurations d'un enfant restent comprises entre ces deux valeurs, une anomalie est peu probable. Si elles s'en écartent, des examens complémentaires (cliniques, biologiques, etc.) doivent être pratiqués pour dépister une éventuelle pathologie. Une autre indication importante est la régularité de la croissance : elle doit évoluer parallèlement aux courbes de référence sans changer brusquement de « couloir » (les courbes du schéma sont distantes d'un écart-type), c'est-à-dire sans cassure.*

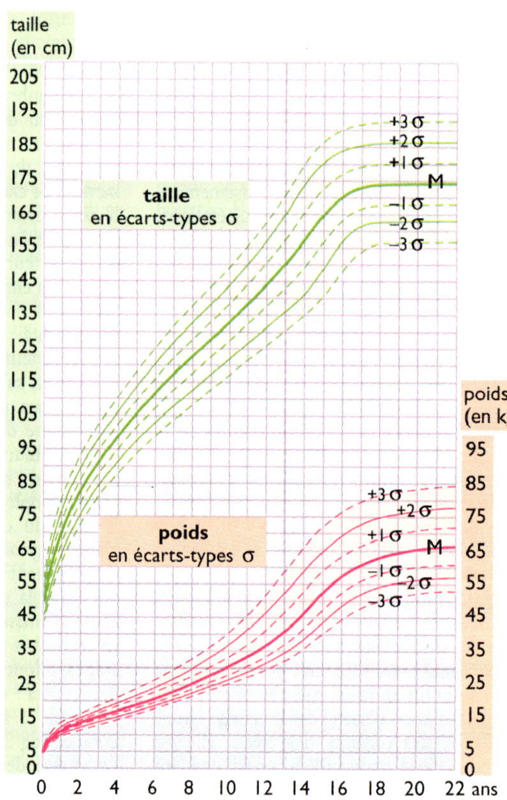


taille en centimètres, par année), par exemple, est très élevée chez le nourrisson : plus de 20 centimètres la première année, près de 10 la deuxième. Ainsi, la taille, qui est d'environ 50 centimètres à la naissance, a doublé à l'âge de 4 ans, les facteurs nutritionnels étant particulièrement importants pendant toute cette période. La vitesse de croissance est ensuite réduite à 5 ou 6 centimètres par an et proportionnelle à l'âge. Elle diminue encore à la phase prépubertaire, puis elle subit une forte augmentation (pic de croissance) à la puberté grâce à l'effet des hormones sexuelles sur le squelette. Une nouvelle réduction survient en phase postpubertaire, ramenant la croissance à environ 1 centimètre par an pendant 3 ans.

De plus, chaque région du corps, chaque organe a sa propre vitesse de croissance. Les membres atteignent leur croissance maximale à l'arrivée de la puberté, la colonne vertébrale croît surtout pendant et après la puberté. La croissance de l'encéphale, estimée par la mesure du périmètre crânien, s'effectue à la vitesse la plus rapide au cours des 2 premières années ; l'encéphale atteint son volume presque définitif à l'âge de 5 ans.

**SURVEILLANCE DE LA CROISSANCE**

La croissance est surveillée pendant toute l'enfance afin de pallier si possible une insuffisance, mais surtout afin de dépister une maladie responsable de retard de croissance, qui serait à la fois grave et curable. En pratique, il est recommandé de mesurer la taille et le poids d'un enfant environ tous les mois jusqu'à l'âge de 6 mois, tous les 2 mois jusqu'à 1 an, 1 ou 2 fois par an jusqu'à la fin de l'adolescence ; le périmètre crânien doit être également mesuré régulièrement chez les nourrissons.

Les chiffres, reportés sur un graphique, constituent la courbe de croissance au cours du temps. La normalité en poids et en taille de l'enfant est jugée par un procédé statistique ; il ne doit pas s'écarter de plus de 2 déviations standards, en plus ou en moins, de la moyenne des enfants de son âge. De plus, on s'intéresse à la forme

**Croissance et sport**

Le sport favorise la croissance de l'enfant du point de vue cardiaque, respiratoire et psychomoteur. Le travail musculaire doit rester équilibré et modéré afin d'éviter les déviations du squelette, les douleurs musculaires, articulaires ou osseuses. Un entraînement intensif (plus de 12 heures par semaine) peut ralentir la croissance et retarder la puberté, mais sans conséquence sur la taille définitive de l'enfant. Pendant la puberté, en revanche, le sport de haut niveau, associé à un déséquilibre alimentaire ou hormonal, peut entraîner des troubles, notamment dans la maturation des os, et avoir un retentissement sur sa taille adulte.

régulière de la courbe, par exemple toujours au-dessus de la moyenne ou bien toujours en dessous, sans cassure.

**TROUBLES DE LA CROISSANCE**

Une cassure de la courbe pondérale peut être due à une carence d'apports alimentaires, à une mauvaise absorption intestinale, par exemple au cours de la maladie cœliaque, à une atteinte du cœur, des reins ou des poumons (mucoviscidose).

Une petite taille est souvent héréditaire, sans caractère pathologique lorsque la vitesse de croissance n'est pas réduite et que la courbe est régulière. Parfois, surtout chez le garçon, il s'agit d'un simple retard de la puberté, qui se produira normalement, mais un peu plus tard que pour la moyenne ; le pronostic de la taille finale est en général favorable.

Beaucoup plus rarement, une petite taille est liée à une situation pathologique : retard de croissance intra-utérin, anomalie chromosomique, pathologie du squelette, maladie chronique, carence nutritionnelle, carence affective, cause hormonale (insuffisance de sécrétion de la glande thyroïde ou de l'hormone de croissance, excès de sécrétion de la glande corticosurrénale).

Une grande taille, la plupart du temps constitutionnelle, ne rentre pas dans le cadre des troubles de la croissance, sauf lorsqu'elle fait partie d'un syndrome malformatif (syndrome de Marfan).

→ VOIR Gigantisme, Nanisme.

## Croissance intra-utérine

Développement du fœtus à l'intérieur de l'utérus maternel. SYN. *croissance fœtale.*

La croissance intra-utérine est liée à l'état de santé du fœtus et à la qualité des échanges entre celui-ci et la mère par le biais du placenta. Normalement, le fœtus pèse environ 200 grammes à quatre mois, 1 300 grammes à sept mois et 3 400 grammes à terme. Aujourd'hui, l'échographie permet de mesurer à chaque stade le diamètre bipariétal (diamètre transversal de la tête d'une bosse pariétale à l'autre), le diamètre abdominal transverse et la longueur du fémur. Toutes ces données, regroupées sur une courbe, permettent de surveiller la croissance fœtale et de prévoir son évolution.

**PATHOLOGIE**

■ Un excès de croissance intra-utérine a généralement un caractère héréditaire sans conséquence, mais peut aussi s'observer en cas de diabète maternel mal contrôlé.

■ Un retard de croissance intra-utérine peut s'expliquer par une anomalie du développement du placenta, par un profil génétique particulier ou une maladie génétique du fœtus, par une maladie de la mère, comme l'hypertension ou la prééclampsie (lésion rénale se traduisant par la présence de protéines dans les urines, des œdèmes et une hypertension artérielle). Un retard de croissance intra-utérine peut également provenir d'une malnutrition du fœtus provoquée par la consommation excessive de tabac, la malnutrition ou l'alcoolisme chronique maternels.

## Croix-Rouge

Mouvement international (Croissant-Rouge pour les pays islamiques) créé en 1863 en Suisse par Henri Dunant, après la bataille de Solferino, pour aider les soldats blessés.

La Croix-Rouge est aujourd'hui une organisation à vocation d'aide humanitaire au sens le plus large, y compris en temps de paix, constituée de plusieurs organisations parallèles. Son action se fonde sur sept principes fondamentaux : humanité, impartialité, neutralité, indépendance, volontariat, unité, universalité. Son emblème est une croix rouge (ou un croissant rouge pour les pays islamiques) sur fond blanc.

■ Le Comité international de la Croix-Rouge (C.I.C.R.), institution humanitaire indépendante formée exclusivement de citoyens suisses, représente et coordonne les différentes actions de l'organisation au plan international. En cas de conflit, le C.I.C.R. s'efforce d'obtenir des belligérants l'application des conventions et des protocoles additionnels de Genève (1864, 1899, 1929, 1949, 1977) et il intervient en faveur des victimes civiles et militaires (visites dans les prisons).

■ La Ligue des sociétés de la Croix-Rouge et du Croissant-Rouge, fondée en 1919, est une fédération internationale regroupant les sociétés nationales de Croix-Rouge. Celles-ci, actuellement au nombre de 148, sont reconnues par le C.I.C.R. Elles assurent, outre le secours des victimes civiles et militaires lors des conflits, des activités médico-sociales (dispensaires, etc.) et de formation (personnel infirmier, etc.) en temps de paix. Ligue et C.I.C.R. sont coordonnés par une commission permanente.

## Crossing over

→ VOIR Enjambement.

## Croup

Diphtérie à localisation laryngée.

Le croup s'observe surtout chez l'enfant, dans les pays où la vaccination antidiphtérique n'est pas appliquée. Les premiers symptômes en sont une toux rauque et une voix éteinte. De fausses membranes se forment, qui obstruent la filière laryngée et la glotte, entraînant une perturbation de la respiration, voire une asphyxie.

Le traitement d'urgence repose sur le sérum antidiphtérique et les antibiotiques. En cas de tirage (difficulté à inspirer provoquant une dépression de la paroi thoracique) durant plus de 30 minutes chez le tout-petit, il est nécessaire de pratiquer une trachéotomie.

## Croûte de lait

→ VOIR Dermite séborrhéique.

## CRP

→ VOIR Protéine C-réactive.

## Crudivorisme

Théorie selon laquelle l'homme ne doit se nourrir que d'aliments crus.

Dans la mesure où une alimentation variée et équilibrée est conservée, de telles pratiques ne semblent pas présenter de danger chez une personne en bonne santé, mais l'allégation de leurs vertus thérapeutiques risque de détourner un malade d'un traitement médical dont il aurait besoin. En outre, la cuisson, en détruisant les germes pathogènes contenus dans les aliments, constitue une mesure de prévention efficace contre de nombreuses affections.

## Crural

Qui concerne la cuisse.

■ Le nerf crural, dont une des branches innerve le quadriceps crural, est formé de trois branches du plexus lombaire. Il chemine dans la paroi lombaire et le petit bassin avant de pénétrer dans la cuisse. L'atteinte du nerf crural se traduit par une impossibilité d'extension et de flexion du membre correspondant.

■ Le quadriceps crural est un muscle puissant de la face antérieure de la cuisse. Il est composé de quatre faisceaux distincts : le crural proprement dit, le droit antérieur, le vaste externe et le vaste interne. Ces faisceaux sont placés sur la face antérieure du fémur et de l'os iliaque et convergent pour former le tendon du quadriceps, qui s'insère sur la rotule et se prolonge par le tendon rotulien. Le quadriceps crural a pour rôle d'étendre la jambe dans le prolongement de la cuisse et de fléchir la cuisse sur le bassin.

## Cruralgie

Au sens strict, douleur de la cuisse.

En pratique, le terme de cruralgie est réservé aux névralgies (douleurs vives ressenties sur le trajet d'un nerf et aux radiculalgies (douleurs liées à la souffrance de la racine postérieure d'un nerf rachidien) crurales, qui sont à l'origine de douleurs siégeant à la face antérieure de la cuisse.

Selon la racine nerveuse atteinte, la douleur se propage de la cuisse au genou, voire jusqu'au tibia. Au début de la maladie, la douleur peut empêcher le malade de dormir. Elle s'atténue en 3 à 6 semaines dans les cruralgies dites « banales », dues le plus souvent à un conflit discoradiculaire (hernie discale) ou à une arthrose postérieure où s'est développé un kyste. Une cruralgie peut, plus rarement, être due à une infection discale (spondylodiscite) ou à une atteinte osseuse (métastase le plus souvent, myélome). Elle peut aussi révéler une compression nerveuse provoquée par une lésion quelconque, bénigne, maligne ou infectieuse, se développant sur le trajet du nerf.

## Cruveilhier-Baumgarten (syndrome de)

Syndrome rare caractérisé par une perméabilité anormale des veines périombilicales, permettant la constitution de volumineuses dilatations veineuses autour de l'ombilic.

Le sang circule à grand débit dans les veines dilatées, ce qui provoque un frémissement perceptible à la palpation. Cette affection survient au cours d'une hypertension portale, généralement liée à une cirrhose. L'existence de ce syndrome ne constitue pas un facteur particulier de gravité et n'appelle pas de traitement spécifique.

## Cryochirurgie

Utilisation du froid au cours d'une intervention chirurgicale.

**INDICATIONS ET CONTRE-INDICATIONS**

Les indications de la cryochirurgie recouvrent de multiples spécialités médicales. En dermatologie, son terrain d'élection, elle permet de traiter des tumeurs bénignes ou malignes, uniques ou multiples, même en cas de récidive. La cryochirurgie est utilisée en ophtalmologie (cataracte, décollement de rétine). Certaines lésions de l'anus et du rectum (hémorroïdes, par exemple) peuvent être opérées par cette méthode. Enfin, depuis peu, on y recourt lors de certains cancers du foie (quand ils ne sont pas trop évolués) ou pour détruire une tumeur obstruant les grosses bronches.

La cryochirurgie est contre-indiquée chez les sujets ayant des manifestations pathologiques lors de l'exposition au froid (urticaire ou trouble de la circulation déclenchés par le froid) et sur certaines régions cutanées (cuir chevelu, zones proches d'un cartilage, membres inférieurs). De plus, elle interdit tout examen au microscope puisque le tissu pathologique est détruit, ce qui soulève des problèmes dans le cas des cancers : on ne peut être sûr de la nature exacte de la tumeur (si une biopsie n'a pas été réalisée au préalable).

**TECHNIQUE**

La source de froid habituellement employée est l'azote liquide, soit par pulvérisation, soit par l'intermédiaire d'une sonde refroidie appliquée sur la lésion. L'appareillage comprend aussi des instruments permettant de vérifier l'abaissement de température (de - 80 °C à - 160 °C).

La cryochirurgie en profondeur de l'organisme nécessite une anesthésie générale. En dermatologie, au contraire, le traitement, plus superficiel, est très simple et relativement indolore dans l'immédiat, car le froid insensibilise les terminaisons nerveuses.

Dans le cas fréquent de cryochirurgie d'une tumeur cutanée, la lésion évolue après le traitement en trois phases : d'abord blanche, elle devient rouge violacé, œdémateuse, parfois surmontée d'une bulle et, dans certains cas, très douloureuse pendant 24 ou 48 heures ; puis elle se nécrose, prenant une coloration noire ; enfin, 30 à 40 jours plus tard se forme la cicatrice définitive, fine et souple, mais souvent décolorée.

→ VOIR Cryothérapie.

## Cryoglobuline

Immunoglobuline anormale précipitant à des températures inférieures à 37 °C.

Il existe plusieurs types de cryoglobulines. Celles qui sont dites « de type I », monoclonales (provenant d'un seul groupe de cellules issues d'une cellule initiale unique), se rencontrent au cours de proliférations lymphoplasmocytaires. Les cryoglobulines mixtes (provenant de plusieurs populations de cellules), dites « de types II et III », sont formées d'un complexe de deux immunoglobulines et sont associées à des maladies auto-immunes ou virales (hépatite C).

**SYMPTÔMES ET TRAITEMENT**

Les signes pathologiques associés à la présence de cryoglobulines sont variés. On peut observer des signes cutanés, vasomoteurs (troubles circulatoires, comme dans le syndrome de Raynaud) ou des complications rénales et neurologiques.

Le traitement est celui de la cause. Il est éventuellement associé à une plasmaphérèse (épuration du sang des immunoglobulines anormales).

## Cryothérapie

Traitement utilisant le froid sous forme de glace, de sachets chimiques congelés ou de gaz (cryoflurane).

La cryothérapie est utilisée pour atténuer la douleur, lutter contre l'inflammation et l'œdème ou détruire des lésions cutanées ou bronchiques. Le froid réalise une vasoconstriction (réduction du calibre des vaisseaux), qui diminue le débit sanguin.

La cryothérapie fait partie du traitement initial des entorses, des déchirures musculaires et des lésions des tendons. Elle consiste en l'application de glace ou de gaz sur la peau, qu'on protège par un linge pour éviter de la léser. L'application dure au minimum 20 minutes et est renouvelée plusieurs fois par jour pendant 2 à 6 jours en fonction de la lésion. La cryothérapie est également utilisée pour traiter principalement les tumeurs bronchiques et les hémorroïdes, ainsi que certaines tumeurs cutanées.

→ VOIR Cryochirurgie.

## Cryptococcose

Mycose provoquée par l'inhalation d'une levure, *Cryptococcus neoformans*. SYN. *torulose*.

*Cryptococcus neoformans*, présent sur toute la surface du globe, se trouve dans le sol, les fruits, le lait, les fientes de pigeon. L'homme est contaminé par voie respiratoire, digestive ou, plus rarement, cutanée, et la levure se dissémine par voie sanguine ou lymphatique. Les sujets immunodéprimés sont plus particulièrement susceptibles de contracter cette mycose.

**SYMPTÔMES**

La manifestation la plus habituelle est une méningite ou une méningoencéphalite à liquide clair, d'évolution subaiguë, avec parfois des atteintes pulmonaires, cutanéomuqueuses, sous forme d'ulcérations ou sous forme disséminée.

**DIAGNOSTIC**

La méningite à cryptocoques est diagnostiquée en examinant un échantillon de liquide céphalorachidien prélevé par ponction lombaire. Il peut être nécessaire de radiographier les poumons, d'analyser l'expectoration et de pratiquer une bronchoscopie et une biopsie pulmonaire.

**TRAITEMENT**

Les antifongiques (fluconazole ou amphotéricine B) administrés par voie générale permettent d'atténuer les symptômes et de stériliser les lésions.

## Cryptogénétique, ou Cryptogénique

→ VOIR Idiopathique.

## Cryptorchidie

Anomalie congénitale de position du testicule.SYN. *ectopie du testicule.*

La cryptorchidie atteint de 3 à 4 % des nouveau-nés à terme et 20 % des prématurés, le plus souvent du côté droit. Dans 20 % des cas, elle est bilatérale. Cette anomalie congénitale est due au fait que le testicule n'est pas descendu en suivant le trajet normal, entre l'intérieur de l'abdomen et les bourses, pendant la vie intra-utérine. Le testicule s'arrête à un niveau variable, restant soit dans l'abdomen, soit à la racine de la bourse. La cause de cette anomalie est mal connue.

**DIAGNOSTIC ET ÉVOLUTION**

Le diagnostic se fait à la palpation, le plus souvent à la naissance, mais parfois plus tardivement, lors d'un examen systématique.

L'évolution est le plus souvent favorable : le testicule descend spontanément dans près de la moitié des cas avant l'âge de 3 mois, et, dans plus de 2 cas sur 3, avant l'âge de 1 an.

La cryptorchidie est dite vraie lorsque le testicule, se trouvant spontanément et en permanence en dehors des bourses, est inaccessible à la palpation, ou, s'il est accessible, lorsqu'un abaissement manuel pratiqué par le médecin est suivi d'un retour immédiat à la position initiale dès que cesse la traction. La cryptorchidie vraie est à différencier du « testicule oscillant », susceptible d'être abaissé facilement au fond de la bourse et de s'y maintenir de façon plus ou moins prolongée.

Le pronostic est le plus souvent favorable, sans traitement complémentaire. Toutefois, la persistance d'une cryptorchidie vraie au-delà de l'âge de 2 ans peut donner lieu à une stérilité, voire une cancérisation du testicule atteint.

**TRAITEMENT**

La cryptorchidie doit être traitée du fait du risque de complications, surtout si elle persiste après l'âge de 2 ans. Un traitement médical par l'hormone chorionique gonadotrophique (h.C.G.) est essayé dans un premier temps pour provoquer la descente du ou des testicules. Son taux de succès est de 10 à 50 %, d'autant plus élevé que le testicule est situé bas. Son échec impose un traitement chirurgical par orchidopexie (abaissement du testicule à l'intérieur des bourses).

## Cryptosporidiose

→ VOIR Coccidiose intestinale.

## Cubitale (artère)

Branche terminale interne de l'artère humérale, qui va du coude au poignet. (P.N.A. *arteria ulnaris*)

L'artère cubitale est, avec l'artère radiale, l'une des deux artères de l'avant-bras. L'artère cubitale est de plus gros calibre que la radiale et a un trajet plus interne, à la partie antérieure de l'avant-bras (vers la paume de la main). Elle donne naissance, au niveau du poignet, à l'artère cubitopalmaire, qui va constituer, avec l'artère radiale, l'arcade palmaire profonde. L'artère cubitale part ensuite en direction du pouce pour former, avec l'artère radiopalmaire, l'arcade palmaire superficielle. Ses diverses branches collatérales assurent l'irrigation de muscles de l'avant-bras et de la main.

La pathologie de l'artère cubitale est essentiellement traumatique (plaies).

## Cubitus

Os long de l'avant-bras, parallèle et interne au radius, s'articulant en haut avec l'humérus, en bas avec les os du carpe. (P.N.A. *ulna*)

L'extrémité supérieure du cubitus s'articule avec le radius, mais aussi avec la partie inférieure de l'humérus, au niveau de l'articulation du coude. La pointe osseuse qui se trouve à la partie postérieure du coude, l'olécrane, appartient au cubitus.

CUBITUS

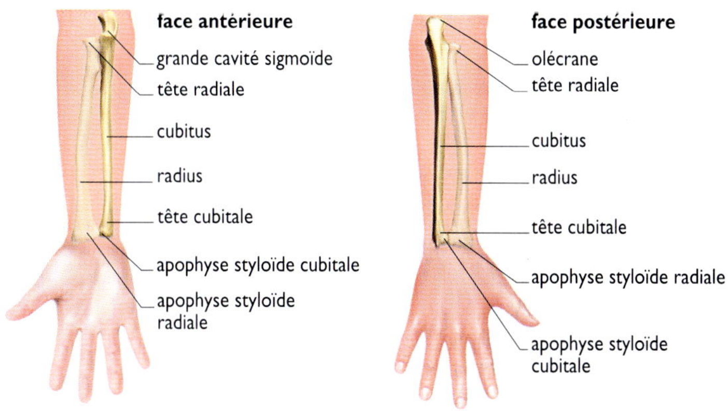


**PATHOLOGIE**

■ **Les fractures de l'extrémité supérieure du cubitus** touchent surtout l'olécrane : elles se produisent en cas de chute sur la main ou l'avant-bras. Leur traitement est généralement chirurgical. Beaucoup plus rarement, l'apophyse coronoïde est touchée (luxation postérieure du coude). Le traitement est alors le plus souvent orthopédique (immobilisation plâtrée).

■ **Les fractures isolées de la diaphyse du cubitus** (partie centrale de l'os) sont rares. Leur association à une luxation en avant de la tête radiale, appelée fracture de Monteggia, peut être due à une chute sur le membre supérieur ou à un choc direct sur l'avant-bras par l'arrière ; le traitement de ces fractures est chirurgical chez l'adulte et orthopédique chez l'enfant.

■ **Les fractures de l'extrémité inférieure du cubitus** peuvent toucher le col, plus rarement la tête du cubitus et exceptionnellement l'apophyse, à moins qu'elles ne soient associées à une fracture de l'extrémité inférieure du radius (fracture de Pouteau-Colles). Leur traitement est généralement orthopédique (immobilisation plâtrée).

## Cuir chevelu

Ensemble de tissus mous qui recouvrent le crâne, normalement garni de cheveux. SYN. *scalp*.

La couche supérieure du cuir chevelu renferme les bulbes pileux, le tissu cellulaire sous-cutané contenant des cellules graisseuses et un réseau de vaisseaux sanguins et de filets nerveux.

**PATHOLOGIE**

Les pathologies les plus fréquentes du cuir chevelu sont représentées par les traumatismes (contusions, plaies), les tumeurs, ainsi que la calvitie.

■ **Les traumatismes** peuvent provoquer des plaies, qui entraînent parfois une hémorragie importante. En effet, très richement vascularisé, le cuir chevelu saigne facilement. Toute plaie doit faire rechercher un traumatisme crânien avec ou sans fracture.

■ **Les tumeurs** du cuir chevelu sont relativement fréquentes : tumeurs bénignes, telles que les loupes (accumulation sous-cutanée de sébum), ou malignes, telles que les sarcomes ou les mélanomes.

■ **La calvitie** est une pathologie du cuir chevelu assez fréquente.

## Cuir chevelu (greffe du)

Intervention chirurgicale qui consiste à transplanter des fragments de cuir chevelu pileux dans les zones dégarnies du crâne.

**INDICATIONS**

La greffe du cuir chevelu traite la calvitie classique, mais également les zones d'alopécie traumatique dues à une brûlure du cuir chevelu, par exemple.

**TECHNIQUES**

■ **La greffe** consiste à prélever sous anesthésie locale des fragments de cuir chevelu pileux (de 10 à 50 cheveux) dans une zone dissimulée (autour des oreilles, dans la région de l'occiput) afin de les réimplanter dans des zones dégarnies.

■ **La microgreffe** est actuellement la technique la plus employée. On prélève sous anesthésie locale des fragments de peau chevelue d'environ 4 millimètres, comportant de 1 à 3 cheveux : le repiquage, par plusieurs centaines de petites greffes, nécessite alors plusieurs séances (de 6 à 12).

■ **La technique des lambeaux** consiste à transporter sur la zone dénudée une langue de cuir chevelu pileux qui garde une attache cutanée assurant le maintien de sa vascularisation. Les lambeaux sont taillés de différentes manières en fonction de la morphologie du crâne du patient. Cette technique se pratique sous anesthésie locale en milieu hospitalier.

Il est également possible de combiner ces trois méthodes.

**RÉSULTATS ET COMPLICATIONS**

La cicatrisation s'achève en 10 jours environ. Les cheveux greffés tombent au bout de quelques semaines avant de repousser vers le 3e ou le 4e mois. Cependant, dans les sites « donneurs », la repousse n'est pas toujours parfaite. Les complications de la greffe du cuir chevelu (petites hémorragies postopératoires, par exemple) sont rares ; les infections, exceptionnelles. Cependant, les greffes, même réussies, ne durent pas indéfiniment et peuvent de nouveau laisser place à des zones clairsemées.

## Cuisse

Segment du membre inférieur compris entre la hanche et le genou. (P.N.A. *femur*)

La cuisse est limitée en haut par le pli de l'aine et le pli fessier, en bas par l'articulation du genou.

Le squelette de la cuisse est constitué du fémur, s'articulant en haut avec le cotyle pour former la hanche, en bas avec le tibia et la rotule pour former le genou.

Les muscles de la cuisse sont, dans la partie antérieure, le quadriceps, le tenseur du fascia lata et le couturier ; dans la partie postérieure, le biceps crural, les trois adducteurs de la cuisse ainsi que le droit interne, le pectiné, le demi-tendineux et le demi-membraneux.

La cuisse est traversée par l'artère fémorale, une des branches de l'aorte, qui se divise dans la partie haute en artère fémorale superficielle, destinée à la jambe, et en artère fémorale profonde, destinée à la cuisse. De même, la veine fémorale profonde s'unit à la veine fémorale superficielle, issue de la jambe, pour former la veine fémorale commune. Le réseau veineux superficiel est drainé par la veine saphène interne, qui se jette dans la veine fémorale commune.

L'innervation sensitive et motrice de ce segment du membre inférieur est réalisée par les branches du nerf crural et, en arrière, par le nerf sciatique, qui traverse la cuisse de haut en bas.

**PATHOLOGIE**

La cuisse peut être le siège de lésions osseuses (fractures du fémur), de lésions vasculaires (artérite, plaie artérielle, phlébite, varices), de douleurs d'origine nerveuse (cruralgie, sciatique) ou de lésions musculaires (élongation, hématome ou déchirure du quadriceps).

CUISSE : MUSCLES ET TENDONS

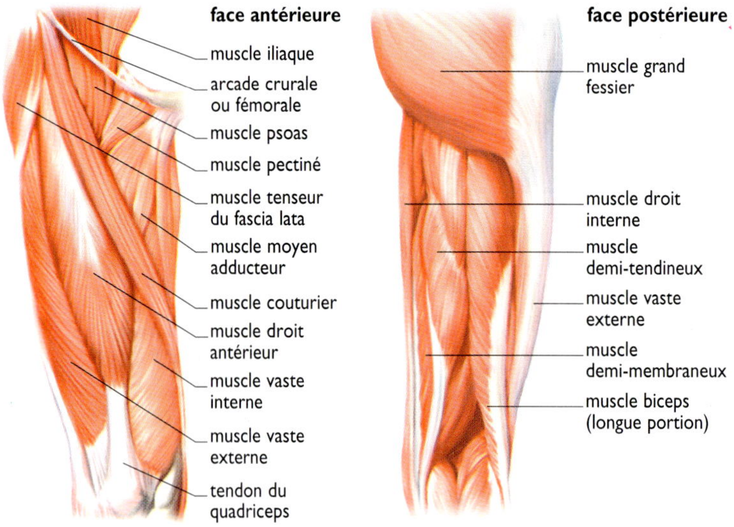


## Cuivre
Métal de couleur brun-rouge.

Le cuivre (Cu) est un oligoélément indispensable à l'organisme. Il est en effet nécessaire au bon fonctionnement de certaines enzymes, jouant notamment un rôle dans la protection contre certaines substances toxiques (radicaux libres). Les besoins quotidiens de cuivre chez l'adulte seraient de l'ordre de 1,5 à 2 milligrammes. L'accumulation de cuivre dans l'organisme s'observe dans la maladie de Wilson, une affection héréditaire qui se manifeste par des lésions du foie et du cerveau, ou encore lors d'une médication inadaptée ou d'une intoxication.

## Culot urinaire
Dépôt formé par la sédimentation de l'urine. SYN. *sédiment urinaire.*

L'étude du culot urinaire sert à rechercher des cellules (globules rouges et blancs), des cylindres (agglomérats de cellules et de protéines sanguines) ou des cristaux. Elle est pratiquée sur des urines fraîches et rapidement centrifugées. Les valeurs normales de la teneur des urines en cellules sont de moins de 2 000 globules rouges (hématies) par millilitre et de moins de 5 000 globules blancs (leucocytes) par millilitre.

## Culotte de cheval
→ VOIR Stéatomérie.

## Culpabilité
Sentiment de faute ressenti par un sujet, que celle-ci soit réelle ou imaginaire.

La culpabilité est un sentiment normal que l'éducation fait découvrir à l'enfant en lui apprenant ce qui est permis et ce qui est défendu. La conscience de la faute est indispensable à la vie en société : elle limite l'agressivité et la volonté de puissance de chacun, obligeant à respecter autrui ; l'absence de sentiment de culpabilité peut être un facteur de délinquance.

Lorsqu'il est diffus, intense et permanent, le sentiment de culpabilité peut cependant avoir un caractère pathologique. Dans la névrose obsessionnelle, il traduit la révolte inconsciente du moi contre le moi idéal. Dans la mélancolie (forme grave de dépression), le sujet reporte sur lui-même les reproches qu'il n'ose pas adresser à l'objet d'amour. Lorsque le sujet est persuadé d'être coupable, il peut aussi se réfugier dans le délire, qui lui semble alors la seule façon d'atténuer la douleur de son vécu.

Selon la psychanalyse, le sentiment de culpabilité pathologique aurait sa source dans un complexe d'Œdipe mal résolu. L'enfant, partagé entre l'amour qu'il porte à son parent de même sexe et son désir de le tuer pour prendre sa place auprès du parent de sexe opposé, peut en effet ressentir un fort sentiment de culpabilité.

## Culture
Technique de laboratoire permettant la multiplication des bactéries contenues dans un prélèvement réalisé chez un malade afin de les isoler et de les identifier.

La culture a toujours lieu dans des conditions optimales - pH, température, humidité, pression d'oxygène - de développement des colonies bactériennes. Les milieux de culture peuvent être liquides (bouillon) ou solides (gélose) et ils sont enrichis en fonction des besoins de chaque bactérie.

La culture des virus et de certaines bactéries à développement intracellulaire obligatoire *(Chlamydia, Rickettsia, Coxiella)* nécessite un milieu cellulaire vivant. Elle est réalisée en inoculant des cultures cellulaires, des animaux de laboratoire réceptifs ou des œufs de poule embryonnés.

## Curage ganglionnaire
Ablation chirurgicale d'un groupe de ganglions lymphatiques.

Un curage ganglionnaire est indiqué dans la chirurgie des cancers. En effet, lorsque le cancer a commencé à s'étendre, les cellules cancéreuses de l'organe atteint sont drainées par la lymphe jusqu'aux ganglions les plus proches. Les ganglions retirés sont analysés au microscope, ce qui permet, selon le résultat, d'adapter le traitement, par exemple en y associant une radiothérapie ou une chimiothérapie. Le curage concerne les ganglions du cou, de l'aisselle, de l'aine, de l'intestin ou ceux qui se trouvent près de l'aorte abdominale.

## Curarisant
Médicament utilisé au cours de l'anesthésie en complément d'un anesthésique principal.
→ VOIR Curarisation.

## Curarisation
Technique complémentaire de l'anesthésie générale consistant à bloquer la transmission neuromusculaire.

**INDICATIONS**

Particulièrement indiquée lors de l'intubation trachéale et de la chirurgie abdominale, la curarisation impose une ventilation assistée. En provoquant un relâchement musculaire complet du sujet, elle permet de l'opérer dans des conditions excellentes et a beaucoup contribué à étendre le champ des indications de la chirurgie moderne.

**MÉCANISME**

La curarisation s'obtient par l'administration, par voie intraveineuse, de produits dits curarisants (leur action paralysante est identique à celle du curare, un poison d'origine végétale, animale ou obtenu par synthèse). On distingue les substances dérivées du curare (comme la tubocurarine) des curares de synthèse (gallamine, succinylcholine, pancuronium, vécuronium ou atracurium). Ils agissent au niveau de la plaque motrice : en bloquant la transmission nerveuse entre la fibre nerveuse et la fibre musculaire, ils empêchent l'action d'un neurotransmetteur, l'acétylcholine.

Parmi les effets indésirables, on note le risque d'insuffisance respiratoire et d'apnée (arrêt respiratoire).

## Curatrice (traitement à visée)
Traitement visant à éliminer totalement une lésion ou une maladie.

L'expression s'emploie surtout en chirurgie des cancers, quand toute la tumeur et ses prolongements ont pu être retirés (dans un traitement palliatif, l'ablation totale n'est pas possible ou non justifiée en raison des métastases).

## Cure chirurgicale
Toute intervention visant à l'ablation ou à la correction d'une lésion ou d'une malformation.

La cure chirurgicale radicale implique une intervention totale et définitive : ainsi la cure radicale d'une hernie supprime-t-elle à la fois la hernie et l'orifice herniaire.

## Cure hémodynamique de l'incontinence valvulaire en ambulatoire

Technique de traitement chirurgical des varices ne nécessitant pas d'hospitalisation.

La cure hémodynamique de l'incontinence valvulaire en ambulatoire (Chiva) s'adresse aux personnes souffrant d'une insuffisance des veines superficielles des membres inférieurs sans varices importantes. Ces varices sont liées à une insuffisance de fermeture des valvules veineuses, normalement disposées de façon à s'ouvrir quand le sang va vers le haut et à se refermer si le sang tend à redescendre ; il s'ensuit une stagnation du sang dans les membres inférieurs. Le trouble atteint principalement la veine saphène interne, le long de la face interne de la jambe et de la cuisse, provoquant lourdeurs et varices.

**DÉROULEMENT ET RÉSULTAT**

La Chiva suppose un repérage préalable, par écho-Doppler, des veines qui fonctionnent normalement. On ligature alors la veine saphène interne au-dessus de celles-ci, ce qui permet au sang superficiel d'être drainé par les veines profondes plutôt que par la saphène interne. Cette intervention, réalisée sous anesthésie locale, ne nécessite pas d'hospitalisation. Les résultats immédiats sont satisfaisants. Quelques années après le traitement, les complications (séquelles, récidives) sont peu nombreuses.

## Cure de sommeil

Méthode thérapeutique consistant à soigner par le sommeil certaines affections psychologiques ou psychosomatiques.

Une cure de sommeil se pratique dans des établissements spécialisés : le patient est plongé dans un sommeil artificiel, le plus proche possible du sommeil naturel, grâce à des médicaments (neuroleptiques, anxiolytiques, hypnotiques) choisis en fonction de chaque cas. Elle est précédée d'un examen clinique complet, et, durant toute la cure, le patient fait l'objet d'une surveillance attentive : contrôle du pouls, de la tension artérielle, de la température, etc. La durée de la cure est variable : généralement 20 heures de sommeil par jour, sur une période d'environ 15 jours. Durant cette période, la relation avec l'équipe soignante est importante et personnalisée.

Une cure de sommeil est utilisée dans le traitement des états d'angoisse et de dépression d'évolution aiguë, et parfois au cours des cures de désintoxication.

Elle est de moins en moins utilisée car c'est une méthode passive, les méthodes où le patient est l'acteur de sa guérison étant aujourd'hui privilégiées.

## Cure thermale

Séjour effectué dans un centre thermal, au cours duquel le curiste, assisté médicalement, soigne ses troubles grâce aux propriétés thérapeutiques des eaux locales.

Une cure thermale se pratique dans des établissements spécialisés avec des eaux prises à la source même, avant qu'elles ne perdent les propriétés biologiques et pharmacodynamiques qu'elles tiennent de leur richesse en ions et en oligoéléments. Ces propriétés varient en fonction de la composition spécifique de chaque eau thermale, chaque station s'adressant à un type d'affection différent.

**DIFFÉRENTES UTILISATIONS DES EAUX**

La cure repose sur l'hydrothérapie par voie interne (absorption) ou externe (bains, douches, pulvérisations, boues). Les gaz contenus dans l'eau sont utilisés soit dans les eaux elles-mêmes, soit dans des étuves ou en inhalation.

**RÉSULTATS**

Les résultats thérapeutiques se manifestent dans un délai de 1 à 3 mois après la cure, durent jusqu'à un an et peuvent se prolonger grâce au renouvellement des cures. La durée généralement prescrite est de 21 jours.

Les vertus de la cure peuvent être renforcées par les effets bénéfiques du climat (climat de semi-altitude sec et ensoleillé pour les asthmatiques, par exemple). La cure peut être pratiquée en association avec une rééducation fonctionnelle. Le patient peut également y recevoir des conseils d'hygiène alimentaire et corporelle ainsi que des informations lui permettant de mieux combattre l'affection dont il souffre. Enfin, une station thermale est aussi un centre de détente et de réadaptation pour les patients atteints de maladies invalidantes.

**INDICATIONS**

Elles concernent principalement les affections chroniques (rhumatisme, asthme, infections dermatologiques, troubles circulatoires) et les troubles fonctionnels (colopathie fonctionnelle). Une cure ne peut être pratiquée que sur prescription médicale.

## Curetage, ou Curettage

Opération consistant à vider de son contenu une cavité naturelle ou pathologique (utérus, os, articulation, plaie) en la raclant à l'aide d'une curette.

### Curetage aspiratif de l'utérus

Cette technique consiste à éliminer un œuf implanté, pour une interruption volontaire de grossesse, ou à enlever des fragments placentaires après une fausse couche. Le curetage de l'utérus a été souvent incriminé dans le développement de synéchies utérines (accolement des parois utérines, à l'origine de stérilité ou d'avortements spontanés). La curette est donc aujourd'hui abandonnée au profit d'une canule aspirante, beaucoup moins traumatisante pour la muqueuse utérine. On parle alors d'aspiration endo-utérine. Elle se pratique sous anesthésie locale ou générale et nécessite une hospitalisation de jour.

### Curetage biopsique de l'utérus

Il s'agit d'un prélèvement, réalisé à l'aide d'une curette, de fragments utérins destinés à être analysés au microscope. Le curetage biopsique est très utilisé pour le diagnostic des affections intra-utérines : polypes de l'utérus, hyperplasie de la muqueuse, cancer de l'utérus. Cette intervention est presque systématiquement précédée d'une hystéroscopie (examen de l'utérus à l'aide d'un endoscope, tube muni d'un système optique, inséré par le vagin) permettant de déterminer la localisation exacte de la pathologie utérine. Le curetage biopsique se pratique sous anesthésie locale ou générale, dure environ 5 minutes et ne nécessite qu'une hospitalisation de jour.

## Curie

Unité de mesure de la radioactivité.

Depuis 1982, le curie (Ci) a été remplacé par le becquerel (Bq) dans le système international des unités. Le curie correspond à la désintégration de 37 milliards de noyaux atomiques par seconde, soit l'activité de un gramme de radium. Ses sous-multiples, microcurie (µCi) et millicurie (mCi), continuent malgré les règles internationales à être employés en médecine (1 µCi = 37 kBq), où l'on utilise des doses de radioactivité allant de quelques microcuries à plusieurs millicuries. Ainsi, un examen scintigraphique du squelette nécessite l'administration de 20 millicuries d'un composé marqué au technétium, tandis que le traitement par radiothérapie métabolique d'une tumeur thyroïdienne peut nécessiter une dose de 100 millicuries d'iode.

## Curie (Marie)

Physicienne française d'origine polonaise (Varsovie 1867 - Sallanches 1934).

Maria Sklodowska, venue à Paris pour étudier à la Sorbonne (1892), épouse Pierre Curie (1895) et effectue avec lui des recherches sur le phénomène de la radioactivité ; ils découvrent ensemble le polonium et le radium (1898). À la mort de son mari, elle lui succède à la chaire de physique générale à la Sorbonne ; c'est la première femme à obtenir ce poste. On lui doit la création de l'Institut du radium en 1911 et l'initiative de l'utilisation des rayons X en médecine. Après le prix Nobel de physique, en 1903, elle reçoit celui de chimie en 1911 et elle entre à l'Académie de médecine en 1922. Elle meurt victime des effets du rayonnement sur lequel elle a si longtemps travaillé.

## Curie (Pierre)

Physicien français (Paris 1859 - *id.* 1906).

Avec son frère Paul-Jacques, il fait en 1880 d'importantes découvertes sur les propriétés de certains cristaux. Nommé chef de travaux à l'École de physique et de chimie en 1882, il effectue des recherches fondamentales sur les propriétés magnétiques des corps puis se consacre à l'étude de la radioactivité, ce qui lui vaut de partager en 1903, avec sa femme, Marie, et Henri Becquerel, le prix Nobel de physique. Il devient professeur de physique générale à la Sorbonne en 1904 et entre en 1905 à l'Académie des sciences. Il meurt accidentellement l'année suivante.

## Curiethérapie

Technique de radiothérapie utilisant des rayons gamma émis par des sources radioactives scellées, introduites dans l'organisme afin d'y détruire des cellules cancéreuses.

Le radium est aujourd'hui supplanté par des corps radioactifs artificiels dont la production et la manipulation sont plus faciles et moins dangereuses.

## Cytoponction mammaire

**Le diagnostic des affections du sein recourt fréquemment à la cytoponction. Cette technique consiste à prélever par aspiration des cellules dans une grosseur ou une masse suspectes pour les étudier au microscope. Le médecin peut faire plusieurs prélèvements au même endroit mais dans des directions différentes. Dans certains cas, l'aspiration ramène du liquide : la grosseur est alors un kyste. Lorsqu'il s'agit d'une tumeur, l'examen cytologique ne permet pas toujours de déterminer sa nature.**

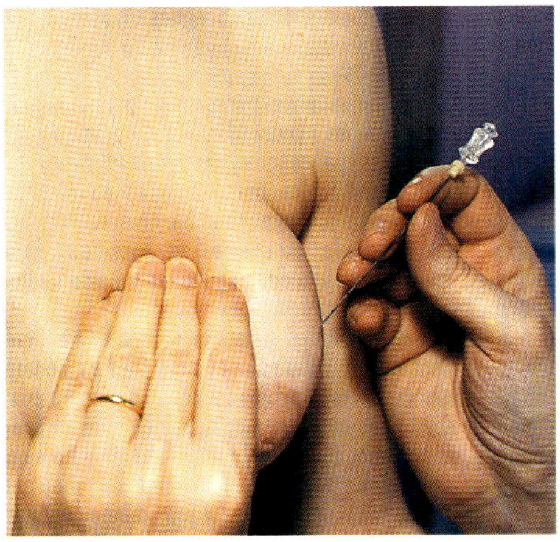

*Le médecin introduit à travers la peau une fine aiguille creuse en direction de la masse qu'il a palpée ou repérée sur les radiographies, pour en examiner les cellules.*

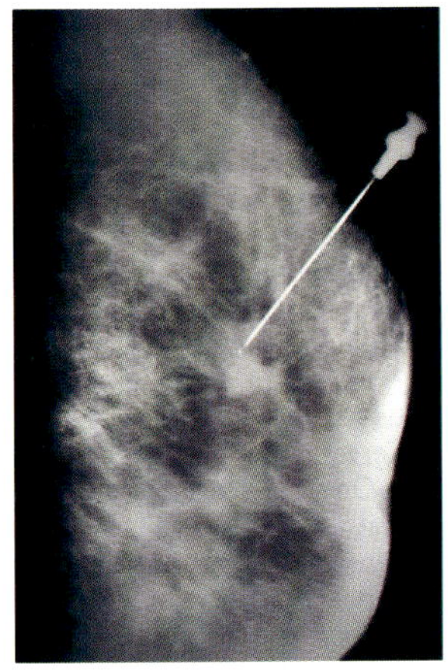

*La radiographie vérifie que la position de l'aiguille par rapport à la zone à ponctionner est correcte.*

ques de cellules et l'intensité de la fluorescence qu'elles émettent, après marquage avec un ou plusieurs colorants.

La cytométrie en flux est utilisée pour évaluer le degré de malignité des tumeurs (de la vessie, de la prostate et du rein) et les anomalies cellulaires constitutionnelles (trisomies, par exemple). L'examen se pratique sur un prélèvement tumoral ou liquidien (sang, liquide céphalorachidien...). La mesure de la fluorescence, émise après coloration de l'A.D.N. du noyau, permet d'évaluer la quantité d'A.D.N. dans chaque cellule. Cette quantité se modifie lorsque le nombre de chromosomes varie.

→ VOIR **Typage cellulaire.**

## Cytopathie mitochondriale

Maladie due à une déficience de certaines enzymes mitochondriales.

Les mitochondries, présentes dans toutes les cellules, participent à la production de l'énergie nécessaire au fonctionnement de la cellule. Elles ont un rôle particulièrement important dans les cellules musculaires. La déficience de leur fonctionnement, qui caractérise les cytopathies mitochondriales, se traduit par des dysfonctionnements musculaires, pouvant aller d'une simple faiblesse musculaire, ressentie à l'effort, jusqu'à une véritable myopathie paralysant le patient. Certaines formes graves peuvent s'accompagner d'acidose lactique.

La plupart des cytopathies mitochondriales sont des maladies héréditaires, pour lesquelles il n'existe pas de traitement. Certaines peuvent être induites par des médicaments, notamment certains antirétroviraux utilisés contre le V.I.H. L'arrêt du médicament assure la guérison.

## Cytopathologie

Étude des maladies cellulaires.

La cytopathologie est l'étude des modifications morphologiques des cellules, provoquées par les maladies. Son champ d'application est très diversifié : cytologie sanguine (numération globulaire, formule leucocytaire), médullaire (moelle osseuse), cytologie d'organes ponctionnés (rate, foie) ou de tissus superficiels (frottis vaginaux).

## Cytoplasme

Ensemble des éléments qui se trouvent à l'intérieur de la cellule, à l'exclusion du noyau.

Le cytoplasme, limité par la membrane cellulaire, renferme des éléments différenciés, ou organites, permettant à la cellule d'assurer ses fonctions.

■ **Le réticulum endoplasmique** est un réseau de vésicules qui joue un rôle important dans la synthèse des protéines et les transports intracellulaires.

■ **Les ribosomes,** riches en A.R.N., jouent un rôle fondamental dans la synthèse des protéines.

■ **L'appareil de Golgi** concentre et excrète les protéines élaborées par le réticulum endoplasmique.

■ **Les mitochondries** stockent et fournissent l'énergie indispensable à la cellule. Elles contiennent leur propre A.D.N.

■ **Les lysosomes** sont de petites vésicules remplies d'enzymes hydrolytiques responsables des phénomènes de la digestion cellulaire, en particulier de la phagocytose.

## Cytoponction

Technique consistant à prélever, à l'aide d'une fine aiguille, des cellules d'une lésion située en profondeur en vue d'un diagnostic cytologique. SYN. *cytologie par ponction.*

**INDICATIONS**

Bien que tous les organes soient accessibles à la cytoponction, ses terrains d'application privilégiés sont les kystes ovariens liquidiens (qu'elle permet en outre de traiter par vidange du kyste) et les tumeurs (notamment celles du sein).

**DÉROULEMENT**

La ponction est guidée par la palpation ou, pour les organes profonds (poumon, foie, pancréas), par les techniques d'imagerie médicale (radiologie, échographie, scanner). Les cellules prélevées sont étalées sur des lames, colorées et observées au microscope. Si l'innocuité et la simplicité de réalisation de la cytoponction en font une technique d'exploration d'un très grand intérêt, celle-ci ne permet pas cependant, à la différence de la biopsie, d'établir un diagnostic formel.

→ VOIR **Cytologie.**

## Cytoprotection gastrique

Processus naturel ou médicamenteux protégeant les cellules gastriques.

La présence de certaines substances, essentiellement des prostaglandines, accroît la résistance de la muqueuse gastrique à différentes agressions telles que le stress, à certains agents physiques et chimiques, parmi lesquels des médicaments.

■ **La cytoprotection adaptable** s'effectue par la sécrétion par l'organisme de prostaglandines protégeant l'estomac contre un agent nocif. Elle est démontrée par l'application préalable d'un irritant faible, qui stimule la sécrétion, et protège la muqueuse contre un agent plus nocif, appliqué ultérieurement.

■ **La cytoprotection exogène** consiste en l'administration de médicaments destinés à induire un effet cytoprotecteur. L'application thérapeutique de ce procédé ne donne pas de résultats probants.

## Cytostatique

→ VOIR **Anticancéreux.**

## Cytostéatonécrose

Nécrose localisée d'un tissu adipeux.

■ **Chez le nouveau-né,** la cytostéatonécrose est souvent due à un traumatisme obstétrical, à un défaut d'oxygène au moment de l'accouchement ou à une exposition au froid. La maladie apparaît entre le 2e et le 20e jour de la vie sous forme de plaques nodulaires indurées de couleur rosée ou rouge violacé touchant surtout le dos et le visage. Les lésions régressent le plus souvent spontanément sans traitement.

■ **Chez l'adulte,** la cytostéatonécrose touche surtout la femme entre 20 et 60 ans ; elle apparaît au cours de certaines affections du pancréas, de maladies héréditaires ou bien encore après un traumatisme (cytostéatonécrose mammaire en particulier). La cytostéatonécrose se manifeste, dans les zones où le pannicule adipeux est important, par des nodules ou des plaques sous-cutanés ; dans le sein, par la présence d'une masse palpable irrégulière et douloureuse ; sur le péritoine, par des lésions dites en « taches de bougie », qui se calcifient souvent.

# D

## Dacryoadénite

Inflammation, aiguë ou chronique, de la glande lacrymale.

Les causes d'une dacryoadénite sont des infections aujourd'hui rares dans les pays développés : gonococcie pour la forme aiguë ; tuberculose, trachome ou syphilis pour la forme chronique. L'inflammation se caractérise par une tuméfaction à l'angle externe de l'œil, qui peut être douloureuse et s'accompagner d'œdème. Quand la tuméfaction est volumineuse, elle peut refouler l'œil vers le bas. Le diagnostic repose sur l'examen clinique. Le traitement fait appel aux anti-infectieux locaux ou généraux.

## Dacryocystite

Inflammation, aiguë ou chronique, du sac lacrymal, situé entre l'angle interne de l'œil et le nez.

#### CAUSES

Une dacryocystite est le plus souvent due à l'obstruction du canal lacrymonasal, qui relie le sac lacrymal au nez et qui se trouve à proximité de chaque orifice nasal. Cette obstruction, liée à une infection ou à une irritation chronique, provoque un arrêt de la circulation lacrymale et favorise l'infection du sac lacrymal.

#### SYMPTÔMES ET SIGNES

- La dacryocystite aiguë se manifeste par une tuméfaction arrondie, rouge, chaude et douloureuse, située entre l'angle interne de l'œil et l'aile du nez, et par un larmoiement. Si un abcès se forme, le centre de la tuméfaction devient mou, blanchâtre, avec amincissement de la peau.
- La dacryocystite chronique entraîne un larmoiement et une mucocèle (kyste contenant du mucus) du sac lacrymal, masse ferme et indolore dont la pression entraîne la sortie de mucus par l'orifice lacrymal.

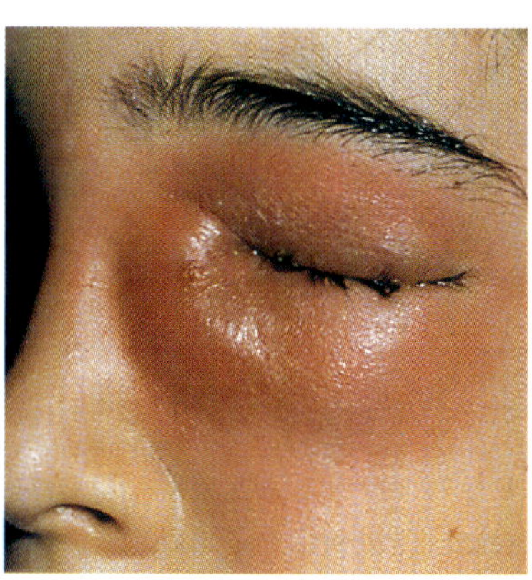

***Dacryocystite.*** *Dans l'angle interne de l'œil, le sac lacrymal forme une tuméfaction boursouflée et enflammée, saillante sous la peau.*

#### TRAITEMENT

Il repose sur une dacryocystorhinostomie (désobstruction chirurgicale du canal lacrymonasal), qui consiste à faire communiquer par une large ouverture dans la paroi osseuse le sac lacrymal et la fosse nasale et à aboucher le sac lacrymal à la muqueuse nasale, court-circuitant ainsi le canal lacrymonasal obturé. Lorsqu'il s'agit d'une dacryocystite aiguë, il faut parfois ouvrir l'abcès en pratiquant une incision, avec drainage chirurgical et administration d'antibiotiques.

## Dalibour (eau de)

Solution utilisée pour ses propriétés antiseptiques sur la peau.

L'eau de Dalibour contient du sulfate de cuivre et du sulfate de zinc, éléments présents dans divers autres produits du commerce, notamment pommades et crèmes. Ces sulfates ont pour propriétés d'être antiseptiques et d'inhiber la croissance de certaines bactéries et de certains champignons microscopiques, souvent sans les tuer.

L'eau de Dalibour, appliquée localement, est utilisée en traitement d'appoint lors d'infections cutanées relativement bénignes. Des réactions allergiques peuvent toutefois se produire sur la peau, ce qui nécessite l'interruption du traitement.

## Daltonisme

Trouble héréditaire de la vision des couleurs, notamment du rouge et du vert.

C'est le physicien et chimiste britannique John Dalton (1766-1844) qui décrivit le premier ce trouble, dont il était lui-même atteint. Le daltonisme est beaucoup plus fréquent chez les hommes (touchant de 2 à 8 % d'entre eux) que chez les femmes (atteignant 0,5 % d'entre elles), ce qui s'explique, comme pour l'hémophilie, par le mode de transmission de la maladie.

#### CAUSE ET SYMPTÔMES

La transmission du daltonisme est héréditaire, de type récessif, et liée au sexe : le gène porteur se trouve sur le chromosome X ; un garçon qui l'a reçu de sa mère développe toujours la maladie, une fille ne la développe que si elle l'a reçu de son père et de sa mère. L'anomalie de la vision est due à un trouble fonctionnel des cônes de la rétine, qui permettent la perception des couleurs.

Le daltonisme se manifeste par une confusion du bleu-vert et du rouge. Selon le degré de gravité de son trouble, le sujet peut voir ces couleurs affaiblies ou en gris, avec des variations d'intensité.

#### DIAGNOSTIC ET TRAITEMENT

Le daltonisme est dépisté de façon de plus en plus systématique, en particulier dans le cadre de la médecine du travail. Pour le détecter, on présente au patient un atlas d'Ishihara, constitué d'un fond de pastilles colorées sur lequel se détache un chiffre composé de pastilles d'une couleur différente. La difficulté de lecture du chiffre indique le degré de gravité du daltonisme.

Il n'y a pas de traitement spécifique de cette anomalie, qui par ailleurs n'est pas gênante dans la vie courante et peut même être ignorée du sujet. Cependant, le daltonisme interdit l'exercice de certaines professions où il est fait usage de signalisations rouges et vertes (chemins de fer, aviation).

## Dantrolène

Médicament utilisé dans le traitement de l'hypertonie (raideur des muscles du squelette).

Le dantrolène agit directement sur le muscle en le décontractant (myorelaxant). Il est prescrit par voie orale au cours d'hypertonies provoquées par une affection neurologique (hémiplégie, sclérose en plaques). Par ailleurs, il est employé par voie injectable en milieu hospitalier au cours d'un syndrome très rare, l'hyperthermie maligne (fièvre élevée par augmentation de l'activité des organes), provoquée par des anesthésiques volatils chez des sujets prédisposés. Les effets indésirables possibles sont des troubles digestifs (vomissements, diarrhée, douleurs, atteinte du foie), neuropsychiques (fatigue, somnolence, vertiges), urinaires (incontinence) et cutanés (éruptions).

## Darier (maladie de)

Maladie cutanée caractérisée par des lésions croûteuses et cornées malodorantes, dues à une kératinisation des cellules de l'épiderme (dyskératose), aboutissant à une dislocation de celles-ci (acantholyse).

La maladie de Darier est une maladie héréditaire rare qui se transmet sur le mode autosomique dominant : le gène porteur de la maladie est situé sur un chromosome autosome – non sexuel – et il suffit qu'il soit reçu de l'un des parents pour que l'enfant développe la maladie. Le signe le plus caractéristique est la formation de petites papules arrondies de moins de 1 centimètre de diamètre, légèrement en saillie et à la surface grisâtre et rugueuse, qui siègent symétriquement sur le visage et sur le tronc. Ces papules peuvent être associées à de petites lésions planes semblables à des verrues, situées sur le dos des mains.

**ÉVOLUTION**

La maladie de Darier débute dès l'enfance, entre 8 et 16 ans, puis évolue de façon chronique et peut se compliquer, notamment, d'une surinfection grave généralisée de la peau avec risque d'extension aux muqueuses, en particulier celles de l'œsophage et des voies aériennes supérieures (pharynx, larynx, fosses nasales). Le pronostic reste réservé du fait des complications et de la faible efficacité du traitement.

## Darling (maladie de)

→ VOIR Histoplasmose.

## Déambulateur

Cadre rigide ou articulé destiné à fournir un appui dans ses déplacements à une personne dont la marche ou l'équilibre ne sont pas assurés. SYN. *cadre de marche*.

Le déambulateur sert d'appui au malade, qui le déplace ou le pousse à chaque pas. Il est parfois muni de roulettes.

## Débilité mentale

→ VOIR Déficience mentale.

## Débit cardiaque

Volume de sang expulsé par chaque ventricule du cœur par unité de temps.

Le débit cardiaque est le débit du sang qui sort du cœur par l'aorte pour être distribué à l'ensemble de l'organisme. Il est normalement égal à celui du sang qui revient au cœur par les veines caves. Sa valeur au repos est d'environ 5 litres par minute, mais dépend de la taille et de la corpulence du sujet ; au cours d'un effort intense, elle peut atteindre 40 litres par minute.

Le débit cardiaque dépend de deux facteurs : d'une part la force de contraction du cœur ; d'autre part la résistance à l'écoulement du sang des petites artères de l'organisme, qui augmente quand les muscles de la paroi des artères se contractent. Il peut être mesuré par des techniques spécialisées, dont celle dite de dilution. Cet examen consiste, après avoir injecté une substance dans le cœur, à mesurer l'évolution dans le temps de sa concentration sanguine.

Le débit cardiaque s'abaisse dans l'insuffisance cardiaque. Il est augmenté en cas d'hyperthyroïdie, de fistule artérioveineuse et dans certaines anémies.

## Débit minute des hématies et des leucocytes (mesure du)

Examen déterminant le nombre de globules rouges et de globules blancs éliminés dans l'urine par minute. SYN. *compte d'Addis-Hamburger, hématies leucocytes minutes (H.L.M.)*.

Le débit minute des hématies et des leucocytes nécessitant de recueillir les urines du patient sur une période de 2 à 3 heures, on lui préfère l'examen, plus simple, du culot urinaire. Les valeurs normales sont de moins de 2 000 hématies et moins de 5 000 leucocytes par minute ou par millilitre.

→ VOIR Culot urinaire.

## Débit sanguin cérébral

Volume de sang transitant dans les vaisseaux sanguins du cerveau en 1 minute.

Le débit sanguin cérébral est de 750 millilitres par minute. Le sang assure l'approvisionnement du cerveau non seulement en oxygène mais aussi en glucose, qui est sa seule source d'énergie. Les artères du cerveau augmentent ou diminuent de diamètre en fonction des besoins des cellules nerveuses, c'est-à-dire de leur plus ou moins grande activité.

**MESURE**

Elle n'est pas encore réalisable pour le diagnostic courant des affections du cerveau, mais assure une meilleure compréhension du fonctionnement de celui-ci et de la pathologie cérébrale. La technique de mesure du débit sanguin cérébral, réservée à des centres spécialisés en milieu hospitalier, consiste à administrer au patient, par injection intraveineuse ou par inhalation, des substances radioactives. Une fois arrivées dans le cerveau, ces substances émettent des rayonnements (rayons gamma) ou des particules élémentaires (positrons), recueillis par des capteurs placés autour de la tête. La technique la plus récente (tomographie par émission de positrons ou positons) fait appel à l'informatique pour construire une image en coupe du cerveau. La vitesse à laquelle la substance administrée apparaît sur les images indique le débit sanguin.

**PATHOLOGIE**

Le cerveau est l'organe du corps humain le plus sensible à une insuffisance de la circulation sanguine ou à la chute du taux de glucose dans le sang. Une interruption du débit sanguin cérébral, due à un arrêt cardiocirculatoire, provoque une altération du fonctionnement des cellules nerveuses après 6 secondes, un arrêt de l'activité cérébrale (perte de conscience, coma) au bout de 2 minutes, des dommages irréversibles (paralysies, mort) après 5 minutes. Le traitement consiste en une réanimation d'urgence (assistance respiratoire et cardiaque) associée au traitement de la cause (arrêt d'une éventuelle hémorragie, injection intraveineuse de glucose).

## Débit ventilatoire

Volume d'air inspiré ou expiré par les poumons par unité de temps et dont la mesure est utilisée à des fins diagnostiques. SYN. *débit respiratoire*.

La mesure des débits ventilatoires fait partie de l'examen appelé exploration fonctionnelle respiratoire (E.F.R.), qui recherche la cause d'une dyspnée (gêne respiratoire) et l'évaluation de son importance. Différents types de débit ventilatoire sont mesurables. Le plus important, en pratique, est le volume expiratoire maximal par seconde (V.E.M.S), volume rejeté pendant la première seconde d'une expiration forcée suivant une inspiration profonde, dont la valeur normale se situe entre 2,7 et 4 litres par seconde.

La technique générale du débit ventilatoire consiste à faire inspirer ou expirer le patient dans un tuyau relié à un appareil de mesure automatique. Aucune préparation ni surveillance particulière n'est nécessaire.

Le débit ventilatoire permet d'orienter le diagnostic de la maladie. Ainsi, les débits expiratoires diminuent en cas de rétrécissement des petites bronches, phénomène qui peut être causé par l'asthme, par exemple.

## Débitmètre de pointe

Petit instrument en forme de tube utilisé par un malade asthmatique pour contrôler son état respiratoire. En anglais, *peak flow meter*.

Le débitmètre de pointe s'utilise en cas d'asthme assez sévère, nécessitant un traitement quotidien, ou lorsque les crises persistent malgré le traitement. Son faible encombrement, son prix modique et sa facilité d'utilisation (il suffit de souffler dedans) font du débitmètre de pointe un instrument que le malade peut manipuler lui-même.

Le débit de pointe mesuré dans ce cas est le débit respiratoire maximal du malade. Il se situe normalement entre 450 et 600 litres par minute. L'autosurveillance de l'asthmatique, par mesures quotidiennes notées sur un carnet, permet d'aider le médecin à adapter le traitement.

## Débit-volume (boucle)

Graphique dessiné par un appareil de mesure de la respiration, utilisé pour le diagnostic et la surveillance des affections respiratoires.

La méthode de la boucle débit-volume est l'une des façons de mesurer les débits ventilatoires, examen pratiqué pour rechercher la cause d'une dyspnée (gêne respiratoire) ou pour évaluer sa gravité.

La technique consiste à faire inspirer puis expirer le sujet dans un tuyau relié à un appareil qui calcule automatiquement les volumes et les débits respiratoires, les affiche et les imprime. De plus, l'appareil dessine une courbe qui indique le débit d'air (en ordonnée) correspondant à chaque valeur du volume d'air présent dans les poumons (en abscisse). Si, à lui seul, le résultat de l'examen ne permet pas d'établir le diagnostic, il sert à l'orienter. En effet, la forme de la courbe fournit des renseignements permettant, par exemple, de dépister un rétrécissement des petites bronches, comme il s'en produit au cours de l'asthme.

## Debré (Robert)

Médecin français (Sedan 1882 - Le Kremlin-Bicêtre, Val-de-Marne, 1978).

Professeur de bactériologie, puis de clinique médicale des enfants à la faculté de médecine de Paris, il publia d'importants travaux sur les maladies infantiles, l'immunologie et l'hygiène. Il fit de son service de clinique à l'hôpital des Enfants-Malades à Paris un centre de réputation mondiale.

## Débridement

Ablation chirurgicale de brides.

Les brides sont des structures fibreuses anormales (bandelettes, lamelles, zones d'adhérence) reliant deux éléments anatomiques ou cloisonnant la cavité d'un abcès.

■ **Le débridement d'un abcès** consiste, après ouverture, à décoller les adhérences fibreuses entre les tissus et à enlever les lamelles fibreuses cloisonnant l'intérieur de l'abcès, qui gênent son évacuation.

■ **Le débridement d'une plaie** consiste à ôter les adhérences fibreuses qui se sont développées entre les tissus afin de pouvoir la nettoyer.

## Décalage horaire (symptômes du)

Modification du cycle biologique de 24 heures consécutives provoquée par le changement de fuseau horaire lors de voyages en avion. En anglais : *jet lag.*

Les principaux symptômes du décalage horaire sont les troubles du sommeil, liés à une désadaptation de la sécrétion de mélatonine, qui sont plus importants après un vol vers l'est (qui raccourcit la journée) que pour un vol vers l'ouest (qui allonge la journée) ; les troubles digestifs : troubles du transit, de la digestion, etc. ; les désordres psychiques et physiques provoqués par la perturbation de la sécrétion de cortisol (hormone sécrétée par les glandes surrénales), habituellement deux à trois fois plus importante le matin qu'en fin d'après-midi ; les troubles du comportement et de l'adaptation. L'adaptation de l'organisme à un nouveau fuseau horaire demande souvent plusieurs jours. Les très jeunes enfants sont plus sensibles au décalage horaire et ont besoin d'un temps plus long. Il n'est pas certain que l'automédication par les benzodiazépines ou d'autres hypnotiques soit efficace et sans danger.

## Décalcification

Diminution importante de la teneur en calcium de l'organisme, particulièrement dans les os et les dents.

Le terme de décalcification osseuse n'est pas utilisé en médecine ; il recouvre en effet plusieurs maladies de nature différente. Ainsi, une carence en vitamine D (responsable de rachitisme chez l'enfant, et d'ostéomalacie chez l'adulte), quel qu'en soit le mécanisme, ou une ostéoporose (le plus souvent primitive, parfois secondaire à une hyperparathyroïdie), entraînent toutes deux une diminution de la teneur en calcium des os, mais selon des mécanismes très distincts.

### DÉBIT VENTILATOIRE

**Les débits inspirés et expirés sont souvent mesurés par un appareil nommé spiromètre, qui exprime les résultats sous forme d'une courbe débit-volume, avec l'inspiration dans la partie inférieure de la courbe et l'expiration dans la partie supérieure. Le débit de pointe (ou débit expiratoire maximal) se mesure lors du même examen.**

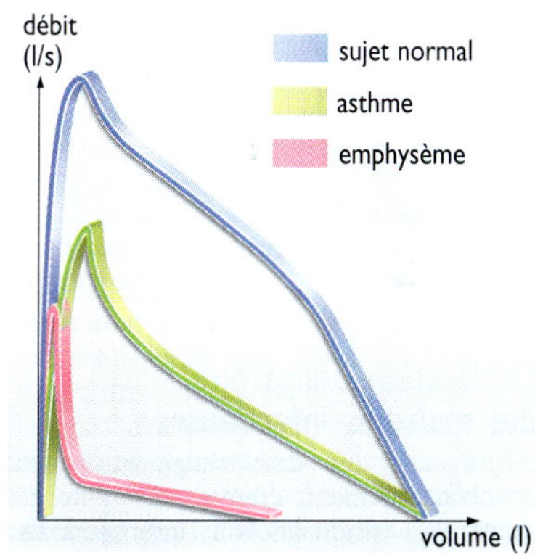


*Sur le tracé obtenu, le pic indique en ordonnée la valeur du débit de pointe.*

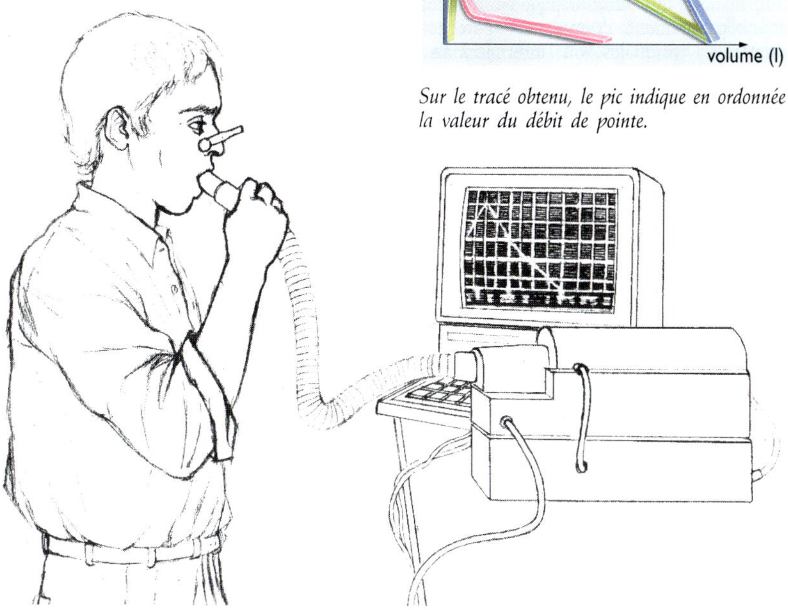

## Décalottage

Action de découvrir le gland pénien en faisant glisser la peau du prépuce vers la base de la verge.

Le décalottage, naguère fréquemment pratiqué à la naissance ou au cours de la petite enfance, est de moins en moins effectué aujourd'hui en raison des petites lésions qu'il peut occasionner. Cependant, il est possible de relever légèrement le prépuce sur le gland afin de mieux le nettoyer.

Le décalottage est impossible en cas de phimosis (étroitesse du prépuce), phénomène courant chez l'enfant de moins de 6 mois, pouvant persister plusieurs années chez certains garçons.

## Décapsulation

Brèche d'une capsule, membrane fibreuse entourant et protégeant certains viscères pleins (rate, foie, rein).

Une décapsulation peut être due à un traumatisme fermé (sans plaie) de l'abdomen ou encore survenir accidentellement au cours d'une intervention chirurgicale. Ses symptômes sont ceux du traumatisme et de l'hémorragie : douleur, effondrement de la tension, perte de connaissance, etc. La décapsulation nécessite une hémostase chirurgicale ou, si l'hémorragie cesse, une étroite surveillance.

## Décarboxylase

Enzyme entraînant la libération d'un groupement carboxyle d'un acide organique.

Les décarboxylases ont une structure variable mais contiennent souvent du phosphate de pyridoxal, un dérivé du pyridoxal, ou vitamine B6. Elles jouent un rôle essentiel dans le métabolisme des acides. En effet, les décarboxylases font perdre leur caractère acide aux acides dits carboxyliques et transforment les acides aminés en amines.

## Décérébration

Trouble dû à une lésion grave du tronc cérébral (partie de l'encéphale située juste au-dessous du cerveau).

Une décérébration peut avoir pour cause une tumeur cérébrale, un traumatisme crânien ou une intoxication par une substance chimique. Elle se manifeste par une rigidité des quatre membres en extension, accompagnée d'accès de raidissement de toute la colonne vertébrale, avec la tête rejetée en arrière. Ces signes apparaissent chez un sujet dans le coma et témoignent d'une aggravation de l'état comateux. Le traitement, s'il est possible, consiste à intensifier, d'une part,

Le décubitus prolongé provoque des escarres aux points de pression, dits escarres de décubitus. On les prévient par l'usage de matelas spéciaux et par des massages.

## Dédoublement de la personnalité

Trouble de l'unité de la conscience de soi, caractérisé par l'apparition en alternance d'une personnalité première et d'une ou de plusieurs personnalités secondaires chez un même sujet.

Le dédoublement de la personnalité peut avoir diverses causes et se manifester sous différentes formes.

■ **Le syndrome des personnalités multiples** se manifeste par la succession, chez un même patient, de plusieurs personnalités imaginaires, revêtues par le jeu d'une substitution de l'expérience rêvée à l'expérience réelle. Cet état peut se rencontrer au cours de certaines névroses ainsi que chez les sujets hyperimaginatifs qui supportent mal les frustrations et fuient la réalité.

■ **Le dédoublement manichéen** se traduit par la conviction du sujet que deux personnages à la fois complémentaires et opposés existent en lui et vivent à tour de rôle, ou même simultanément, une vie totalement différente. Un tel état, proche de celui que l'écrivain britannique Robert Stevenson a décrit dans *Docteur Jekyll et Mister Hyde* (1886), peut être dû au délire chronique, à la schizophrénie, à l'automatisme mental ou à l'épilepsie.

■ **D'autres formes, plus atténuées, de dédoublement de la personnalité** se rencontrent dans les cas de confusion mentale, de dépersonnalisation ou dans certains cas inexpliqués d'affaiblissement transitoire du sentiment d'identité. L'une de ces formes est l'héautoscopie, qui peut aussi être considérée comme une hallucination dans laquelle le sujet perçoit l'image de son propre corps comme si elle était projetée en dehors de lui. Elle peut résulter d'une atteinte cérébrale diffuse (encéphalite infectieuse, tumeur, intoxication chimique, épilepsie). Elle peut également s'observer au cours du sommeil (hallucination hypnagogique, à l'endormissement, ou hypnopompique, au réveil), sous hypnose, lors d'une relaxation, et plus généralement dans tous les états où la vigilance est amoindrie, pour quelque raison que ce soit (accident, deuil, traumatisme).

Le trouble schizophrénique n'est pas un dédoublement de la personnalité.

## Défaillance cardiaque

→ VOIR Insuffisance cardiaque.

## Défaillance multiviscérale (syndrome de)

Survenue simultanée ou successive d'au moins deux défaillances viscérales d'ordre respiratoire, circulatoire, hépatique, hématologique, rénal, digestif ou neurologique, associées à une élévation du débit cardiaque et du métabolisme (surtout du catabolisme).

Le syndrome de défaillance multiviscérale affecte de nombreux malades hospitalisés en réanimation. L'agression initiale, infectieuse, traumatique ou chirurgicale, entraîne la sécrétion par l'organisme de médiateurs chimiques responsables de lésions viscérales multiples.

**TRAITEMENT**

C'est principalement celui de la cause initiale, ainsi que l'oxygénation par ventilation artificielle et la correction des anomalies circulatoires (collapsus, vasoconstriction), suivi d'une assistance nutritionnelle et métabolique (alimentation par perfusion ou sonde digestive). La recherche actuelle porte sur la maîtrise de la production des médiateurs, en particulier par l'immunothérapie.

**PRONOSTIC**

Le pronostic est surtout défavorable chez les patients de plus de 65 ans présentant au moins trois défaillances viscérales, parmi lesquelles l'atteinte du foie semble jouer un rôle déterminant.

Il existe des échelles d'évaluation numérique (scores) de la défaillance viscérale, prenant en compte le nombre et l'intensité des défaillances, et qui, facilement évaluées au lit du malade, permettent de suivre au jour le jour l'évolution de son état, et d'affiner le pronostic.

## Défécation

Action par laquelle les fèces sont expulsées. SYN. *exonération*.

La défécation est un phénomène complexe, pour partie réflexe, pour partie volontaire, cette dernière étant acquise par l'éducation. Le passage des matières fécales du côlon sigmoïde dans le rectum éveille l'envie de la défécation. En contrôlant le sphincter strié de l'anus et le tonus de la paroi abdominale, le sujet peut soit expulser les selles, soit les retenir. Les selles sont éliminées par contractions successives.

La perte de cet enchaînement peut constituer une cause de constipation. À l'inverse, une pression trop forte des matières fécales en cas de diarrhée est à l'origine d'une incontinence irrépressible.

## Défécographie

Acte de radiologie conventionnelle qui étudie le mécanisme de la défécation.

**INDICATIONS**

La défécographie permet de déterminer les causes d'une constipation dite terminale, due à une impossibilité pour le rectum d'évacuer les matières fécales, ou au contraire d'une incontinence anale empêchant le patient de se retenir. La défécographie est pratiquée après des investigations cliniques et des examens complémentaires comme l'endoscopie ou le lavement baryté.

**TECHNIQUE**

La défécographie consiste à prendre, au cours de la défécation, une série de clichés radiographiques du rectum, après remplissage de celui-ci par un produit opaque.

**PRÉPARATION ET DÉROULEMENT**

Il est nécessaire de prévenir le patient du déroulement de l'examen et de son but afin d'obtenir sa coopération et d'éviter les blocages psychologiques. L'examen a lieu en salle de radiologie. Le patient se déshabille et s'allonge sur le côté. Dans un premier temps, le médecin introduit une canule dans le rectum et remplit celui-ci, sous faible pression, d'une pâte barytée épaisse, dont la consistance est proche de celle des matières naturelles. Puis le patient s'assoit sur un siège spécial, radiotransparent, comme pour aller à la selle. Le radiologue prend alors des clichés du rectum au repos, en retenue et en poussée, toutes les demi-secondes. L'examen dure environ 15 minutes. Les résultats peuvent être connus dès le lendemain.

## Défense abdominale

Contraction douloureuse des muscles de la paroi abdominale à la palpation.

Une défense abdominale est le signe d'une péritonite (inflammation du péritoine) localisée autour d'un organe. Celle-ci peut être due à une appendicite, à une salpingite, à une cholécystite (infection de la vésicule biliaire) ou encore à une sigmoïdite (inflammation du sigmoïde, partie terminale du côlon).

C'est une contraction douloureuse, spontanée ou provoquée par l'examen clinique du malade. Elle est localisée à la région voisine de l'organe atteint, par exemple en bas et à droite de l'abdomen en cas d'appendicite. Une palpation douce permet de la vaincre. En l'absence de traitement, elle se transforme en contracture abdominale : la contraction des muscles, très douloureuse, est alors permanente et généralisée à l'ensemble de l'abdomen (ventre de bois).

**TRAITEMENT**

La seule présence d'une défense abdominale doit faire hospitaliser le malade dans un service de chirurgie. Il n'y a pas de traitement spécifique de la défense, qui n'est que le signe d'une infection ou d'une lésion avancées d'un organe : appendicite, par exemple, nécessitant une appendicectomie, sigmoïdite (inflammation du côlon sigmoïde) curable parfois par les antibiotiques, etc.

## Déféroxamine, ou Desferrioxamine

Médicament utilisé en cas d'excès de fer dans l'organisme.

La déféroxamine est indiquée au cours de l'intoxication aiguë par le fer et de l'hémochromatose. Elle est administrée en injection ou en perfusion intraveineuse. Les effets indésirables éventuels sont une baisse de la tension artérielle, une réaction allergique, des convulsions, l'apparition d'une cataracte, la coloration des urines en rouille et des selles en noir.

→ VOIR Antidote.

## Défibrillateur implantable

Boîtier métallique implanté sous la peau, généralement au niveau du creux sus-claviculaire, permettant de traiter les arythmies graves susceptibles d'entraîner le décès du malade.

Des sondes, reliées au défibrillateur implantable, sont mises au contact des parois du cœur. Lorsqu'une arythmie se produit, elle est détectée par l'appareil et un choc électrique est délivré par les sondes, pour rétablir un rythme cardiaque normal. Le

défibrillateur est, en outre, capable d'assurer la même fonction de stimulateur cardiaque que le pacemaker.
→ VOIR Stimulateur cardiaque.

## Déficience mentale

Insuffisance du développement intellectuel. SYN. *arriération mentale, débilité mentale, oligophrénie, retard mental.*

La déficience mentale se distingue des psychoses infantiles primitives, des syndromes de carence (hospitalisme), des déficits sensoriels, perceptifs ou moteurs (surdité, instabilité psychomotrice, dyslexie) et de la pathologie organique du type I.M.C. (insuffisance motrice cérébrale) traumatique. Elle regroupe l'ensemble des affections qui empêchent l'accès de l'enfant à l'autonomie et à l'adaptation sociale.

**DIFFÉRENTS TYPES DE DÉFICIENCE MENTALE**
La déficience mentale se traduit par un retard du développement psychomoteur (marche, propreté, langage) ou, plus tardivement, par une inadaptation scolaire. Ce diagnostic ne sera retenu qu'au terme d'un bilan somatique et psychométrique approfondi. Le bilan somatique cherche une maladie physique curable. Les tests psychométriques, sous forme de questions et de jeux, établissent le quotient intellectuel (QI). Selon le quotient intellectuel du sujet, on distingue l'arriération profonde (quotient intellectuel inférieur à 30), qui nécessite une assistance permanente ; la débilité profonde (quotient intellectuel compris entre 30 et 50), où l'acquisition du langage et la réalisation d'une activité manuelle simple sont possibles ; la débilité moyenne (quotient intellectuel compris entre 50 et 70), éducable en institution médicopédagogique ; la débilité légère (quotient intellectuel compris entre 70 et 85), compatible avec une scolarité adaptée et une insertion professionnelle. Ce paramètre peut évoluer avec le temps, en fonction de l'entourage affectif et social de l'enfant.

**CAUSES**
La déficience mentale peut être endogène : aberrations chromosomiques (trisomie 21), trouble héréditaire du métabolisme, maladie endocrinienne de la thyroïde ou des parathyroïdes, malformation craniocérébrale, maladies tumorales héréditaires, épilepsie. Elle peut aussi être acquise, due à une maladie infectieuse (rubéole, toxoplasmose) contractée par la mère pendant la grossesse, à une encéphalite, à une méningite ou à une souffrance cérébrale (provoquée par une anoxie, une hémorragie, un ictère nucléaire [syndrome caractérisé par des lésions des noyaux gris du cerveau]). Dans 50 % des cas, sa cause reste inconnue.

**TRAITEMENT**
L'orientation et le traitement de l'enfant dépendent de plusieurs facteurs : structure affective (parfois très riche) ; état des fonctions sensorielles, motrices et instrumentales ; stabilité du comportement ; harmonie familiale ; tolérance du milieu, etc. L'enfant a surtout besoin de se sentir en confiance, vis-à-vis des autres comme vis-à-vis de lui-même. Associée à un soutien psychothérapique, la rééducation permet souvent d'obtenir d'appréciables progrès ; en cas d'agitation ou d'agressivité de l'enfant, on l'associe parfois aussi à des sédatifs légers. Le développement de l'enfant se fait à son propre rythme, se manifestant en particulier dans l'acquisition de compétences « en secteur » (habileté manuelle, calcul ou sensibilité esthétique par exemple). Les problèmes du placement éventuel et de l'avenir de l'enfant doivent être abordés au cours de rencontres régulières avec les parents. Ceux-ci peuvent aussi être utilement conseillés et soutenus par une association de parents d'enfants inadaptés. Le rôle de l'entourage familial, associé au travail médico-social, est important.

## Défilé cervicobrachial (syndrome du)

Syndrome provoqué par la compression des vaisseaux et des nerfs dans le défilé cervicobrachial (qui relie le cou à chacun des bras). SYN. *syndrome du défilé thoracobrachial.*

**CAUSES**
Ce syndrome peut avoir plusieurs causes. Une côte surnuméraire (côte cervicale), un cal osseux exubérant après fracture de la clavicule, des épaules tombantes par insuffisance musculaire peuvent rétrécir le défilé cervicobrachial au point de comprimer les éléments qui y transitent. Ce défilé est limité par deux muscles, les scalènes antérieur et moyen, par la première côte et par la clavicule.

**SYMPTÔMES ET SIGNES**
La compression des racines nerveuses provoque des douleurs, une fatigabilité lors de travaux qui nécessitent de lever le bras, des fourmillements ou des décharges électriques dans le membre supérieur du côté atteint. La compression de la veine axillaire entraîne l'apparition d'un œdème intermittent et parfois d'une véritable phlébite du membre supérieur. Enfin, la compression de l'artère, beaucoup plus rare, se traduit par une fatigabilité du bras correspondant et peut aller jusqu'à l'occlusion du vaisseau, se manifestant par un refroidissement brutal de tout le membre. Le diagnostic est confirmé par des examens complémentaires (Doppler artériel et veineux, électromyogramme, imagerie par résonance magnétique [I.R.M.]).

**TRAITEMENT**
Un traitement chirurgical est rarement nécessaire, sauf dans les formes sévères qui entraînent une gêne importante : il consiste à supprimer tous les éléments osseux ou musculaires qui compriment les vaisseaux ou les nerfs. En cas d'insuffisance musculaire, le traitement consiste en une rééducation.

## Défloration

Rupture de l'hymen, survenant le plus souvent au cours du premier rapport sexuel complet.

Chez la vierge, l'orifice vaginal n'est qu'incomplètement oblitéré par l'hymen.

La défloration entraîne une douleur habituellement supportable, parfois absente, et un saignement, généralement peu abondant.

Après la défloration, l'orifice vaginal est bordé de lobules hyménéaux, vestiges de l'hymen. Après un premier accouchement, ceux-ci sont appelés caroncules myrtiformes. Certains hymens, très souples, permettent la pénétration sans se déchirer.

## Dégénérescence

1. Évolution d'une maladie vers une forme plus grave.

On parle ainsi de la dégénérescence d'une tumeur bénigne en tumeur maligne.

2. Altération du fonctionnement d'une cellule, d'un tissu ou d'un organe.

Le terme de dégénérescence, dans cette acception, exclut les inflammations, les infections et les tumeurs.

La dégénérescence a des causes à la fois multiples et mal connues. Elle est souvent liée au vieillissement de l'organisme : le vieillissement normal comporte des phénomènes de dégénérescence, et les maladies par dégénérescence, ou dégénératives, ressemblent souvent à un vieillissement accéléré. Dans certains cas, on retrouve à l'origine un traumatisme, une insuffisance de la circulation sanguine, une intoxication (alcoolisme), une maladie héréditaire.

Les signes de dégénérescence sont très variables puisqu'ils dépendent de l'organe ou du groupe d'organes atteints (système nerveux, œil, articulations, appareil cardiovasculaire) et de la maladie concernée (arthrose, athérosclérose). L'évolution peut se faire vers une aggravation progressive ou parfois vers une stabilisation, voire le retour à la normalité.

## Dégénérescence du système nerveux

Altération progressive du fonctionnement du système nerveux, concernant en général un groupe fonctionnel particulier de cellules nerveuses.

### Dégénérescence wallérienne

C'est l'altération de l'axone d'un neurone (prolongement d'une cellule nerveuse conduisant l'influx nerveux vers d'autres cellules, par exemple musculaires). La cause en est un traumatisme (coupure, choc).

Le segment distal (le plus éloigné du corps cellulaire du neurone) de l'axone, qui se trouve à l'intérieur de la main ou du pied, se fragmente et est éliminé par les globules blancs. Ce phénomène se traduit soit par des fourmillements, soit par une faiblesse des muscles concernés, voire une paralysie, selon le nombre d'axones touchés.

Le segment proximal (proche du corps cellulaire du neurone) de l'axone repousse ensuite spontanément, à la vitesse de un millimètre par jour environ. Si le nerf est resté en place, ou s'il a été remis exactement en place par le chirurgien, l'axone peut retrouver sa place et ses fonctions initiales. Dans le cas contraire, la prolifération désordonnée du segment proximal peut aboutir à un névrome, petite tumeur bénigne, nécessitant parfois une ablation chirurgicale.

#### Maladies dégénératives

Ces maladies du système nerveux atteignent chacune un groupe précis de cellules nerveuses, variable selon la maladie. Il peut s'agir d'une maladie de Parkinson, d'une démence (maladie d'Alzheimer, chorée de Huntington), d'une maladie héréditaire dite hérédodégénérative (maladie de Charcot-Marie, maladie de Friedreich). Chaque maladie a ses propres caractéristiques, mais souvent la cause en est inconnue, ou connue seulement en partie, les signes sont graves (paralysie, démence), l'évolution est très lente (s'étendant sur plusieurs années ou dizaines d'années), le traitement est peu ou pas efficace, avec pourtant des exceptions, comme dans la maladie de Parkinson.

## Dégénérescence oculaire

Altération du fonctionnement de certains tissus de l'œil.

Les dégénérescences rétiniennes sont les plus fréquentes et les plus graves des dégénérescences oculaires. Elles se classent en deux grandes catégories.

#### Dégénérescence maculaire

Elle consiste en une destruction progressive de la macula (zone rétinienne qui permet la vision précise, dite vision centrale). Les principaux facteurs favorisants sont la myopie et, surtout, l'âge, puisque cette dégénérescence est plus fréquente après 70 ans ; on parle alors de dégénérescence liée à l'âge (DMLA). La maladie se manifeste par une baisse de la vision centrale empêchant surtout la lecture, alors que le reste de la vision, celle dite périphérique, est normal. Le diagnostic repose sur l'examen du fond d'œil. L'évolution, très progressive, aboutit à la perte de la vision centrale (scotome central). Le traitement, par photocoagulation au laser, n'est indiqué que dans certaines formes de la maladie appelées formes humides. Le traitement photodynamique utilise un photosensibilisant (vertéporfine) qui, après injection, est activé par une lumière de longueur d'onde spécifique.

#### Dégénérescence tapétorétinienne

Il s'agit d'une affection constitutionnelle très rare de l'épithélium pigmentaire et de la rétine. D'origine souvent héréditaire, elle est responsable d'une baisse de l'acuité visuelle ou d'une absence de vision périphérique. Elle se manifeste tantôt dans les premières années de la vie, tantôt plus tardivement, mais toujours avant 30 ans. Le diagnostic de cette dégénérescence repose sur l'examen du fond d'œil ainsi que sur l'électrorétinogramme et l'électro-oculogramme. Il n'y a pas de traitement spécifique.

## Déglutition

Acte par lequel le bol alimentaire passe de la bouche dans l'œsophage, puis dans l'estomac.

La déglutition se décompose en deux temps : le temps pharyngé, impliquant une action à la fois volontaire et réflexe, puis le temps œsophagien, entièrement réflexe.

Tout d'abord, une bouchée, mâchée et mêlée à de la salive, est avalée : la langue la pousse vers l'arrière de la bouche, et les muscles volontaires situés à ce niveau la font passer dans le pharynx. La glotte se ferme simultanément, protégeant la trachée et les poumons et empêchant ainsi une fausse-route alimentaire. Le bol alimentaire progresse alors dans l'œsophage par une contraction réflexe et coordonnée de la couche musculeuse de sa paroi. Le cardia s'ouvre au moment adéquat pour laisser passer les aliments dans l'estomac.

Les troubles de la déglutition sont connus sous le nom de dysphagie.

## Déhydroépiandrostérone ou DHEA

Hormone sécrétée par la glande corticosurrénale à partir du cholestérol.

Cette molécule, connue depuis 1930, est un produit intermédiaire de la synthèse de certaines hormones sexuelles, aussi bien mâles (androgènes) que femelles (œstrogènes) ; on ne lui connaît par ailleurs aucune activité physiologique à part entière. Le taux sanguin de DHEA est très variable d'un individu à l'autre (dans un rapport de 1 à 20), et plus important chez l'homme que chez la femme. Il est maximal chez l'adulte jeune, et diminue ensuite progressivement avec l'âge. Ce constat a conduit à s'interroger sur le bénéfice que pourrait apporter une complémentation en DHEA chez le sujet âgé.

Les expérimentations menées à cette fin ont montré que l'administration de DHEA, bien qu'elle entraîne chez la femme une augmentation de la sécrétion de testostérone et d'œstradiol, n'apporte aucun des bénéfices qui en étaient attendus (sur les fonctions cognitives, la sensation de bien-être ou la libido), ni chez la femme ni chez l'homme.

La DHEA présente, en revanche, des effets indésirables, qui sont, chez la femme, ceux de toute hormone androgénique (acné, hirsutisme), et, chez les individus des deux sexes, une diminution du HDL cholestérol (entraînant une fragilisation du système cardiovasculaire). Elle favoriserait, en outre, les cancers dits hormonodépendants (prostate, sein).

En l'absence d'un rapport bénéfice/risque favorable démontré, y compris pour des sujets chez qui la DHEA est déficitaire, cette molécule n'a à ce jour aucune indication.

## Déjà-vu (impression de)

Trouble de la mémoire donnant au sujet l'impression soudaine et intense d'avoir déjà vécu dans le passé la situation présente. SYN. *paramnésie.*

L'impression de déjà-vu peut survenir de façon fugace chez un sujet sain, sans que cela revête de signification particulière. Elle est parfois liée à des troubles psychologiques comme la psychasthénie ou l'anxiété ; ainsi, elle constitue un des symptômes d'états confusionnels et anxieux, de l'épilepsie, de la psychasthénie et de certaines amnésies.

## Déjerine-Klumpke (syndrome de)

Syndrome atteignant le membre supérieur et l'œil.

Le syndrome de Déjerine-Klumpke est dû à une lésion des fibres inférieures du plexus brachial (entrecroisement de filets nerveux du creux de l'aisselle donnant principalement naissance aux nerfs du bras). La cause initiale peut être un traumatisme, une compression ou une infiltration par un cancer voisin (cancer bronchopulmonaire). Les signes sont une paralysie de la main, une perte de la sensibilité de l'avant-bras et de la main, un syndrome de Claude Bernard-Horner, qui associe un myosis (rétrécissement de la pupille), un ptôsis (chute de la paupière supérieure) et une énophtalmie (enfoncement de l'œil dans l'orbite). Parfois, le traitement de la cause, par exemple la réparation nerveuse chirurgicale, guérit les troubles, les atténue ou du moins arrête leur extension.

## Déjerine-Sottas (maladie de)

Maladie héréditaire, caractérisée par une hypertrophie des nerfs responsable d'atrophie musculaire et de paralysies.

La maladie de Déjerine-Sottas est héréditaire et se transmet de façon autosomique dominante : il suffit que le gène porteur soit transmis par l'un des parents pour que l'enfant développe la maladie. Cette neuropathie atteint les nerfs commandant les muscles du squelette. Les signes en sont une paralysie des membres inférieurs entraînant une gêne à la marche, puis une paralysie des membres supérieurs rendant difficiles les gestes de la vie courante, ainsi qu'une diminution de la sensibilité cutanée. S'y ajoutent souvent des douleurs, une déformation de la colonne vertébrale, des troubles de la motricité oculaire. L'évolution commence très tôt, parfois à la naissance, et aboutit souvent à une dépendance totale sans qu'un traitement puisse l'arrêter.

Pour certains médecins, cette affection serait une des variantes de la maladie de Charcot-Marie.

## Délétion

Perte d'un fragment d'A.D.N. par un chromosome.

Une délétion peut porter sur des fragments d'A.D.N. de longueur très variable. Elle provoque des effets plus ou moins importants selon la séquence d'A.D.N. touchée. En effet, les gènes, porteurs de l'information génétique, sont localisés sur l'A.D.N. La délétion peut représenter une mutation très grave si elle affecte un fragment portant un gène, la protéine dont celui-ci commande la synthèse ne pouvant plus être produite par l'organisme. Cependant, si la délétion intervient dans une région de l'A.D.N. qui ne porte aucun gène ou dans une région non stratégique pour la fonction de la protéine, la maladie est plus modérée, comme c'est le cas dans la myopathie de Becker.

## Délire

Perte du sens de la réalité se traduisant par des convictions fausses, irrationnelles, auxquelles le sujet adhère de façon inébranlable.

Le délire se distingue de l'onirisme (activité mentale automatique, comparable au rêve), de la désorientation caractéristique de certains troubles neurologiques (amnésie, démence) et des productions imaginaires du mythomane ou de l'hystérique.

**SYMPTÔMES ET SIGNES**

Le délire se décrit selon différents traits : ses mécanismes (délire d'interprétation, hallucinations ou illusions, construction d'un scénario imaginaire, etc.), plusieurs d'entre eux étant souvent associés ; ses thèmes (délire de persécution, mégalomanie, délire mystique ou prophétique, jalousie, autoaccusation, sentiment d'être commandé par une force extérieure, etc.) ; sa structure (délire bien construit et cohérent ; délire fantastique, dont la construction est instable, mais qui reste néanmoins organisé ; délire flou, incohérent) ; son déclenchement, tantôt soudain et inattendu (bouffée délirante), tantôt insidieux et progressif ; son évolution (réversible ou non, intermittente, extensive, accompagnée ou non d'un déficit intellectuel).

Le délire apparaît comme un trouble profond de l'organisation de la personnalité. Le délire est surtout propre aux troubles psychotiques, mais il peut se manifester, de manière aiguë et transitoire, dans toute pathologie mentale et dans certaines maladies physiques, en particulier les maladies infectieuses.

### Épisode délirant aigu

L'épisode délirant aigu, ou bouffée délirante aiguë, est un état psychotique aigu qui survient brutalement, souvent chez un sujet jeune et sans antécédent. Il peut être réactionnel (à une émotion, un stress), consécutif à une intoxication (médicament, drogue), ou démasquer une structure psychotique.

### Délire des psychoses chroniques

Le délire des psychoses chroniques revêt des formes très variées. La paranoïa se traduit par un délire très cohérent ne touchant qu'un seul secteur de la pensée (la persécution), qui se développe de façon progressive, sans affaiblissement intellectuel. La paraphrénie est un délire le plus souvent de structure fantastique. La schizophrénie est marquée par un délire flou, incohérent, peu organisé, appelé délire paranoïde. Le délire caractéristique de la maladie maniacodépressive amplifie le dérèglement de l'humeur : mégalomanie euphorique chez le maniaque, autoaccusations, idées de non-existence de soi (syndrome de Cotard) ou d'une partie du corps chez le mélancolique. Le « choix du délire » par le malade est un mode de réaction et de pensée face à une situation intolérable. Il est important d'analyser la signification de ce délire au cours d'entretiens avec le patient, avant de le traiter par des psychotropes.

### Traitement et pronostic du délire

Le délire aigu est une urgence psychiatrique, où le risque de passage à l'acte est majeur. Il nécessite souvent une hospitalisation en milieu spécialisé. Le pronostic dépend de la rapidité et de la qualité des soins. L'analyse de l'expérience délirante, des phases de recrudescence et de rémission est essentielle pour orienter le traitement. Selon la gravité des troubles de la personnalité, les neuroleptiques, le lithium, parfois les antidépresseurs, associés à un éventail de psychothérapies, individuelles ou de groupe, telles que la psychanalyse, la sociothérapie, l'art-thérapie (par le modelage, le dessin, la musique, la peinture, le mime), permettent d'enrayer le délire. Par la suite, et lorsque les troubles délirants restent mineurs et ne comportent pas un risque de passage à l'acte (agression, automutilation, suicide), l'hospitalisation ne s'impose plus. La psychothérapie et un traitement médicamenteux d'entretien sont souvent suffisants pour permettre au patient de conserver son adaptation socioprofessionnelle. Pour les délires aigus survenant au cours de maladies infectieuses, le traitement dépend de la cause. L'hyperthermie (augmentation de la température) est le signe d'un dérèglement végétatif.

## Delirium

Syndrome cérébral organique, le plus souvent aigu, susceptible d'accompagner diverses affections, et associant une perturbation de la conscience, de l'attention, de la mémoire, de la perception de soi et de l'environnement, de la pensée, du sommeil et des émotions.

Ce tableau était auparavant désigné par le terme de « confusion mentale », que celui de delirium remplace aujourd'hui.

Le delirium résulte le plus souvent d'une maladie organique telle qu'une infection grave ou une maladie métabolique, d'une intoxication, ou peut encore constituer l'effet secondaire d'un traitement. Il peut également avoir pour origine une maladie psychiatrique telle qu'une névrose, une psychose, un trouble de la personnalité ou un état post-traumatique. L'évolution d'un delirium est fonction de sa cause.

## Delirium tremens

Syndrome aigu et grave dû au sevrage brutal d'une personne souffrant d'alcoolisme chronique.

Le delirium tremens est généralement consécutif à un sevrage involontaire, le patient étant obligé d'arrêter la prise d'alcool du fait d'une maladie ou d'une hospitalisation, par exemple pour fracture. Le mécanisme, mal connu, réside peut-être dans la suppression des effets sédatifs de l'alcool.

**SYMPTÔMES ET SIGNES**

Ils comprennent des tremblements généralisés, des membres ou de la langue, des sueurs abondantes, de la fièvre, une accélération du rythme cardiaque, une agitation, une confusion mentale, une déshydratation (révélée par un pli cutané de la peau : lorsque la peau est pincée, le pli persiste anormalement), un délire avec hallucinations (zoopsies, ou visions d'animaux fantastiques). Le malade « vit son délire » et se trouve entraîné dans des activités imaginaires, par exemple pour échapper aux animaux qu'il voit. Des convulsions peuvent également survenir.

Les symptômes s'installent habituellement de 24 à 36 heures après la dernière prise d'alcool, sous la forme d'un pré-delirium (tremblements, agitation sans délire). Pendant le delirium proprement dit, le patient encourt des risques graves : conséquences d'actes dangereux (défenestration, par exemple), déshydratation pouvant aboutir au collapsus cardiovasculaire (effondrement de la tension artérielle) et survenue d'une encéphalopathie grave, dite de Gayet-Wernicke, par carence en vitamine B1.

**TRAITEMENT ET PRÉVENTION**

Le traitement du delirium tremens repose sur la réhydratation intensive du patient par perfusion intraveineuse, sur l'administration de médicaments sédatifs (anxiolytiques) par voie injectable et sur la surveillance en milieu hospitalier. La prise de vitamine B1 permet d'éviter l'apparition d'une encéphalopathie. Le traitement préventif a pratiquement fait disparaître le delirium tremens. Il faut veiller à une bonne réhydratation et à l'administration de sédatifs par voie orale au cours d'un sevrage alcoolique, volontaire ou involontaire.

## Délivrance

→ VOIR Accouchement.

## Deltoïde

Muscle de la face externe de l'épaule. (P.N.A. *musculus deltoideus*)

En forme de cône à sommet dirigé vers le bas, le deltoïde est volumineux et épais. Il recouvre entièrement l'articulation de l'épaule et unit la ceinture scapulaire à la face externe de l'humérus. Sa face profonde est séparée de l'articulation scapulohumérale par une bourse séreuse. Son bord antérieur s'écarte en haut du grand pectoral pour former l'espace deltopectoral. Le deltoïde est

DELTOÏDE

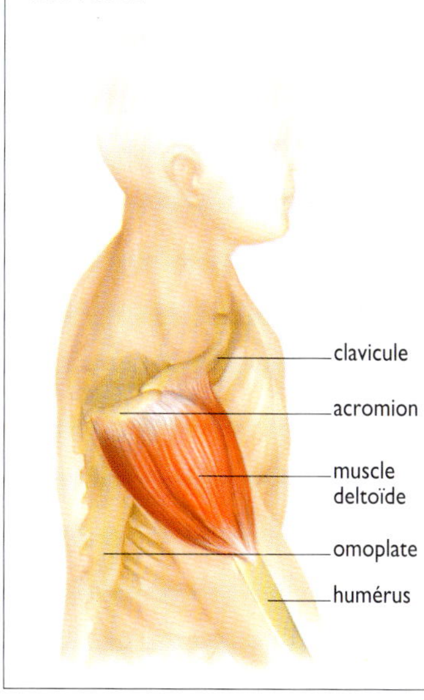

innervé par le nerf circonflexe, branche du plexus brachial formée par des fibres provenant des 5e et 6e nerfs cervicaux.

Le deltoïde participe à tous les mouvements de l'articulation de l'épaule. Sa partie centrale, très puissante, permet l'abduction (élévation latérale) du bras. Ses parties antérieure et postérieure servent à élever le bras en avant et en arrière et participent aux mouvements de torsion.

**PATHOLOGIE**

L'atteinte des 5e et 6e racines nerveuses cervicales, due essentiellement à une hernie discale au niveau du rachis cervical, entraîne la perte de l'abduction du bras.

## Démangeaison

→ VOIR Prurit.

## Démence

Affaiblissement progressif de l'ensemble des fonctions intellectuelles, dû à une probable lésion des cellules nerveuses cérébrales.

**DIFFÉRENTS TYPES DE DÉMENCE**

Les démences se divisent en deux catégories : les démences symptomatiques, qui sont la conséquence d'une autre maladie bien déterminée, et les démences dégénératives, de cause inconnue ou peu précise.

■ **Les démences symptomatiques** sont le plus souvent vasculaires, liées à la répétition d'accidents vasculaires cérébraux. Dans les autres cas, la démence provient d'une autre maladie neurologique (chorée de Huntington, maladie de Parkinson, sclérose en plaques en phase terminale, hématomes cérébraux) ou d'une maladie hormonale (insuffisance thyroïdienne), d'une intoxication (alcool, oxyde de carbone), d'une infection (syphilis, sida).

■ **Les démences dégénératives** sont représentées par la maladie d'Alzheimer, avec atrophie cérébrale à prédominance postérieure, la maladie de Pick, où l'atrophie prédomine dans les régions frontales, et les démences séniles, sans atteinte neurologique spécifique marquée. Celles-ci, qui surviennent après 60-70 ans, le plus souvent chez la femme, sont liées à des lésions dégénératives du cortex cérébral. Certains auteurs font des démences séniles une forme tardive de la maladie d'Alzheimer ; d'autres incriminent l'artériosclérose.

Il existe aussi des situations mixtes associant, par exemple, maladie d'Alzheimer et démence vasculaire.

**SYMPTÔMES ET SIGNES**

On observe des troubles cognitifs, tels qu'une diminution de la mémoire (le sujet se perd dans les rues qu'il connaissait), de l'attention, du jugement, du raisonnement. Assez rapidement, des troubles de l'affectivité, du langage et du comportement apparaissent : indifférence, altération du langage, conduite violente ou impudique. Le malade est parfois longtemps conscient de ses troubles. Certains signes sont spécifiques d'une maladie (paralysie en cas de tumeur cérébrale). Dans les démences séniles, on note la prédominance des idées délirantes de préjudice et de persécution.

**DIAGNOSTIC**

Le diagnostic consiste d'abord à identifier le début d'une démence alors que des signes modérés n'ont pas encore alerté l'entourage du patient. Il nécessite un avis spécialisé, neurologique ou psychiatrique, fondé sur l'interrogatoire du malade et de son entourage. La deuxième phase du diagnostic repose sur la recherche d'une cause éventuellement curable, par des analyses biologiques et par la neuro-imagerie. Parfois, cette enquête est négative et le diagnostic de la variété de démence, impossible ; seule la présence de l'ensemble des signes permettra alors d'établir le diagnostic.

**ÉVOLUTION**

L'évolution la plus caractéristique d'une démence est la suivante : début discret à partir de l'âge mûr, lenteur de l'aggravation (dix ans ou plus), aspect inexorable. Dans la maladie de Pick, l'évolution, assez longue, aboutit à un appauvrissement du langage, à des troubles du comportement (excitation psychomotrice ou, au contraire, perte totale d'initiative) et à une grave boulimie. Cependant, certaines démences d'origine vasculaire surviennent brutalement.

**TRAITEMENT**

Certaines démences symptomatiques sont guéries ou améliorées par le traitement de leur cause : administration d'hormones thyroïdiennes ; arrêt d'une intoxication ; prise d'antibiotiques contre la syphilis ; correction de facteurs de risque vasculaire (hypertension artérielle, excès de cholestérol, diabète, tabagisme). Dans les démences dégénératives (maladies d'Alzheimer ou de Pick), il n'y a pas de traitement spécifique mais les médicaments peuvent atténuer certains symptômes (sédatifs contre l'agitation, par exemple).

**PERSPECTIVES**

Le nombre de sujets atteints de démence augmente avec le vieillissement des populations. Il s'agit donc, dans les pays développés, d'un problème important de santé publique. C'est pourquoi la recherche médicale concernant les origines de ces maladies se poursuit sans relâche. Des traitements médicamenteux sont aujourd'hui disponibles, dont l'efficacité est néanmoins limitée ; ils permettent de retarder le placement du patient en institution. La recherche s'oriente vers des traitements précoces qui pourraient retarder l'évolution de la démence.

## Démodex

Parasite présent dans les follicules pileux.

Le démodex pourrait être à l'origine de l'acné rosacée.

## Demons-Meigs (syndrome de)

Syndrome caractérisé par l'association d'une tumeur ovarienne bénigne (souvent un fibrome) et d'un épanchement de liquide dans le péritoine (ascite) et dans la plèvre (hydrothorax). SYN. *syndrome de Meigs*.

L'origine du syndrome de Demons-Meigs est inconnue. L'ascite se traduit par un gonflement de l'abdomen, et l'épanchement pleural par une gêne respiratoire. Le diagnostic de la tumeur repose sur l'examen clinique et est confirmé par échographie. La radiographie du thorax met en évidence l'hydrothorax, et l'échographie, l'ascite. Intarissables, ces épanchements doivent être ponctionnés fréquemment. Le traitement consiste en l'ablation chirurgicale de la tumeur, qui entraîne la guérison immédiate.

## Démyélinisation

Perte de la gaine de myéline qui entoure certaines fibres nerveuses.

Les gaines de myéline, de nature lipidique et protéique, ont pour rôle d'accélérer la vitesse de transmission des influx nerveux le long des axones des cellules nerveuses. La démyélinisation perturbe donc le fonctionnement de celles-ci. Un tel phénomène est observé dans différentes maladies (syndrome de Guillain-Barré, sclérose en plaques). La cause de cette affection est souvent mal connue, mais ses effets évoquent des anomalies du système immunitaire, elles-mêmes déclenchées éventuellement par une infection virale. Les symptômes, neurologiques, dépendent de la maladie : paralysies, perte de sensibilité, troubles sensoriels.

Le diagnostic est confirmé par un électromyogramme du système nerveux périphérique, qui traduit l'effondrement des vitesses de conduction nerveuse. Généralement, le traitement ne peut que ralentir momentanément la maladie ou soulager les symptômes. Cependant, dans un certain nombre de cas, la démyélinisation régresse spontanément.

## Dengue

Maladie infectieuse due à un virus du groupe des arbovirus. SYN. *fièvre rouge*.

La dengue est transmise à l'homme par la piqûre d'un moustique, *Aedes ægypti*. C'est une maladie endémique survenant par épidémies dans de nombreuses régions chaudes du globe. Longtemps cantonnée en Asie tropicale (Sud-Est), cette infection ne cesse de s'étendre dans le monde depuis 1970, y compris dans des régions moins chaudes. Elle se rencontre aujourd'hui dans les îles de la zone tropicale du Pacifique, en Amérique Centrale, dans les Caraïbes et, à un moindre degré, en Afrique. Un autre moustique susceptible de véhiculer l'agent de la dengue, l'*Ædes albopictus*, s'est par ailleurs installé en Amérique du Nord et dans certaines régions de l'Europe (Italie, Albanie). Deux milliards d'individus sont exposés à la maladie, dont 300 millions de cas sont recensés chaque année.

**SYMPTÔMES ET SIGNES**

La dengue se déclare habituellement, entre le cinquième et le huitième jour après la piqûre, par un état grippal avec une fièvre élevée et des douleurs diffuses. Une éruption érythémateuse cutanée apparaît au deuxième jour. Après une rémission d'une journée, les symptômes reprennent puis la guérison survient en une dizaine de jours, laissant le malade dans un état de grande fatigue.

Une autre forme de la maladie, la dengue hémorragique, provoque des hémorragies cutanées, viscérales et digestives, et peut être mortelle ; elle nécessite des soins intensifs.

**Une dent comprend une couronne, visible, et une ou plusieurs racines fixées dans une alvéole osseuse. Au centre se trouve une cavité remplie d'un tissu (la pulpe) riche en nerfs et en vaisseaux. La pulpe est entourée par la dentine (ou ivoire), elle-même recouverte d'émail (pour la couronne) ou de cément (pour la racine). La dentition, ou évolution des dents, se fait en deux temps, des dents temporaires précédant les dents définitives. La denture temporaire, en place jusqu'à environ 6 ans, comprend 20 dents, la définitive, en place vers l'âge de 12 ans, est de 32 dents.**

**Molaire et incisive, vues en coupe**

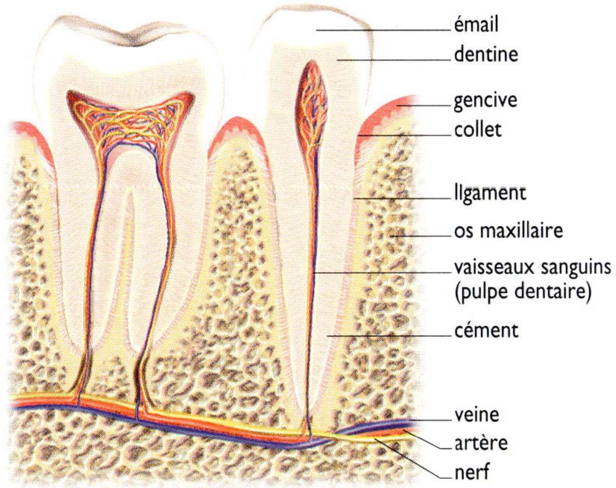


**Les fonctions des différents types de dent**

**Incisives**
Plates et coupantes comme des lames, elles tranchent les aliments dans un mouvement de cisaillement.

**Canines**
Les plus pointues et les plus longues des dents, elles permettent de déchirer les aliments.

**Prémolaires**
Broyeuses, à 2 cuspides, elles sont un peu moins puissantes que les molaires.

**Molaires**
Une large surface de mastication (de 4 à 5 cuspides) les rend essentielles au broiement des aliments.

**Dents de lait**

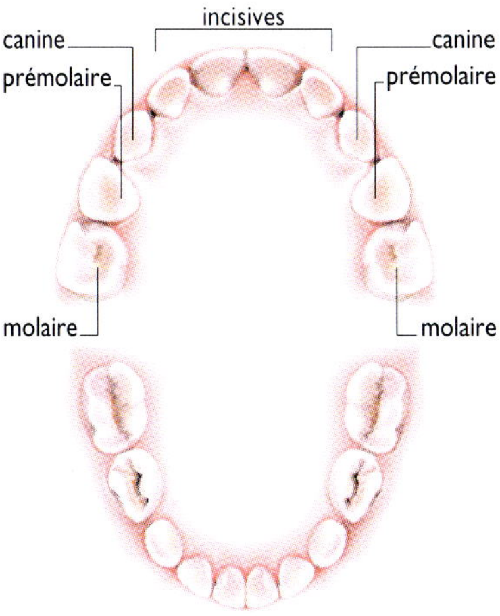


*Les premières dents (incisives inférieures) font éruption vers le 6ᵉ ou le 7ᵉ mois ; la denture temporaire, qui comprend 20 dents, est complète entre 2 et 3 ans.*

**Denture de l'adulte**

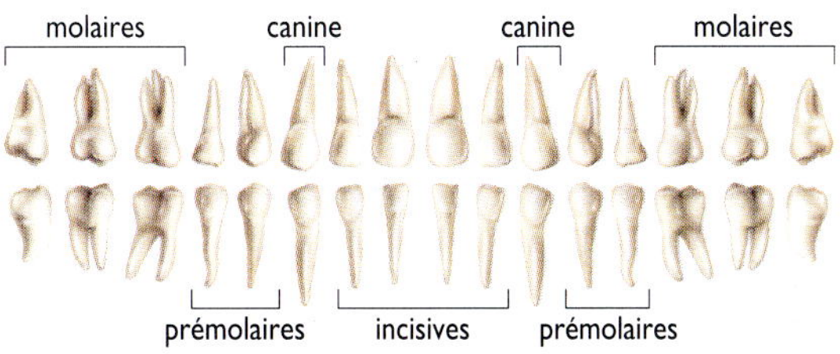


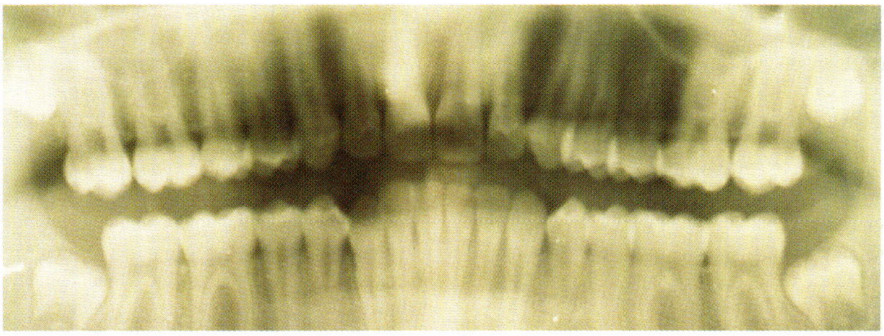

*Une radiographie panoramique permet de voir la totalité des dents.*

**TRAITEMENT ET PRÉVENTION**
Purement symptomatique, le traitement vise à réduire la fièvre et les douleurs. La prévention consiste essentiellement à se protéger des moustiques. Des recherches sont engagées pour la mise au point d'un vaccin.

## Déni

Refus inconscient de reconnaître une réalité extérieure traumatisante.

En psychanalyse, le terme de déni fut employé pour la première fois en 1924 par Sigmund Freud pour désigner un mécanisme de défense du moi du petit enfant contre l'angoisse provoquée par la découverte de la différence des sexes. Refusant d'admettre la réalité, l'enfant continue à croire à l'existence d'un pénis féminin, puis attribue son absence à une castration.

Selon Freud, le mécanisme du déni s'apparente à celui de la psychose, tous deux étant marqués par un rejet de la réalité. Si le déni est normal chez le tout petit enfant, la persistance d'une croyance au phallus maternel lorsque l'enfant grandit peut se transformer en fétichisme. Dans cette forme de déviation sexuelle, qui traduit la persistance d'un conflit infantile inconscient, l'individu ne trouve sa satisfaction érotique que par l'intermédiaire d'un objet (chaussure, gant, etc.) appartenant au sexe opposé et qui tient pour lui le rôle de phallus maternel : cela lui permet ainsi de concilier le déni et la reconnaissance de la différence sexuelle.

D'une manière générale, le terme déni est utilisé pour signifier le refus de la réalité, d'une maladie ou d'un handicap. La dénégation est la mise en acte du déni. En cas de psychose, la dénégation est un refus de la réalité associée à une contestation des dires du médecin ou de l'entourage.

## Densitométrie osseuse

Mesure de la densité osseuse par évaluation du contenu minéral des os, essentiellement du calcium.

La densitométrie osseuse s'utilise pour mettre en évidence ou suivre les affections qui appauvrissent le squelette en calcium, comme l'ostéoporose et l'ostéomalacie, soit au contraire l'exagèrent, comme la fluorose osseuse. Elle se pratique actuellement au moment de la ménopause, pour dépister les sujets à risque d'ostéoporose.

**TECHNIQUES**
La technique la plus utilisée est l'absorptiométrie biphotonique, qui, grâce à deux rayons X d'énergie différente, permet de calculer la part exacte de l'os dans leur atténuation.

Le scanner permet des évaluations de la densité qui évitent les erreurs dues aux calcifications aortiques et aux ostéophytes. Mais l'irradiation est plus importante et la machinerie plus lourde.

La mesure de l'atténuation d'un faisceau d'ultrasons à travers le calcanéum est une méthode simple et peu coûteuse.

→ VOIR Absorptiométrie biphotonique.

## Dent

Organe minéralisé implanté dans le maxillaire, dont la partie visible émerge de l'os. (P.N.A. *dentes*)

Les dents permettent la mastication, qui constitue le premier temps de la digestion. En soutenant les tissus mous (lèvres, joues), elles jouent un rôle dans l'esthétique du visage et dans la prononciation des sons.

**Le brossage des dents**

Il débarrasse les dents des débris alimentaires et de la plaque bactérienne et doit se faire chaque jour, après les principaux repas, durant environ trois minutes à chaque fois. Il faut changer souvent la brosse, qui doit être à manche souple, à petite tête (pour atteindre les zones d'accès difficile), munie de poils synthétiques souples et arrondis. Le brossage doit être plus minutieux qu'énergique ; il s'effectue sur toutes les faces des dents, dans un mouvement dirigé de la gencive – à brosser aussi – vers la dent. L'angle des poils avec la surface de la dent doit être de 45°. Le dentifrice permet de polir les dents et de rafraîchir l'haleine. Une fois par jour, le passage d'un fil dentaire entre les dents complète le brossage. Les bridges et les appareils orthodontiques fixés se nettoient à l'aide de brossettes interdentaires.

On distingue chez l'être humain les dents de lait, temporaires, et les dents permanentes. Les dents de lait apparaissent entre l'âge de 6 mois et l'âge de 30 mois et sont au nombre de 20. L'éruption des dents permanentes, au nombre de 32, est plus étalée. Elle commence à partir de 6 ans et se termine à 12 ans. L'éruption des 4 dents de sagesse peut se produire à partir de 18 ans environ.

**STRUCTURE**

La dent est un tissu vivant, innervé et irrigué par des nerfs et des vaisseaux sanguins. Ceux-ci parviennent au centre de la dent par le canal dentaire et forment la pulpe, logée au centre de la dent et contenue dans un tissu calcifié, la dentine. La zone visible de la dent, appelée couronne, est recouverte d'émail, tissu le plus dur de l'organisme ; la racine de la dent, partie implantée dans le maxillaire, est entourée de cément, qui assure l'articulation avec l'os au moyen de fins filaments formant le ligament alvéolodentaire.

**DIFFÉRENTS TYPES DE DENTS**

On distingue les dents de devant, incisives et canines, et les dents postérieures, prémolaires et molaires.

■ Les incisives, au nombre de 8, ont une forme de pelle et permettent de trancher les aliments, les incisives supérieures recouvrant les incisives inférieures à la manière d'une lame de ciseaux par rapport à l'autre.

■ Les canines, au nombre de 4, pointues et robustes, sont les dents les plus longues chez l'homme. Situées à la limite des dents postérieures, elles déchiquettent les aliments.

■ Les prémolaires, au nombre de 8, les premières des dents postérieures, peuvent avoir 1 ou 2 racines et présentent deux cuspides (protubérances situées sur la surface de mastication) ; elles participent au broiement des aliments.

■ Les molaires, au nombre de 12, dont 4 dents de sagesse, possèdent 2 ou 3 racines et de 4 à 5 cuspides ; elles jouent un rôle essentiel dans le broiement des aliments.

**PATHOLOGIE**

Les dents et la mâchoire peuvent être le siège de douleurs, le plus souvent dues à une carie et à ses conséquences. L'inflammation du nerf, provoquée par la proximité microbienne d'une carie, produit un flux supplémentaire de sang à l'intérieur de la pulpe ; mais l'exiguïté de la cavité pulpaire, emmurée dans la dentine, empêche toute possibilité d'œdème inflammatoire, et toute augmentation de la pression sanguine (au contact du chaud, en position couchée) induit une réaction violente et douloureuse des filets nerveux pulpaires. Le drainage des tissus de soutien apporte un soulagement immédiat ; il doit être complété par un nettoyage et un assainissement des canaux.

Une infection microbienne peut aussi se produire lors d'une maladie de la gencive et provoquer un abcès. Dans certains cas, des bains de bouche à l'eau salée ou des antibiotiques sont prescrits.

## Dent (abcès de la)

Collection de pus localisée dans les tissus qui enveloppent la racine dentaire.

**CAUSES**

Un abcès de la dent résulte d'une infection de la pulpe, formée de nerfs et de vaisseaux sanguins et située dans la cavité centrale de la dent. Une fois celle-ci détruite, l'infection atteint l'os de la mâchoire. Cette infection peut résulter d'une fracture de la dent, d'une parodontopathie (maladie des gencives) ou, le plus souvent, d'une carie dentaire.

**SYMPTÔMES ET SIGNES**

Un abcès dentaire se signale par une rougeur et un gonflement de la gencive. Une douleur lancinante gêne fortement la mastication. Céphalées, fièvre et fatigue générale accompagnent souvent l'évolution de l'abcès. Si le drainage se fait spontanément (rupture de la paroi de l'abcès), un pus verdâtre et fétide s'écoule et la douleur s'estompe généralement. Dans ce cas, l'abcès aboutit à la formation d'un granulome (amas cellulaire inflammatoire) ou d'un kyste.

**TRAITEMENT ET PRÉVENTION**

Les progrès de l'endodontie (étude des tissus pulporadiculaires de la dent, de leur pathologie et des traitements qui s'y rattachent) favorisent aujourd'hui la conservation de la dent. Une simple incision au bistouri permet le drainage du pus si celui-ci ne s'est pas fait naturellement. Elle est suivie par un traitement endodontique (assainissement des canaux infectés puis comblement de la cavité par une pâte d'obturation), complété par la pose d'une couronne. Dans les cas où l'incision est impossible (tuméfaction sans pus encore formé), des antibiotiques sont prescrits par voie orale.

Quand l'abcès résulte d'une maladie de la gencive, drainage au bistouri, détartrage et curetage sont indiqués, auxquels s'ajoutent des mesures d'hygiène quotidienne.

Les visites de contrôle chez le dentiste (deux fois par an pour l'enfant, une fois par an pour l'adulte) évitent la propagation d'une carie ou d'une infection de la gencive, qui peut atteindre l'os.

## Dent incluse

Arrêt partiel ou total de l'éruption d'une dent qui demeure sous la gencive ou est complètement enchâssée dans l'os de la mâchoire.

L'inclusion la plus fréquente concerne les dents de sagesse, lorsque, évoluant tardivement, celles-ci ne trouvent pas suffisamment de place et restent coincées derrière la dernière molaire. Les canines supérieures peuvent aussi rester incluses. Si l'évolution est partielle, les bactéries de la plaque dentaire se glissent entre la dent et la gencive et entraînent douleur, enflure et empâtement ganglionnaire, ce qui peut nécessiter l'extraction chirurgicale de la dent.

## Dentine

Tissu calcifié blanchâtre qui recouvre la pulpe de la dent. SYN. *ivoire.*

La dentine est elle-même recouverte par l'émail au niveau de la couronne (partie émergée de la dent) et par le cément au niveau de la racine.

→ VOIR Dent.

## Dentition

Évolution physiologique de tout le système dentaire, qui réalise progressivement la mise en place de l'ensemble des dents.

L'éruption dentaire survient, de la petite enfance à l'âge adulte, selon une chronologie caractéristique. Cette phase dynamique précède celle où les dents sont en place (denture).

**DENTITION DE LAIT**

Les dents de lait, ou dents temporaires, sont au nombre de 20.

Elles commencent à émerger des gencives vers l'âge de 6 à 7 mois. Ce sont d'abord les deux incisives centrales inférieures qui apparaissent, suivies des supérieures, en général vers 8 mois. Vers 10 mois viennent les incisives latérales supérieures puis les incisives latérales inférieures. Entre le 12^e^ et le 18^e^ mois, c'est l'éruption des premières molaires temporaires puis des canines (entre 18 et 24 mois) et des deuxièmes molaires temporaires (entre 24 et 30 mois). Les dents de lait sont donc constituées dans leur ensemble vers l'âge de 3 ans, et tout retard d'éruption de plus de un an doit être considéré comme pathologique.

L'éruption peut s'accompagner de salivation, de rougeur des gencives, éventuellement tuméfiées, luisantes et douloureuses. On observe parfois de petits kystes bleutés, un coryza séreux, une rougeur des joues.

**DENTITION DÉFINITIVE**

À partir de 6 ans, les dents de lait sont progressivement remplacées par les dents permanentes, et l'enfant est en période de denture mixte : la première molaire définitive apparaît tout d'abord derrière les molaires temporaires et sert de guide pour l'éruption de la dentition permanente, qui comprend l'apparition des incisives puis des premières prémolaires vers l'âge de 9 ans, des canines vers 11 ou 12 ans et des deuxièmes molaires permanentes à 12 ans. Les troisièmes molaires, ou dents de sagesse, évoluent à partir de 18 ans environ, mais leur éruption peut ne jamais survenir. Lorsque le germe d'une dent définitive a élaboré le tiers de sa racine, son éruption s'effectue, précédée par la chute de la dent de lait. La formation de la racine s'achève en trois ans.

**PATHOLOGIE**

L'éruption d'une dent peut être contrariée par le manque de place, celle-là restant alors totalement ou partiellement incluse dans la mâchoire. Une discordance de volume entre les dents et leur base osseuse se traduit, si les dents sont trop petites, par des espaces entre elles, si elles sont trop volumineuses, par un encombrement dentaire (rotation, chevauchement) ou par des inclusions ; l'encombrement dentaire peut être traité par le port d'un appareil dentaire.

Une dent peut également présenter des anomalies de structure ou de couleur, dès son apparition (dysplasie), ou bien venir en surnombre (dent surnuméraire).

## Denture

Ensemble des dents présentes sur les deux arcades dentaires.

La denture permanente de l'être humain comprend 32 dents, également réparties sur les deux mâchoires.

→ VOIR Dent.

## Dénudation

Mise à nu chirurgicale d'un organe, d'un tissu ou d'un élément anatomique.

## Dénutrition

État pathologique dans lequel les besoins en énergie ou en protéines de l'organisme ne sont pas couverts.

Lorsque la dénutrition affecte les jeunes enfants, si elle est globale, on parle de marasme, la dénutrition protéique étant appelée kwashiorkor. Des carences en vitamines, en fer et autres minéraux sont très souvent associées à ces états.

**CAUSES**

Une dénutrition survient en raison d'une carence d'apport soit absolue (apport alimentaire insuffisant), soit relative (augmentation des besoins énergétiques ou protéiques du sujet), ces deux causes pouvant se conjuguer chez un même malade.

■ **Les carences d'apport** sont généralement dues à une déficience alimentaire : famine, misère, trouble du comportement alimentaire (régime amaigrissant excessif, aberration diététique, anorexie psychogène, dépression, grève de la faim). Une carence d'apport peut également être due à une anomalie du processus de digestion ou d'absorption des aliments consommés : tube digestif raccourci à la suite d'une intervention chirurgicale, pancréatite chronique, anomalie de la muqueuse intestinale.

■ **Les carences d'apport relatives** interviennent lors de diverses maladies, quand les dépenses énergétiques sont accrues à la suite d'une augmentation des dépenses cellulaires : cancer, maladie infectieuse (sida, tuberculose), inflammatoire (polyarthrite rhumatoïde) ou métabolique (hyperthyroïdie), insuffisance respiratoire chronique, insuffisance cardiaque. À cette augmentation des besoins énergétiques ou protéiques peut s'ajouter, dans plusieurs de ces maladies, une carence d'apport due à une mauvaise digestion, à une mauvaise absorption des aliments consommés ou à un manque d'appétit. C'est notamment ce qui survient au stade terminal de certaines maladies mortelles (cachexie).

**SYMPTÔMES ET SIGNES**

La dénutrition se manifeste par un amaigrissement important, une augmentation de la taille du foie, une sécheresse de la peau et des cheveux, des ongles cassants, striés ou déformés et, parfois, lorsque la dénutrition est principalement protéique, par des œdèmes ainsi que par des perturbations fonctionnelles (déficience immunitaire). Une dénutrition protéique se traduit par une fonte de la masse musculaire et par la diminution du taux de protéines plasmatiques. Une dénutrition énergétique se manifeste par une fonte des réserves adipeuses.

**TRAITEMENT**

Si l'alimentation orale est possible (appétit conservé, appareil digestif intact), la réalimentation doit être progressive et prudente sur plusieurs semaines. Si l'alimentation orale n'est pas possible, les nutriments seront apportés au moyen d'une sonde placée dans l'estomac ou le duodénum (alimentation entérale) ou d'un cathéter veineux central, poussé jusque dans la veine cave supérieure (alimentation parentérale).

## Dépendance

État résultant de l'absorption périodique ou continuelle d'une drogue.

Selon la nature de la drogue consommée (médicaments, tabac, alcool, haschisch, héroïne), l'état du sujet et sa tolérance au produit, la dépendance peut être psychique ou physique.

■ **La dépendance psychique** se traduit par le besoin de consommer des drogues modifiant l'activité mentale. L'abstinence provoque un désir compulsif, tyrannique, de recourir de nouveau au produit.

■ **La dépendance physique** se traduit par des troubles organiques dès que la drogue cesse d'être consommée : c'est l'état de manque, caractérisé par des vomissements, des crampes, une angoisse intense, etc.

→ VOIR Dossier Toxicomanie.

## Dépense énergétique

Quantité d'énergie dépensée par un individu pour assurer son métabolisme de base, le maintien de sa température interne corporelle, sa croissance et son activité musculaire.

La dépense énergétique d'un individu est fonction de trois facteurs principaux : son métabolisme de base, sa thermogenèse et le coût de ses activités physiques.

■ **Le métabolisme de base, ou métabolisme de repos,** mesuré au repos complet, à jeun, dans une atmosphère calme et à température constante proche de la neutralité thermique (29 °C), correspond à l'énergie nécessaire pour maintenir les fonctions de base de l'organisme : rythme cardiaque, température, respiration, etc. Il représente près des deux tiers de la dépense énergétique globale et varie en fonction de la masse des tissus maigres (muscles, foie, cœur, etc.). Il diminue avec l'âge et est plus important chez l'homme que chez la femme. Il peut aussi être influencé par certaines hormones (hormones thyroïdiennes, par exemple).

■ **La thermogenèse** correspond à la quantité d'énergie nécessaire pour digérer des aliments, assimiler et stocker leurs composants nutritifs. Elle peut être stimulée par le stress ou par certaines substances, comme la caféine ou la nicotine, susceptibles d'accroître les dépenses énergétiques. Cela explique en partie pourquoi l'arrêt du tabac peut s'accompagner d'une prise de poids.

■ **Le coût de l'activité physique,** variable selon les individus (il semble influencé par des facteurs génétiques), ne dépasse généralement pas 15 à 20 % de la dépense énergétique globale chez les sédentaires. Il peut cependant s'accroître considérablement en fonction de la durée, de l'intensité et du type d'activité physique et aussi augmenter au fil d'un entraînement sportif.

L'équilibre du poids d'un individu dépend du bilan qui s'établit chez celui-ci entre les entrées énergétiques (apports caloriques) et l'ensemble des dépenses. Tout excès dans les apports, s'il n'est pas compensé par une augmentation des dépenses (par l'exercice physique notamment), conduit à un stockage de l'énergie excédentaire sous forme de graisse, donc à une prise de poids.

→ VOIR Besoin énergétique.

## Dépersonnalisation

Perte, par un sujet, du sentiment de sa propre réalité physique et mentale.

La dépersonnalisation est souvent précédée ou accompagnée d'une déréalisation (sentiment d'étrangeté du monde extérieur). C'est un trouble psychoaffectif pénible, difficile à exprimer par le sujet, qui « se sent drôle, différent ». Selon le psychiatre français Pierre Janet, la dépersonnalisation traduirait une baisse de la tension psychologique, survenant notamment dans la psychasthénie (névrose caractérisée par un sentiment global d'incapacité d'agir).

On observe la dépersonnalisation également dans les états dépressifs, la névrose obsessionnelle, certaines intoxications (par les amphétamines, le L.S.D.). Dans ses formes sévères, elle peut être le symptôme d'une psychose (bouffée délirante, installation d'une schizophrénie, délire chronique), mais elle survient aussi de façon fugitive et isolée à la suite d'un surmenage ou même sans cause apparente. L'endormissement ou le réveil peuvent être aussi à l'origine d'un état de dépersonnalisation.

## Dépigmentant

→ VOIR Agent dépigmentant.

## Dépigmentation

→ VOIR Leucodermie.

## Dépistage

Ensemble d'examens et de tests effectués au sein d'une population apparemment saine

sont très nombreuses : substances irritantes contenues dans les cosmétiques (savons), les teintures, les détergents ménagers, les produits à usage professionnel (ceux utilisés par les maçons, par exemple).

**DIFFÉRENTS TYPES DE DERMITE ORTHOERGIQUE**

Selon leur évolution, aiguë ou chronique, on classe les dermites orthoergiques en deux catégories.

■ **Dans la forme aiguë**, les signes sont des douleurs ou des sensations de brûlure parfois intenses, une rougeur, des bulles (petites saillies cutanées remplies de liquide), voire des zones de nécrose (tache noirâtre due à la mort des cellules) avec escarres.

■ **Dans la forme chronique**, souvent liée à la manipulation professionnelle d'une substance mal tolérée, la peau est sèche, fissurée ou épaisse par endroits, parfois douloureuse.

**DIAGNOSTIC**

Il se fonde sur les signes cliniques, sur la localisation des lésions (dans les régions en contact avec les substances chimiques, en général les mains) et sur les activités du malade (activités ménagères, professions exposées). Il est plus difficile, parfois impossible, de retrouver la substance responsable. L'un des problèmes principaux du diagnostic est de ne pas confondre une dermite orthoergique avec une dermite de contact, dûe à une allergie. En effet, tous les individus peuvent développer une dermite orthoergique au contact d'une substance irritante si sa concentration est suffisante. En revanche, seules les personnes allergiques à une substance précise développent une dermite de contact à cette substance.

**TRAITEMENT ET PRÉVENTION**

Le traitement repose sur le nettoyage de la peau au sérum physiologique à la phase aiguë et sur l'utilisation exclusive de savons dermatologiques spéciaux à la phase chronique ainsi que sur l'application de produits gras (pansements gras à la phase aiguë, pommades grasses riches en vitamine A à la phase chronique). La prévention consiste à supprimer le contact avec les substances responsables, par exemple en appliquant des crèmes isolantes ou en mettant des gants avant de les manipuler.

## Dermite des prés

Éruption cutanée due à une exposition au soleil après contact avec un végétal.

La dermite des prés est due à la conjonction de trois facteurs : humidité (par exemple le sujet a pris un bain dans une rivière), contact avec un végétal (il s'est allongé sur l'herbe) puis exposition à une lumière suffisamment intense (soleil d'été). Les végétaux responsables de cette éruption sont nombreux : certaines plantes ou fleurs, le bouton d'or par exemple. Elle se manifeste par des stries linéaires rouges, parfois parsemées de bulles (décollements cutanés remplis de liquide) de quelques millimètres, dessinant grossièrement la forme du végétal. La dermite des prés commence brutalement, puis régresse spontanément en quelques jours. Le traitement se limite à l'application d'antiseptiques cutanés pour éviter une infection.

## Dermite séborrhéique

Affection cutanée très fréquente caractérisée par des rougeurs et des squames prédominant sur le visage. SYN. *dermatite séborrhéique, pityrosporose.*

**CAUSES**

L'apparition d'une dermite séborrhéique peut impliquer de multiples facteurs, externes (pollution atmosphérique, facteurs climatiques), ou internes (stress, infection par un champignon microscopique, le pityrosporon).

**SYMPTÔMES ET SIGNES**

La dermite séborrhéique se manifeste par de petites taches ou de grandes plaques rouges symétriques, recouvertes de squames grasses et jaunâtres. Les démangeaisons sont en général modérées. Les lésions prédominent dans les zones où la sécrétion séborrhéique est la plus importante : cuir chevelu surtout, ailes du nez, sillon entre les lèvres et le nez, sourcils.

■ **Chez le nourrisson**, la maladie est fréquente les 4 premiers mois. Elle peut se limiter à quelques petites squames dans le cuir chevelu, appelées croûtes de lait, ou s'étendre à l'ensemble du corps, en particulier les fesses, constituant alors l'érythrodermie de Leiner-Moussous.

■ **Chez l'adulte**, la dermite atteint le cuir chevelu, et peut s'étendre au visage et à la région du sternum.

**ÉVOLUTION ET TRAITEMENT**

Chez le nourrisson, les croûtes de lait ne nécessitent qu'un savonnage doux et l'application d'huile d'amande douce. L'érythrodermie de Leiner-Moussous se traite par des bains antiseptiques et des émollients. Ces dermites régressent en général spontanément.

Chez l'adulte, la dermite séborrhéique est chronique. Le traitement fait appel à un nettoyage doux des zones touchées, et à l'application de topiques, antifongiques (kétoconazole) ou dermocorticoïdes légers.

## Dermite du siège

→ VOIR Érythème fessier.

## Dermocorticostéroïde

Corticostéroïde (hormone corticosurrénalienne) naturel ou de synthèse appliqué sur la peau pour traiter les inflammations cutanées.

Les dermocorticostéroïdes sont classés selon une échelle à quatre niveaux suivant leur pouvoir anti-inflammatoire et leur degré d'efficacité : dermocorticostéroïdes de niveau I, les plus puissants, dont l'application doit faire l'objet d'une surveillance locale et générale attentive ; de niveau II, très actifs et présentant des risques d'effets indésirables importants ; de niveau III, à l'activité et aux effets indésirables moindres ; de niveau IV, exerçant une activité anti-inflammatoire modérée. Seuls certains corticostéroïdes de niveau III et ceux du niveau IV peuvent être appliqués sur le visage ; chez l'enfant, la prescription est limitée à ceux de niveau IV.

**INDICATIONS**

Les dermocorticostéroïdes sont indiqués dans le traitement des dermatoses allergiques aiguës et des dermatoses chroniques (psoriasis, lichen plan, lichénification, lupus érythémateux chronique). Le traitement se déroule en deux phases : traitement d'attaque avec application quotidienne, puis traitement d'entretien avec espacement progressif des applications, en raison d'un stockage du médicament dans la couche cornée, mais également du risque d'épuisement de l'effet vasoconstricteur. Il ne doit jamais être interrompu brutalement, ce qui risquerait de déclencher un phénomène de rebond.

**EFFETS INDÉSIRABLES**

La corticothérapie locale peut provoquer, à l'endroit des applications, une atrophie cutanée et des télangiectasies (dilatation des petits vaisseaux sanguins). L'utilisation prolongée d'un dermocorticoïde puissant (niveau I ou II) peut provoquer une insuffisance surrénale fonctionnelle. Une stricte surveillance s'impose donc, surtout chez l'enfant, en cas d'application étendue ou en cas d'utilisation de dermocorticostéroïdes de niveaux I et II.

**CONTRE-INDICATIONS**

Ce sont les surinfections microbiennes, mycosiques, virales et parasitaires et les terrains propices au développement rapide d'une atrophie cutanée (rosacée du visage).

## Dermographisme

Réaction cutanée locale due à une stimulation mécanique (frottement, griffure), entraînant la formation d'un bourrelet œdémateux, blanc ou rouge, semblable à une urticaire.

## Dermohypodermite

→ VOIR Érysipèle.

## Derrick-Burnet (maladie de)

→ VOIR Fièvre Q.

## Désadaptation

Perte de la faculté de répondre efficacement à une situation nouvelle ou à un conflit.

L'individu désadapté est incapable de maintenir sa personnalité à un niveau d'organisation suffisant pour faire face aux exigences de la vie en société et à ses propres exigences psychiques et biologiques.

Dans la vie collective et sociale, la désadaptation est favorisée par le stress, l'exclusion (habitat, chômage, immigration, etc.) et risque de conduire à la marginalité (délinquance, toxicomanie, régression psychique).

## Désamination

Réaction chimique au cours de laquelle une substance aminée perd son groupe amine.

La désamination concerne notamment les acides aminés. Sous l'action d'une enzyme dite désaminase, il y a alors formation d'un acide cétonique et libération d'une molécule d'ammoniac.

## Désensibilisation

Méthode thérapeutique destinée à diminuer la sensibilité allergique d'un sujet à un antigène.

La désensibilisation consiste, après identification de l'allergène (facteur déclenchant l'allergie), à injecter des doses initialement infinitésimales, puis très progressivement croissantes, de l'antigène responsable du phénomène allergique ; ce procédé aide le sujet à développer une tolérance vis-à-vis de l'allergène en cause. C'est une méthode relativement astreignante, qui débute toujours sous surveillance médicale stricte et nécessite plusieurs mois, voire plusieurs années, de traitement régulier.

La désensibilisation des allergiques donne de très bons résultats chez l'enfant lorsque peu d'allergènes sont en cause, ainsi que dans les allergies aux piqûres d'insectes, en particulier celles des hyménoptères (abeilles, frelons, guêpes).

## Déshydratation

Ensemble des troubles résultant d'une perte d'eau excessive dans l'organisme.

**CAUSES**

Sous un climat tempéré, les pertes liquidiennes normales de l'organisme, causées par la sudation, la respiration et les urines, sont d'environ 1,5 à 2 litres par jour. Elles sont combinées à une perte de substances dissoutes dans les liquides corporels, notamment à la perte de chlorure de sodium (sel). La déshydratation survient lorsque ces déperditions ne sont pas compensées par un apport équivalent. Cet état s'observe en cas d'apport hydrique insuffisant ou lors de pertes hydriques excessives. Celles-ci peuvent être d'origine cutanée, digestive, rénale ou respiratoire.

■ Les pertes cutanées s'observent en cas de fièvre, de brûlures étendues (par suintement et évaporation), de sudation intense.

■ Les pertes digestives peuvent se faire vers l'extérieur : vomissements, diarrhée aqueuse (dans les cas de choléra, par exemple). Elles peuvent aussi être internes en cas d'occlusion intestinale, de péritonite. L'eau s'accumule alors dans le péritoine ou dans le tube digestif.

■ Les pertes rénales sont liées à l'emploi de médicaments diurétiques ou à une sécrétion d'urines excessive du fait d'une maladie rénale, d'une insuffisance surrénalienne ou d'un diabète sucré ou insipide.

■ Les pertes respiratoires (l'eau est éliminée sous forme de vapeur par les poumons) sont le plus souvent dues à une augmentation de la fréquence respiratoire, qui peut dépendre elle-même de différents facteurs (effort, insuffisance cardiaque ou respiratoire).

**SYMPTÔMES ET SIGNES**

Un état de déshydratation se manifeste par une soif intense, un dessèchement de la bouche, de la langue et de la peau (qui garde le pli qu'on lui imprime par pincement), une diminution de la résistance des globes oculaires à la pression, une diminution du volume des urines, une hypotension artérielle, avec un pouls rapide. Les pertes en sel provoquent des maux de tête, des crampes, voire des troubles de la conscience qui aggravent la déshydratation, le sujet devenant alors incapable de ressentir ou d'exprimer sa soif.

**TRAITEMENT**

Toujours urgent, particulièrement aux âges extrêmes de la vie (nourrisson, sujet âgé), le traitement repose sur l'administration de solutés (eau additionnée de glucose, de sodium ou de bicarbonates, et souvent de potassium), soit par voie digestive, en cas de déshydratation faible, soit par voie veineuse lorsque la déshydratation est plus grave. Le choix du soluté est fonction de la nature de la perte liquidienne.

**PRÉVENTION**

En cas de fièvre, de vomissements ou de diarrhée, et si l'on se trouve sous un climat chaud, il est recommandé de boire abondamment : au moins 0,5 litre d'eau toutes les deux heures. Les pertes de sel provoquées par une transpiration intense seront compensées par l'adjonction d'un quart de cuiller à café de sel par demi-litre d'eau ou par l'absorption d'eau minérale.

## Déshydratation aiguë du nourrisson

État résultant d'une diminution importante et rapide des quantités d'eau dans l'organisme d'un enfant de moins de 2 ans.

La fréquence des déshydratations aiguës s'est considérablement réduite dans les pays développés du fait de la prise en charge familiale et médicale des causes possibles de ce trouble (diarrhées, fièvres). En revanche, les déshydratations aiguës demeurent très fréquentes dans les pays en développement, où elles constituent la première cause de mortalité des enfants de moins de 5 ans. La déshydratation aiguë est particulièrement grave pour les nourrissons, chez lesquels la concentration en eau de l'organisme est proportionnellement plus élevée que chez le grand enfant ou chez l'adulte, les pertes étant donc proportionnellement plus abondantes. Ainsi, les entrées ou sorties quotidiennes d'eau constituent, chez le nourrisson, plus du tiers de son volume d'eau extracellulaire, alors que cette proportion n'est que de 1/6 chez le grand enfant.

**CAUSES**

La cause majeure des déshydratations aiguës du nourrisson est la diarrhée, d'origine surtout infectieuse, éventuellement associée à des vomissements. Il faut y ajouter la fièvre, quelle que soit son origine. Dans une petite minorité de cas, les pertes sont urinaires (anomalie rénale congénitale, diabète, insuffisance surrénalienne) ou font suite à un coup de chaleur. (exposition prolongée à une chaleur excessive).

**SYMPTÔMES ET SIGNES**

La perte de poids est un signe primordial, qui aide au diagnostic de déshydratation et permet d'en évaluer la gravité.

■ Les formes bénignes sont définies par une perte de poids inférieure à 5 % et ne s'accompagnent d'aucun autre signe.

■ Les formes moyennes se caractérisent par une perte de poids de 5 à 10 %. On observe en outre une hypotonie des globes oculaires (yeux creux, enfoncés dans les orbites), une dépression de la fontanelle (petite zone non ossifiée du crâne), un pli cutané, provoqué par un pincement de la peau sur l'abdomen, qui ne s'efface pas assez rapidement, une soif intense, une sécheresse des muqueuses (langue, joues), une fièvre.

■ Les formes graves correspondent à une perte de poids supérieure à 10 % et mènent au collapsus cardiovasculaire (effondrement de la tension artérielle avec pouls imperceptible, peau froide, pâleur), aux convulsions puis au coma.

Les signes biologiques consistent en différentes anomalies des électrolytes sanguins : diminution ou augmentation de la natrémie (concentration du sodium) ou de la kaliémie (concentration du potassium), acidose (augmentation des substances acides).

**DIAGNOSTIC ET ÉVOLUTION**

Le diagnostic repose sur le seul examen clinique de l'enfant. Des examens complémentaires peuvent le confirmer après hospitalisation en urgence du nourrisson. Quand la cause persiste, l'évolution de la forme la plus bénigne vers la forme la plus grave peut se faire en quelques heures. Des complications apparaissent parfois, notamment rénales (insuffisance aiguë) et neurologiques (hématome sous-dural).

**TRAITEMENT**

Le traitement des déshydratations vise à supprimer la cause quand cela est possible, à réhydrater en apportant de l'eau, à corriger les désordres électrolytiques et les complications éventuelles. Les enfants souffrant d'une forme bénigne sont réhydratés par voie orale à l'aide de solutions contenant des électrolytes, prêtes à l'emploi, données en petites quantités et de façon répétée au biberon. Cela peut être fait à domicile pour les cas les plus bénins. Dans les formes les plus graves, la réhydratation a lieu par perfusion intraveineuse à l'hôpital.

**PRÉVENTION**

La prévention, simple, consiste à bien hydrater et à surveiller l'enfant en cas de diarrhée et/ou de fièvre. En période de chaleur, il est nécessaire de faire boire les bébés régulièrement. L'information des parents est très importante afin qu'ils puissent eux-mêmes prendre en charge les cas les plus simples et demander une aide médicale éventuelle au bon moment.

Des systèmes de prévention et de traitement, mis en place, depuis des années ; dans les pays en développement, portent sur deux points principaux : l'information des mères et la mise à la disposition des populations de solutions de réhydratation orale.

## Déshydrogénase

Enzyme intervenant au cours des réactions d'oxydation à l'intérieur des cellules et permettant de produire de l'énergie.

La structure des déshydrogénases est variable, mais celles-ci, pour être actives, nécessitent une substance appelée nicotinamide-adénine-dinucléotide, ou N.A.D., dérivée de la vitamine PP.

**UTILISATION DIAGNOSTIQUE**

La concentration sanguine d'une déshydrogénase particulière, la déshydrogénase lactique, ou lacticodéshydrogénase (L.D.H.), augmente en cas de nécrose (mort cellulaire). Sa mesure aide ainsi au diagnostic des infarctus du myocarde, des hépatites, des infections bactériennes et au suivi des chimiothérapies.

## Désinfection

Destruction momentanée des microbes présents sur un matériel ou une surface.

À la différence de l'antisepsie, la désinfection ne s'applique pas au malade mais à son environnement : linge, literie, instruments médicaux, locaux et mobilier. Pour certaines maladies infectieuses (choléra, fièvre typhoïde), elle s'effectue en fin de maladie.

La désinfection vise à détruire un maximum de germes pathogènes (bactéries, virus et champignons microscopiques), responsables éventuels d'infections. Les procédés utilisés sont d'ordre physique (chaleur sèche, chaleur humide, rayonnements ionisants) ou chimique (eau de Javel, formaldéhyde).

Si la destruction totale et durable de tous les germes présents est requise (instruments chirurgicaux, par exemple), la désinfection devient insuffisante ; on recourt alors à la stérilisation, qui agit radicalement et est assortie d'un conditionnement spécifique assurant son maintien.

## Désinsertion

Rupture du point d'attache entre un os et un ligament, un tendon ou un muscle.

Une désinsertion peut survenir lors d'une fracture, d'une entorse sévère, d'une luxation, d'un arrachement tendineux ou être la conséquence d'une maladie, généralement rhumatismale. Mais un chirurgien, au cours d'une intervention, peut aussi réaliser volontairement une désinsertion pour atteindre un espace anatomique particulier.

Le traitement consiste en la réinsertion par suture du ligament, du tendon ou du muscle lésé. Dans le cas de lésions trop importantes, on peut tenter une transposition, par réinsertion d'un autre ligament, d'un autre tendon, voire d'un autre muscle.

## Désinvagination

Traitement de l'invagination intestinale aiguë du nourrisson.

La désinvagination se pratique en cas d'invagination intestinale du nourrisson, c'est-à-dire quand l'intestin grêle pénètre à l'intérieur du côlon de telle sorte qu'il s'y trouve engainé (invaginé). La progression des matières étant alors interrompue, une occlusion intestinale peut se produire.

## Désobstruction

Traitement, chirurgical ou non, consistant à supprimer un obstacle dans un canal ou une cavité naturels.

Divers organes peuvent être concernés.

■ **Les artères** peuvent être obstruées par un embole, le plus souvent un fragment de caillot sanguin apporté par la circulation, en provenance d'un autre endroit du corps et restant bloqué dans l'artère. L'extraction se fait grâce à un cathéter à ballonnet : celui-ci est introduit dans l'artère à travers la peau, puis poussé au-delà du caillot. Le ballonnet, situé à une extrémité du cathéter, est alors gonflé par injection à l'autre extrémité de la sonde. Quand on retire le cathéter, le ballonnet ramène le caillot avec lui. Les artères peuvent aussi être rétrécies de façon chronique par des plaques d'athérome, un dépôt lipidique qui adhère à leur paroi. L'endartériectomie chirurgicale permet alors de pratiquer l'ablation des plaques, après incision de l'artère. Dans le traitement des obstructions artérielles chroniques, la désobstruction est cependant moins utilisée que le pontage, qui consiste à court-circuiter la zone de rétrécissement en implantant un tube en matière synthétique ou en greffant un segment de vaisseau.

■ **Les veines** peuvent être obstruées par un caillot (phlébite, thrombose veineuse) formé sur place, source possible d'embolie. Si le traitement médicamenteux par anticoagulant ne suffit pas, on procède à une désobstruction à l'aide d'une sonde à ballonnet, selon les mêmes principes que pour les artères.

■ **Le tube digestif** (intestin grêle et côlon en particulier) peut être obstrué par une tumeur, un rétrécissement inflammatoire, une bride ou une adhérence. Une désobstruction passagère peut être obtenue par un lavement ou une intervention endoscopique. La désobstruction définitive nécessite le traitement radical de la cause.

## Désorientation

Perte du sens de l'orientation dans le temps et/ou dans l'espace.

Une désorientation résulte d'un bouleversement des perceptions mentales qui permettent ordinairement au sujet de se repérer dans une situation donnée.

■ **La désorientation dans l'espace et dans le temps** (spatio-temporelle) est un des symptômes majeurs de la confusion mentale (ou delirium). On la rencontre également dans tout état d'affaiblissement de la conscience (troubles démentiels, accidents vasculaires cérébraux, etc.).

■ **La désorientation dans le temps** est propre aux formes d'amnésie dans lesquelles le sujet n'arrive plus à fixer les informations récentes mais revit comme présente une scène passée (ecmnésie) et voit affluer un défilé de souvenirs (mentisme).

■ **La désorientation dans l'espace** se rencontre dans certains troubles psychotiques chroniques et dans les atteintes du système nerveux central.

## Desquamation

Élimination normale ou pathologique de la couche cornée de la peau.

La desquamation peut se faire de différentes manières, par petites squames très fines (desquamation pityriasiforme), par larges lambeaux (desquamation psoriasiforme, scarlatine) ou en un seul bloc ; on parle alors de squame-croûte.

Outre celui de la maladie en cause, le traitement repose sur les bains d'amidon et l'application d'excipients neutres.

## Désunion

Rupture d'une suture chirurgicale entre deux éléments anatomiques.

Une désunion est le plus souvent due à un mauvais état des tissus suturés, un excès de tension sur la suture ou une infection. La désunion d'une suture cutanée, immédiatement visible, ne présente pas de risque vital, à l'inverse de celle d'une suture intestinale (susceptible d'entraîner une péritonite, locale ou généralisée) ou vasculaire (présentant un risque d'hémorragie).

Le traitement (reprise chirurgicale, drainage) est d'une complexité variable selon les tissus concernés.

## Détartrage

Élimination du tartre des surfaces dentaires.

Le détartrage permet d'éviter les différentes nuisances causées par le tartre (dépôt de calcaire d'origine essentiellement salivaire) : développement de souches de bactéries, maladies et irritations de la gencive, coloration inesthétique liée à la consommation de colorants alimentaires et de tabac.

Il est réalisé à l'aide d'instruments à l'extrémité tranchante ou par des appareils ultrasoniques qui décollent le tartre sous l'effet de vibrations. Une fois le tartre éliminé, les surfaces détartrées sont repolies par application d'une pâte faiblement abrasive à l'aide d'une brossette ronde montée sur contre-angle.

## Détersion

Nettoyage d'une cicatrice ou d'une cavité naturelle à l'aide de produits détergents.

La détersion permet de faciliter la cicatrisation, qui serait sans elle très lente ou impossible. Elle consiste à retirer les dépôts fibreux, le pus, les sécrétions, les petits corps étrangers inclus dans une plaie cutanée. La détersion procède par application de produits (solutions, poudres, pommades, pâtes) ou de pansements imprégnés de ces produits. Les agents détergents sont des antiseptiques ou des enzymes détruisant les protéines constitutives des débris.

## Détoxication

Processus par lequel l'organisme inactive les substances toxiques d'origine interne ou externe.

La détoxication se produit essentiellement dans les cellules hépatiques. Elle consiste en réactions chimiques réalisées par des enzymes suivant deux mécanismes.

■ **Dans le premier**, une substance est transformée en une autre moins toxique ou non toxique. Par exemple, le groupe amine venant de la dégradation des acides aminés est transformé en urée.

■ **Dans le second**, une substance est transformée en une autre, parfois également toxique, mais plus facilement éliminable. Ainsi, un composé insoluble dans l'eau (tels certains médicaments, par exemple) est modifié pour devenir hydrosoluble, ce qui permet son élimination par les urines.

## Détresse respiratoire aiguë (syndrome de)

Forme particulière d'insuffisance respiratoire aiguë caractérisée par sa gravité et sa survenue rapide sur des poumons préalablement sains.

**CAUSES**
La cause peut être, chez l'adulte, une agression pulmonaire directe (infection pulmonaire, inhalation de gaz toxiques ou de liquides [vomissements, noyade], contusion pulmonaire) ou indirecte (traumatismes graves, états infectieux graves, choc infectieux, transfusions massives, etc.). Chez le nouveau-né, ce syndrome est le plus souvent dû à un manque de surfactant (liquide tapissant la surface interne des alvéoles pulmonaires) ; c'est la maladie des membranes hyalines, qui constitue la première cause de décès des prématurés.

Le mécanisme par lequel les lésions pulmonaires apparaissent est encore mal élucidé mais s'inscrit dans une réaction inflammatoire complexe faisant intervenir de nombreux facteurs cellulaires et sanguins.

**SYMPTÔMES ET SIGNES**
Le syndrome de détresse respiratoire aiguë se traduit par un œdème pulmonaire lésionnel, caractérisé par des opacités radiologiques pulmonaires diffuses bilatérales associées à une hypoxie sévère (diminution importante de la concentration en oxygène du sang) ; celui-ci doit être distingué d'un œdème pulmonaire cardiogénique, révélateur d'une insuffisance cardiaque gauche.

Les signes d'insuffisance respiratoire aiguë (respiration accélérée et difficile) sont souvent intriqués avec ceux de la maladie en cause.

**TRAITEMENT ET PRONOSTIC**
Le traitement du syndrome de détresse respiratoire aiguë est celui de la maladie en cause. Il repose par ailleurs sur la ventilation artificielle, dans l'attente de la récupération pulmonaire. Le pronostic dépend largement de l'origine du syndrome, du terrain sur lequel il survient, des défaillances viscérales associées et de sa gravité après quelques jours d'évolution. Le risque est de voir se développer chez le malade, tandis que les lésions initiales et l'œdème régressent, une fibrose pulmonaire cicatricielle parfois irréductible, se traduisant par la persistance d'un certain degré d'insuffisance respiratoire. Le taux de survie dépend de la maladie en cause et du terrain, allant de 60 % (dans le cas, par exemple, d'un traumatisme), à 20 % chez un sujet immunodéprimé.

## Deuil

État de choc émotionnel provoqué par la perte d'un être cher.

Le décès d'un proche provoque habituellement une réaction de désarroi (tristesse, douleur morale, difficulté à se reporter sur un nouvel objet d'amour) considérée comme normale et que les rites sociaux contribuent à apaiser. Normalement, le sujet surmonte sa détresse en procédant à un travail psychique, dit travail de deuil, qui consiste à se détacher affectivement de l'être perdu tout en préservant son souvenir.

Lorsque la nature et la durée des symptômes se révèlent disproportionnées (dépression et anxiété persistantes, délire, tentative de suicide), on parle de deuil pathologique. Celui-ci peut révéler un problème psychique sous-jacent (trouble de la personnalité). L'absence de deuil chez une personne peut être naturelle, et doit être considérée au regard de ses relations avec le défunt. Cet état est cependant parfois pathologique, (trouble psychotique grave, trouble majeur de l'humeur ou de la personnalité).

« Faire son deuil » est devenu une expression populaire. Ne pas pouvoir faire son deuil signifie qu'il existe un obstacle lié à un contexte exceptionnel (catastrophe naturelle, accident, meurtre, etc.)

Les psychanalystes allemand, Karl Abraham (1912), et autrichien, Sigmund Freud (1916) ont établi un lien entre le deuil et la mélancolie (dépression majeure, mettant en jeu le pronostic vital) : dans les deux cas, le patient s'identifierait à un objet imaginaire aimé et détruit par sa faute, dont il expierait inconsciemment la perte.

## Développement de l'enfant

Ensemble des phénomènes qui participent à la transformation progressive de l'être humain de la conception à l'âge adulte.

Le développement relève de deux phénomènes : d'une part la croissance en poids et en taille, d'autre part la maturation, c'est-à-dire le perfectionnement des structures (dents, par exemple) et des fonctions (neuromotrice, sexuelle). Par ailleurs, le développement se manifeste dans deux domaines : psychomoteur et physique.

### Développement psychomoteur de l'enfant

Il recouvre le développement moteur (acquisition des mouvements, de la coordination) et le développement sensoriel, intellectuel, affectif et social (construction du psychisme) et témoigne de la maturation progressive du système nerveux.

**CHEZ LE NOURRISSON**
Entre 1 mois et 2 ans, le développement de l'enfant concerne 4 grands types d'acquisition : posture du corps et motricité générale ; mouvements des mains ; langage ; relations avec l'entourage.

Les postures du corps sont liées au tonus musculaire : l'hypertonie (exagération du tonus) en flexion des membres du nouveau-né diminue progressivement, tandis que le tonus axial (tête-cou-dos) se renforce. Le nourrisson tient la tête droite en position assise vers 3 mois, il commence à s'asseoir seul vers 7 mois et commence à marcher vers 1 an. La possibilité de préhension des objets commence vers 4 mois, mais la pince formée par le pouce et l'index n'est utilisée qu'à partir de 9 mois. L'enfant mange seul après 18 mois et il trace un trait à 2 ans.

En ce qui concerne le langage, la vocalisation de plusieurs syllabes (papa, maman) apparaît vers 7 mois, les suites de 3 mots plus ou moins significatifs à 1 an, les phrases de 2 à 3 mots à 2 ans, âge où l'enfant comprend parfaitement ce qu'on lui dit. En ce qui concerne les relations, l'enfant suit du regard un objet ou un visage à l'âge de 3 mois, distingue les visages familiers des étrangers vers 6 mois et joue avec d'autres enfants à 2 ans.

Le développement affectif et social s'exprime dans les premiers mois par la satisfaction des besoins alimentaires, l'importance des contacts physiques, le rôle apaisant de la voix des parents. L'enfant passe d'une dépendance totale à une autonomie relative. Celle-ci se manifeste par ce qu'on appelle l'angoisse de la séparation maternelle, qui apparaît vers l'âge de 7 ou 8 mois : l'enfant commence à se ressentir comme différent de sa mère, dans un état de moindre fusion. Il se reconnaît dans un miroir vers 11-12 mois : c'est le « stade du miroir » (J. Lacan), phase importante et complexe dans l'ébauche du moi.

D'autres paramètres sont intégrés au développement : rythme des repas (6 ou 7 par jour à 1 mois, 4 après 4 mois), durée du sommeil (18 heures à 2 mois, 15 ou 16 heures à 4 mois, 14 ou 15 heures à 9 mois), maîtrise des sphincters (l'enfant est propre le jour entre 1 et 3 ans, la nuit entre 2 et 5 ans).

La surveillance médicale consiste à vérifier l'apparition de ces différentes acquisitions à une date convenable afin de déceler un retard psychomoteur, partiel ou généralisé. Toutefois, comme chaque enfant évolue à sa propre vitesse, on ne fixe pas de dates précises et rigoureuses pour l'acquisition de telle ou telle fonction, mais de larges limites. Ainsi, bien que la marche soit acquise parfois à 1 an, son absence n'est pas considérée comme pathologique avant l'âge de 18 mois au moins.

**PENDANT LA PETITE ENFANCE**
Le développement psychomoteur entre 2 et 6 ans consiste simplement à perfectionner les acquisitions précédentes. En ce qui concerne la motricité générale, on voit l'enfant monter seul un escalier à partir de 2 ans, faire de la bicyclette à 2 ans et demi. Il dessine des gribouillis à partir de 2 ans, imite des ronds à 3 ans et réalise des dessins variés à 5 ans. À partir de 2 ans, l'enfant s'exprime en courtes phrases et maîtrise plus de 100 mots, dont le « je ». Cependant, un enfant qui ne parle pas ne doit pas inquiéter son entourage avant l'âge de 3 ans. Entre 1 et 3 ans apparaissent, selon les moments, une conduite d'opposition aux parents ou une imitation de ceux-ci ; entre 4 et 6 ans se situe l'identification au sexe masculin ou féminin et la constitution de la personnalité.

Ainsi, à 3 ans, l'activité motrice, l'acquisition de la propreté, l'habileté manuelle, l'ébauche du graphisme et l'ouverture aux autres autorisent l'entrée en classe maternelle. À 6 ans, la maîtrise du langage et les progrès du graphisme permettent le début de la scolarisation.

### Développement physique de l'enfant

Il porte sur la croissance en taille et en poids et sur la maturation osseuse, dentaire et pubertaire de l'enfant de la naissance à l'âge adulte. La croissance en taille et en poids de l'ensemble du corps et de chaque organe est liée à des facteurs héréditaires et hormonaux mais nécessite aussi des apports alimentaires équilibrés. La surveillance est réalisée par des mesures régulières de la taille et du poids de l'enfant et par leur comparai-

■ **La diète absolue** consiste à n'absorber ni aliments ni boissons par les voies naturelles. Dans ce cas, les apports essentiels à l'organisme sont fournis sous forme de solutions diverses administrées par perfusions intraveineuses.
■ **La diète hydrique** consiste à n'absorber que de l'eau de façon à ne pas apporter de calories à l'organisme et donc à provoquer une perte de poids. L'adaptation de l'organisme à de telles pratiques provoque généralement l'effet inverse de celui souhaité : la mise au ralenti du métabolisme provoquée par la diète persiste après son interruption, et le patient reprend tout le poids perdu, voire davantage, dès la reprise de l'alimentation.
■ **La diète protéique** limite l'alimentation aux protéines. Ce type de régime exige une fonction rénale parfaite, capable d'éliminer l'excès de déchets protéiques que ce régime engendre. C'est un procédé d'amaigrissement peu efficace, qu'il faut éviter.

## Diététicien

Spécialiste de la diététique, dont le titre est réglementé (niveau d'études requis, avec obtention de diplômes).

Le rôle du diététicien consiste notamment à prescrire un régime alimentaire adapté aux apports nutritionnels recommandés dans un but hygiénique (dans une cantine scolaire, par exemple) ou thérapeutique. Les principales pathologies pour lesquelles il est fait appel à un diététicien sont l'obésité, la dénutrition, le diabète, les dyslipidémies (troubles du métabolisme des lipides), l'hypertension artérielle, l'insuffisance rénale ainsi que certaines autres maladies métaboliques ou carentielles.

Lors d'une première consultation, le diététicien interroge d'abord le patient afin de déterminer ses habitudes et ses comportements alimentaires, et de quantifier ses besoins quotidiens en glucides, en lipides et en protéines. Puis, en fonction de la raison pour laquelle celui-ci lui a été adressé, il prescrit un régime détaillant les apports quotidiens et leur répartition dans la journée.

## Diététique

Étude de l'alimentation.

La diététique inclut la connaissance de la valeur nutritive des aliments et de leur transformation lors de la cuisson et de la conservation. Elle permet d'établir des régimes alimentaires adaptés aux besoins des sujets sains ou malades. Ainsi, un enfant atteint de maladie cœliaque (intolérance au gluten) devra recevoir les apports énergétiques nécessaires à sa croissance, compte tenu des aliments qui lui sont interdits (avoine, blé, orge, seigle). Dans le cadre de la prise en charge des sujets obèses ou présentant une surcharge pondérale, la diététique permettra d'établir un régime hypocalorique, mais équilibré, n'induisant pas de carences.

## Diéthylstilbestrol

Médicament œstrogène puissant, prescrit de 1946 à 1977 à des femmes enceintes pour prévenir les avortements spontanés et traiter les hémorragies pendant la grossesse.

Depuis 1977, le diéthylstilbestrol, commercialisé sous le nom de Distilbène®, n'est plus utilisé en raison des risques qu'il engendre pour l'enfant, risques dont les conséquences se manifesteront pour la plus grande part entre 1990 et 2010. Pour les garçons, les conséquences, minimes, concernent l'appareil génito-urinaire (malformations de l'urètre), mais les filles peuvent présenter des anomalies du col et du corps de l'utérus capables d'entraîner la stérilité. Lorsque ces femmes, à leur tour, sont enceintes, elles courent un risque plus élevé d'avortement spontané, de grossesse extra-utérine et d'accouchement prématuré. En outre, le risque de cancer du vagin est plus élevé chez elles. La surveillance des enfants nés de mères ayant pris du diéthylstilbestrol pendant leur grossesse permet de prévenir, dans une certaine mesure, l'apparition des risques liés à ce médicament.

## Différenciation cellulaire

Évolution normale des cellules souches ou embryonnaires qui acquièrent au cours de ce processus leurs propriétés fonctionnelles.

Au cours du développement embryonnaire, une série de modifications interviennent pour transformer les cellules indifférenciées du bouton embryonnaire en feuillets qui donnent naissance aux ébauches des futurs organes. La différenciation de ces cellules va croissant au cours du développement du fœtus, aboutissant à des fonctions et à des morphologies cellulaires précises et diversifiées.

De même, lors du renouvellement des cellules dans l'épithélium ou la moelle osseuse, c'est par un processus de différenciation que les cellules souches deviennent des cellules adultes, matures, capables d'assurer des fonctions différentes.

**PATHOLOGIE**

La différenciation cellulaire peut être déviée et aboutir à des éléments adultes s'écartant du type programmé. On parle alors de métaplasie. C'est le cas, par exemple, de l'épithélium bronchique devenant, sous l'effet du tabac, d'une infection virale ou d'une irritation chronique, pluristratifié (épaissi en plusieurs couches) et malpighien (se rapprochant de l'aspect de l'épiderme cutané).

La différenciation morphologique et/ou fonctionnelle peut également se perdre dans certaines conditions pathologiques : on parle alors de dédifférenciation. Ainsi, au cours de la cicatrisation, le tissu régénéré est souvent peu différencié au début du processus. De même, dans une prolifération tumorale, la perte plus ou moins complète de la différenciation est habituelle. On observe que l'évolution spontanée d'une tumeur est d'autant plus rapide que cette tumeur est peu différenciée, sa sensibilité à la radiothérapie et à la chimiothérapie étant en revanche d'autant plus grande.

## Digestibilité

Aptitude d'un aliment à être digéré.

La digestibilité des glucides est plus grande que celle des protéines ou que celle des lipides. Il existe également des aliments non digestibles qui servent uniquement de lest, comme les fibres alimentaires.

## Digestif (appareil)

Ensemble des organes ayant pour fonction essentielle l'assimilation des aliments destinés à apporter l'énergie nécessaire au fonctionnement des cellules.

**STRUCTURE ET PHYSIOLOGIE**

Il est habituel de distinguer le tube digestif et les glandes digestives (foie, pancréas).
■ **Le tube digestif** a un rôle essentiellement mécanique de transport des aliments. Il est constitué successivement de la bouche, avec la langue et les dents ; du pharynx ; de l'œsophage, qui mesure 25 centimètres de long et assure le transport du bol alimentaire ; de l'estomac, constitué du fundus (partie supérieure), ayant une fonction de réservoir, et de l'antre (partie inférieure), zone de malaxation dans laquelle les aliments sont réduits en chyme (bouillie de particules fines) ; de l'intestin grêle, long de 7 mètres, subdivisé en duodénum, jéjunum et iléon, qui reçoit les sécrétions biliaires et pancréatiques, et qui assure la digestion des aliments et l'absorption de la quasi-totalité des nutriments, des vitamines, de l'eau et des électrolytes ; du gros intestin, subdivisé en cæcum et côlon, d'une longueur de 2 mètres ; enfin du rectum, long d'environ 20 centimètres ; et de l'anus.
■ **Les glandes digestives**, qu'il s'agisse des glandes salivaires (parotides, sous-maxillaires et sublinguales), du foie, du pancréas ou des glandes de l'intestin grêle, participent à la digestion des aliments en sécrétant des sucs contenant diverses enzymes de la digestion. Le foie est situé entre la circulation du tube digestif (veine porte) et la circulation générale (veine cave), et il remplit deux rôles différents : éliminer les déchets de la digestion et, à partir des éléments dégradés, synthétiser les protéines nécessaires à la vie pour les envoyer dans l'organisme. Il est relié au duodénum, vers lequel il excrète de la bile, qui joue un rôle important dans la digestion des graisses, par le canal cholédoque. Le pancréas, d'une vingtaine de centimètres de long, barre transversalement la moitié supérieure de l'abdomen. C'est une glande à la fois endocrine (sécrétant des hormones sanguines : insuline et glucagon nécessaires à la régulation des sucres) et exocrine (déversant ses produits de sécrétion dans une cavité naturelle : le suc pancréatique nécessaire à la digestion est ainsi drainé vers le duodénum).

Parmi les organes de l'appareil digestif, seuls le foie et l'intestin grêle sont indispensables à la vie.

**EXPLORATION**

L'appareil digestif peut être exploré par différents examens.
■ **La cholangiographie rétrograde** sert à déceler les maladies des voies biliaires et parfois celles du pancréas ; elle permet aussi l'extraction des calculs de la voie biliaire principale.

Le tube digestif commence par la bouche et se prolonge par l'œsophage, au niveau du cou et du thorax, puis, dans l'abdomen, par un volumineux réservoir, l'estomac, suivi de l'intestin. Celui-ci comprend l'intestin grêle, très long et replié en de nombreuses anses, le côlon, disposé en cadre sur trois côtés, le rectum et l'anus. Plusieurs glandes annexées au tube digestif y rejettent leurs sécrétions par des canaux : les glandes salivaires ; le foie, à droite de l'estomac, relié à l'intestin grêle par le canal cholédoque ; le pancréas, sous l'estomac, relié à l'intestin grêle par le canal de Wirsung. Le péritoine, fine membrane qui enveloppe l'estomac et l'intestin, est d'un seul tenant mais forme des replis complexes autour des organes.

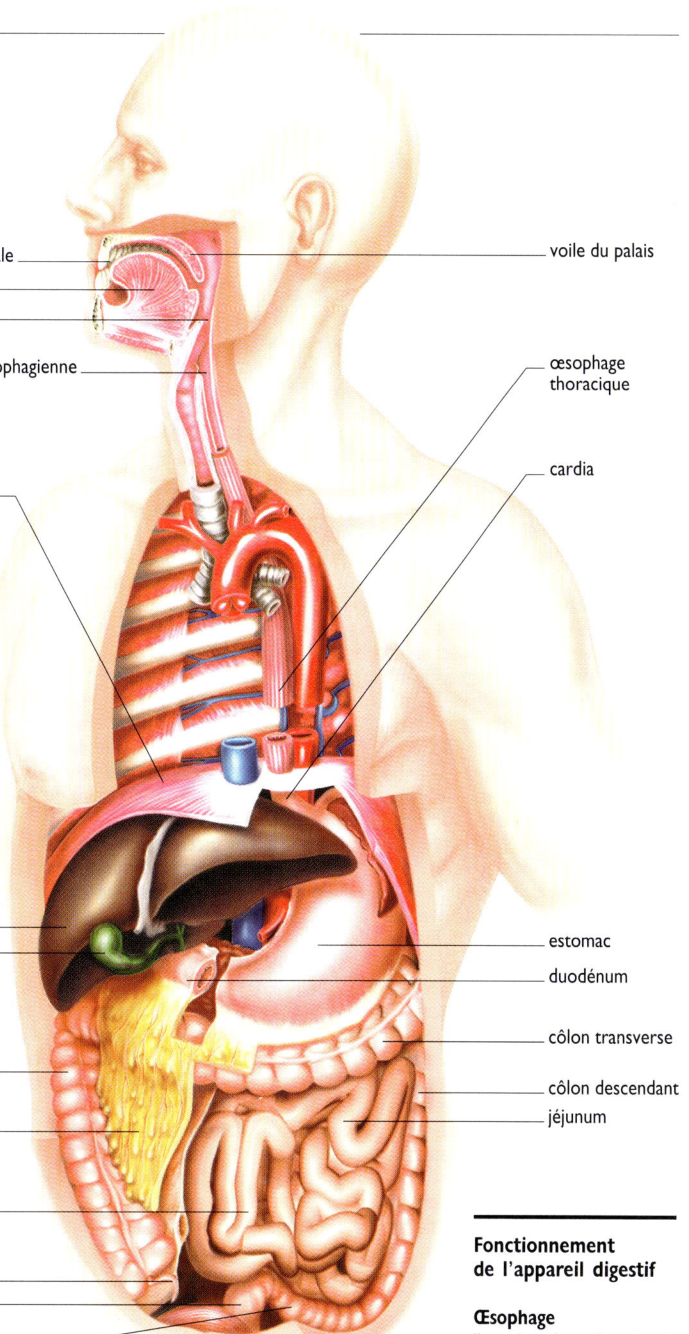


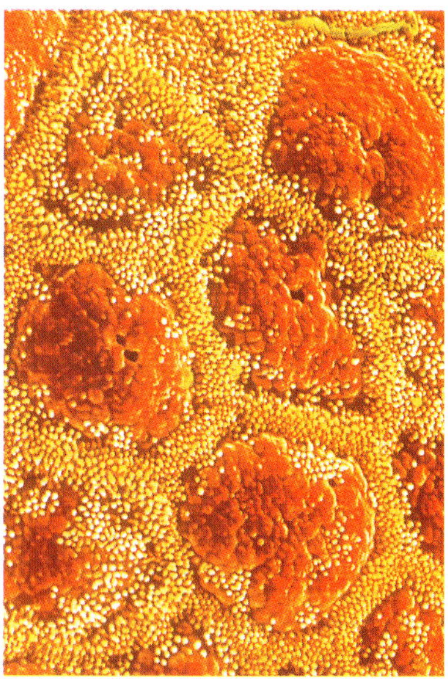

*La surface de la muqueuse de l'estomac comprend des saillies arrondies (rouges), entourées de sillons hexagonaux (jaunes) au fond desquels s'ouvrent des glandes.*

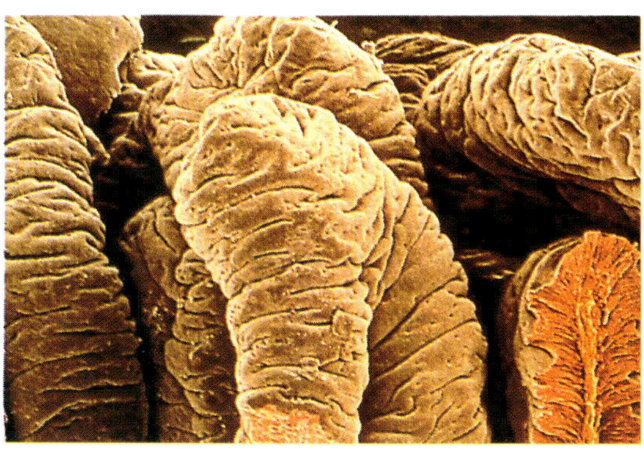

*La paroi de l'intestin grêle est tapissée d'une multitude de villosités, minuscules expansions en forme de doigt de gant, qui augmentent la surface de contact avec les substances d'origine alimentaire et facilitent donc l'absorption des nutriments.*

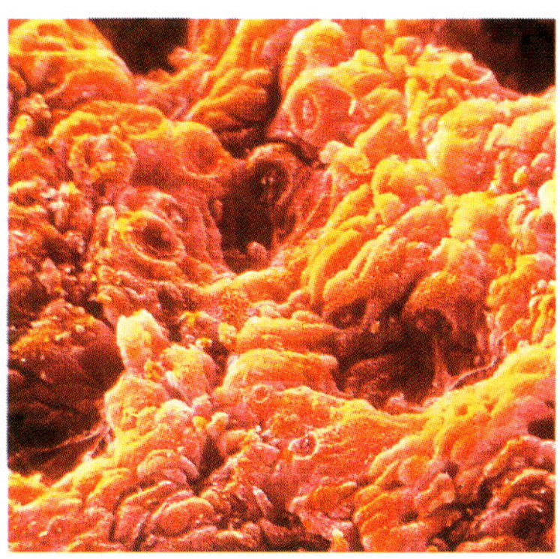

*La surface de la muqueuse du côlon, comme celle de l'estomac, est vallonnée et comprend des dépressions au fond desquelles s'ouvrent des glandes sécrétant du mucus.*

### Fonctionnement de l'appareil digestif

**Œsophage**
Il amène les aliments du pharynx à l'estomac.

**Estomac**
Il brasse les aliments par ses contractions et participe à leur dégradation en sécrétant de l'acide et des enzymes.

**Intestin grêle**
Il termine la dégradation des aliments. De plus, sa muqueuse permet l'absorption des substances nutritives dans le sang.

**Foie**
Il sécrète et stocke dans la vésicule la bile indispensable à la digestion des graisses.

**Pancréas**
Ses sécrétions contiennent plusieurs catégories d'enzymes digestives.

**Côlon**
Il assure le stockage et la déshydratation des résidus.

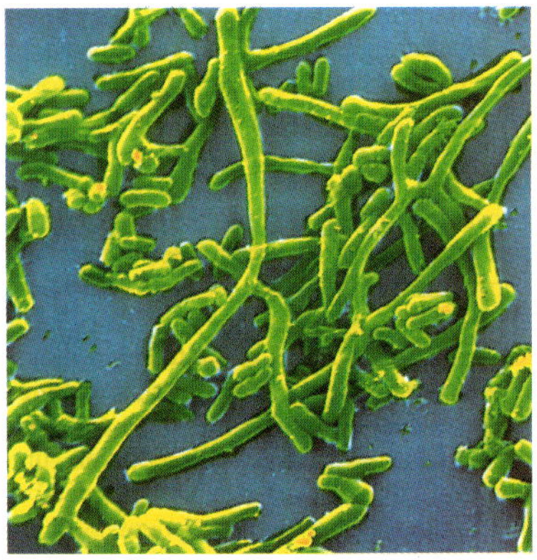

***Diphtérie.*** *L'agent de la diphtérie, le bacille* Corynebacterium diphteriæ, *a la forme d'un bâtonnet, typique des bacilles.*

**SYMPTÔMES ET SIGNES**

Après une incubation de 1 à 7 jours, la diphtérie se manifeste par une angine subfébrile, associée à une inflammation des ganglions sous-maxillaires et à une fatigue importante. L'examen de la gorge montre de fausses membranes luisantes ou grisâtres, plus ou moins étendues sur les amygdales et le voile du palais.

**DIAGNOSTIC ET TRAITEMENT**

Le diagnostic repose sur l'examen clinique et sur un prélèvement de gorge pour rechercher le germe. Dans nos pays, une angine à fausses membranes correspond le plus souvent à une maladie bénigne, la mononucléose infectieuse. S'il existe un doute, un traitement antidiphtérique doit être prescrit en urgence, sans attendre le résultat de l'analyse. Il consiste en une injection de sérum antidiphtérique, y compris, en cas de doute, chez un sujet déjà vacciné, et sur l'administration d'antibiotiques (pénicilline, macrolide). Bien soignée, la maladie évolue favorablement, et le malade cesse d'être contagieux après quelques jours de traitement antibiotique. Il doit cependant être isolé jusqu'à l'éradication du bacille, confirmée par l'examen de prélèvements effectués 24 et 48 heures après la fin du traitement antibiotique.

**COMPLICATIONS**

En l'absence de traitement, l'infection du pharynx prend l'aspect d'une angine maligne, avec fausses membranes étendues et hémorragiques, paralysie du voile du palais, écoulement nasal, « cou proconsulaire « (importante tuméfaction du cou liée à l'inflammation des ganglions), pâleur intense du visage, pseudopresbytie (trouble de l'accommodation visuelle).

Une autre forme grave en est le croup, atteinte du larynx obstrué par les membranes, entraînant une dysphonie (trouble de l'émission des sons), une gêne respiratoire à l'inspiration, voire une asphyxie pouvant nécessiter une trachéotomie.

Autre complication de la diphtérie, la myocardite (inflammation du muscle cardiaque, avec troubles du rythme, extrasystoles, bloc auriculoventriculaire) doit être recherchée dans tous les cas. En effet, l'intensité des troubles peut conduire à une insuffisance cardiaque aiguë ou à la mort subite : c'est le syndrome malin secondaire de Marfan, qui survient vers le sixième jour.

Vers le trentième jour après le début de la maladie peuvent apparaître des signes nerveux, avec paralysie périphérique des membres et parfois atteinte des muscles respiratoires provoquant une insuffisance respiratoire aiguë. L'ensemble de ces troubles entraînait jadis la mort ; la réanimation respiratoire a considérablement amélioré le pronostic.

## Diplégie

Paralysie bilatérale, touchant de façon symétrique des zones plus ou moins étendues de l'organisme.

Le terme de diplégie n'est employé que pour certains syndromes ou maladies, en particulier la diplégie faciale et la diplégie cérébrale infantile.

■ **La diplégie faciale** est une atteinte bilatérale du nerf facial, qui innerve les muscles du visage. Les signes consistent en une paralysie de la mimique : impossibilité de fermer les yeux, de sourire, etc. La cause en est souvent un syndrome de Guillain-Barré (inflammation diffuse des nerfs). Il n'y a pas de traitement spécifique, et les symptômes régressent en général spontanément.

■ **La diplégie cérébrale infantile, ou syndrome de Little,** est une double hémiplégie se traduisant par une paraplégie spasmodique séquellaire (paralysie des membres inférieurs). La cause est une encéphalopathie (atteinte du cerveau) qui touche le plus souvent des enfants prématurés ou dont la mère a eu un accouchement difficile. Cette diplégie est à l'origine d'une démarche caractérisée par la position en varus équin des deux pieds (pieds se tournant en dedans, la pointe vers le bas), avec sautillement au franchissement du pas. Il n'y a pas de traitement spécifique, mais le malade peut être aidé par la rééducation.

→ VOIR **Guillain-Barré (syndrome de), Little (maladie de).**

## Diplocoque

Bactérie de forme arrondie ou légèrement allongée, toujours associée en une paire avec une autre bactérie identique à l'examen microscopique, après coloration.

Les pneumocoques, les méningocoques et les gonocoques sont des diplocoques.

## Diploïde

Se dit d'une cellule qui possède deux jeux identiques de chromosomes.

Dans la quasi-totalité des cellules d'un organisme, chaque chromosome possède un chromosome homologue, qui lui est identique : on dit de ces cellules qu'elles sont diploïdes. Seules les cellules sexuelles (ovules et spermatozoïdes chez l'homme) ne possèdent qu'un seul jeu de chromosomes : on parle alors de cellules haploïdes.

## Diplopie

Perception de deux images pour un seul objet regardé.

**DIFFÉRENTS TYPES DE DIPLOPIE**

On distingue deux types de diplopie, qui n'ont pas la même origine.

■ **Les diplopies monoculaires** persistent lorsqu'on ferme l'œil qui n'est pas atteint : elles proviennent d'une atteinte du globe oculaire. Elles apparaissent au début de certaines cataractes, lors d'affections de la macula (zone centrale de la rétine) ou bien en cas d'iridectomie (ablation d'un fragment d'iris) chirurgicale ou traumatique.

■ **Les diplopies binoculaires,** en revanche, disparaissent lorsqu'on ferme l'un ou l'autre des yeux : il s'agit d'une atteinte des muscles oculomoteurs. Elles peuvent provenir d'une paralysie oculomotrice d'origine traumatique, tumorale, vasculaire ou due à certaines affections, comme le diabète ou la sclérose en plaques. Une diplopie binoculaire peut également survenir en cas d'affection musculaire (myasthénie, myopathie endocrinienne) ou en cas d'hétérophorie (trouble de la vision binoculaire lié aux variations de l'équilibre des muscles oculomoteurs). Dans ce dernier cas, la tendance à la déviation de l'œil, habituellement corrigée de façon spontanée pour éviter la diplopie, réapparaît sous l'effet de la fatigue ou d'une intoxication alcoolique.

**DIAGNOSTIC ET TRAITEMENT**

Le diagnostic des diplopies monoculaires repose sur un examen ophtalmologique au biomicroscope ou sur le fond d'œil, selon la cause. Pour les diplopies binoculaires, le muscle oculomoteur déficient est déterminé grâce à un test orthoptique spécifique.

Le traitement des diplopies monoculaires est essentiellement celui de la cause, quand il est possible : traitement d'une cataracte, réparation chirurgicale d'une iridectomie trop large. Le traitement des diplopies binoculaires consiste dans un premier temps à cacher l'œil atteint, afin de procurer un soulagement rapide au patient. Si la diplopie persiste, on peut être amené à placer sur le verre des lunettes des prismes, qui seront incorporés au verre si la diplopie est permanente. Quant au traitement chirurgical, il ne peut être proposé que dans certaines paralysies définitives. Dans tous les cas où il est possible, le traitement de la cause est indispensable.

## Dirofilariose

Maladie parasitaire du poumon et de la peau, due à l'infestation par une dirofilaire.

Les dirofilaires sont des vers filiformes de la classe des nématodes, parasites du chien, parfois du chat, plus rarement de l'homme. L'infestation se produit par la piqûre de certaines espèces de moustiques.

**DIFFÉRENTES LOCALISATIONS**

■ **La localisation pulmonaire** du ver, due à *Dirofilaria immitis,* est surtout fréquente au Japon et en Amérique. Elle se traduit par une image radiologique comparable à celle obtenue pour un cancer (opacité parenchymateuse). La dirofilaire provoque également une thrombose des artères dans lesquelles elle vit. Il n'existe pas de traitement.

■ La localisation sous-cutanée du ver, le plus souvent due à *Dirofilaria repens*, se traduit par l'apparition d'œdèmes prurigineux fugaces, qui se déplacent sous la peau, puis par un nodule sous-cutané, dur, parfois douloureux et prurigineux. L'extraction du ver amène la guérison.

**PRÉVENTION**

L'usage d'une moustiquaire et de produits antimoustiques, en crème ou en lotion à vaporiser, permet de se protéger des piqûres.

## Disaccharidase

Enzyme, située dans la bordure des entérocytes (cellules intestinales), qui transforme les sucres appelés disaccharides (saccharose, lactose, maltose) en monosaccharides (glucose, galactose, fructose).

Il existe plusieurs sortes de disaccharidases dans l'organisme, correspondant chacune au sucre à transformer. Les plus importantes sont la lactase, la fructosidase et la maltase. Les déficits de l'une ou de l'autre de ces enzymes constituent des anomalies souvent congénitales, parfois acquises. Le plus important est le déficit en lactase. L'absence d'une disaccharidase entraîne une mauvaise digestion et une mauvaise absorption du sucre correspondant, ce qui provoque une diarrhée. Le traitement implique la suppression de ce sucre dans l'alimentation.

## Discarthrose

Atteinte dégénérative du disque intervertébral liée à une arthrose vertébrale.

## Discographie

Acte de radiologie conventionnelle permettant d'étudier directement un ou plusieurs disques intervertébraux.

**INDICATIONS**

La discographie s'intéresse le plus souvent à l'étage lombaire. Elle peut être indiquée avant un geste chirurgical ou de radiologie interventionnelle sur une lésion discale, et parfois en cas de lombalgie rebelle.

**TECHNIQUE ET DÉROULEMENT**

La discographie se déroule en salle de radiologie, en position allongée, sous anesthésie locale. Une aiguille est insérée jusqu'au centre du disque intervertébral étudié, sous contrôle radiologique, évitant ainsi de traverser le canal rachidien. Lorsque l'aiguille est en place, une première série de clichés est réalisée. Quelques millilitres de produit de contraste (de type myélographique) sont ensuite injectés dans le disque. Le déclenchement éventuel, par cette injection, d'une douleur comparable à celle ressentie spontanément par le patient constitue un résultat diagnostique, indiquant que le disque est lésé.

Une seconde série de clichés est réalisée, permettant de caractériser l'état de dégénérescence du disque, selon qu'il présente ou non un aspect feuilleté, et qu'il laisse ou non échapper du produit de contraste.

Si la discographie est réalisée en vue de repérer le niveau lésionnel (l'étage à opérer), il est parfois nécessaire d'explorer de la même façon deux ou trois disques. Ces résultats ne peuvent être obtenus que par cette méthode. Ils peuvent être précisés par un scanner à rayons X, l'examen étant alors appelé discoscanner.

**EFFETS SECONDAIRES**

La discographie n'entraîne aucun effet secondaire, hormis l'éventuel réveil de la douleur lombaire, qui contribue à sa valeur diagnostique. L'injection du produit iodé peut nécessiter une prémédication antiallergique. Par précaution, la discographie peut rendre indispensable une brève hospitalisation, notamment si une nucléolyse ou un geste chirurgical a été réalisé dans le même temps.

## Discoradiculographie

→ VOIR Saccoradiculographie.

## Disjonction

1. Séparation des deux chromosomes homologues lors d'une division cellulaire (mitose ou méiose).

2. Désunion ou séparation anormale entre deux éléments anatomiques habituellement unis.

En pratique, ce terme n'est usité que pour les articulations. Une disjonction peut survenir au niveau d'articulations peu mobiles comme la symphyse pubienne (zone de jonction entre les deux pubis) ou l'articulation sacro-iliaque (articulation réunissant les deux os iliaques et le sacrum). Elle est généralement due à un traumatisme (accident, par exemple). L'écartement entre les deux éléments de l'articulation, parfois très important, peut entraîner des lésions des organes abdominaux.

Le traitement d'une disjonction consiste en général à laisser l'articulation au repos, mais une intervention chirurgicale est parfois nécessaire. La disjonction de l'articulation sacro-iliaque, par exemple, qui survient le plus souvent en association avec des fractures du bassin, requiert une immobilisation prolongée, voire une intervention chirurgicale.

## Disomie uniparentale

Anomalie caractérisée par le fait que deux chromosomes homologues proviennent d'un même parent alors que, normalement, les parents apportent chacun un des chromosomes homologues.

La disomie uniparentale peut être cause de maladie, du fait que certains gènes ne s'expriment pas de la même façon selon qu'ils sont d'origine maternelle ou paternelle (phénomène appelé l'empreinte parentale). Ainsi, certains gènes portés par la paire de chromosomes 15 ne sont actifs que sur le chromosome d'origine paternelle et pas chez son homologue, d'origine maternelle. Si un sujet hérite, par disomie uniparentale, des deux chromosomes 15 de sa mère, ces gènes ne s'exprimeront pas, entraînant un ensemble de troubles appelé syndrome de Prader-Willy.

## Dispositif intra-utérin

→ VOIR Stérilet.

## Disque intervertébral

Structure anatomique arrondie et plate, constituée de tissu cartilagineux, réunissant les vertèbres et jouant entre elles le rôle d'amortisseur.

Chaque disque intervertébral est formé d'une partie périphérique, l'annulus, puissant anneau de fibres qui adhère fortement aux vertèbres et assure la stabilité de la colonne vertébrale, et d'une partie centrale, gélatineuse et élastique, le nucleus pulposus, composée d'un liquide très visqueux sous pression, qui absorbe et répartit les chocs.

**PATHOLOGIE**

À la suite d'un accident ou d'efforts répétés, l'annulus peut se fissurer. Le lumbago aigu est dû à l'infiltration du nucleus dans cette fissure. Si le nucleus traverse toute l'épaisseur de l'annulus, il entraîne la formation d'une hernie discale pouvant déclencher, si une racine du nerf sciatique est comprimée, une sciatique.

Chez l'enfant et l'adolescent, le nucleus peut perforer la plaque cartilagineuse d'une vertèbre et provoquer alors une hernie intraspongieuse.

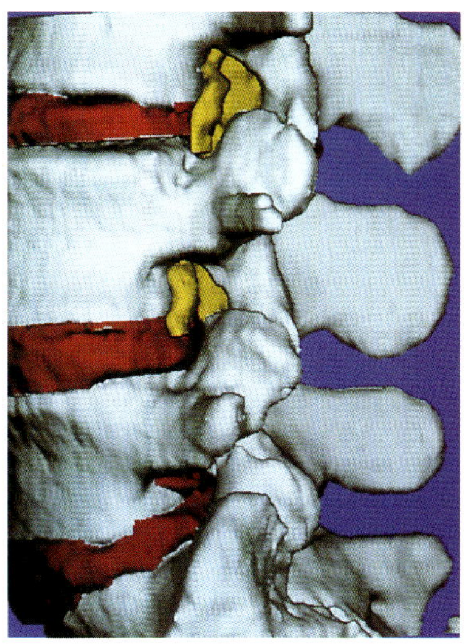

***Disque intervertébral.*** *Chaque disque (en rouge) constitue une articulation entre deux vertèbres (en bleu). En jaune, les ligaments.*

## Dissection

Opération qui consiste à séparer méthodiquement et à individualiser les différentes parties d'un organisme.

La dissection pédagogique est la source de la connaissance anatomique. Pratiquée par les Grecs d'Alexandrie aux IVe et IIIe siècles avant J.-C., la dissection du corps humain fut peu en usage ailleurs. Les Romains y répugnaient. Pourtant, l'un des plus grands médecins de l'Antiquité, Galien, disséqua au IIe siècle après J.-C. de très nombreux corps d'animaux se rapprochant de celui de l'homme - singes essentiellement. Au Moyen Âge, la dissection passait pour sacrilège dans l'Occident chrétien. Il fallut attendre le début du XVIe siècle et la remise à l'honneur des travaux anatomiques pour qu'elle soit de nouveau pratiquée. Elle devint courante au siècle suivant. Elle a bénéficié des techniques de conservation des corps et, plus récemment, des procédés de congélation des tissus et d'injection du réseau vasculaire par des substances colorées solidifiantes.

La dissection chirurgicale consiste, au cours d'une intervention, à repérer et isoler les pédicules, vaisseaux et nerfs, identifier les différentes structures et séparer les organes des tissus avoisinants, préparant ainsi les gestes d'exérèse et de réparation.

La dissection se pratique à l'aide de ciseaux et du bistouri électrique ou à ultrason.

## Dissection aortique

Rupture longitudinale de la média (tunique moyenne de la paroi artérielle) de l'aorte. SYN. *anévrysme disséquant.*

Une dissection aortique survient souvent au tout début de l'aorte, après rupture de sa paroi interne au-dessus des valves sigmoïdes aortiques. L'arrivée du sang sous pression dans la paroi artérielle par cette déchirure contribue ensuite à étendre le clivage le long du vaisseau. Le sang retourne parfois dans l'aorte par un deuxième orifice de rupture situé plus loin. La dissection aortique aboutit à l'existence de 2 canaux : le vrai chenal, où le sang circule dans les conditions normales, et le faux, créé par la dissection de la paroi artérielle.

**CAUSES**

Il existe en général un terrain artériel particulier : sujets souffrant d'athérosclérose ou présentant des anomalies de constitution des fibres élastiques (maladie de Marfan), quand une hypertension artérielle sévère est installée depuis longtemps ou après un traumatisme thoracique important.

**SYMPTÔMES ET SIGNES**

Le malade se plaint de douleurs thoraciques d'apparition brutale, intenses, voire insupportables, dont le siège se déplace avec l'extension de la dissection.

**DIAGNOSTIC ET ÉVOLUTION**

Le diagnostic doit être fait rapidement, grâce à certains examens complémentaires comme la radiographie du thorax, l'échographie cardiaque, surtout par voie transœsophagienne, le scanner, l'artériographie ou l'imagerie par résonance magnétique (I.R.M.).

Le risque principal est la rupture de l'artère disséquée dans le péricarde ou dans d'autres parties du thorax, avec hémorragie interne parfois foudroyante. L'hospitalisation en urgence est nécessaire.

**TRAITEMENT**

Il consiste à remplacer chirurgicalement la partie de l'aorte atteinte de dissection par une prothèse, en réimplantant au besoin les branches nées de la partie à remplacer sur la prothèse. Une autre technique repose sur l'emploi de colles spéciales, dites biologiques, pour ressouder les constituants de la paroi artérielle. Enfin, dans certaines localisations, la chirurgie n'est pas indispensable, le traitement de l'hypertension artérielle pouvant suffire à éviter l'extension de la dissection.

## Dissimulation

Action par laquelle un sujet cherche délibérément à cacher à autrui un état ou un fait.

La dissimulation pathologique fait « bouclier » lors des relations du sujet avec autrui. En cela, elle s'apparente à la méfiance, voire à la simulation. Pour éviter que soit découvert un symptôme jugé honteux (délire, idée fixe, rite névrotique, toxicomanie) ou se soustraire aux conséquences d'une transgression qu'il a commise (acte pervers, délinquance, etc.), le dissimulateur pratique l'évitement (il cherche à changer de sujet, répond à côté), l'échappatoire (il use de faux-fuyants, de justifications), la banalisation (il minimise l'impact de son acte), voire la pseudocritique de lui-même (il promet de s'amender). La dissimulation d'un projet suicidaire est fréquente chez les déprimés mélancoliques.

La dissimulation est différente du déni ou de la dénégation, où le sujet ne reconnaît pas le symptôme ou la maladie en cours.

## Distal

Se dit de la portion d'un élément anatomique la plus éloignée d'un organe de référence en amont du même appareil et, pour un membre, de la portion la plus éloignée du tronc.

Le mot s'emploie par opposition à proximal. L'intestin grêle distal (iléon) est le segment le plus éloigné de la bouche, organe situé en amont de l'appareil digestif. Les doigts sont la partie distale du membre supérieur (par rapport au tronc).

## Distension abdominale

Augmentation du volume de l'abdomen.

Une distension abdominale peut n'être qu'un ballonnement, dû à un trouble fonctionnel, mais elle peut aussi témoigner d'une ascite (épanchement séreux dans le péritoine), d'une occlusion intestinale ou d'une tumeur abdominale. La grossesse entraîne une distension abdominale naturelle. La cause est recherchée par un examen clinique, une échographie, parfois une radiographie ou un scanner.

## Distomatose

Maladie parasitaire de l'homme et des mammifères, due à l'infestation par une douve.

La douve est un ver plat de la classe des trématodes, ayant la forme d'une feuille, possédant deux ventouses et pouvant mesurer jusqu'à 3 centimètres de long.

On distingue, selon l'organe où se fixe le parasite, les distomatoses hépatiques, intestinales ou pulmonaires.

### Distomatose hépatique

La distomatose hépatique, ou fasciolose, est une maladie parasitaire du foie, due à l'infestation par *Fasciola hepatica* (encore appelée grande douve du foie) et *Fasciola gigantica* (en Afrique tropicale, en Asie et à Hawaï). Elle est fréquente en France chez les herbivores domestiques (vaches, moutons, etc.), plus rare chez l'homme, le cycle de reproduction du parasite nécessitant la présence de prairies humides, où paissent les herbivores, et d'un petit mollusque semi-aquatique, la limnée, commune dans les prairies d'Europe. Les étés et automnes chauds et humides sont donc favorables à l'expansion de la distomatose hépatique. L'homme se contamine en consommant de la salade crue comme le pissenlit, le cresson ou la mâche, cueillie dans les prairies.

**SYMPTÔMES ET SIGNES**

Après ingestion, la douve chemine de l'estomac vers le foie jusqu'aux voies biliaires. Dans les semaines qui suivent l'ingestion, le sujet a de la fièvre, des frissons et ressent des douleurs du foie. Surviennent également des poussées d'urticaire et parfois des gonflements des articulations. Le passage de la douve dans les voies biliaires provoque un ictère, des douleurs du foie plus aiguës, des coliques hépatiques et une inflammation des voies biliaires et de la vésicule.

**DIAGNOSTIC**

L'infestation est d'abord diagnostiquée par des examens sérologiques et sanguins, qui révèlent une hyperéosinophilie (augmentation d'une variété de leucocytes témoignant d'une infestation parasitaire). La présence des œufs de douve dans les selles ou dans le liquide biliaire, obtenu par tubage duodénal, confirme le diagnostic.

**TRAITEMENT ET PRÉVENTION**

Le traitement nécessite une hospitalisation et consiste en l'administration de triclabendazole. La prévention repose sur la consommation de cresson et de mâche de production exclusivement industrielle ; le pissenlit doit être soigneusement lavé, et il ne faut pas le cueillir dans les prairies où paissent des vaches ou des moutons.

### Distomatoses intestinales

Ce sont des maladies parasitaires de l'intestin grêle, fréquentes en Extrême-Orient et en Égypte, dues à l'infestation par *Fasciolopsis buski* en Asie du Sud-Est, en Chine et aux Indes, par *Heterophyes heterophyes* dans ces mêmes régions ainsi qu'au Proche-Orient et en Égypte, et par *Metagonimus* en Extrême-Orient. Les douves responsables de distomatoses intestinales infestent l'homme, le porc, le chat, le chien et certains oiseaux aquatiques. Cette parasitose se contracte par ingestion de végétaux ou de poissons crus infestés.

**SYMPTÔMES ET SIGNES**

La distomatose intestinale se manifeste par des douleurs abdominales et une diarrhée chronique avec élimination de glaires et de sang. Le sujet maigrit progressivement et ressent une grande fatigue.

**DIAGNOSTIC ET TRAITEMENT**

Le diagnostic repose sur l'examen microscopique des selles, qui révèle la présence d'œufs de douves. Ces distomatoses sont traitées par administration de praziquantel ou de niclosamide. La prévention repose sur la cuisson des poissons d'eau douce et des végétaux avant consommation.

#### Distomatose pulmonaire

La distomatose pulmonaire, ou paragonimose, est une maladie parasitaire des poumons due à l'infestation par une douve du genre *Paragonimus*, qui sévit en Afrique, en Amérique intertropicale et, surtout, en Asie du Sud-Est. Elle s'implante dans les bronches de l'homme et de nombreux animaux sauvages et domestiques : félins, rongeurs, porc, chien, etc. Son cycle de reproduction nécessite la présence d'eau douce et de certains mollusques aquatiques.

La contamination s'effectue par ingestion d'écrevisses ou de crabes crus. Les vers se logent dans les bronches, qui se dilatent jusqu'à former une cavité. Des parasites peuvent s'égarer sous la peau, parfois dans le cerveau, provoquant alors un abcès.

L'infestation se traduit par des douleurs thoraciques et une toux rebelle. Le sujet peut parfois cracher du sang.

##### DIAGNOSTIC

La radiographie des poumons permet de constater la présence de cavités juxtaposées en anneaux olympiques. L'examen microscopique des crachats ou des selles montre les œufs de douves caractéristiques.

##### TRAITEMENT ET PRÉVENTION

Le praziquantel est efficace. Par prudence, il vaut mieux éviter de consommer des crustacés crus ou de boire une eau de provenance douteuse, non traitée, dans les régions du monde mentionnées ci-dessus.

### Disulfirame

Médicament utilisé dans la prévention des rechutes de l'alcoolisme chronique.

Le disulfirame est indiqué quand un alcoolique chronique qui a été sevré désire une aide pour ne pas récidiver. En effet, si le malade boit de l'alcool après l'ingestion du médicament, le disulfirame provoque un effet, dit antabuse, qui se caractérise par un malaise, une rougeur et une chaleur du visage, des maux de tête, des sueurs et des vomissements.

Le disulfirame se prend par voie orale. Il existe également sous forme d'implants (comprimés à implanter sous la peau de l'abdomen). Le patient doit être surveillé lorsqu'il est sous traitement, car l'effet antabuse peut être violent en cas d'ingestion d'une quantité importante d'alcool.

### Diurèse

Volume d'urine sécrété par les reins pendant une période de temps donnée.

La diurèse varie d'un individu à l'autre et chez le même individu, essentiellement en fonction des volumes d'eau ingérés. On estime que la diurèse normale d'un adulte se situe entre 0,5 et 3 litres par 24 heures. Une diurèse excessive est appelée polyurie, une diminution du volume urinaire, « oligurie », et l'absence d'urine, « anurie ».

La diurèse n'est pas forcément équivalente au volume de l'urine évacuée lors des mictions, car celle-ci peut s'accumuler dans la vessie et ne pas être excrétée en raison d'un dysfonctionnement de la vidange vésicale. L'étude et la mesure de la diurèse à intervalles rapprochés, par exemple toutes les heures, permettent de surveiller des états pathologiques graves en réanimation.

### Diurétique

Médicament augmentant l'excrétion urinaire de l'organisme, utilisé dans le traitement de l'hypertension artérielle et des œdèmes.

##### FORMES PRINCIPALES

Il existe trois types de diurétiques, qui agissent chacun sur un segment du néphron (unité fonctionnelle du rein) : les diurétiques thiazidiques (bendrofluméthiazide, chlortalidone, clopamide, hydrochlorothiazide, xipamide), les diurétiques de l'anse (bumétanide, furosémide) et les diurétiques d'épargne potassique (amiloride, triamtérène, antialdostérones tels que le canrénoate de potassium et la spironolactone). Le mécanisme d'action général des diurétiques consiste à favoriser l'élimination des ions du plasma sanguin (surtout le sodium et le chlore), provoquant un phénomène d'osmose qui entraîne dans l'urine l'eau du plasma sanguin.

##### INDICATIONS ET CONTRE-INDICATIONS

Les principales indications des diurétiques sont l'hypertension artérielle et les œdèmes dus à une insuffisance cardiaque, à une maladie rénale ou à une cirrhose hépatique. L'emploi des médicaments diurétiques dans les régimes amaigrissants n'a pas d'efficacité réelle : il provoque une perte d'eau, parfois néfaste, mais aucune perte de graisse.

Les contre-indications et interactions médicamenteuses sont très nombreuses et varient selon les produits. Ainsi, les diurétiques, sauf ceux de l'anse, sont contre-indiqués en cas d'insuffisance rénale et incompatibles avec les anti-inflammatoires.

##### MODE D'ADMINISTRATION

L'administration est habituellement orale. Les diurétiques de l'anse existent aussi sous forme injectable pour les cas d'urgence.

##### EFFETS INDÉSIRABLES

Outre l'aggravation d'une insuffisance rénale, les diurétiques peuvent avoir pour effet indésirable des anomalies des taux des ions sanguins (baisse du sodium, augmentation ou diminution du potassium), un diabète, des réactions allergiques. Les diurétiques de l'anse entraînent parfois une surdité, réversible en cas d'arrêt rapide du traitement.

### Diverticule

Cavité naturelle ou pathologique communiquant avec un organe creux.

L'appendice est un diverticule naturel de l'organisme. Parmi les diverticules pathologiques, on observe des diverticules digestifs et des diverticules urinaires. Les premiers peuvent être pharyngés (diverticules de Zenker), œsophagiens, duodénaux, jéjuno-iléaux et, cas le plus fréquent, coliques. Dans l'appareil urinaire, il peut s'agir de diverticules caliciels, vésicaux ou urétraux. Les diverticules pathologiques peuvent avoir une origine congénitale, traumatique ou infectieuse, ou être la conséquence d'un obstacle sur les voies digestives ou urinaires. Souvent sans symptômes apparents, ils peuvent gêner par leur volume, s'infecter ou se rompre. On pratique leur ablation chirurgicale lorsqu'ils entraînent de telles complications.

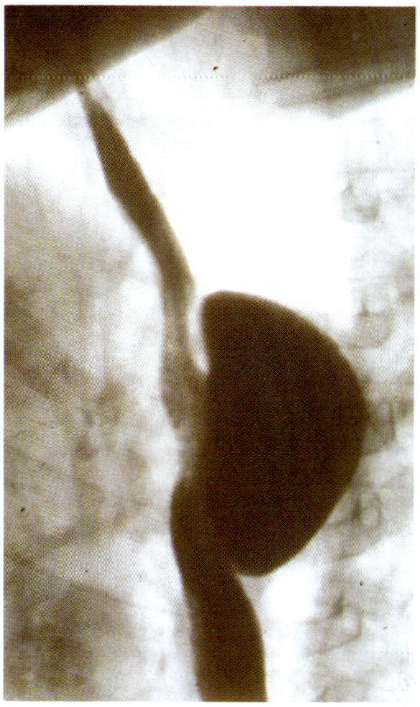

***Diverticule.*** *Cette protubérance sombre, en bas, à droite, représente un volumineux diverticule formé en arrière de l'œsophage.*

### Diverticulite

Inflammation d'un ou de plusieurs diverticules.

La diverticulite est une complication de la diverticulose, qui atteint principalement le côlon sigmoïde. On parle également dans ce cas de sigmoïdite diverticulaire.

### Diverticulose colique

Anomalie du côlon qui consiste en la présence de diverticules dans la paroi de celui-ci, la muqueuse colique réalisant une petite hernie en passant à travers la couche musculaire.

La fréquence des diverticuloses augmente avec l'âge : 80 % d'entre elles sont observées après 50 ans. Dans une population de plus de 70 ans, de 30 à 40 % des sujets sont porteurs de diverticules.

##### CAUSE

Elle tient certainement à l'alimentation. En effet, pratiquement inconnue au sein des populations dont l'alimentation est riche en fibres alimentaires, l'anomalie est très fréquente dans les pays industrialisés habitués à un régime pauvre en résidus.

##### SYMPTÔMES ET ÉVOLUTION

Les diverticules, en nombre variable, ont la taille d'un noyau de cerise. Dans 80 % des cas, ils siègent au niveau du sigmoïde

## DIVERTICULE COLIQUE

**C'est le grand nombre des diverticules qui caractérise la diverticulose. Chaque diverticule creuse dans la paroi du côlon une poche qui fait saillie sur sa face externe. L'examen radiographique permet de les localiser.**

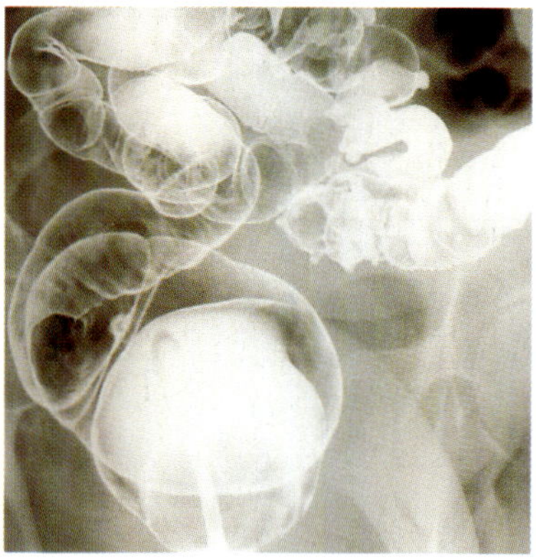

*Sur une radiographie avec opacification barytée, les diverticules, qui retiennent la baryte, forment des masses noires arrondies, particulièrement visibles en bordure du côlon.*

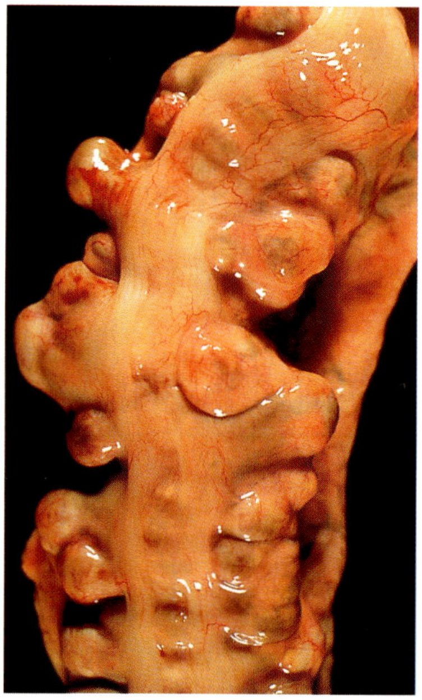

*Les diverticules, bien visibles en saillie sur la paroi de cette pièce anatomique obtenue par dissection chirurgicale, sont très nombreux et exceptionnellement volumineux.*

(dernier segment du côlon), mais peuvent se rencontrer en n'importe quel point du côlon. La plupart des diverticuloses sont sans symptômes et sans complications. Leur diagnostic repose sur la radiologie et la coloscopie. Les complications, rares, se produisent essentiellement dans les diverticuloses du sigmoïde. La sigmoïdite diverticulaire, ou diverticulite, est la plus fréquente ; elle se traduit par une douleur vive à gauche de l'abdomen, avec troubles du transit et fièvre, et régresse le plus souvent sous traitement antibiotique, mais peut aussi entraîner une péritonite par perforation, une occlusion, un abcès ou une pseudotumeur inflammatoire. La fistulisation (formation d'un canal infectieux) dans la vessie est possible. Plus rarement, les diverticules peuvent donner lieu à des hémorragies. En revanche, la diverticulose ne prédispose pas au cancer du côlon.

**TRAITEMENT**

Il fait appel à un régime riche en fibres. Les médicaments sont peu utilisés, sauf en cas de diverticulite, où l'antibiothérapie s'impose. La répétition des crises de diverticulite, les abcès, les pseudotumeurs et les fistules imposent un traitement chirurgical : c'est la résection du sigmoïde. Effectuée en période d'infection, elle comporte en général deux temps : colostomie avec établissement d'un anus artificiel transitoire, puis abouchement des segments coliques, après traitement antibiotique. En l'absence d'infection, elle se fait en un seul temps, avec rétablissement immédiat de la continuité colique.

## Division cellulaire

Processus au cours duquel une cellule mère se divise pour donner naissance à deux cellules filles.

La division cellulaire permet la reproduction des organismes unicellulaires ainsi que la croissance des organismes pluricellulaires.

**DIFFÉRENTS TYPES DE DIVISION CELLULAIRE**

On distingue deux grands types de division cellulaire : la méiose et la mitose. La méiose donne naissance à des cellules filles différentes, chacune ne contenant qu'une moitié du stock génétique de la cellule mère. Ce type de division cellulaire ne se produit chez l'homme que dans les ovaires et les testicules ; il donne naissance aux gamètes (spermatozoïdes et ovules). La mitose conduit, en revanche, à la formation de deux cellules filles identiques en tous points à la cellule mère, exception faite de la taille.

■ **La méiose** a un déroulement complexe. Globalement, on peut la considérer comme une succession de deux mitoses. Au cours de la première, le nombre de chromosomes reste dans les cellules filles le même que dans la cellule mère. Puis, chacune des deux cellules filles subit à son tour une division, au cours de laquelle son stock chromosomique est divisé par deux. On passe donc d'une cellule diploïde (à 2n chromosomes) à quatre cellules haploïdes (à n chromosomes). Chaque ovule formé dans l'ovaire et chaque spermatozoïde formé dans le testicule possèdent un contenu chromosomique spécifique. La réunion, lors de la fécondation, d'un ovule et d'un spermatozoïde redonnera une cellule diploïde.

■ **La mitose** se déroule toujours, à quelques variations près, de la même façon chez tous les êtres vivants.

Elle s'effectue en quatre phases distinctes :
- la prophase se caractérise par une condensation progressive, puis par un dédoublement des chromosomes dans le noyau de la cellule, suivi par la désagrégation de l'enveloppe nucléaire ;
- la métaphase voit la formation d'un fuseau, dit fuseau achromatique, le long duquel viennent se ranger les chromosomes ;
- l'anaphase se caractérise par la séparation des chromosomes en deux groupes égaux, chacun tiré par les fibres du fuseau vers les deux pôles de la cellule ;
- la télophase marque la fin de la mitose, avec la formation de deux nouveaux noyaux et la séparation de la cellule mère en deux cellules filles.

## Dizygote

Se dit de jumeaux provenant de deux œufs (zygotes) différents.

Les jumeaux dizygotes, couramment appelés faux jumeaux, sont issus de la fécondation de deux ovules distincts par deux spermatozoïdes distincts. Ils ont donc un patrimoine génétique différent et peuvent, au contraire des vrais jumeaux (monozygotes), ne pas se ressembler et ne pas être du même sexe.

## Doigt

Chacun des cinq appendices indépendants et articulés qui forment l'extrémité de la main. (P.N.A. *digitus manus*)

Les doigts sont les organes essentiels de la préhension, grâce au mouvement de pince qui permet d'opposer le pouce à n'importe lequel des quatre autres doigts.

Chaque doigt long (index, médius ou majeur, annulaire, auriculaire) comporte trois segments : la phalange, la phalangine et la phalangette ; le pouce n'en comporte que deux. La phalangette, qui supporte l'ongle et l'extrémité du doigt, est très richement innervée, notamment la pulpe, et permet une grande finesse tactile. La mobilité des doigts est assurée grâce à de nombreux tendons (fléchisseurs, extenseurs) et à de petits muscles fins de la main.

**PATHOLOGIE**

■ **Les plaies** des doigts sont très fréquentes. Il vaut toujours mieux consulter un médecin pour s'assurer de l'absence de lésions profondes des éléments importants des doigts, tels que tendons, nerfs ou muscles. Alors que les plaies graves des tendons se reconnaissent au manque de mobilité du doigt, une plaie partielle peut n'entraîner aucune gêne mais favoriser, si elle n'est pas soignée, une rupture plus tardive du tendon lésé.

■ **Les fractures** du doigt demandent le plus souvent un traitement orthopédique. Les articulations des doigts peuvent aussi être le siège de luxations ou d'entorses.

■ **Les infections** de la pulpe du doigt telles que le panaris ou la tourniole (panaris superficiel ayant tendance à faire le tour de l'ongle) sont généralement dues à une bactérie qui pénètre dans la peau après une coupure ou une piqûre.

■ **Les maladies** touchant les doigts sont nombreuses. Ainsi, la maladie de Dupuytren est une affection d'origine inconnue, qui se manifeste par la rétraction de l'aponévrose palmaire avec flexion progressive et irréductible de certains doigts. De même, les maladies rhumatismales atteignent souvent les doigts, entraînant parfois des déformations très importantes (polyarthrite rhumatoïde). Les doigts peuvent également être le siège de tumeurs des tissus mous ou des os. La plus fréquente, le chondrome, est une tumeur bénigne formée de tissu cartilagineux.

■ La section d'un doigt nécessite une réimplantation en urgence. Dans l'immédiat, il est essentiel d'envelopper le doigt coupé dans une compresse propre ou dans un film plastique, et de le poser sur de la glace.

DOIGT

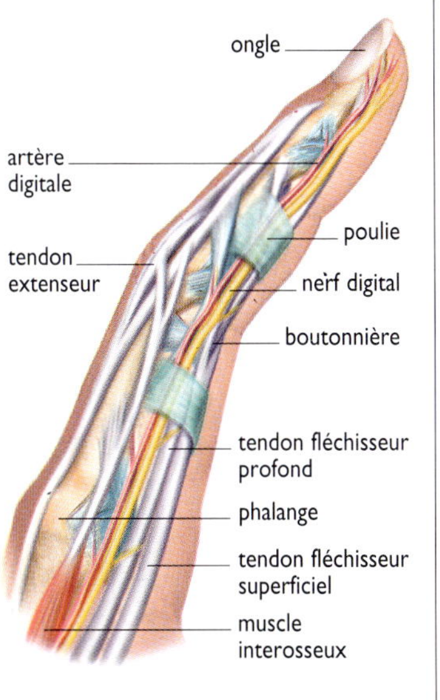


## Doigt à ressort
Blocage d'un doigt en position repliée. SYN. *doigt à ressaut.*

Un doigt à ressort est provoqué le plus souvent par un nodule du tendon fléchisseur, qui gêne le glissement du tendon à l'intérieur de sa gaine synoviale, ou parfois par une inflammation de la gaine du tendon. On peut redresser un doigt à ressort par une traction douce, qui le libère alors brusquement.

Une injection locale de corticostéroïdes assure le plus souvent la guérison. Plus rarement, une intervention chirurgicale est nécessaire pour libérer le tendon.

## Doigtier
Fourreau en caoutchouc ou en matière plastique, en forme de doigt de gant, permettant de protéger un doigt infecté ou blessé, ou employé par les médecins pour pratiquer divers examens, notamment les touchers vaginal et rectal.

## Dolichocéphale
Se dit d'un crâne de forme allongée, plus grand dans le sens longitudinal que dans le sens latéral.

Le type dolichocéphale s'oppose au type brachycéphale (crâne aussi large que long). Il se rencontre en particulier chez les Nordiques, les Méditerranéens et certaines ethnies noires.

## Dolichocôlon
Côlon particulièrement long.

En réalité, on ne connaît pas de critères objectifs permettant de déterminer la longueur normale du côlon. Le dolichocôlon n'est pas héréditaire et, contrairement à une opinion fréquemment répandue, il n'est responsable d'aucune manifestation pathologique et ne requiert aucun traitement particulier.

## Dolto (Françoise)
Neuropsychiatre et psychanalyste française (Paris 1908 - *id.* 1988).

Françoise Dolto s'est spécialisée très tôt dans la psychanalyse des enfants, comme en témoigne sa thèse de médecine *Psychanalyse et Pédiatrie* (1939). Collaboratrice de Jacques Lacan, elle s'est fait connaître d'un large public grâce à ses analyses ainsi qu'à des émissions de radio, des ouvrages et de nombreux articles exposant ses idées sur le développement psychoaffectif de l'enfant, en mettant notamment l'accent sur l'autonomie de celui-ci.

## Dominant
Se dit d'un caractère génétique (ou, par extension, du gène qui le porte) qui se manifeste lorsqu'il est présent dans le caryotype d'un sujet sur un seul des deux chromosomes homologues.

Dans les cellules, chaque chromosome existe en deux exemplaires, et il arrive très fréquemment qu'un gène se présente sous deux versions différentes (allèles) sur chacun des deux chromosomes. Quand c'est le cas, les deux versions entrent en compétition pour s'exprimer. Si elles sont de force inégale, seule l'une d'elles s'exprime dans l'apparence de l'individu : elle est alors dite dominante (allèle dominant), l'autre étant qualifiée de récessive. Ainsi, chez les plantes, la compétition entre un allèle « couleur rouge » dominant et un allèle « couleur blanche » récessif donnera une fleur de couleur rouge.

Quand une maladie génétique est à transmission dominante, il suffit qu'un sujet ait reçu de l'un de ses parents un chromosome porteur de l'allèle dominant pour que la maladie se manifeste chez lui.

Les manifestations cliniques d'une maladie génétique transmise sur le mode dominant sont souvent variables au sein d'une même famille.

## Donneur universel
Sujet pouvant donner son sang à un individu de n'importe quel groupe sanguin du système ABO.

Seuls les sujets du groupe O sont dits donneurs universels ; en effet, leur sang ne contient ni l'antigène A ni l'antigène B ; leurs globules sont donc compatibles avec tous les groupes sanguins ABO.

Toutefois, un donneur universel ne l'est que dans le système ABO ; les règles de sécurité transfusionnelles liées au système Rhésus et aux agglutinines irrégulières restent applicables lors de la transfusion de son sang.

## Donovanose
Infection cutanée habituellement transmise par voie sexuelle.

La donovanose n'a de fréquence notable que dans les pays tropicaux et affecte surtout les sujets âgés de 20 à 30 ans. La cause de cette affection est bactérienne : la seule transmission démontrée s'effectue par voie sexuelle, mais une transmission non sexuelle par les selles serait possible. L'incubation dure de quelques jours à plusieurs mois. Le signe de la maladie est une petite élevure rouge vif et indolore, qui s'ulcère en saignotant. Elle peut siéger sur le gland du pénis, sur les grandes lèvres de la vulve, dans la région de l'aine, du pubis ou de l'anus. Le traitement repose sur l'administration, par voie orale, d'antibiotiques du groupe des tétracyclines ou des macrolides.

## Dopage
Utilisation de dopants, substances permettant d'augmenter de manière artificielle les performances sportives d'un individu.

Le plus souvent, les dopants sont des médicaments détournés de leur usage normal : stimulants (amphétamines, caféine), analgésiques, hormones (anabolisants, hormones de croissance, corticostéroïdes, érythropoïétine ou EPO), bêtabloquants. Ils permettent de diminuer la fatigue, d'augmenter le volume et la force musculaires, ou d'atténuer les sensations douloureuses du sujet.

Leurs effets indésirables, nombreux et graves, varient selon la nature des substances. Ils peuvent être d'ordre cardiovasculaire (mort subite pendant la compétition, hémorragie cérébrale, hypertension artérielle), tumoral (tumeurs du foie, de la prostate), hormonal et génital (stérilité, impuissance chez l'homme, virilisation chez la femme), osseux ou traumatique (arrêt de la croissance chez un adolescent, fractures, ruptures tendineuses).

La liste des substances dopantes dont l'usage est interdit dans les compétitions est fixée par chacune des fédérations sportives, qui, en fait, adoptent souvent la liste établie par le Comité international olympique. Des contrôles antidopage sont régulièrement effectués lors de compétitions ou d'entraînements, par des médecins assermentés. Certains athlètes, tirés au sort parmi les concurrents, doivent se soumettre aux analyses d'urine et déclarer d'éventuels traitements médicaux en cours. En cas de tests positifs, ils sont sanctionnés par le Comité de lutte antidopage.

## Dopamine
Neurotransmetteur du groupe des catécholamines, précurseur de la noradrénaline, jouant dans le cerveau un rôle fondamental pour le contrôle de la motricité et utilisé en thérapeutique pour son action stimulante sur le système cardiovasculaire.

La dopamine est synthétisée par certains neurones dits dopaminergiques. Ceux-ci sont localisés dans des centres nerveux précis (hypothalamus, locus niger, corps striés) intervenant dans la commande de la motricité. Ces centres sont reliés par différentes voies, dont la voie nigrostriée qui relie le locus niger et le striatum.

**PATHOLOGIE**

La diminution de dopamine dans l'encéphale, due à la dégénérescence des neurones dopaminergiques de la voie nigrostriée, est responsable des symptômes qui caractérisent la maladie de Parkinson. D'autres troubles, comme le syndrome parkinsonien provoqué par les neuroleptiques, sont également imputables au dysfonctionnement des mécanismes dopaminergiques.

**UTILISATION THÉRAPEUTIQUE**

La dopamine est utilisée à des fins thérapeutiques pour des propriétés qu'elle a peu à l'état naturel. En effet, utilisée comme médicament, elle se diffuse dans l'ensemble de l'organisme, et non dans le seul système nerveux. Elle possède une action dite inotrope positive (augmentation de la force de contraction du cœur), et c'est alors un médicament d'urgence en cas d'état de choc cardiogénique, infectieux, hypovolémique ou traumatique. Son administration, par voie intraveineuse, est réservée à des médecins spécialistes, réanimateurs et cardiologues. La dopamine peut provoquer des nausées, des vomissements, des crises d'angor par ralentissement de la circulation dans les artères coronaires, des troubles du rythme cardiaque.

## Doppler (examen)

Examen utilisant les ultrasons pour mesurer la vitesse de la circulation sanguine. SYN. *vélocimétrie Doppler.*

**INDICATIONS**

L'examen Doppler est principalement prescrit en cardiologie (affections du cœur, des artères et des veines) et en neurologie (affections du cerveau).

- L'examen Doppler cardiaque permet l'étude des mouvements du sang entre les diverses cavités cardiaques. Il est demandé lorsqu'on soupçonne une anomalie des cavités, des valvules, des parois du cœur ou de son fonctionnement. Il permet de diagnostiquer des communications anormales entre les oreillettes ou les ventricules, et d'évaluer l'importance d'anomalies de fonctionnement des valves cardiaques (rétrécissement ou insuffisance valvulaire).
- L'examen Doppler transcrânien permet l'étude des mouvements du sang dans les artères intracérébrales, à travers les os du crâne.
- L'examen Doppler vasculaire permet l'étude des mouvements du sang dans les artères ou les veines de l'organisme. Par exemple, l'examen Doppler des artères carotides, qui irriguent le cerveau, peut amener à diagnostiquer chez un patient victime de pertes de connaissance ou de paralysies transitoires un rétrécissement ou une occlusion d'un vaisseau. Il permet également l'analyse d'une artériopathie des membres inférieurs et la recherche d'une phlébite.

**TECHNIQUE**

Il existe différentes techniques correspondant à différents types d'appareil : Doppler continu (émission permanente d'un faisceau d'ultrasons), Doppler pulsé (brèves impulsions ultrasonores), Doppler couleurs (Doppler pulsé muni d'un système de codage couleurs, le sens et la vitesse du flux sanguin étant représentés par une couleur arbitraire). Par ailleurs, on associe fréquemment l'examen Doppler à une autre méthode utilisant aussi les ultrasons, l'échotomographie (échographie bidimensionnelle donnant une image en coupe de l'organe exploré) : c'est ce que l'on appelle parfois échographie Doppler ou écho-Doppler.

Une sonde émet des ultrasons qui se réfléchissent sur les globules rouges puis sont recueillis par un récepteur situé sur la même sonde. Il se produit un effet Doppler : la fréquence des ondes réfléchies dépend de la vitesse des globules rouges (elle augmente avec la vitesse) et permet donc de mesurer cette dernière. L'appareil émet un son d'autant plus aigu que la vitesse est rapide, et surtout il fournit un graphique sur écran de télévision ou sur papier. Le couplage avec l'échographie permet de visualiser la forme de la structure anatomique examinée (artère, cœur), vue en coupe, en même temps que le flux sanguin qui la traverse. L'utilisation de divers types de sondes et de fréquences variées permet d'étudier des structures vasculaires plus ou moins profondes.

**DÉROULEMENT**

L'examen Doppler ne nécessite ni préparation particulière, ni anesthésie, ni hospitalisation ; il est indolore. La région examinée est dévêtue, et le médecin pose sur la peau une sonde en forme de crayon, puis la déplace, parallèlement au trajet de l'artère étudiée, par exemple. Aucune surveillance n'est nécessaire après l'examen, qui n'entraîne aucun effet secondaire.

## Dorsal

Qui se rapporte à la région du dos ou au revers de certains organes et de certaines régions du corps.

### EXAMEN DOPPLER

**Pratiqué en cabinet ou à l'hôpital, l'examen Doppler permet de détecter les rétrécissements des artères ou des veines, les anomalies des mouvements des valvules du cœur, et même les troubles du rythme cardiaque chez le fœtus. Son interprétation est délicate.**

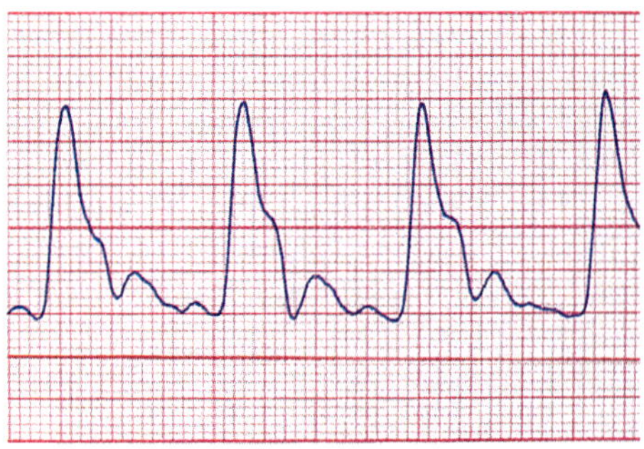

*Chacun des pics correspond à une accélération du flux sanguin, provoquée par une contraction du cœur.*

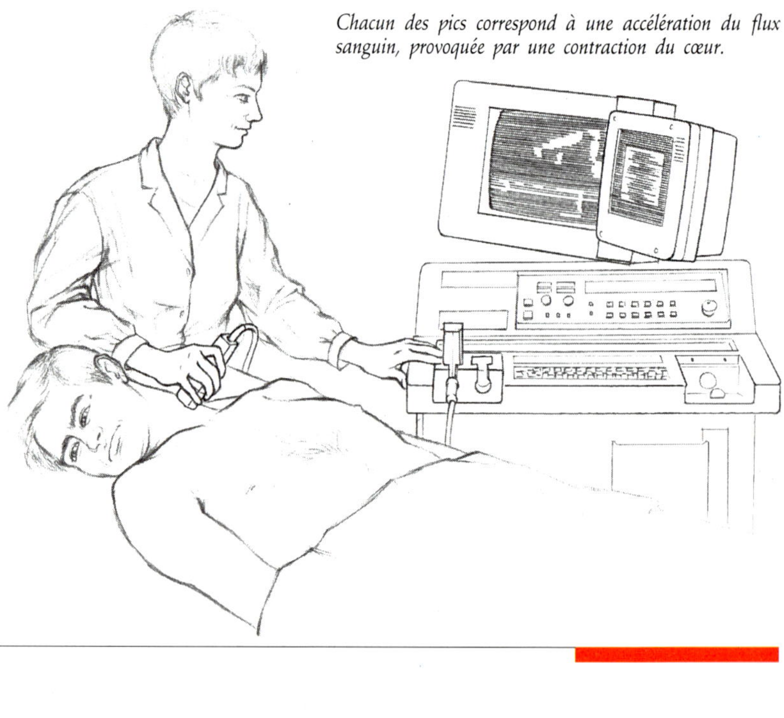

Un élément anatomique dorsal est situé dans le dos, entre les épaules et le bord supérieur du bassin. Toutefois, ce terme s'applique également à d'autres régions de l'organisme : la face dorsale de la main est sa face postérieure, opposée à la paume ; la face dorsale du pied est sa face supérieure, opposée à la plante ; la face dorsale de la langue est sa face supérieure.

■ **Les vertèbres dorsales,** au nombre de 12, sont précédées des vertèbres cervicales et sont suivies par les vertèbres lombaires. Elles font partie de la paroi postérieure de la cage thoracique et servent de soutien et de points d'articulation aux côtes.

■ **Les muscles grands dorsaux** sont deux muscles larges et aplatis qui recouvrent toute la partie inférieure du dos, puis se dirigent en se rétrécissant vers l'humérus. Lorsqu'ils prennent leur appui dans le dos, ils servent à ramener puissamment les bras vers le bas, et lorsqu'ils prennent leur appui sur l'humérus (le sujet s'accrochant à une barre par la main), ils servent à soulever le tronc.

■ **Les muscles longs dorsaux** sont deux muscles longs et étroits placés de chaque côté de la colonne vertébrale, qui s'étendent du bassin au cou. Ils font partie d'un ensemble de muscles qui maintiennent la colonne vertébrale. La contraction de l'un d'entre eux permet d'incliner latéralement la colonne vertébrale. La contraction des deux muscles longs dorsaux permet de relever la colonne vertébrale lorsqu'elle est penchée en avant.

## Dorsalgie

Douleur du rachis dorsal.

Dans le langage médical, le terme « dos » désigne seulement la région de la colonne vertébrale appelée rachis dorsal, qui s'étend des épaules jusqu'à la taille, c'est-à-dire la région caractérisée par les douze vertèbres dorsales sur lesquelles s'articulent les côtes. Ainsi, de nombreux adultes et sujets âgés se plaignent de douleurs du dos alors que la plupart de ces douleurs concernent en réalité le rachis cervical bas ou le rachis dorsolombaire, plutôt que le rachis dorsal stricto sensu. Les dorsalgies, au sens propre, s'observent avec une fréquence nettement plus élevée chez les sujets travaillant dans l'industrie lourde.

Les causes des dorsalgies sont multiples : dégénératives (arthrose), inflammatoires (spondylarthrite), mécaniques, liées à une mauvaise posture (cyphoscoliose) ou à une ostéoporose (raréfaction du tissu osseux) postménopausique ou sénile, avec tassements vertébraux, ou traumatiques (fracture). Cependant, même si l'on invoque parfois des lésions osseuses, érosives ou ligamentaires, de nombreuses douleurs dorsales n'ont pas de causes évidentes : tel est le cas des dorsalgies dites essentielles, qui touchent les jeunes femmes et qui sont l'expression d'un état dépressif masqué.

#### TRAITEMENT ET PRÉVENTION

Le traitement des dorsalgies dépend de leur cause. Il repose essentiellement sur les analgésiques, les anti-inflammatoires et la kinésithérapie. Leur prévention fait appel au maintien d'une posture et d'une musculature rachidiennes correctes, ainsi qu'à l'adaptation ergonomique de certains postes de travail (sièges adaptés, par exemple).

## Dos

→ VOIR Dorsalgie, Rachis.

## Dosage biologique

Mesure de la concentration d'une substance dans un liquide de l'organisme.

Un dosage biologique est indiqué soit pour confirmer ou compléter un diagnostic, soit pour surveiller une maladie connue. Le liquide prélevé peut être naturel (sang, urine, liquide céphalorachidien) ou pathologique (épanchement dans la plèvre, le péritoine, une articulation).

#### DIFFÉRENTS TYPES DE DOSAGE BIOLOGIQUE

Outre les dosages fréquents de substances naturelles telles que l'albumine, le calcium, le cholestérol, le glucose, le sodium, on peut distinguer trois types de dosage plus récents, et moins courants : les dosages médicamenteux, les dosages hormonaux et les dosages immunologiques.

■ **Le dosage de certains médicaments dans le sang** connaît un grand développement. Les produits concernés sont déjà nombreux. Il s'agit par exemple des digitaliques, destinés au traitement de l'insuffisance cardiaque, des antiépileptiques, des théophyllines, utilisées dans le traitement de l'asthme, ou encore des antibiotiques. On peut ainsi diagnostiquer un surdosage dangereux, mais surtout régler la posologie d'après les résultats de dosages réguliers pour avoir l'efficacité maximale et le minimum de risque.

■ **Le dosage des sécrétions hormonales dans le sang** se fait à partir d'un prélèvement simple ou grâce à des tests, plus spécialisés mais plus précis : ainsi, au cours d'un test de stimulation, on injecte une substance stimulant une glande, puis on vérifie dans le prélèvement que la concentration sanguine de l'hormone correspondante a bien augmenté. Au cours d'un test de freinage, à l'inverse, on injecte une substance censée inhiber la glande avant de contrôler la baisse de la concentration de l'hormone concernée. La gynécologie et l'obstétrique font partie des spécialités médicales qui ont le plus bénéficié des dosages hormonaux. Les dosages sanguins de l'œstradiol, de la progestérone, des hormones hypophysaires (hormones folliculostimulante et lutéinisante commandant l'ovaire, prolactine) et les tests de stimulation sont indispensables pour compléter le diagnostic d'une puberté précoce, d'une aménorrhée (absence des règles), de troubles du cycle menstruel, d'anomalies de l'ovulation, d'une insuffisance en progestérone et de tumeurs de l'ovaire ou de l'hypophyse. Les dosages sont également utilisés pour suivre le traitement d'une stérilité par stimulation médicamenteuse de l'ovaire. Enfin, le dosage dans le sang et dans les urines de l'hormone chorionique gonadotrophique (H.C.G.) est une information primordiale pour le diagnostic de grossesse, y compris pour celui d'une éventuelle grossesse extra-utérine.

■ **Les dosages immunologiques dans le sang** servent à détecter la présence et à mesurer la concentration d'anticorps et/ou d'antigènes ou de marqueurs tumoraux (anticorps ou antigènes élaborés par certaines tumeurs malignes). Ces dosages témoignent de l'existence de maladies infectieuses (sérologie de l'herpès, des hépatites B et C ou du sida), de maladies auto-immunes ou systémiques (dosage des anticorps antinucléaires, dont des taux élevés sont indicateurs d'un lupus érythémateux disséminé), ou de certains cancers (dosage des antigènes carcinoembryonnaires de certains cancers digestifs, ou des phosphatases acides dans le cancer de la prostate).

#### TECHNIQUE ET EFFETS SECONDAIRES

La technique du prélèvement, en dehors de l'examen courant des urines recueillies dans un bocal, fait appel à la ponction avec une aiguille creuse ou un trocart (instrument en forme de poinçon), montés sur une seringue ou sur un tube et introduits à travers la peau. Il n'y a pas de préparation particulière pour un simple prélèvement de sang, pratiqué dans une grosse veine superficielle du coude ; une anesthésie locale peut être requise dans certains autres cas (prélèvement de liquide cérébrospinal, d'épanchements divers, tel que le liquide articulaire).

Les effets secondaires possibles sont les suivants : malaise, parfois impressionnant mais bénin, hémorragie par piqûre d'un vaisseau, blessure d'organe, risque d'infection.

#### RÉSULTATS

Les résultats des dosages biologiques sont le plus souvent quantitatifs, c'est-à-dire présentés sous forme de chiffres. Il arrive qu'ils soient exprimés d'une manière semi-quantitative, approximative. En ce qui concerne les unités utilisées, deux systèmes coexistent souvent : les unités anciennes et les unités du système international (S.I.) adapté à la médecine, dans lequel le millimètre cube, par exemple, est remplacé par le millilitre ou le milligramme par la millimole. Ainsi, la concentration du glucose sanguin est exprimée couramment en grammes par litre (unité ancienne), alors qu'elle devrait être indiquée en millimoles par litre (système international). En raison des variations possibles entre laboratoires, les valeurs considérées comme normales par un laboratoire sont précisées à côté des résultats de chaque examen.

## Dosimétrie

Mesure de l'irradiation (par des rayonnements ionisants).

Quelle que soit leur origine (naturelle, militaire, civile ou médicale), les rayonnements ionisants présentent le risque d'exercer des effets néfastes pour l'organisme. Ces risques, dont la quantification est du ressort du physicien ou du biologiste, sont grossièrement proportionnels à la dose reçue, mais sont également fonction des conditions d'exposition. Les risques les plus élevés, et les effets les plus sévères (mutation cellulaire, dégénérescence maligne, anémie, leucémie) sont associés à l'usage militaire de la radioactivité, ou à des accidents tels que celui survenu à Tchernobyl. Les risques associés à la radiothérapie, dont l'usage est essentiellement réservé au traitement de tumeurs, sont moindres, et ceux auxquels exposent les examens de radiologie médicale sont plus faibles encore. Il faut néanmoins dans ce dernier cas tenir compte de la fréquence d'exposition aux rayonnements, ces examens étant d'usage plus courant.

Ainsi, bien que le bénéfice apporté par la radiologie médicale dans le diagnostic et le traitement des maladies soit patent, justifiant son utilisation, celle-ci présente un risque relatif, lié aux rayonnements utilisés. Aussi un sujet (le patient, mais surtout le radiologue et ses collaborateurs) ne doit-il pas être exposé à une trop grande quantité de rayons X dans un temps donné. C'est pourquoi il est nécessaire de surveiller et de mesurer le rayonnement reçu par les personnels en radiologie lors des radiographies médicales à l'aide d'un dosimètre, petit appareil de mesure qu'ils portent sur eux. Chaque dosimètre est régulièrement contrôlé par des services spécialisés, afin de vérifier le non-dépassement des doses légalement autorisées. Conformément aux directives européennes, la quantité de rayons X délivrée doit être indiquée pour chaque examen.

→ VOIR Radioprotection.

## Double aveugle (essai en)

Méthode comparative de l'efficacité de deux thérapeutiques, ou d'un nouveau médicament et d'un placebo.

## Douglas (cul-de-sac de)

Point le plus bas de la cavité péritonéale (formée par le péritoine, membrane séreuse qui tapisse la cavité abdominale), situé, chez la femme, entre le vagin et le rectum, et, chez l'homme, entre la vessie et le rectum. (P.N.A. *excavatio recto-uterina*)

Le cul-de-sac de Douglas est accessible par les touchers rectal et vaginal ; sa palpation permet de percevoir un épanchement intrapéritonéal, un abcès ou une tumeur solide. En cas d'abcès, la palpation peut être très douloureuse. La localisation d'un épanchement peut être confirmée par l'échographie, et une ponction précise sa nature. Chez la femme, le drainage du cul-de-sac par le vagin se nomme colpotomie. Chez l'homme, le drainage se fait à travers la paroi antérieure du rectum (rectotomie). On appelle élytrocèle le prolapsus (descente d'organe) réalisé par une hernie du cul-de-sac de Douglas dans la paroi vaginale.

## Douglassectomie

Ablation du cul-de-sac de Douglas.

Une douglassectomie est pratiquée lors du traitement chirurgical de rétrodéviations (mauvaises positions) de l'utérus, responsables de douleurs pelviennes. Elle peut aussi être effectuée pour traiter les élytrocèles (hernies du cul-de-sac de Douglas à travers la paroi vaginale). L'intervention a lieu soit par laparotomie (ouverture de l'abdomen), soit par cœlioscopie (à partir de petites incisions ombilicales et pelviennes permettant l'introduction d'un endoscope et d'instruments chirurgicaux), soit par voie vaginale. Effectuée en milieu hospitalier, la douglassectomie requiert une anesthésie générale ou locorégionale.

## Douleur

Sensation pénible se manifestant sous différentes formes (brûlure, piqûre, crampe, pesanteur, étirement, etc.) d'intensité et d'extension variables.

La douleur est associée à des lésions tissulaires, réelles ou potentielles, ou décrite comme si ces lésions existaient. La diversité de la douleur et le fait qu'elle soit toujours subjective expliquent qu'il soit difficile d'en proposer une définition satisfaisante. Cette notion recouvre en effet une multitude d'expériences distinctes, qui varient selon divers critères sensoriels et affectifs. Certains sujets décrivent une douleur en l'absence de toute cause physiologique probable ; cependant, il est impossible de distinguer leur expérience de celle qui est causée par une lésion réelle.

La compréhension des mécanismes de la douleur et leur classification demeurent également difficiles à appréhender. Une sensation douloureuse a pour premier objet de protéger l'organisme ; elle ne s'insère donc pas dans le domaine des sensations dites physiologiques, car souffrir ne peut être considéré comme un état normal. De plus, cette sensation d'alarme contre une agression extérieure ou intérieure peut, dans un second temps, si elle n'est pas soulagée, se retourner contre l'organisme lui-même, l'affaiblissant au lieu de le servir. Une douleur intense peut accaparer l'univers émotionnel et asservir le système nerveux, le rendant incapable d'accomplir une autre activité. Enfin, l'appréciation de l'intensité d'une douleur est éminemment variable ; elle dépend de la structure émotionnelle du sujet qui souffre, ce qui rend illusoire toute tentative d'étalonnage entre intensité du stimulus douloureux et souffrance.

#### MÉCANISME

La douleur est due le plus souvent à l'excitation de récepteurs communément appelés nocicepteurs (terminaisons nerveuses sensibles aux stimulations douloureuses), siégeant essentiellement dans la peau et, dans une moindre mesure, dans les vaisseaux, les muqueuses, les os et les tendons. Les organes internes en contiennent peu.

Lorsqu'un récepteur de la douleur est stimulé, les influx nerveux véhiculant le message cheminent dans les nerfs sensitifs vers la moelle épinière ; là, l'information douloureuse est soumise à un certain nombre de contrôles, en particulier inhibiteurs ; puis l'information est transmise vers le thalamus, où la sensation de douleur est perçue. Les nocicepteurs véhiculent deux types d'information, responsables de deux types de douleur : le premier type de douleur, bien localisé et immédiat, dû à une fracture par exemple, est véhiculé par de grosses fibres sensitives myélinisées ; le second type, une brûlure par exemple, plus diffus et plus tardif, est véhiculé par des fibres amyéliniques. Lorsque cela est possible, le cerveau envoie une réponse à un nerf moteur qui commande la contraction d'un muscle permettant l'éloignement de la source douloureuse.

#### DIFFÉRENTES FORMES DE DOULEUR

Une douleur se définit selon son site, son type, diffus ou localisé, son intensité, sa périodicité et son caractère : elle peut être pulsatile, battante, lancinante (les élancements sont caractéristiques d'une inflammation), en éclair (atteinte nerveuse), avoir une nature de crampe (atteinte musculaire) ou de colique (atteinte viscérale), etc. Dans certains cas, la douleur est ressentie dans un endroit du corps différent de la zone lésée ou traumatisée ; on parle alors de douleur irradiée. Un autre type de douleur, l'algohallucinose, est rapporté à un membre fantôme ; il est ressenti par environ 65 % des amputés.

■ **Une douleur aiguë** se manifeste à l'occasion d'une lésion tissulaire et a pour rôle essentiel de prévenir l'individu d'un dysfonctionnement de son organisme. Elle est associée à des palpitations, à une augmentation de la pression artérielle, du taux de certaines hormones (cortisol, catécholamines) et de la fréquence de la ventilation (mouvement de l'air dans les poumons).

■ **Une douleur chronique** est une douleur persistant un mois au-delà du temps habituel lors d'une maladie aiguë, ou après le temps escompté une fois la guérison survenue, ou bien encore une douleur associée à une maladie chronique.

#### TRAITEMENT

La lutte contre la douleur représente l'une des priorités de la médecine. Outre celui de la cause, le traitement consiste généralement en l'administration d'analgésiques non narcotiques (aspirine, paracétamol) pour les douleurs faibles, d'anti-inflammatoires non stéroïdiens pour les douleurs moyennes, d'analgésiques narcotiques (proches de la morphine) pour les douleurs importantes. Le traitement des douleurs chroniques rebelles peut également faire appel à l'injection locale d'opiacés, par cathéter épidural ou intradural pour la moelle et intravasculaire pour le cerveau, par l'intermédiaire d'un réservoir sous-cutané, où le produit est injecté, ou d'une pompe à infusion réglable sur demande.

Des traitements non médicamenteux, comme la cryothérapie (application de froid), les massages, l'acupuncture, l'électrothérapie, voire des interventions de neurochirurgie visant à interrompre les voies de la sensibilité, peuvent également être utilisés. Des centres spécifiques de traitement de la douleur se sont créés ces dernières années. Ils connaissent un important développement et s'intègrent dans la prise en charge hospitalière du malade.

→ VOIR Dossier Douleur.

## DOULEUR

**Une douleur est toujours un signal d'alarme de l'organisme. Son siège est un signe diagnostique essentiel, souvent délicat à déterminer : en effet, une douleur, surtout si elle est intense et irradiée, peut être difficile à rattacher à un organe précis.**

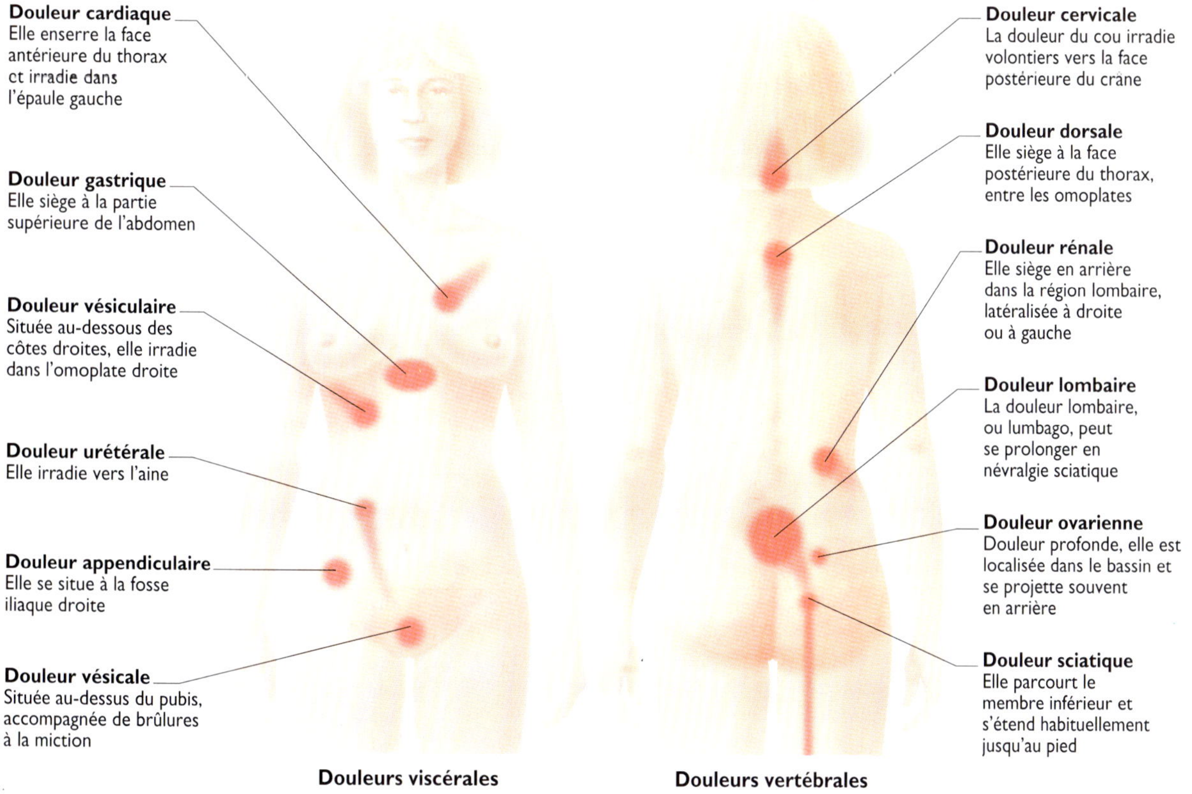


### Douleur postopératoire

Douleur survenant à la suite d'une intervention chirurgicale.

La section et le traumatisme des tissus, nécessaires à toute intervention chirurgicale, lèsent de multiples ramifications nerveuses sensitives et libèrent des substances qui, par effet local ou répercussion sur le système nerveux central, engendrent de la douleur. La durée de celle-ci est très variable (de 24 heures à plusieurs jours), comme son intensité, qui dépend de nombreux facteurs :
- siège de l'intervention : les interventions sur l'abdomen, le thorax, le squelette et les viscères sont plus douloureuses que celles pratiquées sur la tête et le cou ;
- importance de l'intervention et de la dissection des tissus ;
- causes psychologiques (ce qui explique que, pour une même intervention, certains opérés souffrent plus que d'autres).

La technique opératoire, la préparation psychologique, le contact humain, les explications préalables fournies au malade permettent d'atténuer les douleurs postopératoires ; les médicaments (analgésiques, notamment) sont très efficaces, bien que leur usage soit toujours limité par leurs effets indésirables. Des techniques d'exception peuvent être employées dans les cas les plus difficiles : injection péridurale de morphine après les grandes interventions sur l'abdomen ou les membres inférieurs ; auto-injections de substances morphiniques effectuées par l'opéré, en fonction de sa douleur, à l'aide d'une petite pompe.
→ VOIR Dossier Douleur.

### Douve du foie

→ VOIR Distomatose.

### Down (syndrome de)

→ VOIR Trisomie 21.

### Dracunculose

Maladie parasitaire sous-cutanée due à l'infestation par *Dracunculus medinensis,* encore appelé filaire de Médine, ver de Guinée ou dragonneau.

*Dracunculus medinensis* est un ver de la classe des nématodes, d'aspect filiforme, qui mesure de 90 centimètres à 1 mètre de long à l'âge adulte. La dracunculose sévit en Afrique sahélienne et au Proche-Orient.

La contamination s'effectue par l'absorption de l'eau d'étang, de mare, de ruisseau contenant des cyclops (crustacés microscopiques) infestés par la larve du parasite ; les larves traversent la paroi abdominale, puis s'implantent et effectuent leur maturation dans le tissu sous-cutané, le plus souvent aux chevilles.

**SYMPTÔMES ET SIGNES**

La filaire de Médine adulte, un an environ après la contamination, perfore la peau pour pondre ses œufs, formant une cloque ou une petite plaie sur la cheville ou le pied. L'extrémité du ver est alors visible dans le pus qui s'écoule. Cette plaie peut se surinfecter et favoriser un tétanos. Le ver meurt parfois de lui-même en se calcifiant ; une radiographie permet alors de le localiser. Dans d'autres cas, il provoque une infection articulaire ou un abcès sous-cutané.

**TRAITEMENT ET PRÉVENTION**

L'extirpation du ver, par enroulement progressif sur une allumette ou une branche d'épineux, sans le casser, demeure le moyen le plus efficace de supprimer le parasite, mais cette manœuvre est lente et délicate. Un traitement antibiotique doit être administré en complément, et un rappel de vaccination antitétanique, ou une sérothérapie antitétanique, est indispensable.

La prévention consiste à faire bouillir l'eau et à la filtrer avant consommation.

### Drain

Tube en caoutchouc, en fibres de crin, en matière synthétique ou en silicone, destiné soit à collecter et à évacuer hors de l'organisme des liquides physiologiques (sang) ou pathologiques (pus), ou des liquides de lavage, soit à en expulser des gaz.

On distingue les drains passifs, où l'écoulement de la collection est spontané par gravité ou capillarité, des drains actifs, reliés à un système d'aspiration.

**DRAINS PASSIFS**

Ils peuvent être reliés à une poche destinée à recueillir les sécrétions, permettant de mesurer le volume collecté et, éventuelle-

■ **Certaines présentations** constituent des dystocies. Elles sont soit relatives (présentation du siège chez la primipare ou présentation de la face), soit absolues (présentations du front ou de l'épaule). L'obstétricien juge alors si l'accouchement peut avoir lieu par les voies naturelles ou s'il faut envisager de pratiquer une césarienne.
■ **L'excès de volume du fœtus** peut rendre l'accouchement difficile. Cet excès est global (gros enfant) ou localisé (hydrocéphalie, tumeurs du cou ou de la région sacrococcygienne, épaules trop larges). Une césarienne est alors pratiquée.

## Dystonie

Contraction involontaire et douloureuse figeant tout ou partie du corps dans une position anormale.

Quand une partie du corps se fixe dans une position dystonique, la zone musculaire concernée se contracte sous l'effet d'un spasme, dit spasme dystonique. Certaines dystonies n'apparaissent qu'à l'occasion d'un mouvement précis ; on parle alors de dystonie de fonction.

#### CAUSE

Une dystonie est la manifestation d'une atteinte du système extrapyramidal. Les dystonies peuvent être isolées ou faire partie d'une maladie neurologique, parfois héréditaire (dystonie généralisée familiale), mais la cause en reste le plus souvent inconnue. Cependant, on retrouve parfois une pathologie bien déterminée, comme une tumeur cérébrale ou une maladie de Parkinson.

#### SYMPTÔMES ET SIGNES

Ils sont variables. Dans le torticolis spasmodique, par exemple, qui constitue la dystonie localisée la plus fréquente et touche souvent les femmes après 40 ans, on observe une rotation anormale de la tête, souvent associée à une inclinaison de celle-ci. Dans la crampe de l'écrivain, la plus fréquente des dystonies de fonction, il se produit une crispation douloureuse des doigts, du poignet et, parfois, de tout le bras dès que le sujet essaye d'écrire. Une douleur accompagne généralement la crispation, qui survient dès le début de l'écriture et empêche sa poursuite.

#### TRAITEMENT

Il est fondé sur celui d'une cause éventuelle et sur la prise d'anticholinergiques, parfois associés à des myorelaxants pour lutter contre les douleurs. La dopamine, dans certains cas de dystonie généralisée familiale, permet d'obtenir des résultats spectaculaires.

Pour les dystonies localisées et de fonction, la kinésithérapie joue un rôle fondamental, car elle s'attache à décontracter les muscles hyperactifs et à favoriser le renforcement des muscles antagonistes. Des injections locales de toxine botulinique sont utilisées ; elles provoquent une paralysie transitoire des muscles atteints, facilitant la kinésithérapie.

## Dystrophie musculaire

Maladie musculaire familiale et héréditaire provoquant une dégénérescence progressive des fibres musculaires.

Les dystrophies musculaires se classent en différents types, selon leur mode de transmission (lié ou non au sexe, dominant ou récessif), la rapidité de développement de la maladie et le début de survenue des symptômes.

#### DIFFÉRENTS TYPES DE DYSTROPHIE MUSCULAIRE

■ **La myopathie de Duchenne est** la plus fréquente et la plus grave des dystrophies musculaires. Elle atteint surtout les hommes (elle est liée au chromosome X et transmise par les femmes) et se manifeste dès la petite enfance.
■ **La myopathie dite de Becker** est une forme bénigne de la myopathie de Duchenne, caractérisée par un début plus tardif et une évolution prolongée.
■ **La myopathie facio-scapulo-humérale de Landouzy-Déjerine**, beaucoup plus rare, atteint les deux sexes et débute plus tardivement. Son évolution est très lente, et la maladie est compatible avec une vie sociale pratiquement normale.
■ **La myopathie des ceintures** atteint les deux sexes, débute chez l'adolescent ou l'adulte jeune et entraîne une invalidité relativement sévère à l'âge moyen de la vie.
■ **La myotonie, ou maladie de Steinert**, la plus fréquente des dystrophies musculaires de l'adulte, est à transmission autosomique dominante (le gène porteur se trouve sur un chromosome non sexuel et il suffit qu'il soit reçu de l'un des parents pour que la maladie se développe). Elle débute souvent entre 20 et 30 ans. Elle atteint d'abord l'extrémité des membres et la face avec un ptôsis (chute des paupières) et un aspect atone de la face. Le déficit intellectuel est fréquent ; l'évolution, plus ou moins invalidante, est néanmoins compatible avec une survie prolongée.

#### CAUSE

Elle est inconnue ou partiellement connue. Les dystrophies musculaires sont primitives, c'est-à-dire qu'elles ne découlent pas d'une maladie. Leur nature est dite dégénérative, terme indiquant qu'il ne s'agit pas d'une tumeur, d'une infection, d'un trouble immunitaire ou d'une lésion.

#### SYMPTÔMES ET SIGNES

Les signes commencent insidieusement et se développent ensuite très lentement. La force des muscles diminue de plus en plus, de façon symétrique de chaque côté du corps, provoquant un handicap souvent sévère. L'évolution peut être rapide et grave, comme dans la myopathie de Duchenne, entraînant une insuffisance respiratoire et une atteinte du cœur souvent fatale. D'autres dystrophies sont d'évolution plus lente (maladie de Steinert, myopathie de Landouzy-Déjerine).

#### DIAGNOSTIC

Une dystrophie musculaire est diagnostiquée par électromyographie (analyse de l'activité électrique du muscle) et confirmée par biopsie musculaire : la diminution du nombre de fibres musculaires est toujours considérable, et les fibres persistantes sont très inégales par leur diamètre, certaines étant fortement hypertrophiées.

Le diagnostic prénatal est possible pour certaines dystrophies musculaires (myopathie de Duchenne, maladie de Steinert). Un conseil génétique est donc parfois utile.

#### TRAITEMENT

Des recherches sont actuellement en cours, mais aucun traitement n'a encore véritablement prouvé son efficacité.

→ VOIR Myopathie.

## Dystrophie ovarienne

→ VOIR Ovaires polykystiques (syndrome des).

## Dysurie

Difficulté à uriner.

Une dysurie est provoquée par l'existence d'un obstacle à l'évacuation des urines, qui peut entraîner une vidange incomplète avec résidu vésical après miction. L'adénome prostatique, la sclérose du col vésical, le rétrécissement de l'urètre, l'hypertonie du sphincter strié sont les causes obstructives les plus fréquentes de dysurie. Plus rarement, celle-ci peut être due à un dysfonctionnement neurologique de la vessie (paralysie avec atonie du muscle vésical).

Une dysurie se manifeste par des mictions lentes, pénibles, en plusieurs temps, avec nécessité de forcer pour évacuer la vessie. Elle est parfois précédée d'une difficulté à débuter la miction.

Le traitement d'une dysurie est celui de la maladie causale. Une dilatation de la vessie puis du haut appareil urinaire peuvent apparaître progressivement en l'absence de traitement, avec risque de retentissement sur la fonction rénale.

# E

## Eau

Liquide incolore, inodore et sans saveur entrant dans la composition de la majorité des organismes vivants.

La molécule d'eau ($H_2O$) se compose de 2 atomes d'hydrogène liés à 1 atome d'oxygène. L'eau bout à la température de 100 °C, se solidifie à 0 °C (sous la pression de 1 atmosphère, ou 101 kilopascals). L'eau est partout présente dans la nature, y compris dans l'atmosphère, sous forme de vapeur. Elle est dite potable quand elle répond à certaines normes fixées par des textes législatifs : elle doit être agréable à consommer tant pour son goût que pour sa couleur et son odeur et, en règle absolue, non susceptible de porter atteinte à la santé. L'eau potable ne doit contenir ni micro-organismes pathogènes ni substances toxiques (cuivre, plomb, fluorures, cyanure, arsenic, composés phénoliques, etc.). Sa concentration en certaines substances chimiques (sels minéraux, ammoniaque, nitrites, nitrates, chlorures, matières organiques) doit être limitée.

L'eau est le principal solvant organique. Le corps humain est constitué en moyenne de 60 % d'eau, diversement répartie.

- **L'eau extracellulaire,** qui représente 40 % de l'eau totale, correspond au plasma, à la lymphe, au liquide céphalorachidien et aux liquides interstitiels baignant les cellules.
- **L'eau intracellulaire,** c'est-à-dire incluse dans les cellules, représente 60 % de l'eau totale de l'organisme.

L'eau circule d'un secteur à l'autre en fonction des concentrations existant respectivement de part et d'autre de la membrane cellulaire. Elle permet le transport des diverses substances qu'elle renferme en solution et les réactions chimiques entre elles. L'organisme humain perd en moyenne 2,5 litres d'eau par jour, principalement par les urines, ces pertes étant régulées par les reins (sous l'effet de l'hormone antidiurétique), le tube digestif, les poumons (respiration) et la peau (transpiration). Les pertes organiques en eau doivent être compensées par un apport correspondant : eau de boisson, eau contenue dans les aliments et eau métabolique, provenant de la combustion des nutriments. Le métabolisme de l'eau est régulé par l'organisme. La soif est le premier signal indiquant au sujet un déficit en eau. Dans certaines situations pathologiques, la teneur en eau de l'organisme peut varier. Lors d'une déshydratation, elle est insuffisante. À l'inverse, lors d'une sécrétion trop importante d'hormone antidiurétique, l'organisme a tendance à retenir trop d'eau, ce qui peut provoquer la formation d'œdèmes, en particulier d'œdème cérébral, susceptible d'entraîner des troubles de la conscience, voire un coma.

## Eau distillée

1. Eau purifiée préparée par vaporisation d'une eau potable puis condensation de sa vapeur.

L'eau distillée, déminéralisée, convient à la préparation pharmaceutique de nombreux médicaments non injectables.

2. Eau chargée par distillation des principes volatils de certaines plantes. SYN. *hydrolat.*

## Eau minérale

Eau de source dont la composition en éléments minéraux permet une utilisation thérapeutique.

L'appellation d'eau minérale est réservée à des eaux de composition constante et ne contenant aucune bactérie. Les eaux minérales sont classées selon leur teneur en minéraux. Elles peuvent être plates ou gazeuses (chargées de plusieurs fois leur volume en gaz carbonique [$CO_2$]). Les eaux gazeuses sont souvent plus riches en sodium et déconseillées dans les régimes hyposodés prescrits en cas d'insuffisance cardiaque ou d'hypertension. Seules les eaux minérales pouvant être consommées sans contre-indication par des personnes en bonne santé reçoivent l'autorisation d'être mises en bouteilles et librement commercialisées. Les eaux peu minéralisées peuvent servir à la composition des biberons si elles ne sont pas gazeuses. Des eaux riches en calcium peuvent contribuer à compenser une alimentation pauvre en minéraux. Certaines eaux enrichies en fluorures peuvent avoir un effet bénéfique dans la prévention de la carie dentaire. De même, la très faible teneur en sodium de certaines eaux minérales permet leur consommation quotidienne par des personnes astreintes à un régime hyposodé. Les propriétés des eaux minérales s'utilisent en thérapeutique, dans le cadre des cures thermales, soit par voie interne (boisson), soit par voie externe (bains).

→ VOIR Cure thermale.

## Eau oxygénée

Solution antiseptique, désinfectante et hémostatique. SYN. *peroxyde d'hydrogène.*

L'eau oxygénée utilisée comme antiseptique est une solution diluée, dite à 10 volumes (capable de libérer 10 fois son volume d'oxygène gazeux). Elle est indiquée pour ses capacités à nettoyer les plaies cutanées bénignes et à en assurer l'antisepsie ainsi que pour ses propriétés hémostatiques (arrêtant les saignements) au cours des saignements de nez.

## Eberth (bacille d')

Bactérie pathogène de l'homme, responsable de la fièvre typhoïde. SYN. *Salmonella enterica* sérotype *typhi.*

Le bacille d'Eberth appartient à la famille des entérobactéries et au genre *Salmonella.* Il se transmet par ingestion d'eau et d'aliments contaminés (ainsi que d'autres germes apparentés, les *S. enterica* sérotypes *Paratyphi A et B*, responsables de fièvres semblables à la typhoïde, dites paratyphoïdes [A ou B]). L'infection par le bacille d'Eberth peut être diagnostiquée par hémoculture (isolement du germe dans le sang), par coproculture (isolement du germe dans les selles) ou, indirectement, par le sérodiagnostic de Widal et Félix (mise en évidence d'anticorps spécifiques présents dans le sérum du malade).

## Ebola (virus)

Virus à A.R.N. appartenant à la famille des filovirus.

Le virus Ebola est responsable d'une grave fièvre hémorragique, dont une épidémie meurtrière a été observée pour la première fois en 1976 au Soudan et au Zaïre (actuelle Rép. dém. du Congo). Les symptômes sont une fièvre aigüe, suivie d'une éruption cutanée, d'une diarrhée (entraînant souvent une déshydratation), et d'hémorragies (saignement du nez, purpura, vomissements de sang).

Cette maladie sévit en Afrique centrale, sous forme d'épidémies touchant chacune un nombre limité de sujets. Ces épidémies peuvent cependant être amplifiées si les malades sont hospitalisés et soignés sans mesures particulières de protection, le virus risquant alors de se transmettre aux autres malades et au personnel soignant, par voie aérienne et sanguine (seringues ou matériel chirurgical réutilisés sans stérilisation). Un isolement strict est requis durant la phase aiguë de la maladie (une dizaine de jours). Il n'existe aucun traitement antiviral, ni de vaccin, contre le virus Ebola.

En cas de fièvre survenant 10 à 20 jours après un contact avec un sujet infecté, ou un séjour en zone épidémique, une mise en observation en milieu spécialisé s'impose.

## Éburnation, ou Éburnéation

Affection caractérisée par une augmentation importante de la densité d'un os, dont une partie acquiert la dureté, la compacité et la consistance de l'ivoire.

## ÉCHARPE

**Une écharpe peut empêcher une fracture de se déplacer avant son traitement. Elle est contre-indiquée si le membre n'est pas spontanément dans la position requise (bras le long du corps, avant-bras à 90°). Il faut placer la main un peu plus haut que le coude pour éviter qu'elle ne gonfle, les doigts restant visibles (ainsi pourra-t-on surveiller leur couleur et leur sensibilité).**

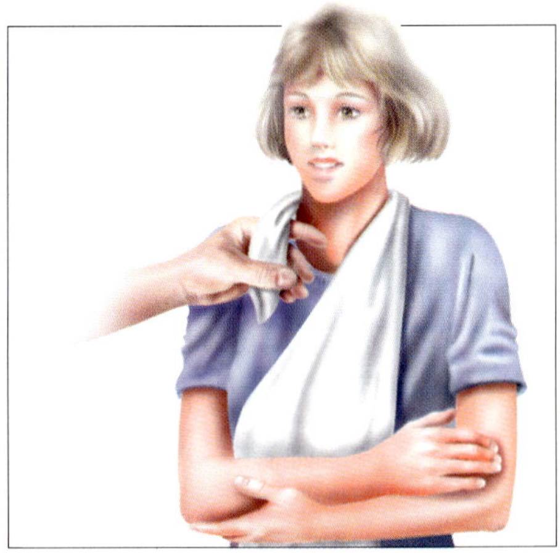

*Une écharpe simple a la forme d'un triangle.*

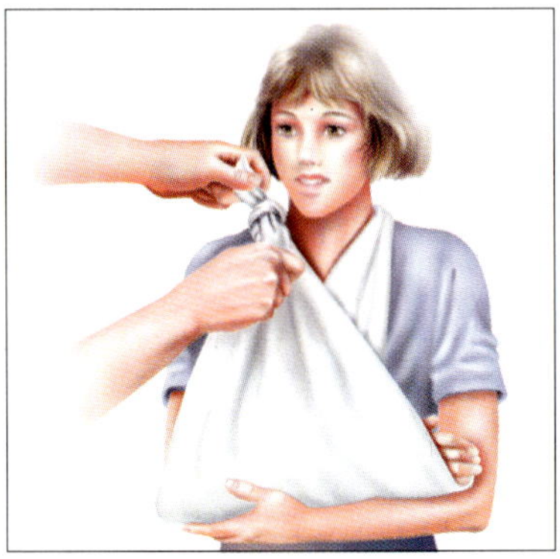

*Après avoir passé l'écharpe sous l'avant-bras, en nouer les pointes sur l'épaule.*

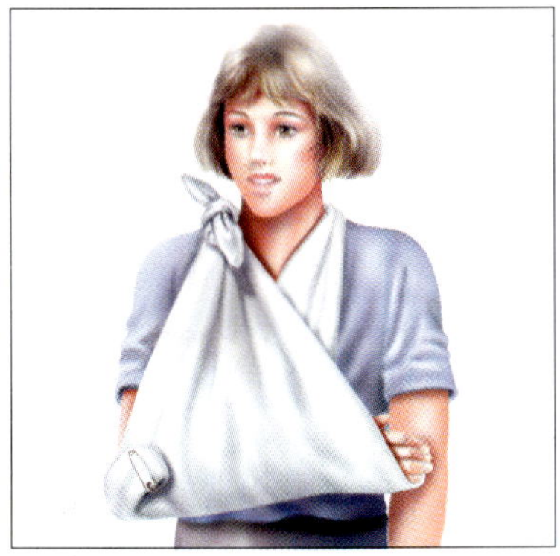

*Replier un sommet du triangle autour du coude pour empêcher celui-ci de glisser.*

L'éburnation est généralement décelée sur une radiographie osseuse montrant une zone anormalement contrastée ; elle peut apparaître dans de nombreux cas où la vascularisation de l'os est perturbée : tumeurs osseuses, infections (ostéite, ostéomyélite) ou lésions dues à une fracture (pseudarthrose, cal osseux). Son traitement est celui de l'affection en cause.

## Écarteur

Instrument de base de chirurgie permettant d'écarter les tissus superficiels de la zone à opérer pour accéder librement aux régions profondes.

Les écarteurs, en général en métal, sont de forme et de taille variables. Le modèle le plus simple est une lame allongée et coudée. Un autre modèle, appelé valve simple, comprend en général une lame large, pourvue d'un manche faisant avec celle-ci un angle droit. Enfin, un troisième type d'écarteurs, appelé valve autostatique, tient en place tout seul grâce à la résistance des tissus à l'écartement. Indispensables dès que la surface à opérer est importante, les valves autostatiques sont constituées le plus souvent de deux lames rectangulaires parallèles, réunies à une extrémité par une articulation permettant de les ouvrir selon un angle déterminé.

## E.C.B.U.

→ VOIR Examen cytobactériologique des urines.

## Ecchymose

Épanchement superficiel de sang, se déposant sous la peau et formant une tache visible.

Une ecchymose, plus couramment appelée bleu, a presque toujours pour cause un traumatisme. Cependant, des ecchymoses surviennent parfois spontanément ou très facilement, soit pour une raison inconnue, soit du fait d'une maladie de la coagulation (hémophilie). Une ecchymose se traduit par l'apparition d'une tache rouge, bleue ou noire, relativement étendue, qui ne s'efface pas à la pression ; la couleur passe ensuite par le vert puis le jaune avant de disparaître en quelques jours. La localisation d'une fracture chez un sujet inconscient est parfois facilitée par la présence d'une ecchymose.

Le traitement d'une ecchymose est facultatif. Au besoin, un linge humide contenant des glaçons peut être appliqué pendant 10 minutes pour diminuer la douleur. Une crème à base de vitamine K, récente, peut en accélérer la disparition.

## Eccrine (glande)

→ VOIR Sudoripare (glande).

## ECG

→ VOIR Électrocardiographie.

## Écharde

Petit fragment de bois ou d'un autre corps ayant pénétré accidentellement sous la peau.

Plantée à l'extrémité d'un doigt, une écharde peut provoquer un panaris. Son extraction, quelquefois difficile, doit respecter les règles d'asepsie (utiliser du matériel stérile, désinfecter la plaie). La présence d'une écharde, même de petite taille, doit conduire à vérifier que la vaccination antitétanique est bien à jour.

## Écharpe

Pièce de tissu permettant de maintenir le membre supérieur (avant-bras, poignet, coude ou main) immobile sur la poitrine.

L'écharpe est mise autour du cou du malade et passée sous son avant-bras ou sous son poignet. Elle permet, en urgence, de soutenir un membre supérieur traumatisé pour atténuer la douleur et éviter d'aggraver le déplacement puis, après traitement, de le soutenir et de le protéger.

■ L'écharpe simple, ou moyenne écharpe, permet de réaliser un maintien souple. Elle est surtout utilisée pour soulager la douleur. Elle emprisonne le bras à partir du coude jusqu'à la moitié de la main. En cas d'urgence, elle peut être réalisée à partir d'une simple pièce de tissu (en toile, en coton, en tissu-éponge) pliée en triangle et nouée sur l'épaule, mais elle est aussi vendue toute faite dans le commerce.

■ L'écharpe de Mayor, constituée de bandes de tissu entrecroisées, maintient le bras collé à la poitrine. Pliée en carré, elle couvre le bras, l'avant-bras et la main, ne laissant apparaître que l'épaule. Les bandes de tissu passent derrière la nuque puis sont croisées dans le dos, où elles sont fixées. Ce maintien, plus rigide, offre davantage de protection que l'écharpe simple. Il est nécessaire de placer un tampon de coton sous l'aisselle ainsi que dans la main immobilisée afin d'absorber l'humidité provoquée par la transpiration.

## Échec (conduite d')

Comportement systématique et inconscient de mise en faillite de ses propres désirs aboutissant à des situations d'échec dans la vie personnelle et sociale.

La conduite d'échec peut aller jusqu'à une intolérance totale au succès (névrose d'échec) chez des personnes par ailleurs parfaitement aptes à réaliser leurs projets. Selon la psychanalyse, elle exprimerait une culpabilité inconsciente avec tendances masochistes profondes, qui procéderait de l'aliénation à un mythe familial (névrose de destinée). Elle se traduit par la survenue d'une dépression, d'une affection psychosomatique et, surtout, d'une conduite de renonciation, spontanée ou consécutive à un événement accidentel, dès que le malade entrevoit ou concrétise un certain type de réussite (professionnelle, amoureuse, etc.).

Le traitement, principalement psychothérapique, est difficile en raison des risques d'une nouvelle recherche d'échec par le patient.

CYCLE DE L'ÉCHINOCOCCOSE

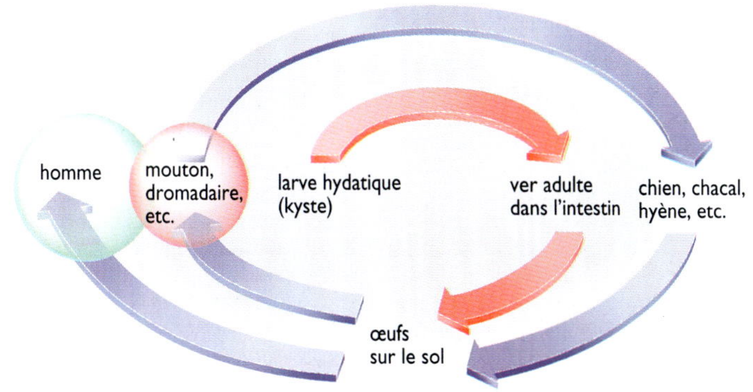


## Échinococcose multiloculaire

Maladie parasitaire due à la présence dans le foie de la larve d'un ténia du renard, *Echinococcus multilocularis*. SYN. *échinococcose alvéolaire*.

L'échinococcose multiloculaire est une cestodose qui sévit dans l'hémisphère Nord et, en particulier, dans l'Est de la France. Le renard s'infeste lui-même en mangeant des rongeurs sauvages parasités, puis il dépose des selles contenant des œufs de ténia sur le sol. L'homme se contamine en mangeant des baies sauvages souillées ou en manipulant des cadavres de renard. La larve se développe anarchiquement dans le foie, y formant de nombreuses alvéoles. L'infestation se traduit par une douleur sourde dans la région du foie, par un amaigrissement et par un ictère (jaunisse). L'évolution est grave, l'infestation s'étendant progressivement à l'ensemble du foie.

**TRAITEMENT ET PRÉVENTION**

Le traitement nécessite l'ablation partielle du foie ou la greffe d'un foie sain ; le pronostic est réservé.

La prévention repose sur le lavage des baies sauvages avant consommation et sur le lavage des mains après manipulation d'un cadavre de renard.

## Échinococcose uniloculaire

Maladie parasitaire provoquée par l'infestation par la larve d'un ténia du chien, *Echinococcus granulosus*. SYN. *hydatidose, kyste hydatique*.

Fréquente au Maghreb, au Kenya et dans le bassin méditerranéen, l'échinococcose est une cestodose. La larve se développe dans le foie, les poumons et, plus rarement, dans d'autres organes. Outre l'homme, elle atteint différents mammifères (moutons, dromadaires, bovins, etc.).

L'*Echinococcus granulosus* provoque la formation d'un kyste hydatique, sorte de tumeur arrondie de taille variable (jusqu'à 15 ou même 20 centimètres de diamètre) bordée par une paroi épaisse et remplie d'un liquide plus ou moins clair et de scolex (têtes de ténia), qui peuvent redonner naissance, chez l'homme, à un autre kyste et, chez le chien, à un ténia adulte.

Le ténia adulte est d'abord hébergé par le chien, qui rejette les œufs sur le sol en déféquant. L'homme se contamine alors s'il ingère des œufs de ténia disséminés sur le sol et souillant l'eau ou les légumes consommés crus, ou s'il porte ses mains à la bouche, sans les avoir lavées, après avoir manipulé de la terre ou caressé un chien dont la fourrure contient les œufs du parasite.

**SYMPTÔMES ET DIAGNOSTIC**

Les kystes peuvent se développer dans différents organes. Ils peuvent se rompre, libérant dans l'organisme des scolex susceptibles d'y causer de multiples kystes dits secondaires (échinococcose disséminée).

■ **Un kyste hydatique du foie** provoque une augmentation de volume du foie, des douleurs localisées, un ictère (la peau prend une coloration jaune) et des poussées passagères d'urticaire. L'échotomographie (échographie permettant d'obtenir des images en coupe de l'organe) permet de déceler la présence de la tumeur parasitaire.

■ **Un kyste hydatique des poumons** provoque une toux, des douleurs thoraciques et, parfois, le rejet d'un peu du liquide contenu dans le kyste. La radiographie des poumons met en évidence un ou plusieurs kystes.

**TRAITEMENT**

L'ablation de la tumeur par une intervention chirurgicale est toujours conseillée. Les échinococcoses disséminées peuvent être soignées avec de l'albendazole.

## Échocardiographie

Technique d'imagerie utilisant les ultrasons et destinée à explorer le cœur.

Apparue à titre expérimental au cours de la Seconde Guerre mondiale, l'échocardiographie transthoracique s'est développée dans les années 60 en mode unidimensionnel (mode TM : temps-mouvement), mais elle a connu son plein essor à partir de la fin des années 70 avec l'apparition d'images en 2 dimensions (mode BD : bidimensionnel). Depuis le début des années 90, l'échocardiographie transœsophagienne permet d'observer beaucoup plus finement l'anatomie du cœur.

### Échocardiographie transthoracique

Cet examen utilise une sonde échographique placée sur le thorax en regard du cœur.

**INDICATIONS**

L'échocardiographie permet d'étudier l'anatomie et le fonctionnement du muscle cardiaque, des cavités cardiaques (oreillettes et ventricules), des valvules cardiaques, du péricarde.

■ **Les atteintes du ventricule gauche** sont visibles, car il existe, au cours des contractions cardiaques, une modification de l'épaisseur de ses parois – cette épaisseur se trouvant augmentée en cas d'hypertension artérielle ancienne – et de sa taille. Les mesures reflètent le degré de fonctionnement de la pompe cardiaque, qui peut être diminué, par exemple, par un infarctus du myocarde ou par un mauvais fonctionnement de la valvule aortique ou mitrale.

■ **Les anomalies des valvules cardiaques,** mitrale, tricuspide, aortique ou pulmonaire, qu'elles soient structurelles et concernent la texture de leurs feuillets ou qu'elles soient fonctionnelles et se traduisent par une modification de leur activité lorsqu'elles fuient ou sont rétrécies, sont bien visualisées.

■ **Les dilatations de l'oreillette gauche** peuvent être visualisées, en particulier lorsque la valvule mitrale est le siège d'un dysfonctionnement.

■ **Les atteintes du péricarde** se manifestent par un épaississement ou par la présence d'un épanchement péricardique (quantité élevée de liquide dans le péricarde).

■ **Les atteintes de l'aorte** visualisées par l'échocardiographie transthoracique sont soit des dilatations, soit des dissections (clivage de la paroi artérielle).

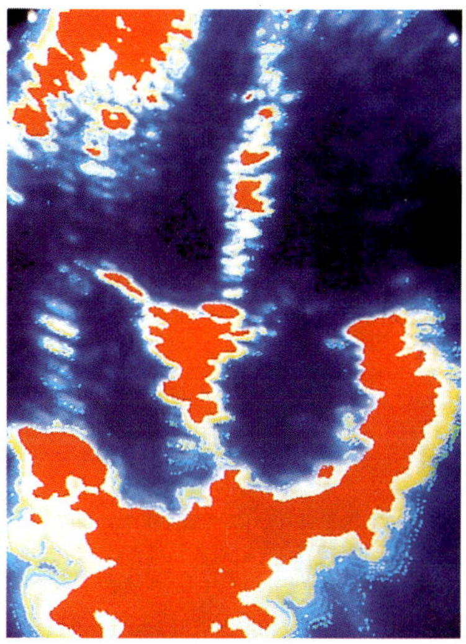

***Échocardiographie.*** *Le muscle cardiaque avec, en bas, les ventricules, apparaît en rouge orangé ; les cavités ventriculaires, emplies de sang, en bleu.*

■ **Les maladies cardiaques congénitales** peuvent être décelées par l'échocardiographie transthoracique. Différents plans de coupe sont utilisés, sous diverses incidences. Les différentes cavités sont ainsi identifiées, leurs rapports mutuels, étudiés.

■ **Une « échocardiographie de stress »** permet de visualiser le comportement du cœur en situation d'effort ou de stress, conditions simulées par l'injection d'un stimulant cardiaque (la dobutamine).

**TECHNIQUE**

Une sonde d'échographie appliquée sur la poitrine émet des ondes ultrasonores. Celles-ci pénètrent dans les tissus du cœur et sont partiellement réfléchies chaque fois qu'elles rencontrent une structure de densité différente de la précédente (paroi cardiaque, sang). Les ultrasons renvoyés sont recueillis par un capteur, et le temps de leur retour est converti en une distance permettant de reconstruire sur un écran une image ressemblant à une coupe anatomique. La qualité des images obtenues est variable, l'obésité et certaines maladies pulmonaires étant, par exemple, des obstacles à la propagation des ultrasons. L'injection intravasculaire d'une substance améliorant la réflexion des ultrasons, et donc la visibilité des cavités cardiaques, est parfois réalisée ; cette méthode, dite échocardiographie de contraste, est notamment utile chez les sujets chez qui les ultrasons ne génèrent, naturellement, qu'un faible écho. L'examen dure, en moyenne, de 20 à 40 minutes.

Par ailleurs, deux modes échographiques sont utilisés :

■ **Le mode unidimensionnel**, qui indique la variation d'une dimension anatomique en fonction du temps, sert à mesurer la taille des principales structures cardiaques (aorte, oreillette gauche, ventricule gauche).

■ **Le mode bidimensionnel**, qui donne des images anatomiques en deux dimensions, permet d'étudier les mouvements et les dimensions des différentes parties du cœur. Actuellement, l'échocardiographie en mode bidimensionnel peut être complétée par le Doppler cardiaque, examen qui permet d'étudier la circulation du sang à l'intérieur des cavités cardiaques. Il est en outre possible, en utilisant une série d'images bidimensionnelles des cavités cardiaques, d'en reconstituer une vue en 3 dimensions (échocardiographie tridimensionnelle).

**EFFETS SECONDAIRES**

L'échocardiographie transthoracique est un examen indolore, qui ne nécessite pas d'hospitalisation et qui n'entraîne aucun effet secondaire.

### Échocardiographie transœsophagienne

Cet examen utilise une sonde échographique introduite par la bouche dans l'œsophage.

**INDICATIONS**

Grâce à une plus grande proximité que par la voie transthoracique externe, certaines structures cardiaques peuvent être étudiées avec plus de précision : par exemple, les oreillettes (recherche d'un caillot), les valvules, la cloison interauriculaire ou l'aorte thoracique (dissection, thrombus).

**TECHNIQUE**

Le patient doit rester à jeun plusieurs heures avant et après l'examen du fait du risque de fausse-route alimentaire. Après anesthésie locale, mise en place d'une perfusion veineuse et injection d'un sédatif, une sonde est introduite par la bouche et descendue dans l'œsophage. L'examen dure ensuite de 5 à 10 minutes.

**EFFETS SECONDAIRES**

Cet examen n'est pas douloureux, mais peut être désagréable du fait des nausées qu'il déclenche. Les complications graves sont exceptionnelles : fausse-route après reprise alimentaire trop précoce, traumatismes de la paroi œsophagienne.

## Écho-Doppler vasculaire

Examen échographique (fondé sur l'utilisation des ultrasons) destiné à explorer les artères et les veines.

**DIFFÉRENTS TYPES D'ÉCHO-DOPPLER**

L'écho-Doppler vasculaire comporte 3 modalités différentes : l'échographie bidimensionnelle, le Doppler artériel et l'écho-Doppler avec codage couleurs.

■ **L'échographie bidimensionnelle (BD)** fait appel à la propriété qu'a un faisceau d'ultrasons de se réfléchir en partie lorsqu'il rencontre la limite séparant deux structures de composition différente. La sonde échographique, qui est à la fois émettrice et réceptrice, permet donc, lorsqu'elle est appliquée sur la peau en regard d'un vaisseau, de visualiser ses parois et sa lumière (volume intérieur). L'échographie BD artérielle peut mettre en évidence des plaques d'athéromes dans l'épaisseur de la paroi et de les mesurer. De la même façon, en cas de phlébite (thrombose veineuse), on pourra visualiser un caillot ou un épaississement des parois.

■ **Le Doppler artériel** utilise la propriété qu'ont les ultrasons de changer de fréquence d'émission lorsqu'ils se réfléchissent sur un corps en mouvement. En calculant automatiquement la différence entre la fréquence d'émission et la fréquence de réception, l'appareil est capable de donner avec précision la vitesse instantanée du corps en

### ÉCHO-DOPPLER

**L'examen s'effectue en déplaçant une sonde sur la peau. Le praticien peut observer sur l'écran à la fois l'image en coupe des tissus rencontrés par les ultrasons, fournie par l'échographie à deux dimensions, et la représentation, réalisée par ordinateur avec des couleurs conventionnelles, du flux sanguin mesuré au même endroit par la technique du Doppler.**

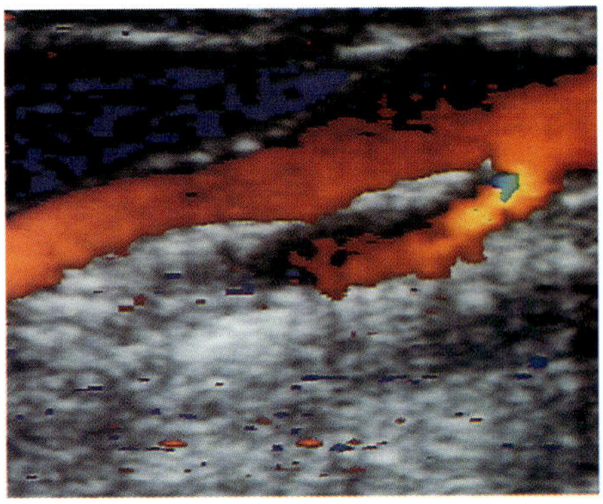

*Image reconstituée informatiquement de l'artère carotide primitive, se divisant dans le cou en deux branches.*

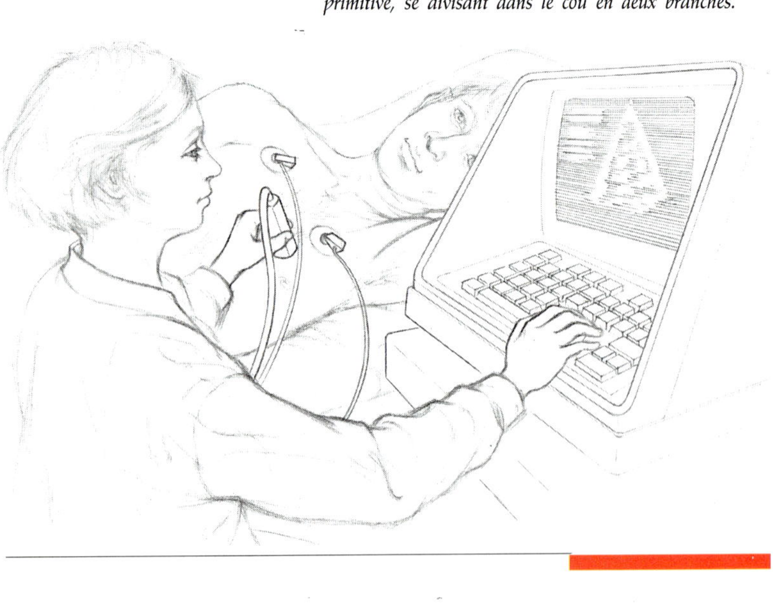

mouvement. Les globules rouges étant capables de réfléchir le faisceau d'ultrasons, il est possible d'apprécier à chaque instant la vitesse du flux sanguin dans le vaisseau situé en regard de la sonde Doppler. L'existence d'un rétrécissement localisé dans une artère provoque une accélération du flux sanguin à cet endroit et une diminution du flux artériel en aval du rétrécissement. L'analyse des courbes de vitesse circulatoire, enregistrées à différents niveaux artériels (carotidien, fémoral, etc.), permet de connaître avec précision l'état du réseau artériel. De la même façon, l'enregistrement Doppler du flux veineux permet de mettre en évidence l'arrêt ou le ralentissement du flux sanguin, dû à la présence d'un caillot à l'intérieur de la veine examinée, dans le cas d'une phlébite.

■ **L'écho-Doppler avec codage couleurs** est une technique plus récente, courante, qui permet de visualiser sur écran le flux artériel ou veineux en colorant de manière arbitraire le flux sanguin en rouge s'il se dirige vers le capteur, en bleu s'il s'en éloigne.

**EFFETS SECONDAIRES**

L'écho-Doppler vasculaire est un examen indolore, dont la durée n'excède pas 40 minutes, qui ne nécessite pas d'hospitalisation et n'entraîne aucun effet secondaire.

## Échoendoscopie

Technique d'examen, de développement récent, associant l'exploration échographique, par réflexion des ultrasons dans les organes, et l'endoscopie.

**INDICATIONS**

L'échoendoscopie sert surtout à explorer le tube digestif. Par voie haute (endoscope introduit par la bouche), elle est utilisée principalement pour déterminer l'existence et l'extension de tumeurs œsophagiennes ou gastriques, bénignes ou malignes. L'étude des affections aiguës ou chroniques du pancréas (tumorales, infectieuses) fait également appel à cette technique, comme celle des maladies biliaires de diagnostic difficile.

L'échoendoscopie basse, avec introduction de l'endoscope par l'anus, étudie surtout les tumeurs rectales et permet d'apprécier l'extension d'une tumeur et de rechercher des ganglions adjacents.

L'échoendoscopie peut également être utilisée pour explorer une artère (notamment la coronaire), par exemple pour y déceler une plaque d'athérome.

**TECHNIQUE**

L'examen est réalisé à l'aide d'un échoendoscope, endoscope muni à son extrémité d'une sonde renfermant un cristal de quartz émettant et recueillant les ultrasons. Les échos des ultrasons, différents selon la nature et la consistance des structures rencontrées, sont traduits sur écran ou sur papier photographique sous forme d'image.

**DÉROULEMENT**

L'échoendoscopie haute nécessite le plus souvent une anesthésie générale légère, qui n'endort pas complètement le patient. Celui-ci doit être à jeun. Un fibroscope-endoscope - muni de fibres de verre renvoyant une image à un oculaire (système optique placé

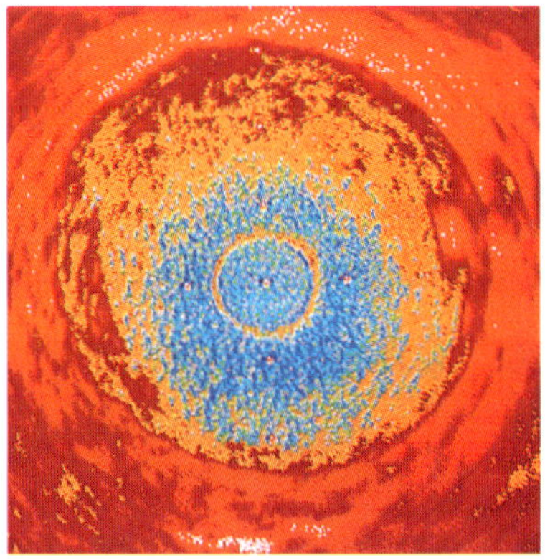

***Échoendoscopie.*** *La sonde (petit cercle central) montre une plaque d'athérome (orange), plus épaisse en haut, obstruant en partie la lumière d'une artère coronaire (en bleu).*

du côté de l'œil de l'observateur) ou sur un écran - est d'abord introduit par la bouche. Puis un échoendoscope, muni à son extrémité d'un ballonnet plein d'eau pour favoriser le passage des ultrasons, est introduit par la même voie jusqu'à l'œsophage, l'estomac ou le duodénum. L'examen dure de 15 à 30 minutes. L'échoendoscopie par voie basse se déroule de la même façon, mais ne nécessite pas d'anesthésie.

L'échoendoscopie ne s'accompagne d'aucun effet secondaire. Les patients ayant subi une anesthésie doivent demeurer 2 ou 3 heures sous surveillance médicale.

## Échographie

Technique d'imagerie médicale utilisant les ultrasons. SYN. *ultrasonographie.*

L'échographie est également utilisée en imagerie interventionnelle pour diriger les gestes de ponction ou de biopsie. Au bloc opératoire, elle peut guider l'exploration chirurgicale, y compris celle de lésions du cerveau ou de la moelle épinière. En raison de sa simplicité et de son innocuité, l'échographie est souvent le premier examen pratiqué pour établir un diagnostic.

**DIFFÉRENTS TYPES D'ÉCHOGRAPHIE**

Ils sont classés selon les organes observés.

■ **L'échographie abdominale** (du foie, du pancréas, de la rate, de la vésicule, des voies biliaires et des gros vaisseaux tels que l'aorte et la veine cave inférieure) est demandée en cas d'anomalies sanguines comme l'augmentation du taux de certains leucocytes, de douleurs abdominales ou d'ictère. Elle permet de dépister les inflammations, les cirrhoses, les calculs biliaires et de repérer éventuellement un kyste ou une tumeur.

■ **L'échographie endovaginale** (par sonde introduite dans le vagin) permet d'observer l'utérus et les ovaires et d'y déceler un éventuel fibrome ou un kyste, en cas de douleurs et d'hémorragies. Elle présente l'avantage sur l'échographie conventionnelle (application de la sonde sur le bas-ventre) de pouvoir suivre beaucoup plus tôt le déroulement d'une grossesse et, notamment, de contrôler l'activité cardiaque du fœtus. Elle s'utilise, en outre, pour suivre le développement des follicules ovariens lors du traitement d'une stérilité ou de la programmation d'une fécondation in vitro et aussi pour vérifier la bonne implantation d'un stérilet. Elle permet de guider certains gestes chirurgicaux (ponction de kystes ovariens ou des follicules, traitement d'une grossesse extra-utérine).

■ **L'échographie mammaire** est un examen complémentaire de la mammographie. Elle permet de préciser la nature liquide ou solide d'une tumeur, de fournir certains renseignements sur sa malignité ou sa bénignité et de guider la ponction d'une masse mammaire.

■ **L'échographie ostéoarticulaire** est utilisée, en complément des radiographies, pour le diagnostic des lésions musculaires et tendineuses des membres.

■ **L'échographie pelvienne** explore le petit bassin, les voies génitales et le rectum.

■ **L'échographie prostatique** explore la prostate et la vessie par voie endorectale.

■ **L'échographie rénale** permet de visualiser la taille et la symétrie des reins. Elle peut révéler la présence de kystes ou de tumeurs du rein, ou une dilatation des voies urinaires, due à leur compression ou à un blocage par un calcul ou une tumeur.

■ **L'échographie vésicale** permet de visualiser la présence d'urine dans la vessie et d'y détecter des anomalies (kyste, tumeur).

Des modalités particulières d'échographie sont en outre adaptées à l'examen spécifique d'un organe ou d'un système :

■ **L'échocardiographie** pour le cœur et les gros vaisseaux.

■ **L'échographie Doppler** pour le système vasculaire.

■ **L'échographie oculo-orbitaire** pour l'œil.

**TECHNIQUE**

L'échographie est pratiquée selon deux modes : unidimensionnel et bidimensionnel. Le premier, très peu utilisé, indique par un tracé les structures rencontrées par le faisceau d'ultrasons le long d'une ligne droite. Le second, le plus courant, donne des images anatomiques en deux dimensions. On parle, dans ce cas, d'échotomographie.

Une sonde est posée sur la peau ou introduite dans une cavité naturelle (vagin ou rectum). Elle est munie d'un émetteur d'ultrasons (ondes acoustiques non perçues par l'oreille humaine) qui traversent les organes mais sont en partie réfléchis quand ils rencontrent une modification de la densité des tissus.

Il existe plusieurs types de sondes :

■ **Les sondes utilisées par voie externe** sont placées sur le corps du patient au-dessus de la région à explorer.

■ **Les sondes endocavitaires** (utilisées par voie interne) sont introduites soit dans le vagin (échographie endovaginale pour explorer le petit bassin), soit dans le rectum (échographie endorectale pour explorer la prostate), soit dans l'œsophage (échographie endo-œsophagienne ou transœsophagienne pour explorer le cœur).

taches légèrement surélevées) ou par des plaques de couleur jaune, rose ou grise, uniques ou multiples. Le diagnostic, précisé par une biopsie cutanée, implique la recherche d'une autre affection du tissu élastique : syndrome d'Ehlers-Danlos, maladie de Marfan, etc. Le traitement, qui n'est nécessaire que pour des raisons esthétiques, consiste en l'ablation des lésions par curetage ou cryothérapie.

## Élastorrhexie

Dégénérescence du réseau de fibres élastiques des tissus entraînant leur rupture, spontanée ou consécutive à des efforts minimes.

■ **L'élastorrhexie systématisée, ou pseudoxanthome élastique,** est une affection congénitale du tissu élastique du derme ; elle se manifeste par des ruptures des fibres élastiques des vaisseaux du cœur, par des stries vasculaires au fond de l'œil et par des papules (petites élevures) de couleur chamois sur le cou.

L'étendue des lésions varie d'un malade à l'autre, sans relation avec les manifestations viscérales.

## Élastose

Altération du tissu élastique du derme.

L'élastose est due au vieillissement cutané, éventuellement accéléré par une exposition exagérée au soleil. Ses signes apparaissent à partir de 40 ans sur le front, le cou, le décolleté, le dos des mains : sur un fond de peau sèche ponctuée de taches pigmentées apparaissent des zones épaissies et jaunâtres, éventuellement recouvertes de sillons formant un quadrillage ou bien de rides profondes. Il n'y a pas de traitement vraiment satisfaisant, ni cosmétique ni chirurgical, de l'élastose. La prévention, capitale, consiste à éviter dès l'enfance les expositions solaires excessives, sans protection.

## Électrocardiogramme

Tracé de l'électrocardiographie.

## Électrocardiographie

Examen destiné à enregistrer l'activité électrique du muscle cardiaque.

**INDICATIONS**

L'électrocardiographie (ECG) complète utilement l'examen clinique du cœur. Elle permet de détecter un trouble du rythme ou de la conduction cardiaque, une hypertrophie auriculaire ou ventriculaire, une péricardite, une ischémie myocardique, en particulier un infarctus du myocarde.

**TECHNIQUE**

L'électrocardiographe est un appareil enregistreur relié à des électrodes de détection, dont 4 sont appliquées sur les poignets et les chevilles et 6 autres en des points déterminés de la surface du thorax. Divers groupements de ces électrodes, correspondant à différents circuits d'enregistrement, sont reliés à un stylet qui donne un tracé correspondant à une dérivation (reflet localisé de l'activité électrique du cœur). Douze dérivations sont ainsi enregistrées.

L'enregistrement graphique s'effectue habituellement à une vitesse de déroulement du papier de 25 millimètres par seconde ; il est étalonné de manière que la détection d'un courant de 1 millivolt provoque une déflexion verticale de 1 centimètre. La standardisation de la méthode permet ainsi de déterminer précisément la durée et l'amplitude des accidents électrocardiographiques enregistrés. Le tracé électrocardiographique porte le nom d'électrocardiogramme.

L'électrocardiogramme normal est constitué, à chaque cycle cardiaque, de la succession chronologique d'un certain nombre de déflexions (déviations du stylet par rapport à une ligne de base). L'impulsion électrique née du nœud sinusal et transmise aux oreillettes se traduit sur le papier par une première déflexion, ou onde P. Le passage de l'influx nerveux des oreillettes aux ventricules est défini par un trait horizontal qui correspond à l'espace PR. L'activation électrique des 2 ventricules se manifeste par une déflexion principale, rapide et ample, appelée complexe QRS. Elle est suivie par un segment horizontal ST marquant la fin de la systole, qui précède une onde T traduisant la récupération des propriétés électriques initiales des fibres myocardiques. Cette succession de déflexions est suivie d'une période de repos cardiaque, la diastole, caractérisée par un tracé électrocardiographique horizontal.

Une variante, plus rarement pratiquée, l'électrocardiographie endocavitaire, consiste à enregistrer l'activité électrique du cœur à partir d'électrodes placées dans les cavités cardiaques par cathétérisme (introduction d'un cathéter dans un vaisseau).

**EFFETS SECONDAIRES**

L'électrocardiographie est un examen non invasif dénué de tout inconvénient.

## Électrocardiographie d'effort

→ VOIR Épreuve d'effort.

## Électrochirurgie

Méthode de traitement chirurgical par utilisation locale d'un courant électrique.

L'électrochirurgie utilise la chaleur produite par le passage d'un courant électrique

ÉLECTROCARDIOGRAPHIE

**Des électrodes disposées sur la peau enregistrent l'activité électrique spontanée du cœur. Les courbes obtenues sont interprétées par un généraliste ou un cardiologue. L'examen dure environ 10 minutes et peut être pratiqué par une infirmière.**

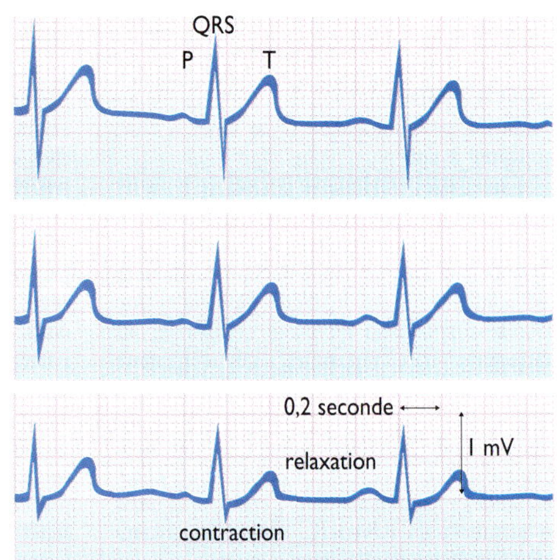


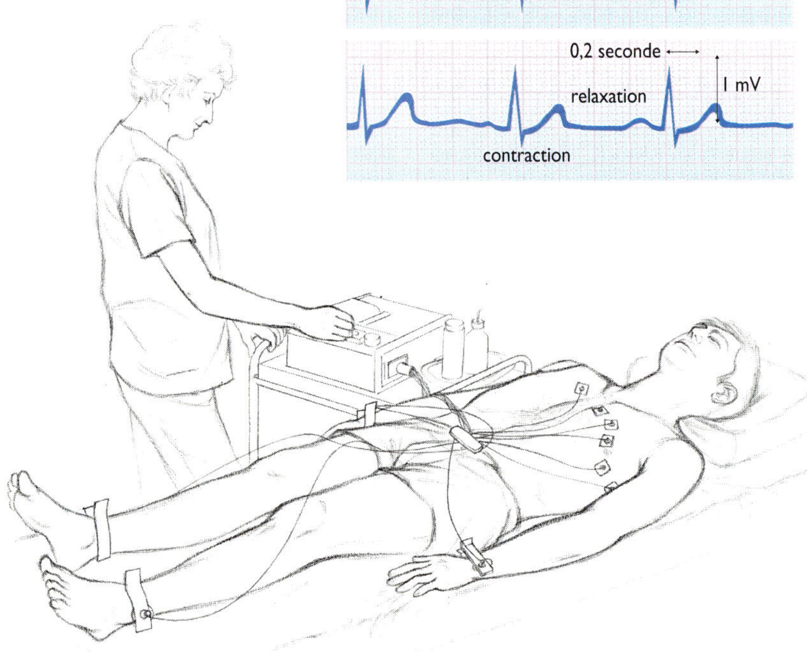

dans un instrument opératoire afin de carboniser des tissus pathologiques. Selon le type d'instrument employé, on distingue deux types de méthode.

■ **L'électrocoagulation, ou thermocoagulation,** effectuée avec une aiguille parcourue par un courant électrique ou avec une électrode terminée par une petite boule, permet une destruction plus étendue des tissus, qui sont coagulés. Cette technique est surtout utilisée pour détruire de petites tumeurs. L'inconvénient est que l'examen de la lésion au microscope n'est alors plus possible.

■ **L'électrodissection,** faite avec un bistouri électrique, sert à sectionner des tissus d'une manière comparable à celle obtenue avec un bistouri classique. C'est une technique de dissection rapide et peu hémorragique.

**INDICATIONS**

L'électrochirurgie est surtout employée en dermatologie et en gastroentérologie.

■ **En dermatologie,** l'électrochirurgie s'utilise pour traiter les petites tumeurs, les angiomes (dilatations congénitales des vaisseaux), les verrues, la couperose ou pour réaliser une épilation. Dans le cas de l'électrodissection, on coupe la peau autour et au-dessous de la lésion ; celle-ci est soulevée à l'aide d'une pince afin que les tissus plus profonds ne soient pas brûlés. La lésion peut ensuite être examinée au microscope. La plaie est en général suturée avec des fils. Dans le cas de l'électrocoagulation, la lésion n'est pas retirée mais détruite sur place.

■ **En gastroentérologie,** l'électrochirurgie sert essentiellement à traiter des tumeurs, notamment des polypes du rectum, du côlon, de l'estomac et du duodénum. L'électrodissection permet d'enlever le polype, qui sera ensuite examiné au microscope pour une recherche d'éventuelles cellules cancéreuses. Quant à l'électrocoagulation, ce ne peut être qu'un geste palliatif, destiné à soulager les symptômes d'un cancer sans prétendre à une guérison définitive. La particularité de l'électrochirurgie digestive est de pouvoir être pratiquée par voie endoscopique (en introduisant un tube muni d'un système optique et d'instruments par la bouche ou par l'anus).

## Électrochoc

Méthode thérapeutique visant à réduire certains troubles psychiatriques par l'effet de décharges électriques. SYN. *électroconvulsivothérapie, sismothérapie.*

L'électrochoc consiste à faire passer une décharge électrique de haute fréquence à travers le cerveau, de façon à provoquer une crise convulsive. Souvent contesté parce que considéré comme brutal, il reste d'une efficacité remarquable dans le traitement des dépressions graves, en particulier de la mélancolie, des états schizophréniques et des confusions mentales persistantes. Il existe une recommandation officielle pour sa prescription.

L'électrochoc se pratique toujours sous anesthésie générale et curarisation, avec une surveillance médicale rigoureuse. Un bilan médical complet et standardisé est préalablement réalisé, afin de vérifier l'absence de toute maladie organique pouvant contre-indiquer l'emploi de cette méthode. Un consentement écrit doit être accordé par le patient, ou le cas échéant, par un proche. La cure, effectuée en milieu hospitalier, comporte en moyenne 12 séances, à raison de 2 ou 3 par semaine. L'effet thérapeutique est rapide. Ses effets indésirables (luxation, déchirure musculaire) sont bénins et peu nombreux. En règle générale, une amnésie lacunaire survient : revenu à lui, le patient ne garde aucun souvenir de la séance.

## Électrocoagulation

Technique d'électrochirurgie utilisant la chaleur dégagée par un courant électrique pour obtenir une coagulation locale.

## Électrocochléographie

Enregistrement de l'activité électrique de l'oreille interne.

L'électrocochléographie est essentiellement employée pour évaluer l'état auditif des jeunes enfants. En effet, à la différence des autres examens de base de l'audition, dans lesquels le sujet doit dire s'il entend un son ou non, l'électrocochléographie ne nécessite pas la coopération du patient. La technique consiste à introduire une électrode en forme de très fine aiguille à travers le tympan, puis à la pousser de quelques millimètres, non loin de la cochlée (organe de l'audition faisant partie de l'oreille interne). Ensuite, l'examinateur soumet la cochlée à une série de stimulations sonores, auxquelles celle-ci répond par une activité électrique, enregistrée par l'électrode puis traduite sous la forme d'un graphique.

L'électrocochléographie permet de savoir si la cochlée fonctionne normalement (c'est alors le nerf auditif, entre la cochlée et l'encéphale, qui est responsable de la surdité) ou non (c'est elle qui est mise en cause).

## Électrocution

Ensemble des lésions consécutives au passage d'un courant électrique à travers le corps ainsi qu'au dégagement de chaleur concomitant.

**CAUSES**

La plupart des cas d'électrocution mortels touchent les personnes qui, dans le cadre de leur profession, sont en contact avec des générateurs et des lignes à haute tension. Des centaines de personnes meurent aussi chaque année à la suite de la manipulation imprudente de câbles électriques ou pour s'être servies d'appareils électriques à proximité d'un point d'eau.

Dans le domaine domestique, l'utilisation d'appareils ménagers à basse tension dans les salles d'eau (radiateur, rasoir, téléphone...) est dangereuse. La foudre est une autre cause fréquente d'électrocution.

Tous les courants ne présentent pas le même risque. Le plus nocif est le courant domestique alternatif à 50 périodes. Les tissus internes du corps, humides et salés, se révèlent de bons conducteurs d'électricité, la barrière principale au passage du courant venant de la résistance électrique de la peau. La peau sèche est un bon isolant et présente une résistance importante (plusieurs dizaines de milliers d'ohms), contrairement à la peau humide (quelques centaines d'ohms seulement). Dans ces conditions, le voltage utilisé dans une maison est assez fort pour se révéler fatal.

**Premiers secours en cas d'électrocution**

Le corps humain est très conducteur : après avoir coupé le courant, il faut écarter la victime de la source électrique ; lorsque cela est impossible, la pousser plus loin à l'aide d'un manche en bois en prenant garde d'avoir mis un objet sec sous ses propres pieds.

Lorsque la victime est en état de syncope respiratoire, on doit pratiquer la respiration artificielle (bouche-à-bouche) ; si la victime respire, la placer en position latérale de sécurité.

Il faut ensuite donner les premiers soins en cas de brûlure et protéger la plaie (application d'un pansement stérile ou, à défaut, d'un emballage propre) en attendant les secours.

**SYMPTÔMES ET SIGNES**

Toute décharge électrique peut entraîner une sidération (arrêt subit du fonctionnement) des centres nerveux, une fibrillation ventriculaire (contractions cardiaques rapides, anarchiques et inefficaces), une contraction musculaire pouvant empêcher la victime de relâcher sa prise de la source du courant, une contracture des muscles respiratoires et une perte de conscience. Il ne faut pas plus d'une charge d'une dizaine d'ampères pour que celle-ci, traversant le cœur, produise une arythmie cardiaque. Un courant de forte intensité produit par de hauts voltages peut carboniser les tissus, aux endroits où la résistance est la plus forte, généralement aux points d'entrée et de sortie du courant.

**TRAITEMENT**

La réanimation doit être entreprise le plus rapidement possible (dans les cinq premières minutes), sur place, après avoir coupé le courant. Elle consiste en une ventilation artificielle (bouche-à-bouche), associée au massage cardiaque en cas d'arrêt cardiorespiratoire. La réanimation doit être poursuivie pendant 2 ou 3 heures. Au cours du transport de la victime vers un centre hospitalier, ni le bouche-à-bouche ni le massage cardiaque ne doivent être interrompus. Une fibrillation ventriculaire nécessite une cardioversion (rétablissement d'un rythme cardiaque normal par choc électrique) en urgence.

**PRÉVENTION**

Pour éviter tout risque d'électrocution à la maison, il faut prohiber l'installation de prises à proximité d'une tuyauterie et, avant d'entreprendre la réparation d'une installation électrique, vérifier que le courant est interrompu, porter des chaussures à semelles en caoutchouc (qui est mauvais conducteur) et opérer dans un environnement sec.

## ÉLECTROENCÉPHALOGRAPHIE

**La technique d'enregistrement consiste à disposer sur le cuir chevelu des électrodes qui enregistrent l'activité électrique spontanée du cerveau. Elle est beaucoup moins employée qu'autrefois du fait de la concurrence du scanner. Sur chaque courbe, la forme et la fréquence des ondes permettent de mettre en évidence une épilepsie. D'après le tracé, on peut localiser un éventuel foyer épileptique dans le cortex.**

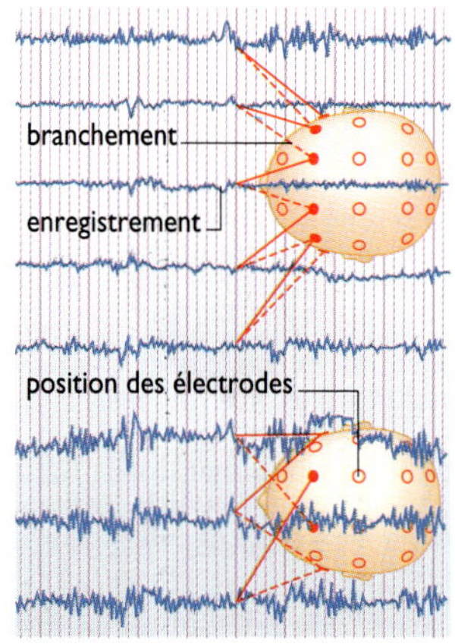


*Chacune des courbes superposées correspond à une dérivation.*

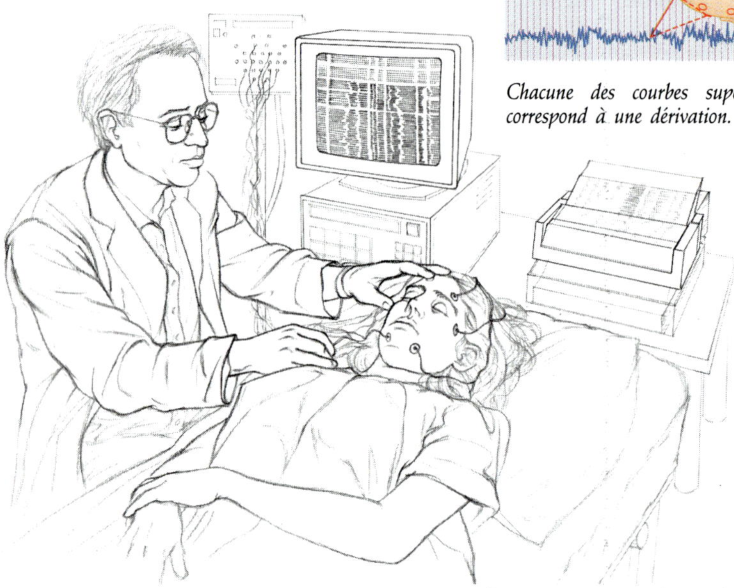

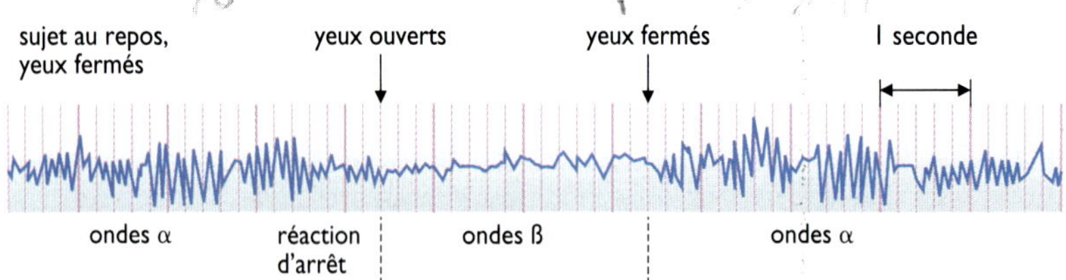


*On observe, sur cette dérivation électroencéphalographique, une prédominance d'ondes bêta quand les yeux sont ouverts (au milieu) et d'ondes alpha quand les yeux sont fermés.*

## Électrodiagnostic

Mode de diagnostic médical utilisant les courants électriques, enregistrés ou induits.

Il est en effet possible d'enregistrer l'activité électrique de différents organes : l'électrocardiogramme est l'enregistrement de l'activité électrique du cœur et l'électroencéphalogramme celui des cellules nerveuses du cerveau. Dans d'autres cas, l'électrodiagnostic fait appel à une stimulation préalable de l'organe par un courant électrique de faible amplitude. Il en est ainsi de la stimulodétection au cours de l'électromyographie (étude de la vitesse de conduction des nerfs dans les membres).

## Électroencéphalographie

Examen qui permet l'enregistrement de l'activité électrique spontanée des neurones du cortex cérébral.

Le tracé obtenu par cet enregistrement est appelé électro-encéphalogramme.

**INDICATIONS**

L'électroencéphalographie (E.E.G.) a pour indications principales l'épilepsie (dont elle permet le diagnostic, ainsi que le contrôle de son évolution en réponse au traitement) et les troubles du sommeil. Elle sert également à établir le diagnostic d'encéphalite, de méningoencéphalite et à déterminer l'origine métabolique ou toxique d'un syndrome confusionnel (désorientation dans le temps et l'espace, troubles de la compréhension et de la mémoire, agitation). D'une manière plus accessoire, elle donne des informations diagnostiques assez caractéristiques dans la maladie de Creutzfeldt-Jakob, démence d'origine infectieuse.

**TECHNIQUE**

On dispose sur l'ensemble du cuir chevelu de 10 à 20 électrodes, petites plaques métalliques reliées par des fils à l'appareil d'enregistrement. Celui-ci mesure le potentiel électrique détecté par chaque électrode et compare les électrodes deux à deux, chaque comparaison se traduisant par un tracé appelé dérivation. La réactivité électroencéphalographique est évaluée au moyen d'épreuves simples : ouverture des yeux, hyperpnée (respiration ample et lente), stimulation lumineuse intermittente obtenue grâce à des éclairs lumineux brefs et intenses dont la fréquence est progressivement croissante.

Une variante de l'électroencéphalographie consiste à faire un enregistrement sur 24 ou 48 heures avec un petit appareil portable, augmentant ainsi la probabilité d'enregistrer une crise d'épilepsie. Plus rarement, on pratique un enregistrement pendant le sommeil dans un centre spécialisé, le malade pouvant être simultanément filmé.

L'appareil dessine de 5 à 10 tracés les uns au-dessous des autres, qui correspondent chacun à une dérivation. Chaque tracé est formé d'une succession d'ondes caractérisées par leur fréquence (nombre d'ondes par seconde), leur forme (pointue, arrondie), leur amplitude (hauteur), leur réactivité aux stimulations (ouverture des yeux, respiration ample, éclairs lumineux répétés). L'étude de la fréquence, particulièrement importante, permet de distinguer les ondes delta (moins de 3,5 par seconde), thêta (entre 4 et 7,5), alpha (entre 8 et 13) et bêta (plus de 13). Chez l'adulte sain éveillé, les ondes alpha et bêta prédominent.

**DÉROULEMENT ET EFFETS SECONDAIRES**

L'examen se déroule dans un cabinet médical ou à l'hôpital sans nécessiter d'hospitalisation. Il dure environ 20 minutes, n'entraîne ni douleur ni effet secondaire.

## Électrolyte

Substance chimique qui, mise en solution, se dissocie en ions et conduit le courant électrique.

Un électrolyte peut être un acide, une base ou un sel (par exemple du chlorure de sodium). Dans l'organisme, il existe un grand nombre d'électrolytes en solution dans les liquides physiologiques, décomposés en ions positifs, ou cations (sodium, potassium), et en ions négatifs, ou anions (chlore, bicarbonate). Ces ions migrent quand il existe un champ électrique, par exemple entre la surface extérieure (positive) et la surface intérieure (négative) des cellules. Dans le cas des cellules nerveuses, ce phénomène explique la transmission de l'influx nerveux. Dans l'organisme, il existe un équilibre entre les concentrations en cations et en anions : c'est l'équilibre hydroélectrolytique.

## Électromyographie

Examen consistant à enregistrer l'activité électrique d'un muscle ou d'un nerf.

Le tracé obtenu est appelé électromyogramme.

**INDICATIONS**

L'électromyographie (E.M.G.) est un examen très utile en pathologie neuromusculaire, surtout en cas de paralysie. Ainsi, elle contribue à différencier un trouble anorganique (psychologique), une atteinte du système nerveux central (encéphale et moelle épinière), un syndrome neurogène périphérique (atteinte des nerfs ou de leur origine dans la moelle), une atteinte musculaire et un trouble de la conduction neuromusculaire (transmission des influx nerveux aux muscles).

Plus précisément, en cas de syndrome neurogène, l'examen permet de localiser le ou les nerfs atteints au cours d'un traumatisme ou d'une inflammation (polynévrite, polyradiculonévrite), d'en préciser le mécanisme (atteinte de la cellule nerveuse ou de la gaine de myéline) et d'orienter ainsi la recherche d'une cause ; il permet aussi de suivre l'évolution de la maladie. En cas d'atteinte musculaire, comme une myopathie, ou d'atteinte de la conduction neuromusculaire (bloc neuromusculaire), particulièrement caractéristique de la myasthénie, l'électromyographie confirme le diagnostic mais n'indique pas la cause.

**TECHNIQUE ET DÉROULEMENT**

On distingue deux types d'examen.

■ **L'examen de détection de l'activité musculaire** consiste à enregistrer l'activité électrique spontanée d'un muscle, d'abord au repos puis au cours d'un mouvement volontaire, grâce à une électrode, le plus souvent en forme d'aiguille, enfoncée dans le muscle à travers la peau et reliée à un appareil qui produit sur écran et sur papier un graphique, succession de petites ondes en forme de pointe, chacune représentant la contraction d'une unité motrice (groupe de cellules musculaires commandées par une même cellule nerveuse).

■ **L'examen de stimulation et de détection de l'activité musculaire** repose sur les mêmes principes mais procède différemment, en stimulant un nerf par un bref courant électrique indolore. Le nerf déclenche alors ses propres réactions électriques, qui se propagent sur toute sa longueur avant d'être transmises au muscle correspondant, où elles sont recueillies. On peut ainsi, d'une part, calculer la vitesse de conduction sur le nerf et, d'autre part, étudier la conduction neuromusculaire.

L'examen se déroule dans un cabinet médical ou en consultation hospitalière, sans préparation particulière, et dure de 20 à 30 minutes.

## Électronystagmographie

Examen destiné à enregistrer le nystagmus oculaire (secousses rythmiques pathologiques du ou des globes oculaires), qui se rencontre dans les lésions neurologiques du tronc cérébral ou dans les atteintes de l'oreille interne.

L'électronystagmographie est l'enregistrement graphique du nystagmus. Le nystagmus détecté peut être spontané, révélé ou provoqué par des épreuves labyrinthiques. L'électronystagmographie sert au diagnostic des troubles de l'équilibre ou de vertige, en permettant de déterminer l'origine périphérique (vestibulaire) ou centrale (neurologique) du nystagmus.

Après que 3 électrodes ont été placées autour de chaque œil, les modifications électriques entraînées par les mouvements du globe oculaire sont enregistrées et représentées sur un graphique. L'examen dure environ 1 heure et comprend plusieurs phases, pendant lesquelles les yeux sont fixes ou mobiles, le patient étant successivement en pleine lumière et dans l'obscurité, immobile et assis sur un fauteuil qui se balance. Une électronystagmographie peut causer de légères sensations de vertige.

## Électro-oculographie

Examen de l'œil destiné à enregistrer le potentiel de repos (activité électrique de base, en l'absence de stimulation) de cet organe lors des mouvements oculaires.

L'électro-oculographie permet de confirmer le diagnostic de nombreuses affections rétiniennes (plus précisément de l'épithélium pigmentaire), constitutionnelles (kyste, dégénérescence tapétorétinienne) ou acquises (épithélite rétinienne ou atteinte toxique due à certains antipaludéens de synthèse).

**TECHNIQUE ET EFFETS SECONDAIRES**

On dispose d'abord 4 électrodes sur la peau de chaque côté des yeux. Dans une pièce où l'intensité lumineuse varie, le patient doit ensuite effectuer des mouvements de va-et-vient des yeux entre deux points de lumière rouge. Les activités électriques recueillies sont amplifiées par un ordinateur, qui les enregistre et les traduit sur un graphique appelé électro-oculogramme.

L'électro-oculographie est un examen tout à fait indolore, qui ne s'accompagne d'aucun effet secondaire.

## Électrophorèse

Technique de laboratoire permettant de séparer les différents constituants d'un mélange chimique en vue d'identifier et d'étudier chacun d'entre eux.

L'électrophorèse consiste à faire migrer des substances chimiques ionisées sous l'action d'un champ électrique. La technique la plus fréquente utilise un support en acétate de cellulose, imbibé d'une solution aqueuse dite solution tampon, de pH déterminé. On dépose le mélange (par exemple le sérum d'un malade) sur le support. On établit un champ électrique entre deux électrodes appliquées aux bornes du support et plongeant dans des bacs contenant des solutions tampons. Les substances migrent à travers le support avec des vitesses différentes. Au bout d'un temps déterminé, le courant est arrêté et les substances ainsi séparées sont révélées par un réactif approprié. Elles apparaissent sous forme de taches ou de bandes colorées, à différentes distances du dépôt initial.

L'électrophorèse permet notamment le dosage des protéines du sérum, qui se trouvent, sous l'action du champ magnétique, séparées en albumine et en globulines. L'étude des concentrations respectives de chaque catégorie de protéines de l'organisme aide à établir un diagnostic dans certains cas d'inflammation, d'infection, de cancer. L'électrophorèse est également applicable à d'autres substances (lipides, hémoglobine) et à d'autres liquides physiologiques (urine, larmes, liquide céphalorachidien).

→ VOIR Chromatographie.

## Électrorétinographie

Examen de l'œil destiné à enregistrer l'activité électrique de la rétine après une stimulation lumineuse.

Les principales indications d'une électrorétinographie sont les maladies héréditaires de la rétine (dégénérescence tapétorétinienne), les atteintes rétiniennes toxiques ou traumatiques, dues à la prise d'antipaludéens de synthèse ou à la présence d'un corps étranger métallique dans l'œil, et, plus généralement, la vérification du bon fonctionnement de la rétine.

**TECHNIQUE**

L'électrorétinographie permet de distinguer, au moyen de lumières d'intensités et de couleurs différentes, l'activité des cônes, sensibles aux fortes intensités et à la couleur rouge (système photopique), de celle des bâtonnets, sensibles aux faibles intensités et au bleu (système scotopique). Un tracé est obtenu, l'électrorétinogramme (E.R.G.). Les informations électriques sont recueillies par l'intermédiaire d'électrodes placées sur la cornée et, au rebord de l'orbite, sur la peau. Des verres de contact en matière plastique empêchent les paupières de se fermer pendant l'examen. Chez l'enfant, une anesthésie générale peut être nécessaire.

**EFFETS SECONDAIRES**

Les patients qui portent des lentilles ne doivent pas les mettre pendant 24 heures avant et après l'examen. Après celui-ci, le patient reste souvent ébloui pendant quelques heures. Les électrodes placées sur la cornée peuvent entraîner une légère irritation de l'œil, traitée par un collyre.

## Électrothérapie

Traitement utilisant l'énergie électrique ou l'enregistrement de l'activité électrique musculaire.

**DIFFÉRENTS TYPES DE TECHNIQUE**

L'électrothérapie comprend plusieurs techniques, certaines utilisant directement les courants électriques, d'autres les vibrations, les radiations lumineuses, les ondes courtes électromagnétiques et la bioréaction musculaire.

■ **L'ionisation** a une action locale destinée à traiter les maux de tête, les névralgies, les douleurs tendineuses ou articulaires, les contractures ; elle permet aussi de rééduquer certaines paralysies. Elle se pratique en appliquant sur la peau un courant continu de faible intensité par l'intermédiaire d'électrodes recouvertes d'éponges imbibées de solution minérale ou anti-inflammatoire.

■ **Les excitoneuromoteurs**, dont l'action porte sur les fibres nerveuses ou musculaires, ont les mêmes indications que l'ionisation. Ils utilisent des courants discontinus d'intensité et de fréquence variables.

■ **Les vibrations mécaniques** sont indiquées pour traiter les douleurs articulaires vertébrales et ligamentaires et pour réduire les cicatrices. Délivrées par un générateur pulsé à haute fréquence (ultrasons) ou à basse fréquence (infrasons) connecté à un cristal piézoélectrique, elles sont appliquées au moyen d'une sonde en contact avec la peau par l'intermédiaire d'eau ou de pommade analgésique. Elles exercent un effet de micromassage rapide et un effet thermique.

■ **Les radiations lumineuses** comprennent les infrarouges et les ultraviolets B, utilisés dans le cadre de la préparation à certains massages (traitement de l'arthrose) et pour leur action analgésique dans la phase éruptive du zona. Les infrarouges ont un effet circulatoire et thermique, les ultraviolets B un effet érythémateux. Ils sont appliqués sur tout le corps ou sur une région localisée au moyen de tubes émetteurs. Le port de lunettes protectrices est obligatoire.

■ **Les ondes courtes électromagnétiques** sont utilisées pour leur action anti-inflammatoire et circulatoire ainsi que pour activer le processus de cicatrisation et de régénération nerveuse. Le champ électromagnétique est appliqué à l'aide d'une tête émettrice placée en regard de la région à traiter. Les ondes courtes agissent sur les membranes cellulaires en facilitant les échanges métaboliques. Le port d'une prothèse métallique, susceptible de se déplacer sous l'attraction du champ magnétique (aimant), est une contre-indication à cette méthode.

■ **La bioréaction musculaire** (biofeedback) est indiquée dans le traitement des contractures vertébrales, des maux de tête d'origine psychique (stress) et dans la rééducation motrice. L'activité musculaire de la zone contracturée ou paralysée est enregistrée en continu grâce à une électrode de surface. Cette méthode permet au patient de s'autocorriger en modulant l'intensité sonore et visuelle de sa contraction musculaire observée sur un écran.

**DÉROULEMENT ET EFFETS SECONDAIRES**

L'électrothérapie se pratique en cabinet, chez un médecin neurologue ou rééducateur fonctionnel, ou encore à l'hôpital, dans un service de rééducation ou dans un centre anti-douleurs. Elle se déroule en une série de 5 à 15 séances de 10 à 30 minutes chacune. Chaque série est renouvelable 3 fois. L'électrothérapie peut entraîner quelques rares brûlures, surtout avec les méthodes utilisant directement les courants électriques (ionisation, courants excitoneuromoteurs) et les radiations lumineuses.

## Éléphantiasis

Forme extrême de lymphœdème (accumulation de lymphe dans les tissus d'une région du corps).

Un éléphantiasis survient en cas d'obstacle mécanique à la circulation de la lymphe dans les vaisseaux drainant la région atteinte. Cette gêne peut être causée par un parasite, la filaire de Bancroft, qui vit dans le circuit lymphatique, ou être due à une malformation lymphatique, à une compression par une tumeur, à une lymphangite (inflammation des vaisseaux lymphatiques).

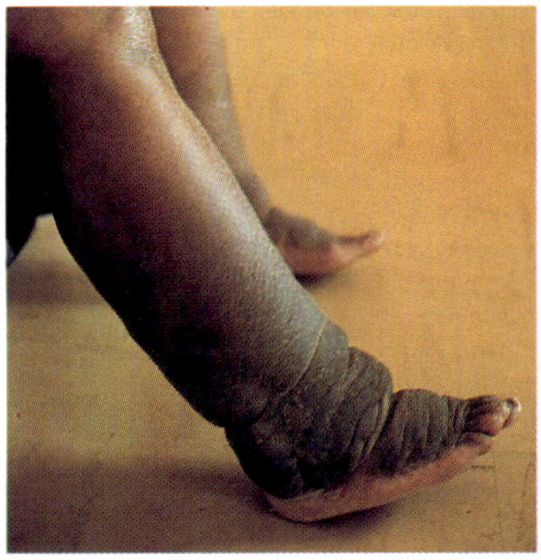

***Éléphantiasis.*** *La lymphe, qui ne circule plus, provoque un œdème de la jambe, dur et prenant un aspect en patte d'éléphant.*

L'éléphantiasis se traduit par un œdème dur de la région atteinte (le plus souvent un membre inférieur, mais aussi un membre supérieur, le scrotum, la vulve ou un sein) et par un épaississement de la peau, parfois assez importants pour gêner les mouvements du malade. Le traitement est celui de la maladie responsable ; l'éléphantiasis peut persister ou régresser lentement et partiellement.

## Éleveurs d'oiseaux (maladie des)

→ VOIR Poumon des éleveurs d'oiseaux (maladie du).

## ELISA

Technique de dosage enzymatique permettant de détecter la présence dans le sang d'anticorps dirigés contre un agent bactérien ou viral, ou celle d'antigènes. (De l'anglais *Enzyme-Linked Immunosorbent Assay,* test d'immunoabsorption enzymatique.)

Le test ELISA permet de déterminer si une personne est ou non infectée par un micro-organisme donné. Le sujet est dit séropositif, c'est-à-dire porteur de l'infection, lorsque le test est positif, et séronégatif dans le cas contraire. Il sert notamment à diagnostiquer une séropositivité due au virus du sida. Toute positivité de ce test implique sa vérification par un procédé plus spécifique, comme la réaction de Western-Blot.

## Elliptocytose

Maladie héréditaire du sang dans laquelle on observe des globules rouges de forme ovale.

L'elliptocytose est due à une forme anormale de spectrine, une protéine de la membrane des globules rouges. C'est une maladie héréditaire à transmission autosomique (le gène porteur est sur un chromosome non sexuel) dominante (il suffit qu'il soit reçu d'un des parents pour que la maladie se développe). On distingue trois formes pathologiques selon la gravité :

■ **une forme fruste,** ne donnant lieu à aucun symptôme, la plus fréquente ;

■ **une forme peu grave,** entraînant une anémie hémolytique modérée, compensée spontanément par le malade ;

■ **une forme grave,** avec hémolyse sévère (destruction des globules rouges) nécessitant des transfusions et, éventuellement, l'ablation de la rate (organe qui détruit les globules rouges mal formés).

## Élongation

→ VOIR Étirement.

## Émail dentaire

Couche externe dure qui recouvre la dent et la protège.

## Embarrure

Fracture de la boîte crânienne avec enfoncement de la partie fracturée.

Une embarrure est consécutive à un traumatisme crânien important. Elle est responsable d'une compression de la région du cerveau sous-jacente et, souvent, d'une hémorragie locale entre l'os et les méninges (hématome extradural). Le signe caractéristique en est l'enfoncement d'une petite partie de la surface du crâne, avec déplacement du fragment d'os fracturé. Le scanner cérébral précise l'importance de l'enfoncement et les éventuelles lésions de l'encéphale. Une intervention chirurgicale est nécessaire ; elle consiste à replacer ou à enlever les parties de l'os fracturé ainsi qu'à réparer les tissus endommagés.

## Embole

Élément de petite taille migrant dans la circulation sanguine jusqu'à son blocage dans un vaisseau trop étroit, et responsable d'une interruption de la vascularisation du territoire tissulaire irrigué par ce vaisseau.

Un embole est le plus souvent constitué d'un caillot de sang, mais il peut aussi s'agir d'un fragment de cholestérol, de calcaire, de tissu tumoral ou d'une bulle de gaz.

## Embolectomie

Extraction chirurgicale d'un embole, en général un caillot sanguin, obstruant un vaisseau.

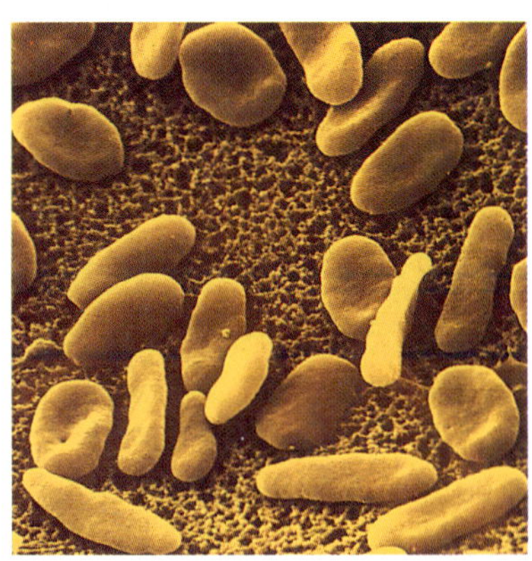

***Elliptocytose.*** *La forme ovalaire des globules rouges, examinés au microscope électronique (qui altère les couleurs), est décisive pour le diagnostic.*

L'embolectomie concerne le plus souvent un caillot sanguin formé dans le cœur ou sur la paroi interne d'un gros vaisseau, qui s'en est détaché puis a été emporté par la circulation et est arrivé dans un vaisseau trop petit pour lui permettre de poursuivre sa migration. Ce vaisseau est le plus souvent une artère des membres inférieurs, plus rarement une artère de l'intestin.

L'intervention suppose un repérage préalable de l'embole par écho-Doppler ou artériographie. Le chirurgien ouvre l'artère, extrait l'embole, vérifie la liberté de l'artère en amont et en aval par le passage de sondes puis referme le vaisseau par suture.

Le pronostic est globalement bon pour les embolies des membres, plus réservé pour les embolies intestinales.

## Embolie

Obstruction brutale d'un vaisseau, le plus souvent d'une artère, par la migration d'un corps étranger (appelé embole) véhiculé par la circulation sanguine.

**DIFFÉRENTS TYPES D'EMBOLIE**

Deux classifications existent. L'une repose sur la nature de l'embole :
- l'embolie athéromateuse est due à un fragment d'une plaque d'athérome apparue sur la paroi d'une artère ;
- l'embolie fibrinocruorique est due à un fragment détaché d'un thrombus (caillot sanguin) apparu sur la paroi d'un vaisseau ;
- l'embolie gazeuse est due à une bulle de gaz ; elle survient par exemple chez un plongeur ne respectant pas les paliers de décompression ;
- l'embolie graisseuse est due à un fragment de moelle osseuse.

L'autre classification est établie d'après l'organe ou la région atteints :
- l'embolie artérielle d'un membre est due à l'obstruction d'une artère de l'un des membres, supérieurs ou inférieurs ;
- l'embolie cérébrale est due à l'obstruction d'une des artères destinées à l'irrigation sanguine de l'encéphale ;
- l'embolie pulmonaire est due à l'obstruction de l'une des branches de l'artère pulmonaire.

**MÉCANISME**

Il dépend de l'organe d'origine et de l'anatomie du circuit sanguin. Si l'embole naît dans la grande circulation veineuse (toutes les veines sauf les veines pulmonaires), il passe dans l'oreillette droite, dans le ventricule droit, puis dans l'une des branches de l'artère pulmonaire. Si l'embole naît dans l'oreillette gauche, le ventricule gauche ou une artère de la grande circulation (toutes les artères sauf l'artère pulmonaire), il passe dans une artère d'un membre ou d'un organe. Une fois arrivé dans un vaisseau trop petit pour qu'il continue sa course, il s'immobilise et obstrue celui-ci.

**SYMPTÔMES ET SIGNES**

Dus à l'arrêt de la vascularisation dans le territoire correspondant au vaisseau, ils sont fonction de l'organe atteint : douleur thoracique brutale avec dyspnée (gêne respiratoire) et parfois défaillance cardiaque droite dans le cas d'une embolie pulmonaire ; hémiplégie dans le cas d'une embolie cérébrale ; douleur du membre, abolition des pouls distaux et, en l'absence de traitement, risque de gangrène dans le cas d'une embolie du bras ou de la jambe. Ils dépendent aussi souvent de la région d'origine de l'embole (thrombose veineuse du mollet au cours d'une embolie pulmonaire, par exemple).

**TRAITEMENT ET PRONOSTIC**

Le traitement varie selon la cause de l'embolie et l'organe atteint. Dans le cas d'une embolie fibrinocruorique, il fait appel à des médicaments anticoagulants ; administrés suffisamment tôt, ceux-ci peuvent empêcher l'extension du caillot et prévenir la formation d'un nouveau caillot.

Le pronostic dépend de la cause, de l'organe atteint et de l'état général du patient (âge, maladies éventuellement associées à l'embolie). Cependant, une embolie met souvent en jeu la survie d'un organe ou d'une région (gangrène d'un membre), voire la vie du malade (embolie pulmonaire ou cérébrale).

## Embolie artérielle des membres

Obstruction brutale d'une artère du membre supérieur ou inférieur.

Une embolie artérielle d'un membre est due à la formation d'un caillot sur la paroi de l'oreillette ou du ventricule gauches, elle-même consécutive à une pathologie d'une valvule (rétrécissement mitral), à un infarctus du myocarde ou à un trouble du rythme cardiaque (fibrillation auriculaire). Plus rarement, elle peut être due à la formation d'un caillot sur la paroi d'un anévrysme de l'aorte.

Une embolie artérielle de ce type se manifeste par une brusque et intense douleur d'un membre, le plus souvent un des deux membres inférieurs. Le pouls, pris au poignet ou à la cheville, est impalpable. La peau est froide, pâle, puis elle peut devenir insensible. Les muscles sont parfois paralysés. Selon l'artère obstruée, la limite supérieure de ces signes est plus ou moins haute sur le membre, qui, parfois, peut être entièrement atteint.

**TRAITEMENT ET PRÉVENTION**

Il faut pratiquer en urgence une ablation chirurgicale de l'embole sous anesthésie générale ou locale, après ouverture de la paroi de l'artère. Une autre méthode, réalisable sous anesthésie locale, consiste, à l'aide d'une sonde introduite dans l'artère en passant à travers la peau, à ramener l'embole jusqu'à l'orifice de ponction. En l'absence de traitement, l'embolie peut provoquer une gangrène du membre atteint. La prévention des récidives fait appel aux anticoagulants ou aux antiagrégants.

## Embolie cérébrale

Obstruction brutale de l'une des artères destinées à l'irrigation sanguine de l'encéphale.

Une embolie cérébrale est due à une affection du cœur ou d'une artère : formation dans le cœur d'un caillot à la suite d'une valvulopathie, d'un infarctus du myocarde, d'un trouble du rythme cardiaque (fibrillation auriculaire) ou de la pose d'une prothèse valvulaire, puis migration vers le cerveau des fragments de ce caillot ; formation d'un caillot à partir d'un rétrécissement d'une artère carotide ou d'une plaque d'athérome (dépôt de cholestérol) ; fragmentation et migration de matériel athéromateux formé dans la carotide ; etc.

L'embolie cérébrale provoque un accident vasculaire cérébral du type ischémique, c'est-à-dire dû à une diminution de l'irrigation sanguine d'un territoire cérébral. Cet accident se traduit de différentes façons : paralysie, abolition de la sensibilité, troubles du langage, voire de la conscience.

**TRAITEMENT ET PRONOSTIC**

Si l'on est pratiquement sûr qu'il s'agit bien d'une embolie cérébrale, un traitement anticoagulant peut être proposé, mais il existe un risque d'hémorragie. Le pronostic, relativement sévère, dépend de la localisation et de l'étendue du territoire atteint.

Le pronostic peut être amélioré si le patient, très rapidement amené dans un service hautement spécialisé dans le traitement des maladies vasculaires, peut bénéficier d'une thrombolyse, méthode délicate consistant en l'injection de substances capables de détruire le caillot obstruant l'artère.

→ VOIR Thrombolyse.

## Embolie gazeuse

Migration de bulles de gaz dans les vaisseaux sanguins, qui les transportent le plus souvent jusqu'au cerveau.

**CAUSES**

L'embolie gazeuse est une forme assez rare d'embolie ; elle peut être provoquée par l'irruption accidentelle d'air dans un vaisseau au cours d'une intervention chirurgicale (chirurgie cardiaque, pulmonaire, neurochirurgie), lors d'interventions portant sur le circuit sanguin (transfusion massive sous pompe, circulation extracorporelle) ou encore lors de certains actes diagnostiques ou thérapeutiques (angiographie, cœlioscopie, laparoscopie). Un cas particulier d'embolie gazeuse est dû à la formation de bulles de gaz dans les vaisseaux sanguins à la suite d'une décompression brutale (accidents de plongée, maladie des caissons).

**SYMPTÔMES ET SIGNES**

L'embolie gazeuse donne lieu à des troubles neurologiques soudains - convulsions, coma, déficit moteur, troubles visuels -, sources de possibles séquelles, et à des troubles cardiovasculaires : collapsus, arrêt cardiocirculatoire, troubles du rythme cardiaque ou signes d'insuffisance coronarienne.

**TRAITEMENT**

Le traitement, à mettre en œuvre d'urgence, est fondé sur la réanimation cardiorespiratoire, avec restauration d'une pression artérielle normale et ventilation en oxygène pur, ainsi que sur le contrôle des convulsions. L'oxygénothérapie hyperbare (méthode permettant d'augmenter la quantité d'oxygène délivrée aux tissus en l'administrant sous une pression supérieure à la pression atmosphéri-

L'engagement est le franchissement, par la tête ou le siège du fœtus, de la limite supérieure du petit bassin, appelée détroit supérieur. Il se produit vers la 37e semaine pour une première grossesse, au début du travail pour les suivantes. Le diagnostic d'engagement repose sur le toucher vaginal, combiné avec la palpation de l'abdomen, ce qui permet de préciser la présentation fœtale. L'absence d'engagement au cours de l'accouchement (bébé trop volumineux, placenta prævia) nécessite une césarienne, même si la dilatation est complète.

## Engelure

Rougeur des extrémités (mains, pieds, nez, oreilles) due au froid.

L'engelure ne doit pas être confondue avec la gelure, accident aigu grave résultant d'une exposition à un froid intense (chez les alpinistes, par exemple). Généralement déclenchées par un temps froid et humide, les engelures affectent plutôt les femmes et les enfants. Souvent associées à une acrocyanose (trouble de la circulation sanguine responsable d'une cyanose des extrémités), elles sont dues à la fois à une diminution du débit sanguin dans les artérioles par vasoconstriction et à une accumulation du sang dans le système veineux de retour.

Elles se caractérisent par des plaques rouge violacé, épaisses, froides, très douloureuses. À court terme, elles peuvent se compliquer de fissures, d'ulcérations ou de cloques entraînant une gêne au travail manuel ou à la marche. Les troubles commencent avec l'automne et s'arrêtent progressivement au printemps.

**TRAITEMENT ET PRÉVENTION**

Il n'y a pas de traitement radical des engelures ; on conseille les bains chauds et froids (sans températures extrêmes) en alternance, des massages doux à l'alcool camphré, des applications de pommades grasses, la prise de vitamines et de vasodilatateurs. En revanche, pendant la période froide, la prévention est essentielle : protection contre le froid et suppression des vêtements trop serrés, qui ralentissent la circulation sanguine.

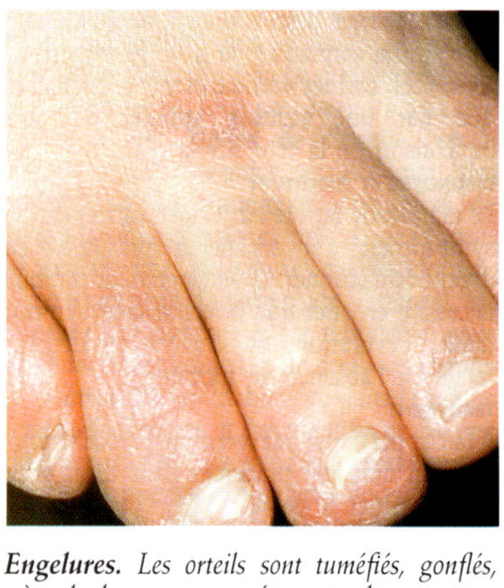

***Engelures.*** *Les orteils sont tuméfiés, gonflés, très douloureux et présentent des rougeurs irrégulièrement réparties.*

## Engorgement

Accumulation de sécrétions (sang, sérum, sécrétions glandulaires) dans un tissu ou un organe.

■ **L'engorgement mammaire** est un trouble de l'excrétion du lait qui survient au moment de la montée laiteuse, aux environs du 3e jour après l'accouchement. Au début de l'allaitement, le nouveau-né ne tète pas assez vigoureusement et les seins de sa mère, incomplètement vidés, restent durs, tendus et douloureux. Pour faire céder l'engorgement, il suffit souvent d'exprimer le lait à la main en pressant le sein autour de l'aréole et en aidant le bébé à bien placer sa bouche. Parfois, il faut stimuler la contraction des muscles de la glande mammaire en administrant un médicament hormonal puis en appliquant un tire-lait une demi-heure après la prise de celui-ci, pour vider le sein. Non traité, un engorgement mammaire expose la femme aux infections du sein et la contraint à cesser l'allaitement.

## Engourdissement

Lourdeur, insensibilité, fourmillement, impotence touchant le plus souvent un membre.

Un engourdissement peut être causé par une circulation insuffisante ou par une lésion du système nerveux, comme dans la sclérose en plaques. En cas d'atteinte nerveuse, l'étendue de la zone touchée renseigne sur le site et le mécanisme de la lésion. Le maintien prolongé dans une même position ou une anesthésie locale entraînent également un engourdissement, qui disparaît spontanément après le changement de position ou l'évacuation du produit anesthésiant.

## Engrènement

Interpénétration des fragments d'un os lors d'une fracture.

Après une fracture, surtout si elle est localisée sur une métaphyse (partie de l'os située entre l'épiphyse et la diaphyse, où celui-ci est spongieux, donc friable), les épines osseuses s'encastrent les unes dans les autres : c'est l'engrènement, qui confère une stabilité relative et précaire à l'os en permettant un accrochage fragile des deux surfaces osseuses fracturées. Un mouvement brutal peut, par la suite, provoquer un désengrènement, c'est-à-dire une séparation des fragments osseux fracturés.

Si une fracture engrenée en mauvaise position doit être désengrenée avant toute tentative de réduction, une fracture engrenée en bonne position doit être maintenue immobile jusqu'à consolidation complète ; la pose d'un bandage ou d'un plâtre peut alors suffire.

## Enjambement

Processus survenant au cours de la méiose, caractérisé par un échange de fragments de bras chromatidiens entre deux chromosomes homologues. En anglais, *crossing over*.

Au cours d'une méiose (ensemble des divisions cellulaires aboutissant à la formation des cellules reproductrices), il se produit un échange chromosomique pour 100 millions de paires de bases. Ce phénomène, normal, permet un brassage de l'information génétique d'origine paternelle et maternelle.

## Enképhaline ou Encéphaline

Substance présente dans les cellules du système nerveux, aux propriétés analgésiques semblables à celles de la morphine.

La structure d'une enképhaline est celle d'un petit polypeptide, constitué par une courte chaîne d'acides aminés. La fonction des enképhalines n'est pas parfaitement connue. Elles agiraient comme neurotransmetteurs physiologiques de l'analgésie ; les récepteurs membranaires sur lesquels elles se fixent pour agir sont les mêmes que ceux de la morphine, d'où la dénomination de « peptides opioïdes » qui leur a été donnée comme aux endorphines. On les trouve dans des régions du cerveau qui jouent un rôle important dans la réception et le tri des informations douloureuses. De plus, elles inhibent l'action de la substance P, messager naturel de la douleur dans la moelle épinière.

L'étude de substances activant les enképhalines de l'organisme est l'une des voies de la recherche thérapeutique actuelle. En effet, ces substances pourraient permettre l'élaboration de médicaments analgésiques aussi puissants que la morphine, mais d'action plus précise et sans effets indésirables, en particulier sur la conscience et la respiration.

## Enkystement

Formation d'une coque fibreuse autour d'une lésion isolant celle-ci du reste de l'organisme.

La plupart des lésions qui se développent dans un organe (abcès, infarctus, tumeur) entraînent une réaction de défense du tissu sain voisin, d'abord inflammatoire, puis fibreuse. Si la lésion n'est pas rapidement éliminée, elle est recouverte par une couche plus ou moins épaisse de collagène, ressemblant à un kyste, qui enraie son extension. Dans le cas d'un abcès, cette formation empêche les antibiotiques de pénétrer jusqu'à la lésion. Les abcès du poumon, les cavernes tuberculeuses et les pleurésies purulentes s'enkystent fréquemment. Le traitement comprend l'ablation chirurgicale de la lésion ou la décortication du poumon (séparation de son enveloppe fibreuse).

## Énophtalmie

Enfoncement anormal de l'œil dans son orbite.

**DIFFÉRENTS TYPES D'ÉNOPHTALMIE**

■ **L'énophtalmie traumatique** peut apparaître à la suite d'une fracture du plancher de l'orbite. D'autres signes lui sont alors souvent associés : diplopie (vision double), hypotropie (déplacement du globe vers le bas), diminution de la sensibilité du nerf sous-orbitaire.

■ L'énophtalmie du syndrome de Claude Bernard-Horner résulte d'une atteinte, à la hauteur du cou, de la voie sympathique destinée à l'œil, notamment lors de certains cancers du sommet du poumon. Cette énophtalmie, discrète et inconstante, s'accompagne souvent d'un ptôsis (chute de la paupière supérieure) et d'un myosis (rétrécissement de la pupille).

**SYMPTÔMES ET DIAGNOSTIC**

L'enfoncement du globe oculaire entraîne une diminution de la fente des paupières gênant plus ou moins la vision. Le diagnostic d'énophtalmie est difficile, faute de critère quant à la position de l'œil par rapport à son orbite. En cas d'énophtalmie unilatérale, le diagnostic repose sur l'asymétrie de la position des globes. Une énophtalmie peut être mise en évidence par le scanner.

**TRAITEMENT**

Plus ou moins aisé, il dépend essentiellement de la cause.

## Enrouement

Altération de la voix, qui se traduit par un timbre sourd, rauque ou éraillé.

Un enrouement est dû à une maladie du larynx ou à une anomalie de son fonctionnement (laryngite, surmenage vocal). Tout enrouement persistant plus de 15 jours impose un examen médical approfondi.

## Entérectomie

Ablation chirurgicale d'un segment de l'intestin grêle.

Une entérectomie se pratique en traitement de différentes lésions de l'intestin : tumeur, infection, hémorragie, ischémie (interruption de la circulation sanguine). Le chirurgien retire une certaine longueur d'intestin grêle, puis rétablit la continuité intestinale par une anastomose (abouchement de la partie amont à la partie aval de l'intestin). Les deux orifices intestinaux peuvent, dans certains cas exceptionnels, être abouchés à la peau (entérostomie).

## Entérique

Qui concerne l'intestin, que ce soit l'intestin grêle ou le côlon.

Ce terme s'emploie aussi accolé à différents préfixes : un syndrome dysentérique, par exemple, est défini par des évacuations rectales fréquentes, souvent mucosanglantes, que l'on observe dans les lésions infectieuses, inflammatoires ou tumorales du rectosigmoïde ; une artère mésentérique est une artère destinée à irriguer l'intestin.

## Entérite

Inflammation de la muqueuse intestinale de l'intestin grêle, du pylore à la valvule iléocæcale.

**CAUSES**

Elles sont multiples : inflammatoires (maladie de Crohn), infectieuses - en particulier bactériennes, tuberculeuses, virales, parasitaires -, tumorales (lymphome), vasculaires (athérome) et radiques (postradiothérapie).

**SYMPTÔMES ET TRAITEMENT**

Les symptômes comprennent des crampes survenant après les repas, des diarrhées et, moins fréquemment, des hémorragies digestives avec, souvent, de la fièvre ainsi qu'une dénutrition due à la malabsorption des nutriments. L'examen clinique permet de déceler des signes (météorisme abdominal localisé, anse intestinale dilatée, masse tumorale) orientant vers une maladie de l'intestin grêle. La maladie peut également être révélée de façon brutale par une occlusion intestinale due à un obstacle mécanique ou à une obstruction fonctionnelle de l'intestin.

Le traitement dépend de la cause et peut être médical (administration d'anti-inflammatoires et d'antibiotiques) ou chirurgical.

## Entérobactérie

Famille de bacilles (bactéries en forme de bâtonnet) à Gram négatif.

La famille des entérobactéries regroupe une vingtaine de genres différents ayant en commun quelques caractéristiques biochimiques ainsi que leur habitat : le tube digestif de l'homme ou celui des animaux.

Les entérobactéries du genre *Salmonella (S. enterica)* ou *Shigella* sont pathogènes pour l'homme, responsables de maladies d'origine digestive, qui sont dues à un défaut d'hygiène (contamination par l'intermédiaire d'eaux, d'aliments souillés, d'animaux porteurs).

Les genres *Escherichia* et *Proteus* sont les principales bactéries aérobies présentes à l'état normal dans le tube digestif de l'homme, mais ils peuvent aussi se comporter comme des pathogènes opportunistes.

Enfin, les entérobactéries des genres *Klebsiella, Enterobacter, Hafnia* et *Serratia,* ou *Morganella* et *Providencia,* normalement présentes dans les sols, dans les eaux d'égout et à l'état normal en faible quantité dans le tube digestif, peuvent provoquer du fait de leur résistance aux antibiotiques de graves infections urinaires, pulmonaires et septicémiques, notamment en milieu hospitalier.

## Entérocolite

Inflammation simultanée des muqueuses de l'intestin grêle et du côlon.

### Entérocolite infectieuse

C'est une inflammation des muqueuses de l'intestin grêle et du côlon qui peut être due à une bactérie, à un virus ou à un parasite. La contamination s'effectue par ingestion d'aliments infectés ou par transmission entre individus. Les symptômes en sont une diarrhée aqueuse ou sanglante, des crampes abdominales, des vomissements, associés ou non à une fièvre.

■ **L'entérocolite bactérienne** peut être due à une bactérie vivante qui détruit la muqueuse (shigelloses, salmonelloses, yersinioses, *Campylobacter jejuni*) ou à une bactérie produisant une toxine responsable d'une hypersécrétion hydroélectrolytique (choléra, intoxications alimentaires). Le traitement consiste essentiellement en une réhydratation et en l'administration d'antibiotiques en cas d'atteinte sévère ou prolongée.

■ **L'entérocolite due à une tuberculose intestinale, ou tuberculose digestive,** est encore aujourd'hui une cause relativement fréquente d'entérocolite infectieuse ; elle concerne plus fréquemment les patients immunodéprimés (sida). Le traitement est celui de la diarrhée (réhydratation, antibiotiques) et de la tuberculose.

■ **L'entérocolite virale,** due en particulier aux rotavirus, touche essentiellement les enfants et évolue spontanément vers la guérison. Le cytomégalovirus, qui atteint les sujets immunodéprimés et les malades du sida, peut provoquer une atteinte parfois grave du côlon et du rectum, avec des lésions de type ischémique (interruption de la circulation sanguine).

■ **L'entérocolite parasitaire** peut être d'origine variée. Les parasitoses les plus fréquentes sont l'amibiase (atteinte colique) et la lambliase (atteinte duodénojéjunale) ; l'évolution est favorable sous traitement antiparasitaire. Les malades du sida ou les immunodéprimés peuvent être sujets à des infestations intestinales graves (cryptosporidiose ou anguillulose).

### Entérocolite inflammatoire

C'est une inflammation d'origine non infectieuse des muqueuses de l'intestin grêle et du côlon. La maladie de Crohn en représente la forme principale. Dans cette maladie chronique dont l'origine est encore inconnue, tout segment du tube digestif peut être touché et, en particulier, l'iléon et le côlon.

## Entérocoque

Genre bactérien appartenant à la famille des streptocoques, cocci à Gram positif groupés en chaînettes.

Parmi les huit espèces principales d'entérocoques, les deux plus fréquentes chez l'homme, *Enterococcus fæcalis* et *Enterococcus fæcium,* vivent à l'état commensal dans le tube digestif mais peuvent être responsables d'infections urinaires (transmission du germe par l'urètre, chez la femme, à l'occasion de rapports sexuels ou lors d'une intervention endovésicale), de septicémies et d'endocardites en cas de diminution des défenses immunitaires ou de déséquilibre de la flore intestinale, notamment en fin d'un traitement antibiotique. Du fait de leur résistance aux antibiotiques, comme les céphalosporines de troisième génération et, parfois, les glycopeptides, les entérocoques sont de plus en plus fréquemment responsables d'infections, parfois d'épidémies nosocomiales.

## Entérocyte

Cellule la plus répandue de la muqueuse de l'intestin grêle.

L'entérocyte est caractérisé par un renouvellement cellulaire rapide (durée de vie de 3 à 4 jours) et par son importante fonction d'absorption : de nombreux nutriments (eau, électrolytes, glucides, lipides, protéines et vitamines liposolubles) sont absorbés par son intermédiaire. Les nutriments absorbés rejoignent ensuite le système veineux porte par les vaisseaux lymphatiques. La surface d'échange entre les entérocytes et la cavité intestinale est maximale grâce à l'existence au sommet de ces cellules de microvillosités qui constituent la « bordure en brosse » du revêtement cellulaire digestif. On estime que l'ensemble de la surface d'échange couvre 200 $m^2$.

Les entérocytes possèdent également des activités enzymatiques importantes qui interviennent dans la digestion des glucides et des protéines. Toute atteinte inflammatoire ou infectieuse de ces cellules peut entraîner une malabsorption des nutriments avec diarrhée graisseuse (contenant des graisses normalement absorbées par l'intestin) responsable de carences (anémie, déficit en calcium et en protéines).

## Entéropathie

Affection de l'intestin grêle.

Le terme d'entéropathie regroupe de multiples maladies d'origine inflammatoire, infectieuse, tumorale, vasculaire, etc. Couramment, il désigne essentiellement trois affections : l'entéropathie au gluten, l'entéropathie exsudative et l'entéropathie associée aux déficits en immunoglobulines.

■ **L'entéropathie au gluten, ou maladie cœliaque,** est provoquée par l'intolérance au gluten.

■ **L'entéropathie exsudative** est due à la déperdition exagérée, dans le tube digestif, de substances (en particulier des protéines) normalement présentes dans le sang, la lymphe et le liquide intestinal.

■ **L'entéropathie associée aux déficits en immunoglobulines** (en particulier le déficit en IgA et en gammaglobulines) se traduit le plus souvent par une diarrhée due à une malabsorption, avec ou sans atrophie de la muqueuse intestinale.

→ VOIR Maladie cœliaque.

## Entérorénal

Qui concerne à la fois l'intestin et le rein.

Le syndrome entérorénal, par exemple, associe une infection intestinale et une infection rénale ou urinaire. L'infection urinaire étant due à des bactéries coliques, on estime que la contamination de l'appareil urinaire se fait par l'intermédiaire des vaisseaux lymphatiques reliant le rectum à la vessie et/ou à la prostate.

## Entérospasme

Contraction douloureuse spasmodique de l'intestin grêle.

Un entérospasme témoigne d'une sténose (rétrécissement) fonctionnelle ou organique de l'intestin grêle. Il est ressenti comme une tension ou comme une crampe, généralement de courte durée, survenant souvent une demi-heure environ après les repas. Le siège de la douleur peut permettre de localiser la portion atteinte : une douleur à l'épigastre, par exemple, correspond à une origine duodénale.

Un entérospasme peut être associé à des borborygmes, à des ballonnements abdominaux et à des vomissements, ce qui traduit une atteinte de l'intestin grêle, ou à des ondulations de la paroi intestinale, visibles ou perçues à la palpation abdominale et suivies de borborygmes (syndrome de Kœnig), qui résultent d'une dilatation de l'intestin en amont du rétrécissement.

Le traitement est chirurgical (ablation d'une tumeur, résection de l'intestin) lorsque l'entérospasme a une origine organique (occlusion), médicamenteux (antispasmodiques) s'il est d'origine fonctionnelle.

## Entérostomie

Abouchement d'un segment d'intestin grêle ou de côlon à la peau.

Provisoire ou définitive, une entérostomie permet l'évacuation du liquide digestif ou des matières fécales en amont d'un obstacle tumoral, infectieux ou d'une suture digestive. Plus rarement, une entérostomie provisoire permet d'introduire des aliments artificiels directement dans l'intestin (alimentation entérale), en cas de dénutrition grave ou d'impossibilité d'alimentation orale, dans les jours qui suivent une opération.

La technique consiste à ouvrir l'intestin grêle ou le côlon et à le suturer à une incision pratiquée dans la peau. L'entérostomie peut être pratiquée sur la 2^e^ portion de l'intestin grêle (jéjunostomie), sur sa 3^e^ portion (iléostomie) ou sur le côlon (colostomie). Dans ce dernier cas, elle permet un contrôle relatif de l'évacuation des matières, contrairement à l'entérostomie de l'intestin grêle, pour lequel ce contrôle est beaucoup plus difficile.

## Entérotomie

Ouverture chirurgicale de l'intestin grêle, par incision.

Une entérotomie permet d'explorer la lumière intestinale, de réaliser une anastomose entre deux segments digestifs, d'enlever une tumeur faisant saillie dans le tube digestif ou d'évacuer des gaz et des matières en rétention à cause d'une occlusion.

## Entérotoxine

Toxine dont la cible est le tube digestif, principalement le jéjunum ou le côlon, entraînant des diarrhées.

Les entérotoxines sont des substances pathogènes pour l'homme, libérées par certaines bactéries à transmission orale (ingestion d'eau ou d'aliments contaminés) ou orofécale (des fèces à la bouche par l'intermédiaire des mains) ; elles peuvent être sécrétées par des espèces variées : *Staphylococcus aureus, Escherichia coli, Vibrio choleræ, Bacillus cereus, Clostridium perfringens* et *Clostridium difficile.*

## Entérovirus

Ensemble de virus à A.R.N. appartenant à la famille des *Picornaviridæ.*

La catégorie des entérovirus comprend notamment les poliovirus, les virus Echo, les coxsackies A et B, les entérovirus 68-72 et le virus de l'hépatite A.

La transmission de ces virus est orofécale (des selles à la bouche par l'intermédiaire des mains). Parmi les sujets infectés, un grand nombre le sont sans signes apparents (porteurs asymptomatiques, dits « porteurs sains »). Les entérovirus sont responsables de maladies diverses et de gravité variable, la plus sévère étant la poliomyélite antérieure aiguë, contre laquelle seule la vaccination est efficace. Ils sont également responsables de l'hépatite A, généralement bénigne, et de gastroentérites virales touchant essentiellement les jeunes enfants (50 % des diarrhées hivernales infantiles sont d'origine virale). Ces gastroentérites se traduisent par une diarrhée aiguë liquidienne, par une fièvre modérée et des vomissements ; elles évoluent spontanément vers la guérison en 2 à 5 jours sans traitement spécifique, hormis une réhydratation (par voie orale, ou intraveineuse en cas de déshydratation sévère). Chez les sujets fragiles, particulièrement les nourrissons, cette réhydratation doit être entreprise précocement. Dans la majorité des cas, la maladie se résolvant spontanément, il n'est pas nécessaire de rechercher le virus dans les selles. La prévention repose sur un fréquent lavage des mains, en particulier avant chaque repas.

## Enthèse

Zone d'un os où s'insère un tendon ou un ligament.

## Enthésopathie, ou Enthésiopathie

Toute affection d'une enthèse.

Les principales enthésopathies sont d'origine inflammatoire. Survenant le plus souvent au cours d'une spondylarthropathie (atteinte inflammatoire des articulations vertébrales), les plus fréquentes touchent le talon, provoquant des talalgies (douleurs du talon). Leur traitement repose sur l'administration d'anti-inflammatoires, avec ou sans infiltrations locales pour le talon.

## Entorse

Lésion des ligaments d'une articulation sans déplacement des surfaces articulaires.

Les entorses sont dues à un mouvement brutal de l'articulation lui faisant dépasser ses amplitudes normales. On distingue les entorses bénignes, où les ligaments sont simplement distendus, des entorses graves, où ils sont rompus.

■ **Les entorses bénignes, communément appelées foulures,** correspondent à une distension violente des ligaments articulaires, mais sans rupture vraie ni arrachement de ceux-ci. À l'examen clinique, l'articulation est parfois très douloureuse et gonflée, mais elle permet des mouvements normaux. La radiographie est normale. Le traitement consiste à poser un bandage de contention (strapping) ou une attelle pour une durée de 2 à 3 semaines, parfois un plâtre si l'articulation est très douloureuse (cheville, par exemple).

■ **Les entorses graves** sont caractérisées par une déchirure ou un arrachement ligamentaire entraînant des mouvements anormalement amples au niveau de l'articulation. À l'examen clinique, celle-ci est douloureuse et gonflée, mais parfois pas plus que lors d'une entorse bénigne. La radiographie s'impose donc pour détecter ces entorses qui peuvent entraîner des séquelles : douleurs persistantes, enraidissement, instabilité et fragilité chroniques de la région concernée. Une immobilisation pendant plusieurs semaines peut suffire, mais une intervention chirurgicale est souvent nécessaire : elle consiste soit à réparer le ligament arraché, soit à réaliser une transplantation ligamentaire. Dans tous les cas, une rééducation appropriée est nécessaire jusqu'à la récupération complète.

La pratique de certains sports (tennis, football, basket) expose particulièrement les articulations, surtout le genou et la cheville, aux entorses. De même, la fatigue et le surentraînement sont des facteurs favorisants. La prévention passe par le respect des règles d'échauffement avant toute activité sportive et par le port de bandages souples sur les articulations menacées.

## Entropion

Bascule du bord de la paupière vers l'intérieur du globe oculaire, atteignant le plus souvent la paupière inférieure.

Un entropion est parfois congénital et, dans ce cas, il est dû à une hypertrophie de la peau et du muscle orbiculaire sous-jacent (entropion des « grosses joues »). Il est plus souvent acquis et dû essentiellement à l'âge (entropion sénile) et à la contracture spasmodique du muscle orbiculaire d'une paupière dont le plan fibreux est relâché. Parfois intermittent, il n'apparaît qu'après plusieurs clignements. L'entropion cicatriciel, plus rare, résulte d'une plaie touchant la face interne de la paupière.

**SYMPTÔMES ET SIGNES**

L'entropion a pour conséquence un frottement des cils sur la cornée qui provoque des lésions superficielles responsables de douleurs, d'une sensibilité de l'œil à la lumière, d'un larmoiement, d'un spasme de la paupière et d'une rougeur oculaire. Ces troubles aggravent à leur tour l'entropion.

**TRAITEMENT**

Le traitement de l'entropion est uniquement chirurgical et consiste à retendre la paupière. L'intervention se pratique, chez l'adulte, sous anesthésie locale.

## Énucléation

Ablation du globe oculaire par section du nerf optique.

Une énucléation peut avoir lieu chez les sujets atteints d'une cécité incurable et douloureuse ou chez les personnes ayant une tumeur oculaire maligne. L'accord écrit du patient ou des tuteurs légaux doit être obtenu. L'intervention a lieu le plus souvent sous anesthésie générale.

Cette opération s'accompagne de la pose d'une prothèse intraorbitaire en matériau synthétique (métahacrylate de méthyl, par exemple) sur laquelle on suture les muscles oculomoteurs pour en permettre la mobilité. Les différents plans sont suturés séparément et de façon particulièrement soigneuse. Quelques semaines après l'intervention, une prothèse oculaire peut être posée pour recréer l'apparence de l'œil.

## Énurésie

Émission d'urine involontaire et inconsciente, généralement nocturne, chez un enfant ayant dépassé l'âge de la propreté et ne souffrant pas de lésion organique des voies urinaires.

L'énurésie se distingue de l'incontinence, où l'enfant n'est propre ni le jour ni la nuit. L'énurésie est dite primaire lorsque l'enfant n'est pas en mesure de contrôler sa vessie à l'âge normal de la propreté, c'est-à-dire entre 2 et 4 ans ; elle est dite secondaire lorsqu'elle survient après une période où la propreté était acquise.

Le trouble fonctionnel du contrôle de l'émission d'urines est fréquent : de 5 à 10 % des enfants âgés de 7 ans et de 0,5 à 1 % des enfants de 8 ans en seraient atteints.

**DIFFÉRENTS TYPES D'ÉNURÉSIE**

■ **L'énurésie nocturne isolée, ou énurésie vraie,** s'observe surtout chez les garçons et présente souvent un caractère familial (parents, frères et sœurs). Elle ne survient que la nuit.

■ **L'énurésie par immaturité vésicale,** due à la persistance d'une vessie de type infantile, très contractile, est plus répandue chez les filles. Elle se caractérise surtout par de fréquents et impérieux besoins d'uriner (plus de 6 mictions par jour) ou par des fuites d'urine lors du rire, de la toux, du jeu. Les examens complémentaires (échographie, cystographie, cystomanométrie) sont le plus souvent inutiles.

**CAUSES**

Le mécanisme de l'énurésie est encore mal connu. Certains lui attribuent une cause psychologique (difficultés relationnelles et affectives, climat de tension familiale, rigueur excessive de la mère concernant l'acquisition de la propreté), d'autres font intervenir un mécanisme hormonal (absence de réduction de la sécrétion d'hormone antidiurétique au cours de la nuit, conduisant à un remplissage excessif de la vessie à l'origine de la perte des urines). Ces explications demeurent des hypothèses.

**TRAITEMENT**

Il nécessite la participation active de l'enfant. Pour qu'il puisse mieux contrôler ses mictions (émissions d'urine), celui-ci devra recevoir autant d'informations anatomiques et physiologiques que possible ; on l'intéressera à ses progrès, éventuellement par la tenue d'un cahier. Il faut aussi supprimer toute garniture ou couche, ce qui maintient l'enfant dans une situation régressive, et la mère dans son rôle de nourrice prolongée. La restriction des apports d'eau, le soir, n'a pas d'effet thérapeutique réel. Dans tous les cas, il est indispensable de déculpabiliser l'enfant, de ne pas le gronder ni le punir et de ne pas se moquer de lui.

Le traitement proprement dit varie en fonction du type de l'énurésie.

■ **L'énurésie nocturne isolée** peut être progressivement supprimée, après l'âge de 8 ans, à l'aide d'un appareil dit « pipi-stop » qui, placé sous le drap, sonne au contact des premières gouttes d'urine. Il permet l'établissement d'un réveil conditionné, mais il faut toutefois que l'enfant prenne en main la direction des opérations. En effet, les réveils nocturnes imposés par les parents sont le plus souvent épuisants pour eux et inefficaces. Si les troubles persistent, le recours à un traitement hormonal antidiurétique peut être proposé. Dans les cas les plus sévères, une psychothérapie peut être mise en œuvre.

■ **L'énurésie par immaturité vésicale** se traite essentiellement par la rééducation des mictions de l'enfant, dans un service d'urodynamique. Celui-ci apprend à utiliser à bon escient la sensation de besoin pour uriner. Il est également possible de recourir à un traitement médicamenteux (imipramine) visant à réduire l'excessive contractilité du muscle de la vessie.

## Enveloppement

Méthode thérapeutique consistant à envelopper tout ou partie du corps d'un malade avec un linge mouillé et essoré.

■ **L'enveloppement froid** est souvent réalisé en cas de fièvre élevée. Le malade est enroulé dans un drap mouillé dans une eau dont la température est inférieure de 2 °C à la fièvre. Au préalable, son visage et son thorax ont été rafraîchis. Ce traitement complète l'action des antipyrétiques et procure au malade, grâce à son effet rafraîchissant, une sensation de bien-être. L'enveloppement dure environ 20 minutes. Si la fièvre reste élevée, il peut être renouvelé 4 ou 5 fois par 24 heures.

■ **L'enveloppement sinapisé,** autrefois utilisé dans le traitement des bronchopneumonies, consistait à recouvrir de farine de moutarde délayée dans de l'eau tiède le thorax et le dos du malade, puis à les envelopper dans une serviette trempée dans l'eau tiède.

## Envie

Tache violacée appelée couramment tache de vin. SYN. *angiome plan.*

## Environnement

Ensemble des éléments qui entourent un individu ou une espèce et dont certains contribuent directement à subvenir à ses besoins.

Les facteurs déterminants de l'environnement sont d'ordre physique, biologique et sociopsychologique. Parmi les facteurs physiques, on distingue notamment la nature du terrain géographique (présence et qualité de l'eau, degré d'humidité de l'atmosphère, productivité agricole), l'intensité de la lumière solaire (rayons infrarouges, calorifiques ; rayons ultraviolets, bactéricides et facteurs de croissance) et la température. Les

## Érythrokératodermie

Affection cutanée héréditaire caractérisée par des plaques rouges.

Les érythrokératodermies sont des affections à transmission autosomique (par les chromosomes non sexuels) dominante (il suffit que le gène porteur de l'affection soit reçu de l'un des parents pour que l'enfant développe la maladie). Elles entraînent la formation de plaques rouges généralisées sur l'ensemble du corps, associées à des placards kératosiques sur les membres, les fesses et le visage. Leur traitement fait appel aux kératolytiques locaux (pommades ou crèmes à base d'urée) et aux rétinoïdes par voie orale (acitrétine).

## Érythromélalgie

Affection caractérisée par des crises de douleurs ressenties aux mains et aux pieds, qui deviennent rouges, gonflés et cuisants. SYN. *syndrome de Weir-Mitchell.*

L'érythromélalgie, due à une dilatation des vaisseaux des extrémités, peut révéler une anomalie sanguine telle qu'un excès de plaquettes. Elle est alors très bien soulagée par l'aspirine et guérit si l'anomalie sanguine est traitée.

## Érythropoïèse

Processus de formation des globules rouges dans la moelle.

L'érythropoïèse est un phénomène permanent. Elle débute lorsqu'une cellule souche pluripotente de la moelle (pouvant donner naissance à n'importe quelle cellule sanguine) se détermine en un progéniteur érythroblastique (cellule capable de se différencier uniquement en globule rouge et non en globule blanc ou en plaquette). La fréquence des progéniteurs érythroblastiques est faible, constituant environ 0,1 % des cellules de la moelle.

L'érythropoïèse s'adapte aux besoins de l'organisme pour combler rapidement un déficit en globules rouges, notamment en cas d'hémorragie aiguë ou d'hémolyse ; la production de globules rouges est essentiellement sous la dépendance d'une hormone spécifique, l'érythropoïétine. On estime, en moyenne, la production de globules rouges à 10 milliards par heure.

→ VOIR **Érythroblaste.**

## Érythropoïétine ou EPO

Hormone responsable de la différenciation et de la prolifération des globules rouges.

L'érythropoïétine est essentiellement produite par le rein (90 %), mais également par le foie (10 %). C'est l'hypoxie tissulaire (baisse de l'oxygénation dans les tissus) qui déclenche sa synthèse. Elle agit sur les cellules érythroblastiques de la moelle osseuse, à l'origine des globules rouges, par l'intermédiaire d'un récepteur spécifique. L'érythropoïétine est présente en très faible quantité dans le sang d'un sujet normal, mais elle augmente en cas d'anémie. Le gène de l'érythropoïétine a été déterminé en 1985.

**PATHOLOGIE**

En cas d'insuffisance rénale, l'absence ou la réduction de la synthèse de cette hormone par le rein provoque une diminution du nombre de globules rouges.

À l'inverse, dans certaines formes de cancer du rein, les cellules tumorales sécrètent de façon excessive cette hormone ou des substances ayant les mêmes effets. On observe alors une polyglobulie (augmentation très importante du nombre des globules rouges circulants) dite secondaire, qui disparaît avec la guérison du cancer.

Une polyglobulie secondaire s'observe également chez les sujets séjournant de façon prolongée en altitude.

**UTILISATION THÉRAPEUTIQUE**

L'érythropoïétine obtenue par génie génétique, dite érythropoïétine humaine recombinante, disponible depuis la fin des années 1980, est utilisée pour traiter l'anémie des patients atteints d'insuffisance rénale chronique. Le médicament, injecté par voie intraveineuse ou sous-cutanée 2 fois par semaine évite les transfusions sanguines aux malades, leur donnant ainsi un confort de vie appréciable. Ce traitement nécessite une stricte surveillance et ne peut être prescrit que par un néphrologue. D'autres formes d'anémie sont actuellement traitées : anémie due à un cancer, à un myélome, à une polyarthrite rhumatoïde, etc. Cette hormone a en outre été utilisée pour le dopage de sportifs.

## Érythrose

Rougeur du visage due à une dilatation des vaisseaux, permanente ou survenant par accès.

L'érythrose, dont la « bouffée de chaleur » constitue une forme paroxystique, affecte habituellement les jeunes femmes sous forme de poussées congestives prédominant sur les joues, le nez et les pommettes, survenant le plus souvent après un repas, un changement de température ou à la suite d'une émotion ou d'un stress.

L'érythrose constitue le premier stade de la rosacée. Son traitement consiste en la prise à petites doses de neurosédatifs et en la correction d'éventuels déséquilibres hormonaux. Certaines précautions sont à respecter : petits repas évitant les excitants (épices, alcool), pris à heures fixes et en mangeant lentement ; le soir, nettoyage du visage avec un lait de toilette pour peaux sèches suivi de pulvérisations décongestionnantes d'eau minérale ou de sérum zinc (sérum physiologique additionné de sulfate de zinc) ; le matin, application de crème ou de lotion décongestionnante à base d'extraits végétaux (mélilot, hamamélis, anthocyanes) ; au soleil, protection rigoureuse par une crème écran total ; au froid, protection par des crèmes grasses épaisses. Enfin, divers traitements mécaniques peuvent également apporter une amélioration : massages faciaux, applications de neige carbonique, etc.

## Escarre

Destruction localisée de la peau survenant chez les malades alités.

Les escarres apparaissent chez les personnes alitées, parfois après quelques heures d'immobilisation, surtout si elles ont perdu leur mobilité naturelle (coma, paralysie) ou si elles sont en mauvais état général (dénutrition, déshydratation) ; dans quelques cas très rares, elles peuvent aussi apparaître sous un plâtre. Dues à une compression prolongée s'exerçant sur une région en saillie, elles touchent surtout les zones d'appui : talons, fesses, région du sacrum, parfois coudes, omoplates ou partie postérieure du crâne.

**SYMPTÔMES ET SIGNES**

On observe d'abord une zone rouge et douloureuse. Puis la peau devient noire, cartonneuse, insensible au toucher. Plus tard, la disparition de la peau nécrosée fait place à un ulcère laissant les tissus sous-jacents (muscles, tendons, os) à découvert. Si l'alitement persiste, l'escarre ne guérit pas spontanément ; elle peut au contraire s'étendre et, surtout, se surinfecter.

**TRAITEMENT ET PRÉVENTION**

Le traitement repose sur les soins locaux : désinfection, détersion à l'aide de pommades à la trypsine, granulation ou « comblement » de l'ulcère à l'aide de pansements hydrocolloïdes. La prévention est indispensable : normalement appliquée à tous les malades alités, elle consiste à changer fréquemment le malade de position, à effectuer des massages locaux, des séances d'application alternée de froid et de chaud (glaçons, puis séchage), à changer immédiatement le linge souillé, à utiliser un matelas dit alternatif, composé de plusieurs boudins qui se gonflent et se dégonflent alternativement. Il faut toujours vérifier qu'un plâtre n'est pas trop compressif. Le linge doit être changé souvent pour éviter la macération. Enfin, la correction de troubles nutritionnels fait également partie intégrante de la prévention des escarres.

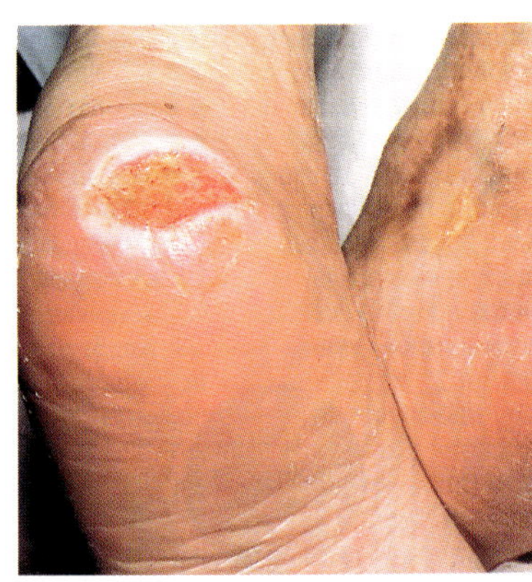

***Escarre.*** *L'érosion de la peau (ici, au talon) entraîne l'infection des tissus sous-jacents.*

## Escherichia coli

Bactérie du tube digestif de l'homme. SYN. *colibacille.*

De la famille des entérobactéries, *Escherichia coli* constitue 80 % de la flore aérobie du tube digestif de l'homme sain. C'est également le germe le plus fréquemment

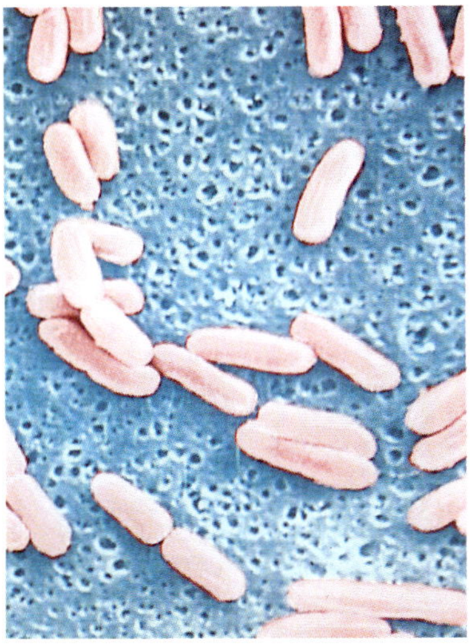

***Escherichia coli.*** *Au microscope à balayage, les bactéries se présentent sous la forme de bâtonnets, caractéristique des bacilles.*

responsable d'infections chez l'homme, et notamment l'agent principal des infections urinaires spontanées ou consécutives à une manipulation instrumentale (par sonde urinaire, par exemple). Cette bactérie est aussi à l'origine de septicémies, de méningites chez le nourrisson ainsi que de manifestations intestinales telles que des diarrhées, variables selon la souche en cause : la diarrhée des voyageurs, ou turista, est provoquée par des souches d'*Escherichia coli* productrices d'entérotoxines, certaines diarrhées hémorragiques se compliquant parfois du très grave syndrome hémolytique-urémique ou S.H.U. (destruction des globules rouges et lésions rénales), dû à la présence de souches sécrétant une puissante toxine (toxine Vero). Le traitement repose sur l'antibiothérapie.

## Esmarch (bande d')

→ VOIR Garrot.

## Ésotropie

→ VOIR Strabisme.

## Espace extradural

Espace situé entre la méninge la plus superficielle (dure-mère) et la paroi osseuse voisine.

■ **Dans l'encéphale,** l'espace extradural, compris entre la dure-mère et le crâne, est normalement inexistant, la dure-mère étant accolée à l'os. Cependant, en cas d'hématome extradural après un traumatisme crânien, du sang s'accumule : la dure-mère se décolle et l'espace extradural apparaît.

■ **Dans la moelle épinière,** l'espace extradural, dit aussi épidural, est compris entre la dure-mère et le canal rachidien, formé par les vertèbres. Il est rempli d'un tissu graisseux contenant des vaisseaux sanguins (lors d'une épidurite, on observe une inflammation de ce tissu). En thérapeutique, on fait des injections, dites épidurales, dans cet espace, en piquant en général entre deux vertèbres lombaires, le produit injecté se diffusant ensuite dans les racines nerveuses des membres inférieurs : corticostéroïde, pour traiter une sciatique, ou anesthésique en vue, par exemple, d'un accouchement (anesthésie péridurale).

L'espace extradural est à distinguer de l'espace sous-dural, plus profond (juste sous la dure-mère), où sont habituellement réalisées la ponction lombaire et l'injection des traitements médicamenteux intrathécaux.

## Espérance de vie

Durée statistique moyenne de vie d'une personne donnée dans une population donnée.

Dans les pays les plus industrialisés, l'espérance de vie à la naissance se situait en 2005 entre 75 et 79 ans pour un homme et entre 79 et 85 ans pour une femme.

L'écart entre l'espérance de vie des hommes et celle des femmes pourrait être lié à des facteurs hormonaux, mais également aux facteurs de risque vasculaire, notamment du fait du plus grand nombre de fumeurs chez les hommes ; cependant, l'augmentation du tabagisme chez les femmes n'a pas considérablement modifié cet écart. L'espérance de vie augmente avec l'âge : ainsi, pour une femme ayant atteint 80 ans, elle est non pas de 84 mais au moins de 90 ans. Enfin, l'espérance de vie est nettement moindre dans certains pays en développement en raison de l'importance de la mortalité infantile et de l'absence de règles d'hygiène et de diététique correctes.

## Esquille

Petit fragment osseux provenant d'une fracture, le plus souvent complexe.

Une esquille est indépendante des parties osseuses fracturées mais reste parfois attachée à des muscles avoisinants. Il arrive qu'elle entraîne des complications : lorsqu'elle est acérée, elle peut perforer un vaisseau important ou transpercer la peau ; elle risque aussi de gêner la remise en position anatomique normale des deux extrémités fracturées ; enfin, elle peut se nécroser. Il faut donc dans certains cas l'ôter chirurgicalement (esquillectomie).

## Essai thérapeutique

Expérimentation d'un nouveau médicament préalablement à sa mise sur le marché, ou essai d'un médicament ancien dans une indication nouvelle.

Un essai thérapeutique a pour but de préciser si un médicament donné est plus efficace que le ou les médicaments de référence pour la maladie concernée et s'il est suffisamment dénué d'effets indésirables sur l'homme.

Il intervient après diverses phases d'études du produit, étude biochimique puis culture sur tissu ou expérimentation sur un animal de laboratoire. Pour réaliser un essai thérapeutique, on suit de plus en plus souvent un protocole utilisant la méthode des essais comparatifs : deux groupes de sujets appariés (comparables quant au nombre, à la répartition de l'âge, du sexe, etc.) sont sélectionnés, les sujets étant répartis au hasard dans l'un ou l'autre groupe. Un groupe reçoit le médicament à tester, l'autre (groupe témoin), le médicament de référence ou, s'il n'existe pas, un « placebo » (produit sans effet présenté sous la même forme que le médicament à tester). L'essai est réalisé soit en simple aveugle (le malade ignore ce qu'il reçoit mais le médecin le sait) soit, le plus souvent, en double aveugle (ni le malade ni le médecin ne le savent). En fin de test, le « secret » est levé et les malades

ESPÉRANCE DE VIE 2005

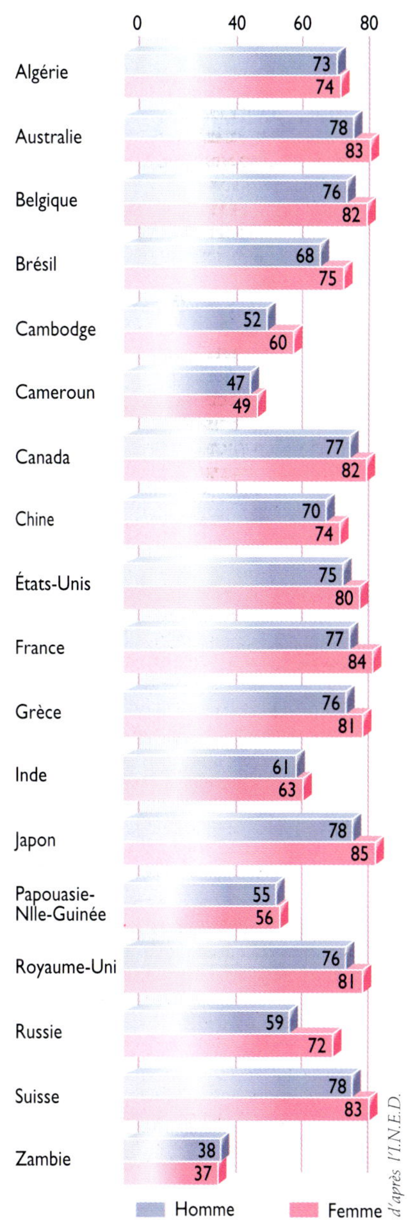

sont répartis dans le groupe ayant reçu le médicament étudié et le groupe témoin, puis les résultats sont comparés en termes d'efficacité et de tolérance et soumis à une analyse statistique de leur validité.

Lors d'un essai thérapeutique, un comité d'éthique assure le respect des règles de l'éthique médicale : tout sujet, avant d'y être inclus, reçoit une information orale et écrite sur les buts, les conditions et les éventuels inconvénients de l'essai et doit donner par écrit son « consentement éclairé ». De plus, il a le droit de suspendre unilatéralement sa participation à n'importe quel moment au cours du test. Les comités d'éthique, les comités médicaux de coordination surveillent l'évolution de l'essai et peuvent soit l'interrompre, s'il se révèle par exemple que les inconvénients, dans le groupe témoin ou dans le groupe traité, sont trop importants, soit le prolonger si ses résultats, bien qu'encourageants, ne permettent pas encore d'établir une efficacité statistiquement significative.

## ESTOMAC

**L'estomac est situé en haut et à gauche de l'abdomen, sous le diaphragme. Sa motilité propre – sa paroi comporte une couche musculaire – lui permet de brasser les aliments puis de les propulser dans l'intestin grêle grâce à l'ouverture du sphincter musculaire du pylore, qui joint l'estomac au duodénum.**
**Les aliments sont aussi modifiés chimiquement par les sécrétions de la muqueuse de l'estomac, qui assurent les premières étapes de la digestion.**

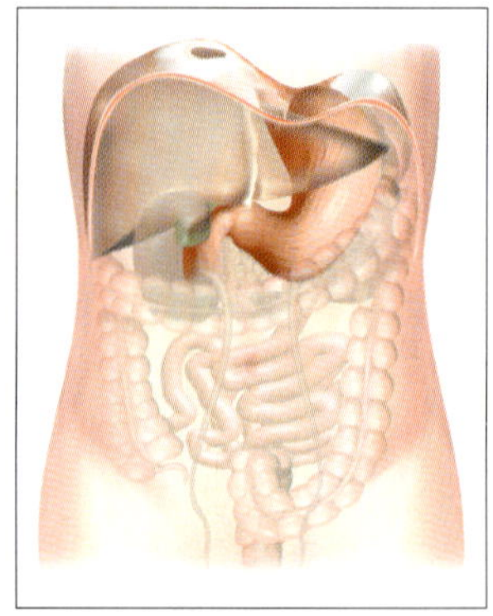

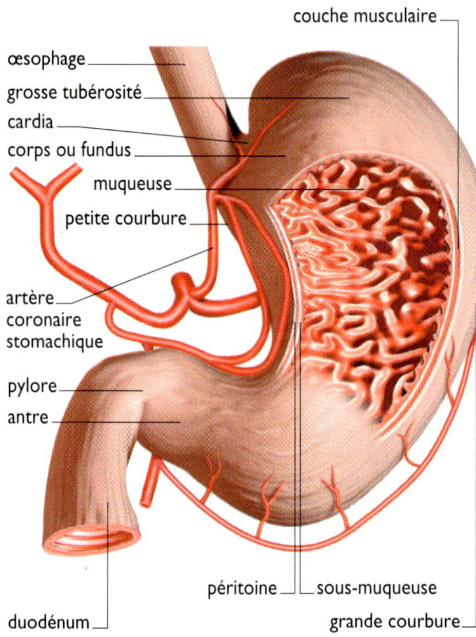


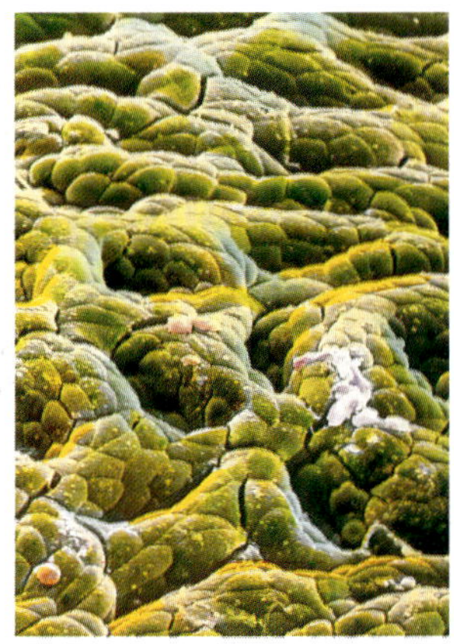

*La surface de la muqueuse gastrique a un aspect alvéolé.*

## Ester

Substance chimique résultant de la combinaison entre un alcool et un acide carboxylique.

Dans l'organisme, les esters sont nombreux et appartiennent à différentes familles chimiques, aux rôles variés. Ainsi, l'acétylcholine, un neurotransmetteur (messager du système nerveux), est un ester de la choline et de l'acide acétique.

## Estérase

Enzyme capable de séparer l'alcool et l'acide combinés dans un ester.

## Estomac

Partie du tube digestif située au-dessous du diaphragme, entre l'œsophage et le duodénum, où sont stockés, brassés, prédigérés et stérilisés les aliments avant qu'ils ne soient envoyés dans l'intestin pour y être absorbés. (P.N.A. *gaster*)

L'estomac est une poche en forme de J, divisée en une portion verticale, le fundus, et une portion horizontale, l'antre. On appelle petite courbure la partie concave du J, grande courbure le bord convexe. La partie supérieure du fundus communique avec l'œsophage par le cardia et forme la grosse tubérosité. L'antre est séparé du duodénum par le pylore, doté d'un sphincter puissant ouvrant et fermant l'issue vers l'intestin. L'estomac est richement vascularisé par les trois branches du tronc cœliaque. Il est situé entre le foie, à droite, la rate, à gauche, le diaphragme, en haut, le côlon transverse, en bas, et le pancréas, en arrière, dont il est séparé par l'arrière-cavité des épiploons, ce qui en fait un organe très mobile.

**STRUCTURE**

La paroi de l'estomac comporte quatre couches : séreuse (péritoine) ; musculaire (formée de fibres longitudinales, circulaires et obliques et assurant le brassage et l'évacuation des aliments) ; sous-muqueuse, formée d'un tissu conjonctif lâche ; muqueuse, formée d'un épithélium prismatique avec cellules à pôles muqueux fermés et responsable de la sécrétion du suc gastrique.

**FONCTION**

L'estomac exerce deux activités essentielles, motrice et sécrétoire.

■ **La motricité de l'estomac** est caractérisée par deux fonctions : une fonction de réservoir, assurée par le fundus, et une fonction d'évacuation, assurée par l'antre.

■ **La sécrétion gastrique** est constituée d'un mélange d'acide chlorhydrique, de pepsine, de facteur intrinsèque et de mucus. Le facteur intrinsèque, glycoprotéine sécrétée dans le fundus, est un élément essentiel pour l'absorption de la vitamine B12 dans l'intestin grêle.

**PATHOLOGIE ET EXAMENS**

L'estomac peut être le siège d'un cancer, d'un ulcère, de troubles auto-immuns (maladie de Biermer, due à l'incapacité de la paroi gastrique à produire le facteur intrinsèque), d'un volvulus (torsion). Il est exploré par fibroscopie gastrique, transit œso-gastro-duodénal baryté, biopsie.

## Estomac (cancer de l')

Tumeur maligne qui atteint les différents tissus de l'estomac, le plus souvent sous forme d'un adénocarcinome.

L'adénocarcinome gastrique se range à la quatrième place dans l'ordre de fréquence des cancers ; il est deux fois plus fréquent chez l'homme que chez la femme. Son incidence a diminué avec l'amélioration des moyens de conservation alimentaire. Des facteurs liés à l'environnement et notamment au mode de préparation alimentaire (poissons fumés par exemple) favoriseraient l'apparition de ce type de cancer et expliqueraient sa plus grande fréquence au Japon, par exemple, où ce genre d'alimentation est habituel. La gastrite atrophique (inflammation de la muqueuse de l'estomac) est aussi un facteur prédisposant. Les adénocarcinomes représentent 90 % des tumeurs gastriques, mais des tumeurs plus rares telles que les lymphomes, les léiomyosarcomes ou le sarcome stromal peuvent aussi exister.

**SYMPTÔMES ET SIGNES**

Ils sont variés et non spécifiques : signes évoquant un trouble de la digestion, douleurs rappelant celles d'un ulcère (brûlures digestives, douleurs abdominales, éructation, ballonnement, nausées, flatulence), complications (hémorragie, rétrécissement et, exceptionnellement, perforation gastrique), phlébites à répétition, fièvre prolongée, amaigrissement important et sans cause, anémie ferriprive. Le cancer de l'estomac peut également être découvert de façon fortuite à l'occasion d'une endoscopie. En cas de cancer évolué, une masse tumorale peut être palpable au niveau de l'épigastre. Il convient alors de rechercher des signes cliniques de l'extension de la tumeur (ganglions, hypertrophie du foie et métastases dans cet organe, métastases ovariennes [tumeur de Krukenberg], ascite néoplasique).

**DIAGNOSTIC**

Il repose essentiellement sur l'endoscopie gastrique avec prélèvement de tissu par biopsie. On peut associer à celle-ci une radiographie de l'estomac, qui permet de reconnaître quel type de lésion (forme bourgeonnante, ulcérée ou infiltrante) est en cause, ainsi que plusieurs examens complémentaires destinés à établir le bilan de l'extension tumorale : scanner abdominal, échoendoscopie, échographie hépatique, radiographie du thorax.

**TRAITEMENT ET PRONOSTIC**

Le traitement est avant tout chirurgical et consiste en une gastrectomie (ablation partielle ou totale de l'estomac). En effet, l'estomac n'est pas un organe indispensable à la survie, même si son ablation gêne la digestion normale et entraîne une carence en vitamine B12, qui doit être compensée par un complément vitaminique. L'extirpation totale de la tumeur n'est possible que chez la moitié des malades opérés. Une chimiothérapie ou une radiothérapie peuvent être associées à la chirurgie ou pratiquées en cas de cancer inopérable.

Le pronostic du cancer de l'estomac dépend du type de la tumeur, de sa localisation et de son extension. Il demeure réservé dans de nombreux cas.

## Estomac (syndrome du petit)

Ensemble de symptômes apparaissant juste après les repas chez les patients ayant subi une gastrectomie (ablation de l'estomac) partielle.

Le syndrome du petit estomac associe une impression de plénitude gastrique à des douleurs gastriques et entraîne une diminution de l'alimentation ; on prescrit alors au patient une alimentation par petits repas fractionnés. Ce syndrome s'estompe généralement avec le temps.

## État grippal

État fébrile et douloureux accompagné de maux de tête et de courbatures, semblable à celui occasionné par une grippe, mais pouvant avoir une autre cause.

Un état grippal ne dure que quelques jours et traduit généralement une infection virale saisonnière et non une grippe authentique. Le traitement sert à lutter contre la fièvre et les douleurs. Les symptômes de l'état grippal sont communs à de très nombreuses maladies infectieuses aiguës, virales ou non, à leur début. L'existence d'autres symptômes, et surtout la persistance de la fièvre au-delà du 3e jour, doivent faire rechercher la nature de l'infection, celle-ci pouvant requérir un traitement spécifique.

## État limite

État intermédiaire entre la névrose et la psychose. En anglais, *borderline*. SYN. *personnalité limite, situation limite*.

L'expression d'état limite regroupe un certain nombre de troubles de la personnalité qui se manifestent par des relations de dépendance intense, une grande vulnérabilité dépressive et une vie affective plutôt pauvre, sans empêcher toutefois l'adaptation sociale.

Selon les études menées ces vingt dernières années par les psychanalystes, dont le Français Jean Bergeret, les états limites seraient dus à des troubles « narcissiques » (de la relation du sujet à sa propre image) entraînant une angoisse de « perte d'objet » – l'objet étant, pour le sujet, constitutif de sa propre image, dont la perte est susceptible de causer une réaction dépressive sévère. L'objet peut être une personne idéalisée avec laquelle le malade noue une relation appelée anaclitique, nécessaire à sa survie. Ce peut être également un toxique : alcool, médicament, drogue douce, etc.

Les sujets souffrant d'état limite cherchent rarement à se soigner, sauf si un traumatisme (deuil, etc.), un accident ou un conflit professionnel déclenche un épisode psychiatrique aigu (dépression, raptus anxieux) qui vient extérioriser le trouble affectif sous-jacent. Leur capacité à investir et à désinvestir la réalité relationnelle est considérable, rendant le diagnostic et l'aide difficiles. Le traitement peut associer les médicaments et la psychothérapie. Une hospitalisation trop longue, qui ne ferait qu'accentuer la fragilité psychologique du sujet, doit être évitée.

Le concept d'état limite est utilisé dans le langage courant pour signifier la difficulté, voire l'impossibilité de définir une situation, une action ou une personne.

## État de mal

État pathologique caractérisé par la succession de crises propres à une maladie, sans retour à l'état normal entre les crises, ou par la prolongation d'une crise.

On parle surtout d'état de mal dans le cas de l'asthme et de l'épilepsie et, dans une moindre mesure, dans celui de la migraine.

■ **L'état de mal asthmatique, ou asthme aigu grave,** débute comme une crise d'asthme (gêne respiratoire intense), mais celle-ci ne s'arrête pas et les traitements usuels sont inefficaces. Cette détresse respiratoire aiguë impose un traitement d'urgence en service de réanimation, qui fait appel à l'administration d'oxygène, de théophylline et de corticostéroïdes à fortes doses pour dilater les bronches.

■ **L'état de mal épileptique** est souvent dû à un arrêt brutal du traitement chez un malade épileptique, éventuellement associé à une prise d'alcool. Les crises (raideurs, convulsions, perte ou altération de la conscience) se répètent presque sans interruption, sans que le malade reprenne même parfois conscience entre deux crises. Le traitement par antiépileptiques à fortes doses est pratiqué en urgence dans un service de réanimation.

■ **L'état de mal migraineux** se caractérise par une crise de violents maux de tête qui se prolonge au-delà de la durée habituelle chez le malade. Cette crise peut nécessiter un traitement par perfusion d'analgésiques à fortes doses en milieu hospitalier.

## État végétatif chronique

État défini par l'absence de toute activité consciente décelable alors même que le sujet est en état de veille.

L'état végétatif correspond à des lésions étendues des hémisphères cérébraux avec maintien relatif du fonctionnement du tronc cérébral. Il est donc très différent du coma dépassé, qui correspond à la mort cérébrale et ne se prolonge que quelques heures ou jours du fait des mesures de réanimation.

Les causes les plus fréquentes de l'état végétatif chronique sont l'arrêt circulatoire prolongé (des lésions irréversibles survenant rapidement lorsque le cerveau n'est pas irrigué), les accidents vasculaires cérébraux et les traumatismes crâniens.

**SYMPTÔMES ET SIGNES**

Les yeux ouverts ou fermés, le malade respire spontanément et a quelques gestes automatiques (bâillements, mâchonnements, parfois mouvements des membres). Il ne présente aucune manifestation des fonctions supérieures : il ne parle pas, n'exécute aucun ordre simple, ne répond pas de façon adaptée aux stimulations et a perdu toute possibilité de communiquer avec son entourage.

**DIAGNOSTIC ET TRAITEMENT**

Le diagnostic ne peut être affirmé qu'après un délai de 1 à 3 mois.

Le maintien d'une nutrition artificielle et de soins infirmiers prolonge la survie du malade jusqu'à ce que survienne généralement une complication fatale (infection, embolie).

Le pronostic, souvent sombre, d'un état végétatif chronique peut amener à prendre la décision d'interrompre les soins qui maintiennent la vie. Cette résolution, difficile à prendre, doit tenir compte de l'âge du patient, et de la cause de son état. Une récupération partielle a pu être observée chez certains sujets jeunes, en état végétatif chronique suite à un traumatisme crânien.

## Éthanol

→ VOIR Alcool éthylique.

## Éther

Oxyde d'éthyle, liquide incolore, volatil, hypnotique et anesthésique.

L'éther était autrefois utilisé comme anesthésique général (par inhalation au masque, éventuellement dans un mélange). Moins actif que le chloroforme, il est aujourd'hui réservé aux petites interventions.

Détourné de son usage premier par les toxicomanes, il ne peut être délivré sans un contrôle strict. Étant hautement inflammable et explosif, même à distance, du fait d'une importante évaporation, il doit être stocké à l'abri de la lumière et selon des normes répondant à une réglementation sévère.

## Éthique médicale

Ensemble des règles de conduite des professionnels de santé vis-à-vis de leurs patients.

L'éthique médicale, nécessairement complexe, participe à la fois de la déontologie (ensemble des règles internes à une profession), de la morale et de la science. L'éthique médicale concerne l'aspect limité à la santé d'une notion similaire mais plus vaste, la bioéthique, laquelle représente l'ensemble des mêmes règles appliquées à tous les domaines des sciences de la vie.

Les règles déontologiques, édictées dès le Ve siècle av. J.-C. (serment d'Hippocrate), en appellent aux notions de compétence, de générosité, de dévouement, de désintéressement et de secret médical. Les règles morales protègent le malade de la dérive que pourraient introduire en ce début de XXIe siècle les grandes évolutions des sciences de la vie : évolution thérapeutique (découverte de la radiothérapie, par exemple) et évolution biologique (découverte du code génétique et de ses applications, comme la thérapie génique). Les règles scientifiques, enfin, imposent au corps médical de vérifier que toute attitude médicale, surtout thérapeutique, repose sur des notions dont la rigueur scientifique est réelle.

Ces trois aspects de l'éthique médicale se retrouvent dans les règles, définies en 1964 par la déclaration d'Helsinki (réunion internationale de représentants de professions médicales) et complétées en 1975 par celle de Tokyo, qui président aux expérimentations. Les principales résolutions de ces déclarations figurent maintenant dans les protocoles expérimentaux. Elles assurent au patient le respect de son choix, manifesté par un consentement libre et éclairé.

Des comités d'éthique nationaux, régionaux et locaux, à fonction consultative, ont été créés dans plusieurs pays ; on leur soumet divers protocoles d'essais thérapeutiques, mais également les difficultés soulevées par divers problèmes contemporains : modalités de détection du V.I.H. (virus du sida), fécondation in vitro, prélèvements d'organes pour transplantations, applications des techniques de clonage humain - pour ne citer que quelques exemples majeurs. En France, la loi Kouchner de mars 2002 sur le droit d'information des patients a modifié d'une certaine façon l'éthique médicale.

Le respect de l'éthique médicale constitue la meilleure garantie de la qualité des soins et de la liberté du malade ; il témoigne de la recherche d'une certaine forme de sagesse, de « science avec conscience », dans l'exercice de la médecine contemporaine.

→ VOIR Essai thérapeutique.

## Ethmoïde

Petit os médian faisant partie à la fois du crâne et de la face. (P.N.A. *os ethmoidale*)

L'ethmoïde est situé immédiatement en arrière du nez, entre les deux orbites. Il comprend deux lames perpendiculaires entre elles, l'une verticale et l'autre horizontale. La lame verticale fait partie de la cloison médiane des fosses nasales. À chaque extrémité, droite et gauche, de la lame horizontale est suspendue une masse latérale grossièrement cubique : à l'intérieur, cette dernière contient de petites cavités remplies d'air, les sinus ; du côté des fosses nasales, elle porte de petites saillies osseuses, les cornets ; du côté opposé, elle fait partie de l'orbite.

Les principales pathologies de l'ethmoïde sont le cancer et l'ethmoïdite.

## Ethmoïde (cancer de l')

Cancer atteignant l'ethmoïde sous la forme d'un adénocarcinome (tumeur maligne provenant d'un tissu glandulaire).

Le cancer de l'ethmoïde touche essentiellement les travailleurs du bois (ébénistes, menuisiers), surtout des bois exotiques. Il est dû à la suspension dans l'air de tanins contenus dans le bois, qui s'accumulent sur la muqueuse tapissant les os des fosses nasales. Les signes du cancer de l'ethmoïde sont une obstruction nasale et des écoulements par le nez, clairs ou hémorragiques, peu abondants mais répétés. Ils ne se manifestent qu'après une exposition fréquente aux agents toxiques ayant duré plusieurs années. Le traitement associe une ablation chirurgicale de l'ethmoïde, une chimiothérapie et une radiothérapie. Dans les groupes à risque, la prévention est assurée par le port d'un masque, et le dépistage de la maladie, par un examen clinique et radiographique annuel systématique.

## Ethmoïdite

Inflammation aiguë des sinus de l'ethmoïde. SYN. *sinusite ethmoïdale.*

Les ethmoïdites comprennent différents types d'affections atteignant les sinus (cavités remplies d'air) situés à l'intérieur de l'ethmoïde. Soit l'ethmoïde est atteint en même temps que les sinus des autres os de la face : on parle alors de pansinusite ; soit il est atteint isolément : c'est l'ethmoïdite proprement dite.

L'ethmoïdite atteint surtout les enfants de 2 à 4 ans. Elle est due à une infection rhinopharyngée remontant dans les canaux par lesquels les sinus communiquent avec les fosses nasales. Elle se traduit par une atteinte grave de l'état général (fièvre, abattement), un écoulement de pus par le nez, un œdème progressif des paupières commençant à l'angle interne de l'œil. L'infection risque d'évoluer rapidement en s'étendant autour des globes oculaires (risque de cécité ultérieure) ou vers les méninges et le cerveau.

**TRAITEMENT**

L'enfant doit être hospitalisé d'urgence. Le traitement s'appuie sur l'administration d'antibiotiques par voie intraveineuse.

## Éthylisme

→ VOIR Alcoolisme.

## Étiologie

Étude des causes des maladies.

Certains facteurs sont directement responsables d'une maladie, comme les agents pathogènes des maladies infectieuses, les toxiques, le froid, la chaleur, etc. D'autres constituent des facteurs favorisant l'émergence d'une maladie : hérédité, âge, sexe, hygiène de vie, conditions de travail, surmenage, problèmes affectifs.

Certaines maladies ont une seule cause bien définie, comme le méningocoque dans le cas de la méningite cérébrospinale. D'autres possèdent plusieurs causes distinctes ; c'est ainsi qu'on invoque pour un cancer le rôle de facteurs génétiques (oncogènes), infectieux (virus) et environnementaux. À l'inverse, l'origine de certaines maladies, dites idiopathiques, demeure encore inconnue.

## Étirement

Exercice d'assouplissement des muscles et des tendons.

Mise en tension du tissu, l'étirement en améliore la souplesse par augmentation des amplitudes naturelles. L'étirement du quadriceps, par exemple, qui s'effectue en position debout, consiste à prendre sa cheville dans la main et à plier le genou pour amener le talon à la fesse, sans cambrer le dos.

L'étirement doit être progressif, la tension étant maintenue quelques secondes puis relâchée lentement. Il participe à la prévention des accidents musculaires et tendineux : au cours de l'échauffement, il prépare les muscles qui vont être sollicités par le sport pratiqué et permet d'éviter l'élongation (déchirure musculaire bénigne) ; après l'effort, il évite leur enraidissement. Un muscle froid ne doit pas être étiré.

## Étourdissement

Trouble caractérisé par une altération passagère des sens pouvant évoluer vers une perte de connaissance.

**CAUSES**

Un étourdissement est le plus souvent bénin. Il peut être dû à une hypotension orthostatique (chute momentanée de la pression artérielle quand on passe rapidement de la position couchée ou assise à la position debout), à un malaise vagal (ralentissement de la fréquence cardiaque et chute de la pression artérielle), à une hypoglycémie (chute de la concentration de sucre dans le sang), à un vertige paroxystique bénin, faisant rechercher une origine oto-rhino-laryngologique, à une forte émotion, à une insuffisance vertébrobasilaire (arthrose de la colonne cervicale entraînant un étourdissement lorsque l'on met la tête en arrière par compression d'une artère, elle-même souvent athéromateuse).

L'étourdissement peut avoir d'autres causes, plus rares mais sérieuses : trouble du rythme ou de la conduction cardiaques ; accident ischémique transitoire (obstruction partielle et intermittente de la circulation cérébrale) ; hématome intracérébral, surtout après un traumatisme, ou tumeur cérébrale.

Les étourdissements les plus bénins disparaissent au repos. Leur persistance, l'évolution des troubles en vertiges témoignent d'une aggravation et invitent à une consultation médicale.

## Étranglement

Resserrement accidentel d'un organe ou des vaisseaux qui assurent sa nutrition, menaçant rapidement sa vitalité.

Il existe différents types d'étranglement en fonction de leur localisation. Ceux qui se produisent sur l'intestin provoquent une occlusion intestinale (arrêt du transit des matières).

■ **L'étranglement herniaire** se produit lorsque le segment d'intestin contenu dans la poche de la hernie est étranglé par compression à la base de la hernie. En plus de l'arrêt du transit intestinal, le malade se plaint d'une violente douleur et n'arrive plus à rentrer la hernie dans l'abdomen quand il appuie dessus. L'intestin doit être remis en place par une intervention chirurgicale d'urgence, et la paroi de l'abdomen, renforcée pour empêcher toute récidive de la hernie.

■ **Le volvulus** est dû à la rotation d'une anse intestinale sur elle-même, qui tord et étrangle le pied de l'anse, ou à un étranglement par une bride, bandelette fibreuse résultant le plus souvent d'une opération antérieure.

■ **L'étranglement d'un vaisseau** peut être provoqué par une fibrose (développement anormal de tissu fibreux, dû à une inflammation chronique).

■ **L'étranglement du cordon spermatique, appelé aussi improprement torsion du testicule,** se produit lorsque le cordon auquel le testicule est suspendu tourne sur lui-même ; l'artère venant de l'abdomen et cheminant dans le cordon est ainsi étranglée. Le patient, en général un adolescent, ressent une violente douleur. Là encore, seule une opération en urgence permet d'éviter la perte définitive de la fonction de l'organe (dans ce cas, la formation des spermatozoïdes).

## Étrier

Un des trois osselets de l'oreille moyenne. (P.N.A. *stapes*)

L'étrier a la structure d'un triangle évidé dont la base est épaisse et large. Sa localisation le met en rapport, par son sommet, avec un autre osselet, l'enclume, et, à sa base, avec une membrane fermant l'oreille interne. En vibrant sous l'action de l'enclume, l'étrier permet la transmission du son du tympan vers l'oreille interne.

L'étrier peut être le siège d'une affection de cause inconnue, l'otospongiose, qui se traduit par une surdité. Le traitement de l'otospongiose nécessite de retirer l'étrier et de le remplacer par une prothèse au cours d'une intervention chirurgicale pratiquée sous anesthésie générale.

## Étuve

1. Appareil clos dans lequel une température élevée prédéterminée est entretenue afin d'opérer la désinfection ou la stérilisation d'objets divers.

Les étuves servent à la désinfection ou à la stérilisation. Elles fonctionnent à la chaleur sèche ou humide.

■ **Les étuves à chaleur humide** sont des appareils dans lesquels est maintenue une température constante de 120 °C à une pression de 2 atmosphères. La désinfection est assurée en 15 minutes. Elles sont essentiellement utilisées pour la stérilisation des linges opératoires.

■ **Les étuves à chaleur sèche** sont des cuves métalliques à double paroi de cuivre, à fermeture hermétique, dans lesquelles la température doit atteindre 170 °C pendant 30 à 40 minutes. Le métal et le verre peuvent être stérilisés à la chaleur sèche, de même que le linge et les compresses, mais les couleurs s'altèrent et, au-delà de 180 °C, les pansements risquent de roussir.

■ **Les étuves à formol** ajoutent l'effet du formol à celui de la vapeur d'eau, ce qui augmente leur action insecticide et bactéricide. La désinfection est obtenue, comme pour les étuves à chaleur humide, en 15 minutes, mais la température n'est que de 80 °C. Cette méthode présente l'avantage de ne détériorer ni les instruments délicats ni les vêtements, le cuir ou le caoutchouc.

2. Appareil utilisé en microbiologie pour maintenir les cultures de microbes à température constante et faciliter leur développement.

Les étuves à culture microbienne sont utilisées en laboratoire pour les analyses et la recherche. Les températures les plus favorables aux cultures de ce type se situent entre 30 °C et 40 °C.

## Eucalyptus

Arbre de grande taille de la famille des myrtacées, très répandu dans les régions méditerranéennes et dont les feuilles sont utilisées pour la fabrication de médicaments. SYN. *arbre à fièvre, gommier bleu.*

Le principe actif essentiel des feuilles d'eucalyptus est l'eucalyptol, obtenu par distillation. Ses propriétés sont expectorantes (effet fluidifiant sur les sécrétions bronchiques) et antiseptiques. Ses indications sont le traitement d'appoint des affections bronchopulmonaires ou grippales.

## Eugénisme

Théorie cherchant à opérer une sélection sur les collectivités humaines à partir des lois de la génétique.

L'eugénisme fut conçu dans la seconde moitié du XIXe siècle par le scientifique britannique sir Francis Galton. Son utilisation par les nazis à des fins politiques, de même que la stérilisation forcée de certaines catégories d'individus, a conduit à de dangereuses dérives, que la communauté scientifique s'applique aujourd'hui à éviter, comme en témoignent le moratoire international qui, en 1974, a interrompu pendant 2 ans les recherches en génie génétique (Congrès international d'Asilomar, Californie) et le débat actuel sur la législation de la bioéthique - en particulier concernant l'utilisation des techniques de clonage.

## Eunuque

Homme pubère ayant subi une castration (ablation des testicules).

Ce terme s'appliquait, aux siècles passés, principalement en Orient, aux hommes à qui l'on faisait subir une castration sans raisons médicales, mais afin de les utiliser comme esclaves particuliers.

Aujourd'hui, la castration n'est pratiquée que pour des motifs médicaux.

→ VOIR Castration.

## Eustache (trompe d')

Conduit reliant le pharynx à l'oreille moyenne. (P.N.A. *tuba auditiva*)

La trompe d'Eustache a la forme d'un fin canal dont la paroi est faite de cartilage fibreux dans la portion proche du pharynx et de tissu osseux dans la portion proche de l'oreille. Elle s'ouvre par un orifice dans la paroi du rhinopharynx, au fond des fosses nasales, et par un autre orifice dans la caisse du tympan, siège de l'oreille moyenne contenant les osselets.

La trompe d'Eustache a pour rôle d'égaliser les pressions qui s'exercent sur chacune des faces du tympan, plus précisément la pression entre la caisse du tympan (face interne) et la pression atmosphérique (face externe). À chaque déglutition, les mouvements du pharynx provoquent l'ouverture automatique de l'orifice de la trompe d'Eustache, laquelle conduit alors l'air du pharynx vers l'oreille, en remplacement de celui résorbé en permanence par la muqueuse de l'oreille.

Chez l'enfant, l'hypertrophie des amygdales pharyngées, plus connues sous le nom de « végétations », peut, en obstruant les orifices d'une trompe d'Eustache (ou des deux trompes), provoquer un dysfonctionnement de celle-ci, voire une otite séreuse. Le traitement consiste alors à pratiquer une adénoïdectomie (ablation chirurgicale, sous anesthésie générale, des « végétations »).

## Euthanasie

Acte consistant à ménager une mort sans souffrance à un malade atteint d'une affection incurable entraînant des douleurs intolérables.

Certains pays (Belgique, Pays-Bas) autorisent l'euthanasie, mais la plupart la considèrent comme un crime, sa légalisation, délicate, étant susceptible d'entraîner un glissement de l'euthanasie « agonique » à l'euthanasie utilitaire. Dans l'état actuel des différentes législations, il est bien difficile de dire si l'accord, ou la demande, préalable du malade (en particulier s'il a adhéré à une association favorable à l'euthanasie) facilite ou non la décision médicale.

Les progrès de la médecine ont donné naissance au problème de l'euthanasie passive (pour des patients en coma dépassé maintenus artificiellement en vie) ; décider d'interrompre une réanimation est une responsabilité souvent difficile à assumer et nécessite une concertation entre famille et médecin afin d'adopter la meilleure attitude.

## Euthyroïdie

État physiologique correspondant à un taux normal d'hormones thyroïdiennes.

L'euthyroïdie s'oppose à la dysthyroïdie, dysfonctionnement de la sécrétion thyroïdienne dans lequel on distingue l'hyperthyroïdie (maladie de Basedow) et l'hypothyroïdie (myxœdème).

Les hormones thyroïdiennes modulent le fonctionnement de presque tous les organes du corps. Leur rôle est de permettre l'adaptation de la fonction de l'organe aux conditions extérieures, comme la thermogenèse (production de chaleur par l'organisme), qui doit être adaptée à la température extérieure et à l'effort musculaire fourni.

## Eutocie

Situation obstétricale favorable permettant d'espérer un accouchement normal.

L'eutocie s'oppose à la dystocie, qui désigne un accouchement difficile. Les présentations eutociques sont, par exemple, la présentation céphalique (tête du fœtus en avant) et, dans certains cas, la présentation par le siège (fesses en avant).

## Évacuation

1. Expulsion ou rejet de matières hors de l'organisme par les voies naturelles.
2. Suppression d'une collection, par exemple le pus d'un abcès, par excision chirurgicale.

## Évagination

Retournement, spontané ou chirurgical, d'un organe creux sur lui-même, comme un doigt de gant.

Au cours d'un prolapsus (descente d'organe), le vagin ou le rectum peuvent ainsi s'évaginer. Quand un traitement est nécessaire, par exemple à cause d'une incontinence rectale, il est le plus souvent chirurgical.

## Évaluation fonctionnelle à visée sportive

Ensemble de tests destinés à déterminer l'aptitude physique d'un sujet à une pratique sportive et à évaluer les capacités fonctionnelles des organes mis en jeu.

■ **Dans l'évaluation de l'appareil cardio-vasculaire,** celui-ci est soumis à des tests d'effort simples, comme le test de Ruffier, qui consiste à effectuer 30 flexions-extensions des membres inférieurs en 45 secondes. Ces tests permettent d'observer les variations de la fréquence cardiaque et de la tension artérielle. L'épreuve sur bicyclette ou sur tapis roulant, exigeant un effort plus intense, permet de plus une évaluation de la consommation d'oxygène au cours de l'exercice ainsi que le dosage sanguin de l'acide lactique (estimation de la participation du métabolisme anaérobie) et de certaines hormones comme les catécholamines (estimation de l'état de stimulation de l'organisme). Les tests de terrain, comme le test de Cooper, qui consiste à parcourir en course à pied la plus grande distance possible en 12 minutes, sont utilisés pour estimer l'aptitude physique en fonction de la performance accomplie.

■ **Dans l'évaluation de l'appareil pulmonaire,** ce dernier est soumis à un examen spirométrique, qui renseigne sur les capacités ventilatoires des poumons.

■ **Dans l'évaluation de l'appareil musculaire,** les muscles sont testés dans différentes conditions : évaluation de la capacité de travail du muscle au cours de tests de détente comme celui de détente verticale (le sujet saute le plus haut possible et touche avec la main une règle graduée), mesure de la force maximale volontaire de certains groupes musculaires, tel le quadriceps, à l'aide d'un dynamomètre isocinétique.

En fonction de l'activité sportive pratiquée, d'autres tests peuvent être nécessaires, comme une évaluation neurologique ou ophtalmologique.

## Évanouissement

→ VOIR Perte de connaissance.

## Éventration

Saillie des viscères abdominaux à travers la couche musculaire de la paroi de l'abdomen et sous la peau.

Une éventration est généralement liée à un défaut de cicatrisation après une intervention chirurgicale. Siégeant à l'endroit de l'incision, elle est due à une ouverture spontanée de la couche de muscle et d'aponévrose (membrane fibreuse qui enveloppe les muscles), la paroi abdominale n'étant alors plus constituée que par la couche cutanée et le péritoine sous-jacent.

Une éventration se traduit par une saillie arrondie, parfois visible uniquement en position debout ou quand le patient fait un effort. Elle peut augmenter de volume, parfois de façon très importante, surtout lorsqu'elle siège sur la ligne médiane, au-dessus ou au-dessous de l'ombilic, ou provoquer une occlusion intestinale (arrêt du transit des matières).

**TRAITEMENT**

Une éventration sus-ombilicale ou sous-costale, si elle est petite, ne nécessite qu'une simple surveillance. Plus grande, elle peut parfois être contenue par une ceinture abdominale. Cependant, dès qu'une éventration devient trop volumineuse ou douloureuse, elle doit être opérée. L'intervention consiste soit à rapprocher et à suturer les muscles et les aponévroses, soit à les remplacer par une prothèse en matière synthétique, appelée plaque.

Dans tous les cas, la reprise de l'activité physique doit être progressive, éventuellement associée à une kinésithérapie.

## Éversion

Renversement vers l'extérieur des bords d'un orifice, laissant apparaître le revêtement muqueux de sa face interne.

→ VOIR Ectropion.

## Éviction scolaire

Mesure consistant à interdire à un élève ou à un membre du personnel atteint par une maladie contagieuse la fréquentation d'un établissement d'enseignement.

L'éviction scolaire a pour but d'éviter la propagation de la maladie. Sa durée est fonction de la maladie et de sa contagiosité.

## Évidement

Ablation chirurgicale radicale de tous les éléments anatomiques d'une région de l'organisme.

L'évidement sert le plus souvent à compléter le traitement d'une tumeur maligne. Ainsi, l'évidement ganglionnaire, ou curage ganglionnaire, consiste à retirer tout un groupe de ganglions lymphatiques (par exemple ceux du cou) du fait d'un cancer situé dans la région qu'ils drainent.

## Éviscération

1. Extériorisation des viscères à travers une brèche de la paroi abdominale.

Une éviscération peut être due à un défaut de solidité de la paroi abdominale après fermeture opératoire, lié à une altération préalable des tissus, à une infection, à une distension des viscères ou parfois à une complication postopératoire (lâchage d'une suture digestive, par exemple). Elle survient entre le 5e et le 10e jour suivant l'intervention. Elle est plus fréquente chez les patients en mauvais état général ou obèses. L'organe éviscéré est en général l'intestin. Le traitement, chirurgical et conduit en urgence, consiste à le réintégrer dans la cavité abdominale et à fermer la paroi.

2. Ablation chirurgicale de tous les tissus mous contenus dans une cavité naturelle. SYN. *exentération.*

L'éviscération peut être réalisée dans un dessein thérapeutique, le plus souvent en cas de tumeur cancéreuse grave. L'éviscération du globe oculaire est l'ablation du contenu de l'œil lors de certaines affections oculaires non tumorales.

Une éviscération peut aussi être pratiquée au cours de certaines autopsies. L'organe retiré est alors examiné et fait l'objet de dosages biologiques et d'examens au microscope.

## Ewing (sarcome d')

Tumeur maligne des os.

Le sarcome d'Ewing est une tumeur rare qui atteint surtout l'enfant entre 10 et 15 ans, plus rarement l'adulte jeune. Il touche le plus souvent la diaphyse (partie moyenne) des os longs comme le fémur et le tibia. L'os malade est douloureux, tuméfié ; fragilisé, il risque de se fracturer.

Le diagnostic repose sur la radiographie ; il est confirmé par une biopsie qui permet d'analyser la tumeur. Le pronostic du sarcome d'Ewing, grave, est amélioré par la radiothérapie et la chimiothérapie. Une intervention chirurgicale est parfois nécessaire.

## Examen

Observation minutieuse d'un patient permettant de déterminer un diagnostic.

■ **L'examen clinique** fait suite à l'interrogatoire (recueil d'informations sur les antécédents personnels et familiaux, l'hygiène et le mode de vie, l'histoire de la maladie et les symptômes ressentis) ; il comprend l'inspection (par exemple recherche d'une éruption cutanée), la palpation (recherche d'une hépatomégalie, d'une adénopathie, etc.), la percussion (du thorax par exemple, à la recherche d'un son mat, révélant un épanchement pleural) et l'auscultation des différentes parties du corps et de certains organes (cœur, poumons) ; il peut être

général ou orienté en fonction des symptômes présentés par le malade.
■ Des examens complémentaires (analyses biologiques, radiographies, endoscopie, électrocardiogramme, etc.) peuvent être prescrits afin de compléter l'examen clinique.

## Examen cytobactériologique

Ensemble des techniques étudiant les cellules et les germes contenus dans les prélèvements de liquides.

L'examen cytobactériologique étudie un échantillon des pus superficiels ou profonds, des liquides physiologiques (sang, urine, liquide cérébrospinal), des liquides réactionnels (ascite, épanchement pleural) ou de diverses sécrétions (pharyngées, vaginales, etc.) afin de déterminer s'ils révèlent ou non une infection et quel est le germe en cause.

## Examen cytobactériologique des urines

Examen des urines au microscope permettant de détecter une infection urinaire et de déterminer le nombre de germes et de globules rouges et blancs par millilitre d'urine.

Un examen cytobactériologique des urines (E.C.B.U.) est prescrit dès que l'on soupçonne une infection de l'appareil urinaire (infection de la prostate, cystite bactérienne, etc.). Pour obtenir un résultat sûr et interprétable, il est important de respecter certaines conditions de prélèvement : les urines doivent être émises le matin à jeun après désinfection du méat urétral (orifice extérieur de l'urètre) et recueillies dans un flacon stérile.
■ Le nombre de germes présents dans l'urine permet d'affirmer ou non l'existence de l'infection : s'il est inférieur à 1 000/millilitre, il n'y a pas d'infection (une souillure a pu survenir lors du prélèvement) ; s'il est compris entre 1 000 et 100 000, il y a peut-être une infection, sans certitude absolue ; s'il est supérieur à 100 000, on sait de façon certaine qu'il y a une infection. Les germes repérés sont mis en culture afin d'être identifiés. L'une des méthodes employées est la coloration de Gram. Normalement, plus de 90 % des germes présents dans l'urine sont Gram négatifs (ils ne fixent pas la coloration de Gram) : *Escherichia coli, Proteus, Klebsiella, Enterobacter.* La culture des germes permet aussi de réaliser un antibiogramme qui teste leur sensibilité ou leur résistance vis-à-vis des différents antibiotiques. Après résultat, le médecin sera à même de prescrire l'antibiotique le plus adapté. Un examen de contrôle doit toujours être pratiqué quelques jours après l'arrêt de la prise des antibiotiques pour s'assurer de la guérison de l'infection.
■ Le nombre des cellules sanguines présentes dans l'urine apporte d'autres renseignements. Normalement, le nombre de globules rouges est inférieur ou égal à 2 000/millilitre, de même que le nombre de globules blancs. En cas d'infection, le nombre de globules blancs augmente et leur aspect est altéré. Une augmentation du nombre de globules rouges définit une hématurie microscopique, révélant une infection urinaire, une tumeur de la vessie, un calcul du rein, etc.

## Exanthème

Éruption cutanée érythémateuse et habituellement généralisée à l'ensemble du corps, caractéristique d'une maladie infectieuse.

Le terme d'exanthème s'emploie par opposition à celui d'énanthème, éruption sur les muqueuses (en pratique, celle qui tapisse l'intérieur de la bouche). On observe un exanthème au cours de la rougeole, de la scarlatine, du typhus, de la varicelle, etc.

## Exanthème subit

Fièvre éruptive de la première enfance liée à un virus HHV6 (virus herpès humain de type 6). SYN. *sixième maladie, roséole infantile.*

**SYMPTÔMES ET SIGNES**

L'exanthème subit se manifeste par une fièvre brutale qui atteint rapidement 39-40 °C et se maintient en plateau pendant trois jours environ ; elle est parfois compliquée d'une crise convulsive fébrile, en général bénigne.

L'éruption survient le troisième ou le quatrième jour ; elle précède ou accompagne la chute de la fièvre. Elle se manifeste par de petites taches superficielles, rose pâle, prédominant sur le tronc, atteignant aussi les membres mais épargnant la face. Elle dure seulement de 12 à 24 heures. Toutefois, la maladie peut également prendre la forme d'une fièvre isolée sans éruption, d'une rougeur cutanée discrète sur le tronc, très fugace et non fébrile.

**TRAITEMENT**

L'exanthème subit ne nécessite aucun traitement autre que celui destiné à la fièvre.

## Excipient

Substance associée au principe actif d'un médicament et dont la fonction est de faciliter l'administration, la conservation et le transport de ce principe actif jusqu'à son site d'absorption.

Un excipient doit être neutre vis-à-vis des principes actifs, des matériaux de conditionnement et de l'organisme. Les principaux excipients utilisés en pharmacie sont l'eau, diverses graisses (huile d'amande douce, beurre de cacao, acide stéarique), des alcools, des cires (blanc de baleine, lanoléine), des sucres (saccharose, lactose, glucose, amidon), des celluloses, des protéines (caséine), divers produits de synthèse (polyvidone, polyoxyéthylèneglycol) et des minéraux (silice, talc, kaolin, etc.).

## Excision

1. Ablation chirurgicale d'un tissu malade, ne laissant en place que des tissus sains.

L'excision d'un panaris, par exemple, consiste à évacuer tout le pus collecté dans le doigt, mais aussi à retirer tous les tissus nécrosés. On peut aussi exciser une escarre, zone de nécrose cutanée survenant chez les malades longtemps alités. L'excision peut servir en même temps de biopsie si elle est suivie d'un examen des lésions au microscope. Après une excision de tissus superficiels, la cicatrisation peut être facilitée par la greffe d'un lambeau de peau prélevé à un autre endroit du corps du sujet.

2. Ablation rituelle de tout ou partie des organes génitaux féminins externes.

L'excision, de même que l'infibulation, est pratiquée dans un dessein rituel dans certains pays d'Afrique et du Moyen-Orient. Cette mutilation engendre de nombreuses complications, immédiates ou non : hémorragies, infections (y compris le tétanos), lésions du périnée (région située entre les organes génitaux et l'anus), douleurs pendant l'acte sexuel et suppression du plaisir sexuel. L'excision est illégale dans de nombreux pays, dont la France, le Canada, la Belgique et la Suisse.

## Excitabilité

Faculté possédée par les cellules musculaires et les cellules nerveuses de réagir à une stimulation.

L'excitabilité repose sur un processus physiologique : une cellule nerveuse libère une substance chimique (neurotransmetteur) qui se fixe sur des récepteurs membranaires d'une cellule musculaire et les excite, ce qui déclenche la contraction de celle-ci. Ce phénomène a lieu grâce à un potentiel d'action, activité électrique due à des mouvements d'ions (sodium, potassium, calcium) à travers la membrane cellulaire. Cette propriété est utilisée lors des procédés d'exploration par électrodiagnostic.

## Exclusion

Opération chirurgicale consistant à isoler un organe ou une portion d'organe de sa circulation sanguine normale, de son circuit digestif ou respiratoire.

Les exclusions ont des indications et une technique opératoire variables selon l'organe concerné. Cependant, on peut les classer en deux grandes catégories, selon qu'elles sont transitoires ou définitives.
■ Les exclusions transitoires, de durée suffisamment courte pour éviter des lésions tissulaires par anoxie (suppression de l'apport d'oxygène aux tissus), sont destinées à faciliter une intervention chirurgicale : exclusion vasculaire du foie par interruption de ses vaisseaux pendant une hépatectomie (ablation de tout ou partie du foie) pour limiter les pertes de sang ; exclusion d'un poumon au moyen d'une sonde interrompant la ventilation au cours de l'ablation d'un organe thoracique ; exclusion de la circulation cardiaque par circulation extracorporelle lors des chirurgies cardiaques.
■ Les exclusions définitives sont surtout pratiquées pour court-circuiter un segment d'intestin rétréci par une inflammation ou une tumeur.

## Excoriation cutanée

Perte de substance de la peau n'atteignant que les couches très superficielles.

Les excoriations cutanées s'observent lorsqu'un sujet atteint d'une maladie provoquant des lésions prurigineuses (psoriasis, lichen) se gratte. Elles peuvent être le point

fait intervenir des muscles dits expiratoires (intercostaux, abdominaux).

## Exploration fonctionnelle rénale

Ensemble d'examens destinés à évaluer la fonction rénale.

L'étude des reins fait appel à de très nombreux examens complémentaires. Certains, comme l'échographie, donnent essentiellement des renseignements morphologiques ; d'autres, comme la mesure de la créatininémie (taux sanguin de créatinine) ou la recherche d'une protéinurie (présence de protéines dans l'urine), sont des examens de routine, renseignant d'une façon globale sur le fonctionnement rénal ; d'autres examens, enfin, beaucoup plus sophistiqués, ont pour objectif d'étudier plus précisément certaines fonctions des reins et surtout d'apporter des renseignements quantitatifs : ce sont les épreuves fonctionnelles rénales, réalisées le plus souvent dans des services d'exploration spécialisés.

**DIFFÉRENTS TYPES D'EXPLORATION**

Trois examens surtout sont pratiqués.

■ **La mesure de la filtration glomérulaire** est le seul examen qui permette d'affirmer l'existence d'une insuffisance rénale et d'en apprécier la gravité. Elle s'obtient en mesurant la clairance rénale, c'est-à-dire le nombre de millilitres de plasma sanguin que le rein peut filtrer en éliminant totalement une substance donnée en l'espace d'une minute ; celle-ci se situe normalement entre 100 et 120 millilitres/minute. En effet, l'insuffisance rénale se caractérise par une baisse de la filtration glomérulaire ; on calcule donc la clairance rénale de substances uniquement filtrées par le glomérule, comme la créatinine ou l'inuline, sachant que, en cas d'insuffisance rénale, ces chiffres s'abaissent. Cette technique ne nécessite qu'une analyse sanguine couplée à une analyse d'urine. Quand on veut connaître la filtration glomérulaire de chaque rein, et non la fonction rénale globale, on utilise une technique de scintigraphie fondée sur la détection de substances radioactives préalablement absorbées par le patient.

■ **La mesure du flux sanguin rénal** a pour objet de déterminer la quantité de sang qui pénètre dans les reins en une minute. On mesure à cet effet, à l'aide d'une analyse de sang couplée à une analyse d'urine, la clairance de l'acide para-amino-hippurique (P.A.H.), qui permet d'obtenir le flux plasmatique rénal, à partir duquel on calcule le flux sanguin rénal. Normalement, le flux plasmatique est de 600 millilitres/minute et le flux sanguin rénal varie entre 1 000 et 1 200 millilitres/minute. Il existe aussi des méthodes utilisant des traceurs radioactifs qui permettent d'évaluer le flux sanguin de chaque rein.

■ **L'étude des fonctions tubulaires du rein** vérifie la capacité du tubule rénal à réguler le volume de l'urine et sa composition afin de maintenir à un niveau constant les différents composants du milieu interne de l'organisme. Ainsi, on peut mesurer aussi bien le pouvoir de concentration ou de dilution du rein que sa capacité d'acidifier les urines. Pour mesurer la capacité du rein à concentrer l'urine, on demande au sujet de s'abstenir de boire pendant quinze heures, au terme desquelles on recueille ses urines, qui doivent atteindre une concentration d'une osmolarité supérieure à 900 milliosmoles/litre. À l'inverse, pour mesurer le pouvoir de dilution du rein, on fait boire le sujet le plus possible pendant plusieurs heures, puis on mesure l'osmolarité de ses urines, qui doit s'abaisser jusqu'à 80 milliosmoles/litre. Pour calculer la capacité d'acidification des urines, on fait ingérer au patient, en grandes quantités, des substances acides (chlorure d'ammonium), puis on étudie le pH (degré d'acidité) de l'urine. Normalement, celui-ci doit descendre au moins jusqu'à 5,4.

## Exploration fonctionnelle respiratoire

Ensemble d'examens destinés à évaluer la fonction respiratoire.

Les explorations fonctionnelles respiratoires (E.F.R.) servent à diagnostiquer la plupart des maladies du poumon, à en apprécier la gravité et à contrôler l'efficacité de leur traitement. Elles sont aussi réalisées avant certaines interventions chirurgicales afin d'évaluer l'opérabilité du sujet et les risques de complications postopératoires.

**DIFFÉRENTS TYPES D'EXPLORATION**

■ **La spirométrie** consiste à faire respirer le sujet par la bouche, le nez pincé, dans un tuyau relié à un appareil de mesure, en exécutant différentes manœuvres (respiration normale, inspiration forcée, expiration forcée). Elle indique les volumes d'air contenus dans les poumons à différents moments de la respiration, les débits d'air inspirés ou expirés et permet de tracer un graphique (courbe débit-volume). La spirométrie permet de détecter un éventuel syndrome obstructif, qui se traduit par une baisse des débits expiratoires, ou restrictif, se traduisant par une baisse des volumes. C'est la technique d'exploration fonctionnelle respiratoire la plus simple, la plus rapide (quelques minutes) et la moins spécialisée.

■ **Les tests pharmacodynamiques**, pratiqués au cours d'une spirométrie, consistent à faire inhaler au sujet des substances bronchoconstrictrices ou bronchodilatatrices. Ils permettent, d'une part, d'obtenir des diagnostics plus précis que ceux de la spirométrie simple, d'autre part, de tester la sensibilité d'un sujet allergique à une substance donnée.

■ **La pléthysmographie** consiste à placer le sujet dans une petite enceinte fermée où l'on mesure facilement les variations de volume de son thorax et les modifications de pression correspondantes. Elle donne une appréciation des volumes pulmonaires plus complète que la spirométrie ; elle permet aussi d'évaluer la résistance des bronches au passage de l'air.

■ **La manométrie intraœsophagienne** consiste à mesurer à l'aide d'une sonde les pressions à l'intérieur de l'œsophage. Elle permet d'évaluer la souplesse des poumons et de la cage thoracique.

■ **La mesure de la concentration des gaz du sang** (oxygène, gaz carbonique) nécessite un prélèvement sanguin effectué au poignet, dans l'artère radiale (là où l'on sent battre le pouls). Cet examen, assez facile et rapide, se pratique surtout en urgence pour évaluer la gravité d'une affection respiratoire d'après la baisse de la concentration d'oxygène dans le sang.

## Exploration urodynamique

Ensemble des examens permettant d'enregistrer les variations de pression et de débit régnant dans l'appareil urinaire afin de détecter certaines anomalies de l'évacuation de l'urine du rein vers la vessie et de la miction.

L'appareil permettant ces mesures, couramment appelé chaise urodynamique, est constitué de capteurs placés, par l'intermédiaire d'une sonde, dans les cavités des voies urinaires (vessie, bassinet) et permettant d'enregistrer en continu les variations de pression et de débit dans ces cavités au fur et à mesure de leur remplissage par du sérum physiologique, qui simule l'urine.

On distingue quatre principaux types d'examen urodynamique.

■ **La cystomanométrie** consiste à enregistrer les pressions régnant dans la vessie lors de son remplissage. Normalement, la pression de base augmente jusqu'à un pic se traduisant, lorsque la vessie est pleine, par un besoin d'uriner. Cet examen permet d'explorer les vessies neurologiques (vessies déficientes du fait de lésions nerveuses).

■ **La débitmétrie mictionnelle** consiste à calculer le débit de la miction, ce qui permet de déceler une gêne à l'évacuation de l'urine (adénome prostatique, rétrécissement de l'urètre). Le débit maximal moyen normal est d'environ 20 millilitres par seconde.

■ **Le profil de pression urétral** consiste à mesurer les pressions intra-urétrales afin de déceler une éventuelle insuffisance sphinctérienne. Indolore, cet examen ne nécessite aucune hospitalisation ni anesthésie. Il est utilisé pour mettre en évidence les anomalies de la jonction pyélo-urétérale ou toute autre malformation obstructive du haut appareil urinaire (uretère, calice, bassinet).

■ **Le test de Whitaker** consiste à enregistrer les pressions régnant dans le bassinet du rein. Cet examen, effectué en milieu hospitalier, nécessite la mise en place, sous anesthésie locale, locorégionale ou générale, d'une sonde dans le bassinet par néphrostomie percutanée (ponction à travers la peau des voies excrétrices intrarénales grâce à un contrôle radioscopique et échographique). Il permet de confirmer et d'évaluer l'importance d'un obstacle à l'évacuation de l'urine du rein vers la vessie.

## Expression

En génétique, traduction de l'information portée par un gène.

L'expression d'un gène conduit à la formation de la protéine dont il détient le plan de fabrication. Lorsqu'un gène subit une mutation, la protéine dont il permet la synthèse est modifiée, ce qui peut provoquer une maladie, comme la drépanocytose.

## Expulsion
Évacuation par les voies naturelles d'un élément contenu dans le corps.

Le terme d'expulsion peut ainsi s'appliquer à l'élimination d'un calcul rénal par l'urètre, des fèces par l'anus, de mucus ou d'un corps étranger par les voies respiratoires.

La dernière phase de l'accouchement, durant laquelle l'enfant sort des voies génitales de la mère, est aussi appelée expulsion. Lorsque le col utérin est complètement dilaté, les contractions utérines et les poussées abdominales de la mère font progresser l'enfant dans le petit bassin. Selon la présentation, la tête ou le siège apparaît à la vulve et l'obstétricien ou la sage-femme contiennent la force de la poussée pour éviter la déchirure des tissus du périnée. Une incision de ces tissus (épisiotomie) est parfois pratiquée pour faciliter le passage de l'enfant.

On appelle aussi expulsion l'élimination de tout élément issu de la cavité utérine, soit au cours d'une fausse couche spontanée (expulsion naturelle), soit lors d'une interruption thérapeutique de grossesse.

## Exsanguinotransfusion
Remplacement de la plus grande partie du sang ou des globules rouges d'un malade par le sang ou les globules rouges de donneurs.

**INDICATIONS**

Les principales indications d'une exsanguinotransfusion sont la maladie hémolytique du nouveau-né, les anémies ou les intoxications graves, la babésiose, la drépanocytose.

■ **La maladie hémolytique du nouveau-né,** causée par une incompatibilité sanguine entre le fœtus et sa mère, entraîne une anémie grave de l'enfant qui se manifeste par un ictère. Cette maladie se produit lorsque la mère appartient à un groupe sanguin Rhésus négatif, a fabriqué des anticorps antirhésus et est enceinte d'un bébé Rhésus positif. Si l'état de santé du bébé, évalué notamment d'après le dosage de la bilirubine présente dans son sang, le requiert, on procède à une exsanguinotransfusion dans les premiers jours de la vie de l'enfant. Les globules rouges de sang neuf se substituent alors aux globules rouges de l'enfant, qui sont porteurs des anticorps responsables de la maladie, et corrigent l'anémie ; la bilirubine, pigment responsable de l'ictère, est éliminée. Aujourd'hui, l'exsanguinotransfusion peut être effectuée au cours de la grossesse, sur le fœtus à l'intérieur de l'utérus, lorsque se manifestent des signes graves de maladie hémolytique, en particulier un œdème généralisé (anasarque) décelé à l'échographie. La ponction, suivie d'une injection, est faite dans le cordon ombilical, sous contrôle échographique, et peut être répétée plusieurs fois avant la naissance.

■ **D'autres anémies hémolytiques graves** peuvent justifier une exsanguinotransfusion, en particulier la drépanocytose (maladie sanguine héréditaire caractérisée par la présence d'une hémoglobine anormale, l'hémoglobine S). L'exsanguinotransfusion, qui permet d'abaisser le taux d'hémoglobine S au-dessous de 40 % ou même de 20 %, peut être répétée périodiquement ; elle est indiquée en cas de complications sévères (infections, accident vasculaire cérébral).

■ **Des intoxications graves** peuvent nécessiter une exsanguinotransfusion isolée, par exemple l'intoxication par l'hydrogène arsénié ou le sulfate de cuivre, ainsi que la babésiose (maladie parasitaire des animaux transmise à l'homme par une tique).

**TECHNIQUE**

L'exsanguinotransfusion est pratiquée de façon manuelle chez le nouveau-né : un cathéter est introduit dans la veine ombilicale pour permettre alternativement les ponctions de sang du bébé et les injections du sang ou de globules rouges du donneur. Dans d'autres cas (drépanocytose), on peut utiliser un appareil de cytaphérèse qui permet d'éliminer les globules rouges du malade et de lui restituer les autres éléments de son sang ainsi que des globules rouges sains. Cette méthode est plus rapide et plus confortable pour le patient que la méthode manuelle, qui consiste à retirer le sang du malade par une veine et à réinjecter le sang du donneur par une autre veine.

## Exstrophie vésicale
Développement incomplet de la vessie et de la paroi abdominale située sous le nombril.

Dans l'exstrophie vésicale, la vessie, inachevée, s'ouvre directement sur la paroi abdominale, entre le nombril et le pubis, l'urine s'écoulant alors directement à l'extérieur. D'autres malformations sont souvent associées à cette malformation congénitale : épispadias (positionnement anormal de l'orifice de l'urètre) chez le garçon, clitoris divisé chez la fille, disjonction entre les deux os iliaques formant la symphyse pubienne, aplasie (développement incomplet) du sphincter urétral.

Une exstrophie nécessite plusieurs opérations : reconstruction de la vessie, de la paroi abdominale, du sphincter urétral et de l'urètre. Le résultat final peut être excellent, rétablissant une bonne continence urinaire et une fonction sexuelle normale.

## Exsudat
1. Suintement liquide d'une partie des éléments du sang à travers la paroi d'un vaisseau.

Un exsudat, riche en albumine et en leucocytes, est généralement consécutif à une inflammation des membranes qui entourent un organe ; responsable d'un épanchement, il remplit certaines cavités. Son caractère inflammatoire le différencie du transsudat, épanchement de liquide séreux ou albumineux purement mécanique.

2. Liquide d'un épanchement pleural riche en protéines.

Un taux élevé de protéines dans un exsudat témoigne d'un processus inflammatoire ou infectieux. L'aspect du liquide peut orienter vers l'affection en cause : un exsudat jaune citron évoque une pleurésie d'origine tuberculeuse, un exsudat contenant des traces de sang, ou hémorragique, évoque une pleurésie maligne, etc.

## Extenseur
Muscle étendant un segment de membre sur l'autre.

## Extension
Action d'allonger un segment du corps dans le prolongement du segment qui lui est adjacent.

Tendre le membre supérieur, par exemple, revient à placer l'avant-bras en extension sur le bras. Le terme est également utilisé pour qualifier une articulation dans une situation donnée : le genou est en extension lorsque la jambe est tendue.

### Extension continue
Il s'agit d'une méthode orthopédique de traitement des fractures par traction à l'aide de poids et d'un système de poulies et de câbles. La traction sur l'os est assurée soit par l'intermédiaire d'une broche qui le traverse, soit par des bandes adhésives collées sur le membre. Elle peut être maintenue plusieurs semaines. Cette méthode est souvent utilisée chez l'enfant et pour les fractures du bassin chez l'adulte.

## Extéroceptif
Qui reçoit ses informations de récepteurs sensoriels situés dans la peau et stimulés par des agents extérieurs à l'organisme.

■ **La sensibilité extéroceptive** complète la sensibilité des organes sensoriels : la sensibilité intéroceptive (venant des viscères) et la sensibilité proprioceptive (venant des muscles et des articulations). La sensibilité extéroceptive est rendue possible par la présence dans la peau et dans les muqueuses de récepteurs microscopiques, les extérocepteurs, transmettant aux fibres nerveuses les informations provenant d'une stimulation mécanique (toucher, pression forte), thermique (froid, chaleur) ou douloureuse (irritation). Le message nerveux peut alors soit se poursuivre jusqu'au cortex cérébral, où il devient conscient, soit être à l'origine d'un réflexe extéroceptif.

■ **Le réflexe extéroceptif** est un réflexe de défense, qui consiste par exemple en un retrait involontaire et incontrôlable d'un membre afin de soustraire celui-ci à une stimulation douloureuse de la peau. Le cerveau anticipe alors la réaction douloureuse. Ces réflexes mettent en jeu plusieurs neurones (cutanés, médullaires et moteurs).

## Extinction de voix
→ VOIR Aphonie.

## Extraction
Intervention chirurgicale ou médicale consistant à retirer de l'organisme un tissu (une tumeur, par exemple), un organe (dent, etc.) ou un corps étranger.

## Extraction dentaire
→ VOIR Avulsion dentaire.

## Extrapériosté

Qui se rapporte à une technique chirurgicale permettant d'atteindre un os en le détachant de ses attaches musculaires sans en décoller le périoste, membrane de tissu conjonctif adhérant à l'os.

Une intervention extrapériostée provoque une perte de sang plus importante qu'une intervention sous-périostée, qui consiste à dénuder un os sans laisser le périoste en place, mais elle permet en revanche de respecter la vascularisation de l'os, assurée par la multitude de petits vaisseaux que contient le périoste.

## Extrapéritonisation

Intervention chirurgicale consistant à placer un organe en dehors de la cavité péritonéale.

L'extrapéritonisation se pratique, par exemple, au cours d'une colostomie (opération créant un anus artificiel par abouchement du côlon à la peau). Elle consiste alors à placer le segment du côlon qui est juste avant l'ouverture cutanée entre le péritoine (qui tapisse l'abdomen) et la paroi musculaire de l'abdomen. Cette technique réduit les risques ultérieurs de prolapsus (sortie du côlon en dehors de l'abdomen par l'anus artificiel).

## Extrasystole

Contraction cardiaque anormale survenant de manière prématurée au cours du cycle cardiaque.

**DIFFÉRENTS TYPES D'EXTRASYSTOLE**

On distingue trois types d'extrasystole en fonction de leur lieu d'origine : les extrasystoles auriculaires, qui prennent naissance dans les oreillettes, les extrasystoles jonctionnelles ou nodales, qui sont produites à la jonction auriculo-ventriculaire, et les extrasystoles ventriculaires, qui naissent dans les ventricules.

**CAUSES ET SYMPTÔMES**

Les extrasystoles sont le plus souvent dues à l'hyperexcitabilité électrique d'une zone limitée du myocarde. Elles peuvent passer totalement inaperçues ou, à l'inverse, s'accompagner d'une sensation de coups dans la poitrine, de palpitations, de malaise ou de pause cardiaque.

**DIAGNOSTIC**

Les extrasystoles sont facilement détectées par la prise du pouls et surtout par l'auscultation cardiaque prolongée, qui décèle l'irrégularité des battements cardiaques.

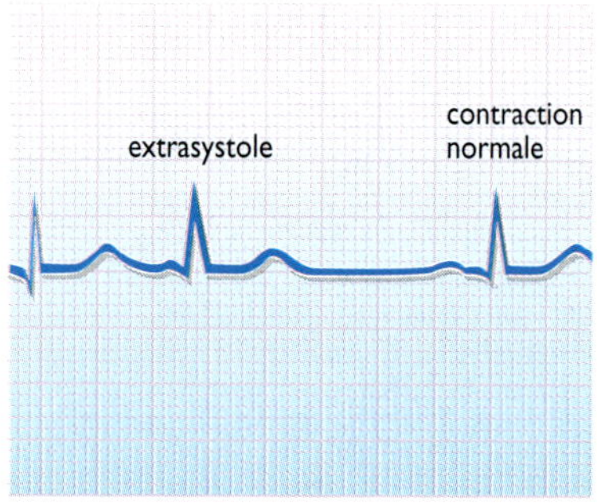


*Le pic formé par une extrasystole auriculaire est peu ample et étroit.*

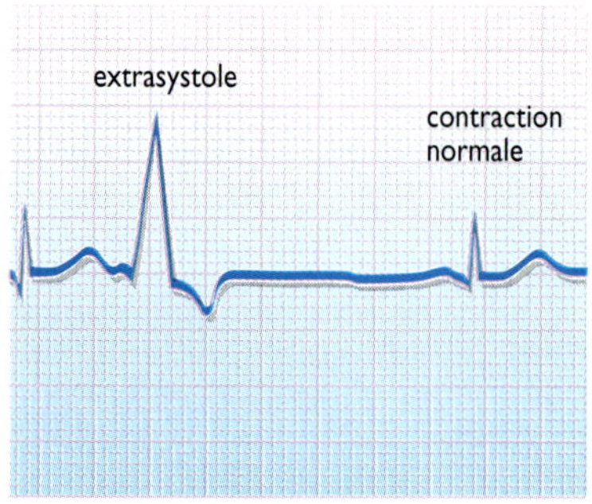


*Sur l'électrocardiogramme, une extrasystole ventriculaire est plus haute et large.*

Elles sont confirmées par l'électrocardiographie. Lorsque le médecin le juge nécessaire, il prescrit un enregistrement électrocardiographique sur 24 heures (enregistrement Holter), qui permet de préciser les caractéristiques des extrasystoles : siège, nombre, répétition au hasard ou identique, existence et longueur d'une pause extrasystolique, variabilité sur 24 heures.

**ÉVOLUTION**

L'évolution dépend très étroitement du type d'extrasystole et de l'existence ou non d'une cardiopathie associée.

- **Les extrasystoles auriculaires ou jonctionnelles**, peu nombreuses, sont bénignes sur cœur sain et peuvent être négligées. En revanche, quand elles sont nombreuses, elles doivent être prises en charge, surtout en cas de cardiopathie sous-jacente. Elles peuvent entraîner une fibrillation auriculaire, trouble du rythme qui justifie, compte tenu de son risque évolutif, d'en préciser les causes afin d'ajuster le traitement.
- **Les extrasystoles ventriculaires**, quant à elles, ne doivent jamais être négligées, leur existence sur cœur sain étant rare. Elles se rencontrent dans diverses cardiopathies. Dans l'infarctus du myocarde, par exemple, elles peuvent être répétitives et engendrer la survenue d'une tachycardie ventriculaire, voire d'une fibrillation ventriculaire, spontanément mortelle en l'absence d'un traitement d'urgence (par cardioversion, c'est-à-dire choc électrique externe). La gravité potentielle des extrasystoles ventriculaires est évaluée en fonction de leur nombre, de leur précocité, de l'existence ou non de formes répétitives et de leur morphologie (montrant l'existence d'un seul ou de plusieurs foyers d'hyperexcitabilité ventriculaire).

**TRAITEMENT**

Il n'est pas systématique et dépend du caractère symptomatique ou non des extrasystoles, ainsi que de leur siège, de leur fréquence et de leur association ou non avec une cardiopathie. Chaque fois que cela est possible, le traitement des extrasystoles est celui de leur cause. Il fait parfois appel à l'administration d'antiarythmiques.

## Exulcération

→ VOIR Érosion.

## Ex vivo

Se dit des expérimentations effectuées sur des cellules en culture.

Les expériences ex vivo constituent une étape intermédiaire entre celles conduites in vitro (en éprouvette) et celles réalisées in vivo (sur un organisme vivant).

## Ey (Henri)

Psychiatre et philosophe français (Banyuls-dels-Aspres 1900 - *id.* 1977).

Par son enseignement à l'hôpital Sainte-Anne, à Paris, Henri Ey a beaucoup contribué à rénover la formation des psychiatres français. Selon lui, la maladie mentale constitue une « forme de régression ou d'arrêt du développement de la vie psychique ». Il est l'auteur de plusieurs ouvrages, dont *Traité des hallucinations* (1973) et *Défense et Illustration de la psychiatrie* (1978).

# F

## Fabry (maladie de)

Maladie héréditaire caractérisée par une accumulation de lipides dans les organes et les tissus.

Très rare, la maladie de Fabry est due à un déficit d'une enzyme, l'alphagalactosidase A, aboutissant à une accumulation de sphingolipides (lipides contenant un alcool azoté, la sphingosine, ou son dérivé, la dihydrosphingosine) dans les cellules de la paroi des vaisseaux, des muscles, des reins. La transmission est récessive, liée au chromosome X (les femmes transmettent la maladie, mais celle-ci n'atteint que les hommes). La maladie de Fabry se traduit, d'une part, par l'apparition d'angiomes (taches rouges dues à une dilatation des vaisseaux) sur la peau et les muqueuses, d'autre part par des crises douloureuses touchant les mains, les pieds et l'abdomen et, enfin, par des atteintes viscérales, surtout rénales mais aussi cardio-vasculaires, neurologiques et oculaires. Des traitements curatifs sont à l'essai, mais ils sont encore peu efficaces. Le traitement symptomatique est celui des douleurs, par analgésiques, et de l'insuffisance rénale quand elle s'aggrave (dialyse).

## Fabulation

Récit imaginaire auquel croit un sujet, de façon totale ou partielle.

La fabulation, courante chez l'enfant, s'observe chez l'adulte au cours de la mythomanie. Elle constitue un des symptômes de certains états d'excitation de l'humeur, de retard d'acquisition intellectuelle ou de détérioration durant la vieillesse.

## Face

Région limitée en haut par le cuir chevelu, sur les côtés par les oreilles et en bas par le cou. (P.N.A. *facies*)

La face se compose du front, des yeux, du nez, de la bouche, du menton et des joues.

#### STRUCTURE ET PHYSIOLOGIE

■ **Le massif osseux facial** comprend la mâchoire inférieure, formée d'un seul os symétrique (le maxillaire inférieur, ou mandibule), et la mâchoire supérieure, formée de treize os situés autour du maxillaire supérieur (unguis, palatins, cornets inférieurs, os du nez, malaires et vomer).

■ **Les muscles de la face**, nombreux, sont des muscles peauciers directement en contact, du côté externe, avec l'hypoderme, sur lequel ils s'insèrent.

■ **La vascularisation de la face** est assurée par les branches des deux artères carotides externes : les artères faciales, les artères temporales superficielles et les artères auriculaires postérieures. Les veines faciales et temporales superficielles drainent le sang veineux et se jettent dans les veines jugulaires.

■ **Les nerfs de la face** sont de deux types : moteurs et sensitifs. Les premiers sont issus du nerf facial, 7e nerf crânien. Les branches sensitives proviennent du nerf trijumeau, 5e nerf crânien, et du plexus nerveux cervical superficiel.

■ **Les organes de la face** permettent d'assurer les fonctions de la respiration, de l'odorat, de la digestion, du goût, de la vision et de l'expression (parole et mimique).

#### PATHOLOGIE

■ **L'atteinte unilatérale du nerf facial** peut entraîner une paralysie faciale touchant la moitié de la face dans le sens vertical.

■ **Les dysmorphies de la face** sont des malformations faciales, soit congénitales, soit acquises. Les premières sont très rares (1 cas sur 50 000 environ) ; parmi elles, la maladie neurofibromateuse de von Recklinghausen est caractérisée par des tumeurs cutanées parfois très importantes, tandis que la maladie de Crouzon est marquée par un visage très large, des yeux écartés et un nez court. Les dysmorphies acquises sont consécutives à des traumatismes ou à des accidents de la voie publique.

■ **Les fractures de la face** les plus fréquentes sont celles des os du nez et de la mâchoire.

## Faciale (artère)

Artère cheminant du cou vers le visage et destinée à la vascularisation de celui-ci. (P.N.A. *arteria facialis*)

Il existe deux artères faciales, droite et gauche, issues des carotides externes correspondantes. Elles contournent la glande sous-maxillaire, dépassent la mâchoire inférieure puis la lèvre supérieure pour atteindre ensuite le bord interne de l'œil et s'unir aux artères nasales.

Les artères faciales assurent l'apport sanguin à la peau (joues, menton, lèvres, nez, etc.) et aux muscles de la face. Elles irriguent également les amygdales, les glandes sous-maxillaires, le pharynx et le palais.

## Faciès

Aspect du visage pouvant évoquer certaines maladies par ses caractéristiques et son expression.

## Facteur de la coagulation

Substance intervenant dans le processus de solidification du sang (formation d'un caillot).

Il existe treize facteurs de la coagulation, numérotés de I à XIII : fibrinogène, prothrombine, thromboplastine, calcium, proaccélérine, accélérine, proconvertine, facteurs antihémophiliques A et B, facteurs Stuart, PTA, Haegeman et facteur de stabilisation de la fibrine.

→ VOIR Coagulation.

## Facteur de croissance

Molécule favorisant ou inhibant la multiplication des cellules.

On distingue, selon leur structure chimique, différents types de facteurs de croissance : protéines (très longues chaînes d'acides aminés), peptides (chaînes plus courtes), stéroïdes (substances de la famille du cholestérol). L'action des facteurs de croissance sur leurs cellules cibles s'exerce selon des modes différents : ils interviennent tantôt sur la membrane cellulaire, tantôt sur le noyau de la cellule. Ils peuvent soit stimuler la division de la cellule qui les produit (stimulation autocrine), soit stimuler la croissance d'une autre cellule (stimulation paracrine), soit encore exercer leur action sur tout l'organisme par l'intermédiaire du sang (stimulation endocrine).

#### MÉCANISME D'ACTION

Le facteur de croissance se fixe tout d'abord sur une molécule chimique qui lui est spécifique, le récepteur. Ainsi activé, celui-ci provoque la synthèse d'une autre molécule chimique, le second messager (le premier messager étant le facteur de croissance lui-même). Celui-ci déclenche une suite de réactions chimiques aboutissant à la formation d'une protéine dite régulatrice (capable d'accélérer ou de ralentir les phénomènes), qui se fixe sur les gènes impliqués dans la division et la différenciation de la cellule et modifie leur degré d'activité.

Les facteurs de croissance favorisent ou limitent, selon le cas, la formation de nouveaux tissus, leur croissance, leur réparation après une lésion. Des divisions plus ou moins nombreuses déterminent le volume du tissu, la différenciation déterminant l'apparition de caractères particuliers propres aux différentes cellules (cellule sanguine, osseuse, etc.). Les facteurs de croissance sont aussi impliqués dans le développement ou l'inhibition du cancer, où le processus pathologique se caractérise à la fois par une division cellulaire trop importante et par une perte de la différenciation des cellules.

#### UTILISATION THÉRAPEUTIQUE

Les facteurs de croissance utilisés comme médicaments sont produits par génie génétique. La plupart d'entre eux n'ont pas encore dépassé la phase expérimentale, mais ils sont l'un des axes prioritaires de la recherche.

Trois facteurs de croissance, le GM-CSF (de l'anglais *Granulocyte Macrophage Colony Stimulating Factor*), le GCSF (de l'anglais *Granulocyte Colony Stimulating Factor*) et l'érythropoïétine, destinés à stimuler, les deux premiers, la multiplication des globules blancs, le troisième, celle des globules rouges, sont déjà commercialisés. Le GM-CSF et le GCSF sont utilisés pour réduire la durée de la leucopénie (baisse excessive du taux de globules blancs) survenant notamment au cours d'une chimiothérapie anticancéreuse, après une greffe de moelle osseuse et au cours du sida ; l'érythropoïétine, dans le traitement de certaines anémies, particulièrement celle de l'insuffisant rénal chronique dialysé. L'administration de ces facteurs de croissance s'effectue par injection. Le facteur de croissance des plaquettes (thrombopoïétine) a été identifié en 1994.

## Facteur intrinsèque

Glycoprotéine produite par l'estomac, assurant la protection et l'assimilation de la vitamine B12.

Le facteur intrinsèque, comme l'acide chlorhydrique, est synthétisé par les cellules du fundus de l'estomac. Dès sa libération, il se lie à la vitamine B12 contenue dans les aliments et la protège durant son parcours jusqu'à son absorption dans l'iléon (partie terminale de l'intestin grêle). À cet endroit, le facteur intrinsèque se fixe sur un récepteur spécifique, et la vitamine B12 passe dans la cellule intestinale puis dans la circulation sanguine.

**PATHOLOGIE**

L'absence de facteur intrinsèque est responsable d'un défaut majeur de l'absorption de la vitamine B12 et provoque une anémie mégaloblastique (caractérisée par des globules rouges de grande taille). La cause la plus fréquente en est la maladie de Biermer, due à la destruction des cellules de l'estomac qui fabriquent le facteur intrinsèque. L'absence congénitale de récepteur du facteur intrinsèque entraîne également une malabsorption de la vitamine B12 : c'est la maladie d'Imerslund.

## Facteur natriurétique auriculaire

Hormone peptidique sécrétée par le cœur au niveau des oreillettes, qui provoque une vasodilatation et facilite l'élimination du sodium.

Le facteur natriurétique auriculaire (F.N.A.) contrebalance les effets vasoconstricteurs et la rétention d'eau et de sel produits par les catécholamines (noradrénaline, adrénaline, dopamine) et le système rénine-angiotensine-aldostérone. Il est stimulé en cas d'hypervolémie (augmentation du volume de sang circulant) ou d'élévation des pressions sanguines dans les oreillettes cardiaques. Son taux est élevé en cas d'insuffisance cardiaque ou rénale.

**UTILISATION THÉRAPEUTIQUE**

Les applications thérapeutiques du facteur natriurétique auriculaire, molécule de synthèse, sont en cours d'évaluation.

## Facteur natriurétique des ventricules

Hormone peptidique secrétée par le cœur au niveau des ventricules.

Le taux du facteur natriurétique des ventricules est très élevé en cas d'insuffisance cardiaque ; il est utilisé pour diagnostiquer et pronostiquer cette affection.

## Facteur nécrosant les tumeurs

Substance du système immunitaire impliquée dans les réactions inflammatoires systémiques, ainsi que dans la lutte contre les cellules cancéreuses. En anglais : *Tumor Necrosis Factor* (TNF).

Les facteurs nécrosant les tumeurs font partie des cytokines. Il en existe deux : le TNF alpha (également appelé cachectine, pour son rôle dans la cachexie liée aux maladies inflammatoires chroniques), produit par de nombreux types de cellules immunitaires (monocytes, lymphocytes), et le TNF bêta, ou lymphotoxine, produit par les lymphocytes T activés. Leurs propriétés sont comparables : ils sont capables d'induire la nécrose hémorragique (mort tissulaire avec hémorragie locale) d'une tumeur (d'où leur nom), et, surtout, ils prennent part à la réaction inflammatoire et à la réponse immunitaire, où ils interviennent dans les mécanismes de défense contre les agents infectieux.

→ VOIR Cytokine.

## Facteur prédisposant

Facteur qui augmente les risques d'apparition d'une maladie. SYN. *facteur de risque.*

Il existe des facteurs prédisposants environnementaux (égouts, gaz d'échappement, fumées d'usines, produits chimiques, radioactivité, déchets industriels, maladies infectieuses, accidents domestiques, du travail et de la circulation, etc.) susceptibles d'être responsables de certaines maladies. L'hérédité, le tabagisme, surtout lorsque la fumée est inhalée et que la consommation est supérieure à six cigarettes par jour, l'obésité, l'hypertension artérielle, l'hyperlipidémie (taux élevé de lipides sanguins), surtout l'hypercholestérolémie avec des taux faibles de lipoprotéines de haute densité (HDL), l'hyperglycémie (taux élevé de glucides sanguins), le diabète, la sédentarité, le stress, etc., sont des facteurs prédisposants d'une maladie coronarienne. L'hypertension artérielle est le plus important facteur de risque d'un accident vasculaire cérébral.

En outre, l'accumulation de facteurs prédisposants est en elle-même un facteur de risque : dans ce cas, en effet, les risques ne se trouvent pas simplement additionnés, mais multipliés.

## Facteur rhumatoïde

Autoanticorps, le plus souvent une immunoglobuline M, dirigé contre une autre classe d'anticorps (les immunoglobulines G) du même organisme.

Le facteur rhumatoïde étant dirigé contre la partie constante des immunoglobulines G, toutes sont susceptibles d'en être la cible. Ces autoanticorps sont détectés par le test du latex ou la réaction de Waaler-Rose. Leur apparition est un phénomène normal au décours de n'importe quelle réaction immunologique, mais leur concentration est anormalement élevée dans la plupart des maladies auto-immunes (polyarthrite rhumatoïde, par exemple).

## Facteur VIII

Protéine plasmatique intervenant dans le mécanisme de la coagulation sanguine.

Le facteur VIII, associé au facteur Willebrand, forme le complexe VIII. En effet, en raison de son instabilité, le facteur VIII doit être protégé d'une digestion enzymatique par le facteur Willebrand, auquel il est accolé. Le facteur VIII est synthétisé dans le foie et dans d'autres tissus comme la rate. Il est impliqué dans l'activation du facteur X, étape de la chaîne de réactions conduisant à la formation de fibrine. L'hémophilie A est due à un déficit congénital de ce facteur.

## Fahrenheit (échelle)

Échelle de température utilisée dans les pays anglo-saxons.

L'échelle Fahrenheit doit son nom au physicien prussien Daniel Gabriel Fahrenheit. Quand on compte en degrés Fahrenheit (°F), le point de fusion de la glace est à 32 °F, le point d'ébullition de l'eau à 212 °F, la température corporelle normale à 98,6 °F.

Pour convertir les degrés Fahrenheit en degrés Celsius, il faut d'abord soustraire 32, puis multiplier par 0,56. Inversement, pour convertir les degrés Celsius en degrés Fahrenheit, il faut d'abord multiplier par 1,8, puis ajouter 32.

## Faiblesse musculaire

→ VOIR Adynamie.

## Faim

Besoin physiologique de manger.

Il faut distinguer la faim de l'envie de manger, cette dernière ne répondant pas à un besoin physiologique mais à une envie de consommer des aliments dont l'ingestion procurera du plaisir. La faim, comme son opposé, la satiété, est régulée dans le système nerveux central par l'hypothalamus, qui reçoit des informations de l'ensemble de l'organisme sur l'état des réserves énergétiques et communique avec d'autres structures cérébrales provoquant la sensation de faim. Certaines pathologies d'origine organique ou psychologique peuvent induire soit une sensation de faim excessive (boulimie, diabète insulinodépendant, hyperthyroïdie), soit un manque d'appétit (anorexie).

## Faisceau

Réunion de plusieurs fibres, conjonctives, musculaires ou nerveuses, liées ensemble dans le sens de leur longueur.

Les fibres conjonctives (collagène, élastine) réunies en faisceaux forment l'armature du tissu conjonctif, tissu de soutien et de liaison de tout l'organisme. Les fibres musculaires disposées en faisceaux consti-

## TROMPES DE FALLOPE

**Les trompes de Fallope partent du fond de l'utérus, chacune d'un côté, et rejoignent après une courbe l'ovaire qui leur correspond, le coiffant de leur pavillon terminal. L'ampoule tubaire, portion élargie qui précède ce pavillon, est le lieu habituel de la fécondation. Lorsque l'ovule a été fécondé, la trompe le fait progresser jusqu'à l'utérus, où il s'implante.**

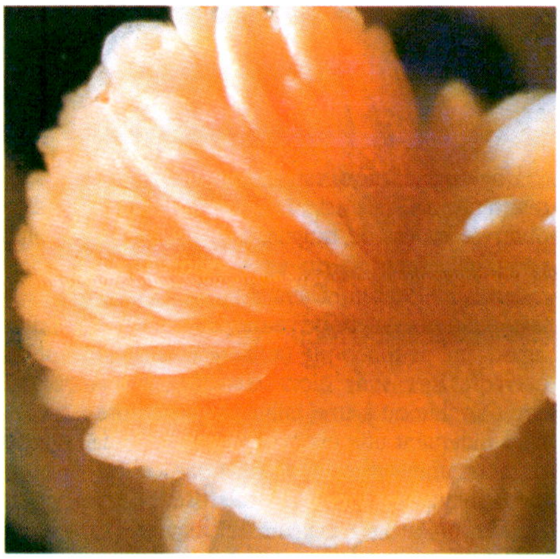

*Dans les franges de son pavillon, la trompe accueille l'ovule libéré par l'ovaire.*

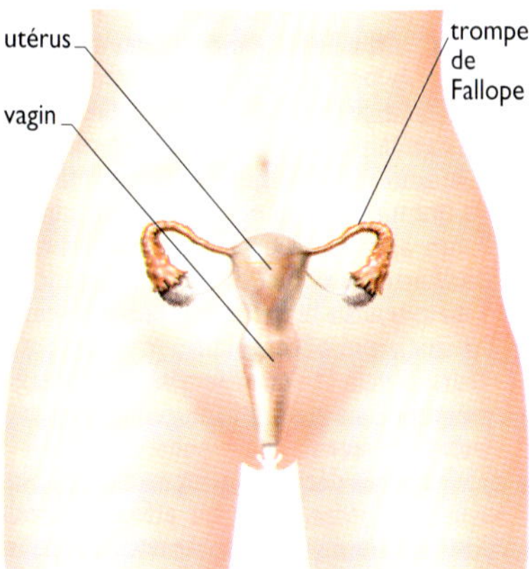


*Les trompes sont situées de chaque côté de l'utérus, très bas à l'intérieur du petit bassin. Elles se terminent en regard des ovaires.*

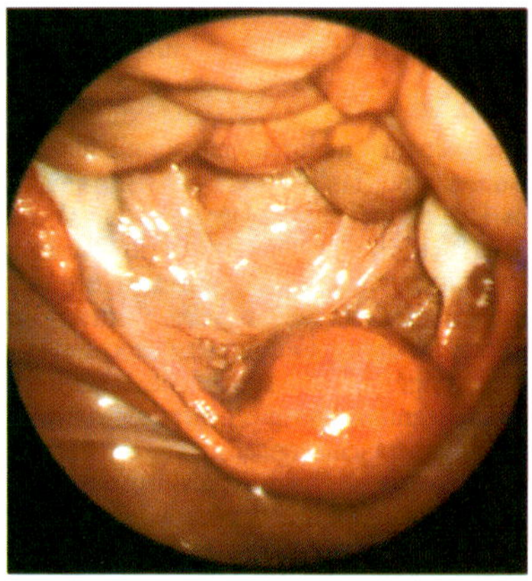

*En bas à droite, vu du dessus par cœlioscopie, le fond de l'utérus, d'où partent les trompes ; en blanc, les ovaires.*

tuent un muscle long. Les neurones sont réunis en faisceaux pour constituer les nerfs.

- **Le faisceau de His**, élément du tissu nodal (tissu conducteur de l'influx électrique cardiaque), transmet l'influx électrique des oreillettes aux ventricules.
- **Le faisceau pyramidal** constitue la voie motrice principale du système nerveux central, reliant les cellules pyramidales de l'encéphale aux fibres motrices de la moelle épinière.

## Fallope (trompe de)

Chacun des deux conduits allant d'un côté de l'utérus à l'ovaire correspondant et se terminant par un entonnoir bordé de franges. SYN. *trompe utérine*. (P.N.A. *tuba uterina*)

Les trompes de Fallope, qui constituent, avec les ovaires, les annexes de l'utérus, sont des tubes de 7 ou 8 centimètres de long prolongés par les pavillons tubaires.

Durant le cycle menstruel, l'ovule libéré par l'ovaire au moment de l'ovulation est capté par le pavillon, puis les cils tapissant la paroi interne de la trompe l'acheminent vers l'utérus. Le plus souvent, c'est au niveau du tiers externe de la trompe qu'a lieu la rencontre entre l'ovule et le spermatozoïde.

La ligature chirurgicale des trompes pratiquée chez les femmes ne désirant plus avoir d'enfants provoque une stérilité en principe irréversible.

**PATHOLOGIE**

Il arrive parfois qu'un ovule fécondé s'implante dans la trompe et y commence son développement, provoquant une grossesse tubaire, l'une des formes possibles de grossesse extra-utérine.

Une infection de l'utérus peut provoquer une inflammation d'une ou des trompes de Fallope (salpingite) et leur obturation, entraînant une stérilité. Le phimosis tubaire est une obturation d'une ou de deux trompes due à un accolement des franges pavillonnaires d'origine infectieuse. Une collection liquidienne ou purulente dans la trompe est appelée hydrosalpinx ou pyosalpinx (abcès de la trompe). Les obturations tubaires sont traitées chirurgicalement.

## Fallot (tétralogie de)

Cardiopathie congénitale associant une communication interventriculaire, une hypertrophie ventriculaire droite, un rétrécissement à la sortie du ventricule droit vers l'artère pulmonaire et une malposition de l'aorte.

Dans cette cardiopathie, rare, le sang désoxygéné (bleu) peut passer dans l'aorte, entraînant une cyanose des ongles et des lèvres, justifiant la dénomination de « maladie bleue », qui lui est associée. La cyanose, progressive, apparaît vers 6 mois ; elle est augmentée par l'effort et les pleurs, s'accompagnant ou non d'une perte de connaissance. L'auscultation cardiaque permet de déceler un souffle important.

**TRAITEMENT**

Le traitement, chirurgical, est pratiqué, autant que possible, lorsque le poids de l'enfant a atteint 15 kilogrammes. Il consiste presque toujours en une réparation de toutes les malformations, c'est-à-dire en l'ouverture du rétrécissement de la voie pulmonaire et en la fermeture de la communication interventriculaire.

**PRONOSTIC**

La tétralogie de Fallot était très grave jusque dans les années 1950, puisque 90 % des malades mouraient avant l'âge de 20 ans. Son pronostic, aujourd'hui, est bon. Les résultats de l'intervention chirurgicale sont, dans l'ensemble, satisfaisants et les malades peuvent mener une vie quasi normale.

## Fallot (trilogie de)

Cardiopathie congénitale consistant en l'association d'un rétrécissement valvulaire à l'origine de l'artère pulmonaire et d'une communication interauriculaire.

Dans cette cardiopathie, le sang désoxygéné (bleu) peut passer dans les cavités cardiaques gauches puis dans l'aorte par la communication interauriculaire, provoquant une cyanose. Cette malformation est rare.

**TRAITEMENT**

Le traitement, chirurgical, est pratiqué, autant que possible, lorsque le poids de l'enfant a atteint 15 kilogrammes. Il consiste en l'ouverture du rétrécissement de la voie pulmonaire et en la fermeture de la communication interauriculaire. Il donne, à long terme, de très bons résultats.

## Fanconi (maladie de)

Affection congénitale caractérisée par des malformations multiples, des troubles sanguins et une instabilité chromosomique.

La maladie de Fanconi est une maladie génétique rare, à transmission autosomique (non liée au sexe) récessive (le gène porteur doit être reçu du père et de la mère pour qu'elle se développe).

**SYMPTÔMES ET ÉVOLUTION**

Elle associe diverses malformations telles qu'une pigmentation cutanée, une absence de pouce, une petite taille, un rein en fer à cheval, des anomalies oculaires et une microcéphalie. Elle est également caractérisée par une aplasie médullaire (disparition des cellules responsables de la formation des cellules sanguines circulantes) provoquant, en particulier, une anémie. Il existe une fragilité des chromosomes. Le risque de cancers (peau, foie) est plus élevé que dans la population générale.

**TRAITEMENT**

En dehors de la greffe de moelle osseuse, les traitements sont purement symptomatiques (transfusions, androgènes à forte dose) et permettent d'améliorer la survie.

sont pas rares : certains fibromes du fond utérin peuvent devenir très gros sans entraîner de compression grave, car ils refoulent des viscères abdominaux mous, mais ceux du col ou de l'isthme compriment les organes voisins (réseau veineux, uretère, vessie, rectum) contre les parois osseuses, causant des troubles de la circulation sanguine, des troubles urinaires, une constipation. D'autres complications sont beaucoup plus rares, comme la torsion d'un fibrome sous-séreux sur son pédicule, qui se traduit par une douleur brutale, la dégénérescence et la nécrose du fibrome (nécrobiose aseptique) ou sa cancérisation, exceptionnelle.

La présence d'un fibrome n'est pas un obstacle à une grossesse, mais le risque de croissance ou de ramollissement de la tumeur ainsi que les complications possibles rendent sa surveillance indispensable. Une fausse couche ou un accouchement prématuré sont toujours à craindre. L'accouchement et les suites de couches peuvent également être compliqués par l'inertie de l'utérus, un vice de présentation fœtale ou une rétention placentaire.

**TRAITEMENT**

Un fibrome qui n'entraîne aucun symptôme est simplement surveillé. Le traitement est indiqué si le fibrome entraîne des troubles, et dépend du volume, du siège et du retentissement de la tumeur. Un traitement hormonal (médicaments progestatifs) peut ralentir son évolution. La chirurgie est envisagée quand le fibrome est sous-muqueux, volumineux ou s'il se complique de torsion ou de nécrose : il est alors enlevé. Son ablation (myomectomie) peut être réalisée par voie abdominale (laparoscopie) ou par hystéroscopie opératoire. L'hystérectomie totale (ablation de l'utérus, des trompes et des ovaires) n'est proposée que lorsque la patiente ne désire plus d'enfant ou approche de la ménopause.

## Fibromyalgie

Syndrome douloureux diffus touchant surtout la femme, d'origine inconnue et d'évolution prolongée, mais jamais invalidante. SYN. *fibrosite, polyenthésopathie, syndrome polyalgique idiopathique diffus*

La maladie est définie par des douleurs diffuses ressenties dans différentes parties du corps : l'occiput, le cou, la paroi du thorax, la fesse, le coude, le genou. Il n'y a aucune modification objective des articulations ni d'anomalies radiologiques ou biologiques. Les douleurs s'accompagnent de fatigue, surtout matinale, et souvent de troubles du sommeil. Il peut y avoir un syndrome dépressif. Le traitement fait appel aux antidouleurs, aux antidépresseurs tricycliques et à la physiothérapie.

→ VOIR Fatigue chronique (syndrome de).

## Fibromyome

→ VOIR Fibrome utérin.

## Fibroplasie rétrolentale

→ VOIR Rétinopathie des prématurés.

## Fibrosarcome

Tumeur maligne développée aux dépens du tissu conjonctif (tissu de soutien et de nutrition, présent dans la plupart des organes).

Les fibrosarcomes se localisent souvent sous la peau, où ils forment des tuméfactions dures tendant à grossir, dans les muscles et les os. Les signes et le traitement des fibrosarcomes dépendent de l'organe atteint. Généralement, leur croissance est plutôt rapide et les métastases sont fréquentes, en particulier pulmonaires. Leur traitement combine la chirurgie, la radiothérapie et la chimiothérapie.

## Fibroscopie

Technique d'endoscopie permettant d'examiner l'œsophage, l'estomac, le côlon, l'intestin grêle, les bronches, la vessie, l'oropharynx, les voies biliaires et les vaisseaux.

Cette technique, fondée sur la conduction des images par des fibres de verre, est de plus en plus souvent remplacée dans ses indications par la vidéo-endoscopie, dans laquelle l'observation des organes se fait par l'intermédiaire d'une microcaméra installée sur un endoscope. Le déroulement de l'examen est identique, quel que soit l'appareillage utilisé.

**TECHNIQUE**

Une fibroscopie (endoscopie digestive) s'effectue à l'aide d'un fibroscope, endoscope souple formé d'une gaine étanche de 40 à 160 centimètres de longueur et de 5 à 12 millimètres de diamètre. Les rayons lumineux sont conduits soit par un faisceau de fibres de verre (fibroscope), soit par un dispositif vidéo (caméra au bout de l'endoscope). L'observation se fait sur un oculaire (fibroscope) ou sur un moniteur de télévision (endoscope). Différents canaux sont destinés à l'insufflation d'air, au lavage, à l'aspiration de sécrétions ainsi qu'au passage d'instruments souples : pinces à biopsie, appareils de section, émetteurs laser. L'ensemble de l'appareil est mû par un système de câbles qui permet à l'extrémité du fibroscope de décrire 360 degrés. Il est possible d'installer une sonde d'échographie à l'extrémité d'un fibroscope (échoendoscopie), qu'on utilise, ainsi équipé, pour l'étude fine des tumeurs digestives ou l'analyse des structures voisines de l'estomac (pancréas, voies biliaires).

On peut, grâce à la fibroscopie, observer, photographier, filmer, effectuer des prélèvements (endoscopie diagnostique), retirer des corps étrangers, casser ou extraire des calculs, retirer ou détruire des tumeurs, coaguler des vaisseaux qui saignent, ponctionner des poches de liquide (endoscopie interventionnelle).

Une fibroscopie se déroule en général sous anesthésie locale ; l'anesthésie générale n'est indiquée que pour la coloscopie (fibroscopie du côlon) et pour les fibroscopies faites chez l'enfant. L'hospitalisation n'est nécessaire qu'en cas d'anesthésie générale (observation pendant environ 4 heures après l'examen). Les risques des fibroscopies sont très faibles : perforations et hémorragies ne surviennent qu'exceptionnellement.

→ VOIR Cœliochirurgie ou vidéo-endoscopie, Endoscopie, Gastroscopie.

## Fibroscopie bronchique

Examen endoscopique permettant d'observer avec précision la trachée et les bronches.

La fibroscopie bronchique met en évidence les lésions de ces organes et permet d'effectuer des prélèvements de tissus et de sécrétions afin de recueillir des cellules, des bactéries, des champignons ou des parasites.

**DÉROULEMENT**

Cet examen ne nécessite pas d'hospitalisation. Il se déroule en position assise ou couchée. Le patient doit être à jeun. On procède d'abord à une anesthésie locale du nez, du larynx, de la trachée et des bronches par inhalation d'un produit anesthésiant. Puis un fibroscope adapté à la fibroscopie bronchique, le bronchofibroscope, est introduit par une narine et guidé sous contrôle visuel jusque dans les bronches à travers le larynx, les cordes vocales et la trachée. L'examen dure environ 20 minutes.

**EFFETS SECONDAIRES**

La fibroscopie bronchique n'est pas douloureuse grâce à l'efficacité du produit anesthésiant ; elle est cependant désagréable à cause de l'insensibilisation de la région de la gorge et du nez ainsi que des réflexes de toux et de vomissement qu'elle peut provoquer. Une toux spasmodique survient parfois à l'issue de l'examen ; elle disparaît rapidement. Comme après toute anesthésie pharyngolaryngée, il convient de s'abstenir de boire et de manger pendant les 2 heures qui suivent l'examen afin d'éviter les fausses-routes.

→ VOIR Fibroscopie

## Fibroscopie œso-gastro-duodénale

Examen endoscopique permettant d'observer avec précision l'œsophage, l'estomac et le duodénum.

La fibroscopie œso-gastro-duodénale aide à repérer d'éventuelles inflammations et lésions (ulcérations, ulcères, etc.) de la paroi digestive. Elle sert également à pratiquer des biopsies.

**DÉROULEMENT**

Cet examen ne nécessite pas d'hospitalisation. Le patient doit être à jeun depuis au moins 6 heures. Le plus souvent, l'examen est effectué sans anesthésie générale ; on procède à une anesthésie locale de l'arrière-gorge par aérosol ou gargarisme avec un produit anesthésiant. Le fibroscope est introduit par la bouche, le patient devant avaler l'embout du tube. On insuffle alors de l'air par l'intermédiaire du fibroscope pour distendre les parois des organes et faciliter l'examen.

**EFFETS SECONDAIRES**

La fibroscopie œso-gastro-duodénale ne s'accompagne d'aucun effet secondaire, si ce n'est parfois un mal de gorge, qui disparaît au bout d'une journée. Elle n'est pas douloureuse mais peut être désagréable, notamment au moment où le patient doit

« avaler » l'extrémité du tube et en raison aussi de l'insufflation d'air, qui entraîne un ballonnement passager. En cas d'anesthésie générale, le patient doit rester quelques heures à l'hôpital sous surveillance.

## Fibrose

Augmentation pathologique du tissu conjonctif d'un organe. SYN. *sclérose.*

Le plus souvent, une fibrose est la dernière phase d'une inflammation chronique (abcès chronique, tuberculose pulmonaire) ou de la cicatrisation d'une blessure. Dans d'autres cas, elle apparaît d'emblée, sans raison connue, et évolue en s'aggravant (fibrose pulmonaire primitive, sclérodermie). Une fibrose est dite systématisée si elle respecte l'architecture de l'organe, mutilante si elle en détruit complètement la structure. Les signes et le traitement de la fibrose dépendent de la maladie en cause.

## Fibrose hépatique congénitale

Malformation rare du foie, caractérisée par une fibrose importante de cet organe et par des dilatations microscopiques des canaux biliaires.

La fibrose hépatique congénitale est une maladie à transmission autosomique (par les chromosomes non sexuels) dominante : il suffit que le gène porteur de la maladie soit transmis par l'un des parents pour qu'elle se manifeste chez l'enfant. Elle peut s'associer à d'autres anomalies : dilatation des voies biliaires intrahépatiques (syndrome de Caroli), malformations rénales (polykystose, maladie de Cacchi et Ricci).

La principale conséquence de cette malformation est une hypertension du système veineux porte, apparaissant au cours de l'enfance ou de l'adolescence et se traduisant par des hémorragies digestives abondantes. Le traitement consiste à prévenir et à traiter les hémorragies par l'administration de médicaments ou par intervention chirurgicale. Dans les formes graves, une transplantation hépatique peut être nécessaire.

## Fibrose pulmonaire

Affection respiratoire chronique caractérisée par un épaississement pathologique du tissu pulmonaire.

Les fibroses pulmonaires ont parfois une cause connue : action d'un toxique (médicament), de radiations (radiothérapie) d'un microbe, de particules organiques (éleveurs d'oiseaux, maladie du poumon du fermier) ou minérales (ardoise, charbon, silice, amiante). Mais, bien souvent, aucune cause n'est décelable ; l'affection est alors appelée fibrose primitive, ou fibrose idiopathique.

Ces maladies se traduisent par une gêne respiratoire (essoufflement à l'effort), très discrète au début, par des râles (bruits anormaux) à l'auscultation et parfois par un hippocratisme digital. Leur évolution est, en général, lente, l'aggravation vers une insuffisance respiratoire s'étalant sur plusieurs années. Le pronostic est variable et parfois sévère. Le traitement repose avant tout sur l'éviction de la cause, sur les corticostéroïdes, les immunosuppresseurs et, en cas d'insuffisance respiratoire, sur l'administration d'oxygène. Au stade ultime de la maladie, il peut être envisagé une greffe pulmonaire.

## Fiessinger-Leroy-Reiter (syndrome de)

→ VOIR Syndrome oculo-urétro-synovial.

## Fièvre

Température corporelle supérieure à 37 °C, mesurée dans la bouche, ou à 37,5 °C, mesurée au niveau du tympan, ou à 37,7 °C, mesurée dans le rectum. SYN. *pyrexie.*

Pour la mesurer, on utilise de plus en plus le thermomètre auriculaire électronique, surtout dans le domaine hospitalier.

**CAUSES**

La fièvre est provoquée par des protéines, dites pyrogènes, libérées dans l'organisme quand les globules blancs luttent contre les microbes responsables d'une infection. Cette élévation de température agit contre la multiplication de certains microbes. Une fièvre peut également être présente en l'absence d'infection (infarctus du myocarde, tumeur du système lymphatique).

**SYMPTÔMES ET SIGNES**

Un état fébrile s'accompagne souvent d'une sensation de froid, de soif intense ou de frissons, pouvant aller, chez l'enfant, jusqu'aux convulsions ou au délire. Chez l'adulte, une fièvre modérée peut n'être pas perçue ou entraîner seulement une sensation de malaise avec impression de froid. Chez le vieillard, une fièvre élevée peut entraîner des troubles du comportement, simulant une méningite, par exemple. Les signes d'accompagnement (toux, diarrhée, brûlures urinaires, écoulement nasal, etc.) sont essentiels pour caractériser la maladie. L'aspect de la courbe thermique (courbe obtenue en relevant la température à intervalles réguliers) est également capital : fièvre irrégulière de type septicémique ; fièvre continue (en plateau) évoquant la typhoïde ou des réactions à certains médicaments ; fièvre ondulante (brucellose) ; fièvre tierce ou fièvre quarte (survenant par accès tous les deux ou tous les trois jours), caractéristiques du paludisme.

**TRAITEMENT**

Une consultation est nécessaire si la fièvre, isolée (sans autres symptômes), dure plus de 3 jours ou si le malade est un nourrisson ou un enfant ayant des antécédents de convulsions fébriles. Des médicaments antipyrétiques (contre la fièvre) peuvent être administrés, mais il faut traiter avant tout la cause de l'accès fébrile (par un traitement anti-infectieux, par exemple). Une fièvre est dite inexpliquée si elle persiste sans cause reconnue, pendant plus de 3 semaines. Elle justifie alors un bilan approfondi.

## Fièvre amarile

→ VOIR Fièvre jaune.

## Fièvre aphteuse

Maladie infectieuse grave, très contagieuse, des ovins, des bovins et des porcins, atteignant exceptionnellement l'homme, provoquée par un virus de la famille des picornavirus.

L'homme peut, rarement, être contaminé par voie cutanée (plaie), exceptionnellement par voie digestive (ingestion de lait cru infecté) ; la transmission interhumaine n'a jamais été établie.

La fièvre aphteuse a une durée d'incubation de 3 à 5 jours et se traduit par une stomatite (inflammation et aphtes des muqueuses de la cavité buccale) accompagnée d'une fièvre élevée et de lésions cutanées vésiculopustuleuses. L'évolution est toujours bénigne en l'absence de surinfection des lésions. La maladie dure entre 2 et 3 jours. Des formes graves atteignent la glotte et le poumon et entraînent des troubles respiratoires. Il n'existe aucun traitement. L'abattage des animaux infectés est systématique.

La transmission du virus entre animaux peut être le fait de manipulations humaines (mains, vêtements ou équipements ayant été au contact d'un animal infecté ou de sa carcasse).

## Fièvre fluviale du Japon

Maladie infectieuse due à une bactérie, *Orientia tsutsugamushi*, proche des *Rickettsia*. SYN. *fièvre à tsutsugamushi, scrubtyphus, typhus des broussailles, typhus tropical.*

La fièvre fluviale est transmise par des acariens (aoûtats) et s'observe en Extrême-Orient. Le réservoir du virus est constitué par un rongeur des forêts. La durée d'incubation est de 10 jours. L'infection se traduit par une fièvre et des frissons précédant l'apparition d'une escarre au point de piqûre, avec adénopathie (inflammation des ganglions lymphatiques), et d'un exanthème maculaire (éruption cutanée diffuse de taches rouges non saillantes). Des troubles plus graves (pneumopathie, encéphalite, myocardite) peuvent également survenir. Les antibiotiques sont efficaces en 36 heures.

## Fièvre hémorragique avec syndrome rénal

Maladie infectieuse aiguë d'origine virale, donnant lieu à une insuffisance rénale aiguë.

C'est une maladie rare due à un hantavirus, qui survient essentiellement en milieu rural, affectant de préférence les agriculteurs et les bûcherons, ou les personnes campant en forêt. Il existe une forme de la maladie appelée fièvre hémorragique de Corée, due au virus *Hantaan* et une forme européenne, due aux virus *Puumala* ou *Dolrova*, observée dans le Nord-Est de la France et dans les Balkans. La contamination de l'homme se fait par voie aérienne, par l'inhalation de particules provenant de déjections de rongeurs sauvages (réservoirs du virus).

**SYMPTÔMES ET SIGNES**

La maladie débute brutalement. Les symptômes sont tout d'abord semblables à ceux d'une grippe, puis des douleurs caractéristiques apparaissent : maux de tête, douleurs musculaires, lombalgies, douleurs abdominales qui peuvent durer de 6 à 15 jours. Des hémorragies surviennent rarement (saignements du nez ou de la conjonctive, présence

FIÈVRE JAUNE

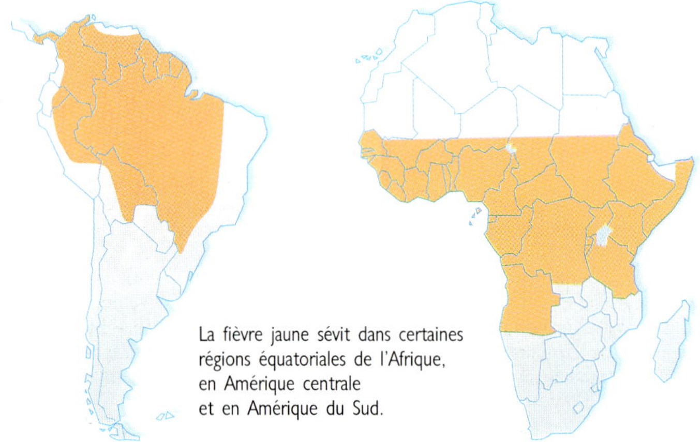

La fièvre jaune sévit dans certaines régions équatoriales de l'Afrique, en Amérique centrale et en Amérique du Sud.

O.M.S.

de sang dans les urines). La troisième phase est celle de l'insuffisance rénale aiguë : les urines deviennent rares, hémorragiques et contiennent des protéines. Les taux d'urée et de créatinine dans le sang peuvent s'élever fortement.

**TRAITEMENT**

Il n'existe pas de traitement spécifique validé de cette maladie, qui guérit sans laisser de séquelles en une à deux semaines.

## Fièvre hémorragique virale

Maladie infectieuse aiguë, fébrile, due à un virus du groupe des arbovirus.

Les virus responsables des diverses fièvres hémorragiques virales peuvent être représentés sur tous les continents, ou à l'inverse, cantonnés à des régions bien délimitées. Les réservoirs de ces virus sont de petits rongeurs, qui les véhiculent sans déclarer la maladie. Le virus est présent dans leur sang, leurs urines et leurs fèces. Les arbovirus sont transmis à l'homme par la piqûre d'arthropodes (moustiques, tiques), ou par contact avec les déjections de rongeurs.

Ces maladies peuvent donner lieu à des épidémies plus ou moins importantes, consécutives à un relâchement des mesures préventives qui avaient permis de les juguler (fièvre jaune urbaine), à l'extension d'un virus au-delà de sa localisation originelle (cas de la dengue, qui connaît une expansion mondiale), ou encore à l'apparition d'une virose dans une région ou elle était auparavant latente, suite à une perturbation de l'écosystème (entraînant un développement des espèces réservoirs et vecteurs du virus) par les activités humaines (déforestation, reboisement, urbanisation, etc.). Les fièvres hémorragiques africaines (fièvre d'Ebola, fièvre de Lassa, maladie à virus de Marburg, F.H. Congo-Crimée) sont très contagieuses, et susceptibles de donner lieu à des épidémies locales importantes, souvent meurtrières, qui peuvent toucher le personnel soignant.

**SYMPTÔMES ET ÉVOLUTION**

La maladie débute par un état fébrile aigu, dit pseudogrippal, suivi, au 4e jour, d'une éruption cutanée évoquant la rougeole (morbilliforme), puis, au 6e jour, de phénomènes hémorragiques superficiels (épistaxis, purpura à pétéchies, etc.), génitaux (métrorragie) ou profonds (hématémèse, hémorragie intestinale). Selon le virus responsable, d'autres manifestations aiguës peuvent aussi apparaître : hépatite, myocardite, encéphalite ou insuffisance rénale. L'évolution dure une dizaine de jours et peut être fatale. La guérison est suivie d'une longue convalescence.

## Fièvre jaune

Maladie infectieuse grave due à un flavivirus, le virus amaril. SYN. *fièvre amarile*

La fièvre jaune sévit dans les zones intertropicales d'Afrique et d'Amérique du Sud. Il existe deux modes de transmission : entre animaux (notamment des primates) ou, accidentellement, de l'animal à l'homme (fièvre de brousse) par l'intermédiaire de moustiques des genres *Hæmagogus* ou *Ædes (Æ. africanus, Æ. simpsoni)* ; d'homme à homme (fièvre citadine), par l'intermédiaire de *Ædes ægypti*. Depuis plus de 10 ans, cette maladie est en recrudescence, aussi bien en Afrique qu'en Amérique tropicale, y compris en zone urbaine.

**SYMPTÔMES ET SIGNES**

Après une incubation de 3 à 6 jours, l'infection se traduit par une fièvre importante et soudaine, par une congestion du visage, qui devient bouffi, et par des douleurs abdominales et musculaires. La maladie peut régresser spontanément après 3 ou 4 jours ou s'aggraver, entraînant un état de choc avec hypothermie, ictère et vomissements sanglants, anurie (arrêt de la production d'urines), protéinurie massive (taux anormalement élevé de protéines dans les urines). Ces signes traduisent une grave atteinte hépatique et rénale pouvant entraîner le coma et la mort.

**DIAGNOSTIC ET PRÉVENTION**

Le diagnostic est fondé sur des examens sérologiques (recherche d'anticorps dans le sang) ; il n'existe aucun traitement sinon symptomatique : réhydratation, dialyse rénale, transfusion, etc. Le vaccin est la seule protection efficace ; il est obligatoire en zone endémique et protège pour une durée d'au moins dix ans. Dans le cas d'une première vaccination, celle-ci doit être effectuée dix jours avant le départ.

## Fièvre méditerranéenne familiale

Maladie caractérisée par de brusques accès de fièvre, qui reviennent périodiquement, à intervalles plus ou moins réguliers, sans que l'on retrouve de facteurs déclenchants particuliers. SYN. *maladie périodique.*

La fièvre méditerranéenne familiale est une maladie héréditaire qui semble se transmettre selon un mode autosomique (par les chromosomes non sexuels) récessif (le gène porteur doit être transmis par le père et la mère pour que l'enfant développe la maladie), avec une nette prédominance masculine. Elle a été décrite pour la première fois en 1945 et touche essentiellement les populations d'Afrique du Nord et du Moyen-Orient. Le gène de la fièvre méditerranéenne familiale a été identifié en 1997.

**SYMPTÔMES ET SIGNES**

La maladie se déclare généralement avant que l'enfant ait atteint sa dixième année. Les accès de fièvre durent de quelques heures à quelques jours et disparaissent spontanément. La maladie se traduit également par des douleurs abdominales violentes et brutales d'une durée de 24 à 48 heures, s'accompagnant souvent de vomissements et de constipation, ainsi que par des crises articulaires très douloureuses, qui durent plusieurs jours. Celles-ci, qui affectent les grosses articulations, peuvent provoquer un gonflement et une rougeur de la peau. Parfois, des douleurs thoraciques (accès pleural) et un érythème douloureux des jambes s'y associent.

**ÉVOLUTION**

Au bout de quelques années, une amylose (maladie caractérisée par l'infiltration anormale dans les tissus de la peau et des viscères d'une substance ayant l'aspect de l'amidon) peut survenir. Le plus souvent, elle affecte le rein, évoluant inéluctablement vers une insuffisance rénale chronique ; celle-ci s'aggrave rapidement, obligeant le malade à un traitement par hémodialyse.

**TRAITEMENT ET PRÉVENTION**

L'utilisation d'un médicament antigoutteux, la colchicine, prévient les accès douloureux ou les espace considérablement et permet, en outre, d'éviter l'apparition de l'amylose rénale. Ce traitement doit être institué le plus tôt possible, car il a peu d'effet sur une crise déclarée, sauf à très fortes doses, entraînant alors des troubles secondaires importants tels qu'une diarrhée. De plus, la colchicine est inefficace sur une amylose déclarée.

## Fièvre pourprée des montagnes Rocheuses

Maladie infectieuse due à la bactérie *Rickettsia rickettsii.* SYN. *Tick fever.*

La fièvre pourprée sévit particulièrement aux États-Unis ; elle est transmise de certains mammifères (lapin) à l'homme par l'intermédiaire de tiques de la famille des ixodidés *(Dermacentor andersoni)* et se traduit par un état fébrile et un exanthème (rougeur cutanée) parfois hémorragique se déclenchant vers le 6e jour. Les lésions que provoque la fièvre pourprée sont celles d'une vascularite (inflammation des vaisseaux sanguins) ; elles s'accompagnent parfois de manifestations nerveuses (encéphalite). Cette maladie infectieuse est traitée par l'administration d'antibiotiques. Un vaccin, récemment mis au point, est disponible aux États-Unis.

## Fièvre puerpérale

État fébrile survenant dans la période qui suit un accouchement ou un avortement, avant la réapparition des règles. SYN. *infection puerpérale.*

La fièvre puerpérale, autrefois cause de mortalité importante chez les femmes, est devenue rare dans les pays développés grâce à la meilleure surveillance des patientes en suite de couches. Elle a quatre grandes causes : une endométrite (infection de l'utérus), une phlébite utéropelvienne ou des membres inférieurs, une infection urinaire, une infection mammaire (engorgement, abcès du sein, lymphangite). Les germes responsables sont en général le streptocoque ou le staphylocoque. Les complications majeures sont une septicémie (infection généralisée) ou une embolie. Le traitement fait appel aux antibiotiques.

## Fièvre Q

Maladie infectieuse peu fréquente, due à une bactérie de la famille des rickettsies, *Coxiella burnetii.* SYN. *maladie de Derrick-Burnet, fièvre du Queensland.*

La fièvre Q sévit sur toute la surface du globe. Son germe a pour réservoir des bovins, des caprins et quelques arthropodes. Elle se transmet à l'homme par l'ingestion de lait contaminé ou par voie respiratoire, plus rarement par des piqûres de tiques.

Après une incubation de 10 à 30 jours, la maladie se déclare sous la forme d'une atteinte pulmonaire se manifestant d'abord par une toux sèche, accompagnée de maux de tête, de douleurs thoraciques et d'une fièvre élevée. Elle se complique parfois d'une endocardite (inflammation de la tunique interne du cœur), qui peut se révéler par la prolongation de la fièvre sur plusieurs semaines. Le traitement consiste en l'administration prolongée d'antibiotiques.

## Fièvre récurrente

Maladie infectieuse caractérisée par des accès de fièvre à répétition, et due à des bactéries du genre *Borrelia*, transmises par la piqûre de poux ou de moustiques. SYN. *borréliose récurrente.*

On distingue la fièvre récurrente à poux, ou cosmopolite, dite encore typhus récurrent, et la fièvre récurrente à tiques, ou sporadique, dont il existe des formes africaine, asiatique et américaine.

## Fièvre des tranchées

Maladie infectieuse due à une bactérie, *Bartonella quintana*, de la famille des rickettsies. SYN. *fièvre des 5 jours, fièvre quintane, fièvre de la Meuse, fièvre d'Ukraine.*

La fièvre des tranchées a été observée au cours de la Première Guerre mondiale chez les soldats en campagne, d'où son nom. Elle est transmise par les poux et est caractérisée par un état fébrile accompagné de douleurs osseuses intenses aux tibias. Elle est traitée par les antibiotiques.

## Fièvre des trois jours

Maladie infectieuse bénigne due à un arbovirus, virus transmis par un arthropode (insecte). SYN. *fièvre à phlébotome, fièvre à pappataci, dengue d'Orient.*

La fièvre des trois jours est endémique au Moyen-Orient mais se rencontre aussi en Italie et en France. L'infection provoque une fièvre accompagnée de douleurs articulaires et d'un érythème cutané. La fièvre des trois jours est bénigne mais laisse une fatigue prolongée. Il n'y a pas de traitement spécifique. La protection contre les piqûres d'insectes est la seule prévention.

## Fièvre typhoïde et paratyphoïde

Septicémie provoquée par une bactérie à Gram négatif, *Salmonella typhi* ou *paratyphi.*

La fièvre typhoïde est endémique en Afrique, en Asie et en Amérique du Sud, mais quelques cas sporadiques apparaissent également dans les pays industrialisés. Dans ce cas, ils ont souvent pour origine la consommation de fruits de mer ou une contamination du malade au cours d'un voyage en zone d'endémie.

Le germe de la typhoïde est transmis par l'intermédiaire de l'eau de boisson ou d'aliments souillés par des excréments humains infectés. Sa propagation est donc largement dépendante des conditions d'hygiène. Après absorption, les bacilles passent au travers de la muqueuse intestinale et se multiplient dans les ganglions lymphatiques. Ils gagnent ensuite la circulation sanguine, déclenchant une septicémie. La phase d'incubation, silencieuse et correspondant à la multiplication des germes, dure entre 7 et 15 jours.

**SYMPTÔMES ET SIGNES**

On observe une fièvre progressivement croissante, des troubles digestifs et nerveux (maux de tête, insomnies, vertiges) durant la première semaine d'évolution de la maladie. La diarrhée est le symptôme dominant au cours de la deuxième semaine. Elle est accompagnée d'une fièvre importante, entre 39 et 40 °C, et d'un tuphos (état de prostration et de délire). La gravité de la maladie dépend du risque de libération dans le sang circulant d'endotoxines bactériennes responsables de graves troubles cardiaques (myocardite, collapsus cardiovasculaire), digestifs (perforation et hémorragie intestinales) et neurologiques (encéphalite).

**DIAGNOSTIC ET TRAITEMENT**

Le diagnostic repose sur la recherche du bacille par hémoculture ou coproculture (ensemencement d'un milieu de culture avec un prélèvement de sang ou de matières fécales). Le sérodiagnostic de Widal et Félix met la maladie en évidence à partir de la deuxième semaine d'infection. Le dépistage des porteurs sains (porteurs du bacille ne développant pas la maladie) doit également être pratiqué dans l'entourage du malade pour éviter la dissémination de la typhoïde.

Le traitement repose sur une antibiothérapie adaptée dont la durée est comprise entre 10 et 15 jours. Il est associé à une réhydratation et au repos. La fréquence des rechutes est d'environ 5 %.

**PRÉVENTION**

Elle fait appel à des règles d'hygiène telles que le lavage des mains et des aliments. La vaccination est efficace et recommandée aux voyageurs et aux personnels de restauration alimentaire. Elle est obligatoire pour les personnels de laboratoire d'analyses. Un vaccin est disponible, le typhim Vi, administré en une fois, immédiatement efficace. Une revaccination sera pratiquée tous les 3 ans si l'exposition au risque est maintenue. Le vaccin typhim ne protège pas de la fièvre paratyphoïde.

CYCLE DE LA FILARIOSE LYMPHATIQUE

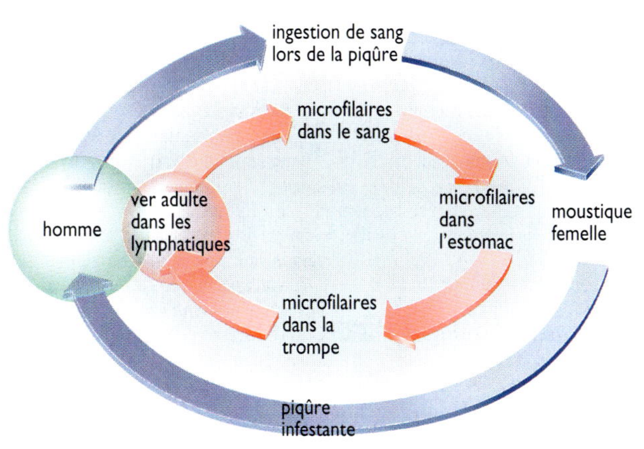

## Filariose lymphatique

Maladie parasitaire des ganglions et des vaisseaux lymphatiques due à l'infestation par les filaires.

La filaire est un ver filiforme qui peut mesurer de 4 à 10 centimètres de long. La filaire femelle pond des microfilaires qui circulent dans la lymphe et dans le sang. Les vers adultes vivent dans les ganglions et les vaisseaux lymphatiques.

Les filaires sont transmises par de très nombreuses piqûres de moustiques infestés appartenant aux genres *Culex, Ædes, Anopheles* et *Mansonioides,* abondants sous les climats chauds et humides de la zone intertropicale. La filaire de Bancroft *(Wuchereria bancrofti)* est l'une des principales filaires responsables de filariose lymphatique.

**SYMPTÔMES ET SIGNES**

La filariose lymphatique se manifeste par des poussées de fièvre passagères, accompagnées de douleurs dans les ganglions inguinaux (à l'aine). Ceux-ci augmentent de volume (adénite) et les vaisseaux lymphatiques prennent la forme de cordons rouges et gonflés sous la peau (lymphangite). Dans d'autres cas, le malade émet des urines blanchâtres, dues à une fistule entre les voies urinaires et les vaisseaux lymphatiques, qui entraîne une émission de chyle dans les urines (chylurie). Celles-ci contiennent parfois un peu de sang. Les poussées d'adénite et de lymphangite se poursuivent pendant de nombreuses années, puis la peau s'épaissit et se plisse progressivement. Se développe alors un éléphantiasis (lymphœdème monstrueux caractérisé par une peau rugueuse et un gonflement des tissus) surtout des membres inférieurs, des seins ou des bourses, provoquant une gêne importante pour le malade. La chylurie provoque un amaigrissement et une infection rénale.

**DIAGNOSTIC**

Une analyse de sang, prélevé de préférence la nuit (période où les microfilaires sont le plus abondantes), permet de déceler les parasites et d'établir le diagnostic.

**TRAITEMENT**

Lors des poussées de fièvre, le malade doit se reposer et prendre des médicaments anti-inflammatoires. Une fois la fièvre disparue, le médecin prescrit un antiparasitaire (ivermectine). En cas de chylurie, un régime alimentaire riche en lipides permet d'atténuer les symptômes. L'éléphantiasis est difficile à traiter par la chirurgie.

**PRÉVENTION**

La seule prévention consiste à se protéger des moustiques à l'aide d'insecticides et d'une moustiquaire, dans les pays de la zone intertropicale, et à assécher les petites étendues d'eau proches des habitations.

## Filtration glomérulaire

Passage du sang à travers les parois du réseau de capillaires qui forment le glomérule.

Le rein est formé d'une multitude de néphrons constituant chacun un rein en miniature et dont le glomérule est la partie initiale. Celui-ci comprend un système de capillaires, le flocculus, entouré d'une capsule. Le sang qui circule dans le flocculus est filtré à travers la paroi des capillaires, constituant un ultrafiltrat plasmatique. Celui-ci, dont la composition en ions est identique à celle du sang, ne comporte pratiquement pas de protéines.

La filtration glomérulaire est la première phase du processus de formation de l'urine par les reins. Cette urine, appelée urine primitive, est ensuite transformée en urine définitive par les tubules rénaux. Normalement, elle ne contient pas d'éléments figurés du sang (globules rouges, globules blancs, plaquettes).

La diminution de la filtration glomérulaire caractérise l'insuffisance rénale.

→ VOIR Clairance.

## Filtre solaire

Produit cosmétique protégeant la peau contre le rayonnement solaire.

Les filtres solaires sont classés selon les types de rayonnement pour lesquels ils sont actifs.

■ **Les filtres à courte bande** protègent surtout des ultraviolets B (U.V.B.).

■ **Les filtres à large bande** sont actifs pour les ultraviolets A (U.V.A.) et les U.V.B.

Les produits vendus dans le commerce peuvent associer plusieurs substances. Leur effet global est indiqué par le coefficient de protection, lequel n'est défini en pratique que pour les U.V.B. Ce coefficient est le rapport entre la durée d'exposition sans coup de soleil avec le produit et la durée d'exposition sans coup de soleil sans le produit. Ainsi, l'application d'une crème ayant un coefficient de protection contre les U.V.B. égal à 3 chez un sujet qui, sans produit, attrape un coup de soleil après 20 minutes d'exposition permet, théoriquement, à celui-ci de rester exposé 20 × 3 = 60 minutes sans coup de soleil. Ces chiffres restent toutefois indicatifs.

En pratique, le choix d'un produit dépend de deux facteurs : le degré d'ensoleillement (qui va de faible à extrême) et le phototype du sujet (étalonné de I, pour les peaux laiteuses très sensibles au soleil et qui ne bronzent pas, à VI pour les peaux noires) ; en outre, le bronzage lui-même est protecteur. Même avec un produit très efficace, l'exposition doit être évitée entre 12 et 16 heures en été.

## Fissure anale

Type d'ulcération allongée, en forme de crevasse, siégeant au niveau du canal anal.

La fissure anale est d'origine mal connue, sans doute liée à la présence d'une plaie minime survenue lors de la défécation et induisant une contracture musculaire qui gêne la cicatrisation. Elle se manifeste le plus souvent par l'apparition d'une douleur violente après la défécation (syndrome fissuraire). Le diagnostic se fonde sur l'inspection de l'anus ; il importe de s'assurer que la douleur ne révèle pas une autre affection (chancre syphilitique, cancer).

Le traitement fait appel à l'application locale de médicaments (pommades anesthésiques et cicatrisantes). En cas d'échec, le tissu sclérosé est enlevé chirurgicalement sous anesthésie générale, et quelques fibres musculaires sont sectionnées, ce qui permet la cicatrisation.

## Fissure de fatigue

→ VOIR Fracture de fatigue.

## Fistule

Canal pathologique mettant en communication anormale deux viscères (fistule interne) ou un viscère et la peau (fistule externe).

Les fistules sont soit congénitales, soit acquises. Dans ce dernier cas, elles peuvent être dues à un traumatisme ou à une intervention chirurgicale, à une inflammation, à une infection (abcès), à une tumeur ou encore à un calcul.

**DIFFÉRENTS TYPES DE FISTULE**

Parmi les multiples variétés de fistules, certaines sont plus caractéristiques ou plus fréquentes.

■ **Les fistules anales,** les plus communes, sont dues à l'infection d'une petite glande de la paroi du canal anal (portion du rectum qui se termine à l'anus). Elles apparaissent entre la glande et la marge de l'anus et se manifestent par un suintement de matières purulentes entraînant des démangeaisons.

■ **Les fistules digestives** peuvent être congénitales, reliant une cavité intestinale (intestin grêle, côlon) à la peau, ou acquises. La plus fréquente est la fistule biliodigestive, fistule interne entre la vésicule biliaire et le duodénum, plus rarement le côlon ou une anse de l'intestin grêle ; elle est due à un calcul de la vésicule.

Les fistules digestives externes acquises, donnant lieu à l'émission, par une incision chirurgicale ou un orifice de drainage, de bile, de gaz ou de matière, sont en général dues à un défaut de cicatrisation d'une anastomose ; elles sont graves.

■ **Les fistules urinaires** peuvent être congénitales, affectant l'uretère et/ou la vessie, ou acquises : elles sont alors dues à l'évolution d'une affection inflammatoire ou tumorale, à une plaie opératoire ou à un traumatisme (fistules vésicovaginales survenant après un accouchement difficile ou à la suite d'une hystérectomie).

■ **Les fistules respiratoires** sont surtout représentées par les fistules trachéo-broncho-œsophagiennes, liées à l'évolution d'une tumeur (dans les cancers de l'œsophage notamment), et les fistules pancréaticopleurales, dues à une pancréatite chronique.

**SYMPTÔMES ET SIGNES**

Une fistule peut ne présenter aucun symptôme ou provoquer un écoulement du premier viscère vers le second ou vers l'extérieur, à travers la peau : écoulement du contenu digestif par la peau ou dans les urines, par exemple. On peut aussi observer un passage de gaz intestinal vers les voies urinaires (pneumaturie) ou d'urine vers le vagin. Parfois, les signes sont moins évidents : diarrhée due à une fistule entre deux segments du tube digestif, par exemple. Plus rarement, une fistule perturbe directement le fonctionnement des organes concernés. Ainsi, une fistule de l'oreille se traduit parfois par une surdité et des vertiges.

**DIAGNOSTIC**

Il repose sur les signes cliniques précédents et sur l'exploration radiologique des organes concernés. De plus, il est souvent nécessaire de connaître le trajet exact de la fistule à travers les tissus, en vue de la traiter. Ce diagnostic de localisation est fait par l'exploration chirurgicale ou encore par fistulographie, grâce à un produit de contraste iodé et hydrosoluble qui, injecté dans la fistule, la rend visible sur les radiographies.

**TRAITEMENT**

Médical ou chirurgical, le traitement d'une fistule est d'une complexité très variable selon la nature et la localisation de celle-ci, et selon les viscères concernés.

## Fistule artérioveineuse

1. Canal pathologique mettant en relation une artère et la veine correspondante, qui chemine à son côté.

Une fistule artérioveineuse peut être congénitale ou acquise ; dans ce dernier cas, elle peut se former spontanément par rupture d'un anévrysme artériel dans la veine voisine ou être consécutive à un traumatisme (blessure par balle, par exemple). Le sang se dirige de l'endroit où il est soumis à une plus forte pression vers l'endroit où la pression est plus basse, c'est-à-dire qu'il est détourné de l'artère vers la veine. Le cœur compense ce déficit de la circulation artérielle en augmentant son débit. Une fistule artérioveineuse, lorsqu'elle touche des vaisseaux volumineux (fistule entre l'aorte et la veine cave inférieure), peut, à long terme, provoquer une insuffisance cardiaque.

Le traitement consiste à fermer chirurgicalement la fistule. Il est possible aussi, en introduisant une sonde dans l'artère, de larguer un petit ballonnet destiné à obstruer l'orifice de communication entre l'artère et la veine.

2. Abouchement chirurgical d'une artère et d'une veine périphérique.

La fistule artérioveineuse permet la conduite d'une hémodialyse (technique d'épuration du sang par filtration à travers une membrane semi-perméable), pratiquée dans le traitement de l'insuffisance rénale avancée. Elle consiste en l'abouchement chirurgical d'une artère dans une veine voisine. Les séances d'hémodialyse durent en général de 4 à 5 heures et se répètent 3 fois par semaine ; le sang du malade circule dans un circuit extracorporel nécessitant un débit élevé, de l'ordre de 250 à 300 millilitres par minute. Celui-ci peut être obtenu grâce à la fistule artérioveineuse. La veine qui reçoit directement le sang artériel se dilate et devient facile à ponctionner.

La fistule artérioveineuse doit être pratiquée quelques semaines ou quelques mois avant le début du traitement afin d'obtenir une dilatation suffisante. Chaque fois que c'est possible, le chirurgien abouche l'artère radiale juste au-dessus du poignet avec une grosse veine superficielle de l'avant-bras. Dans certains cas, la fistule est créée au bras, entre l'artère humérale et la veine céphalique. Parfois, elle doit être créée à l'aide de vaisseaux en fibres synthétiques. La fistule artérioveineuse n'a pas de conséquence désagréable pour le patient, car elle est sous la peau ; cependant, elle est parfois inesthétique lorsqu'elle est très dilatée, formant un gros cordon veineux battant et visible.

**COMPLICATIONS**

Une des complications possibles, la formation d'un caillot, nécessite une intervention chirurgicale en urgence afin de désobstruer le vaisseau. En cas d'infection, un traitement antibiotique immédiat permet parfois d'éviter la suppression de la fistule.

## Fistulisation

Ouverture d'une cavité de l'organisme vers l'extérieur ou dans un viscère, survenant spontanément (fistulisation pathologique) ou provoquée dans un but thérapeutique.

**FISTULISATION PATHOLOGIQUE**

Les signes d'une fistulisation sont très variés selon l'organe atteint et l'affection en cause. Parfois nuls, ils peuvent aussi être intenses (crachat brutal et volumineux de pus, par fistulisation d'un abcès pulmonaire dans une bronche) et passer par tous les intermédiaires possibles (petit écoulement plus ou moins permanent).

**FISTULISATION PROVOQUÉE**

La fistulisation provoquée permet le drainage d'une cavité pathologique, en créant une communication entre elle et un viscère. Elle se réalise chirurgicalement ou par endoscopie. Ainsi, la fistulisation d'un kyste du pancréas dans l'intestin permet de vider le kyste et de l'empêcher de se reformer.

## Fistulographie

Acte radiographique permettant de rendre visible le trajet d'une fistule.

**DÉROULEMENT**

La fistulographie demande une opacification préalable, par un produit de contraste iodé hydrosoluble. Dans le cas d'une fistule s'ouvrant à la peau (fistule anale par exemple), ce produit est introduit par l'orifice cutané, via un petit cathéter. L'examen d'une fistule interne, entre deux viscères, est plus difficile. Il peut notamment consister en l'opacification d'un des deux viscères, la fistule étant alors révélée à la radiographie par la mise en évidence d'un passage du produit de contraste dans l'autre viscère.

Une série de clichés radiographiques est ensuite réalisée, éventuellement complétée par un scanner, permettant de visualiser le trajet fistuleux, ses rapports avec les organes voisins, et la présence d'un éventuel abcès, informations utiles à l'établissement d'une stratégie thérapeutique. La fistulographie constitue le plus souvent un examen préopératoire.

**EFFETS SECONDAIRES**

Ils sont fonction de la technique employée pour visualiser la fistule. Les examens simples ont peu de contre-indications, tenant essentiellement à une éventuelle allergie à l'iode. Dans les situations plus complexes, la fistulographie tend à être remplacée par d'autres examens (endoscopie, échographie, scanner, imagerie par résonance magnétique [I.R.M.]).

## F.I.V.

→ VOIR Fécondation in vitro.

## F.I.V.E.T.E.

→ VOIR Fécondation in vitro.

## Flatulence

Émission par l'anus de gaz intestinal.

Un adulte expulse de 2 à 20 litres de gaz par jour, provenant essentiellement des fermentations intestinales qui ont lieu dans le côlon. Ces gaz sont inflammables et explosifs (risque en cas d'utilisation d'un bistouri électrique). La flatulence est un phénomène normal.

Certains aliments, très fermentescibles, sont susceptibles d'augmenter la production des gaz : légumes (haricots blancs, choux, céleri, etc.), céréales (pâtes, pain), fibres (son), fruits (raisins secs, abricots, agrumes, bananes).

L'abondance plus ou moins grande des gaz et leur odeur plus ou moins forte n'ont pas de signification pathologique et ne nécessitent pas de traitement.

## Fléchisseur

Muscle ou groupe de muscles dont l'action provoque la flexion.

Ainsi, le muscle fléchisseur du bras sur l'avant-bras est le biceps.

## Fleming (sir Alexander)

Médecin et bactériologiste britannique (Darve 1881 - Londres 1955).

Toute la carrière d'Alexander Fleming se déroule au Saint Mary's Hospital de Londres, où il devient professeur en 1919. En 1928, il découvre par hasard que la prolifération bactérienne est inhibée par une moisissure banale, *Penicillium notatum,* mais ne dispose pas des moyens nécessaires pour poursuivre des recherches chimiques d'extraction. C'est en 1939 qu'une équipe de chercheurs du laboratoire de pathologie d'Oxford, dirigée par Howard Florey et Ernst Chain, reprend ses travaux et parvient à isoler chimiquement la substance à l'origine de cette action, la pénicilline, permettant ainsi de produire industriellement cet antibiotique. Les premiers essais sur l'homme, qui ont lieu en 1941, inaugurent l'ère des antibiotiques. Anobli par le roi George VI en 1944, Fleming reçoit l'année suivante le prix Nobel de médecine avec Florey et Chain pour « la plus grande contribution apportée à l'humanité par la science médicale ».

## Flexion
Action de plier deux segments de membre l'un sur l'autre.

## Flore bactérienne
Ensemble des espèces bactériennes vivant à la surface de la peau ou des muqueuses d'un hôte sans lui nuire. SYN. *écosystème bactérien.*

Les flores bactériennes du tube digestif, des voies génitales, de l'arbre respiratoire et de la peau sont qualitativement et quantitativement distinctes mais relativement stables d'un individu sain à un autre. Chaque flore bactérienne est formée de plusieurs populations bactériennes (plusieurs genres, plusieurs espèces), certaines dominant en nombre. L'ensemble, dont la composition est définie pour une région précise du corps et pour une période donnée, est en équilibre interne et en équilibre avec l'organisme. Les différentes flores varient selon des modifications physiologiques (flore vaginale au cours du cycle menstruel, flore buccale lors de l'apparition ou de la disparition des dents) ou accidentelles (traitement antibiotique, modification de l'alimentation). Elles jouent un rôle essentiel dans la résistance à l'infection en empêchant les micro-organismes étrangers et pathogènes de s'implanter. Certaines bactéries de la flore digestive aident en outre à la digestion et synthétisent différentes vitamines (vitamine K, acide folique), constituant un apport complémentaire à celui de l'alimentation.

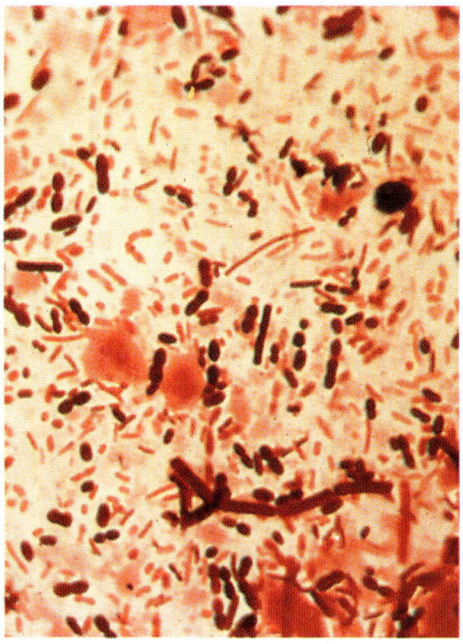

***Flore bactérienne.** Le microscope révèle une multitude de bactéries : bacilles, en forme de bâtonnets ; cocci, arrondis, souvent par groupes de trois ou quatre, etc.*

## Flore intestinale
Ensemble de germes qui existent normalement dans l'intestin.

Le contenu de l'appareil digestif est stérile à la naissance mais, très rapidement, des germes s'implantent dans la bouche, dans l'intestin grêle et, en très grand nombre, dans le côlon. Le gros intestin contient un nombre important de souches bactériennes saprophytes (sans danger pour l'organisme), essentiellement anaérobies, qui se nourrissent des produits non digérés présents dans le côlon. Les différentes souches bactériennes établissent entre elles un équilibre empêchant la prédominance d'une espèce sur les autres.

La flore intestinale constitue une « barrière » vivante qui permet à l'organisme de se protéger contre le développement de microbes pathogènes.

**PATHOLOGIE**

La prise d'antibiotiques à large spectre peut perturber gravement l'équilibre de la flore intestinale. Ce déséquilibre passager se traduit le plus souvent par la perte de l'odeur fécale des selles et le développement de champignons, plus rarement par une diarrhée bénigne, qui se manifeste pendant toute la durée du traitement, exceptionnellement par une forme grave de colite, l'entérocolite pseudomembraneuse, due au germe *Clostridium difficile,* qui requiert un traitement antibiotique spécifique. L'arrêt de l'antibiothérapie est toujours suivi de la restauration progressive de la flore intestinale.

Une infection intestinale ou une toxi-infection (sécrétion de toxines par des bactéries) peuvent également entraîner une perturbation de la flore, incapable de compenser l'action des germes pathogènes. Le traitement est celui de la cause infectieuse.

## Fluctuation
Déplacement de liquide (pus, le plus souvent) provoqué par la palpation entre deux doigts de la paroi d'une zone abcédée.

Dans l'évolution d'un abcès, l'apparition d'une fluctuation indique le moment propice à l'évacuation du pus par incision.

## Fluor
Corps simple très répandu dans la nature sous forme de fluorure de calcium, l'un des composants des tissus durs de l'organisme (cartilages, os, dents, etc.), et de fluorure de sodium.

**INDICATIONS ET CONTRE-INDICATIONS**

Le fluor est un moyen de prévention actif contre la carie dentaire, son incorporation à l'émail des dents permettant à celui-ci de résister à l'attaque acide. Il est contre-indiqué chez les sujets présentant une insuffisance rénale (risque d'intoxication).

**MODE D'ADMINISTRATION**

Pour prévenir les caries, le fluor est parfois administré sous forme de solution buvable à l'enfant, dès sa naissance et pendant toute la durée de la formation dentaire. L'adolescent et l'adulte peuvent faire usage de bains de bouche, de dentifrices ou de chewing-gums fluorés, mais l'action de ces produits n'est réelle que si l'on respecte un temps de contact d'au moins 15 minutes. Enfin, le fluor peut être appliqué trimestriellement par le dentiste.

**APPORT EXCESSIF**

Il convient de ne pas multiplier inconsidérément les apports en fluor, son action étant bénéfique à très faibles doses. En outre, un apport excessif, sous forme de comprimés, pour prévenir les caries, ou par l'absorption de quantités importantes d'eau minérale contenant du fluor, peut provoquer une fluorose (apparition de taches sur l'émail des dents), des douleurs osseuses et, sur les clichés radiographiques, une hyperopacité du squelette avec ossification des tendons et des ligaments.

## Fluorescéine
Colorant jaune-orangé présentant une fluorescence verte très intense sous l'effet de la lumière bleue.

La fluorescéine sert, en particulier, à pratiquer certains examens ophtalmologiques. Sous forme de collyre instillé dans l'œil, elle permet d'étudier la surface de la cornée (recherche de corps étrangers, d'ulcérations, étude de l'adaptation de lentilles de contact) et peut être utilisée pour la mesure de la tension oculaire. Administrée dans une veine au pli du coude, elle permet la réalisation d'une angiographie oculaire, destinée à observer le fond de l'œil (circulation choriorétinienne) à travers la pupille dilatée. Le produit circule jusqu'à l'œil et des photographies sont alors prises au moyen de filtres appropriés.

En dehors de rares réactions allergiques, la fluorescéine est généralement bien tolérée et ne présente aucune contre-indication, même en cas de grossesse. Administrée dans un vaisseau, elle colore légèrement la peau et les urines en jaune-orangé durant quelques heures.

## Fluoro-9-alpha-hydrocortisone
→ VOIR Alpha-fluorohydrocortisone (9).

## Fluoroquinolone
→ VOIR Quinolone.

## Fluorose
Maladie due à une intoxication chronique par le fluor.

**CAUSES**

Une fluorose peut être d'origine hydrotellurique lorsque l'eau potable contient plus de 2,4 milligrammes de fluor par litre, comme c'est le cas en Afrique du Nord, en Inde, en Argentine, en Islande et dans les régions volcaniques des États-Unis. Elle peut aussi être liée à une intoxication professionnelle, affectant, par exemple, les ouvriers manipulant la cryolite (minerai d'aluminium).

**SYMPTÔMES ET SIGNES**

La fluorose donne un aspect tacheté à l'émail des dents. Ces colorations vont de simples taches blanches transparentes à des marbrures d'un marron sombre, d'autant plus marquées que l'intoxication fluorée a lieu durant la période de calcification des dents.

**TRAITEMENT**

Le traitement de la fluorose consiste à maquiller les taches disgracieuses par collage de matériaux (composites, porcelaine). Cependant, des colorations foncées et étendues ne peuvent être dissimulées que par un recouvrement prothétique total de la dent (couronne).

## Flush

Accès de rougeur du visage. SYN. *bouffée vasomotrice.*

**CAUSES**

Un flush peut être dû à une émotion, à un effort physique, à un facteur alimentaire (repas copieux, condiments, crustacés, ingestion d'alcool), à un médicament (isoniazide, sulfamides antidiabétiques, disulfirame, acide nicotinique), à une tumeur (phéochromocytome, tumeur pancréatique), à une maladie endocrinienne (maladie de Basedow), à une migraine ou à la ménopause. Dans ce dernier cas, le flush est communément appelé bouffée de chaleur.

**SYMPTÔMES ET SIGNES**

Le sujet éprouve brusquement une sensation de chaleur associée à une rougeur du visage, parfois à un malaise. Quelquefois, lorsque les crises se répètent plusieurs fois par jour, et ce pendant plusieurs années, des lésions permanentes du visage (petites dilatations des capillaires et des veinules, voire pigmentation progressive des parties découvertes) apparaissent.

**TRAITEMENT**

Le traitement fait appel, d'une part, aux antimigraineux pour traiter la crise et, d'autre part, au traitement de la cause lorsque celle-ci est trouvée.

## Flutter auriculaire

Trouble du rythme cardiaque relativement bénin touchant les oreillettes, qui se contractent de manière régulière et coordonnée à une fréquence élevée (environ 300 fois par minute).

**CAUSES**

Un flutter auriculaire peut apparaître isolément, sans cause particulière (il est alors dit idiopathique), mais le plus souvent il accompagne diverses cardiopathies. Il est dû à un circuit en boucle de l'influx nerveux cardiaque, responsable d'un mouvement circulaire rapide des impulsions électriques dans les oreillettes. Le nœud auriculoventriculaire, qui assure la transmission des impulsions électriques des oreillettes aux ventricules, ne conduit pas chaque battement, exerçant ainsi un rôle de filtre et de protection des ventricules vis-à-vis d'une cadence auriculaire trop rapide. Ainsi, la réponse ventriculaire n'est observée que toutes les 2, 3 ou même 4 contractions auriculaires. On parle alors, respectivement, de flutter auriculaire 2/1, 3/1 ou 4/1.

**SYMPTÔMES ET SIGNES**

Parfois sans symptômes, le flutter auriculaire se traduit néanmoins le plus souvent par des sensations de palpitations. La rapidité du rythme ventriculaire (150 contractions par minute pour un flutter auriculaire 2/1) peut entraîner l'aggravation d'une insuffisance cardiaque sévère ou d'un angor (angine de poitrine).

**DIAGNOSTIC ET TRAITEMENT**

Le diagnostic repose sur l'électrocardiographie. La réduction du flutter auriculaire est parfois spontanée mais, le plus souvent, il est nécessaire de recourir à une cardioversion (choc électrique externe) ou à une stimulation électrique temporaire des oreillettes pour rétablir un rythme sinusal normal. La plupart des flutters auriculaires peuvent être réduits. La prévention de la récidive de l'arythmie fait souvent appel aux médicaments antiarythmiques.

**PRONOSTIC**

Il dépend de la cardiopathie sous-jacente mais est, en règle générale, favorable.

## F.N.A.

→ VOIR **Facteur natriurétique auriculaire.**

## Fœtopathie

Maladie affectant le fœtus (enfant pendant les 7 derniers mois de la vie utérine).

**CAUSES**

Comme les embryopathies - qui touchent l'embryon, les fœtopathies peuvent être classées en fonction de leur cause.

■ **Les fœtopathies dues à des atteintes virales, bactériennes ou parasitaires** produisent des infections massives sur des organes déjà formés. Ces infections persistent au-delà de la naissance, causant des lésions souvent sévères. Les principaux agents infectieux responsables de fœtopathies graves, avec séquelles, sont le virus de la rubéole, le cytomégalovirus, le tréponème (syphilis), le toxoplasme. La rubéole provoque un retard de croissance intra-utérin avec une augmentation de volume du foie, une anémie et une thrombopénie (diminution du nombre de plaquettes dans le sang) et parfois des anomalies osseuses. Le cytomégalovirus engendre un retard de croissance intra-utérin et une microcéphalie (petite taille du crâne) parfois responsable d'un retard de développement intellectuel. La syphilis congénitale peut donner lieu à des septicémies qui ont parfois des conséquences sur le rein, les yeux, les os, le cerveau. Enfin, la toxoplasmose peut entraîner des lésions cérébrales et oculaires.

■ **Les fœtopathies dues à des maladies maternelles** sont essentiellement liées au diabète. Le diabète, lorsqu'il est mal équilibré durant la grossesse, peut provoquer une macrosomie fœtale (grande taille excessive de l'organisme) ou une myocardiopathie (atteinte du muscle cardiaque). Ces signes régressent en quelques mois après la naissance sans laisser de séquelles.

■ **D'autres fœtopathies** sont dues à l'administration mal contrôlée de certains médicaments tels que les antithyroïdiens ou les antivitamines K (anticoagulants). Les premiers peuvent provoquer une hypothyroïdie transitoire et les seconds, des hémorragies intracrâniennes.

**TRAITEMENT**

Des interventions sur le fœtus peuvent être pratiquées lorsque sa vie est en danger : hernie diaphragmatique volumineuse, malformation des voies urinaires...

## Fœtoscopie

Examen destiné à examiner le fœtus dans l'utérus maternel à l'aide d'un fibroscope (tube muni d'un système optique).

La fœtoscopie, qui peut se pratiquer de la 19e semaine jusqu'au terme de la grossesse, permet le diagnostic prénatal de diverses anomalies fœtales soit par l'examen direct, soit par l'examen en laboratoire d'un prélèvement de peau du fœtus (biopsie cutanée). Les progrès de l'échographie en ont réduit les indications.

**INDICATIONS**

L'indication principale d'une fœtoscopie est la recherche d'anomalies héréditaires des extrémités ou de la peau, lorsqu'il y en a eu déjà certains cas dans la famille. La fœtoscopie permet également certaines interventions de chirurgie fœtale avant l'accouchement, discipline actuellement en voie de développement.

**TECHNIQUE**

Le fibroscope est introduit dans la cavité amniotique par une petite incision abdominale. L'examen, qui nécessite une anesthésie locale, dure entre 10 et 20 minutes et entraîne un faible risque de fausse couche par rupture des membranes.

## Fœtus

Être humain de la fin du 2e mois au terme de la grossesse.

Le stade de fœtus suit celui d'embryon : les systèmes et les organes sont déjà formés ; la période fœtale est surtout marquée par la maturation et la croissance.

### Croissance fœtale. Évolution du fœtus du 3e mois à la naissance.

**TROISIÈME MOIS (9e-13e semaine)**

Relié au placenta par le cordon ombilical, le fœtus flotte dans un sac membraneux rempli de liquide amniotique. Son foie se développe beaucoup, son intestin s'allonge, ses reins fonctionnent et ses urines commencent à se déverser dans le liquide amniotique. Sa tête se redresse et son visage se modèle : les lèvres se dessinent, les yeux, recouverts par les paupières, se rapprochent peu à peu vers le centre de la face. Les cordes vocales apparaissent. Les premiers os se forment ; le fœtus remue bras et jambes, mais les mouvements ne sont pas perçus par la mère. En revanche, le stéthoscope à ultrasons permet d'entendre le rythme cardiaque fœtal. Les organes génitaux externes se différencient : le sexe du fœtus est reconnaissable, mais pas encore visible à l'échographie. La 13e semaine, des mouvements respiratoires se produisent : le fœtus ouvre et ferme la bouche, ébauche des mouvements de succion, tourne la tête. Il mesure 12 centimètres et pèse 65 grammes.

**QUATRIÈME MOIS (14e-18e semaine)**

La tête et le corps semblent mieux proportionnés. Le fœtus ouvre et ferme les poings, suce son pouce, avale le liquide amniotique. Ses mains sont complètement formées. La peau est fine, rougeâtre et laisse transparaître les vaisseaux sanguins. Les cheveux commencent à pousser. Le système digestif fonctionne : une substance noirâtre, le méconium, commence à s'accumuler dans l'intestin. Les articulations se forment, les muscles se développent, le fœtus prend des

Le fœtus se développe à l'abri de la cavité amniotique, baigné dans le liquide qu'elle contient. La fine membrane qui l'entoure, l'amnios, est elle-même entourée d'un tissu plus résistant, le chorion, qui forme avec elle « les membranes » et est à l'origine du placenta – formation vascularisée ancrée dans la muqueuse utérine, où se produisent les échanges avec le sang de la mère. Grâce aux vaisseaux du cordon ombilical, le fœtus reçoit des nutriments et de l'oxygène et élimine des déchets et du gaz carbonique. Les organes déjà mis en place pendant la période embryonnaire sont amenés peu à peu vers leur maturation pendant la période fœtale. La forme extérieure du corps se modifie considérablement.

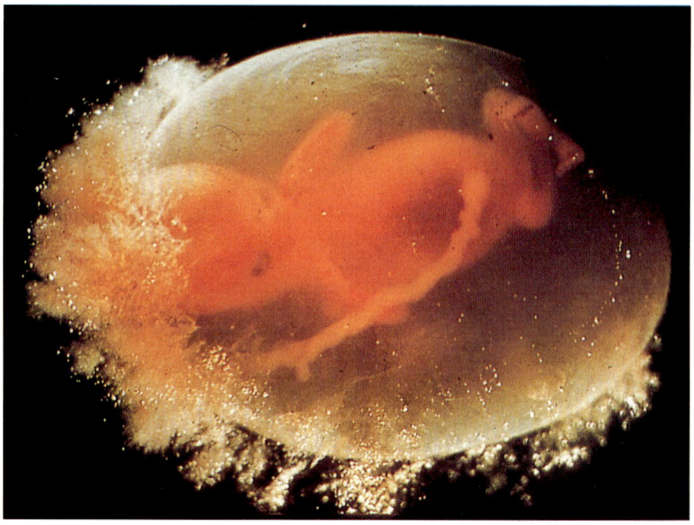

*10ᵉ semaine. Le fœtus mesure une dizaine de centimètres. La forme humaine est nettement ébauchée. Le cordon ombilical aboutit au placenta.*

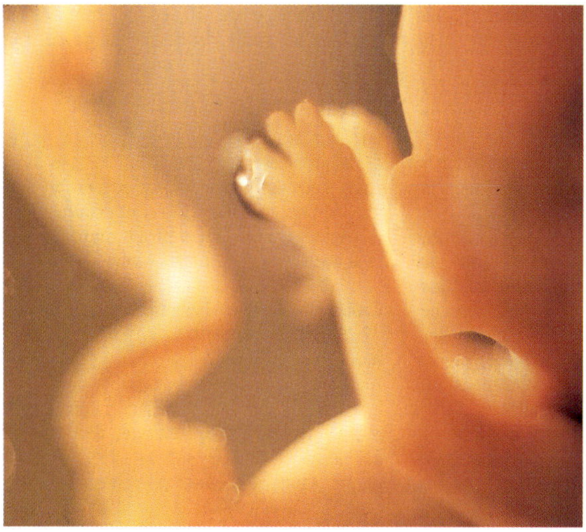

*13ᵉ semaine. Les bras ont commencé à bouger. La tête aussi se mobilise. On distingue déjà les doigts ; les oreilles, le nez, les paupières se dessinent.*

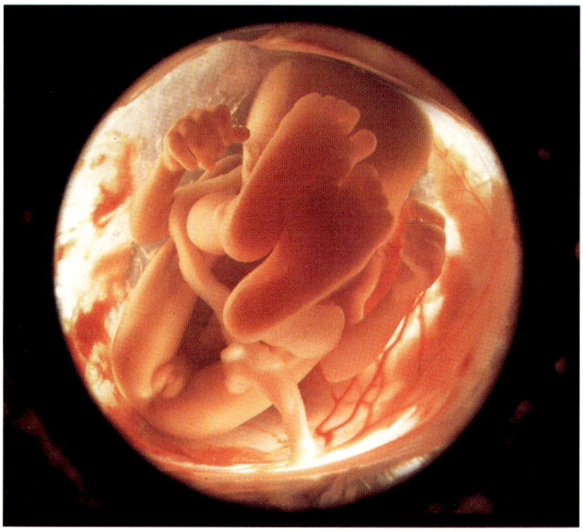

*6ᵉ mois. La cavité amniotique remplit maintenant tout l'utérus, et la mère sent les mouvements du fœtus, dont les proportions sont proches de celles du nouveau-né.*

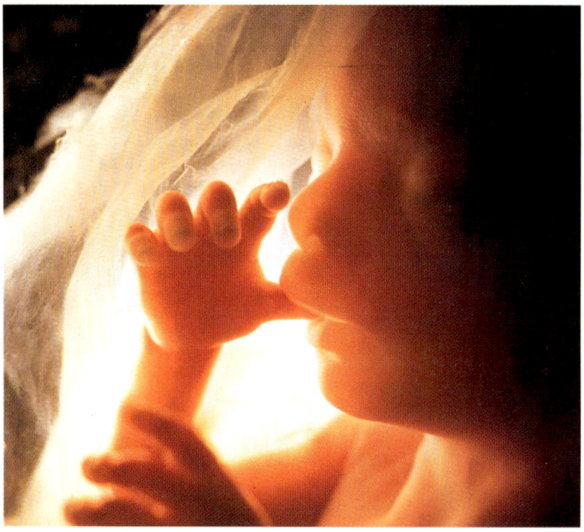

*À la fin du 7ᵉ mois, tous les organes des sens fonctionnent. S'il devait naître prématurément, l'enfant serait viable, bien que très fragile.*

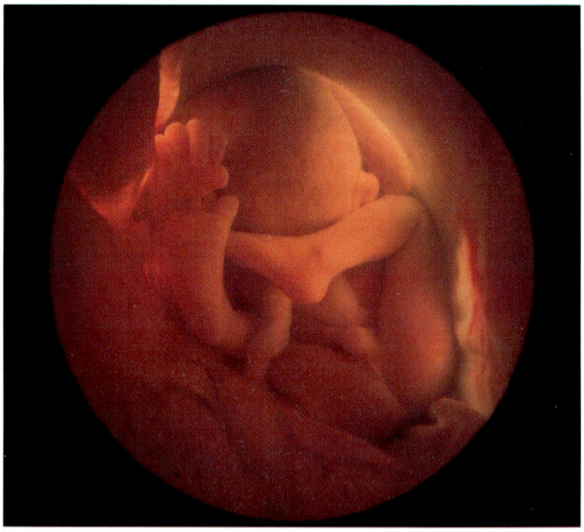

*Au 9ᵉ mois, le fonctionnement des organes et leur forme définitive sont acquis. L'enfant prend ou conserve sa position définitive dans l'utérus avant la naissance.*

forces, et la mère ressent ses mouvements, plus précocement si ce n'est pas sa première grossesse. Les battements du cœur (140-160 par minute) deviennent perceptibles au stéthoscope ordinaire. Le sac ovulaire occupe à présent toute la cavité utérine. À la fin du 4e mois, le fœtus mesure 20 centimètres et pèse 250 grammes.

**CINQUIÈME MOIS (19e-23e semaine)**
La multiplication des cellules nerveuses s'achève et le cerveau va désormais grossir régulièrement de 90 grammes par mois. La peau est moins rouge mais reste fripée. Un duvet, appelé lanugo, commence à la recouvrir. Les ongles poussent, les empreintes digitales sont présentes, les bourgeons des dents se développent. La différenciation sexuelle est maintenant complète. L'appareil respiratoire poursuit son développement, et les mouvements respiratoires se multiplient. C'est au cours du 5e mois que l'échographie obstétricale donne le plus d'indications sur la morphologie de l'enfant. À la fin du mois, il mesure 30 centimètres et pèse 650 grammes.

**SIXIÈME MOIS (24e-27e semaine)**
Le fœtus bouge beaucoup (de 20 à 60 mouvements par demi-heure en période active) ; ses périodes d'activité alternent avec des périodes de sommeil. Son corps s'arrondit, les glandes sudoripares se forment. Le visage s'affine, les cheveux poussent. L'oreille définitive est en place et l'enfant commence à réagir aux bruits extérieurs. Il suce souvent son pouce ; parfois, il a le hoquet. Le fœtus mesure 37 centimètres et pèse 1 000 grammes.

**SEPTIÈME MOIS (28e-31e semaine)**
L'estomac et l'intestin sont en état de fonctionner. Le fœtus entend ; ses yeux sont complètement ouverts. Il commence à se sentir un peu à l'étroit dans l'utérus et remue donc moins. À la fin du mois, il mesure 42 centimètres et pèse 1 500 grammes.

**HUITIÈME MOIS (32e-35e semaine)**
Le fœtus prend la position qu'il gardera jusqu'au moment de l'accouchement : le plus souvent, il se place la tête en bas, calée dans la partie la plus étroite de l'utérus, fesses en haut. Les os se développent, la graisse s'accumule sous la peau, le lanugo tombe peu à peu, remplacé par un enduit protecteur graisseux et blanchâtre, le vernix caseosa, abondant surtout dans les plis. L'enfant avale beaucoup de liquide amniotique et urine en proportion. À la fin du mois, le fœtus mesure 47 centimètres et pèse 2 500 grammes.

**NEUVIÈME MOIS (36e-39e semaine)**
Les poumons et le cœur sont prêts à fonctionner, mais des orifices font communiquer les cavités cardiaques, et un canal relie les gros vaisseaux (aorte et tronc de l'artère pulmonaire). Ces communications se fermeront après la naissance, lorsque la respiration sera établie. Les ovaires sont en place chez la fille, mais chez le garçon les testicules ne seront dans le scrotum qu'à la naissance. Le vernix caseosa se détache, sauf dans les plis, et flotte dans le liquide amniotique. La peau est maintenant bien lisse. Les os du crâne ne sont pas soudés : les espaces qui les séparent, les fontanelles, ne se fermeront qu'après la naissance.

À terme, le fœtus pèse en moyenne 3 200 grammes et mesure 50 centimètres. Il a des cheveux, des ongles aux mains et aux pieds. Le lanugo persiste sur les épaules, aux aisselles, à l'aine. Le cœur pèse 18 grammes, le foie de 100 à 125 grammes, chaque rein 12 grammes, le cerveau 350 grammes. Les organes n'ont pas tous leur structure définitive : en particulier, le cerveau va encore poursuivre son développement pendant plusieurs années.

### Activité fœtale

Les mouvements du fœtus apparaissent très tôt, à la 12e semaine. Ils sont d'abord réflexes, puis volontaires à partir du 5e mois. Le fœtus agite les jambes (ruades, pédalage), il pousse avec les pieds pour changer de position. Il bouge les bras, met son pouce dans sa bouche. Vers la fin de la grossesse, l'ampleur des mouvements diminue par manque d'espace. Un fœtus dort beaucoup (jusqu'à 20 heures par jour) et les modifications de son rythme cardiaque permettent de distinguer les phases d'éveil et de sommeil (profond ou léger).

### Perceptions fœtales

Le développement du système nerveux du fœtus lui permet d'avoir des perceptions sensorielles précoces.

- **Le goût** se développe dès le 4e mois : le fœtus avale le liquide amniotique et il semble qu'il perçoive les saveurs.
- **Le toucher** se développe tôt, dès 4 mois de grossesse. Le fœtus sent quand on le touche à travers le ventre maternel. C'est sur cette perception que repose l'application de l'haptonomie à l'accompagnement pré- et postnatal des parents et de leur(s) enfant(s).
- **La vue** existe potentiellement : le fœtus semble distinguer la lumière de l'obscurité. Il réagit à un faisceau de lumière violente dirigée vers sa tête à travers l'abdomen.
- **Les sensations auditives** sont présentes : dès le 6e ou le 7e mois, le fœtus entend et réagit aux bruits qui ne sont pas ceux, internes, de la mère, auxquels il est habitué. Les bruits violents le font sursauter, la musique douce l'apaise.
- **La douleur** est ressentie dès 7 mois.
- **Les émotions de la mère**, enfin, semblent être transmises au fœtus, qui, apparemment, y réagit (par une accélération de son rythme cardiaque, par exemple).

→ VOIR Fœtopathie.

## Foie

Volumineuse glande annexe du tube digestif, aux fonctions multiples et complexes de synthèse et de transformation de diverses substances. (P.N.A. *hepar*)

**DESCRIPTION**
Le foie est situé en haut et à droite de l'abdomen, sous la coupole droite du diaphragme, qui le sépare du poumon correspondant. Il est masqué, en arrière et sur les côtés, par les côtes. Il est en rapport anatomique avec plusieurs éléments. Vers le haut et en arrière, il est fixé au diaphragme par un épais ligament. Sous sa face inférieure, la vésicule biliaire lui est accolée avec, à sa gauche, le pédicule hépatique ; celui-ci est formé de l'artère hépatique (allant de l'aorte vers le foie), de la veine porte (drainant le tube digestif et allant vers le foie) et de la voie biliaire (allant du foie vers la vésicule biliaire et l'intestin).

Le foie pèse 1,5 kilogramme chez l'adulte. Il présente quatre lobes (les lobes droit et gauche, le lobe médian et celui de Spiegel), chacun étant divisé en un ou plusieurs segments. Le foie est ainsi constitué en tout de 8 segments, chacun étant l'objet d'une vascularisation propre. Cette segmentation permet de réaliser des hépatectomies partielles, dites encore réglées, où l'ablation se limite à un ou quelques segments, 5 au plus.

**FONCTIONNEMENT**
Le foie reçoit, par l'artère hépatique et la veine porte, des substances chimiques, qu'il transforme et rejette soit dans la bile, par laquelle elles passent dans la vésicule biliaire puis dans l'intestin, soit dans les veines sus-hépatiques, d'où elles passent dans la veine cave puis dans l'ensemble de la circulation sanguine. De plus, il peut synthétiser des substances et en stocker. C'est le physiologiste français Claude Bernard qui le premier a mis en évidence, par des expériences de « lavage » du foie, la fonction glycogénique de cet organe, laquelle consiste à stocker le glucose sous forme de glycogène ; en cas de déficit en glucose, le foie en libère pour maintenir constante la glycémie (taux sanguin de glucose). Ce fonctionnement s'applique à des glucides, à des lipides, à des protéines (le foie synthétise en particulier plusieurs protéines facteurs de la coagulation : le facteur I [fibrinogène], le facteur II [prothrombine] et les facteurs V, VII, VIII et X, dont les taux sont diminués lors des insuffisances hépatocellulaires [destruction massive des cellules du foie]), à des hormones, à des vitamines et aussi à des toxiques, ainsi transformés et rendus inoffensifs ; ces substances sont d'origine interne (venant des organes, des tissus) ou externe (aliments, médicaments). La survie sans foie ne peut durer que quelques heures. En cas d'insuffisance hépatique grave et irréversible, le seul traitement possible est la greffe.

**EXAMENS**
L'exploration fonctionnelle du foie repose sur les dosages sanguins. Ainsi, une insuffisance hépatique se traduit par une diminution du taux de certaines protéines (albumine), révélée par une altération des tests de coagulation (surtout le temps de Quick). Une cholestase (insuffisance de l'excrétion biliaire) provoque une augmentation du taux sanguin de bilirubine et des phosphatases alcalines. Une cytolyse (destruction des cellules hépatiques) s'accompagne d'une augmentation du taux sanguin des transaminases. Le taux de gammaglutamyl-transférase sanguine s'élève au cours de toutes les affections du foie. La ponction-biopsie hépatique, pratiquée par voie transcutanée, permet l'examen histologique du fragment

le nom de corps jaune et laisse une cicatrice à la surface de l'ovaire, le corps blanc.

Un follicule ovarien est pourvu de deux enveloppes, les thèques interne et externe. La thèque interne sécrète des hormones, surtout des hormones femelles telles que les œstrogènes, mais aussi des hormones mâles comme la testostérone. Après la ménopause, il n'y a plus d'ovulation mais, dans l'ovaire, quelques follicules continuent à sécréter de petites quantités d'hormones, mâles surtout.

L'échographie permet de mesurer les follicules et de vérifier leur croissance et leur nombre, facilitant ainsi la surveillance des traitements hormonaux stimulateurs de l'ovulation.

## Folliculine

L'une des deux hormones sécrétées par l'ovaire et le placenta. SYN. *œstrone*.

→ VOIR Œstrogène.

## Folliculite

Inflammation des follicules pilosébacés.

Les folliculites sont d'origine infectieuse ; on les classe en fonction de l'agent responsable.

■ **Les folliculites bactériennes,** les plus fréquentes, sont dues au staphylocoque doré. Superficielles, elles se traduisent par la formation de petites pustules centrées autour d'un poil sur la barbe, les bras, les cuisses ; elles guérissent spontanément ou deviennent chroniques. Les furoncles et les anthrax sont des folliculites profondes. Leur traitement consiste en applications d'antiseptiques, parfois en une prescription d'antibiotiques par voie orale.

■ **Les folliculites mycosiques** sont dues à des champignons microscopiques. Le *pityrosporum* cause de petites lésions rouges du tronc. Les dermatophytes du genre *Trichophyton* provoquent des placards violacés sur les membres inférieurs. La guérison est assurée par la prise d'antifongiques (terbinafine, kétoconazole, griséofulvine) par voie orale.

## Folliculostimulante (hormone)

Hormone hypophysaire intervenant dans la maturation des follicules ovariens chez la femme et dans la formation des spermatozoïdes dans les tubes séminifères chez l'homme. SYN. *folliculotropine*.

L'hormone folliculostimulante (FSH) est une glycoprotéine sécrétée par les cellules gonadotropes de l'antéhypophyse sous la stimulation d'un facteur hypothalamique, la gonadolibérine. Elle appartient à la famille des gonadotrophines, tout comme l'hormone lutéinisante (LH).

L'hormone folliculostimulante est libérée dans le sang à un rythme qui varie en fonction de la période du cycle menstruel chez la femme : sa production augmente progressivement durant la première partie du cycle et lui permet de sélectionner un ou plusieurs follicules ovariens. Ceux-ci reprennent alors leur développement, qui avait été interrompu in utero, pour devenir des follicules susceptibles d'ovuler et de sécréter de l'œstradiol et des androgènes. Chez l'homme, l'hormone folliculostimulante stimule les transformations successives des spermatogonies (cellules sexuelles mâles immatures) nécessaires à la formation de spermatozoïdes fécondants.

**UTILISATION THÉRAPEUTIQUE**

Une hormone de synthèse identique à l'hormone folliculostimulante humaine est utilisée comme inducteur d'ovulation chez les femmes dont la sécrétion physiologique d'hormone folliculostimulante est trop faible ou peu efficace.

## Folliculotropine

→ VOIR **Folliculostimulante (hormone).**

## Fond d'œil

Partie postérieure de l'intérieur de l'œil (papille optique, rétine et ses vaisseaux), que l'on peut observer à travers la cornée et le cristallin grâce à un appareil optique.

**STRUCTURE ET ASPECT**

On distingue deux parties du fond d'œil : le pôle postérieur (centre de la rétine, comprenant la papille et la macula), directement accessible, et la périphérie rétinienne, qui nécessite l'utilisation de miroirs pour être visualisée. La rétine a une coloration orangée due aux nombreux vaisseaux de la choroïde (membrane sous-jacente à la rétine). La papille, ou tête du nerf optique, forme un disque jaune-orangé plus clair sur la rétine. C'est aussi de cet endroit qu'émergent tous les vaisseaux qui irriguent la rétine. Non loin de la papille se trouve une région de la rétine un peu plus foncée et dépourvue de vaisseaux : la macula, située exactement au pôle postérieur de l'œil, qui est responsable de la vision précise.

L'équateur de la rétine se reconnaît à la présence de veines appelées vortiqueuses, qui drainent le sang des veines choroïdiennes. Au-delà, la périphérie de la rétine est dépourvue de vaisseaux.

### EXAMEN DU FOND D'ŒIL

**L'examen du fond d'œil se pratique couramment avec un ophtalmoscope muni d'une loupe, d'un éclairage et d'un petit manche. On peut utiliser aussi un volumineux appareil, le biomicroscope, en posant sur l'œil un verre spécial (ce qui provoque une gêne discrète). Sur le fond de l'œil, formé par la rétine et ses vaisseaux, se détache le disque jaune pâle de la papille ; la macula, zone de vision fine, est plus au centre, dans l'axe visuel.**

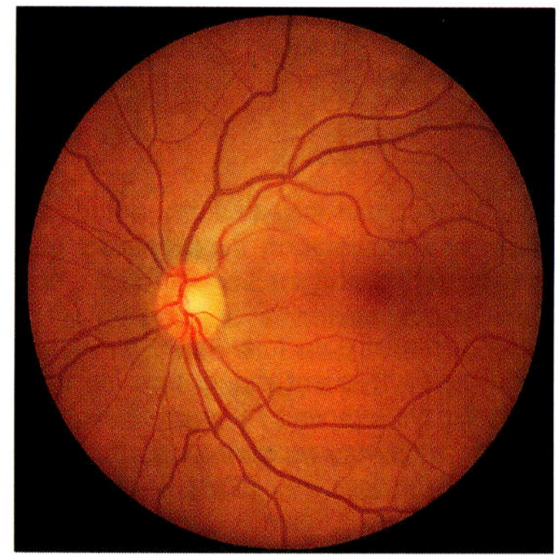

*Vaisseaux convergeant vers la papille.*

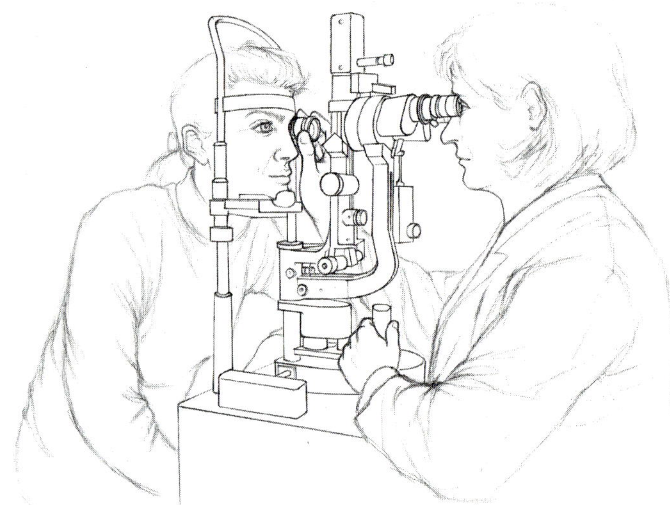

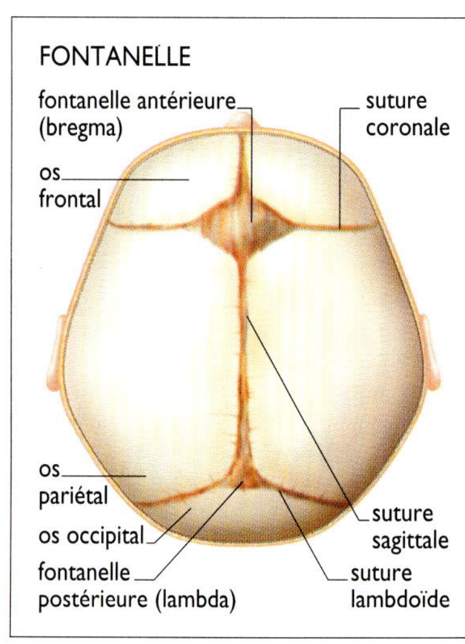

## Fond d'œil (examen du)

Examen qui permet de visualiser la papille optique, la rétine et ses vaisseaux. SYN. *ophtalmoscopie.*

**INDICATIONS**

L'examen du fond d'œil, pratiqué systématiquement lors de tout examen ophtalmologique complet, est indiqué pour établir le diagnostic des affections de la rétine et de celles de la choroïde (membrane accolée à la rétine). Il permet également d'observer la vascularisation rétinienne, qui peut être modifiée par de nombreuses maladies.

**TECHNIQUE**

L'examen est effectué par deux types d'appareil : un ophtalmoscope, avec ou sans interposition d'une lentille fortement convergente, ou un biomicroscope (lampe à fente), ce dernier nécessitant d'interposer devant l'œil une lentille de contact ou un verre d'examen (verre à trois miroirs). L'ophtalmoscope sert à examiner le pôle postérieur de l'œil (centre de la rétine, papille et macula), tandis que le verre à trois miroirs est utilisé pour examiner la périphérie rétinienne en cas de risque de décollement de la rétine. Une dilatation pupillaire préalable peut être provoquée au moyen de collyres mydriatiques afin de permettre une vision plus large. Si elle n'est pas nécessaire pour l'examen du pôle postérieur de l'œil, elle est néanmoins souvent pratiquée ; elle est indispensable pour l'examen de la périphérie rétinienne. Le fond d'œil est divisé artificiellement en quatre régions, ou quadrants, afin de faciliter la localisation des éventuelles anomalies constatées. Une fois la dilatation effective, l'examen ne dure pas plus de 3 minutes par œil.

**EFFETS SECONDAIRES**

La dilatation de la pupille, qui n'est pas pratiquée en cas de glaucome à angle étroit, entraîne un flou visuel qui demeure gênant pendant les quelques heures qui suivent l'examen. Aussi est-il déconseillé au patient de conduire un véhicule juste après un examen du fond d'œil.

## Fontanelle

Espace membraneux compris entre les os du crâne chez le nourrisson.

Les os du crâne du nouveau-né ne sont pas soudés comme chez l'adulte : situées sur la ligne médiane du crâne, à la jonction de différents os, les fontanelles permettent la croissance du cerveau, très importante durant les deux premières années de la vie, et s'ossifient à la fin de la croissance cérébrale.

**DIFFÉRENTS TYPES DE FONTANELLE**

Il existe deux fontanelles, antérieure et postérieure.

■ **La fontanelle antérieure, ou grande fontanelle**, a la forme d'un losange. Située entre les angles frontaux et pariétaux des os du crâne, elle est la plus facilement palpable et mesure 2 ou 3 centimètres de large. Elle se ferme entre 8 mois et 2 ans.

■ **La fontanelle postérieure, ou petite fontanelle**, de forme triangulaire, a environ 0,5 centimètre de large. Elle est située entre l'occipital et les pariétaux et se ferme vers l'âge de 2 mois.

**PATHOLOGIE**

La fontanelle antérieure a tendance à saillir quand l'enfant pleure. Une tension persistant alors que l'enfant ne pleure plus, associée à de la fièvre et à des troubles du comportement, peut faire craindre une méningite ou une hypertension intracrânienne annonçant une hydrocéphalie. En revanche, une dépression de la fontanelle antérieure traduit parfois l'existence d'une déshydratation. Chez les enfants rachitiques, la fontanelle antérieure demeure en général anormalement large ou tarde à se fermer. À l'inverse, une soudure prématurée des os du crâne se produit lors de craniosténoses et de microcéphalies.

## Foramen ovale (persistance du)

Persistance d'un petit orifice présent chez le fœtus et situé presque au centre de la cloison interauriculaire séparant l'oreillette droite de l'oreillette gauche du cœur.

Le foramen ovale se ferme normalement à la naissance, mais demeure perméable chez 20 à 30 % des sujets adultes. Sa persistance n'entraîne aucun symptôme particulier et n'est parfois jamais découverte. Toutefois, elle peut être la source de complications importantes en cas de phlébite du membre inférieur. Le caillot formé dans la veine peut migrer dans l'oreillette droite puis, sous l'effet d'une pression anormale (embolie pulmonaire ou effort de toux), passer dans l'oreillette gauche, dans l'aorte et dans la circulation systémique, entraînant une occlusion artérielle. On parle alors d'embolie paradoxale. Les artères cérébrales sont les plus touchées : l'accident vasculaire cérébral peut provoquer une hémiplégie ou une aphasie. Le diagnostic de cette anomalie est assuré par l'échocardiographie transœsophagienne.

## Forceps

Instrument utilisé pour saisir et protéger la tête du fœtus afin de faciliter l'expulsion de celui-ci lors de l'accouchement.

Un forceps, anciennement appelé fers, est une sorte de pince composée de 2 branches articulées démontables dont les extrémités arrondies, les cuillères, s'adaptent à la forme de la tête du bébé. Quand les 2 branches sont en place, le manche permet la prise tout en respectant l'écartement des cuillères.

→ VOIR Accouchement.

## Forestier (maladie de)

→ VOIR Pseudopolyarthrite rhizomélique.

## Formol

Substance chimique utilisée comme désinfectant ou comme conservateur. SYN. *aldéhyde formique, formaldéhyde.*

Le formol est un liquide incolore, toxique, à l'odeur très piquante, irritant pour la peau et les muqueuses. Il sert à désinfecter certains locaux, notamment les blocs opératoires, et aussi à désinfecter ou à stériliser du matériel médical ou chirurgical. Par ailleurs, il est utilisé pour conserver tissus et organes prélevés au cours des biopsies et des autopsies.

## Foudroiement

Atteinte d'un sujet par la foudre.

La foudre peut entraîner 3 types d'effets : l'électrisation, l'effet de souffle et les traumatismes secondaires. Le trajet du courant intéresse souvent le cerveau et le cœur. La mort survient, dans environ 20 % des cas, par arrêt respiratoire ou troubles du rythme cardiaque. Les brûlures sont en général superficielles et peuvent indiquer le trajet du courant. Des complications peuvent s'observer chez les survivants : amnésie, troubles de l'audition, cataracte, séquelles douloureuses. Un syndrome de stress post-traumatique est fréquent. Lorsque l'orage gronde, il faut abandonner tout objet métallique, se coucher à terre (surtout ne pas s'abriter sous un arbre isolé). Une voiture fermée et entièrement métallique peut être un abri. Pendant un orage, il ne faut pas téléphoner ni utiliser les appareils électriques si le bâtiment n'est pas protégé contre la foudre.

## Foulure

→ VOIR Entorse.

## Fourmillement

Sensation superficielle de picotement, survenant spontanément ou après compression d'un nerf ou d'un vaisseau sanguin.

Un fourmillement est souvent bénin lorsqu'il est lié à une compression mécanique et transitoire d'un membre. Il peut également témoigner d'une neuropathie périphérique, la localisation du fourmillement renseignant sur le nerf atteint.

→ VOIR Paresthésie.

## Fovea

→ VOIR Macula.

## Fracture

Rupture d'un os ou d'un cartilage dur.

Selon leur cause, on range les fractures en trois catégories.

■ **Les fractures par choc direct** s'accompagnent de contusions des tissus mous de l'entourage et de risques d'ouverture du foyer de fracture.

■ **Les fractures par choc indirect** provoquent une torsion, un étirement ou un tassement de l'os.

■ **Les fractures pathologiques** surviennent sur des os fragilisés par une lésion préexistante, qu'elle soit d'origine infectieuse ou tumorale.

En outre, on établit une distinction entre les fractures ouvertes, où les fragments osseux ont traversé la peau et où le foyer de fracture est à l'air libre (d'où un risque d'infection), et les fractures fermées, où le foyer de fracture ne communique pas avec l'extérieur.

**SYMPTÔMES ET SIGNES**

Sur le plan clinique, une fracture se traduit par une douleur aiguë, une impossibilité de réaliser certains gestes, un hématome, parfois une déformation. Le trait de fracture,

**Lorsqu'elle se produit, une fracture peut léser une artère (en déclenchant une hémorragie qui entrave la circulation en aval), un nerf (en provoquant une paralysie parfois définitive), la peau (avec un risque d'infection grave) ou tout autre organe. À long terme, les séquelles peuvent être une douleur, une déformation, une gêne aux mouvements. En attendant les secours, il faut empêcher le blessé de bouger et mettre une attelle si on est secouriste.**

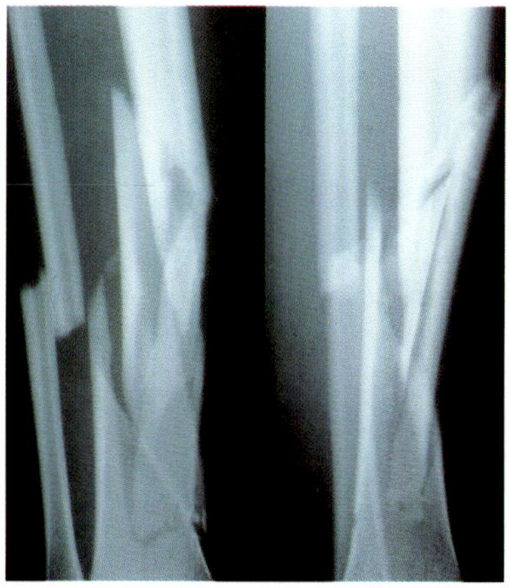

*Fracture de la jambe (vue de face à gauche, de profil à droite), transversale pour le péroné, spiroïde pour le tibia, avec chevauchement.*

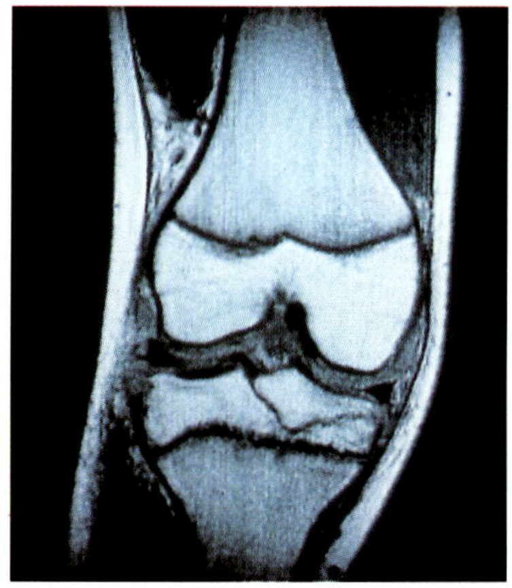

*L'imagerie par résonance magnétique permet de découvrir une fracture du plateau tibial, à la tête du tibia (os du bas, du côté droit).*

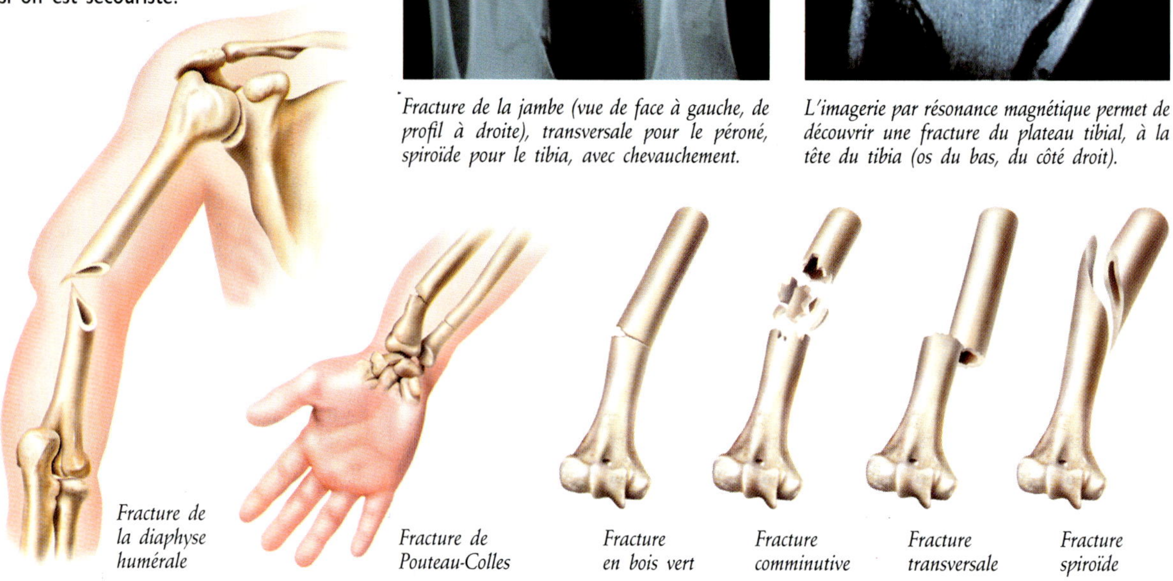


précisé par la radiographie, peut avoir différents aspects : transversal, oblique, spiroïde (trait hélicoïdal parfois observé dans les fractures des os longs des membres), comminutif (trait comportant de très nombreux fragments), etc. Les fragments osseux peuvent être éloignés l'un de l'autre (fracture déplacée), se chevaucher ou être engrenés. Il existe en outre chez l'enfant deux types de fracture spécifiques : la fracture en bois vert (l'os n'est pas rompu sur toute sa circonférence) et la fracture en motte de beurre (tassement localisé de l'os).

**TRAITEMENT**

Son premier but est de remettre l'os en bonne position par une manœuvre appelée réduction, manuelle ou chirurgicale. Il s'agit de replacer les extrémités osseuses au contact l'une de l'autre, en un alignement parfait, afin que la fracture se consolide en bonne position, restituant à l'os sa forme initiale. Après la réduction, contrôlée radiologiquement, l'os est immobilisé : cette contention peut être orthopédique, par plâtre ou traction, ou chirurgicale, au moyen d'un matériel externe (fixateur externe) ou interne (vis, plaque vissée, clou, cerclage métallique).

La consolidation est le processus physiologique qui aboutit à la soudure des deux fragments d'un os fracturé. Elle se fait par le développement d'un cal osseux. Dans un premier temps, des bourgeons de tissu conjonctif envahissent l'hématome, formant un cal conjonctif. Puis se produit une minéralisation du cal. Enfin, l'os se reconstitue peu à peu. De nombreux facteurs interviennent dans le bon déroulement de la consolidation d'une fracture : l'alimentation (apport en calcium et en protéines), les taux de parathormone et de vitamine D, l'état général, l'âge (la consolidation est plus rapide chez un sujet jeune), le type de fracture (les fractures ouvertes sont plus longues à se consolider), le traitement (rééducation immédiate, bonne mise en contact des extrémités osseuses, immobilisation rigoureuse). Au terme du délai normal de consolidation, on évalue la solidité de l'os fracturé selon l'aspect radiologique du cal osseux ; l'absence de douleur et de mobilité du foyer de fracture et, pour le membre inférieur, un appui possible et pratiquement indolore viennent confirmer le diagnostic. Sauf chez l'enfant, chez qui elle est le plus souvent inutile, débute alors la rééducation : reprise des mouvements, musculation, aide à la reprise de l'appui complet. La prudence est recommandée : même si la consolidation clinique est obtenue, l'os n'a pas retrouvé sa solidité initiale. En particulier, les activités sportives doivent souvent n'être reprises que de 2 à 6 mois après le retrait du plâtre.

## Fracture de fatigue

Fracture survenant sur un os sain, n'ayant subi aucun traumatisme. SYN. *fissure de fatigue.*

Une fracture de fatigue survient sur un os soumis à des contraintes excessives et d'autant plus fragile que le sujet est âgé. En médecine du sport, elle concerne le plus fréquemment les membres inférieurs et survient après une activité physique intensive ou inhabituelle (marche prolongée) ou à cause de chaussures mal adaptées. Aujourd'hui, le vieillissement de la population, qui reste néanmoins très active, a multiplié les cas de fractures de fatigue, qui siègent sur les os les plus divers : bassin, sacrum, fémur, tibia, etc.

Les fractures de fatigue se révèlent par des douleurs, parfois responsables d'une boiterie, gênant ou empêchant la marche. Leur traitement se limite le plus souvent au simple repos. Parfois, le port d'une botte plâtrée est préconisé. En médecine du sport, la meilleure prévention reste un entraînement progressif adapté et le choix d'un bon matériel (chaussures amortissantes).

## Fracture dentaire

Lésion qui peut affecter l'émail et la dentine, ou parfois même la pulpe d'une dent.

D'origine traumatique, parfois favorisées par une carie, les fractures dentaires peuvent être horizontales, verticales ou obliques.

La fracture dentaire, au contraire de celle de l'os, ne se consolide pas, car ni l'émail ni la dentine ne sont vascularisés.

■ **Les fractures horizontales ou obliques** sont très fréquentes en milieu scolaire, surtout sur les incisives. La fracture peut être superficielle et ne léser que l'émail ou affecter aussi la dentine, provoquant une

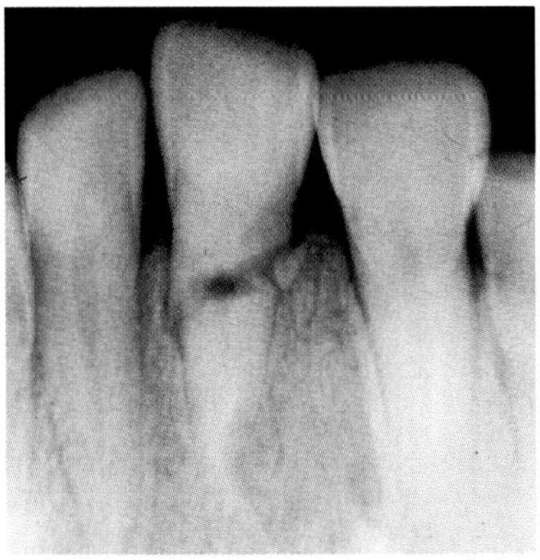

***Fracture dentaire.*** *Une des incisives radiographiées est cassée horizontalement à la base de la couronne.*

sensibilité au froid et au sucre. On reconstruit alors la dent par collage. Lorsque la fracture est profonde et affecte la pulpe, on dévitalise la dent. Cependant, chez un enfant de moins de 12 ans, il est important de maintenir la vitalité de la dent jusqu'à l'édification complète de sa racine.

■ **Les fractures verticales** nécessitent l'extraction de la dent.

## Fragilité capillaire

Diminution de la résistance des vaisseaux capillaires due à l'altération de leur paroi.

Une fragilité capillaire s'observe chez les vieillards (purpura sénile), dans les maladies chroniques (urémie, cirrhose, infection), l'insuffisance surrénalienne, le diabète, les myélomes, le purpura allergique. Elle peut résulter d'un traitement au long cours par les corticostéroïdes. Elle entraîne des saignements variables qui vont du purpura bénin à l'hémorragie oculaire ou cérébrale. La résistance capillaire se mesure en laboratoire soit par le test du lacet (garrot superficiel qui provoque un engorgement dans les capillaires), soit par celui de la ventouse (succion qui favorise l'hémorragie capillaire). Le traitement est celui de la cause.

→ VOIR Pétéchie.

## Fragilité osseuse héréditaire

→ VOIR Ostéogenèse imparfaite.

## Frémissement

Série de vibrations perçues par la main placée à plat sur une région du corps. En anglais, *thrill.*

Le frémissement est en général cardiaque et provient d'une anomalie des valvules du cœur (essentiellement un rétrécissement mitral) ; il est dit cataire, car il ressemble à la sensation que l'on a en posant la main sur le corps d'un chat qui ronronne. À l'auscultation cardiaque, un souffle est perçu. Un frémissement peut également être ressenti en palpant une fistule artérioveineuse ou la thyroïde hypervascularisée d'un sujet atteint de maladie de Basedow.

## Fréquence cardiaque

Nombre de cycles cardiaques par unité de temps (par minute, conventionnellement).

La fréquence cardiaque au repos à l'âge adulte varie, selon les sujets, de 60 à 100 par minute. Elle est plus rapide chez l'enfant et diminue légèrement chez les sujets âgés. Elle s'accélère à l'effort ou lors d'un stress, sous l'effet d'une stimulation du nerf sympathique et de l'action de certaines hormones (adrénaline, noradrénaline) sur le nœud sinusal. Elle est ralentie par la stimulation du nerf pneumogastrique (ou vague), dont le tonus prédomine au repos. Elle est modulée, surtout chez le sujet jeune, par la respiration : s'accélérant à l'inspiration et diminuant à l'expiration. Si ce phénomène est marqué, on parle d'arythmie respiratoire.

La mesure de la fréquence cardiaque peut s'effectuer par la prise du pouls (palpation au niveau d'une artère périphérique de l'onde systolique, engendrée par la contraction des ventricules) ou, de manière plus précise, par l'auscultation prolongée des bruits du cœur au moyen d'un stéthoscope appliqué sur le thorax. Il est aussi possible de déterminer la fréquence cardiaque à partir d'un enregistrement électrocardiographique.

**PATHOLOGIE**

La fréquence cardiaque au repos peut être anormalement lente (moins de 60 cycles par minute) ou rapide (plus de 100 cycles par minute) ; on parle alors, respectivement, de bradycardie et de tachycardie. Si elle est irrégulière ou anarchique, il s'agit d'un trouble du rythme cardiaque.

## Freud (Sigmund)

Médecin autrichien, fondateur de la psychanalyse (Freiberg [aujourd'hui Příbor], Moravie, 1856 - Londres 1939).

Sigmund Freud passe la plus grande partie de sa vie à Vienne, où ses parents s'installent alors qu'il n'a que 4 ans. Docteur en médecine en 1881, il se spécialise en neurologie. Un stage effectué en 1885 dans le service du neurologue Jean-Martin Charcot à l'hôpital de la Salpêtrière, à Paris, lui permet d'observer les manifestations de l'hystérie et les effets de l'hypnose.

Sigmund Freud pense qu'à l'origine des troubles névrotiques se trouvent des désirs inconscients incompatibles avec la vie sociale et la morale. Ceux-ci, refoulés, continuent à exister. Ils se manifestent au travers des rêves et des actes manqués (*l'Interprétation des rêves,* 1900 ; *Psychopathologie de la vie quotidienne,* 1901) aussi bien que dans les symptômes névrotiques (conversion hystérique, phobie, obsession). La mise en évidence de la sexualité infantile (*Trois Essais sur la théorie de la sexualité,* 1905) et du complexe d'Œdipe (*le Petit Hans,* 1909) suscite une très forte opposition du milieu médical. Cependant, la psychanalyse réunit désormais de nombreux adeptes : Alfred Adler, Carl Gustav Jung, Karl Abraham, Ernest Jones, Sandor Ferenczi, Otto Rank, Wilhelm Reich, Georg Groddeck. En 1910, lors du deuxième Congrès de psychanalyse, est créée l'Association psychanalytique internationale. Mais, entre 1911 et 1913, Adler et Jung font scission. À partir de 1920, les recherches de Freud, qui s'étendaient déjà à la psychologie sociale, à l'anthropologie (*Totem et Tabou,* 1912) et à la littérature (*l'Inquiétante Étrangeté,* 1919), l'amènent à remanier sa doctrine. Il propose une théorie générale de la personnalité fondée sur une division tripartite de l'appareil psychique (en « ça », « moi » et « surmoi ») et l'antagonisme des pulsions de vie et de mort (*Au-delà du principe de plaisir,* 1920). La renommée de Freud devient aussi prestigieuse que controversée. Sa réflexion porte sur la culture, l'histoire (*Malaise dans la civilisation,* 1930), la religion (*Moïse et le monothéisme,* 1939). Après l'invasion de l'Autriche par les nazis, en 1938, Freud est contraint de se réfugier à Londres, où il meurt en septembre 1939.

## Friction

Manœuvre qui consiste à frotter vigoureusement une partie du corps.

Une friction sert à provoquer une irritation locale et temporaire afin de faire cesser un état congestif ou inflammatoire (grippe, bronchite, pneumopathie). Elle se pratique à sec, avec une brosse plus ou moins souple ou un gant de crin, ou, chez des personnes alitées, avec des lotions sédatives (alcool camphré, eau de Cologne) ou un baume révulsif. Après une sensation de chaleur temporaire, le malade éprouve une impression de soulagement et de bien-être. La friction peut, dans un deuxième temps, s'accompagner de l'application d'une pommade sédative ou anti-inflammatoire.

## Friedländer (bacille de)

→ VOIR Klebsiella pneumoniæ.

## Friedman (analyseur de)

Appareil permettant l'enregistrement du champ visuel. SYN. *campimètre de Friedman.*

L'analyseur de Friedman sert surtout à l'exploration des glaucomes (hypertension intraoculaire), qui provoquent essentiellement des altérations de la partie centrale du champ visuel. Il se compose d'un écran plan sur lequel s'allument des points lumineux de taille fixe mais d'intensité variable. Lorsque le patient ne perçoit pas certains points lumineux ou qu'il ne les perçoit que lorsque leur intensité est supérieure à la normale, ces points sont reportés sous forme de points noirs ou gris, plus ou moins intenses, sur un schéma qui donne, ainsi, l'image de sa perte visuelle.

En raison de son écran plan, l'analyseur de Friedman permet une bonne exploration des 30 degrés centraux du champ visuel. Les méthodes utilisant une coupole, comme le périmètre de Goldman, permettent d'explorer un champ plus large.

## Friedreich (maladie de)

Maladie dégénérative de la moelle épinière.

La maladie de Friedreich, bien que très rare, est la plus fréquente des dégénérescences spinocérébelleuses (touchant la moelle épinière et le cervelet). Elle débute en général à la puberté, mais les formes tardives (après 30 ans) ne sont pas exceptionnelles.

**CAUSES**

La maladie de Friedreich est héréditaire, caractérisée par des lésions de la moelle atteignant toujours les mêmes structures : les cordons postérieurs et les faisceaux spinocérébelleux, qui apportent au cerveau les informations sur la position des articulations et la tension des muscles ; les faisceaux pyramidaux, qui transmettent les ordres de la motricité volontaire. Le gène responsable de la maladie a été identifié et la protéine correspondante appelée frataxine.

**SYMPTÔMES ET ÉVOLUTION**

La maladie se traduit d'abord par des difficultés à la course et à la marche. Son évolution est très progressive. Les symptômes les plus caractéristiques s'observent quelques années plus tard : ataxie (incoordination des mouvements), parésie (diminution de la force musculaire) prédominant aux membres inférieurs, abolition des réflexes, atteinte de la sensibilité profonde (le sujet, les yeux fermés, ne peut plus dire dans quelle position il se trouve). À ces signes neurologiques s'associe un syndrome dysmorphique, constitué le plus souvent par le creusement de la voûte plantaire, moins souvent par une cyphoscoliose (déformation de la colonne vertébrale).

Par ailleurs, il existe aussi des troubles du rythme cardiaque. La dégradation progressive des fonctions motrices conduit en quinze ou vingt ans à un état d'infirmité totale.

**TRAITEMENT ET PRONOSTIC**

L'idebenome, un agent antioxydant, permet de diminuer l'atteinte cardiaque. La prévention repose sur le conseil génétique aux futurs parents dans les familles atteintes ; le diagnostic prénatal précoce est maintenant possible. Certaines formes frustes permettent une vie normale jusqu'à un âge avancé, mais le pronostic fonctionnel est le plus souvent mauvais. La vie est parfois menacée, notamment à cause des troubles cardiaques.

## Frigidité

Trouble de la sexualité féminine consistant en l'absence de satisfaction sexuelle durant les rapports.

La frigidité peut être complète (absence totale d'appétit et de plaisir sexuels, également dénommée anorgasmie) ou partielle, la femme ne parvenant à l'orgasme que rarement, mais les relations sexuelles demeurant satisfaisantes dans la période qui précède la jouissance. Le trouble peut être capricieux, dépendre du partenaire ou des circonstances. La frigidité est dite primaire lorsque la femme n'a jamais eu d'orgasme et secondaire lorsqu'elle survient chez une femme qui en a déjà éprouvé.

**CAUSES ET TRAITEMENT**

Les causes d'une frigidité sont multiples. Elles peuvent être organiques (infection, déséquilibre hormonal, prise de médicaments - antidépresseurs - et de toxiques, accouchement difficile, ménopause) ou psychologiques (peur d'une grossesse ou d'une maladie sexuelle, surmenage, stress, dépression...). Un traitement est presque toujours possible : il peut reposer sur l'hormonothérapie ou la psychothérapie, par exemple.

## Frisson

Tremblement involontaire, plus ou moins généralisé, des muscles.

Le frisson est souvent accompagné de claquements des dents et d'horripilation (« chair de poule »). C'est une réaction normale du corps contre le froid. En réponse à l'abaissement de la température du corps, le réflexe du frisson, en provoquant des contractures musculaires, engendre de la chaleur. Un frisson causé par le froid disparaît le plus souvent dès le moment où le corps est réchauffé.

Le frisson s'observe aussi, en association avec une poussée de fièvre, à la phase initiale des maladies infectieuses, ou au cours des septicémies, lors des décharges microbiennes dans la circulation sanguine. Dans ce cas, il témoigne de la réaction de l'organisme à l'invasion microbienne.

## Froid (dermatoses dues au)

Affections cutanées déclenchées ou aggravées par une exposition au froid.

Le froid, d'une part, représente une agression directe pour l'épiderme ; d'autre part, il provoque un ralentissement de la circulation dans les capillaires sanguins du derme. Certaines réactions cutanées sont normales, présentes chez tous les sujets : sécheresse de la peau, démangeaisons, lèvres fendillées, aggravation d'une maladie de peau (psoriasis, eczéma) ; les gelures ne surviennent que par des froids intenses, comme en montagne. D'autres réactions, en revanche, sont dites anormales : troubles vasomoteurs (engelures, acrocyanose, érythrocyanose, livedo, syndrome de Raynaud) ; urticaire survenant soit sans cause connue, soit en liaison avec certaines anomalies sanguines (cryoglobulines).

## Fromage

Produit laitier obtenu par la coagulation du lait sous l'action de la présure et/ou des ferments lactiques et ayant subi un égouttage.

Les fromages sont des aliments d'une grande diversité, mais ils ont tous en commun leur richesse en protéines et en calcium. Ils ont une teneur variable, mais toujours élevée, en lipides. On distingue les fromages frais, non fermentés (petits-suisses, fromages blancs), les fromages fondus (crème de gruyère) et les fromages affinés, les plus nombreux, qui regroupent les fromages de chèvre (frais, secs ou demi-secs), ceux à pâte persillée (roquefort, bleu d'Auvergne, fourme d'Ambert), à pâte pressée (comté, emmental, gruyère, parmesan) et ceux à pâte molle, à croûte lavée (maroilles, livarot) ou fleurie (brie, camembert).

Leur teneur en eau varie entre 35 et 80 % selon l'égouttage et le temps de maturation. Le pourcentage de matières grasses indiqué sur l'emballage est calculé sur extrait sec du produit. Les fromages à pâte cuite (comté, emmental...) sont les plus gras, mais aussi les plus riches en calcium. Les fromages frais sont moins riches en calcium, dont une grande partie reste dans le petit-lait. Une partie des vitamines hydrosolubles disparaît lors de l'égouttage, mais il se produit un enrichissement en vitamines B2, B3, B6 et B9 sous l'action des moisissures. Les vitamines D et A sont présentes en quantités importantes dans les fromages gras.

Dans les régimes amaigrissants, il est recommandé de limiter la consommation de fromages (du fait de leur richesse en lipides). Les fromages affinés sont contre-indiqués chez les sujets prenant des antidépresseurs de la famille des inhibiteurs de la monoamine-oxydase (I.M.A.O.).

Les fromages au lait cru, exposant à la listériose, sont contre-indiqués chez la femme enceinte.

→ VOIR **Aliment.**

## Frottement

Bruit évoquant un froissement de cheveux, perçu lors de l'auscultation au stéthoscope, provoqué par le glissement l'une sur l'autre de deux membranes séreuses enflammées.

■ **Le frottement péricardique,** perçu pendant les silences entre chaque bruit du cœur, réalise un bruit de « va-et-vient » et est le plus souvent consécutif à une péricardite d'origine virale.

■ **Le frottement pleural,** perçu pendant l'inspiration, plus rarement à l'expiration, est consécutif à un épanchement pleural d'abondance modérée et d'origine diverse (infectieuse, cardiaque, tumorale, etc.).

## Frottis

Prélèvement et étalement sur lame, en couche mince, d'une goutte d'un liquide biologique (sang, sécrétion, urine), d'un produit pathologique (pus, épanchement) ou de cellules d'un tissu ou d'un organe (ganglion, muqueuse vaginale, etc.) en vue d'une observation microscopique.

L'observation peut se faire à l'état frais, avant coloration, ce qui permet d'observer la mobilité des bactéries présentes dans le prélèvement. Elle est ensuite toujours effectuée après coloration spécifique des cellules (coloration de Giemsa) ou des bactéries (coloration de Gram).

## Frottis cervicovaginal

Prélèvement et étalement sur une lame de cellules du vagin et du col de l'utérus en vue de leur observation microscopique.

Le frottis cervicovaginal, couramment appelé frottis, est un examen de dépistage précoce du cancer du vagin ou du col de l'utérus ; il permet également de déceler la modification des cellules avant que celles-ci ne deviennent cancéreuses, permettant d'y opposer un traitement préventif.

■ **Le prélèvement de cellules du vagin** est préconisé dans le dépistage du cancer vaginal de la femme ménopausée et chez les femmes dont la mère a été traitée par diéthylstilbestrol pendant la grossesse.

■ **Le prélèvement de cellules du col de l'utérus** s'effectue à la jonction de la muqueuse glandulaire de l'endocol (partie interne du col) et de la muqueuse malpighienne de l'exocol (partie externe du col).

## FROTTIS CERVICOVAGINAL

**Lorsqu'un frottis n'est pas strictement normal, un second frottis ou une colposcopie (examen du col à la loupe) sont indiqués. La présence de cellules cancéreuses ne renseigne pas sur la gravité de l'atteinte, celle-ci pouvant se révéler bénigne.**

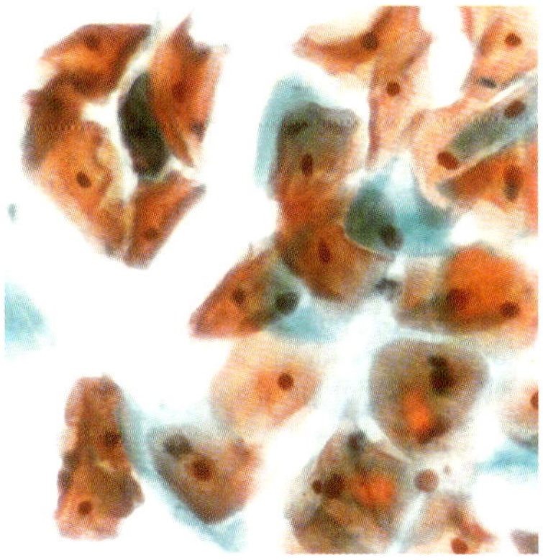

*Cellules normalement colorées.*

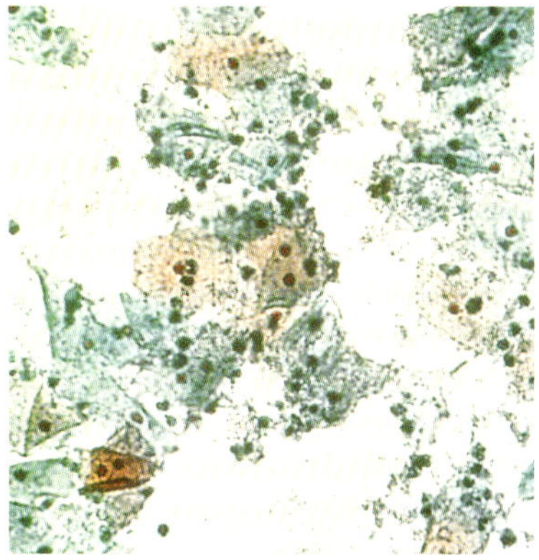

*Le frottis montre une inflammation.*

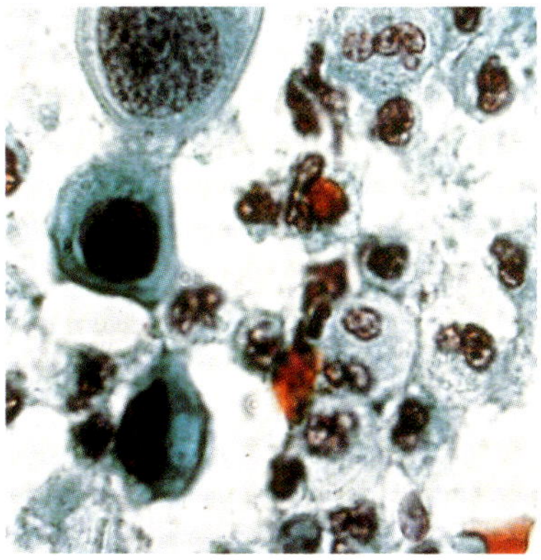

*Frottis douteux, sans cancer net.*

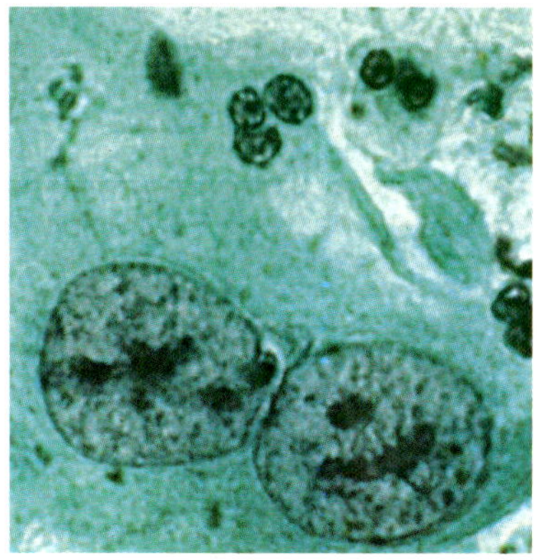

*Dysplasie (état précancéreux) ou cancer.*

Deux frottis pratiqués à un an d'intervalle sont recommandés au début de la vie sexuelle, puis un frottis tous les 2 à 3 ans jusqu'à l'âge de 65 ans. En cas de frottis anormal et/ou de suspicion de maladie sexuellement transmissible, le frottis doit être renouvelé plus souvent.

**DÉROULEMENT**

Le frottis cervicovaginal consiste à réaliser trois prélèvements de cellules : l'un dans le fond du vagin, les deux autres respectivement sur la surface et dans le canal du col utérin. Il se pratique chez un gynécologue, chez un médecin généraliste ou en laboratoire. Il ne doit pas être précédé d'une toilette du vagin. Le médecin demande à la patiente de s'allonger sur la table d'examen en position gynécologique, c'est-à-dire genoux pliés et écartés, pieds calés dans les étriers. Il met d'abord en place un spéculum, petit appareil en forme de bec de canard qui permet d'écarter légèrement les parois du vagin pour mieux l'observer et aussi mieux voir le col de l'utérus. Le prélèvement est étalé sur une lame de verre, puis coloré avec des réactifs, ce qui permet à la fois un cytodiagnostic hormonal et le dépistage des anomalies précancéreuses.

La cytologie du col utérin en couche mince est une innovation technologique. Son principal avantage sera la possibilité d'utiliser des techniques complémentaires, en particulier la recherche du papillomavirus. Le médecin utilise une brosse afin de prélever des cellules de la zone de jonction entre épithélium malpighien (à l'extérieur du col) et glandulaire (à l'intérieur), lieu de naissance des dysplasies du col. La brosse est adressée au laboratoire. L'étalement en couche mince est effectué par le cytologiste.

Le frottis de dépistage est indolore ; il arrive que se produise un léger saignement, dû au frottement de la spatule ou de la brosse sur le col ; ce saignement est sans gravité et s'arrête de lui-même en un ou deux jours. Il faut enfin savoir que la période des règles est le seul moment du cycle où le frottis est contre-indiqué, car la présence de sang dans le prélèvement risque de fausser l'interprétation des résultats. La découverte d'anomalies lors d'un frottis nécessite d'entreprendre des examens complémentaires mais n'autorise, en aucun cas, un diagnostic définitif. Celui-ci ne sera établi qu'après une colposcopie, qui permet de guider les prélèvements sur les zones suspectes.

Le frottis cervicovaginal n'est pas déconseillé pendant une grossesse, occasion privilégiée d'examens gynécologiques et donc de dépistage.

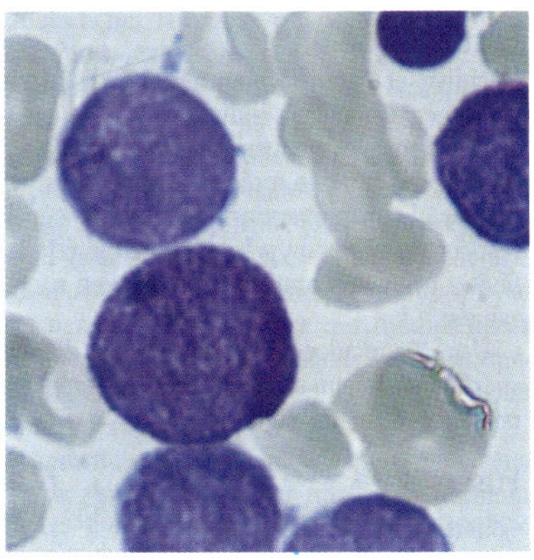

***Frottis sanguin.** La présence dans le sang de globules blancs jeunes (cellules colorées en violet), normalement cantonnés dans la moelle osseuse, est un signe d'infection.*

## Frottis sanguin

Prélèvement et étalement sur une lame de cellules du sang en vue d'une observation microscopique après coloration spécifique.

Un frottis sanguin n'est pas nécessaire pour réaliser une numération formule sanguine, effectuée de façon automatique à l'aide d'appareils. Mais il reste indispensable pour examiner la forme des hématies, ou globules rouges (par exemple, les hématies en faucille de la drépanocytose), l'aspect de cellules anormales (tels les lymphocytes bleutés de la mononucléose infectieuse ou les blastes d'une leucémie) ou des plaquettes ; il permet de diagnostiquer des infections telles que le paludisme en repérant le parasite dans les globules rouges.

## Fructosamine

Protéine du plasma sanguin à laquelle sont liées une ou plusieurs molécules de glucose.

On appelle fructosamines les protéines du plasma sanguin (albumine, globulines) quand des molécules de glucose se sont fixées sur elles de façon spontanée (sans intervention d'une enzyme) et transitoire. La mesure de leur concentration reflète les concentrations de glucose sanguin, et cela au cours des deux dernières semaines avant le dosage. Elle est utilisée dans la surveillance du diabète, mais beaucoup plus rarement que celle de l'hémoglobine glycosylée.

## Fructose

Sucre présent dans l'organisme et dans l'alimentation. SYN. *lévulose*.

Le fructose fait partie des glucides simples, du type hexose (leur molécule comprend six atomes de carbone). Il peut exister tel quel ou bien sous forme de saccharose, formé par l'association d'une molécule de fructose et d'une molécule de glucose. Le fructose

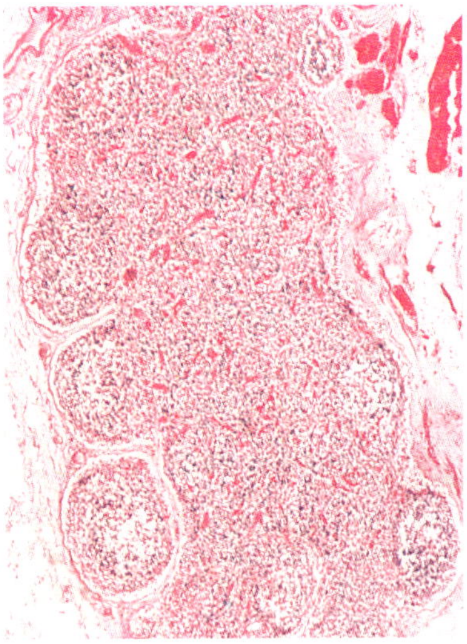

***Ganglion lymphatique.*** *Les lymphocytes y sont groupés en amas arrondis, les follicules. La lymphe circule dans des canaux (en blanc).*

directement dans le sang pour circuler dans l'organisme vers les agresseurs et les détruire (immunité cellulaire) ; les lymphocytes B activés se transforment en plasmocytes et sécrètent des anticorps qu'ils rejettent dans le sang (immunité humorale). Certains lymphocytes (T et/ou B) sont sélectionnés pour servir de lymphocytes-mémoire, qui réagissent rapidement et fortement lors de la réintroduction ultérieure du même antigène.

**PATHOLOGIE**
L'activation et la multiplication des lymphocytes se traduisent par une augmentation de la taille du ganglion de quelques millimètres à quelques centimètres. Une adénopathie est une augmentation de volume importante et persistante d'un ganglion, activé mais aussi envahi, car n'ayant pas maîtrisé l'agresseur. C'est un signe indiquant l'existence d'une inflammation, d'une infection ou d'un cancer, le ganglion étant envahi par des cellules malignes, soit issues du tissu lymphoïde lui-même (lymphome, maladie de Hodgkin), soit provenant de la métastase d'un cancer développé dans le territoire de drainage de ce ganglion, mais ne donnant pas d'autres renseignements à lui seul. Dans la majorité des cas, une adénopathie témoigne d'un épisode infectieux locorégional bénin.

Le diagnostic d'une adénopathie inexpliquée persistante impose le plus souvent le recours à une ponction ou à l'ablation chirurgicale du ganglion (biopsie ganglionnaire) pour examen histologique.

## Ganglion nerveux
Amas de cellules formant un petit renflement sur le trajet des nerfs.

Un ganglion nerveux contient le corps cellulaire de neurones (cellules nerveuses), petit centre de commande du neurone dont les prolongements forment les nerfs. Il existe deux types de ganglions nerveux, selon qu'ils sont situés sur les nerfs somatiques, responsables des relations avec l'extérieur (sensibilité), ou sur les nerfs végétatifs, responsables du fonctionnement des viscères (sécrétion, motricité).

Les ganglions somatiques, rachidiens - ou spinaux (près de la moelle épinière) - ou crâniens (près de l'encéphale), sont uniquement sensitifs. Ils contiennent le corps cellulaire de neurones qui amènent les messages de la peau vers le système nerveux central. Les ganglions végétatifs, sympathiques (mise de l'organisme en alerte) ou parasympathiques (mise au repos), sont uniquement moteurs. Ils sont disséminés près de la colonne vertébrale ou des organes. Un prolongement d'un neurone préganglionnaire arrive dans le ganglion et y établit une synapse (relais) avec le corps cellulaire d'un neurone postganglionnaire, lequel envoie un prolongement vers un organe.

## Ganglion sentinelle
Premier relai ganglionnaire pouvant être atteint par des cellules cancéreuses dont on fait le repérage.

Le ganglion sentinelle est repéré par injection péritumorale de colloïdes radioactifs ou d'un colorant, le bleu patenté. Au cours des cancers du sein de petit volume, le curage complet du ganglion axillaire n'est pas nécessaire si ce ganglion, après exérèse et analyse, est normal. Cette technique est en cours d'évaluation dans d'autres cancers.

## Gangrène
Affection caractérisée par la mort des tissus, touchant essentiellement les membres mais parfois aussi des viscères tels que le foie, le poumon ou l'intestin.

La cause principale d'une gangrène est une interruption locale de la circulation sanguine. Deux types de gangrène existent : la gangrène sèche et la gangrène humide, laquelle se déclare lorsqu'une gangrène sèche ou une plaie se compliquent d'une surinfection (donnant lieu à des gangrènes infectieuses, dont la plus fréquente est la gangrène gazeuse).

### Gangrène sèche
Dans cette nécrose des tissus, il n'y a pas d'infection bactérienne ; les zones atteintes meurent parce que le sang n'y parvient plus et, donc, parce que les tissus ne sont plus oxygénés. Une gangrène sèche ne se propage pas à d'autres tissus.

Elle peut être provoquée par une embolie artérielle (migration d'un caillot qui reste bloqué dans une artère et l'obstrue), une thrombose, une amputation traumatique, une compression (au cours d'un accident) ayant duré plus de six heures, une artérite (inflammation d'une artère), une artériosclérose ou une gelure. Elle siège le plus souvent au membre inférieur, surtout à son extrémité (orteil, talon), mais peut remonter vers le genou. Elle se traduit par une douleur violente, un changement de couleur de la peau (d'abord pâle, puis violette et finalement noirâtre).

**TRAITEMENT**
Le traitement de la gangrène sèche consiste à améliorer la circulation artérielle dans la région affectée, et à procéder à l'ablation des tissus morts. Ce traitement local est associé à une antibiothérapie.

### Gangrène humide
La gangrène humide se caractérise par une nécrose des tissus due à l'infection, par des bactéries, d'une zone de gangrène sèche ou d'une plaie. Au lieu d'être secs, les tissus sont gonflés et suintants.

**TRAITEMENT**
Il est comparable à celui de la gangrène sèche ; le risque d'amputation est néanmoins plus élevé.

### Gangrène gazeuse
Due à des germes anaérobies, particulièrement ceux du genre *Clostridium*, elle se traduit au siège d'une plaie récente, par une nécrose des tissus, due le plus souvent à une lésion de la peau ou des muqueuses (accident, chirurgie), et est favorisée par la présence d'un hématome ou d'un corps étranger.

La pullulation des germes produit des gaz d'odeur putride, qui diffusent sous la peau (crépitation gazeuse) et dans les tissus, ainsi que des toxines qui conduisent à des signes locaux et généraux rapidement évolutifs. La douleur est intense et la fièvre, élevée. Le malade est très affaibli et sa tension artérielle chute.

Observée surtout en temps de guerre sur des plaies souillées de terre, la gangrène gazeuse est rare aujourd'hui et affecte le plus souvent des personnes diabétiques, lesquelles sont particulièrement sensibles à toute forme d'infection.

**TRAITEMENT**
Des antibiotiques sont administrés et une oxygénothérapie hyperbare (exposition à de

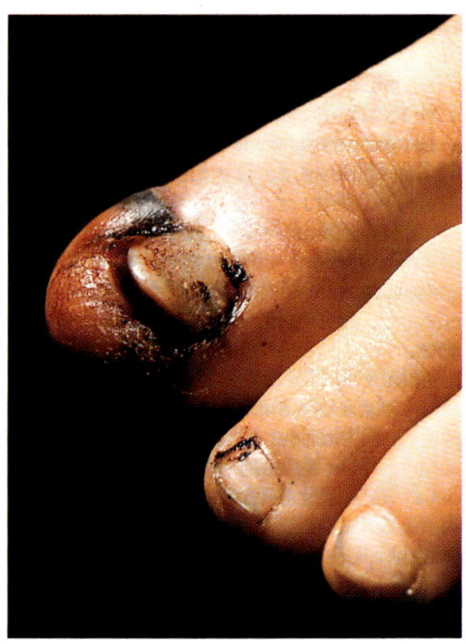

***Gangrène.*** *Quand elle atteint la peau, la gangrène forme une tache noire qui, non traitée, peut s'étendre au pied.*

l'oxygène à forte pression) est pratiquée. Localement, l'ablation chirurgicale des tissus nécrosés s'impose. Cependant, le pronostic de la gangrène gazeuse reste très réservé.

**PRÉVENTION**

Les soins et l'antisepsie des plaies constituent un traitement préventif très efficace. Une antibiothérapie est nécessaire si la plaie est souillée ou profonde.

## Ganser (syndrome de)

Trouble caractérisé par des réponses inappropriées, approximatives ou absurdes données par un sujet aux questions qu'on lui pose, sans atteinte de ses facultés intellectuelles.

Le syndrome de Ganser proviendrait d'un refus de la réalité ou d'un « rétrécissement de la conscience ». Surtout décrit dans l'hystérie (états crépusculaires) ou les chocs post-traumatiques, il se distingue parfois mal, dans un premier temps, de certains symptômes de la schizophrénie ou, en médecine pénitentiaire, de la simulation.

## Gant

Accessoire qui épouse la forme de la main et qui sert à protéger aussi bien le malade que le médecin ou le personnel médical.

En cas de sensibilité au latex ou de risque d'eczéma, il est recommandé de porter des gants doublés de tissu ou des gants en caoutchouc hypoallergique.

Des gants en caoutchouc, très fins, stérilisés et jetables, sont utilisés pour les opérations chirurgicales, les examens gynécologiques ainsi que pour administrer des soins aux malades ; on évite ainsi tout risque de contamination. Après traitement d'une plaie, les gants doivent être enlevés à partir du poignet pour être jetés à l'envers.

## Gardner (syndrome de)

Maladie héréditaire caractérisée par des tumeurs multiples.

Le syndrome de Gardner se transmet sur le mode autosomique (par les chromosomes non sexuels) dominant. Survenant chez l'enfant ou l'adolescent, il se traduit par de multiples tumeurs bénignes cutanées (fibromes, lipomes, kystes), par des malformations des os et des dents et, surtout, par une polypose rectocolique (polypes du gros intestin et du rectum). Celle-ci nécessite une surveillance régulière de l'intestin par coloscopie, un polype pouvant dégénérer en tumeur maligne.

La maladie impose une enquête familiale. Le traitement repose sur l'ablation chirurgicale des lésions.

## Gardnerella vaginalis

Bacille à Gram négatif responsable d'une infection vaginale.

*Gardnerella vaginalis* est une petite bactérie non mobile aux extrémités arrondies, capable de vivre sans oxygène. Sa présence, associée à un déséquilibre de la flore vaginale normale, entraîne une vaginite assez discrète, encore appelée vaginose bactérienne, accompagnée d'un écoulement malodorant et de démangeaisons. Un diagnostic rapide est possible par un test à la potasse (addition d'une goutte de potasse aux sécrétions vaginales) et par un frottis cervicovaginal. Le traitement antibiotique doit être local (ovules vaginaux) et général. En cas de récidive, il est nécessaire de faire traiter également le ou les partenaires sexuels de la femme atteinte.

## Gargarisme

Solution médicamenteuse utilisée pour rincer la bouche et la gorge.

Les gargarismes servent à traiter les angines et toutes les inflammations de la bouche. Diverses solutions sont utilisées : antibiotiques, antiseptiques, astringentes ou émollientes. La solution est utilisée froide ou tiède. Il faut la faire « barboter » en expirant l'air des voies respiratoires, ce qui facilite le contact du produit avec les muqueuses. L'apparition de nausées et de toux est fréquente, mais elle permet l'expulsion des mucosités. La solution ne doit pas être avalée, mais recrachée. Avaler une gorgée par inadvertance est toutefois sans gravité.

## Garrot

Lien serré autour d'un membre et dont le but est d'y interrompre la circulation sanguine.

En milieu chirurgical, la pose d'un garrot est indiquée dans les interventions vasculaires et osseuses. La technique consiste à placer un garrot pneumatique ou une bande de caoutchouc - appelée aussi bande d'Esmarch - à la racine du membre (près de l'épaule ou de la hanche), puis à le gonfler à la pression voulue, c'est-à-dire à une pression légèrement supérieure à la pression artérielle : de cette façon, le garrot est non traumatisant. Grâce à cette technique, il est possible d'éviter les saignements pendant l'opération.

En cas d'hémorragie, même grave, il ne faut jamais poser un garrot. En effet, une simple compression à l'endroit du saignement ou, au besoin, sur l'artère en cause est généralement suffisante. Même les spécialistes ne mettent en place un garrot que dans des circonstances exceptionnelles (afflux de blessés, amputation) et selon des règles très précises. Sinon, on risque de provoquer une gangrène. De même, il faut laisser aux spécialistes le soin de retirer un garrot : les substances toxiques accumulées dans le membre, en diffusant brutalement dans l'organisme, risquent en effet de provoquer le décès immédiat du malade.

## Gastralgie

Douleur de l'estomac.

Les gastralgies peuvent être épisodiques et sans gravité ou signaler une maladie de l'estomac (ulcère, gastrite, cancer). La prise de médicaments anti-inflammatoires non stéroïdiens peut également provoquer des gastralgies. Celles-ci apparaissent généralement après les repas et ressemblent à des crampes ou à des brûlures au-dessus de l'ombilic. Seules les gastralgies intenses et/ou durables nécessitent un examen complémentaire (gastroscopie).

## Gastrectomie

Ablation chirurgicale partielle ou totale de l'estomac.

La gastrectomie totale est indiquée en général pour un cancer de l'estomac avancé, et la gastrectomie partielle pour un cancer à un stade peu avancé ou pour un ulcère résistant aux médicaments antiulcéreux.

Après gastrectomie totale, le chirurgien rétablit le circuit digestif par abouchement de l'œsophage au jéjunum (deuxième partie de l'intestin grêle). Les aliments passent alors directement dans l'intestin. La gastrectomie partielle, appelée intervention de Péan, de Polya ou de Finsterer, selon les variantes, retire uniquement l'antre (partie inférieure) de l'estomac, ou les deux tiers inférieurs, ou encore les quatre cinquièmes inférieurs de celui-ci ; le chirurgien réalise ensuite une anastomose entre la partie restante de l'organe et le duodénum (première partie de l'intestin grêle) ou une anse du jéjunum, la tranche gastrique destinée à être reliée à l'intestin étant préalablement rétrécie afin d'éviter une vidange trop rapide de l'estomac (syndrome de chasse). Dans le traitement chirurgical des ulcères, devenu très rare grâce aux médicaments antiulcéreux actuels, la gastrectomie des deux tiers de l'organe a fait place, parmi différentes techniques chirurgicales, à une gastrectomie limitée à l'antre, associée à une section des nerfs pneumogastriques (vagotomie tronculaire). En cas de cancer, la gastrectomie s'accompagne d'un curage ganglionnaire (cœliaque, splénique, hépatique). Elle est parfois élargie à des organes voisins : rate et partie distale du pancréas. La gastrectomie supprimant définitivement la fonction de réservoir de l'estomac, on pallie ce manque par une diététique adaptée (fractionnement des repas). Comme l'estomac joue un rôle dans l'absorption intestinale de la vitamine B12, un supplément de cette vitamine est prescrit à vie. La gastrectomie reste en général source d'amaigrissement. Le pronostic global dépend surtout de la maladie initiale.

→ VOIR **Estomac (syndrome du petit), Syndrome postprandial tardif.**

## Gastrine

Hormone peptidique sécrétée par les cellules endocrines de l'antre gastrique (partie inférieure de l'estomac) et des parois du duodénum et du jéjunum et participant à la digestion des aliments.

Le rôle principal de la gastrine est de favoriser la sécrétion d'acide chlorhydrique par les cellules pariétales du fundus (portion supérieure de l'estomac). L'hypersécrétion de gastrine, liée à une tumeur des cellules sécrétantes, entraîne la formation d'ulcères gastroduodénaux multiples et récidivants, accompagnés d'une diarrhée (syndrome de Zollinger-Ellison).

## Gastrique

Relatif à l'estomac.

Le suc gastrique est un liquide sécrété par les glandes de l'estomac, qui participe au processus de la digestion. Une tumeur gastrique est située dans l'estomac.

## Gastrite
Inflammation de la muqueuse de l'estomac.

Les gastrites peuvent être aiguës ou chroniques.

### Gastrites aiguës
Ces inflammations aiguës de la muqueuse de l'estomac ont des causes très diverses : médicaments (notamment anti-inflammatoires), allergie, stress, agents infectieux. Parfois, la cause d'une gastrite aiguë n'est pas retrouvée. Les symptômes de la maladie, inconstants, sont essentiellement des douleurs gastriques (brûlures d'estomac) déclenchées ou exacerbées par la prise d'aliments. Le diagnostic se fait par gastroscopie (examen direct de l'œsophage et de l'estomac) avec biopsies. Le principal risque de cette maladie est l'hémorragie digestive, dont l'importance est imprévisible.

**TRAITEMENT**

Il fait appel à un régime alimentaire peu irritant (sans épices ni alcool), à des pansements gastriques et à des médicaments antisécrétoires (réduisant l'acidité gastrique). Les gastrites aiguës guérissent en quelques jours.

### Gastrites chroniques
Ces inflammations chroniques de la muqueuse de l'estomac sont dues à des agents irritants, en particulier le tabac et l'alcool, à la prise de médicaments anti-inflammatoires ou encore à des phénomènes d'auto-immunité (fabrication d'anticorps dirigés contre ses propres organes), comme dans la maladie de Biermer. Une gastrite chronique peut également être due à la présence du germe *Helicobacter pylori*, qui favorise, par ailleurs, la survenue d'ulcères gastroduodénaux et de cancers gastriques. Une gastrite chronique peut se manifester par des douleurs, mais elle est souvent asymptomatique.

Le diagnostic repose sur la gastroscopie, accompagnée de nombreuses biopsies. L'évolution des gastrites chroniques est longue et conduit en général à l'atrophie de la muqueuse de l'estomac et à la réduction de la sécrétion gastrique. Ce processus n'a pas de conséquence digestive significative. Il existe un risque faible d'évolution tumorale.

**TRAITEMENT**

Il consiste essentiellement à soulager les symptômes, quand ils existent (pansements gastriques, régime sans alcool). Dans les cas où l'on peut craindre une évolution tumorale, une surveillance gastroscopique est nécessaire. Le traitement de la gastrite chronique de la maladie de Biermer consiste à combler par des injections régulières de vitamine B12 le déficit de cette vitamine, dont l'absorption digestive est perturbée.

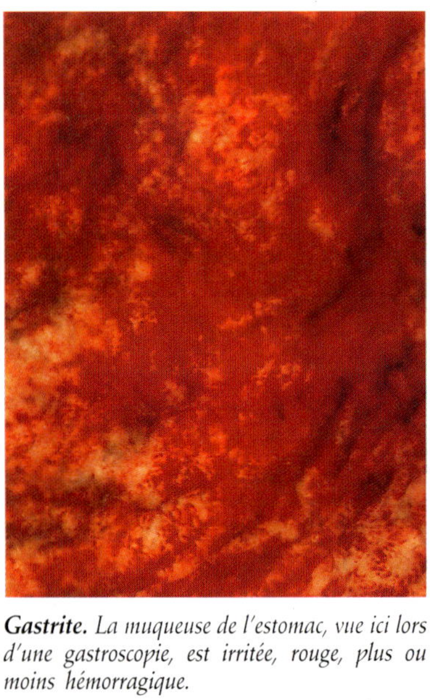

***Gastrite.*** *La muqueuse de l'estomac, vue ici lors d'une gastroscopie, est irritée, rouge, plus ou moins hémorragique.*

## Gastroduodénal
Relatif à l'estomac et au duodénum.

La principale maladie gastroduodénale est l'ulcère, mais les gastroduodénites (inflammations aiguës ou chroniques de l'estomac et du duodénum) ne sont pas rares. Les maladies gastroduodénales se manifestent par des douleurs survenant après l'ingestion d'aliments. Des nausées, des vomissements, des sensations de lourdeur digestive peuvent y être associés. Les antiacides (pansements gastriques) et les antisécrétoires (médicaments réduisant l'acidité de l'estomac) sont utilisés dans le traitement de ces maladies.

## Gastroduodénale (artère)
Artère de l'abdomen, constituant une des trois branches issues de l'artère hépatique. (P.N.A. *artera gastro-duodenalis*)

L'artère gastroduodénale descend derrière le duodénum, où elle donne naissance à une branche dénommée artère pancréaticoduodénale supérieure droite et destinée à irriguer le pancréas et la partie initiale de l'intestin. Arrivée à la partie basse du duodénum, l'artère gastroduodénale se divise en ses deux branches terminales : l'artère pancréaticoduodénale inférieure droite et l'artère gastroépiploïque droite, qui chemine dans le grand épiploon vers l'estomac avant de s'unir à un rameau de l'artère splénique. Ces branches assurent l'apport sanguin nécessaire au pancréas, au duodénum, au grand épiploon et à l'estomac.

## Gastroduodénostomie
Abouchement chirurgical de l'estomac au duodénum.

→ VOIR Gastroentérostomie.

## Gastroentérite
Inflammation de l'estomac et de l'intestin provoquant des troubles digestifs aigus, généralement passagers.

Une gastroentérite est le plus souvent d'origine infectieuse, virale (adénovirus, coronavirus, rotavirus, virus de Norwalk) ou bactérienne (salmonelles, shigelles, staphylocoques) et elle se contracte par ingestion d'eau ou d'aliments contaminés ou bien par transmission orofécale (des fèces à la bouche par l'intermédiaire des mains) ; de telles formes apparaissent de façon épidémique dans les collectivités. Une gastroentérite peut également survenir en cas d'intolérance alimentaire ou médicamenteuse.

**SYMPTÔMES ET SIGNES**

Une gastroentérite se traduit par une diarrhée d'intensité variable qui survient le plus souvent brutalement et qui est accompagnée de douleurs gastriques et abdominales et de vomissements. Les formes les plus graves peuvent entraîner une déshydratation.

**TRAITEMENT**

Il repose principalement sur le repos et l'absorption de quantités importantes de liquides additionnés de sucre et de sel pour compenser l'eau et les électrolytes perdus par les vomissements et la diarrhée. On peut également administrer au patient du charbon et un antiseptique intestinal. Les formes les plus graves - surtout lorsqu'elles affectent de jeunes enfants ou des sujets âgés, plus exposés à la déshydratation - peuvent nécessiter une réhydratation en milieu hospitalier. En règle générale, la prescription d'antibiotiques n'est pas nécessaire, sauf chez les personnes très fragiles.

## Gastroentérologie
Spécialité médicale consacrée à l'étude de l'appareil digestif et des maladies qui s'y rapportent. SYN. *hépatogastroentérologie.*

La gastroentérologie prend en charge les maladies de l'œsophage, de l'estomac, de l'intestin grêle, du gros intestin, du rectum et de l'anus ainsi que les maladies de certaines glandes digestives (foie, voies biliaires et pancréas exocrine, lequel sécrète certaines enzymes de la digestion).

L'hépatologie constitue un domaine à part au sein de la gastroentérologie.

## Gastroentérostomie
Opération chirurgicale consistant à relier directement l'intestin grêle à l'estomac.

On distingue différents types de gastroentérostomie selon la partie de l'intestin grêle abouchée à l'estomac : la gastroduodénostomie (duodénum) et la gastrojéjunostomie (jéjunum), plus fréquente.

Une gastroentérostomie permet de rétablir le circuit digestif après une ablation de la partie inférieure de l'estomac (gastrectomie partielle), d'assurer le passage de la nourriture lorsqu'un trouble de la vidange de l'estomac existe, de court-circuiter un rétrécissement duodénal dû à une tumeur ou à une cicatrice.

La technique consiste à inciser l'estomac et l'intestin puis à les suturer l'un à l'autre. La gastroentérostomie est une opération assez courante et son résultat peut être excellent. Cependant, le pronostic de la maladie en cause est parfois réservé.

## Gastrojéjunostomie
Abouchement chirurgical de l'estomac au jéjunum.

→ VOIR Gastroentérostomie.

## Gastroparésie
Paralysie chronique de la musculature gastrique conduisant à un retard de l'évacuation de l'estomac.

Ce phénomène, rare, est dû à l'atteinte du système nerveux qui commande et coordonne les mouvements de l'estomac. Les principales causes en sont le diabète et les maladies du système nerveux végétatif. Une gastroparésie se traduit par des troubles de la digestion et par une sensation de remplissage permanent de l'estomac. Le diagnostic fait appel à la gastroscopie, à l'étude radiologique de l'évacuation gastrique après ingestion d'un produit de contraste et, plus rarement, à la mesure isotopique de cette évacuation (mesure de la vitesse de vidange après ingestion d'une substance radioactive). Le traitement, difficile, repose sur des médicaments qui accélèrent l'évacuation de l'estomac.

## Gastroplastie

Traitement chirurgical de certaines formes graves d'obésité, consistant à réduire la capacité gastrique.

La gastroplastie est réservée aux formes massives d'obésité (indice de masse corporelle [I.M.C.] supérieur à 40) résistant à toute forme de prise en charge médicale. Elle consiste à créer une poche de très faible volume (environ 15 millilitres) dans le haut de l'estomac, engendrant une rétention provisoire des aliments solides lors de la prise alimentaire, et obligeant ainsi le patient à limiter les quantités ingérées. Il existe deux grands types de gastroplastie : la gastroplastie verticale calibrée (procédant par agrafage des parois de l'estomac), et l'anneau périgastrique ajustable. Dans cette dernière technique, la poche gastrique est créée par cerclage de l'estomac à l'aide d'un anneau gonflable, relié à une chambre sous-cutanée, permettant d'en moduler le diamètre.

## Gastrorragie

Hémorragie provenant de l'estomac.

→ VOIR Hémorragie digestive.

## Gastroscopie

Examen permettant l'exploration directe de la muqueuse de la partie haute du tube digestif et la pratique de certaines interventions. SYN. *fibroscopie gastrique.*

La gastroscopie permet l'examen du tube digestif de l'œsophage au duodénum, l'extraction de corps étrangers et l'ablation de petites tumeurs ainsi que l'arrêt d'hémorragies par injection ou coagulation.

#### TECHNIQUE ET DÉROULEMENT

La gastroscopie a bénéficié de la mise au point, dans les années 1960, d'un nouvel appareil en fibres de verre souples permettant la visualisation des zones courbes : le gastrofibroscope. Celui-ci se compose d'une longue gaine étanche où passent plusieurs faisceaux de fibres de verre, l'un servant à l'observation et les autres à l'éclairage. Divers canaux permettent l'insufflation d'air, l'injection de liquide de lavage, l'aspiration d'air et de fluides et l'introduction des instruments nécessaires à l'examen (pinces à biopsie) ou à une intervention thérapeutique (anse diathermique, sonde laser destinées à l'ablation des tumeurs). Plus récemment est apparu le vidéogastroscope : les fibres de verre, fragiles, ont été remplacées par un système complexe comportant une minicaméra vidéo. Il est également possible d'associer un appareil d'échographie à un gastrofibroscope et d'analyser ainsi en profondeur les lésions gastriques.

Le fibroscope est introduit par la bouche jusqu'à l'estomac. La sensation est désagréable mais non douloureuse. Le plus souvent, l'examen est réalisé chez l'adulte sous simple anesthésie locale. Il dure de 3 à 10 minutes. L'hospitalisation n'est pas nécessaire. Les accidents sont très rares : perforation de l'œsophage, infection respiratoire après l'examen, accidents d'anesthésie si la gastroscopie est réalisée sous anesthésie générale.

#### EFFETS SECONDAIRES

Il ne faut ni boire ni manger avant que les effets de l'anesthésie locale se soient dissipés (1 ou 2 heures) pour éviter le risque de fausse-route alimentaire.

→ VOIR Fibroscopie, Fibroscopie œso-gastro-duodénale.

## Gastrostomie

Opération chirurgicale consistant à relier directement l'estomac à la peau par une sonde permettant l'alimentation.

On pratique une gastrostomie quand l'alimentation par la voie normale est impossible ou dangereuse : rétrécissement de l'œsophage par une tumeur maligne ; fausse-route alimentaire par trouble de la commande de la déglutition, dû à une affection neurologique atteignant l'encéphale.

La gastrostomie consiste à placer, chirurgicalement ou à l'aide d'un endoscope (tube muni d'un système optique), une sonde entre l'intérieur de l'estomac et la peau. La nutrition est ensuite assurée par introduction dans la sonde de produits nutritifs. Même si le résultat de cette opération est satisfaisant en lui-même, le pronostic de la maladie en cause est le plus souvent réservé.

## Gastrulation

Repliement d'une partie de la paroi de l'œuf fécondé, qui se produit pendant la 3e semaine de grossesse.

La gastrulation, parfois appelée organisation primordiale, est une étape initiale essentielle au cours de l'embryogenèse. En effet, c'est à ce stade que, dans l'œuf constitué de deux feuillets dits primordiaux (ectoderme et endoderme), apparaît un troisième feuillet (le mésoderme, ou chordomésoblaste), qui se constitue par le déplacement de cellules de l'ectoderme. L'embryon est dit alors tridermique. Il prend le nom de gastrula. La disposition des trois feuillets donne à l'embryon son axe craniocaudal et un aspect symétrique : l'ectoderme forme le tube neural, ébauche du futur système nerveux central ; le mésoderme évolue en forme de tube ouvert, flanqué de part et d'autre d'une lame de tissu qui se segmentera en diverses formations (squelette, muscles, tissu conjonctif) ; l'endoderme est à l'origine de la plupart des viscères.

→ VOIR Blastocyste, Morula, Zygote.

## Gaucher

Personne qui a tendance à utiliser la moitié gauche du corps pour accomplir les mouvements et les gestes habituels.

Être gaucher est un phénomène purement physiologique résultant d'une latéralisation dominante droite (dominance de l'hémisphère cérébral droit). La gaucherie peut être congénitale ou acquise (consécutive à une lésion cérébrale gauche). La fréquence des personnes utilisant spontanément la main gauche est de 10 %, pour toutes les populations. Ce caractère n'est qu'en partie déterminé génétiquement : si l'un des parents est gaucher, la proportion, dans la fratrie, d'enfants gauchers est de 20 % ; elle est de 40 % si les deux parents sont gauchers. En outre, les jumeaux monozygotes (qui ont exactement les mêmes gènes) n'ont pas forcément la même latéralité.

On a longtemps voulu rééduquer, à tort, les enfants gauchers : contrarier un gaucher (interdire systématiquement à un enfant de se servir de sa main gauche) risque de créer des troubles psychomoteurs (tics, maladresse), des troubles de l'élocution, de la graphie ou de la lecture, ou des troubles affectifs (émotivité, conduite d'opposition, sentiment de culpabilité ou d'infériorité). Mais il est vrai que, plongé dans un univers conçu pour les droitiers, l'enfant gaucher peut présenter un retard d'adaptation. La tâche de l'éducateur est d'aider l'enfant à maîtriser la spatialité afin de le conforter au mieux dans ses performances.

## Gaucher (maladie de)

Maladie héréditaire du métabolisme des lipides due au déficit d'une enzyme, la bêtaglucosidase.

La maladie de Gaucher atteint le plus souvent l'adulte entre 20 et 30 ans, mais elle peut aussi toucher le nourrisson ou l'enfant de 2-3 ans. Sa transmission est autosomique et récessive (le gène en cause se situe sur des chromosomes non sexuels et il faut qu'il soit reçu des deux parents pour que la maladie se développe).

#### SYMPTÔMES ET SIGNES

La maladie se traduit par l'accumulation de glucocérébrosides (lipides liés à des glucides, présents notamment dans le cerveau) dans la rate, le foie, les ganglions, la moelle osseuse et, à un moindre degré, le cerveau. Elle se manifeste par une augmentation du volume de la rate et du foie. Puis apparaissent des pigmentations brunes de la peau et de la conjonctive. L'hyperactivité de la rate entraîne une anémie, une diminution du nombre de granulocytes et de plaquettes avec risque d'hémorragies et d'infections. Une atteinte nerveuse peut se manifester, surtout chez le nourrisson (arrêt du développement psychomoteur, apathie, troubles de la déglutition et paralysie des muscles moteurs de l'œil) et chez l'enfant (convulsions, rigidité des membres et paralysie des muscles moteurs de l'œil).

#### DIAGNOSTIC

Le diagnostic est confirmé par la présence, dans la moelle osseuse, de cellules particulières, dites cellules de Gaucher, et par la mise en évidence du déficit en bêtaglucosidase dans le foie, la rate ou les leucocytes. Un dépistage biochimique anténatal est possible par l'étude des cellules amniotiques ou des villosités choriales.

**ÉVOLUTION ET TRAITEMENT**

La maladie de Gaucher évolue rapidement chez l'enfant mais surtout chez le nourrisson, pour lequel elle est souvent mortelle. Chez l'adulte, en revanche, son évolution est beaucoup plus lente, le malade étant principalement exposé aux complications entraînées par l'augmentation de volume de la rate. Il existe un traitement enzymatique substitutif de la forme adulte de la maladie.

## Gay bowel syndrom

→ VOIR Syndrome intestinal des homosexuels.

## Gayet-Wernicke (encéphalopathie de)

Atteinte diffuse de l'encéphale par carence en vitamine B1.

L'encéphalopathie de Gayet-Wernicke est due à une carence découlant elle-même le plus souvent d'un alcoolisme chronique, parfois d'une dénutrition sévère. Les signes en sont une désorientation temporo-spatiale, des troubles de la vigilance (somnolence), de la station debout et de la marche (par atteinte du cervelet et/ou des nerfs périphériques), une hypertonie (raideur), une paralysie des mouvements oculaires. En l'absence de traitement, la maladie peut évoluer vers un syndrome de Korsakoff (troubles graves de la mémoire). Le scanner et l'imagerie par résonance magnétique (I.R.M.) précisent les lésions cérébrales, dont la localisation autour des ventricules cérébraux est évocatrice de l'affection. Le traitement consiste en l'injection de vitamine B1. Le pronostic est essentiellement lié à la précocité de la mise en œuvre du traitement.

## Gaz carbonique

→ VOIR Anhydride carbonique.

## Gaz médical

Gaz utilisé en médecine comme anesthésiant ou comme mélange respiratoire utilisé lors d'une ventilation artificielle.

Les principaux gaz médicaux sont l'oxygène et l'azote (mélange respiratoire) ainsi que le protoxyde d'azote, ou gaz hilarant (anesthésique). Ces gaz sont soit conditionnés en cylindres métalliques, soit stockés dans des centrales de grande capacité reliées aux utilisateurs par un système de canalisations. L'oxygène en bonbonne peut être employé par les médecins ou, après formation spéciale, par les malades. À l'hôpital, chaque gaz est distribué par un circuit indépendant aboutissant à des prises spécifiques, ce qui évite toute méprise pour l'utilisateur.

## Gaz du sang (examen des)

Mesure des taux d'oxygène et de gaz carbonique dans le sang artériel. SYN. *gazométrie artérielle.*

Ces taux reflètent l'hématose (enrichissement du sang en oxygène et épuration du gaz carbonique par les poumons).

Le prélèvement du sang se fait à partir d'une artère superficielle, en général l'artère radiale au poignet, ou, chez l'enfant, dans les capillaires de l'oreille. Le résultat, obtenu en quelques minutes, est exprimé en « pression partielle » artérielle : $PaO_2$ pour l'oxygène (normalement de 11,3 à 13,3 kilopascals, soit de 85 à 100 millimètres de mercure en anciennes unités, ces valeurs diminuant avec l'âge) ; $PaCO_2$ pour le gaz carbonique (normalement de 4,9 à 5,7 kilopascals, soit de 37 à 43 millimètres de mercure, valeur non modifiée par l'âge).

Ces mesures sont couplées à celles d'autres paramètres d'importance physiologique considérable : pH (reflet de la concentration du sang en ions bicarbonate et en gaz carbonique) ; pourcentage d'hémoglobine oxygénée (de 97 à 100 % dans le sang artériel) ; quantité d'hémoglobine sanguine ; taux de bicarbonates sanguins.

À partir de l'ensemble de ces éléments, il est possible d'évaluer la situation respiratoire d'un malade, d'apprécier des perturbations de l'équilibre acido-basique, de déterminer, lorsque l'on connaît le débit cardiaque, la quantité d'oxygène que le cœur et les poumons délivrent aux tissus périphériques. Lorsque sont couplées des mesures des gaz du sang artériel et des gaz du sang veineux mêlé prélevé dans l'artère pulmonaire au cours du cathétérisme cardiaque, il est également possible d'évaluer la consommation périphérique d'oxygène. L'examen des gaz du sang est courant dans les services de réanimation et fait partie de l'exploration fonctionnelle respiratoire. Il permet d'évaluer la gravité d'une insuffisance respiratoire et de déterminer sa cause, de même qu'il est utile à l'interprétation des perturbations de l'équilibre acido-basique sanguin (acidose, alcalose) et à l'évaluation de l'apport et de l'utilisation de l'oxygène.

## Gée (maladie de)

→ VOIR Maladie cœliaque.

## Gélineau (syndrome de)

Trouble caractérisé par des accès répétés de besoin subit de sommeil (narcolepsie), au cours desquels le tonus musculaire diminue (catalepsie).

C'est une affection rare, de cause inconnue, qui touche le plus souvent l'homme jeune. Souvent, la catalepsie provoque la chute du malade. Le traitement repose sur les amphétamines, l'imipramine ou le modafinil (substance plus efficace et mieux tolérée). De nombreuses recherches, en particulier génétiques, sont en cours.

## Gelure

Lésion grave des tissus causée par le froid.

Certaines circonstances favorisent l'apparition des gelures : immobilité prolongée, vêtements trop serrés ou humides, vent. Toutes les régions du corps peuvent être touchées, mais les gelures atteignent surtout les extrémités (doigts, orteils, nez, oreilles). Elles se manifestent par une sensation de picotement puis par un engourdissement progressif, signe d'alarme important, car ensuite la victime ne sent plus rien. La peau est froide et blanche, puis violacée et gonflée. Dans les formes les plus graves et non traitées apparaissent des phlyctènes (cloques contenant du plasma) puis une gangrène.

**TRAITEMENT ET PRONOSTIC**

Le traitement consiste à soustraire le malade au froid, à desserrer ses vêtements sans les lui retirer et à l'enrouler dans une couverture. L'hospitalisation s'impose dès qu'elle est possible. Un réchauffement trop brutal est dangereux ; il ne faut surtout pas frictionner le malade, ni lui faire prendre un bain chaud, ni même le réchauffer sur un radiateur.

Le pronostic est variable, de la guérison rapide sans séquelle à l'amputation chirurgicale.

→ VOIR Froid (dermatoses dues au).

## Gencive

Tissu de la muqueuse buccale qui recouvre les faces interne et externe des os maxillaires. (P.N.A. *gengiva*)

Les gencives constituent une bande de 2 à 4 millimètres qui entoure les dents ; sa surface est kératinisée et empêche la pénétration des microbes à sa jonction avec la dent. Une gencive saine est ferme, de couleur rose pâle.

**PATHOLOGIE**

Outre la gingivite (inflammation des gencives) et la parodontite (inflammation des tissus de soutien de la dent se traduisant par une destruction plus ou moins importante de l'os alvéolaire), les gencives peuvent être le siège de tumeurs bénignes ou malignes (épulis).

## Gène

Segment d'A.D.N. conditionnant la synthèse d'une protéine et, donc, la transmission d'un caractère héréditaire déterminé.

Les gènes sont situés à des endroits bien spécifiques des chromosomes, que l'on appelle locus. Cette localisation est toujours identique d'une génération à la suivante. L'être humain possède environ 25 000 gènes différents, répartis sur les 23 paires de chromosomes, l'ensemble des gènes d'un individu constituant son génotype. L'ensemble du matériel génétique, c'est-à-dire toutes les molécules d'A.D.N. d'une cellule, est appelé génome. Les chromosomes allant par paires, chaque cellule possède chaque gène en double. Seuls les gènes portés par les chromosomes X et Y chez l'individu de sexe masculin sont uniques. Les différentes versions d'un gène (le gène « couleur des yeux », par exemple) sont appelées allèles (yeux bleus, yeux bruns, yeux verts, etc.). Lorsque l'allèle est le même sur les deux chromosomes, le sujet est dit homozygote. Si les deux allèles sont différents, il est dit hétérozygote. Lorsque chaque allèle a subi une mutation différente, le sujet est dit double hétérozygote, ou hétérozygote composite.

Une maladie héréditaire qui se manifeste seulement si les deux allèles du gène en cause sont mutés est dite à transmission récessive. Si, au contraire, un seul allèle muté suffit pour que la maladie se manifeste, elle est dite à transmission dominante.

## Généraliste

Médecin exerçant la médecine générale, par opposition à spécialiste. SYN. *omnipraticien*.

Le médecin généraliste assure plusieurs fonctions spécifiques.

■ **La prise en charge globale.** Le généraliste tient compte du milieu dans lequel vit le patient (profession, conditions de travail, habitat, etc.). Il assume la gestion simultanée de problèmes de santé divers, apprécie les relations entre les différentes affections et évalue les répercussions des problèmes sur le corps et/ou le psychisme. Il accompagne le patient lors d'événements douloureux de sa vie, d'autant mieux qu'il connaît et suit la famille dans son ensemble (médecin de famille), identifie les risques tant physiques que psychoaffectifs et sociaux auxquels le patient est exposé et met en œuvre, autant que faire se peut, les mesures préventives nécessaires.

■ **La continuité des soins.** Le généraliste, en assurant la continuité des soins d'un patient, recueille au fil des consultations un grand nombre d'informations consignées dans le dossier médical de celui-ci.

■ **La coordination des soins.** Le généraliste négocie avec le patient la demande d'une consultation spécialisée ou des examens complémentaires à faire. Il le conseille sur le choix d'un confrère ou d'un lieu d'hospitalisation et coordonne les diverses interventions (professionnelles paramédicales, travailleurs sociaux).

■ **Le premier recours.** Le généraliste est la personne la plus compétente pour répondre à un patient qui souffre ou qui présente une anomalie morphologique ou fonctionnelle. Les symptômes sont souvent multiples, peu spécifiques, et posent le problème de la frontière entre le normal et le pathologique. Le généraliste analyse, évalue, hiérarchise tous ces signes et prend une décision adaptée.

■ **L'acteur de santé publique.** Le généraliste, par son exercice spécifique de proximité et de terrain, est un partenaire privilégié des actions de santé publique, telles que la prévention, le dépistage de masse et l'éducation sanitaire.

## Générique

→ VOIR **Médicament.**

## Génétique

Science dont l'objet est l'hérédité, normale et pathologique.

La génétique analyse et permet de prévoir la transmission des caractères héréditaires ; celle-ci obéit aux lois de l'hérédité, découvertes à la fin du XIXe siècle par le botaniste autrichien Johann Mendel.

L'avènement de la biologie moléculaire, à la fin des années 1950 pour les bactéries, au début des années 1970 pour les eucaryotes (êtres vivants ayant des cellules à noyau : les mammifères en font partie), a permis d'étudier la structure moléculaire et l'organisation des gènes, les mécanismes de leur expression et leurs altérations. Actuellement, les généticiens s'intéressent particulièrement aux caractères génétiques complexes (qui dépendent de plusieurs gènes), permettant l'étude des facteurs de prédisposition génétique à des maladies communes (diabète, asthme, psoriasis, par exemple).

→ VOIR **Dossier génétique, Génie génétique, Hérédité.**

## Génie génétique

Ensemble des techniques permettant de manipuler les acides nucléiques (A.D.N., A.R.N.) en laboratoire. SYN. *manipulations génétiques, techniques de biologie moléculaire.*

Le génie génétique permet d'isoler un gène et de le produire en grandes quantités. Celui-ci peut être utilisé pour diagnostiquer une maladie héréditaire (par exemple chez le fœtus). Le génie génétique étudie également les mécanismes qui permettent l'expression de ce gène dans les cellules. En isolant le gène, on peut aussi produire, en grande quantité, la protéine dont il conditionne la synthèse afin de l'utiliser en thérapeutique. Ainsi, il est possible de créer par génie génétique de l'insuline humaine, pour traiter les sujets diabétiques, ou du facteur VIII pour traiter les hémophiles A. Les protéines ainsi produites sont plus sûres que celles extraites d'échantillons humains, qui risquent d'être contaminées par des virus. Enfin, les gènes isolés pourront, lorsque la technique nécessaire aura été mise au point, être utilisés pour traiter, de manière définitive, les maladies génétiques.

## Génioplastie

Opération chirurgicale de modification ou de reconstruction du menton.

#### DIFFÉRENTS TYPES DE GÉNIOPLASTIE

Selon le but de l'opération, on peut distinguer différents types de génioplastie.

■ **La génioplastie d'addition** consiste à augmenter le volume du menton. La mise en place des prothèses en silicone se fait par voie endobuccale (c'est-à-dire par l'intérieur de la bouche) et n'entraîne aucune complication particulière ni phénomène d'allergie. Une légère usure des os en contact avec les prothèses peut cependant se produire.

■ **La génioplastie de soustraction** vise à retirer l'excédent osseux du menton. Le chirurgien doit veiller, au cours de l'opération, à ne pas sectionner les nerfs dentaires inférieurs, proches de la mandibule, afin de ne pas provoquer une insensibilité de la lèvre et d'une partie des dents antérieures.

■ **La génioplastie de transposition** repose sur la section verticale de l'excédent osseux de la mandibule et sur son déplacement devant le menton afin d'en augmenter le volume. Le fragment osseux ajouté est fixé au menton à l'aide de fils d'acier ou de vis qui peuvent demeurer dans l'organisme. Le résultat de l'opération est durable à condition que l'autogreffe osseuse prenne bien.

→ VOIR **Profiloplastie.**

## Génital féminin (appareil)

Ensemble des organes de la femme assurant la fonction de reproduction.

### Structure

L'appareil génital féminin se compose d'organes externes et internes.

#### ORGANES GÉNITAUX EXTERNES

Ils portent également le nom de vulve. Celle-ci est formée par deux replis cutanés, dits grandes lèvres, qui recouvrent deux replis de muqueuse, dits petites lèvres, et protègent un vestibule dans lequel s'ouvrent l'urètre en avant et le vagin en arrière. De part et d'autre du vestibule débouchent les glandes de Bartholin. À la jonction antérieure des petites lèvres se trouve un tubercule, le clitoris, riche en terminaisons nerveuses qui lui confèrent sa sensibilité.

#### ORGANES GÉNITAUX INTERNES

Ils comprennent deux glandes sexuelles, les ovaires, et les voies génitales, formées des trompes utérines, de l'utérus et du vagin.

■ **Les ovaires** sont des glandes en forme d'amande de 3 ou 4 centimètres de long. Ils sont situés de part et d'autre de l'utérus, auquel ils sont reliés par des ligaments. Leur surface est nacrée et fripée. Ils contiennent les follicules ovariens, qui produisent les ovules, cellules féminines de la reproduction.

■ **Les trompes utérines, ou trompes de Fallope,** sont des conduits de 8 ou 9 centimètres de longueur. Leur extrémité libre, en forme de pavillon et bordée de franges, s'ouvre en face d'un ovaire. Leur paroi contient une importante musculature lisse, et des cils tapissent leur face interne. L'autre extrémité des trompes débouche dans les coins supérieurs de l'utérus, les cornes utérines.

■ **L'utérus** est un muscle creux en forme de poire renversée, de 7 centimètres de haut et 5 centimètres de large, situé entre la vessie et le rectum. Son corps se rétrécit en bas, vers l'isthme, et se termine par le col utérin, en saillie dans le vagin. Sa paroi contient une couche de musculature lisse et est tapissée à l'intérieur par une muqueuse, l'endomètre, riche en glandes et en vaisseaux sanguins. À l'extérieur, l'utérus est recouvert par le péritoine et soutenu par des ligaments résistants. Normalement, il est incliné vers l'avant (antéflexion) et forme avec le vagin un angle d'environ 90°.

■ **Le vagin** est un conduit musculo-membraneux d'environ 8 centimètres de long, dont la paroi est constituée de replis longitudinaux et transversaux. Elle est tapissée par une muqueuse riche en glandes qui sécrètent du mucus. Enrichi de cellules provenant de la desquamation naturelle de la paroi, ce mucus forme les pertes vaginales naturelles. Le fond du vagin, occupé par la saillie cylindrique du col utérin, forme autour de celui-ci un bourrelet, le cul-de-sac vaginal. L'orifice inférieur du vagin est en partie fermé par un repli, l'hymen, déchiré au cours du premier rapport sexuel.

→ VOIR Suite de l'article pages 426-427.

**Fonctionnement**
La fonction génitale féminine commence à la puberté et prend fin à la ménopause. Elle est rythmée par les cycles ovariens et les règles, qui, lorsque la femme n'est pas enceinte, se produisent tous les 28 jours en moyenne sous la forme d'un écoulement de sang provenant de la paroi vascularisée de l'utérus, mêlé à de fins débris de muqueuse utérine. À chaque cycle, en effet, l'un des follicules ovariens parvient à maturité dans l'un des deux ovaires et éclate, libérant un ovule : c'est l'ovulation. Capté par les franges et le pavillon de la trompe utérine, l'ovule s'achemine alors vers l'utérus. Si, pendant ce trajet, qui dure 4 jours, il est fécondé par un spermatozoïde, l'ovule va s'implanter dans la muqueuse utérine pour y devenir embryon. S'il n'est pas fécondé, les règles se déclenchent. Ces phénomènes obéissent à une sécrétion hormonale hypophysaire (hormones folliculostimulante et lutéinisante) qui contrôle le cycle ovarien. De leur côté, les ovaires sécrètent leurs propres hormones (œstrogènes et progestérone essentiellement), qui stimulent les organes sexuels et préparent l'utérus à une éventuelle grossesse.

En cas de grossesse, le col utérin se ferme, l'utérus se distend peu à peu jusqu'à atteindre 30 centimètres de hauteur et 20 centimètres de diamètre, et, enfin, les parois du vagin s'assouplissent pour permettre l'accouchement. Après la naissance, l'utérus se contracte fortement et reprend peu à peu son volume normal. Il faut 6 semaines à l'ovaire pour retrouver son fonctionnement cyclique, marqué par la réapparition des règles (retour de couches), plus tardive si la femme allaite.

**Examens**
L'appareil génital féminin peut être exploré essentiellement par 5 techniques différentes : l'examen gynécologique du médecin ; la radiographie, avec introduction d'un produit de contraste dans le cas de l'hystérosalpingographie (radiographie de l'utérus et des trompes) ; l'échographie ; la colposcopie (examen direct du vagin et du col utérin à l'aide d'un tube optique introduit par voie vaginale), qui permet d'effectuer un frottis cervicovaginal ; enfin, la cœlioscopie (examen direct des organes à l'aide d'un tube optique introduit par une minuscule incision abdominale). Les frottis, qui doivent être pratiqués régulièrement, servent au dépistage des cancers de l'utérus.

**Pathologie**
Outre les malformations congénitales, rares (vagin ou utérus doubles ou absents, imperforation de l'hymen, pseudohermaphro-

## APPAREIL GÉNITAL FÉMININ

**Les organes génitaux externes sont représentés par la vulve. Les organes génitaux internes comprennent le vagin, l'utérus, les trompes de Fallope et les ovaires. Ces derniers élaborent les gamètes féminins (ovules) et sécrètent des hormones (œstrogènes et progestérone). Le bassin de la femme est organisé en trois plans verticaux, soit, d'arrière en avant : la fin de l'intestin (rectum), les organes génitaux internes, la fin de l'appareil urinaire (vessie, urètre) ; voies génitales et urinaires sont distinctes.**

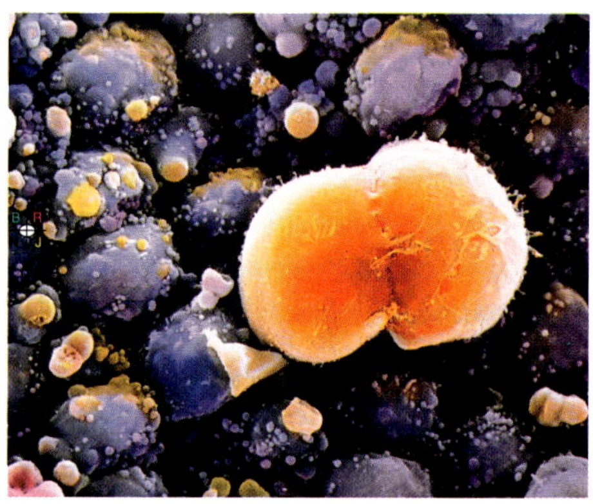

*Cellule précurseur d'un ovule en train de subir une division (mitose) dans un ovaire d'embryon féminin de 7 semaines. Chacun de ces précurseurs s'entoure d'autres cellules pour former un follicule ovarien dès avant la naissance.*

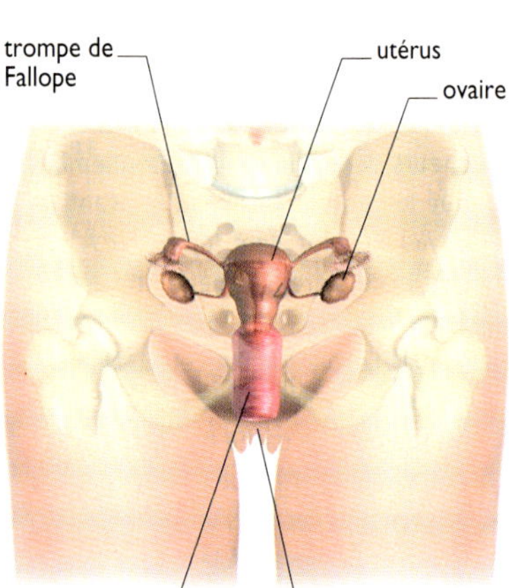


*L'utérus et le vagin sont situés exactement sur la ligne médiane, et les ovaires de part et d'autre, sur les côtés. Entre les deux, les trompes. Tous ces organes sont localisés très bas dans le bassin, au-dessous de l'intestin.*

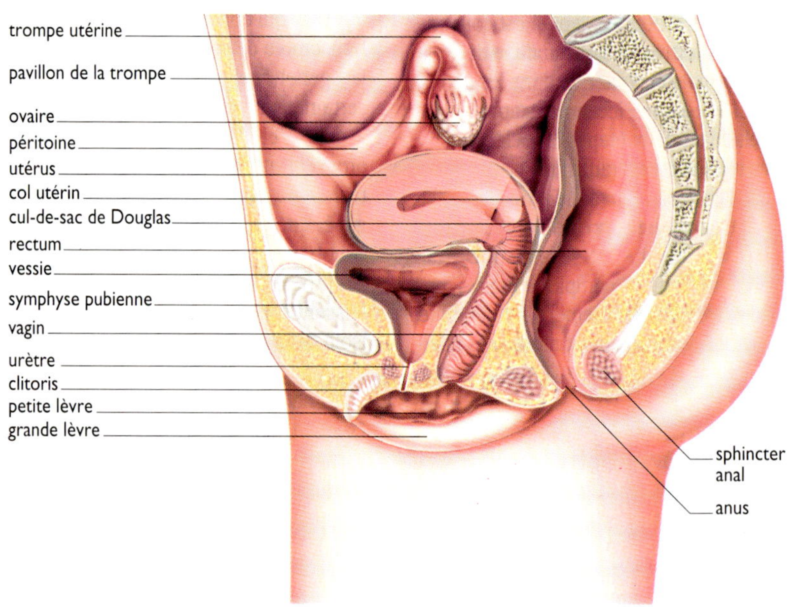

disme), les déplacements d'organes (prolapsus), les mauvaises positions de l'utérus (rétroversion) et les grossesses extra-utérines (implantation de l'œuf fécondé ailleurs que dans l'utérus), la pathologie de l'appareil génital féminin comprend de nombreuses affections. Si les déséquilibres ou les insuffisances de la sécrétion hormonale sont souvent à l'origine de retards de la puberté, de troubles de la menstruation ou de la ménopause, ou encore d'une stérilité, les affections les plus fréquentes sont les infections et les tumeurs.

■ **Les infections,** entre autres les maladies sexuellement transmissibles, sont dues à des bactéries, à des champignons ou à des virus. Elles restent souvent localisées à la vulve ou au vagin (vulvovaginite, bartholinite), au col de l'utérus (cervicite), à l'utérus (endométrite), aux trompes (salpingite), provoquant des pertes vaginales, des douleurs, parfois de la fièvre. Dans la plupart des cas, l'infection se transmet au partenaire. Des troubles des rapports sexuels et une stérilité peuvent en résulter également.

■ **Les tumeurs** peuvent être bénignes ou malignes. Les premières comptent principalement les kystes de l'ovaire, les polypes et les fibromes utérins, l'endométriose et la môle hydatiforme (prolifération du tissu placentaire). Les tumeurs malignes sont représentées par les cancers, qui se développent surtout sur le col et le corps utérins ou sur l'ovaire. Les cancers de la vulve et du vagin sont plus rares.

## Génital masculin (appareil)

Ensemble des organes masculins permettant la reproduction.

Chez l'homme, l'appareil génital est étroitement lié à l'appareil urinaire. Il comprend les testicules, les épididymes, les canaux déférents, les vésicules séminales, la prostate ainsi que le pénis.

■ **Les testicules,** situés dans les bourses, sont de forme ovoïde et d'une longueur de 4 centimètres environ. Ils élaborent la testostérone (hormone mâle, agissant sur le développement des organes génitaux et des caractères sexuels secondaires) et les spermatozoïdes.

■ **L'épididyme,** conduit situé en arrière du testicule, reçoit les spermatozoïdes, qu'il amène vers le canal déférent.

■ **Le canal déférent** est situé dans le cordon spermatique (pédicule contenant le testicule et l'épididyme). Il s'agit d'un conduit très fin qui relie l'épididyme aux ampoules déférentielles et aux canaux éjaculateurs. Il transporte les spermatozoïdes.

■ **Les vésicules séminales** sont deux poches situées en arrière de la prostate ; elles fabriquent le plasma séminal, qui, mêlé aux

### APPAREIL GÉNITAL MASCULIN

**Les organes génitaux externes sont représentés par les testicules et le pénis. Les testicules élaborent les gamètes masculins (spermatozoïdes) et des hormones (surtout la testostérone). Les organes génitaux internes comprennent la prostate et les vésicules séminales. Le bassin de l'homme est organisé en deux plans verticaux, soit, d'arrière en avant : la terminaison de l'intestin (rectum) et les organes génitaux internes et urinaires. La partie terminale de l'urètre, véhiculant le sperme et l'urine, a une double fonction, génitale et urinaire.**

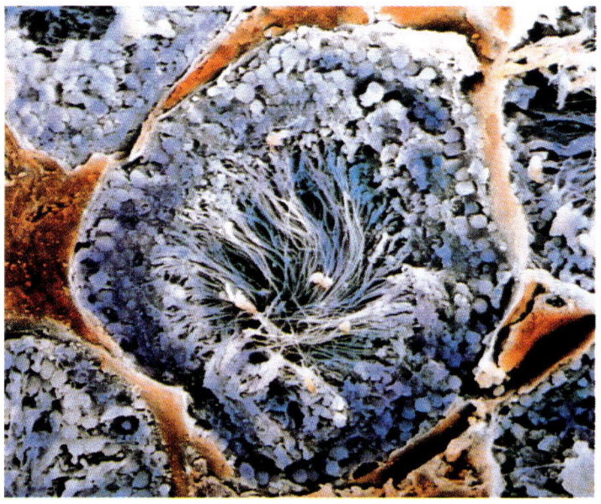

*Les cellules précurseurs des spermatozoïdes (en bleu) se disposent contre la paroi des tubes séminifères (en brun), qui forment le testicule. Après la puberté, elles migrent vers le centre des tubes en se transformant en spermatozoïdes.*

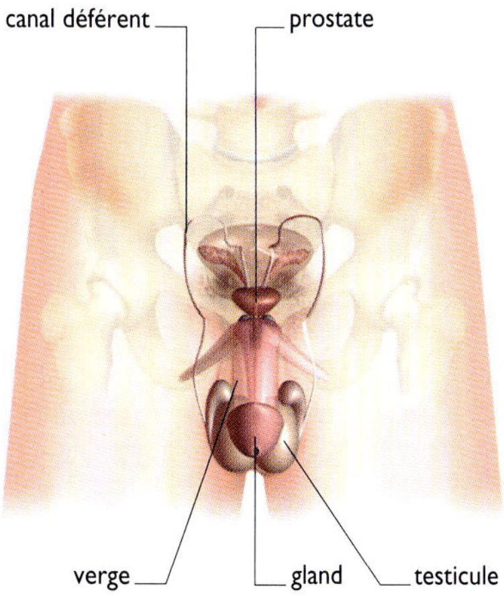


*La prostate est située exactement sur la ligne médiane, sous la vessie et autour de l'urètre. Les testicules, les canaux déférents et les vésicules séminales sont situés de part et d'autre de cette ligne médiane.*

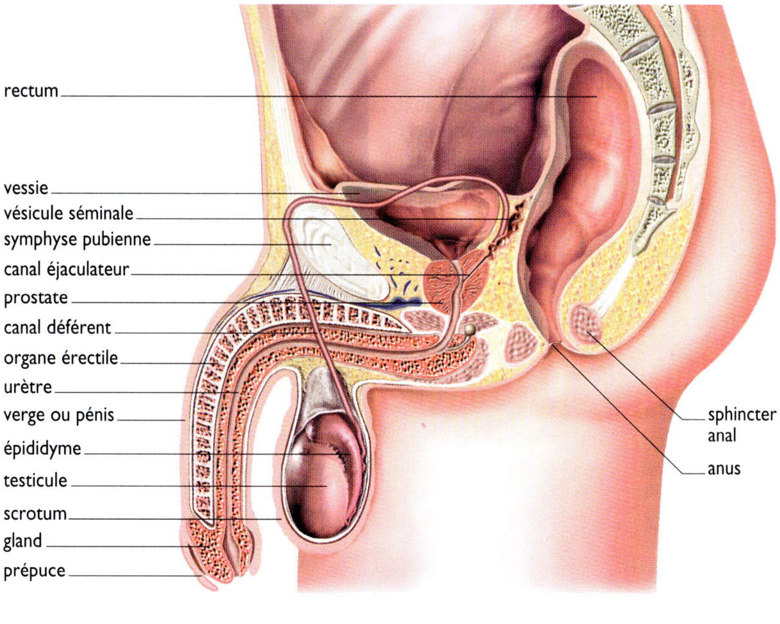

Les globulines sont constituées d'une très longue chaîne d'acides aminés. Les globulines du sang comprennent les lipoprotéines (transportant les lipides tels que le cholestérol), les sérumglobulines (appelées parfois, abusivement, globulines), le fibrinogène (destiné à former les fibres des caillots sanguins) ; l'albumine, en revanche, en est exclue.

L'étude des globulines du sang conduit à les regrouper en quatre grandes familles : alpha-1-globulines, alpha-2-globulines, bêtaglobulines et gammaglobulines, représentant respectivement de 1 à 4 %, de 6 à 10 %, de 8 à 12 % et de 12 à 19 % de toutes les protéines. Les gammaglobulines comprennent surtout la majorité des anticorps. Les réactions inflammatoires se caractérisent par une augmentation des alpha-1-globulines et des alpha-2-globulines. La cirrhose du foie augmente les gammaglobulines. Les gammapathies monoclonales sont des maladies où l'on observe une augmentation isolée d'une protéine spécifique appartenant à la famille des alpha-2-globulines, des bêtaglobulines ou des gammaglobulines (et non une augmentation globale de l'une de ces familles) ainsi qu'une diminution des autres protéines.

## Glomérule

Première partie du néphron (unité anatomique et fonctionnelle du rein), où a lieu la formation de l'urine primitive, élaborée à partir du sang.

Chaque rein comporte environ 1 million de glomérules situés dans le cortex rénal (partie superficielle du tissu rénal). Les glomérules sont de petites sphères de 150 à 200 micromètres de diamètre. Ils se composent d'une enveloppe, la capsule de Bowman, et d'un système de capillaires, le flocculus. Les capillaires sont séparés par un tissu de soutien, le mésangium ; ils naissent d'une artériole appelée artériole afférente (branche terminale de l'artère rénale) et se terminent par une autre artériole, dite artériole efférente. Le sang est filtré à travers les parois des capillaires et donne l'urine primitive, qui est recueillie dans l'espace situé entre le flocculus et la capsule de Bowman, appelé chambre urinaire, puis s'écoule par le tube proximal (première partie du tube urinifère).

→ VOIR Tubule rénal.

## Glomérulite

→ VOIR Glomérulonéphrite.

## Glomérulonéphrite

Toute maladie rénale caractérisée par une atteinte des glomérules (unités de filtration du rein). SYN. *glomérulite, glomérulopathie, néphropathie glomérulaire.*

Les glomérulonéphrites peuvent être aiguës ou chroniques. Dans ce dernier cas, elles sont irréversibles, altérant de façon définitive les glomérules. Les glomérulonéphrites sont dites primitives, ou idiopathiques, quand elles sont limitées aux reins, sans aucune atteinte extrarénale. Elles sont dites secondaires lorsque l'atteinte glomérulaire est la conséquence ou la localisation d'une maladie générale, par exemple le diabète sucré.

### Glomérulonéphrites aiguës

Elles sont généralement d'origine infectieuse (dues à un streptocoque), le plus souvent consécutives à une angine non traitée, plus rarement à une infection cutanée comme l'impétigo.

**SYMPTÔMES ET SIGNES**

Les glomérulonéphrites aiguës se manifestent par un syndrome néphritique caractérisé par une atteinte rénale qui survient de 10 à 15 jours après l'angine : des œdèmes se développent très rapidement aux paupières, dans la région lombaire et aux chevilles ; les urines sont foncées et peu abondantes, contenant du sang et des protéines, tandis qu'apparaît une hypertension artérielle ; il existe parfois une insuffisance rénale modérée.

**TRAITEMENT**

Le traitement est celui des symptômes : restriction des apports d'eau et de sodium, prise de diurétiques pour faire disparaître les œdèmes. Des médicaments hypotenseurs sont nécessaires. La guérison intervient presque toujours en 10 à 15 jours sans laisser de séquelles.

### Glomérulonéphrites chroniques

Elles peuvent être primitives, sans cause connue, ou secondaires, consécutives à des maladies comme le lupus érythémateux disséminé, le purpura rhumatoïde, l'amylose, le diabète, le paludisme, ou encore à l'héroïnomanie ou à l'action de certains médicaments comme les sels d'or ou la D-pénicillamine.

**SYMPTÔMES ET SIGNES**

Les glomérulonéphrites chroniques se traduisent par une protéinurie (présence de protéines dans l'urine), une hématurie (présence de sang dans l'urine) et des œdèmes. L'hypertension artérielle est fréquente au cours des glomérulopathies. Parfois, la protéinurie est très abondante, et provoque un syndrome néphrotique. Celui-ci peut, dans sa forme majeure, aboutir à une anasarque, œdème généralisé qui se double d'épanchements pleuraux et d'ascite (accumulation de liquide entre les deux feuillets du péritoine). À des degrés variables, toutes les glomérulonéphrites chroniques sont susceptibles d'évoluer vers une insuffisance rénale chronique.

**TRAITEMENT**

Lorsqu'elles se manifestent par une simple anomalie urinaire, les glomérulonéphrites chroniques ne justifient aucun traitement, mais elles doivent être surveillées régulièrement. Dans certaines variétés plus graves de l'affection, les principaux médicaments utilisés sont les corticostéroïdes, employés seuls ou associés à des immunosuppresseurs. Le traitement des symptômes se révèle souvent nécessaire : régime sans sel strict, traitement de l'hypertension artérielle, prise en charge en milieu spécialisé en cas d'insuffisance rénale chronique. À un stade

### GLOMÉRULE

**Au microscope à fort grossissement, l'ovale de la cavité glomérulaire apparaît délimité par une large bordure claire. C'est là, en périphérie, que l'urine primitive est collectée ; elle provient du sang filtré par les capillaires. Ceux-ci, en coupe, ont un aspect discontinu, perlé. Séparés les uns des autres par un tissu spécialisé, le mésangium, ils occupent le centre du glomérule.**

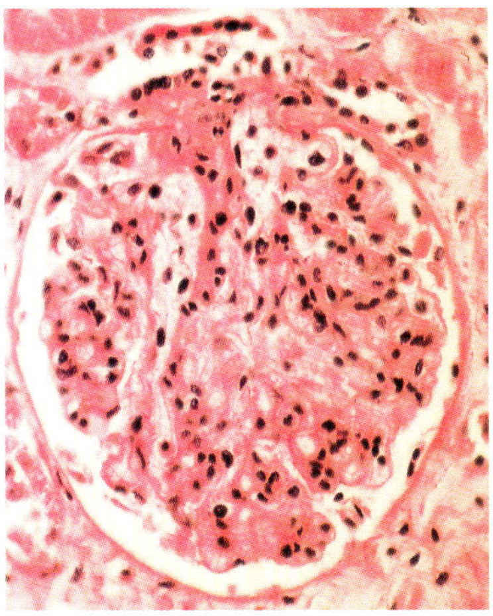

*Cette coupe histologique d'un glomérule montre les capillaires (en rose) entourés par la chambre urinaire (en blanc).*

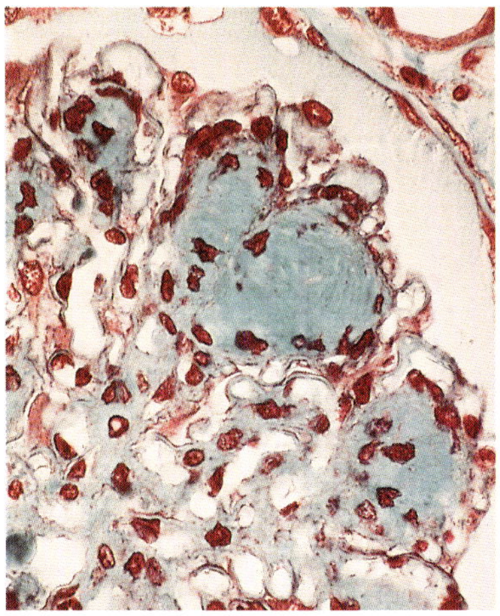

*La vue au microscope montre qu'un tissu anormal (en vert) s'est développé autour des capillaires, responsable d'une glomérulosclérose.*

très évolué, les glomérulonéphrites chroniques requièrent une dialyse et, éventuellement, une transplantation rénale.

## Glomérulopathie
→ VOIR Glomérulonéphrite.

## Glomérulosclérose
Toute lésion non spécifique qui affecte le glomérule et le détruit progressivement.

D'un mécanisme encore mal connu, une glomérulosclérose peut être la conséquence de toute maladie rénale chronique, quels qu'en soient les causes et les mécanismes (diabète sucré, par exemple). Elle se traduit par une atteinte irréversible des capillaires glomérulaires et un comblement de la chambre urinaire par du tissu fibreux pouvant entraîner la disparition totale du glomérule. Si l'ensemble des glomérules est touché, il s'ensuit une insuffisance rénale qui impose un traitement par dialyse.

## Glomus carotidien
Amas de tissu vasculaire et nerveux ayant l'aspect d'une petite pelote et qui se situe à la bifurcation de la carotide primitive. SYN. *corpuscule carotidien*. (P.N.A. *glomus caroticum*)

Le glomus carotidien règle la teneur du sang en oxygène. Il peut être le siège d'une tumeur telle qu'un angiome.

## Glossectomie
Ablation chirurgicale partielle ou totale de la langue.

Une glossectomie se pratique en cas de cancer de la langue. Réalisée sous anesthésie générale, cette intervention consiste à retirer soit la partie mobile de la langue, en passant par la bouche, soit l'ensemble de la langue (y compris la base fixée au plancher de la bouche) en pratiquant une incision dans le cou. Lorsqu'elle est importante, la glossectomie peut entraîner des séquelles phonatoires et digestives plus ou moins handicapantes. Une greffe peut cependant permettre une reconstitution partielle de la langue.

## Glossite
Inflammation de la langue.

Une glossite se traduit par une modification de l'aspect et de la couleur de la langue, qui devient rouge et douloureuse, et par une atrophie des papilles. L'affection peut être aiguë ou chronique.

■ **Les glossites aiguës** peuvent être généralisées à toute la langue (scarlatine, intoxication médicamenteuse) ou localisées (blessure due à une dent ou à une prothèse, brûlure).

■ **Les glossites chroniques** peuvent être un signe d'anémie par carence en une vitamine du groupe B (maladie de Biermer), en fer (anémie ferriprive) ou en zinc, l'un des signes d'une sécheresse buccale dans le cadre d'un syndrome de Gougerot-Sjögren ou de la syphilis tertiaire (3e stade de l'évolution de celle-ci) ; elles sont alors généralisées. Les formes localisées comprennent les petites érosions surinfectées de la syphilis secondaire et deux affections particulières, d'origine inconnue :

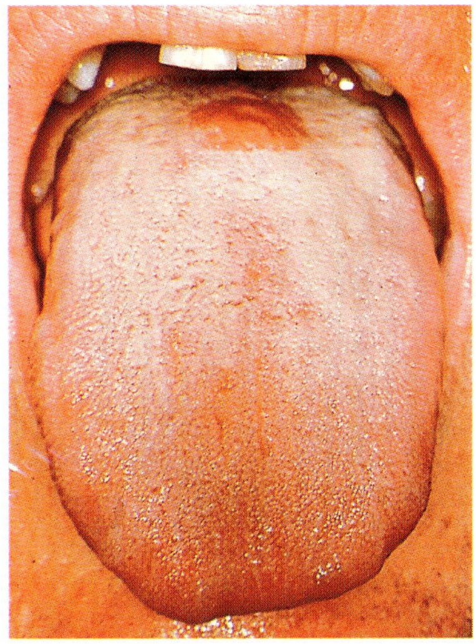

***Glossite.** Inflammation de la muqueuse tapissant la surface de la langue, qui est rouge, douloureuse et dont le volume a augmenté.*

- la glossite exfoliatrice marginée, qui se caractérise par l'apparition de plaques rouges dont la forme varie d'un jour à l'autre ;
- la glossite losangique médiane, qui se traduit par une plaque rouge de distribution plus ou moins symétrique.

**TRAITEMENT**

C'est celui de la maladie en cause si elle est connue. Une bonne hygiène dentaire et des bains de bouche sont recommandés. La glossite exfoliatrice marginée n'a pas de traitement spécifique ; la glossite losangique médiane est traitée par bains de bouche antiseptiques et par la vitamine PP.

## Glossodynie
Sensation anormale perçue sur les bords ou à la pointe de la langue.

Une glossodynie peut être due à une glossite ou à une irritation de la langue par des dents en mauvais état ; très souvent, elle est liée à un facteur psychologique. Elle se traduit parfois par une véritable douleur ; dans d'autres cas, par des sensations de piqûre, de brûlure ou de gêne. Le traitement dépend de l'affection en cause.

## Glossolalie
Langage désordonné, parsemé de mots et de tournures grammaticales inventés par le malade. SYN. *verbigération*.

La glossolalie s'observe dans les états démentiels, dans certaines aphasies (perte de la parole ou de la compréhension du langage), et aussi dans les délires chroniques (discours intarissable du paranoïaque mégalomane), la schizophrénie ou le trouble maniaque. C'est un trouble qui aboutit à la création d'un langage nouveau mais pathologique.

## Glossoplégie
Paralysie de la langue.

Une glossoplégie témoigne d'une atteinte nerveuse du bulbe rachidien ou des faisceaux pyramidaux se terminant dans les noyaux des nerfs grands hypoglosses. Ses causes les plus fréquentes sont la sclérose latérale amyotrophique et l'état lacunaire (lésions disséminées dues à l'hypertension artérielle). Elle s'associe habituellement à une atteinte du pharynx, avec troubles de la déglutition, et du larynx, avec modification de la voix.

## Glossoptôse
Chute de la langue en arrière chez un sujet en position couchée sur le dos.

Une glossoptôse survient le plus souvent chez des malades dans le coma ou sous anesthésie. Exceptionnellement, elle est due à une malformation congénitale de la face. En obstruant la glotte (entrée du larynx), elle entrave la liberté des voies respiratoires du sujet et risque de provoquer son asphyxie.

Prévention et traitement consistent à tirer la mâchoire du sujet vers l'avant, celle-ci entraînant alors la langue avec elle, ou, mieux, à introduire dans la bouche une canule destinée à maintenir la langue en place.

Chez le nouveau-né, la glossoptôse congénitale se traite chirurgicalement.

Chez l'adulte, la glossoptôse peut être responsable d'une apnée du sommeil, susceptible d'entraîner de petites lésions cérébrales, par défaut d'oxygénation ; le traitement fait alors appel à une ventilation assistée (masque) ou à la chirurgie.

## Glotte
Région du larynx comprise entre les cordes vocales. (P.N.A. *glottis*)

La glotte constitue l'étage moyen du larynx, situé entre le vestibule laryngé (au-dessus) et la région sous-glottique (au-dessous). Elle est bordée de chaque côté par une corde vocale, cordelette blanchâtre horizontale, constituée de muscles et recouverte d'une fine muqueuse. Pendant une respiration normale, l'air expiratoire ne produit aucun son en franchissant la glotte. Au cours de la phonation, l'air expiratoire produit un son grâce à la vibration des cordes vocales (son laryngé) et aux cavités orobuccales situées au-dessus.

**PATHOLOGIE**

Les maladies de la glotte se traduisent par une modification du timbre de la voix (dysphonie) et sont souvent dues au tabac, qui est un facteur pathogène important. La glotte peut être atteinte par une paralysie laryngée, qui l'immobilise, et par des anomalies de la muqueuse : tumeurs bénignes ou malignes et laryngites chroniques.

## Glucagon
Hormone sécrétée par le pancréas et qui augmente la concentration sanguine du glucose (glycémie).

Le glucagon est un polypeptide formé d'une chaîne de 29 acides aminés et sécrété par une variété de cellules endocrines du pancréas : les cellules alpha. Lorsque la glycémie diminue, la sécrétion de glucagon est stimulée. Le glucagon sécrété agit sur les cellules hépatiques en stimulant la libération du glucose en réserve dans le foie sous forme de glycogène. C'est cet apport de glucose qui fait remonter la glycémie. Celle-ci est maintenue constante grâce à l'intervention antagoniste de l'insuline, hormone également sécrétée par le pancréas.

**UTILISATION THÉRAPEUTIQUE**

Le glucagon est indiqué chez le patient diabétique en cas d'hypoglycémie (chute du glucose sanguin) due à un surdosage en insuline ayant entraîné un malaise ou un coma. L'administration se fait par injection sous-cutanée, intramusculaire ou intraveineuse. L'injection provoque le réveil rapide du patient, auquel on peut alors administrer du sucre ou un liquide sucré. Il n'y a pas d'effets indésirables notables.

**CONTRE-INDICATIONS**

L'administration de glucagon est contre-indiquée en cas d'hypoglycémie due à un insulinome (tumeur des cellules du pancréas sécrétant l'insuline) ou à une prise d'alcool ainsi que chez les personnes ayant un phéochromocytome (tumeur bénigne des cellules sécrétant l'adrénaline et la noradrénaline).

## Glucagonome

Tumeur maligne des cellules alpha du pancréas, qui sécrètent une hormone appelée glucagon.

Le glucagonome est une tumeur très rare, d'évolution lente. Il se manifeste par une éruption cutanée de plaques rouges, dont la caractéristique est d'être migratrice, une stomatite et une glossite douloureuse. Une perte de poids ainsi qu'un diabète et une anémie sont fréquents. Le diagnostic repose sur le dosage sanguin du glucagon, qui montre un taux élevé, et sur le scanner ou l'imagerie par résonance magnétique (I.R.M.), qui mettent en évidence la tumeur lorsque celle-ci a atteint un certain volume. Le traitement du glucagonome consiste en son ablation chirurgicale. En cas de récidive ou de métastase hépatique, un traitement par les dérivés de la somatostatine est mis en œuvre.

→ VOIR **Érythème nécrolytique migrateur.**

## Glucide

Substance composée de carbone, d'hydrogène et d'oxygène, d'origine essentiellement végétale. SYN. *hydrate de carbone, sucre.*

Avec les protéines et les lipides, les glucides, autrefois appelés hydrates de carbone, constituent les trois principaux macronutriments de l'alimentation. Les besoins sont d'environ 5 grammes par kilogramme de poids et par jour et doivent représenter de 50 à 55 % de la ration calorique quotidienne. Les glucides représentent une source énergétique rapidement mobilisable et apportent 4 kilocalories par gramme. Selon la longueur et la complexité de leur molécule, on les range en deux catégories.

■ **Les glucides simples** comprennent les monosaccharides (glucose, mannose, galactose, fructose, sorbitol), constitués d'une seule molécule de glucide, et les disaccharides (saccharose, lactose), formés de deux molécules de glucide. Appelés aussi sucres rapides parce qu'ils sont rapidement absorbés par la muqueuse digestive, ils ont un goût sucré. On les trouve dans de nombreux aliments en quantité plus ou moins importante, mais ils sont surtout abondants dans les fruits, les confitures, les bonbons, les pâtisseries, etc. Les laitages apportent des glucides sous forme de lactose (10 grammes pour 200 ml de lait) contenu dans le lactosérum ; les fromages affinés en sont dépourvus.

■ **Les glucides complexes** sont des polysaccharides, constitués par l'assemblage de très nombreuses molécules de glucide en chaînes plus ou moins ramifiées. Ils n'ont en général pas de saveur sucrée. Les polysaccharides hydrolysables sont susceptibles d'être réduits en monosaccharides par une enzyme qui permet ainsi leur absorption par la muqueuse digestive. Ils sont essentiellement représentés par l'amidon, constituant principal des féculents, des racines et des tubercules, et par le glycogène, présent surtout dans le foie des animaux. Les polysaccharides non hydrolysables constituent la majeure partie des fibres végétales alimentaires (cellulose).

Il est conseillé, pour avoir une alimentation équilibrée, d'apporter à l'organisme une ration de 50 à 60 % de glucides composée d'un tiers de glucides simples et de deux tiers de glucides complexes.

Le principal trouble du métabolisme des glucides est le diabète.

## Glucocorticostéroïde

Hormone stéroïde sécrétée par la zone fasciculée des glandes surrénales et dont la synthèse a pour origine le cortisol. SYN. *glucocorticoïde.*

Les glucocorticostéroïdes naturels ont un rôle physiologique dans tous les métabolismes (modifications chimiques de l'organisme). L'augmentation ou la diminution de leur taux (respectivement hypercorticisme et maladie d'Addison) entraînent la perturbation de l'ensemble de ces métabolismes et un cortège de symptômes cliniques et de modifications biologiques comme une bouffissure du visage, une hypertension artérielle, la fragilisation de la peau et l'apparition de vergetures en cas de sécrétion excessive ; une fatigue, une hypotension artérielle et une anorexie en cas de déficit. Lorsque la sécrétion glucocorticostéroïde est déficiente (insuffisance corticosurrénalienne), l'équilibre hormonal est rétabli par la prise orale d'hydrocortisone.

Les dérivés de synthèse des glucocorticostéroïdes sont très utilisés pour leur action anti-inflammatoire et antiallergique.

→ VOIR **Corticostéroïde.**

## Glucose

Glucide présent aussi bien dans le règne animal que végétal et qui est la principale source d'énergie de l'organisme. SYN. *dextrose.*

Le glucose est un glucide simple (on ne peut pas le décomposer en plusieurs autres glucides) dont la molécule comprend 6 atomes de carbone (hexose). Ses sources sont alimentaires. Les aliments contiennent rarement du glucose libre (sauf le raisin), beaucoup plus souvent du glucose inclus dans des glucides plus complexes (maltose ou amidon, par exemple) subissant l'action d'enzymes du tube digestif, qui les transforment en glucose. Mais le glucose peut aussi être synthétisé au cours de la néoglucogenèse hépatique, suite de réactions chimiques réalisant la conversion des acides gras (issus des lipides) ou des acides aminés (d'origine protéique) en glucose. Le glucose devient à son tour du glycogène, polymère du glucose (chaîne ramifiée de molécules de glucose) servant de réserve. Celui-ci est formé dans le muscle pour ses propres besoins et dans le foie pour les besoins de tout l'organisme. S'il y a nécessité (entre les repas, en cas de stress, de froid), le foie libère le glucose du glycogène et le fait passer dans le sang, où il devient disponible pour tous les organes. Le taux de glucose dans le sang (glycémie) est maintenu sensiblement constant dans l'organisme par la mise en jeu de systèmes régulateurs.

La dégradation du glucose, due à des enzymes, aboutit à la synthèse d'adénosine triphosphate (A.T.P.), que les cellules de l'organisme sont capables d'utiliser directement pour tous leurs besoins énergétiques.

## Glucose-6-phosphate déshydrogénase

Enzyme participant à la dégradation du glucose.

**PHYSIOLOGIE**

L'enzyme appelée glucose-6-phosphate déshydrogénase (G-6-PD) catalyse une réaction de déshydrogénation du glucose (élimination d'atomes d'hydrogène dans la molécule de glucose). Cette enzyme assure la protection des globules rouges : en effet, elle fournit des atomes d'hydrogène (H) au glutathion (molécule participant au transport de l'hydrogène) afin que celui-ci transforme l'oxygène excédentaire (O) en eau ($H_2O$) ; en l'absence de glucose-6-phosphate déshydrogénase, l'oxygène présent agresse le globule rouge.

**PATHOLOGIE**

Le déficit génétique en glucose-6-phosphate déshydrogénase est le plus fréquent des déficits enzymatiques du globule rouge. Le gène responsable de la production de cette enzyme est situé sur le chromosome X (comme le gène responsable de l'hémophilie). Le déficit touche essentiellement les garçons puisqu'il suffit d'un seul gène atteint pour que la maladie se manifeste, alors que les deux gènes doivent être mutés pour qu'elle apparaisse chez les filles. Une autre particularité de cette mutation est qu'elle protège du paludisme les sujets qui possèdent le gène muté. On connaît de très nombreuses variantes de l'enzyme glucose-6-phosphate déshydrogénase, certaines d'entre elles ne produisant aucun symptôme, d'autres entraînant une fragilisation des globules rouges, qui peut aller, dans les formes les plus graves, jusqu'à leur destruction chronique. Les deux types les plus fréquents sont le type A (Afrique) et le type B (Europe), dit aussi déficit méditerranéen. Celui-ci donne des poussées d'hémolyse sévères lors de l'absorption de médicaments oxydants

(antipaludéens, sulfamides, par exemple), d'infections aigües ou, parfois, seulement à la suite d'ingestion de fèves (favisme). Cette destruction intravasculaire entraîne une émission d'urines rouges et éventuellement une insuffisance rénale aiguë. Le déficit africain est moins sévère. Le traitement est essentiellement préventif : il consiste à proscrire tous les médicaments connus pour être mal tolérés chez ces malades. Les symptômes régressent dès l'arrêt du traitement incriminé.
→ VOIR Favisme.

## Glutamine

Acide aminé permettant à l'organisme de neutraliser l'action toxique de l'ammoniaque en s'y combinant.

La glutamine est formée dans les tissus par fixation d'une molécule d'ammoniaque sur une molécule d'acide glutamique ; c'est lors de cette réaction chimique que l'ammoniaque perd sa toxicité. Selon les besoins de l'organisme, la glutamine peut être utilisée de deux façons. Dans un premier cas, elle amène l'ammoniaque au rein, qui l'élimine, ou au foie, qui s'en sert pour synthétiser l'urée, laquelle est éliminée ensuite par le rein. Dans un second cas, l'azote contenu dans l'ammoniaque de la glutamine est réutilisé pour synthétiser des substances azotées dont l'organisme a besoin, telles les protéines ou les bases puriques et pyrimidiques (constituants de l'A.D.N. et de l'A.R.N.).

## Glutathion

Substance de l'organisme de nature peptidique (constituée d'acides aminés) et servant au transport de l'hydrogène.

Le glutathion, présent dans tous les tissus de l'organisme, est synthétisé par une enzyme, la glutathion synthétase, à partir de trois acides aminés, l'acide glutamique, la cystéine et la glycine. Une autre enzyme, le glutathion-réductase, le transforme en glutathion réduit.

Le glutathion réduit protège les cellules contre l'oxydation, par exemple contre l'action toxique des radicaux libres tels que le peroxyde d'hydrogène. Dans le cas précis des globules rouges, il empêche l'hémoglobine d'être oxydée en méthémoglobine, laquelle est incapable de transporter l'oxygène.

Un déficit héréditaire en glutathion synthétase provoque une acidose chronique. Un déficit héréditaire en glutathion réductase provoque une anémie hémolytique (tendance à la destruction des globules rouges du fait d'une anomalie de ces derniers).

## Gluten

Protéine présente dans certaines céréales (blé, orge, seigle).

**TROUBLES DU MÉTABOLISME DU GLUTEN**

Chez certains sujets, l'ingestion de gluten provoque des troubles, essentiellement représentés par la maladie cœliaque. Celle-ci, appelée également intolérance au gluten, apparaît surtout dans l'enfance et survient quelques mois après l'introduction du gluten dans l'alimentation. Chez ces sujets, l'organisme sécrète des anticorps contre la molécule de gliadine, un des composants du gluten. Ce sont ces anticorps qui induisent l'intolérance au gluten, en général par une atteinte des villosités de l'intestin grêle ; celle-ci peut provoquer des diarrhées chroniques et une malabsorption des nutriments entraînant anémie, retard de croissance, déficit en vitamines, troubles du métabolisme phosphocalcique, etc. Il existe aussi des formes avec peu, voire pas, de symptômes, qui sont alors dépistées à l'âge adulte. Le traitement repose sur la suppression définitive des aliments contenant du gluten.

## Glycémie

Taux de glucose dans le sang.

Grâce à plusieurs mécanismes de régulation, la glycémie est maintenue sensiblement constante (autour de 1 gramme par litre) afin d'apporter aux organes et aux tissus des quantités constantes de glucose sanguin. Produit par le foie, celui-ci couvre toujours les besoins de l'organisme, malgré les variations de son apport extérieur (alimentation) et de sa consommation par les cellules, cette dernière étant augmentée par l'effort physique, par exemple. La régulation du taux sanguin de glucose est assurée grâce à un équilibre permanent entre les substances, de nature surtout hormonale, qui diminuent la glycémie (insuline) et celles qui l'augmentent (glucagon, adrénaline, hormone de croissance). Le mécanisme de base de cette régulation hormonale est directement fonction des variations de la glycémie, auxquelles les cellules sécrétrices d'une de ces hormones sont immédiatement sensibles.

La glycémie se mesure soit dans le sang veineux au cours de la classique « prise de sang » (glycémie veineuse), soit dans le sang capillaire après une petite piqûre au bout du doigt (glycémie capillaire), une goutte de sang étant posée sur une bandelette réactive ; la mesure est alors déterminée soit par comparaison de la couleur obtenue avec une échelle, soit par lecture directe, la bandelette étant introduite dans un petit appareil appelé lecteur de glycémie. La valeur normale de la glycémie est de 4,4 à 6,05 millimoles par litre (soit de 0,8 à 1,10 gramme par litre) à jeun. L'autocontrôle glycémique est indispensable dans la surveillance du diabète.

**PATHOLOGIE**

■ **L'hypoglycémie** (diminution de la glycémie) risque d'aboutir à une perte de connaissance si elle est importante. Elle est traitée par administration orale de sucre si le malade est conscient, par injection de solutés glucosés ou de glucagon dans le cas contraire.

■ **L'hyperglycémie** (augmentation de la glycémie) est l'un des signes caractéristiques du diabète. Elle est traitée par un régime alimentaire approprié, éventuellement par l'administration de médicaments hypoglycémiants et, dans certains cas (diabète insulinodépendant), par l'injection d'insuline.

## Glycéride

Lipide simple résultant de l'association entre un alcool, le glycérol, et un ou plusieurs acides gras.

Les glycérides comprennent trois types de substance selon qu'ils contiennent un (monoglycérides), deux (diglycérides) ou trois (triglycérides) acides gras.

Les triglycérides sont les principaux constituants des corps gras alimentaires. Dans le sang, ils circulent, associés à d'autres lipides (cholestérol) et à des protéines, pour former des lipoprotéines appelées VLDL (*very low density lipoproteins*, ou lipoprotéines de très basse densité) et les chylomicrons. Dans l'intestin, une enzyme, la lipoprotéine lipase, agit sur les triglycérides pour libérer successivement un puis deux acides gras, les transformant ainsi en diglycérides puis en monoglycérides ; ceux-ci gagnent le foie, la circulation sanguine puis pénètrent dans les cellules des tissus, où ils subissent deux types de réaction : dans le tissu adipeux, ils sont retransformés en triglycérides, moyen de stockage de l'énergie ; dans les autres tissus, ils sont dégradés pour fournir de l'énergie.

**TROUBLES DU MÉTABOLISME DES GLYCÉRIDES**

Les hypertriglycéridémies (augmentation de la concentration sanguine en triglycérides) font partie des hyperlipidémies (augmentation des lipides). Favorisant l'athérosclérose (rétrécissement du diamètre des artères par dépôt de lipides), elles nécessitent un régime alimentaire (perte de l'excès de poids, suppression de l'alcool et du sucre) et parfois la prise de médicaments hypolipémiants.
→ VOIR Triglycéride.

## Glycérol

Alcool de l'organisme, constituant des lipides et source d'énergie.

Le glycérol se rencontre sous forme libre et sous forme d'ester (combiné à un ou plusieurs acides) : acide glycérophosphorique (associé à l'acide phosphorique) ou glycéride (associé à des acides gras). Il provient, dans l'organisme, soit de l'alimentation, soit, de façon interne, de la dégradation du glucose et de celle des glycérides.

Le glycérol a pour rôle, selon les besoins de l'organisme, de se retransformer en glycérides et de constituer ainsi une réserve d'énergie ou, au contraire, de se transformer en acide glycérophosphorique et de subir une dégradation produisant de l'énergie.

## Glycine

Acide aminé participant à la synthèse du glucose. SYN. *glycocolle.*

La glycine est présente dans l'alimentation mais elle n'est pas indispensable, l'organisme étant capable de la synthétiser. Outre son rôle dans la formation du glucose, elle sert à la conjugaison hépatique des substances toxiques : les cellules du foie la fixent sur ces substances, qui deviennent ainsi très solubles et facilement éliminables dans les urines.

**TROUBLES DU MÉTABOLISME DE LA GLYCINE**

Les troubles du métabolisme de la glycine sont héréditaires mais très rares. L'un d'eux, l'hyperglycinémie, est caractérisé par l'asso-

## Hantaan (virus de)

Virus à A.R.N. de la famille des *Bunyaviridæ*, responsable de la fièvre hémorragique de Corée (fièvre hémorragique avec insuffisance rénale).

→ VOIR **Fièvre hémorragique avec syndrome rénal.**

## Haploïde

Se dit d'une cellule qui ne possède qu'un seul jeu de chromosomes.

Les seules cellules haploïdes dans l'organisme humain sont les gamètes, c'est-à-dire les ovules et les spermatozoïdes. Ces cellules ne possèdent que 23 chromosomes, alors que toutes les autres cellules, dites diploïdes, en possèdent 23 paires, soit deux jeux semblables. L'information génétique portée par les gamètes est donc unique. La réunion de deux cellules haploïdes lors de la fécondation crée une cellule diploïde.

## Haplotype

1. En génétique humaine : ensemble de gènes se transmettant « en bloc » lors de la reproduction.
2. En génétique animale : désigne chacun des deux lots chromosomiques haploïdes, chaque haplotype étant hérité de l'un des parents.

## Haptoglobine

Protéine du sang appartenant au groupe des alpha-2-globulines.

L'haptoglobine est une glycoprotéine (protéine associée à une partie glucidique) synthétisée par le foie. La variété précise d'haptoglobine que possède un individu est héréditaire, et son identification est utilisée en médecine légale lors des recherches de paternité. La diminution de la concentration d'haptoglobine dans le sang indique une hémolyse (destruction pathologique des globules rouges). Son augmentation est un signe de maladie inflammatoire.

## Haptonomie

Science de la vie affective, étudiant les phénomènes inhérents aux contacts (essentiellement tactiles) dans les relations humaines.

L'haptonomie, approche concrète fondée par Frans Veldman, met en œuvre et développe les facultés grâce auxquelles l'être humain peut atteindre épanouissement et santé. Elle concerne la courbe entière de la vie, depuis la conception (accompagnement périnatal) jusqu'à la mort (accompagnement des mourants). Elle s'applique à la pédagogie, la médecine ou encore la psychothérapie ; elle répond à des infirmités ou des troubles physiques (haptosynésie). Au cours du soin, elle fait appel à un type de contact qui invite la personne, dans l'interaction avec le soignant, à activer sa psychomotricité autonome.

Dans son application la plus connue, l'accompagnement pré- et postnatal des parents et de leur(s) enfant(s), l'haptonomie permet d'établir des relations affectives avec le(s) bébé(s) dès la conception. Elle permet aussi de mieux appréhender la douleur, en maintenant le contact affectif avec le bébé. Elle sollicite la participation du père, tout au long de la grossesse. Les séances (toutes les 3 semaines) sont menées par un(e) praticien(ne) formé(e) par le Centre international de recherche et de développement de l'haptonomie (C.I.R.D.H.).

## Harada (maladie de)

Maladie associant une méningite et une uvéite postérieure (inflammation de la choroïde, membrane vasculaire de la rétine).

La maladie de Harada, uvéoméningite particulièrement fréquente chez les Asiatiques, n'a pas de cause connue.

**SYMPTÔMES ET SIGNES**

La méningite, habituellement très modérée, n'occasionne que des symptômes peu marqués (fièvre, maux de tête, nausées, gêne oculaire à la lumière et raideur de la nuque). L'inflammation de la choroïde se manifeste par des décollements de la rétine, régressant spontanément en laissant des cicatrices pigmentées, et parfois par une atteinte du nerf optique avec œdème de la papille, responsable d'une baisse de la vision. À ces troubles s'associent parfois une surdité et un vitiligo : l'affection est alors appelée maladie de Vogt-Koyanagi.

**DIAGNOSTIC**

Il repose sur l'examen ophtalmologique, qui met en évidence une inflammation de la choroïde et de la rétine, complété par une analyse du liquide cérébrospinal, qui révèle une augmentation du nombre de cellules.

**TRAITEMENT**

Les corticostéroïdes par voie générale sont dans l'ensemble très efficaces.

## Hardy-Weinberg (loi de)

Loi de génétique donnant la proportion des différents génotypes, pour un gène donné, dans une population.

## Hartmann (opération de)

Intervention chirurgicale consistant en l'ablation du côlon gauche avec colostomie (abouchement du côlon à la peau pour permettre l'évacuation des matières fécales).

L'opération de Hartmann est pratiquée soit en urgence en cas d'occlusion intestinale, soit chez les malades qui ne supporteraient pas le rétablissement immédiat de la continuité intestinale. Le plus souvent, elle est indiquée chez des patients atteints de cancer du côlon gauche, mais aussi d'affections bénignes comme la sigmoïdite diverticulaire compliquée ou récidivante. L'intervention consiste à suturer le segment inférieur du côlon après ablation du sigmoïde (sa partie terminale) et à réaliser une colostomie - définitive ou temporaire - avec le segment supérieur. L'opération de Hartmann est une intervention assez importante, effectuée en milieu hospitalier sous anesthésie générale. Ses suites sont favorables mais son pronostic dépend essentiellement de la maladie d'origine.

## Hartnup (maladie de)

Maladie héréditaire liée à une anomalie du transport de certains acides aminés.

La maladie de Hartnup est une affection à transmission autosomique récessive (elle se transmet exclusivement par les chromosomes non sexuels, le gène porteur devant être reçu du père et de la mère pour que l'enfant développe la maladie). Elle se manifeste dès l'enfance par une éruption cutanée (plaques rouges) prédominant sur les zones exposées à la lumière, par des signes neurologiques (perte de l'équilibre ; succession de mouvements oscillatoires, courts et saccadés, des yeux) et, plus rarement, par un retard mental et des troubles psychiques.

Pour établir le diagnostic, on recherche une augmentation importante de l'excrétion urinaire des acides aminés et une élimination accrue de l'un d'entre eux, le tryptophane, dans les selles. Le traitement de la maladie de Hartnup, efficace, repose sur l'administration à vie de vitamine PP.

## Harvey (William)

Médecin anglais (Folkestone 1578 - Londres 1657).

William Harvey enseigna l'anatomie et la chirurgie au Collège royal. On lui doit la découverte du mécanisme de la circulation sanguine. Il fit aussi des recherches sur les stades initiaux de la formation des mammifères et fut le premier scientifique à énoncer le principe que tout être vivant provient d'un germe.

## Hashimoto (thyroïdite de)

Maladie thyroïdienne bénigne d'évolution chronique, entraînant souvent une hypothyroïdie.

Plus fréquente chez la femme que chez l'homme, la thyroïdite de Hashimoto survient généralement entre 30 et 50 ans. Il s'agit d'une maladie familiale, auto-immune, qui se manifeste par un goitre ferme, de volume modéré, et par des signes d'hypothyroïdie (épaississement de la peau, bradycardie, frilosité, constipation). Le diagnostic est confirmé par un prélèvement sanguin qui met en évidence la présence d'anticorps antithyroïdiens, en particulier celle d'antimicrosomes ou d'antiperoxydase.

En l'absence de traitement, la thyroïdite de Hashimoto évolue par poussées vers une hypothyroïdie profonde. Le traitement par la thyroxine compense la fonction défaillante de la thyroïde et permet la disparition des symptômes.

## Hatching

→ VOIR **Éclosion assistée.**

## HDL cholestérol

Fraction du cholestérol sanguin transportée par des lipoprotéines (substances associant des lipides et des protéines) du type HDL (*high density lipoproteins,* ou lipoprotéines de haute densité). SYN. *cholestérol HDL.*

La mesure du taux sanguin de HDL cholestérol, communément appelé bon cholestérol, a plus de valeur que celle du cholestérol total pour estimer le risque de maladies cardiovasculaires dues au dépôt d'une plaque d'athérome sur la paroi des artères. La quantité de HDL cholestérol ne doit pas être inférieure à environ 1 millimole, soit 0,4 gramme par litre ; plus son taux est élevé, plus le risque de maladies coronaires (angor, infarctus) est faible.

## Heberden (nodosité d')

Épaississement osseux au voisinage de l'articulation interphalangienne distale (la plus proche de l'ongle), donnant au doigt un aspect noueux.

La nodosité d'Heberden, qui peut affecter plusieurs doigts, est due à des excroissances osseuses appelées ostéophytes, caractéristiques de l'arthrose. Pendant la formation de la nodosité d'Heberden, correspondant à une phase congestive de l'arthrose, l'articulation est douloureuse ; une fois cette nodosité formée, les douleurs s'atténuent ou disparaissent. Le traitement de cette affection se confond avec celui de l'arthrose qui en est responsable.

## Heerfordt (syndrome de)

Syndrome associant une inflammation des glandes parotides, une inflammation de l'iris et du corps ciliaire et la paralysie d'une ou de plusieurs paires de nerfs crâniens.

Le syndrome de Heerfordt affecte surtout les sujets entre 20 et 40 ans et apparaît parfois au cours de la sarcoïdose (inflammation des ganglions lymphatiques et d'autres tissus). Il peut également accompagner une uvéite ou une méningoencéphalite. Le syndrome de Heerfordt se manifeste par une conjonctivite et une inflammation de la glande parotide, avec gonflement et douleurs derrière la mâchoire, associées à une paralysie faciale ou des nerfs oculomoteurs. Le diagnostic repose sur l'examen clinique, complété par des examens destinés à rechercher la cause du syndrome. Le traitement est celui de la maladie causale.

## Heimlich (manœuvre de)

Technique de secourisme employée pour évacuer des voies aériennes d'un sujet un corps étranger (fragment alimentaire, etc.) responsable d'asphyxie.

La manœuvre de Heimlich consiste à comprimer brutalement la base du thorax et le haut de l'abdomen du sujet, provoquant ainsi une brusque ascension du diaphragme et une surpression dans les voies respiratoires. Elle est réalisée en position debout : le sauveteur, placé derrière le malade, le ceinture de ses bras, les deux mains au-dessus de l'ombilic, avant d'exercer un mouvement brutal de compression vers le haut. Elle peut aussi être pratiquée sur un patient allongé sur le dos, le sauveteur effectuant alors de ses deux mains une compression brusque, dirigée vers le haut, de la partie haute de l'abdomen.

→ VOIR Fausse-route alimentaire.

## Helicobacter pylori

Bactérie responsable de gastrites et d'ulcères.

*Helicobacter pylori* est retrouvé chez la majorité des patients ayant un ulcère du duodénum.

## Heller (opération de)

Opération chirurgicale consistant à inciser la couche musculaire de l'œsophage jusqu'à la muqueuse. SYN. *œsophagocardiotomie extramuqueuse.*

L'opération de Heller est indiquée en cas de méga-œsophage ou achalasie (dilatation importante de l'œsophage due à un spasme des muscles de son extrémité inférieure). L'opération consiste à pratiquer une cardiotomie (incision de la couche musculaire du cardia, zone frontière entre l'œsophage et l'estomac, épargnant la muqueuse) de 10 à 12 centimètres vers le haut. L'angle entre l'œsophage et l'estomac (angle de His) est ensuite reconstitué afin d'empêcher le reflux des aliments de l'estomac vers l'œsophage. L'opération de Heller peut être réalisée par voie chirurgicale ou vidéo-endoscopique.

## Helminthiase

Maladie parasitaire humaine et animale due à l'infestation par des vers, les helminthes. SYN. *verminose.*

**DIFFÉRENTS TYPES D'HELMINTHIASE**

■ **Les helminthiases intestinales** sont dues soit à des nématodes (vers ronds) comme l'ascaris, le trichocéphale, la trichine, l'anguillule, l'ankylostome, soit à des vers plats comme le ténia du bœuf, le ténia du porc, le ténia du poisson, les douves intestinales ou les bilharzies. Elles sont parfois responsables de diarrhées et de douleurs abdominales mais ne se manifestent le plus souvent par aucun symptôme particulier.

■ **Les helminthiases du foie** sont dues soit à l'infestation par des vers adultes, les douves (grande douve du foie, douve de Chine), soit à l'infestation par des larves dans les cas de kyste hydatique (provoqué par une larve, l'hydatide) ou d'échinococcose alvéolaire, soit à la présence d'œufs, notamment dans le cas des bilharzioses. Elles se manifestent par un ictère (jaunisse) ou une cirrhose.

■ **Les helminthiases du poumon** correspondent soit à la présence de douves dans les bronches, soit au développement d'un kyste hydatique. Les douves provoquent la formation de cavités dans les bronches et se manifestent par des crachats de sang. Le kyste hydatique se manifeste par une tumeur bénigne du poumon.

■ **Les helminthiases exclusivement tropicales** atteignent les ganglions dans le cas des filarioses lymphatiques, la peau dans le cas de la loase, de la dracunculose ou de l'onchocercose, cette dernière affectant également les yeux.

**CONTAMINATION**

La plupart des helminthiases surviennent après ingestion d'aliments ou d'eau contaminés par les vers responsables. Il existe cependant d'autres modes de contamination : les helminthiases tropicales, à l'exception de la dracunculose, se transmettent par l'intermédiaire de piqûres d'insectes, et certaines helminthiases intestinales (anguillulose, ankylostomose et bilharzioses) se développent après pénétration des parasites à travers la peau.

**TRAITEMENT**

Les helminthiases se traitent par administration de médicaments antihelminthiques qui tuent les vers responsables. Ces médicaments sont le flubendazole, le pyrantel, le tiabendazole, l'albendazole et l'ivermectine, efficaces contre les vers ronds, le praziquantel et la niclosamide, efficaces contre les vers plats.

**PRÉVENTION**

La cuisson des aliments, une meilleure hygiène individuelle, l'adduction d'eau potable, la construction de latrines et le développement du tout-à-l'égout, ainsi que la lutte contre les insectes, sont les clefs de la prévention des helminthiases.

## Hémagglutination

Agglutination des cellules du sang.

Dans la pratique courante, ce phénomène ne concerne que les globules rouges. L'hémagglutination est un processus de nature immunologique qui se produit sous l'influence d'anticorps dirigés contre les antigènes portés par la membrane des globules rouges. Ce phénomène naturel est mis à profit dans la détermination des groupes sanguins ABO ou Rhésus et lors de certains tests immunologiques. Il existe également des anticorps dirigés contre les virus et, plus spécifiquement, contre les récepteurs membranaires leur permettant d'infecter les cellules : l'agglutination alors provoquée sert à l'établissement, en laboratoire, du diagnostic de maladies virales.

→ VOIR Agglutination, Coombs (test de).

## Hémangioblastome

→ VOIR Angioblastome.

## Hémangiome

→ VOIR Angiome.

## Hémarthrose

Épanchement de sang dans une articulation, le plus souvent localisé dans la cavité articulaire du genou.

En général, une hémarthrose survient immédiatement après un traumatisme provoquant une lésion sévère de l'articulation : fracture d'un os faisant partie de l'articulation, déchirure des ligaments, lésion de la capsule et de la synoviale, lésion du ménisque dans le cas du genou. Les autres causes d'hémarthrose, plus rares, sont diverses : hémophilie, traitements anticoagulants, arthrose de l'articulation fémororotulienne chez les personnes âgées, synovite villonodulaire (tumeur synoviale bénigne). L'hémarthrose se caractérise le plus souvent par un gonflement et une douleur de l'articulation concernée ; elle peut aussi entraîner un raidissement articulaire dû à une contracture des muscles de voisinage.

**TRAITEMENT**

Une poche de glace placée sur l'articulation peut aider à diminuer l'épanchement et la douleur. Afin d'arrêter l'hémorragie, le médecin pourra réaliser un bandage articulaire relativement serré et conseillera le repos du membre en position surélevée pendant 2 ou 3 semaines.

## Hématémèse

Vomissement de sang d'origine digestive.

Une hématémèse traduit une hémorragie digestive haute (sang plus ou moins digéré provenant de l'œsophage, de l'estomac ou du duodénum). Les causes les plus fréquentes en sont la rupture de varices œsophagiennes dues à l'hypertension portale chez un sujet atteint d'une cirrhose, les lésions favorisées par la prise de médicaments toxiques pour l'estomac (aspirine, anti-inflammatoires), l'ulcère gastroduodénal et les gastrites hémorragiques. Une fibroscopie gastrique permet de déterminer l'origine du saignement et d'établir le diagnostic. Une hématémèse nécessite une hospitalisation en urgence pour apprécier sa gravité et son retentissement.

Le traitement fait appel le plus souvent à la prise de médicaments antiulcéreux ainsi qu'à la sclérose, réalisée par voie endoscopique, de varices œsophagiennes ou d'un ulcère hémorragique. Une intervention chirurgicale s'impose en cas d'hémorragie non jugulée ou récidivante.

## Hématie

Cellule sanguine transportant l'oxygène des poumons vers les tissus. SYN. *érythrocyte, globule rouge.*

L'hématie peut être considérée comme un sac transportant de l'hémoglobine, pigment protéinique de couleur rouge chargé de transporter l'oxygène.

**STRUCTURE**

L'hématie est une cellule ronde légèrement renflée sur les bords, d'un diamètre de 7 micromètres environ. Ses propriétés notables d'élasticité et de malléabilité lui permettent de se déformer pour passer dans les capillaires les plus fins (3 à 4 micromètres) puis de reprendre sa forme initiale. Sa membrane comporte une double couche lipidique dans laquelle s'insèrent des protéines. Sur celles-ci se fixent des substances, notamment du glucose et du galactose, qui déterminent les groupes sanguins. Chez l'être humain, contrairement à ce qu'il en est chez d'autres espèces comme les oiseaux, le globule rouge ne possède pas de noyau.

**CYCLE DE VIE**

Les hématies sont produites par les érythroblastes, cellules souches de la moelle des os, dont elles représentent la dernière étape de différenciation. Ces érythroblastes se transforment en globules rouges jeunes, appelés réticulocytes, qui conservent pendant 48 heures environ des restes filamenteux. La durée de vie des hématies est de 120 jours en moyenne. Leur destruction est ensuite assurée par les cellules macrophages de la moelle des os, du foie et, accessoirement, de la rate. Elles sont décomposées en éléments chimiques simples qui sont immédiatement utilisés par les autres cellules de l'organisme. Seule l'hémoglobine, riche en fer, suit un cycle particulier ; sa structure

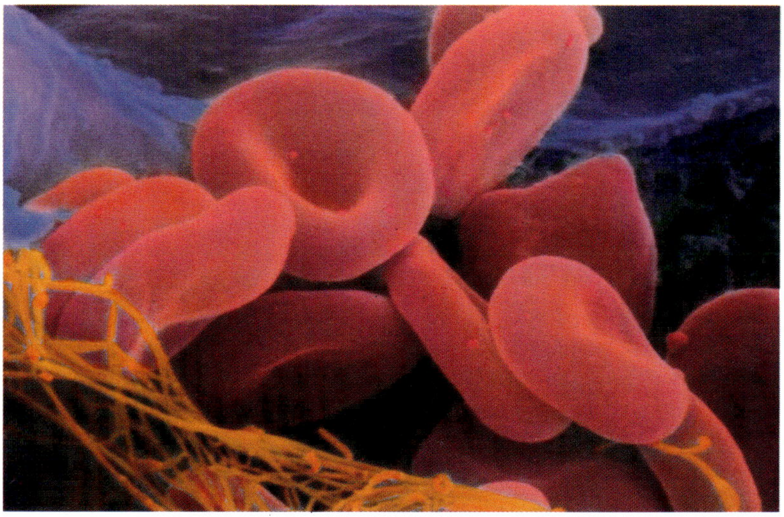

***Hématie.*** *Un globule rouge a la forme d'un disque déprimé en son centre.*

centrale, l'hème, est transformée sous l'action d'enzymes et libérée dans le plasma sous forme de bilirubine (pigment jaune-brun). Celle-ci passe ensuite dans la bile et est éliminée dans les fèces. Le fer est, lui, remis en circulation et réutilisé.

**PATHOLOGIE**

Chacun des éléments de l'hématie peut être l'objet de modifications constitutionnelles ou acquises : ainsi, il existe des anomalies des lipides ou des protéines de sa membrane, de l'hémoglobine, des enzymes. Certaines modifications n'ont pas de conséquences sur la vie du globule rouge ; d'autres affectent son espérance de vie et sont responsables d'anémies hémolytiques.

## Hématocèle

Accumulation de sang dans le cul-de-sac de Douglas.

Le cul-de-sac de Douglas est une poche comprise entre les deux feuillets du péritoine et constituant le point le plus bas de la cavité péritonéale. Chez la femme, il est situé entre le vagin et le rectum ; chez l'homme, entre la vessie et le rectum. Chez la femme, une hématocèle est presque toujours une complication d'une grossesse extra-utérine non diagnostiquée. Cependant, elle peut aussi être due à une rupture de la rate ou d'un anévrysme ou survenir à la suite d'une intervention chirurgicale.

Après le saignement, des caillots se forment, qui s'entourent rapidement d'une coque pathologique formée par une agglutination d'anses intestinales et d'épiploon. Le traitement de l'hématocèle est celui de sa cause (drainage chirurgical, par exemple).

## Hématocèle vaginale testiculaire

Accumulation de sang entre le testicule et son enveloppe séreuse, la vaginale testiculaire.

Une hématocèle vaginale testiculaire est souvent due à un traumatisme du testicule provoquant une rupture de l'albuginée (membrane entourant le testicule) ; plus rarement, elle est liée à une tumeur testiculaire. Douloureuse, elle se traduit par une augmentation de volume du testicule et de la bourse. Son traitement repose sur une intervention chirurgicale, qui permet d'évacuer la collection sanguine et de vérifier l'état du testicule.

## Hématocrite

Mesure du volume occupé par les globules rouges dans un échantillon de sang par rapport au volume de celui-ci, exprimé en pourcentage.

L'hématocrite, l'un des éléments du bilan standard de la numération formule sanguine (N.F.S.), ou hémogramme, est un examen courant qui permet de calculer la teneur moyenne en hémoglobine des globules rouges. Naguère, cette mesure était effectuée par centrifugation de sang recueilli dans un tube contenant un produit anticoagulant séparant les globules du plasma. Actuellement, elle est calculée par des appareils électroniques à partir du nombre de globules rouges et du volume globulaire moyen de ceux-ci.

L'hématocrite normal se situe entre 40 et 54 % chez l'homme et entre 35 et 47 % chez la femme. Sa diminution doit faire rechercher une anémie, son augmentation, une polyglobulie (augmentation de la masse totale des globules rouges de l'organisme).

## Hématodermie

Prolifération, en général maligne, de globules blancs (lymphocytes, polynucléaires ou monocytes) ou de leurs dérivés dans la peau.

Les hématodermies comprennent trois types de manifestations.

■ **Les lymphomes** sont des proliférations lymphocytaires (lymphocytes T ou B) non liées à une autre maladie, tels le mycosis fongoïde et le syndrome de Sézary.

■ **Les histiocytoses** sont des proliférations d'histiocytes (dérivés de globules blancs du type monocyte).
■ **Les leucémies,** proliférations diffuses de globules blancs de type lymphocyte ou monocyte, ont parfois des localisations cutanées.

Les signes des hématodermies sont extrêmement variés. Celles-ci se manifestent souvent par des plaques rougeâtres, parfois prurigineuses, ayant tendance à infiltrer la peau, qui s'épaissit et perd sa souplesse ; plus tard apparaissent des nodules sous-cutanés ou des tumeurs saillantes. Le traitement dépend de chaque maladie.

## Hématologie

Science des maladies du sang.

L'hématologie se consacre à l'étude du sang, de la moelle et des ganglions. Elle a permis la découverte de nombreux processus physiologiques et pathologiques, qui ont pu être érigés en modèles pour d'autres tissus. Les plus importants de ces modèles sont les suivants.

■ **Le processus de fonctionnement du globule rouge** a été mis en évidence, ainsi que l'analyse de sa membrane et de sa principale fonction, le transport de l'oxygène.
■ **Un modèle de régulation génique,** celui des gènes de l'hémoglobine, a été établi, permettant d'identifier les zones de l'A.D.N. qui fixent les protéines activant la synthèse de l'hémoglobine dans les cellules érythroïdes.
■ **La physiologie moléculaire de l'hémoglobine,** c'est-à-dire les changements de forme de cette molécule, lorsqu'elle fixe ou libère de l'oxygène, a pu être précisée.
■ **La différenciation cellulaire du tissu de la moelle osseuse** a permis de montrer que les cellules souches acquièrent progressivement, sous l'effet de facteurs de croissance, une spécialisation progressive.
■ **Le mécanisme de la transformation maligne** a été reconnu et décrit. Il repose sur la modification de gènes ayant un rôle clé dans la différenciation cellulaire et dont l'activation anormale ou la mutation aboutissent à une mauvaise régulation de la production cellulaire et à la transformation maligne des cellules.
■ **Le système enzymatique en cascade de la coagulation** (formation du caillot qui bouche les vaisseaux lésés) a été détaillé.
■ **La transfusion sanguine** permet aujourd'hui à des millions de malades de survivre à des anomalies génétiques de la coagulation, à toutes sortes d'interventions chirurgicales, aux accidents, ainsi qu'à des maladies du sang.
■ **Les premières applications du génie génétique** ont bénéficié aux malades atteints de maladies du sang : interféron alpha dans la leucémie à tricholeucocytes, érythropoiétine dans l'anémie de l'insuffisance rénale, facteurs de croissance des granulocytes dans certains déficits constitutionnels de la production des polynucléaires neutrophiles et les toxicités hématologiques induites par les chimiothérapies anticancéreuses.

## Hématome

Collection de sang dans un organe ou dans un tissu, faisant suite à une hémorragie.

Un hématome a presque toujours pour cause un traumatisme. Cependant, il peut survenir après un choc très bénin ou même spontanément en cas de surdosage en médicaments anticoagulants (particulièrement en antivitamine K) ou de maladie de la coagulation sanguine (hémophilie). Dans la majorité des cas, l'hématome régresse spontanément. Mais, parfois, il est remplacé par du tissu fibreux, ce qui peut gêner le fonctionnement de l'organe, par exemple si celui-ci est un muscle. D'autres complications de l'hématome sont sa surinfection ou la compression d'un organe voisin. On évacue le sang, par ponction ou incision chirurgicale, uniquement dans le cas d'hématomes volumineux et compressifs.

## Hématome extradural

Collection de sang entre la voûte du crâne et la dure-mère (dernier feuillet externe enveloppant les méninges).

#### CAUSES ET SIGNES

L'hématome extradural est relativement rare. Il est consécutif à un coup sur le côté de la tête, avec rupture de l'artère située à la surface de la dure-mère, et souvent associé à une fracture du crâne. Il se forme et s'étend rapidement, augmentant la pression à l'intérieur du crâne, si bien que, quelques heures après le traumatisme, apparaissent chez le sujet des maux de tête, des troubles de la conscience (somnolence, coma), parfois une hémiplégie. L'évolution est caractéristique : les signes n'apparaissent que quelques heures après le traumatisme, alors que le malade semblait se porter bien.

#### DIAGNOSTIC ET TRAITEMENT

L'hospitalisation s'impose en urgence, le diagnostic est confirmé par scanner, et le traitement consiste en une intervention chirurgicale. Le chirurgien réalise un volet osseux dans le crâne, évacue l'hématome puis referme le volet.

#### PRÉVENTION

La gravité de cette affection et l'existence d'un intervalle libre de quelques heures entre le traumatisme crânien et la formation d'un hématome extradural justifient la surveillance à l'hôpital pendant 24 heures de tout traumatisme crânien.

## Hématome rétroplacentaire

Épanchement anormal de sang qui peut survenir, pendant la grossesse, entre le placenta et la paroi de l'utérus.

Un hématome rétroplacentaire peut être causé par un traumatisme abdominal (chute, accident de la route). Toutefois, il est le plus souvent la conséquence d'une hypertension artérielle et de ses complications (toxémie gravidique), d'un diabète, d'une grossesse multiple ou d'un hydramnios (excès de liquide amniotique). Il se déclare, générale-

### HÉMATOME

**Un hématome est ordinairement diagnostiqué grâce au contexte (chute, prise d'anticoagulants) et à la palpation, s'il est assez superficiel. Mais l'échographie est précieuse, surtout s'il est profond, pour évaluer sa gravité ou guider une ponction.**

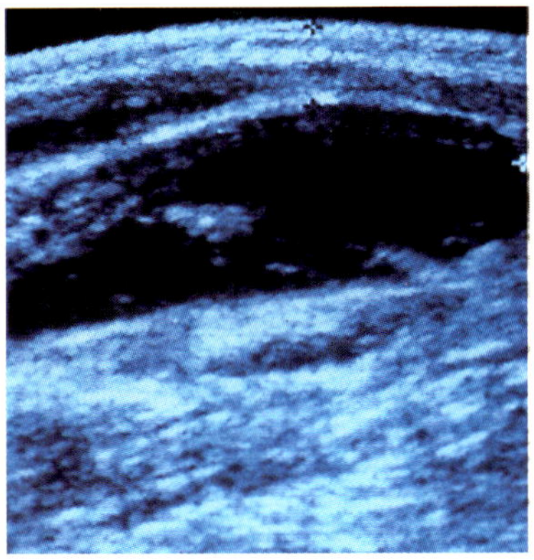

*L'échographie permet, par exemple, de visualiser les hématomes situés dans les muscles : ici un hématome (en noir) localisé dans les tissus (plus clairs) de la cuisse.*

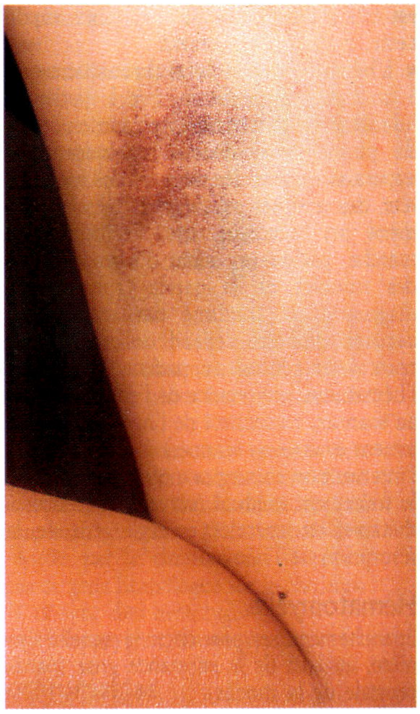

*Un hématome consécutif à un traumatisme peut provoquer une douleur, un gonflement perceptible à la palpation et, à l'endroit du choc, en surface, une ecchymose.*

sans cause précise, de l'hémochromatose secondaire, qui fait suite à une autre maladie.

■ **L'hémochromatose primitive** est due à une mauvaise régulation de l'absorption du fer par l'intestin. C'est une maladie rare, héréditaire (se transmettant sur le mode récessif), plus fréquente chez les hommes et qui, en France, atteint plus particulièrement les sujets d'origine bretonne. La principale mutation incriminée, qui touche le gène HFE (un gène du système HLA), est en effet plus fréquente chez les personnes originaires d'Europe du Nord ; elle se raréfie à mesure que la population considérée est plus méridionale. Le diagnostic précoce de la maladie est possible.

■ **L'hémochromatose secondaire** peut être liée à un alcoolisme chronique et surtout à des transfusions répétées, chaque litre de sang apportant 500 milligrammes de fer.

**SYMPTÔMES ET SIGNES**

Le stockage excessif de fer entraîne de multiples anomalies. Dans le foie, il provoque une cirrhose, et favorise l'apparition d'un cancer. Dans le pancréas, il perturbe la sécrétion d'insuline, entraînant l'apparition d'un diabète sucré ; d'autres anomalies endocriniennes apparaissent également, par atteinte de l'hypophyse (déficit en gonadotrophines et en TSH) et des corticosurrénales. Dans le cœur, l'accumulation de fer altère le fonctionnement du myocarde, et peut entraîner une insuffisance cardiaque. L'atteinte cutanée se manifeste par une hyperpigmentation (aspect bronzé) ou une coloration grise de la peau.

**DIAGNOSTIC**

Une hémochromatose est systématiquement recherchée chez une personne polytransfusée, en cas d'apparition des signes cliniques de la maladie, et enfin, dans le cadre d'une enquête génétique menée chez une famille dont l'un des membres présente la mutation responsable.

Le diagnostic est suggéré par une augmentation du taux de fer sérique et une élévation du coefficient de saturation de la sidérophiline (au-delà de 50 %). Il est confirmé par une mesure de la charge tissulaire en fer, soit par biopsie hépatique, soit en imagerie par résonance magnétique (I.R.M.), technique moins invasive que la précédente.

**TRAITEMENT**

Le traitement de l'hémochromatose consiste à pratiquer des saignées régulières chez les patients qui ne sont pas anémiques ; celles-ci demeurent le procédé le plus efficace pour éliminer le fer en excès. Cependant, chez les malades polytransfusés, ce traitement n'est pas possible. Administrée à forte dose et de préférence par voie sous-cutanée à l'aide d'une pompe portable, la déféroxamine (chélateur du fer) retarde le processus de surcharge en fer en augmentant son élimination urinaire et digestive.

## Hémoculture

Technique de laboratoire visant à mettre en culture le sang d'un patient pour rechercher des bactéries.

La positivité de l'hémoculture témoigne d'une bactériémie. Une hémoculture nécessite de 10 à 20 millilitres de sang veineux, le plus souvent prélevé au pli du coude et recueilli dans deux flacons, l'un aérobie (contenant de l'oxygène et enrichi en gaz carbonique) et l'autre anaérobie (sans oxygène), contenant des bouillons de culture appropriés à la croissance des bactéries. Les délais de culture varient avec les germes en cause, et leur densité dans le sang du patient ; la prolifération s'observe au bout de un ou plusieurs jours (hémoculture positive) ou ne s'observe pas (hémoculture négative). En pratique, on effectue toujours au moins deux hémocultures avant d'engager une antibiothérapie.

Les maladies diagnostiquées grâce aux hémocultures sont en particulier les septicémies à streptocoques, à staphylocoques, à entérobactéries, à mycobactéries, à bacille pyocyanique ou à germes anaérobies, les endocardites, les fièvres typhoïdes *(Salmonella)* et la brucellose.

## Hémodialyse

Méthode d'épuration du sang au moyen d'un rein artificiel.

L'hémodialyse est parfois utilisée dans certains cas d'intoxication grave, mais c'est surtout le traitement majeur de l'insuffisance rénale aiguë et chronique. À moins qu'une greffe de rein puisse être pratiquée, le traitement de l'insuffisance rénale chronique par hémodialyse est définitif. L'insuffisance rénale aiguë correspond à une défaillance transitoire, de quelques jours à plusieurs semaines, du fonctionnement du rein : lorsque celle-ci est importante, elle nécessite une épuration du sang par hémodialyse en attendant que la fonction rénale soit rétablie.

L'hémodialyse permet d'épurer le sang des déchets qui sont normalement éliminés dans l'urine (urée, créatinine), de corriger un éventuel déséquilibre électrolytique (taux anormal de sodium, de potassium, de bicarbonates, etc., dans le sang) et de rééquilibrer le pH du sang en cas d'acidose (acidité sanguine excessive).

**TECHNIQUE**

L'hémodialyse consiste à mettre en contact à travers une membrane semi-perméable appelée dialyseur (ne laissant passer que les petites et les moyennes molécules) le sang du malade et un liquide dont la composition est proche de celle du plasma normal (dialysat). À travers cette membrane s'effectuent des échanges entre le sang et le dialysat selon un processus de diffusion tel que les substances vont du milieu le plus concentré vers le moins concentré. Ainsi, l'urée ou la créatinine en trop forte concentration dans le sang sont éliminées dans le dialysat, qui n'en contient pas.

**DÉROULEMENT**

Le sang est prélevé au patient par l'intermédiaire d'un cathéter placé dans une grosse veine en cas d'insuffisance rénale aiguë, ou d'une aiguille piquée dans une fistule artérioveineuse en cas d'insuffisance rénale chronique. Le sang est dirigé vers le dialyseur où les échanges sont réalisés grâce à un appareil appelé générateur d'hémodialyse. Puis le sang épuré est réadministré au patient par une autre voie du cathéter, ou par la fistule artérioveineuse. La durée des séances d'hémodialyse est de 4 à 6 heures.

> **Le générateur d'hémodialyse**
>
> Le générateur d'hémodialyse est l'ensemble de l'appareillage technique qui permet la réalisation de l'hémodialyse. Il comporte plusieurs parties :
> - un système qui fait circuler le sang dans le circuit extracorporel ;
> - un système qui fabrique le dialysat et en assure la circulation ;
> - un système appelé maîtriseur d'ultrafiltration qui, en créant une différence de pression entre le compartiment sang et le compartiment dialysat, permet de contrôler la quantité d'eau plasmatique soustraite du sang.

En cas d'insuffisance rénale chronique, les séances ont lieu trois fois par semaine. La majorité des patients se rend dans des centres d'hémodialyse hospitaliers, publics ou privés. Mais la séance peut aussi avoir lieu au domicile du patient (dans ce cas, celui-ci suit d'abord une formation soit avec son conjoint, soit avec ses parents s'il s'agit d'un enfant) ou encore dans un centre d'autodialyse. En cas d'insuffisance rénale aiguë, les séances ont lieu tous les jours ou tous les 2 jours, dans des services de néphrologie ou de réanimation, jusqu'à la guérison.

**SURVEILLANCE**

Dans les centres d'hémodialyse où sont pris en charge les patients souffrant d'insuffisance rénale chronique, une surveillance médicale, assurée par un néphrologue, est obligatoire. Celui-ci fixe la durée des séances, la quantité d'eau plasmatique à filtrer et les traitements annexes, diététiques et médicamenteux. L'hémodialyse est parfaitement compatible avec une vie normale.

→ VOIR Fistule artérioveineuse.

## Hémodilution

Technique qui consiste, avant une opération chirurgicale à risque hémorragique, à prélever deux ou trois unités de sang de 400 millilitres environ à un sujet (en les remplaçant par un liquide moins dense) afin de pouvoir, à la fin de l'intervention ou juste après, les lui réinjecter.

L'hémodilution sert à maintenir une bonne tension artérielle, indispensable à une bonne irrigation des organes. Elle permet d'éviter la transfusion sanguine et ses effets indésirables (transmission de maladies infectieuses, réactions allergiques).

**TECHNIQUE**

Le sang prélevé sur le malade est remplacé, par perfusion intraveineuse, par un même volume de liquide de remplissage, solution de macromolécules (polymères de glucose, par exemple) qui n'est pas éliminable par les reins avant plusieurs heures. Pendant l'opération, la perfusion est maintenue. Le sang ayant été conservé, on peut ensuite le réinjecter au malade (autotransfusion).

## Hémodynamique

Partie de la physiologie qui étudie les lois d'écoulement (débit, pression, vitesse, etc.) du sang dans les vaisseaux.

L'hémodynamique distingue deux types de circulation sanguine : la grande circulation, ou circulation systémique, qui est constituée par l'aorte et ses branches ainsi que par les deux veines caves et leurs branches, et la petite circulation, ou circulation pulmonaire, qui est constituée par l'artère pulmonaire et ses branches ainsi que par les veines pulmonaires.

Le débit sanguin des deux circulations est identique. Cependant, les résistances des artérioles pulmonaires étant cinq ou six fois plus faibles que celles des artérioles systémiques, la pression n'est pas la même dans les deux réseaux.

La circulation systémique est soumise à une haute pression. Celle-ci est caractérisée par une valeur maximale, la pression systolique (de 120 à 140 millimètres de mercure), quand le cœur se contracte, et une valeur minimale, la pression diastolique (de 70 à 80 millimètres de mercure), quand le cœur se relâche et se remplit de sang. Ces deux chiffres varient selon l'âge du sujet. La pression systémique s'élève de façon normale à l'effort du fait de l'augmentation du débit cardiaque.

La circulation pulmonaire est soumise à une basse pression. Tout comme la circulation systémique, elle comporte une valeur maximale, systolique (25 millimètres de mercure), et une valeur minimale, diastolique (13 millimètres de mercure).

**MESURES ET ÉTUDE HÉMODYNAMIQUES**

On mesure la pression systémique, communément appelée tension artérielle, au moyen d'un sphygmomanomètre (ou tensiomètre). Mais, pour mesurer avec précision les pressions des deux circulations, le débit cardiaque et les résistances des artérioles, on pratique un cathétérisme (introduction d'une sonde dans un gros vaisseau ou dans une cavité cardiaque).

## Hémoglobine

Protéine contenue dans les globules rouges, auxquels elle donne leur couleur, et qui véhicule l'oxygène dans le sang.

L'hémoglobine (Hb) est une molécule comprenant une partie protéique volumineuse, la globine, elle-même formée de quatre polypeptides (longues chaînes d'acides aminés) attachés les uns aux autres : deux chaînes alpha et deux chaînes bêta. Chaque chaîne s'enroule sur elle-même tout en ménageant sur un côté une petite poche où se loge de l'hème, une substance contenant du fer.

L'hémoglobine est synthétisée par les globules rouges pendant leur formation dans la moelle osseuse. Elle sert à transporter le gaz carbonique des organes (cœur, muscles) vers les poumons mais surtout à transporter l'oxygène dans tous les tissus de l'organisme. Chaque molécule d'hème fixe une molécule d'oxygène quand le globule rouge est dans les poumons, puis la relâche à l'arrivée dans un autre organe. L'hémoglobine est un pigment rouge vif, quand elle est oxygénée (couleur du sang des artères de la grande circulation), bleu quand elle a perdu son oxygène (veines de la grande circulation). Elle sert aussi au transport du sodium.

**PATHOLOGIE**

Plusieurs maladies, dites hémoglobinopathies, sont caractérisées par une anomalie de la synthèse de l'hémoglobine, consistant soit en une production insuffisante, soit en un défaut de structure de la molécule synthétisée. L'hémoglobine peut, par ailleurs, être atteinte d'un changement accidentel (acquis) de structure diminuant ses capacités à transporter l'oxygène.

■ **La méthémoglobine** est une molécule d'hémoglobine modifiée par la transformation du fer ferreux de l'hème en fer ferrique, effet indésirable de médicaments (dapsone) ou due à une intoxication par les nitrites.

■ **La sulfhémoglobine** est due à la fixation de soufre sur une molécule d'hémoglobine par intoxication (hydrogène sulfuré, sulfamides).

■ **La carboxyhémoglobine** est due à la fixation d'oxyde de carbone sur une molécule d'hémoglobine au cours d'une intoxication par ce gaz.

Ces pathologies acquises, de gravité très variable, peuvent n'entraîner qu'une cyanose ou, aussi bien, mettre en jeu la vie du malade.

→ VOIR **Hémoglobinopathie, Numération formule sanguine.**

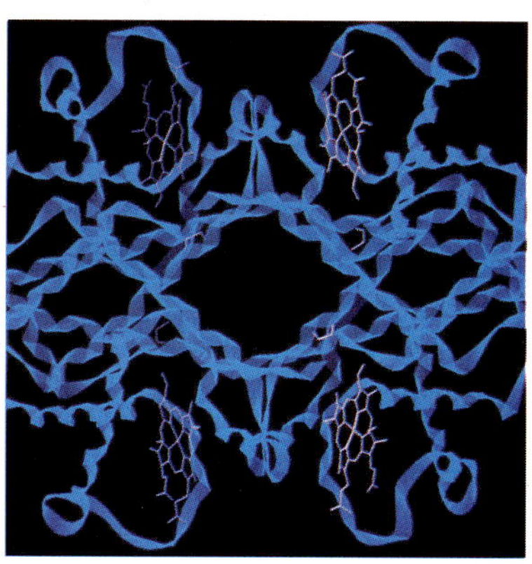

***Hémoglobine.*** *Les quatre chaînes de la globine (en bleu) abritent l'hème (en rose).*

## Hémoglobine glycosylée

Hémoglobine sur laquelle s'est fixée une molécule de glucose. SYN. *hémoglobine glyquée.*

L'hémoglobine glycosylée ($HbA_{1C}$) représente normalement moins de 6 % de l'hémoglobine de l'organisme. Sa concentration dépend de la glycémie moyenne des deux mois précédant le dosage. Celui-ci est utilisé pour surveiller l'efficacité d'un traitement à long terme chez les diabétiques.

## Hémoglobinopathie

Maladie relative à l'hémoglobine, généralement de nature héréditaire.

Parmi les hémoglobinopathies, on distingue les thalassémies (défaut de synthèse de l'hémoglobine) des hémoglobinoses (maladies liées à un défaut de structure de la molécule d'hémoglobine).

La fréquence des allèles responsables d'hémoglobinopathie est importante, en raison de l'effet protecteur qu'ils exercent, souvent même à l'état hétérozygote, contre le paludisme. Ce bénéfice indirect a ainsi favorisé leur maintien par la sélection naturelle, malgré leurs effets pathologiques propres.

**CAUSES**

Les thalassémies sont dues à la diminution ou à l'absence de fabrication d'une des chaînes polypeptidiques de l'hémoglobine. L'une de ces anomalies concerne la chaîne bêta ; dans sa forme majeure, appelée anémie de Cooley, elle peut engendrer une anémie hémolytique grave.

Les hémoglobinoses, dont il existe plus de 300 variétés et qui sont désignées par une lettre ou par le nom de la ville où demeure l'individu chez lequel la maladie a été trouvée, résultent généralement de mutations génétiques ponctuelles. Elles sont nombreuses et diverses, la mutation la plus fréquente étant celle qui provoque la drépanocytose, ou hémoglobinose S. La plupart des mutations n'entraînent aucune manifestation pathologique ; d'autres peuvent être responsables d'une hémolyse pathologique (drépanocytose, hémoglobinoses C et D), d'une affinité anormale de l'hémoglobine pour l'oxygène, avec pour conséquences possibles une augmentation du nombre de globules rouges ou une anémie, ou encore d'une incapacité de l'hémoglobine à fixer l'oxygène et à le transporter (hémoglobine M), entraînant une cyanose congénitale.

**DIAGNOSTIC ET TRAITEMENT**

Le diagnostic des anomalies repose essentiellement sur l'électrophorèse, qui permet de détecter les hémoglobines anormales. Ce test ne pouvant mettre en évidence toutes les mutations, des épreuves de stabilité thermique de l'hémoglobine, des tests d'affinité pour l'oxygène ou une étude directe de l'A.D.N. sont parfois également nécessaires.

L'attitude à adopter en cas de risque de transmission d'une hémoglobinose est fonction du type de mutation : certaines formes ne nécessitent aucun traitement ; d'autres entraînent une anémie importante qui doit être traitée par des transfusions fréquentes. Pour les formes graves, les futurs parents peuvent avoir recours au conseil génétique et au dépistage prénatal afin d'estimer les risques encourus par leur enfant.

→ VOIR **Drépanocytose, Thalassémie.**

## Hémoglobinurie

Présence d'hémoglobine dans les urines.

L'hémoglobinurie doit être distinguée de l'hématurie (présence de globules rouges dans les urines) et de la myoglobinurie (présence de myoglobine, protéine musculaire colorée, dans les urines). C'est un signe d'hémolyse (destruction des globules rouges) importante à l'intérieur des vaisseaux sanguins (hémolyse intravasculaire). Lorsque l'haptoglobine, élément tampon du plasma chargé de fixer l'hémoglobine en excès, est saturée, l'hémoglobine se fragmente, traverse la membrane glomérulaire du rein et passe dans les urines. L'hémoglobinurie se traduit par l'émission d'urines rouge sombre. Un tel signe doit faire rechercher la cause de l'hémolyse, notamment une insuffisance rénale.

## Hémogramme

Numération des éléments figurés du sang (globules blancs, globules rouges, plaquettes).

Un hémogramme est réalisé à partir d'un prélèvement de sang veineux chez l'adulte, de sang capillaire chez le jeune enfant. Il comporte deux types d'analyse. L'un est quantitatif et décrit le nombre d'éléments figurés, le taux d'hémoglobine, la concentration moyenne des globules rouges en hémoglobine, la valeur de l'hématocrite (pourcentage du volume des globules rouges par rapport au volume sanguin total) et le volume globulaire moyen. L'autre est morphologique et décrit l'aspect des différentes cellules. Cette numération permet de dépister de très nombreuses affections (anémies, inflammations, réactions immunitaires, etc.).

Les hémogrammes sont aujourd'hui réalisés à l'aide d'appareils électroniques automatisés ; le recours à l'examen microscopique ne se fait qu'en cas d'anomalie détectée par l'appareil.

L'hémogramme est l'examen le plus couramment effectué sur une « prise de sang ».

→ VOIR **Numération formule sanguine.**

## Hémolyse

Destruction des globules rouges.

La durée de vie des globules rouges dans l'organisme est, à l'état normal, de 120 jours environ. L'hémolyse est alors effectuée par les cellules macrophages de la moelle osseuse et du foie. Les différents constituants du globule sont ensuite recyclés et réutilisés par l'organisme : la globine est décomposée en acides aminés ; le noyau tétrapyrolique de l'hémoglobine, qui porte un atome de fer, est transformé sous l'action d'enzymes et libéré dans le plasma sous forme de bilirubine (pigment jaune-brun). Cette bilirubine est captée par le foie, passe dans la bile et est éliminée par les selles. Le fer reste dans les macrophages puis est réintégré dans la formation des globules rouges après transfert sur une protéine porteuse, la sidérophiline.

#### HÉMOLYSES PATHOLOGIQUES

Une hémolyse pathologique peut faire suite à une anomalie particulière du globule rouge, comme dans le cas de la drépanocytose ou du déficit en glucose-6-phosphate déshydrogénase, à une agression extérieure (hémolyse mécanique due à la présence d'une prothèse cardiaque, paludisme) ou à une maladie auto-immune.

Une hémolyse pathologique se traduit par un raccourcissement notable de la vie des globules rouges. Cette destruction peut s'effectuer par l'action des macrophages (hémolyse intratissulaire), comme pour l'hémolyse physiologique, mais aussi directement dans le sang (hémolyse intravasculaire). Elle se traduit par une augmentation du taux de bilirubine libre (non conjuguée), par une baisse d'une glycoprotéine du plasma, l'haptoglobine, et, lorsque l'hémolyse est surtout intravasculaire, par un taux élevé d'hémoglobine plasmatique dans le sang et par une hémoglobinurie.

## Hémopathie

Maladie du sang.

Les anémies et les leucémies, par exemple, sont des hémopathies.

## Hémopéricarde

Épanchement de sang à l'intérieur du péricarde (enveloppe du cœur).

#### CAUSES

Elles sont nombreuses. Un hémopéricarde peut être consécutif à un infarctus du myocarde lorsque celui-ci se complique d'une rupture de la paroi libre du ventricule gauche ; à une tumeur cancéreuse ; à une radiothérapie ; à une opération du cœur, la présence d'une faible quantité de sang dans le péricarde étant dans ce cas un phénomène relativement banal qui disparaît spontanément ; à un traumatisme provoqué, par exemple, par l'introduction d'une sonde dans le cœur, l'hémopéricarde restant alors discret ; enfin, à un enfoncement de la paroi thoracique avec fracture de côtes, survenu lors d'un accident de la circulation.

#### SIGNES

Un hémopéricarde se manifeste par des douleurs thoraciques, une tachycardie et un essoufflement. À l'auscultation, les bruits du cœur sont assourdis. La tolérance du cœur à un hémopéricarde est variable selon l'abondance de l'épanchement. Si la quantité de sang est importante, le cœur risque de se retrouver comprimé et d'être gêné dans son fonctionnement.

#### TRAITEMENT

Lors d'épanchements peu abondants et donc bien tolérés, le traitement se limite à une surveillance clinique et échographique. Lorsque la quantité de sang est importante, une intervention chirurgicale de drainage péricardique s'impose pour évacuer le sang et permettre au cœur de fonctionner à nouveau sans contrainte.

Une surveillance ultérieure est indispensable pour dépister une éventuelle récidive ou l'apparition d'une constriction cardiaque par épaississement du péricarde.

## Hémopéritoine

Épanchement de sang dans la cavité péritonéale, cavité virtuelle délimitée par les deux feuillets du péritoine, membrane qui tapisse d'une part la paroi de l'abdomen, d'autre part les organes abdominaux.

#### CAUSES

Un hémopéritoine est le signe d'une lésion viscérale ou vasculaire. Il est dû en général à un traumatisme violent provoquant la rupture d'un organe plein (foie, rate). Il s'observe également en cas de grossesse extra-utérine ayant entraîné une rupture de la trompe. Moins fréquemment, il est lié à la présence d'une tumeur intra-abdominale. Lorsqu'il y a rupture d'un anévrysme de l'aorte abdominale, on parle d'un hémorétropéritoine.

#### SYMPTÔMES ET DIAGNOSTIC

Un hémopéritoine se manifeste par un ballonnement abdominal et des signes d'hémorragie interne : pouls accéléré, pâleur du visage, baisse de la pression artérielle, soif, agitation, décoloration des conjonctives, diminution des urines.

À l'examen, le ventre est tendu et sa percussion révèle un son mat. Le diagnostic est confirmé par la radiographie et par des examens sanguins mettant en évidence une anémie (baisse de l'hémoglobine) et une baisse de l'hématocrite (rapport entre le volume des globules rouges et le volume sanguin total). Enfin, la ponction du péritoine, effectuée à l'hôpital sous anesthésie locale, ramène du sang.

#### TRAITEMENT

L'intervention chirurgicale est urgente, pour arrêter l'hémorragie, en cas de rupture vasculaire ou de rupture d'une trompe, moins urgente en cas de saignement persistant et de lésions importantes du foie et de la rate. Lorsqu'il n'est pas évacué chirurgicalement, l'hémopéritoine se résorbe progressivement en laissant des adhérences et des brides, source d'occlusion ultérieure.

## Hémophilie

Maladie héréditaire liée au chromosome X, caractérisée par un trouble de la coagulation du sang et des saignements, souvent prolongés.

L'hémophilie est transmise sur un mode récessif et lié au sexe : le gène en cause se trouve sur l'un des deux chromosomes X de la mère et seuls les garçons développent la maladie. Les filles ne la présentent pas (sauf, parfois, des troubles mineurs). Une femme porteuse du gène de la maladie aura la moitié de ses fils hémophiles et la moitié de ses filles porteuses du gène, les autres enfants, filles ou garçons, étant indemnes. En revanche, le malade hémophile de sexe masculin transmet le gène anormal à toutes ses filles, qui deviennent porteuses du gène, mais ses fils sont épargnés.

#### DIFFÉRENTS TYPES D'HÉMOPHILIE

Il existe deux sortes d'hémophilie : l'hémophilie A, représentant 80 % des cas, liée à un déficit du facteur VIII ; l'hémophilie B (20 % des cas), due à un déficit du facteur IX.

#### SYMPTÔMES ET SIGNES

L'hémophilie entraîne des hémorragies dont la répétition et la gravité sont proportionnelles à l'importance du déficit en facteur sanguin VIII ou IX.

**Vivre avec l'hémophilie**

Afin de permettre aux patients atteints d'hémophilie de mener une vie aussi normale que possible, des centres spécialisés offrent une formation concernant les risques, le traitement et la prévention de cette maladie : reconnaissance des symptômes d'hémorragie, traitement préventif à domicile, conseil génétique. L'équipe médicale de ces centres comprend un médecin hématologue, une infirmière, un kinésithérapeute et un travailleur social. S'y adjoignent un dentiste, un psychologue, un orthopédiste et un conseiller en génétique. Un laboratoire local d'hémostase et un centre de transfusion fournissent leur support technique. Dans ces centres, l'infirmière apprend au patient à s'injecter lui-même les produits substitutifs. Les enfants sont initiés très tôt à cette pratique (vers 8 ou 10 ans).

Les traitements permettent aujourd'hui d'arrêter efficacement les hémorragies, voire de les prévenir. La plupart des adultes hémophiles ont une activité professionnelle et les enfants mènent une existence pratiquement identique à celle des autres enfants. Il est cependant recommandé d'informer l'école de la maladie de l'enfant, et de mettre en place un projet d'accueil individualisé (P.A.I.).

La pratique d'un sport est conseillée car elle permet de développer la musculature, limitant ainsi les dégradations articulaires qui menacent toute personne atteinte d'hémophilie. Cependant, en raison des risques d'accident articulaire, les sports violents ou dangereux sont à proscrire : arts martiaux, escrime, parachutisme, football, équitation, etc. En revanche, sont évalués comme des sports à faible risque, pourvu qu'ils soient pratiqués avec un équipement approprié, la natation, le golf, le tennis, le volley-ball et le basket-ball (avec des genouillères et des chaussures montantes), le patin à roulettes (avec un casque et des genouillères), le ski de randonnée, le cyclisme (avec un casque et un siège bien ajusté), la course à pied (avec des chaussures dotées d'un support plantaire).

Quant aux déplacements et aux voyages, ils sont également possibles : en effet, il existe habituellement un centre pour hémophiles dans les hôpitaux universitaires des grandes villes. Leur liste peut être obtenue auprès des associations nationales pour hémophiles. En voyage, il faut prévoir une lettre du médecin, le carnet de santé et la carte spécifiques aux patients hémophiles, qui contiennent les informations indispensables et les recommandations de traitement.

■ **Dans les formes légères,** où le taux sanguin de facteur VIII ou IX est supérieur à 5 %, les hémorragies ne sont à craindre qu'à l'occasion d'interventions chirurgicales ou d'extractions dentaires.
■ **Dans les formes modérées,** où le taux sanguin de facteur VIII ou IX varie entre 1 et 5 %, les hémorragies sont provoquées par des traumatismes, des chutes.
■ **Dans les formes sévères,** où le taux sanguin de facteur VIII ou IX est inférieur à 1 %, des saignements se produisent spontanément un peu partout dans l'organisme, causant des épanchements dans les muscles, sous la peau (hématomes) et dans les articulations (hémarthroses). Les hémorragies internes peuvent entraîner la présence de sang dans les urines (hématurie).

**DIAGNOSTIC**

Le diagnostic est confirmé par la mesure du taux des facteurs sanguins VIII et IX. Il peut également être établi avant la naissance : dès la 10e semaine de grossesse, un prélèvement de villosités choriales (futur placenta) permet l'analyse génétique du fœtus. À 18 ou 20 semaines de grossesse, l'analyse d'un prélèvement de sang fœtal dans le cordon ombilical permet la même recherche.

**TRAITEMENT ET PRÉVENTION**

Les hémorragies sont arrêtées par des substances coagulantes et, si nécessaire, la perte de sang est compensée par une transfusion. Une injection de concentré de facteur VIII lyophilisé et chauffé, ou de facteur IX chauffé, est pratiquée. Les hémophiles peuvent prendre, préventivement, des doses régulières de concentré de facteur VIII ou IX. Le risque de transmission par le sang de plusieurs virus a modifié les modes de traitement avec l'utilisation d'adjuvants comme la desmopressine, ou DDAVP, et les antifibrinolytiques, tels que l'acide aminocaproïque. Aujourd'hui, le risque de transmission du virus du sida est en grande partie éliminé (moins de 1 sur 1 million) par le traitement antiviral appliqué aux produits sanguins. Le risque de transmission de l'hépatite C persiste, et est évalué à moins de 1 cas pour 100 000 transfusions. Celui de la transmission du virus de l'hépatite B est estimé entre 1 sur 10 000 et 1 sur 30 000, mais il peut être prévenu par la vaccination. Désormais, la production de facteur VIII par génie génétique protège de la transmission virale. Les altérations articulaires provoquées par les hémarthroses nécessitent une rééducation orthopédique.

Les risques encourus par les hémophiles justifient que, avant de concevoir, une femme qui appartient à une famille d'hémophiles fasse vérifier si elle est ou non porteuse du gène de la maladie.

## Hémopneumothorax

Épanchement simultané de sang et d'air dans la cavité pleurale.

Un hémopneumothorax a pour cause un traumatisme du thorax ou la rupture spontanée d'un vaisseau. Il est rarement bilatéral. Il entraîne une gêne respiratoire aiguë, voire un état de choc (défaillance aiguë de la circulation sanguine) nécessitant des transfusions sanguines.

Le traitement consiste en un drainage de la cavité pleurale ; si la brèche n'est pas colmatée par le drainage, une suture chirurgicale de celle-ci, nécessitant une thoracotomie (ouverture du thorax), est pratiquée.

## Hémoptysie

Rejet par la bouche de sang provenant de l'appareil respiratoire.

Une hémoptysie est due à la rupture d'un vaisseau sanguin à un niveau quelconque de l'arbre respiratoire. Elle ne doit pas être confondue avec une hématémèse (vomisse-

TRANSMISSION DE L'HÉMOPHILIE

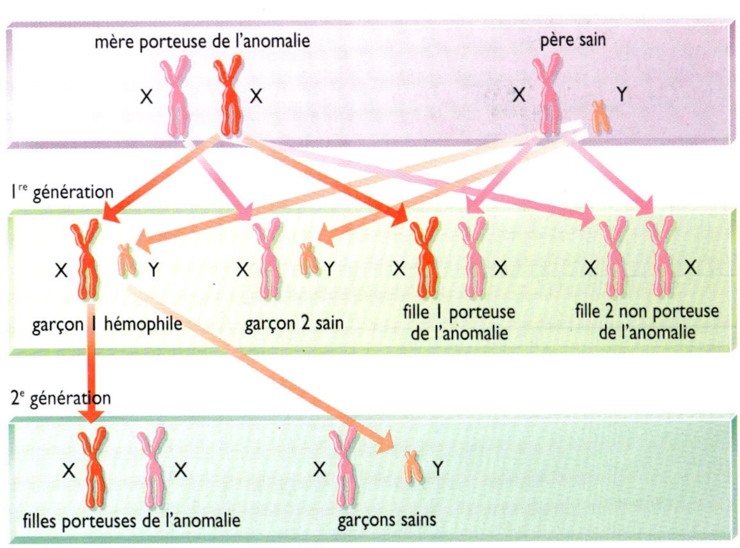

## HÉMORRAGIE EXTERNE ET SECOURISME

**Si la pression de la main sur la plaie n'a pas arrêté le saignement – le blessé étant allongé –, on comprime l'artère, entre la plaie et le cœur, au point précis qui convient.**

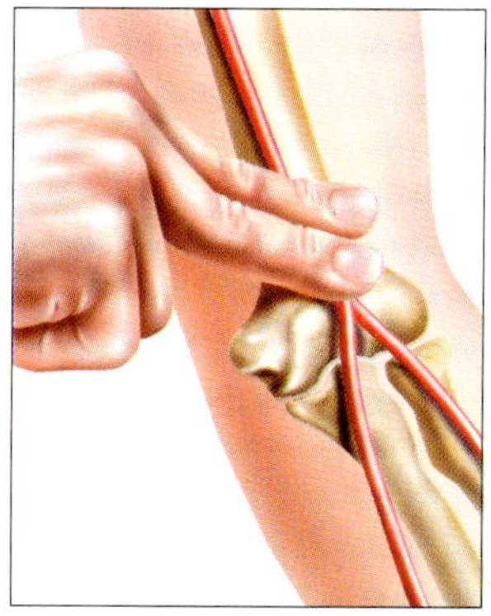

**Les points de compression**

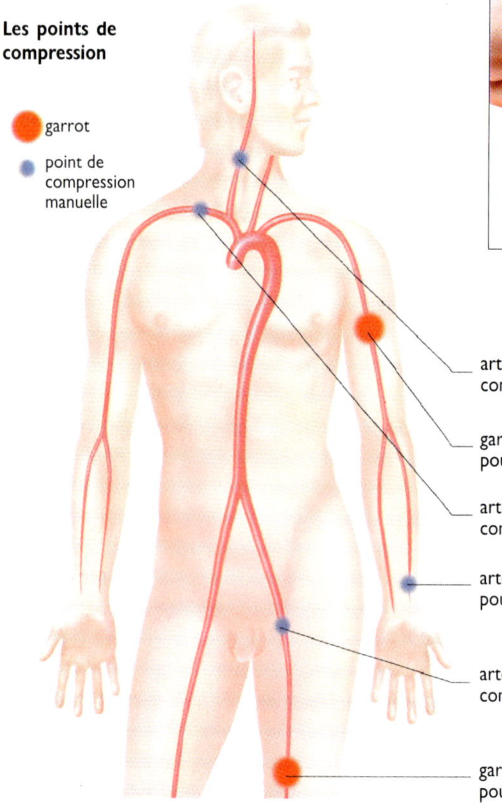


ment de sang provenant de lésions de l'appareil digestif) ni avec la présence de sang dans la bouche résultant d'un saignement de nez (épistaxis déglutie) ou d'une lésion buccale.

**CAUSES**
Une hémoptysie est le plus souvent consécutive à une bronchite chronique infectée, à une tuberculose pulmonaire, ancienne ou récente, à une dilatation des bronches, à une embolie pulmonaire ou à un cancer des bronches.

**SYMPTÔMES ET SIGNES**
Elle se traduit par le rejet par la bouche, lors d'un effort de toux, d'une quantité de sang variable.

Selon l'importance du rejet, on distingue 4 types d'hémoptysie.

- **L'hémoptysie de faible abondance**, la plus fréquente, est le rejet d'une petite quantité de sang rouge, de stries sanglantes ou de crachats de couleur noire teintés de sang.
- **L'hémoptysie de moyenne abondance**, rejet d'environ 10 à 20 millilitres de sang, peut être précédée d'un goût métallique dans la bouche, d'une gêne dans la poitrine et s'accompagner de sueurs, d'angoisse, de tachycardie.
- **L'hémoptysie de grande abondance**, rejet brutal d'une quantité de sang pouvant atteindre 100 à 200 millilitres, s'accompagne d'une gêne respiratoire de degré variable. Elle peut être fatale.
- **L'hémoptysie cataclysmique**, très rare, parfois mortelle en quelques instants, est le rejet brutal d'une quantité de sang très importante. Elle se rencontre lors de cancers bronchiques évolués avec rupture artérielle pulmonaire, lors d'une rupture d'anévrysme artériel pulmonaire ou dans l'aspergillome.

**DIAGNOSTIC**
Quelle que soit la quantité de sang craché, l'hémoptysie est un signe d'alarme important et doit toujours entraîner une consultation chez un médecin, voire une hospitalisation immédiate. Elle nécessite toujours une radiographie thoracique, une bronchoscopie et un scanner thoracique, voire une artériographie bronchique, pour préciser la cause et localiser l'origine du saignement.

**TRAITEMENT**
La cause de l'hémoptysie est à traiter en priorité. Le repos, les médicaments antihémorragiques et les anxiolytiques sont en général efficaces. Une hémoptysie peut nécessiter l'interruption d'un traitement favorisant les saignements, tel que des anticoagulants ou l'aspirine.

Si l'hémoptysie est abondante ou persistante, une embolisation artérielle bronchique peut se révéler nécessaire. Elle consiste en l'oblitération de l'artère bronchique à l'aide de particules injectées sous contrôle radiologique. Une intervention chirurgicale, en cas de saignement rebelle et localisé, peut être indiquée dans de rares cas.

## Hémorragie

Écoulement de sang hors des vaisseaux sanguins.

Une hémorragie est dite externe si le sang s'écoule directement à l'extérieur, interne si elle se produit dans une cavité (thorax, abdomen) ou dans un viscère (estomac, intestin) ; quand le sang sort par les voies naturelles (bouche, anus, urètre), l'hémorragie est dite secondairement extériorisée.

**CAUSES**
Une hémorragie a pour cause un traumatisme, la lésion d'un organe (inflammation, ulcère, tumeur) ou une anomalie des vaisseaux (anévrysme, fragilité par hypertension artérielle).

**DIFFÉRENTS TYPES D'HÉMORRAGIE**

- **Une hémorragie chronique** peut avoir un volume si faible (hémorragie distillante) qu'elle reste inaperçue pendant plusieurs semaines si elle est interne ; en revanche, la perte de fer qu'elle provoque est responsable d'une anémie ferriprive.
- **Une hémorragie massive et rapide** (plaie d'une grosse artère) entraîne la mort en quelques minutes par arrêt du retour veineux, alors même que l'organisme conserve encore les deux tiers de son volume sanguin.
- **Une hémorragie importante** (un litre, par exemple) est suivie d'une hypotension artérielle puis d'une tachycardie et de divers signes de décompensation de l'organisme, caractéristiques de l'état de choc : soif, malaise, agitation, vertiges, bourdonnements d'oreille, accélération du pouls et de la respiration ; pâleur du visage, des conjonctives et des ongles. Si l'hémorragie ne se reproduit pas, tout rentre dans l'ordre : le volume plasmatique est reconstitué en quelques heures par les liquides extravasculaires (ceux des organes). La moelle osseuse, stimulée par le manque de globules rouges, augmente sa production et compense en quelques semaines le déficit. Si, au contraire, l'hémorragie se répète à quelques heures d'intervalle, le malade est en état de choc avec effondrement de la tension, oligurie (diminution des urines) et décède en l'absence de transfusion. Faite trop tard, celle-ci peut être sans effet (choc hémorragique irréversible).

**TRAITEMENT**
Il repose sur l'arrêt de l'hémorragie, en général par intervention chirurgicale. Lorsque l'hémorragie est externe et consécutive à la plaie de vaisseaux du cou ou d'un membre, elle peut être interrompue par compression – à la main ou à l'aide d'un paquet de tissus – du point de saignement ou d'un point situé sur le trajet du tronc artériel qui alimente le saignement.

Il faut aussi remplacer le volume de sang perdu en perfusant dans une veine des solutés de remplissage (gélatines, dextrans). Ces derniers sont insuffisants dans les cas les plus graves, où l'on doit avoir recours aux transfusions sanguines.

## Hémorragie cérébrale

Écoulement de sang dans le cerveau.
→ VOIR Accident vasculaire cérébral.

## Hémorragie digestive

Écoulement sanguin provenant du tube digestif. SYN. *gastrorragie.*

### Hémorragie du tube digestif haut

C'est un saignement provenant de l'œsophage, de l'estomac ou du duodénum, extériorisé par des vomissements sanglants appelés hématémèse.

**CAUSES**

Une hémorragie du tube digestif haut est due à un ulcère gastroduodénal, à une tumeur (bénigne ou maligne), à une rupture de varices situées dans l'œsophage ou à une gastrite aiguë, le plus souvent provoquée par des médicaments anti-inflammatoires.

**DIAGNOSTIC ET TRAITEMENT**

Le diagnostic se fait par fibroscopie. Celle-ci, faite au moyen d'un tube optique souple introduit par la bouche dans le tube digestif, permet souvent de pratiquer en même temps une sclérothérapie (injection de produits sclérosants dans la varice œsophagienne qui saigne). En cas d'hémorragie massive ou non contrôlée, l'intervention chirurgicale s'impose.

### Hémorragie du tube digestif bas

C'est un saignement provenant de l'intestin (intestin grêle, côlon ou rectum), et qui s'évacue par l'anus.

**CAUSES**

Une hémorragie du tube digestif bas est due à une rupture d'hémorroïde, à une tumeur du rectum ou du côlon, à une ulcération provoquée par l'usage du thermomètre.

**DIAGNOSTIC ET TRAITEMENT**

On peut déceler une hémorragie du tube digestif bas par l'examen chimique des selles, qui peuvent contenir du sang rouge ou noir, appelé melæna. Le traitement, plus ou moins urgent, dépend de la cause et de l'importance du saignement : il peut être médical (sclérothérapie, électrocoagulation) ou chirurgical en cas d'hémorragie massive.

**PRÉVENTION**

L'examen des selles se pratique de plus en plus systématiquement chez les adultes après la cinquantaine pour rechercher un polype ou un cancer colorectal débutant. Cet examen peut être pratiqué à domicile grâce à des bandelettes réactives qui changent de couleur quand elles sont mises en contact avec des selles contenant du sang.

→ VOIR Rectorragie.

## Hémorragie gynécologique

Écoulement sanguin par le vagin.

La cause la plus probable d'une hémorragie gynécologique est la menstruation. Le sang provient de l'utérus. Normalement, de la puberté à la ménopause, les règles surviennent à intervalles réguliers (28 jours), mais elles peuvent présenter des différences tant dans leur caractère que dans leur durée et leur date d'apparition.

**CAUSES PATHOLOGIQUES ET SYMPTÔMES**

Quand le sang provient de l'utérus, l'hémorragie gynécologique peut aussi être causée par une endométrite (infection de la muqueuse utérine) ou un cancer de l'utérus, maladies qui peuvent survenir aussi bien avant qu'après la ménopause. On distingue les ménorragies, règles anormalement prolongées, qui sont souvent dues à un myome (fibrome), et les métrorragies, écoulement sanguin en dehors de la période des règles, qui doivent faire suspecter un cancer de l'utérus.

L'utérus peut aussi saigner pendant la grossesse : on parle alors d'hémorragie obstétricale. Lors des premiers mois, ce saignement peut annoncer un avortement spontané. Si le saignement intervient à un stade plus avancé de la grossesse, il peut traduire un problème fœtal ou maternel.

Quand le sang provient du col de l'utérus, le saignement peut être dû à un ectropion cervical (tissu glandulaire supplémentaire entourant le col de l'utérus) et l'écoulement survient plus fréquemment après les rapports sexuels. Une cervicite (inflammation du col de l'utérus), des polypes, un cancer du col peuvent aussi avoir pour symptôme un saignement du col de l'utérus.

Les saignements provenant de la paroi vaginale sont moins fréquents que les saignements du col et du corps de l'utérus. Ils peuvent éventuellement provenir d'une blessure provoquée par les rapports sexuels, surtout après la ménopause, les parois vaginales devenant alors plus minces et plus fragiles. Il arrive qu'une vaginite grave fasse saigner. Un saignement vaginal peut aussi être causé par un cancer du vagin.

**TRAITEMENT**

Le traitement est celui de la cause. Les infections sont traitées par des antibiotiques. Les parois fragilisées peuvent être fortifiées par des applications de crème contenant des hormones œstrogènes.

→ VOIR Hémorragie obstétricale.

## Hémorragie intraoculaire

Épanchement sanguin dans une des différentes parties de l'œil.

Suivant la localisation, on distingue plusieurs sortes d'hémorragie intraoculaire.

### Hémorragie intravitréenne

Une hémorragie intravitréenne est un écoulement sanguin dans le corps vitré.

**CAUSES**

Une hémorragie intravitréenne a le plus souvent une origine rétinienne puisque le corps vitré n'est pas irrigué par des vaisseaux sanguins. Elle est due soit à une déchirure de la rétine, soit à un accident vasculaire rétinien ou à une hémorragie rétinienne.

**SYMPTÔMES ET SIGNES**

Elle se manifeste par une « pluie de suie », perception d'une multitude de petits points noirs qui tombent, suivie d'une baisse de l'acuité visuelle.

**DIAGNOSTIC ET TRAITEMENT**

L'examen du fond de l'œil est rendu difficile par la présence de sang dans le corps vitré et l'on peut être amené à pratiquer une échographie afin de s'assurer de l'absence de décollement de la rétine. Si la résorption spontanée ne se produit pas, on pratique une ablation chirurgicale du corps vitré.

### Hémorragie rétinienne

Une hémorragie rétinienne est un écoulement sanguin situé dans la rétine.

**CAUSES**

Une hémorragie rétinienne peut être due à l'occlusion d'une veine qui draine le sang de la rétine, à une hypertension artérielle, à un diabète ou encore à une dégénérescence de la rétine liée à l'âge ou à la myopie.

**SIGNES**

Elle ne se manifeste par une baisse de la vue que lorsqu'elle est suffisamment importante et concerne le pôle postérieur de la rétine et de la macula.

**DIAGNOSTIC**

Une hémorragie rétinienne a toujours une signification pathologique et, selon son aspect (en tache plus ou moins large et plus ou moins sombre, en flammèches, etc.), on peut préjuger de sa localisation dans l'épaisseur de la rétine.

Si une atteinte de la macula (zone de vision centrale fine) entraîne une altération visuelle sévère, des hémorragies périphériques sans altération visuelle peuvent passer inaperçues ; seul l'examen du fond de l'œil à la lampe à fente permet de les détecter.

Une hémorragie rétinienne peut engendrer une hémorragie intravitréenne.

**TRAITEMENT**

On ne connaît pas de traitement spécifique, hormis celui de la cause.

### Hémorragie sous-conjonctivale

C'est un écoulement sanguin sous la conjonctive, membrane transparente recouvrant le blanc de l'œil.

**CAUSES**

Une hémorragie sous-conjonctivale peut se produire spontanément, soit à la suite d'une quinte de toux, de vomissements répétés, soit par augmentation de la pression veineuse ou au cours d'une poussée d'hypertension artérielle. Elle peut aussi être causée par des troubles de la coagulation.

**SYMPTÔMES ET TRAITEMENT**

Une nappe rouge vif uniforme, plus ou moins étendue, apparaît, atteignant le limbe (limite entre la cornée et la sclérotique). Il n'y a ni douleur ni baisse de l'acuité visuelle et la découverte est souvent fortuite. Lorsque cette nappe survient à la suite d'un traumatisme, on n'en voit souvent pas la limite postérieure et il est important de vérifier l'état des autres structures oculaires. Elle se résorbe dans les deux cas sans traitement en deux semaines environ. Des épisodes répétitifs peuvent traduire une faiblesse locale des vaisseaux conjonctivaux ou une hypertension artérielle méconnue.

→ VOIR Hyphéma.

## Hémorragie méningée

Épanchement de sang dans les méninges, enveloppes qui entourent le cerveau.

**CAUSES**

Une hémorragie méningée est due à la rupture spontanée d'un anévrysme artériel (petite zone dilatée d'une artère) ou à un traumatisme crânien. Le sang s'écoule entre les feuillets des méninges qui tapissent l'encéphale sous la voûte crânienne.

**SIGNES ET SYMPTÔMES**

Brutalement, le malade ressent des maux de tête intolérables, vomit en jets, ne supporte plus la lumière (photophobie) et, souvent, tombe brusquement inconscient. Contrairement aux méningites, il n'y a pas de fièvre. D'autres signes témoignent d'une lésion cérébrale : une perte de la parole, une paralysie faciale ou un déficit moteur d'un seul côté. Ceux-ci peuvent se développer en quelques minutes ou en quelques heures. Une complication particulière de l'hémorragie méningée est l'hydrocéphalie.

**DIAGNOSTIC ET TRAITEMENT**

Un scanner et une ponction lombaire, qui recueille un liquide cérébrospinal mêlé de sang, sont nécessaires pour établir le diagnostic. Aujourd'hui, ces examens sont souvent remplacés par l'imagerie par résonance magnétique (I.R.M.), qui détecte parfaitement bien le sang coagulé, frais ou ancien. Le traitement est celui de la cause, par intervention chirurgicale quand celle-ci est possible. Les hémorragies méningées sont des accidents vasculaires cérébraux dont le pronostic est très réservé.

Certains anévrysmes potentiellement dangereux et n'ayant pas encore saigné peuvent être traités préventivement par chirurgie classique ou par angioplastie (embolisation).

## Hémorragie obstétricale

Écoulement de sang par le vagin au cours d'une grossesse.

Dans le cas d'une grossesse extra-utérine, le développement de l'œuf dans la trompe utérine finit par provoquer une rupture de la trompe ; celle-ci est suivie d'une hémorragie dans le péritoine, qui impose une intervention chirurgicale immédiate.

Dans les heures suivant l'accouchement peut survenir une hémorragie de la délivrance. Celle-ci est due soit à une inertie utérine (l'utérus ne se contracte pas pour reprendre son volume habituel), soit à la rétention d'une partie du placenta (resté fixé sur l'utérus). Dans les deux cas, le traitement consiste en la révision utérine sous anesthésie : le médecin cherche et retire à la main le fragment restant de placenta. Dans le cas de l'inertie utérine, si la révision utérine ne suffit pas, on pratique des injections d'ocytociques pour rétablir la contractilité du muscle utérin et arrêter l'hémorragie. Si la tonicité du muscle utérin ne peut être rétablie, une embolisation des artères utérines, sous contrôle radiologique, ou une ligature des artères hypogastriques, par ouverture de la paroi abdominale, doit être réalisée. Si l'hémorragie est incontrôlable, une hystérectomie, dite alors d'hémostase, est pratiquée.

## Hémorragie urologique

→ VOIR Hématurie.

## Hémorragie des viscères abdominaux

Écoulement sanguin à l'intérieur de l'abdomen.

À la suite d'un choc traumatique, le foie ou la rate peuvent éclater et provoquer une hémorragie. En fonction de l'évolution, très étroitement suivie au scanner, l'hémorragie est soit maintenue sous surveillance, soit contrôlée par une intervention réparatrice (suture vasculaire, compression), soit traitée par ablation de l'organe atteint (hépatectomie ou splénectomie).

Une plaie vasculaire traumatique ou spontanée peut être aussi la cause d'une hémorragie intra-abdominale.

→ VOIR Hémopéritoine.

## Hémorroïde

Varice des veines situées autour de l'anus.

Les hémorroïdes, pathologie courante et banale chez l'adulte, se divisent, selon leur emplacement, en hémorroïdes internes et hémorroïdes externes. Leur apparition est favorisée par l'hérédité, la constipation et la grossesse, par le biais de l'hypertension veineuse qu'elle entraîne.

**SYMPTÔMES ET SIGNES**

Parfois sans symptômes, les hémorroïdes peuvent néanmoins se manifester par des douleurs et/ou par des saignements.

■ **Les douleurs** peuvent aller d'une sensation de pesanteur anale, en cas d'inflammation locale (anite hémorroïdaire), à une douleur violente et intolérable en cas d'étranglement d'un prolapsus hémorroïdaire (hémorroïde extériorisée et visible), appelé procidence hémorroïdaire. Les thromboses hémorroïdaires (tuméfactions bleutées, arrondies et dures provenant de la formation de caillots sanguins), le plus souvent externes, sont également responsables de douleurs importantes.

■ **Les saignements, ou rectorragies hémorroïdaires**, proviennent de lésions du réseau capillaire adjacent à la zone hémorroïdaire interne. Le saignement, de couleur rouge vif, est le plus souvent peu abondant et déclenché par la défécation. Néanmoins, tout saignement doit mener à un examen rectocolique approfondi de manière à pouvoir exclure l'hypothèse d'un cancer.

**DIAGNOSTIC ET TRAITEMENT**

Le diagnostic, aisé, se fait au cours d'un examen, dit proctologique, qui comprend le toucher rectal, l'examen de la marge anale et l'anuscopie.

Le traitement commence par l'administration de laxatifs non irritants, l'absorption de médicaments anti-inflammatoires ou destinés à améliorer la circulation et la tonicité veineuses et l'application locale d'antiseptiques et d'anesthésiques. Les hémorroïdes peuvent également être soignées par des interventions réalisables par voie endoscopique : injections sclérosantes, ligature élastique qui serre la base de l'hémorroïde et entraîne sa nécrose, cryothérapie. En cas d'échec du traitement médical ou de pathologie sévère, on pratique une hémorroïdectomie.

## Hémorroïdectomie

Ablation chirurgicale des hémorroïdes.

L'hémorroïdectomie est indiquée en cas de complication des hémorroïdes (hémorragie, douleurs, formation d'un caillot, inflammation de l'anus) ou lorsque les traitements médicaux (sclérose, cryothérapie, ligature élastique) ont échoué. Pratiquée sous anesthésie générale, elle fait appel à différentes techniques ; les hémorroïdes sont enlevées après ligature de leur pédicule vasculaire. Ce geste est parfois associé à une section partielle du sphincter anal. Les suites de cette intervention étant assez douloureuses, elles nécessitent une surveillance et des soins postopératoires assidus, en particulier une dilatation anale prudente durant les 10 premiers jours. Il faut y associer des mesures diététiques (enrichissement du régime alimentaire en fibres). L'hémorroïdectomie est le seul traitement radical des hémorroïdes.

## Hémosidérose

Surcharge dans les tissus d'hémosidérine, pigment protéique contenant un sel ferrique.

L'hémosidérose peut être localisée, provoquée alors par une hémorragie, ou généralisée, faisant suite à une transfusion.

Lorsque la localisation en est pulmonaire, l'hémosidérose existe sous deux formes. L'hémosidérose pulmonaire primitive, sans cause connue, survient chez le sujet jeune et se traduit par une gêne respiratoire, des rejets de sang par la bouche et une anémie hypochrome (caractérisée par un manque d'hémoglobine), avec des dépôts d'hémosidérine dans les alvéoles pulmonaires. Elle évolue en quelques années vers une insuffisance cardiorespiratoire. L'hémosidérose pulmonaire secondaire s'observe lors des rétrécissements de la valvule mitrale ou à la suite de transfusions.

## Hémospermie

Présence de sang dans le sperme. SYN. *hématospermie.*

Une hémospermie est le plus souvent bénigne, due à une inflammation ou à une infection des vésicules séminales. Beaucoup plus rarement, elle est liée à un adénome ou à un cancer de la prostate. Le sperme du sujet est coloré en rouge lorsque le saignement est récent, en brun lorsqu'il est ancien. Une hémospermie peut persister pendant quelques semaines, puis disparaître ensuite spontanément.

## Hémostase primaire

Ensemble des phénomènes physiologiques permettant l'arrêt d'une hémorragie par la formation du clou plaquettaire.

L'hémostase primaire initie la formation du clou plaquettaire (agrégation de plaquettes au contact du vaisseau lésé) et l'arrêt du saignement, si le vaisseau est de petit diamètre.

L'hémostase primaire se décompose en plusieurs phases. Quand un vaisseau est lésé, il se produit une vasoconstriction réflexe, qui peut réduire le calibre du vaisseau sanguin jusqu'à 30 %. Les plaquettes se fixent alors sur les parois lésées et s'y accumulent en 1 ou 2 secondes grâce à une protéine plasmatique, le facteur Willebrand, qui permet la liaison entre des protéines plaquettaires et le collagène des parois lésées. Les plaquettes sont alors activées, se contractent et sécrètent diverses substances dont la sérotonine et l'A.D.P. (acide adénosine-diphosphorique), lequel agrège les plaquettes, formant le clou plaquettaire.

L'exploration de cette phase se fait par la mesure du temps de saignement et par l'étude de l'agrégation plaquettaire en présence de divers agrégants comme l'A.D.P. et le collagène.

## Hémostatique

Médicament capable d'arrêter les saignements et les hémorragies.

**DIFFÉRENTS TYPES D'HÉMOSTATIQUE**

On distingue les hémostatiques pris par voie générale et ceux à usage local.

■ **Les hémostatiques généraux** sont administrés oralement, par injection ou par perfusion, selon le produit utilisé et le degré d'urgence. De nombreux produits existent, qui ont chacun une spécificité bien précise : la vitamine K sert à traiter et à prévenir des hémorragies par carence en vitamine K ou à pallier un surdosage en antivitamine K (médicament anticoagulant) ; la protamine - un inhibiteur de la fibrinolyse (destruction naturelle des caillots) - est prescrite contre les hémorragies par surdosage en héparine ; enfin, parmi les produits issus du sang humain, le facteur VIII est indiqué pour l'hémophilie A, le facteur IX pour l'hémophilie B, les concentrés de plaquettes pour certaines thrombopénies (déficits en plaquettes). Ces produits sont contre-indiqués en cas de grossesse et chez les personnes sujettes aux réactions allergiques. Les produits d'origine humaine sont traités pour éviter tout risque de transmission de virus (hépatite, sida).

■ **Les hémostatiques locaux** s'appliquent sur la plaie pour arrêter l'écoulement sanguin. Les colles biologiques (substances ressemblant à de la colle) et les gazes résorbables (détruites par les défenses immunitaires quelques jours après leur pose) servent lors des interventions chirurgicales. Les autres hémostatiques locaux sont utilisés de façon plus courante : l'alginate de calcium surtout, les celluloses, les dérivés de la vitamine K, l'eau oxygénée. Les produits prêts à l'emploi pour le public sont présentés en compresses, en solutions, en pommades pour application locale en cas de plaie cutanée bénigne (après nettoyage et désinfection) ou de saignements de nez. L'efficacité de ces produits est incertaine car on ne sait si l'arrêt du saignement est dû à l'hémostatique local, à l'hémostase physiologique, ou au fait que l'on comprime la plaie.

## Hémothorax

Épanchement de sang dans la cavité pleurale.

Un hémothorax a le plus souvent pour cause un traumatisme du thorax, avec ou sans fracture de côte. Plus rarement, il est dû à une plaie du poumon (par arme blanche) ou au saignement d'une tumeur pulmonaire ou pleurale. Il se manifeste par une douleur, accentuée par la toux, et par une gêne respiratoire, associées à des signes d'hémorragie (hypotension artérielle, pâleur). Le diagnostic repose sur la radiographie des poumons puis sur la ponction. Un hémothorax doit être évacué par mise en place d'un drain, introduit à l'intérieur de la cavité pleurale à travers la paroi thoracique. En l'absence de traitement, il se forme un hématome qui risque de provoquer une infection ou des adhérences.

## Henle (anse de)

Partie du tube urinifère, située entre le tubule proximal et le tubule distal, qui, avec le glomérule, forme le néphron (unité fonctionnelle du rein).

L'anse de Henle forme une boucle en épingle à cheveux qui s'enfonce assez profondément dans la partie médullaire rénale (partie interne du tissu rénal). Elle joue un rôle fondamental dans les phénomènes de concentration (du sodium surtout) et de dilution des urines.

**PATHOLOGIE**

Certains diurétiques, comme le furosémide, agissent sur l'anse de Henle en bloquant le passage de sodium de l'urine dans le sang, entraînant ainsi une perte de sodium - et d'eau - dans les urines. On les appelle diurétiques de l'anse.

## Héparine

Substance anticoagulante naturelle présente dans tous les tissus de l'organisme, et utilisée dans le traitement des thromboses.

Pour une utilisation thérapeutique, l'héparine standard, ou non fractionnée, est extraite du poumon ou de l'intestin de bœuf ou de porc. Les héparines dites de bas poids moléculaire ne contiennent qu'une fraction particulière de l'héparine naturelle. Leur activité biologique étant plus prévisible que celle de l'héparine, notamment en ce qui concerne leur durée d'action (qui est plus longue), ces molécules peuvent être administrées à des doses fixes, et de façon régulière, une ou deux fois par jour, par voie sous-cutanée.

L'héparine est indiquée pour son action très rapide dans la thrombose (formation de caillots dans les vaisseaux sanguins) soit à faible dose et par voie sous-cutanée, à titre préventif d'une phlébite - par exemple chez les personnes alitées -, soit à dose plus forte et par voie sous-cutanée ou intraveineuse quand il existe déjà une thrombose.

L'héparine est contre-indiquée lorsque le patient est sujet aux hémorragies (maladie de la coagulation) ou qu'il est allergique à l'héparine. L'association avec certains médicaments qui ont aussi des effets anticoagulants (aspirine, anti-inflammatoires, antivitamine K) nécessite une surveillance particulière. Certains effets indésirables peuvent survenir : saignements, thrombopénie (chute des plaquettes sanguines) ou ostéoporose (fragilité osseuse avec risque de fracture spontanée) lors des traitements prolongés.

→ VOIR Anticoagulant.

## Hépatectomie

Ablation chirurgicale partielle ou totale du foie.

Une hépatectomie est pratiquée pour réaliser l'ablation d'une tumeur maligne, plus rarement celle d'une tumeur bénigne ou d'un kyste parasitaire. Le foie est divisé en 8 segments, numérotés de I à VIII. L'hépatectomie dite droite est l'ablation des segments V à VIII ; elle est dite droite élargie si elle s'étend à d'autres segments. L'hépatectomie dite gauche ôte les segments II, III et IV, et peut également être élargie à d'autres segments. Une hépatectomie peut ôter jusqu'à 80 % de la masse du foie ; le tissu hépatique, s'il est sain, possède la capacité de se régénérer, et de reconstituer, après cette ablation, la totalité de sa masse normale.

Une hépatectomie totale est réalisée avant une transplantation de foie.

**DÉROULEMENT**

Pour limiter l'hémorragie, l'hépatectomie peut faire appel à un clampage (compression vasculaire par une petite pince) préalable du pédicule hépatique, contenant l'artère hépatique et la veine porte, et parfois de la veine cave inférieure. Ce clampage peut être limité ou évité en contrôlant le saignement des vaisseaux intrahépatiques, au fur et à mesure de l'opération, grâce au bistouri à ultrasons. Les petits vaisseaux et les voies biliaires intrahépatiques sont soigneusement suturés, ou coagulés. L'hépatectomie peut être réalisée par laparotomie (elle demande alors une large ouverture de l'abdomen), ou par voie vidéo-endoscopique.

**PRONOSTIC**

L'hépatectomie est une intervention importante, mais sans risque lorsqu'elle est réalisée en milieu spécialisé. Son pronostic dépend de la maladie en cause.

## Hépaticoentérostomie

Opération chirurgicale consistant à relier directement les canaux biliaires à la paroi de l'intestin grêle.

Une hépaticoentérostomie se pratique en cas d'obstruction ou de rétrécissement des canaux biliaires à la sortie du foie, d'origine inflammatoire ou traumatique, ou du fait d'une tumeur. Les canaux biliaires sont sectionnés au-dessus de l'obstacle et leur extrémité supérieure est abouchée dans l'intestin grêle, après suppression de l'obstacle, permettant donc à la bile de continuer à se déverser dans l'intestin. Le pronostic dépend de l'évolution de la maladie initialement en cause.

## Hépatique (artère)

Artère qui amène au foie le sang oxygéné provenant du cœur.

L'artère hépatique naît de l'aorte abdominale dans sa portion initiale. Elle chemine au-dessus du pancréas, croise la veine porte (tronc veineux drainant vers le foie le sang des viscères abdominaux) et remonte vers le hile du foie (région du foie où pénètrent et d'où sortent les vaisseaux) à côté du canal cholédoque, par lequel la bile s'écoule du foie vers le duodénum.

L'artère hépatique donne trois principales ramifications : l'artère gastroduodénale, qui relie le pancréas, le duodénum et l'estomac ; l'artère pylorique, qui irrigue une partie de

**DIAGNOSTIC ET ÉVOLUTION**
Le diagnostic repose sur un examen sanguin révélant une vitesse de sédimentation élevée, signe de l'inflammation, et sur l'examen histologique du tissu artériel après biopsie de l'artère temporale, effectuée à l'hôpital sous anesthésie locale.

Le principal risque de la maladie réside dans l'extension rapide de l'inflammation à l'artère ophtalmique, entraînant une oblitération des vaisseaux de la rétine ou de la papille et la cécité.

**TRAITEMENT**
Un traitement d'urgence par les corticostéroïdes à fortes doses doit être entrepris. Ce traitement est poursuivi à doses lentement décroissantes pendant plusieurs années sous surveillance régulière de la vitesse de sédimentation et de la protéine C-réactive.

## Hospitalisation

Admission et séjour dans un établissement hospitalier.

**DIFFÉRENTS TYPES D'HOSPITALISATION**

■ L'hospitalisation habituelle, ou « traditionnelle », se fait, selon les pays, à la demande du médecin traitant, d'un spécialiste ou du patient, qui est envoyé à l'hôpital pour faire l'objet d'un diagnostic et d'un traitement. Elle conduit à la prise en charge des malades les plus sévèrement atteints, la majorité des décès survenant à l'hôpital dans les pays développés.

■ L'hospitalisation autoritaire se pratique parfois dans le domaine psychiatrique pour des patients qui sont susceptibles de porter atteinte à leur vie ou de menacer l'ordre public en commettant des agressions.

■ L'hospitalisation programmée de court séjour se justifie par la possibilité d'accomplir certains actes diagnostiques et thérapeutiques dans des délais prédéterminés. On distingue, d'une part, l'hospitalisation de jour, d'autre part l'hospitalisation de semaine. Dans l'intervalle entre deux séjours, le patient rentre chez lui.

■ L'hospitalisation de long séjour est surtout destinée aux personnes âgées.

■ L'hospitalisation à domicile (H.A.D.) recouvre un système de soins hospitaliers assurés par des équipes pluridisciplinaires qui comprennent notamment le médecin traitant, un service infirmier et différents spécialistes (pédiatres, puéricultrices, sages-femmes, orthophonistes, diététiciens, kinésithérapeutes, ergothérapeutes, etc.). Ce système a été mis en place pour assurer des soins qui nécessitent un suivi médical sans cependant exiger l'entrée à l'hôpital : suivi des chimiothérapies, suivi des cas de sida déclaré, surveillance après une intervention chirurgicale (greffe, opération en orthopédie, colectomie avec anus artificiel).

L'hospitalisation à domicile se pratique également en gynécologie obstétrique pour surveiller une grossesse à risque (femme diabétique ou devant surveiller sa tension, grossesse multiple, risque d'accouchement prématuré). La femme enceinte bénéficie alors de l'aide d'une sage-femme qui peut pratiquer une surveillance de la mère et du fœtus. L'analyse du rythme cardiaque fœtal peut être ainsi effectuée par un enregistrement à domicile et un relais par téléphone. Après l'accouchement, une hospitalisation à domicile est possible pour les femmes qui souhaitent une sortie précoce de la maternité ou qui ont vécu un accouchement difficile.

**ÉVOLUTION ET TENDANCES**
En Allemagne, en France, en Suisse, au Luxembourg et en Grande-Bretagne, l'activité hospitalière augmente. Elle est stable en Belgique et au Canada. Dans tous ces pays, la durée des séjours tend à diminuer.

En Europe (sauf en Suisse, en Belgique et au Luxembourg) et aux États-Unis, on note une tendance à maintenir les soins lourds dans le cadre d'hospitalisations de long séjour. Une tendance parallèle à décharger les hôpitaux des soins plus légers, grâce au développement de diverses alternatives à l'hospitalisation (centres de soins ou surveillance à domicile), s'observe aux États-Unis et en Europe.

## Hospitalisme

Altération du développement psychomoteur chez le très jeune enfant, provoquée par un placement prolongé en institution (établissement de cure, hôpital, crèche, etc.) ou par une carence affective grave.

L'hospitalisme a été décrit par le psychiatre américain René A. Spitz en 1945. Comparant un groupe d'enfants élevés en prison par leur mère et un groupe d'enfants élevés en orphelinat, il constata que ces derniers, privés du contact maternel, finissaient par présenter des signes de dépression : tristesse, agitation, mouvements stéréotypés, anorexie, insomnie puis retard de croissance et difficultés scolaires, enfin épuisement général. Cependant, si l'enfant peut bénéficier à temps d'un substitut maternel, ces troubles régressent.

À l'autre extrémité de la vie, un sujet âgé peut, à l'occasion d'une hospitalisation, qui le sépare de son environnement et de ses habitudes matérielles et affectives, être victime des mêmes troubles (dépression, anorexie, insomnie), souvent appelés syndrome de glissement et qui demandent une prise en charge énergique, tant physique que psychologique, par l'équipe de soins.

## Hôte définitif

Être vivant, vertébré ou invertébré, dans l'organisme duquel vit un parasite à l'état adulte, mature sexuellement.

L'homme est l'hôte définitif de l'ascaris ; le moustique femelle est l'hôte définitif des parasites du paludisme, le chien est l'hôte définitif du ténia échinocoque.

## Hôte intermédiaire

Être vivant, vertébré ou invertébré, dans l'organisme duquel un parasite se développe à l'état larvaire ou dans une phase d'immaturité sexuelle et peut cependant se multiplier.

L'homme est l'hôte intermédiaire des parasites du paludisme. Certains mollusques sont des hôtes intermédiaires des bilharzies.

## Howell (temps de)

Mesure du temps de coagulation du plasma.

Le temps de Howell est facile à déterminer : un peu de plasma est placé dans un tube citraté, dans lequel on ajoute du calcium. Dans les conditions définies par ce test, le temps de coagulation est normalement compris entre 1 min 30 s et 2 min 30 s.

Cette méthode, peu sensible, n'explore que la coagulation globale. Elle permet de dépister une anomalie majeure de la coagulation et sert aussi à la surveillance des patients traités par l'héparine (médicament anticoagulant). On tend toutefois à lui préférer une méthode plus précise, le temps de céphaline, ou le dosage chromogénique de l'héparine.

## HTA

→ VOIR Hypertension artérielle.

## HTLV

Oncovirus à A.R.N. de la famille des rétrovirus, responsable de leucémies à cellules T (leucémies à tricholeucocytes), de lymphomes cutanés, ainsi que de myélopathies (paralysies des membres avec contractures musculaires, d'évolution lente [paraparésie spastique tropicale]).

Le HTLV (de l'anglais *Human T-cells Leucemia/Lymphoma Virus*) infecte les lymphocytes et en modifie le métabolisme. Sa répartition géographique, très variable, semble plus importante dans certaines populations du Japon, aux Caraïbes et en Afrique. La transmission de ce virus se fait par le sang et par voie sexuelle.

## Huhner (test postcoïtal de)

Examen de la glaire cervicale prélevée sur le col de l'utérus après un rapport sexuel afin d'analyser la composition de celle-ci et d'évaluer le nombre et la mobilité des spermatozoïdes présents.

Le test de Huhner complète le spermogramme (analyse du sperme) lors de l'étude des causes d'une stérilité. En effet, la glaire cervicale permet aux spermatozoïdes de remonter progressivement vers l'ovule et de le féconder. La date optimale pour pratiquer le test est le 14ᵉ ou le 15ᵉ jour d'un cycle menstruel naturel ou d'un traitement stimulant l'ovulation. Le prélèvement est fait 8 heures après un rapport sexuel, au cabinet du gynécologue ou à l'hôpital, à l'aide d'un spéculum et d'une pipette. Il dure, au plus, quelques minutes et n'entraîne aucun effet secondaire. Les résultats sont connus au bout de un ou deux jours.

## Huile alimentaire

Matière grasse végétale, animale ou minérale.

Les huiles alimentaires ont des propriétés diététiques différentes selon leur composition en acides gras et leur teneur en vitamines, mais leur valeur calorique est toujours identique : 900 kilocalories pour 100 grammes.

Pour la prévention des maladies cardiovasculaires liées à l'athérome (dépôt de cholestérol sur la paroi des artères, responsable de l'athérosclérose), l'usage des huiles comprenant des acides gras insaturés (huiles de soja, d'olive, de pépins de raisin, de noix, de tournesol et de germe de maïs) et des huiles de poisson dites « oméga », également insaturées, est conseillé.

Exclure totalement l'huile de l'alimentation au cours d'un régime hypocalorique est une erreur nutritionnelle susceptible de provoquer, entre autres choses, une carence en certaines vitamines (vitamine E, notamment) et en acides gras essentiels. Quant au remplacement des huiles alimentaires par de l'huile de paraffine, d'origine minérale, il ne doit pas se faire sans précautions, car cette huile empêche l'absorption de certains nutriments (vitamines et minéraux).

## Humage

Inhalation thérapeutique d'une vapeur ou d'un gaz thermal.

Le humage est essentiellement indiqué dans le traitement des affections chroniques des voies respiratoires. Il est pratiqué dans les stations thermales.

→ VOIR Pulvérisation.

## Humérale (artère, veine)

Vaisseau situé dans le bras, dont il assure la vascularisation. (P.N.A. *arteria brachialis, venæ comitantes*)

### Artère humérale

L'artère humérale fait suite à l'artère axillaire (de l'aisselle), chemine à la face interne du bras et se divise, au pli du coude, en 2 artères : l'artère radiale et l'artère cubitale, qui irriguent l'avant-bras et la main.

### Veine humérale

La veine humérale naît, au pli du coude, de la réunion des veines radiale et cubitale, chemine au côté de l'artère humérale et se prolonge par la veine axillaire (de l'aisselle).

## Humérus

Os constituant le squelette du bras. (P.N.A. *humerus*)

L'humérus est un os long qui permet l'insertion de nombreux muscles. Il s'articule en haut avec l'omoplate, en bas avec le cubitus et le radius. La tête de l'humérus, recouverte de cartilage, est séparée par un sillon (le col anatomique) de deux tubérosités (le trochin et le trochiter) et s'articule avec la cavité glénoïde de l'omoplate pour constituer l'articulation de l'épaule. À l'extrémité inférieure de l'humérus, la trochlée, interne, prolongée en dedans par l'épitrochlée, a la forme d'une poulie et s'articule avec la cavité sigmoïde du cubitus. Le condyle, externe, prolongé en dehors par l'épicondyle, est une éminence arrondie, articulée avec la cupule du radius. La face postérieure de l'humérus est traversée obliquement par la gouttière radiale, où passe le nerf radial ; ce dernier peut donc être facilement lésé lors de certaines fractures.

**PATHOLOGIE**

■ **Les fractures de l'extrémité supérieure de l'humérus** affectent essentiellement les femmes âgées, le plus souvent lors d'une chute

**HUMÉRUS**

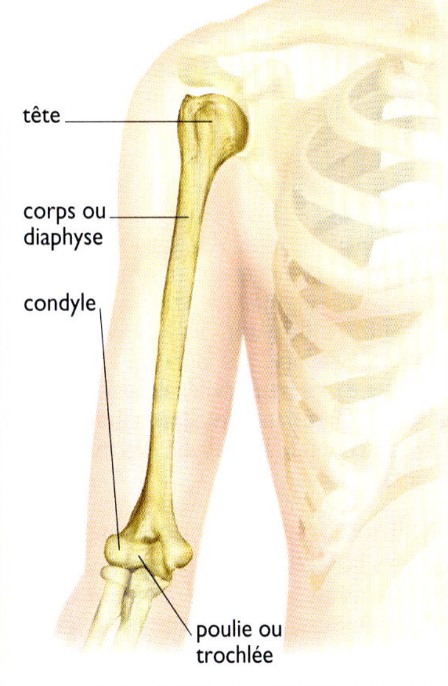


sur le bras ou le coude. L'immobilisation du membre dans un bandage pendant 3 ou 4 semaines ainsi qu'une rééducation précoce constituent les deux phases du traitement. Les fractures entraînant un déplacement important des fragments osseux doivent être réduites et réunies par ostéosynthèse (à l'aide de vis ou d'un clou). Les fractures du trochiter, dues à un arrachement du tendon du muscle sus-épineux, doivent être immobilisées après une éventuelle réduction et une ostéosynthèse.

■ **Les fractures de la diaphyse de l'humérus** s'observent surtout chez l'adulte ; elles sont dues à un choc direct sur le bras ou indirect par chute sur le coude ; parfois elles ont même pour cause une contraction musculaire au cours d'un exercice de lancer. Leur traitement est avant tout orthopédique : bandage avec attelle ou plâtre. L'appareillage doit être gardé de 6 semaines à 2 mois, parfois davantage. La rééducation sera entreprise aussitôt cet appareillage retiré. Le traitement chirurgical n'est indiqué que dans les fractures transversales, irréductibles orthopédiquement. En cas de paralysie de la région de l'avant-bras et de la main commandée par le nerf radial, le traitement sera le même, car il s'agit d'une simple contusion nerveuse. Ce n'est qu'au bout de 4 mois, si aucun signe de récupération n'est survenu, qu'une réparation chirurgicale du nerf (suture, par exemple) sera décidée.

■ **Les fractures de l'extrémité inférieure de l'humérus** touchent surtout l'enfant. La fracture supracondylienne (fracture de l'extrémité inférieure de l'humérus n'atteignant pas l'articulation du coude) est la plus fréquente. Elle survient à la suite d'une chute sur la paume de la main, le coude étant à demi fléchi. Le traitement, entrepris en urgence, consiste à réduire la fracture par manœuvres externes puis à immobiliser le coude en maintenant le poignet contre la partie supérieure du thorax à l'aide d'une bande. La pose de broches percutanées est souvent nécessaire. On a rarement besoin d'ouvrir chirurgicalement le foyer de fracture. Les fractures du condyle externe et de l'épitrochlée nécessitent, suivant l'importance du déplacement osseux, un traitement orthopédique ou chirurgical. Chez l'adulte, la fracture sus- et intercondylienne (fracture touchant l'articulation du coude) est la plus fréquente. Provoquée par un traumatisme important, elle est souvent grave. Son traitement, chirurgical, repose sur sa réduction et sur une ostéosynthèse solide afin de permettre une rééducation aussi précoce que possible.

## Humeur aqueuse

Liquide physiologique contenu dans la chambre antérieure de l'œil (entre la cornée et le cristallin).

L'humeur aqueuse est sécrétée par le corps ciliaire (élément de la tunique vasculaire, situé au pourtour de l'iris, en arrière). Elle chemine entre l'iris et le cristallin, passe dans la chambre antérieure de l'œil par la pupille puis s'évacue par l'angle iridocornéen (formé par l'iris et la cornée), filtrée par le trabéculum. Ensuite, le canal de Schlemm la draine jusqu'aux veines qui circulent à la surface de la sclérotique. L'humeur aqueuse contribue à réguler la pression intraoculaire tout en nourrissant les structures de l'œil et en éliminant leurs déchets.

**PATHOLOGIE**

Une augmentation de la sécrétion d'humeur aqueuse ou une entrave à son excrétion peuvent provoquer une élévation de la pression intraoculaire (en cas d'uvéite, de glaucome à angle large, d'affection veineuse orbitaire). Pour faire baisser la pression intraoculaire, on peut agir soit en diminuant la sécrétion à l'aide de collyres bêtabloquants, par exemple, soit en facilitant l'écoulement grâce à la chirurgie ou au laser.

## Humoral

Qui se rapporte à l'ensemble des liquides de l'organisme (sang, lymphe, liquide interstitiel et cérébrospinal).

La voie humorale est l'une de celles par lesquelles les substances circulent dans l'organisme. C'est par elle que les hormones sécrétées par les glandes endocrines gagnent les organes cibles pour y exercer leur effet.

## Hunter (maladie de)

Maladie héréditaire liée au sexe, se transmettant sur un mode récessif et caractérisée par l'accumulation de composés glucidiques (mucopolysaccharides) dans les viscères et par un déficit en iduronate-sulfate sulfatase, une enzyme contenue dans les lysosomes (formations intracellulaires).

La maladie de Hunter se transmet par l'un des deux chromosomes X de la mère et seuls les garçons sont atteints.

Elle se signale par une surcharge des urines en polysaccharides, par des altérations osseuses visibles sur un faciès en forme de gargouille, par un foie et une rate anormale-

## Hyperostose

Production excessive, localisée ou diffuse, de tissu osseux.

Les hyperostoses relèvent de causes multiples, depuis le cal osseux exubérant se développant après une fracture jusqu'aux hyperostoses généralisées d'origine génétique. Par ailleurs, l'os étant un tissu vivant, elles peuvent être définitives ou transitoires, concerner l'ensemble du squelette ou certains os spécifiques (os plats tels que les os du crâne ou du bassin ; os longs tels que le fémur ou le péroné), voire certaines parties d'un os, la diaphyse (partie médiane) d'un os long, par exemple.

### Hyperostoses diffuses

■ L'hyperostose corticale infantile, ou maladie de Caffey, de cause inconnue mais vraisemblablement génétique, apparaît dans les 6 premiers mois de la vie. Elle se manifeste par un épaississement des os des membres et du maxillaire inférieur, qui se traduit par des douleurs musculaires et osseuses. Elle guérit sans séquelles, spontanément, en quelques mois.

■ La maladie osseuse de Paget est de cause inconnue. Elle se traduit par le développement, à la colonne vertébrale et au crâne, d'un tissu osseux de mauvaise qualité : l'os augmente de volume, devient mou et de forme grossière.

■ L'ostéopétrose, ou maladie d'Albers-Schönberg, est une maladie génétique de transmission autosomique (par les chromosomes non sexuels) le plus souvent récessive (le gène porteur de la maladie doit être reçu du père et de la mère pour que l'enfant développe la maladie). Les os apparaissent totalement opaques à la radiographie ; ils sont néanmoins fragiles, avec possibilité de fractures. Cette forme d'hyperostose s'associe fréquemment à une anémie et à une grosse rate.

### Hyperostoses localisées

■ Les exostoses, d'origine génétique, sont des tumeurs bénignes atteignant les os longs des membres à leur partie médiane. Elles apparaissent dès l'enfance et cessent de grandir à la fin de la croissance.

■ L'hyperostose frontale interne, de cause inconnue, atteint le plus souvent la femme. Caractérisée par un épaississement progressif des deux os frontaux, elle ne se traduit en général par aucun symptôme, mais s'associe parfois à une obésité ou à un diabète.

■ L'hyperostose survenant au cours de l'arthrose est due à l'usure des cartilages, qui entraîne souvent un épaississement osseux localisé au voisinage des articulations.

■ L'hyperostose vertébrale ankylosante ou engainante se caractérise par l'apparition d'ossifications entre les vertèbres dorsales inférieures et par le développement d'excroissances osseuses, appelées ostéophytes ou becs-de-perroquet, au niveau des vertèbres lombaires. Ne se traduisant tout d'abord par aucun symptôme, elle finit par entraîner un blocage progressif de la colonne vertébrale.

## Hyperparathyroïdie

Affection caractérisée par un excès de sécrétion de parathormone (hormone augmentant le taux sanguin de calcium en favorisant l'absorption intestinale de celui-ci) par une ou plusieurs glandes parathyroïdes.

#### DIFFÉRENTS TYPES D'HYPERPARATHYROÏDIE

■ L'hyperparathyroïdie primaire est liée au dérèglement d'une ou de plusieurs glandes parathyroïdes (adénome parathyroïdien, unique ou multiple, bénin dans 95 % des cas, ou développement anormal des 4 parathyroïdes). L'hyperparathyroïdie primaire est une affection très fréquente, surtout chez la femme après 50 ans.

■ L'hyperparathyroïdie secondaire est due à une hypocalcémie (diminution du taux de calcium dans le sang) et/ou à une hyperphosphorémie (augmentation du taux de phosphore dans le sang). L'hyperparathyroïdie secondaire est le plus souvent une complication de l'insuffisance rénale sévère.

#### SYMPTÔMES ET SIGNES

L'hyperparathyroïdie entraîne une augmentation du taux de calcium dans le sang, qui peut provoquer à la longue la formation de calculs dans le rein et des complications osseuses (déminéralisation osseuse surtout, exceptionnellement fracture ou kyste osseux). Une hyperparathyroïdie aiguë nécessite un traitement urgent.

#### DIAGNOSTIC

Le diagnostic d'hyperparathyroïdie primaire est aujourd'hui relativement facile grâce au dosage radio-immunologique dans le sang, de la parathormone couplé au dosage du calcium. Lorsque le diagnostic est certain, une échographie cervicale et une scintigraphie parathyroïdienne permettent, dans un certain nombre de cas, de localiser un ou plusieurs adénomes parathyroïdiens.

#### TRAITEMENT

Le traitement de l'hyperparathyroïdie primaire, chirurgical, consiste en l'ablation de l'adénome, qui permet la guérison définitive. Lorsqu'un seul adénome a été mis en évidence, l'intervention chirurgicale peut se faire sous anesthésie locale. Le traitement de l'hyperparathyroïdie secondaire est avant tout préventif et repose sur l'administration précoce de dérivés de la vitamine D et de médicaments visant à abaisser le taux de phosphates (dérivés du phosphore) au cours de l'insuffisance rénale.

## Hyperphagie

→ VOIR Boulimie.

## Hyperplaquettose

→ VOIR Thrombocytose.

## Hyperplasie

Augmentation bénigne du volume d'un tissu par multiplication des cellules qui le constituent.

L'hyperplasie est l'une des causes de l'hypertrophie (augmentation du volume d'un tissu ou d'un organe).

### Hyperplasie physiologique

L'augmentation du volume d'un tissu peut être un phénomène physiologique visant à réparer une perte tissulaire consécutive à une destruction ou à une blessure. Ainsi, en cas de réduction chirurgicale du volume du foie (hépatectomie partielle), il se produit une hyperplasie du foie restant qui, peu à peu, reconstitue la perte. L'hyperplasie de l'endomètre est un phénomène cyclique consistant en un gonflement de la muqueuse utérine juste avant les règles.

### Hyperplasie pathologique

L'augmentation du volume d'un tissu peut être également la réponse à une stimulation pathologique, qu'elle soit d'origine hormonale, infectieuse ou inflammatoire. Les glandes surrénales, la glande thyroïde deviennent hyperplasiques en cas de forte stimulation, respectivement par la corticotrophine et la thyréostimuline. Les facteurs de croissance, qui président à la division cellulaire, suscitent des hyperplasies en cas d'excès. La production excessive de somathormone (hormone de croissance) entraîne une hyperplasie des muqueuses, de la peau et des os (acromégalie). L'hyperplasie de la muqueuse colique par inflammation peut conduire à la formation de polypes. L'hyperplasie des gencives est un gonflement inflammatoire de la gencive, dû à la prise de certains médicaments antidépresseurs ou antiépileptiques ou bien à la grossesse. L'amygdalite est une hyperplasie des amygdales d'origine infectieuse.

## Hyperplasie surrénalienne

Augmentation de volume des glandes surrénales, liée à un déficit enzymatique.

→ VOIR Bloc enzymatique surrénalien.

## Hyperprolactinémie

Affection caractérisée par une augmentation du taux sanguin de prolactine (hormone sécrétée par l'antéhypophyse et ayant un rôle dans la production de lait chez la femme ainsi que dans la reproduction et la croissance).

#### CAUSES

La sécrétion de prolactine peut être augmentée dans de nombreuses circonstances. Le plus souvent, il s'agit de la prise d'un médicament (métoclopramide, neuroleptiques, certains antihistaminiques de type H2, œstrogènes). L'hyperprolactinémie disparaît alors dès que le traitement médicamenteux est interrompu. Elle peut également être due à une anomalie métabolique telle que l'insuffisance rénale chronique ou l'hypothyroïdie. Enfin, l'hypophyse peut être le siège d'un adénome ou d'une tumeur. Si la tumeur comprime à la fois l'hypothalamus et l'hypophyse, l'hyperprolactinémie est modérée, due à la levée du contrôle normalement exercé par l'hypothalamus sur la sécrétion de prolactine par l'hypophyse. Il peut également exister un adénome de l'hypophyse sécrétant de la prolactine en excès.

#### SYMPTÔMES ET SIGNES

L'augmentation du taux sanguin de prolactine diminue de façon variable la sécrétion des gonadotrophines (hormones qui stimulent les cellules sexuelles). Ce phénomène entraîne chez la femme une absence de règles, ou des troubles de la menstruation, et un écoulement de lait par les mamelons ainsi qu'une éventuelle stérilité. Chez l'homme, l'hyperprolactinémie entraîne la survenue d'une impuissance avec baisse de la libido.

Dans tous les cas, la compression locale par l'adénome des structures avoisinantes peut entraîner des maux de tête, une réduction du champ visuel ou de l'acuité visuelle, un hypopituitarisme (déficit en hormones hypophysaires) complet ou dissocié se traduisant par une pâleur, une asthénie, une dépilation.

**DIAGNOSTIC**

Il repose sur le dosage sanguin de la prolactine. Un taux supérieur à 200 nanogrammes par millilitre évoque un adénome hypophysaire ; un taux inférieur à 50 nanogrammes par millilitre évoque une cause médicamenteuse. En cas de doute, l'imagerie par résonance magnétique (I.R.M.) permet de mettre en évidence un adénome, le plus souvent de petite taille. Des dosages hormonaux complémentaires et des examens ophtalmologiques adaptés à chaque cas doivent aussi être réalisés.

**TRAITEMENT**

Il est surtout médical : arrêt de la prise d'un médicament, traitement d'une hypothyroïdie, prise de médicaments qui diminuent le taux de prolactine et la taille de l'adénome. Le cas échéant, le traitement peut être chirurgical (ablation de l'adénome).

## Hyperprotéinémie

Augmentation anormale de la protéinémie (taux de protéines dans le sang) au-dessus de 80 grammes par litre.

Une hyperprotéinémie peut être due à une déshydratation (apport d'eau insuffisant, diarrhées, vomissements, brûlures) ou à la production, par l'organisme, d'une quantité massive d'immunoglobuline anormale, comme cela se produit au cours de certaines maladies (myélome multiple, macroglobulinémie de Waldenström). Son traitement est celui de la maladie en cause.

## Hypersensibilité

Réaction immunitaire excessive responsable de troubles et de lésions chez un individu sensibilisé à un antigène.

L'hypersensibilité est une réaction de défense exagérée de l'organisme contre un antigène donné, reconnu par les anticorps car ayant déjà été une première fois en contact avec l'organisme.

**DIFFÉRENTS TYPES D'HYPERSENSIBILITÉ**

Selon la classification de Gell et Coombs, on distingue quatre types de réaction d'hypersensibilité.

- **Le type I, ou anaphylaxie, ou encore hypersensibilité immédiate,** survient quelques minutes après le contact avec l'antigène sous la forme d'un urticaire, d'un asthme, d'un œdème de Quincke ou d'un choc anaphylactique.
- **Le type II, ou hypersensibilité cytotoxique,** correspond à la destruction de cellules de l'organisme par des mécanismes auto-immuns ou par des traitements (certains médicaments antibiotiques, antipaludéens ou antihypertenseurs).
- **Le type III, ou hypersensibilité semi-retardée,** est caractérisé par le dépôt d'anticorps associés à leurs antigènes sur les parois des vaisseaux, où ils créent des lésions (alvéolite allergique, par exemple).
- **Le type IV, ou hypersensibilité retardée,** provoque des réactions inflammatoires importantes (eczéma de contact, allergies microbiennes, par exemple allergie tuberculinique).

→ VOIR **Allergie.**

## Hypersialorrhée

Sécrétion excessive de salive. SYN. *ptyalisme.*

Les causes d'une hypersialorrhée sont nombreuses : lésion de la bouche et du pharynx, angine, stomatite, lésion de l'œsophage (tumeurs en particulier), maladies neurologiques (maladie de Parkinson, névralgie faciale), etc. L'hypersialorrhée qui se manifeste pendant la grossesse a un mécanisme mal connu. L'hypersialorrhée se traduit par un écoulement de salive trop important et par une fatigue musculaire pharyngée résultant de la nécessité incessante de déglutir. À l'examen clinique, on observe une sécrétion abondante des glandes salivaires.

Le traitement dépend de la cause et comprend l'administration d'atropiniques (qui entraînent une sécheresse des muqueuses), d'un antiémétique comme le métoclopramide et, parfois, de neuroleptiques.

## Hypersomnie

Excès de sommeil.

→ VOIR **Sommeil (troubles du).**

## Hypersplénisme

Stockage et destruction excessive des cellules sanguines dans la rate, entraînant une diminution de celles-ci dans le sang.

Un hypersplénisme s'observe en cas de splénomégalie (augmentation du volume de la rate) importante, d'origine infectieuse, hématologique, tumorale ou congestive, c'est-à-dire liée à une hypertension portale. Il se traduit par une diminution d'un certain type de globules blancs, les polynucléaires neutrophiles, et des plaquettes sanguines, le taux d'hémoglobine restant normal. En effet, la rate assure des fonctions d'épuration et de stockage des cellules sanguines ; lorsque son volume augmente, ces deux fonctions sont accrues, les plaquettes et les polynucléaires étant alors captés en très grand nombre. Le traitement d'un hypersplénisme est celui de la maladie en cause.

## Hypertension artérielle

Élévation anormale, permanente ou paroxystique, de la tension artérielle au repos.

La pression sanguine s'élève normalement en réponse à l'activité physique. L'hypertension artérielle (H.T.A.) apparaît lorsque, au repos, les chiffres dépassent 14 centimètres de mercure pour la pression maximale, ou systolique, et 8,5 centimètres pour la pression minimale, ou diastolique. Il n'existe pas d'hypertension lorsque le chiffre de la pression minimale est inférieur à 8,5 ; les hypertensions purement systoliques sont surtout émotives ou liées au stress. Par ailleurs, ces seuils peuvent être dépassés chez une personne âgée, car la pression sanguine augmente avec l'âge. À l'inverse, chez un enfant, ces chiffres sont inférieurs.

**CAUSES**

Chez la plupart des sujets hypertendus, on ne retrouve aucune cause évidente ; l'hypertension est alors qualifiée d'essentielle. Elle pourrait être due à une vasoconstriction (réduction du calibre des vaisseaux) fonctionnelle, source d'ischémie rénale (insuffisance d'apport sanguin au rein). Celle-ci aurait pour conséquence la libération en excès dans le sang d'une substance appelée rénine, responsable de la conversion de l'angiotensinogène (substance plasmatique d'origine hépatique) en angiotensine, qui serait génératrice d'hypertension. Chez certains sujets, l'excès de sel dans l'alimentation joue un rôle important : une augmentation de la contraction des artérioles entraînant une résistance à l'écoulement du sang est alors observée. L'hypertension artérielle pourrait aussi être liée à des facteurs génétiques. Chez 10 % des patients cependant, l'hypertension a une cause ; elle est alors qualifiée de secondaire. Elle peut être due, dans ces cas, à une maladie des reins, à une maladie des glandes surrénales ou à une sténose (rétrécissement) de l'une ou des deux artères rénales. À l'occasion de leur première grossesse, surtout s'il s'agit de jumeaux, certaines jeunes femmes présentent une hypertension, généralement transitoire, appelée hypertension artérielle gravidique. Elle est toujours précédée d'une rétention d'eau et de sel entraînant une forte prise de poids et fait partie des symptômes de la toxémie gravidique ; cette hypertension disparaît après l'accouchement et les grossesses ultérieures ne sont pas troublées. Mais ce sont surtout la consommation d'alcool, le tabagisme et l'obésité qui accroissent le risque d'hypertension artérielle. Celui-ci, en outre, s'observe parfois chez les femmes sous contraception orale.

**SIGNES ET SYMPTÔMES**

Ce sont les symptômes cérébraux qui sont le plus fréquemment révélateurs : maux de tête, surtout pendant la deuxième moitié de la nuit ou au réveil, déséquilibre debout ou à la marche, pertes de mémoire, fatigue, troubles oculaires (éblouissements, perte transitoire de la vue, etc.). Les symptômes cardiaques (gêne respiratoire, angine de poitrine) ou rénaux, tels qu'une polyurie (sécrétion d'urine en quantité abondante) ou une pollakiurie (fréquence exagérée des mictions), sont plus rarement révélateurs. Mais, bien souvent, l'hypertension artérielle ne provoque aucun signe ; elle est en général découverte à l'occasion d'un examen de routine. La découverte d'une hypertension artérielle impose la recherche de son retentissement cardiaque, rénal, cérébral et oculaire. Car, parmi les complications de l'hypertension artérielle non traitée, on trouve l'accident vasculaire cérébral, l'hémorragie méningée, l'insuffisance cardiaque, des lésions rénales et une rétinopathie. Une poussée hypertensive sévère peut entraîner une confusion mentale et des convulsions.

**TRAITEMENT**

Le traitement doit s'attaquer à la cause toutes les fois que cela est possible. C'est ainsi que certaines hypertensions dont l'origine est bien définie sont curables : par chirurgie (tumeurs de la glande surrénale, affection d'un ou des reins) ou par angioplastie lors d'une procédure interventionnelle (sténose des artères rénales). Parmi les hypertensions médicalement curables, il faut retenir l'hypertension des néphrites aiguës et l'hypertension des femmes enceintes. Dans tous les cas, une stricte hygiène de vie s'impose : il faut supprimer le surmenage et les efforts importants, s'efforcer de lutter contre le stress, suivre le cas échéant un régime pour perdre du poids, arrêter le tabac et l'alcool. Ces prescriptions doivent être d'autant plus strictes que l'hypertension est plus sévère et le patient plus jeune. Dans les hypertensions sévères et en cas d'accidents évolutifs (hémorragie méningée, hémiplégie), le repos est nécessaire. Un régime sans sel ou peu salé est généralement indiqué. On peut actuellement contrôler toutes les formes d'hypertension, mais les traitements ne sont efficaces qu'aussi longtemps qu'ils sont poursuivis : dès qu'on les arrête, l'hypertension reprend.

Les bêtabloquants ont, en plus de leur action hypotensive, la propriété de ralentir les battements du cœur. Ils sont contre-indiqués en cas de bradycardie (fréquence cardiaque inférieure à 50 battements par minute) et d'asthme. Les diurétiques éliminent le sodium et l'eau, mais leur action sur le potassium (kaliémie) doit être contrôlée. Les inhibiteurs calciques ont une action vasodilatatrice sur les artères. Les inhibiteurs de l'enzyme de conversion empêchent la formation d'angiotensine et freinent la sécrétion d'aldostérone. Ils peuvent être associés aux diurétiques. Les antiangiotensines bloquent l'action de l'angiotensine sur ses récepteurs artériels. Les antihypertenseurs centraux, telle la clonidine, agissent sur le tronc cérébral (siège du centre régulateur de la tension artérielle) et favorisent le sommeil. Les vasodilatateurs périphériques augmentent le calibre des vaisseaux et accroissent les débits cardiaque et rénal. Tous ces médicaments sont prescrits soit isolément, si l'hypertension est modérée, soit diversement associés.

Il importe que le traitement soit poursuivi régulièrement, car un arrêt intempestif expose à une brusque hausse de la tension artérielle (phénomène de rebond) et, éventuellement, à des accidents cardiaques, cérébraux, rénaux, etc.

**PRÉVENTION**

Pour prévenir l'hypertension artérielle, il est recommandé d'avoir, outre une bonne hygiène de vie et un régime alimentaire convenable (réduction de la consommation de graisses, de tabac, d'alcool et de sel), une ou plusieurs activités physiques ou sportives régulières (compétitions exclues) comme la marche, le vélo, la natation, la gymnastique, la course à pied, sous surveillance du chiffre tensionnel. Et, en cas d'hypertension artérielle modérée, traitée ou non, les sports d'endurance (pratiqués sans dépasser ses propres limites) peuvent aider à la normalisation de la tension artérielle.

→ VOIR Hypertension rénovasculaire.

## Hypertension artérielle pulmonaire

Augmentation de la pression sanguine dans l'artère pulmonaire.

La pression sanguine normale dans l'artère pulmonaire est de l'ordre de 25 à 30 millimètres de mercure au moment de la systole (contraction cardiaque) et de 13 millimètres de mercure au moment de la diastole. Un sujet a une hypertension artérielle pulmonaire quand la pression sanguine dans son artère pulmonaire dépasse ces chiffres. C'est une anomalie fréquente en cardiologie. Il existe trois formes différentes d'hypertension artérielle pulmonaire.

### Hypertension artérielle pulmonaire secondaire postcapillaire

Cette augmentation de la pression sanguine dans l'artère pulmonaire, qui est la forme d'hypertension artérielle pulmonaire la plus répandue, est consécutive à une autre anomalie, d'origine cardiaque.

**CAUSES**

Fréquemment, elle est due à une anomalie du cœur gauche. Cela peut être un rétrécissement de la valvule mitrale, une cardiopathie ischémique (diminution de l'apport de sang au muscle cardiaque), une myocardiopathie (affection du myocarde), etc. Dans de tels cas, l'augmentation de la pression sanguine dans l'oreillette gauche se répercute en amont, dans les veines et les capillaires pulmonaires, ce qui provoque une hypertension artérielle pulmonaire.

**SYMPTÔMES**

Ce sont ceux de la maladie responsable. Le malade se plaint fréquemment d'un essoufflement à l'effort puis au repos.

**DIAGNOSTIC**

Il repose sur une échographie Doppler cardiaque, qui permet d'apprécier aisément la pression pulmonaire.

**TRAITEMENT**

L'hypertension artérielle pulmonaire secondaire postcapillaire régresse totalement ou partiellement lorsque sa cause est traitée, par exemple - si elle est due à un rétrécissement de la valvule mitrale - après une opération chirurgicale, ou - si elle est due à une insuffisance ventriculaire gauche - après un traitement médical.

### Hypertension artérielle pulmonaire secondaire précapillaire

Cette augmentation de la pression sanguine dans l'artère pulmonaire est due à une obstruction (caillot, épaississement des parois, etc.) située dans les branches de l'artère pulmonaire ou dans les artérioles pulmonaires. Elle est moins fréquente que l'hypertension postcapillaire.

**CAUSES**

L'obstruction vasculaire en cause peut être consécutive à une malformation cardiaque congénitale. C'est le cas de la communication interauriculaire (présence anormale d'un orifice entre les 2 oreillettes), de la communication interventriculaire (persistance anormale d'un ou de plusieurs orifices entre les 2 ventricules) ou encore de la persistance du canal artériel, qui, normalement, se ferme à la naissance. Ces affections du cœur peuvent se compliquer d'une maladie vasculaire obstructive pulmonaire qui affecte les artérioles.

Une origine non congénitale de l'obstruction est plus fréquemment observée : une insuffisance respiratoire chronique ou des embolies pulmonaires répétées peuvent créer des obstructions, qui, à leur tour, entraînent une hypertrophie du ventricule droit du cœur et engendrent une pathologie appelée cœur pulmonaire embolique.

**SYMPTÔMES ET DIAGNOSTIC**

Les symptômes sont ceux de la maladie en cause. Le malade est souvent essoufflé. Le diagnostic d'hypertension artérielle pulmonaire repose principalement sur l'échographie Doppler cardiaque.

**TRAITEMENT**

C'est celui de la cause. Mais il est rare qu'une suppression de l'obstacle permette d'obtenir une régression de l'hypertension artérielle pulmonaire précapillaire.

### Hypertension artérielle pulmonaire primitive

Cette augmentation de la pression sanguine dans l'artère pulmonaire au repos et à l'effort est rare et sans cause connue. Elle est plus fréquente entre 20 et 40 ans, avec une prédominance féminine. Des cas familiaux ont été signalés. Certaines hypertensions pulmonaires, en apparence primitives, étaient en réalité causées par la prise de médicaments anorexigènes (« coupe-faim »), dont la plupart ont été retirés du marché.

**SYMPTÔMES ET DIAGNOSTIC**

Un essoufflement plus ou moins important s'associe à une fatigue progressive avec, parfois, des douleurs à l'effort. Le diagnostic repose sur l'absence de toute cause et peut être confirmé par la mesure des gaz du sang et l'échocardiographie, qui révèlent respectivement une discrète hypoxie (diminution de l'oxygénation sanguine) et un retentissement cardiaque droit.

**TRAITEMENT ET PRONOSTIC**

Cette anomalie justifie une greffe pulmonaire en raison de son mauvais pronostic à très court terme.

→ VOIR Hémodynamique.

## Hypertension intracrânienne

Augmentation anormale de la pression à l'intérieur du crâne.

**CAUSES**

Un œdème cérébral (infiltration diffuse de

liquide provenant du plasma sanguin), une hypertension artérielle grave, une crise d'éclampsie (convulsions associées à une hypertension artérielle) pendant la grossesse, une ischémie (ralentissement de la circulation du sang), un hématome cérébral, une encéphalite herpétique (infection de l'encéphale due au virus de l'herpès) ou une tumeur peuvent déclencher une hypertension intracrânienne.

L'augmentation de pression entraîne une compression des tissus voisins, qui favorise à son tour l'œdème cérébral, gêne la libre circulation du liquide cérébrospinal et entraîne une hydrocéphalie, caractérisée par une accumulation du liquide rachidien dans les cavités intracérébrales : un cercle vicieux extrêmement dangereux s'établit ainsi. En outre, cette augmentation de pression peut provoquer un engagement de tissu cérébelleux dans le trou occipital avec risque de compression bulbaire.

Il existe une forme particulière d'hypertension intracrânienne, dite bénigne ou idiopathique, touchant préférentiellement les femmes jeunes et en surpoids, dont la cause est inconnue et dont le risque principal est la cécité suite à l'œdème papillaire chronique.

**SYMPTÔMES ET SIGNES**

Deux signes sont caractéristiques de l'hypertension intracrânienne : les céphalées (maux de tête) et les vomissements.

Les céphalées sont d'abord intermittentes, survenant le matin ou réveillant le malade dans la seconde partie de la nuit. Les vomissements, le plus souvent associés aux céphalées mais parfois isolés, se produisent facilement, en jets. L'examen du fond de l'œil (examen de la rétine à travers la pupille) montre un œdème (gonflement) de la papille optique (petite tache correspondant à l'origine du nerf optique).

**ÉVOLUTION**

Peu à peu, des troubles de la conscience (somnolence puis coma) apparaissent, ainsi que de brèves périodes d'éclipses visuelles, éventuellement associées à une diminution de la capacité visuelle ou à une altération progressive du champ visuel.

**TRAITEMENT**

C'est celui de la cause, s'il est possible (médicaments, ablation d'une tumeur). Il existe des possibilités de traitement de l'œdème cérébral (corticostéroïdes, mannitol).

L'hypertension intracrânienne bénigne est traitée par des ponctions lombaires répétées, contre-indiquées dans les autres cas.

Des médicaments (acétazolamide), prescrits pour plusieurs mois ou plusieurs années, associés à un régime amaigrissant, peuvent permettre une guérison définitive. Dans de rares cas, il est fait recours à une dérivation permanente (drainage par cathétérisme) du liquide cérébrospinal.

## Hypertension portale

Augmentation de la pression sanguine dans le système veineux portal.

La veine porte conduit jusqu'au foie le sang veineux provenant du tube digestif sous-diaphragmatique (estomac, intestin grêle, côlon), de la rate et du pancréas. Après épuration dans le foie, ce sang est ramené au cœur par la veine cave inférieure.

**CAUSES**

Une hypertension portale est le signe de nombreuses maladies, d'origine hématologique, tumorale ou infectieuse. La cirrhose en est la cause la plus fréquente, mais les compressions extérieures (cancer du pancréas), les invasions tumorales (cancer primitif du foie), les thromboses de la veine porte (syndrome myéloprolifératif, foyer infectieux local), ou encore des maladies rares comme le syndrome de Budd-Chiari ou une occlusion des veines du foie, sont également responsables d'une hypertension portale.

**SYMPTÔMES ET SIGNES**

Une hypertension portale se traduit par une visibilité anormale des veines sous-cutanées dans la région supérieure de l'abdomen ou dans la région thoracique inférieure. Ces veines correspondent à une circulation collatérale développée à partir de voies de dérivation naturelles, qui sont normalement peu ou pas fonctionnelles mais qui se dilatent en cas d'obstacle sur la circulation portale : cela provoque une anastomose portocave (communication entre le système porte et le système cave) spontanée. Des varices œsophagiennes ou, moins fréquemment, gastriques (tuméfactions bleutées plus ou moins volumineuses dans la partie basse de l'œsophage et sur l'estomac) se forment également. Ces varices n'entraînent aucun trouble fonctionnel. En outre, dans 30 à 40 % des cas d'hypertension portale, on observe une augmentation du volume de la rate, due à la stagnation du sang à l'intérieur de cet organe et parfois accompagnée d'une destruction excessive des cellules sanguines qui s'y trouvent, laquelle est responsable d'une thrombopénie et d'une neutropénie. Enfin, une ascite (épanchement de liquide séreux dans la cavité péritonéale), due à la rétention d'eau et de sel entraînée par l'insuffisance hépatique, peut également se former, notamment chez les sujets atteints de cirrhose, provoquant une importante distension abdominale.

**DIAGNOSTIC ET ÉVOLUTION**

Le diagnostic repose sur la fibroscopie gastrique, qui met en évidence les varices œsophagiennes. Le risque évolutif est celui de rupture des varices, qui entraîne une hémorragie digestive abondante, nécessitant une prise en charge d'urgence.

**TRAITEMENT ET PRÉVENTION**

Le traitement de l'hypertension portale est celui de sa cause. La rupture de varices œsophagiennes nécessite une réanimation en urgence, avec transfusion et compression locale par sonde à ballonnet, et la sclérothérapie (injection endoscopique de liquide sclérosant) ou, mieux, la ligature des varices. En cas d'échec, une intervention chirurgicale en urgence s'impose pour endiguer l'hémorragie.

Trois procédés permettent de prévenir la rupture des varices œsophagiennes ou gastriques : l'administration de médicaments bêtabloquants, qui diminuent la pression portale ; la ligature répétée jusqu'à disparition complète des cordons variqueux ; l'anastomose portocave chirurgicale, enfin, qui permet la prévention des récidives hémorragiques mais qui entraîne souvent chez le patient atteint de cirrhose sévère une aggravation de l'insuffisance du foie et un risque accru d'encéphalopathie.

## Hypertension rénovasculaire

Hypertension artérielle consécutive à une diminution du débit sanguin artériel dans un rein.

L'hypertension rénovasculaire est due à une sténose (rétrécissement) de l'artère rénale, causée en général par la formation d'une plaque d'athérome (dépôt lipidique) sur la paroi interne de l'artère ; dans ce cas, elle atteint le plus souvent des hommes âgés de plus de 50 ans. Plus rarement, cette sténose est due à une dysplasie fibromusculaire (anomalie de la paroi artérielle) ; l'hypertension rénovasculaire affecte alors plutôt la femme jeune.

Outre le déclenchement d'une hypertension artérielle le plus souvent sévère, la sténose de l'artère rénale, si elle interrompt totalement l'apport de sang au rein, entraîne la perte fonctionnelle de celui-ci.

**TRAITEMENT**

Il consiste à corriger la sténose, chirurgicalement ou par angioplastie endoluminale, c'est-à-dire en dilatant l'artère rénale à l'aide d'une sonde à ballonnet, introduite sous contrôle radiographique. Si de telles interventions sont impossibles (personnes âgées ou inopérables), on recourt à des médicaments hypotenseurs comme les inhibiteurs de l'enzyme de conversion, qui bloquent la formation d'angiotensine à l'origine de l'hypertension artérielle.

## Hyperthermie

Élévation de la température du corps au-dessus de sa valeur normale (37 °C chez l'être humain). SYN. *fièvre.*

Une hyperthermie survient lorsque la production de chaleur par le corps, résultant de l'activité métabolique de l'organisme, excède ses capacités d'élimination.

**CAUSES**

Une hyperthermie peut avoir de multiples origines, outre les causes infectieuses (septicémiques ou non), qui sont les plus fréquentes, et les causes médicamenteuses (neuroleptiques) ou neurologiques (atteintes cérébrales touchant l'hypothalamus).

■ Une anesthésie peut provoquer, chez des patients souffrant d'une anomalie musculaire génétique, une hyperthermie brutale dite « maligne peranesthésique ». Complication très grave de l'anesthésie, celle-ci se traduit par une fièvre très élevée accompagnée de rigidité musculaire.

■ Un coup de chaleur, hyperthermie grave, est une élévation rapide de la température corporelle au-dessus de 40 °C, accompagnée de troubles neuropsychiques, cardiovasculaires, respiratoires et métaboliques. Il peut résulter d'un effort musculaire intense en atmosphère chaude (par exemple, mara-

la veine du côté opposé, forme la veine cave inférieure, qui remonte le long de l'aorte.

## Illusion

Perception erronée d'un objet réel.

Dans l'illusion, le sujet attribue des qualités inexactes à une stimulation sensorielle bien réelle. L'illusion diffère en cela de l'hallucination, qui est une perception sans objet. Elle peut exister chez tous les sujets sains (croyance motivée par un souhait ou un désir). Elle n'est pathologique que lorsque le sujet refuse, malgré l'évidence, de reconnaître son erreur ou lorsqu'elle sert de point de départ à une construction délirante.

L'illusion pathologique, particulièrement fréquente dans l'hypocondrie, se rencontre aussi dans tous les états d'altération de la conscience (confusion mentale, épilepsie, impression de déjà-vu, intoxication, alcoolisme), les délires chroniques et certaines affections neurologiques ou chirurgicales (illusion du membre fantôme des amputés, par exemple). Son traitement dépend de la maladie en cause.

## Imagerie médicale

Discipline médicale consistant à produire des images du corps humain vivant, à les interpréter et à les utiliser à des fins diagnostiques ou thérapeutiques.

Cette visualisation a pour objet l'établissement d'un diagnostic et/ou la mise en œuvre d'une thérapeutique (imagerie interventionnelle). L'imagerie médicale se fonde sur la radiologie, qui utilise les rayons X, l'échographie, qui utilise les ultrasons, l'imagerie par résonance magnétique (I.R.M.), qui utilise le phénomène de résonance magnétique nucléaire, et la médecine nucléaire, qui utilise des isotopes radioactifs. Aujourd'hui, la discipline universitaire et hospitalière « radiologie et imagerie médicale » comporte deux spécialités médicales distinctes, intitulées radiologie et imagerie médicale, d'une part, et médecine nucléaire, d'autre part.

### Radiologie

La radiologie repose sur l'utilisation des rayons X. Elle s'applique au diagnostic et au traitement des maladies selon différentes modalités techniques.

■ **La radiographie** enregistre l'image d'une région anatomique sur un film photographique. Elle se pratique sans préparation (radiographies dites simples ou standard : radiographies osseuses, pulmonaires, de l'abdomen) ou après administration d'un produit de contraste (artériographie, arthrographie, cholangiographie, myélographie, phlébographie, transit œso-gastro-duodénal, urographie intraveineuse, etc.). Les premières radiographies ont été réalisées par le physicien allemand Wilhelm Conrad Röntgen à partir du 20 novembre 1895 (prix Nobel de physique en 1901).

■ **La radioscopie** permet d'observer les organes en mouvement sur un écran phosphorescent. L'examen se pratique aujourd'hui par l'intermédiaire d'un amplificateur de brillance et d'une chaîne de télévision (radioscopie télévisée). L'amplificateur de brillance (appareil permettant de transformer une image optique en une image électronique) permet une nette réduction de la dose d'irradiation reçue par le patient.

■ **La tomographie**, radiographie en coupes, permet de préciser une image qui apparaît indistincte sur une radiographie d'ensemble en supprimant les superpositions des autres plans. En prenant une série de coupes, il est possible de reconstruire la silhouette d'un organe qui, sur un film standard, serait cachée par d'autres structures. La tomographie a été inventée en 1917 par le médecin français André Bocage. Elle tend aujourd'hui à être remplacée par le scanner.

■ **La tomodensitométrie, ou scanner (scan RX)**, est réalisée à l'aide d'un appareil appelé scanner à rayons X. Cet examen est plusieurs centaines de fois plus sensible que la radiographie conventionnelle. En effet, des capteurs remplacent le film photographique, et un ordinateur reconstruit l'image point par point. La rotation de l'ensemble autour de l'objet examiné et l'orientation du faisceau de rayons X procurent une image en coupe axiale (perpendiculaire à l'axe du corps), d'où le nom donné en 1972 au système par son inventeur, l'ingénieur britannique Godfrey Newbold Hounsfield : *computed axial tomography* (tomographie axiale informatisée). L'inventeur partage le prix Nobel de physiologie et de médecine en 1979 avec le physicien américain Allan MacLeod Cormack. Cette technique a permis d'obtenir des images en coupes d'organes jusque-là inaccessibles tels que le cerveau, la moelle et le rachis, le pancréas, les poumons, la rate, les reins, la vessie.

■ **La radiologie numérisée**, ou assistée par ordinateur, est le traitement informatique des images radiologiques.

■ **La radiologie interventionnelle**, à visée thérapeutique, utilise l'imagerie médicale pour le guidage de gestes opératoires. Son utilisation s'élargit régulièrement.

### Échographie

L'échographie a été introduite en médecine dans les années 1950. Cette méthode utilise l'émission et la réflexion des ultrasons. Elle étudie essentiellement les organes pleins de l'abdomen, le cœur et tous les organes non masqués par le squelette (globe oculaire, cerveau chez le nouveau-né). Elle a révolutionné la surveillance du fœtus au cours de la grossesse. L'application du phénomène Doppler, mesurant la variation entre la fréquence d'un faisceau d'ultrasons émis par une sonde et celle du faisceau réfléchi par le sang circulant (capté par la même sonde), lui ajoute une grande efficacité dans le domaine circulatoire. Cette technique est totalement dénuée de danger.

### Imagerie par résonance magnétique

L'imagerie par résonance magnétique (I.R.M.) repose sur le phénomène de la résonance magnétique nucléaire (R.M.N.), découvert en 1946 par les physiciens américains Edward Mills Purcell et Felix Bloch (prix Nobel de physique en 1952). Elle permet l'acquisition d'images en coupe, dans tous les plans de l'espace, ainsi que les représentations en 3 dimensions.

L'application des logiciels de scan RX a permis de reconstruire des images à partir du phénomène de résonance magnétique nucléaire. Les premières images en coupes du corps humain ont été obtenues en 1978. Cette méthode utilise la propriété qu'ont les protons contenus dans le corps humain de résonner dans un champ magnétique très intense. Les organes explorés fabriquent ainsi leur propre image. Les informations recueillies sont de deux ordres : anatomiques (comparables à celles obtenues par scanner), et informations de signal dont la valeur diagnostique originale est inaccessible à toute autre technique d'imagerie.

Les images du cerveau obtenues sont d'une stupéfiante qualité : l'imagerie par résonance magnétique permet de distinguer la substance grise (cortex, ou noyaux gris) de la substance blanche (fibres nerveuses recouvertes de myéline). Le plus grand contraste présenté par les images des tissus qui contiennent de la graisse permet une application de la technique à l'anatomie du corps humain en réalisant des coupes dans tous les plans de l'espace, et cela en toute innocuité tant pour le patient que pour l'opérateur.

La technique permet, enfin, une exploration des organes en mouvement (ciné-I.R.M.), une angiographie par imagerie de résonance magnétique (angio-I.R.M.), la mesure des circulations sanguines, etc. L'application de logiciels de reconstruction permet la reconstitution tridimensionnelle de l'organe, de la tête en particulier, pour des simulations neurochirurgicales.

### Médecine nucléaire

La médecine nucléaire (ou isotopique) est issue de la découverte, en 1896, de la radioactivité par le physicien français Henri Becquerel, dont les travaux furent repris par les physiciens français Pierre et Marie Curie (tous trois prix Nobel de physique en 1903). L'introduction d'un isotope à vie brève, fixé sur une molécule à destinée connue, permet un marquage tissulaire électif dans l'organisme. Cette radioactivité temporaire est détectée par un appareillage spécialisé.

■ **La scintigraphie**, sorte de cartographie isotopique, recueille les radiations émises par des substances radioactives (isotopes de l'iode, du technétium, etc.) choisies en fonction de l'organe à visualiser et qui sont introduites dans l'organisme selon différentes voies (intraveineuse, respiratoire). Elle permet de diagnostiquer précocement des anomalies de fonctionnement d'un organe (poumons, os, glande thyroïde). Ces explorations exposent le patient à une irradiation très faible, comparable à celle reçue lors d'une radiographie classique.

■ **La tomoscintigraphie** complète la scintigraphie en fournissant des images en coupe de la distribution du traceur dans l'organisme.

Il existe deux sortes d'imagerie. La plus classique, dite morphologique, montre la forme et la structure des organes. La plus moderne, dite fonctionnelle, donne en outre des renseignements sur leur activité en montrant leurs mouvements (radioscopie, échographie) ou les réactions chimiques (scintigraphie et peut-être, à l'avenir, techniques dérivées de l'I.R.M.) dont ils sont le siège.

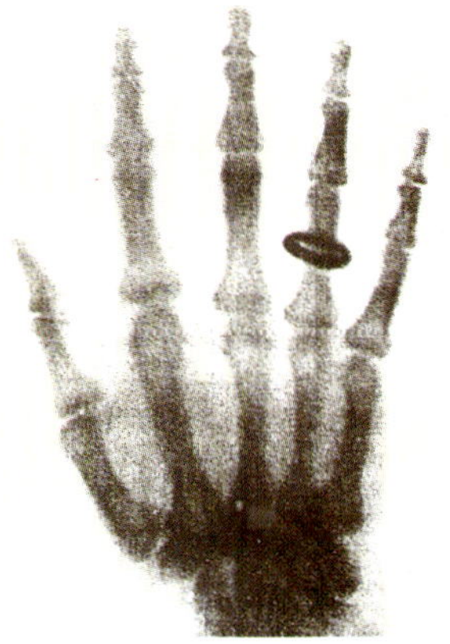

*En 1895, Wilhelm Röntgen réalisait la première radiographie, celle de la main de sa femme.*

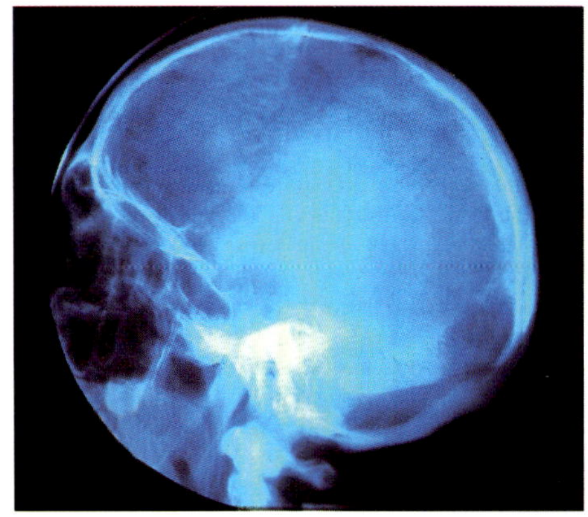

*Cette radiographie simple du crâne montre la voûte surmontant la base, les premières vertèbres (en bas), les cavités de la face (à gauche, en noir).*

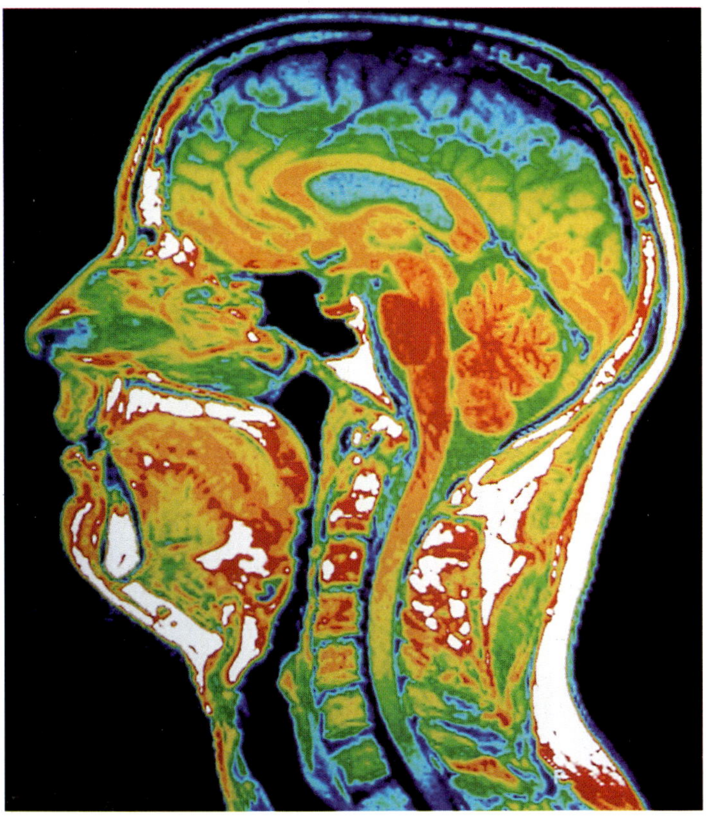

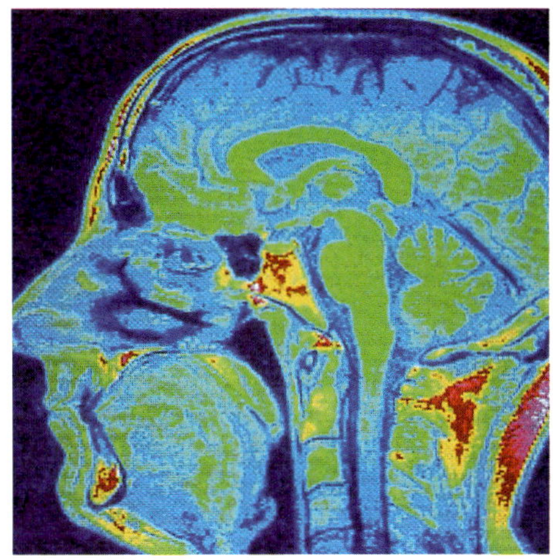

*Coupe verticale de la tête. Le scanner permet de voir de haut en bas (en bleu et en vert) les circonvolutions cérébrales, le corps calleux et, en avant du cervelet, le tronc cérébral, prolongé par la moelle épinière.*

*L'imagerie par résonance magnétique (I.R.M.) [à gauche] montre les mêmes éléments que le scanner, mais avec des contours plus nets. Surtout, elle fournit plus de détails sur la structure interne des organes et des tissus.*

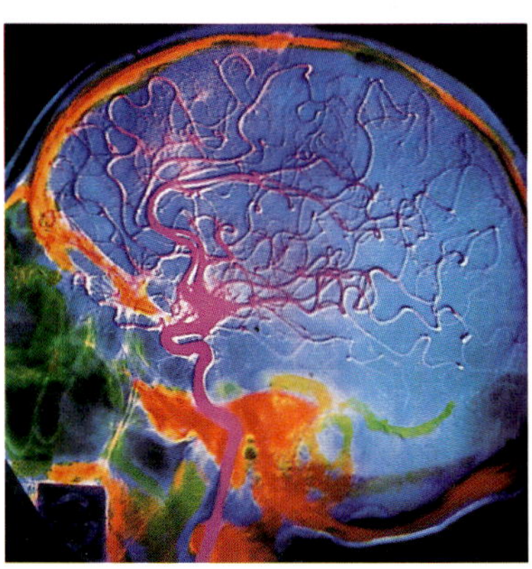

*L'artériographie cérébrale montre l'artère carotide interne et ses branches (en rouge) ainsi que les os du crâne (en orange).*

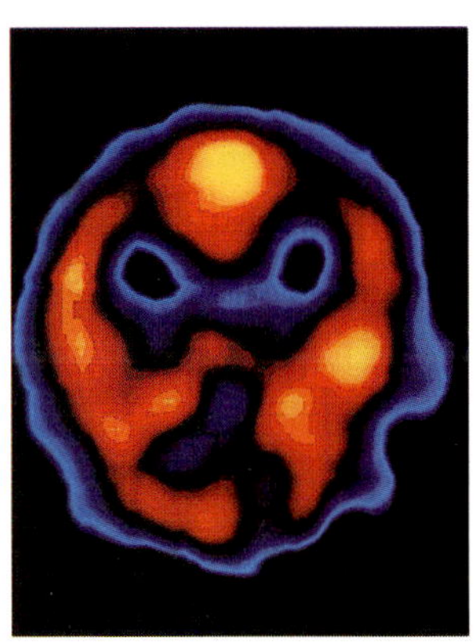

*La tomoscintigraphie permet d'examiner non seulement l'anatomie mais aussi le fonctionnement du cerveau.*

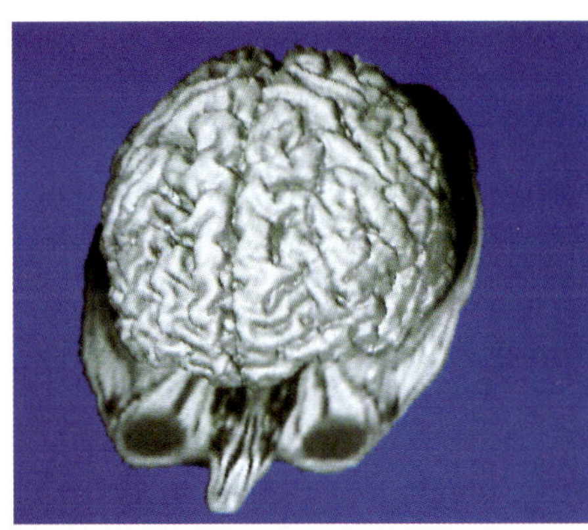

*Reconstitution informatique d'un cerveau en trois dimensions à partir de clichés obtenus par imagerie par résonance magnétique (I.R.M.).*

■ La tomographie par émission de positons (T.E.P.) consiste à observer la répartition et l'utilisation dans les tissus d'une molécule (telle que le glucose) marquée par un isotope radioactif (dit émetteur de positons). Administrée au patient, cette molécule permet d'obtenir une image des organes et d'en étudier l'activité. Longtemps limitée à l'exploration du fonctionnement du cerveau, cette technique d'imagerie, de très haute valeur informative, est aujourd'hui largement utilisée pour le diagnostic et le bilan d'extension de nombreux types de cancers (poumon, côlon, O.R.L., lymphome, mélanome).

## Imagerie par résonance magnétique

Technique d'imagerie radiologique utilisant les propriétés de résonance magnétique nucléaire (R.M.N.) des composants du corps humain (les protons, et en particulier ceux de l'eau).

**INDICATIONS**

Les indications de l'I.R.M. s'étendent au corps entier et suivent souvent celles d'un autre examen (radiologie conventionnelle, échographie, scanner à rayons X).

L'I.R.M. est principalement indiquée dans le diagnostic des maladies du système nerveux central : les images sont plus précises qu'avec le scanner, surtout dans certaines zones comme la moelle épinière ou pour certaines affections comme la sclérose en plaques. L'I.R.M. représente de nos jours, dans les pays développés, 70 % de l'imagerie neurologique, soit en complément du scanner, soit en première indication. Une seconde indication est le diagnostic des maladies osseuses et articulaires, en particulier celles qui atteignent à la fois le squelette et le système nerveux, telles que la hernie discale (affection de la colonne vertébrale). Parmi les développements les plus récents de cette technique, il faut citer l'angio-I.R.M. et l'imagerie fonctionnelle du cerveau. L'angio-I.R.M. permet d'obtenir des images de vaisseaux sanguins.

L'I.R.M. est également employée en cardiologie, où elle permet d'observer l'activité contractile du myocarde et d'évaluer sa perfusion (irrigation sanguine du muscle), ainsi que la composition de ses tissus (graisse, muscle, fibrose).

**PRINCIPE**

Lors de l'examen, les tissus du corps humain sont soumis à un puissant champ magnétique. Tous les protons qu'ils contiennent s'orientent alors dans la même direction. Dans un deuxième temps, les protons sont excités en étant soumis à une onde électromagnétique du type onde radio ; ils entrent alors en résonance avec l'onde et basculent tous ensemble selon le même angle. Dans un troisième temps, l'onde radio est brutalement interrompue ; les protons retournent à leur point de départ (temps dit de relaxation) en émettant une onde électromagnétique, dite de résonance, recueillie par des récepteurs et enregistrée. L'analyse informatique des ondes recueillies permet de construire une image où la densité de chaque point est fonction des ondes reçues, donc de la densité du tissu en protons à cet endroit. Le tout dure quelques millisecondes.

**DÉROULEMENT**

L'I.R.M. n'exige ni préparation, ni hospitalisation, ni repos consécutif, ni jeûne préala-

### IMAGERIE PAR RÉSONANCE MAGNÉTIQUE

**L'imagerie par résonance magnétique (I.R.M.) consiste à placer le sujet dans un électro-aimant cylindrique produisant un champ magnétique puissant. Cet examen permet de reconstruire par ordinateur des images en coupe de l'organisme du patient. Indolore, sans risques ni effets secondaires connus, il est particulièrement précieux dans le diagnostic des maladies cérébrales, osseuses et articulaires.**

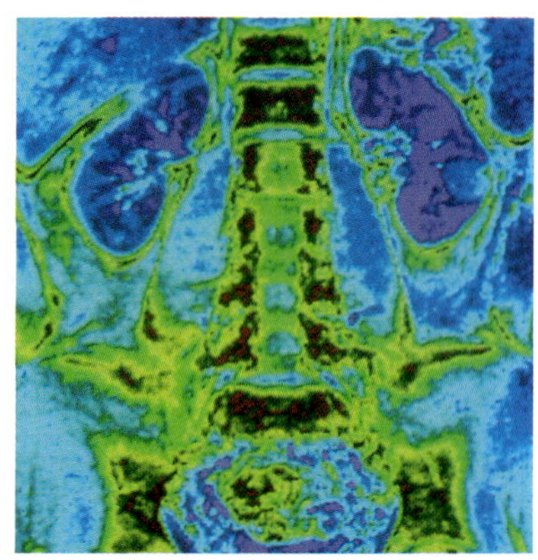

*Coupe verticale de l'abdomen (les os apparaissent en vert et les reins en violet).*

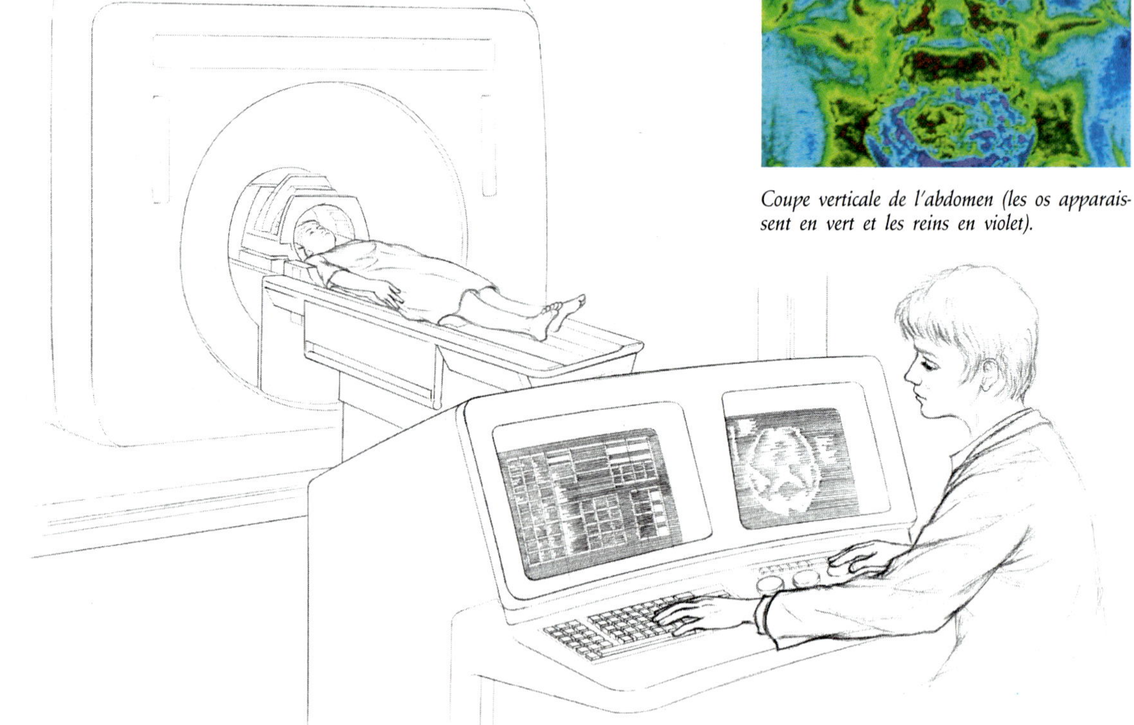

ble. Il est impératif d'ôter tout objet métallique, qui gênerait l'examen, et de prohiber tout maquillage.

Le patient s'allonge sur une table que l'on fait glisser dans un tunnel ouvert des deux côtés et occupant le centre d'un électroaimant (sorte de boyau de 50 à 60 centimètres de diamètre sur 2 mètres de long environ) au sein duquel règne un champ magnétique intense. Il ne ressent rien, mais entend un bruit répétitif assez fort, correspondant à l'émission de l'onde de radiofréquence ; il peut demeurer en contact avec le médecin grâce à un microphone. L'examen nécessite une absolue immobilité ; aussi un sédatif est-il administré aux personnes claustrophobes et aux enfants. Il peut être nécessaire d'améliorer les images par une injection intraveineuse de gadolinium, qui ne contient pas d'iode et n'induit pas d'effet secondaire ; cependant, par mesure de prudence, elle n'est pas injectée aux femmes enceintes. L'examen dure de une demi-heure à trois quarts d'heure.

**RÉSULTATS**

L'I.R.M. est la seule technique donnant des images en coupe dans des plans horizontaux, verticaux et obliques. La réalisation des coupes dans les trois dimensions de l'espace permet de préciser au mieux les rapports et l'extension d'une lésion. Les images sont d'abord traitées sur console informatique. Les résultats sont communiqués le jour même ou le lendemain sous forme de reproductions sur films radiographiques, accompagnées d'un compte rendu.

**CONTRE-INDICATIONS ET EFFETS SECONDAIRES**

L'I.R.M. est formellement contre-indiquée en cas de présence dans le corps de certains objets en métal aimantable : fragments ayant pénétré par accident, matériel métallique vasculaire ou intracrânien, stimulateur cardiaque. Ces objets, qui ne sont pas toujours connus du patient, sont mis en évidence par une radiographie préalable. L'examen est également impossible à réaliser chez les patients particulièrement corpulents. Il est en revanche compatible avec la présence de prothèses de la hanche, des vis utilisées en orthopédie et du matériel dentaire usuel.

L'I.R.M., examen indolore, ne provoque pas d'irradiation, contrairement au scanner. Aucun risque lié au champ magnétique n'est connu à ce jour, y compris pour la femme enceinte. Malgré cette innocuité et la qualité des images, sa prescription est limitée par le nombre restreint d'appareils et par le coût important des examens.

## Imagerie par résonance magnétique fonctionnelle

Technique récente d'exploration fonctionnelle fondée sur l'imagerie par résonance magnétique (I.R.M.).

Cette exploration met en jeu certaines techniques d'I.R.M. capables de détecter en temps réel d'infimes variations de l'irrigation sanguine d'un organe ou d'un tissu. Ces mesures reflètent une modification de la consommation d'oxygène par le tissu, c'est-à-dire son métabolisme, son activité. L'I.R.M. fonctionnelle permet ainsi d'étudier, par comparaison avec une situation de repos, l'implication d'un organe dans une fonction donnée. Elle peut également renseigner sur la viabilité d'un tissu.

**INDICATIONS**

L'I.R.M. fonctionnelle a pour principale application l'identification des zones du cerveau impliquées dans différentes fonctions spécialisées telles que la vision, l'audition ou la production de langage. En complément d'un examen d'imagerie classique, elle prépare une intervention chirurgicale sur une lésion cérébrale. Elle permet également, suite à une telle lésion, de suivre le développement de circuits neuronaux « de suppléance », grâce auxquels le sujet peut recouvrer tout ou partie de la fonction lésée (phénomène de plasticité cérébrale, supposée plus grande chez l'enfant).

Pour d'autres organes, tels que le cœur, le foie ou le rein, l'I.R.M. fonctionnelle peut renseigner sur les affections causées, par exemple, par un infarctus.

## I.M.A.O.

→ VOIR Inhibiteur de la monoamine oxydase.

## Imerslund (maladie d')

Maladie héréditaire caractérisée par une insuffisance d'absorption de la vitamine B12.

Cette maladie, très rare, est liée à une mutation du récepteur cellulaire intestinal du facteur intrinsèque. Celui-ci, sécrété dans l'estomac, permet l'absorption par l'intestin grêle de la vitamine B12. La maladie d'Imerslund se manifeste à partir de l'âge de 2 ans par une anémie importante (anémie mégaloblastique due au déficit en vitamine B12), associée à une présence excessive de protéines dans les urines. Elle est traitée, à vie, par des injections intramusculaires régulières de vitamine B12.

## Imipraminique

→ VOIR Tricyclique.

## Immobilisation

Procédé thérapeutique consistant à immobiliser une partie malade ou accidentée du corps, voire le corps tout entier.

La plupart des fractures sont soignées par immobilisation au moyen d'appareils orthopédiques, d'attelles, de plâtres ou par ostéosynthèse (réassemblage des fragments osseux à l'aide de vis, de clous, de plaques ou d'autres moyens mécaniques). Le but de l'immobilisation au lit est d'empêcher le patient de se lever et d'appuyer sur ses membres inférieurs. On parle aussi d'immobilisation stricte.

## Immortalisation

Processus permettant à une cellule de se diviser indéfiniment et de produire ainsi une lignée de cellules toutes identiques, appelée clone.

L'immortalisation est l'une des caractéristiques de la transformation maligne d'une cellule lors d'un cancer. Elle peut être en outre réalisée en laboratoire pour obtenir des cultures de cellules, le plus souvent sur des lymphocytes (type de globules blancs du sang et de la lymphe, susceptibles de défendre l'organisme contre les agents infectieux). Elle est obtenue en infectant les lymphocytes avec le virus d'Epstein-Barr, qui leur confère la propriété de se diviser indéfiniment. Dans les cancers, cette immortalisation est secondaire à une activité anormale d'une enzyme, la télomérase, qui bloque le vieillissement et la mort programmée des cellules.

## Immunisation

Ensemble de circonstances ou de procédés qui déclenchent, chez un individu, une réaction immunitaire permettant à l'organisme de se défendre contre un élément étranger (substance, micro-organisme), nommé antigène.

L'immunisation confère, le plus souvent, un état de protection (immunité) à l'égard d'un corps étranger particulier. Cette protection acquise s'obtient grâce à la production d'anticorps spécifiques (réponse immunitaire à médiation humorale) et à celle de cellules de défense spécialisées, essentiellement les lymphocytes T (réponse à médiation cellulaire), ces mécanismes étant responsables de l'élimination de l'antigène.

L'immunisation peut être naturelle lorsque l'organisme est spontanément en contact avec des agents de l'environnement pénétrant par ingestion, par inhalation ou encore par effraction cutanée ou muqueuse. Mais elle peut également être provoquée, comme dans le cas de la vaccination : les agents infectieux, inactivés ou tués, ou seulement certains de leurs constituants, choisis pour leur pouvoir immunogène, sont alors administrés à l'individu. Cette immunisation contrôlée a pour but de mettre en place des moyens de défense adaptés à la protection contre les agents infectieux pathogènes. La vaccination diffère de la sérothérapie (injection de sérum), dans laquelle on transfère à un malade les produits de l'immunisation (anticorps). La protection n'est alors que transitoire.

Une allo-immunisation, ou iso-immunisation, est une immunisation de type humoral, qui se produit entre individus de la même espèce, par exemple dans le cadre d'une incompatibilité Rhésus entre la mère et son enfant ou d'un rejet de greffe.

Dans certains cas, une auto-immunisation se produit lorsqu'un individu développe des réactions de défense contre des éléments de son propre organisme. Elle conduit à des maladies appelées auto-immunes.

→ VOIR Auto-immunité.

## Immunité

Ensemble des mécanismes de défense d'un organisme contre les éléments qui lui sont étrangers, en particulier les agents infectieux (virus, bactéries ou parasites), ou encore des cellules ou des molécules de l'organisme présentant une anomalie.

La première ligne de défense de l'organisme est constituée par l'immunité dite non spécifique. S'engagent ensuite, si besoin est,

**DIAGNOSTIC**
Il est possible dès les premières heures grâce à deux examens complémentaires : d'une part le dosage, dans le sang, des enzymes cardiaques, qui met en évidence une augmentation de la créatine-kinase, enzyme libérée par les cellules du myocarde lorsqu'elles sont détruites ; d'autre part l'électrocardiogramme, qui montre des signes de souffrance aiguë du myocarde lors de l'arrêt du flux sanguin dans l'une des artères coronaires. Si un doute persiste, une coronographie (radiographie des artères coronaires) doit être réalisée en urgence, permettant de confirmer le diagnostic en montrant l'occlusion de l'artère, qui est souvent désobstruée dans le même temps.
**TRAITEMENT**
Il a considérablement progressé au cours des quinze dernières années. Dès que l'on suspecte un infarctus, le patient doit être hospitalisé en urgence, mis sous surveillance électrocardiographique permanente et soumis à un traitement thrombolytique (injection d'une substance visant à détruire le caillot, comme la streptokinase), ou, mieux, à une angiographie. D'autres médicaments (bêtabloquants, aspirine, héparine, parfois trinitrine) sont associés par la suite afin de diminuer les besoins en oxygène du muscle cardiaque et de prévenir une récidive par formation d'un nouveau caillot. Le traitement d'un infarctus repose sur la précocité de la prise en charge, l'artère devant être désobstruée le plus rapidement possible (dans les six premières heures).

Une radiographie des artères coronaires (coronarographie) permet de décider d'une désobstruction de l'artère obstruée. Celle-ci est réalisée par angioplastie transcutanée : une sonde à ballonnet est introduite à travers la peau puis poussée dans la circulation artérielle jusqu'à la coronaire, qui est dilatée par gonflement du ballonnet. Le plus souvent, un petit ressort (stent) est implanté à l'endroit dilaté. Il permet d'obtenir un meilleur résultat immédiat et à long terme. La coronarographie présente en outre l'avantage de permettre un bilan des lésions ; si elle a révélé des lésions multiples (plusieurs artères rétrécies), un pontage aortocoronarien peut être proposé ; il consiste en la greffe d'un fragment de veine ou d'artère entre l'aorte et l'artère coronaire, en aval de l'obstruction. La restauration des zones lésées du myocarde, par autogreffe de cellules prélevées sur un muscle squelettique, est une technique en voie de développement.

Une hospitalisation pour infarctus s'étend, selon la gravité de l'accident, sur une période de 5 à 10 jours environ. Elle peut être suivie d'un séjour en maison de repos. La reprise des activités est le plus souvent possible de 2 semaines (pour un petit infarctus) à 1 mois après un infarctus compliqué.
**ÉVOLUTION**
Elle dépend très largement de l'étendue de l'infarctus ; une mort subite peut survenir surtout pendant les premières heures qui suivent la crise, ce qui justifie une hospitalisation aussi rapide que possible. Des complications apparaissent parfois pendant les premiers jours : insuffisance cardiaque, troubles du rythme cardiaque, rupture d'un des deux piliers de la valvule mitrale ou, beaucoup plus rarement, perforation de la paroi cardiaque nécrosée. Cependant, l'évolution de l'infarctus du myocarde est le plus souvent favorable, le taux de mortalité ne dépassant pas 10 % en cas d'hospitalisation précoce.
**PRÉVENTION**
La prévention de l'infarctus du myocarde repose essentiellement sur la suppression des facteurs de risque : arrêt du tabac, traitement de l'hypertension artérielle, du diabète ou de l'hypercholestérolémie. Elle suppose également le traitement immédiat d'un éventuel angor par administration de médicaments bêtabloquants, de dérivés nitrés, d'aspirine, éventuellement d'un anticalcique ; un angor dit « instable », c'est-à-dire se manifestant par des douleurs fréquentes et persistantes, constitue une sérieuse menace d'infarctus et appelle une coronarographie, qui permettra de dresser le bilan nécessaire.

## Infarctus osseux

Lésion du tissu osseux due à une obturation de l'artère irriguant la zone osseuse concernée.

Toutes les causes de thrombose (formation d'un caillot dans un vaisseau) artérielle peuvent être à l'origine d'un infarctus osseux. Plus rarement, un tel infarctus peut être dû à une embolie gazeuse, à une drépanocytose ou à une hypertriglycéridémie (augmentation du taux de triglycérides dans le sang), qu'elle soit d'origine familiale ou provoquée par l'abus d'alcool.

L'infarctus osseux peut n'entraîner aucun trouble si le secteur de l'os atteint est réduit ; on le découvre alors seulement par hasard sur une radiographie sous forme d'une condensation nuageuse à l'endroit de la zone atteinte de l'os. Quand l'infarctus osseux se produit au voisinage d'une articulation, sur la tête du fémur ou le condyle du fémur par exemple, il entraîne en revanche une ostéonécrose (nécrose osseuse) provoquant une déformation de l'articulation, cause d'arthrose. La pose d'une prothèse articulaire peut être nécessaire.

## Infarctus pulmonaire

Nécrose d'une partie plus ou moins importante du parenchyme (tissu fonctionnel) du poumon, liée à une obstruction brutale d'une branche de l'artère pulmonaire.

Un infarctus pulmonaire survient dans environ 10 % des cas d'embolie pulmonaire, dont il constitue une complication. Il est provoqué soit par un thrombus (caillot), soit par un embole (caillot ayant migré depuis un autre vaisseau de l'organisme). Les signes qui le caractérisent sont une douleur thoracique, une gêne respiratoire, une hémoptysie (crachats sanglants), associées à une fièvre.

Le traitement repose sur l'administration de médicaments anticoagulants.
→ VOIR **Embolie pulmonaire.**

## Infectiologie

Ensemble des disciplines médicales consacrées à l'étude des maladies infectieuses.

L'infectiologie comprend l'épidémiologie (étude de la fréquence, de la répétition, du mode de contagion) des maladies infectieuses, les symptômes et l'évolution des infections, l'immunologie (étude des relations hôte-agent infectieux), la thérapeutique curative et préventive des infections, la pharmacologie des médicaments anti-infectieux et l'hygiène.

La découverte des vaccins, puis celle des antibiotiques, n'a pas réduit le champ d'action de l'infectiologie : l'amélioration des techniques de détection a permis la découverte de nouveaux agents infectieux (hépatite C) ; de nombreuses bactéries sont devenues résistantes aux antibiotiques et de nombreux virus ont continué à se répandre en l'absence de vaccination ou, par défaut de celle-ci, en l'absence de traitement spécifique et, peut-être, en raison d'un déséquilibre dû à la régression de certaines maladies bactériennes ; de nouvelles épidémies ont fait leur apparition, accompagnant les changements du mode de vie : modification des équilibres écologiques, multiplication des voyages intercontinentaux, relations avec les animaux de compagnie, nouveaux matériaux pour les conduites d'adduction d'eau, climatisation, tampons hygiéniques ; les infections nosocomiales (contractées à l'hôpital) et les traitements qui détruisent volontairement les défenses immunitaires (greffes d'organes, chimiothérapie et radiothérapie des cancers, corticothérapie prolongée), entraînant l'apparition d'infections opportunistes (causées par des germes ne s'attaquant qu'à des organismes aux défenses immunitaires affaiblies), ont largement étendu le domaine de l'infectiologie.

Le renouveau le plus actuel de cette discipline se manifeste par de nouvelles techniques comme la biologie moléculaire, qui permet une analyse approfondie de la structure des gènes des agents infectieux et la mise au point de médicaments immunorégulateurs ou de nouveaux vaccins, utilisant des molécules ou des virus recombinants. Le premier vaccin antiparasitaire (contre la bilharziose) sera sans doute mis au point dans un avenir proche.

## Infection

Invasion d'un organisme vivant par des micro-organismes pathogènes (bactéries, virus, champignons, parasites).

Lors d'une infection, les micro-organismes pathogènes agissent en se multipliant (virulence) et éventuellement en sécrétant des toxines. Une infection peut être locale ou généralisée, exogène (provoquée par des germes provenant de l'environnement) ou endogène (germe issu du malade lui-même).
**CAUSES**
Une infection se développe lorsque les défenses naturelles de l'organisme ne peuvent l'en empêcher ; c'est le rapport entre la qualité des défenses immunitaires, plus ou moins compromises pendant un temps variable, et le pouvoir pathogène, plus ou moins marqué, du germe et de l'inoculum (nombre de germes infectants) qui déterminent l'apparition ou non de la maladie infectieuse.

Une infection opportuniste est une infection due à un micro-organisme ne provoquant pas de maladie chez le sujet bien portant mais devenant pathogène à la faveur d'une immunosuppression (altération des défenses immunitaires).

**SYMPTÔMES ET SIGNES**

Une infection généralisée se traduit par une fièvre plus ou moins élevée, des frissons et une altération de l'état général. Une infection locale engendre une inflammation de la région infectée, qui se traduit par une douleur, une rougeur, un œdème, la formation d'un abcès rempli de pus (infection à germes pyogènes), parfois une élévation de la température.

**TRAITEMENT ET PRÉVENTION**

On allie un traitement spécifique (antibactérien, antiviral, etc.) contre le micro-organisme en cause et un traitement des symptômes (fièvre, douleurs) ; dans les formes graves, une réanimation en service hospitalier peut être nécessaire.

La prévention repose sur une bonne hygiène (concernant les bactéries, les champignons, etc.) et sur la vaccination contre certains micro-organismes (bactéries, virus).

## Infection hospitalière

→ VOIR Infection nosocomiale.

## Infection latente

Infection ne se manifestant par aucun symptôme.

Une phase de latence caractérise toutes les infections à leur début : c'est la période d'incubation ; elle peut se prolonger (infection inapparente) avant de s'exprimer ; c'est le cas, par exemple, dans l'infection à V.I.H. (sida), à cytomégalovirus ou à virus d'Epstein-Barr (famille des herpès virus). Ce phénomène s'oppose à l'infection aiguë résolutive (disparaissant définitivement) et se distingue de l'infection persistante, au cours de laquelle un virus se multiplie de façon active et reste en équilibre avec les réactions immunitaires de l'hôte, qui demeure cependant incapable d'éliminer l'agent infectant. On retrouve alors des anticorps non neutralisants, qui, selon certaines hypothèses, provoqueraient la formation de complexes immuns circulants, eux-mêmes source de lésions de type auto-immun. L'hépatite chronique active B en est un exemple.

Des périodes d'infection latente s'observent lors de certaines infections virales, notamment l'herpès, l'infection à virus VZ (varicelle-zona), à papillomavirus (verrues, condylomes). Les poussées infectieuses apparentes (avec symptômes) seraient, dans ce cas, déclenchées par des modifications locales de l'immunité.

## Infection nosocomiale

Infection contractée au cours d'une hospitalisation, qui n'existait pas auparavant, ni pendant les 48 premières heures à l'hôpital. SYN. *infection hospitalière.*

Une infection nosocomiale, toutes affections confondues, survient chez environ 5 % des malades hospitalisés.

Le terme recouvre des cas très différents allant de la présence de germes constatée lors de prélèvements bactériologiques (simple contamination) à des états infectieux localisés (infection urinaire ou pulmonaire par exemple) ou, plus exceptionnellement, généralisés (septicémie). La source hospitalière de l'infection n'est pas toujours facile à affirmer. Les principaux critères sont la survenue d'infections dues, dans un même service, à un même germe, la mise en évidence d'une source de contamination précise (matériel de soins, perfusion, etc.) et la nature du germe responsable. Certains caractères sont en effet très évocateurs de l'origine hospitalière d'une infection, en particulier un haut degré de résistance aux antibiotiques de la bactérie en cause, l'emploi intensif des antibiotiques favorisant l'émergence des bactéries les plus résistantes. Les germes de l'infection nosocomiale peuvent être issus du malade lui-même (infection endogène) à partir d'un de ses réservoirs naturels (intestins, peau, etc.) ou provenir de l'extérieur (infection exogène ou croisée).

**CAUSES**

Les facteurs d'infection nosocomiale sont multiples et en constante évolution. Aujourd'hui, l'hôpital soigne des malades de plus en plus fragiles, exécute des actes chirurgicaux de plus en plus hardis et utilise des techniques de soins de plus en plus lourdes et invasives qui sont autant de portes d'entrée à l'infection (sondes vésicales, cathéters vasculaires, ventilation artificielle, etc.). Ainsi la fréquence de ces infections est-elle variable selon le type des soins prodigués (plus élevée dans les services de soins intensifs, de réanimation), la longueur de l'hospitalisation (plus élevée dans les services de long séjour et de rééducation fonctionnelle en raison de la présence d'escarres, de sondes vésicales à demeure, qui les favorisent) et, enfin, selon la vulnérabilité des sujets : maladies aiguës graves, organisme fragilisé par le grand âge ou l'enfance, un cancer, l'alcoolisme chronique, l'immunosuppression liée au sida, aux chimiothérapies anticancéreuses ou aux greffes d'organes.

**PRÉVENTION**

Dans tous les cas, il importe d'assurer le contrôle et la surveillance des infections hospitalières afin de les ramener aux plus faibles taux possible selon les secteurs d'activité. Une bonne formation du personnel de soins, une stratégie de prévention et de contrôle des infections hospitalières, le respect des règles d'hygiène hospitalière selon les actes pratiqués (asepsie ou hygiène des soins en milieu septique) sont les pôles de la lutte contre l'infection hospitalière, placée sous l'égide des comités de lutte contre l'infection hospitalière et sous la direction des hygiénistes et des médecins spécialisés.

## Infection urinaire

Présence de germes et de pus dans les voies urinaires.

Les infections urinaires sont extrêmement fréquentes. Chez l'enfant, elles sont le plus souvent provoquées par des anomalies congénitales (rétrécissement congénital de l'uretère, méga-uretère, reflux vésicorénal).

**SYMPTÔMES ET SIGNES**

Tous les organes génito-urinaires peuvent être atteints : testicule et épididyme (orchi-épididymite), prostate (prostatite), urètre (urétrite), vessie (cystite), bassinet du rein (pyélonéphrite), etc. Les symptômes dépendent de l'organe atteint. Le plus souvent, il s'agit de troubles de la miction : brûlures, douleurs, mictions fréquentes, voire, en cas d'infection d'un tissu (prostate, testicule, rein) ou de rétention d'urine infectée (dans la vessie, dans le rein), fièvre élevée, parfois associée à des frissons.

**DIAGNOSTIC**

Il repose sur l'examen cytobactériologique des urines (E.C.B.U.), qui permet de mettre en évidence le germe responsable - lequel est le plus souvent à Gram négatif (*Escherichia coli,* par exemple) et associé à de nombreux leucocytes altérés (pus) - et d'en effectuer la numération ; le nombre de germes doit être supérieur ou égal à 100 000 par millilitre d'urine pour affirmer la réalité de l'infection. La réalisation systématique d'un antibiogramme permet de connaître les antibiotiques efficaces sur le germe en cause. La recherche du siège de l'infection et d'éventuelles causes favorisantes nécessite des examens radiologiques complémentaires, déterminés en fonction des symptômes : échographie rénale, vésicale, prostatique, testiculaire, urographie intraveineuse, etc.

**COMPLICATIONS**

Si l'infection n'est pas traitée assez rapidement ou efficacement, des complications apparaissent parfois : abcès du testicule ou de la prostate chez l'homme, abcès du rein, pyonéphrose (suppuration du tissu rénal et des voies urinaires adjacentes), phlegmon périnéphrétique. En outre, l'infection peut être aggravée par un état pathologique préexistant tel que le diabète ou l'immunosuppression (sida).

**TRAITEMENT**

Il comporte une antibiothérapie choisie en fonction des résultats de l'antibiogramme ainsi que le traitement d'une éventuelle cause favorisante, sous peine de récidive de l'infection urinaire. Il est possible, en cas de cystites récidivantes, de suivre une antibiothérapie préventive en prenant quotidiennement, ou tous les 2 ou 3 jours, des antibiotiques à faibles doses pendant plusieurs semaines, voire plusieurs mois de suite.

## Infertilité

→ VOIR Stérilité.

## Infibulation

Mutilation sexuelle portant, chez la femme, sur le clitoris et les lèvres vulvaires et, chez l'homme, sur le gland.

L'infibulation féminine est une pratique rituelle de certaines ethnies (Soudan, Somalie) qui consiste, après avoir coupé le clitoris et les petites lèvres des fillettes, à lacérer les grandes lèvres pour faire saigner leur bord interne, puis à réunir les surfaces soit par une couture, soit par la pose d'un système d'agrafes (épines d'acacia, par exemple). Lors du mariage, la désinfibulation s'effectue avec un objet tranchant (silex, couteau).

Cette mutilation a des conséquences néfastes sur la vie sexuelle des femmes et entraîne des complications obstétricales majeures. Le retentissement psychologique est, lui aussi, très important.

L'infibulation masculine consiste à baguer la base du gland ou à traverser le prépuce ramené sur le gland avec un anneau de métal. L'érection devient alors impossible.

L'infibulation est illégale ou soumise à répression dans de nombreux pays comme la France, la Belgique, le Canada, la Suisse et le Luxembourg.

## Infiltrat

Accumulation de cellules ou de substances anormales dans un organe.

On parle, par exemple, d'infiltrats œdémateux et inflammatoires. Le terme d'infiltration est souvent utilisé dans le même sens.

#### INFILTRAT RADIOLOGIQUE

Opacité observée lors d'une radiographie du poumon.

■ **L'infiltrat d'Assmann** est une opacité ovale ou arrondie à bords plus ou moins nets ; il s'observe chez les patients atteints de tuberculose pulmonaire à la période de début de la maladie.

■ **L'infiltrat labile du poumon** est une opacité transitoire et mobile s'observant au cours de différentes maladies (connectivites, parasitose, virose, etc.).

## Infiltration

Accumulation anormale de liquide ou de cellules dans un organe ou un tissu. SYN. *infiltrat.*

## Infiltration lymphocytaire cutanée

Affection caractérisée par la présence dans la peau, en un ou plusieurs endroits, d'amas de lymphocytes (variété de globules blancs).

Les infiltrations lymphocytaires cutanées ressemblent à des lymphomes (amas malins de lymphocytes) et le diagnostic est parfois malaisé, même au microscope. Ce sont des affections rares ; on en distingue trois types.

■ **L'infiltration lymphocytaire de Jessner-Kanoff** forme de petites taches légèrement surélevées, rosées ou rougeâtres, tendant à s'agrandir, sur le visage et sur le tronc.

■ **L'infiltration lymphocytaire par piqûre d'insecte** forme une plaque rouge plus ou moins infiltrée (la peau est épaisse et perd sa souplesse), source de démangeaisons, persistant parfois plusieurs mois.

■ **Le lymphocytome cutané bénin, ou sarcoïde de Spiegler-Fendt,** forme un nodule de 1 à 5 centimètres de diamètre, unique ou multiple, rougeâtre ou brunâtre, sur le nez, les oreilles, les mamelons ou le scrotum.

Le premier type se traite par le thalidomide (contre-indiqué en l'absence de contraception et chez la femme enceinte), les deux autres par des corticostéroïdes locaux.

## Infiltration thérapeutique

Injection à l'aide d'une aiguille d'une substance médicamenteuse ou anesthésique dans une structure anatomique délimitée.

Une infiltration a pour but de rendre la substance injectée, ainsi concentrée sur la région à traiter, plus efficace que si elle était administrée par voie générale. Certaines substances - comme l'acide osmique ou les substances radioactives, utilisés pour détruire une membrane synoviale malade - ne peuvent être administrées qu'en infiltration.

■ **L'infiltration anesthésique** est une anesthésie locale réalisée par injection de procaïne au contact d'un ou de plusieurs troncs nerveux. L'anesthésie péridurale est un exemple d'infiltration anesthésique.

■ **L'infiltration intra-articulaire** à base de produits anti-inflammatoires (corticostéroïdes) est indiquée en cas de rhumatisme. Ce traitement est d'autant plus utile que le nombre d'articulations douloureuses à infiltrer est réduit.

Les infiltrations sont simples à réaliser lorsque l'articulation est d'accès facile (genou, coude, canal carpien, etc.). Elles ne sont en général pas douloureuses. Une infiltration dans l'articulation de la hanche ou les disques intervertébraux, plus difficiles à atteindre, peut nécessiter un contrôle radiographique, la progression de l'aiguille étant suivie sur écran.

## Infirmier

Personne habilitée à donner des soins sur prescription médicale ou en fonction de son rôle propre.

En Europe, les infirmiers reçoivent un enseignement spécifique dispensé en trois ans dans des écoles publiques ou privées et sanctionné par un diplôme d'État.

L'infirmier exerce ses fonctions dans des établissements d'hospitalisation publics ou privés, dans les services médicaux du travail, dans des écoles, des prisons, des dispensaires, des laboratoires et à domicile. En milieu hospitalier, il assure certains soins d'hygiène et de la vie courante avec la participation des aides-soignants placés sous sa responsabilité. Un infirmier peut, par une formation complémentaire, se spécialiser dans différents secteurs.

## Infirmité

Altération définitive d'une fonction de l'organisme, d'origine congénitale ou acquise.

→ VOIR Handicap, Infirmité motrice cérébrale.

## Infirmité motrice cérébrale

État pathologique non évolutif et avec une déficience intellectuelle le plus souvent modérée, consécutif à une lésion cérébrale périnatale des centres moteurs.

#### CAUSES

Une infirmité motrice cérébrale (I.M.C.) survient le plus souvent au cours des derniers mois de la grossesse ou au moment de l'accouchement, parfois en période néonatale (premier mois de la vie). Elle est due aux souffrances périnatales, quelles qu'en soient les causes : infection survenue au cours de la grossesse, hypoxie ou anoxie (diminution ou suppression de l'oxygène dans les tissus) lors de l'accouchement ; infection du fœtus ; malformation cérébrale. Il arrive qu'aucune cause ne soit mise en évidence. Lorsqu'une infirmité motrice cérébrale intervient dans la petite enfance, elle s'explique par des affections acquises : une encéphalite, une méningite ou un traumatisme crânien, par exemple.

#### SYMPTÔMES ET DIAGNOSTIC

Une infirmité motrice cérébrale se caractérise par une paralysie (diplégie, hémiplégie ou tétraplégie), des mouvements involontaires et anormaux, une perte de l'équilibre, une absence de coordination dans les mouvements et parfois par des troubles neurologiques, sensitifs, sensoriels, mentaux ou nerveux (troubles de l'audition, crises d'épilepsie). Le degré d'incapacité est extrêmement variable et va d'une légère maladresse dans les mouvements de la main et dans la démarche à l'immobilité complète.

Les lésions cérébrales responsables d'une infirmité motrice cérébrale peuvent être mises en évidence par les nouvelles techniques d'imagerie médicale, telle l'imagerie par résonance magnétique (I.R.M.).

Une attention particulière aux anomalies du développement de l'enfant, et notamment aux troubles des réflexes et du tonus musculaire, permet le diagnostic de l'infirmité motrice cérébrale.

#### TRAITEMENT ET PRONOSTIC

Il n'existe pas actuellement de traitement de cette maladie. Le sujet atteint peut cependant progresser dans le contrôle des muscles et le maintien de l'équilibre grâce à la physiothérapie et dans la maîtrise du langage grâce à l'orthophonie.

Les sujets présentant une infirmité motrice cérébrale peuvent, le plus souvent, mener une vie proche de la normale.

→ VOIR Handicap.

## Inflammation

Réaction localisée d'un tissu, consécutive à une agression.

Une inflammation se manifeste par quatre signes principaux : rougeur, chaleur, tuméfaction (gonflement), douleur. Lorsqu'un tissu subit une agression, des cellules spécialisées, les mastocytes, libèrent de l'histamine et de la sérotonine, qui stimulent la vasodilatation dans la partie affectée, ce qui provoque rougeur et chaleur. Les capillaires (petits vaisseaux sanguins), surchargés, laissent échapper du liquide, qui s'infiltre dans les tissus, y entraînant un gonflement et causant une sensation douloureuse, provoquée par la stimulation des terminaisons nerveuses locales.

L'inflammation s'accompagne généralement d'une accumulation de globules blancs qui contribuent à l'assainissement et à la restauration des tissus endommagés. Elle constitue donc une réaction de défense de l'organisme contre les agressions. Lorsque l'inflammation est trop importante pour régresser spontanément, on la combat avec des corticostéroïdes ou des anti-inflammatoires non stéroïdiens.

## Inflammatoire
Qui est caractérisé ou causé par une inflammation.

■ **Une anémie inflammatoire** intervient souvent dans certaines maladies (rhumatisme aigu, cancer, maladie systémique, etc.).

Elle se manifeste par une baisse du taux d'hémoglobine, alors inférieur à 12 grammes pour 100 millilitres (le taux d'hémoglobine se mesure grâce à un examen : la numération formule sanguine).

Une anémie inflammatoire est consécutive à la captation du fer (élément indispensable à la maturation des globules rouges) par les cellules réticulaires (cellules ayant de longues expansions cytoplasmiques en étoile).

→ VOIR **Syndrome inflammatoire.**

## Infraclinique
Se dit d'un trouble ou d'une maladie qui ne provoque pas de manifestation décelable à l'examen du malade, soit parce qu'il s'agit du stade initial de la maladie, soit parce que le trouble est trop minime.

## Infrarouge
Rayonnement situé, dans le spectre électromagnétique, immédiatement après la bande rouge du spectre visible de la lumière.

La fréquence du rayonnement infrarouge est inférieure à celle de la lumière rouge visible (sa longueur d'onde, inverse de la fréquence, est par conséquent supérieure).

Les rayons infrarouges sont des radiations de longueur d'onde comprise entre 0,8 (limite du rouge visible) et 343 micromètres (limite des ondes hertziennes). Les rayonnements infrarouges utilisables en médecine sont compris entre 0,8 et 4 micromètres.

#### TRAITEMENT PAR RAYONNEMENTS INFRAROUGES
Les rayons infrarouges sont utilisés pour leur action thermogène dans le traitement d'appoint de certaines affections : ils calment les douleurs rhumatismales, les lumbagos et les douleurs intercostales, activent la circulation, améliorent les troubles circulatoires cutanés et favorisent le processus de cicatrisation.

## Infusion
Préparation liquide buvable, obtenue par l'action de l'eau bouillante sur une substance (souvent une plante) dont les principes solubles actifs se diffusent dans l'eau par macération.

La boisson possède les vertus curatives ou bienfaisantes de la substance qui a infusé dans l'eau pendant cinq minutes. Le tilleul, par exemple, a un pouvoir tranquillisant tandis que la verveine favorise la digestion. Ces deux infusions ont également une action antispasmodique.

## Inguinal
Relatif à l'aine, région anatomique située entre l'abdomen et la cuisse.

La pathologie inguinale se compose surtout des hernies, congénitales ou acquises. Une douleur inguinale au repos et à la marche peut également être liée à une lésion du testicule ou de l'épididyme ; une douleur inguinale à la marche peut indiquer une maladie de la hanche. Une adénopathie (gonflement des ganglions) dans la région inguinale, si elle est de petite taille, non indurée et non inflammatoire, est banale et sans signification ; plus importante, elle peut être le signe de maladies variées : infection ou tumeur du membre inférieur ou des organes génitaux, maladie de Hodgkin, etc.

## Inhalation
Absorption de certains médicaments par les voies respiratoires.

■ **L'inhalation d'un aérosol** permet l'absorption des particules liquides de la substance thérapeutique, insufflée directement dans le nez et l'arrière-bouche.

■ **L'inhalation par fumigation** consiste à respirer la vapeur d'eau dégagée par une décoction de plantes comme l'eucalyptus ou par un mélange d'eau bouillante et d'essence balsamique. Les essences balsamiques les plus courantes et les plus efficaces sont le menthol et le benjoin.

#### INDICATIONS
Une inhalation permet la désinfection et la décongestion du nez et des sinus au cours des rhumes et des sinusites. Dans le cas d'une laryngite, l'inhalation d'un antiseptique complète un traitement anti-inflammatoire.

#### MODE D'ADMINISTRATION
Un inhalateur ou un bol recouvert d'un cône troué en métal émaillé ou en papier, dans lequel le sujet introduit le nez et la bouche, permettent de réaliser une inhalation. Il est recommandé de ne pas se recouvrir la tête d'une serviette afin d'éviter de provoquer une congestion du visage.

## Inhibiteur calcique
Médicament capable de s'opposer à l'entrée du calcium dans les cellules. SYN. *antagoniste du calcium*.

Les inhibiteurs calciques agissent en modifiant la contraction musculaire des artères. Ils empêchent le calcium de traverser la membrane bordant les cellules musculaires, celle-ci participant activement au mécanisme de la contraction. Il s'ensuit une vasodilatation (augmentation du diamètre) des artères, coronaires et autres, ce qui améliore l'oxygénation du cœur et diminue la tension artérielle.

Les inhibiteurs calciques ralentissent aussi la transmission de l'influx nerveux vers le muscle cardiaque, ce qui corrige certaines arythmies (troubles du rythme du cœur).

#### INDICATIONS ET CONTRE-INDICATIONS
Cette classe relativement nouvelle de médicaments est utilisée dans le traitement de l'insuffisance coronarienne (notamment pour l'angine de poitrine et les douleurs cardiaques) et de l'hypertension artérielle. Le diltiazem et le vérapamil sont indiqués en cas d'arythmie cardiaque.

Les inhibiteurs calciques sont déconseillés quand le malade souffre d'insuffisance cardiaque et quand il a des troubles de conduction, c'est-à-dire de la transmission des influx électriques entre les oreillettes et les ventricules. Certaines associations avec des médicaments actifs sur le cœur (anti-arythmiques, dérivés nitrés, bêtabloquants, digitaliques) sont toujours délicates et étroitement surveillées.

#### MODE D'ADMINISTRATION
La prescription est presque toujours orale, bien que les injections soient possibles en milieu hospitalier en cas d'urgence ou lorsque la voie orale est impossible.

#### EFFETS INDÉSIRABLES
Comme les inhibiteurs calciques augmentent le débit sanguin dans les tissus, d'éventuels maux de tête, bouffées de chaleur, vertiges (en station debout) peuvent survenir mais disparaissent souvent avec la poursuite du traitement. Ils entraînent aussi parfois des œdèmes (gonflement) des jambes et une hypotension artérielle.

## Inhibiteur de la cholinestérase
Substance, naturelle ou médicamenteuse, réduisant l'action de la cholinestérase (enzyme dégradant l'acétylcholine).

La cholinestérase intervenant dans les synapses, entre deux cellules nerveuses, pour limiter l'action de l'acétylcholine (neurotransmetteur), l'inhibition de son action entraîne un allongement de la durée d'action de l'acétylcholine : ainsi, l'influx nerveux ne s'arrête plus et les muscles restent plus longtemps contractés.

Parmi les inhibiteurs de la cholinestérase, on trouve surtout les produits organophosphorés utilisés comme insecticides, capables de provoquer des intoxications graves.

→ VOIR **Anticholinergique, Cholinergique.**

## Inhibiteur de la coagulation
Substance naturelle ou médicamenteuse susceptible d'arrêter ou de ralentir le processus de coagulation.

La coagulation est un état instable entre substances procoagulantes et substances anticoagulantes.

#### DIFFÉRENTS TYPES D'INHIBITEUR DE LA COAGULATION
Parmi les molécules anticoagulantes physiologiques (inhibitrices de la coagulation), on trouve l'antithrombine, les protéines C et S et l'inhibiteur physiologique de la voie extrinsèque. Leur déficit provoque la formation de caillots dans le système veineux (embolie pulmonaire, phlébite) et parfois aussi dans le système artériel.

■ **L'antithrombine** inhibe l'activation des facteurs activés qui sont des sérine-protéases. Sa puissance est augmentée par l'héparine. Son déficit est congénital ou acquis, comme dans l'insuffisance hépatique, la coagulation intravasculaire disséminée et le syndrome néphrotique.

■ **Les protéines C et S** sont les inhibiteurs naturels des facteurs V et VIII de la coagulation. Leur déficit congénital ou acquis entraîne un état d'hypercoagulation.

■ **L'inhibiteur de la voie extrinsèque** est une protéine fabriquée par les parois vasculaires, qui inhibe le facteur VII de la voie extrinsèque de la coagulation.

■ **Les inhibiteurs médicamenteux** comprennent entre autres l'aspirine, l'héparine et les antivitamines K. Ces substances sont destinées à empêcher l'apparition des caillots chez des patients qui ont des risques de thrombose (phlébite, immobilisation prolongée, port de prothèse valvulaire cardiaque).

## Inhibiteur enzymatique

Substance, médicamenteuse ou non, réduisant l'activité des enzymes hépatiques qui interviennent dans le métabolisme (dégradation) d'autres substances médicamenteuses.

En thérapeutique, certains inhibiteurs enzymatiques sont utilisés, par exemple, dans les pancréatites aiguës pour réduire la sécrétion pancréatique.

**EFFETS INDÉSIRABLES**

En ralentissant l'activité des enzymes du foie, un inhibiteur enzymatique augmente l'activité d'un deuxième médicament pris en même temps et peut augmenter sa toxicité. Il entraîne donc une forme particulière d'interaction médicamenteuse.

C'est ainsi que la cimétidine augmente l'activité des benzodiazépines et de la théophylline et que l'érythromycine active la théophylline et les dérivés de l'ergot de seigle. L'association est donc contre-indiquée ou bien la posologie du médicament associé doit être diminuée.

→ VOIR Inducteur enzymatique.

## Inhibiteur de l'enzyme de conversion

Médicament capable de bloquer l'action de l'enzyme qui transforme l'angiotensine I (protéine présente dans le sang), inactive, en une forme active, l'angiotensine II.

**MÉCANISME D'ACTION**

L'angiotensine II provoque la constriction (resserrement) des vaisseaux sanguins. Quand un inhibiteur de l'enzyme de conversion intervient, il stoppe le processus de formation de l'angiotensine II. Ainsi, la concentration de l'angiotensine II dans le sang diminue. Cela se traduit par une vasodilatation (augmentation du diamètre des vaisseaux sanguins), une baisse de la tension artérielle et une diminution du travail fourni par le cœur.

**INDICATIONS**

Les inhibiteurs de l'enzyme de conversion, ou I.E.C., sont utilisés dans le traitement de l'hypertension artérielle et de l'insuffisance cardiaque. Leur intérêt protecteur dans les suites d'un infarctus du myocarde a également été mis en évidence.

**CONTRE-INDICATIONS ET MODE D'ADMINISTRATION**

Ces médicaments sont contre-indiqués en cas d'allergie au produit et en cas de grossesse. L'administration est orale, parfois associée à la prescription d'un diurétique, ce qui suppose une surveillance de la fonction rénale.

**EFFETS INDÉSIRABLES**

Ce sont essentiellement des étourdissements, des maux de tête, une fatigue, une toux ; plus rarement des nausées, une diarrhée, des palpitations, des réactions allergiques, une chute brutale de la tension artérielle, une insuffisance rénale, qui peuvent imposer la réduction des doses ou l'arrêt de la prise du médicament.

## Inhibiteur de la monoamine oxydase

Médicament utilisé soit comme antidépresseur, soit comme antiparkinsonien.

**FORMES PRINCIPALES ET MÉCANISME D'ACTION**

Les inhibiteurs de la monoamine oxydase (I.M.A.O.) sont principalement représentés par l'iproniazide, la nialamide et la toloxatone. La monoamine oxydase, dont ils inhibent la synthèse, est une enzyme qui empêche la dégradation des catécholamines du cerveau et du système sympathique (adrénaline, noradrénaline, sérotonine, phényl-éthylamine).

**INDICATIONS ET CONTRE-INDICATIONS**

Les inhibiteurs de la monoamine oxydase sont indiqués dans le traitement des dépressions qui résistent aux antidépresseurs imipraminiques, appelés tricycliques (I.M.A.O. A et non sélectifs), et dans celui de la maladie de Parkinson et des syndromes parkinsoniens (I.M.A.O. B). Ils sont contre-indiqués en cas de délire, d'état maniaque, d'antécédents vasculaires cérébraux - surtout chez les personnes âgées -, d'atteinte hépatique grave, d'anesthésie générale.

**EFFETS INDÉSIRABLES**

On peut observer une hypotension orthostatique (étourdissements au lever et en position debout) mais aussi des crises hypertensives, des troubles neurologiques (hyperréflexivité, polynévrite, convulsions), des insomnies, voire une forme grave d'hépatite, dite fulminante.

**INTERACTIONS ET PRÉCAUTIONS D'EMPLOI**

En principe, aucun médicament ne doit être associé aux inhibiteurs de la monoamine oxydase, surtout avec les médicaments non sélectifs (tricycliques). Ils ne doivent pas être administrés avec les amphétamines et leurs dérivés, les anesthésiques volatils halogénés (halothane), les antidépresseurs imipraminiques, les dépresseurs du système nerveux central (barbituriques, benzodiazépines, neuroleptiques), les antitussifs centraux, l'adrénaline, les sympathomimétiques alpha, la fluoxétine, l'heptaminol, la lévodopa, la réserpine et les substances apparentées. Les boissons alcoolisées et les aliments renfermant des amines biogènes (fromages fermentés, banane, foie de volaille, vin rouge, etc.) sont à proscrire en raison du risque d'hypertension qu'ils entraînent.

## Inhibiteur de la synthèse de l'acide urique

Médicament hypo-uricémiant, qui diminue la synthèse de l'acide urique dans le foie, le rein et la muqueuse intestinale.

**FORMES PRINCIPALES ET MÉCANISMES D'ACTION**

Les inhibiteurs de l'acide urique sont l'allopurinol et le thiopurinol. L'allopurinol est un inhibiteur de la xanthine oxydase, enzyme permettant la transformation des bases puriques (substances azotées) et, plus particulièrement, la conversion de l'hypoxanthine en xanthine puis en acide urique. Le thiopurinol exerce un effet inhibiteur rétroactif (après métabolisation) sur les précurseurs de l'hypoxanthine. Ces médicaments sont administrés tous deux par voie orale.

**INDICATIONS ET CONTRE-INDICATIONS**

Les inhibiteurs de la synthèse de l'acide urique sont indiqués dans le traitement de fond de la goutte et de certains cas d'hyperuricémie. Ils sont contre-indiqués en cas de grossesse.

**EFFETS INDÉSIRABLES ET PRÉCAUTIONS D'EMPLOI**

La lithiase urinaire, rare, des réactions allergiques cutanées, des troubles digestifs, des maux de tête, des vertiges, une gynécomastie (développement des seins chez l'homme) peuvent survenir. L'administration d'un autre médicament antigoutteux, la colchicine, permet de prévenir les accès de goutte en début de traitement.

## Inhibition

Suspension d'un acte ou d'une fonction par une force contraire.

L'inhibition psychologique résulte à la fois de facteurs internes (besoin, pulsion) et de facteurs externes (exigences sociales, sécurité physique). Elle met en jeu divers mécanismes tels que le refoulement, le blocage émotif, le scrupule, etc. Le trac, la timidité en sont des manifestations banales. Sur le plan psychopathologique, on rencontre aussi bien un excès (dépression, psychasthénie) qu'une insuffisance d'inhibition (maladie maniacodépressive, psychopathie, psychoses) pouvant affecter la mémoire, les émotions, l'attention, l'action, l'humeur, etc. Pour certains, l'inhibition est un mécanisme régulateur normal.

Le traitement varie selon l'affection en cause : antidépresseurs et psychothérapie en cas de dépression ; anxiolytiques et relaxation en cas de psychasthénie ; neuroleptiques et stabilisateurs de l'humeur (sels de lithium) en cas de maladie maniacodépressive ; sismothérapie dans les cas les plus graves.

## Injection

Introduction sous pression d'un liquide ou d'un gaz dans l'organisme.

Une injection se fait avec une sonde, une canule ou une seringue munie d'une aiguille. Elle exige une asepsie ou une antisepsie rigoureuses, la stérilisation du matériel d'injection devant être parfaite. Aujourd'hui, ce matériel est à usage unique et présenté le plus souvent en conditionnement stérile.

Les injections permettent d'obtenir l'action rapide d'un médicament et aussi d'administrer des produits qui seraient mal tolérés sous une autre forme à des doses importantes.

■ **Les injections dans une cavité naturelle** se définissent plus précisément par le lieu d'introduction du liquide : injection vaginale, vésicale, auriculaire, etc.

■ **Les injections dans les tissus** se classent selon le mode d'introduction du médicament : par voie intradermique, intramusculaire, intraveineuse, intra-articulaire, péridurale, etc.

Seules les injections intramusculaires et intraveineuses diffusent le médicament à tout l'organisme et permettent une action générale (antibiothérapie, chimiothérapie, corticothérapie).

## Injection hypodermique

→ VOIR Injection sous-cutanée.

## Injection intracytoplasmique de spermatozoïde

Technique de fécondation in vitro consistant à injecter un spermatozoïde à l'intérieur de

## INJECTION

**Une substance peut être injectée dans un dessein diagnostique ou thérapeutique. Le choix du type d'injection (intradermique, sous-cutané, intramusculaire, intraveineux) dépend de plusieurs paramètres, notamment de la nature chimique de la substance et de la rapidité d'action désirée, la voie intraveineuse étant la plus rapide. Une technique précise évite les blessures des vaisseaux et des nerfs tandis que le respect des règles d'asepsie empêche l'introduction de microbes dans l'organisme.**

**Injection intramusculaire**

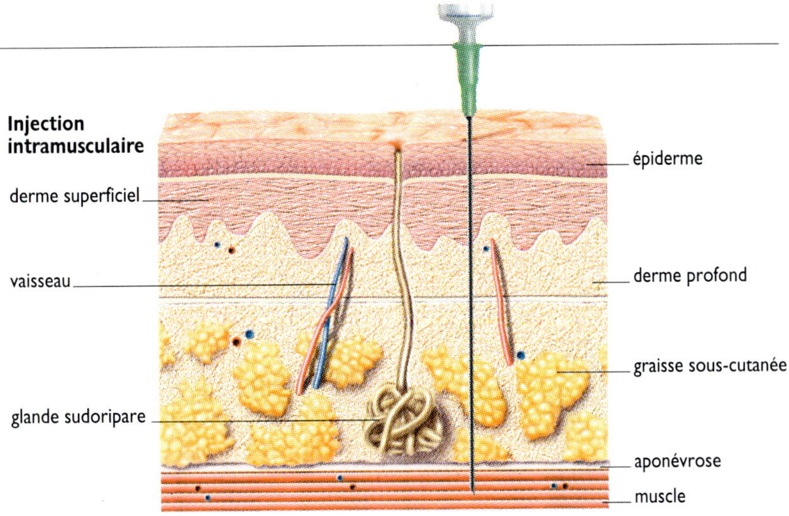


*Les médicaments injectés par voie intramusculaire agissent plus vite que ceux pris par voie orale.*

**Injection intradermique**

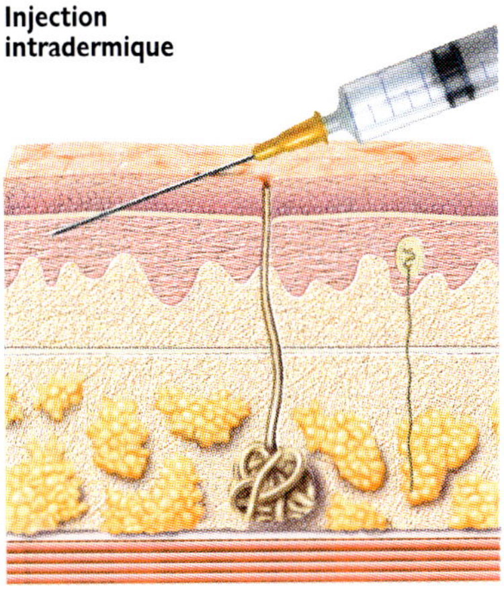

*L'injection intradermique est employée pour établir le diagnostic de certaines maladies : tuberculose, brucellose, lèpre, etc.*

**Injection sous-cutanée**

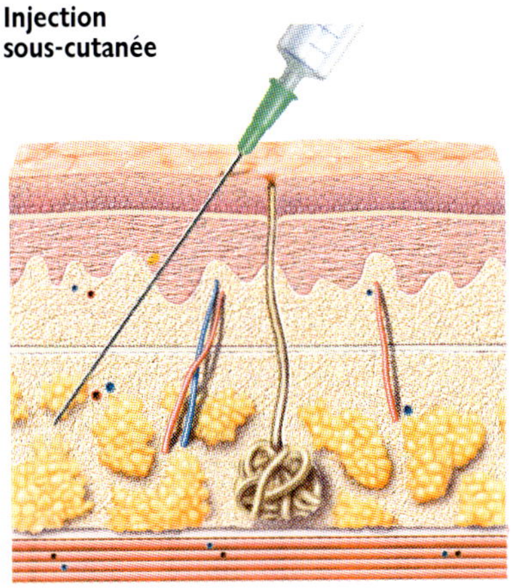

*L'injection sous-cutanée permet l'administration d'insuline ou d'héparine. Le malade peut la réaliser lui-même.*

**Injection intraveineuse**

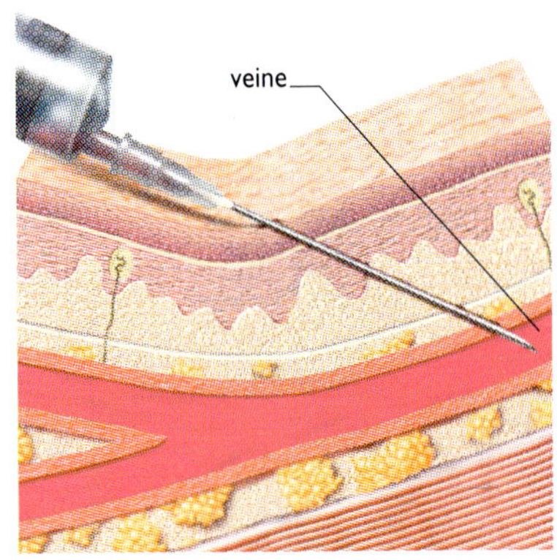


*L'injection intraveineuse est employée pour l'administration de solutions médicamenteuses d'effet thérapeutique rapide et intense.*

l'ovule. SYN. *ICSI (intra-cytoplasmic sperm injection), micro-injection*.

Pratiquée depuis 1992, cette méthode permet de faciliter l'accès du spermatozoïde dans le cytoplasme de l'ovule, en lui épargnant les premières étapes de l'interaction entre les gamètes, et notamment le franchissement de la zone pellucide entourant l'ovule et de la membrane cytoplasmique. Le spermatozoïde injecté peut être extrait de sperme frais ou congelé, obtenu par éjaculation, par prélèvement épididymaire ou par biopsie testiculaire. La micro-injection permet d'éviter les nombreux échecs de fécondation *in vitro* dus à une déficience, qualitative ou quantitative, des spermatozoïdes ; elle a ainsi considérablement amélioré le pronostic de l'infertilité masculine.

## Injection intradermique

Introduction par piqûre, à l'aide d'une aiguille, d'un liquide (médicament, vaccin, allergène, etc.) dans le derme.

Une injection intradermique permet de procéder à des vaccinations (B.C.G., contre la tuberculose, par exemple), de déceler une allergie en faisant des tests de sensibilité aux allergènes, de réaliser des intradermoréactions (I.D.R.) utiles au diagnostic de maladies comme la tuberculose, la brucellose, la lèpre, la tularémie, etc.

**PRÉPARATION ET DÉROULEMENT**

Une injection intradermique exige des précautions d'asepsie : lavage des mains et désinfection du lieu d'injection à l'éther éthylique ou à l'alcool. Elle se fait, à l'aide de seringues jetables, dans la face antérieure de l'avant-bras, en étirant la peau du patient et en y introduisant l'aiguille sans franchir la limite du derme. La technique d'injection étant assez fine, ce type de piqûre doit être fait par un personnel spécialisé (médecins ou infirmières). Le produit s'injecte lentement avec une seringue d'une contenance de 1 à 2 millilitres, à aiguille courte et à biseau long. La peau se soulève, forme une papule et prend la contexture d'une peau d'orange lorsque l'injection a été bien faite.

## Injection intramusculaire

Introduction par piqûre d'un médicament liquide dans l'épaisseur d'un muscle.

Une injection intramusculaire, utilisée notamment dans les cas d'administration de produits comme les solutions huileuses (relativement douloureuses), permet une action plus rapide et plus précise du médicament que l'administration par voie orale, mais moins rapide et moins précise que par voie veineuse.

**PRÉPARATION ET DÉROULEMENT**

Une injection intramusculaire exige les précautions d'asepsie habituelles : lavage des mains et désinfection du lieu d'injection. Elle se pratique dans une région où les muscles sont épais, en dehors du trajet des gros vaisseaux et des nerfs importants, le plus souvent dans la fesse. Pour éviter le nerf sciatique, la piqûre doit être faite dans le quadrant supéroexterne de la fesse.

L'injection est réalisée avec des seringues de 5 à 10 millilitres. Les aiguilles, longues de 6 à 8 centimètres – davantage pour les solutions huileuses –, sont fines avec un biseau long. L'utilisation d'un matériel d'injection jetable est devenue habituelle.

L'aiguille est enfoncée perpendiculairement, d'un coup sec, afin d'éviter la douleur. Il importe de vérifier que le sang ne coule pas et donc que l'aiguille n'a pas pénétré dans un vaisseau sanguin. Il est bon d'alterner systématiquement les côtés piqués pour limiter le risque de formation de petits hématomes ou de petites indurations, susceptibles de survenir lors de longues séries d'injections et traitées par application de compresses chaudes plusieurs fois par jour.

Un traitement anticoagulant interdit la pratique des injections intramusculaires, en raison du risque d'hématome.

## Injection intraveineuse

Introduction d'un liquide dans une veine par piqûre.

Une injection intraveineuse, en introduisant directement le médicament dans la circulation sanguine, permet une action thérapeutique diffusée à tout l'organisme, plus intense et plus rapide que par les autres voies. Elle s'utilise aussi lorsque les produits prescrits sont irritants et donc peu adaptés à l'injection intramusculaire.

**PRÉPARATION ET DÉROULEMENT**

Une injection intraveineuse exige des connaissances anatomiques précises (distinction entre veines et artères, localisation des veines, etc.) et ne peut être pratiquée que par un personnel spécialisé, médecins ou infirmières diplômées.

Le personnel soignant se lave préalablement les mains et désinfecte le lieu d'injection. Il s'agit le plus souvent du pli du coude, où les veines sont plus apparentes qu'aux autres endroits du corps, mais l'injection peut aussi être faite dans les veines de l'avant-bras ou du dessus de la main.

L'injection nécessite la pose d'un garrot, destiné à faire saillir la veine et enlevé sitôt la veine piquée, ce dont témoigne l'arrivée de sang dans la seringue. Une injection intraveineuse se fait très lentement avec des seringues de 5 à 10 millilitres et des aiguilles de 4 à 5 centimètres de long, à biseau court. L'injection une fois terminée et l'aiguille retirée, une pression de trois à quatre minutes sur le lieu d'injection se révèle nécessaire afin d'éviter une ecchymose.

## Injection oculaire

Introduction d'un produit actif liquide dans les tissus situés autour de l'œil à l'aide d'une aiguille fine.

Les injections oculaires ne provoquent pas de douleur après dissipation de l'effet du produit anesthésique et ne sont pas suivies de troubles de la vue. Elles se distinguent les unes des autres en fonction de la région dans laquelle le liquide est introduit.

### Injection sous-conjonctivale

Cette injection introduit un liquide sous la conjonctive bulbaire (muqueuse qui recouvre la face postérieure des paupières et la face antérieure de la sclérotique, ou blanc de l'œil).

**PRÉPARATION ET DÉROULEMENT**

L'injection se fait au moyen d'une petite aiguille très fine après anesthésie locale par un collyre anesthésique de contact. L'aiguille pénètre sous la conjonctive, à travers laquelle elle reste visible, le biseau de l'aiguille étant dirigé vers la surface de l'œil de manière à ne pas risquer de piquer la sclérotique (membrane externe du globe oculaire, qui forme le blanc de l'œil). Selon l'indication, le produit est injecté en quantité plus ou moins abondante et forme, sous la conjonctive, une bulle qui persiste pendant quelques minutes. L'injection est peu douloureuse et sans risques.

**INDICATIONS**

Les indications sont variables : injection de produit anesthésiant (notamment lors d'une intervention chirurgicale localisée à la conjonctive), injection d'un produit thérapeutique (anti-inflammatoire ou antibiotique). Les substances ainsi injectées agissent plus longtemps que les produits administrés sous forme de collyre.

### Injection péribulbaire

Ce type d'injection se pratique dans des régions situées au-dessus ou en dessous du globe oculaire.

**PRÉPARATION ET DÉROULEMENT**

On procède parfois en deux étapes, après une instillation de collyre anesthésiant, en utilisant une aiguille fine assez longue pour atteindre la région située derrière le globe oculaire. Une première injection est faite sous le globe oculaire, le long du rebord inférieur de l'orbite (cavité osseuse dans laquelle se trouve l'œil). Une seconde injection du même produit peut être pratiquée au-dessus du globe oculaire, le long du rebord supérieur de l'orbite. Une compression du globe oculaire - parfois manuelle, mais le plus souvent réalisée à l'aide d'un appareil, et maintenue pendant une durée moyenne de 15 minutes - est indispensable pour favoriser la diffusion du produit. Ce mode d'injection est un procédé sûr, les accidents de perforation du globe par l'aiguille étant théoriquement impossibles lorsque le trajet de l'aiguille suit bien la paroi orbitaire.

**INDICATIONS**

Cette technique d'injection est utilisée pour l'anesthésie du globe oculaire au cours des interventions chirurgicales.

### Injection rétrobulbaire

Cette injection permet l'introduction du produit en arrière du globe oculaire.

**PRÉPARATION ET DÉROULEMENT**

Pratiquée après instillation d'un collyre anesthésiant, ce type d'injection nécessite une aiguille un peu plus longue. Le patient regarde en face de lui pendant que l'aiguille est dirigée horizontalement sur une distance d'environ 1 cm, puis obliquement.

**INDICATIONS**

Cette injection particulière s'utilise pour procéder à une anesthésie préalable à une intervention chirurgicale. Il existe cependant des risques de perforation du globe oculaire ou du nerf optique par l'aiguille, dont le trajet est très proche des structures oculaires. C'est pourquoi les chirurgiens préfèrent actuellement l'injection péribulbaire.

L'injection rétrobulbaire d'un mélange d'anesthésique et d'alcool permet d'atteindre et de détruire le ganglion nerveux responsable de la sensibilité d'un globe oculaire douloureux et non voyant.

Elle est également indiquée pour l'injection de produits vasodilatateurs au cours des oblitérations de l'artère centrale de la rétine.

## Injection sous-cutanée

Introduction par piqûre d'un liquide sous la peau. SYN. *injection hypodermique.*

Une vaccination antitétanique ou antigrippale, une injection d'insuline, d'anticoagulant ou d'anesthésique local se font par une injection sous-cutanée, qui permet une diffusion progressive du produit.

**PRÉPARATION ET DÉROULEMENT**

Une injection sous-cutanée exige des précautions d'asepsie (lavage des mains, désinfection du lieu d'injection). Elle peut être réalisée par un personnel non médical ou par le patient lui-même. On vérifie auparavant qu'il n'y a pas d'air dans la seringue en chassant quelques gouttes du produit. L'injection se fait dans la face externe du bras ou de la cuisse, dans l'abdomen ou en regard de l'omoplate.

La peau est maintenue entre le pouce et l'index et forme un pli cutané dans lequel l'aiguille est enfoncée rapidement, perpendiculairement à la peau. Le liquide doit être injecté lentement avec des seringues jetables de 2 à 10 millilitres de volume et des aiguilles à biseau long, longues de 2 à 5 centimètres. Après l'injection, l'aiguille est retirée rapidement. En cas de traitements prolongés (traitement à l'insuline pour les diabétiques par exemple), on diversifie les points d'injection afin d'éviter des complications locales (lipodystrophies, c'est-à-dire boules de graisse sous la peau, par exemple). Il existe des boîtes en plastique munies de trous qui permettent de détacher ensuite l'aiguille de la seringue sans risque de se piquer. Existent par ailleurs des dispositifs particuliers, appelés stylos injecteurs, permettant de régler aisément et avec précision la dose injectée. Le médicament (insuline ou interféron, par exemple) se présente sous forme de cartouches préremplies, évitant le prélèvement à partir d'un flacon. L'aiguille doit en être changée à chaque utilisation. Dans certains pays, comme la France, les aiguilles doivent ensuite être incinérées.

## Inlay dentaire

Bloc s'incrustant exactement dans une cavité dentaire préalablement nettoyée et taillée (zone cariée, par exemple) afin de reconstituer la forme anatomique de la dent.

Un inlay dentaire permet de consolider une dent ou de la restaurer si elle est très délabrée. Le dentiste creuse d'abord une cavité, dont est prise une empreinte. L'inlay est alors réalisé en laboratoire ; il est en métal (or, nickel, chrome) ou constitué d'un matériau de même couleur que la dent (composite, céramique). Après un essayage, il est collé ou scellé.

## Innervation

Ensemble des nerfs d'un organe, d'un groupe d'organes ou d'une région du corps.

L'innervation est constituée par des nerfs formés d'axones (prolongements des cellules nerveuses). Les fibres parvenant dans un organe ou un tissu (muscle, glande), à fonction motrice, sont dites afférentes. Les fibres qui en partent, à fonction sensitive, sont dites efférentes. Un nerf peut comporter à la fois des fibres motrices et des fibres sensitives : il est alors dit nerf mixte.

## Inoculation
Introduction d'un agent infectieux dans l'organisme.

L'inoculation est le point de départ de la propagation de la maladie. Elle peut se produire par contact direct avec la peau ou les muqueuses (piqûre d'insecte, chancre de maladie sexuellement transmissible, morsure, transfusion ou injection de sang contaminé). Un individu peut également s'autodisséminer le germe, par exemple par grattage (impétigo) ; on parle dans ce cas d'auto-inoculation.

En laboratoire, l'inoculation à des animaux (cobayes, souris) de prélèvements effectués sur un malade (sang, urine, salive) permet d'établir ou de confirmer un diagnostic lorsque l'animal développe la maladie infectieuse suspectée.

L'inoculation se pratique aussi dans le dessein de stimuler le système immunitaire afin de lui faire produire des anticorps contre la substance inoculée ; c'est, par exemple, le principe de la vaccination.

## Inopérabilité
État pathologique dans lequel une intervention chirurgicale n'est pas réalisable.

L'inopérabilité peut être fonction soit de l'état du malade, lorsque des défaillances viscérales (insuffisance cardiaque, insuffisance respiratoire) augmentent le risque anesthésique ou opératoire, soit de la maladie elle-même lorsque celle-ci est à un stade tellement avancé que l'opération est assurément vouée à l'échec.

## Insecticide
Produit d'origine synthétique ou végétale utilisé pour détruire les insectes.

Les insecticides de synthèse regroupent les organochlorés (dichloro-diphényl-trichloréthane, ou D.D.T.), les organophosphorés (malathion), les carbamates. Les insecticides d'origine végétale sont représentés surtout par la nicotine, les pyréthrinoïdes (dérivés du chrysanthème), la roténone.

Ces produits peuvent être responsables d'intoxications graves par absorption accidentelle, par inhalation ou par contact.

#### SIGNES
Ils varient selon la famille d'insecticide en cause et peuvent être digestifs (vomissements, diarrhée, douleurs), cardiaques (accélération, ralentissement, irrégularité du rythme), respiratoires (toux, gêne respiratoire), neurologiques (troubles des mouvements, convulsions).

#### TRAITEMENT ET PRÉVENTION
En attendant le médecin, il ne faut pas tenter de faire boire le malade ni de le faire vomir. Après lavage de la peau ou des yeux à grande eau, ou après lavage gastrique, le traitement est celui des symptômes (assistance respiratoire, anticonvulsivants), car les antidotes sont d'efficacité relative (atropine et pralidoxime contre les organophosphorés). La prévention repose sur la conservation des produits hors de la portée des enfants et sur le strict respect des modes d'emploi.

## Insémination artificielle
Technique de procréation médicalement assistée utilisée dans certains cas de stérilité de couple.

#### DIFFÉRENTS TYPES D'INSÉMINATION ARTIFICIELLE
L'insémination artificielle ne peut être pratiquée que si l'appareil génital de la femme (cavité utérine, trompes de Fallope, ovaires) ne présente pas d'anomalie. La principale condition est la perméabilité des trompes. L'insémination s'effectue avec le sperme du conjoint ou celui d'un donneur. Cette technique de procréation est pratiquée dans de nombreux pays industrialisés.

■ L'insémination avec le sperme du conjoint se pratique dans deux cas : lorsque la glaire cervicale de la femme est défectueuse (absence de glaire ou composition nuisible aux spermatozoïdes) ou lorsque la stérilité est due à un défaut du sperme (manque de mobilité ou nombre insuffisant de spermatozoïdes). Le sperme, recueilli par masturbation, est utilisé frais ou congelé. Diverses techniques permettent de l'améliorer si nécessaire en sélectionnant chacune des fractions les plus mobiles et normales de plusieurs éjaculats, qui sont ensuite additionnées en vue de l'insémination. Dans certains cas aussi, le sperme congelé a été recueilli chez un homme avant qu'il ne subisse une stérilisation (vasectomie), une radiothérapie ou une chimiothérapie anticancéreuse entraînant une stérilité.

■ L'insémination avec donneur (I.A.D.) est indiquée en cas d'altération irréversible de la production de spermatozoïdes du conjoint, de maladie génétique ou transmissible. Elle utilise des paillettes de sperme congelé fournies par une banque de sperme et choisies selon des critères de ressemblance avec le conjoint (type physique, couleur des yeux, des cheveux) et des critères de compatibilité sanguine avec la femme.

Les donneurs, dont l'anonymat est absolu dans certains pays (France, Belgique), facultatif dans d'autres (Canada) ou non encore réglementé (Suisse), doivent répondre, dans la plupart des pays, à des critères d'âge, de condition physique et de qualité du sperme. Leur sperme est soumis en outre à un test de résistance à la congélation, car près de 40 % des spermes normaux deviennent inutilisables après congélation.

#### TECHNIQUE
Elle consiste à injecter ou à déposer le sperme frais ou les paillettes de sperme congelé avec un pistolet d'insémination ou un cathéter, soit au niveau de l'orifice interne du col, dans la glaire cervicale (insémination intracervicale), soit dans la cavité utérine (insémination intracorporéale), durant la période du cycle menstruel la plus favorable à la fécondation. Ce cycle peut être naturel ou stimulé par des injections hormonales. Le taux de réussite est alors accru mais il y a un risque plus élevé de grossesse multiple. L'insémination artificielle se pratique dans des centres spécialisés, en consultation et sans hospitalisation.

#### RÉSULTATS
Les chances d'obtenir une grossesse dans les 6 mois qui suivent l'insémination, au rythme d'un essai par mois, sont d'environ 65 % avec du sperme frais. Elles sont de 55 % avec du sperme congelé.

## Insertion
Surface d'attache ou de fixation d'un organe sur un autre organe.

Par exemple, le tendon d'Achille s'insère sur la face postérieure du calcanéum (os du talon).

## In situ
Terme latin signifiant « dans l'endroit même ».

Un cancer in situ est un cancer diagnostiqué à son stade initial et limité au tissu dans lequel il se développe, sans aucun signe d'envahissement ni d'extension, comme le cancer du col de l'utérus.

## Insolation
État pathologique consécutif à une exposition trop prolongée au soleil.

Une insolation se traduit par des brûlures de la peau (coup de soleil) ou des yeux et par des symptômes dus à l'élévation de la température dans les centres nerveux (coup de chaleur).

Le coup de chaleur se manifeste, dans les formes bénignes, par une fatigue, une gêne respiratoire, une fièvre importante, un visage très rouge ou bien, au contraire, pâle. Dans les formes graves, la température élevée et le pouls rapide (tachycardie) s'accompagnent de maux de tête et de ventre, de vertiges, de nausées, de vomissements et d'éblouissements. Un délire, des convulsions et même un coma peuvent survenir.

L'étendue des brûlures de la peau - au 1er ou au 2e degré - détermine la gravité du coup de soleil. Les lésions oculaires peuvent aller de la conjonctivite à des altérations de la rétine, qui sont parfois irréversibles.

#### TRAITEMENT
Le sujet doit être étendu dans un endroit frais et boire, s'il est conscient, une solution d'eau salée (une demi-cuillerée à café de sel par litre d'eau froide). En cas de troubles de la conscience, il sera placé en position latérale de sécurité en attendant les soins médicaux et son réveil. L'évolution conduit en général à la récupération complète en quelques heures.

## Insomnie
Insuffisance ou absence de sommeil.

→ VOIR Sommeil (troubles du).

## Inspiration
Phase de la respiration pendant laquelle l'air atmosphérique, riche en oxygène, pénètre dans les poumons.

L'inspiration est un phénomène neuromusculaire actif dû à la contraction des muscles respiratoires, notamment du diaphragme, disposé de telle façon qu'il s'abaisse en se contractant, augmentant l'expansion des poumons et des muscles intercostaux. Dans un cycle respiratoire normal, le temps inspiratoire est plus long que le temps expiratoire. En cas de gêne respiratoire ou lors d'un effort intense, des muscles inspiratoires accessoires se contractent également, comme le sterno-cléido-mastoïdien ; cette contraction constitue un signe diagnostique appelé tirage.

## Instillation

Méthode thérapeutique consistant à introduire goutte à goutte une solution médicamenteuse dans un conduit naturel (oreille, nez, trachée, urètre) ou dans une cavité de l'organisme (vessie) pour laver, désinfecter et traiter ce conduit ou cette cavité.

L'instillation oculaire consiste à déposer une ou deux gouttes de collyre sur la conjonctive, dans l'angle externe de la paupière inférieure.

## Instinct

Impulsion innée, automatique et invariable qui régit le comportement de tous les individus d'une même espèce.

Le rôle des perturbations de l'instinct dans les troubles mentaux a notamment intéressé la recherche au XIX^e^ siècle. La psychanalyse a élargi la notion d'instinct en introduisant la notion de pulsion, force de nature à la fois psychique et physique qui régule les tensions du sujet. On peut citer, par exemple, l'instinct de survie, l'instinct sexuel, l'instinct d'agressivité.

## Instrumentiste

Personne chargée de tendre les instruments au chirurgien au cours d'une intervention.

L'instrumentiste prépare également les instruments et le matériel, prévoit à l'avance ceux qui seront nécessaires lors d'une intervention et les compte pour éviter que certains ne soient oubliés dans le champ opératoire. Cette fonction est occupée par une infirmière spécialisée (panseuse).

## Insuffisance aortique

Défaut de fermeture de la valvule aortique en diastole qui se traduit par un reflux de sang de l'aorte vers le ventricule gauche.

Les causes sont multiples. L'insuffisance aortique peut être consécutive à un rhumatisme articulaire aigu : très fréquent dans les pays en voie de développement, celui-ci tend à se raréfier dans les pays industrialisés. Parmi les autres causes, on retient l'endocardite bactérienne (infection microbienne atteignant directement la valvule), le syndrome de Marfan (maladie congénitale du tissu conjonctif), la dissection aortique (le sang pénètre anormalement dans l'épaisseur de la paroi aortique, qu'il sépare en deux), l'anévrysme de l'aorte initiale ou bien, plus rarement, la spondylarthrite ankylosante ou l'aortite syphilitique.

Elle peut être associée à un rétrécissement aortique : on parle alors de maladie aortique.

#### SYMPTÔMES ET SIGNES

L'insuffisance aortique peut ne causer aucun symptôme : parfois, lors d'un examen médical de routine, le médecin entend un souffle diastolique (bruit anormal perçu pendant la diastole, lors de la phase de relaxation, après le 2^e^ bruit).

Le cœur compense le reflux de sang dans le ventricule gauche en travaillant plus intensément. Il s'hypertrophie et se dilate progressivement mais, quand ses facultés d'adaptation sont dépassées, sa force contractile diminue et des signes d'insuffisance cardiaque gauche apparaissent.

#### DIAGNOSTIC

Il est aisément établi lors d'une consultation cardiaque, qui permet d'entendre le souffle diastolique. Une radiographie thoracique montre, en outre, une augmentation de volume du cœur avec une dilatation de l'aorte et, parfois, des calcifications dans la région de l'orifice aortique.

On prescrit aussi, habituellement, une échocardiographie pour vérifier la structure et le diamètre de l'orifice valvulaire ainsi que l'épaississement et la dilatation ventriculaires gauches. L'échocardiographie Doppler montre le reflux sanguin anormal à travers l'orifice aortique en diastole.

Enfin, un cathétérisme cardiaque (insertion d'un tube flexible de petit diamètre dans le cœur par voie vasculaire) permet de déterminer le degré de l'insuffisance valvulaire : on injecte alors un produit opaque aux rayons X dans la racine de l'aorte pour observer son reflux dans le ventricule gauche.

#### TRAITEMENT

Lorsque l'insuffisance aortique est minime ou modérée et sans symptômes, aucun traitement n'est nécessaire. Une simple surveillance cardiologique est requise. Lorsqu'elle est importante, présentant des symptômes ou évolutive, le traitement impose un remplacement de la partie déficiente de l'aorte par une valve mécanique ou une prothèse.

#### PRÉVENTION

Tout malade atteint d'insuffisance aortique requiert une surveillance accrue, en cas d'opération chirurgicale sur un foyer septique ou de soins dentaires, pour prévenir l'endocardite bactérienne grâce à un traitement antibiotique bref encadrant le geste chirurgical.

## Insuffisance artérielle mésentérique

Déficit de l'apport sanguin dans les artères cœliaque et mésentériques irriguant l'intestin grêle et le côlon (gros intestin).

Le tube digestif est vascularisé par trois grosses artères : l'artère cœliaque et ses branches, l'artère mésentérique supérieure et l'artère mésentérique inférieure. Elles sont abondamment reliées entre elles, assurent un débit sanguin important (1 litre par minute) et sont capables de suppléer la baisse de débit sanguin en cas d'obstruction de l'une d'elles. L'insuffisance artérielle mésentérique, peu fréquente, ne se manifeste qu'en cas d'obstruction de deux des trois artères et est essentiellement due à la présence de plaques d'athérome sur leurs parois.

■ **Dans l'intestin grêle,** l'insuffisance artérielle se manifeste par un angor abdominal (douleurs intenses survenant lors de la digestion) entraînant rapidement une réduction de l'alimentation. Une mauvaise assimilation des nutriments par l'intestin peut survenir. Dans certains cas, l'insuffisance se révèle d'emblée par un infarctus mésentérique (nécrose de la paroi intestinale).

Une artériographie des artères abdominales permet d'établir le diagnostic. Le traitement consiste en un rétablissement chirurgical du calibre vasculaire par angioplastie ou intervention directe sur l'artère.

■ **Dans le côlon,** l'insuffisance vasculaire se manifeste par des douleurs abdominales accompagnées de diarrhée sanglante. Il peut s'agir d'une colite ischémique (atteinte de la muqueuse) ou d'une gangrène colique (atteinte de toute l'épaisseur de la paroi). Le diagnostic repose sur l'examen radiologique et sur la coloscopie. La colite ischémique évolue en général favorablement sans traitement ; la gangrène colique, en revanche, nécessite une intervention d'urgence (résection chirurgicale du segment atteint).

→ VOIR **Infarctus mésentérique.**

## Insuffisance cardiaque

Incapacité du cœur à assumer sa fonction de pompe et de propulsion du sang.
SYN. *défaillance cardiaque.*

#### CAUSES

L'insuffisance cardiaque est la complication d'une maladie cardiaque. Elle peut toucher le cœur gauche, le cœur droit ou les deux.

L'insuffisance cardiaque (ou ventriculaire) gauche peut être consécutive à une hypertension artérielle, à une atteinte valvulaire (rétrécissement ou insuffisance aortique ou mitrale), à une maladie cardiaque congénitale telle que la coarctation aortique (étroitesse de l'isthme de l'aorte), à une cardiopathie ischémique (diminution ou arrêt de la circulation sanguine dans une ou plusieurs artères du cœur), à une myocardiopathie (maladie du muscle cardiaque). Souvent, dans un premier temps, le cœur s'adapte par une dilatation des cavités gauches (essentiellement le ventricule) et/ou un épaississement de leurs parois musculaires ou par une accélération du rythme cardiaque. Mais une fois ces mécanismes compensateurs dépassés, l'insuffisance cardiaque s'installe.

Un trouble du rythme, une anémie profonde, une hyperthyroïdie peuvent aussi favoriser l'apparition d'une insuffisance cardiaque.

L'insuffisance cardiaque gauche entraîne une stase du sang dans les poumons (œdème pulmonaire), responsable d'une gêne respiratoire parfois intense à l'effort puis au repos.

L'insuffisance cardiaque (ou ventriculaire) droite est le plus souvent consécutive à une hypertension artérielle pulmonaire, elle-même causée par une affection pulmonaire (bronchite chronique avec emphysème, embolie pulmonaire). Elle peut également être due à une cardiopathie congénitale (communication interventriculaire ou interauriculaire, rétrécissement pulmonaire).

Une insuffisance ventriculaire gauche peut se compliquer d'une insuffisance ventriculaire droite et ainsi créer une insuffisance cardiaque globale.

#### SYMPTÔMES ET SIGNES

L'insuffisance cardiaque gauche provoque une gêne respiratoire (dyspnée). Au début, cette gêne s'observe seulement pendant ou après l'exercice physique (dyspnée d'effort), puis elle s'intensifie et finit par persister même au repos. Le malade dort assis dans son lit pour mieux respirer (dyspnée de décubitus). Il peut être réveillé la nuit par une crise d'œdème aigu pulmonaire (inondation brutale des alvéoles et du tissu interstitiel des poumons par du plasma sanguin) avec gêne respiratoire aiguë, respiration bruyante, sueurs et expectoration mousseuse. Cette crise nécessite un traitement d'urgence.

L'insuffisance cardiaque droite crée une hyperpression dans le système veineux, responsable d'une dilatation des veines jugulaires au cou, d'une augmentation de volume du foie (foie cardiaque), d'œdèmes des chevilles et des jambes, parfois d'une gêne abdominale et de troubles digestifs.

**TRAITEMENT**

Le traitement est celui des symptômes et, si possible, celui de la cause. Il comprend le repos au lit en position assise et le strict respect d'un régime alimentaire pauvre en sel. Le malade reçoit des diurétiques, destinés à soulager l'organisme de son excès de rétention d'eau et de sel et qui diminuent le volume de sang circulant. Dans certains cas, des vasodilatateurs (facilitant le travail du cœur) sont administrés : ils entraînent une nette amélioration en quelques heures.

Une fois l'insuffisance cardiaque contrôlée, il faut s'attaquer à sa cause. Une maladie valvulaire peut être corrigée chirurgicalement, une cardiopathie ischémique traitée par pontage aortocoronaire ou par angioplastie.

De nombreuses autres causes sont également accessibles au traitement : l'hypertension artérielle et les arythmies sont soignées par des médicaments, tandis que les communications interauriculaires et interventriculaires sont fermées par une intervention chirurgicale à cœur ouvert. La prévention, essentielle, consiste à surveiller toute maladie du cœur avant l'apparition de l'insuffisance cardiaque et à mettre en œuvre un traitement aux premiers stades de celle-ci. Lorsque les médicaments et le traitement de la cause ne sont pas suffisants, la mise en place d'un pacemaker avec plusieurs sondes (multisite) peut diminuer les symptômes en améliorant la synchronisation de la contraction des ventricules. En dernier recours, en cas d'échec de toutes les thérapeutiques, une greffe cardiaque doit parfois être effectuée. Toutefois, lorsque l'insuffisance cardiaque est due à une affection du myocarde évoluant depuis longtemps (myocardiopathie) ou à une maladie pulmonaire chronique, le pronostic est, en général, moins favorable.

## Insuffisance coronarienne

Incapacité des artères coronaires à fournir l'apport en sang oxygéné correspondant aux besoins du cœur. SYN. *cardiopathie ischémique, maladie coronarienne.*

**DIFFÉRENTS TYPES D'INSUFFISANCE CORONARIENNE**

Ce manque d'adaptation entre les besoins et les apports en sang oxygéné peut résulter de deux mécanismes différents. Une insuffisance coronarienne primaire (de cause inconnue) se traduit par une baisse du débit sanguin dans les artères coronaires. Une insuffisance coronarienne secondaire (dont la cause est connue) correspond à une augmentation des besoins en oxygène, au cours d'un effort physique par exemple, et à une impossibilité pour le cœur d'apporter ce supplément d'oxygène.

**FRÉQUENCE**

Dans les pays industrialisés, l'insuffisance coronarienne est extrêmement répandue. En France, elle représente la première cause de décès. Un grand nombre d'entre eux surviennent brutalement chez des hommes et des femmes d'âge moyen, par ailleurs en bonne santé, mais la plupart concernent des sujets de plus de 65 ans.

Au cours de ces vingt dernières années, le nombre de décès et d'invalidités dus à l'insuffisance coronarienne a décru. Un meilleur contrôle de l'hypertension artérielle, qui est une des principales causes de l'insuffisance coronarienne, d'une part, les progrès des techniques d'angioplastie et de pontage aortocoronarien des coronaires malades, d'autre part, pourraient en être la raison. En outre, le traitement de l'infarctus du myocarde à la phase aiguë est devenu plus efficace depuis l'amélioration des structures mobiles et hospitalières d'urgence et l'utilisation précoce des thrombolytiques.

**CAUSES**

L'origine la plus courante d'une insuffisance coronarienne est le développement d'une athérosclérose. Dans ce cas, les artères coronaires sont progressivement obstruées par des plaques d'un dépôt graisseux riche en cholestérol, l'athérome. Un thrombus (caillot sanguin), formé au contact de la surface rugueuse de ces plaques, peut ensuite aggraver le rétrécissement coronarien jusqu'à l'occlusion coronarienne.

Les causes de l'athérome sont nombreuses et liées entre elles. Les principaux facteurs de risque de l'athérosclérose sont les prédispositions génétiques, des maladies comme le diabète sucré, l'hypertension artérielle ou un mode de vie caractérisé par le tabagisme, le manque d'exercice physique, l'excès de poids, enfin une alimentation riche en produits laitiers et en graisses animales, qui provoque une élévation excessive du taux de cholestérol dans le sang. Une augmentation du taux sanguin d'homocystéine (acide aminé), ainsi que du taux de fibrinogène, est également un facteur de risque.

L'influence de la personnalité, du comportement et du stress est encore controversée. Certains médecins pensent que les infarctus du myocarde sont plus fréquents chez les sujets ayant une personnalité de « type A » (toujours pressés, ils surveillent l'heure, supportent mal les retards et interrompent les autres au milieu de leurs phrases), actifs et entreprenants. On sait, en outre, que les infarctus surviennent plus souvent chez les sujets déprimés après la mort d'un proche ou après la perte d'un travail, par exemple.

D'autres mécanismes réduisent l'apport d'oxygène au cœur : une atteinte des petits vaisseaux (microangiopathie) coronaires comme dans le diabète, un épaississement des parois cardiaques, une baisse de l'oxygène contenu dans le sang ou une incapacité du muscle cardiaque à extraire cet oxygène par exemple.

**SYMPTÔMES ET SIGNES**

L'athérome des coronaires reste longtemps sans aucun symptôme. Il peut se révéler soit par une angine de poitrine, soit par un infarctus du myocarde.

L'angine de poitrine (ou angor) est caractérisée par une gêne ou une douleur thoraciques, classiquement déclenchées par l'effort et soulagées par le repos. C'est une douleur sourde, au milieu de la poitrine, ou une sensation de pression pouvant remonter dans le cou ou descendre le long du bras (le gauche plus souvent que le droit). Dans certains cas, la douleur reste localisée au cou ou au bras. La douleur causée par l'angor est typique, survient souvent après le même niveau d'effort physique (après avoir grimpé un étage, par exemple) et disparaît en 1 ou 2 minutes à l'arrêt de celui-ci.

L'angine de poitrine apparaît quand le myocarde doit fournir un travail plus intense et qu'il ne reçoit pas assez de sang pour l'effort exigé. Si, par exemple, la vascularisation d'une région du myocarde est complètement interrompue par un caillot, un infarctus se produit (thrombose coronarienne ou encore « crise cardiaque »), entraînant la mort (nécrose) de cette partie de myocarde. Le symptôme principal de l'infarctus est une douleur intense qui ressemble à celle de la douleur de l'angine de poitrine mais n'est pas soulagée par le repos ni obligatoirement déclenchée à l'effort. Le malade peut avoir froid, transpirer, se sentir faible et nauséeux, parfois perdre connaissance.

L'angine de poitrine et l'insuffisance coronarienne peuvent entraîner des troubles de conduction cardiaque ou des troubles du rythme tels qu'une arythmie (irrégularité des battements cardiaques), dont les degrés divers vont des extrasystoles (contractions prématurées) à la tachycardie (accélération du cœur) et à la fibrillation ventriculaire (trémulation inefficace du myocarde). Cette dernière entraîne rapidement une perte de conscience et la mort si elle n'est pas corrigée dans les minutes qui suivent par une défibrillation électrique (interruption de contractions anormales, non coordonnées et continues du cœur à l'aide d'un choc électrique appliqué sur le thorax).

**DIAGNOSTIC ET EXAMENS**

Une insuffisance coronarienne peut se traduire par des symptômes typiques. Le diagnostic ne fait alors aucun doute. Des examens complémentaires le confirment : électrocardiographie, lorsqu'on suspecte un infarctus du myocarde, mesure dans le sang du taux des créatines-kinases et de la troponine (enzymes libérées à partir de la zone de nécrose du myocarde), par exemple. Un malade qui présente des crises intermittentes d'angine de poitrine doit être surveillé par des examens électrocardiographiques pratiqués au repos et à l'effort (épreuve d'effort sur bicyclette ou tapis roulant sous surveillance médicale).

Si l'angine de poitrine est fréquente, invalidante, si ses caractères se modifient ou si elle est d'apparition récente, l'état du patient peut être évalué par l'imagerie cardiaque : l'angiographie coronaire, ou coronarographie (radiographie avec injection d'une substance opaque aux rayons X dans les coronaires), fournit des données précises et détaillées sur le siège des sténoses (rétrécissements ou occlusions) coronaires et les éventuelles lésions myocardiques associées. Ces données permettent de décider du meilleur traitement, qu'il soit médical ou chirurgical.

**TRAITEMENT**

L'angine de poitrine bénéficie de toute une gamme de médicaments qui améliorent la circulation coronaire et/ou qui réduisent le travail du cœur pendant l'activité physique. Parmi ces médicaments, on trouve la nitroglycérine et d'autres dérivés nitrés, les bêtabloquants, les vasodilatateurs et les inhibiteurs calciques.

En cas de défaillance cardiaque, des vasodilatateurs (I.E.C., inhibiteur de l'enzyme de conversion de l'angiotensine) peuvent optimiser les performances cardiaques.

En cas d'échec du traitement médical ou de lésions très sévères des artères coronaires, la vascularisation myocardique peut être améliorée par un pontage aortocoronarien ou par une angioplastie transluminale percutanée (dilatation par ballonnet de la coronaire rétrécie).

Un infarctus du myocarde est une urgence qui doit être traitée en milieu hospitalier. Des thrombolytiques peuvent être administrés pour tenter de dissoudre les caillots ou, préférablement, l'artère responsable de l'infarctus peut être dilatée par angioplastie.

**PRÉVENTION**

L'insuffisance coronarienne est une maladie de l'âge mûr et de la vieillesse, mais ses bases se préparent pendant l'adolescence et chez l'adulte jeune. On peut réduire considérablement les risques en modifiant le style de vie. Ne jamais fumer, faire régulièrement de l'exercice physique, conserver un poids et une tension artérielle normaux, suivre un régime alimentaire sain permettent de moins s'exposer au risque de maladie coronaire jusqu'à un âge avancé.

**PRONOSTIC**

Une fois les symptômes présents, le traitement peut faire beaucoup pour enrayer leur aggravation. Les études statistiques portant sur les patients traités par pontage aortocoronarien révèlent que 80 à 90 % d'entre eux sont encore vivants cinq ans après l'opération. Le taux de survie est meilleur encore lorsque la maladie est peu évoluée, ne nécessitant qu'un traitement médical. Il est nettement plus élevé chez les patients qui cessent de fumer.

## Insuffisance hépatocellulaire

Ensemble des manifestations cliniques et biologiques dues à une diminution importante de la masse des cellules hépatiques.

Dans le langage commun, on parle d'insuffisance hépatique pour désigner des troubles qui n'ont aucun rapport avec le foie : migraines, digestions difficiles, éruptions cutanées.

**CAUSES**

L'insuffisance hépatocellulaire a des causes variées : hépatites aiguës ou chroniques, cirrhoses, tumeurs détruisant le foie. Les lésions doivent être étendues pour que le déficit apparaisse.

**SYMPTÔMES ET SIGNES**

■ **À un niveau modéré**, l'insuffisance hépatocellulaire se traduit par des signes peu spécifiques : asthénie, fatigabilité, somnolence, amaigrissement, sensibilité anormale aux médicaments. Sur le plan biologique, l'insuffisance hépatocellulaire est caractérisée par des anomalies du sang dont les plus importantes sont l'élévation de la bilirubine (pigment de la bile), la chute de la sérum-albumine (protéine du sang), l'abaissement des facteurs de la coagulation (baisse du taux de prothrombine, du facteur V).

■ **À un stade plus avancé** apparaissent une multitude de troubles : ictère, troubles de l'hémostase (petites hémorragies), troubles nerveux allant de la somnolence au coma (encéphalopathie hépatique) avec un tremblement particulier, l'astérixis. Il existe également des troubles endocriniens : dépilation, diminution de la libido, infertilité. Les paumes de la main sont rouges et couvertes de petits angiomes stellaires (taches rouges en forme d'étoile). Les perturbations du fonctionnement rénal se traduisent par une rétention de sel et des troubles de la diurèse. L'atteinte de l'appareil circulatoire se manifeste par une accélération du pouls et une augmentation du débit cardiaque.

■ **Dans sa forme la plus sévère**, l'insuffisance hépatocellulaire comporte des troubles de la conscience pouvant aller jusqu'au coma et un syndrome hémorragique (saignement diffus). Une hypoglycémie (chute du glucose sanguin) apparaît également dans les formes les plus graves.

**TRAITEMENT ET PRONOSTIC**

Le traitement, même symptomatique, est difficile et peu efficace. Il n'existe pas, comme pour le rein, de moyen artificiel de suppléance (dialyse) : seule la greffe de foie, quand elle est possible, peut guérir le patient.

Le pronostic de l'insuffisance hépatocellulaire dépend de la maladie causale. Si celle-ci est réversible (hépatite guérissable), il peut être favorable. En cas de maladie irréversible, le pronostic est sévère.

## Insuffisance mitrale

Défaut de fermeture de la valvule mitrale (entre l'oreillette et le ventricule gauches) en systole, qui entraîne un reflux du sang du ventricule dans l'oreillette gauche.

L'insuffisance mitrale est parfois associée à un rétrécissement mitral : on parle alors de maladic mitrale.

Dans l'insuffisance mitrale, le cœur gauche doit travailler plus intensément pour éjecter le sang qui a reflué vers l'oreillette. À la longue, une insuffisance cardiaque gauche finit par se constituer et l'accumulation de sang en amont du cœur gauche peut provoquer un œdème pulmonaire. Ultérieurement, une insuffisance du cœur droit peut venir s'ajouter à l'insuffisance cardiaque gauche (insuffisance cardiaque globale).

**CAUSES ET FRÉQUENCE**

L'insuffisance mitrale s'observe chez les individus jeunes, plus souvent chez l'homme. Elle peut être due à un rhumatisme articulaire aigu, très fréquent dans les pays en voie de développement, mais tendant à se raréfier dans les pays industrialisés. Parmi les autres causes, on trouve le prolapsus valvulaire mitral, une lésion des piliers de la valvule mitrale (défaut de tonicité et d'accolement des valves mitrales) provoquée par un infarctus du myocarde, et une dilatation de l'anneau de la valvule, entraînée par l'augmentation de volume du ventricule gauche lors d'une cardiopathie dilatée. Plus rarement, l'affection est présente à la naissance ou est due à un syndrome de Marfan (maladie congénitale du tissu conjonctif).

**SYMPTÔMES ET SIGNES**

L'insuffisance mitrale reste longtemps sans symptômes. Mais son évolution peut être marquée par une gêne respiratoire à l'effort, une fatigue ou des palpitations. Plus tard apparaissent des signes d'insuffisance cardiaque gauche, puis droite (œdème des membres inférieurs), en l'absence de traitement. L'insuffisance mitrale peut aussi se compliquer d'endocardite.

**DIAGNOSTIC**

Le diagnostic est fondé sur les antécédents médicaux du malade, l'auscultation au stéthoscope, qui permet d'entendre un souffle systolique caractéristique, et l'écho-Doppler cardiaque.

Si une intervention chirurgicale est envisagée, une coronographie pré-opératoire pourra être réalisée afin de rechercher une éventuelle atteinte coronaire associée.

À l'électrocardiogramme, on retrouve des signes de surcharge auriculaire et ventriculaire gauche.

**TRAITEMENT**

Le traitement associe un régime désodé en cas d'insuffisance cardiaque, la limitation des activités physiques et des médicaments.

En cas de dyspnée (gêne respiratoire), un diurétique est prescrit pour lutter contre la surcharge vasculaire pulmonaire (engorgement de sang dans les vaisseaux pulmonaires) et les œdèmes. Des digitaliques sont administrés pour accroître la force des contractions cardiaques et régulariser le rythme ; des anticoagulants, parfois, pour prévenir la formation de caillots. Avant toute intervention sur un foyer septique (de chirurgie dentaire ou autre), un malade atteint d'insuffisance mitrale doit recevoir un traitement antibiotique pour être protégé contre tout risque de libération de bactéries dans le sang, qui pourrait provoquer l'apparition d'une endocardite.

La chirurgie valvulaire mitrale (plastie mitrale ou pose d'une prothèse) n'est envisagée que lorsqu'il existe une gêne à l'effort ou quand le ventricule gauche est nettement dilaté.

**PRONOSTIC**
L'insuffisance mitrale pure peut être tolérée pendant vingt ans ou davantage sans symptômes gênants. Son pronostic est bon si elle est surveillée régulièrement et traitée avant que ne s'installe une altération irréversible de la fonction ventriculaire gauche car, lorsque celle-ci apparaît, l'espérance de vie risque d'être alors limitée à quelques années.

## Insuffisance pancréatique

Déficit d'une ou des deux fonctions sécrétrices du pancréas.

L'insuffisance concerne soit la fonction exocrine (sécrétion dans l'intestin d'enzymes qui assurent la digestion des protéines, des lipides et des glucides), soit la fonction endocrine (sécrétion dans le sang d'hormones dont la principale est l'insuline), soit ces deux fonctions.

■ L'insuffisance pancréatique exocrine est due soit à la destruction du pancréas (pancréatite, cancer, etc.), soit à l'obstruction du canal de Wirsung qui véhicule les sécrétions externes vers le duodénum (cancer). Cette insuffisance se traduit par la présence de graisses dans les selles. En cas d'insuffisance sévère apparaît une diarrhée indolore, graisseuse, accompagnée d'un amaigrissement. L'analyse des selles révèle un excès de graisses et de protéines. Le traitement comprend, outre celui de la cause, si possible, l'administration d'extraits pancréatiques par voie orale pour suppléer aux enzymes manquantes.

■ L'insuffisance pancréatique endocrine correspond à un déficit en insuline, provoqué, dans la majorité des cas, par une atteinte, vraisemblablement immunologique, des îlots de Langerhans, responsables de la sécrétion d'insuline. Ce déficit est à l'origine du diabète sucré.

## Insuffisance pulmonaire

État pathologique, congénital ou acquis, caractérisé par un défaut d'étanchéité de la valvule pulmonaire du cœur (entre le ventricule droit et l'artère pulmonaire), déterminant un reflux de sang artériel pulmonaire vers le ventricule droit et pouvant entraîner une dilatation de ce même ventricule.

L'insuffisance valvulaire pulmonaire s'observe au cours de l'hypertension artérielle pulmonaire, qu'elle soit primitive, qu'elle complique un rétrécissement mitral, un cœur pulmonaire chronique (complications cardiaques observées lors des maladies chroniques des poumons) ou qu'elle soit consécutive à une cardiopathie congénitale à shunt gauche-droite (où le sang artériel communique avec le sang veineux). Il s'agit d'une insuffisance pulmonaire fonctionnelle qui se traduit par un souffle au cœur en diastole.

Le diagnostic est facilement confirmé par échographie. Compte tenu de la très bonne tolérance, il n'est pas nécessaire, le plus souvent, d'envisager un remplacement chirurgical de la valvule pulmonaire.

## Insuffisance rénale

Réduction de la capacité des reins à assurer la filtration et l'élimination des produits de déchet du sang, à contrôler l'équilibre du corps en eau et en sels et à régulariser la pression sanguine.

L'insuffisance rénale résulte d'affections des reins, caractérisées par une diminution du nombre des néphrons, ces unités fonctionnelles dont l'élément principal est le glomérule, petite sphère où s'effectue la filtration du sang et où s'élabore l'urine primitive. Elle se traduit par une élévation des taux sanguins de créatinine et d'urée.

### Insuffisance rénale chronique

C'est l'aboutissement d'une maladie rénale quelle qu'en soit la cause.

**CAUSES**
Elles sont multiples ; presque toutes les maladies atteignant les reins peuvent évoluer vers une insuffisance rénale chronique. Il peut s'agir de maladies du tissu rénal à proprement parler, qu'elles atteignent exclusivement les reins ou non (diabète, par exemple), ou de maladies des voies excrétrices (calices, bassinet, uretère, vessie), congénitales (malformation) ou acquises : des infections chroniques, ou une toxicité exercée par certains médicaments, peuvent ainsi, si elles ne sont pas traitées, entraîner une insuffisance rénale chronique.

**SYMPTÔMES ET SIGNES**
Les insuffisances rénales chroniques minimes ou modérées n'entraînent en général que peu de signes. Elles sont souvent diagnostiquées de manière fortuite, par exemple à l'occasion d'un bilan pour hypertension artérielle, protéinurie (présence de protéines dans les urines) ou hématurie (présence de sang dans les urines), ou encore dans le cadre de la surveillance d'une autre affection, que l'insuffisance rénale chronique vient compliquer. Les insuffisances rénales chroniques plus avancées ont, au contraire, des conséquences cliniques et biologiques importantes et complexes. Une insuffisance rénale chronique se complique presque toujours d'une anémie liée à la diminution de la sécrétion d'érythropoïétine (hormone stimulant la production des globules rouges par la moelle osseuse) par le rein et entraînant une fatigue, un essoufflement, des difficultés à réaliser des efforts physiques. Une hypertension artérielle est fréquemment observée ; des complications osseuses, regroupées sous le terme d'ostéodystrophie rénale, provoquent une déminéralisation osseuse ainsi que des complications nerveuses entraînant notamment des troubles sensitifs, voire une paralysie motrice ; une rétention de sodium à l'origine de conséquences cardiaques telles qu'une insuffisance cardiaque gauche se manifestant par un œdème pulmonaire aigu ; une augmentation du taux de potassium dans le sang, parfois à l'origine de troubles du rythme cardiaque. La taille des reins, observables en échographie, est souvent diminuée.

**DIAGNOSTIC**
Le diagnostic de l'insuffisance rénale chronique repose sur la mise en évidence de la diminution de la filtration glomérulaire par une élévation du taux sanguin de créatinine. L'examen consiste à mesurer la clairance de la créatinine, c'est-à-dire le nombre de millilitres de plasma que les glomérules peuvent débarrasser de cette substance d'origine musculaire en une minute. La clairance normale de la créatinine est de 130 millilitres/minute. Le suivi régulier des chiffres de clairance permet en outre de surveiller l'évolution d'une insuffisance rénale sous traitement.

**TRAITEMENT**
Il vise à prévenir les complications de l'insuffisance rénale chronique. Le sujet doit suivre un régime pauvre en protéines et parfois en sodium (sel) ; les aliments riches en potassium (fruits, chocolat) doivent être évités, voire proscrits. Les traitements médicamenteux luttent contre les symptômes de l'insuffisance rénale : antihypertenseurs, dérivés de la vitamine D, calcium, médicaments destinés à abaisser le taux de phosphore et de potassium dans le sang. La dialyse devient indispensable lorsque la clairance de la créatinine est inférieure à 10 millilitres/minute ; il en existe deux types : l'hémodialyse, ou rein artificiel, où le sang est épuré en dehors de l'organisme, au travers d'une membrane artificielle, et la dialyse péritonéale, lors de laquelle le péritoine du malade est utilisé comme membrane de filtration.

La greffe de rein est le seul traitement définitif de l'insuffisance rénale. Actuellement largement répandue, elle concerne des patients relativement jeunes (jusqu'à 60 ans en moyenne) et dont la maladie n'est pas susceptible de se reproduire sur le greffon.

### Insuffisance rénale aiguë

C'est une insuffisance rénale dans laquelle la perte de la fonction rénale est brutale mais généralement réversible.

Selon les mécanismes en cause, on distingue trois types d'insuffisance rénale aiguë.

■ L'insuffisance rénale aiguë fonctionnelle est due à une hypovolémie (diminution du volume sanguin circulant, entraînant un abaissement du débit de sang irriguant les reins), et peut donc résulter soit d'une baisse de la pression artérielle, provoquée par une hémorragie, une défaillance cardiaque ou un état de choc, soit d'une déshydratation importante liée à une diarrhée ou à des vomissements. Cette forme d'insuffisance rénale n'occasionne pas de lésion du tissu rénal et disparaît avec le trouble responsable.

■ L'insuffisance rénale aiguë organique est due à des altérations anatomiques des tubules (nécrose tubulaire aiguë), du tissu interstitiel (néphrite interstitielle aiguë), des glomérules (glomérulonéphrites) ou des vaisseaux (néphropathies vasculaires) du rein. Ces lésions peuvent être dues à une intoxication (médicaments, produits iodés utilisés pour des examens radiographiques), à une réaction allergique, à un processus infectieux, immunologique, etc.

■ L'insuffisance rénale aiguë obstructive est liée à la survenue d'un obstacle (calcul, tumeur) sur les voies excrétrices (bassinets, uretères, vessie).

**SYMPTÔMES ET SIGNES**
Le signe clinique le plus révélateur de l'insuffisance rénale aiguë est l'anurie (arrêt de toute production d'urine par les reins). Cependant, le volume des urines peut n'être que diminué, voire rester normal : on parle, dans ce dernier cas, d'insuffisance rénale aiguë à diurèse conservée. Certaines manifestations particulièrement graves peuvent survenir : hyperkaliémie (pouvant entraîner des troubles cardiaques graves), œdème pulmonaire aigu, acidose, hyponatrémie.

**DIAGNOSTIC**
Il repose sur la mise en évidence de la diminution de la filtration glomérulaire par mesure de l'élévation du taux sanguin de créatinine chez des patients ayant eu auparavant des valeurs normales. En cas d'insuffisance rénale aiguë obstructive, il fait de plus appel à l'urographie intraveineuse, à l'échographie et au scanner afin de visualiser la dilatation des cavités rénales, et parfois l'obstacle. Le diagnostic d'une insuffisance rénale aiguë fonctionnelle peut nécessiter une ponction-biopsie.

**TRAITEMENT**
■ **L'insuffisance rénale aiguë fonctionnelle** disparaît rapidement après traitement de sa cause : transfusion en cas d'hémorragie, perfusion de sérum salé en cas de déshydratation, etc. Cependant, si ce traitement n'est pas entrepris assez tôt, elle peut se transformer en une insuffisance rénale aiguë organique, plus sévère.
■ **L'insuffisance rénale aiguë organique** demande le traitement de l'affection en cause, celle-là déterminant également le pronostic. Des séances d'hémodialyse sont parfois nécessaires, durant plusieurs jours ou quelques semaines.
■ **L'insuffisance rénale aiguë obstructive** est en général rapidement réversible après une intervention chirurgicale consistant à lever l'obstacle ou à dériver les urines de façon à assurer une reprise de la fonction rénale. Cependant, chez certains malades, les désordres sanguins engendrés par l'insuffisance rénale sont tels qu'avant tout geste chirurgical une épuration du sang par hémodialyse est indispensable.

## Insuffisance respiratoire

Incapacité, aiguë ou chronique, des poumons à assurer leur fonction, qui se traduit par une diminution de la concentration d'oxygène dans le sang et parfois par une augmentation de la concentration sanguine de gaz carbonique.

Il existe deux formes principales d'insuffisance respiratoire : l'insuffisance respiratoire aiguë et l'insuffisance respiratoire chronique.

### Insuffisance respiratoire aiguë

L'insuffisance respiratoire aiguë est une faillite brutale et sévère de la fonction respiratoire, compromettant les échanges gazeux entre l'air et le sang et pouvant entraîner la mort.

**CAUSES**
Une insuffisance respiratoire aiguë peut être due à divers mécanismes.
■ **L'insuffisance respiratoire aiguë par hypoventilation** peut être provoquée par une obstruction des voies aériennes (bronchopneumopathie chronique obstructive sévère, asthme, tumeur bronchique), un traumatisme thoracique, des déformations rachidiennes importantes (cyphoscoliose) ou une atteinte neurologique centrale (coma) ou périphérique (poliomyélite).
■ **L'insuffisance respiratoire aiguë par perturbation de la circulation pulmonaire** est due à un apport de sang soit insuffisant par rapport à la quantité d'air reçue (insuffisance cardiaque, embolie pulmonaire), soit excessif par rapport à la quantité d'oxygène disponible (pneumopathie aiguë).
■ **L'insuffisance respiratoire aiguë par altération de la membrane alvéolocapillaire** (lieu des échanges gazeux air-sang) peut être provoquée par une inhalation de gaz suffocants, une pneumopathie virale, une insuffisance ventriculaire gauche.
■ **L'insuffisance respiratoire aiguë par décompensation d'une insuffisance respiratoire chronique** est le plus souvent d'origine infectieuse.

**SIGNES ET DIAGNOSTIC**
Les signes communs à toutes les insuffisances respiratoires aiguës sont la conséquence des altérations des échanges gazeux : troubles du rythme respiratoire, cyanose, tachycardie avec hypertension artérielle, troubles de la conscience variés pouvant aller jusqu'au coma. L'absence de certains signes, en particulier des signes de lutte, n'est pas forcément un élément rassurant. Le diagnostic est essentiellement clinique et impose l'hospitalisation d'urgence dans un service de réanimation. Là, l'analyse des gaz du sang permet de quantifier la baisse de la pression artérielle sanguine d'oxygène et l'augmentation de celle de gaz carbonique.

**TRAITEMENT ET PRONOSTIC**
Le traitement se fait toujours en urgence. Il consiste à suppléer la fonction respiratoire défaillante et simultanément à traiter la cause lorsque c'est possible (antibiotiques, par exemple). Il peut aller de la simple oxygénothérapie (enrichissement en oxygène de l'air inspiré) à l'assistance ventilatoire partielle ou complète à l'aide de respirateurs artificiels, qui sont raccordés au malade par l'intermédiaire d'une sonde d'intubation endotrachéale ou d'une trachéotomie. Le pronostic, une fois la phase aiguë traitée, dépend du terrain respiratoire et de l'origine de la défaillance.

### Insuffisance respiratoire chronique

L'insuffisance respiratoire chronique (I.R.C.) est une insuffisance respiratoire permanente résultant de l'évolution de nombreuses affections respiratoires.

**CAUSES**
La plupart des insuffisances respiratoires chroniques sont liées à une obstruction des voies aériennes par bronchopathie chronique, asthme ou emphysème : ce sont les insuffisances respiratoires chroniques obstructives. D'autres, appelées insuffisances respiratoires chroniques restrictives, sont dues à une diminution des volumes respiratoires liée soit à une atteinte neuromusculaire (poliomyélite, sclérose latérale amyotrophique, myopathie), soit à une atteinte osseuse (cyphoscoliose grave, spondylarthrite ankylosante), soit à des lésions pulmonaires (pneumectomie ou lobectomie pour cancer, tuberculose et ses séquelles, fibrose pulmonaire).

**SYMPTÔMES, DIAGNOSTIC ET ÉVOLUTION**
Une insuffisance respiratoire chronique se traduit par une respiration difficile avec distension thoracique, tirage (creusement des espaces intercostaux à l'inspiration) et cyanose. Elle peut en outre entraîner une insuffisance ventriculaire droite : tachycardie, augmentation de volume du foie, jugulaires turgescentes, œdème des membres inférieurs.

Les insuffisances respiratoires chroniques évoluent lentement, aggravées par des poussées d'insuffisance respiratoire aiguë. Les séjours hospitaliers en réanimation se répètent et se rapprochent. La gêne respiratoire augmentant, le malade est progressivement confiné chez lui ; dans les cas les plus graves, on est amené à pratiquer une trachéotomie définitive.

Le diagnostic repose sur l'examen des gaz du sang, montrant une hypoxie avec hypercapnie. Un cliché radiographique thoracique précise l'atteinte pulmonaire.

**TRAITEMENT, PRONOSTIC ET PRÉVENTION**
Le traitement associe l'oxygénothérapie, pratiquée à domicile à raison de plusieurs heures par jour à l'aide d'un extracteur d'oxygène, aux bronchodilatateurs (théophylline), aux antibiotiques (pour traiter la surinfection bronchique), parfois aux corticostéroïdes, aux aérosols et à la kinésithérapie respiratoire. L'arrêt du tabac est impératif, de même que la prophylaxie anti-infectieuse. La prévention est essentiellement celle des bronchopathies chroniques, donc l'arrêt du tabagisme et le traitement antibiotique de toute surinfection.

## Insuffisance surrénalienne chronique

Insuffisance de sécrétion des glandes corticosurrénales entraînant un déficit en hormones glucocorticostéroïdes et minéralocorticostéroïdes. SYN. *insuffisance surrénalienne lente, maladie d'Addison.*

**CAUSES**
Une insuffisance surrénalienne chronique peut être due à une atteinte des deux glandes surrénales (maladie d'Addison) ou à une insuffisance de sécrétion d'une hormone produite par l'hypophyse, la corticotrophine, qui assure normalement une stimulation permanente des corticosurrénales (insuffisance corticotrope). En l'absence de cette stimulation, les glandes surrénales s'atrophient et ne fonctionnent plus.
■ **La maladie d'Addison** est une maladie rare le plus souvent d'origine auto-immune. Les autres causes, rares, sont : la tuberculose, l'hémorragie bilatérale des surrénales, un déficit enzymatique du métabolisme des acides gras ; il existe d'autres causes exceptionnelles.

■ L'insuffisance corticotrope, quant à elle, peut être consécutive à une corticothérapie prolongée ou, plus rarement, à une maladie hypophysaire (adénome, nécrose, séquelles de radiothérapie, syndrome de Sheehan). S'y associent souvent les symptômes d'une insuffisance antéhypophysaire globale (fatigue, peau blanche et fine, dépilation, hypotension artérielle).

**SYMPTÔMES ET SIGNES**

Le principal symptôme de l'insuffisance surrénalienne chronique est un affaiblissement physique et psychique (fatigue, difficultés de concentration, diminution de la capacité de travail), qui s'aggrave au cours de la journée et après l'effort. Il s'y associe souvent une anorexie, un amaigrissement, une hypotension artérielle et une tendance à l'hypoglycémie à jeun. Une pigmentation brunâtre de la peau dans les plis de flexion et une exagération de celle des zones normalement pigmentées (mamelon, par exemple) sont caractéristiques de la maladie d'Addison mais n'existent pas au cours de l'insuffisance corticotrope.

**DIAGNOSTIC**

Il repose sur les dosages plasmatiques du cortisol et de l'aldostérone, qui sont bas et ne s'élèvent pas après stimulation par la corticotrophine (test au synacthène).

**COMPLICATIONS**

L'insuffisance surrénalienne aiguë est la complication essentielle de l'insuffisance surrénalienne chronique. Responsable d'une déshydratation sévère, de troubles digestifs et de troubles de la conscience (apathie, coma), elle survient à l'occasion d'un arrêt du traitement de l'insuffisance surrénalienne chronique ou d'un stress (infection, intervention chirurgicale). Le traitement, urgent, est d'une efficacité spectaculaire : corticostéroïdes injectables, réhydratation.

**TRAITEMENT**

Le traitement de l'insuffisance surrénalienne chronique associe l'administration par voie orale d'hydrocortisone et de 9-alpha-fluorohydrocortisone. Ce traitement, qui restitue un équilibre physiologique, doit être suivi à vie ; les doses sont augmentées par le patient lui-même en cas de stress.

## Insuffisance tricuspidienne

Défaut de fermeture de la valvule tricuspide (entre oreillette et ventricule droits) entraînant un reflux de sang du ventricule droit dans l'oreillette droite en systole.

L'incontinence valvulaire tricuspidienne peut diminuer la fonction cardiaque.

**CAUSES**

Le plus souvent, l'insuffisance tricuspidienne est fonctionnelle. Elle est due à un surcroît de travail imposé au cœur droit par une hypertension artérielle pulmonaire. L'hypertension artérielle pulmonaire entraîne alors la dilatation du ventricule droit et de l'anneau tricuspidien sur lequel s'insère la valvule.

Plus rarement, elle est due à un rhumatisme articulaire aigu ou, chez les toxicomanes qui utilisent des seringues, à une endocardite (inflammation de l'endocarde) infectieuse.

**SIGNES**

L'insuffisance tricuspidienne peut donner lieu à des signes d'insuffisance cardiaque droite, avec œdème (accumulation de liquide puis gonflement) des chevilles et de l'abdomen, gros foie sensible et dilatation des veines du cou.

**DIAGNOSTIC**

Il repose sur l'observation des symptômes, l'auscultation (souffle systolique caractéristique entendu au stéthoscope), une échocardiographie ou, plus rarement, un cathétérisme cardiaque (introduction d'un tube flexible dans le cœur par voie vasculaire) en milieu hospitalier.

**TRAITEMENT**

Le traitement de l'insuffisance tricuspidienne par des diurétiques et des inhibiteurs de l'enzyme de conversion vient souvent à bout des symptômes. S'ils persistent, une intervention de chirurgie valvulaire peut être envisagée pour réparer ou remplacer la valvule déficiente (pose d'une prothèse), ce qui est rarement nécessaire.

## Insuffisance valvulaire

Anomalie de fonctionnement des valvules cardiaques entraînant un reflux du sang dans la cavité cardiaque qu'il vient de quitter.

L'insuffisance valvulaire peut concerner, par ordre de fréquence décroissante, les valvules mitrale, aortique, tricuspide ou pulmonaire.

→ VOIR Rétrécissement valvulaire.

## Insufflation

Introduction d'un gaz dans une cavité de l'organisme.

Ainsi, l'insufflation péritonéale est la première étape d'une cœlioscopie (examen de la cavité abdominale à l'aide d'un tube optique introduit par une minuscule incision) et des interventions de cœliochirurgie. En général, l'insufflation de 3 litres de gaz carbonique est suffisante pour permettre l'introduction des instruments chirurgicaux et leur maniement en toute sécurité.

## Insuline

Hormone hypoglycémiante (diminuant le taux de glucose dans le sang) sécrétée par le pancréas et dont l'insuffisance provoque le diabète.

L'insuline est produite dans le pancréas par les cellules bêta des îlots de Langerhans sous forme de pro-insuline, une forme inactive de stockage ; selon les besoins de l'organisme, la pro-insuline se divise en deux parties : le peptide C et l'insuline. Cette dernière, libérée dans le sang, se fixe sur des récepteurs spécifiques situés sur les membranes des cellules, dans le foie, les muscles et le tissu adipeux.

L'insuline est la seule hormone de l'organisme à action hypoglycémiante : elle fait entrer le glucose du sang à l'intérieur des cellules, qui s'en servent pour produire de l'énergie. Cependant, lorsqu'elle se fixe dans le foie, l'insuline favorise la mise en réserve du glucose sous forme de glycogène. Par ailleurs, cette hormone favorise la synthèse des protéines et empêche la destruction des lipides. La régulation de la sécrétion d'insuline est directe : une hyperglycémie (augmentation du taux sanguin de glucose) stimule sa synthèse.

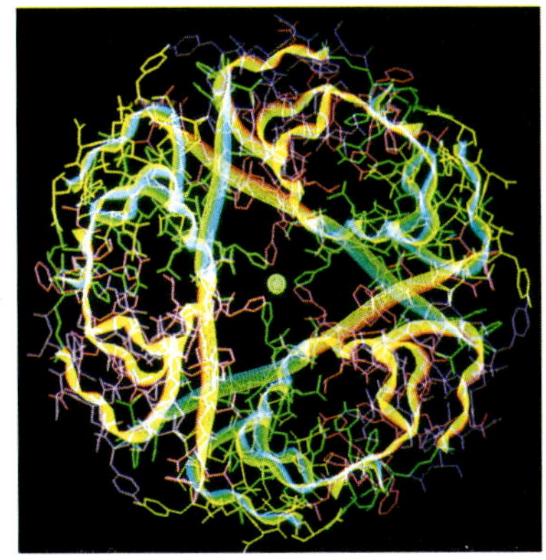

***Insuline.*** *La molécule d'insuline est un long filament constitué par la succession d'un très grand nombre d'acides aminés.*

**TROUBLES DU MÉTABOLISME DE L'INSULINE**

Une insuffisance absolue ou relative de la sécrétion d'insuline provoque un diabète sucré. Celui-ci se manifeste principalement par une hyperglycémie.

**UTILISATION THÉRAPEUTIQUE**

L'insuline thérapeutique est aujourd'hui fabriquée par génie génétique et a exactement la même composition que l'insuline humaine ou, dans le cas des analogues de l'insuline, une composition modifiée pour raccourcir ou allonger la durée d'action. Selon leur durée d'action, on distingue trois formes d'insuline : ordinaire (de 6 à 8 heures), intermédiaire (12 heures), lente (plus de 24 heures), mais aussi des analogues plus rapides, ou d'effet plus stable. L'insuline est prescrite en cas de diabète, surtout insulinodépendant. Le malade apprend à se faire les injections par voie sous-cutanée, de une à six fois par jour. Par ailleurs, le médecin peut employer l'insuline ordinaire par voie sous-cutanée ou intraveineuse (au besoin à l'aide d'une pompe électrique assurant une perfusion intraveineuse continue) pour les urgences (hyperglycémie majeure, acidocétose diabétique). Il n'existe pas actuellement d'autres voies d'administration que la voie sous-cutanée.

## Insulinome

Tumeur du pancréas, le plus souvent bénigne, sécrétant de l'insuline.

L'insuline, hormone induisant la capture du glucose sanguin par les cellules, est sécrétée de façon continue par la tumeur, et cela même lorsque la glycémie (taux de glucose dans le sang) est basse, donc de manière autonome, indépendante des variations de la glycémie. Elle entraîne ainsi une baisse pathologique de la glycémie. Lorsque celle-ci tombe au-dessous d'un seuil d'environ 0,40 gramme par litre, le cerveau ne reçoit plus une quantité suffisante de glucose pour fonctionner normalement.

**SYMPTÔMES ET SIGNES**

Ils sont variables mais généralement toujours identiques chez un même sujet. Sont retrouvés fréquemment une sensation de faim, des sueurs, des tremblements, une diplopie (perception visuelle dédoublée), une sensation de fatigue intense et également des perturbations psychiques (irritabilité, euphorie, somnolence). Tous ces troubles ont la particularité de survenir régulièrement à distance des repas (le matin, à jeun), de façon aiguë, et de céder rapidement et totalement à l'absorption de sucre.

**DIAGNOSTIC ET TRAITEMENT**

Le diagnostic d'un insulinome nécessite souvent une épreuve de jeûne sous surveillance hospitalière afin de mesurer le rapport insulinémie/glycémie. La tumeur pancréatique, souvent de petite taille, est recherchée par un scanner, une échoendoscopie, voire un cathétérisme veineux dans certains cas.

Le traitement repose sur l'ablation chirurgicale de la tumeur.

## Intégration

Introduction d'une séquence d'A.D.N. extérieure dans l'A.D.N. d'un chromosome.

Une intégration est le mode normal d'infection d'une cellule par de nombreux virus, dont le virus responsable du sida.

Si l'intégration d'une séquence d'A.D.N. s'effectue dans le chromosome d'un gamète (cellule sexuelle), cette séquence se transmet de génération en génération et modifie le patrimoine héréditaire de la cellule, ce qui justifie l'interdiction de cette pratique sur les gamètes humains.

La thérapie génique utilise ce phénomène pour modifier les chromosomes d'une cellule somatique (autre que sexuelle) : l'introduction dans la cellule d'une copie saine d'un gène déficient permet de corriger le défaut provoqué par une maladie héréditaire.

## Interaction médicamenteuse

Modification des effets d'un médicament par un autre médicament ou par une substance donnée.

Dans bien des cas, l'effet est favorable et les médecins se servent de ces interactions pour accroître l'efficacité d'un traitement. Par ailleurs, un médicament peut être utilisé comme antidote d'un autre en cas d'intoxication. Dans d'autres cas, l'effet est néfaste. Il peut aller du simple blocage de l'effet favorable à une réaction mettant la vie du patient en danger (choc anaphylactique, par exemple). Ainsi, une association entre deux médicaments ou entre un médicament et une substance déterminée (l'alcool, essentiellement) peut être contre-indiquée (interdite), déconseillée (le bénéfice attendu doit l'emporter sur le risque encouru) ou faire simplement l'objet de précautions d'emploi (surveillance plus attentive).

Deux médicaments pris simultanément peuvent agir en synergie (dans le même sens) et, dans ce cas, les effets (bons ou mauvais) sont soit additionnés, soit potentialisés (effet plus fort que par simple addition). Ils peuvent aussi agir d'une façon antagoniste (en sens contraire) et diminuer ou annihiler réciproquement leurs effets.

**MÉCANISMES D'ACTION**

Une fois absorbé, un médicament (ou une autre substance) circule dans l'organisme (pharmacocinétique) et passe de la circulation sanguine aux tissus, où il se fixe transitoirement et exerce un effet pharmacologique (réaction chimique). Si, par exemple, ce médicament est un antiacide, un laxatif, un antispasmodique, un antibiotique, du magnésium, de l'aluminium, du calcium ou du charbon, alors l'action d'un autre médicament pris par voie orale sera amoindrie, car ces substances diminuent l'absorption par l'intestin des autres médicaments. C'est pourquoi il est préférable de ne prendre un médicament qu'avec de l'eau (le lait, par exemple, contenant du calcium).

Par ailleurs, les réactions chimiques de l'organisme peuvent être ralenties par des inhibiteurs enzymatiques ou, au contraire, activées par des inducteurs enzymatiques. Par exemple, certains produits, comme les narcotiques, les anticonvulsivants, la rifampicine, l'alcool, le tabac (inducteurs enzymatiques) ou le lait, stimulent la sécrétion des enzymes du foie et diminuent l'efficacité d'un médicament administré en même temps (anticoagulants oraux, bêtabloquants, contraceptifs oraux).

Certains médicaments ont une action sur l'excrétion urinaire. Un médicament (par exemple le probénécide) peut réduire la capacité des reins à excréter un autre médicament, donc provoquer l'élévation du taux de ce dernier dans le sang et accroître son effet. D'autres médicaments ont l'action inverse : ils augmentent dans les reins l'excrétion d'un autre médicament, réduisent le taux de ce dernier dans le sang et ainsi diminuent son effet. Ainsi, les alcalinisants urinaires augmentent l'excrétion urinaire de l'aspirine et des barbituriques.

Des médicaments à effets similaires peuvent être prescrits en même temps, ce qui permet de diminuer les doses, donc les effets indésirables. C'est une pratique courante dans le traitement de l'hypertension artérielle, des cancers, de la douleur. Parfois, deux antibiotiques sont administrés simultanément : les micro-organismes infectants sont alors moins susceptibles de développer une résistance.

C'est pourquoi l'association de plusieurs médicaments ne doit se faire que sous prescription médicale pour éviter les risques d'interaction médicamenteuse.

## Intercostal

Qui est situé entre deux côtes adjacentes.

Chaque espace intercostal contient trois muscles intercostaux, un externe, un moyen et un interne, qui relient les côtes sus- et sous-jacentes et interviennent dans la respiration. Entre ces muscles cheminent une artère, une veine et un nerf intercostaux. Une douleur est dite intercostale lorsqu'elle suit le trajet du nerf intercostal. Elle peut être consécutive à un traumatisme (fracture de côtes) ou d'origine rhumatismale.

## Interféron

Substance de l'organisme dotée de propriétés antivirales, anticancéreuses et modulatrices du fonctionnement immunitaire.

Les interférons font partie des cytokines, petites protéines sécrétées par différents types de cellules, qui ont une action régulatrice et stimulatrice du système immunitaire. Il en existe trois types : l'interféron alpha, produit par les monocytes et les lymphocytes T ; le bêta, par les fibroblastes ; le gamma, par les lymphocytes T activés. Ils agissent en inhibant la synthèse des protéines et des acides nucléiques qui permettent la multiplication des virus.

En cas de maladie virale, les cellules infectées produisent des interférons alpha et bêta, qui inhibent la synthèse des constituants du virus, et donc sa multiplication. L'interféron gamma exerce une action modulatrice sur le système immunitaire, et est, en outre, susceptible de contenir le développement de tumeurs malignes.

**UTILISATION THÉRAPEUTIQUE**

Les interférons, obtenus par génie génétique, sont utilisés dans le traitement du sarcome de Kaposi au cours du sida, dans celui de l'hépatite C aiguë et chronique et de l'hépatite B, de certains cancers (leucémie à tricholeucocytes, mélanome malin, cancer du rein) et de la sclérose en plaques. Ils sont administrés par voie sous-cutanée ou intramusculaire. Leurs effets indésirables dépendent de la dose absorbée, mais ils sont réversibles : syndrome pseudogrippal, troubles digestifs, neurologiques, cardiovasculaires, cutanés, élévation des transaminases, présence de protéines et de sang dans les urines. L'interféron gamma est jusqu'à 300 fois plus efficace que les autres types d'interféron, mais il réduit la production d'anticorps dans l'organisme, favorisant ainsi les surinfections. En revanche, tous les interférons suscitent la production d'autoanticorps (anticorps dirigés contre le sujet lui-même).

## Interleukine

Molécule sécrétée par les lymphocytes ou par les macrophages et servant de messager dans les communications entre les cellules du système immunitaire.

Les interleukines font partie des cytokines, petites protéines sécrétées par différents types de cellules, qui ont une action régulatrice et stimulatrice dans de nombreux systèmes, dont le système immunitaire. Dans la nomenclature internationale, les interleukines sont notées « IL » suivi d'un numéro allant de 1 à 21. La plus connue, l'interleukine 2 (IL2), anciennement nommée TCGF (*T Cell Growth Factor* [facteur de croissance cellulaire des lymphocytes T]), est une substance sécrétée par certains lymphocytes T auxiliaires et possédant la propriété de stimuler la croissance des lymphocytes T et la fonction des cellules tueuses.

**UTILISATION THÉRAPEUTIQUE**

La plupart des interleukines sont disponibles en grandes quantités grâce au génie génétique. Leurs propriétés immunostimulantes sont mises à profit dans le traitement de certaines formes de cancers. L'interleukine 2, la plus utilisée, est administrée par voie intraveineuse ou sous-cutanée selon des protocoles très précis.

Cependant, en raison de leur forte toxicité, la prescription des interleukines reste limitée aux cancers généralisés (mélanome, carcinome rénal) ou est envisagée à faible dose en association avec les interférons.

## Interne en médecine

Étudiant en médecine exerçant dans un centre hospitalo-universitaire ou un centre hospitalier après avoir passé un concours.

L'interne peut prodiguer des soins médicaux, pratiquer des interventions chirurgicales ou travailler en laboratoire. Il exerce sous la responsabilité du chef de service. Sa formation dure quatre ou cinq ans selon la spécialité.

## Intéroceptif

Qui se rapporte à la sensibilité du système nerveux aux stimulations et aux informations venant des viscères.

La sensibilité intéroceptive complète la sensibilité extéroceptive (venant de la peau), la sensibilité des organes des sens et la sensibilité proprioceptive (venant des muscles et des articulations) pour constituer avec elles l'ensemble des modes de sensibilité. La sensibilité intéroceptive est rendue possible par la présence, dans la paroi des organes, de récepteurs microscopiques, les intérocepteurs (ou viscérorécepteurs), sensibles à la dilatation de la paroi.

## Interosseux

Se dit de toute structure anatomique située entre deux os.

Par exemple, on parlera des muscles interosseux palmaires et dorsaux de la main, qui se trouvent situés entre les métacarpiens.

## Interruption volontaire de grossesse

Avortement provoqué au tout début de la grossesse pour des raisons non exclusivement médicales.

Un avortement pour raisons médicales porte le nom d'avortement thérapeutique. L'interruption volontaire de grossesse, ou I.V.G., est soumise à une législation qui diffère selon les pays. Elle est généralement autorisée, mais dans un cadre précis (date de la grossesse, motifs justifiés).

**TECHNIQUE**

Elle varie selon certaines données, qui sont l'avancement de la grossesse, l'âge de la femme et certains facteurs (consommation de tabac, par exemple).

■ Avant 49 jours d'aménorrhée, le traitement médical (association de RU 486, ou mifépristone, et de prostaglandines) est efficace. Il n'est exclu que pour les grandes fumeuses de plus de 37 ans, à cause des risques cardiovasculaires liés aux prostaglandines. L'aspiration endo-utérine (méthode de Karman), praticable à ce stade, est plutôt réservée aux grossesses plus avancées.

■ Entre 49 et 98 jours d'aménorrhée, l'aspiration endo-utérine, effectuée sous anesthésie locale ou générale, est indiquée. Une fois le col de l'utérus dilaté par une méthode mécanique (pose de bougies ou de laminaires) ou médicamenteuse (RU 486), un cathéter, dont la dimension varie selon le stade de la grossesse, est introduit par le canal cervical dans la cavité utérine. Il est relié à une pompe à vide qui permet d'aspirer le contenu utérin. Un curetage permet ensuite de s'assurer que l'utérus est vide. L'intervention, indolore, dure de 3 à 5 minutes et la patiente peut habituellement repartir chez elle dans la journée.

■ Au-delà de 98 jours d'aménorrhée, une interruption volontaire de grossesse n'est plus autorisée dans la plupart des pays.

**SURVEILLANCE ET EFFETS SECONDAIRES**

Après une interruption volontaire de grossesse, un saignement minime est normal pendant quelques jours, avec une recrudescence passagère le 3e jour, mais il ne doit y avoir ni pertes vaginales anormales, ni vomissements, ni fièvre et l'endolorissement abdominal doit s'atténuer peu à peu. Le repos, l'absence d'efforts physiques intenses assurent le rétablissement en une dizaine de jours. Les bains et les tampons vaginaux sont déconseillés. De 8 à 15 jours après l'interruption volontaire de grossesse, une consultation dans le centre où celle-ci a eu lieu est recommandée. Les risques de mortalité liés à ce type d'intervention sont faibles, évalués à 1 pour 100 000.

Le retentissement d'une I.V.G., minime au plan physique, est parfois important au plan psychologique malgré la précocité de l'intervention et le caractère délibéré de la décision. Il faut à certaines femmes plusieurs semaines, voire des mois, pour s'en remettre ; une aide psychologique se révèle parfois utile.

Les rapports sexuels peuvent reprendre dans la semaine qui suit une telle intervention, mais la femme doit impérativement adopter une méthode contraceptive.

→ VOIR Avortement, Karman (méthode de).

## Interstitiel

Se dit du tissu de soutien situé dans les interstices d'un organe.

**LÉGISLATION SUR L'INTERRUPTION VOLONTAIRE DE GROSSESSE DANS QUELQUES PAYS**

| *Pays* | *Légalisation* | *Motif* | *Délai* | *Conditions* | *Assurance sociale* |
|---|---|---|---|---|---|
| Belgique | Oui (1990) | Requête : "femme en situation de détresse" | 12 semaines d'aménorrhée | Délai de réflexion de 6 jours après entretien médico-social<br>Établissement de soins | Non (remboursement partiel par les mutuelles) |
| Canada | Oui : Pas de législation fédérale. Dépend de chaque province (1988) | Pas de requête particulière | Pas de délai légal, mais limite éthique et médicale à 22/24 semaines | Selon les provinces | Couverte par le régime d'assurance maladie en cas de nécessité médicale |
| France | Oui (1975, 2001, 2004) | Requête : "femme en situation de détresse" | 14 semaines d'aménorrhée | Certificat d'un médecin<br>Centre agréé public ou privé | Oui (70 %) |
| Luxembourg | Oui (1990) | Requête : "femme en situation de détresse particulière" | 14 semaines d'aménorrhée | Rapport d'un médecin agréé<br>Délai de réflexion (6 jours) | Oui (remboursement partiel selon le régime d'assurance maladie) |
| Suisse | Oui (1942, 2002) | Requête de la femme ou de son représentant légal, ou consentement écrit : "risque pour la santé mentale ou physique" de la femme ; situation de détresse | Jusqu'à 12 semaines d'aménorrhée puis sur avis médical à partir de la 13e semaine | Rapport d'un médecin agréé, précédé d'un examen gynécologique | Oui (remboursement partiel ou total selon le régime d'assurance maladie) |

Le tissu interstitiel est en général formé de vaisseaux sanguins et de tissu conjonctif. Il peut contenir des cellules épithéliales, comme dans le testicule (cellules de Leydig). Il entoure, soutient et nourrit les éléments du tissu fonctionnel de l'organe. Dans le rein, par exemple, le tissu interstitiel est disséminé entre les néphrons, unités fonctionnelles élémentaires. Dans le poumon, il est situé sous la plèvre, entre les lobules, autour des bronches, des vaisseaux et des alvéoles pulmonaires.

Certaines maladies atteignent de préférence le tissu interstitiel, comme la néphrite interstitielle du rein ou le syndrome interstitiel pulmonaire. Les lésions inflammatoires et la sclérose sont les atteintes interstitielles les plus fréquentes des viscères.

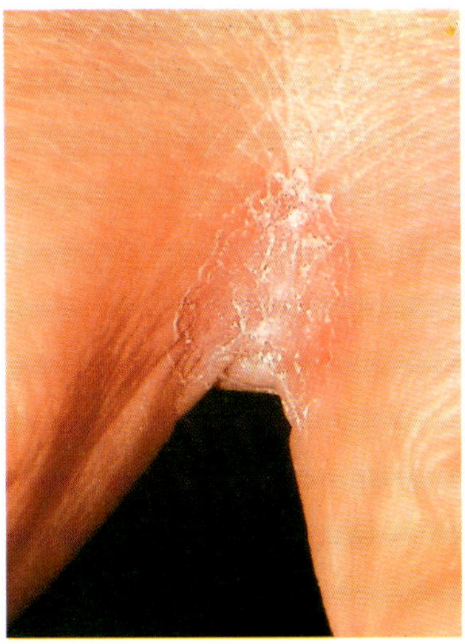

***Intertrigo.** Il siège, en général, entre les doigts ou les orteils et se traduit par des placards rouges et humides, très prurigineux et aggravés par la transpiration.*

## Intertrigo

Infection cutanée siégeant aux plis de la peau (aine, aisselle, espaces entre les doigts ou les orteils, nombril).

Les intertrigos n'ont pas tous la même origine. Certains sont des mycoses, causées par des champignons microscopiques, dermatophytes ou *Candida.* D'autres sont dus à une bactérie : streptocoque, staphylocoque, parfois colibacille ou encore *Corynebacterium ;* ce dernier donne lieu à un intertrigo spécifique, l'erythrasma. Certaines maladies dermatologiques, telles que le psoriasis, la dermatite atopique, le pemphigus familial, peuvent prendre un aspect trompeur d'intertrigo.

Les signes d'intertrigo sont de grands placards rougeâtres, suintants, symétriques ou non, sources de démangeaisons et bordés d'une collerette blanchâtre lorsqu'ils sont d'origine mycosique. Le traitement fait appel à des applications locales d'antifongiques (en cas de mycose) ou d'antibiotiques (contre les bactéries) et d'antiseptiques.

## Intervention chirurgicale

Traitement d'un malade par la chirurgie, en salle d'opération et sous anesthésie.

Une intervention chirurgicale est soumise aux mêmes principes législatifs et déontologiques que les autres actes de la médecine. En particulier, il est nécessaire d'obtenir l'accord du malade, de sa famille ou du tuteur pour un mineur ou un incapable majeur. Cet accord n'a de valeur légale que si le malade ou ses représentants ont reçu des informations objectives et compréhensibles dans une procédure dite de consentement éclairé. Toutefois, dans certaines circonstances (malade dans le coma, par exemple), une intervention peut être pratiquée d'office en urgence.

## Intestin

Long segment du tube digestif constitué par le duodénum, le jéjunum, l'iléon, le cæcum, le côlon et le rectum.

Le rôle de l'intestin est d'achever la digestion commencée lors de la mastication et poursuivie dans l'estomac. Sa paroi externe est constituée de deux couches de muscle lisse, l'une longitudinale, l'autre transversale. Sa paroi interne, la muqueuse, est recouverte d'épithélium et possède dans sa profondeur des glandes qui sécrètent les sucs digestifs.

En raison de leurs fonctions différentes, on distingue deux segments principaux de l'intestin : l'intestin grêle et le côlon.

■ **L'intestin grêle,** long d'environ 7 mètres, comprend successivement le duodénum, le jéjunum et l'iléon. Le jéjunum et l'iléon forment 15 ou 16 grandes boucles appelées anses intestinales, flottant librement dans la cavité intestinale.

La muqueuse de l'intestin grêle est tapissée de villosités à travers lesquelles s'effectue presque toute l'absorption des aliments. L'intestin grêle est relié au cordon ombilical pendant la vie fœtale. Il en reste parfois une trace chez l'adulte : le diverticule de Meckel.

■ **Le côlon, ou gros intestin,** d'une longueur d'environ 2 mètres, est abouché à l'iléon par sa portion initiale, le cæcum. Il a pour fonction principale d'absorber l'eau et les électrolytes et de concentrer les matières non digestibles. L'accumulation de ces matières (fèces) dans la dernière partie du côlon, le rectum, déclenche automatiquement le besoin de déféquer.

**EXAMENS ET PATHOLOGIE**

L'intestin est exploré soit par radiographie, en particulier au lavement baryté ou à double contraste, soit par endoscopie : l'entéroscopie (jéjunum et iléon), la coloscopie (côlon), la rectoscopie (rectum), qui permettent la biopsie.

La pathologie intestinale comprend les maladies infectieuses, parasitaires, inflammatoires (maladie de Crohn, rectocolite hémorragique), les occlusions, les perforations, les syndromes de malabsorption, les tumeurs bénignes et malignes, les ulcères.

INTESTIN : DESCRIPTION ANATOMIQUE

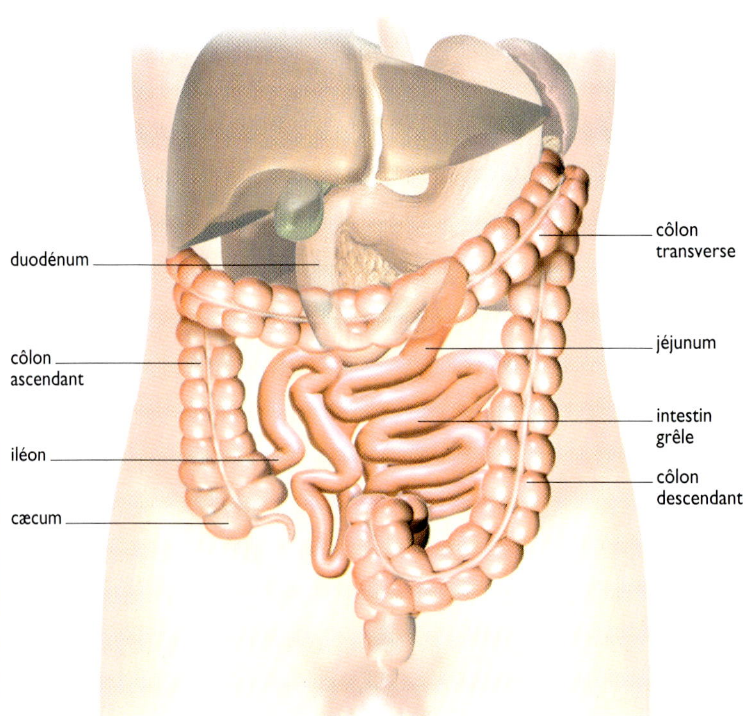

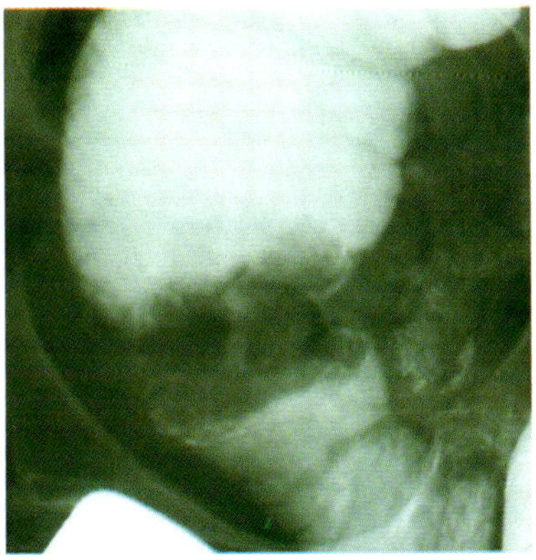

***Intestin.*** *Cette radiographie révèle la présence d'une tumeur (en noir) qui gêne le transit de la pâte barytée (en blanc) dans l'intestin.*

## Intestin (cancer de l')

Tumeur maligne localisée à l'intestin, grêle ou côlon.

→ VOIR Côlon (cancer du), Intestin grêle (cancer de l').

## Intestin grêle (cancer de l')

Tumeur maligne de l'intestin grêle (duodénum, jéjunum et iléon) prenant le plus souvent la forme d'un adénocarcinome.

Les cancers de l'intestin grêle sont rares. Leur cause, quand elle n'est liée ni à la dégénérescence d'un adénome (tumeur bénigne) ni à l'existence d'une maladie cœliaque (intolérance au gluten), est inconnue. Outre les adénocarcinomes, qui se développent à partir des glandes de la muqueuse intestinale, d'autres types de cancer peuvent exister, tels les léiomyosarcomes (développés à partir du tissu musculaire), les carcinoïdes (développés à partir des cellules endocrines) ou le sarcome stromal. L'intestin grêle peut aussi être atteint par le sarcome deKaposi, associé au sida, ou par des cancers secondaires (notamment métastases de mélanosarcomes).

**SYMPTÔMES ET SIGNES**

Longtemps sans symptômes, un cancer du grêle peut se manifester par un melæna (émission de sang dans les selles), visible ou non, qui engendre à la longue une anémie. À un stade tardif apparaissent des douleurs et des signes d'obstruction intestinale.

**DIAGNOSTIC ET TRAITEMENT**

Le diagnostic est malaisé, l'endoscopie de l'intestin grêle étant délicate et rarement pratiquée ; la radiographie barytée révèle des images caractéristiques. Le traitement est essentiellement chirurgical (résection de toute la partie de l'intestin envahie par la tumeur). Le pronostic est fonction du type de tumeur et de la précocité du diagnostic.

## Intolérance alimentaire

Réaction pathologique se produisant lors de la prise de certains aliments.

L'intolérance alimentaire est à distinguer de l'intolérance alimentaire absolue, incapacité à ingérer tout aliment au cours de certains états pathologiques aigus (crise d'appendicite, par exemple), s'accompagnant de nausées et de vomissements.

Sous le terme générique d'intolérance alimentaire sont regroupées un certain nombre de réactions pathologiques telles que les intolérances à certains nutriments par déficit enzymatique de l'appareil digestif ou troubles métaboliques.

■ **L'intolérance au gluten,** constituant du blé, du seigle et de l'orge, est responsable de la maladie cœliaque. Elle se traduit notamment par un amaigrissement et une diarrhée. Le traitement, efficace, est un régime sans gluten.

■ **L'intolérance au lactose** est due à un déficit congénital ou acquis d'une enzyme spécifique de la muqueuse intestinale, la lactase, nécessaire à l'hydrolyse du lactose, principal glucide du lait. Elle se manifeste par une diarrhée liquide et par des douleurs abdominales à la suite de la consommation de lait ou de produits contenant du lactose. Le traitement repose sur l'exclusion du lactose de l'alimentation.

## Intoxication

Ensemble des troubles dus à l'introduction, volontaire ou non, dans l'organisme d'une ou de plusieurs substances toxiques (poisons). SYN. *empoisonnement.*

Les intoxications sont une préoccupation importante de santé publique car leur fréquence augmente régulièrement.

**CAUSES**

Les substances toxiques pénètrent dans l'organisme par ingestion, par inhalation, par injection ou par absorption à travers la peau ou les muqueuses.

Les intoxications aiguës constituent un pourcentage élevé des hospitalisations, qu'elles soient accidentelles (domestiques ou professionnelles) ou volontaires (toxicomanie, tentative de suicide). Les intoxications par les médicaments, les plus fréquentes, représentent 80 % des intoxications motivant une hospitalisation en urgence. Elles sont en général provoquées par l'association de plusieurs médicaments (65 % des cas chez l'adulte). Par ordre de fréquence décroissante, les médicaments responsables sont les benzodiazépines, les analgésiques, les antidépresseurs, les neuroleptiques, les carbamates, les barbituriques et autres psychotropes, enfin les médicaments actifs contre les troubles cardiaques. Les autres toxiques sont les produits industriels (solvants), les produits ménagers (détergents, eau de Javel), l'alcool et les stupéfiants, l'oxyde de carbone, les plantes, les champignons, certaines algues toxiques (par l'intermédiaire des fruits de mer), ainsi que les produits utilisés par les agriculteurs (engrais, fongicides, herbicides, insecticides, raticides).

Les intoxications chroniques sont liées plus particulièrement aux activités professionnelles (surtout dans l'industrie) et à la pollution de l'environnement.

La gravité d'une intoxication dépend de la toxicité du produit en cause, du mode d'introduction, de la dose absorbée, de la résistance et de l'âge du sujet. Souvent imprévisible, elle justifie le recours systématique à un médecin. La mortalité due aux intoxications est actuellement inférieure à 1 % chez l'adulte et à 0,5 % chez l'enfant.

**SYMPTÔMES**

Ils dépendent du ou des toxiques en cause. Compte tenu de la variété de ceux-ci, quasiment toutes les fonctions et tous les organes peuvent être atteints. Cependant, en cas d'intoxication aiguë, un souci commun est de déceler des signes de risque vital immédiat : détresse respiratoire (gêne ressentie par la victime, mouvements thoraciques trop amples ou trop faibles, trop rapides ou trop lents), détresse circulatoire (état de choc avec malaise, pâleur, agitation, pouls faible ou trop rapide, chute de la pression artérielle), convulsions (contractions musculaires généralisées entraînant une raideur ou des secousses), coma (la victime, inconsciente, ne bouge pas, ne parle pas, ne répond pas aux questions).

**TRAITEMENT**

Après avoir prévenu les services médicaux (centre antipoison local), les proches doivent s'abstenir de toute intervention, en particulier : ne pas bouger la victime, ne pas la faire boire (y compris du lait), ne pas la faire vomir. Une fois sur place puis si besoin à l'hôpital, le médecin effectue un certain nombre de gestes et de vérifications.

■ **La recherche d'un risque vital** immédiat, d'après les symptômes, permet de commencer à traiter ce risque : aide respiratoire, perfusion intraveineuse et mise du malade en position latérale de sécurité (couché sur le côté), en cas de coma, pour éviter que des vomissements éventuels n'aillent dans ses bronches.

■ **La collecte d'informations** est fondamentale pour évaluer le risque encouru, qui dépend de la nature du produit mais aussi du délai écoulé et des doses.

■ **L'élimination du produit** fait intervenir différentes méthodes : lavage abondant à l'eau en cas de contact de produits caustiques avec la peau ou les yeux, lavage gastrique ou vomissements provoqués - formellement contre-indiqués avec certains produits (irritants ou caustiques) et s'il y a trouble de la conscience (somnolence, coma), à cause notamment du risque de passage dans les bronches. L'administration orale de charbon empêche l'absorption intestinale du toxique. Dans certains cas, une diurèse forcée (accélération de l'élimination urinaire) est utile, voire une épuration extrarénale (épuration directe du sang).

■ **L'administration de l'antidote,** quand il existe, ce qui correspond à une minorité de cas, est particulièrement importante.

■ **Les prélèvements** sanguins et urinaires ont pour but de rechercher la substance, de l'identifier, de la doser et de suivre l'évolution de l'intoxication.

■ **L'appel à un spécialiste** de réanimation s'impose s'il y a un risque vital immédiat ou à court terme. L'hospitalisation est fréquente, parfois en service de réanimation.

**PRÉVENTION**

Les médicaments doivent être rangés hors de la portée des enfants. En cas d'intoxica-

**INTOXICATION : PRINCIPAUX PRODUITS TOXIQUES**

| *Produit toxique* | *Symptômes* | *Traitement* | *Conseils* |
|---|---|---|---|
| Acétone<br>(dissolvant pour vernis à ongles, colles, enduits, cétones) | Inhalation : irritation bronchique, troubles respiratoires, ébriété, obnubilation<br>Ingestion : ébriété, obnubilation | Vomissements provoqués et traitement des symptômes : assistance respiratoire, oxygène, réanimation | Ne pas laisser à portée des enfants et adolescents (risque de toxicomanie) |
| Alcool méthylique (méthanol, alcool de bois)<br>Solvants de peinture, vernis, antigel | Maux de tête, fatigue, crampes, vertiges, convulsions, altération de la vision, dépression respiratoire | Antidote : éthanol en perfusion<br>Traitement des symptômes, réanimation, hémodialyse | Très toxique (de 60 à 250 ml sont mortels chez l'adulte, de 8 à 10 ml chez l'enfant). Délai d'apparition des symptômes : de 12 à 18 heures<br>Hospitalisation immédiate. Ne pas laisser à la portée des enfants |
| Ammoniac | Irritation des yeux et des voies aériennes, toux, douleurs abdominales, suffocation | Traitement des symptômes, assistance respiratoire | Rincer les yeux à grande eau pendant 15 minutes, ne pas faire vomir, pas de lavage d'estomac |
| Amphétamines<br>(absorbées pour obtenir un effet stimulant) | Hyperactivité, hilarité, insomnie, irritabilité, perte d'appétit, sécheresse de la bouche, troubles cardiaques | Vomissements provoqués ou lavage gastrique, même tardif, sédation, dialyse péritonéale, traitement des symptômes | Éviter de les utiliser (fabrication et distribution réglementées) |
| Antidépresseurs | Vision trouble, miction difficile, troubles neurologiques et cardio-vasculaires, insuffisance respiratoire, hypotension, vomissements, fièvre, sueurs, dilatation des pupilles | Traitement des symptômes et soins intensifs en réanimation : vomissements provoqués, lavage d'estomac, surveillance des fonctions vitales et des complications neurologiques | Hospitalisation immédiate |
| Arsenic<br>Composés arsenicaux (herbicides, pesticides) | Constriction pharyngée, vomissements, brûlures digestives, diarrhée, déshydratation, œdème pulmonaire, insuffisance rénale et hépatique | Antidotes : dimercaprol, pénicillamine<br>Vomissements provoqués, lavage d'estomac, traitement des symptômes, réhydratation | Hospitalisation immédiate |
| Aspirine et salicylés<br>(surdosage, absorption massive) | Vomissements, respiration rapide, fièvre, convulsions, dépression respiratoire | Lavage d'estomac, purgation, hydratation, réanimation si nécessaire | Administration orale de liquides en grande quantité (lait ou jus de fruits), hospitalisation immédiate. Ne pas laisser à la portée des enfants |
| Barbituriques<br>Amobarbital, pentobarbital, phénobarbital, sécobarbital | Confusion, excitation, délire, défaillance respiratoire, coma | Vomissements provoqués, lavage d'estomac, purgation, assistance respiratoire, réhydratation | Hospitalisation immédiate |
| Baryum<br>Dépilatoires, explosifs (feux d'artifices), raticides | Vomissements, douleurs abdominales, diarrhée, tremblements, convulsions, hypertension artérielle, arrêt cardiaque | Antidote : sulfate de sodium ou magnésium. Vomissements provoqués, lavage d'estomac, traitement des symptômes, assistance respiratoire | Hospitalisation immédiate. Ne pas laisser à la portée des enfants |
| Benzodiazépines<br>Traitement de l'anxiété (anxiolytiques) | Perte plus ou moins grande de conscience (pouvant aller de l'apathie au coma), surtout grave en cas d'association à l'alcool | Antidote : flumazénil<br>Vomissements provoqués, lavage d'estomac, traitement des symptômes | Hospitalisation immédiate. Ne pas laisser à la portée des enfants |
| Carbone (tétrachlorure de)<br>Détachants inflammables | Nausées, vomissements, douleurs abdominales, maux de tête, confusion, troubles visuels, dépression du système nerveux central, toxicité pour le cœur, le rein, le foie | Lavage de la peau. Vomissements provoqués ou lavage d'estomac, oxygénothérapie, assistance respiratoire, surveillance du rein et du foie | Hospitalisation immédiate. Ne pas laisser à la portée des enfants |
| Caustiques<br>(acides et bases forts, acide sulfurique : produits de nettoyage, de débouchage de toilettes, détartrants, détergents, lessive, etc.) | Douleurs intenses, brûlures de l'œsophage, œdème pouvant obstruer les voies aériennes, pouls rapide, respiration superficielle | Dilution immédiate de la substance absorbée en faisant boire de l'eau, après avis médical, pas de lavage d'estomac ni de vomissements provoqués, traitement des symptômes | Enlever les vêtements contaminés et laver la peau. Hospitalisation immédiate. Cause très fréquente d'intoxication accidentelle chez les enfants : ne pas laisser à leur portée |
| Chlore<br>Chaux chlorée, eau de Javel, gaz lacrymogène | Inhalation : irritation sévère des voies respiratoires et des yeux, spasme de la glotte, toux, état de choc, vomissements, œdème pulmonaire, cyanose<br>Ingestion : irritation et corrosion de la bouche et des voies digestives (ulcération ou perforation possibles), douleurs abdominales, tachycardie, prostration, collapsus circulatoire | Inhalation : oxygénothérapie, assistance respiratoire<br>Ingestion : sirop d'ipéca, lavage d'estomac, traitement des symptômes | Hospitalisation immédiate |

**SUITE**

| *Produit toxique* | *Symptômes* | *Traitement* | *Conseils* |
|---|---|---|---|
| Cyanure<br>Acide cyanhydrique, huile d'amandes amères, nitroprussiate, sirop de cerises sauvages, sirop de laurier-cerise | Tachycardie, maux de tête, somnolence, hypotension artérielle, coma, convulsions. Très rapidement mortel (de 1 à 15 minutes) | Antidote : vitamine B12 ou hydroxocobalamine à fortes doses<br>Vomissements provoqués ou lavage d'estomac immédiat, assistance respiratoire | Retirer le produit des mains du malade (ingestion) ou éloigner celui-ci de la source toxique (inhalation). La rapidité d'intervention est capitale |
| DDT<br>Insecticides organochlorés | Vomissements, malaises, tremblements, convulsions, œdème pulmonaire, fibrillation ventriculaire, insuffisance respiratoire | Vomissements provoqués, lavage d'estomac, prise de charbon activé à laisser dans l'estomac, surveillance des fonctions rénales et hépatiques | Ne pas laisser à la portée des enfants. Hospitalisation immédiate |
| Herbicides, pesticides | Fatigue, soif, rougeur, nausées, vomissements, douleurs abdominales, fièvre élevée, tachycardie, perte de conscience, dyspnée, arrêt respiratoire | Vomissements provoqués, lavage d'estomac, purgation, assistance respiratoire | Ne pas laisser à la portée des enfants. Hospitalisation immédiate |
| Hypochlorites<br>Eau de Javel, décolorants | Douleur modérée, réaction inflammatoire de la bouche et de la muqueuse digestive, toux, dyspnée, vomissements, vésicules cutanées | Traitement des symptômes, exploration de l'œsophage s'il y a eu ingestion de préparations concentrées | Ne pas laisser à la portée des enfants. Hospitalisation immédiate |
| Insecticides organophosphorés<br>Gaz neurotoxique, parathion, malathion | Nausées, vomissements, crampes d'estomac, maux de tête, hypersalivation et hypersécrétion bronchique, vision trouble, diminution du diamètre de la pupille, confusion mentale, difficultés respiratoires, bouche écumante, coma | Antidote : sulfate d'atropine<br>Oxygénothérapie, assistance respiratoire, traitement des symptômes | Enlever les vêtements, rincer la peau à l'eau, hospitalisation immédiate. Ne pas laisser à la portée des enfants |
| Morphine et opiacés<br>Codéine, héroïne, méthadone, morphine, opium, péthidine, etc. | Diminution importante du diamètre de la pupille, somnolence, respiration superficielle, tremblements, défaillance respiratoire | Antidote : naloxone<br>Lavage d'estomac, assistance respiratoire, réanimation si nécessaire | Ne pas faire vomir. Hospitalisation immédiate. Risque de toxicomanie |
| Paracétamol<br>(surdosage, absorption massive) | Nausées, vomissements, jaunisse, atteinte hépatique irréversible | Antidote : acétylcystéine.<br>Vomissements provoqués, lavage gastrique | Hospitalisation immédiate. Cause très fréquente d'intoxication accidentelle chez les enfants : ne pas laisser à leur portée |
| Paradichlorobenzène<br>Antimites, déodorants de w.-c., insecticides | Douleurs abdominales, nausées, vomissements, diarrhée, convulsions et tétanie | Lavage d'estomac, traitement des symptômes | Hospitalisation immédiate. Ne pas laisser à la portée des enfants |
| Pétrole (et dérivés)<br>Asphalte, colles pour maquettes, essence minérale, éther de pétrole, fuel, gazole, huiles de graissage, kérosène | Inhalation de vapeur : euphorie, brûlure dans la poitrine, maux de tête, nausées, dépression du système nerveux, confusion, insuffisance respiratoire aiguë<br>Ingestion : brûlure de la gorge et de l'estomac, vomissements, diarrhée | Comme les complications majeures sont liées à l'inhalation et non à l'ingestion, dans la plupart des cas, le lavage d'estomac n'est pas nécessaire ; traitement des symptômes, assistance respiratoire | Tous les vêtements souillés doivent être enlevés immédiatement ; rincer la peau abondamment<br>Hospitalisation immédiate. Cause très fréquente d'intoxication accidentelle chez l'enfant : ne pas laisser à sa portée |
| Plomb<br>(saturnisme) : ingestion répétée de fragments de peinture, d'objets métalliques, d'aliments stockés dans un conteneur en céramique, etc. ; intoxication chronique professionnelle | Inhalation massive : insomnie, maux de tête, troubles de la coordination des mouvements, démence, convulsions<br>Ingestion massive : soif, brûlures abdominales, vomissements, diarrhée, toxicité neurologique<br>Intoxication chronique : maux de tête, goût de métal dans la bouche, vomissements, constipation, crampes et douleurs abdominales, altération de la conscience évoluant vers des convulsions et le coma | Antidote : calcium édétate de sodium et dimercaprol<br>Traitement des symptômes et diminution de l'exposition au plomb | Hospitalisation immédiate. Cause très fréquente d'intoxication accidentelle chez les enfants : ne pas laisser à leur portée |
| Strychnine<br>(raticides) | Agitation, hyperacuité de la vision et de l'audition, convulsions déclenchées par une stimulation minime, relâchement musculaire complet entre les crises, transpiration, arrêt respiratoire | Isoler le malade et le soustraire à toutes les stimulations pour prévenir les crises convulsives, prise de charbon activé, assistance respiratoire | Hospitalisation immédiate. Ne pas laisser à la portée des enfants |
| Térébenthine<br>Solvant pour peinture, vernis | Odeur de térébenthine, brûlures douloureuses buccales et gastriques, toux, étouffement, arrêt respiratoire, toxicité pour le rein | Vomissements provoqués, lavage gastrique, assistance respiratoire, oxygène, traitement des symptômes | Hospitalisation immédiate. Ne pas laisser à la portée des enfants |

tion volontaire, la consultation d'un psychiatre est recommandée. En ce qui concerne l'alimentation, des organismes officiels assurent une surveillance régulière des divers produits consommables.
→ VOIR Intoxication de l'enfant, Toxi-infection alimentaire.

## Intoxication alimentaire
→ VOIR Toxi-infection alimentaire.

## Intoxication par l'eau (syndrome d')
Accumulation d'eau en quantité trop importante dans l'organisme.

L'intoxication par l'eau est un phénomène observé au cours du syndrome de Schwartz-Bartter, qui est provoqué par une augmentation de la sécrétion d'hormone antidiurétique (laquelle empêche les reins d'éliminer l'eau). Ce syndrome, de mécanisme encore mal connu, a parfois pour cause un cancer (il appartient au groupe des syndromes paranéoplasiques), souvent localisé aux bronches. L'intoxication par l'eau provoque des troubles digestifs (nausées, essentiellement) et des troubles de la conscience, liés à un œdème cérébral, avec obnubilation et, rarement, convulsions et coma. Le traitement consiste à diminuer l'absorption des boissons et à traiter la cause de l'hypersécrétion d'hormone antidiurétique.

## Intoxication de l'enfant
Ensemble des troubles dus à l'absorption, par un enfant, d'une substance toxique.

Les intoxications viennent au deuxième rang des accidents de la vie domestique chez l'enfant, après les traumatismes, et elles représentent environ un quart des hospitalisations en pédiatrie, le plus souvent chez les enfants de moins de 5 ans. Elles sont dues soit à l'absorption d'un produit toxique ménager ou industriel à usage domestique (35 % des cas), soit à celle d'un médicament normalement destiné aux adultes et donc trop fortement dosé (55 % des cas).

#### SYMPTÔMES ET SIGNES
La survenue brutale, chez un enfant jusque-là bien portant, de certains symptômes doit immédiatement alerter les parents : troubles neurologiques s'accompagnant d'une démarche incertaine, somnolence, convulsions sans fièvre, troubles respiratoires, chute brutale de température, coma.

#### TRAITEMENT
Si l'hypothèse d'une intoxication accidentelle paraît vraisemblable, il faut prendre contact d'urgence avec le centre antipoison ou avec le service des urgences de l'hôpital pédiatrique le plus proche. On indiquera, dans la mesure du possible, la nature du toxique ou du médicament retrouvé près de l'enfant, la quantité ingérée, l'heure supposée de cette absorption, l'heure du dernier repas, l'âge et le poids du jeune malade, son état de conscience. Les renseignements fournis permettront d'évaluer le degré de gravité de l'intoxication et la nature des mesures thérapeutiques à prendre.

En attendant les secours, il est absolument contre-indiqué de faire boire ou manger l'enfant. Contrairement à une opinion largement répandue, on ne doit en aucun cas lui faire prendre du lait. Il ne faut surtout pas non plus essayer de provoquer des vomissements. Toute intoxication potentielle nécessite une hospitalisation au cours de laquelle pourront être effectuées des tentatives d'évacuation du contenu de l'estomac grâce à l'administration de médicaments ou à un lavage d'estomac.

Les absorptions d'eau de Javel diluée, les plus fréquentes, ne sont généralement pas dangereuses. En revanche, si l'enfant a avalé de l'eau de Javel concentrée ou des caustiques (produits pour lave-vaisselle, détartrants, déboucheurs de canalisation, par exemple), il faut l'hospitaliser d'urgence dans un service d'oto-rhino-laryngologie et rechercher d'éventuelles lésions de l'estomac ou de l'œsophage. Les inhalations de dérivés du pétrole (white-spirit) sont particulièrement dangereuses car elles peuvent provoquer une atteinte pulmonaire. Une surveillance en milieu hospitalier disposant d'un service de réanimation s'impose alors.

#### PRÉVENTION
Des campagnes de prévention des accidents domestiques sont menées pour informer et éduquer le public. Il appartient aussi au médecin d'informer les familles des dangers potentiels liés à l'absorption excessive des produits qu'ils prescrivent. Enfin, la généralisation, pour les produits dangereux, d'emballages non ouvrables par les enfants et la mise sur le marché, par l'industrie pharmaceutique, de nouveaux conditionnements devraient diminuer le nombre d'intoxications accidentelles de l'enfant.

## Intradermoréaction
Injection intradermique d'une petite quantité d'une substance afin d'étudier le degré de sensibilité d'un sujet à l'égard de cette substance.

L'intradermoréaction à la tuberculine, mise au point par le médecin français Charles Mantoux dans les années 1940, est la plus couramment utilisée ; elle constitue un test de sensibilisation au bacille de Koch (agent de la tuberculose). Elle remplace la cutiréaction tuberculinique d'autrefois (effectuée par scarification) en raison de sa plus grande précision. L'intradermoréaction de Mantoux consiste à injecter par voie intradermique 0,1 millilitre de tuberculine sur la face antérieure de l'avant-bras (dans le prolongement de la paume de la main). Chez le sujet non sensibilisé, c'est-à-dire chez celui qui n'a pas été en contact avec le bacille de Koch ou chez qui la vaccination n'a pas été efficace, aucune manifestation n'est observée dans les jours qui suivent l'injection. En revanche, chez un sujet sensibilisé, une rougeur et une surélévation de l'épiderme vont apparaître au point d'injection environ 10 heures plus tard. La lecture du test se fait le 2e ou le 3e jour après l'injection. L'intensité de la réaction est appréciée par la mesure du diamètre de ces manifestations : le test est positif si elles s'étendent sur plus de 6 millimètres. Chez les sujets à très forte hypersensibilité, la lésion peut évoluer vers une petite ulcération cutanée.

Une intradermoréaction permet également d'étudier le degré d'immunité d'un patient envers différents agents infectieux en utilisant des antigènes divers (diphtérique, streptococcique). L'intradermoréaction de Kveim, autrefois utilisée dans le diagnostic de la sarcoïdose, n'est aujourd'hui plus pratiquée.
→ VOIR Cutiréaction.

## Intraépithélial
Se dit d'un carcinome (épithélioma) dont les anomalies tissulaires sont strictement limitées à l'épithélium sans aucun envahissement des tissus voisins.

## Intron
Fraction d'A.D.N. présente dans un gène, intercalée entre les exons (autres éléments du gène), dépourvue d'information relative à la synthèse d'une protéine et dont la fonction est inconnue.

Le gène est entièrement transcrit en A.R.N. prémessager (première copie du message héréditaire). L'A.R.N. prémessager entre ensuite dans un processus de maturation au cours duquel les introns sont éliminés, l'A.R.N. prémessager étant transformé en A.R.N. messager, c'est-à-dire en une copie du message héréditaire chargée de transporter l'information du noyau au cytoplasme de la cellule pour y provoquer la synthèse de la protéine qui en dépend.

## Introversion
Attitude d'une personne qui a tendance à s'isoler dans son monde intérieur.

Ce terme a été créé en 1907 par le psychiatre suisse Carl Gustav Jung. Les sujets introvertis sont méditatifs, rêveurs, peu communicatifs et enclins à l'abstraction. L'introverti préfère les valeurs subjectives de son monde personnel à la réalité extérieure concrète. Selon Jung, ce repli de la libido sur le moi favoriserait la névrose, l'autisme, mais aussi une certaine profondeur et originalité de la pensée. L'opposé de l'introversion est l'extraversion.

## Intubation trachéale
Introduction dans la trachée, à partir de la bouche ou d'une narine, d'un tube de 6 à 8 millimètres de diamètre interne, pour un adulte, de 2,5 à 6 millimètres pour un enfant.

Le tube trachéal peut être mis en place à l'aide d'un laryngoscope, appareil permettant de récliner la langue et de visualiser la glotte, qui est l'orifice supérieur du larynx, partie initiale des voies aériennes située au-dessus de la trachée. Un tube trachéal est habituellement pourvu à son extrémité d'un ballonnet externe qui, gonflé, s'applique sur la paroi trachéale, assurant une étanchéité entre le tube et les voies aériennes, ce qui permet d'une part d'éviter l'inhalation bronchique de liquide digestif, d'autre part de réaliser une ventilation artificielle en insufflant périodiquement, de façon manuelle ou mécanique, un mélange gazeux par le

tube mis en place. L'intubation trachéale permet aussi de maintenir la trachée en communication avec l'air extérieur, car la voie naturelle peut être obstruée par la langue qui se place en arrière dans certaines circonstances comme les états comateux.
■ **En anesthésie**, l'intubation trachéale est utilisée pour protéger les voies aériennes du sujet et assurer une ventilation artificielle. Après le retrait du tube trachéal surviennent parfois des douleurs du larynx, qui disparaissent spontanément en quelques jours.
■ **En réanimation**, l'intubation trachéale est aussi employée de façon courante pour pratiquer une ventilation artificielle afin de traiter une défaillance respiratoire, que celle-ci soit liée à une altération de la commande respiratoire (coma) ou à une altération de l'appareil respiratoire lui-même (œdème pulmonaire, bronchopneumopathie, etc.). Cependant, lorsque la ventilation artificielle doit être pratiquée sur une longue durée, l'intubation trachéale peut être remplacée par une trachéotomie (ouverture de la trachée par incision du cou pour la mettre en communication avec l'extérieur au moyen d'une canule). La principale complication de l'intubation trachéale est le rétrécissement de la trachée, dû à la formation de granulomes (petites tumeurs d'origine inflammatoire) ou à une fibrose (formation pathologique de tissu fibreux).

Dans le premier cas, le traitement, simple, repose sur l'ablation au laser des granulomes ; dans le second cas, il consiste à pratiquer une ablation de la portion de trachée atteinte par la fibrose puis à aboucher les deux segments restants.

## Inuline

Glucide voisin de l'amidon, préparé à partir de tubercules de dahlia et utilisé pour explorer la fonction rénale.

L'inuline est administrée en perfusion intraveineuse. Après des mesures répétées de sa concentration dans le sang et l'urine, on déduit sa clairance (vitesse à laquelle le rein l'extrait du sang) ; en cas d'insuffisance rénale, celle-ci diminue. Ce test est cependant très spécialisé et remplacé, en médecine courante, par la mesure de la clairance de la créatinine.

## Invagination intestinale

Pénétration pathologique d'un segment d'intestin dans le segment sous-jacent, à la manière d'un doigt de gant retourné, provoquant une occlusion intestinale.

### Invagination intestinale chez le nourrisson

L'invagination intestinale aiguë en est la forme la plus fréquente. Elle survient inopinément, le plus souvent entre 3 mois et 1 an, chez un nourrisson jusqu'alors en bonne santé, plus fréquemment chez le garçon.

**CAUSES**

Elle est parfois due à une inflammation aiguë des ganglions abdominaux lors d'une maladie virale, à la présence d'un gros polype ou à une inflammation du diverticule de Meckel.

**SYMPTÔMES ET SIGNES**

L'invagination intestinale aiguë se traduit par la survenue brutale de cris, de pleurs et d'agitation, qui durent quelques minutes puis disparaissent, pour réapparaître quelques minutes après ; ces signes s'accompagnent d'un refus alimentaire total. Plus tard, du sang peut apparaître pur ou mêlé à des selles.

**DIAGNOSTIC ET TRAITEMENT**

Le diagnostic repose sur l'échographie ou le lavement baryté ; ce dernier examen permet également le traitement précoce de l'invagination : le segment invaginé est remis en place par augmentation douce et progressive de la pression d'injection du lavement. Une surveillance étroite doit cependant être instituée dans les heures qui suivent le traitement, même si l'enfant se montre soulagé, afin de détecter une invagination persistante.

L'invagination doit être traitée en urgence. Elle conduit, si elle persiste, à une nécrose de l'intestin invaginé, dont les vaisseaux sanguins se trouvent comprimés, pouvant entraîner une péritonite ou une occlusion intestinale. En cas d'insuccès du lavement ou d'intervention tardive, une intervention chirurgicale (résection de la partie invaginée puis rétablissement de la continuité de l'intestin) peut se révéler nécessaire.

### Invagination intestinale chez le grand enfant et l'adulte

Elle est rare et généralement due à une tumeur (polype bénin ou tumeur maligne). Elle se traduit par des signes d'occlusion intestinale (douleur abdominale, arrêt du transit des selles et des gaz) et peut prendre une allure chronique (invagination incomplète, pouvant régresser d'elle-même et se manifester par épisodes). Le diagnostic repose sur l'opacification barytée du côlon, éventuellement sur l'échographie. Une intervention chirurgicale (résection de la portion d'intestin envahie par la tumeur) est toujours nécessaire mais ne constitue pas obligatoirement une urgence.

## Invasion

Période succédant à la phase d'incubation d'une maladie infectieuse et caractérisant le début apparent de la maladie.

L'invasion correspond, dans les maladies contagieuses, à la période où la contagion est la plus élevée. Elle est suivie de la phase dite d'état.

## Inversion

1. En anatomie, anomalie par laquelle certains organes sont considérablement déviés de leur position normale ou ont une localisation inverse par rapport au plan de symétrie de l'organisme.

Ainsi, dans l'inversion viscérale, également appelée situs inversus, les organes se trouvent du côté opposé à celui qu'ils occupent normalement ; le cœur est alors à droite, le foie et l'appendice à gauche. Cette anomalie n'a aucune conséquence physiologique.

2. Retournement d'un organe creux sur lui-même.

Par exemple, dans l'inversion de l'utérus, l'organe s'invagine sur lui-même à la manière d'un doigt de gant retourné. Cet accident, très rare, survient le plus souvent à la suite d'un accouchement. Il nécessite une remise en place manuelle de l'utérus, pratiquée sous anesthésie générale.

## In vitro

Se dit des réactions chimiques, physiques, immunologiques ou de toutes les expériences et recherches pratiquées au laboratoire, en dehors d'un organisme vivant.

On réalise in vitro des cultures de tissus, la synthèse d'hormones, etc.

→ VOIR **Fécondation in vitro.**

## In vivo

Se dit des réactions chimiques, physiques ou des interventions pratiquées sur l'être vivant, soit à titre d'expérimentation ou de recherche, soit dans un dessein diagnostique ou thérapeutique.

Une intradermoréaction à la tuberculine est un test réalisé in vivo.

## Involution

1. Diminution spontanée ou provoquée d'un tissu, d'un organe ou d'une tumeur.
■ **L'involution tumorale** est la diminution d'une tumeur après traitement par chimiothérapie ou radiothérapie.
■ **L'involution utérine** est la diminution de volume de l'utérus après un accouchement. En 12 à 15 jours, l'utérus retrouve un volume presque égal à celui qu'il avait avant la grossesse. Il faut de 2 à 3 mois pour qu'il soit totalement revenu à ses dimensions antérieures.
2. Régression d'une fonction de l'organisme.
■ **L'involution sénile** est la régression des fonctions supérieures de l'organisme sous l'effet du vieillissement. Elle se manifeste par un affaiblissement psychique progressif, une altération des fonctions intellectuelles, une perturbation des conduites sociales.
3. Régression avec retour à un état antérieur.
■ **L'involution psychique** est un processus psychologique selon lequel intervient une altération de la personnalité par régression, dégénérescence, etc.

## Iode

Élément chimique nécessaire à la synthèse des hormones de la glande thyroïde et qui a par ailleurs en médecine diverses utilisations, notamment comme antiseptique.

L'organisme obtient l'iode (I) dont il a besoin à l'état de sels minéraux (iodures) grâce aux aliments (eau, produits de la mer, sel). La glande thyroïde capte les iodures et les utilise pour synthétiser les hormones thyroïdiennes. Les carences en iode ne s'observent quasiment plus dans les pays développés du fait des apports alimentaires et de l'enrichissement artificiel du sel de table en iode. Cependant, elles existent encore dans certaines régions de montagne éloignées de la mer. Elles se traduisent par un goitre (augmentation de volume de la thyroïde), voire une hypothyroïdie (activité réduite de la thyroïde) avec un risque de retard mental chez l'enfant.

UTILISATION THÉRAPEUTIQUE ET CONTRE-INDICATIONS

■ **L'iode à usage externe** est essentiellement représenté par la polyvidone iodée en solution, pommade, ovule gynécologique et par la solution alcoolique officinale (improprement appelée teinture d'iode), qui est plus irritante et se conserve moins bien. Actif sur des bactéries et des champignons, il est indiqué pour la désinfection du matériel médical, l'antisepsie des plaies cutanées ou de la peau avant une injection, le traitement des inflammations et des infections des muqueuses. Ses contre-indications sont le jeune âge (nourrisson), la grossesse et l'association avec des antiseptiques mercuriels (mercurobutol). Les effets indésirables de l'iode sont des allergies, une coloration anormale de la peau (jaune, brun, aspect sale) et un effet caustique. Des applications trop étendues et trop répétées peuvent provoquer une anomalie du fonctionnement de la thyroïde (dysthyroïdie) par surcharge iodée.

■ **L'iode à usage interne** est employé en radiologie sous forme de produits de contraste iodés, pour rendre certaines structures telles que les voies urinaires opaques aux rayons X. Le soluté de Lugol (solution iodo-iodurée) est prescrit dans le traitement de certaines hyperthyroïdies graves. Enfin, il peut arriver que d'autres médicaments, comme l'amiodarone, renferment de l'iode dans leur composition. Outre le risque de dysthyroïdie, les produits contenant de l'iode peuvent occasionner des réactions allergiques allant parfois jusqu'au choc anaphylactique. Des doses plus importantes peuvent provoquer des troubles digestifs aigus et l'apparition d'une anurie (arrêt de la sécrétion urinaire) qui peut être fatale. Une insuffisance rénale est un facteur de risque. Avant l'examen, le médecin doit donc s'informer des antécédents du sujet et, au besoin, lui prescrire un traitement antiallergique.

## Iode radioactif

Isotope radioactif de l'iode.

UTILISATIONS DIAGNOSTIQUE ET THÉRAPEUTIQUE

■ **Les dosages radio-immunologiques** emploient des traceurs marqués à l'iode 125 pour doser avec précision de nombreuses molécules dans des prélèvements sanguins, principalement des hormones et des marqueurs tumoraux (substances sécrétées par certaines tumeurs).

■ **L'imagerie médicale** utilise de nombreuses molécules marquées par l'iode 123 ou 131 : traceurs tels que le norcholestérol, servant à visualiser des tumeurs des glandes surrénales ; acides gras et hippuran, respectivement utilisés pour étudier les fonctions cardiaque et rénale ; anticorps monoclonaux spécifiques, employés pour dépister certaines tumeurs.

■ **La radiothérapie interne** utilise principalement l'iode 131, dont les rayonnements bêta détruisent les cellules qui l'ont fixé. Ce traitement permet de réduire l'activité de la glande thyroïde ou de ses nodules en cas d'hyperthyroïdie, de compléter une ablation chirurgicale de la glande dans le cas d'un cancer ou encore de dépister l'apparition de métastases d'un cancer thyroïdien. Le traitement par des molécules marquées à l'iode 131 est en outre indiqué pour détruire ou réduire le volume de certaines tumeurs surrénaliennes ou hépatiques.

■ **La scintigraphie thyroïdienne** explore le mécanisme de concentration élective de l'iode radioactif et de fabrication des hormones iodées par la glande thyroïde. Après injection ou ingestion d'iode 123, une gammacaméra donne une image de la glande thyroïde ayant capté ce radioélément. La quantité de rayonnement émis est proportionnelle au fonctionnement de chaque partie de la glande. La scintigraphie thyroïdienne permet de diagnostiquer des anomalies morphologiques de la glande thyroïde, goitre ou nodule. Elle précise si ces nodules sont uniques ou multiples, s'ils sont froids (ne fixant pas l'iode), chauds (hyperfixants) ou extinctifs (empêchant l'iode de se fixer sur le reste de la glande). Elle renseigne aussi sur les anomalies de fonctionnement de la thyroïde. Ainsi, elle permet de rechercher les causes d'une hyperthyroïdie (concentration excessive d'hormones thyroïdiennes) : maladie de Basedow, destruction partielle et transitoire du tissu thyroïdien due à une thyroïdite subaiguë, prise excessive d'iode ou d'hormones thyroïdiennes. Moins indiquée dans les hypothyroïdies, elle est cependant utilisée pour dépister l'absence congénitale de thyroïde chez l'enfant.

ACCIDENTS NUCLÉAIRES

L'iode 131 est un produit de fission des métaux de la famille de l'uranium. Lors d'un accident nucléaire, parce qu'il est très volatil, il est libéré dans l'atmosphère et peut contaminer les sols sur une large surface. Soit directement inhalé, soit ingéré par l'intermédiaire d'aliments, l'iode se concentre dans la thyroïde. Ainsi, l'accident de Tchernobyl en 1986 a entraîné de nombreux cancers thyroïdiens. Les conséquences de l'irradiation de durée brève (quelques semaines) résultant d'un tel accident dépendent de la quantité d'iode radioactif fixé. Lorsque celle-ci est importante, elle peut entraîner une hypothyroïdie, voire un cancer. La prévention de ces risques est assurée par la prise de comprimés d'iode stable (non radioactif). La thyroïde, saturée en iode stable, ne capte alors plus que des quantités négligeables d'iode radioactif. Cette prévention n'est cependant efficace que dans les toutes premières heures de l'accident et doit être pratiquée sur indication médicale et sous stricte surveillance.

## Iodide

Réaction cutanée due à l'absorption d'iode.

Les iodides sont l'une des manifestations d'allergie à l'iode. Elles ont pour cause la prise de médicaments contenant de l'iode, dans le traitement de l'hyperthyroïdie, ou, lors d'examens radiologiques, l'injection ou l'ingestion de produits de contraste iodés opaques aux rayons X. Les iodides se présentent soit sous la forme d'une éruption du visage simulant l'acné, soit comme des bulles (cloques) éventuellement remplies de sang. Ces troubles peuvent s'associer à une fièvre, à des douleurs musculaires et à une irritation oculaire.

L'apparition d'iodides impose l'arrêt de la prise d'iode. Le traitement consiste en la désinfection des lésions. Les signes généraux disparaissent rapidement ; les lésions cutanées disparaissent en deux ou trois mois.

## Ion

Atome ou molécule (assemblage d'atomes) portant une charge électrique.

Les ions se divisent en cations, portant une ou plusieurs charges positives correspondant chacune à la perte d'un électron, et en anions, portant une ou plusieurs charges négatives correspondant chacune à la capture d'un électron.

## Ionisation

Formation d'ions à partir de substances électriquement neutres.

Les substances appelées électrolytes, telles que le chlorure de sodium (sel de table), se dissocient spontanément en un ion positif et un ion négatif quand elles sont en solution dans l'eau. L'électrolyse consiste à provoquer le même phénomène, ou à l'accélérer et à l'amplifier, en soumettant une solution à un courant électrique. Cette méthode est appelée ionophorèse si la solution contient une substance médicamenteuse et si le courant est appliqué sur la peau.

Les rayonnements ionisants, tels que le rayonnement bêta (faisceau d'électrons) et les rayonnements X et gamma, ionisent les substances qu'ils irradient. La radiothérapie repose sur ce principe. Ces rayonnements sont par ailleurs employés sur certains aliments. Ils permettent notamment de prévenir la germination des légumes (oignons, pommes de terre par exemple), de désinsectiser les céréales et les fruits et de préserver leur fraîcheur.

## Ionogramme

Liste des ions contenus dans un liquide organique (sang, urine) et de leur concentration respective en millimoles par litre.

Un ionogramme comprend le dosage des ions positifs (sodium, potassium, calcium, magnésium) et négatifs (chlore, bicarbonates, protéines, phosphates, sulfates, acides organiques) contenus dans le prélèvement étudié. Il peut être prescrit pour diagnostiquer les maladies qui perturbent l'équilibre hydroélectrolytique (composition en ions et en eau) des liquides de l'organisme : diarrhées, œdèmes, insuffisance rénale, déshydratation, hyperhydratation, etc., évaluer leur gravité et suivre leur évolution, mais aussi pour s'assurer qu'un traitement (corticostéroïde ou diurétique) respecte cet équilibre. Un ionogramme urinaire est souvent prescrit en complément d'un ionogramme sanguin pour préciser l'état de la fonction rénale ou surrénalienne.

## Ionophorèse

Méthode thérapeutique consistant à faire pénétrer des substances médicamenteuses dans la peau sous l'action d'un courant électrique.

Il existe deux indications principales de l'ionophorèse : l'hyperhidrose (excès de transpiration) et les traumatismes, particulièrement en médecine du sport (entorses, tendinites, contusions, hématomes, accidents musculaires).

L'ionophorèse a pour principe la pénétration dans la peau de substances qui ajoutent leurs effets à ceux du courant. La technique consiste à badigeonner la peau d'une substance ionisée en solution aqueuse (analgésique, anti-inflammatoire, etc.) avant d'appliquer une petite électrode. Dans le cas de l'hyperhidrose des mains et des pieds, on trempe les mains ou les pieds dans des bacs emplis d'eau où passe le courant. Les courants employés sont galvaniques (de basse fréquence) et de faible intensité. Le sujet ressent seulement des picotements plus ou moins désagréables. Il doit préalablement ôter les objets métalliques qu'il porte, le courant électrique pouvant occasionner des brûlures à leur contact ; cette thérapie est contre-indiquée pour les porteurs de stimulateurs cardiaques et de prothèses métalliques. Les séances durent de 15 à 30 minutes et se déroulent dans un centre spécialisé, au cabinet du médecin ou même à domicile. Une cure nécessite en moyenne 5 ou 6 séances suivies d'un traitement d'entretien à un rythme variable. Les résultats, dans le traitement d'attaque, sont excellents (de 90 à 95 % de succès).

→ VOIR Ionisation.

## Iridectomie

Ablation chirurgicale d'un fragment d'iris.

Une iridectomie se pratique en cas de glaucome à angle étroit afin de permettre la circulation de l'humeur aqueuse dans l'œil et d'éviter ainsi l'augmentation de la pression intraoculaire par accumulation de l'humeur en arrière de l'iris. Une iridectomie est également indiquée en cas de hernie de l'iris ou après certaines extractions du cristallin afin d'éviter le risque de blocage de la pupille par le corps vitré.

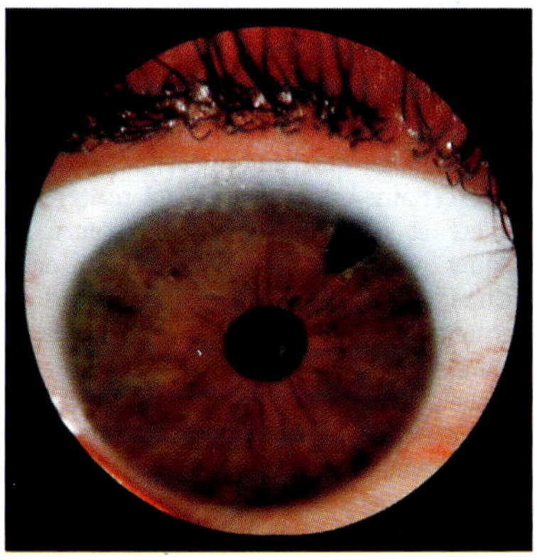

***Iridectomie.*** *Un morceau d'iris (petit triangle noir, en haut à droite) a été retiré.*

**TECHNIQUE**

L'iridectomie se fait au moyen d'une petite incision à la périphérie de la cornée, par laquelle on tire l'iris avec une pince. Après avoir coupé la partie voulue avec de petits ciseaux, on le remet en place. On pratique aussi parfois un simple trou dans l'iris grâce au laser : c'est l'iridotomie. Cette dernière ne nécessite ni hospitalisation ni anesthésie, tandis que l'iridectomie chirurgicale se pratique sous anesthésie locale.

**EFFETS SECONDAIRES**

Une iridectomie entraîne une légère inflammation intraoculaire transitoire. La partie incisée de l'iris apparaît sous la forme d'une minuscule encoche noire.

## Iridocyclite

Inflammation oculaire touchant l'iris et le corps ciliaire. SYN. *uvéite antérieure.*

Une iridocyclite est une affection relativement fréquente, aiguë ou chronique, qui concerne souvent les deux yeux et a tendance à récidiver.

**CAUSES**

Elles sont multiples et parfois difficiles à déterminer. Une iridocyclite suit souvent une infection bactérienne (sinusite, abcès dentaire, infection urinaire, tuberculose, syphilis, brucellose, etc.), virale (herpès, zona surtout) ou parasitaire (leptospirose). Mais elle peut aussi être due à une maladie rhumatismale (spondylarthrite ankylosante chez l'adulte, maladie de Still chez l'enfant) ou à une maladie systémique, à la maladie de Behçet ou encore à une localisation de la sarcoïdose.

**SYMPTÔMES ET DIAGNOSTIC**

Une iridocyclite se manifeste par des douleurs oculaires sourdes et modérées et par une baisse variable, généralement limitée, de l'acuité visuelle. L'examen révèle une rougeur de l'œil, des protéines inflammatoires dans l'humeur aqueuse (phénomène de Tyndall), des « précipités » à la face postérieure de la cornée, des adhérences entre le bord de la pupille et le cristallin (synéchies iridocristalliniennes).

**TRAITEMENT**

C'est à la fois le traitement de la cause, quand on l'a trouvée, et celui du symptôme inflammatoire par des collyres ou des injections sous-conjonctivales anti-inflammatoires, des collyres mydriatiques qui dilatent la pupille pour éviter les synéchies et, parfois, une corticothérapie générale.

## Iridologie

Méthode qui permettrait de diagnostiquer des troubles fonctionnels à partir de l'examen de l'iris.

L'iridologie part du principe que les réactions du système neurovégétatif à une lésion ou à un dysfonctionnement se reflètent dans l'iris en modifiant sa forme, son relief, sa couleur, etc. Cependant, le statut scientifique de l'iridologie reste sujet à controverse.

## Iris

Membrane circulaire contractile, percée en son centre de l'orifice de la pupille et tendue verticalement en avant du cristallin. (P.N.A. *iris*)

L'iris délimite les deux espaces du segment antérieur de l'œil : la chambre antérieure, qui va jusqu'à la cornée, et la chambre postérieure, qui va jusqu'au cristallin. Sa circonférence extérieure, ou base, s'insère un peu en arrière de la jonction entre la cornée et la sclérotique.

L'iris constitue une sorte de diaphragme qui, par sa possibilité de dilatation ou de contraction, règle la quantité de lumière qui pénètre à l'intérieur de l'œil. Quand la lumière est vive, la pupille se resserre (myosis), quand elle est faible, la pupille se dilate (mydriase) pour permettre au maximum de lumière de pénétrer dans l'œil.

La coloration de l'iris dépend de l'abondance du pigment qu'il contient.

**PATHOLOGIE**

Les malformations de l'iris incluent les colobomes iriens (encoche ou fente de l'iris), l'albinisme (absence de pigment dans l'iris), les anomalies de la pupille et l'absence totale d'iris (aniridie). Les autres pathologies de l'iris peuvent être de nature inflammatoire (iritis, iridocyclite), tumorale (kyste, mélanome) ou traumatique (plaie, corps étranger, hernie de l'iris à travers une plaie de la cornée).

## Iritis

Inflammation de l'iris.

Une iritis est rarement isolée. Elle s'associe en général à une atteinte du corps ciliaire et constitue alors une iridocyclite.

→ VOIR Iridocyclite.

## I.R.M.

→ VOIR Imagerie par résonance magnétique.

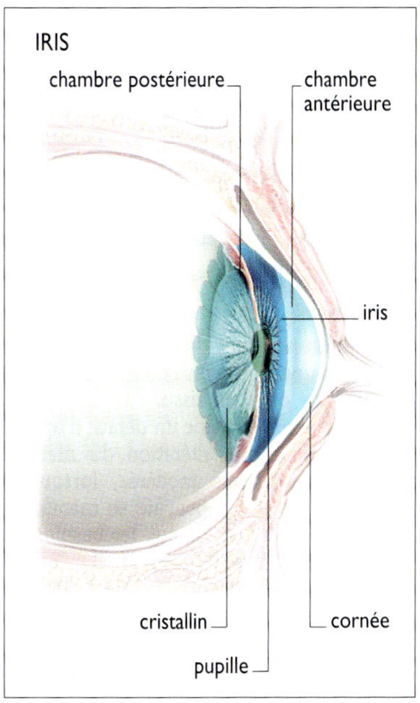

# J

## Jambe

Segment du membre inférieur compris entre le genou et la cheville. (P.N.A. *crus*)

Le squelette de la jambe est formé par le tibia et le péroné. Ces deux os sont unis par les articulations péronéotibiales, supérieure et inférieure, et par une membrane interosseuse. En haut, la jambe est reliée à la cuisse par l'intermédiaire du genou, qui constitue l'articulation fémorotibiale ; en bas, elle est reliée au pied par la cheville, qui constitue l'articulation tibio-péronéo-astragalienne.

La jambe a trois faces : la face antéro-interne, où le tibia est directement en regard de la peau, la face externe, occupée par les muscles péroniers, et la face postérieure, occupée par la masse musculaire importante du mollet : muscles jumeaux et soléaire, auxquels fait suite le tendon d'Achille.

**PATHOLOGIE**

Outre les contusions, souvent bénignes, entraînant parfois des hématomes, les fractures représentent l'essentiel des traumatismes importants de la jambe se produisant à n'importe quel niveau. Les causes en sont généralement des accidents ou des chutes, notamment d'origine sportive. Le traitement dépend du type, ouvert ou fermé, du siège et de la complexité de la fracture. Le plus souvent, en cas de fracture fermée, on introduit un clou dans le canal médullaire de l'os fracturé ; parfois, on pose une plaque vissée. En cas de fracture ouverte, on peut employer le fixateur externe. La consolidation dure de 3 à 6 mois. La pose d'un matériel stable peut permettre d'autoriser la marche avec appui partiel dès les premiers jours. Une des complications est le syndrome de loges, qui peut conduire à pratiquer une aponévrotomie. La jambe est, en outre, le siège le plus fréquent des phlébites qui peuvent survenir après une immobilisation prolongée (sous plâtre en particulier) ou un traumatisme. On est contraint de pratiquer une amputation en cas d'obstruction des artères du pied ou de la partie inférieure de la jambe ou en cas de perte de substance osseuse, musculaire et/ou cutanée importante. Une fois le moignon cicatrisé, on adapte à son extrémité une prothèse destinée à remplacer la zone amputée et à permettre la marche.

JAMBE : MUSCLES ET TENDONS SUPERFICIELS

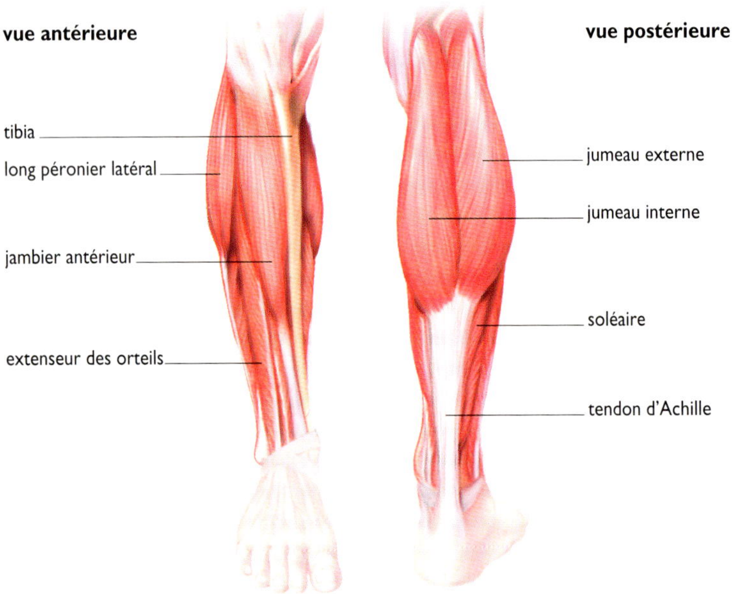


## Jambier

Chacun des deux muscles longs (jambier antérieur, jambier postérieur) fléchisseurs du pied sur la jambe. (P.N.A. *musculus tibialis*)

### Jambier antérieur

Il s'attache à l'extrémité supérieure du tibia, s'étend le long de la face externe de cet os et se termine par un tendon sur le dos du pied. La contraction du jambier antérieur entraîne une élévation du pied vers la face antérieure de la jambe.

### Jambier postérieur

Il est situé derrière le tibia et le péroné sur lesquels il s'insère. Il se termine par un tendon qui se fixe principalement sur le scaphoïde tarsien (os situé sur le côté interne du pied, près de l'astragale). Ce muscle est adducteur et rotateur du pied en dedans.

## Jamot (Eugène)

Médecin militaire français (Saint-Sulpice-lès-Champs, Creuse, 1870 - Sardent, Creuse, 1937).

Son nom est attaché à la lutte contre la maladie du sommeil, dont il réduisit l'incidence en Afrique noire, notamment grâce à des « colonnes mobiles de santé », chargées de la prévention et des soins de première nécessité.

## Janet (Pierre)

Psychiatre français (Paris 1859 - *id.* 1947).

Directeur du laboratoire de psychologie pathologique à la Salpêtrière puis, à partir de 1902, professeur au Collège de France, il se voua à l'étude des maladies mentales. Selon lui, il ne suffit pas, pour guérir le patient, d'amener à la conscience les idées subconscientes, mais il faut aussi les détruire en les dissociant ou en les transposant. Parmi ses ouvrages, on relève *Névroses et Idées fixes* (1898), *les Obsessions et la Psychasthénie* (1903), *De l'angoisse à l'extase* (1927-1928).

## Jaquette

Prothèse en céramique destinée à recouvrir une dent abîmée ou inesthétique.

La constitution de la jaquette assure à la dent une grande solidité et une parfaite ressemblance avec les dents voisines.

## Jaunisse

→ VOIR Ictère.

## Jéjunite

Inflammation aiguë ou chronique du jéjunum (portion de l'intestin grêle suivant le duodénum).

Les causes d'une jéjunite sont variées : infectieuses (virus, tuberculose), inflammatoires (maladie de Crohn), tumorales (lymphome), vasculaires (entéropathie ischémique ou due à une irradiation). L'inflammation du jéjunum se traduit par des douleurs abdominales associées à une diarrhée. Selon la cause, le traitement repose sur l'administration d'antibiotiques ou d'anti-inflammatoires ou sur une intervention chirurgicale.

## Jéjunostomie

Opération chirurgicale consistant à aboucher le jéjunum (deuxième partie de l'intestin grêle) à la peau.

Une jéjunostomie consiste à pratiquer une petite ouverture dans la paroi du jéjunum et à la suturer en regard d'une ouverture pratiquée dans la peau, permettant ainsi de réaliser ultérieurement une nutrition entérale : des produits nutritifs artificiels sont injectés dans l'intestin par une sonde introduite dans l'ouverture. Cette technique est indiquée quand l'alimentation par les voies naturelles et la nutrition par sonde dans l'estomac sont impossibles, en particulier au cours du traitement de certaines pancréatites aiguës. Généralement temporaire, une jéjunostomie peut, exceptionnellement, être définitive (dans le cas d'un cancer, par exemple).

## Jéjunum

Segment de l'intestin situé entre le duodénum et l'iléon. (P.N.A. *jejunum*)

Le jéjunum constitue avec le duodénum et l'iléon l'ensemble de l'intestin grêle. Il est disposé dans la partie gauche de l'abdomen et forme des boucles appelées anses intestinales. Il est relié à la paroi abdominale postérieure par le mésentère (l'une des membranes du péritoine), qui contient les vaisseaux sanguins et lymphatiques qui lui sont destinés. Sa paroi est formée de trois couches concentriques : la muqueuse, couche la plus interne directement en contact avec les aliments, la musculeuse et la séreuse.

Cette partie de l'intestin joue un rôle primordial dans la nutrition, notamment dans l'absorption de l'eau et des électrolytes (sodium, potassium, etc.) et dans la digestion des aliments, des vitamines, du fer et du calcium. Le jéjunum a également des fonctions sécrétoires ; il produit du mucus et des immunoglobulines.

Les pathologies spécifiques les plus fréquentes du jéjunum sont la jéjunite, la maladie cœliaque et les lymphomes.

JÉJUNUM

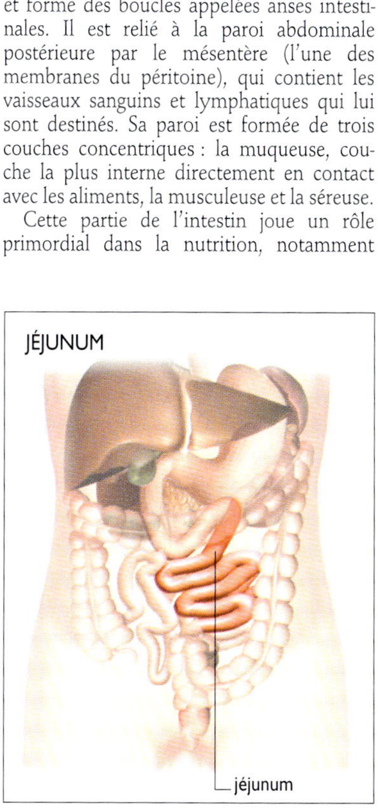


## Jenner (Edward)

Médecin anglais (Berkeley, Gloucestershire, 1749 - *id.* 1823).

On lui doit la découverte de la vaccination. Ayant observé que les paysans en contact avec les vaches atteintes d'une maladie du pis, le *cowpox*, ou vaccine, étaient immunisés contre la variole, il inocula du pus de vaccine dans l'organisme humain pour l'empêcher de contracter l'affection. Il fit la première vaccination en 1796 et vit sa méthode se répandre rapidement en dépit du scepticisme de nombreux médecins.

## Jeu de rôle

Méthode visant à éduquer ou à rééduquer le comportement personnel et social d'un sujet par diverses techniques fondées sur le jeu dramatique et sur le psychodrame.

Dans le jeu de rôle, le thérapeute ou l'animateur attribue à chacun des participants un rôle (tiré de la vie quotidienne ou imaginaire) que celui-ci doit interpréter librement. Après quoi les différents partenaires et l'intervenant analysent ce que l'acteur a voulu exprimer et ce que les autres ont réellement ressenti. Cela permet à chacun de prendre, à travers le regard d'autrui, une meilleure conscience de soi-même et de ses possibilités.

## Jeûne

Arrêt total de l'alimentation, avec maintien ou non de la consommation d'eau.

Au cours du jeûne, l'organisme ne reçoit plus d'énergie par l'alimentation. En conséquence, ses réserves sont mobilisées dès la sixième heure : d'abord les réserves glucidiques, stockées sous forme de glycogène dans le foie et les muscles, puis les réserves protéiques des muscles et celles, lipidiques, de la graisse. Par ailleurs, l'organisme s'adapte au jeûne en réduisant ses dépenses énergétiques. Le corps s'appauvrit progressivement en muscle et surtout en graisse, ce qui provoque une perte de poids importante et une dénutrition si le jeûne se poursuit. Le fonctionnement du système hormonal se trouve fortement altéré : arrêt des sécrétions d'hormones sexuelles, diminution des sécrétions d'insuline et d'hormones thyroïdiennes et augmentation des sécrétions de glucagon et de cortisol. Le cœur, les reins, le pancréas et le tube digestif s'atrophient, de même que le système lymphatique, ce qui entraîne une diminution des capacités de résistance aux infections. La mort survient en général au bout de 15 jours à 3 semaines en cas de jeûne complet (sans eau) et au bout de 3 mois si la boisson est maintenue.

Ni le jeûne ni même le fait de sauter des repas n'est une bonne méthode pour perdre du poids car l'organisme s'adapte en réduisant ses dépenses et compense les pertes énergétiques sur les repas suivants.

## Jolly (corps de)

Élément inclus dans le globule rouge et correspondant à un débris du noyau de la cellule mère (érythroblaste).

Le corps de Jolly est normalement éliminé par des cellules destructrices, appelées macrophages, lors du passage du globule rouge dans la rate. Si celle-ci est absente ou non fonctionnelle, le nombre de globules rouges contenant ce corps augmente. Le même phénomène peut être constaté dans certaines maladies de l'hémoglobine ou dans des maladies caractérisées par une perturbation de la fabrication des globules rouges par la moelle, appelées dysérythropoïèses médullaires primitives.

## Joule

Unité de mesure d'énergie (travail, quantité de chaleur, etc.) du système international d'unités équivalant au travail produit par une force de 1 newton dont le point d'application se déplace de 1 mètre dans la direction de la force.

En médecine, en nutrition et en diététique, l'énergie utilisée par l'organisme ou contenue dans les aliments s'exprime en joules (J). Depuis le 1er janvier 1978, en effet, le joule a remplacé officiellement la calorie comme unité d'énergie. Cependant, la calorie (quantité de chaleur nécessaire pour élever de 1 degré la température de 1 gramme d'eau pris à 15 °C sous une pression atmosphérique normale) et son multiple, la kilocalorie, sont encore fréquemment utilisées pour exprimer la quantité d'énergie absorbée sous forme d'aliments.

Un joule correspond à 0,239 calorie.

## Jugulaire (veine)

Chacune des quatre grosses veines du cou. (P.N.A. *vena jugularis*)

Les veines jugulaires sont situées de chaque côté des parties latérales du cou : on distingue la veine jugulaire antérieure, la veine jugulaire externe, la veine jugulaire postérieure et la veine jugulaire interne, la plus volumineuse. Elles ramènent le sang de la tête à la poitrine.

La jugulaire interne recueille le sang provenant du cerveau, d'une partie de la face et de la zone antérieure du cou. Elle naît à la base du crâne puis descend jusqu'à la clavicule, où elle rejoint la veine sous-clavière pour constituer le tronc veineux brachio-céphalique. Située profondément, elle est rarement blessée lors des traumatismes du cou.

La jugulaire externe reçoit le sang drainant les parois du crâne, les parties profondes de la face et les régions latérale et postérieure du cou. Elle prend naissance en arrière de la mâchoire inférieure puis rejoint la base du cou, où elle se jette dans la veine sous-clavière.

VEINES JUGULAIRES

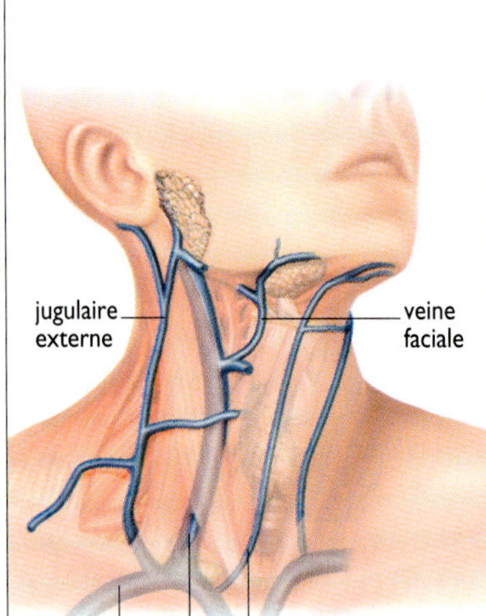


Les veines jugulaires antérieure et postérieure sont de toutes petites veines.

Les pathologies des veines jugulaires sont rares : les thromboses sont exceptionnelles, les compressions externes aussi.

## Jumeau

Chacun des enfants nés d'une grossesse gémellaire.

**DIFFÉRENTS TYPES DE JUMEAUX**

■ **Les vrais jumeaux, dits monozygotes,** proviennent de la fécondation d'un seul ovule par un seul spermatozoïde. Les fœtus sont le plus souvent dans le même sac ovulaire et partagent le même placenta : ils sont dits univitellins. Toujours de même sexe, ils ont un patrimoine génétique identique et se ressemblent beaucoup. Une greffe entre jumeaux homozygotes n'entraîne aucun rejet.

■ **Les faux jumeaux, dits dizygotes,** proviennent de la fécondation de deux ovules par des spermatozoïdes différents. Ils ont chacun leur placenta et leur sac ovulaire : ils sont appelés bivitellins. De même sexe ou de sexe différent, ils ne se ressemblent pas plus que des frères ou des sœurs ordinaires.

**GROSSESSE ET ACCOUCHEMENT**

Durant la grossesse, la présence de jumeaux est décelée par l'échographie dès 6 ou 7 semaines. Une grossesse gémellaire doit bénéficier d'un suivi clinique et échographique très régulier : une fois par mois jusqu'à la 28e semaine d'aménorrhée (absence de règles), deux fois par mois jusqu'au terme de la grossesse, qui se situe normalement aux alentours de la 37e ou de la 38e semaine d'aménorrhée.

Les naissances peuvent se faire par les voies naturelles, en général sous anesthésie péridurale - celle-ci, en détendant le périnée, accélère et facilite les expulsions successives - et sous monitorage cardiaque des 2 jumeaux. Les jumeaux se présentent soit dans le même sens (2 présentations par la tête, 2 sièges), soit tête-bêche, soit encore transversalement. Une fois le premier jumeau né, si le second se présente transversalement, l'obstétricien s'efforce de l'orienter dans une position favorable à l'engagement, par manœuvre externe ou interne, avant de l'extraire (après rupture de la 2e poche des eaux si elle existe).

Après un accouchement gémellaire, le risque d'hémorragie de la délivrance est plus élevé. Les nouveau-nés sont en général plus petits que les enfants uniques. Toutefois, les soins à leur donner ne diffèrent pas de ceux à donner aux autres enfants.

→ VOIR **Grossesse multiple.**

## Jung (Carl Gustav)

Psychiatre suisse (Kesswil, Thurgovie, 1875 - Küssnacht, près de Zurich, 1961).

Fils d'un pasteur protestant, il entre, après avoir terminé ses études de médecine, dans un important établissement psychiatrique de Zurich. Il noue en 1906 des relations avec Sigmund Freud, qui le considère un temps comme son successeur à la tête du mouvement psychanalytique. Mais, en raison de divergences théoriques concernant notamment la nature de la libido (Jung publie, en 1912, *Métamorphoses et Symboles de la libido),* les deux hommes rompent (1913). Jung, dès lors, dénomme sa propre méthode « psychologie analytique ».

La théorie jungienne, encore appelée « psychologie des profondeurs », fait intervenir la notion d'inconscient collectif : chaque individu est marqué par des archétypes inconscients (images, mythes, expériences des générations antérieures, etc.) communs à l'humanité. La mise au jour de ces archétypes est aussi importante que celle des désirs refoulés pour comprendre et traiter les troubles mentaux. Jung est également l'auteur de la définition des types de caractère introverti/extraverti.

## Jusquiame (Hyoscyamus niger)

Plante herbacée vénéneuse de la famille des solanacées.

En raison de sa toxicité semblable à celle de la belladone, les préparations à base de jusquiame doivent se faire sous contrôle médical strict.

■ **La feuille de jusquiame** sert à préparer une poudre avec laquelle on réalise un extrait alcoolique qui est ensuite mélangé à de l'eau. Riche en alcaloïdes (atropine, hyoscyamine, scopolamine), l'extrait hydroalcoolique de jusquiame est employé pour ses actions antispasmodique, hypnotique et analgésique. La jusquiame est associée avec d'autres substances dans des médicaments contre la nervosité, l'insomnie, les spasmes, la toux, les névralgies. Le surdosage provoque une grave intoxication associée à un délire avec agitation dû à l'atropine.

■ **L'huile de jusquiame** composée est employée en applications locales contre les douleurs rhumatismales.

# K

## Kahler (maladie de)

→ VOIR Myélome multiple.

## Kala-azar

→ VOIR Leishmaniose viscérale.

## Kaliémie

Taux de potassium dans le plasma sanguin.

La kaliémie est normalement comprise entre 3,5 et 5 millimoles par litre. Ce taux est maintenu constant grâce à l'action de l'aldostérone, hormone qui régit l'équilibre entre sodium et potassium en modulant leur excrétion rénale.

Une augmentation ou une diminution anormales de la kaliémie (respectivement hyperkaliémie et hypokaliémie) peuvent entraîner des complications cardiaques.

→ VOIR Hyperkaliémie, Hypokaliémie.

## Kaliurie

Taux de potassium dans les urines.

La kaliurie est normalement comprise entre 35 et 80 millimoles par 24 heures. Elle diminue en cas d'insuffisance rénale sévère ou de prise de diurétiques antagonistes de l'aldostérone, une hormone qui régit l'équilibre entre sodium et potassium en modulant leur excrétion rénale. Elle augmente en cas d'hyperaldostéronisme (augmentation de la sécrétion d'aldostérone) ou de prise de diurétiques hypokaliémiants.

## Kallman-De Morsier (syndrome de)

Insuffisance congénitale de stimulation des gonades (testicules et ovaires), souvent associée à un déficit de l'odorat.

Le syndrome de Kallman-De Morsier est une affection très rare qui atteint aussi bien l'homme que la femme et dont la transmission familiale est fréquente. Il se caractérise par un déficit en gonadolibérine, hormone hypothalamique stimulant la sécrétion des gonadotrophines hypophysaires (hormone folliculostimulante, ou FSH, hormone lutéinisante, ou LH). En l'absence de stimulation de ces hormones, la maturation pubertaire ne survient pas. Une baisse variable de l'odorat existe également (anosmie congénitale), mais elle est rarement ressentie par le sujet.

**DIAGNOSTIC**

Le bilan hormonal révèle des taux bas et non stimulables d'hormones folliculostimulante et lutéinisante ainsi que des taux peu élevés d'hormones stéroïdes sexuelles (testostérone ou œstradiol). Toutefois, seul le temps confirme le diagnostic, aucun élément biologique ou radiologique ne permettant de différencier un retard pubertaire simple d'un syndrome de Kallman-De Morsier.

**TRAITEMENT**

Les caractères sexuels secondaires apparaissent sous traitement hormonal substitutif (œstroprogestatifs chez la jeune fille et testostérone chez le garçon). Ce traitement dure toute la vie. La fertilité peut être déclenchée soit par l'injection répétée d'hormones folliculostimulante et lutéinisante, soit par l'administration régulière de gonadolibérine. Chez la femme, ce traitement s'effectue à l'aide d'une petite pompe portable accrochée à la ceinture. Celle-ci envoie périodiquement, soit par voie sous-cutanée, soit par voie intraveineuse, des quantités prédéfinies d'hormone. Ce traitement restaure le cycle menstruel normal et notamment l'ovulation. Il est interrompu dès le début de la grossesse. Chez l'homme, ce même traitement par gonadolibérine entraîne la formation des spermatozoïdes ; sa durée minimale est de plusieurs mois pour permettre à la production des spermatozoïdes de se normaliser.

## Kaposi (sarcome de)

Prolifération maligne du tissu conjonctif, développée aux dépens des cellules endothéliales des vaisseaux sanguins ainsi que de certaines cellules du derme, les fibroblastes. SYN. *maladie de Kaposi.*

Identifié en 1872 par le dermatologiste autrichien Moritz Kohn Kaposi, le sarcome de Kaposi s'est longtemps présenté sous deux formes, l'une sporadique, cutanée, ou sarcome de Kaposi classique, l'autre endémique en Afrique centrale, ou Kaposi africain. La maladie affecte également aujourd'hui les malades atteints du sida, chez lesquels elle constitue une affection très agressive, aboutissant rapidement à l'extension des tumeurs. On peut aussi la rencontrer chez des sujets immunodéprimés non atteints par le virus du sida. Le virus Herpes 8 humain (HHV 8 ou Herpes virus SK) a été détecté dans les lésions et semble lié à la survenue de la maladie.

**DIFFÉRENTS TYPES DE SARCOME DE KAPOSI**

■ **Le sarcome de Kaposi classique** touche des sujets âgés, originaires d'Europe centrale ou du bassin méditerranéen, plus souvent les hommes. Il se traduit par des placards angiomateux (prolifération de petits vaisseaux sanguins) rougeâtres, d'abord simples macules des extrémités des pieds, des doigts et des oreilles, infiltrant progressivement la peau et prenant une teinte violacée, brunâtre, entourées d'un halo d'ecchymoses. Des lésions cutanées en relief, tumorales, surviennent très progressivement sur ce fond angiomateux. Toutes ces lésions sont indolores, ne démangent pas et s'étendent peu à peu vers le tronc. Elles s'associent à un œdème dur, indolore, touchant surtout les deux membres inférieurs.

■ **Le sarcome de Kaposi africain** est endémique en Afrique centrale et touche des sujets plus jeunes que le sarcome de Kaposi classique. La maladie se traduit par des lésions cutanées en relief qui envahissent rapidement les tissus ; ces lésions s'ulcèrent et s'étendent en profondeur vers les os, les ganglions et les organes digestifs. Il existe des formes généralisées de la maladie, mortelles en quelques mois, ainsi que des formes avec atteinte ganglionnaire multiple chez des enfants de moins de 10 ans.

■ **Le sarcome de Kaposi du sida** se traduit, au début, par de petits éléments, rosés ou brunâtres, bien limités, non prurigineux, qui apparaissent sur n'importe quelle partie du corps, en particulier sur le visage et le tronc. Les lésions sont indolores mais infiltrent progressivement la peau et s'étendent rapidement sous des aspects variables (extension ou multiplication des lésions). L'atteinte des muqueuses (voile du palais, muqueuses anogénitales) est très fréquente. Les tumeurs s'implantent aussi fréquemment dans les organes, en particulier dans l'appareil digestif, entraînant des hémorragies digestives, et dans les poumons, provoquant une insuffisance respiratoire.

■ **Le sarcome de Kaposi des immunodéprimés non atteints du sida** apparaît surtout après une greffe de rein, un an après le début du traitement immunosuppresseur, après un traitement prolongé (plus d'un an) par les corticostéroïdes oraux ou les immunosuppresseurs ; également après des leucémies et des cancers viscéraux. Elle se traduit par des lésions cutanées et muqueuses typiques et par des atteintes multiviscérales, en particulier digestives, souvent très graves.

**DIAGNOSTIC**

Il repose sur l'examen clinique des lésions et sur la biopsie cutanée. Celle-ci révèle à l'examen au microscope une infiltration des tissus par la tumeur portant, d'une part, sur les vaisseaux, avec la formation de cavités vasculaires nombreuses, d'autre part sur les fibroblastes du derme, qui prennent une disposition caractéristique « en tourbillon ». Un bilan de l'extension de la maladie, examinant soigneusement les ganglions et l'ensemble des viscères, est indispensable, ainsi qu'un examen sanguin.

**Le sarcome de Kaposi découle souvent d'une déficience immunitaire, due par exemple à l'infection par le virus du sida ou à un traitement immunosuppresseur. Il se manifeste par des plaques et des grosseurs cutanées et par des lésions viscérales (digestives et respiratoires), qui font toute la gravité de la maladie.**

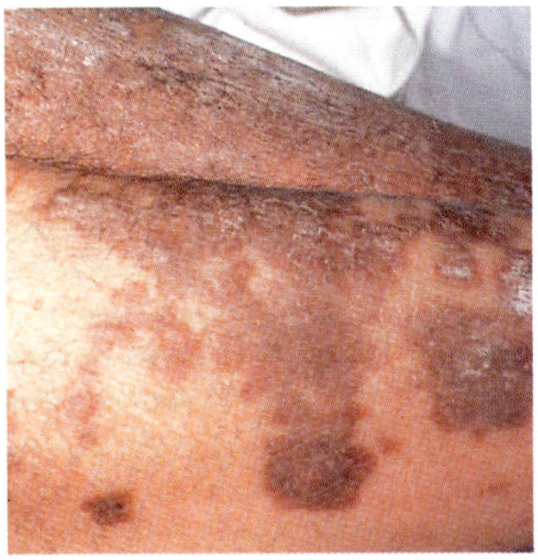

*Les plaques cutanées, de couleur violacée, siègent sur les pieds et les chevilles puis s'étendent aux jambes, voire au corps tout entier.*

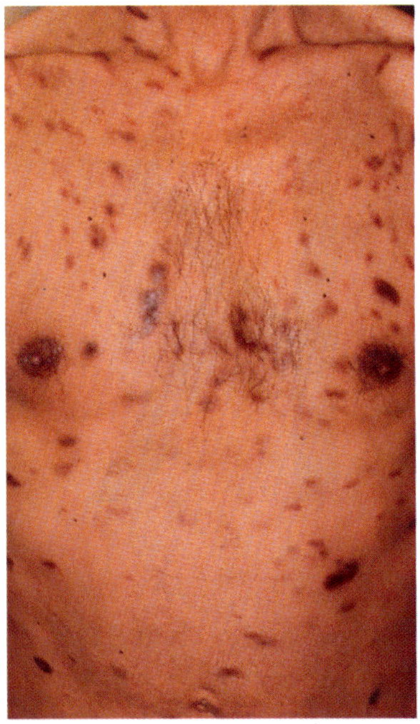

*Des taches, de couleur violacée ou brunâtre, peuvent apparaître sur le tronc soit d'emblée, soit après la formation d'autres lésions cutanées.*

**TRAITEMENT**
Le traitement est fonction de l'évolution de la maladie. Dans les formes peu évolutives, il repose sur l'ablation chirurgicale des lésions, si elles sont très localisées, ou sur la radiothérapie. Dans les formes proliférantes, on recourt à la chimiothérapie anticancéreuse, simple ou complexe (association de plusieurs substances) ; l'administration d'interférons (cytokines) obtenus par génie génétique est également possible. Dans les cas les plus graves, il peut être nécessaire d'administrer une chimiothérapie plus lourde.

Chez les patients atteints du sida, l'association de la chimiothérapie et de médicaments antiviraux est possible à la condition que le patient puisse le supporter sur le plan hématologique, un double traitement pouvant entraîner une diminution importante des plaquettes, globules rouges et globules blancs.

**PRONOSTIC**
Les lésions cutanées dues au sarcome de Kaposi portent un préjudice essentiellement esthétique. Elles disparaissent en général quelques semaines après le début du traitement. Pour les parties exposées de la peau (visage, extrémités), des solutions de camouflage (bases cosmétiques couvrantes) sont proposées. Cependant, une extension numérique ou topographique des lésions peut laisser supposer l'existence d'atteintes viscérales et nécessite des investigations et, au besoin, la mise en place d'un traitement approprié.

En cas de localisation viscérale du sarcome, le pronostic demeure réservé.

## Kaposi-Juliusberg (syndrome de)

Maladie due à la contamination par le virus de l'herpès d'un nourrisson atteint d'un eczéma étendu. SYN. *pustulose varioliforme.*

Le syndrome de Kaposi-Juliusberg se caractérise par des pustules souvent hémorragiques s'étendant rapidement du visage à l'ensemble du corps. Cette éruption s'accompagne de sensations douloureuses ressemblant à des brûlures. L'état général de l'enfant est altéré, la fièvre, élevée ; il peut y avoir des troubles neurologiques tels que des convulsions et des troubles de la conscience.

**TRAITEMENT ET PRÉVENTION**
Le traitement est urgent et nécessite l'hospitalisation de l'enfant : médicaments antiviraux (aciclovir), administrés par voie intraveineuse, et surveillance de l'état général. La guérison est rapide. Les pustules laissent de petites cicatrices pigmentées qui disparaissent au bout de quelques mois. La prévention consiste essentiellement à empêcher toute personne atteinte d'un herpès buccal (bouton de fièvre) d'avoir des contacts avec des nourrissons souffrant d'eczéma.

## Karman (méthode de)

Méthode d'aspiration du contenu utérin.

La méthode de Karman, utilisée depuis les années 1960, est indiquée pour vider l'utérus soit lors d'une interruption volontaire de grossesse, soit après un avortement spontané incomplet. Elle utilise un instrument spécial, appelé sonde de Karman, introduit par le col de l'utérus dans la cavité utérine puis relié à une pompe à vide. L'intervention, qui dure de 3 à 5 minutes, est sûre et peu agressive pour la paroi utérine. Elle a remplacé le curetage, plus traumatisant pour la muqueuse. La méthode de Karman se pratique en hospitalisation de jour, sous anesthésie locale ou générale. Elle entraîne un saignement vaginal qui dure quelques jours ; elle n'a aucune répercussion sur une grossesse ultérieure.

## Kartagener (syndrome de)

Syndrome caractérisé par un dysfonctionnement des cils qui tapissent l'arbre respiratoire et évacuent normalement les poussières, entraînant une accumulation de sécrétions et une dilatation des bronches, auxquelles s'associent une inversion du cœur (il est à droite au lieu d'être à gauche), une sinusite chronique et une stérilité.

D'une grande rareté, le syndrome de Kartagener est congénital. Son traitement consiste à soigner chaque anomalie. Son pronostic est fonction de l'importance de la dilatation des bronches, qui, dans les cas les plus graves, peut conduire à une insuffisance respiratoire chronique.

## Kawasaki (maladie de)

Maladie inflammatoire fébrile liée à un dysfonctionnement immunitaire. SYN. *syndrome adéno-cutanéo-muqueux.*

Dans 80 % des cas, la maladie de Kawasaki touche les enfants de moins de 5 ans. Décrite pour la première fois au Japon en 1967, elle a été identifiée depuis dans le monde entier, notamment aux États-Unis et au Canada, où elle sévit par épidémies localisées. L'affection est aujourd'hui connue en Europe, où elle n'est pas rare.

**CAUSES**
Les causes précises de la maladie sont encore inconnues. La fréquence plus grande de la maladie de Kawasaki chez certaines populations, notamment au Japon, et l'existence de quelques rares cas familiaux ont conduit à la recherche d'un terrain génétique prédisposant et la présence d'épidémies distinctes et saisonnières (fin d'hiver-début de printemps) a pu faire croire à une origine infectieuse, de type viral notamment, mais les recherches n'ont pas encore permis de confirmer ces hypothèses.

**SYMPTÔMES ET SIGNES**
La maladie se manifeste par une fièvre élevée durant plus de cinq jours, résistant aux antibiotiques et aux antipyrétiques ; par une conjonctivite affectant en général les deux yeux ; par une inflammation des lèvres, saignantes et fissurées, de la bouche et du pharynx ; par une rougeur ou un œdème des doigts ou des orteils, parfois douloureux et suivis d'une desquamation intervenant de 10 à 20 jours après le début de la maladie. Des éruptions diverses apparaissent au cinquième jour de la maladie, essentiellement sur le torse, mais aussi sur les extrémités. À ces diverses manifestations s'associent parfois des ganglions bilatéraux, qui évoluent sans suppuration, des douleurs articulaires et abdominales, et, très rarement, des accidents vasculaires cérébraux.

**DIAGNOSTIC**
Il est orienté par les résultats des examens du sang, qui mettent en évidence un syndrome inflammatoire sévère (élévation importante de la protéine C-réactive et des plaquettes).

**ÉVOLUTION**
La maladie de Kawasaki peut entraîner des altérations très sévères du cœur et des gros vaisseaux. Durant la phase aiguë apparaît

parfois une inflammation du myocarde et du péricarde. Vers la troisième semaine, le patient est exposé à une atteinte des coronaires avec anévrysmes (dilatations). Enfin, l'élévation du taux des plaquettes sanguines peut être responsable de thrombose causant parfois une mort subite.

**TRAITEMENT**

Le malade est le plus souvent hospitalisé et doit être soumis à une surveillance particulièrement stricte. Il faut notamment faire pratiquer des échocardiographies destinées à détecter d'éventuels anévrysmes coronariens. Le traitement a deux objectifs essentiels : durant la phase aiguë, réduire les symptômes inflammatoires et participer à la prévention des complications cardiovasculaires ; durant la phase de convalescence, traiter les anévrysmes coronariens déjà constitués s'il en existe.

Pendant la première phase, il faut administrer durant au moins deux semaines de l'aspirine à hautes doses ainsi que des gammaglobulines par voie intraveineuse. Lors de la convalescence, qui commence en moyenne de 10 à 15 jours après le début de la maladie, le traitement par l'aspirine est poursuivi à faibles doses pendant deux mois si les examens échocardiographiques sont restés négatifs, plus longtemps s'il existe des anomalies coronariennes. Dans ce dernier cas, le patient doit être suivi par un cardiologue.

**PRONOSTIC**

À long terme et en l'absence d'anomalies coronariennes, l'enfant peut reprendre une activité physique normale. Cependant, il est indispensable de procéder tous les trois ans environ à un examen cardiaque complet.

## Kehr (drain de)

Tube destiné à drainer les voies biliaires.

Le drain de Kehr est posé en cas d'intervention chirurgicale sur la voie biliaire principale, qui draine normalement la bile de la vésicule biliaire vers l'intestin grêle. Le drain, souple et en forme de T, est mis en place à la fin de l'opération, la branche horizontale du T dans la voie biliaire et la jambe du T dépassant à l'extérieur à travers la peau. Pendant les quelques jours où il est laissé en place, le drain dérive vers l'extérieur du corps la bile, qui est recueillie dans une poche. Il permet à la voie biliaire principale, encore fragile, de reprendre progressivement ses fonctions. De plus, en injectant dans le drain un produit opaque aux rayons X, on peut pratiquer une cholangiographie (radiographie des voies biliaires) afin de vérifier qu'un calcul n'a pas été oublié, par exemple.

## Keith et Flack (nœud de)

Petite zone du myocarde auriculaire droit, assurant la commande du rythme cardiaque. SYN. *nœud sinusal, nœud sino-auriculaire.* (P.N.A. *nodus sinuatrialis*)

Le nœud de Keith et Flack doit son nom à l'anatomiste britannique sir Arthur Keith (1866-1955) et au physiologiste britannique Martin Flack (1882-1931).

**STRUCTURE**

Le nœud de Keith et Flack est un amas de cellules musculaires spécialisées situé dans la paroi de l'oreillette droite. Il a une forme de croissant et est vascularisé par l'artère coronaire droite. C'est là que se situe le point de départ de l'influx électrique.

**FONCTIONNEMENT**

Ce groupe de cellules émet des impulsions électriques au rythme de 100 par minute (ramené autour de 70 sous l'action du nerf pneumogastrique), qui déclenchent les contractions du cœur. Outre leur automaticité (l'influx est envoyé spontanément et régulièrement), ces cellules ont aussi la capacité de conduire l'excitation de proche en proche aux cellules auriculaires voisines, en direction notamment du nœud de Ashoff-Tawara puis du faisceau de His. Des hormones et l'activité du système nerveux végétatif peuvent influencer ces cellules, qui, en modifiant le rythme de leurs impulsions, ralentissent ou accélèrent celui du cœur.

**PATHOLOGIE**

Un mauvais fonctionnement du nœud de Keith et Flack peut être responsable de tachycardie supraventriculaire (accélération du rythme cardiaque), d'extrasystoles auriculaires (contractions prématurées de l'oreillette) ou de bradycardie supraventriculaire (ralentissement du rythme cardiaque).

## Kératine

Protéine caractéristique de l'épiderme.

La kératine est une très longue chaîne d'acides aminés. On la trouve dans les cellules des épithéliums, tissus formant la couche superficielle de la peau (épiderme) et des muqueuses ; elle est particulièrement abondante dans la couche superficielle de l'épiderme et dans ses annexes, les phanères (poils, cils, cheveux, ongles). Ces structures, très riches en kératine, sont dites cornées. Le rôle de la kératine, fibreuse, très résistante et en même temps très souple, est de participer au cytosquelette, ensemble de filaments et de tubes qui soutiennent la cellule ; dans le cas de l'épiderme, elle assure également une protection efficace contre les agressions extérieures.

**PATHOLOGIE**

Les dyskératoses sont des affections cutanées où la kératine se développe de façon anormale, entraînant des perturbations locales des fonctions cutanées ; leur nature (cancéreuse, virale) et leur aspect sont très divers. Les kératoses, telles que les durillons et les verrues, sont caractérisées par un épaississement cutané grisâtre, ferme, rugueux, râpeux au toucher de la couche cornée de l'épiderme. Elles sont traitées par application de kératolytiques (médicaments destinés à détruire la kératine).

## Kératinisation

Apparition progressive de kératine (substance fibreuse et résistante) dans un tissu.

La kératinisation est un processus physiologique de l'épiderme, permettant à celui-ci de former sa couche la plus superficielle, particulièrement protectrice. Un dérèglement de ce processus peut être imputé à de nombreux facteurs, dont la carence en calcium et en diverses substances hormonales. Il est traité par administration de rétinoïdes et de vitamine D.

## Kératite

Affection de la cornée, d'origine inflammatoire ou infectieuse.

**DIFFÉRENTS TYPES DE KÉRATITE**

Selon leur localisation, on distingue deux formes : les kératites ulcéreuses et les kératites interstitielles.

- **Les kératites ulcéreuses** se caractérisent par une atteinte des couches superficielles de la cornée. Parmi les multiples causes possibles, les plus fréquentes sont les traumatismes dus à un corps étranger, les phototraumatismes provoqués par les rayons ultraviolets ou l'exposition à un arc à soudure électrique, les infections virales (kératite herpétique à récidives fréquentes, zona ophtalmique) et les conjonctivites à adénovirus. Par ailleurs, l'insuffisance de sécrétions lacrymales (kératites « sèches ») et une mauvaise occlusion des paupières (par suite d'exophtalmie ou de paralysie faciale) peuvent entraîner des ulcérations plus ou moins importantes de la cornée.
- **Les kératites interstitielles** concernent les couches plus profondes de la cornée. Leurs causes sont également multiples : essentiellement virales (kératite herpétique ou à adénovirus) ou allergiques.

**SYMPTÔMES ET SIGNES**

Les kératites se manifestent par des douleurs oculaires importantes (sensation de corps étranger dans l'œil), une gêne à la lumière et un larmoiement. Une baisse de l'acuité visuelle peut s'y ajouter si l'atteinte est centrale. Les kératites ulcéreuses dues à l'exposition à la lumière ou aux conjonctivites à adénovirus entraînent des micro-ulcérations très douloureuses (kératite ponctuée superficielle) qui se manifestent souvent quelques heures après l'exposition. Dans le cas d'adénovirus, ces ulcérations peuvent évoluer lentement vers l'apparition de nodules sous la cornée.

**DIAGNOSTIC**

Il repose sur un examen ophtalmologique, qui décèle une rougeur de l'œil. L'instilla-

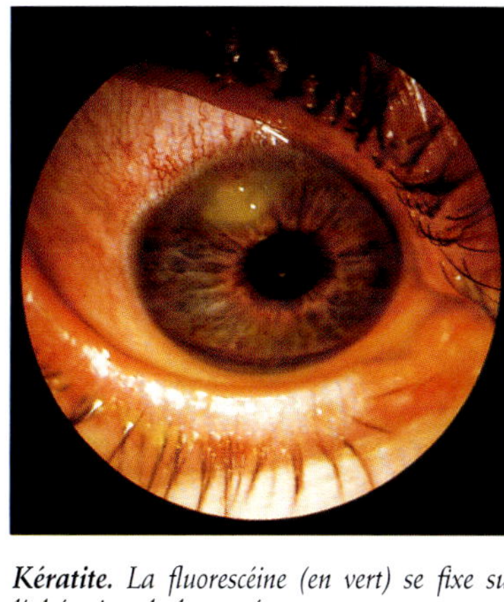

***Kératite.*** *La fluorescéine (en vert) se fixe sur l'ulcération de la cornée.*

tion d'une goutte de fluorescéine dans l'œil permet de distinguer les kératites ulcéreuses, car la substance se fixe sur la plaie oculaire.

**TRAITEMENT**

Le traitement diffère selon le type de kératite. Dans les kératites ulcéreuses, il fait appel, au besoin, à l'extraction du corps étranger à l'aide d'un instrument pointu, sous anesthésie locale, à l'application de collyres cicatrisants et de collyres antibiotiques pour éviter le risque de surinfection. La cicatrisation est rapide. L'emploi de corticostéroïdes locaux est contre-indiqué. Contrairement aux kératites ulcéreuses, les kératites interstitielles peuvent être traitées par les corticostéroïdes (collyres, pommades), qui accélèrent la disparition des troubles.

**PRONOSTIC**

Il dépend des diverses caractéristiques de l'atteinte : sa profondeur, pour ce qui est du risque d'opacité cornéenne, et sa localisation par rapport à l'axe visuel quant au risque de diminution de l'acuité visuelle ; ce sont les kératites virales dont le pronostic est généralement le plus sévère.

## Kératoacanthome

Tumeur cutanée bénigne caractérisée par un cycle évolutif aboutissant à sa régression complète et spontanée.

Un kératoacanthome est une lésion qui survient le plus fréquemment entre 50 et 60 ans. Il forme une tumeur parfaitement délimitée, siégeant sur le visage ou sur le dos d'une main, comprenant un centre en relief grisâtre, ferme, rugueux et une bordure rosée. La lésion s'étend puis se rétrécit pour enfin disparaître en 2 ou 3 mois.

**DIAGNOSTIC ET TRAITEMENT**

L'aspect du kératoacanthome est très proche, à l'examen clinique et histologique, de celui d'un carcinome spinocellulaire. Il est souhaitable de procéder à son ablation chirurgicale, qui sert en même temps de biopsie (biopsie-exérèse) : l'examen de la tumeur au microscope permet de s'assurer qu'il ne s'agit pas d'un cancer.

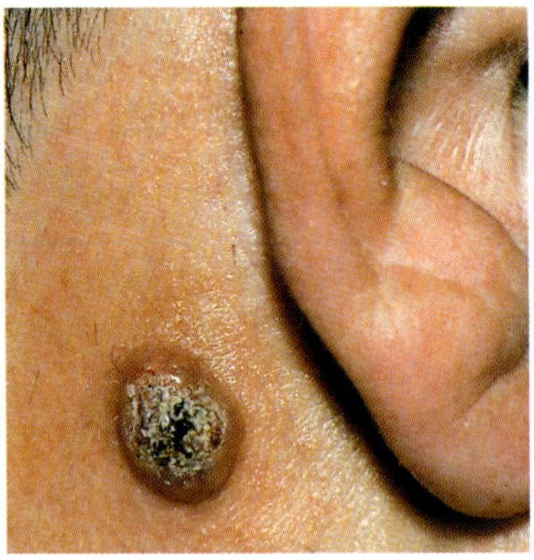

***Kératoacanthome.*** *Il s'agit d'une grosseur au centre gris, sec et rugueux.*

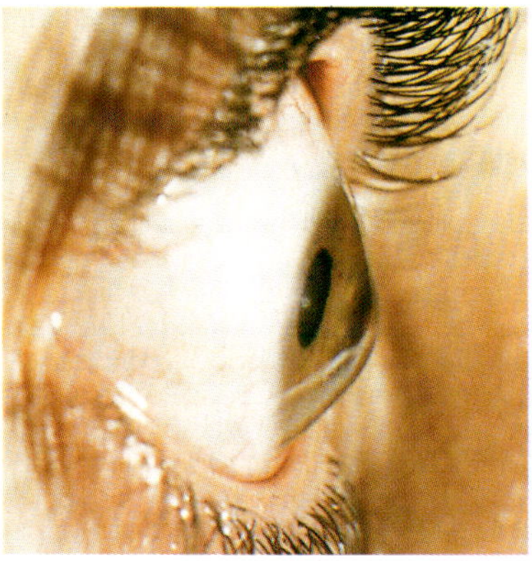

***Kératocône.*** *Au lieu d'être sphérique, la cornée forme une saillie conique.*

## Kératocône

Déformation en cône de la cornée liée à un amincissement de celle-ci par suite d'une anomalie de son collagène.

Un kératocône se développe en général sur les deux yeux, mais souvent de façon asymétrique. Cette affection, de cause inconnue, présente parfois un caractère héréditaire et peut accompagner d'autres anomalies telles que la trisomie 21 (mongolisme) ou l'atopie (prédisposition à l'allergie).

**SYMPTÔMES ET SIGNES**

Un kératocône se forme progressivement sous la poussée de la pression intraoculaire, la cornée prenant une forme conique. Il se manifeste par un astigmatisme qui apparaît tardivement, augmente peu à peu et devient de plus en plus irrégulier. Parallèlement, la cornée continue de s'amincir et des opacités peuvent apparaître autour de la zone déformée, entraînant une baisse de l'acuité visuelle. L'évolution est la plupart du temps très lente, s'étalant sur plusieurs années.

**DIAGNOSTIC ET ÉVOLUTION**

Le diagnostic repose sur l'examen ophtalmologique à la lampe à fente. Le principal danger réside dans la survenue d'une perforation de la cornée, toutefois très rare.

**TRAITEMENT**

Il fait appel à la simple correction optique de l'astigmatisme par des lunettes puis, quand celui-ci devient trop important, par des verres de contact particuliers. Ces derniers sont bien supportés dans les formes assez peu avancées mais difficiles à adapter dans les formes sévères. Pour prévenir la perforation d'une cornée très amincie, il est nécessaire de procéder à une greffe de cornée, qui donne des résultats très satisfaisants dans la majorité des cas.

## Kératoconjonctivite

Inflammation simultanée de la conjonctive et de la cornée.

Une kératoconjonctivite est une complication fréquente d'une conjonctivite.

**DIFFÉRENTS TYPES DE KÉRATOCONJONCTIVITE**

Selon sa cause, une kératoconjonctivite peut se manifester de façons très diverses.

■ **La kératoconjonctivite à adénovirus** se caractérise par l'apparition, sous la cornée, de petits nodules arrondis et blanchâtres qui ne gênent la vision que s'ils sont situés dans l'axe visuel. Ils régressent habituellement sans laisser de séquelles mais très lentement, en plusieurs mois, voire plusieurs années.

■ **La kératoconjonctivite sèche,** la plus fréquente, surtout chez les personnes âgées, est liée à une insuffisance de sécrétions lacrymales. Cette sécheresse oculaire peut faire partie d'un syndrome de Gougerot-Sjögren. Elle provoque parfois l'apparition de filaments formés par des cellules qui se sont détachées de la cornée. Elle peut s'accompagner d'une sensation douloureuse de corps étranger dans l'œil et entraîner une ulcération de la cornée avec un risque de surinfection et de perforation.

■ **La kératoconjonctivite phlycténulaire,** très rare, se traduit par le développement sur la conjonctive et la cornée de petits nodules grisâtres aboutissant à la constitution de petites vésicules remplies de liquide clair, appelées phlyctènes. Celles-ci se résorbent au bout de plusieurs jours. Cette affection accompagne souvent une primo-infection tuberculeuse.

**DIAGNOSTIC ET TRAITEMENT**

Le diagnostic d'une kératoconjonctivite repose sur l'examen ophtalmologique. Le traitement est celui de la cause (collyres antibiotiques, voire antiviraux, collyres destinés à compenser l'insuffisance lacrymale et à accélérer la cicatrisation).

## Kératodermie

→ VOIR Kératose.

## Kératodermie palmoplantaire

Affection cutanée caractérisée par une hyperkératose (épaississement de la peau) de la paume des mains ou de la plante des pieds.

Certaines formes de kératodermie palmoplantaire sont héréditaires et sont manifestes dès la naissance ou apparaissent chez le jeune enfant. Les autres, dites acquises, sont dues à des traumatismes répétés (activités manuelles engendrant des callosités), à une infection (syphilis, gonococcie), à une intoxication (arsenic), à une maladie dermatologique (eczéma, lichen, psoriasis).

Les signes sont un épaississement diffus ou en plusieurs petites plaques, grisâtre ou jaunâtre, rugueux, d'odeur aigre. Le traitement est, pour les kératodermies acquises, celui de la maladie en cause et, pour toutes les formes, l'application de kératolytiques (médicaments à base d'urée ou d'acide salicylique) et éventuellement l'administration de rétinoïdes par voie orale, qui cependant n'empêchent pas la récidive de l'affection lorsque celle-ci est héréditaire.

## Kératolytique

Se dit d'un médicament qui décolle et élimine la kératine de la peau.

Les médicaments kératolytiques sont représentés par l'acide salicylique, l'acide benzoïque, la résorcine, les réducteurs tels que le goudron et par les rétinoïdes. Ils sont indiqués dans les affections où la couche cornée de l'épiderme produit un excès de kératine (verrues, psoriasis, certaines formes d'acné, etc.), car ils permettent d'en assurer le décapage. On les emploie surtout en applications locales (crèmes, solutions). Parfois, ils peuvent provoquer des allergies ou des irritations, surtout si on les applique par erreur sur les yeux, sur les muqueuses ou sur des lésions où la peau est ouverte (plaie, eczéma aigu). Les rétinoïdes sont tératogènes (à l'origine de malformations du fœtus).

## Kératomalacie

Mort progressive de la cornée provoquée par un dessèchement extrême de la conjonctive et de la cornée.

Cause fréquente de cécité dans les pays où sévit la malnutrition, la kératomalacie est liée à une carence majeure en vitamine A. Elle se manifeste par la vascularisation et l'opacification de la cornée, qui devient très progressivement insensible. L'évolution se fait sur plusieurs années. La kératomalacie peut aboutir à une nécrose et à une perforation cornéenne avec souvent une surinfection et la perte de l'œil.

Le traitement est avant tout préventif : administration de vitamine A dès les premiers stades et établissement de programmes d'éducation alimentaire.

## Kératomileusis

Opération chirurgicale consistant à diminuer l'épaisseur de la cornée afin de modifier son pouvoir de réfraction et de corriger ainsi la myopie ou l'hypermétropie.

Pour corriger la myopie, on diminue l'épaisseur de la cornée centrale, comme si l'on retirait une lentille convergente de l'œil du patient. Pour corriger l'hypermétropie, on diminue l'épaisseur de la périphérie de la cornée afin d'accentuer la courbure de la cornée centrale. L'intervention a lieu sous anesthésie générale et nécessite une hospitalisation de 4 à 8 jours. La kératomileusis est une technique complexe, peu utilisée en raison de résultats parfois insuffisants.

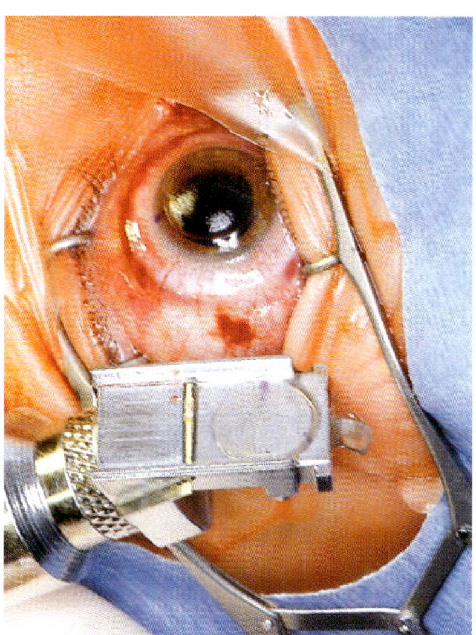

***Kératomileusis.*** *Un appareil permet de diminuer l'épaisseur de la cornée tandis que les paupières sont maintenues par un écarteur.*

## Kératopathie

Affection de la cornée d'origine dégénérative.

■ **La kératopathie « en bandelettes »**, la plus fréquente, se rencontre dans les hypercalcémies (excès de calcium dans le sang) ou comme séquelle d'affections oculaires graves telles que les uvéites sévères. Elle se traduit par la formation de dépôts calcaires à la surface de la cornée et se manifeste par l'apparition sur la bordure externe de celle-ci, le limbe, d'opacités blanchâtres irrégulières qui gagnent progressivement le centre le long des méridiens horizontaux (divisions fictives de l'œil). En l'absence de traitement, une bandelette horizontale finit par se former dans l'aire d'ouverture des paupières, provoquant une cécité.

Le traitement d'une kératopathie varie selon sa cause. Dans la kératopathie « en bandelettes », les opacités peuvent être grattées chirurgicalement, mais elles ont tendance à réapparaître.

## Kératoplastie

→ VOIR Greffe de cornée.

## Kératose

Épaississement localisé de la couche cornée (couche la plus superficielle de l'épiderme). SYN. *kératodermie.*

Le terme de kératose désigne toute augmentation de la couche cornée, quelle que soit sa nature (cors et durillons des orteils, verrues, etc.) ; on parle aussi dans ce cas d'hyperkératose. Le terme de kératose se rapporte également à des maladies précises, dont les principales sont les kératoses pilaire, sénile et solaire.

■ **La kératose pilaire** touche surtout l'adolescent sous forme de petites élevures rougeâtres, rugueuses comme des croûtes, sur les bras et les cuisses. Elle se traite par applications de médicaments kératolytiques à base d'urée ou d'acide salicylique.

■ **La kératose sénile et la kératose solaire (ou actinique)** sont des lésions précancéreuses ayant l'aspect de petites élevures un peu rugueuses, rosées, grisâtres ou brunâtres, qui s'étendent en surface, et en épaisseur jusqu'à deux centimètres, formant alors une corne cutanée. La forme solaire se développe chez des sujets plus jeunes exposés pendant des années à un fort ensoleillement. Le traitement est la destruction par le froid (cryothérapie), par le courant électrique (électrocoagulation) ou le laser à gaz carbonique. La prévention des kératoses solaires consiste à se protéger du soleil.

### KÉRATOSE

**Les lésions kératosiques sont épaisses, sèches, rugueuses et irrégulières au toucher, souvent grises mais parfois brunes ou roses.**

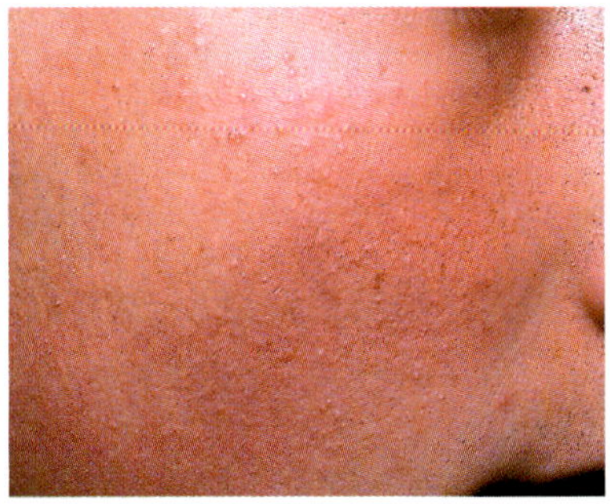

*La kératose sénile apparaît sur les zones du corps exposées au soleil et peut se transformer en cancer de la peau.*

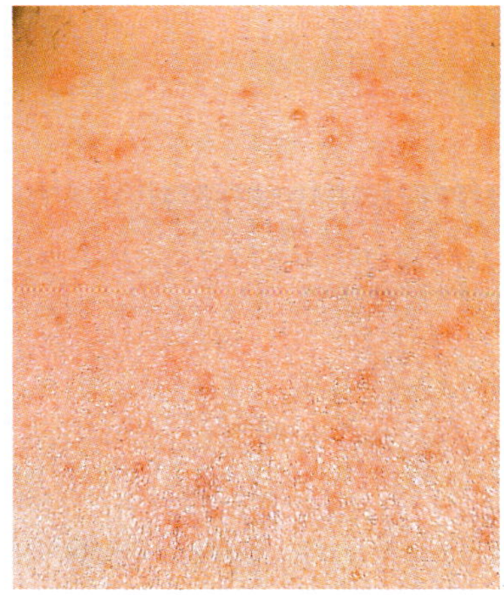

*La kératose pilaire est une affection bénigne très courante, qui s'observe surtout sur les bras et les cuisses des sujets jeunes.*

## Kératotomie

Incision de la cornée.

La kératotomie est le premier temps de diverses opérations oculaires, dont celle de la cataracte : il faut en effet inciser la cornée afin de retirer le cristallin.

■ **La kératotomie radiaire,** destinée à corriger des myopies de faible importance (de 2 à 5 dioptries), consiste à réduire la courbure de la cornée pour améliorer la réfraction. Opérant sous anesthésie locale, après mesure de l'épaisseur cornéenne et repérage de l'axe optique, le chirurgien pratique, avec une lame diamant, plusieurs incisions en rayons de roue (souvent huit) allant de la zone optique centrale, en respectant une zone optique plus ou moins large, vers la périphérie (limbe). Cette intervention est de moins en moins pratiquée, remplacée par de nouvelles techniques de modification de la réfraction cornéenne, en particulier par laser.

## Kérion

Infection suppurée du cuir chevelu due à un champignon microscopique. SYN. *kérion de Celse, teigne suppurative.*

Le kérion est une forme de teigne. Il apparaît comme un placard arrondi, épais et ferme, à surface croûteuse, parsemé d'orifices folliculaires d'où sortent du pus et du sang ; les cheveux parasités s'arrachent facilement. Le traitement est fondé sur l'application locale et l'administration par voie orale d'antifongiques (médicaments

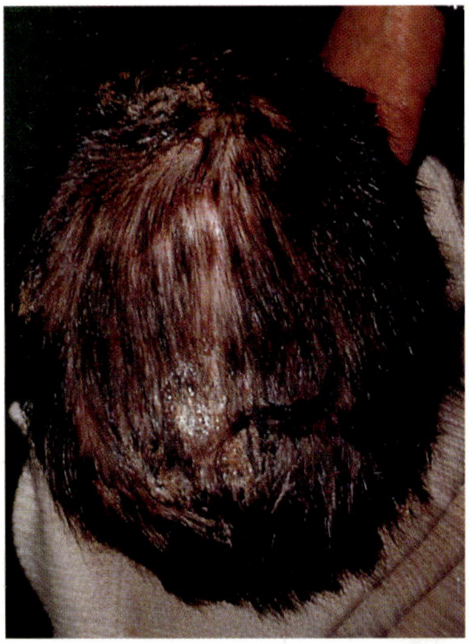

*Kérion. Le cuir chevelu infecté est rouge et tuméfié. Traitée, l'inflammation s'atténue en 6 à 8 semaines.*

contre les champignons) tels que la griséofulvine et le kétoconazole.

Après traitement, les cheveux tombés repoussent au bout de six mois à un an. L'affection peut cependant laisser des cicatrices et une chevelure plus clairsemée.

## Kerley (lignes de)

Présence anormale, sur une radiographie thoracique, de petites lignes blanches horizontales à la base des deux poumons.

Les lignes de Kerley sont caractéristiques du syndrome interstitiel pulmonaire radiologique. Elles s'observent essentiellement en cas d'œdème pulmonaire consécutif à une insuffisance cardiaque ventriculaire gauche.

## Killian (polype de)

Tumeur bénigne qui se développe dans un sinus et dans la fosse nasale correspondante.

Le polype de Killian, d'origine inflammatoire, atteint le sujet jeune. Il se développe sur la muqueuse du sinus maxillaire, s'étend d'abord dans le sinus puis dans la fosse nasale du même côté en passant par le méat moyen (orifice du sinus) ; il forme alors deux renflements latéraux séparés par une portion rétrécie.

#### SIGNES

Le polype de Killian se traduit par une sensation d'obstruction nasale, comme dans un rhume, mais d'un seul côté. Il peut s'y ajouter une impression de clapet qui s'ouvrirait et se fermerait par moments, provoquée par les déplacements du polype.

#### DIAGNOSTIC ET TRAITEMENT

Le diagnostic est établi par une rhinoscopie, examen direct des fosses nasales au miroir de Clar, à l'aide d'un spéculum qui dilate la narine et d'un système d'éclairage. Il est confirmé par des radiographies du nez et des sinus. Le traitement est l'ablation chirurgicale des deux parties du polype.

## Kilocalorie

Unité de mesure de la quantité de chaleur égale à 1 000 calories.

La kilocalorie (kcal) n'a pas été retenue par le système international d'unités de mesure, qui utilise le joule, un joule correspondant à 0,239 calorie. En médecine, en nutrition et en diététique, la kilocalorie est cependant encore employée pour mesurer l'énergie utilisée par l'organisme, la valeur énergétique des aliments et les besoins de l'organisme en énergie. En diététique, la kilocalorie est souvent appelée « grande calorie » ou simplement Calorie (Cal), le C majuscule permettant de faire la distinction avec l'unité simple, la calorie.

## Kilojoule

Unité de mesure d'énergie (travail, quantité de chaleur, etc.) égale à 1 000 joules.

En médecine, en nutrition et en diététique, l'énergie utilisée par l'organisme ou contenue dans les aliments s'exprime en joules (J) ou en kilojoules (kJ). L'ancienne unité, la kilocalorie, correspond à 4,185 kilojoules et reste très employée. Depuis 1978, le joule a remplacé la calorie dans le système international d'unités de mesure.

## Kimmelstiel et Wilson (syndrome de)

→ VOIR Néphropathie diabétique.

## Kinébalnéothérapie

Ensemble des techniques de kinésithérapie pratiquées sur un sujet dans l'eau, en bassin ou en piscine.

La kinébalnéothérapie a les mêmes indications générales que la kinésithérapie. Elle est surtout efficace en cas de handicap prononcé. En effet, grâce à la diminution du poids du corps dans l'eau, le malade peut faire des exercices qui, à l'air libre, seraient nocifs pour les articulations, douloureux ou impossibles. De plus, l'eau exerce une résistance aux mouvements des membres, qui remplace les poids et les contrepoids de la kinésithérapie traditionnelle, et permet de développer la force et l'endurance des muscles. Ces techniques peuvent alterner avec celles de l'hydrothérapie (massages au jet d'eau, etc.). On peut aussi les intégrer à la thalassothérapie.

## Kinésithérapie

Discipline paramédicale utilisant des techniques passives et actives ou des agents physiques dans un dessein préventif ou thérapeutique (rééducation).

La kinésithérapie est pratiquée par des masseurs-kinésithérapeutes (France) ou des physiothérapeutes (Belgique, Canada, Luxembourg, Suisse). Ils sont titulaires d'un diplôme reconnu par l'État et délivré après trois années d'études.

#### DIFFÉRENTS TYPES DE TECHNIQUES

La kinésithérapie comporte un large éventail de techniques, que l'on peut regrouper en quatre grands domaines.

■ **Les techniques d'évaluation** des pathologies font appel à des critères subjectifs, comme l'évaluation d'une douleur ou d'un contexte psychologique, par exemple par le remplissage d'une grille d'évaluation (échelle d'intensité). Elles utilisent également des critères objectifs : mesure d'une raideur articulaire, à l'aide d'un rapporteur par exemple, estimation d'un déficit musculaire, notamment grâce à des positions types ou à un ergomètre, évaluation d'un trouble fonctionnel, comme un trouble de la marche, à l'aide d'une plate-forme enregistrant les forces développées par le patient, etc.

■ **La kinésithérapie passive** comprend des techniques manuelles et instrumentales. Elle vise à mobiliser de façon méthodique et spécifique tissus (massages), articulations (mobilisations passives, tractions, postures articulaires) ou muscles (étirements myotendineux) pour leur restituer élasticité, mobilité et plasticité et lutter contre les raideurs, les rétractions ou les déformations, par exemple au décours d'une hémiplégie.

■ **La kinésithérapie active** fait appel à différentes techniques de tonification des muscles, qu'ils soient paralysés ou sidérés (ne répondant plus à la volonté en l'absence de lésion neuromusculaire). Elle utilise des exercices musculaires aidés (par exemple en piscine ou à l'aide de suspensions) ou, au contraire, avec résistance (charges directes, résistance manuelle) ; elle recourt également à des techniques de contrôle de la posture ou du geste (rééducation sensorimotrice ou proprioceptive) consistant à stimuler les récepteurs situés dans les articulations, les tendons ou les muscles pour améliorer de façon automatique une position (sujet atteint de scoliose, par exemple) ou un mouvement anormal (instabilité de la cheville après une entorse, par exemple).

■ **La physiothérapie** consiste à utiliser les propriétés biologiques d'agents physiques tels que des courants électriques, des ondes, des rayons ou des vibrations. Parmi les techniques les plus couramment utilisées, on peut citer les courants d'impulsion de basse fréquence, les courants continus, les ultrasons, les rayons infrarouges, le froid, la chaleur sèche ou humide. Ces techniques sont notamment utilisées dans le traitement de la douleur et, selon le cas, pour la stimulation tissulaire, l'ionisation, la destruction de tissus fibreux, l'amélioration du métabolisme cellulaire ou le traitement des inflammations.

#### INDICATIONS

Les affections justiciables d'un traitement kinésithérapique appartiennent à trois grands secteurs.

■ **Les affections de l'appareil locomoteur,** après opération ou non (fractures, luxations, pathologies dégénératives), sont traitées afin de restituer au patient une mobilité articulaire et une fonction musculaire optimales pour la marche et/ou la préhension. Les affections rachidiennes de l'enfant (scoliose) ou de l'adulte (douleurs lombaires) relèvent pour une large part d'une rééducation posturale.

■ **Le traitement des maladies neurologiques,** telles que l'hémiplégie ou la paraplégie, permet au patient de récupérer ses capacités motrices ou d'y suppléer.

■ Le traitement des maladies respiratoires comprend celui des syndromes obstructifs (bronchite chronique, asthme, emphysème, mucoviscidose), à l'aide de techniques de désencombrement bronchique et d'amélioration de la ventilation, et celui des syndromes restrictifs (interventions thoraco-abdominales, pleurésies, poliomyélite), qui nécessitent un travail de développement de la capacité pulmonaire.

Outre ces champs d'activité, les indications de la kinésithérapie ne cessent de s'étendre : amputés, personnes âgées, sujets souffrant d'affections urologiques et gynécologiques (rééducation post-partum, troubles sphinctériens), de troubles de la déglutition, de l'articulé dentaire, de l'équilibre, médecine du sport, ergonomie, etc.

## Kinésithérapie respiratoire

Ensemble des techniques de kinésithérapie visant à maintenir une capacité respiratoire correcte chez des malades souffrant d'une affection bronchopulmonaire (bronchite chronique) ou pleurale (pleurésie), de fractures de côtes ou ayant subi une intervention chirurgicale.

■ Les techniques de désencombrement visent à empêcher l'accumulation de sécrétions dans les bronches. Le « clapping », ébranlement de la cage thoracique frappée par la main à plat, cherchant à décrocher les sécrétions des parois bronchiques avant les manœuvres d'expectoration, est peu utilisé ; il est parfois néfaste. L'expectoration dirigée, consistant à provoquer un crachat par une expiration rapide et vigoureuse plutôt que par la toux, est le plus pratiquée. Le drainage postural consiste à allonger le malade sur un lit dans une position facilitant le drainage, par la pesanteur, des sécrétions vers la trachée, d'où elles sont ensuite éliminées par la toux.

■ Les techniques de gymnastique respiratoire consistent à améliorer la ventilation (succession des inspirations et des expirations) du sujet en lui apprenant à réaliser des mouvements thoraciques corrects (respiration ample et lente) et à les coordonner aux mouvements abdominaux.

→ VOIR Gymnastique respiratoire.

## Kinesthésique

Qui se rapporte à la perception consciente de la position ou des mouvements des différentes parties du corps. SYN. *cinesthésique*.

La fonction kinesthésique est cette sensibilité particulière que possèdent les muscles et qui donne la notion du mouvement exécuté, de l'effort exercé, de la situation occupée à chaque instant par les membres. Pour l'explorer, le médecin manipule vers le haut ou vers le bas le doigt ou l'orteil du malade. Celui-ci doit dire, les yeux fermés, dans quelle direction le doigt ou l'orteil a été placé. Ou bien encore le malade doit venir saisir, avec la main opposée, le pouce du côté étudié, toujours les yeux fermés. Ces tests peuvent révéler un trouble du système nerveux, mais sans préciser l'endroit des lésions ni leur nature.

Dans la rééducation qui suit ces malades, on essaie de réveiller les sensations kinesthésiques par des stimuli divers : massages, bains, exercices passifs ou exercices aidés.

## Klebsiella

Genre bactérien constitué de bacilles à Gram négatif de la famille des entérobactéries.

L'espèce la plus fréquemment isolée chez l'homme, *Klebsiella pneumoniæ*, ou bacille de Friedlander, est responsable de pneumonies chez les sujets fragilisés (diabète, alcoolisme, grand âge). En outre, ces dernières années, cette bactérie s'est révélée être l'hôte privilégié de certains plasmides (éléments génétiques formés d'un fragment d'A.D.N. indépendant du chromosome), qui lui ont conféré la résistance à différents antibiotiques comme les céphalosporines de troisième génération et les aminosides les plus récents. De ce fait, *Klebsiella pneumoniæ* constitue un germe multirésistant à partir duquel se développent des épidémies d'infections (infections urinaires, pulmonaires ou septicémies) acquises en milieu hospitalier (infections dites nosocomiales), dans les services à risque (réanimation, chirurgie, long séjour, etc.). Un traitement par antibiotiques sélectionnés en fonction de l'antibiogramme et un renforcement des mesures d'hygiène permettent d'enrayer ces épidémies.

## Klebs-Löffler (bacille de)

Bacille à Gram positif, agent de la diphtérie. SYN. *Corynebacterium diphteriæ*.

→ VOIR Corynébactérie.

## Kleptomanie

Impulsion pathologique poussant à commettre des vols.

La kleptomanie est souvent proche de la névrose obsessionnelle (T.O.C., impulsions obsédantes), des comportements phobiques ou de la mise en acte d'impulsions névrotiques. Au cours de certains troubles de la personnalité, la kleptomanie devient un jeu où le risque est calculé. La psychanalyse y voit en outre une conduite érotique, protégeant paradoxalement le sujet contre une culpabilité inconsciente ou un danger imaginaire. Plus fréquente chez les femmes, elle se caractérise par un désir obsédant de voler, une lutte contre ce désir et un soulagement lors du passage à l'acte, suivi de remords. Les vols kleptomaniaques n'ont jamais un caractère utilitaire et s'apparentent à d'autres conduites compulsives (passion pathologique pour les jeux de hasard, par exemple). Le traitement est basé sur l'abord psychothérapeutique.

## Klinefelter (syndrome de)

Maladie héréditaire caractérisée par une anomalie du développement des tubules séminifères des testicules. SYN. *syndrome XXY*.

Le syndrome de Klinefelter est une affection assez fréquente chez l'homme, liée à une anomalie chromosomique consistant en la présence d'un ou de plusieurs chromosomes X surnuméraires. Le caryotype le plus souvent rencontré comprend 44 chromosomes non sexuels et 3 chromosomes sexuels, XXY, mais il est possible d'observer jusqu'à quatre chromosomes X. La cause exacte de cette anomalie n'est pas connue, mais un âge maternel avancé lors de la conception pourrait jouer un rôle.

**SYMPTÔMES ET SIGNES**

Le sujet est d'apparence normale, de taille plutôt grande. Les premiers caractères apparaissent à la puberté, dominés par un développement insuffisant des testicules. En outre, lorsque la sécrétion de testostérone est insuffisante, la musculature et la pilosité peuvent être moins importantes.

**DIAGNOSTIC**

Cette maladie est parfois constatée chez un jeune garçon pubère, au vu de testicules peu développés, de consistance dure. Plus souvent, c'est ultérieurement que le sujet consulte pour infertilité. Le bilan hormonal met en évidence une élévation des gonadotrophines (hormones hypophysaires stimulant la sécrétion testiculaire), un taux abaissé ou normal de testostérone et une légère augmentation de l'œstradiol. Le spermogramme (analyse du sperme) montre habituellement une absence totale de spermatozoïdes. Le diagnostic est établi par l'examen des chromosomes (caryotype).

**TRAITEMENT**

Le traitement vise à corriger le déficit éventuel en testostérone par des hormones substitutives.

## Köbner (phénomène de)

Localisation d'une maladie cutanée à un endroit où la peau a été traumatisée.

Le phénomène de Köbner se rencontre fréquemment au cours d'un psoriasis ou d'un lichen plan, qui se développent à l'endroit d'un traumatisme subi auparavant, par exemple sur une cicatrice chirurgicale ou vaccinale, engendrant de vives démangeaisons. Il arrive que ce phénomène représente la première manifestation de la maladie et qu'il ait donc un intérêt diagnostique. Le traitement est celui de la maladie cutanée en cause.

## Koch (Robert)

Médecin allemand (Clausthal, Hanovre, 1843 - Baden-Baden 1910).

Poursuivant des travaux de bactériologie, il étudie notamment les germes trouvés dans le sang de moutons morts du charbon et parvient à identifier, en 1882, le bacille de la tuberculose. Il dénombre les modes de transmission de cette maladie et invente une méthode de diagnostic à partir des réactions cutanées à la tuberculine. Il découvre également l'agent microbien du choléra, bacille en forme de virgule, et effectue des recherches sur la maladie du sommeil et sur la peste. En 1905, il reçoit le prix Nobel de médecine pour l'ensemble de ses découvertes.

## Koch (bacille de)

Bactérie responsable de la tuberculose. SYN. *Mycobacterium tuberculosis*.

Le bacille de Koch (BK) appartient à la famille des mycobactéries, bacilles acido-alcoolorésistants (BAAR, dont la coloration

## BACILLE DE KOCH

**Le bacille de Koch est l'agent microbien responsable de la tuberculose. Il se transmet par voie aérienne, par l'intermédiaire des gouttelettes de salive (éternuements, toux) propulsées par des malades atteints de tuberculose pulmonaire.**

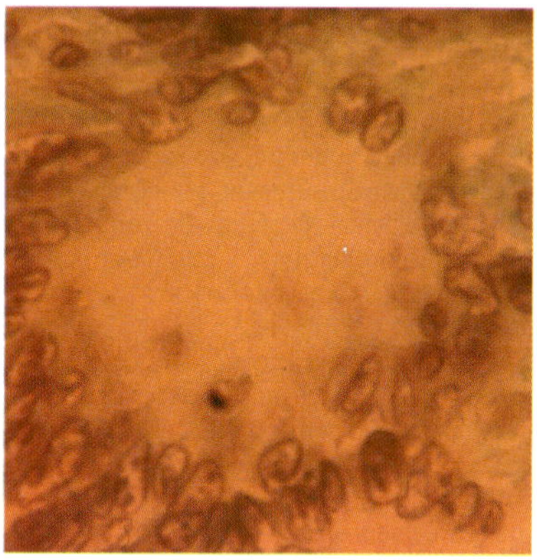

*Le bacille provoque une destruction des tissus, appelée nécrose caséeuse ; la lésion (au centre) est entourée de globules blancs.*

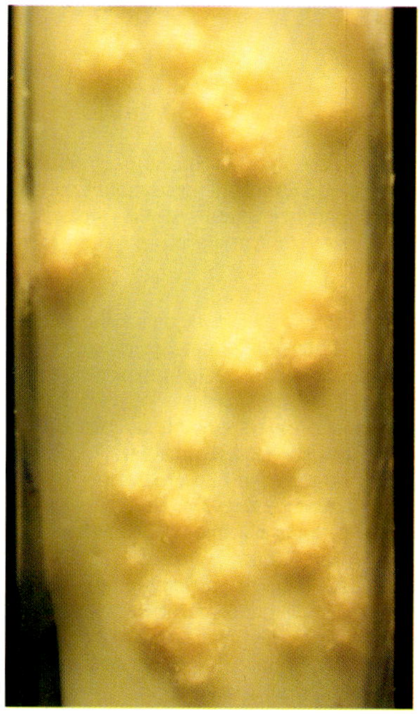

*Dans le tube à essai, chaque élevure est une colonie formée par la multiplication d'un bacille de Koch prélevé sur le malade.*

résiste à l'action de l'acide et de l'alcool). Sa croissance est lente, voire très lente (2 à 8 semaines). Il pénètre dans l'organisme par les voies respiratoires. Le bacille de Koch signe le diagnostic de tuberculose. On le recherche tout d'abord à l'examen direct des crachats ou d'autres liquides biologiques, mais aussi de tissus, aux sites de l'infection. L'examen direct est positif en cas de très forte densité bactérienne. Lorsque l'examen direct des crachats est positif, on considère que le patient est contagieux.

La culture est indispensable pour confirmer ou affirmer que le BAAR est un bacille de Koch. La culture classique sur milieu solide de Löwenstein-Jensen, positive en 3 à 6 semaines, peut être désormais remplacée par une culture en milieu liquide, plus rapide (7 à 10 jours).

→ VOIR Tuberculose.

## Köenen (tumeur de)

Tumeur cutanée bénigne.

Cette tumeur caractérise la sclérose tubéreuse de Bourneville, maladie héréditaire comportant des tumeurs d'origine cutanée et nerveuse. En général multiples, ces tumeurs, indolores, forment de minuscules grosseurs, de la couleur de la peau, sur les côtés de l'ongle d'un ou de plusieurs orteils. Elles n'appellent pas de traitement mais assurent le diagnostic de la maladie.

## Koenig (syndrome de)

Syndrome caractérisé par une douleur abdominale localisée et dû à une affection de l'intestin grêle.

Le syndrome de Koenig traduit la distension de l'intestin grêle, qui résiste à un obstacle qui le rétrécit. Ce dernier peut être d'origine inflammatoire (maladie de Crohn), infectieuse (tuberculose), tumorale (lymphome) ou ischémique (rétrécissement consécutif à une radiothérapie). Le syndrome de Koenig se manifeste par une douleur fixe, brutale, autour de l'ombilic, qui dure de quelques secondes à quelques minutes et cède en même temps que le patient perçoit un gargouillement abdominal. La palpation abdominale révèle un ballonnement localisé au siège de la douleur et des ondulations traduisant des contractions intestinales amplifiées.

Le traitement dépend de la cause : administration d'antituberculeux ou d'anti-inflammatoires, chimiothérapie anticancéreuse ou ablation chirurgicale de la partie rétrécie.

## Koïlonychie

Anomalie des ongles, caractérisée par une forme concave ou par des fissures.

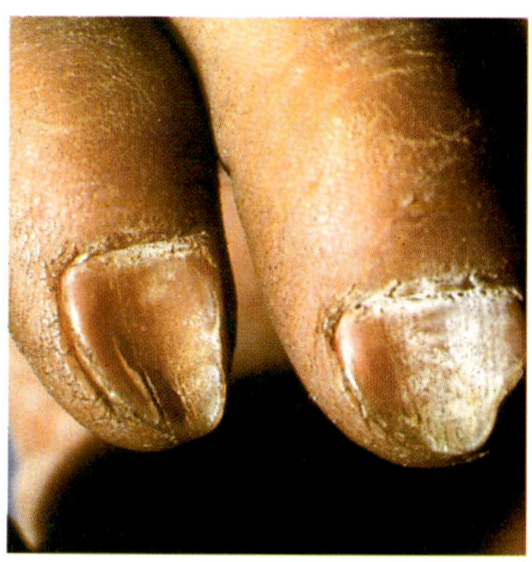

***Koïlonychie.** Les ongles sont déformés et prennent une forme concave. Ils sont fragiles et fissurés.*

La koïlonychie chez un jeune enfant peut n'avoir aucune signification pathologique ou provenir d'anomalies héréditaires. Chez l'adulte, elle peut être due soit à des traumatismes physiques ou chimiques répétés (chez les ménagères et les coiffeurs), soit à une maladie dermatologique (sclérodermie, lichen, pelade), sanguine (anémie, polyglobulie) ou hormonale (maladie de l'hypophyse, de la thyroïde), ou bien encore provenir d'une carence en vitamine B ou d'une anomalie du métabolisme du fer (hémochromatose). On observe soit une déformation d'un ou de plusieurs ongles en cuvette, soit une ligne ou une fissure médiane longitudinale séparant l'ongle en deux moitiés. Le seul traitement est celui de la cause.

## Koplick (signe de)

Signe avant-coureur de la rougeole.

Le signe de Koplick apparaît vers la 36$^{e}$ heure de la phase d'invasion avant les symptômes caractéristiques de la maladie. Il se traduit par un semis de taches blanc bleuâtre, reposant sur un fond érythémateux (rougeur du tégument) et apparaissant à la face interne des joues au niveau des prémolaires. Ce signe, associé à un encombrement respiratoire avec toux, précède l'éruption caractéristique de la rougeole.

## Korsakoff (syndrome de)

Ensemble de troubles psychiques caractérisé par la perte de la mémoire immédiate, une désorientation temporelle, de fausses reconnaissances et une fabulation. SYN. *Encéphalopathie de Korsakoff.*

Le syndrome de Korsakoff est dû à une atteinte bilatérale d'une région du cerveau (le circuit hippocampo-mamillo-thalamique), en général consécutive à une carence en vitamine B1 (thiamine), causée par un alcoolisme chronique. Le syndrome de Korsakoff peut aussi être dû à une encéphalite herpétique ou à une ablation chirurgicale de l'hippocampe. Il peut enfin être une séquelle de l'encéphalopathie de Gayet-Wernicke (causée aussi par l'alcoolisme chronique), non traitée ou traitée trop tardivement, mais également une conséquence de traumatismes crâniens.

#### SYMPTÔMES ET SIGNES

Les symptômes consistent en une amnésie grave (perte de mémoire), une apathie et une désorientation. Le signe principal est une déficience de la mémoire. La mémoire immédiate est plus affectée que la mémoire des faits anciens, les malades étant souvent incapables de se souvenir de ce qu'ils ont fait quelques minutes auparavant. Les autres signes sont une absence de conscience du trouble, des fabulations (si on lui demande ce qu'il a fait aujourd'hui, le sujet invente) et de fausses reconnaissances (le sujet croit reconnaître des personnes qu'il n'a jamais vues) cherchant à compenser l'amnésie.

#### TRAITEMENT ET PRONOSTIC

L'encéphalopathie de Gayet-Wernicke, qui précède souvent le syndrome de Korsakoff, constitue une urgence médicale. Même si le diagnostic n'est que présumé, on donne immédiatement de fortes doses de thiamine par voie intraveineuse. Grâce à ce traitement, les symptômes sont réversibles en quelques heures.

En l'absence de traitement rapide, le sujet sombre dans le syndrome de Korsakoff, généralement irréversible, qui provoque un handicap permanent du fait d'importantes pertes de mémoire entraînant l'obligation d'une surveillance continuelle.

L'évolution de la maladie est très lente et le pronostic est très mauvais.

## Kraske (opération de)

Opération qui permet d'accéder au rectum par l'ablation des dernières vertèbres sacrées et du coccyx.

L'opération de Kraske est indiquée pour enlever les tumeurs bénignes siégeant sur la partie moyenne de la paroi de l'ampoule rectale et inaccessibles par voie endoscopique. Pratiquée sous anesthésie générale, elle nécessite une hospitalisation d'une dizaine de jours. C'est une intervention de moyenne gravité, dont le risque principal est une mauvaise cicatrisation cutanée.

## Kraurosis de la vulve

Localisation aux organes génitaux externes de la femme d'une affection dermatologique, le lichen scléro-atrophique.

Le kraurosis de la vulve survient dans la plupart des cas après la ménopause et semble lié à des anomalies de sécrétion des hormones ovariennes (œstrogènes, progestérone). Il se caractérise par des lésions blanchâtres qui provoquent l'atrophie des petites lèvres et un rétrécissement de l'orifice vulvaire. Ces lésions sont responsables de démangeaisons et de fissures qui rendent les rapports sexuels douloureux. L'évolution d'un kraurosis vers le cancer de la vulve est rare mais possible. Le traitement par l'hormonothérapie locale (crèmes et pommades aux hormones androgènes et aux corticostéroïdes) est efficace. Une petite intervention chirurgicale spécialisée, la vulvopérinéoplastie, consistant à élargir l'orifice vulvaire, permet la normalisation des rapports sexuels.

## Krebs (cycle de)

Enchaînement de réactions chimiques dans la cellule ayant pour effet la production d'énergie à partir des glucides.

Le cycle de Krebs, du nom de sir H.A. Krebs, biochimiste anglais qui le découvrit (1937), est aussi appelé cycle citrique ou cycle tricarboxylique. Il fait essentiellement suite à la glycolyse (début de la dégradation du glucose).

Le cycle de Krebs commence par la réunion de l'acide acétique et de l'acide oxaloacétique, qui forme de l'acide citrique. Ce dernier subit alors une suite de réactions chimiques qui aboutissent à la formation d'acide oxaloacétique. Lors du cycle de Krebs se libèrent, d'une part, des atomes d'hydrogène (provenant de l'acide citrique), d'autre part deux atomes de carbone. Tandis que les premiers se lient à des substances appelées cytochromes durant une nouvelle série de réactions productrices d'énergie, les seconds se transforment chacun en une molécule de gaz carbonique.

## Krukenberg (tumeur de)

Tumeur maligne de l'ovaire qui correspond à une métastase d'un cancer de l'estomac.

La tumeur de Krukenberg, très rare puisqu'elle représente de 1 à 2 % des cancers de l'ovaire, touche la femme entre 35 et 50 ans. Cette tumeur, le plus souvent sans symptôme, est découverte, par examen clinique et par échographie, après la mise en évidence d'un cancer de l'estomac.

#### TRAITEMENT ET PRONOSTIC

Le traitement, chirurgical, consiste en une hystérectomie totale (ablation de l'utérus) et en une annexectomie bilatérale (ablation des trompes utérines et des ovaires). À l'inverse, si l'analyse d'une tumeur ovarienne révèle une tumeur de Krukenberg, il faut rechercher un cancer de l'estomac grâce à une fibroscopie digestive avec biopsie. Le traitement chirurgical peut être complété par une chimiothérapie. Le pronostic demeure réservé.

## Kupffer (cellule de)

Cellule du foie participant à l'absorption des nutriments.

Les cellules de Kupffer forment 30 % de toutes les cellules hépatiques. Situées en bordure des capillaires sinusoïdes (petits vaisseaux drainant le sang dans le foie), elles font partie des cellules dites réticuloendothéliales, dotées de capacités macrophagiques, c'est-à-dire d'absorption des nutriments. Les cellules de Kupffer peuvent être lésées lors de maladies de surcharge comme l'hémochromatose.

## Kuru

Maladie du système nerveux, de la famille des encéphalopathies spongiformes subaiguës, due à un prion.

Cette infection du cerveau, progressive et mortelle, affectait certaines populations de Nouvelle-Guinée qui pratiquaient autrefois le cannibalisme.

#### CAUSES

Le kuru est dû à un agent infectieux dit non conventionnel, un prion (ni bactérie ni virus), qui infecte le cerveau. Il se transmet aux individus par consommation de cerveaux humains infectés. Il est également transmissible au chimpanzé.

#### SYMPTÔMES ET SIGNES

Aucun signe de maladie n'apparaît pendant des mois ou des années après la contamination alimentaire. L'incubation peut durer 30 ans. La maladie se manifeste par un syndrome cérébelleux (atteinte du cervelet), des troubles de la marche, une absence de coordination des mouvements, un tremblement du corps et, finalement, une démence. L'évolution est mortelle en quelques mois.

#### TRAITEMENT ET PERSPECTIVE

Le traitement est inconnu. Le kuru a presque disparu car la consommation rituelle de cerveau humain a cessé d'être pratiquée.

→ VOIR **Creutzfeldt-Jakob (maladie de), Encéphalopathie spongiforme subaiguë transmissible.**

## Kveim (intradermoréaction de)

Test servant au diagnostic de la sarcoïdose, maladie caractérisée par la dissémination de granulomes (amas inflammatoires microscopiques) dans l'organisme.

L'intradermoréaction de Kveim consiste à injecter au sujet, par voie sous-cutanée, une substance provenant d'organes d'un malade atteint de sarcoïdose. Cinq semaines plus tard, on pratique une biopsie de la peau au point d'injection afin d'y rechercher des granulomes caractéristiques. Ce test n'a cependant qu'une utilité relative.

## Kwashiorkor

Forme de malnutrition de l'enfant résultant d'une alimentation pauvre en protéines, les besoins caloriques globaux pouvant être par ailleurs couverts.

Le kwashiorkor sévit dans tous les pays en voie de développement, en particulier en Afrique tropicale et équatoriale, et touche les enfants entre 6 mois et 3 ans, au moment du sevrage. En effet, le lait maternel apporte une alimentation équilibrée, riche en protéines. Après le sevrage, l'enfant adopte la nourriture des adultes, essentiellement végétale (bouillie de céréales, de tubercules ou de bananes plantains) et pauvre en protéines. Or, à cette période, l'enfant a de gros besoins en protéines pour sa croissance et son développement musculaire. Le kwashiorkor s'associe souvent à une déficience en certains minéraux (fer, zinc) et en vitamines.

#### SYMPTÔMES ET DIAGNOSTIC

Le kwashiorkor se manifeste par une apathie et une anorexie, une pâleur, un œdème des membres inférieurs, un retard de croissance, une fonte musculaire, un ballonnement abdominal avec augmentation de volume du foie par stéatose (surcharge graisseuse), des troubles psychomoteurs et des lésions cutanées. Le diagnostic repose sur l'examen de l'enfant ; les dosages sanguins révèlent une anémie et un déficit en albumine.

#### ÉVOLUTION ET TRAITEMENT

En l'absence de traitement, l'évolution est mortelle ; de plus, l'enfant est particulièrement sensible aux infections (tuberculose, paludisme, diarrhée infectieuse). Le traitement fait appel à la réintroduction progressive des protéines dans l'alimentation et à la surveillance de l'enfant. Toutefois, la mortalité des enfants atteints de formes avancées de la maladie n'est pas négligeable.

## Kyasanur (maladie de la forêt de)

Maladie infectieuse (arbovirose) due à un *Flavivirus*, observée dans le sud de l'Inde.

La maladie de Kyasanur est une fièvre hémorragique transmise à l'homme par une tique. Elle provoque une fièvre et un état grippal et peut entraîner une encéphalite ou prendre une forme hémorragique (hématomes, saignements de nez, vomissements de sang, hémorragies digestives). Il n'existe pas de traitement en dehors de celui des symptômes (transfusion). Le pronostic est réservé.

## Kyste

Cavité pathologique située dans un organe ou dans un tissu, contenant une substance liquide, molle ou plus rarement solide, et limitée par une paroi qui lui est propre.

# Kyste

**Les kystes sont des tumeurs bénignes, congénitales ou acquises, contenant le plus souvent de l'air ou du liquide. Visibles à l'œil nu lorsqu'ils sont superficiels, ils apparaissent sur les clichés radiologiques ou échographiques lorsqu'ils sont profonds. Le cas échéant, une ponction confirme le diagnostic.**

Tous les organes peuvent renfermer des kystes dus à une malformation ; ces kystes, souvent uniques, parfois multiples, prennent volontiers l'aspect d'une grosseur (kyste bronchogénique du poumon, polykystose rénale). Il existe également des kystes qui apparaissent au cours de la vie, comme les kystes du rein ou les kystes de l'ovaire. Certains kystes se développent dans le foie, le cerveau ou la paroi intestinale à l'occasion de maladies parasitaires comme l'échinococcose uniloculaire (kyste hydatique).

Les kystes peuvent perturber le fonctionnement d'un organe, en comprimant celui-ci, ou entraîner un préjudice esthétique. Généralement, ils sont traités soit par une ponction à l'aiguille, soit par l'ablation chirurgicale.

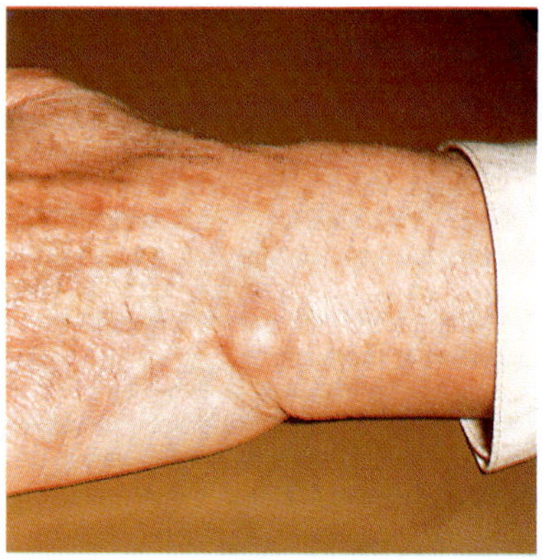

*Le kyste synovial, bénin, se forme aux dépens de la gaine synoviale qui entoure les tendons et facilite leur glissement.*

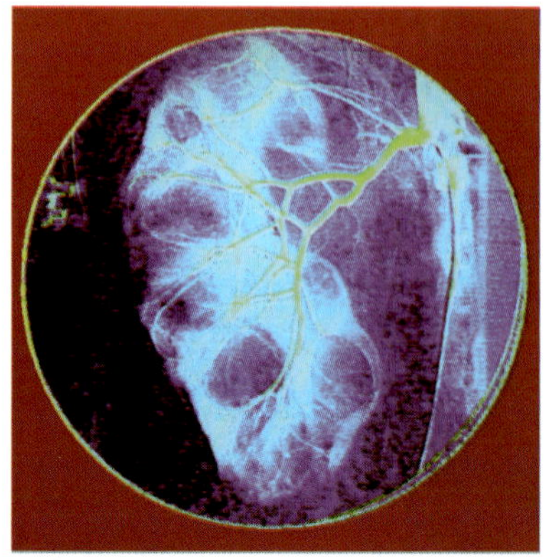

*Polykystose du rein : de nombreux kystes (en bleu foncé) se développent dans le tissu rénal (en bleu clair).*

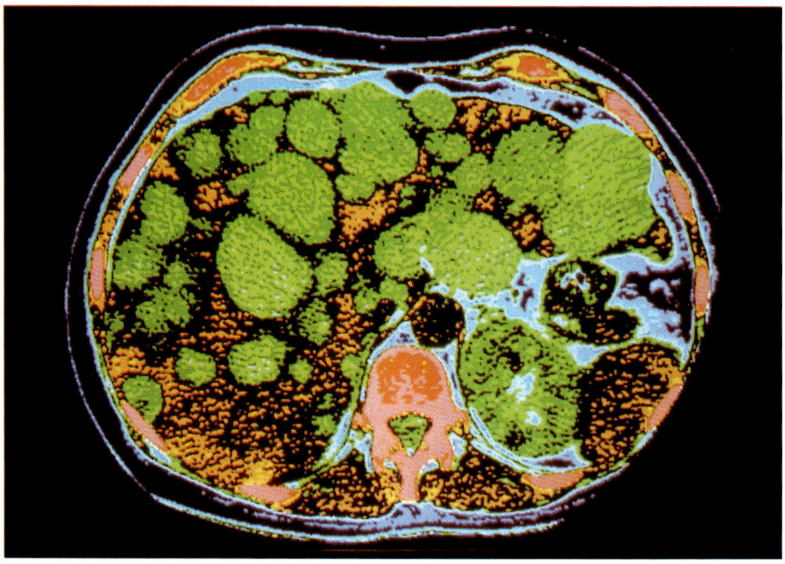

*De nombreux kystes (en vert) du foie et du rein sont visibles, au scanner, sur cette coupe transversale de l'abdomen.*

## Kyste branchial

Malformation congénitale siégeant sur le cou, résultant d'un défaut de comblement des arcs branchiaux (replis de tissu à l'origine des mandibules et du cou) de l'embryon. SYN. *kyste du cou.*

Le défaut de comblement peut se traduire par une fistule mettant en relation la peau et le pharynx, par des fistules borgnes (se terminant en cul-de-sac) et par un ou plusieurs kystes se développant sur le trajet de la fistule.

Un kyste branchial forme une masse ronde de quelques millimètres, localisée assez superficiellement pour que l'on puisse la sentir à la palpation.

- **Sur les côtés du cou,** le kyste provient de la deuxième poche branchiale ; l'absence de fermeture se traduit par une fistule se dilatant par endroits pour former des kystes. Ceux-ci augmentent souvent de volume lors d'une infection du pharynx.
- **Sur la face antérieure et sur la ligne médiane du cou,** le kyste a pour origine une dilatation du canal thyréoglosse, organe situé entre la glande thyroïde et la base de la langue ; cette dilatation, normalement, disparaît à la naissance. Ce kyste est mobile lors de la déglutition.

Le traitement d'un kyste branchial est l'ablation chirurgicale, réalisée dès que le kyste a été diagnostiqué, le plus souvent dès la naissance.

## Kyste hydatique

→ VOIR Échinococcose uniloculaire.

## Kystectomie

Ablation chirurgicale d'un kyste.

## Kystoduodénostomie

Opération chirurgicale consistant à aboucher un faux kyste, situé dans la tête du pancréas, au duodénum.

Un kyste est qualifié de faux lorsqu'il n'est pas limité par un revêtement propre (épithélium). Le faux kyste pancréatique, dû à une inflammation (pancréatite) aiguë ou chronique, peut occasionner des douleurs, comprimer le duodénum, et risque de se rompre et de se vider dans la cavité abdominale. La kystoduodénostomie consiste à créer une communication, par une petite brèche, entre le kyste et la lumière de la partie initiale de l'intestin grêle (duodénum). Elle permet l'évacuation des sécrétions, et l'affaissement du faux kyste. C'est une intervention peu courante.

## Kystogastrostomie

Opération chirurgicale consistant à aboucher un faux kyste du pancréas à l'estomac.

La kystogastrostomie a les mêmes indications et les mêmes principes techniques que la kystoduodénostomie, à cette différence près que le faux kyste du pancréas est, dans ce cas, drainé dans l'estomac. Elle peut être réalisée par voie endoscopique, transgastrique ou sous vidéoendoscopie.

## Kystojéjunostomie

Opération chirurgicale consistant à aboucher un faux kyste du pancréas au jéjunum (deuxième portion de l'intestin grêle).

La kystojéjunostomie a les mêmes indications que la kystoduodénostomie et applique les mêmes principes techniques, à cette différence près que le faux kyste du pancréas n'est pas, dans ce cas, drainé dans le duodénum mais dans le jéjunum.

## Kystostomie

Opération chirurgicale consistant à aboucher un kyste à la peau.

Une kystostomie se pratique pour traiter certains kystes abdominaux que le chirurgien n'arrive pas à enlever. Elle consiste soit à suturer directement à la peau une petite ouverture pratiquée dans le kyste, soit à relier le kyste à la peau à l'aide d'un drain. En permettant de drainer le kyste, dont le contenu est recueilli dans une poche, elle empêche que celui-ci ne se reforme. À la longue, un kyste ainsi traité finit par disparaître.

# L

## Labile

Susceptible de subir des modifications. SYN. *fluctuant, instable.*

En psychologie, une humeur labile désigne un état d'instabilité émotionnelle.

En cardiologie, une hypertension artérielle labile est une pression artérielle qui varie et est tantôt normale, tantôt supérieure aux limites admises pour une tension normale.

## Labyrinthe

Ensemble de cavités situées dans le rocher (partie profonde de l'os temporal) et constituant l'oreille interne. (P.N.A. *labyrinthus*) Le labyrinthe comprend le vestibule, organe de l'équilibre, et la cochlée, organe de l'audition.

## Labyrinthite

Inflammation d'une cavité de l'oreille interne, le labyrinthe.

**CAUSES**

Une labyrinthite est le plus souvent due à une infection virale (oreillons, rougeole, grippe ou mononucléose infectieuse) ou bactérienne (otite mal traitée). L'infection peut aussi atteindre l'oreille interne par voie sanguine. Plus rarement, une labyrinthite peut compliquer un traumatisme crânien.

**SIGNES ET SYMPTÔMES**

Une labyrinthite provoque surtout des vertiges, car l'oreille interne contrôle l'équilibre. Elle peut se manifester aussi par des nausées, des mouvements involontaires des globes oculaires, des sifflements et des bourdonnements d'oreille, une baisse de l'audition.

**TRAITEMENT**

Une labyrinthite virale guérit spontanément, mais ses symptômes sont atténués par le traitement de sa cause. Une labyrinthite bactérienne demande un traitement médical rapide et énergique (antibiotiques) ou chirurgical, sinon des complications graves (surdité définitive, méningite) pourraient survenir.

## Lacan (Jacques)

Médecin et psychanalyste français (Paris 1901 - *id.* 1981).

Après sa thèse de doctorat en médecine, *De la psychose paranoïaque dans ses rapports avec la personnalité* (1932), il prend rang dans la psychanalyse française. Il prône le retour à Freud, dont il interprète l'œuvre à la lumière de la linguistique contemporaine. Enseignant pendant dix ans à l'hôpital Sainte-Anne à Paris, puis à l'École pratique des hautes études, il démissionne de la Société psychanalytique de Paris et devient l'un des fondateurs de la Société française de psychanalyse. Il crée en 1963 l'École freudienne de Paris, qu'il dissout en 1980 devant l'échec de sa tentative. Il a publié des *Écrits* et son *Séminaire.*

## Lacet (test ou signe du)

Examen permettant une évaluation de la résistance ou de la fragilité des vaisseaux capillaires sanguins.

Le test du lacet consiste à appliquer une pression de 100 millimètres de mercure au niveau du bras, pendant 5 minutes, à l'aide d'un sphygmomanomètre (brassard de prise de tension artérielle), en bloquant la circulation veineuse mais sans entraver la circulation artérielle. L'accumulation de sang qui en résulte (stase sanguine) provoque l'apparition de pétéchies (petites taches rouges) traduisant l'épanchement de globules rouges hors des vaisseaux, consécutif à l'augmentation de la pression intravasculaire. En comptant le nombre de ces pétéchies au pli du coude, sur l'avant-bras et sur la main, on évalue le degré de fragilité des capillaires. Un nombre élevé peut être le signe d'une fragilité anormale des capillaires ou indiquer une diminution du nombre des plaquettes.

## Lacrymal (appareil)

Ensemble des organes qui sécrètent et excrètent les larmes et le film lacrymal.

**STRUCTURE**

■ **L'appareil lacrymal sécréteur** comporte la glande lacrymale principale, qui est située en arrière du bord supérieur de l'orbite, à l'angle externe, et qui assure la sécrétion lacrymale réflexe (larmes), provoquée par une vive émotion ou une irritation (vent, lumière trop forte) ; et les glandes lacrymales accessoires, situées dans la conjonctive, qui participent à l'élaboration du film lacrymal destiné à nourrir la cornée. Les glandes lacrymales sécrètent larmes et film lacrymal à partir du sang qui les alimente. Le film lacrymal qui tapisse la cornée se compose de trois couches : une couche superficielle lipidique, qui prévient l'évaporation, sécrétée par les glandes de Meibomius, situées dans les paupières ; une couche moyenne aqueuse, qui transporte l'oxygène et les éléments nutritifs sécrétés par les glandes lacrymales accessoires ; une couche profonde de mucus, sécrétée par des glandes de la conjonctive, qui répand uniformément le film lacrymal.

■ **L'appareil excréteur** comprend les points lacrymaux, petits orifices situés sur le bord libre des paupières, à l'extrémité interne de celles-ci, et les canalicules lacrymaux qui leur font suite et se dirigent en dedans, vers le sac lacrymal, situé entre l'angle interne de l'œil et la paroi nasale et relié à la cavité nasale par le canal lacrymonasal.

APPAREIL LACRYMAL

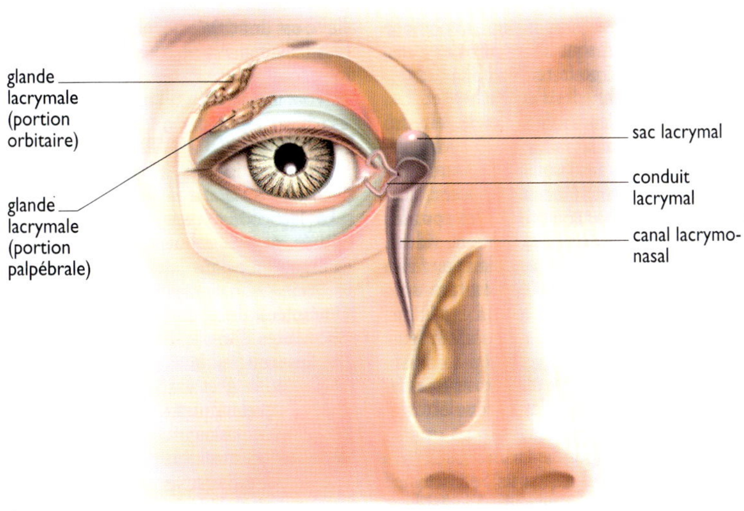

La phonation redevient possible grâce à une rééducation apprenant à effectuer des éructations que le malade s'habitue progressivement à moduler. Mais la voix ne retrouve pas entièrement ses qualités antérieures : elle est différente, d'origine œsophagienne. Des canules parlantes peuvent aussi aider le patient : ces prothèses internes sont posées lors de l'intervention ou postérieurement à celle-ci ; elles permettent de contrôler l'air provenant des poumons et, par conséquent, d'avoir une voix de sonorité plus normale que la voix œsophagienne. Le sujet continue à s'alimenter normalement par la bouche : la nourriture passe du pharynx dans l'œsophage.

**CONVALESCENCE ET PRONOSTIC**

La convalescence est sans souffrance physique. Elle dépend de l'état du sujet et des soins complémentaires que celui-ci doit recevoir (radiothérapie, chimiothérapie, etc.). Sa durée est au minimum d'un mois. Un soutien psychologique du médecin et de la famille est nécessaire auprès des sujets ayant subi une laryngectomie totale, car il est difficile de supporter la perte de la voix. Le pronostic dépend du stade de la maladie et peut varier considérablement d'un patient à un autre.

### Laryngectomie partielle

Cette opération chirurgicale consiste à enlever la portion malade d'un larynx partiellement atteint.

Elle est pratiquée quand le cancer est diagnostiqué précocement, ou quand il reste limité, et elle permet de garder le larynx.

**TECHNIQUE**

Il existe plus d'une vingtaine de techniques différentes. L'opération est faite sous anesthésie générale. L'ouverture est aussi large que pour la laryngectomie totale. Suivant l'importance de la partie du larynx enlevée et suivant l'endroit où celle-ci se situe, il peut subsister ou non une dépression en dessous de la cicatrice.

Le patient s'alimente normalement. Après une longue rééducation, il peut respirer par les voies naturelles. Il parle avec des troubles de la phonation plus ou moins importants mais conserve partiellement la voix.

**CONVALESCENCE ET PRONOSTIC**

Le déroulement de la convalescence est très variable d'une personne à une autre ; sa durée, selon les cas, s'étale de un à plusieurs mois. Le sujet peut bénéficier d'une radiothérapie. Le pronostic connaît d'énormes différences suivant le stade d'évolution et la forme du cancer.

## Laryngite

Inflammation du larynx.

Les laryngites comprennent des formes aiguës, des formes chroniques et une forme spécifique, la laryngite tuberculeuse.

### Laryngite aiguë

C'est une inflammation et un rétrécissement des voies aériennes très fréquents chez le jeune enfant de moins de 5 ans, chez lequel elle peut entraîner une gêne respiratoire, voire une asphyxie par obstruction. La maladie est beaucoup moins grave chez l'adulte, dont les voies aériennes sont trop larges pour pouvoir être obstruées.

**DIFFÉRENTS TYPES DE LARYNGITE AIGUË**

On distingue la laryngite sous-glottique, la plus fréquente, et l'épiglottite.

■ **La laryngite sous-glottique** est une inflammation de la région des cordes vocales. Elle est d'origine virale, apparaissant généralement à l'occasion d'une rhinopharyngite (association d'une rhinite et d'une inflammation du pharynx). L'enfant respire bruyamment, a surtout du mal à inspirer. Il a une toux rauque, aboyante. La voix est enrouée.

La plupart des cas sont bénins et guérissent rapidement. Les parents doivent surtout s'employer à réconforter l'enfant et, si possible, à lui apporter un air plus humide (par exemple en amenant le malade dans la salle de bains et en laissant couler l'eau chaude de la douche). En revanche, toute gêne respiratoire de l'enfant est une urgence médicale. Une fois sur place, le médecin injecte des corticostéroïdes et surveille le malade jusqu'à ce qu'il ait retrouvé une respiration normale. Si la gêne respiratoire persiste, il fait hospitaliser l'enfant.

Dans les formes immédiatement alarmantes, ou qui s'aggravent, l'enfant doit être conduit d'urgence à l'hôpital, où il sera placé sous tente à oxygène. On peut être amené, quand la gêne respiratoire est grave, à pratiquer une intubation. Dans ce cas comme dans le précédent, le traitement pourra en général être interrompu dans les 24 heures. L'enfant guérit quelques jours après.

■ **L'épiglottite** est une inflammation qui se situe au-dessus de la glotte. D'origine bactérienne, elle est plus grave que la précédente. L'enfant n'arrive pas à avaler sa salive et bave. Sa fièvre est élevée. La gêne respiratoire est intense : elle oblige l'enfant à prendre une position particulière, penchée en avant, qu'il faut respecter, car il y a un risque d'arrêt respiratoire si on allonge le malade. Le transport à l'hôpital doit être immédiat et assuré par un spécialiste de la réanimation. Le traitement est fondé sur l'intubation et sur l'injection par voie intraveineuse d'antibiotiques, qui amènent rapidement la guérison.

### Laryngite chronique

C'est une inflammation de la muqueuse du larynx très fréquente chez l'adulte. Une laryngite chronique se déclare lors d'un surmenage de la voix (souvent professionnel : chanteurs, professeurs, etc.), d'une infection locale (angine, infection dentaire, rhinopharyngite, sinusite, etc.) mais, le plus fréquemment, elle se trouve liée à une intoxication par le tabac. Certaines de ces laryngites sont des états précancéreux. Une laryngite chronique se manifeste par une voix enrouée, sourde, trop aiguë ou trop grave, parfois traînante. Le diagnostic est établi par une laryngoscopie indirecte (examen qui permet de visualiser le larynx à

**LARYNGITE**

**La laryngite est assez courante chez les jeunes enfants, chez lesquels elle peut provoquer une asphyxie par rétrécissement du larynx, et nécessite donc l'hospitalisation à la moindre alarme. Elle est moins grave chez les adultes, dont le larynx, plus large, ne peut être obstrué par l'inflammation.**

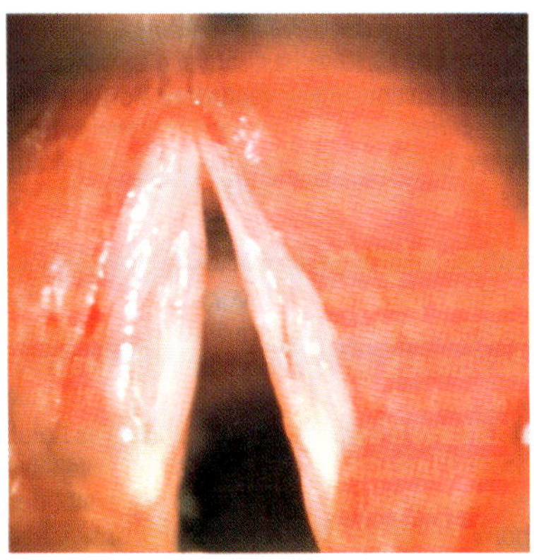

*Laryngite chronique : on observe un enduit blanchâtre dessinant un V renversé sur la muqueuse des cordes vocales.*

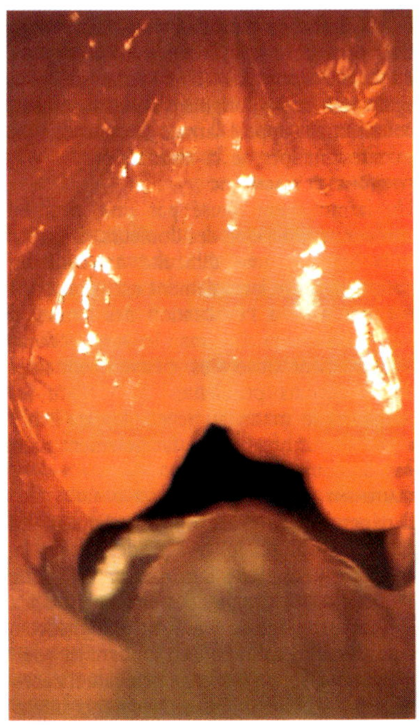

*Certaines laryngites se compliquent d'un œdème gonflant les parois du larynx et gênant de façon plus ou moins importante le passage de l'air.*

l'aide d'un miroir et d'un éclairage) ou par une fibroscopie. Le traitement est celui de la cause : des médicaments pour l'infection, une rééducation de la voix pour le surmenage et un sevrage pour le tabagisme. Une laryngite chronique doit être surveillée régulièrement pour dépister le plus tôt possible une éventuelle apparition d'un cancer du larynx.

**Laryngite tuberculeuse**
C'est une affection rare, toujours associée à une tuberculose pulmonaire. Elle se manifeste par une altération de la voix, voire une gêne respiratoire. Pour établir le diagnostic, le médecin pratique une laryngoscopie indirecte et fait rechercher le bacille de Koch dans la salive, l'expectoration ou les urines. Par ailleurs, une radiographie thoracique permet de détecter la tuberculose pulmonaire. Le traitement consiste à prendre des médicaments antituberculeux.

## Laryngocèle
Hernie du larynx.

Un laryngocèle est une petite poche emplie d'air. Il peut être consécutif à une déformation de la paroi laryngée, en saillie à l'intérieur du larynx ou bien à l'extérieur sous la peau. Il peut aussi provenir d'une malformation congénitale. Un laryngocèle n'engendre ni douleur ni gêne. Si, en raison d'une forme particulière de la poche, des aliments y stagnent, l'haleine peut être fétide et il est possible alors qu'un phénomène de régurgitation apparaisse. Le laryngocèle est découvert souvent par hasard, lors d'un examen, et ne se traite pas. Les formes trop volumineuses peuvent être opérées.

## Laryngopharyngographie
Examen radiologique des voies aérodigestives supérieures, larynx (laryngographie) et pharynx (pharyngographie).

Le médecin propose une laryngopharyngographie à un patient quand il suspecte une anomalie, une tumeur, un rétrécissement du larynx, une inflammation ou la présence d'un diverticule dans la région du larynx ou du pharynx. Actuellement, l'endoscopie est souvent réalisée en première intention.

**PRÉPARATION ET DÉROULEMENT**
Un produit de contraste iodé hydrosoluble est pulvérisé sur les muqueuses. Une fois que ce produit a bien imprégné les muqueuses, le radiologue prend plusieurs clichés. Ceux-ci sont pris sous différents angles, le patient, debout ou assis, ayant tantôt la bouche ouverte, tantôt la bouche fermée.

**CONTRE-INDICATIONS**
Si le patient est allergique à l'iode, un traitement antihistaminique (contre l'allergie) et des corticostéroïdes sont prescrits trois jours avant l'examen afin d'éviter toute irritation locale ou un éventuel choc anaphylactique.

**RÉSULTATS ET EFFETS INDÉSIRABLES**
Les clichés sont développés tout de suite et les résultats sont connus immédiatement. Aucun effet secondaire n'est à redouter.

La laryngopharyngographie peut être complétée par un scanner et par l'imagerie par résonance magnétique (I.R.M.).

### LARYNGOSCOPIE

**Il est possible d'observer le larynx par laryngoscopie indirecte, à l'aide d'un petit miroir introduit au fond de la bouche. La laryngoscopie directe consiste, quant à elle, à introduire dans la gorge du patient un fibroscope, tube semi-rigide muni d'un système optique et parfois d'instruments chirurgicaux, ce qui permet non seulement d'examiner le larynx mais aussi, le cas échéant, de réaliser immédiatement des actes chirurgicaux.**

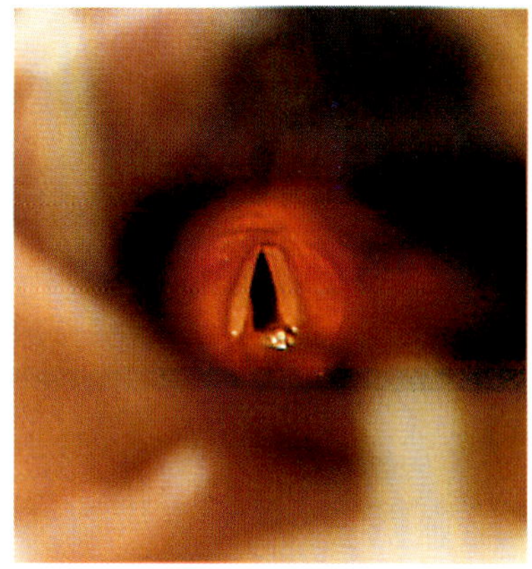

*La laryngoscopie directe, pratiquée sous anesthésie générale, permet l'observation des cordes vocales (en forme de V renversé, de couleur rose) et, autour d'elles, de la partie supérieure de la muqueuse du larynx (en rouge).*

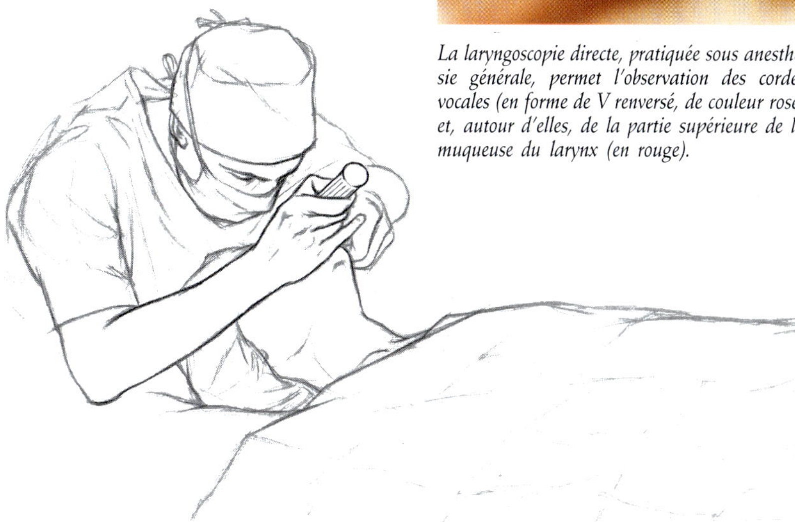

## Laryngoscopie
Examen permettant de visualiser le larynx.

La laryngoscopie est un examen pratiqué en cas de dysphonie (modification anormale du timbre de la voix : voix rauque, cassée, etc.), de troubles de la déglutition, de douleurs du pharynx ou de difficultés respiratoires.

**TECHNIQUES**
■ **La laryngoscopie indirecte** est la technique de visualisation du larynx la plus simple. Elle se fait lors d'une consultation chez le médecin. Le patient est assis, le médecin est placé en face de lui, un éclairage sur le front. Le patient ouvre la bouche et le médecin lui fait tirer la langue. Il introduit un petit miroir au fond de la bouche et regarde la base de la langue, le pharynx, l'épiglotte, les cordes vocales et les premiers anneaux de la trachée. Il demande au patient de prononcer une voyelle pour faire vibrer les cordes vocales.
■ **La laryngoscopie directe** est une technique de visualisation du larynx beaucoup plus complexe, sous anesthésie générale. Un fibroscope, c'est-à-dire un tube contenant un système optique et un éclairage, est introduit par la bouche jusqu'au larynx. Des instruments miniaturisés à l'extrémité du laryngoscope ou un rayonnement laser permettent de réaliser immédiatement des actes chirurgicaux si l'examen en révèle la nécessité. Si l'appareil est fixé à une table afin de laisser à l'examinateur les deux mains libres, on parle alors de laryngoscopie en suspension.
→ VOIR Fibroscopie.

## Laryngospasme
Contraction brusque des muscles du larynx, provoquant son occlusion par accolement des cordes vocales. SYN. *spasme du larynx.*

Un laryngospasme peut apparaître au cours d'une affection du larynx (laryngite) ou d'une crise de tétanie, particulièrement chez le jeune enfant. Il est responsable d'une gêne respiratoire aiguë, aboutissant parfois au coma. En attendant le médecin ou les services d'urgence, les parents peuvent ventiler l'enfant en pratiquant le bouche-à-bouche, le jeune patient étant couché sur le dos, le cou en hyperextension. Le traitement en urgence est celui des symptômes (oxygénothérapie, assistance respiratoire), associé à celui de la cause. En raison de la gravité du laryngospasme, toute maladie de la sphère O.R.L. qui pourrait le provoquer doit être prise en charge et soignée.

## Laryngotomie
Ouverture chirurgicale du larynx, sur tout ou partie de sa hauteur. SYN. *thyrotomie.*

Une laryngotomie est pratiquée sous anesthésie générale. Elle permet d'explorer le larynx et d'établir un diagnostic. C'est souvent le premier temps d'une opération chirurgicale plus complexe sur le larynx (ablation d'une tumeur, etc.).

## Larynx

Organe de la phonation, situé dans le cou, entre le pharynx et la trachée. (P.N.A. *larynx*)

**STRUCTURE**

■ **Dans sa forme extérieure,** le larynx est une sorte de cylindre creux, situé en avant de l'hypopharynx (partie inférieure du pharynx), relié aux organes voisins par des muscles. Onze cartilages, dont les principaux sont au nombre de cinq, lui confèrent sa forme et sa rigidité.

Le cartilage thyroïde est le plus volumineux d'entre eux. Il est formé de deux lames symétriques, chacune en forme de quadrilatère, qui s'unissent en avant, dessinant un angle saillant visible sous la peau et communément appelé pomme d'Adam. L'épiglotte, ou cartilage épiglottique, est une lamelle de cartilage élastique à peu près verticale, située au-dessus du cartilage thyroïde, en arrière de la langue. Le cartilage cricoïde a la forme d'une bague à chaton, étroit devant, plus large à l'arrière. Les aryténoïdes sont deux petits cartilages mobiles posés sur le cartilage cricoïde, un à droite, un à gauche, en forme de petite masse triangulaire. Sur eux s'attachent, en arrière, les deux replis des cordes vocales, qui font aussi partie intégrante du larynx.

■ **Dans sa forme intérieure,** le larynx comprend trois parties, ou étages. L'étage supérieur, ou sus-glottique, est à la hauteur de l'épiglotte et sa cavité s'appelle le vestibule du larynx. L'étage moyen se situe au niveau de la glotte (cavité entre les cordes vocales). L'étage inférieur est la partie sous-glottique. La paroi du larynx est tapissée de muscles recouverts d'une fine muqueuse.

**FONCTIONNEMENT**

Lorsqu'on émet un son, l'air expiré par la trachée fait vibrer les cordes vocales, produisant un son laryngien : les cavités de résonance du nez et du pharynx en assurent la modulation. Dans la déglutition, les deux cordes vocales se ferment, l'épiglotte se rabat en arrière pour boucher l'accès à la trachée afin que la nourriture passe de la cavité buccale à l'œsophage sans pénétrer dans les voies pulmonaires. Dans la respiration, les cordes vocales s'écartent et le cartilage épiglottique se relève, permettant le passage de l'air inspiré dans les bronches et de l'air expiré vers le pharynx, puis vers les fosses nasales ou la cavité buccale. Les mouvements du larynx sont assurés par des muscles, commandés par le nerf laryngé inférieur, ou nerf récurrent. Sa sensibilité est assurée par le nerf laryngé supérieur.

**EXAMENS**

La laryngoscopie indirecte (au miroir) et la laryngoscopie directe, ou fibroscopie (utilisant un appareil optique introduit par une narine), permettent de visualiser le larynx lors d'une consultation. D'autres examens complémentaires comme la laryngopharyngographie, le scanner ou l'imagerie par résonance magnétique sont parfois pratiqués.

**PATHOLOGIE**

Les affections du larynx sont fréquentes. Généralement, les signes en sont un enrouement, caractéristique de troubles du fonctionnement des cordes vocales, des douleurs, une gêne respiratoire, une toux. Le larynx peut être le siège de maladies infectieuses ou virales (laryngite, essentiellement), de paralysies (soit par maladie neurologique, soit par compression des nerfs par une tumeur) ou de maladies chroniques.

Les maladies chroniques les plus fréquentes sont dues à des tumeurs. Celles-ci peuvent être bénignes (polypes, kystes, nodules développés sur les cordes vocales, etc.) ou malignes (cancer du larynx).

LARYNX

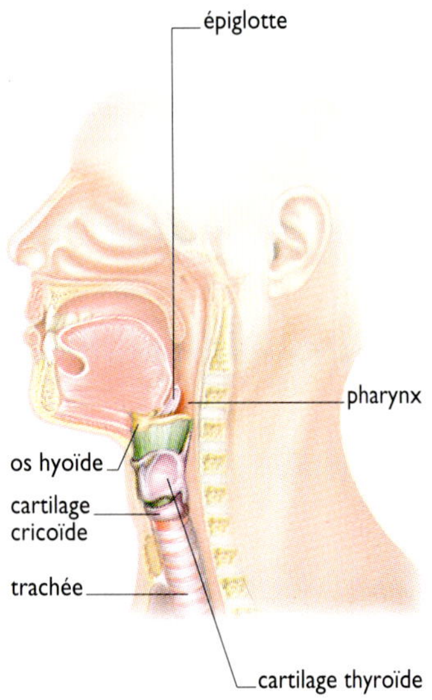


## Larynx (cancer du)

Tumeur maligne se développant sur la paroi du larynx.

**CAUSES ET FRÉQUENCE**

Le cancer du larynx est le cancer des fumeurs. Il résulte d'une intoxication prolongée par le tabac, facteur cancérigène direct. Les personnes qui sont atteintes d'un cancer du larynx ont fumé en moyenne dans leur vie 380 kilogrammes de tabac. Si le sujet boit aussi de l'alcool, le risque est considérablement augmenté. Les hommes sont beaucoup plus touchés que les femmes. Le cancer du larynx se déclare généralement à un âge situé entre 40 et 60 ans.

**SYMPTÔMES ET DIAGNOSTIC**

Le signe le plus précoce est une altération de la voix : la voix est cassée ou enrouée. Puis apparaissent une gêne respiratoire et un gonflement d'un ou de plusieurs ganglions lymphatiques du cou. Le cancer est parfois découvert lors d'une consultation pour une laryngite chronique. Le diagnostic est suspecté par la laryngoscopie indirecte (examen du larynx à l'aide d'un miroir) puis confirmé par les biopsies effectuées sous laryngoscopie directe.

**TRAITEMENT**

Il se module en fonction du siège de la tumeur, de sa taille et de l'atteinte éventuelle des ganglions. Trois traitements sont employés soit séparément, soit en association : la chirurgie, la radiothérapie et la chimiothérapie dans les cas les plus avancés. L'acte chirurgical est la laryngectomie (ablation du larynx), partielle ou totale, qui entraîne des perturbations de la respiration, de la phonation (nécessitant une rééducation) et parfois de l'alimentation. La surveillance doit être poursuivie pendant des dizaines d'années après le traitement.

**PRONOSTIC**

Il est généralement bon quand le cancer du larynx est dépisté à temps. Aussi toute altération persistante de la voix doit-elle conduire à une consultation médicale et à un examen spécialisé par un oto-rhino-laryngologiste.

## Laser

Appareil produisant un faisceau étroit de rayonnement lumineux spatialement et temporellement cohérent. De l'anglais *laser*, acronyme de *Light Amplification by Stimulated Emission of Radiation* (amplification de lumière par émission stimulée de rayonnement). Le rayonnement électromagnétique (libération de photons) est obtenu par stimulation d'atomes soit de gaz ($CO_2$, argon), soit de terres rares en solution (yttrium).

■ **Le laser à gaz carbonique, ou laser $CO_2$,** volatilise les tissus sur lesquels il est appliqué. Il peut agir de deux manières sur les lésions : les volatiliser par effet thermique pur ou les découper soigneusement, comme avec un bistouri à lame ; dans ce cas, on les laisse ensuite se cicatriser ou bien on les suture. La rapidité du traitement par laser à gaz carbonique et l'absence de saignement en sont les principaux avantages.

■ **Le laser argon** agit par photocoagulation au moyen de petites brûlures localisées. Il émet une lumière rouge qui est absorbée par les structures vasculaires de la peau. Très utilisé en dermatologie pour le traitement des angiomes plans, des angiomes stellaires, de la couperose et des télangiectasies, il l'est également en ophtalmologie (prévention du décollement de rétine, glaucome chronique à angle ouvert, dégénérescences maculaires). Le laser argon présente une faible puissance, ce qui restreint son utilisation.

■ **Le laser YAG** agit en sectionnant. Il émet des impulsions très brèves (inférieures au milliardième de seconde), ne produisant que peu de chaleur mais à effet mécanique de bistouri. Il s'utilise en ophtalmologie, dans la chirurgie de la cataracte pour les opacifications secondaires de la capsule cristallinienne, en pneumologie et en gastroentérologie pour détruire des tumeurs obstructives.

■ **Le laser Excimer** agit par photoablation. Il est utilisé dans le traitement de la myopie et de certaines opacités cornéennes superficielles.

**INDICATIONS**

Les applications du laser sont très diverses.

■ **En dermatologie,** il sert à détruire certaines tumeurs cutanées et des taches pigmentées.

■ **En gastroentérologie,** le laser est utilisé pour pulvériser des calculs du canal cholédo-

**Technique récente, le laser a de multiples utilisations médicales. Utilisé seul ou couplé à un biomicroscope, il permet notamment, grâce à l'énergie condensée de son faisceau lumineux, de détruire des tumeurs sans léser les tissus proches, de couper des tissus tout en les cautérisant, de supprimer des anomalies cutanées, de pulvériser des calculs ou encore de traiter de nombreuses affections oculaires (décollement de rétine surtout).**

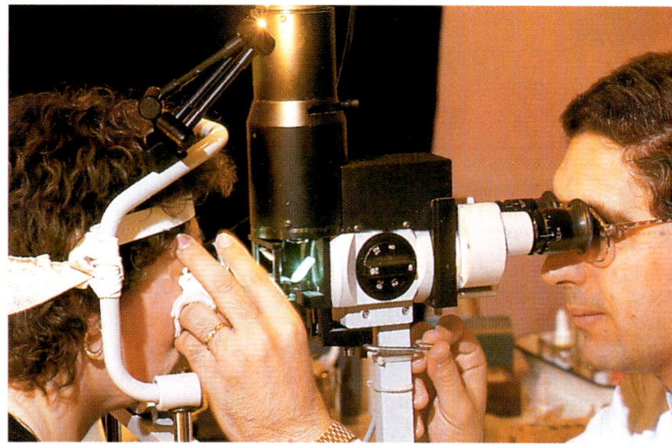

*En ophtalmologie : réparation de zones rétiniennes présentant des dégénérescences ou des déchirures afin de prévenir le décollement de la rétine.*

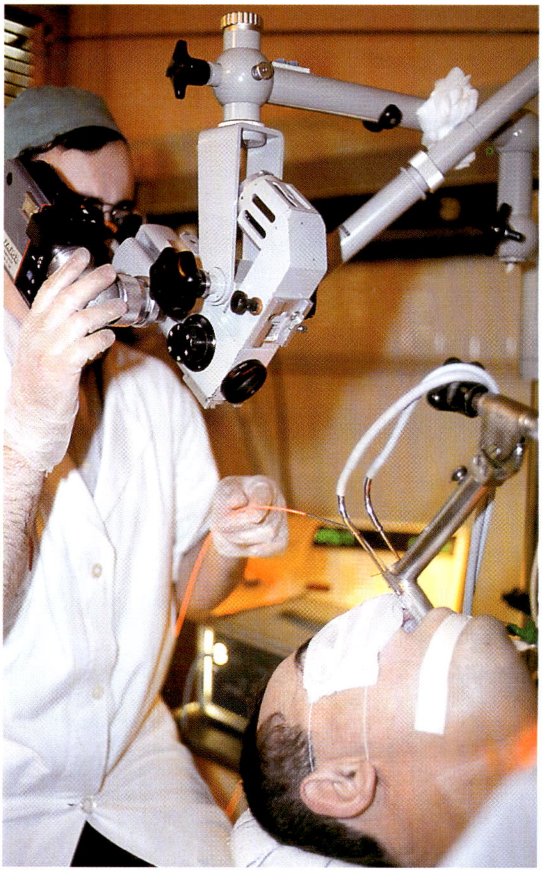

*En oto-rhino-laryngologie : ablation d'une tumeur maligne des cordes vocales sous laryngoscopie.*

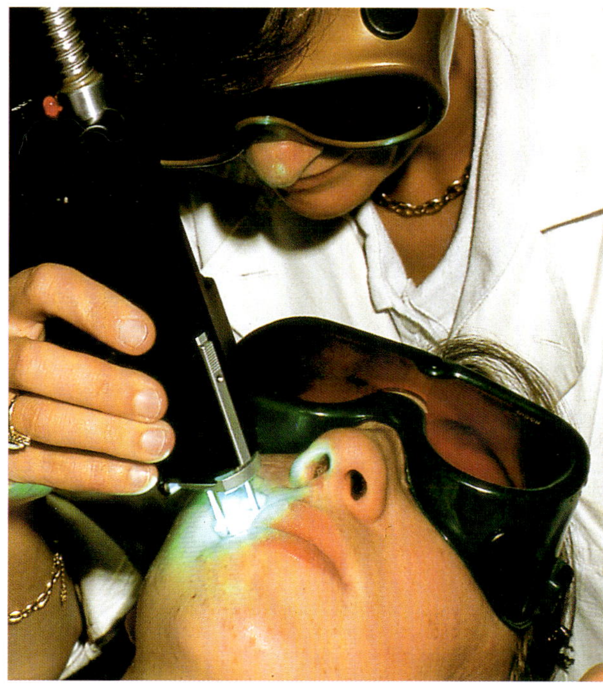

*En dermatologie : traitement de troubles cutanés tels qu'un angiome plan ou, comme ici, coagulation de petits vaisseaux dilatés dus à la couperose.*

que ; pour traiter certaines lésions des voies biliaires et du pancréas ; pour frayer un passage rétablissant le circuit digestif dans les tumeurs évoluées de l'œsophage et du rectum ; pour coaguler des vaisseaux qui saignent à l'intérieur du tube digestif (ulcères, angiomes) ; pour l'insertion de prothèses.

■ **En gynécologie,** il sert à détruire les lésions précancéreuses du col de l'utérus.

■ **En neurologie,** il permet de détruire certaines lésions tumorales.

■ **En ophtalmologie,** le laser est utilisé tout d'abord, dans la prévention et le traitement du décollement de rétine, pour faire adhérer la rétine et les membranes sous-jacentes au niveau des déchirures ou des lésions dégénératives de la rétine (notamment la dégénérescence maculaire où le laser peut être précédé de l'injection d'une substance potentialisant son effet) ; ensuite, pour détruire des petites lésions rétiniennes ; enfin, pour photocoaguler les microanévrysmes rétiniens dus au diabète et dans le traitement de la myopie et des hypermétropies.

■ **En oto-rhino-laryngologie,** le laser permet de traiter certaines lésions des cordes vocales et du larynx et certaines formes de surdité.

■ **En pneumologie,** le laser permet de détruire des tumeurs obstruant les grosses bronches et donc gênant la respiration ; il permet également de traiter des obstacles non tumoraux comme les rétrécissements consécutifs à la formation d'une cicatrice après intubation ou trachéotomie ; en cas de tumeur maligne, le laser peut servir à améliorer le confort respiratoire du malade.

■ **En urologie,** il est utilisé dans le traitement de l'hypertrophie bénigne de la prostate et de certaines tumeurs vésicales ; le traitement des sténoses urétrales.

■ **En phlébologie,** le laser permet de traiter des varices des membres inférieurs.

■ **En chirurgie dentaire,** le laser est utilisé pour le traitement des alvéolites, des aphtes rebelles, de certaines affections des gencives ; pour l'analgésie sur dents vivantes.

■ **En podologie,** il sert à mesurer la surface plantaire des pieds pour la confection d'orthèses.

■ **En médecine esthétique,** il est utilisé pour l'épilation, le traitement de rides (estompe uniquement), les imperfections cutanées, le peeling, la dermabrasion.

■ **De nouvelles indications** sont actuellement à l'étude : destruction des plaques d'athérome sur les parois artérielles, tumeurs de la prostate, etc.

## Lassa (fièvre de)

Maladie infectieuse grave et extrêmement contagieuse due au virus Lassa (*Arenavirus*, virus à A.R.N.).

La fièvre de Lassa appartient au groupe

des fièvres hémorragiques africaines. Elle est apparue en 1969 au Nigeria puis en Afrique de l'Ouest, où elle est endémique (Sierra Leone, Liberia, Mali, Côte d'Ivoire). Le réservoir du virus est un rat, *Mastomys natalensis*. La contamination de l'homme se fait par les urines et les fèces du rongeur ; la transmission interhumaine, par voie sanguine ou aérienne (inhalation de gouttelettes de salive, surtout si elle est hémorragique, expectorées par un sujet infecté), est possible.

**SYMPTÔMES ET SIGNES**

L'incubation est de 10 jours, puis apparaît un état grippal avec douleurs musculaires et maux de tête, parfois angine et douleurs abdominales. Des signes plus graves se manifestent vers le 6e jour de la maladie, accompagnant ou non une éruption cutanée : hémorragies superficielles et digestives, état de choc, myocardite (inflammation du myocarde), diarrhée sévère et vomissements. Une guérison spontanée est possible en une quinzaine de jours et laisse le malade dans un état de grande fatigue et d'amaigrissement. La mortalité est importante en l'absence de traitement (de 30 à 40 % des cas de l'épidémie de 1969-1972).

**DIAGNOSTIC ET TRAITEMENT**

La fièvre de Lassa est diagnostiquée par des analyses sanguines nécessitant de grandes précautions (identification du virus en laboratoire de haute sécurité [classifié P4]). Les sujets infectés doivent être isolés. Ils sont traités par la ribavirine, médicament antiviral d'autant plus efficace que la maladie est soignée tôt. Un vaccin devrait être mis au point dans les prochaines années.

## Latence

État de ce qui existe de manière non apparente mais peut, à tout moment, se manifester par l'apparition de symptômes.

En cas d'intoxication par un champignon, par exemple, le temps de latence qui sépare le moment de l'ingestion de l'apparition des premiers symptômes est très variable et dépend de la variété de champignon ingérée.

En psychologie, la période de latence signifie le laps de temps écoulé entre le stimulus et la réaction qu'il suscite.

En psychanalyse, la période de latence est la période qui succède à celle du complexe d'Œdipe ; elle s'étend de l'âge de 5 ans à la puberté et se caractérise par des investissements sociaux, moraux et intellectuels et un désintérêt sexuel.

## Latéralisation

→ VOIR Latéralité.

## Latéralité

Fait d'utiliser plus facilement une moitié du corps (la droite ou la gauche).

La latéralité se manifeste particulièrement dans l'utilisation des mains. La majorité des individus préfère se servir de la main droite. Mais la latéralité se retrouve aussi dans l'usage préférentiel d'un pied, d'une oreille ou d'un œil. La latéralité est l'expression directe de la prédominance d'un des hémisphères cérébraux sur l'autre : l'hémisphère gauche chez les droitiers et l'hémisphère droit chez les gauchers. Cette asymétrie est appelée latéralisation.

→ VOIR Gaucher.

## Latéralité (mouvements oculaires de)

Mouvements synchrones des yeux vers la droite ou vers la gauche.

Les mouvements oculaires de latéralité représentent une fonction complexe des yeux et de l'encéphale. Ils font intervenir notamment le cortex cérébral et les centres nerveux de l'équilibre.

La paralysie des mouvements oculaires de latéralité est due, en général, à un accident vasculaire cérébral avec atteinte soit d'un ou des deux hémisphères, soit du tronc cérébral (syndrome de Foville). Le sujet ne peut plus tourner volontairement un œil ou les deux yeux vers la droite ou vers la gauche. Le traitement de cette paralysie est celui de l'accident vasculaire. Parfois, lors de séances de rééducation, la gymnastique oculaire peut améliorer l'état du sujet.

## Laudanum

Préparation médicamenteuse liquide à base d'opium, utilisée autrefois pour ses propriétés apaisantes, analgésiques (contre la douleur) et dans le traitement des diarrhées.

→ VOIR Opiacé.

## Laugier (maladie de)

Affection cutanée bénigne, caractérisée par des petites taches brun foncé ou noirâtres qui siègent sur les lèvres ainsi que dans la région de l'anus.

La maladie de Laugier est de cause inconnue. Il n'existe pas encore de traitement, mais l'affection est sans gravité, en dehors parfois d'un préjudice esthétique.

## L.A.V.

Ancien nom du V.I.H. (virus de l'immunodéficience humaine). (Abréviation de l'anglais *Lymphoadenopaty Associated Virus*.)

## Lavage articulaire

Lavage d'une articulation après arthrocentèse (ponction de l'articulation). SYN. *arthroclyse*.

Le lavage articulaire est réalisé pour éliminer des cristaux ou des corps étrangers présents dans l'articulation, ou pour la nettoyer après en avoir évacué le pus produit par une arthrite septique.

## Lavage auriculaire

Introduction d'eau bouillie ou de sérum physiologique dans le conduit auditif externe afin de le nettoyer.

Le praticien redresse le conduit auditif externe en tirant sur le pavillon de l'oreille. Il introduit ensuite l'extrémité d'une grande seringue ou d'une poire à double entrée dans le conduit. Il y injecte le liquide, décolle ainsi le corps étranger ou le bouchon de cérumen qui s'y trouvait et évacue le tout. Un lavage auriculaire doit être effectué par un médecin ou une infirmière afin d'éviter des manœuvres dangereuses pour le tympan. L'eau ou le sérum physiologique introduits doivent être à la température du corps (37 °C) pour pallier les risques de vertiges.

## Lavage bronchioloalvéolaire

Technique permettant de recueillir et d'analyser, à l'aide de sérum, les éléments contenus dans les bronchioles et les alvéoles pulmonaires.

Porté à la température du corps (37 °C), le sérum - sérum physiologique ou sérum bicarbonaté - est introduit dans les bronchioles et les alvéoles puis aspiré. L'analyse au microscope des éléments ramenés par le liquide sert au diagnostic de maladies infectieuses, parasitaires, inflammatoires, de maladies systémiques et de surcharge.

Parmi ces éléments se trouvent des cellules de la muqueuse respiratoire et, éventuellement, des particules minérales (silice chez les mineurs, amiante chez les couvreurs qui posent de la laine de verre, par exemple), des agents infectieux (parasites comme *Pneumocystis carinii* chez les malades du sida) ou des globules blancs en quantité ou en répartition anormales dans le cas d'une alvéolite (sarcoïdose, fibrose, allergie).

**TECHNIQUE**

Un lavage bronchioloalvéolaire a lieu à l'hôpital ou en clinique, soit dans le cadre d'une consultation, soit, plus souvent, lors d'une hospitalisation. L'injection et l'aspiration se font au moyen d'un fibroscope bronchique (instrument souple permettant d'observer les bronches et d'y opérer des prélèvements), introduit par la bouche ou le nez. Au préalable, le patient absorbe une pâte destinée à anesthésier la gorge.

Le lavage bronchioloalvéolaire est généralement bien toléré et n'induit que rarement une réaction fébrile passagère.

## Lavage gastrique

Nettoyage de l'estomac.

Le lavage gastrique est indiqué pour évacuer des toxiques non caustiques (médicaments) du sang (avant de pratiquer une endoscopie haute) ou encore le contenu de l'estomac (résidus alimentaires) en cas de rétrécissement du pylore.

Le lavage gastrique se pratique en introduisant dans l'estomac une sonde de fort calibre, qui permet dans un premier temps de verser dans cet organe plusieurs litres d'eau tiède salée, puis d'en évacuer tout le contenu. Les voies aériennes doivent être protégées pour éviter l'inhalation d'un vomissement : si le sujet est conscient, il « avale » la sonde, sinon la trachée est intubée (on y introduit un tube qui permet au patient de respirer et prévient une fausse-route). Un lavage gastrique n'est pas douloureux, tout au plus désagréable. Il ne nécessite pas d'hospitalisation et n'induit aucun effet secondaire.

## Lavage vésical

Introduction d'un médicament ou de sérum physiologique dans la vessie dans un dessein préventif, thérapeutique ou pour évacuer des caillots sanguins.

Couramment pratiqué en urologie, le lavage vésical se fait en introduisant une sonde dans la vessie par le canal urétral. Le canal de la sonde est alimenté en liquide par une seringue ou une poche de perfusion. Le liquide injecté est ensuite évacué soit également par le canal de la sonde, soit au cours d'une miction.

**DIFFÉRENTS TYPES DE LAVAGE VÉSICAL**

■ **L'instillation vésicale** d'un médicament doit permettre d'éviter la récidive d'une tumeur de la vessie ou d'une inflammation : injection d'un médicament chimiothérapique, par exemple, pour prévenir la récidive d'une tumeur, ou de nitrate d'argent contre la récidive d'une cystite.

■ **Les perfusions vésicales** continues de sérum physiologique empêchent la formation de caillots de sang dans la vessie après une opération de la prostate (par exemple résection endoscopique) ou d'une tumeur vésicale (ablation endoscopique de fragments de tissu tumoral, qui se fait en passant par l'urètre).

■ **Les lavages vésicaux** à la seringue permettent d'évacuer des caillots sanguins ou des fragments lithiasiques (calculs).

→ VOIR **Instillation.**

## Lavement baryté

Examen radiologique qui permet de visualiser le gros intestin (côlon).

On pratique cet examen, en cas de troubles du transit (alternance de constipation et de diarrhée), pour diagnostiquer d'éventuels polypes ou diverticules, une maladie inflammatoire, ou un cancer du côlon.

■ **Le lavement baryté simple** consiste à administrer sous faible pression dans le côlon une solution de baryte fluide (à base de baryum) à l'aide d'une canule anorectale.

■ **Le lavement baryté en double contraste** utilise de la baryte plus épaisse. En outre, une insufflation d'air a lieu après l'introduction du lavement, permettant d'écarter des parois du côlon la majeure partie de la baryte en laissant une fine couche opaque qui épouse la muqueuse. Cette technique permet la visualisation d'éventuels polypes. La baryte peut, en cas de suspicion de perforation colique, être remplacée par des produits iodés hydrosolubles et résorbables. Associé au scanner, il permet de donner une image virtuelle du côlon (coloscopie virtuelle).

**PRÉPARATION ET DÉROULEMENT**

L'examen nécessite que le gros intestin soit vide. Un régime sans résidus (suppression des légumes verts, des fruits crus, de la viande rouge, du pain frais) doit être suivi durant les 3 jours qui précèdent l'examen. Le matin de l'examen, un purgatif et un lavement à l'eau, distinct du lavement baryté, sont administrés. Après introduction du lavement baryté, la progression de la baryte dans le côlon est surveillée sur écran radioscopique, tandis que des clichés radiographiques sont effectués sous des angles divers. En cas de lavement en double contraste, de l'air est insufflé à l'aide d'une canule après évacuation d'une partie de la baryte. Tout le côlon doit être visualisé.

Pratiqué chez le radiologue, cet examen n'est pas douloureux, bien que long et inconfortable. Les indications du lavement baryté ont diminué depuis la généralisation de la coloscopie virtuelle (scanner de l'abdomen après insufflation du côlon).

## Lavéran (Alphonse)

Médecin et bactériologiste français (Paris 1845 - *id.* 1922).

Il découvre en 1880 l'hématozoaire, micro-organisme parasite responsable du paludisme. Ses travaux sur les protozoaires pathogènes lui valent le prix Nobel de médecine en 1907.

## Laxatif

Médicament utilisé dans le traitement de la constipation.

Un régime alimentaire riche en fibres (légumes verts, son, etc.), l'absorption d'eau en quantité suffisante, des horaires réguliers de repas, une gymnastique abdominale soulagent habituellement une constipation. Si, néanmoins, celle-ci persiste, le médecin peut prescrire des laxatifs.

Les laxatifs comprennent différents types de médicaments, classés en plusieurs groupes d'après leur mode d'administration et leur mécanisme d'action.

### Les laxatifs pris par voie orale

■ **Les laxatifs de lest** (mucilage, son) doivent être avalés avec beaucoup d'eau. Ainsi gonflés, ils augmentent le volume et la consistance du contenu de l'intestin. Les selles sont rendues plus molles et donc plus faciles à éliminer. Parfois, ils entraînent une sensation de ballonnement abdominal. L'effet peut n'être obtenu qu'après 2 ou 3 jours de traitement.

■ **Les laxatifs lubrifiants** (huile de paraffine) ramollissent les selles, facilitant ainsi leur passage. Leur délai d'action est de 8 à 24 heures. En cas de surdosage, ils peuvent recouvrir la paroi intestinale et empêcher l'absorption des vitamines ; des fuites huileuses anales sont possibles.

■ **Les laxatifs osmotiques** (sorbitol, lactulose, mannitol) retiennent l'eau du corps dans l'intestin et augmentent ainsi le volume et l'hydratation des selles. Leur délai d'action est de 24 à 48 heures. Ils peuvent provoquer des crampes intestinales ou une flatulence.

■ **Les laxatifs stimulants,** notamment ceux à base de plantes (aloès, boldo, bourdaine, séné), agissent en irritant l'intestin, dont les mouvements et les sécrétions se trouvent stimulés. Les selles séjournent alors moins longtemps dans l'intestin et y sont maintenues molles grâce à une meilleure hydratation. L'effet irritant de ces laxatifs ne doit les faire utiliser que de façon épisodique et en cure très brève, car, même sous forme de tisane, leur usage régulier entraînerait des douleurs, une inflammation de l'intestin et une accoutumance. Ce sont des purgatifs (laxatifs puissants).

### Les laxatifs utilisés par voie rectale

Quand les laxatifs pris par voie orale n'ont pas d'effet ou quand la constipation se situe sur la portion terminale du transit (fin du côlon, ampoule rectale), des lavements ou des suppositoires (glycérine) sont employés. Selon leur composition, ils agissent soit par osmose (ils attirent l'eau de l'organisme), soit par dégagement de gaz, soit par irritation de la muqueuse, de façon à stimuler mouvements et sécrétions de l'intestin. Ils provoquent une évacuation rapide des selles : leur délai d'action est de quelques minutes. Leur utilisation prolongée est déconseillée.

L'utilisation d'un laxatif, par voie orale ou rectale, doit être arrêtée dès le rétablissement d'un transit intestinal normal pour éviter une diarrhée ou des troubles plus graves.

## Laxatifs (maladie des)

Affection liée à la prise massive de laxatifs (phénolphtaléine ou anthraquinones).

La maladie, rare, survient chez des personnes, généralement des femmes, obsédées par le besoin d'aller sans arrêt à la selle, par exemple par désir d'amaigrissement ou par phobie de la constipation.

Elle se manifeste par un état de maigreur chronique, associé à une déshydratation et à une sécheresse des muqueuses, ainsi que par une pigmentation sombre de la peau. Les analyses biologiques montrent une déperdition de sodium et surtout de potassium, cette dernière carence pouvant être à l'origine de troubles cardiaques et rénaux graves. Le diagnostic repose sur le comportement du malade et la présence de laxatifs dans les selles, déterminée par analyse chimique.

Le traitement consiste en l'arrêt des laxatifs, en l'apport de potassium et en la mise en route d'un léger traitement de la constipation, quand elle existe. Une prise en charge psychiatrique est souvent nécessaire pour éviter les récidives. Le pronostic est relativement sévère.

## Laxité

Possibilité pour une articulation d'effectuer des mouvements soit d'une amplitude anormale, soit n'existant pas à l'état naturel.

Une laxité peut être constitutionnelle, existant depuis la naissance - on parle alors plus volontiers d'hyperlaxité -, due notamment à des maladies du tissu conjonctif (comme la maladie de Marfan), ou post-traumatique, survenant à l'occasion d'une entorse avec déchirure ligamentaire. Elle peut entraîner des troubles importants de la mécanique articulaire et, par conséquent, des douleurs et une sensation d'instabilité de l'articulation atteinte. Cependant, une articulation laxe ne présente pas nécessairement de signes d'instabilité.

**TRAITEMENT**

La laxité constitutionnelle, qui entraîne rarement une gêne fonctionnelle, ne nécessite aucun traitement ; seuls les cas provoquant une réelle instabilité requièrent une intervention chirurgicale (retente des ligaments). En revanche, toute entorse grave d'une articulation entraîne une laxité immédiate, qui disparaît normalement après le traitement approprié de l'entorse et un temps de rééducation. Si cette laxité persiste, il convient de suivre une rééducation des muscles entourant l'articulation, d'entreprendre un traitement orthopédique avec pose d'un plâtre, voire d'envisager une intervention chirurgicale.

## L.C.R.

Abréviation de « liquide céphalorachidien », ancienne dénomination du liquide cérébrospinal (L.C.S.).

→ VOIR **Cérébrospinal (liquide).**

## L.C.S.

→ VOIR **Cérébrospinal (liquide).**

## L.D.H.

→ VOIR **Lacticodéshydrogénase.**

## LDL cholestérol

Fraction du cholestérol sanguin transportée par des lipoprotéines (molécules associant des lipides et des protéines) du type LDL (de l'anglais *low density lipoproteins,* protéines de basse densité). SYN. *cholestérol LDL.*

Le taux sanguin de LDL cholestérol, communément appelé « mauvais cholestérol », est un indicateur du risque de maladies coronariennes plus précis que celui de cholestérol total. Les seuils d'intervention thérapeutique, selon les valeurs de LDL cholestérol en g/l ou en mmol/l sont les suivants :

■ **Intervention diététique.** La prise en charge diététique est de règle dès que le taux de LDL cholestérol excède :

- 1,60 g/l (4,1 mmol/l) pour les sujets n'ayant pas d'autres facteurs de risque ;
- 1,30 g/l (3,4 mmol/l) pour les sujets ayant plus de deux autres facteurs de risque (hypertension artérielle, tabagisme, diabète, etc.) ou ayant une maladie coronaire.

■ **Intervention médicamenteuse.** La prise en charge médicamenteuse est de règle dans les situations suivantes (prévention primaire) :

- chez les sujets sans autre facteur de risque et ayant un taux de LDL cholestérol $\geqslant$ 2,20 g/l (5,7 mmol/l) ;
- chez les sujets ayant un autre facteur de risque et un taux de LDL cholestérol $\geqslant$ 1,90 g/l (4,9 mmol/l) ;
- chez les sujets ayant deux autres facteurs de risque et un taux de LDL cholestérol $\geqslant$ 1,60 g/l (4,1 mmol/l) ;
- chez les sujets ayant plus de deux autres facteurs de risque et un taux de LDL cholestérol $\geqslant$ 1,30 g/l (3,4 mmol/l) ;
- chez les sujets à haut risque cardiovasculaire (antécédents cardiovasculaires avérés, diabète de type 2 à haut risque, risque d'accident coronarien dans les 10 ans supérieur à 20 %) et un taux de LDL cholestérol $<$ 1 g/l.

Chez les adultes des deux sexes, le traitement diététique doit toujours être proposé en première intention pendant trois mois. Il doit être poursuivi quelles que soient les autres modalités de traitement utilisées par la suite. La thérapeutique médicamenteuse visant à obtenir une diminution supplémentaire du LDL-cholestérol est instituée en fonction de l'appréciation du risque coronarien global du sujet.

## Leber (maladie de)

Affection héréditaire du système nerveux optique, transmise par la mère. SYN. *atrophie optique héréditaire.*

La maladie de Leber est due à l'altération de l'information portée par un gène de l'enzyme NADH déshydrogénase. Ce défaut génétique étant connu, un conseil génétique est possible avant la conception.

La maladie de Leber se manifeste en général entre 20 et 30 ans et se traduit par une baisse rapide de la vision chez le jeune adulte et par des lacunes (trous) centrales dans le champ visuel, c'est-à-dire que le sujet atteint ne voit pas au centre mais voit à la périphérie du champ visuel. Les deux yeux sont touchés soit simultanément, soit l'un après l'autre et le sujet peut devenir aveugle.

## Lécithine

Lipide complexe présent dans l'organisme (cerveau, foie, pancréas, sang). SYN. *phosphatidyl-choline.*

La lécithine est un phospholipide (lipide comprenant un acide phosphorique) contenant un aminoalcool, la choline. On la trouve dans les aliments, notamment le jaune d'œuf, le foie et l'huile de soja ; elle est aussi utilisée dans l'industrie alimentaire comme émulsifiant et stabilisateur des corps gras (margarine, matières grasses allégées, chocolat). Dans l'organisme, elle participe à la constitution des lipoprotéines et des membranes biologiques.

## L.E.D.

→ VOIR **Lupus érythémateux disséminé.**

## Legg-Perthes-Calvé (maladie de)

Maladie nécrosante de la tête du fémur, qui atteint l'enfant entre 5 et 10 ans. SYN. *ostéochondrite primitive de la hanche.*

La maladie de Legg-Perthes-Calvé n'atteint le plus souvent qu'une seule hanche. Elle est probablement due à une interruption locale de la circulation sanguine, mais les raisons de sa survenue sont encore mal connues. L'enfant atteint par cette affection souffre de la hanche et marche en boitant. À l'examen, les mouvements de l'articulation sont douloureux et limités.

Au début de la maladie, dont l'évolution est très lente, la radiographie peut être normale ; une scintigraphie osseuse est alors nécessaire pour confirmer le diagnostic. Plus tard, on observe sur la radiographie des anomalies de la densité osseuse de la tête du fémur.

#### TRAITEMENT ET PRONOSTIC

Le but du traitement étant de conserver la sphéricité de la tête du fémur, fragilisée par la maladie, la guérison implique un repos complet de la hanche, au lit le plus souvent ; des tractions et le port d'un plâtre sont souvent nécessaires. La reprise de la marche est en général possible de 12 à 18 mois après le début de la maladie, quand la tête du fémur est cicatrisée.

La maladie de Legg-Perthes-Calvé guérit habituellement dans les 3 ans, mais elle peut parfois favoriser l'apparition d'une arthrose de la hanche.

## Légionellose

→ VOIR **Légionnaires (maladie des).**

## Légionnaires (maladie des)

Pneumopathie aiguë due à un bacille à Gram négatif, *Legionella pneumophila.* SYN. *légionellose.*

La maladie des légionnaires a été reconnue pour la première fois en 1976 chez les membres d'un congrès d'anciens combattants de l'*American Legion* (à Philadelphie), d'où son nom. *Legionella pneumophila* survit et se développe dans l'eau, notamment dans l'eau de condensation des systèmes de climatisation et dans l'eau chaude entre 37 et 50 °C. L'infection est consécutive à l'inhalation de gouttelettes d'eau contaminées. Les bactéries se multiplient surtout dans l'eau stagnante (bras mort des réseaux de distribution).

#### SYMPTÔMES ET SIGNES

Après une incubation de 3 à 10 jours, la maladie se manifeste par des céphalées, des douleurs musculaires et abdominales, souvent une diarrhée, une toux sèche, de la fièvre et une sensation de malaise général. En quelques jours, la fièvre s'élève et les douleurs musculaires s'intensifient tandis qu'apparaissent les symptômes respiratoires : une difficulté à respirer et une toux avec peu d'expectoration. La radiographie pulmonaire révèle une opacité sur un poumon ou sur les deux.

Les symptômes peuvent s'aggraver rapidement et provoquer le décès en quelques jours en l'absence de traitement, surtout chez les sujets âgés ou ayant des facteurs de risque (diabète, immunodépression, par exemple).

#### DIAGNOSTIC ET TRAITEMENT

La recherche de *Legionella pneumophila* est réalisée dans l'expectoration ou dans le liquide recueilli par endoscopie bronchique. Le diagnostic peut aussi être fait par la mise en évidence de l'antigène spécifique dans les urines. Une antibiothérapie adaptée et précoce, généralement administrée par voie intraveineuse au début, permet une évolution favorable et une guérison le plus souvent très rapide. Le traitement est toutefois prolongé au moins pendant 15 jours, voire 3 semaines. Dans les formes graves, une assistance respiratoire peut être nécessaire.

Le taux de mortalité reste élevé (30 %), malgré l'amélioration du diagnostic et les traitements adaptés.

#### PRÉVENTION

La surveillance régulière et, au besoin, la désinfection des installations de climatisation, de distribution d'eau potable et des tours aéroréfrigérantes sont généralement les mesures de prévention les plus sûres.

## Légume

Plante potagère dont les feuilles, les tiges et/ou les racines sont comestibles.

Les légumes ont des propriétés communes : teneur en eau importante (90 % en moyenne), faible valeur énergétique, richesse en sels minéraux, en vitamines et en fibres (cellulose). Les principaux minéraux qu'ils contiennent sont le calcium (de 40 à 50 milligrammes pour 100 grammes, en moyenne), le potassium, le cuivre ; certains sont riches en sodium (poireau, bette, céleri). Les légumes contiennent également des vitamines B1, B2, B9 et des provitamines A (carotènes) ; la vitamine C est surtout présente dans les légumes de couleur rouge, orange ou verte.

Pour conserver l'essentiel de leurs qualités nutritives, il est conseillé de cuire ces légumes dans très peu d'eau et de préférence non épluchés, entiers ou en gros morceaux. La cuisson à la vapeur limite elle aussi la destruction des vitamines. Il est également recommandé de bien laver les légumes, à l'eau potable, pour éviter la transmission de maladies parasitaires (toxoplasmose, par exemple) et pour éliminer les résidus de produits phytosanitaires (pesticides, engrais). Les légumes, en raison de leur faible valeur calorique, tiennent souvent une place prépondérante dans les régimes amaigrissants.
→ VOIR Aliment.

## Légumineuse

Plante dicotylédone dont le fruit est une gousse.

De nombreuses variétés de légumineuses sont comestibles : fèves, haricots secs, lentilles, pois divers, etc. Ce sont des légumes secs, qui se distinguent des légumes frais par leur richesse en protéines (10 % en moyenne) et par leur valeur calorique plus élevée (de 100 à 340 kilocalories pour 100 grammes). Les légumineuses contiennent une forte proportion d'amidon (de 55 à 60 %) et de fibres végétales. Ces fibres peuvent être irritantes pour la muqueuse intestinale, ce qui fait déconseiller la consommation de légumes secs aux personnes ayant un côlon irritable ; les purées de légumineuses sont toutefois mieux tolérées. La teneur des légumineuses en vitamines du groupe B est importante, bien que celles-ci soient en partie détruites au cours de la cuisson. De plus, elles sont riches en phosphore, en iode, en calcium, en fer. L'absorption du fer et du calcium est toutefois médiocre.

Ces différentes propriétés nutritives font des légumineuses un aliment indispensable à l'équilibre alimentaire, notamment pour les personnes suivant un régime végétalien (ne comportant que des produits d'origine végétale).
→ VOIR Aliment.

## Leiner-Moussous (maladie de)

Affection dermatologique bénigne du nourrisson touchant essentiellement le visage et le siège. SYN. *dermatite séborrhéique du nourrisson, érythrodermie desquamative.*

La maladie de Leiner-Moussous s'observe habituellement chez le tout jeune enfant entre le 2e et le 4e mois. La cause en est le plus souvent inconnue ; dans certains cas, on suspecte une origine mycosique.

L'éruption débute le plus souvent par une rougeur des plis et des zones convexes du siège (fesses, organes génitaux) ainsi que par une atteinte du cuir chevelu, faite de squames grasses, épaisses, jaunâtres ou brunâtres sur une peau rouge (croûtes de lait). Les lésions se propagent ensuite rapidement à l'ensemble du corps en formant des squames. Cette éruption est habituellement bien supportée par l'enfant, qui ne ressent pas de démangeaisons.

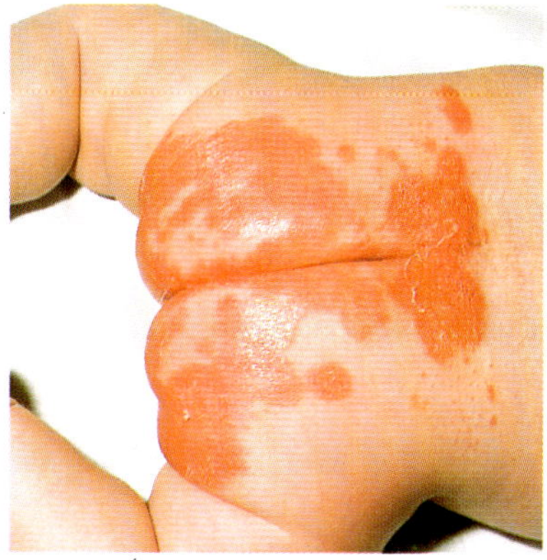

***Maladie de Leiner-Moussous.** La maladie débute sur le cuir chevelu et le siège puis s'étend rapidement à l'ensemble du corps.*

**ÉVOLUTION ET TRAITEMENT**

Les symptômes régressent spontanément à partir du 6e mois. Le traitement repose sur les antiseptiques locaux : bains de permanganate de potassium ou d'antiseptiques non colorés, dilués en solution aqueuse, qui doivent être suivis de l'application de solutions ou de pommades antifongiques et de vaseline sur le cuir chevelu.

Un traitement antifongique par voie générale n'est utile qu'en cas de localisation digestive d'une mycose, précisée par l'examen des selles.

## Léiomyome

Variété de tumeur bénigne se développant aux dépens des fibres musculaires lisses.

Le léiomyome, de cause inconnue, siège de préférence dans la paroi de l'utérus et dans la peau.

■ **Le léiomyome de l'utérus**, improprement appelé fibrome ou fibromyome, peut provoquer des saignements et se traite, au besoin, par des hormones ou par l'ablation chirurgicale.

■ **Les léiomyomes cutanés** forment de petits nodules plus ou moins saillants, uniques ou disséminés sur tout le corps, de couleur variée (blancs, jaunâtres, rosés, bleutés). Ils se traitent soit par électrocoagulation, soit au laser, soit par l'ablation chirurgicale.

## Léiomyosarcome

Tumeur maligne rare développée à partir des muscles lisses.

Les léiomyosarcomes apparaissent essentiellement sur le tube digestif, surtout sur l'estomac et l'intestin grêle, rarement sur le côlon. Les symptômes sont ceux de toutes les tumeurs digestives : douleurs, troubles du transit intestinal (constipation, diarrhée) et hémorragies. Le diagnostic repose sur la radiographie et l'endoscopie ; il est confirmé par l'étude au microscope de la tumeur après son ablation chirurgicale. Celle-ci peut être suivie d'une chimiothérapie dans les formes étendues. Le pronostic dépend de l'étendue de la tumeur et de son évolution (métastases ganglionnaires et pulmonaires).

## Leishmaniose cutanée

Maladie parasitaire provoquée par l'infestation des cellules de la peau par différentes espèces de protozoaires flagellés du genre *Leishmania.* SYN. *bouton d'Alep, bouton de Bagdad, bouton* ou *clou de Biskra, bouton de Bouchir, bouton de Bouma, bouton de Delhi, bouton de Gafsa, bouton de Jéricho, bouton de Kantara, bouton du Nil, bouton d'Orient, bouton d'un an, bouton des Zibans, chancre du Sahara, mal des dattes.*

La maladie sévit en Afrique du Nord et de l'Est, en Amérique tropicale, en Inde et sur le pourtour du Bassin méditerranéen ; elle touche chaque année, avec les leishmanioses cutanéomuqueuses, environ 12 millions de personnes. On dénombre de 1 à 1,5 million de nouveaux cas par an.

**CONTAMINATION**

Le parasite est hébergé par les chiens et les rongeurs et se transmet par de petits insectes, les phlébotomes (des genres *Phlebotomus* ou *Lutzomiya*), dont les femelles piquent aussi bien l'homme que les rongeurs sauvages, les fourmiliers, les paresseux ou les chiens.

**SYMPTÔMES**

La leishmaniose cutanée se caractérise par un ou plusieurs ulcères de quelques millimètres à un centimètre de diamètre sur la peau des parties du corps non couvertes par les vêtements et, notamment, sur le visage ou sur les membres. Ces ulcères ne sont pas douloureux et cicatrisent en quelques mois. Dans certains cas de leishmaniose cutanée recensés en Amérique tropicale, l'ulcération peut être plus étendue.

**TRAITEMENT ET PRÉVENTION**

La leishmaniose cutanée guérit spontanément mais lentement. Il est donc préférable de prescrire au malade des médicaments (antimoniate de méglumine, lomidine, amphotéricine B), injectables directement dans l'ulcère et qui accélèrent la guérison. Selon toute vraisemblance, ces substances empêchent la multiplication des leishmanies et permettent aux cellules sanguines de phagocyter (manger) les parasites, mais il est difficile de déterminer exactement leur effet.

L'utilisation de vêtements couvrants et d'insecticides, dont on peut imprégner les moustiquaires, protège des piqûres d'insectes, qui demeurent difficiles à éviter à l'extérieur en raison, notamment, de leur petite taille et de leur vol silencieux.

## Leishmaniose cutanéomuqueuse

Maladie parasitaire due à l'infestation des cellules de la peau et des muqueuses (en particulier celles de la face) par des protozoaires flagellés du genre *Leishmania.* SYN. *bouton de Bahia, espundia, leishmaniose forestière sud-américaine, pian-bois, ulcère des chicleros, ulcère des gommiers, uta.*

**Les leishmanies sont des parasites hébergés par les chiens et les rongeurs et transmis à l'homme par la piqûre d'un insecte, le phlébotome femelle. La maladie peut n'atteindre que la peau et les muqueuses ou prendre une forme beaucoup plus grave, appelée leishmaniose viscérale ou kala-azar, qui touche aussi les viscères, notamment le foie, la rate, les ganglions lymphatiques et le tube digestif. La leishmaniose, particulièrement répandue dans certaines régions d'Asie, en Afrique, en Amérique du Sud et dans les pays méditerranéens, peut se manifester jusqu'à 2 ans après la piqûre initiale.**

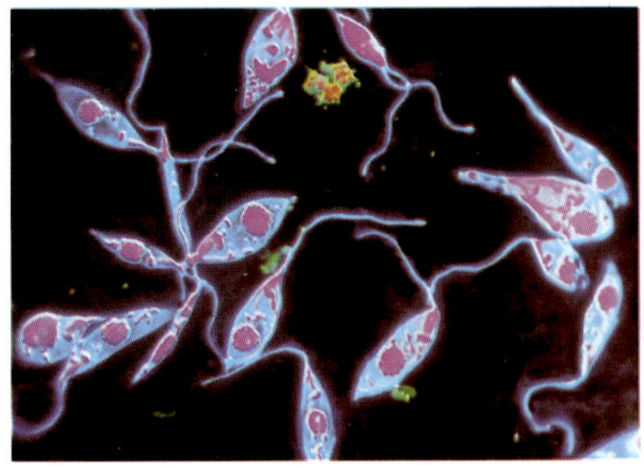

Leishmania *est un protozoaire muni d'un flagelle.*

**Cycle du parasite**

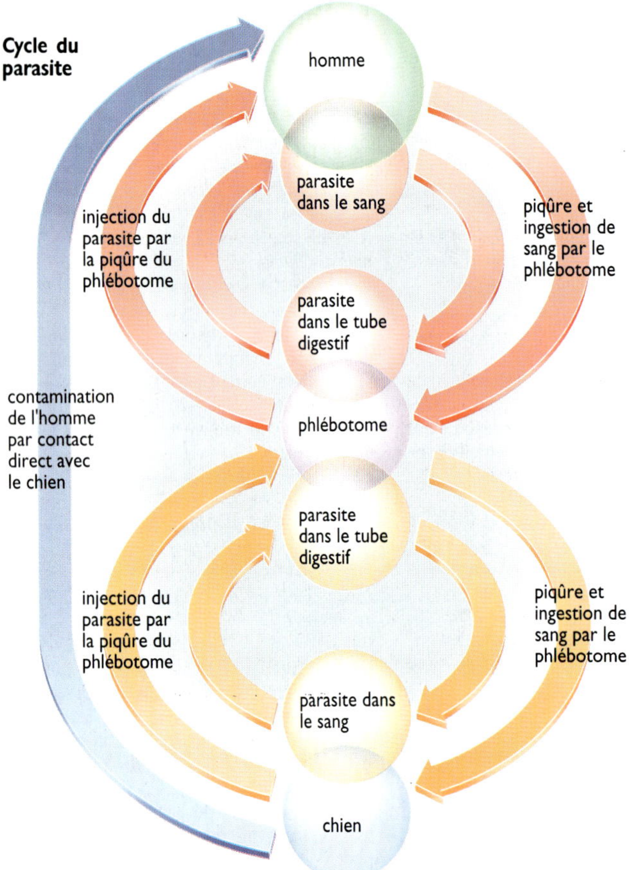


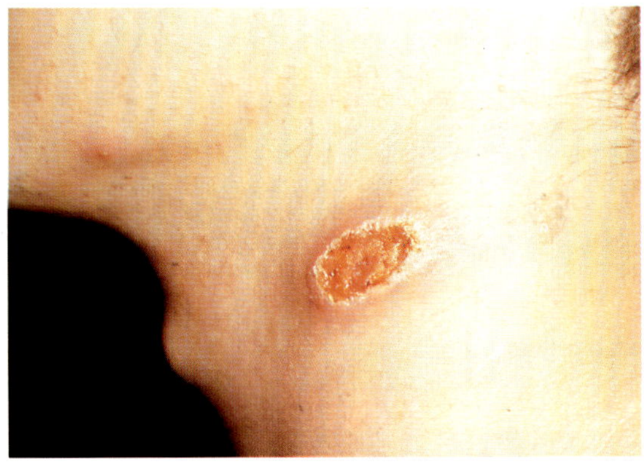

*La leishmaniose cutanée se traduit par la formation d'un ulcère.*

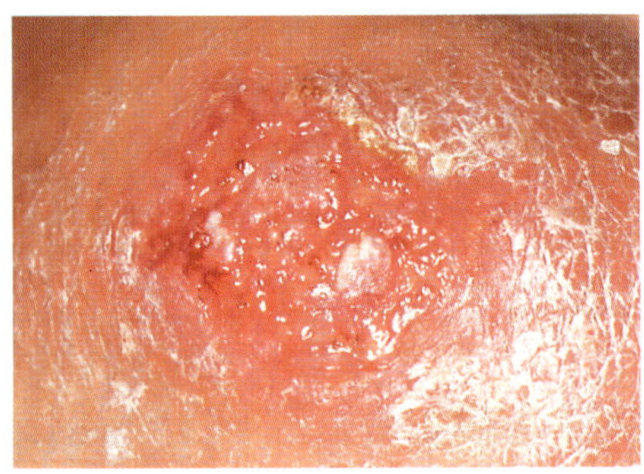

*Parfois, la maladie débute par une papule rouge sombre.*

Les leishmanioses cutanéomuqueuses sévissent surtout en Amérique centrale et en Amérique du Sud et touchent chaque année, avec les leishmanioses cutanées, 12 millions de personnes environ. On dénombre quelques milliers de nouveaux cas par an.

**CONTAMINATION**

Le parasite, qui mesure quelques microns de diamètre, est hébergé par les animaux et se transmet par la piqûre de petits insectes des genres *Phlebotomus* ou *Lutzomiya* - non seulement à l'homme, mais aussi à des rongeurs sauvages, à des fourmiliers, à des paresseux, à des chiens et à de nombreux marsupiaux (mammifères à poche ventrale), en Amérique tropicale et en particulier dans la forêt amazonienne.

La piqûre des insectes femelles est douloureuse (les insectes mâles ne piquent pas).

**SYMPTÔMES**

Les leishmanioses cutanéomuqueuses se manifestent par des ulcérations sur le visage - le nez et la bouche sont atteints aussi -, qui peuvent laisser des cicatrices, voire des mutilations importantes. La durée d'évolution de la maladie est variable et peut s'étendre sur plusieurs années.

**DIAGNOSTIC**

Le diagnostic s'établit par l'étude et l'identification des parasites au microscope dans des prélèvements obtenus par grattage de l'ulcération ou extraction au bistouri de fragments de la paroi de l'ulcère.

**TRAITEMENT ET PRÉVENTION**

L'injection directe dans l'ulcère du malade de médicaments comme l'antimoniate de méglumine, la lomidine, l'amphotéricine B ou le stibiogluconate de méglubine accélère la guérison. Ces substances ont probablement pour effet d'empêcher la multiplication des leishmanies et de permettre aux cellules sanguines de phagocyter les parasites. Si l'efficacité de ces substances est reconnue, le mécanisme de leur action dans l'organisme est difficilement descriptible.

Le risque d'infection est réduit par le port de vêtements protégeant des piqûres de phlébotomes et par l'utilisation d'insecticides imprégnant les moustiquaires.

## Leishmaniose viscérale

Maladie parasitaire de l'homme et du chien, provoquée par l'infestation par un protozoaire flagellé du genre *Leishmania.* SYN. *fièvre épidémique d'Assam, kala-azar (ou maladie noire), fièvre doum-doum, maladie de Sahib, ponos, splénomégalie tropicale.*

Les leishmanies vivent et se multiplient dans certaines cellules du sang et de la moelle osseuse et détruisent ces cellules.

La leishmaniose viscérale est fréquente dans les régions tropicales et méditerranéennes (dont le sud de la France) et atteint plus souvent l'enfant que l'adulte. On dénombre environ 500 000 nouveaux cas par an.

**CONTAMINATION**
Une leishmaniose viscérale se transmet à l'homme et au chien par la piqûre de petits insectes, les phlébotomes. Ceux-ci, après avoir piqué un homme ou un animal atteints, sont porteurs du parasite, qui se développe et se multiplie dans leur organisme. C'est parfois le chien de la famille qui est à l'origine du déclenchement d'une leishmaniose viscérale.

**SYMPTÔMES**
La durée d'incubation est très variable, de quelques semaines à quelques mois, voire plusieurs années, selon l'état immunitaire du porteur. Les symptômes apparaissent progressivement : amaigrissement, fatigue, pâleur, essoufflement et surtout fièvre irrégulière persistante avec, dans une même journée, des pics de température à 40-41 °C et des chutes plus ou moins rapides. Le volume du foie et de la rate augmente. De gros ganglions apparaissent parfois au cou et aux aisselles. Le malade souffre également de diarrhée et, au stade avancé de la maladie, des taches sombres se forment sur la peau.

**DIAGNOSTIC**
L'analyse sanguine révèle une diminution des globules rouges, des globules blancs et des plaquettes. La vitesse de sédimentation des globules rouges est accélérée ; la quantité de protéines du sérum sanguin (qui abonde en anticorps spécifiques) augmente de façon importante. Une ponction de moelle osseuse ou de foie permet d'identifier le parasite et d'éviter la confusion avec une leucémie aiguë.

**TRAITEMENT**
Le médecin prescrit de la lomidine, de l'antimoniate, du stibiogluconate de méglumine et de l'amphotéricine B. L'action de ces substances vise à empêcher la multiplication des leishmanies et à permettre aux cellules sanguines de phagocyter les parasites. Ce traitement est efficace, sauf dans les cas de sida (il ne s'applique pas à un chien contagieux, qui doit souvent être sacrifié). Cette maladie doit absolument être soignée, car elle peut être mortelle.

**PRÉVENTION**
Par temps chaud et humide, il est recommandé d'utiliser des insecticides pour tuer les phlébotomes et de dormir sous une moustiquaire imprégnée également d'insecticide (car les insectes de petite taille passent facilement à travers les mailles).

Le vaccin contre la leishmaniose viscérale est destiné aux chiens et doit être administré dans toute région à risque afin d'éviter la contagion de l'homme.

## Lente
Œuf du pou.

Les lentes se présentent sous la forme de minuscules masses arrondies, grises, adhérant le long des cheveux ou des poils. Pour les éliminer, il faut respecter le mode d'emploi du produit traitant l'infestation. En règle générale, il faut procéder à une deuxième application du produit quelques jours après la première, effectuer des lavages répétés avec un shampooing spécial et surtout passer soigneusement la chevelure au peigne très fin après application du produit. Peignes et brosses à cheveux doivent être nettoyés après utilisation.

→ VOIR Péediculose.

## Lentiginose
Maladie génétique caractérisée par une éruption profuse de lentigos (petites taches cutanées brunes).

Les lentiginoses peuvent être isolées ou s'associer à des atteintes viscérales ou à des malformations regroupant différentes affections qui apparaissent dès l'enfance.

- **La lentiginose péri-orificielle, ou syndrome de Peutz-Jeghers,** se déclare en général vers l'âge de 15 ans. Elle se traduit par des lentigos dans la région des lèvres, de l'anus et des organes génitaux et par des polypes de l'intestin, le plus souvent de l'intestin grêle. Ceux-ci peuvent être responsables d'occlusions ou d'hémorragies, ce qui nécessite un traitement chirurgical. Ils comportent en outre un faible risque de cancérisation et doivent être retirés par voie endoscopique au fur et à mesure de leur apparition.
- **La lentiginose centrofaciale neurodystrophique** provoque des lentigos du milieu du visage et des malformations du système nerveux avec un retard mental. Il n'existe pas de traitement, en dehors de celui des malformations associées.
- **Le syndrome L.E.O.P.A.R.D.** associe des lentigos sur le haut du corps, une petite taille, des malformations cardiaques, oculaires et nerveuses avec un retard mental. Il arrive qu'on puisse traiter certains des troubles (correction chirurgicale d'une malformation).

## Lentigo
Petite tache cutanée. SYN. *grain de beauté, lentigine.*

Les lentigos correspondent à une augmentation du nombre des mélanocytes, cellules responsables de la pigmentation cutanée. Ils forment des taches de couleur brune, arrondies, de quelques millimètres de diamètre.

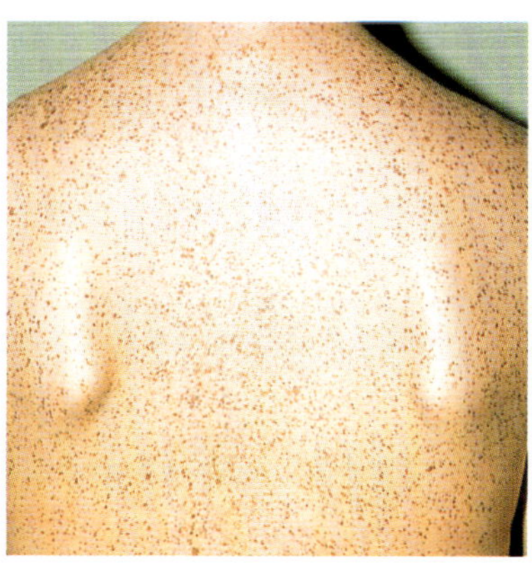

***Lentiginose.*** *Le syndrome L.E.O.P.A.R.D. se traduit par une éruption de petites taches brunes (lentigos) sur le haut du corps.*

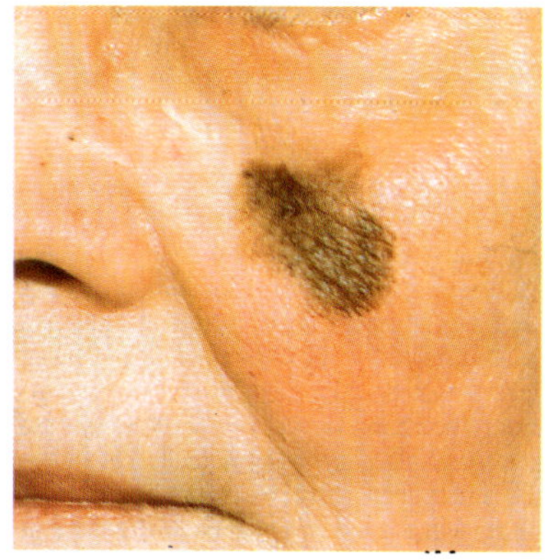

***Lentigo.*** *Une tache brune, souvent assez étendue, apparaissant sur le visage d'une personne âgée peut être une lésion précancéreuse.*

Un lentigo peut être très difficile à distinguer d'un autre type de tache pigmentée, le nævus nævocellulaire (petite malformation cutanée qui peut nécessiter une ablation chirurgicale), et, plus accessoirement, des éphélides (taches de rousseur). Parfois, seul l'examen au microscope permet de trancher.

**DIFFÉRENTS TYPES DE LENTIGO**
Il existe deux formes particulières de lentigo.

- **Le lentigo sénile** dessine des taches brunes de quelques centimètres de diamètre sur le dos des mains des personnes âgées. Ce lentigo est dépourvu de signification pathologique et se traite par cryothérapie (neige carbonique ou azote liquide).
- **Le lentigo malin, ou mélanose de Dubreuilh,** apparaît chez les personnes âgées et forme une tache de couleur brunâtre, atteignant parfois plusieurs centimètres de diamètre, sur les joues, le front, les paupières ou encore sur le dos des mains et la face postérieure des jambes. C'est une lésion précancéreuse, de pronostic plutôt favorable, traitée par ablation chirurgicale.

→ VOIR Lentiginose, Mélanose.

## Lentille de contact
Prothèse optique transparente, très fine et concave, que l'on pose sur la cornée de l'œil pour corriger les défauts de vision. SYN. *lentille cornéenne, verre de contact.*

**INDICATIONS**
Les lentilles de contact modifient la puissance de la cornée en recouvrant sa surface avec un revêtement de plastique. Elles peuvent corriger la myopie, avec un meilleur résultat que les lunettes, ainsi que l'hypermétropie, l'astigmatisme, quelques cas de presbytie et l'aphakie (absence de cristallin).

La décision de porter des lentilles résulte souvent de considérations d'ordre esthétique ou pratique. Contrairement aux lunettes, les lentilles de contact ne glissent pas, ne tombent pas, ne se couvrent pas de buée ou de pluie. Mais elles nécessitent une adaptation qui doit se faire progressivement, sous contrôle médical, de façon à apprécier la tolérance de la cornée.

**DIFFÉRENTS TYPES DE LENTILLE DE CONTACT**
Il existe deux sortes de lentilles, qui se distinguent par le matériau dont elles sont composées : les lentilles souples et les lentilles flexibles, ou rigides.

■ **Les lentilles souples, ou hydrophiles,** en matériau synthétique, nécessitent une bonne humidification de la cornée par le film lacrymal. Elles se plient facilement, s'adaptent à la courbure de la cornée et débordent sur le pourtour conjonctival. Elles ne peuvent être prescrites qu'à des patients qui ont une bonne sécrétion lacrymale et qui ne souffrent d'aucune affection conjonctivale chronique. Elles corrigent la myopie, l'hypermétropie et la presbytie, mais moins bien l'astigmatisme. Bien tolérées dès le début, elles peuvent être portées une grande partie de la journée et sont idéales pour le port occasionnel (au cours d'une activité sportive, par exemple). Elles exigent un entretien rigoureux. Certaines lentilles souples, très fines, peuvent être portées pendant des périodes plus longues, plusieurs semaines par exemple, jour et nuit. Une surveillance régulière est nécessaire pour éviter les risques d'infection.

■ **Les lentilles flexibles, dites encore rigides ou semi-rigides,** sont en matériau synthétique perméable à l'air, ce qui permet une bonne oxygénation de la cornée. Elles sont indiquées pour corriger l'astigmatisme ainsi que les autres amétropies (myopie, hypermétropie). Leur entretien est plus facile que celui des lentilles souples et leur durée de tolérance, plus longue, mais cette tolérance est médiocre au début (gêne pendant les 15 premiers jours environ).

**EFFETS SECONDAIRES**
Le port de lentilles peut provoquer chez certaines personnes des ulcérations de la cornée, des inflammations superficielles de la cornée et des conjonctivites allergiques, parfois dues aux produits utilisés pour leur entretien. L'insuffisance de sécrétion des larmes, plus fréquente chez les sujets âgés, entraîne une irritation oculaire chez les porteurs de lentilles. Enfin, il ne faut jamais continuer à porter une lentille si l'œil devient rouge, s'infecte, si la vision se brouille ou si la lentille entraîne une gêne douloureuse.

→ VOIR Lunettes.

> **Entretien des lentilles**
>
> Les lentilles s'entretiennent de manière différente selon qu'elles sont souples ou flexibles. Néanmoins quelques règles doivent être respectées dans les deux cas. Les lentilles doivent impérativement être nettoyées et aseptisées chaque jour avec un produit d'entretien adapté à leur nature et prescrit par l'ophtalmologiste. La déprotéinisation, qui permet d'enlever les dépôts protéiques blancs provenant du film lacrymal, doit être réalisée une fois par semaine. Le liquide dans lequel les lentilles sont mises à baigner dès qu'elles sont retirées doit être renouvelé quotidiennement et l'étui qui les contient dans leur liquide est lui-même à changer tous les mois. Il est important d'avoir les mains très propres et les ongles courts lors des manipulations afin d'éviter de déchirer les lentilles souples. Enfin, l'entretien des lentilles doit se faire au-dessus d'une surface propre, lisse et bien éclairée.
>
> Par ailleurs, lorsqu'on porte des lentilles, il est préférable d'utiliser pour les soins du visage des produits hypoallergéniques et d'éviter de farder le rebord interne des paupières. Il est recommandé de procéder au maquillage après la pose des lentilles et au démaquillage après leur placement dans l'étui. Enfin, il faut savoir que la fumée de cigarette jaunit les lentilles.

## Lentivirus

Nom d'un genre de virus à A.R.N. appartenant à la famille des rétrovirus *(Retroviridæ).*

Les lentivirus sont responsables de maladies d'évolution lente qui touchent le système nerveux central (encéphalites subaiguës) et le système immunitaire et qui sont non néoplasiques (non cancéreuses), à la différence des maladies provoquées par les oncovirus, autres rétrovirus.

Chez l'homme, on a identifié actuellement deux lentivirus : le V.I.H.1 et le V.I.H.2, responsables du sida.

## Léo Buerger (maladie de)

Artérite particulière des membres inférieurs. SYN. *thromboangéite oblitérante.*

La maladie de Léo Buerger est une maladie rare touchant de préférence les sujets originaires d'Europe centrale (maladie génétique) et les gros fumeurs. Comme le tabac a un effet spastique, c'est-à-dire qu'il rétrécit les vaisseaux, la maladie de Léo Buerger consiste en une obstruction progressive des artères de moyen calibre, qui limite l'apport sanguin aux orteils et aux doigts et entraîne souvent une gangrène. Les symptômes principaux sont des douleurs aux mains et aux pieds. Par temps froid, les mains deviennent successivement blanches, bleues puis rouges. Le système veineux peut également être atteint (phlébites). La maladie évolue par poussées. Les récidives successives entraînent l'amputation des orteils ou des doigts atteints. Quand la cause est le tabagisme, l'arrêt total et définitif du tabac est la mesure la plus efficace pour enrayer l'évolution de la maladie. Les vasodilatateurs ne sont que rarement opérants.

→ VOIR Raynaud (maladie de), Tabagisme.

## Lépine (Pierre)

Médecin français (Lyon 1901 - Paris 1989).

On lui doit la mise au point, en 1955, d'un vaccin inactivé contre la poliomyélite, dérivé de celui de Salk.

## Lèpre

Maladie infectieuse chronique caractérisée par une atteinte de la peau, des muqueuses et des nerfs. SYN. *maladie de Hansen.*

La lèpre est encore fréquente dans les régions intertropicales d'Afrique, d'Asie, d'Océanie et d'Amérique latine. Elle touche de 10 à 12 millions de personnes, dont plus de la moitié n'a pas accès à un système de soins. C'est une maladie endémique. En revanche, la lèpre a quasiment disparu d'Europe occidentale depuis la fin du XVe siècle. Pour les cas actuellement observés dans les pays développés, la contamination a eu lieu au cours d'un séjour prolongé dans une zone où la maladie sévit encore.

**CAUSES**
L'affection est due à une bactérie en forme de bâtonnet, le bacille de Hansen, ou *Mycobacterium lepræ.* La contagion n'est possible que dans certaines formes de lèpre (lèpre lépromateuse) ; elle s'effectue à partir des sécrétions nasales ou des plaies cutanées d'un malade, qui contaminent la peau (la plante des pieds nus) ou les muqueuses (muqueuse respiratoire) d'un sujet sain. Elle est faible, voire négligeable, dans les pays développés ; mais elle est favorisée par les mauvaises conditions d'hygiène et par la chaleur dans les pays tropicaux.

**SYMPTÔMES ET SIGNES**
L'évolution de la lèpre est très lente et s'étale sur plusieurs années. Après une incubation d'une durée de un à cinq ans, la maladie débute sous une forme dite indéterminée. Les premières lésions sont de petites taches dépigmentées, en général blanches, de quelques millimètres, où la peau est insensible et ne transpire pas. La maladie prend ensuite soit une forme dite tuberculoïde, soit une forme dite lépromateuse, ou encore une forme intermédiaire.

■ **La lèpre tuberculoïde,** la plus fréquente, se rencontre chez des sujets ayant des défenses immunitaires relativement efficaces. Elle lèse surtout les nerfs, qui augmentent de volume, notamment dans les régions du coude, de la jambe et du cou, et deviennent palpables sous forme de gros cordons réguliers ou parsemés de renflements et d'étranglements. L'évolution se fait vers une extension des lésions, un dessèchement progressif de la peau, des altérations des muscles et des nerfs entraînant des maux perforants plantaires (ulcérations), des rétractions des tendons et des aponévroses des pieds et des mains.

■ **La lèpre lépromateuse,** la plus grave, se rencontre chez les sujets aux défenses immunitaires très insuffisantes. Elle se traduit par l'apparition de lépromes, nodules rouge-brun douloureux, qui saillent sous la peau et sont suffisamment nombreux et volumineux pour être mutilants ; le visage, lorsqu'il est atteint de telles lésions, est dit léonin (évoquant un lion). Aux lépromes s'associent une rhinite inflammatoire très contagieuse qui peut entraîner un effondrement des cartilages, des atteintes des yeux, de la bouche et des viscères, une fièvre et une importante fatigue générale.

**DIAGNOSTIC**
L'infection est mise en évidence par une cuti-réaction spécifique (à la lépromine), la réaction de Mitsuda, chez les sujets atteints de lèpre tuberculoïde, et par une biopsie des

**LÈPRE**

**La lèpre est due à une bactérie présente dans les gouttelettes de mucus nasal. Sa période d'incubation, très longue, dure de 2 à 5 ans. On distingue deux formes principales de lèpre : la forme tuberculoïde, qui se traduit par des déformations importantes des mains et des pieds, et la forme lépromateuse, plus grave, caractérisée par une destruction des tissus du visage, une atteinte des viscères (foie, rate) et des signes généraux tels que fièvre et fatigue importantes.**

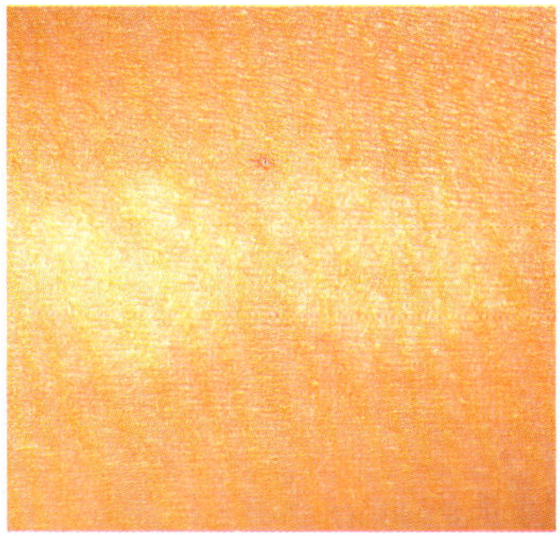

*Les taches peuvent se multiplier, provoquant la décoloration de zones entières de la peau.*

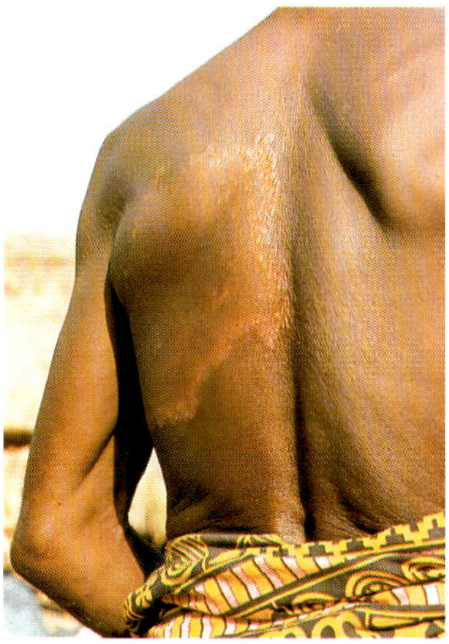

*L'apparition de petites taches dépigmentées permet un dépistage précoce.*

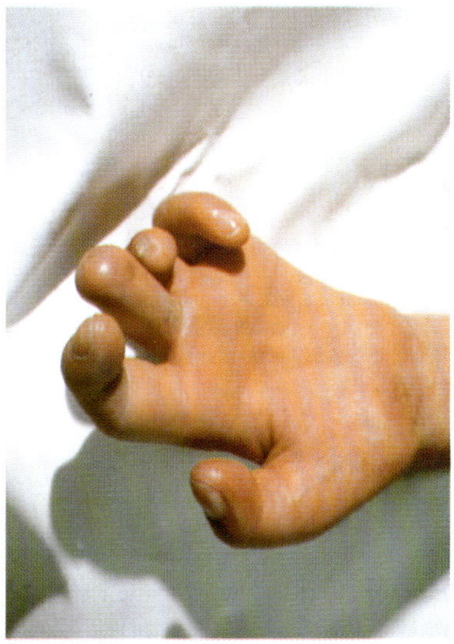

*Les formes évoluées se traduisent par des déformations et des mutilations des doigts.*

lésions cutanées ou par l'examen d'un frottis nasal, qui révèlent de nombreux bacilles de Hansen, chez les personnes atteintes de la forme lépromateuse.

**TRAITEMENT**

La lèpre est traitée par l'administration de sulfones ; cependant, de nombreuses résistances à ce médicament étant apparues ces dernières années, on fait actuellement appel à d'autres produits (sulfamides, rifampicine, clofazimine). Le traitement doit être poursuivi très longtemps, de 6 mois à 2 ans, voire davantage dans les formes évoluées. Il guérit les formes débutantes et empêche l'évolution des formes graves.

**ÉVOLUTION**

La lèpre est une maladie très mutilante, pouvant laisser après guérison de nombreuses séquelles. La chirurgie orthopédique permet de réduire les déformations mutilantes. Les névrites aiguës sont traitées par des interventions chirurgicales de décompression nerveuse.

## Léprome

Tumeur nodulaire caractéristique d'une forme de lèpre, la lèpre lépromateuse.

Les lépromes sont des nodules de taille plus ou moins importante, saillant sous la peau, peu mobiles et de consistance ferme. Ils se situent de préférence sur le visage mais également sur les membres et sur le tronc. Dans les formes avancées de la maladie, où la peau est infiltrée, les nodules cutanés contribuent à l'aspect léonin du visage du sujet atteint. Le traitement est celui de la lèpre lépromateuse (administration de dapsone, de rifampicine ou de clofazimine).

## Lépromine

Suspension de *Mycobacterium lepræ*, agent de la lèpre, inactivé par la chaleur.

La lépromine est utilisée en cuti-réaction, appelée réaction de Mitsuda, pour déterminer l'infection par la lèpre tuberculoïde. Au bout d'un mois, on constate la présence ou non d'une induration au lieu de l'injection. La réponse est positive (réaction granulomateuse) chez les sujets atteints de la forme tuberculoïde de la lèpre.

## Leptine

Protéine codée par un gène (le gène Ob) qui a une influence sur le développement de l'obésité.

Des recherches montrent que, chez la souris, une mutation du gène Ob supprime la production de leptine et entraîne une obésité majeure. Le traitement des souris obèses par la leptine qui est produite par les adipocytes (cellules graisseuses) et qui induit une satiété est très efficace. À l'opposé, chez l'homme, l'obésité est associée à des taux élevés de leptine, ce qui fait supposer une résistance éventuelle ou une diminution du passage de cette protéine du sang au cerveau ou encore une anomalie du récepteur cérébral de la leptine.

## Leptospirose

Maladie infectieuse rare provoquée par une bactérie spiralée du genre *Leptospira.*

La bactérie est hébergée par des animaux sauvages, rongeurs (rats) ou carnivores, et par certains animaux domestiques (chiens) et excrétée dans leurs urines. L'homme se contamine par voie transcutanée (excoriation de la peau) lors de baignades en eau douce (rivières, lacs) ou, plus rarement, par contact direct (morsure). La leptospirose touche certains professionnels (maladie des égoutiers, contaminés par les rats).

**SYMPTÔMES ET SIGNES**

La leptospirose survient le plus souvent par cas sporadiques. L'incubation dure une dizaine de jours, puis une fièvre élevée s'installe, accompagnée de frissons, de douleurs musculaires importantes et de maux de tête pulsatiles. Un ictère intense, un syndrome méningé (nausées, raideur de la nuque), des hémorragies rénales et polyviscérales peuvent survenir 48 heures après le début des manifestations. La fièvre régresse en 4 à 10 jours, alors que les signes cliniques s'améliorent. Une recrudescence de fièvre élevée, durant environ deux jours, survient entre le 10e et le 15e jour après le début des signes.

**DIAGNOSTIC, TRAITEMENT ET PRÉVENTION**

Le diagnostic repose sur la recherche de la bactérie dans le sang (hémoculture), dans le liquide cérébrospinal ou dans les urines. La leptospirose est traitée par administration d'antibiotiques pendant deux semaines. Un vaccin efficace contre *Leptospira ictero-hemorragiæ* est proposé aux professionnels exposés.

## Leriche (René)

Chirurgien français (Roanne 1879 - Cassis 1955).

Il fit faire de grands progrès à la chirurgie du système sympathique et à celle des vaisseaux. Il montra que l'altération d'une fonction peut entraîner la lésion d'un organe. Il étudia aussi le phénomène de la douleur (*la Chirurgie de la douleur,* 1937).

## Leriche (syndrome de)

Ensemble des troubles provoqués par une thrombose (occlusion complète) de l'aorte abdominale à l'endroit où celle-ci se divise en deux artères iliaques primitives.

Le syndrome de Leriche est presque toujours dû à un athérome de la paroi aortique, auquel souvent s'ajoute un caillot, qui achève d'obstruer le passage du sang.

**SYMPTÔMES ET SIGNES**

Bien qu'une circulation de suppléance se développe alors (les vaisseaux avoisinants grossissent, s'allongent, s'entrecroisent et prennent le relais) entre l'aorte située au-dessus de l'occlusion et les artères des membres inférieurs, évitant ainsi que ceux-ci ne se gangrènent, cette organisation est en général insuffisante : des douleurs surviennent dans les deux membres inférieurs lors de la marche, lesquelles font boiter le sujet. Quand celui-ci arrête de marcher, les douleurs disparaissent, puis reparaissent lorsqu'il se remet à marcher, entraînant de nouveau une claudication. Cela caractérise la « claudication intermittente ». Chez l'homme, une impuissance est provoquée par une insuffisance de l'apport sanguin à la verge.

**DIAGNOSTIC**

Il est établi par l'imagerie artérielle : échographie Doppler, complétée par une artériographie et une aortographie.

**TRAITEMENT ET PRONOSTIC**

Il est chirurgical et consiste à remplacer par une prothèse synthétique en Dacron, en forme de Y renversé, le segment d'aorte concerné et la fourche faite par les deux artères iliaques primitives. Les douleurs lors de la marche s'estompent facilement, mais les troubles de l'érection peuvent persister.

→ VOIR Athérosclérose.

## Létal

Qui entraîne la mort.

La dose létale est la dose d'un médicament ou d'une substance toxique qui entraîne la mort.

Dans l'expérimentation d'un nouveau médicament sur l'animal, on détermine la dose létale 50 (DL 50), c'est-à-dire celle qui provoque la mort de la moitié des animaux. La dose létale 50 permet de définir les seuils de toxicité d'un médicament et la distance entre les doses thérapeutiques et les doses toxiques avant d'autoriser l'administration d'un médicament à l'homme.

La dose létale 50 est en outre utilisée pour classer les substances chimiques en différentes catégories et sert de dose de référence dans de nombreuses législations.

En génétique, une anomalie est dite létale si elle entraîne la mort de l'embryon ou du fœtus, et un gène est dit létal lorsqu'il a subi une mutation grave responsable de la mort de l'embryon ou du fœtus.

## Léthargie

1. État pathologique de sommeil profond et prolongé, sans fièvre ni infection, caractérisé par le fait que le malade est susceptible de parler quand on le réveille mais oublie ses propos et se rendort promptement. Cet état constitue un symptôme de l'hystérie. C'est aussi un sommeil artificiel (hypnose).
2. État de torpeur, d'apathie et d'extrême affaiblissement.

## Leucaphérèse

Technique permettant de retirer des globules blancs du sang.

La leucaphérèse permet de transfuser des globules blancs prélevés chez une personne en bonne santé à des receveurs ayant un déficit en globules blancs et une infection grave. Elle est également pratiquée, en association avec la chimiothérapie, pour supprimer les cellules excédentaires chez des malades atteints de leucémie avec hyperleucocytose (surproduction de globules blancs).

Au cours de la maladie de Sézary, elle sert à diminuer le nombre de lymphocytes pathologiques. La lymphaphérèse (retrait d'un seul type de leucocytes, les lymphocytes) permet, chez certains malades, de conserver des cellules souches sanguines en vue d'une autogreffe.

**TECHNIQUE**

Le sang est prélevé dans l'un des deux bras du patient et passe dans un circuit de séparation. Après retrait des globules blancs, il est réinjecté dans l'autre bras.

## Leucémie

Prolifération maligne, c'est-à-dire incontrôlée, de cellules de la moelle osseuse. SYN. *leucose.*

Le terme de leucémie s'oppose à celui de lymphome, envahissement des ganglions lymphatiques. Cependant, cette distinction est théorique, les formes évoluées de leucémie pouvant atteindre tous les organes du corps humain et un lymphome pouvant atteindre la moelle par le sang.

Selon les statistiques, il se déclare environ chaque année 8 nouveaux cas de leucémie pour 100 000 personnes.

**DIFFÉRENTS TYPES DE LEUCÉMIE**

On distingue les leucémies chroniques, où la prolifération ne s'accompagne pas d'un arrêt de maturation des précurseurs présents dans la moelle, des leucémies aiguës, où, à la prolifération de ces précurseurs, s'ajoute un blocage de leur maturation, ce qui a pour conséquence, d'une part, un excès de cellules jeunes, d'autre part l'absence de globules blancs matures.

Par ailleurs, la leucémie peut se développer soit aux dépens des précurseurs des cellules myéloïdes, soit aux dépens des lymphocytes.

Ces critères conduisent à classer en quatre grands types les diverses formes que peut prendre la maladie : la leucémie myéloïde chronique (L.M.C.), la leucémie aiguë myéloïde (L.A.M.), la leucémie lymphoïde chro-

### LEUCÉMIE

**Une leucémie est un cancer du sang caractérisé par une prolifération anormale de globules blancs dans la moelle osseuse. Ceux-ci se répandent dans le sang et infiltrent différents organes, dont ils perturbent le fonctionnement. Chez les sujets atteints, infections graves, hémorragies et anémie sont particulièrement fréquentes.**

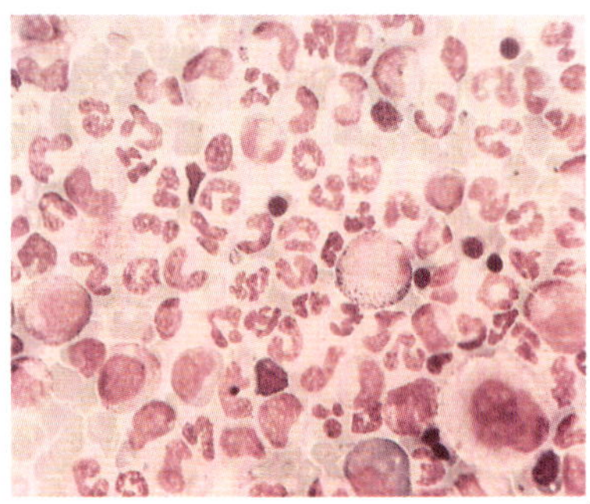

*Dans une leucémie myéloïde chronique, le noyau des globules blancs forme une petite tache rose foncé en forme de fer à cheval.*

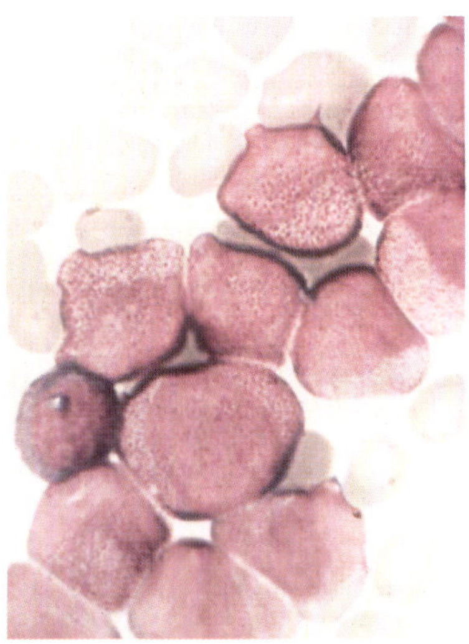

*Dans une leucémie aiguë myéloblastique, les précurseurs des globules blancs, au noyau peu visible, sont remplis de granulations.*

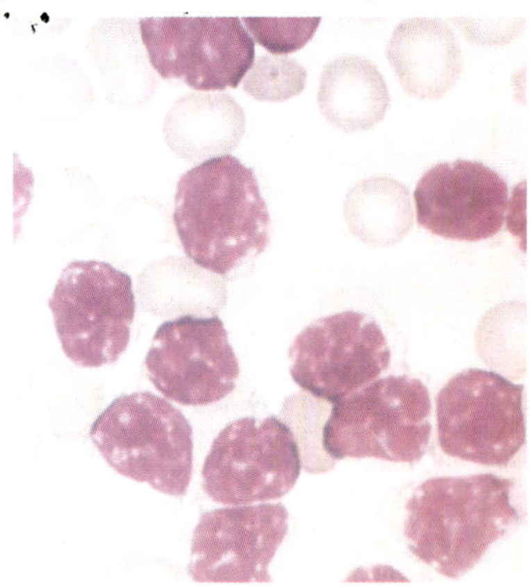

*Dans une leucémie lymphoïde chronique, les globules blancs ont un noyau de forme arrondie, assez régulière (en rose foncé).*

nique (L.L.C.), la plus fréquente chez les personnes de plus de 60 ans, et la leucémie aiguë lymphoïde (L.A.L.), la plus courante chez l'enfant. Au sein de chaque catégorie, on distingue en outre des sous-types en fonction du type de cellule en cause (par exemple leucémie lymphoïde à cellules B ou à cellules T).

**CAUSES**

Les expositions professionnelles intensives à certaines substances chimiques (benzène), aux radiations et à certaines chimiothérapies ou radiothérapies utilisées dans le traitement du cancer peuvent entraîner des leucémies aiguës et des leucémies myéloïdes chroniques. Cependant, dans la majorité des cas, la cause des leucémies reste inconnue. Seul leur mécanisme de développement commence à être appréhendé, notamment dans les cas où des anomalies chromosomiques sont présentes, qu'elles s'inscrivent dans le cadre d'une maladie congénitale (trisomie 21), ou qu'elles s'observent seulement dans les cellules leucémiques. En effet, ces anomalies entraînent l'activation d'oncogènes (gènes du cancer), jouant probablement un rôle dans la survenue de la leucémie, ou la perte de certains gènes dits suppresseurs de tumeurs.

L'identification des anomalies chromosomiques touchant les cellules leucémiques revêt souvent une valeur diagnostique et pronostique. Ainsi, la présence de l'anomalie appelée chromosome Philadelphie (transfert d'un segment du chromosome 9 sur le chromosome 22) permet de porter le diagnostic d'une leucémie myéloïde chronique. Certaines anomalies chromosomiques sont par ailleurs associées à une sensibilité particulière (accrue ou, au contraire, moindre) de la maladie au traitement. Enfin, le suivi ultérieur de ces anomalies permet d'évaluer l'évolution de la leucémie en réponse au traitement (maladie résiduelle).

**SYMPTÔMES**

Ils sont assez peu caractéristiques et provoqués par l'insuffisance en éléments matures du sang (polynucléaires, globules rouges et plaquettes pour les leucémies aiguës) ainsi que par l'envahissement des différents organes par les globules blancs. La diminution des globules rouges entraîne une anémie avec pâleur et palpitations. L'absence de plaquettes provoque des phénomènes hémorragiques (saignement des gencives, ecchymoses). Enfin, la diminution des polynucléaires expose à des infections graves comme des septicémies ou des angines sévères. L'envahissement concerne surtout la rate et les ganglions lymphatiques, qui augmentent de volume, plus rarement la peau, se traduisant alors par l'apparition de leucémides (grosses papules rouge-brun), ou le système nerveux, entraînant des maux de tête, une méningite, une paralysie faciale ou des troubles de la conscience.

**DIAGNOSTIC**

Il repose sur l'analyse du sang et de la moelle. Le sang est le plus souvent anormalement pauvre en globules rouges et en plaquettes et contient des leucocytes d'allure normale, mais en nombre excessif (leucémie chronique), ou des leucocytes anormalement jeunes (leucémie aiguë). Le myélogramme (ponction de moelle osseuse) montre un envahissement par des blastes (leucémie aiguë) ou par un nombre excessif de globules blancs plus matures, lymphocytes ou précurseurs de polynucléaires, dans les leucémies chroniques.

**TRAITEMENT**

Il dépend de l'âge du patient et du type de leucémie. Il est généralement moins intensif chez les patients âgés de plus de 65 ans. Une greffe de moelle osseuse n'est souvent envisagée que chez les sujets de moins de 60, voire 55 ans.

■ **Le traitement des leucémies aiguës, myéloïdes et lymphoïdes,** repose sur une chimiothérapie intensive antimitotique (inhibant la division des cellules), associant un grand nombre de substances. Mais ce traitement détruit aussi bien les cellules tumorales que les cellules normales de la moelle. Il a donc pour conséquence une disparition passagère mais marquée des cellules myéloïdes, période pendant laquelle le sujet est particulièrement sujet aux infections, aux hémorragies et à l'anémie, respectivement par manque de polynucléaires, de plaquettes et de globules rouges. La cure nécessite donc une hospitalisation prolongée. Dans la majorité des cas, les blastes disparaissent au cours du traitement. Un traitement de consolidation, également fondé sur une chimiothérapie, est alors administré soit en cures répétées et assez peu intensives, soit en une ou deux fois mais beaucoup plus intensivement. Le rythme, très variable, est établi en fonction du type de leucémie et de la réponse de l'organisme au traitement d'attaque. Une greffe de moelle osseuse peut également être envisagée (allogreffe ou autogreffe de moelle).

■ **Le traitement de la leucémie myéloïde chronique** a été révolutionné ces dernières années par la mise au point de médicaments susceptibles de détruire préférentiellement les cellules porteuses du chromosome Philadelphie en inhibant l'activité de la tyrosine kinase qui résulte de cette anomalie. L'imatinib est le premier des médicaments mis au point pour traiter le mécanisme de la transformation maligne. L'allogreffe de moelle osseuse, lorsqu'un donneur existe, était le seul traitement capable de guérir cette maladie. Elle est actuellement beaucoup moins utilisée.

■ **Le traitement de la leucémie lymphoïde chronique** est, dans de nombreux cas, inutile, cette maladie n'entraînant aucun symptôme et étant d'évolution très lente. Si nécessaire, on administre une chimiothérapie légère (telle que le chlorambucil) pour diminuer le nombre de globules blancs du sang et pour réduire la taille des ganglions lymphatiques et de la rate, ou une chimiothérapie un peu plus intensive, telle que le fludarabine. Les polychimiothérapies sont réservées aux formes agressives et résistantes.

**ÉVOLUTION ET PRÉVENTION**

Dans les cas de leucémies aiguës, il existe un risque de rechute, essentiellement dans les trois années qui suivent la maladie. Ce risque est faible pour les leucémies aiguës lymphoïdes de l'enfant, plus important pour les autres variétés de leucémie aiguë.

Une prévention des leucémies ne peut être envisagée que dans les cas, exceptionnels, où des circonstances favorisantes sont identifiées. C'est un cas évident dans toutes les professions où sont manipulées des radiations ionisantes. La situation est plus délicate lorsque le traitement d'une maladie maligne nécessite le recours à des chimiothérapies potentiellement leucémogènes.

## Leucémie à tricholeucocytes

Prolifération d'une variété particulière de lymphocytes, les tricholeucocytes (pourvus d'excroissances semblables à des cheveux), dans la rate et la moelle osseuse, beaucoup plus rarement dans le sang.

La leucémie à tricholeucocytes touche le plus souvent les adultes. C'est une forme rare de leucémie (1 % des cas).

**SYMPTÔMES ET SIGNES**

Ils comportent une splénomégalie (augmentation du volume de la rate) d'importance variable et une pancytopénie, ou diminution de tous les éléments figurés du sang (globules rouges, globules blancs et plaquettes). La baisse des globules blancs se fait surtout aux dépens des polynucléaires et des monocytes ; ces deux types de cellule étant impliqués dans les mécanismes d'immunité anti-infectieuse, la maladie s'accompagne fréquemment d'infections, notamment de légionellose ou de tuberculose. L'envahissement de la moelle osseuse s'accompagne souvent d'une myélofibrose (augmentation des structures fibreuses de la moelle).

**DIAGNOSTIC ET TRAITEMENT**

Le diagnostic repose sur la mise en évidence des tricholeucocytes, en général dans la moelle osseuse, par ponction ou biopsie médullaire, plus rarement dans le sang.

Le traitement reposait exclusivement, jusque dans les années 1980, sur la splénectomie (ablation de la rate), qui permettait de réduire la quantité de tricholeucocytes de l'organisme et de corriger la diminution des éléments sanguins (globules rouges, globules blancs, plaquettes). Il n'était toutefois pas toujours couronné de succès et les rechutes étaient fréquentes. Depuis une dizaine d'années, on dispose de médicaments très efficaces, dont l'interféron alpha, et, surtout, la 2-chlorodéoxy-adénosine (claridine), la plus utilisée. La claridine entraîne, le plus souvent en une seule cure, une réduction de la taille de la rate, une disparition de l'infiltration de la moelle par les tricholeucocytes et une correction de la baisse des éléments sanguins, accompagnées de la disparition des symptômes et des complications infectieuses.

## Leucémoïde

Qualifie une anomalie de formule sanguine évoquant celle d'une leucémie mais due à une autre affection.

Une réaction leucémoïde peut s'observer dans le rachitisme, dans certaines infections et dans les métastases de cancer de la moelle osseuse. Elle s'observe de façon passagère chez les personnes atteintes d'une trisomie 21.

notamment par transformation des glucides lorsqu'ils sont apportés en excès. Il constitue des réserves énergétiques sous forme de triglycérides accumulés dans les cellules graisseuses. Les lipides sont dégradés par des enzymes appelées lipases ; un gramme de lipides fournit environ 38 kilojoules, soit 9 kilocalories d'énergie. Il existe aussi des lipides circulant dans le sang sous deux formes essentielles : cholestérol et triglycérides, dont l'augmentation peut représenter un facteur de risque de maladie coronarienne.

Certains aliments contiennent des lipides « visibles » (beurre, crème, huile), d'autres des lipides « invisibles » (viande, poisson) ; ils permettent l'absorption des vitamines liposolubles (A, D, E et K).

Dans une alimentation équilibrée, l'énergie fournie par les lipides doit représenter au maximum 35 % de l'énergie totale, avec un apport équilibré en acides gras saturés, mono-insaturés et poly-insaturés. Pour cela, la plus grande variété alimentaire est recommandée : ainsi, l'huile d'olive est particulièrement riche en acides gras mono-insaturés mais contient aussi des acides gras poly-insaturés et saturés, les produits laitiers contiennent des acides gras saturés mais aussi une proportion importante (un tiers des acides gras totaux) d'acides gras mono-insaturés, etc.

→ VOIR Dyslipidémie.

## Lipoatrophie

Amincissement ou disparition du tissu adipeux sous la peau.

Les lipoatrophies sont une forme de lipodystrophie. Certaines sont localisées et forment des dépressions en cuvette pouvant atteindre un diamètre de plusieurs centimètres. Elles sont souvent dues à des injections répétées de médicaments (insuline, corticostéroïdes) ou à d'anciennes inflammations cutanées. D'autres touchent une grande partie ou la totalité du corps : le syndrome de Barraquer-Simons se caractérise par une lipoatrophie limitée à la partie supérieure du corps. Dans le syndrome de Lawrence, la perte des tissus adipeux sous-cutanés est complète et associée à une croissance exagérée des os. Le traitement, limité aux lipoatrophies localisées, consiste à insérer sous la peau des matériaux synthétiques par une intervention chirurgicale.

## Lipodystrophie

Anomalie de la répartition du tissu adipeux corporel.

**DIFFÉRENTS TYPES DE LIPODYSTROPHIE**

Il existe deux formes opposées de lipodystrophie, qui peuvent être ou non associées : la lipoatrophie, qui est une raréfaction du tissu adipeux, le plus souvent sous-cutané, et la lipohypertrophie, inflation localisée touchant préférentiellement le tissu adipeux profond. Les formes familiales, génétiques, sont rares, les plus fréquentes étant les formes acquises.

■ **La lipodystrophie médicamenteuse**, induite par les antirétroviraux utilisés contre le V.I.H., est un effet secondaire fréquent de ces traitements. Elle est souvent associée à des troubles du métabolisme des glucides et des lipides.

■ **Une lipohypertrophie du tissu adipeux abdominal** est associée au syndrome métabolique, ou d'insulinorésistance, qui favorise par ailleurs le diabète, l'hypertension artérielle et l'hyperlipidémie. Cette lipohypertrophie peut aboutir à une obésité dite androïde.

■ **La lipodystrophie localisée du diabétique traité par l'insuline** est causée par des injections répétées sur un même site. Elle favorise une mauvaise diffusion de l'insuline injectée, source de déséquilibre glycémique. Elle est prévenue par un déplacement régulier du site d'injection.

→ VOIR Lipoatrophie.

## Lipomatose

Maladie caractérisée par la présence de lipomes (tumeurs bénignes graisseuses) nombreux et disséminés sous la peau.

Le plus fréquent et le plus caractéristique de ses aspects est représenté par la maladie de Launois-Bensaude : de cause exacte inconnue, celle-ci touche surtout l'homme alcoolique vers 50 ans ; les lipomes, relativement symétriques, siègent sur le cou, déformant la nuque en « bosse de bison », au-dessus et au-dessous des clavicules, puis s'étendent vers la poitrine, l'abdomen et les cuisses. Il arrive qu'un des lipomes comprime les organes ou les tissus voisins, provoquant une gêne respiratoire, une difficulté à déglutir, une paralysie. Le seul traitement est chirurgical. Il est malaisé du fait de la délimitation imprécise des lipomes.

## Lipome

Tumeur bénigne développée aux dépens des cellules graisseuses.

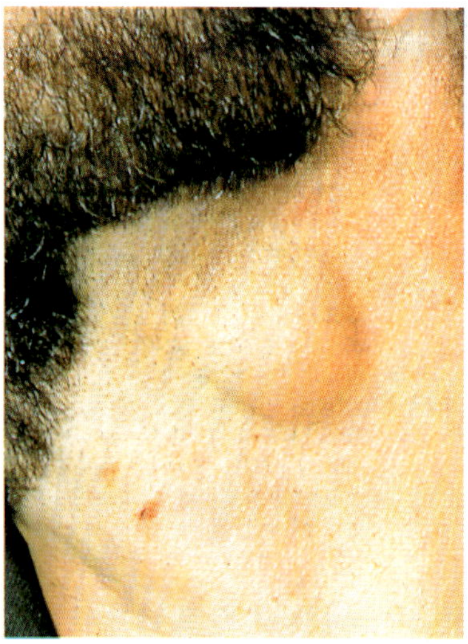

***Lipome.** Il s'agit d'une masse molle et indolore siégeant le plus souvent sur le dos, sur l'épaule ou, comme ici, sur le cou.*

Les lipomes affectent l'adulte entre 30 et 60 ans. Ils sont surtout fréquents sur le cou, les épaules, le haut du dos, à la face interne des bras, sur les fesses et à la racine des cuisses. Ils forment des masses molles plus ou moins saillantes, le plus souvent indolores, mobiles, recouvertes d'une peau normale. Ils sont uniques ou multiples et de taille variable. Leur ablation n'est pas indispensable. Lorsqu'ils sont retirés chirurgicalement, l'intervention est pratiquée, suivant les cas, soit par lipoaspiration, soit par incision chirurgicale.

## Lipophilie

Affinité chimique avec les lipides.

La lipophilie caractérise en général des substances organiques (non minérales) non chargées électriquement : ainsi, les vitamines A, D, E et K sont lipophiles, à la différence des vitamines de la famille B et des vitamines C, qui sont hydrophiles (elles attirent l'eau).

## Lipoprotéine

Substance formée par l'association de protéines (appelées apolipoprotéines) et de lipides (cholestérol, triglycérides).

Les lipoprotéines assurent le transport des lipides dans le sang ; il en existe quatre catégories.

■ **Les chylomicrons** sont essentiellement constitués de triglycérides. Ils représentent une forme transitoire de lipides sanguins.

■ **Les VLDL** (*very low density lipoproteins*, ou lipoprotéines de très basse densité) sont riches en triglycérides.

■ **Les LDL** (*low density lipoproteins*, ou lipoprotéines de basse densité) sont les lipoprotéines les plus riches en cholestérol. Elles transportent le cholestérol dans les cellules de la paroi artérielle et augmentent ainsi le risque d'athérosclérose (dépôt lipidique sur la paroi des artères). On désigne sous le nom de « mauvais cholestérol » le cholestérol lié aux LDL.

■ **Les HDL** (*high density lipoproteins*, ou lipoprotéines de haute densité) représentent la voie d'élimination du cholestérol sanguin : c'est pourquoi le cholestérol lié aux HDL est souvent appelé « bon cholestérol ».

## Liposarcome

Tumeur maligne du tissu adipeux, pouvant prendre des formes très diverses et généralement située en profondeur, dans l'abdomen, dans la cuisse ou à l'épaule.

Un liposarcome forme une masse consistante au palper. Son poids peut atteindre plusieurs kilos.

Le diagnostic est parfois difficile à établir car un liposarcome peut se confondre avec un lipome (tumeur bénigne due à une hypertrophie locale du tissu graisseux). L'I.R.M. peut aider au diagnostic. La confirmation du diagnostic dépend alors des résultats d'une biopsie. Les liposarcomes envahissent progressivement les tissus de voisinage et peuvent entraîner des métastases. Leur traitement est l'ablation chirurgicale, éventuellement complétée par une chimiothérapie. Une surveillance est ensuite nécessaire pour diagnostiquer de façon précoce les récidives.

## Liposome
Sphère artificielle de quelques micromètres dont la paroi est formée de lipides et qui contient une substance active en solution, par exemple un corticostéroïde ou un antifongique (actif contre les mycoses). Cette forme particulière de préparation médicamenteuse est utilisée en application cutanée. La paroi protège la substance active et sert de moyen de transport. Arrivé au contact d'une cellule, le liposome libère à l'intérieur la substance active. Cette technique, encore peu utilisée, pourrait se développer au cours des prochaines années.

## Liposuccion
Aspiration chirurgicale, par une petite incision, de la graisse sous-cutanée superficielle ou profonde.

La liposuccion est l'opération la plus fréquente en chirurgie esthétique. Une liposuccion minime ne nécessite pas d'hospitalisation ; une liposuccion importante (retrait de plus d'un kilogramme de graisse) exige une hospitalisation de 48 heures.

**INDICATIONS**

La liposuccion se pratique lorsqu'une accumulation de graisse résiste à un traitement amaigrissant ou à des techniques de destruction des graisses alimentaires dans l'organisme. Une liposuccion ne constitue pas un traitement idéal de l'obésité. Elle élimine des accumulations de graisse localisées, d'origine génétique ou dues à des tumeurs bénignes acquises, les lipomes.

Elle se pratique le plus souvent dans certaines parties du corps : hanches et haut des cuisses chez la femme, ventre ou face interne des genoux chez les sujets des deux sexes. Une liposuccion est une technique bien adaptée à des parties du corps comme le cou, la face postérieure des bras, le ventre, la face externe des cuisses, les flancs, la taille et la face interne des genoux, mais l'aspiration est plus difficile dans la face interne des cuisses, les chevilles, les mollets, les bajoues.

**TECHNIQUE**

L'opération se fait sous anesthésie générale ou locale selon l'importance de la liposuccion. Après infiltration de solutions qui liquéfient les graisses, des canules, branchées à un aspirateur et introduites dans une petite incision pratiquée dans la partie adipeuse, éliminent les masses graisseuses.

**ÉVOLUTION**

Immédiatement après l'opération apparaissent des hématomes importants, des douleurs et un gonflement des zones qui ont été aspirées. Dans les cas de liposuccions minimes, le patient peut mener une vie active dès le lendemain de l'intervention. En cas de liposuccions importantes, un délai de 8 à 10 jours est nécessaire avant une reprise normale d'activité.

Après le quinzième jour, les pertes adipeuses sont visibles. Pour éviter les récidives et les retouches, les patients doivent se soumettre à un régime postopératoire et à des massages qui corrigent les inégalités de la surface de la peau et les irrégularités dues à la rétraction des cicatrices.

**COMPLICATIONS**

- Une infection est extrêmement rare (un cas sur mille, selon les estimations)
- Des bourrelets et des adhérences en profondeur, liés à des difficultés de cicatrisation, sont difficiles à traiter.

## Lipothymie
Sensation de perte de connaissance imminente.

**CAUSES**

Une lipothymie s'observe volontiers chez les sujets hypersensibles, à l'occasion d'une émotion, d'une contrariété, quand le nerf pneumogastrique, qui ralentit le cœur, est stimulé (réaction vagale). Elle peut survenir lors d'une douleur subite, d'une prise de sang, d'un repas copieux pris en atmosphère confinée ou lorsque le sinus carotidien, siège des barorécepteurs, est comprimé (cou trop serré par un col de chemise, par exemple).

**SYMPTÔMES ET SIGNES**

Une lipothymie est un malaise progressif où le sujet a une impression de tête vide, de flou visuel, a besoin (et souvent est obligé) de s'allonger. Il a des troubles passagers de la conscience, est pâle, en sueur.

**DIAGNOSTIC**

L'examen s'oriente vers la recherche d'une affection cardiaque, examen se révélant la plupart du temps normal. L'interrogatoire du patient ou de son entourage met fréquemment en évidence des antécédents de symptômes analogues.

**ÉVOLUTION**

En quelques minutes, le plus souvent, le sujet retrouve un état normal tout en éprouvant, éventuellement, une impression de fatigue.

Dans certains cas, la lipothymie peut être suivie d'une syncope (perte de connaissance). Généralement, il s'agit d'un trouble bénin.

**TRAITEMENT ET PRÉVENTION**

Il faut allonger le sujet, ne pas lui donner de boisson alcoolisée, le soustraire si possible aux circonstances déclenchantes. Si les malaises se reproduisent, il est préférable de consulter un médecin.

## Lister (Joseph, baron)
Chirurgien britannique (Upton, Essex, 1827-Walmer, Kent, 1912).

Professeur de chirurgie à Glasgow, il se livre à des recherches sur les infections et les inflammations qui le conduisent à mettre en relief l'importance de l'asepsie, en 1867. Grâce à lui, le phénol, dont il a reconnu les propriétés désinfectantes, est utilisé dans les salles de chirurgie, et la mortalité postopératoire diminue spectaculairement. Il est nommé professeur de chirurgie au King's College, à Londres, en 1877, et anobli en 1897 par la reine Victoria.

## Listériose
Maladie infectieuse dont l'agent est un bacille à Gram positif, *Listeria monocytogenes*, responsable d'avortements et d'infections neuroméningées.

La listériose est fréquente chez l'animal (bovins, porcins, volailles), beaucoup plus rare chez l'homme, qui se contamine le plus souvent par voie digestive en consommant des aliments contenant le bacille (lait cru, fromages au lait cru, viande crue ou mal cuite, végétaux crus, charcuterie). Les femmes peuvent transmettre le bacille à leur enfant durant la grossesse par l'intermédiaire du placenta ou lors de l'accouchement.

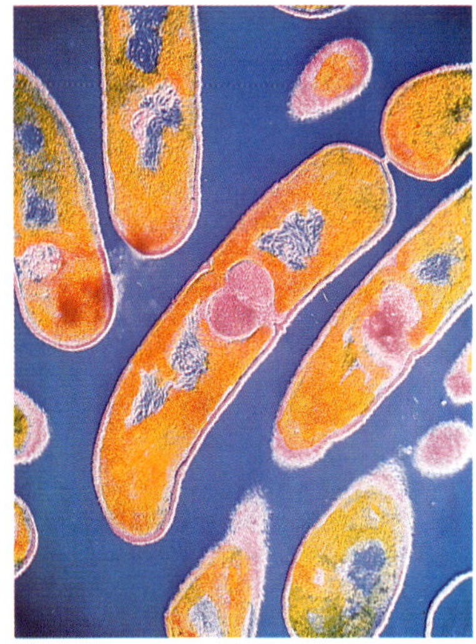

***Listériose.*** *L'agent responsable de la maladie,* Listeria monocytogenes, *est une bactérie en forme de bâtonnet (bacille).*

**SYMPTÔMES ET SIGNES**

Chez l'adulte, la listériose se manifeste par une fièvre et des douleurs généralisées. Elle peut également prendre une forme plus grave, en particulier chez les sujets dont les défenses immunitaires sont affaiblies, et provoquer une méningite ou une méningoencéphalite (listériose neuroméningée) ou une septicémie.

Les nouveau-nés atteints de la maladie souffrent d'une septicémie grave associée à une méningite, à une atteinte du foie ou à une pneumonie. La contamination du fœtus par la mère au cours du deuxième ou du troisième trimestre de grossesse peut causer une naissance prématurée, la mort du fœtus in utero ou une souffrance fœtale.

**DIAGNOSTIC**

Il repose sur l'identification du bacille dans le sang, le liquide cérébrospinal, le pus ou les lochies prélevées dans le vagin en cas d'avortement. Après l'accouchement, l'examen du placenta, qui révèle de petits abcès jaunâtres, constitue un élément important du diagnostic et fait l'objet d'une culture.

**TRAITEMENT ET PRÉVENTION**

La listériose est traitée par administration d'antibiotiques, dont la pénicilline, durant trois semaines.

Certaines précautions alimentaires, impératives en cas de grossesse, permettent d'éviter l'infection : il faut proscrire les légumes crus ou peu cuits, préférer la charcuterie préemballée à celle vendue à la coupe, recuire les aliments conservés au réfrigérateur, ne pas consommer la croûte des fromages à pâte molle, faire bouillir le lait cru ou pasteurisé avant consommation. Il est en outre conseillé de se laver les mains et de nettoyer les ustensiles de cuisine après la manipulation d'aliments non cuits, de nettoyer et de désinfecter régulièrement (deux fois par mois) le réfrigérateur, en veillant à son bon fonctionnement.

En cas de fièvre survenant sans autres symptômes chez une femme enceinte, la surveillance par des prélèvements systématiques est conseillée.

## Lithectomie

Extraction d'un calcul.

La lithectomie est indiquée en cas de lithiase (formation de calculs) du canal cholédoque, canal issu du canal cystique qui provient de la vésicule, ou du canal hépatique, qui conduit la bile au duodénum. Elle l'est souvent aussi en cas de lithiase du canal de Wirsung, lequel relie le pancréas au duodénum. En revanche, elle n'est pas indiquée lors des lithiases vésiculaires en raison du caractère récidivant des calculs ; celles-ci nécessitent l'ablation de la vésicule.

La lithectomie est réalisée sous anesthésie générale. Elle peut se pratiquer soit par extraction chirurgicale, après ouverture de l'abdomen, soit par cathétérisme rétrograde. Dans ce dernier cas, une sonde est introduite à l'aide d'un endoscope dans le canal, par l'intermédiaire de la bouche, de l'estomac et du duodénum, et le calcul est parfois brisé pour permettre son extraction (lithotripsie).

## Lithiase

Maladie caractérisée par la présence de calculs dans un organe ou dans un canal excréteur.

La lithiase atteint surtout la vésicule ou les voies biliaires, le rein, les voies urinaires.

### Lithiase biliaire

Il s'agit des calculs qui se forment dans la vésicule biliaire (réservoir de bile sous le foie) et qui peuvent migrer dans les voies excrétrices biliaires (les canaux sortant de la vésicule et du foie, qui se réunissent pour former le canal cholédoque).

**CAUSES**

Suite à une variation de la composition chimique de la bile, des cristaux de matières organiques se réunissent et s'agrègent pour constituer les calculs. Ceux-ci ressemblent à de petites « pierres » de 1 à 25 millimètres. Ils sont composés le plus souvent de cholestérol plus ou moins calcifié, plus rarement de bilirubine. L'hérédité (un marqueur génétique des lithiases sévères a été découvert), l'âge avancé, les grossesses multiples chez les femmes, l'obésité, le diabète, certains médicaments (pilule contraceptive, hypolipémiants) sont des facteurs favorisant leur apparition. Les femmes souffrent plus souvent de lithiase biliaire que les hommes.

**SYMPTÔMES ET DIAGNOSTIC**

La plupart des lithiases biliaires ne provoquent aucun symptôme. Parfois, elles donnent des douleurs sous les côtes en haut et à droite de l'abdomen. Une lithiase biliaire est souvent découverte au cours d'un examen de routine. Le diagnostic se fonde sur l'échographie.

**TRAITEMENT**

Sans symptômes, la lithiase de la vésicule ne doit pas être traitée car les traitements ont des effets indésirables ou n'ont pas prouvé leur intérêt.

Mais les calculs de la vésicule peuvent être source de complications telles qu'une cholécystite aiguë (inflammation de la vésicule), une colique hépatique (douleur intense par blocage d'un calcul dans le cholédoque), une angiocholite (infection dans le cholédoque au-dessus d'un calcul bloqué). En cas de douleur et de cholécystite, le traitement est la cholécystectomie (ablation de la vésicule) ; les médicaments et la lithotripsie donnent des résultats limités. Les calculs du cholédoque doivent être retirés par chirurgie ou par endoscopie (un tube d'endoscopie est introduit par la bouche et poussé jusqu'à l'orifice du canal).

### Lithiase salivaire

Il s'agit d'un calcul qui se forme dans un canal excréteur ou dans une glande salivaire.

Les lithiases de la glande parotide sont les moins fréquentes.

**CAUSES**

La mucine (glycoprotéine), abondante dans la salive, favorise la précipitation des sels calciques et l'apparition de calculs.

**SYMPTÔMES ET SIGNES**

Le calcul ainsi formé bloque le flux salivaire et provoque un gonflement de la glande en amont de l'obstacle. Lors de la salivation, stimulée au moment des repas, le gonflement s'accentue. Un calcul situé dans un canal excréteur peut être très douloureux.

**TRAITEMENT**

Si le calcul ne se résorbe pas de lui-même, une intervention chirurgicale est nécessaire sous anesthésie locale. Elle consiste à enlever le calcul si celui-ci est situé dans le canal ou à exciser la glande salivaire.

### Lithiase urinaire

Il s'agit des calculs qui se forment dans les reins et qui peuvent migrer dans les uretères et la vessie. Ils proviennent de la concrétion de substances présentes en solution dans

LITHIASE

**Un calcul peut obstruer un canal et venir ainsi perturber le fonctionnement d'un organe en amont (rein, vésicule biliaire), qui n'est plus drainé. Il se signale par des douleurs (colique néphrétique, colique hépatique), des infections récidivantes (pyélonéphrite, cholécystite, angiocholite), voire par des saignements (hématurie). L'examen direct du calcul renseigne sur les causes de sa formation et donc sur une éventuelle maladie à soigner (hypercalcémie, hyperuricémie).**

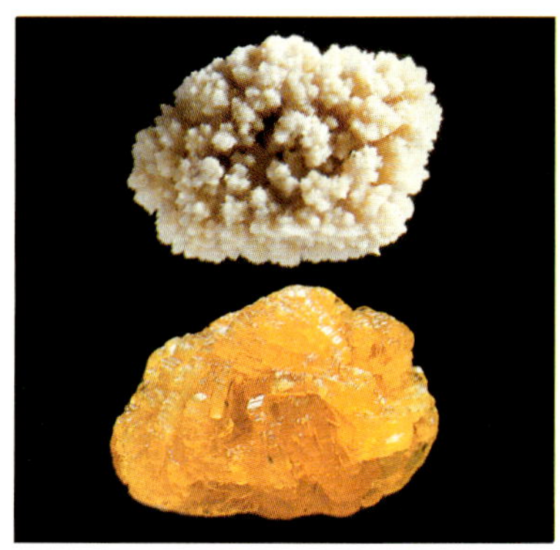

*Calcul urinaire de phosphate de calcium (en haut), calcul de la vésicule biliaire (en bas).*

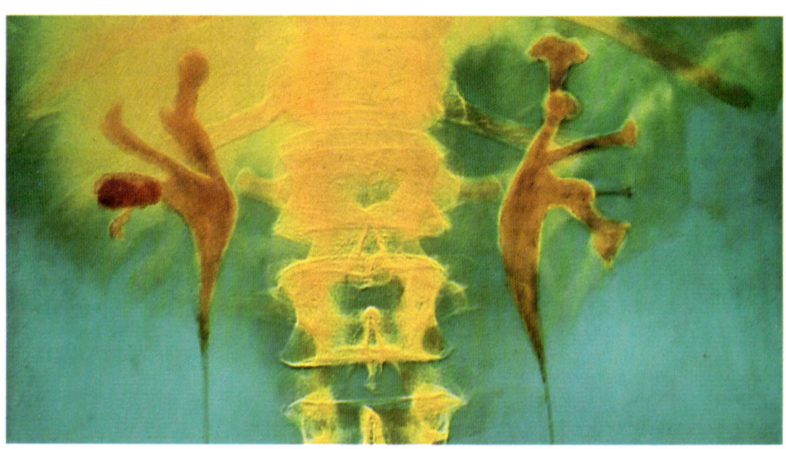

*Un calcul (à gauche, en marron foncé) se trouve bloqué dans le calice d'un rein.*

l'urine. Les calculs urinaires sont composés le plus souvent d'oxalate de calcium ou de phosphate de calcium ; une minorité est formée d'acide urique.

**CAUSES**

Quand une cause est retrouvée, il s'agit souvent d'un obstacle à l'écoulement des urines (malformation, adénome de la prostate) ou d'une infection urinaire. Dans d'autres cas, c'est un trouble métabolique de l'organisme : hypercalciurie, hyperuricémie (goutte) ou une maladie hormonale (hyperparathyroïdie, par exemple).

**SYMPTÔMES ET DIAGNOSTIC**

Il arrive que les calculs ne produisent aucun symptôme. Mais ils sont parfois douloureux ou source de complications : colique néphrétique (douleur intense par blocage d'un calcul dans un uretère), hématurie (saignement dans les urines), infection grave du rein, insuffisance rénale. Leur diagnostic est possible grâce à la radiologie (échographie, urographie intraveineuse).

**TRAITEMENT**

Les calculs de moins de cinq millimètres s'éliminent spontanément par les voies naturelles. Les calculs d'acide urique trop gros sont dissous par des eaux minérales alcalines ou des médicaments qui rendent les urines alcalines (basiques). Pour les autres calculs, on dispose de plusieurs méthodes : l'ablation chirurgicale est beaucoup moins employée ; la lithotripsie extracorporelle pulvérise les calculs par des ondes de choc produites par un appareil externe (lithotriteur), l'endoscopie (utilisant un tube muni d'un système optique, introduit par l'urètre ou à travers la peau) permet de repérer le calcul, de l'enlever en bloc ou de pratiquer une lithotripsie.

Le traitement préventif des récidives comprend le traitement d'une cause éventuelle. Il faut boire abondamment, sauf en cas de colique néphrétique. Un régime alimentaire évitant les substances présentes dans les calculs du malade (par exemple, les aliments riches en calcium en cas de lithiase calcique) peut être suivi.

## Lithium

Métal (Li) dont les sels sont utilisés dans le traitement de troubles psychiques.

Les sels de lithium sont le gluconate et le carbonate de lithium. Ce sont des psychotropes (substances actives sur le psychisme) régulateurs de l'humeur (thymorégulateurs).

Ils sont indiqués dans une maladie psychiatrique, la maladie maniacodépressive, caractérisée par des alternances d'accès de dépression et d'excitation euphorique. Ils sont administrés par voie orale.

Le traitement se prolonge sur plusieurs années et nécessite une surveillance étroite de l'état du malade. En outre, des prises de sang régulières sont prescrites afin de vérifier que la concentration sanguine du lithium (lithémie) reste dans la zone thérapeutique.

Les sels de lithium sont contre-indiqués en cas d'insuffisance rénale et formellement en cas de grossesse. L'association aux diurétiques, aux anti-inflammatoires non stéroïdiens et aux antidépresseurs est déconseillée, car elle risque d'augmenter la lithémie. Les effets indésirables sont nombreux. Ils sont surtout représentés par des nausées, des tremblements, des troubles de l'équilibre, une sensation de soif et des risques thyroïdiens et rénaux.

## Lithotomie

Extraction chirurgicale d'un calcul des voies urinaires.

On distingue, suivant la position du calcul, l'urétérolithotomie (le calcul est dans l'uretère), la néphrolithotomie (le calcul est dans le rein) et la pyélolithotomie (le calcul est dans le bassinet).

→ VOIR Néphrolithotomie, Pyélolithotomie, Urétérolithotomie.

## Lithotripsie

Opération consistant à broyer ou à pulvériser des calculs urinaires, les fragments étant ensuite éliminés naturellement dans les urines. SYN. *lithotritie.*

L'accès aux calculs se fait par voie et sous contrôle endoscopique (introduction par l'urètre d'un tube muni, notamment, d'un système optique). La pulvérisation des calculs peut se pratiquer au moyen d'une pince (lithotripsie mécanique), d'ultrasons (lithotripsie ultrasonique), d'ondes de choc répétées (lithotripsie électrohydraulique) ou encore d'un laser (lithotripsie au laser).

En outre, on recourt aujourd'hui de plus en plus souvent à une technique permettant la pulvérisation du calcul à distance sans aucune intervention chirurgicale (lithotripsie extracorporelle) et la plupart du temps sans hospitalisation ni anesthésie générale. Cette technique consiste à repérer le calcul à l'aide d'un examen radioscopique ou échographique puis à le pulvériser au moyen d'ondes électrohydrauliques, piézoélectriques ou électromagnétiques, le sable obtenu étant ensuite éliminé spontanément dans les urines. Parfois, cette évacuation s'accompagne de douleurs comparables à celles occasionnées par la migration d'un calcul. Aujourd'hui, l'emploi de cette méthode a été élargi aux calculs rénaux, vésiculaires et aux calculs du cholédoque, les meilleurs résultats étant obtenus pour les calculs du rein de moins de 2 centimètres de diamètre. Certains calculs volumineux ou très durs peuvent nécessiter plusieurs séances.

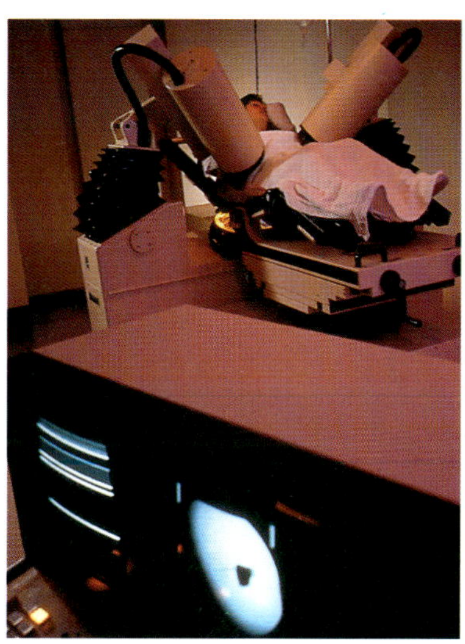

*Lithotripsie extracorporelle. On pulvérise le calcul à distance, sous contrôle échographique, à l'aide d'ultrasons.*

## Little (syndrome de)

Infirmité motrice cérébrale apparaissant dès les premiers mois de la vie, le plus souvent chez des enfants prématurés ou victimes d'un accouchement difficile ayant entraîné une insuffisance de l'oxygénation du cerveau. SYN. *diplégie spastique.*

Le syndrome de Little représente environ 40 % des infirmités motrices cérébrales. L'enfant atteint du syndrome de Little a généralement un développement intellectuel normal. Mais il présente une raideur très marquée des membres inférieurs et, parfois, des membres supérieurs. La marche, dite « en gallinacé », se fait sur la pointe des pieds, avec les genoux fléchis et rapprochés. La position assise est difficile.

**TRAITEMENT ET PRÉVENTION**

Le traitement repose sur un suivi de l'enfant par une équipe pluridisciplinaire comprenant médecin, orthopédiste, kinésithérapeute et spécialiste de la rééducation motrice. Cette assistance permet de faire progresser le jeune enfant. Une prise en charge dans une structure spécialisée est parfois proposée. La prévention de la prématurité fait reculer la fréquence de ce syndrome.

## Livedo

Anomalie localisée de la circulation sanguine cutanée.

Un livedo se traduit par une visibilité anormale des veinules superficielles, dessinant le plus souvent sur les membres inférieurs un réseau violet ou rouge, aux mailles plus ou moins régulières. Un livedo physiologique s'observe parfois chez le nouveau-né, l'adolescente ou la jeune femme et s'efface spontanément en quelques jours. Le livedo pathologique est dû à une affection des artères (périartérite noueuse, artériopathie des membres inférieurs), à une augmentation de la viscosité du sang (cryoglobulinémie, polyglobulie), à certains médicaments (anti-inflammatoires, antiparkinsoniens). Lorsqu'un livedo apparaît brutalement chez un sujet âgé, il provient souvent d'embolies de cholestérol se produisant notamment en cas d'artériosclérose. Son apparition brutale chez une jeune femme traduit des troubles vasculaires et doit faire rechercher la prise de contraceptifs oraux pendant une longue période ou certaines anomalies sanguines (présence d'anticorps antiphospholipides). Le traitement du livedo est celui de la maladie responsable.

CYCLE DE LA LOASE

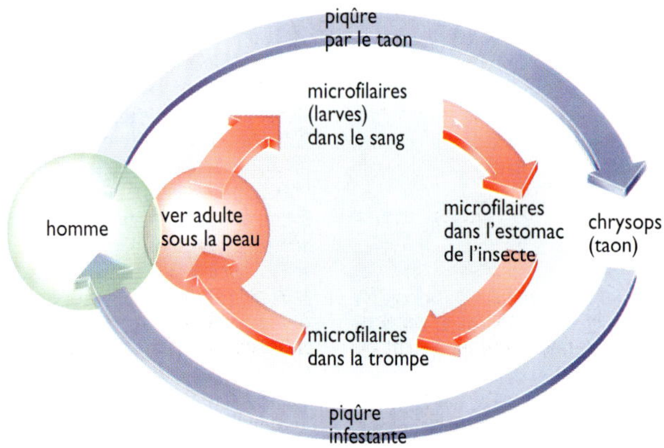


## Loa-loa

→ VOIR Loase.

## Loase

Maladie parasitaire africaine due à l'infestation par une filaire parasite, la loa-loa. SYN. *filariose à loa-loa, filariose loa, loasis.*

La loase ne sévit que dans certaines régions d'Afrique de l'Ouest et centrale.

**CONTAMINATION**

La maladie se transmet par la piqûre d'un taon, le chrysops, qui, en se nourrissant, prélève des larves appelées microfilaires dans la circulation sanguine des sujets atteints. Le taon vit au bord des rivières, dans les régions forestières, et sa piqûre est difficilement évitable.

Les microfilaires grossissent dans l'organisme et deviennent des vers de 2 à 7 centimètres de long, qui se déplacent en permanence sous la peau, où ils sont visibles, et sous la conjonctive de l'œil.

**SIGNES ET SYMPTÔMES**

Le déplacement du ver dans l'organisme provoque des placards inflammatoires sur le thorax, les mains et les avant-bras, notamment, connus sous le nom d'œdèmes de Calabar.

Le malade se plaint de démangeaisons, de gonflements transitoires des bras, des avant-bras, de la face et du thorax. Le passage d'un ver sous la conjonctive de l'œil cause un œdème douloureux mais bénin.

**DIAGNOSTIC ET TRAITEMENT**

Un examen microscopique du sang permet d'identifier facilement les microfilaires. Le traitement est généralement réservé aux personnes très gênées par la maladie et qui ne sont plus exposées à une nouvelle infestation. Il n'est pas systématique, la maladie étant bénigne. Il se fait à l'hôpital et le médecin prescrit en général, à des doses progressivement croissantes, de la diéthylcarbamazine ou de l'ivermectine. Ces substances tuent les microfilaires mais doivent être administrées avec précaution, car elles peuvent déclencher des réactions allergiques parfois graves.

## Lobe

Partie individualisée d'un organe. (P.N.A. *lobus*)

Les lobes ne s'observent que dans certains organes : les poumons, le cerveau, le foie, la glande thyroïde, etc. Ils se distinguent nettement les uns des autres par leur anatomie ou leur fonctionnement.

■ **Les lobes des poumons** (2 lobes au poumon gauche, 3 lobes au poumon droit) sont placés côte à côte et restent séparés les uns des autres par des sillons très profonds, mais ils ont tous la même fonction.

■ **Les lobes du foie** sont au nombre de quatre : un lobe gauche, un lobe droit et, au milieu, un lobe carré et le lobe de Spiegel. Leurs fonctions sont identiques.

■ **Les lobes de la glande thyroïde** sont au nombre de deux, un droit et un gauche, reliés par l'isthme de la thyroïde, et ont des fonctions identiques.

■ **Les lobes des hémisphères cérébraux** sont nombreux. On distingue le lobe frontal, le lobe pariétal, le lobe temporal et le lobe occipital. Ce dernier a un fonctionnement particulier et est responsable de la vision, bien que peu séparé des lobes voisins. Au sein de chaque lobe, on distingue des aires corticales correspondant à des zones fonctionnelles individualisées.

Pour un organe, cette répartition en plusieurs lobes a diverses conséquences : quand une maladie (tumeur, infection, etc.) affecte une partie de l'organe, elle peut s'étendre à tout un lobe mais respecte les lobes voisins dans les premiers temps. Cela permet une ablation isolée si cela se révèle nécessaire ; pour endiguer la maladie, le chirurgien retire le lobe atteint (lobectomie), d'autant plus facilement que les lobes sont bien distincts les uns des autres, grâce aux sillons interstitiels, nommés « scissures », qui les séparent.

## Lobectomie

Ablation chirurgicale du lobe d'un viscère.

La lobectomie ne concerne que les viscères composés de plusieurs lobes, c'est-à-dire de plusieurs portions nettement séparées les unes des autres : la glande thyroïde, le poumon et le foie. Elle est dite totale ou partielle, selon que le chirurgien retire tout un lobe ou seulement une partie, et n'a aucune conséquence sur le fonctionnement ultérieur du viscère.

Le foie peut ainsi être l'objet d'une lobectomie (hépatectomie) droite, ou gauche, selon la portion ôtée. La lobectomie de la thyroïde (constituée de deux lobes symétriques) peut être unilatérale ou bilatérale, subtotale (partielle) ou totale.

■ **La lobectomie pulmonaire** est pratiquée par chirurgie conventionnelle, après ouverture de la plèvre, ou, exceptionnellement, par voie endoscopique (pleuroscopie). Un drain doit ensuite être mis en place pendant 48 heures de façon à évacuer le liquide pleural. Cette intervention, qui nécessite une hospitalisation d'une dizaine de jours, doit être suivie de séances de kinésithérapie respiratoire.

→ VOIR Hépatectomie, Thyroïdectomie.

## Lobite

Inflammation de l'un des lobes du poumon.

Le terme lobite est actuellement utilisé pour désigner la pneumonie tuberculeuse, forme particulière et rare de la tuberculose pulmonaire.

→ VOIR Tuberculose.

## Lobotomie cérébrale

Incision chirurgicale d'un lobe cérébral, afin d'interrompre certaines connexions entre différentes parties du cerveau.

La lobotomie consiste le plus souvent à sectionner, dans l'encéphale, une partie des fibres nerveuses reliant le lobe préfrontal (siège de l'idéation - formation et enchaînement des idées) au reste du cerveau. Cette intervention se pratique sur des sujets atteints d'anxiété paroxystique chronique, d'obsessions graves ou sur des malades en état de douleur morale permanente ayant tenté plusieurs fois de se suicider. La lobotomie, du fait de l'extension abusive de sa pratique, de l'appauvrissement affectif du sujet lobotomisé et de la fréquence des rechutes, a suscité de nombreuses réserves. Pour ses défenseurs, son but est autant la suppression d'un symptôme gênant, rebelle à tout autre traitement, que la reconstruction ultérieure de la personnalité du sujet à l'aide d'une psychothérapie. Ses indications actuelles sont exceptionnelles.

## Lobstein (maladie de)

Maladie héréditaire caractérisée par une fragilité des os. SYN. *fragilité osseuse congénitale, maladie des hommes de verre, maladie des os de verre, ostéopsathyrose.*

La maladie de Lobstein est une forme d'ostéogenèse imparfaite, c'est-à-dire que le tissu osseux y est de mauvaise qualité du fait d'une anomalie de structure du collagène. La transmission est généralement de type dominant autosomique : il suffit que le gène en cause soit transmis par l'un des parents pour que l'enfant développe la maladie. Celle-ci se manifeste habituellement par des fractures apparaissant dès les premiers pas, mais il existe des formes à expression plus tardive. Il existe également une coloration bleutée du « blanc des yeux » et une surdité. Le traitement fait appel aux biphosphonates, ainsi qu'à un redressement chirurgical des os déformés, à la pose de clous intra-osseux, etc.

## Lochies

Écoulement vaginal survenant normalement à la suite de l'accouchement.

Les lochies sont composées de caillots de sang provenant de la zone d'insertion du placenta, de débris de membranes (caduque utérine) et du suintement des plaies du vagin et du col de l'utérus. L'écoulement est sanglant les premiers jours, puis il diminue, devient rosé vers la fin de la première semaine, brunit et se tarit à partir du 15e jour, parfois après une courte recrudescence de 24 à 48 heures, appelée « petit retour de couches ». Lorsque la femme allaite, le tarissement est plus rapide.

En cas de surinfection, les lochies deviennent très malodorantes.

## Locomoteur (appareil)

Ensemble des organes permettant de se déplacer.

L'appareil locomoteur comprend les os et les articulations des membres et de la colonne vertébrale ainsi que les ligaments, les muscles et les tendons qui les relient ou les actionnent.

La locomotion, qui est une fonction complexe, fait intervenir, en plus de ces organes, les organes sensoriels (œil, oreille) et les récepteurs sensitifs (organes microscopiques), qui recueillent des informations sur l'environnement et la position de l'ensemble du corps ainsi que sur la tension des muscles. Le système nerveux intervient également : il analyse ces informations et transmet les ordres vers les muscles, lesquels mettent les os et les articulations en mouvement grâce à leurs contractions successives et coordonnées.

→ VOIR Marche.

## Locus

1. Position d'un gène sur la séquence d'un chromosome.
2. Site anatomique particulier, localisé le plus souvent sur des structures nerveuses et répertorié dans la nomenclature anatomique dite *Parisiensa nomina anatomica* (P.N.A.).

On appelle *locus niger*, par exemple, un des noyaux gris centraux du cerveau.

## APPAREIL LOCOMOTEUR

**L'appareil locomoteur assure les déplacements du corps et ses différents mouvements. Il est constitué par le squelette, les muscles dits squelettiques (par opposition aux muscles lisses, qui assurent les mouvements des viscères) et le système nerveux. Sur les os, qui sont à la fois articulés entre eux et unis par de solides ligaments, viennent s'insérer les muscles, soit directement, soit par l'intermédiaire de tendons. La position, la contraction et le degré d'étirement de chaque muscle sont transmis au cerveau, qui, à chaque instant, renvoie des ordres afin de coordonner les mouvements simultanément (contraction des muscles fléchisseurs de la jambe et relâchement des muscles extenseurs, par exemple) et chronologiquement ; le système nerveux intervient également en permanence dans le maintien de l'équilibre.**

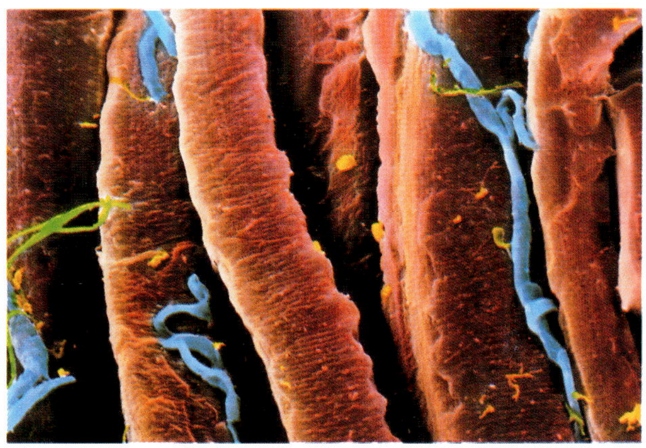

*Les cellules musculaires (en rose) sont disposées en faisceau.*

**Le mécanisme de la locomotion**

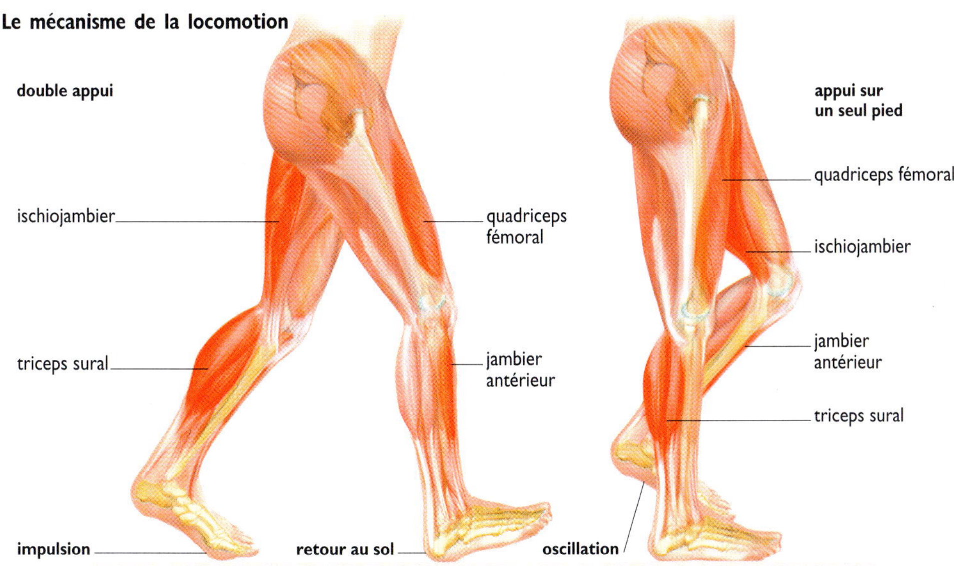


### Fonctionnement de l'appareil locomoteur

**Le squelette**
En fournissant une charpente solide à partir de laquelle les muscles peuvent agir de façon efficace et coordonnée, il joue un rôle indispensable dans le mouvement.

**Les muscles squelettiques**
Ils représentent de 40 à 45 % du poids du corps. Élastiques et très résistants, ils sont constamment maintenus dans un état de tension modérée.

**Le système nerveux**
Il commande la contraction musculaire et la coordination entre les muscles.

## Löffler (syndrome de)

Association bénigne, passagère et souvent récidivante de différentes manifestations pulmonaires (toux, gêne respiratoire, opacités à la radiologie) et d'une augmentation dans le sang circulant des leucocytes et des polynucléaires éosinophiles.

Le syndrome de Löffler constitue une réaction allergique du poumon, le plus fréquemment à une maladie parasitaire, l'ascaridiase, ou à l'asthme.

## Löfgren (syndrome de)

Syndrome rattaché à la sarcoïdose, caractérisé par l'association de troubles cutanés, articulaires et ganglionnaires.

Le syndrome de Löfgren est l'une des formes de la sarcoïdose, maladie de cause inconnue, caractérisée par la dissémination dans l'organisme de granulomes (amas microscopiques de cellules inflammatoires). Il se traduit par l'apparition, sur les jambes, d'un érythème noueux (boules sous-cutanées rouges et douloureuses), par des douleurs articulaires, une légère fièvre et une augmentation de volume des ganglions lymphatiques situés sur les hiles (autour des vaisseaux destinés aux poumons). Ce syndrome guérit spontanément en quelques semaines ou quelques mois.

→ VOIR Sarcoïdose.

## Loges (syndrome des)

Syndrome dû à un traumatisme, une fracture notamment, plus rarement au port d'un plâtre ou d'un bandage trop serré, entraînant une compression excessive des muscles d'un membre inférieur dans leur loge aponévrotique. Lorsqu'il atteint le membre supérieur, il se nomme syndrome de Volkmann.

Dans les membres, les muscles sont séparés et enveloppés entièrement par des membranes fibreuses très solides et inextensibles, dites aponévroses, l'ensemble muscle-aponévrose constituant une loge. Un traumatisme (fracture, surtout) peut provoquer un hématome et un œdème ; quand ceux-ci sont très importants, les muscles, enserrés dans les aponévroses, puis les nerfs et enfin les vaisseaux sont soumis à une pression excessive.

Le patient se plaint de douleurs violentes du membre touché, de difficultés à remuer ses doigts ou ses orteils, de fourmillements, d'anesthésie de la main ou du pied. Les nerfs étant comprimés, il y a diminution des sensations tactiles, surtout aux extrémités. Les muscles comprimés, non irrigués, peuvent se nécroser, puis se rétracter.

#### TRAITEMENT

Il doit être entrepris en extrême urgence : retrait du plâtre le cas échéant ; prise des pressions dans les loges pour assurer le diagnostic, qui conduira à ouvrir la ou les loges atteintes par aponévrotomie large. La disparition rapide des douleurs marque l'efficacité du traitement et évite en général la constitution d'un syndrome des loges chronique.

## Logorrhée

Trouble du langage caractérisé par un abondant flot de paroles débitées rapidement sur de longues périodes.

La logorrhée est un signe particulièrement caractéristique d'un trouble psychiatrique, la manie, ou accès maniaque. Le malade saute d'une idée à une autre, multiplie les jeux de mots. Son attention s'éparpille au gré des sollicitations extérieures, rendant impossibles réflexion et synthèse. Des éléments délirants peuvent être associés.

Une logorrhée s'observe aussi au cours de l'aphasie de Wernicke, affection neurologique du cortex d'un hémisphère cérébral, qui se traduit par la perte de la compréhension du langage et du sens des mots. Dans ce cas, le malade déforme les mots, emploie un mot pour un autre. Parfois, le langage se transforme en un véritable jargon totalement incompréhensible pour autrui, sans que le malade en ait conscience.

Le terme logorrhée est devenu d'usage courant pour désigner une verbalisation rapide et parfois désadaptée.

## Lombaire

Relatif aux lombes.

La région lombaire, située dans le bas du dos, correspond à la zone des cinq vertèbres lombaires et des masses musculaires avoisinantes. Appelée parfois de façon familière « les reins », elle constitue la paroi abdominale postérieure et est localisée, au niveau de la colonne vertébrale, entre la douzième côte et la crête iliaque. Elle comprend, outre les vertèbres lombaires, qui supportent l'essentiel du poids du corps, une partie interne, formée par de puissantes masses musculaires vertébrales latérales, et une partie externe, constituée par les masses musculaires de la paroi abdominale postérieure.

#### PATHOLOGIE

La région lombaire est souvent le siège de douleurs qui peuvent être d'origine vertébrale (lésions du rachis lombaire, des articulations sacro-iliaques, des disques intervertébraux), rénale (lithiases rénales ou urétérales, néphrites chroniques) ou abdominale.

## Lombalgie

Douleur de la région lombaire.

Le langage médical réserve le terme de lombalgie aux douleurs de la région ayant pour axe les cinq vertèbres lombaires. Au-dessus, on parle de dorsalgies ; au-dessous, de douleurs fessières ou sacrées.

#### DIFFÉRENTS TYPES DE LOMBALGIE

Une lombalgie peut être due à des lésions du rachis ou à des affections touchant des viscères de la région lombaire.

Les lombalgies rachidiennes sont d'origine inflammatoire ou mécanique :

■ **Les lombalgies inflammatoires** peuvent être dues à une maladie inflammatoire vertébrale ou à un tassement vertébral ; chez un sujet jeune, un rhumatisme (spondylarthrite ankylosante) ; chez un sujet âgé, à un tassement ou à une tumeur bénigne ou maligne. La douleur est surtout gênante la nuit et, le matin au réveil, demande un « dérouillage » de plus de 30 minutes.

■ **Les lombalgies mécaniques** sont le plus souvent dues à une arthrose des apophyses articulaires postérieures des vertèbres ou à la dégénérescence d'un ou de plusieurs disques intervertébraux, elle-même provoquée par un traumatisme, une série de microtraumatismes, une épiphysite (inflammation d'une épiphyse) de croissance pour les formes précoces. Le vieillissement en est aussi souvent responsable car, avec les années, les disques intervertébraux perdent de leur souplesse et se fissurent. La douleur se manifeste au cours de la journée ; aggravée par les efforts, le port de charges, la station assise prolongée, elle est soulagée par le repos allongé. Les lombalgies mécaniques peuvent être aiguës – la plus fréquente étant le lumbago –, récidivantes, faisant alterner périodes douloureuses et rémissions, ou chroniques. Elles s'accompagnent parfois de douleurs irradiant dans les membres inférieurs. Selon le trajet de la douleur, on parle de lombocruralgie ou de lombosciatique ; lorsqu'une lombalgie chronique n'apparaît qu'à la marche (au plus, sur quelques centaines de mètres), on parle de lombalgie claudicante.

■ **Les lombalgies d'origine viscérale** peuvent être dues à une affection touchant le rein, l'appareil urinaire ou génital, à une lésion de l'aorte ou des méninges de la moelle épinière (neurinome, arachnoïdite, méningoradiculite), etc.

#### DIAGNOSTIC

Pour reconnaître la catégorie précise d'une lombalgie, le médecin fonde son diagnostic, outre l'interrogatoire minutieux du patient, sur un examen clinique approfondi et des examens complémentaires : radiographie, scanner, imagerie par résonance magnétique (I.R.M.), myélographie, scintigraphie osseuse des vertèbres, etc.

#### TRAITEMENT

Il repose sur la prise d'analgésiques, d'anti-inflammatoires, sur la kinésithérapie, voire sur l'immobilisation temporaire du rachis à l'aide d'un corset en résine. Le traitement des lombalgies chroniques doit être adapté à la gêne fonctionnelle qu'elles entraînent et ne soigner que les lésions dont le diagnostic est confirmé. Ainsi, les lombalgies chroniques dues à une lésion discale unique peuvent guérir par une arthrodèse lombaire (intervention chirurgicale consistant à faire fusionner deux vertèbres entre elles afin de supprimer le jeu articulaire). En revanche, quand la dégénérescence affecte plusieurs disques, le succès de cette intervention devient plus aléatoire.

## Lombalisation

Anomalie de la première vertèbre sacrée, qui, au lieu d'être soudée aux autres pour constituer le sacrum, se trouve séparée de lui soit complètement, soit partiellement.

La lombalisation, habituellement latente, peut être découverte fortuitement lors d'un examen radiographique, mais des douleurs peuvent la révéler. Le traitement fait appel à la gymnastique corrective ou, plus rarement, au port d'un corset orthopédique.

## Lombarthrose

Arthrose du rachis lombaire.

La lombarthrose affecte surtout les sujets âgés, mais aussi ceux dont la profession entraîne un surmenage lombaire (port de lourdes charges). Ses lésions dégénératives touchent surtout les apophyses postérieures des articulations situées entre la 4e et la 5e vertèbre lombaire ainsi que celles situées entre la 5e lombaire et la 1re sacrée.

Elle se manifeste soit de manière aiguë (lumbago déclenché par un effort de soulèvement important ou par une torsion du rachis), soit de manière plus chronique, à l'occasion d'efforts, de port de charges, de station assise prolongée ; la douleur lombaire peut irradier dans les membres inférieurs ; elle est soulagée par le repos allongé. Le diagnostic est confirmé par la radiographie simple du rachis, au besoin par le scanner RX ou l'imagerie par résonance magnétique (I.R.M.).

**TRAITEMENT**

Il fait appel aux analgésiques, aux anti-inflammatoires et à la kinésithérapie. Le port temporaire d'un corset en résine peut atténuer les douleurs.

## Lombosacré

Qui se rapporte à la région de transition entre le rachis lombaire (4e et 5e vertèbre lombaire) et le sacrum.

La région lombosacrée est fréquemment le lieu de différentes affections vertébrales. Par ailleurs, l'articulation entre la dernière vertèbre lombaire et la première vertèbre sacrée fait partie d'une zone charnière (charnières lombosacrée, dorsolombaire, etc.) particulièrement mobile et fragile, soumise à de fortes contraintes mécaniques.

■ **Les malformations transitionnelles** regroupent la lombalisation de la première vertèbre sacrée (celle-ci n'est plus soudée à la deuxième vertèbre sacrée) et la sacralisation de la cinquième vertèbre lombaire (celle-ci se soude à la première vertèbre sacrée). Elles provoquent parfois des douleurs, que la rééducation fait disparaître.

■ **Le spina-bifida** est une malformation caractérisée par une absence de fermeture des vertèbres en arrière, parfois compliquée de douleurs, voire de paralysies. Le spina-bifida est en général traité par la rééducation.

■ **Les affections liées à la dégénérescence** et aux contraintes mécaniques sont la hernie discale et le spondylolisthésis (glissement d'une vertèbre en avant). Elles sont traitées dans les formes communes, au besoin, par des analgésiques et la rééducation.

■ **Les infections** sont les spondylodiscites, infections de deux vertèbres et du disque situé entre elles, traitées en urgence par antibiotiques.

■ **Les traumatismes** provoquent parfois des fractures vertébrales, qu'on opère ou qu'on soigne par immobilisation.

## Lombosciatique

Association d'une lombalgie et d'une sciatique.

→ VOIR Sciatique.

## Lombostat

Corset porté sur la région lombosacrée, destiné à en limiter la mobilité.

Dans les lombalgies aiguës dues à une inflammation d'un disque intervertébral (spondylodiscite), à un tassement vertébral récent, à une lombalgie discale aiguë, la mise au repos de la zone du rachis à l'origine des douleurs contribue à la réparation des lésions ; l'immobilisation est alors provisoire. Le lombostat est un corset moulé, en plâtre ou en résine, destiné à assurer une immobilisation rigoureuse de la région lombosacrée. Dans les lombalgies chroniques dues à des lésions multiples des disques intervertébraux, les scolioses, les tassements vertébraux multiples dus à l'ostéoporose (décalcification osseuse), le port d'un lombostat en coutil baleiné, plus souple, fait sur mesure, permet de soulager les douleurs du patient.

Contrairement à une opinion répandue, le port d'un lombostat ne favorise pas l'atrophie des muscles du rachis. Au contraire, en leur permettant de travailler dans des conditions plus favorables, il facilite fréquemment chez son utilisateur la reprise d'une activité professionnelle. Il est même souvent conseillé au patient qui porte un lombostat d'entreprendre une rééducation appropriée en se soumettant à quelques exercices de kinésithérapie précis, qui seront bénéfiques pour le rachis lombosacré.

## Lombotomie

Incision chirurgicale de la paroi abdominale dans la région lombaire.

Une lombotomie se pratique pour accéder aux organes qui se trouvent en arrière du péritoine, membrane qui enveloppe de ses replis le tube digestif. Le chirurgien peut ainsi traiter les maladies des reins et des uretères (ablation de calculs ou d'une tumeur, réparation d'une malformation ou d'un traumatisme, évacuation d'un abcès), les maladies des glandes surrénales (ablation d'une tumeur) ou encore enlever un de ces organes, par exemple un rein. La technique consiste à inciser la paroi abdominale postérieure obliquement, parallèlement aux dernières côtes ; il est parfois nécessaire d'enlever la 11e ou la 12e côte. Après l'opération, des douleurs intercostales persistantes peuvent apparaître près de l'incision.

## Lombroso (Cesare)

Médecin et criminologue italien (Vérone 1835 - Turin 1909).

L'un des premiers, il soutint la thèse selon laquelle les criminels sont, avant tout, des malades qui ne peuvent être rendus entièrement responsables de leurs actes. Ils présentent généralement, selon lui, des caractéristiques physiques typiques de la délinquance. Ses ouvrages *l'Homme criminel* (1875) et *le Crime, causes et remèdes* (1899) ont eu une grande influence sur l'évolution de la criminologie.

## Longiligne

Caractérise le type morphologique des individus de grande taille, aux membres allongés et minces, avec peu de tissu graisseux. SYN. *ectomorphe, leptosome.*

Les individus longilignes paraissent prédisposés au pneumothorax spontané.

## Looser-Milkman (stries de)

Fissures multiples des os, en général disposées de façon symétrique (le plus souvent localisées au niveau du bassin), correspondant à une zone de tissu osseux déminéralisé.

Les stries de Looser-Milkman s'observent sur les radiographies sous la forme de lignes claires transversales. Elles apparaissent chez des sujets atteints d'ostéomalacie (maladie des os entraînant une décalcification et due à un déficit en vitamine D).

## Lordose

Courbure physiologique de la colonne vertébrale se creusant vers l'avant.

Chez chaque sujet, il existe normalement deux lordoses modérées : la lordose cervicale, située au cou, et la lordose lombaire, ou « creux des reins », située dans la région lombaire ; cette dernière est plus importante chez la femme que chez l'homme. Ces deux lordoses sont compensées par une courbure normale inverse (cyphose) du rachis dorsal.

Une lordose lombaire excessive est appelée hyperlordose. Elle est le plus souvent consécutive à une cyphose dorsale (déformation du rachis dorsal, anormalement convexe en arrière).

→ VOIR Hyperlordose.

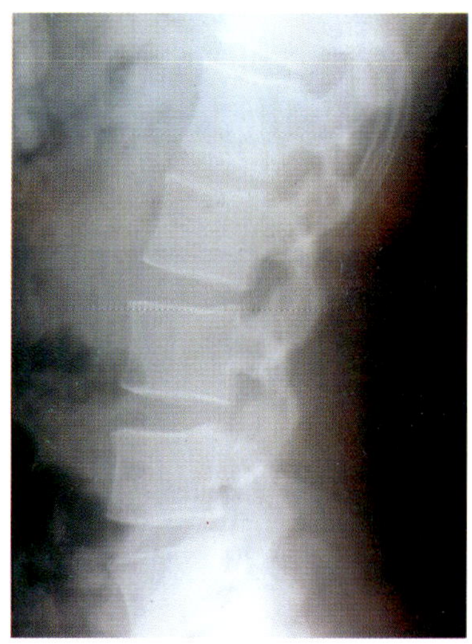

***Lordose.*** *La légère courbure physiologique de la partie inférieure du rachis (rachis lombaire) est visible à la radiographie.*

## Loupe

→ VOIR Peau (kyste de la).

## Lowe (syndrome de)

Maladie congénitale associant une atteinte rénale à des anomalies neurologiques et oculaires.

Le syndrome de Lowe est une maladie rare, à transmission récessive liée au sexe : le gène responsable est porté par l'un des deux chromosomes X de la mère ; aussi l'affection se manifeste-t-elle seulement chez les garçons.

**SYMPTÔMES ET SIGNES**

L'atteinte rénale se manifeste par un rachitisme tandis que les anomalies oculaires consistent généralement en une cataracte et que l'atteinte neurologique est révélée par une arriération mentale considérable. Ces troubles s'accompagnent très souvent d'une altération grave de l'état général, de malformations du crâne et de la face ainsi que d'affections cutanées.

**ÉVOLUTION ET TRAITEMENT**

L'évolution du syndrome de Lowe est variable et peut s'étendre sur de nombreuses années. Il n'existe pas de traitement spécifique de cette maladie ; on peut toutefois soigner les symptômes de l'atteinte rénale et opérer la cataracte.

## Löwenstein-Jensen (milieu de culture de)

Milieu de culture solide spécifique de la culture des mycobactéries (en particulier du bacille de Koch, responsable de la tuberculose), constitué notamment d'œuf, de vert malachite (antiseptique) et de glycérine.

Le milieu de culture de Löwenstein-Jensen est ensemencé directement avec les prélèvements présumés stériles (liquide cérébrospinal, liquide pleural, ponction ganglionnaire, etc.). On procède préalablement à l'éradication des germes autres que les mycobactéries pour les prélèvements bronchopulmonaires, normalement contaminés par la flore bactérienne de la bouche et du pharynx.

Les délais d'apparition des colonies sur ce milieu, leur aspect (colonies lisses ou rugueuses), leur pigmentation éventuelle (à la lumière ou à l'obscurité) permettent une identification présomptive de la souche, confirmée par des caractères biochimiques et/ou génotypiques (utilisation de sondes spécifiques).

## LSD

→ VOIR Lysergide.

## Lucite

Affection cutanée déclenchée par l'exposition de la peau au soleil.

**DIFFÉRENTS TYPES DE LUCITE**

Le terme de lucite recouvre trois affections distinctes.

■ **La lucite estivale bénigne** provoque des petites taches rouges, légèrement saillantes, ressemblant parfois à de l'urticaire, ou de très petites « cloques », associées à de vives démangeaisons. Elle touche surtout la femme entre 25 et 40 ans, après la première exposition solaire brutale ou prolongée de l'année, et respecte habituellement le visage.

■ **La lucite polymorphe**, plus grave, atteint l'homme ou la femme adulte et débute entre 12 et 24 heures après la première exposition solaire du printemps. Elle prend la même forme que la lucite estivale bénigne mais peut se compliquer d'eczéma, d'urticaire, de lichen ou de prurigo. Les lésions démangent fortement.

■ **La lucite hivernale bénigne** est une éruption du visage touchant les sujets jeunes, le plus souvent fillette ou jeune fille de moins de 15 ans, survenant après une exposition brutale au soleil au-dessus de 1 500 mètres d'altitude. Elle se traduit par des plaques rouges et violacées souvent gonflées, semblables à de l'urticaire, qui apparaissent sur le front, les tempes, les pommettes, les oreilles et qui démangent.

**TRAITEMENT ET PRÉVENTION**

Ces affections sont traitées par les antihistaminiques, par voie orale, et par des applications locales d'anti-inflammatoires. Les lésions disparaissent en quelques jours. La prévention comprend, d'une part, la protection contre le rayonnement solaire (crèmes), d'autre part des médicaments administrés par voie orale (antipaludéens de synthèse, caroténoïdes) et des séances de puvathérapie (association d'une exposition aux rayons ultraviolets A et de psoralènes) avant d'exposer la peau au soleil.

## Ludothérapie

Méthode de traitement de certaines pathologies mentales et psychiques par le jeu.

On connaît l'importance du jeu non seulement dans les activités sociales et culturelles de l'adulte mais aussi dans le développement de l'enfant. Selon la psychanalyste autrichienne Melanie Klein (1882-1960), pionnière de la psychanalyse des enfants, le jeu sert à maîtriser les situations d'inquiétude et d'anxiété en recréant symboliquement les conditions d'un traumatisme ou d'un conflit. Aujourd'hui, la ludothérapie est à la base de toutes les investigations et psychothérapies menées chez l'enfant. Elle vise à sortir le sujet de son enfermement en lui faisant prendre conscience de ses conflits intérieurs. Les techniques peuvent être individuelles ou collectives (spectacles, sports, psychodrames).

## Luette

Appendice musculo-muqueux suspendu au bord postérieur du voile du palais, au fond de la cavité buccale. SYN. *uvule*. (P.N.A. *uvula*)

La luette est un organe charnu de 10 à 15 millimètres de long, qui peut bouger et se contracter. Elle joue un rôle essentiel dans la déglutition et l'émission des sons en contrôlant l'écoulement de l'air à l'entrée du pharynx.

La luette peut gêner la respiration pendant le sommeil et provoquer des ronflements. Quand ceux-ci sont exagérés, elle peut être retirée chirurgicalement sous anesthésie locale ou générale : c'est l'uvulopalatoplastie, ou uvulectomie. Cette opération connaît, en facilitant le passage de l'air, des résultats satisfaisants.

## Lugol

Solution aqueuse d'iode et d'iodure de potassium diluée dans une proportion de 15 grammes par 100 millilitres d'eau.

■ **En endocrinologie**, le lugol est utilisé en raison de l'affinité de l'iode pour le tissu de la glande thyroïde. À forte dose, l'iode inhibe la sécrétion des hormones thyroïdiennes. Il est donc employé dans le traitement des hyperthyroïdies, associé aux médicaments antithyroïdiens de synthèse. Il est aussi utile dans les soins précédant l'opération d'un goitre, car il diminue la vascularisation de la thyroïde. Le lugol sert également dans la protection contre la radioactivité en cas d'accident nucléaire (il sature la thyroïde et empêche ainsi les radioéléments de venir se fixer sur elle) et, beaucoup plus couramment, dans certains examens utilisant des radioéléments comme l'iode radioactif (scintigraphie surrénalienne).

■ **En gynécologie**, le test au lugol, ou test de Schiller, est un examen permettant de vérifier la présence d'une anomalie cellulaire (dysplasie) prédisposant au cancer du col de l'utérus. Il est indolore et pratiqué par le gynécologue en cabinet. Après introduction d'un spéculum dans le vagin, le col utérin est badigeonné avec un tampon imbibé de lugol. Le col de l'utérus est tapissé d'un épithélium riche en glycogène (dérivé du glucose) : au contact de l'iode, les granulations de glycogène prennent une teinte acajou, la coloration étant d'autant plus marquée que les granulations sont plus nombreuses ; un épithélium anormal prend mal la couleur et révèle des zones non colorées dites iodonégatives. À l'examen, le contour de ces taches révèle une variation brusque de structure de l'épithélium, qui traduit des anomalies cellulaires.

Dans ce cas, il est nécessaire de pratiquer une biopsie à l'endroit exact où l'anomalie a été constatée.

## Lumbago

Douleur lombaire aiguë, d'apparition brutale, survenant après un faux mouvement et due à un microtraumatisme touchant un disque intervertébral.

Chaque disque intervertébral est formé d'une partie périphérique, l'annulus, puissant réseau de fibres qui assure la stabilité de la colonne vertébrale, et d'une partie centrale, le nucleus pulposus, qui absorbe et répartit les chocs. Un lumbago, plus communément appelé « tour de rein », est dû à une fissure de l'annulus par laquelle s'infiltre une partie du nucleus pulposus.

En cas de lumbago, les mouvements du rachis sont très limités, souvent plus dans une direction que dans l'autre, et le blocage entraîne pendant quelques jours une attitude incorrecte appelée « attitude antalgique ». Un lumbago guérit généralement en quelques jours. Le repos au lit, la kinésithérapie, les infiltrations (de cortisone par exemple), la prise d'analgésiques et d'anti-inflammatoires permettent d'abréger sa durée.

## Lumière

Espace occupant l'intérieur d'un organe tubulaire (vaisseau ou autre canal de l'organisme).

Ce terme désigne fréquemment la cavité des artères ou des intestins.

## Lunettes

Verres correcteurs destinés à améliorer la vue ou à protéger les yeux et placés dans une

**Avantages comparés des lunettes et des lentilles de contact**

Le principal avantage des lunettes est d'être simples à porter et de se retirer facilement en cas de port intermittent (myopie, hypermétropie ou astigmatisme faibles, ou encore presbytie). Elles sont préférées aux lentilles chez les professionnels qui travaillent dans la poussière, la chaleur ou l'humidité.

Les lentilles, ou verres de contact, quant à elles, peuvent être d'une plus grande commodité dans la pratique des sports (y compris la natation avec des lunettes de protection) ou l'exercice de certains métiers, tels les métiers sportifs ou ceux nécessitant une activité physique. Elles peuvent également être préférées pour des raisons esthétiques. En outre, elles épousent la courbure de la cornée et permettent d'avoir un champ visuel plus complet. Cependant, elles impliquent des règles d'hygiène et d'entretien (nettoyage quotidien, déprotéinisation hebdomadaire).

Le choix des lunettes ou des lentilles dépend également du défaut visuel à corriger. Les lentilles sont conseillées en cas de myopie moyenne et forte car, en supprimant la distance entre le verre et l'œil, elles suppriment aussi les déformations que celle-ci peut occasionner. Elles sont également recommandées dans les hypermétropies fortes, car elles permettent de supprimer des lunettes parfois lourdes. Enfin, l'aphakie (absence de cristallin) unilatérale sans implant cristallinien ne peut être corrigée que par le port d'un verre de contact afin de réduire la différence de taille des images perçues par chaque œil. En revanche, les lentilles sont moins systématiquement prescrites en cas d'astigmatisme ou de presbytie. Dans ce dernier cas, le port de lunettes permettant la vision de près doit être associé à celui des lentilles corrigeant le défaut initial. Les lentilles multifocales qu'on a fabriquées comme équivalents des verres progressifs sur les lunettes ne sont jusqu'à présent pas encore efficaces.

monture adaptable reposant sur le nez et prenant appui sur les oreilles.

**DIFFÉRENTS TYPES DE LUNETTES**

Le type et la puissance des verres optiques convenant à une personne sont déterminés au cours de l'examen ophtalmologique. Selon les cas à traiter, les verres correcteurs sont sphériques ou cylindriques : sphériques convexes incurvés vers l'extérieur pour l'hypermétropie et la presbytie, sphériques concaves incurvés vers l'intérieur pour la myopie ; cylindriques pour l'astigmatisme.

La puissance des verres s'exprime en dioptries (unité de mesure d'optique). En cas d'hypermétropie ou de presbytie, les dioptries sont positives ; en cas de myopie, elles sont négatives ; en cas d'astigmatisme, elles sont positives ou négatives. Enfin, pour les cas où une amétropie (myopie, hypermétropie ou astigmatisme) se trouve associée à une presbytie, il existe des verres progressifs, dont la puissance se modifie graduellement de haut en bas, et des verres à double ou triple foyer, qui permettent une vision nette à différentes distances.

Les verres correcteurs peuvent être teintés ou se teinter à la lumière afin de filtrer certains rayonnements du spectre solaire, notamment les ultraviolets et le rouge. Ils peuvent être minéraux (en verre) ou organiques (en plastique). Les verres organiques sont obligatoires pour les enfants et recommandés pour les adultes. Ils se rayent plus facilement que les verres minéraux mais sont beaucoup plus légers. De plus, ils se cassent rarement, minimisant ainsi les risques d'éclats pouvant provoquer des blessures à l'œil. Les verres teintés sont indispensables dans un certain nombre d'affections (kératite, albinisme). Ils le sont également lors de l'exposition aux lumières très vives (neige, réverbération du soleil sur la mer) ; ils sont en outre recommandés dans la vie courante en cas d'ensoleillement important. En effet, l'exposition des yeux à une lumière trop vive peut favoriser l'apparition d'une cataracte précoce ou une dégénérescence maculaire (lésion de la zone centrale de la rétine).

Après examen chez l'ophtalmologiste, la réalisation des lunettes doit être confiée à un opticien compétent, s'assurant du centrage correct des verres et du choix judicieux de la monture ; celle-ci doit correspondre aux activités du patient. Un examen ophtalmologique annuel permet de vérifier que les verres correcteurs sont toujours adaptés.

## Lupus érythémateux chronique

Dermatose chronique caractérisée par une éruption cutanée en forme de loup (masque sur le visage). SYN. *lupus discoïde.*

Le lupus érythémateux chronique est la localisation cutanée du lupus érythémateux disséminé, maladie inflammatoire d'origine auto-immune. Dans certains cas, il constitue la première atteinte de cette maladie. Il survient chez l'adulte, plus fréquemment chez les femmes, à la suite d'expositions solaires répétées.

**SYMPTÔMES ET SIGNES**

Le lupus forme des lésions cutanées rouges comportant des croûtes qui ne provoquent pas de démangeaisons. Ces lésions débutent par de simples plaques, d'extension limitée, parfois parcourues par de petits vaisseaux dilatés. Par la suite, elles sont le siège d'une hyperkératose (augmentation excessive de la couche cornée de la peau) d'importance variable. Les lésions se développent de façon relativement symétrique sur le nez, les joues, les oreilles, le front et le menton. Elles peuvent atteindre le cuir chevelu, entraînant une chute des cheveux, ainsi que les muqueuses buccales. Dans ce dernier cas, la maladie se traduit par un liseré blanchâtre sur les lèvres et par des plaques rouges à la face interne des joues.

**DIAGNOSTIC ET ÉVOLUTION**

Le diagnostic repose sur l'aspect clinique des lésions. Un examen histologique (au microscope) des tissus (par biopsie cutanée) met en évidence des altérations cellulaires entre le derme et l'épiderme.

L'évolution se fait par poussées successives, souvent déclenchées par une nouvelle exposition au soleil. Dans certaines formes, le lupus peut s'étendre largement, entraînant des lésions peu esthétiques.

**TRAITEMENT ET PRÉVENTION**

Le traitement fait appel aux dermocorticostéroïdes d'action locale, prescrits en simples massages ou en pansements. Les lésions fortement kératinisées peuvent être supprimées par cryochirurgie ou par le laser au gaz carbonique. Toutefois, un traitement général est souvent nécessaire : administration orale d'antipaludéens ou, lorsque ces derniers sont inefficaces, de sulfones, de rétinoïdes ou de thalidomide.

La prévention du lupus érythémateux chronique consiste à éviter le soleil et à protéger sa peau à l'aide de crèmes solaires à écran total.

## Lupus érythémateux disséminé

Maladie inflammatoire d'origine auto-immune touchant un grand nombre d'organes. SYN. *lupus systémique, maladie lupique.*

Le lupus érythémateux disséminé, ou L.E.D., fait partie des maladies systémiques (autrefois appelées connectivites ou collagénoses). C'est une maladie à forte prédominance féminine (8 femmes pour 2 hommes), dont la fréquence maximale se situe entre 20 et 30 ans. Il apparaît, estime-t-on, de 2 à 5 nouveaux cas annuels pour 100 000 femmes. Cette affection auto-immune, non spécifique d'un seul organe, est probablement causée par de multiples facteurs, le terrain génétique étant sans doute le plus important. En effet, elle est plus fréquente chez les personnes porteuses des groupes HLA *(Human Leucocyte Antigen)*, DR2 et DR3, caractérisés par la présence d'antigènes spécifiques sur les globules blancs du sang,

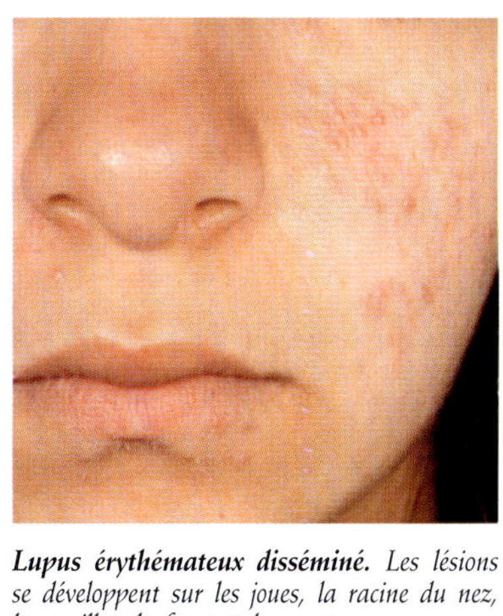

***Lupus érythémateux disséminé.*** *Les lésions se développent sur les joues, la racine du nez, les oreilles, le front et le menton.*

et chez les sujets atteints d'un déficit congénital des fractions C2 ou C4 du complément (système enzymatique intervenant dans la réponse immunitaire participant à la destruction des antigènes).

**SYMPTÔMES ET SIGNES**

Ils varient beaucoup d'un malade à un autre. Les signes généraux, présents pendant les poussées de la maladie, associent une fièvre, une perte de l'appétit et un amaigrissement. Les manifestations articulaires (arthrite aiguë, subaiguë ou chronique, ou encore simples douleurs articulaires) s'observent chez 90 % des malades. En revanche, une ostéonécrose (nécrose osseuse) ne se développe que chez 5 % d'entre eux. Les manifestations cutanées sont très diverses : érythème du visage en ailes de papillon ou en forme de « loup » (masque couvrant le haut du visage - d'où le nom donné à la maladie), lésions de lupus érythémateux chronique (plaques rouges comportant des croûtes), vascularite, urticaire, sensibilité à la lumière, chute des cheveux, lésions de type engelure, augmentation ou diminution de la pigmentation. L'atteinte rénale est une complication fréquente (plus de 50 % des cas) ; elle se manifeste soit par des anomalies urinaires simples (protéinurie, hématurie microscopique), soit par un syndrome néphrotique et correspond à une destruction des glomérules (glomérulonéphrite) ; elle peut évoluer vers une insuffisance rénale. La biopsie rénale est souvent utile pour préciser les lésions. Le système nerveux peut aussi être touché : crises convulsives, paralysie, migraine, troubles du comportement. Enfin, on observe également des troubles cardiovasculaires (péricardite, myocardite, endocardite, thrombose artérielle ou veineuse, hypertension), respiratoires (pleurésie) et hématologiques (leucopénie, thrombopénie, anémie hémolytique, voire hypertrophie ganglionnaire, augmentation de volume de la rate). La grossesse et la période suivant l'accouchement favorisent les poussées de la maladie. Les avortements spontanés sont fréquents.

**DIAGNOSTIC ET ÉVOLUTION**

L'établissement du diagnostic repose sur l'association de manifestations cliniques (extrêmement variables, pouvant aller de quelques lésions cutanées à une atteinte sévère et généralisée) et d'anomalies immunobiologiques telles que la présence d'anticorps antinucléaires (dirigés contre les noyaux des cellules), d'anticorps anti-A.D.N., ou encore une diminution des taux plasmatiques des fractions C3 et C4 du complément. On retrouve parfois des anticorps (antiphospholipides) dirigés contre les facteurs de la coagulation et qui favorisent les thromboses et les avortements spontanés. Une biopsie des lésions cutanées ou une biopsie rénale peuvent également contribuer au diagnostic.

L'évolution est lente, le plus souvent imprévisible, pouvant s'étendre sur 20 ou 30 ans. Elle procède spontanément par poussées entrecoupées de rémissions complètes de durée variable (de plusieurs mois à plusieurs années).

**TRAITEMENT ET PRONOSTIC**

Le lupus érythémateux disséminé nécessite une prise en charge globale du malade. Le repos est utile pendant les poussées de la maladie et l'exposition au soleil, contre-indiquée. Les indications thérapeutiques sont adaptées en fonction des symptômes. Les formes bénignes (essentiellement cutanées, articulaires et pleurales) sont traitées par des anti-inflammatoires non stéroïdiens ou par l'aspirine, associés à des antimalariques de synthèse. Parfois, une courte corticothérapie est nécessaire. Les formes les plus sévères (atteinte du système nerveux central ou atteinte rénale grave) sont traitées par de fortes doses de corticostéroïdes, parfois associés à des médicaments immunosuppresseurs. Certaines lésions du rein évoluent vers l'insuffisance rénale et obligent à un traitement par hémodialyse, voire à une transplantation rénale. Toute grossesse chez une femme souffrant de lupus doit être considérée comme à haut risque et nécessite une surveillance particulière. Les progrès dans les traitements permettent une augmentation constante de l'espérance de vie.

## Lupus tuberculeux

Localisation cutanée de la tuberculose.

Le lupus tuberculeux est devenu très rare depuis la pratique systématique de la vaccination par le B.C.G. Son évolution est lente ; il est peu contagieux.

**SYMPTÔMES ET SIGNES**

Le lupus tuberculeux est caractérisé par des lésions cutanées bien délimitées, de couleur rouge violacé, dont la surface est parsemée de squames et le centre marqué par une dilatation des petits vaisseaux. La vitropression (examen de la peau par pression avec un verre de montre) révèle des lupomes, grains jaunâtres caractéristiques de l'affection. Les lésions sont généralement localisées au visage, parfois sur d'autres régions du corps. Elles peuvent présenter différentes variations morphologiques.

- **Le lupus pernio** est caractérisé par un simple placard rouge jaunâtre, non squameux, à la pointe du nez.
- **Le lupus myxomateux** touche plus volontiers les oreilles avec des lésions jaunes de consistance molle.
- **Le lupus ulcéreux** se manifeste à la partie moyenne du visage sous la forme d'une ulcération centrale.
- **Des atteintes muqueuses** sont également possibles avec une perforation de la cloison nasale, une atteinte des gencives, de l'œil et de la face interne des joues.

**DIAGNOSTIC**

Il repose sur l'aspect clinique des lésions ; la biopsie cutanée révèle l'existence de follicules tuberculeux caractéristiques. Pourtant, la recherche dans les lésions du bacille de Koch, responsable de la tuberculose, est le plus souvent négative, ce stade de la maladie ne correspondant pas à une phase de diffusion du bacille.

**TRAITEMENT**

Il fait appel à l'association de trois médicaments antituberculeux (isoniazide, rifampicine, éthambutol) pendant 3 mois, relayée par l'association de deux d'entre eux pendant 9 mois. Les lésions laissent souvent des cicatrices importantes.

## Lutéinisante (hormone)

Hormone hypophysaire intervenant dans l'ovulation et la synthèse des androgènes ovariens chez la femme et de la testostérone chez l'homme. SYN. *lutéotropine.*

L'hormone lutéinisante, ou LH, est, avec l'hormone folliculostimulante (FSH), une gonadotrophine hypophysaire : elle stimule les glandes génitales (ovaires ou testicules). Sa présence dans le sang obéit à la sécrétion d'une hormone hypothalamique spécifique, la gonadolibérine (GnRH ou LH-RH). Chez la femme, la production d'hormone lutéinisante varie au cours du cycle menstruel : c'est une augmentation importante, rapide et transitoire du taux de celle-ci, décelable par des tests urinaires, qui provoque l'ovulation, au milieu du cycle. Le taux de cette hormone augmente également lors de la ménopause puis reste élevé. Chez l'homme, la sécrétion d'hormone lutéinisante se fait par décharges régulières. L'hormone se fixe sur le testicule, qui sécrète alors la testostérone.

**PATHOLOGIE**

Un taux sanguin anormal d'hormone lutéinisante ne reflète une maladie que lorsqu'il est accompagné d'autres dosages hormonaux anormaux. Ainsi, l'élévation des hormones lutéinisante et folliculostimulante, associée à un taux de stéroïdes sexuels (testostérone, œstradiol) bas, évoque une insuffisance gonadique (des testicules ou des ovaires), responsable d'une stérilité. La baisse simultanée des gonadotrophines et des stéroïdes sexuels chez un sujet pubère évoque une atteinte de l'hypothalamus ou de l'hypophyse (adénome hypophysaire, syndrome de Kallmann-De-Morsier). Le déficit en hormone lutéinisante peut être compensé par l'administration intramusculaire d'hormone chorionique gonadotrophique (h.C.G.).

## Luxation

Déplacement des 2 extrémités osseuses d'une articulation entraînant une perte du contact normal des 2 surfaces articulaires.

**CAUSES**

Les articulations le plus souvent atteintes sont celles des membres supérieurs (épaule, coude, doigts) ; cependant, le genou, les vertèbres ou la hanche peuvent aussi être luxés lors d'un accident violent. Une luxation est due à un choc ou à un mouvement forcé, beaucoup plus rarement à une malformation (luxation congénitale de la hanche). On parle de luxation partielle, ou subluxation, quand l'os déplacé a glissé sur le côté mais reste encore en contact sur une certaine surface avec le second os de l'articulation. On parle de luxation complète si les deux os ne sont plus du tout en contact. Lorsque le déplacement osseux est important, certains ligaments voisins de la capsule articulaire peuvent être lésés.

**SYMPTÔMES ET SIGNES**

Les symptômes d'une luxation sont caractéristiques : douleur, déformation et impossibilité de bouger l'articulation. La radiographie permet de confirmer le diagnostic. Une luxation peut être associée à une fracture d'un des deux os.

Par ailleurs, elle peut se compliquer à court terme d'une compression des artères ou des nerfs voisins, ou de la moelle épinière dans le cas des vertèbres. Une luxation ancienne peut réapparaître à l'occasion de traumatismes, voire de mouvements de plus en plus minimes : on parle alors de luxation récidivante.

**TRAITEMENT**

Il repose sur une réduction (remise en place) en urgence, à l'hôpital, des deux os ; cette opération peut être orthopédique (par manœuvres externes) ou, parfois, chirurgicale. L'articulation est ensuite immobilisée le temps que la capsule et les ligaments se cicatrisent : pendant 2 à 3 semaines pour une petite articulation, un mois pour une luxation de la hanche, celle-ci nécessitant en outre une mise en traction de la jambe. Beaucoup plus rare et plus grave, la luxation du genou, qui entraîne une rupture de tous les ligaments de l'articulation, nécessite une réparation chirurgicale et une immobilisation du membre inférieur pendant environ 6 semaines. Le malade peut ensuite marcher en s'aidant de cannes puis, dans un délai de 2 mois environ après l'accident, sans appui. Des séquelles telles qu'une raideur ou au contraire une instabilité du genou sont fréquentes.

## Luxation congénitale de la hanche

Malformation de l'articulation coxofémorale caractérisée par le fait que la cavité cotyloïde de l'os iliaque, qui reçoit la tête du fémur, englobe incomplètement celle-ci.

La luxation congénitale de la hanche est une maladie héréditaire que l'on observe principalement dans certaines régions (Bretagne, Massif central). Plus courante chez la fille, elle est fréquemment bilatérale. L'articulation est alors soit simplement luxable, soit luxée en permanence, ce qui se manifeste par une certaine laxité, voire une instabilité de la hanche.

**SYMPTÔMES ET SIGNES**

Le dépistage d'une luxation congénitale de la hanche doit faire partie de l'examen clinique de tout nouveau-né. Le médecin recherche le signe du ressaut, qui correspond à la réduction brutale de la luxation, lorsqu'il rapproche la cuisse de l'axe du corps. L'imagerie médicale moderne facilite grandement le diagnostic des cas difficiles. L'échographie des hanches permet de visualiser la morphologie de l'articulation. Elle est pratiquée de façon systématique dès qu'il existe une anomalie de l'examen clinique ou un facteur prédisposant : origine bretonne, accouchement par le siège notamment.

**TRAITEMENT**

Le dépistage, de plus en plus précoce, a permis de limiter le traitement chirurgical de la malformation. Quand celle-ci est détectée à la naissance, une technique particulière de langeage suffit à remettre en place définitivement la hanche. Le traitement peut aussi faire appel à des appareillages (culotte d'abduction, harnais de Pavlik) qui permettent de réduire la luxation puis de stabiliser progressivement la hanche. La prescription, effectuée par des chirurgiens orthopédistes spécialisés, nécessite des contrôles cliniques, échographiques ou radiographiques très réguliers pour vérifier l'efficacité des appareillages en place. Si des séquelles subsistent, un bilan effectué après l'âge de la marche permet d'envisager une correction chirurgicale afin de parfaire les résultats obtenus. Certaines luxations non traitées dans l'enfance sont, à l'âge adulte, la cause d'une forte claudication. À ce stade, une nouvelle articulation s'est créée, plus ou moins haut dans l'aile iliaque. Le seul traitement possible est alors chirurgical avec pose d'une prothèse de la hanche.

### LUXATION

**Une luxation, déboîtement de deux surfaces articulaires, l'une par rapport à l'autre, gêne ou empêche tout mouvement de l'articulation et provoque en général une douleur violente. Elle s'accompagne souvent d'une déchirure des ligaments et de la capsule articulaire (membrane entourant l'articulation).**

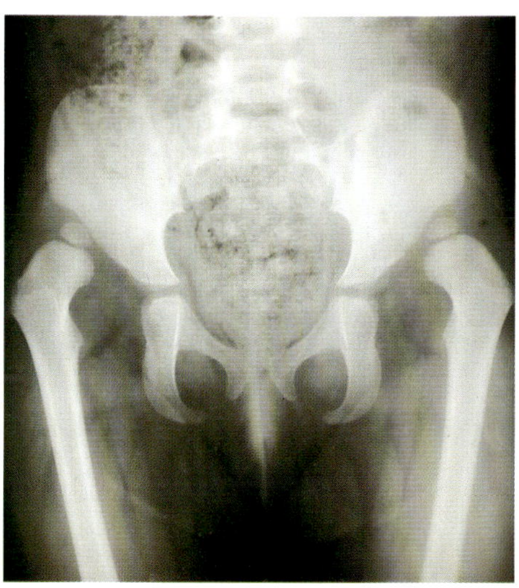

*La luxation congénitale de la hanche est due à un déplacement de la tête du fémur hors de la cavité de l'os iliaque, qui la recouvre incomplètement.*

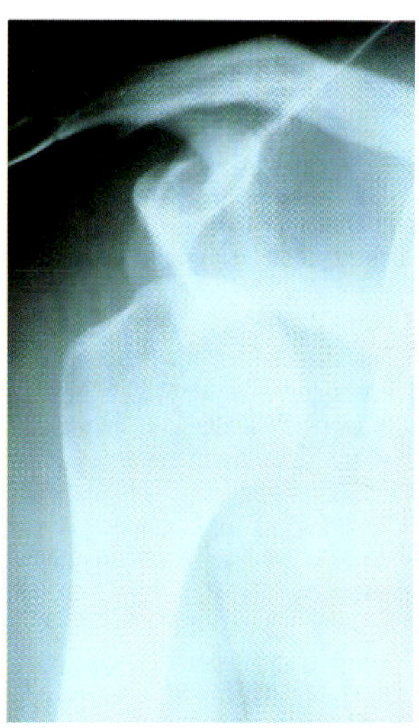

*Lors d'une luxation de l'épaule, la tête de l'humérus se déboîte et sort de la cavité glénoïde de l'omoplate.*

## Luxation dentaire

Déplacement anormal de la dent dans son alvéole.

Une luxation dentaire est due à une lésion du ligament alvéolodentaire provoquée par un choc. Elle se traduit par une mobilité anormale, parfois associée à un déplacement de la dent, qui s'enfonce dans son alvéole ou au contraire en ressort anormalement. Le traitement, entrepris en urgence, consiste à remettre la dent en place et à la fixer temporairement aux dents voisines avec un appareil. En cas de déplacement, le praticien, après avoir replacé manuellement la dent dans la bonne position, la dévitalise et injecte dans le canal radiculaire un produit alcalin à base d'hydroxyde de calcium afin de prévenir la résorption de la racine.

## Luxation temporomandibulaire

Déplacement vers l'avant du maxillaire inférieur (mandibule) au niveau de son articulation avec l'os temporal.

La luxation temporomandibulaire, plus couramment appelée décrochement de la mâchoire, peut atteindre une seule des articulations temporomandibulaires ou les deux : dans le premier cas, elle est le plus souvent due à un choc dont le point d'impact se trouve en bas de la joue ; dans le second, elle peut être provoquée par un bâillement, une ouverture forcée de la bouche (chez le dentiste, par exemple). Les sujets atteints d'hyperlaxité ligamentaire (exagération constitutionnelle de l'élasticité du système ligamentaire, qui se rencontre fréquemment chez les femmes) y sont prédisposés. Enfin, une première luxation a souvent tendance à récidiver.

**SYMPTÔMES ET SIGNES**

Le sujet entend un craquement en avant de l'oreille, auquel s'associe rapidement une douleur. Il ne peut plus fermer complètement la bouche.

**TRAITEMENT**

Il est manuel et tente de replacer le maxillaire inférieur en position correcte. Pour cela, le médecin ou une personne habituée à ce geste se place face au patient et prend son maxillaire inférieur entre le pouce et l'index puis lui imprime une pression douce vers le bas (la bouche a tendance à s'ouvrir davantage) et ensuite vers l'arrière (la bouche se ferme), cette manœuvre ayant pour effet de réduire la luxation.

## Lyell (syndrome de)

Affection dermatologique grave caractérisée par un décollement de tout l'épiderme. SYN. *nécrolyse épidermique aiguë.*

Le syndrome de Lyell survient chez l'adulte, lors de la prise de certains médicaments (anti-inflammatoires, antibiotiques, antiépileptiques), ou chez l'enfant à la suite d'une infection à staphylocoque.

**SYMPTÔMES ET ÉVOLUTION**

Ce syndrome se traduit par la survenue brutale d'une rougeur cutanée généralisée, sur laquelle apparaissent des « cloques » remplies de liquide, qui se rompent très rapidement, laissant les tissus sous-jacents à nu et donnant au malade un aspect ébouillanté caractéristique. Ces lésions atteignent toute la peau, les muqueuses des lèvres, des joues et des organes génitaux externes ainsi que les conjonctives. On observe aussi une fièvre, des douleurs articulaires, une déshydratation, une fatigue intense. Des complications sont possibles : infection de la peau et des poumons, hémorragies digestives, insuffisance rénale.

**TRAITEMENT**

Il est réalisé en urgence, de manière intensive, dans un service de réanimation spécialisé. En dehors des antibiotiques pour prévenir tout risque de surinfection, il consiste à enrayer les symptômes : soins cutanés répétés (nettoyage, antisepsie), alimentation artificielle, réhydratation par perfusion intraveineuse.

**ÉVOLUTION ET PRONOSTIC**

Des séquelles peuvent survenir : pigmentation de la peau, altération de la cornée, voire cécité, altération des ongles, séquelles muqueuses. La guérison se produit habituellement en une quinzaine de jours. Cependant, malgré les efforts thérapeutiques, le décès survient par surinfection ou atteintes viscérales dans environ un tiers des cas.

## Lyme (maladie de)

Maladie infectieuse articulaire, neurologique et cardiaque, dont l'agent est une bactérie de la famille des spirochètes, *Borrelia burgdorferi.* SYN. *borréliose de Lyme.*

*Borrelia burgdorferi* est transmise à l'homme par une morsure de tique. Plusieurs mammifères, dont les daims, constituent les réservoirs de la bactérie. La maladie de Lyme sévit notamment en Europe, en Amérique et en Australie. En France, elle peut être transmise dans toutes les régions mais reste assez rare.

**PHASES D'ÉVOLUTION DE LA MALADIE**

■ La phase primaire se manifeste par une lésion appelée érythème chronique migrant, survenant entre trois jours et un mois après la morsure de tique. C'est une rougeur cutanée initialement papuleuse et inflammatoire centrée sur le point de morsure qui s'étend de façon concentrique, formant un anneau. Elle s'accompagne d'une fièvre de faible intensité, de douleurs articulaires et musculaires. La lésion cutanée disparaît en trois semaines.

■ La phase secondaire présente des manifestations neurologiques (radiculite, méningite), des manifestations cardiaques (syncopes, douleurs thoraciques) et des douleurs articulaires d'origine inflammatoire. Elle dure de quelques semaines à plusieurs mois.

■ La phase tertiaire survient plusieurs années après la morsure ; elle associe une acrodermatite chronique atrophiante (érythème associé à une atrophie progressive de la peau), un pseudo-lymphome (lymphome cutané bénin), des rhumatismes chroniques d'une ou de plusieurs articulations et des atteintes du système nerveux central (cerveau, moelle épinière).

**DIAGNOSTIC ET TRAITEMENT**

L'isolement bactériologique est difficile. La sérologie par immunofluorescence indirecte et par technique ELISA confirme le diagnostic clinique dans les stades secondaire et tertiaire. Le traitement repose sur l'antibiothérapie (par une bêtalactamine ou une cycline), qui traite les manifestations cliniques débutantes et prévient les manifestations neurologiques tardives. La maladie de Lyme peut laisser des séquelles de nature variée, notamment neurologiques (paralysie faciale périphérique) ou cutanées (atrophie). Certaines lésions peuvent persister après la guérison et devenir chroniques.

**PRÉVENTION**

La prévention est difficile. La meilleure façon de prévenir la maladie consiste à retirer les tiques le plus rapidement possible.

### MALADIE DE LYME

**Il s'agit d'une infection non contagieuse transmise par une morsure de tique. La maladie débute par une rougeur cutanée au point de piqûre. Plus tard apparaissent des douleurs articulaires, des poussées érythémateuses et des troubles neurologiques et cardiaques.**

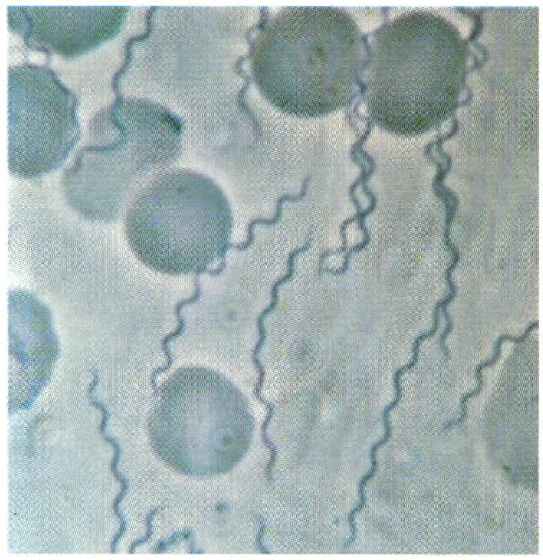

*L'agent de la maladie,* Borrelia burgdoferi, *est une bactérie en forme de spirale. On observe autour des globules rouges.*

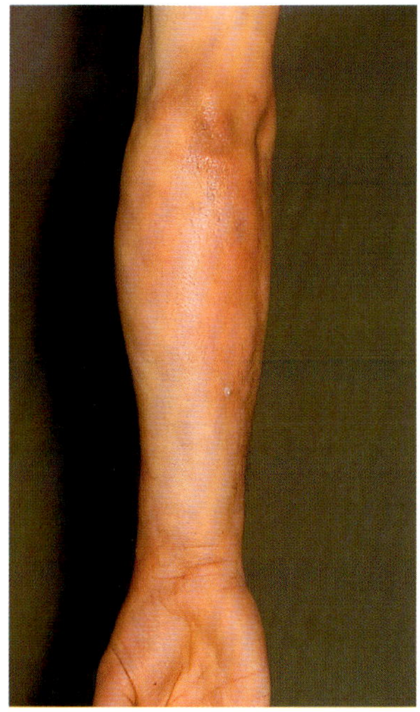

*La rougeur s'étend par cercles concentriques autour du point de piqûre : on parle d'érythème chronique migrateur.*

## Lymphadénectomie

Ablation chirurgicale d'une petite partie du système lymphatique.

Une lymphadénectomie se pratique le plus souvent en cas de cancer d'un organe (du sein, par exemple) pour enlever les métastases ganglionnaires. Elle consiste à ôter les ganglions et les vaisseaux lymphatiques qui drainent l'organe ainsi que le tissu graisseux qui les entoure. Cette opération est pratiquée soit isolément, soit en même temps que l'ablation de l'organe. En cas de cancer de l'utérus, par exemple, le chirurgien peut réaliser simultanément une ablation de l'utérus et une lymphadénectomie des vaisseaux lymphatiques du bassin, qui drainent cet organe.

Une lymphadénectomie peut entraîner une accumulation de lymphe en amont de l'intervention, entraînant par exemple un œdème du bras en cas de lymphadénectomie de l'aisselle.

## Lymphadénopathie angio-immuno-blastique

Localisation cutanée d'une forme de cancer, le lymphome à cellule T.

La lymphadénopathie angio-immuno-blastique, rare, s'observe surtout après 60 ans. Elle se caractérise par une augmentation, parfois très importante, du volume des ganglions lymphatiques, qui deviennent fermes mais restent indolores, sur l'ensemble du corps, y compris les ganglions profonds du médiastin et de l'abdomen. Il s'y associe une fièvre, une fatigue, un amaigrissement, des démangeaisons et des lésions cutanées localisées ou généralisées (taches rouges, plaques violacées épaisses).

**DIAGNOSTIC ET TRAITEMENT**

Le diagnostic repose sur la biopsie cutanée et sur celle des ganglions. Le traitement repose sur l'administration de corticostéroïdes par voie orale ou sur la chimiothérapie anticancéreuse. Le pronostic est réservé, l'affection ayant tendance à récidiver.

## Lymphangiectasie
Dilatation localisée, acquise ou congénitale, des vaisseaux lymphatiques.

**CAUSES**

Une lymphangiectasie peut être congénitale, consécutive à une anomalie des vaisseaux lymphatiques. Elle siège alors surtout sur les membres.

Le plus souvent, la lymphangiectasie est acquise, causée par un obstacle situé dans un des gros canaux lymphatiques entraînant une dilatation en amont des petits vaisseaux lymphatiques. Cette obstruction peut être due à une inflammation chronique des vaisseaux lymphatiques, à une thrombose veineuse (formation d'un caillot dans une veine), à une compression par une tumeur maligne (métastase) et, dans certains pays, souvent tropicaux, à des parasites (filaires) cheminant dans le réseau lymphatique.

**SYMPTÔMES ET SIGNES**

Si la lymphangiectasie est congénitale, des œdèmes fermes, parfois importants, apparaissent, responsables d'une difficulté à marcher. La peau s'épaissit : c'est l'éléphantiasis congénital, qui peut lui-même se compliquer de surinfection et de lymphangite (inflammation des vaisseaux lymphatiques). Si la lymphangiectasie est acquise, et plus particulièrement si elle est située dans les vaisseaux lymphatiques intestinaux, elle engendre des douleurs, des diarrhées et une mauvaise absorption des lipides (graisses), laquelle se traduit par des selles graisseuses.

**TRAITEMENT**

Il est celui de la cause et des symptômes et consiste à aider le retour de la lymphe par une kinésithérapie dite de drainage lymphatique (les mains drainent la lymphe de bas en haut). Par ailleurs, le port de bandes de contention, ou « bas à varices », augmente la tonicité des vaisseaux.

## Lymphangioléiomyomatose
Affection diffuse des poumons atteignant la femme jeune.

Très rare, la lymphangioléiomyomatose n'a pas de cause certaine ; elle serait liée aux hormones féminines de la famille des œstrogènes. Due à la prolifération de cellules musculaires lisses dans les poumons et dans les ganglions voisins, la maladie se traduit surtout par un essoufflement ou par un pneumothorax (épanchement brutal d'air dans la cavité pleurale), voire par un chylothorax (épanchement de liquide lymphatique dans la plèvre), volontiers récidivants. La lymphangioléiomyomatose aboutit le plus souvent en une dizaine d'années à une insuffisance respiratoire chronique, mais il existe des formes dont l'évolution est plus lente.

**TRAITEMENT**

Il repose sur la pleurectomie (ablation d'une partie de la plèvre) ou sur la symphyse pleurale (injection dans la cavité pleurale d'une substance irritante, le plus souvent du talc, provoquant une inflammation, puis un accolement des deux feuillets de la plèvre), qui a pour but d'empêcher les récidives de pneumothorax et de chylothorax. En ce qui concerne le traitement de la maladie elle-même, des médicaments anti-œstrogènes et une greffe de poumon ou une greffe cœur-poumon, dans les cas les plus graves, sont à l'étude.

## Lymphangiome
Tumeur bénigne du réseau vasculaire lymphatique.

Le lymphangiome fait partie des angiomes (tumeurs bénignes). Il est en général le résultat d'une malformation, existe dès la naissance et augmente de volume pendant l'enfance.

Un lymphangiome forme une petite masse molle, de 1 ou 2 centimètres de diamètre, localisée surtout sous la peau, dans la région de la tête, du cou ou des aisselles, plus rarement en profondeur, dans ou entre les organes. Dans certaines formes rares, appelées caverneuses, le lymphangiome est beaucoup plus grand et risque de comprimer les tissus. Les lymphangiomes caverneux de la langue sont souvent le siège de poussées inflammatoires qui peuvent être dangereuses chez l'enfant à cause d'un risque d'asphyxie. Le traitement consiste en l'ablation chirurgicale de la tumeur.

## Lymphangite
Inflammation des vaisseaux lymphatiques, consécutive à un processus mécanique, infectieux ou tumoral.

■ **Une lymphangite réticulaire** se caractérise par une induration érythémateuse (durcissement rouge) de la peau qui entoure une lésion. Ainsi, au cours de l'allaitement, un sein peut être atteint d'une lymphangite. Cette affection bénigne mais douloureuse s'accompagne d'une fièvre qu'un traitement antipyrétique fait baisser. L'allaitement, bien que douloureux, n'est pas contre-indiqué.

■ **Une lymphangite tronculaire**, c'est-à-dire qui touche un vaisseau lymphatique de gros calibre, se caractérise par une induration érythémateuse qui forme un placard rouge plus long que large. L'induration se propage de la lésion primitive au ganglion le plus proche, qui s'infecte, gonfle et devient sensible. Une plaie infectée de la main, par exemple, peut être responsable d'une lymphangite de tout le membre supérieur, accompagnée d'un gonflement douloureux des ganglions axillaires (de l'aisselle).

Une lymphangite dure de 8 à 10 jours en moyenne. L'infection entraîne généralement une fièvre et une sensation de malaise.

Un traitement d'urgence par antibiotiques s'impose pour faire disparaître rapidement la lymphangite et éviter les complications.

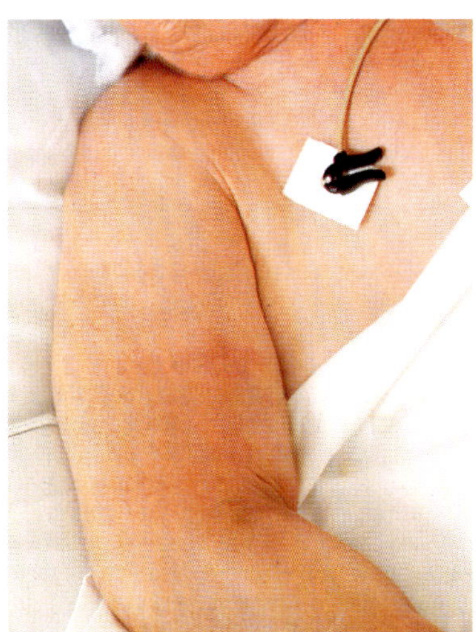

***Lymphangite.*** *L'inflammation provoque un gonflement, une rougeur et une douleur.*

## Lymphe
Liquide organique translucide jouant un rôle important dans le système immunitaire.

La composition de la lymphe est proche de celle du plasma (protéines, lipides) ; elle comporte également des cellules qui sont normalement de petits lymphocytes, essentiellement des lymphocytes T.

La lymphe est issue du sang ; elle s'accumule dans le secteur interstitiel (secteur de passage entre les tissus et les capillaires sanguins) puis circule dans les vaisseaux lymphatiques vers le canal thoracique.

## Lymphoblaste
Cellule de la lignée lymphoïde (à l'origine des lymphocytes, globules blancs mononucléés de petite taille) ayant les caractéristiques d'une cellule jeune.

Le lymphoblaste mesure environ 15 micromètres de diamètre. Il constitue l'une des étapes de la différenciation normale dans la lignée lymphoïde. Cette étape fait suite à l'activation de petits lymphocytes par un antigène. On trouve donc des lymphoblastes dans les ganglions stimulés par une agression.

Un lymphoblaste peut également être une cellule maligne. De tels lymphoblastes s'accumulent dans la moelle ou les ganglions au cours de leucémies ou de lymphomes, alors qualifiés de lymphoblastiques.

## Lymphocyte
Cellule du système immunitaire, responsable des réactions de défense de l'organisme contre les substances qu'il considère comme étrangères.

Les lymphocytes appartiennent à la famille des leucocytes (globules blancs) ; ils représentent environ de 20 à 30 % des leucocytes du sang. Ils se distinguent par leur petite taille (entre 7 et 9 micromètres de diamètre), par leur noyau, arrondi ou ovoïde, ainsi que par leur cytoplasme, peu abondant et pauvre en granulations.

Il existe plusieurs types de lymphocyte, définis à la fois par leurs fonctions et leurs marqueurs membranaires, désignés selon la nomenclature CD (*cluster of differenciation*, ou classe de différenciation) suivie d'un numéro. Ces marqueurs sont des molécules définissant un groupe de lymphocytes ayant des propriétés communes. Ces différents types dérivent des mêmes précurseurs, les cellules souches lymphoïdes de la moelle osseuse hématopoïétique.

**Lymphocytes B**

Ces cellules du système immunitaire représentent environ 10 % des lymphocytes circulant dans le sang et se développent dans la moelle osseuse (en anglais *Bone marrow*, d'où leur nom). Les lymphocytes B sont responsables de la réponse immunitaire humorale : ils sont spécialisés dans la production d'anticorps, qu'ils sécrètent après s'être transformés en plasmocytes et qui diffusent dans les « humeurs » (liquides) de l'organisme. Leur activation s'effectue en plusieurs étapes : les lymphocytes B portent des immunoglobulines - ou récepteurs d'antigène - sur leur membrane cytoplasmique, chaque lymphocyte possédant un type d'immunoglobuline qui lui est propre. Lorsque l'un d'entre eux rencontre un antigène circulant, complémentaire de son immunoglobuline, c'est pour lui le signal qu'il doit produire des anticorps (immunoglobulines identiques à celles de sa membrane mais sous forme soluble) afin de lutter contre cet antigène étranger. Tous les lymphocytes issus des divisions d'un tel lymphocyte B forment un groupe appelé clone et sont dotés de la même spécificité et de la même mission que la cellule mère.

**Lymphocytes T**

Il s'agit de cellules du système immunitaire dont la maturation s'effectue dans la moelle osseuse puis dans le thymus - d'où leur nom -, glande située en haut de la poitrine, derrière le sternum. Les lymphocytes T se différencient en deux populations responsables de la réponse immunitaire de type cellulaire.

■ Les lymphocytes T CD4 auxiliaires, ou T « helper », ou T4, sont spécialisés dans la sécrétion de cytokines (dont les interleukines), molécules leur permettant de coopérer avec d'autres cellules, qui sont chargées de l'élimination des antigènes.

■ Les lymphocytes T CD8, ou T8, comprennent deux types de cellule : les lymphocytes cytotoxiques, capables de tuer les cellules étrangères cancéreuses ou celles infectées par un virus, et les lymphocytes T suppresseurs, dont le rôle est de contrôler les réponses immunitaires.

Comme les lymphocytes B, les lymphocytes T possèdent des molécules de membrane - récepteurs d'antigène - adaptées à la reconnaissance de l'antigène contre lequel ils doivent lutter. Mais celui-ci doit leur être présenté par une cellule spécialisée telle qu'un macrophage, qui dégrade l'antigène et en apprête les débris en les associant à des molécules dites de présentation, les molécules du complexe majeur d'histocompatibilité (C.M.H.). Ces dernières, variables d'un individu à un autre, déterminent par ailleurs les possibilités de greffe entre deux sujets.

■ Les cellules NK (de l'anglais *natural killer*, tueur naturel) sont des cellules apparentées aux lymphocytes T, avec lesquels elles partagent certains marqueurs membranaires. Ces cellules sont douées d'une activité cytotoxique naturelle, qu'elles exercent de façon spontanée pour détruire des cellules infectées par des virus ou des cellules cancéreuses. Leurs propriétés peuvent être augmentées par des interleukines sécrétées par les lymphocytes T ; on parle alors de cellules LAK (*lymphokine activated killer*, tueur activé par les lymphokines). L'utilisation de ces cellules dans le traitement de certains cancers est encore expérimentée.

**EXPLORATION**

Les lymphocytes sont explorés quantitativement par la numération formule sanguine ; l'étude de leur répartition entre différents types (CD - classe de différenciation) est fondée sur l'existence de molécules membranaires mises en évidence par des techniques d'immunofluorescence. Il existe en outre des méthodes d'exploration plus complexes, permettant notamment d'étudier la capacité de réponse des lymphocytes à des signaux d'activation.

**PATHOLOGIE**

Les lymphocytes peuvent proliférer (leucémie), décroître en nombre ou présenter des anomalies fonctionnelles (déficit immunitaire congénital ou acquis, comme le sida). Il existe en outre de nombreuses maladies liées à divers dysfonctionnements des lymphocytes, comme les maladies auto-immunes (sclérose en plaques, diabète insulinodépendant, lupus érythémateux disséminé, etc.) ou allergiques (asthme, rhume des foins).

## Lymphocytes à grains (syndrome des grands)

Syndrome récemment identifié, caractérisé par la présence dans le sang d'un excès de lymphocytes particuliers, dits grands lymphocytes à grains, et se manifestant de façon très variable.

Ces cellules, ainsi désignées en raison des granulations observées dans leur cytoplasme, sont présentes normalement chez l'individu sain ; ce sont pour la plupart des lymphocytes T CD8, plus rarement des cellules NK (*natural killer*). Une présence excessive de ces cellules peut rester sans conséquence, ou occasionner des signes cliniques (les plus fréquents étant des rhumatismes inflammatoires) et biologiques, en particulier une neutropénie (raréfaction d'un type particulier de globules blancs, les polynucléaires neutrophiles), plus rarement une anémie ou une thrombopénie. Cette neutropénie peut être très marquée, et donner lieu à des complications infectieuses. Le syndrome des grands lymphocytes à grains, encore mal connu, pourrait ainsi être à l'origine d'une grande part des neutropénies acquises sévères jusque-là inexpliquées.

L'évolution est variable, souvent restreinte à des modifications biologiques sans conséquence clinique. Le syndrome est cependant susceptible d'évoluer rapidement vers une prolifération de type leucémique.

## Lymphocytose

Augmentation des lymphocytes sanguins de morphologie normale au-dessus de 4 500 unités par millimètre cube.

Une lymphocytose s'oppose à une lymphopénie (diminution du nombre de lymphocytes). Elle peut être aiguë ou chronique. Dans le premier cas, elle se rencontre au cours des infections virales (oreillons, varicelle, hépatite, rubéole, infection par le V.I.H., maladie de Carl Smith, etc.) et d'une infection bactérienne, la coqueluche. Dans le second cas (durée supérieure à 2 mois), elle constitue généralement l'un des signes d'une maladie primitive de la moelle osseuse, la leucémie lymphoïde chronique.

## Lymphœdème

Accumulation anormale de lymphe dans les tissus.

Un lymphœdème provoque le gonflement d'un membre. Il peut être modéré, caractérisé par un simple gonflement des pieds après une station debout, ou monstrueux (on parle alors d'éléphantiasis), dans le cas d'une filariose, par exemple, lorsque le membre est infecté par un ver parasite.

**FRÉQUENCE**

Les lymphœdèmes les plus fréquents siègent dans les membres inférieurs et touchent plus volontiers les femmes.

**DIFFÉRENTS TYPES DE LYMPHŒDÈME**

Il existe deux types de lymphœdème :

■ Les lymphœdèmes primitifs, d'origine inconnue, revêtent trois formes : les formes congénitales, qui représentent 10 % des cas ; les formes précoces, qui sont les plus fréquentes et apparaissent avant 35 ans, souvent au moment de la puberté ; les formes tardives, qui se manifestent après 35 ans. Ils sont très difficiles à résorber.

■ Les lymphœdèmes secondaires sont consécutifs à d'autres affections : tuberculose, sarcoïdose, cancer, obstruction des voies lymphatiques par accumulation de cellules cancéreuses ou par un ver parasite (filaire), infection par un érysipèle récidivant (maladie cutanée). Ils peuvent aussi être consécutifs à une destruction du réseau lymphatique liée à des actes chirurgicaux, en cancérologie, en orthopédie ou après une chirurgie vasculaire. Ainsi, 10 % des femmes ayant subi une mastectomie (ablation partielle ou totale d'un sein) avec curage ganglionnaire ou une radiothérapie d'un cancer du sein voient se développer un lymphœdème dans le bras situé du côté opéré.

**TRAITEMENT**

Le traitement comporte, si l'importance du lymphœdème le commande, un drainage lymphatique, manuel ou pneumatique (c'est-à-dire opéré grâce à des attelles pneumatiques qui font compression). Les massages, le port de bandages, de bas ou de collants de contention (élastiques), la prise de diurétiques et les exercices physiques sont indiqués pour éviter les récidives. La surélévation des jambes lors de l'alitement est recommandée. Les aggravations dues à une surinfection par des bactéries, les streptocoques, peuvent être prévenues par un traitement antiseptique local. Quand le volume du lymphœdème en fait un véritable handicap (en cas d'éléphantiasis, par exemple), un traitement chirurgical destiné à réduire l'enflure peut être envisagé : pontage entre le système lymphatique et le système veineux, par exemple.

## Lymphogranulomatose
Maladie associant la prolifération de différents types de globules blancs lymphoïdes (à l'origine des lymphocytes), de polynucléaires neutrophiles et de macrophages.

Une lymphogranulomatose peut être observée dans des affections bénignes (lymphogranulomatose vénérienne) comme dans des affections à caractère malin (maladie de Hodgkin).

## Lymphogranulomatose vénérienne
Maladie sexuellement transmissible due à une bactérie du genre *Chlamydia*. SYN. *maladie de Nicolas-Favre*.

Après une incubation de trois semaines en moyenne apparaît un chancre, dit « chancre mou », sur le sillon à la base du gland chez l'homme, sur la partie postérieure de la vulve chez la femme, sur l'anus (avec propagation ultérieure dans le rectum) chez les homosexuels, formé d'une tache de quelques millimètres de diamètre, qui peut s'ulcérer rapidement. Parallèlement, les ganglions de l'aine augmentent de volume ; ils donnent naissance à de multiples fistules, qui se terminent à la peau avec un aspect en pomme d'arrosoir et laissent s'écouler un pus (épais, jaune ou vert) mêlé de sang. Des complications articulaires, nerveuses et cutanées sont possibles. Le diagnostic est confirmé par la présence de *Chlamydia* dans les prélèvements et par un sérodiagnostic (mise en évidence de certains anticorps dans le sang). Le traitement par les antibiotiques, surtout les tétracyclines, amène la guérison. Cependant, les lésions sont longues à guérir et laissent des cicatrices inesthétiques.

## Lymphographie
Examen radiologique des vaisseaux et des ganglions lymphatiques de l'abdomen après injection d'un produit de contraste iodé.

**INDICATIONS**

Inventée par Kinmonth en 1952, la technique de la lymphographie a été pendant longtemps le seul mode d'exploration radiologique du système lymphatique. Aujourd'hui, des techniques plus directes, comme le scanner et l'imagerie par résonance magnétique (I.R.M.), mettent également en évidence les ganglions lymphatiques anormaux et ont remplacé la lymphographie.

Cet examen reste indiqué dans certains types de cancer (testicules, col de l'utérus), ou dans certaines hémopathies malignes (lymphomes, maladie de Hodgkin, leucémies), pour planifier un traitement et surveiller la régression de la maladie, car les ganglions lymphatiques ont la propriété de retenir les cellules cancéreuses.

**PRÉPARATION ET DÉROULEMENT**

Une lymphographie se déroule sur deux jours. Il n'est pas nécessaire que le patient soit à jeun. Le premier jour, le radiologue injecte à l'aide d'une petite aiguille, à chaque pied et dans un des espaces interdigitaux, un colorant bleu qui s'achemine rapidement dans les fins vaisseaux lymphatiques du pied, habituellement invisibles. Puis le radiologue pratique une anesthésie locale et choisit, sur chaque pied, celui des vaisseaux lymphatiques rendus visibles qui est le plus adéquat pour introduire un petit cathéter. Ce dernier est ensuite relié à une tubulure en Y et à un système d'injection lente et uniforme, qui diffuse un produit de contraste souvent huileux dans les voies lymphatiques des jambes, dans l'aine et dans l'abdomen. Les voies lymphatiques des jambes sont visibles à la quinzième minute, celles des cuisses à la trentième ; il faut deux heures environ pour opacifier le canal thoracique. Au fur et à mesure de la lente progression du colorant dans le réseau lymphatique, le radiologue prend une série de clichés à hauteur du bassin et de la racine des membres inférieurs puis de l'abdomen et du thorax, sous différents angles. Ces clichés dits du premier jour sont destinés à visualiser le réseau des canaux lymphatiques et à repérer d'éventuelles voies de contournement d'un obstacle. Le cathéter est ensuite retiré et l'incision, refermée.

Le deuxième jour, le médecin effectue de nouveaux clichés de l'abdomen et du thorax sous différents angles. Ces clichés, dits tardifs, sont souvent plus lisibles que ceux de la veille car des évacuations partielles ont fait disparaître des superpositions gênantes, et l'image est plus nette. Ils sont surtout destinés à montrer les ganglions lymphatiques profonds et leur degré d'opacification.

La lymphographie est parfois pratiquée dans les bras pour mettre en évidence les ganglions lymphatiques de la partie supérieure du corps.

**CONTRE-INDICATIONS**

L'injection du produit de contraste iodé peut provoquer chez certains sujets une réaction allergique (nausées, vomissements, éruptions cutanées). Avant de pratiquer l'examen, le médecin s'assure que le patient n'a jamais présenté d'allergie (asthme, eczéma, allergie à l'iode, etc.). S'il en est autrement, il prescrit un traitement antiallergique à suivre durant quelques jours avant l'examen et exerce une surveillance particulière pendant et après la lymphographie.

Cet examen est également contre-indiqué chez les sujets qui souffrent d'une insuffisance respiratoire grave ou chez ceux qui ont des jambes enflées, ce qui rend difficile le repérage des canaux lymphatiques. Il existe également des limitations en cas d'œdème des membres inférieurs.

**RÉSULTATS**

Ils sont connus immédiatement après la lymphographie et adressés sous forme de clichés radiologiques au médecin qui a prescrit l'examen.

**EFFETS SECONDAIRES**

Il arrive que certains patients éprouvent une sensation douloureuse lors de l'injection du produit de contraste iodé. Plus généralement, celle-ci s'accompagne d'une impression de chaleur dans tout le corps. Pendant les jours qui suivent l'examen, le colorant, en se diffusant dans l'organisme, peut modifier le teint du patient. Il est peu à peu éliminé par des urines bleutées.

### LYMPHOGRAPHIE

**Un produit de contraste, injecté dans un petit canal, est entraîné dans la circulation lymphatique, qui devient visible sur les radiographies.**

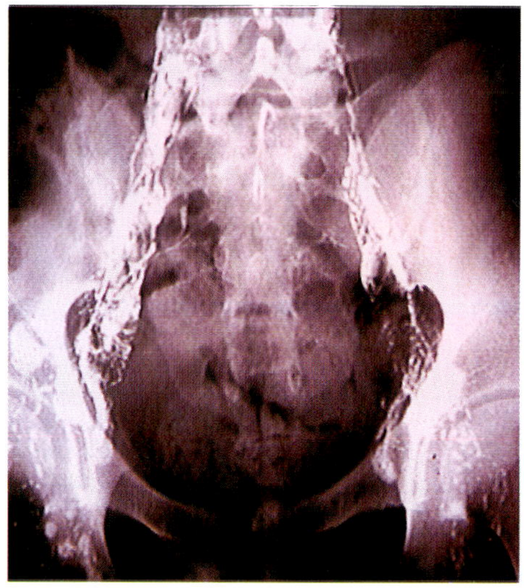

*Les vaisseaux lymphatiques du bassin et de l'abdomen apparaissent sous la forme d'un fin réseau blanc semé de petites taches blanches (les ganglions).*

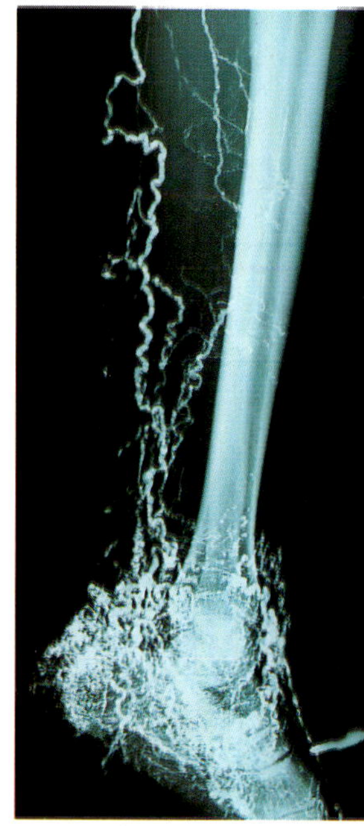

*L'obstruction d'un canal lymphatique de la jambe entraîne une dilatation des canaux en amont.*

## Lymphome
Prolifération maligne prenant naissance dans le tissu lymphoïde et, en particulier, dans les ganglions lymphatiques. Ce terme est de plus en plus utilisé à la place de « lymphome malin ».

On distingue, parmi les lymphomes, la maladie de Hodgkin, caractérisée par la présence de certaines cellules anormales (les cellules de Sternberg), des lymphomes malins non hodgkiniens, qui regroupent toutes les autres affections malignes du tissu lymphoïde, que celles-ci soient développées dans le ganglion lymphatique ou en dehors de lui.

→ VOIR Hodgkin (maladie de).

## Lymphome cutané

Tumeur maligne développée aux dépens du tissu lymphoïde et naissant dans la peau.

Les lymphomes forment des plaques rouges, épaisses, lisses ou des nodules de taille variable, plus ou moins saillants, rouges, violacés ou bruns ; ces lésions prédominent sur le visage, le cuir chevelu et le thorax. Ils sont classés en deux groupes selon leur tendance plus ou moins grande à envahir l'épiderme. Ainsi, les lymphomes épidermotropes sont représentés par le syndrome de Sézary et le mycosis fongoïde. Les lymphomes non épidermotropes sont plus volontiers tumoraux et dus, selon les cas, soit à une prolifération de lymphocytes T, soit à une prolifération de lymphocytes B. Le diagnostic repose sur l'examen histologique des tissus avec immunomarquage ; un bilan d'extension de la maladie est indispensable, notamment par échographie abdominale et prélèvements, afin de vérifier que les cellules cancéreuses n'ont pas envahi le sang ou des organes. Le traitement des lymphomes repose sur la radiothérapie, la chimiothérapie ou la simple ablation chirurgicale pour les formes très localisées. Des cicatrices peuvent persister. Le pronostic et l'évolution dépendent du degré de malignité du lymphome.

## Lymphome malin non hodgkinien

Toute prolifération maligne autre que la maladie de Hodgkin prenant naissance dans le tissu lymphoïde et, en particulier, dans les ganglions lymphatiques.

#### DIFFÉRENTS TYPES DE LYMPHOME MALIN NON HODGKINIEN

Le terme de lymphome malin non hodgkinien recouvre des maladies très hétérogènes quant au mécanisme de la transformation maligne, à la morphologie des cellules malignes, à l'évolution et au pronostic de la maladie. Plusieurs classifications, proposées dans l'intention d'identifier les formes dont le traitement et le pronostic sont voisins, reposent sur des caractéristiques de taille, de maturité des cellules, d'aspect du noyau, sur la nature originelle de ces cellules (lymphocytes T, B ou cellule NK), et sur le caractère nodulaire ou diffus de l'envahissement du ganglion par les cellules malades. Les groupes ainsi distingués sont eux-mêmes répartis en lymphomes de faible, de moyenne et de grande malignité. En l'absence de traitement, les lymphomes à petites cellules évoluent généralement lentement sur plusieurs années, et les formes comportant des cellules de grande taille ont une évolution plus rapide, sur quelques mois.

#### CAUSES

Les lymphomes malins non hodgkiniens sont des proliférations malignes ayant pour origine des lymphocytes T ou B, plus rarement des cellules NK.

La cause des lymphomes est encore inconnue, mais certains facteurs ont un rôle manifeste dans le développement de la tumeur. Le virus d'Epstein-Barr joue un rôle dans l'apparition du lymphome de Burkitt, qui sévit chez les enfants, en Afrique équatoriale. Les déficits immunitaires congénitaux, les maladies auto-immunes, les traitements immunosuppresseurs, les syndromes d'immunodéficience acquise (sida) peuvent aussi faciliter l'apparition d'un lymphome non hodgkinien.

#### SYMPTÔMES ET SIGNES

La maladie se révèle le plus souvent par un gonflement d'un ou de plusieurs ganglions lymphatiques superficiels. À la différence de la maladie de Hodgkin, un lymphome non hodgkinien peut également assez souvent se révéler par une localisation prédominante en dehors des ganglions, par exemple dans la thyroïde, l'estomac, le mésentère, le côlon, le rectum, le rein, l'os, l'œil ou le système nerveux central. Il se forme alors une tumeur sur ou dans la partie atteinte. La maladie peut aussi se révéler par une fièvre avec altération de l'état général, les ganglions atteints étant, dans ce cas, souvent à l'intérieur de l'abdomen. Certains lymphomes de faible malignité se révèlent ou se compliquent par le passage dans le sang de cellules cancéreuses ; d'autres entraînent la sécrétion dans le sang d'immunoglobulines anormales et/ou en excès.

#### DIAGNOSTIC

Il repose sur la biopsie d'un ganglion atteint ou de l'organe touché. Les classifications modernes nécessitent des techniques sophistiquées (marquage à l'aide d'anticorps), qui justifient que le tissu prélevé soit adressé, intact, et très rapidement, à un laboratoire spécialisé. L'extension du lymphome est évaluée à l'aide de diverses techniques d'imagerie dont la plus récente est la tomographie par émission de positons (T.E.P.). Ces examens permettent de surveiller l'évolution de la maladie en réponse au traitement et de vérifier l'absence de récidive.

#### TRAITEMENT ET PRONOSTIC

Le traitement repose sur la chimiothérapie et dépend du type de lymphome et de l'extension de la maladie. Les formes localisées, même agressives, ont de très bonnes chances de guérison. Pour les formes étendues peu agressives, l'espérance de vie est de plusieurs années et le traitement n'est indispensable que lorsque la maladie progresse ; on utilise alors des polychimiothérapies. Le pronostic des formes étendues et agressives a été transformé par les chimiothérapies modernes, qui permettent d'espérer une guérison durable dans de nombreux cas. Pour certaines formes, le traitement peut se terminer par une chimiothérapie très lourde suivie d'une autogreffe afin d'augmenter les chances de guérison.

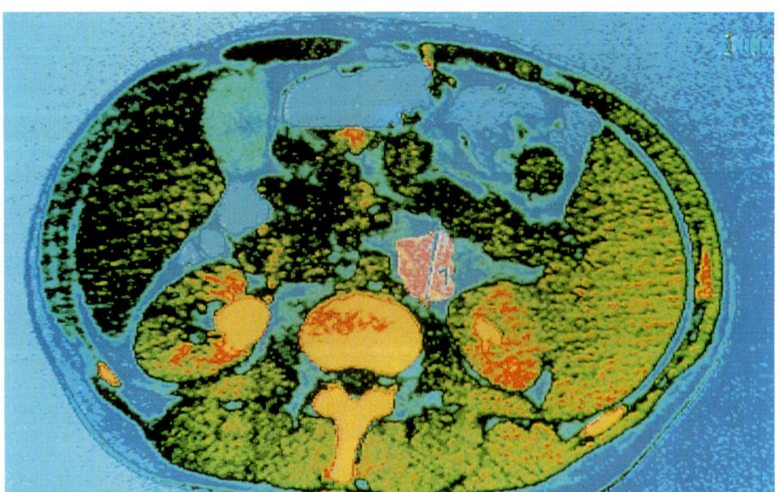

***Lymphome abdominal.*** *Sur une coupe horizontale de l'abdomen au scanner, le lymphome apparaît en rose, les corps vertébraux, eux, apparaissent en jaune.*

## Lymphoréticulose bénigne d'inoculation

Maladie infectieuse se déclarant après une griffure ou une morsure de chat. SYN. *maladie des griffes du chat.*

L'agent de la lymphoréticulose bénigne d'inoculation est une bactérie, *Bartonella henselæ*. L'affection se traduit par une tuméfaction des ganglions dans la zone de la griffure avec tendance à la suppuration. De rares complications nerveuses ou osseuses peuvent survenir.

Le diagnostic peut être établi par une intradermo-réaction réalisée avec un antigène spécifique, issu du pus des lésions ganglionnaires, et, plus souvent aujourd'hui, par un sérodiagnostic (mise en évidence de certains anticorps dans le sang).

Le traitement consiste en l'administration d'antibiotiques (macrolides). La ponction ou le drainage de l'adénopathie est parfois nécessaire pour hâter la guérison.

## Lymphorragie

Écoulement de lymphe en dehors des vaisseaux lymphatiques.

Une lymphorragie peut être consécutive à un traumatisme, à une intervention chirurgicale pratiquée dans une région riche en vaisseaux lymphatiques (aisselle, aine) ou encore à une lymphadénectomie (ablation chirurgicale de vaisseaux lymphatiques). Elle se traduit soit par l'apparition d'une poche de lymphe sous la peau, soit par un écoulement de lymphe à l'endroit de l'incision. La lymphorragie se tarit en règle générale spontanément mais lentement.

## Lymphosarcome

Tumeur maligne du tissu lymphoïde dont les cellules sont des lymphocytes.

Le terme de lymphosarcome est aujourd'hui abandonné au profit de celui de lymphome non hodgkinien.

## Lyophilisation

Élimination de l'eau d'un produit par congélation rapide, suivie d'un procédé d'évaporation de la glace formée.

La lyophilisation est une technique de conservation qui comprend trois phases : une congélation, une déshydratation et une sublimation. Au moment de l'emploi, le produit retrouve ses qualités initiales par simple addition d'eau.

La lyophilisation connaît aujourd'hui des applications dans de nombreux domaines : en alimentation (légumes, poissons, jus de fruits, préparations culinaires, fruits, etc.), en microbiologie (souches bactériennes, vaccins, sérums, etc.), en thérapeutique (préparations injectables, notamment les antibiotiques, les vaccins, quelques comprimés, le lait de femme, etc.). La conservation des substances lyophilisées se fait dans des récipients parfaitement clos, à l'abri de l'humidité et des pollutions atmosphériques, souvent sous gaz inerte ou même sous vide, comme pour le café et le thé.

## Lyse

Fragmentation et désintégration de la structure moléculaire des tissus, ou des cellules bactériennes, exercées par des agents physiques, chimiques ou biologiques.

Une lyse microbienne, qui désintègre la structure moléculaire des cellules bactériennes, peut être due à l'action d'un antibiotique à activité bactéricide. C'est une lyse du microbe. Lorsque ce sont des cellules de l'organisme qui sont détruites (lyse cellulaire, ou cytolyse) et que l'agent est un virus, on parle de lyse virale. C'est un phénomène de ce type qui, au cours des hépatites virales, atteint les cellules du foie (hépatocytes) contenant les virus, entraînant une élévation du taux sanguin des transaminases (enzymes de la cellule hépatique).

## Lysergide

Substance hallucinogène utilisée par les toxicomanes. SYN. *diéthylamide de l'acide lysergique (LSD).*

Le lysergide provoque une modification des perceptions sensorielles, des hallucinations visuelles, un état ressemblant au rêve et un délire. Deux complications sont fréquentes : le « mauvais voyage », en anglais *trip* (angoisse intolérable, sentiment de panique, acte violent, tentative de suicide, nausées, vertiges, etc.), et le déclenchement, à long terme, d'une psychose. Le lysergide est extrêmement dangereux car il rend les personnalités vulnérables capables d'extérioriser des éléments psychotiques.

→ VOIR Dossier Toxicomanie, Stupéfiant.

## Lysine

Acide aminé essentiel (qui ne peut être synthétisé par l'organisme et doit donc être fourni par l'alimentation, principalement par les protéines animales).

→ VOIR Hyperlysinémie.

## Lysosome

Élément sphérique contenu dans le cytoplasme d'une cellule, entouré d'une membrane et contenant des enzymes (des hydrolases notamment). Il participe au métabolisme de la cellule.

Les lysosomes sont de petites vésicules produites par un autre élément cellulaire, l'appareil de Golgi. Il existe des lysosomes primaires, formés sur l'une des faces de l'appareil de Golgi, et des lysosomes secondaires, issus des premiers. Ils assurent la destruction (lyse) des micro-organismes capturés par la cellule (phagocytose), et intégrés dans une vésicule du cytoplasme appelée phagosome. Les lysosomes fusionnent avec le phagosome, et y déversent leurs enzymes, entraînant la lyse de son contenu. Les lysosomes participent également au métabolisme de la cellule en dégradant divers nutriments ou déchets cellulaires.

## Lysotypie

Technique de laboratoire qui permet de différencier des souches bactériennes de même espèce en fonction de leur sensibilité particulière à certains bactériophages virulents (virus qui sont capables de se fixer sur la bactérie, de pénétrer dans son cytoplasme et de s'y multiplier, entraînant l'éclatement de la cellule bactérienne).

Lors d'études épidémiologiques, la comparaison du lysotype des souches isolées chez différentes victimes de l'épidémie avec celui des souches retrouvées dans la source présumée de l'épidémie (eau, air, aliment contaminé, porteur sain) permet d'affirmer l'origine de l'épidémie et d'en supprimer la cause. Des systèmes de lysotypie ont été mis au point pour de nombreuses espèces bactériennes, notamment *Staphylococcus aureus, Pseudomonas æruginosa, Listeria monocytogenes* et certains sérotypes de *Salmonella enterica.*

## Lysozyme

Enzyme présente dans les larmes, les sécrétions nasales, les mucus, la salive, le sérum sanguin et le lait maternel, qui s'attaque aux bactéries en détruisant leur paroi. SYN. *muramidase.*

Le lysozyme est une protéine synthétisée par les globules blancs, et participant à la défense de l'organisme par son activité protéolytique (c'est une protéase, enzyme de dégradation des protéines), qui lui permet d'attaquer les parois bactériennes. Le dosage du taux de lysozyme dans le sang, bien que très rarement pratiqué, permet de contrôler l'efficacité du traitement de certaines leucémies ; de même, cette mesure est utile dans le diagnostic de certaines maladies rénales ou dans la surveillance d'un rejet de greffe d'organe.

## Lytique

Qui provoque la lyse, c'est-à-dire la destruction d'un tissu.

Ainsi, les enzymes contenues dans les lysosomes (hydrolases) exercent une action lytique sur les micro-organismes que la cellule a ingérés par phagocytose.

Un cocktail lytique est un mélange de drogues (analgésique central, antihistaminique, neuroleptique) utilisé en anesthésiologie pour provoquer une perte de conscience et diminuer la souffrance du malade.

# M

## Mac Ardle (maladie de)

Maladie héréditaire due au déficit d'une enzyme particulière, la phosphorylase, dans les cellules musculaires. SYN. *glycogénose de type V, maladie de Mac Ardle-Schmid-Pearson, déficit en myophosphorylase.*

La maladie de Mac Ardle se transmet par les chromosomes autosomes (non sexuels) sur un mode récessif, c'est-à-dire que le gène en cause doit être reçu à la fois du père et de la mère pour que l'enfant développe la maladie. Celle-ci atteint plus souvent les hommes que les femmes, mais la raison de ce phénomène n'est pas connue.

Cette affection se manifeste le plus souvent entre 20 et 30 ans par des crampes douloureuses et une fatigue musculaire intense, pendant et après un effort physique important. Sur le plan biologique, la maladie se traduit par une myoglobinurie (présence dans l'urine de pigment des cellules musculaires) anormale et par une lactacidémie (concentration d'acide lactique dans le plasma sanguin) normale, alors que, en cas d'effort musculaire sur un muscle sain, la lactacidémie devrait être élevée.

Il n'existe pas actuellement de traitement de cette maladie, dont les symptômes peuvent cependant être atténués par la prise de glucose ou de fructose avant un effort physique.

## Mac Burney (incision de)

Variété de laparotomie (incision chirurgicale de la paroi de l'abdomen).

L'incision de Mac Burney est habituellement utilisée pour pratiquer une appendicectomie (ablation de l'appendice). Elle s'effectue dans la fosse iliaque droite (en bas et à droite de l'abdomen) et s'étend obliquement ou horizontalement.

## Mac Leod (syndrome de)

Anomalie d'un poumon, donnant sur les clichés radiographiques une image trop claire unilatéralement.

Le syndrome de Mac Leod est dû à une infection des petites bronches survenue dans l'enfance, à la suite de laquelle les alvéoles et les vaisseaux d'un des deux poumons se sont mal développés. L'anomalie est le plus souvent découverte par hasard sur une radiographie faite au cours d'un bilan et montrant un poumon trop clair. Rarement, le syndrome se traduit par des poussées d'infection et une gêne respiratoire à l'effort. Il n'y a pas de traitement connu du syndrome lui-même.

## Mâchoire

→ VOIR **Maxillaire inférieur, Maxillaire supérieur.**

## Macrobiotique

Se dit d'un régime végétarien composé essentiellement de céréales, de légumes et de fruits.

La macrobiotique est née de la pensée chinoise, pour laquelle, dans le monde, toute manifestation est régie par un rythme à deux temps, celui du temps passif et celui du temps actif (le jour/la nuit, l'été/l'hiver), selon la loi du yin et du yang, le yin représentant l'inertie et le yang, la force. Partant de là, la méthode macrobiotique se veut un moyen de trouver, par l'alimentation, un équilibre physique et psychique et d'être en harmonie avec l'environnement. La nourriture se répartit en aliments yang (céréales, saveurs salées) et en aliments yin (fruits, saveurs acides et sucrées, potassium) : l'alimentation macrobiotique comporte plusieurs paliers introduisant des restrictions successives (élimination des produits animaux, puis des légumes et des fruits) ; un rapport du yin au yang de 5/1 constitue l'équilibre parfait, le régime « idéal » (correspondant au dernier palier) étant composé exclusivement de céréales (riz brun).

Ce type d'alimentation, très carencé, est déconseillé.

→ VOIR **Végétalisme.**

## Macrocéphalie

Augmentation anormale du volume de la tête par rapport au volume de la tête des individus de même âge et de même sexe.

Plus précisément, on parle de macrocéphalie quand le périmètre crânien est supérieur de 3 écarts types à la valeur donnée par la courbe de croissance normale établie en fonction de l'âge et du sexe.

**CAUSES**

Une macrocéphalie peut être la conséquence de plusieurs maladies ou anomalies : hydrocéphalie, hématome sous-dural, mégalencéphalie, épanchements péricérébraux ou maladies métaboliques. L'échographie transfontanellaire et le scanner permettent de distinguer l'hydrocéphalie des autres causes.

- **L'hydrocéphalie** est une dilatation des ventricules intracérébraux, liée à une augmentation de la pression du liquide cérébrospinal.
- **L'hématome sous-dural** est un épanchement de sang entre la dure-mère (méninge la plus proche de l'os) et l'arachnoïde (méninge sous-jacente), d'origine essentiellement traumatique.
- **La mégalencéphalie** est une augmentation de volume du cerveau, d'origine probablement héréditaire.
- **Les autres causes de macrocéphalie** sont les épanchements péricérébraux du nourrisson, c'est-à-dire l'accumulation de liquide cérébrospinal dans les espaces sous-arachnoïdiens. Leur cause est inconnue.

À l'origine d'une macrocéphalie modérée, ces épanchements régressent spontanément entre 2 et 3 ans, le périmètre crânien se stabilisant autour de + 2 déviations standards. Des maladies métaboliques telles que les mucopolysaccharidoses (trouble héréditaire du métabolisme d'une variété de glycoprotéine) peuvent également entraîner une macrocéphalie.

**PRONOSTIC**

L'appréciation de la gravité d'une macrocéphalie se fait sur :

- sa rapidité d'installation ; lorsque la macrocéphalie est stable ou d'évolution lente, parfois même familiale, son pronostic est souvent favorable ; en revanche, lorsqu'elle est d'origine traumatique ou tumorale, elle évolue rapidement et le pronostic est alors plus réservé ;
- son caractère isolé ou non ; il peut s'agir ainsi d'une macrocéphalie sans aucun autre symptôme, de bon pronostic, ou, au contraire, d'une macrocéphalie accompagnée de signes d'hypertension intracrânienne (veines superficielles du crâne ou de la rétine dilatées, vomissements matinaux, fontanelle bombée, voire convulsions).

→ VOIR **Hématome sous-dural, Hydrocéphalie, Mégalencéphalie, Mucopolysaccharidose.**

## Macrochéilite

Augmentation de volume d'une ou des deux lèvres.

Les macrochéilites peuvent être d'origine infectieuse (infection d'une dent, de la gorge, des fosses nasales, des sinus) ou glandulaire (par dilatation des glandes salivaires). Parfois, leur cause reste inconnue. Les lèvres, d'abord simplement gonflées, sont déformées par un œdème qui découvre la muqueuse ; elles sont quelquefois le siège d'érosions, de fissures, voire d'une inflammation. Les macrochéilites entraînent une sensation de gêne, de tension sans être vraiment douloureuses.

Leur traitement est souvent décevant. Il repose sur les antibiotiques par voie générale dans les formes infectieuses ou bien sur la corticothérapie générale. On peut aussi procéder à une ablation chirurgicale de la zone hypertrophiée en incisant la lèvre par sa face interne, ce qui permet d'éviter les cicatrices visibles.

## Macrocyte

Érythrocyte (globule rouge) de taille anormalement grande.

La taille d'un macrocyte peut être appréciée sur un frottis sanguin et comparée aux valeurs standards. Actuellement, elle est surtout mesurée automatiquement à l'aide d'un appareillage indiquant le volume globulaire moyen ; on parle de macrocytose (présence de macrocytes) lorsque ce volume est supérieur à 98 micromètres cubes.

L'existence de macrocytes s'observe notamment au cours de carences en vitamine B12 ou en folates et au cours de toutes les maladies des tissus myéloïdes. Une macrocytose peut aussi résulter de l'effet toxique sur la moelle osseuse de certains médicaments et, tout particulièrement, de ceux utilisés en chimiothérapie anticancéreuse et immunosuppressive. Elle peut également être le signe qu'une importante régénération d'érythrocytes est en cours.

## Macrodontie

Présence de dents anormalement volumineuses sur une mâchoire ou sur les deux.

La macrodontie est une anomalie héréditaire. À la différence de la microdontie (dents anormalement petites), elle concerne toujours tous les groupes de dents (canines, incisives, molaires, prémolaires).

La macrodontie entraîne de mauvaises positions et des chevauchements de dents, rendant le brossage malaisé ; elle se complique donc souvent de caries ou d'inflammation des gencives. Son traitement repose sur le port, pendant de 1 à 3 ans, d'un appareil dentaire visant à déplacer les dents par pression ou par traction après avoir libéré la place nécessaire en extrayant les quatre prémolaires.

## Macroglobuline

Anticorps appartenant à la catégorie des immunoglobulines monoclonales (élaborées par des cellules issues d'une même cellule, donc toutes identiques) de type IgM.

La présence de macroglobulines dans le sang révèle un processus pathologique plus ou moins malin. Les macroglobulines peuvent exister dans le sang de façon isolée (immunoglobuline monoclonale d'origine indéterminée) ou être associées à une maladie des lignées lymphocytaires du sang, en particulier la maladie de Waldenström. Dans ce dernier cas, son taux est souvent très élevé (supérieur à 5 g/l) et responsable d'une augmentation de la viscosité sanguine, qui peut se traduire par des maux de tête, des troubles visuels proportionnels au taux de macroglobuline. Son traitement est la chimiothérapie.

## Macroglobulinémie

→ VOIR Waldenström (maladie de).

## Macroglossie

Augmentation du volume de la langue.

■ **Une macroglossie congénitale** correspond à une malformation des vaisseaux sanguins ou des vaisseaux lymphatiques, à un kyste ou à une ectopie thyroïdienne (un fragment de la glande thyroïde se trouve anormalement à l'intérieur de la langue). Elle peut accompagner des aberrations chromosomiques telles que la trisomie 21 (mongolisme). Une macroglossie congénitale entraîne une gêne générale à la déglutition, à la mastication, à la parole et à la respiration. Elle se voit dès la naissance. Elle peut engendrer une augmentation anormale de la mandibule (prognathisme) et de l'arcade dentaire qui y est implantée. Une biopsie permet de confirmer le diagnostic et de déterminer la cause de l'anomalie. Le traitement consiste en une glossectomie partielle (ablation d'une partie de la langue) soit par opération chirurgicale, soit par rayons laser. Un traitement de la prognathie mandibulaire y est souvent associé. Les résultats sont satisfaisants.

■ **Une macroglossie acquise** apparaît à l'âge adulte. Si elle se développe progressivement sur plusieurs années, elle peut résulter d'un trouble hormonal tel qu'une insuffisance de la glande thyroïde (myxœdème) ou une acromégalie (hypertrophie des extrémités : tête, mains, pieds). Si elle apparaît brusquement en quelques jours, elle traduit une inflammation des veines linguales. Ses symptômes sont identiques à ceux de la macroglossie congénitale. Le traitement est celui de la cause et fait appel à la prise de médicaments. En cas d'hypothyroïdie, des hormones thyroïdiennes sont prescrites ; en cas de phlébite des veines de la langue, les anti-inflammatoires sont indiqués.

## Macrognathie

Développement exagéré des maxillaires.

La macrognathie peut être une malformation héréditaire ou la conséquence d'une macroglossie (développement excessif de la langue). Lorsqu'elle touche la mâchoire inférieure, la lèvre inférieure peut venir surplomber la lèvre supérieure : le sujet est dit prognathe.

Le traitement de la macrognathie est le plus souvent chirurgical : il consiste à remodeler le maxillaire. Lorsque la prognathie est associée à une macroglossie, on pratique également une ablation partielle de la langue. Son pronostic est généralement bon et les résultats esthétiques sont très satisfaisants.

## Macrolide

Médicament antibiotique actif contre certaines bactéries. SYN. *antibiotique bactériostatique.*

La famille des macrolides regroupe les macrolides vrais (clarithromycine, érythromycine, josamycine, midécamycine, roxithromycine, spiramycine, azithromycine) et les macrolides apparentés (clindamycine, lincomycine, pristinamycine, virginiamycine, télithromycine). Ce sont des antibiotiques capables d'arrêter la croissance des bactéries en les empêchant de synthétiser leurs protéines. Ils sont efficaces sur de nombreuses espèces bactériennes, notamment sur les entérocoques, les gonocoques, sur quelques bacilles à Gram positif, sur les leptospires, les méningocoques, les pneumocoques, les rickettsies, les streptocoques, les tréponèmes.

### INDICATIONS

Les macrolides sont indiqués dans le traitement de nombreuses infections oto-rhino-laryngologiques, stomatologiques, bronchopulmonaires, cutanées, génitales (surtout prostatiques) et osseuses ainsi que, pour certains d'entre eux, dans le traitement de la toxoplasmose (maladie dangereuse pour le fœtus) et dans le traitement local de l'acné juvénile (érythromycine). Les principaux critères de choix entre les différents macrolides sont leur tolérance par le sujet et les interactions médicamenteuses.

Les macrolides sont administrés le plus souvent par voie orale.

### EFFETS INDÉSIRABLES

Les macrolides sont responsables de quelques effets indésirables rares. Ils peuvent en effet provoquer des allergies, des nausées, des vomissements, des diarrhées, des douleurs abdominales. Parfois, l'érythromycine et la troléandomycine sont aussi toxiques pour le foie, font augmenter le taux des transaminases et, exceptionnellement, sont la cause d'une hépatite cholestatique (qui arrête toute sécrétion biliaire). Les formes injectables comportent également un risque de toxicité cardiaque se traduisant par un bloc auriculoventriculaire, des extrasystoles, une torsade de pointes (brève tachycardie ventriculaire).

Il est déconseillé de les associer à de nombreux autres médicaments tels que la carbamazépine, la ciclosporine, les pilules contraceptives (ils peuvent alors favoriser l'apparition d'un ictère), le disopyramide, la théophylline et ses dérivés, le triazolam (cette association serait à l'origine de somnolence) et la warfarine.

## Macrophage

Grande cellule ayant la propriété d'ingérer et de détruire de grosses particules (cellules lésées ou vieillies, particules étrangères, bactéries) par phagocytose.

Les macrophages constituent, avec les polynucléaires, le premier mécanisme de défense cellulaire contre les agents infectieux. On les rencontre dans tous les tissus, en particulier le thymus, la rate, les ganglions lymphatiques, les muqueuses ; en fonction de leur localisation, ils sont connus sous différentes appellations (histiocyte dans le tissu conjonctif, cellule de Kupfer dans le foie, ostéoclaste dans le tissu osseux, etc.).

### ORIGINE ET FONCTION

Les macrophages sont issus des mêmes cellules souches de la moelle osseuse que les globules blancs appelés polynucléaires, qui sont doués, eux aussi, de propriétés phagocytaires. Ces cellules souches donnent naissance aux monocytes du sang, qui se transforment dans les tissus en macrophages.

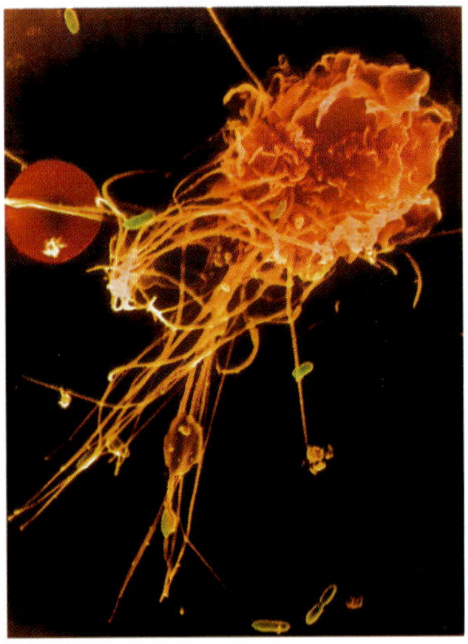

*Macrophage. Grâce à ses prolongements (les pseudopodes), la cellule (en rouge-orangé) capture les bactéries (bâtonnets verts).*

Les macrophages, dotés d'une très grande mobilité, se déplacent spontanément vers les sites où sont localisés les agresseurs, lorsque les besoins s'en font sentir, sous l'effet de cytokines particulières : les chimiokines. Comme les polynucléaires, ils participent à la réaction inflammatoire, qui consiste à nettoyer et à remettre en état les tissus altérés par des germes (réponse immunitaire non spécifique). La capture de ces germes est facilitée par des molécules appelées opsonines (anticorps et/ou complément). En exposant à leur surface, après les avoir digérées, les protéines étrangères, les macrophages jouent, en outre, un rôle essentiel dans le développement de la réponse immunitaire : ils « présentent » ainsi aux lymphocytes T les antigènes contre lesquels ils doivent réagir (réponse immunitaire spécifique).

**PATHOLOGIE**
Sous l'influence d'agressions extérieures ou internes, les macrophages peuvent être à l'origine de désordres variés. Ainsi, l'emphysème consécutif à l'inhalation de la fumée de tabac augmente le nombre de macrophages alvéolaires et modifie leurs activités, ce qui aboutit à une destruction du tissu fonctionnel du poumon. À l'opposé, une diminution de l'activité des macrophages, liée à une anomalie métabolique congénitale, réduit les défenses de l'organisme et l'expose aux infections.

## Macula

Petite zone déprimée située au centre de la rétine et où l'acuité visuelle est maximale. SYN. *fovea, macula lutea, tache jaune*. (P.N.A. *fovea centralis, macula*)

La macula est plus jaune que le reste de la rétine et ne comporte aucun vaisseau. Elle est irriguée par les vaisseaux de la rétine en périphérie et, en profondeur, par ceux de la choroïde. La macula apparaît sous la forme d'une dépression car elle est moins épaisse que le reste de la rétine. En son centre se trouve la foveola.

**EXAMENS**
L'étude de l'acuité visuelle et du champ visuel central (espace que perçoit l'œil immobile fixant droit devant lui) ainsi que l'examen du fond d'œil (rétine et choroïde) sont les principaux moyens d'évaluer l'état de la macula. Parmi les examens complémentaires, l'angiographie oculaire, qui rend visible la circulation du sang dans l'œil, permet de visualiser toute la rétine et particulièrement la macula. La technique d'imagerie dite tomographie en cohérence optique permet d'en analyser l'épaisseur.

**PATHOLOGIE**
La macula peut être le siège d'un décollement de rétine, qui menace alors la vision et constitue une urgence ; de troubles vasculaires, notamment au cours d'une obstruction veineuse de la rétine ; d'ischémie par défaut d'irrigation ; d'inflammation de la choroïde, provoquée en particulier par la toxoplasmose (infection parasitaire) ; de traumatismes causés par un choc violent sur le globe oculaire, et ayant pour conséquence un œdème maculaire, ou par une brûlure survenue en observant par exemple une éclipse de soleil sans protection efficace ; enfin, d'une dégénérescence liée à l'âge, à l'hérédité ou à une forte myopie. Certains médicaments tels que les antipaludéens de synthèse peuvent également avoir une incidence sur la macula. Leur prise prolongée rend donc indispensable une surveillance ophtalmologique.

Les traitements des lésions maculaires sont très limités : tout au plus peut-on essayer d'enrayer la progression d'un œdème par le laser, tout en respectant la foveola, ou de favoriser la résorption d'un œdème inflammatoire à l'aide d'anti-inflammatoires par voie orale ou intraveineuse.

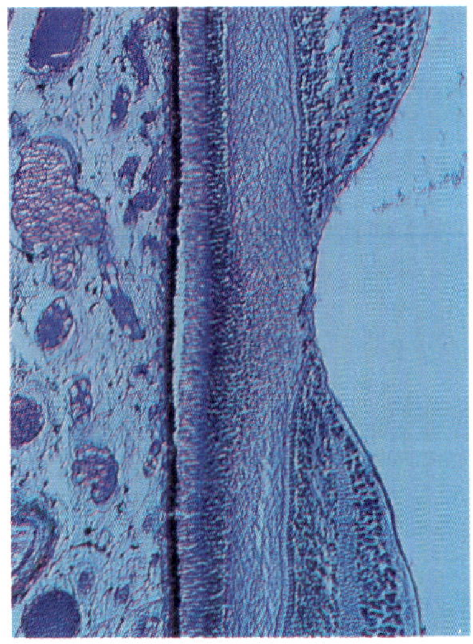

***Macula.** Elle est localisée sur la portion amincie de la rétine (au centre, à droite), qui repose sur la choroïde (à gauche).*

## Macule

Toute tache cutanée non saillante.

Le plus souvent, les macules sont rouges ; elles peuvent être de sortes différentes : érythème (rougeur s'effaçant à la pression), dû, par exemple, à une rougeole ; purpura (rougeur ne s'effaçant pas à la pression), provoqué par une ecchymose ; télangiectasies (dilatations des vaisseaux). D'autres macules sont dues à une augmentation ou à une diminution de la pigmentation normale. Les macules peuvent être grandes ou petites, uniques ou multiples.

## Maduromycose

→ VOIR Mycétome.

## Magendie (François)

Physiologiste français (Bordeaux 1783 - Sannois 1855).

Après avoir exercé la médecine à l'Hôtel-Dieu de Paris, François Magendie devint professeur au Collège de France. C'est lui qui établit la distinction entre nerfs sensitifs et nerfs moteurs. Ses travaux sur la strychnine et sur l'émétine, ses expériences concernant le mode d'action et les effets des médicaments font de lui l'un des pères de la pharmacologie moderne.

## Magnésium

Oligoélément indispensable à l'organisme, qui intervient dans de nombreuses et importantes réactions physiologiques (métabolisme des glucides, des lipides et des protéines, excitabilité neuromusculaire, activités enzymatiques, perméabilité cellulaire, coagulation sanguine, etc.).

Le corps d'un adulte renferme environ 25 grammes de magnésium (Mg) : plus de la moitié de celui-ci se trouve dans les os, un quart est dans les muscles, le reste se répartissant principalement dans le cœur, le foie, les reins, le tube digestif et le plasma. Les apports recommandés sont de 6 milligrammes par kilogramme de poids corporel et par jour, soit de 360 à 420 milligrammes chez l'adulte. Les besoins de la femme enceinte sont estimés à 400 milligrammes. Les meilleures sources alimentaires de magnésium sont les céréales complètes, les fruits oléagineux (amandes, noix), les légumes secs, le chocolat, certains fruits de mer (bigorneaux) et quelques eaux minérales.

Une carence peut s'observer en cas d'alimentation trop pauvre en magnésium (régime hypocalorique, dénutrition), d'augmentation des besoins (grossesse, allaitement), de fuite rénale, de malabsorption digestive (trouble de l'absorption intestinale des nutriments) ainsi que dans l'alcoolisme chronique. Elle se traduit principalement par des troubles neuromusculaires, dont la spasmophilie et la tétanie sont les expressions les plus courantes. Une surcharge en magnésium peut être la conséquence d'une insuffisance rénale sévère.

**UTILISATION THÉRAPEUTIQUE**
Le magnésium peut être administré par voie orale (comprimé, gélule, sachet de poudre, ampoule buvable) ou par voie injectable (intramusculaire ou intraveineuse). Il est indiqué pour prévenir et traiter d'éventuelles carences. L'action du magnésium peut interférer avec celle des tétracyclines et du calcium. Lors d'un traitement associant ces deux types de médicament, il faut donc décaler les prises de magnésium d'au moins 3 heures.

**EFFETS INDÉSIRABLES**
Généralement très bien toléré, le magnésium peut entraîner une diarrhée lorsqu'il est absorbé à forte dose par voie orale, et des douleurs au point d'injection lorsque son administration est faite par voie intramusculaire. Il est contre-indiqué en cas d'insuffisance rénale sévère.

## Maimonide (Moïse)

Médecin, théologien et philosophe juif (Cordoue 1135 - Fustāt, aujourd'hui quartier du Caire, 1204).

Fuyant la persécution subie par les Juifs, il quitta l'Espagne, s'installa à Fès, en Palestine, puis en Égypte, où il devint médecin à la cour des Ayyubides. Très cultivé, il laissa une œuvre abondante écrite en arabe et en hébreu, dans laquelle figurent notamment un traité de philosophie inspiré de la pensée d'Aristote, plusieurs traités de médecine, qui furent traduits en latin et utilisés en Occident, et une célèbre pharmacopée. Il bénéficia d'un immense renom dans les communautés juive et chrétienne.

## Main

Extrémité du membre supérieur, articulée avec l'avant-bras par le poignet et terminée par les doigts. (P.N.A. *manus*)

**STRUCTURE**
Le squelette de la main, organe de la préhension, est formé par les os du carpe, qui entrent dans la constitution du poignet, par ceux du métacarpe (les métacarpiens), au nombre de 5, et par les phalanges, qui, elles, sont au nombre de 3 par doigt, excepté le pouce, qui n'en a que 2.

De nombreux muscles concourent à la réalisation des mouvements de la main et des doigts. Les muscles extrinsèques, situés dans l'avant-bras, transmettent les mouvements par l'intermédiaire de leurs tendons, qui cheminent soit sur la paume, soit sur le dos de la main. Les muscles de la main même, ou muscles intrinsèques, sont de petits muscles qui permettent certains mouvements précis des doigts : muscles interosseux, muscles lombricaux, muscles thénariens pour le pouce, muscles hypothénariens pour l'auriculaire.

La vascularisation de la main se fait par l'intermédiaire des artères radiale et cubitale. Son innervation, très riche, est assurée par 3 nerfs principaux : le médian, le cubital et le radial. Chacun d'eux a une zone cutanée spécifique et un rôle à la fois moteur et sensitif, assurant à la pulpe des doigts une perception très fine.

**PATHOLOGIE**
■ **Les plaies et les brûlures** de la main sont très fréquentes. Elles se situent le plus souvent sur la paume ou sur les doigts et peuvent avoir des séquelles irréversibles lorsqu'elles atteignent des éléments fonctionnellement indispensables comme les tendons, les nerfs, les vaisseaux.
■ **Les infections** (panaris, phlegmon) peuvent être graves lorsqu'elles atteignent les gaines des tendons fléchisseurs ou que leur traitement n'est pas entrepris assez tôt.
■ **Les fractures** peuvent siéger sur n'importe quel os de la main. Elles nécessitent parfois une chirurgie spécialisée.
■ **Les paralysies**, très handicapantes, ont de nombreuses causes : atteinte cérébrale, atteinte du plexus brachial ou des nerfs au niveau du membre supérieur. En outre, certaines affections neurologiques, comme la maladie de Parkinson, peuvent gêner les mouvements de la main sans entraîner de paralysie réelle.
■ **Les maladies tendineuses**, comme la maladie de Dupuytren (rétraction des tendons fléchisseurs des doigts et de l'aponévrose palmaire), sont responsables de la flexion irréductible de certains doigts, qui s'installe progressivement. Elles bénéficient d'un traitement chirurgical.
■ **L'arthrose** peut atteindre la main, particulièrement à la base du pouce.
■ **Les maladies rhumatismales** (telles que la polyarthrite rhumatoïde) peuvent avoir pour conséquence des déformations importantes de la main, quand elles en détruisent les articulations, dont la plus caractéristique est la déviation latérale des doigts, dite « en coup de vent ».
→ VOIR Tendon.

## Main-pied-bouche (syndrome)

Infection contagieuse bénigne due à un virus coxsackie.

Le syndrome main-pied-bouche s'observe surtout chez l'enfant lors de petites épidémies estivales. Après une incubation de 3 à 5 jours apparaît une fièvre modérée, suivie d'une éruption de cloques minuscules à l'intérieur de la bouche, puis sur les mains et les pieds. Le traitement comporte des soins locaux antiseptiques. Ce syndrome guérit spontanément en une semaine.

## Mains (arthrose des)

Atteinte chronique, déformante et non inflammatoire des articulations de la main.

L'arthrose de la main atteint dans 80 % des cas les femmes. Elle survient le plus souvent après 50 ans, avec la ménopause.

**SYMPTÔMES ET SIGNES**
L'arthrose de la main se manifeste par des douleurs plus ou moins vives, qui apparaissent lors des mouvements et limitent leur amplitude. Elle peut atteindre plusieurs articulations.
■ **Les nodosités de Bouchard** sont des déformations se développant entre la 1re et la 2e phalange.

### MAIN

**La main, organe de la préhension, met en jeu un grand nombre de nerfs, de muscles et de tendons, coordonnés par le système nerveux central.**

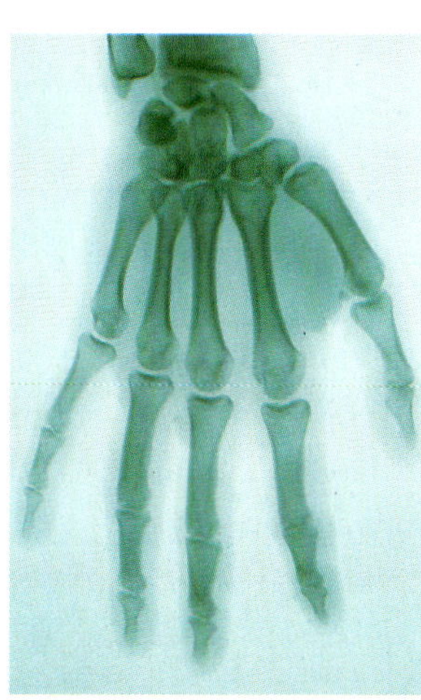

*Le squelette de la main est formé de cinq métacarpiens, prolongés par les phalanges.*

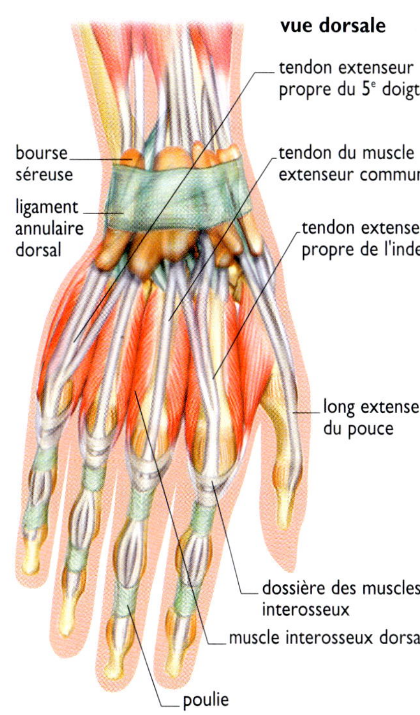

■ **Les nodosités d'Heberden** sont leur équivalent entre la 2e et la dernière phalange.
■ **La rhizarthrose du pouce** limite et rend douloureux les mouvements de pince entre le pouce et l'index. Elle atteint souvent les deux mains.

**TRAITEMENT**

Le traitement fait appel aux antalgiques et/ou aux anti-inflammatoires non stéroïdiens (A.I.N.S.). Lorsque les douleurs sont trop importantes, on peut immobiliser temporairement les articulations touchées à l'aide d'un appareil d'immobilisation plâtré, en cuir ou en plastique. Des bains de boue chaude sont parfois efficaces.

## Malabsorption (syndrome de)

Trouble de l'absorption intestinale des nutriments (glucides, lipides, protéines, etc.) lié à une atteinte de la paroi de l'intestin grêle.

Un syndrome de malabsorption peut être global ou partiel, dû à une atteinte de la totalité ou d'une partie de l'intestin grêle ; il peut également être d'intensité variable et porter sur tous les nutriments ou sur un seul.

**CAUSES**

Elles sont nombreuses : atrophie de la muqueuse intestinale, en particulier maladie cœliaque, infection ou inflammation de l'intestin grêle (maladie de Crohn, tuberculose), infiltration tumorale (lymphome), parasitose (lambliase).

**SYMPTÔMES ET SIGNES**

Un syndrome de malabsorption se manifeste souvent, mais pas obligatoirement, par une diarrhée graisseuse et, toujours, par plusieurs carences dues à une mauvaise assimilation des aliments. En effet, l'intestin grêle joue un rôle fondamental dans l'absorption du fer, du calcium, des protéines, de l'acide folique et des vitamines K et B12. Ces carences se traduisent par un amaigrissement, des œdèmes des membres inférieurs, une anémie, des troubles du métabolisme du phosphore et du calcium avec crises de tétanie et douleurs osseuses et, enfin, des hémorragies.

**DIAGNOSTIC**

Certains examens permettent de contrôler la fonction de l'intestin grêle : dosage des graisses dans les selles (stéatorrhée) - un taux élevé témoignant alors d'un défaut d'absorption -, test au D-xylose et test de Schilling, qui permettent de situer le niveau de l'atteinte dans l'intestin grêle.

D'autres examens permettent de préciser la cause exacte de la malabsorption : examen parasitologique des selles, dosage des immunoglobulines dans le sang, radiographie de l'intestin grêle, prélèvement de la muqueuse intestinale lors d'une fibroscopie digestive.

**TRAITEMENT**

Le traitement consiste à remédier aux différentes carences nutritionnelles et à traiter la cause des troubles, par exemple par un régime sans gluten pour la maladie cœliaque, par l'administration d'un médicament antiparasitaire pour la lambliase et par chimiothérapie en cas de lymphome.

## Mal de mer

→ VOIR Mal des transports.

## Mal des montagnes

Ensemble de troubles liés à une mauvaise adaptation de l'organisme à la raréfaction de l'oxygène en altitude. SYN. *mal d'altitude.*

**CAUSES**

Le mal des montagnes est dû à la diminution de la pression atmosphérique, et donc à la raréfaction de l'oxygène en altitude, avec pour conséquence une baisse de la teneur en oxygène (hypoxie) des hématies (globules rouges). L'hypoxie se répercute sur les poumons, le cœur, les muscles et le système nerveux. Les fréquences ventilatoire et cardiaque sont accélérées ; la perméabilité vasculaire augmente, avec risque d'œdème pulmonaire ou cérébral. Le phénomène peut se manifester à partir d'une altitude de 2 000 mètres.

**SYMPTÔMES ET SIGNES**

Les troubles surviennent en général dans les quatre premiers jours qui suivent l'arrivée en montagne. Les symptômes les plus fréquents sont des maux de tête associés à des vertiges, des bourdonnements d'oreille, des insomnies, des nausées, des vomissements, des ballonnements abdominaux et une perte d'appétit. Ils sont le plus souvent bénins. Des troubles plus sérieux peuvent se produire : toux et expectoration mousseuse, traduisant un début d'œdème pulmonaire ; céphalées, troubles de l'équilibre, annonciateurs d'un œdème cérébral. La manifestation des troubles est favorisée par la jeunesse du sujet, une ascension trop rapide, un état de fatigue général, un manque d'entraînement préalable, un exercice physique trop intense dès le début du séjour.

**TRAITEMENT ET PRÉVENTION**

Le repos atténue les troubles, qui disparaissent au bout de quelques jours d'adaptation. S'ils persistent, la descente à une altitude inférieure permet leur disparition. En cas d'œdème cérébral ou pulmonaire, le retour en urgence dans la vallée, avec hospitalisation, s'impose, précédé si possible de l'administration d'oxygène.

L'adaptation à l'altitude, favorisée par une bonne condition physique préalable, doit être progressive : après une ascension de 600 à 900 mètres, un repos d'une journée est recommandé. Les enfants de moins de 4 mois ne doivent pas être conduits à des altitudes supérieures à 1 000 mètres. Entre 4 mois et 2 ans, il est préférable de ne pas dépasser 1 800 mètres d'altitude. Si la montée en voiture est rapide, des arrêts sont recommandés. Le téléphérique est déconseillé pour des enfants très jeunes.

## Mal perforant plantaire

Ulcération chronique de la peau, localisée à la plante des pieds.

Un mal perforant plantaire est dû, le plus souvent, à une diminution ou à une abolition de la sensibilité cutanée par atteinte des fibres nerveuses. Cette anomalie survient au cours d'un diabète ancien (plus de 10 ans) et mal équilibré par le traitement et, dans une moindre mesure, au cours de la lèpre (dans sa forme tuberculoïde) ou de certaines maladies neurologiques (syringomyélie) ainsi qu'en cas d'alcoolisme.

Sur une zone d'appui de la plante du pied apparaît un durillon, qui finit par laisser place à un ulcère puis à un creusement de la peau et des tissus sous-jacents. Les os peuvent être atteints. Les lésions tendent à s'infecter très rapidement avec risque d'ostéite (infection osseuse) et l'infection aggrave à son tour l'ulcère.

Le traitement est avant tout celui de la maladie causale, associé aux soins locaux de désinfection et de cicatrisation et au port de chaussures orthopédiques adaptées. La vaccination antitétanique s'impose.

## Mal des transports

Ensemble des troubles ressentis par certains sujets lors d'un voyage en bateau, en train, en voiture ou en avion. SYN. *cinépathie, cinétose.*

Le mal de mer, ou naupathie, et le mal de l'air sont des manifestations du mal des transports. Très fréquent dans l'enfance, celui-ci cède le plus souvent pendant l'adolescence.

**CAUSES**

Le mal des transports est dû à la stimulation inhabituelle du labyrinthe, organe de l'équilibre de l'oreille interne, provoquée par les mouvements amples ou brusques du véhicule (accélération, roulis, tangage, etc.). Des facteurs sensoriels - une atmosphère plus ou moins confinée, la chaleur, les odeurs - ou psychologiques, comme l'appréhension du voyage, interviennent également dans l'apparition du mal des transports.

**SYMPTÔMES ET SIGNES**

Le mal des transports se manifeste par une anxiété, une sensation de vertige, des sueurs, des lipothymies (malaises sans perte de connaissance), des nausées ou des vomissements, voire par une attitude de prostration. Les symptômes disparaissent après le voyage, parfois en quelques heures.

**TRAITEMENT**

Il fait appel aux antihistaminiques de synthèse (antinaupathiques), ou à la scopolamine par voie percutanée, qui, administrés avant le départ, ont une action préventive assez efficace.

## Maladie

Altération de la santé d'un être vivant.

Toute maladie se définit par une cause, des symptômes, des signes cliniques et paracliniques, une évolution, un pronostic et un traitement.

**IDENTIFICATION D'UNE MALADIE**

Une maladie se reconnaît à un ou à plusieurs critères réunis qui permettent son identification formelle. Ceux-ci sont déterminés par les sociétés savantes et les grands organismes sanitaires internationaux et peuvent être modifiés en fonction des progrès des connaissances.

Un exemple récent en est l'évolution de la définition du sida : la définition du stade intermédiaire entre séroconversion pure et sida confirmé s'est trouvée modifiée quand le sida a été défini comme stade clinique de la maladie, réunissant des critères cliniques et biologiques précis.

Le diagnostic formel d'une maladie peut reposer sur l'isolement d'un agent causal (le bacille tuberculeux, par exemple), sur la constatation et la localisation d'une lésion macroscopique (ulcère duodénal) ou microscopique (tissu cancéreux) ou encore sur la détection d'une anomalie biochimique (diabète sucré).

Dans certains cas, il n'existe pas de critères formels. Le diagnostic est alors porté d'après un ensemble d'anomalies cliniques, biologiques, morphologiques mais peut rester incertain, par exemple dans le cas d'un lupus (éruption localisée aux ailes du nez et aux joues) ou d'une maladie maniacodépressive. Dans de tels cas, les anomalies sont souvent classées en critères majeurs et mineurs de diagnostic, le malade devant en présenter un nombre minimal dans chaque catégorie pour que le diagnostic puisse être retenu. Certains patients ne réunissent en effet qu'une partie des critères de la maladie ; ils sont dits porteurs possibles ou probables de la maladie.

#### NOMENCLATURE DES MALADIES

Il n'existe pas de règle universelle pour l'établissement de la nomenclature des maladies. Les plus fréquentes et les plus anciennement identifiées ont gardé des noms forgés par le langage courant : peste, goutte, diarrhée, etc.

Le nom du découvreur présumé est souvent utilisé (maladie de Dupuytren, maladie d'Osler, par exemple) - on parle alors d'éponyme - et, dans ce cas, des disputes de paternité peuvent s'élever.

Beaucoup de noms font référence à des caractères marquants de la maladie : périodicité (maladie périodique), organe touché (maladie de l'oreillette), agent causal (une spirochétose, par exemple, est une infection due à des bactéries, les spirochètes).

Beaucoup de noms, enfin, viennent de circonstances anecdotiques des premières descriptions : nom d'une localité (maladie de Lyme) ou nom de la collectivité où la maladie fut reconnue (maladie des légionnaires), par exemple.

Le progrès des connaissances conduit parfois à une nouvelle définition des pathologies, à un nouveau classement des critères de définition, à la disparition et à la création de noms de maladies.

### Maladie auto-immune

Maladie caractérisée par une agression de l'organisme par son propre système immunitaire.

Les maladies auto-immunes, fréquentes, concernent surtout la femme en période d'activité génitale. Leurs causes précises sont mal connues. En effet, les facteurs favorisant l'apparition d'une auto-immunité sont nombreux, liés à l'hérédité ou à l'environnement ; ces maladies sont dites plurifactorielles.

#### DIFFÉRENTS TYPES DE MALADIE AUTO-IMMUNE

Les maladies auto-immunes sont classées en deux catégories :

- **Les maladies spécifiques d'organes** sont diverses : thyroïdite d'Hashimoto, dans laquelle la glande thyroïde est infiltrée par des lymphocytes qui la détruisent ; myasthénie, où des anticorps dirigés contre le récepteur de l'acétylcholine empêchent ce médiateur de franchir l'espace entre la terminaison nerveuse et le muscle (la plaque motrice), et rendent donc impossible une contraction musculaire normale ; diabète juvénile insulinodépendant, au cours duquel les cellules bêta des îlots de Langerhans du pancréas ne peuvent plus produire d'insuline. L'offensive du système immunitaire contre un organe peut être la conséquence d'une modification de l'un des antigènes des cellules de cet organe sous l'effet d'un virus ou d'un médicament, mais l'agression ne peut se produire que dans un contexte génétique précis.
- **Les maladies non spécifiques d'organes** appartiennent au groupe des maladies systémiques (autrefois appelées connectivites ou collagénoses), et comprennent, notamment, le lupus érythémateux disséminé, la polyarthrite rhumatoïde, la sclérodermie, le syndrome primaire des anticorps antiphospholipides, le syndrome de Gougerot-Sjögren et la dermatopolymyosite. Au cours de ces maladies, des autoanticorps, dirigés contre les constituants du noyau de n'importe quelle cellule, apparaissent. Ces anticorps antinucléaires sont particulièrement importants dans le lupus érythémateux disséminé. On peut également observer des anticorps dirigés contre des immunoglobulines de classe G. Ces derniers constituent les facteurs rhumatoïdes de la polyarthrite rhumatoïde. Existent également des autoanticorps dirigés contre les phospholipides et responsables de thromboses veineuses, ainsi que d'avortements répétés. En s'associant avec leurs cibles, les anticorps forment des complexes immuns circulants, qui peuvent se déposer dans les vaisseaux et y provoquer d'importantes lésions. Mais ce mécanisme, encore discuté, ne vaut que pour certaines maladies auto-immunes. L'artériosclérose pourrait ainsi présenter une composante auto-immune.

#### TRAITEMENT

Le traitement de la plupart des maladies auto-immunes ne peut agir que sur les symptômes et fait actuellement appel, principalement, aux corticostéroïdes et aux immunosuppresseurs ainsi que, parfois, aux plasmaphérèses (échanges plasmatiques consistant à extraire les substances indésirables du sang). Des recherches sont en cours dans le domaine de l'immunothérapie qui portent, en particulier, sur l'utilisation de cytokines (substances de régulation du système immunitaire) telles que les interférons ou, à l'inverse, d'anticorps monoclonaux, tels les anticorps contre le TNF (une cytokine produite en excès dans la polyarthrite rhumatoïde) ou les anticorps contre le CD 20 (une molécule portée par les lymphocytes B anormalement actifs dans le lupus érythémateux disséminé).

### Maladie bleue

Cardiopathie congénitale cyanogène.
→ VOIR Cardiopathie.

### Maladie cœliaque

Maladie héréditaire caractérisée par une atrophie des villosités de la muqueuse de l'intestin grêle et favorisée par l'absorption de gluten (protéine présente dans le blé, le seigle et l'orge). SYN. *atrophie villositaire primitive, intolérance au gluten, sprue nostras.*

La maladie cœliaque touche surtout les enfants, parfois les adultes entre 40 et 60 ans. Le rôle pathogène du gluten sur la muqueuse intestinale est vraisemblablement lié à un mécanisme immunologique. La fréquence de la maladie est assez grande, de l'ordre de 1 sur 300. Il existe un grand nombre de formes peu apparentes.

#### SYMPTÔMES ET SIGNES

Chez le nourrisson, les symptômes apparaissent environ 6 mois après l'introduction du gluten dans l'alimentation : perte de poids, selles graisseuses, pâles et nauséabondes, pâleur et fatigue signalant une anémie. Chez l'adulte, la maladie se révèle progressivement sous la forme d'une diarrhée chronique et de carences diverses provoquant une anémie, des douleurs osseuses (dues à la carence en vitamine D et en calcium), un amaigrissement, une fatigue, une anorexie. L'apparition clinique peut être tardive et la symptomatologie très discrète.

#### DIAGNOSTIC ET ÉVOLUTION

Le diagnostic repose sur l'étude de la muqueuse de l'intestin grêle, en général celle du duodénum, dont un fragment est prélevé par biopsie lors d'une fibroscopie gastrique. L'absorption intestinale du début de l'intestin grêle (duodénum et jéjunum) peut être évaluée chez l'adulte au moyen du test au D-xylose, non pratiqué chez le petit enfant ainsi que par l'examen coprologique (analyse des selles). La maladie cœliaque possède des marqueurs biologiques spécifiques. Dans le sang, on retrouve des anticorps antigliadine et surtout des anticorps antiendomysium et antitransglutaminase, tous deux parfaitement spécifiques.

Chez environ 10 % des patients, la maladie cœliaque dégénère en cancer : pour la moitié, il s'agit de cancers de l'épithélium, notamment de l'œsophage, du pharynx et des premiers segments de l'intestin grêle ; l'autre moitié est représentée par des lymphomes.

#### TRAITEMENT

Le traitement est diététique : régime sans gluten, excluant les farines de blé, de seigle et d'orge et tous les aliments qui en contiennent (pain, biscottes, pâtes, etc.). Ce régime, contraignant, doit être poursuivi à vie, mais il apporte une amélioration rapide : réduction de la diarrhée en quelques jours, reprise de poids en quelques semaines. La repousse des villosités, plus lente, demande quelques mois. On la contrôle, à la fin de la première année de régime sans gluten, par une biopsie de la muqueuse intestinale.

### Maladie coronarienne

→ VOIR Insuffisance coronarienne.

### Maladie familiale

Toute maladie retrouvée avec une fréquence inhabituelle chez les membres des différentes générations d'une même famille.

Les maladies familiales comprennent par définition les maladies génétiques, puisque celles-ci sont transmises aux descendants. Une maladie familiale peut être ou non congénitale, c'est-à-dire présente à la naissance (microcéphalie, par exemple). Certains troubles, enfin, sont également dits familiaux sans pourtant être congénitaux ou héréditaires au sens strict. Comme exemples de ces affections, on peut citer l'hypertension artérielle essentielle et le diabète non insulinodépendant. Les recherches actuelles s'orientent vers la mise en évidence de facteurs de prédisposition à ces maladies.

## Maladie fibrokystique du poumon

→ VOIR Mucoviscidose.

## Maladie hémolytique du nouveau-né

Destruction des globules rouges d'un nouveau-né causée par une incompatibilité sanguine entre sa mère et lui.

L'anticorps en cause est le plus souvent l'anti-D (enfant Rhésus positif né d'une mère Rhésus négatif), mais les anticorps d'autres groupes ou systèmes sanguins peuvent aussi être impliqués dans cette maladie.

→ VOIR Incompatibilité Rhésus.

## Maladie héréditaire

Altération de l'état de santé transmissible aux descendants par les gamètes (cellules reproductrices) et résultant de la mutation (modification pathologique) d'un ou de plusieurs gènes.

**DIFFÉRENTS TYPES DE MALADIE HÉRÉDITAIRE**

Les maladies héréditaires peuvent être classées selon leur type de transmission, selon leur degré de gravité, selon l'organe essentiel ou la fonction physiologique principale qu'elles touchent.

**DIFFÉRENTS TYPES DE TRANSMISSION**

La transmission des maladies héréditaires se fait soit par les chromosomes non sexuels (autosomes) – c'est par exemple le cas de la maladie de Hurler –, soit par les chromosomes sexuels : il en est ainsi pour l'hémophilie et la maladie de Hunter notamment. De plus, les maladies héréditaires se transmettent soit sur un mode récessif, pouvant alors sauter plusieurs générations (c'est le cas de la mucoviscidose ou de l'homocystinurie), soit sur un mode dominant, comme pour la chorée de Huntington : dans ce dernier cas, la probabilité de transmettre la maladie est de 50 % pour chacun des parents atteints.

**FONCTIONS ET ORGANES ATTEINTS**

Les fonctions physiologiques et les organes essentiels peuvent aussi servir de support au classement des maladies héréditaires, même si ces dernières sont souvent responsables d'atteintes qui touchent plusieurs organes ou fonctions. Parmi les exemples de maladies les plus significatifs, on peut citer :

- pour l'appareil digestif, la mucoviscidose, l'ictère chronique non hémolytique ;
- pour la peau, l'albinisme, la dysplasie hypodermique, l'ichtyose, le xeroderma pigmentosum ;

**Forme des maladies héréditaires**

Parmi les maladies héréditaires, certaines ont une issue fatale, tandis que d'autres, les intolérances héréditaires à certaines substances médicamenteuses par exemple, ne s'expriment que dans des conditions particulières et peuvent même passer totalement inaperçues. Selon les cas, une même maladie peut d'ailleurs revêtir des formes légères ou très graves : transmise par un seul des deux parents, une anomalie de l'hémoglobine est souvent bénigne, mais la même anomalie transmise par les deux parents peut être très grave. À côté des maladies héréditaires bien définies, il existe une hérédité de terrain, dite multifactorielle car dépendant de nombreux variants génétiques dont les effets s'additionnent : terrain allergique favorable à l'asthme ou à l'eczéma, terrain propice à la goutte, prédisposition aux maladies infectieuses, aux affections cardiovasculaires ou aux proliférations tumorales.

- pour les yeux, l'aniridie, la rétinite pigmentaire, le daltonisme, certaines cataractes ;
- pour l'appareil génito-urinaire, le syndrome de Fanconi ou le diabète insipide néphrogène ;
- pour le sang, la drépanocytose, l'elliptocytose, les thalassémies, la maladie de Willebrand, la thrombasthénie de Glanzmann ou encore le déficit en facteur Stuart (facteur X) de la coagulation ;
- pour le système nerveux, la maladie de Friedreich et certaines variétés d'épilepsie ;
- pour le système endocrinien, le diabète insipide hypophysaire ou l'hyperplasie surrénalienne virilisante congénitale ;
- pour l'appareil musculosquelettique, des maladies myotoniques, des paralysies périodiques et diverses dystrophies ;
- comme troubles du métabolisme, le diabète insulinodépendant, l'intolérance au fructose et au lactose, la cystinose, la lithiase oxalique, les hyperlipidémies, la phénylcétonurie ou les maladies lysosomiales.

**PERSPECTIVES**

La connaissance détaillée de l'ensemble des gènes humains transmis aux descendants a pour objectif la prévision des maladies génétiques, le conseil génétique aux couples susceptibles de transmettre une maladie héréditaire à leur enfant et le diagnostic prénatal des maladies héréditaires.

Par ailleurs, les thérapies géniques sont susceptibles de corriger ou de remplacer le gène altéré par la maladie.

→ VOIR Handicap, Hérédité, Thérapie génique.

## Maladie hyperostosante

Tendance à fabriquer de l'os en excès au niveau de l'enthèse (zone d'un os où s'insèrent muscles, tendons et ligaments), qui s'observe le plus souvent sur la colonne vertébrale, mais aussi aux hanches, aux épaules, aux genoux, etc. SYN. *hyperostose vertébrale ankylosante.*

La maladie hyperostosante affecte le plus souvent les personnes âgées mais peut aussi atteindre des sujets encore relativement jeunes. Ses causes sont mal connues. On sait toutefois qu'une prise prolongée de vitamine A peut favoriser son apparition chez des sujets jeunes. Elle est fréquente chez les diabétiques.

**SYMPTÔMES**

La maladie hyperostosante, le plus souvent sans symptôme, n'est gênante que si une excroissance osseuse blesse un ligament ou un tendon, ce qui arrive parfois à l'épaule, ou quand elle contribue à rétrécir le canal rachidien.

Les volumineuses excroissances osseuses, appelées ostéophytes ou « becs de perroquet », engendrées par la maladie hyperostosante, sont source d'inquiétudes injustifiées. Au contraire, les sujets chez lesquels s'installe avec l'âge une hyperostose sont généralement à l'abri de l'ostéoporose (raréfaction du tissu osseux). Il n'existe pas de traitement spécifique de cette maladie.

## Maladie immunitaire

Maladie ayant pour origine un dysfonctionnement du système immunitaire.

On distingue schématiquement 3 types de maladie immunitaire.

Si la réponse du système immunitaire est excessive, elle provoque une réaction d'hypersensibilité, qui varie selon son mécanisme (hypersensibilité de type I à IV) ; celle-ci est à l'origine de nombreuses manifestations telles que l'asthme, l'urticaire, l'œdème de Quincke, etc.

Lorsque la réponse du système immunitaire est insuffisante, on parle d'immunodéficience. Ces déficiences peuvent être innées et rares (agammaglobulinémie congénitale) ou acquises et fréquentes (dénutrition, sida).

Enfin, la réponse du système immunitaire peut se dérouler de façon anormale en se retournant contre l'individu lui-même, comme dans les maladies auto-immunes (thyroïdite de Hashimoto, lupus érythémateux disséminé).

## Maladie infantile

Toute maladie contractée pendant l'enfance.

L'usage réserve ce terme aux maladies infectieuses de l'enfance : coqueluche, oreillons, roséole infantile, rougeole, rubéole, scarlatine, varicelle. Certaines d'entre elles, comme la coqueluche, les oreillons, la rougeole et la rubéole, sont aujourd'hui efficacement prévenues, dans les pays industrialisés, par des programmes élargis de vaccination.

## Maladie lysosomiale, ou lysosomale

Maladie héréditaire résultant du dépôt de molécules spécifiques non détruites ou de germes dans les lysosomes (petits réservoirs d'enzymes contenus dans les cellules).

Une maladie lysosomiale se transmet le plus souvent par les chromosomes autosomes (non sexuels) sur un mode récessif, c'est-à-dire que le gène porteur de la maladie doit être reçu du père et de la mère pour que l'enfant développe la maladie. La maladie de Hunter de type II et la maladie de Fabry, liées au chromosome X, font exception et ne se transmettent pas sur un mode autosomique mais sont liées au sexe.

Les maladies lysosomiales constituent un ensemble de plus de trente maladies qui atteignent surtout les tissus nerveux.

La maladie de Gaucher est la plus fréquente des maladies lysosomiales, parmi lesquelles on peut citer aussi la maladie de Sandhoff, la maladie de Tay-Sachs, la mannosidose et la mucolipidose.

**CAUSES**

L'absence ou le déficit d'une enzyme utilisée par les lysosomes pour détruire et évacuer les substances étrangères et certaines molécules provoque une maladie lysosomiale. L'enzyme, en effet, ne remplit pas sa fonction et les substances non évacuées (lipides et glycoprotéines notamment) s'accumulent. À chaque enzyme déficitaire ou absente correspond une maladie donnée.

**SYMPTÔMES ET SIGNES**

Les symptômes des maladies lysosomiales varient avec le type de maladie, chacune possédant des signes spécifiques. Ils apparaissent dès la naissance ou progressivement. On rencontre des atteintes de l'œil, une augmentation de la taille des viscères (rate et reins), des douleurs osseuses et articulaires, des modifications du squelette associées à des altérations métaboliques (comportant un risque d'hémorragie et d'infections répétées).

Les atteintes les plus graves, celles du tissu nerveux, qui se caractérisent par une perte des acquisitions et par un retard mental plus ou moins profond, aboutissent à la destruction irréversible du système nerveux.

**DIAGNOSTIC**

Il repose sur l'identification des signes et des symptômes de la maladie et s'établit définitivement à l'aide de dosages enzymatiques précis du sérum, des globules blancs ou à partir de cultures du tissu cutané du patient.

**ÉVOLUTION ET TRAITEMENT**

La maladie apparaît généralement de manière progressive, les substances non détruites par les enzymes s'accumulant plus ou moins lentement. L'évolution de certaines affections lysosomiales est fatale. Toutefois, certains malades atteints de formes à évolution lente ont pu vivre jusqu'à plus de 80 ans.

Il n'existe pas actuellement de traitement spécifique des maladies lysosomiales. Les soins qui peuvent être apportés concernent essentiellement les symptômes et demeurent palliatifs. Un traitement par administration d'enzymes manquantes a été mis au point pour la maladie de Gaucher, mais son coût est extrêmement élevé. Dans certains cas, la transplantation d'organes (rein, dans la maladie de Fabry ; rate, dans la maladie de Gaucher) peut apporter une amélioration.

**PERSPECTIVES**

La thérapie génique a montré par des expérimentations sur les souris qu'il était possible d'introduire dans un être vivant des cellules génétiquement modifiées qui sécrètent l'enzyme déficiente. Il s'agit de la technique des organoïdes.

Une autre méthode consiste à utiliser un virus vecteur (adénovirus), rendu inoffensif, susceptible de pénétrer dans le noyau d'une cellule. Un gène sain, destiné à remplacer le gène défectueux de la cellule-cible, est incorporé au virus, lequel s'introduit dans la cellule et élabore l'enzyme déficitaire.

Ces deux techniques en sont encore au stade de l'expérimentation.

## Maladie maniacodépressive

Nouvelle appellation de la psychose maniacodépressive.

→ VOIR Psychose maniacodépressive.

## Maladie mentale

Maladie de l'esprit, de la pensée.

Selon leur gravité, on distingue différents types de maladie mentale. Les plus graves sont les psychoses, qui altèrent profondément la perception de la réalité ainsi que le comportement affectif et social du sujet ; les névroses sont, à la différence des psychoses, des affections moins profondes, au cours desquelles le sujet reste conscient du caractère pathologique de ses troubles. Entre les deux se situent les états limites (borderline), les troubles du comportement (psychopathie, comportement antisocial) et les affections psychosomatiques.

Il existe aussi des troubles mentaux directement en rapport avec une maladie physique comme les séquelles des traumatismes crâniens ou certaines maladies génétiques.

## Maladie périodique

→ VOIR Fièvre méditerranéenne familiale.

## Maladie polykystique du foie

Maladie héréditaire du foie caractérisée par la présence sur cet organe de plusieurs kystes (formations remplies de liquides et entourées par un épithélium biliaire). SYN. *polykystose du foie.*

La maladie polykystique du foie est transmise sur le mode autosomique (par les chromosomes non sexuels) dominant (c'est-à-dire qu'il suffit que le gène porteur de la maladie soit transmis par l'un des deux parents). Souvent, elle s'associe à une maladie polykystique des reins de l'adulte.

Il n'y a en général pas de symptômes. Dans certains cas rares, la maladie se révèle par une augmentation de volume du foie, qui apparaît bosselé à la palpation. Parfois, le volume important des kystes entraîne des douleurs ou un ictère.

Le diagnostic se fonde sur l'échographie, qui met les kystes en évidence et confirme leur contenu liquide. Le scanner n'apporte pas de renseignements supplémentaires. Il n'y a pas d'évolution vers la malignité.

**TRAITEMENT**

La plupart du temps, la maladie ne requiert pas de traitement. Dans les cas de douleurs ou d'ictère, une intervention chirurgicale, consistant en l'ablation du kyste responsable de la compression ou de la douleur, ou une ponction percutanée des kystes, guidée par échographie, peuvent être pratiquées. Dans ce dernier cas, le liquide évacué est remplacé par de l'alcool, qui détruit l'épithélium du kyste et l'empêche de sécréter du liquide.

## Maladie polykystique des reins

Maladie héréditaire caractérisée par la présence de nombreux kystes dans le cortex (partie périphérique) des deux reins, compromettant à plus ou moins long terme leur bon fonctionnement. SYN. *polykystose rénale.*

La maladie polykystique des reins peut atteindre l'adulte ou, beaucoup plus rarement, l'enfant. Elle ne doit pas être confondue avec des maladies kystiques des reins, caractérisées par l'existence de quelques kystes rénaux, sans facteur génétique connu et sans incidence sur la fonction rénale.

### Maladie polykystique des reins de l'adulte

C'est une maladie à transmission autosomique (par les chromosomes non sexuels) dominante : il suffit que le gène de la maladie soit transmis par l'un des parents pour que celle-ci se manifeste chez l'enfant.

**SIGNES ET DIAGNOSTIC**

Pendant longtemps, la maladie ne se traduit par aucun signe. Ceux-ci débutent généralement entre 25 et 30 ans : douleurs lombaires, présence de calculs dans les voies urinaires, infections urinaires, présence de sang dans les urines et surtout hypertension artérielle. Les kystes des reins, nombreux et multiples, sont souvent associés à des kystes du foie (on parle alors de polykystose hépatorénale), voire du pancréas. De plus, la maladie peut se compliquer de malformations extrarénales (anévrysmes des vaisseaux cérébraux, anomalies des valvules cardiaques). À l'examen clinique, on retrouve deux gros reins bosselés ; l'urographie intraveineuse, l'échographie ou le scanner permettent de visualiser les kystes. La polykystose rénale s'ac-

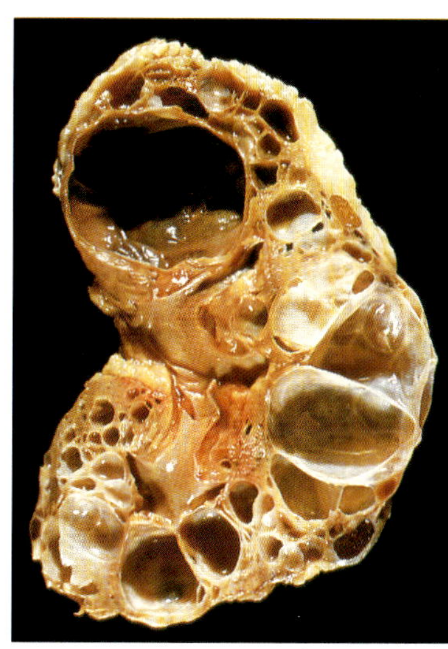

***Maladie polykystique des reins.*** *L'organe est envahi par une multitude de kystes.*

compagne d'une hypertension artérielle qui peut parfois révéler la maladie.

**TRAITEMENT ET PRONOSTIC**

Il n'existe pas de traitement spécifique de cette maladie. Les kystes, microscopiques à la naissance, augmentent progressivement de volume avec l'âge et finissent par détruire l'ensemble du tissu rénal fonctionnel, entraînant une insuffisance rénale nécessitant un recours à l'hémodialyse. La greffe rénale constitue le seul espoir à terme, la maladie ne récidivant pas sur le greffon.

### Maladie polykystique des reins de l'enfant

La maladie polykystique peut se déclarer dès la naissance ou, plus souvent, vers l'âge de six mois, voire plus tard. C'est une maladie à transmission autosomique (par les chromosomes non sexuels) récessive : le gène de la maladie doit être transmis par les deux parents pour que celle-ci se manifeste chez l'enfant. Cette maladie est beaucoup plus grave chez l'enfant que chez l'adulte, car l'atteinte rénale y est alors associée à une fibrose hépatique (épaississement pathologique du tissu hépatique), à l'origine de nombreuses complications (hypertension portale, hémorragies digestives). La greffe rein-foie constitue le seul traitement efficace.

## Maladie polykystique des voies biliaires

Maladie héréditaire caractérisée par la présence de kystes dans les voies biliaires.

Les maladies polykystiques des voies biliaires sont au nombre de trois. Ce sont des affections transmises sur le mode autosomique (par les chromosomes non sexuels) récessif (le gène de la maladie doit être reçu des deux parents pour que la maladie se développe).

**DIFFÉRENTS TYPES DE MALADIE**

■ **La maladie de Caroli** est une dilatation kystique des voies biliaires intra-hépatiques. L'affection se manifeste par des épisodes d'angiocholite (inflammation aiguë, d'origine bactérienne, des canaux biliaires). Le traitement fait appel à l'antibiothérapie dans les formes bénignes et à la greffe du foie dans les formes graves.

■ **La fibrose hépatique congénitale** se caractérise par la présence dans les voies biliaires intra-hépatiques de kystes microscopiques. Elle évolue vers l'hypertension portale, responsable d'une dilatation des veines situées en amont du foie et éventuellement d'hémorragies digestives. Le traitement repose sur l'anastomose porto-cave (intervention consistant à court-circuiter les veines du foie lésées en créant une circulation parallèle) pour éviter les hémorragies.

■ **Les kystes du cholédoque** sont des dilatations ou des diverticules du canal cholédoque. Ils se révèlent par un ictère. Le traitement, chirurgical, consiste à retirer ces kystes et à reconstruire la voie biliaire.

## Maladie professionnelle

Altération de la santé d'une personne consécutive à l'exercice ou aux conditions d'exercice de certains métiers.

Selon un comité d'experts de l'O.M.S., « on peut considérer comme maladie professionnelle toute manifestation morbide liée, d'une manière ou d'une autre, à la profession ou aux conditions de travail » (O.M.S., *Epidémiologie des maladies et des accidents liés à la profession*). Les maladies professionnelles, une fois reconnues, font l'objet d'une protection légale dans les pays développés. Selon l'O.M.S., les deux tiers environ des personnes qui, dans le monde, exercent une activité professionnelle travaillent dans des conditions inférieures aux normes minimales fixées par l'O.M.S.

**DIFFÉRENTS TYPES DE MALADIES PROFESSIONNELLES**

Des enquêtes de l'O.M.S. ont permis de recenser et de classer les principales maladies professionnelles.

■ **Les baisses de l'acuité auditive** affectent de très nombreuses professions exposées au bruit, particulièrement les secteurs de la métallurgie et du textile.

■ **Les cancers** sont, par exemple, les cancers de la plèvre causés par l'amiante.

■ **Les dermatoses** sont représentées par le rossignol des tanneurs, dû à l'action caustique du chrome, et par la gale du ciment.

■ **Les maladies infectieuses et parasitaires,** comme les rickettsioses ou les amibiases, concernent les personnes travaillant au contact d'animaux.

■ **Les maladies respiratoires,** comme les pneumoconioses (par exemple, la silicose, due à l'inhalation de particules contenant de la silice, ou l'asbestose liée à l'inhalation de particules d'amiante), touchent particulièrement les mineurs (mines de charbon) et les travailleurs utilisant de l'amiante.

■ **Les troubles musculosquelettiques** (tendinites du genou, par exemple), dus à la répétition plusieurs milliers de fois par jour de gestes identiques, touchent surtout les manutentionnaires.

■ **Les troubles neurologiques** dus à des agents chimiques à toxicité neurologique concernent notamment les personnes travaillant dans les industries chimiques.

## Maladie psychosomatique

Maladie caractérisée par la transformation d'un trouble psychologique, ne pouvant pas s'exprimer en tant que tel, en un trouble somatique (organique).

Le terme de maladie psychosomatique est issu des travaux et notamment des hypothèses formulées par le psychiatre allemand Georg Groddeck (1866-1934) et le psychanalyste américain Franz Alexander (1891-1964).

Certains sujets présentent une prédisposition constitutionnelle aux maladies psychosomatiques avec une sensibilité accrue à certains stress. La maladie apparaît à la suite d'un conflit ou d'un traumatisme souvent inconscient ; elle est due à un manque de moyens psychiques de défense contre l'angoisse (fantasmes, rêves, sublimation). Les maladies psychosomatiques peuvent toucher tous les appareils de l'organisme : systèmes digestif (ulcère, colite), endocrinien (hyperthyroïdie, diabète), génito-urinaire (impuissance, énurésie), cardiovasculaire (infarctus du myocarde), respiratoire (asthme, tuberculose pulmonaire), peau (eczéma), etc.

Les maladies psychosomatiques sont à différencier des troubles dit de conversion que l'on rencontre lors de l'hystérie où les troubles physiques ne correspondent à aucune maladie. Dans ce cas, les symptômes comme l'aphonie, les paralysies, les troubles neurovégétatifs, les cécités ne font pas la preuve de leur existence, sont variables et disparaissent spontanément.

**TRAITEMENT**

Le traitement d'une maladie psychosomatique passe d'abord par celui du trouble physique. Ensuite, la psychothérapie développe et raffermit les mécanismes de régulation du moi afin d'aider le patient à mieux utiliser ses ressources mentales face à ses problèmes : enrichissement de la vie imaginaire, épanouissement émotionnel et affectif, meilleur rapport au corps. Cependant, une surveillance médicale doit rester associée, surtout en cas de « balancement somato-psychique » (alternance de manifestations psychiques et organiques).

## Maladie sérique

Ensemble des manifestations allergiques dues à la pénétration dans l'organisme de sérum ou d'antigènes médicamenteux. SYN. *maladie du sérum.*

La maladie sérique est consécutive à l'injection de sérum ou, plus rarement, à la prise d'antibiotiques (pénicillines, antituberculeux, etc.), d'anti-inflammatoires, de barbituriques ou d'hormones (insuline). Elle est due à la sécrétion, par le système immunitaire du malade, d'anticorps dirigés contre les substances sériques ou médicamenteuses étrangères à l'organisme (antigènes). Ces anticorps se fixent ensuite sur elles, dans le sang, pour former des complexes immuns, lesquels se déposent sur les parois artérielles, dans les organes et les tissus (peau, articulations et rein).

Après 7 à 10 jours apparaissent des manifestations cutanées (urticaire, petites taches rosées avec un bourrelet périphérique), une fièvre, des douleurs articulaires, auxquelles peuvent s'associer des douleurs abdominales avec nausées et vomissements ; une atteinte inflammatoire des glomérules rénaux est également possible.

**TRAITEMENT ET PRÉVENTION**

Les formes graves sont traitées par les antihistaminiques et les corticostéroïdes, les autres guérissent spontanément en quelques jours. La prévention consiste à supprimer toute nouvelle administration du médicament concerné et, plus généralement, à limiter, autant que possible, les prescriptions de sérum et d'anticorps d'origine animale.

## Maladie sexuellement transmissible

Maladie infectieuse qui peut être contractée ou transmise lors des rapports sexuels. SYN. *maladie vénérienne.*

Les maladies sexuellement transmissibles (M.S.T.) sont aujourd'hui de préférence qualifiées d'infections sexuellement transmissibles (I.S.T.).

Elles atteignent surtout les sujets ayant de nombreux partenaires sexuels. Il y a un quart de siècle, elles se réduisaient pratiquement à la syphilis, à la blennorragie, au chancre mou, à la lymphogranulomatose vénérienne. De nos jours, ces quatre maladies ne représentent que 10 à 15 % des cas de M.S.T. connus des centres spécialisés. Au cours des années 1970 et au début des années 1980, la plupart des malades atteints d'une M.S.T. pouvaient être guéris grâce aux antibiotiques. Vers la fin des années 1970, cependant, on assista à la multiplication des M.S.T. et, en particulier, au développement des infections à chlamydia et à mycoplasmes ; l'herpès et l'hépatite B furent reconnus comme agents viraux responsables de M.S.T. Avec le sida, la plus grave et la plus récente des M.S.T., identifié en 1982, elles sont redevenues des maladies potentiellement mortelles.

Les plus fréquentes des M.S.T. sont les infections à chlamydia, la trichomonase, l'herpès génital, la phtiriase pubienne, les condylomes génitaux, le sida. Depuis les années 2000, on voit réapparaître des cas de syphilis, de gonococcies et de chancre mou. D'autres agents infectieux tels que les virus des hépatites B et C peuvent être transmis lors des rapports sexuels.

**CAUSES**

Les agents des M.S.T. sont très nombreux. Les bactéries sont responsables, entre autres affections, de gonococcies (blennorragie, ou chaude-pisse), de certaines vaginites (inflammations du vagin), du chancre mou, de la syphilis (dite grande vérole) et de la lymphogranulomatose vénérienne, ou maladie de Nicolas-Favre. Des levures (champignons) causent les candidoses, qui provoquent des pertes vaginales (pertes blanches, ou leucorrhées), ou des balanites (inflammations du gland). Les virus sont responsables d'affections telles que l'herpès, l'hépatite B, les papillomatoses, les condylomes (crêtes-de-coq) et le sida. La trichomonase est causée par un protozoaire (parasite microscopique), et la pédiculose et la gale sont dues, respectivement, au pou du pubis (morpion) et au sarcopte de la gale (variété d'acarien), tous deux parasites de la peau. Parmi les autres micro-organismes responsables de M.S.T., on trouve les chlamydias et les mycoplasmes.

Les risques liés aux M.S.T. sont multiples : une salpingite (inflammation des trompes de Fallope) se complique souvent d'une stérilité ; les papillomatoses aggravent les risques de cancer (celui du col utérin en particulier) ; l'hépatite B et le sida mettent directement la vie en danger.

**DIAGNOSTIC ET TRAITEMENT**

Ils sont établis dans des centres et des services spécialisés (dispensaires antivénériens). Le traitement fait surtout appel, selon la cause, aux antibiotiques et, localement, aux antiseptiques ou aux antimycosiques (fongicides).

**PRÉVENTION**

Pour empêcher la propagation de l'infection, le traitement est proposé à tous les partenaires sexuels du malade. Leur identification et leur traitement relèvent de la lutte contre les M.S.T. Le dépistage le plus précoce et le plus rapide possible, surtout chez les sujets appartenant à des groupes à risque (toxicomanes utilisant des seringues mises en commun, prostitués, personnes à nombreux partenaires sexuels, etc.), participe aussi à la prévention.

Dans les services hospitaliers, on informe le patient, une fois le diagnostic posé, de la nature de sa maladie, du mode de transmission de celle-ci et des complications possibles en l'absence de traitement. On lui demande, sous le sceau du secret, de faire en sorte que les personnes avec lesquelles il a eu des contacts consultent un médecin. Ces personnes peuvent être des contacts primaires (qui ont pu lui transmettre la maladie) ou secondaires (qui ont pu être contaminés par lui).

La prévention individuelle repose, en outre, sur la diminution du nombre des partenaires sexuels et, surtout, sur l'utilisation du préservatif masculin lors des rapports sexuels avec un partenaire occasionnel.

## Maladie systémique

Nouvelle appellation de la connectivite.

→ VOIR Connectivite.

## Maladies transmises par les animaux

Maladies virales, bactériennes ou parasitaires, transmises des animaux à l'homme, que ce soit directement (morsure, griffure, piqûre) ou indirectement (piqûre avec la

**PRINCIPALES MALADIES TRANSMISES PAR LES INSECTES**

| *Insectes* | *Maladies transmises* | *Signes cliniques* | *Répartition géographique* |
|---|---|---|---|
| Mouches : | | | |
| Tsé-tsé (glossine) | Trypanosomiase africaine (maladie du sommeil) | Adénopathie, atteintes graves du système nerveux | Afrique subsaharienne |
| Chrysops | Filariose (loase) | Œdèmes, prurit | Afrique centrale |
| Simulie | Onchocercose | Atteintes oculaires (cécité) | Afrique et Amérique tropicales |
| Moustiques : | | | |
| Culex (cousin) | Filariose lymphatique | Éléphantiasis | Zones intertropicales |
| *Ædes ægypti* | Dengue | Fièvre (hémorragique) | Extrême-Orient tropical, Afrique noire, Caraïbes, îles du Pacifique |
| | Fièvre jaune | Hépatite aiguë | Afrique et Amérique tropicales |
| Anophèle | Paludisme | Ictère, fièvre, anémie | Zones intertropicales - sauf îles du Pacifique (*Plasmodium falciparum*), bassin méditerranéen (*P. vivax* ou *P. ovale*) |
| Phlébotome | Leishmaniose cutanée | Ulcérations de la peau | Asie, Amérique du Sud, Moyen-Orient |
| | Leishmaniose cutanéomuqueuse | Ulcérations de la peau, des muqueuses | Amérique tropicale |
| | Leishmaniose viscérale | Anémie, grosse rate, fièvre | Asie, Amérique du Sud, Afrique de l'Est |
| | Fièvre des trois jours | Fièvre, éruption | Bassin méditerranéen |
| Pou | Typhus | Fièvre, éruption, atteinte cardiaque | Cosmopolite |
| | Fièvre récurrente (borréliose) | Fièvre, grosse rate | Cosmopolite |
| Puce | Typhus murin | Fièvre, éruption | Cosmopolite |
| | Peste | Fièvre, bubons, pneumonie | Afrique, ex-Union soviétique, Amériques du Nord et du Sud, Asie |
| Triatome | Trypanosomiase américaine (maladie de Chagas) | Fièvre, atteinte cardiaque, atteintes de l'intestin et de l'œsophage | Amérique du Sud tropicale |

carcasse ou une arête d'un animal mort). SYN. *anthropozoonose, zoonose.*

Les maladies transmises par l'animal sont très nombreuses : maladies virales (rage, fièvre jaune, dengue, etc.), bactériennes (brucellose, charbon, leptospirose, tularémie, psittacose, lymphoréticulose bénigne d'inoculation, etc.), parasitaires (babésiose, filariose, paludisme, trypanosomiase, etc.). Les animaux peuvent intervenir de multiples façons dans la transmission d'un agent infectieux, ou dans le maintien de cet agent dans le milieu.

■ **L'hôte principal** est l'animal qui subit l'infection naturelle par le germe responsable (virus, bactérie ou parasite) de la maladie. La transmission à l'homme se fait directement (morsure, griffure, etc.), ou indirectement (via les excréments, le sang, le lait, etc.). L'hôte peut être atteint (cas de la rage chez le renard) ou pas (animal réservoir).

■ **L'animal réservoir** est un hôte principal qui ne développe pas de maladies. Il contribue ainsi à assurer durablement la présence de l'agent infectieux dans l'environnement. Les animaux réservoirs sont souvent des rongeurs, des oiseaux, des chauves-souris ou des animaux d'élevage.

■ **L'animal vecteur** véhicule un agent pathogène qui doit obligatoirement réaliser une étape de son cycle naturel avant transmission à l'homme. Les vecteurs les plus fréquents sont des insectes (moustiques, mouches), des acariens (tiques), ou encore des animaux domestiques (chiens, chats).

Certains professionnels sont plus exposés : bouchers, équarrisseurs, égoutiers, éleveurs, vétérinaires, laborantins.

Il existe des vaccins contre la brucellose, la fièvre jaune, la leptospirose et la rage.

→ VOIR Zoonose.

## Maladies transmises par les insectes

Maladies infectieuses transmises à l'homme par l'intermédiaire des insectes.

Les insectes sont des arthropodes à 6 pattes ; ils sont à distinguer des arachnides (tiques, acariens, araignées, scorpions), qui sont des arthropodes à 8 pattes.

#### MODES DE CONTAMINATION

Certains insectes parasitent l'homme, comme la chique ou le pou ; d'autres piquent, entraînant des démangeaisons temporaires ou induisant, plus rarement, des réactions allergiques (insectes hyménoptères comme l'abeille ou la guêpe).

Dans la transmission des maladies infectieuses, les insectes jouent le plus souvent le rôle de vecteur, transportant les agents infectieux, dans ou sur leur corps, d'un individu à un autre. Certains sont des réservoirs, leur organisme, notamment pour la fièvre jaune, assurant sur une longue durée la survie d'un agent pathogène.

Les maladies sont le plus souvent transmises lors de la piqûre de l'insecte, qui régurgite de la salive infectante, ou par ses déjections, qui pénètrent à travers une excoriation cutanée due à une piqûre, ou par simple portage de l'agent infectieux.

#### DIFFÉRENTS TYPES DE MALADIE

Les insectes transmettent des arboviroses (maladies à virus dites *arthropod-born*), comme la fièvre jaune ou la dengue (moustiques), des maladies à bactéries, comme la peste (puces), des maladies à rickettsies, comme le typhus (poux et puces), des maladies à protozoaires (parasites monocellulaires), comme le paludisme, la trypanosomiase (maladie du sommeil) ou la leishmaniose (moustiques, mouches tsé-tsé, phlébotomes), ou des filarioses (maladies causées par des vers parasites, les filaires), comme la loase, l'onchocercose ou la filariose lymphatique (taons, simulies, moustiques). La borréliose à pou (fièvre récurrente) est transmise lors de l'écrasement d'un pou, non par sa piqûre (voir tableau p. 623).

#### PRÉVENTION

La lutte contre les insectes (utilisation de répulsifs insectifuges, de moustiquaires), la protection des aliments, le port de vêtements appropriés font partie des mesures d'hygiène préventive. Dans certains cas (typhus, peste), ces mesures sont capables de faire disparaître la maladie. Elles doivent parfois être complétées par d'autres : lutte contre les animaux réservoirs (dératisation) ou vecteurs (moustiques). Dans les régions où sévit le paludisme, la prise de médicaments antipaludiques est, en outre, indispensable.

→ VOIR Piqûre.

## Maladies transmises par les mollusques

Altérations de la santé causées directement ou indirectement par les mollusques.

Les mollusques peuvent transmettre différents types de maladie. L'ingestion de mollusques contenant un germe pathogène (bactérie, virus, parasite) est susceptible, dans certains cas, de provoquer une maladie infectieuse.

■ **Les maladies infectieuses non parasitaires** sont transmises par ingestion de mollusques d'eau douce ou de mer (comme les huîtres ou les moules). Ces animaux, qui se mangent crus ou cuits, sont susceptibles de retenir des particules diverses, des bactéries et des virus – en particulier ceux se nourrissant par filtration d'eau environnante (jusqu'à 300 litres par jour pour une huître). Le virus de l'hépatite A (et sans doute de l'hépatite E), ceux de Norwalk et des gastro-entérites infectieuses, ainsi que les bactéries de genre *Vibrio* (agent du choléra), salmonelles, shigelles ou colibacilles sont le plus fréquemment en cause.

■ **Les maladies parasitaires transmises par les mollusques** n'atteignent l'homme par voie alimentaire directe (ingestion d'un mollusque infesté par un parasite) que dans un cas : celui de l'angiostrongylose, méningite parasitaire bénigne transmise par l'achatine. Ce mollusque terrestre de grande taille sert d'hôte intermédiaire à un ver, l'angiostrongylus (c'est-à-dire qu'il héberge le parasite dans son organisme).

Les mollusques sont cependant indirectement responsables d'autres maladies parasitaires ; en effet, ils contribuent au développement de parasites en leur servant d'hôte intermédiaire : les parasites se transmettent à l'homme lorsqu'il se baigne (bilharzioses), boit ou consomme crus certains animaux ou certaines plantes aquatiques.

**Les mollusques hôtes intermédiaires**

**Les mollusques hébergent dans leur organisme des parasites qui s'y multiplient, s'y transforment, quittent le corps du mollusque et nagent dans l'eau. Certaines larves sont ensuite prêtes à parasiter directement l'homme par voie cutanée, comme les bilharzies, responsables des bilharzioses ; d'autres, comme les larves de douves, doivent auparavant séjourner dans l'organisme d'un autre animal ou se fixer sur une plante aquatique.**

#### SYMPTÔMES, SIGNES ET TRAITEMENT

Ils varient en fonction des maladies transmises, dont l'éventail est large. Les divers germes en cause peuvent provoquer une diarrhée, parfois accompagnée d'une fièvre.

Le traitement des infections bactériennes peut nécessiter la prescription d'antibiotiques ; les maladies d'origine virale ne comportent pas de thérapeutique spécifique. Les maladies parasitaires sont traitées par des médicaments spécifiques à chacune.

#### PRÉVENTION

■ **La prévention des maladies infectieuses non parasitaires** repose sur le respect des conseils d'hygiène publique (interdiction de pêche et de consommation, retrait de la vente), qui doivent être scrupuleusement suivis lorsqu'ils sont édictés. Il faut éviter de pêcher soi-même des mollusques dont les qualités sanitaires ne sont pas garanties.

La fraîcheur des mollusques et leur conservation (respect de la chaîne du froid) sont importantes pour éviter la multiplication des bactéries et réduire les risques de contamination.

Une bonne cuisson des mollusques, et en particulier des moules, est indispensable avant consommation. En effet, les moules sécrètent des toxines qui leur sont propres, les mytilotoxines, qui peuvent être responsables de paralysies mais sont détruites sous l'influence de la chaleur lors de la cuisson.

■ **La prévention des maladies parasitaires** transmises par les mollusques s'appuie sur l'hygiène alimentaire (individuelle et publique), l'apport d'eau potable et l'évacuation des eaux polluées, ainsi que sur l'abstinence de baignade dans les eaux douces infectées.

La lutte chimique contre les mollusques se heurte à de nombreuses difficultés pratiques et psychologiques : les molluscicides (substances destinées à tuer les mollusques) destinés à traiter les étendues d'eau, dans les pays en voie de développement notamment, ne doivent être toxiques ni pour l'homme ni pour d'autres animaux que les mollusques. Il est difficile de les répandre dans tous les points d'eau utilisés et ils sont peu appréciés des populations.

La lutte biologique utilise l'introduction dans l'eau de gros mollusques qui mangent les espèces vectrices (celles qui hébergent les parasites). L'élevage de canards, qui se nourrissent en partie d'escargots, est aussi un moyen de lutter contre les mollusques terrestres et aquatiques.

Dans les pays en voie de développement, le fait de cimenter les canaux d'irrigation permet la raréfaction des herbes nécessaires à l'existence des mollusques, qui s'y accrochent et s'en nourrissent.

## Maladie vénérienne

Maladie infectieuse contagieuse, transmissible par voie sexuelle.

Ce terme - dérivé du nom de l'antique déesse de l'Amour, Vénus -, désignait naguère des maladies telles que la syphilis, la gonococcie, le chancre mou et la lymphogranulomatose vénérienne. Le terme aujourd'hui employé est celui d'infections sexuellement transmissibles (I.S.T.) - qui se substitue à celui de maladies sexuellement transmissibles (M.S.T.), longtemps usité.

## Malaise

État d'inconfort, de degré variable.

Ce mot désigne une sensation pénible, qui peut aller de l'indisposition à l'évanouissement. Il n'est pas utilisé dans le langage médical, qui utilise le terme de syncope ou de lipothymie selon qu'il y a ou non perte de connaissance. Si un malaise se reproduit, il faut consulter un médecin.

## Malaria

→ VOIR Paludisme.

## Malentendant

Personne dont l'acuité auditive est diminuée.

→ VOIR Hypoacousie.

## Malformation

Anomalie morphologique congénitale d'un organe ou d'une partie du corps, décelable dès la naissance ou qui se manifeste dans la petite enfance.

Les malformations sont diverses et de gravité très variable, allant du simple angiome cutané, qui disparaît en cours de croissance, à la malformation sévère, qui rend l'enfant non viable. Elles résultent d'un trouble du développement embryonnaire, c'est-à-dire d'un accident remontant à une période comprise entre la fécondation et le 40e jour de la grossesse (période de formation de la majorité des organes).

De 1,5 à 3 % des nouveau-nés sont porteurs d'une malformation. Celle-ci peut se manifester d'emblée (malformation des membres, malformation cardiaque, par exemple) ou plus tardivement (malformation digestive ou urinaire) ; c'est dire l'importance d'un examen physique approfondi dans les trois jours qui suivent la naissance.

#### DIFFÉRENTS TYPES DE MALFORMATION

Tous les organes peuvent être concernés. Les malformations peuvent être isolées ou associées. On en distingue différents types.

■ **Les malformations craniosquelettiques** (micro- ou macroencéphalie, pied-bot, absence d'un segment de membre, etc.) sont les plus faciles à diagnostiquer.

■ **Les malformations neurologiques** (spina-bifida, sténose de l'aqueduc de Sylvius, responsable d'hydrocéphalie, etc.) bénéficient aujourd'hui d'un diagnostic précoce, souvent prénatal.

■ **Les malformations cardiovasculaires** (communications interventriculaires ou interauriculaires, transposition des gros vaisseaux, coarctation de l'aorte, etc.) peuvent engendrer une insuffisance cardiaque sévère.

■ **Les malformations digestives** (absence d'un segment plus ou moins important de l'œsophage, sténose du pylore, imperforation anale, etc.) sont souvent à l'origine d'occlusions précoces.

■ **Les malformations pulmonaires** s'expriment parfois tardivement dans la vie et sont souvent associées à des malformations diaphragmatiques.

■ **Les malformations urogénitales** (imperforation vaginale chez la fille, valves de l'urètre postérieur chez le garçon) sont à dépister systématiquement le plus tôt possible.

#### CAUSES

Les causes sont incertaines dans 50 à 70 % des cas. Les autres cas relèvent principalement de trois origines.

■ **Les anomalies chromosomiques**, dont le risque s'accroît en général avec l'âge de la mère, notamment en ce qui concerne la trisomie 21 (mongolisme), sont les anomalies les plus précoces dans le développement de l'œuf ; elles existent parfois déjà dans le noyau de l'ovule ou du spermatozoïde ou bien surviennent lors des toutes premières divisions cellulaires. On distingue les anomalies de nombre (chromosome surnuméraire ou manquant) et les anomalies de morphologie chromosomique (par exemple, délétion du bras court du 5e chromosome, causant la maladie dite du cri du chat). Toutes les cellules de l'enfant peuvent être atteintes, ou seulement un groupe cellulaire ; on parle alors de mosaïque.

Les malformations entraînées sont en général complexes, associant le plus souvent un certain degré de déficience mentale.

■ **Les anomalies héréditaires** peuvent être liées à l'anomalie d'un seul gène (hérédité monofactorielle) ou de plusieurs gènes (hérédité multifactorielle). La transmission du gène anormal peut se faire selon un mode récessif (le gène devant être reçu des deux parents pour que l'anomalie se manifeste chez l'enfant), ou selon un mode dominant (il suffit que le gène en cause soit transmis par l'un des deux parents pour que la maladie se développe chez l'enfant), comme dans le cas du syndrome de Marfan ; le gène anormal peut se situer sur les chromosomes sexuels ou sur les autosomes (chromosomes non sexuels). La fréquence de ce type d'anomalie augmente en cas de consanguinité.

■ **Les anomalies liées à la grossesse** sont multiples. Les substances toxiques ingérées ou inhalées par la mère pendant la grossesse, notamment l'alcool, sont responsables d'une augmentation statistique du nombre des malformations. Certains médicaments peuvent provoquer des malformations (anticancéreux, thalidomide, certains antibiotiques). Aussi la prise de tout médicament en cours de grossesse ne doit-elle se faire qu'après avis médical. Certaines infections de la mère pendant sa grossesse peuvent également être à l'origine de malformations. Elles sont généralement d'autant plus dangereuses qu'elles surviennent au début de la grossesse, notamment au cours du développement embryonnaire ; la rubéole est responsable de malformations oculaires, cardiaques et auditives, la toxoplasmose (infection parasitaire due à un protozoaire, *Toxoplasma gondii*), d'atteintes oculaires et d'hydrocéphalie, tandis que l'infection à cytomégalovirus peut provoquer une atteinte du cerveau (microcéphalie, calcifications cérébrales) et des anomalies du globe oculaire (microphtalmie) et de la rétine (choriorétinite). Des maladies du métabolisme, tel un diabète mal équilibré chez la mère, l'exposition à des radiations (retombées radioactives, radiographies) augmentent également le risque de malformation.

#### TRAITEMENT

Lorsqu'il est possible, le traitement est le plus souvent chirurgical (par exemple, dérivation du liquide cérébrospinal en cas d'hydrocéphalie, chirurgie esthétique en cas de fente labiopalatine, chirurgie cardiovasculaire en cas de malformation cardiaque, etc.). Dans un petit nombre de cas, il peut reposer sur la prévention : ainsi, une culotte en abduction (cuisses écartées) ou un harnais prévient la survenue d'une luxation congénitale de la hanche.

#### DÉPISTAGE

Grâce aux moyens de dépistage apparus depuis quelques années, la fréquence des anomalies congénitales graves chez l'enfant devrait diminuer.

■ **L'échographie obstétricale** permet d'étudier la morphologie du fœtus dès le 2e trimestre de la grossesse et de dépister les principales malformations (squelettiques et faciales, neurologiques, cardiaques, digestives et urinaires).

■ **L'amniocentèse**, prélèvement du liquide amniotique, permet le dépistage des anomalies chromosomiques (en particulier celui de la trisomie 21), la détermination du sexe de l'enfant, pour les malformations liées au sexe, et le dosage de certaines substances telles que l'alpha-fœto-protéine, dont le taux est particulièrement élevé dans le spina-bifida. En France, une amniocentèse est systématiquement proposée à une future mère âgée de plus de 38 ans.

■ **Le prélèvement du sang fœtal** dans le cordon ombilical, sous échographie, permet également le dépistage de certaines malformations, en particulier la détection des aberrations chromosomiques.

■ **Le dosage sanguin des hormones de la mère** est un indicateur de certaines malformations ; un taux trop important d'hormone chorionique gonadotrophique, par exemple, indique une possibilité de trisomie 21.

■ **Le conseil génétique** peut être sollicité par un couple ayant déjà un enfant malformé ou atteint d'une maladie génétique, ou encore avant la naissance d'un premier enfant dans le cas d'antécédents familiaux de maladies héréditaires.

Un syndrome malformatif identifié après la naissance d'un enfant impose à l'équipe médicale de regrouper les données cliniques, radiographiques et celles du caryotype en vue d'évaluer les causes possibles du syndrome. Cette démarche vise à identifier un syndrome connu, éventuellement héréditaire, afin d'offrir la possibilité d'un conseil génétique ultérieur. Dans tous les cas, une prise en charge médico-psycho-sociale de l'enfant et de sa famille doit être assurée.

## Malin

Se dit d'une tumeur cancéreuse susceptible d'infiltrer les tissus voisins et de se généraliser et aussi, plus rarement, d'une affection qui présente un caractère grave et insidieux, par opposition à bénin.

## Mallory-Weiss (syndrome de)

Déchirure superficielle et longitudinale de la muqueuse située à la jonction de l'œsophage et de l'estomac.

Le syndrome de Mallory-Weiss survient généralement après d'importants efforts de vomissements et se manifeste par une hémorragie digestive haute (vomissements de sang rouge), qui peut être massive. Plus souvent, le saignement est modéré et évolue favorablement sans traitement. Le diagnostic se fait par endoscopie (fibroscopie œso-gastro-duodénale). Le traitement est presque toujours médicamenteux (antiémétiques, antisécrétoires) et peut faire appel aux transfusions en cas d'hémorragie massive. Une intervention chirurgicale peut être pratiquée en cas d'hémorragie non contrôlée par le traitement médical.

## Malocclusion dentaire

Mauvaise imbrication de l'ensemble des dents d'un maxillaire par rapport à l'autre lorsque la bouche est fermée.

Une malocclusion peut être à l'origine de migraines, de craquements articulaires (situés en avant de l'oreille), de spasmes musculaires gênant l'ouverture de la bouche. Généralement, il est possible de la traiter par meulage léger des dents, par pose d'une prothèse ou d'un appareil dentaire, ces trois techniques pouvant être associées.

→ VOIR Occlusion dentaire.

## Malpighi (Marcello)

Médecin italien (Crevalcore 1628 - Rome 1694).

On lui doit notamment la découverte des glomérules du rein, qui portent son nom, celle du corps muqueux de l'épiderme, et celle des manchons de tissu lymphoïde de la rate.

## Malrotation rénale

Anomalie congénitale du rein, dans laquelle le bassinet (partie de l'appareil excréteur du rein), normalement situé sur le bord interne du rein, est placé sur sa face antérieure.

La malrotation rénale peut toucher un seul rein ou les deux. Les reins, qui se trouvent au bas de l'abdomen pendant la vie fœtale, effectuent, au fur et à mesure de la croissance de la colonne vertébrale, une remontée vers les fosses lombaires, où ils se situent définitivement. Cette remontée s'accompagne d'un mouvement de rotation, qui peut ne pas se faire normalement. Dans ce cas, le rein adulte est dit malroté. Cette malformation est le plus souvent découverte à l'occasion d'une urographie intraveineuse. Elle n'a aucune conséquence pathologique et ne nécessite aucun traitement.

## Malte (fièvre de)

→ VOIR Brucellose.

## Malvoyant

Personne dont la vue est diminuée.

→ VOIR Amblyopie, Cécité.

## Mamelon

Saillie centrale du sein.

Le mamelon est cerné par l'aréole, surface annulaire plus ou moins pigmentée et d'étendue variable. À son sommet s'ouvrent des pores où débouchent les canaux galactophores (excréteurs du lait). Le mamelon est entouré de fibres musculaires, lisses, circulaires et radiées, qui assurent sa mobilité. Richement vascularisé et innervé, il est érectile et très sensible (toucher, douleur).

**PATHOLOGIE**

Chez la mère qui allaite, une invagination du mamelon empêche le nourrisson de téter et nécessite l'emploi d'un tire-lait. La macération peut causer des crevasses (fissures) douloureuses. Des soins d'hygiène et l'utilisation temporaire d'une téterelle (appareil facilitant la tétée) assurent habituellement la guérison.

La maladie de Paget du mamelon est une lésion superficielle prenant un aspect d'eczéma (épaississement rouge), parfois associé à un cancer du sein sous-jacent.

Un mamelon malformé ou insuffisamment saillant peut être traité chirurgicalement (mamilloplastie).

## Mamelon surnuméraire

Petite malformation arrondie ou ovale présentant en son centre un élément saillant qui rappelle l'aspect du mamelon du sein.

Les mamelons surnuméraires, au nombre de un ou de deux, siègent sur une ligne à peu près verticale qui part du mamelon normal et va jusqu'à l'aine. Bénins, ils ne nécessitent aucun traitement.

## Mamilloplastie

Intervention chirurgicale consistant à corriger une malformation ou une déformation du mamelon et de l'aréole du sein.

Une mamilloplastie se pratique, par exemple, quand le mamelon n'est pas suffisamment saillant, pour permettre l'allaitement ou pour des raisons esthétiques. Elle est réalisée au moyen d'un lambeau cutané et

### MAMELON

**Vers le mamelon convergent les canaux galactophores, issus des glandes qui sécrètent le lait après l'accouchement.**

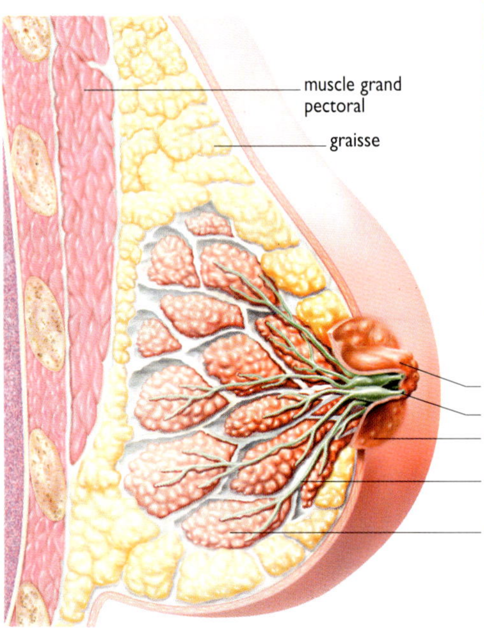


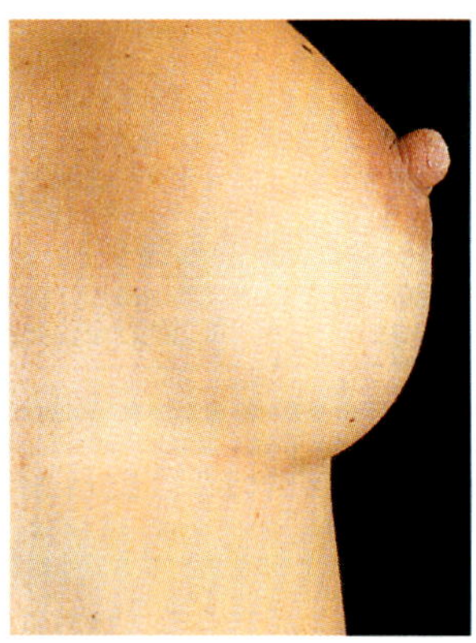

*Le mamelon forme une saillie au centre de l'aréole.*

## MAMMOGRAPHIE

**La mammographie, recommandée tous les deux ans à partir de l'âge de 50 ans en l'absence de facteur de risque, permet le dépistage des lésions précancéreuses et cancéreuses des seins.**

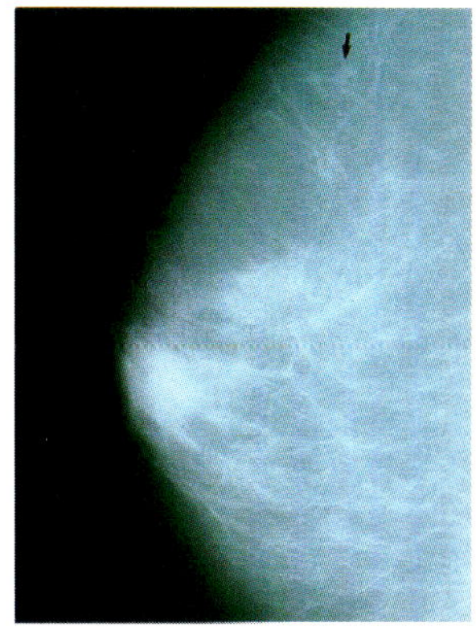

*La flèche (en haut) signale une petite lésion bénigne sur le sein.*

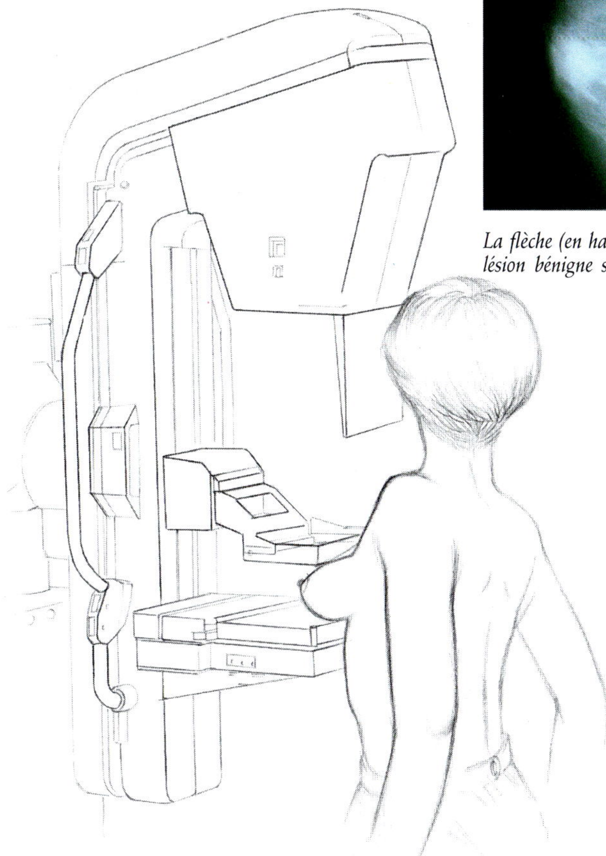

n'entraîne aucune séquelle, sauf, exceptionnellement, une nécrose de ce lambeau.

## Mammaire

Qui concerne le sein.

La physiologie mammaire étudie la fonction de la glande mammaire ; la pathologie mammaire regroupe les maladies du sein (infection, tumeur, kyste et abcès, par exemple) ; la chirurgie mammaire comporte toutes les interventions concernant le sein : ablation (mastectomie), reconstruction, interventions esthétiques modifiant son volume ou sa forme (mammoplastie ou plastie mammaire). → VOIR Sein.

## Mammectomie

→ VOIR Mastectomie.

## Mammographie

Examen radiologique des seins.

La mammographie permet le dépistage du cancer du sein et des lésions précancéreuses, ainsi que le diagnostic de certains symptômes (douleurs, grosseurs, écoulement du mamelon).

**DÉROULEMENT**

L'examen doit être de préférence réalisé durant la première moitié du cycle. Il est toujours bilatéral et comporte au moins deux clichés (face et profil) de chaque sein, parfois trois (un cliché de biais permettant l'exploration du creux axillaire). Le radiologue place la patiente, qui aura dénudé le haut de son corps, devant l'appareil et, avant chaque cliché, il comprime le sein entre le plateau porte-film et une plaque transparente. L'examen dure environ 20 minutes et, le développement étant immédiat, des clichés complémentaires sont effectués si c'est nécessaire.

Aucune préparation n'est requise, sauf lorsqu'un écoulement par le mamelon a été constaté, auquel cas une opacification préalable des canaux galactophores par injection d'un produit de contraste est effectuée (galactographie). L'examen ne s'accompagne d'aucun effet secondaire.

**INDICATIONS**

Une mammographie systématique est conseillée tous les 2 ans chez les femmes à partir de 50 ans. Elle est aussi effectuée sur avis médical lorsqu'une femme présente un risque accru de cancer du sein (famille à risque, antécédents personnels, mastose fibrokystique). Elle ne dispense ni de l'autopalpation des seins ni de la consultation médicale effectuée régulièrement.

La mammographie est un examen aux rayons X, qui emploie de faibles doses de rayonnements mais qui, néanmoins, doit être évité chez la femme enceinte.

## Mammoplastie

Intervention chirurgicale destinée à modifier l'apparence des seins. SYN. *mastoplastie, plastie mammaire.*

**INDICATIONS**

Une mammoplastie se justifie par des difficultés physiques, psychologiques (complexe, frustration) et sociales (gêne vestimentaire) causées par l'apparence de la poitrine féminine et, parfois, masculine. Les indications de l'opération sont variées :

- hypertrophie mammaire (seins très volumineux) pouvant avoir des répercussions sur la statique de la colonne vertébrale en raison du poids des seins ;
- gynécomastie (développement anormal des glandes mammaires chez l'homme), parfois due à une tumeur du sein ou à une anomalie endocrinienne ;
- ptôse mammaire (seins très tombants), d'origine congénitale ou acquise (grossesse, allaitement, amaigrissement important) ;
- hypotrophie mammaire (seins très petits), congénitale ou survenue après une grossesse ou un régime amaigrissant, qui donne au sein une forme glandulaire ;
- asymétrie mammaire ;
- absence d'un sein ou des deux seins, consécutive, dans la majorité des cas, à une ablation à la suite d'un cancer du sein.

**PRÉPARATION ET DÉROULEMENT**

L'intervention doit être précédée d'un entretien avec le chirurgien, qui s'assure du bien-fondé de la demande, en évalue le retentissement psychologique et choisit avec les patients la meilleure solution technique parmi les différents procédés possibles pour chaque type d'intervention.

L'opération se pratique à tous âges sous anesthésie générale, après un bilan préopératoire complet, et dure environ deux heures, sauf dans les cas d'une gynécomastie traitée par liposuccion (aspiration de la graisse). Le chirurgien incise le sein de façon à ne laisser qu'une cicatrice aussi petite que possible, en ayant soin de préserver le mamelon et l'aréole. La taille de la cicatrice varie selon les cas et peut parfois être limitée au pourtour de l'aréole. La durée d'hospitalisation est de 2 à 5 jours.

■ **En cas d'hypertrophie ou de ptôse mammaire**, la patiente est opérée en position assise afin de faciliter le travail de « sculpture » effectué par le praticien. L'incision se fait le plus souvent autour de l'aréole puis descend verticalement sur une longueur de 4 à 6 centimètres jusqu'au sillon sous-mammaire, qu'elle suit brièvement. Le chirurgien retire une partie de la glande mammaire, de la graisse et de la peau. Le tissu restant est remodelé en un cône, sur lequel le chirurgien drape la peau. Le mamelon et l'aréole sont placés à la fin de l'opération, en tenant compte de la légère retombée du sein, prévisible dans les mois suivant l'intervention. La patiente doit porter un pansement de protection pendant une dizaine de jours. Les fils sont enlevés entre le 4e et le 12e jour après l'opération.

■ **La gynécomastie** se traite par ablation de la glande mammaire, pratiquée grâce à une incision le long de l'aréole. Des gynécomasties essentiellement graisseuses peuvent être traitées par liposuccion (aspiration de la graisse). Le patient ressent des douleurs pendant 21 jours.

■ **En cas d'hypotrophie mammaire ou d'absence de sein(s)**, le chirurgien reconstruit le sein en implantant une prothèse, qui se place devant ou derrière le muscle pectoral. La prothèse est constituée le plus souvent d'une enveloppe en silicone solide gélifiée, qui est remplie de silicone liquide ou gonflée par du sérum physiologique. La mise en place d'une prothèse se fait soit par incision dans l'aisselle, ce qui permet de placer la prothèse derrière le muscle pectoral, soit sur le pourtour de l'aréole - la prothèse étant alors placée derrière la glande mammaire. En cas d'insuffisance de peau après une ablation du sein motivée par un cancer, il peut être nécessaire de pallier le manque de tissu par l'utilisation d'une surface de peau complémentaire (lambeau musculocutané prélevé sur une autre partie du corps, flanc, dos ou abdomen, par exemple).

**CONVALESCENCE**

La convalescence dure entre une semaine et un mois. En cas d'opération pour hypertrophie ou ptôse mammaire, la glande mammaire est le siège d'un œdème postopératoire qui disparaît progressivement au bout d'une période allant de six semaines à deux mois environ. Si l'on a posé une prothèse pour augmenter le volume du sein, des massages postopératoires maintiennent un « flottement » de celle-ci. Les sensations douloureuses dues à la mise en place des prothèses disparaissent au bout de quelques jours. Lorsque l'incision a été faite dans l'aisselle, les douleurs postopératoires sont plus intenses, la mise en place définitive de la prothèse étant alors plus difficile et plus longue. Selon les types de peau, les cicatrices évoluent de manière plus ou moins rapide. La sensibilité mammaire est diminuée pendant quelques mois puis se rétablit peu à peu. Il est préférable de porter un soutien-gorge pendant les premiers mois.

**COMPLICATIONS**

Un hématome peut se former. S'il ne se réduit pas spontanément, il devra être évacué chirurgicalement.

Une infection se produit dans moins de 1 % des cas. Selon son degré de gravité, elle consiste en un simple rejet des fils ou en un véritable abcès du sein, qui devra être drainé chirurgicalement.

Des cicatrices rouges et épaisses ou des cicatrices assez larges sont parfois visibles après l'opération, la capacité de cicatrisation des téguments mammaires étant très variable selon la patiente. Ces cicatrices peuvent être reprises lors d'une seconde opération, entre six mois et un an après la première.

En cas de mammoplastie réalisée pour traiter une hypertrophie mammaire sur des seins anormalement fibreux et de mauvaise qualité lactifère (la glande mammaire étant peu fonctionnelle), l'allaitement peut n'être plus possible, car certains des canaux qui conduisent le lait sont coupés au cours de la mammoplastie.

La récidive de l'hypertrophie mammaire est possible mais représente moins de 5 % des cas et apparaît surtout chez les jeunes femmes opérées avant d'avoir eu leur premier enfant.

La qualité de la peau n'étant pas évaluable avant l'opération, les seins opérés peuvent retomber si la trame élastique de la peau qui soutient le sein est de mauvaise qualité. Une seconde opération est alors envisageable.

Les prothèses mammaires gonflables peuvent éventuellement se dégonfler. Le sérum physiologique se répand alors dans l'organisme. Le phénomène est sans danger mais l'opération doit alors être recommencée.

Les prothèses mammaires en silicone, qui ne sont plus mises en place dans le cadre de la chirurgie esthétique, peuvent provoquer, autour de la prothèse, des « coques », ou cicatrices fibreuses, entraînant un durcissement du sein. Mais l'amélioration de la qualité des prothèses a permis de diminuer considérablement ce risque : environ 5 % seulement des opérations entraînent aujourd'hui la formation de coques.

→ VOIR Chirurgie esthétique, Mastectomie, Sein (cancer du).

## Mandibule

→ VOIR Maxillaire inférieur.

## Mandrin

Tige cylindrique amovible en métal ou en plastique qui, adaptée à la lumière d'une aiguille, d'un cathéter ou d'un trocart, est susceptible de l'obturer.

Le mandrin peut avoir une extrémité droite ou biseautée. Placé dans une aiguille, un cathéter ou un trocart, il est retiré lorsque ces instruments sont en place et laisse ainsi s'écouler le liquide : sang ou pus lors de prélèvements ou d'évacuation d'épanchements ; produit de lavage, vaccin ou médicament lors d'une injection. En cas de prélèvements répétés, le mandrin peut rester dans le trocart et fait alors fonction d'obturateur entre deux prélèvements.

## Manganèse

Oligoélément indispensable à l'organisme, qui intervient dans diverses réactions enzymatiques (synthèse du collagène, construction des os et des articulations, métabolisme des glucides, des stéroïdes et de certaines hormones protéiques).

Le corps d'un adulte contient environ 15 milligrammes de manganèse (Mn), répartis dans les os, le foie et les reins. Les apports journaliers recommandés sont d'environ 3 milligrammes, les besoins de l'organisme en manganèse n'étant actuellement pas définis de façon précise. Seuls les légumes verts, les céréales et les légumes secs sont relativement riches en manganèse. Un excès de calcium, de fer ou de phosphates diminue son absorption. Les risques de carence sont extrêmement réduits, sauf dans les régions où les sols en contiennent peu. La toxicité du manganèse est faible et ne s'observe que dans des circonstances particulières (intoxication professionnelle).

## Maniacodépressif (trouble)

→ VOIR Psychose maniacodépressive.

## Manie

État d'agitation caractérisé par une exaltation de l'humeur et une surexcitation psychomotrice permanente.

Une manie peut survenir en cas de sénilité, d'intoxication (amphétamines, corticostéroïdes, antituberculeux), d'affections neurologiques (tumeur, encéphalite, traumatisme crânien) ou endocriniennes (hyperthyroïdie). On parle de manie symptomatique de telle ou telle maladie. Au cours de la maladie maniacodépressive (ou trouble bipolaire) l'état maniaque se rencontre en alternance avec les épisodes de mélancolie (dépression). Elle se traduit par une hyperactivité, une accélération de la pensée, un flux intarissable de paroles, un sentiment d'euphorie, de puissance et d'infatigabilité, une tendance à la boulimie et à l'insomnie, accompagnés parfois d'idées délirantes. La majorité des maniaques ne sont pas dangereux, mais certains peuvent se laisser entraîner à des actes antisociaux (rixe, scandale public, etc.).

**TRAITEMENT**

Il repose sur l'administration de neuroleptiques ou d'antipsychotiques, et parfois de thymorégulateurs, et nécessite souvent l'hospitalisation du sujet. Il est en général efficace à court terme. Le traitement de fond de la manie dépend de sa cause.

→ VOIR Cyclothymie, Hypomanie.

## Manipulation

Mouvement forcé manuellement d'une partie du corps, le plus souvent une articulation ou un muscle.

Une manipulation doit pousser à l'extrême les limites physiologiques de la partie du corps en cause, mais sans jamais les dépasser. Elle peut être pratiquée par un membre du corps médical pour réduire manuellement une luxation - c'est-à-dire remettre en place les deux extrémités osseuses luxées -, mobiliser sous anesthésie une épaule bloquée ou un genou devenu raide à la suite d'une polyarthrite, d'une immobilisation de longue durée, etc.

Dans le langage courant, le terme « manipulation » est souvent employé comme synonyme de vertébrothérapie ou de chiropractie, une méthode controversée de traitement paramédicale consistant à manipuler les vertèbres. En effet, ces manipulations ne sont jamais sans danger, car à proximité de la vertèbre traitée se trouvent les racines nerveuses commandant la sensibilité et la motricité de tout un étage de l'organisme, dont la lésion peut provoquer une paralysie motrice et une anesthésie sensitive. Une manipulation vertébrale est donc un acte médical devant être effectué avec la maîtrise d'une expérience technique et d'une bonne connaissance anatomique.

## Manipulations génétiques

→ VOIR Génie génétique.

## Manométrie

Méthode de mesure et d'enregistrement des pressions qui règnent à l'intérieur d'un segment du tube digestif, essentiellement d'un sphincter.

La manométrie permet de détecter un certain nombre de maladies, organiques ou fonctionnelles. Elle représente un moyen d'étude important du fonctionnement du tube digestif. La technologie des appareils est complexe : un capteur perçoit des variations de pression à l'extrémité d'une sonde, puis l'information est conduite jusqu'à un appareil enregistreur. Le choix des capteurs et des modes d'enregistrement dépend des organes explorés.

**DIFFÉRENTS TYPES DE MANOMÉTRIE**

■ La manométrie anorectale explore les troubles de la défécation : incontinence, constipation grave, et aide à diagnostiquer la maladie de Hirschsprung. Une sonde comportant plusieurs ballonnets est introduite par voie basse. Certains de ces ballonnets, gonflables, servent à stimuler la paroi du rectum. Les autres captent les pressions et permettent d'explorer les contractions anorectales. L'examen, qui dure de 30 à 45 minutes, entraîne un léger inconfort. Il ne nécessite pas d'être à jeun mais un lavement préalable est demandé.

■ La manométrie œsophagienne sert à diagnostiquer l'achalasie (défaut de relâchement d'un sphincter de l'œsophage) ainsi que d'autres troubles, plus rares, de la motricité digestive, tels que des spasmes douloureux pouvant faire croire à un angor. Une sonde-manomètre est introduite dans l'œsophage et les pressions sont enregistrées au cours des mouvements de déglutition. Cet examen requiert le jeûne préalable mais ne nécessite pas d'anesthésie. Sa durée est de 30 à 45 minutes.

■ La manométrie de l'intestin grêle permet de dépister certaines maladies rares de cet organe. L'examen comporte le passage par le nez, puis l'ingestion d'une sonde-manomètre. On attend ensuite que les mouvements spontanés de l'estomac et de l'intestin conduisent l'extrémité de la sonde dans l'intestin grêle. Les variations de pression liées aux mouvements de l'intestin grêle sont alors longuement enregistrées. L'examen est déplaisant et fastidieux, mais non douloureux. Il ne nécessite ni jeûne, ni préparation, ni anesthésie et dure plusieurs heures.

## Marasme

État pathologique dû à un apport énergétique insuffisant. SYN. *athrepsie.*

Le marasme s'observe surtout, à l'état endémique, dans les pays en voie de développement. Dans les pays développés, il résulte le plus souvent d'un défaut d'absorption digestive, d'une anorexie ou encore d'une maladie provoquant un accroissement très important des dépenses énergétiques (cancer en particulier). Le marasme se traduit par une maigreur extrême. La perte de poids est progressive : fonte des réserves adipeuses, suivie d'une fonte plus lente des réserves protéiques, notamment des muscles. À la différence du kwashiorkor, il n'y a pas d'œdème.

En l'absence de traitement, l'issue du marasme est fatale. Son traitement repose sur une renutrition progressive et prudente.
→ VOIR Dénutrition.

## Marburg (virus de)

Virus à A.R.N. appartenant à la famille des *Filoviridæ,* responsable d'une fièvre hémorragique africaine contagieuse, et dont le réservoir est un cercopithèque, le singe vert africain, qui vit dans l'est du continent.

Le virus de Marburg a été mis en évidence en 1967, à l'occasion d'une épidémie survenue dans un laboratoire de biologie de Marburg (Allemagne) utilisant les singes verts africains. Le tableau clinique de l'infection est proche de celui dû au virus *Ebola,* responsable d'une infection gravissime, caractérisée par un syndrome pseudogrippal avec éruption et hémorragies superficielles et viscérales, atteintes hépatique et cérébrale. Il n'existe pas de traitement en dehors de celui des symptômes.

## Marche

Mouvement acquis, en général, au cours de la deuxième année de la vie, permettant le déplacement du corps sur les deux pieds dans une direction déterminée.

**TROUBLES DE LA MARCHE**

Les troubles de la marche constituent l'un des principaux motifs de consultation médicale. Leurs origines comme leurs aspects sont multiples : oscillations anormales, temps d'appui allongé ou raccourci, modification de la longueur d'un pas ou mauvais appui sur le pied. Chez certains sujets âgés, la marche peut être perturbée (petits pas, tendance à la chute, perte d'équilibre vers l'arrière) sans raison identifiable.

■ Une atteinte ostéoarticulaire (affection du pied, du genou, de la hanche, séquelles d'un traumatisme, raccourcissement d'un membre par rapport à un autre) peut entraîner une claudication, causant elle-même un trouble plus ou moins important de la marche.

■ Une atteinte neurologique, qu'elle soit d'origine cérébrale (hémiplégie) ou périphérique (poliomyélite), entraîne une altération importante de la marche et de l'équilibre.

■ Une atteinte d'ordre plus général (essoufflement, fatigue intense, dénutrition) peut troubler le mécanisme de la marche.
→ VOIR Locomoteur (appareil).

## Marche (retard à l'apprentissage de la)

Absence de marche autonome passé l'âge de 18 mois.

L'âge d'apparition de la marche est variable ; cependant, 90 % des enfants marchent à 15 mois.

**CAUSES**

■ Les retards simples, les plus fréquents, sont souvent familiaux, sans doute liés à la maturation du système nerveux. L'enfant se déplace en général à quatre pattes, sur le ventre ou sur le siège. Son développement psychomoteur est par ailleurs normal.

■ Les retards psychologiques sont dus à un cadre affectif ou social perturbé de l'enfant, qui peut engendrer un manque de confiance en soi se traduisant par des difficultés lors de l'apprentissage de la marche.

■ Les retards avec anomalies neurologiques correspondent à une infirmité motrice cérébrale, ensemble des conséquences motrices d'une lésion cérébrale survenue pendant la grossesse, l'accouchement ou lors de la période néonatale. Ils peuvent comporter un trouble de la marche de gravité très variable, de la simple maladresse à une paralysie des membres.

■ Les anomalies des muscles et du squelette (pied-bot, luxation congénitale de la hanche) peuvent entraîner d'importantes perturbations motrices, la marche se révélant difficile ou impossible.

**TRAITEMENT**

Les retards simples ne nécessitent aucun traitement, les enfants finissant par marcher spontanément après un délai variable ; des exercices (déplacement en position verticale en poussant un tabouret, jeu tel que le chariot avec poignée poussé par l'enfant) peuvent favoriser l'apprentissage de la marche. De même, les retards psychologiques évoluent favorablement, pourvu que le contexte socio-affectif s'améliore.

Les autres causes sont de pronostic variable ; une consultation pédiatrique s'impose, avec avis d'un neuropédiatre, pour rechercher une origine infectieuse, inflammatoire, métabolique, dégénérative ou héréditaire. La rééducation est un élément très important, notamment pour les infirmités motrices cérébrales.

## Marchiafava-Micheli (maladie de)

Maladie très rare de la moelle osseuse, d'évolution chronique, caractérisée par des crises intermittentes d'hémolyse (destruction pathologique des globules rouges). SYN. *hémoglobinurie paroxystique nocturne.*

La maladie de Marchiafava-Micheli résulte d'une mutation survenant lors de la réplication d'une cellule de la moelle osseuse. Les cellules myéloïdes représentent un type particulier de cellules souches hématopoïétiques : elles se répliquent régulièrement, d'une part pour s'autorenouveler, d'autre part pour donner naissance aux cellules du sang, en particulier les globules rouges. Leur mutation (dite acquise, puisque survenant chez l'individu, et non héritée de ses parents) touche un gène codant une protéine membranaire, support de molécules protégeant la cellule contre l'activité destructrice du complément (système de protéines sériques impliqué dans la défense immunitaire). La cellule souche mutée donne ainsi naissance à des globules rouges dépourvus de cette protection, et facilement détruits par le complément (hémolyse). L'autorenouvellement de cette cellule multiplie de surcroît le nombre de cellules souches porteuses de

MALADIE DE MARFAN

**La maladie de Marfan est une anomalie génétique localisée sur le chromosome 15 et transmise héréditairement. Les signes les plus visibles proviennent de l'atteinte du squelette : le sujet est anormalement grand et mince, ses membres sont allongés (surtout leurs extrémités, mains et pieds), son thorax est déformé par un renfoncement à la base du sternum. Toutefois, ce sont les malformations du cœur et des vaisseaux qui font la gravité de la maladie.**

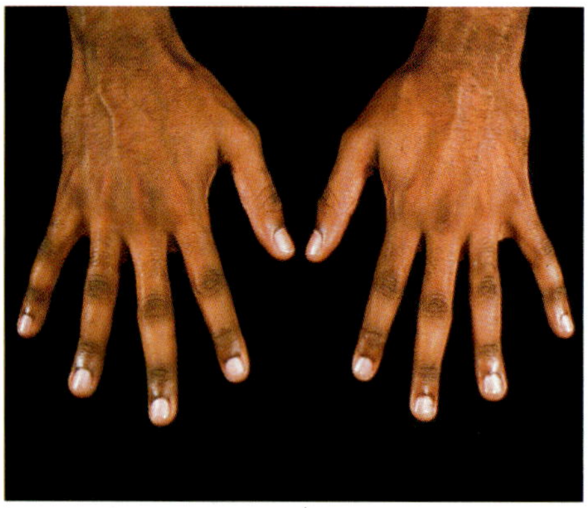

*L'aspect plus long et plus effilé des doigts des mains et des pieds, appelé arachnodactylie, fait partie des anomalies morphologiques caractéristiques de la maladie de Marfan. Il s'y associe une hyperlaxité articulaire. Le diagnostic de la maladie peut être établi durant l'enfance au vu de telles déformations.*

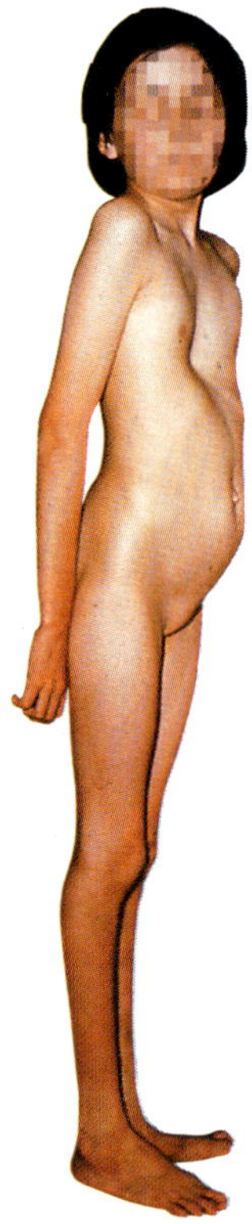

*Dès les premières années de sa vie, le malade est trop grand pour son âge et présente une déformation rachidienne caractéristique, ses membres sont démesurément allongés et son thorax est creusé.*

la mutation, et donc le nombre de globules rouges fragilisés.

**SYMPTÔMES ET SIGNES**

Le principal symptôme de la maladie de Marchiafava-Micheli est une hémolyse intravasculaire qui se déclenche à l'occasion d'une infection ou d'une transfusion. Elle s'accompagne souvent de thromboses (obturation par des caillots) des artères ou des veines. On observe également une diminution des autres cellules sanguines (plaquettes, globules blancs).

**TRAITEMENT**

Il repose sur la transfusion de globules rouges lavés (prélevés, puis débarrassés du plasma et ensuite placés dans un liquide physiologique avant d'être réinjectés), pour réduire les risques d'hémolyse, lorsque l'anémie le justifie. Un apport de fer peut être nécessaire en cas de carence. Si la maladie évolue vers une aplasie (disparition des cellules hématopoïétiques de la moelle osseuse), une greffe de moelle doit être envisagée, sous réserve de trouver un donneur compatible et si l'âge du patient le permet. Dans 1 cas sur 10 environ, la maladie s'améliore spontanément.

## Marey (Étienne Jules)

Physiologiste et inventeur français (Beaune 1830 - Paris 1904).

Créateur, en 1887, de la chronophotographie, procédé dont dérive le cinématographe, Étienne Marey perfectionna l'emploi des appareils graphiques destinés à l'étude des phénomènes physiologiques.

## Marfan (maladie de)

Affection héréditaire du tissu conjonctif entraînant des anomalies du cœur, du squelette et des yeux. SYN. *syndrome de Marfan*.

La maladie de Marfan est une maladie génétique qui se transmet sur un mode autosomique (par les chromosomes non sexuels) dominant (il suffit que le gène en cause soit reçu de l'un des parents pour que la maladie se développe). Le gène responsable a été localisé sur le chromosome 15. Le défaut du tissu conjonctif est dû à une anomalie des microfibrilles qui participent à la cohérence de ce tissu. Le développement intellectuel des enfants atteints est normal.

**SYMPTÔMES ET SIGNES**

L'affection est en général diagnostiquée après l'âge de 10 ans. Les sujets atteints sont maigres, très grands ; leur tonicité musculaire est réduite. Ils peuvent présenter l'ensemble des anomalies propres à la maladie ou seulement certaines d'entre elles, et cela à des degrés variables.

■ **Les anomalies du squelette** comportent un allongement des membres et une arachnodactylie (doigts en patte d'araignée). Les articulations sont lâches (hyperlaxité), ce qui favorise de fréquentes luxations. L'avant du thorax est déformé en entonnoir (une dépression se creuse à la partie basse du sternum). Les sujets atteints présentent souvent aussi une scoliose et une accentuation de la cyphose dorsale (dos rond). Le visage et le palais sont étroits.

■ **Les anomalies cardiovasculaires** sont d'intensité très variable. Elles se manifestent par une dilatation avec ou sans anévrysme de l'aorte ascendante, plus rarement de l'aorte thoracique ou abdominale et de l'artère pulmonaire, ou par un prolapsus valvulaire mitral.

■ **L'anomalie oculaire** la plus fréquente est une ectopie (déplacement) du cristallin, due à une fragilité de ses ligaments suspenseurs. Elle engendre une myopie.

**TRAITEMENT ET PRONOSTIC**

Outre la correction éventuelle des différents signes, il n'existe pas de traitement de la maladie elle-même. La prise d'un traitement bêtabloquant est souvent recommandée pour ralentir la progression de la dilatation aortique. Le pronostic dépend essentiellement de l'atteinte cardiovasculaire, les patients devant être surveillés régulièrement par échographie cardiaque pour évaluer l'évolution des lésions et pratiquer à temps une intervention chirurgicale sur l'aorte (prothèse). Une attention particulière doit être accordée à la prévention de la scoliose.

## Margarine

Corps gras alimentaire constitué par une émulsion stabilisée de matières grasses et d'eau.

La partie grasse (ou phase grasse) de la margarine se compose soit d'un mélange d'huiles végétales (tournesol, colza, arachide, soja, coprah), soit d'un mélange d'huiles végétales et animales (saindoux, huiles de poisson) ou encore d'une huile dominante (margarine au tournesol, au maïs). Elle est additionnée d'émulsifiants et de conservateurs, auxquels peuvent être également ajoutées des vitamines A et E. La partie aqueuse (ou phase aqueuse) se compose d'eau et/ou de lait.

La margarine contient au moins 82 % de lipides, environ 16 % d'eau et apporte autant de calories que le beurre, soit 760 kilocalories pour 100 grammes. La margarine allégée contient de 41 à 65 % de matières grasses, les pâtes à tartiner à teneur en lipides réduite, de 20 à 41 %. La teneur de la margarine en vitamine E et en acides gras varie selon son mode de fabrication et les matières grasses utilisées. Certaines fabrications font apparaître une quantité plus ou moins importante d'acides gras dits « trans » (acides gras entraînant une augmentation du taux sanguin de cholestérol LDL - mauvais cholestérol - et une diminution du taux sanguin de cholestérol HDL - bon cholestérol), qui augmentent les risques de maladies cardiovasculaires.

## Marisque

Petit nodule ferme du pourtour de l'anus, de la couleur de la peau.

Séquelle d'une thrombose (formation d'un caillot) hémorroïdaire externe, une marisque est indolore, ne comporte aucun risque et ne nécessite aucun traitement.

## Marmorisation
Augmentation excessive de la densité de l'os, dont l'aspect devient proche de celui du marbre. SYN. *éburnation.*

Une marmorisation peut être localisée ou généralisée, témoignant alors d'une maladie générale du squelette.

■ **Les marmorisations localisées** affectent le plus souvent les vertèbres. Elles sont dues aux métastases ostéocondensantes de certains cancers (cancer de la prostate, notamment), à des maladies hématologiques malignes (maladie de Hodgkin) ou encore à des affections osseuses (maladie de Paget).

■ **Les marmorisations généralisées** sont généralement dues à l'ostéopétrose, une affection génétique connue aussi sous les noms de maladie des os de marbre et de maladie d'Albers-Schönberg, dans laquelle les os sont très fragiles malgré leur aspect dense à la radiographie. Plus rarement, une fluorose (affection liée à une intoxication chronique au fluor d'origine hydrotellurique ou industrielle), si elle est massive, peut provoquer une marmorisation du squelette.

**DIAGNOSTIC ET TRAITEMENT**

La marmorisation se traduit sur les radiographies par une opacité excessive des os atteints généralisée à tout le squelette en cas d'ostéopétrose et de fluorose ; son traitement dépend de sa cause.

## Marqueur
Substance chimique utilisée pour étudier un phénomène, une maladie ou une autre substance. SYN. *traceur.*

Certains marqueurs sont présents dans le corps humain, à l'état normal ou pathologique. Les marqueurs tumoraux, en particulier, sont des substances biologiques synthétisées par des cellules cancéreuses ou saines en réponse à la présence d'une tumeur.

D'autres types de marqueur sont utilisables : substances radioactives pour des examens en médecine nucléaire (scintigraphie), désignées par l'expression de traceur radioactif ; substances fluorescentes pour réaliser des examens de laboratoire (immunofluorescence [utilisation d'anticorps fluorescents anti-immunoglobulines humaines pour mettre en évidence celles-ci sur des cellules examinées au microscope]).

→ VOIR Traceur radioactif.

## Marqueur génétique
Séquence d'A.D.N. variable selon les individus mais dont la localisation est parfaitement connue.

Une séquence d'A.D.N. est à peu près semblable chez tous les individus, sauf à certains endroits, qui, une fois repérés, sont appelés marqueurs génétiques. Ils peuvent être mis en évidence par les techniques de la biologie moléculaire et sont utilisés pour le dépistage prénatal de maladies comme l'hémophilie ou certains cas de mucoviscidose. Les marqueurs génétiques permettent également de repérer des gènes inconnus (responsables de certaines maladies) sur les chromosomes pour les isoler ultérieurement.

Si, sur un échantillon de population, un marqueur génétique est transmis en même temps qu'une maladie héréditaire, on peut en déduire qu'il est à côté du gène de la maladie, voire à l'intérieur. La place du marqueur génétique sur le chromosome étant connue, le gène responsable de la maladie peut être localisé puis isolé.

## Marqueur tumoral
Substance sécrétée par des cellules cancéreuses ou par des tissus sains en réponse à la présence d'une tumeur.

■ **Les substances sécrétées par les cellules cancéreuses** comprennent elles-mêmes plusieurs catégories : les antigènes oncofœtaux, normalement présents uniquement chez le fœtus, comme l'antigène carcinoembryonnaire, ou A.C.E. (cancers du côlon, du rectum), et l'alpha-fœto-protéine, ou A.F.P. (cancer du testicule) ; des enzymes telles que la phosphatase acide, d'origine prostatique (cancer de la prostate), et l'énolase neurospécifique (tumeur d'origine neuro-endocrinienne) ; des hormones, représentées par la thyrocalcitonine et la thyréoglobuline (cancer de la glande thyroïde), les catécholamines (neuroblastome), l'hormone gonadotrophique chorionique (cancers de l'ovaire et du testicule) ; des protéines antigéniques comme l'antigène spécifique prostatique, ou PSA, le CA 15-3 (cancer du sein), le CA 19-9 (cancers du pancréas et de l'estomac), le CA 125 (cancer de l'ovaire), le CA 50 (cancers du côlon, du rectum et du foie).

■ **Les substances sécrétées par des cellules normales de l'organisme,** en réponse à la présence du cancer, sont observées en cas de dissémination du cancer soit dans le foie (bêta-2-microglobuline, 5'-nucléotidase, phosphatases alcalines), soit dans les os (phosphatases alcalines, marqueurs de la résorption osseuse).

**UTILISATION DIAGNOSTIQUE**

Les marqueurs tumoraux sont décelables dans le tissu cancéreux prélevé par des techniques histologiques et peuvent être également dosés dans le sang, les épanchements séreux, les urines et le liquide cérébrospinal par méthode biochimique ou immunologique. Ils sont utilisés principalement pour suivre l'évolution d'un cancer et l'efficacité d'un traitement. Ils ont aussi un intérêt diagnostique, mais uniquement lorsque leur dosage est associé à d'autres techniques telles que la radiologie, l'échographie, la ponction-biopsie, etc. En ce qui concerne le dépistage précoce des cancers, leur intérêt est minime et limité à quelques types de cancer pour lesquels il existe un caractère familial (cancer médullaire de la thyroïde, par exemple) et au cancer de la prostate (dosage du PSA). En outre, il n'existe actuellement pas de marqueur de la maladie cancéreuse qui soit totalement spécifique et assez sensible pour un dépistage. L'intérêt de la recherche et du dosage des marqueurs tumoraux réside dans la surveillance du cancer pendant et après le traitement : la réapparition ou la nouvelle augmentation du marqueur peut témoigner d'une récidive locale ou à distance (métastase) et incite à la rechercher pour faire un nouveau traitement. Enfin, des utilisations thérapeutiques sont également à l'étude (anticorps dirigés contre des marqueurs tumoraux et porteurs de médicaments anticancéreux).

## Marsupialisation
Technique chirurgicale de drainage d'un abcès, que l'on ouvre vers l'extérieur.

Une marsupialisation se pratique surtout pour drainer un abcès superficiel, par exemple l'abcès d'une des deux glandes de Bartholin (situées de part et d'autre de l'entrée du vagin). Le chirurgien incise l'abcès puis suture les berges de l'ouverture ainsi créée à la peau pour que la poche communique directement avec l'extérieur. Les points de suture sont retirés au bout de quelques jours. Cette technique empêche l'abcès de se reformer.

## Marteau
Osselet de l'oreille moyenne. (P.N.A. *malleus*)

Le marteau fait partie, avec l'enclume et l'étrier, de la chaîne des osselets située dans la caisse du tympan. Ceux-ci sont articulés entre eux et rattachés aux parois du conduit auditif par des ligaments. Le marteau est formé, de haut en bas, d'une tête, d'un col, de deux apophyses (extrémités) et d'un manche. La tête est située dans l'attique (étage supérieur de la caisse du tympan) et le manche est accolé au tympan.

Le marteau transmet les vibrations du tympan, produites par les sons, aux autres osselets et à l'oreille interne. Il est visible au travers du tympan lors de l'examen otoscopique (examen direct par le conduit auditif externe) : son apophyse la plus longue est enchâssée dans le tympan.

Les pathologies du marteau apparaissent surtout au cours des otites chroniques : le marteau s'altère ou l'articulation entre enclume et marteau se luxe. Lors d'un traumatisme important, le marteau peut aussi se fracturer : on le reconstruit par une opération chirurgicale.

## Masochisme
Perversion consistant à tirer son plaisir sexuel de souffrances physiques ou psychiques subies volontairement.

→ VOIR Sadomasochisme.

## Masque de grossesse
→ VOIR Chloasma.

## Massage
Ensemble des techniques utilisant les mains (pétrissage, pressions, vibrations, etc.) et s'exerçant sur différentes parties du corps dans un dessein thérapeutique.

Un massage médical est prescrit par un médecin et relève de la compétence exclusive du masseur-kinésithérapeute, par opposition au massage « esthétique », qui a pour objectif de procurer au sujet une sensation de confort ou de détente.

**INDICATIONS**

Le massage s'associe à la rééducation pour traiter des affections d'ordre trophique (concernant la nutrition des tissus), vasculaire, réflexe ou sensitif, mais aussi différentes douleurs.

■ **En dermatologie**, le massage concerne particulièrement les zones en voie de cicatrisation, après intervention chirurgicale ou brûlure, ou les régions où risquent de se développer des escarres en raison d'un alitement prolongé. Il permet d'améliorer la circulation sanguine et le métabolisme des tissus. Des massages peuvent également être prescrits en cas de stase lymphatique (arrêt ou ralentissement de la circulation de la lymphe) entraînant un œdème.

■ **En neurologie**, le massage permet de réduire les contractures au cours d'affections comme les hémiplégies, les paraplégies ou la maladie de Parkinson, mais aussi en cas de troubles neurovégétatifs localisés (raideurs articulaires associées à des douleurs sourdes).

■ **En rhumatologie**, des massages peuvent être prescrits pour traiter un lumbago, un torticolis, une arthrose ou des douleurs lombaires.

■ **En traumatologie**, le massage est indiqué en cas d'entorse, de tendinite et de fracture, avant une rééducation musculaire active.

■ **Les autres indications du massage**, très nombreuses, comprennent notamment l'encombrement pulmonaire (fluidification des sécrétions bronchiques afin de faciliter leur expectoration), les insuffisances veineuses mais également les troubles de la posture et la stimulation musculaire (avant une compétition sportive par exemple).

**BILAN PRÉALABLE**

La prescription de massages doit être précédée de l'évaluation de l'état du sujet. Celle-ci repose sur la parfaite connaissance de sa maladie (histoire de celle-ci, risques évolutifs, contre-indications, examen des radiographies du patient) et sur un examen clinique systématique. Le praticien recherche des douleurs localisées en palpant le corps du patient de la superficie à la profondeur. Il évalue les troubles et les modifications de la texture ou de la consistance de différentes parties de l'organisme :

- la peau et les tissus sous-cutanés (recherche de cicatrices fibreuses ou adhérentes) ;
- les tendons (recherche de tendinites, de ténosynovites) ;
- les tissus d'enveloppe du muscle (recherche d'adhérences ou cordes aponévrotiques) ;
- les muscles (recherche de contractures, d'hématomes enkystés) ;
- les capsules articulaires et les ligaments (recherche d'épaississements fibreux, d'épanchements intra-articulaires).

**TECHNIQUE**

Selon la pathologie en cause, le masseur-kinésithérapeute utilise différentes manœuvres de massage, qui se distinguent par la position de la main vis-à-vis des tissus à traiter mais aussi par l'intensité, la profondeur et le sens des manœuvres.

■ **Les frictions localisées** consistent à mobiliser les différentes couches de tissus les unes par rapport aux autres. Exercées transversalement par rapport à l'axe des muscles, des tendons ou des ligaments - on parle dans ce cas de massage transversal profond - et utilisées en cas de lésion musculaire, de tendinite ou d'entorse, ces manœuvres exercent un effet analgésique (supprimant la douleur), trophique (favorisant la nutrition des tissus), mécanique et défibrosant.

■ **Les percussions manuelles** consistent à frapper alternativement les tissus avec l'extrémité des doigts (tapotement), le bord de la main (hachures) ou la main en cuillère (claquades) afin de stimuler les muscles.

■ **Les pétrissages superficiels** consistent à former un pli de peau et à lui imprimer des contraintes en torsion, tension et cisaillement pour lutter contre les adhérences fibreuses et les infiltrats sous-cutanés.

■ **Les pétrissages profonds** permettent de saisir des masses musculaires et de leur imprimer des mouvements de torsion et d'allongement pour décontracturer.

■ **Les pressions glissées superficielles**, ou **effleurages**, consistent à glisser la main sur la peau sans entraîner ni déprimer les tissus sous-jacents. Cette manœuvre, qui sert souvent de prise de contact et d'évaluation, possède essentiellement un effet superficiel d'analgésie cutanée.

■ **Les pressions glissées profondes** déplacent et entraînent la peau et les tissus sous-cutanés. Lorsqu'elles s'exercent de la périphérie vers la racine d'un membre, elles permettent d'augmenter la circulation de retour par dépression veineuse.

■ **Les pressions statiques** consistent en un appui de la main ou d'un doigt sans déplacement par rapport à la peau.

■ **Les vibrations manuelles**, séries de pressions-dépressions mécaniques obtenues par tétanisation des muscles de l'avant-bras du thérapeute, favorisent le désencombrement pulmonaire.

**CONTRE-INDICATIONS ET EFFETS INDÉSIRABLES**

Les massages sont contre-indiqués en cas de maladie inflammatoire, infectieuse ou tumorale en poussée. Ils n'entraînent normalement aucun effet secondaire et, à l'exception de certaines manœuvres précises (massage transversal profond), ne sont pas douloureux s'ils sont correctement pratiqués.

## Massage cardiaque externe

Étape capitale de la réanimation cardiorespiratoire, pratiquée en cas d'arrêt cardiaque (état se traduisant par une perte de conscience et une abolition du pouls dans les grosses artères - artère carotide au cou, artère fémorale à l'aine).

Le massage cardiaque externe, associé au maintien de la liberté des voies aériennes et à la ventilation artificielle, assure une activité circulatoire minimale par la technique des compressions thoraciques intermittentes au niveau du sternum. Son mécanisme repose sur la mise en jeu de la pompe cardiaque (en comprimant le cœur entre le sternum et le rachis, on le vide de son contenu sanguin avant qu'un nouveau remplissage cardiaque ait lieu du fait de la seule levée de la compression), à laquelle vient s'ajouter l'effet de la pompe thoracique (liée aux variations de pression thoracique dues à l'alternance compression/relâchement du thorax), qui assure l'expulsion du sang vers la grande circulation.

**TECHNIQUE**

Le sauveteur exerce sur la moitié inférieure du sternum du malade, qui est allongé sur le dos et sur un plan dur, des compressions brèves et régulières (de 80 à 100 par minute chez l'adulte et l'enfant, 120 chez le nourrisson) à l'aide de la partie postérieure de la paume de ses deux mains placées l'une sur l'autre, les bras tendus verticalement pour transmettre le poids de son corps. Chez l'enfant, ces compressions peuvent être effectuées à l'aide d'une seule main, voire de deux doigts chez le nourrisson.

Parallèlement, une ventilation artificielle est pratiquée, notamment par la technique du bouche-à-bouche. La fréquence des insufflations est de deux toutes les quinze compressions sternales, s'il n'y a qu'un seul sauveteur, de une toutes les cinq compressions s'il y en a deux. Le massage cardiaque externe doit être relayé dès l'arrivée des moyens de réanimation par le massage cardiaque mécanique et la ventilation artificielle (réalisés par des appareils automatiques), et la perfusion d'adrénaline, de bicarbonate et d'autres substances selon la cause.

## Masse sanguine

Mesure du volume occupé par les globules rouges (volume globulaire total) et le plasma (volume plasmatique). SYN. *volémie*.

La masse sanguine s'évalue par le volume sanguin total (somme du volume plasmatique et du volume globulaire). Elle peut s'exprimer en millilitres par kilogramme. Sa valeur moyenne est d'environ 76 chez l'homme, 68 chez la femme. Il est préférable de l'exprimer en pourcentage de la valeur normale théorique qui est fonction de la taille et du poids du sujet et donnée par une table standard.

La masse sanguine est estimée par le marquage isotopique (fixation d'un isotope radioactif sur un type de cellules permettant leur repérage), utilisant le technétium ou l'indium radioactif pour marquer les globules rouges et mesurer le volume globulaire, l'iode pour marquer l'albumine et mesurer le volume plasmatique. La mesure de ces volumes permet notamment de distinguer une vraie anémie (diminution du volume globulaire total) d'une fausse anémie (augmentation du volume plasmatique) ou une vraie polyglobulie (augmentation du volume globulaire total) d'une fausse polyglobulie (diminution du volume plasmatique).

## Mastectomie

Ablation chirurgicale de la glande mammaire. SYN. *mammectomie*.

Une mastectomie est essentiellement pratiquée dans le cas de cancer du sein. Elle peut être totale ou partielle.

■ **La mastectomie totale** peut revêtir deux formes : élargie ou simple. Dans la mastectomie élargie, ou intervention de Halstedt, le sein malade, les ganglions de l'aisselle et le muscle pectoral sont enlevés par une large

## MASSAGE CARDIAQUE EXTERNE

**Le massage cardiaque externe permet de rétablir la fonction cardiaque et circulatoire d'un malade victime d'un arrêt cardiaque avant l'arrivée des secours d'urgence. Il est toujours associé au bouche-à-bouche, destiné à maintenir la respiration.**

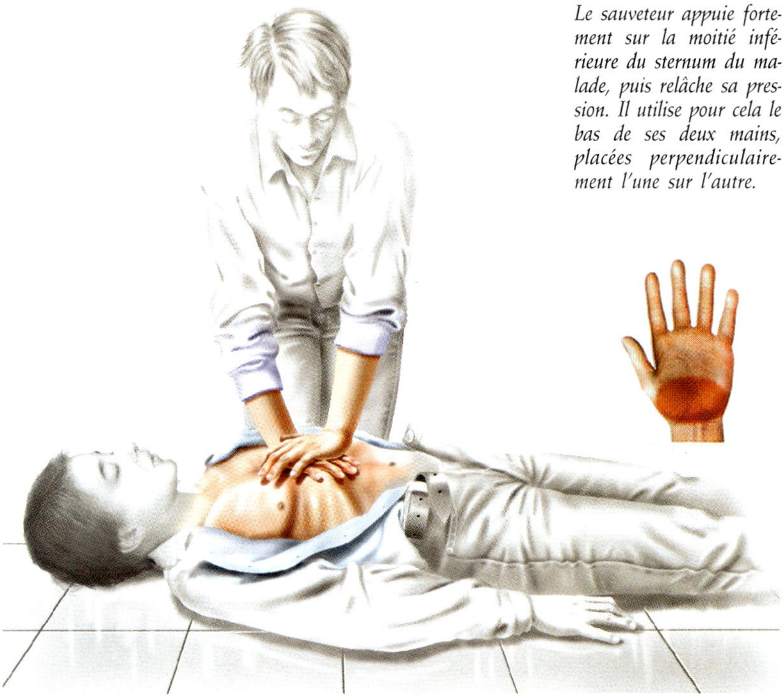

*Le sauveteur appuie fortement sur la moitié inférieure du sternum du malade, puis relâche sa pression. Il utilise pour cela le bas de ses deux mains, placées perpendiculairement l'une sur l'autre.*

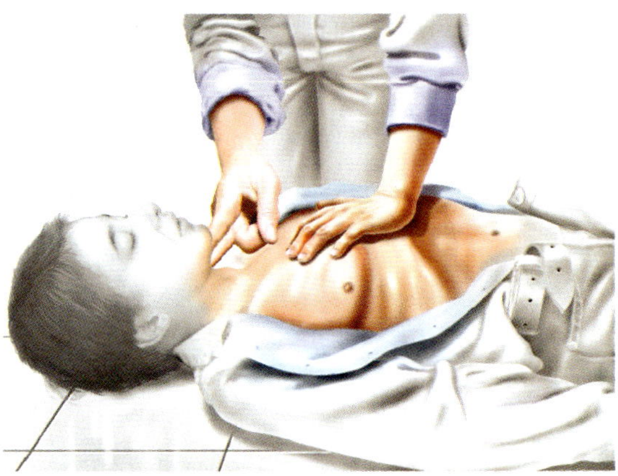

*Après quelques compressions brèves et régulières, l'efficacité du massage cardiaque externe est contrôlée par la palpation, au cou de la victime, des battements de l'artère carotide. Ce contrôle est régulièrement répété.*

incision elliptique. On lui préfère actuellement une intervention moins mutilante, qui respecte le muscle pectoral : la mastectomie simple, ou intervention de Patey, à laquelle est fréquemment associé un curage des ganglions de l'aisselle.

■ La mastectomie partielle concerne un seul des 4 quadrants (portion de sein délimitée par deux lignes perpendiculaires partant du mamelon) ; avec la simple ablation de la tumeur, elle respecte davantage l'anatomie et la silhouette féminines.

**DÉROULEMENT ET EFFETS SECONDAIRES**

Les mastectomies sont effectuées sous anesthésie générale et nécessitent une hospitalisation de quelques jours. La reconstruction du sein a parfois lieu en même temps que son ablation. Elle fait appel soit à la pose d'une prothèse, soit à des techniques de reconstruction utilisant les muscles adjacents de la paroi thoracique ou abdominale (muscle grand dorsal, muscle grand droit). Lorsque l'intervention est suivie d'un traitement complémentaire du cancer (radiothérapie ou chimiothérapie), la reconstruction du sein se fait dans un second temps.

Le curage des ganglions de l'aisselle peut entraîner un œdème du bras. Aussi est-il souhaitable de ménager, dans les mois qui suivent l'intervention, le membre correspondant au sein opéré. La limitation du mouvement d'abduction du bras (éloignement du corps), liée elle aussi au curage ganglionnaire, est corrigée par une kinésithérapie adaptée.

→ VOIR Mammoplastie.

## Mastication

Action de broyer des aliments à l'aide des dents, considérée comme la première étape de la digestion.

La mastication s'effectue grâce aux mouvements du maxillaire inférieur, seul os mobile de la face. Celui-ci est actionné par de puissants muscles, les muscles masséters, qui, lors de leur contraction, prennent appui sur les os fixes du crâne. Les aliments sont coupés par les incisives, déchirés par les canines puis écrasés et broyés par les prémolaires et les molaires. Une mauvaise mastication due à la perte des dents de même qu'une mastication trop rapide entraînent souvent une digestion laborieuse.

## Mastite

Inflammation, aiguë ou chronique, de la glande mammaire.

### Mastite aiguë

Une mastite aiguë, généralement sans gravité, s'observe le plus souvent au début de l'allaitement, mais peut aussi être causée par le virus des oreillons, être la première manifestation d'un cancer du sein ou avoir une origine hormonale (nouveau-né ou adolescent, garçon ou fille, à la puberté). Chez le nouveau-né et l'adolescent, les signes d'inflammation (douleur, sensibilité, gonflement) disparaissent spontanément en quelques semaines.

Lors de l'allaitement, la mastite aiguë est due à une infection bactérienne qui s'introduit par une crevasse du mamelon. Le sein est rouge, chaud, dur, douloureux et la fièvre est élevée. Si du pus s'écoule par le mamelon, l'allaitement doit être interrompu. Le traitement antibiotique local et général de la femme qui allaite entraîne la guérison mais, lorsqu'un abcès du sein se forme, il doit être opéré.

### Mastite chronique

Due à des infections bactériennes à répétition ou à des modifications hormonales, une mastite chronique se traduit par une pesanteur du sein et par l'existence de grosseurs multiples, avec parfois un écoulement séreux par le mamelon. Ces signes sont plus nets lors de la deuxième moitié du cycle menstruel. La mammographie, l'échographie et la biopsie d'une des grosseurs permettent de faire le diagnostic et d'écarter un cancer. Si les symptômes sont intenses, ils peuvent être soulagés par l'administration de progestérone, de danazol ou de bromocriptine.

## Mastocyte

Cellule du tissu conjonctif qui sécrète des substances chimiques participant aux réactions de défense de l'organisme.

Les mastocytes, localisés dans la plupart des organes à l'exception du cerveau, contiennent des granulations riches en substances telles que l'héparine, l'histamine, la sérotonine ainsi que de nombreuses enzymes. Ces substances sont libérées dans le sang lors d'une réaction antigène-anticorps, mais aussi sous l'action de médicaments ou de produits d'origine animale (toxine bactérienne, venin de serpent). Elles agissent de plusieurs façons : elles stimulent la vasomotricité (histamine), activent d'autres cellules du système immunitaire (polynucléaires éosinophiles et neutrophiles, lymphocytes) et des enzymes ; enfin, elles participent à la coagulation sanguine (héparine).

La mise en jeu des mastocytes entraîne, d'une part, une dilatation et une augmentation de la perméabilité des vaisseaux sanguins de la peau - ce qui provoque un œdème - et, d'autre part, un appel de cellules (essentiellement des polynucléaires éosinophiles) intervenant dans le phénomène de l'inflammation et responsables de l'allergie par libération d'histamine.

**PATHOLOGIE**

Sous l'influence de substances allergènes, les mastocytes peuvent susciter la libération des immunoglobulines de classe E, responsables des phénomènes allergiques (urticaire, rhinite allergique, asthme). Par ailleurs, une prolifération anormale des mastocytes entraîne une mastocytose (affection rare de la peau semblable à l'urticaire).

## Mastocytose

Maladie caractérisée par une prolifération diffuse de mastocytes (cellules du tissu conjonctif qui sécrètent l'histamine, substance en partie responsable des symptômes d'allergie, mais aussi la sérotonine et diverses enzymes), atteignant souvent la peau.

Sans cause connue, la mastocytose existe sous deux formes, parfois associées.

- **La forme cutanée** atteint le plus souvent l'enfant. Ces mastocytoses, en général bénignes, se traduisent par des taches planes jaune chamois, qui deviennent saillantes et rouges quand on les frotte avec une pointe mousse (signe de Darier). D'évolution chronique, elles s'atténuent ou disparaissent spontanément avec l'âge. Le traitement vise uniquement à faire disparaître les symptômes à l'aide d'antihistaminiques.
- **La forme systémique** touche d'une manière diffuse les viscères. Affectant surtout l'adulte, ces mastocytoses se manifestent par des atteintes osseuses - des os longs et du rachis surtout -, digestives (douleurs abdominales, nausées, vomissements, diarrhée) et hématologiques (élévation du taux sanguin de globules blancs, augmentation de volume du foie, de la rate et des ganglions lymphatiques). L'évolution, chronique, aboutit parfois à une affection cancéreuse. Le traitement est le même que celui des formes cutanées.

MASTOÏDE

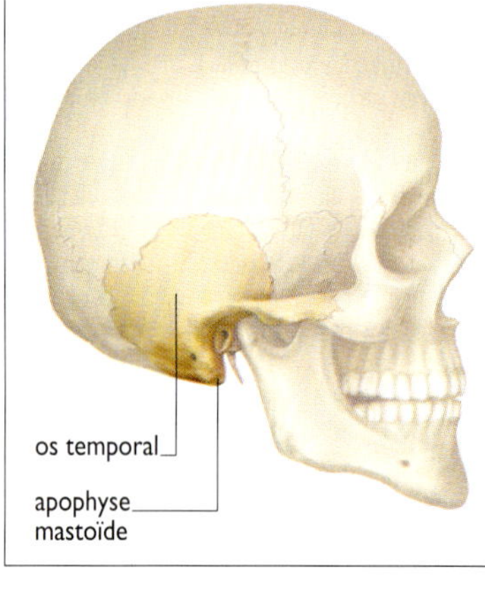


## Mastodynie

Sensation de tension douloureuse des seins.

Une mastodynie est fréquente avant les règles (syndrome prémenstruel) ou au début de la grossesse ; elle est accrue par les contraceptifs hormonaux. En l'absence de tout autre signe, elle est considérée comme un symptôme de dérèglement hormonal et traitée par des médicaments progestatifs durant la 2$^{e}$ partie du cycle menstruel.

## Mastoïde

Base de l'os temporal, située derrière l'oreille. (P.N.A. *processus mastoideus*)

Dans sa portion inférieure, la mastoïde se termine par une saillie triangulaire dont la pointe est en bas. On peut sentir au toucher, derrière l'oreille, l'extrémité de cette saillie. La mastoïde est creusée de cavités, ou cellules, remplies d'air, en plus ou moins grand nombre et de taille plus ou moins importante suivant l'anatomie de chaque personne. Toujours présente, la plus vaste de ces cavités est l'antre, qui communique avec l'air contenu dans la caisse du tympan, dans l'oreille moyenne, par un court canal, l'*aditus ad antrum*. Grâce à ces cavités, la mastoïde joue le rôle de résonateur.

La mastoïde est proche du nerf facial (qui chemine dans la paroi antérieure de l'antre), du sinus veineux latéral (voie de drainage veineux du cerveau), du lobe temporal de l'hémisphère cérébral et des méninges qui l'enveloppent. La principale pathologie de la mastoïde est la mastoïdite.

## Mastoïdite

Inflammation de la mastoïde (base de l'os temporal).

Il existe deux formes de mastoïdite, la mastoïdite chronique, qui est l'extension à la mastoïde de l'inflammation due à une otite chronique, prolongée dans le temps, et la mastoïdite aiguë, dont on distingue deux sortes : la mastoïdite masquée, ou mastoïdite décapitée, la plus fréquente aujourd'hui, et la mastoïdite extériorisée.

### Mastoïdite masquée

Il s'agit d'une mastoïdite aiguë qui se développe au cours d'une otite dont le traitement antibiotique est mal adapté.

**SYMPTÔMES ET SIGNES**

Malgré la prise d'antibiotiques, le sujet, le plus souvent un enfant, a toujours de la fièvre ; l'otite persiste et l'examen otoscopique (examen direct par le conduit auditif externe) ne montre aucune amélioration de l'aspect du tympan. Mais, surtout, l'état général de l'enfant s'altère : celui-ci perd l'appétit et ne prend plus de poids.

**DIAGNOSTIC**

Au moment du diagnostic, l'enfant est soigné pour une otite mais celle-ci ne guérit pas. Le diagnostic est difficile à établir car les antibiotiques pris pour combattre l'otite, même s'ils ne sont pas tout à fait adaptés au germe, atténuent d'une manière trompeuse la maladie, qui continue d'évoluer. Dans ce cas, il convient d'effectuer une paracentèse, au cours de laquelle on prélève dans l'oreille infectée un peu de pus, soumis ensuite à des examens bactériologiques avec antibiogramme.

**TRAITEMENT**

Le traitement antibiotique est modifié en fonction des données de l'antibiogramme. S'il échoue de nouveau, une mastoïdectomie (incision chirurgicale sous anesthésie générale de la mastoïde et nettoyage des cavités mastoïdiennes visant à éliminer les foyers infectieux) est le plus souvent réalisée. En effet, les complications apparaissent vite : l'infection peut se propager aux organes voisins et provoquer une méningite, une labyrinthite (inflammation du labyrinthe de l'oreille interne), un abcès du cerveau, une encéphalite (inflammation de l'encéphale), une thrombophlébite cérébrale (formation d'un caillot à l'intérieur d'une veine cérébrale ou inflammation de cette veine) ou une paralysie du nerf facial. Désormais, les mastoïdites masquées sont rares.

### Mastoïdite extériorisée

Il s'agit d'une inflammation aiguë de la mastoïde, qui s'extériorise dans la peau derrière l'oreille. Une mastoïdite extériorisée constitue une complication d'une otite aiguë, l'infection de l'oreille moyenne se propageant aux cavités mastoïdiennes.

**SYMPTÔMES ET SIGNES**

L'enfant a de la fièvre, des frissons, des maux de tête, est fatigué, a mal à l'oreille et entend moins bien. Il existe une réaction inflammatoire à la hauteur de la mastoïde, située derrière le pavillon de l'oreille : la peau est rouge et sensible, parfois elle est gonflée par un abcès sous-cutané.

**DIAGNOSTIC ET TRAITEMENT**

Au moment du diagnostic, l'enfant a une otite non soignée, qui a évolué et enflammé la mastoïde. Le diagnostic, étayé par les radiographies et le scanner, est confirmé par la découverte d'un microbe, en général une bactérie comme le pneumocoque, au cours d'examens sanguins.

Le traitement repose sur la prise d'antibiotiques adaptés et, souvent, sur une mastoïdectomie (curage chirurgical des cavités mastoïdiennes).

## Mastopathie

Affection de la glande mammaire.

Le terme de mastopathie désigne aussi bien une congestion prémenstruelle de la glande mammaire qu'une mastite (inflammation aiguë ou chronique de la glande) ou une maladie fibrokystique du sein.

## Mastoplastie

→ VOIR Mammoplastie.

## Mastose

Toute affection bénigne non inflammatoire du sein.

Une mastose se présente le plus souvent sous la forme d'une zone indurée, localisée, à l'intérieur de laquelle se trouvent associés kystes et foyers de dystrophie (anomalie liée à un trouble nutritionnel tissulaire).
→ VOIR Sein (tumeur bénigne du).

## Matelas

Pièce de literie utilisée pour l'alitement.

#### DIFFÉRENTS TYPES DE MATELAS

Différents types de matelas sont utilisés dans les hôpitaux dans un dessein préventif et thérapeutique.

- **Le matelas à eau** est confortable mais exige un contrôle régulier d'étanchéité.
- **Le matelas pneumatique à gonflement alternatif,** rattaché à un moteur électrique, est composé de plusieurs boudins cylindriques parallèles, qui se gonflent et se dégonflent en alternance. La surface d'appui change donc suivant ce rythme, le poids du malade portant sur la partie du corps qui repose sur les boudins gonflés.
- **Le matelas à air pulsé** possède une soufflerie d'air tiède, reliée à un moteur, qui permet de mettre en mouvement des microbilles. Très onéreux, il est plus particulièrement réservé aux grands brûlés, dont il atténue les douleurs.

Tous ces matelas sont utilisés pour les malades grabataires (hémiplégiques par exemple), les grands blessés (accidentés de la route) et les grands brûlés, car ils massent les zones d'appui du corps. Ils donnent aussi d'excellents résultats dans la prévention et le traitement des escarres provoquées par un alitement prolongé.

## Matité

Sensation auditive perçue à la percussion (du thorax le plus souvent, mais aussi de l'abdomen) et qui rend un son anormalement assourdi.

Le plus souvent localisée, une matité thoracique est due à une pleurésie, épanchement de liquide dans la plèvre (enveloppe du poumon), ou à des lésions du tissu pulmonaire (pneumonie, foyer pulmonaire).

Une matité abdominale peut correspondre à droite à un gros foie, à gauche à une rate volumineuse. Ces déformations sont également sensibles à la palpation.

## Maxillaire inférieur

Os en forme de fer à cheval formant le squelette de la mâchoire inférieure. SYN. *mandibule.* (P.N.A. *mandibula*)

Le maxillaire inférieur porte les dents inférieures. C'est le seul os mobile du crâne : de chaque côté de la mâchoire, il s'articule avec l'os temporal par l'articulation temporomandibulaire ; sa mobilité est également assurée par les muscles masticateurs, qui s'insèrent sur les os du crâne et permettent la phonation, la mastication, la déglutition et la respiration.

## Maxillaire inférieur (fracture du)

Rupture traumatique du maxillaire inférieur.

Une fracture du maxillaire inférieur est due en général à un choc violent et direct, dont le point d'impact se situe le plus souvent à la hauteur du menton. Le malade se plaint de douleurs et a du mal à parler et à déglutir. Le menton est déplacé, en principe du côté de la fracture, et la bouche reste fermée ou entrouverte. Le diagnostic repose sur les examens radiologiques effectués sous différents angles ainsi que sur le scanner.

#### TRAITEMENT

La réduction de la fracture est généralement orthopédique. Cependant, en cas de déplacement, les extrémités osseuses fracturées doivent être remises chirurgicalement en bonne position sous anesthésie générale. On immobilise le maxillaire inférieur pendant 6 semaines environ à l'aide d'une mentonnière ou en le fixant au maxillaire supérieur au moyen de fils métalliques ; dans ce dernier cas, le blessé doit recevoir une alimentation liquide pendant l'immobilisation.

MAXILLAIRES : OS DE LA FACE

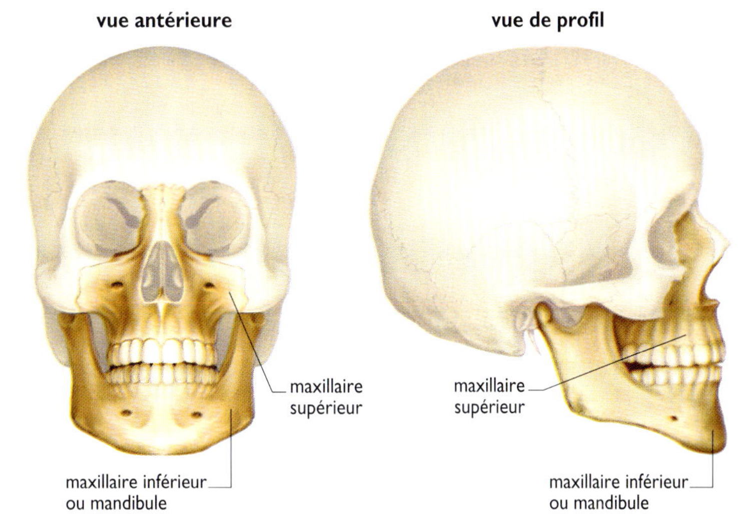


## Maxillaire supérieur

Os très richement vascularisé, formant la partie osseuse centrale de la face. (P.N.A. *maxilla*)

Le maxillaire supérieur, à la base, est le lieu d'implantation des dents supérieures : il porte alors le nom d'os alvéolaire et s'atrophie avec la perte des dents, entraînant un affaissement important des lèvres et une diminution de la distance séparant le nez du menton ; seul un dentier ou des implants dentaires remplaçant la totalité des dents perdues permettent de rendre au visage son aspect normal. À son sommet, le maxillaire supérieur forme le plancher des orbites. De chaque côté, il est creusé d'une cavité remplie d'air, le sinus maxillaire, en communication avec les fosses nasales.

## Maxillaire supérieur (fracture du)

Rupture traumatique affectant le maxillaire supérieur.

Une fracture du maxillaire supérieur est due en général à un choc violent et direct (accident de voiture ou de deux-roues). Elle peut atteindre les pommettes, les os du nez, les dents, le plancher des orbites, etc. Du fait de la vascularisation importante de cette région, elle entraîne presque toujours des hématomes importants. Le diagnostic repose sur les examens radiologiques, complétés par les tomographies et le scanner.

#### TRAITEMENT ET COMPLICATIONS

Le traitement dépend du type et de la localisation des lésions. En cas de déplacement des fragments osseux, ceux-ci doivent être remis en place chirurgicalement sous anesthésie générale. Le maxillaire supérieur étant un os immobile, aucune immobilisation n'est ensuite nécessaire. Les complications précoces des fractures du maxillaire supérieur peuvent être d'une particulière gravité : atteinte nerveuse ou oculaire, lésions cérébrales. Dans un deuxième temps surviennent parfois des atteintes infectieuses ainsi que des troubles de la consolidation osseuse. L'état de ces malades ne doit donc jamais être pris à la légère ; un praticien doit être consulté en urgence en cas de vomissements, de troubles de la vision, de vertiges, de migraines, etc.

## May-Grünwald-Giemsa (coloration de)

Association d'une technique de fixation (May-Grünwald) et d'une technique de coloration (Giemsa) pour étudier les frottis de sang, de moelle osseuse ou de ganglions.

La coloration de May-Grünwald-Giemsa est l'une des techniques participant au diagnostic de nombreuses maladies du sang. Son avantage est de faire apparaître en couleurs vives les différents éléments des cellules lors de l'examen des frottis.

## Méat

Orifice d'un conduit. (P.N.A. *meatus*)

Le terme méat s'applique le plus souvent à l'uretère ou à l'urètre.

■ **Le méat urétéral** est situé à la jonction de l'uretère et de la vessie ; il permet l'écoulement dans la vessie de l'urine venant du rein.

■ **Le méat urétral** est situé à l'extrémité de l'urètre (au niveau du gland pénien chez l'homme, de la vulve chez la femme) ; il permet l'écoulement de l'urine contenue dans la vessie à l'extérieur de l'organisme.

■ **Le méat sinusien** est l'orifice d'abouchement des cavités sinusiennes dans les fosses nasales.

## Méatotomie

Incision chirurgicale d'un méat rétréci afin d'en élargir l'ouverture.

En règle générale, une méatotomie est pratiquée pour remodeler le méat urétral. En effet, celui-ci peut être rétréci de façon congénitale ou à la suite d'une infection, de la mise en place prolongée d'une sonde urinaire, etc. L'intervention, qui se déroule sous anesthésie locale, locorégionale ou générale, nécessite une hospitalisation de 24 à 48 heures. La principale complication de la méatotomie urétrale est la récidive du rétrécissement méatique, le plus souvent due à une fibrose cicatricielle (formation pathologique de tissu fibreux).

La méatotomie sinusienne consiste en l'agrandissement des méats sinusiens permettant un drainage et un abord chirurgical des sinus.

## Mèche

Bande de tissu ou de gaze mise en place dans une cavité.

Une mèche est le plus souvent utilisée pour drainer une poche de liquide organique (abcès, hématome). Après avoir incisé la poche et évacué son contenu, le chirurgien pose la mèche afin qu'elle draine par capillarité les sécrétions purulentes ou les saignements, qui finissent par se tarir. La mèche doit être enlevée au plus tard dans un délai de 8 jours après sa pose ; on peut ensuite replacer une petite mèche pour quelques jours afin d'éviter une cicatrisation trop rapide des tissus.

## Meckel (diverticule de)

Cavité en forme de doigt de gant de l'intestin grêle due à la persistance après la naissance du canal omphalomésentérique (canal embryonnaire reliant la région ombilicale au mésentère, membrane abdominale).

De dimensions variables, le diverticule de Meckel est observé chez environ 2 % de la population. Ce diverticule unique se trouve vers la fin de l'intestin grêle, à proximité de la jonction de l'iléon et du cæcum. Il est recouvert normalement de muqueuse digestive et a une vascularisation propre.

#### COMPLICATIONS

Le plus souvent sans symptômes, le diverticule de Meckel se révèle parfois chez l'enfant ou l'adulte jeune par des complications : occlusion, infection appelée diverticulite, hémorragie rectale de sang rouge. Cette dernière s'explique par la présence anormale, à l'intérieur du diverticule, de muqueuse de type gastrique, qui sécrète de l'acide gastrique, responsable d'ulcérations hémorragiques de la muqueuse iléale voisine.

#### DIAGNOSTIC ET TRAITEMENT

Le diagnostic repose sur la radiographie de l'intestin grêle et sur la scintigraphie au technétium ; cependant, ces examens ne permettent pas toujours de mettre en évidence le diverticule. Le traitement, en cas de complications, consiste en l'ablation chirurgicale du diverticule de Meckel.

## Méconium

Matières fécales épaisses et collantes excrétées par le nouveau-né pendant les tout premiers jours de sa vie.

De couleur verdâtre, le méconium est composé de bile, de sécrétions digestives et de cellules intestinales desquamées. Dans la majorité des cas, il commence à être excrété au cours des 12 premières heures après la naissance. Des matières fécales normales lui succèdent dès que le nouveau-né commence à s'alimenter.

#### PATHOLOGIE

L'expulsion du méconium dans le liquide amniotique, avant l'accouchement, est anormale et témoigne d'une souffrance fœtale. Le risque est l'inhalation par le bébé du liquide amniotique « méconial », conduisant à une détresse respiratoire ; le méconium peut en effet obstruer les voies aériennes et léser les poumons. À l'inverse, un retard d'élimination du méconium après l'accouchement doit faire rechercher une occlusion intestinale, due à une malformation (rétrécissement ou absence d'un segment digestif), à une obstruction (méconium trop épais, mucoviscidose) ou à une anomalie fonctionnelle (paralysie intestinale localisée ou diffuse de la maladie de Hirschsprung). Quelle que soit la cause, un retard d'élimination nécessite des examens réalisés en milieu néonatalogique hospitalier.

## Médecin

Personne titulaire d'un diplôme de docteur en médecine reconnu par l'État.

Un docteur en médecine peut pratiquer la médecine générale (on parle alors d'omnipraticien ou de généraliste) ou exercer une spécialité (chirurgie ou dermatologie, par exemple) dans différentes situations : hôpital civil ou militaire, cabinet privé, service de médecine du travail, etc. La loi sanctionne l'exercice illégal (sans diplôme) de la médecine. La législation permet à certains médecins titulaires d'un diplôme étranger d'exercer dans d'autres pays. Des conventions d'équivalence sont nécessaires.

## Médecine

Ensemble des connaissances concernant les maladies, les traumatismes, les infirmités et les moyens de les traiter.

La médecine se préoccupe aussi bien des causes des maladies, de leurs modes de contamination et d'apparition que de leur fréquence, de leur diagnostic, de leur évolution, de leur prévention et de leur traitement.

La médecine se subdivise en de nombreuses branches qui correspondent à différentes fonctions dans la société (médecine scolaire, médecine du travail, médecine sociale, médecine militaire), à différents modes d'exercice (médecine libérale, ou privée, médecine hospitalière, médecine salariée) ou à différentes spécialités : médecine physique ou rééducation, médecine aérospatiale, médecine nucléaire, médecine tropicale, etc.

À ces différentes formes de la médecine se juxtaposent différentes cultures médicales : à côté de la médecine scientifique « occidentale », née au XIXe siècle, il existe des médecines hétérodoxes, ou parallèles, représentées par des praticiens des médecines dites douces. Certaines cultures nationales ou régionales comportent en outre une branche médicale : médecine chinoise, médecine indienne, médecines africaines, etc.

## Médecine (histoire de la)

Pendant des millénaires, la médecine s'est identifiée partout à la magie et à la religion. Les techniques médicales se limitaient à la thérapeutique par les plantes et à quelques pratiques chirurgicales simples telles que la trépanation et la réduction des fractures.

En Mésopotamie, on sait par le code d'Hammourabi (1792-1750 environ av. J.-C.) qu'il existait déjà un embryon de législation médico-sociale. Dans l'Égypte pharaonique, des dispositions régissaient l'activité des médecins, dont les connaissances étaient relativement étendues.

En Chine, la médecine traditionnelle considérait que la maladie résulte d'une perturbation entre deux forces opposées, le yin et le yang. Pour restaurer cet équilibre, on préconisait le recours à l'acupuncture et à toutes sortes de traitements empiriques.

En Inde, la médecine et surtout la chirurgie étaient, selon les traités médicaux, très développées : on pratiquait couramment certaines interventions de chirurgie plastique comme la réfection du nez.

#### L'ANTIQUITÉ GRÉCO-ROMAINE

C'est en Grèce, au Ve siècle av. J.-C., qu'apparaît la première observation objective des phénomènes pathologiques. Le médecin Hippocrate (vers 460 - vers 377 av. J.-C.) rejette en effet toute référence au sacré, considérant que les maladies relèvent de causes naturelles ; il prône divers procédés d'examen tels que la palpation, la percussion ou l'observation des excrétions. Les Romains édictent certaines règles de santé publique et fondent, pour les vétérans et les infirmes de guerre, les premiers hôpitaux connus. Galien (vers 131-vers 201 apr. J.-C.) fait d'importantes découvertes en anatomie.

#### LA MÉDECINE AU MOYEN ÂGE

Les Arabes sont, avec les Byzantins, pratiquement les seuls à perpétuer la tradition médicale de l'Antiquité. Dans l'Occident chrétien, la chute de l'Empire romain inaugure une longue période de stagnation durant laquelle la médecine est entre les mains des clercs. La dissection à cette époque est interdite ; les grandes épidémies, qui causent des ravages considérables, sont attribuées à des forces maléfiques. Cependant, un renouveau des études médicales s'amorce à partir du XIe siècle avec la fondation de l'école de Salerne, en Italie du Sud. Puis, au XIIIe siècle, l'école de Montpellier et les grandes universités européennes de Bologne, d'Oxford, de Paris et de Padoue prennent le relais : la médecine fait désormais l'objet d'un enseignement régulier au même titre que la théologie.

#### DE LA RENAISSANCE AU XVIIIe SIÈCLE

À la Renaissance, l'anatomie connaît un éclatant renouveau. Le Bruxellois André Vésale (vers 1514-1564) est l'un des premiers à pratiquer la dissection du corps humain, jusqu'alors interdite par l'Église, et rectifie bien des erreurs perpétuées depuis l'Antiquité. D'autres grands anatomistes (Sylvius, Eustache, Fallope entre autres) donnent leur nom aux organes qu'ils décrivent. Fracastoro (1483-1553), qui étudie la syphilis, pressent que la transmission des maladies contagieuses s'opère par des micro-organismes invisibles. Paracelse (vers 1493-1541) ouvre la voie à la thérapeutique chimique. La chirurgie est largement dominée par Ambroise Paré (vers 1509-1590), qui, dans les amputations, substitue la ligature des artères à la cautérisation. La profession médicale se dote de statuts et l'enseignement se développe. Mais la médecine proprement dite avance peu, les « soins » se limitant aux mêmes actes (clystères, saignées, etc.) et à l'administration de drogues, souvent néfastes.

Aux XVIIe et XVIIIe siècles, la physiologie prend son essor. L'Anglais William Harvey (1578-1657) découvre la circulation du sang. L'Italien Malpighi (1628-1694), qui décrit les capillaires pulmonaires, est l'un des fondateurs de l'histologie, étude des tissus vivants. Morgagni (1682-1771) montre l'intérêt de confronter les lésions organiques visibles à l'autopsie avec les symptômes cliniques. Tout à la fin du XVIIIe siècle, le Britannique Edward Jenner (1749-1823) met au point la vaccination antivariolique, qui préfigure le développement d'une médecine préventive efficace. En dépit de ces innovations, on ne « soigne » toujours pas véritablement le malade. L'examen clinique reste très élémentaire et la thérapeutique, fantaisiste. La médecine proprement scientifique n'apparaîtra qu'au XIXe siècle.

#### LE XIXe SIÈCLE

Dans la première moitié du siècle, l'école française de médecine (Laennec, Bretonneau, Trousseau) met au point la méthode anatomoclinique, fondée sur la comparaison des résultats des examens cliniques avec les données anatomiques ; cette méthode permet de mieux comprendre le développement et les mécanismes des maladies. De nombreux travaux effectués pour isoler les principes actifs des plantes aboutissent à l'obtention de produits tels que la morphine, la quinine, l'atropine ou la digitaline. La découverte de l'anesthésie générale à l'éther (1846) et au chloroforme (1847) va ouvrir à la chirurgie d'immenses possibilités. Dans la seconde partie du XIXe siècle, les progrès s'accélèrent. On doit à Claude Bernard (1813-1878) d'importantes découvertes sur les phénomènes chimiques de la digestion, sur les glandes à sécrétion interne et à sécrétion externe, sur le système nerveux ; dans son *Introduction à la médecine expérimentale* (1865), il fixe les règles de la médecine expérimentale qui présideront aux travaux de ses successeurs. Le chimiste Louis Pasteur (1822-1895) établit la nature microbienne ou virale de plusieurs maladies, met au point le vaccin contre la rage et montre que les micro-organismes sont en médecine les agents des maladies contagieuses et, en chirurgie, les propagateurs de l'infection. En 1928, le Britannique sir Alexander Fleming (1881-1955) découvre la pénicilline, dont les propriétés bactéricides sont mises à profit à partir de la Seconde Guerre mondiale. L'Allemand Robert Koch (1843-1910) découvre le bacille de la tuberculose, auquel son nom reste attaché (bacille de Koch). Les progrès de la parasitologie permettent d'élucider les mécanismes de transmission de nombreuses maladies tropicales (paludisme, maladie du sommeil, fièvre jaune, etc.) et donc de les faire reculer.

#### LE XXe SIÈCLE

La première moitié du XXe siècle est marquée par l'utilisation de plus en plus poussée en médecine des techniques et des méthodes de la physique, de la chimie et de la biologie. Il en résulte une extension considérable des moyens d'investigation, de diagnostic et de traitement. Ainsi, la découverte des corps à radiations ionisantes comme l'uranium et le radium, la mise au point de l'électrocardiographie et de l'électroencéphalographie contribuent au perfectionnement des procédés d'exploration anatomique et fonctionnelle. On enregistre aussi des progrès de la prophylaxie (mesures prises pour prévenir ou empêcher la propagation des maladies) et de l'immunologie bactérienne ou virale, la mise au point de sérums antitétanique et antidiphtérique ainsi que de divers vaccins, dont celui de la tuberculose. Entre les deux guerres apparaissent les sulfamides, premiers moyens de lutte vraiment efficaces contre les infections bactériennes.

Après la Seconde Guerre mondiale, la multiplication des antibiotiques permet de couvrir progressivement presque toutes les espèces microbiennes. Grâce aux progrès de l'endocrinologie (étude des glandes endocrines), on traite avec succès le diabète. Les hormones sont elles-mêmes employées à des fins thérapeutiques (par exemple, les dérivés de la cortisone pour traiter les rhumatismes ou l'asthme). Le vaccin contre la poliomyélite, mis au point dans les années 1950, fait considérablement reculer cette maladie. L'emploi des tranquillisants en psychiatrie, les progrès remarquables de la chimiothérapie, les perfectionnements de la radiothérapie, de nouvelles techniques d'investigation (échographie, scanner X, imagerie par résonance magnétique) ou de traitement (laser), les progrès remarquables de la chirurgie et de la microchirurgie, l'utilisation de l'informatique, les récentes avancées en matière de génie génétique sont quelques-unes des données qui bouleversent radicalement la médecine de la fin du XXe siècle et suscitent d'immenses espoirs.

Parallèlement, de redoutables problèmes de santé continuent à se poser. Dans les pays économiquement forts, les maladies liées au vieillissement de la population (cancer, maladies cardiovasculaires) font toujours des ravages, et une nouvelle affection, le sida, est apparue au début des années 1980. Dans les pays économiquement faibles, la dénutrition, le manque d'eau potable, l'absence d'hygiène et de soins se traduisent par des flambées épidémiques meurtrières, par des maladies virales ou de carence, par des parasitoses résistant aux médicaments et difficiles à vaincre.

## Médecine interne

Branche de la médecine hospitalière qui embrasse l'ensemble des maladies.

Le médecin spécialisé en médecine interne, ou interniste, exerce le plus souvent à l'hôpital. Sa culture médicale lui permet de prendre en charge la majorité des malades qui présentent des symptômes n'appartenant pas à une spécialité précise (maladie de Horton, par exemple) ou participant de plusieurs spécialités : maladies systémiques (lupus érythémateux disséminé, par exemple), maladies immunitaires. De plus, les services hospitaliers de médecine interne ont charge de former les futurs médecins généralistes.

## Médecine nucléaire

Spécialité médicale utilisant l'administration d'éléments radioactifs à des fins diagnostiques ou thérapeutiques.

La médecine nucléaire est fondée sur la propriété qu'ont certains radioéléments ou certaines molécules marquées de se concentrer naturellement dans un organe, dont on peut ainsi étudier la physiologie et les déviations pathologiques. Cette discipline s'est développée grâce, d'une part, à la possibilité de produire des radioéléments - depuis la découverte, en 1934, de la radioactivité artificielle par les physiciens français Irène et Frédéric Joliot-Curie - et, d'autre part, à la mise au point de moyens de détection appropriés permettant de suivre et d'enregistrer le cheminement d'un corps radioactif dans l'organisme humain.

#### TECHNIQUE

En pratique courante, les services de médecine nucléaire utilisent des radioéléments émettant des rayonnements gamma, de nature semblable aux rayons X, qui sont détectés par des appareils appelés gamma-caméras ; le traitement des données ainsi recueillies permet d'obtenir des scintigraphies, documents qui représentent sur une image la répartition de la radioactivité dans l'organe examiné. Depuis 1980, des systèmes de traitement informatique permettent, par un procédé de reconstruction comparable à celui utilisé dans les scanners, d'obtenir des séries de coupes tomographiques.

La tomographie par émission de positons (T.E.P.) a longtemps été réservée à l'exploration du fonctionnement du cerveau ou du cœur à des fins de recherche. Elle repose sur la détection de particules (les positons) émises par certains radioéléments : carbone 11 ($^{11}C$), oxygène 15 ($^{15}O$) ou fluor 18 ($^{18}F$) produits par un cyclotron. Grâce au nombre croissant de cyclotrons et au développement de détecteurs adaptés, la T.E.P. est devenue aujourd'hui un outil de diagnostic clinique. Elle sert notamment à l'exploration de certains cancers, fondée sur le suivi de glucose marqué au fluor 18.

**UTILISATION DIAGNOSTIQUE**

La médecine nucléaire permet d'explorer la plupart des organes. Des molécules phosphorées marquées au technétium 99m permettent d'explorer le squelette. On peut ainsi détecter d'éventuelles métastases osseuses ou établir le diagnostic de nombreuses maladies ostéo-articulaires. En cardiologie, les radioéléments qui permettent d'étudier l'irrigation et la contraction du muscle cardiaque (thallium 201, technétium 99m) sont utilisés dans le diagnostic et le suivi des maladies coronariennes (angor, infarctus, etc.). En pneumologie, le krypton 81m et le technétium 99m servent à l'étude de la ventilation et de l'irrigation du poumon, notamment pour le diagnostic de l'embolie pulmonaire. L'iode 123 et le technétium 99m sont utilisés dans le diagnostic des atteintes de la thyroïde, du cerveau, des reins, du foie, des glandes surrénales ou parathyroïdes. Les cellules du sang (globules rouges, globules blancs ou plaquettes) peuvent être marquées par un radio-isotope, de même que certaines protéines et des anticorps capables de se fixer sur des antigènes spécifiques, présents sur les cellules tumorales. Ces méthodes de diagnostic et d'investigation sont non agressives et dépourvues d'effets secondaires, l'irradiation subie par le patient étant très faible, transitoire et sans danger pour lui ou son entourage.

**UTILISATION THÉRAPEUTIQUE**

Des molécules marquées ou des radioéléments émetteurs de rayonnements bêta moins peuvent se fixer sur des cellules malades et entraîner leur destruction : on parle alors de radiothérapie vectorisée. L'iode 131 est ainsi utilisé dans le traitement des hyperthyroïdies et dans celui de certains cancers thyroïdiens. Les prochains progrès dans ce domaine reposent sur l'utilisation d'anticorps marqués (radio-immunothérapie) et de nouveaux radioéléments (yttrium 90, lutétium 177).

→ VOIR Imagerie médicale.

## Médecine prédictive

Partie de la médecine qui s'attache à rechercher les risques génétiques que présente un individu d'être victime au cours de son existence d'une maladie.

La médecine prédictive étudie les facteurs de risques d'apparition des maladies au stade le plus précoce possible, néonatal ou même prénatal. Elle est donc intimement liée à la génétique.

Ainsi, la mise en évidence chez un individu d'un antigène du système d'histocompatibilité HLA, témoignant d'une prédisposition à certaines affections par rapport à une population témoin (par exemple, HLA B27 pour les spondylarthropathies, ou HLA B5 pour la maladie de Behçet), appartient au domaine de la médecine prédictive. De même, le dépistage prénatal de maladies monogéniques (dont l'apparition dépend de la modification d'un seul gène), qui permet d'avertir les parents avant la naissance de l'enfant - dépistage d'une trisomie 21, par exemple -, entre dans ce cadre.

Cependant, le véritable domaine de cette branche médicale concerne les maladies polygéniques (dont l'apparition dépend de la modification de plusieurs gènes), comme l'hypertension artérielle essentielle ou le diabète non insulinodépendant. L'étude du génome (l'ensemble des gènes humains) permet d'envisager le repérage plus précoce de sujets prédisposés à développer, à l'âge adulte, de telles maladies. L'objectif est de mettre en œuvre des mesures préventives, dans les cas où on en connaît, afin d'empêcher ou de retarder au maximum la survenue des maladies (par exemple, de lutter contre une tendance familiale à l'hypercholestérolémie).

Deux objections ont cependant été faites à la médecine prédictive : premièrement, elle implique l'annonce à un individu, longtemps avant l'apparition de la maladie, sinon d'une « fatalité », d'une forte prédisposition dont la conscience risque de perturber son existence, normale encore pour de nombreuses années au moins autant que l'affection en cause ; deuxièmement, si le but des déterminations génétiques de cet ordre est scientifiquement justifié, elles soulèvent quelques interrogations, par exemple dans le domaine du diagnostic préimplantatoire (contrôle du caryotype d'un embryon avant sa sélection pour une procréation médicalement assistée), et risquent de dériver vers des pratiques proches de l'eugénisme (théorie préconisant l'application de méthodes visant à améliorer le patrimoine génétique des êtres humains).

## Médecine du sport

Branche de la médecine regroupant la prévention, le diagnostic et le traitement des maladies liées au sport ainsi que les conseils et les mesures destinés au maintien et à l'amélioration de la condition physique des sportifs de tous âges et de tous niveaux.

La médecine sportive intervient dans toutes les étapes de la vie sportive et offre différents services.

- **Le bilan d'aptitude sportive** est un examen préalable permettant de déceler d'éventuelles contre-indications à la pratique sportive. Toute activité sportive régulière nécessite un contrôle médical annuel de l'aptitude à cette activité.
- **Le conseil médical** aide au choix de sports adaptés aux capacités physiques d'un sujet, à son âge et à ses aspirations sportives ; il offre également des indications sur la durée et l'intensité souhaitables de l'entraînement afin d'éviter tout déséquilibre susceptible de mettre en jeu la santé du sportif.
- **Le suivi médical de l'élite sportive** (équipes professionnelles, sections sport-études des établissements scolaires) consiste à contrôler les capacités physiques du sportif par des bilans réguliers, à contribuer à l'élaboration des protocoles d'entraînement, à vérifier que ces protocoles sont bien adaptés et bien supportés et à intervenir éventuellement en cas de traumatisme.
- **Le traitement des accidents liés au sport,** entrepris après avoir déterminé le siège de la lésion, a pour objet d'obtenir rapidement la guérison du sujet en préservant ses capacités physiques.
- **La surveillance des compétitions** permet de vérifier la conformité de l'aire de sport aux règles de sécurité, d'organiser les soins, d'assurer de bonnes conditions d'évacuation

**Récupérer après un effort sportif**

Les mécanismes de récupération mis en jeu après une activité sportive de longue durée permettent à l'organisme de retrouver son équilibre et d'éliminer les toxines apparues pendant l'effort. L'élimination des toxines est favorisée par différents processus.

La récupération active consiste à ne pas interrompre brutalement les mouvements après l'effort : il est conseillé par exemple de trottiner après une course à pied, de continuer à pédaler, plus lentement, après une course cycliste. La récupération active permet de maintenir un débit de sang assez important dans les muscles qui ont travaillé et donc de favoriser l'élimination des toxines.

Les massages contribuent également à éliminer les toxines.

L'absorption d'eau participe aussi au processus de récupération. L'eau gazeuse est particulièrement recommandée, car les bulles de gaz carbonique luttent contre l'acidose sanguine.

Les méthodes permettant de reconstituer les stocks énergétiques et de restaurer les fibres musculaires lésées sont connues.

La diminution de l'intensité de l'entraînement permet un repos relatif.

Une alimentation de récupération, adoptée après un effort de longue durée, se compose de légumes, de fruits, de produits lactés, d'aliments riches en glucides rapides (confiture ou sucre, par exemple) et lents (pâtes, riz ou féculents, etc.). La consommation de viande est déconseillée immédiatement après l'effort mais peut être reprise après un délai de 24 heures.

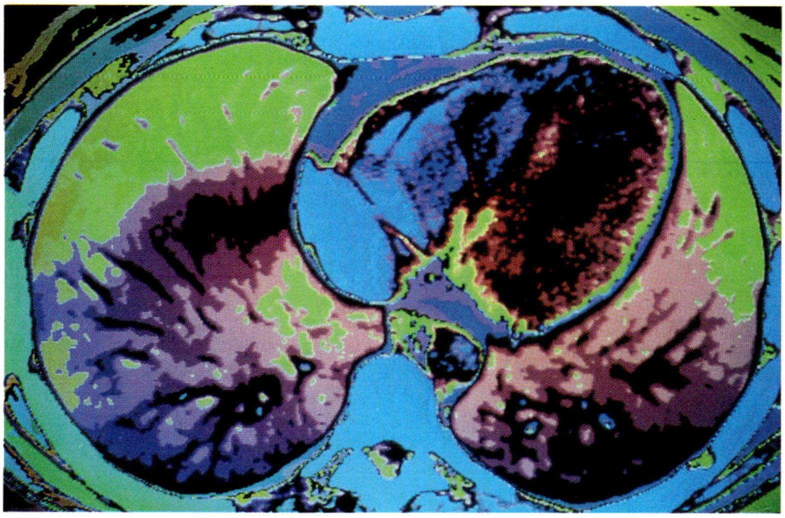

*Médiastin. Cœur entouré des poumons (scanner en coupe horizontale).*

vers un centre spécialisé et de procéder à des contrôles antidopage.
→ VOIR Croissance de l'enfant.

## Médiacalcose

→ VOIR Artériosclérose.

## Médiastin

Région médiane du thorax. (P.N.A. *mediastinum*)

Le médiastin est compris entre les deux poumons, latéralement, le rachis dorsal, en arrière, et le sternum, en avant. Il contient le cœur et ses vaisseaux (aorte, artère pulmonaire, veines caves) sur tout ou partie de leur trajet, la trachée et les bronches les plus grosses, la plus grande partie de l'œsophage, des nerfs, des vaisseaux et des ganglions lymphatiques.

**EXAMENS**

Les organes du médiastin peuvent être explorés par la radiographie, l'échographie, la médiastinoscopie, le scanner et l'imagerie par résonance magnétique (I.R.M.).

**PATHOLOGIE**

Le médiastin peut être le siège d'une médiastinite (inflammation du médiastin), d'une adénopathie inflammatoire (tuberculose) ou maligne (métastases, lymphome), d'une tumeur du thymus (thymome, dysembryome) ou d'un goitre endothoracique.

## Médiastinite

Inflammation aiguë ou chronique des tissus du médiastin.

La médiastinite aiguë, presque toujours d'origine infectieuse, est le plus souvent une complication des opérations de chirurgie à cœur ouvert ; dans ce cas, l'antibiothérapie, associée à l'ablation chirurgicale des tissus infectés, permet en général de la guérir. La médiastinite chronique peut aussi être due à une infection (tuberculose, histoplasmose), à une silicose (affection pulmonaire chronique causée par l'inhalation de poussières de silice) ou encore à une radiothérapie anticancéreuse.

Les médiastinites n'ont de traitement spécifique que lorsqu'elles sont d'origine infectieuse ; ce traitement repose alors sur les antibiotiques, administrés en service hospitalier de réanimation dans les cas aigus.

## Médiastinoscopie

Technique d'exploration du médiastin utilisant un endoscope (tube muni d'un système optique).

La médiastinoscopie est le plus souvent indiquée chez des malades atteints d'un cancer bronchopulmonaire pour examiner et prélever des tissus, surtout ganglionnaires, afin de vérifier s'ils sont cancéreux. Elle est effectuée sous anesthésie générale et nécessite une incision de 4 centimètres au-dessus du sternum, par laquelle le médecin introduit l'endoscope. Elle demande une hospitalisation de 2 jours.

## Médiateur

Substance chimique par laquelle une cellule exerce ses effets.

Il existe différents types de médiateur. Certains sont contenus dans les cellules avant leur activation tandis que d'autres ne sont fabriqués qu'en cas de besoin. Parmi les premiers figure l'acétylcholine, neurotransmetteur contenu dans les terminaisons des cellules nerveuses et favorisant la transmission de l'influx nerveux. Parmi les seconds se trouvent les cytokines, protéines sécrétées par certaines cellules (lymphocytes, monocytes ou macrophages) et participant à la régulation du système immunitaire. Enfin, d'autres médiateurs circulent dans le milieu extracellulaire mais doivent être activés pour agir. C'est le cas, par exemple, du complément, système enzymatique présent dans le sérum sanguin et jouant un rôle essentiel dans les réactions de défense de l'organisme.

De très nombreux médiateurs participent aux phénomènes d'hypersensibilité ou d'inflammation, comme l'histamine ou les prostaglandines.

## Médicament

Préparation utilisée pour prévenir, diagnostiquer, soigner une maladie, un traumatisme ou pour restaurer, corriger, modifier les fonctions organiques.

Longtemps, les médicaments n'ont été préparés qu'à partir des végétaux (alcaloïdes tels que la digitaline ou la morphine), des animaux (vaccins) ou des minéraux (aluminium). Aujourd'hui, l'ensemble des médicaments est fabriqué par l'industrie pharmaceutique, ce qui permet une plus grande précision et une plus grande sécurité d'emploi. Parallèlement, la pharmacie (science de la préparation des médicaments) propose de plus en plus de produits synthétiques, qui copient plus ou moins fidèlement des substances naturelles ou sont entièrement originaux (benzodiazépines). L'insuline, par exemple, médicament antidiabétique auparavant d'origine animale, peut maintenant être synthétisée par des procédés de génie génétique (manipulation des gènes de certaines bactéries visant à leur faire produire une substance donnée).

Actuellement, la recherche de nouveaux médicaments passe par la modification et la dérivation systématiques d'une molécule reconnue active (criblage pharmacologique), par l'application d'un médicament au traitement d'une maladie pour laquelle il n'était pas jusqu'ici utilisé et par l'ethnopharmacologie (étude des médicaments utilisés par les différents peuples).

L'introduction sur le marché de nouveaux médicaments obéit à des directives administratives complexes, variables suivant chaque pays. Les nouveaux médicaments doivent subir des tests (sur des animaux de laboratoire, sur des volontaires humains sains en milieu hospitalier puis sur des malades) destinés à évaluer l'efficacité et les effets secondaires de leurs principes actifs avant que les pouvoirs publics (le ministère de la Santé en France, l'Office intercantonal de contrôle des médicaments en Suisse, Santé et Bien-Être social au Canada, Food and Drug Administration aux États-Unis, etc.) ne délivrent une autorisation de mise sur le marché. Cette dernière, désignée par le sigle A.M.M. en France et en Belgique, est appelée « attestation d'enregistrement » en Suisse, « avis de conformité » au Canada et peut être, par la suite, retirée à un médicament dans l'intérêt de la santé publique. Des contrôles de fabrication doivent avoir lieu régulièrement pendant la période de production.

Les médicaments peuvent être en vente libre ou n'être délivrés que sur présentation d'une ordonnance. Le renouvellement d'une ordonnance, c'est-à-dire la délivrance d'un médicament sur présentation d'une ordonnance ayant déjà servi une ou plusieurs fois, est réglementé ; il dépend du classement légal du médicament en question.

### Action des médicaments

Certains médicaments apportent des substances de substitution (sels minéraux, hormones, vitamine D contre le rachitisme, insuline contre le diabète sucré) et soignent les maladies de carence, c'est-à-dire les maladies dues à l'absence ou à l'insuffisance de ces substances.

De nombreux médicaments modifient le fonctionnement cellulaire en le stimulant ou en l'inhibant, souvent par l'intermédiaire du système de transmission neuronal par lequel les messages sont envoyés aux divers points du corps, en se fixant dans la synapse (liaison entre deux cellules nerveuses).

Les médicaments anti-infectieux inhibent la reproduction des microbes ou les tuent (antiseptiques, antibiotiques). D'autres médicaments détruisent les cellules anormales, telles les cellules cancéreuses (antinéoplasiques).

Indépendamment de leur but, tous les médicaments n'agissent pas dans les mêmes délais. Certains ont un effet très rapide ou quasi immédiat (trinitrine contre l'angine de poitrine, adrénaline contre la crise d'asthme). D'autres, à l'opposé, ont parfois besoin de plusieurs semaines pour atteindre leur plein effet (antidépresseurs).

### Effets secondaires des médicaments

Les effets secondaires d'un médicament sont les effets, habituels ou non, qui s'ajoutent à l'effet thérapeutique recherché.

Un effet secondaire peut être indésirable dans une utilisation donnée d'un médicament et recherché dans une autre utilisation du même médicament ; il peut même devenir un effet principal. L'effet indésirable peut être lié à l'effet principal du médicament. Par exemple, des médicaments anticancéreux attaquent aussi bien les cellules saines que les cellules cancéreuses, des anticoagulants peuvent provoquer une hémorragie si le traitement est prolongé ; les médicaments ototoxiques peuvent léser le système auditif, les médicaments néphrotoxiques ou hépatotoxiques peuvent altérer le rein ou le foie, allant jusqu'à provoquer des lésions, réversibles ou permanentes. Dans tous ces cas, l'effet indésirable est prévisible et inévitable.

Dans d'autres cas, l'effet indésirable est imprévisible ; il apparaît chez un malade présentant des facteurs de risque (absence d'une enzyme spécifique de la dégradation du médicament, réaction allergique, etc.), en cas de tolérance ou d'accoutumance au médicament ou encore de dépendance envers lui (pharmacodépendance ou toxicomanie), de persistance ou d'accumulation du médicament dans l'organisme ; il varie aussi avec l'importance de la consommation et le type du médicament.

Les effets indésirables mineurs ne demandent pas d'hospitalisation ni de traitement ; les effets modérés demandent un traitement ou une hospitalisation ; les effets graves, qui mettent en danger la vie du malade, comme lors des intoxications volontaires ou accidentelles, exigent un traitement intensif et peuvent laisser des séquelles importantes.

### Formes médicamenteuses

La forme sous laquelle se présente le médicament est différente selon le mode d'administration : voie orale, rectale ou parentérale (par injection).

#### VOIE ORALE

Les médicaments que l'on avale sont préparés soit sous une forme liquide, d'absorption facile, soit sous une forme solide, de meilleure conservation. Ils se présentent en doses multiples (sirops, poudres), à mesurer lors de la prise, ou en doses unitaires (comprimés, ampoules).

■ **Les ampoules** de soluté buvable contiennent le plus souvent des fortifiants, ou antianémiques. Le soluté doit être bu dès l'ouverture de l'ampoule, car sa conservation n'est plus alors assurée.

■ **Les cachets**, au sens strict, sont composés de deux cupules de pain azyme contenant un médicament en poudre. Ils sont maintenant rarement utilisés. Le langage courant use volontiers du mot « cachet » pour désigner un comprimé. Cet emploi non technique n'est pas admis par les spécialistes.

■ **Les comprimés** sont des préparations solides de substances médicamenteuses et d'excipients (base neutre dans laquelle sont incorporés les principes actifs), additionnées ou non d'adjuvants (base active qui accroît l'efficacité du médicament). La moitié des médicaments actuellement administrés le sont sous la forme de comprimés, d'emploi facile et de dosage précis.

Le comprimé à sucer, ou tablette, a une action locale (par exemple antiseptique ou anesthésique, contre les maux de gorge).

Il existe des comprimés à sucer, des comprimés effervescents, des comprimés multicouches, ce qui permet d'inclure plusieurs principes actifs, autrement incompatibles, dans le même comprimé ou de ne les libérer qu'à des vitesses ou à des moments différents ; des comprimés à libération modifiée, fabriqués de façon à retarder ou à prolonger dans le tube digestif la libération des substances médicamenteuses ; enfin, des comprimés sublinguaux, maintenus sous la langue afin de permettre la libération du principe actif et son absorption directe grâce à la vascularisation dense de la muqueuse locale, ce qui lui épargne l'action des sucs gastriques.

■ **La dragée** est un comprimé enrobé ; on l'appelle aussi comprimé dragéifié. L'enrobage peut avoir une action thérapeutique propre, servir à masquer un goût ou une odeur désagréable ou servir à protéger le principe actif, par exemple contre sa destruction par les sucs gastriques.

■ **L'élixir** est une préparation liquide de substances médicamenteuses (calmant de la toux ou des douleurs de l'estomac, par exemple) dissoutes dans l'alcool (20 % d'alcool et 20 % de sucre ou de glycérine).

■ **Une émulsion** est un liquide contenant en suspension des gouttelettes très fines d'un autre corps, avec lequel il ne peut pas se mélanger (à la différence des solutés).

■ **Les essences, ou huiles essentielles**, sont des produits volatils et aromatiques extraits, le plus souvent par distillation, des plantes. Leur administration par voie orale se fait en général en solution dans l'alcool (eau de mélisse, alcool de menthe).

■ **Les extraits** se préparent par dissolution d'une substance - végétale ou animale - puis par évaporation du solvant jusqu'à obtention de la consistance recherchée (extrait fluide, mou ou sec). Ils servent à confectionner divers médicaments, par exemple l'extrait concentré d'orange amère pour sirop.

■ **Les gélules ou les capsules** sont de petits récipients de gélatine contenant un médicament liquide ou en poudre. Leur forme permet l'absorption de médicaments au goût ou à l'odeur désagréable (essences végétales). Certaines sont conçues pour libérer leur contenu dans l'estomac, d'autres pour le libérer seulement dans l'intestin grêle. Les capsules à action prolongée contiennent en général un médicament sous la forme de plusieurs grains dont les enrobages sont de nature différente, ce qui permet une durée de libération prolongée et/ou programmée dans le tube digestif.

**La dénomination des médicaments**

Un médicament contient un ou plusieurs principes actifs. Généralement, le principe actif essentiel donne le nom au médicament. Et chaque principe actif essentiel est identifié de trois façons différentes suivant que l'on se place d'un point de vue scientifique, législatif ou commercial.

La dénomination scientifique est le nom chimique exact du principe actif. Elle est généralement peu employée en raison de sa complexité.

La dénomination commune internationale (D.C.I.) correspond au nom générique du principe actif en médecine. C'est cette dénomination d'usage courant qui est utilisée dans ce dictionnaire.

La dénomination commerciale est donnée par les laboratoires pharmaceutiques, qui découvrent de nouveaux médicaments en modifiant les structures moléculaires des substances originelles de façon à augmenter leur efficacité thérapeutique et à diminuer les effets secondaires. Un même principe actif pouvant être commercialisé par deux laboratoires différents, deux noms commerciaux peuvent correspondre exactement à la même substance. Un générique est un médicament identique, par sa composition, sa présentation et son dosage, à un médicament vendu sous un nom de marque. En effet, une spécialité, lorsqu'elle n'est plus protégée par son brevet, tombée dans le domaine public une fois écoulée la période légale de protection, n'est plus la propriété du laboratoire qui l'a découverte. Elle peut alors être copiée et commercialisée, à moindre coût, sous un autre nom de spécialité.

■ **Les granulés** sont des préparations solides constituées principalement par du sucre et renfermant divers principes médicamenteux. Ils peuvent être absorbés après dissolution ou désagrégation dans l'eau ou pris à la cuillère et avalés directement.

■ **Les pilules** sont des préparations ayant la forme de petites masses sphériques. Elles sont rarement utilisées de nos jours.

■ **La potion** est un médicament aqueux et sucré qui s'administre à la cuillère. Elle doit être consommée dans les jours qui suivent sa préparation par le pharmacien - de préférence dans les 24 heures.

■ **Les poudres** peuvent être simples ou composées, les principes actifs (antibiotiques, levures, pansements gastriques) étant répartis ou non dans une poudre inerte (lactose, par exemple). Elles sont, en général, absorbées après dissolution ou mises en suspension dans de l'eau.

■ **Les sirops composés** peuvent renfermer des principes actifs variés (sirops contre la toux, sirops sédatifs ou hypnotiques). La forte concentration en sucre du sirop assure sa conservation. Il existe aussi des sirops sans sucre pour les diabétiques.

■ **Les solutés** sont toutes les solutions médicamenteuses homogènes. Ils proviennent de produits extraits des végétaux et dilués (dans de l'alcool, par exemple) ou de produits naturels (plantes, etc.) que l'on dissout dans un solvant. L'alcoolat est une forme de soluté.

■ **Une suspension** médicamenteuse est un liquide contenant un principe actif sous la forme de particules solides non dissoutes. Cette forme est choisie quand le principe actif est insoluble dans l'eau (antibiotiques destinés aux enfants). Les suspensions doivent être agitées manuellement juste avant d'être administrées pour que toutes les cuillerées contiennent la même quantité de principe actif.

■ **La teinture** est un soluté alcoolique résultant de l'action dissolvante de l'alcool sur des substances végétales, animales ou chimiques (teinture d'iode, par exemple). Les teintures sont des produits stables et facilement dosables.

#### VOIE RECTALE

La vascularisation de la muqueuse rectale permet l'absorption et le transfert rapide dans la circulation sanguine des principes actifs. Par ailleurs, les médicaments pris par voie rectale ne subissent pas l'action des sucs digestifs. Enfin, dans certains cas (personnes ayant des difficultés à s'alimenter, enfants), la voie rectale est plus pratique que la voie orale.

Cependant, la perméabilité de la muqueuse rectale doit inciter à la prudence dans l'utilisation de médicaments très actifs, surtout chez l'enfant.

■ **La pommade** a une action principalement locale.

■ **Le suppositoire** est une préparation, molle ou solide, de beurre de cacao, de gélatine glycérinée ou d'une autre substance ad hoc contenant un ou plusieurs principes actifs ou bien constituant le principe actif. Les suppositoires peuvent avoir une action locale (suppositoires à la glycérine utilisés comme laxatif) ou une action générale (antibiotiques, sédatifs, hypnotiques).

■ **Le lavement** est utilisé pour une action évacuatrice ou pour l'administration locale de médicaments.

#### FORMES INJECTABLES

Les préparations injectables sont des liquides purs, des solutions, des suspensions ou des émulsions liquides destinés à être administrés par voie parentérale. La nature des solvants varie : eau pour préparations injectables, huiles végétales, hydrocarbures (huile de vaseline), alcools (éthanol), lanoline, etc. Ces préparations doivent être stériles. En général, elles sont neutres quant à l'équilibre acidobasique et ont la même tension osmotique que le plasma sanguin (isotonie), bien que des préparations hypertoniques puissent être administrées dans certaines conditions par voie intraveineuse. Elles sont apyrogènes, c'est-à-dire qu'elles ne provoquent pas de réaction fébrile.

Les préparations injectables sont contenues dans des ampoules, en verre ou en P.V.C., ou dans des flacons de tailles diverses allant jusqu'aux grands flacons à perfusion d'un litre. Il existe aussi des seringues auto-injectables. Tous ces récipients sont hermétiques, inertes et stériles ; ils doivent assurer la conservation de leur contenu sans altération.

Les voies d'administration des préparations injectables sont la voie intraveineuse, la voie intramusculaire, la voie intradermique (dans la peau, entre l'épiderme et le derme), la voie sous-cutanée (sous la peau, dans le tissu conjonctif), la voie intra-artérielle, la voie intracardiaque, la voie intrarachidienne (entre la moelle épinière et la colonne vertébrale : le médicament se mélange au liquide cérébrospinal) et la voie épidurale (dans le canal sacré).

L'implant n'est pas une injection ; c'est un comprimé introduit sous la peau (disulfirame, etc.), libérant le produit actif en plusieurs jours ou plusieurs semaines.

#### VOIE EXTERNE

Il n'existe pas de voie strictement externe puisque les médicaments appliqués sur la peau, qui est perméable, se diffusent au moins partiellement, à plus ou moins grande profondeur, dans l'organisme.

■ **L'alcoolat** est une solution alcoolique d'essence de plantes (alcoolat de mélisse).

■ **Le cataplasme** est une préparation à base de poudre, enveloppée dans un tissu, à action locale, calmante ou révulsive (farine de moutarde). Étant donné le risque d'infection, il ne faut pas appliquer un cataplasme sur une blessure.

■ **Le collutoire** est un liquide visqueux à base de glycérine, destiné à être appliqué sur les muqueuses buccales par pulvérisation ou

**Enfants et médicaments**

Chez l'enfant, les médicaments ont des effets différents de ceux observés chez l'adulte.

L'absorption par l'estomac et l'intestin des médicaments pris par voie orale peut être retardée ou prolongée, car les capacités digestives de l'enfant sont encore incomplètement développées. L'absorption par voie intramusculaire est imprévisible chez le nouveau-né en ce qui concerne la vitesse d'absorption ou le pourcentage de produit absorbé. Par voie cutanée, l'absorption est très augmentée chez les jeunes enfants. Ce phénomène est le plus souvent indésirable et d'autant plus fréquent que la surface d'application est grande, que l'administration est prolongée, que la peau est lésée (eczéma) et qu'il existe une occlusion (pansement ou couches). Ainsi, les dermocorticostéroïdes, utilisés dans le traitement de lésions cutanées, ont facilement chez l'enfant les mêmes effets indésirables que s'ils étaient donnés par voie orale (fragilité osseuse, tendance aux infections, diabète, hypertension artérielle). Par ailleurs, certaines pommades peuvent contenir un mélange de produits dont certains sont très toxiques (camphre, mercure, plomb).

La diffusion des médicaments, qui suit leur absorption, se fait dans l'eau de l'organisme. Or la quantité d'eau, proportionnellement au poids, diminue avec l'âge : de 80 % du poids du corps chez le nouveau-né, elle descend jusqu'à 55 % chez l'adulte. C'est pourquoi on donne parfois au jeune enfant des posologies, par kilogramme de poids corporel, plus élevées qu'à l'adulte afin que les concentrations restent à un niveau suffisant.

Le métabolisme des médicaments est différent chez l'enfant, c'est-à-dire que les réactions chimiques qu'ils subissent dans l'organisme ainsi que leur élimination sont diminuées en raison de l'immaturité d'organes tels que le foie et les reins. Le risque d'accumulation des médicaments dans les tissus est donc plus élevé.

Les précautions d'emploi générales sont plus strictes que chez les adultes. Un médicament n'est jamais anodin (même l'aspirine) et ne doit être donné que sur avis du médecin. On ne doit pas faire prendre de sa propre initiative un médicament à un enfant, y compris lorsqu'il s'agit de donner, sans avis médical, un produit antérieurement prescrit. Les formes pharmaceutiques destinées à l'enfant, ou adaptées à chaque tranche d'âge, doivent être préférées lorsqu'elles existent. Il est conseillé aux parents de vérifier sur la notice les contre-indications, le mode d'emploi, les posologies et les indications en fonction de l'âge avant d'utiliser le médicament.

saine de la vessie en lui faisant suivre un trajet suffisamment incliné pour que tout reflux ascendant d'urine soit impossible. L'hospitalisation dure une dizaine de jours. La principale complication de cette intervention est le rétrécissement du canal urétéral remodelé, le plus souvent dû à une fibrose cicatricielle (formation pathologique de tissu fibreux). Pendant plusieurs années après l'intervention, les sujets opérés doivent donc subir un contrôle échographique et bactériologique (examen cytobactériologique des urines) régulier.

## Meibomite

Inflammation d'origine infectieuse des glandes de Meibomius.

Une meibomite atteint les personnes qui souffrent de blépharite (inflammation du bord libre des paupières).

La paupière s'épaissit, devient rouge et douloureuse. Une petite goutte blanchâtre apparaît à la pression du doigt sur la paupière. Lorsqu'une meibomite devient chronique, elle entraîne souvent la formation d'un chalazion (sorte de kyste douloureux) et de blépharolithes (petites concrétions calcaires visibles à travers la conjonctive).

**DIAGNOSTIC ET TRAITEMENT**

Après avoir effectué un prélèvement pour identifier le germe, le médecin prescrit une pommade antibiotique. Si les chalazions ne se résorbent pas au cours de ce traitement, ils peuvent être enlevés chirurgicalement. Les blépharolithes, eux, ne sont curetés que s'ils gênent le patient.

## Meibomius (glande de)

Glande sébacée située dans les paupières et sécrétant des lipides qui se mélangent aux larmes et favorisent la lubrification de la cornée. (P.N.A. *glandula tarsalis*)

Les glandes de Meibomius, au nombre de 25 à 30 par paupière, peuvent être le siège d'une inflammation, la meibomite.

## Meigs (syndrome de)

→ VOIR Demons-Meigs (syndrome de).

## Méiose

Double division cellulaire des cellules reproductrices, à l'origine des gamètes (spermatozoïdes et ovocytes).

→ VOIR Division cellulaire.

## Mélancolie

État dépressif grave, marqué par une douleur morale insupportable, un sentiment de faute et une inhibition psychomotrice.

La mélancolie se rencontre surtout dans la maladie maniacodépressive, parfois au début de la schizophrénie, au cours d'affections neurologiques, endocriniennes ou lors de situations difficiles (ménopause, par exemple). Elle se manifeste par une prostration, une angoisse extrême, un sentiment de faute et de damnation, un délire de négation de soi. Le risque majeur en est le suicide.

Le traitement de la mélancolie est donc une urgence, qui nécessite une hospitalisation, l'administration d'antidépresseurs, un soutien psychothérapique, voire des électrochocs. L'évolution à court terme est presque toujours favorable. Le traitement de fond dépend de la cause de la mélancolie.

## Mélanine

Substance pigmentaire foncée, présente dans la peau, les cheveux, les poils et les membranes de l'œil.

La mélanine est synthétisée par des cellules spécialisées, les mélanocytes, à partir d'acides aminés (la tyrosine, notamment). Elle détermine la couleur de la peau et donne à l'iris des nuances foncées ; en son absence, on voit les couches profondes de l'iris, dont la couleur est bleue. La mélanine protège aussi la peau contre les rayonnements ultraviolets du soleil, qui favorisent les processus de vieillissement et de cancer cutané. Mais, sous l'influence de ces rayonnements, elle diminue également la synthèse de la vitamine D dans la peau. C'est la raison pour laquelle les enfants noirs, lorsqu'ils vivent dans des pays froids, sont plus exposés que les enfants blancs au rachitisme (carence en vitamine D). La quantité de mélanine présente chez un individu dépend de son hérédité, de la stimulation hormonale de ses mélanocytes et d'un éventuel facteur pathologique (albinisme).

## Mélanocyte

Cellule localisée dans l'épiderme ou le derme, responsable de la pigmentation de la peau par la sécrétion de mélanine.

Les mélanocytes sont situés soit entre les kératinocytes (cellules constituant la plus grande partie de l'épiderme), soit dans les follicules pileux (petites structures en forme de sac entourant la base des poils). Ils sécrètent la mélanine, le pigment de la peau, sous forme de petits grains appelés mélanosomes. Ceux-ci sont ensuite transférés dans les kératinocytes voisins ; on appelle unité épidermique de mélanisation l'ensemble constitué par un mélanocyte et par les dizaines de kératinocytes qui en dépendent.

Le nombre de mélanocytes varie selon les régions du corps : 2 300 par millimètre carré au niveau des parties génitales, 2 000 sur le visage, de 900 à 1 700 sur le tronc. Il diminue progressivement avec l'âge.

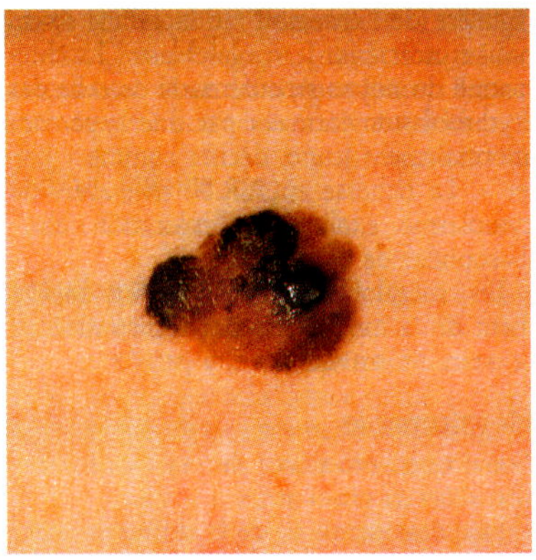

***Mélanome malin.*** *Cette tumeur, le plus souvent cutanée, se caractérise par sa polychromie, son relief et ses contours irréguliers.*

## Mélanome juvénile

→ VOIR Spitz (mélanome juvénile de).

## Mélanome malin

Tumeur maligne provenant des mélanocytes (cellules responsables de la pigmentation de la peau). SYN. *mélanosarcome, mélanome, nævocarcinome.*

Le mélanome malin a une classification et une dénomination discutées : certains emploient le terme de mélanome exclusivement pour désigner une tumeur maligne, tandis que d'autres font la distinction entre mélanome malin et mélanome bénin (ou nævus). Le mélanome malin apparaît le plus souvent sur la peau et les muqueuses, accessoirement dans l'œil.

### Mélanome malin de la peau et des muqueuses

Sa fréquence double tous les 10 ans dans les pays développés, en étroite relation avec l'extension des expositions solaires et malgré les campagnes de prévention. Deux facteurs favorisent son apparition. Un facteur génétique : le mélanome est plus fréquent chez les sujets à peau claire et aux yeux bleus ; sa survenue diminue au fur et à mesure que la pigmentation augmente. Ainsi les sujets noirs ne développent-ils que très peu de mélanomes, localisés sur les régions palmoplantaires. Un facteur environnemental : la fréquence des mélanomes est liée à l'importance des expositions solaires pendant les 15 premières années de la vie, et surtout à celle des coups de soleil brutaux. Les localisations muqueuses (surtout sur la vulve) sont exceptionnelles.

■ **Le mélanome d'apparition spontanée** a en général un aspect pigmenté (brun foncé, noir). Il représente 80 % des cas de mélanomes. Il faut le suspecter devant une tumeur noire qui répond aux 4 critères A, B, C, et D. A désigne l'asymétrie de la lésion ; B le caractère irrégulier et déchiqueté de ses bords ; C l'existence de couleurs multiples (brun foncé, brun clair, voire taches blanches de régression) ; D le diamètre de la lésion, suspect s'il est supérieur à 6 mm et surtout s'il augmente rapidement. Le plus fréquent est le mélanome d'extension superficielle, petite tache brun foncé, chamois ou polychrome (coexistence de zones rougeâtres, bleuâtres, grisâtres, blanchâtres), légèrement saillante, à surface mamelonnée et un peu rugueuse, aux contours déchiquetés. D'autres formes de mélanome malin existent : mélanome nodulaire (formant une petite boule) et mélanome unguéal (tache noire sous un ongle).

■ **Le mélanome par transformation d'un grain de beauté** est nettement moins fréquent que le mélanome d'apparition spontanée (20 % des cas). Les grains de beauté (nævi mélanocytaires) congénitaux, surtout s'ils font plus de 2 centimètres de diamètre et s'ils sont nombreux, risquent de se transformer en mélanomes malins. Les

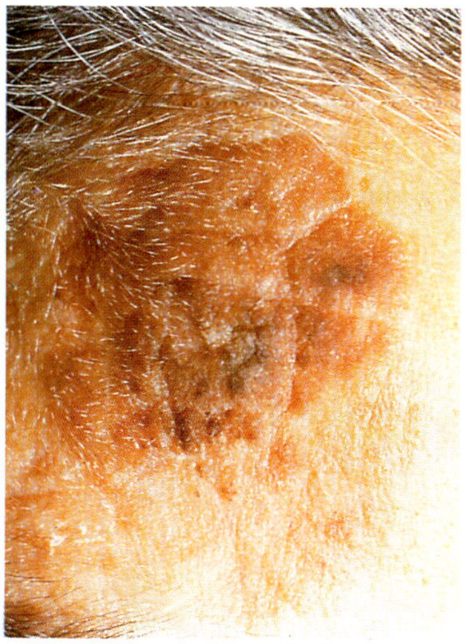

***Mélanose de Dubreuilh.*** *C'est une tache étendue, aux couleurs multiples et aux contours irréguliers, souvent localisée au visage.*

autres facteurs de risque sont les suivants : antécédents familiaux de mélanomes malins, sujets à la peau claire souvent exposés au soleil, grains de beauté nombreux ou localisés sur une zone de frottement (ceinture, soutien-gorge, paume des mains, plante des pieds). Un grain de beauté qui grossit, change d'aspect (aspect en dôme) ou de couleur (couleur très foncée, mélange de plusieurs couleurs), saigne, s'ulcère ou entraîne des démangeaisons doit être retiré préventivement. Contrairement à une croyance répandue, cette ablation n'est jamais une cause de cancérisation.

L'évolution d'un mélanome malin reste sévère, étant donné sa forte propension à la récidive et aux métastases (hépatiques, osseuses, pulmonaires, cérébrales).

**TRAITEMENT ET PRÉVENTION**

L'ablation chirurgicale d'un mélanome malin est indispensable. La chimiothérapie anticancéreuse est utilisée en cas de récidive ou de métastases. L'immunothérapie (interféron, interleukine) est en cours d'évaluation.

La prévention repose sur l'information sur les dangers du rayonnement solaire, sur l'utilisation d'une crème solaire écran total et sur le dépistage précoce chez les sujets prédisposés.

### Mélanome malin de l'œil

Il survient le plus souvent sur la choroïde (membrane sur laquelle repose la rétine), plus rarement sur l'iris, la conjonctive ou la paupière. Le mélanome de la choroïde s'observe surtout après 50 ans et se traduit par une baisse de l'acuité visuelle d'un œil ; le diagnostic est confirmé par l'échographie et l'angiographie.

**TRAITEMENT**

Il varie suivant l'étendue et la localisation des lésions : de l'ablation partielle de la structure atteinte, suivie, lorsque c'est possible, d'une greffe (de paupière, de conjonctive), à l'ablation chirurgicale du globe oculaire, complétée par la pose d'une prothèse esthétique ; un autre traitement, d'apparition plus récente, repose sur une variété de radiothérapie, la protonthérapie.

## Mélanose

Toute affection dermatologique caractérisée par une augmentation de la pigmentation.

Les mélanoses sont liées à la prolifération de certaines cellules cutanées spécialisées, les mélanocytes, se traduisant par une accumulation du pigment (la mélanine) que ceux-ci sécrètent dans le derme. Il existe plusieurs types de mélanose, parmi lesquels on distingue la mélanose de Dubreuilh et la mélanose de Riehl.

### Mélanose de Dubreuilh

La mélanose de Dubreuilh, ou lentigo malin, est une tache cutanée précancéreuse qui se manifeste après 60 ans sous la forme d'une plaque associant plusieurs couleurs : brun clair, brun foncé, noir, avec des zones plus claires, notamment rougeâtres ou bleutées. Le contour est net mais irrégulier, voire déchiqueté. Cette tache siège le plus souvent sur le visage, parfois sur le dos des mains ou des jambes. La lésion s'étend très progressivement pour atteindre plusieurs centimètres au bout d'une dizaine d'années ; elle tend à se transformer en une variété de cancer appelée mélanome malin.

Le traitement repose sur l'ablation complète de la tumeur (par électrocoagulation, laser au gaz carbonique, cryochirurgie ou chirurgie), qui est la méthode la plus efficace pour empêcher les récidives.

### Mélanose de Riehl

C'est une affection cutanée caractérisée par une pigmentation en réseau du visage et des parties découvertes du corps (cou, décolleté, dos des mains, avant-bras). Habituellement provoquée par l'application de cosmétiques de mauvaise qualité ou par la manipulation d'huiles industrielles, la mélanose de Riehl se traduit par un fin réseau de lignes dont la couleur peut varier du jaune chamois au brun noir. Les traitements par les agents dépigmentants ne sont pas vraiment efficaces. La protection contre les rayonnements solaires évite l'aggravation des lésions.

## Mélanurie

Présence dans l'urine de pigments de même nature chimique que la mélanine.

La mélanurie est le signe d'un cancer cutané, le mélanome malin, parvenu à un stade où il s'est disséminé dans l'organisme (dans le foie et le squelette surtout). Elle provoque une coloration noire des urines.

## Mélatonine

Hormone dérivée de la sérotonine (hormone sécrétée dans le tissu cérébral et ayant une action vasoconstrictrice et antidiurétique), sécrétée par l'épiphyse du cerveau et jouant un rôle dans la reproduction.

La découverte de la mélatonine est récente (1958). Sa sécrétion est périodique, subordonnée à la lumière ambiante : son taux est très élevé tant que le corps reste dans l'obscurité et baisse dès qu'il est exposé à la lumière. Il semble que cette hormone retentisse sur les mécanismes de la reproduction (spermatogenèse chez l'homme et cycle menstruel chez la femme) par son action sur l'hypothalamus et sur l'hypophyse. La mélatonine peut être utilisée pour combattre le décalage horaire. Ses effets contre le vieillissement sont à l'étude. La mélatonine présentant un effet tératogène, son utilisation chez la femme en âge de procréer nécessite une contraception rigoureuse.

## Méléna, ou Melæna

Émission par l'anus de sang digéré (de couleur noire) par le tube digestif.

Un méléna traduit une hémorragie digestive haute, c'est-à-dire provenant de l'œsophage, de l'estomac ou du duodénum. Il peut survenir soit isolément, en cas d'hémorragie digestive peu abondante et non extériorisée par voie haute, soit à la suite d'un vomissement de sang rouge (hématémèse).

**CAUSES ET SYMPTÔMES**

Les causes les plus fréquentes d'un méléna sont la rupture de varices œsophagiennes, dues à l'hypertension portale dans les cas de cirrhose, et les lésions favorisées par la prise de médicaments toxiques pour le tube digestif (aspirine, anti-inflammatoires), tels l'ulcère gastroduodénal et la gastrite hémorragique. Un méléna se manifeste par des selles noires, poisseuses, d'une odeur nauséabonde caractéristique.

**DIAGNOSTIC ET TRAITEMENT**

Un méléna impose une hospitalisation en urgence pour apprécier la gravité et le retentissement du saignement digestif. La fibroscopie œsogastrique permet le plus souvent de déterminer la cause du saignement et d'établir en conséquence le traitement qui convient. Celui-ci repose en général sur l'administration de médicaments antiulcéreux et sur la sclérose des varices œsophagiennes ou des ulcères hémorragiques découverts. En cas d'hémorragie non contrôlée ou récidivante, le traitement est chirurgical (traitement de l'hypertension portale, gastrectomie partielle).

## Mélioïdose

Maladie infectieuse due au bacille de Whitmore, ou *Burkholderia pseudomallei* (anciennement appelé *Pseudomonas pseudomallei*).

La mélioïdose est surtout localisée en Asie du Sud-Est et en Afrique du Sud. Elle atteint les animaux, occasionnellement l'homme.

Les sources habituelles de contamination sont le fumier, l'eau stagnante et la boue exposée au soleil. L'homme peut s'infecter par ingestion d'eau contaminée ou lors du contact d'une plaie avec de la boue contenant les déjections de rongeurs atteints.

**SYMPTÔMES ET SIGNES**

Il existe de nombreuses expressions de la mélioïdose, de la forme septicémique foudroyante aux abcès osseux, sous-cutanés, pulmonaires ou hépatiques diffus et multiples d'évolution lente. La localisation pulmonaire de la maladie, la plus fréquente, se traduit par une pneumopathie aiguë (fièvre pouvant atteindre 40 °C, frissons, douleurs diffuses, toux et expectorations).

**DIAGNOSTIC ET TRAITEMENT**

Le diagnostic repose sur l'examen bactériologique de prélèvements (crachats, pus, sang). Le sérodiagnostic et l'inoculation intradermique d'extraits bactériens permettent de dépister les sujets infectés mais chez lesquels les manifestations cliniques de la mélioïdose restent cependant discrètes. Les antibiotiques administrés sur une durée de plusieurs mois sont efficaces. La convalescence est longue mais le pronostic est favorable si la maladie est correctement traitée.

## Melkersson-Rosenthal (syndrome de)

Ensemble de manifestations associant une paralysie faciale récidivante, une inflammation des lèvres (chéilite) et un aspect particulier de la langue, qui est parcourue de profonds sillons longitudinaux (langue plicaturée).

Le syndrome de Melkersson-Rosenthal demeure inexpliqué.

**SYMPTÔMES ET SIGNES**

La paralysie de la face peut être partielle (unilatérale) ou totale (bilatérale). La langue, plicaturée, est parfois anormalement gonflée. Les lèvres sont tuméfiées et infiltrées de granulomes. Ces signes apparaissent dans l'enfance, plus ou moins rapidement. Le syndrome évolue par poussées et s'accompagne parfois d'une fatigue et d'adénopathies.

Un rapprochement entre le syndrome de Melkersson-Rosenthal et la sarcoïdose a été fait. L'examen au microscope des tissus touchés par le syndrome de Melkersson-Rosenthal révèle en effet la présence de follicules (formations anatomiques en forme de petits sacs) qui ressemblent aux granulomes (petites tumeurs arrondies) caractéristiques de la sarcoïdose.

**TRAITEMENT**

Les traitements médicaux contre les symptômes de la maladie se révèlent peu efficaces. Si l'augmentation de volume des lèvres est très importante, on peut discuter de l'opportunité de sa réduction par intervention chirurgicale. Il arrive que la paralysie faciale régresse spontanément.

## Membrane

Enveloppe qui limite la cellule ou le noyau cellulaire, un organe ou une partie d'organe ou qui tapisse une cavité du corps.

Le corps humain comporte de nombreuses membranes : les méninges (3 feuillets), qui enveloppent le cerveau et la moelle épinière ; les plèvres (2 feuillets), qui protègent les poumons ; le péritoine (2 feuillets), qui enveloppe les viscères abdominaux ; le péricarde (2 feuillets), qui protège le cœur ; le tympan (1 feuillet), qui se trouve au fond du conduit auditif externe. On appelle aussi membranes les trois tuniques qui enveloppent l'œil.

Une séreuse est une fine membrane tissulaire faite essentiellement de tissu conjonctif recouvert d'un endothélium. Les méninges, les plèvres, le péricarde, le péritoine sont des séreuses.

## Membrane ovulaire

Chacune des membranes qui assurent la protection de l'embryon puis celle du fœtus.

Les membranes ovulaires sont au nombre de trois au début (amnios, chorion, caduque ovulaire), mais la caduque ovulaire est peu à peu refoulée par le développement de l'enfant et, à terme, il n'en reste plus que des vestiges, soudés à la caduque utérine, membrane qui tapisse l'utérus.

La membrane ovulaire la plus interne est l'amnios : elle tapisse la cavité remplie de liquide amniotique dans lequel baigne le fœtus. Le chorion, fibreux, transparent, résistant, est plaqué sur l'amnios à l'extérieur. Il se sépare bien de celui-ci, de sorte que des poches (poches amniochoriales) peuvent se former entre eux. L'autre face du chorion adhère à la caduque utérine.

Au terme de la grossesse, la rupture spontanée des membranes (rupture de la poche des eaux) signale le début de l'accouchement. Quand elle est prématurée, cette rupture comporte un risque d'infection pour la mère et le fœtus. Lors des accouchements déclenchés médicalement, elle peut être artificiellement provoquée.

Après la délivrance, il est fait un examen systématique des annexes fœtales (placenta et membranes) pour contrôler leur intégrité et l'absence de rétention membraneuse dans la cavité utérine.

## Membranes hyalines (maladie des)

Affection du nouveau-né, surtout du prématuré, due à l'existence de membranes fibrineuses dans les alvéoles pulmonaires et responsable d'une insuffisance respiratoire aiguë. SYN. *détresse respiratoire idiopathique*.

La maladie des membranes hyalines, liée à un défaut de maturité des poumons, survient essentiellement chez les prématurés (et en particulier ceux qui sont nés avant 35 semaines de grossesse). La détresse respiratoire est de gravité variable, mais d'autant plus sévère que l'enfant est né loin du terme.

**CAUSES**

Outre la prématurité, toute souffrance fœtale, qu'elle se produise au cours de l'accouchement ou pendant la grossesse, peut favoriser la maladie des membranes hyalines. L'affection est liée à une insuffisance ou à une absence de surfactant, substance lipidique produite par les cellules des alvéoles pulmonaires du fœtus en fin de grossesse. Le surfactant tapisse les parois des alvéoles et empêche leur fermeture totale au cours de l'expiration.

**SYMPTÔMES ET DIAGNOSTIC**

La détresse respiratoire apparaît le plus souvent au cours des premières heures de la vie, parfois dès les premières minutes. Elle se manifeste par une augmentation de la fréquence respiratoire, des signes de lutte de l'enfant pour respirer (battement des ailes du nez, geignements, creusement du thorax lors de l'inspiration). Le diagnostic repose sur la radiographie thoracique, qui permet de distinguer quatre degrés de gravité, depuis un fin granité diminuant la transparence pulmonaire jusqu'à une opacité pulmonaire complète avec visualisation anormale de l'arbre bronchique.

**ÉVOLUTION ET TRAITEMENT**

L'évolution de la maladie des membranes hyalines est toujours la même : aggravation pendant 24 à 36 heures, phase « en plateau » pendant 24 à 48 heures puis amélioration souvent très rapide à partir du 4e ou du 5e jour de vie, correspondant à l'élaboration de surfactant en quantité suffisante par le poumon du nouveau-né.

Le traitement repose sur la mise sous oxygène de l'enfant : dans les cas modérés, sous *hood* (enceinte close recouvrant la tête du bébé et reliée à des tuyaux d'adduction d'air et d'oxygène) ; dans les cas plus sévères, par ventilation artificielle permettant, en fin d'expiration, de maintenir ouvertes les alvéoles pulmonaires de l'enfant. La mise au point de surfactants artificiels, administrés par voie trachéale aux grands prématurés, a contribué à l'efficacité du traitement.

**PRONOSTIC**

Le pronostic à court terme est bon ; le taux de mortalité est faible, de l'ordre de 5 à 10 %, concernant surtout les grands prématurés. Le risque est la survenue de séquelles respiratoires, notamment par dysplasie bronchopulmonaire (destruction de zones de tissu pulmonaire), laquelle semblerait liée à la technique de la ventilation artificielle.

## Membre

Chacun des quatre appendices du tronc, servant à la locomotion ou à la préhension. (P.N.A. *membrum*)

Les membres ne comportent que des éléments permettant la mobilisation et la sensation (os, articulations, muscles, tendons, vaisseaux, nerfs périphériques).

■ **Le membre supérieur** est composé de l'épaule, par laquelle il est articulé avec le thorax, et du bras, de l'avant-bras et de la main, qui sont articulés entre eux respectivement par le coude et le poignet.

■ **Le membre inférieur,** articulé avec le bassin par la hanche, est composé de la cuisse, de la jambe et du pied, qui sont articulés entre eux respectivement par le genou et la cheville.

## Membre (reconstruction d'un)

Intervention chirurgicale, effectuée en un ou plusieurs temps, visant à réparer une lésion grave d'un membre.

Une reconstruction concerne toujours des blessés graves, notamment des accidentés de la route (surtout des deux-roues), et des personnes victimes d'accidents lors d'activités de bricolage. Les membres lésés peuvent être totalement détachés, délabrés (perte de substance, écrasement) ou dévascularisés (encore rattachés au segment proximal) ; le degré d'urgence de ce dernier cas est identique à celui d'une amputation.

**DÉROULEMENT**

Après l'accident, le membre, s'il est sectionné, doit être ramassé, mis dans un sac en plastique étanche, lui-même mis dans de la glace (le contact direct du membre avec la glace est à prohiber) et transporté avec le blessé en urgence dans un hôpital spécialisé. L'opération est réalisée après un premier temps de réanimation, comportant une transfusion et un bilan préopératoire (consultation d'anesthésie, bilan biologique). Elle comporte différents temps de réparation, effectués autant que possible en une seule intervention : réparation osseuse à l'aide de plaques internes ou de fixateurs externes (broches dépassant de l'os et comportant une attelle externe), réparation des vaisseaux et des nerfs par microchirurgie (chirurgie réalisée à l'aide d'un microscope à fort grossissement) et recours éventuel à des autogreffes veineuses, reconstruction de la couverture cutanée par la technique des lambeaux musculocutanés (rabattement d'un lambeau ayant conservé en un point ses attaches vasculaires et nerveuses). L'opération, très délicate, est généralement longue (de 8 à 24 heures dans certains cas).

**COMPLICATIONS ET SURVEILLANCE**

La période postopératoire pouvant être marquée par des complications (infection, hémorragie, absence de récupération fonctionnelle), une surveillance médicale importante et une rééducation précoce s'imposent. Des opérations secondaires sont parfois nécessaires dans la semaine ou dans les mois qui suivent pour tenter de récupérer des fonctions non encore rétablies. La rééducation s'étale sur une période de 18 mois à 2 ans ; le membre est en général un peu moins sensible qu'avant l'accident. Il est susceptible, pendant 2 ans environ après l'opération, d'être le siège de la « maladie du froid » (crises pendant lesquelles le membre bleuit et devient froid et douloureux). Les amputations secondaires, consécutives à une infection ou à une hémorragie très grave, sont exceptionnelles.

## Mémoire

Faculté qu'a le cerveau de conserver une trace de l'expérience passée et de la faire revenir à la conscience.

La mémoire est un processus complexe qui comporte trois phases : apprentissage, stockage de l'information puis restitution (évocation et reconnaissance). Ces phénomènes ne sont pas sous la dépendance d'une région précise et spécialisée du cerveau ; ils se déroulent à la fois au niveau des centres nerveux polyvalents (l'hippocampe, le corps mamillaire et l'hypothalamus) et des fibres nerveuses qui relient ces 3 centres.

Classiquement, on distingue la mémoire à court terme, qui ne dure pas plus de quelques minutes, de la mémoire à long terme. En outre, la psychanalyse décrit une mémoire inconsciente influant sur l'activité psychique. Réciproquement, l'état affectif du sujet exerce sur sa mémoire une action stimulante ou inhibitrice.

**EXAMENS**

Les examens de la mémoire, longs et assez délicats, nécessitent une attention soutenue de la part du sujet. Pour explorer sa mémoire à court terme, on lui fait répéter après quelques minutes des séries très courtes de trois mots. Pour étudier sa mémoire à long terme, on lui pose des questions sur sa vie, celle de son entourage et sur l'actualité.

**TROUBLES DE LA MÉMOIRE**

■ **Les troubles de la mémoire par défaut** sont les trous de mémoire et les amnésies. Des trous de mémoire « isolés » peuvent être dus à une fatigue, à une dépression latente ou à la prise prolongée de certains médicaments (somnifères, tranquillisants). Les amnésies sont brèves ou prolongées, portent sur la mémoire à court terme ou à long terme, concernent des faits survenus après (amnésie antérograde) ou avant (amnésie rétrograde) le début des troubles : ainsi, un traumatisme crânien provoque parfois une amnésie rétrograde (le malade a oublié ce qui s'est passé pendant les minutes, les heures ou les jours qui ont précédé l'accident), voire une amnésie antérograde de durée variable. Certains troubles métaboliques (hypoglycémie) et l'épilepsie peuvent entraîner une amnésie transitoire. Le trouble de mémoire léger (MCI, pour *Mild Cognitive Impairment* en anglais) est un déficit de mémoire pouvant rester isolé ou évoluer vers une maladie d'Alzheimer (15 % environ évoluent chaque année dans ce sens). Les principales affections à l'origine d'amnésies prolongées sont les maladies dégénératives (démences, dont la maladie d'Alzheimer), les accidents vasculaires cérébraux, les infections (encéphalites virales), les carences (encéphalopathie de Gayet-Wernicke, syndrome de Korsakoff) et les maladies psychiatriques (dépression, névrose) ; il arrive lors de certaines de ces maladies (confusion, manie, démence, syndrome de Korsakoff) que les sujets émaillent leurs discours de récits imaginaires et de fausses reconnaissances, destinés à combler leurs pertes de mémoire.

■ **Les autres troubles de la mémoire** sont l'ecmnésie (résurgence massive du passé), qui s'observe notamment dans les états passionnels hystériques et délirants et dans l'épilepsie, et l'hypermnésie (hypertrophie de la mémoire), qui n'est pas rare dans la manie ou dans l'arriération mentale et ne doit pas être confondue avec celle de certains sujets prodiges, généralement liée à des aptitudes hors du commun dans un domaine précis (calcul, musique).

→ VOIR Amnésie.

## Mémoire immunitaire

Capacité d'un organisme à se souvenir d'une substance étrangère appelée antigène (par exemple, un germe), avec laquelle il a déjà été en contact.

La mémoire immunitaire est attribuée aux lymphocytes (B et/ou T), qui réagissent différemment s'ils ont déjà été confrontés à un antigène donné : la réponse immunitaire est plus rapide, plus efficace et plus durable au second contact qu'au premier. La vaccination est une technique de prévention des maladies infectieuses fondée sur ce phénomène de mémoire immunitaire : l'introduction dans l'organisme d'une faible dose d'un micro-organisme, sous une forme non pathogène (celui-ci étant inactivé ou tué), ou de certains de ses constituants déclenche une réaction immunitaire, dite primaire, et induit la production des cellules mémoire qui permettront à l'organisme de réagir efficacement à toute pénétration ultérieure du même agent infectieux.

Le support moléculaire responsable de la mémoire immunitaire n'est pas encore connu ; quant à son mécanisme, ce pourrait être le suivant : le premier contact avec l'antigène conduirait à une activation des lymphocytes spécifiques de celui-ci et provoquerait leur multiplication et donc la naissance de nombreuses cellules filles, dont certains caractères métaboliques seraient modifiés et dont la capacité à adhérer à différentes molécules serait augmentée, de même que leur sensibilité aux messages des autres cellules immunitaires. Ces lymphocytes, répartis dans tout l'organisme, seraient ainsi plus aptes à répondre à une nouvelle agression par le même antigène.

## Mendel (Johann)

Religieux et botaniste autrichien (Heinzendorf, Silésie, 1822 - Brünn [Brno] 1884).

Il porte en religion le nom de Gregor. Ses expériences sur l'hérédité des végétaux, effectuées de 1856 à 1866, font de lui le père de la génétique.

## Ménétrier (maladie de)

Gastrite chronique caractérisée par un épaississement important de la muqueuse gastrique. SYN. *gastropathie hypertrophique géante.*

La maladie de Ménétrier peut être diffuse ou localisée dans la muqueuse de la grande courbure de l'estomac.

La maladie se manifeste par un manque d'appétit, des brûlures ou des douleurs gastriques. Elle s'accompagne d'une diminution du taux de protéines dans le sang, due à une fuite anormale de celles-ci dans l'estomac, diminution qui entraîne une altération de l'état général, parfois sévère.

**DIAGNOSTIC ET ÉVOLUTION**

Le diagnostic repose sur la fibroscopie gastrique, qui permet de visualiser de volumineux plis gastriques, et sur l'examen radiographique du transit œso-gastro-duodénal. Le risque élevé de cancérisation de cette gastrite rend indispensable une surveillance endoscopique régulière.

**TRAITEMENT**

Le traitement, mal codifié, fait appel à l'administration de médicaments antisécrétoires ou à la chirurgie (ablation de l'estomac dans les cas de dénutrition sévère ou de dégénérescence maligne).

## Menière (maladie de)

Affection de l'oreille interne qui se manifeste par un ensemble de troubles comprenant des vertiges, une baisse de l'audition et des bourdonnements d'oreille.

La maladie de Menière atteint l'oreille interne, responsable de l'audition et de l'équilibre. En général, elle ne touche qu'une seule oreille, mais peut aussi être bilatérale. Elle survient par crises, chez des personnes âgées de 20 à 50 ans.

**CAUSES**

La cause précise de la maladie de Menière n'est pas connue. On rapporte habituellement cette maladie à une augmentation de pression des liquides dans le labyrinthe de l'oreille interne (hydrops labyrinthique).

**SYMPTÔMES ET SIGNES**

Entre 30 minutes et 1 heure avant la crise, des signes annonciateurs, tels qu'une sensation d'oreille pleine, permettent au sujet d'arrêter toute activité pouvant devenir dangereuse lors de cette crise. Celui-ci a l'impression de tourner ou que tout tourne autour de lui : il doit s'allonger. À ce vertige s'associent des sueurs, un malaise, des nausées et des vomissements, des maux de tête et une sensation de bourdonnement dans l'oreille. L'acuité auditive baisse, surtout dans le grave. La crise dure plusieurs heures et laisse le sujet épuisé. La fréquence de ces crises est imprévisible. Au bout de 10 à 15 ans, les crises de vertige s'estompent mais la fonction auditive est alors très altérée.

**TRAITEMENT**

La cause de la maladie de Menière restant inconnue, le traitement en est difficile. Lors des crises, le sujet doit rester au repos. Des anxiolytiques et des antivertigineux peuvent être pris. Le traitement de fond est permanent et fait appel à plusieurs moyens : une vie équilibrée est recommandée ainsi que le respect d'un régime alimentaire pauvre en sel et l'exclusion du tabac et de l'alcool. Des médicaments sont prescrits : anxiolytiques, diurétiques, antihistaminiques et antivertigineux. Parfois le sujet est amené à suivre une psychothérapie antidépressive. En cas d'échec du traitement médical et devant des formes très invalidantes de la maladie de Menière, des traitements chirurgicaux ont été proposés, qui consistent à décomprimer le sac endolymphatique de l'oreille interne ou encore à sectionner le nerf vestibulaire.

## Méningée (artère)

Chacune des artères qui irriguent les méninges. (P.N.A. *artera meningea*)

Il existe deux artères méningées :

**ARTÈRE MÉNINGÉE MOYENNE**

C'est une branche de l'artère maxillaire interne, elle-même issue de la carotide externe. Elle pénètre dans le crâne par un petit trou rond puis se divise en rameaux irriguant la partie latérale de la boîte crânienne.

**ARTÈRE MÉNINGÉE POSTÉRIEURE**

C'est une branche collatérale de l'artère vertébrale, qui se divise dans la cavité crânienne au niveau de la fosse du cervelet. Elle peut aussi naître à partir d'une branche de la carotide externe.

## Méninges

Enveloppes du système nerveux central, au nombre de trois. (P.N.A. *meninges*)

On distingue la dure-mère, fibreuse et épaisse, qui protège l'encéphale et la moelle épinière et les sépare de l'os ; la pie-mère, fine membrane adhérant à la surface du tissu nerveux ; l'arachnoïde, située entre la dure-mère et la pie-mère, et séparée de celle-ci par l'espace sous-arachnoïdien qui contient le liquide cérébrospinal.

## Méningiome

Tumeur bénigne se développant aux dépens de l'arachnoïde, feuillet moyen des méninges (enveloppes du système nerveux central).

Un méningiome survient habituellement entre 20 et 60 ans et forme une tumeur bien délimitée, attachée à la dure-mère (feuillet superficiel des méninges) ; il repousse le tissu nerveux sous-jacent sans l'envahir. L'évolution est très lente et s'étend sur de nombreux mois, voire sur des années.

S'il est dans le crâne, le méningiome provoque des signes spécifiques de l'endroit où il se trouve (par exemple, une paralysie), accompagnés de maux de tête, de vomissements et de crises d'épilepsie. S'il est dans la colonne vertébrale, il provoque une compression de la moelle épinière : douleur, paralysie, abolition de la sensibilité dans une région du corps. Le diagnostic est confirmé par le scanner et l'imagerie par résonance magnétique (I.R.M.), mais également par la radiographie des artères du cerveau ou des méninges de la moelle épinière.

Le traitement consiste à retirer chirurgicalement la tumeur si cela est possible. Dans le cas contraire, les symptômes sont corrigés par administration d'antiémétiques et d'antiépileptiques.

## Méningite

Inflammation des méninges et du liquide cérébrospinal qu'elles contiennent entre leurs feuillets.

De nombreuses affections peuvent s'accompagner d'une réaction inflammatoire des méninges, comme les maladies cancéreuses ou les maladies systémiques (lupus érythémateux, sarcoïdose, etc.). Cependant, les méningites les plus fréquentes sont infectieuses et classées en deux groupes selon que le liquide cérébrospinal est purulent ou clair.

### Méningites purulentes

Elles sont dues à l'infection par une bactérie, méningocoque, pneumocoque ou *Hæmophilus influenzæ*.

- **La méningite à méningocoque**, également appelée méningite cérébrospinale, se déclare souvent par épidémies dans les collectivités d'enfants ou d'adultes jeunes. Il existe des porteurs sains du germe (hébergeant le germe dans la muqueuse du pharynx mais ne développant pas la maladie), susceptibles de le disséminer par voie aérienne.
- **La méningite à pneumocoque** succède souvent à une infection des cavités internes de l'oreille ou des sinus de la face, parfois à une infection respiratoire ; son évolution est souvent très grave.
- **La méningite à *Hæmophilus influenzæ*** est surtout sévère chez les enfants avant 3 ans.

**SYMPTÔMES ET ÉVOLUTION**

La maladie se déclare rapidement par une fièvre et un syndrome méningé : association de maux de tête, de vomissements, de douleur et de raideur de la colonne vertébrale et de photophobie (sensation pénible à la lumière). La survenue d'un purpura pétéchial (hémorragies cutanées punctiformes) est caractéristique du méningocoque. En l'absence de traitement, l'infection risque de s'étendre au cerveau (méningoencéphalite) et de provoquer un coma, des troubles du comportement, des paralysies, des convulsions. Le germe peut en outre passer dans le sang, entraînant une septicémie, et se diffuser aux viscères. La dissémination du méningocoque peut se traduire par un purpura fulminans, ou méningococcie fulminante, septicémie foudroyante évoluant en quelques heures.

**DIAGNOSTIC ET TRAITEMENT**

Une méningite purulente constitue toujours une urgence médicale ; le diagnostic est établi par ponction lombaire. Le traitement repose sur l'antibiothérapie par voie intraveineuse et dure habituellement dix jours pour les méningites à méningocoque, au moins deux semaines pour les méningites à pneumocoque ou à *Hæmophilus influenzæ.*

**PRÉVENTION**

Dans le seul cas du méningocoque, du fait du mode de contagion et de la possibilité de porteurs sains, une antibiothérapie préventive s'impose chez les sujets ayant été en contact étroit avec un malade ou se plaignant de troubles rhinopharyngés s'ils appartiennent à la même collectivité. Un vaccin contre *Hæmophilus* est maintenant disponible, ainsi qu'un vaccin contre certaines souches de méningocoques.

### Méningites à liquide clair

Elles sont exceptionnellement causées par un champignon microscopique, plus souvent par une bactérie (bacille de Koch, *Listeria monocytogenes* [listériose], rickettsie) ou par un virus (méningite virale). Certaines maladies virales, comme les oreillons, la maladie d'Armstrong ou la méningite multirécurrente de Mollaret, comportent communément une atteinte méningée.

Une méningite à liquide clair se traduit, comme une méningite purulente, par un syndrome méningé. Une méningite tuberculeuse, due au bacille de Koch, présente une évolution subaiguë et peut se compliquer d'une atteinte du tronc cérébral (atteinte des nerfs oculomoteurs avec troubles de la vision, de la déglutition et coma). L'aspect clinique des méningites à *Listeria* est souvent similaire. L'apparition de signes de souffrance cérébrale (coma, troubles du comportement, paralysies, convulsions) traduit une méningoencéphalite et est généralement le fait d'une méningite due au virus de l'herpès.

Le diagnostic repose sur la ponction lombaire. Le traitement est fonction de la cause infectieuse : antiviral (aciclovir) pour les méningoencéphalites herpétiques, efficace à condition d'être administré précocement et pendant dix à quinze jours ; antibiotique pour la listériose ; antituberculeux pour la tuberculose ; antifongique pour les rares cas de méningite dus à des champignons et observés chez les malades immunodéprimés.

Les mesures de prévention ne concernent que la tuberculose et la listériose en cas d'épidémie.

## Méningocèle

Saillie des méninges, recouverte par la peau, à travers le crâne ou le rachis, due à une malformation congénitale de la colonne vertébrale.

Le méningocèle est l'une des formes du spina-bifida, dont il représente 10 % des cas. Il est lié à un trouble embryologique survenant au cours des quatre premières semaines de grossesse et consistant en une fermeture anormale ou incomplète du tube neural (futur système nerveux central).

Un méningocèle, parfois découvert à la naissance, peut également être constaté lors d'une échographie au cours de la grossesse. Il se traduit par une tuméfaction molle, indolore, de taille variable, contenant du liquide céphalorachidien. Le siège le plus fréquent est le bas du dos. Le méningocèle n'est associé à aucun déficit neurologique.

Le scanner permet l'analyse et la mesure de la masse et met généralement en évidence une absence de soudure des arcs vertébraux ou de l'os occipital. Le traitement est chirurgical (ablation de la hernie méningée) et doit être réalisé précocement pour éviter tout risque de myélocèle (saillie à l'extérieur de la moelle épinière, responsable de graves handicaps séquellaires).

## Méningococcie

Infection grave provoquée par une bactérie, le méningocoque *Neisseria meningitidis.*

Une méningococcie se contracte par inhalation de microgouttelettes de salive provenant du pharynx d'un malade ou d'un porteur sain. Elle se présente soit comme une méningite aiguë (méningite cérébrospinale), soit comme une septicémie qui peut être précédée, accompagnée ou suivie de méningite et dont la gravité est considérable du fait d'un choc septique éventuel.

Cette complication, appelée purpura fulminans ou méningococcie fulminante, est la cause de la plupart des décès liés à ce germe. Elle se manifeste par une forte fièvre et se caractérise principalement par l'apparition et l'extension très rapide (en quelques heures) de placards à tendance hémorragique et nécrotique sur la peau. Le microbe est présent dans les lésions cutanées et dans le liquide cérébrospinal ; l'affection justifie une hospitalisation en urgence. Le traitement fait appel à l'antibiothérapie par voie intraveineuse et à la prise en charge de l'état de choc.

Les mesures individuelles de protection contre les méningococcies reposent principalement, en cas d'épidémie de méningite à méningocoque, sur la prise d'antibiotiques par les sujets en contact avec les malades, la vaccination étant alors peu efficace.

## Méningocoque

→ VOIR Neisseria meningitidis.

## Méningoencéphalite

Inflammation simultanée des méninges et de l'encéphale.

→ VOIR Encéphalite, Méningite.

## Méniscectomie

Ablation chirurgicale d'une partie ou de la totalité d'un ménisque.

Une méniscectomie se pratique en cas de lésion d'un ménisque, du genou en général, qui peut survenir de façon isolée ou à la suite d'une entorse grave, ou encore du fait d'une laxité chronique du genou.

**DÉROULEMENT**

Une méniscectomie est le plus souvent effectuée sous arthroscopie : après avoir posé un garrot puis pratiqué une ouverture minime dans l'articulation, le praticien introduit l'arthroscope, tube rigide dont l'extrémité est munie d'appareils optiques et d'instruments qui permettent une microchirurgie intra-articulaire. Le patient peut rentrer chez lui le jour même et est capable de marcher normalement au bout de quelques jours. Beaucoup plus rarement, la méniscectomie est pratiquée sous arthrotomie (ouverture chirurgicale de l'articulation). Pendant environ 3 semaines, le patient doit alors s'aider de 2 cannes pour marcher. La conservation d'une partie du ménisque est préférable : en effet, l'ablation du ménisque, lorsqu'elle est totale, favorise souvent l'apparition d'une arthrose de l'articulation.

Selon le contexte, il est parfois possible de réinsérer le ménisque par une suture méniscale réalisée sous arthroscopie. Les suites opératoires sont plus longues, sans reprise de la marche avant six semaines.

## Méniscographie

Image radiographique des ménisques, obtenue par arthrographie du genou.

MÉNISQUE

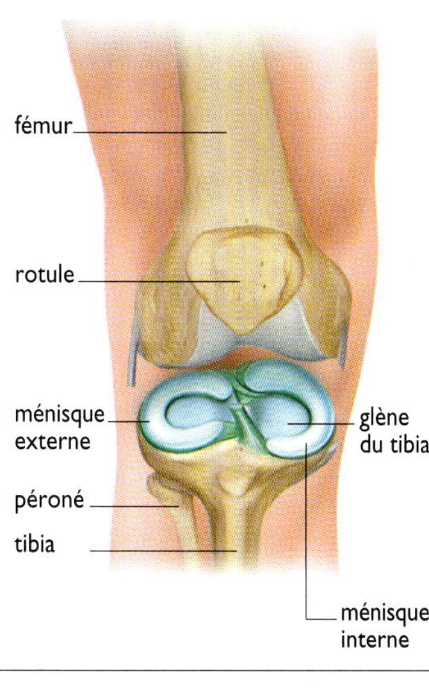


## Ménisque

Lame fibrocartilagineuse interposée entre 2 surfaces articulaires pour faciliter leur glissement. (P.N.A. *meniscus articularis*)

Les ménisques sont présents dans quelques articulations (genou, poignet, articulation temporomaxillaire). Les ménisques du genou sont au nombre de deux : le ménisque interne et le ménisque externe, fixés au tibia par des ligaments. Chacun ressemble à une lame en forme de croissant et comprend trois faces : une face supérieure et une face inférieure, qui sont en rapport avec les surfaces articulaires, une face externe périphérique, qui adhère à la capsule articulaire. Chaque ménisque se termine par deux cornes (antérieure et postérieure).

**PATHOLOGIE**

Les ménisques sont souvent lésés lors de traumatismes. Généralement, ils se déchirent longitudinalement, cette déchirure allant de la simple fissure à la rupture complète. Ces lésions peuvent entraîner des douleurs, une instabilité, voire un blocage du genou : celui-ci reste immobilisé en flexion avec impossibilité d'étendre la jambe. Ce phénomène dure peu de temps, et le genou se débloque parfois tout seul. Dans les jours qui suivent, une hydarthrose (épanchement de liquide séreux à l'intérieur de l'articulation) apparaît. Cependant, une déchirure peut aussi ne se traduire que par des douleurs du genou ou, dans d'autres cas, par des hydarthroses répétées. Le traitement des ruptures méniscales repose sur la méniscectomie (ablation d'une partie ou de la totalité du ménisque), qui est pratiquée chirurgicalement ou plus souvent par arthroscopie.

## Ménopause

Interruption physiologique des cycles menstruels, due à la cessation de la sécrétion hormonale des ovaires (œstrogènes et progestérone).

La ménopause survient entre 40 et 55 ans (avec un pic à 52 ans). Elle se déroule en deux étapes : la préménopause et la ménopause confirmée.

■ **La préménopause**, qui dure plusieurs mois ou plusieurs années, est marquée par une irrégularité des cycles, avec ou sans ovulation. Les sécrétions hormonales deviennent irrégulières : tandis que la sécrétion d'œstrogènes persiste, la sécrétion de progestérone par le corps jaune (nom donné au follicule ovarien qui a libéré son ovule) diminue. Les règles deviennent irrégulières.

■ **La ménopause confirmée** succède à la préménopause. La sécrétion hormonale de l'ovaire se tarit. Les règles ont disparu. Le taux de gonadotrophines est très élevé dans le sang.

**SYMPTÔMES ET SIGNES**

Surtout liés à la baisse du taux des œstrogènes (hypo-œstrogénie), ils varient d'une femme à l'autre.

■ **Les bouffées de chaleur** affectent de 75 à 85 % des femmes. Leur intensité et leur fréquence sont variables. Au début, elles surviennent la nuit, puis elles se multiplient dans la journée, à la fin des repas ou à l'occasion d'efforts. Causées par une forte vasodilatation, elles se traduisent par une sensation de chaleur dans tout le corps et par une rougeur du visage, qui gagne le cou et le haut de la poitrine. Elles s'accompagnent parfois d'angoisse et d'une impression d'étouffement et se terminent par une transpiration abondante.

■ **Les troubles sexuels** sont à la fois psychiques et physiques. À la baisse du désir sexuel s'ajoutent une sécheresse vaginale et une atrophie vulvaire pouvant rendre les rapports sexuels douloureux. Les infections urinaires et vaginales sont plus fréquentes. Le volume des seins diminue.

■ **La fragilité osseuse, ou ostéoporose,** est directement liée à l'absence de sécrétion hormonale ovarienne. Cette diminution de la densité osseuse et de la solidité de l'os peut entraîner des fractures, essentiellement des vertèbres et du col du fémur.

■ **Les maladies cardiovasculaires** (angor, infarctus du myocarde) présentent un plus grand risque d'apparition à partir de la ménopause, car les œstrogènes ne jouent plus alors de rôle protecteur contre l'athérosclérose.

■ **Les troubles psychiques** sont fréquents. Aux troubles émotionnels (sautes d'humeur, irritabilité, insomnie, anxiété) peuvent s'adjoindre vertiges, fatigue sans cause organique, troubles de la mémoire ou défaut de concentration mentale.

**TRAITEMENT**

En Europe, environ 15 % des femmes ménopausées reçoivent un traitement (contre 15 à 25 % aux États-Unis). Celui-ci consiste en la prescription d'œstrogènes et de progestérone naturelle (hormonothérapie de substitution), administrés soit de façon ininterrompue, évitant ainsi la réapparition des règles, soit de façon cyclique, la prise de progestérone étant régulièrement interrompue, reproduisant ainsi un cycle menstruel, accompagné de règles. Chez la femme ayant subi une hystérectomie, la progestérone n'est habituellement pas prescrite, son rôle étant de prévenir la survenue d'un cancer de l'utérus. L'administration des œstrogènes peut se faire par la bouche (comprimés) ou par voie locale (crème ou timbre à appliquer sur l'abdomen ou sur le dos et à renouveler régulièrement). La progestérone se présente en comprimés.

Le traitement agit sur les bouffées de chaleur, la baisse du désir sexuel et protège contre les fractures, mais n'a pas d'effet protecteur cardiovasculaire (selon certaines études, il augmenterait même la fréquence des événements cardiovasculaires, surtout la première année). Le risque de cancer du sein est accru, principalement lors de traitements prolongés (4 cancers du sein en plus pour 10 000 femmes traitées 5 ans). Ses avantages et ses inconvénients, ainsi que sa durée, sont évalués pour chaque patiente en fonction d'un bilan de santé préalable et de l'intensité des troubles. Une surveillance de la femme traitée est nécessaire. Il existe des contre-indications relatives à ce traitement : antécédent de cancer du sein ou de thromboses veineuses.

## Ménorragie

Augmentation de l'abondance et de la durée des règles.

Elle est le plus souvent le signe d'un fibrome utérin (fibrome sous-muqueux, endométriose utérine) ou d'un déséquilibre hormonal. Un stérilet peut également être à l'origine d'une ménorragie. Indépendamment de l'inconfort qu'elle entraîne, une ménorragie peut provoquer une anémie. Elle doit donc amener à consulter un médecin. Pour rechercher la cause, on procède à un examen direct de la cavité utérine par hystéroscopie. Le traitement est celui de la cause ; il est soit médical (hormonothérapie), soit chirurgical (curetage, hystéroscopie opératoire, myomectomie, hystérectomie).

## Menstruation

Écoulement périodique par le vagin de muqueuse utérine et de sang survenant chez la femme non enceinte entre la puberté et la ménopause. SYN. *règles.*

La menstruation est la manifestation du cycle ovarien, ou cycle menstruel, qui obéit à la sécrétion cyclique d'hormones (œstrogènes puis progestérone), laquelle prépare la muqueuse utérine à l'éventuelle nidation d'un embryon. Lorsque la fécondation n'a pas eu lieu, le taux de progestérone s'effondre et la muqueuse utérine, gorgée de sang, se détache, déclenchant les règles.

Les règles s'établissent à la puberté, en moyenne entre 13 et 15 ans, et cessent à la ménopause, entre 40 et 55 ans (52 ans en moyenne), avec des variations considérables (les règles peuvent apparaître entre 10 et 18 ans selon les climats). Irrégulier au début, le cycle se régularise selon une durée très variable d'une femme à l'autre (de 21 à 45 jours avec une moyenne de 28 jours). La durée du saignement varie aussi selon les femmes (entre 2 et 6 jours, en moyenne 3 ou 4 jours), ainsi que la quantité de sang perdue (de 20 à 70 millilitres), la perte étant faible le premier jour, maximale le 2e et allant en diminuant pour se tarir au 4e jour. Les règles sont absentes durant la grossesse et l'allaitement. La menstruation est souvent précédée de troubles psychiques et physiques (le syndrome prémenstruel).

Par rapport à la norme, les règles peuvent être trop espacées (spanioménorrhée), trop fréquentes (polyménorrhée), insuffisantes (oligoménorrhée), trop abondantes (ménorragie), douloureuses (dysménorrhée) ou absentes (aménorrhée). Une métrorragie est un écoulement de sang en dehors des règles. La cause majeure d'un retard des règles (aménorrhée) étant la grossesse, toute modification de leur rythme habituel justifie une consultation médicale.

### Douleurs liées au cycle menstruel

Une douleur liée au cycle menstruel peut se manifester lors de l'ovulation ; elle traduit l'explosion d'un gros follicule ovarien et est due à l'irritation du péritoine par le liquide folliculaire. Lorsqu'elle récidive, une cause organique doit être recherchée.

Une douleur qui précède les règles (syndrome prémenstruel) s'associe souvent à une douleur et à une modification du volume des seins, parfois à un gonflement de l'abdomen ; elle peut être liée à un déséquilibre hormonal (excès d'œstrogènes) et se traite par administration de progestérone.

Une douleur survenant durant les règles, ou dysménorrhée, peut être associée aux modifications hormonales liées au cycle menstruel ou causée par une affection sous-jacente (endométriose, infection).

## Mentonnière

Appareil en plâtre ou en métal emboîtant la partie externe du maxillaire inférieur et prenant appui sur la voûte du crâne.

On utilise une mentonnière en cas de fracture du maxillaire inférieur si les os ne sont pas déplacés. Elle est conservée jusqu'à ce que la radiographie montre que la fracture est consolidée. Le patient peut entrouvrir la bouche et donc s'alimenter normalement.

## Mère porteuse

Femme qui porte un enfant qu'elle n'a pas conçu naturellement afin de le donner après la naissance. SYN. *mère de substitution.*

La mère porteuse, souvent liée au couple demandeur, agit pour des motifs divers (moraux, affectifs, financiers). Elle est parfois proche parente du couple demandeur. Elle peut recevoir un embryon qui a été fécondé artificiellement (ovule et spermatozoïde du couple demandeur) ou se prêter à une insémination artificielle par les spermatozoïdes du père contractuel.

Cette maternité de substitution, ou gestation pour autrui, est illégale dans certains pays (France, Suisse ou Québec, par exemple), légale dans d'autres (Canada ou Royaume-Uni, par exemple). D'autres, enfin, n'ont pas encore arrêté de législation et tolèrent la pratique sous certaines conditions (Belgique, par exemple).

## Merkel (cellule de)

Cellule cutanée jouant un rôle sensoriel. SYN. *corpuscule de Merkel.*

Les cellules de Merkel sont disséminées dans des régions précises de l'épiderme : paume des mains, pulpe des doigts, plante des pieds, lèvres, palais. Ce sont des mécanorécepteurs, sensibles à certaines stimulations mécaniques de la peau comme la pression ou les vibrations.

## Mérycisme

Trouble psychologique de l'enfant consistant en une régurgitation volontaire d'aliments suivie de leur mâchonnement.

Manifestation de type névrotique, le mérycisme est souvent lié à une perturbation des relations affectives entre l'enfant et son entourage. Il n'existe pas de cause physique. L'affection débute le plus souvent entre le 5e et le 9e mois, souvent précédée de régurgitations ou de vomissements au cours des 3 premiers mois de la vie.

**SYMPTÔMES ET SIGNES**

Les régurgitations surviennent le plus souvent le matin au réveil, sans effort apparent, lorsque l'enfant est seul. Elles sont de faible abondance mais parfois continues, avec émission quasi permanente de liquide aux commissures des lèvres. Ces régurgitations s'accompagnent de mâchonnements, l'enfant paraissant totalement absorbé, silencieux et indifférent à ce qui l'entoure. Ces manifestations cessent dès que l'on prend l'enfant dans les bras ; l'appétit n'est jamais altéré. Le niveau de développement est le plus souvent normal.

Le mérycisme peut parfois retentir sur la croissance. Une authentique dépression peut y être associée avec indifférence affective, désintérêt pour les objets ou les personnes, contrastant avec le plaisir de rumination.

**DIAGNOSTIC ET TRAITEMENT**

Le diagnostic consiste surtout à éliminer la possibilité d'un reflux gastro-œsophagien par une mesure de l'acidité gastrique (pH-métrie). À son début, le traitement nécessite souvent une hospitalisation, notamment pour corriger d'éventuelles carences nutritionnelles. L'enfant est rapidement confié à une équipe pédopsychiatrique, les consultations ultérieures ayant lieu avec la famille. Le pronostic est généralement favorable, les symptômes cédant rapidement avec retour à une alimentation normale au plus tard entre 1 et 2 ans.

## Mésencéphale

Région centrale de l'encéphale, entre la protubérance annulaire et le diencéphale, reliée au cervelet. (P.N.A. *mesencephalon*)

Le mésencéphale fait partie du tronc cérébral. Il comprend, en avant, les deux pédoncules cérébraux, qui divergent vers les hémisphères cérébraux, et, en arrière, les tubercules quadrijumeaux (relais des voies visuelles et auditives). Il donne naissance à des nerfs crâniens oculomoteurs.

## Mésenchyme

Forme jeune du tissu conjonctif.

■ **Chez l'embryon,** le mésenchyme, dit embryonnaire ou primaire, dérive du 3e feuillet embryonnaire (mésoderme). Il se trouve aussi dans le cordon ombilical, où il forme le mésenchyme extra-embryonnaire. Le mésenchyme est à l'origine des différents tissus conjonctifs, des muscles lisses, du muscle cardiaque, des vaisseaux, de certaines cellules du sang (monocytes) et des tissus (histiocytes).

■ **Chez l'adulte,** les histologistes appellent aussi mésenchyme, ou tissu mésenchymateux, un tissu conjonctif commun indifférencié, surtout lorsque celui-ci possède le caractère lâche du mésenchyme embryonnaire, tels les tissus conjonctifs sous-pleural ou rétropéritonéal.

## Mésentère

Repli du péritoine reliant le jéjunum et l'iléon (portions de l'intestin grêle) à la paroi postérieure de l'abdomen.

Le mésentère est une membrane séreuse plissée ; il est parcouru par les nerfs et les vaisseaux sanguins et lymphatiques destinés à l'innervation et à la vascularisation de l'intestin grêle.

**PATHOLOGIE**

Le mésentère peut être le siège d'adénites (inflammation des ganglions lymphatiques), d'origine virale, bactérienne ou allergique, et de tumeurs kystiques ou solides. Les kystes sont en général d'origine congénitale tandis que les tumeurs solides, bénignes ou malignes, s'observent surtout chez l'adulte après 40 ans. La complication la plus fréquente de toutes les tumeurs du mésentère est l'occlusion intestinale. Enfin, l'infarctus mésentérique, au pronostic sévère, correspond à la nécrose d'un segment intestinal, due à une oblitération artérielle.

## Mesmer (Franz Anton)

Médecin allemand (Iznang, Souabe, 1734 - Meersburg 1815).

Il mit au point une méthode de guérison par passes magnétiques, le mesmérisme, fondée en partie sur le phénomène de l'hypnose. En 1884 cependant, une commission de savants démontra que le mesmérisme était dénué de tout fondement scientifique.

## Méso

Repli du péritoine qui unit un segment du tube digestif à la paroi abdominale. (P.N.A. *mesenteriolum*)

Le méso contient les artères, les veines, les nerfs et les vaisseaux lymphatiques. Il existe différents mésos : le mésogastre postérieur, qui relie l'estomac à la paroi abdominale, le mésoappendice, qui rattache l'appendice au cæcum, lui-même uni au mésocôlon. Ce dernier relie le côlon à la paroi abdominale et comporte quatre parties : le mésocôlon ascendant, le mésocôlon transverse, le mésocôlon descendant et le mésocôlon sigmoïde.

## Mésoderme

Feuillet intermédiaire de l'embryon. SYN. *chordomésoblaste, mésoblaste.*

Le mésoderme est, comme l'ectoderme et l'endoderme, entre lesquels il est situé, l'un des trois feuillets primitifs embryonnaires. Il apparaît au début de la 3e semaine après la fécondation et s'insinue entre les deux premiers feuillets déjà formés. Le mésoderme donne naissance au squelette, aux muscles, au tissu conjonctif, aux systèmes circulatoire (cœur et vaisseaux sanguins), lymphatique et urinaire ainsi qu'au derme et aux organes génitaux.

## Mésothéliome

Tumeur bénigne ou maligne se développant aux dépens du mésothélium (tissu tapissant la surface interne de certaines membranes séreuses).

Un mésothéliome est le plus souvent constitué à partir du mésothélium de la plèvre (on parle alors de mésothéliome pleural, ou cancer primitif de la plèvre), beaucoup plus rarement à partir de celui du péricarde ou du péritoine. Il est principalement lié à l'exposition à l'amiante.

→ VOIR Amiante, Plèvre (cancer de la).

## Mésothérapie

Méthode thérapeutique consistant à injecter des médicaments par voie intradermique à des doses minimes (entre 3 et 5 % des quantités nécessaires par la voie habituelle), ce mode d'administration renforçant et prolongeant leur action.

La mésothérapie utilise souvent des médicaments allopathiques (dont l'action lutte contre la maladie, par opposition à « homéopathiques »). Son originalité et son efficacité proviennent de la voie d'introduction des produits : la voie intradermique. La consultation, comme en médecine générale, aboutit à un diagnostic précis (appuyé au besoin sur des examens complémentaires classiques) et au choix d'un traitement adapté. Les médicaments sont alors injectés par le médecin lui-même au moyen d'une seringue munie d'une aiguille fine de 4 millimètres de longueur à usage unique. Presque tous les produits injectables sont utilisables en mésothérapie, à l'exception majeure des corticostéroïdes retard, qui entraîneraient un risque de nécrose cutanée. Des effets mineurs et transitoires aux points d'injection (érythèmes, ecchymoses, douleurs) sont fréquents.

**INDICATIONS**

Les effets les plus spectaculaires s'observent en traumatologie sportive (tendinites, entorses) et dans les affections circulatoires (artérite, maladie de Raynaud [troubles vasomoteurs des extrémités], etc.), infectieuses (zona) ou allergiques. De bons résultats sont obtenus dans le traitement de la cellulite, de la calvitie et surtout dans celui des affections rhumatismales telles que l'arthrose, où la mésothérapie soulage rapidement la douleur. Cette thérapeutique est de préférence utilisée seule. Lorsque, pour une même affection, on l'associe à un traitement classique, on arrive souvent à diminuer les doses du traitement quotidien, par exemple pour l'arthrose, où les doses d'analgésiques et d'anti-inflammatoires sont nettement réduites ou même supprimées.

En revanche, la mésothérapie ne s'applique pas aux maladies tumorales (cancer), ni aux maladies dégénératives, ni aux affections graves nécessitant une thérapeutique appropriée (diabète, méningite infectieuse, tuberculose, infarctus du myocarde), ni à celles qui relèvent de la chirurgie.

## Métabolisme

Ensemble des réactions biochimiques se produisant au sein de l'organisme.

Le métabolisme comprend deux grands processus.

■ **L'anabolisme** est l'ensemble des réactions aboutissant à une synthèse ou à une fabrication ; il nécessite généralement une consommation d'énergie.

■ **Le catabolisme** est l'ensemble des réactions aboutissant à une dégradation ; il entraîne généralement une libération d'énergie.

Le terme « métabolisme » peut aussi être employé dans un sens plus restreint : métabolisme des lipides, du sodium, etc. Le métabolisme énergétique est l'ensemble des réactions métaboliques de l'organisme : au cours d'une chaîne de réactions très longue et complexe, appelée cycle de Krebs, l'énergie provenant des nutriments (protéines,

neux, perceptibles d'abord au centre du champ visuel puis jusqu'à sa périphérie), hémianopsie latérale homonyme (impossibilité pour les deux yeux de voir à droite ou à gauche). Dans d'autres formes, elle s'accompagne de troubles neurologiques sévères : troubles du langage (aphasie, dysarthrie), vertiges, sensation diffuse de fourmillements, exceptionnellement hémiplégie.

Le diagnostic d'une migraine est purement clinique, mais la réalisation d'un scanner de la tête ou d'une imagerie par résonance magnétique (I.R.M.) est parfois nécessaire dans certaines migraines avec aura.

**TRAITEMENT**

Il comprend deux volets, le traitement de la crise et le traitement de fond.

■ **Le traitement de la crise** doit être entrepris le plus tôt possible afin d'avoir une meilleure efficacité. Si les analgésiques usuels ne suffisent pas (aspirine, paracétamol, anti-inflammatoires), on emploie des dérivés de l'ergot de seigle tels que le tartrate d'ergotamine (incompatibles avec les antibiotiques du groupe des macrolides et contre-indiqués lors d'une grossesse). En cas d'échec des autres traitements, les triptans, dont le sumatriptan (le premier à avoir été utilisé), sont souvent efficaces.

■ **Le traitement de fond** est pris tous les jours afin de diminuer la fréquence des crises. Il n'est indiqué qu'en cas de crises fréquentes (plusieurs par mois) et/ou invalidantes. On utilise principalement les dérivés de l'ergot de seigle, les antisérotonines, les bêtabloquants, les inhibiteurs des canaux calciques, les antidépresseurs. En général, chez un patient donné, on trouve le médicament qui convient après en avoir essayé successivement plusieurs autres. On ne peut conclure à l'inefficacité de tel ou tel produit avant un délai d'au moins trois mois.

## Mikulicz (drain de)

Grande compresse de gaze en forme de parachute, remplie de mèches et utilisée en chirurgie abdominale.

Le drain de Mikulicz est utilisé en cas de péritonite généralisée et grave. À la fin de l'intervention, le chirurgien le met en place dans la cavité abdominale pour qu'il draine par capillarité les sécrétions et les saignements, qui finissent par se tarir. Chaque mèche est munie d'un fil qui sort de la cavité abdominale et permet ainsi son retrait. L'ablation du drain de Mikulicz se fait progressivement, parfois sous anesthésie générale : on commence à enlever les mèches une par une à partir du 10e jour, la compresse étant enlevée au plus tard aux alentours du 15e jour.

## Mikulicz (syndrome de)

Augmentation chronique de volume des glandes salivaires (parotides et sous-mandibulaires) et des glandes lacrymales.

Le syndrome de Mikulicz s'observe dans de nombreuses affections : maladie de Hodgkin, sarcoïdose, leucémie, syndrome de Gougerot-Sjögren. Il se traduit par un gonflement du cou et par une diminution de la sécrétion des glandes atteintes (larmes, salive), entraînant surtout des complications oculaires (uvéite, conjonctivite).

Le pronostic de ce syndrome, qui n'a de traitement que celui de l'affection en cause, est bénin dans l'ensemble.

## Miliaire

1. Terme désignant une affection se manifestant par des lésions (cutanées, pulmonaires, etc.) présentant l'aspect d'un grain de mil.
2. Synonyme courant de la tuberculose miliaire.

Le terme est alors souvent employé avec un adjectif précisant la localisation de l'atteinte tuberculeuse : miliaire pulmonaire, hépatique, etc.

→ VOIR **Miliaire cutanée, Miliaire radiologique, Tuberculose.**

## Miliaire cutanée

Éruption cutanée faite de petites élevures, due à une obstruction des pores excréteurs des glandes sudoripares et aboutissant à une rétention d'eau.

On en distingue deux sortes.

■ **Les miliaires cristallines, ou sudamina,** sont constituées par de nombreuses petites élevures translucides, microvésiculeuses, très superficielles, sans rougeur sous-jacente. Elles surviennent brutalement au cours de grandes poussées de fièvre, ou après un violent coup de soleil, sur les zones exposées du corps et régressent en quelques heures.

■ **Les miliaires rouges, ou bourbouille, ou encore gourme,** sont de petites élevures rouge vif qui se rencontrent surtout en zone tropicale en milieu chaud et humide. Elles s'accompagnent de sensations de picotement et siègent surtout dans les zones de transpiration telles que la taille, le thorax, les aisselles et le creux des coudes. Ces éruptions sont également fréquentes chez les nourrissons pendant l'été, y compris en milieu tempéré. La suppression des facteurs déclenchants entraîne la guérison.

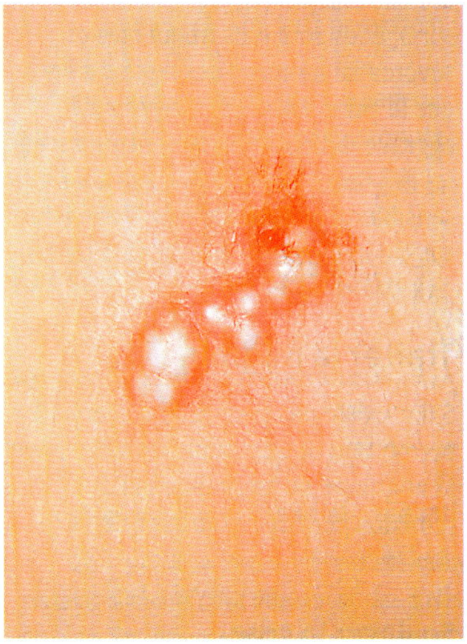

***Milium.*** *Petits grains blanchâtres, de la grosseur d'une tête d'épingle, apparus sur une ancienne cicatrice cutanée.*

## Miliaire pulmonaire

→ VOIR Tuberculose.

## Miliaire radiologique

Nodule arrondi, au contour net, de diamètre inférieur à 1,5 millimètre, souvent à la limite de la visibilité mais qui peut s'observer en grand nombre sur un cliché radiologique en cas d'atteinte pulmonaire diffuse.

La présence de tels nodules, révélée par la radiologie pulmonaire, est liée à une tuberculose miliaire, à une pneumoconiose, à une sarcoïdose, à une dissémination cancéreuse, à une fibrose ou à un poumon cardiaque. D'autres organes peuvent être le siège d'une miliaire.

## Milieu intérieur

Ensemble des liquides de l'organisme dans lesquels baignent les cellules vivantes.

Le milieu intérieur est formé des liquides organiques (lymphe, sang, liquide céphalorachidien) et des liquides interstitiels qui irriguent les cellules.

→ VOIR Homéostasie.

## Milium

Minuscule kyste blanc situé essentiellement sur le visage et sur les cicatrices et provenant de la dilatation d'un canal sudoripare ou d'un follicule pileux.

Le milium disparaît souvent spontanément. Il peut être traité par l'application locale d'azote liquide.

## Millard-Gubler (syndrome de)

Variété d'hémiplégie alterne (association d'une paralysie des membres d'un côté du corps et d'une paralysie d'un ou de plusieurs nerfs crâniens du côté opposé).

Le syndrome de Millard-Gubler résulte d'une lésion de la protubérance annulaire, étage moyen du tronc cérébral. Il se traduit par une hémiplégie de type pyramidal (paralysie associée à une raideur des membres) pour une moitié du corps et par une paralysie faciale de type périphérique (absence de contraction des muscles de la face) de l'autre côté. Le traitement est celui de la maladie ayant provoqué la lésion, le plus souvent un accident vasculaire cérébral.

## Minamata (maladie de)

Maladie neurologique grave due à une intoxication par des déchets industriels riches en mercure déversés dans la mer.

Décrite au Japon dans les années 1950, la maladie de Minamata tient son nom de la baie nippone où on l'observa d'abord.

Cette affection se transmet par l'intermédiaire de poissons et de coquillages contaminés. Elle se manifeste par des troubles neurologiques importants, d'évolution rapide : paralysies, troubles psychiques, etc. Les mères contaminées transmettent la maladie aux enfants à naître. Le diagnostic, clinique, est confirmé par le dosage du mercure dans le sang. Il n'existe pas de traitement efficace de cette maladie.

## Minéral

Corps inorganique, solide à la température ordinaire.

Dans l'organisme, les minéraux jouent un rôle de constitution, d'activation et de régulation de réactions enzymatiques, physiologiques, hormonales, etc. Ils représentent entre 4 et 5 % du poids total d'un individu.

■ **Les macroéléments, ou éléments minéraux majeurs,** constituent plus de 1 % du poids corporel : il s'agit du phosphore, du calcium, du sodium, du potassium et du magnésium.

■ **Les microéléments, ou oligoéléments,** constituent moins de 1 % du poids corporel : il s'agit du fer, du zinc, du manganèse, du cuivre, de l'iode, du sélénium, du molybdène, du cobalt, du chrome, du fluor, du soufre, etc.

Une alimentation variée, apportant au moins 1 800 kilocalories par jour, suffit normalement à couvrir les besoins de l'organisme en minéraux, sauf pour le fer dans certaines situations - et particulièrement lors de la grossesse et de l'allaitement, chez les nourrissons et les adolescents.

## Minéralocorticostéroïde

Hormone sécrétée par les glandes corticosurrénales et qui favorise la rétention de sodium et l'excrétion de potassium. SYN. *minéralocorticoïde*.

La principale hormone minéralocorticostéroïde est l'aldostérone. Celle-ci exerce son activité principalement dans le rein, où elle stimule la réabsorption du sodium et l'excrétion du potassium. Elle contrôle de façon précise le stock de sodium dans l'organisme et la volémie (volume sanguin circulant). La sécrétion d'aldostérone est elle-même régulée par le système rénine-angiotensine (hormones sécrétées par le rein) et par le taux sanguin de potassium.

### PATHOLOGIE

Une augmentation anormale des minéralocorticostéroïdes entraîne une hypertension artérielle avec baisse du taux sanguin de potassium. La principale cause en est le syndrome de Conn, caractérisé par la présence d'un adénome de la glande corticosurrénale ou d'une hyperplasie (augmentation du tissu) de cette glande. En revanche, les déficits en minéralocorticostéroïdes sont surtout retrouvés au cours des insuffisances surrénaliennes et entraînent une fuite de sodium dans les urines ainsi qu'une augmentation du taux de potassium dans le sang.

### UTILISATION THÉRAPEUTIQUE

Un dérivé synthétique des minéralocorticostéroïdes, la 9 alpha-fluorohydrocortisone, sert à traiter la maladie d'Addison (insuffisance surrénalienne chronique).

## Minerve

Appareil orthopédique en plâtre, en cuir ou en matière synthétique destiné à solidariser parfaitement la tête avec le thorax.

Une minerve ne doit pas être confondue avec un collier, qui permet une légère mobilité du cou. Elle sert à immobiliser des vertèbres malformées (afin d'éviter les complications neurologiques qui, à ce niveau, pourraient être graves) ou le rachis cervical (lorsqu'il faut traiter une fracture sans intervention chirurgicale) ; dans ce dernier cas, elle doit être portée pendant environ 3 mois. On peut aussi mettre une minerve à un accidenté pour empêcher tout mouvement intempestif de son cou avant l'examen médical et radiologique.

## Minisatellite

Succession de courtes séquences d'A.D.N. chromosomique répétées à l'identique et composées chacune d'une dizaine à quelques centaines de bases (composants de chacun des brins de la molécule d'A.D.N.).

Les minisatellites sont des marqueurs génétiques très utiles pour le diagnostic des maladies génétiques et la recherche en génétique.

→ VOIR Microsatellite.

## Minkowski-Chauffard (maladie de)

Maladie héréditaire caractérisée par une anémie hémolytique (diminution du taux d'hémoglobine sanguin, due à la destruction des globules rouges). SYN. *sphérocytose héréditaire*.

La maladie de Minkowski-Chauffard est la plus fréquente des anémies hémolytiques constitutionnelles. Elle peut être due à plusieurs mutations distinctes, touchant différents gènes impliqués dans la synthèse des protéines de la membrane des globules rouges. Le mode de transmission héréditaire de la maladie dépend de la mutation impliquée ; il est néanmoins le plus souvent autosomique dominant (il suffit que l'individu ait hérité d'une seule copie mutée du gène pour que la maladie se déclare).

### SIGNES ET ÉVOLUTION

La maladie de Minkowski-Chauffard se constate habituellement dans l'enfance, mais peut ne se révéler qu'à l'âge adulte. Elle est caractérisée par une anémie, qui peut s'aggraver à l'occasion d'épisodes infectieux ou se compliquer d'érythroblastopénie (arrêt brutal de la production par la moelle osseuse d'érythroblastes, cellules précurseurs des globules rouges) après infection par certains virus. On peut également observer une lithiase biliaire (formation de calculs dans les voies biliaires), provoquée par l'excès de bilirubine. Des ulcères peuvent apparaître aux jambes. Des anomalies osseuses sont également constatées dans les formes sévères. Une augmentation du volume de la rate (splénomégalie) accompagne habituellement la maladie, et peut en être révélatrice, si celle-ci ne s'est pas manifestée auparavant (formes légères de la maladie), chez l'adulte.

### DIAGNOSTIC

Il n'existe pas de critère biochimique formel déterminant la maladie. En conséquence, le diagnostic repose sur un faisceau d'arguments établis à partir de l'analyse sanguine, comme la petitesse anormale des globules rouges et leur forme sphérique (microsphérocytose), ainsi que leur destruction excessive, constatée par un test de laboratoire.

### TRAITEMENT

Il repose sur l'ablation de la rate (splénectomie). Cette intervention est justifiée dans toutes les formes entraînant une hémolyse grave. Toutefois, la rate joue un rôle important dans l'élimination de germes tels que le pneumocoque ou le méningocoque ; la splénectomie est donc dangereuse si elle est pratiquée avant l'âge de 5 ans, en raison des risques infectieux qu'elle entraîne. Ces risques sont très réduits après cet âge, surtout grâce à la vaccination. Après splénectomie, les symptômes régressent totalement car les globules rouges ne sont plus détruits, même s'ils restent toujours anormaux.

## Minoxidil

Médicament ayant de puissantes propriétés vasodilatatrices (de dilatation des vaisseaux).

Le minoxidil est un médicament antihypertenseur lorsqu'il est pris par voie orale. Ce vasodilatateur est indiqué dans le traitement de l'hypertension artérielle sévère et de l'insuffisance cardiaque. Il entraîne une augmentation du flux sanguin rénal et une baisse de la tension artérielle, qui déclenche une tachycardie réflexe. Ses effets indésirables les plus fréquents sont des maux de tête, des nausées et des vomissements, un œdème périphérique, une hypertrichose (développement excessif des poils) et, plus rarement, des effets indésirables d'ordre cardiovasculaire.

Le minoxidil agit sur la pousse des cheveux lorsqu'il est appliqué localement sur le cuir chevelu. Puissant vasodilatateur périphérique, il entraîne un arrêt de la chute des cheveux (alopécie) et un développement du système pileux. Dans cet usage, les effets indésirables sont quelques réactions allergiques, rares et sans gravité, une irritation locale, une rétention aqueuse et un léger essoufflement. Le minoxidil ne semble efficace que chez 30 % des patients environ, et surtout chez les sujets de moins de 35 ans. Ce traitement n'a qu'un effet temporaire : un retour à l'état initial est prévisible dans les 3 ou 4 mois qui suivent son arrêt. Mais il peut être poursuivi pendant plusieurs années, par cures de 2 ou 3 mois tous les 4 mois environ.

## Mitochondrie

Élément du cytoplasme de la cellule animale ou végétale dont le rôle essentiel est d'assurer l'oxydation, la respiration cellulaire, la mise en réserve de l'énergie par la cellule et le stockage de certaines substances.

Les mitochondries, en grand nombre dans chaque cellule, sont visibles au microscope électronique. Elles ont la forme de sphères ou de bâtonnets, limités par une double membrane et cloisonnés par des crêtes.

Elles contiennent leur propre A.D.N., dont les anomalies sont susceptibles de provoquer certaines maladies (myopathie mitochondriale, ataxie de Friedreich, etc.).

## Mitose

Processus de division cellulaire aboutissant à la formation de deux cellules filles identiques à la cellule mère.

→ VOIR Division cellulaire.

MOELLE ÉPINIÈRE

**Ce long et fin cordon logé dans la colonne vertébrale permet la transmission des informations sensitives et motrices entre les nerfs rachidiens et l'encéphale. Mais la moelle épinière est aussi un centre nerveux autonome, capable d'analyser des informations en provenance des nerfs et de fournir directement une réponse motrice appropriée sans passer par l'encéphale ; c'est le cas des réflexes nociceptifs tels que, par exemple, le retrait automatique de la main en cas de brûlure ou de pincement.**

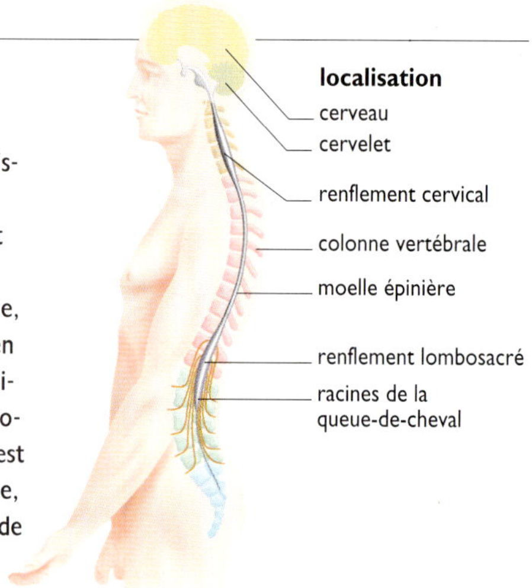


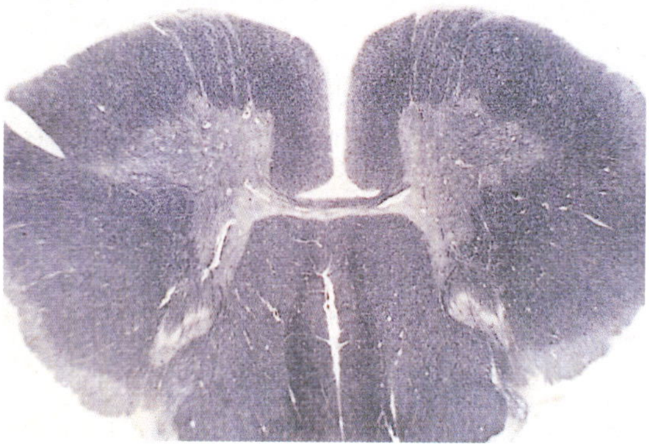

*Sur cette coupe horizontale, on voit la substance grise (grossièrement en forme de H, violet clair), d'où partent les nerfs rachidiens, et la substance blanche (en violet foncé).*

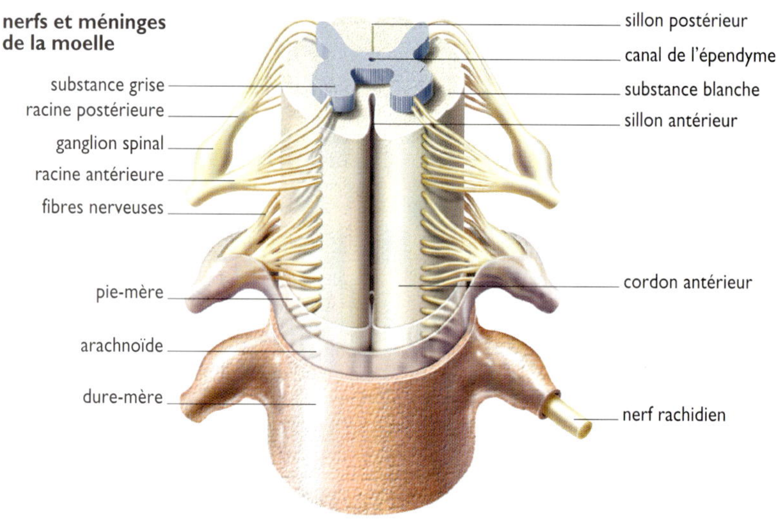


## M.N.I.-test

Test utilisé dans le diagnostic de la mononucléose infectieuse, consistant à mélanger sur une lame un peu de sérum du patient avec une suspension de globules rouges formolés de cheval.

Le M.N.I. (abréviation de mononucléose infectieuse) - test utilise la propriété qu'ont les anticorps d'un malade atteint de mononucléose infectieuse d'agglutiner les globules rouges du sang de cheval. Ce test est réalisable dès les premiers jours de la maladie, mais il existe des « faux positifs ». Aussi doit-il être complété par d'autres tests, pour que le diagnostic puisse être confirmé ou infirmé.

## Mobilisation articulaire

Mise en action d'une articulation pour obtenir un mouvement.

La mobilisation articulaire permet de rendre à un sujet la mobilité d'une articulation, perdue à la suite d'un traumatisme (fracture) ou d'une maladie (arthrose, polyarthrite rhumatoïde), ou encore d'entretenir une amplitude articulaire (lors de paralysies, par exemple).

On distingue deux types de mobilisation. Dans la mobilisation active, le mouvement de l'articulation est obtenu par des contractions musculaires volontaires du sujet. Dans la mobilisation passive, le mouvement est obtenu par des techniques manuelles (kinésithérapie) ou instrumentales (appareils mobilisateurs) sans participation du patient. La mobilisation passive est parfois pratiquée sous anesthésie générale, pour le genou, afin de rompre des adhérences articulaires et de rendre à l'articulation une mobilité satisfaisante.

## Moelle épinière

Partie du système nerveux central située dans le canal rachidien que forme l'empilement des vertèbres derrière les corps vertébraux. (P.N.A. *medulla spinalis*)

La moelle épinière est entourée de trois membranes, les méninges : la dure-mère vers l'extérieur, séparée du canal rachidien par l'espace épidural, puis l'arachnoïde et la pie-mère avec, entre elles, du liquide cérébrospinal. Elle forme un cordon blanc d'environ 45 centimètres de long et de 1 centimètre de diamètre en moyenne. Elle présente deux renflements, l'un dans sa partie haute (renflement cervical), l'autre dans sa partie basse (renflement lombaire). Elle se prolonge en haut par le bulbe rachidien (le début de l'encéphale) et en bas par un cordon fibreux d'environ 25 centimètres de long, le filum terminal.

La moelle est parcourue par deux sillons verticaux médians, l'un postérieur, l'autre antérieur, plus profond, et par des sillons secondaires collatéraux. De chaque sillon collatéral part un ensemble de filets nerveux se regroupant en racines : de chaque côté de la moelle naissent 31 racines postérieures et 31 racines antérieures. Chaque racine postérieure s'unit à la racine antérieure de même niveau pour former un nerf rachidien.

L'intérieur de la moelle comprend deux types de tissu nerveux : la substance blanche, située en périphérie, et la substance grise au centre, dessinant grossièrement, en coupe, une forme de H, avec deux cornes antérieures renflées et deux cornes postérieures effilées. La barre horizontale du H est traversée verticalement, en son centre, par le fin canal de l'épendyme, rempli de liquide cérébrospinal.

Les informations sensitives parviennent à la moelle par les racines postérieures des nerfs. Les informations simples sont analysées directement par la substance grise. Les informations complexes montent de la substance blanche jusqu'à l'encéphale. Les ordres moteurs simples proviennent de la substance grise de la moelle ; les ordres complexes, de l'encéphale, par l'intermédiaire de la substance blanche de la moelle ; tous les ordres sont transmis à d'autres nerfs moteurs par les racines antérieures des nerfs.

**EXPLORATIONS ET PATHOLOGIE**

La moelle épinière peut être explorée par scanner, imagerie par résonance magnétique (I.R.M.), ponction lombaire, électromyographie et myélographie (cette dernière est de moins en moins pratiquée, remplacée dans ses indications par l'I.R.M., plus précise et moins invasive). La pathologie de la moelle épinière comprend les compressions (tumeurs), les infections (méningites), les accidents vasculaires (hémorragie, thrombose), les traumatismes, les tumeurs, les carences en vitamine B12 et les affections inflammatoires (sclérose en plaques). Une section de la moelle épinière est irréversible ; elle entraîne une tétraplégie (paralysie des quatre membres) en cas de section à hauteur du rachis cervical, une paraplégie (paralysie des membres inférieurs) en cas de section à hauteur du rachis dorsal.

## Moelle osseuse

Tissu présent dans les os, responsable de la production de tous les éléments figurés du sang (globules rouges, globules blancs, plaquettes). SYN. *moelle hématopoïétique*.

La moelle osseuse, à ne pas confondre avec la moelle épinière, qui est un tissu nerveux, est présente dans tous les os à la naissance. Elle contient de nombreuses cellules graisseuses et toutes les lignées qui vont donner naissance aux cellules du sang circulant. Sa fonction de production se concentre, à l'âge adulte, à l'intérieur des os du rachis, du thorax, de l'épaule et du bassin. La moelle osseuse normale permet la régénération des cellules sanguines grâce à une réserve de cellules souches.

**PHYSIOLOGIE**

La moelle osseuse produit chaque jour des milliards de cellules. Certaines cellules souches présentes dans la moelle sont totipotentes (aptes à se différencier en n'importe quel type de cellule). Elles se différencient progressivement en cellules plus matures sous l'effet de facteurs de croissance hématopoïétiques, dont seule une partie est actuellement identifiée ; elles se spécialisent et ne fabriquent plus qu'une seule catégorie de globules. Parvenues à ce stade, elles meurent ou se différencient définitivement si elles rencontrent une molécule d'un facteur de croissance spécifique de leur lignée. La concentration des facteurs de croissance détermine donc le nombre des globules amenés à se former définitivement dans la moelle.

En cas de besoin, la production de cellules par la moelle osseuse augmente considérablement. Ainsi, pour les globules rouges, le nombre peut être multiplié par 10 en cas de perte par hémorragie ou par hémolyse (destruction).

**EXPLORATIONS ET PATHOLOGIE**

La moelle osseuse est explorée et étudiée par une ponction, réalisée dans le sternum, ou par une biopsie, réalisée au niveau de la crête iliaque postérieure.

Les maladies de la moelle osseuse peuvent être classées en différentes catégories.

- **Les aplasies,** pauvreté de la moelle osseuse en cellules souches des différentes lignées, sont généralement dues à une lésion des cellules souches. La toxicité de certains médicaments peut être en cause.
- **Les maladies dues à des toxiques ou à des déficits en vitamines** (médicaments, toxiques industriels comme le benzène ; carence en acide folique, en vitamine B12) empêchent le développement normal des cellules de la moelle.
- **Les proliférations anormales des cellules présentes dans la moelle** s'observent au cours de différents types de maladie maligne (leucémie, myélome, etc.).
- **L'envahissement par des cellules normalement absentes dans la moelle** se rencontre en cas de métastases de cancer.
- **La fibrose de la moelle**s'observe au cours des myélofibroses (augmentation du réseau de collagène situé autour des cellules souches de la moelle osseuse).

## Moignon

Partie restante d'un membre amputé.

Lors d'une amputation, l'os doit être coupé plus court que les tissus musculaires afin que ceux-ci recouvrent son extrémité, facilitant ainsi ultérieurement la pose d'une prothèse. Un moignon peut être douloureux du fait de la présence d'un névrome, tumeur bénigne résultant de la cicatrisation des fibres nerveuses sectionnées, lorsque celui-ci se trouve à proximité de la cicatrice. Les amputés peuvent en outre se plaindre de douleurs semblant siéger dans le segment amputé du membre, au-delà du moignon (« douleurs du membre fantôme »). Celles-ci doivent être traitées le plus tôt possible (analgésiques, psychotropes).

## Molaire

Dent placée à la partie moyenne et postérieure des maxillaires. Les molaires, au nombre de 4 sur chaque maxillaire, servent à broyer les aliments.

→ VOIR Dent.

## Mole

Unité internationale utilisée pour mesurer la quantité de matière.

Une mole (mol) représente un même nombre de particules élémentaires identiques (atomes, ions, molécules) d'une substance, égal à $6{,}02 \times 10^{23}$ (nombre d'Avogadro). Ainsi, 2 moles de glucose correspondent à $12{,}04 \times 10^{23}$ molécules de glucose.

Les laboratoires d'analyses indiquent encore souvent le gramme.

## Môle hydatiforme

Tumeur, le plus souvent bénigne, formée par une dégénérescence des villosités choriales du placenta pendant la grossesse.

La môle hydatiforme, qui se développe lors d'une grossesse sur 2 000 environ dans les pays industrialisés, est une maladie du trophoblaste, couche externe de l'œuf implanté dans la muqueuse utérine, à l'origine du chorion (membrane extérieure) puis du placenta. Elle se développe après la fécondation ; l'anomalie chromosomique qui la provoque est d'origine masculine. La grossesse, alors dite môlaire, n'est jamais menée à son terme.

**DIFFÉRENTS TYPES DE MÔLE HYDATIFORME**

On distingue deux formes de môle hydatiforme en fonction de leur mode évolutif.

- **Dans la môle hydatiforme classique,** la dégénérescence porte sur les deux couches cellulaires, interne et externe, du trophoblaste ; il n'y a ni embryon ni sac amniotique.
- **Dans la môle invasive** (environ 3 % des cas), la dégénérescence pénètre dans le muscle utérin et tend à l'envahir. Le choriocarcinome est la forme d'évolution cancéreuse de la môle hydatiforme.

**DIAGNOSTIC**

La dégénérescence du trophoblaste entraîne une sécrétion élevée d'hormone chorionique gonadotrophique (h.C.G.), responsable de l'apparition de troubles de la grossesse (vomissements, hémorragies). À l'examen, l'utérus paraît trop développé pour l'âge théorique de la grossesse.

**TRAITEMENT ET SURVEILLANCE**

Le traitement précoce des môles hydatiformes classiques donne d'excellents résultats. Il consiste à retirer le contenu de l'utérus par curetage aspiratif et à surveiller le retour à la normale du taux de l'hormone h.C.G. Une môle invasive doit être traitée comme un cancer et nécessite souvent une chimiothérapie (méthotrexate). Le choriocarcinome est un cancer de bon pronostic, car il est très sensible à la chimiothérapie.

Après une grossesse môlaire, une surveillance accrue est nécessaire, mais des grossesses normales sont possibles.

## Molécule

Groupement d'atomes identiques ou différents, unis entre eux par des liaisons chimiques et représentant, pour un corps donné, la plus petite quantité de matière pouvant exister de façon indépendante en gardant ses caractéristiques.

## Mollet

Partie postérieure de la jambe, constituée par un groupe de muscles qui s'étendent de la partie postérieure du genou au talon.

MOLLET

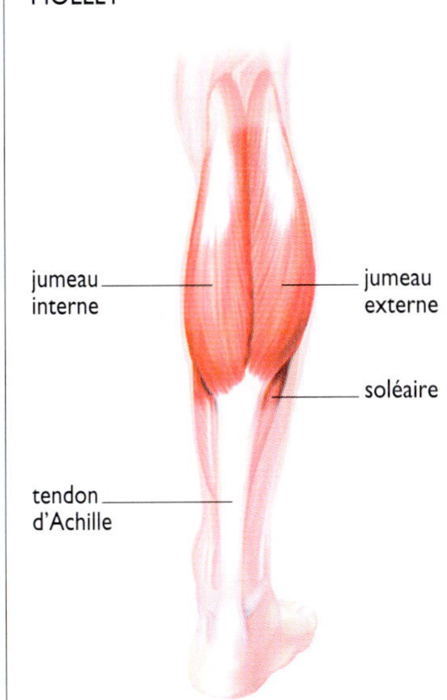

Le muscle triceps sural forme la majeure partie du galbe du mollet : il comprend les 2 muscles jumeaux et le muscle soléaire, qui partent de la face postérieure du tibia. Ces muscles se réunissent vers le bas pour former le tendon d'Achille, qui s'insère lui-même sur le calcanéum (os du talon).

Les douleurs du mollet peuvent avoir de nombreuses causes, dont les principales sont la crampe musculaire, le claquage musculaire, la sciatique, la claudication artérielle (elle-même conséquence d'une artériosclérose) et la phlébite.

## Molluscum contagiosum

Petite tumeur cutanée bénigne due à un virus de la famille des *Poxviridæ*.

Le molluscum contagiosum affecte surtout les jeunes enfants, mais aussi les sujets adultes immunodéprimés. Il se propage d'un point à un autre du corps lorsque le sujet se gratte et est extrêmement contagieux d'une personne à une autre. C'est une petite formation saillante, hémisphérique, rosée, ferme, de taille très variable, qui siège le plus souvent sur le visage, l'aisselle, l'aine, la région anale ou génitale. Le traitement, un peu douloureux, se fait par destruction locale (grattage à la curette ou application d'azote liquide), mais les récidives sont fréquentes. Il n'existe pas de véritable traitement préventif du molluscum contagiosum ; l'éviction scolaire des enfants qui en sont atteints est recommandée.

## Molluscum pendulum

Petite tumeur cutanée bénigne. SYN. *fibrome molluscum, fibrome mou, nævus molluscum*.

Le molluscum pendulum, très fréquent, est vraisemblablement dû à une synthèse accrue de facteurs de croissance (molécules favorisant ou inhibant la multiplication des cellules). Non contagieux, il forme une petite masse de 2 à 10 millimètres, molle, rosée, attachée à la peau par un pédicule et siégeant surtout sur les plis (plis du cou, de l'aine, de l'aisselle). Les lésions sont uniques (alors assez volumineuses) ou, le plus souvent chez les sujets obèses, multiples. Le traitement n'est justifié que dans une minorité de cas, pour des raisons esthétiques ; il consiste à retirer les lésions au bistouri électrique.

## Molybdène

Oligoélément indispensable à l'organisme, qui intervient dans certains systèmes enzymatiques, en particulier dans le métabolisme du soufre et des acides aminés soufrés.

Les besoins en molybdène (Mo) sont difficiles à estimer, dans la mesure où ses effets interfèrent avec ceux d'autres éléments apportés par l'alimentation, le cuivre en particulier. L'apport journalier recommandé est difficile à évaluer ; il est de l'ordre de 30 à 50 microgrammes par jour chez l'adulte. Les aliments les plus riches en molybdène sont le foie et les autres abats, les légumes secs, les céréales, la viande et les produits laitiers. Un déficit en molybdène (exceptionnel) peut provoquer des troubles neurologiques. Un apport excessif semble peu toxique chez l'homme.

## Monge (maladie de)

Maladie caractérisée par un excès de globules rouges lors d'un séjour prolongé en haute altitude. SYN. *érythrémie des hautes altitudes, maladie des Andes, maladie chronique des montagnes, mal des montagnes chronique*.

La maladie de Monge s'observe chez les sujets qui vivent en haute altitude ; elle existe notamment chez les Indiens des hauts plateaux d'Amérique du Sud.

Elle se manifeste par une fatigue, des maux de tête et une coloration rouge violacé de la peau lors d'un effort.

Le malade guérit spontanément dès son retour en basse altitude.

→ VOIR Mal des montagnes.

## Mongolisme

→ VOIR Trisomie 21.

## Mongoloïde

Se dit d'un individu normal dont les traits rappellent ceux des personnes atteintes de trisomie 21.

## Monilethrix

Maladie congénitale héréditaire du bulbe et de la tige des cheveux. SYN. *aplasie moniliforme*.

Le monilethrix se manifeste progressivement dans la petite enfance par une chute des cheveux, cassés à un ou deux centimètres de leur émergence. L'atteinte prédomine dans la région occipitale. Il n'y a pas de traitement réellement efficace de cette affection, dont les symptômes régressent spontanément à la période de la puberté jusqu'à disparition plus ou moins complète ; une certaine sécheresse des cheveux peut néanmoins subsister.

## Moniliase

→ VOIR Candidose.

## Moniteur

Appareil de surveillance automatique de malades, utilisé dans le monitorage (en anglais, *monitor*).

## Monitorage

Ensemble des techniques utilisées en gynécologie et en obstétrique ainsi qu'en réanimation et consistant à surveiller, d'une manière continue ou répétée, différents paramètres physiologiques ou biologiques au moyen d'appareils automatiques appelés moniteurs (en anglais, *monitoring*).

**GYNÉCOLOGIE**

Certaines stérilités sont traitées par des médicaments qui facilitent l'expulsion de l'ovule par l'ovaire. Le monitorage consiste à réaliser d'une manière répétée des échographies de l'ovaire et des dosages sanguins hormonaux pour suivre la réponse de l'ovaire et adapter le traitement.

**OBSTÉTRIQUE**

Le monitorage obstétrical est une méthode de surveillance du rythme cardiaque du fœtus ainsi que de l'intensité et de la fréquence des contractions utérines de la mère. Très utilisé pour la surveillance des femmes enceintes pendant les deux derniers trimestres de la grossesse, il permet de prévoir un accouchement prématuré. En

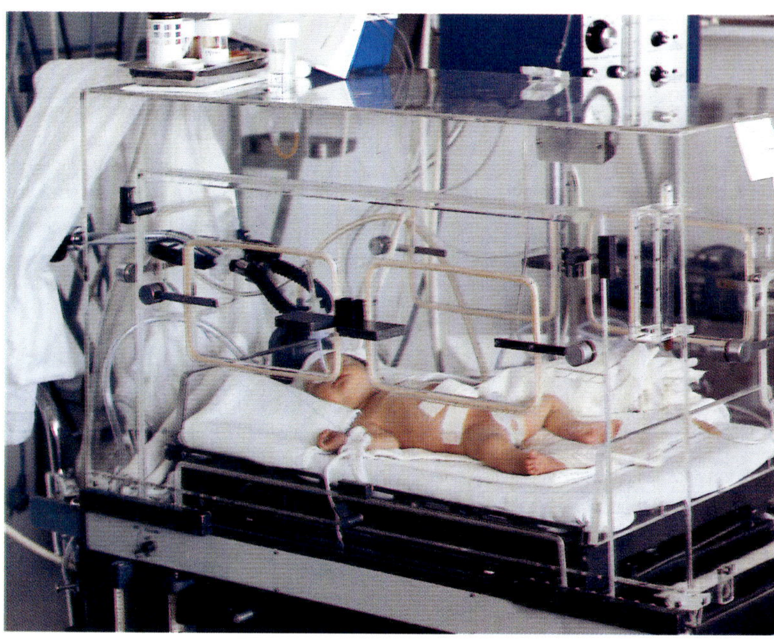

***Monitorage.*** *Dans cet incubateur, le nouveau-né est relié à divers appareils qui contrôlent sa température, ses rythmes cardiaque et respiratoire, sa ventilation (oxygénation), etc.*

## Mononucléose infectieuse

**Il s'agit d'une infection virale qui touche surtout les adolescents. La maladie, caractérisée par une augmentation du nombre et du volume des lymphocytes, se manifeste par une angine, des maux de tête et une fatigue intense.**

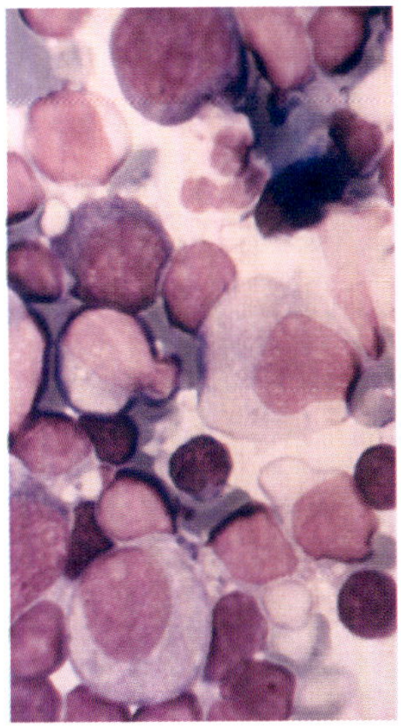

*Le frottis sanguin montre des lymphocytes anormalement volumineux.*

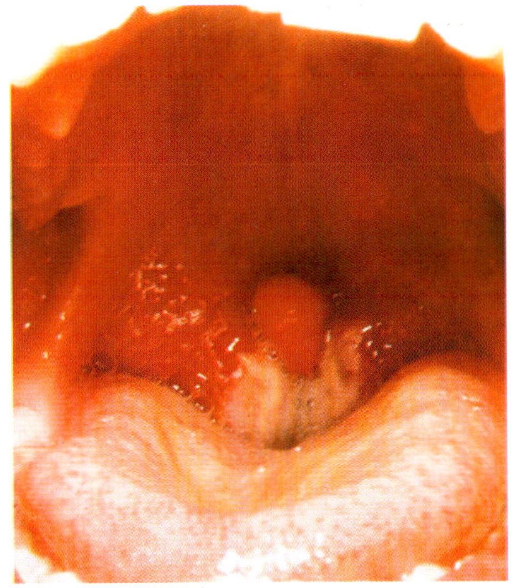

*L'angine se traduit par une inflammation du pharynx et parfois par un gonflement des amygdales.*

outre, il peut dépister une augmentation du rythme cardiaque du fœtus, témoignant souvent d'une hyperthermie maternelle, ou, au contraire, un ralentissement de ce rythme, caractéristique d'une souffrance fœtale.

Au cours de l'accouchement, on réalise systématiquement un monitorage du cœur de l'enfant pendant le travail de la mère à l'aide d'un petit capteur posé sur l'abdomen de celle-ci et maintenu par une sangle. Ce capteur est relié à un appareil qui indique la fréquence des battements cardiaques par des sons, un indicateur lumineux et, au besoin, par un graphique. Il enregistre aussi la fréquence et l'intensité des contractions utérines. On peut donc, à chaque instant, déceler une anomalie (une souffrance fœtale, notamment), en chercher la cause et la traiter, au besoin par accélération du déroulement de l'accouchement (en pratiquant une césarienne, par exemple).

**RÉANIMATION**
Le monitorage des fonctions vitales est couramment pratiqué en service de réanimation, chez des malades atteints de troubles sévères, surtout si leur état médical est instable. Il permet de surveiller de nombreux paramètres de presque toutes les fonctions de l'organisme : fréquence et régularité des battements cardiaques, pression dans les artères ou dans les veines, débit cardiaque ; fréquence respiratoire, oxygénation, quantité de gaz carbonique expiré ; activité électrique du cerveau, pression intracrânienne ; température ; concentration de certaines substances dans le sang (glucose, par exemple).

Il existe deux types de monitorage, dits invasif et non invasif. Le monitorage invasif consiste à introduire un fin et long cathéter dans un vaisseau afin de mesurer en permanence la pression veineuse centrale ou la concentration sanguine d'oxygène et de gaz carbonique. Malgré l'efficacité de ce type de surveillance, les risques d'infection (le germe s'introduisant par le cathéter) et de formation de caillots en limitent la durée. Le monitorage non invasif, en revanche, permet sans risque une surveillance prolongée des malades. La plus connue des techniques est celle du cardioscope : un appareil dessine en temps réel, sur un écran et au besoin sur papier, un graphique représentant l'activité électrique du cœur. Il affiche aussi le chiffre de la fréquence cardiaque et déclenche une alarme sonore et visuelle si le rythme cardiaque s'accélère ou se ralentit au-delà de limites prédéterminées dans chaque cas. Les avancées technologiques récentes permettent aujourd'hui de réaliser un monitorage non invasif de la pression artérielle et de la respiration, toutes ces techniques permettant d'améliorer la sécurité des malades.

→ VOIR Télémonitorage fœtal.

## Monoarthrite

Atteinte inflammatoire qui touche seulement une articulation.

→ VOIR Arthrite.

## Monocyte

Cellule produite par la moelle osseuse et ayant un rôle important dans les défenses immunitaires.

Le monocyte est la plus grande cellule du sang. Il se caractérise par son noyau encoché et par son cytoplasme étendu, bleu clair ou gris, parsemé de fines granulations. Il séjourne quelques jours dans le sang avant de gagner les tissus, dans lesquels il se transforme en macrophage (cellule ayant la capacité d'ingérer des particules solides). Sa fonction est proche de celle des polynucléaires neutrophiles, qui dérivent du même précurseur : le monocyte intervient dans l'élimination des bactéries, des particules étrangères ou des globules rouges âgés grâce à une activité de phagocytose (faculté d'absorption des particules) moins spécifiquement antibactérienne que celle des neutrophiles.

Il intervient également dans certaines étapes des réactions immunologiques, en particulier en assurant la transformation des particules étrangères en peptides (molécule constituée par l'union de molécules d'acides aminés) antigéniques.

## Monod (Jacques)

Biochimiste français (Paris 1910 - Cannes 1976).

Chef du service de biologie cellulaire à l'Institut Pasteur - qu'il dirigea à partir de 1971 -, il a notamment contribué, par ses travaux, à l'élucidation de mécanismes génétiques cellulaires et à la mise en évidence du code génétique. Il reçut le prix Nobel de médecine, avec les Français André Lwoff et François Jacob, en 1965, et publia un ouvrage de réflexion philosophique inspiré par son expérience de biologiste, *le Hasard et la Nécessité* (1970).

## Monogénique

Se dit d'une maladie dans laquelle le déficit d'un seul gène est responsable de la pathologie. À l'opposé, une maladie déterminée par l'anomalie de plusieurs gènes est dite polygénique.

Les maladies monogéniques constituent certainement le groupe le mieux connu des maladies génétiques. Elles comprennent notamment la mucoviscidose, la myopathie de Duchenne et certains déficits immunitaires.

## Mononucléaire

Désigne une cellule du sang dont le noyau n'est pas divisé en lobes, comme l'est celui d'un polynucléaire.

Il existe deux types de mononucléaires, les lymphocytes et les monocytes.

## Mononucléose infectieuse

Maladie infectieuse aiguë et bénigne due au virus d'Epstein-Barr, virus à A.D.N. de la famille des herpès virus.

Dans les pays occidentaux, la primo-infection survient dans l'enfance et ne se traduit généralement par aucun symptôme ; 80 % des adultes ont déjà contracté le virus et 20 % de ces adultes le sécrètent dans leur salive. La transmission du virus, faiblement contagieux, se fait essentiellement par la voie de la salive, d'où le nom de « maladie du baiser » parfois donné à la mononucléose infectieuse. Celle-ci affecte surtout les adolescents et les adultes jeunes. Lorsqu'il a pénétré dans l'organisme, le virus se multiplie dans les lymphocytes, globules blancs mononucléaires (une mononucléose est une maladie caractérisée par l'augmentation du nombre des globules blancs mononucléaires dans le sang, appelée hyperlymphocytose).

**SYMPTÔMES ET SIGNES**

L'incubation dure de 2 à 6 semaines. Le plus souvent, la maladie débute par une fièvre (entre 38 et 39 °C), accompagnée de maux de tête, d'une fatigue intense (asthénie) et d'une angine rouge. Les ganglions lymphatiques des aisselles et de l'aine sont enflés, de même que ceux du cou, qui peuvent gêner la déglutition, voire la respiration ; le volume de la rate augmente. Un ictère se déclare parfois. Des formes plus graves peuvent survenir, comportant des atteintes méningées ou nerveuses.

**DIAGNOSTIC ET TRAITEMENT**

Le diagnostic se fonde sur l'examen clinique et sur la mise en évidence de l'augmentation du nombre et du volume des lymphocytes par frottis sanguin. On peut confirmer le diagnostic par un examen sérologique (test de Paul-Bunnell-Davidsohn, M.N.I.-test, sérologie EBV [virus d'Epstein-Barr]) vérifiant la présence d'anticorps spécifiques.

La guérison intervient en général spontanément, mais l'asthénie peut persister plusieurs mois. L'administration d'ampicilline (pénicilline) peut entraîner une éruption cutanée et l'aggravation des symptômes. Le repos et les antipyrétiques (faisant baisser la fièvre) sont indiqués.

## Monophtalmie

Fait de n'avoir qu'un œil ou de ne voir que d'un œil.

L'œil manquant peut être effectivement absent, après ablation chirurgicale (énucléation ou éviscération), par exemple, ou être présent mais non fonctionnel. Dans ce dernier cas, l'œil est apparemment normal, mais ses capacités visuelles ne se sont pas développées ; cela peut provenir d'une anisométropie forte (inégalité de réfraction entre les deux yeux) corrigée trop tardivement. Une monophtalmie fonctionnelle peut également être constatée lors d'un strabisme.

Un sujet atteint de monophtalmie doit éviter les sports dangereux, qui pourraient endommager l'œil restant. Seules les professions qui nécessitent une vision des reliefs et une bonne appréciation des distances (pilote de ligne, conducteur de poids lourds) lui sont interdites.

## Monoplégie

Paralysie de l'un des quatre membres.

Une monoplégie est due à une atteinte du système nerveux central (encéphale et moelle épinière) : accident vasculaire cérébral, tumeur, sclérose en plaques, etc., ou du système nerveux périphérique (nerfs), traumatisme par exemple.

## Monorchidie

Absence congénitale d'un testicule.

À l'examen clinique du patient, on constate qu'une seule bourse est pleine, les examens complémentaires (échographie, scanner) venant confirmer l'absence de second testicule. La monorchidie ne doit pas être confondue avec la cryptorchidie, une autre malformation congénitale dans laquelle un seul testicule est palpable, l'autre se trouvant le long du canal spermatique.

La monorchidie n'a aucune conséquence sur la fertilité ni sur la sexualité si le testicule unique présent est normal ; il n'est donc pas nécessaire de la traiter.

## Monosaccharide

Glucide simple constitué d'une seule molécule. SYN. *ose.*

Les monosaccharides constituent, avec les disaccharides (glucides composés de 2 molécules d'ose), les glucides simples, plus connus sous le nom de glucides rapides. Les plus courants dans l'alimentation sont les hexoses (ils contiennent 6 atomes de carbone) : glucose, fructose, galactose et mannose. On les trouve dans les fruits et les légumes, dans certains produits laitiers (lait, fromage blanc, yaourts, crèmes desserts), dans les produits sucrés, etc.

Les monosaccharides sont directement absorbables par l'intestin et jouent un rôle fondamental dans le métabolisme : le glucose, en particulier, est la principale source d'énergie de l'organisme. Ces glucides rapides constituent également l'étape ultime de la digestion des sucres plus complexes, disaccharides et polysaccharides.

## Monozygote

Se dit de chacun des jumeaux issus d'un même œuf. SYN. *uniovulaire, univitellin.*

Les jumeaux monozygotes sont couramment appelés vrais jumeaux. Étant issus du même œuf, qui s'est divisé à un stade précoce de son développement, ils ont un patrimoine génétique rigoureusement identique, sont toujours du même sexe et se ressemblent beaucoup.

→ VOIR Dizygote, Jumeau.

## Monteggia (fracture de)

Traumatisme de l'avant-bras entraînant une fracture du cubitus au niveau de la diaphyse et une luxation de la tête du radius à l'articulation du coude.

La fracture de Monteggia est le plus souvent provoquée par un choc direct sur l'avant-bras.

**TRAITEMENT**

Le traitement est chirurgical : les deux fragments osseux du cubitus sont réalignés et fixés par une plaque. Normalement, la tête du radius retrouve la bonne position spontanément. La rééducation, longue, est souvent supérieure à 2 mois. Les séquelles peuvent être sévères, en particulier s'il y a perte de mouvements de rotation, interne ou externe, de l'avant-bras (prono-supination). Exceptionnellement, il peut se produire des paralysies, notamment du nerf cubital.

## Morbidité

1. Caractère relatif à une maladie.
2. Nombre d'individus atteints par une maladie dans une population donnée et pendant une période déterminée.

## Morgagni (Giovanni Battista)

Anatomiste et pathologiste italien (Forli 1682 - Padoue 1771).

Il publia en 1761 un volumineux ouvrage intitulé *le Siège et les Causes des maladies démontrés par l'anatomie,* dans lequel il rendait compte de plus de six cents autopsies. Pionnier de l'anatomopathologie, il établit un lien entre les lésions observées sur les cadavres et les symptômes cliniques.

## Morgan

Unité de distance utilisée en génétique, correspondant à un segment de chromosome dont la longueur ne permet, en moyenne, qu'un enjambement (recombinaison des gènes) par méiose (division des cellules sexuelles).

Un morgan se divise en 100 centimorgans. Un centimorgan correspond à 1 000 kilobases (1 million de bases) environ.

## Morphée

Plaque cutanée dure et brillante de sclérodermie localisée.

## Morphine

Médicament extrait de l'opium, capable de calmer des douleurs intenses en agissant sur le système nerveux central (analgésique central) et de provoquer l'endormissement.

La morphine fait partie des stupéfiants. La codéine et l'héroïne en sont des dérivés.

**MÉCANISME D'ACTION**

La morphine, celle qui est élaborée par le cerveau lui-même (endorphines, enképhalines, etc.) ou celle qui est absorbée, agit en se fixant sur des récepteurs opioïdes, ou récepteurs morphiniques, situés dans la membrane de certaines cellules du cerveau (thalamus, système limbique, tissu réticulé). De là, elle bloque la transmission des signaux douloureux et annule toute sensation de douleur.

**INDICATIONS**

La morphine est indiquée pour soulager des douleurs intenses et rebelles aux autres analgésiques - liées à un cancer, à un infarctus du myocarde (crise cardiaque) ou provoquées par des traumatismes graves - et également dans le sevrage d'un nouveau-né dont la mère est héroïnomane.

**CONTRE-INDICATIONS**

La morphine est contre-indiquée en cas d'insuffisance respiratoire, d'insuffisance hépatique sévère, de traumatisme crânien, d'état convulsif, d'intoxication alcoolique aiguë, de delirium tremens.

**MODE D'ADMINISTRATION**

La morphine est administrée selon les cas par voie orale, sous forme de solutés ou de comprimés à libération prolongée, par injection (sous-cutanée, intramusculaire, intraveineuse, péridurale, intrathécale, intracérébroventriculaire) ou par voie percutanée (patch).

**EFFETS INDÉSIRABLES**

Les effets indésirables les plus fréquents sont une constipation, des nausées, plus rarement des vomissements, un rétrécissement du calibre des bronches, une dépression respiratoire (diminutions de l'amplitude et de l'efficacité respiratoires) - modérée aux doses thérapeutiques, sévère en cas de surdosage -, une confusion mentale, des vertiges, une hypotension orthostatique (vertige lié à la chute de la tension artérielle lorsque le sujet passe de la position horizontale à la position verticale), une augmentation du tonus des sphincters des muscles lisses, etc.

La morphine et ses dérivés engendrent une dépendance (besoin d'une nouvelle prise) physique et psychique et une accoutumance (nécessité d'augmenter les doses pour obtenir un effet identique) lors de l'utilisation prolongée.

L'arrêt brutal d'un traitement au long cours entraîne l'apparition d'un syndrome de sevrage.

Les manifestations du surdosage sont une dépression respiratoire, un myosis (rétrécissement de la pupille), une hypotension, une hypothermie avec évolution possible vers le coma profond. Le traitement de ce surdosage consiste en l'administration d'antidotes tels que la naloxone ou la nalorphine et en une réanimation cardiorespiratoire.

**INTERACTIONS MÉDICAMENTEUSES**

Les interactions médicamenteuses sont nombreuses. La morphine ne doit pas être utilisée en même temps que les médicaments inhibiteurs de la monoamine oxydase (IMAO), employés dans le traitement des états dépressifs. Son association à la buprénorphine, à la nalbuphine et à la pentazocine est déconseillée car les effets de ces morphinomimétiques sont antagonistes, entraînant par conséquent une efficacité analgésique moindre.

En outre, l'association de la morphine avec de nombreux autres médicaments doit être surveillée, notamment son association avec les dépresseurs du système nerveux central, les opiacés, le diphénoxylate, les antidépresseurs tricycliques, etc.

## Morphogenèse

Développement des formes d'un organisme.

En embryologie humaine, la formation de l'embryon, ou embryogenèse, comprend plusieurs phénomènes : la morphogenèse (développement des formes), l'organogenèse (formation des organes) et la différenciation cellulaire.

Au cours de la morphogenèse, la forme corporelle humaine de l'embryon se modèle, l'axe craniocaudal se définit, les membres se dessinent, la paroi ventrale se forme, le système nerveux central apparaît.

Une perturbation de la morphogenèse par l'action d'un agent physique, chimique ou infectieux peut entraîner une monstruosité corporelle ou une malformation de l'embryon. Celles-ci, qu'elles soient ou non compatibles avec la vie et susceptibles d'entraîner une fausse couche, sont toujours décelables par l'échographie.

## Morphologie

Étude de la forme et de la structure externes des êtres vivants dans les différentes sciences biologiques.

L'anatomie est l'étude de la morphologie du corps. L'histologie est celle de la morphologie des tissus et la cytologie, celle de la morphologie des cellules.

## Morsure

1. Action de mordre.
2. Plaie que cause avec ses dents un animal ou un être humain qui mord.

### Morsures animales

Elles sont dues à des animaux domestiques ou sauvages. La morsure se distingue de la piqûre en ce qu'elle exerce une prise ou un pincement entre deux mâchoires.

**MORSURES D'ANIMAUX DOMESTIQUES**

Elles sont la cause chaque année d'un certain nombre de décès. Les chiens sont responsables du plus grand nombre d'agressions animales dans le monde, mais les moutons, les vaches et les chevaux, par exemple, peuvent également être dangereux.

**MORSURES D'ANIMAUX SAUVAGES**

■ **Les grands animaux sauvages,** terrestres (ours, loups, sangliers, renards, félins, etc.) ou aquatiques (requins, crocodiles, mérous, murènes, congres, etc.), peuvent tuer ou blesser grièvement les hommes.

■ **Les petits mammifères,** comme les rongeurs, par exemple, occasionnent des blessures moins étendues, mais leur morsure peut aussi provoquer des infections.

■ **Les lézards et les serpents** sont susceptibles d'injecter une plus ou moins grande quantité de venin lors de leur morsure.

En Europe, la quasi-totalité des injections de venin sont dues à la morsure des différentes espèces de vipère.

**EFFETS SECONDAIRES**

Les principaux risques liés aux morsures animales sont les destructions de tissus et les infections. Les dents des gros animaux peuvent broyer les tissus osseux et sectionner ou déchirer les vaisseaux sanguins, provoquant de grosses hémorragies et un état de choc. Les microbes qui pullulent dans la gueule ou la bouche des animaux sont cause d'infections secondaires, surtout si les lésions tissulaires sont étendues. Les deux risques infectieux majeurs sont ceux du tétanos et de la rage. Dans les pays où la rage est endémique, tout mammifère est potentiellement porteur du virus et risque de le transmettre par sa morsure. Dans le monde entier, les morsures de chien sont la cause la plus fréquente des cas de rage humaine.

**TRAITEMENT**

Toute morsure doit être traitée. Il faut soigneusement nettoyer la plaie (sous anesthésie, si nécessaire) et ne pas la fermer (la panser plutôt que la suturer), car une blessure fermée favorise le développement des microbes transmis par la morsure. On utilise des antibiotiques à titre préventif et une protection antitétanique (sérum, vaccin).

Les conséquences d'une morsure venimeuse dépendent de l'espèce animale en cause, de la taille de l'animal, de la quantité de venin injecté et de l'âge et de l'état de santé de la victime. Il existe des sérums antivenimeux spécifiques pour combattre les effets des différents venins.

### Morsures humaines

Elles peuvent survenir accidentellement ou volontairement.

**CAUSES**

Les luttes enfantines, les combats ou les jeux érotiques peuvent être la cause de morsures humaines.

**EFFETS SECONDAIRES**

Les morsures humaines provoquent rarement des lésions tissulaires ou des hémorragies graves, mais le risque infectieux (infection par des virus et des bactéries de la bouche) est plus élevé que dans le cas des morsures animales.

Le tétanos et certaines maladies spécifiquement humaines peuvent être transmis par cette voie.

**TRAITEMENT**

La plaie provoquée par une morsure doit être nettoyée, laissée ouverte et pansée. Des antibiotiques et une vaccination antitétanique peuvent également se révéler nécessaires.

→ VOIR Piqûre, Rage, Tétanos, Venin.

## Mort

Cessation complète et définitive de la vie.

La mort correspond à l'arrêt de toutes les fonctions vitales, avec cessation définitive de toute activité cérébrale. En fait, avec les progrès de la réanimation et ceux de la transplantation d'organes, la définition de la mort et la constatation de sa réalité sont devenues plus complexes et plus précises.

■ **La mort clinique, ou mort apparente,** avec arrêt respiratoire, arrêt cardiaque et suspension de la conscience, est une phase initiale qui peut éventuellement faire l'objet d'une réanimation cardiorespiratoire et qui est donc, au moins dans certaines situations, potentiellement réversible. Elle doit être distinguée d'autres situations de coma profond (intoxication, par exemple).

Un état de mort apparente peut être dû à une hypothermie profonde, notamment lors d'une avalanche ou au cours d'une immersion en eau très froide. Des soins intensifs de réanimation (massage cardiaque, respiration assistée), prolongés durant plusieurs heures, sont alors susceptibles de ranimer la personne, parfois même sans séquelles.

■ **La mort cardiaque** ne peut être affirmée qu'en cas d'insuffisance des contractions du cœur par défaillance ventriculaire (asystolie électrocardiographique persistante) après échec de toutes les manœuvres de réanimation cardiorespiratoire et des thérapeutiques médicamenteuses appropriées.

■ **La mort cérébrale,** ou coma dépassé, correspond à l'arrêt définitif de toute activité cérébrale, tronc cérébral compris, avec suspension de toute activité respiratoire spontanée et électroencéphalogramme plat. Dans un pays comme la France, la mort cérébrale définit la mort légale.

→ VOIR Coma dépassé, Mort subite, Mort subite du nourrisson.

## Mort cellulaire

Perte de l'activité coordonnée des organites (éléments constitutifs de la cellule), correspondant à l'altération irréversible d'une cellule.

■ La mort cellulaire physiologique, ou apoptose, concerne un grand nombre de cellules dont la durée de vie est limitée. Les cellules de tous les épithéliums et les cellules sanguines vieillissent, meurent et sont renouvelées à un rythme variable.

■ La mort cellulaire pathologique, ou nécrose, peut être consécutive à une privation d'oxygène entraînant l'asphyxie de la cellule, à des toxines microbiennes, à des cytokines (substances sécrétées par des lymphocytes), etc.

## Mort cérébrale

→ VOIR Coma dépassé.

## Mort-né

Se dit d'un enfant viable expulsé mort des voies génitales maternelles.

Un fœtus est dit mort-né quand la mort est survenue soit pendant la grossesse, après 180 jours de gestation, soit pendant le travail. Dans le premier cas, on parle de mort ante partum ou de mort in utero ; dans le second, de mort per partum.

#### CAUSES

Les causes de ces décès sont diverses : elles peuvent être maternelles (hypertension artérielle, diabète, maladie infectieuse, traumatisme, hématome rétroplacentaire, hémorragie) ou ovulaires (tumeur placentaire, terme dépassé, nœud du cordon, transfusion fœtomaternelle, malformation fœtale grave). Dans 5 % des cas cependant, il n'est pas trouvé de cause.

#### SYMPTÔMES ET DIAGNOSTIC

Si l'enfant meurt au cours de la grossesse, la femme ne perçoit plus ses mouvements. L'auscultation ultrasonique révèle la disparition des bruits du cœur. La mort est confirmée par échographie. La mort per partum est constatée au monitorage du rythme cardiaque fœtal.

#### SURVEILLANCE DE LA MÈRE

La mort fœtale in utero comporte pour la mère un risque d'hémorragie lié soit à un trouble de la coagulation, soit à une rétention placentaire après la délivrance. Aussi, deux ou trois jours après le diagnostic, est-il généralement proposé à la femme d'accoucher par les voies naturelles, les contractions étant déclenchées à l'aide d'une injection de prostaglandines ou par administration de mifépristone (RU 486). Un bilan complet, maternel et fœtal, est réalisé afin de rechercher les causes de la mort fœtale. Par ailleurs, il ne faut pas négliger le traumatisme psychique et il convient de veiller à ce que la patiente et son conjoint bénéficient d'une assistance psychologique.

Du point de vue légal, l'enfant mort-né doit être déclaré et la cause de la mort portée sur le certificat de décès. Une femme ayant accouché d'un enfant mort-né sera suivie lors d'une grossesse ultérieure comme une patiente à risque afin qu'une éventuelle pathologie puisse être dépistée et un traitement spécifique, proposé.

## Mort subite

Décès inattendu, inopiné, survenant chez un sujet apparemment en bonne santé.

La mort subite est à différencier des morts violentes (crimes, etc.) et des morts par accident. Il est nécessaire d'appeler le médecin et de déclarer la mort à la police et à l'état civil.

#### FRÉQUENCE

La mort subite frapperait plus de 1 000 personnes par an et par million d'habitants, dans les pays développés.

#### CAUSES

Dans la majorité des cas, un trouble du rythme cardiaque (fibrillation ventriculaire), lié à une maladie des coronaires le plus souvent, est à l'origine de la mort subite. Celle-ci est généralement provoquée par une altération de la fonction ventriculaire, une arythmie ventriculaire, une stimulation trop importante du système sympathique au cours d'un effort ou d'une émotion, etc.

Quand la cause n'est pas cardiaque, il faut rechercher une hémorragie cérébro-méningée, une embolie pulmonaire, une rupture d'anévrysme, une dissection aortique, une hémorragie digestive, un choc anaphylactique (réaction allergique), une surdose chez le toxicomane, etc.

#### TRAITEMENT

Si un sujet est en état d'arrêt cardiaque et circulatoire, et de mort apparente récente, il convient d'effectuer un massage cardiaque et d'appeler d'urgence une unité de soins intensifs mobile (en France il faut téléphoner au 15) possédant un défibrillateur afin de pratiquer le plus tôt possible un choc électrique. Le malade est alors transféré en milieu hospitalier, où, une fois la réanimation effectuée, une enquête concernant la cause de cet accident est menée, et un traitement adapté est mis en œuvre. Il est souvent possible de sauver quelqu'un de la mort subite, mais cela dépend de ce qui l'a provoquée, de la rapidité et de la qualité de l'intervention.

#### PRÉVENTION

Chez les sujets atteints de maladies cardiaques, certains médicaments sont prescrits pour éviter une mort subite. Chez les sujets présentant des facteurs de risque d'athérosclérose ou chez les sportifs, la prévention repose surtout sur le dépistage et le traitement des cardiopathies.

## Mort subite du nourrisson

Décès brutal et inattendu d'un bébé considéré jusque-là comme bien portant ou ayant présenté des symptômes dont ni la nature ni l'importance ne pouvaient laisser présager une issue rapidement fatale.

On parle de « mort subite inexpliquée du nourrisson » lorsque l'enquête clinique, bactériologique, biologique et surtout anatomopathologique (autopsie) ne permet pas de trouver une explication médicale au décès.

#### FRÉQUENCE

La mort subite du nourrisson représente, dans les pays industrialisés, la principale cause de mortalité infantile au cours de la première année de la vie. Sa fréquence est estimée à 0,5 pour 1 000 naissances d'enfants vivants (2005). Elle frappe essentiellement les nourrissons âgés de 2 à 4 mois ; de 80 à 90 % de ces décès se produisent avant l'âge de 6 mois.

#### FACTEURS DE RISQUE

Les anciens prématurés, les enfants ayant un faible poids de naissance ou ayant présenté des troubles neurologiques ou respiratoires seraient plus exposés que d'autres à la mort subite du nourrisson. Celle-ci semble due à plusieurs facteurs présents dans l'environnement habituel du bébé, qui peuvent, à un moment donné, se conjuguer pour aboutir à l'accident mortel. Parmi les plus fréquents figurent les infections virales et bactériennes (la mortalité est multipliée par quatre ou cinq durant la période hivernale), l'élévation brutale de la température corporelle, qu'elle soit d'origine infectieuse ou extérieure à l'organisme (enfant trop couvert, par exemple), le reflux gastro-œsophagien, les apnées (arrêt de la respiration) provenant d'une inflammation ou d'une malformation des voies aériennes supérieures, le tabagisme passif. La position de sommeil à plat dos est actuellement préconisée chez le nourrisson quand il n'y a pas de reflux gastro-œsophagien. Elle a entraîné la diminution de moitié de la fréquence de la mort subite du nourrisson.

Ces facteurs d'agression sont très fréquents dans la première année de vie, mais la quasi-totalité des enfants y résistent bien.

#### AIDE AUX PARENTS

La mort subite du nourrisson représente un traumatisme majeur pour l'entourage du bébé, qui éprouve toujours un sentiment de culpabilité. Les parents se reprochent soit de n'avoir pas entendu l'appel de leur enfant, soit d'avoir négligé un symptôme qui, rétrospectivement, peut apparaître comme un signal d'alarme. Ils peuvent être amenés à mettre en cause des personnes chargées de surveiller le bébé (nourrice, grands-parents, etc.). Les parents doivent comprendre que la mort subite du nourrisson est, par définition, immédiate. Elle se distingue par là des malaises graves, « bruyants », qui attirent l'attention et pour lesquels des mesures de surveillance et de traitement sont possibles. C'est un accident imprévisible et l'entourage n'a donc aucune part de responsabilité dans sa survenue.

Par ailleurs, l'autopsie de l'enfant est nécessaire, même si elle paraît souvent inutilement « agressive » aux yeux des parents. Elle peut, en effet, permettre de connaître les causes de la mort et donc contribuer à une meilleure prise en charge des enfants à venir dans la famille.

#### EN CAS DE NOUVELLE GROSSESSE

Le risque de récurrence des morts subites du nourrisson n'est pas plus élevé dans une famille ayant subi ce drame que dans la population générale. Cependant, lors des grossesses suivantes, un accompagnement psychologique s'impose. L'enfant suivant du couple peut également faire l'objet d'examens spécialisés. Ainsi, si les facteurs de risque sont connus et traités, il bénéficiera d'une sécurité accrue. Le recours à un moniteur cardiorespiratoire, appareil permettant de contrôler la fréquence cardiaque et

**MORTALITÉ INFANTILE EN 2003**

| *Pays* | *Pour 1 000 naissances* |
|---|---|
| Japon | 4 |
| Allemagne | 4,5 |
| France (métropolitaine) | 4,5 |
| Espagne | 4,5 |
| Italie | 4,5 |
| Belgique | 4,5 |
| Suisse | 5 |
| Canada | 5,5 |
| Royaume-Uni | 6 |
| États-Unis | 8 |
| Mexique | 28 |
| Bangladesh | 69 |

*Source : Organisation mondiale de la santé (estimations 2003).*

respiratoire, ne saurait se justifier que par l'anxiété de parents traumatisés par un précédent drame. L'appareil est, en effet, souvent mal supporté, car les alarmes se déclenchent trop fréquemment.

Dans tous les cas, une collaboration confiante avec un médecin compétent et expérimenté apparaît souhaitable pour l'accompagnement des enfants à venir. Elle seule permet d'assurer à la famille une assistance médicopsychologique efficace.

## Mortalité

1. Rapport entre le nombre de décès et l'effectif moyen de la population dans un lieu donné et pendant une période déterminée. SYN. *létalité.*

Le taux de mortalité est généralement calculé sur une période d'un an et pour une population de 100 000 habitants. Il est établi globalement et pour chaque catégorie de pathologie. La comparaison des taux de mortalité est une manière fiable d'évaluer l'état de santé d'une population donnée, définie selon l'âge des individus qui la composent ou selon des critères géographiques, sociaux, etc. Dans les pays développés, les principales causes de mortalité sont les maladies cardiovasculaires (maladies coronariennes, accidents vasculaires cérébraux) et les cancers (notamment digestifs, bronchopulmonaires et gynécologiques) ; viennent ensuite les causes traumatiques et toxiques (accidents de la circulation et suicides, notamment).

2. Quantité d'êtres vivants qui meurent d'une même maladie.

## Mortalité infantile

Nombre d'enfants qui meurent pendant leur première année de vie, rapporté à 1 000 naissances d'enfants vivants.

Dans les pays industrialisés, les deux tiers environ des décès surviennent lors du premier mois de la vie. La plupart des enfants succombent aux complications résultant d'une grande prématurité (terme inférieur à 30 semaines de grossesse), à des malformations congénitales graves ou à une souffrance cérébrale majeure liée à une anoxie (manque d'oxygène) avant ou pendant l'accouchement. Cependant, un tiers des décès, dans cette tranche d'âge (de 0 à 1 an), est dû à la mort subite du nourrisson.

Dans les pays en voie de développement, les maladies infectieuses (rougeole) et parasitaires (paludisme) ainsi que les gastroentérites entraînent une mortalité infantile très importante. La dénutrition exerce également ses ravages en Afrique. La prévention passe d'abord par l'amélioration des conditions d'hygiène, l'organisation de vaccinations systématiques, la mise en œuvre d'une protection maternelle et infantile correcte.

## Morton (métatarsalgie de)

Douleur de l'avant-pied due à la présence d'une petite tumeur bénigne sur un filet nerveux du dos du pied, le plus souvent située à la racine de l'espace entre le troisième et le quatrième orteil.

La métatarsalgie de Morton se manifeste par la survenue à la marche d'une douleur intense, souvent intolérable. Le port de chaussures trop serrées ou l'existence d'un type morphologique particulier d'avant-pied (avant-pied rond) sont des facteurs favorisants. L'imagerie par résonance magnétique (I.R.M.) et l'échographie permettent de visualiser la tumeur.

**TRAITEMENT**

Le traitement médical, parfois suffisant, repose sur le port de semelles orthopédiques, de chaussures moins serrées et sur les infiltrations locales de corticostéroïdes. Lorsque la douleur persiste, on pratique une ablation chirurgicale de la tumeur et on sectionne le ligament intermétatarsien. Après l'opération, le malade doit, pendant une quinzaine de jours, porter des chaussures spéciales et s'aider d'une canne avant de pouvoir remarcher normalement.

## Morula

Œuf fécondé divisé en 12 à 16 cellules.

Le stade de morula est atteint par l'œuf au 3e ou 4e jour après la fécondation, alors qu'il est encore dans la trompe de Fallope avant de déboucher dans la cavité utérine, où il va s'implanter. Il ressemble alors à une sphère pleine, en forme de petite mûre (*morula* en latin), qui se creuse peu après d'une cavité centrale : il prend alors le nom de blastocyste.

## Morve

Maladie infectieuse très contagieuse chez les animaux, rare chez l'homme, due à un bacille à Gram négatif, *Burkholderia mallei.*

La morve a disparu des pays où la médecine vétérinaire est développée, mais sévit encore en Asie, en Afrique, en Europe orientale et au Moyen-Orient.

La principale source de contagion pour l'homme demeure les sécrétions s'écoulant du nez d'animaux atteints de la morve ou de la gourme (jetage nasal), notamment chez le cheval. Le bacille pénètre dans l'organisme par voie cutanée à l'endroit d'une plaie, d'une excoriation ou par voie muqueuse, nasale (inhalation), digestive (ingestion) ou oculaire.

**SYMPTÔMES ET DIAGNOSTIC**

La morve humaine se présente sous deux aspects : aigu ou chronique.

- **La forme aiguë** est d'apparition brutale. Elle se traduit par une fièvre, des douleurs diffuses et des sécrétions nasales sanguinolentes puis purulentes, associées à des ulcérations cutanées et à des abcès disséminés. La dissémination et la survenue de troubles respiratoires peuvent aboutir à un décès rapide en l'absence de traitement.
- **La forme chronique** ne diffère de la forme aiguë que par la moindre intensité des signes et par la longue durée de l'évolution (plusieurs mois). Le diagnostic repose sur la mise en évidence du germe dans le pus par culture et par inoculation à un cobaye.

**TRAITEMENT ET PRÉVENTION**

Les malades sont efficacement traités par antibiotiques, mais c'est surtout aux méthodes prophylactiques rigoureuses que l'on doit la disparition presque totale de la morve en Europe occidentale : la malléination (cuti-réaction à la malléine, substance extraite d'une culture du bacille de la morve) permet de dépister les bétails porteurs et de les abattre afin d'éliminer la maladie.

## Mosaïque

Coexistence chez un même individu de populations cellulaires différentes.

Ce phénomène est dû à une mutation survenue après la fécondation dans une ou plusieurs cellules, lors des premières divisions de l'œuf. Les cellules qui portent le gène muté se reproduisent comme les autres par des divisions successives et créent ainsi de nouvelles lignées (populations) cellulaires dans l'organisme. Lorsque la mutation est exclusivement située dans les cellules germinales (cellules qui donneront respectivement les ovules ou les spermatozoïdes, dans les ovaires ou dans les testicules), la mosaïque est dite germinale. Lorsqu'une anomalie chromosomique ou une mutation pathogène est en mosaïque, les signes de la maladie sont plus modérés.

## Moschcowitz (syndrome de)

Association de symptômes comprenant des dérèglements circulatoires (microthromboses des artérioles) responsables d'insuffisance rénale et cardiaque et de troubles neurologiques, une diminution des plaquettes, « consommées » par les thromboses, et une anémie due à la fragmentation des globules rouges dans les artérioles. SYN. *purpura thrombocytopénique thrombotique.*

La cause du syndrome de Moschcowitz demeure, dans la plupart des cas, indéterminée. De petites épidémies ont été décrites chez l'enfant, ce qui suggère une possible origine infectieuse. Certaines formes récidivantes, parfois pendant des années, observées chez les adultes, laissent supposer une prédisposition éventuellement génétique. Il est parfois observé un déficit, inné ou acquis, en une protéine plasmatique inhibitrice de l'agrégation plaquettaire.

**SYMPTÔMES ET SIGNES**

Une fièvre et des troubles digestifs inaugurent souvent la maladie. Les manifestations neurologiques (déficits moteurs passagers), rénales (insuffisance rénale souvent associée à un arrêt de l'émission d'urine), hématologiques (anémie hémolytique sévère, diminution du nombre des plaquettes associée à des hémorragies) sont plus ou moins marquées selon les cas.

**ÉVOLUTION ET TRAITEMENT**

La maladie régresse parfois spontanément en quelques jours, voire en quelques semaines, ce qui rend difficile l'appréciation de l'efficacité des traitements. Le risque principal est celui de l'insuffisance rénale, qui peut être irréversible. Parmi les nombreux traitements proposés (corticostéroïdes, héparine, antiagrégants plaquettaires, ablation de la rate), le seul dont l'efficacité soit démontrée consiste à remplacer régulièrement le plasma du patient par du plasma frais (technique dite de plasmaphérèse). Dans certains cas, le seul apport de plasma frais, sans prélèvement de celui du patient, peut être suffisant.

## Motricité

Ensemble des fonctions nerveuses et musculaires permettant les mouvements volontaires ou automatiques du corps.

La motricité dépend de deux systèmes distincts. Le premier, appelé système de la vie de relation, commande les muscles striés du squelette et assure avec eux les mouvements du corps et ses déplacements. Ce premier système comprend lui-même trois types d'organisation : le système pyramidal (mouvements volontaires), le système extrapyramidal (mouvements automatiques, modifications de la posture du corps) et les réflexes à hauteur de la moelle épinière. Le second type de système nerveux, appelé système végétatif ou autonome, commande les muscles lisses et assure avec eux les mouvements des viscères (motilité). Il est, par exemple, responsable de la motilité du tube digestif (péristaltisme), permettant le brassage et la progression des aliments.

→ VOIR Locomoteur (appareil), Marche.

## Motricité digestive

→ VOIR Péristaltisme.

## Mouchage

Évacuation des mucosités du nez par une expiration forcée, bouche fermée.

Au cours des rhinopharyngites des nourrissons et des jeunes enfants qui ne savent pas encore se moucher, les parents lavent les fosses nasales en faisant couler du sérum physiologique dans le nez ou en aspirant les sécrétions à l'aide d'un petit appareil spécial.

D'une manière rarissime, un mouchage trop fort peut provoquer une rupture de la fine lame osseuse qui sépare les fosses nasales de la cavité orbitaire, ce qui se traduit par un gonflement indolore des deux paupières et impose un traitement antibiotique et une surveillance. Le mouchage postérieur est la retombée dans l'arrière-gorge des sécrétions des fosses nasales. Il entraîne une irritation, une toux et parfois une expectoration pouvant faire croire, faussement, à une infection trachéobronchique.

## Mouvement anormal

Mouvement le plus souvent involontaire, répétitif, caractérisé par son aspect inhabituel et pouvant gêner la mobilité.

Les mouvements anormaux comprennent de nombreuses variétés : tremblements, tics, myoclonies (secousses musculaires), mouvements lents ou violents de grande amplitude affectant différentes parties du corps (athétose, chorée), etc. Chaque catégorie possède ses caractéristiques propres (rythme, localisation, facteurs favorisants) et ses causes (vieillesse, troubles psychologiques, maladie de Parkinson et autres maladies neurologiques, démence, intoxication, etc.).

Le diagnostic repose sur un examen clinique soigneux, éventuellement complété par une électromyographie (enregistrement de l'activité électrique des nerfs et des muscles). Le traitement est celui de la maladie en cause, associé, lorsqu'il est insuffisant pour combattre des mouvements anormaux très gênants, à l'administration de médicaments tels que les neuroleptiques. Certains neuroleptiques ou antipsychotiques sont actifs temporairement sur certains mouvements anormaux.

## Moxibustion

Procédé consistant à faire brûler au-dessus de la peau un cône (moxa) composé de plantes ou de feuilles d'armoise afin de cautériser une lésion ou de soulager une douleur interne. SYN. *moxation*.

La moxibustion soulagerait une douleur profonde par l'irritation des terminaisons nerveuses de la peau.

→ VOIR Acupuncture.

## M.S.T.

→ VOIR Maladie sexuellement transmissible.

## Mucilage

Substance visqueuse extraite des végétaux (algues), se gonflant au contact de l'eau et utilisée comme laxatif doux.

## Mucinose

Toute affection caractérisée par l'accumulation dans la peau de mucine, substance gélatineuse provenant des sécrétions des glandes muqueuses.

Les mucinoses peuvent être dues à de nombreuses maladies cutanées : lucite, lupus érythémateux, dermatomyosite, granulome annulaire, lymphome, mycosis fongoïde. Parfois, surtout lorsqu'elles atteignent des sujets jeunes, elles n'ont pas de cause connue. Leurs symptômes sont assez variables ; il s'agit souvent de taches saillantes ou de papules (lésions saillantes) de couleur rosée ou ivoire, de un à quelques millimètres de diamètre, éventuellement groupées en plaques. Quand ces affections siègent sur des zones pileuses, elles provoquent la chute des poils ou des cheveux. Il n'existe pas de traitement connu des mucinoses.

## Mucocèle

Tumeur bénigne due à une accumulation de mucus dans une cavité dont l'orifice est obstrué.

Une mucocèle peut se constituer dans l'appendice cæcal (couramment appelé appendice), dans le sac lacrymal ou dans un sinus. Elle augmente de volume, comprimant parfois les organes voisins, et peut être douloureuse. Une mucocèle doit être évacuée ou traitée par ablation de l'organe atteint.

## Mucopolysaccharide

Glucide de l'organisme localisé dans le tissu conjonctif, les sécrétions digestives et le mucus. SYN. *glycosaminoglycane*.

À l'état concentré, les mucopolysaccharides (acide hyaluronique, chondroïtine sulfate, etc.) sont gélatineux, visqueux, filants. Ils se fixent souvent sur des protéines pour former des glycoprotéines, appelées mucoprotéines (mucine, etc.).

## Mucopolysaccharidose

Toute maladie caractérisée par l'accumulation de mucopolysaccharides dans l'organisme.

Les mucopolysaccharidoses sont des affections héréditaires rares, dues à une déficience en une enzyme provoquant une accumulation de mucopolysaccharides dans les cellules des organes et des tissus (foie, rate, peau, etc.), lesquels augmentent alors de volume et fonctionnent anormalement.

Les mucopolysaccharidoses se manifestent dès la naissance par un épaississement diffus de la peau, l'apparition de nodules volumineux, rosés ou violines, sur les épaules, un visage en gargouille, une grosse langue, une hernie inguinale et ombilicale, des atteintes osseuses des vertèbres et des os du crâne, des troubles oculaires et un retard mental. Parfois s'associent à ces symptômes une augmentation de la pilosité et des dilatations de petits vaisseaux cutanés. Un dépistage anténatal de ces affections peut être pratiqué (prélèvement des villosités choriales, amniocentèse).

**TRAITEMENT**

Il ne peut que supprimer ou soulager certaines des anomalies provoquées par la maladie : correction chirurgicale d'une malformation, par exemple.

## Mucormycose

→ VOIR Phycomycose.

## Mucoviscidose

Maladie héréditaire caractérisée par une viscosité anormale du mucus que sécrètent les glandes pancréatiques et bronchiques. SYN. *fibrose kystique, maladie fibrokystique du poumon et du pancréas*.

**FRÉQUENCE ET CAUSE**

La mucoviscidose touche surtout les sujets blancs (de type caucasien). Elle atteint un enfant sur 2 000 à 2 500 naissances viables. Il s'agit d'une maladie à transmission autosomique (le gène porteur est situé sur les chromosomes non sexuels) récessive (le gène muté doit être reçu du père et de la mère pour que la maladie se développe). Le gène en cause, isolé en 1989, se trouve sur le chromosome 7.

**SYMPTÔMES ET SIGNES**

Comme les sécrétions muqueuses, trop visqueuses, s'écoulent mal dans les conduits naturels, il se produit des dilatations kystiques, voire des obstructions.

Les manifestations peuvent débuter dès la naissance par une occlusion intestinale du nouveau-né, un retard de l'évacuation du méconium, un ictère (dû à une obstruction des voies biliaires) ou une obstruction des petites bronches qui peut conduire à une détresse respiratoire. Mais ce sont généralement des problèmes respiratoires chez le nourrisson qui attirent d'abord l'attention : toux persistante, bronchites à répétition, emphysème évoluant vers une insuffisance respiratoire précoce. Quelques années plus tard apparaissent un encombrement mucopurulent permanent, puis une distension du thorax, un hippocratisme digital (ongles élargis et recourbés) et une cyanose des extrémités. La gravité des manifestations respiratoires est liée à la surinfection pulmonaire par différents germes, tels le staphylocoque doré et le bacille pyocyanique.

Aux atteintes respiratoires s'ajoutent des manifestations digestives : 85 % des sujets souffrant de mucoviscidose ont une insuffisance pancréatique, qui se traduit en général par une diarrhée chronique, avec émission de selles graisseuses. Cette diarrhée persistante explique la perte de poids observée chez des enfants dont l'appétit ne faiblit pas, en dehors des épisodes d'infection respiratoire. Si la fibrose pancréatique s'étend, ce qui est rare, aux îlots de Langerhans (petits amas cellulaires responsables de la sécrétion d'insuline par le pancréas), elle peut entraîner un diabète insulinodépendant. On observe plus rarement une atteinte hépatique, conduisant parfois à une cirrhose, une atteinte biliaire (lithiase) ou des myocardiopathies. La stérilité chez les garçons et une hypofertilité féminine sont fréquentes.

**DIAGNOSTIC ET ÉVOLUTION**

Ces différents symptômes indiquent la probabilité de la maladie. Depuis 2003, il existe en France un dépistage néonatal systématique par recherche de la mutation responsable de la mucoviscidose. Chez les enfants ou les adultes n'ayant pas bénéficié de ce dépistage, le test à la sueur met en évidence un taux anormalement élevé de chlore et de sodium dans la sueur. Le diagnostic est ensuite confirmé par l'étude génétique. La maladie évolue plus ou moins rapidement vers l'insuffisance respiratoire sévère, souvent mortelle. Plus rarement, la gravité de la maladie est moindre, avec des formes peu évolutives.

**TRAITEMENT**

Depuis 2003, il existe une organisation de la prise en charge de la mucoviscidose à l'échelon national et régional, renforçant la collaboration étroite entre l'équipe hospitalière, le médecin traitant, les kinésithérapeutes et les infirmières à domicile. Il s'agit de permettre à l'enfant de demeurer le plus possible dans sa famille et de supporter au mieux des soins contraignants. Ultérieurement, on s'efforcera de faciliter l'insertion scolaire et professionnelle du malade.

Le premier objectif du traitement est de conserver un état nutritionnel satisfaisant. L'administration d'extraits pancréatiques, un régime hypercalorique et hypolipidique, voire une alimentation par sonde gastrique ou par perfusions, contribuent à suppléer aux déficiences. En période de grande chaleur, l'absorption de comprimés de chlore évite la déshydratation.

Le traitement comporte aussi une prise en charge respiratoire. Celle-ci vise à drainer les sécrétions grâce à la toux, de façon à conserver aux voies aériennes une perméabilité maximale. Des séances de kinésithérapie respiratoire permettent à l'enfant d'obtenir une toux efficace et contrôlée. Le recours aux aérosols ultrasoniques a également pour but de faciliter la respiration. Dans les cas les plus graves, on peut pratiquer une oxygénothérapie de longue durée.

Le troisième grand axe du traitement est une antibiothérapie rigoureusement adaptée aux germes de surinfection bronchique détectés lors des analyses bactériologiques. La greffe pulmonaire (des deux poumons ou du bloc cœur-poumons) est une solution extrême réservée aux patients atteints d'insuffisance respiratoire très sévère.

**DÉPISTAGE ET PERSPECTIVES**

Un conseil génétique et un dépistage anténatal de la maladie, par biopsie des villosités choriales du placenta, sont aujourd'hui possibles à la 10e semaine de grossesse, chez les couples qui ont déjà donné naissance à un enfant atteint de mucoviscidose. Les parents d'un enfant malade ont en effet une possibilité sur quatre d'avoir un autre enfant atteint de cette maladie. Les frères et sœurs des sujets malades seront, dans deux cas sur trois, porteurs du gène et donc susceptibles d'avoir plus tard des enfants atteints si leur conjoint a, lui aussi, hérité d'un gène muté.

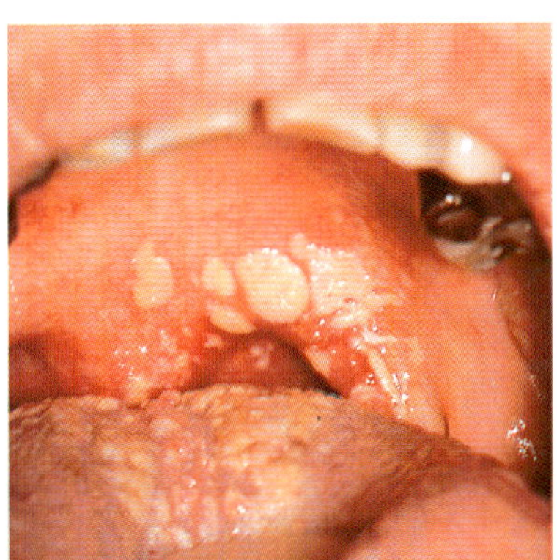

***Muguet.** Le palais, la langue et la paroi interne des joues sont enflammés et couverts de petites élevures blanchâtres.*

Les traitements hautement spécialisés dont bénéficient aujourd'hui les enfants atteints de mucoviscidose permettent une qualité de vie nettement améliorée. Par ailleurs, la recherche a connu des avancées considérables, en particulier grâce à l'identification du gène en cause, qui laisse espérer des possibilités de thérapie génique.

## Mucus

Substance visqueuse, composée de protéines et de glucides appelés mucines, sécrétée par les cellules mucipares des muqueuses (respiratoires, digestives, génitales).

Le mucus, qui joue un rôle important de protection des muqueuses, possède des propriétés chimiques et mécaniques complexes : il s'écoule comme les liquides visqueux et se déforme comme les corps élastiques. Le mucus contenu dans les poumons comprend également une substance graisseuse appelée surfactant, qui empêche la fermeture des alvéoles pulmonaires au cours de l'expiration.

La mucoviscidose, maladie héréditaire grave, est caractérisée par une viscosité excessive du mucus. La maladie des membranes hyalines, chez le nouveau-né, est due à une insuffisance de surfactant.

## Muguet

Affection de la muqueuse buccale due à une levure, *Candida albicans*.

Localisation digestive de la candidose, le muguet s'observe chez le nouveau-né et le nourrisson, mais aussi chez le sujet âgé porteur d'une prothèse dentaire ou chez le sujet immunodéprimé en raison d'un traitement administré pour une autre affection, chimiothérapie, antibiothérapie ou corticothérapie. Le muguet est également fréquent au cours du sida.

Le muguet se manifeste tout d'abord par une inflammation diffuse, la muqueuse étant rouge, sèche et cuisante. Puis la paroi interne des joues, la langue et le pharynx se couvrent d'un enduit blanchâtre semblable à du lait caillé. Dans certains cas, le malade ressent une gêne pour avaler, ce qui laisse présager une atteinte de l'œsophage. Chez l'enfant, la maladie peut s'étendre aux plis cutanés et aux ongles.

**TRAITEMENT**

Le traitement comporte le recours à des applications locales de soluté bicarbonaté isotonique (de même concentration moléculaire que le plasma du sang) ou de médicaments antifongiques. Un traitement général par voie orale s'impose en cas d'atteinte de l'œsophage. Chez le nourrisson, tout régime à base de carottes est contre-indiqué tant que l'affection persiste, car il favorise le développement de la levure. Si la maladie principale l'autorise, une réduction des immunosuppresseurs peut être envisagée chez les sujets immunodéprimés.

## Multipare

Femme qui a déjà eu un ou plusieurs enfants.

En obstétrique, multipare s'oppose à primipare (femme accouchant pour la première fois). L'accouchement d'une multipare est en général plus rapide et plus facile que celui d'une primipare.

## Münchhausen (syndrome de)

Symptômes pathologiques sans réalités cliniques.

Le syndrome de Münchhausen est une pathologie faisant partie des troubles factices. Les symptômes, physiques ou psychiques, sont produits intentionnellement ou feints dans le but de « jouer le rôle du malade ». Les sujets se présentent le plus souvent dans les hôpitaux, en urgence, pour des symptômes complexes et variés (parfois des coutures de cicatrices) et, dès que leur pathologie est mise en doute, ils demandent leur sortie dans une ambiance de récrimination pour aller recommencer dans un autre hôpital.

On doit différencier ce syndrome de la simulation (avec recherche d'un bénéfice, comme celui d'échapper à la police), de la conversion (trouble dissociatif) et de l'hypochondrie. La pathomimie est plus difficile à différencier car, dans ce cas, le besoin de présenter une maladie, parfois même au prix d'automutilation, se fait sans recherche évidente d'un profit et, en tout cas, sans désir de « jouer le rôle du malade ».

Il existe un syndrome de Münchhausen par procuration, où la pathologie présentée par l'enfant est entretenue par la mère.

## Muqueuse

Membrane tapissant la totalité du tube digestif (de la bouche au rectum), l'appareil respiratoire, l'appareil urinaire, les appareils génitaux masculin et féminin ainsi que la face postérieure des paupières et la face antérieure du globe oculaire (conjonctive).

Toute muqueuse se compose d'un épithélium (tissu de recouvrement), de glandes et d'un tissu conjonctif de soutien qui assure la nutrition des éléments épithéliaux (le chorion). La constitution de l'épithélium varie selon sa localisation : épithélium malpighien pluristratifié (bouche, œsophage, vagin), épithélium cylindrique cilié (muqueuse respiratoire), épithélium cylindrique simple (tube digestif sous-diaphragmatique, voies biliaires, endomètre).

Les muqueuses sécrètent du mucus, ce qui assure l'humidité et la lubrification des organes qu'elles tapissent. La nature des glandes et leur sécrétion varient d'une muqueuse à l'autre, en correspondance avec la fonction physiologique particulière à chacun des tissus : les muqueuses du tube digestif et leurs glandes, par exemple, ont un rôle précis dans la digestion et l'absorption des aliments ; dans les voies aériennes, le mucus arrête une partie des poussières inhalées, etc.

Une absence de sécrétion de mucus caractérise le syndrome de Gougerot-Sjögren (maladie auto-immune) et s'observe également au cours de certaines affections dermatologiques et après la ménopause (sécheresse vaginale). La majorité des tumeurs bénignes et malignes qui se développent dans les organes bordés par une muqueuse se forment dans cette muqueuse.

## Muqueuse buccale

Membrane richement vascularisée et innervée, qui tapisse la paroi interne des lèvres, des joues et la partie inférieure des arcades dentaires. (P.N.A. *tunica mucosa*)

La muqueuse buccale sécrète en permanence une substance humidifiante appelée mucus. Celle-ci, de même que la salive, produite par les glandes salivaires, joue un rôle dans l'appréciation du goût des aliments.

La muqueuse buccale peut être le siège de nombreuses pathologies, le plus souvent douloureuses du fait de la richesse de son innervation.

■ **Les aphtes** sont fréquents et anodins mais douloureux. Nombreux et récidivants, ils peuvent témoigner d'une maladie de Behçet. Un traitement radical de ces ulcérations n'a pas encore été mis au point.

■ **Les atteintes infectieuses** sont liées à la grande quantité et à la diversité des germes qui habitent la cavité buccale.

■ **Les lésions mécaniques** sont aussi fréquentes et peuvent être dues au port d'un appareil dentaire mal adapté, au frottement de dents (le plus souvent mal alignées) ou à des produits chimiques introduits accidentellement dans la bouche, etc.

■ **Le syndrome de Gougerot-Sjögren**, caractérisé par une atteinte des glandes salivaires, se traduit par une sécheresse de la muqueuse buccale, qui devient rouge, irritée.

## Muqueuse utérine

→ VOIR Endomètre.

## Murphy (signe de)

Signe clinique caractéristique de la cholécystite (inflammation de la vésicule biliaire).

Pour rechercher le signe de Murphy, le médecin appuie sa main sur l'abdomen, sous les côtes droites, en regard de la vésicule biliaire, et demande au malade de prendre une grande inspiration, ce qui déclenche, en cas d'inflammation, une vive douleur.

## Muscle

Organe doué de la propriété de se contracter et de se décontracter. (P.N.A. *musculus*)

Le tissu d'un muscle est constitué de fibres musculaires ; celles-ci sont composées de cellules appelées myocytes, qui renferment dans leur cytoplasme de nombreux filaments allongés parallèlement au grand axe de la cellule. Ces filaments sont de deux types : les uns, fins, sont faits d'actine ; les autres, épais, sont composés de myosine. C'est grâce à leur interaction que la contraction musculaire s'effectue.

### Muscle cardiaque

Également appelé myocarde, il a une structure proche de celle des muscles striés, mais ses contractions sont autonomes et involontaires : elles propulsent la masse sanguine à travers l'appareil cardiocirculatoire.

### Muscles lisses

Également appelés muscles blancs, ils sont présents dans la paroi de nombreux organes (utérus, intestin, bronches, vésicule, vaisseaux sanguins, etc.). Leur contraction, bien que semblable à celle des muscles striés, est involontaire, autonome ou assurée par le système nerveux végétatif, qui n'est pas sous le contrôle direct de la conscience.

**PATHOLOGIE**

Certains muscles lisses peuvent être atteints de spasmes (contractions involontaires). Il s'agit des muscles du tube digestif (œsophage, pylore, côlon), de l'uretère, des voies aériennes supérieures (glotte, larynx), mais surtout des sphincters : sphincter anal, sphincter des voies biliaires (dont le spasme entraîne une colique hépatique), sphincter vésical (dont le spasme a pour conséquence une rétention d'urine).

### Muscles striés

Également appelés muscles rouges ou muscles squelettiques, ils unissent les os et permettent la mobilité. Leur contraction est volontaire, soumise au contrôle cérébral : chaque fibre musculaire est connectée à une terminaison nerveuse qui reçoit les ordres en provenance du cerveau ; l'impulsion nerveuse stimule le muscle en libérant un neurotransmetteur chimique (substance sécrétée par certains neurones pour transmettre l'influx nerveux vers d'autres cellules), l'acétylcholine ; celle-ci, par l'intermédiaire d'une chaîne de réactions chimiques, entraîne à son tour la contraction du muscle par l'intermédiaire de la plaque motrice (zone de la cellule musculaire avec laquelle la fibre nerveuse qui la commande entre en contact). Ces muscles sont constamment maintenus dans un état de contraction modérée : le tonus musculaire. Une hypotonie (diminution pathologique du tonus musculaire) peut survenir à la suite d'une chute du taux sanguin de potassium. Une hypertonie (augmentation pathologique du tonus musculaire) peut être due à une chute du taux sanguin de calcium ; lorsqu'elle est particulièrement accusée, on parle de spasticité.

On classe les muscles squelettiques en fonction de leur mode d'action. Un muscle est dit agoniste lorsque son action s'exerce dans le sens du mouvement, antagoniste dans le cas contraire. Un muscle extenseur « ouvre » une articulation ; un muscle fléchisseur la « referme ». Un muscle adducteur ramène un membre vers l'axe central du corps ; un abducteur l'en éloigne. Les muscles qui permettent la mobilité d'une région du corps (main, pied) sont appelés muscles intrinsèques lorsqu'ils sont situés dans cette région, muscles extrinsèques lorsqu'ils sont situés dans une autre région du corps (avant-bras, jambe).

**PATHOLOGIE**

■ **Le claquage** est dû à la rupture, à la suite d'un effort violent, de quelques fibres d'un muscle : on parle de déchirure lorsque l'atteinte est importante, d'élongation lorsque les fibres musculaires sont seulement distendues. L'atteinte se traduit par une douleur vive, brutale, dont l'intensité dépend de l'importance de la rupture. Le traitement consiste à appliquer de la glace sur la région intéressée et à mettre celle-ci au repos ; des massages peuvent être entrepris. Une inter-

On distingue 3 types de muscles : le muscle cardiaque, ou myocarde, qui a une structure semblable à celle des muscles striés mais se contracte spontanément ; les muscles lisses, qui assurent les mouvements inconscients et involontaires comme la contraction de certains viscères (tube digestif, voies urinaires, etc.) ; enfin, les muscles striés, soumis au contrôle volontaire du cerveau, qui permettent au corps de se mouvoir.

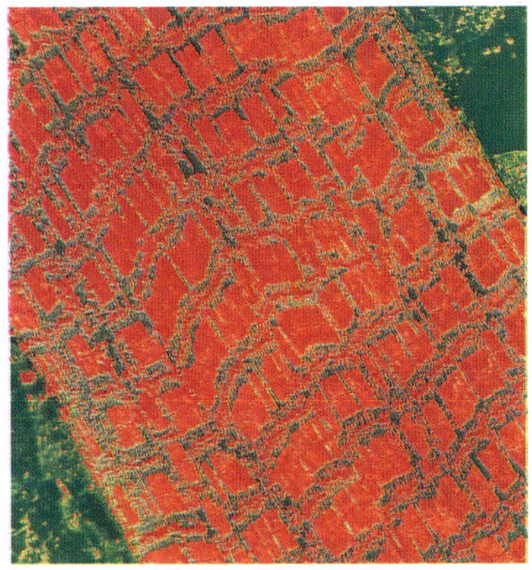

*Les muscles striés sont des faisceaux de fibres contenant des éléments contractiles.*

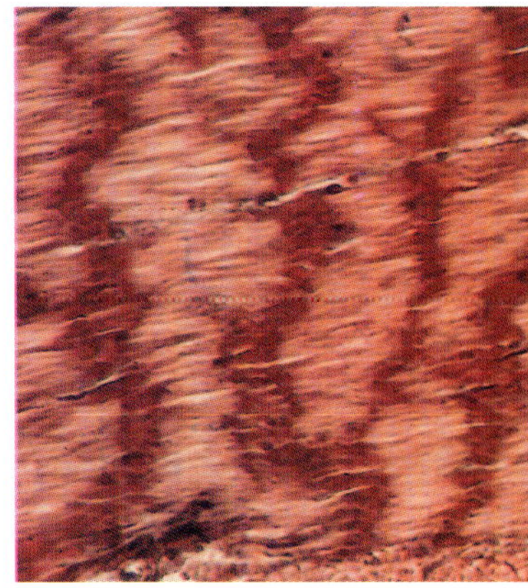

*Les cellules des muscles lisses sont dites fusiformes du fait de leur forme très allongée.*

**Les muscles squelettiques**

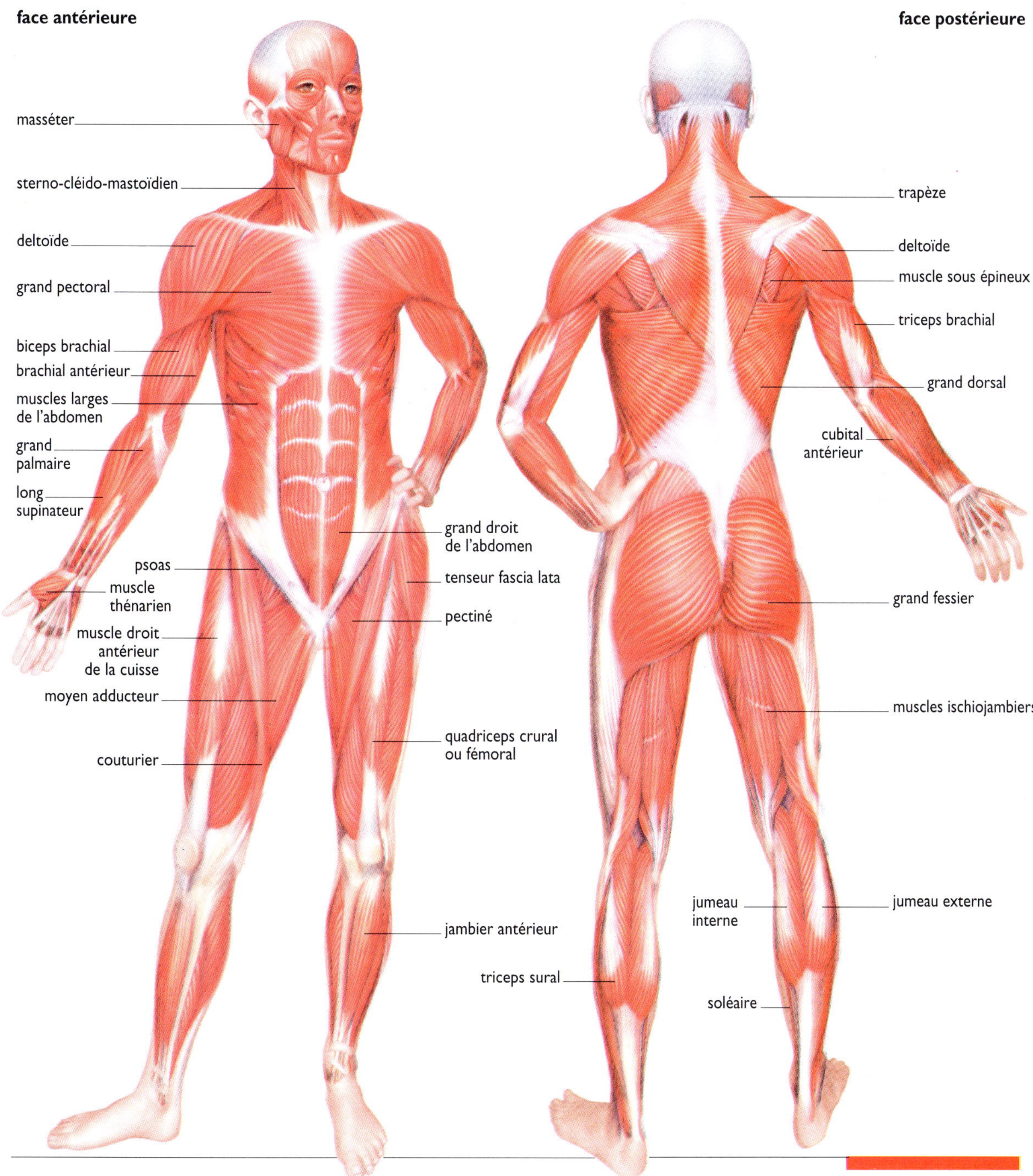

vention chirurgicale n'est nécessaire qu'en cas de rupture très importante, survenant chez un sportif ; elle consiste à réaliser une suture ou à réinsérer le muscle lésé sur le tendon. Par la suite, un nodule cicatriciel gênant et facteur de récidive peut apparaître ; il doit être excisé chirurgicalement.

■ **Les écrasements** provoquent des hématomes qui se résorbent progressivement pour laisser une cicatrice fibreuse. Lorsqu'ils atteignent plusieurs groupes musculaires, ils provoquent une libération massive de substances toxiques qui peuvent entraîner un état de choc (syndrome de Bywaters) nécessitant une réanimation.

■ **Les plaies** entraînent des hémorragies que l'on traite d'abord par compression, puis par une intervention chirurgicale qui consiste à stopper l'hémorragie vasculaire et à régulariser, puis à suturer les bords de la plaie.

■ **Les autres affections** pouvant atteindre le muscle sont la myosite (inflammation), la myasthénie (fatigabilité musculaire intense et rapide par blocage de l'influx nerveux) et les myopathies (maladies congénitales résultant d'une altération des fibres musculaires).

## Mutagène

Se dit de tout élément capable de provoquer une mutation au sein d'une espèce.

Les principaux éléments mutagènes sont les radiations et les produits chimiques.

Les principales sources de radiations sont les rayons U.V. et les rayons X, la radioactivité naturelle et les rayons cosmiques.

De nombreux produits chimiques incluent des substances mutagènes. Actuellement, les plus connus sont ceux contenus dans les fumées du tabac.

## Mutation

Modification survenant dans la séquence de l'A.D.N. d'une cellule et pouvant entraîner la disparition d'un caractère préexistant ou l'apparition d'un caractère nouveau.

Une mutation résulte de la modification d'un segment plus ou moins étendu d'A.D.N. qui constitue un chromosome. La modification peut aussi porter sur des chromosomes entiers et modifier leur nombre et leur structure. Elle peut se faire par délétion (perte d'un fragment de chromosome), insertion (acquisition d'un nouveau fragment), ou duplication-translocation (détachement d'un segment de chromosome et fixation sur un autre chromosome).

Les mutations sont des phénomènes stables (transmissibles à la descendance des cellules modifiées), rares, spécifiques (ne touchant le plus souvent qu'un seul des caractères de la cellule) et spontanés ; il existe cependant des substances, dites mutagènes, capables d'augmenter la fréquence des mutations. Elles peuvent donc déclencher un processus de carcinogenèse, aboutissant à un cancer, ou être responsables d'une maladie héréditaire.

## Mutisme

Arrêt prolongé de la communication verbale, indépendamment de toute lésion organique.

Le mutisme va de la simple bouderie à l'inhibition totale en passant par certains comportements d'opposition maniaques, hystériques ou autistiques. Le déblocage peut être facilité par une mise en confiance ou, au contraire, par une mise à l'épreuve (surprise, plaisanteries, tests, etc.).

## Mutité

Impossibilité de parler pour une personne.

Les affections qui entraînent une mutité sont soit relatives au larynx, soit d'origine neurologique : les lésions du larynx, congénitales ou acquises (tumeur, paralysie, etc.), certaines opérations chirurgicales (laryngectomie, trachéotomie, etc.) font perdre la voix, de même que les lésions des nerfs moteurs du larynx, une absence de développement des centres nerveux (arriération mentale) ou une lésion du système nerveux (accident vasculaire cérébral).

■ **L'audimutité** est la mutité de l'enfant qui n'apprend pas le langage oral avant six ans en raison de troubles psychiatriques et sans lésion organique : l'enfant entend mais ne parle pas. Le traitement de l'audimutité, quand il est possible, est celui de sa cause, associé à la rééducation de la voix par l'orthophonie.

■ **La surdimutité** est liée à une surdité des deux oreilles, congénitale ou acquise avant l'âge de 5 ou 6 ans. Elle n'a pas toujours une cause connue malgré les examens complémentaires effectués. Elle peut être consécutive à une maladie héréditaire de l'oreille, à une infection contractée par la mère pendant la grossesse, à un accouchement difficile, etc. Comme l'enfant n'entend ni les paroles émises par ses parents ni ses propres sons, il n'apprend pas à parler ou, si la surdimutité survient dans les premières années, il oublie ce qu'il a appris et se trouve partiellement coupé du monde extérieur. Il s'ensuit des troubles de l'affectivité et du comportement (agressivité, indifférence, etc.) et une insuffisance des acquisitions intellectuelles, variable selon l'intensité du trouble et son éventuel traitement. L'enfant ne réagit ni aux bruits qui l'entourent ni à la voix. Il ne tourne pas la tête vers la source d'un bruit. Ainsi, les parents peuvent s'apercevoir de la maladie dès la première année. En revanche, ses autres comportements peuvent être trompeusement normaux : il émet des gazouillis, car cette production de sons est automatique au début de la vie. Ce n'est que vers la deuxième année que ces sons s'appauvrissent.

Les tests médicaux de dépistage de la surdité sont primordiaux. Ils peuvent être pratiqués, au besoin, dès la naissance et répétés plusieurs fois dans la petite enfance, certains par le médecin, d'autres par des orthophonistes. On utilise soit des tests simples avec des jouets sonores, soit des tests complexes, appelés « potentiels évoqués », s'il existe des cas semblables dans la famille.

Difficile, le traitement de la surdimutité comprend plusieurs phases et est très spécialisé dans les formes graves. Il peut être celui de la cause éventuelle, consister en un appareillage par une prothèse auditive externe ou un implant cochléaire. En cas de succès, on peut espérer vaincre la mutité. Sinon, il faut faire appel à un apprentissage de la lecture sur les lèvres, du langage des mains, à un entraînement des organes sensoriels non auditifs tels que le toucher et à un soutien scolaire approprié, parfois dans une institution spécialisée. Une information et un soutien psychologique sont dispensés à la famille, d'une part à cause de son rôle indispensable auprès de l'enfant, d'autre part pour expliquer et prévenir les réactions négatives de sa part à la maladie. Le rôle des associations de familles est important.

## Myalgie

Douleur musculaire.

Les myalgies peuvent être dues à une hypertonie musculaire (raideur des muscles) ou à un traumatisme (courbatures d'effort, torticolis, lumbago). On les rencontre aussi dans diverses maladies, aiguës ou chroniques, d'origine infectieuse (grippe, hépatite virale, poliomyélite aiguë, maladie de Bornholm) ou auto-immune (polyarthrite rhumatoïde, lupus érythémateux). Des myalgies très importantes se déclarent également au cours de certains chocs septiques (faillite aiguë de la circulation sanguine, d'origine infectieuse). Certaines myalgies peuvent égarer le diagnostic. Ainsi, une forte myalgie des masséters (muscles masticateurs) peut évoquer un tétanos ; une myalgie des muscles abdominaux, une péritonite.

Le traitement est celui de la maladie responsable. En outre, pour soulager la douleur, il est fait appel aux analgésiques locaux ou généraux et aux décontracturants.

## Myalgie épidémique

→ VOIR Pleurodynie contagieuse.

## Myasthénie

Maladie neurologique caractérisée par un affaiblissement musculaire.

La myasthénie est une affection rare (de 2 à 5 cas par million d'individus) d'origine auto-immune. Les anticorps en cause se fixent sur la plaque motrice, zone de contact de la cellule musculaire avec la fibre nerveuse qui la commande, ce qui empêche l'acétylcholine, substance sécrétée par la fibre nerveuse, de s'y fixer et bloque la transmission des messages. Sans en savoir les raisons, on observe diverses affections (tumeur) du thymus chez 75 % des personnes souffrant de myasthénie.

### SYMPTÔMES ET SIGNES

Dans la majorité des cas, la maladie débute avant 40 ans ; les premiers signes sont le plus souvent oculaires, les patients se plaignant d'une diplopie (vision double) ou d'un ptôsis (chute de la paupière supérieure) d'un ou des deux yeux. Mais il peut s'agir également de troubles de la voix (voix nasonnée), de gêne à la mastication, de faiblesse des membres, d'une sensation de fatigue générale. La variabilité des troubles et leur accentuation à la fatigue sont caractéristiques de la maladie. Le plus souvent, la myasthénie s'étend à d'autres muscles dans les trois ans qui suivent son apparition. L'évolution est fréquemment émaillée de

## MYCOSE

**Les mycoses, lorsqu'elles touchent la peau et les muqueuses, sont souvent bénignes et peuvent même passer inaperçues. Leur diagnostic repose sur l'aspect et le siège des lésions, parfois sur la mise en évidence du champignon par un prélèvement examiné au microscope et au besoin cultivé.**

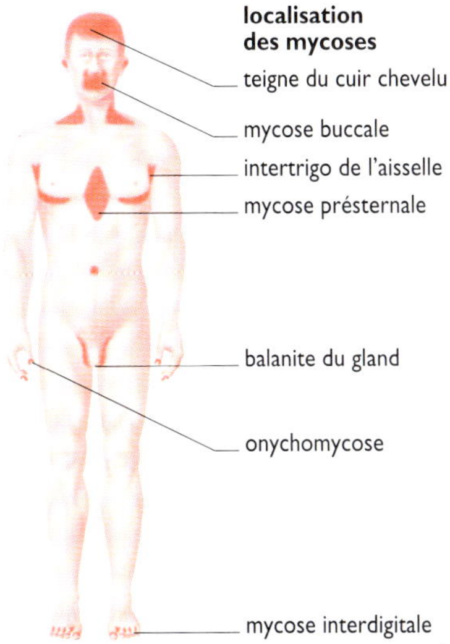


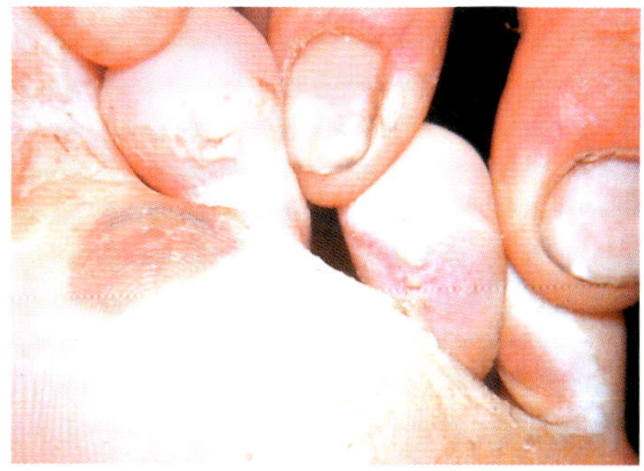

*Les mycoses apparaissent souvent sur la plante des pieds et entre les orteils en raison de l'humidité locale.*

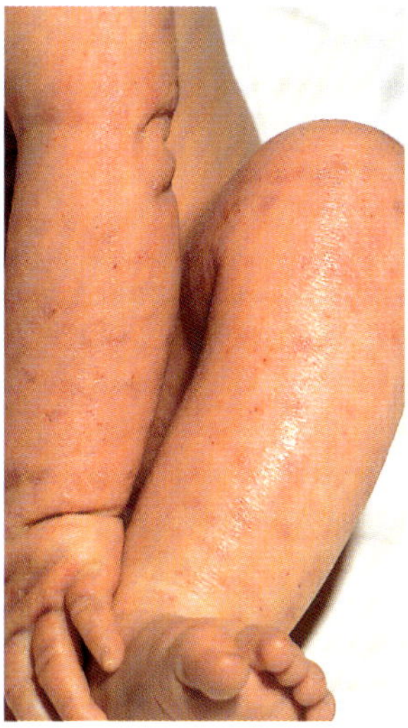

*Éruption cutanée provoquée par le champignon* Candida albicans.

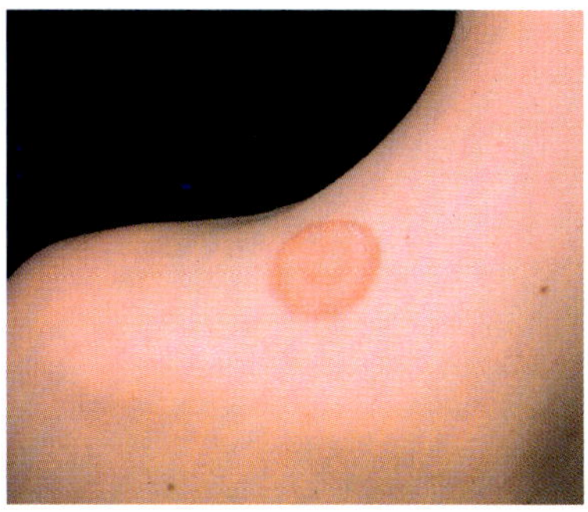

*L'herpès circiné se traduit par une plaque ronde qui s'étend concentriquement.*

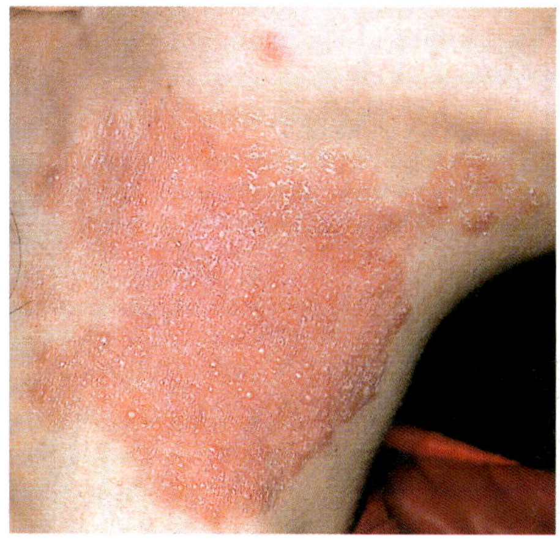

*Certains dermatophytes sont responsables de la formation d'une grande plaque rouge et rugueuse.*

poussées susceptibles de mettre la vie du sujet en danger du fait des paralysies des muscles de la respiration et de la déglutition.

**DIAGNOSTIC ET TRAITEMENT**

Le diagnostic peut être étayé par divers examens : par un test pharmacologique, l'injection intraveineuse d'un anticholinestérasique, qui provoque une régression passagère des signes ; par la recherche d'anticorps antirécepteurs de l'acétylcholine, présents chez 85 à 90 % des patients atteints de myasthénie ; par une électromyographie.

Le traitement se fonde sur l'administration d'anticholinestérasiques, qui favorisent l'action de l'acétylcholine, souvent sur l'ablation chirurgicale du thymus, et, en dernier lieu, sur les immunosuppresseurs. Dans la majorité des cas, si le traitement est suivi à long terme, il permet au sujet de mener une vie normale ou tout au moins autonome. Certains médicaments sont contre-indiqués : des antibiotiques, quinidine, antiépileptiques, bêtabloquants même en collyre..., car ils peuvent provoquer des poussées de myasthénie.

## Mycétome

Tuméfaction inflammatoire contenant des grains fongiques (champignons) ou actinomycosiques (bactéries filamenteuses), affectant la peau, les tissus sous-cutanés, voire les os. SYN. *pied de Madura, madiromycose.*

Cette infection, rare, sévit dans la zone tropicale nord. Elle siège de préférence sur les parties découvertes du corps et se présente comme une tuméfaction dure qui peut déformer le membre atteint et laisse s'écouler du pus. L'homme se contamine par piqûre ou par souillure d'une plaie déjà existante.

■ **Les mycétomes fongiques,** surtout localisés aux pieds, évoluent vers une tuméfaction indolore avec des fistules d'où sortent des grains fongiques. Ils ne sont éliminés que par opération chirurgicale.

■ **Les mycétomes actinomycosiques,** fréquents en Amérique latine, sont des tuméfactions sous-cutanées plus douloureuses d'où sortent des grains actinomycosiques. Le traitement repose sur des antibiotiques.

## Mycobactérium

Genre bactérien constitué de bacilles, dont certains sont pathogènes pour l'homme, dits acido-alcoolo-résistants du fait de leur coloration particulière par la technique de Ziehl-Neelsen, qui permet de les différencier des autres germes à l'examen direct.

Il existe de nombreuses espèces de mycobactéries. *Mycobacterium tuberculosis,* ou bacille de Koch, est responsable de la tuberculose ; *Mycobacterium lepræ,* ou bacille de Hansen, de la lèpre. Le bacille de Calmette et Guérin (B.C.G.) est une souche de *Mycobacterium bovis* de virulence atténuée, utilisée pour la vaccination contre la tuberculose. D'autres espèces atypiques, habituellement sans danger pour l'homme, sont cependant responsables d'infections opportunistes, comme *Mycobacterium avium-intracellulare,* déclenchant fréquemment des infections généralisées (septicémies) chez les malades atteints du sida.

## Mycoplasme

Très petite bactérie (de 0,3 à 0,8 micromètre) dépourvue de paroi.

Les mycoplasmes, contrairement aux virus, ont la capacité de se reproduire en dehors des cellules vivantes. Ils sont présents dans la nature (eau, sol, végétaux), chez les insectes, les animaux et l'homme (surface des muqueuses). Certains sont pathogènes pour l'homme, comme *Mycoplasma pneumoniæ,* cause d'infections respiratoires. *Mycoplasma hominis* et *Ureaplasma urealyticum* sont des germes commensaux des voies urogénitales, où ils sont fréquemment observés sans que leur présence revête un caractère pathologique. Aussi le diagnostic d'une infection génito-urinaire impliquant ces mycoplasmes ne peut-il être posé que s'il est étayé par la conjonction de plusieurs observations.

Plus généralement, le diagnostic d'une infection par des mycoplasmes repose surtout sur une réaction de fixation du complément, test permettant la mise en évidence d'anticorps spécifiques. Certains antibiotiques permettent de traiter efficacement les infections à mycoplasmes.

## Mycose

Infection provoquée par un champignon microscopique.

Les champignons microscopiques se répartissent, selon leur morphologie, en levures, en champignons dimorphes et en moisissures. Certains (candida, *Cryptococcus, Torulopsis,* etc.) sont présents sur la peau ou dans l'organisme sans leur nuire. Ils n'engendrent des mycoses profondes que chez des personnes aux défenses immunitaires affaiblies (greffés d'organes, malades du sida, héroïnomanes, patients traités par chimiothérapie, immunosuppresseurs ou corticothérapie).

Les mycoses cutanéomuqueuses, moins graves, sont aussi plus fréquentes. Parfois, elles se déclarent en cas de traitement par un antibiotique à large spectre ; une hygiène déficiente favorise également leur apparition.

**DIFFÉRENTS TYPES DE MYCOSE**

■ **Les mycoses cutanées, ou cutanéomuqueuses,** se manifestent par une atteinte de la peau, des plis (intertrigo), des espaces entre les doigts, du cuir chevelu, des ongles (onychomycose), de la bouche ou du vagin. Ce sont, par exemple, des candidoses (muguet, vulvite, balanite) ou des dermatophytoses (teigne, pied d'athlète, herpès circiné). Les épidermomycoses sont des mycoses touchant l'épiderme, dues aux dermatophytes ou au pityriasis versicolor.

■ **Les mycoses profondes** constituent les formes les plus graves. L'infection à candida peut prendre la forme d'une septicémie avec extension à l'endocarde, aux poumons, aux méninges et aux reins. Une autre levure, *Cryptococcus neoformans,* est responsable de méningoencéphalite et d'atteinte pulmonaire, notamment chez les malades atteints du sida. *Aspergillus fumigatus* est la cause de l'aspergillose, se manifestant sous la forme de tumeurs pulmonaires ou bronchiques (aspergillomes) chez des malades soumis à une chimiothérapie anticancéreuse ou ayant déjà eu une tuberculose, une affection chronique des bronches ou une mucoviscidose.

**DIAGNOSTIC ET TRAITEMENT**

Le diagnostic des mycoses se fait par l'examen des lésions et par examen, direct et après culture, de prélèvements.

Des traitements locaux spécifiques permettent de guérir la plupart des lésions locales. Les mycoses profondes sont le plus souvent sensibles à l'action des médicaments antimycosiques, mais les traitements sont, dans ce cas, généralement de longue durée. Il existe des risques de rechute.

## Mycosis fongoïde

Maladie caractérisée par une prolifération cutanée de lymphocytes.

Le mycosis fongoïde fait partie des lymphomes cutanés (tumeurs cutanées développées aux dépens du tissu lymphoïde). Il atteint surtout l'homme entre 40 et 60 ans et évolue le plus souvent en trois phases.

■ **La première phase** est marquée par l'apparition de plaques cutanées d'une couleur allant du rose clair au rouge violine, plus ou moins squameuses et très prurigineuses.

■ **Dans la deuxième phase, également appelée phase infiltrée,** les lésions s'épaississent, formant des bourrelets de couleur variable, de jaunâtre à rouge foncé. S'y associent une chute des cheveux, des altérations des ongles et une hypertrophie des ganglions lymphatiques.

■ **La troisième phase, ou phase tumorale,** est caractérisée par l'apparition de petits nodules pouvant grossir et former de véritables tumeurs cancéreuses sur la peau. Ils peuvent également s'ulcérer. Tardivement, enfin, la maladie s'étend aux ganglions lymphatiques et aux viscères.

**TRAITEMENT**

Il repose dans un premier temps sur la chimiothérapie locale (applications de mécloréthamine), la puvathérapie (exposition à des rayonnements ultraviolets en cabine) ou la radiothérapie. Dans les formes plus évoluées avec localisations ganglionnaires ou viscérales, la chimiothérapie permet d'atténuer les symptômes de la maladie.

## Mycotoxicose

Ensemble des troubles provoqués chez l'homme ou l'animal par la présence de champignons microscopiques dans les aliments.

Les mycotoxicoses sont normalement exceptionnelles chez l'homme dans les pays développés, où l'alimentation est diversifiée et soumise à des contrôles sanitaires rigoureux. Elles sont dues à des moisissures (*Aspergillus, Penicillium, Byssochlamys, Fusarium*) qui contaminent les aliments en y sécrétant des substances toxiques, les mycotoxines. Les aliments concernés sont souvent des céréales moisies (maïs, riz, orge, millet). Les mycotoxicoses ont de très nombreuses manifestations : cancer du foie dû à l'aflatoxine (oléagineux), lésions rénales dues à l'ochratoxine (maïs, fourrages secs) ou à la citrinine (riz, orge), paralysies dues à la patuline (pommes, jus de fruits) ou à la citréoviridine (riz, châtaignes), convulsions dues à l'acide cyclopiazonique (céréales), hémorragies intestinales, diminution du nombre de globules blancs et, surtout, effet immunosuppresseur dû aux trichothécènes (céréales). Le traitement, quand il est possible, vise à soigner les symptômes (anticonvulsivants en cas de convulsions, etc.).

## Mydriase

Dilatation de la pupille.

Une mydriase peut être physiologique, pathologique ou thérapeutique.

■ **La mydriase physiologique** se rencontre notamment lors de l'adaptation naturelle de l'œil à l'obscurité, mais également en cas d'émotion intense.

■ **La mydriase pathologique** s'observe dans plusieurs cas :

- à la suite d'une consommation trop importante d'alcool ;
- à la suite d'une prise de stupéfiants ;
- à la suite d'une paralysie du nerf parasympathique oculaire, d'origine traumatique, tumorale ou vasculaire, souvent accompagnée d'un ptôsis (chute de la paupière supérieure par paralysie du muscle releveur). La pupille alors ne réagit plus lorsqu'on dirige une source lumineuse sur elle ni lorsqu'on éclaire l'autre pupille ;
- à la suite d'une lésion du globe oculaire ou du nerf optique ayant détruit la majeure partie des fibres optiques ; la pupille dilatée ne se contracte pas lorsqu'elle est directement éclairée, mais seulement lorsque l'autre pupille l'est ;
- à la suite de l'excitation du nerf sympathique, cas plus rarement observé.

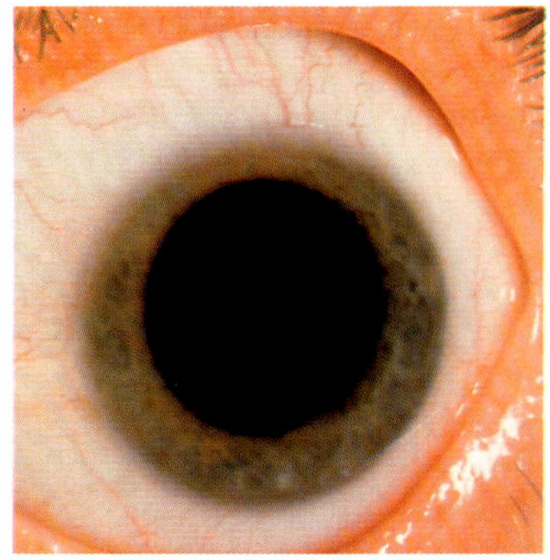

***Mydriase.** La pupille peut être dilatée artificiellement, à l'aide d'un collyre spécial, pour un examen du fond d'œil.*

Un sujet atteint de mydriase voit flou et est très ébloui. L'application de collyres myotiques (qui provoquent la contraction de la pupille) fait disparaître ces symptômes.

■ **La mydriase thérapeutique** est obtenue en utilisant des collyres tels que l'atropine, qui a une durée d'action de plusieurs jours, ou la néosynéphrine, d'action plus courte. D'autres produits provoquent une mydriase de quelques heures, permettant au médecin d'examiner le fond de l'œil.

## Mydriatique

Se dit d'une substance capable de provoquer une mydriase (dilatation persistante de la pupille de l'œil).

Les médicaments aux propriétés mydriatiques (l'atropine, l'épinéphrine, l'homatropine, l'hyoscyamine, la néosynéphrine, etc.) sont utilisés sous forme de collyre à instiller dans l'œil ou les yeux malades. Ils réduisent la pression intraoculaire par diminution de la sécrétion de l'humeur aqueuse (constituant les larmes) et/ou par augmentation de son élimination. En dehors de ces produits à visée directement ophtalmique, de nombreuses substances actives (la scopolamine et la belladone, les anticholinergiques, les alphastimulants, etc.), administrées par voie générale ou locale, seules ou en association, sont mydriatiques.

**INDICATIONS**

Les substances mydriatiques sont indiquées dans le traitement du glaucome à angle ouvert, de l'hypertension intraoculaire et de l'hypertonie oculaire. L'atropine est plus particulièrement utilisée dans le traitement des affections inflammatoires de l'œil, comme les kératites, et dans le traitement des uvéites (inflammation du tractus uvéal comprenant la choroïde, le corps ciliaire et l'iris) en général, ainsi que pour déterminer le taux de réfraction de certains strabismes.

La néosynéphrine, ou phényléphrine, est utilisée dans l'examen du fond de l'œil et en chirurgie oculaire.

**EFFETS INDÉSIRABLES ET CONTRE-INDICATIONS**

Les substances à effet mydriatique provoquent une modification de la vue : elles dilatent la pupille et empêchent le diaphragme de se refermer suffisamment pour rendre une image nette. Cet effet secondaire bénin dure quelques heures, le temps que le produit se résorbe.

Parfois, chez des sujets anatomiquement prédisposés, les substances à effet mydriatique peuvent engendrer une crise de glaucome par fermeture de l'angle formé par l'iris et la cornée (angle iridocornéen).

L'épinéphrine, qui contracte les vaisseaux sanguins, est contre-indiquée en cas de glaucome par fermeture de l'angle.

→ VOIR Myotique.

## Myéline

Substance composée de lipides et de protéines, gainant certaines fibres nerveuses.

Les cellules de soutien et de protection des cellules nerveuses, oligodendrocytes dans le système nerveux central et cellules de Schwann dans le système nerveux périphérique, sont responsables de la formation de la myéline : durant la vie embryonnaire et la petite enfance, ces cellules se placent les unes à la suite des autres le long d'une fibre nerveuse et s'enroulent autour d'elle en spirale serrée, formant la myéline.

**FONCTION**

La fonction de la myéline est d'augmenter considérablement la vitesse de conduction des messages (influx nerveux, ou potentiel d'action).

Dans les nerfs, les fibres myélinisées sont plus rapides que les autres.

Dans le système nerveux central, la myéline constitue la substance blanche, dont le rôle fondamental est la conduction des messages vers les zones de substance grise, où s'effectue le traitement des informations.

**PATHOLOGIE**

La démyélinisation, lésion des gaines de myéline, s'observe notamment dans le système nerveux central au cours de la sclérose en plaques et dans le système nerveux périphérique au cours des polyradiculonévrites (inflammation de la racine des nerfs).

## Myélodysplasie

Ensemble des maladies caractérisées par la présence de cellules souches anormales dans la moelle osseuse. SYN. *syndrome myélodysplasique (S.M.D.).*

Les myélodysplasies se distinguent des aplasies, dans lesquelles les cellules souches sont normales mais en nombre insuffisant.

L'origine des myélodysplasies est généralement inconnue ; certaines d'entre elles surviennent après exposition professionnelle à des toxiques comme le benzène, après chimiothérapies ou radiothérapies prolongées et étendues. Elles affectent habituellement des personnes de plus de 60 ans.

**SYMPTÔMES ET SIGNES**

Ce sont ceux du déficit des éléments sanguins : signes de l'anémie par manque de globules rouges (pâleur, essoufflement, fatigue), infections liées au manque de globules blancs, hémorragies dues au manque de plaquettes. La maladie peut également être découverte inopinément à l'occasion d'une numération globulaire.

**DIAGNOSTIC**

Il repose sur la numération sanguine, qui révèle une baisse plus ou moins importante des globules blancs, des globules rouges et des plaquettes sanguines. Une ponction de moelle dans le sternum montre une richesse plus importante que la moyenne en cellules souches, mais celles-ci ont une morphologie anormale.

Dans certains cas, il existe un excès de formes jeunes (blastes) ou de cellules contenant du fer (sidéroblastes). Les cellules de la moelle peuvent avoir perdu leur chromosome 5 ou 7, dans certains cas, ou avoir un chromosome supplémentaire, principalement le chromosome 8, dans d'autres cas.

**ÉVOLUTION ET TRAITEMENT**

L'évolution est très variable. La maladie peut demeurer stable pendant de nombreuses années ou évoluer progressivement vers une leucémie.

Le traitement ne s'impose qu'à l'apparition des symptômes. L'anémie et la baisse des plaquettes peuvent justifier des transfusions, tandis que les poussées infectieuses imposent des traitements antibiotiques. L'administration d'érythropoïétine peut parfois corriger l'anémie et éviter de recourir à des transfusions répétées. Une chimiothérapie peut être envisagée dans les formes leucémiques et on peut proposer une greffe de moelle chez des sujets jeunes.

## Myélofibrose

Augmentation pathologique du réseau de collagène situé autour des cellules souches de la moelle osseuse.

La myélofibrose ne constitue pas en elle-même une maladie mais se rencontre au cours de plusieurs types de pathologie. Son mécanisme est mal connu, mais il semblerait que des cellules précurseurs anormales des plaquettes sécrètent une substance à l'origine du développement du collagène.

**DIFFÉRENTS TYPES DE MYÉLOFIBROSE**

On distingue les myélofibroses primaires des myélofibroses secondaires, consécutives à une maladie déterminée (cancers, maladie de Hodgkin, lymphomes). La myélofibrose primitive, ou splénomégalie myéloïde, est habituellement une maladie du sujet âgé. Dans cette maladie, la myélofibrose, importante, empêche la formation normale des éléments sanguins par la moelle osseuse ; ceux-ci sont alors en partie formés dans le foie et la rate, qui augmentent de volume et deviennent palpables.

Une forme évoluée de myélofibrose, appelée ostéomyélofibrose, associe la fibrose osseuse à une modification de la trame osseuse et se rencontre surtout dans les formes évoluées de splénomégalie myéloïde.

**SYMPTÔMES ET SIGNES**

Du fait de la diversité des causes de myélofibrose, il n'existe pas de signes spécifiques. On observe très souvent une anémie avec une déformation des globules rouges (globules en forme de poire). Le nombre de globules blancs est souvent augmenté, celui des plaquettes, variable. L'os est anormalement dur lorsque l'on pratique la ponction médullaire, laquelle ne ramène souvent que très peu de cellules.

**ÉVOLUTION ET TRAITEMENT**

La myélofibrose évolue sur des mois, voire des années. En s'étendant, elle entraîne une myélosclérose, ou médullosclérose (sclérose de la moelle). Elle est souvent à l'origine d'une anémie récidivante nécessitant des transfusions et peut, dans 20 % des cas, évoluer vers une leucémie aiguë. La taille de la rate augmente et peut imposer son ablation (splénectomie). Lorsque le nombre de globules blancs ou de plaquettes augmente, on administre dans certains cas une chimiothérapie à faible dose. On ne dispose pas actuellement de traitement spécifique de la myélofibrose.

## Myélogramme

Examen des cellules de la moelle osseuse.

Un myélogramme est réalisé à partir d'un très petit volume de moelle (en général moins de un centimètre cube), prélevé dans le sternum ou à la hauteur de la crête iliaque postérieure.

Après une anesthésie locale, un trocart est introduit dans l'os, et les cellules sont aspirées à l'aide d'une seringue. Le prélèvement est un peu douloureux mais bref (quelques secondes). Les éléments prélevés sont étalés sur des lames de verre, séchés, colorés selon divers procédés, comme la coloration de May Grunwald Giemsa, puis observés au microscope. Les résultats sont obtenus en quelques heures. Le patient peut repartir immédiatement après l'examen. Il n'y a pas d'effet secondaire.

Le myélogramme est indispensable pour préciser l'origine de nombreuses formes d'anémie (diminution des globules rouges), de thrombopénie (diminution des plaquettes) et pour expliquer la diminution de certains globules blancs, les polynucléaires neutrophiles ; il est également très utile dans la surveillance des maladies de la moelle (leucémies, par exemple) sous traitement.

## Myélographie

Radiographie de la moelle épinière, des racines des nerfs et des méninges.

Un type particulier de myélographie, la myélosaccoradiculographie, explore aussi le cul-de-sac liquidien situé sous la moelle et la queue-de-cheval (groupement de racines nerveuses qui se distribuent aux membres inférieurs).

Une myélographie est indiquée, en particulier avant une intervention chirurgicale intrarachidienne, pour vérifier le bien-fondé de l'opération et pour guider le chirurgien. Elle est utilisée, en urgence, quand on suspecte une compression de la moelle, par

**MYÉLOME MULTIPLE**

**Cette maladie est caractérisée par une prolifération maligne de plasmocytes (cellules sanguines spécialisées dans la production d'anticorps) qui, en se répandant dans la moelle osseuse, provoquent la destruction du tissu osseux.**

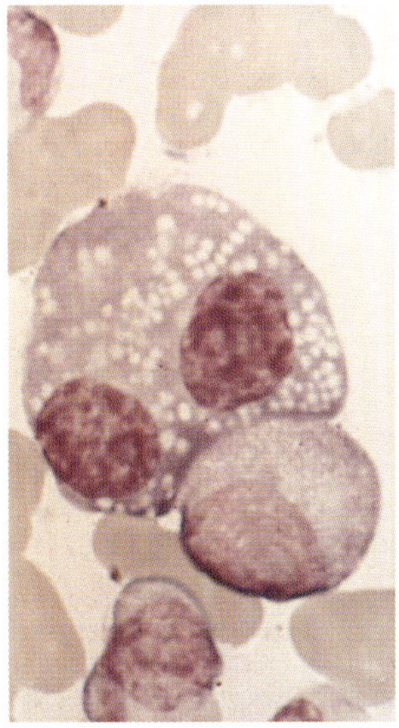

*La moelle est envahie par des plasmocytes anormaux (noyau foncé).*

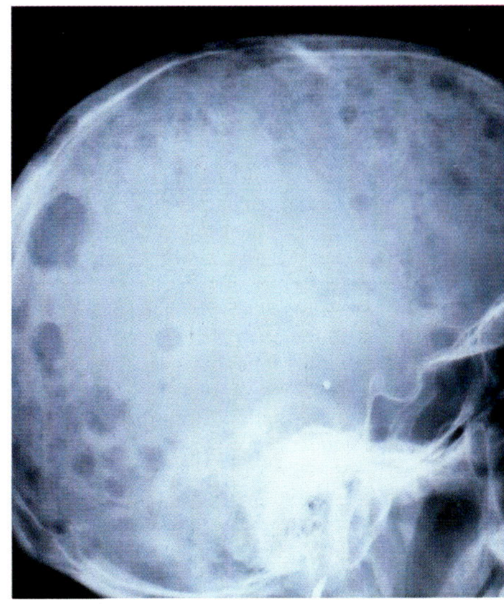

*Cette radiographie du crâne montre des lacunes, qui sont des destructions osseuses (petites taches noires).*

exemple par une tumeur, ou quand la douleur provenant d'une racine nerveuse (sciatique, par exemple) est invalidante et rebelle au traitement médical.

Cet examen, invasif, nécessite une hospitalisation de 48 heures, une anesthésie générale et l'utilisation d'un produit de contraste iodé. Il est donc aujourd'hui remplacé dans ses indications par l'imagerie par résonance magnétique (I.R.M.).

## Myélome multiple

Prolifération maligne, d'origine inconnue, des plasmocytes dans la moelle osseuse. SYN. *maladie de Kahler.*

Le myélome multiple se développe généralement chez des personnes âgées de plus de 50 ans.

**SYMPTÔMES ET SIGNES**

Du fait de la prolifération des plasmocytes, cellules spécialisées dans la sécrétion d'anticorps, on observe le plus souvent dans le sang du malade une augmentation anormale de la production d'un seul type particulier d'immunoglobuline pour un myélome donné. Les plasmocytes sécrètent des substances qui entraînent progressivement une destruction du tissu osseux. La maladie peut être découverte à l'occasion de douleurs osseuses rebelles, d'une anémie, d'une augmentation importante de la vitesse de sédimentation, pouvant dépasser 100 mm à la 1re heure, ou d'infections à répétitions, pulmonaires notamment.

**DIAGNOSTIC ET ÉVOLUTION**

Le diagnostic repose sur trois éléments :
- l'analyse du sérum par électrophorèse. Les différentes protéines sériques y sont représentées sous la forme d'une courbe ondulante où l'existence d'un pic (pic monoclonal) traduit la présence excessive d'un type particulier d'anticorps ;
- une ponction de moelle qui révèle la présence excessive de plasmocytes ;
- des radiographies des os, qui montrent des zones de raréfaction du tissu osseux, sphériques et délimitées, appelées géodes ou lacunes.

Le diagnostic est ensuite précisé, afin de déterminer l'évolutivité (la gravité) de la maladie. Celle-là est notamment liée au taux de l'albumine sérique, au taux d'un marqueur sanguin, la bêta-2-microglobuline, et à l'existence d'anomalies chromosomiques (touchant notamment le chromosome 13) dans les plasmocytes de la moelle.

Il est possible de trouver, notamment chez des personnes âgées, des sécrétions d'anticorps monoclonaux qui ne résultent pas d'un myélome multiple ; aussi la radiographie et la ponction de la moelle osseuse sont-elles indispensables à l'établissement du diagnostic.

En l'absence de traitement, l'évolution d'un myélome multiple se fait vers un accroissement des destructions osseuses, avec risque de fractures sans traumatisme (fractures spontanées), et vers une augmentation importante de la libération de calcium entraînant une hypercalcémie. De plus, il peut se produire un dépôt d'anticorps dans les reins, responsable d'une insuffisance rénale. Enfin, le développement des plasmocytes dans la moelle peut provoquer une perturbation de la production d'autres lignées sanguines, comme celle des globules rouges, ce qui entraîne une anémie.

**TRAITEMENT ET SURVEILLANCE**

Le traitement du myélome multiple fait appel à la chimiothérapie, dont le but est de détruire la prolifération plasmocytaire. Une chimiothérapie peu intensive, dite de réduction tumorale, est généralement administrée en premier lieu. Des cellules souches hématopoïétiques sont ensuite recueillies chez le malade, à qui une chimiothérapie puissante (melphalan à forte dose), dite de consolidation intensive, est alors prescrite (sauf pour les patients de plus de 65 ans), suivie d'une autogreffe. Le traitement du myélome multiple est en plein remaniement du fait de la découverte de molécules actives sur les plasmocytes malins, comme le thalidomide (il s'agit dans ce cas d'une nouvelle application) ou le bortézomib.

La surveillance pendant le traitement et après son arrêt comporte essentiellement la mesure du taux d'anticorps dans le sérum et les urines, la mesure de la fonction du rein et du calcium sanguin ainsi que la surveillance osseuse (radiographies).

## Myéloméningocèle

Tumeur kystique, généralement congénitale, siégeant le long de la colonne vertébrale, le plus souvent au niveau lombaire ou lombosacré.

La myéloméningocèle est la forme la plus grave de spina-bifida (malformation congénitale caractérisée par une mise à nu d'une partie de la moelle épinière).

**SYMPTÔMES ET SIGNES**

De couleur rougeâtre et de volume variable, une myéloméningocèle est recouverte d'une fine pellicule très fragile risquant à tout moment de se rompre pour laisser échapper le liquide cérébrospinal. Elle entraîne généralement une paralysie des membres inférieurs et une incontinence. Une hydrocéphalie et des malformations des jambes peuvent en outre lui être associées.

**DIAGNOSTIC**

Il peut être porté avant la naissance grâce à l'échographie. Dans ce cas, l'accouchement doit avoir lieu dans une maternité proche d'un centre de chirurgie néonatale. Si le diagnostic est établi à la naissance, le transfert du nouveau-né atteint dans un centre spécialisé s'impose.

**TRAITEMENT**

Quand il est possible, le traitement est chirurgical et doit être entrepris rapidement après la naissance. Il consiste à réduire la hernie de la moelle épinière et à reconstruire la paroi. Toutefois, l'intervention chirurgicale n'est généralement pas pratiquée dans les formes les plus graves.

**PRONOSTIC**

Le pronostic est très réservé, notamment si la tumeur occupe une situation haute (région lombaire moyenne), si elle coexiste avec une hydrocéphalie sévère présente dès la naissance, si elle s'accompagne d'une paralysie des membres inférieurs avec atteinte de la plupart des muscles de la hanche et des sphincters.

## Myélopathie

Maladie de la moelle épinière.

Les myélopathies dépendent de causes variées : compression (par exemple, par une tumeur), infection (méningite), accident vasculaire (hémorragie, ischémie par défaut d'irrigation), tumeur, carence en vitamine B12, affection dégénérative (sclérose en plaques), etc.

**SYMPTÔMES ET SIGNES**
Il en existe trois types, diversement associés : diminution (parésie) ou abolition (paralysie) de la force musculaire ; diminution (hypoesthésie) ou abolition (anesthésie) de la sensibilité, pouvant atteindre séparément la sensation tactile, la sensibilité à la température et à la douleur et la sensibilité profonde (conscience de la position du corps) ; troubles vésicaux, comme des envies soudaines et irrésistibles d'uriner, une impossibilité d'uriner ou une incontinence.

La nature des signes dépend de la localisation des lésions dans la moelle.

■ **Une lésion d'une des racines nerveuses (lésion radiculaire) ou une lésion des fibres nerveuses de la moelle** provoque des signes dans une zone limitée du corps, mais tout au long du territoire dépendant de la racine lésée. En cas d'irritation des racines du nerf sciatique, par exemple, les troubles sensitifs et moteurs (syndrome neurogène périphérique) sont quasiment linéaires et descendent selon un trajet bien défini dans le membre inférieur jusqu'au pied.

■ **Une lésion d'un faisceau de fibres nerveuses de substance blanche** provoque des signes dans la région du corps gouvernée par la moelle sous-jacente à la lésion. Un syndrome pyramidal (lésion du faisceau pyramidal, dont la fonction est de transmettre les ordres moteurs de l'encéphale) se traduit par une paralysie. Un syndrome cordonal postérieur (lésion du cordon postérieur, qui transmet à l'encéphale les informations sur le tact et la sensibilité profonde) se traduit par une anomalie des sensibilités correspondantes.

Les myélopathies affectent souvent une portion étendue de la moelle dans un sens horizontal, les signes précédents étant associés entre eux pour donner des symptômes caractéristiques : le syndrome de Brown-Séquard, lésion de toute la moitié droite ou de toute la moitié gauche de la moelle, et la sclérose combinée par carence en vitamine B12 associent un syndrome pyramidal (moteur) et un syndrome cordonal postérieur (sensitif) ; la syringomyélie se traduit par une anesthésie dissociée (tact et sensibilité profonde conservés, sensibilité thermique abolie) et par une paralysie.

**DIAGNOSTIC ET TRAITEMENT**
Le diagnostic se fonde sur l'exploration radiologique (scanner, imagerie par résonance magnétique), sur la ponction lombaire et sur l'électromyographie.

Le traitement, médical ou chirurgical, est fonction de chaque maladie. Il est souvent limité, surtout si des troubles tels qu'une paralysie sont déjà installés.

## Myéloplaxe

Cellule anormale géante à plusieurs noyaux.

Ce terme, peu usité et purement descriptif, caractérise des tumeurs bénignes riches en cellules géantes, comme les tumeurs à myéloplaxes des os, des gaines synoviales et de la gencive, plus fréquemment appelées, respectivement, tumeur à cellules géantes des os, synovite villonodulaire et épulis.

## Myélosaccoradiculographie

Forme particulière de myélographie (radiographie de la moelle épinière, des méninges et des racines nerveuses) qui explore le cul-de-sac méningé et les racines nerveuses destinées aux membres inférieurs.

→ VOIR **Myélographie.**

## Myiase

Maladie parasitaire due à l'infestation par des larves d'insectes (diverses espèces de mouches), généralement non piqueurs.

Les myiases sont des maladies répandues dans le monde entier mais plus fréquentes dans les régions tropicales.

**CONTAMINATION**
Les mouches déposent leurs œufs sur la peau, dans les orifices naturels (oreilles, nez, bouche), sur les plaies ou sur des linges humides, par exemple sur des vêtements étendus à l'extérieur pour sécher. Les œufs éclosent, les larves, ou asticots, pénètrent dans la peau ou dans les cavités naturelles et y séjournent environ une semaine (c'est le cas du ver de Cayor) ou plusieurs semaines (ver macaque). Les parasites font ensuite irruption à la surface de la peau.

Des infestations intestinales peuvent survenir après ingestion de nourriture contaminée.

**SYMPTÔMES ET SIGNES**
Les larves qui ont pénétré dans la peau provoquent un furoncle douloureux. Si elles s'insèrent plus profondément dans les tissus et migrent pendant plusieurs semaines dans l'organisme - comme le font les larves de mouches des genres *Hypoderma* ou *Gasterophilus* -, elles causent des inflammations plus graves. Les myiases qui atteignent les cavités naturelles de l'organisme, comme l'otomyiase (myiase de l'oreille) ou la nasomyiase (myiase du nez), peuvent provoquer de graves lésions accompagnées de vives douleurs. En l'absence de traitement, l'infestation par les larves, qui peuvent perforer la cloison nasale ou le voile du palais, se double d'une infection bactérienne.

**TRAITEMENT**
Le traitement des myiases cutanées consiste à extraire les larves au moyen d'une aiguille après les avoir tuées avec un insecticide. Une opération chirurgicale se révèle parfois nécessaire en cas d'infection des tissus profonds. Un laxatif permet de traiter une myiase intestinale.

**PRÉVENTION**
Il est recommandé d'éloigner les mouches de la nourriture, de couvrir les blessures exposées à l'air et, en Afrique, de repasser les vêtements séchés à l'extérieur.

## Myocarde

Muscle du cœur assurant, par sa contractilité et son élasticité, la vidange et le remplissage des cavités cardiaques et donc la circulation sanguine. (P.N.A. *myocardium*)

**STRUCTURE**
Le myocarde est fait de cellules connectées entre elles. Ces cellules comprennent une membrane limitant un sarcoplasme (substance fluide de l'intérieur des cellules musculaires) riche en petites fibres, les myofibrilles (unités contractiles de la cellule). Chaque myofibrille est constituée de myofilaments (filaments des cellules musculaires) épais de myosine, imbriqués dans des myofilaments fins d'actine. Lors de la contraction, les myofilaments coulissent les uns entre les autres. Lors de la décontraction, le phénomène inverse se produit. La contraction et la décontraction sont liées aux mouvements du calcium au travers de la membrane des cellules musculaires.

**PHYSIOLOGIE**
La contractilité et la distension dépendent de la pression dans la cavité ventriculaire en amont et de la résistance vasculaire à l'écoulement sanguin en aval, de l'apport d'oxygène par les artères coronaires, de l'apport énergétique, de la fréquence cardiaque, de la stimulation du système nerveux autonome. La variation d'un seul de ces paramètres modifie la fonction de pompe du myocarde.

Les fibres musculaires sont plus abondantes dans le ventricule gauche que dans le droit, plus nombreuses également dans les ventricules que dans les oreillettes. Lors de la contraction ventriculaire, ou systole, le raccourcissement des fibres ventriculaires diminue le volume de la cavité et augmente la pression en son sein, permettant ainsi l'éjection des deux tiers du volume de sang contenu. Lors de la relaxation ventriculaire, ou diastole, l'étirement des fibres augmente le volume de la cavité, qui accueille le sang venant des oreillettes.

**PATHOLOGIE**
La contractilité du myocarde diminue dans certaines atteintes comme les myocardiopathies (maladies du myocarde), les séquelles d'infarctus du myocarde, au cours ou à la fin de certaines maladies infectieuses, des maladies systémiques (anomalie du collagène disséminé dans les tissus), lors de la prise de toxiques comme l'alcool ou de l'administration de certains médicaments.

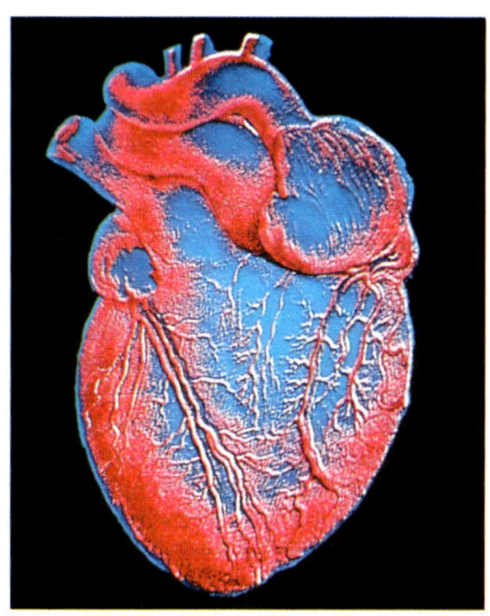

***Le myocarde** (en bleu) est irrigué par le réseau des vaisseaux coronaires (en rose).*

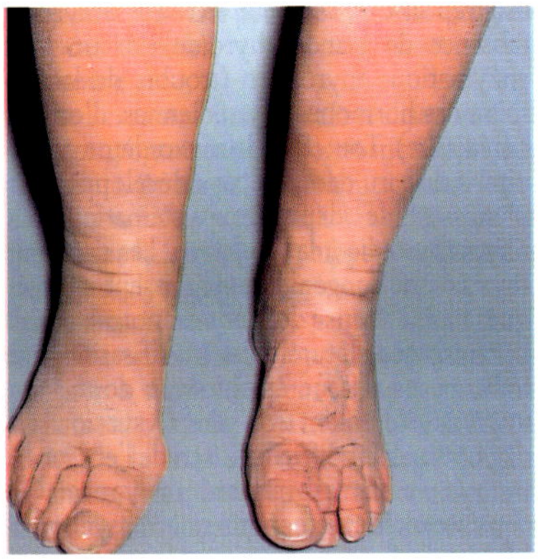

***Myxœdème circonscrit prétibial.*** *Des plaques rougeâtres, épaisses et dures apparaissent sur le devant des jambes.*

jambes de papules rosées, jaunâtres ou cireuses, qui forment un relief en peau d'orange non prurigineux. Les lésions s'étendent ensuite sur tout le tour des jambes et s'assemblent en nodules plus saillants, isolés, touchant les chevilles et le dos des orteils. Une infiltration donnant un œdème dur se localise sur la moitié inférieure de la jambe. Ces anomalies cutanées peuvent être accompagnées de malformations des membres, constituant ainsi le syndrome de Diamond.

Le diagnostic repose sur un dosage sanguin, qui révèle une élévation importante du taux de l'hormone hypophysaire stimulant la thyroïde (LATS).

**TRAITEMENT**

Les corticostéroïdes locaux, appliqués en pansements occlusifs, peuvent donner certains résultats, mais le traitement se révèle souvent décevant. Quant au traitement suivi simultanément pour la maladie de Basedow, il est sans aucun effet sur l'évolution du myxœdème circonscrit prétibial.

## Myxome

Tumeur bénigne de consistance molle, constituée de fibroblastes (cellules du tissu conjonctif) baignant dans du mucus.

Les myxomes sont souvent isolés et peuvent devenir très gros. Ils se développent, dans la plupart des cas, sous la peau, sur les membres ou le cou, notamment, et en arrière du tissu péritonéal. On les traite par ablation chirurgicale, mais ils ont tendance à récidiver au même endroit.

### Myxome de l'oreillette

C'est une masse d'aspect gélatineux qui siège dans l'oreillette gauche du cœur et dont l'origine est généralement thrombotique (transformation d'un caillot sanguin persistant en myxome).

Un myxome de l'oreillette peut être à l'origine d'une insuffisance cardiaque et l'on doit procéder à son ablation chirurgicale. Son pronostic est bon.

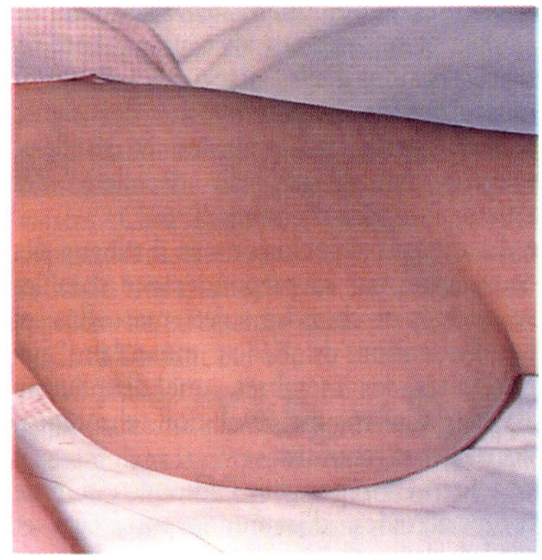

***Myxome.*** *Cette tumeur bénigne de la cuisse, de consistance molle, siège le plus souvent sous la peau. Elle peut devenir très volumineuse.*

## Myxovirus

Famille de virus comprenant les *Orthomyxoviridæ* (*Myxovirus influenzæ* A et B responsables de la grippe) et les *Paramyxoviridæ* (paramyxovirus, responsables d'infections respiratoires, de laryngites et des oreillons ; pneumovirus, responsables de bronchites et de pneumopathies ; morbillivirus, provoquant la rougeole).

# N

## Naboth (œuf de)

Petit kyste du col de l'utérus. SYN. *kyste de Naboth.*

L'œuf de Naboth est issu d'une glande de la muqueuse utérine dont l'orifice excréteur est bouché. La glande, dilatée par sa propre sécrétion, qui ne peut s'écouler, est saillante à la surface de la partie externe du col. L'œuf de Naboth est souvent parcouru de vaisseaux et sa taille varie d'une tête d'épingle à un pois. Ce kyste n'entraîne pas de douleur et seul l'examen gynécologique permet de le voir. Sans aucune gravité, il ne nécessite aucun traitement.

## Nævomatose basocellulaire

Maladie héréditaire associant des lésions de la peau, des os, du système nerveux, de l'œil et des glandes endocrines.

La nævomatose basocellulaire se transmet sur le mode autosomique (par les chromosomes non sexuels) dominant : il suffit que le gène porteur de la maladie soit reçu de l'un des parents pour que l'enfant développe la maladie. Les lésions cutanées apparaissent à la puberté, sous forme de nævi basocellulaires, petites taches en saillie de 1 à 10 millimètres de diamètre, rosées, localisées au visage et qui ne démangent pas. Il faut les surveiller de façon à pouvoir dépister précocement une éventuelle transformation cancéreuse (épithélioma basocellulaire). Les lésions osseuses sont le plus souvent des kystes du maxillaire inférieur, parfois des malformations des côtes, des vertèbres et des doigts. S'y associent des atteintes nerveuses (calcifications cérébrales, tumeurs), oculaires, des troubles génitaux endocriniens (fibromes de l'ovaire, hypogonadisme) et, parfois, un retard mental et des tumeurs.

**TRAITEMENT**

Il repose sur l'ablation des nævi par chirurgie, électrocoagulation ou laser au gaz carbonique, parfois sur l'administration, à titre préventif, de rétinoïdes. Une ablation chirurgicale des kystes du maxillaire inférieur peut être pratiquée.

## Nævus

Petite tache cutanée.

Un nævus est dû à un défaut du développement d'une structure anatomique survenu pendant la vie embryonnaire. Il peut apparaître tardivement et, bien qu'au sens strict il n'en soit pas une, on l'assimile couramment à une tumeur bénigne.

### Nævus mélanocytaire

Couramment appelé grain de beauté, le nævus mélanocytaire est une petite tache cutanée développée aux dépens des mélanocytes (cellules élaborant la mélanine, pigment de la peau). De taille variable (de quelques millimètres à quelques centimètres de diamètre), d'une couleur allant du chamois clair au brun-noir, il peut être plan ou en relief, lisse ou croûteux, éventuellement surmonté de poils. Les nævi mélanocytaires proviennent d'une migration, effectuée pendant la vie embryonnaire, des mélanocytes, qui quittent le système nerveux pour atteindre la jonction entre épiderme et derme. C'est la raison pour laquelle, jusqu'à la puberté, la plupart des nævi mélanocytaires sont dits jonctionnels. Chez l'adulte, la prolifération cellulaire devient purement dermique, ce qui est un signe de non-évolutivité.

Certains grains de beauté ont une couleur bleu verdâtre foncé, qui correspond à une localisation profonde dans le derme ; ce sont le nævus bleu, le nævus d'Ota et le nævus d'Ito. L'apparition d'une dépigmentation autour d'un grain de beauté (nævus de Sutton) est un signe habituel de bénignité correspondant à une réaction immunologique du patient. Seuls les nævi risquant de se transformer en mélanome malin (nævus congénital d'un diamètre supérieur à 2 centimètres, nævus très noir, en dôme, situé sur une zone de frottement, comme la paume des mains, la plante des pieds, etc.), ceux qui ont grossi et démangent le patient ou ceux qui ont saigné doivent être enlevés chirurgicalement (ablation, puis suture, ou électrodissection au bistouri électrique) ou au laser au gaz carbonique ; ils doivent ensuite faire l'objet d'un examen histologique précisant leur caractère bénin ou malin.

### Nævus non mélanocytaire

Il se développe aux dépens d'éléments cellulaires de la peau autres que les mélanocytes. Il en existe de multiples variétés, dont

---

**NÆVUS**

**La plupart des nævi sont bénins. Cependant, un nævus qui saigne, change de forme ou de couleur nécessite une consultation médicale afin d'exclure la possibilité d'un cancer.**

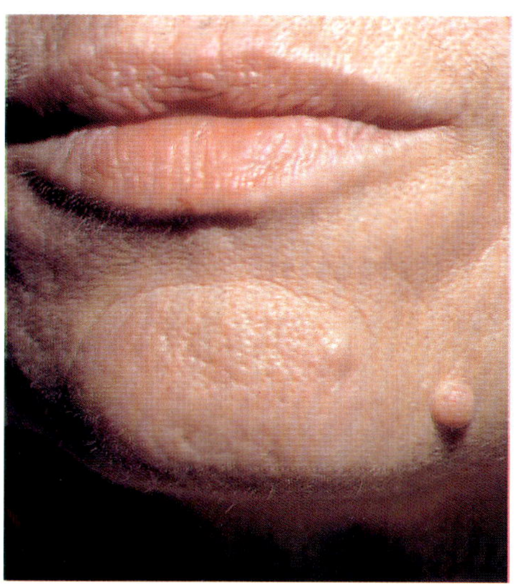

*Ce nævus, particulièrement saillant et de la couleur exacte de la peau, ressemble à une verrue.*

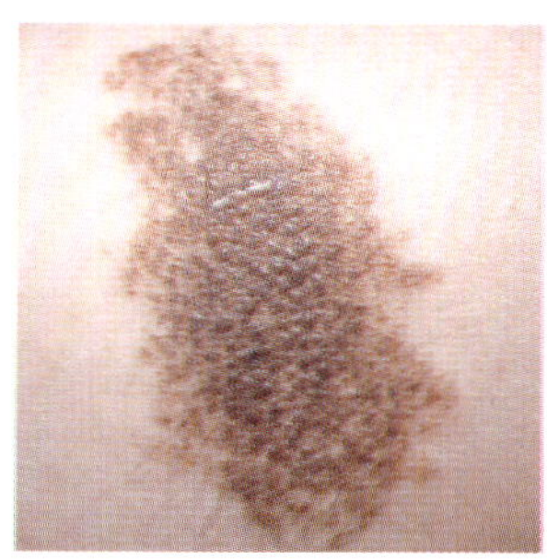

*Les contours irréguliers de ce nævus peuvent faire craindre un cancer.*

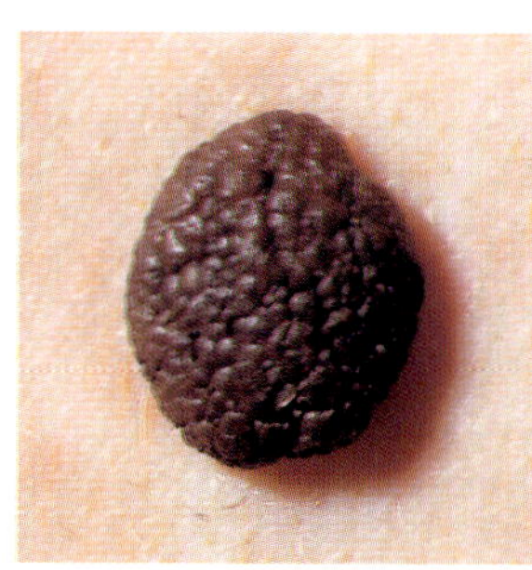

*Ce nævus verruqueux, pigmenté, est dû à une accumulation de mélanocytes.*

les principales sont le nævus anémique, le nævus de Becker, les nævi conjonctif, épidermique et sébacé.

■ **Le nævus anémique,** bénin, affecte surtout les femmes. Il se présente sous la forme d'une petite tache de peau dépigmentée, aux limites nettes, souvent irrégulières, parfois parsemée de petites dilatations des vaisseaux en périphérie, siégeant sur le visage, la poitrine et les membres. Il est inutile de l'enlever.

■ **Le nævus de Becker** affecte le plus souvent l'homme jeune, entre 10 et 30 ans. Il apparaît après une exposition solaire sous la forme de taches planes, de couleur chamois, fréquemment recouvertes de poils souvent abondants, siégeant surtout sur les épaules et à la poitrine. Aucun traitement n'est nécessaire.

■ **Le nævus conjonctif,** caractérisé par des anomalies du tissu collagène ou élastique, se traduit par des lésions très variées : petites papules jaunâtres siégeant sur le sternum (nævus élastique prémammaire) ; petites papules blanches ou rosées sur les cuisses et l'abdomen (nævus élastique) ; plaque jaunâtre, recouverte de poils et de comédons sur l'arête du nez (élastome en nappe du nez). La constatation d'une de ces variétés de nævus conjonctif doit faire rechercher des anomalies osseuses par des radiographies systématiques. Le nævus, en revanche, ne nécessite aucun traitement particulier.

■ **Le nævus épidermique** peut prendre 3 aspects : plaques de peau épaissie, de couleur grisâtre ou brunâtre (nævus verruqueux linéaire) ; plaques de peau épaissie, rouges et très prurigineuses, fréquentes chez la femme (nævus épidermique verruqueux inflammatoire linéaire) ; plaques de peau épaissie, brunâtres, légèrement saillantes. Des anomalies osseuses, oculaires, rénales ou nerveuses peuvent s'associer à ces nævi. Le traitement des nævi épidermiques est difficile : qu'il repose sur leur ablation, chirurgicale ou au laser au gaz carbonique, ou sur l'administration de rétinoïdes, les récidives sont fréquentes.

■ **Le nævus sébacé** affecte surtout le nourrisson et le jeune enfant. Il forme sur le crâne une plaque dépourvue de cheveux, bien délimitée, de couleur jaunâtre, à la surface mamelonnée et parsemée de petits orifices dilatés, remplis de kératine, s'épaississant progressivement au cours de la croissance. Chez l'adulte, des complications peuvent survenir sous forme de nodules saillants correspondant à des tumeurs bénignes ou malignes (épithélioma basocellulaire en particulier), auxquelles peuvent s'associer des malformations neurologiques, osseuses et oculaires. L'ablation chirurgicale de ce type de nævus est donc fortement souhaitable dès l'adolescence.

## Naissance

« Expulsion ou extraction complète du corps de la mère, indépendamment de la durée de gestation, d'un produit de conception qui, après cette séparation, respire ou manifeste tout autre signe de vie tel que le battement du cœur, la pulsation du cordon ombilical ou la contraction effective d'un muscle soumis à l'action de la volonté, que le cordon ombilical ait été coupé ou non et que le placenta soit ou non demeuré attaché », selon la définition donnée par l'Organisation mondiale de la santé.

Cette définition ne pose aucune condition concernant le poids ou la durée de la gestation (niveau de prématurité).

Toute naissance doit faire l'objet d'une déclaration au service de l'état civil du pays.

→ VOIR **Accouchement, Viabilité.**

## Naloxone

Antidote des opiacés (substances dérivées de l'opium).

La naloxone est un médicament qui se fixe sur les cellules nerveuses du cerveau, plus précisément sur les récepteurs d'opiacés, empêchant ces derniers d'agir. Elle est indiquée en cas de dépendance ou d'intoxication due aux opiacés, qu'il s'agisse de surdosage d'un médicament à structure morphinique ou d'une drogue. Son administration se fait sous forme d'injections. Les effets indésirables sont peu fréquents et se traduisent par des vomissements, un état de manque par sevrage trop brutal des opiacés et une hypertension artérielle.

## Nanisme

Petitesse anormale de la taille par rapport à la taille moyenne des individus de même âge et de même sexe.

Plus précisément, on parle de nanisme lorsque la taille d'un individu est inférieure de trois écarts-types, ou déviations standards, sur la courbe de croissance normale établie en fonction de l'âge et du sexe. En effet, des tables de croissance, élaborées à partir de grandes populations d'enfants, donnent, pour chaque âge et chaque sexe, une taille moyenne et la valeur d'un écart-type.

**CAUSES**

Les causes de nanisme sont multiples, la taille étant déterminée par de nombreux facteurs génétiques, hormonaux et environnementaux. Toutefois, la plupart des enfants qui sont amenés en consultation pour petite taille ne relèvent pas de la pathologie : il s'agit d'une petite taille constitutionnelle, avec courbe de croissance régulière, ou d'un retard de croissance lié à une puberté tardive.

Il faut distinguer les nanismes dont les causes sont anténatales et ceux qui débutent (ou se révèlent) après la naissance. Parmi les premiers, on trouve le retard de croissance intra-utérin, les anomalies osseuses constitutionnelles, dont la plus fréquente est l'achondroplasie (maladie génétique touchant le squelette), certaines anomalies chromosomiques conduisant à diverses malformations (trisomie 21, syndrome de Turner). Ces différentes maladies peuvent être dépistées avant la naissance par échographie ou par amniocentèse. Les nanismes à début postnatal comprennent des anomalies endocriniennes : hypothyroïdie, déficit en hormone de croissance. Certaines maladies métaboliques ou viscérales (maladie cœliaque, caractérisée par une malabsorption digestive, maladies rénales, hépatiques, neurologiques ou cardiorespiratoires) sont parfois responsables. La malnutrition et la carence affective peuvent également être à l'origine d'un nanisme (nanisme psychosocial). Enfin, dans certains cas, aucune cause n'est mise en évidence (nanisme dit « essentiel »).

**DIAGNOSTIC**

Le diagnostic de nanisme repose d'abord sur des éléments cliniques simples : l'histoire médicale de l'enfant depuis la grossesse, sa courbe de croissance staturale, compte tenu de la taille des parents, l'existence éventuelle d'une dysmorphie (difformité), la maturation sexuelle et osseuse (radiographie des os du poignet). L'étude de ces différents paramètres, éventuellement complétée par certains examens biologiques, permet de retrouver la cause du nanisme et, le cas échéant, de mettre en place un traitement.

**TRAITEMENT**

Les insuffisances hormonales sont compensées par des traitements substitutifs : l'hypothyroïdie est compensée par l'administration orale d'hormone thyroïdienne à vie ; l'insuffisance de sécrétion d'hormone de croissance, par l'injection quotidienne de cette hormone, obtenue par génie génétique, dès le diagnostic établi et jusqu'à l'achèvement de la puberté. Quand un traitement de la cause du nanisme est possible, il est appliqué (maladie cœliaque, malnutrition).

→ VOIR **Achondroplasie, Croissance de l'enfant.**

## Narcissisme

Amour excessif porté à l'image de soi.

Le terme de narcissisme est d'abord introduit par le médecin anglais Havelock Ellis (1859-1939), qui le rattache à l'égoïsme affectif des comportements pervers. Puis il est repris par Sigmund Freud pour expliquer certains mécanismes psychiques. Freud distingue deux types de narcissisme. Le narcissisme primaire, étape normale du développement de la personnalité, résulte de l'intériorisation de l'amour maternel et permet à l'enfant de s'aimer suffisamment lui-même pour investir à son tour le monde extérieur. Le narcissisme secondaire s'observe dans certaines psychoses, principalement la schizophrénie. Le sujet devient alors l'objet de sa propre libido.

Le narcissisme pathologique se retrouve dans de nombreux troubles de la personnalité.

## Narcoanalyse

Méthode d'investigation du psychisme au cours de laquelle le sujet est mis dans un état de demi-sommeil.

La narcoanalyse s'emploie surtout dans les états névrotico-anxieux consécutifs à un traumatisme et dans certains troubles psychosomatiques. Cette méthode consiste à injecter au sujet un hypnotique par voie intraveineuse afin de faciliter l'expression de ses souvenirs et de ses productions inconscientes pour les analyser ensuite avec le thérapeute. La verbalisation d'émotions longtemps réprimées peut ainsi soulager le conflit dont souffre l'individu et lui permettre de modifier son comportement.

Cette méthode est peu utilisée en raison des risques d'accoutumance et des risques respiratoires au cours de la séance.

## Narcolepsie

Trouble pathologique caractérisé par un besoin subit de sommeil dans la journée.

La narcolepsie correspond à une entrée directe dans le sommeil dit paradoxal (pendant lequel se produisent les rêves, avec mouvements des yeux et des membres) sans passer par le sommeil dit lent. L'endormissement survient sans raison précise, sans fatigue particulière, plusieurs fois par jour ; pendant l'accès, on arrive facilement à réveiller le sujet. Cette phase peut durer de quelques secondes à plus d'une heure. Le modafinil stimule la vigilance et diminue la somnolence diurne. → VOIR Gélineau (syndrome de), Sommeil (trouble du).

## Narcotique

Substance chimique, médicamenteuse ou non, caractérisée par ses effets sur le système nerveux. SYN. *stupéfiant.*

Les narcotiques provoquent un assoupissement, un relâchement des muscles et une diminution de la sensibilité pouvant aller jusqu'à l'anesthésie. Parmi les narcotiques qui sont des médicaments, on trouve essentiellement les analgésiques (contre la douleur) centraux à base de morphine ou de ses dérivés, certains hypnotiques (favorisant le sommeil) et certains anxiolytiques (qui apaisent l'anxiété). Il est conseillé de ne pas conduire et de ne pas boire d'alcool lorsqu'on prend des médicaments de ce type. Les narcotiques, médicamenteux ou non, sont soumis à la législation sur les stupéfiants, car ils sont susceptibles d'entraîner une pharmacodépendance (toxicomanie).

## Nasillement

Modification de la voix due à une suppression de la perméabilité nasale. SYN. *rhinolalie fermée.*

Le nasillement s'observe quand les fosses nasales sont obstruées. Cette obstruction est consécutive à une inflammation ou à une tumeur. Plus l'obstacle est situé en arrière, plus le nasillement est important.

**SYMPTÔMES ET SIGNES**

Le sujet ne peut plus prononcer correctement les sons nasaux (m, n, gn, an, in, on). Paradoxalement, dans le langage courant, on dit à tort que la personne « parle du nez ».

**TRAITEMENT**

Il est celui de la cause : prise de médicaments anti-inflammatoires ou ablation chirurgicale de la tumeur.

## Nasonnement

Modification de la voix due à une exagération de la perméabilité nasale. SYN. *rhinolalie ouverte.*

Le nasonnement s'observe essentiellement lors des paralysies du voile du palais, consécutives à des affections neurologiques (accident vasculaire cérébral), à des traumatismes (perforation de la voûte ou du voile du palais) ou à des tumeurs de la tête et du cou ainsi qu'à des malformations du voile du palais (fente labiopalatine).

**SYMPTÔMES ET SIGNES**

Le palais ne remontant plus vers les fosses nasales, le sujet ne prononce plus correctement les sons occlusifs (b, p, d, t, g, k).

**TRAITEMENT**

Il est celui de la cause.

## Nasopharynx

→ VOIR Cavum.

## Natalité

Rapport entre le nombre d'enfants nés vivants et l'effectif de la population dans un lieu donné et pendant une période donnée.

Le taux de natalité est généralement calculé sur une période de un an et pour une population de 1 000 habitants. Il n'a cessé de baisser à partir des années 1960 dans la plupart des pays industrialisés, notamment en Europe et en Amérique du Nord. Il est actuellement de l'ordre de 13 pour 1 000 en France, de 11 pour 1 000 en Belgique et en Suisse, alors qu'il atteint 50 pour 1 000 dans les pays à fort taux de natalité comme le Mali, le Niger ou l'Angola. Parallèlement, l'indice de fécondité (nombre d'enfants par femme) a également diminué, de sorte que, dans un certain nombre de pays, le remplacement des générations, qui correspond à 2,1, n'est plus assuré. Ainsi, cet indice est de 1,4 pour le Canada et de 1,3 pour l'Allemagne et l'Autriche. Cependant, la France connaît une nette remontée de son indice de fécondité puisqu'il est passé de 1,6 en 1996 à 1,9 en 2004.

## Natrémie

Taux de sodium dans le plasma sanguin.

La natrémie reflète l'état d'hydratation globale d'un sujet : hydratation extracellulaire (plasmatique essentiellement) et intracellulaire. Contrôlée et régulée par différentes hormones (hormone antidiurétique, aldostérone), elle est normalement d'environ 140 millimoles par litre. Le dosage de la natrémie est un examen courant qui fait partie du ionogramme plasmatique (dosage des principaux ions du plasma). Une hyponatrémie reflète une hyperhydratation intracellulaire ou globale, tandis qu'une hypernatrémie reflète une déshydratation globale.

## Naturopathie

Ensemble de pratiques visant à aider l'organisme à guérir de lui-même par des moyens exclusivement naturels.

La naturopathie repose sur une théorie selon laquelle la force vitale de l'organisme permet à celui-ci de se défendre et de guérir spontanément. Elle consiste donc à renforcer les réactions de défense de l'organisme par diverses mesures d'hygiène (diététique, jeûne, musculation, relaxation, massages, thermalisme, thalassothérapie, etc.), aidées par les seuls agents naturels (plantes, eaux, soleil, air pur, etc.), un traitement médical ne devant intervenir qu'en cas d'urgence. Un naturopathe peut ainsi recommander à un patient de consommer plus de salades et de fruits frais, moins de café et de thé ; il arrive même qu'il le fasse jeûner pendant quelques jours, avec interdiction d'absorber autre chose que de l'eau ou des jus de fruits.

## Nausée

Envie de vomir.

Une nausée précède souvent un vomissement. Survenant isolément, elle peut révéler une maladie organique du tube digestif (rétrécissement du pylore ou de l'intestin) ou du système nerveux central (hypertension intracrânienne). Elle peut également se produire dans des circonstances non pathologiques : au début d'une grossesse, en raison des modifications hormonales, ou pendant un voyage (en avion, sur mer...) en raison des mouvements des liquides de l'oreille interne. Mais lorsque la nausée se prolonge sans qu'apparaissent de vomissements ni d'autres signes organiques, il s'agit d'un symptôme d'ordre psychologique qui traduit une sensation de dégoût, de rejet. La nausée peut être combattue assez efficacement par la prise de médicaments antiémétiques, mais il faut surtout traiter sa cause.

## Néarthrose

Nouvelle articulation se formant à côté d'une articulation naturelle.

La néarthrose ne doit pas être confondue avec la pseudarthrose (constitution d'une fausse articulation entre les fragments osseux d'une fracture mal consolidée). Cette nouvelle articulation se développe à la suite d'une luxation qui n'a pas été réduite, qu'il s'agisse d'une luxation congénitale (luxation congénitale de la hanche) ou traumatique.

## Nébulisation

Administration d'un médicament liquide par pulvérisations nasales ou buccales.

Les nébulisations sont indiquées au cours de certaines maladies respiratoires chroniques : asthme, mucoviscidose, bronchectasie (dilatation des bronches). Les médicaments (antibiotiques, par exemple) sont alors administrés à l'aide d'un appareil, appelé nébulisateur, soit pneumatique, soit à ultrasons. Les nébulisateurs fonctionnent sur le même principe que les aérosols mais, à la différence de ceux-ci, ils pulvérisent le produit (nébulisat) par l'intermédiaire d'un masque que le sujet s'applique sur le visage. Volumineux, ils peuvent se louer en pharmacie. Pendant la nébulisation, la respiration du patient doit être ample afin que la plus grande quantité possible de produit puisse se déposer sur ses voies respiratoires.

## Nécrobiose

Gangrène d'un tissu ou d'un organe provoquée par un arrêt de l'irrigation sanguine, sans infection associée.

Une nécrobiose entraîne un changement d'aspect de l'organe atteint, qui se « momifie » mais peut être longtemps conservé. Les fibromes utérins mal vascularisés peuvent être le siège d'une nécrobiose, totale ou partielle, qui en diminue le volume.

partielle d'un rein n'a aucune conséquence sur la fonction rénale globale du patient. La néphrectomie bilatérale entraîne en revanche une insuffisance rénale terminale, nécessitant une épuration extrarénale (dialyse, hémodialyse) à vie ou une greffe de rein.

## Néphrétique

Qui se rapporte au rein.

## Néphrite

Maladie inflammatoire du rein ou des deux reins.

Ce terme est souvent utilisé comme synonyme de néphropathie, terme général qui désigne l'ensemble des maladies rénales.

## Néphrite interstitielle

Maladie caractérisée par une atteinte du tissu rénal interstitiel (tissu de soutien des néphrons). SYN. *néphropathie interstitielle.*

Selon leur mécanisme, on distingue deux grands types de néphrite interstitielle.

### Néphrites dues à une atteinte du tissu interstitiel par voie urinaire

Appelées également néphrites interstitielles par voie ascendante, ou pyélonéphrites, elles sont dues à une infection ou à une malformation des voies excrétrices (calices, bassinets, uretères, vessie, urètre).

■ **Les pyélonéphrites aiguës** n'atteignent le plus souvent qu'un seul rein. D'origine bactérienne (dues, par exemple, à un colibacille), parfois favorisées par la présence d'un calcul urinaire, elles affectent généralement des femmes jeunes déjà atteintes d'une inflammation vésicale (cystite) non traitée. Elles se traduisent par des douleurs lombaires vives, accompagnées de frissons et de fièvre. Leur traitement repose sur l'administration d'antibiotiques ; ceux-ci doivent être pris pendant plusieurs semaines afin d'éviter les rechutes.

■ **Les pyélonéphrites chroniques** peuvent atteindre un seul rein ou les deux. Elles sont la conséquence d'infections urinaires récidivantes, généralement dues à des anomalies congénitales ou acquises des voies excrétrices, qui favorisent ou gênent l'écoulement des urines. Si la pyélonéphrite n'atteint qu'un seul rein, elle n'a pas de conséquence sur la fonction rénale. Si elle est bilatérale, elle entraîne progressivement une insuffisance rénale. Le traitement vise avant tout à juguler l'infection et à soigner, souvent chirurgicalement, l'anomalie en cause.

### Néphrites dues à une atteinte du tissu interstitiel par voie sanguine

Elles surviennent lorsque le sang véhicule jusqu'aux reins un agent infectieux (septicémie), toxique (par exemple, une molécule médicamenteuse) ou antigénique ; on parle, dans ce dernier cas, de néphropathie interstitielle immunoallergique. Ces néphrites affectent toujours les deux reins.

■ **Les néphrites interstitielles aiguës** sont liées à l'absorption de certains toxiques ou dues à des réactions allergiques, notamment à certains médicaments. D'apparition brutale, elles se traduisent généralement par une insuffisance rénale aiguë. Dans les formes les plus sévères, il faut recourir à une épuration du sang par hémodialyse en attendant la guérison, qui survient le plus souvent spontanément, en quelques jours ou en quelques semaines.

■ **Les néphrites interstitielles chroniques** sont dues essentiellement à des affections métaboliques (hypercalcémie ou hypokaliémie chroniques, oxalose) ou à l'accumulation dans le rein de substances toxiques (analgésiques, lithium, certains médicaments anticancéreux comme le cisplatine, etc.). Les lésions qu'elles entraînent sont irréversibles et risquent d'aboutir à une insuffisance rénale chronique nécessitant une épuration du sang par hémodialyse à vie, voire une greffe de rein.

## Néphroangiosclérose

Sclérose des artères et des artérioles rénales due à une hypertension artérielle.

La néphroangiosclérose est la conséquence d'une hypertension artérielle mal équilibrée ou non traitée, évoluant depuis un certain nombre d'années. Elle se traduit le plus souvent par une protéinurie modérée et évolue à long terme vers une insuffisance rénale nécessitant, dans les cas les plus sévères, une dialyse. Il existe une forme rare, mais particulièrement grave, de néphroangiosclérose, appelée néphroangiosclérose maligne, qui est susceptible de détruire définitivement les reins en quelques semaines ou en quelques mois.

**TRAITEMENT**

Essentiellement préventif, il consiste à suivre et à soigner toute hypertension artérielle. Le traitement des néphroangioscléroses malignes repose sur l'administration d'antihypertenseurs puissants en milieu hospitalier.

## Néphroblastome

→ VOIR Wilms (tumeur de).

## Néphrocalcinose

Présence de dépôts de calcium dans le parenchyme (tissu fonctionnel) rénal.

Ces calcifications ne doivent pas être confondues avec les calculs calciques, qui siègent dans les voies excrétrices intrarénales (calices et bassinet) et non dans le parenchyme rénal lui-même.

Une néphrocalcinose peut être la conséquence d'une maladie rénale héréditaire (acidose tubulaire) ou être liée à une élévation du taux sanguin de calcium, notamment en cas de fonctionnement exagéré des glandes parathyroïdes. Dans la plupart des cas, cette affection est indolore et n'a que peu de conséquences sur la fonction rénale ; parfois, cependant, elle peut entraîner des lésions graves à l'origine d'une insuffisance rénale. Son diagnostic est radiographique.

**TRAITEMENT**

Il n'existe pas de traitement spécifique de la néphrocalcinose, car les dépôts calciques ne peuvent être ni dissous ni extraits chirurgicalement. En revanche, la maladie en cause doit toujours être soignée afin d'empêcher l'extension des calcifications.

## Néphrocarcinome

→ VOIR Rein (cancer du).

## Néphroépithéliome

→ VOIR Rein (cancer du).

## Néphrogramme isotopique

Examen destiné à explorer le fonctionnement rénal au moyen d'un traceur radioactif.

Le néphrogramme isotopique est un examen indolore. D'une durée de quelques heures, il ne nécessite pas d'hospitalisation. Un traceur radioactif (technétium 99, iode 131) est injecté au sujet par voie intraveineuse et l'on observe son élimination de l'organisme par la voie rénale. Un détecteur externe, appelé gamma-caméra, permet d'enregistrer la quantité de radioélément transitant par les reins. Les résultats sont matérialisés sous la forme d'une courbe, dont l'analyse permet d'étudier les différentes phases du fonctionnement rénal : circulation du sang à l'intérieur du rein, activité du tissu rénal, excrétion de l'urine.

## Néphrolithotomie

Extraction d'un calcul du rein par ouverture du tissu rénal.

La néphrolithotomie est pratiquée après ouverture chirurgicale de la région lombaire puis du rein ou, le plus souvent, par voie percutanée ; cette dernière technique consiste à introduire un appareil optique dans les cavités rénales par une incision cutanée de 2 centimètres, à repérer le calcul puis à le pulvériser ou à l'enlever. La néphrolithotomie est aujourd'hui de plus en plus fréquemment remplacée par la lithothripsie extracorporelle (procédé consistant à pulvériser les calculs depuis l'extérieur du corps à l'aide d'ondes de choc).

## Néphrologie

Discipline médicale qui se consacre à l'étude des reins, à celle de leur physiologie et de leurs maladies.

La néphrologie a vu le jour dans les années 1950 avec, en particulier, la mise au point du rein artificiel et les débuts de la transplantation rénale. Un médecin français, le professeur Jean Hamburger, a été l'un des fondateurs de cette discipline.

## Néphron

Unité fonctionnelle élémentaire du rein.

Chaque rein comprend environ 1 million de néphrons, situés dans le cortex (partie superficielle) et dans la médullaire (partie profonde) du tissu rénal.

**STRUCTURE**

Chaque néphron est constitué de plusieurs segments anatomiques intervenant dans la formation de l'urine.

■ **Le glomérule**, situé dans le cortex rénal, contient un peloton de capillaires et élabore l'urine primitive par filtration du sang.

■ **Le tube urinifère**, qui traverse le cortex et la médullaire, élabore l'urine définitive à partir de l'urine primitive. Il se subdivise en 4 segments : le tube contourné proximal, qui fait suite au glomérule, l'anse de Henle, le tube contourné distal puis le tube (ou canal) collecteur, qui s'ouvre au fond des petits calices (conduits se jetant dans les grands calices, lesquels déversent l'urine dans le bassinet) dans une zone appelée papille rénale. Chacun de ces segments a une fonction physiologique précise, qui fait intervenir à la fois des phénomènes de réabsorption (récupération d'une partie de l'eau, du sodium, etc.) et de sécrétion, pour transformer l'urine primitive, formée dans le glomérule, en une urine définitive, dont la quantité et la composition varient afin que le milieu intérieur du corps reste constant.

**PATHOLOGIE**

La diminution du nombre de néphrons définit l'insuffisance rénale.

## Néphronophtise

Maladie héréditaire se traduisant par la présence de petits kystes dans la médullaire (partie profonde) du rein. SYN. *maladie kystique de la médullaire.*

La néphronophtise se transmet, dans la quasi-totalité des cas, selon un mode autosomique (par les chromosomes non sexuels) récessif : le gène porteur doit être reçu du père et de la mère pour que la maladie se développe. La néphronophtise se déclare généralement chez un enfant âgé de quelques années par des mictions fréquentes et abondantes, une soif fréquente et intense et un retard de croissance. L'insuffisance rénale, déjà présente, s'aggrave rapidement : dès l'âge de 10-15 ans, une épuration du sang par hémodialyse est nécessaire. Une transplantation rénale peut être réalisée, la maladie ne récidivant pas sur le greffon.

## Néphropathie

Toute maladie rénale.

Les néphropathies sont classées selon leur localisation anatomique initiale.

- **Les néphropathies glomérulaires** se caractérisent par une atteinte des glomérules. Leur évolution peut être aiguë (glomérulonéphrite aiguë) ou chronique (diabète, néphrose lipoïdique).
- **Les néphropathies interstitielles**, ou **néphrites interstitielles**, se traduisent par une atteinte du tissu de soutien des néphrons, comme c'est le cas dans certaines atteintes toxiques médicamenteuses ou certaines infections (pyélonéphrite).
- **Les néphropathies tubulaires** sont liées à une atteinte des tubes urinifères (nécrose tubulaire aiguë).
- **Les néphropathies vasculaires**, comme la néphroangiosclérose (sclérose des artérioles rénales), due à une hypertension artérielle chronique mal équilibrée ou non traitée, sont une atteinte des vaisseaux des reins.

## Néphropathie des analgésiques

Maladie rénale chronique engendrée par l'usage abusif de certains analgésiques.

Cette néphropathie survient chez des sujets qui ont régulièrement et pendant longtemps consommé de grandes quantités de médicaments analgésiques comportant en particulier de la phénacétine (plusieurs kilogrammes au total). On s'interroge encore actuellement pour savoir si, outre la phénacétine, d'autres analgésiques tels que le paracétamol ou l'aspirine ne pourraient pas être responsables, eux aussi, de néphropathies chroniques ou augmenter les effets toxiques de la phénacétine.

**SIGNES ET ÉVOLUTION**

En s'accumulant dans la médullaire (partie profonde) du rein, les métabolites toxiques de la phénacétine provoquent des lésions chroniques des reins. La maladie, qui s'installe de façon insidieuse, est souvent découverte par hasard chez un malade souffrant d'insuffisance rénale. Si la prise de phénacétine n'est pas interrompue dès les premiers signes d'atteinte rénale, cette néphropathie s'aggrave, obligeant parfois les malades à subir régulièrement une hémodialyse (technique d'épuration du sang par filtration à travers une membrane semi-perméable). Par ailleurs, certains métabolites de la phénacétine étant cancérigènes, il existe un risque d'apparition d'un cancer des voies excrétrices urinaires (bassinet, uretère, vessie).

**TRAITEMENT ET PRÉVENTION**

Il n'existe aucun traitement spécifique de la néphropathie des analgésiques. Seules des mesures préventives permettant d'éviter la consommation excessive de phénacétine sont efficaces. La phénacétine a été supprimée de la plupart des analgésiques.

## Néphropathie diabétique

Atteinte des petits vaisseaux des reins survenant au cours du diabète sucré. SYN. *glomérulopathie diabétique, glomérulosclérose diabétique.*

Une néphropathie diabétique, autrefois appelée syndrome de Kimmelstiel et Wilson, survient chez 35 à 40 % des malades atteints de diabète sucré, insulinodépendant ou non. Elle se manifeste de 15 à 20 ans après l'apparition du diabète, généralement lorsque celui-ci est mal équilibré, avec des glycémies (taux sanguins de glucose) continuellement trop élevées.

La néphropathie diabétique se traduit par une élévation parfois considérable du taux de protéines dans les urines, pouvant entraîner un syndrome néphrotique (chute du taux sanguin de protéines liée à la fuite de celles-ci dans les urines et provoquant l'apparition d'œdèmes). Elle évolue de manière progressive mais inéluctable vers une insuffisance rénale nécessitant une épuration du sang par dialyse ; dans certains cas (malades dont l'état cardiovasculaire est satisfaisant), une double greffe rein-pancréas permet de guérir en une même intervention le diabète et l'insuffisance rénale.

## Néphropathie glomérulaire

→ VOIR Glomérulonéphrite.

## Néphropathie à IgA

→ VOIR Berger (maladie de).

## Néphropathie interstitielle

→ VOIR Néphrite interstitielle.

## Néphropathie tubulaire

→ VOIR Tubulopathie.

## Néphroscopie

Technique d'endoscopie permettant d'explorer les cavités rénales.

La néphroscopie se pratique en cas d'intervention chirurgicale percutanée. Elle est réalisée à l'aide d'un néphroscope, tube métallique d'environ 1,5 centimètre de diamètre muni d'un système optique. Celui-ci est introduit dans les cavités rénales à travers le tissu rénal par une petite incision cutanée, en regard du rein à traiter.

## Néphrose

Maladie atteignant les glomérules du rein et se traduisant par un syndrome néphrotique (chute du taux sanguin de protéines). SYN. *néphrose lipoïdique, syndrome néphrotique à glomérules optiquement normaux, syndrome néphrotique à lésions glomérulaires minimes.*

Il n'existe pas de cause connue de la néphrose, qui est liée à une anomalie de la paroi des capillaires des glomérules ; celle-ci devient perméable aux protéines, qui peuvent quitter le sang et apparaître en grandes quantités dans les urines. Il en résulte un afflux d'eau vers les tissus interstitiels de l'organisme, entraînant l'apparition d'œdèmes.

**SYMPTÔMES ET SIGNES**

La néphrose peut survenir à tout âge, mais elle est surtout fréquente chez l'enfant, chez lequel elle constitue la première cause de syndrome néphrotique. Le début est généralement brutal : apparition d'œdèmes diffus sous la peau ou les membranes séreuses (épanchements pleuraux, péritonéaux ou péricardiques). Les urines sont peu abondantes, foncées. Elles contiennent un taux élevé de protéines, d'albumine en particulier, tandis que la concentration de protéines dans le sang est, elle, très faible. Le taux de lipides (cholestérol et triglycérides) dans le sang augmente, alors que la biopsie rénale ne révèle pas de lésions significatives.

**TRAITEMENT**

Il repose à la fois sur la prise de corticostéroïdes à fortes doses pendant plusieurs mois, associée à la prise de diurétiques, et sur un régime limitant les apports en sel et en eau afin d'éviter l'aggravation des œdèmes. Généralement, les symptômes disparaissent en quelques jours ou en quelques semaines, mais la diminution des doses de corticostéroïdes doit être très progressive. En effet, des rechutes surviennent parfois lorsque celles-ci sont trop faibles ou à l'arrêt du traitement : ces néphroses, dites corticodépendantes, peuvent nécessiter l'administration d'un immunosuppresseur (ciclosporine, par exemple). Certaines formes particulièrement graves de néphrose, telle la hyalinose segmentaire et focale, résistent aux corticostéroïdes ; ces néphroses corticorésistantes entraînent une insuffisance rénale chronique et peuvent récidiver sur le greffon en cas de greffe.

## Néphrostomie

Drainage d'un rein par l'intermédiaire d'une sonde placée dans le bassinet ou dans un calice, traversant le tissu rénal et sortant au niveau de la peau, en regard du rein.

Une néphrostomie permet de dériver, temporairement ou définitivement, les urines afin de faciliter la cicatrisation des voies excrétrices (rein, uretère) après une intervention chirurgicale ou lorsqu'il existe sur la voie urinaire un obstacle empêchant leur écoulement vers la vessie.

La sonde peut être placée au cours d'une intervention chirurgicale, sous anesthésie générale, ou par voie percutanée directe sous anesthésie locale ou locorégionale (ponction à travers la peau des voies excrétrices intrarénales sous contrôle radioscopique et échographique).

## Néphrotomie

Incision du rein pratiquée pour en extraire un calcul.

La néphrotomie peut se faire, sous anesthésie locorégionale ou générale, après ouverture chirurgicale de la paroi abdominale ou, sous anesthésie locale ou locorégionale, par voie percutanée. Cette dernière technique consiste à introduire, sous contrôle radioscopique ou échographique, une aiguille de ponction à travers la paroi lombaire du malade afin d'extraire le calcul. Les principales complications de la néphrotomie sont hémorragiques et infectieuses ; il arrive - rarement - qu'un organe digestif voisin soit lésé lors de cette intervention.

## Nerf

Cordon cylindrique blanchâtre constitué de fibres nerveuses. (P.N.A. *nervus*)

Les nerfs, avec les ganglions nerveux (petits renflements sur le trajet des nerfs), constituent le système nerveux périphérique, par opposition au système nerveux central (encéphale et moelle épinière).

**STRUCTURE**

Les nerfs sont formés de fibres nerveuses parallèles, qui sont elles-mêmes des prolongements (axones ou dendrites) de cellules nerveuses (neurones). Outre les fibres nerveuses, les nerfs comportent des cellules de Schwann, qui forment une gaine (myéline) autour de certaines fibres ; un tissu de protection (tissu conjonctif) entoure les faisceaux de fibres (périnèvre) et l'ensemble du nerf (épinèvre).

**FONCTION**

Dans un nerf coexistent deux sortes de fibres : les fibres motrices, qui amènent des informations vers les organes et les tissus, et les fibres sensitives, qui transportent des informations vers le système nerveux central.

Parmi les fibres, on distingue par ailleurs les fibres somatiques (appartenant au système nerveux de la vie de relation, conscient), qui innervent les muscles squelettiques, la peau et les articulations, et les fibres végétatives (appartenant au système nerveux autonome, inconscient), qui innervent la paroi et les muscles des viscères et les glandes.

C'est pourquoi les nerfs se classent selon deux critères, qui sont leur composition en fibres et la partie du système nerveux central à laquelle ils sont rattachés.

■ **Selon leur composition en fibres,** on distingue, d'une part, les nerfs moteurs (allant jusqu'aux muscles) et les nerfs sensitifs (partant des organes des sens) et, d'autre part, les nerfs végétatifs (innervant les viscères et les glandes). En réalité, beaucoup de nerfs sont mixtes, composés de plusieurs types de fibres.

■ **Selon la partie du système nerveux central à laquelle ils sont rattachés,** on distingue les nerfs rachidiens (rattachés à la moelle épinière) et les nerfs crâniens (rattachés à l'encéphale).

**PATHOLOGIE**

Les nerfs peuvent être lésés au cours de différentes circonstances :
- névrite (atteinte inflammatoire, toxique ou infectieuse) ;
- compression (celle du nerf médian dans le canal carpien du poignet, par exemple) ;
- tumeur (névrome, neurinome) ;
- traumatisme (souvent par une section par une arme blanche ou par balle).

## Nerf crânien

Nerf rattaché à l'encéphale. (P.N.A. *nervus cranialis*)

Les nerfs crâniens s'opposent aux nerfs rachidiens, rattachés à la moelle épinière.

On compte 12 paires de nerfs crâniens, numérotées de I à XII : I pour le nerf olfactif (de l'odorat) ; II pour le nerf optique (de la vue) ; III, IV et VI pour le nerf moteur oculaire commun, le nerf moteur pathétique et le nerf oculaire externe (contrôlant les mouvements de l'œil) ; V pour le nerf trijumeau (contrôlant les mouvements de mastication, la sensibilité cutanée de la face) ; VII pour le nerf facial (contrôlant les mouvements des muscles de la face et la sécrétion des larmes et de la salive ; la sensibilité cutanée de l'oreille et le goût pour les deux tiers antérieurs de la langue) ; VIII pour le nerf auditif (de l'ouïe et de l'équilibre) ; IX pour le nerf glossopharyngien (contrôlant les mouvements du pharynx, la sécrétion de la salive, la sensibilité du pharynx et le goût pour le tiers postérieur de la langue) ; X pour le nerf pneumogastrique, ou nerf vague (contrôlant les mouvements et la sensibilité du voile du palais, du larynx, de l'appareil cardiovasculaire, de l'appareil bronchopulmonaire, du tube digestif) ; XI pour le nerf spinal (contrôlant les mouvements des muscles du cou et de l'épaule) ; XII pour le nerf grand hypoglosse (contrôlant les mouvements de la langue).

Les nerfs crâniens se fixent à la partie inférieure de l'encéphale située en bas et en avant du cervelet, à l'exception du nerf olfactif et du nerf optique, attachés à la partie supérieure de l'encéphale. Leur territoire intéresse la tête et une partie du cou, où s'effectue le relais avec les nerfs rachidiens. Les fibres d'un nerf crânien ont leur point de départ ou d'arrivée dans un noyau de substance grise, petit centre de commande situé en profondeur dans l'encéphale.

### Nerf auditif

Ce nerf sensitif, responsable de l'audition et de l'équilibre, est aussi appelé « nerf cochléo-vestibulaire ».

**STRUCTURE**

Le nerf auditif est formé de deux nerfs qui cheminent côte à côte, le nerf cochléaire et le nerf vestibulaire. Le nerf cochléaire va de la cochlée au tronc cérébral. Les informations sont ensuite transmises au centre auditif du lobe temporal de l'encéphale. Le nerf vestibulaire s'étend de l'oreille interne au tronc cérébral. Des connexions nerveuses existent avec le cervelet.

**FONCTION**

Le nerf cochléaire transmet à l'encéphale les sons perçus par l'oreille. Le nerf vestibulaire conduit les informations destinées au maintien de l'équilibre.

**PATHOLOGIE**

Sur le nerf auditif peut se développer un neurinome (tumeur bénigne), qui entraîne une perte de l'audition unilatérale et, dans un second temps, des troubles de l'équilibre. Une infection (méningite, encéphalite) ou certains médicaments (les antibiotiques du groupe des aminosides, par exemple, peuvent le léser et engendrer une surdité).

### Nerf facial

Né de la protubérance annulaire (partie du tronc cérébral), le nerf facial se divise en plusieurs branches vers la face, le cou, les glandes salivaires et l'oreille externe. Ce nerf à la fois sensitif et moteur a un champ d'action très étendu.

**FONCTION**

Ses fibres motrices contrôlent les muscles peauciers du front, du visage et du cou, et permettent l'occlusion des yeux et de la bouche. Ses fibres sensorielles transmettent les sensations du goût pour les deux tiers antérieurs de la langue, assurent la sécrétion des larmes et d'une partie de la salive. Ses fibres sensitives innervent la peau du pavillon de l'oreille et le tympan.

**PATHOLOGIE**

Une lésion du nerf facial (due à une infection, à un accident vasculaire cérébral, à une complication d'une intervention chirurgicale sur la glande parotide, etc.) provoque une paralysie faciale : sur le côté atteint du visage, la peau est flasque, sans rides, sans plis, les paupières ne se ferment pas complètement ; du côté intact, la commissure des lèvres est rétractée. Quelquefois, une lésion du nerf facial peut entraîner une perte du goût.

### Nerf glossopharyngien

Ce nerf à la fois sensitif et moteur part du bulbe rachidien et chemine jusqu'à la langue, la glande parotide et le pharynx.

Ses fibres sensitives assurent le goût pour le tiers postérieur de la langue et la sensibilité du pharynx. Ses fibres motrices commandent certains des muscles du pharynx et la sécrétion d'une partie de la salive de la glande parotide.

### Nerf grand hypoglosse

Ce nerf moteur part du bulbe rachidien et chemine jusqu'à la base de la langue, dont il contrôle les mouvements.

La paralysie de ce nerf provoque une altération de la motricité de la moitié de la langue ; elle est très rare et souvent consécutive à un accident vasculaire cérébral.

**Nerf moteur oculaire commun**
Ce nerf moteur naît dans la partie haute du tronc cérébral pour aller innerver certains muscles de l'œil ainsi que le muscle releveur de la paupière et les muscles de la contraction de la pupille.

Une lésion de ce nerf peut entraîner un ptôsis (chute de la paupière supérieure), une déviation anormale de l'axe visuel d'un œil par rapport à l'autre, une diplopie (vision double), une mydriase (dilatation de la pupille), des troubles de l'accommodation (gêne à la vision de près).

**Nerf moteur oculaire externe**
Ce nerf moteur naît du tronc cérébral et se dirige vers le muscle droit externe de l'œil qui permet le mouvement de l'œil vers l'extérieur.

Il est souvent lésé à la suite d'une fracture de la base du crâne ou comprimé par une tumeur intracrânienne, et les manifestations les plus courantes de son atteinte sont une diplopie (vision double) ou un strabisme (déviation anormale de l'axe visuel d'un œil par rapport à l'autre).

**Nerf olfactif**
Ce nerf sensitif chemine du cerveau aux fosses nasales. Il est responsable de l'odorat ; cependant, les odeurs ne parviennent au cerveau que si les fosses nasales sont perméables, indépendamment du bon fonctionnement du nerf olfactif. L'atteinte de ce nerf peut provoquer une abolition de l'odorat.

## NERFS CRÂNIENS

**À la différence des nerfs rachidiens, qui sont reliés à la moelle épinière, les nerfs crâniens émergent directement de l'encéphale. Ils sont au nombre de 24, regroupés en 12 paires. Certains, comme le nerf olfactif ou le nerf optique, véhiculent des stimuli sensoriels au cerveau. D'autres, à l'inverse transmettent les ordres moteurs du cerveau aux différents muscles : ainsi, le nerf moteur oculaire commun contrôle les mouvements de l'œil, des cils et des paupières. Enfin, il existe des nerfs mixtes : c'est le cas du nerf facial, qui commande les muscles du cou et de l'expression du visage, et transmet les sensations du goût.**

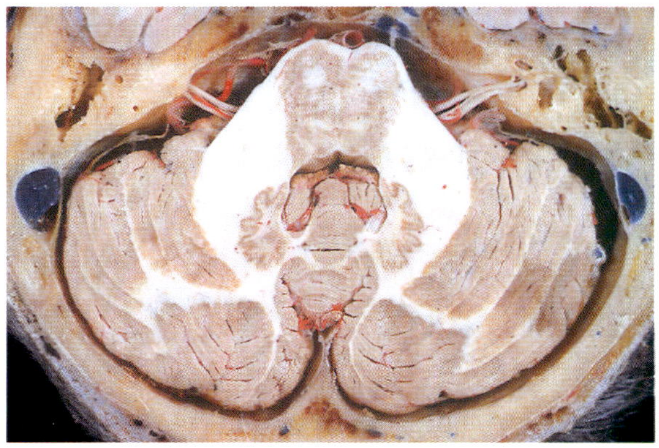

*Cette coupe transversale du cerveau montre les deux hémisphères du cervelet (en bas) et la protubérance annulaire (en haut) d'où émergent de chaque côté le nerf auditif et le nerf facial.*

**Les points d'émergence des nerfs crâniens**

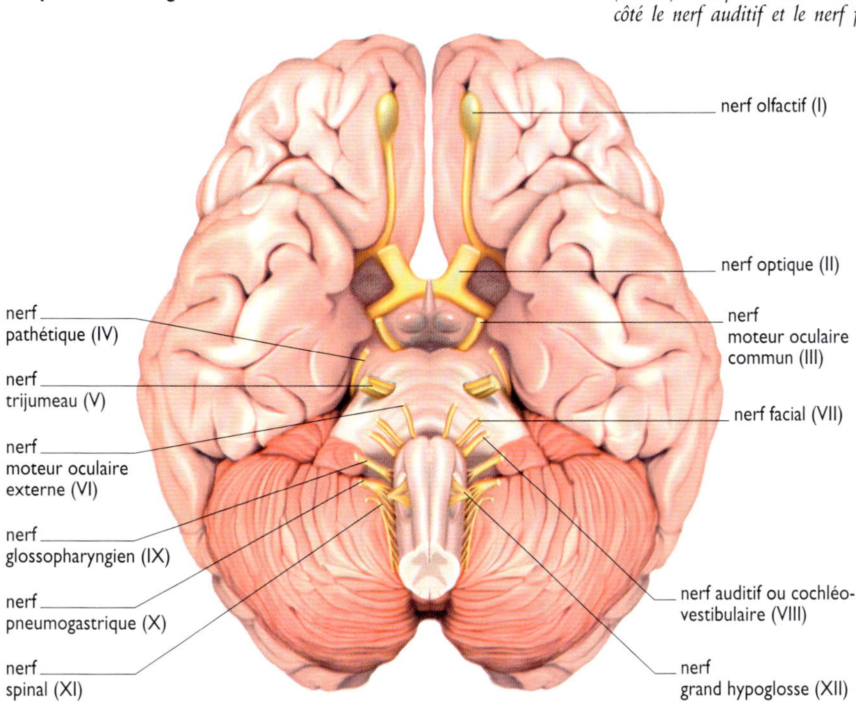


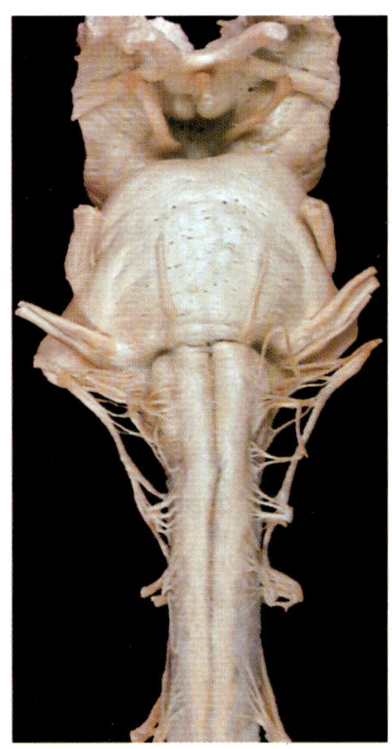

*La plupart des nerfs crâniens émergent du tronc cérébral (partie inférieure de l'encéphale).*

### Nerf optique

Ce nerf sensitif amène au cerveau les informations visuelles de la rétine.

**STRUCTURE**

Le nerf optique prend naissance dans la papille (petit disque en saillie situé sur la rétine), où de multiples fibres nerveuses visuelles se rassemblent et quittent l'orbite osseuse par un canal. Le nerf ainsi formé continue son trajet dans la cavité crânienne puis rejoint le deuxième nerf optique (issu de l'autre œil) à la hauteur du chiasma optique, où leurs fibres se croisent partiellement.

**FONCTION**

La disposition des cellules permet de comprendre le rôle exact du nerf optique. Dans l'épaisseur de la rétine se trouvent des cellules nerveuses appelées « récepteurs sensoriels « (cônes et bâtonnets) : celles-ci transforment la lumière en informations nerveuses, qu'elles transmettent aux cellules ganglionnaires. Chacune de ces dernières se prolonge par une fibre nerveuse qui chemine sur la rétine jusqu'à la papille et suit le nerf optique jusque dans le cerveau. Là, la fibre entre en contact avec un troisième type de cellule nerveuse, qui se termine dans le cortex du lobe occipital de l'hémisphère, où l'information visuelle peut alors être traitée par le cerveau et devenir consciente.

**EXAMENS**

Il est possible d'explorer le nerf optique, au niveau de la papille, par un examen simple, le fond d'œil. Cependant, les segments de ce nerf situés en arrière de la papille ne sont accessibles qu'au scanner et à l'imagerie par résonance magnétique.

**PATHOLOGIE**

Le nerf optique peut être le siège d'affections inflammatoires (névrites optiques), vasculaires, toxiques, tumorales ou dégénératives. Ces affections sont regroupées sous l'expression de neuropathies optiques.

### Nerf pathétique

Ce nerf moteur part du mésencéphale (partie du tronc cérébral) et parvient à l'intérieur de l'orbite.

Il contrôle le muscle grand oblique qui assure la rotation de l'œil vers le bas et vers l'intérieur. Son atteinte peut provoquer une diplopie (vision double) quand le regard se dirige vers l'intérieur.

### Nerf pneumogastrique

Le nerf pneumogastrique, ou nerf vague, est le plus long des nerfs crâniens. Il émerge du bulbe rachidien (partie du tronc cérébral) et innerve, par ses fibres volontaires, une partie du voile du palais et le pharynx, et, par ses fibres végétatives, la trachée, les poumons, l'œsophage, le cœur, le foie et une grande partie de l'appareil digestif.

C'est le nerf principal de la partie parasympathique du système nerveux végétatif qui commande les viscères.

**FONCTION**

Ce nerf à la fois sensitif et moteur est capable de libérer de l'acétylcholine, qui provoque une contraction des bronches ou un ralentissement des battements du cœur. Il peut aussi augmenter les sécrétions gastriques et pancréatiques, agir sur la vésicule biliaire, contrôler les variations de la voix, intervenir dans la déglutition (il assure en partie la motricité du pharynx et du voile du palais), l'éternuement, la toux et le péristaltisme (mouvements des organes creux, en particulier ceux de l'intestin).

**PATHOLOGIE**

Une suractivité du nerf pneumogastrique peut déclencher une perte de connaissance (syncope vagale) ou, en augmentant les sécrétions d'acide gastrique, engendrer un ulcère gastroduodénal. En outre, toute lésion de ce nerf (par une infection, une tumeur, un accident vasculaire cérébral, etc.) peut troubler une ou plusieurs de ses fonctions : altération, voire perte complète du réflexe de déglutition, enrouement, etc.

### Nerf spinal

Ce nerf moteur est un nerf crânien particulier puisqu'il a deux racines, l'une dans l'encéphale, l'autre dans la moelle épinière (racine spinale).

Il innerve, pour sa part crânienne, des muscles du voile du palais et du larynx (nerf laryngé) et, pour sa part spinale, des muscles du squelette : le sterno-cléido-mastoïdien (sur le côté du cou) et le trapèze (en arrière du cou et de l'épaule), qui participent aux mouvements de la tête et du cou.

**PATHOLOGIE**

Une atteinte de ce nerf peut entraîner une paralysie du sterno-cléido-mastoïdien ou du trapèze. Ces lésions sont très rares.

### Nerf trijumeau

Ce nerf moteur et sensitif part de la protubérance annulaire (partie du tronc cérébral) puis se ramifie en trois branches distinctes : le nerf ophtalmique, le nerf maxillaire supérieur et le nerf maxillaire inférieur.

**FONCTION**

Nerf moteur, il contrôle les muscles de la mastication et gère la production de salive et de larmes. Nerf sensitif, il assure la sensibilité de presque toute la peau du visage, du cuir chevelu, des dents, de la cavité buccale, de la paupière supérieure, des sinus et des deux tiers antérieurs de la langue.

**PATHOLOGIE**

Au cours de la névralgie faciale, on observe des crises très brèves et très intenses de douleurs qui irradient dans la région de ce nerf.

## Nerf rachidien

Nerf rattaché à la moelle épinière. (P.N.A. *nervus spinalis*)

Il existe 31 paires de nerfs rachidiens : 8 paires de nerfs cervicaux, 12 paires de nerfs dorsaux, ou thoraciques, 5 paires de nerfs lombaires, 5 paires de nerfs sacrés et 1 paire de nerfs coccygiens. Ils constituent avec les nerfs crâniens, qui naissent de l'encéphale, le système nerveux périphérique.

**STRUCTURE**

Les nerfs rachidiens se caractérisent par leur disposition régulière, sur le versant latéral de la moelle épinière, et par leur constitution identique. Chacun se greffe sur la moelle par deux racines, puis quitte le canal rachidien par le trou de conjugaison situé entre deux vertèbres. On en distingue deux variétés.

■ **Les nerfs intercostaux** sont indépendants, parallèles entre eux. Ils innervent les muscles intercostaux et la paroi abdominale, et interviennent dans la respiration.

■ **Les autres nerfs rachidiens** constituent des plexus. Un plexus est formé par plusieurs nerfs rachidiens, qui s'unissent avant de se diviser en nerfs périphériques destinés aux membres. Il existe trois grands plexus :

- le plexus brachial donne naissance aux nerfs du membre supérieur, en particulier aux nerfs médian et cubital, qui assurent la flexion des doigts, et au nerf radial, qui permet leur extension ;
- le plexus lombaire et le plexus sacré donnent naissance aux nerfs du membre inférieur. La branche la plus importante du plexus lombaire est le nerf crural, qui commande le muscle quadriceps fémoral et permet l'extension de la jambe. Le plexus sacré se prolonge en nerf sciatique.

**FONCTION**

Les nerfs rachidiens sont mixtes : leur racine postérieure est sensitive et porte le ganglion spinal, leur racine antérieure étant motrice. Leurs fibres sensitives transmettent les informations des récepteurs sensitifs de la peau et des muscles vers la moelle épinière, tandis que leurs fibres motrices transmettent les signaux de la moelle épinière vers les muscles et les glandes.

**PATHOLOGIE**

Une lésion d'un disque intervertébral (structure anatomique constituée de tissu cartilagineux, réunissant les vertèbres et jouant entre elles le rôle d'amortisseur) peut comprimer une racine d'un nerf rachidien et occasionner de vives douleurs. Un traumatisme d'un nerf rachidien peut engendrer une perte de la sensibilité et de la motricité d'une partie du corps. Une lésion d'un nerf rachidien, une dégénérescence, une infection, un diabète, une carence en vitamines ou une intoxication sont source de douleurs, d'engourdissements ou de contractures.

### Nerf phrénique

Les deux nerfs phréniques contrôlent les mouvements du diaphragme et jouent donc un rôle important dans la respiration.

**STRUCTURE**

Ils sont issus de nerfs cervicaux situés à la base du cou et descendent dans le thorax, l'un à gauche, l'autre à droite, jusqu'au diaphragme où chacun d'eux se divise en plusieurs branches.

**PATHOLOGIE**

Un traumatisme ou une lésion d'un nerf phrénique peut entraîner une paralysie de la moitié du diaphragme correspondante. L'irritation d'un de ces deux nerfs est à l'origine du hoquet.

### Nerf sciatique

Le nerf sciatique est le principal nerf du membre inférieur. Il contrôle les articula-

NERF SCIATIQUE

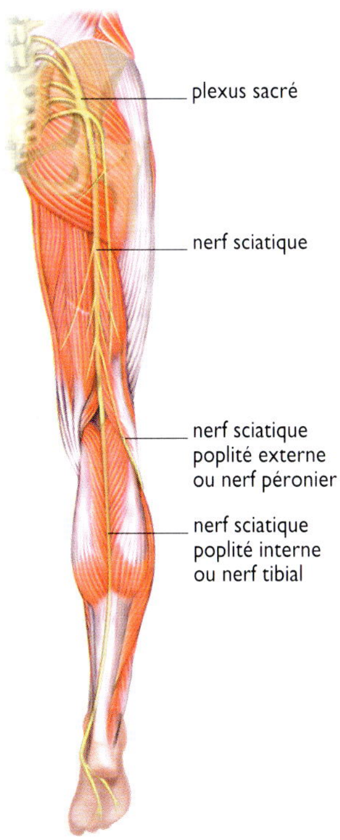


tions de la hanche, du genou et de la cheville ainsi que de nombreux muscles (notamment les muscles postérieurs de la cuisse et la totalité des muscles de la jambe et du pied) et l'essentiel de la peau de la cuisse, de la jambe et du pied.

**STRUCTURE ET PATHOLOGIE**

Ce nerf est le plus long et le plus volumineux du corps humain. Il naît du plexus sacré, essentiellement de la 5e racine lombaire (L5) et de la 1re racine sacrée (S1), et se dirige vers la fesse ; après avoir traversé la région postérieure de la cuisse, il se divise au niveau du genou (région poplitée) en deux branches qui se ramifient jusqu'au pied.

L'atteinte la plus fréquente du nerf sciatique est la sciatique, douleur irradiant principalement dans la fesse et la cuisse, parfois aussi dans la jambe et le pied. Une luxation de l'articulation de la hanche ou une fracture de la partie supérieure du péroné peuvent aussi léser ce nerf et entraîner des troubles allant de l'engourdissement à la paralysie des muscles qu'il innerve.

## Neurasthénie

Fatigabilité physique et psychique extrême.

La neurasthénie a été décrite pour la première fois par le médecin américain George Beard (1839-1883). Lors de cette affection, le patient a du mal à rassembler ses idées, est incapable de prendre toute décision et, bien qu'il ne présente aucun trouble organique, se plaint de nombreux troubles corporels : douleurs, troubles digestifs (mauvaise digestion, constipation), hyperémotivité et asthénie intense. Après avoir connu une grande vogue, la neurasthénie est une notion qui tend à tomber en désuétude, renvoyant à des maladies telles que l'hystérie, la dépression et, surtout, la psychasthénie. Selon la personnalité du sujet, le traitement associe psychothérapie, antidépresseurs, sédatifs et règles d'hygiène de vie (activités sportives, diététique, relaxation, etc.). La neurasthénie est parfois associée ou confondue avec le syndrome de fatigue chronique.

## Neurectomie

Ablation chirurgicale d'une partie d'un nerf.

Une neurectomie peut concerner aussi bien le tronc principal d'un nerf que ses rameaux collatéraux. Elle n'est pratiquée que sur des nerfs appartenant au système nerveux végétatif (responsable du contrôle des fonctions involontaires de l'organisme). La plus courante et la plus connue des neurectomies est la vagotomie (section du nerf pneumogastrique, ou nerf vague), indiquée en cas d'ulcère de l'estomac pour diminuer les sécrétions acides. Elle peut aussi être pratiquée sur les nerfs grand splanchnique et petit splanchnique (splanchnicectomie) pour atténuer des douleurs chroniques du pancréas (cancer, pancréatite).

## Neurinome

Tumeur bénigne d'un nerf. SYN. *schwannome.*

Un neurinome se développe à partir des cellules de Schwann, qui élaborent normalement la gaine de certaines fibres contenues dans les nerfs. Il atteint surtout les nerfs crâniens et, dans une moindre mesure, les nerfs rachidiens.

### Neurinome des nerfs crâniens

Il s'agit d'une tumeur bénigne d'un nerf rattaché à l'encéphale.

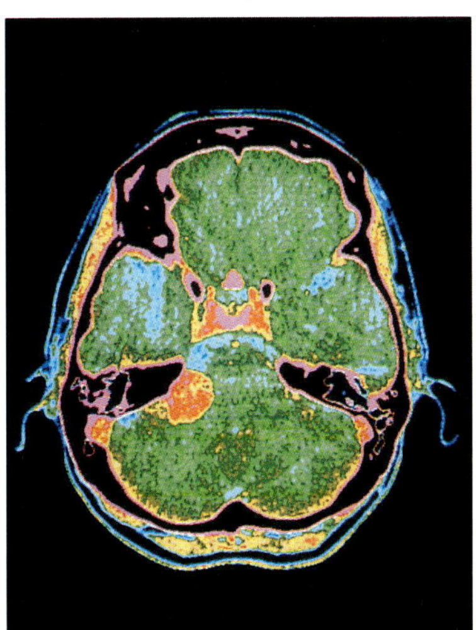

***Neurinome.*** *Le scanner cérébral montre une tumeur du nerf acoustique (à gauche, en orange) contre le conduit auditif.*

Le plus fréquemment touché est le nerf auditif. Le neurinome atteint les sujets âgés de 40 à 60 ans, les femmes plus souvent que les hommes.

**CAUSES ET SYMPTÔMES**

La cause du neurinome du nerf auditif reste inconnue. Dans un premier temps, la tumeur se développe dans le conduit auditif interne et provoque des signes discrets : baisse d'audition très progressive et d'un seul côté (souvent le patient ne s'en rend compte qu'au téléphone), bourdonnements d'oreille, vertiges. Dans un deuxième temps, la tumeur grossit dans la cavité crânienne, dans une région appelée angle pontocérébelleux (entre la protubérance annulaire, ou pont, et le cervelet). Le sujet se plaint de fourmillements, de douleurs dans la région du nerf trijumeau (sur la face) et d'une paralysie dans la région du nerf facial (muscles du visage).

**DIAGNOSTIC ET TRAITEMENT**

Le diagnostic se fait souvent grâce à l'imagerie par résonance magnétique (I.R.M.) et aux potentiels évoqués auditifs (enregistrement de la réponse nerveuse aux stimulations sonores). Le traitement consiste à enlever chirurgicalement la tumeur. L'intervention est beaucoup plus délicate quand celle-ci est à un stade avancé.

### Neurinome des nerfs rachidiens

Il s'agit d'une tumeur bénigne d'un nerf rattaché à la moelle épinière, observée à partir de 40 ans. La tumeur peut se développer aux dépens d'une racine sensitive ou motrice et est fréquemment localisée dans le dos.

**SYMPTÔMES ET SIGNES**

Pendant plusieurs années, les douleurs se limitent à la racine du nerf et surviennent surtout en position allongée. Elles ressemblent beaucoup à celles d'une sciatique. Plus tard, la tumeur, ayant grossi, provoque une compression de la moelle épinière.

**DIAGNOSTIC ET TRAITEMENT**

Le diagnostic est établi grâce à la myélographie ou à l'imagerie par résonance magnétique (I.R.M.). Le traitement consiste à pratiquer l'ablation chirurgicale de la tumeur. Lorsque celle-ci est effectuée à un stade précoce, le pronostic est excellent.

## Neuroblastome

Tumeur maligne de la glande médullosurrénale ou, plus rarement, des ganglions sympathiques du système nerveux autonome. SYN. *sympathome.*

C'est un cancer rare, mais c'est le cancer le plus fréquent chez les enfants, affectant l'embryon ou le jeune enfant (jusqu'à 4 ans), plus rarement l'enfant de 4 à 10 ans.

**SYMPTÔMES ET SIGNES**

L'enfant perd du poids, est pâle, souffre de douleurs diffuses et est irritable. Un affaiblissement musculaire, voire une paraplégie (paralysie des membres inférieurs), accompagné d'une incontinence urinaire, est le signe d'un neuroblastome se développant au niveau de la moelle épinière. Chez l'adulte, la tumeur peut siéger à l'intérieur d'un des ventricules intracérébraux et peut, de ce fait, atteindre une taille importante avant d'être diagnostiquée.

**DIAGNOSTIC**

Il repose sur le scanner, qui localise la tumeur, et sur les examens du sang et des urines, qui révèlent de grandes quantités de catécholamines (adrénaline, noradrénaline).

**TRAITEMENT ET PRONOSTIC**

La rareté de cette tumeur rend difficile, à l'heure actuelle, une attitude thérapeutique fixe. Le meilleur traitement semble être chirurgical et consiste en l'ablation de la tumeur, suivie d'une radiothérapie ou d'une chimiothérapie. Le pronostic est généralement sévère, mais peut varier considérablement selon les cas.

## Neurochirurgie

Spécialité chirurgicale consacrée au traitement des maladies du système nerveux.

La chirurgie du système nerveux doit beaucoup aux travaux de l'Anglais Victor Horsley (1857-1916), qui mena à bien d'importantes expériences de vivisection, des interventions nécessitant l'ouverture de la boîte crânienne ainsi que la première excision d'une tumeur de la moelle épinière. L'Américain Harvey Williams Cushing (1869-1939) donna également une impulsion majeure à la neurochirurgie en faisant progresser la chirurgie de l'hypophyse et des tumeurs cérébrales.

Depuis ces vingt dernières années, la neurochirurgie a étendu ses indications à des opérations aussi variées que l'ablation de tumeurs ou de malformations vasculaires (anévrysme, angiome), la section de certains nerfs dans le traitement de douleurs chroniques, les interventions destinées à supprimer des mouvements anormaux (tremblements sévères) ou des crises d'épilepsie rebelles aux médicaments. De notables progrès ont été réalisés, en particulier grâce aux développements techniques : intervention sous microscope opératoire (microchirurgie), destruction de lésions par rayonnement laser, méthode radiologique par stéréotaxie (repérage très fin de structures cérébrales profondes en trois dimensions).

→ VOIR Neurologie.

## Neurocristopathie

Affection caractérisée par des malformations de tissus et d'organes dérivés d'une même structure embryonnaire, la crête neurale.

La crête neurale est un cordon de cellules qui longe le tube neural (le futur cerveau et la future moelle épinière) de l'embryon. Dans les premiers mois de la grossesse, ces cellules se disséminent et se transforment en d'autres cellules : mélanocytes (cellules qui sécrètent le pigment de la peau), cellules de Schwann (qui forment la gaine de fibres nerveuses dans les nerfs) ou cellules endocriniennes. On distingue ainsi quatre principales formes de neurocristopathie : la maladie de Recklinghausen, ou neurofibromatose, la sclérose tubéreuse de Bourneville, ou épiloïa, les néoplasies endocriniennes multiples et la phacomatose pigmentovasculaire. Leur mécanisme d'apparition constitue leur seul point commun, leurs symptômes et leurs traitements étant par ailleurs très divers.

## Neuro-endocrinologie

Discipline médicale qui étudie les relations entre le système nerveux et les glandes endocrines.

La neuro-endocrinologie s'intéresse aux influences que les hormones exercent sur le système nerveux (les hormones de la glande thyroïde sont indispensables au développement du cerveau pendant l'enfance), au rôle hormonal du système nerveux (la région du cerveau appelée hypothalamus sécrète des hormones qui commandent le fonctionnement des ovaires ou des glandes surrénales) et à leurs interactions pathologiques (une insuffisance des hormones thyroïdiennes non traitée chez l'enfant provoque une arriération mentale ; à l'inverse, un trouble de fonctionnement de l'hypothalamus retentit sur les sécrétions ovariennes).

## Neurofibromatose

→ VOIR Recklinghausen (maladie de).

## Neurogène

Qui provient du système nerveux, surtout du système nerveux périphérique, constitué par les nerfs.

■ **Le syndrome neurogène,** ou **syndrome neurogène périphérique,** traduit une atteinte de la fibre nerveuse motrice sur son parcours soit dans le système nerveux central (moelle épinière), soit dans les nerfs. Cette affection peut être due à une névrite (inflammation nerveuse), à une compression du nerf par une tumeur, à un traumatisme, etc. Le sujet souffre d'une paralysie avec diminution des réflexes et de la sensibilité. Ces signes sont répartis dans la région correspondant aux nerfs atteints. L'enregistrement de l'activité des nerfs par l'électromyographie permet d'établir le diagnostic. Le traitement est celui de la cause.

## Neuroleptanalgésie

Méthode d'anesthésie associant un analgésique (médicament agissant contre la douleur) et un neuroleptique (médicament ayant une action sédative sur le système nerveux).

La neuroleptanalgésie est une méthode qui a été mise au point en 1959. Elle permet la réalisation d'un certain nombre d'interventions chirurgicales sans avoir recours à une anesthésie générale. L'anesthésie obtenue, subconsciente, est dite vigile : le patient est réveillé mais calme et indifférent, insensible à la douleur. Les produits le plus fréquemment employés sont les morphiniques (fentanyl), pour l'analgésie, et le dropéridol pour l'action neuroleptique. Dans certains cas (malade anxieux, douleur trop importante), on leur associe un hypnotique (protoxyde d'azote à haute concentration, barbiturique d'action rapide, benzodiazépine à effet hypnotique) pour endormir le malade : on parle alors de narconeuroleptanalgésie. L'emploi d'un curare permet éventuellement d'obtenir une relaxation musculaire.

**INDICATIONS ET CONTRE-INDICATIONS**

La neuroleptanalgésie est surtout pratiquée en complément de l'anesthésie générale, lors d'interventions chirurgicales lourdes (chirurgie cardiovasculaire ou abdominale, neurochirurgie, pose de prothèses orthopédiques du rachis). Elle est aussi indiquée lorsque l'état général du patient est précaire (sujets âgés, atteints d'une insuffisance cardiaque ou respiratoire, cancéreux très amaigris). En raison de son temps d'établissement relativement long (15 minutes environ), cette anesthésie ne peut être pratiquée en cas d'urgence ; de même, du fait de la lente élimination du neuroleptique, qui peut être responsable de somnolence après l'opération, elle doit être réalisée en milieu hospitalier. Les autres contre-indications de la neuroleptanalgésie sont la maladie de Parkinson, car cette technique risque d'en aggraver les symptômes ; le phéochromocytome (tumeur de la glande médullosurrénale), car la neuroleptanalgésie peut provoquer dans ce cas une poussée d'hypertension artérielle ; enfin, l'hypovolémie (diminution du volume sanguin), car elle peut entraîner une baisse de la tension artérielle et de la fréquence cardiaque.

## Neuroleptique

Médicament actif sur le psychisme, utilisé plus particulièrement dans le traitement des psychoses. SYN. *antipsychotique, tranquillisant majeur.*

**FORMES PRINCIPALES**

Les neuroleptiques font l'objet d'une première classification d'après leur structure chimique : benzamides (amisulpride, sulpiride, sultopride, tiapride), butyrophénones (dropéridol, halopéridol), dibenzodiazépines (clozapine), phénothiazines (chlorpromazine, fluphénazine, lévomépromazine, thioridazine) et substances diverses (flupentixol, loxapine, pimozide, olanzapine, risperidone, aripiprazole, etc.).

Une deuxième classification est fondée sur le type d'effet psychique prédominant (traitement symptomatique) : sédatif (calmant l'agitation et l'agressivité) ; antipsychotique ou encore antidélirant (diminuant ou supprimant les idées délirantes et les hallucinations) ; désinhibiteur (combattant un excès de passivité). Cependant, pour certains produits, l'effet psychique passe au second plan au profit d'un autre effet, par exemple un effet antitussif (contre la toux) ou l'induction d'anesthésie en réanimation (coma provoqué).

**INDICATIONS**

Les neuroleptiques sont prescrits en cas de psychose (notamment la schizophrénie) et de maladie maniacodépressive (en phase d'agitation maniaque), de dépression avec agitation, de confusion mentale, de délire, d'anxiété, d'agitation par trouble psychologique. Les neuroleptiques permettent d'aider à la resocialisation, voire à un retour dans la vie courante, en atténuant ou en supprimant certains symptômes et surtout en permettant un meilleur fonctionnement cognitif, et, de ce fait, un retour à l'autonomie. La sortie des structures hospitalières nécessite un support social en partenariat avec la famille et l'entourage.

Les autres indications sont l'insomnie, la toux, les vomissements, les hoquets rebelles, les douleurs intenses, la préparation à l'anesthésie, le coma provoqué.

#### CONTRE-INDICATIONS
Les neuroleptiques sont contre-indiqués en cas d'allergie au produit actif. Il est dangereux de les associer à l'alcool et parfois à d'autres psychotropes et à certains médicaments destinés à traiter des maladies physiques.

#### MODE D'ACTION
Presque tous les neuroleptiques agissent en bloquant ou en modulant la dopamine (neurotransmetteur produit par le cerveau) et parfois en intervenant sur d'autres neuromédiateurs (sérotonine, noradrénaline).

#### EFFETS INDÉSIRABLES
Ils sont d'ordre neuropsychique (somnolence, incoordination des mouvements, syndrome parkinsonien), neurovégétatif (hypotension artérielle, sécheresse de la bouche, constipation, rétention d'urine) ou hormonal (prise de poids, impuissance, frigidité, arrêt des règles). La prescription s'accompagne de l'évaluation des risques, de leur possible prévention et d'une information au patient et à son entourage.

## Neurologie
Spécialité médicale consacrée à l'étude et au traitement des maladies touchant le système nerveux central (cerveau, moelle épinière) ou périphérique (racines et nerfs).

#### HISTORIQUE
Les médecins français Guillaume Duchenne (1806-1875) et Jean-Martin Charcot (1825-1893) sont considérés comme les fondateurs de la neurologie. Duchenne fut le premier à utiliser l'électricité pour étudier l'action des muscles. Charcot devint célèbre par ses travaux sur l'hystérie et sur l'hypnose. L'anthropologiste Paul Broca (1824-1880) a joué, pour sa part, un rôle essentiel dans l'étude de l'aphasie.

#### TECHNIQUE
Trois étapes sont nécessaires pour parvenir au diagnostic d'une affection neurologique.

La première consiste à étudier les signes indiqués par le malade ou mis en évidence par l'examen du médecin : paralysie, déficit de la sensibilité cutanée ou d'une autre fonction sensorielle, trouble des fonctions supérieures (mémoire, langage).

La deuxième étape, plus développée en neurologie que dans les autres spécialités, a pour but de déterminer le siège des lésions.

La troisième étape cherche à trouver la cause des lésions : traumatique, vasculaire, tumorale, infectieuse, inflammatoire, malformative ou dégénérative.

La première de ces étapes est purement clinique, tandis que les autres font intervenir des examens complémentaires : enregistrement de l'activité électrique (électromyographie, potentiels évoqués), imagerie radiologique (scanner, I.R.M.).

#### PERSPECTIVES
Les progrès réalisés en biochimie, en particulier quant à la connaissance du métabolisme du système nerveux et du rôle des agents chimiques (neurotransmetteurs) dans la transmission des messages nerveux au niveau de la synapse, ont permis d'avancer en neurologie d'un point de vue thérapeutique. La découverte de médicaments appropriés a fait évoluer le traitement de maladies telles que l'épilepsie ou la maladie de Parkinson. Les progrès de la génétique moléculaire devraient permettre d'améliorer le diagnostic, la compréhension et le traitement des maladies neurologiques héréditaires.

→ VOIR Neurochirurgie.

## NEURONE

**Il existe des milliards de neurones dans l'organisme, qui assurent les fonctions de base du système nerveux, notamment la réception, l'analyse et le transport d'informations. Chaque neurone est constitué d'un corps cellulaire, de multiples prolongements, les dendrites, qui reçoivent les messages, et d'une fibre nerveuse, appelée axone, qui transmet ces messages aux neurones suivants.**

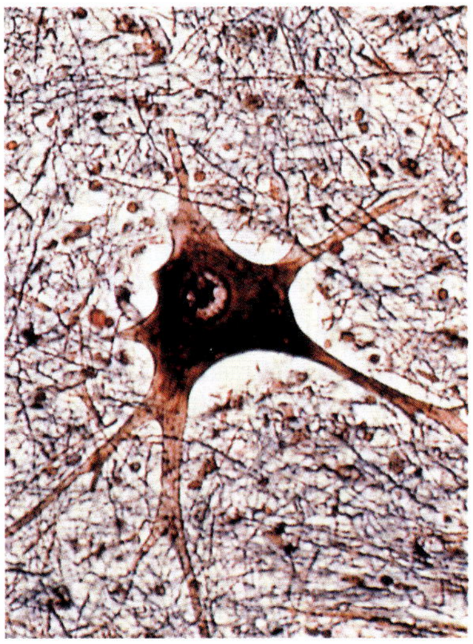

*Le corps cellulaire du neurone (lie-de-vin) contient un unique noyau arrondi (rose).*

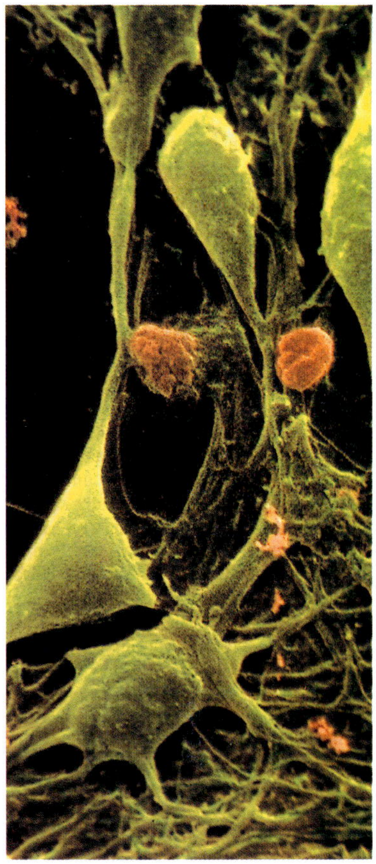

*Les multiples liaisons entre les neurones assurent la conduction de l'influx nerveux.*

## Neurolyse
Intervention chirurgicale consistant à libérer un nerf lorsque celui-ci est comprimé par une adhérence pathologique, par exemple par du tissu fibreux cicatriciel, afin de lui permettre de récupérer ses fonctions.

La neurolyse est pratiquée après des lésions – en général traumatiques – d'un nerf ou des tissus voisins. Elle s'applique surtout aux gros troncs nerveux à fonction sensitive et motrice, mais aussi aux plexus nerveux, entremêlements de filets qui donnent naissance aux troncs, comme le plexus brachial dans l'aisselle. Il existe deux techniques.

- **La neurolyse tronculaire** consiste à libérer globalement le nerf, dans toute sa circonférence, lorsqu'il est étouffé par du tissu fibreux dû à une lésion des tissus avoisinants.
- **La neurolyse fasciculaire**, pratiquée lorsque le nerf a été lésé, consiste à enlever, sous microscope, le tissu fibreux qui étouffe chacun des filets qui le composent.

## Neuromédiateur
→ VOIR Neurotransmetteur.

## Neurone
Cellule nerveuse.

Le système nerveux est formé de neurones, de cellules névrogliques et de cellules de Schwann ; les neurones ont des fonctions nerveuses, tandis que les deux autres sortes de cellules ont des rôles de protection et de nutrition.

#### STRUCTURE
Un neurone est constitué d'un corps cellulaire, dans lequel se trouve un noyau, et de prolongements, l'axone d'un côté, les dendrites de l'autre, le tout étant enveloppé d'une fine membrane de protection, la membrane plasmique.

- **Le corps cellulaire, ou péricaryon**, est relativement massif, souvent sphérique, parfois pyramidal. Il contient le noyau de la cellule.
- **L'axone, ou prolongement cylindraxile**, est une fibre de longueur variable, au contour net et régulier. Un neurone ne possède qu'un seul axone.
- **Les dendrites, ou prolongements protoplasmiques**, sont des fibres ramifiées, ayant un aspect granuleux, aux contours irréguliers.

#### FONCTIONNEMENT
Comme dans toute cellule, il existe de part et d'autre de la membrane une différence de potentiel électrique (polarisation), appelée potentiel de repos : l'extérieur de la cellule est positif par rapport à l'intérieur, négatif. Mais les cellules excitables telles que le neurone se distinguent des autres par la capacité à créer un autre phénomène électrique, le potentiel

(fourmillements, douleurs). Ils siègent dans la région contrôlée par les nerfs affectés, ce qui permet de distinguer plusieurs cas : la mononévrite (atteinte d'un nerf) ; la multinévrite, qui touche plusieurs nerfs soit successivement, soit simultanément et d'une façon asymétrique entre la moitié droite et la moitié gauche du corps ; la polynévrite (atteinte de plusieurs nerfs simultanément et symétriquement) ; la polyradiculonévrite (atteinte des racines des nerfs). Le traitement est celui de la cause.

## Névrite optique

→ VOIR Neuropathie optique.

## Névrodermite

→ VOIR Lichénification.

## Névroglie

Ensemble de cellules servant à la protection des neurones. SYN. *cellules gliales, glie.*

La névroglie est un tissu de soutien situé à l'intérieur de l'encéphale et de la moelle épinière. Quatre types de cellule la constituent : les cellules épendymaires, les astrocytes, les oligodendrocytes et les cellules microgliales.

Les cellules épendymaires tapissent l'intérieur des cavités contenant le liquide cérébrospinal. Les astrocytes, cellules en forme d'étoile, assurent une fonction de soutien, de protection et d'isolement des neurones, contribuant aussi à la cicatrisation du tissu nerveux. Les oligodendrocytes, petites cellules, sont responsables de la formation des gaines de myéline autour des prolongements des neurones. Les cellules microgliales sont des monocytes (variété de globules blancs) qui sont entrés dans le tissu nerveux et se sont transformés en s'adaptant à leur nouveau milieu. En cas d'agression du tissu nerveux, ces cellules microgliales sont activées et se muent en macrophages (gros globules blancs), capables de nettoyer le tissu par phagocytose.

## Névrome

Tumeur bénigne formée de fibres nerveuses plus ou moins anormales.

Les névromes comprennent deux types de lésion, de causes différentes.

■ **Le névrome d'amputation** se développe quand un nerf a été sectionné et quand son extrémité est très éloignée de sa racine, ou lorsque la section est due à l'amputation d'un membre. À la racine, des fibres (axones) repoussent, mais, n'étant plus guidées par une gaine nerveuse, elles s'enchevêtrent et forment une petite masse, le névrome.

■ **Le névrome plexiforme** est dû à une prolifération compacte de fibres nerveuses. Il est superficiel et se traduit par une grosseur palpable sous la peau donnant au doigt la sensation d'un petit paquet de ficelle. Il est caractéristique surtout d'une maladie appelée maladie de Recklinghausen.

Les névromes sont source de douleurs souvent intenses. Leur traitement est difficile ; l'ablation chirurgicale est dans certains cas possible.

## Névrose

Trouble mental n'atteignant pas les fonctions essentielles de la personnalité et dont le sujet est douloureusement conscient.

Le terme de névrose a été créé au XVIII^e siècle par le médecin écossais William Cullen. Ce terme tend aujourd'hui à être remplacé par celui de « trouble névrotique ». L'étude de ce type de troubles a joué un rôle déterminant dans l'évolution de la psychiatrie et dans l'émergence de la psychanalyse.

#### DIFFÉRENTS TYPES DE NÉVROSE

■ **Les névroses de transfert** sont liées à un conflit ancien : leur mécanisme serait un compromis défensif entre le désir infantile et son interdit. Elles se traduisent par des troubles mentaux (ceux de la névrose obsessionnelle, par exemple) ou des manifestations cliniques (celles de l'hystérie ou de la phobie, par exemple).

■ **Les névroses actuelles** sont liées à une souffrance narcissique : névrose d'angoisse, hypocondrie (préoccupation excessive de son état de santé), ou bien névrose réactionnelle (à un traumatisme, au vieillissement, etc.).

On tend actuellement à associer sous le terme « troubles névrotiques », outre les névroses à proprement parler, les troubles liés au stress et les troubles somatoformes (associant pathologie psychique et symptômes physiques, réels ou redoutés). Sont ainsi rattachés aux troubles névrotiques, notamment, les troubles anxieux et phobiques, les troubles obsessionnels compulsifs (T.O.C.), encore appelés névroses obsessionnelles, ou ceux consécutifs à un stress important ou à une difficulté d'adaptation. Ces différentes affections ont en commun une souffrance psychique importante, un maintien de la personnalité et des relations avec l'extérieur (qui les distingue des troubles psychotiques), et une tendance, de la part du sujet, à imputer son trouble à la réalité quotidienne, et donc à se montrer réfractaire au traitement, en particulier à la psychothérapie.

#### SYMPTÔMES ET SIGNES

Une névrose se traduit habituellement par un sentiment d'angoisse, un infléchissement du jugement par la passion et l'imaginaire (phénomène de compensation), des perturbations de la vie sexuelle (absence de désirs, frigidité, impuissance) et sociale (manque d'assurance, agressivité). Cependant, à la différence du psychotique, le névrosé ne perd pas le contact avec le réel et reste relativement adapté, quoique difficilement, à son environnement et à la vie sociale.

#### TRAITEMENT

Les anxiolytiques peuvent apporter un soulagement dans les moments difficiles mais ne constituent en aucun cas un traitement de fond et ne doivent pas être pris longtemps. Seule la découverte de soi, avec l'aide d'un thérapeute (psychothérapie, psychanalyse, thérapie comportementale, etc.), permet généralement d'obtenir la prise de conscience, et, par là même, l'amélioration du trouble.

## Névrose obsessionnelle

Névrose caractérisée par des obsessions associées à des rituels (compulsions) de conjuration de ces obsessions. SYN. *troubles obsessionnels compulsifs (T.O.C.).*

Décrite au début du XIX^e siècle sous le nom de « folie du doute », la névrose obsessionnelle s'installe parfois très précocement à l'adolescence, le plus souvent après l'adolescence, chez des sujets en majorité de sexe masculin, de caractère à la fois inhibé et perfectionniste. Selon les psychanalystes, elle découle du refoulement d'exigences sexuelles et affectives œdipiennes (attachement à l'un des parents et culpabilité qui s'y rattache), entraînant une régression au stade anal. D'autres explications ont été avancées, d'ordre psychobiologique (perturbation précoce dans l'acquisition de la propreté et de la notion du temps) ou dans le cadre des théories comportementalistes.

Au sein des classifications des maladies, la névrose obsessionnelle fait partie des troubles anxieux, à côté de l'attaque de panique ou de l'agoraphobie, ceci dans un souci de cohérence relatif aux traitements.

#### SYMPTÔMES ET SIGNES

Une ou plusieurs obsessions assaillent le sujet, qui s'efforce de les chasser par des moyens « magiques » (rites de conjuration, formules conjuratoires). L'obsessionnel, dont les capacités intellectuelles sont souvent supérieures à la moyenne, peut rester socialement bien adapté ; dans les cas les plus graves, la lutte permanente qu'il livre contre ses obsessions envahit toute son existence, sans qu'il cesse d'être conscient de la nature pathologique de ses troubles, ce qui le conduit parfois au trouble dépressif. On rencontre des pensées de type obsessionnel au cours de certaines maladies psychiatriques.

#### TRAITEMENT

Il repose sur la psychanalyse, sur une psychothérapie d'inspiration psychanalytique ou sur les techniques comportementales et cognitives (T.C.C.), complétées par l'administration temporaire d'anxiolytiques et d'antidépresseurs, selon l'évolution du trouble.

→ VOIR **Anxiété, Compulsion, Obsession.**

## Névrose phobique

Appréhension irraisonnée, peur morbide, concernant certains actes, situations ou objets, entraînant une inquiétude, une angoisse, qui entravent la vie personnelle et peuvent mener à une invalidité partielle ou totale.

La névrose phobique a été décrite par le psychanalyste autrichien Sigmund Freud sous le nom d'« hystérie d'angoisse ». Les psychanalystes l'expliquent par une angoisse d'origine sexuelle, comme dans le cas de l'hystérie, à cela près que les malades atteints de névrose phobique ont surtout peur de séduire ou d'être séduits. Pour les comportementalistes, c'est un trouble cognitif ou une difficulté rencontrée au cours de l'apprentissage des mécanismes constituant la personnalité.

Au sein des classifications des maladies, la névrose phobique fait partie des troubles anxieux, à côté de l'attaque de panique ou des T.O.C., ceci dans un souci de cohérence relatif aux traitements.

#### SYMPTÔMES ET SIGNES

Cette névrose est caractérisée par des phobies, qui déplacent l'angoisse provoquée par un conflit intérieur sur une situation extérieure précise : phobies de situations (claustrophobie, agoraphobie, topophobie - ou peur d'un lieu -, phobies des moyens de transport ou de certaines situations naturelles comme l'orage), phobies concernant les objets symboliques animés ou inanimés (objets tranchants, poussière, animaux, aliments, etc.), phobies d'impulsion par la peur de nuire ou de se nuire en accomplissant une action, phobies concernant le fonctionnement du corps (nosophobie - ou peur des maladies -, cancérophobie). En fait, toute situation ou objet peut déclencher une phobie. Le patient lutte contre sa phobie en évitant la situation redoutée ou en se faisant accompagner par une personne proche. Face à un danger réel, il peut en revanche témoigner d'un grand courage physique.

**TRAITEMENT**

Les thérapies comportementales et cognitives (T.C.C.) sont aujourd'hui considérées comme l'un des traitements les plus efficaces, à court ou moyen terme, des névroses phobiques. La psychanalyse, ou une psychothérapie d'inspiration psychanalytique, présente une efficacité à plus long terme. La prescription de médicaments anxiolytiques est associée, si les symptômes de la névrose phobique perturbent trop la vie sociale du patient et ce, pour une courte durée.

## Nez

Organe formant une saillie sur le tiers moyen de la hauteur de la face et constituant la partie initiale des voies respiratoires.

Le nez est composé d'os et de cartilages, qui constituent son squelette. Il contient la partie antérieure des fosses nasales, deux cavités tapissées de muqueuse qui s'ouvrent vers l'avant par deux orifices, les narines.

■ **Le squelette** du nez comprend deux parties, l'une osseuse, en haut, et l'autre cartilagineuse, en bas. La partie osseuse est formée, au milieu, par les os propres au nez et, sur les côtés, par le maxillaire supérieur. La partie cartilagineuse donne au nez son aspect pointu. Les cartilages et les os du nez sont recouverts de muscles.

■ **Les deux fosses nasales** comprennent une partie antérieure et une partie postérieure. La partie antérieure s'ouvre à l'extérieur par les deux orifices des narines. La partie postérieure s'ouvre par deux orifices, les choanes, dans le rhinopharynx (extrémité supérieure du pharynx). La cloison nasale, cartilagineuse en avant et osseuse en arrière, sépare les deux fosses. La paroi supérieure des fosses nasales est tapissée d'une muqueuse, dite muqueuse pituitaire, où se trouvent les cellules sensorielles olfactives ; elle est formée par l'os ethmoïde, lame perpendiculaire, qui sépare les fosses nasales du lobe frontal du cerveau. La paroi externe de chaque fosse nasale porte trois saillies osseuses allongées d'avant en arrière, les cornets inférieur, moyen (sous lequel s'ouvre le méat moyen, orifice de drainage des sinus) et supérieur, qui sont recouverts de muqueuse.

**FONCTIONNEMENT**

Le nez est l'organe de la respiration. L'air inspiré entre par les fosses nasales, qui l'humidifient, le réchauffent et le purifient grâce au mucus et aux cils qui retiennent les impuretés.

Le nez est aussi l'organe de l'odorat. Dans les parois supérieures des fosses nasales se

## NEZ

**Organe de l'odorat, le nez participe aussi à la respiration et à la phonation (ensemble des facteurs qui concourent à la production de la voix et, d'une façon plus générale, à celle de la parole). Il est soutenu par une charpente osseuse et cartilagineuse, et sa base est percée de deux orifices, les narines, faisant communiquer les fosses nasales avec l'extérieur. Celles-ci se prolongent en arrière, où elles sont bordées par trois saillies osseuses recouvertes de muqueuse, les cornets.**

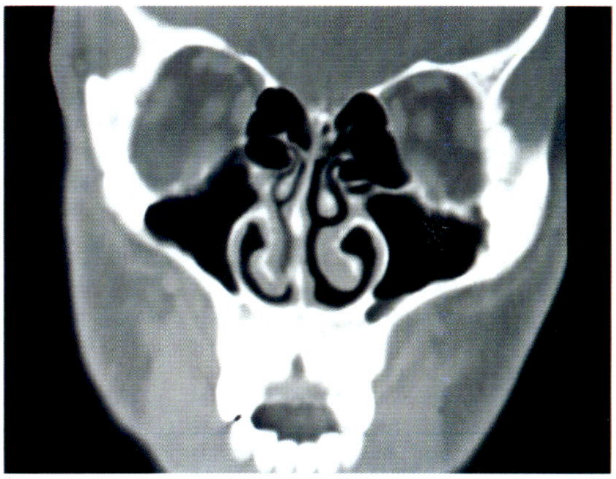

*En noir, sur le scanner, apparaissent les fosses nasales (avec, au centre, en grisé, les cornets) et, de chaque côté, les sinus.*

**Structure du nez**

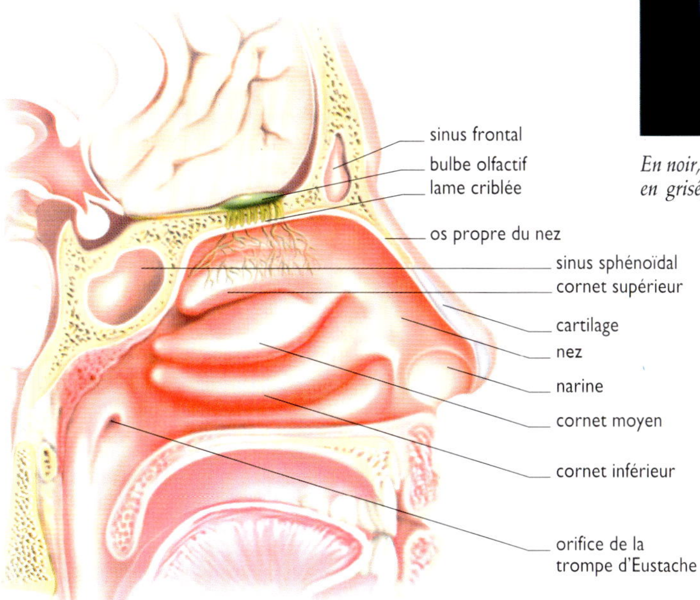


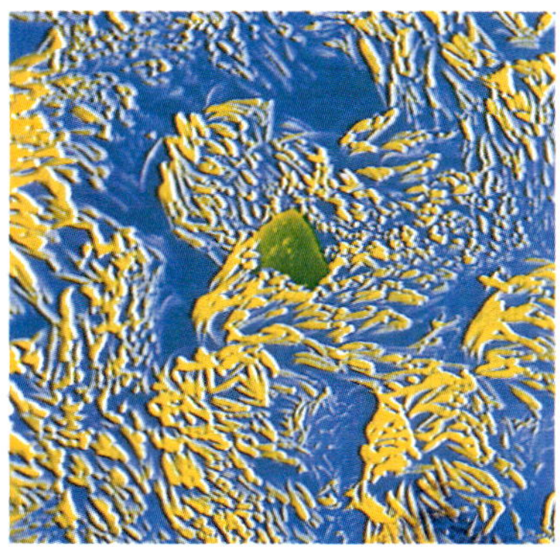

*Les cavités nasales sont tapissées par une muqueuse qui capte les molécules odoriférantes.*

**Dans les heures qui suivent la naissance, la sage-femme, ou, éventuellement, le médecin, pratique systématiquement un examen clinique standardisé. L'appréciation des fonctions vitales du nouveau-né (rythme cardiaque, fréquence respiratoire, etc.), de son tonus musculaire et de sa réaction aux stimulations est complétée par l'examen du système nerveux et des articulations ainsi que par la recherche d'une malformation externe (malformation de la colonne vertébrale, des organes génito-urinaires, etc.) ou interne (obstruction des fosses nasales, de l'œsophage, etc.). Enfin, des tests biologiques permettent de rechercher une phénylcétonurie (maladie caractérisée par un déficit enzymatique) ou une hypothyroïdie (insuffisance de la sécrétion de la glande thyroïde).**

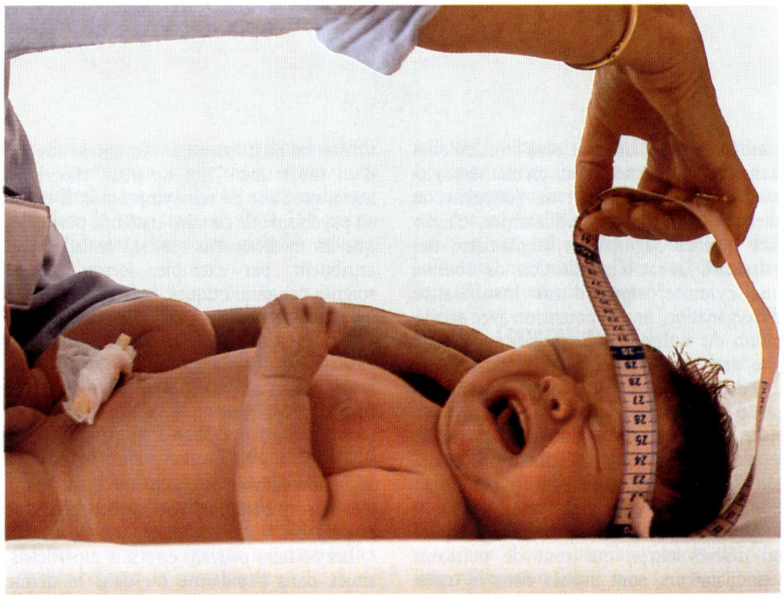

*Les mensurations prises à la naissance comprennent notamment une mesure du périmètre crânien afin de dépister une éventuelle anomalie telle qu'une hydrocéphalie (augmentation de la quantité de liquide cérébrospinal provoquant une dilatation des cavités de l'encéphale).*

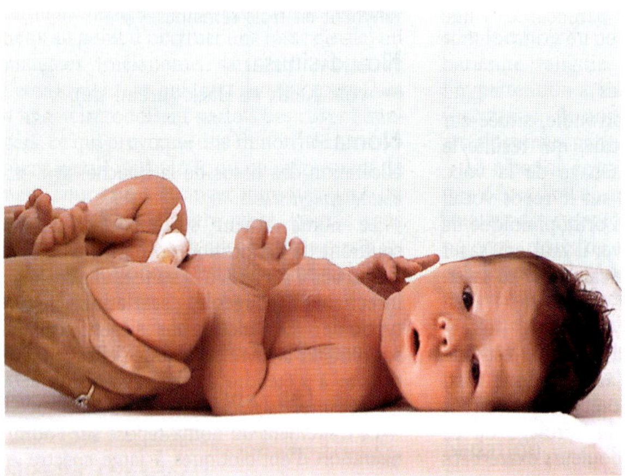

*Le dépistage d'une luxation congénitale de la hanche fait partie de l'examen du nouveau-né. Le médecin cherche, en rapprochant la cuisse de l'axe du corps, l'impression du ressaut, propre à cette malformation.*

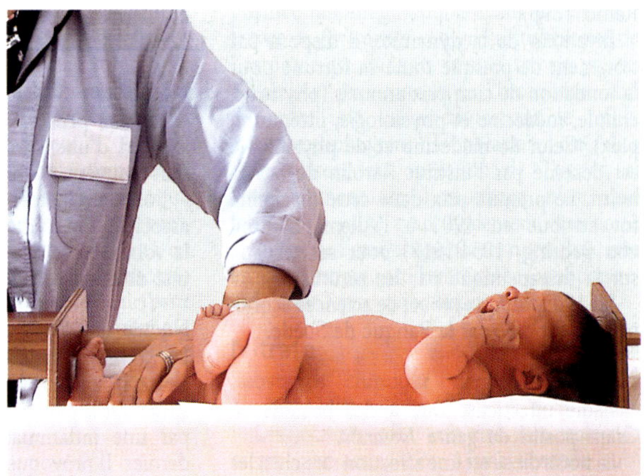

*La taille et le poids sont un bon indice de l'état de santé du nouveau-né. En cas d'écart avec les valeurs moyennes, il faudra tenir compte des antécédents maternels et du résultat des examens pratiqués.*

hormone, qui exerce son action en se fixant sur des récepteurs, dits alpha et bêta adrénergiques, spécifiques de certaines cellules de l'organisme (muscles, parois des vaisseaux). Une hypersécrétion de noradrénaline par un phéochromocytome (tumeur des glandes médullosurrénales) induit une hypertension artérielle sévère, traitée par l'ablation de la tumeur.

## Norwalk (virus de)

Virus à A.D.N. de la famille des calicivirus, dont il existe plusieurs espèces, responsables d'épidémies de gastroentérite (diarrhées, vomissements), surtout chez les enfants.

Le virus de Norwalk est présent sur toute la surface du globe. Sa transmission se fait par voie orofécale, c'est-à-dire par l'ingestion d'eau ou de coquillages contaminés par les matières fécales des malades.

## Nosocomial

Se dit d'une infection contractée à l'hôpital et non directement liée à l'affection pour laquelle le malade est hospitalisé.

→ VOIR Infection nosocomiale.

## Nosologie

Partie de la médecine qui étudie les critères qui servent à définir les maladies afin d'établir une classification.

Les maladies sont classées selon leurs causes (maladies infectieuses, maladies tumorales, etc.), selon leur localisation sur un organe ou un appareil (maladies du cœur, maladies du système nerveux, etc.) ou selon les lésions anatomiques qu'elles provoquent (tumeurs bénignes, tumeurs malignes, etc.).

## Nourrisson

Enfant dont l'âge se situe entre 29 jours (fin de la période néonatale) et 2 ans.

→ VOIR Alimentation du nourrisson, Allaitement, Croissance de l'enfant, Développement de l'enfant.

## Nouveau-né

Enfant, depuis le jour de sa naissance jusqu'à son 28e jour de vie.

Adaptation, maturation et développement constituent les grandes caractéristiques de cette phase de l'existence.

#### SOINS ET INSPECTION À LA NAISSANCE

Dès que l'enfant est né, il est généralement placé sur une table de réanimation chauffante : son cœur est ausculté et ses voies aériennes supérieures (fosses nasales et pharynx) sont doucement désobstruées. Un collyre antibiotique lui est administré pour prévenir tout risque de conjonctivite, ainsi qu'une ampoule de vitamine K, pour prévenir toute hémorragie. L'adaptation du nouveau-né à la vie extérieure s'évalue grâce à la cotation d'Apgar, qui permet d'apprécier l'état des grandes fonctions vitales dans les minutes qui suivent la naissance. Trois éléments sont essentiels pour cette évaluation : l'état des mouvements respiratoires spontanés, le rythme cardiaque et la couleur de la peau (rosée, pâle ou cyanosée), indice d'une bonne ou d'une mauvaise oxygénation sanguine. Si l'enfant est en bonne santé, il est mis au contact de sa mère, après avoir été lavé et séché. En revanche, s'il est pâle, s'il gesticule peu, s'il a un teint bleuté et ne respire pas immédiatement, il faut sans tarder lui assurer une ventilation efficace (à l'aide d'un masque à oxygène ou, en cas d'échec, par intubation trachéale) et, dans certains cas, procéder à un massage cardiaque.

**EXAMEN MÉDICAL DÉTAILLÉ**

Pendant sa première semaine de vie, le nouveau-né fait l'objet d'un examen approfondi effectué par un pédiatre. Il est souhaitable qu'une bonne partie de cet examen soit pratiquée en présence des parents.

■ **L'auscultation** sert à apprécier les fréquences cardiaque et respiratoire, ainsi que l'absence d'anomalies (souffle cardiaque, gêne respiratoire). La palpation des artères fémorales permet de s'assurer qu'il n'existe pas d'anomalie aortique (coarctation).

■ **L'examen de la peau** permet de mettre en évidence certaines anomalies cutanées (purpura, angiome) ou une coloration anormale (ictère, cyanose).

■ **L'examen morphologique** est destiné à éliminer l'éventualité d'une malformation qui aurait pu échapper à l'examen échographique anténatal. Une sonde est introduite dans l'œsophage pour vérifier qu'il n'y a pas d'atrésie (interruption) de cet organe ; une autre sonde est placée dans l'anus afin de dépister une malformation anorectale. Les choanes (orifices postérieurs des fosses nasales conduisant au pharynx) sont également sondés. On recherche une éventuelle division du palais (fente labiopalatine) ou une anomalie du bas de la colonne vertébrale. Les os et les articulations sont, eux aussi, inspectés pour détecter soit une déformation crânienne (céphalhématome, bosse sérosanguine), soit une fracture de la clavicule ou des membres supérieurs (due à une extraction difficile), ou encore des anomalies des doigts, des orteils ou une luxation de la hanche.

■ **L'examen des yeux** a pour but de vérifier que le regard s'oriente spontanément vers la lumière, qu'il suit horizontalement un objet contrasté (blanc et noir), qu'il n'y a pas de reflet dans les pupilles. Une conjonctivite (rougeur de l'œil) est recherchée. Une obstruction du canal lacrymal est suspectée si l'œil de l'enfant est souvent « collé », avec des sécrétions abondantes.

■ **L'examen de l'abdomen** conduit à apprécier l'état du reliquat du cordon ombilical (qui contient 3 vaisseaux) et, par palpation, la taille du foie. Chez le garçon, le pénis doit avoir une longueur minimale de 2 centimètres. Les deux testicules doivent être en place dans les bourses. Chez la fille, l'orifice vaginal doit être bien visible. Les sécrétions vaginales blanchâtres ou parfois hémorragiques qui peuvent survenir vers le 5e jour de la vie sont banales et ne nécessitent aucun traitement.

■ **L'examen neurologique**, primordial, comprend, entre autres, l'observation de la motricité spontanée de l'enfant ; celle-ci se caractérise notamment par une gesticulation asymétrique des membres, l'alternance des mouvements de flexion et d'extension, de l'ouverture et de la fermeture des mains. Le tonus de l'enfant est également apprécié (étude de l'extensibilité musculaire, du redressement de la tête et du tronc) et les réflexes dits primaires ou archaïques, propres au nouveau-né (agrippement, succion, marche automatique, etc.), sont contrôlés.

■ **Des tests biologiques de dépistage** sont pratiqués : le talon de l'enfant est légèrement incisé pour y prélever quelques gouttes de sang. Le test de Guthrie recherche la phénylcétonurie (maladie héréditaire caractérisée par un déficit enzymatique) ; une hypothyroïdie (insuffisance de la sécrétion de la glande thyroïde) est aussi recherchée. Les dépistages de la mucoviscidose et de la drépanocytose peuvent également être pratiqués.

**ALIMENTATION ET HYGIÈNE**

Les besoins alimentaires du nouveau-né sont de 60 millilitres quotidiens de lait maternel ou maternisé par kilogramme de poids à la naissance et de 150 millilitres quotidiens par kilogramme à la fin de la 1re semaine de vie. Le nouveau-né perd habituellement du poids pendant les trois premiers jours de sa vie, essentiellement en raison de la faiblesse de ses apports alimentaires ; mais il a, dans la plupart des cas, regagné son poids initial dès le 8e jour. La prise pondérale est ensuite, en moyenne, de 25 à 30 grammes par jour.

L'enfant doit être nettoyé et changé après chaque tétée ; s'il a les fesses facilement irritables, on les enduit d'une pâte à l'eau. Le cordon ombilical, qui doit être désinfecté tous les jours, tombe en moyenne vers le 8e jour. Le premier bain n'intervient souvent qu'après la chute du cordon ombilical.

Le nouveau-né doit être couché dans un lit à montants rigides, sur un matelas ferme occupant bien toute la surface libre et sans oreiller. La position idéale de couchage est sur le dos ou le côté. Il est préférable de le couvrir avec un surpyjama plutôt qu'avec une couette ou des couvertures, pour lui permettre d'être à l'aise dans ses mouvements sans se découvrir.

**SUIVI MÉDICAL**

La plupart des pays ont mis en place des structures médico-sociales permettant aux parents d'accéder à une surveillance médicale régulière de leur enfant.

**DÉVELOPPEMENT AFFECTIF**

Autant que de soins et de nourriture, le nouveau-né a besoin pour s'épanouir d'un contact précoce avec sa mère et son père. La chaleur et la tendresse qui lui sont prodiguées lui permettent de se développer de façon équilibrée.

→ VOIR Accouchement, Allaitement, Apgar (cotation d'), Guthrie (test de).

> **Les motifs de consultation**
>
> Certains symptômes doivent alerter les parents d'un nouveau-né et les conduire à contacter un médecin. C'est le cas si l'enfant a des selles plus liquides que d'habitude, vomit de façon répétée ou rejette de petites quantités de lait, plusieurs fois par jour, longtemps après avoir bu. De la même façon, une température supérieure à 37,8 °C ou inférieure à 36 °C, une respiration essoufflée au moment des tétées, un rhume permanent, une toux persistante ou une transpiration très abondante sont à prendre en compte. Enfin, si l'enfant ne réagit plus comme d'habitude, paraît mou et refuse de manger, ou si, au contraire, il semble avoir mal et être énervé, s'il devient pâle ou cyanosé de façon soudaine et perd connaissance, même brièvement, il faut consulter un médecin. En aucun cas les parents ne doivent donner de médicament à leur enfant sans avis médical.

## Noyade

Asphyxie due à l'immersion dans l'eau.

La noyade est responsable d'environ 140 000 décès par an dans le monde. Paradoxalement, les victimes sont souvent de bons nageurs qui ont surestimé leurs capacités ou n'ont pas tenu compte de la force des courants ; la noyade en piscine menace surtout les jeunes enfants. Une noyade est le plus souvent provoquée par la pénétration brutale d'eau, en quantité abondante, dans les voies respiratoires du sujet. Cependant, elle peut aussi être due à un arrêt cardiaque survenu au contact de l'eau, entraînant une perte de connaissance ; ce phénomène, appelé hydrocution, s'observe surtout lorsque l'eau est froide ou après une exposition à la chaleur ou un exercice physique.

Une noyade provoque une hypoxie (diminution de l'apport d'oxygène aux tissus) et une acidose (acidité sanguine excessive), responsables de lésions cérébrales et cardiaques.

Une noyade en eau froide déclenche rapidement une hypothermie (abaissement de la température du corps au-dessous de 35 °C). On peut aussi observer un œdème du poumon (le plasma sanguin sort des capillaires et inonde les alvéoles), lié soit à une atteinte directe de la structure et de la fonction des alvéoles pulmonaires, soit, en cas de noyade en eau de mer, à un appel d'eau plasmatique vers les alvéoles, du fait de la concentration en sel de l'eau inhalée, qui est plus élevée que celle du plasma.

**SAUVETAGE**

Il doit être entrepris immédiatement et par une personne connaissant le secourisme. Il

## Nycturie

Émission d'urines plus abondante la nuit que le jour.

La nycturie correspond à une inversion du rythme normal de la diurèse. Elle peut résulter d'habitudes particulières, chez des personnes qui boivent abondamment avant de se coucher, mais, dans la plupart des cas, elle est liée au fait que le rein est incapable de concentrer les urines pendant la nuit du fait d'une insuffisance rénale chronique.

## Nymphomanie

Exacerbation du désir sexuel chez la femme.

Les causes de la nymphomanie sont variées : conflit œdipien, besoin de se rassurer sur sa féminité dévalorisée, attitude inconsciente de revanche sur les hommes, proche du « collectionnisme » obsessionnel. Elle se caractérise par la recherche impérieuse d'expériences érotiques qui laissent la femme généralement insatisfaite. Elle peut être considérée comme une maladie dans la mesure où elle engendre une frustration chronique. Mais c'est aussi un symptôme que l'on retrouve dans d'autres maladies psychiatriques. La nymphomanie peut entraîner des difficultés de socialisation. Son traitement, si besoin est, relève le plus souvent des psychothérapies ou de la psychanalyse.

## Nystagmus

Mouvement involontaire des deux globes oculaires caractérisé par une succession rythmée de mouvements changeant alternativement de sens. Il existe deux types de nystagmus :

- **Le nystagmus à ressort vestibulaire** qui comporte une phase lente et une phase rapide, cette dernière définissant par convention le sens du nystagmus.
- **Le nystagmus pendulaire** où les deux secousses ont la même vitesse. Il peut être congénital ou révéler une sclérose en plaques.

**DIAGNOSTIC**

Le nystagmus est observé lors d'un examen clinique avec des lunettes grossissantes et exploré avec enregistrement par l'électronystagmographe (ENG) qui, grâce à des électrodes réparties autour des yeux, permet de transcrire sur papier les mouvements de l'œil.

Le nystagmus peut être spontané ou provoqué.

### Nystagmus spontané

Il est toujours pathologique et doit faire rechercher une cause congénitale ou acquise.

- **Les nystagmus congénitaux,** dus à des lésions oculaires, neurologiques ou sans cause précise, se manifestent dès la naissance ou lors de la petite enfance et s'atténuent parfois avec le temps. Ils peuvent accompagner d'autres maladies oculaires congénitales telles que la cataracte (opacité du cristallin qui produit une cécité complète ou partielle), l'albinisme, le strabisme, les lésions chorio-rétiniennes (atteintes de la rétine du fœtus). Ils peuvent aussi s'observer au cours de certaines affections neurologiques (hydrocéphalie, toxoplasmose cérébrale) ou apparaître de façon isolée, avec ou sans notion d'hérédité. Le nystagmus à ressort est la forme la plus courante des nystagmus congénitaux : les yeux bougent lentement dans un sens, à l'horizontale, puis rapidement dans le sens contraire. Le nystagmus pendulaire, quant à lui, se manifeste par des secousses rythmiques et horizontales d'égale durée.

Les nystagmus congénitaux s'intensifient avec la fatigue, les émotions, les efforts d'attention (pendant la lecture par exemple). L'enfant peut « bloquer » volontairement ses nystagmus ; il tourne alors fréquemment la tête, toujours du même côté, et risque de souffrir d'un torticolis.

- **Les nystagmus acquis** peuvent apparaître à l'adolescence ou à l'âge adulte ; ils sont alors le signe d'une affection neurologique (sclérose en plaques), d'une tumeur cérébrale ou vestibulaire s'accompagnant de troubles auditifs, ou d'une lésion du cervelet.

**TRAITEMENT**

Dans le cas des nystagmus congénitaux, le port de verres correcteurs à prismes permet de supprimer la mauvaise position de la tête. En effet, les prismes (qui sont adhésifs lorsqu'ils sont temporaires et incorporés aux verres lorsqu'ils sont définitifs) entraînent une déviation forcée des deux yeux vers la zone de blocage, évitant ainsi à l'enfant de tourner la tête pour utiliser cette zone. Lorsque ce traitement est efficace, une intervention chirurgicale, variable suivant le type de nystagmus et sa cause, peut permettre une amélioration définitive. Les nystagmus acquis, quant à eux, disparaissent avec le traitement de leur cause, lorsque celui-ci est possible.

### Nystagmus provoqué

Il peut être déclenché par une stimulation visible (nystagmus optocinétique ou nystagmus du « chemin de fer ») qui s'observe lorsque les yeux essaient de suivre des images qui défilent. Il peut être déclenché aussi par une stimulation instrumentale, soit lors de l'épreuve vestibulaire calorique qui permet de tester la fonction des vestibules gauche et droit séparément par une irrigation des conduits auditifs avec de l'eau à 30 °C ou 45 °C, soit par des épreuves rotatoires ou pendulaires, ou encore par des manœuvres de position exécutées par des mouvements brusques de la tête et du cou.

L'étude du nystagmus permet d'en définir le type et de classifier le vertige qui peut lui être associé en vue d'un traitement adapté.

# O

## Obésité

Excès de poids par augmentation de la masse de tissu adipeux.

La masse adipeuse représente normalement de 10 à 15 % du poids total chez l'homme, de 20 à 25 % chez la femme. On parle d'obésité lorsqu'elle atteint plus de 20 % du poids total chez l'homme, plus de 30 % chez la femme.

L'indice de masse corporelle (I.M.C.) exprime la corpulence : c'est le rapport du poids (en kilogrammes) sur le carré de la taille (en mètres carrés). Un I.M.C. normal se situe entre 18,5 et 25 kilogrammes par mètre carré. On parle d'obésité lorsqu'il est supérieur à 30.

La valeur dite de « poids idéal », qui servait autrefois de référence pour définir le surpoids et l'obésité, n'est plus usitée aujourd'hui. Cette notion est en effet trop artificielle et ne tient compte ni de l'âge, ni des variations ethniques, ni plus généralement d'aucun des divers facteurs pouvant moduler le poids physiologiquement normal d'un individu.

#### CAUSES

L'obésité est due à un apport énergétique supérieur aux dépenses de l'organisme. Cependant, cet excès d'apport alimentaire n'est souvent pas la seule explication, et des facteurs génétiques, métaboliques ou liés à l'environnement sont aussi à considérer.

#### DIFFÉRENTS TYPES D'OBÉSITÉ

■ **Les obésités androïdes ou abdominales,** où la graisse prédomine à la partie haute du corps et sur l'abdomen, sont typiques de l'obésité masculine.

■ **Les obésités gynoïdes ou fémorales,** où la graisse prédomine à la partie basse du corps (fesses, cuisses), sont caractéristiques de l'obésité féminine.

■ **Les obésités mixtes** combinent les deux formes précédentes d'obésité.

#### RISQUES ASSOCIÉS À L'OBÉSITÉ

L'obésité est un facteur de risque dans diverses affections : insuffisances coronarienne et cardiaque, hypertension artérielle, diabète, goutte, hyperlipidémies (taux sanguin de lipides excessif), lithiase biliaire, insuffisance respiratoire, maladies rhumatologiques, etc. Schématiquement, les obésités androïdes présentent davantage de complications de type métabolique (diabète, hypertension), alors que les obésités gynoïdes présentent davantage de complications rhumatologiques (problèmes articulaires).

Les risques n'étant cependant pas les mêmes pour tous les sujets obèses, ce qui est valable à l'échelle d'une population ne l'est pas nécessairement pour un individu.

#### TRAITEMENT

Le traitement de l'obésité repose sur la réduction de l'excès de poids par un régime ; lorsque l'obésité est due à une maladie, celle-ci doit être soignée. Tout régime doit être élaboré par un médecin qui effectuera un bilan clinique, fera une évaluation aussi précise que possible des apports alimentaires habituels du sujet et prescrira au besoin certains examens (bilan sanguin, dosages hormonaux). Le régime prescrit (avec la participation éventuelle d'un diététicien) sera le plus souvent hypocalorique, mais avec un apport protéinique (viande, poisson, œuf, produits laitiers) suffisant pour éviter une fonte des masses maigres (muscles, notamment) ; il proposera une réduction importante des produits et des boissons sucrés, une réduction des apports en autres glucides (céréales, féculents, fruits) et en lipides (corps gras, aliments les plus gras) ainsi qu'une diminution importante des boissons alcoolisées. Réparti en trois ou quatre prises journalières, le régime doit être le plus équilibré possible et comprendre des aliments de tous les groupes. Le poids à atteindre et la durée du traitement font l'objet d'un contrat préalable entre le patient et le praticien, révisable en cours de traitement. Une fois ce poids obtenu, le régime initial est progressivement élargi jusqu'à un retour à une alimentation normale, avec maintien d'un poids stabilisé. L'orlistat, un inhibiteur de la lipase intestinale, s'oppose à l'absorption des graisses. Associé à un régime, il permet une diminution de poids de 10 %. L'alternance de phases d'amaigrissement suivies de phases de reprise de poids est plus dangereuse pour la santé que l'absence de régime.

## Obnubilation

Trouble de la vigilance caractérisé par l'absence de réaction à des stimuli simples tels qu'une secousse, le bruit ou une lumière vive.

L'obnubilation témoigne d'une atteinte du système nerveux central : accident vasculaire cérébral, tumeur, intoxication ou trouble métabolique (diabète), traumatisme crânien. La vigilance du malade est altérée ; il est apathique, ne répond qu'aux questions simples - et lentement -, distingue mal toutes les informations provenant des organes sensoriels. L'obnubilation peut être associée à une désorientation dans le temps et dans l'espace, à une amnésie des faits récents, à des hallucinations, à des troubles du comportement. Elle peut aussi constituer le signe d'un début de coma.

Un sujet en état d'obnubilation doit être hospitalisé sans tarder.

L'obnubilation se rencontre parfois en psychiatrie, au cours des états mélancoliques ou crépusculaires. La recherche d'une cause médicale est toutefois indispensable.

## Obsession

Idée répétitive et menaçante, s'imposant de façon incoercible à la conscience du sujet, bien que celui-ci en reconnaisse le caractère irrationnel.

Actuellement, les obsessions font partie des T.O.C. (troubles obsessionnels compulsifs), terme qui remplace celui de « névrose obsessionnelle ».

Les thèmes de l'obsession peuvent être religieux (blasphème), moraux (doutes, scrupules), corporels (hantise de la saleté, des microbes) ou parfois plus abstraits (vérifications incessantes et futiles, manie de compter, souci de la symétrie). Le sujet lutte avec angoisse pour chasser son obsession, souvent au moyen de rites conjuratoires (geste à accomplir, formule à réciter, etc.).

On décrit deux types d'obsession : les obsessions phobiques, déclenchées à la seule idée d'un objet ou d'une situation donnés, et les obsessions impulsives, se manifestant par la peur de commettre un acte antisocial (le passage à l'acte étant cependant exceptionnel). L'obsession est le principal symptôme de la névrose obsessionnelle, mais un tel phénomène s'observe également au cours des dépressions, de la psychasthénie, de l'évolution des psychoses. Son traitement est essentiellement psychothérapique, la prise de médicaments psychotropes risquant à son tour d'induire un comportement obsessionnel débouchant sur une pharmacomanie.

## Obstétrique

Branche de la médecine qui prend en charge la grossesse, l'accouchement et les suites de couches.

L'obstétrique comprend l'étude anatomique, physiologique et pathologique de l'appareil génital de la femme durant la grossesse, ainsi que l'étude du développement de l'embryon (embryologie) puis du fœtus (fœtologie). Avec la pédiatrie, l'obstétrique recouvre également l'étude du développement normal ou pathologique du nouveau-né. Les médecins spécialistes, les obstétriciens, pratiquent en général simultanément l'obstétrique et la gynécologie.

## Obstruction

Engorgement d'un conduit naturel : digestif, urinaire ou vasculaire.

On distingue deux types d'obstruction.

■ **Les obstructions extrinsèques** sont dues à une affection des tissus voisins du conduit (tumeur, infection aiguë, fibrose) comprimant ou enserrant celui-ci.

■ **Les obstructions intrinsèques** sont dues à un obstacle bloqué à l'intérieur du conduit ou développé sur sa paroi : tumeurs digestives et urinaires ; calculs urinaires ; caillots dans les veines ; caillots et plaques graisseuses d'athérome dans les artères.

Les principales conséquences des mécanismes obstructifs sont l'occlusion intestinale, la colique néphrétique, l'ischémie aiguë (interruption complète de la circulation artérielle provoquant une dévascularisation des tissus). Une fois le siège de l'obstruction localisé à l'aide d'examens (radiologiques, notamment), on procède à une désobstruction, soit chirurgicale, soit instrumentale, sous contrôle radiologique.

## Obturation dentaire

Insertion d'un matériau dans une cavité dentaire.

#### OBTURATION ENDODONTIQUE

Ce procédé permet de fermer de façon étanche et durable le canal dentaire, après l'avoir nettoyé, à l'aide d'un film de ciment à base d'eugénol-oxyde de zinc associé à de la gutta-percha.

#### OBTURATION CORONAIRE

Ce procédé vise à rendre sa forme normale à une dent traitée pour une carie ou pour une fracture. Lorsque la restauration de la dent est réalisée directement, le matériau d'obturation peut être métallique (amalgame : on parle alors de plombage) ou organominéral (composite, verre ionomère) ; malléable lors de son insertion, il acquiert ensuite sa dureté finale. Il est aussi possible d'utiliser un matériau d'obturation non malléable (or, céramique) : dans ce cas, on parle d'inlay ou d'onlay dentaire. Préparé en laboratoire à partir d'une empreinte de la dent taillée, celui-ci est ensuite collé ou scellé.

La longévité des obturations coronaires dépend de l'étendue de la lésion, de l'hygiène dentaire, du matériau choisi et de la façon dont celui-ci est sollicité quotidiennement lors de la mastication.

## Occlusion dentaire

Positionnement des dents du maxillaire supérieur par rapport aux dents du maxillaire inférieur lorsque la bouche est fermée.

L'occlusion dentaire permet la mastication des aliments, une déglutition correcte, ainsi que le repos des muscles responsables de la mastication. Lorsqu'elle est normale, incisives et canines supérieures recouvrent légèrement celles du maxillaire inférieur, les cuspides (protubérances situées sur la surface des dents) des prémolaires et des molaires inférieures s'inscrivant dans les sillons correspondants de leurs homologues supérieures.

→ VOIR Malocclusion dentaire.

## Occlusion intestinale

Obstruction partielle ou totale de l'intestin grêle ou du côlon.

#### CAUSES

Les occlusions intestinales peuvent être mécaniques (liées à un obstacle organique) ou fonctionnelles (par spasme ou paralysie de la musculature lisse intestinale).

■ **Les occlusions mécaniques** comprennent les occlusions par strangulation et les occlusions par obstruction. Les premières se caractérisent par l'existence de lésions vasculaires, liées à l'écrasement ou à la torsion des vaisseaux. La compression entraîne un arrêt de l'irrigation sanguine pouvant conduire à la gangrène. Il peut s'agir de l'étranglement brutal d'une anse intestinale au contact d'une bride (adhérence consécutive à une intervention chirurgicale) ; de l'étranglement d'une hernie inguinale ou crurale ; de la torsion d'une boucle trop longue du côlon sigmoïde sur elle-même, ou volvulus. Les occlusions par obstruction sont, quant à elles, provoquées par le développement d'une tumeur de l'intestin, maligne ou bénigne, qui rétrécit le conduit intestinal, ou par une maladie inflammatoire ou une diverticulite (infection des diverticules intestinaux).

■ **Les occlusions fonctionnelles** se caractérisent par une paralysie de l'intestin déclenchée par une lésion d'un organe voisin : appendicite, abcès, hématome, pancréatite.

#### SYMPTÔMES ET SIGNES

Dans tous les cas d'occlusion intestinale, les aliments et les sécrétions s'accumulent en amont de l'obstruction ou de la paralysie en créant une importante distension de l'intestin. Les symptômes comprennent des douleurs fortes, évoluant par crises et suivies d'accalmies, des vomissements, l'arrêt des matières et des gaz, et un météorisme (distension localisée de l'abdomen). L'accumulation de liquide en amont de l'obstacle et les vomissements provoquent une déshydratation importante pouvant entraîner un état de choc, avec chute de la tension artérielle et insuffisance rénale.

#### DIAGNOSTIC ET ÉVOLUTION

Le diagnostic doit être confirmé sans délai par la radiographie sans préparation de l'abdomen, qui montre une clarté gazeuse surmontant un niveau horizontal liquidien. Il faut alors préciser le mécanisme, le siège, voire la cause, de l'occlusion, en tenant compte des antécédents (intervention ancienne), de la brutalité d'installation en cas de strangulation et des signes radiologiques, notamment du résultat du scanner. En effet, une occlusion intestinale est mortelle si elle n'est pas soignée.

#### TRAITEMENT

Il nécessite une hospitalisation et consiste d'abord à placer une sonde gastrique pour aspirer le liquide en amont de l'occlusion et à rétablir l'équilibre physiologique par des perfusions. Une occlusion par strangulation nécessite une intervention chirurgicale rapide (dans un délai de quelques heures). En cas d'occlusion par obstruction, l'intervention est moins urgente et peut attendre 1 ou 2 jours. La continuité intestinale est rétablie soit immédiatement, soit après une colostomie (abouchement du côlon, incisé ou sectionné, à la peau) durant quelques semaines. Le traitement d'une occlusion fonctionnelle consiste à traiter la cause de l'occlusion.

## Occlusion du nouveau-né

Obstruction partielle ou totale des voies digestives du nouveau-né se traduisant par une interruption ou une non-apparition du transit intestinal.

#### CAUSES

Des malformations sont le plus souvent en cause. Certaines d'entre elles doivent être systématiquement diagnostiquées à la naissance (malformations anorectales, atrésie de l'œsophage). D'autres occlusions peuvent être dues à des infections sévères (entérocolite ulcéronécrosante).

#### DIFFÉRENTS TYPES D'OCCLUSION

On distingue différents types d'occlusion en fonction de leur localisation et de l'anomalie qui les provoque.

■ **Les atrésies de l'intestin grêle et du côlon** sont des interruptions congénitales de ces organes.

■ **L'entérocolite ulcéronécrosante du prématuré** (inflammation de la muqueuse intestinale avec ulcères et plages de nécrose) concerne le plus souvent les enfants nés avant 32 semaines de grossesse ou ayant subi une réanimation difficile à la naissance. L'origine bactérienne ou virale de la maladie est discutée.

■ **L'iléus méconial,** caractérisé par la présence d'un volumineux amas de méconium (première selle du nouveau-né) épaissi, s'observe fréquemment dans le cadre de la mucoviscidose.

■ **La maladie de Hirschsprung** est une affection congénitale caractérisée par une absence d'innervation d'une partie du côlon qui inhibe le péristaltisme et empêche le transit de s'effectuer normalement.

■ **Les occlusions duodénales** concernent le segment supérieur de l'intestin.

■ **Le volvulus total du grêle** est une torsion de l'intestin grêle sur lui-même, qui risque d'entraîner rapidement une nécrose de cette portion de l'intestin.

#### SYMPTÔMES ET SIGNES

L'abdomen est ballonné lorsque l'obstacle intestinal est bas (occlusions coliques) ; il est plat dans les occlusions hautes, par exemple duodénales. Des vomissements bilieux peuvent se produire (entérocolite ulcéronécrosante). Le retard ou l'absence d'émission du méconium s'observe également dans la maladie de Hirschsprung, la mucoviscidose, une atrésie de l'intestin grêle ou lorsque le côlon est de petite taille. En outre, l'occlusion, souvent douloureuse, provoque des cris chez l'enfant.

#### DIAGNOSTIC

Il repose sur l'examen clinique de l'enfant. Le toucher rectal est parfois utile pour mettre en évidence un rétrécissement du canal anal ou pour provoquer une émission de méconium, notamment dans la maladie de Hirschsprung.

La confirmation du diagnostic a lieu en milieu chirurgical spécialisé, où sont pratiqués les examens radiologiques complémentaires (radiographie simple de l'abdomen, le plus souvent). Une biopsie rectale est nécessaire au diagnostic de la maladie de Hirschsprung.

**TRAITEMENT ET PRONOSTIC**
Un traitement médical est souvent immédiatement mis en route : aspiration gastrique, traitement antibiotique, alimentation par perfusion intraveineuse, pose d'une sonde rectale dans certains cas. Le traitement chirurgical est indiqué devant des lésions étendues : détorsion de l'intestin grêle, ablation du segment lésé et abouchement des parties saines du tube digestif, etc. Le pronostic de ces interventions est généralement bon. Cependant, le traitement chirurgical des occlusions duodénales ne permet pas toujours la reprise immédiate du transit intestinal.

→ VOIR Atrésie, Hirschsprung (maladie de).

## Occlusion de l'œil

Oblitération de l'œil ou obstruction d'une ouverture ou d'un vaisseau de cet organe.

Les occlusions de l'œil peuvent être pathologiques - occlusions des artères ou des veines de la rétine - ou thérapeutiques.

### Occlusion artérielle rétinienne

C'est un arrêt de la circulation dans l'artère centrale de la rétine ou dans l'une de ses branches de division.

**CAUSES**
Cette occlusion est due le plus souvent à la présence, sur la paroi interne d'une artère à destinée céphalique (artère carotide primitive ou interne, aorte thoracique, etc.), d'une plaque d'athérome (dépôt graisseux), favorisée par le diabète, l'hypertension artérielle ou un taux élevé de lipides dans le sang. Un fragment de plaque détaché (ou embole) est alors parfois entraîné par la circulation et obture brusquement l'artère centrale de la rétine. Une embolie peut également se produire dans certaines affections cardiaques (valvulopathie mitrale, fibrillation auriculaire). Plus rarement, la maladie de Horton (inflammation d'une ou des deux artères temporales), qui touche les personnes âgées, peut être responsable d'une occlusion de l'artère rétinienne.

**SYMPTÔMES ET SIGNES**
Un sujet atteint d'occlusion artérielle de la rétine perd brutalement la vue d'un œil, en quelques secondes. Si l'occlusion touche une branche de l'artère, la perte de la vue est partielle et correspond à la portion de rétine atteinte. Cette perte de la vision est parfois précédée d'épisodes identiques mais brefs. L'occlusion ne provoque aucune douleur ; il n'y a pas de modification de l'aspect extérieur de l'œil, si ce n'est une dilatation de la pupille, qui ne réagit pas à la lumière.

**DIAGNOSTIC**
L'examen du fond d'œil décèle sur la rétine un œdème blanc, sur lequel ressort la tache rouge de la macula. Les artères sont filiformes.

**TRAITEMENT ET PRONOSTIC**
Le traitement est urgent car, en quelques heures, l'occlusion de l'artère centrale de la rétine entraîne la cécité définitive du côté atteint. Le traitement d'une occlusion artérielle rétinienne due à une embolie consiste en l'administration de médicaments vasodilatateurs et anticoagulants par voie générale. La maladie de Horton nécessite un traitement par les corticostéroïdes.

Malgré la rapide mise en œuvre du traitement, la vue demeure souvent définitivement perdue.

### Occlusion veineuse rétinienne

C'est un arrêt de la circulation dans la veine centrale de la rétine ou dans l'une de ses branches.

**CAUSES ET SYMPTÔMES**
L'occlusion veineuse rétinienne a pour causes les plus fréquentes l'hypertension artérielle, l'artériosclérose, la thrombose veineuse.

Le sujet constate une baisse rapide et plus ou moins importante de la vision d'un œil. Aucun autre signe n'est décelable.

**DIAGNOSTIC ET TRAITEMENT**
L'examen du fond d'œil révèle de nombreuses hémorragies disséminées sur toute la rétine avec des veines dilatées et, parfois, de petites taches blanches à contours flous, signes d'ischémie rétinienne (diminution importante de l'irrigation sanguine). L'angiographie oculaire précise si l'occlusion est de type ischémique (arrêt de la circulation sanguine) ou œdémateux. Selon les cas, un traitement anticoagulant ou antiagrégant plaquettaire peut prévenir l'extension de l'altération visuelle du côté atteint. Cette thérapeutique doit être associée au traitement de la cause de l'occlusion. La vue n'est cependant presque jamais totalement retrouvée.

### Occlusion thérapeutique

L'occlusion oculaire est l'opération qui consiste à couvrir un œil pour obliger l'autre à « travailler », en cas d'amblyopie (perte partielle ou relative de la vision d'un œil). Cette occlusion thérapeutique d'un œil s'adresse aux enfants de moins de 6 ans et donne de bons résultats lorsqu'elle est suivie pendant toute la durée du traitement (plusieurs mois). Elle peut être aussi utilisée pour éliminer une des images, en cas de diplopie (perception dédoublée d'un objet).

## Ochronose

Maladie héréditaire due à des anomalies du métabolisme de certains acides aminés (phénylalanine, tyrosine).

Très rare, l'ochronose se manifeste par une accumulation d'un dérivé de la tyrosine dans le sang puis dans les urines, ce qui se traduit dès la naissance par une coloration brun foncé des urines, ou alcaptonurie. S'y associe une pigmentation gris bleuté de la peau, fonçant progressivement, en petites taches qui finissent par confluer sur le visage, la poitrine et le dos des mains. Plus tardivement apparaissent des lésions rhumatismales (arthrose vertébrale, ossification des tendons) qui peuvent être invalidantes. Il n'existe actuellement aucun traitement efficace de cette maladie.

## Oculomotricité

Mobilité des yeux à l'intérieur des orbites.

L'oculomotricité est assurée grâce à deux types d'organes : les muscles et les nerfs oculomoteurs.

■ **Les muscles oculomoteurs** sont au nombre de 6 par œil : 4 muscles droits (supérieur, inférieur, interne et externe) et 2 obliques (grand et petit).

■ **Les nerfs oculomoteurs**, qui sont 3 par œil, commandent les muscles du même nom : le nerf moteur oculaire commun commande tous les muscles, sauf le droit externe et le grand oblique ; le nerf moteur oculaire externe commande le muscle droit externe ; le nerf pathétique commande le muscle grand oblique.

L'oculomotricité est évaluée par un bilan orthoptique, éventuellement complété par le test de Lancaster.

**PATHOLOGIE**
L'oculomotricité peut être affectée dans plusieurs cas : traumatismes crâniens et orbitaires, tumeurs comprimant les nerfs oculomoteurs, hypertension intracrânienne, diabète, maladies vasculaires, sclérose en plaques, certaines inflammations et infections cérébrales.

→ VOIR Ophtalmoplégie.

## Ocytocine

Hormone polypeptidique (constituée d'une chaîne d'acides aminés) synthétisée par l'hypothalamus et sécrétée par la posthypophyse (partie postérieure de l'hypophyse, glande située à la base du cerveau) qui la stocke, dont la fonction est de stimuler la contraction du muscle utérin et de favoriser l'allaitement.

Découverte en 1954, l'ocytocine a une structure très proche de celle de l'hormone antidiurétique. Il est possible aussi que des substances apparentées soient sécrétées par l'ovaire.

L'ocytocine interviendrait au cours de l'accouchement en stimulant les contractions utérines, mais on ignore toujours le mode de déclenchement de l'accouchement et la physiologie des contractions. Par ailleurs, la sécrétion d'ocytocine est stimulée par l'allaitement et contribue à faciliter celui-ci en provoquant l'éjection du lait par la contraction des cellules myoépithéliales des glandes mammaires. Cependant, un déficit complet en ocytocine n'empêche ni la grossesse, ni le déroulement normal de l'accouchement, ni l'allaitement.

**UTILISATION THÉRAPEUTIQUE**
L'ocytocine peut être obtenue par synthèse. Administrée par voie intraveineuse lente, elle est souvent utilisée au cours de l'accouchement pour augmenter la fréquence et l'intensité des contractions utérines et diriger le travail, et, éventuellement, après la naissance lors des hémorragies de la délivrance, pour favoriser l'expulsion du placenta.

## Ocytocique

Médicament capable de provoquer ou de stimuler les contractions de l'utérus lors d'un accouchement.

### Œdème maculaire
Cette infiltration de liquide sous la macula (partie de la rétine responsable de l'acuité visuelle) est liée à l'occlusion de la veine centrale de la rétine, ou à une affection de la rétine, causée par un diabète ou par une hypertension artérielle. Un œdème maculaire se traduit par une baisse importante de l'acuité visuelle et peut provoquer des exsudats de plasma dans toute la rétine ou un soulèvement localisé de celle-ci. Un œdème maculaire dit « cystoïde » est composé de petits kystes juxtaposés qui, faute de traitement, peuvent détruire progressivement la rétine, en plusieurs mois ou en plusieurs années. L'angiographie oculaire met en évidence l'œdème maculaire. Le traitement de cet œdème est celui de sa cause.

### Œdème palpébral
Cette infiltration de liquide sous la paupière est consécutive à un traumatisme ou à une inflammation (orgelet, par exemple). Un œdème palpébral se manifeste par un gonflement bien visible d'une ou des deux paupières, parfois accompagné d'une rougeur, d'une sensation de chaleur ou d'une douleur. Le traitement fait appel aux anti-inflammatoires locaux ou généraux.

### Œdème papillaire
Cette infiltration de liquide dans la papille (tête du nerf optique) peut être due à une hypertension intracrânienne ; elle atteint alors les deux yeux. Si elle est unilatérale, elle peut témoigner d'une inflammation de la papille (papillite) ou d'un défaut d'irrigation sanguine (ischémie papillaire). On la rencontre également lors de la sclérose en plaques. Un tel œdème entraîne une baisse de l'acuité visuelle. Visible à l'examen du fond d'œil, la papille gonflée apparaît plus saillante et ses contours s'estompent. Des hémorragies plus ou moins abondantes peuvent se produire à sa périphérie ainsi qu'une dilatation des capillaires et des veines. Le traitement est celui de la cause. Un œdème papillaire régresse en une période allant de quelques jours à quelques mois. Des séquelles sont possibles : une atrophie optique (caractérisée par une papille plate et blanche) entraîne, si les fibres visuelles sont détruites, une atteinte de la vision pouvant aller de l'amputation du champ visuel à la vision nulle.

## Œdème pulmonaire
Envahissement des alvéoles pulmonaires par du plasma sanguin ayant traversé la paroi des capillaires (petits vaisseaux).

L'œdème pulmonaire est la principale manifestation clinique de l'insuffisance cardiaque gauche.

**CAUSES**

Normalement, le système circulatoire permet l'échange d'eau et de nutriments entre le sang et les tissus à travers la paroi des vaisseaux, grâce à un équilibre subtil entre les forces de la pression hydrostatique (tendant à faire sortir les liquides hors du vaisseau) et celles de la pression oncotique (liée aux protéines, tendant à retenir les liquides à l'intérieur du vaisseau), s'effectuant en sens opposé. L'insuffisance cardiaque gauche provoque des anomalies de la circulation sanguine (débit, pression, vitesse, etc.), et le cœur défaillant ne peut assurer un débit suffisant pour couvrir, au repos ou à l'effort, les besoins de l'organisme. Le sang s'accumule alors dans la circulation pulmonaire, où il entraîne une augmentation de la pression intravasculaire et une fuite du plasma vers les alvéoles pulmonaires. Ces dernières sont ainsi peu à peu inondées et l'oxygénation normale du sang par les poumons ne peut plus s'effectuer.

Un œdème pulmonaire est le plus souvent d'origine hémodynamique, lié à une augmentation des pressions dans la circulation pulmonaire. Celle-ci peut être due à un mauvais fonctionnement du cœur, à une poussée d'hypertension artérielle systémique, ou encore à une hypervolémie (augmentation du volume sanguin). Beaucoup plus rarement, l'œdème pulmonaire peut être dû à une altération de la perméabilité des capillaires pulmonaires par des agents infectieux (virus de la grippe, certaines bactéries) ou toxiques.

**SYMPTÔMES ET SIGNES**

Dans l'œdème pulmonaire aigu, un essoufflement intense apparaît brutalement chez le malade, l'obligeant à se tenir assis ou debout (orthopnée), ainsi qu'une toux, accompagnée parfois de crachats mousseux rosés caractéristiques. L'apparition plus ou moins rapide des signes (œdème subaigu) dépend du mode évolutif de l'insuffisance ventriculaire gauche.

**DIAGNOSTIC**

L'auscultation du cœur indique une tachycardie (accélération du rythme cardiaque), celle des poumons des râles secs, dits crépitants, prédominant aux bases. D'autres signes d'insuffisance cardiaque périphérique (augmentation de la taille du foie, turgescence des veines jugulaires) sont plus rares, l'œdème pulmonaire se manifestant surtout lorsque l'insuffisance ventriculaire gauche ne s'est pas encore compliquée d'une insuffisance ventriculaire droite.

La radiographie du thorax montre un gros cœur et une surcharge vasculaire au niveau des poumons, qui se traduit par une augmentation du diamètre des artères pulmonaires et par l'existence d'opacités caractéristiques.

L'analyse des gaz du sang artériel indique une diminution simultanée de la teneur en oxygène et en gaz carbonique. L'électrocardiographie confirme la tachycardie ; elle peut orienter vers l'origine de la maladie et mettre en évidence un facteur déclenchant, comme un trouble du rythme. Enfin, l'échocardiographie prouve l'existence d'une atteinte cardiaque et en précise le type. Associée au Doppler cardiaque, elle permet de préciser les pressions régnant dans la circulation pulmonaire.

**TRAITEMENT**

Les diurétiques par voie intraveineuse et/ou les vasodilatateurs, en particulier veineux, traitent les symptômes et entraînent une diminution rapide de la pression dans la circulation pulmonaire. Ils ont remplacé la « saignée » historique. L'amélioration de l'oxygénation se fait par inhalation d'oxygène à l'aide d'une sonde ou d'un masque et la correction de la chute du débit cardiaque se traite par des médicaments cardiotoniques.

Le traitement de fond est celui de la maladie en cause et doit être entrepris chaque fois que cela est possible (normalisation d'une hypertension artérielle, par exemple).

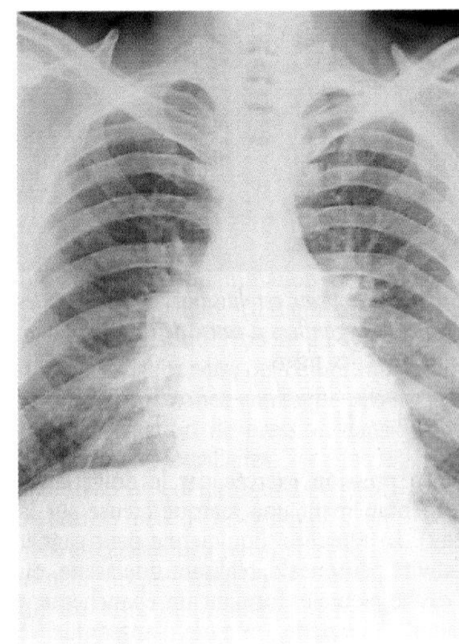

***Œdème pulmonaire.*** *Les branches des artères pulmonaires, qui partent de chaque côté du cœur (au centre), sont anormalement visibles.*

## Œdipe (complexe d')
Stade du développement psychologique de l'enfant, caractérisé par un fort attachement affectif pour le parent de sexe opposé. SYN. *période œdipienne.*

Le terme de complexe d'Œdipe est créé par Sigmund Freud en 1910, par analogie avec la tragédie de Sophocle *Œdipe Roi,* fondée sur le meurtre du père et sur la consommation de l'inceste avec la mère.

Le complexe d'Œdipe revêt une importance cruciale dans la formation de la personnalité tout entière. Il se situe entre 3 et 6 ans et diffère selon le sexe du sujet.

Chez le garçon, le père est aimé et craint à la fois (ambivalence), avec peur d'un châtiment (angoisse de la castration).

Chez la fille, l'absence de pénis entraîne un sentiment de haine envers la mère, avec envie admirative de posséder le phallus du père (complexe d'Électre).

La sortie du stade du complexe d'Œdipe et le renoncement aux fantasmes qui lui sont liés marquent l'accès au stade génital et à la sexualité adulte. La fixation au stade œdipien serait à la racine de nombreux troubles névrotiques (hystérie, névrose obsessionnelle et phobique) et de troubles graves de la personnalité. Elle expliquerait aussi certains choix amoureux (attachement pour tel type d'homme ou de femme, homosexualité, perversions).

Ce concept est universellement pris en compte car il constitue un passage obligé du développement psychique.

## Œil

Organe de la vue contenu dans l'orbite. SYN. *globe oculaire*. (P.N.A. *oculus*)

Ce terme recouvre souvent aussi les annexes de l'œil : paupières, conjonctive, appareil lacrymal et muscles oculomoteurs.

**STRUCTURE**

L'œil est un organe sphérique formé d'une coque résistante entourant le contenu proprement dit.

■ La coque oculaire, enveloppe externe de l'œil, se compose de 3 tuniques concentriques : une membrane de protection, une membrane nourricière et une membrane sensorielle. La première, la plus externe, est constituée de la sclérotique (blanc de l'œil), traversée en arrière par le nerf optique et se prolongeant en avant par la cornée, transparente et bombée, très innervée. La cornée est le premier et le plus puissant dioptre (surface optique intervenant dans la réfraction) du système optique de l'œil. La zone d'union entre la sclérotique et la cornée est le limbe sclérocornéen. La deuxième membrane, nourricière, appelée uvée, est la tunique moyenne de l'œil, riche en vaisseaux. Elle se compose, en arrière, de la choroïde, membrane mince et vascularisée, et, en avant, du corps ciliaire et de l'iris, celui-ci étant percé au centre par la pupille, dont le diamètre varie suivant l'intensité de la lumière. La tunique la plus profonde est la membrane sensorielle, récepteur visuel proprement dit, composée uniquement de la rétine, membrane fine et translucide contenant les cônes et les bâtonnets, cellules qui captent la lumière.

■ Le contenu de l'œil est constitué, d'avant en arrière, par l'humeur aqueuse qui nourrit la cornée et passe dans la chambre antérieure (entre la cornée et l'iris) par la pupille, avant d'être éliminée à l'angle formé par l'iris et la cornée ; par le cristallin (lentille biconvexe transparente de 1 centimètre de diamètre), situé en arrière de l'iris, avec lequel il délimite la chambre postérieure, et relié au muscle ciliaire par un ligament annulaire, appelé zonule, lequel est responsable de l'accommodation ; par le corps vitré, ou vitré, gel transparent qui remplit le globe oculaire entre le cristallin et la rétine, et qui assure le maintien du volume de l'œil.

**PHYSIOLOGIE**

Les deux yeux travaillent de façon conjuguée sous le contrôle du cerveau, prenant la même direction pour fixer un objet afin qu'une image nette se forme sur chaque rétine. Ils font la mise au point en fonction de la distance de l'objet regardé grâce au processus d'accommodation. Normalement, les mouvements des deux yeux sont parfaitement coordonnés dans toutes les positions du regard, de loin, de près, en convergence. La vision binoculaire permet de percevoir aussi bien les reliefs que les distances.

## ŒIL

**L'œil est un organe complexe, à la fois capable de réfracter des rayons lumineux pour former une image sur la rétine (membrane tapissant le fond de l'œil, particulièrement sensible à la lumière) et de convertir cette image en un influx nerveux, transmis par le nerf optique au cerveau, où elle est interprétée. Comme chaque œil reçoit une image légèrement différente de l'objet regardé, le cerveau compare les informations en provenance de chaque œil pour reconstituer une image en trois dimensions.**

**L'œil et les muscles oculaires**

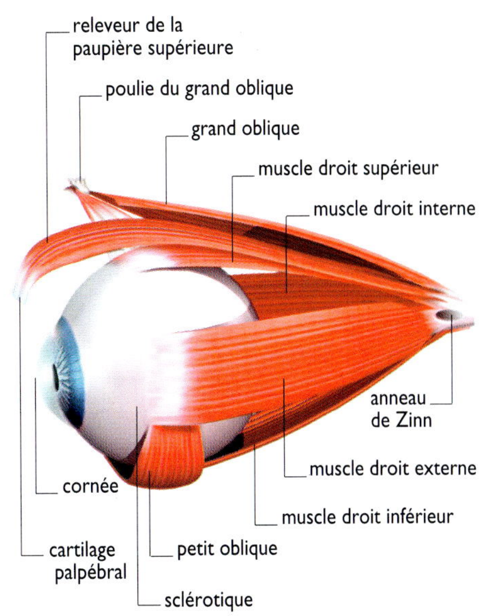


**Structure de l'œil**

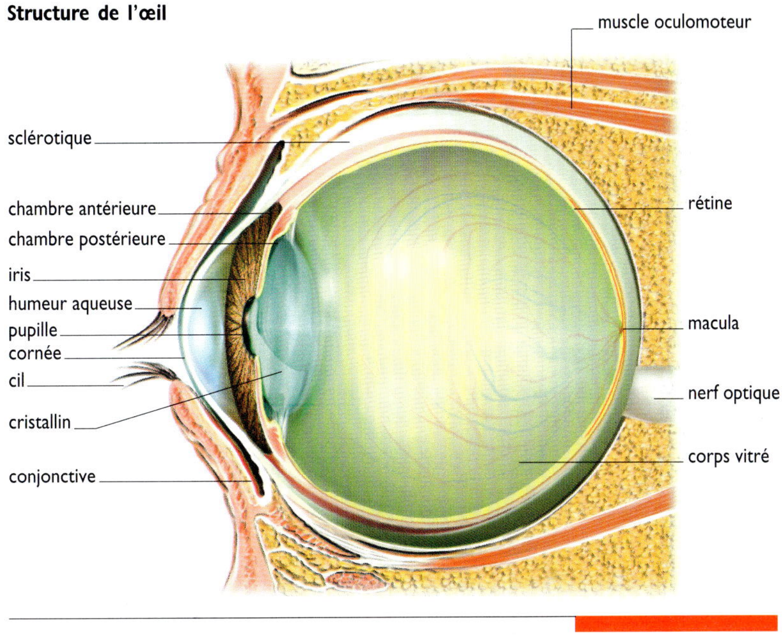


**EXAMENS**

L'examen ophtalmologique commence par un examen de la réfraction et de l'acuité visuelle de près et de loin, avec et sans correction. Le spécialiste procède ensuite à une étude de l'oculomotricité et de l'équilibre binoculaire ; il observe les paupières, examine le segment antérieur de l'œil (de la cornée au cristallin) au biomicroscope, mesure la pression intraoculaire et procède à un examen du fond d'œil.

Les examens complémentaires éventuels permettent d'évaluer le champ visuel et la vision des couleurs. Des examens électrophysiologiques (électrorétinographie, potentiels évoqués, électro-oculographie) explorent également le bon ou le mauvais fonctionnement des yeux. Le bilan orthoptique, éventuellement complété par le test de Lancaster, évalue l'oculomotricité. L'angiographie oculaire et l'échographie examinent les globes oculaires au plan anatomique. On peut recourir à d'autres examens radiologiques tels que les radiographies simples de l'orbite et les radiographies des voies lacrymales après injection d'un produit de contraste (dacryocystorhinographie). Enfin, le scanner et l'imagerie par résonance magnétique (I.R.M.) complètent l'exploration de tout l'appareil optique.

**PATHOLOGIE**

Les maladies de l'œil peuvent atteindre le globe oculaire, le nerf optique ou les annexes de l'œil (conjonctive, paupières, muscles et nerfs oculomoteurs).

■ Les affections congénitales sont dues à une modification d'origine génétique dans le développement de l'appareil oculaire, ou à une affection contractée pendant la vie intra-utérine (rubéole, par exemple).

■ Les affections inflammatoires atteignent la partie superficielle de l'appareil oculaire (conjonctivite, épisclérite) ou les revêtements internes (uvéite, choroïdite).

■ **Le glaucome** est une affection au cours de laquelle la pression intraoculaire, trop élevée, s'accompagne d'altérations du nerf optique. Il en existe plusieurs types dont le traitement diffère.

■ **Les maladies vasculaires** sont surtout graves quand elles concernent la vascularisation de la rétine ou du nerf optique (occlusion de l'artère ou de la veine centrale de la rétine).

■ **Les maladies dégénératives** peuvent être liées à des anomalies héréditaires (dégénérescences tapétorétiniennes) ou au vieillissement de l'œil (dégénérescence maculaire liée à l'âge, cataracte dite « sénile »).

■ **Les troubles de l'oculomotricité** sont représentés surtout par les paralysies oculomotrices (ophtalmoplégie) et par les strabismes.

→ VOIR **Réfraction oculaire, Vision.**

## Œillère

Petite coupe ovale servant à faire des bains d'yeux avec un produit antiseptique.

L'œillère est aujourd'hui très peu utilisée ; elle est remplacée par l'application locale de collyres antiseptiques ou d'une compresse imbibée d'un produit antiseptique.

## Œsophage

Conduit musculomembraneux reliant le pharynx à l'estomac. (P.N.A. *esophagus*)

L'œsophage est un conduit souple et contractile qui mesure chez l'adulte 25 centimètres de long et 2,5 centimètres de diamètre. Il se divise en trois segments (cervical, thoracique et abdominal) et est constitué de trois tissus de revêtement, ou tuniques (musculeuse, sous-muqueuse et muqueuse).

■ **L'œsophage cervical** fait suite au pharynx en regard de la 6e vertèbre cervicale. Il est en rapport en avant avec la trachée, en arrière avec le rachis, latéralement avec les éléments vasculaires jugulocarotidiens et les lobes de la glande thyroïde.

■ **L'œsophage thoracique** est longé par les deux nerfs pneumogastriques et se termine en traversant le diaphragme.

■ **L'œsophage abdominal** s'abouche à l'estomac en regard de la 12e vertèbre dorsale, après la traversée de l'orifice œsophagien du diaphragme.

#### FONCTIONNEMENT

La progression des aliments dans l'œsophage est le résultat d'une activité complexe. Quand le bol alimentaire (bouchée d'aliments mâchés et de salive) arrive au fond de la gorge, le sphincter supérieur de l'œsophage, ou bouche de l'œsophage, s'ouvre brièvement. Le bol alimentaire est alors conduit vers l'abdomen par des mouvements coordonnés : c'est le péristaltisme. Le passage dans l'estomac est possible grâce à l'ouverture du sphincter inférieur, le cardia. Un système nerveux propre, situé dans la paroi de l'œsophage, commande le fonctionnement de l'organe.

#### EXAMENS

L'œsophage peut être exploré soit par la

ŒSOPHAGE

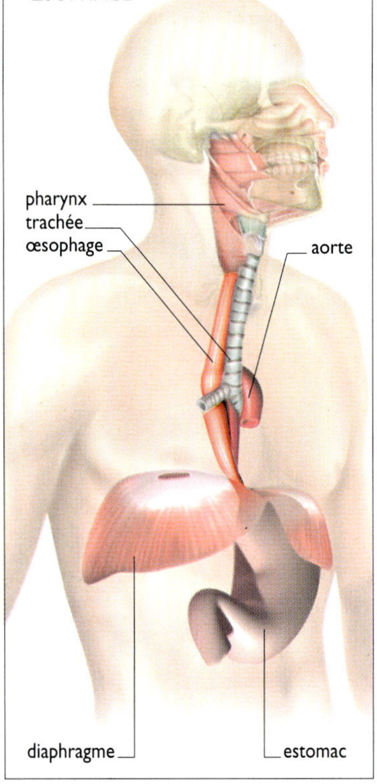


radiographie (radiographie simple, ou scanner), pratiquée après absorption d'un produit de contraste (œsophagographie), soit par la fibroscopie, à l'aide d'un conduit optique souple (œsophagoscopie), soit enfin par manométrie, procédé de mesure de la force et de la fréquence des contractions de l'œsophage.

#### PATHOLOGIE

L'œsophage peut être le siège de nombreuses affections.

■ **L'œsophagite par reflux,** ou œsophagite peptique, constitue la principale affection. Le reflux gastro-œsophagien est dû à une déficience du muscle sphincter inférieur de l'œsophage, qui laisse le suc gastrique s'échapper de l'estomac et remonter dans l'œsophage, où il occasionne des brûlures. Cette œsophagite peut être associée à une hernie hiatale.

■ **L'inflammation de la muqueuse œsophagienne** (œsophagite) se traduit par une déglutition difficile et douloureuse.

■ **Les tumeurs de l'œsophage** sont fréquentes et le plus souvent malignes.

■ **Les brûlures par liquide caustique** conduisent à un rétrécissement du diamètre du conduit œsophagien.

■ **Les diverticules œsophagiens** forment des poches latérales dans lesquelles s'accumulent les aliments.

■ **Les malformations congénitales** sont notamment les fistules œsotrachéales (communications anormales entre œsophage et trachée) et l'atrésie de l'œsophage (absence d'un segment œsophagien).

■ **Les plaies et les ruptures traumatiques** entraînent une médiastinite par infection du médiastin (espace compris entre les 2 poumons).

■ **Les rétrécissements**, d'origine inflammatoire ou tumorale, se manifestent par une dysphagie (difficulté à déglutir). Ils peuvent être la conséquence d'une œsophagite ou d'une tumeur, bénigne ou maligne.

■ **Les troubles de la motricité** comprennent notamment l'achalasie de l'œsophage (perte de la relaxation de la partie basse de cet organe).

## Œsophage (cancer de l')

Tumeur maligne développée dans la muqueuse œsophagienne sous la forme d'un carcinome épidermoïde (dans la partie supérieure) ou d'un adénocarcinome (dans la partie inférieure).

#### CAUSES

Le cancer de l'œsophage, fréquent, est dû essentiellement à l'intoxication par l'alcool et le tabac. Il peut alors s'associer à un cancer de la gorge (pharynx, larynx) et à un cancer bronchopulmonaire. Plus rarement, il apparaît sur une lésion préexistante : œsophagite peptique (inflammation de l'œsophage due au reflux acide de l'estomac), entraînant un endo-brachy-œsophage (anomalie de situation du point de jonction entre œsophage et estomac), ou encore en complication d'une achalasie (perte de la relaxation de l'œsophage).

#### SYMPTÔMES ET SIGNES

Le cancer de l'œsophage est longtemps sans symptôme et les premières manifestations surviennent souvent à un stade avancé de la maladie. Le premier signe est une dysphagie (difficulté à déglutir), d'abord intermittente, puis permanente et douloureuse. Le déclin de l'état général est rapide.

#### DIAGNOSTIC ET TRAITEMENT

Le diagnostic se fait par la fibroscopie, qui permet de voir la tumeur et de pratiquer une biopsie de la muqueuse pour examen au microscope. Un bilan de l'extension locale et générale de la tumeur et la recherche d'autres fragilités chez le malade (cirrhose, bronchite chronique, etc.) permettent d'établir le traitement le mieux adapté.

La chirurgie constitue le traitement le plus efficace : ablation de la tumeur et des portions de l'œsophage supérieure et inférieure (œsophagectomie). La continuité du tube digestif est le plus souvent rétablie en faisant remonter l'estomac dans le thorax. La radiothérapie permet un soulagement de la dysphagie et peut améliorer l'efficacité de la chirurgie en diminuant le volume de la tumeur. La chimiothérapie est efficace, soit avant, soit après la chirurgie.

Les traitements palliatifs sont indiqués dans les cancers étendus : la pose d'un tube ou un traitement au laser permettent de rétablir le passage des aliments.

#### PRONOSTIC ET PRÉVENTION

Le cancer de l'œsophage demeure l'un des plus redoutables. La mortalité élevée semble être liée à un diagnostic trop tardif. La prévention passe par la lutte contre le tabagisme et l'alcoolisme, et la surveillance endoscopique des patients atteints de maladies prédisposant au cancer (achalasie, œsophagite). En effet, des fibroscopies régulières permettent de détecter de petites lésions précancéreuses ou cancéreuses, contre lesquelles le traitement est alors efficace.

## Œsophagectomie
Ablation chirurgicale partielle ou totale de l'œsophage.

L'œsophagectomie est indiquée en cas de tumeur maligne, parfois de tumeur bénigne, beaucoup plus rarement en cas de détérioration de l'œsophage due à une inflammation ou à une brûlure par absorption de produits caustiques.

En cas d'œsophagectomie partielle, le chirurgien retire la partie inférieure de l'œsophage, puis relie la partie restante à l'estomac ou à l'intestin grêle. En cas d'œsophagectomie totale, il ne laisse en place qu'un court segment d'œsophage cervical et rétablit la continuité du tube digestif, soit à l'aide d'un segment de côlon, soit en étirant le haut de l'estomac en un long tube, ou encore par transplantation d'un segment d'intestin grêle, par microchirurgie. Exceptionnellement, une œsophagostomie totale est effectuée, l'extrémité supérieure de l'œsophage étant directement reliée à la peau, sans reconstitution de l'œsophage. Elle peut également être pratiquée sous thoracoscopie (introduction à travers la paroi du thorax d'un tube muni d'une optique et d'instruments opératoires).

L'œsophagectomie est une opération sérieuse, surtout en cas de tumeur étendue ou chez des sujets âgés ou atteints d'insuffisance respiratoire, obligeant souvent à une hospitalisation prolongée. Elle nécessite après l'opération un régime alimentaire adapté et une surveillance médicale ; elle est souvent suivie d'un amaigrissement.

## Œsophagite
Inflammation de la muqueuse œsophagienne se traduisant par une dysphagie (déglutition difficile et douloureuse).

### Œsophagite caustique
Cette lésion de la muqueuse œsophagienne, due à l'ingestion accidentelle ou volontaire d'un liquide caustique (soude, acide), provoque des destructions graves de la paroi œsophagienne. En effet, en même temps que la muqueuse détruite se régénère, l'œsophage se sclérose et rétrécit.

Le traitement consiste à pratiquer des dilatations répétées de l'œsophage à l'aide d'appareils dilatateurs (sondes, bougies, ballonnets) ou à aboucher chirurgicalement l'œsophage à l'estomac, ou encore à remplacer une portion d'œsophage par un segment de côlon. De telles interventions (œsophagoplastie) sont délicates.

### Œsophagite infectieuse
Cette inflammation de la muqueuse œsophagienne peut être virale (herpès, cytomégalovirus), mycosique (candida) ou, exceptionnellement, bactérienne. Les deux premières causes s'observent au cours du sida. Les œsophagites mycosiques peuvent survenir en outre lors d'un long traitement par les corticostéroïdes ou à la suite d'une antibiothérapie. Les œsophagites mycosiques sont très sensibles aux médicaments antifongiques. Les œsophagites bactériennes, et parfois aussi les œsophagites virales, sont traitées par antibiothérapie.

### Œsophagite peptique ou par reflux
Cette inflammation de la muqueuse œsophagienne est due à l'agression de cette muqueuse par le contenu acide de l'estomac. Normalement, le cardia (sphincter situé entre l'œsophage et l'estomac) empêche le reflux du contenu gastrique vers l'œsophage. En cas de dysfonctionnement de ce sphincter, associé ou non à une hernie hiatale, l'étanchéité de l'œsophage n'est plus assurée et le reflux acide l'irrite fortement. Le patient ressent alors une sensation de brûlure remontant de l'œsophage vers le pharynx, appelée pyrosis, que certaines positions aggravent : ainsi, lorsque la personne est penchée en avant ou couchée sur le dos.

#### DIAGNOSTIC ET ÉVOLUTION
À la fibroscopie, l'œsophage apparaît enflammé et couvert d'ulcérations. Dans certains cas particuliers, la pH-métrie, mesurant le degré d'acidité de l'œsophage, confirme le reflux acide.

L'évolution est marquée par la récidive des sensations de brûlure, de plus en plus fortes, parfois par des hémorragies et par une éventuelle cancérisation.

#### TRAITEMENT
Il comprend un arrêt de la consommation de tabac, un sommeil en position demi-assise. Les médicaments inhibiteurs de pompes à protons ont révolutionné le traitement du reflux gastro-œsophagien. Le traitement doit parfois être permanent. Les « pansements gastriques » constituent un bon traitement des symptômes. En cas d'échec du traitement médicamenteux, on recourt à la chirurgie pour créer un mécanisme antireflux à la jonction de l'œsophage et de l'estomac. Cette intervention peut être pratiquée par laparotomie (ouverture de l'abdomen) ou par cœliochirurgie (au moyen d'instruments introduits par des incisions abdominales, sous contrôle vidéo). Son efficacité est grande.

## Œsophagocardiotomie extramuqueuse
→ VOIR Heller (opération de).

## Œsophagographie
Examen radiographique de l'œsophage effectué après ingestion de baryte ou d'un produit hydrosoluble.

L'œsophagographie, qui se pratique à jeun, permet de déceler les lésions de l'œsophage. Elle est généralement la première étape d'un transit œso-gastro-duodénal (radiographie de l'estomac). Elle ne nécessite ni hospitalisation ni anesthésie, mais est actuellement souvent remplacée par la fibroscopie œso-gastro-duodénale.

## Œsophagoplastie
Technique chirurgicale consistant à rétablir la continuité digestive entre le pharynx et les organes digestifs sous-œsophagiens (estomac, voire intestin), continuité normalement assurée par l'œsophage, lorsque ce dernier est ôté ou n'est plus fonctionnel.

L'œsophagoplastie consiste soit à remplacer l'œsophage après son ablation (motivée par une tumeur, ou son atteinte par des lésions caustiques ou inflammatoires graves), soit à exclure l'œsophage du trajet digestif (court-circuit), lorsque son ablation est impossible ou contre-indiquée. Deux organes sont utilisables à cette fin : l'estomac, qui est étiré jusqu'au cou après qu'il lui a été donné une forme tubulaire, ou le côlon, dont un segment est alors transplanté en lieu et place de l'œsophage. L'abouchement (anastomose) supérieur est réalisé sur le pharynx ou sur la partie haute, conservée, de l'œsophage. En aval, lorsque l'opération a recours à un segment de côlon, l'anastomose est pratiquée soit sur l'estomac, soit sur l'intestin.

#### COMPLICATIONS ET EFFETS SECONDAIRES
Le principal risque de l'œsophagoplastie est la mauvaise cicatrisation des sutures, qui se produit dans 10 % des cas. Pendant la durée de la cicatrisation, le malade est nourri par perfusion. La reprise du transit intestinal a normalement lieu à partir du 5e jour après l'intervention. Les suites opératoires varient selon le malade : en général, celui-ci doit éviter pendant quelques mois de manger trop vite ou en trop grandes quantités (de 5 à 6 repas par jour). Le pronostic de l'œsophagoplastie dépend de la maladie qui a justifié l'ablation de l'œsophage.

## Œsophagoscopie
Examen endoscopique de l'œsophage à l'aide d'un tube muni d'un système optique.

Une œsophagoscopie se pratique avec un fibroscope souple pour la recherche de corps étrangers dans l'œsophage (arêtes de poisson, os de lapin, etc.) et dans tous les cas de dysphagie (gêne à la déglutition), dont elle sert à déterminer la cause (œsophagite ou tumeur). Elle constitue la première étape de la fibroscopie œso-gastro-duodénale.
→ VOIR **Fibroscopie œso-gastro-duodénale.**

## Œsophagostomie
Abouchement chirurgical, définitif ou temporaire, de l'œsophage à la peau du cou.

L'œsophagostomie est une intervention très rare. Elle se pratique après une section chirurgicale de l'œsophage, soit que le chirurgien ait retiré le segment sous-jacent (œsophagotomie), par exemple lors d'un cancer, soit qu'il veuille dériver la salive à cause du mauvais état de l'œsophage sous-jacent (brûlure par ingestion accidentelle d'un liquide caustique, fistule).

L'opération se déroule sous anesthésie générale ; l'extrémité supérieure de la section est suturée à un petit orifice pratiqué dans la peau du cou et auquel est fixée une poche, où s'écoule la salive. L'alimentation du malade est assurée soit par perfusions, soit

## OLFACTION

**Les récepteurs de l'olfaction sont des cellules nerveuses spécialisées munies de cils, situées dans une membrane muqueuse qui recouvre la partie supérieure des fosses nasales.**

**Les voies de l'olfaction**

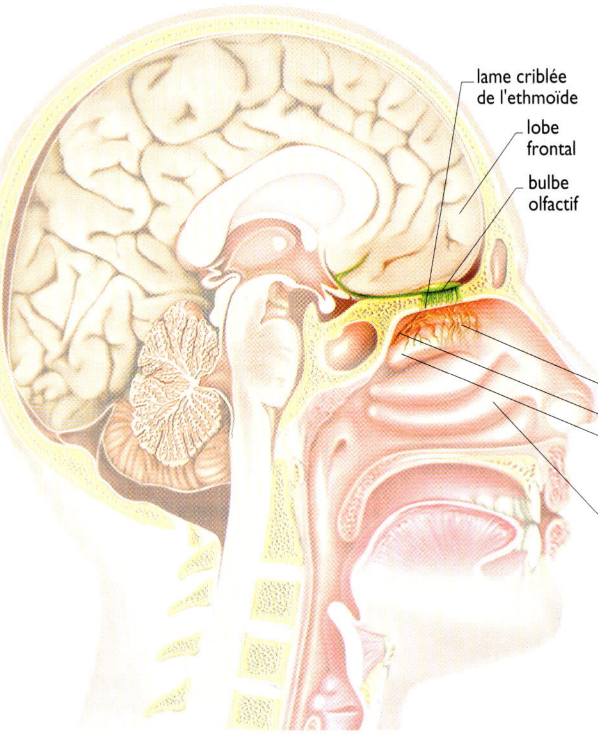


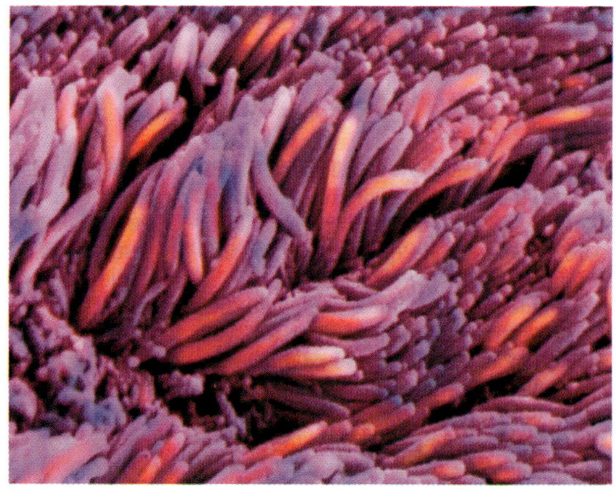

*Les cils des cellules olfactives recouvrent la muqueuse qui tapisse le plafond des fosses nasales.*

**Mécanisme de l'olfaction**

**La muqueuse olfactive**
Les molécules odorantes inspirées se dissolvent dans la muqueuse nasale, excitant les cils vibratiles des cellules olfactives.

**Les voies olfactives**
Les cellules olfactives traduisent ces sensations en influx nerveux qu'elles transmettent par le bulbe et le nerf olfactif jusqu'au lobe temporal du cerveau.

lésions sont mal délimitées, repose sur l'ablation chirurgicale de la région lésée, suivie d'une plastie de reconstruction (lambeaux), voire d'une greffe.

## Olfaction

Sens permettant de percevoir les odeurs. SYN. *odorat.*

L'organe de l'olfaction est situé dans la muqueuse qui tapisse le plafond des fosses nasales. C'est un neuroépithélium constitué de cellules nerveuses spécialisées, neurones munis à leur sommet d'une touffe de cils et se prolongeant à leur base par une fibre nerveuse (axone). Les fibres traversent l'os ethmoïde, qui forme le plafond des fosses nasales, par de minuscules orifices (lames criblées) et se terminent dans deux renflements logés sous les hémisphères cérébraux, les bulbes olfactifs, d'où part un second neurone qui se termine dans le lobe temporal.

Les molécules odorantes sont d'abord rendues solubles dans le mucus qui recouvre la muqueuse, avant de se fixer sur les récepteurs des cils portés par les neurones. Cette fixation déclenche le message nerveux, qui est ensuite transmis par les voies olfactives jusqu'au cerveau.

**PATHOLOGIE**
On distingue les altérations de l'odorat quantitatives, partielles (hyposmie) ou totales (anosmie), et qualitatives (parosmie). Elles peuvent avoir différentes origines : défaut du transport des molécules odorantes vers les récepteurs (rhinites, sinusites, tumeurs des fosses nasales) ; atteinte de la muqueuse, en général d'origine virale (grippe), toxique (poussière de métaux, vapeurs de produits chimiques), traumatique (fracture de l'ethmoïde) ou inflammatoire.

Les troubles peuvent régresser, mais les séquelles sont fréquentes et ont une incidence sur le sens du goût.

## Oligoamnios

Anomalie de la grossesse, caractérisée par une quantité insuffisante de liquide amniotique par rapport à l'état d'avancement de la grossesse. SYN. *oligohydramnios.*

Normalement, la quantité de liquide amniotique augmente progressivement pendant la grossesse jusqu'à la 35e semaine et diminue ensuite jusqu'au terme, où elle est d'environ 0,5 litre. La fréquence de l'oligoamnios est inférieure à 1 cas pour 100 grossesses.

**CAUSES ET DIAGNOSTIC**
Un oligoamnios peut avoir diverses causes : une malformation rénale du fœtus, un état de prééclampsie chez la mère (hypertension artérielle, œdèmes, présence de protéines dans les urines) ou la prise par celle-ci de certains médicaments (anti-inflammatoires), un retard de croissance intra-utérin ou un dépassement du terme. Le diagnostic, suspecté au vu d'une hauteur utérine trop petite, est confirmé par l'échographie, qui montre une taille anormalement faible des volumes de liquide amniotique.

**ÉVOLUTION**
Un oligoamnios entraîne parfois une insuffisance de développement des poumons du fœtus et des malformations des membres (malpositions des pieds et des mains, ou déformations articulaires, par exemple), dues à la compression exercée par l'utérus. Lors de l'accouchement, la présentation du fœtus par le siège est plus fréquente.

**TRAITEMENT ET PRONOSTIC**
Lorsque le terme de la grossesse approche, la poche des eaux peut être remplie avec du sérum physiologique pour éviter une souffrance fœtale par compression du cordon. Cette intervention s'effectue par voie abdominale, sous contrôle échographique et anesthésie locale. Lorsque le terme est dépassé, la constatation d'un oligoamnios est d'un mauvais pronostic pour le fœtus : un déclenchement artificiel de l'accouchement est alors nécessaire.

## Oligodendrocytome

Tumeur généralement bénigne du système nerveux central. SYN. *oligodendrogliome.*

Un oligodendrocytome, tumeur rare, siège le plus souvent à l'intérieur d'un hémisphère cérébral et s'observe surtout entre 30 et 50 ans.

Il est constitué par la prolifération d'oligodendrocytes, cellules de la névroglie (tissu entourant les cellules nerveuses). La tumeur, habituellement bien limitée, est fréquemment le siège de calcifications ou d'hémorragies. Elle se traduit par les signes communs aux tumeurs de l'encéphale : crises d'épilepsie, paralysies, déficits sensitifs, signes d'hypertension intracrânienne (maux de tête, vomissements).

Le diagnostic repose sur le scanner et surtout sur la biopsie. La tumeur est traitée par ablation chirurgicale, par radiothérapie ou en associant l'une et l'autre. Le pronostic est favorable, mais une récidive est possible.

## Oligoélément

Substance chimique de structure simple (ions métalliques), présente dans l'organisme en très faible quantité. SYN. *micronutriment.*

Les oligoéléments interviennent dans des réactions chimiques de l'organisme et jouent un rôle indispensable, même s'ils ne représentent que moins de 1 % de la masse du corps humain. Ils doivent être apportés par l'alimentation, car l'organisme ne sait pas les synthétiser. Il s'agit du chrome, du cobalt, du cuivre, du fer, du fluor, de l'iode, du manganèse, du molybdène, du nickel, du sélénium, du silicium, du zinc, etc. Les besoins de l'organisme en oligoéléments, exprimés en milligrammes ou en microgrammes, sont variables, de même que leurs sources alimentaires. Une carence peut être responsable d'affections diverses qui varient selon l'oligoélément en cause : anémie en cas de carence en fer, insuffisance de la glande thyroïde en cas de carence en iode, troubles neurologiques en cas de carence en zinc, etc. Par ailleurs, l'alimentation par voie veineuse ou la dialyse (rein artificiel) sur une longue durée engendrent une carence en oligoéléments, que l'on prévient ou que l'on traite en apportant par voie orale ou injectable ceux qui manquent. Actuellement, on connaît mal les risques de toxicité éventuels dus à un apport excessif en oligoéléments.
→ VOIR Oligothérapie.

## Oligohydramnios

→ VOIR Oligoamnios.

## Oligoménorrhée

Diminution du volume et de la durée des règles.

L'importance des pertes est en rapport avec l'épaisseur de la muqueuse utérine, elle-même liée au taux plasmatique d'œstrogènes. Lorsque ce taux est faible, les règles sont habituellement réduites à un saignement de très faible abondance, dit oligoménorrhéique. La durée des règles, quant à elle, varie entre 3 et 8 jours.

**CAUSES**

Les causes les plus fréquentes d'oligoménorrhée sont la contraception orale, la préménopause et l'hyperprolactinémie (élévation du taux de prolactine dans le sang). La contraception orale provoque des règles artificielles de faible abondance. Lors de la préménopause, l'épuisement progressif des follicules ovariens entraîne une faible imprégnation en œstrogènes, responsable d'une oligoménorrhée. Enfin, l'hyperprolactinémie, quelle qu'en soit la cause, peut provoquer une insuffisance de la sécrétion d'œstrogènes, donc une oligoménorrhée, d'intensité variable.

Les autres causes, beaucoup plus rares, sont soit des anomalies congénitales (syndrome de Turner, insuffisance ovarienne primitive, testicule féminisant, pseudohermaphrodisme ou syndrome de Kallman-De Morsier, caractérisé par une insuffisance de fonctionnement des ovaires), soit des anomalies des autres glandes endocrines (syndrome de Cushing, hyperthyroïdie, hypothyroïdie ou insuffisance antéhypophysaire). L'anorexie mentale entraîne également un déficit en œstrogènes. Enfin, dans le syndrome des ovaires polykystiques, la sécrétion excessive d'androgènes peut être à l'origine d'une oligoménorrhée. Par ailleurs, la survenue d'une oligoménorrhée après un curetage effectué lors d'une interruption volontaire de grossesse, après une fausse couche spontanée, après l'ablation d'un polype ou encore après un accouchement doit faire suspecter une synéchie (adhérence des parois de l'utérus).

**TRAITEMENT**

Les synéchies nécessitent une intervention chirurgicale qui peut être réalisée par hystéroscopie (voie vaginale). Les oligoménorrhées dont la cause n'est pas pathologique n'ont pas besoin de traitement.

## Oligonucléotide

Courte molécule d'A.D.N. synthétique, ne comportant qu'un brin au lieu de deux, dont les propriétés sont utilisées notamment dans le diagnostic des maladies génétiques.

## Oligospermie

Insuffisance du nombre de spermatozoïdes dans le sperme (moins de 20 millions de spermatozoïdes par millilitre) pouvant être à l'origine d'une stérilité.

**CAUSES**

Une oligospermie peut avoir des origines très diverses : varicocèle testiculaire (dilatation des veines du cordon spermatique) ; atrophie testiculaire consécutive aux oreillons, à une localisation anormale d'un testicule, à un déficit hormonal, à une infection chronique de la prostate et des vésicules séminales ; maladie générale telle qu'une grippe ; chimiothérapie ou radiothérapie. Il arrive qu'elle ne soit décelée que tardivement, après la découverte d'une baisse de la fertilité. L'examen biologique permettant d'évaluer la concentration de spermatozoïdes dans le sperme est le spermogramme. Il est réalisé après une abstinence sexuelle de 3 ou 4 jours et doit être répété un mois plus tard au minimum, afin de confirmer une éventuelle anomalie détectée au premier examen. Le traitement de l'oligospermie dépend de sa cause.

## Oligothérapie

Méthode thérapeutique reposant sur l'administration d'oligoéléments par voie sublinguale ou intramusculaire, en complément de ceux apportés normalement par l'alimentation.

L'oligothérapie part du principe que les minéraux indispensables au fonctionnement de l'organisme sont apportés par l'alimentation, sous des formes parfois peu assimilables ou en quantités insuffisantes pour bien jouer leur rôle. Ainsi, certaines associations d'oligoéléments sont présentées comme favorisant les défenses contre les infections (cuivre-manganèse) ou contre les troubles du système nerveux et les états dépressifs (cuivre, or-argent, manganèse-cobalt). Ces rôles restent toutefois souvent à démontrer par les méthodes d'évaluation classiques, d'autant plus que le rôle physiologique de certains oligoéléments est encore mal connu.

## Oligurie

Diminution du volume des urines (moins de 500 millilitres par 24 heures).

Une oligurie peut être due à une réduction extrême des apports en liquides, à une déshydratation ou à une insuffisance rénale. Lorsqu'elle est inférieure à 300 millilitres par jour, elle traduit un dysfonctionnement rénal profond qui s'apparente à l'anurie (arrêt total de la sécrétion d'urine). Son traitement dépend de sa cause.

## Ombilic

Dépression cutanée siégeant au milieu de l'abdomen. SYN. *Nombril.* (P.N.A. *umbilicus*)

Avant la naissance, l'ombilic est le lieu de passage des éléments (les 2 artères ombilicales et la veine ombilicale essentiellement) qui relient le fœtus à la mère. Après la naissance, le cordon ombilical est coupé, la partie qui est attachée au fœtus se modifie et tombe, laissant une cicatrice déprimée, l'ombilic.

L'ombilic est formé par un bourrelet de peau périphérique. À sa base se creuse un sillon ombilical, au milieu duquel apparaît un mamelon cutané. À l'intérieur du corps, juste derrière l'ombilic, se trouve le péritoine.

**PATHOLOGIE**

L'ombilic est une région anatomique fragile. Il peut être le siège de hernies. Certaines hernies sont congénitales : dans ce cas, elles sont liées à un défaut de fermeture des muscles et des aponévroses (membranes qui enveloppent les muscles) qui entourent l'orifice ombilical. D'autres apparaissent juste après la naissance et sont dues aux efforts que produit le nouveau-né en criant. Ces hernies ombilicales disparaissent en général sans traitement vers l'âge de 2 ans. Chez l'adulte, particulièrement chez la femme après une grossesse, les hernies ombilicales sont des hernies de relâchement de la paroi musculaire.

Des tumeurs risquent de se développer autour de l'ombilic. Elles sont parfois consécutives à un cancer du poumon, du côlon, des ovaires ou de l'estomac. Chez la femme adulte ayant eu une ou plusieurs interventions chirurgicales portant sur le petit bassin ou les organes génitaux, une endométriose (tumeur formée de fragments de muqueuse utérine) peut se localiser dans la région de l'ombilic.

Enfin, en cas de mauvaise hygiène, on peut observer une omphalite (inflammation de la peau autour de l'ombilic), un eczéma ou toute dermatose atteignant les plis, par exemple un intertrigo ou une mycose.
→ VOIR Cordon ombilical.

## Oméga

Acides gras poly-insaturés présentant une double liaison chimique sur le 3e (oméga-3) ou sur le 6e (oméga-6) carbone de la molécule.

La famille des oméga-3 comporte 4 éléments principaux : l'ALA (acide alphalinolénique), le SA (acide stéaridonique), l'EPA (eicosapentaenoïc acid, dénommé acide timnodonique car découvert dans le thon) et le DHA (docosahexaenoïc acid, également appelé acide cervonique, car découvert dans le cerveau).

La famille des oméga-6 comprend le LA (acide linoléique) et l'ARA (acide arachidonique).

LA et ARA, autrefois appelés vitamine F, sont des acides gras indispensables car ils ne peuvent être synthétisés par le corps humain.

Les oméga-3 contribuent à la structure du système nerveux, notamment du cerveau, et donc à son bon fonctionnement. Ils contribuent certainement à prévenir les accidents cardiovasculaires ischémiques, plus particulièrement le risque de mort subite, probablement certains cancers comme celui du côlon, peut-être la dépression et la démence. Ils agissent favorablement sur la composante inflammatoire de nombre de pathologies.

En France, la consommation d'oméga-6 est satisfaisante, car LA et ARA sont présents dans un grand nombre d'aliments. En revanche, celle des oméga-3 est déficitaire (de 50 % pour ALA). L'ALA se trouve en quantité dans les huiles de colza et de noix ; DHA est surtout présent dans tous les poissons et fruits de mer, en proportion de leurs teneurs en graisse. Manger deux portions de poissons gras par semaine divise par deux le risque d'accident cardiovasculaire.

OMOPLATE

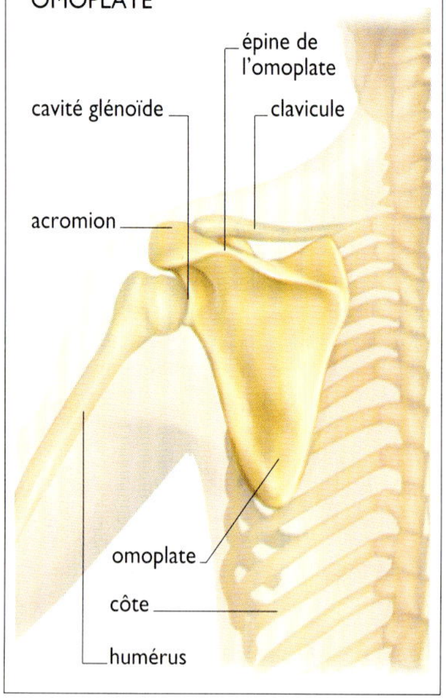


## Omentectomie

Ablation chirurgicale du grand épiploon (membrane graisseuse qui relie l'estomac au côlon transverse en recouvrant la surface des intestins).

L'omentectomie se pratique au cours d'une ablation de l'estomac, de l'utérus ou de l'ovaire, due à un cancer, afin d'empêcher une éventuelle dissémination des cellules cancéreuses. En effet, c'est dans le grand épiploon que se trouvent les vaisseaux lymphatiques, lieux de fixation préférentielle des cellules cancéreuses.

## Omoplate

Os plat, large, mince entrant dans la constitution du squelette de la partie postérieure et supérieure du thorax et de l'articulation de l'épaule. (P.N.A. *scapula*)

L'omoplate constitue, avec la clavicule, la ceinture scapulaire, dont le rôle est d'unir le bras au tronc. Sa partie supérieure comporte trois éléments anatomiques : la cavité glénoïde, dans laquelle vient s'articuler la tête de l'humérus, l'acromion, saillie osseuse qui s'articule avec la clavicule, et la coracoïde, saillie antérieure reliée à l'acromion par un ligament. L'omoplate sert d'attache à de nombreux muscles et tendons du bras, du cou et du thorax.

**PATHOLOGIE**

Les fractures de l'omoplate, rares, sont traitées par immobilisation du bras à l'aide d'une écharpe pendant trois semaines. Seules les fractures de la cavité glénoïde doivent être opérées pour rétablir une surface articulaire satisfaisante.

## Omphalocèle

Malformation congénitale caractérisée par un défaut de fermeture de la paroi abdominale dans la région ombilicale.

Une omphalocèle est due à une anomalie de la formation de l'embryon à la quatrième semaine de la grossesse, les deux replis latéraux de sa paroi ventrale arrêtant leur progression. Cette absence de fermeture entraîne à la dixième semaine la non-réintégration dans la cavité abdominale de l'ensemble de l'intestin et de ses annexes (foie), dont la croissance s'est effectuée en dehors de la cavité abdominale de l'embryon. Une omphalocèle se manifeste donc par une extériorisation des viscères abdominaux dans leur membrane, le péritoine. Elle accompagne parfois d'autres anomalies : aberration chromosomique (trisomie 18), hernie diaphragmatique, cardiopathie.

**DIAGNOSTIC ET TRAITEMENT**

Aujourd'hui, la surveillance échographique permet de diagnostiquer une omphalocèle avant la naissance. Les éventuelles anomalies chromosomiques associées sont, quant à elles, dépistées par amniocentèse.

Cette hernie ombilicale embryonnaire est traitée dans les premiers jours de vie par une intervention chirurgicale, qui consiste à replacer les viscères à l'intérieur de la cavité abdominale et à refermer la paroi. En cas de complications postopératoires, liées à la non-reprise du transit, l'enfant peut être nourri par perfusion intraveineuse jusqu'au rétablissement d'un transit digestif normal.

La guérison survient le plus souvent sans laisser de séquelles digestives.

## O.M.S.

→ VOIR Organisation mondiale de la santé.

## Onchocercose

Maladie parasitaire provoquée par l'infestation de la peau et des yeux par un ver nématode, *Onchocerca volvulus*. SYN. *cécité des rivières, maladie de Robles*.

L'onchocercose atteint plus de 20 millions de personnes. Elle est surtout répandue dans les pays d'Afrique intertropicale comme le Bénin, le Burkina, le Cameroun, la Côte d'Ivoire, le Ghana, la Guinée, l'Ouganda, le Tchad, le Togo, le Mali, le Nigeria, la République démocratique du Congo. La maladie constitue l'une des principales causes de cécité en Afrique noire. Il en existe quelques foyers en Amérique centrale, dans le nord de l'Amérique du Sud et au Yémen.

**CONTAMINATION**

L'onchocercose se transmet par la piqûre d'une simulie, petit insecte qui vit à proximité des cours d'eau.

En piquant une personne infestée (afin de se nourrir de son sang), les simulies ingèrent des microfilaires (embryons de vers), qu'elles transmettent ensuite à une personne saine par une autre piqûre. Une fois présents dans l'organisme de l'homme, ces embryons deviennent des vers adultes (filaires), qui pondent des microfilaires. Ces dernières circulent sous la peau, dans la cornée, dans la rétine, mais jamais dans le sang.

**SYMPTÔMES ET SIGNES**

Il existe différents types de lésion :

- **des lésions cutanées** qui démangent et provoquent un épaississement de la peau ;
- **des lésions sous-cutanées** (nodules), non douloureuses, situées sous la peau du thorax, des hanches et des épaules ;
- **des lésions oculaires** (atteinte de la cornée et de la rétine), qui suscitent une baisse de l'acuité visuelle puis une perte totale de la vue, dues à la pénétration, au séjour et à la mort des microfilaires dans les yeux. La cécité n'apparaît cependant qu'au bout de 10 à 15 ans d'infestation.

**DIAGNOSTIC ET TRAITEMENT**

Une biopsie cutanée exsangue, technique consistant à prélever un petit morceau de peau sans faire saigner, permet d'identifier les microfilaires. Les filaires adultes peuvent vivre plusieurs années dans de petits nodules situés sous la peau. Ces nodules doivent être retirés chirurgicalement.

L'ivermectine, substance prise en une seule fois et qui agit pendant plusieurs mois, permet de faire diminuer le nombre de microfilaires présentes dans l'œil et dans la peau. Ce médicament est bien toléré par les malades, et son administration, renouvelée tous les 6 mois environ, ne nécessite pas d'hospitalisation. Cependant, en l'état actuel des connaissances, si le sujet est déjà atteint de cécité, le handicap est définitif.

**PRÉVENTION**

L'Organisation mondiale de la santé (O.M.S.) a mis en place un dispositif qui associe la lutte contre les simulies et le traitement des populations atteintes à un programme de recherches scientifiques.

## Oncogène

1. Qui est impliqué dans l'apparition d'une tumeur cancéreuse. SYN. *cancérogène, oncogénique.*

Beaucoup de substances chimiques (nitrites, amiante, etc.), de facteurs physiques (rayonnements) et d'agents biologiques (virus) ont des propriétés oncogènes.

2. Gène localisé dans un virus ou dans une cellule de l'organisme et favorisant la transformation d'une cellule normale en cellule cancéreuse.

→ VOIR Antioncogène.

## Oncogène cellulaire

Gène dont l'altération ou l'hyperexpression favorise la transformation d'une cellule normale en cellule cancéreuse. SYN. *proto-oncogène.*

Les oncogènes cellulaires sont des gènes normaux des cellules qui commandent la synthèse de protéines participant à la prolifération des cellules et à leur différenciation (spécialisation progressive). Ces protéines sont responsables de la croissance des tissus chez l'embryon et chez l'enfant, mais aussi de leur renouvellement au cours de la vie et de leur réparation en cas de lésion. Cependant, sous l'influence de plusieurs facteurs dits mutagènes (ultraviolets, amiante, certains virus), un oncogène peut être altéré ou surexprimé, cette mutation génétique pouvant être ensuite transmise aux cellules filles lors de la division cellulaire. Toutefois, un cancer n'apparaît que si plusieurs oncogènes sont altérés ou s'il existe d'autres facteurs qui le favorisent, par exemple l'inactivation ou la délétion d'un antioncogène (gène assurant l'intégrité de la cellule).

#### DIFFÉRENTS TYPES D'ONCOGÈNE CELLULAIRE

On regroupe les oncogènes cellulaires en quatre familles, en fonction de la protéine dont la synthèse est stimulée ou modifiée.

■ **Les facteurs de croissance** sont normalement synthétisés quand les cellules se multiplient. Ils sont également présents dans tous les cancers, qui en fabriquent pour stimuler leur développement. Ainsi, l'oncogène sis correspond à un facteur de croissance normalement sécrété par les plaquettes du sang lors du phénomène de cicatrisation ; cet oncogène est activé dans les tumeurs des os ou du tissu nerveux.

■ **Les récepteurs de la membrane cellulaire** (oncogène erb B, par exemple) permettent normalement aux facteurs de croissance de se fixer sur les cellules et, par là, d'agir. Lorsque ces derniers subissent certaines mutations, l'activité du récepteur s'en trouve exacerbée, même en l'absence de facteur de croissance. Une telle activation du récepteur erb $B_2$ (induite par une surexpression de cette protéine) est ainsi observée dans 30 % des cancers du sein.

■ **Les protéines** qui transmettent l'information entre les récepteurs de la membrane cellulaire et l'intérieur de la cellule (oncogène sarc ou ras, par exemple) peuvent présenter des dysfonctionnements à l'origine de nombreuses tumeurs.

■ **Certaines protéines contenues dans le noyau de la cellule,** enfin, sont normalement impliquées dans la régulation de la multiplication de la cellule et dans la réplication de l'A.D.N., constituant chimique des gènes. Les protéines récepteurs nucléaires de certaines hormones peuvent se comporter comme des oncogènes.

#### PERSPECTIVES

L'intérêt pratique lié à la découverte des oncogènes est encore très limité. On sait parfois détecter la présence d'un oncogène sur des prélèvements provenant d'un malade, mais à des fins uniquement pronostiques (détection de certains oncogènes dans les familles prédisposées à certains cancers). Les recherches des futures décennies porteront sur le moyen d'inhiber les oncogènes ou leur produit, par thérapie génique ou cellulaire.

→ VOIR Antioncogène, Carcinogenèse.

## Oncogène viral

Gène de certains virus pouvant participer à l'apparition d'un cancer.

Les premiers oncogènes ont été mis en évidence dans des virus appelés oncovirus, ou virus oncogènes. En effet, certains virus très rares, comme le virus du sarcome de Rous chez la poule, portent un oncogène activé capable de transformer la cellule qu'ils parasitent en cellule cancéreuse. L'inclusion de cet oncogène dans la cellule entraîne le développement d'une tumeur maligne. Chez l'homme, les oncornavirus, qui appartiennent à la famille des rétrovirus (virus HTLV1 et HTLV2), sont responsables de leucémies et de lymphomes ; les papillomavirus sont impliqués dans les cancers du col de l'utérus et de l'anus ; le virus Epstein-Barr intervient dans le lymphome de Burkitt, la maladie de Hodgkin et le cancer du nasopharynx ; les virus de l'immunodéficience humaine (V.I.H.) et de l'Herpès 8 sont impliqués dans le sarcome de Kaposi ; les virus des hépatites B et C sont responsables de cirrhoses et, secondairement, des cancers primitifs du foie (hépatocarcinome).

## Oncogenèse

→ VOIR Carcinogenèse.

## Oncogénétique

Ensemble des techniques de biologie moléculaire visant à mettre en évidence les anomalies génétiques (mutations) comportant un risque héréditaire de prédisposition familiale à un ou plusieurs cancers.

L'oncogénétique s'intéresse à la prédisposition héréditaire (terrain). C'est en effet cette prédisposition qui est transmise et non le développement inéluctable d'une maladie cancéreuse. Les anomalies génétiques le plus souvent en cause concernent les gènes suppresseurs de cancer ou de réparation de l'A.D.N. Les cancers qui en résultent apparaissent à un âge peu avancé, voire dans l'enfance (rétinoblastome) et leur agressivité est plus importante. Plus de 50 syndromes, associant anomalies cliniques et critères généalogiques, révèlent un risque plus élevé de cancer dans certaines familles. Les mieux étudiés sont : le rétinoblastome chez l'enfant, la polypose adénomateuse familiale, le syndrome de cancer colorectal sans polypose, le cancer du sein et de l'ovaire.

La mise en évidence de ces prédispositions héréditaires permet de proposer une surveillance adaptée et des stratégies thérapeutiques de prévention, telles que l'ablation des organes à risques.

ONGLE

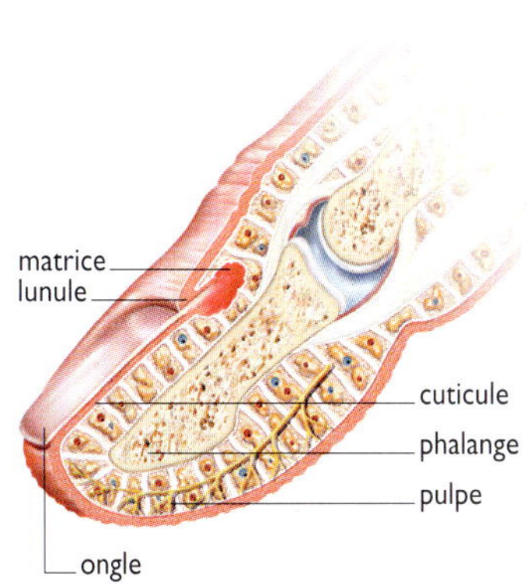


## Oncoprotéine

Protéine dont la synthèse dans l'organisme est commandée par un oncogène, c'est-à-dire par un gène altéré, susceptible d'être impliqué dans l'apparition d'une tumeur.

À une oncoprotéine, version anormale d'une protéine, correspond une protéine qui joue le plus souvent un rôle dans la division et la différenciation cellulaires.

## Oncovirus

→ VOIR Oncogène viral.

## Ongle

Lame dure recouvrant le dos de la dernière phalange des doigts et des orteils. (P.N.A. *unguis*)

L'ongle est formé d'une racine, postérieure et cachée sous un repli cutané, et d'une partie antérieure visible. Cette dernière comprend une petite zone blanchâtre, la lunule, puis une grande région translucide rosée, cette coloration étant due aux vaisseaux sous-jacents. La peau superficielle forme un repli, la cuticule, fermant hermétiquement les régions profondes. La peau profonde forme la matrice, entourant la base de l'ongle, et le lit, sur lequel repose presque toute sa partie visible.

#### PHYSIOLOGIE

La matrice produit une variété de kératine (protéine qui est le principal constituant de la peau et des cheveux) qui pousse progressivement l'ongle, lui assurant ainsi une croissance continue. La repousse complète d'un ongle de la main prend environ 6 mois, celle d'un ongle du pied, un an.

**PATHOLOGIE**
Les modifications de la couleur des ongles sont le plus souvent dues à une infection par un champignon microscopique (dermatophyte, levure, moisissure), à une mauvaise circulation sanguine, à la prise de certains médicaments (neuroleptiques, antibiotiques, sulfamides, anti-inflammatoires non stéroïdiens), voire à la nicotine ou à certains vernis à ongle. En outre, les ongles peuvent être anormalement bombés (hippocratisme) ou concaves (koïlonychie), se décoller de leur lit (onycholyse), se décolorer (leuconychies), présenter des crêtes ou des sillons longitudinaux dus au vieillissement ou à certaines maladies dermatologiques, des sillons transversaux liés à un traumatisme de la matrice ou à une maladie générale, de petites dépressions de la taille d'une tête d'épingle caractéristiques du psoriasis, de l'eczéma ou du lichen. Les ongles secs et cassants sont dus à des soins de manucure agressifs ou trop fréquents, à des traumatismes physiques ou chimiques (travaux ménagers ou professionnels), ou encore à des carences alimentaires (en vitamine C et en fer, notamment). Les petites taches blanches que l'on observe parfois sous un ongle sont dues à un trouble mineur de la kératinisation, à de petites bulles d'air coincées sous l'ongle ou à un champignon superficiel.

## Ongle incarné

Ongle dont les bords latéraux s'enfoncent dans les tissus mous voisins.

L'ongle incarné touche le plus souvent le gros orteil. Il est dû en général à des microtraumatismes externes (chaussures trop serrées, par exemple). Au début de son évolution, il se présente sous la forme d'un bourrelet de chair sensible et rouge, recouvrant progressivement le bord latéral de l'ongle. En l'absence de traitement, il peut se transformer en une tumeur inflammatoire bénigne, appelée bourgeon charnu, ou botriomycome. Le traitement doit d'abord être préventif (port de chaussures larges, application de petits coins de bois pour relever les bords latéraux incurvés). À un stade plus avancé, on peut proposer un traitement local anti-inflammatoire (applications de nitrate d'argent en solution aqueuse ou d'une pommade à base de cortisone). Quand ces soins se révèlent inefficaces, la tumeur doit être enlevée chirurgicalement.

## Ongles jaunes (syndrome des)

Affection caractérisée par une couleur jaune verdâtre des ongles des doigts et des orteils.

Rare, ce syndrome est lié à une obstruction de la circulation lymphatique, elle-même due à une affection respiratoire chronique (infections bronchopulmonaires répétées, fibrose respiratoire, pleurésie), à une maladie de la thyroïde, à un lymphome ou à un cancer profond. Outre leur couleur inhabituelle, les ongles sont anormalement épais et recourbés ; de plus, leur croissance est nettement ralentie. Seul le traitement de l'affection responsable du syndrome peut entraîner une régression des symptômes.

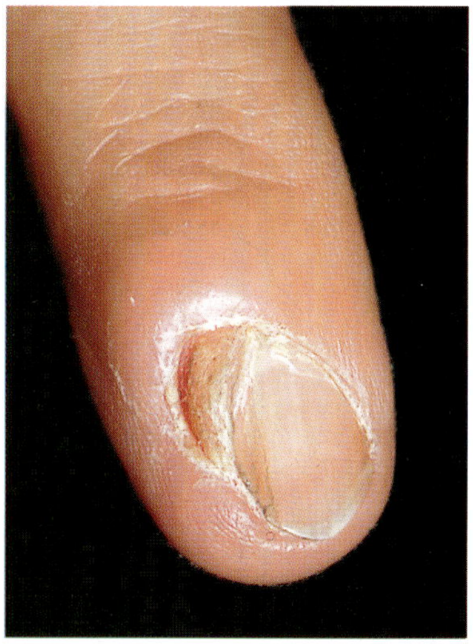

***Onychomycose.*** *Un champignon, le* Candida albicans, *infecte l'ongle et surtout son pourtour, qui est rouge et tuméfié.*

## Onlay dentaire

Bloc s'incrustant exactement dans une cavité dentaire (zone cariée, par exemple) préalablement nettoyée et taillée et recouvrant, en outre, une partie de la dent afin de lui rendre sa forme anatomique.

L'onlay se différencie de l'inlay par son étendue. Plus enveloppant que celui-ci, il restaure également une partie externe de la dent, fragilisée ou détruite par une carie. Il est réalisé en laboratoire à partir d'une empreinte de la dent à restaurer, puis scellé lorsqu'il est en métal ou collé lorsqu'il est en céramique ou en composite.

## Onychogryphose

Épaississement anormal d'un ou de plusieurs ongles.

L'onychogryphose relève de causes multiples : vieillissement, traumatismes répétés du pied ou des mains, insuffisance de la circulation veineuse, maladie dermatologique (ichtyose, psoriasis, mycose), maladie neurologique chronique, démence sénile. L'anomalie affecte surtout les gros orteils dont l'ongle devient très épais, courbé en dedans ou en dehors, brun, à surface irrégulière et striée, très difficile à couper. Le traitement repose sur l'application de substances kératolytiques (urée, acide salicylique), qui ramollissent l'ongle, ou, si ce n'est pas suffisant, sur des meulages réguliers de celui-ci. Chez les malades jeunes, on peut aussi enlever chirurgicalement la matrice (zone qui assure la croissance de l'ongle).

## Onycholyse

Décollement d'un ou de plusieurs ongles sur une portion plus ou moins importante.

L'onycholyse est le plus souvent consécutive à des traumatismes (travail manuel, soins de manucure trop fréquents, contacts répétés avec des produits chimiques ou cosmétiques), à une maladie dermatologique (psoriasis, eczéma de contact) ou générale (lupus, anémie, maladie endocrinienne, cancer), à la prise de certains médicaments (tétracyclines, immunosuppresseurs) ; beaucoup plus rarement, elle est congénitale. La couleur des ongles est souvent modifiée : jaunâtre, blanchâtre, orangée ou encore, en cas de surinfection par un agent microbien ou une levure, verdâtre ou brunâtre. Le traitement vise, d'une part, à soigner la cause de l'onycholyse, d'autre part, à découper la zone décollée afin de traiter les surinfections. L'ongle repousse ensuite normalement.

## Onychomycose

Toute infection d'un ongle par un champignon microscopique (dermatophyte, levure ou moisissure).

Les manifestations des onychomycoses sont très variées : soulèvement de l'extrémité de l'ongle par un dépôt sous-jacent blanc ou gris avec décollement de l'ongle de son lit (onycholyse), petites taches blanches sur la partie superficielle de la lame unguéale, épaississement en bourrelet du repli cutané qui borde l'ongle (périonyxis). Le traitement dépend du champignon en cause. Lorsqu'il s'agit d'un dermatophyte, il repose sur l'ablation de l'ongle, par meulage, décapage chimique à l'aide de pansements imbibés de substances kératolytiques ramollissant l'ongle (urée, acide salicylique) ou, plus rarement, par intervention chirurgicale sous anesthésie locale, suivie de l'application locale et de la prise par voie orale d'antifongiques. Lorsqu'il s'agit d'une levure, le traitement associe des bains alcalins, une désinfection locale, des applications locales et la prise par voie orale d'antifongiques. En cas d'atteinte par une moisissure, les vernis à base d'antifongiques sont très efficaces, à condition que la matrice (zone assurant la croissance de l'ongle) ne soit pas abîmée. Après guérison, l'ongle repousse normalement.

## Onychophagie

Tendance à se ronger continuellement les ongles.

L'onychophagie est particulièrement fréquente pendant l'enfance et l'adolescence. Elle relève d'une instabilité légère (enfant nerveux) et permet de libérer les tensions sur le mode symbolique d'un compromis entre l'agressivité (envie de mordre) et le plaisir oral (succion du doigt).

C'est une habitude le plus souvent passagère et anodine. Mais, lorsqu'elle est associée à d'autres désordres psychomoteurs (tics, manipulation des cheveux, etc.), une psychothérapie peut être utile. Les traitements locaux (vernis amers, par exemple) ont une efficacité variable.

La persistance de l'onychophagie à l'âge adulte est fréquente. Elle est alors le témoignage d'un rite obsessionnel ou d'une simple habitude ; mais elle peut également être une des manifestations d'une anxiété généralisée.

## Onyxis

Toute inflammation d'un ongle.

Un onyxis est d'origine soit microbienne (staphylocoque, le plus souvent) - il s'agit d'un panaris -, soit mycosique (champignon microscopique), et l'on parle alors d'onychomycose. S'y associe souvent un périonyxis (inflammation du pourtour de l'ongle) formant un bourrelet cutané rouge qui laisse parfois sourdre des gouttes de pus. Le traitement vise à soigner l'infection.

## Opérabilité

Caractère d'un état pathologique pour lequel une intervention chirurgicale est réalisable.
→ VOIR **Inopérabilité.**

## Opération

→ VOIR Intervention chirurgicale.

## Ophtalmie

Affection inflammatoire de l'œil.

### Ophtalmie gonococcique

Il s'agit d'une conjonctivite qui atteint le nouveau-né, contaminé lors de son passage par les voies génitales de sa mère, laquelle est infectée par la bactérie *Neisseria gonorrhϾ*, responsable de la blennorragie.

Une ophtalmie gonococcique se traduit par une conjonctivite purulente, avec d'abondantes sécrétions. Le traitement fait appel aux collyres antibiotiques. L'instillation systématique de collyre antibiotique dans les yeux des nouveau-nés a permis de diminuer la fréquence de la maladie.

### Ophtalmie des neiges

Encore appelée cécité des neiges, cette affection inflammatoire est une kératoconjonctivite (inflammation de la cornée et de la conjonctive).

L'ophtalmie des neiges est due à l'action des rayons ultraviolets sur des yeux non protégés. Elle se produit quelques heures après l'exposition des yeux à la lumière, qu'il s'agisse de la réverbération des rayons solaires sur la neige en haute montagne ou d'une exposition au rayonnement d'une lampe à ultraviolets.

**SYMPTÔMES ET DIAGNOSTIC**

L'ophtalmie des neiges est très douloureuse. Elle provoque une photophobie (sensation pénible face à une lumière normale) et un larmoiement intense. Le diagnostic repose sur l'examen de l'œil : l'instillation de fluorescéine dans le cul-de-sac conjonctival met en évidence de petites taches arrondies ou étoilées à la surface de la cornée, qui révèlent une inflammation.

**TRAITEMENT ET PRÉVENTION**

Une ophtalmie des neiges disparaît d'elle-même au bout de 2 ou 3 jours, mais des collyres cicatrisants cornéens peuvent en hâter la guérison.

Le port de lunettes protectrices de bonne qualité est impératif en haute montagne, en haute mer et lors de l'exposition au soleil ou aux ultraviolets artificiels. Les verres doivent être foncés et filtrants. Des protections latérales sont nécessaires en cas de réverbération due à la neige.

### Ophtalmie sympathique

Il s'agit d'une inflammation de l'uvée (iris, corps ciliaire et choroïde), plus ou moins importante. Elle survient sur un œil, généralement dans un intervalle de 3 mois après un traumatisme de l'autre œil ayant entraîné une plaie de l'uvée. Il s'agit d'une réaction auto-immune, l'organisme produisant des anticorps contre les cellules lésées de la choroïde, qui circulent dans le sang. Habituellement, ces cellules ne se trouvent jamais dans la circulation générale, ce qui explique la réaction de rejet. Une ophtalmie sympathique est traitée par l'administration locale et générale de corticostéroïdes. L'utilisation systématique des corticostéroïdes à fortes doses par voie générale à la moindre apparition d'une plaie uvéale a fait beaucoup diminuer la fréquence de cette affection.
→ VOIR Panophtalmie.

## Ophtalmique (artère)

Branche collatérale de l'artère carotide interne. (P.N.A. *arteria ophtalmica*)

L'artère ophtalmique naît de la carotide interne, se dirige vers le canal optique, entre dans l'orbite et se termine par l'artère nasale au bord interne de l'œil ; elle donne de nombreuses branches : lacrymale, palpébrale, ethmoïdales, frontale interne, centrale de la rétine, sus-orbitaire et ciliaires.

Ces rameaux alimentent en sang l'œil et la rétine, la glande lacrymale, les paupières, les muscles responsables des mouvements de l'œil et les muscles du front.

**PATHOLOGIE**

L'occlusion de l'artère centrale de la rétine entraîne une perte de la vision, qui peut être définitive en l'absence de traitement immédiat et approprié.

## Ophtalmologie

Discipline médicochirurgicale et optique qui se consacre à l'étude de la structure et du fonctionnement du système visuel, ainsi qu'aux maladies qui le concernent.

Les ophtalmologues, ou ophtalmologistes, traitent les affections de l'œil et assurent la correction des troubles de la vision. Ils prescrivent les lunettes et les lentilles de contact, et assurent les traitements médicaux et chirurgicaux d'affections comme le glaucome, la cataracte, le décollement de la rétine, le strabisme ou l'obstruction des voies lacrymales.

L'examen du fond d'œil permet à ces spécialistes de détecter et de surveiller les conséquences de certaines affections, comme l'hypertension artérielle, le diabète sucré, l'artériosclérose et l'hypertension intracrânienne. L'étude du champ visuel peut révéler des anomalies liées à une atteinte neurologique, en particulier une tumeur cérébrale.

## Ophtalmoplégie

Paralysie des muscles moteurs d'un œil ou des deux yeux, due à une atteinte d'un des nerfs oculomoteurs ou des noyaux d'origine de ces nerfs.

Les traumatismes crâniens et orbitaires, les compressions tumorales et l'hypertension intracrânienne, le diabète, les maladies vasculaires, la sclérose en plaques, la maladie de Behçet, ainsi que certaines inflammations et infections cérébrales sont à l'origine de paralysies des nerfs oculomoteurs, qui peuvent toucher soit le nerf moteur oculaire commun, soit le nerf moteur oculaire externe, soit le nerf pathétique. Les lésions des noyaux et des filets d'origine des nerfs oculomoteurs se produisent généralement en cas d'atteinte du tronc cérébral.

**SYMPTÔMES ET SIGNES**

Les symptômes diffèrent en fonction du nerf ou des noyaux atteints.

- **La paralysie du nerf moteur oculaire commun** se traduit par un ptôsis (chute de la paupière supérieure), une déviation de l'œil vers l'extérieur et vers le bas. Les mouvements vers l'intérieur, vers le haut et vers le bas sont impossibles. La pupille est dilatée et ne réagit pas à la lumière. L'accommodation, permettant de former des images nettes sur la rétine, est impossible, et la lecture se révèle difficile.
- **La paralysie du nerf moteur oculaire externe** se manifeste par la déviation de l'œil vers l'intérieur. Il est impossible pour le sujet de diriger son œil vers l'extérieur.
- **La paralysie du nerf pathétique** entraîne une gêne à la lecture.
- **La paralysie des noyaux d'origine des nerfs oculomoteurs**, ou **ophtalmoplégie nucléaire**, se manifeste par une paralysie des mouvements associés des deux yeux (paralysie de l'axe vertical associée à une paralysie du nerf moteur oculaire commun, par exemple). D'autres signes neurologiques sont associés : fièvre, apathie, troubles de la coordination des mouvements.

**DIAGNOSTIC ET TRAITEMENT**

Le diagnostic repose sur l'examen des yeux, complété par le test de Lancaster, destiné à apprécier de façon précise l'oculomotricité.

Le traitement est celui de la cause de l'ophtalmoplégie. Parfois, le port de prismes, collés sur les verres de lunettes lorsqu'ils sont temporaires ou inclus définitivement en eux, permet de compenser la déviation de l'œil, en replaçant l'image dans le bon axe.

## Ophtalmoscopie

→ VOIR Fond d'œil (examen du).

## Opiacé

Substance chimique dérivée de l'opium et utilisée en thérapeutique. SYN. *morphinique, morphinomimétique.*

Les opiacés sont obtenus par synthèse ; leur formule chimique est proche de celle des constituants de l'opium (substance laiteuse extraite du pavot, qui provoque un état d'euphorie suivi d'un sommeil onirique).

**INDICATIONS**

Les opiacés ont des indications diverses. Ils peuvent être utilisés comme anesthésiants (alfentanyl, fentanyl, sulfentanyl), comme antitussifs (codéine, codéthyline, dextrométhorphane, noscapine, pholcodine), comme antidiarrhéiques (diphénoxylate, lopéramide), comme antidotes en cas d'intoxication à l'héroïne (nalorphine, naloxone).

Mais les opiacés sont, avant tout, des analgésiques qui agissent directement sur le

les douleurs persistent, on peut avoir recours à une immobilisation plâtrée, pendant 1 mois ou 2. La guérison se fait sans séquelles.

## Osler (maladie d')

→ VOIR Endocardite subaiguë.

## Osmose

Transfert d'eau d'une solution diluée (hypotonique) vers une solution concentrée (hypertonique) au travers d'une membrane semi-perméable (perméable à l'eau, mais non aux grosses molécules en solution).

Dans l'organisme, la membrane plasmique qui entoure chaque cellule est quasiment semi-perméable. Les passages d'eau et d'ions entre l'intérieur et l'extérieur des cellules sont donc réglés par osmose. Ce mécanisme est à la base des techniques de dialyse rénale.

■ **La pression osmotique**, exprimée en millimètres de mercure, représente la facilité avec laquelle une solution attire l'eau par osmose. Elle est proportionnelle à la concentration de la solution.

## Ossification

Ensemble des phénomènes tissulaires et biochimiques grâce auxquels l'os est formé, renouvelé, réparé.

L'ossification commence chez l'embryon et se poursuit tout au long de la vie. Elle peut s'effectuer à partir de tissu fibreux, comme c'est le cas pour les os de la voûte du crâne, ou à partir du périoste (tissu conjonctif entourant les os). La croissance en longueur des os s'effectue par ossification endochondrale, l'os étant formé à partir des cartilages de conjugaison, qui sont situés chez l'enfant entre épiphyse et diaphyse, et qui disparaissent chez l'adulte.

**TROUBLES DE L'OSSIFICATION**

Une ossification anormale peut affecter des tissus normalement non ossifiés : tendons, cavités articulaires (ostéochondromatose synoviale), bourses séreuses situées autour des articulations (bursite), muscles (séquelles d'hématomes intramusculaires), peau (sclérodermie).

→ VOIR Ostéogenèse.

## Ostéite

Infection d'un os d'origine microbienne, due le plus souvent au staphylocoque doré.

Lorsque la moelle osseuse est atteinte, ce qui est presque toujours le cas chez l'enfant et l'adolescent, alors que l'os est en phase de croissance, on parle d'ostéomyélite.

→ VOIR Ostéomyélite.

## Ostéoarthrite

→ VOIR Arthrite.

## Ostéoarthropathie

→ VOIR Arthropathie.

## Ostéoblaste

Cellule assurant la formation du tissu osseux.

Les ostéoblastes siègent à la surface du tissu osseux, dont ils sont séparés par un fin liseré. Leur activité est sous dépendance hormonale, stimulée notamment par l'hormone de croissance et par les hormones thyroïdiennes. Les ostéoblastes élaborent la matrice protéique du tissu osseux, qui se minéralise en se chargeant d'un sel de phosphate de calcium : l'apatite. À mesure que le tissu osseux est fabriqué, ils se transforment en ostéocytes (cellules constitutives du tissu osseux, qui ont perdu une grande partie de leur capacité ostéoformatrice).

## Ostéoblastome

Tumeur osseuse, très généralement bénigne, du sujet jeune, développée aux dépens des ostéoblastes. SYN. *fibrome ostéogénique des os.*

L'ostéoblastome est une tumeur riche en vaisseaux sanguins, dont les caractéristiques tissulaires sont proches de celles d'une autre tumeur bénigne, l'ostéome ostéoïde, bien qu'il soit en général plus volumineux que celui-ci. Il se développe le plus souvent le long des os longs et de la colonne vertébrale ; il se manifeste dans ce cas par des douleurs dues à la compression de la moelle épinière ou des racines nerveuses afférentes. Un ostéoblastome doit être enlevé chirurgicalement. Son évolution est bénigne, sa transformation maligne étant rare et même discutée.

## Ostéochondrite

Épiphysite touchant un cartilage et quelquefois l'os sous-chondral (région osseuse située sous le cartilage articulaire), due à une nécrose (mort tissulaire) localisée. SYN. *ostéochondrose.*

Apparaissant généralement entre 4 et 12 ans, les ostéochondrites affectent surtout les garçons. Elles sont dues à la précarité de la circulation sanguine dans l'os sous-chondral pendant les poussées de croissance et aggravées par les microtraumatismes liés à une activité sportive. Elles touchent le plus souvent l'articulation du genou, de la cheville, de la hanche (maladie de Legg-Perthes-Calvé) ; lorsqu'elles affectent les vertèbres, on les regroupe sous le nom d'ostéodystrophies de croissance (maladie de Scheuermann, par exemple, dans laquelle ce sont les plateaux vertébraux qui sont touchés). Lorsqu'elles touchent le calcanéum (os du talon), on parle de maladie de Sever.

Si le fragment osseux nécrosé tombe dans la cavité articulaire, il peut être responsable d'un blocage. Le traitement repose sur l'arrêt de l'activité sportive, sur la mise au repos de l'articulation pendant au moins 2 mois et, éventuellement, sur l'ablation, par chirurgie conventionnelle ou endoscopique (en particulier lorsqu'il s'agit du genou), du fragment osseux nécrosé.

## Ostéochondrite primitive de la hanche

→ VOIR Legg-Perthes-Calvé (maladie de).

## Ostéochondrodystrophie

Toute maladie caractérisée par des anomalies de la croissance et du développement des os, ainsi que des cartilages articulaires et de conjugaison.

■ **Les ostéochondrodystrophies acquises** sont principalement représentées par le rachitisme, par l'ostéomalacie (par carence en vitamine D), mais aussi par des affections telles que l'ostéodystrophie rénale (troubles osseux consécutifs à une insuffisance rénale) ou par des maladies digestives de l'enfant telles que la maladie cœliaque ou la mucoviscidose.

■ **Les ostéochondrodystrophies d'origine génétique** sont les mucopolysaccharidoses (maladie de Hurler), les ostéochondrodystrophies caractérisées par une absence ou une insuffisance de développement des cartilages de croissance des os longs (achondroplasie) et la maladie des exostoses multiples.

## Ostéochondrome

→ VOIR Exostose.

## Ostéochondrose

→ VOIR Ostéochondrite.

## Ostéoclaste

Cellule osseuse à plusieurs noyaux (de la famille des macrophages) chargée de la destruction du tissu osseux vieilli. SYN. *myéloplaxe.*

L'action conjuguée des ostéoclastes, qui détruisent les travées osseuses, et des ostéoblastes, qui les construisent, permet le renouvellement permanent du tissu osseux, indispensable à la croissance des os et à leur réparation en cas de fracture ; il se poursuit tout au long de la vie. Si les processus de construction et de destruction s'équilibrent, le capital osseux reste stable. Si la construction l'emporte sur la destruction, l'os est anormalement dense (marmorisation). Si la destruction l'emporte sur la construction, une ostéoporose se développe. Les ostéoclastes peuvent être à l'origine de tumeurs (tumeurs à myéloplaxes, également appelées tumeurs à cellules géantes) détruisant l'os.

## Ostéodystrophie

Toute maladie caractérisée par des anomalies de la croissance et du développement des os.

■ **Les ostéodystrophies acquises** sont notamment la maladie osseuse de Paget, les ostéodystrophies de croissance (ostéochondrites et apophysites), le rachitisme, l'ostéomalacie, les ostéodystrophies endocriniennes (notamment celles dues à une hyperparathyroïdie) et celles survenant au cours des insuffisances rénales chroniques.

■ **Les ostéodystrophies d'origine génétique** sont la dysplasie fibreuse des os, les lésions osseuses caractéristiques de la maladie de Recklinghausen et un certain nombre de maladies héréditaires (ostéogenèse imparfaite, ostéoporose, mucopolysaccharidose, maladie de Gaucher).

## Ostéodystrophie rénale

Ensemble des anomalies de structure osseuse liées à une insuffisance rénale chronique.

L'ostéodystrophie rénale est due, d'une part, à une sécrétion excessive d'hormone parathyroïdienne, elle-même déclenchée par un abaissement du taux sanguin de calcium (du fait de sa mauvaise absorption intestinale) et par une augmentation du taux sanguin de phosphore (à cause de sa mauvaise élimination par les reins défaillants), et, d'autre part, à un déficit en vitamine D (lié à une incapacité de transformation de celle-ci en sa forme active par le rein). Elle s'installe très progressivement et s'aggrave au fur et à mesure que la fonction rénale diminue. Elle se traduit par des douleurs et des anomalies radiologiques osseuses révélant une résorption des extrémités des petits os longs (clavicules, phalanges). Chez l'enfant, elle a pour conséquence un retard de croissance important (nanisme rénal).

**TRAITEMENT ET PRÉVENTION**

Chez des malades souffrant d'une maladie chronique des reins, la prévention et le traitement de l'ostéodystrophie rénale, lorsqu'ils sont mis en place rapidement (apport de calcium, de dérivés actifs de vitamine D, de médicaments abaissant le taux sanguin de phosphore), font régresser les atteintes osseuses. Lorsque l'hyperparathyroïdie est très évoluée, seule une intervention chirurgicale consistant à enlever les sept huitièmes du tissu parathyroïdien permet de contrôler l'ostéodystrophie.

## Ostéogenèse

Constitution et développement du tissu osseux.

L'ostéogenèse débute au cours du premier trimestre de la vie fœtale et se poursuit tout au long de la vie. Les principales cellules impliquées sont les ostéoblastes, qui élaborent la matrice osseuse protéique et la calcifient, et les chondrocytes qui élaborent le cartilage de croissance. La substance préosseuse élaborée par ces cellules, faite de fibres collagènes et de mucopolysaccharides, s'ossifie dans un second temps.

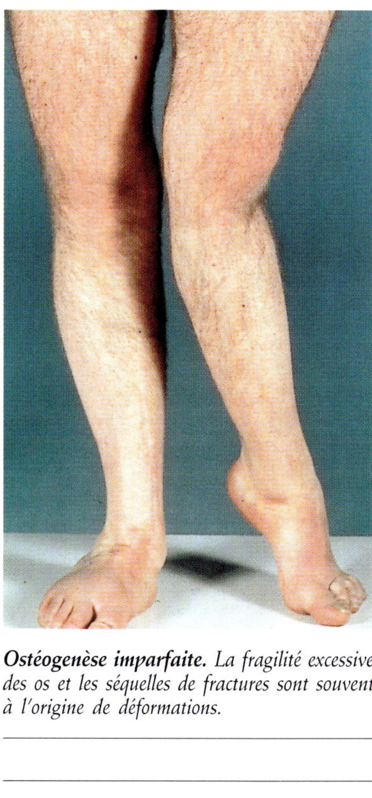

***Ostéogenèse imparfaite.*** *La fragilité excessive des os et les séquelles de fractures sont souvent à l'origine de déformations.*

### OSTÉOMALACIE

**Cette maladie due à un déficit en vitamine D est caractérisée par une déminéralisation et un ramollissement osseux. Elle se traduit par des déformations et des fractures qui affectent surtout les os du bassin et des membres inférieurs ainsi que les vertèbres.**

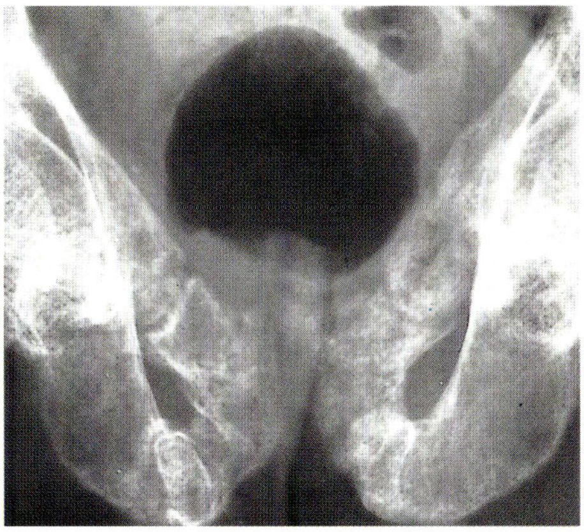

*Cette radiographie du bassin montre des os insuffisamment minéralisés (zones trop sombres) et une fracture de la branche supérieure de l'os iliaque.*

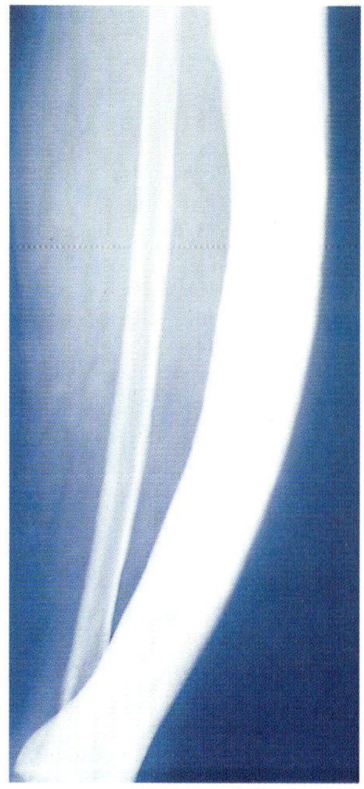

*Le péroné et surtout le tibia sont anormalement arqués du fait du ramollissement osseux.*

L'ostéogenèse est un phénomène complexe qui nécessite du calcium et du phosphore. Leur taux sanguin dépend de facteurs hormonaux (calcitonine, hormone de croissance, parathormone) et alimentaires (apport en calcium, en phosphore, en vitamine D).

→ VOIR Ossification.

## Ostéogenèse imparfaite

Fragilité osseuse excessive due à un défaut congénital d'élaboration des fibres collagènes du tissu conjonctif qui forme la trame de l'os. SYN. *fragilité osseuse héréditaire.*

L'ostéogenèse imparfaite caractérise en fait 7 maladies héréditaires, dont la maladie de Lobstein. De transmission autosomique (par un chromosome non sexuel) dominante (il suffit qu'il soit reçu de l'un des parents pour que la maladie s'exprime chez l'enfant), elle se traduit par une coloration bleutée du blanc des yeux, une surdité, une hyperlaxité ligamentaire et des fractures fréquentes, se consolidant mal et entraînant des déformations, qui surviennent parfois avant même le début de la marche. Le traitement par les bisphosphonates (pamidronate intraveineux) diminue la fréquence des fractures.

## Ostéoïde

Qualifie la matrice osseuse non minéralisée.

À l'état normal, la proportion de tissu ostéoïde est très faible. La vitamine D étant indispensable à la calcification, sa carence se traduit par un rachitisme chez l'enfant et par une ostéomalacie chez l'adulte.

## Ostéologie

Branche de l'anatomie relative à l'étude des différentes parties constitutives du squelette.

## Ostéolyse

Résorption du tissu osseux.

L'ostéolyse est un phénomène permanent, assuré par certaines cellules osseuses, les ostéoclastes. La résorption libère environ 1 gramme de calcium par jour pour un adulte de 70 kilogrammes (dont le squelette contient environ 1 000 grammes de calcium), l'ostéolyse étant compensée par l'activité d'autres cellules, les ostéoblastes, qui fabriquent de l'os nouveau. Le squelette est donc entièrement renouvelé tous les trois ans environ.

Une ostéolyse pathologique intense se rencontre notamment en cas de myélome multiple ou de métastases osseuses et entraîne une libération excessive de calcium dans le sang ; cette hypercalcémie engage le pronostic vital et nécessite une hospitalisation et un traitement médical en urgence.

## Ostéomalacie

Décalcification osseuse de l'adulte et du sujet âgé.

L'ostéomalacie, équivalent chez l'adulte du rachitisme de l'enfant, est due à une minéralisation osseuse de mauvaise qualité, elle-même liée à une carence en vitamine D. Celle-ci peut résulter d'un apport alimentaire insuffisant ou, plus souvent, d'une absorption insuffisante de la vitamine D (maladie du pancréas, intolérance au gluten). En outre, une ostéomalacie peut être due à une intoxication de l'os par certaines substances (fluor, biphosphonates) ou être le fait d'une baisse importante du taux de phosphore dans le sang (insuffisance rénale chronique).

**SYMPTÔMES ET DIAGNOSTIC**

La maladie se traduit par des douleurs quasi constantes, siégeant dans les hanches et les épaules ; les déformations osseuses, qui affectent essentiellement les vertèbres, les membres inférieurs et le bassin, sont parfois importantes. Le sujet éprouve des difficultés à marcher.

La radiographie met en évidence un aspect déminéralisé et « flou » du squelette, des déformations et des fissures osseuses appelées stries de Looser-Milkmann. Les examens biologiques confirment la diminution des taux de calcium et de phosphore dans le sang, l'effondrement du taux de calcium urinaire, du taux de dérivé sanguin actif de la vitamine D et l'augmentation du taux sanguin de phosphatases alcalines osseuses (enzymes témoignant de l'hyperactivité osseuse). La biopsie osseuse révèle une augmentation de l'épaisseur du tissu osseux faiblement minéralisé, dit « ostéoïde », et une hyperactivité des ostéoblastes (cellules formatrices du tissu osseux).

**TRAITEMENT**

L'administration de vitamine D assure, en général, une guérison rapide de l'ostéomalacie ; on y associe généralement un apport de calcium. Les douleurs et les troubles de la marche disparaissent rapidement ; seules les déformations osseuses persistent quelquefois. Les ostéomalacies dues à une diminution excessive du taux sanguin de phosphore sont, elles aussi, traitées par la vitamine D, mais, dans ce cas, l'amélioration des symptômes est souvent incomplète.

## Ostéome

Tumeur bénigne constituée de tissu osseux adulte, affectant une structure anatomique, osseuse ou non (muscle, notamment).

■ **L'ostéome musculaire circonscrit** est une tumeur bénigne résultant de l'ossification d'un hématome intramusculaire. Peu douloureux, il n'entraîne qu'une gêne musculaire modérée. Il n'est possible d'en réaliser l'ablation chirurgicale qu'après s'être assuré, par des examens répétés, que son évolution paraît stabilisée. Lorsque l'ablation est incomplète, des récidives peuvent survenir ; si l'ostéome siège sur un membre, la mise au repos de celui-ci est conseillée.

■ **L'ostéome ostéoïde** est une tumeur bénigne constituée d'ostéoblastes (cellules produisant le tissu osseux), richement vascularisée, apparaissant dans 90 % des cas entre 5 et 25 ans, avec une nette prédominance masculine. Il siège surtout sur les os longs des membres (fémur, humérus, radius, tibia) et sur les vertèbres et se traduit par des douleurs en général nocturnes, soulagées par l'aspirine. Le diagnostic repose sur la scintigraphie osseuse et la radiographie, qui montre une importante condensation osseuse, avec, en son centre, une zone claire caractéristique, appelée nidus. L'ostéome ostéoïde, dont l'évolution est très lente, doit être retiré chirurgicalement.

## Ostéomyélite

Maladie infectieuse grave, chronique ou aiguë, du tissu osseux.

Le microbe responsable de l'ostéomyélite est le staphylocoque doré. Il contamine l'os par la voie sanguine, à partir d'une infection locale (plaie infectée, abcès, fracture ouverte). L'ostéomyélite atteint surtout les os longs (tibia, fémur, humérus) ; elle se déclare surtout chez les enfants ou les adolescents.

**SYMPTÔMES ET SIGNES**

L'ostéomyélite se signale par des douleurs intenses de l'os atteint, accompagnées d'une impotence fonctionnelle totale, par une inflammation et un gonflement local, une forte fièvre et une altération de l'état général. Parfois, ces symptômes sont moins intenses.

**DIAGNOSTIC ET TRAITEMENT**

Le diagnostic repose sur l'hémoculture (culture du sang pour mise en évidence du germe) et sur la scintigraphie osseuse. Le traitement doit être entrepris d'urgence. Il consiste en une antibiothérapie prolongée (plusieurs mois), avec immobilisation de l'os infecté par un plâtre. Une intervention chirurgicale (ablation et greffe osseuse) peut être nécessaire en cas d'ostéomyélite aiguë, pour enlever un séquestre (fragment osseux isolé), ou en cas d'ostéomyélite chronique.

## Ostéonécrose

Mort d'un fragment de tissu osseux, due à une interruption de la circulation sanguine, aboutissant à un infarctus osseux. SYN. *nécrose osseuse aseptique.*

Les travées osseuses de l'os mort ne se renouvellent plus et finissent par s'effondrer. Si l'ostéonécrose touche une zone articulaire, l'articulation se déforme et devient douloureuse. Une ostéonécrose peut atteindre toutes les articulations, en particulier la tête du fémur et moins souvent la tête de l'humérus, le dôme de l'astragale, le genou ou le coude. Certaines formes sont particulières comme l'ostéonécrose du condyle interne chez la personne âgée.

**CAUSES**

Une ostéonécrose peut survenir à la suite d'un traumatisme (fracture du col du fémur sectionnant ses vaisseaux nourriciers ; fracture du semi-lunaire au poignet) ou d'une hyperpression osseuse (ostéonécrose des plongeurs sous-marins), au cours de certaines affections (drépanocytose, alcoolisme) ou d'un traitement par les corticostéroïdes (au cours d'une greffe d'organe par exemple).

**SYMPTÔMES ET DIAGNOSTIC**

La douleur entraîne une diminution de la mobilité articulaire. Le diagnostic précoce repose sur la scintigraphie osseuse ou l'imagerie par résonance magnétique (I.R.M.), la radiographie ne donnant des signes que plus tardivement, lorsque l'os nécrosé s'est affaissé.

**TRAITEMENT**

Il est toujours difficile. Si la surface articulaire n'est pas déformée, le traitement consiste à mettre l'os en décharge, et parfois à prescrire un forage osseux. Lorsque la surface articulaire est atteinte, des techniques conservatrices peuvent être proposées comme la greffe osseuse vascularisée, l'injection de ciment acrylique, ou le comblement par des cellules souches osseuses. Le choix est fonction de l'incidence fonctionnelle et du niveau de douleurs. Si la gêne est modérée, on ne prescrira pas de traitement. Si la gêne est importante, on proposera une prothèse totale de l'articulation, comme c'est fréquemment le cas pour la hanche.

## Ostéopathie

1. Toute maladie osssеuse.
2. Méthode thérapeutique manuelle utilisant des techniques de manipulations vertébrales ou musculaires.

Fondée aux États-Unis en 1874 par le médecin américain Andrew Taylor Still, l'ostéopathie admet que le bien-être du corps humain est lié au bon fonctionnement de son appareil locomoteur (squelette, articulations, tendons, nerfs et muscles). Elle peut ainsi agir à distance, à partir du système musculosquelettique, sur les principaux organes du corps humain, en utilisant des techniques de torsion, d'élongation et de pression. Les manipulations ostéopathiques sont, normalement, effectuées par un médecin. Brèves, s'accompagnant d'un léger craquement, elles sont, habituellement, indolores. En France, à la différence des États-Unis, certains ostéopathes ne sont pas médecins. Cependant, la formation continue est aujourd'hui obligatoire et les diplômes seront prochainement officialisés.

## Ostéopériostite

→ VOIR Périostite.

## Ostéopétrose

Épaississement et durcissement, généralisé ou localisé, du squelette. SYN. *maladie d'Albers-Schönberg, maladie des os de marbre.*

Dans sa forme la plus fréquente, à transmission autosomique (par un chromosome non sexuel) récessive (il doit être reçu du père et de la mère pour que la maladie se manifeste), l'ostéopétrose apparaît dès les premiers mois de la vie et se traduit par des fractures quasi spontanées, une anémie, une augmentation de volume de la rate et des troubles visuels.

**TRAITEMENT**

Il n'existe pas de traitement spécifique de l'ostéopétrose. Des greffes de moelle osseuse, méthode encore expérimentale, ont été tentées chez certains malades.

## Ostéophyte

Excroissance osseuse développée au pourtour d'une surface articulaire dont le cartilage est altéré par l'arthrose. SYN. *bec-de-perroquet.*

Les ostéophytes témoignent des tentatives de réparation de l'organisme. Aux doigts, ils sont à l'origine des nodosités d'Heberden. Sur le rachis, ils forment des « becs-de-perroquet ». Ils sont en outre caractéristiques de la maladie hyperostosante. Les ostéophytes, extra-articulaires, ne gênent pas le fonctionnement de l'articulation, mais augmentent le volume osseux. Indolores, même lorsqu'ils sont de dimension importante, ils ne nécessitent pas de traitement spécifique.

## Ostéoplastie

Intervention chirurgicale consistant à restaurer un os à l'aide de greffons osseux ou d'une prothèse.

En stomatologie, l'ostéoplastie maxillaire permet de régulariser de façon harmonieuse la surface des maxillaires. Elle se pratique surtout lorsque l'on veut réaliser une pro-

OSTÉOPOROSE

**Au cours de cette maladie, l'os se fragilise du fait d'une raréfaction de sa trame protéique. Des douleurs chroniques, des tassements vertébraux, voire des fractures, en résultent. Parfois, cependant, la maladie ne se traduit par aucun symptôme : le diagnostic doit alors être confirmé par biopsie osseuse et grâce à l'imagerie médicale (absorptiométrie biphotonique).**

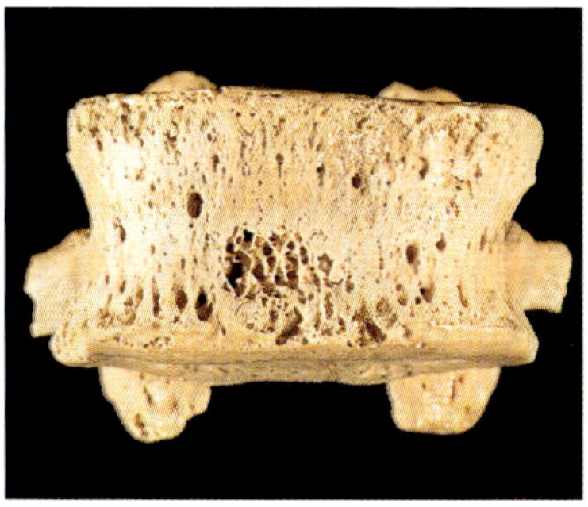

*Cette vertèbre ostéoporotique a une trame osseuse moins dense, ce qui la rend plus exposée aux tassements vertébraux.*

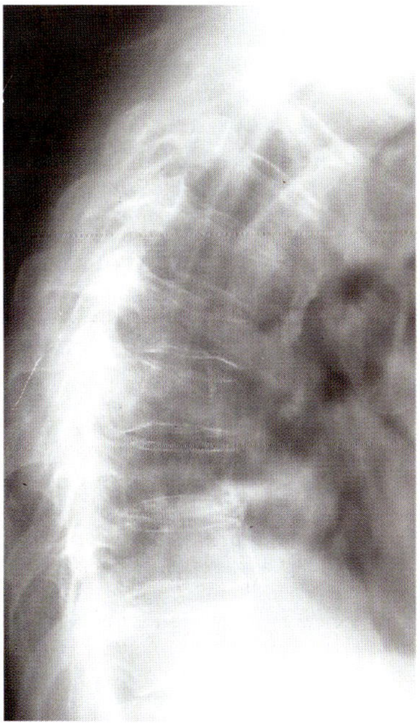

*Sur cette radiographie de profil du rachis dorsal, les vertèbres sont presque transparentes et tassées, surtout vers l'avant.*

thèse amovible et qu'il existe des exostoses (petites tumeurs osseuses bénignes) dont la compression serait douloureuse, des tubérosités ou des crêtes maxillaires volumineuses.

## Ostéoporose

Diminution progressive de la trame protéique de l'os, qui reste cependant normalement minéralisé.

L'allègement de la trame protéique osseuse est un phénomène naturel, appelé ostéopénie physiologique, lié au vieillissement du squelette. L'ostéoporose est caractérisée par l'exagération de ce processus, du fait d'un déséquilibre entre l'activité des ostéoblastes (cellules assurant la formation du tissu osseux) et celle des ostéoclastes (cellules assurant la destruction du tissu osseux) : pour un même volume, l'os est moins dense, donc plus fragile. Les causes des ostéoporoses sont multiples. La plus commune est l'ostéoporose postménopausique : à la ménopause, le taux des œstrogènes (hormones protectrices du tissu osseux) chute.

L'ostéoporose sénile s'observe chez les personnes des deux sexes après 70 ans, et sa fréquence augmente avec l'âge ; elle est favorisée par la sédentarité, l'absence d'exposition à la lumière naturelle (qui permet la synthèse de la vitamine D par la peau), un régime pauvre en calcium et en protéines. L'ostéoporose peut aussi être d'origine endocrinienne ou médicamenteuse et survenir à tout âge : excès d'hormones thyroïdiennes ou parathyroïdienne (adénome sur une des glandes parathyroïdes), de corticostéroïdes (maladie de Cushing, traitement par les corticostéroïdes), etc. L'ostéoporose peut aussi survenir chez l'homme, favorisée par la consommation de boissons alcoolisées et de tabac. Exceptionnelle chez la femme jeune, elle se révèle alors au cours de la grossesse. D'autres, plus complexes et plus graves, accompagnent l'urticaire pigmentaire (affection due à une prolifération de mastocytes, dans les tissus) ou un diabète phosphoré. Enfin, il existe des ostéoporoses héréditaires (ostéogenèse imparfaite).

**SYMPTÔMES ET SIGNES**

Les fractures sont les principales manifestations de l'ostéoporose. Leur siège varie selon que la diminution de la densité osseuse affecte l'os cortical ou l'os spongieux.

■ **Quand l'ostéoporose touche l'os cortical,** les fractures affectent en général l'extrémité inférieure du poignet, la tête de l'humérus et, lorsque le sujet est âgé, le col du fémur. Elles peuvent aussi affecter le bassin et le sacrum sous la forme de fractures de fatigue.

■ **Quand l'ostéoporose touche l'os spongieux,** très abondant dans les vertèbres, les fractures se traduisent par des tassements vertébraux survenant brutalement et entraînant une douleur dorsale ou lombaire aiguë souvent prise pour un lumbago. La douleur est vive pendant 10 jours et disparaît progressivement en 3 ou 4 semaines. Le tassement se consolide, mais la vertèbre reste déformée, pouvant être à l'origine de douleurs chroniques n'apparaissant qu'à la station debout.

**DIAGNOSTIC**

Très souvent, un tassement vertébral ou une transparence excessive à la radiographie permettent de détecter une ostéoporose. L'absorptiométrie le plus souvent aux rayons X mesure la densité osseuse et permet d'apprécier l'importance de l'ostéoporose. Son évolution peut être suivie en mesurant régulièrement la taille du patient. Un tassement vertébral fait perdre entre 1 et 2 centimètres. Une ostéoporose comportant de multiples tassements peut faire perdre de 15 à 20 centimètres.

**TRAITEMENT ET PRÉVENTION**

Le traitement des ostéoporoses endocriniennes ou médicamenteuses est celui de leur cause. Les traitements médicaux proposés pour lutter contre l'évolution de l'ostéoporose sont la prise de calcium, de vitamine D et de bisphosphonates (etidronate, alendronate, risedronate) et d'anti-œstrogènes (raloxifène) qui s'opposent à la résorption osseuse. Après plusieurs années de traitement, les bisphosphonates augmentent la densité osseuse et diminuent le nombre de fractures vertébrales et du col du fémur. Des traitements stimulant la formation osseuse (strontium, hormone parathyroïdienne) sont proposés.

La prévention de l'ostéoporose est donc indispensable. L'immobilité favorisant la perte osseuse, l'exercice physique (marche), voire la pratique régulière d'activités sportives, peut être utile ; tout surentraînement a cependant des effets néfastes. Il est recommandé d'avoir une alimentation riche en calcium et en protéines (lait, produits laitiers, viande, poisson) et de limiter la consommation d'alcool et de tabac. Le traitement préventif de l'ostéoporose post-ménauposique reposait sur les œstrogènes qui s'opposent à la diminution de la densité osseuse et réduisent la fréquence des fractures pendant son application. Mais les inconvénients du traitement substitutif de la ménopause l'emportant sur les avantages, cette indication n'est plus retenue. Toutes ces mesures visent à diminuer la fréquence des tassements vertébraux chez la femme après 60 ans et des fractures du col du fémur dans les deux sexes après 80 ans.

## Ostéopsathyrose

→ VOIR Lobstein (maladie de).

## Ostéosarcome

Tumeur maligne de l'os. SYN. *sarcome ostéogénique.*

L'ostéosarcome est la plus fréquente des tumeurs malignes osseuses primitives (elles ne sont pas formées par les métastases issues d'un autre cancer). Dans la majorité des cas, elle survient chez l'enfant et l'adolescent. Sa cause est le plus souvent inconnue, en dehors de certaines formes touchant l'adulte et liées à la cancérisation d'une maladie osseuse de Paget.

**SYMPTÔMES ET SIGNES**

La tumeur se développe habituellement sur la partie moyenne des os longs se trouvant au voisinage de l'articulation du genou (fémur, tibia) et de l'épaule (humérus). Un ostéosarcome s'étend assez rapidement aux tissus adjacents, détruit l'os sain avoisinant ; on distingue les formes centrales, qui envahissent la médullaire osseuse (partie centrale de l'os), des formes périphériques, qui se développent à partir du périoste (membrane conjonctive qui entoure l'os et assure sa croissance en épaisseur). L'ostéosarcome peut aussi disséminer par voie sanguine (métastases pulmonaires).

Un ostéosarcome se traduit par une tuméfaction locale légèrement inflammatoire, douloureuse ; à un stade plus avancé, la tuméfaction est grosse et devient très douloureuse. Parfois, il est révélé par une fracture « pathologique », c'est-à-dire survenant spontanément ou après un traumatisme minime. Le diagnostic repose sur la radiographie et sur l'examen histologique de la tumeur après biopsie ; il comprend la recherche d'éventuelles métastases, essentiellement pulmonaires.

**TRAITEMENT**

Il repose sur la chimiothérapie et sur l'ablation chirurgicale de la tumeur ; celle-ci doit être la plus large possible ; on essaie toutefois de conserver la plus grande partie du membre atteint afin de faciliter la pose d'une prothèse articulaire ; l'amputation, exceptionnelle, est réservée aux tumeurs volumineuses ou aux récidives.

## Ostéosclérose

Accroissement de la densité osseuse, souvent en réaction à une lésion de voisinage.

L'ostéosclérose peut être la séquelle d'une fracture (cal osseux) ou d'une ostéite (inflammation de l'os), ou bien la conséquence d'une arthrose, l'os n'étant plus protégé des à-coups de pression par le cartilage altéré. Elle est visible à la radiographie. Il n'existe pas de traitement spécifique de l'ostéosclérose, qui est souvent irréversible.

## Ostéosynthèse

Procédé chirurgical visant à traiter les fractures.

L'ostéosynthèse consiste à utiliser des matériels divers (plaques, clous, vis, broches, fils métalliques, agrafes ou fixateurs externes) pour assurer la réduction et la contention d'une fracture. L'intervention peut être plus ou moins longue et difficile selon la complexité de la fracture. Ce procédé n'accélère pas la consolidation proprement dite, puisqu'il s'agit d'un phénomène biologique, mais il permet une meilleure reconstitution de l'anatomie. Il rend également possible une utilisation plus précoce du membre, ce qui facilite la récupération des articulations adjacentes. L'ostéosynthèse favorise aussi la remise en charge : chez les personnes âgées alitées, cet élément diminue le risque de complications (escarres, décompensations cardiaques, infections urinaires, phlébites).

Les chirurgiens privilégient les matériaux introduits par de petites voies d'abord. Les fixateurs externes seront réservés aux fractures ouvertes. Les matériels d'ostéosynthèse sont retirés après consolidation et en fonction de l'inconfort qu'ils génèrent. La survenue d'une infection post-opératoire (nosocomiale) est un risque qui doit être évalué.

## Ostéotomie

Section chirurgicale d'un os afin de modifier son axe, sa taille ou sa forme.

Une ostéotomie est en général pratiquée en cas de traumatisme osseux, par exemple pour redresser un os fracturé consolidé en mauvaise position, ou de déformation osseuse (hallux valgus, genu varum, genu valgum). En chirurgie dentaire, on a recours à cette technique pour dégager de l'os une dent fracturée ou très cariée, pour replacer un maxillaire en cas de prognathie ou pour extraire une dent de sagesse incluse.

**TECHNIQUE**

Lorsque l'ostéotomie est pratiquée sur un os fracturé consolidé en mauvaise position, celui-ci est sectionné sous anesthésie générale de part et d'autre de la zone à laquelle on doit rendre son axe normal ; les deux extrémités sont ensuite réalignées. Les corrections ainsi obtenues sont le plus souvent maintenues par ostéosynthèse (plaque métallique, clou, etc.) pendant une période allant de 45 jours à 3 mois ou, en chirurgie maxillofaciale, par une gouttière ou des ligatures maintenant solidement les maxillaires pendant 1 mois environ ; l'alimentation doit, dans ce dernier cas, être liquide.

## Otalgie

Douleur de l'oreille.

Une otalgie peut être liée à une affection de l'oreille (otite) ou avoir une cause neurologique (névralgie du nerf trijumeau, qui innerve le visage), dentaire (carie), articulaire (arthrite de l'articulation temporo-mandibulaire) ou pharyngolaryngée (angine, cancer du pharynx ou du larynx). Le traitement, outre celui de la cause, repose sur l'administration d'analgésiques.

## Othématome

Épanchement sanguin entre le cartilage et l'enveloppe du cartilage (péricondre) du pavillon de l'oreille.

Un othéatome est secondaire à un traumatisme, souvent dans le cadre sportif (rugby). L'évolution sans traitement se fait vers la résorption partielle de l'hématome avec une organisation fibreuse et une destruction cartilagineuse qui conduit à la classique oreille en « chou-fleur ». Le traitement repose sur l'évacuation chirurgicale de l'hématome associée à un pansement compressif.

## Otite

Inflammation des cavités de l'oreille moyenne, de la muqueuse qui les tapisse et

### OTITE

**Le diagnostic d'une otite repose sur l'examen clinique du malade (fièvre, douleur, troubles digestifs), mais surtout sur l'otoscopie, examen qui consiste à examiner le tympan à l'aide d'un spéculum introduit dans le conduit auditif.**

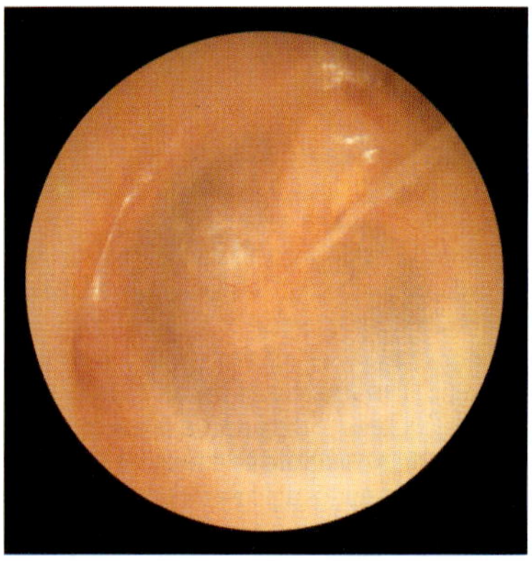

*À l'état normal, le tympan est une membrane translucide, de couleur rosée.*

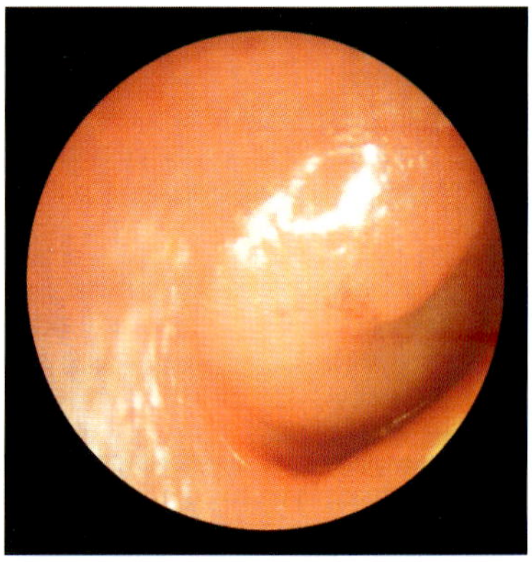

*En cas d'otite séreuse, le tympan est enflammé et légèrement bombé.*

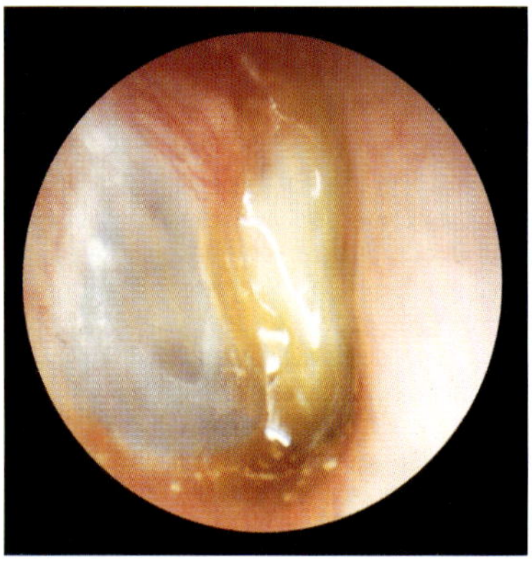

*Lors d'une otite purulente, le pus se voit par transparence (en jaune) au travers du tympan.*

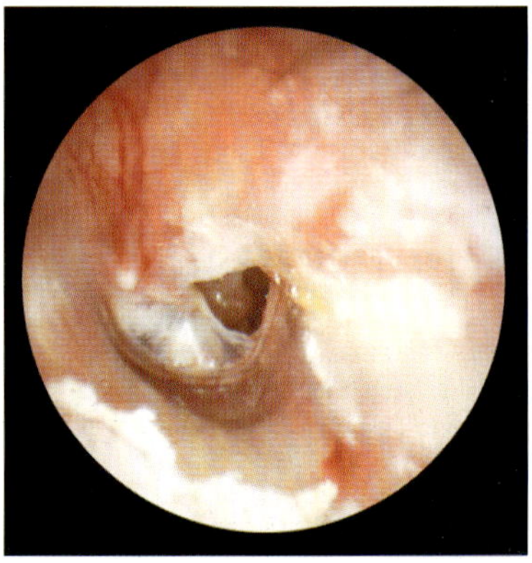

*Parfois, le tympan se perfore, laissant s'écouler du pus et des sécrétions.*

du tympan (myringite). SYN. *otite moyenne*.

Les otites peuvent être aiguës, subaiguës ou chroniques, selon leur évolution.

### Otite aiguë

Il s'agit d'une inflammation par infection bactérienne (pneumocoque, hæmophilus, streptocoque, staphylocoque), parfois virale, qui touche le plus souvent les enfants de 6 mois à 2 ans, et particulièrement les enfants élevés en collectivité. L'infection est d'abord pharyngée, puis se propage à l'oreille par le canal de la trompe d'Eustache.

#### SYMPTÔMES ET SIGNES

Une otite aiguë se traduit par une douleur violente de l'oreille, associée à une fièvre d'environ 38,5 °C, parfois à des vomissements. Chez le nourrisson, elle se manifeste par des pleurs, des troubles digestifs, une perte d'appétit. En l'absence de traitement, l'otite évolue selon quatre stades : otite congestive, où le tympan est simplement rouge ; otite catarrhale, où le tympan devient lisse et opaque ; otite purulente, où le bombement du tympan témoigne de la présence de pus dans la caisse du tympan ; otite perforée, où une perforation dans le tympan laisse le pus s'écouler à l'extérieur.

Les complications d'une otite aiguë non traitée, aujourd'hui rares, sont l'extension de l'infection à la mastoïde (os situé derrière l'oreille), au labyrinthe (oreille interne), aux méninges ou au nerf facial, entraînant une paralysie de ce nerf.

#### TRAITEMENT

Il est nécessaire de faire soigner sans délai un enfant qui se plaint des oreilles ou dont la fièvre ne tombe pas. Le traitement d'une otite aiguë est fondé sur l'administration d'antibiotiques, associée ou non à une paracentèse (perforation chirurgicale du tympan) lorsque le tympan est bombé.

### Otite subaiguë

Il s'agit en général d'une otite séreuse, inflammation de l'oreille accompagnée d'un épanchement liquidien (sans pus), due à un mauvais fonctionnement de la trompe d'Eustache. Elle se manifeste par des otites aiguës à répétition et/ou par une baisse de l'audition ; l'otite subaiguë constitue la première cause d'audition défectueuse chez l'enfant.

Le diagnostic repose sur l'otoscopie (examen du conduit auditif externe et du tympan) et la tympanométrie ; la baisse d'audition est estimée par un audiogramme.

Le traitement, malaisé, repose selon les cas sur l'administration d'antibiotiques, sur l'ablation des végétations adénoïdes, sur la pose d'un aérateur transtympanique (yoyo) ou, éventuellement, sur les cures thermales.

### Otite chronique

Il existe deux types d'otite chronique : l'otite muqueuse, caractérisée par une perforation du tympan, et l'otite cholestéatomateuse, due au développement dans l'oreille interne d'un kyste de l'épiderme, le cholestéatome.

Une otite chronique se traduit par une baisse de l'audition et par un écoulement ; l'otite chronique cholestéatomateuse se complique, dans certains cas, de paralysie faciale, de labyrinthite ou de méningite.

Le diagnostic repose sur l'examen clinique ; le traitement est surtout chirurgical et consiste à réparer le tympan ou à pratiquer l'ablation du cholestéatome.

## Otite externe

Inflammation de la peau qui tapisse le conduit auditif externe.

Une otite externe est due à une infection par une bactérie ou un champignon microscopique. Elle se traduit par une douleur, des démangeaisons et un écoulement. Le traitement consiste à instiller des gouttes d'antiseptique, d'antibiotique ou d'antifongique dans l'oreille.

## Otoémission acoustique

Émission d'un son par l'oreille interne.

L'otoémission acoustique est un phénomène normal, uniquement perceptible à l'aide d'un appareil d'enregistrement spécifique. L'enregistrement de ce son est fréquemment réalisé chez le nouveau-né, en cas de suspicion de surdité.

## Otomycose

Infection par un champignon microscopique de la peau tapissant le conduit auditif externe.

Une otomycose se manifeste par une douleur, des démangeaisons et un écoulement. Le diagnostic repose sur l'examen clinique de l'oreille, complété par un prélèvement. L'otomycose est traitée par application locale de médicaments antifongiques pendant plusieurs jours.

## Otoplastie

Intervention chirurgicale consistant à corriger une disgrâce esthétique ou une malformation du pavillon de l'oreille.

L'otoplastie concerne aussi bien des disgrâces mineures - mais sources de complexes - telles que les oreilles décollées et les oreilles trop grandes ou au contraire trop petites, que l'absence totale ou partielle du pavillon, qu'elle soit congénitale ou consécutive à un traumatisme. Le traitement chirurgical des malformations complexes de l'oreille est très délicat et nécessite plusieurs interventions, en général de 3 à 5. Le principe en est l'utilisation de cartilage et de tissus mous prélevés dans la région temporale et mastoïdienne, puis refaçonnés. En cas d'absence totale de l'oreille, il est possible d'implanter une prothèse en silicone, fixée à la mastoïde par des implants en titane. Une reconstruction totale de l'oreille avec des tissus autologues (prélevés sur le patient lui-même) est également possible.

En revanche, les corrections mineures, notamment celles d'oreilles décollées, requièrent une hospitalisation unique d'environ 48 heures, puis le port d'un pansement compressif pendant quelques jours après l'intervention. Les suites opératoires sont peu douloureuses, la cicatrisation intervenant en 15 jours ; les résultats sont, en général, très bons. Il est conseillé de faire opérer un enfant seulement quand celui-ci en formule lui-même la demande.

## Oto-rhino-laryngologie

Spécialité médicale et chirurgicale étudiant la physiologie des oreilles, du nez et de la gorge (larynx et pharynx), la pathologie et le traitement des maladies d'une région anatomique comprise entre la base du crâne et l'orifice supérieur du thorax, excepté les dents et les yeux.

Les principales affections prises en charge en oto-rhino-laryngologie (O.R.L.) sont les infections, les surdités, les vertiges, les tumeurs, les interventions de chirurgie esthétique de la face et du cou, et les interventions chirurgicales des amygdales, des végétations, des glandes parotides et de la thyroïde.

## Otorragie

Écoulement de sang provenant de l'oreille.

Une otorragie a des causes traumatiques (blessure ou fracture du conduit auditif externe ou de l'oreille moyenne), infectieuses (otite aiguë ou chronique) ou tumorales. Elle nécessite une consultation rapide ou, si l'on craint une cause traumatique, une hospitalisation.

## Otorrhée

Écoulement de liquide provenant de l'oreille.

L'écoulement peut être séreux (fluide et clair), muqueux (plus épais et opaque) ou purulent (épais et jaune ou vert). La cause est souvent une inflammation, d'origine principalement infectieuse, du conduit auditif externe ou de l'oreille moyenne (otite). Il peut s'agir aussi d'un écoulement du liquide cérébrospinal (liquide qui se trouve dans les méninges), après un traumatisme crânien ; cet écoulement est alors limpide, couleur « eau de roche ». Une otorrhée nécessite une consultation rapide ou une hospitalisation en cas de traumatisme et d'écoulement du liquide cérébrospinal.

## Otoscope

Instrument permettant l'examen du conduit auditif du tympan.

L'otoscope comprend un spéculum, petit cône creux introduit dans le conduit auditif, parfois muni d'un éclairage et d'une loupe. L'examen est parfois un peu désagréable, mais non douloureux. Il permet notamment d'observer le tympan en cas d'otite ou de surdité.

## Otospongiose

Maladie héréditaire de l'oreille moyenne, d'évolution progressive, entraînant une surdité.

L'otospongiose survient après la puberté, le plus souvent chez la femme. C'est une affection entraînant un blocage des mouvements de l'étrier, osselet de l'oreille moyenne qui s'appuie normalement sur le labyrinthe ; cette immobilisation est responsable d'une diminution des vibrations de l'étrier et d'une mauvaise transmission des sons vers l'oreille interne.

#### TRAITEMENT

Le traitement de l'otospongiose est la stapédectomie (ablation chirurgicale de l'étrier), suivie d'un remplacement de l'étrier par une prothèse en forme de piston. L'intervention, qui connaît un très bon taux de réussite (90 %

**Les deux ovaires, glandes génitales féminines, sont situés sous les trompes de Fallope, ou trompes utérines. Ils contiennent les follicules, petites vésicules où les ovocytes se transforment en ovules, et produisent des hormones nécessaires au bon fonctionnement du système de reproduction féminin.**

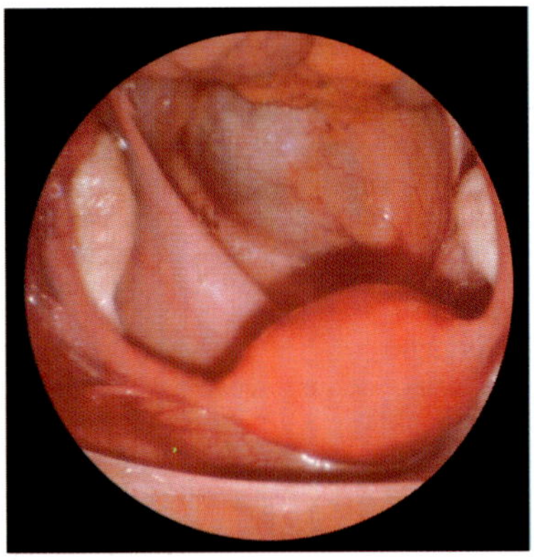

*Sur cette cœlioscopie, on distingue l'utérus (en rouge-orangé), d'où partent de chaque côté les trompes de Fallope, et les ovaires (en blanc).*

**Anatomie et physiologie de l'ovaire**

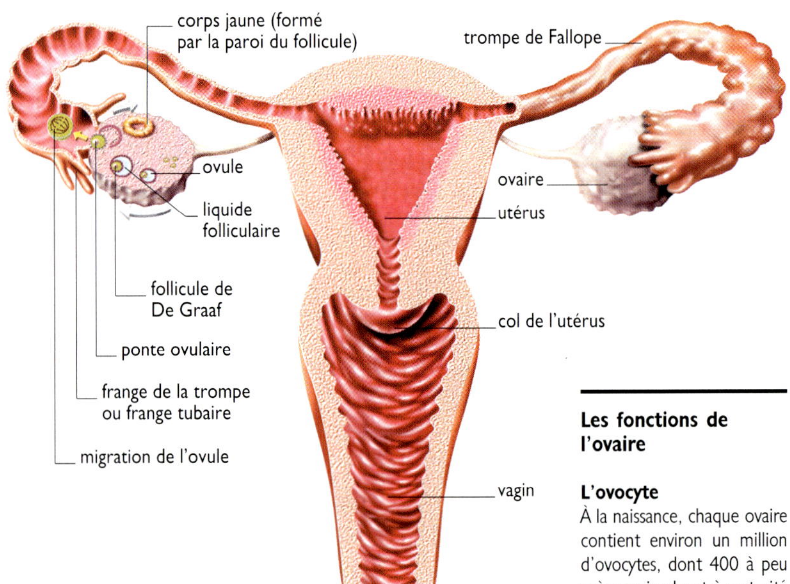


*Après sa libération par le follicule, l'ovule chemine dans la trompe de Fallope. S'il est fécondé, l'œuf ainsi formé s'implante dans l'utérus. Dans le cas contraire, il est éliminé lors de la menstruation.*

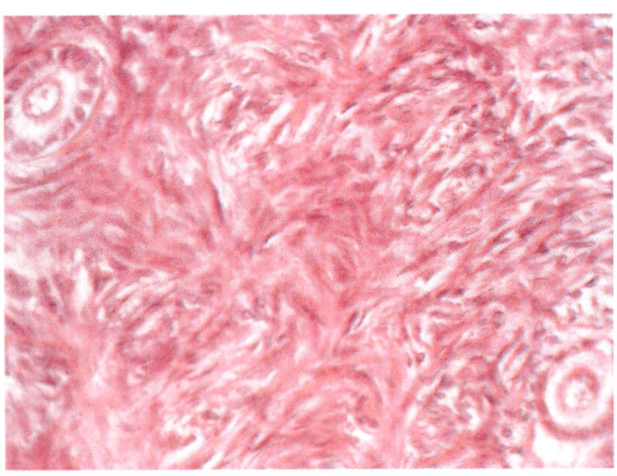

*Deux follicules au premier jour du cycle menstruel (visibles, l'un en haut à gauche, l'autre en bas à droite) avec, au centre, l'ovocyte qu'ils contiennent.*

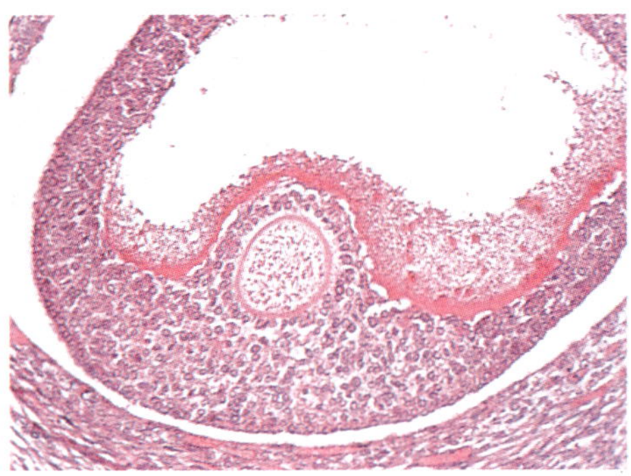

*Follicule au 12e jour du cycle : l'ovocyte, mûr et fécondable, est devenu un ovule prêt à être expulsé dans une trompe de Fallope pour y être éventuellement fécondé.*

**Les fonctions de l'ovaire**

**L'ovocyte**
À la naissance, chaque ovaire contient environ un million d'ovocytes, dont 400 à peu près parviendront à maturité durant la vie génitale de la femme. Chaque ovocyte est contenu dans une minuscule cavité, le follicule.

**Le follicule**
Le 14e jour de chaque cycle menstruel, un follicule se rompt, expulsant un ovocyte mature, ou ovule, dans les trompes de Fallope : c'est l'ovulation.

**L'ovule**
C'est la cellule femelle de la reproduction, capable de fusionner avec le spermatozoïde masculin pour former un œuf.

**Le corps jaune**
Après l'ovulation, le follicule, vide, dégénère en corps jaune et sécrète une hormone féminine, la progestérone.

des cas), entraîne la récupération définitive d'une bonne partie de l'acuité auditive. Elle comporte un risque de dégradation de l'oreille interne pouvant engendrer une surdité.

## Ototoxique

Nocif pour l'appareil auditif.

Certaines substances médicamenteuses (antibiotiques comme les aminosides, les cisplatines, l'aspirine, la quinine, certains diurétiques) ont des propriétés ototoxiques qui peuvent entraîner une baisse de l'audition. L'administration de ces médicaments implique donc une surveillance régulière de l'audition, reposant sur la pratique d'audiogrammes.

## Ouraque

Canal embryonnaire reliant le conduit urogénital à l'ombilic.

Normalement, ce canal s'obture très tôt chez l'embryon, pour ne persister à la naissance que sous la forme d'un cordon fibreux reliant la vessie à l'ombilic. Une persistance du canal à la naissance entraîne une fistule urinaire ombilicale (communication anormale par laquelle l'urine s'écoule à l'extérieur par l'ombilic), une fistule borgne (non ouverte sur l'extérieur), qui réalise un diverticule de la vessie, ou un kyste de l'ouraque. Le traitement de ces anomalies est chirurgical, mais n'intervient qu'en cas de complication. Des tumeurs de l'ouraque, bénignes ou cancéreuses, peuvent aussi se former sur la vessie, surtout chez l'adulte. Leur ablation est chirurgicale.

## Ovaire

Chacune des deux glandes génitales de la femme. (P.N.A. *ovarium*)

Les ovaires, avec les deux trompes de Fallope et l'utérus, constituent l'appareil génital interne féminin.

**STRUCTURE**

Chez la femme adulte, les ovaires sont de petites billes de 4 centimètres de longueur, de 2 centimètres de largeur et de 1 centimètre d'épaisseur. Ils sont situés de part et d'autre de l'utérus et leur face interne correspond au pavillon de la trompe. Des ligaments les relient aux organes voisins (utérus, trompes), mais ils restent mobiles. Un ovaire est composé de 2 couches de tissu : au centre, la partie médullaire contient les vaisseaux sanguins assurant l'irrigation ; à la périphérie, la partie corticale, qui occupe les deux tiers de la glande, contient à la naissance tous les follicules qui assureront au cours de chaque cycle menstruel la maturation d'un ovocyte et l'expulsion d'un ovule, élément femelle de la reproduction.

**FONCTION**

Le rôle de l'ovaire est double : d'une part, il libère tous les mois chez la femme, de la puberté à la ménopause, un ovule mûri dans le follicule ; d'autre part, il sécrète les hormones sexuelles féminines (œstrogènes). Le follicule ovarien dégénère ensuite en corps jaune, sécrétant œstrogènes et progestérone et régressant en fin de cycle en l'absence de fécondation. La stimulation de l'ovaire obéit à la sécrétion des gonadotrophines hypophysaires, les hormones folliculostimulante (FSH) et lutéinisante (LH).

**EXAMENS**

Le toucher vaginal permet de rechercher des kystes ovariens. Les deux examens principaux des ovaires sont l'échographie et la cœlioscopie (introduction d'une optique par une petite incision abdominale).

**PATHOLOGIE**

L'ovaire peut être le siège de lésions inflammatoires dans le cadre d'une salpingite (inflammation d'une ou des trompes), de tumeurs bénignes (kystes) ou malignes (cancers), les dysembryomes pouvant être bénins ou malins. Certaines de ces tumeurs sécrètent des hormones féminisantes (œstrogènes) ou masculinisantes (androgènes). L'insuffisance ovarienne entraîne des troubles du cycle menstruel et, souvent, une stérilité.

## Ovaire (cancer de l')

Cancer qui atteint l'ovaire, essentiellement sous la forme d'un adénocarcinome (tumeur maligne se développant sur les tissus muqueux ou glandulaires).

Situé au 4e rang des cancers gynécologiques, le cancer de l'ovaire est peu fréquent ; il survient le plus souvent après la ménopause.

**SYMPTÔMES ET DIAGNOSTIC**

Les symptômes sont banals : douleurs abdominales et pelviennes, anémie, amaigrissement, fatigue, manque d'appétit.

Le cancer de l'ovaire est diagnostiqué par le toucher vaginal, complété par l'échographie, le scanner et la biopsie de la tumeur.

**TRAITEMENT**

Il est chirurgical et consiste à enlever les deux ovaires et les deux trompes (annexectomie bilatérale) ainsi que l'utérus (hystérectomie). Ce traitement est souvent associé à une chimiothérapie et, plus rarement, à une radiothérapie. Une surveillance régulière de la femme est nécessaire après le traitement : en effet, la majorité des cancers de l'ovaire sécrètent des substances appelées marqueurs tumoraux qui, présentes dans le sang, témoignent de métastases pelviennes ou disséminées au péritoine.

**PRONOSTIC ET PRÉVENTION**

Le diagnostic tardif du cancer de l'ovaire explique son mauvais pronostic. Aussi une surveillance gynécologique régulière (tous les ans) est-elle nécessaire pour permettre un dépistage et un traitement plus précoces.

→ VOIR **Krukenberg (tumeur de).**

## Ovaire (kyste de l')

Collection anormale de liquide, délimitée par une membrane et située à l'intérieur d'un ovaire.

La taille d'un kyste de l'ovaire est très variable (de quelques millimètres à plusieurs centimètres de diamètre). Un ovaire présentant plusieurs kystes est dit polykystique.

**DIFFÉRENTS TYPES DE KYSTE DE L'OVAIRE**

■ **Les kystes fonctionnels** représentent 90 % des cas. Ils résultent d'un hyperfonctionnement des hormones qui régulent l'ovaire. On distingue le kyste folliculaire, résultant de l'évolution anormale d'un follicule qui, au lieu d'éclater au 14e jour du cycle, continue à grossir, et le kyste lutéal, dû à une distension du corps jaune (tissu formé par la transformation du follicule après l'ovulation). Ces kystes peuvent changer de volume, disparaissant avec les règles et réapparaissant au cycle suivant.

■ **Les kystes organiques**, de cause inconnue, sont permanents ; leur morphologie demeure identique quel que soit le moment du cycle. On en distingue différents types : le kyste dermoïde, formé d'une architecture cellulaire identique à celle de la peau, le kyste mucoïde, dû à une sécrétion locale de mucine (substance de consistance pâteuse composée de sucres complexes), et le kyste séreux (de contenu plus fluide).

**SYMPTÔMES ET SIGNES**

Dans de nombreux cas, un kyste de l'ovaire ne se traduit par aucun signe et est découvert à l'occasion d'un examen gynécologique (toucher vaginal associé à une palpation de l'abdomen) qui révèle une masse indolore et mobile, séparée de l'utérus par un sillon. Dans d'autres cas, le kyste provoque une sensation de pesanteur abdominale, des douleurs pendant les rapports sexuels, une aménorrhée (arrêt des règles) ou un saignement, ou encore une gêne pour uriner. Certains kystes sécrètent des hormones féminisantes (œstrogènes) ou masculinisantes (androgènes). Les premiers sont sans symptômes, les seconds entraînent une raucité de la voix et une pilosité abondante.

Un kyste de l'ovaire peut se tordre, s'infecter ou se rompre, entraînant une violente douleur associée à des nausées et à des vomissements. Une fièvre s'ajoute à ces symptômes en cas d'infection.

**DIAGNOSTIC ET TRAITEMENT**

Le diagnostic est confirmé par une échographie pelvienne, qui permet de préciser la taille du kyste. Une radiographie du petit bassin aide à en déterminer le type.

Le traitement des kystes fonctionnels fait appel à un médicament bloquant l'ovulation ; le kyste disparaît normalement en quelques cycles. Les kystes organiques sont traités par ablation, réalisée le plus souvent par cœlioscopie. En général, l'ovaire est conservé et la fécondité préservée.

En cas de torsion du kyste, l'intervention, consistant à détordre puis à enlever le kyste, doit être réalisée en urgence ; tout retard pourrait en effet entraîner la nécrose de la trompe et de l'ovaire et amener à retirer chirurgicalement les deux organes. Cette opération n'entraîne toutefois pas la stérilité puisque la trompe et l'ovaire controlatéraux demeurent fonctionnels.

## Ovaires polykystiques (syndrome des)

Affection chronique caractérisée par la présence sur les ovaires de multiples kystes durs de taille variable, par des troubles des règles, une pilosité abondante et un poids excessif. SYN. *dystrophie ovarienne, ovarite sclérokystique, polykystose ovarienne, syndrome de Stein-Leventhal.*

Le syndrome des ovaires polykystiques est de cause encore inconnue. Les troubles menstruels consistent en une absence ou en une irrégularité des règles et en des troubles de l'ovulation. Toutefois, certaines femmes ont des grossesses sans problèmes malgré les anomalies de leur cycle menstruel.

**DIAGNOSTIC ET TRAITEMENT**

Le diagnostic par examen gynécologique est souvent difficile et doit être confirmé par des examens hormonaux statiques (le dosage des androgènes dans le sang montre un excès de leur sécrétion par les ovaires) et dynamiques (le test à la gonadolibérine, [Gn-RH] ou [LH-RH], qui consiste à injecter cette hormone à la patiente et à doser l'hormone lutéinisante [LH] avant et après, révèle un excès de sa sécrétion hypophysaire). Ces examens sont complétés par une échographie pelvienne.

Le traitement est celui des symptômes. Il peut consister à induire l'ovulation si la femme désire être enceinte, mais les résultats restent médiocres. Un traitement cœliochirurgical est parfois envisageable ; le laser ou la résection cœliochirurgicale d'une partie de la paroi de l'ovaire permet parfois de produire des ovulations. S'il n'y a pas désir de grossesse, un traitement hormonal par les antiandrogènes sert à régulariser les règles et à faire diminuer la pilosité en quelques mois. La contraception orale permet parfois de faire disparaître les kystes.

## Ovariectomie

Ablation chirurgicale d'un ou des deux ovaires. SYN. *oophorectomie.*

Une ovariectomie est pratiquée en cas de tumeur ou de kyste de l'ovaire. Elle était autrefois indiquée pour les cancers hormonodépendants (stimulés par les hormones ovariennes) tels que le cancer du sein. Lorsqu'elle concerne les deux ovaires, on parle de castration.

**DÉROULEMENT**

L'intervention est réalisée soit par ouverture de la paroi de l'abdomen, soit par cœlioscopie (introduction à travers cette paroi d'un tube muni d'un système optique et d'instruments de microchirurgie). Lorsqu'elle est pratiquée en traitement d'un cancer de l'ovaire, l'opération consiste en l'ablation des deux ovaires, associée à une hystérectomie totale ou partielle, et à une omentectomie. Une chimiothérapie complémentaire est par ailleurs souvent prescrite.

Si l'ablation concerne un seul ovaire, l'ovulation est préservée, ainsi que la production hormonale. En revanche, l'ablation des deux ovaires, lorsqu'elle est pratiquée avant la ménopause, provoque une ménopause artificielle, par carence hormonale, et par conséquent une stérilité définitive. On peut supprimer les symptômes de la ménopause (bouffées de chaleur, ostéoporose) à l'aide d'hormones féminines médicamenteuses.

## Ovarite
Inflammation d'un ou des deux ovaires, généralement consécutive à une salpingite (inflammation d'une ou des deux trompes).
→ VOIR Salpingite.

## Ovarite sclérokystique
→ VOIR Ovaires polykystiques (syndrome des).

## Overdose
→ VOIR Surdose.

## Ovocyte
Gamète femelle.

L'ovocyte, qui dérive de l'ovogonie, se forme durant la vie fœtale. Les ovaires de la fille contiennent à la naissance environ 300 000 de ces ovocytes, à l'intérieur de follicules dits primordiaux. Seuls 300 ou 400 ovocytes sur 300 000 parviendront à maturité au cours de la vie génitale de la femme et deviendront des ovules susceptibles d'être fécondés.

## Ovogenèse
Ensemble des phénomènes qui concourent à la formation des ovules.

L'ovogenèse, qui débute dès la vie intra-utérine, comprend deux phases.

■ **Entre le 4e et le 7e mois de grossesse,** les ovogonies, cellules d'origine des ovocytes, se multiplient, ce qui aboutit à la formation d'environ 300 000 ovocytes dits de premier ordre, contenant chacun 46 chromosomes. Ces ovocytes demeurent dans les follicules ovariens sans y subir de modification jusqu'à la puberté.

■ **À partir de la puberté,** à chaque cycle menstruel, un ovocyte de premier ordre donne un ovocyte de second ordre, ou ovule, qui ne contient plus que 23 chromosomes, car il a subi une division cellulaire particulière, la méiose. Cet ovule est expulsé chaque mois au moment de l'ovulation. S'il n'est pas fécondé, il dégénère ; s'il est fécondé, il achève sa transformation cellulaire et devient embryon.

## Ovogonie
Cellule de l'ovaire dont les transformations successives (multiplication, méiose) conduisent à la formation de l'ovocyte, puis à celle de l'ovule.

## Ovulation
Libération d'un ovule par l'ovaire. SYN. *ponte ovulaire.*

L'ovulation est un phénomène cyclique qui commence à la puberté et cesse à la ménopause. Elle est nécessaire à la fécondité d'une femme et s'inscrit dans le déroulement normal du cycle menstruel.

#### MÉCANISME
À chaque cycle menstruel, à la surface de l'ovaire, un follicule se distend et se rompt, libérant l'ovule qu'il contient. L'ovule tombe au voisinage du pavillon de la trompe utérine (trompe de Fallope), est happé par les franges tubaires et commence dans la trompe son trajet vers l'utérus. De son côté, le follicule vidé dégénère et se transforme en corps jaune. L'ensemble de ces phénomènes obéit à des sécrétions hormonales hypophysaires et ovariennes, qui dépendent elles-mêmes d'une structure particulière de l'encéphale, l'hypothalamus : au début du cycle, les œstrogènes sécrétés par l'ovaire sous l'influence d'une gonadotrophine hypophysaire, l'hormone folliculostimulante (FSH), s'accumulent et ont, en retour, une double action sur l'hypophyse : ils freinent la sécrétion de l'hormone folliculostimulante, tandis qu'en s'oxydant ils excitent la sécrétion de la seconde gonadotrophine hypophysaire, l'hormone lutéinisante (LH). Quand le rapport entre ces deux hormones atteint un équilibre, qui survient en principe le 14e jour du cycle, l'ovulation se produit.

#### SYMPTÔMES ET SIGNES
L'ovulation n'entraîne généralement aucun symptôme, mais certaines femmes remarquent une légère douleur latérale du bas-ventre ou une petite perte sanglante. Une méthode permet de rechercher la date de l'ovulation : l'étude de la courbe de température au cours du cycle menstruel. Le tracé de la courbe thermique comprend en effet un plateau au-dessous de 37 °C, suivi d'un plateau au-dessus de 37 °C. L'ovulation semble se produire le premier jour de la remontée ou le dernier jour de température basse. Cette mesure permet donc de penser que l'ovulation a eu lieu, mais ne sert en aucune façon à la prévoir.

#### PATHOLOGIE
Une absence d'ovulation peut avoir plusieurs motifs : une insuffisance hormonale, une contraception orale (œstroprogestatifs), certains médicaments (anticancéreux, par exemple). L'induction artificielle de l'ovulation, par l'administration d'hormones folliculostimulante et lutéinisante purifiées, fait partie du traitement de certaines stérilités. Par ailleurs, une absence d'ovulation ne se traduit pas nécessairement par une aménorrhée (absence de règles).

## Ovule
Cellule féminine (gamète) de la reproduction.

L'ovule est le gamète femelle issu de la maturation d'un ovocyte. L'ovule est logé dans une sorte de petit kyste de la paroi du follicule ovarien qui, au 14e jour du cycle menstruel, se rompt pour réaliser l'ovulation. Libéré, l'ovule est happé par les franges du pavillon de la trompe utérine et s'achemine dans celle-ci vers l'utérus, où il sera éventuellement fécondé par un spermatozoïde et deviendra un œuf.

## Ovule gynécologique
Substance médicamenteuse compacte, de consistance molle ou dure et de forme ovoïde, que la femme introduit dans son vagin pour traiter une pathologie locale ou pratiquer une contraception.

Les ovules gynécologiques sont essentiellement composés de produits anti-infectieux (antibactériens, antiparasitaires ou antimycosiques) ou de produits contraceptifs (spermicides), mais on trouve aussi sous cette forme des œstrogènes, prescrits après la ménopause pour remédier à une sécheresse vaginale lorsque la voie orale est contre-indiquée (risques cardiovasculaires), et des produits hémostatiques, prescrits après une intervention chirurgicale sur le col de l'utérus, par exemple, pour limiter les risques hémorragiques.

### Ovules anti-infectieux
Ces substances médicamenteuses représentent le principal mode de traitement des infections vaginales, qui se traduisent généralement par des leucorrhées (pertes blanches). Les infections ainsi traitées peuvent être soit des infections bactériennes polymicrobiennes, soit des infections mycosiques (candidoses), ou des infections parasitaires (trichomonas).

#### MODE D'ADMINISTRATION ET EFFETS INDÉSIRABLES
Le traitement consiste à introduire un ovule le soir au coucher ; ce geste peut être répété 3 soirs de suite, ou après les règles suivantes, car celles-ci favorisent dans certains cas les récidives infectieuses. Ce traitement local s'associe à des règles d'hygiène intime et à un traitement du partenaire sexuel. De rares effets indésirables (sensations de brûlure) sont signalés.

### Ovules spermicides
Ces substances médicamenteuses, associées au préservatif masculin, sont utilisées comme moyens de contraception locale. Elles contiennent un principe actif, le chlorure de benzalkonium ou le nonoxynol 9, mêlé à un excipient. L'ovule fond à la température du corps et libère une mousse qui forme une barrière stable contre les spermatozoïdes, également détruits par le principe actif. Outre leur effet contraceptif, les ovules contenant du chlorure de benzalkonium possèdent une action antiseptique.

#### INDICATIONS
Ce mode de contraception est surtout indiqué en cas de contre-indication temporaire ou définitive à la contraception orale ou au stérilet, ou bien après un accouchement ou une interruption de grossesse, au cours de la préménopause, lors de l'allaitement ou de contraception épisodique. L'utilisation d'ovules gynécologiques est également possible lors d'un oubli ou d'un retard dans la prise d'un comprimé œstroprogestatif (pilule) et doit alors se prolonger tout au long du cycle, accompagnant la prise des pilules suivantes.

#### MODE D'ADMINISTRATION ET PRÉCAUTIONS D'EMPLOI
La femme, allongée, place l'ovule au fond du vagin, de 5 à 10 minutes avant le rapport. La protection est efficace entre 2 et 4 heures. Un nouvel ovule doit être introduit avant tout nouveau rapport. Il faut absolument proscrire toute toilette vaginale avant le rapport sexuel et de 6 à 8 heures après, pour conserver une protection maximale. En revanche, la toilette externe est possible avec de l'eau pure immédiatement après.

## Oxalate de calcium
Principal composant des calculs urinaires.

La formation des calculs d'oxalate de

calcium peut avoir de nombreuses causes : maladie congénitale (oxalose), présence excessive d'acide oxalique ou de calcium dans les urines ou de calcium dans le sang, ou encore simple concentration excessive de l'urine, par consommation insuffisante de boisson. Les calculs siègent dans les voies urinaires (calices, bassinet) ; quand ils s'engagent dans l'uretère et s'y bloquent, ils déclenchent une crise de colique néphrétique. Ils sont visibles à la radiographie ; l'urographie intraveineuse et l'échographie permettent de les localiser très précisément afin de déterminer leurs conséquences sur l'écoulement de l'urine.

**TRAITEMENT ET PRÉVENTION**

Dans bien des cas, les petits calculs sont expulsés spontanément lors d'une miction. Cependant, on peut aussi les enlever par chirurgie conventionnelle (pyélotomie, urétérotomie, etc.) ou endoscopique, ou encore les détruire à l'aide d'ondes de choc (lithotripsie extracorporelle).

La prévention des calculs d'oxalate de calcium repose sur une consommation abondante de boissons (eau faiblement minéralisée) afin d'augmenter en permanence le flux urinaire. Dans certains cas, on fait appel à des régimes alimentaires appauvris en calcium ou en acide oxalique. Des diurétiques, comme l'hydrochlorothiazide, peuvent être prescrits pour diminuer le taux de calcium dans les urines lorsque celui-ci est trop important.

→ VOIR Lithiase.

## Oxalose

Accumulation dans les différents tissus de l'organisme, et notamment dans les reins, de cristaux d'oxalate de calcium, liée à une production excessive d'acide oxalique. SYN. *hyperoxalurie congénitale.*

L'oxalose est une maladie héréditaire à transmission autosomique récessive : le gène en cause, situé sur les chromosomes non sexuels, doit être reçu du père et de la mère pour que l'enfant développe la maladie.

**SIGNES ET DIAGNOSTIC**

La maladie, qui se révèle généralement dans la petite enfance, se traduit par des coliques néphrétiques (douleurs dues à une obstruction de l'uretère par des calculs d'oxalate de calcium), par la présence de dépôts d'oxalate de calcium dans le tissu rénal et surtout par une insuffisance rénale chronique. Les dosages sanguins et urinaires révèlent des taux très élevés d'acide oxalique.

**TRAITEMENT**

Lorsque l'insuffisance rénale est encore modérée, le fait de boire beaucoup permet de ralentir la formation des calculs et des dépôts dans les tissus. À un stade très avancé, une épuration du sang par hémodialyse devient indispensable. La pratique d'une greffe rénale est discutée, la maladie récidivant sur le greffon.

## Oxalurie

Taux d'acide oxalique dans l'urine.

Dans l'urine, l'acide oxalique se trouve en général sous forme d'oxalate de calcium, plus rarement sous forme d'oxalate de magnésium ou de sodium. Les quantités normalement excrétées sont inférieures à 35 grammes par 24 heures.

Une hyperoxalurie (présence excessive d'acide oxalique dans les urines) peut être due à une oxalose (maladie héréditaire entraînant une production excessive d'acide oxalique) ou à un régime trop riche en aliments à forte teneur en acide oxalique (thé, café, oseille, épinards, haricots verts). Elle entraîne la formation de calculs rénaux et urinaires. Il est alors recommandé de boire des eaux alcalines et de suivre un régime pauvre en acide oxalique.

## Oxydase

Enzyme responsable de réactions chimiques d'oxydoréduction, c'est-à-dire activant l'oxygène (capté initialement dans l'atmosphère) en lui transférant un ou plusieurs électrons et en le fixant sur une substance chimique.

## Oxydoréduction

Réaction chimique caractérisée par un transfert d'électrons d'une substance à une autre.

Une oxydoréduction met à la fois en jeu un agent oxydant (dont le plus connu est l'oxygène de l'atmosphère), qui capte des électrons, et un agent réducteur, qui les lui donne. Il se produit en même temps une oxydation du réducteur et une réduction de l'oxydant. Dans l'organisme, différentes substances sont oxydées par des enzymes telles que les oxydases ou les déshydrogénases afin de fournir de l'énergie aux cellules.

## Oxygène

1. Élément constitutif fondamental de la matière vivante, au même titre que le carbone, l'hydrogène et l'azote.
2. Gaz incolore, inodore, constitué de deux atomes d'oxygène ($O_2$), qui forme la partie de l'air nécessaire à la respiration.

L'oxygène représente en volume environ un cinquième de l'air atmosphérique. Dans l'organisme, il est véhiculé dans le sang après fixation sur l'hémoglobine des globules rouges. Cet oxygène est cédé aux tissus, où il intervient dans la « respiration cellulaire » (réactions d'oxydoréduction productrices d'énergie).

On définit le taux sanguin d'oxygène par sa pression partielle (la pression partielle d'un gaz dans un mélange gazeux occupant un volume déterminé est égale à la pression qu'exercerait ce gaz s'il occupait seul ce volume). La pression partielle d'oxygène artériel ($PaO_2$) est normalement de 90 à 100 millimètres de mercure, sachant qu'elle diminue avec l'âge. L'hypoxie (oxygénation insuffisante des tissus) entraîne un trouble de fonctionnement des cellules, pouvant aboutir à leur mort.

## Oxygénothérapie

Traitement par enrichissement en oxygène de l'air inspiré.

La fraction d'oxygène inspiré ($FiO_2$), qui est de 21 % dans l'air atmosphérique, peut ainsi être augmentée jusqu'à 100 %. L'oxygénothérapie constitue l'un des traitements de l'hypoxie (oxygénation insuffisante des tissus) due à une insuffisance respiratoire. Elle est employée aussi bien d'une manière temporaire, dans des affections aiguës (infection, œdème), que d'une manière prolongée et quotidienne, dans des affections chroniques (bronchite chronique évoluée, par exemple). Dans certaines insuffisances respiratoires chroniques, le traitement, effectué à domicile, est quasi continu. Il améliore l'état immédiat et la qualité de vie du sujet, mais aussi, à long terme, le pronostic de sa maladie.

**DÉROULEMENT**

En milieu hospitalier, l'oxygène peut être délivré par des canalisations aboutissant près des lits des malades (fluides médicaux). Il existe aussi des bouteilles ou des bonbonnes d'oxygène comprimé ou liquide, utilisables n'importe où. Par ailleurs, si le débit nécessaire n'est pas trop élevé, on a recours à des extracteurs concentrant l'oxygène à partir de l'air ambiant.

L'oxygène arrive au patient par voie nasale, à l'aide d'une petite sonde ou d'un masque. Il peut également être délivré par une canule de trachéotomie ou par un respirateur artificiel, lorsque l'état du malade ne lui permet plus d'assurer une ventilation spontanée satisfaisante. Les quantités d'oxygène administrées, très variables selon la maladie en cause et sa gravité, relèvent d'une véritable prescription médicale. Lorsque l'oxygénothérapie est pratiquée à domicile, le malade doit en outre suivre une formation pour apprendre à utiliser les appareils.

### Oxygénothérapie de l'enfant

Chez l'enfant, l'enrichissement en oxygène de l'air inspiré est l'un des modes privilégiés de traitement du syndrome de détresse respiratoire (syndrome affectant surtout les prématurés, caractérisé par une difficulté respiratoire progressive).

**DIFFÉRENTS TYPES D'OXYGÉNOTHÉRAPIE**

- **La couveuse, ou incubateur,** ne permet qu'une oxygénation très imparfaite, dont la concentration est très difficile à apprécier. Il est donc actuellement tout à fait contre-indiqué d'effectuer une oxygénothérapie « à l'aveugle » dans une couveuse.
- **Le hood,** sorte de cloche en plastique rigide reliée à un tuyau d'adduction d'oxygène - et parfois d'air - et à un tuyau d'évacuation du gaz carbonique, est le procédé le plus utilisé pour oxygéner les nouveau-nés ; il peut être placé à l'intérieur d'une couveuse. Il est important de balayer l'enceinte avec un débit d'oxygène suffisant (supérieur à 6 litres par minute).
- **L'intubation et la ventilation assistée** servent au traitement des formes sévères de détresse respiratoire.
- **Le masque** est une excellente méthode d'oxygénation, mais nécessite la présence permanente d'une infirmière.
- **La sonde nasale,** comme chez l'adulte, est une méthode d'oxygénation pratique,

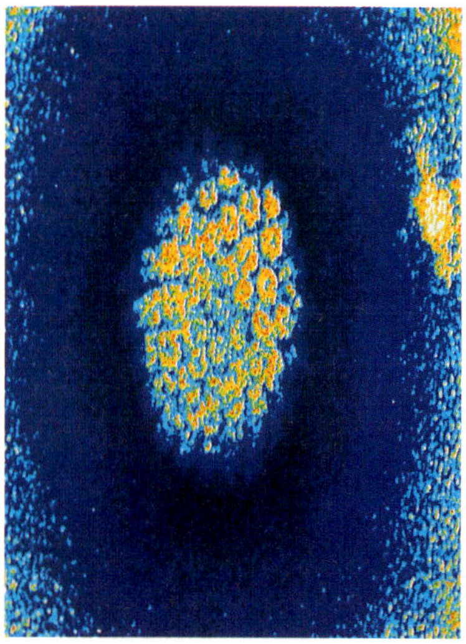

***Papillomavirus.*** *Ce virus de la famille des papovavirus, coloré ici artificiellement, provoque diverses lésions cutanées.*

chirurgie ou en cas de calcul résiduel après une cholécystectomie (ablation chirurgicale de la vésicule biliaire), soit en tant que traitement d'urgence d'une infection biliaire, avant traitement chirurgical.

## Papovavirus
Famille de virus à A.D.N. comportant les papillomavirus, responsables de différentes affections cutanéomuqueuses, et les polyomavirus (virus BK et JC), virus lents caractérisés par leur latence (présence dans l'organisme sans manifestation clinique) et par leur récurrence (capacité à récidiver), et responsables de leucoencéphalite multifocale progressive (encéphalite subaiguë atteignant les sujets immunodéprimés).

## Papule
Variété de lésion cutanée sèche (sans contenu liquidien), plus ou moins saillante, de moins de 5 millimètres de diamètre et de couleur variable.

Les papules sont des lésions cutanées élémentaires : leur caractère saillant les distingue des macules, lésions plates ; leur présence permet d'orienter le diagnostic vers un certain nombre de maladies. Les verrues planes, les boutons de l'urticaire, du lichen, de la syphilis au stade secondaire, par exemple, sont des papules.

■ **La papule fibreuse du gland** est une affection fréquente constituée de petits éléments blanc rosé, disposés à la base du gland et qui correspondent à une prolifération des tissus conjonctif et vasculaire. Ces éléments ne régressent pas spontanément mais ne nécessitent aucun traitement.

■ **La papule fibreuse du nez** est une petite tumeur bénigne arrondie, légèrement saillante, siégeant sur la partie basse de l'arête nasale ou sur les ailes du nez. Elle est traitée par ablation chirurgicale.

## Papulose lymphomatoïde
Affection cutanée chronique, caractérisée par l'éruption localisée de petites papules rosées ou rougeâtres se transformant en nodules.

La papulose lymphomatoïde touche l'adulte d'âge moyen, le plus souvent la femme ; les nodules sont localisés sur un membre ou le tronc. À l'examen microscopique, ils sont semblables à un lymphome cutané (infiltration cancéreuse de la peau par des globules blancs), mais il s'agit de lésions bénignes. Toutefois, la transformation en lymphome ou l'association des deux affections se retrouve dans 10 à 20 % des cas. L'évolution chronique se fait par poussées.

Le traitement repose soit sur des applications de méchloréthamine, soit sur la puvathérapie (association de l'absorption d'un psoralène et d'une exposition aux rayonnements ultraviolets), éventuellement accompagnée de la prise de rétinoïdes par voie orale. Des rémissions sont obtenues, mais les rechutes sont fréquentes.

## Paracelse (Theophrastus Bombastus von Hohenheim, dit)
Médecin et alchimiste suisse (Einsiedeln, près de Zurich, v. 1493 - Salzbourg 1541).

Alliant à des idées novatrices des croyances astrologiques et mystiques, il défendit les méthodes expérimentales et préconisa l'usage de « médicaments chimiques ».

## Paracentèse
Création d'un orifice dans le tympan, dans un dessein thérapeutique.

Une paracentèse est indiquée pour le traitement des otites moyennes aiguës, purulentes ou séreuses.

Sous anesthésie locale ou générale, le médecin perfore la membrane du tympan qui ferme l'oreille moyenne avec une aiguille spéciale : en cas d'otite purulente, cela permet au pus de s'évacuer ou d'être prélevé ; en cas d'otite séreuse, on peut mettre en place dans l'orifice un aérateur transtympanique (petit appareil en forme de Yo-Yo, muni d'un canal central), permettant la pénétration de l'air extérieur dans l'oreille moyenne. Le tympan cicatrise de lui-même par la suite.

Cette intervention peut être pratiquée à tout âge, même chez les nourrissons, et répétée au besoin.

## Paracétamol
Médicament d'usage courant, utilisé comme analgésique (contre la douleur) et comme antipyrétique (contre la fièvre).

**FORMES PRINCIPALES ET MÉCANISME D'ACTION**

Le paracétamol est présent dans de très nombreux médicaments, seul ou associé à d'autres principes actifs.

Son activité est d'une intensité et d'une durée comparables à celles de l'aspirine, dont il ne possède toutefois pas les propriétés anti-inflammatoires. Il est métabolisé dans le foie et éliminé par voie rénale.

**INDICATIONS**

Le paracétamol est efficace contre les maux de tête, les névralgies, les douleurs dentaires, articulaires, musculaires, etc., et contre la fièvre et les symptômes grippaux.

**MODE D'ADMINISTRATION**

L'administration se fait par voie orale (comprimé, effervescent ou non, poudre, soluté buvable) ou rectale (suppositoire). Par voie injectable, on administre du propacétamol, qui est un précurseur du paracétamol.

**EFFETS INDÉSIRABLES**

Le paracétamol est bien toléré aux doses recommandées (contrairement à l'aspirine, il ne provoque ni irritation ni saignements gastriques) et est dépourvu d'effets d'accoutumance. Un surdosage, accidentel ou volontaire, peut entraîner une hépatite aiguë avec nécrose tissulaire, dont l'évolution est parfois très grave ; il existe un antidote, la N-acétylcystéine.

## Paracoccidioïdomycose
→ VOIR Blastomycose.

## Paracousie
Déformation de la perception auditive.

Une paracousie est un signe observé au cours des affections de l'oreille. Le malade perçoit mal la hauteur (son grave ou aigu) des sons, leur intensité ou la localisation de leur source. La forme la plus commune de ce trouble est la paracousie de Willis, habituelle, par exemple, dans l'otospongiose (affection dans laquelle une diminution des vibrations de l'étrier est cause d'une transmission défectueuse des sons de l'oreille moyenne vers l'oreille interne) ; cette paracousie se caractérise par une amélioration de l'audition en ambiance bruyante.

## Paracrine
Se dit d'une cellule sécrétrice dont l'action s'exerce sur les tissus voisins.

Le mode de sécrétion paracrine, dont les effets s'exercent à proximité, s'oppose au mode de sécrétion endocrine, qui agit à distance. Ainsi, les cellules pancréatiques D sécrètent la somatostatine au voisinage des cellules alpha et bêta, ce qui permet d'inhiber les sécrétions - par ces cellules - de glucagon et d'insuline. De la même façon, les prostaglandines agissent localement selon un mode paracrine.

## Paraffinome
Tuméfaction inflammatoire due à la présence d'huile de paraffine dans les tissus. SYN. *vaselinome.*

Les paraffinomes mammaires se développaient autrefois fréquemment à la suite de l'injection d'huile de paraffine, destinée à augmenter le volume des seins. Ces injections ne sont cependant plus pratiquées aujourd'hui.

L'inhalation accidentelle d'huile de paraffine, ingérée comme laxatif, peut provoquer un paraffinome dans les poumons.

→ VOIR Oléome.

## Paragangliome
Tumeur, bénigne ou maligne, des paraganglions.

Un paragangliome est rare. Il se trouve essentiellement soit dans la partie centrale d'une glande surrénale (médullosurrénale) - il s'agit alors d'un phéochromocytome -, soit dans le glomus carotidien (petite masse arrondie située à la division des artères carotides primitives en carotides internes et externes). Les paragangliomes provoquent des épisodes de tachycardie et une hypertension artérielle paroxystique.

La plupart des paragangliomes guérissent après ablation chirurgicale. Mais certains peuvent récidiver ou se diffuser (métastases) dans l'organisme.

## Paraganglion

Amas de cellules dont les propriétés et la structure ressemblent à la fois à des cellules nerveuses et à des cellules glandulaires.

Les glandes médullosurrénales et les glomus carotidiens, situés à la division des artères carotides primitives en carotides internes et externes (artères du cou à destinée respectivement cérébrale et faciale), sont des paraganglions. Les médullosurrénales sécrètent des substances chimiques, comme l'adrénaline, d'action hypertensive et vasoconstrictive ; les glomus carotidiens contiennent des chémorécepteurs (cellules sensibles à la composition chimique et à la teneur en oxygène du sang) qui participent à la régulation de la pression artérielle et de la respiration. Les paraganglions peuvent être le siège de tumeurs bénignes ou malignes, les paragangliomes.

## Parage

Nettoyage chirurgical d'une plaie avant sa réparation et sa suture.

## Paragonimose

→ VOIR Distomatose pulmonaire.

## Parakératose

1. Kératinisation (maturation anormale de la kératine) de la couche cornée de l'épiderme, caractérisée par la persistance anormale des noyaux dans les cornéocytes (cellules de la couche cornée).

Une parakératose s'observe après des agressions de l'épiderme ou au cours de certaines maladies dermatologiques, par exemple le psoriasis. Elle se traduit par une altération de la fonction de barrière protectrice de la peau.

2. Affection cutanée caractérisée par cette kératinisation pathologique. SYN. *eczématide*.

Les parakératoses constituent un groupe d'affections mal définies ; elles touchent surtout l'adulte et se traduisent par l'apparition de plaques rouges et squameuses démangeant plus ou moins selon les cas. Le traitement est local (bains antiseptiques, application cutanée de colorants en solution alcoolique faible ou de corticostéroïdes) et général (administration d'antihistaminiques en cas de prurit).

## Paralysie

Abolition d'origine neurologique de la motricité d'un ou de plusieurs muscles.

Une paralysie peut concerner un petit groupe de muscles, un membre (monoplégie), la partie inférieure du corps (paraplégie) ou toute sa moitié droite ou gauche (hémiplégie). Lorsque la force musculaire est seulement diminuée, on parle de parésie.

**CAUSES**

Elles sont diverses : virus neurotrope (*Corynebacterium diphteriæ*, responsable de la diphtérie, ou virus de la poliomyélite, par exemple), traumatisme, tumeur bénigne ou maligne, accident vasculaire cérébral (hémorragie, interruption de la circulation), maladies diverses, comme la sclérose en plaques. L'anomalie responsable de la paralysie siège en un point quelconque des voies de la motricité, entre le cortex cérébral et les muscles. On distingue les paralysies centrales, où la lésion siège dans l'encéphale ou la moelle épinière, et les paralysies périphériques, où elle siège sur un nerf, entre ses racines et sa terminaison.

**TRAITEMENT**

Le traitement de la cause, lorsqu'il est possible (ablation chirurgicale d'une tumeur, par exemple), fait dans certains cas régresser ou disparaître la paralysie. Dans d'autres cas, une régression spontanée est possible, voire fréquente, comme au cours de certains accidents vasculaires cérébraux. Dans les formes plus sévères, le traitement repose principalement sur la rééducation, qui permet au malade d'apprendre à utiliser au mieux les muscles restés actifs. Un appareillage adapté peut être proposé (appareil releveur du pied à la marche, par exemple).

→ VOIR Handicap.

## Paralysie ascendante

→ VOIR Landry (syndrome de).

## Paralysie faciale

Paralysie des muscles innervés par le nerf facial (7e paire crânienne).

**DIFFÉRENTS TYPES DE PARALYSIE FACIALE**

Selon le siège de l'atteinte, on distingue les paralysies faciales centrales et les paralysies faciales périphériques.

■ **La paralysie faciale centrale** s'observe au cours de lésions vasculaires cérébrales et est souvent associée à une hémiplégie (paralysie d'une moitié du corps). Elle est liée à l'interruption des fibres reliant le cortex moteur et le noyau du nerf facial. Elle affecte la moitié de la face opposée à celle où siège la lésion nerveuse et prédomine dans la partie inférieure du visage : les paupières et le front sont épargnés par la paralysie. Cette paralysie se caractérise par une dissociation automatico-volontaire : elle est particulièrement visible lors de la motricité volontaire, mais les mouvements automatiques et réflexes sont conservés. Le traitement est celui de l'accident vasculaire cérébral (administration, notamment en cas d'embolie, d'anticoagulants).

■ **La paralysie faciale périphérique**, ou **paralysie de Bell**, peut avoir de nombreuses causes : infectieuses (zona du ganglion géniculé situé sur le trajet du nerf facial, otite moyenne aiguë, polyradiculonévrite), traumatique (fracture du rocher), tumorale (tumeur de l'angle pontocérébelleux), vasculaire (ramollissement protubérentiel de la partie moyenne du tronc cérébral). Elle est consécutive à une altération du noyau d'origine du nerf facial, des racines du nerf ou du tronc nerveux lui-même et affecte la moitié du visage où siègent les lésions nerveuses. Les signes en sont une asymétrie du visage lorsqu'il est au repos, les traits étant déviés du côté sain. Du côté atteint, la face est atone, la commissure des lèvres abaissée, le sillon nasogénien moins profond, les lèvres plus largement ouvertes et les rides frontales abaissées. Il peut exister une diminution des sécrétions salivaires et lacrymales du côté atteint. La variété la plus fréquente de paralysie faciale périphérique est dite « a frigore » ; cette forme, le plus généralement bénigne et récidivant très rarement, apparaît brutalement, souvent favorisée par une exposition à l'air froid (vitre de voiture ouverte) et est souvent précédée de douleurs mastoïdiennes (derrière le pavillon de l'oreille). Le traitement comprend la rééducation par la kinésithérapie. Si la paralysie est partielle, l'état du patient s'améliore complètement et aucune séquelle ne persiste. Si la paralysie est totale, un traitement par les corticostéroïdes doit être administré en urgence ; cependant, dans la moitié des cas, des séquelles relativement gênantes (hémispasme facial, syndrome des larmes de crocodile [émission incontrôlée de larmes]) peuvent persister.

## Paralysie générale progressive

Infection du système nerveux par l'agent de la syphilis.

La paralysie générale progressive, complication très tardive des syphilis non ou insuffisamment traitées, correspond à une encéphalite. Les signes en sont une diminution progressive des fonctions intellectuelles aboutissant à une démence et à un délire, ainsi que le signe d'Argyll-Robertson (la pupille ne se ferme plus en réaction à la lumière).

À ce stade, les antibiotiques ne sont plus d'aucune efficacité.

## Paralysie infantile

→ VOIR Poliomyélite antérieure aiguë.

## Paramédical

Qui a trait aux professions de santé que l'on peut exercer sans être docteur en médecine et aux soins qui sont délivrés par les personnes qui exercent ces professions.

Les infirmiers, aides-soignants, agents hospitaliers, masseurs-kinésithérapeutes, orthophonistes, pédicures, podologues, diététiciens, manipulateurs d'électroradiologie, opticiens, orthoptistes, audioprothésistes, etc., font partie du personnel paramédical ou des professions paramédicales.

## Paramètre

Tissu conjonctif localisé de part et d'autre de l'utérus, sous les ligaments suspenseurs de cet organe. SYN. *mesometrium*. (P.N.A. *parametrium*)

Situés sous les ligaments larges, les ligaments ronds et les ligaments utérosacrés, les paramètres sont traversés par les uretères et les vaisseaux de l'utérus et du vagin. Ils peuvent être le siège d'une inflammation dans le cadre d'une salpingite (inflammation des trompes utérines). Lors d'une hystérectomie (ablation de l'utérus) pour cancer du col, les paramètres sont également enlevés.

## Paranoïa

Psychose caractérisée par un délire systématisé, en apparence cohérent, sans diminution des capacités intellectuelles.

La paranoïa apparaît le plus souvent chez des sujets prédisposés : surestimation du moi (orgueil, mégalomanie), rigidité psychique (méfiance, dogmatisme), erreurs de jugement dues à un raisonnement logique, mais reposant sur des a priori purement subjectifs. Le délire de la paranoïa se développe de façon cohérente, parfois plausible, suivant une série d'interprétations et de polarisations affectives : idéalisme passionné, jalousie, revendication pour un préjudice mineur ou imaginaire, érotomanie, etc. Ce délire finit par se constituer en système permanent et inébranlable, le fonctionnement de la pensée, de la volonté et de l'action demeurant clair et ordonné car le trouble paranoïaque ne touche qu'un « secteur de la pensée ». C'est ce qui le différencie du trouble schizophrénique (où toute la pensée est touchée) et de la maladie maniacodépressive (où le trouble de la pensée est temporaire).

**SYMPTÔMES ET SIGNES**

Le comportement du paranoïaque est revendicatif, combatif. Son désir de vengeance, associé à son sens de la justice, le conduit parfois à réaliser des actes antisociaux (agression) et presque toujours à s'enfermer dans un cercle vicieux persécuté/persécuteur en recourant aux autorités officielles. Il cherche fréquemment à convertir autrui à ses idées.

**TRAITEMENT**

Si toutes les tentatives d'évaluation et de proposition d'aide échouent, cette pathologie nécessite généralement l'hospitalisation, voire l'internement (hospitalisation sans consentement) du malade, surtout lorsque celui-ci désigne une personne précise comme son persécuteur. Il associe la prise de neuroleptiques pour une durée limitée et dans un souci d'apaisement (associée parfois à la prise d'antidépresseurs) à une psychothérapie non directive fondée sur la recherche des contenus émotionnels exprimés par le délire.

### Paranoïa sensitive

Cette psychose, décrite par le psychiatre allemand Ernst Kretschmer (1888-1964), constitue une forme particulière de paranoïa, survenant chez des sujets vulnérables, scrupuleux, enclins au doute et dont la sexualité est mal assumée. L'accumulation des frustrations débouche sur un délire, le malade étant persuadé que son entourage le persécute. La paranoïa sensitive est vécue sur un mode dépressif : autodépréciation, sentiment d'impuissance, repli douloureux et angoissé du sujet sur lui-même. Cette affection se soigne en général très bien à l'aide de médicaments antidépresseurs associés à une approche psychothérapeutique.

## Paraparésie

Déficit incomplet de la force musculaire des deux membres inférieurs.

La paraparésie est une forme atténuée de paraplégie (paralysie des membres inférieurs), dont elle partage les causes (lésion de cellules motrices du système nerveux).

## Paraphimosis

Étranglement de la base du gland du pénis par un anneau préputial trop étroit.

Le paraphimosis est une complication fréquente du phimosis (étroitesse du prépuce). Douloureux, il provoque un œdème du gland pénien qui empêche le recalottage.

**TRAITEMENT**

C'est une urgence. Dans un premier temps, il est possible d'essayer manuellement de remettre le prépuce en place sans anesthésie. Cependant, lorsque le paraphimosis date de plusieurs heures, cette réduction manuelle est impossible : il faut inciser l'anneau d'étranglement du prépuce, sous anesthésie locale, pour pouvoir le rabattre sur le gland, puis élargir l'anneau préputial, voire pratiquer une posthectomie (ablation du prépuce) afin d'éviter les récidives.

## Paraphlébite

Inflammation d'une veine sous-cutanée. SYN. *phlébite superficielle.*

Une paraphlébite se développe le plus souvent dans les membres inférieurs, sur les veines saphènes interne et externe (veines qui drainent le sang d'une partie du membre vers sa racine). L'inflammation d'une de ces veines se produit plus fréquemment sur le trajet d'une varice. Elle favorise la constitution d'une thrombose (caillot).

Le sujet ressent une douleur locale. On peut constater une rougeur et une induration de la veine sur une portion plus ou moins longue de son trajet.

**ÉVOLUTION ET TRAITEMENT**

Le risque d'embolie pulmonaire est très faible dans ce type de phlébite. Il n'existe que lorsque l'atteinte se localise à la hauteur de la crosse de la veine saphène interne, là où celle-ci débouche dans la veine fémorale superficielle. Le caillot qui s'est formé dans la veine saphène peut en effet continuer à grossir dans la veine fémorale superficielle. Il risque alors de se fragmenter, puis de migrer vers le cœur et les poumons.

Généralement, l'évolution d'une paraphlébite est bénigne, mais les récidives sont fréquentes en cas de varices. Le traitement consiste le plus souvent en l'application de pommade anti-inflammatoire.

→ VOIR **Phlébite, Varice des membres inférieurs.**

## Paraphrénie

Psychose caractérisée par un délire imaginatif chronique, sans affaiblissement des fonctions mentales et intellectuelles.

Un sujet souffrant de paraphrénie semble vivre dans deux mondes : le monde réel et celui de son délire, qu'il ne cesse d'enrichir de ses productions imaginaires.

La paraphrénie peut être systématique (le malade se voit au centre de son délire), expansive (exaltation), confabulante (récits imaginaires profus) ou fantastique. Le traitement de la paraphrénie, qui peut rester très longtemps compatible avec une vie normale, est celui des délires chroniques.

## Paraplégie

Paralysie des deux membres inférieurs.

Une paraplégie est due à une lésion des cellules motrices du système nerveux, de localisation soit centrale (lésion en profondeur de la moelle épinière), soit périphérique (lésion dans la zone d'émergence des fibres nerveuses de la moelle ou des nerfs). Elle s'associe dans un certain nombre de cas à des troubles sphinctériens (incontinence ou rétention urinaire, par exemple).

■ **Les paraplégies centrales** peuvent apparaître brutalement (traumatismes, accidents vasculaires) ou progressivement (syndrome de compression de la moelle, sclérose en plaques). On observe alors un syndrome pyramidal, caractérisé par une paralysie spasmodique, c'est-à-dire associée à une hypertonie (raideur musculaire) et à une exagération des réflexes, et par un signe de Babinski (extension du gros orteil lors du frottement du bord externe de la plante du pied), témoignant de la nature centrale de la paraplégie.

■ **Les paraplégies périphériques** comprennent les atteintes d'une zone de la moelle épinière, appelée corne antérieure, qui peuvent être aiguës (poliomyélite) ou chroniques (maladie de Charcot), et les atteintes aiguës des racines des nerfs (polyradiculonévrite comme le syndrome de Guillain-Barré).

**DIAGNOSTIC ET TRAITEMENT**

Le diagnostic repose sur l'examen tomodensitométrique, l'imagerie par résonance magnétique (I.R.M.), l'examen du liquide céré-brospinal et les explorations électrophysiologiques (potentiels évoqués somesthésiques [des voies de la sensibilité], électromyographie). Le traitement, médical ou chirurgical, dépend de l'affection responsable.

## Parapsoriasis

Affection cutanée d'origine inconnue ayant un aspect voisin de celui du psoriasis.

Les parapsoriasis n'ont d'autre rapport avec le psoriasis que leur aspect de taches rouges recouvertes de squames.

**DIFFÉRENTS TYPES DE PARAPSORIASIS**

On en distingue deux types, dont l'identification et la distinction d'avec le psoriasis sont assurées par la biopsie cutanée.

■ **Le parapsoriasis en gouttes**, ou **pityriasis lichénoïde**, touche le plus souvent l'homme jeune, sous la forme d'une éruption de taches roses, de 3 à 10 millimètres, qui s'épaississent, foncent et se recouvrent de squames épaisses. L'éruption siège sur les membres et les flancs et dure deux ou trois semaines. Il existe des formes chroniques récidivant par poussées. Le traitement, peu

efficace, fait appel aux antihistaminiques ou aux anti-inflammatoires par voie orale, aux applications de corticostéroïdes ou à la puvathérapie (association de l'absorption d'un psoralène et d'une exposition aux U.V.
■ **Le parapsoriasis en plaques** affecte surtout l'homme adulte. Il forme des plaques rouges, rosées ou rougeâtres, recouvertes d'une fine desquamation. Les lésions touchent surtout les cuisses, les fesses et le bas du dos. Elles démangent légèrement. C'est une affection chronique, évoluant sur des mois ou des années et comportant un risque de transformation en mycosis fongoïde, variété de lymphome d'origine cutanée.

**TRAITEMENT**

Le traitement repose sur les applications de corticostéroïdes ou d'anticancéreux (méchloréthamine, nitroso-urées), ou sur la puvathérapie, éventuellement accompagnée de la prise de rétinoïdes par voie orale.

## Parasite

Organisme qui vit ou se développe aux dépens de celui qui l'héberge.

Un parasite se nourrit des tissus, du sang ou des aliments de son hôte. La plupart des parasites sévissent dans les pays tropicaux, où leur présence est liée aux conditions climatiques et souvent à une hygiène déficiente des populations.

**DIFFÉRENTS TYPES DE PARASITE**

Les parasites sont classés selon le nombre de cellules qui les constituent.
■ **Les parasites unicellulaires**, ou **protozoaires**, se déplacent grâce à des pseudopodes (expansions du cytoplasme) - c'est le cas des amibes, par exemple - ou, comme les trypanosomes, grâce à des flagelles (filaments mobiles). Ils se multiplient par scissiparité (division en deux parties) et/ou par reproduction sexuée, et vivent soit hors des cellules (dans le plasma), comme les trypanosomes, soit dans les cellules (à l'intérieur du cytoplasme) de l'être vivant qui les héberge, comme les toxoplasmes.
■ **Les parasites pluricellulaires**, ou **métazoaires**, peuvent être des vers plats de taille variable, munis de ventouses à leur extrémité antérieure et sur le corps. Ils possèdent soit un corps segmenté ressemblant à une succession d'anneaux pleins, comme les cestodes ou les ténias, soit un corps non segmenté, comme les douves et les bilharzies. Les métazoaires peuvent aussi, comme les nématodes, avoir une forme cylindrique (c'est le cas, par exemple, des ascaris ou des oxyures, vers ronds). Ces parasites vivent sous la peau ou dans l'intestin, le sang, les bronches, le foie, les reins, etc., de leur hôte.

**CONTAMINATION**

La contamination de l'homme par les protozoaires se fait par absorption du protozoaire, présent dans l'alimentation sous sa forme de kyste (dans une coque), ou par l'intervention d'insectes qui transmettent le parasite dans le sang par une piqûre ou le déposent sur la peau.

La contamination par les métazoaires se produit par absorption des larves ou des embryons fixés sur les aliments, par la pénétration des larves à travers la peau ou par la piqûre des insectes vecteurs.

## Parasitisme

1. État d'un organisme qui vit aux dépens d'un organisme d'une autre espèce, que l'on appelle l'hôte.

Le parasitisme est le mode de vie le plus répandu dans le monde vivant. Il peut être durable ou se produire à certains stades du développement du parasite (larvaire ou adulte). Il assure la survie individuelle et la pérennité du parasite, qui trouve chez son hôte nourriture, protection, possibilité de reproduction et même de transfert (d'un insecte à un être humain, par piqûre, comme dans le paludisme).

2. Présence et mode d'existence des parasites dans certains organes ou tissus.

Le parasitisme sanguin et le parasitisme intestinal sont particulièrement fréquents.

## Parasitologie

Science naturelle étudiant les parasites.

La parasitologie décrit les parasites, analyse leur morphologie, les étapes de leur évolution, leur mode de vie et leur reproduction, leur rôle dans la genèse et la transmission de certaines maladies. Cette discipline étudie également les divers procédés qui permettent de déceler la présence des parasites dans les organismes vivants et les moyens susceptibles de contribuer à leur disparition. La parasitologie utilise les techniques les plus avancées du génie génétique et de l'immunologie, science qui a fortement progressé grâce à l'étude de la vie parasitaire.

La parasitologie trouve une application particulière dans différents domaines.
■ **La parasitologie médicale** étudie surtout les parasites de l'homme, qu'il s'agisse de champignons, de protozoaires (êtres unicellulaires) ou de métazoaires (êtres pluricellulaires). Elle lutte, avec le soutien de l'Organisation mondiale de la santé (O.M.S.), contre les fléaux que sont le paludisme et les bilharzioses.
■ **La parasitologie vétérinaire** se consacre à l'étude des parasites qui vivent aux dépens des animaux.
■ **La parasitologie végétale** ou **agronomique** s'intéresse aux parasites des plantes. Elle est particulièrement importante en raison des conséquences humaines, alimentaires et économiques qu'induit le parasitisme des végétaux comestibles.

## Parasomnie

→ VOIR Sommeil (troubles du).

## Parasympatholytique

→ VOIR Anticholinergique.

## Parasympathomimétique

→ VOIR Cholinergique.

## Parathormone

Hormone sécrétée par les glandes parathyroïdes, qui assure la régulation de la répartition du calcium et du phosphore dans l'organisme. SYN. *hormone parathyroïdienne.*

**STRUCTURE ET FONCTION**

La parathormone est une molécule peptidique, formée de 84 acides aminés. Elle agit principalement sur trois organes cibles : les reins, les os et l'intestin grêle. Dans les reins, la parathormone favorise la rétention du calcium et l'élimination du phosphore. Elle stimule également l'enzyme rénale qui transforme la vitamine D en vitamine active. Dans les os, la parathormone permet la mobilisation du calcium osseux, participant ainsi au renouvellement permanent du tissu osseux. Dans l'intestin grêle, elle accroît l'absorption du calcium par l'intermédiaire de la vitamine D active.

La sécrétion de parathormone est stimulée par l'hypocalcémie (diminution du taux de calcium dans le sang) et inhibée par l'hypercalcémie (augmentation de ce taux). Cette régulation précise permet de maintenir un taux de calcium constant dans le sang.

**UTILISATION DIAGNOSTIQUE**

Le dosage de la parathormone dans le sang permet de diagnostiquer la cause des désordres du métabolisme calcique et notamment celle des pathologies parathyroïdiennes (hyperparathyroïdie, hypoparathyroïdie).

## Parathyroïde (glande)

Glande endocrine située en arrière de la thyroïde, à la hauteur du cou, et assurant la synthèse de la parathormone.

Il existe en général 2 paires de parathyroïdes, mais parfois ces glandes sont au nombre de 5 ou de 6. Les 2 parathyroïdes inférieures sont normalement localisées à la partie inférieure de la face postérieure des lobes thyroïdiens, mais elles peuvent se trouver plus bas, parfois dans le médiastin (région médiane du thorax, entre les poumons). Les 2 parathyroïdes supérieures se situent généralement au niveau de l'isthme thyroïdien (à la jonction entre les 2 lobes).

**PATHOLOGIE**

L'hyperparathyroïdie, la plus fréquente des affections des parathyroïdes, est due à la présence d'un adénome sur une des glandes, responsable d'une hypercalcémie. Son traitement est chirurgical. Beaucoup plus rare, l'hypoparathyroïdie est généralement consécutive à une ablation chirurgicale de la thyroïde ou, parfois, à une maladie auto-immune. Son traitement repose sur l'administration de vitamine D et de calcium.

## Parathyroïdectomie

Ablation chirurgicale d'une ou de plusieurs glandes parathyroïdes.

La parathyroïdectomie se pratique en cas d'hyperparathyroïdie (sécrétion exagérée des glandes parathyroïdes provoquant une dégradation du tissu osseux suivie d'une augmentation du taux de calcium sanguin).

L'extension de la parathyroïdectomie est fonction de la cause de l'hyperparathyroïdie. Ainsi, un adénome demande l'ablation de la seule glande touchée ; une hyperplasie peut en revanche toucher plusieurs parathyroïdes, et appeler leur ablation. Un fragment glandulaire est dans ce cas préservé, laissé en place ou réimplanté dans un muscle, cela afin de maintenir une sécrétion de parathormone.

**DÉROULEMENT ET CONSÉQUENCES**

La parathyroïdectomie est pratiquée, selon les lésions, soit par une large ouverture cervicale ou par vidéo-endoscopie, appliquées sous anesthésie générale, soit encore, sous anesthésie locale, par une petite incision. Elle nécessite une hospitalisation de courte durée. L'opération entraînant habituellement une baisse de la calcémie, celle-ci doit être étroitement surveillée, et, le cas échéant, corrigée par l'administration de calcium et de vitamine D.

## Paratope

Désigne le site d'une molécule réceptrice d'antigène (anticorps, récepteur membranaire de lymphocyte) par lequel elle s'associe spécifiquement à l'antigène.

Réciproquement, la portion d'une molécule d'antigène reconnue par un paratope est appelée épitope.

## Paré (Ambroise)

Chirurgien français (Bourg-Hersent, près de Laval, 1509 - Paris 1590).

Devenu en 1536 chirurgien militaire, il acquit sur les champs de bataille une renommée qui lui valut d'être successivement chirurgien des rois Henri II, François II, Charles IX et Henri III. Aussi modeste qu'habile, il fut surnommé le « père de la chirurgie ».

## Parenchyme

Tissu dont les cellules ont une activité physiologique, par opposition aux tissus de liaison et de soutien.

Le parenchyme pulmonaire assure la fonction respiratoire ; le parenchyme rénal contribue à l'épuration des déchets de l'organisme. Lorsque le parenchyme est lésé, il laisse place à du tissu conjonctif cicatriciel, qui n'a pas d'activité physiologique. Cependant, le foie, au contraire du poumon ou du rein, est capable de reconstituer un nouveau parenchyme (hépatopoïèse).

## Parentéral

Qui s'administre par une voie autre que la voie digestive.

L'administration parentérale d'une substance médicamenteuse peut se faire par injection intraveineuse, intramusculaire ou sous-cutanée, ou par perfusion intraveineuse, par exemple.

→ VOIR Alimentation parentérale.

## Parésie

Déficit partiel de la motricité.

Une parésie est une paralysie atténuée, qui peut toucher un groupe musculaire plus ou moins important, les deux membres inférieurs (paraparésie), les quatre membres (tétraparésie) ou la moitié gauche ou droite du corps (hémiparésie). Elle entraîne une gêne à la préhension et/ou à la marche, mais sans disparition totale de la sensibilité et de la motricité des muscles atteints.

→ VOIR Paralysie.

## Paresthésie

Sensation anormale, non douloureuse mais désagréable, ressentie sur la peau.

Les paresthésies traduisent une atteinte des fibres nerveuses responsables de la sensibilité discriminative, ou épicritique (c'est-à-dire du tact fin permettant de distinguer la texture d'un objet, par exemple, par opposition au tact grossier permettant de distinguer la forme de l'objet), et s'observent dans différentes affections neurologiques.

Une paresthésie se manifeste par des signes spontanés tels que fourmillements, raideur de la peau (peau cartonnée), engourdissement. Ces sensations surviennent plus ou moins fréquemment ; leur localisation est fonction de l'affection responsable.

## Parinaud (échelle de)

Échelle utilisée par l'ophtalmologiste pour étudier la vision de près.

L'échelle de Parinaud se présente sous la forme d'un texte imprimé dont les paragraphes sont écrits en caractères de plus en plus petits. Le passage dont les caractères sont les plus gros se nomme Parinaud 28 (ou P 28), celui dont les caractères sont les plus petits, Parinaud 2 (ou P 2). Il existe un texte plus petit (P 1,5), mais il est peu utilisé. Le texte doit être lu à une distance de lecture habituelle de 30 à 35 centimètres. L'acuité visuelle est alors notée de P 2 (meilleure acuité) à P 28, selon les capacités de lecture du sujet. Cette mesure s'effectue d'abord sans correction optique, puis avec lunettes, si le patient en porte habituellement. L'échelle de Parinaud est destinée à dépister un éventuel trouble de la réfraction (myopie, hypermétropie, astigmatisme) ou une difficulté à accommoder en raison de la rigidité du cristallin (presbytie), fréquente à partir de 45 ans. La mesure de la vision selon l'échelle de Parinaud peut déboucher sur la prescription de verres correcteurs.

## Parinaud (syndrome de)

Trouble ophtalmologique caractérisé par une paralysie des mouvements verticaux des yeux sans altération des mouvements horizontaux, par une paralysie de la convergence, provoquant une vision double de près, associée parfois à une paralysie de l'accommodation, et par une dissociation des fonctions de la pupille, qui réagit faiblement à la lumière.

**CAUSES ET TRAITEMENT**

Le syndrome de Parinaud est provoqué par une atteinte de la partie supérieure du tronc cérébral. L'athérosclérose (dépôt de graisse sur les parois artérielles), une embolie (obstruction d'une artère), une malformation des vaisseaux ou une tumeur peuvent en être responsables.

Le traitement du syndrome de Parinaud est celui de sa cause.

## Parkinson (James)

Médecin anglais (Londres 1755 - *id.* 1824).

Il a décrit en 1817, sous le nom de *shaking palsy* (en anglais, paralysie agitante), la maladie qui porte aujourd'hui son nom.

## Parkinson (maladie de)

Maladie neurologique chronique caractérisée par un tremblement, une raideur et une lenteur des mouvements.

La maladie de Parkinson, décrite dès le début du XIXe siècle, est l'une des maladies neurologiques les plus fréquentes, puisqu'elle touche environ 1 % de la population âgée de plus de 50 ans.

**CAUSES ET MÉCANISME**

La maladie de Parkinson est classée comme étant une maladie « dégénérative », mais sa cause initiale reste inconnue. On invoque une certaine prédisposition héréditaire qui ne jouerait cependant qu'un rôle mineur, et, depuis peu, des facteurs liés à l'environnement rural (influence de toxiques tels que les pesticides, par exemple).

En revanche, le mécanisme de la maladie est connu depuis plusieurs décennies : il s'agit d'une dégénérescence atteignant les cellules nerveuses d'un noyau gris central (substance grise située à l'intérieur de l'encéphale), le locus niger ; celle-ci entraîne une insuffisance de sécrétion de dopamine, un neurotransmetteur qui agit sur le striatum, ou corps strié (autre noyau gris central qui intervient dans la régulation motrice).

Par ailleurs, en étudiant les cellules nerveuses de sujets atteints après leur mort, on a remarqué la présence de corps de Lewy, petites masses localisées à l'intérieur des cellules lésées, de signification incertaine. Les corps de Lewy sont principalement composés de deux protéines : l'alpha-synucléine et la parkine. Des mutations du gène codant l'alpha-synucléine déterminent une forme familiale de la maladie, appelée Park 1 ; celles touchant le gène de la parkine déterminent la forme Park 2. Ces formes familiales sont exceptionnelles. D'autres gènes ont par ailleurs été identifiés. Ils sont impliqués dans les formes dites « Parkinson plus », où la maladie s'inscrit dans un syndrome l'associant à une démence, une hypotension orthostatique et une perte de poids.

**SYMPTÔMES ET SIGNES**

La maladie commence vers 55 ans environ, parfois immédiatement après un stress (intervention chirurgicale, choc affectif), plus souvent sans raison et d'une manière très progressive et insidieuse. Le premier signe en est souvent une micrographie (écriture en pattes de mouche, avec des lettres très petites). Lorsque la maladie est installée, elle se traduit par un syndrome extrapyramidal, le syndrome parkinsonien, qui associe 3 types de signes : un tremblement quand le malade est au repos ; une akinésie (raréfaction et lenteur des mouvements) ; une hypertonie plastique (augmentation du tonus musculaire). L'un ou l'autre de ces signes peuvent dominer, selon les sujets. On constate également une exagération des réflexes et une dysarthrie (trouble de l'élocution), donnant à la voix un ton monocorde. Le visage est figé, inexpressif (amimie), contrastant avec un regard qui reste présent et vif.

**DIAGNOSTIC**

Il est exclusivement établi d'après les signes

cliniques, car seule une biopsie cérébrale *post mortem* du locus niger permet de découvrir des corps de Lewy et de confirmer le diagnostic.

La caméra à positons permet de visualiser le déficit en dopamine, mais elle n'est utilisée qu'à titre expérimental.

**TRAITEMENT**

Le traitement est surtout médicamenteux et repose principalement sur l'administration de lévodopa (ou L-dopa), substance transformée en dopamine une fois absorbée. Connue depuis une trentaine d'années, celle-ci est surtout efficace dans les formes où prédominent la lenteur des mouvements et la raideur musculaire. Ce médicament est administré à doses croissantes, jusqu'à ce que soit atteinte la dose minimale nécessaire à la suppression des symptômes ; la prescription est fractionnée jusqu'en 8 prises quotidiennes, afin de répartir l'action du médicament tout au long de la journée. Un phénomène appelé *on-off* apparaît souvent après quelques années (chez 4 patients sur 5 après 10 ans) : réapparition brutale des troubles avec passage, à certains moments, d'un blocage moteur complet à un déblocage avec mouvements anormaux (compulsion de marche rapide, secousses musculaires).

Les autres médicaments antiparkinsoniens sont les agonistes dopaminergiques (agissant comme la dopamine), tels la bromocriptine et le piribédil, des stimulateurs du système dopaminergique, tels la sélégiline et l'entacapone, qui inhibent des enzymes de dégradation de la dopamine physiologique, et les anticholinergiques.

Des traitements non médicamenteux interviennent également.

■ **La kinésithérapie,** fondamentale contre l'akinésie et la rigidité, consiste en une rééducation globale de la marche et de l'équilibre, et en une mobilisation de chaque groupe musculaire.

■ **Le traitement chirurgical** est indiqué pour les formes de la maladie dans lesquelles les tremblements sont particulièrement invalidants. La chirurgie stéréotaxique (des lésions sélectives sont réalisées dans le striatum) tend à être remplacée par la pose d'électrodes de stimulation. Ces électrodes, implantées dans les noyaux sous-thalamiques, sont reliées à un boîtier externe, permettant au patient de moduler lui-même la stimulation. L'efficacité de ce procédé sur les tremblements est immédiate et souvent excellente.

■ **La greffe,** dans le striatum, de cellules provenant de glandes surrénales fœtales prélevées sur un fœtus avorté est encore du domaine expérimental.

**PRONOSTIC**

Le traitement a transformé le pronostic. Il permet en général au malade de maintenir ses activités et lui assure une durée de vie normale.

Cependant, chez certains patients, son efficacité diminue après plusieurs années et les troubles moteurs s'accentuent, en même temps qu'apparaît une altération progressive de leurs facultés intellectuelles.

## Parodonte

Ensemble des structures qui assurent la fixation et le soutien de la dent sur les maxillaires.

On distingue le parodonte profond (os alvéolaire, ligament, cément) du parodonte superficiel (gencive).

■ **Le cément** est un tissu minéralisé qui recouvre la racine dentaire.

■ **Le ligament alvéolodentaire**, ou **desmodonte**, est un tissu fibreux et élastique qui relie la dent à l'os et amortit les pressions subies lors de la mastication et de la déglutition des aliments.

■ **L'os alvéolaire** constitue la partie superficielle de la mâchoire ; il est creusé d'alvéoles où sont implantées les racines des dents.

■ **La gencive** est la portion de la muqueuse buccale qui recouvre l'os alvéolaire et entoure le collet des dents. La gencive marginale, qui entoure la dent, est non adhérente sur une profondeur de 1 à 1,5 millimètre et forme autour de la dent un sillon appelé sulcus.

## Parodontite

Inflammation du parodonte. SYN. *pyorrhée alvéolodentaire*.

Une parodontite est due à l'action néfaste de la plaque dentaire et du tartre, qui contiennent de nombreux germes, sur les tissus de soutien de la dent (gencive, os alvéolaire, cément).

**SYMPTÔMES ET SIGNES**

Elle se traduit par une gencive rouge et gonflée qui saigne au moindre contact, notamment lors du brossage.

Les parodontites chroniques, très fréquentes, affectent habituellement l'adulte d'une trentaine d'années. Leur évolution est très lente, sur une durée de 20 à 30 ans, parfois entrecoupée d'épisodes aigus.

Il existe cependant chez l'adolescent une forme de parodontite d'apparition soudaine et à évolution rapide : la parodontite juvénile aiguë. Celle-ci peut être le signe d'une déficience immunitaire générale. Elle se traduit par des douleurs gingivales aiguës, lancinantes, accompagnées d'une altération de l'état général (fièvre, fatigue). La gencive, violacée et décollée, dégage une odeur fétide. Les dents les plus atteintes sont les incisives du bas et les premières molaires.

**TRAITEMENT**

Quels que soient l'importance de la destruction du parodonte et le type de la parodontite, le traitement débute par un détartrage-surfaçage (polissage) des racines, afin de ralentir le processus de dépôt du tartre. La pratique d'un brossage correct permettant d'éliminer régulièrement la plaque dentaire est indispensable.

Quelques mois plus tard, on procède à une réévaluation de l'état des tissus et, le cas échéant, à un comblement des structures détruites (greffes de gencive, comblement des lésions osseuses à l'aide de corail, d'hydroxyapatite, de phosphates tri-calciques, etc.). En cas de parodontite juvénile aiguë, la prescription d'antibiotiques est souvent nécessaire.

## Parodontologie

Discipline consacrée à l'étude des maladies du parodonte.

La parodontologie est une spécialité dentaire peu connue mais très active sur le plan de la recherche. Grâce à ses progrès, des dents qui, hier, auraient été extraites peuvent aujourd'hui être soignées et conservées.

## Parodontolyse

Destruction progressive et irréversible du parodonte.

Les parodontolyses sont consécutives à une parodontopathie profonde. Elles sont précédées par un stade d'inflammation superficielle de la gencive (gingivite). Lors de l'évolution de la maladie, la disparition du support osseux s'accompagne d'un décollement de la gencive autour de la dent (poche), visible sur des clichés radiographiques.

La progression de la maladie est en général indolore, sauf en cas de flambée infectieuse (abcès). La parodontolyse est la cause essentielle de la perte des dents à partir de l'âge de 30 ans. Elle évolue le plus souvent sur un mode chronique ou, beaucoup plus rarement, de façon extrêmement rapide (parodontite aiguë juvénile des adolescents).

**TRAITEMENT**

Il débute par la suppression de la cause bactérienne de la maladie grâce à l'enseignement d'un brossage minutieux et efficace, et par un détartrage-surfaçage (polissage) des racines. Lorsque la maladie progresse en profondeur, une intervention à lambeau (décollement chirurgical de la gencive) permet de nettoyer et de cureter les lésions et ainsi d'arrêter leur évolution. Le traitement peut aussi éventuellement combler les structures détruites à l'aide de corail, d'hydroxyapatite ou d'autres matériaux.

## Parodontopathie

Toute affection caractérisée par une atteinte du parodonte.

Les parodontopathies sont la cause essentielle de la perte des dents à partir de l'âge de 30 ans. La plaque dentaire joue un rôle déterminant dans leur apparition.

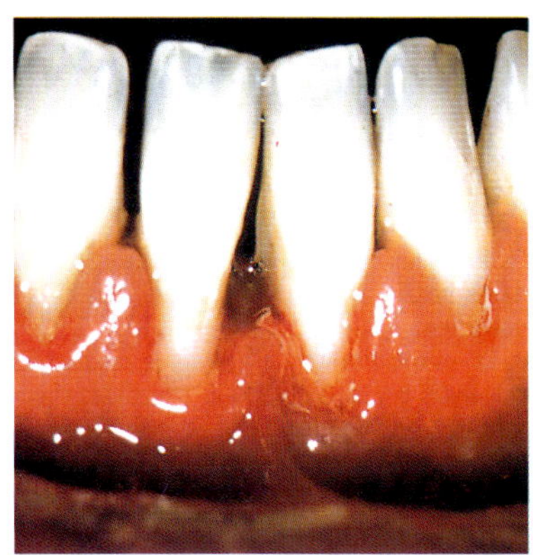

***Parodontopathie.*** *Les gencives sont rouges et gonflées, et les dents se déchaussent.*

■ **Les parodontopathies superficielles** sont caractérisées par l'atteinte isolée des gencives, qui sont le siège d'une inflammation provoquant des saignements lors du brossage. Cette atteinte est réversible avec un détartrage régulier et une bonne hygiène.
■ **Les parodontopathies profondes** sont caractérisées par une inflammation des tissus profonds du parodonte et entraînent finalement leur destruction. Les dents perdent alors progressivement leur support et deviennent de plus en plus mobiles.

**SYMPTÔMES ET TRAITEMENT**

Abcès, douleurs et fétidité de l'haleine accompagnent les parodontopathies. Quelle que soit l'importance de l'affection, les traitements débutent tous par un détartrage. Ils visent ensuite à arrêter la maladie et parfois à recréer les structures détruites à l'aide de greffes de gencives, de matériaux de comblement des lésions osseuses (corail, phosphate tricalcique, os), etc. Par ailleurs, la pratique d'un brossage correct permettant d'éliminer régulièrement la plaque dentaire est indispensable.

## Paronychie

→ VOIR Périonyxis.

## Parotide (glande)

La plus volumineuse des glandes salivaires, située en arrière de la branche montante du maxillaire inférieur, sous l'oreille.

→ VOIR Salivaire (glande).

## Parotidectomie

Ablation chirurgicale de tout ou partie d'une glande parotide.

Une parotidectomie est indiquée en cas de tumeur bénigne (adénome pléiomorphe, notamment) ou maligne de la glande parotide. Dans le premier cas, l'ablation, qui est soit partielle, soit totale, conserve le nerf facial, que l'on s'efforce de ne pas léser. En cas de tumeur maligne, toute la parotide est enlevée, mais on essaie autant que possible de préserver le nerf facial, car son ablation entraîne une paralysie faciale. Cependant, il est parfois nécessaire de le sacrifier.

La parotidectomie nécessite une hospitalisation relativement courte, de 5 à 8 jours. Elle provoque parfois une paralysie faciale passagère et peut aussi être suivie d'un trouble généralement temporaire, le syndrome de Frey (sensation de chaleur et sudation de la joue à l'approche des aliments).

## Parotidite

Inflammation de la glande parotide (principale glande salivaire) d'origine virale ou bactérienne.

■ **La parotidite virale,** la plus fréquente, s'observe principalement au cours des oreillons. Elle provoque une fièvre modérée et se traduit par un gonflement douloureux des deux parotides. Le traitement est celui de la maladie en cause.
■ **La parotidite bactérienne,** purulente, apparaît en général chez une personne âgée dont l'état buccodentaire est mauvais ou qui souffre d'une maladie provoquant une déshydratation. Les signes sont les mêmes que ceux d'une parotidite virale, mais plus marqués et unilatéraux. Du pus sourd de l'orifice du canal de Sténon (canal excréteur de la glande parotide), à la hauteur des molaires supérieures. Le traitement est celui des symptômes (soins de la bouche), associé à la prise d'antibiotiques par voie orale.

## Partogramme

Diagramme permettant de noter le déroulement d'un accouchement.

Le partogramme, systématiquement réalisé dans les maternités, est une courbe sur laquelle le temps est porté en abscisse et la dilatation du col de l'utérus, indiquée en centimètres, en ordonnée. La sage-femme ou le médecin notent tous les événements marquant le déroulement du travail (première étape de l'accouchement) : la dilatation du col de l'utérus, la hauteur de présentation fœtale, le rythme des contractions utérines, la couleur du liquide amniotique après rupture des membranes, le rythme cardiaque du fœtus, ainsi que la température de la femme et, le cas échéant, le traitement prescrit.

## Parturition

Accouchement naturel.

→ VOIR Accouchement.

## Parvovirus

Virus à A.D.N. de la famille des *Parvoviridæ*.

La famille des *Parvoviridæ* comprend notamment le parvovirus humain B19, responsable du mégalérythème épidémique chez l'enfant et de diverses manifestations (anémie hémolytique, purpura, thrombopénie, arthrites) chez l'adulte.

## Pasteur (Louis)

Chimiste et biologiste français (Dole 1822 - Villeneuve-l'Étang 1895).

Grande figure de la science universelle, créateur de la microbiologie, Pasteur commença sa carrière par des recherches sur les cristaux. En 1854, il s'engagea dans les études sur les fermentations et montra que celles-ci résultaient de l'activité de micro-organismes et que la génération spontanée n'existait pas. Ses investigations dans ce domaine débouchèrent sur la mise au point d'un procédé de conservation des liquides alimentaires, la pasteurisation. Il découvrit divers microbes, dont le staphylocoque et le streptocoque, se battit pour convaincre les chirurgiens et les médecins que les micro-organismes étaient responsables de la propagation des infections et qu'il était indispensable de recourir à l'asepsie.

En travaillant sur le choléra des poules et la maladie charbonneuse des moutons, il mit au point le principe de la vaccination préventive par inoculation de microbes atténués dans leur virulence. Avec le médecin Émile Roux, il obtint un vaccin contre la rage, qui fut pratiqué avec succès sur l'homme à partir de 1885. Cette découverte consacra sa gloire. Il devint en 1888 le directeur de l'Institut Pasteur, centre de recherche et d'enseignement de la biologie, alors nouvellement créé en France.

## Pasteurellose

Maladie infectieuse provoquée par une bactérie du genre *Pasteurella*.

La pasteurellose est une maladie touchant l'homme et l'animal (bovins, lapins, porcs, poules, etc.). L'animal constitue le réservoir du germe. L'homme se contamine par inoculation directe de ce germe lors d'une morsure, d'une piqûre ou d'une griffure, de chat ou de chien le plus souvent. Parmi les différentes espèces de la bactérie, *Pasteurella multocida* est le plus fréquemment en cause dans les cas de pasteurellose humaine.

**SYMPTÔMES ET ÉVOLUTION**

Une inflammation de la plaie survient entre 3 et 6 heures après l'inoculation ; cette rapidité d'apparition est caractéristique de la pasteurellose. La plaie devient douloureuse, rouge et suintante en l'espace de 2 jours. Ces signes s'accompagnent souvent d'une inflammation des vaisseaux lymphatiques et des ganglions voisins de la plaie ainsi que d'une fièvre modérée.

En l'absence de traitement, une inflammation chronique s'installe. La maladie se complique dans certains cas d'arthrite et d'ostéite (inflammation du tissu osseux) à proximité de la plaie, puis d'un syndrome douloureux et invalidant, dit algodystrophique. D'autres complications surviennent exceptionnellement par diffusion septicémique : endocardite, péritonite, méningite, sinusite.

Lorsqu'elle a pour origine une inhalation de la bactérie, la pasteurellose provoque une infection pleuropulmonaire, voire des abcès pulmonaires.

**DIAGNOSTIC ET TRAITEMENT**

Le diagnostic, évoqué devant la rapidité d'installation des signes après une morsure ou une griffure, repose, s'il est posé précocement, sur la mise en évidence de la bactérie dans un prélèvement de la sérosité de la plaie, dans un échantillon de sang, ou de sécrétion trachéobronchique en cas de localisation pulmonaire. Une intradermoréaction à la pasteurelline (préparation réalisée à partir du germe tué) est utilisée pour établir un diagnostic tardif, car le germe disparaît rapidement et spontanément de la suppuration.

Le traitement consiste en l'administration d'antibiotiques pendant 10 jours ; l'antigénothérapie (injection répétée de pasteurelline) est proposée comme traitement des formes chroniques.

## Pasteurisation

Procédé de conservation des denrées alimentaires par la chaleur.

En appliquant les résultats de ses recherches sur les micro-organismes à la conservation des aliments, Louis Pasteur donna son nom à une méthode, la pasteurisation. Celle-ci consiste à maintenir certains aliments (lait, jus de fruits ou de légumes, etc.) à une température élevée pendant une durée déterminée, de façon à détruire les micro-organismes responsables de leur altération (bactéries, moisissures, levures) et les germes pathogènes qu'ils pourraient renfermer : le lait, par exemple, est porté à une température de 72 à 85 °C pendant 15 à 20 secondes.

La pasteurisation ne modifie que très peu la composition nutritionnelle et la saveur du produit. Contrairement à la stérilisation, elle n'assure pas une destruction totale de tous les micro-organismes ; la durée de conservation de l'aliment pasteurisé est donc relativement courte (pour le lait, 7 jours après son conditionnement), et il convient de le maintenir au froid afin de limiter le développement des micro-organismes restants.

## Patch

1. Petite pièce prothétique, plate et souple, utilisée en chirurgie.

Un patch peut être confectionné par le chirurgien à partir d'un fragment de tissu du malade (veine, artère, membrane du péricarde, etc.) ou d'un matériau synthétique (polytétrafluoroéthylène). Il permet de refermer une brèche anormale dans un tissu (voie de communication entre deux cavités cardiaques, par exemple) ou d'élargir le diamètre d'une artère : le chirurgien incise l'artère, puis suture le patch sur l'orifice ainsi créé.

2. Petit dispositif adhésif contenant un médicament, destiné à être collé sur la peau. SYN. *système transdermique.*

Les patchs diffusent un médicament localement, dans la peau (patch-test) ou dans l'ensemble de l'organisme, par voie sanguine. Dans le premier cas, ils sont utilisés à des fins diagnostiques : patch-test (ou timbre) à la tuberculine, pour le diagnostic de la tuberculose ou le contrôle de l'efficacité du vaccin ; patch-test (ou épidermotest) contenant un allergène, permettant de savoir si le sujet lui est allergique. La deuxième catégorie de patch permet à un médicament de traverser la peau, de gagner le sang et de se diffuser dans l'organisme : dérivé nitré contre l'angor (angine de poitrine), nicotine pour faciliter l'arrêt du tabagisme, hormones œstrogènes pour compenser une insuffisance de sécrétion des ovaires, etc.

## Paternité (recherche de)

→ VOIR Recherche de paternité.

## Pathogène

Qualifie ce qui provoque une maladie, en particulier un germe capable de déterminer une infection.

Une bactérie est pathogène du fait de sa virulence (pouvoir de multiplication), de sa production de toxines ou d'enzymes, ou de leur association.

On distingue les bactéries dites pathogènes spécifiques, qui entraînent une maladie cliniquement définie, comme la tuberculose ou la fièvre typhoïde, des bactéries dites pathogènes opportunistes, qui ne déclenchent d'infection que chez les sujets immunodéprimés. Les bactéries pathogènes spécifiques sont dites obligatoires ou strictes si elles sont incapables de se multiplier en dehors d'un foyer infectieux ; c'est le cas, par exemple, du bacille de la tuberculose. À l'inverse, les bactéries pathogènes dites facultatives sont capables de déclencher une maladie mais peuvent être retrouvées chez des porteurs sains (porteurs du germe ne développant pas la maladie), par exemple *Streptococcus pneumoniæ.*

## Pathogénie

Étude du ou des mécanismes responsables du déclenchement et du développement d'une maladie. SYN. *pathogenèse.*

La pathogénie d'un cancer, ou cancérogenèse, fait intervenir plusieurs facteurs parmi lesquels les gènes, les virus ou l'environnement, qui jouent chacun un rôle important.

## Pathognomonique

Se dit d'un symptôme ou d'un signe spécifique d'une maladie.

Un symptôme pathognomonique permet par sa seule présence de poser le diagnostic d'une maladie. Le signe de Babinski (extension du gros orteil quand on frotte le bord externe du pied) est, par exemple, pathognomonique d'une atteinte des voies pyramidales et donc de l'origine centrale (moelle épinière ou cerveau) d'une paralysie.

## Pathologie

1. Étude du développement des maladies.

La pathologie examine notamment les causes, les symptômes, l'évolution ainsi que les lésions et les complications éventuelles des maladies.

2. Ensemble des manifestations d'une maladie et des effets morbides qu'elle entraîne.

## Pathomimie

Besoin morbide d'imiter les symptômes d'une maladie. SYN. *Syndrome de Dieulafoy.*

La pathomimie est un état morbide voisin de la mythomanie et caractérisé par le besoin de présenter une maladie, parfois même au prix d'une automutilation.

Le traitement de la pathomimie repose sur une prise en charge psychothérapeutique, sans laquelle les rechutes sont inévitables.

→ VOIR Münchhausen (syndrome de), Mythomanie, Simulation.

## Patient

Personne soumise à un examen médical, suivant un traitement ou subissant une intervention chirurgicale.

## Paul-Bunnell-Davidsohn (réaction de)

Réaction immunologique spécifique utilisée pour déterminer l'infection par le virus d'Epstein-Barr, responsable de la mononucléose infectieuse.

La réaction de Paul-Bunnell-Davidsohn est une réaction d'agglutination d'anticorps spécifiques, contenus dans le sérum des malades infectés, avec des globules rouges de mouton. Cette réaction est positive à partir du 7e jour de l'infection et le reste pendant au moins 3 mois.

## Paume

Face antérieure de la main, entre le poignet et la racine des doigts. (P.N.A. *palma manus*)

La paume de la main présente une dépression centrale (creux de la main), limitée de chaque côté par l'éminence thénar (saillie formée par les muscles du pouce) et par l'éminence hypothénar (saillie formée par les muscles du 5e doigt, ou auriculaire). On y remarque enfin 3 plis principaux (appelés couramment lignes de la main) en forme de M majuscule, déterminés par les mouvements des doigts.

**PATHOLOGIE**

La maladie de Dupuytren est une affection de la main frappant surtout l'annulaire (4e doigt) et l'auriculaire (5e doigt). Ceux-ci prennent une position fléchie vers la paume et ne peuvent être étendus ni spontanément ni à l'aide de l'autre main. Cette maladie est due à la rétraction fibreuse de l'aponévrose (membrane conjonctive) palmaire. Des infiltrations locales de corticostéroïdes peuvent retarder l'évolution, mais leur résultat n'est pas toujours durable. Le seul traitement radical est chirurgical et consiste à exciser l'aponévrose palmaire.

Les ténosynovites sont des inflammations des gaines synoviales qui entourent les tendons situés dans la paume. Elles sont dues à une inoculation directe par piqûre ou à l'extension à partir d'un panaris.

→ VOIR Main, Palmaire.

## Paupière

Voile musculomembraneux recouvrant partiellement en haut et en bas chacun des deux yeux et destiné à les protéger. (P.N.A. *palpebra*)

**STRUCTURE**

La paupière supérieure, large et mobile, et la paupière inférieure, plus étroite, recouvrent en se rapprochant la totalité de l'œil. En s'écartant, elles délimitent la fente palpébrale. Chaque extrémité est appelée canthus (interne et externe). Les paupières sont bordées de deux rangées de cils recourbés vers l'extérieur. Immédiatement derrière les cils se trouvent les orifices des canaux excréteurs des glandes de Meibomius, sécrétant la partie lipidique du film lacrymal qui assure l'humidification et la lubrification permanentes de la surface de l'œil, notamment de la cornée.

**FONCTION**

Les paupières assurent la protection des yeux. Les cils empêchent les poussières de pénétrer dans l'œil, et un clignement réflexe très rapide se produit dès qu'un objet s'approche de l'œil ou en cas de très forte chaleur. Un clignement permanent étale et renouvelle le film lacrymal à la surface de l'œil. La fermeture des paupières permet de diminuer l'intensité des rayons lumineux en cas de lumière trop forte. En outre, lorsque l'on ferme fortement les paupières, les globes oculaires sont repoussés en arrière dans l'orbite, ce qui accroît leur protection.

**PATHOLOGIE**

Les paupières peuvent être le siège de déformations, d'inflammations, de traumatismes ou de tumeurs.

■ **Les déformations** des paupières sont congénitales ou acquises. Les premières peuvent être un épicanthus (repli cutané vertical devant l'angle interne des yeux), fréquent dans la trisomie 21, ou un colobome (fissure des paupières). Les anomalies acquises comprennent l'ectropion (renversement vers l'extérieur du bord de la paupière, en général inférieure) ; l'entropion (enroulement vers l'intérieur du bord de la paupière, en général inférieure) ; le ptôsis (affaissement de la paupière supérieure sur une partie de l'œil), qui peut être d'origine nerveuse (paralysie du nerf moteur oculaire commun), musculaire (myasthénie), mais aussi congénitale ; la rétraction de la paupière supérieure, qui s'observe au cours de l'hyperthyroïdie.

■ **Les inflammations** prennent la forme d'une blépharite (rougeur du bord des paupières provoquant des démangeaisons et parfois des squames blanches), souvent liée à des problèmes allergiques ; d'un chalazion (kyste formé par la sécrétion des glandes de Meibomius, lorsque le canal d'excrétion de l'une d'elles se bouche) ; d'un orgelet (furoncle de la glande sébacée d'un cil).

■ **Les traumatismes** des paupières sont essentiellement les plaies, qui peuvent léser les muscles releveurs ou les canaux lacrymaux et qui nécessitent une réparation chirurgicale.

■ **Les tumeurs** des paupières peuvent être bénignes (kyste dermoïde, papillome, xanthélasma, névrome plexiforme, angiome des paupières) ou malignes (épithélioma des paupières, nævocarcinome).

## Pavillon de l'oreille

Partie apparente de l'oreille externe. (P.N.A. *auricula*)

Le pavillon de l'oreille est constitué de cartilages dessinant des reliefs, recouverts de peau : l'hélix, l'anthélix, l'antitragus, le tragus et la conque.

L'hélix est la bordure périphérique. Il se termine en bas par le lobule (lobe de l'oreille). L'anthélix longe en dedans l'hélix et se termine en bas par le renflement de l'antitragus. La conque est la dépression centrale qui se prolonge par le conduit auditif. Le tragus est une petite saillie triangulaire située en avant, en surplomb de la conque.

**PATHOLOGIE**

Le pavillon de l'oreille peut être atteint d'infections telles que la chondrite du pavillon (inflammation des cartilages), de traumatismes (plaies, hématomes, etc.) et de malformations (oreilles décollées, par exemple). Le traitement est soit médical (application locale d'antiseptiques essentiellement), soit chirurgical.

## Pavlov (Ivan Petrovitch)

Physiologiste russe (Riazan 1849 - Leningrad, auj. Saint-Pétersbourg, 1936).

Ses travaux sur la digestion, menés à partir de 1889, le conduisirent à la découverte à laquelle son nom reste attaché, celle du réflexe conditionné (ou conditionnel). Il reçut le prix Nobel de médecine en 1904.

→ VOIR Réflexe conditionné.

## PCR

→ VOIR Amplification génique.

## Peak-flow meter

→ VOIR Débitmètre de pointe.

## Péan (opération de)

Opération chirurgicale consistant, après ablation d'une partie de l'estomac, à rétablir la continuité du tube digestif en abouchant la partie restante de l'estomac au duodénum (premier segment de l'intestin grêle).

L'intervention de Péan se pratique surtout en cas de tumeur de l'antre gastrique ou d'ulcère gastroduodénal. Elle permet de limiter, voire de supprimer, les conséquences de l'ablation de l'estomac.

## Peau

Organe constituant l'enveloppe du corps. (P.N.A. *cutis*)

La peau est un organe vivant - et non une simple membrane inerte - de grande importance physiologique. Son poids représente environ 10 % du poids corporel total.

**STRUCTURE**

La peau comprend trois couches superposées, l'épiderme, le derme et l'hypoderme, et forme, avec ses annexes (poils, cheveux, ongles et glandes), le tégument.

■ **L'épiderme** est un épithélium (tissu formé de cellules juxtaposées) comprenant différentes sortes de cellules : les kératinocytes, les plus abondantes, synthétisent une variété de protéine protectrice, la kératine ; les mélanocytes sécrètent la mélanine, pigment dont la synthèse augmente le bronzage de la peau et la protège des effets pervers du soleil ; enfin, les cellules de Langerhans interviennent dans les mécanismes immunitaires. On entend par barrière cutanée la couche cornée (couche la plus superficielle et la plus kératinisée de l'épiderme) et le film hydrolipidique qui recouvre celle-ci.

■ **Le derme** est un tissu conjonctif (jouant un rôle de nutrition et de soutien), formé de cellules appelées fibroblastes, de fibres collagènes et de fibres élastiques. Entre les fibres et les cellules se trouve une substance faite de mucopolysaccharides acides. Le derme contient les vaisseaux sanguins et les nerfs de la peau. Une fine couche cutanée d'une structure complexe, la jonction dermoépidermique, sépare l'épiderme du derme et assure la cohésion et les échanges entre ces deux tissus.

■ **L'hypoderme** est une variété de tissu conjonctif, le tissu adipeux. Il est formé de cellules très riches en graisse, les adipocytes, réunies en lobules et séparées par des cloisonnements conjonctifs.

■ **Les annexes** comprennent les phanères (poils, cheveux, ongles), très riches en kératine ; les glandes sudoripares ou sudorales, qui sécrètent la sueur ; les glandes sébacées, qui sécrètent le sébum, lequel forme un film protecteur à la surface de la peau. On appelle follicule pilosébacé l'ensemble constitué d'un poil et de la ou des glandes qui lui sont annexées.

**FONCTIONS**

La peau assure une protection contre les agents physiques et chimiques, renforcée par l'action de la kératine et de la mélanine. Elle joue un rôle sensoriel grâce à ses récepteurs nerveux microscopiques, sensibles au toucher, à la douleur et à la température. Elle

**Le vieillissement de la peau**

Témoin important de l'ensemble du vieillissement de l'organisme, le vieillissement cutané dépend de trois ordres de facteurs : un facteur génétique, variable d'un individu à l'autre, des facteurs externes, essentiellement représentés par l'exposition solaire – facteur majeur du vieillissement cutané de surface –, et des facteurs environnementaux liés aux conditions socio-économiques, à l'hygiène de vie, à une alimentation trop riche ou, à l'inverse, à une malnutrition, aux intoxications par l'alcool, le tabac, la drogue, et, enfin, à l'état de santé du sujet.

En vieillissant, la peau s'atrophie, s'amincit ; elle se plisse facilement (peau « en feuille de papier à cigarette »), se dessèche, devient râpeuse au toucher. Des taches foncées, particulièrement liées à l'exposition solaire, apparaissent sur le dos des mains, le front et les joues ; des taches rouges hémorragiques, appelées purpura de Bateman, peuvent s'observer sur les avant-bras et les jambes ; elles sont liées à une plus grande fragilité des petits vaisseaux du derme. Des rides surviennent, prédominant d'abord aux sillons qui vont du nez aux lèvres et au front puis s'étendant aux joues. Des plaques jaunes et plus ou moins épaisses peuvent apparaître, surtout sur la nuque.

Les moyens de lutte contre ce vieillissement sont temporaires et, dans l'ensemble, d'efficacité limitée. On peut détruire les taches pigmentées à l'azote liquide, au bistouri électrique ou au laser au gaz carbonique. Les rides sont atténuées à l'aide de courants électriques ou d'injections de collagène dans la peau. Les peelings, applications de substances qui détachent la couche superficielle de l'épiderme, n'ont en général qu'un effet passager. La chirurgie esthétique, enfin, propose de nombreuses solutions (lifting, notamment).

Il est en revanche possible de retarder l'apparition du vieillissement cutané. Le facteur de loin le plus important est la réduction de l'exposition aux rayonnements du soleil, qui doit être entreprise dès l'enfance. Lorsque l'ensoleillement ne peut être évité, la peau doit être protégée par des crèmes ou des laits solaires soigneusement choisis en fonction de la nature de la peau et du degré d'ensoleillement. De nombreux produits sont proposés en application contre le vieillissement, à base de collagène, d'acides gras, de vitamine E, de vasodilatateurs ; certains sont des cosmétiques, d'autres, de véritables médicaments. Leur efficacité n'est pas toujours scientifiquement prouvée.

# PEAU

**La peau joue le rôle d'une barrière protectrice entre les organes internes du corps et l'environnement extérieur. Elle est constituée de trois couches : l'épiderme, défense naturelle contre les infections ; le derme, qui contient les follicules pileux, les glandes sudoripares et sébacées ainsi que des nerfs et des vaisseaux sanguins ; et l'hypoderme, riche en tissu adipeux.**

**Structure de la peau**

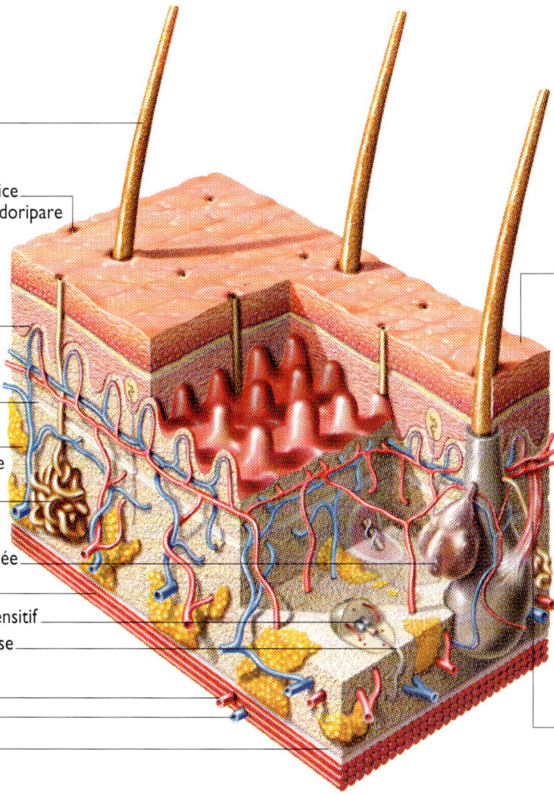


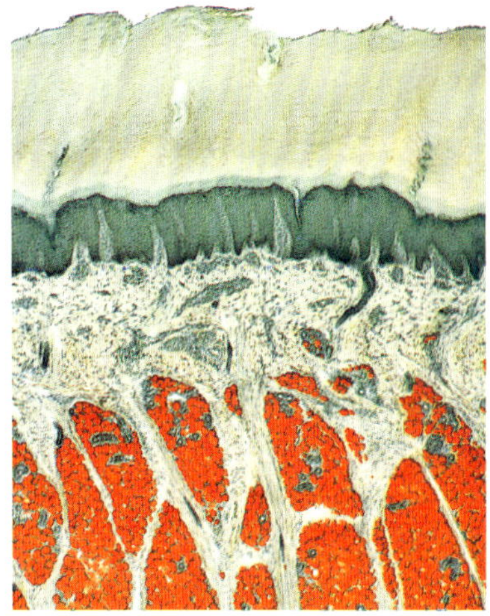

*De haut en bas : l'épiderme (vert clair et foncé), le derme (vert clair) et l'hypoderme (orange).*

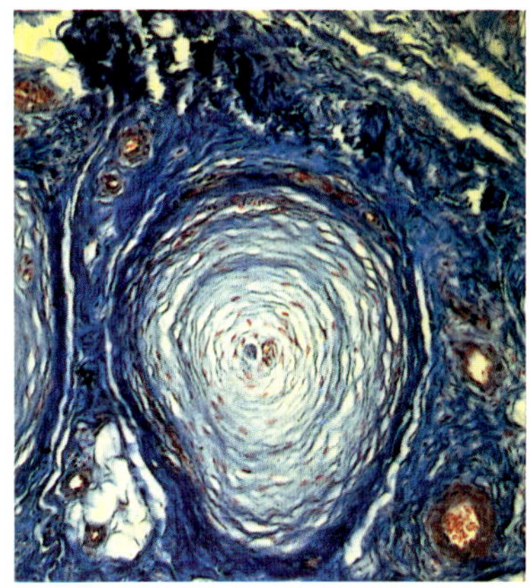

*Situé dans le derme, le corpuscule de Pacini transmet les sensations du tact.*

intervient aussi dans la thermorégulation (maintien d'une température interne constante) par la dilatation des vaisseaux sanguins cutanés et l'évaporation de la sueur, qui permettent d'évacuer un excès de chaleur.

**EXAMENS**

L'examen clinique est le plus important, le diagnostic se fondant sur l'observation de lésions élémentaires (taches sur la peau, cloques, etc.), sur la topographie de l'éruption et sur les signes associés (démangeaisons). Les autres examens le plus couramment pratiqués sont notamment la biopsie de peau, les prélèvements effectués pour rechercher des agents pathogènes microscopiques (champignons, bactéries, virus, parasites), et les examens immunologiques généraux (examen sanguin) ou locaux (examen en immunofluorescence).

**PATHOLOGIE**

On dénombre actuellement plus de 2 000 maladies de peau, susceptibles d'être regroupées en différents groupes en fonction de leur cause.

■ **Les agents extérieurs** (froid, chaleur, soleil, rayons X, médicaments, etc.) sont responsables de nombreux phénomènes (engelures, brûlures, réactions allergiques).

■ **Les facteurs psychologiques** ont un rôle aggravant au cours du prurit, des lichens, de l'eczéma ou du psoriasis.

■ **Les maladies circulatoires** peuvent provoquer des maladies de peau : une atteinte circulatoire des membres inférieurs est responsable de dermite ocre et de troubles trophiques pouvant aller jusqu'à la perte de substance (ulcère de jambe).

■ **Les maladies dues à des agents pathogènes** sont nombreuses, qu'il s'agisse d'infections par des bactéries (infections à streptocoque, à staphylocoque, lèpre, syphilis, etc.), par des champignons microscopiques (mycoses), par des virus (maladies éruptives, comme la rougeole, virales, comme l'herpès ou le zona) ou par des parasites (gale, pédiculose).

■ **Les maladies génétiques** de la peau sont très fréquentes et se traduisent en particulier par des troubles de la kératinisation. Certaines, comme l'épidermolyse bulleuse ou la neurofibromatose, ont un mode de transmission bien connu (autosomique ou lié au sexe, récessif ou dominant). D'autres, notamment le psoriasis et la dermatite atopique, sont identifiées comme étant d'origine génétique, mais leur mode de transmission, qui met en cause plusieurs gènes, n'est pas encore clairement déterminé.

■ **Les troubles endocriniens et métaboliques** sont responsables d'affections cutanées, notamment de l'acné.

■ **Les troubles immunologiques** responsables d'affections cutanées sont notamment représentés par le lupus érythémateux, la sclérodermie, la dermatomyosite et la périartérite noueuse.

■ **Les troubles du système nerveux** ayant une conséquence pathologique sur la peau comprennent essentiellement les neurocristopathies (tumeurs bénignes ou malignes d'un tissu dérivé de la crête neurale de l'embryon).

■ **Les tumeurs cutanées** sont fréquentes et peuvent être bénignes (nævus) ou malignes (épithélioma, mélanome, sarcome).

→ VOIR Dermatologie.

**L'innervation de la peau**

L'innervation cutanée est assurée par deux types de structure : les terminaisons nerveuses libres, fibres nerveuses présentes dans le derme, et les corpuscules sensitifs, organes microscopiques arrondis du derme. Ceux-ci peuvent être entourés d'une capsule (membrane conjonctive plus ou moins épaisse), comme les corpuscules de Vater-Pacini, de Golgi-Mazzoni, de Krause, de Meissner, ou dépourvus de capsule, comme les corpuscules de Ruffini et les cellules de Merkel, isolées ou regroupées en disques de Merkel. Les nerfs sensitifs se forment à partir des terminaisons nerveuses libres et des corpuscules sensitifs, constituant des plexus nerveux superficiels dans le derme, puis des plexus nerveux profonds dans l'hypoderme. Ils se regroupent alors en nerfs sensitifs, dont le corps cellulaire est situé dans les ganglions rachidiens, et se terminent à la moelle épinière ; les informations sont transmises à partir de celle-ci vers les aires sensitives des hémisphères cérébraux.

Le rôle précis de ces différents éléments demeure controversé. Les terminaisons nerveuses libres jouent un rôle important dans les sensations de la peau ; certains corpuscules seraient sensibles à la pression (peut-être les cellules et les disques de Merkel, et les corpuscules de Meissner et de Vater-Pacini), d'autres, à la chaleur. Il ne semble pas exister de récepteurs spécifiques à la douleur, qui serait due à une augmentation de la stimulation des nerfs sensitifs.

## Peau (cancer de la)

Tumeur maligne se développant aux dépens d'une structure constitutive de la peau.

Les cancers de la peau sont actuellement en augmentation. Leur fréquence varie selon le type concerné, les plus fréquents étant les épithéliomas basocellulaires.

**CAUSES**

Les cancers de la peau sont en grande partie dus à l'exposition solaire, dont le rôle n'est cependant pas exclusif ; d'autres facteurs sont incriminés, notamment l'arsenic par empoisonnement ou inhalation et les dérivés de la houille et du pétrole, comme le goudron (cancer du scrotum des ramoneurs). Enfin, certaines maladies génétiques telles que le xeroderma pigmentosum provoquent des troubles de réparation de l'A.D.N. entraînant des cancers cutanés à répétition.

**DIFFÉRENTS TYPES DE CANCER DE LA PEAU**

On les classe selon la structure anatomique à partir de laquelle ils se développent.

■ **Les cancers de l'épiderme** sont les carcinomes (cancers de l'épithélium). On distingue les épithéliomas basocellulaires, les plus fréquents des cancers de la peau, à évolution uniquement locale, qui prolifèrent à partir de la couche basale (la plus profonde) de l'épiderme, et les épithéliomas spinocellulaires, qui s'étendent à partir des cellules de la couche muqueuse de Malpighi et peuvent envahir les ganglions.

■ **Les cancers du système pigmentaire de la peau** sont les mélanomes, les plus graves des cancers de la peau. Ils surviennent d'emblée dans plus de deux tiers des cas ou se développent à partir de nævi (tumeurs bénignes du système pigmentaire).

■ **Les cancers des structures conjonctives** sont les sarcomes cutanés : fibrosarcomes (développés à partir des fibroblastes) et angiosarcomes (développés à partir des vaisseaux sanguins).

■ **Les cancers des annexes** (glandes sébacées, glandes sudorales ou follicules pileux) sont beaucoup plus rares.

**TRAITEMENT ET PRÉVENTION**

Toute lésion cutanée saillante persistante qui saigne faiblement et réapparaît, ou dont l'aspect se modifie (tache pigmentée comportant différentes couleurs, à contour mal délimité), surtout si elle se trouve sur une partie découverte du corps, doit faire l'objet d'une consultation. Un cancer de la peau doit être retiré chirurgicalement ; une chimiothérapie est associée dans certains cas (épithélioma spinocellulaire ayant entraîné la formation de métastases, mélanome). La prévention consiste à éviter l'exposition au soleil et à protéger la peau par des laits et des crèmes de type écran total, et ce dès le plus jeune âge.

**PRONOSTIC**

Il est excellent pour les épithéliomas basocellulaires, et également très bon pour les épithéliomas spinocellulaires. Le pronostic d'un mélanome dépend de la précocité du diagnostic : il est meilleur pour les mélanomes superficiels.

→ VOIR **Épithélioma basocellulaire, Épithélioma spinocellulaire, Kaposi (sarcome de), Mélanome malin, Sarcome.**

## Peau (kyste de la)

Formation arrondie, de contenu liquide ou pâteux, apparaissant sous la peau.

Les kystes de la peau sont dus à une malformation, à un traumatisme ou sont d'origine inconnue. Ils forment une masse de taille variable (de moins de 1 millimètre à plusieurs centimètres). On en distingue trois types.

■ **Les kystes épidermoïdes** se développent à partir de la zone du follicule pilosébacé située sous l'épiderme et touchent essentiellement les régions séborrhéiques (visage, oreilles, dos, poitrine). Ils peuvent prendre différentes formes (microkystes, ou comédons fermés, qui constituent la lésion élémentaire de l'acné ; grains de milium ; kystes du scrotum, kystes épidermoïdes, etc.). Une loupe est la localisation dans le cuir chevelu d'un kyste épidermoïde. Ces kystes disparaissent d'eux-mêmes ou sont extraits à l'aide d'une aiguille, par électrocoagulation ou par ablation chirurgicale.

■ **Les kystes dermoïdes,** rares, sont des reliquats embryonnaires de cellules de la peau. Ils contiennent des poils, des glandes sébacées et sudorales, parfois des fragments de cartilage, d'os et même de dents. Ils sont le plus souvent bénins mais portent fréquemment un préjudice esthétique. Certains, situés à hauteur du sacrum, peuvent se compliquer de suppuration et de fistule. Ils font l'objet d'une extraction chirurgicale.

■ **Les kystes mucoïdes** sont des formations translucides siégeant électivement sur le dos des doigts, dues à la formation locale de mucine (substance composée de sucres complexes, de consistance pâteuse), à un traumatisme (inclusion d'une épine de rosier) ou au développement d'un kyste synovial, formé aux dépens d'une gaine synoviale, celle des tendons par exemple. Ils sont traités par ponction, par application d'une pommade anti-inflammatoire ou détruits par électrocoagulation, cryothérapie ou laser au gaz carbonique. Les cas récidivants nécessitent une ablation chirurgicale.

## Pectine

Substance gélifiante, mucilagineuse, caractéristique des végétaux.

Les pectines (acide pectique, arabane) sont des glucides présents dans les tissus de soutien des végétaux ; elles sont particulièrement abondantes dans les pommes et les citrons. Leurs propriétés gélifiantes sont utilisées dans l'industrie agroalimentaire et pharmaceutique ; elles entrent, en particulier, dans la composition des laxatifs du type mucilage ; en outre, elles ont une action hémostatique.

## Pectoral (muscle)

Muscle situé à la partie antérieure du thorax. (P.N.A. *musculus pectoralis*)

Il existe deux muscles pectoraux : le grand pectoral et le petit pectoral.

■ **Le muscle grand pectoral** est un muscle large, triangulaire et plat, qui s'attache au sternum et aux cartilages costaux de la 2e à la 6e côte, d'une part, et au col de l'humérus, d'autre part. Il est adducteur et rotateur du bras en dedans, c'est-à-dire que, selon son point d'appui, il permet aux bras de se croiser sur le thorax, ou à ce dernier de se soulever.

■ **Le muscle petit pectoral** est un muscle plus petit, triangulaire et plat, qui s'attache sur les 3e, 4e et 5e côtes, d'une part, et sur l'apophyse coracoïde de l'omoplate, d'autre part. Selon son point d'appui, il abaisse l'épaule ou soulève le thorax.

## Pédiatrie

Branche de la médecine consacrée à l'enfant et à ses maladies.

La pédiatrie est la spécialité qui traite de l'enfant, depuis la vie intra-utérine, en collaboration avec les obstétriciens (médecine anténatale), jusqu'à l'âge adulte (au terme souvent imprécis de l'adolescence).

Les investigations en pédiatrie, longtemps limitées, ont pleinement profité des progrès techniques récents : évolution de la biologie moléculaire et de la génétique, miniaturisation des prélèvements nécessaires aux analyses biologiques, notamment chez les nouveau-nés ; méthodes d'imagerie non invasives (échographies cardiaque et transfontanellaire chez le nourrisson ; scanner et imagerie par résonance magnétique). De plus, au cours des vingt dernières années, la pédiatrie, qui pouvait être considérée comme la médecine générale des enfants, s'est diversifiée en « surspécialités » : cardiologie (malformations cardiaques et cardiopathies acquises) ; endocrinologie (maladies de la croissance et de la puberté) ; gastroentérologie (pathologie digestive, notamment traitement des diarrhées chroniques de l'enfant) ; hépatologie (atteinte du foie d'origine malformative, infectieuse ou métabolique) ; néphrologie (maladies malformatives du rein et des voies urinaires, néphropathies glomérulaires ou insuffisance rénale, aiguë ou

MUSCLES PECTORAUX : GRAND ET PETIT PECTORAL

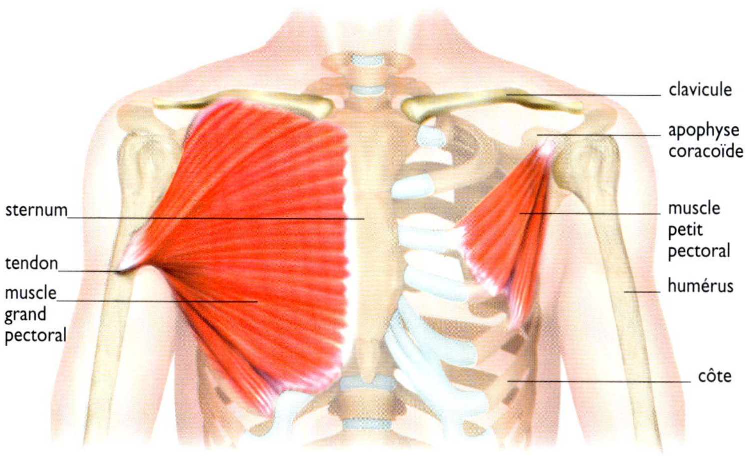


chronique) ; neurologie (lésions d'origine malformative, infectieuse, inflammatoire, métabolique ou neurodégénérative) ; pneumologie (maladies infectieuses pulmonaires, asthme de l'enfant). À ces spécialités, il faut ajouter la prise en charge spécifique du nouveau-né, qui relève de la néonatalogie, la pathologie infectieuse, d'une extrême fréquence chez le nourrisson et le petit enfant de moins de 4 ans, et le développement de spécialités telles que la pharmacologie ou la psychiatrie pédiatriques, ainsi que la médecine préventive et scolaire.

Dans tous les cas, les spécialités pédiatriques ont en commun l'approche de l'enfant dans sa globalité, avec ses acquis propres, au sein de son environnement familial et social. La pratique et l'expérience pédiatriques se déroulent dans une relation triangulaire spécifique entre l'enfant, ses parents et le médecin.

Il est souhaitable qu'un enfant soit examiné par un médecin spécialisé dans les maladies de l'enfant (pédiatre ou généraliste ayant l'habitude des enfants) à un rythme d'une fois par mois les 6 premiers mois, une fois tous les 2 mois de 6 mois à un an et 2 fois par an au-delà.

## Pédicule

Structure allongée et fine reliant une structure anatomique (viscère) ou pathologique (tumeur) au reste de l'organisme.

■ **Le pédicule d'un viscère** unit celui-ci à l'organisme et contient son artère, ses veines, ses nerfs et parfois des conduits en relation avec sa fonction : canal biliaire pour le pédicule du foie, bronches pour le pédicule du poumon.

■ **Le pédicule d'une tumeur** est une portion rétrécie (une sorte de « pied ») qui la rattache à la peau ou à une muqueuse. Les tumeurs dépourvues de pédicule sont dites sessiles.

**Les priorités de la pédiatrie**

Les principaux objectifs de la pédiatrie sont très différents dans les pays industrialisés et dans les pays en voie de développement.

Dans les pays industrialisés, la recherche et le traitement portent sur les causes de mortalité infantile (mort subite du nourrisson, accidents de la route, tumeurs et leucémies). Les maladies infectieuses (respiratoires et digestives), très fréquentes chez le petit enfant de moins de 4 ans, et les maladies héréditaires et/ou chroniques (diabète, mucoviscidose, insuffisance rénale et handicaps), qui nécessitent des structures d'accompagnement spécialisées, sont également prioritaires.

Dans les pays en développement, où les enfants de moins de 15 ans représentent la moitié de la population totale et où la mortalité infantile des enfants de moins de 5 ans peut dépasser 80, voire 100 ‰, la pédiatrie doit accorder une place prioritaire à la prévention : programmes de vaccination contre la rougeole, campagnes d'éducation nutritionnelle pour éviter les maladies de carence comme le kwashiorkor.

La prévention, directe par vaccination ou indirecte par dépistage précoce, est un des grands enjeux de la pédiatrie. Cette dernière peut s'exercer avant la conception (conseil génétique) et se poursuivre pendant la grossesse (dépistage anténatal des maladies héréditaires et des malformations). Elle intervient après la naissance par l'identification précoce de maladies sensorielles (troubles visuels ou auditifs), de malformations ou de maladies métaboliques et se prolonge tout au long du développement de l'enfant pour rechercher d'éventuels signes susceptibles d'altérer son développement physique et psychologique.

## Pédiculicide

Médicament à usage externe utilisé dans le traitement des pédiculoses (affections cutanées dues aux infestations par les poux).

**FORMES PRINCIPALES**

Les pédiculicides comprennent le clofénate, le D.D.T. (dichlorodiphényl trichloréthane), le lindane, le malathion, les pyréthrines ; ces produits étant employés isolément ou en association. Ils se présentent sous forme de poudre, de solution, de spray, de lotion, de shampooing ou de crème.

**INDICATIONS ET CONTRE-INDICATIONS**

Les pédiculicides détruisent les poux et les lentes de la tête ou les poux du pubis chez l'être humain.

Ils sont contre-indiqués chez la femme enceinte et chez l'enfant de moins de 30 mois. Ils ne doivent pas être appliqués sur une peau lésée par une plaie ou un eczéma, car les principes actifs du médicament pourraient passer dans la circulation sanguine, ni sur les yeux ou les muqueuses, ces produits étant très irritants.

**MODE D'ADMINISTRATION**

Après un lavage soigneux, le produit est appliqué et laissé en place de une demi-heure à 24 heures selon le cas, le mode d'emploi exact étant fonction du produit et de la localisation.

Quel que soit le type de pédiculose, il est nécessaire, lors du traitement, de laver draps, serviettes et vêtements à plus de 60 °C ou de les traiter à l'aide d'un produit approprié ; il est en outre indispensable de traiter l'entourage de la personne infestée (parents, frères et sœurs, partenaires sexuels en cas de phtiriase [poux du pubis]).

■ **Le traitement de la pédiculose du cuir chevelu** est plus facile sur des cheveux courts ou désépaissis. Après utilisation du produit traitant, les cheveux doivent être soigneusement peignés, mèche par mèche, avec un peigne très fin enduit d'un produit spécial, de façon à éliminer les parasites morts et à décoller les lentes. Une seconde application s'impose, 8 jours après la première.

■ **Le traitement de la pédiculose corporelle** nécessite, avant application du produit traitant, de raser tous les poils et de procéder à un savonnage soigneux de tout le corps. Une seconde application du produit est souvent indiquée 8 jours après la première.

■ **Le traitement de la phtiriase** ne nécessite pas de raser les poils du pubis ; ceux-ci doivent en revanche être peignés soigneusement après traitement pour éliminer poux et lentes. La découverte d'une telle infestation doit faire rechercher par le médecin l'existence d'une autre maladie sexuellement transmissible, chez la personne traitée comme chez son ou ses partenaires sexuels.

**On distingue trois sortes d'infestation par les poux, selon que l'atteinte prédomine aux cheveux, au pubis ou au reste du corps. Ces parasites passent d'un individu à un autre par contact direct ou indirect (vêtements infestés), le manque d'hygiène favorisant la contamination.**

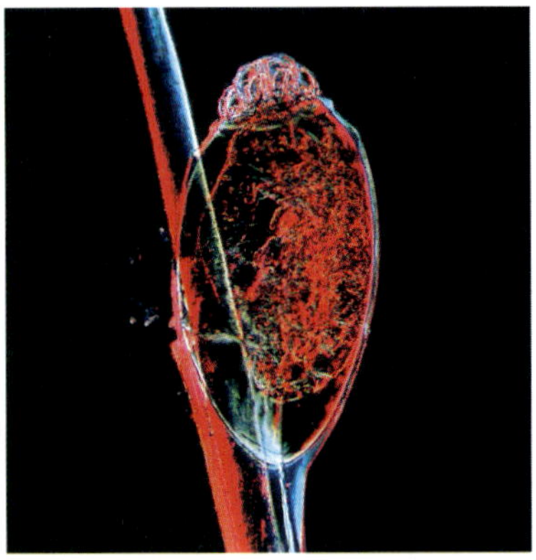

*Chaque jour, les femelles pondent environ dix œufs, ou lentes, qui se collent aux cheveux ou aux poils jusqu'à leur éclosion.*

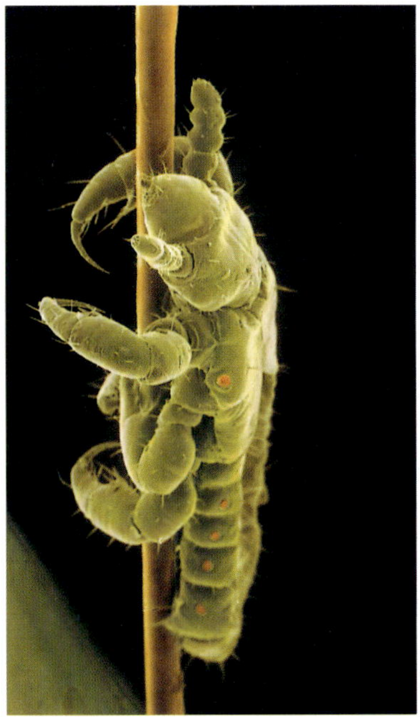

*Les poux de tête vivent dans les cheveux et se nourrissent du sang de leur hôte. Leurs piqûres sont très prurigineuses.*

**EFFETS INDÉSIRABLES**

Ils ne se déclarent que lorsque les produits sont mal utilisés, avalés, inhalés ou lorsque les précautions d'emploi ne sont pas respectées. En cas d'application trop prolongée ou trop répétée, surtout chez l'enfant, ou en cas de contact accidentel avec les muqueuses ou les yeux, il peut se produire une irritation cutanée (eczéma, etc.), des rougeurs ou des brûlures, qu'un lavage à grande eau apaise généralement. En cas de passage accidentel dans le sang, les pédiculicides peuvent provoquer un ictère (jaunisse), des convulsions ou un coma, qui imposent une hospitalisation en urgence. Leur usage nécessite une lecture attentive de la notice. Ces produits ne doivent pas être laissés à la portée des enfants.

## Pédiculose

Contamination par des poux.

Les poux sont des ectoparasites (parasites vivant à la surface de la peau) hématophages (se nourrissant, par piqûre, du sang de leur hôte). Ils sont noirs, d'environ 3 millimètres de long et s'implantent surtout là où la pilosité est abondante. Leurs œufs, appelés lentes, sont ovales, blancs ou gris ; ils mesurent environ un demi-millimètre et se collent aux cheveux et aux poils. Les poux se transmettent facilement d'une personne à une autre, par contact direct ou par l'intermédiaire des vêtements.

**DIFFÉRENTS TYPES DE PÉDICULOSE**

Il existe trois sortes de pédiculose.

■ **La pédiculose du cuir chevelu** est due à *Pediculus capitis,* ou pou de tête. Elle est très fréquente chez les enfants d'âge scolaire et survient par petites épidémies automnales ou hivernales. Sa recrudescence est liée aux conditions d'existence de certaines populations (promiscuité, manque de moyens financiers, d'hygiène).

■ **La pédiculose corporelle** est due à *Pediculus corporis,* ou pou de corps. Elle prédomine aux zones de frottement avec les vêtements (aisselles, poignets, genoux, abdomen, pieds). Elle est liée au manque d'hygiène. Le pou de corps peut transmettre deux maladies : le typhus exanthématique (ou historique) et la fièvre récurrente cosmopolite.

■ **La pédiculose inguinale**, ou **phtiriase**, est due à *Phtirius inguinalis,* ou pou du pubis (plus communément appelé morpion). Elle se localise d'abord aux poils du pubis, puis s'étend progressivement aux poils des aisselles, parfois à ceux de la barbe, lorsqu'elle n'est pas traitée. La phtiriase est plus fréquente chez les sujets jeunes, qui se contaminent surtout au cours des rapports sexuels. Elle est favorisée par le manque d'hygiène.

**SYMPTÔMES ET SIGNES**

L'infestation par les poux se traduit par une démangeaison localisée et par l'apparition, à l'endroit des piqûres, d'un petit point rouge entouré d'un halo rosé et légèrement saillant.

Le grattage des lésions entraîne une érosion de la peau, qui peut s'infecter et se couvrir de croûtes. En l'absence de traitement, la peau peut prendre une teinte brun bleuâtre (mélanodermie des vagabonds).

**TRAITEMENT**

Un simple shampooing ou un savonnage sont totalement inefficaces pour venir à bout de l'infestation. Il est nécessaire d'utiliser un pédiculicide (pesticide contre les poux) ; de nombreux produits sont disponibles, sous forme de shampooings, de lotions ou d'aérosols, dont la composition renferme un insecticide, souvent des pyréthrines.

→ VOIR Pédiculicide.

## Pédicure

Auxiliaire paramédical pratiquant des soins sur les pieds.

Les actes courants réalisés par le pédicure le sont sans ordonnance médicale et consistent à soigner les ongles et les orteils. Les soins prodigués permettent parfois d'éviter une intervention chirurgicale. Le pédicure peut être amené à fabriquer ou à fournir des accessoires et des semelles orthopédiques.

L'exercice de la profession est soumis à l'obtention d'un diplôme spécialisé.

## Pédieuse (artère)

Vaisseau situé dans le pied et faisant suite à l'artère tibiale antérieure. (P.N.A. *artera dorsalis pedis*)

L'artère pédieuse naît sur la face antérieure du pied, entre les 2 malléoles de la cheville, puis chemine sur le pied jusqu'à l'espace entre les 2 premiers orteils. Là, elle s'unit avec l'artère plantaire externe.

Cette artère est suffisamment superficielle pour que l'on puisse en palper le pouls (pouls pédieux), sur le dos du pied. L'absence de pouls pédieux peut témoigner de l'interruption de la circulation sanguine dans l'artère pédieuse, qui peut être consécutive à une artériopathie (maladie des artères) des membres inférieurs ou à une embolie (obstruction par un corps étranger, un caillot, par exemple).

Chez certaines personnes, toutefois, cette artère n'est pas palpable, sans que cela ne relève d'un caractère pathologique.

## Pédopsychiatrie

Branche de la psychiatrie concernant l'étude et le traitement des troubles mentaux chez l'enfant et l'adolescent.

**HISTORIQUE**

La pédopsychiatrie est une discipline médicale récente, datant essentiellement du XXe siècle. Parmi les précurseurs de cette science médicale, plusieurs noms sont à retenir : au XVIe siècle, le bénédictin espagnol Ponce de León, qui s'intéressa à la rééducation des sourds-muets ; au XIXe siècle, le chirurgien français Jean Itard, qui tenta de rééduquer le « sauvage de l'Aveyron » ; le pédagogue suisse Johann Heinrich Pestalozzi, le médecin américain Edouard Seguin, qui mirent au point des méthodes pédagogiques destinées aux enfants déficients. Médecins ou non, ces précurseurs de la pédopsychiatrie s'intéressaient exclusivement à la rééducation des arriérés mentaux.

Au début du XXe siècle, les psychologue et psychiatre français Alfred Binet et Théodore Simon créèrent une méthode qui bouleversa l'étude psychologique des enfants : ils mirent au point les premières épreuves psychométriques permettant de mesurer l'intelligence et de dépister la débilité. Certains psychiatres, tel le Français Ernest Dupré, s'efforcèrent de décrire chez l'enfant des troubles mentaux comme chez l'adulte, mais c'est surtout le psychanalyste autrichien Sigmund Freud qui apporta un renouvellement total des conceptions en psychiatrie, attira l'attention sur l'existence de troubles mentaux chez l'enfant et insista sur leur poids pour l'avenir du sujet. Il fut aussi le premier à prendre en compte les comportements familiaux dans l'évaluation des troubles mentaux de l'enfant. Des théories de l'enfance virent alors le jour : théories psychanalytiques (Sigmund Freud et sa fille, la psychanalyste britannique Anna Freud, la psychanalyste autrichienne Melanie Klein, le psychanalyste britannique Donald W. Winnicott, le psychanalyste américain René Spitz), théories cognitives et psychogénétiques (les psychologues suisse Jean Piaget et français Henri Wallon), théories béhavioristes et réflexologiques (le psychologue américain John Watson), théories comportementales, en rapport avec le développement neurobiologique (le psychologue américain Arnold Gesell), travaux des neurophysiologistes (développement sensorimoteur, processus de maturation cérébrale décrits par Jean Piaget), sans oublier les travaux de Françoise Dolto et ceux de Serge Lebovici et de Didier-Jacques Duché qui ont contribué à fonder la pédopsychiatrie française moderne. Peu à peu, la psychiatrie infantile se dégagea de la pédiatrie et de la psychiatrie de l'adulte, et, en 1937, eut lieu à Paris le premier Congrès international de psychiatrie infantile.

**MÉTHODES ET STRUCTURES**

Actuellement, la pédopsychiatrie est une spécialité médicale à part entière. Elle inclut, dans l'évaluation et le traitement de l'enfant, l'ensemble de la famille et de son entourage, et ne se limite plus aux déficients mentaux, mais s'est étendue au nourrisson, au petit enfant et à l'adolescent. Le champ d'action de la pédopsychiatrie est vaste, allant des relations précoces mère-enfant difficiles jusqu'aux pathologies de l'adolescence. La pédopsychiatrie périnatale s'intéresse aux relations entre les parents durant la grossesse, et avec l'enfant au cours de ses premiers mois de vie. Le rôle du pédopsychiatre peut aller du choix d'une orientation scolaire à la thérapie familiale.

L'enfant se distingue de l'adulte, car c'est un être sans structure psychologique définitivement fixée. L'interprétation d'un trouble en est rendue plus difficile. Selon le degré d'évolution de l'enfant, un même symptôme peut avoir différentes significations.

La pédopsychiatrie a tiré profit des progrès de la psychiatrie générale : reconnaissance de certains symptômes appartenant à la fois à l'enfance et à l'âge adulte, comme les dépressions ou certaines manifestations d'anxiété. Depuis quelques années, les avancées thérapeutiques qui ont permis d'améliorer le traitement et le pronostic de certaines affections de l'adulte s'étendent peu à peu à l'enfant : administration de médicaments (antidépresseurs, de manière exceptionnelle, pour une courte période et avec une surveillance attentive ; neuroleptiques au cours des phases aiguës), et surtout, mise en place de psychothérapies, comme les thérapies comportementales (qui consistent à substituer un comportement adapté à un comportement pathologique) ou comme les psychothérapies d'inspiration psychanalytique.

Le programme thérapeutique, établi après bilan (tests adaptés à l'âge de l'enfant et entretien avec les parents), associe la psychothérapie, une rééducation si nécessaire (orthophonie, par exemple), des entretiens familiaux, parfois une thérapie familiale, ou un traitement médicamenteux. Les hospitalisations s'effectuent dans des services spécialement aménagés, proposant des activités attrayantes et disposant de personnel spécialisé : éducateurs, psychologues, enseignants, etc. Il existe en outre des établissements qui prennent en charge les malades jusqu'à l'âge adulte afin d'éviter leur transfert en hôpital psychiatrique classique. Des lieux d'accueil pour adolescents sont en cours de développement afin de prévenir, évaluer et, si besoin, traiter le plus tôt possible. Les hospitalisations de longue durée concernent essentiellement les sujets souffrant d'autisme, de psychose ou de déficience mentale qui ne peuvent momentanément pas trouver de solution au sein des établissements sociaux, associatifs ou familiaux.

## Peeling

Procédé chimique de destruction des couches superficielles de la peau, utilisé en dermatologie et en chirurgie esthétique. SYN. *exfoliation*.

**DIFFÉRENTS TYPES DE PEELING**

Les différentes substances irritantes utilisées pour réaliser un peeling déterminent plusieurs sortes de traitement.

■ **Le peeling simple,** à base de neige carbonique ou d'azote liquide, réalisé par un dermatologue, entraîne surtout des brûlures superficielles de la peau et donne des résultats limités (effet de gommage).

■ **Le peeling à la résorcine** impose un test préalable, effectué sur la peau du cou et destiné à vérifier la bonne tolérance du sujet à ce produit. Des vertiges sans gravité peuvent cependant apparaître à la fin de la séance, qui a lieu chez un dermatologue.

■ **Le peeling à l'acide trichloracétique à 33 %** s'utilise en dermatologie en cas d'allergie à la résorcine. Il est douloureux et « givre » la peau. Délicats à manipuler, les dérivés de l'acide trichloracétique ne donnent pas toujours un résultat régulier ; ils ont cependant l'avantage d'avoir une action douce, de pouvoir être dilués et tamponnés avec des produits susceptibles d'harmoniser leur action.

■ **Le peeling au phénol,** effectué par un chirurgien, est peu pratiqué en raison de sa brutalité et des risques qu'il fait courir aux patients : il peut en effet provoquer des lésions rénales, le phénol absorbé par la peau passant dans la circulation sanguine.

**INDICATIONS**

Un peeling permet d'estomper les séquelles d'une acné et s'utilise parfois dans le traitement des ridules, en association avec d'autres procédés thérapeutiques comme une dermabrasion (meulage de la peau avec une fraise tournante) ou un comblement des rides (par injection sous celles-ci de différentes substances).

**PRÉPARATION ET DÉROULEMENT**

La peau est préparée quelques jours avant la séance avec des dérivés de vitamine A acide. Elle est soigneusement nettoyée avec un savon légèrement acide, destiné à éliminer les particules grasses.

La pâte est ensuite étalée avec une spatule sur le visage. L'application est très prudente, notamment autour de la bouche, des narines et des régions proches de l'œil. Le praticien procède à une ou deux applications au cours de la séance ; le produit agit pendant 10 à 40 minutes avant d'être retiré.

**ÉVOLUTION**

La brûlure provoquée par un peeling se manifeste par une rougeur qui dure de 24 à 48 heures. Des croûtes apparaissent ensuite pour une période de 10 à 21 jours. Le sujet présente enfin, pendant 2 mois environ, une peau rose pâle, qui se revitalisera totalement et retrouvera un aspect normal en quelques mois.

**COMPLICATIONS**

Des brides ou des cicatrices de petite taille sont parfois visibles après un peeling. En cas d'échec, des taches colorées ou de petites ridules peuvent réapparaître.

**RÉSULTAT**

Le résultat est subordonné au respect strict de quelques précautions : interdiction de sortie pendant la semaine qui suit le peeling, absence d'exposition au soleil pendant une durée de 3 mois afin d'éviter des disparités inesthétiques (dyschromie) dans la pigmentation future de la peau.

Si ces précautions sont respectées, le résultat attendu peut être obtenu : diminution des ridules pour une période limitée (de 1 mois à 1 an) et disparition définitive des petites irrégularités de la peau (cicatrices, notamment). Dans certains cas cependant, la réapparition de petites ridules peut conduire à renouveler le traitement. L'action d'un peeling est néanmoins trop superficielle pour avoir un effet sur les cicatrices déprimées et profondes.

## Pelade

Maladie dermatologique caractérisée par la chute des cheveux et des poils.

La pelade est une affection relativement fréquente, de cause mal connue. On retrouve un facteur héréditaire chez un quart des patients ; certains cas sont associés à une maladie d'origine auto-immune (thyroïdite, vitiligo, dermatite atopique, maladie de Biermer, myasthénie) ; on invoque également des facteurs psychologiques (comme un choc émotionnel).

**SIGNES**

Le signe de la pelade est une chute des cheveux en plaques arrondies avec, en périphérie, de petits cheveux cassés court. Tous les degrés de gravité sont possibles, jusqu'à la chute de tous les cheveux, des sourcils et de tous les poils. L'évolution se fait par poussées ; la repousse des cheveux et des poils est toujours possible.

**TRAITEMENT**
Le traitement d'une pelade est long et difficile. Il fait appel à la cryothérapie (traitement par le froid), relativement douloureuse, par application de neige carbonique (une séance tous les 10 jours environ) ainsi qu'à des applications de lotions vasodilatatrices (minoxidil) puis de corticostéroïdes, de médicaments réducteurs (dioxyanthranol), parfois à la puvathérapie (association de l'absorption de psoralène et d'une irradiation par des rayons ultraviolets). Une psychothérapie de soutien est conseillée. Les récidives sont possibles.

## Pellagre
Maladie due à une carence en vitamine PP.

La pellagre existe à l'état endémique dans les régions où l'alimentation est riche en maïs et pauvre en protéines animales, particulièrement en tryptophane, précurseur de la vitamine PP. La carence en vitamine PP s'associe assez souvent à une carence en vitamines du groupe B, notamment dans l'alcoolisme chronique. Elle se traduit par des troubles cutanés (rougeurs, démangeaisons, épaississement de la peau), digestifs (aphtes, diarrhée, vomissements), nerveux et mentaux (insomnie, maux de tête, confusion et dépression, troubles de la mémoire, atteinte des nerfs des membres inférieurs). Le traitement repose sur l'administration de vitamine PP et sur un régime suffisamment riche en protéines animales. Non traitée, cette affection peut entraîner une cachexie (affaiblissement profond de l'organisme avec amaigrissement marqué, lié à une dénutrition très importante), voire la mort.

## Pellicule
Fine squame blanchâtre issue du cuir chevelu.

Les pellicules constituent le signe d'une localisation au cuir chevelu d'une mycose, la pityrosporose. Cette affection n'est cependant pas contagieuse.

Les pellicules les plus courantes, ou pityriasis simple du cuir chevelu, sont très fines et se détachent spontanément. Une autre forme, appelée pityriasis stéatoïde, est constituée de squames plus épaisses, qui adhèrent au cuir chevelu où elles forment des plaques.

**TRAITEMENT**
Il consiste à appliquer sur le cuir chevelu des substances réductrices (huile de cade, pyrithione-zinc) ou antifongiques (imidazolés, sulfure de sélénium) en lotion, puis à laver les cheveux en alternant les shampooings doux et les shampooings réducteurs, l'utilisation de ces derniers étant progressivement espacée.

## Pelvectomie
Ablation chirurgicale, totale ou partielle, des organes pelviens (vessie, utérus, rectum).

On parle de pelvectomie antérieure (ablation de la vessie [cystectomie] et de l'utérus [hystérectomie]), postérieure (rectum [proctectomie] et utérus) et totale (vessie, utérus, rectum). Les seules indications des pelvectomies sont les tumeurs malignes de la vessie, de l'utérus ou du rectum. Lorsque l'on pratique une ablation de la vessie et/ou du rectum, il est nécessaire d'assurer l'évacuation des urines et/ou des matières fécales (par urétérostomie cutanée, création d'une néovessie, colostomie, etc.). Les pelvectomies nécessitent une hospitalisation d'une quinzaine de jours et une convalescence de plusieurs semaines.

→ VOIR **Cystectomie, Hystérectomie, Proctectomie.**

## Pelvimétrie
Mesure des diamètres du bassin de la femme enceinte.

L'examen gynécologique du 3e trimestre de grossesse permet de s'assurer que le bassin est suffisamment large pour autoriser l'accouchement par les voies naturelles et ne présente pas d'anomalie osseuse susceptible d'empêcher son bon déroulement. En cas d'anomalie, la patiente peut être orientée vers une radiopelvimétrie (mesure radiologique des diamètres du bassin). L'irradiation est minime et n'est pas préjudiciable pour l'enfant.

## Pelvis
Partie inférieure du bassin osseux. SYN. *petit bassin*. (P.N.A. *pelvis*)

Le pelvis est limité latéralement par la partie inférieure des os iliaques, en arrière par le sacrum et le coccyx, et en avant par le pubis. Il contient les organes pelviens : ceux des appareils génital et urinaire ainsi que la partie terminale du gros intestin (côlon pelvien ou sigmoïde) et le rectum.

Le pelvis peut être mesuré par radiopelvimétrie, examen radiographique pratiqué en fin de grossesse pour vérifier la bonne constitution et la largeur suffisante de l'orifice pelvien, et déterminer la possibilité d'accouchement par les voies naturelles.

**PATHOLOGIE**
Le pelvis peut être le siège d'anomalies anatomiques (rétrécissement, asymétrie), de fractures ou de tumeurs osseuses.

## Pelvispondylite rhumatismale
→ VOIR **Spondylarthrite ankylosante.**

## Pemphigoïde
Maladie dermatologique caractérisée par la présence de bulles naissant sous l'épiderme.

La pemphigoïde est une maladie auto-immune (le système immunitaire du sujet synthétisant des anticorps contre des constituants de sa propre peau). Il peut exister un facteur déclenchant la maladie, tel qu'une prise médicamenteuse (iode, diurétiques du groupe des spironolactones) ou un traitement par puvathérapie (absorption de psoralène et exposition aux rayons ultraviolets).

**DIFFÉRENTS TYPES DE PEMPHIGOÏDE**
On en distingue deux types.

■ **La pemphigoïde bulleuse** touche des personnes âgées (75 ans en moyenne) sous forme de boutons rouges, semblables à ceux de l'urticaire, sur lesquels se développent de petites cloques (vésicules) ou des cloques plus grandes (bulles), à peu près symétriques, présentes surtout sur les membres et le tronc. Son diagnostic précis nécessite la pratique d'une biopsie spécialement traitée par immunofluorescence, qui montre les dépôts d'anticorps sur la membrane basale de l'épiderme.

■ **La pemphigoïde cicatricielle** apparaît surtout chez les femmes après 70 ans et laisse des cicatrices. Les bulles atteignent le plus souvent les muqueuses, surtout celles de la bouche et des yeux, les cicatrices qu'elles laissent sur la conjonctive pouvant provoquer la cécité. L'atteinte de la peau, plus rare, se traduit par des érosions chroniques et prédomine à la tête et au cou.

**TRAITEMENT**
Outre des soins locaux (nettoyage et antisepsie des bulles), il consiste en l'administration par voie orale de corticostéroïdes, d'immunosuppresseurs ou d'érythromycine (antibiotique) pour la pemphigoïde bulleuse, et de sulfones ou d'immunosuppresseurs pour la pemphigoïde cicatricielle.

Le traitement de la pemphigoïde bulleuse par voie générale tend à être remplacé par des applications locales de dermocorticoïdes forts, qui semblent aussi efficaces et présentent moins d'effets indésirables.

## Pemphigus
Maladie dermatologique caractérisée par l'apparition de bulles à l'intérieur de l'épiderme, se rompant pour laisser place à des érosions douloureuses.

**CAUSES**
Le pemphigus est une affection rare, de cause mal connue. On évoque un mécanisme auto-immun (sécrétion par le système immunitaire du sujet d'anticorps dirigés contre des constituants de sa propre peau). Certains cas sont causés par la prise de médicaments (inhibiteurs de l'enzyme de conversion, D-pénicillamine). Il existe aussi un facteur héréditaire (la fréquence de cette affection est plus élevée dans certaines populations).

**DIFFÉRENTS TYPES DE PEMPHIGUS**
■ **Le pemphigus vulgaire** débute par des lésions bulleuses sur les muqueuses, surtout celles de la bouche. Les bulles se rompent rapidement, laissant des érosions (pertes de substance superficielle), très douloureuses et gênant l'alimentation. Des localisations cutanées peuvent également survenir sur le visage, la poitrine et les membres. Elles sont caractérisées par l'absence de démangeaison avant la sortie des bulles ; la simple pression des doigts en périphérie de ces bulles donne lieu à un décollement immédiat de la peau.

■ **Le pemphigus foliacé**, encore plus rare, évolue en deux phases. De petites bulles flasques touchent d'abord le visage, la poitrine et le dos. Puis les bulles disparaissent et sont remplacées par de vastes plaques rouges, suintantes, desquamant en grands lambeaux cutanés.

**TRAITEMENT ET ÉVOLUTION**
Le traitement est local et général. Les soins locaux consistent en l'ouverture des bulles et en bains antiseptiques. Le traitement général a transformé le pronostic de cette maladie autrefois mortelle. Il repose sur

l'administration de corticostéroïdes à fortes doses pendant une période de 6 mois à 1 an. Les immunosuppresseurs, la ciclosporine et les plasmaphérèses ont également été proposés.

L'évolution après traitement est variable : certains patients ne rechutent jamais ; chez d'autres sujets, l'administration constante de faibles doses de corticostéroïdes est nécessaire sous peine de récidive immédiate.

## Pénétrance

Pourcentage des membres d'une famille dont le patrimoine génétique comporte une mutation dominante et qui expriment celle-ci dans leur phénotype (ensemble des caractéristiques corporelles et physiques).

La notion de pénétrance implique que, malgré la présence de la mutation dominante dans leurs chromosomes, certains individus ne traduisent pas celle-ci par la maladie qu'elle détermine : la fréquence réelle de la maladie est inférieure au nombre de sujets porteurs du gène. La pénétrance est dans ce cas dite incomplète. Une mutation prédisposant au cancer, par exemple, peut, quoique dominante, n'entraîner la maladie que chez une partie des sujets qui en sont porteurs.

### PÉNICILLINE

**La pénicilline peut être fabriquée naturellement, à partir d'une moisissure du genre *Penicillium notatum*. Aujourd'hui cependant, on emploie plutôt des pénicillines de synthèse, qui sont d'utilisation plus facile et surtout plus efficaces que les précédentes.**

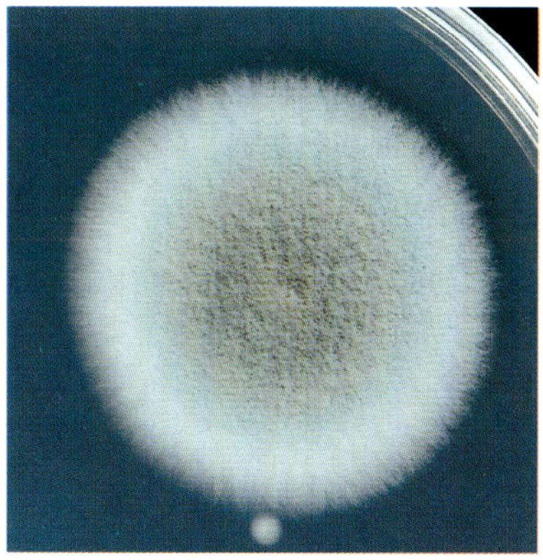

Penicillium notatum *peut être ensemencé et cultivé sur un gel, en laboratoire, et forme alors une colonie visible à l'œil nu.*

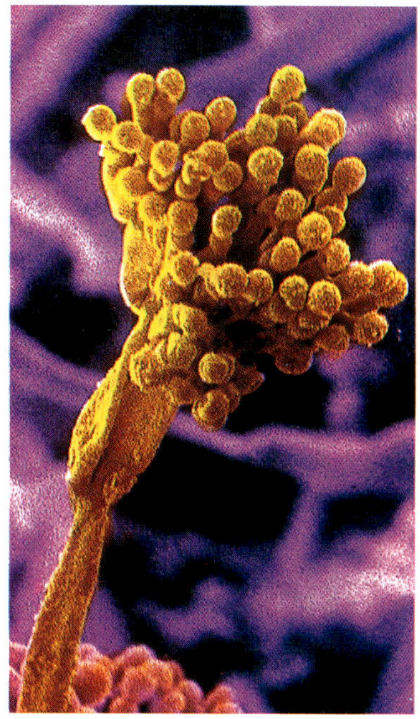

*Le microscope électronique montre la structure de* Penicillium notatum, *notamment ses spores en bouquet.*

## Pénicillamine

Médicament antirhumatismal et chélateur (efficace contre les intoxications). SYN. *D-pénicillamine.*

La pénicillamine est indiquée au cours de la polyarthrite rhumatoïde (rhumatisme inflammatoire chronique) en traitement de fond, en raison de ses effets immunomodulateurs (qui modulent la réponse du système immunitaire), quand les anti-inflammatoires non stéroïdiens se sont révélés inefficaces.

Elle est aussi employée pour permettre à l'organisme d'éliminer certains métaux lourds tels que l'arsenic, le cuivre, le mercure, le plomb, le zinc, en cas d'intoxication.

Ce médicament est prescrit par voie orale.

**EFFETS INDÉSIRABLES**

La pénicillamine peut provoquer une baisse du taux de globules blancs et de plaquettes dans le sang et des affections cutanées telles que des rougeurs, de l'urticaire, un eczéma, une chute des cheveux ou une hyperpilosité, ou encore, plus sévèrement, un pemphigus (maladie dermatologique caractérisée par l'apparition de bulles sur l'épiderme) ou une glomérulonéphrite (atteinte rénale).

## Pénicillinase

Enzyme sécrétée par diverses bactéries et capable d'inactiver certains antibiotiques du groupe des pénicillines.

Les pénicillinases sont des bêtalactamases. Une bactérie pénicillinase positive devient résistante à l'antibiotique, qui, dégradé par l'enzyme, ne peut plus être utilisé pour combattre l'infection. Cette résistance est dépistée par un antibiogramme. Il est cependant possible, pour préserver l'efficacité de l'antibiotique, d'y associer une substance inhibant l'action de l'enzyme, comme l'acide clavulanique ou le tazobactam.

## Pénicilline

Médicament antibiotique bactéricide (qui tue les bactéries) appartenant à la famille des bêtalactamines.

La pénicilline fut découverte en 1929 par le médecin anglais sir Alexander Fleming, qui montra que des colonies de staphylocoques étaient détruites au voisinage d'une moisissure appelée *Penicillium notatum.* La pénicilline est le premier antibiotique connu. Son extraction en quantités significatives à partir de la moisissure fut réalisée dans les années 1940. Plus tard, on réussit à synthétiser de nombreuses substances aux propriétés similaires.

Aujourd'hui, les pénicillines sont classées en plusieurs groupes (G, V, A) : le groupe G est celui de la pénicilline naturelle, le V celui des formes administrables par voie orale et le A celui des ampicillines, administrables par voie orale ou parentérale.

**INDICATIONS**

Les pénicillines sont indiquées dans le traitement des infections à germes sensibles telles que l'angine à streptocoque, l'érysipèle, l'endocardite bactérienne (infection d'une des tuniques du cœur, l'endocarde), la syphilis et l'angine de Vincent, et en prévention des crises de rhumatisme articulaire aigu.

**MÉCANISME D'ACTION**

Les pénicillines empêchent la paroi protectrice des bactéries de se former complètement. Cette malformation se traduit à terme par l'éclatement de la bactérie.

Le spectre des pénicillines est en général étroit. Les bactéries sensibles à ces médicaments sont peu nombreuses : bacille de la diphtérie, gonocoque, méningocoque, pneumocoque, staphylocoque, streptocoque, etc. Par ailleurs, les bactéries deviennent de plus en plus résistantes aux pénicillines ; certaines sécrètent une enzyme, la pénicillinase, capable de détruire plusieurs variétés de pénicillines.

**EFFETS INDÉSIRABLES**

Les pénicillines sont des médicaments très peu toxiques, même à fortes doses, mais elles peuvent provoquer des accidents allergiques graves, ce qui interdit leur emploi chez les personnes sensibles aux bêtalactamines.

## Pénis

Organe génital masculin. SYN. *verge.* (P.N.A. *penis*)

Le pénis est constitué de trois parties cylindriques : deux tubes latéraux, les corps caverneux, et un tube central, composé de tissu spongieux, par où passe l'urètre. À son extrémité se trouve le gland, recouvert par le prépuce ; le méat urétral, extrémité de l'urètre par lequel s'écoulent l'urine et le sperme, s'y ouvre.

**PHYSIOLOGIE**

Le pénis a deux fonctions principales.

- La fonction sexuelle s'effectue grâce aux propriétés érectiles des corps caverneux, contenant de nombreux vaisseaux sanguins qui se remplissent de sang lors de l'érection.
- La fonction urinaire s'effectue lors de la miction grâce à l'urètre et au méat urétral.

**PATHOLOGIE**

Il existe de multiples anomalies congénitales du pénis : hypospadias (le méat urétral se trouve sur la face ventrale du pénis), épispadias (il se trouve sur sa face dorsale) ; le pseudohermaphrodisme se traduit souvent par un pénis de très petite taille. En outre, le pénis peut être le siège de multiples affections de gravité très variable : balanite (inflammation du gland et du prépuce), phimosis (étroitesse du prépuce), paraphimosis (étranglement du pénis en arrière du gland), principale complication du phi-

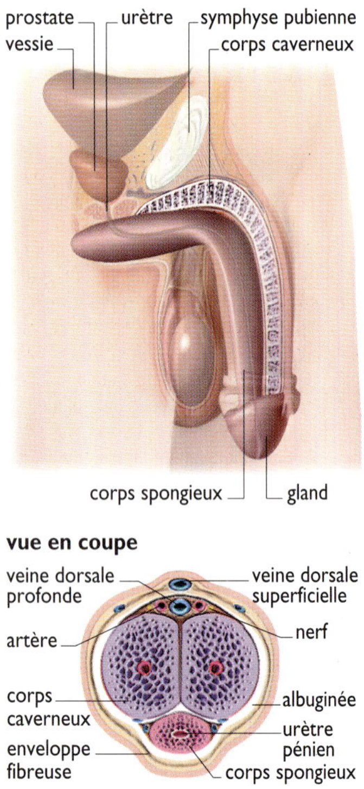


mosis, la maladie de La Peyronie (présence d'un ou de plusieurs nodules fibreux dans l'albuginée - enveloppe des corps caverneux), cancer du pénis, maladies sexuellement transmissibles (blennorragie, gonorrhée, syphilis), etc.

L'impuissance peut provenir de causes organiques (affections vasculaires, neurologiques ou endocriniennes retentissant sur les organes permettant l'érection) ou psychiques.

## Pénis (cancer du)

Cancer qui atteint l'extrémité du pénis sur le gland ou le prépuce, le plus souvent sous la forme d'un carcinome (tumeur maligne développée aux dépens de l'épithélium).

Rare, le cancer du pénis semble favorisé par le tabagisme ou les infections virales. La tumeur, qui se présente sous la forme d'une excroissance indolore ou d'une ulcération douloureuse, saignant facilement, se développe en bourgeonnant. Elle évolue lentement ; cependant, en cas de tumeur très évolutive, l'extension vers les ganglions lymphatiques s'effectue en quelques mois.

#### DIAGNOSTIC ET TRAITEMENT

Le diagnostic du cancer du pénis repose sur la biopsie de la tumeur. Son traitement fait appel, lorsque la tumeur est peu évoluée, à la curiethérapie locale grâce à des aiguilles d'iridium implantées dans la tumeur ; la curiethérapie n'a aucune conséquence sur la fonction sexuelle ni sur la fertilité. Lorsque les ganglions lymphatiques sont atteints, ils doivent être retirés chirurgicalement. Quand la maladie est à un stade plus avancé, il faut procéder à une ablation chirurgicale, partielle ou totale, du pénis, souvent associée à une chimiothérapie.

## Pénis (coude du)

Déformation du pénis lorsqu'il est en érection.

Les coudes péniens peuvent être congénitaux, liés à un hypospadias (malformation dans laquelle l'orifice externe de l'urètre est situé sur la face ventrale de la verge) ou consécutifs à une rupture traumatique de l'albuginée, enveloppe des corps caverneux ; ils peuvent aussi être causés par la maladie de La Peyronie, qui provoque l'apparition de nodules fibreux dans l'albuginée. Lorsque le coude pénien empêche tout rapport sexuel, on peut recourir à une plastie chirurgicale. Cette intervention, qui consiste à redresser le pénis en plicaturant (c'est-à-dire en repliant sur lui-même) le corps caverneux, donne en général de bons résultats.

## Pepsine

Enzyme de l'estomac, dégradant les protéines alimentaires et permettant ainsi leur absorption intestinale.

La pepsine provient de l'activation du pepsinogène par l'acide chlorhydrique, deux substances sécrétées par la muqueuse de l'estomac qui entrent dans la composition du suc gastrique.

## Peptide

Substance chimique constituée d'au moins deux acides aminés.

Les peptides sont formés d'une chaîne d'acides aminés, chacun de ces derniers étant relié au suivant par une liaison chimique particulière appelée liaison peptidique. Les plus petits peptides sont dénommés en fonction de leur nombre d'acides aminés (dipeptides, tripeptides, etc.). À partir d'un certain nombre d'acides aminés, 10 le plus souvent, on parle de polypeptides. Quand le nombre d'acides aminés est très élevé, il ne s'agit plus d'un peptide mais d'une protéine.

Dans l'organisme, il existe de très nombreux peptides : hormones (comme la corticotrophine), neurotransmetteurs (comme les endorphines), etc.

## Percussion

Méthode d'examen clinique d'organes ou de cavités internes reposant sur l'appréciation de la sonorité ou de la résonance produite par le tapotement de l'extrémité des doigts sur la peau de la région étudiée.

Une percussion se pratique surtout sur le thorax ou sur l'abdomen.

Elle peut être directe (percussion immédiate) ou indirecte (percussion médiate). Dans ce dernier cas, un doigt d'une main est interposé entre la peau et le doigt de l'autre main qui procède à la percussion.

La sonorité produite peut être normale ou, au contraire, pathologique. Ainsi, lors de la percussion du thorax, une matité (diminution de la sonorité) peut indiquer une pleurésie (maladie caractérisée par une plèvre remplie de liquide), tandis qu'un tympanisme (augmentation de la sonorité) peut signaler un pneumothorax (maladie caractérisée par la présence d'air dans la plèvre).

## Percutané

Qualifie un mode d'administration de certaines substances ou de médicaments consistant en une application locale sur la peau, le produit diffusant dans tout l'organisme à partir de cette application.

La voie percutanée est utilisée en particulier pour administrer certaines hormones (œstrogènes), dans le sevrage progressif du tabac (patch de nicotine) et dans le traitement de l'insuffisance coronarienne (patch de dérivés nitrés).

## Perforation

Ouverture pathologique dans la paroi d'un organe creux.

Les perforations concernent essentiellement le tube digestif : estomac, duodénum, plus rarement côlon ou rectum. Les perforations de l'œsophage sont exceptionnelles, par exemple après traumatisme ou par ingestion suicidaire de produits caustiques, de même que les perforations endoscopiques.

Les circonstances sont variées :

- **Une perforation spontanée** est, le plus souvent, la conséquence d'un ulcère gastroduodénal, plus rarement d'un diverticule sigmoïdien ou d'un cancer du côlon.
- **Une perforation d'origine traumatique** peut être due à une plaie de l'abdomen (arme blanche, balle, etc.), à une contusion abdominale, ou, exceptionnellement, constituer la complication d'une coloscopie.
- **Les perforations dues à d'autres causes,** d'origine infectieuse (fièvre typhoïde), médicamenteuse (acide salicylique, dérivés de la cortisone, permanganate de potassium) ou résultant de maladies du côlon (maladie de Crohn, rectocolite ulcérohémorragique), sont beaucoup plus rares.

#### SYMPTÔMES ET SIGNES

Ils sont caractéristiques : douleur abdominale brutale et intense, accompagnée d'un arrêt d'émission des matières fécales et des gaz, de vomissements et d'une altération de l'état général (fièvre, état de choc). La palpation de l'abdomen révèle une contracture douloureuse (ventre de bois).

La perforation entraîne l'irruption dans la cavité abdominale de gaz et de liquides digestifs, et une péritonite (inflammation du péritoine). Lorsque la perforation a lieu dans un endroit limité par des adhérences, on observe une péritonite localisée sans pneumopéritoine (présence d'air dans la cavité péritonéale).

#### DIAGNOSTIC

Il repose essentiellement sur l'examen clinique, les signes d'une péritonite étant caractéristiques ; il est confirmé par un examen radiologique de l'abdomen, qui met en évidence un pneumopéritoine dessinant un croissant clair entre le foie et le diaphragme.

**TRAITEMENT**
Il constitue une urgence, un traitement différé exposant à une surinfection péritonéale et à une septicémie. Il est essentiellement chirurgical : nettoyage de la cavité péritonéale, traitement de la perforation (suture, résection intestinale, etc.), drainage.

L'hospitalisation est généralement assez longue, mais les suites opératoires sont bonnes lorsque l'intervention est réalisée sans délai.

## Perfusion

Procédé permettant l'injection lente et continue de liquide dans la circulation sanguine, habituellement dans une veine.

Les perfusions veineuses permettent l'administration de médicaments, de solutions électrolytiques (sodium, potassium, etc.) et/ou glucosées, salées ou bicarbonatées, de dérivés du sang ou de produits de nutrition artificielle (à base de glucides, de lipides et d'acides aminés). Elles sont indispensables quand la voie orale et le tube digestif ne peuvent être utilisés.

**DIFFÉRENTS TYPES DE PERFUSION**
■ **La perfusion veineuse périphérique** est habituellement assurée par ponction d'une veine superficielle de l'avant-bras.
■ **La perfusion veineuse centrale**, qui se fait grâce à un long cathéter poussé par voie veineuse périphérique jusque dans une grosse veine proche du cœur, permet la perfusion de volumes plus importants et peut être maintenue jusqu'à plusieurs semaines ou plusieurs mois.
■ **La perfusion des vaisseaux ombilicaux** peut se pratiquer chez le nouveau-né pendant 6 à 8 jours.
■ **La perfusion des veines superficielles du cuir chevelu** est employée aussi bien chez le nourrisson que chez le nouveau-né.

**MATÉRIEL**
Le matériel de perfusion se compose d'une tubulure plus ou moins complexe, porteuse parfois d'un robinet à 3 voies (ou d'une rampe de robinets permettant des raccords multiples et la perfusion simultanée de produits différents) ; celle-ci relie le flacon ou la seringue à perfuser à un matériel d'accès vasculaire qui varie selon le type de perfusion, son siège, la durée pendant laquelle elle doit rester en place et les besoins du malade : aiguille métallique ou cathéter court en plastique pour les perfusions veineuses périphériques, habituellement de courte durée ; cathéter long pour les perfusions centrales ; certains cathéters longs, dits implantables, sont accessibles de façon intermittente par ponction d'un réservoir sous-cutané, permettant ainsi au patient de conserver une autonomie totale entre deux perfusions (ils sont particulièrement adaptés aux traitements par chimiothérapie). Le débit de perfusion est assuré par gravité et réglé au « goutte à goutte ». Il existe aussi des perfuseurs automatiques, qui permettent de mieux contrôler les volumes administrés et les durées de perfusion.

**MISE EN PLACE ET ENTRETIEN**
La mise en place d'une perfusion veineuse périphérique doit être parfaitement aseptique, après pose d'un garrot et antisepsie de la peau. Le matériel d'accès vasculaire est recouvert d'un pansement stérile. Les perfusions centrales doivent être posées en respectant les règles d'asepsie chirurgicale. Les pansements, refaits à intervalles réguliers, sont remplacés dès qu'ils sont souillés ou décollés. Les tubulures d'accès doivent être changées toutes les 24 ou 48 heures. Ces manipulations, le changement de flacon et l'administration de médicaments par la tubulure de perfusion doivent être faits avec de grandes précautions d'asepsie.

**COMPLICATIONS**
Les complications locales constituent le principal risque des perfusions. L'inflammation se traduit par des douleurs et une rougeur autour du point de ponction et sur le trajet de la veine, parfois par un œdème. La perfusion doit alors être retirée, car elle risque de se compliquer de thrombose veineuse (formation d'un caillot) et/ou d'infection. L'infection est la plus grave complication à redouter ; elle peut être due à la rupture de la barrière cutanée, à la présence d'un corps étranger dans la veine ou aux manipulations de la ligne veineuse. Au pire, elle peut provoquer une septicémie. Les septicémies à staphylocoque sont les plus fréquentes. La prévention de ces complications consiste à réserver les perfusions aux cas où elles sont indispensables, à réduire leur durée autant que possible et à respecter les règles d'asepsie. Le débit de la perfusion doit être vérifié plusieurs fois par jour ; en outre, une surveillance quotidienne de l'état du patient sous perfusion est nécessaire.

## Périadénite

Ensemble constitué par une adénite (inflammation d'un ganglion lymphatique) et la zone inflammatoire qui l'entoure.

Une périadénite est visible (gonflement, parfois rougeur) et palpable quand le ganglion atteint est superficiel. Elle est le plus souvent révélatrice d'une infection qui peut avoir diverses origines (toxoplasmose, tuberculose, syphilis par exemple).

## Périartérite noueuse

Inflammation de la paroi des artères de moyen et de petit calibre compromettant l'irrigation des tissus et entraînant une maladie générale souvent sévère.

La périartérite noueuse est une artérite qui touche diverses artères dont celles qui amènent le sang au cœur, aux reins, à l'intestin, au système nerveux, aux muscles. En évoluant, cette maladie peut atteindre les organes eux-mêmes.

**CAUSES**
Les causes de la périartérite noueuse ne sont pas complètement connues. Cette maladie, qui appartient au groupe des maladies systémiques, ou connectivites, peut être déclenchée, dans de rares cas, par une infection par le virus de l'hépatite B. Le mécanisme des lésions est une réaction auto-immune au cours de laquelle l'organisme s'attaque aux parois des artères. La maladie peut survenir à tout âge, mais touche plutôt l'adulte de sexe masculin.

**SYMPTÔMES ET SIGNES**
La périartérite noueuse se manifeste souvent au début par des signes généraux : fièvre, amaigrissement, avec des douleurs articulaires et musculaires. Ensuite, l'aspect clinique dépend des localisations de l'atteinte vasculaire : les manifestations peuvent être cutanées (purpura, urticaire, nodules sous-cutanés) ; rénales (glomérulonéphrite avec insuffisance rénale, hypertension artérielle sévère) ; neurologiques (troubles sensitivomoteurs périphériques tels qu'une multinévrite, atteinte du système nerveux central se traduisant par des convulsions, une hémorragie méningée, etc.) ; cardiovasculaires (atteinte des coronaires avec risque d'infarctus du myocarde, vascularite distale avec phénomène de Raynaud, parfois gangrène des doigts) ; digestives (douleurs abdominales, diarrhée fréquente, éventuellement hémorragies digestives).

**DIAGNOSTIC ET ÉVOLUTION**
Il repose sur l'examen des vaisseaux par biopsie cutanée, musculaire ou rénale et sur l'artériographie mésentérique ou rénale, qui montre l'atteinte vasculaire avec rétrécissements et microanévrysmes. La biopsie rénale suppose une hospitalisation de 48 heures et se pratique sous anesthésie locale.

L'évolution de la maladie se fait par poussées successives, le pronostic étant grave en l'absence de traitement.

**TRAITEMENT**
Il fait appel aux corticostéroïdes et aux immunosuppresseurs, voire à la plasmaphérèse (échange plasmatique). Il permet d'enrayer l'évolution dans la majorité des cas, mais au prix d'un certain nombre de complications liées aux thérapeutiques (modifications cutanées, ostéoporose, infections). Quand la périartérite noueuse est liée à une infection par le virus de l'hépatite B, on peut associer un traitement antiviral (vidarabine ou interféron).

## Périarthrite

Toute affection due à une inflammation des tissus au voisinage des articulations.

Les périarthrites, maladies favorisées par le vieillissement des tissus, affectent généralement des sujets âgés ou, plus rarement, des sujets jeunes et sportifs. Elles touchent les bourses séreuses périarticulaires (espaces de glissement), la capsule articulaire (tissu fibreux entourant l'articulation), les ligaments, les tendons et leurs gaines, voire les muscles voisins de l'articulation. Chaque articulation de l'organisme peut faire l'objet d'une périarthrite, mais, du fait de sa complexité anatomique et de l'amplitude des mouvements possibles, c'est l'épaule qui est le plus souvent atteinte.
■ **La périarthrite du coude** peut être liée à une épicondylite (inflammation des tendons s'insérant sur l'épicondyle, saillie osseuse située à l'extrémité inférieure de l'humérus),

fréquente chez le joueur de tennis (tennis-elbow), à une épitrochléite (inflammation de l'épitrochlée, saillie osseuse située sur la partie interne du coude) ou à une bursite rétro-olécranienne (inflammation de la bourse séreuse située derrière l'olécrane, saillie postérieure du cubitus à l'articulation du coude).

■ **La périarthrite du genou** a de multiples causes : kystes poplités, dus à l'inflammation des bourses des muscles jumeau interne et demi-membraneux, et responsables d'une douleur et d'une tuméfaction en arrière du genou ; tendinite des muscles de « la patte d'oie », fréquente chez le sportif et la femme âgée obèse, occasionnant des douleurs du tibia ; maladie de Pellegrini-Sieda, liée à une inflammation calcifiante du ligament latéral interne du genou à son point d'insertion sur le fémur et survenant à la suite d'une entorse mal soignée.

■ **La périarthrite de la hanche** est due en général à une tendinite des muscles fessiers, responsable d'une douleur lorsque le sujet écarte sa cuisse de l'axe du corps, ou à une tendinite des muscles adducteurs, fréquente chez le sportif (rugby, football).

■ **La périarthrite de la main** peut être la conséquence de kystes synoviaux (kystes de la gaine des tendons) apparaissant souvent au dos du poignet et qui sont enlevés chirurgicalement lorsqu'ils deviennent inesthétiques et/ou gênants. Il arrive aussi qu'elle soit due à une ténosynovite (inflammation d'un tendon et de sa gaine synoviale), provoquant parfois des rétractions tendineuses des doigts.

## Périarthrite de l'épaule

Toute affection caractérisée par des douleurs dues à une inflammation des tissus au voisinage de l'articulation de l'épaule. SYN. *périarthrite scapulohumérale.*

Une périarthrite de l'épaule est due à une inflammation des tendons de la coiffe des rotateurs (muscles responsables des mouvements de rotation de l'épaule, le plus fréquemment atteint étant le muscle sus-épineux), de la bourse séreuse sous-acromiodeltoïdienne (espace de glissement entre muscle deltoïde et acromion, d'une part, et coiffe des rotateurs, d'autre part) et/ou de la capsule de l'articulation scapulohumérale (entre omoplate et humérus), ces différentes atteintes pouvant être isolées ou associées. Elle est favorisée par des facteurs congénitaux (espace trop étroit entre tendons de la coiffe et voûte osseuse sous-acromiale, par exemple) ou acquis (utilisation professionnelle ou sportive excessive de l'articulation de l'épaule).

**SYMPTÔMES ET DIAGNOSTIC**

Ils peuvent être plus ou moins accentués :
- douleur de l'épaule, sans que les mouvements de celle-ci soient limités, du fait d'une tendinite du muscle sus-épineux ou du muscle long du biceps ;
- douleur aiguë de l'épaule, avec limitation totale des mouvements de celle-ci, liée à une bursite (inflammation de la bourse séreuse) ;
- blocage de l'épaule, ou algodystrophie, dû à une capsulite rétractile (rétraction et épaississement de la capsule articulaire de l'épaule) ; au cours de cette affection très douloureuse, les mouvements de l'épaule sont quasiment impossibles (épaule gelée) ;
- épaule pseudoparalytique, due à une rupture tendineuse, fréquente chez le sportif ; la douleur est faible, mais le sujet est dans l'incapacité de bouger l'épaule.

L'examen radiologique est normal, ou révèle la présence de calcifications sur les tendons de la coiffe ou de la bourse sous-acromiodeltoïdienne, des signes d'usure osseuse due aux frottements répétés, ou un aspect décalcifié de l'os, etc. Il peut être complété par l'échographie, l'imagerie par résonance magnétique (I.R.M.) ou par l'arthroscanner.

**TRAITEMENT**

Il repose, selon le cas, sur les anti-inflammatoires par voie locale (pommade, infiltrations) et/ou générale, ainsi que sur la kinésithérapie. Si l'affection devient chronique, différentes interventions peuvent être proposées, notamment réparer chirurgicalement un tendon rompu.

## Périarticulaire

Qui se rapporte au voisinage d'une articulation. SYN. *abarticulaire.*

Les structures anatomiques périarticulaires sont les tendons des muscles et leurs enveloppes, les ligaments, les bourses séreuses (espaces de glissement périarticulaires) et la capsule articulaire (tissu fibreux entourant l'articulation).

## Péricarde

Tunique externe enveloppant le cœur. (P.N.A. *pericardium*)

Le cœur est constitué de trois tuniques : le péricarde, qui est une sorte de sac enveloppant la totalité du cœur, le myocarde (muscle du cœur), principale tunique cardiaque, et l'endocarde, tunique la plus interne, directement en contact avec le sang.

Le péricarde est formé de 2 structures de nature différente : le péricarde séreux, vers l'intérieur, et le péricarde fibreux, vers l'extérieur. Le péricarde séreux comprend lui-même 2 feuillets accolés : le plus profond adhère au myocarde, le plus superficiel est séparé du précédent par une cavité virtuelle et adhère au péricarde fibreux. Il protège et facilite les mouvements rythmiques de contraction et de relaxation du cœur.

**PATHOLOGIE**

Le péricarde séreux peut être le siège d'une inflammation (péricardite) provoquant le plus souvent l'apparition de liquide entre ses deux feuillets. Beaucoup plus rarement peut se produire un épaississement très important de l'ensemble du péricarde, entraînant la formation d'une véritable gangue souvent calcifiée, gênant le remplissage des 2 ventricules (péricardite chronique constrictive).

## Péricardectomie

Ablation chirurgicale du péricarde.

Une péricardectomie se pratique en cas de péricardite chronique constrictive, lors de laquelle le péricarde s'épaissit et enserre le cœur, l'empêchant de se remplir complètement. L'opération est complétée par un traitement à base d'antibiotiques antituberculeux. La péricardectomie est une intervention difficile et hémorragique ; elle n'est plus guère pratiquée de nos jours en raison de l'efficacité des traitements médicamenteux de la péricardite tuberculeuse.

## Péricardite

Inflammation des feuillets du péricarde.

La plupart des péricardites sont d'origine infectieuse. Certaines cependant peuvent témoigner d'une maladie systémique (maladie du tissu conjonctif de divers organes) ou parfois d'un cancer. On distingue trois formes de péricardite : la péricardite aiguë, la péricardite sèche et la péricardite chronique constrictive.

### Péricardite aiguë

Il s'agit d'une inflammation du péricarde séreux aboutissant le plus souvent à l'apparition de liquide entre ses deux feuillets, dans la cavité virtuelle qui les sépare.

Fréquemment, aucune cause n'est retrouvée. Dans les péricardites aiguës bénignes, on évoque un mécanisme immunologique. Les causes connues sont une infection virale (l'épanchement entre les deux feuillets est clair) ou microbienne (l'épanchement est alors purulent), une tuberculose, un cancer ou un rhumatisme articulaire aigu.

La péricardite aiguë se traduit par une douleur thoracique augmentant à l'inspiration, associée à une fièvre. À l'auscultation, on peut entendre un bruit très particulier, comparable au froissement d'un tissu, rythmé par les bruits cardiaques, appelé frottement péricardique.

Les examens complémentaires qui confirment le diagnostic sont l'électrocardiographie et l'échographie cardiaque.

L'évolution d'une péricardite aiguë bénigne est toujours favorable sans traitement, mais les récidives sont fréquentes. Quand le liquide enfermé dans le péricarde est trop volumineux, au point de comprimer le cœur et de gêner le retour veineux (tamponnade), des ponctions sont pratiquées. Les péricardites tuberculeuses, cancéreuses, microbiennes, rhumatismales et des maladies systémiques nécessitent un traitement spécifique lié à la maladie en cause.

### Péricardite sèche

C'est une inflammation du péricarde qui comporte les mêmes signes cliniques que la péricardite aiguë, mais qui ne s'accompagne d'aucun épanchement de liquide.

Elle est consécutive à une péricardite aiguë bénigne ou à une péricardite virale. L'auscultation peut révéler un frottement péricardique, mais l'échographie ne met en évidence aucun épanchement. Une péricardite sèche n'est souvent que le stade initial d'une péricardite aiguë avec épanchement.

### Péricardite chronique constrictive

Cette inflammation du péricarde se traduit par un épaississement très important des constituants du péricarde, réalisant une véritable gangue qui enserre le cœur et gêne son remplissage. Il s'agit d'une complication rare d'une péricardite aiguë tuberculeuse, qui peut s'installer en quelques mois ou en quelques années.

De par son caractère constrictif, cette atteinte est à l'origine de signes cliniques analogues à ceux de la tamponnade : augmentation de volume du foie, saillie des veines jugulaires, œdème des membres inférieurs. La radiographie thoracique peut montrer, une fois sur deux, un liseré opaque correspondant à la calcification du péricarde.

Le traitement est chirurgical et consiste en une décortication, véritable pelage du péricarde (variante de la péricardectomie), permettant de libérer le cœur de la gangue constrictive qui l'enserre. Les résultats sont le plus souvent excellents. Le traitement antibiotique précoce des péricardites tuberculeuses a nettement réduit la fréquence des péricardites chroniques constrictives.

## Péricardotomie

Incision chirurgicale du péricarde.

Une péricardotomie permet d'évacuer un épanchement de liquide dans le péricarde en cas d'inflammation de celui-ci (péricardite). Dans les autres cas, elle constitue le premier temps d'une intervention de chirurgie cardiaque : elle permet alors au chirurgien d'accéder au cœur sous-jacent et de pratiquer l'intervention prévue.

## Péricholangite

Inflammation du tissu hépatique entourant les canaux biliaires.

Une péricholangite survient au cours de maladies hépatiques dues à une atteinte des voies biliaires intrahépatiques ou extrahépatiques, comme une cirrhose biliaire primitive ou une cholangite sclérosante. Le traitement est celui de la maladie en cause.

## Périchondre

Membrane conjonctive entourant les cartilages (cartilages de croissance chez l'enfant, cartilages de l'oreille, des côtes, etc.), à l'exception des surfaces articulaires.

Comme le périoste le fait pour l'os, le périchondre assure la nutrition et la croissance du cartilage en épaisseur.

## Péridurale

Technique d'anesthésie locorégionale consistant en l'injection d'une solution d'anesthésique dans l'espace péridural (entre les vertèbres et la dure-mère, enveloppe méningée la plus externe).

Mise au point au début du XX<sup>e</sup> siècle, la péridurale est aujourd'hui utilisée sans risque dans différents types de gestes chirurgicaux. Elle peut être réalisée dans la région cervicale, dorsale, lombaire ou sacrée.

**INDICATIONS**

Dans la région lombaire, la péridurale est indiquée lors des opérations gynécologiques, celles des voies urinaires ou des membres inférieurs, plus rarement celles des voies digestives (appendicite, par exemple). Elle est également utilisée, chez les patients fragiles, pour diminuer la douleur postopératoire pendant les 2 jours qui suivent l'intervention. Elle est régulièrement utilisée lors des accouchements, pour atténuer les douleurs d'un accouchement par les voies naturelles ou pour réaliser une césarienne. Elle permet de normaliser les accouchements « difficiles » : présentation par le siège, jumeaux, antécédents de césarienne. La césarienne sous anesthésie péridurale permet à la mère d'assister à la naissance de son enfant ; elle rend les suites de l'opération moins pénibles pour elle. La péridurale cervicale ou dorsale permet de pratiquer des opérations de la thyroïde, des organes oto-rhino-laryngologiques, des artères carotides et du sein.

**CONTRE-INDICATIONS**

Les contre-indications absolues sont les troubles de la coagulation et la prise de médicaments anticoagulants, l'hypovolémie (diminution de volume du sang) et l'hémorragie. Les contre-indications relatives sont une fièvre ou tout état infectieux au moment de l'anesthésie, les malformations de la colonne vertébrale, ainsi que certaines maladies cardiaques.

**TECHNIQUE**

Le produit injecté imprègne les racines nerveuses et anesthésie les nerfs qui conduisent la douleur. Le nombre de nerfs bloqués dépend de la quantité de liquide injecté. Deux techniques sont possibles : soit l'injection d'une dose unique d'un anesthésique de longue durée d'action, soit la mise en place d'un cathéter dans l'espace péridural, permettant de réaliser de façon continue l'injection de l'anesthésique sans renouveler la piqûre. Une péridurale convient pour des opérations de 2 ou 3 heures maximum ; après ce délai, le patient a souvent du mal à supporter l'immobilisation et réclame un sédatif. En revanche, lorsque les doses sont plus faibles (accouchement par les voies naturelles ou analgésie postopératoire), la péridurale peut durer plusieurs heures, voire 1 ou 2 jours.

**DÉROULEMENT**

La position du patient est choisie en fonction de son état et des habitudes de l'anesthésiste : pour recevoir l'injection, le patient peut être soit en position assise, soit allongé sur le côté, jambes repliées sous le menton. Chez les femmes en train d'accoucher, elle se pratique le plus souvent entre 3 et 5 centimètres de dilatation du col de l'utérus. Une désinfection rigoureuse de l'endroit du point de piqûre est nécessaire, suivie d'une anesthésie locale permettant d'insensibiliser la peau. L'injection est réalisée après mise en place d'une perfusion intraveineuse et sous contrôle de la tension artérielle et du rythme cardiaque. L'aiguille utilisée, appelée aiguille de Tuohy, est montée sur une seringue remplie de sérum physiologique. La progression de l'aiguille s'accompagne d'une résistance à la pression sur le piston de la seringue, ensuite suivie d'une perte de résistance brutale qui annonce la pénétration dans l'espace péridural.

**EFFETS SECONDAIRES**

Une péridurale peut déclencher une baisse de la pression artérielle et/ou des frissons pendant l'intervention, ainsi qu'une rétention d'urines transitoire après l'intervention, qui nécessite souvent un sondage vésical. Des maux de tête, rares, se traitent par la prise d'analgésiques et le repos. Un hématome péridural, exceptionnel si les contre-indications sont respectées, peut entraîner une paralysie des membres inférieurs et requiert un traitement chirurgical en urgence.

→ VOIR Anesthésie locorégionale.

## Périmètre

Appareil de mesure et d'enregistrement graphique du champ visuel.

Il existe différents types de périmètre, manuels ou automatiques, qui se présentent tous sous la forme d'une coupole dans laquelle le sujet insère la tête. Des spots lumineux de taille et d'intensité variables sont déplacés sur cette coupole, et le sujet doit signaler leur apparition sans tourner la tête. Parmi les périmètres manuels, le périmètre de Goldmann est le plus utilisé. Les périmètres automatiques permettent de programmer les tests à l'avance et donc de les reproduire en enregistrant les résultats. Il est alors possible de comparer les données chiffrées de chaque examen. L'emploi de la coupole permet de mieux étudier le champ visuel périphérique que ne le fait un écran plat, tel l'analyseur de Friedmann.

## Périmétrie

Méthode d'évaluation du champ visuel, surtout périphérique.

Une périmétrie est effectuée à l'aide d'un appareil à coupole appelé périmètre.

## Périnatalogie

Étude du fœtus à partir de la 28<sup>e</sup> semaine de grossesse et de l'enfant pendant ses 8 premiers jours de vie.

Spécialité nouvelle née de la collaboration des pédiatres et des obstétriciens, la périnatalogie vit une véritable révolution. En effet, cette spécialité médicale bénéficie de techniques récentes : l'échographie obstétricale, qui permet d'apprécier la morphologie, la physiologie et la croissance de l'enfant à venir, et aussi de repérer certaines malformations anténatales ; l'amniocentèse (prélèvement du liquide amniotique), qui sert à effectuer l'étude des chromosomes du fœtus, à doser les alpha-fœto-protéines (protéines élaborées par le fœtus, permettant de diagnostiquer les anomalies de la colonne vertébrale et de la boîte crânienne) et à mettre en évidence certaines maladies métaboliques et digestives ; enfin, l'abord thérapeutique dès ce stade de certaines anomalies. Ces avancées ont permis de réduire le taux de mortalité et les maladies de la période périnatale.

## Périnée

Région constituant le plancher du petit bassin, où sont situés les organes génitaux externes et l'anus. SYN. *plancher pelvien.* (P.N.A. *perineum*)

L'orifice du périnée, de forme losangique, est presque entièrement obturé par des muscles et des aponévroses ; il ne laisse passer que les organes génito-urinaires et le canal anal. Les muscles forment plusieurs plans : muscles profonds (muscles releveur de l'anus et ischio-coccygien) ; moyens (muscle transverse profond du périnée et sphincter de l'urètre) ; superficiels (sphincter de l'anus, muscles transverse superficiel, bulbo- et ischiocaverneux, constricteur de la vulve chez la femme).

■ **Le périnée de la femme** se présente, vu de l'extérieur et en position gynécologique, comme une zone triangulaire avec, d'avant en arrière, la vulve et la marge de l'anus, séparées par un pont cutané. Il comprend les glandes de Bartholin et l'appareil érectile du clitoris, situés sous les aponévroses. Entre la vulve et l'anus, une zone périnéale fibreuse constitue un élément de soutien essentiel des organes génitaux internes. La destruction de cette zone expose au prolapsus (descente d'organes). Certaines anomalies du périnée, telles qu'une trop courte distance entre l'anus et le pubis, la mauvaise qualité des tissus ou des œdèmes facilitent sa déchirure lors de l'accouchement. Pour prévenir celle-ci, on procède alors à une épisiotomie (section chirurgicale du périnée). La reconstitution chirurgicale du périnée est appelée une colpopérinéorraphie.

■ **Le périnée de l'homme** comprend, en avant, l'insertion de la base de la verge, où l'urètre s'engage dès sa sortie du sphincter, le scrotum contenant les testicules, un raphé médian (ligne saillante de peau) et l'anus.

## Périnéoplastie

Réfection chirurgicale du périnée (ensemble des parties molles qui ferment le petit bassin vers le bas) effectuée en utilisant des tissus de voisinage (bandelettes de peau, ligament).

→ VOIR Vulvopérinéoplastie.

## Périnéotomie

Incision chirurgicale du périnée.

Une périnéotomie est la première incision effectuée lors d'interventions chirurgicales telles que la vulvopérinéoplastie (réfection de la vulve et du périnée), pratiquée chez la femme dans les cas de rétrécissement de la vulve. Chez l'homme, elle est indiquée lors des interventions portant sur la portion moyenne de l'urètre et sur la prostate. Une périnéotomie est pratiquée sous anesthésie locale, locorégionale ou générale.

→ VOIR Épisiotomie.

## Périnéphrétique

Qui entoure le rein.

Ainsi, le phlegmon périnéphrétique est une inflammation du tissu conjonctif et graisseux qui enveloppe le rein.

## Période

Temps nécessaire pour qu'une quantité donnée d'une substance diminue de moitié. SYN. *demi-vie.*

Selon le mécanisme que cette diminution met en jeu, on parle de période biologique ou de période physique. La période biologique d'une substance (médicament, par exemple) est le temps nécessaire pour que la moitié d'une quantité donnée de cette substance soit éliminée par le corps. La période physique d'une substance radioactive est le temps au bout duquel la moitié de cette substance s'est désintégrée : celle du technétium 99 m, par exemple, utilisé dans la plupart des examens par scintigraphie, est de 6 heures ; celle de l'iode 131, utilisé surtout pour les traitements de médecine nucléaire, est de 8 jours.

Dans le cas de l'introduction dans l'organisme d'une substance radioactive, les deux périodes sont à considérer puisqu'une telle substance est sujette à la fois à la décroissance de sa radioactivité et à une élimination biologique progressive. La période résultant de la conjugaison de ces 2 périodes est donc plus courte que la plus courte des deux.

## Périonyxis

Inflammation chronique de la peau autour d'un ongle. SYN. *paronychie.*

Un périonyxis est le plus souvent dû à une infection par un champignon microscopique du genre *Candida.* L'inflammation est favorisée par les travaux ménagers et l'exercice de certaines professions (pâtissiers, pêcheurs, plongeurs, employés de l'industrie textile) qui nécessitent un contact prolongé avec l'eau ou avec certaines substances (glucides) favorisant les infections mycosiques. Elle touche surtout l'index et le majeur, et se traduit par un bourrelet rouge autour de l'ongle. Le traitement repose sur l'application d'antifongiques (mycostatine, imidazolés), et la prévention, sur le port de gants pendant les travaux manuels dans les professions à risque.

## Périoste

Membrane fibreuse blanchâtre gainant l'os, à l'exception de ses surfaces articulaires. (P.N.A. *periosteum*)

Le périoste joue un rôle essentiel dans la vascularisation et la croissance de l'os, notamment en épaisseur ; c'est à partir de lui que se constituent les cals osseux lors de la consolidation des fractures. Sa riche innervation lui permet de transmettre les phénomènes douloureux, l'os lui-même étant très peu sensible.

Le périoste, notamment celui des tibias chez les sportifs, peut être le siège d'une inflammation (périostite).

## Périostite

Inflammation aiguë ou chronique du périoste (membrane conjonctive qui entoure un os et permet sa croissance en épaisseur) et de l'os adjacent. SYN. *ostéopériostite.*

**CAUSES**

Une périostite peut être entraînée par l'extension d'une ostéite (infection microbienne d'un os) au périoste ou par des chocs, responsables de microtraumatismes.

Chez les sportifs, une périostite peut survenir après modification ou intensification de l'entraînement. Elle peut aussi être liée à une reprise trop rapide de l'activité sportive après un arrêt, à une mauvaise maîtrise des gestes, à un changement de surface (pelouse ou sol synthétique, par exemple) ou d'équipement (chaussures).

**SYMPTÔMES ET TRAITEMENT**

Une périostite se manifeste par un gonflement et une douleur de la zone atteinte. Elle se traite par le repos, par des séances de kinésithérapie, par le port de chaussures qui amortissent les chocs et par la prise de médicaments anti-inflammatoires. Lorsqu'elle est associée à une ostéite, un traitement antibiotique, ou parfois chirurgical, permet d'évacuer la collection purulente.

**PRÉVENTION**

En médecine sportive, la prévention consiste à s'entraîner régulièrement et progressivement, à porter un équipement adapté, ainsi qu'à corriger une mauvaise technique.

## Périostite alvéolodentaire

→ VOIR Alvéolite dentaire.

## Péristaltisme

Ensemble des contractions musculaires d'un organe creux, provoquant la progression de son contenu d'amont en aval. SYN. *motricité digestive.*

Le péristaltisme intestinal, phénomène physiologique, s'observe tout au long du tube digestif. Celui-ci est doué d'une capacité motrice autonome, contrôlée par des mécanismes musculaires nerveux et hormonaux. Cette motricité sert à propulser les aliments du pharynx au rectum et permet par son brassage une meilleure absorption des nutriments.

Les enregistrements électromyographiques de l'intestin grêle et du côlon, par exemple, permettent d'étudier les mouvements péristaltiques digestifs.

**PATHOLOGIE**

Les anomalies de la motricité digestive peuvent être fonctionnelles (colopathie spasmodique) ou organiques (achalasie de l'œsophage, mégacôlon idiopathique). La maladie de Hirschsprung est une affection congénitale caractérisée par l'absence d'innervation d'un segment du côlon empêchant le péristaltisme dans le segment atteint. La manométrie (étude des pressions à l'intérieur du tube digestif) permet d'identifier ces anomalies de la motricité. Le traitement dépend de la cause et peut être soit médicamenteux (administration d'antispasmodiques, d'inhibiteurs calciques, etc.), soit chirurgical (ablation d'un segment colique dénervé).

## Péritoine

Membrane séreuse tapissant les parois de l'abdomen (péritoine pariétal) et la surface des viscères digestifs qu'il contient (péritoine viscéral). [P.N.A. *peritoneum*]

Le péritoine recouvre complètement le tube digestif et les organes adjacents. Il délimite une cavité virtuelle, la cavité péritonéale, dans laquelle se déplacent les anses intestinales.

La principale pathologie du péritoine est la péritonite (inflammation de celui-ci), le plus souvent d'origine infectieuse. Le péritoine peut également être le siège de tumeurs (carcinome péritonéal).

## Péritonisation

Fermeture chirurgicale d'une brèche du péritoine à la fin d'une intervention.

La péritonisation consiste en la suture des berges de la brèche par du fil résorbable. Elle est réalisée d'une part sur le péritoine pariétal (tapissant la paroi), au moment de la fermeture, et d'autre part sur le péritoine viscéral (entourant les viscères), dont des parties ont pu être ôtées en même temps qu'un organe (côlon, intestin grêle, rectum, urètre) ou une tumeur. La fermeture du péritoine viscéral vise, d'une part, à éviter que des adhérences ne se créent entre l'intestin et les zones que cette membrane tapisse et, d'autre part, à empêcher l'intrusion, et l'étranglement, de l'intestin dans les cavités créées par l'ablation de viscères.

## Péritonite

Inflammation du péritoine.

Une péritonite est rarement primitive (pas de contamination bactérienne directe). Elle est presque toujours consécutive à une atteinte d'un organe abdominal : soit un viscère est infecté et les bactéries se propagent ensuite de proche en proche au péritoine ; soit la paroi d'un viscère creux (intestin, par exemple) est perforée, et son contenu, qui peut renfermer des bactéries et des substances chimiques agressives, s'accumule dans le péritoine. Une fois l'inflammation déclenchée, il se produit une occlusion intestinale. Les pertes liquidiennes diminuent en outre le volume sanguin, ce qui explique, en cas de péritonite grave ou prolongée, la souffrance des principaux viscères (poumons, reins). Une péritonite est quelquefois chronique et, dans ce cas, en général d'origine tuberculeuse, mais le plus souvent elle est aiguë.

### Péritonite aiguë

Les inflammations aiguës du péritoine ont des origines très diverses : perforation d'un ulcère de l'estomac ou du duodénum ; appendicite, avec propagation de l'infection ou perforation de l'appendice ; cholécystite (inflammation de la vésicule biliaire), avec perforation de la vésicule biliaire ; sigmoïdite (inflammation de la dernière partie du côlon) avec perforation de celui-ci ; plaie d'un viscère creux, survenue au cours d'un traumatisme de l'abdomen ; salpingite (inflammation d'une ou des deux trompes utérines ou pyosalpinx (présence de pus dans une ou dans les deux trompes utérines) ; dans ce dernier cas, la péritonite reste localisée au petit bassin : on parle alors de pelvipéritonite.

**SIGNES ET DIAGNOSTIC**

Une péritonite aiguë peut être généralisée ou localisée.

■ **Une péritonite aiguë généralisée** se traduit par une douleur abdominale intense et généralisée, par des signes de paralysie intestinale (vomissements, arrêt de l'évacuation des matières et des gaz), par une altération de l'état général (fièvre, abattement) et parfois par des signes de diminution du volume sanguin (pâleur, anxiété, pouls rapide). Les muscles de la paroi abdominale sont très contractés ; la paroi devient dure, tendue, douloureuse (ventre de bois).

■ **Une péritonite aiguë localisée** entraîne la formation d'adhérences qui cloisonnent la cavité du péritoine et empêchent le foyer infectieux de s'étendre. Sa localisation dépend de l'organe en cause (en haut et à droite du diaphragme pour l'abcès sous-phrénique, en bas et à droite de l'abdomen pour l'appendicite, en bas et à gauche pour la sigmoïdite). Le diagnostic de la péritonite aiguë localisée, plus difficile que celui de la péritonite aiguë généralisée, nécessite des examens radiologiques complémentaires (échographie, scanner).

**TRAITEMENT**

En cas de péritonite aiguë généralisée, le malade doit être hospitalisé en urgence dans un service de chirurgie. La réanimation consiste essentiellement à compenser les pertes liquidiennes par des perfusions intraveineuses. L'opération vise à soigner la cause de la péritonite (suture pour fermer un ulcère perforé, ablation de l'appendice, etc.), à nettoyer la cavité abdominale et à mettre en place un drain. Elle est complétée par l'administration d'antibiotiques. L'hospitalisation dure en général de 8 à 15 jours, mais peut s'étendre à plusieurs semaines dans les cas graves (traitement entrepris trop tard, sujet âgé, troubles respiratoires, cardiaques ou rénaux, etc.).

Le traitement de la péritonite aiguë localisée est semblable à celui de la péritonite aiguë généralisée. Les lésions responsables sont traitées en même temps que le drainage de l'abcès ou dans un second temps (de 3 à 6 mois plus tard), une fois terminée la phase aiguë de l'inflammation.

## Périviscérite

Inflammation chronique des membranes séreuses qui entourent les viscères (plèvre, péricarde ou péritoine).

Une périviscérite est consécutive à une infection, à une intervention chirurgicale ou à une radiothérapie. Elle provoque le développement d'adhérences fibreuses et de brides soudant les organes entre eux (anses intestinales) ou à une paroi (de la plèvre, du péricarde, du péritoine), et finit par perturber le fonctionnement de l'organe. Elle entraîne parfois des douleurs.

Une périviscérite peut gêner une intervention chirurgicale ultérieure ; en outre, dans l'abdomen, elle est susceptible de provoquer des occlusions. Le traitement est facultatif, sauf en cas de complications ; il consiste à libérer chirurgicalement les adhérences l'une après l'autre, en s'aidant d'irrigations de sérum physiologique.

→ VOIR **Péricardite, Péritonite, Pleurésie.**

## Perlèche

Inflammation cutanée localisée aux commissures des lèvres.

Une perlèche est due soit à un appareil dentaire mal adapté, soit à une infection par une bactérie telle que le streptocoque ou par un champignon microscopique tel que le candida. Elle se traduit par l'apparition d'une ou de plusieurs petites fissures à la commissure des lèvres. Elle est souvent bilatérale et indolore. La peau des commissures peut être rouge (mycose). Le traitement est local : pommade antifongique en particulier et traitement de la cause.

## Perls (coloration de)

Méthode de coloration du fer par le bleu de Prusse, utilisée en hématologie pour mettre en évidence la présence ou l'absence de fer dans les cellules sanguines (globules rouges, érythroblastes et macrophages).

Les globules rouges porteurs de fer sont appelés sidérocytes, et les érythroblastes (précurseurs des globules rouges) porteurs de fer sont dits sidéroblastes.

La coloration de Perls est utilisée notamment dans le diagnostic de la carence martiale (carence en fer) et des syndromes inflammatoires. L'absence de fer dans les érythroblastes et dans les macrophages est caractéristique de la carence martiale. La présence de fer dans les macrophages et son absence dans les érythroblastes est très évocatrice d'un syndrome inflammatoire. Dans certaines anémies héréditaires ou acquises, dites anémies sidéroblastiques, elle permet de mettre en évidence dans les sidéroblastes (érythroblastes de la moelle osseuse porteurs d'inclusions ferriques) des inclusions de fer de forme caractéristique, disposées en couronne autour du noyau.

## Péroné

Os long situé à la face externe de la jambe, dont il constitue le squelette avec le tibia. (P.N.A. *fibula*)

Le péroné s'articule en haut avec le tibia, un peu en dessous du genou (articulation péronéotibiale supérieure), en bas avec le tibia et l'astragale (articulation tibio-péronéo-astragalienne) ; de plus, le péroné et le tibia sont reliés par une lame fibreuse appelée membrane interosseuse. L'extrémité inférieure du péroné, également appelée malléole externe, joue un grand rôle dans la stabilité de la cheville. Si le péroné sert d'attache à de nombreux muscles, son rôle mécanique est peu important, la plus grande partie du poids du corps reposant sur l'os principal de la jambe, le tibia.

**PATHOLOGIE**

Les fractures du péroné sont assez fréquentes et souvent associées à d'autres fractures.

■ **Les fractures de la partie médiane du péroné**, lorsqu'elles sont isolées, nécessitent une simple immobilisation de la jambe, plâtrée ou non, d'environ 6 semaines. Associées à une fracture du tibia, elles ne nécessitent aucun traitement spécifique : seule la fracture du tibia est traitée, souvent par ostéosynthèse chirurgicale (réunion des fragments osseux à l'aide de vis, de clous ou d'autres moyens mécaniques).

■ **Les fractures de la malléole externe du péroné** sont de deux types : simple arrachement dû à une entorse grave de la cheville, entraînant une désinsertion des ligaments latéraux ; fracture atteignant également l'extrémité inférieure du tibia, ou malléole

PÉRONÉ

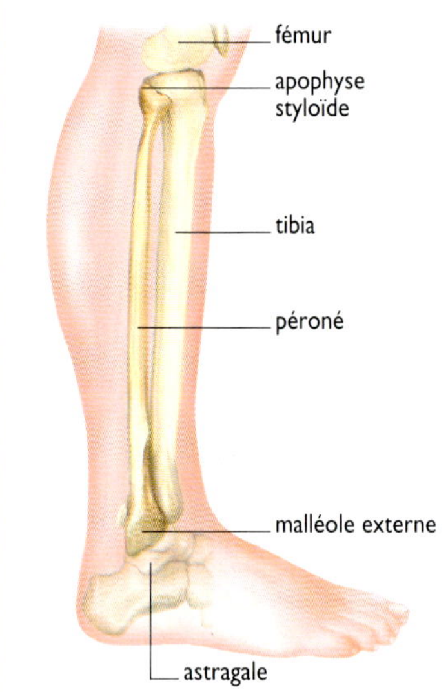


interne, qui met en cause la stabilité de l'articulation de la cheville et doit souvent faire l'objet d'une ostéosynthèse chirurgicale.
■ **Les fractures de l'extrémité supérieure du péroné** sont en général associées à des fractures de l'extrémité supérieure du tibia (plateaux tibiaux). On ne soigne alors que la fracture du tibia.

## Péronier latéral (muscle)

Chacun des deux muscles (le court péronier latéral et le long péronier latéral) de la face externe de la jambe. (P.N.A. *musculus peroneus*)

Les muscles péroniers latéraux s'attachent en haut sur la face externe du péroné et se terminent par un long tendon qui passe derrière la malléole externe pour s'insérer sur la base des 5e et 1er métatarsiens. Ils sont éverseurs de la cheville (écartant le pied vers l'extérieur de l'axe de la jambe).

**PATHOLOGIE**

Une flexion forcée de la cheville peut luxer les tendons péroniers latéraux. Le traitement consiste, après réduction de la luxation, en une immobilisation plâtrée de 6 semaines. Une réparation chirurgicale de la gaine de ces muscles est parfois nécessaire, surtout lorsqu'un fragment osseux a été arraché.

## Péronière (artère)

Artère profonde de la jambe. (P.N.A. *artera peronea*)

**DESCRIPTION**

L'artère péronière, branche de bifurcation du tronc tibiopéronier (artère qui prolonge l'artère poplitée) sous le genou, descend presque verticalement dans le mollet jusqu'à la partie basse du ligament interosseux situé entre le tibia et le péroné, où elle se divise en deux parties, l'artère péronière antérieure et l'artère péronière postérieure. Ces deux branches rejoignent à la cheville d'autres rameaux artériels, dont l'artère malléolaire externe. L'artère péronière donne de nombreuses petites ramifications destinées aux muscles du mollet ainsi qu'une branche nourricière pour le péroné.

**PATHOLOGIE**

Cette artère peut être obstruée en cas d'artérite des membres inférieurs ou d'embolie.

## Peroxydase

Enzyme présente dans les cellules, captant l'oxygène.

Une peroxydase prend à des substances appelées peroxydes (dont la plus connue est le peroxyde d'hydrogène, ou eau oxygénée [$H_2O_2$]) un atome d'oxygène, lequel se fixe ensuite sur une autre substance.

Des dosages sanguins de la peroxydase des globules blancs, ou myéloperoxydase, sont utilisés dans le diagnostic de certaines leucémies et pour compter les globules blancs du sang. Par ailleurs, des peroxydases sont contenues dans certains réactifs de laboratoire, notamment ceux qui permettent de doser le glucose dans le sang, l'urine et le liquide cérébrospinal.

## Personnalité

Synthèse des éléments constituant la situation mentale et psychologique d'un sujet.

La personnalité est composée de « traits » - tels que l'ordre ou le désordre, la prodigalité ou l'avarice, la réserve ou l'expansivité, etc. -, stables, et souvent acquis très tôt au cours du développement. L'ensemble de ces traits caractérise l'individu vis-à-vis de lui-même et d'autrui. La personnalité est constituée du tempérament (inné) et du caractère (acquis).

Les troubles de la personnalité résultent d'une accentuation de l'un ou plusieurs de ces traits, due à une situation de stress ou de traumatisme, ou s'inscrivant dans une pathologie. Ces troubles sont évolutifs et variables, transitoires ou définitifs. Une personnalité est dite pathologique lorsque l'exacerbation de certains traits entrave l'adaptation sociale de la personne : personnalités narcissique, obsessionnelle ou paranoïaque, par exemple.

De nombreux tests d'évaluation de la personnalité existent, de significativité et d'intérêt très variables, et qui en tout état de cause n'ont d'utilité que dans le cadre d'une investigation approfondie. Celle-ci peut conduire, en cas de pathologie, à proposer une thérapie.

## Perspiration

Phénomène physiologique d'élimination de l'eau par la peau.

La perspiration participe aux échanges hydriques de l'organisme et augmente avec la température extérieure. Lorsqu'elle devient visible, elle est appelée transpiration.

## Perte blanche

→ VOIR Leucorrhée.

## Perte de connaissance

Rupture de contact entre la conscience et le monde extérieur. SYN. *évanouissement.*

Une perte de connaissance peut être complète ou partielle, brutale ou progressive, et d'une durée variable (de quelques secondes à une demi-heure). Une perte de connaissance complète est appelée syncope si elle survient brutalement et dure peu de temps ; si elle se prolonge, on parle de coma.

**CAUSES**

Le trouble du fonctionnement cérébral responsable de la perte de connaissance est d'origine cardiovasculaire ou neurologique.
■ **Les causes cardiovasculaires** comprennent la syncope vasovagale (excès d'activité du système nerveux parasympathique sur le cœur et sur les vaisseaux), qui est la cause la plus fréquente. Elle survient en position debout ou assise, en situation de stress, et commence par un malaise ; elle est bénigne et ne nécessite pas de traitement. L'hypotension orthostatique est également très fréquente ; il s'agit d'une chute de la pression artérielle lors du passage en position debout (orthostatisme) ou après une station debout prolongée ; un médicament (antihypertenseur, antidépresseur) ou une diminution du volume sanguin (déshydratation) en sont parfois responsables. Les autres causes cardiovasculaires de perte de connaissance sont plus rares : trouble du rythme ou de la conduction cardiaque (bloc auriculoventriculaire), cardiopathie (rétrécissement aortique souvent responsable d'une syncope survenant à l'effort), hémorragie méningée, accident vasculaire cérébral, syncope sinucarotidienne (par pression sur les carotides) survenant, par exemple, si l'on porte un col de chemise trop serré.
■ **Les causes neurologiques** sont surtout représentées par les crises d'épilepsie.
■ **Les autres causes** sont les intoxications, principalement par médicaments, les méningites, l'ictus laryngé (perte de connaissance après une quinte de toux intense), les troubles métaboliques (hypoglycémie).

**DIAGNOSTIC ET TRAITEMENT**

Le diagnostic repose avant tout sur l'interrogatoire du malade et/ou de son entourage. Le médecin fait préciser les circonstances de survenue (position, heure du dernier repas, etc.), les signes précédant éventuellement la perte de connaissance (douleurs, palpitations, etc.), sa profondeur, la durée des troubles, l'existence de convulsions ou d'une morsure de la langue, symptômes caractéristiques d'une épilepsie. Les examens complémentaires sont orientés en fonction de ces renseignements. Le traitement d'une cause éventuelle et la prévention des récidives dépendent de chaque cas.

## Perte vaginale

→ VOIR Leucorrhée.

## Perthes-Jüngling (maladie de)

Localisation de la sarcoïdose à un ou à plusieurs os des doigts ou des orteils.

La maladie de Perthes-Jüngling se manifeste par une déformation progessive des phalanges, avec parfois gonflement du doigt ou de l'orteil (aspect « en radis » ou « en saucisse ») ; les articulations peuvent être touchées. La douleur survient surtout en cas

d'atteinte articulaire. Enfin, la peau peut prendre une coloration rouge foncé ou bleuté. La radiographie montre des lacunes arrondies, semblables à de petites bulles claires.
→ VOIR Sarcoïdose.

## Perversion

Recherche d'une satisfaction considérée comme régressive par rapport au développement psychosexuel habituel de l'adulte.

Selon la psychanalyse, la perversion est un retour ou une fixation à des composantes sexuelles primitives, appartenant à la sexualité infantile et qui demeurent chez chaque individu, mais à l'état de survivance : sadomasochisme, fétichisme, voyeurisme, exhibitionnisme, coprophagie, etc. Le mot perversion est utilisé et compris de manière différente selon les normes culturelles.

## Pessaire

Dispositif intravaginal destiné à corriger un prolapsus (descente d'organe) ou une incontinence urinaire.

Un pessaire est un anneau de caoutchouc plus ou moins flexible, de dimension adaptée. Introduit dans le vagin de façon que le col de l'utérus fasse saillie au centre, il redresse l'utérus. Le port d'un pessaire est conseillé lorsque l'opération du prolapsus utérin (descente de l'utérus) est contre-indiquée (par exemple chez les femmes âgées, en raison de contre-indications anesthésiques). Il est aussi prescrit comme test lorsqu'une patiente se plaint de douleurs pelviennes et qu'elle présente une rétroversion utérine : la disparition des douleurs pendant le port du pessaire permet d'établir un rapport de cause à effet entre les douleurs et la rétroversion et d'envisager une intervention chirurgicale.

Un pessaire se place manuellement au fond du vagin et nécessite une surveillance médicale régulière.

## Peste

Maladie infectieuse grave due à une bactérie, le bacille de Yersin ou *Yersinia pestis.*

La peste fut par le passé responsable d'épidémies meurtrières : à Athènes en 430-427 av. J.-C., en Europe au XIVe siècle (plusieurs millions de morts), à Marseille au XVIIIe siècle, etc. Seules les mesures sanitaires, principalement la lutte contre les rats et les puces, leur destruction dans les bateaux et les ports ainsi que les mesures d'éviction des malades (quarantaine), vinrent à bout de ce fléau en coupant son circuit de transmission jusqu'à l'homme. Des cas isolés ou en petit nombre sont encore observés en Afrique, en ex-Union soviétique, en Amériques du Nord et du Sud et en Asie. Des cas survenant dans les laboratoires ne sont pas exceptionnels.

La peste est une zoonose (maladie touchant l'homme et l'animal). Le réservoir du bacille est le rat, ou, en Asie centrale, le mérion (rongeur sauvage). La maladie se transmet entre animaux et de l'animal à l'homme par l'intermédiaire des puces. L'homme peut en outre contracter la maladie par manipulation de rongeurs infectés ou, dans une forme particulièrement contagieuse (peste pulmonaire), par inhalation de gouttelettes de salive d'un sujet infecté.

#### SYMPTÔMES ET SIGNES

Les manifestations cliniques de la peste sont de trois types.

- **La peste bubonique** se contracte par piqûre de puce. Elle se traduit par une fièvre élevée, des frissons et des douleurs diffuses, suivis par un important gonflement des ganglions lymphatiques, en particulier ceux de l'aine, et par leur suppuration (bubon pesteux). La peste bubonique peut évoluer vers une septicémie ou provoquer des hémorragies sous-cutanées se traduisant par des ecchymoses sombres (peste noire).
- **La peste pulmonaire** se transmet d'homme à homme par voie aérienne et est très contagieuse. Elle engendre une fièvre élevée et une pneumopathie aiguë asphyxiante, avec des expectorations abondantes et sanguinolentes, très septiques.
- **La forme septicémique pure** survient directement après la contamination ou après l'apparition de bubons pesteux. Elle se traduit par une fièvre élevée, des frissons, un délire et une prostration ; l'évolution est rapidement fatale en l'absence de traitement.

#### TRAITEMENT

Les antibiotiques traitent très efficacement la peste. Les risques d'extension épidémique sont quasi nuls si la surveillance sanitaire et les mesures officielles sont respectées, ce qui, aujourd'hui, est presque partout le cas.

#### PRÉVENTION

La peste est une maladie à déclaration obligatoire. Un isolement est requis par les autorités (règlement sanitaire international). Il existe un vaccin recommandé aux professions exposées (techniciens de laboratoire manipulant les bacilles, ouvriers agricoles).

## Pesticide

Produit minéral ou organique (sels de cuivre, d'arsenic, acide sulfurique, etc.), destiné à protéger hommes, animaux ou végétaux contre divers fléaux (germes, parasites, animaux nuisibles) en les détruisant.

Il s'agit, selon les cas, d'insecticide, d'herbicide, de fongicide, de nématocide (produit détruisant les vers), de raticide, etc. Les pesticides peuvent être responsables d'intoxications par inhalation, par contact cutané ou par ingestion. Il importe donc d'en respecter strictement le mode d'emploi et de les ranger hors de portée des enfants.
→ VOIR Intoxication.

## Pétéchie

Petite lésion rouge vif ou bleutée de la peau ou des muqueuses, caractéristique du purpura.

Les pétéchies, dues au passage de globules rouges hors des vaisseaux sanguins, mesurent de 1 à 3 millimètres. La vitropression (pression avec un verre bombé) ne les efface pas. Elles pâlissent avec le temps et peuvent laisser une pigmentation brune due aux dépôts de fer des globules rouges. Elles s'observent dans les thrombopénies (diminution du nombre des plaquettes sanguines), les thrombopathies (altération de la fonction des plaquettes) et les atteintes des vaisseaux sanguins ; on parle, selon le cas, de purpura thrombopénique, de purpura thrombopathique ou de purpura vasculaire.

## Petit estomac (syndrome du)

→ VOIR Estomac (syndrome du petit).

## Petit mal épileptique

Forme d'épilepsie généralisée (atteignant la totalité du cortex cérébral).

Le petit mal épileptique, appelé simplement petit mal dans le langage courant, regroupe deux types de cette affection.

- **Les absences épileptiques**, ou **absences**, débutent entre 4 et 6 ans. Elles consistent en une suspension de la conscience d'une trentaine de secondes ; le malade interrompt ses activités, ne bouge plus, ne répond pas ; le regard reste fixe. Les crises sont favorisées par l'absence d'activité et par les émotions, et leur fréquence est variable. Elles disparaissent le plus souvent à la puberté mais peuvent, dans 40 % des cas environ, être remplacées par des crises de grand mal (autre forme, majeure, d'épilepsie généralisée). Le traitement fait appel aux antiépileptiques, notamment à l'éthosuximide, spécifique de cette forme d'épilepsie.
- **Le petit mal myoclonique**, plus rare, commence entre 13 et 20 ans et consiste en myoclonies (secousses musculaires) synchrones des deux côtés du corps, affectant surtout les membres supérieurs. Les crises surviennent le matin, peu après le réveil. Le traitement est celui de l'épilepsie. Le pronostic est bon, mais certains patients développent par la suite un grand mal.

## PET scan

→ VOIR Tomographie par émission de positons.

## Peutz-Touraine Jeghers (syndrome de)

Maladie héréditaire associant une polypose digestive (présence de multiples polypes sur le tube digestif) et une lentiginose de la peau et des muqueuses.

Le syndrome de Peutz-Touraine Jeghers est une affection héréditaire se transmettant sur le mode autosomique (par les chromosomes non sexuels) dominant (il suffit que le gène en cause soit reçu de l'un des parents pour que l'enfant développe la maladie).

#### SYMPTÔMES ET TRAITEMENT

Les premiers symptômes de la maladie surviennent généralement vers l'âge de 15 ans. Les anomalies cutanéomuqueuses consistent en l'apparition de petites taches brunes, principalement autour de la bouche et de l'anus. La polypose affecte le plus souvent l'intestin grêle et peut entraîner des complications telles qu'une occlusion ou une hémorragie ; le traitement est alors chirurgical. Les polypes comportant un risque relativement faible de cancérisation, leur ablation par endoscopie est préconisée au fur et à mesure de leur apparition.

## pH
Grandeur chimique mesurant le caractère plus ou moins acide ou basique d'une solution aqueuse.

Le pH est égal à 7 pour une solution neutre, inférieur à 7 pour une solution acide, supérieur à 7 pour une solution basique (alcaline).

■ **Le pH sanguin** oscille normalement entre 7,35 et 7,42. Il augmente au cours de l'alcalose (trouble de l'équilibre acidobasique de l'organisme dû à une perte sévère de suc gastrique - lors de vomissements importants, par exemple -, ou à un apport excessif d'alcalins - bicarbonate de soude, par exemple) et diminue au cours de l'acidose (trouble de l'équilibre acidobasique dû à une insuffisance rénale, un diabète sucré, une paralysie respiratoire, etc.).

■ **Le pH urinaire** varie de 5,2 à 6,4 en fonction du régime alimentaire, de la digestion et du travail musculaire. Il diminue au cours de la goutte, du diabète avec acidocétose et des maladies fébriles. Il augmente lors de l'hyperchlorhydrie gastrique, de certaines infections des voies urinaires (cystite, pyélonéphrite) et de l'alcalose métabolique.

## pH-métrie œsophagienne (exploration par)
Mesure et enregistrement en continu, pendant plusieurs heures, du pH du bas œsophage.

La pH-métrie est un examen qui contribue à établir le diagnostic du reflux gastro-œsophagien (passage anormal de liquide gastrique acide dans l'œsophage). Elle permet également de contrôler l'efficacité du traitement chirurgical ou médical de celui-ci.

**TECHNIQUE**

La pH-métrie se pratique à l'aide d'une sonde munie d'une électrode permettant de mesurer l'acidité : la sonde est introduite, après une légère anesthésie locale, par une narine jusqu'au bas de l'œsophage, à environ 4 centimètres au-dessus du sphincter inférieur (ou cardia). L'autre extrémité de la sonde se termine par une fiche reliée à un boîtier extérieur, qui enregistre les mesures. Le boîtier est fixé à la taille du patient, ce qui permet à celui-ci de se déplacer librement.

**DÉROULEMENT**

L'examen est indolore. Il peut être réalisé sur 3 heures ou sur 24 heures. Le patient doit être à jeun lors de l'introduction de la sonde. Pour un examen de 3 heures, il reste dans la salle d'examen et ingère un « repas test ». Il reste assis pendant la première heure, s'allonge pendant la deuxième et s'assied de nouveau pendant la dernière heure. Pour un examen de 24 heures, le patient peut repartir et reprendre ses activités après la pose de la sonde. Il doit simplement noter soigneusement différentes informations (heure des repas, du coucher, du lever) et se présenter 24 heures plus tard pour l'enlèvement de la sonde. L'examen ne s'accompagne d'aucun effet secondaire. Les résultats (compte rendu écrit) sont connus dans les 24 heures.

## pH urinaire (modificateur du)
Substance utilisée en thérapeutique pour rendre les urines plus alcalines ou plus acides.

Les modificateurs du pH urinaire comprennent les alcalinisants et les acidifiants.

■ **Les alcalinisants urinaires** élèvent le pH des urines. Ce sont des aliments (légumes verts et fruits), des eaux minérales, notamment celles qui contiennent du bicarbonate de sodium, ou des médicaments (trométamol) administrés par voie orale ou par injection selon le degré d'urgence. Ils sont indiqués en cas de lithiase rénale quand les calculs sont formés d'acide urique, et quand l'organisme contient un excès d'acides (acidose). Ils sont contre-indiqués dans les alcaloses et dans les acidoses liées à des maladies respiratoires. Leurs effets indésirables possibles sont la formation de calculs phosphocalciques et le déclenchement d'une alcalose (excès de bases dans l'organisme).

■ **Les acidifiants urinaires** diminuent le pH urinaire. Ce sont des aliments (viandes ou autres aliments riches en protéines), ou des médicaments (composés de chlorure d'ammonium ou d'acide phosphorique) administrés par voie orale. Ils sont indiqués en cas de lithiase rénale de nature phosphocalcique et contre-indiqués en cas d'ulcère gastroduodénal et d'insuffisance hépatique grave. Leurs effets indésirables possibles sont la formation de calculs constitués d'acide urique et le déclenchement d'une acidose (excès d'acides dans l'organisme).

## Phacomatose
Maladie congénitale, habituellement héréditaire, caractérisée par des malformations et des phacomes (tumeurs de petite taille) affectant les nerfs, les yeux et la peau.

Les phacomatoses atteignent les tissus et organes dérivés d'un tissu embryonnaire appelé ectoderme. Elles comprennent la neurofibromatose de Recklinghausen (tumeurs cutanées et nerveuses multiples), la sclérose tubéreuse de Bourneville (lésions cutanées, épilepsie et arriération mentale), la maladie de von Hippel-Lindau (tumeurs du cervelet et de la rétine) et la maladie de Sturge-Weber (tumeurs de la peau du visage et des méninges, épilepsie). Les tumeurs, même quand elles sont bénignes, peuvent se cancériser par la suite.

Le traitement est limité à l'ablation de certaines tumeurs et à la correction des symptômes (médicaments antiépileptiques).

## Phagédénisme tropical
→ VOIR **Ulcère phagédénique.**

## Phagocyte
Cellule capable d'ingérer et de détruire des particules de taille variable, y compris d'autres cellules.

Les phagocytes sont représentés principalement par les globules blancs dits polynucléaires neutrophiles et par les macrophages. Ces cellules ont la faculté d'émettre des prolongements, dits pseudopodes, qui entourent la particule à ingérer ; celle-ci se trouve progressivement incluse dans le phagocyte, enfermée dans une sorte de sac, la vacuole de phagocytose. Au contact de ce sac, des organes spécialisés de la cellule, les lysosomes, y déversent leur contenu, formé pour l'essentiel d'enzymes lytiques (substances capables de dégrader la matière vivante) qui détruisent la particule ingérée. Les phagocytes ont un rôle actif dans la lutte contre les infections, essentiellement les infections bactériennes.

## Phagocytose
Capture, ingestion et destruction par une cellule de particules ou d'autres cellules.

La capacité de phagocytose est propre à certaines cellules, dites phagocytes, telles que les polynucléaires neutrophiles et les cellules macrophages.

## Phalange
Petit os tubulaire constituant le squelette des doigts et des orteils.

Les phalanges sont au nombre de 3 pour les doigts dits longs et de 2 pour le pouce et le gros orteil. La première phalange d'un doigt s'articule toujours à un métacarpien de la main ou à un métatarsien du pied ; les autres phalanges s'articulent entre elles. Pour les doigts de la main, on a l'habitude de différencier la première phalange (celle qui s'articule avec le métacarpien), la phalangine (intermédiaire) et la phalangette (la plus distale, qui porte l'ongle).

**PATHOLOGIE**

Les fractures des phalanges sont fréquentes. Leur traitement est orthopédique (attelle) ou parfois chirurgical (brochage), notamment en cas de lésions associées des nerfs ou des tendons. L'immobilisation dure de 4 à 8 semaines ; elle ne doit pas être prolongée sous peine d'entraîner une raideur articulaire.

## Phallus
Pénis en érection, symbole de la virilité.

## Phanère
Organe de protection caractérisé par une kératinisation intense.

Les cheveux, les dents, les ongles et les poils sont des phanères. La kératine, protéine fibreuse et principal constituant de la couche superficielle de l'épiderme, est une substance dure, résistante et protectrice.

■ **Les poils** existent sur tout le corps sauf sur la paume de la main, la plante du pied et les organes génitaux externes. Ils poussent, puis cessent de croître et tombent. Environ 80 % des poils sont en phase de croissance et 15 % d'entre eux sont au repos. L'homme adulte perd environ 50 à 100 poils par jour.

■ **L'ongle** est une plaque cornée d'environ 0,5 millimètre d'épaisseur. Formé de kératine (protéine rigide), il protège le bout des doigts et des orteils. Il est constitué d'un corps et d'une racine qui assure sa croissance à la vitesse de 0,14 à 0,40 millimètre par jour. La repousse complète d'un ongle de la main prend environ 6 mois. Les ongles des pieds poussent deux fois plus lentement.

■ **Le tissu phanérophore** est un tissu conjonctif embryonnaire qui forme les papilles des follicules dentaires et pileux (cavités en forme de sac qui contiennent la base de la dent ou celle du poil ou de l'ongle).

## Pharmacie

Branche des sciences médicales qui a trait à la conception, à la préparation et à la distribution des médicaments.

La pharmacie est exercée exclusivement sous la responsabilité de pharmaciens diplômés, dans les pharmacies de ville, les hôpitaux, l'industrie pharmaceutique et dans le circuit de distribution des médicaments (grossistes, notamment). Les pharmaciens biologistes réalisent des analyses médicales à visée diagnostique et pronostique.

→ VOIR **Pharmacologie.**

## Pharmacocinétique

1. Ensemble des phénomènes et des réactions qui se produisent après introduction d'un médicament dans l'organisme.

La pharmacocinétique d'une substance active comporte 4 stades : la résorption, la distribution, les transformations chimiques (métabolisme) et l'élimination.

■ **La résorption** est le passage du médicament de son site d'administration vers la circulation sanguine générale. Le principe actif pénètre ainsi dans les liquides de l'organisme, plus ou moins rapidement et en plus ou moins grande quantité en fonction de sa nature chimique et de la forme sous laquelle il est administré (comprimé, solution buvable, suppositoire, ampoule injectable, etc.).

■ **La distribution** est le stade où, après passage dans la circulation sanguine, le médicament se répartit dans l'organisme. La biodisponibilité d'un médicament correspond à la fraction qui atteint la circulation. Il pénètre les différents tissus, le plus souvent de manière inégale en fonction de sa liaison aux protéines plasmatiques qui assurent son transport (la fraction libre gagnant les tissus), de la perméabilité des membranes des cellules, du débit du sang irriguant chaque tissu, du volume de celui-ci, etc. Au fur et à mesure de ce processus, le médicament commence à être éliminé par l'organisme.

■ **Les transformations chimiques** (métabolisme) ne s'opèrent pas forcément pour tous les médicaments, mais elles sont très fréquentes. Ces dégradations progressives sont réalisées principalement par les enzymes contenues dans les cellules du foie.

■ **L'élimination** du médicament, assurée par les organes dont c'est la fonction (reins, foie, intestin, poumons), se fait par les urines, la bile, les excréments et, pour certains médicaments, par l'air expiré par les poumons.

De nombreux facteurs influencent les paramètres pharmacocinétiques : âge du patient, poids, facteurs héréditaires, pathologies (notamment insuffisance rénale ou hépatique), interactions avec d'autres médicaments, etc. Ces paramètres ainsi que le rythme (nombre de prises par jour) et la forme, simple ou à libération prolongée (« retard »), de l'administration doivent être pris en compte pour ajuster la posologie d'un médicament.

2. Étude des phénomènes et des réactions qui se produisent après introduction d'un médicament dans l'organisme.

## Pharmacodépendance

Tendance à consommer des médicaments qui devient de moins en moins contrôlable dans le temps. SYN. *toxicodépendance.*

La pharmacodépendance est l'une des formes de la toxicomanie, et les deux mots sont fréquemment employés l'un pour l'autre. Néanmoins, l'usage tend à désigner par pharmacodépendance plutôt la toxicomanie ayant trait aux substances médicamenteuses (amphétamines, barbituriques, benzodiazépines, etc.) que celle liée aux autres substances actives sur le psychisme telles que l'alcool et les drogues (héroïne, cocaïne, haschisch, LSD, etc.).

La pharmacodépendance comporte un ou plusieurs des phénomènes suivants.

■ **La dépendance psychique** est une tendance à consommer la substance en cause soit parce qu'elle produit un effet agréable, soit parce qu'elle soulage un trouble tel que l'anxiété.

■ **La dépendance physique** est marquée par un nouvel équilibre de l'organisme, qui exige un apport régulier de la substance toxique. En cas de sevrage, l'état de manque se traduit par un malaise plus ou moins prononcé, accompagné de symptômes souvent douloureux ou angoissants dont l'ensemble constitue le syndrome de sevrage.

■ **L'accoutumance**, ou **tolérance**, est caractérisée par le fait que les doses habituelles perdent peu à peu de leur efficacité et que le sujet doit les augmenter pour obtenir l'effet recherché.

La pharmacodépendance peut être à l'origine de marginalisation, de délinquance et d'incapacité à assurer un rôle social. C'est pourquoi les prescriptions doivent être de courte durée et réévaluées régulièrement.

## Pharmacodynamie

1. Action des médicaments et des substances chimiques sur l'organisme.
2. Branche des sciences médicales qui étudie cette action.

La pharmacodynamie s'intéresse aux caractéristiques des substances médicamenteuses (par exemple à la propriété d'une substance de se fixer de préférence sur un récepteur), à leurs sites (cerveau, cœur, etc.), à leurs mécanismes d'action et à leurs effets (contraction de cellules musculaires, arrêt du développement de cellules cancéreuses, antagonisme d'une enzyme, etc.).

Elle étudie également leur pharmacocinétique (résorption, distribution, transformation et élimination par l'organisme) et leurs effets. Ceux-ci peuvent être physiologiques (inhibition du système nerveux, ralentissement de la fréquence cardiaque, etc.), morphologiques (accélération de la croissance) ou biochimiques (augmentation de la concentration dans le sang de certaines substances, par exemple).

## Pharmacologie

Branche des sciences médicales qui étudie les propriétés chimiques des médicaments et leur classification.

La pharmacologie englobe la pharmacie galénique (fabrication et conservation des médicaments, formes, dosages, modes d'administration), la pharmacodynamie (effets des substances actives sur les êtres vivants), la pharmacocinétique (absorption, distribution, transformation et élimination des médicaments par l'organisme), et les règles de prescription (indications, contre-indications, posologies, etc.). Elle relève à la fois de la compétence du pharmacien en ce qui concerne la préparation et la délivrance des médicaments, et de celle du médecin pour tout ce qui touche à leur prescription.

→ VOIR **Pharmacie.**

## Pharmacopée

Recueil officiel des normes et des renseignements indispensables au pharmacien pour l'exercice de sa profession.

Autrefois appelée Codex, la pharmacopée est un manuel qui renferme la nomenclature, la description des principes actifs et les effets des médicaments simples et composés, des préparations officinales, des matériels et des pansements médicaux et chirurgicaux. S'y ajoutent la description des méthodes d'analyse et de contrôle des médicaments ainsi que les tableaux des doses usuelles et des doses maximales pour l'adulte et pour l'enfant.

Outre les différentes pharmacopées propres à chaque pays, il existe une pharmacopée européenne, résultant d'une convention conclue entre les pays membres du Conseil de l'Europe, ainsi qu'une pharmacopée internationale, élaborée par l'Organisation mondiale de la santé (O.M.S.).

## Pharmacovigilance

Branche des sciences médicales qui a trait à la surveillance des effets indésirables des médicaments, ainsi qu'aux connaissances, aux méthodes et aux moyens nécessaires à la mise en œuvre de cette surveillance.

La plupart des effets indésirables sont normalement découverts quand on teste les médicaments, avant leur commercialisation. La pharmacovigilance a été créée pour déceler les effets indésirables les plus rares d'un médicament, qui ne se manifestent en général que lorsque celui-ci est utilisé par une population suffisamment nombreuse.

La collecte des données est assurée par les médecins prescripteurs et par les pharmaciens, à qui il est demandé de signaler les anomalies qu'ils constatent et celles qu'indiquent les malades. Ils doivent faire état de leurs soupçons, même les plus minimes, auprès des spécialistes chargés de rassembler les informations, de les trier et de les soumettre à un traitement statistique. En cas de nécessité, ces spécialistes déclenchent des enquêtes plus ou moins vastes et, le cas échéant, alertent les autorités sur la nécessité d'interdire un médicament qui se révèle nocif.

Tous les pays industrialisés possèdent des organisations de pharmacovigilance. Celles-ci sont autonomes, mais leur coordination est assurée à l'échelle internationale par l'Organisation mondiale de la santé (O.M.S.).

## Pharyngite

Inflammation du pharynx.

Une pharyngite peut être associée à une atteinte du nez. Il s'agit alors d'une rhinopharyngite.

Selon que l'évolution est aiguë ou chronique, on distingue deux types de pharyngite.

### Pharyngite aiguë

Il s'agit d'une inflammation aiguë de l'oropharynx (partie moyenne du pharynx, à la hauteur de la gorge), appelée aussi angine, due à une infection fréquemment virale, parfois bactérienne ; dans ce cas, le germe en cause est essentiellement le streptocoque.

**SYMPTÔMES ET SIGNES**

La douleur locale est exacerbée à la déglutition et peut s'accompagner de fièvre. Les amygdales sont atteintes par l'inflammation (amygdalite).

**TRAITEMENT**

Le traitement comporte des antalgiques et des collutoires. Un traitement antibiotique n'est indiqué qu'en cas de pharyngite streptococcique.

### Pharyngite chronique

Il s'agit d'une inflammation persistante du pharynx, dont les causes peuvent être nombreuses : faiblesse constitutionnelle de la muqueuse, abus de tabac ou d'alcool, rhinite ou sinusite chronique, contact avec des polluants atmosphériques (poussières industrielles, gaz toxiques, etc.), travail exposé à des courants d'air, air conditonnné, reflux gastro-œsophagien (remontée anormale du contenu gastrique acide dans l'œsophage jusqu'au pharynx, pouvant irriter ce dernier), etc. L'inflammation peut être également liée à des troubles endocriniens (ménopause, hypothyroïdie, diabète) ou à une mauvaise utilisation de la voix (chanteurs, conférenciers, etc.). Les symptômes sont des douleurs intermittentes dans la gorge et à la déglutition et une sécheresse du pharynx qui oblige le malade à se racler la gorge constamment. À l'examen, on ne distingue qu'une simple rougeur pharyngée. Le traitement des pharyngites chroniques est difficile et associe celui de la cause, quand elle est déterminée, à des soins locaux (humidification de la muqueuse pharyngée par des inhalations, des gargarismes et des bains de bouche).

## Pharyngographie

→ VOIR Laryngopharyngographie.

## Pharyngoplastie

Intervention chirurgicale visant à modifier la forme du voile du palais.

La pharyngoplastie, autrefois appelée uvulopalatoplastie, consiste en général à enlever une partie du voile du palais pour traiter les ronflements, qu'ils soient associés ou non à un syndrome d'apnée du sommeil. Plus rarement, elle vise à rallonger le voile du palais à l'aide d'un greffon constitué de muqueuse du pharynx, en cas de malformation (notamment fente labiopalatine).

**DÉROULEMENT ET EFFETS SECONDAIRES**

La pharyngoplastie se pratique sous anesthésie locale, et il n'est alors pas nécessaire que le sujet soit hospitalisé, ou sous anesthésie générale ; elle nécessite dans ce cas une hospitalisation de 48 heures. Les suites postopératoires sont marquées par des douleurs durant environ une semaine.

**COMPLICATIONS ET RÉSULTATS**

La complication essentielle de la pharyngoplastie est l'apparition d'un reflux alimentaire par le nez, témoignant d'une ablation trop importante du voile du palais. Ce reflux est souvent associé à une rhinolalie (modification de la voix, le sujet ne parvenant plus à prononcer correctement les sons occlusifs (b, p, d, t, g et k). Plus de 80 % des pharyngoplasties pratiquées pour ronflement donnent de bons résultats ; en cas d'échec, il est possible de répéter l'intervention.

## Pharynx

PHARYNX

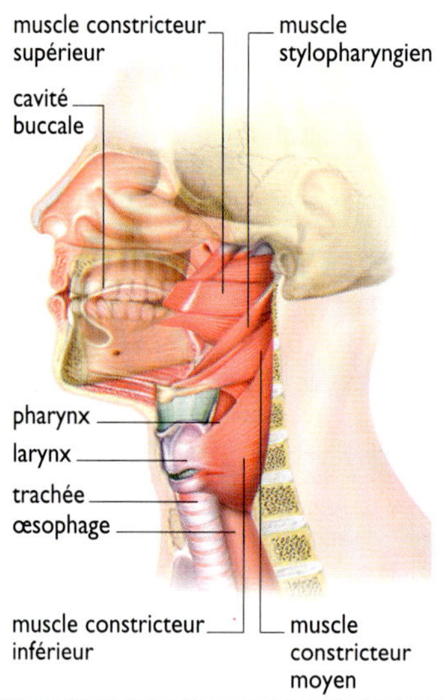


Conduit musculaire et membraneux allant du fond de la bouche à l'entrée de l'œsophage. (P.N.A. *pharynx*)

**STRUCTURE**

Le pharynx correspond à la gorge. Il comprend trois étages. De haut en bas, on trouve le nasopharynx, l'oropharynx et l'hypopharynx. Le nasopharynx fait partie des voies respiratoires, tandis que l'oropharynx et l'hypopharynx constituent les lieux où les voies aériennes supérieures et les voies digestives supérieures se croisent. Les muscles du pharynx sont soit constricteurs, soit élévateurs. Ils propulsent aliments et liquides lors de la déglutition, en rétrécissant et en élevant le pharynx.

**PATHOLOGIE**

Les signes révélateurs d'une maladie du rhinopharynx sont une sensation d'obstruction nasale, une rhinorrhée (écoulement des fosses nasales), des épistaxis (saignements de nez) et, au niveau de l'oropharynx et de l'hypopharynx, une gêne ou une douleur à la déglutition, ainsi que des otalgies (douleurs des oreilles).

■ **Les inflammations du pharynx**, ou **pharyngites**, atteignent, isolément ou en même temps, le nez, le rhinopharynx (rhinopharyngite) et l'oropharynx (angine). Les inflammations aiguës, d'origine infectieuse, se traitent par antibiotiques et par des soins locaux (aérosols, collutoires, etc.). Chroniques, elles sont dues à diverses causes, dont l'alcoolisme et le tabagisme sont les plus fréquentes : le traitement est alors celui de la cause, associé à des soins locaux.

■ **Les tumeurs du pharynx** sont plus souvent malignes que bénignes (polype, angiome, fibrome nasopharyngien). Celles du rhinopharynx sont dues au virus d'Epstein-Barr, celles de l'oropharynx et de l'hypopharynx à l'alcool et au tabac. Le traitement comprend le plus souvent une ablation chirurgicale des lésions, une chimiothérapie et une radiothérapie.

## Phénotype

Ensemble des caractéristiques corporelles d'un organisme.

Le phénotype est l'expression morphologique de certains éléments du génotype, ensemble des caractéristiques inscrites dans le patrimoine génétique. Parmi les caractéristiques du phénotype, on peut citer la couleur des yeux, des cheveux ou de la peau.

## Phénylcétonurie

Maladie héréditaire caractérisée par une accumulation dans l'organisme d'un acide aminé, la phénylalanine, et de ses dérivés (acide phénylpyruvique).

La phénylcétonurie est due à un déficit en une enzyme, la phénylalanine hydroxylase, qui transforme normalement un acide aminé, la phénylalanine, en un autre acide aminé, la tyrosine. Elle provoque, dès les premiers mois de la vie, une dépigmentation de la peau et une atteinte neurologique se traduisant par des crises d'épilepsie puis, progressivement, par une déficience mentale ; la présence d'acide phénylpyruvique dans les urines leur donne une odeur caractéristique. Le dépistage systématique est réalisé chez le nouveau-né entre le 4e et le 10e jour après la naissance (test de Guthrie). S'il est positif, un régime alimentaire spécial, pauvre en phénylalanine (contenue dans les protéines animales), permet de prévenir l'apparition des manifestations cliniques.

## Phéochromocytome

Tumeur, le plus souvent bénigne, développée dans la glande médullosurrénale ou, plus rarement, dans la chaîne paraganglionnaire sympathique (le long de l'aorte abdominale), et sécrétant des catécholamines (adrénaline, noradrénaline) responsables d'une hypertension artérielle sévère et de troubles du rythme cardiaque.

**CAUSES**
Un phéochromocytome est une tumeur rare, la plupart du temps isolée. Dans moins de 10 % des cas, il a une origine héréditaire ; il s'inscrit alors dans un syndrome touchant plusieurs organes et peut être à l'origine d'une néoplasie endocrinienne multiple, d'une neurofibromatose ou de la maladie de von Hippel-Landau.

**SYMPTÔMES ET SIGNES**
Le symptôme caractéristique du phéochromocytome est un accès paroxystique associant des maux de tête, des sueurs, des palpitations et une poussée d'hypertension durant quelques minutes. On peut également observer une hypertension artérielle permanente sévère résistant à un traitement classique par les médicaments antihypertenseurs. Dans d'autres cas, le phéochromocytome est révélé par une complication aiguë : œdème du poumon, collapsus au cours d'une anesthésie ou d'un accouchement.

**DIAGNOSTIC ET TRAITEMENT**
Il repose sur le dosage plasmatique des catécholamines, ou celui, urinaire, des métanéphrines (dérivés de l'adrénaline). La tumeur est localisée par le scanner ou l'imagerie par résonance magnétique (I.R.M.). La scintigraphie permet la recherche éventuelle de localisations anormales (thorax, abdomen, petit bassin) ou multiples.

Le traitement, chirurgical, consiste en l'ablation de la tumeur. Il entraîne la disparition de l'hypertension artérielle.

## Phimosis

Rétrécissement de l'orifice préputial rendant le décalottage du gland pénien impossible.

Un phimosis peut être congénital, décelé alors dès l'enfance ou, parfois, seulement à la puberté, ou consécutif à une affection (diabète, infection, tumeur du pénis). Un phimosis est toujours responsable d'une macération locale (non-évacuation des sécrétions, stagnation de l'urine) avec infection ; en outre, il rend les rapports sexuels difficiles. En cas de décalottage forcé, il peut se transformer en paraphimosis (étranglement de la base du gland par un anneau préputial trop étroit).

**TRAITEMENT**
Lorsque le phimosis est peu important, on peut, après désinfection locale, élargir progressivement l'anneau préputial par des manœuvres douces et répétées de décalottage. Lorsqu'il est très important, il est indispensable d'élargir chirurgicalement l'anneau préputial ou de pratiquer une posthectomie (ablation du prépuce).

## Phimosis tubaire

Rétrécissement d'une ou des 2 trompes utérines aboutissant à une obturation tubaire partielle ou totale.

Un phimosis tubaire est souvent consécutif à une salpingite (infection d'une ou des 2 trompes) non traitée. Les franges du pavillon de la trompe s'agglutinent, se resserrent et se collent les unes aux autres, sans que la patiente ressente généralement aucun symptôme. Le phimosis est ainsi le plus souvent découvert à l'occasion d'un bilan de stérilité (cœlioscopie). Le traitement, chirurgical, cherche à rétablir la perméabilité de la trompe et la fertilité de la femme : décollement des parois de la trompe et éversion des franges du pavillon. Cette intervention est généralement pratiquée par cœliochirurgie (introduction d'une optique et des instruments chirurgicaux par de petites incisions abdominales), à la suite de la cœlioscopie diagnostique.

## Phlébectomie

Ablation chirurgicale d'une veine, le plus souvent d'un membre inférieur.

Des dysfonctionnements des veines superficielles des membres inférieurs entraînent l'apparition de dilatations veineuses appelées varices, inesthétiques et à l'origine de divers troubles (lourdeurs, œdèmes). La phlébectomie consiste, parfois après les avoir sclérosés, à retirer chirurgicalement, par de petites incisions, ces segments de veines. Cette intervention bénigne, pratiquée sous anesthésie locale ou générale, nécessite une courte hospitalisation. La reprise de la marche est immédiate, mais il est conseillé de porter des bandages élastiques pendant le mois suivant l'intervention.

## Phlébite

Constitution d'un caillot à l'intérieur d'une veine, parfois associé à une inflammation de la paroi veineuse. SYN. *thrombophlébite.*

Une phlébite a pour conséquences un arrêt du flux sanguin dans la veine obstruée et une hyperpression vasculaire en amont du caillot. Elle peut être superficielle ou profonde : la phlébite profonde (située dans une veine profonde) des membres inférieurs est la plus fréquente.

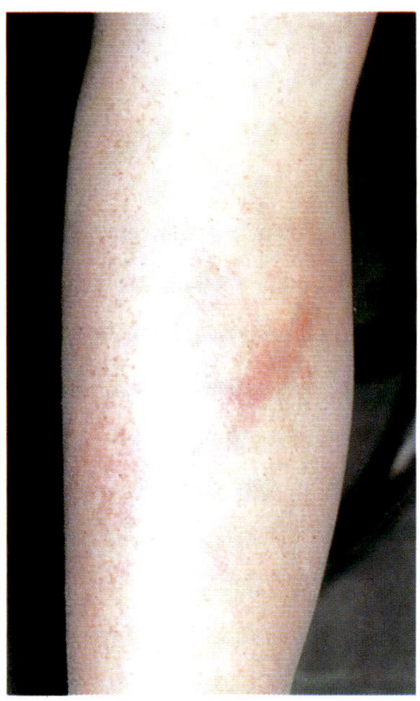

***Phlébite.*** *Sur le mollet gonflé et douloureux, on observe une trace rougeâtre révélant le segment de veine enflammé.*

**CAUSES**
Un caillot risque de se former quand une personne reste trop longtemps allongée ou immobile : par exemple après une intervention chirurgicale, surtout si elle concerne le petit bassin ou les membres, ou après un accouchement. Il peut survenir aussi à la suite de l'immobilisation d'un membre par un plâtre ou à cause de la compression plus ou moins longue d'une veine, par exemple chez une femme en fin de grossesse ou après un vol prolongé en avion sans quitter son siège. Un traumatisme, un cathétérisme cardiaque par voie veineuse peuvent aussi entraîner une stase veineuse ou une irritation de la paroi de la veine.

Des anomalies génétiques ou acquises de l'hémostase (ensemble des phénomènes physiologiques aboutissant à l'arrêt d'un saignement), de la coagulation ou de la fibrinolyse (désagrégation de la fibrine entraînant la dissolution des caillots sanguins) sont parfois aussi à l'origine d'une phlébite. Les anomalies génétiques sont nombreuses. La plus fréquemment en cause est la résistance à la protéine C activée ; il peut s'agir aussi de déficit en protéine S ou C, d'hyperhomocystéinémie, d'une mutation du gène de la prothrombine.

Pilule et traitement substitutif de la ménopause sont également des facteurs favorisants. De même, certaines affections telles qu'un cancer, une maladie du sang, une maladie du cœur, surtout lorsqu'elle est compliquée d'une insuffisance cardiaque, peuvent entraîner une phlébite.

**SYMPTÔMES ET DIAGNOSTIC**
En cas de phlébite profonde d'un membre inférieur, le sujet souffre de douleurs spontanées ou provoquées par la palpation dans un mollet et perçoit une sensation locale de chaleur. La jambe atteinte enfle. Ces signes unilatéraux s'associent éventuellement à de la fièvre et à une augmentation du rythme cardiaque. Plus rarement, le caillot peut concerner les veines sous-cutanées. Si celles-ci deviennent dures et sont enflammées sur un de leurs segments, il s'agit d'une phlébite superficielle. Dans les deux cas, le diagnostic est confirmé par un écho-Doppler veineux ou une phlébographie. On recherche aussi dans le sang des D-dimères, marqueurs de la fibrinolyse témoignant qu'un caillot se forme.

**ÉVOLUTION**
Le caillot peut s'étendre de proche en proche, entravant la circulation sanguine. Une circulation de suppléance se développe alors progressivement à partir des veines secondaires et draine efficacement le sang arrivant en amont du rétrécissement. La veine bouchée par un caillot peut dans certains cas se désobstruer spontanément.

Une fois constitué, le caillot peut aussi se fragmenter et migrer brusquement vers la veine cave ou les cavités cardiaques droites et se bloquer dans une branche de l'artère pulmonaire, ce qui provoque une embolie pulmonaire. Cette complication se produit

## Phlébographie

**Cet examen consiste à injecter dans le réseau veineux une substance radio-opaque, qui rend les veines visibles sur les radiographies.**

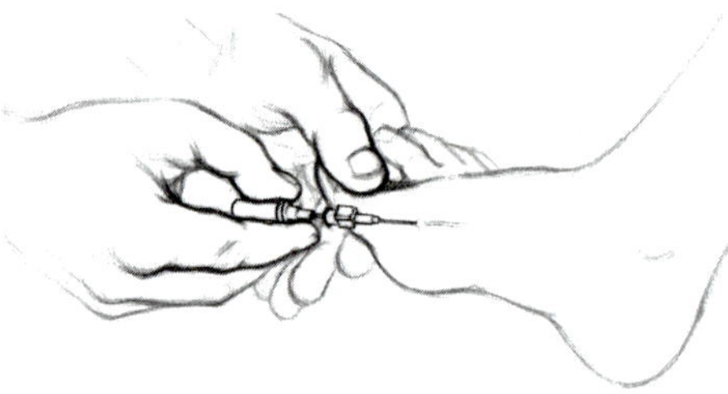

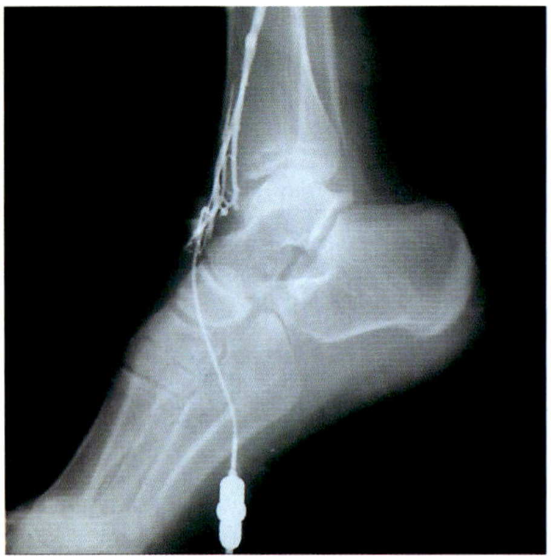

*Le produit radio-opaque est injecté dans une veine du dos du pied par l'intermédiaire d'un cathéter.*

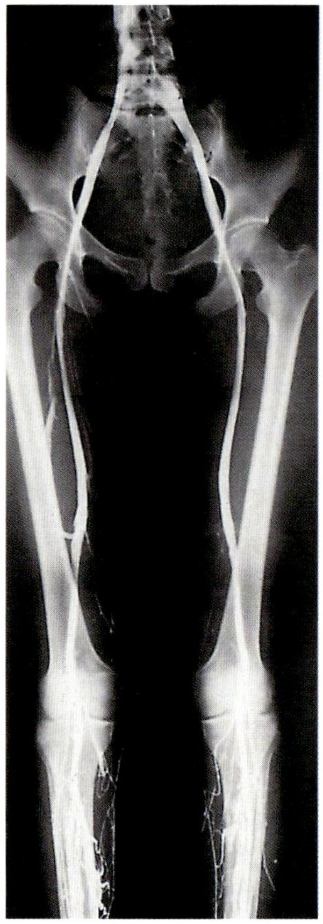

*Le produit se diffuse ensuite lentement dans le réseau veineux.*

lors d'une phlébite profonde négligée ou identifiée avec retard. Enfin, on constate parfois la survenue d'œdèmes, de troubles trophiques (relatifs à la nutrition des tissus), de varices, voire d'un ulcère de jambe, ensemble de symptômes désignés sous le terme de maladie post-phlébitique.

**TRAITEMENT**

Les phlébites profondes sont des urgences médicales. Des anticoagulants sont prescrits (héparine, puis antivitamines K). Une fois la phlébite guérie, le membre atteint est comprimé par une bande élastique dite de contention, de manière à éviter la survenue de varices. Une phlébite superficielle relève d'un traitement anti-inflammatoire et ne revêt pas le même caractère d'urgence.

**PRÉVENTION**

La prévention des phlébites est essentielle et repose sur des mesures simples : contractions musculaires volontaires et répétées sous plâtre, alitement de durée limitée (par exemple, après un accouchement) et utilisation d'un traitement anticoagulant préventif dans toutes les circonstances à risques.

## Phlébographie

Examen radiologique des veines après injection d'un produit de contraste iodé.

La phlébographie concerne le plus souvent les membres inférieurs et la veine cave inférieure, car ce sont les localisations les plus courantes des phlébites et des thromboses veineuses.

**INDICATIONS**

Une phlébographie est indiquée, éventuellement après une échographie-Doppler, quand le médecin suspecte une phlébite, une embolie pulmonaire (obstruction d'une branche d'une artère pulmonaire par un caillot venu d'une phlébite) ou lors de l'exploration préopératoire d'une insuffisance veineuse des membres inférieurs (varices).

**TECHNIQUE**

La phlébographie est pratiquée en salle de radiologie. Un produit de contraste iodé, opaque aux rayons X, est injecté afin de pouvoir visualiser les veines profondes du mollet, de la cuisse, du petit bassin de l'abdomen (veines iliaques et veine cave inférieure). Des clichés sont pris et leur lecture permet de déceler la présence d'un éventuel caillot sanguin.

**PRÉPARATION ET DÉROULEMENT**

Le patient doit être à jeun. Le médecin place des garrots à la hauteur de la cheville, du mollet et de la cuisse afin de dilater les veines profondes. Après désinfection de la peau, le médecin pique la peau à l'aide d'une aiguille et injecte le produit de contraste dans la veine superficielle du dos du pied. L'injection est réalisée simultanément à droite et à gauche ; l'opacification s'étend aux veines superficielles et profondes. Le médecin prend régulièrement des clichés pendant l'injection et enlève progressivement les garrots pour étudier successivement les veines du pied, de la jambe puis de la cuisse. L'examen dure de 15 à 30 minutes. En l'absence de phlébite, le sujet peut reprendre aussitôt ses activités.

**CONTRE-INDICATIONS**

Elles tiennent essentiellement à une éventuelle allergie à l'iode contenu dans le produit de contraste. Il existe par ailleurs des limitations chez la femme enceinte.

**RÉSULTATS**

Ils sont connus immédiatement. L'examen permet d'établir le diagnostic de phlébite ou de thrombose veineuse. Il permet en effet de visualiser des caillots, qui attestent le caractère récent de la phlébite et sont visibles sous forme de « lacunes » dans l'opacité de la veine, ou l'absence d'un segment de veine (signe d'occlusion), souvent associée à un réseau de suppléance formé de veines secondaires.

**EFFETS SECONDAIRES**

Il arrive que certaines personnes ressentent, au moment de l'injection du produit de contraste iodé, des nausées ou des malaises brefs, sans gravité, mais qui doivent être signalés au médecin.

## Phlébolithe

Concrétion calcaire qui se forme dans une veine.

Un phlébolithe est souvent découvert fortuitement au cours d'un examen clinique ou radiologique. Il ne nécessite aucun traitement.

## Phlébologie

Branche de la médecine qui étudie l'ensemble du système veineux et ses maladies.

La phlébologie s'intéresse principalement aux phénomènes de thrombose (formation de caillots à l'intérieur d'une veine) à l'origine d'une phlébite, ainsi qu'au risque essentiel qui en découle : l'embolie pulmonaire. Ce domaine est celui des maladies thromboemboliques.

La phlébologie étudie également les séquelles de phlébite (maladie post-phlébitique) et les phénomènes de distension veineuse que sont les varices. Moins graves que les phlébites ou les embolies pulmonaires, les varices provoquent une gêne fonctionnelle non négligeable, l'insuffisance veineuse pouvant être responsable de troubles trophiques (œdème chronique, ulcère de jambe).

## Phlébothrombose

Occlusion d'une veine par un caillot.

→ VOIR Phlébite.

## Phlébotonique

→ VOIR Veinotonique.

## Phlegmon

Inflammation aiguë ou subaiguë du tissu conjonctif sous-cutané ou profond.

Un phlegmon, d'origine infectieuse, provoque la destruction des tissus et la formation de pus. Il peut rester diffus et continuer à s'étendre ou se transformer en abcès.

Son traitement repose sur la prise d'antibiotiques et, en cas d'abcès, sur un drainage chirurgical.

### Phlegmon des gaines des tendons

Cette inflammation du tissu conjonctif autour des tendons touche le plus souvent

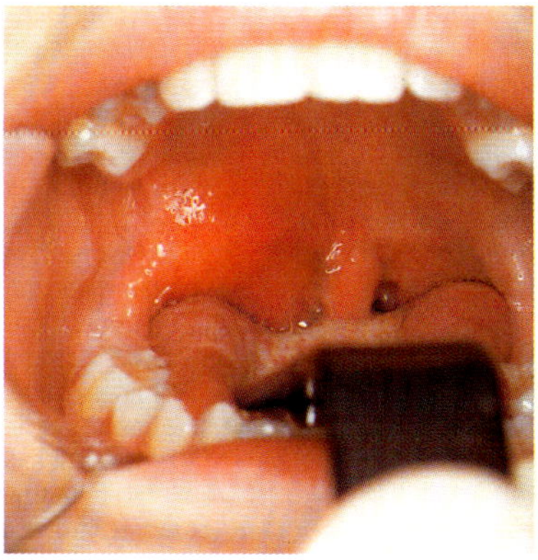

***Phlegmon périamygdalien.*** *L'amygdale enflammée (à gauche) est tuméfiée et douloureuse.*

les gaines des muscles fléchisseurs du doigt. C'est le plus fréquent des phlegmons. Il est dû à l'infection d'une plaie par une bactérie. Le doigt est chaud, rouge, très douloureux, immobilisé en flexion. Le traitement, conduit en urgence, consiste à enlever chirurgicalement, sous anesthésie générale, les tissus morts, à nettoyer la gaine atteinte, puis à immobiliser le doigt sur une attelle ; on lui associe un traitement antibiotique adapté à la bactérie en cause. Une rééducation est nécessaire. La guérison survient généralement au bout de 15 jours, mais, lorsque le traitement a été entrepris trop tard, il arrive que le doigt atteint perde définitivement sa mobilité.

### Phlegmon périamygdalien

Appelé couramment, mais à tort, « phlegmon de l'amygdale », c'est une inflammation du tissu conjonctif sur lequel repose l'amygdale palatine (l'amygdale du langage courant). Cette complication fréquente d'une angine mal soignée se manifeste par un trismus (contracture musculaire empêchant d'ouvrir la bouche complètement) et par une fièvre élevée ; le malade a beaucoup de mal à déglutir. L'examen clinique révèle un gonflement de la luette et une voussure du pilier antérieur du voile du palais, du côté atteint. Le traitement, conduit en urgence, comprend l'incision et le drainage chirurgical du phlegmon, associés à la prise d'antibiotiques par voie intraveineuse ; deux mois plus tard, une amygdalectomie (ablation des amygdales) doit être pratiquée.

## Phlyctène

→ VOIR Bulle dermatologique.

## Phobie

Crainte angoissante et injustifiée d'une situation, d'un objet ou de l'accomplissement d'une action.

Les phobies les plus communes sont la peur des espaces ouverts et de la foule (agoraphobie), la peur des lieux clos (claustrophobie), la peur de commettre un acte agressif ou choquant (phobie d'impulsion), la peur de rougir (éreutophobie) et la peur, banale chez l'enfant et même chez l'adulte, de certains animaux tels que les serpents ou les araignées. D'autres phobies sont proches des obsessions, comme la peur des maladies (nosophobie) ou la peur d'être atteint d'une difformité physique (dysmorphophobie), fréquente à l'adolescence.

Les phobies comptent parmi les symptômes les plus répandus des troubles névrotiques, notamment au cours de la névrose phobique. Parfois, elles peuvent masquer, un certain temps, le début d'un trouble psychotique. Elles s'expliquent en psychanalyse par un refoulement de la sexualité infantile ou par un conditionnement lié à une éducation répressive, ou encore par les séquelles de traumatismes psychoaffectifs précoces.

Le traitement d'une phobie dépend beaucoup de la personnalité du sujet. Le plus souvent, il repose sur la psychothérapie et sur les thérapies comportementales, très efficaces en cas de phobie stable et isolée. Anxiolytiques et antidépresseurs peuvent constituer un appoint utile.

## Phocomélie

Malformation congénitale caractérisée par l'absence du segment proximal (bras ou cuisse) et/ou du segment moyen (avant-bras ou jambe) d'un membre.

Dans les formes les plus graves, les mains ou les pieds sont directement issus du tronc.

La phocomélie évoque les membres du phoque, d'où sa dénomination. Elle est essentiellement due à l'absorption par la mère pendant sa grossesse d'un médicament, le thalidomide (hypnotique et antilépreux) ; ce dernier est aujourd'hui administré plus rarement (dans le traitement de la maladie de Behçet) et sous contraception stricte médicalement contrôlée lorsqu'il s'agit de femmes en âge de procréer.

Les solutions thérapeutiques offertes par l'orthopédie devront être adaptées au handicap de l'enfant, mais aussi et surtout favoriser ses mécanismes d'adaptation à sa malformation.

→ VOIR Agénésie.

## Phonation

Ensemble des phénomènes qui concourent à la production d'un son par les organes de la voix.

Lors de l'expiration, l'air est modulé par les organes vocaux : le larynx, les cavités du pharynx, les cordes vocales, la cavité buccale, la langue et les lèvres. La phonation est contrôlée par le système nerveux central. L'étude de la voix et des maladies liées à l'élocution est la phoniatrie.

■ Les dysarthries sont des troubles de l'élocution liés à une paralysie ou à une incoordination des muscles qui entrent en jeu dans l'articulation. Elles sont d'origine neurologique.

■ Les dysphonies sont des anomalies de la qualité de la voix. Par exemple, la raucité peut provenir d'une paralysie, d'un surmenage vocal ou d'une laryngite.

■ Les aphasies sont des troubles du langage dus à une lésion du cortex des hémisphères cérébraux. Le patient ne comprend plus le sens des mots ou ne peut plus s'exprimer.

## Phonocardiographie

Examen qui a pour but d'enregistrer les bruits normaux ou pathologiques du cœur et de les visualiser par un graphique.

#### INDICATIONS

Une phonocardiographie est prescrite lorsque le médecin a perçu à l'auscultation au stéthoscope des bruits anormaux tels qu'un souffle (dû à un rétrécissement d'une valvule cardiaque ou à une fuite du sang en amont de la valvule) ou encore un éclat ou un dédoublement d'un bruit (dû à la fermeture retardée d'une des valvules).

#### TECHNIQUE

La phonocardiographie consiste à placer sur la poitrine du patient, à la hauteur du cœur, un petit microphone qui amplifie les sons et les transforme en courant électrique dont les variations sont enregistrées. On peut simultanément pratiquer une électrocardiographie et comparer les résultats pour établir un diagnostic plus précis.

D'autres examens apportent des précisions complémentaires. Par exemple, le carotidogramme permet d'enregistrer la vitesse et la durée de l'onde de pression qui se propage dans les grosses artères issues de la crosse de l'aorte au moment de la contraction cardiaque.

#### DÉROULEMENT ET EFFETS SECONDAIRES

Le patient est allongé sur une table d'examen, le haut du corps dénudé. Le médecin place sur la poitrine un petit microphone. Les variations des vibrations dues aux bruits et aux souffles éventuels sont transmises à l'enregistreur. L'examen dure de 10 à 20 minutes. La lecture du tracé étant instantanée, les résultats sont connus immédiatement. Cet examen ne s'accompagne d'aucun effet secondaire.

La phonocardiographie est de plus en plus remplacée par l'échocardiographie et le Doppler cardiaque, qui permettent, en outre, de visualiser directement les anomalies des valvules responsables des bruits et des souffles anormaux. La phonocardiographie précise néanmoins les données de l'auscultation cardiaque.

## Phosphatase

Enzyme libérant de l'acide phosphorique, présente dans de nombreux organes et tissus, ainsi que dans le sang.

Les phosphatases, de structure protéique, hydrolysent les esters de l'acide phosphorique, c'est-à-dire qu'elles attaquent un ester (combinaison d'un acide avec un alcool) pour en détacher l'acide phosphorique, lequel est réutilisé ailleurs ou éliminé dans les urines. On distingue, en fonction de leur pH optimal d'action, les phosphatases alcalines, qui agissent en milieu alcalin et sont essentiellement présentes dans le foie et le tissu osseux, et les phosphatases acides, qui agissent en milieu acide.

Le taux sérique de phosphatases alcalines, mesuré dans un prélèvement sanguin, permet d'évaluer les fonctions biologiques du foie ; ce taux est trop élevé en cas de cholestase (manifestations liées à la diminution ou à l'arrêt de la sécrétion de bile), mais aussi au cours d'autres affections, en particulier osseuses. Le taux de phosphatases acides, quant à lui, augmente en cas de cancer de la prostate. Le taux sérique de phosphatases alcalines ne diminue qu'exceptionnellement, en cas d'hypophosphatasie, une maladie héréditaire se traduisant par un rachitisme et des troubles dentaires.

## Phosphène

Sensation devant l'œil d'éclairs lumineux, bleutés ou blancs, mieux visibles la nuit et qui se répètent souvent au même endroit.

D'autres phénomènes oculaires lumineux peuvent être confondus avec les phosphènes : les photopsies (points lumineux peu intenses, brillants et mobiles), qui traduisent un décollement du vitré ; le scotome scintillant (lignes brisées lumineuses et mobiles, entourant une tache sombre ou une frange lumineuse en zigzag et mobile), qui survient souvent au début d'une migraine ophtalmique, annonçant la crise.

#### CAUSES ET ÉVOLUTION

Un phosphène est dû à une traction du vitré sur la rétine. Il survient principalement chez les personnes âgées ou chez les myopes, et annonce parfois une déchirure de la rétine, qui peut en entraîner le décollement. Certains phosphènes sont également provoqués par un traumatisme du globe oculaire ou par une compression de l'œil, certains enfants non-voyants appuyant par exemple de façon répétée sur leurs yeux, afin d'éprouver des sensations lumineuses.

Le plus souvent, les phosphènes qui surviennent naturellement ou après un traumatisme disparaissent en quelques jours. Mais l'œil doit être surveillé, car la rétine peut être déchirée, surtout si le malade a perçu brutalement des myodésopsies (petits points noirs mobiles qui tombent comme une pluie de suie).

#### DIAGNOSTIC ET TRAITEMENT

Un examen du fond d'œil permet d'observer l'état de la rétine. Le phosphène disparaît avec le traitement de sa cause.

## Phospholipide

Lipide contenant de l'acide phosphorique.

Les principaux phospholipides (lécithines, céphalines, phosphatidylinositol, etc.) sont des lipides du groupe des triglycérides, comportant un alcool, le glycérol, lié à un acide phosphorique. Ce sont des composants majeurs des membranes qui entourent les cellules de l'organisme auxquelles ils confèrent certaines de leurs propriétés, notamment leur plus ou moins grande perméabilité aux substances chimiques.

Bien que les phospholipides jouent un rôle important dans la structure et le métabolisme des lipoprotéines, en pratique courante leur dosage apporte peu de renseignements dans le diagnostic et le suivi des hyperlipoprotéinémies (taux sanguin excessif de lipoprotéines). Leur taux sanguin diminue lors de certaines malnutritions et augmente au cours de la plupart des perturbations du métabolisme des lipides.

## Phosphore

Élément chimique présent dans l'organisme sous forme de phosphate.

Le phosphore (P) est apporté par l'alimentation, puis absorbé par l'intestin. On le retrouve essentiellement dans les os, sous forme minérale, et dans le sang, associé à des substances organiques. Il est aussi présent dans toutes les cellules et participe à leurs activités.

Les principales sources alimentaires de phosphore sont les céréales, les viandes, les poissons et les œufs. L'apport alimentaire quotidien suffit normalement à couvrir les besoins de l'organisme. La phosphorémie (taux de phosphore dans le sang) est régulée par différentes hormones. Elle augmente en cas d'insuffisance rénale, d'insuffisance des glandes parathyroïdes, d'intoxication par la vitamine D, et diminue en cas d'hypersécrétion des parathyroïdes et de carence en vitamine D.

#### CARENCE ET APPORT EXCESSIF

■ **Une carence en phosphore** peut être due à un régime alimentaire déséquilibré, à une augmentation des besoins (croissance, grossesse, allaitement), à une malabsorption digestive ou à une utilisation abusive de médicaments antiacides à base d'hydroxyde d'aluminium. Elle se traduit dans les cas les plus graves par une déminéralisation osseuse, des troubles respiratoires, cardiaques et/ou neurologiques. Des sels de phosphore peuvent être prescrits en compensation.

■ **Un apport excessif en phosphore** peut être dû à une intoxication par des sels de phosphore ou à un régime dissocié riche en phosphore et pauvre en calcium (alimentation à base de riz, de poisson et de farines non blutées, caractéristique des pays asiatiques). Il peut provoquer une hypocalcémie sévère (taux sanguin insuffisant de calcium).

## Phosphorylase

Enzyme dégradant les glucides complexes (notamment le glycogène) pour en détacher un glucide simple (glucose), sur lequel elle fixe un acide phosphorique.

Ces réactions jouent un rôle important dans le métabolisme du glucose dans le foie et dans les muscles.

Un déficit en phosphorylase hépatique, dû à une glycogénose (anomalie congénitale du métabolisme du glycogène), se traduit par une hépatomégalie (foie trop gros) et une hypoglycémie (taux de glucose dans le sang anormalement bas).

## Photochimiothérapie

→ VOIR Puvathérapie.

## Photocoagulation

Procédé thérapeutique consistant à projeter sur la rétine, sur l'iris ou sur les vaisseaux rétiniens un faisceau lumineux intense et étroit produit par un laser, généralement un laser argon.

#### INDICATIONS

La photocoagulation est utilisée dans le traitement des déchirures rétiniennes et des autres lésions susceptibles de provoquer un décollement de rétine. Le laser provoque une petite brûlure à l'origine d'une inflammation locale. La cicatrisation de ce foyer crée alors une adhérence entre la rétine et la choroïde sous-jacente. Il s'agit d'une technique de prévention du décollement de la rétine et non d'un traitement ; car, pour qu'il y ait brûlure, le laser doit être arrêté par un pigment foncé, l'épithélium pigmentaire, qui n'est en place que si la rétine n'est pas décollée. La photocoagulation est également employée pour traiter les lésions ischémiques de la rétine (dues à une diminution de son irrigation sanguine), consécutives soit à une occlusion des vaisseaux, soit à une rétinopathie ischémique observée notamment au cours du diabète. Elle est enfin employée pour réaliser une iridectomie (ablation d'un fragment de l'iris) lors de glaucome à angle étroit.

Enfin, en cas de glaucome à angle large (hypertension intraoculaire), la photocoagulation au laser crée de petites brûlures sur le trabéculum (filtre situé à l'angle de l'iris et de la cornée), qui permettent d'en élargir les mailles afin de permettre une meilleure évacuation de l'humeur aqueuse.

#### DÉROULEMENT

Il n'est pas nécessaire d'être hospitalisé pour subir une photocoagulation au laser ; seuls les jeunes enfants peuvent avoir besoin d'une anesthésie générale. Une bonne dilatation de la pupille doit être obtenue en cas de photocoagulation rétinienne. Un verre de contact à 3 miroirs est posé sur l'œil afin de diriger le rayonnement sur la zone à traiter. En général, le faisceau n'est pas douloureux, mais le patient éprouve parfois une douleur brève et passagère. Il arrive que les sujets diabétiques ressentent des douleurs plus importantes. Le patient peut ensuite rentrer à son domicile sans traitement particulier. Il lui est toutefois déconseillé de conduire dans les heures qui suivent. Les résultats du traitement au laser n'apparaissent qu'après une période de 15 jours à 3 semaines. Une déchirure périphérique de la rétine ou une iridectomie ne nécessitent qu'une seule séance de photocoagulation, tandis que le traitement d'une rétinopathie ischémique chez un diabétique requiert au moins 4 séances.

## Photodermatose

Maladie cutanée déclenchée ou aggravée par l'exposition au rayonnement solaire.

#### DIFFÉRENTS TYPES DE PHOTODERMATOSE

Les photodermatoses sont classées en deux grandes variétés.

■ **Les photosensibilisations** sont dues à un agent chimique qui rend la peau plus sensible aux rayonnements. L'agent peut être exogène (ne provenant pas de l'organisme), qu'il soit externe (produit en contact avec la peau) ou interne (médicament absorbé par la bouche, comme l'amiodarone), ou encore endogène (substance anormale synthétisée par l'organisme au cours de certaines maladies génétiques, comme la porphyrie cutanée). D'autres anomalies génétiques entraînent une photosensibilisation par incapacité des cellules de la peau à assurer une protection suffisante contre les rayonnements solaires (xeroderma pigmentosum, albinisme, piébaldisme). Il arrive que l'agent ne soit pas identifié ; on parle alors de photodermatose idiopathique.

■ **Les maladies de peau aggravées par le soleil** comprennent le lupus érythémateux, le lichen, le pemphigus, le granulome annulaire. Une exposition excessive au soleil, particulièrement chez les sujets à peau claire et pendant les 15 premières années de la vie, constitue en outre un facteur essentiel dans l'apparition d'un mélanome malin.

**SIGNES ET TRAITEMENT**

Les signes d'une photodermatose ne sont pas spécifiques : rougeur, gonflement des tissus cutanés, petits boutons, cloques. Le traitement est celui de chaque affection mentionnée ; la prévention passe par la protection de la peau contre le rayonnement solaire à l'aide de crèmes de type écran total.

→ VOIR Photoexploration.

## Photodermatose printanière juvénile

Photodermatose (maladie cutanée déclenchée ou aggravée par l'exposition au soleil) de cause inconnue, fréquente chez les sujets jeunes.

La photodermatose printanière juvénile touche l'enfant et l'adulte jeune, de 7 à 20 ans, plus souvent le sujet de sexe masculin. Elle se manifeste habituellement au printemps, par temps froid, sous forme d'une éruption localisée aux oreilles. Les lésions, très prurigineuses, sont d'abord œdémateuses, puis vésiculeuses (petits soulèvements remplis de sérosité) ; des bulles (soulèvements plus importants) apparaissent parfois dans un second temps.

La maladie régresse spontanément et sans séquelles en l'espace de 2 semaines, mais récidive chaque année. Le traitement se limite au besoin à l'ouverture des bulles et à l'application locale d'un corticostéroïde en cas de démangeaisons importantes. La prévention repose sur l'application d'une crème de type écran total protégeant du rayonnement solaire.

## Photoexploration

Ensemble de méthodes diagnostiques permettant de déterminer la sensibilité de la peau aux rayonnements ultraviolets.

La photoexploration est indiquée chez les sujets atteints d'une photodermatose, maladie cutanée déclenchée ou aggravée par l'exposition au soleil. Elle permet de vérifier la réalité de la sensibilité au soleil et de déterminer le type et le degré de cette sensibilité. Elle consiste en différents tests.

■ **La détermination du phototype** du sujet consiste à le classer, à partir d'un interrogatoire (capacité de bronzage avec ou sans coups de soleil) et de l'examen de la couleur de ses yeux et de sa peau, dans une des catégories de la classification des phototypes, numérotés de 0 (sujets albinos) à 6 (sujets à peau noire).

■ **Le test de Saidman** consiste à exposer de petites surfaces de peau à des ultraviolets A et à noter la dose de rayonnement minimale qui provoque une rougeur ou un petit gonflement.

■ **Le phototest** consiste à pratiquer différents tests (par exemple en exposant la peau à des ultraviolets A, puis à des ultraviolets B, enfin à des rayonnements reproduisant la lumière du soleil), pour trouver le rayonnement qui provoque un aspect identique aux lésions cutanées spontanées du malade.

■ **Les photo-patch-tests** ne sont indiqués que si l'on veut vérifier la responsabilité d'un agent chimique (parfum, par exemple) dans la photodermatose. On applique un patch contenant l'agent sur la peau, que l'on expose ensuite à des rayons ultraviolets A ou B, afin d'observer la réaction produite deux à trois jours plus tard.

## Photophobie

Sensation visuelle pénible produite par la lumière.

**CAUSES**

Selon les symptômes qui l'accompagnent, une photophobie peut être due à une affection oculaire ou neurologique. Si elle est associée à des douleurs oculaires intenses, à un larmoiement et/ou à un blépharospasme (contraction involontaire de la paupière), il s'agit vraisemblablement d'une affection de la cornée (inflammation, phototraumatisme, ulcération, corps étranger), parfois d'une iridocyclite (inflammation de l'iris et du corps ciliaire). Dans ce dernier cas, la photophobie est plus modérée. Si des maux de tête accompagnent la photophobie, avec parfois de la fièvre, si le sujet adopte une position « en chien de fusil » (replié sur lui-même) afin de diminuer la douleur et s'il ne souffre d'aucun autre trouble oculaire, mais se plaint, outre les maux de tête, de nausées, elle peut être due à un syndrome méningé (méningite, hémorragie méningée).

**DIAGNOSTIC ET TRAITEMENT**

Le diagnostic d'une photophobie repose sur l'examen clinique du patient. Le traitement est celui de la cause.

## Photoprotection

Protection naturelle ou artificielle de la peau contre les rayonnements solaires, notamment contre les ultraviolets.

### Photoprotection naturelle

Elle est assurée par l'épaississement progressif de la couche cornée de la peau et par l'accroissement de sa pigmentation en cas d'exposition fréquente et prolongée à la lumière solaire (hâle ou « bronzage », lié à l'élaboration accrue de mélanine par l'épiderme). Le degré de protection peut être mesuré par la photoexploration, qui consiste, après avoir soumis la peau à un rayonnement, à observer sa réaction.

### Photoprotection artificielle

Elle peut être assurée par deux sortes de moyens, externes ou internes.

■ **La photoprotection externe**, utilisée pour la prévention des coups de soleil, du vieillissement et du cancer de la peau, comprend le port de vêtements couvrants et l'application de produits antisolaires, cosmétiques renfermant des substances protectrices de deux sortes : les écrans et les filtres. Les écrans réfléchissent purement et simplement le rayonnement et l'empêchent de pénétrer profondément sous l'épiderme. Ce sont principalement des substances opaques, comme le dioxyde de titane, qui présentent l'inconvénient de donner à la peau un aspect blanchâtre. Les filtres sont des substances actives qui absorbent le rayonnement et libèrent l'énergie absorbée par échange thermique avec la peau. La plupart de ces substances comportent un noyau aromatique (formule chimique comportant des cycles) et peuvent donc donner lieu à des réactions allergiques.

La plupart des produits antisolaires associent écran et filtre. La combinaison de ces deux types de constituants permet d'obtenir des degrés de protection variés, mesurés par un coefficient de protection : protection faible (coefficient compris entre 2 et 4), moyenne (entre 4 et 8), forte (entre 8 et 15) ou très forte, pour des conditions d'ensoleillement extrêmes (coefficient dépassant 15).

■ **La photoprotection interne** consiste en l'absorption par voie orale de médicaments tels que la vitamine PP, les dérivés du carotène et les antipaludéens de synthèse. Elle est indiquée en cas de photodermatoses, affections de la peau déclenchées ou aggravées par le soleil (urticaire solaire, par exemple).

La vitamine PP présente l'avantage de ne pas être toxique, mais la protection qu'elle confère est assez faible ; néanmoins, elle est suffisante dans nombre de cas. Les dérivés du carotène colorent parfois la peau en jaune orangé et ils présentent, ainsi que les antipaludéens, une toxicité pour les yeux qui nécessite une surveillance attentive et régulière. Certains médicaments photoprotecteurs (l'acide para-aminobenzoïque, en particulier) peuvent provoquer des intolérances cutanées (allergies, notamment).

→ VOIR **Filtre solaire.**

## Photosensibilisation

Augmentation de la sensibilité de la peau aux rayonnements solaires, notamment aux ultraviolets, souvent due à une substance chimique ou médicamenteuse et se traduisant par une éruption cutanée.

Les cas de photosensibilisation sont de plus en plus fréquents, en grande partie en raison d'une modification des comportements (exposition au soleil plus fréquente, utilisation de substances et de médicaments facteurs de photosensibilisation).

**CAUSES**

Une photosensibilisation peut être idiopathique (sans cause connue), provoquée par un facteur déclenchant externe ou interne, ou d'origine génétique.

■ **Les photosensibilisations d'origine externe** surviennent après application d'une substance sur la peau (parfum) ou après contact de la peau avec différents végétaux (boutons-d'or, moutarde, etc.).

■ **Les photosensibilisations d'origine interne** surviennent après ingestion de substances ou de médicaments exerçant une action photosensibilisante après s'être déposés dans la peau : psoralènes, certains antibiotiques (notamment les tétracyclines), amiodarone, quinolones, certains antifongiques (griséofulvine en particulier), etc.
■ **Les photosensibilisations d'origine génétique** sont dues à certaines déficiences génétiquement déterminées, qui touchent le système de réparation de l'A.D.N. (xeroderma pigmentosum) ou la répartition des mélanines (albinisme, piébaldisme).

**SYMPTÔMES ET SIGNES**
Ils varient selon le type de photosensibilisation : plaques rouges surmontées de petites vésicules et démangeant fortement, vésicules ou bulles. Les lésions surgissent soit sur la totalité de la peau exposée au soleil (photosensibilisation d'origine interne), soit de façon plus localisée (photosensibilisation d'origine externe), là où l'agent en cause a été appliqué. Les photosensibilisations d'origine génétique se traduisent par une totale absence de bronzage des zones dépourvues de pigments mélaniques, ou par un érythème puis par une atrophie cutanée (xeroderma pigmentosum).

**TRAITEMENT ET PRÉVENTION**
Le traitement consiste à appliquer sur les lésions des médicaments antiseptiques, des produits adoucissants ou des corticostéroïdes locaux. L'administration par voie générale de corticostéroïdes ou d'antihistaminiques est réservée aux formes les plus graves. La prévention repose sur la protection de la peau (crème protectrice de type écran total) et surtout sur la suppression de l'agent susceptible de déclencher la photosensibilisation (médicament, manipulation de certains végétaux, etc.). Les photosensibilisations idiopathiques peuvent être prévenues par administration de vitamine PP, d'antipaludéens de synthèse (nivaquine), de caroténoïdes ou par la puvathérapie (exposition aux rayons ultraviolets A, associée à la prise de psoralènes).

**UTILISATION THÉRAPEUTIQUE**
La photosensibilisation est mise à profit dans le traitement de certaines maladies de peau, en particulier le psoriasis, au cours de la puvathérapie. L'agent photosensibilisant (psoralène) est administré par voie orale ou locale avant une exposition au rayonnement ultraviolet artificiel.
→ VOIR Photodermatose, Photoprotection, Puvathérapie.

## Photothérapie

Méthode de traitement utilisant l'action de la lumière sur la peau. SYN. *actinothérapie.*

La source de lumière utilisée peut être la lumière solaire (héliothérapie) ou la lumière artificielle. L'héliothérapie, fondement de la photothérapie, doit être conduite avec prudence, afin d'éviter les accidents qui pourraient résulter d'une exposition brutale ou prolongée à la lumière du soleil. Elle est utilisée pour traiter les lésions acnéiques et favorise, dans la majorité des cas, le traitement du psoriasis (dermatose inflammatoire généralement non douloureuse mais souvent très gênante esthétiquement).

Bien que les rayons infrarouges et les rayons ultraviolets ne soient pas des rayons lumineux, on a l'habitude de considérer leur utilisation thérapeutique comme faisant partie de la photothérapie.
■ **Les rayons infrarouges** agissent sur les douleurs et les troubles circulatoires des extrémités et favorisent le processus de cicatrisation cutanée.
■ **Les rayons ultraviolets,** associés à des médicaments qui sensibilisent la peau à leurs effets, les psoralènes, sont utilisés (puvathérapie) dans le traitement du psoriasis, du vitiligo (défaut de pigmentation de la peau se manifestant par des taches blanches) ou du mycosis fongoïde (tumeurs eczémateuses de la peau).
■ **La luxthérapie,** photothérapie spécifique, est une méthode dont l'efficacité n'a pas été totalement démontrée. Elle repose sur l'exposition du patient à une lumière non colorée intense. Les séances d'exposition, de durée variable, débutent dans un centre spécialisé et peuvent être poursuivies à domicile jusqu'à amélioration de l'état du patient. La luxthérapie est utilisée dans le traitement des dépressions saisonnières (qui se manifestent régulièrement à certaines périodes de l'année). Ces dépressions surviennent surtout en automne et en hiver, en raison de la diminution de la lumière naturelle qui modifie la sécrétion de la mélatonine (hormone sécrétée par l'épiphyse, ou glande pinéale, et qui interviendrait dans la régulation de l'humeur), sécrétion qui dépend aussi des rythmes circadiens (sur 24 heures). Chez les sujets déprimés, on constate une diminution de l'amplitude du rythme nocturne de sécrétion de la mélatonine. L'exposition à la lumière corrige ce phénomène de variation.
■ **L'exposition à la lumière bleue** (l'une des longueurs d'onde de la lumière solaire) s'emploie dans le traitement de l'ictère du nouveau-né.
→ VOIR Ictère du nouveau-né, Puvathérapie.

## Phototraumatisme

Lésion des yeux due aux rayonnements lumineux, essentiellement solaires.

**DIFFÉRENTS TYPES DE PHOTOTRAUMATISME**
La cornée et la macula (partie centrale de la rétine, responsable de l'acuité visuelle) sont plus particulièrement atteintes.
■ **L'ophtalmie des neiges** est une lésion de la cornée provoquée par les rayonnements ultraviolets. Elle est due à l'exposition prolongée au soleil sur les montagnes enneigées ou les glaciers, sans protection suffisante des yeux. Ses manifestations, souvent retardées par rapport à l'exposition, sont des douleurs oculaires intenses, avec photophobie et blépharospasme (spasmes de la paupière). La guérison, rapide et sans séquelles, peut être activée par l'instillation de collyres cicatrisants.
■ **La maculopathie solaire** fait suite à l'observation d'une éclipse solaire sans protection efficace, celle-ci devant être assurée par le port devant les yeux de pellicules photographiques ou de clichés radiologiques, les lunettes de soleil n'offrant pas une protection suffisante. La brûlure des infrarouges provoque un œdème parfois hémorragique de la macula et une baisse de la vision. En général, cet œdème régresse rapidement, mais une cicatrice peut rester sur la macula et provoquer un scotome (amputation totale ou partielle du champ visuel central).
→ VOIR Ophtalmie.

## Phrénique

Qui concerne le diaphragme.

Le nerf phrénique innerve le diaphragme.

## Phtiriase

→ VOIR Pédiculose.

## Phtisie

→ VOIR Tuberculose.

## Phycomycose

Infection due à des champignons zygomycètes (moisissures), les mucorales et les entomophtorales. SYN. *zygomycose.*

Les phycomycoses se caractérisent par la présence dans l'organisme de filaments non septés (non cloisonnés).

### Mucormycose

Cette phycomycose est due à des mucorales, type particulier de moisissures. Elle est répandue dans le monde entier et est généralement opportuniste, c'est-à-dire qu'elle survient chez des malades immunodéprimés ou sur des organismes déjà affaiblis par une maladie telle que le diabète.

**CONTAMINATION**
Les mucorales se développent dans les fruits, les graines et les végétaux en décomposition. Elles se transmettent par voie rhinopharyngée, et le champignon se développe d'abord dans la muqueuse nasale ou les sinus pour envahir ensuite le cerveau ; parfois, les poumons sont atteints par dissémination vasculaire. Les mucorales se transmettent plus rarement par voie cutanée (surinfection de lésions préexistantes) et, plus rarement encore, par voie digestive (ingestion d'aliments contaminés, notamment de fruits).

**SYMPTÔMES ET SIGNES**
Les mucorales provoquent des infections cérébrales, pulmonaires, digestives et, plus rarement, cutanées. Une sinusite chronique maxillaire ou frontale peut se propager au cerveau et entraîner des abcès intracrâniens qui peuvent aboutir à un coma. La forme pulmonaire se traduit par une bronchite, une pneumonie, voire une perforation bronchique qui entraîne des hémoptysies (crachats sanglants). Les manifestations digestives se traduisent par des douleurs abdominales, des diarrhées, des émissions rectales de sang, ou même une péritonite.

**TRAITEMENT**
Les polyènes, comme l'amphotéricine B, sont les médicaments les plus utilisés pour traiter ce type de phycomycose.

### Entomophtoromycose
Cette phycomycose tropicale est une maladie chronique dont une centaine de cas ont été décrits. Elle est due à des champignons tropicaux, les entomophtorales. Le sujet se contamine par inhalation des spores des champignons. Une entomophtoromycose se caractérise par une déformation lente des fosses nasales qui s'obstruent. Le malade a l'impression d'avoir le nez bouché. L'infection peut s'étendre et déformer très visiblement le visage du malade (lèvres tuméfiées, visage gonflé). Un traitement par les triazolés donne de bons résultats.

### Basidiobolomycose
Cette phycomycose tropicale rare, due également aux entomophtorales, se transmet probablement par la piqûre de végétaux et se présente comme une tuméfaction chronique, volumineuse et indolore du tronc ou des membres. Le traitement à base d'iodure de potassium est efficace. Une basidiobolomycose non traitée guérit généralement spontanément mais lentement.

## Physiologie
Étude des fonctions et du fonctionnement normal des organismes vivants.

La physiologie s'intéresse aux processus physiques et chimiques à l'œuvre dans les cellules, les tissus, les organes et les systèmes d'êtres vivants sains.

Le terme est employé en français depuis le début du XVII^e siècle ; le latin *physiologia* semble avoir été utilisé pour la première fois, dans une acception différente, par le médecin Jean Fernel (1497 - 1558) dans son livre *Universa medicina*. La physiologie a été enseignée et a conquis un statut universitaire à partir du XVIII^e siècle, mais c'est au XIX^e siècle, avec François Magendie et surtout Claude Bernard, qu'elle est devenue une science indépendante, distincte d'autres sciences, comme la physique ou la chimie.

## Physiopathologie
Étude des mécanismes modifiant les fonctions organiques (respiration, circulation, digestion, élimination, reproduction).

La physiopathologie étudie les perturbations de la physiologie, permet de connaître le mécanisme d'action des maladies et de remonter à leurs sources. La physiopathologie explique, par exemple, comment l'asthme retentit sur la fonction respiratoire, comment l'hypertension artérielle est responsable de complications cardiovasculaires, comment un diabète non traité et persistant lèse l'œil ou le rein, ou comment certaines infections sexuellement transmissibles peuvent provoquer une stérilité.

## Physiothérapie
Utilisation thérapeutique d'agents naturels tels que l'eau douce ou salée (cures thermales, balnéothérapie, thalassothérapie), la boue (fangothérapie), certaines huiles minérales comme la paraffine (paraffinothérapie), le climat (soleil, altitude), la chaleur et l'électricité (courants continus ou discontinus à basse ou haute fréquence [diathermie, ionisation, ultrasons]).

La physiothérapie, technique de rééducation, est indiquée dans toutes les affections dégénératives du squelette (notamment l'arthrose) et dans les tendinites (périarthrite scapulo-humérale, la plus fréquente, tendinites du coude). Elle permet d'atténuer les douleurs, de prévenir ou de diminuer une raideur articulaire, mais aussi de restaurer la force musculaire autour d'une articulation.

## Phytomicronutriment
Molécule naturelle d'origine végétale susceptible d'exercer un effet biochimique particulier dans l'organisme.

Les phytomicronutriments constituent un ensemble hétérogène de substances présentes dans les aliments végétaux : polyphénols, caroténoïdes, phytostérols, phytoœstrogènes, glucosinolates, etc. Leurs mécanismes d'action ne sont pas toujours connus. Certains phytomicronutriments constituent un centre d'intérêt pour la recherche, en raison de leurs propriétés antioxydantes, par lesquelles ils protégeraient les cellules d'une oxydation par les radicaux libres.

## Phytothérapie
Traitement ou prévention des maladies par l'usage des plantes.

La phytothérapie fait partie des médecines parallèles, ou médecines douces. Dans la plupart des pays, notamment en Occident, seuls les médecins ont le droit de pratiquer la phytothérapie sous forme de consultation, et seuls les pharmaciens et les herboristes sont habilités à donner des conseils au moment de l'achat.

#### HISTORIQUE
L'emploi des plantes dans un dessein thérapeutique remonte à la plus haute antiquité et concerne un grand nombre de civilisations. Des écrits chinois sur ce sujet datent de plusieurs millénaires. D'autres proviennent de la Grèce antique (rédigés par exemple par Hippocrate ou Dioscoride), du Moyen Âge arabe (textes d'Avicenne, essentiellement) ou du Moyen Âge occidental (textes de l'école de médecine de Salerne, en Italie).

Certains de ces anciens traités de phytothérapie ont été créés à partir d'observations faites sur des malades. D'autres sont inspirés par l'ésotérisme (comme ceux de Paracelse), par la magie, les rites sociaux ou la religion.

Au début du XX^e siècle, la phytothérapie est plus ou moins oubliée, concurrencée par l'efficacité des médicaments, dont beaucoup sont d'ailleurs fabriqués à partir de plantes. Elle réapparaît en même temps que se développent l'acupuncture et l'homéopathie.

#### DIFFÉRENTS TYPES DE PHYTOTHÉRAPIE
De nos jours et dans les pays occidentaux, il existe plusieurs spécialités, éventuellement combinées entre elles, qui utilisent les plantes à des fins médicales.

■ **L'aromathérapie** est une thérapeutique qui utilise les essences des plantes, ou huiles essentielles, substances aromatiques sécrétées par de nombreuses familles de plantes telles que, par exemple, les astéracées, les laminacées ou les opiacées, et extraites par distillation. Ces huiles sont des produits complexes à utiliser avec précaution et en respectant les doses prescrites, car ils ne sont pas totalement sans danger. La voie d'administration la plus intéressante, car la plus rapide et la moins toxique, est la voie percutanée (à travers la peau).

■ **La gémothérapie** se fonde sur l'utilisation d'extraits alcooliques et glycérinés de tissus jeunes de végétaux tels que les bourgeons et les radicelles appartenant à environ 60 plantes différentes. Les préparations sont présentées diluées au dixième. Chaque extrait est réputé avoir une affinité pour un organe ou une fonction. Par exemple, le macérat glycériné de bourgeons de *Ribes nigrum*, ou cassis, dilué au dixième, agit en tant que stimulant de la zone corticale des glandes surrénales, c'est-à-dire de la même manière que la cortisone.

■ **L'herboristerie** correspond à la méthode de phytothérapie la plus classique et la plus ancienne. Après être tombée en désuétude, elle est de nos jours reprise en considération. L'herboristerie se sert de la plante fraîche ou séchée ; elle utilise soit la plante entière, soit une partie de celle-ci (écorce, fleur, fruit, racine). La préparation repose sur des méthodes simples, le plus souvent à base d'eau : décoction, infusion, macération. Ces préparations sont bues ou inhalées, appliquées sur la peau ou ajoutées à l'eau d'un bain. Elles existent aussi sous forme plus moderne de gélules de poudre de plantes sèches, que le sujet avale. Cette présentation a l'avantage de préserver les principes actifs, qui sont fragiles. Pour que le traitement soit efficace en profondeur, les prises doivent s'étaler sur une période allant de 3 semaines à 3 mois.

■ **L'homéopathie** a recours aux plantes d'une façon prépondérante, mais non exclusive : les trois quarts des souches sont d'origine végétale, le reste étant d'origine animale et minérale. Sont utilisées les plantes fraîches en macération alcoolique. Ces alcoolats sont appelés teintures mères : c'est à partir de ces alcoolats que sont préparées les dilutions qui servent à imprégner les grains de saccharose et de lactose que sont les granules et les globules. La teinture mère la plus utilisée est celle de *Calendula officinalis*, ou fleur de souci.

■ **La phytothérapie chinoise** fait partie d'un ensemble appelé « médecine traditionnelle chinoise » qui inclut l'acupuncture et la diététique chinoise. Cette phytothérapie vise à modifier les quantités de différentes énergies ou le circuit de ces énergies dans l'organisme.

■ **La phytothérapie pharmaceutique** utilise des produits d'origine végétale obtenus par extraction et qui sont dilués dans de l'alcool éthylique ou un autre solvant. Ces extraits sont dosés en quantités suffisantes pour avoir une action soutenue et rapide. Ils sont présentés comme toute autre spécialité pharmaceutique sous forme de sirop, de gouttes, de suppositoires, de gélules, de lyophylisats, de nébulisats (extraits de plantes desséchées par la chaleur), etc. Les concentrations sont assez élevées et la non-toxicité de ces médicaments est parfois relative.

**UTILISATION THÉRAPEUTIQUE**

La phytothérapie se donne un champ d'action sur de nombreux troubles, à titre préventif et curatif, dans des cas aigus ou pour modifier des terrains (tendances générales à être victime d'un type de maladie). Elle s'attache à traiter la cause du mal et non pas seulement ses symptômes. Son emploi s'appuie sur les connaissances traditionnelles, sur l'analyse des principes actifs des plantes et la compréhension de leur mode d'action, ainsi que sur les résultats constatés par les malades. Cependant, la phytothérapie n'a pas les mêmes bases scientifiques que la médecine moderne officielle, et il est impossible de la recommander pour des affections graves ni quand il existe un traitement moderne plus efficace.

**EFFETS INDÉSIRABLES**

Ils sont rares et en général bénins. Lorsqu'un médecin prescrit une ordonnance comprenant des plantes qui peuvent être toxiques, telles que la digitale ou la belladone, il importe que le patient ne dépasse pas les doses indiquées : les troubles sont souvent liés à une utilisation abusive et trop prolongée de la plante médicinale. On a signalé des néphropathies et des interactions avec des médicaments.

## Piaget (Jean)

Psychologue et pédagogue suisse (Neuchâtel 1896 - Genève 1980).

Il commença sa carrière en tant que biologiste, mais s'orienta parallèlement vers la philosophie, la logique et l'épistémologie puis, à travers la recherche d'une théorie scientifique de la connaissance, vers la psychologie de l'enfant aux différents stades de son développement intellectuel. Il montra que ce développement s'effectuait de manière graduelle et continue jusqu'à l'acquisition d'une pensée adulte, avec une conceptualisation de plus en plus abstraite et générale.

On lui doit la création, en 1955, du Centre international d'épistémologie génétique.

## Pian

Maladie infectieuse endémique due à une variété de tréponème, *Treponema pertenue*. SYN. *frambœsia*.

Le pian s'observe surtout dans les pays chauds et humides (Afrique tropicale, Guyane et Asie). Il entre, avec le béjel, le caraté et la syphilis, dans le groupe des tréponématoses. La transmission se fait souvent dans l'enfance, principalement par contact cutané direct avec une lésion d'un sujet infecté, l'agent responsable, très fragile, ne pouvant vivre longtemps en milieu extérieur. Des cas de contamination par des insectes vecteurs (mouches) ont été rapportés.

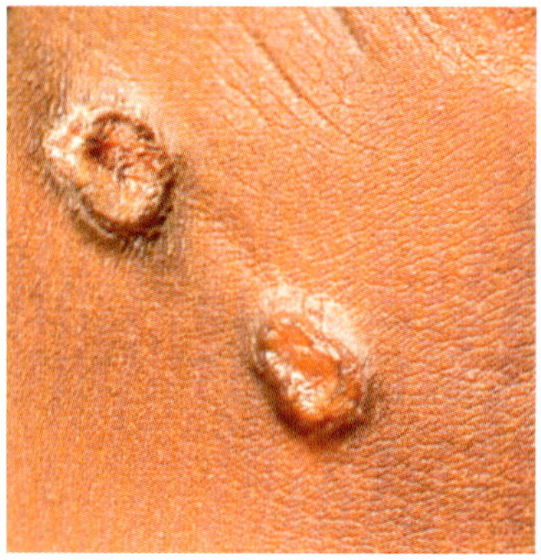

***Pian.** Les ulcérations cutanées, appelées chancres pianiques, sont très prurigineuses.*

**SYMPTÔMES ET SIGNES**

Le pian évolue en trois phases.

- **La phase primaire**, qui succède à une incubation de 4 semaines, correspond à l'apparition du chancre pianique d'inoculation, papule d'un diamètre de 1,5 à 2 centimètres, affectant surtout les membres inférieurs. Il peut parfois s'agir d'ulcérations superficielles de la bouche ou de la poitrine. Des ganglions accompagnés de douleurs osseuses, une fièvre et des maux de tête peuvent s'y associer.
- **La phase secondaire** survient de 3 à 6 mois après l'apparition des premiers signes et donne des lésions appelées pianomes, petites élevures boursouflées de couleur rosée, s'érodant facilement et se recouvrant d'une croûte. Elles se groupent en plaques ou en anneaux sur les membres inférieurs. Sous les pieds, les pianomes provoquent un épaississement de la couche cornée, s'ulcèrent et entravent la marche (pian-crabe).

Dans un deuxième temps apparaissent des lésions sèches (pianides), groupées en placards sur les épaules et sur les cuisses. Enfin, une atteinte ostéoarticulaire est fréquente à ce stade, accompagnée d'une ostéite nécrosante et mutilante du nez (inflammation des os du nez provoquant une déformation et un grossissement de ce dernier) et des maxillaires supérieurs (goundou retrouvé en Côte d'Ivoire). Peuvent également survenir des tumeurs de la face, une nécrose et une ulcération du rhinopharynx (gangosa).

- **La phase tertiaire** survient après plusieurs années de latence et se traduit par des gommes avec ulcérations ou des lésions osseuses multiples. Contrairement à la syphilis, le pian ne provoque ni manifestations viscérales ni lésions nerveuses.

**DIAGNOSTIC ET TRAITEMENT**

Le diagnostic repose sur la mise en évidence du tréponème dans la lésion primaire et sur les réactions sérologiques positives dans les autres phases. Cependant, la distinction pian et syphilis est sérologiquement impossible, ce qui pose pour l'adulte des problèmes d'interprétation, celle-ci reposant uniquement sur la notion de contamination en zone d'endémie.

Le traitement, efficace, consiste en l'administration de pénicilline à doses élevées par voie intramusculaire. Une injection est suffisante au début de la maladie, mais un traitement d'au moins 15 à 20 jours est nécessaire pour les formes évoluées. Des séquelles cutanées et osseuses sont possibles.

## Pica

Trouble du comportement alimentaire consistant à ingérer des substances non comestibles.

La pica s'observe chez certaines personnes souffrant de troubles psychiatriques, et parfois chez l'enfant ou chez la femme enceinte de certains pays, en particulier d'Afrique. Il s'agit alors d'une pratique coutumière, au cours de laquelle les enfants et les femmes enceintes mangent de la terre (géophagie). Cette forme de pica est souvent causée par une carence en fer et nécessite un traitement médical.

## Pickwick (syndrome de)

Ensemble de troubles associant des épisodes d'apnée nocturne (arrêt respiratoire), une somnolence diurne, une cyanose (lèvres et ongles bleutés) et une obésité.

Le syndrome de Pickwick, de mécanisme mal connu, est caractérisé par une diminution de la concentration d'oxygène associée à une augmentation de la concentration de gaz carbonique dans le sang, témoignant d'une hypoventilation alvéolaire. Il se traduit par un sommeil de mauvaise qualité, des ronflements et une hypersomnolence dans la journée. Cette maladie représente une forme rare du syndrome d'apnée du sommeil.

**DIAGNOSTIC ET TRAITEMENT**

Il repose sur l'examen polygraphique du sommeil. Le malade est hospitalisé pendant une nuit. Pendant son sommeil, on pratique une électroencéphalographie et une électrocardiographie ; en outre, on installe également de petites électrodes sur son thorax et un saturomètre (petit capteur permettant de mesurer la saturation sanguine), au bout d'un doigt. Les malades doivent suivre un régime amaigrissant. On peut aussi faire appel à la respiration en pression positive continue : cette technique consiste à faire porter au sujet, pendant son sommeil, un masque respiratoire relié à un appareil délivrant une pression positive, afin de maintenir ouvertes ses voies nasales et respiratoires. Lorsque, à l'occasion d'un examen polygraphique du sommeil, on constate une apnée, il n'est pas rare que l'on place le malade en pression positive continue, ce qui permet de voir à quel niveau de pression on arrive le mieux à empêcher la survenue de ce trouble. Parfois, on pratique une ablation chirurgicale de tout ou partie du voile du palais (uvulopalatoplastie), voire, dans quelques cas rebelles, une trachéotomie.

## Piébaldisme

Maladie héréditaire rare caractérisée par une absence locale de pigmentation de la peau et des cheveux.

Le piébaldisme se transmet sur le mode autosomique (par les chromosomes non sexuels) dominant (il suffit que le gène en cause soit reçu de l'un des parents pour que l'enfant développe la maladie). Il se traduit par une mèche de cheveux blancs à la hauteur du front et par une dépigmentation de la peau du front, parfois par une décoloration des cils et des sourcils, et par des plaques blanches sur le torse ; le piébaldisme s'associe parfois à des troubles oculaires et auditifs et à un retard mental.

Le traitement est limité à la protection des zones dépourvues de pigmentation, en cas d'exposition solaire, et au camouflage (par des cosmétiques, par exemple).

## Pied

Extrémité du membre inférieur, articulée avec la jambe par la cheville (articulation tibio-péronéo-astragalienne) et terminée par les orteils. (P.N.A. *pes*)

**STRUCTURE**

Le pied a un rôle à la fois statique (il soutient le poids du corps et permet l'équilibre grâce à sa position à angle droit par rapport à l'axe de la jambe) et dynamique (il permet la propulsion du corps en avant). Son squelette est constitué d'arrière en avant par le tarse (astragale, calcanéum, scaphoïde, cuboïde et les 3 cunéiformes), le métatarse et les phalanges, qui forment le squelette des orteils. La plante du pied est le siège d'une concavité appelée voûte plantaire, dont le creusement excessif ou insuffisant caractérise les pieds creux ou les pieds plats.

**PATHOLOGIE**

Le pied peut être atteint par plusieurs types d'affections, souvent aggravées par le port de chaussures inadaptées.

- **Les anomalies** du pied sont le plus souvent congénitales : pied plat, pied creux, pied bot, pied équin, metatarsus varus (responsable de l'hallux valgus), etc.
- **Les principales maladies articulaires** touchant le pied sont l'hallux rigidus, l'arthrose, l'arthrite et surtout la goutte, dont le siège de prédilection est l'articulation métatarso-phalangienne du gros orteil.
- **Les fractures** du pied touchent le plus souvent le calcanéum, les métatarsiens et les phalanges.
- **Les principaux troubles de la peau et des os** du pied sont les durillons, les cors, l'œil-de-perdrix, les mycoses, etc.

## Pied d'athlète

Maladie cutanée localisée entre les orteils et caractérisée par des fissures ou crevasses plus ou moins profondes.

Le pied d'athlète, également connu sous les termes anglais d'*athletic foot* ou *Hong Kong disease*, est une maladie fréquente due à la prolifération de champignons microscopiques (dermatophytes ou levures) ou de certains germes à Gram négatif. Il se rencontre surtout chez les sportifs, les marins et, en règle générale, chez tous ceux qui portent habituellement des bottes ou des chaussures favorisant la transpiration.

**SYMPTÔMES, TRAITEMENT ET PRÉVENTION**

Un pied d'athlète se signale d'abord par des rougeurs et des cloques sur les faces latérales des orteils qui se transforment en fissures. Son traitement consiste en bains d'antiseptiques, en la désinfection à l'alcool iodé et en l'application d'antifongiques (médicaments contre les champignons).

La prévention des récidives repose sur une hygiène rigoureuse des pieds ; il est en particulier nécessaire d'éviter la transpiration et la macération, notamment par le port de chaussettes en fibres naturelles.

### PIED

**Le pied supporte le poids du corps, lui donne son assise et permet la marche. Il est relié aux deux os de la jambe par l'articulation tibiotarsienne.**

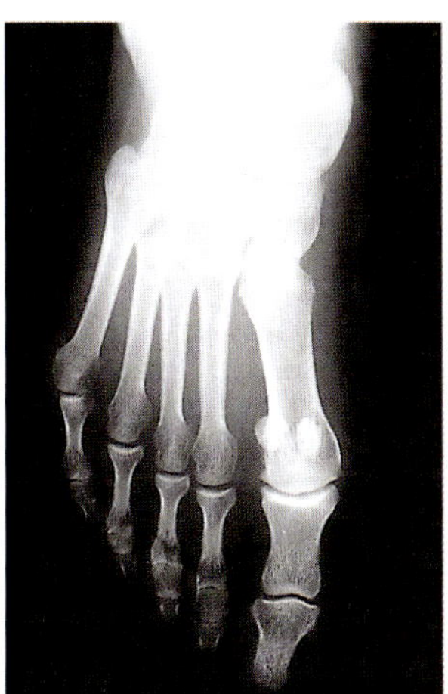

*Le squelette du pied comprend, comme la main, trois segments distincts : le tarse, le métatarse et les phalanges.*

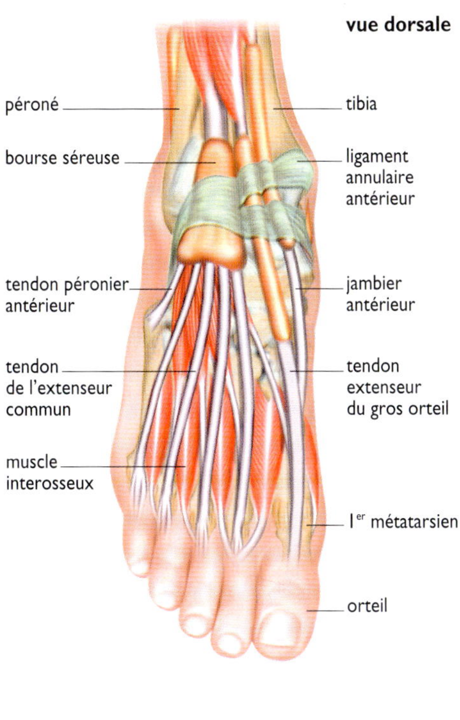


## Pied bot

Malformation congénitale complexe du pied caractérisée par des rétractions tendineuses et musculaires associées à des malformations osseuses, de sorte que l'appui du pied sur le sol n'est plus normalement réparti sur la région plantaire.

Le dépistage d'un pied bot peut se faire avant la naissance, grâce à l'échographie obstétricale. À la naissance, on peut encore corriger manuellement les déformations, mais, en l'absence de traitement, celles-ci deviennent irréductibles.

**TRAITEMENT**

D'une manière générale, plus le traitement commence tôt, plus son taux de réussite est élevé. Entrepris dès la naissance, il consiste en des manipulations quotidiennes en vue d'assouplir et de redresser le pied, suivies de la pose de petites attelles ou de plâtres successifs pour maintenir le pied en bonne position. Au bout de 3 mois, on pratique un bilan pour juger de l'efficacité du traitement. En cas de bonne correction, il est poursuivi jusqu'à l'âge de la marche. Sinon, on pratique avant l'âge de la marche une intervention chirurgicale visant à libérer les muscles rétractés, suivie d'une immobilisation plâtrée de 2 à 3 mois. Dans tous les cas, le traitement kinésithérapique et orthopédique (attelles, plâtres) sera poursuivi jusqu'à la fin de la croissance. En fin de croissance, d'autres interventions chirurgicales peuvent être pratiquées en cas de déformations osseuses ou de rétractions musculotendineuses trop importantes.

## Pied creux

Creusement excessif de la voûte plantaire du pied donnant à celui-ci un aspect cambré. SYN. *pied cavus*.

Le pied creux peut être dû à une lésion neurologique (une paralysie musculaire par exemple), mais, le plus souvent, sa cause reste inconnue.

**SYMPTÔMES ET SIGNES**

Un pied creux est caractérisé par diverses déformations du squelette et des muscles du pied, associant une saillie du cou-de-pied vers le haut, une position trop basse de la partie avant de la plante du pied par rapport à sa partie arrière (pied « tombant »), une griffe des orteils et une déviation de l'axe de l'arrière-pied (le plus souvent, le talon est orienté vers l'extérieur). Il en résulte un frottement de la peau à l'origine de cors, de durillons, etc.

**TRAITEMENT**

Au début, le pied est souple et ses déformations peuvent être facilement corrigées par des semelles orthopédiques et une rééducation. Plus tard, lorsque le pied est raide et les os déformés, le traitement est chirurgical ; l'intervention la plus fréquente consiste à raccourcir les métatarsiens (tarsectomie) et à bloquer les articulations du sommet de la voûte plantaire (arthrodèse).

## Pied équin

Déformation du pied qui, bloqué en hyperextension, ne peut appuyer que sur la pointe et ne repose jamais sur son talon.

Le pied équin s'observe dans certaines maladies congénitales, mais peut être aussi la conséquence d'une fracture ou d'une immobilisation prolongée en mauvaise position. Une rééducation intensive corrige le plus souvent cette anomalie qui gêne considérablement la marche. Dans quelques cas plus graves, une intervention chirurgicale est nécessaire, soit pour allonger le tendon d'Achille, soit pour bloquer définitivement l'articulation de la cheville en position de fonction, pied à angle droit par rapport à l'axe de la jambe (arthrodèse) ; le sujet, qui reste alors plâtré pendant 3 mois, doit ensuite réapprendre à marcher, parfois à l'aide de béquilles.

## Pied plat

Affaissement de la voûte plantaire responsable d'une augmentation de la surface d'appui plantaire au sol.

La majorité des enfants âgés de moins de 6 ans ont les pieds plats ; c'est avec le développement du squelette, des muscles et des tendons du pied que les arches plantaires se creusent, aboutissant à la concavité normale de la voûte plantaire de l'adulte. Cependant, chez certaines personnes, le pied reste plat à l'âge adulte.

**SYMPTÔMES ET SIGNES**

Dans 95 % des cas, le pied plat est indolore. Cependant, il peut devenir douloureux après la puberté, parfois du fait d'une prise de poids importante. Il est alors contracturé et entraîne une claudication par esquive de l'appui plantaire. Le talon est le plus souvent dévié vers l'extérieur, ce qui donne au sujet une démarche en canard.

**TRAITEMENT**

Seuls les pieds plats douloureux nécessitent un traitement, qui associe alors le port de semelles orthopédiques creusant la voûte plantaire à une rééducation destinée à renforcer les muscles de la plante du pied. Le traitement chirurgical est réservé aux pieds plats particulièrement douloureux ; il consiste à bloquer les articulations du sommet de la voûte plantaire (arthrodèse).

## Piedra

Infection des poils et des cheveux par un champignon microscopique.

Une piedra se traduit par l'apparition de petites boules d'environ un millimètre de diamètre le long des cheveux et des poils. Il en existe deux variétés : la piedra blanche, due à une levure du genre *Trichosporon* (nodosités blanc jaunâtre), et la piedra noire, causée par *Piedraia hortai* (nodosités brun foncé). Le traitement de cette mycose, après rasage et désinfection, consiste en l'application d'une pommade aux imidazolés (médicaments antifongiques).

## Pigeonneau

Ulcération cutanée chronique des doigts ou du dos des mains, due à l'action caustique du chrome ou des sels de chrome sur la peau. SYN. *rossignol des tanneurs*.

Le pigeonneau se rencontre chez les ouvriers de l'industrie métallurgique ou de la construction, les tanneurs, les teinturiers et les imprimeurs. La lésion apparaît sous la forme d'une papule ferme, de couleur rouge, qui s'ulcère rapidement et prend l'aspect d'un cratère central entouré d'une bordure enflammée et indurée. Cette lésion est très douloureuse.

**TRAITEMENT**

Il n'existe pas de traitement spécifique du pigeonneau. Les lésions doivent simplement être nettoyées à l'aide d'un produit antiseptique. La guérison est le plus souvent longue à survenir, la cicatrisation étant particulièrement difficile.

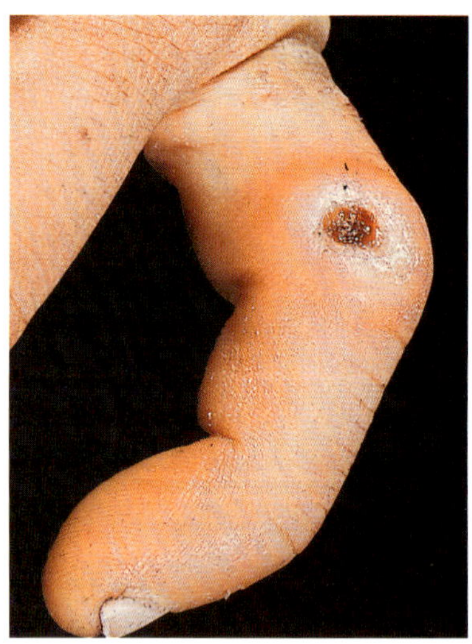

***Pigeonneau.** Cette ulcération chronique du doigt est ainsi dénommée à cause de sa ressemblance avec un œil de pigeon.*

## Pigment

Toute substance naturelle colorée.

Dans les sciences médicales et les sciences de la vie, le terme de pigment désigne une substance colorée produite par un être vivant (humain, animal, végétal). Les pigments présents dans les végétaux sont, par exemple, le carotène (orange) et la chlorophylle (verte). Les principaux pigments du corps humain sont l'hémoglobine du sang (rouge), la mélanine de la peau (brun foncé, noire, rouge-orangé), les pigments biliaires (biliverdine, de couleur bleu-vert ; bilirubine, rouge-orangé) et la rhodopsine, ou pourpre rétinien, contenue dans des cellules sensorielles de la rétine.

## Pigmentation

Coloration de la peau par les pigments.

**DIFFÉRENTS TYPES DE PIGMENT DE LA PEAU**

On distingue différents pigments, selon leur spectre d'absorption et leur emplacement dans les divers tissus qui constituent la peau.

- Les pigments mélaniques siègent dans l'épiderme et sont responsables de la coloration noire ou rouge-orangé (sujets roux).
- Les pigments caroténoïdes siègent dans l'épiderme et dans le tissu adipeux et sont jaune-orangé ; la vitamine A est élaborée à partir de ces pigments.
- Les pigments ferriques siègent dans le derme. Ils sont rouge brunâtre et proviennent des dépôts d'hémosidérine (pigment protéique ferrique) et de fer.

**PATHOLOGIE**

Elle comprend l'augmentation pathologique de la pigmentation, liée ou non à un dysfonctionnement des mélanocytes (cellules responsables de la synthèse des pigments mélaniques, ou mélanines), et la diminution ou l'absence de pigmentation (achromie), qu'elle soit congénitale (albinisme, piébaldisme) ou acquise (vitiligo, pytiriasis versicolor, lèpre, etc.).

## Pili

Appendice filamenteux situé à l'extérieur de certaines bactéries à Gram négatif.

Les pili communs, ou *fimbriæ*, jouent un rôle très important dans les phénomènes d'adhésion des bactéries aux muqueuses ; ils contribuent ainsi au pouvoir pathogène de certaines souches de *Escherichia coli* (colibacille), de *Neisseria gonorrhϾ* (gonocoque) et de *Hæmophilus influenzæ* (coccobacille).

Les pili sexuels jouent un rôle important dans le passage de matériel génétique, en particulier de plasmides, entre bactéries, lors des phénomènes de conjugaison (contact).

## Pilocarpine

Substance extraite des feuilles d'un arbuste d'Amérique tropicale, le jaborandi.

La pilocarpine est un alcaloïde aux propriétés parasympathomimétiques (stimulant le système nerveux parasympathique). Elle provoque un myosis (rétrécissement de la pupille). Ainsi, elle améliore la circulation de l'humeur aqueuse de l'œil, ce qui fait qu'elle est utilisée en particulier dans le traitement du glaucome (augmentation de la pression à l'intérieur de l'œil). Elle est administrée sous forme de collyre. Elle est efficace dans le traitement du syndrome de Gougerot-Sjögren.

La pilocarpine est contre-indiquée en cas d'iridocyclite (inflammation de l'iris et du corps ciliaire). Elle risque de gêner la vision. Prise en quantité trop élevée, elle peut passer dans le sang et induire un excès de salivation, un bronchospasme (rétrécissement des bronches) et un ralentissement cardiaque.

## Pilule

→ VOIR Contraception, Œstroprogestatif.

## Pilule du lendemain

→ VOIR Contraception.

## Pince

Instrument utilisé au cours des interventions chirurgicales ou des soins infirmiers.

Une pince permet notamment de saisir un tissu et de le maintenir en place pendant qu'on le suture, qu'on le dissèque ou encore qu'on dégage des tissus plus profonds. Elle permet également de clamper (pincer) un vaisseau pour arrêter une hémorragie. Il en existe une grande variété, chacune portant souvent le nom du chirurgien qui l'a inventée (pince de Péan, de Kocher, etc.).

## Pincement discal

Diminution de la hauteur d'un disque intervertébral (coussinet fibreux, servant d'amortisseur souple entre deux plateaux vertébraux).

Un pincement discal, habituellement détecté après un bilan radiographique de la colonne vertébrale, peut siéger au niveau cervical, dorsal ou lombaire, être unique ou concerner plusieurs disques ; pour un disque donné, il est global ou localisé.

#### CAUSES

Toute affection d'un disque intervertébral peut être à l'origine d'un pincement discal.

■ **Dans les maladies dégénératives** (arthrose, hernie discale), le pincement est lié à une usure discale ; il est alors souvent localisé et siège à plusieurs niveaux de la colonne vertébrale.

■ **Dans les maladies inflammatoires et infectieuses** (brucellose, staphylocoque doré, tuberculose), le pincement discal est dû à une inflammation du disque, elle-même associée à une inflammation de l'os adjacent : on parle de spondylodiscite ; le pincement discal est alors global et unique.

#### SYMPTÔMES ET TRAITEMENT

Selon sa cause, un pincement discal est douloureux ou non. Il peut entraîner une diminution de la taille du malade. Son traitement est celui de la maladie en cause.

## Pinel (Philippe)

Médecin français (près de Gibrondes, auj. Jonquières, Tarn, 1745 - Paris 1826).

Médecin-chef à l'hospice de Bicêtre en 1793, puis à la Salpêtrière en 1795, il contribua à la reconsidération du traitement des aliénés en préconisant leur placement dans des établissements spécialisés. Il fut l'un des premiers médecins à avoir « délivré les aliénés de leurs chaînes ».

## Pinguecula

Petite tache jaunâtre en relief située sous la conjonctive et visible sur le blanc de l'œil.

Cette lésion bénigne, qui s'observe souvent chez les sujets âgés, est la conséquence d'une dégénérescence des fibrilles élastiques de la conjonctive. Elle est favorisée par l'exposition prolongée des yeux au soleil, au vent et aux intempéries. La tache peut s'étendre progressivement, mais elle reste toujours à distance de la cornée et n'altère pas la vue.

Si elle est inesthétique, une pinguecula peut être enlevée chirurgicalement, sous anesthésie locale, mais elle réapparaît souvent quelques mois après l'opération.

## Pinta

→ VOIR Carate.

## Piqûre

1. Perforation du revêtement cutané ou muqueux par un objet pointu (aiguille, écharde), un végétal ou un animal.
2. Lésion provoquée par la perforation du tissu cutané ou muqueux par un animal, un objet pointu ou un végétal.
3. Sensation vive et localisée qui suscite une démangeaison.

La piqûre se distingue de la morsure en ce qu'elle n'exerce pas une prise ou un pincement entre deux mâchoires. Une vipère européenne, par exemple, enfonce ses crochets dans sa proie mais ne referme pas sa gueule sur l'organe blessé ; elle pique.

#### DIFFÉRENTS TYPES DE PIQÛRE

Les différents types de piqûre peuvent être répertoriés selon leur origine.

■ **Les piqûres de plantes** sont provoquées par des épines (rosier, robinier, cactus) ou par des poils urticants (orties). Les épines sont des feuilles lignifiées ou des rameaux, transformés en pointe, droite ou courbe. Les poils urticants sont des aiguilles microscopiques cassantes, tapissant les feuilles ou la tige et qui injectent un venin.

■ **Les piqûres d'animaux** sont dues à différents types d'appareil piqueur : épines (oursin, vive, rascasse), aiguillons ou dards, crochets ou cellules urticantes. Le dard peut se trouver à l'avant (moustique, tique) ou à l'arrière de l'animal (abeille, guêpe, scorpion). Les apiculteurs et certains zoologistes réservent le terme de dard à l'aiguillon des abeilles, car il est barbelé. Les serpents ou les araignées piquent par leurs crochets. Certains acariens (aoûtats, sarcoptes) creusent des galeries dans la peau.

#### TRAITEMENT

Les morceaux d'une épine cassée restés dans la peau doivent être enlevés. Il ne faut pas enlever avec les doigts ou avec une pince à épiler le dard de l'abeille ou du bourdon, lorsqu'il est accroché à la peau. Ce geste provoquerait en effet la pénétration de la totalité du venin resté dans les sacs à venin, une petite partie seulement du contenu de ces sacs étant injectée lors de la piqûre. Il convient, pour enlever un dard, de passer rapidement une lame de couteau ou un ongle long au ras de la peau. Les tiques doivent être endormies ou tuées, à l'aide d'une compresse d'éther ou, à défaut, d'essence ou de pétrole, avant d'être arrachées, pour éviter que la tête ne demeure accrochée dans la peau. Il est possible d'aspirer le venin inoculé à l'occasion d'une piqûre à l'aide d'une ventouse à piston, disponible dans le commerce avec un jeu d'embouts conçus pour s'adapter à la taille et à la forme de la piqûre. Les venins des abeilles, des bourdons et des guêpes étant détruits sous l'influence de la chaleur, le maintien d'une source de chaleur (chauffe-rette spéciale, disponible dans le commerce, ou cigarette allumée, par exemple) pendant environ une minute près du point d'inoculation (à distance suffisante pour ne pas se brûler) est efficace. La glace, appliquée sur le point d'inoculation, ralentit l'absorption et la diffusion du venin.

L'eau froide, courante ou en compresse, calme l'urticaire que provoquent certaines piqûres. Des applications de corticostéroïdes, en lotion ou en pommade, font diminuer ou cesser l'inflammation. Les médicaments antihistaminiques permettent de supprimer une éventuelle réaction allergique, qui peut être intense et mettre la vie en danger, ou d'en diminuer l'importance.

**LES PIQÛRES DE VÉGÉTAUX**

| *Végétaux* | *Pièces piqueuses* | *Effets de la piqûre* | *Maladies transmises* | *Premiers soins* | *Prévention* |
|---|---|---|---|---|---|
| Ortie | Poils urticants | Douleur cuisante puis démangeaison persistante, parfois très vive (urticaire), œdème plus ou moins étendu | | Apaisement de la douleur (eau fraîche, antihistaminiques) ; anti-inflammatoires | Porter des vêtements longs et des gants |
| Rosacées : aubépine, prunellier, ronce, rosier, etc. ; cactus ; robinier | Épines | Douleur plus ou moins vive selon l'endroit de la piqûre et la taille de l'épine, démangeaison, kyste | Tétanos, maladie des griffes du chat | Extraction de l'épine, nettoyage, désinfection ; apaisement de la douleur ; ablation des kystes | Porter des vêtements de protection |

**LES PIQÛRES ET LES MORSURES D'ANIMAUX**

| *Animaux* | *Appareils piqueurs ou pièces piqueuses* | *Effets de la piqûre ou de la morsure* | *Maladies transmises* | *Premiers soins* | *Prévention* |
|---|---|---|---|---|---|
| Arachnides | | | | | |
| Aoûtat (trombidion) | Aiguillon (rostre) ; l'aoûtat creuse des galeries dans la peau | Démangeaison, infection des lésions de grattage | | Calmer la démangeaison (vinaigre) | Ne pas se coucher dans l'herbe en été et en automne |
| Araignées dangereuses : malmignatte, tarentule, mygale, ctène, atrax, phoneutria (en Amérique), loxosceles. | Crochets (chélicères) | Douleur et malaise généralisé (malmignatte), excitation puis prostration (mygale), douleur et malaise (ctène), crampes, nécrose locale, anémie, atteinte du foie, infection, choc douloureux | | Nettoyer la morsure avec un désinfectant (alcool). Calmer la douleur avec de l'acide acétylsalicylique en comprimé. Antihistaminiques, anti-inflammatoires | Sérum antitétanique |
| Sarcopte | Aiguillon (rostre) ; le sarcopte de la gale creuse des galeries dans la peau | Démangeaison (gale), infection des lésions de grattage, eczéma | | Traitement acaricide (lotion), désinfection des vêtements et de la literie du sujet et de toutes les personnes de son entourage | Traitement des personnes en contact avec un galeux |
| Scorpion | Aiguillon | Douleur intense, malaise généralisé, nécrose locale, choc (collapsus), asphyxie | | Calmer la douleur avec un glaçon ou en injectant un anesthésique local. Calcium, anti-inflammatoires, sérum spécifique, transport d'urgence à l'hôpital en cas de collapsus | Secouer les vêtements et les chaussures avant de les enfiler ; ne pas marcher pieds nus la nuit |
| Tique | Aiguillon (rostre) | Pas ou peu de douleur | Borrélioses, arboviroses, rickettsioses | Extraire la tique après l'avoir endormie à l'éther ou à l'essence, nettoyer et désinfecter la piqûre | Vêtements fermés |
| Insectes | | | | | |
| Chique | Le rostre perfore la peau et la chique entre sous la peau | Démangeaison, infection | | Extraction | Port de chaussures |
| Fourmi | Crochets ou aiguillon | Douleur cuisante | | Calmer la démangeaison avec un tampon de vinaigre ou une crème antiprurigineuse | Vêtements fermés |
| Hyménoptères laissant leur aiguillon dans la piqûre : abeille, bourdon | Aiguillon (dard) [les piqûres de bourdon sont extrêmement rares] | Douleur vive, réaction allergique (œdème pouvant entraîner l'asphyxie), choc | | Enlever le dard en passant rapidement un ongle ou une lame de couteau à ras de la peau, chauffer (cigarette, chaufferette) la piqûre ou aspirer le venin. Antihistaminiques, anti-inflammatoires, adrénaline | Vêtements couvrants et épais, camail et gants ; désensibilisation |
| Hyménoptères ne laissant pas leur aiguillon dans la piqûre : frelon, guêpe | Aiguillon | | | Antihistaminiques, anti-inflammatoires | |
| Mouche tsé-tsé | Trompe piqueuse | Démangeaison | Maladie du sommeil | Calmer la démangeaison avec un tampon de vinaigre ou une crème antiprurigineuse | Hygiène, vêtements couvrants, insecticides |
| Moustique | Trompe piqueuse | Démangeaison | Paludisme transmis par les anophèles, fièvre jaune transmise par les aèdes, filariose transmise par les culex | Calmer la démangeaison avec un tampon de vinaigre ou une crème antiprurigineuse | Vêtements couvrants, moustiquaire, insecticides |

**SUITE**

| *Animaux* | *Appareils piqueurs ou pièces piqueuses* | *Effets de la piqûre ou de la morsure* | *Maladies transmises* | *Premiers soins* | *Prévention* |
|---|---|---|---|---|---|
| Pou : pou de tête<br>pou de corps<br>pou du pubis | Trompe piqueuse | Démangeaison, infection des lésions de grattage | Typhus historique, fièvre récurrente cosmopolite (pou de corps) | | Insecticides, désinfection des vêtements et de la literie |
| Puce | Trompe piqueuse | Démangeaison, infection des lésions de grattage | Peste, typhus murin | Calmer la démangeaison avec un tampon de vinaigre ou une crème antiprurigineuse | Nettoyage, insecticides, traitement des animaux domestiques |
| Punaise, triatome | Trompe piqueuse | Démangeaison, douleur, infection des lésions de grattage | Maladie de Chagas (triatome) | Calmer la démangeaison avec un tampon de vinaigre ou une crème antiprurigineuse | Hygiène et insecticides dans la maison, vêtements couvrants à l'extérieur |
| Taon | Trompe piqueuse | Douleur vive | Filariose (loase) en Afrique noire | Calmer la démangeaison avec un tampon de vinaigre ou une crème antiprurigineuse | Hygiène, vêtements couvrants, insecticides |
| Myriapodes | | | | | |
| Scolopendre ;<br>iule | Crochets | Douleur vive, œdème, nécrose locale | | Calmer la démangeaison avec un tampon de vinaigre ou une crème antiprurigineuse. Calcium, anti-inflammatoires | |
| Poissons et autres animaux aquatiques | | | | | |
| Cône | Aiguillon | Douleur vive, choc (collapsus) asphyxie | | Transport d'urgence à l'hôpital (respiration artificielle, traitement du choc) | Manipuler les coquillages avec des gants |
| Méduse | Cellules urticantes | Brûlure, choc anaphylactique | | Nettoyer avec du sable ou avec un chiffon imbibé d'alcool ou d'huile solaire. En cas de choc anaphylactique, transport d'urgence à l'hôpital | |
| Oursins | Épines | Douleur, infection | | Extraire les piquants avec une pince à épiler | Port de chaussures |
| Vive, rascasse, poisson-pierre, raie | Épines ou nageoires (arêtes), aiguillons (raie) | Douleur vive, œdème, malaise, choc anaphylactique, infection | | Aspirer le venin, désinfecter ; antihistaminiques, anti-inflammatoires, adrénaline | Port de chaussures ; ne pas marcher au fond de l'eau, éviter les fissures de rochers sous-marins |
| Serpents européens et exotiques | | | | | |
| Cobra (naja ou serpent à lunettes), serpent corail, mamba, serpent tigre, bungare | Crochets | Douleur et œdème peu marqué, paralysie respiratoire, paralysie des muscles de la face, douleurs abdominales, vomissements, maux de tête, perte de connaissance, infection | | Sur place : immobiliser le blessé, laver la plaie avec un antiseptique ou de l'eau, poser une bande compressive sur la plaie et immobiliser le membre atteint. Ne pas inciser la plaie, aspirer le venin ou poser de garrot. Transporter d'urgence le blessé à l'hôpital. Traitement des symptômes : prise d'anti-inflammatoires, d'antibiotiques, d'héparine (pour certaines hémorragies), mise sous ventilation artificielle (en cas de paralysie respiratoire) | Administration, sous surveillance médicale, d'un sérum antivenimeux |
| Vipères européennes (aspic, péliade, ammodyte) et exotiques (vipère à cornes, vipère du Gabon, vipère de Russel, etc.) Crotale (serpent à sonnette) | Crochets | Œdème très douloureux, hémorragies et nécrose locale (selon l'espèce), infection, malaise généralisé : baisse de tension artérielle, vomissements, vertiges, diarrhées, etc. | | | |

Après une première piqûre et le déclenchement d'un processus de sensibilisation, certains sujets allergiques au venin d'hyménoptères (abeilles, guêpes) risquent un choc anaphylactique mortel à la suite d'une nouvelle piqûre. Ces personnes doivent être désensibilisées dans un service de médecine spécialisé et être toujours en possession d'une ampoule d'adrénaline, d'un corticoïde à action immédiate ou d'un antihistaminique à injecter immédiatement en cas de piqûre.

→ VOIR Allergie, Maladies transmises par les insectes, Morsure, Pédiculose, Venin.

## Pithiatisme

Disposition à présenter des symptômes physiques apparaissant ou disparaissant sous l'effet de la suggestion et ne reposant sur aucune réalité organique.

Ce terme, créé au début du XX^e siècle par le neurologue français Joseph Babinski, fait référence à la traduction physique des conflits psychiques, ou conversion hystérique. Il n'est plus guère en usage.

## Pituite

Liquide pathologique filant, aqueux, constitué de salive et de sécrétions gastriques et régurgité le matin à jeun. SYN. *gastrorrhée.*

Le rejet de pituite se rencontre surtout chez les sujets atteints de gastrite, notamment les alcooliques.

## Pityriasis

Dermatose caractérisée par un érythème (rougeur diffuse) et par une très fine desquamation.

Le terme de pityriasis désigne différentes affections cutanées sans rapport les unes avec les autres.

### Pityriasis rosé de Gibert

C'est une maladie cutanée d'origine vraisemblablement virale, caractérisée par l'éruption d'une plaque unique puis, dans un second temps, de plaques multiples mais plus petites.

**SYMPTÔMES ET SIGNES**

Le pityriasis rosé de Gibert survient entre 10 et 35 ans, plus fréquemment chez la femme. La plaque initiale, de 2 à 10 centimètres de diamètre, apparaît le plus souvent à la base du thorax, dans certains cas sur l'abdomen ou à l'intérieur des cuisses ou des bras. C'est une lésion de forme ovale, brunâtre et fripée, bordée d'une collerette rose. Puis survient sur le torse une éruption de plaques de même aspect mais de 1 à 2 centimètres de diamètre. Ces lésions ne démangent généralement pas. Il existe de nombreuses variantes du pityriasis rosé de Gibert, dont certaines sont, en revanche, susceptibles de provoquer des démangeaisons.

**TRAITEMENT**

L'affection régresse spontanément en 6 semaines. Le traitement se limite donc à des applications de préparations amollissant la peau et au lavage avec des savons doux. Des antihistaminiques ou des corticostéroïdes locaux sont prescrits en cas de démangeaison. Généralement, la maladie ne récidive pas.

### Pityriasis rubra pilaire

C'est une maladie cutanée chronique caractérisée par l'éruption de petites saillies rugueuses au toucher, roses ou rouges, surmontées d'un cône blanchâtre.

Rare et de cause inconnue, elle s'observe à tout âge, chez les deux sexes, avec deux pics : entre 1 et 10 ans et entre 40 et 60 ans.

**SYMPTÔMES ET SIGNES**

Les lésions, appelées papules cornées folliculaires, affectent le plus souvent les membres, le tronc ou le dos des mains, tendant parfois à se grouper en plaques orangées couvertes de squames. D'autres localisations et d'autres formes sont possibles, telles que des lésions farineuses sur les coudes et les genoux ou des lésions jaune-orangé, avec épaississement de la couche cornée, sur la paume des mains et la plante des pieds.

**TRAITEMENT**

Il est local et général. Le traitement local se fonde sur l'application de réducteurs (médicaments empêchant la prolifération des cellules anormales) ou de corticostéroïdes. Le traitement général fait appel aux rétinoïdes ou à la puvathérapie (exposition aux U.V.A. associée à la prise de psoralènes), celle-ci étant toutefois susceptible, dans certains cas, d'aggraver les lésions.

### Pityriasis stéatoïde

C'est une infection cutanée due à une levure du genre *Pityrosporum.*

Le pityriasis stéatoïde, appelé eczéma séborrhéique ou pityrosporose, est une affection très fréquente, favorisée par divers facteurs : alimentation déséquilibrée, surconsommation d'alcool, variations saisonnières, stress. Les formes très profuses et rebelles au traitement constituent parfois le signe d'une infection par le virus du sida.

**DIFFÉRENTS TYPES DE PITYRIASIS STÉATOÏDE**

On en distingue quatre.

- **La dermite séborrhéique** forme sur le haut du visage (lisière du cuir chevelu, sourcils, ailes du nez) des petites plages rougeâtres ou jaune-orangé symétriques, recouvertes de squames grasses, ne démangeant pas ou peu.
- **Le pityriasis du cuir chevelu** se traduit par des squames de taille variable (pellicules) susceptibles de démanger.
- **La dermatose de Brocq** est caractérisée par de petits médaillons rouges à centre plus clair et squameux, plus ou moins prurigineux, touchant surtout la face antérieure de la poitrine.
- **La folliculite pityrosporique** consiste en petits boutons en saillie sur le dos, démangeant modérément.

**TRAITEMENT**

Le traitement de ces affections consiste surtout à appliquer des imidazolés (médicaments antifongiques) ou des corticostéroïdes, plus rarement à absorber des médicaments (vitamine A ou rétinoïdes). Le repos et le respect d'une bonne hygiène diététique entrent également dans le traitement.

### Pityriasis versicolor

C'est une maladie cutanée fréquente, caractérisée par l'éruption, sur la poitrine et le dos, de petites taches brunâtres (pityriasis versicolor hyperchrome) ou décolorées (pityriasis versicolor achromiant), arrondies et squameuses.

L'agent en est une levure saprophyte (normalement présente à la surface de la peau), *Pityrosporum orbiculare,* encore appelée *Microsporon furfur* ou *Malassezia furfur,* qui prolifère exagérément, surtout chez les sujets jeunes, à la faveur de la chaleur et de l'humidité, d'une transpiration abondante

**PITYRIASIS**

**Ce terme recouvre des affections cutanées qui se manifestent toutes par une éruption entraînant un érythème et une fine desquamation de la peau.**

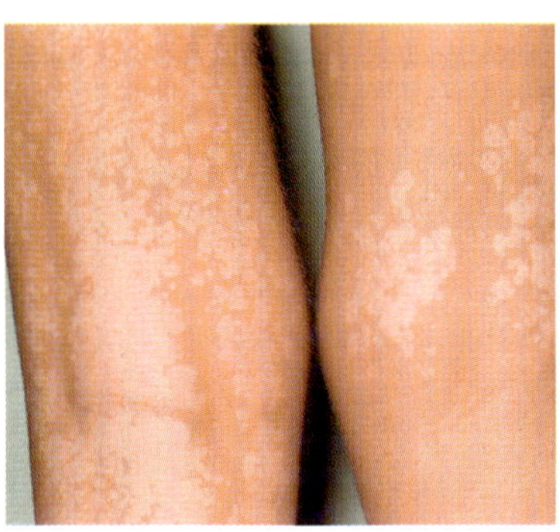

*Dans les formes très intenses, le pityriasis versicolor peut s'étendre aux membres.*

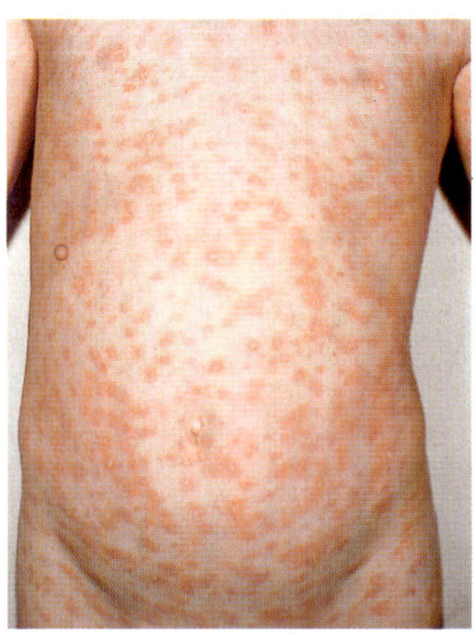

*Au 2^e stade, le pityriasis rosé de Gibert forme une multitude de plaques sur le tronc.*

Le placenta, qui relie le fœtus à sa mère pendant la gestation, comprend de multiples villosités, ramifiées et parcourues de vaisseaux sanguins fœtaux : les villosités choriales. Responsable du passage de l'oxygène et des éléments nutritifs dans la circulation fœtale, il permet aussi, en sens inverse, le transport des produits de déchet du sang fœtal vers la circulation sanguine de la mère. Le placenta sécrète également des hormones, qui sont indispensables au bon déroulement de la grossesse et préparent la lactation.

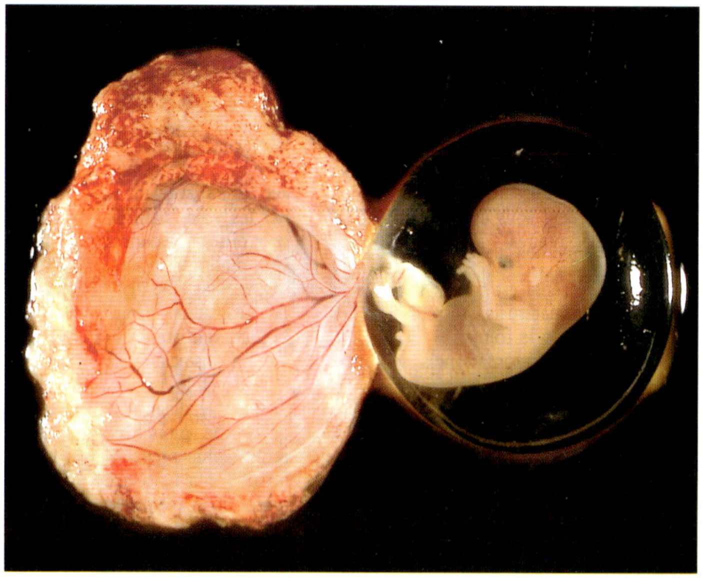

Fœtus de 8 semaines rattaché au placenta par le cordon ombilical.

**Coupe du placenta**

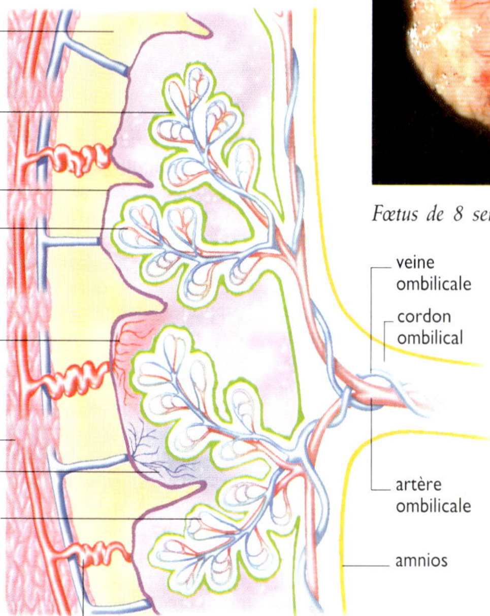


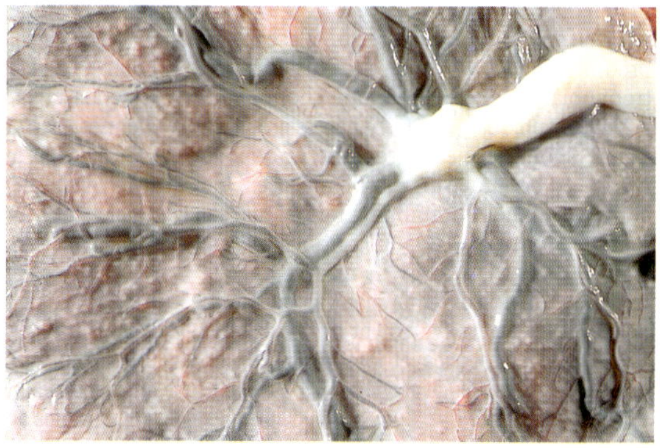

Ramifications des vaisseaux sanguins du placenta.

ou de traitements médicamenteux (corticostéroïdes, hormones œstrogènes). Les lésions ne sont pas contagieuses et démangent habituellement peu, voire pas du tout. L'affection, chronique, tend à s'étendre en été et à régresser en hiver.

**TRAITEMENT**

Il consiste en applications locales de solutions d'imidazolés (médicaments antifongiques), en règle générale 3 fois par semaine pendant 4 semaines puis 1 ou 2 fois par mois pendant les périodes où l'affection est susceptible de reparaître (saisons chaudes). Après traitement du pityriasis versicolor achromiant, la peau reste plus pâle à l'endroit des lésions. Celles-ci disparaîtront après exposition au soleil, la peau retrouvant alors sa couleur normale.

## Pityrosporose

→ VOIR Pityriasis.

## P.L.

→ VOIR Ponction lombaire.

## Placebo

Préparation dépourvue de tout principe actif, utilisée à la place d'un médicament pour son effet psychologique, dit « effet placebo ».

Les placebos revêtent l'apparence d'une préparation médicamenteuse ordinaire : comprimé, pilule, cachet, gélule, potion, etc., et sont en général administrés par voie orale. Ils ne contiennent que des substances dépourvues de toute activité thérapeutique, du sucre, par exemple.

En pratique courante, on ne prescrit pas de placebos, pour des raisons éthiques : ce serait tromper le malade, qui prendrait ainsi un « faux » médicament. Mais, souvent, les vrais médicaments qui contiennent un principe actif doivent au moins un peu de leur efficacité à un effet placebo, dans la mesure où le malade croit en elle.

En revanche, la recherche médicale est souvent amenée à employer les placebos pour tester les nouveaux médicaments. La méthode consiste à administrer le médicament à l'étude à un groupe de malades et un placebo de même apparence à un autre groupe. On sait, en comparant l'évolution des troubles dans les deux groupes, si la substance étudiée a ou non une efficacité. Les malades, toujours instruits de la méthode d'expérimentation et de la nature de l'expérience, ignorent seulement à quel groupe ils appartiennent. L'expérimentation n'est menée qu'avec leur accord.

→ VOIR Essai thérapeutique.

## Placenta

Organe d'échanges entre le fœtus et la mère, expulsé après l'accouchement au cours de la délivrance.

Le placenta est formé par l'accolement de membranes d'origine maternelle (caduque) et fœtale (trophoblaste), irriguées par des vaisseaux. Il est complètement formé au 5e mois de grossesse, à partir duquel il ne fera que croître sans modifier sa structure. Lorsque le terme de la grossesse est dépassé, le placenta remplit ses fonctions de façon imparfaite et le fœtus est moins bien nourri et moins bien oxygéné.

**STRUCTURE**

À terme, le placenta normal a la forme d'un disque de 15 à 20 centimètres de diamètre, de 2 à 3 centimètres d'épaisseur. Il pèse de 400 à 600 grammes, soit 1/6 du poids du fœtus. Il se prolonge sur les côtés par les membranes ovulaires (chorion, amnios). La face maternelle, collée à l'utérus, comprend la plaque basale, qui correspond à la muqueuse utérine transformée (caduque), puis la plaque choriale, solidement ancrée dans la muqueuse utérine par des villosités-crampons. D'autres villosités sont situées entre ces deux plaques. Chacune, tapissée par une paroi, contient une artériole et une

**SYMPTÔMES ET SIGNES**

■ L'azote provoque en profondeur des troubles du comportement, une euphorie et une altération des capacités de raisonnement (narcose des profondeurs).

■ Le dioxyde de carbone insuffisamment éliminé est responsable d'un essoufflement.

**TRAITEMENT**

Les troubles provoqués sont momentanés et disparaissent dès la remontée à la surface.

### Accidents de décompression

Les accidents de décompression surviennent lors de la remontée à la surface.

**CAUSES**

Ils sont dus au non-respect des paliers de décompression, qui sont déterminés par la profondeur à laquelle le plongeur est descendu et par la durée de la plongée, ou au non-respect de la vitesse de remontée (10 mètres par minute).

**SYMPTÔMES ET SIGNES**

Lorsque la remontée est trop rapide, des bulles se forment dans les tissus et dans les vaisseaux de l'organisme et provoquent diverses manifestations : emphysème (infiltration gazeuse) sous-cutané, démangeaisons, douleurs articulaires violentes, atteintes du système nerveux.

**TRAITEMENT**

Le transfert du sujet, dès l'apparition des premiers troubles, dans un centre spécialisé où il subira une recompression dans un caisson hyperbare constitue le traitement le plus fréquent. En attendant l'arrivée des secours, les premiers gestes sont effectués par le chef de bord, le chef de palanquée ou un médecin : le plongeur est allongé, débarrassé de sa combinaison, réchauffé, réhydraté et oxygéné.

→ VOIR Barotraumatisme, Caissons (maladie des), Décompression.

## Plummer-Vinson (syndrome de)

Association d'une dysphagie (difficulté à déglutir) due à un diaphragme œsophagien (formation de tissu fibreux dans la partie haute de l'œsophage) et d'une anémie par manque de fer. SYN. *syndrome de Kelly-Paterson.*

Le syndrome de Plummer-Vinson, plus fréquent dans les pays nordiques, touche essentiellement la femme jeune. Son origine reste obscure, de même que le lien entre le diaphragme œsophagien et l'anémie.

**TRAITEMENT**

Il débute par la correction de l'anémie à l'aide d'un régime adapté et d'une administration de fer. Lorsque la dysphagie persiste, des dilatations œsophagiennes par introduction d'une sonde à ballonnet peuvent être nécessaires. Ce syndrome constitue un état précancéreux et nécessite une surveillance régulière par endoscopie.

## Plutonium

Élément chimique de numéro atomique 94, dont on connaît une quinzaine d'isotopes, tous radioactifs.

L'utilisation du plutonium (Pu) dans les installations nucléaires civiles et militaires expose au risque de contamination en cas d'accident. La contamination par inhalation d'oxyde de plutonium est la plus dangereuse car elle entraîne la fixation de ce corps dans le tissu pulmonaire. Elle nécessite un traitement immédiat, fondé sur l'administration, par inhalation et par injection intraveineuse, d'acide diéthylène-triamino-pentacétique (DTPA). Cette substance forme avec le plutonium un complexe, qui est éliminé dans les urines.

## Pneumallergène

Corps étranger susceptible de pénétrer dans l'organisme par les voies respiratoires et de provoquer une réaction allergique.

Les pneumallergènes sont de nature variée : poussières de maison, débris végétaux, squames, poils d'animaux, micro-organismes, comme les acariens, et poussières diverses d'origine professionnelle, parfois même substances chimiques. Parmi ceux qui sont le plus fréquemment en cause se trouvent les pollens, responsables d'allergies saisonnières et régionales. Les manifestations allergiques (coryza spasmodique [rhume des foins], crise d'asthme) concernent surtout, mais pas exclusivement, l'appareil respiratoire (œdème de Quincke, par exemple).

## Pneumatocèle

Toute tuméfaction remplie de gaz.

Une pneumatocèle intracrânienne, par exemple, constatée après un traumatisme crânien, indique une fracture ouverte de la base du crâne. On appelle également pneumatocèle une cavité pulmonaire à paroi fine, ou bulle, comme celle que l'on voit dans les staphylococcies pulmonaires.

## Pneumatose kystique

Affection caractérisée par la présence de kystes remplis de gaz dans la paroi de l'intestin grêle, du côlon ou du mésentère.

La pneumatose kystique est une maladie rare d'origine inconnue. Elle se manifeste par des symptômes peu caractéristiques : diarrhée, douleurs abdominales. Le diagnostic repose sur la radiographie de l'abdomen sans préparation, la coloscopie et, éventuellement, le lavement baryté. La maladie est bénigne et les kystes disparaissent spontanément en plusieurs mois. Le traitement est purement symptomatique : administration d'antispasmodiques pour soulager les douleurs, d'antidiarrhéiques pour stopper la diarrhée. Le pronostic de la maladie est excellent.

## Pneumaturie

Présence anormale de gaz dans les urines.

Une pneumaturie révèle une infection urinaire à germes anaérobies, elle-même souvent liée à un diabète ou à une fistule vésico-intestinale (communication anormale entre la vessie et le tube digestif, l'intestin grêle ou le côlon contenant de l'air), pouvant résulter d'une tumeur ou d'un abcès colique qui s'est perforé dans la vessie.

Le traitement de la pneumaturie est celui de sa cause.

## Pneumococcémie

Septicémie à *Streptococcus pneumoniæ,* ou pneumocoque.

Une pneumococcémie est due au passage dans le sang du pneumocoque (bactérie à Gram positif), souvent en raison d'un foyer infectieux initial hébergeant le germe (foyer pulmonaire, par exemple).

Les signes sont ceux d'une septicémie (fièvre, frissons, altération de l'état général, état de choc), la spécificité de cette infection tenant à sa gravité ; celle-ci est due à la virulence et au pouvoir pathogène du pneumocoque, agent de pneumonies et de méningites, à la fragilité des sujets infectés et à la fréquence de la diffusion du germe dans différents organes.

Le diagnostic de pneumococcémie est réalisé par identification du pneumocoque dans le sang par hémoculture. L'infection est traitée par antibiothérapie par voie veineuse.

## Pneumococcie

Infection due au pneumocoque, ou *Streptococcus pneumoniæ,* bactérie à Gram positif particulièrement virulente et pathogène.

Les pneumococcies sont répandues. Elles constituent notamment les plus courantes des pneumonies d'origine bactérienne. La fréquence des infections graves à pneumocoque (essentiellement infections respiratoires, otites et méningites purulentes) s'accroît chez les personnes dites à risque (enfants de moins de 2 ans, personnes âgées) et chez les sujets immunodéprimés. La mortalité, en cas de méningites à pneumocoque, est importante.

**SYMPTÔMES ET SIGNES**

Les premières manifestations d'une pneumococcie grave sont fonction de la localisation : fièvre, frissons, gêne respiratoire et douleur thoracique pour la pneumonie ; céphalées et troubles de la conscience pour la méningite. Ces manifestations sont surtout caractérisées par la brutalité et l'intensité de leur apparition, notamment dans la pneumopathie franche lobaire aiguë et la méningite purulente.

**DIAGNOSTIC ET TRAITEMENT**

Le diagnostic est établi par l'isolement du germe dans un prélèvement (sang, pus issu de l'otite ou de la bronchite, liquide cérébrospinal) et par sa culture.

Le traitement repose sur des antibiotiques adaptés au germe et administrés pendant une quinzaine de jours, par voie veineuse dans les formes graves. Un vaccin couvrant 80 % des infections à pneumocoque est proposé aux sujets immunodéprimés et âgés.

## Pneumoconiose

Toute affection diffuse des poumons due à l'inhalation prolongée de poussières minérales répandues dans l'atmosphère.

Les pneumoconioses peuvent être dues à des poussières de silice (silicose), d'amiante (asbestose), de schiste (schistose, ou maladie des ardoisiers), de métaux divers tels que le fer ou le titane, de plastiques, de polyvinyles, de quartz, de talc ou de fibres de verre. On distingue deux types d'affection : les pneumoconioses de surcharge, où les poussières n'agissent que par leur accumulation ; les pneumoconioses fibrogènes (silicose, asbestose), plus graves, où les poussières provoquent une fibrose pulmonaire (développement d'un tissu fibreux), celle-ci évoluant même longtemps après la fin de l'exposition aux poussières.

**SYMPTÔMES ET SIGNES**

Les premiers signes d'une pneumoconiose, affection le plus souvent liée à des activités professionnelles et qui ne débute qu'après plusieurs années d'exposition aux poussières, sont découverts lors d'examens radiologiques systématiques, pratiqués chez les sujets à risque. Puis apparaît une gêne respiratoire qui peut évoluer jusqu'à l'insuffisance respiratoire.

**TRAITEMENT ET PRÉVENTION**

Le traitement consiste à interrompre l'exposition aux poussières et à soigner les symptômes de l'insuffisance respiratoire (administration d'oxygène à domicile pour les formes évoluées). La prévention consiste à faire porter un masque aux personnes exposées à ces poussières sur leur lieu de travail et à effectuer une surveillance médicale systématique dans les professions à risque. Parmi les pneumoconioses, plusieurs sont reconnues comme maladies professionnelles, telle la silicose chez les mineurs.

→ VOIR Fibrose, Pneumopathie interstitielle.

## Pneumocoque

→ VOIR Streptococcus pneumoniæ.

## Pneumocoqueluche

Complication respiratoire rare et grave de la coqueluche.

La pneumocoqueluche survient au début de la période des quintes. Elle s'accompagne d'une fièvre et d'une dyspnée (gêne respiratoire) pouvant mettre en danger la vie du malade. Signe caractéristique de cette forme de coqueluche, l'augmentation dans le sang du nombre de lymphocytes est très importante. La radiographie montre d'importantes opacités floues bilatérales (poumon coquelucheux). Le traitement en milieu hospitalier est recommandé, la difficulté à respirer pouvant nécessiter une assistance respiratoire. Il repose sur l'administration d'antibiotiques.

## Pneumocystose

Infection des poumons provoquée par un micro-organisme, *Pneumocystis carinii*. SYN. *pneumonie interstitielle à Pneumocystis carinii*.

**CONTAMINATION**

L'agent infectieux, dont la classification est incertaine (parasite ou champignon), vit sur de nombreux animaux sans provoquer chez eux de maladie particulière (il est dit saprophyte) et se rencontre dans toutes les régions du monde. Il semble cependant moins répandu en Afrique.

Il est probable que la maladie se contracte par les voies respiratoires. En effet, l'agent infectieux est retrouvé, sous forme de kyste (dans une coque) ou sous forme végétative, dans les alvéoles pulmonaires des patients atteints de pneumocystose.

La pneumocystose est une infection qui ne survient que chez les sujets dont les fonctions immunitaires (résistance aux microbes) sont altérées, par exemple les malades atteints de sida ou de leucémie, ou suivant un traitement immunosuppresseur (qui freine la production des globules blancs).

**SYMPTÔMES ET SIGNES**

Un sujet atteint d'une pneumocystose a une toux sèche, une fièvre et respire avec peine (dyspnée). Après quelques semaines, le malade respire de plus en plus difficilement. Sa peau se cyanose (prend une couleur bleutée). La radiographie des poumons révèle des opacités plus ou moins marquées selon le stade de la pneumopathie.

**DIAGNOSTIC**

Un lavage bronchioloalvéolaire (au moyen de sérum qu'on introduit dans les bronchioles et les alvéoles pulmonaires à l'aide d'un fibroscope et que l'on aspire ensuite), réalisé sous anesthésie locale, permet de recueillir et d'analyser l'agent infectieux, entraîné avec le sérum lors de l'aspiration.

**TRAITEMENT ET PRÉVENTION**

L'administration de sulfamides permet la guérison. Un traitement d'attaque doit être administré durant 3 semaines et poursuivi à doses faibles aussi longtemps que subsiste l'immunodépression.

La prévention, chez les sujets immunodéprimés ou atteints de sida, fait surtout appel aux sulfamides (famille d'antibiotiques, dont deux représentants sont ici prescrits en association), ou à des aérosols de pentamidine administrés à intervalles réguliers.

## Pneumogastrique (nerf)

Nerf crânien issu du bulbe rachidien et innervant le cœur, les bronches, l'appareil digestif et les reins. SYN. *nerf vague*. (P.N.A. *truncus vagalis*)

**STRUCTURE ET FONCTION**

Les deux nerfs pneumogastriques sont les plus longs des nerfs crâniens, dont ils forment la dixième paire, et ceux qui possèdent les plus longues ramifications. Ils quittent la boîte crânienne, descendent dans le cou en arrière du pédicule artérioveineux carotidien et jugulaire et suivent l'œsophage jusque dans l'abdomen, où ils se terminent en de nombreux filets nerveux destinés à l'estomac, au foie et aux autres viscères abdominaux. Tout au long de ce trajet, ces nerfs volumineux émettent des filets nerveux pour les organes de voisinage, en particulier les nerfs récurrents responsables de l'innervation motrice des cordes vocales. Ils font partie du système nerveux autonome parasympathique (qui agit sur les viscères) et assurent le transport des neurotransmetteurs tels que l'acétylcholine jusqu'aux récepteurs cellulaires présents à la surface des organes. Ces récepteurs, qui commandent une activité spécifique, sont de deux types : les récepteurs muscariniques, activés par l'acétylcholine et inhibés par l'atropine, et les récepteurs nicotiniques, activés par l'acétylcholine et la nicotine et inhibés par les ganglioplégiques (substances s'opposant à l'action de l'acétylcholine). Les premiers sont responsables de la contraction des muscles gastro-intestinaux (activation du péristaltisme intestinal, contraction des sphincters) et de l'activation des sécrétions digestives (salive, sucs gastrique, pancréatique et intestinal). L'activation des récepteurs nicotiniques provoque une diminution de la fréquence cardiaque et de la pression artérielle, mais aussi des spasmes intestinaux et vésicaux.

**PATHOLOGIE**

La suractivité des nerfs pneumogastriques entraîne une augmentation de la sécrétion gastrique. Certains ulcères gastriques ou duodénaux, rebelles au traitement médical ou avec complications, sont traités par vagotomie (intervention chirurgicale consistant à sectionner les fibres des nerfs pneumogastriques).

## Pneumologie

Spécialité médicale qui se consacre à l'étude et au traitement des maladies des poumons, des bronches, de la plèvre et du médiastin (espace situé entre les poumons).

Les principales maladies traitées en pneumologie sont l'insuffisance respiratoire, les pneumoconioses, les affections de nature infectieuse (abcès du poumon, bronchopneumonie, pleurésie, pneumonie, tuberculose) ou tumorale (cancer bronchopulmonaire, mésothéliome pleural), etc.

## Pneumomédiastin

Infiltration d'air dans les tissus du médiastin (espace compris entre les poumons).

Un pneumomédiastin succède généralement à une rupture d'alvéoles pulmonaires (permettant à l'air des poumons de gagner le médiastin), cette rupture étant elle-même liée à un traumatisme du thorax ou provoquée, lors d'une crise d'asthme, par la distension des alvéoles ou encore, lors d'une bronchiolite virale, par l'inflammation des petites bronches et des alvéoles ; l'origine reste parfois inconnue.

Un pneumomédiastin se manifeste par une douleur thoracique centrale et une gêne respiratoire ainsi que par un emphysème sous-cutané à la base du cou (passage d'air dans les tissus sous-cutanés) donnant une sensation de crépitement à la palpation. Le traitement doit être mené en urgence : il vise à soigner les symptômes de la maladie et parfois à réparer chirurgicalement les lésions.

## Pneumonectomie

Ablation chirurgicale d'un poumon.

Une pneumonectomie est en général réalisée en cas de tumeur maligne (cancer bronchopulmonaire) siégeant dans une grosse bronche ou, plus rarement, quand le poumon entier a été détruit par une maladie, notamment une infection. On n'y a recours qu'après s'être assuré par exploration fonctionnelle respiratoire que l'autre poumon est suffisamment sain pour assurer une oxygénation correcte.

## Pneumonie

**La pneumonie, infection virale ou bactérienne, est une affection fréquente touchant plus volontiers le jeune enfant et le vieillard ainsi que les personnes aux défenses immunitaires affaiblies. Elle se traduit notamment par une forte fièvre et des douleurs thoraciques. La pneumonie est traitée par administration de pénicilline.**

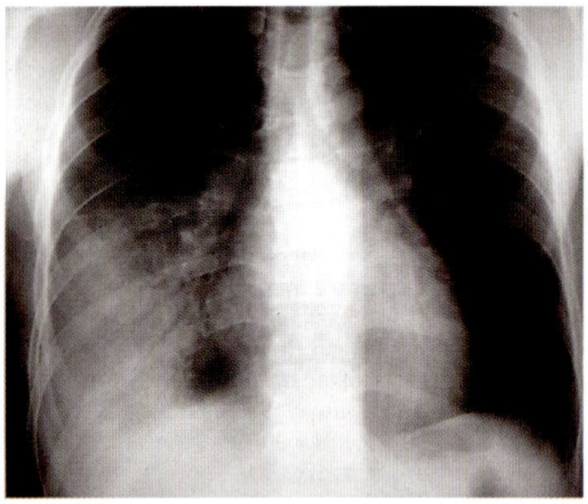

*Radiographie révélant un foyer infectieux de la partie inférieure du poumon droit (tache blanche).*

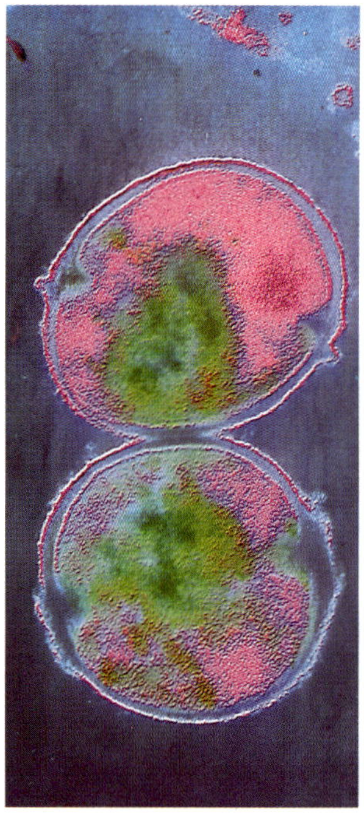

*Le pneumocoque est souvent l'agent des pneumonies.*

L'intervention se déroule sous anesthésie générale ; après avoir incisé le thorax entre la 5e et la 6e côte, le chirurgien retire le poumon. Après l'opération, la cavité ainsi créée se remplit progressivement d'un liquide sérosanguin qui se transforme ensuite en une substance fibreuse. Une pneumonectomie nécessite une hospitalisation d'une quinzaine de jours ; des complications infectieuses sont possibles mais rares. Pendant la convalescence, qui dure de 2 à 3 semaines, les douleurs sont en général atténuées par la prise d'analgésiques, des massages de la paroi thoracique et la kinésithérapie respiratoire (pour évacuer les sécrétions bronchiques). Le sujet reprend progressivement ses activités et peut le plus souvent retravailler 1 ou 2 mois après l'opération. Si les efforts trop violents lui sont dès lors déconseillés, il peut cependant pratiquer un sport.

## Pneumonie

Infection du poumon provoquée par une bactérie ou par un virus.

Le terme de pneumonie concerne presque toujours en pratique la pneumonie franche lobaire aiguë, la plus fréquente et la plus grave, due à l'infection du poumon par le pneumocoque. Celle-ci se traduit par une alvéolite, inflammation des alvéoles du poumon, qui sont alors remplies de sécrétions anormales. Les symptômes, d'apparition brutale, associent une fièvre élevée (39-40 °C), des frissons intenses et souvent une douleur thoracique augmentant à l'inspiration.

D'autres agents infectieux peuvent être responsables de pneumonie. Les principaux sont *Hæmophilus influenzæ*, *Legionella pneumophila*, le *staphylocoque*, *Mycoplasma pneumoniæ*, *Chlamydia pneumoniæ*, *Klebsiella pneumoniæ*.

**DIAGNOSTIC**

Généralement suggéré, en premier lieu, par l'interrogatoire du malade et par l'auscultation pulmonaire (présence de foyers de condensation pulmunaire), il est confirmé par la radiographie, qui montre une opacité (zone blanche) d'un lobe ou d'un segment pulmonaire, et par la mise en évidence du pneumocoque dans le sang ou de ses antigènes solubles dans le sang ou les urines. Ces examens sont parfois complétés ultérieurement par une fibroscopie bronchique, notamment chez les patients tabagiques.

**TRAITEMENT ET PRÉVENTION**

Ils reposent, pour les pneumonies à pneumocoque, sur la pénicilline ou ses dérivés, administrés à fortes doses par injections dans les premiers jours puis en comprimés pendant une quinzaine de jours. En cas d'allergie à la pénicilline, on peut prescrire d'autres antibiotiques (macrolides). La fièvre disparaît en 24 à 48 heures et la guérison est obtenue en quelques jours. Les anomalies radiographiques persistent encore quelques semaines, mais sans que cela ait de signification particulière. Des formes partiellement résistantes à la pénicilline se développent.

Les sujets à risque peuvent bénéficier de la vaccination antipneumococcique.

## Pneumopathie

Toute maladie d'un poumon, ou des deux, quelle que soit sa cause.

Les pneumopathies peuvent avoir une origine allergique, toxique, cancéreuse ou immunologique mais le terme est souvent synonyme d'infection pulmonaire (ce que l'on appelait autrefois congestion pulmonaire).

## Pneumopathie atypique

→ VOIR Syndrome respiratoire aigu sévère.

## Pneumopathie interstitielle

Toute maladie atteignant principalement le parenchyme (tissu fonctionnel) du poumon.

**CAUSES**

Les pneumopathies interstitielles sont des affections liées à des altérations de la membrane alvéolocapillaire (membrane à partir de laquelle s'effectuent les échanges gazeux - oxygène, gaz carbonique - entre l'air et le sang), qui peut se trouver épaissie, enflammée, œdémateuse ou fibreuse. Nombreuses sont les maladies qui peuvent être à l'origine d'une pneumopathie interstitielle : sarcoïdose, maladie infectieuse (d'origine virale, parasitaire, bactérienne ou mycosique), pneumoconiose, pneumopathie d'hypersensibilité (maladies du poumon des éleveurs d'oiseaux ou du poumon de fermier), lymphangite carcinomateuse, insuffisance cardiaque gauche (œdème pulmonaire), granulomatose, maladie systémique, etc. La prise de certains médicaments (amiodarone, notamment) peut aussi provoquer une pneumopathie interstitielle.

**SYMPTÔMES ET SIGNES**

Une pneumopathie interstitielle se traduit par une diminution des échanges gazeux, responsable d'un essoufflement à l'effort.

**DIAGNOSTIC**

Il repose sur l'interrogatoire et l'examen clinique du malade, sur la radiographie thoracique, qui montre des opacités linéaires ou nodulaires (lignes ou points blancs) souvent diffuses ou bilatérales, sur la fibroscopie bronchique - pratiquée sous anesthésie locale et permettant de réaliser une biopsie bronchique ou transbronchique et un lavage bronchioloalvéolaire - parfois complétée par une biopsie pulmonaire chirurgicale, pratiquée sous anesthésie générale.

**ÉVOLUTION ET TRAITEMENT**

L'évolution des pneumopathies interstitielles est très variable selon la maladie en cause et la possibilité de la soigner : certaines guérissent spontanément (lorsqu'elles sont dues à une sarcoïdose, notamment) tandis que d'autres continuent à évoluer en dépit de tous les traitements. Dans certains cas, elles entraînent une insuffisance respiratoire chronique, nécessitant une oxygénothérapie. La suppression de la cause et la corticothérapie en sont les principaux traitements.

→ VOIR Fibrose, Pneumoconiose.

## Pneumopéricarde

Présence d'air dans le péricarde (sac qui enveloppe le cœur).

Le pneumopéricarde est une atteinte très rare qui s'observe s'il existe une communication anormale entre la plèvre et le péricarde et si une bulle d'emphysème ou un kyste contenant de l'air se rompt et passe du poumon dans la plèvre. Il provoque une douleur thoracique brutale. Une radiographie thoracique en permet le diagnostic : le cliché montre une clarté autour du cœur.

**TRAITEMENT ET PRÉVENTION**

Le traitement consiste à drainer l'air présent dans la plèvre à l'aide d'une aiguille ou d'un drain (gros tube souple) intrathoracique relié à un mécanisme d'aspiration, ce qui entraîne par là même la disparition de l'air intrapéricardique.

→ VOIR Pneumothorax.

## Pneumopéritoine

Épanchement de gaz provoquant le décollement des deux feuillets de la membrane péritonéale, le feuillet pariétal (qui tapisse la paroi de l'abdomen) et le feuillet viscéral (qui tapisse les viscères).

■ **Le pneumopéritoine pathologique** est dû à la perforation d'un viscère creux (estomac, intestin grêle, côlon), entraînant le passage d'air du tube digestif dans la cavité péritonéale. Il se traduit par une sonorité à la percussion de l'abdomen. Outre l'examen clinique, le diagnostic repose sur la radiographie de l'abdomen sans préparation, faite en position debout : l'air, du fait de sa légèreté, monte et constitue une petite poche sous le diaphragme, en forme de croissant clair, visible sur la radiographie. Le traitement, chirurgical, est celui de la cause.

■ **Le pneumopéritoine provoqué** est pratiqué lors de la première étape d'une cœlioscopie. Cette intervention, pratiquée sous anesthésie générale à des fins diagnostiques et/ou thérapeutiques, consiste à insuffler dans la cavité péritonéale un gaz, en général du gaz carbonique, à l'aide d'une aiguille traversant la paroi abdominale, tandis qu'un endoscope (tube muni d'un système optique) est introduit par une petite incision cutanée. Le malade étant couché sur le dos, la tête plus basse que les pieds, il se forme une poche gazeuse distendant l'abdomen, ce qui permet, une fois l'extrémité de l'endoscope introduite dans cette zone, de mouvoir l'appareil sans léser les viscères. À la fin de l'opération, le gaz est évacué par aspiration.

## Pneumothorax

Épanchement d'air dans la plèvre (membrane enveloppant le poumon).

Un pneumothorax est dû à l'introduction d'un certain volume d'air entre les deux feuillets de la plèvre, qui décolle ceux-ci en repoussant le poumon. Ce décollement peut être diffus ou localisé ; il arrive que les deux poumons soient atteints.

■ **Le pneumothorax idiopathique,** de cause inconnue, touche les sujets de 20 à 40 ans.

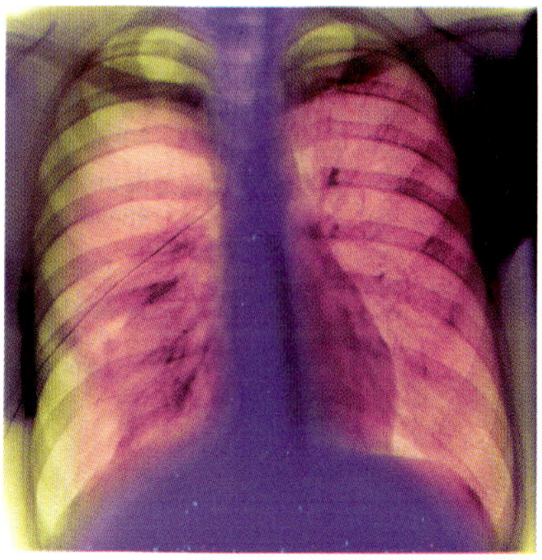

***Pneumothorax.*** *Le poumon droit (à gauche sur l'image) est rétracté vers le centre et sa partie supérieure externe n'est plus vascularisée.*

Lors de cette affection, de petites bulles d'air situées dans le poumon, à sa périphérie, se rompent brutalement dans la cavité pleurale.

■ **Le pneumothorax non idiopathique** est dû à la pénétration d'air dans les poumons à la suite d'une ponction, d'une plaie profonde du thorax ou d'une maladie pulmonaire (emphysème, fibrose pulmonaire, histiocytose).

**SYMPTÔMES ET DIAGNOSTIC**

Un pneumothorax se traduit par une brusque douleur en coup de poignard sur le côté du thorax, une gêne respiratoire, voire une véritable suffocation. L'examen clinique du malade et la radiographie du thorax permettent d'établir le diagnostic.

**TRAITEMENT**

En cas de pneumothorax idiopathique avec gêne respiratoire modérée, le simple repos au lit permet d'attendre que l'air se résorbe spontanément, le poumon reprenant sa place en 1 ou 2 semaines. Dans les autres cas, un drainage est pratiqué avec une aiguille introduite entre deux côtes, reliée à un appareil aspirateur. Dans 30 % des cas, les pneumothorax idiopathiques récidivent, au bout de quelques mois ou de quelques années. Les autres pneumothorax ne récidivent pas, sauf lorsqu'ils sont dus à une maladie pulmonaire.

En cas de récidive, une symphyse pleurale est pratiquée : on accole définitivement les deux feuillets de la plèvre par injection d'un produit irritant (talc, notamment) ; cette intervention peut être effectuée par chirurgie conventionnelle ou par pleuroscopie (avec un tube muni d'un système optique et d'instruments de petite taille, introduit par une petite incision).

## Pneumotomie

Ouverture chirurgicale du poumon.

La pneumotomie est indiquée pour drainer un abcès du poumon - quand il est suffisamment superficiel et qu'il a résisté aux antibiotiques - ou pour réaliser une biopsie. L'opération se pratique sous anesthésie générale. L'ouverture du poumon est réalisée après thoracotomie (ouverture du thorax), ou par voie endoscopique (thoracoscopie). L'intervention s'achève par la mise en place d'un drain pleural d'aspiration.

## Poche des eaux

Espace rempli de liquide amniotique, compris entre la membrane ovulaire interne (amnios) et le fœtus.

La poche des eaux joue un rôle capital dans la protection du fœtus contre les traumatismes pendant la grossesse. Lors de l'accouchement, sous la pression des contractions utérines et du liquide amniotique, elle appuie sur le col de l'utérus et favorise sa dilatation.

**RUPTURE SPONTANÉE**

En général, la poche des eaux se rompt spontanément lorsque la dilatation du col atteint de 2 à 5 centimètres, mais il arrive aussi que cette rupture se produise plus tôt, en tout début de travail, annonçant ainsi l'imminence de l'accouchement. En cours de travail, la rupture des membranes entraîne une intensification et un rapprochement des contractions utérines. Cette rupture se manifeste soit par un lent écoulement de liquide, soit par un brusque jaillissement. Elle est indolore. Normalement, le liquide est clair. S'il est teinté de vert foncé, il indique la présence de méconium, première selle du fœtus, et signale une souffrance fœtale nécessitant le déclenchement de l'accouchement. Une rupture de la poche des eaux impose à la femme enceinte de se rendre sans délai à la maternité, car la protection du fœtus est diminuée et les risques d'infection sont plus importants.

Lorsque la rupture de la poche des eaux est prématurée, c'est-à-dire avant 8 mois de grossesse, la femme enceinte est hospitalisée et surveillée en raison des complications possibles (infection, risque d'accouchement prématuré), nécessitant parfois le déclenchement de l'accouchement.

**RUPTURE ARTIFICIELLE**

Si la poche des eaux ne s'est pas rompue spontanément lorsque la dilatation du col atteint 5 centimètres et que la tête du fœtus est bien engagée, le médecin accoucheur ou la sage-femme perce les membranes avec une pince au cours d'une contraction. L'orifice est ensuite élargi avec le doigt. Si le liquide est normal, le travail suit son cours. S'il est anormal, la surveillance du fœtus (monitorage des bruits du cœur) permet de prendre les décisions médicales utiles : accélération de l'accouchement, césarienne.

## Poche parodontale

Approfondissement du sillon gingival dû à l'évolution d'une atteinte du tissu de soutien de la dent, le parodonte (cément, ligament, os alvéolaire, gencive).

La gencive marginale, bande gingivale qui entoure la dent, laisse un espace libre d'une épaisseur de 1 à 1,5 millimètre : c'est le sillon gingival. Une fois la poche parodontale constituée, elle entraîne la formation autour de la dent d'un réservoir microbien, véritable foyer inflammatoire chronique dû à la stagnation de la plaque dentaire et du tartre, qui auto-entretient l'évolution d'une parodontopathie. Les forces qui s'exercent sur la dent lors de la mastication et de la déglutition peuvent aggraver cet état, surtout lorsqu'une grande partie des tissus de soutien a été détruite. La principale complication d'une poche parodontale est l'abcès dentaire. En outre, la destruction des tissus de soutien provoque une mobilité importante des dents et, à terme, leur chute.

**TRAITEMENT ET PRÉVENTION**

Le traitement dépend de l'état de la gencive et de la profondeur de la poche ; on peut pratiquer, tous les 3 mois, un traitement d'entretien : détartrage puis surfaçage (polissage) des racines afin de ralentir le processus de dépôt du tartre ; le cas échéant, une intervention à lambeau (découpage chirurgical de la gencive pour supprimer la poche) permet, en rétablissant des conditions d'hygiène correctes (le brossage, notamment, redevient possible), d'arrêter l'évolu-

**La technique du pontage aortocoronarien, intervention chirurgicale aujourd'hui parfaitement maîtrisée, consiste à suturer un greffon de veine, prélevé sur le malade lui-même, entre l'aorte et l'artère coronaire. Cette intervention est indiquée en cas d'insuffisance coronarienne en prévention de l'infarctus du myocarde.**

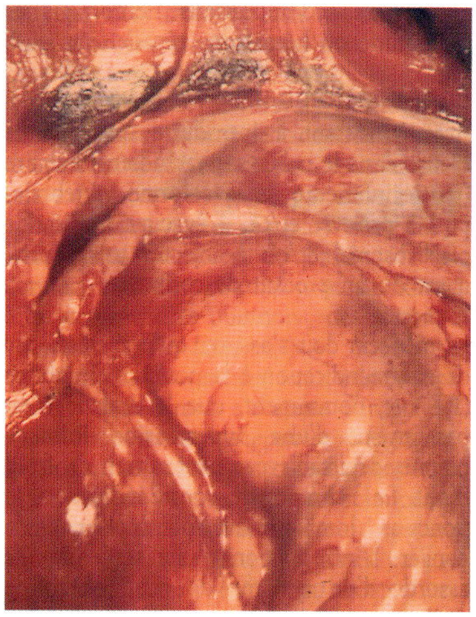

*Un segment de veine, prélevé sur une autre partie du corps, a été placé entre l'aorte et l'artère coronaire obstruée, en aval du rétrécissement.*

**Revascularisation du muscle cardiaque par une greffe veineuse**

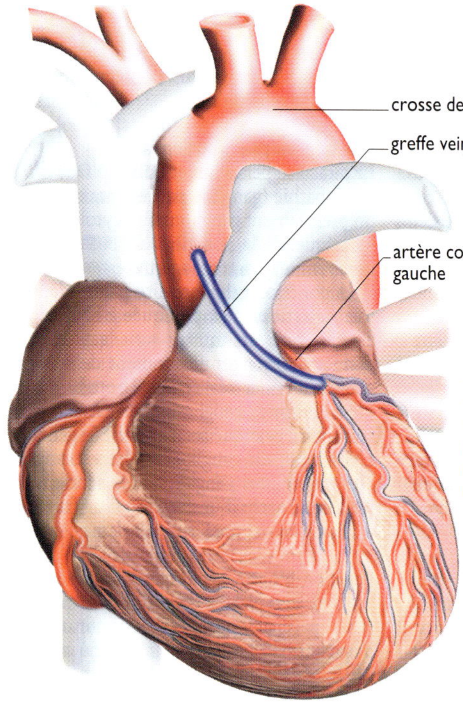


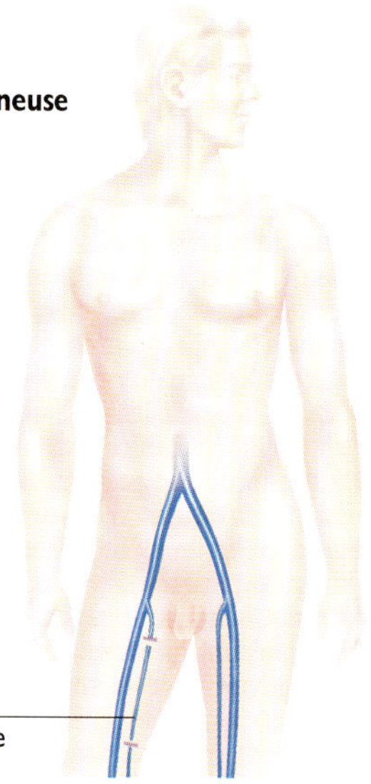


*Lorsque le pontage utilise un greffon veineux classique, le chirurgien prélève dans un premier temps un segment de veine superficielle, le plus souvent sur la veine saphène interne, en pratiquant une incision le long de son trajet sur la face interne de la jambe ou de la cuisse.*

d'une leucémie. La ponction lombaire sert également à l'injection d'un anesthésique local ; ce procédé (anesthésie péridurale) a l'avantage de permettre une anesthésie étendue sans perte de conscience.

## Pontage

Réunion de deux vaisseaux sanguins par une greffe vasculaire ou par un tube en Dacron (matière tissée synthétique) afin de restaurer une circulation normale et de court-circuiter un rétrécissement ou une obstruction artériels.

Les premiers pontages ont été effectués dans la seconde moitié des années 1960 : on pratiquait alors principalement des pontages aortocoronariens, entre l'aorte et une artère coronaire (artère irriguant le cœur). Les progrès réalisés dans ce domaine ont été considérables. Même si ces interventions restent des actes de chirurgie lourde, leur technique est aujourd'hui parfaitement maîtrisée et leur pronostic est bon.

Jusqu'en 1980, les veines qui servaient de greffons étaient les veines saphènes. Puis on a également employé des greffons provenant d'artères, en raison de leur durée de vie plus longue, et cela malgré la plus grande difficulté du geste chirurgical. On utilise aussi des matériaux synthétiques pour les artères de gros calibre.

**INDICATIONS**

Une artère rétrécie par l'athérome (dépôt graisseux sur la paroi artérielle interne) voit son débit sanguin diminuer au point que le fonctionnement normal des organes qu'elle irrigue est parfois gêné, particulièrement pendant les efforts physiques, qui accroissent leurs besoins en apport sanguin. Le pontage permet d'éviter une détérioration de ces organes.

Selon les artères touchées, on effectue diverses sortes de pontage.

- **Le pontage aortocoronarien** s'effectue entre une artère coronaire (artère du cœur) et l'aorte.
- **Le pontage carotidien** rétablit la circulation sanguine dans les carotides (artères du cou).
- **Le pontage iliofémoral** se pratique sur les artères iliaques et fémorales (artères des membres inférieurs).
- **Le pontage veineux** aussi est pratiqué : il concerne principalement la veine porte, qui draine vers le foie le sang des viscères abdominaux (tube digestif, rate, pancréas), en cas d'hypertension portale, ainsi que les veines de la partie inférieure de l'œsophage, susceptibles d'être atteintes de varices et qui risquent de saigner.

**TECHNIQUE**

Quel que soit le lieu où s'effectue le pontage, la technique est identique à celle du pontage aortocoronarien.

## Pontage aortocoronarien

Pose d'un greffon entre l'aorte (ou une artère extracardiaque) et l'artère coronaire afin de rétablir une circulation sanguine normale dans un tronçon artériel rétréci ou occlus.

**INDICATIONS**

Il est décidé de pratiquer un pontage aortocoronarien lorsque la coronarographie (examen radiographique permettant de visualiser les artères coronaires après injection d'un produit de contraste) montre une sténose (rétrécissement), lorsque le ventricule gauche du cœur a des difficultés à se contracter, lorsque le patient est gêné par un angor (angine de poitrine) ou lorsque les symptômes de l'insuffisance coronarienne ne peuvent être réduits par un traitement médicamenteux. Cette décision est prise afin d'éviter la survenue d'un infarctus du myocarde.

**TECHNIQUE**

L'opération est effectuée sous anesthésie générale et peut durer jusqu'à 5 heures. Le chirurgien incise verticalement le thorax, au milieu du sternum, puis ouvre le péricarde. Le patient est alors relié à une machine cœur-poumon qui assure les fonctions cardiaques et respiratoires pendant l'opération sur le cœur. La coronaire est ensuite incisée. Un segment de vaisseau (artère ou veine), prélevé sur le corps du patient, est connecté en amont du rétrécissement, tandis que l'autre extrémité est reliée à l'artère en aval de celui-ci. Si l'artère mammaire interne est utilisée, elle est reliée directement à l'artère coronaire en aval du rétrécissement. Quand les rétrécissements des artères coronaires sont multiples, le chirurgien effectue plusieurs pontages au cours de la même intervention ; on parle alors de double, de triple ou de quadruple pontage. Le pontage achevé, la circulation sanguine naturelle est rétablie : la machine assurant les fonctions cardiaques et respiratoires est arrêtée. Le péricarde et le thorax sont refermés. Les pontages sont parfois réalisés sans recourir à un pompage artificiel du sang (à cœur battant).

**CONVALESCENCE**

Après 3 ou 4 jours de surveillance dans un service de soins intensifs, le patient reste à l'hôpital une douzaine de jours. Une convalescence peut parfois prolonger cette hospitalisation si l'état du patient le justifie.

**PRONOSTIC**

Une fois passés le cap opératoire et la première semaine d'hospitalisation, le pronostic est le plus souvent excellent.

## Poplitée (artère)

Artère des membres inférieurs faisant suite à l'artère fémorale. (P.N.A. *arteria poplitea*)

L'artère poplitée débute au-dessus du genou puis descend verticalement en arrière de celui-ci dans le creux poplité. Sous le genou, elle se divise en 2 branches terminales : l'artère tibiale antérieure et le tronc tibiopéronier.

Le pouls poplité est normalement perceptible dans le creux du genou ; il disparaît si l'artère est obstruée par un embole (corps étranger [caillot, essentiellement] véhiculé par le sang) ou en raison d'une artérite (inflammation de la paroi artérielle avec, souvent, formation d'un caillot) à un stade évolué.

→ VOIR **Creux poplité.**

## Pore cutané

Minuscule orifice situé à la surface de la peau.

Les pores cutanés constituent les orifices par où s'écoulent les sécrétions des glandes sébacées, sécrétant le sébum et annexées aux poils, et celles des glandes sudoripares, sécrétant la sueur.

Les pathologies spécifiques du pore sont les poromes eccrines (tumeurs très rares se développant dans la partie intra-épidermique du pore excréteur d'une glande sudoripare) et les miliaires sudorales (dermatoses dues à l'obstruction du pore excréteur d'une glande sudoripare).

## Porokératose

Maladie cutanée se traduisant par des lésions hyperkératosiques (épaississement de la couche cornée), déprimées en leur centre et bordées d'un bourrelet caractéristique (face interne abrupte et face externe se raccordant en pente douce à la peau voisine).

La porokératose est une maladie familiale ; certains cas sont reconnus comme étant à transmission autosomique (par les chromosomes non sexuels) dominante (il suffit que le gène en cause soit reçu de l'un des parents pour que l'enfant développe la maladie).

**DIFFÉRENTS TYPES DE POROKÉRATOSE**

La maladie peut prendre différentes formes : placards grisâtres, de grande taille, peu nombreux, touchant de façon symétrique les poignets, les coudes, les chevilles et les jambes ; forme superficielle et disséminée, plus rare, caractérisée par de petites taches brun jaunâtre, réparties sur le tronc, le visage et les membres ; petites plaques de peau atrophiées, de 5 à 10 millimètres de diamètre, bordées d'un très fin bourrelet, touchant les bras et les jambes.

**DIAGNOSTIC ET TRAITEMENT**

Le diagnostic se fonde sur un examen histologique. Le traitement, peu efficace, repose soit sur l'application de kératolytiques, soit sur la cryothérapie (application de froid), souvent suivies d'une récidive des lésions, ou sur l'administration de rétinoïdes, ou encore sur l'ablation chirurgicale des lésions lorsque cela est possible. Le traitement préventif consiste à protéger la peau du rayonnement solaire (crème de type écran total), qui est un facteur aggravant.

Une surveillance régulière de ces lésions s'impose, un carcinome cutané pouvant toujours se greffer sur une porokératose.

## Porome eccrine

Tumeur bénigne de la peau développée à partir du pore excréteur d'une glande sudoripare (glande sécrétant la sueur).

Un porome eccrine forme une petite lésion rougeâtre, saillante, charnue, bien limitée. Elle touche la paume des mains, la plante des pieds, plus rarement le cou ou la poitrine. Elle nécessite une ablation chirurgicale, suivie d'un examen histologique ; celui-ci permet de déterminer qu'il ne s'agit pas d'une autre tumeur (botriomycome, mélanome achromique) d'aspect voisin. Le pronostic est excellent.

## Porphyrie

Maladie héréditaire due à un trouble de la synthèse de l'hème (fraction non protéique de l'hémoglobine) et caractérisée par l'accumulation dans les tissus de substances intermédiaires de cette synthèse, les porphyrines.

Les porphyries sont des maladies rares qui touchent environ une personne sur 10 000 à 50 000. La transmission de ces maladies se fait le plus souvent sur un mode autosomique (par les chromosomes non sexuels) dominant (il suffit que le gène porteur soit reçu de l'un des parents pour que l'enfant développe la maladie).

Il existe plusieurs formes de porphyrie, correspondant à des mutations des gènes de différentes enzymes de la synthèse de l'hème. L'apparition des symptômes est variable, certains survenant au cours de l'enfance, d'autres à l'âge adulte.

■ **La protoporphyrie** se manifeste dès l'enfance par de légers troubles cutanés après exposition au soleil.

■ **La porphyrie intermittente aiguë** se manifeste le plus souvent à l'âge adulte par des douleurs abdominales aiguës, parfois des crampes, une faiblesse musculaire et des troubles psychiques. Les urines deviennent rouges si on les laisse reposer. De nombreux médicaments, tels que les barbituriques, les contraceptifs oraux, les sulfamides et la phénytoïne, sont à l'origine des crises.

■ **La porphyrie varietaga, ou mixte**, est proche de la porphyrie intermittente aiguë mais le sujet présente, en outre, des bulles sur les régions cutanées exposées au soleil.

■ **La coproporphyrie héréditaire**, également voisine de la porphyrie intermittente aiguë, se traduit aussi par des anomalies cutanées.

■ **La porphyrie cutanée tardive**, la plus fréquente, se révèle volontiers à l'âge adulte, d'où son nom, et se traduit par des bulles sur la peau après exposition au soleil. En cas de blessure, la cicatrisation est longue. Les urines sont parfois rosées ou marron. Les troubles sont souvent déclenchés par une maladie du foie, parfois d'origine alcoolique.

■ **La porphyrie érythropoïétique congénitale, ou maladie de Günther**, est la seule porphyrie à transmission autosomique récessive (c'est-à-dire que le gène porteur doit être reçu des deux parents pour qu'elle se développe). Elle se traduit dès la naissance par des éruptions cutanées, une augmentation du volume de la rate, une coloration rouge des dents et par des accidents hémolytiques aigus (destruction subite d'une grande quantité de globules rouges).

**DIAGNOSTIC ET TRAITEMENT**

Le diagnostic des différentes formes de porphyrie repose sur le dosage des porphyrines dans les urines, complété par des tests biologiques plus spécifiques. Le traitement, difficile, consiste d'abord à éviter les facteurs déclenchants : exposition au soleil, médicaments. L'administration de glucose ou d'un médicament chimiquement apparenté à l'hème peut être utile pour traiter les crises de porphyrie intermittente aiguë, de porphyrie varietaga ou de coproporphyrie héréditaire. Dans la porphyrie cutanée tardive, une phlébotomie est parfois pratiquée.

## Porphyrine

Pigment formé de quatre molécules d'une substance appelée pyrrole, qui sont attachées entre elles.

Dans les tissus qui synthétisent des globules rouges (moelle osseuse), on observe une suite de transformations chimiques aboutissant, à partir d'un acide aminé (le glycocolle) et d'acide succinique, à la formation d'une porphyrine appelée protoporphyrine. Cette dernière, associée à du fer, constitue alors l'hème, la partie de l'hémoglobine qui fixe l'oxygène.

**PATHOLOGIE**

Une maladie héréditaire due à un trouble de la synthèse de l'hème, la porphyrie, se traduit par l'accumulation de porphyrine dans les tissus.

## Porte (veine)

Grande veine de l'abdomen drainant le sang des viscères intestinaux vers le foie. (P.N.A. *vena portæ*)

La veine porte naît à l'union de la veine splénique avec la veine mésentérique supérieure, en arrière du pancréas. Elle se dirige vers le foie et se divise en deux branches terminales, droite et gauche, qui pénètrent dans le foie. Au cours de son trajet, la veine porte reçoit plusieurs autres veines. Elle draine ainsi le sang de l'intestin grêle et du côlon, de l'estomac, de la rate et du pancréas, apportant les deux tiers du débit sanguin du foie, soit environ 1 litre par minute chez l'adulte. Tous les nutriments absorbés par l'intestin, à l'exception des graisses, sont amenés par cette veine au foie, où ils sont transformés en énergie et en constituants des cellules. Les branches terminales de la veine porte recueillent la veine ombilicale (reliquat fœtal) et le sang provenant de la vésicule biliaire par la veine cystique.

**PATHOLOGIE**

Une augmentation de la pression sanguine dans la veine porte, appelée hypertension portale, peut être provoquée par de nombreuses maladies (maladies hépatiques, cirrhose surtout ; compression ou thrombose de la veine porte), qui créent un obstacle à l'écoulement du sang à cet endroit. Cette élévation de pression provoque la dilatation des veines en amont de l'obstacle et le développement d'un réseau secondaire contournant l'obstacle : ce sont les anastomoses portocaves. Les dilatations veineuses (varices œsophagiennes ou gastriques) peuvent se rompre et entraîner une hémorragie grave.

## Porte-coton

Tige métallique munie d'une extrémité filetée sur laquelle on enroule du coton.

Un porte-coton est utilisé pour réaliser des prélèvements, notamment dans l'oreille, le nez, la gorge, le vagin ou sur des plaies.

## Porteur

1. Se dit d'un sujet susceptible d'assurer la transmission d'un caractère héréditaire sans nécessairement le manifester et, par extension, des structures biologiques qui, comme le chromosome, véhiculent ce caractère.

Ce terme est le plus souvent utilisé à propos des maladies qui se transmettent sur un mode récessif (par exemple, la mucoviscidose). Dans ce cas, en effet, le gène porteur doit être reçu du père et de la mère pour que l'enfant développe la maladie, qui ne se déclare donc pas systématiquement, à la différence d'une maladie à transmission dominante, qui se déclare chez tous les sujets porteurs du gène responsable.

Dans l'étude des maladies liées au sexe, qui, comme l'hémophilie ou la myopathie de Duchenne, se transmettent par les chromosomes sexuels X, le mot « conductrice » s'utilise de préférence au terme de « porteuse » pour désigner une femme susceptible de transmettre la maladie.

2. Un porteur sain est un sujet hébergeant un micro-organisme pathogène sans développer la maladie, mais capable de provoquer celle-ci chez un individu à qui il aura transmis le micro-organisme.

## Position latérale de sécurité

Position dans laquelle on met les blessés et les malades inconscients mais ayant conservé une respiration spontanée satisfaisante.

La position latérale de sécurité permet de protéger les voies respiratoires du sujet : d'une part, les vomissements ou les saignements s'écoulent au sol et ne risquent pas d'être inhalés, d'autre part la position empêche une chute de la langue en arrière et l'obstruction du larynx qui en résulterait. La personne inanimée est placée sur le côté, la jambe du dessus fléchie ; sa tête est basculée vers l'arrière, la bouche étant orientée vers le sol. Le bras du dessous est glissé derrière son dos, cependant que la main du dessus est placée sous sa joue. Ces manœuvres sont réalisées avec douceur, en soutenant la tête de la victime pour ne pas aggraver les lésions du rachis cervical.

## Positon, ou Positron

Particule élémentaire de même masse que l'électron mais de charge opposée.

Le positon peut être, comme l'électron, le produit de la désintégration d'un grand nombre d'isotopes radioactifs, dont certains sont utilisés en médecine nucléaire par la technique appelée tomographie par émission de positons.

## Posologie

Dose d'un médicament à prendre lors d'un traitement.

Deux indications essentielles figurent sur l'ordonnance du médecin : la dose à prendre pour chaque prise et la dose pour 24 heures. Pour certains médicaments très actifs, comme les aminosides (antibiotiques) ou les digitaliques, qui peuvent être toxiques au-delà d'une certaine quantité, le médecin tient également compte de la dose hebdomadaire ou de la dose totale au cours du traitement.

La posologie s'exprime le plus souvent en unités de forme pharmaceutique (nombre de comprimés, d'ampoules, etc.), parfois en unités de masse (milligrammes : nombre de milligrammes de morphine par injection sous-cutanée, par exemple) et, dans certains cas, en unités propres au produit (unités internationales d'héparine, par exemple).

### Position latérale de sécurité

**Cette position, que l'on fait adopter aux blessés inconscients mais respirant par eux-mêmes, est dite de sécurité car elle prévient l'étouffement en empêchant la chute de la langue vers l'arrière et l'obstruction des voies aériennes.**

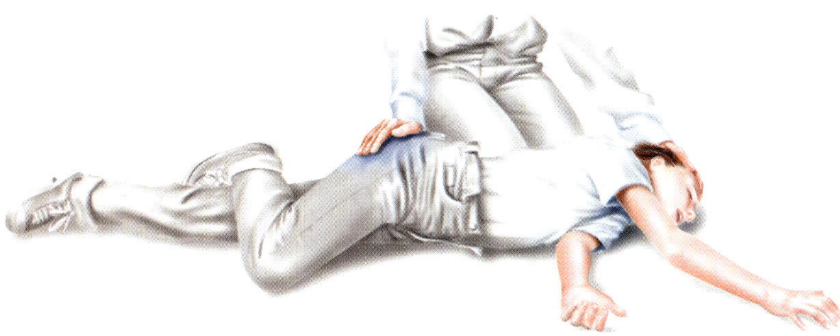

*Le sauveteur dégage d'abord ce qui pourrait entraver la respiration du blessé (ceinture, cravate), bascule la tête de celui-ci vers l'arrière et ôte de sa bouche ce qui l'obstrue (sable, vomissements, etc.), puis le couche sur le côté, une jambe fléchie, pour éviter au corps de basculer.*

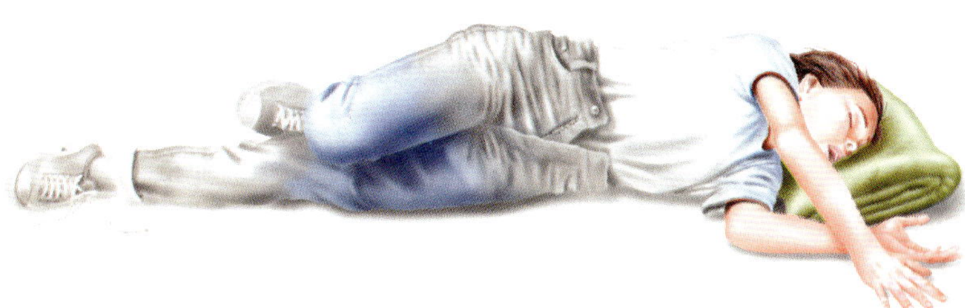

*Le sauveteur cale le blessé à l'aide de couvertures. Il doit poursuivre sa surveillance jusqu'à l'arrivée des secours, c'est-à-dire veiller à ce que la bouche du blessé reste dégagée et, surtout si celui-ci est agité, maintenir sa tête en bonne position pour faciliter la respiration.*

La posologie peut également être rapportée au poids du sujet (nombre de milligrammes de substance active par kilogramme de poids de corps) ou à sa surface corporelle, déterminée par le calcul. Cette manière de procéder, inhabituelle pour l'adulte (sauf en cancérologie), est fréquente dans le cas de l'enfant, pour qui la posologie par tranches d'âge est également utilisée.

**FACTEURS DÉTERMINANT LA POSOLOGIE**
La posologie est liée surtout à la nature du médicament et à sa puissance d'action (en ordre de grandeur, les quantités prescrites vont, par exemple, du milligramme pour l'œstradiol au gramme pour l'aspirine), au mode d'administration (les doses sont généralement plus élevées par voie orale que par injection, car l'absorption digestive est rarement totale), à l'âge du patient et aux maladies qu'il peut avoir en même temps que la maladie traitée (l'insuffisance rénale, en particulier, rend délicate l'administration des médicaments qui sont moins facilement éliminés par le rein). Il doit également être tenu compte de l'affection traitée (certaines douleurs peuvent être soulagées avec 2 grammes d'aspirine, alors que 5 grammes suffisent à peine dans le traitement des crises de rhumatisme inflammatoire), d'éventuelles interactions avec d'autres médicaments, du sexe, parfois de facteurs héréditaires.

La marge thérapeutique correspond à la différence entre dose thérapeutique et dose toxique. Elle est parfois très faible ; c'est le cas, en particulier, pour les dérivés de la digitaline. Il faut donc se conformer très exactement à la prescription du médecin.

L'oubli d'une prise entraîne une baisse du taux de principe actif dans l'organisme. En général, il suffit de prendre le médicament dès que l'on constate l'omission et d'attendre au minimum 2 heures avant de reprendre la suite du traitement. Si l'oubli se répète, il est préférable de demander conseil au pharmacien ou au médecin.

## Postcure
Période de repos sous surveillance médicale et de réadaptation progressive à l'activité après une longue maladie, une blessure invalidante ou un traitement éprouvant.

À l'époque où la tuberculose était très répandue, la postcure suivait le traitement administré en sanatorium. Actuellement, certains établissements de postcure prennent en charge le suivi d'alcooliques ou de toxicomanes en cours de désintoxication. Le malade peut s'y reposer, apprendre un nouveau métier ou poursuivre sa scolarité.

## Posthectomie
→ VOIR Circoncision.

## Posthypophyse
Partie postérieure de l'hypophyse (petite glande endocrine située sous l'encéphale), reliée à l'hypothalamus (structure cérébrale régulatrice des fonctions de l'organisme) par la tige pituitaire et assurant le stockage d'hormones provenant des neurones hypothalamiques.

**FONCTION**
Contrairement à l'antéhypophyse, la posthypophyse n'est pas un lieu de synthèse hormonale. Deux types de sécrétion y sont stockés : l'hormone antidiurétique et l'ocytocine. La sécrétion de l'hormone antidiurétique par l'hypothalamus est sous la dépendance de l'osmolarité plasmatique (concentration des particules osmotiquement actives contenues dans le plasma). Lorsque celle-ci augmente, la sécrétion d'hormone antidiurétique est stimulée, ce qui empêche la fuite de l'eau dans les urines et permet une dilution suffisante des éléments contenus dans le plasma. Chez la femme, l'ocytocine favorise les contractions utérines lors de l'accouchement et l'issue du lait lors de l'allaitement. Elle n'a, en revanche, pas de rôle connu chez l'homme.

**PATHOLOGIE**
Les maladies hypophysaires (essentiellement l'adénome de l'antéhypophyse) ne retentissent habituellement pas sur la sécrétion d'hormone antidiurétique. Après ablation d'un tel adénome, un déficit transitoire de cette hormone peut néanmoins apparaître et entraîner un diabète insipide durant quelques jours ou quelques semaines. L'atteinte de la posthypophyse est fréquente lors des craniopharyngiomes (tumeurs bénignes du cerveau, survenant le plus souvent chez l'enfant) ou de certaines tumeurs gliales (touchant des cellules nerveuses interstitielles). Elle entraîne une absence de sécrétion d'hormone antidiurétique, à l'origine d'un diabète insipide.

## Postmaturité
État d'un enfant né après terme (au-delà de 41 semaines d'aménorrhée).

Au-delà du terme normal (41 semaines d'aménorrhée), une grossesse doit faire l'objet d'une surveillance étroite ; l'accouchement est habituellement déclenché après une semaine de retard. C'est pourquoi la postmaturité est très rare.

Elle ne doit pas se prolonger car, une fois le terme dépassé, le placenta ne remplit plus parfaitement ses fonctions, et le fœtus est moins bien oxygéné et nourri. En outre, le liquide amniotique est souvent peu abondant après terme, ce qui offre une moindre protection pour le fœtus et peut entraîner un risque de compression du cordon. Ce liquide est parfois teinté de vert foncé par le méconium (substance, composée notamment de bile et de sécrétions digestives, accumulée dans l'intestin du fœtus), ce qui traduit une souffrance fœtale.

À la naissance, l'enfant postmature est plus grand et moins lourd que le nouveau-né à terme. Il est déshydraté et amaigri. Sa peau est fripée et dépourvue de vernix caseosa (enduit blanchâtre protecteur). Les paumes de ses mains et les plantes de ses pieds pèlent. Si un tel enfant est plus fragile in utero, en revanche, sa surveillance après la naissance n'est pas différente de celle d'un enfant né à terme.

## Post-partum
Période s'étendant de l'accouchement au retour de couches (réapparition des règles). SYN. *puerpéralité, suite de couches.*

Le post-partum dure environ six semaines lorsque la mère n'allaite pas, plus longtemps si elle allaite. En l'absence d'allaitement, les premières règles (retour de couches) réapparaissent environ 45 jours après l'accouchement. En cas d'allaitement, les règles se produisent entre 10 et 12 semaines après l'accouchement. Dans les deux cas, le retour de couches est parfois précédé d'une ovulation. La période du post-partum est marquée par d'importantes modifications anatomophysiologiques et psychoaffectives.

**MODIFICATIONS ANATOMOPHYSIOLOGIQUES**
Ces modifications touchent tout le corps et, en particulier, les organes génitaux. L'utérus, qui pèse entre 1 500 et 1 700 grammes et mesure de 32 à 34 centimètres à la fin de la grossesse, se contracte après la délivrance pour former une boule (globe utérin). Il retrouve ensuite peu à peu sa taille (8 centimètres de hauteur) et son poids (70 grammes) antérieurs à la grossesse. Cette rétraction s'accompagne de tranchées utérines (contractions utérines douloureuses), dont l'intensité augmente avec le nombre des naissances et qui durent de 2 à 6 jours. L'orifice interne du col se ferme aussitôt, mais l'orifice externe demeure plus longtemps ouvert.

Pendant 3 semaines environ, des pertes sanguines, dites lochies, apparaissent. Rouge vif pendant quelques jours, elles rosissent puis brunissent et cessent vers la fin de la 3e semaine.

Le vagin et la vulve reprennent leurs dimensions normales. L'éventuelle épisiotomie cicatrise. Les muscles et les ligaments périnéaux distendus retrouvent leur tonus, précédant en cela les muscles de la paroi abdominale, ramollie après l'accouchement. Les seins se modifient : si la femme allaite, le colostrum (liquide jaunâtre sécrété après l'accouchement) fait place à une montée de lait, qui durcit la poitrine, le 3e jour après la naissance ; si elle n'allaite pas, un traitement permet le tarissement de la sécrétion lactée, et les seins reprennent plus vite leur volume normal.

Le poids diminue progressivement. Aux 5 kilogrammes perdus lors de l'accouchement s'ajoutent, dans les jours qui suivent, 2 ou 3 kilogrammes dus à l'élimination de liquide. En 6 semaines, le volume sanguin redevient normal, l'activité du cœur et des reins ralentit, le travail des articulations et des muscles est allégé.

Des précautions contraceptives doivent être envisagées dès le 25e jour du post-partum car une ovulation peut se produire avant le retour de couches.

**MODIFICATIONS PSYCHOAFFECTIVES**
Les jours qui suivent l'accouchement sont fréquemment marqués par un état d'hypersensibilité, d'euphorie ou d'irritabilité et par une insomnie. Une légère réaction dépressive passagère, connue sous le nom de « baby blues », peut se produire. Cependant, dans de très rares cas, il arrive que le post-partum soit marqué par une réaction plus intense : psychose puerpérale (caractérisée par un accès de délire), dépression mélancolique, généralement curables et

surtout prévisibles en fonction de la personnalité et des situations sociales. Actuellement, les méthodes de psychothérapie visant à la « familiarisation » du rapport mère-enfant préviennent et réduisent considérablement les problèmes psychiques du post-partum (périnatalité). Les femmes ayant présenté un épisode psychiatrique après un accouchement nécessitent une surveillance particulière lors des grossesses suivantes.
→ VOIR Accouchement.

## Posture

1. Position du corps ou d'une de ses parties dans l'espace.

Le passage d'une posture à une autre met en jeu l'action du système nerveux, du squelette, des articulations et des muscles. De nombreuses affections peuvent entraîner des troubles de la posture : maladies neurologiques (sclérose en plaques, maladie de Parkinson), affections ostéoarticulaires (scoliose, polyarthrite rhumatoïde, spondylarthrite ankylosante) ou musculaires (dystrophie musculaire). Parfois, une mauvaise posture est due à la pérennisation d'une attitude incorrecte (tête penchée, dos voûté, épaules tombantes) ou à un excès de poids.

2. Technique de kinésithérapie utilisée pour prévenir ou corriger une mauvaise position.

La posture consiste à maintenir la partie du corps concernée dans la bonne position à l'aide de sangles, d'une gouttière ou d'un lombostat en plâtre ou en résine.

## Potassium

Métal alcalin très répandu dans la nature sous forme de sels et qui joue un rôle important dans l'équilibre électrolytique de l'organisme.

Dans la nature, le potassium (K) se rencontre dans la potasse et dans de nombreux sels comme le nitrate de potassium. Ces sels sont des électrolytes. Solubles dans l'eau, ils s'y décomposent en formant des ions potassium, porteurs d'une charge positive. Les ions potassium sont présents dans l'alimentation et dans l'organisme.

Le potassium est le principal ion intracellulaire de l'organisme, contenu pour 98 % dans les cellules, principalement les cellules musculaires. Au total, l'organisme d'un adulte de 65 kilogrammes en renferme près de 160 grammes. Il joue un rôle dans les réactions chimiques mettant en jeu les protéines et les glucides, dans la régulation de la pression artérielle et surtout dans les phénomènes d'excitabilité et de contraction, caractéristiques des cellules nerveuses et musculaires. Les principales sources alimentaires de potassium sont les légumes et les fruits, les viandes, le chocolat, etc.

La kaliémie, ou concentration sanguine en potassium, est maintenue constante (entre 3,5 et 4,5 millimoles par litre), notamment, grâce à une élimination rénale dont la régulation est assurée par des hormones telles que l'aldostérone.

#### CARENCE

L'hypokaliémie (diminution excessive de la concentration sanguine en potassium) est due, en général, à des pertes de cet ion par des diarrhées ou des vomissements, pertes également provoquées parfois par l'abus de certains médicaments, diurétiques et laxatifs en particulier. Elle est plus rarement due à une insuffisance d'apport alimentaire (manque de fruits ou de légumes verts), mais elle peut s'observer dans les régimes hypocaloriques ou lors des anorexies. Elle se traduit principalement par des troubles neuromusculaires et des troubles du rythme cardiaque.

#### APPORT EXCESSIF

L'hyperkaliémie (augmentation excessive de la concentration sanguine en potassium) est plus rare. Elle s'observe surtout en cas d'insuffisance rénale et provoque des troubles du rythme cardiaque.

#### UTILISATION THÉRAPEUTIQUE

En dehors de l'alimentation courante, le potassium peut être absorbé sous forme de sels (chlorure, gluconate), en comprimés, en solution buvable ou en solution pour perfusions intraveineuses. Il est indiqué en cas d'hypokaliémie, en particulier lors de la prise de certains diurétiques, et contre-indiqué en cas d'hyperkaliémie.

## Potentiels évoqués (enregistrement des)

Méthode d'étude de l'activité électrique des voies nerveuses de l'audition, de la vision et de la sensibilité corporelle.

#### INDICATIONS

L'enregistrement des potentiels évoqués est utilisé lorsque l'on veut savoir si une fonction sensorielle est atteinte (évaluation d'une perte auditive, par exemple) ou quand les autres techniques d'examen ne sont pas assez performantes : cas des anomalies à leur début, encore très faibles et donc difficiles à détecter (surtout dans le cas de la sclérose en plaques) ; cas de malades ne pouvant coopérer (jeune enfant, personne dans le coma). Il sert également, lors d'interventions chirurgicales portant sur le système nerveux, pour aider à localiser une anomalie et pour diagnostiquer certaines affections comme un neurinome de l'acoustique (tumeur du nerf auditif). Enfin, cette méthode sert à préciser si un symptôme est anorganique, ne reposant sur aucune lésion anatomique ; les potentiels sont alors normaux.

#### PRINCIPE ET DÉROULEMENT

L'organe sensoriel à étudier est stimulé par un choc électrique transcutané de brève durée pour l'étude de la sensibilité somesthésique (d'origine corporelle), par un flash lumineux (pour la sensibilité oculaire) ou par un son (pour la sensibilité auditive). Cette stimulation provoque un influx nerveux, le potentiel évoqué, qui part de l'organe testé, se transmet aux fibres nerveuses et parvient aux centres nerveux. Cette activité électrique est enregistrée par des électrodes placées, avant le début de l'examen, en différents points du corps - selon l'organe testé - et reliées à un appareil qui la transcrit sous forme de courbes. On déduit l'existence d'une anomalie en analysant ces courbes.

L'examen en lui-même ne requiert pas d'hospitalisation, mais il est souvent pratiqué sur des personnes hospitalisées en raison de ses indications.

■ **L'enregistrement des potentiels évoqués auditifs** consiste à soumettre le patient à un stimulus sonore appelé click. Les électrodes sont placées sur les oreilles et le cuir chevelu. Une variante, l'électrocochléographie, consiste à introduire une fine électrode en forme d'aiguille dans l'oreille à travers le tympan. On enregistre ainsi l'activité de la cochlée, du nerf auditif et du tronc cérébral.

■ **L'enregistrement des potentiels évoqués visuels** consiste à stimuler les yeux par un flash lumineux ou par un écran noir et blanc lumineux dessinant un damier, qui est placé dans une cabine et qui constitue la seule source de lumière perceptible par le patient. Les électrodes sont posées sur le cuir chevelu, dans la zone de l'occiput, et enregistrent l'activité du cerveau.

■ **L'enregistrement des potentiels évoqués somesthésiques** consiste à émettre de brefs chocs électriques, indolores, à l'aide de deux sortes d'électrodes - plates et posées sur la peau ou en forme d'aiguille et enfoncées sous la peau - placées le long du nerf étudié. Les électrodes sont disposées sur les membres du sujet.

## Potentiels tardifs (recherche des)

Technique visant à détecter l'existence d'une activité électrique anormale au sein du muscle cardiaque, principalement au niveau des ventricules.

Les potentiels tardifs ventriculaires (P.T.V.) sont des signaux électriques de haute fréquence mais de basse amplitude, généralement invisibles sur l'électrocardiogramme standard mais qui peuvent être détectés grâce à des techniques d'amplification du signal électrocardiographique. La présence de potentiels tardifs sur le tracé traduit l'existence, dans les ventricules, d'une zone où la conduction électrique est ralentie.

Leur recherche est effectuée afin de dépister les malades qui présentent un risque de troubles graves du rythme ventriculaire, principalement à la suite d'un infarctus du myocarde, et ceux qui se trouvent exposés à un risque élevé de mort subite.

Cet examen, comme l'électrocardiographie standard, est indolore et sans risques. Il ne nécessite pas d'hospitalisation.

## Potomanie

Besoin irrépressible de boire constamment.

Un potomane boit tout liquide passant à sa portée, principalement de l'eau. On rencontre la potomanie dans certaines pathologies de l'enfant, où elle serait due à une fixation au stade oral, et parfois chez l'adulte, surtout chez les sujets présentant un trouble névrotique ou un trouble de la personnalité. On l'observe également dans certains désordres métaboliques tels que le diabète sucré et le diabète insipide. Enfin, on a émis pour l'expliquer l'hypothèse d'une perturbation des centres cérébraux de la soif. La potomanie ne doit pas être confondue avec la dipsomanie (tendance soudaine et irrésistible à boire de l'alcool). Lorsqu'elle n'est pas d'origine organique, son traitement est principalement d'ordre psychothérapique.

## Pott (mal de)

Localisation vertébrale de la tuberculose.

Le mal de Pott débute à n'importe quel niveau de la colonne vertébrale, ou rachis, par une spondylodiscite, infection des disques intervertébraux. L'infection s'étend ensuite aux vertèbres elles-mêmes. Elle est actuellement rare dans les pays développés en raison de l'amélioration des conditions d'hygiène et de la vaccination (B.C.G.). Elle y frappe surtout les personnes migrantes, celles présentant des déficits immunitaires ou encore les sujets ayant des antécédents tuberculeux personnels ou familiaux. Le microbe responsable est le bacille de Koch.

**SYMPTÔMES ET SIGNES**

La maladie débute par des douleurs rachidiennes d'intensité croissante (torticolis, lumbago), exagérées par l'effort ou par la toux ; elles peuvent s'accompagner d'irradiations douloureuses (sciatique). La contracture musculaire, répondant à la douleur, limite la mobilité. Ces signes s'associent à une fatigue, à un amaigrissement, à une perte de l'appétit et à une fièvre légère, comme dans toute tuberculose. Si la maladie n'est pas traitée à ce stade, son évolution entraîne des complications graves. L'écrasement des vertèbres et l'effondrement de la colonne vertébrale par télescopage des vertèbres provoquent la formation d'une gibbosité (bosse) permanente et définitive. Les abcès tuberculeux peuvent migrer. La compression de la moelle épinière, due à la déformation de la colonne vertébrale et aux abcès, entraîne, dans certains cas, des complications neurologiques graves, comme une paraplégie. Les douleurs sont intenses.

**DIAGNOSTIC ET TRAITEMENT**

Le diagnostic repose sur les examens radiologiques (I.R.M. ou scanner), qui montrent l'atteinte des disques intervertébraux et des vertèbres. Une ponction permet d'y retrouver le bacille de Koch. Le traitement se fonde sur l'administration d'antibiotiques pendant un an. Il est parfois nécessaire d'immobiliser la colonne vertébrale par une coquille plâtrée.

On a parfois recours à la chirurgie dans les cas d'abcès (curetage) ou de compression de la moelle épinière ou s'il faut fixer le segment atteint du rachis quand le traitement n'a pas été correctement suivi.

## Pou

→ VOIR Pédiculose.

## Pouce

Premier doigt de la main. (P.N.A. *digitus I, pollex*)

Le pouce se différencie des autres doigts par plusieurs caractéristiques : il n'a que 2 phalanges et peut, grâce à des muscles et à des articulations spécifiques, s'opposer aux autres doigts, ce qui permet le mouvement de pince, essentiel à la préhension.

**PATHOLOGIE**

■ Les fractures du pouce sont fréquentes et souvent graves, car elles risquent de retentir sur le fonctionnement de la main. Les fractures des phalanges sont généralement traitées par immobilisation plâtrée ; les fractures de la base du 1er métacarpien nécessitent généralement une ostéosynthèse chirurgicale (réunion des fragments osseux à l'aide d'une broche ou d'une miniplaque).

■ Les plaies du pouce peuvent être graves : atteinte directe du tendon fléchisseur ou plaie du nerf médian au poignet (mouvement d'opposition du pouce).

■ Les rhumatismes du pouce (rhizarthrose, polyarthrite rhumatoïde, etc.) peuvent limiter considérablement ses mouvements.

→ VOIR Doigt, Orteil, Pollicisation.

## Pouls

Battement rythmique (pulsation) des artères dû au passage du sang propulsé par chaque contraction cardiaque.

Le pouls s'apprécie le plus souvent en appuyant un ou deux doigts sur l'artère radiale, située dans la partie inférieure de l'avant-bras, à la hauteur du poignet. Les battements artériels peuvent également être perçus à l'artère carotide (à la base du cou), à l'artère humérale (à la face interne du bras), à l'artère fémorale (au pli inguinal, à l'aine), à l'artère poplitée (derrière le genou), à l'artère pédieuse (au dos du pied) ou à l'artère tibiale postérieure (derrière la malléole interne, relief osseux de l'extrémité inférieure du tibia, à la hauteur de la cheville).

La prise de pouls consiste à évaluer l'intensité et le rythme du pouls.

■ L'intensité des battements donne des indications diagnostiques précieuses. Un pouls très fort peut signaler une insuffisance aortique (défaut de fermeture de l'orifice aortique du cœur) ; un pouls affaibli (ou pouls filiforme) peut marquer le rétrécissement de l'artère en amont ou une insuffisance cardiaque ; un pouls imperceptible peut indiquer l'obstruction de l'artère en amont - du fait d'une embolie (caillot) ou d'une artérite (rétrécissement de la lumière de l'artère par des plaques de cholestérol).

■ Le rythme du pouls traduit la fréquence des battements du cœur, qui est d'environ 70 battements à la minute et peut monter bien au-delà de 100 battements pendant un effort ou une émotion. Une accélération du pouls traduit une tachycardie ; un ralentissement, une bradycardie.

## Poumon

Organe de la respiration fournissant l'oxygène à tout le corps et éliminant le gaz carbonique du sang. (P.N.A. *pulmo*)

**STRUCTURE**

Les poumons, situés dans la cage thoracique, reposent sur le diaphragme et sont entourés chacun par une membrane, la plèvre. Le poumon droit est formé de 3 lobes accolés et le gauche, de 2 lobes. L'air pénètre par la

### POULS

**La palpation du pouls artériel permet de mesurer sa fréquence, son rythme et sa force ainsi que l'état du vaisseau (souple ou durci par une artériosclérose). Cependant, quand le cœur bat trop vite, certains battements ne sont pas perceptibles : dans ce cas, une auscultation cardiaque s'impose.**

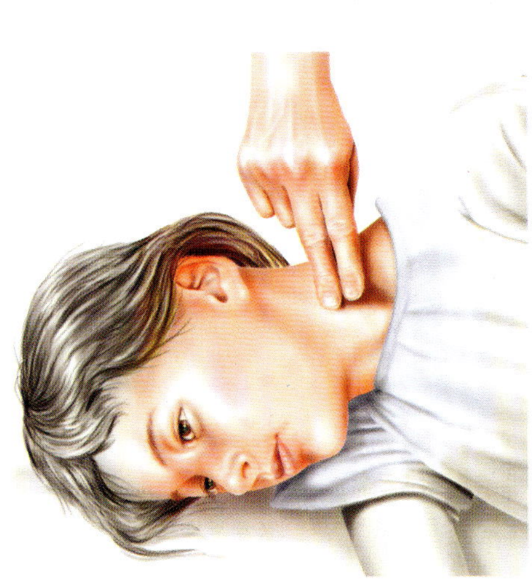

*La palpation du pouls de l'artère carotide est surtout utilisée en urgence et permet de diagnostiquer rapidement un arrêt circulatoire.*

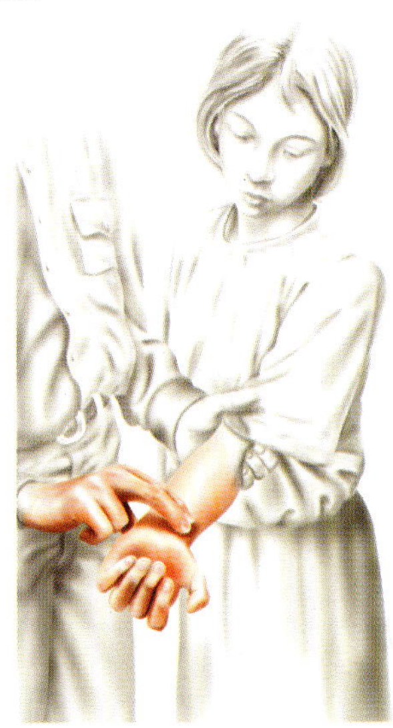

*La palpation du pouls de l'artère radiale se réalise en appuyant deux doigts au poignet, du côté du pouce.*

**Principaux organes de l'appareil respiratoire, les poumons sont contenus dans la cage thoracique. Ils sont formés de plusieurs lobes et comprennent une multitude de minuscules sacs emplis d'air, appelés alvéoles pulmonaires. C'est à travers la paroi de ces alvéoles, parcourue d'un fin réseau de capillaires sanguins, que se produisent les échanges gazeux (passage de l'oxygène vers le sang et élimination du gaz carbonique) nécessaires à l'oxygénation des tissus.**

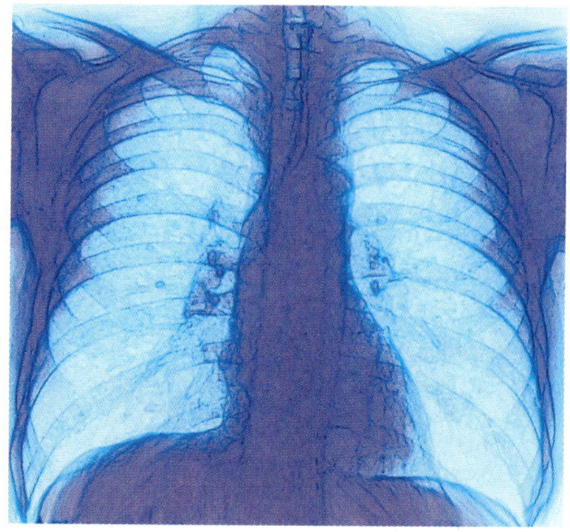

*Les poumons apparaissent en bleu ciel à l'intérieur du thorax.*

**Poumons et bronches**

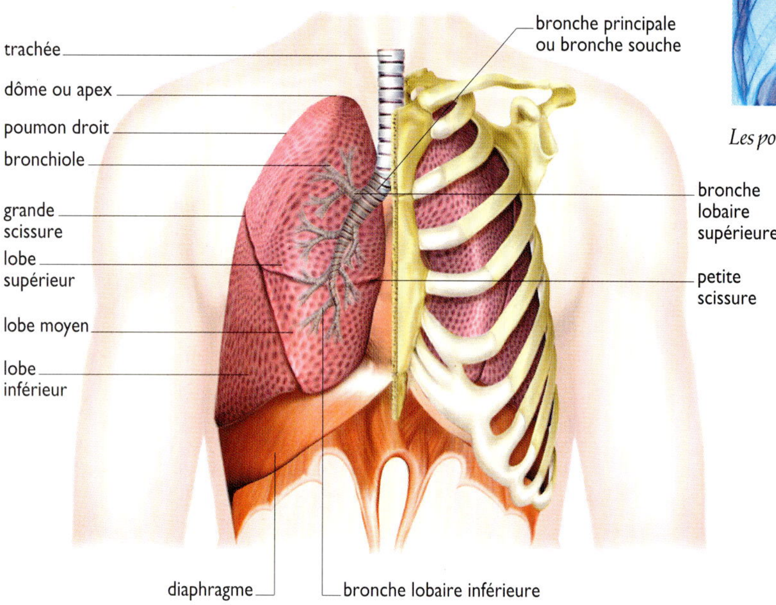


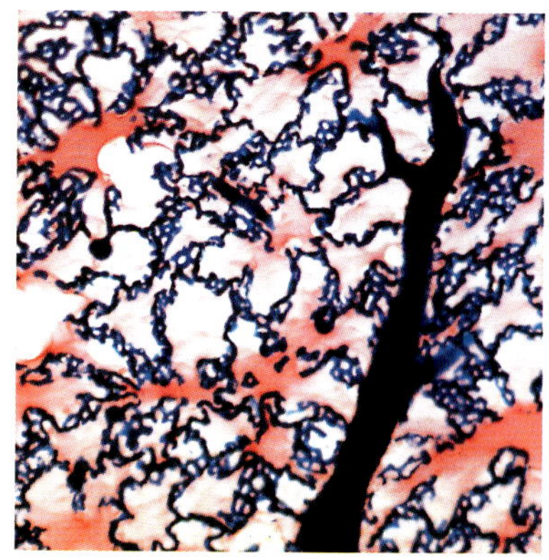

*Aspect au microscope des capillaires des alvéoles.*

trachée puis dans les bronches, qui se divisent en bronches plus petites puis en bronchioles ; à leur extrémité se trouvent de très nombreux sacs microscopiques, les alvéoles ; c'est à travers la très fine paroi de celles-ci, tapissée d'un réseau de capillaires sanguins, que se produit l'hématose : transfert de l'oxygène de l'air vers le sang, élimination en sens inverse du gaz carbonique.

Un seul poumon suffit à assurer les échanges gazeux nécessaires à la vie, comme le prouve le maintien de la fonction respiratoire chez les sujets ayant subi une pneumonectomie (ablation chirurgicale d'un poumon).

**EXAMENS**

L'auscultation permet de détecter une diminution des bruits respiratoires normaux par épanchement dans la plèvre (pleurésie, pneumothorax) ou de détecter des bruits anormaux (ronflements de la bronchite, sifflements de l'asthme). La radiographie du thorax suffit la plupart du temps à établir un diagnostic, mais on peut la compléter au besoin par un scanner thoracique.

**PATHOLOGIE**

Les affections du poumon proprement dit sont appelées pneumopathies (pneumonie, tuberculose pulmonaire, abcès, embolie pulmonaire, pneumoconiose, fibrose, alvéolite, etc.). On parle parfois de bronchopneumopathie lorsque l'atteinte est diffuse et qu'il s'y associe des lésions des bronches (bronchite, asthme, emphysème pulmonaire). Le poumon peut enfin être le siège de tumeurs bénignes (kystes, abcès) ou malignes (cancer bronchopulmonaire).

## Poumon (abcès du)

Collection de pus dans le poumon.

**CAUSES ET SYMPTÔMES**

Un abcès du poumon est dû à une infection provoquée par une bactérie, le plus souvent de type anaérobie, ou, plus rarement, par la présence d'un corps étranger inhalé dans l'arbre respiratoire ou liée à un foyer infectieux situé dans une autre partie du corps (abcès dentaire). Dans 75 % des cas environ, il existe un facteur favorisant : tabagisme, alcoolisme, cancer (localisé dans le poumon ou ailleurs), dénutrition ou, à un moindre degré, diabète. L'existence de l'abcès se traduit par une douleur thoracique localisée, une altération importante de l'état général (fièvre, amaigrissement, fatigue) et des crachats purulents.

**DIAGNOSTIC**

La radiographie thoracique montre une cavité hydroaérique. Dans la majorité des cas, une fibroscopie bronchique est nécessaire pour identifier la cause de l'abcès et, éventuellement, la bactérie responsable.

**TRAITEMENT**

Il repose sur la prise d'antibiotiques d'abord par voie veineuse et à l'hôpital. Il vise dans le même temps à soigner la cause de l'abcès et à supprimer le ou les facteurs favorisants ; une kinésithérapie respiratoire peut être proposée. Dans les cas les plus graves, on pratique l'ablation chirurgicale ou le drainage de l'abcès.

## Poumon (cancer du)

→ VOIR Bronchopulmonaire (cancer).

## Poumon (kyste aérien du)

Cavité gazeuse siégeant dans le parenchyme (tissu fonctionnel) du poumon.

Les kystes aériens peuvent être congénitaux ou acquis et dus à une suppuration pulmonaire, à des bulles d'emphysème ou à des dilatations des bronches en forme de kystes. Ils sont a priori peu invalidants, sauf lorsqu'ils sont multiples, très volumineux et envahissent le poumon entier (maladie kystique du poumon). Ils peuvent alors provoquer des hémoptysies (crachements de sang) ou s'infecter.

Le traitement consiste à pratiquer une ablation chirurgicale d'un kyste unique lorsque celui-ci est volumineux ou donne lieu à des complications.

## Poumon des éleveurs d'oiseaux (maladie du)

Affection pulmonaire d'origine allergique due à l'inhalation de bactéries contenues dans les déjections des oiseaux, surtout ceux de la famille des pigeons. SYN. *maladie des éleveurs d'oiseaux.*

La maladie du poumon des éleveurs d'oiseaux est une alvéolite (inflammation des alvéoles) d'hypersensibilité, qui se traduit par des accès de fièvre et de gêne respiratoire déclenchés par le contact avec les allergènes. Le diagnostic est confirmé par la présence d'anticorps spécifiques (précipitines) dans le sang. Le traitement repose sur la suppression de tout contact avec les allergènes, lorsque c'est possible, et sur les corticostéroïdes par voie générale.

## Poumon de fermier (maladie du)

Affection pulmonaire allergique due à l'inhalation de bactéries contenues dans le blé moisi. SYN. *maladie des batteurs en grange*.

La maladie du poumon de fermier, qui fait partie des alvéolites (inflammation des alvéoles) d'hypersensibilité, se traduit par des accès de fièvre et de gêne respiratoire déclenchés par le contact avec les allergènes. Le diagnostic est confirmé par la présence d'anticorps spécifiques (précipitines) dans le sang. Le traitement vise avant tout, lorsque c'est possible, à supprimer tout contact avec les allergènes ; en outre, on a souvent recours aux corticostéroïdes par voie générale.

## Pouteau-Colles (fracture de)

Fracture de l'extrémité inférieure du radius, juste au-dessus du poignet (interligne articulaire).

La fracture de Pouteau-Colles, très fréquente, touche essentiellement la femme âgée, mais aussi les adultes après un traumatisme survenu au cours d'une activité sportive ou sur la voie publique. Elle est la conséquence d'une chute sur la main due à des circonstances extérieures (trottoirs glissants, perte d'équilibre...) ou agravée par l'ostéoporose.

**TRAITEMENT**

Le traitement de cette fracture est le plus souvent chirurgical : il consiste, au cours d'une intervention sous anesthésie générale ou locale, à réduire la fracture, souvent déplacée, et à introduire 2 à 3 broches métalliques à travers la peau. Celles-ci assureront le maintien des fragments jusqu'à la consolidation. Dans de rares cas, ce traitement est insuffisant et il faut introduire chirurgicalement une plaque vissée. Une attelle plâtrée complète le traitement. Après 4 à 6 semaines, les mouvements peuvent être progressivement repris. Le résultat fonctionnel est en général excellent après quelques mois. Les complications sont surtout représentées par une algodystrophie (douleurs et décalcification qui retardent la guérison et laissent parfois une raideur des doigts).

## Poxvirus

Famille de virus à A.D.N. comprenant les *Orthopoxviridæ*, responsables de maladies éruptives (variole, vaccine), et les *Parapoxviridæ*, responsables de lésions cutanées (nodule des trayeurs, orf, *Molluscum contagiosum*).

Les *Orthopoxviridæ* sont également les agents de maladies touchant l'animal (vaccine bovine, ou cow-pox, vaccine du singe, ou monkey-pox) et transmissibles à l'homme, immunisant celui-ci contre la variole en raison de la parenté de ces virus.

## Prandial

Relatif aux repas.

Un événement postprandial est un phénomène survenant après le repas, comme la douleur postprandiale, caractéristique de l'ulcère gastroduodénal.

## Précancéreux

Se dit d'un état ou d'une lésion caractérisés par une dysplasie (trouble de la multiplication de la cellule et autres anomalies cellulaires), décelée par l'examen au microscope d'un prélèvement et pouvant concerner en particulier les muqueuses génitales, digestives, respiratoires et le sein.

## Précipitine

Anticorps dont la présence est révélée par une précipitation (phénomène physico-chimique par lequel un corps insoluble se forme dans un liquide et se dépose au fond du récipient) lorsqu'il est associé à l'antigène (substance étrangère à l'organisme) qui lui correspond. SYN. *anticorps précipitant*.

Dans l'organisme, les précipitines sont sécrétées à la suite de l'inhalation d'antigènes qui pénètrent profondément dans l'appareil respiratoire. Elles sont à l'origine de réactions locales d'hypersensibilité dans les alvéoles pulmonaires et les bronchioles, provoquant une alvéolite extrinsèque allergique. Divers antigènes sont en cause : les spores de la bactérie *Micropolyspora fæni* sont responsables de la maladie du poumon de fermier ; les protéines provenant d'oiseaux (sérum et déjections de pigeons, de poules, de perruches) provoquent la maladie du poumon des éleveurs d'oiseaux.

**UTILISATION DIAGNOSTIQUE**

Les précipitines sont utilisées dans plusieurs techniques de laboratoire car elles sont susceptibles de former des complexes visibles avec tout antigène qui leur correspond. Dans le test de l'anneau (en anglais *Ring Test*), le contact d'une solution contenant un anticorps et d'une autre solution contenant son antigène se traduit par l'apparition d'un anneau de précipitation au point de contact des deux solutions. Ces techniques permettent notamment le diagnostic sérologique des maladies allergiques dues aux précipitines.

## Précordialgie

Douleur ressentie dans la région thoracique antérieure gauche.

**CAUSES**

Les précordialgies peuvent être dues à un rhumatisme, à un traumatisme, à une éruption cutanée : on dit alors que ces douleurs sont pariétales car leur cause est localisée dans la paroi thoracique. Plus rarement, les précordialgies sont pleurales (localisées à la plèvre) ou médiastinales (localisées au médiastin, au milieu de la cavité thoracique). Mais, le plus souvent, elles sont liées à l'anxiété du sujet ou à la prise d'excitants comme le café ou l'alcool.

**SYMPTÔMES ET SIGNES**

Le terme de précordialgie est utilisé lorsque les douleurs sont différentes de celles d'un angor (angine de poitrine).

Le sujet souffre de douleurs assez localisées, à côté du mamelon, ressemblant à des coups d'aiguilles ou à une gêne peu intense mais prolongée. Ces douleurs ne sont pas liées à un effort. Les mouvements respiratoires ne les provoquent pas et n'ont aucune incidence sur elles. Parfois, une pression de la peau et des tissus adjacents à l'endroit où elles apparaissent habituellement déclenche une douleur identique.

**TRAITEMENT**

Il vise la cause organique, quand elle existe. Si les douleurs sont dues à la prise d'excitants, la suppression de ceux-ci les fait disparaître. Un sédatif peut être prescrit à un sujet de tempérament anxieux.

## Prédisposition à une maladie

Prédisposition d'origine génétique conditionnant la sensibilité particulière d'un organisme à une maladie.

La prédisposition à une maladie a tout d'abord ses origines dans le patrimoine génétique de l'espèce humaine. Ainsi, l'éventuelle absence, à la surface de certaines cellules, d'un récepteur nécessaire au développement d'un germe pathogène (virus, par exemple) empêche la maladie d'apparaître. Par ailleurs, la prédisposition à la maladie, différente d'un individu à un autre, entraîne une inégalité devant l'action des germes pathogènes. En milieu infecté, par exemple en cas d'épidémie, certaines personnes seront atteintes et d'autres, épargnées. La prédisposition est souvent évoquée par les termes de « terrain » ou de « susceptibilité ». Ainsi, telles personnes sont plus exposées que d'autres à certaines maladies selon leur appartenance à un groupe génétique particulier d'histocompatibilité (déterminant la compatibilité des tissus de deux individus lors d'une greffe). Ce fait s'observe notamment pour certaines maladies auto-immunes, tels le psoriasis, le diabète insulinodépendant et le lupus érythémateux disséminé, mais également pour d'autres maladies comme l'hémochromatose génétique, caractérisée par une surcharge en fer, la spondylarthrite ankylosante et la narcolepsie. Enfin, de la même manière que la taille d'un individu est en partie génétiquement déterminée, le système immunitaire de chaque personne est naturellement plus ou moins efficace. Les recherches actuelles portant sur le génome humain permettront, dans les années qui viennent, de préciser le rôle des gènes dans l'apparition d'une maladie.

Cependant, quelle que soit la part génétique dans la prédisposition à une maladie, les manifestations pathologiques ne peuvent survenir que si des facteurs déclenchants, aggravants, internes ou externes, viennent s'y ajouter.

→ VOIR Histocompatibilité.

## Prééclampsie

État pathologique de la femme enceinte apparaissant après la 20e semaine de grossesse et caractérisé par une hypertension artérielle, une protéinurie (présence de protéines dans les urines) et une prise de poids avec œdème.

Autrefois appelée toxémie gravidique, la prééclampsie survient dans 5 % des gros-

toute-puissante, l'incitant à rechercher un milieu marginal mais coercitif, en conflit avec l'ordre établi. La tendance actuelle est de parler de « trouble antisocial » dans le cadre des pathologies de la personnalité.

**SYMPTÔMES ET SIGNES**

La psychopathie apparaît en général au début de la puberté, mais des signes avant-coureurs peuvent se manifester dès l'enfance : cruauté avec les animaux, brutalité de l'enfant envers ses camarades, etc. Le sujet, qui ne peut surmonter son angoisse qu'en passant à l'acte, manifeste un comportement à la limite de la normalité : style de vie instable, caractère difficile, démêlés avec l'autorité, agressivité ; la délinquance, les conduites perverses, la toxicomanie sont fréquentes. Habituellement, une amélioration spontanée se manifeste après 40-45 ans et le sujet « se range ».

Le psychopathe a souvent un comportement provocant et violent. La famille, dont le rôle est essentiel, doit établir des règles lui permettant de canaliser son agressivité (en précisant les notions de bien et de mal, par exemple). Il ne faut pas se laisser intimider et il faut garder son sang-froid jusqu'à ce que le psychopathe se rende compte que son agressivité ne sert à rien et qu'elle est comprise comme une demande affective. À ce moment-là seulement, une communication verbale peut s'établir.

## Psychopathologie

Discipline médicale qui se consacre à l'étude des troubles mentaux.

Les premières conceptions développées par la psychopathologie ont opposé à la notion d'organogenèse, attribuant les troubles mentaux à des facteurs organiques (lésion, trouble fonctionnel cérébral, hérédité), celle de psychogenèse (cause émotionnelle, affective ou institutionnelle). Ces deux tendances apparaissent aujourd'hui complémentaires. La psychopathologie actuelle se réfère à des modèles aussi divers que la psychanalyse, la phénoménologie, le comportementalisme ou les théories issues de la cybernétique, auxquels se sont joints les acquis de la psychiatrie biologique, de la psychopharmacologie, et de la génétique.

## Psychopharmacologie

Branche des sciences médicales qui étudie les substances naturelles ou synthétiques dont l'effet principal s'exerce sur le psychisme (psychotropes, notamment).

Les drogues sédatives, euphorisantes ou stimulantes sont connues depuis l'Antiquité. La découverte, en 1952, par le psychiatre français Jean Delay du premier neuroleptique, la chlorpromazine, a inauguré l'ère des psychotropes modernes. Aujourd'hui, les techniques expérimentales fondées sur la biologie cérébrale ouvrent à la recherche des perspectives prometteuses.

## Psychopsychédélique

→ VOIR Psychodysleptique.

## Psychose

Trouble mental caractérisé par une désorganisation de la personnalité, la perte du sens du réel et la transformation en délire de l'expérience vécue.

Avant le début du XXe siècle, on regroupait sous ce terme toutes les atteintes graves du psychisme. Puis on a peu à peu écarté de cet ensemble les maladies résultant de lésions cérébrales (démence) ou d'une intoxication (démence alcoolique).

Aujourd'hui, le langage médical courant réserve le terme de psychose aux maladies mentales non lésionnelles, se caractérisant par des symptômes essentiellement psychologiques, que sont les psychoses aiguës (bouffée délirante [accès délirant survenant et disparaissant de façon brusque]), la schizophrénie, les délires chroniques (paranoïa, paraphrénie).

La maladie maniacodépressive est plutôt considérée aujourd'hui comme une maladie. Elle est marquée d'épisodes psychotiques, entre lesquels le patient reprend conscience de la réalité. En cela, ainsi que par la nature de ses symptômes, et les traitements qu'elle demande, elle constitue un trouble de l'humeur plutôt qu'une psychose à proprement parler.

**CAUSES**

L'explication des psychoses demeure à l'état d'hypothèses, se référant à la psychanalyse (première étude psychanalytique d'un cas de psychose avec le cas du président Schreber, publié en 1911 par Sigmund Freud), à la phénoménologie et, depuis la mise au point, en 1952, des neuroleptiques, à la psychiatrie biologique, voire à la génétique. Plus récemment, les théories de la communication (école américaine de Palo Alto) ont à leur tour élargi le champ des connaissances. Mais il est certain que l'origine des psychoses ne remonte pas à une source unique mais découle d'un réseau complexe de facteurs, variable selon les individus.

**TRAITEMENT ET PRONOSTIC**

Dans l'ensemble, les thérapeutiques modernes ont beaucoup amélioré le pronostic des psychoses, autrefois pessimiste. Elles associent un traitement médicamenteux (antipsychotiques, lithium) à une psychothérapie individuelle ou collective dont les modalités sont très variées. Lors de l'entretien, le médecin doit rechercher la bonne distance relationnelle, ni trop proche ni trop lointaine. Dès que le patient accepte de parler de ses idées délirantes et de ses symptômes, on peut entrevoir, si ce n'est la guérison du moins une stabilisation. Lorsqu'une hospitalisation, est nécessaire, il est préférable qu'elle se fasse en accord avec le patient et sa famille. À côté de l'hospitalisation à temps complet, il existe aujourd'hui des structures de soins plus souples : hôpital de jour, hôpital de nuit, CATTP (centre d'accueil thérapeutique à temps partiel), clubs d'accueil et d'entraide.

Dans tous les cas, une relation thérapeutique suivie est indispensable (continuité des soins) : entretiens réguliers avec le thérapeute, existence d'un lieu d'accueil où le patient peut passer certains caps difficiles, dépistage et prévention des rechutes.

Le concours de la famille est toujours souhaitable dans la mesure où l'éclosion d'une psychose (surtout chez l'adolescent) est souvent la résultante de multiples causes génétiques ou acquises (souvent un conflit interne au groupe familial). L'entourage doit s'efforcer de ne pas paraître effrayé, de ne pas culpabiliser et de ne pas raisonner à tout prix le malade. Il s'agit avant tout de lui faire comprendre qu'on a ressenti sa souffrance, en sachant respecter ses convictions délirantes sans y adhérer par complaisance ni les contredire brutalement.

Aujourd'hui, la majorité des psychotiques peuvent mener une vie familiale satisfaisante et parfois assumer une activité, soit dans un lieu protégé, soit dans le circuit habituel, même si la guérison demande encore du temps et de la persévérance.

La prévention des conséquences de cette maladie est importante au sein du milieu familial, en particulier pour les frères et sœurs.

## Psychose de l'enfant

Trouble mental empêchant l'enfant de reconnaître la réalité pour ce qu'elle est et de devenir autonome. SYN. *psychose infantile.*

**CAUSES**

Elles restent discutées : perturbation précoce de la relation mère-enfant (l'enfant ne pouvant acquérir une identité stable et restant « fusionné » avec la mère), troubles de la maturation cérébrale (souffrance fœtale pendant l'accouchement, maladie métabolique [phénylcétonurie] ou génétique), etc.

**SYMPTÔMES ET SIGNES**

Dans tous les cas, l'intelligence de l'enfant psychotique est normale, mais il ne s'en sert pas d'une façon pragmatique. Il supporte très mal le changement, a une attitude de retrait, des jeux stéréotypés (faire tourner un cerceau avec un bâton, lancer une balle contre un mur), un retard de langage, une altération de l'image de soi et d'autrui. Ces symptômes varient selon le degré de développement de l'enfant.

■ **Les psychoses précoces** surviennent avant l'âge de 3-4 ans. On distingue les psychoses autistiques, dans lesquelles, bien que ses fonctions psychomotrices soient normales, l'enfant semble passif, indifférent à la réalité, et les psychoses déficitaires, où l'évolution des fonctions psychomotrices semble anarchique (progression normale dans un domaine, retard ou régression dans un autre), de telle sorte qu'on a pu parler à leur égard de « dysharmonie évolutive ».

■ **Les psychoses de la phase de latence, ou psychoses à expression tardive,** affectent les enfants âgés de 8 à 12 ans (avant la puberté). Elles se traduisent souvent par une anxiété, un refus scolaire, un apragmatisme (incapacité d'agir), des troubles du comportement (relation inadéquate aux gens et aux objets), des symptômes pseudonévrotiques (obsessions, phobies), une vie fantasmatique pauvre ou envahissant le réel. Des hallucinations et des accès délirants surviennent parfois.

**TRAITEMENT**

Il dépend des informations recueillies auprès de l'enfant, de son entourage familial, scolaire ou récréatif.

Il associe la psychothérapie (incluant la participation d'un ou de plusieurs membres de la famille), la rééducation (orthophonie, jeu), une chimiothérapie légère et transitoire en cas d'agitation, d'anxiété ou d'insomnie. L'hospitalisation en milieu spécialisé dépend de la gravité des troubles et des possibilités du milieu familial. Le pronostic est très variable ; souvent, surtout lorsque les troubles sont dépistés suffisamment tôt, l'enfant rattrape bien son retard, surtout intellectuel.

## Psychose maniacodépressive

Alternance de crises d'excitation (manie) et d'épisodes dépressifs pouvant aller jusqu'à la mélancolie. SYN. *maladie bipolaire.*

Ce trouble constitue moins une psychose à proprement parler qu'un trouble de l'humeur marqué d'épisodes psychotiques ; aussi emploie-t-on plutôt aujourd'hui le terme de maladie maniacodépressive.

La maladie maniacodépressive se manifeste en général à partir de 30-40 ans. Elle pourrait être déterminée par l'hérédité (génétique), la constitution physique (sujet pycnique, c'est-à-dire large et gros), le profil psychologique ou un dérèglement des centres cérébraux de l'humeur. Des bouleversements physiques ou psychiques importants (choc émotionnel ou chirurgical, grossesse, ménopause, etc.), les changements de saison ou une alcoolisation importante peuvent aussi être des facteurs déclenchants.

**SYMPTÔMES ET SIGNES**

Le sujet passe périodiquement par des crises de manie ou de mélancolie (dépression grave), entrecoupées de phases de normalité avec reprise des relations et activités habituelles. L'accès se traduit à la fois sur les plans psychique et physique : humeur triste ou euphorique, idées délirantes, troubles du comportement alimentaire et du poids, insomnie et, surtout, tendance suicidaire en phase mélancolique.

**TRAITEMENT**

Les crises graves nécessitent le plus souvent une hospitalisation, l'administration de neuroleptiques (antipsychotiques), parfois d'antidépresseurs et, dans certains cas, le recours aux électrochocs (sismothérapie). Entre deux crises, le traitement de fond consiste en une psychothérapie associée à la prise régulière d'un stabilisateur de l'humeur (thymorégulateur). La continuité de soins est essentielle et l'aide des associations importante.

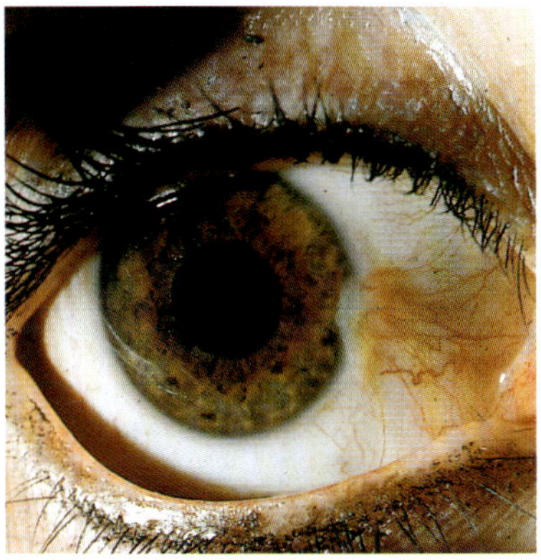

***Ptérygion.*** *Un voile de tissu conjonctif se forme sur la sclérotique et peut menacer la vision s'il gagne la cornée et recouvre la pupille.*

## Psychosomatique

Se dit d'un trouble organique dont l'origine est psychique.

→ VOIR Maladie psychosomatique.

## Psychostimulant

→ VOIR Psycholeptique.

## Psychothérapie

Méthode thérapeutique utilisant les ressources de l'activité mentale.

La psychothérapie moderne procède des acquis de la psychologie médicale, de l'étude du comportement, des cognitions et de la psychanalyse. Ses techniques sont individuelles (entretien, cure analytique) ou collectives (psychodrame, ergothérapie, thérapie institutionnelle consistant à recréer en milieu hospitalier un environnement communautaire).

Plusieurs types de techniques psychothérapiques existent. Elles ne sont pas exclusives et peuvent être associées. Le choix de ces méthodes est fonction de la nature du trouble, de l'objectif assigné au traitement, et de l'expérience du thérapeute. La thérapie comportementale vise à corriger des comportements inadaptés en recourant à un conditionnement du sujet. Elle est souvent associée à la thérapie cognitive, qui s'intéresse à certains des mécanismes psychiques qui sous-tendent ces comportements (pensée, mémoire, anticipation, etc.), également dans le but de les corriger. De nombreuses autres techniques existent : thérapie transactionnelle, par le « cri », par le rêve réveillé dirigé, hypnose, etc. D'autres méthodes s'adressent au corps (médecine psychosomatique, sexologie, relaxation). Il existe aussi des formes de psychothérapie dites humanistes dont l'objectif est l'épanouissement de la personne. L'efficacité d'une psychothérapie est largement déterminée par la qualité de la relation entre le sujet et le thérapeute.

→ VOIR Cognition, Conditionnement, Psychanalyse.

## Psychotrope

Substance qui agit sur le psychisme.

Les psychotropes peuvent être ou non des substances médicamenteuses : l'alcool, par exemple, est un psychotrope. On distingue, parmi les psychotropes, les psychoanaleptiques, les psychodysleptiques, les psycholeptiques et les thymorégulateurs.

## Ptérygion

Épaississement vascularisé de la conjonctive, de forme triangulaire, qui s'étend sur la cornée depuis l'angle interne de l'œil.

Un ptérygion, que favorisent les expositions prolongées au soleil, au vent et aux intempéries, s'observe fréquemment dans les pays tropicaux. Son évolution se fait par poussées plus ou moins rapprochées, mais il n'altère pas la vue tant qu'il reste au bord de la cornée. S'il envahit celle-ci, il provoque un astigmatisme (vision floue). S'il vient trop près de l'axe visuel, il peut entraîner une diminution de l'acuité visuelle. Selon l'importance de la dilatation des vaisseaux qui siègent dans un ptérygion, le médecin peut prévoir son évolution.

**TRAITEMENT**

Si le ptérygion envahit la cornée, son ablation chirurgicale peut être envisagée, sous anesthésie locale. Différentes techniques sont possibles : ablation simple avec suture des bords de la conjonctive, ablation avec greffe de muqueuse provenant de la conjonctive ou de la bouche, ablation avec greffe de cornée. Cette intervention peut requérir une hospitalisation de quelques jours. Une instillation régulière de collyres anti-inflammatoires dans l'œil opéré est ensuite nécessaire. Ces collyres, administrés pendant une période allant de 1 à 3 mois, permettent de limiter la vascularisation de la conjonctive. Cependant, malgré ces traitements, le ptérygion réapparaît dans 30 à 50 % des cas, dans un délai variable pouvant aller de 1 mois à plusieurs années. Une deuxième opération est réalisable 6 mois au moins après la première.

## Ptôse

Descente ou placement anormalement bas d'un organe.

Une ptôse est d'origine congénitale ou due au relâchement des muscles et des ligaments qui ont pour fonction de maintenir un organe en place dans l'organisme. Une ptôse mammaire, par exemple, est caractérisée par des seins très tombants ; elle peut être corrigée par une mammoplastie.

→ VOIR Prolapsus.

## Ptôsis

Affaissement permanent, total ou partiel, de la paupière supérieure, d'origine congénitale ou acquise. SYN. *blépharoptose.*

**CAUSES ET SYMPTÔMES**

Un ptôsis est dû à une faiblesse du muscle releveur de la paupière supérieure ou à une anomalie d'innervation de ce muscle. Il peut apparaître dès la naissance, survenir spontanément au cours de la vie (processus naturel du vieillissement) ou être consécutif à un traumatisme, à une opération chirurgicale des yeux (cataracte) ou à une maladie (syndrome de Claude Bernard-Horner, myasthénie, paralysie du nerf moteur oculaire commun).

Un ptôsis se manifeste par un abaissement de la paupière sur l'œil. Le pli de la paupière est plus ou moins bien marqué. La chute de la paupière peut varier au cours de la journée et s'accentuer avec la fatigue. Si elle est très importante, elle peut gêner la vue par limitation du champ visuel.

**DIAGNOSTIC ET TRAITEMENT**

Un ptôsis est visible à l'œil nu mais l'électromyographie permet de mesurer les capacités du muscle releveur. Des signes associés sont recherchés, comme un strabisme, une dilatation ou un rétrécissement de la pupille ou une énophtalmie (enfoncement de l'œil dans l'orbite), afin de déterminer la cause du ptôsis.

Un ptôsis congénital qui recouvre partiellement ou totalement la pupille doit être opéré rapidement afin d'éviter le développement d'une amblyopie (diminution de l'acuité visuelle) : en effet, l'enfant peut perdre progressivement la vue faute d'utiliser son œil. En revanche, si le ptôsis n'altère pas la vision, mieux vaut différer l'opération jusqu'à ce que l'enfant ait atteint l'âge de 4 ans. Le chirurgien procède habituellement à un raccourcissement du muscle releveur de la paupière. Il s'agit d'une opération délicate, qui nécessite parfois d'intervenir à plusieurs reprises. Un ptôsis consécutif à une opération de la cataracte peut aussi être réparé chirurgicalement. Les résultats sont souvent satisfaisants. Un ptôsis résultant du vieillissement naturel des tissus n'est opéré que s'il gêne la vision. Dans les autres cas, le traitement se confond avec celui de la maladie d'origine.

## Ptyalisme

→ VOIR Hypersialorrhée.

## Pubalgie

Douleur, d'origine inflammatoire, de la symphyse pubienne (articulation antérieure, fibreuse, entre les deux os iliaques).

Une pubalgie est due à une ostéoarthropathie (combinaison de lésions osseuses et articulaires) pubienne ou, chez les sportifs, au déséquilibre entre les masses musculaires situées au-dessus et en dessous de l'articulation des os iliaques. Chez ces derniers, en effet, les muscles adducteurs de la cuisse (en dessous de l'articulation) sont trop développés par rapport à la musculature abdominale (au-dessus). Une hyperlordose dorsolombaire (exagération de la courbure de la colonne vertébrale à la hauteur des vertèbres lombaires), une raideur du tronc ou un excès d'entraînement favorisent également l'apparition d'une pubalgie.

#### SYMPTÔMES ET SIGNES

La douleur, localisée dans la région pubienne, est provoquée par l'activité sportive - et notamment par le fait d'écarter la cuisse. Elle s'aggrave progressivement et peut se diffuser vers la région abdominale basse et la face interne des cuisses. Elle est susceptible d'entraver certains mouvements (montée d'escaliers, marche), et se calme en période de repos.

#### DIAGNOSTIC ET TRAITEMENT

La présence de la douleur oriente le diagnostic, qui est confirmé par un examen clinique et radiographique. Le traitement associe la prise d'anti-inflammatoires et la rééducation et, pour les sportifs, une suspension de l'entraînement pendant 6 semaines à 3 mois. En cas de douleurs persistantes, on peut envisager des infiltrations de corticostéroïdes ou d'anesthésiques locaux ou une intervention chirurgicale (transposition des muscles de la paroi abdominale, parfois avec nettoyage de la symphyse pubienne).

#### PRÉVENTION

La prévention repose sur le renforcement de la musculature abdominale, les étirements des muscles adducteurs (rapprochant la cuisse de l'axe du corps) et quadriceps (permettant l'extension de la jambe sur la cuisse), la correction du maintien et un entraînement sportif équilibré.

## Puberté

Période de transition entre l'enfance et l'adolescence, caractérisée par le développement des caractères sexuels et par une accélération de la croissance staturale, et conduisant à l'acquisition des fonctions de reproduction.

### Puberté normale

Cette période de transition, marquée par des modifications physiologiques importantes, débute entre 11 et 13 ans chez la fille et entre 13 et 15 ans chez le garçon. Le phénomène initiateur de la puberté est encore mal compris. On sait toutefois que cette transformation s'effectue sous l'action successive de structures cérébrales (hypothalamus, antéhypophyse), puis des gonades (ovaires et testicules), et enfin de certains tissus de l'organisme. Schématiquement, l'hypothalamus stimule les cellules gonadotropes de l'antéhypophyse par l'intermédiaire d'une hormone, la gonadolibérine (ou LH-RH). Cette stimulation hypophysaire aboutit à l'augmentation de la sécrétion de gonadotrophines (hormone folliculostimulante, ou FSH ; hormone lutéinisante, ou LH), qui induit un développement des gonades. Celles-ci commencent à sécréter les hormones stéroïdes sexuelles (testostérone pour les testicules, chez les garçons, et œstrogènes, puis progestérone, pour les ovaires, chez les filles). Les glandes surrénales interviennent également dans le développement de la pilosité sexuelle en augmentant une sécrétion hormonale, la déhydroépiandrostérone (DHEA).

■ **Chez la fille**, le premier signe de la puberté est l'apparition d'une pilosité pubienne et/ou le développement des seins, survenant en moyenne autour de 11 ans et demi. La pilosité des aisselles apparaît de un an à un an et demi plus tard. Les premières règles surviennent en moyenne deux ans après les premiers signes pubertaires, lorsque les pilosités pubienne et axillaire ont atteint leur aspect adulte. Les règles ne deviennent régulières qu'au bout de un an ou deux. Les premiers cycles sont sans ovulation.

■ **Chez le garçon**, la puberté commence par une augmentation du volume des testicules sous l'effet de leur stimulation par les gonadotrophines. La virilisation du garçon (augmentation de la longueur de la verge, développement de la pilosité du pubis puis des aisselles et de la face) résulte essentiellement de la sécrétion de testostérone par les testicules ; ainsi s'explique le délai de quelques mois qui existe entre l'augmentation du volume testiculaire et le développement de la pilosité pubienne. L'augmentation de la sécrétion de testostérone stimule la production des spermatozoïdes, entraîne la maturation des vésicules séminales et de la prostate. Elle provoque les caractéristiques masculines de pilosité du visage, du thorax et de l'abdomen. Le larynx s'élargit, les cordes vocales s'allongent et s'épaississent, la voix mue.

■ **Chez les deux sexes**, la puberté s'accompagne d'une poussée de croissance qui transforme totalement l'aspect physique de l'enfant. Le gain de taille annuel passe de 5 centimètres avant la puberté à 7 à 9 centimètres durant le pic pubertaire. L'âge moyen de ce pic est de 12 ans chez la fille et de 14 ans chez le garçon, mais il existe de grandes variations entre individus : à 14 ans, certains enfants ont totalement terminé leur puberté alors que d'autres ont encore des organes génitaux immatures. On observe également chez les deux sexes une augmentation de poids : celui-ci peut doubler au cours de la période pubertaire en raison surtout de l'accroissement de la masse musculaire chez les garçons et de la masse graisseuse chez les filles.

### Anomalies de la puberté

Elles portent sur la date d'apparition des différents signes pubertaires, qui peut être précoce ou retardée.

#### DÉVELOPPEMENT PRÉMATURÉ DES SEINS

On parle de développement prématuré lorsque les seins apparaissent avant l'âge de 8 ans. Ce phénomène peut s'accompagner d'un accroissement accéléré de la taille ; dans ce dernier cas, on peut penser à une puberté pathologique, d'origine hypophysaire ou ovarienne. Cette éventualité concerne plus volontiers les développements mammaires survenant entre 5 et 7 ans. En revanche, la plupart des développements isolés des seins, sans autre signe de puberté précoce, ne témoignent d'aucune pathologie et ne relèvent d'aucun traitement. Dans tous les cas, cependant, une consultation auprès d'un pédiatre endocrinologue est souhaitable.

#### PUBERTÉ AVANCÉE

Elle est caractérisée par un début pubertaire se situant entre 8 et 10 ans chez la fille et entre 9 et 11 ans chez le garçon. De telles pubertés ont le plus souvent un caractère non pathologique, mais familial. La recherche d'une tumeur de l'hypothalamus ou de l'hypophyse ne se justifie qu'en l'absence d'antécédents familiaux ou devant une progression pubertaire rapide. On procède alors à un scanner cérébral.

#### DÉVELOPPEMENT PRÉMATURÉ DE LA PILOSITÉ PUBIENNE

Il survient dans 80 % des cas chez la fille et peut être associé à une pilosité précoce des aisselles ou à de l'acné. Il s'agit d'un désordre bénin. Cependant, pour éliminer toute éventualité d'une situation pathologique (tumeur virilisante de la glande corticosurrénale), des examens endocrinologiques et biochimiques sont nécessaires.

#### VARIATIONS DANS LA SURVENUE DES PREMIÈRES RÈGLES

Elles peuvent avoir des significations diverses. Chez un très faible pourcentage de filles bien portantes, les règles apparaissent au début de la puberté ; ce phénomène n'a généralement rien de pathologique, mais un examen gynécologique permet d'éliminer l'éventualité d'un fibrome ou d'un polype utérin. À l'inverse, un délai supérieur à 3 ans et demi ou 4 ans entre le début de la puberté et la survenue des premières règles peut être anormal ; il doit conduire à rechercher des causes psychologiques (anorexie mentale) ou nutritionnelles ; parfois, la pratique intensive de certains sports en est responsable. Après l'apparition des premières règles, des irrégularités menstruelles s'observent fréquemment. Des ménométrorragies (saignements importants à intervalles irréguliers) peuvent nécessiter un traitement endocrinien par les œstroprogestatifs. Des douleurs abdominales et pelviennes accompagnent parfois les règles des toutes jeunes filles. Une consultation gynécologique s'impose alors pour décider d'un éventuel traitement.

**RETARD PUBERTAIRE**

Il se définit par l'absence de signes de puberté au-delà de l'âge de 13-14 ans chez la fille, de 15-16 ans chez le garçon. Il est dit « simple » lorsqu'un développement pubertaire spontané complet se produit ensuite. Chez la fille, le retard est souvent lié à une anomalie de développement des ovaires dans le cadre d'un syndrome de Turner. Chez le garçon, il est en général « simple » et n'entraîne qu'une gêne pour l'adolescent en raison de sa taille inférieure pour son âge. Ce n'est qu'en l'absence de développement des testicules qu'une consultation en milieu spécialisé s'impose ; elle permettra d'éliminer une éventuelle cause endocrinienne (insuffisance testiculaire). Le cas échéant, un traitement par l'hormone de croissance pourra être mis en œuvre afin de corriger un déficit statural mal toléré par l'enfant.

→ VOIR Adolescence.

## Pubis

Pièce osseuse composée de deux os et constituant la partie antérieure et inférieure de l'os iliaque (os large et plat qui forme le bassin).(P.N.A. *pubis*)

L'articulation sur la ligne médiane des deux os pubiens s'appelle la symphyse pubienne. Elle est constituée par un cartilage, un ligament et un manchon fibreux. Cette articulation est fixe. Cependant, elle peut s'élargir un peu chez la femme au moment de l'accouchement.

Le pubis est recouvert d'un amas de cellules graisseuses appelé « mont du pubis », ou « mont de Vénus » chez la femme. Cette zone se couvre de poils (pilosité pubienne) à la puberté.

**PATHOLOGIE**

Le pubis est le lieu d'insertion de nombreux muscles de l'abdomen et de la cuisse. Il peut être le siège d'infections bactériennes (ostéoarthrites) ou d'une pubalgie. Un traumatisme violent peut fracturer le pubis. Très souvent, des lésions viscérales, notamment de la vessie, s'y trouvent associées.

## Puériculture

Ensemble de mesures mises en œuvre pour assurer à l'enfant un développement physique et psychique normal.

La puériculture est fondée sur la connaissance de la physiologie, du développement psychomoteur et intellectuel de l'enfant. Elle comporte des prescriptions d'hygiène et d'ordre diététique et elle s'appuie sur la psychologie, la pédagogie et la pédiatrie.

L'enseignement de la puériculture est assuré dans les services de médecine infantile des hôpitaux et dans des écoles spécialisées qui donnent aux sages-femmes, aux infirmières, aux professionnels de la petite enfance, voire aux étudiants en médecine, les connaissances nécessaires dans ce domaine.

## Puerpéral

Relatif à la période qui suit l'accouchement (suites de couches).

Une fièvre puerpérale est le signe d'une maladie infectieuse qui peut se déclarer à la suite d'un accouchement.

## Pulmonaire (artère, veine)

Vaisseau reliant le cœur et le poumon. (P.N.A. *arteria pulmonalis, vena pulmonalis*)

### Artère pulmonaire

Ce volumineux tronc artériel conduit le sang du cœur au poumon. L'artère pulmonaire mesure environ 2 centimètres de diamètre. Elle est issue du ventricule droit, dont elle est séparée par la valvule pulmonaire. Elle se dirige vers le haut puis se sépare sous la crosse de l'aorte en 2 branches : l'artère pulmonaire droite, la plus longue et la plus grosse, et l'artère pulmonaire gauche.

Chacune de ces deux artères se dirige vers le poumon correspondant afin que le sang qu'elle véhicule y soit oxygéné avant d'être ramené au cœur par les veines pulmonaires et de regagner la circulation générale.

**PATHOLOGIE**

L'artère pulmonaire peut se dilater lorsqu'il existe une hypertension artérielle pulmonaire. Dans certaines malformations congénitales, il peut exister un défaut de développement de cette artère, une atrésie (absence de développement) d'une de ses branches ou, exceptionnellement, une artère pulmonaire gauche en position anormale.

### Veine pulmonaire

Au nombre de 4 (2 de chaque côté), les veines pulmonaires se jettent dans l'oreillette gauche, où elles ramènent le sang préalablement oxygéné dans le poumon ; le sang gagne ensuite le ventricule gauche pour être propulsé dans tout le corps (grande circulation).

En cas de rétrécissement mitral, l'hyperpression sanguine se propage aux veines pulmonaires puis aux poumons, entraînant un risque d'œdème pulmonaire aigu.

## Pulpe dentaire

Tissu conjonctif richement vascularisé et innervé, situé dans la cavité centrale de la dent, l'endodonte. (P.N.A. *pulpa*)

La pulpe dentaire, improprement appelée nerf dentaire, assure la formation de la dentine ainsi que la nutrition, la sensibilité et la défense de la dent. Tout au long de la vie, une calcification lente et progressive réduit son volume. On distingue la pulpe camérale, située au centre de la couronne, de la pulpe radiculaire, localisée au centre de chaque racine.

**PATHOLOGIE**

Une carie dentaire ainsi que certains traumatismes peuvent déclencher une inflammation plus ou moins marquée de la pulpe.

■ Une **inflammation réversible**, appelée **hyperhémie**, provoque une hypersensibilité brève de la dent au contact d'aliments froids. À ce stade, la dent peut être soignée et conservée vivante.

■ Une **inflammation irréversible**, appelée **pulpite**, fait suite à la précédente en l'absence de traitement. La dent doit alors être dévitalisée.

■ Une **inflammation persistante**, qu'il s'agisse ou non d'une pulpite, s'accompagne d'une nécrose progressive de la pulpe, le plus souvent indolore. Peu à peu, les toxines provenant de la pulpe morte envahissent l'os environnant, provoquant la formation d'une lésion (kyste, granulome, abcès) qui devient brutalement douloureuse. Son traitement consiste à nettoyer le canal de la racine de la dent de façon à retirer le nerf abîmé ou mort et les microbes qu'il contient.

## Pulpectomie

1. Ablation de la pulpe dentaire. SYN. *dévitalisation*.

2. Ablation chirurgicale du parenchyme (tissu fonctionnel) des testicules.

Une pulpectomie est indiquée en cas de cancer de la prostate : autrefois réservée aux cas résistant aux traitements à base d'œstrogènes, elle est aujourd'hui de plus en plus souvent utilisée en début de traitement. En effet, en supprimant toute sécrétion hormonale testiculaire (notamment la sécrétion de testostérone), cette intervention permet de freiner la croissance de ce cancer hormonodépendant, sans véritablement le guérir.

**CONSÉQUENCES**

La pulpectomie est pratiquement dénuée de tout risque et ne nécessite aucune surveillance à long terme. Comme la castration, elle induit une stérilité ainsi qu'une impuissance sexuelle, qui justifient le fait qu'un patient en âge de procréer envisage la conservation de son sperme avant l'intervention. Cependant, à la différence de cette opération, la pulpectomie laisse dans les bourses un reliquat testiculaire qui, en se transformant ultérieurement en granulome (petite masse inflammatoire), évite au patient de ressentir l'atteinte corporelle et psychologique d'une bourse vide.

→ VOIR Dévitalisation.

## Pulpite

Inflammation aiguë et irréversible de la pulpe dentaire.

Une pulpite est due à une carie profonde ou à un traumatisme dentaire. Elle se traduit par des douleurs parfois provoquées par le contact avec des aliments chauds, mais souvent spontanées. Celles-ci peuvent être accentuées par l'accélération du rythme cardiaque à l'effort et irradier vers les oreilles et les pommettes. Lorsque la pulpe est inflammatoire, elle se trouve comprimée dans la cavité dentaire du fait de l'augmentation de son volume. Il faut alors dévitaliser la dent.

## Pulporadiculaire
Relatif à la pulpe contenue dans les canaux des racines dentaires.

## Pulpotomie
Traitement consistant à éliminer la pulpe camérale (contenue dans la couronne de la dent) lorsqu'elle est enflammée.

Une pulpotomie partielle constitue la première phase du traitement d'une pulpite (inflammation de la pulpe) ; elle permet de supprimer rapidement la douleur. Elle peut aussi être indiquée en cas de carie des dents de lait ou des dents permanentes. Lorsqu'elle est pratiquée chez l'enfant ou le jeune adolescent, la pulpe radiculaire (contenue dans la racine dentaire), qui, elle, est gardée intacte, pourra par la suite achever l'édification de l'extrémité de la racine de la dent.

La pulpotomie est effectuée sous anesthésie locale. La dent est isolée ; on retire la pulpe camérale après avoir fraisé l'émail et la dentine qui la surplombent, puis on obture hermétiquement (par un amalgame) la cavité.

## Pulsatile
Animé de pulsations rythmées par les contractions cardiaques.

Un anévrysme de l'aorte abdominale se traduit par une tuméfaction intra-abdominale pulsatile à la palpation.

## Pulsation
Perception des battements cardiaques au niveau du thorax ou des troncs artériels accessibles à la palpation manuelle.

Les pulsations forment un ensemble rythmique de battements cardiaques à la hauteur du thorax, bien perçus à l'auscultation du cœur avec un stéthoscope. Ces battements sont transmis le long des troncs artériels. Ainsi, les pulsations peuvent être recherchées sur l'artère radiale, à la partie antérieure du poignet, où elles constituent le pouls, ou sur l'artère fémorale, dans le creux de l'aine, afin d'en vérifier le rythme et la puissance tout en contrôlant la souplesse de l'artère.

→ VOIR Pouls, Pression artérielle.

## Pulsion
En psychanalyse, poussée d'énergie psychique qui oriente l'activité du sujet vers un but destiné à réduire une tension.

La pulsion, telle que la définit Sigmund Freud, se situe à la limite du psychique et du somatique (de l'esprit et du corps) et constitue l'aspect psychodynamique de l'instinct. Elle dépend du stade de développement du sujet (pulsion orale, anale, génitale) et obéit à un but spécifique (pulsion de voir, de détruire, de se maintenir en vie, de comprendre, etc.). Sa charge énergétique se manifeste par diverses représentations psychiques (affects, sentiments, fantasmes) soumises à des processus tels que le refoulement, le déplacement ou la projection, mais est également à l'origine de manifestations somatiques (hystérie de conversion, maladies psychosomatiques). Freud dégagera ensuite l'opposition fondamentale entre pulsion de vie et pulsion de mort.

PUPILLE

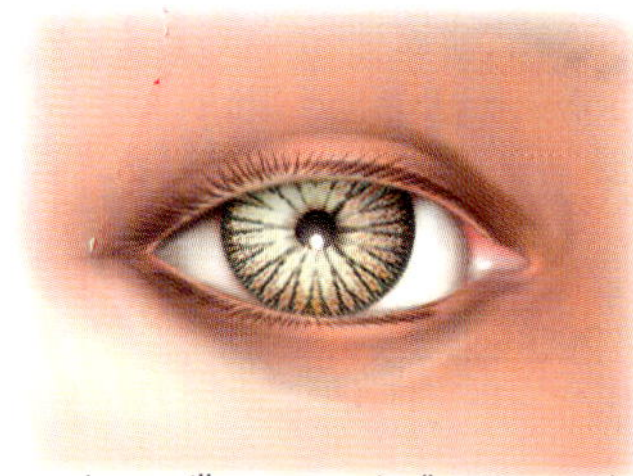

myosis : pupille contractée (lumière vive)

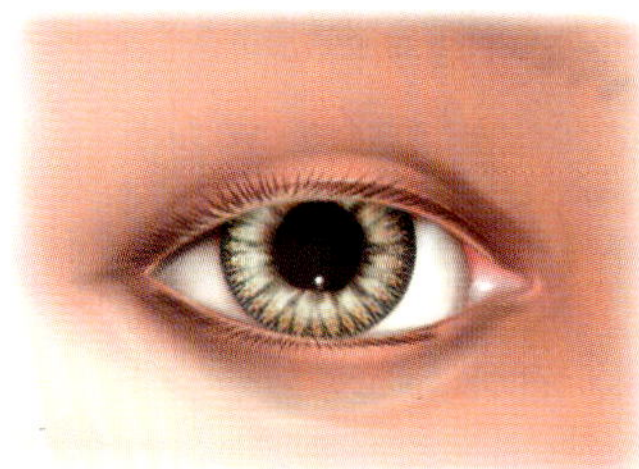

mydriase : pupille dilatée (obscurité)

## Pulvérisation
Projection d'un produit réduit en fines particules et mis en suspension dans un gaz propulseur.

En médecine, les produits pulvérisés sont des poudres ou des liquides médicamenteux.

■ **Les pulvérisations réalisées en oto-rhino-laryngologie** servent le plus souvent au traitement d'infections buccales ou nasales contre lesquelles des médicaments antibiotiques, anti-inflammatoires, vasoconstricteurs ou balsamiques sont utilisés. Les pulvérisations buccales, réalisées à l'aide d'un spray à embout long, ont remplacé les badigeonnages de collutoires, qui étaient fort désagréables. Il faut éviter de prolonger des pulvérisations nasales sur une longue durée (plusieurs semaines), car elles sont susceptibles d'irriter la muqueuse. En oto-rhino-laryngologie, les médecins pratiquent aussi des pulvérisations profondes de liquides anesthésiques avant certains examens douloureux.

■ **Les pulvérisations cutanées** d'antiseptiques s'utilisent pour désinfecter les plaies, favoriser la cicatrisation et réaliser une anesthésie locale. Elles permettent une application plus uniforme et évitent le contact avec la plaie, susceptible d'être douloureux.

## Pupille
Orifice circulaire situé au centre de l'iris et permettant, par sa contraction ou sa dilatation, de doser la quantité de lumière qui pénètre dans l'œil. (P.N.A. *pupilla*)

**PHYSIOLOGIE**

Le diamètre pupillaire est normalement de 3 ou 4 millimètres. Les variations de ce diamètre obéissent à des phénomènes réflexes. Le réflexe photomoteur correspond à la contraction de la pupille sous l'effet de la lumière. Le réflexe d'accommodation-convergence-myosis est sa contraction lors de la vision de près. Ces réactions réflexes sont possibles grâce à deux muscles, le sphincter et le dilatateur de l'iris. Le sphincter de l'iris permet la contraction de la pupille (myosis) pour diminuer la lumière qui entre dans l'œil ou pour la vision de près. Il dépend du système nerveux parasympathique oculaire. Le dilatateur de l'iris, moins actif que le sphincter de l'iris, permet la dilatation de la pupille (mydriase) afin de faire pénétrer plus de lumière jusqu'à la rétine lorsqu'il fait sombre ou lors de la vision de loin.

Certains collyres peuvent modifier le diamètre de la pupille ; ils sont utilisés lors de l'examen du fond d'œil ou pour le traitement de certaines affections. Un myosis est obtenu grâce à la pilocarpine et à la réserpine ; une mydriase, grâce à l'adrénaline, à la néosynéphrine ou à l'atropine.

**PATHOLOGIE**

La pupille peut être le siège de plusieurs anomalies ou lésions, touchant la pupille elle-même ou les variations de son diamètre.

■ **L'anisocorie** se traduit par une différence de taille entre les 2 pupilles, due à une atteinte des voies nerveuses commandant le réflexe photomoteur.

■ **Les anomalies congénitales** de la pupille portent sur sa taille (trop petite), sa forme (irrégulière) et sa localisation (décentrée). L'iris peut aussi présenter un colobome (fente ou segment manquant).

■ **Le signe d'Argyll-Robertson** se manifeste par une pupille petite et irrégulière, qui ne se contracte pas à la lumière mais se rétrécit normalement au cours de l'accommodation. Ce signe s'observe en cas de neurosyphilis ou, plus rarement, lors d'une sclérose en plaques ou d'une syringomyélie (lésion de la moelle épinière).

■ **Le syndrome d'Adie** est caractérisé par l'existence d'une pupille plus grande que l'autre et par une contraction lente à la

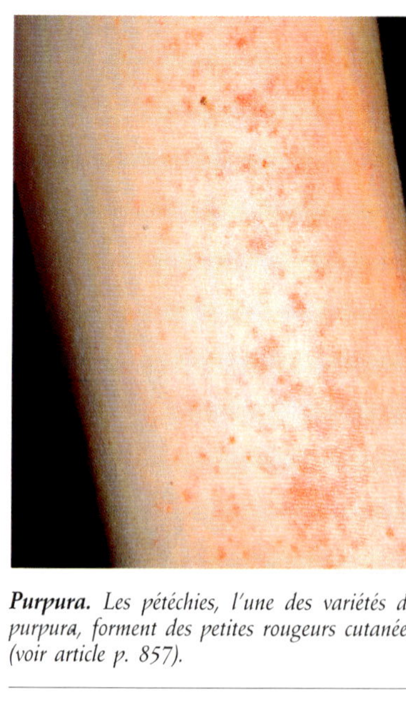

***Purpura.*** *Les pétéchies, l'une des variétés de purpura, forment des petites rougeurs cutanées (voir article p. 857).*

lumière et une dilatation lente à l'obscurité. Il se rencontre surtout chez les femmes jeunes et n'a pas d'origine précise.

## Purgatif

→ VOIR Laxatif.

## Purine

Substance chimique de l'organisme entrant dans la constitution de substances appelées bases puriques (adénine, guanine, xanthine et hypoxanthine), dont les deux premières participent à la formation des acides nucléiques (A.D.N., A.R.N.).

Les purines constituent, avec la thymine et la cytosine pour l'A.D.N., l'uracile et la cytosine pour l'A.R.N., l'alphabet responsable du code génétique. Elles sont en partie synthétisées par l'organisme, en partie d'origine alimentaire. Elles sont dégradées en acide urique.

→ VOIR Goutte, Hyperuricémie.

## Purpura

Affection caractérisée par l'apparition sur la peau de taches rouges dues au passage de globules rouges dans le derme.

Le purpura constitue le signe de nombreuses affections. Il se distingue d'une autre sorte de rougeur, l'érythème, car il ne s'efface pas à la vitropression (pression d'un verre de montre sur la lésion) et évolue vers une couleur brunâtre, due au métabolisme du fer dans la peau. Selon la forme et la taille des taches, on distingue les pétéchies (très petites taches punctiformes ; voir photo p. 856), les ecchymoses (en plaques) et les vibices (ecchymoses linéaires).

**CAUSES**

Il peut avoir diverses causes et mécanismes : la numération des plaquettes permet de distinguer deux variétés essentielles.

■ **Le purpura plaquettaire** est le plus souvent dû à une thrombopénie (insuffisance du nombre de plaquettes). Un purpura associant pétéchies et ecchymoses est ainsi généralement d'origine thrombopénique. Une déficience en plaquettes s'observe dans deux types de circonstance : thrombopénie « centrale », par déficit de la formation des plaquettes dans la moelle osseuse, par aplasie médullaire (destruction de la moelle) ou par envahissement cancéreux (leucémie, myélofibrose, métastases, maladie de Hodgkin) ; thrombopénie « périphérique », par destruction des plaquettes dans le sang d'origine allergique, virale ou, le plus souvent, auto-immune.

Des anomalies du fonctionnement des plaquettes (thrombasthénie, maladie de Willebrand) peuvent occasionner des ecchymoses, mais pas de pétéchies ni de vibices.

■ **Le purpura vasculaire** a pour mécanisme général une altération de la paroi des vaisseaux. La fragilité capillaire est banale mais sa cause initiale, inconnue. Certains cas s'observent au cours de circonstances particulières : dermite ocre sur les jambes, due aux varices ; vascularites (inflammations des vaisseaux) telles que le purpura rhumatoïde de l'enfant, ou syndrome de Schönlein-Henoch ; vieillesse (purpura de Bateman sur les avant-bras) ; applications prolongées ou prise au long cours de corticostéroïdes ; carence en vitamine C.

→ VOIR Thrombopénie.

## Purpura fulminans

Septicémie foudroyante, due à une infection à méningocoque, ou méningococcémie, atteignant surtout les nourrissons et les jeunes enfants mais aussi les adultes.

Un purpura fulminans se traduit par une fièvre élevée, par des lésions cutanées (purpura) nécrotiques et ecchymotiques qui s'étendent d'heure en heure, puis par un état de choc (collapsus cardiovasculaire) entraînant souvent la mort. Le traitement nécessite une hospitalisation d'extrême urgence et repose sur l'administration d'antibiotiques par voie veineuse et sur le traitement de l'état de choc. Le syndrome de Waterhouse-Friderichsen associe un purpura fulminans à une nécrose hémorragique des glandes surrénales.

→ VOIR Méningococcie.

## Purpura infectieux

Affection caractérisée par l'apparition sur la peau de taches rouges telles que des pétéchies ou des ecchymoses, dues à des hémorragies sous-cutanées se déclarant au cours d'une maladie infectieuse.

Un purpura infectieux peut être dû à une thrombopénie (chute du taux des plaquettes) ou à l'atteinte des vaisseaux sanguins (purpura vasculaire). Les maladies infectieuses le plus souvent responsables d'un purpura sont la varicelle, la rougeole, la scarlatine, la mononucléose infectieuse, les vascularites infectieuses, les méningococcies et les pneumococcies. Dans ces deux dernières affections, le purpura constitue un signe spécifique de l'infection. Les pétéchies sont fréquentes dans les infections streptococciques (scarlatine) ; les ecchymoses, dans les infections staphylococciques (septicémie). Un purpura ecchymotique des extrémités (doigts, plantes des pieds, paumes) accompagné de fièvre doit faire rechercher une endocardite (inflammation du cœur) infectieuse. Le caractère de gravité de la maladie est en relation avec la rapidité de l'extension du purpura et non avec la seule présence de celui-ci.

## Purpura rhumatoïde

→ VOIR Schönlein-Henoch (syndrome de).

## Purulent

Qui contient ou produit du pus.

Un furoncle, par exemple, est une collection inflammatoire purulente. Une plaie purulente révèle une infection des tissus, et des crachats purulents signalent une infection respiratoire bactérienne pyogène.

## Pus

Liquide pathologique, séreux et opaque constitué de globules blancs, altérés ou non, de cellules des tissus voisins de la suppuration et de bactéries, vivantes ou mortes.

Le pus est plus ou moins épais et grumeleux. Il est susceptible de former un abcès dans une cavité ou dans un tissu, et peut aussi être présent dans un mucopus (exsudat abondant contenant du pus), lors d'une rhinorrhée (écoulement avec infection des voies respiratoires) par exemple.

**DIFFÉRENTS TYPES DE PUS**

■ **Le pus contenant des germes infectieux** est dû à des microbes dits pyogènes, qui provoquent des infections suppurantes (génératrices de pus). L'examen direct et la mise en culture du pus permettent d'identifier le microbe en cause, à condition que le prélèvement ait été réalisé aseptiquement (par exemple, par une ponction), car le pus qui s'écoule d'une plaie est souvent surinfecté par des microbes étrangers à l'infection étudiée. Les microbes pyogènes responsables d'une suppuration sont divers : staphylocoques (le pus est jaune), streptocoques et pneumocoques (le pus est vert), bacilles pyocyaniques (le pus est bleuté), amibes (responsables d'un pus brun), germes anaérobies (le pus est gris et fétide). Une plaie suppurante doit être désinfectée. Les antibiotiques correspondant au germe isolé permettent de contrôler l'infection.

■ **Le pus aseptique** ne contient aucun microbe et se rencontre dans certains cas de maladies auto-immunes ou de tuberculose ou à la suite de l'injection d'un produit mal supporté par les tissus. Ce type de pus n'est pas toujours associé à une plaie ; il peut être dilué, par exemple dans les urines, qui contiennent alors des polynucléaires altérés morts. Le traitement de la maladie responsable permet de faire disparaître ce pus.

## Pustule

Lésion cutanée constituée par le soulèvement de l'épiderme en une zone bien délimitée et circonscrite contenant un liquide purulent.

Les pustules sont souvent entourées d'une zone inflammatoire ; elles sont volontiers fragiles, excoriées par le grattage, formant alors de petites érosions à vif, et peuvent laisser des cicatrices. Ce sont des lésions élémentaires (lésions caractéristiques d'un certain nombre de maladies, par exemple autrefois la variole), dont la présence permet d'orienter le diagnostic.

On observe des pustules au cours de diverses affections : psoriasis pustuleux, acné rosacée, infections cutanées bactériennes, impétigo, charbon, vaccine. D'autres affections, où les pustules sont fréquentes et caractéristiques, sont appelées pustuloses. On distingue les pustules folliculaires (pustules localisées à la racine d'un poil), le plus souvent dues au staphylocoque doré, et les pustules non folliculaires (pustules n'ayant aucun lien avec les follicules pilosébacés), qui peuvent être dues à un germe pathogène (bactérie, champignon microscopique) ou s'expliquer par un afflux important de certains globules blancs (polynucléaires neutrophiles), définissant alors les pustuloses amicrobiennes (psoriasis pustuleux, avec pustulose palmoplantaire, par exemple).

cristallin permet, grâce à l'accommodation, la mise au point des images sur la rétine.

**EXAMENS**

L'étude de la réfraction oculaire peut se faire de façon subjective ou de façon objective.

■ **L'étude subjective de la réfraction** consiste à faire passer au sujet des tests d'acuité visuelle (lecture de textes, de signes) et à lui faire essayer différents verres correcteurs. Toutefois, ce procédé peut être source d'erreurs liées à l'accommodation et n'est pas réalisable avec les jeunes enfants qui ne savent pas lire.

■ **L'étude objective de la réfraction** consiste à mesurer la réfraction de l'œil par la skiascopie (projection sur l'œil d'un faisceau lumineux) ou la réfractométrie automatique. Ce dernier examen nécessite un ordinateur.

**PATHOLOGIE**

L'amétropie est une anomalie du système optique entraînant un trouble de la réfraction. On distingue 3 types d'amétropie : la myopie, l'hypermétropie et l'astigmatisme. La réfraction sphérique (la même quel que soit l'axe de l'œil) est modifiée en cas de myopie et d'hypermétropie et la réfraction cylindrique (dont l'orientation est fonction de l'axe de l'œil), en cas d'astigmatisme.

## Réfractométrie automatique

Examen destiné à mesurer la réfraction de la lumière par l'œil.

La réfractométrie automatique est indiquée pour le diagnostic des troubles de la réfraction (myopie, hypermétropie, astigmatisme). Elle utilise un appareil informatisé appelé réfractomètre automatique : le patient y pose le front et le menton ; trois mesures successives de chaque œil sont prises. Cet appareil permet de mesurer la réfraction sphérique (la même quel que soit l'axe de l'œil), modifiée en cas de myopie et d'hypermétropie, et la réfraction cylindrique (dont l'orientation dépend de l'axe de l'œil), modifiée en cas d'astigmatisme. Un réfractomètre automatique peut aussi mesurer les rayons de courbure de la cornée dans le but de prescrire les verres de contact les mieux adaptés. Dans les deux cas, la mesure peut être rendue plus précise par l'instillation préalable de collyres cycloplégiques (qui suppriment le phénomène d'accommodation). Cette instillation est indispensable, afin de ne pas troubler le diagnostic, chez les petits enfants, dont l'accommodation est très forte et qui ont tendance à ne pas fixer longtemps leur regard au loin.

## Régime

Modification de l'alimentation habituelle à des fins thérapeutiques (en cas de diabète, de goutte, d'obésité, etc.) ou pour satisfaire des besoins physiologiques spécifiques (femmes enceintes, sportifs, personnes âgées, etc.).

Prescrire un régime consiste à établir une liste des aliments ou des nutriments (glucides, lipides) interdits au patient et des aliments qui lui sont permis, assortie de conseils concernant la préparation, la cuisson, la répartition de ceux-ci, etc. Un régime ne peut être suivi, sur une longue période et avec succès, que s'il est parfaitement expliqué au patient, adapté à son mode de vie et à ses préférences alimentaires tout en respectant les indications médicales. Le diététicien joue ici un rôle essentiel.

**INDICATIONS**

Grâce aux progrès réalisés dans la connaissance des maladies et en pharmacologie, la prescription des régimes thérapeutiques a évolué : le nombre des affections pour lesquelles ils sont réellement indispensables a diminué et de nombreux régimes autrefois très sévères, tels que le régime sans sel ou le régime du diabétique, sont actuellement plus souples. Aujourd'hui, les régimes les plus fréquemment prescrits sont les régimes hypocaloriques (ou hypoénergétiques) pour le traitement de l'obésité, les régimes des dyslipidémies (hypercholestérolémie, hypertriglycéridémie) et du diabète. Certaines maladies métaboliques rares, comme les intolérances à un acide aminé (leucinose, phénylcétonurie) ou à un sucre (galactosémie), et certaines allergies (intolérance au gluten, aux protéines du lait de vache) nécessitent des régimes très stricts. Il est aussi extrêmement fréquent de prescrire à un sujet venant de subir une opération de chirurgie digestive un régime caractérisé à la fois par une modification de la texture des aliments (liquide, mixée, solide) et un élargissement progressif du choix des aliments autorisés (régime plus ou moins riche en fibres, notamment). Certaines affections rénales (syndrome néphrotique, insuffisance rénale, etc.) imposent aussi un contrôle de certains nutriments comme l'eau, les protéines, le sel, le potassium, etc.

**DÉROULEMENT ET EFFETS INDÉSIRABLES**

En toute circonstance, le régime, qui fait partie du traitement médical global, reste sous la responsabilité du médecin. Tout régime doit d'ailleurs, au préalable, faire l'objet d'un bilan : si les régimes apportent en général une aide efficace dans le traitement des maladies, ils peuvent parfois être plus dangereux qu'utiles (risque potentiel de dénutrition chez une personne âgée, par exemple). Il faut noter également qu'un grand nombre de femmes sont très attentives au nombre de calories qu'elles ingèrent et qu'elles absorbent souvent moins de 1 500, voire moins de 1 200 kilocalories par jour. Si ces régimes se prolongent, il apparaît alors des carences en certains nutriments ; de plus, l'amaigrissement escompté n'est plus obtenu, l'organisme finissant par s'adapter à des apports énergétiques moindres.

## Régime hyposodé

Régime fondé sur une diminution des apports alimentaires en sodium.

La principale source alimentaire de sodium est le chlorure de sodium (NaCl), ou sel de table. En moyenne, un individu en consomme de 7 à 8 grammes par jour (deux tiers inclus dans les aliments et un tiers dans l'assaisonnement) alors que 1 à 3 grammes seulement sont nécessaires à l'organisme. Celui-ci s'adapte en régulant par l'élimination urinaire la teneur en sodium des différents tissus et liquides. La natrémie (taux de sodium dans le sang) se maintient ainsi normalement de façon stable entre 135 et 145 millimoles par litre.

**INDICATIONS ET CONTRE-INDICATIONS**

Les régimes hyposodés, souvent appelés de façon erronée « régimes sans sel », sont prescrits en cas d'affections entraînant une rétention sodée (hypertension artérielle, insuffisance cardiaque, ascite [accumulation de liquide dans la cavité péritonéale], syndrome néphrotique) ou de traitement par corticostéroïdes à fortes doses. Certains médicaments contenant du benzoate de sodium doivent alors être évités, de même que certains aliments riches en sodium : charcuterie, conserves, fromages, pain, pâtisserie, potages en boîte, boissons gazeuses (certaines eaux minérales, sodas, etc.). Les régimes hyposodés stricts ne sont pratiquement plus appliqués aujourd'hui en raison des nombreuses autres possibilités thérapeutiques (diurétiques, équilibre diététique, etc.).

Un régime hyposodé est contre-indiqué en cas de grossesse, d'insuffisance surrénalienne ou de traitement par le lithium.

## Régime méditerranéen

Régime alimentaire riche en légumes et en fruits frais, pauvre en graisses saturées et utilisant l'huile d'olive.

Ce type d'alimentation diminue le risque de complications cardiovasculaires.

## Région lombosacrée

Partie anatomique située de part et d'autre de l'articulation entre la dernière vertèbre lombaire et la première vertèbre sacrée.

La région lombosacrée est fréquemment le lieu d'affections vertébrales diverses : lombalisation de la première vertèbre sacrée (celle-ci n'est plus soudée à la deuxième vertèbre sacrée), sacralisation de la cinquième vertèbre lombaire (celle-ci se soude à la première vertèbre sacrée), spina-bifida (absence de soudure des arcs postérieurs et de l'apophyse épineuse d'une ou de plusieurs vertèbres), hernie discale, spondylolisthésis (glissement d'une vertèbre en avant), spondylodiscite (infection de deux vertèbres et du disque intermédiaire), fracture, etc.

Par ailleurs, l'articulation entre la dernière vertèbre lombaire et la première vertèbre sacrée constitue une zone charnière particulièrement mobile et fragile, soumise à de fortes contraintes mécaniques.

## Règlement sanitaire international

Réglementation édictée par l'Organisation mondiale de la santé (O.M.S.) et concernant la déclaration de certaines maladies contagieuses (choléra, fièvre jaune, peste) et les mesures à prendre pour en éviter la propagation de pays à pays.

Il a été révisé en 2005 pour tenir compte des nouvelles maladies émergentes (S.R.A.S., grippe aviaire) et décider des dispositions à prendre pour limiter la propagation des épidémies).

La plupart des États membres de l'O.N.U. se plient plus ou moins rigoureusement à cette réglementation grâce à leur législation et à leurs réglementations nationales. Les mesures prescrites par le règlement sanitaire international (présentation obligatoire d'un certificat de vaccination contre la fièvre jaune, désinfection, isolement, éviction scolaire, etc.) ont remplacé les mesures de quarantaine (isolement strict). Les mesures d'isolement strict ne concernent que les cas où la maladie s'est déclarée : pour la peste, isolement de tout le groupe (passagers) même si une seule personne est atteinte ; pour la fièvre jaune et le choléra, isolement des seules personnes atteintes.

→ VOIR **Voyages (conseils pour les).**

## Règles

→ VOIR Menstruation.

## Régression

Retour à un stade antérieur du développement psychique.

Lors d'une régression, une conduite primaire se substitue à une conduite plus évoluée, progressivement ou d'un seul coup. Ce phénomène répond souvent à une importante frustration affective : ainsi, de jeunes enfants, séparés de leur mère, refusent de se nourrir seuls et n'acceptent plus que des aliments semi-liquides ; de la même façon, le langage « bébé » ou l'énurésie survenant à la naissance d'un frère ou d'une sœur sont des conduites régressives. Chez l'adulte, la régression manifeste un besoin de protection contre la réalité (dans les psychoses notamment). Des formes aiguës, graves, de régression peuvent se manifester dans le cadre de certaines maladies psychosomatiques, ou chez la personne âgée.

Pour certains psychiatres, la régression est un mécanisme qui sous-tend toute perturbation psychique, un retour régressif permettant de se protéger en retrouvant un état mental connu et sans danger apparent.

**TRAITEMENT**

Lorsqu'il s'agit d'enfants, on tente de les sécuriser en les maternant et en les distrayant (jeux collectifs). Chez l'adulte, on recourt plutôt à la communication verbale (entretiens avec un psychiatre ou un psychologue, sociothérapie - jeux de groupe par exemple). Dans les deux cas, il est possible de faire appel à des médicaments désinhibiteurs, dont l'efficacité reste modérée.

## Régurgitation

Rejet du contenu alimentaire de l'estomac par la bouche sans effort de vomissement.

La régurgitation est à distinguer du reflux, dit gastro-œsophagien, des liquides gastriques acides vers l'œsophage, dû à une incontinence du sphincter inférieur de celui-ci.

Normale dans les premiers mois de la vie, où elle accompagne parfois l'émission d'air qui suit les repas, la régurgitation traduit chez l'adulte la présence d'un obstacle à la progression des aliments au niveau de l'œsophage ou de l'estomac. Elle est le plus fréquemment causée par un rétrécissement du conduit digestif, un trouble moteur de l'œsophage ou une tumeur de l'estomac. Elle disparaît avec le traitement de sa cause.

## Réimplantation

Intervention chirurgicale consistant à remettre en place un organe (uretère, muscle) ou une partie du corps sectionnée (bras, jambe) ou extraite (dent).

### Réimplantation d'une dent

On y a recours dans deux cas de figure.

■ **La réimplantation d'une dent extraite par accident de son alvéole** consiste à la replacer dans celle-ci en appuyant doucement, sans forcer. Elle doit être pratiquée dans la demi-heure qui suit son extraction, faute de quoi la réussite de l'opération devient très aléatoire. En attendant l'arrivée chez le dentiste, la racine de la dent ne doit être ni grattée ni désinfectée mais rincée à l'eau tiède. La dent doit être conservée dans la bouche de la victime ou, si celle-ci est un enfant, dans la bouche d'un adulte afin qu'elle soit au propre, irriguée ou conservée par la salive ; on peut aussi la mettre dans un verre d'eau, de lait ou de sérum physiologique. Une fois réimplantée, la dent est immobilisée à l'aide d'un appareil en attendant la consolidation, qui dure une semaine. Par ailleurs, il faut vérifier que la vaccination antitétanique du sujet est à jour.

■ **La réimplantation du germe d'une dent de sagesse** n'est quasiment pratiquée que chez l'enfant. Sous anesthésie locale, le dentiste, après avoir extrait une molaire très délabrée à cause d'une carie, enlève le germe d'une dent de sagesse dont la racine n'est pas encore formée et le réimplante à la place de la molaire extraite pour qu'il donne naissance à une nouvelle dent.

**PRONOSTIC**

Le pronostic d'une réimplantation dépend surtout du temps pendant lequel la dent est restée hors de la bouche. Chez l'adulte, il peut arriver que le système immunitaire attaque la racine comme s'il s'agissait d'un corps étranger et provoque sa résorption, entraînant à terme la perte de la dent.

### Réimplantation d'un membre

Elle se pratique en cas d'amputation accidentelle d'une portion d'un membre ou d'une partie de membre (doigt). Le segment sectionné doit être manipulé le moins possible, entouré dans une compresse stérile et placé dans un sac en plastique posé sur de la glace en attendant l'arrivée à l'hôpital ; il peut être conservé environ 6 heures. La réimplantation se déroule sous anesthésie générale à l'aide d'instruments spéciaux et sous microscope (microchirurgie). Après fixation des os (ostéosynthèse), le chirurgien suture les artères, les veines et les nerfs.

**PRONOSTIC**

Le pronostic dépend de la précocité de la réimplantation mais aussi du type et de la gravité des blessures et du segment réimplanté (la récupération de la fonction d'un doigt est en général meilleure que celle d'un pied ou d'une main). La rééducation joue un rôle essentiel dans ce type d'intervention. Les séances de kinésithérapie doivent être entreprises dès les premières semaines de façon à entretenir la mobilité des articulations en attendant la récupération de la motricité du membre. Elles durent plusieurs mois, voire plusieurs années.

Les résultats dépendent de la rapidité de la cicatrisation cutanée (une quinzaine de jours) mais surtout de la récupération fonctionnelle des nerfs, qui demande de 12 à 18 mois. D'une façon générale, même quand l'intervention réussit, elle ne permet jamais de récupérer en totalité l'usage du membre. Le plus souvent subsiste un handicap plus ou moins important, une raideur, une insensibilité, voire des douleurs parfois très violentes. C'est pourquoi certaines réimplantations ne sont pas tentées, par exemple lorsqu'une récupération de l'innervation du membre semble impossible, la gêne risquant alors d'être plus importante que celle due à l'absence de membre.

## Rein

Organe élaborant l'urine. (P.N.A. *ren*)

**STRUCTURE**

Les reins, au nombre de deux, sont situés dans les fosses lombaires à la hauteur des premières vertèbres lombaires et des deux dernières côtes - sous le foie pour le rein droit, contre la rate pour le rein gauche -, en arrière de la cavité péritonéale. Chacun, long de 12 centimètres environ et en forme de haricot, est enveloppé d'une capsule fibreuse résistante et inextensible qui contient le parenchyme (tissu fonctionnel) rénal, les branches de division des vaisseaux rénaux, les voies excrétrices intrarénales (les calices et une partie du bassinet), que prolongent les voies excrétrices extrarénales (l'autre partie du bassinet, l'uretère, la vessie, l'urètre).

Le parenchyme rénal est constitué de deux zones : le cortex, en périphérie, et la médullaire, au centre. La fonction essentielle de ce tissu, où se trouvent les néphrons (formés chacun d'un glomérule et d'un tube urinifère), est l'élaboration de l'urine. Le parenchyme rénal est abondamment vascularisé par une ou deux artères (selon les sujets), qui naissent directement de l'aorte, et par une ou deux veines, qui se jettent dans la veine cave inférieure.

**PHYSIOLOGIE**

Les principales fonctions du rein sont :
- l'élaboration de l'urine à partir du sang, ce qui permet d'éliminer les déchets et de maintenir constant le milieu intérieur du corps (équilibre hydro-électrolytique et acidobasique du sang) ;
- la sécrétion d'érythropoïétine, une hormone qui permet la maturation des globules rouges dans la moelle osseuse ;
- la sécrétion de rénine, une enzyme servant à réguler la pression artérielle ;
- la transformation de la vitamine D en sa forme active.

Un seul rein, pourvu qu'il soit sain, suffit à assurer la fonction rénale, ce qui explique la bonne qualité de vie des sujets ayant subi une néphrectomie (ablation d'un rein).

**EXAMENS**

■ **Les examens de la fonction rénale** sont nombreux. Il s'agit de dosages de certaines substances (créatinine, urée, protéines, etc.) dans le sang et l'urine.

**Situés dans l'abdomen – l'un à droite, sous le foie, et l'autre à gauche, contre la rate –, les reins filtrent le sang et éliminent les déchets azotés grâce aux très nombreux néphrons qu'ils contiennent. Ils assurent également la régulation de la tension artérielle et contrôlent l'équilibre acidobasique du corps.**

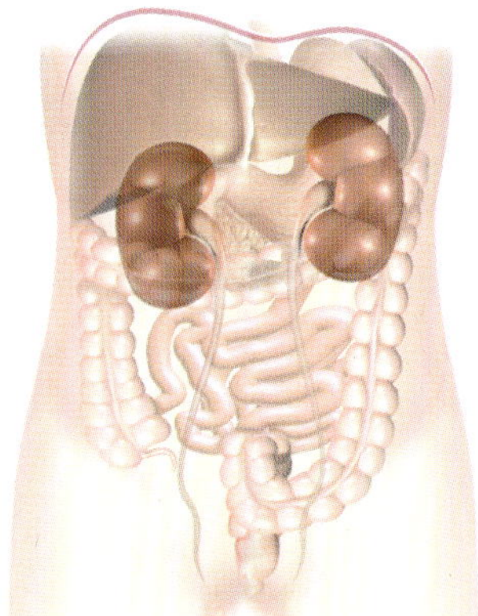

**Structure du rein**

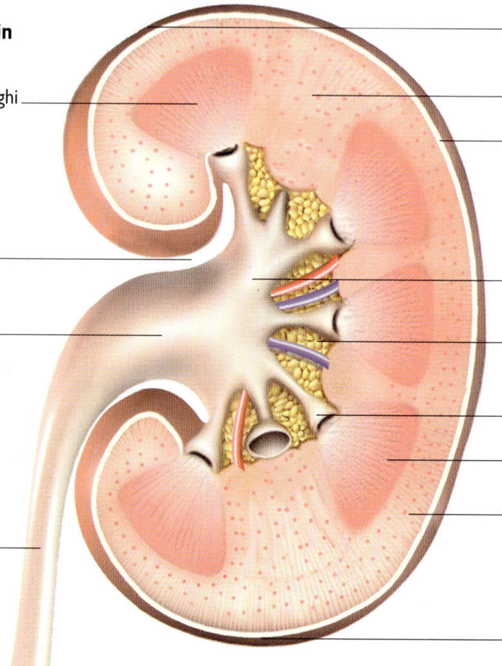


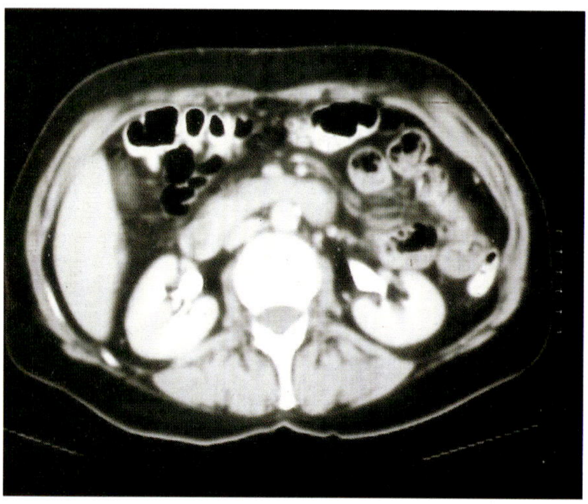

*Les reins sont visibles (croissants blancs) de chaque côté d'une vertèbre.*

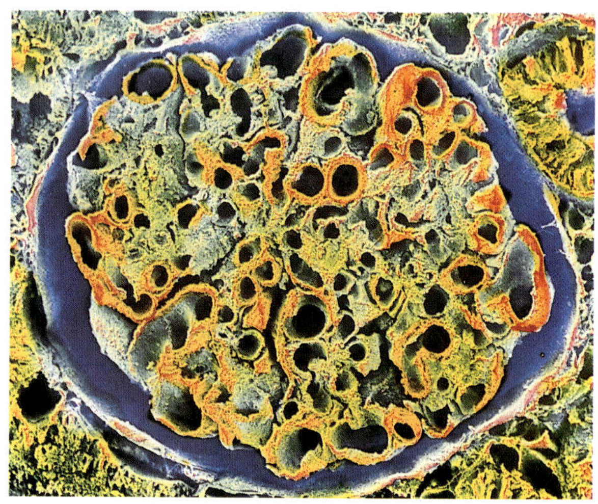

*L'urine (en bleu) se forme dans les glomérules à partir du sang des capillaires.*

■ La morphologie rénale est explorée par échographie, urographie intraveineuse, scanner, imagerie par résonance magnétique (I.R.M.), artériographie et scintigraphie.

■ La ponction-biopsie rénale n'est indispensable que pour confirmer le diagnostic de certaines maladies du parenchyme rénal.

**PATHOLOGIE**

Les reins peuvent être le siège de malformations (malrotation rénale, duplicité rénale, hydronéphrose congénitale, rein en fer à cheval) ainsi que de nombreuses affections : maladies du parenchyme rénal (glomérulonéphrite, périartérite noueuse), lithiase, infections (pyélonéphrite, tuberculose), tumeurs bénignes (kyste, maladie polykystique des reins) ou malignes (adénocarcinome, néphroblastome).

L'altération simultanée du fonctionnement des deux reins provoque une insuffisance rénale aiguë ou chronique pouvant nécessiter une hémodialyse à l'aide d'un rein artificiel.

## Rein (cancer du)

Tumeur maligne du rein développée à partir du tissu rénal. SYN. *adénocarcinome du rein, hypernéphrome, néphrocarcinome, néphro-épithéliome.*

Le cancer du rein survient chez l'adulte, le plus souvent après 50 ans.

**SYMPTÔMES ET SIGNES**

Il se révèle par la présence de sang dans les urines, parfois par une douleur du rein atteint par la tumeur. Plus rarement, il se traduit par une fatigue avec perte de poids, une fièvre et/ou une polyglobulie (excès de globules rouges).

**DIAGNOSTIC**

Actuellement, le cancer du rein est le plus souvent découvert fortuitement lors d'un examen échographique systématique de l'abdomen prescrit pour une autre raison. L'examen de l'abdomen et de la fosse lombaire permet de déceler un gros rein tumoral. Outre l'échographie rénale, les examens radiologiques permettant de confirmer le diagnostic sont l'urographie intraveineuse et le scanner rénal. On n'a recours aux autres méthodes d'imagerie, telles que l'artériographie ou à l'imagerie par résonance magnétique rénale, que lorsque le diagnostic est particulièrement difficile.

**ÉVOLUTION**

Elle est parfois très lente, même en cas de métastases. Celles-ci sont en général osseuses, pulmonaires ou hépatiques.

**TRAITEMENT**

En l'absence de métastases, le meilleur traitement du cancer du rein est la néphrectomie élargie (ablation du rein, de sa loge et des ganglions lymphatiques adjacents). Les métastases peuvent nécessiter un traitement spécifique : ablation chirurgicale si la métastase est unique ; immunothérapie, associée ou non à une chimiothérapie dans le cas contraire.

**PRONOSTIC ET SURVEILLANCE**

Le pronostic du cancer du rein, lorsque celui-ci est traité avant l'apparition de métastases, est habituellement favorable. Une surveillance régulière des malades, deux ou trois fois par an, est nécessaire.

## Rein (kyste du)

Cavité pathologique située dans le rein, de contenu fluide, limitée par une paroi.

Les kystes peuvent s'observer dans le cadre d'une maladie génétique, telle que la maladie polykystique des reins ou la néphronophtise, ou survenir de façon isolée : alors appelés kystes simples, ils peuvent être uniques ou multiples et leur mécanisme d'apparition est inconnu.

**SYMPTÔMES ET SIGNES**

Les kystes du rein peuvent ne se traduire par aucun symptôme ou, lorsqu'ils sont très volumineux, provoquer des douleurs lombaires. Lorsqu'ils entrent dans le cadre d'une maladie génétique, ils sont très nombreux, augmentent progressivement de volume et détruisent le tissu rénal, provoquant une insuffisance rénale chronique.

**DIAGNOSTIC ET TRAITEMENT**

Il repose sur l'échographie et le scanner. Les antécédents du malade, les examens cliniques et biologiques ainsi que les données d'imagerie médicale permettent de préciser la nature des kystes.

Les kystes simples ne nécessitent aucun traitement sauf s'ils sont très volumineux ; dans ce dernier cas, on peut soit procéder à l'ablation chirurgicale du kyste, soit ponctionner celui-ci par voie transcutanée pour le vider.

## Rein artificiel

Appareil épurant le sang de ses déchets à la place des reins en cas d'insuffisance rénale.
→ VOIR Hémodialyse.

## Rein en éponge

→ VOIR Cacchi et Ricci (maladie de).

## Rein en fer à cheval

Malformation caractérisée par une fusion des deux reins.

Les reins sont normalement séparés et situés chacun de part et d'autre de la colonne vertébrale. En cas de rein en fer à cheval, ils sont reliés entre eux, le plus souvent à leur pôle inférieur, par un isthme qui passe devant la colonne vertébrale. Cette anomalie est souvent associée à une autre malformation (hydronéphrose congénitale, par exemple). En général, elle est découverte fortuitement, lors d'examens radiologiques. Lorsqu'elle est isolée, elle n'a pas de conséquence pathologique et ne requiert pas de traitement.

## Reiter (syndrome de)

→ VOIR Syndrome oculo-urétro-synovial.

## Relaxation

1. Détente physique et mentale résultant d'une diminution du tonus musculaire et de la tension nerveuse.

2. Méthode visant à obtenir cette détente par le contrôle conscient du tonus physique et mental afin d'apaiser les tensions internes et de consolider l'équilibre mental du sujet.

La relaxation fait appel soit à des techniques dérivées de l'hypnose et de la suggestion, soit à un apprentissage de la détente musculaire proche du yoga. Elle permet, en utilisant les interactions du physique et du psychique, d'atteindre un état de bien-être et de plénitude. Anxiété, phobies, névroses, stress, douleurs, troubles psychosomatiques, grossesse, préparation sportive sont devenus aujourd'hui autant d'indications de la relaxation. Celle-ci doit être initiée par un professionnel, qui définit la technique indiquée pour chaque patient ; le sujet peut ensuite la pratiquer seul, sous réserve d'un contrôle régulier.

## Rémission

Atténuation ou disparition temporaire des symptômes d'une maladie.

## Rémittent

Dont l'évolution comporte des rémissions.

Une fièvre rémittente procède par accès très rapprochés, non séparés par des phases d'apyrexie (absence de fièvre) complète. La brucellose peut avoir une courbe thermique de ce type.

## Remplacement valvulaire

Ablation chirurgicale d'une valvule cardiaque défectueuse suivie de la pose d'une prothèse.

Chacune des quatre valvules cardiaques (valvules aortique, mitrale, pulmonaire, tricuspide) peut bénéficier de cette opération.

**DIFFÉRENTS TYPES DE PROTHÈSE**

■ **Les prothèses mécaniques** sont en métal et/ou en carbone et possèdent une collerette en tissu synthétique permettant leur fixation sur le pourtour de l'orifice (anneau valvulaire). Il en existe plusieurs formes, désignées par le nom de leur inventeur : la valve de Starr comprend une bille qui se déplace dans une petite cage. La valve de Bjork est munie d'un disque capable de s'incliner à 70 degrés en position ouverte. Les valves à ailettes telles que la valve de Saint-Jude (deux hémi-disques pouvant s'incliner à 90 degrés en position ouverte) sont actuellement les plus utilisées. Leur fonctionnement est de longue durée mais elles nécessitent un traitement anticoagulant à vie pour éviter la formation d'un thrombus (caillot sanguin) au contact de la prothèse susceptible d'être à l'origine d'une embolie (obstruction) dans la grande circulation.

■ **Les bioprothèses** sont des valvules hétérogreffes (qui ont été prélevées sur un animal, le porc ou le veau), traitées pour qu'il n'y ait pas de rejet, ou homogreffes (prélevées sur un individu décédé). Les greffes sont stérilisées puis montées sur armature ou sur tuteur métallique. Leur longévité est inférieure à celle des prothèses mécaniques - caractéristique qui doit être prise en compte avant de pratiquer l'opération sur des sujets jeunes ou d'âge moyen. Elles ne nécessitent un traitement anticoagulant que durant quelques semaines.

**INDICATIONS**

Un remplacement valvulaire s'effectue lorsqu'une valvule est très altérée, qu'elle ne parvient plus à remplir correctement son rôle et qu'elle entraîne des symptômes alarmants (gêne respiratoire, essoufflement) ou qu'elle peut donner lieu à de graves complications. Le remplacement valvulaire est indiqué notamment dans le cas de maladies valvulaires congénitales ou acquises à la suite d'un rhumatisme articulaire aigu, d'une ischémie (arrêt de l'apport sanguin), etc.

Le choix entre valve mécanique et bioprothèse dépend de l'âge du patient, de la valvule à remplacer et d'une éventuelle contre-indication à un traitement au long cours par les anticoagulants.

**TECHNIQUE**

Cet acte de chirurgie lourde se pratique sous anesthésie générale et dure de deux à quatre heures. La peau du thorax est incisée puis le sternum est sectionné. Le patient est alors relié à une machine cœur-poumon et son cœur est « arrêté » (mis en fibrillation ventriculaire, par exemple par refroidissement). Le chirurgien ouvre le cœur, repère la valvule déficiente, l'enlève et la remplace par la valve de substitution choisie en fixant celle-ci par une vingtaine de points sur l'anneau valvulaire. Puis il referme le cœur et le défibrille électriquement. La machine cœur-poumon est débranchée, la paroi thoracique suturée.

**SURVEILLANCE**

Après l'opération, l'hospitalisation dure quelques jours en l'absence de complications.

La surveillance postopératoire est stricte et comporte une convalescence avec rééducation de quelques semaines. Elle porte sur l'état général de l'opéré et le bon fonctionnement de la valve, apprécié notamment par écho-Doppler cardiaque. La surveillance ultérieure, régulière, comporte la pratique de cet examen une fois par an.

En cas d'intervention dentaire, le malade doit prévenir son dentiste de son état : un traitement antibiotique préventif lui est alors administré afin d'éviter tout risque d'endocardite (inflammation de l'endocarde d'origine infectieuse). Enfin, pour les porteurs de prothèses mécaniques, il faut, en outre, surveiller à vie l'efficacité du traitement anticoagulant. Un sujet ayant bénéficié d'une telle opération peut en règle générale reprendre une existence et des activités normales si l'intervention a eu lieu avant que la lésion valvulaire n'ait retenti de façon significative sur la fonction cardiaque.

## Rénale (artère)

Vaisseau de gros calibre conduisant le sang de l'aorte aux reins. (P.N.A. *arteria renis*)

Les deux artères rénales, droite et gauche, naissent de l'aorte abdominale au niveau de la première vertèbre lombaire. Chacune se dirige vers le rein correspondant et se divise près de son hile (endroit du rein par où pénètrent et sortent les vaisseaux et les nerfs) en deux branches, antérieure et postérieure.

Les reins interviennent dans la régularisation de la pression artérielle. Lorsqu'il existe un rétrécissement important d'une des deux artères rénales - soit par athérome, soit par dysplasie fibromusculaire (épaississement de la paroi artérielle) -, une hypertension artérielle s'installe. Le rétrécissement est diagnostiqué à l'aide d'une artériographie rénale. Le traitement comporte, selon les cas, soit des médicaments, soit une dilatation du segment artériel rétréci par angioplastie, soit un pontage chirurgical.

## Rendu-Osler (maladie de)

Maladie héréditaire caractérisée par de petites malformations vasculaires disséminées. SYN. *angiomatose hémorragique familiale, télangiectasie hémorragique héréditaire.*

La maladie de Rendu-Osler se transmet sur le mode autosomique (par des chromosomes non sexuels) dominant (il suffit que le gène en cause soit reçu de l'un des parents pour que la maladie se développe). Elle se caractérise par des télangiectasies (petits vaisseaux dilatés) et des angiomes (petits amas de vaisseaux sanguins) qui touchent surtout la face, mais aussi les extrémités, les muqueuses du nez et de la bouche, l'ensemble des muqueuses digestives, le cerveau et la rétine.

#### SYMPTÔMES ET SIGNES

La maladie commence généralement entre 10 et 20 ans par des saignements répétés du nez et des gencives. Après la puberté apparaissent des télangiectasies, qui prédominent sur la peau du visage, le dos des mains et les muqueuses de la bouche, du nez et du pharynx. L'évolution se fait par poussées, parfois accompagnées d'hémorragies répétées responsables d'anémie par carence en fer. De graves hémorragies digestives peuvent survenir, parfois non contrôlables en raison de la diffusion des angiomes le long du tube digestif, ainsi que des hémorragies cérébrales.

#### TRAITEMENT ET PRONOSTIC

Le traitement est purement palliatif et comprend, outre le traitement en urgence des hémorragies digestives et cérébrales, la correction de l'anémie par prescription de fer et la destruction des lésions hémorragiques, au fur et à mesure de leur apparition, par électrocoagulation. Le pronostic est essentiellement fonction de la localisation des hémorragies.

## Rénine

Enzyme sécrétée par une zone du rein située près des glomérules et nommée appareil juxtaglomérulaire.

La rénine n'a pas d'effets physiologiques directs, mais elle fait partie de ce qu'on appelle le système rénine-angiotensine-aldostérone dont le rôle est majeur dans le contrôle de la pression artérielle : elle permet la formation de l'angiotensine I, elle-même transformée à son tour, grâce à l'enzyme de conversion, en angiotensine II, une protéine qui a pour effet principal la constriction des parois des artérioles (vasoconstriction), ce qui élève la pression artérielle. L'angiotensine II active la sécrétion de l'aldostérone par les glandes surrénales ; cette hormone, en permettant à l'organisme de retenir du chlorure de sodium et de l'eau, provoque une augmentation du volume sanguin circulant et, par ce biais, de la pression artérielle. La rénine est sécrétée sous l'influence de différents stimuli, notamment lorsque l'irrigation sanguine du rein est anormalement basse.

#### PATHOLOGIE

Le taux de rénine dans le sang augmente lors de certaines hypertensions artérielles, lors d'insuffisances rénales ou cardiaques. Au contraire, son taux diminue lors de certains troubles hormonaux d'origine surrénalienne (hypercorticisme, syndrome de Conn). S'il est actuellement impossible de modifier la synthèse de la rénine, on peut freiner la transformation de l'angiotensine I en angiotensine II à l'aide de médicaments : inhibiteurs de l'enzyme de conversion, inhibiteurs du récepteur de l'angiotensine. Ceux-ci sont notamment utilisés dans le traitement de l'hypertension artérielle.

## Réplétion

État d'une cavité ou d'un organe creux que remplit un fluide (gaz ou liquide) ou un solide.

La réplétion gastrique se manifeste, après un repas suffisant, par la disparition de la faim et une sensation de bien-être. La réplétion vésicale déclenche le besoin d'uriner. La réplétion vaginale participe au mécanisme de l'orgasme.

Une sensation de réplétion peut être le signe d'un état pathologique. C'est le cas, par exemple, de la sensation de réplétion vésicale qui survient alors que la vessie est vide : elle peut signaler une cystite ou une prostatite.

## Réplication

Duplication de la molécule d'A.D.N. en vue d'une division cellulaire.

La réplication est un phénomène physiologique réalisé par une enzyme, l'A.D.N. polymérase, qui utilise chacun des brins de la molécule d'A.D.N. comme matrice. Les réplications peuvent aussi être réalisées en laboratoire afin d'augmenter le nombre des copies d'une séquence d'A.D.N. C'est la technique de la PCR *(Polymerase Chain Reaction).*

## Réponse immunitaire

Ensemble des mécanismes permettant à un organisme de se défendre contre une substance étrangère (antigène) menaçant son intégrité.

#### DIFFÉRENTS TYPES DE CELLULE IMMUNOCOMPÉTENTE

La réponse immunitaire met en jeu plusieurs types de cellules, dites immunocompétentes, appartenant à la famille des leucocytes. Elles interviennent en cas d'échec des premières lignes de défense de l'organisme (immunité non spécifique), constituées par les cellules phagocytaires (les polynucléaires et les macrophages), chargées d'absorber et de détruire les micro-organismes, et par les molécules (système du complément) dont les différents composants facilitent la captation de ces micro-organismes par les cellules phagocytaires.

■ **Les lymphocytes B**, issus de la moelle osseuse, ont pour mission principale de produire des anticorps, ou immunoglobulines, en très grande quantité après s'être transformés en plasmocytes sous l'influence de cytokines (molécules solubles permettant aux cellules de communiquer entre elles). Ils possèdent à leur surface des éléments de reconnaissance des antigènes (récepteurs d'antigènes) sous la forme d'immunoglobulines ancrées dans la membrane cellulaire. Le lymphocyte B, capable de reconnaître un antigène grâce à ses immunoglobulines de membrane, sécrète alors des anticorps ayant les mêmes propriétés de se lier à l'antigène et donc de le neutraliser ou de faciliter son élimination. Certains d'entre eux conservent cette propriété des mois, voire des années après leur rencontre avec l'antigène : ils sont appelés pour cette raison lymphocytes « mémoire ».

■ **Les lymphocytes T** proviennent eux aussi de la moelle osseuse, mais leur maturation a lieu dans le thymus. Ils représentent la majorité des lymphocytes du sang (80 %). On distingue plusieurs sous-populations de lymphocytes T : les lymphocytes T auxiliaires (T CD4 ou T4) assurent la coordination entre les différentes cellules jouant un rôle dans la réponse immunitaire ; les lymphocytes T cytotoxiques (T CD8) ont pour fonction de détruire sélectivement les cellules infectées. Comme les lymphocytes B, les lymphocytes T possèdent des structures de reconnaissance, ou récepteurs, grâce auxquels chacun d'entre eux reconnaît un antigène unique. Il existe en outre des lymphocytes T dits suppresseurs dont le rôle est de contrôler la réponse immunitaire. Dans la mesure où toute l'information nécessaire au bon déroulement d'une réponse immunitaire dépend des lymphocytes T auxiliaires, leur destruction sélective dans l'infection par le V.I.H. (virus de l'immunodéficience humaine) conduit inéluctablement à un déficit immunitaire caractéristique du sida (syndrome d'immunodéficience acquise).

■ **Les macrophages** sont des cellules phagocytaires, capables comme les polynucléaires d'absorber et de détruire les antigènes, mais qui possèdent en outre une fonction essentielle : celle d'informer les lymphocytes T de la présence d'une substance étrangère dont l'élimination nécessite la mise en œuvre d'une réponse immunitaire spécifique et adaptée. Ils jouent le rôle de cellules présentatrices d'antigène aux autres éléments du système immunitaire.

#### DÉROULEMENT DE LA RÉPONSE IMMUNITAIRE

Une substance étrangère déclenche une réaction immunitaire lorsqu'elle est présentée aux lymphocytes T par une cellule, le plus souvent un macrophage, qui la phagocyte, la digère et en sélectionne des fragments (peptides antigéniques), qu'elle expose sur sa membrane, associés à des molécules de « présentation », les molécules HLA du système d'histocompatibilité. Chaque lymphocyte T ne reconnaît qu'un seul antigène : la réponse est ici dite spécifique. Celle-ci est plus longue à se mettre en place que la réponse non spécifique, mais elle est plus efficace. Les lymphocytes T auxiliaires, qui reconnaissent l'antigène qui lui est présenté, sont alors activés et sécrètent des cytokines, qui se comportent à la fois comme des facteurs de croissance, à l'origine de la multiplication des lymphocytes T et B spécifiques de l'antigène, et comme des facteurs de différenciation, permettant la production d'anticorps (réponse immunitaire humorale) ou l'activation de cellules (réponse immunitaire cellulaire). Certains d'entre eux constituent une population de cellules dites « mémoire », support d'une protection acquise contre une agression ultérieure par le même antigène.

■ **La réponse immunitaire humorale**, qui repose sur les lymphocytes B, est dirigée contre des antigènes libres, toxines ou micro-organismes. Elle aboutit à la production de grandes quantités d'immunoglobulines, qui se diffusent dans le sang (IgM), dans les tissus (IgG) et dans les muqueuses (IgA) et dont la synthèse et la nature dépendent de certaines cytokines, notamment les interleukines IL4, IL5 et IL10, sécrétées par les lymphocytes T auxiliaires. Ces immunoglobulines sont aptes à neutraliser les toxines, à empêcher l'infection par de nouveaux virus et à faciliter la capture de tous les agents infectieux par les cellules phagocytaires, qui les détruiront.

■ **La réponse immunitaire cellulaire** fait intervenir soit des lymphocytes T cytotoxiques, ayant acquis la capacité de détruire des cellules de l'organisme vues comme étrangères lorsqu'elles hébergent des agents infectieux (virus), soit des macrophages, dont les capacités d'élimination des micro-organismes sont amplifiées. Ces deux types cellulaires sont sensibles à des cytokines, comme l'interleukine IL2 et l'interféron gamma (IFN), qui sont synthétisées par les lymphocytes T auxiliaires et qui vont leur permettre d'acquérir ces propriétés, dites effectrices.

## Résection

Ablation chirurgicale, par chirurgie conventionnelle ou par voie endoscopique, d'un fragment d'organe ou de tissu.

Les résections ont des indications très diverses : infection, traumatisme, tumeur, obstruction d'un organe creux (par un caillot, par exemple), etc. Elles se distinguent de l'amputation car elles sont généralement suivies d'une réparation : la résection du rectum est suivie d'un abouchement des deux segments d'intestin restants alors que son amputation sacrifie sa portion basse (anus et ampoule rectale) et nécessite une colostomie (abouchement du segment supérieur du côlon à la peau).

La résection est dite carcinologique lorsqu'on enlève une tumeur cancéreuse volumineuse, la réussite de l'intervention se faisant au prix du sacrifice des organes proches. La réparation qui fait suite doit être organisée en fonction des organes lésés ou coupés.

## Résection antérieure du rectum

Ablation chirurgicale, partielle ou totale, du rectum ainsi que d'une portion plus ou moins importante du côlon gauche.

#### INDICATIONS

La résection antérieure du rectum est pratiquée pour des tumeurs de l'ampoule rectale dont le pôle inférieur se situe à plus de 6 ou 7 cm de la marge anale. Ce sont généralement des tumeurs malignes ou de grosses tumeurs bénignes susceptibles de se cancériser.

#### DÉROULEMENT ET COMPLICATIONS

La continuité digestive est assurée en abouchant le côlon soit au segment restant du rectum soit, si la totalité du rectum a été enlevée, à la partie supérieure du canal anal : on parle dans ce cas d'anastomose colorectale basse ou d'anastomose coloanale. Une résection antérieure du rectum est dite protégée lorsque l'on crée sur le côlon restant un anus artificiel destiné à dériver temporairement le passage des matières fécales (technique dite de colostomie temporaire de décharge) ; la continuité digestive est ensuite rétablie, dans un délai allant de 1 à 3 mois. La perturbation transitoire de la fonction vésicale nécessite souvent le maintien d'une sonde dans les jours qui suivent l'intervention. L'avantage de la résection antérieure du rectum est de permettre la conservation du canal anal et de l'appareil sphinctérien et, par conséquent, de respecter les fonctions naturelles.

Lorsque cette intervention est pratiquée en traitement d'un cancer, le tissu cellulograisseux entourant le rectum ainsi que les lymphatiques sont enlevés, ce qui a pour effet d'interrompre de nombreux filets nerveux destinés à l'innervation de la prostate, des vésicules séminales et de la vessie. Il en résulte souvent une perte de la fonction génitale chez l'homme, en particulier une impuissance ou des troubles de l'éjaculation. Une telle intervention est néanmoins réalisable sans lésion des nerfs génitaux. Leur préservation est en effet aisée si la tumeur en cause est bénigne.

## Résection cunéiforme périphérique du poumon

Ablation chirurgicale d'un fragment pulmonaire de petite taille. En anglais, *wedge resection*.

Une résection cunéiforme périphérique du poumon se pratique pour de très petites tumeurs bénignes ou malignes (cancer bronchopulmonaire) quand une ablation plus large (segmentectomie, lobectomie) est impossible pour des raisons fonctionnelles respiratoires ou du fait de tumeurs multiples.

#### DÉROULEMENT

L'intervention est pratiquée sous anesthésie générale par chirurgie conventionnelle ou par pleuroscopie (en introduisant entre les deux feuillets de la plèvre un endoscope, tube muni d'un système optique et d'instruments chirurgicaux). Pendant les 48 heures qui suivent, un drain est laissé en place de façon à permettre l'évacuation du liquide pleural. Des séances de kinésithérapie respiratoire sont prescrites dans les jours suivant l'opération. Bien que les suites opératoires soient assez douloureuses (gêne respiratoire, douleurs que l'on peut atténuer à l'aide d'analgésiques), la récupération est rapide, de l'ordre de quelques semaines. L'intervention n'a aucun retentissement sur les capacités respiratoires du sujet.

## Réserpine

Substance chimique agissant contre l'hypertension artérielle.

La réserpine est extraite d'une plante appelée *Rauwolfia serpentina*. Elle n'est quasiment plus employée du fait de ses nombreux effets indésirables : induction d'une dépression nerveuse, cauchemars, symptômes extrapyramidaux, augmentation de la sécrétion de prolactine, effet sédatif, congestion nasale, crampes abdominales, diarrhée, augmentation de la sécrétion d'acide gastrique, impuissance sexuelle, etc.

## Réservoir

Être vivant qui héberge et assure la survie prolongée d'un agent pathogène transmissible à l'homme, sans développer lui-même de pathologie.

On parle ainsi d'homme, d'animal, de parasite ou de bactérie réservoir.

## Résine

Substance synthétique utilisée dans la confection d'appareils d'immobilisation des membres ou des articulations ainsi qu'en chirurgie dentaire.

Légère, solide, résistante, la résine tend actuellement à remplacer le plâtre traditionnel. Bien que, à la différence de celui-ci, elle ne se détériore pas lorsqu'elle est mouillée, elle ne doit pas être trempée dans l'eau (risque de macération des tissus). Cependant, elle présente l'inconvénient d'être moins malléable que le plâtre, ce qui ne permet pas de réaliser un moulage intime sur le segment de membre à immobiliser. → VOIR **Composite dentaire, Ciment chirurgical.**

## Résistance aux médicaments anti-infectieux

Capacité que possède un agent infectieux pathogène (bactérie, virus, parasite) de s'opposer à l'action d'un médicament (antibiotique, antiviral ou antiparasitaire).

Par définition, une souche bactérienne est dite résistante à un antibiotique si la concentration minimale de cet antibiotique capable d'inhiber sa croissance est supérieure aux concentrations obtenues dans le sérum d'un malade traité à doses standards par cet antibiotique. Les mécanismes de résistance aux médicaments sont variés et peuvent coexister dans un même germe en superposant leurs effets : sécrétion d'enzymes inactivant le médicament, absence ou modification de la cible sur laquelle agit le médicament, absence ou modification de pénétration du médicament dans l'agent infectieux.

#### DIFFÉRENTS TYPES DE RÉSISTANCE AUX MÉDICAMENTS ANTI-INFECTIEUX

On en distingue deux sortes : la résistance naturelle et la résistance acquise.

■ **La résistance naturelle, ou résistance intrinsèque,** est celle que développe un agent infectieux contre un médicament donné sans jamais avoir été en contact avec celui-ci. Elle concerne toutes les souches d'une même espèce et constitue une caractéristique génétique de cette espèce.

■ **La résistance acquise** est la résistance développée par un agent infectieux contre un médicament auquel il était auparavant sensible. Elle ne touche que certaines souches au sein d'une espèce normalement sensible au médicament concerné, peut être due à une mutation ou être le fait de l'acquisition par l'agent infectieux de matériel génétique facultatif (plasmides, transposons). La sélection en milieu hospitalier de souches bactériennes virulentes et multirésistantes fait toute la gravité des infections, dites nosocomiales, provoquées par ces bactéries. Une résistance acquise peut apparaître chez un malade en cours de traitement, mais aussi progresser au sein d'une population d'agents infectieux : le parasite du paludisme, par exemple, devient actuellement résistant aux antipaludéens traditionnels tels que la chloroquine.

## Résolution

1. Retour progressif d'un tissu inflammatoire à l'état normal, sans suppuration.
2. État de relâchement des muscles.

Une résolution musculaire complète est nécessaire au repos. Elle peut également être pathologique et due à une paralysie ou être artificiellement provoquée, dans le cas d'une anesthésie par exemple.

## Résonance magnétique nucléaire

Propriété physique de certains noyaux atomiques, en particulier ceux d'hydrogène, consistant en l'émission d'un signal spécifique sous l'effet conjoint d'une exposition à un champ magnétique très intense et d'une excitation intermittente par une onde de radiofréquence.

Le phénomène de résonance magnétique nucléaire (R.M.N.), découvert en 1946, est à la base des techniques de spectroscopie par résonance magnétique, ainsi que de celles, développées à partir de 1975, d'imagerie par résonance magnétique (I.R.M.).

→ VOIR **Imagerie par résonance magnétique.**

## Résorption dentaire

Disparition progressive, physiologique ou pathologique, de la couronne et/ou de la racine d'une dent.

### Résorption de la couronne d'une dent

C'est la carie, atteinte évolutive des constituants durs de la dent (émail et dentine). Le diagnostic repose sur l'examen de la dent, à l'œil nu ou au miroir. Le traitement consiste en un nettoyage à la fraise, suivi de l'obturation de la dent.

### Résorption de la racine d'une dent

Lorsqu'elle touche la racine d'une dent de lait, c'est un phénomène physiologique qui aboutit à la disparition de celle-ci et à son remplacement par une dent définitive. Lorsqu'elle touche la racine d'une dent définitive, c'est un phénomène pathologique consécutif à un choc violent ou à une carie non traitée. Le diagnostic repose sur la radiographie, qui montre des lacunes révélant les zones où la racine de la dent se résorbe. Lorsque celles-ci s'étendent de proche en proche, il est généralement nécessaire d'extraire la dent. À un stade moins avancé, on peut encore arrêter le processus de résorption en dévitalisant la dent puis en plaçant dans les canaux radiculaires de l'hydroxyde de calcium pour une durée de 6 mois à un an ; ensuite, après avoir retiré cette substance, on obture la dent.

## Respirateur

Appareil insufflant un mélange d'air et d'oxygène dans les poumons d'un patient qui ne peut plus par lui-même inspirer suffisamment l'air extérieur en raison d'une insuffisance respiratoire.

Les respirateurs comprennent différents types d'appareils mais leur principe de base est toujours identique. Une source délivre un gaz dont le débit est fractionné en volumes élémentaires prédéterminés. Chaque volume élémentaire est administré, par l'intermédiaire d'une sonde d'intubation (tube introduit dans la trachée) ou d'une trachéotomie, avec une pression suffisante pour dilater la poitrine du sujet et provoquer une inspiration ; l'expiration est spontanée, car l'élasticité de la cage thoracique lui permet de retrouver son volume initial. On obtient, dans le sang artériel, des concentrations d'oxygène et de gaz carbonique voisines de la normale par le réglage de plusieurs paramètres : durée de l'inspiration et de l'expiration (l'expiration est habituellement deux fois plus longue que l'inspiration), fréquence des cycles respiratoires (environ vingt par minute), proportion d'oxygène dans le mélange administré. Le volume des poumons est maintenu proche de la normale par une pression expiratoire positive (égale ou supérieure à la pression atmosphérique).

Les respirateurs disposent d'une souplesse d'emploi qui leur permet de s'adapter à toutes les situations. Il existe des appareils très élaborés, réservés à l'usage hospitalier, et des appareils plus simples, adaptés au transport en ambulance ou à l'usage à domicile (malades souffrant d'insuffisance respiratoire chronique). Le respirateur peut être utilisé en permanence ou une partie du temps seulement (la nuit, par exemple).

#### SEVRAGE

Dès que les lésions pulmonaires ou les paralysies s'atténuent ou que le coma s'allège, le sevrage est envisagé. Il doit être progressif et peut être pratiqué selon différentes modalités :

- en ventilation assistée contrôlée, le patient commande chaque cycle ventilatoire : il lui suffit de commencer à inspirer pour que le respirateur se déclenche ;
- en ventilation assistée contrôlée intermittente, le patient respire par lui-même, mais le respirateur compense un éventuel déficit ; à intervalles réguliers, la machine fournit au malade le complément nécessaire à une ventilation suffisante ;
- avec l'aide inspiratoire, la ventilation est spontanée, mais le travail respiratoire est partagé entre les muscles du patient et le respirateur, du gaz injecté sous pression permettant de diminuer l'effort inspiratoire ;
- la ventilation spontanée permet de faire bénéficier le patient qui respire de nouveau spontanément du système de surveillance du respirateur (contrôle de la composition des gaz, de la ventilation et de sa fréquence) avant de le libérer de l'appareil.

## Respiration

Ensemble des fonctions assurant les échanges d'oxygène et de gaz carbonique entre l'atmosphère et les cellules de l'organisme.

Ce sont les poumons qui permettent aux globules rouges du sang de récupérer l'oxygène de l'air. La respiration pulmonaire est sous le contrôle de centres respiratoires situés dans le cerveau : s'il n'est pas besoin d'efforts conscients pour inspirer et expirer l'air, la profondeur et le rythme de la respiration peuvent, en revanche, être modifiés volontairement.

La respiration se déroule en plusieurs temps. L'oxygène de l'air inspiré pénètre dans les alvéoles pulmonaires (ventilation) puis se diffuse dans les vaisseaux sanguins qui les entourent (hématose). Le sang ainsi enrichi en oxygène est transporté des poumons vers la partie gauche du cœur puis, par la grande circulation, vers les différents tissus de l'organisme, où il délivre son oxygène aux cellules. Commence alors la respiration cellulaire : les cellules se servent de l'oxygène apporté par le sang pour fournir par oxydation l'énergie qui leur est nécessaire, mais elles produisent aussi des déchets (gaz carbonique, eau) qui sont à leur tour éliminés dans le sang. Celui-ci, par les veines, rejoint les cavités cardiaques droites, qui le propulsent vers les poumons, où il est débarrassé du gaz carbonique en excès, éliminé lors de l'expiration.

#### TROUBLES RESPIRATOIRES

Les principales affections pouvant entraîner des troubles respiratoires sont la bronchite chronique obstructive, l'asthme, l'emphysème, la dilatation des bronches, la mucoviscidose, les maladies infectieuses (tuberculose), les maladies de la paroi des alvéoles (fibrose, sarcoïdose, pneumoconiose, pneumopathie d'hypersensibilité), les déformations thoraciques, les maladies neuromusculaires (myopathie, poliomyélite), l'embolie ou l'œdème pulmonaires, le cancer bronchopulmonaire et l'apnée du sommeil.

Leur évaluation repose d'abord sur l'interrogatoire du patient et son examen clinique : sensation de gêne respiratoire, à l'effort ou au repos, fréquence et amplitude des mouvements respiratoires, cyanose (coloration bleutée des lèvres, du lobe des oreilles, des ongles). Le diagnostic est précisé par des examens complémentaires : mesure des volumes et des débits pulmonaires (spirométrie), mesure des concentrations sanguines d'oxygène et de gaz carbonique (examen des gaz du sang), etc.

## Respiratoire (appareil)

Ensemble des organes assurant les premières étapes de la respiration, c'est-à-dire la ventila-

L'appareil respiratoire est constitué des voies respiratoires (fosses nasales, pharynx, larynx, trachée), des bronches et des poumons. Il assure la ventilation, ensemble des phénomènes mécaniques permettant les mouvements de l'air dans les voies respiratoires (grâce aux muscles intercostaux et surtout au diaphragme), et l'hématose, transformation du sang veineux chargé de gaz carbonique en sang artériel chargé d'oxygène, qui apportera aux cellules l'énergie nécessaire à leur activité.

**Structure de l'appareil respiratoire**

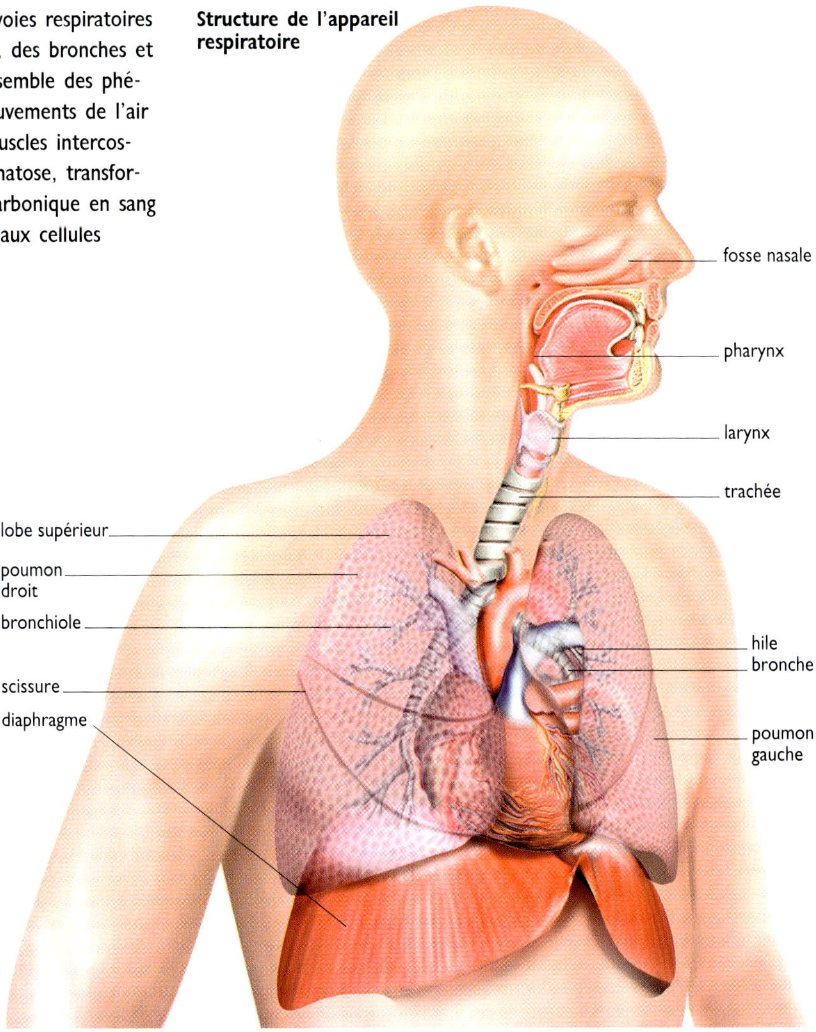


**Inspiration**

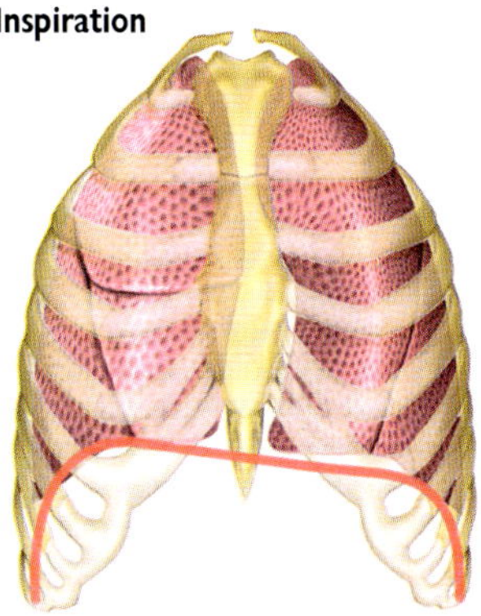

*À l'inspiration, le diaphragme (ligne rouge) se contracte et s'aplatit.*

**Expiration**

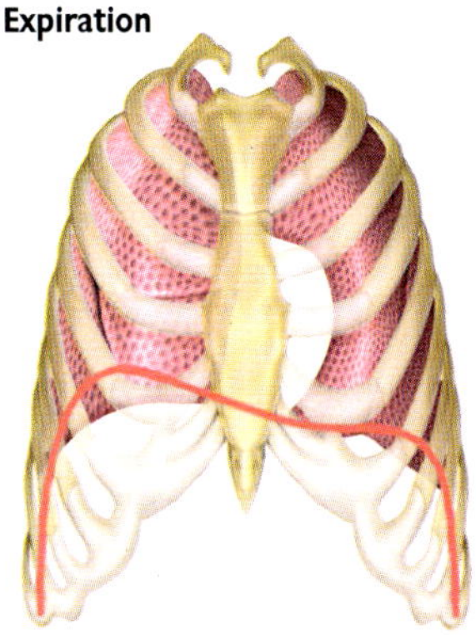

*À l'expiration, il reprend sa position de repos « en dôme ».*

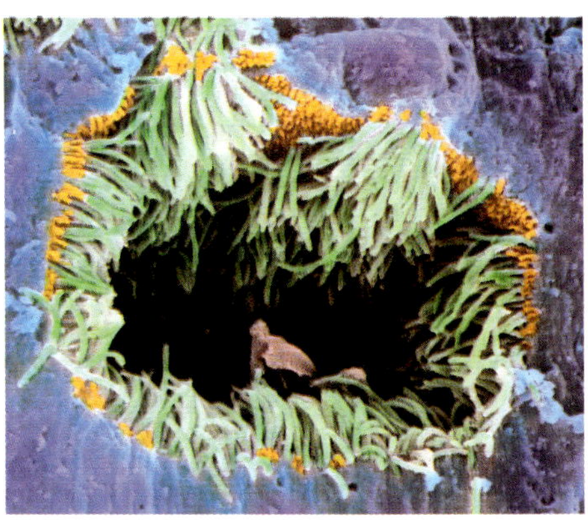

*Sur la paroi de la trachée, les cellules sécrétant le mucus (en jaune) sont entremêlées à des cellules ciliées (en vert), qui dispersent celui-ci.*

**Échanges gazeux**

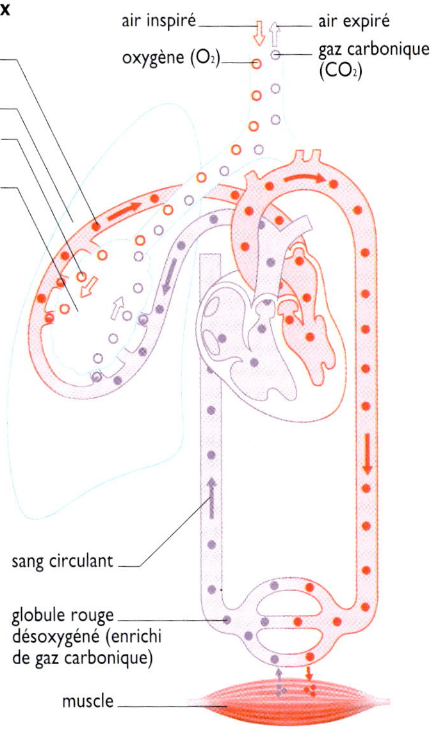


## Appareil respiratoire et respiration

**Ventilation**
L'air contenu dans une alvéole pulmonaire est riche en oxygène, à l'inspiration, et en gaz carbonique à l'expiration.

**Échanges gazeux**
L'oxygène et le gaz carbonique traversent dans l'un ou l'autre sens la paroi de l'alvéole et celle des capillaires sanguins qui l'entourent.

**Transport sanguin**
Pour être transporté, l'oxygène se fixe sur l'hémoglobine des globules rouges sous forme d'oxyhémoglobine.

**Respiration cellulaire**
L'utilisation des gaz par les tissus fournit l'énergie nécessaire aux cellules ; la respiration cellulaire consiste en réactions chimiques complexes faisant intervenir le glucose et l'oxygène.

tion (mouvement de l'air dans les poumons) et l'hématose (transformation du sang veineux chargé de gaz carbonique en sang artériel chargé d'oxygène).

**STRUCTURE**

L'appareil respiratoire comprend les voies respiratoires (c'est-à-dire les voies aériennes supérieures - fosses nasales, cavité buccale, pharynx, larynx -, la trachée et les bronches) et les poumons, enveloppés de la plèvre. Le thorax, par sa cage osseuse et ses muscles, participe aussi à son fonctionnement.

**PHYSIOLOGIE**

L'appareil respiratoire permet à l'organisme de s'enrichir en oxygène et d'éliminer le gaz carbonique produit par le fonctionnement des cellules. L'air pénètre dans les voies respiratoires grâce à la contraction musculaire, qui, lors de l'inspiration, abaisse le dôme diaphragmatique, augmentant le volume de la cage thoracique et provoquant ainsi une dépression intrathoracique.

■ **La ventilation** comporte deux temps : un temps actif, l'inspiration, qui permet à l'air de pénétrer dans la cage thoracique, et un temps passif, l'expiration, pendant lequel l'air est rejeté vers l'extérieur :

- l'inspiration est assurée par les muscles respiratoires, notamment le diaphragme, dont la contraction est assurée par les nerfs phréniques ;
- l'expiration, plus longue que l'inspiration, est assurée par le retour en position de repos des structures élastiques mobilisées à l'inspiration.

■ **Les échanges air-sang** se font dans les alvéoles par l'intermédiaire d'une membrane très fine et très étendue (environ 80 mètres carrés), la barrière alvéolocapillaire, au travers de laquelle se diffusent les gaz : l'oxygène se dirige des alvéoles vers le sang et le gaz carbonique, du sang vers les alvéoles. Le sang provenant du système veineux, pauvre en oxygène et riche en gaz carbonique, vient du cœur droit par les artères pulmonaires, qui se ramifient en un très fin réseau de capillaires revêtant les alvéoles ; une fois enrichi en oxygène et débarrassé du gaz carbonique, il repart par les veines pulmonaires vers le cœur gauche.

**EXAMENS**

Différents moyens permettent de diagnostiquer les maladies de l'appareil respiratoire.

■ **Les méthodes d'imagerie** : radiographie - clichés thoraciques standards, de face et de profil -, scanner ou, plus rarement, imagerie par résonance magnétique (I.R.M.), angiographie pulmonaire, artériographie bronchique et bronchographie, tomographie par émission de positons (T.E.P.). D'autres méthodes d'imagerie sont réservées à des pathologies bien précises : échographie en cas d'affection pariétale (de la paroi thoracique) ou pleurale ou encore scintigraphie en cas d'embolie, de thrombose ou pour apprécier la ventilation et l'irrigation du poumon.

■ **L'endoscopie** : laryngoscopie et bronchoscopie (servant à visualiser les voies aériennes - larynx, trachée et bronches principales - et à effectuer des prélèvements biopsiques), médiastinoscopie (servant à visualiser le médiastin), pleuroscopie (servant à visualiser la cavité pleurale), angioscopie (servant à visualiser les vaisseaux), etc.

■ **L'exploration fonctionnelle respiratoire** sert à diagnostiquer la plupart des maladies du poumon, à en apprécier la gravité et à contrôler l'efficacité de leur traitement. Elle regroupe de très nombreux examens : spirométrie, tests pharmacodynamiques, pléthysmographie, manométrie intraœsophagienne, mesure de la concentration des gaz du sang, mesure de la compliance (élasticité des poumons), etc.

■ **Les examens anatomopathologiques** très importants pour l'étude de cet appareil aux structures et aux pathologies variées, portent sur des prélèvements de nature diverse : crachats, liquide pleural, fragments de tissu pulmonaire, pleural ou bronchique.

**PATHOLOGIE**

L'immense surface de contact de l'appareil respiratoire avec le milieu extérieur et sa situation de carrefour expliquent la fréquence et la variété des pathologies observées.

■ **Les affections tumorales** sont le cancer bronchopulmonaire primitif (presque exclusivement dû au tabac) et le cancer bronchopulmonaire secondaire, dû à une métastase d'un cancer situé dans une autre région de l'organisme et qui peut atteindre les poumons, la plèvre ou, plus rarement, les bronches. Les tumeurs primitives de la plèvre et du médiastin sont plus rares.

■ **L'immunopathologie** regroupe des affections aussi variées que l'asthme, les alvéolites allergiques, la sarcoïdose ou les manifestations pulmonaires des maladies systémiques.

■ **Les maladies infectieuses** sont la tuberculose, les infections des voies aériennes supérieures (rhinite, sinusite, pharyngite, angine, laryngite), la bronchite, la bronchopneumonie, la pneumonie, les pneumopathies atypiques, les suppurations pulmonaires ou pleurales liées à la pénétration de l'organisme par un agent microbien, etc.

■ **La pathologie vasculaire** comprend l'œdème et l'embolie pulmonaire.

## Responsabilité médicale

Obligation pour le médecin d'éviter tout dommage à son malade et, dans le cas contraire, de le réparer.

La responsabilité médicale est morale et juridique, le contrat qui lie le médecin à son malade comportant une obligation non de résultat mais de moyens.

Cette formulation a néanmoins fait dernièrement l'objet de discussions, voire de mises en question juridiques. L'Académie de médecine a récemment rappelé que toute intervention médicale (qu'elle soit à visée diagnostique ou thérapeutique) *« s'inscrit dans le cadre d'une obligation de soins et comporte en elle-même certains risques »*. Cela implique que tout acte médical doit faire l'objet d'une évaluation des bénéfices et des risques qui s'y attachent, évaluation fondée sur les connaissances scientifiques disponibles au moment de sa réalisation. Les nouvelles recommandations dans ce domaine sont d'apporter au patient une meilleure information, le mettant en mesure de prendre éventuellement part à la décision médicale le concernant, et d'y apporter son consentement.

On distingue la responsabilité civile (obligation de réparer le dommage causé), la responsabilité pénale (obligation de répondre devant la société de la violation de la loi pénale) et la responsabilité disciplinaire (obligation de répondre devant les juridictions disciplinaires de l'Ordre des médecins, en France, ou des organismes correspondant, dans les autres pays, de la violation d'une règle déontologique).

■ **La responsabilité civile** du médecin peut être mise en cause lorsqu'un patient demande réparation de ce qu'il estime être un préjudice - par exemple si le médecin ne lui a pas apporté les soins que son état réclamait, ou s'il n'a pas diagnostiqué la pathologie en cause. C'est au patient de prouver cette faute, le préjudice dont il se plaint et la relation de causalité entre la faute et le préjudice.

Le recours à une expertise médicale est alors souvent nécessaire. Il a néanmoins récemment été admis que la seule existence du préjudice pouvait ouvrir droit à une indemnisation (contamination transfusionnelle de certaines maladies infectieuses, par exemple).

■ **La responsabilité pénale** concerne le plus souvent des blessures ou des homicides par imprudence mais aussi de nombreuses autres infractions : non-assistance à personne en danger, infraction à la législation sur les stupéfiants, etc.

■ **La responsabilité disciplinaire, ou responsabilité ordinale**, est mise en jeu par la violation d'une règle déontologique.

## Restauration collée

→ VOIR Collage dentaire.

## Retard de croissance intra-utérin

Retard de croissance du fœtus pendant la grossesse aboutissant à un poids de naissance inférieur au 10e percentile (grandeur statistique correspondant à la division d'une population en 100 groupes d'un nombre équivalent de personnes) d'une courbe de référence, c'est-à-dire inférieur à 2,5 kilogrammes pour un nouveau-né à terme. SYN. *hypotrophie.*

10 % des nouveau-nés sont atteints d'un retard de croissance intra-utérin (R.I.U.).

En fonction du retard pondéral, on distingue les retards de croissance intra-utérins modérés et des retards sévères. Par ailleurs, selon qu'ils s'accompagnent ou non d'autres retards (taille, périmètre crânien), ils sont dits harmonieux ou dysharmonieux.

■ **Le retard de croissance modéré** se signale par un poids de naissance situé entre le 3e et le 10e percentile de la courbe de référence, c'est-à-dire entre 2 et 2,5 kilogrammes lorsque l'enfant est né à terme.

■ **Le retard de croissance sévère** s'observe quand le poids de naissance est inférieur au

3e percentile, soit lorsqu'il est inférieur à 2 kilogrammes à terme.

■ **Le retard de croissance dysharmonieux** se manifeste par un poids faible, mais par une taille et un périmètre crânien normaux. L'enfant est long et maigre, sans tissu graisseux sous-cutané ; la tête paraît grosse par rapport au reste du corps. Un tel retard a une cause généralement nutritionnelle et ne débute pas avant la 28e semaine de grossesse.

■ **Le retard de croissance harmonieux** affecte toutes les mensurations de l'enfant (poids, taille, périmètre crânien) et s'installe habituellement plus tôt que le précédent.

**CAUSES**

Les principales causes, lorsqu'elles sont retrouvées, sont liées à l'environnement du fœtus. Il peut s'agir de facteurs d'origine maternelle : maigreur, régime déséquilibré (insuffisant en calories, notamment), tabagisme, alcoolisme, prise de drogues « lourdes » (cocaïne, héroïne), anomalies gynécologiques, maladies survenues au cours de la grossesse (hypertension artérielle, prééclampsie). Il peut aussi s'agir d'une pathologie de l'œuf (anomalie du placenta) ou du cordon (en cas de grossesse multiple). D'autres causes sont liées au fœtus lui-même : prédisposition familiale ou ethnique, anomalie chromosomique, nanisme, malformation, infection embryonnaire ou fœtale (cytomégalovirus, rubéole, toxoplasmose).

**DIAGNOSTIC**

Il est porté à la naissance mais peut, grâce à l'échographie, être établi plus tôt. Les mesures permettant de surveiller le développement harmonieux du fœtus sont le diamètre abdominal transverse, la longueur du fémur et le diamètre bipariétal. Tout dépistage anténatal de retard de croissance intra-utérin conduit à rechercher une cause et à proposer éventuellement à la mère un traitement adapté.

**RISQUES ET PRISE EN CHARGE**

L'absence de réserves, commune à tous les enfants atteints de retard de croissance intra-utérin, est source de diverses complications : chute de la température, hypoglycémie (chute du taux de glucose sanguin, élément nécessaire aux besoins énergétiques du cerveau), hypocalcémie (chute du taux de calcium sanguin, élément nécessaire à la formation des os). Certains risques sont plus spécifiques du retard de croissance intra-utérin lié à une mauvaise nutrition sanguine ou à une insuffisance d'oxygénation du fœtus. Les enfants nés à terme qui présentent un retard de croissance intra-utérin modéré et qui n'ont pas subi de souffrance fœtale aiguë peuvent rester auprès de leur mère en maternité. Le nouveau-né est parfois aussi placé quelques heures ou quelques jours en couveuse pour y être réchauffé et alimenté de façon précoce afin de prévenir ou de traiter une hypoglycémie, le taux de glucose sanguin étant alors régulièrement contrôlé. Les enfants qui souffrent d'un retard de croissance intra-utérin sévère, qui sont nés avant terme ou porteurs d'une anomalie sont transférés dans des unités de néonatalogie, où ils font l'objet de soins intensifs.

**PRONOSTIC**

D'une façon générale, les taux de mortalité et de morbidité (séquelles) sont plus élevés chez les enfants présentant un retard de croissance intra-utérin que chez ceux de poids normal nés au même terme. Le pronostic dépend du type et de la cause du retard de croissance intra-utérin, d'une éventuelle prématurité et surtout de la présence ou non à la naissance d'une souffrance fœtale aiguë. Ainsi, les retards de croissance dysharmonieux ont, en l'absence de souffrance fœtale aiguë et de prématurité importante, un pronostic favorable : l'enfant rattrape habituellement son retard de poids. En revanche, les retards de croissance harmonieux ont un pronostic beaucoup plus réservé, notamment en ce qui concerne la qualité du développement intellectuel ultérieur.

## Rétention

Persistance dans l'organisme d'un produit solide, liquide ou gazeux qui devrait normalement être éliminé.

Ainsi, la rétention sodique est la rétention dans le sang de chlorure de sodium par défaut de fonctionnement des reins ; la rétention dentaire est l'arrêt de l'évolution d'une dent et son inclusion, partielle ou totale, dans le maxillaire. Toutefois, le terme de rétention est surtout employé en gynécologie (rétention intra-utérine) et en urologie (rétention d'urine).

## Rétention intra-utérine

Retenue dans l'utérus, après une fausse couche ou une interruption volontaire de grossesse (I.V.G.), ou encore après un accouchement, de débris ovulaires ou de tout ou partie des annexes embryonnaires (placenta, vésicule ombilicale, amnios, allantoïde).

Dans le cas d'une fausse couche, on parle aussi de rétention ovulaire, et de rétention placentaire après un accouchement. Une rétention placentaire nécessite une délivrance artificielle par révision utérine. Toutefois, si la rétention est partielle, la présence de débris placentaires n'est pas toujours décelée. Elle empêche alors l'utérus de se rétracter complètement et peut entraîner des hémorragies (métrorragies) et parfois une infection (endométrite, salpingite) provoquant fièvre et douleurs.

Le traitement d'une rétention intra-utérine est le plus souvent chirurgical (curetage aspiratif) mais peut également faire appel à des médicaments qui provoquent des contractions utérines et permettent alors l'expulsion des débris utérins.

## Rétention d'urine

Impossibilité de satisfaire le besoin de vider sa vessie.

**DIFFÉRENTS TYPES DE RÉTENTION D'URINE**

La rétention d'urine est complète ou incomplète selon que l'évacuation vésicale est impossible ou partielle.

■ **La rétention d'urine complète** est le plus souvent due, chez l'homme, à un adénome de la prostate et, chez la femme, à un trouble neurologique ou sphinctérien. Elle se révèle brutalement : le besoin d'uriner est intense, la vessie est tendue, douloureuse et palpable (globe vésical). Cette rétention impose un sondage vésical évacuateur par voie urétrale ou la pose d'un cathéter vésical sus-pubien, puis la recherche de la cause à l'aide de divers examens : examen clinique neurologique approfondi, examen urodynamique, examens échographiques et radiologiques.

■ **La rétention d'urine incomplète** a une origine parfois neurologique (liée à un diabète ou consécutive à une rachianesthésie), le plus souvent obstructive (rétrécissement du col vésical, calcul ou cancer de la vessie, rétrécissement de l'urètre, adénome ou cancer de la prostate, fibrome utérin). Elle se révèle de façon progressive par des troubles de la miction : mictions rapprochées, jet d'urine faible, sensation de vidange vésicale incomplète, parfois incontinence ou infection urinaire. La vessie est souvent distendue, son dôme étant palpable au-dessus du pubis.

**TRAITEMENT**

Le traitement de la cause de la rétention d'urine entraîne la disparition de celle-ci.

## Réticuline (fibre de)

Fibre conjonctive, extrêmement fine, servant de soutien aux endothéliums (tissus qui tapissent les parois internes du cœur et des vaisseaux) et aux épithéliums (tissus qui tapissent la surface externe du corps et la plus grande partie des surfaces internes). SYN. *fibre réticulaire, fibre réticulée.*

Les fibres de réticuline forment également la charpente des ganglions lymphatiques, de la moelle osseuse et du foie. Leur composition diffère légèrement de celle des fibres de collagène ; les fibres de réticuline forment de fins réseaux et ne se groupent pas en faisceaux.

**PATHOLOGIE**

Les fibres de réticuline peuvent augmenter en nombre, caractérisant une sorte de fibrose, la fibrose réticulinique.

## Réticulocyte

Globule rouge jeune.

Le réticulocyte se distingue du globule rouge mature par une membrane plus grande et légèrement festonnée et par des restes intracellulaires d'A.R.N. qui subsistent après la perte du noyau. La coloration fait apparaître ces restes d'A.R.N. sous forme de filaments formant un réseau irrégulier, auquel la cellule doit son nom.

Ces deux particularités (membrane caractéristique et reliquats d'A.R.N. intracellulaires) sont éliminées en 48 heures environ, dont 24 heures passées dans la moelle osseuse et la rate et 24 heures dans le sang. La durée de vie moyenne du globule rouge étant de 120 jours et son passage dans le sang à l'état de réticulocyte durant environ 24 heures, les réticulocytes représentent à peu près 1 % des globules rouges. La mesure de la réticulocytose (taux de réticulocytes dans le sang) est donc un indicateur assez précis de la production de globules rouges par la moelle osseuse. Ainsi, une anémie est imputable à une anoma-

# RÉTINE

**La rétine est une membrane photosensible tapissant le fond de l'œil, sur laquelle parviennent les images transmises par la cornée et le cristallin. Les cellules qui la constituent transforment les influx lumineux en impulsions nerveuses, lesquelles gagnent les fibres nerveuses du nerf optique, assurant ainsi le transport des informations visuelles jusqu'au cerveau.**

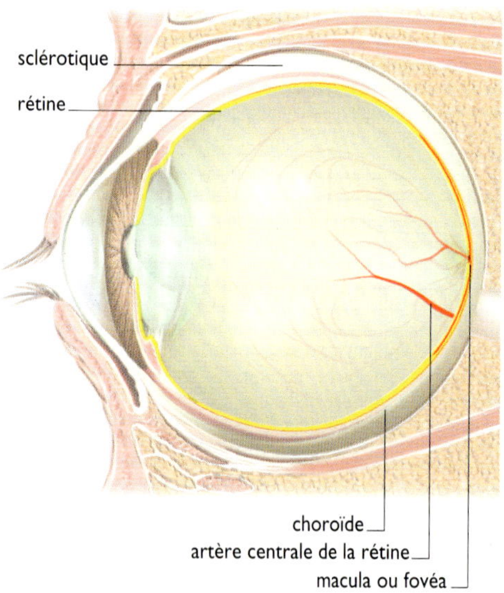


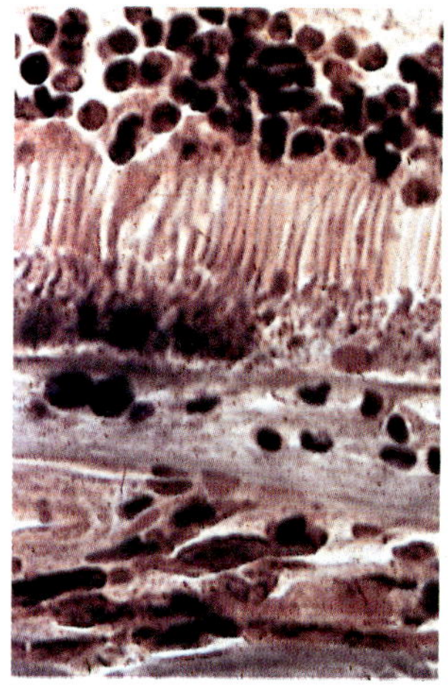

*Les cônes et les bâtonnets, cellules photoréceptrices de la rétine, sont ici visibles en coupe.*

lie de la production des globules rouges par la moelle si le nombre des réticulocytes est normal ou bas. Si, au contraire, leur nombre est élevé, elle est due à une hémorragie ou à une hémolyse (destruction des globules rouges dans la circulation sanguine).

## Rétine

Membrane tapissant la face interne de l'œil et contenant les cellules qui permettent de capter le signal lumineux. (P.N.A. *retina*)

La rétine est une membrane mince et transparente dont la face postérieure est en contact avec la choroïde, par l'intermédiaire de l'épithélium pigmentaire, et la face antérieure avec le corps vitré. Le signal lumineux est transmis au cerveau par le nerf optique. La vascularisation de la rétine est assurée en surface par l'artère centrale de la rétine, qui pénètre dans le globe oculaire par la papille (lieu de départ du nerf optique) et se divise en 2 branches, une supérieure et une inférieure, qui elles-mêmes se divisent en 2 branches, l'une temporale, l'autre nasale. En profondeur, cette vascularisation est assurée par les vaisseaux choroïdiens qui irriguent les cellules photoréceptrices à travers l'épithélium pigmentaire. Le drainage veineux est assuré par la veine centrale de la rétine.

**STRUCTURE**

La rétine est constituée de plusieurs types de cellules, les cellules de la vision étant disposées en 3 couches superposées, qui sont, de l'arrière vers l'avant de l'œil, les cellules photoréceptrices (cônes et bâtonnets), les cellules bipolaires et les cellules ganglionnaires.

■ **Les cônes,** responsables de l'acuité visuelle et de la vision des couleurs, sont majoritaires sur la macula (dépression de la rétine où l'acuité visuelle est maximale) et seuls présents dans la fovéa (centre de la macula).

■ **Les bâtonnets,** sensibles à la quantité de la lumière et à son intensité, et responsables de la vision dans des conditions de faible éclairage, se distribuent sur l'ensemble de la rétine et permettent l'élargissement du champ visuel, ou vision périphérique.

■ **Les cellules bipolaires** mettent en relation les cellules photoréceptrices et les cellules ganglionnaires.

■ **Les cellules ganglionnaires** se prolongent par les fibres optiques, qui se réunissent dans la papille pour former le nerf optique.

**EXAMENS**

L'exploration de la rétine se fait par l'examen du fond d'œil, associé ou non à la dilatation pupillaire. Certains examens complémentaires permettent d'étudier le fonctionnement de la rétine (électrorétinographie, électro-oculographie) ou sa structure (angiographie oculaire).

**PATHOLOGIE**

■ **Le décollement de la rétine** est relativement fréquent, surtout chez les myopes ou chez les sujets âgés pour lesquels il existe des antécédents familiaux. À titre préventif, la photocoagulation des lésions de la rétine est très efficace.

■ **Les maladies dégénératives de la rétine,** souvent héréditaires, touchent plus particulièrement les cellules photoréceptrices et/ou l'épithélium pigmentaire (rétinopathie pigmentaire, dégénérescence tapétorétinienne). Parmi les dégénérescences rétiniennes acquises, la dégénérescence maculaire liée à l'âge (D.M.L.A.) est la plus fréquente.

■ **Les maladies inflammatoires de la rétine** sont rares. Elles sont surtout provoquées par l'inflammation de la choroïde (choriorétinite due au toxoplasme, notamment).

■ **Les maladies vasculaires de la rétine** sont les occlusions artérielles ou veineuses dues à l'arrêt de la circulation du sang dans l'artère centrale ou la veine centrale de la rétine. La microcirculation peut également être atteinte, notamment lors du diabète ou de l'hypertension artérielle.

■ **Les tumeurs de la rétine** sont dominées par le rétinoblastome, tumeur maligne qui atteint les enfants très jeunes et peut conduire à l'ablation de l'œil.

## Rétinite

Inflammation de la rétine, due à une infection ou à une inflammation des tissus voisins (choroïde).

### Rétinites d'origine infectieuse

Ces inflammations de la rétine sont rares. Le micro-organisme en cause peut être une bactérie, un virus ou un champignon.

■ **Une infection bactérienne** (tuberculose, notamment miliaire, maladie d'Osler) peut produire des microabcès rétiniens, qui se manifestent par une baisse de l'acuité visuelle s'ils sont localisés au pôle postérieur. Le traitement fait appel aux antibiotiques antituberculeux à fortes doses par voie générale. Néanmoins, il peut subsister des séquelles visuelles.

■ **La rétinite aiguë nécrosante,** très rare, est sans doute due à un virus de la famille des herpès virus et aboutit à la destruction de la rétine. Le traitement par perfusion d'antiviraux a parfois des résultats favorables.

■ **La rétinite à cytomégalovirus,** qui atteint habituellement les sujets immunodéprimés, se manifeste par des foyers rétiniens blancs entourés d'hémorragies, responsables d'une baisse de la vision seulement lorsqu'ils atteignent la macula. L'administration d'antiviraux par voie générale permet d'enrayer la progression de l'infection.

■ **La rétinite mycosique à Candida albicans** s'observe chez les sujets immunodéprimés, toxicomanes ou porteurs de cathéters intraveineux de longue durée. Le traitement antifongique est généralement efficace, associé à une vitrectomie (ablation chirurgicale du corps vitré), pour ôter définitivement le foyer infectieux.

■ **La rétinite rubéolique,** due au virus de la rubéole contractée par la mère pendant sa grossesse, se manifeste chez l'enfant à la naissance par des zones de modification pigmentaire mais n'entraîne pas en général de baisse de l'acuité visuelle. D'autres anomalies oculaires lui sont ordinairement associées : microphtalmie, uvéite, cataracte. Il n'y a pas de traitement de cette rétinite.

### Rétinites consécutives à une inflammation de la choroïde

Ces inflammations de la rétine, appelées choriorétinites, sont assez fréquentes. Elles sont essentiellement dues à la toxoplasmose, maladie parasitaire contractée par la mère pendant la grossesse et qui atteint l'enfant. Les choriorétinites toxoplasmiques acquises sont plus rares et se rencontrent chez les sujets immunodéprimés (sida). La maladie de Behçet, la toxocarose, la pseudohistoplasmose ou une uvéoméningite (maladie de Harada) peuvent également en être responsables. Le symptôme principal est une baisse de l'acuité visuelle, qui apparaît souvent à la puberté dans le cas de la toxoplasmose.

**TRAITEMENT**

Le traitement d'une choriorétinite est celui de sa cause. Des anti-inflammatoires corticostéroïdiens peuvent ensuite être utilisés à fortes doses.

## Rétinite pigmentaire

→ VOIR Rétinopathie pigmentaire.

## Rétinoblastome

Tumeur maligne développée aux dépens des rétinoblastes, cellules précurseurs des photorécepteurs de la rétine. SYN. *gliome de la rétine.*

Le rétinoblastome est une tumeur rare, bien que venant au second rang des tumeurs intraoculaires, après le mélanome de la choroïde. Il touche plus particulièrement les enfants vers l'âge de 18 mois (à raison de 1 sur 20 000 environ).

**CAUSES, SYMPTÔMES ET SIGNES**

Un rétinoblastome peut être sporadique (sans terrain familial) ou d'origine héréditaire. Dans le premier cas, il ne concerne en général qu'un œil. Dans le second cas, il atteint souvent les deux yeux et se transmet sur le mode autosomique (par les chromosomes non sexuels) dominant (il suffit que le gène porteur de la mutation soit reçu de l'un des parents pour que l'enfant développe la maladie) ; le gène responsable est le gène Rb, localisé sur le chromosome 13.

Un rétinoblastome se manifeste souvent par une leucocorie (pupille blanche) témoignant d'une tumeur très étendue supprimant la vision. Plus rarement, il provoque un strabisme ou une buphtalmie (augmentation du volume de l'œil).

**DIAGNOSTIC**

Un examen du fond d'œil, pratiqué après dilatation de la pupille et sous anesthésie générale chez l'enfant, précise l'existence d'une ou de plusieurs tumeurs et note leur localisation par rapport notamment au nerf optique. Le scanner et l'échographie oculaire permettent de préciser la nature de la tumeur et de déterminer son extension éventuelle à d'autres parties de l'œil ou, en profondeur, le long du nerf optique.

**TRAITEMENT ET PRONOSTIC**

Le traitement consiste à enlever l'œil atteint (énucléation), si la tumeur est importante, et à le remplacer par une prothèse oculaire. La radiothérapie peut être utilisée soit pour éviter une énucléation des deux yeux, soit en complément du traitement si la tumeur a envahi la pupille. La chimiothérapie n'est indiquée que si la choroïde est envahie. Dans tous les cas, l'enfant doit être régulièrement suivi. À cette condition, ce cancer a un bon pronostic.

## Rétinographie

Photographie, généralement en couleurs, du fond d'œil et, notamment, de la rétine.

Une rétinographie permet de surveiller certaines lésions du fond d'œil. Cet examen peut, si nécessaire, être complété par une angiographie oculaire.

La rétinographie est effectuée au cours d'un examen du fond d'œil après dilatation de la pupille grâce à des collyres dits mydriatiques. Les clichés sont pris à l'aide d'appareils photographiques fixés sur un biomicroscope ou portatifs.

## Rétinoïde

Médicament dérivé du rétinol (vitamine A), utilisé dans le traitement de certaines maladies cutanées.

Les rétinoïdes sont principalement représentés par l'isotrétinoïne et l'étrétinate, employés par voie orale, et la trétinoïne, utilisée en applications locales.

**INDICATIONS**

Les rétinoïdes sont indiqués dans les formes graves d'acné et de psoriasis.

**CONTRE-INDICATIONS ET PRÉCAUTIONS**

Ces médicaments sont formellement contre-indiqués chez la femme enceinte en raison de leur effet tératogène (qui provoque des malformations chez le fœtus) important. La prescription de rétinoïdes chez une femme en période d'activité génitale nécessite un test de grossesse préalable, qui doit être négatif, et la prise d'une pilule contraceptive commencée un mois avant le traitement et poursuivie longtemps après son arrêt : au moins deux mois lorsque le médicament prescrit est l'isotrétinoïne et au moins deux ans lorsqu'il s'agit de l'étrétinate.

**EFFETS INDÉSIRABLES**

Ils dépendent de la dose et de la durée du traitement. Les principaux effets indésirables sont des troubles hépatiques et lipidiques, des troubles osseux (ostéoporose [fragilité osseuse]), une calcification des ligaments, des troubles cutanés et muqueux tels qu'une chéilite (inflammation des lèvres) ou une sécheresse de la bouche, un arrêt de croissance chez l'enfant, etc.

**SURVEILLANCE**

Chez l'enfant, les rétinoïdes sont réservés à des maladies dermatologiques au pronostic très sévère et administrés à des doses minimales sous une surveillance médicale stricte de la croissance.

## Rétinol

→ VOIR Vitamine A.

## Rétinopathie

Toute affection de la rétine, quelle que soit sa cause.

Ce terme désigne plus spécifiquement les affections d'origine vasculaire et dégénérative.

### Rétinopathie diabétique

Cette affection est due à une dégénérescence des capillaires qui irriguent la rétine chez des personnes atteintes de diabète depuis au moins une dizaine d'années. La maladie est favorisée par l'hypertension artérielle. Elle se manifeste par différents signes : des microanévrysmes (petites dilatations de la paroi des capillaires) ; des hémorragies d'intensité et de forme variables ; des exsudats cotonneux blancs, larges et superficiels ou des exsudats secs, jaunes, plus petits et plus profonds. Une baisse de la vision peut survenir dans les formes évoluées, notamment en cas d'atteinte maculaire.

## RÉTINOPATHIE

**Le terme de rétinopathie comprend aussi bien les maladies affectant directement la rétine que celles qui retentissent sur elle. Le diabète, qui entraîne une dégénérescence des capillaires irriguant la rétine et qui est souvent cause de cécité, ainsi que l'hypertension artérielle, lorsqu'elle retentit sur la circulation rétinienne, comptent parmi les plus fréquentes des rétinopathies.**

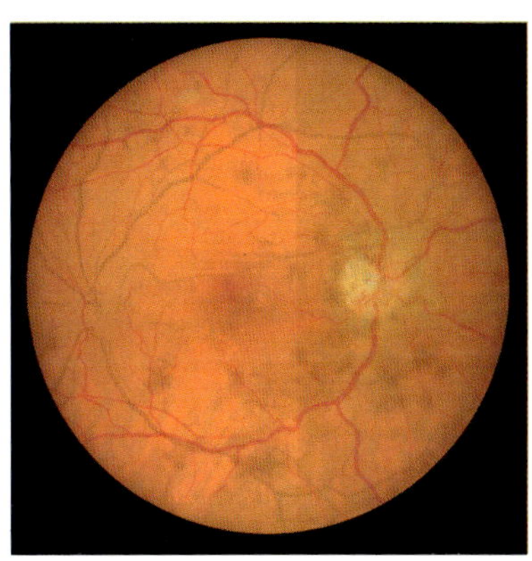

*Au cours de la rétinopathie diabétique exsudative, l'examen du fond de l'œil révèle des taches hémorragiques (rouge foncé) et des exsudats (zones blanches).*

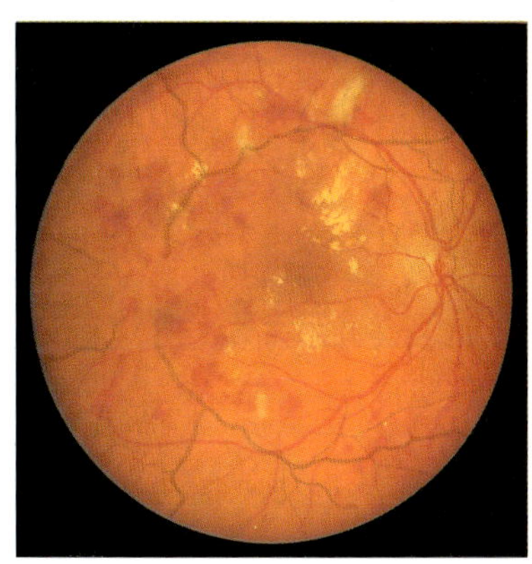

*La rétinopathie hypertensive, due à une hypertension artérielle affectant la circulation de la rétine, se manifeste sur ce cliché du fond de l'œil par une finesse anormale des artères.*

**DIAGNOSTIC ET TRAITEMENT**
Le diagnostic repose sur l'examen du fond d'œil, complété par l'angiographie rétinienne. Le traitement fait appel à l'équilibration du diabète et à la photocoagulation au laser de certaines lésions rétiniennes. Cependant, malgré ces traitements, la baisse visuelle peut persister.

### Rétinopathie hypertensive
Cette affection de la rétine est due à une hypertension artérielle qui atteint la circulation rétinienne. Les artères ont un calibre rétréci alors que les veines sont souvent dilatées. La plupart du temps, il n'y a pas de symptôme perceptible par le malade. Parfois, un saignement dans le corps vitré entraîne l'apparition de mouches volantes dans le champ visuel. La complication de cette rétinopathie consiste en un œdème rétinien ou papillaire.
**DIAGNOSTIC ET TRAITEMENT**
Le diagnostic repose sur l'examen du fond d'œil, éventuellement complété par l'angiographie rétinienne. Le traitement consiste à normaliser la tension artérielle par des antihypertenseurs.

## Rétinopathie pigmentaire
Maladie héréditaire dégénérative des cellules visuelles réceptrices de la lumière (cônes et bâtonnets). SYN. *rétinite pigmentaire.*

La rétinopathie pigmentaire est une maladie qui touche l'enfant et se transmet selon deux modes : un mode récessif et lié au sexe (l'anomalie est transmise par l'un des deux chromosomes X de la mère et seuls les garçons en sont atteints) et un mode autosomique (par les chromosomes non sexuels) dominant (il suffit que le gène porteur soit reçu de l'un des deux parents pour que la maladie se développe). Dans ce dernier cas, les gènes responsables sont localisés sur les chromosomes 8 et 13.

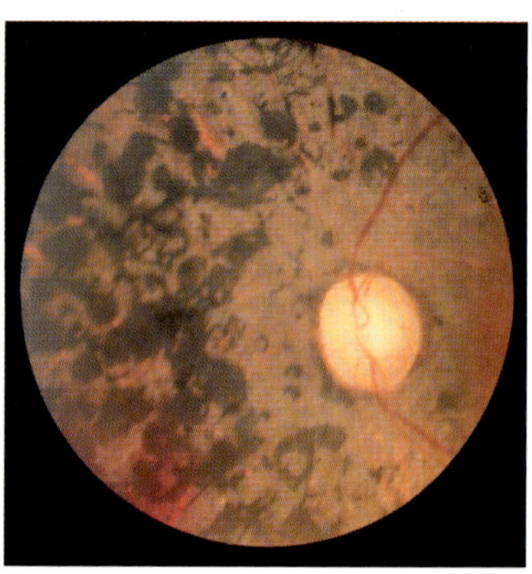

***Rétinopathie pigmentaire.** La rétine est couverte d'amas de pigments noirs et les vaisseaux sanguins sont peu visibles.*

**SYMPTÔMES ET SIGNES**
Une rétinopathie pigmentaire se manifeste par un défaut d'adaptation à l'obscurité et un rétrécissement du champ visuel qui s'accentue au fil des années. Une baisse de l'acuité visuelle est souvent perçue après quelques années, pouvant évoluer jusqu'à une vision faible et un rétrécissement du champ visuel.
**DIAGNOSTIC ET TRAITEMENT**
L'examen du fond d'œil révèle une atrophie de la papille, des artères très grêles et des amas de pigments noirâtres correspondant aux zones rétiniennes atteintes. L'électrorétinogramme, éteint (enregistrement plat), confirme le diagnostic. Actuellement, il n'y a pas de traitement de cette maladie.

## Rétinopathie des prématurés
Affection de la rétine du nouveau-né prématuré soumis à une oxygénothérapie intensive, prolongée et non contrôlée. SYN. *fibroplasie rétrolentale.*

Les progrès de la réanimation néonatale ont dans un premier temps entraîné une plus grande fréquence de cette maladie, mais le meilleur contrôle de l'oxygénothérapie permet actuellement de la diminuer.
**CAUSES ET SYMPTÔMES**
Chez l'enfant prématuré, les artères de la rétine ne sont pas encore entièrement développées et sont très sensibles à une augmentation de la concentration en oxygène du sang. Ainsi l'oxygène apporté à l'enfant, et qui est indispensable à sa survie, exerce-t-il un effet vasoconstricteur sur ces artères. Une rétinopathie peut apparaître dans ces conditions. Celle-ci se développe progressivement et passe par plusieurs stades, dont les plus sévères se caractérisent par la formation sur la rétine de voiles fibreux susceptibles d'entraîner un décollement de celle-ci. Au stade final de la maladie, la rétine, totalement fibreuse et rétractée, apparaît comme une masse blanchâtre juste en arrière du cristallin, provoquant la cécité.
**TRAITEMENT ET PRÉVENTION**
Lors des premiers stades, le processus peut s'arrêter spontanément si l'état de l'enfant permet l'interruption de l'oxygénothérapie et évoluer vers une cicatrisation sans séquelles visuelles. La prolifération de voiles fibreux peut être enrayée par cryothérapie (traitement par le froid). En revanche, le stade de rétinopathie avérée offre peu de possibilités de traitement. Il faut donc surveiller attentivement tout nouveau-né soumis à une oxygénation importante, principalement en contrôlant la concentration d'oxygène délivré. L'administration de vitamine E peut également jouer un rôle préventif, mais il n'y a aujourd'hui aucun moyen de prévention efficace à cent pour cent de la maladie.

## Rétraction
Raccourcissement pathologique d'un organe ou d'un tissu.
**DIFFÉRENTS TYPES DE RÉTRACTION**
■ Les rétractions de l'appareil locomoteur (ligaments, capsules articulaires, muscles, tendons, aponévroses) sont responsables d'une diminution de l'amplitude normale d'une articulation pouvant aller jusqu'à l'ankylose (enraidissement complet).
■ Les rétractions cutanées causées par une cicatrice peuvent entraîner, surtout au niveau des orifices de la face, des plis de flexion des membres et des mains, une gêne fonctionnelle majeure.
**CAUSES**
Une rétraction peut être la conséquence d'un traumatisme (contusion, entorse, fracture, syndrome des loges par compression des muscles), d'une maladie neurologique (paralysie) ou simplement d'une immobilisation prolongée. Après une lésion cutanée, en particulier après une brûlure, certaines cicatrices sont rétractiles par sclérose cutanée. Des rétractions surviennent également au cours de la maladie de Dupuytren (rétraction de l'aponévrose palmaire de la main, entraînant une flexion irréductible d'un ou de plusieurs doigts).
**TRAITEMENT ET PRÉVENTION**
Une rétraction installée ne peut être combattue que par une kinésithérapie soutenue. Le recours à une intervention chirurgicale est parfois nécessaire (ablation complète de la structure rétractée ou simple section permettant d'augmenter l'amplitude articulaire). Les rétractions cutanées peuvent être traitées chirurgicalement par section des brides cicatricielles et, dans certains cas, par greffe de peau.

La prévention d'une rétraction au cours des affections neurologiques responsables de rigidité repose sur la mobilisation quotidienne (kinésithérapie) et, au besoin, sur le port d'orthèses (appareils destinés à corriger une déficience du système locomoteur).

## Rétraction du caillot
Diminution du volume d'un caillot sanguin qui se consolide en laissant exsuder le sérum.

Lorsqu'un vaisseau sanguin est lésé, les plaquettes forment un caillot, le clou plaquettaire, qui colmate la brèche. Une fois formé, celui-ci se rétracte, ce qui rapproche les bords de la plaie et tend à rétablir la continuité du vaisseau. Ce processus, initié par l'adhésion des plaquettes à la fibrine, est causé par l'interaction de protéines plaquettaires contractiles, dont l'actine, la tubuline et la myosine.

## Rétrécissement
→ VOIR Sténose.

## Rétrécissement aortique
Diminution du calibre de la valvule aortique, qui conduit le sang, au sortir du cœur, vers l'aorte et la circulation générale.
**CAUSES**
Un rétrécissement aortique est fréquemment dû à un processus dégénératif aboutissant à une calcification de la valvule. Parfois, la cause est une maladie congénitale comme, par exemple, une bicuspidie (la valvule ne comporte que 2 valves au lieu de 3). Plus rarement aujourd'hui, le rétrécissement aortique peut être consécutif à un rhumatisme articulaire aigu (maladie qui provoque une inflammation des articulations et des at-

teintes cardiaques) ou encore, plus exceptionnellement, à une endocardite bactérienne (végétation obstructive développée sur l'orifice aortique).

**SYMPTÔMES ET SIGNES**

Un rétrécissement aortique est souvent sans symptômes. Quand ceux-ci existent, ils apparaissent à l'effort et se traduisent par un essoufflement, une douleur thoracique, une fatigue et des syncopes. Le pouls au poignet est faible.

**DIAGNOSTIC**

Le rétrécissement aortique est souvent découvert lors d'un examen médical de routine. À l'auscultation au stéthoscope, le médecin entend un souffle qui peut remonter jusque dans le cou. Un écho-Doppler cardiaque confirme le diagnostic. Un cathétérisme cardiaque (insertion d'un tube fin et souple dans un vaisseau sanguin jusqu'au cœur) peut, le cas échéant, mettre en évidence la différence de pression de part et d'autre de la valvule lorsque celle-ci est ouverte. Ainsi, on peut estimer l'importance de la sténose et son degré.

**TRAITEMENT**

Il est chirurgical et consiste à enlever la valvule aortique rétrécie et à la remplacer par une prothèse.

## Rétrécissement mitral

Diminution du calibre de la valvule mitrale, située entre l'oreillette et le ventricule gauches du cœur.

Un rétrécissement mitral oblige l'oreillette gauche à se contracter plus violemment pour envoyer le sang dans le ventricule, ce qui peut entraîner une arythmie par fibrillation auriculaire (contractions rapides et irrégulières du muscle cardiaque).

**FRÉQUENCE ET CAUSES**

Plus fréquent chez la femme que chez l'homme, le rétrécissement mitral est presque toujours consécutif à un rhumatisme articulaire aigu.

**SYMPTÔMES ET SIGNES**

Plusieurs années après la maladie en cause, un essoufflement, qui n'apparaît d'abord qu'à l'effort, s'installe progressivement jusqu'à être présent au repos : cette gradation traduit la progression du rétrécissement mitral. Le sujet souffre également de palpitations ou de fibrillation auriculaire. L'augmentation de pression dans l'oreillette peut avoir un retentissement sur les poumons. Le patient peut cracher du sang.

**DIAGNOSTIC**

L'examen clinique au stéthoscope, qui fait entendre, en regard de la pointe du cœur, un éclat des deux bruits du cœur et un roulement caractéristique pendant la diastole, conduit au diagnostic d'un rétrécissement mitral, qui peut être ensuite précisé par radiographie thoracique, écho-Doppler et cathétérisme cardiaque.

**TRAITEMENT**

Il est à base de médicaments diurétiques et digitaliques, voire anticoagulants. Comme pour toute valvulopathie, des précautions sont à prendre pour écarter tout risque d'endocardite (infection de la valvule), en particulier lors de soins dentaires. Lorsque le rétrécissement mitral est serré et mal toléré, il y a lieu d'envisager soit une valvuloplastie percutanée (à l'aide d'une sonde munie d'un ballonnet), soit une intervention chirurgicale, commissurotomie (réouverture par section des commissures entre les valves) ou remplacement valvulaire.

## Rétrécissement pulmonaire

Diminution du calibre de la valvule pulmonaire, par laquelle le sang désoxygéné est éjecté du ventricule droit du cœur et passe dans l'artère pulmonaire, qui le conduit jusqu'aux poumons.

**CAUSES**

Il s'agit en règle générale d'une malformation congénitale. Exceptionnellement, une tumeur appelée carcinoïde peut se développer aux dépens de la valvule pulmonaire et provoquer son rétrécissement.

**SYMPTÔMES ET SIGNES**

- Dans les cas les plus graves, c'est à la naissance que les signes se manifestent : une insuffisance cardiaque se développe rapidement au moment où les poumons commencent à fonctionner et le nouveau-né est essoufflé. Il faut pratiquer en urgence une valvuloplastie par ballonnet (introduction dans un vaisseau sanguin d'un cathéter muni d'un ballonnet que l'on guide jusqu'au cœur, suivie du gonflage du ballonnet, destiné à écarter les parois de la valvule) ou remplacer chirurgicalement la valvule pulmonaire.
- Dans les cas moins graves, l'essoufflement ne se manifeste que lorsque l'enfant grandit et devient plus actif.
- Dans les cas légers, aucun symptôme ne traduit le rétrécissement pulmonaire.

**DIAGNOSTIC**

À l'auscultation au stéthoscope, le médecin entend un souffle cardiaque. Une radiographie thoracique et un écho-Doppler confirment le rétrécissement pulmonaire.

**TRAITEMENT**

Il fait appel soit à la valvuloplastie par ballonnet, soit à l'ouverture chirurgicale du rétrécissement sous circulation extracorporelle.

## Rétrécissement tricuspide

Diminution du calibre de la valvule tricuspide, située entre l'oreillette et le ventricule droits.

**CAUSES ET SYMPTÔMES**

Le rétrécissement tricuspide est le plus rare des rétrécissements valvulaires. Il s'observe chez les personnes ayant eu un rhumatisme articulaire aigu. Les signes sont proches de ceux de l'insuffisance tricuspidienne : insuffisance cardiaque droite, œdèmes des chevilles et de l'abdomen, augmentation de volume du foie et dilatation des veines du cou.

**DIAGNOSTIC ET TRAITEMENT**

Le diagnostic s'établit d'abord par un examen au stéthoscope, grâce auquel le médecin entend un souffle systolique ; il est précisé par une radiographie thoracique, un écho-Doppler ou un cathétérisme cardiaque.

Le traitement médicamenteux comprend des diurétiques et des digitaliques. En cas de rétrécissement tricuspide serré et mal toléré, la valvule peut être réparée ou remplacée lors d'une intervention chirurgicale sous circulation extracorporelle.

## Rétrécissement valvulaire

Diminution du calibre d'une valvule cardiaque.

Les 4 valvules cardiaques (aortique, mitrale, pulmonaire et tricuspide) fonctionnent à la façon d'un clapet, livrant passage au sang en position ouverte puis se fermant et empêchant son reflux en position fermée. Lors de la systole (période de contraction des ventricules du cœur pendant laquelle ceux-ci éjectent le sang), les valvules aortique et pulmonaire sont ouvertes et les valvules mitrale et tricuspide, fermées. Lors de la diastole (période de relâchement des ventricules pendant laquelle ils se remplissent de sang), c'est le contraire qui se produit.

Chacune des 4 valvules peut être atteinte d'un rétrécissement valvulaire.

## Rétrocontrôle

Technique grâce à laquelle un sujet prend conscience des modalités de fonctionnement d'une ou de plusieurs fonctions de son corps et en acquiert la maîtrise. SYN. *action en retour, contrôle en retour, rétroaction, rétrorégulation*. En anglais, *biofeedback*.

Un rétrocontrôle permet d'agir consciemment sur des fonctions inconscientes telles que la fréquence des battements du cœur (marquée par le pouls) ou la tension artérielle.

**INDICATIONS**

La technique du rétrocontrôle est utilisée dans le traitement des maladies liées au stress, comme certaines formes d'hypertension artérielle, par exemple.

**TECHNIQUE**

La maîtrise du rétrocontrôle s'acquiert grâce à un appareillage qui enregistre et transcrit (sur un écran, par exemple) les fonctions à contrôler et à modifier : tension artérielle, pouls, tonus musculaire, ondes cérébrales, etc. À l'usage, le sujet associe ses sensations aux indications reçues, ce qui lui permet, peu à peu, de mieux connaître et de maîtriser les fonctions à contrôler. Au terme de l'apprentissage, le sujet pourra agir sur ces fonctions sans l'aide de l'appareillage.

## Rétrocontrôle hormonal

Mécanisme naturel de régulation des hormones par le système hormonal lui-même. SYN. *rétroaction hormonale*.

Le rétrocontrôle hormonal est le processus par lequel les hormones circulantes agissent sur les tissus des glandes qui les élaborent ou qui stimulent leur production. Ainsi, l'hypophyse est capable de mesurer le taux sanguin d'une hormone et, en retour, d'agir sur la glande responsable de la sécrétion de l'hormone en cause pour en ajuster la production aux besoins du moment (qui dépendent notamment du stress, du degré d'activité, de la position du corps et de l'état nutritionnel du sujet, de la température ambiante, etc.) et, plus largement, sur tout le système endocrinien pour réguler le taux des hormones qui participent à la même fonction.

DIFFÉRENTS TYPES DE RÉTROCONTRÔLE

Le mécanisme de rétrocontrôle induit une diminution ou une augmentation des taux d'hormones dans le sang.

■ **Le rétrocontrôle négatif** aboutit à une diminution du taux d'une hormone dans le sang. Ainsi, l'augmentation du taux sanguin de cortisol, au-delà d'un certain seuil, freine la sécrétion, par certaines cellules de l'hypophyse, dites corticotropes, de corticotrophine, une hormone qui accroît la sécrétion de cortisol par les glandes surrénales.

■ **Le rétrocontrôle positif** aboutit à une augmentation du taux d'une hormone dans le sang. Le mécanisme se déclenche lorsque le taux sanguin d'une hormone donnée atteint un certain seuil. L'œstradiol, par exemple, est une hormone sexuelle produite par l'ovaire sous l'action d'une autre hormone, l'hormone lutéinisante. Lorsqu'il se maintient plus de 48 heures au-delà d'un certain seuil, il peut provoquer une augmentation de la sécrétion de lutéotropine par les cellules hypophysaires. Cette sécrétion plus importante de lutéotropine a pour conséquence d'augmenter encore le taux d'œstradiol dans le sang.

## Rétrolisthésis

Glissement vers l'arrière d'une vertèbre par rapport à la vertèbre sous-jacente.

Un rétrolisthésis peut être d'origine traumatique (entorse, fracture), rhumatismale (arthrose), infectieuse (mal de Pott [localisation vertébrale de la tuberculose]). Il s'observe surtout au niveau de la partie supérieure de la région lombaire chez des personnes âgées présentant un excès de poids et une hyperlordose (exagération de la courbure physiologique de la colonne vertébrale vers l'avant au niveau de la région lombaire). L'importance du glissement se mesure sur une radiographie de profil. Un rétrolisthésis, lorsqu'il comprime la moelle épinière ou une racine nerveuse, peut entraîner une paralysie.

TRAITEMENT

Selon la cause du rétrolisthésis, il est médical (kinésithérapie, traitement médical de l'affection causale) ou chirurgical (réalignement des vertèbres avec fixation soit par prothèse métallique, soit par greffe osseuse). Le traitement d'une compression, notamment, est chirurgical.

## Rétropéritoine

Espace situé dans l'abdomen, en arrière du péritoine (membrane séreuse tapissant les parois de l'abdomen et les viscères que celui-ci contient), dont il est séparé par une membrane graisseuse.

Le rétropéritoine s'arrête, en haut, à la hauteur du diaphragme ; en bas, il s'ouvre dans le petit bassin. Les organes rétropéritonéaux sont les gros vaisseaux (aorte, veine cave inférieure), les reins, les glandes surrénales, le pancréas, la plus grande partie du duodénum (premier segment de l'intestin grêle), les uretères et les vaisseaux spermatiques ou utéro-ovariens.

EXAMENS

Les principaux examens permettant d'explorer le rétropéritoine sont le scanner et parfois l'imagerie par résonance magnétique (I.R.M.).

PATHOLOGIE

Le rétropéritoine peut être le siège d'une grande variété de tumeurs développées aux dépens soit des organes rétropéritonéaux, soit du tissu cellulo-graisseux qui entoure ces organes.

La fibrose rétropéritonéale est une inflammation d'origine infectieuse ou médicamenteuse du rétropéritoine entraînant, en l'absence de traitement, une compression des organes rétropéritonéaux (en particulier des uretères, avec un risque de retentissement rénal).

## Rétropéritonéal

Qui est situé en arrière du péritoine (membrane séreuse tapissant les parois de l'abdomen et les viscères que celui-ci contient).
→ VOIR Rétropéritoine.

## Rétroposon

Variété de transposon (séquence d'A.D.N. susceptible, dans un noyau donné, de changer de localisation sur un même chromosome ou de passer d'un chromosome à un autre dont le changement de localisation, ou transposition, nécessite une rétrotranscription de l'A.R.N. qu'il code (fabrication d'une molécule d'A.D.N. par copie de l'information contenue dans l'A.R.N.).

La transposition d'un rétroposon peut produire des mutations (altérations) dans n'importe quel gène de la cellule et être à l'origine de pathologies héréditaires (certains cas d'hémophilie, de maladie de Recklinghausen ou de déficit en acétylcholinestérase).

## Rétrotranscription

Phénomène naturel de fabrication d'une molécule d'A.D.N., dite complémentaire, par copie de l'information contenue dans la molécule d'A.R.N.

C'est une enzyme appelée transcriptase inverse et codée par un gène commun à tous les rétrovirus (virus des cancers, du sida ou de certaines leucémies) qui réalise cette opération. La rétrotranscription permet au rétrovirus de s'introduire dans les gènes de la cellule hôte et de proliférer.

La rétrotranscription est l'opération inverse de la transcription : dans la transcription, l'information portée par le segment d'A.D.N. que constitue un gène est copiée en un A.R.N. prémessager puis en un A.R.N. messager, susceptible de passer du noyau au cytoplasme de la cellule, où il dirige la synthèse d'une protéine ; dans la rétrotranscription, c'est l'inverse : à partir de l'A.R.N. messager qui gouverne la fabrication d'une protéine, il est possible de fabriquer le gène qui correspond à cette protéine.

La reproduction artificielle de ce phénomène est très utilisée en laboratoire, pour les besoins de la recherche, mais n'a pas d'application thérapeutique directe.

## Rétrovirus

Virus à A.R.N. de la famille des rétroviridés.

Les rétroviridés sont connus depuis le début du XXe siècle chez l'animal et, depuis 1980, chez l'homme. Cette famille comporte les oncovirus, les lentivirus et les spumavirus. Le nom de rétrovirus vient du fait que ces virus utilisent une enzyme appelée transcriptase inverse pour transformer leur A.R.N. en A.D.N. et, ainsi, se multiplier dans les cellules.

■ **Les lentivirus** sont la cause, chez l'homme comme chez l'animal, de maladies à évolution lente, comme le sida (V.I.H. 1 et V.I.H. 2, c'est-à-dire virus de l'immunodéficience humaine 1 et 2).

■ **Les oncovirus**, ainsi nommés parce qu'ils portent un oncogène, gène favorisant l'apparition d'un cancer, sont responsables, chez l'homme et chez l'animal, de cancers comme la leucémie (V.L.T.H. 1 et V.L.T.H. 2, c'est-à-dire virus lymphotropiques des cellules T humaines 1 et 2).

■ **Les spumavirus** sont considérés comme non pathogènes, encore qu'on évoque leur rôle éventuel dans certaines pathologies, notamment dans la maladie de Basedow.

## Rett (syndrome de)

Ensemble de troubles neurologiques autistiques touchant exclusivement l'enfant de sexe féminin.

Le syndrome de Rett est probablement d'origine génétique (lorsqu'une jumelle monozygote, ou « vraie » jumelle, est atteinte, l'autre l'est aussi). Il est caractérisé par l'apparition, parfois brutale, vers l'âge de 8 à 18 mois, d'un syndrome autistique (attitude de repliement sur soi) rapidement accompagné de stéréotypies manuelles constantes (répétition des mêmes gestes, en particulier celui de se frotter les mains) ; surviennent ensuite une régression des acquisitions psychomotrices, une scoliose et des accès d'hyperventilation (respiration forcée, rapide). Vers l'âge de trois ou quatre ans apparaissent parfois des signes d'épilepsie.

Le syndrome de Rett n'ayant été individualisé que récemment, l'espérance de vie n'en est pas encore connue, pas plus que le traitement.

## Revascularisation

Intervention chirurgicale consistant à rétablir la circulation sanguine dans un organe ou une partie du corps où l'apport sanguin a été interrompu en partie ou en totalité (ischémie).

Le rétablissement de la circulation, artérielle ou veineuse, peut être réalisé, selon les cas, par désobstruction du vaisseau (extraction d'un caillot ou d'une plaque d'athérome), par pontage (contournement du segment obstrué par pose d'une prothèse vasculaire, ou par greffe d'un segment vasculaire prélevé sur le patient ou sur un autre sujet).

Une revascularisation est réalisée dans plusieurs situations.

■ **Les arrêts circulatoires aigus et brutaux** (ischémie aiguë). La revascularisation doit dans ce cas être réalisée dans un délai de

6 à 8 heures après l'interruption de la circulation, un rétablissement plus tardif entraînant la libération par la région isolée de substances toxiques qui s'y sont accumulées, et qui peuvent notamment entraîner une anurie (arrêt de la production d'urine par les reins).

■ Les déficiences circulatoires chroniques (ischémie chronique), telles que celles dues aux artérites, en particulier sur les membres inférieurs.

■ Les greffes d'organe ou de tissus, pour lesquelles une revascularisation à la fois artérielle et veineuse est nécessaire, après un temps dit de conservation (ou de préservation contre l'ischémie) qui est variable selon les cas.

## Rêve

Suite plus ou moins organisée et cohérente d'images, de représentations et d'états psychiques caractéristiques du sommeil et de certains états d'affaiblissement de la conscience (onirisme).

Les rêves durent de 5 à 15 minutes. Ils sont plus fréquents au cours du sommeil dit paradoxal que dans le sommeil profond. Ils occupent environ un quart du temps de sommeil. Tout le monde rêve, même les personnes qui, faute de se rappeler leurs rêves, croient ne pas rêver. Les rêves sont un élément important de la vie psychique et constituent une forme de protection (si on empêche le sommeil, les risques de manifestations psychiatriques temporaires sont importants, en relation avec l'absence de rêves).

Le contenu des rêves est en relation avec l'état affectif et les souvenirs du rêveur. Sigmund Freud, dans *l'Interprétation des rêves* (1900), a souligné que le langage imagé des rêves (contenu manifeste) recouvre toujours un sens profond (contenu latent), que l'on peut comprendre à partir d'associations d'idées. L'étude des divers mécanismes en jeu dans la production du rêve a marqué une étape fondamentale dans l'élaboration de la pensée psychanalytique et dans l'exploration de l'inconscient.

Les méthodes modernes d'exploration du sommeil ont confirmé et complété la théorie freudienne.

→ VOIR Dossier Sommeil.

## Révulsif

Procédé thérapeutique visant à provoquer une irritation cutanée locale afin de retenir le sang près de la peau.

Parmi les révulsifs, on trouve les sinapismes (cataplasmes à la farine de moutarde), les ventouses, les frictions à l'alcool, les fomentations (applications de serviettes chaudes). Les révulsifs étaient autrefois indiqués pour faire cesser une inflammation ou un état congestif dans une partie du corps. Leur usage a fortement régressé grâce aux antibiotiques et aux anti-inflammatoires.

## Reye (syndrome de)

Maladie caractérisée par une atteinte cérébrale non inflammatoire et une atteinte hépatique et survenant à la suite d'un épisode viral aigu.

Le syndrome de Reye, décrit en 1963, touche essentiellement les enfants, le plus souvent vers l'âge de 3 ans, mais concerne parfois le nourrisson à partir de 3 mois.

#### CAUSES

Les causes de ce syndrome sont encore inconnues. Toutefois, plusieurs études réalisées aux États-Unis ont mis en évidence un lien entre la prise d'aspirine et l'apparition de ce syndrome chez des enfants ayant une maladie virale (grippe, infection respiratoire, varicelle).

#### SYMPTÔMES ET SIGNES

Au début, les signes (fièvre, abattement) peuvent être confondus avec ceux de la maladie virale initiale. Après quelques jours de latence apparaissent brutalement des vomissements fréquents et abondants auxquels succèdent des troubles du comportement (somnolence, apathie, irritabilité), des troubles du tonus ou des troubles de la conscience pouvant aller jusqu'au coma. Des convulsions sont fréquentes.

#### DIAGNOSTIC ET ÉVOLUTION

Le diagnostic clinique est complété par des examens biologiques du sang, qui révèlent l'atteinte hépatique : élévation du taux de certaines enzymes (transaminases), taux d'ammoniaque trois fois supérieur aux chiffres normaux. L'examen d'un prélèvement du foie par ponction-biopsie, qui met en évidence une stéatose hépatique (dégénérescence graisseuse), confirme le diagnostic. L'évolution de ce syndrome est souvent fatale, surtout si l'atteinte cérébrale est importante.

#### TRAITEMENT ET PRÉVENTION

Le traitement de la maladie dans ses formes graves nécessite une hospitalisation dans un service de réanimation. La prévention repose sur la mise en garde relative à la prescription d'aspirine comme médicament antipyrétique chez l'enfant ou sur la suppression d'une telle prescription. C'est pourquoi, en cas de fièvre chez le nourrisson, il est recommandé d'utiliser le paracétamol seul en première intention et de ne recourir à l'aspirine que si la fièvre persiste.

## RFLP

Variation de longueur d'un fragment d'A.D.N., coupé par une enzyme de restriction (protéine présente dans une bactérie et capable de reconnaître une séquence spécifique dans une chaîne d'A.D.N. étranger puis de la cliver). (Abréviation de l'anglais *Restriction Fragment Length Polymorphism,* polymorphisme de longueur de fragment de restriction.)

La variation de longueur des fragments d'A.D.N. (coupés et libérés de la chaîne d'A.D.N. par une même enzyme de restriction) s'explique par la présence ou l'absence, sur un site donné de la chaîne d'A.D.N., d'une séquence spécifique reconnue par l'enzyme. Lorsque la séquence identifiable est présente sur un site donné, l'enzyme coupe la chaîne d'A.D.N. ; lorsque la séquence est absente sur un site donné, l'enzyme ne coupe pas la chaîne d'A.D.N. sur ce site mais sur un site plus éloigné, qui présente la séquence qu'elle reconnaît. Le fragment libéré de la chaîne d'A.D.N. est alors plus long que le précédent.

Les RFLP sont des marqueurs génétiques du chromosome : ils déterminent en effet les endroits où une séquence d'A.D.N. varie selon les individus. Ils permettent notamment d'effectuer un diagnostic prénatal.

## Rh (facteur)

→ VOIR Rhésus (système).

## Rhabdomyolyse

Destruction du tissu des muscles striés, entraînant la libération dans le sang d'un pigment musculaire toxique, la myoglobine.

#### CAUSES

Elles sont nombreuses. La rhabdomyolyse peut être provoquée par un traumatisme musculaire : traumatisme important avec écrasement (syndrome de Bywaters) ou, plus rarement, exercice musculaire intense, crises convulsives prolongées, électrocution. Il existe aussi des causes non traumatiques de rhabdomyolyse : interruption de la circulation sanguine dans un membre, alcoolisme aigu, infections (en particulier virales), prise de certains médicaments, maladies génétiques, etc.

#### SYMPTÔMES ET SIGNES

Une rhabdomyolyse se traduit par des douleurs des muscles atteints et une coloration foncée des urines. La destruction des cellules musculaires peut se compliquer d'une hyperkaliémie (excès de potassium dans le sang). La myoglobine est éliminée par les reins, et peut entraîner une insuffisance rénale aiguë.

#### DIAGNOSTIC ET TRAITEMENT

Les examens biologiques permettent l'établissement du diagnostic : présence de myoglobine dans le sang et les urines et élévation dans le sang du taux d'une enzyme normalement présente en grandes quantités dans les cellules musculaires, la créatine phosphokinase (C.P.K.).

Le traitement de la rhabdomyolyse est celui de sa cause. En cas d'insuffisance rénale aiguë, un traitement par dialyse peut être nécessaire jusqu'à ce que les lésions rénales se réparent d'elles-mêmes, ce qui survient généralement au bout de quelques jours ou de quelques semaines.

## Rhabdomyosarcome

Tumeur maligne développée aux dépens du muscle strié.

Un rhabdomyosarcome est une tumeur très rare pouvant se développer chez l'enfant ou la personne âgée. Il est parfois douloureux lorsqu'il comprime les tissus environnants (nerfs, vaisseaux).

#### ÉVOLUTION ET TRAITEMENT

Un rhabdomyosarcome grossit souvent très rapidement et peut entraîner des métastases. Son traitement repose sur son ablation chirurgicale large, associée à une radiothérapie et à une chimiothérapie.

## Rhésus (système)

Système de groupes sanguins composé de différents antigènes.

Le système Rhésus est, avec le système ABO, le principal système de groupes sanguins. Il doit son nom à un singe d'Asie du Sud-Est, *Macacus rhesus,* qui servit d'animal d'expérience à la fin des années 1930 dans les recherches sur le sang.

Les antigènes appartenant au système Rhésus, parfois appelés à tort « facteurs Rhésus », sont nombreux mais, dans la pratique, 5 seulement sont réellement importants (susceptibles d'entraîner la formation d'anticorps lorsqu'ils sont transfusés à un sujet ne possédant pas l'antigène en cause) : les antigènes D, C, c, E et e.

Les sujets qui possèdent l'antigène D sont dits Rhésus positif, ceux qui ne le possèdent pas sont dits Rhésus négatif. Certaines personnes présentent une forme affaiblie de l'antigène D, dite D faible. Les globules rouges sont en outre porteurs des antigènes C, E, c et e, différemment associés selon des lois déterminées : tout globule rouge ne portant pas l'antigène C est nécessairement porteur de l'antigène c et réciproquement. Il en va de même pour les antigènes E et e. En revanche, il n'existe pas d'antigène d : un individu non porteur du D ne porte donc rien à la place.

#### FORMATION D'ANTICORPS

Dans certaines circonstances, le corps humain fabrique des anticorps dirigés contre les antigènes du système Rhésus.

■ **Au cours d'une transfusion,** les anticorps apparaissent dans deux cas. Soit lors d'une transfusion de sang d'un sujet Rhésus positif à un sujet Rhésus négatif, par exemple dans une situation d'urgence ou de pénurie : dans ce cas, l'anticorps en cause est le plus souvent dirigé contre l'antigène D. Soit, et c'est le cas le plus courant, à la suite d'une transfusion de sang imparfaitement compatible avec les autres antigènes du système Rhésus. Les anticorps sont alors dirigés contre les autres antigènes : E, c, e ou C. La formation d'anticorps n'entraîne aucun symptôme particulier, mais une seconde transfusion d'un sang de même type peut provoquer chez le patient un accident transfusionnel de gravité variable (fièvre, frissons, état de choc, ictère, etc.).

■ **Au cours d'une grossesse,** le fœtus peut porter des antigènes du système Rhésus différents de ceux de sa mère. Il arrive alors, dans certaines circonstances (traumatisme, hémorragie, etc.), que celle-ci produise des anticorps (anticorps anti-Rhésus) dirigés contre les antigènes (antigènes Rhésus) de l'enfant qu'elle porte et qui détruisent les globules rouges de ce dernier. Ce phénomène est à l'origine de la maladie hémolytique du nouveau-né, qui n'atteint pas le premier enfant (cette immunisation ne survenant qu'en fin de grossesse) mais peut affecter les enfants à venir s'ils sont porteurs des mêmes antigènes. Cette affection est prévenue en injectant à une mère Rhésus négatif, après la naissance d'un enfant Rhésus positif, des gammaglobulines anti-Rhésus.

→ VOIR **Incompatibilité Rhésus, Incompatibilité transfusionnelle.**

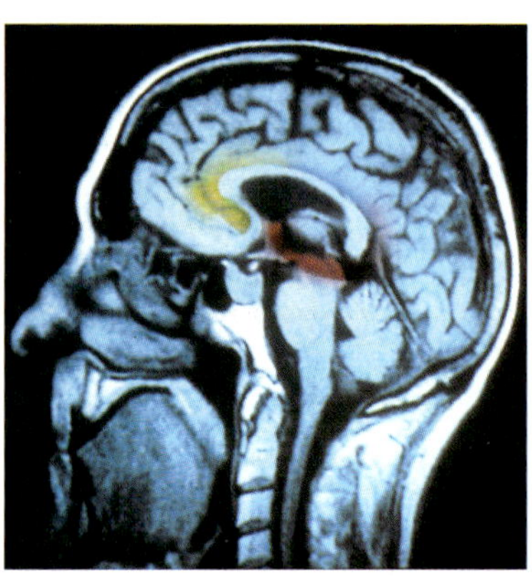

***Rhinencéphale.*** *Cette région du cortex forme un anneau (bleu pâle, ouvert en bas) visible sous les circonvolutions sinueuses du cortex.*

## Rhinencéphale

Partie du cortex comprenant les structures nerveuses de l'olfaction (bulbe olfactif, bandelettes olfactives) et la circonvolution limbique. (P.N.A. *rhinencephalon*)

La circonvolution limbique dessine un cercle sur la face interne de l'hémisphère cérébral ; sa portion la plus connue s'appelle circonvolution de l'hippocampe, ou cinquième circonvolution temporale. Elle joue un rôle dans les phénomènes psychiques et comportementaux (émotions). Le rhinencéphale, très développé chez les mammifères primitifs, perd beaucoup de son importance, en taille et en fonction, chez l'homme. Il est responsable de l'odorat et intervient dans la vie végétative (commande des viscères).

Le rhinencéphale est exploré par scanner et imagerie par résonance magnétique (I.R.M.). Les lésions de cette zone (lésions vasculaires, tumorales, etc.) peuvent notamment entraîner une perte ou une modification de l'odorat.

## Rhinite

Inflammation de la muqueuse des fosses nasales.

Il existe deux formes de rhinite : la rhinite aiguë, communément appelée rhume de cerveau ou coryza, et la rhinite chronique, qui comprend la rhinite non allergique et la rhinite allergique.

### Rhinite aiguë

Il s'agit d'une inflammation infectieuse des fosses nasales, survenant par épidémies.

#### CAUSES ET SYMPTÔMES

Elle est en général virale dans un premier temps, mais se complique souvent d'une infection bactérienne. Après une incubation de quelques jours, le nez se met à couler. L'écoulement est clair et fluide ; en cas de complication (surinfection), il devient épais et jaune. Le nez est alors bouché ; la personne éternue et éprouve une sensation de brûlure dans les fosses nasales.

#### TRAITEMENT

Il n'existe pas de traitement permettant de stopper l'évolution de la maladie ; celle-ci guérit le plus souvent spontanément en quelques jours. Le traitement ne sert qu'à soulager les symptômes et reste souvent local : lavages des fosses nasales au sérum physiologique, pulvérisations de vasoconstricteurs (médicaments qui rétrécissent les vaisseaux sanguins de la muqueuse) dans le nez.

### Rhinite chronique

Il s'agit d'une inflammation récidivante ou plus ou moins permanente des fosses nasales. Son origine peut être allergique ou non.

■ **La rhinite chronique non allergique** n'a pas de cause bien définie. Elle est favorisée par divers facteurs : fragilisation de la muqueuse par des rhinites aiguës à répétition, tabagisme, exposition à la pollution aérienne, abus de médicaments locaux vasoconstricteurs.

Parmi les différentes variétés, on distingue les rhinites atrophiques, encore fréquentes dans les pays en voie de développement et en particulier en Afrique du Nord : certaines sont consécutives à une autre maladie (syphilis, tuberculose, syndrome de Gougerot-Sjögren), d'autres non, telles que l'ozène (rhinite atrophique primitive), caractérisé par l'apparition de croûtes et la perception par le malade d'une odeur fétide.

Le traitement des rhinites chroniques non allergiques est difficile. Il comprend la prise de médicaments locaux, soigneusement choisis en fonction de la variété de rhinite - dans certains cas, les vasoconstricteurs sont contre-indiqués -, des applications de substances sur la muqueuse par le médecin spécialiste et des cures thermales.

■ **La rhinite chronique allergique** se manifeste par un écoulement nasal, une obstruction nasale et des salves d'éternuements qui surviennent par crises.

On distingue les rhinites saisonnières - dont une variété est le coryza spasmodique, ou rhume des foins -, qui se produisent tous les ans à la même date et qui sont dues à des pollens, et les rhinites perannuelles (l'influence de la saison étant nulle ou peu marquée), dues aux acariens et à la poussière des maisons ou aux phanères (poils, plumes, etc.) des animaux domestiques.

Le diagnostic peut être confirmé par des dosages d'anticorps sanguins et par des tests cutanés appelés épidermotests. Le traitement repose, si possible, sur la suppression de tout contact avec l'allergène, sur la prise de médicaments antihistaminiques par voie orale et parfois sur une désensibilisation à l'allergène en cause.

## Rhinofibroscopie

Examen des fosses nasales, du pharynx et du larynx à l'aide d'un fibroscope.

#### INDICATIONS

La rhinofibroscopie est indiquée dans certaines affections des fosses nasales et du larynx quand les autres méthodes de rhinoscopie n'ont pas permis d'établir un diagnostic. Elle est réalisée en consultation chez les adultes comme chez les enfants.

**DÉROULEMENT ET RÉSULTATS**
Le médecin introduit dans une narine du patient assis en face de lui un fibroscope nasal (tube court de 3 millimètres de diamètre muni d'un système optique et de fibres de verre pour l'éclairage) qu'il fait progresser dans les fosses nasales pour visualiser les cornets, le cavum, le pharynx et le larynx. Il pratique de la même façon pour la seconde narine. Cet examen ne dure que quelques minutes. Si le médecin désire explorer les zones étroites des fosses nasales, il effectue une petite anesthésie locale afin d'éviter d'éventuelles sensations désagréables dues aux frottements du fibroscope. Les résultats sont connus immédiatement.

**EFFETS SECONDAIRES**
Une rhinofibroscopie ne génère aucun traumatisme. Mais, lorsque le fibroscope touche la paroi postérieure du cavum, le patient peut ressentir une sensation douloureuse, accompagnée de nausées qui disparaissent rapidement.

## Rhinolalie fermée

→ VOIR Nasillement.

## Rhinolalie ouverte

→ VOIR Nasonnement.

## Rhinopharyngite

Inflammation de la partie supérieure du pharynx.

C'est une maladie qui touche surtout le jeune enfant âgé de 6 mois à 4 ans. Une rhinopharyngite est souvent d'origine virale et se manifeste par une rhinorrhée (écoulement nasal) purulente, une obstruction nasale et une fièvre autour de 38,5 °C. L'évolution est habituellement favorable en une semaine. Néanmoins, une rhinopharyngite peut avoir des complications : otite, laryngite, bronchite.

Le traitement est celui des symptômes et comprend des soins locaux tels que des lavages du nez au sérum physiologique et un médicament contre la fièvre (paracétamol, aspirine). En cas de récidives trop fréquentes, le médecin peut proposer une adénoïdectomie (ablation chirurgicale des végétations), car les végétations peuvent constituer un foyer d'infection chronique.

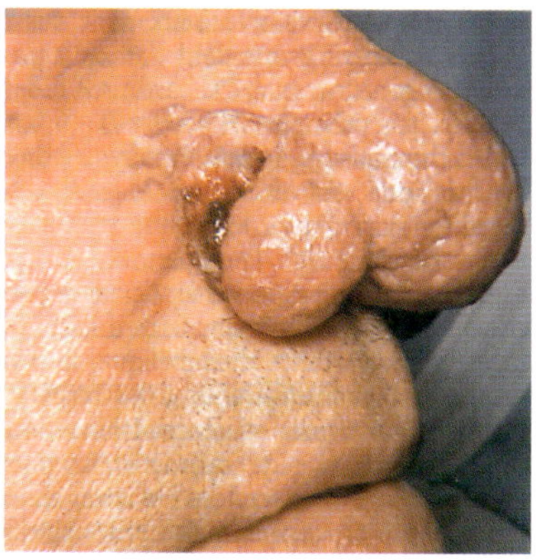

***Rhinophyma.** Le nez est hypertrophié et déformé, la peau épaissie et parcourue de petits vaisseaux sanguins dilatés.*

## Rhinopharynx

→ VOIR Cavum.

## Rhinophyma

Hypertrophie de la pyramide nasale venant compliquer une rosacée, le plus souvent chez l'homme.

**SYMPTÔMES ET SIGNES**
Un rhinophyma se traduit par une augmentation du volume du nez, parfois très importante, irrégulière et déformante. Il peut aussi entraîner un épaississement de la peau, associé à une dilatation des pores, d'où sourd du sébum (rhinophyma sébacé), ou provoquer une coloration rouge violine de la peau, qui est parcourue de petits vaisseaux sanguins (rhinophyma vasculaire).

**TRAITEMENT**
C'est celui de la rosacée (antiseptiques locaux, antibiothérapie locale et/ou générale). Un rhinophyma très important peut nécessiter, en outre, une intervention de chirurgie esthétique (ablation des tissus mous au bistouri ou au laser au gaz carbonique).

## Rhinoplastie

Opération chirurgicale consistant à modifier la forme du nez.

Une rhinoplastie peut se faire en même temps qu'une septoplastie (opération de la cloison nasale) ou qu'une génioplastie (remodelage du menton). L'association d'une génioplastie et d'une rhinoplastie constitue une profiloplastie.

**INDICATIONS**
Une rhinoplastie se pratique en cas de déformation inesthétique du nez, parfois susceptible de poser des problèmes respiratoires, ou à la suite d'un traumatisme (coup ayant « enfoncé » le nez, par exemple).

**PRÉPARATION**
Un bilan psychologique (voire psychiatrique) est essentiel avant de procéder à une opération du nez à visée esthétique. L'opération doit être décidée avec prudence car elle modifie l'aspect du visage d'une façon difficile à imaginer avant l'opération, d'où l'utilité des photographies et des vidéosynthèses, qui aident à prévoir les résultats. Le praticien observe d'abord les caractéristiques de l'arête osseuse (large, bossue, déviée ou ensellée à la suite d'un traumatisme), celles de la pointe du nez (épaisse, asymétrique, recouverte d'une peau épaisse ou fine) ainsi que la forme du visage dans son ensemble et de chacune de ses parties. Ces observations sont importantes pour déterminer la technique chirurgicale à utiliser en fonction du résultat désiré et des caractéristiques morphologiques du visage. En cas de nez ensellé (creusé à la manière d'une selle), le chirurgien devra procéder le plus souvent à une greffe d'apposition (ajout d'os ou de cartilage). L'observation s'appuie sur des photos préopératoires et, éventuellement, sur un scanner destiné à évaluer l'état de la cloison nasale.

**DÉROULEMENT**
La durée d'hospitalisation est de 48 heures. L'intervention se fait sous anesthésie générale, le malade étant intubé. Le ballonnet de la sonde d'intubation obture la trachée et évite l'inondation des bronches par le sang. L'opération est réalisée par les narines. Le chirurgien procède selon le cas à la suppression de la bosse nasale, au rapprochement des os, à l'affinage de la pointe du nez, par exemple. La muqueuse est ajustée en fin d'intervention. À la fin de l'opération, des mèches spéciales sont placées à l'intérieur du nez afin de tamponner la plaie. Elles restent en place pendant 4 jours. Dans certains cas, de petits tubes creux en silicone sont utilisés pour maintenir la cloison nasale en place, éviter que les narines ne se bouchent et faciliter la respiration. Un plâtre, ou une attelle extérieure, est ensuite posé pour une dizaine de jours.

**ÉVOLUTION**
Un œdème postopératoire est visible après le retrait du plâtre ou de l'attelle. Le nez opéré reste sensible pendant une période de 21 jours et retrouve un aspect naturel après 2 mois, mais son aspect définitif n'est fixé qu'après 1 an.

**COMPLICATIONS**
Moins de 1 % des opérations effectuées donnent lieu à des complications : bec de Corbin (saillie de la partie basse du nez) ; nez trop court dû à une ablation trop importante de tissu osseux ; déviation résiduelle du nez ; obstruction du nez, gênante pour la respiration, par des synéchies muqueuses (adhérences de la cloison du nez avec un cornet [lamelle osseuse du squelette des fosses nasales]) ou par une hypertrophie des cornets. Les défauts sont repérables 2 mois après l'opération, mais une nouvelle intervention ne peut avoir lieu qu'après un certain laps de temps (de 6 mois à 1 an), c'est-à-dire à l'issue du processus de cicatrisation.

## Rhinopoïèse

Opération de chirurgie réparatrice consistant à reconstruire totalement le nez.

**INDICATIONS**
Une rhinopoïèse se pratique le plus souvent à la suite d'un traumatisme, d'une brûlure, d'une morsure, d'une gelure ou d'une mutilation, lorsque le nez est détruit, amputé totalement ou partiellement.

**TECHNIQUE**
L'opération fait appel à des techniques parfois sophistiquées de microchirurgie. Quelle que soit la méthode employée, une reconstruction muqueuse et ostéocartilagineuse est indispensable. L'os et le cartilage nécessaires sont pris dans l'os iliaque de préférence. L'opération principale dure environ 1 heure ; des retouches (deux ou trois) sont nécessaires et le nez reste sensible environ 6 mois.

cytoplasmique pour traduire celle-ci en synthèse des protéines.

## Ribozyme

Molécule d'A.R.N. possédant une activité de type enzymatique.

Un acide nucléique comme l'A.R.N. n'a normalement pas d'activité enzymatique. Le ribozyme fait exception en ce qu'il a des propriétés comparables à celles des enzymes et notamment une activité autocatalytique, c'est-à-dire la capacité d'agir sur l'A.R.N. lui-même, par exemple en le coupant. Cette faculté pourrait être mise à profit par le génie génétique pour opérer des coupures spécifiques sur l'A.R.N.

## Richet (Charles)

Médecin et physiologiste français (Paris 1850 - *id.* 1935).

Il mena de nombreux travaux sur la physiologie du système nerveux ainsi que sur la sérothérapie. Avec Paul Portier, il découvrit, en 1902, le phénomène du choc anaphylactique, ce qui lui valut le prix Nobel de médecine en 1913.

## Richter (syndrome de)

Affection caractérisée par l'apparition d'un lymphome non hodgkinien (tumeur maligne des ganglions lymphatiques) de type « à grandes cellules » au cours d'une leucémie lymphoïde chronique ou d'une maladie de Waldenström.

#### CAUSES

Le syndrome de Richter est une complication rare (de 1 à 2 % des cas) de la leucémie lymphoïde chronique et de la maladie de Waldenström. Ces deux maladies résultent l'une et l'autre d'une prolifération lente des cellules souches dont proviennent les lymphocytes, globules blancs spécialisés dans certains mécanismes spécifiques de la défense immunitaire. Le syndrome de Richter correspond à une accélération de leur prolifération, qui s'accompagne d'une modification cellulaire : les cellules produites ont une morphologie différente de celles issues de la prolifération initiale. Cette transformation semble liée à l'activation d'oncogènes (gènes susceptibles de provoquer une cancérisation) ou à l'inactivation d'antioncogènes (gènes suppresseurs de tumeurs).

#### SYMPTÔMES ET SIGNES

Le syndrome de Richter se manifeste souvent par l'apparition d'une forte fièvre, par une augmentation marquée et asymétrique de la taille des ganglions lymphatiques (alors que les ganglions tuméfiés le sont de façon symétrique et gardent une taille modérée dans la leucémie lymphoïde chronique et dans la maladie de Waldenström) et par l'augmentation du taux d'une enzyme sanguine, la lacticodéshydrogénase (L.D.H.), qui est alors sécrétée en excès.

#### DIAGNOSTIC

Le diagnostic ne peut être affirmé que par l'analyse au microscope, après son ablation, d'un ganglion apparu récemment ou de la moelle osseuse si la nouvelle prolifération l'envahit. Ces examens mettent en évidence l'apparition de cellules différentes, plus grandes (grandes cellules immunoblastiques) que celles observées jusqu'alors.

#### TRAITEMENT ET PRÉVENTION

La prolifération cellulaire étant plus rapide dans le syndrome de Richter que dans les deux maladies au cours desquelles celui-ci survient, le traitement est également plus intensif. C'est une polychimiothérapie, c'est-à-dire une association de plusieurs médicaments inhibiteurs de la multiplication cellulaire (anticancéreux).

La prévention de cette complication est impossible car le mécanisme qui préside à la transformation de la leucémie lymphoïde chronique et de la maladie de Waldenström en syndrome de Richter demeure inconnu.

## Rickettsia

Genre bactérien comprenant de très petits bacilles à Gram négatif, dont la reproduction nécessite une cellule hôte à l'intérieur de laquelle ils se multiplient, responsables de maladies infectieuses faisant partie des rickettsioses. SYN. *rickettsie.*

## Rickettsial pox

Maladie infectieuse de la famille des rickettsioses, due à *Rickettsia akari.* SYN. *rickettsiose varioliforme.*

## Rickettsiose

Maladie infectieuse due aux bactéries de la famille des rickettsies.

Les rickettsies vivent en parasites de certains insectes et arachnides (poux, puces, tiques, acariens) et sont transmises à l'homme par l'intermédiaire de la salive (piqûre, morsure) ou des excrétions d'un animal vecteur, spécifique de chaque espèce bactérienne. Les rickettsioses sont pour la plupart géographiquement localisées et surviennent par cas isolés ; certaines (notamment le typhus exanthématique) peuvent atteindre de larges communautés. Ce sont des maladies d'évolution souvent grave, pouvant entraîner le décès en l'absence de traitement.

### Infections dues aux rickettsies

■ **Les typhus** comprennent notamment le typhus exanthématique, ou historique, dû à *Rickettsia prowazeki* et transmis par le pou du corps (localisé au nord de la Russie, en Turquie, en Arabie saoudite et en Australie) ; le typhus murin, dû à *Rickettsia mooseri* et transmis par la puce du rat (Tchad, Cameroun, Gabon, Madagascar, Chili, côte ouest des États-Unis, Mexique, Inde, Mongolie) ; le typhus des broussailles, ou fièvre fluviale du Japon, dû à *Rickettsia tsutsugamushi* (Extrême-Orient).

■ **Les fièvres boutonneuses** sont transmises par les tiques. On distingue la fièvre boutonneuse méditerranéenne, due à *Rickettsia conorii* (Europe méditerranéenne, Turquie, Roumanie) ; la fièvre pourprée des montagnes Rocheuses, due à *Rickettsia rickettsii* (côte ouest des États-Unis) ; le typhus de São Paulo, dû à *Rickettsia brasiliensis* (Brésil) ; la rickettsiose varioliforme, ou rickettsial pox, due à *Rickettsia akari* (cosmopolite).

Sont également des rickettsioses la fièvre des tranchées, transmise par le pou et due à *Rickettsia quintana,* et la fièvre Q, ou fièvre du Queensland, transmise par le pou et la tique ou par ingestion de lait ou inhalation de poussière, due à *Coxiella burnetii.*

#### SYMPTÔMES ET TRAITEMENT

Ces rickettsioses se caractérisent généralement par leur début brutal et par une fièvre élevée associée à des maux de tête et à un état de prostration. Rapidement survient une éruption cutanée caractéristique associée à une rougeur de la peau (les lésions sont maculopapuleuses [taches planes, semblables à celles de la rougeole]), qui traduisent une vascularite (inflammation des vaisseaux sanguins). La fièvre dure de quelques jours à quelques semaines. En l'absence de traitement, une rickettsiose peut évoluer vers une septicémie, une insuffisance cardiaque ou rénale ou encore une pneumonie. L'isolement du germe peut être fait à partir du sang ou de biopsies ; c'est cependant la recherche d'anticorps par immunofluorescence indirecte qui est le plus souvent utilisée pour poser le diagnostic de la maladie.

Ces affections sont traitées par antibiothérapie. Le pronostic est très bon si le traitement est administré précocement. La prévention consiste à détruire les poux et les tiques.

### Autres rickettsioses

Des remaniements récents de la classification des bactéries, fondés sur l'étude de leur patrimoine génétique, ont conduit à des regroupements dans la famille des rickettsies, et ainsi à considérer comme des rickettsioses la fièvre Q, ou fièvre du Queensland, due à *Coxiella burnetii,* la fièvre des marais, due à *Bartonella quintana,* et les ehrlichioses, dues aux bactéries du genre *Ehrlichia.*

→ VOIR Ehrlichiose, Fièvre des tranchées, Fièvre Q.

## Ride

Crevasse cutanée.

#### DIFFÉRENTS TYPES DE RIDE

Il existe deux types de ride.

■ **Les rides d'expression** apparaissent très tôt. Elles sont liées à l'activité des muscles mimiques reliés à la peau (muscles peauciers).

■ **Les rides de vieillesse** sont constantes après 50 ans.

#### CAUSES

Une ride est due à une rupture des fibres élastiques du derme et à une atteinte du reste du tissu conjonctif sous l'influence du vieillissement, de l'amaigrissement ou d'un froncement expressif de la peau. Elle peut être accentuée sous l'influence du soleil, du vent ou du tabac.

#### DIAGNOSTIC

Il se fait facilement par l'observation. Il est possible de prendre des empreintes des rides à l'aide d'un matériau plastique qui ressemble à de la cire et s'étend à l'aide d'une spatule. Les empreintes ainsi obtenues peuvent être agrandies et examinées au microscope.

**TRAITEMENT**

Il existe différents traitements des rides.

■ **Une dermabrasion** est effectuée à l'aide d'une meule ou d'un papier de verre très fin, qui permettent d'atténuer les reliefs de part et d'autre des ridules.

■ **Un lifting** peut faire disparaître des rides, sur le front notamment, par « redrapage » des structures cutanées relâchées.

■ **Un peeling** est réalisé à l'aide de substances comme la neige carbonique, l'azote liquide, la résorcine, l'acide trichloro-acétique, le phénol ou l'acide glycocollique.

■ **La toxine botulique** est de plus en plus utilisée par injection. Elle atténue les rides, notamment celles du front, mais de façon transitoire. Cependant, elle n'est pas exempte d'effets secondaires.

■ **Un relèvement des ridules** se fait soit à l'aide d'inclusions en profondeur de fragments dermiques, extraits le plus souvent de la partie supérieure et intérieure de la cuisse (pli inguinal), soit à l'aide de collagène injectable destiné à soulever les ridules. Les injections de silicone sont plus rarement employées en raison des risques de migration du silicone, qui, sous l'effet de la gravité, s'accumule souvent au bord de la lèvre et l'épaissit. Des pommades à pénétration transcutanée sont en cours d'expérimentation.

**PRÉVENTION**

Le nombre et l'importance des rides augmentent avec l'âge. L'évolution des rides s'accompagne de l'amincissement de l'épiderme et du fractionnement des fibres élastiques du derme.

Seule une excellente hygiène de vie permet de retarder l'apparition des rides.

→ VOIR Dermabrasion, Lifting, Peeling.

## Rifampicine

Antibiotique actif sur de nombreuses bactéries.

**INDICATIONS**

La rifampicine est employée principalement dans le traitement de la tuberculose, mais elle permet aussi de soigner la lèpre, certaines endocardites ou ostéomyélites. Elle est également prescrite à des sujets sains porteurs de méningocoques, germes responsables de méningites.

Elle se prend par voie orale, souvent en association avec un ou plusieurs autres antibiotiques, ou par voie parentérale.

**EFFETS INDÉSIRABLES**

Elle colore en rouge-orangé les urines, la salive et les autres sécrétions de l'organisme, ce qui est sans gravité. En revanche, lorsqu'elle est associée à dose forte à l'isoniazide, elle a une certaine toxicité pour le foie (risque d'hépatite), et elle provoque parfois des réactions allergiques cutanées.

La rifampicine, inducteur enzymatique, risque de diminuer l'efficacité de nombreux médicaments - en particulier la pilule contraceptive - en accélérant leur métabolisme dans le foie.

## Rift (fièvre de la vallée du)

Maladie infectieuse, d'origine virale, due à un virus de la famille des arbovirus, sévissant en Afrique orientale et en Égypte mais s'étendant à d'autres contrées, d'Afrique de l'Ouest notamment.

La fièvre de la vallée du Rift atteint l'homme, les ovins (moutons) et les rongeurs. La transmission s'effectue soit par les piqûres de moustiques (*Culex, Aedes,* anophèle), soit par contact direct avec les carcasses d'animaux infectés, soit par voie aérienne, d'individu à individu. Cette arbovirose était autrefois une maladie professionnelle atteignant les éleveurs ou les vétérinaires.

**SYMPTÔMES ET SIGNES**

La fièvre de la vallée du Rift débute brutalement après une incubation de 3 jours. La fièvre, élevée, s'accompagne de maux de tête, de douleurs musculaires et de nausées. Des complications, graves mais peu fréquentes, peuvent survenir : hémorragies à la fin de la première semaine de l'infection, douleurs rétro-oculaires et encéphalite par dissémination du virus dans le système nerveux central.

**DIAGNOSTIC ET ÉVOLUTION**

Le diagnostic est réalisé par la recherche d'anticorps spécifiques dans le sang. Il n'existe pas de traitement spécifique. Des séquelles (rétinite vasculaire) peuvent subsister. L'évolution est favorable, mais des décès par encéphalite ou hépatite sont possibles.

## Rigidité

Raideur des membres ou de la colonne vertébrale ayant pour cause une augmentation du tonus musculaire.

La rigidité est la conséquence d'une atteinte d'un ou de plusieurs muscles ou du système nerveux (tumeur, accident vasculaire, traumatisme, intoxication ou infection telle que le tétanos).

Au cours des comas, on peut voir apparaître parmi les autres signes une rigidité dite de décortication ou de décérébration. Dans la rigidité de décortication, le cortex cérébral ne fonctionne plus ; les membres sont fixés en permanence en flexion et résistent aux mouvements qu'on essaie de leur imposer. Dans la décérébration, c'est l'ensemble du tronc cérébral qui ne fonctionne plus, et les membres supérieurs sont fixés en extension et en pronation. Ces troubles constituent un indice de la profondeur du coma ; ils ne sont cependant pas nécessairement irréversibles.

### Rigidité cadavérique

C'est une raideur des membres due à des phénomènes chimiques (coagulation de la myosine), qui commence de 1 à 6 heures après la mort et persiste jusqu'au début du processus de putréfaction. Ce signe est surtout utilisé en médecine légale pour déterminer le moment où s'est produite la mort.

## Rinne (épreuve de)

Test auditif permettant d'évaluer le degré d'atteinte de l'oreille moyenne ou interne en comparant l'audition par voie osseuse et l'audition par voie aérienne.

Ce test fait partie de l'acoumétrie, ensemble d'examens permettant de tester l'audition sans utiliser de matériel sophistiqué ; il est réalisable lors d'une consultation.

**INDICATIONS**

L'épreuve de Rinne permet de distinguer les hypoacousies de perception (diminution de l'acuité auditive due à une atteinte de l'oreille interne) et les hypoacousies de transmission (diminution de l'acuité auditive due à une atteinte de l'oreille moyenne).

**DÉROULEMENT**

Le médecin fait vibrer un diapason à quelques centimètres de l'oreille du patient afin de faire apprécier à ce dernier la transmission des sons par voie aérienne, puis il pose le diapason contre l'os mastoïde du patient afin de tester la transmission osseuse et demande à chaque fois au malade s'il perçoit quelque chose.

**RÉSULTATS**

■ **À l'état normal,** l'épreuve est dite positive. La transmission aérienne est plus longue que la transmission osseuse : le sujet ne perçoit plus le diapason sur le crâne alors qu'il l'entend encore quand le diapason est devant le conduit auditif.

■ **En cas d'hypoacousie de perception,** l'épreuve est également dite positive. La transmission aérienne est toujours la plus longue, les deux types de transmission sont raccourcis - à cause de l'anomalie des récepteurs de l'oreille interne - mais dans les mêmes proportions.

■ **En cas d'hypoacousie de transmission,** l'épreuve est dite négative. La transmission aérienne est raccourcie, signe d'anomalies de l'oreille moyenne, du tympan ou des osselets. La transmission osseuse n'est pas atteinte - les vibrations stimulent directement l'oreille interne en passant par les os - et peut même devenir plus longue que la transmission aérienne.

## RIPA

Technique de laboratoire permettant de mettre en évidence une infection virale chez un malade. (Abréviation de l'anglais *Radio-immunoprecipitation Assay,* technique de radio-immuno-précipitation.)

Le RIPA est une technique longue et coûteuse, essentiellement utilisée comme test supplémentaire à la réaction de Western-Blot (mise en évidence d'anticorps spécifiques de l'infection) dans le diagnostic des infections par le virus du sida.

**TECHNIQUE**

La méthode consiste en une réaction entre le sérum d'un malade présumé et une composante antigénique purifiée et radioactive du virus étudié, obtenue par culture cellulaire de celui-ci en présence de composants radioactifs. Le mélange de la solution antigénique avec le sérum sanguin du malade, qui contient des anticorps, entraîne la formation de molécules (complexe antigène-anticorps), qui précipitent. Le complexe est alors soumis à une électrophorèse (utilisation d'un champ électrique pour séparer les différentes substances) sur film radioactif et se révèle sous la forme de différentes taches radioactives.

## R.M.N.

→ VOIR Résonance magnétique nucléaire.

## Rocher

Partie inférieure de l'os temporal, situé sur le côté du crâne. (P.N.A. *pars petrosa, os temporale*)

**DESCRIPTION**

Le rocher, qui ressemble à une pyramide quadrangulaire, forme la partie interne et horizontale de l'os temporal. Il se prolonge à sa base par la mastoïde. Au-dessus de lui se trouve la deuxième partie, verticale, du temporal, appelée écaille. En avant se situe l'os tympanal, qui forme le conduit auditif externe. Le rocher est creusé par les cavités osseuses de l'oreille interne, le limaçon et le labyrinthe. Il contient l'oreille moyenne : caisse du tympan et chaîne des osselets. Il est traversé par le nerf facial.

**TRAUMATOLOGIE**

Un traumatisme crânien provoque parfois une fracture du rocher. Celui-ci peut être bénin et ne donner aucun signe. Il peut aussi être suivi de complications, n'apparaissant, dans certains cas, que plusieurs années après : surdité par lésion de l'oreille moyenne ou interne, paralysie des muscles de la face, méningite. Le traitement comprend des soins locaux (drainage, antibiotiques en prévention de la méningite). Une réparation chirurgicale est parfois possible pour le tympan, les osselets, l'oreille interne et le nerf facial.

## Rogers (Carl)

Psychopédagogue américain (Oak Park, Illinois, 1902 - La Jolla, Californie, 1987).

Il prôna une méthode psychothérapique originale mais critiquée, fondée sur l'écoute confiante et compréhensive du malade et une participation active du praticien sans la traditionnelle distanciation médicale et/ou psychanalytique.

## Rolando (scissure de)

Sillon profond du cortex cérébral, situé à la surface de chacun des hémisphères cérébraux et séparant le lobe frontal du lobe pariétal. (P.N.A. *sulcus centralis.*) SYN. *scissure centrale.*

Les scissures de Rolando partent du bord supérieur de chacun des deux hémisphères, un peu en arrière de son milieu, et se dirigent vers le bas, presque verticalement, un peu obliquement vers l'avant. Elles délimitent des zones spécialisées fonctionnellement : en arrière de chaque scissure se trouve l'aire somatosensitive (sensibilité consciente) du lobe pariétal ; en avant se trouve l'aire somatomotrice (motricité volontaire) du lobe frontal. Ces zones peuvent être explorées par scanner et par imagerie par résonance magnétique (I.R.M.).

**PATHOLOGIE**

Une affection, quelle qu'elle soit (tumeur, accident vasculaire, etc.), qui atteint une des scissures de Rolando se traduit par des signes moteurs (le plus souvent hémiplégie touchant le bras et la face ou paralysie d'un bras ou d'une jambe), sensitifs (anesthésie de la peau) et épileptiques, qui touchent la moitié du corps opposée au côté lésé. Les crises d'épilepsie, dites alors bravais-jacksoniennes, sont caractéristiques, consistant en secousses musculaires qui débutent à l'extrémité d'un membre et remontent vers l'épaule ou la hanche puis s'étendent à toute une moitié du corps.

## Romberg (signe de)

Perte de l'équilibre pouvant entraîner une chute, apparaissant ou s'accentuant lorsque le patient ferme les yeux.

Le signe de Romberg s'observe au cours de différentes maladies du système nerveux central. Il fait partie des troubles de la coordination des mouvements par atteinte de la sensibilité profonde et est causé par l'absence des perceptions qui informent normalement le cerveau sur la position des articulations et sur la tension musculaire.

### Signe de Romberg labyrinthique

Cette perte de l'équilibre est due à une atteinte de l'oreille interne (responsable de l'équilibre).

Le signe de Romberg labyrinthique est ainsi nommé par analogie avec le signe de Romberg. Dans ce cas, cependant, le sujet ne perd son équilibre que plusieurs secondes après avoir fermé les yeux, et le déséquilibre est latéralisé : le malade tend à tomber toujours du côté du vestibule atteint.

## Ronflement

Bruit respiratoire émis pendant le sommeil.

Tout obstacle entravant une bonne circulation de l'air entre le nez et le larynx peut être cause de ronflements : hypertrophie des amygdales ou des végétations, déviation de la cloison nasale, rhinite ou, plus fréquemment, anomalie anatomique des voies respiratoires, etc. Parfois, au cours d'un coma profond, un sujet peut respirer bruyamment et ronfler intensément : ce ronflement spécifique est nommé « stertor ». De plus, on distingue du ronflement ordinaire le ronflement avec apnée durant le sommeil.

### Ronflement ordinaire

Ce ronflement se traduit par un bruit d'intensité variable, mais parfois considérable, pouvant atteindre 80 décibels.

**TRAITEMENT**

On réussit parfois à diminuer la puissance du ronflement en évitant de se coucher sur le côté, ou surtout sur le dos, quand on s'endort ou quand on se réveille. On peut aussi obtenir une amélioration en maigrissant en cas de surcharge pondérale, en supprimant l'alcool et le tabac, en humidifiant l'atmosphère, en s'abstenant de prendre des somnifères. Dans les cas les plus gênants, seule la pharyngoplastie (ablation chirurgicale d'une partie du voile du palais) est efficace.

### Ronflement avec apnée durant le sommeil

Ce ronflement se caractérise par un bruit interrompu par de brefs arrêts respiratoires répétés, suivis par une reprise brusque de la respiration, qui provoquent le réveil.

**SYMPTÔMES ET SIGNES**

Le sujet peut ne garder aucun souvenir de ces réveils et n'avoir qu'une sensation de sommeil de mauvaise qualité. Il se plaint de maux de tête le matin, de difficultés à se concentrer, d'une somnolence pendant la journée. Au fil des ans, l'évolution peut se compliquer d'une insuffisance respiratoire

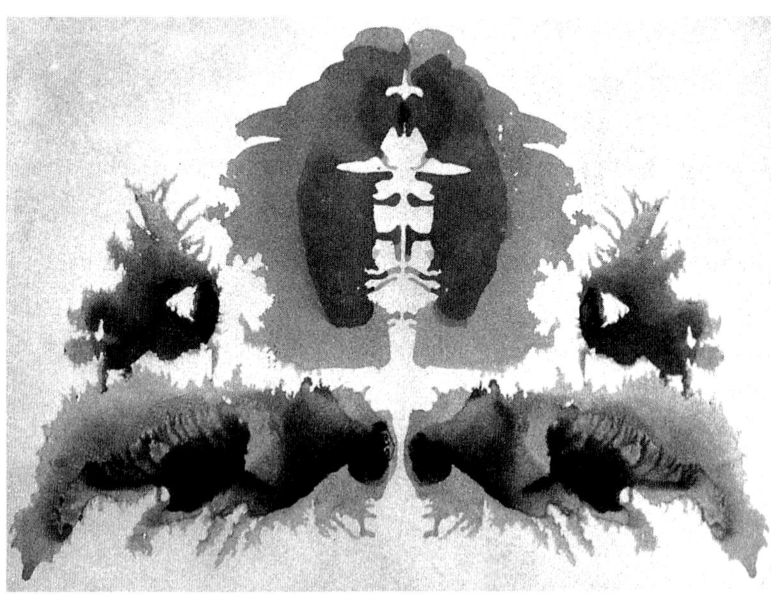

***Test de Rorschach.*** *Le sujet commente successivement 10 taches d'encre noire.*

chronique et de troubles cardiovasculaires (accident vasculaire cérébral, par exemple).

DIAGNOSTIC

Difficile à confirmer, il nécessite des enregistrements du rythme cardiaque et des mouvements respiratoires pendant le sommeil à l'aide de capteurs placés sur la peau, dans un centre spécialisé.

TRAITEMENT

Il est fondé sur la ventilation en pression positive : pendant la nuit, le patient porte un masque relié à un appareil qui fournit une pression d'air supérieure à la normale pour élargir les voies respiratoires. Parfois est pratiquée une septoplastie (intervention chirurgicale sur la cloison nasale), une pharyngoplastie (ablation chirurgicale d'une partie du voile du palais) ou une amygdalectomie (ablation des amygdales).

→ VOIR Apnée, Pickwick (syndrome de).

## Röntgen (Wilhelm Conrad)

Physicien allemand (Lennep 1845 - Munich 1923).

Il découvre en 1895 des rayons de nature inconnue pouvant pénétrer à travers des enceintes métalliques et produisant une ionisation de l'air. À l'aide de ces rayons, bientôt appelés rayons X, il réalise les premiers clichés des os à l'intérieur du corps humain. Le prix Nobel de physique lui est attribué en 1901 pour cette découverte, qui ouvre la voie à la radiologie et connaît une rapide diffusion à travers toute l'Europe.

## Rorschach (test de)

Test psychologique d'exploration de la personnalité fondé sur l'interprétation de dessins constitués de taches d'encre, le sujet étant invité à s'exprimer en laissant libre cours à ses associations d'idées.

Ce test, inspiré de la psychanalyse, a été créé en 1921 par le psychiatre suisse Hermann Rorschach (1884-1922). Il a suscité d'importants travaux de recherche et des essais de standardisation à l'usage des psychiatres et des psychologues (diagnostic, tests de sélection, etc.). L'interprétation des réponses permet en effet de préciser, de façon relativement fiable, la structure affective profonde du sujet.

## Rosacée

Maladie cutanée du visage associant une érythrose (rougeur de la peau), une couperose et des papulopustules (soulèvement de l'épiderme contenant un liquide purulent).

La rosacée, parfois appelée improprement acné rosacée, touche surtout la femme de 30 à 50 ans. Elle fait intervenir de multiples causes : facteur circulatoire local, endocrinien, digestif, nerveux et environnemental.

SYMPTÔMES ET SIGNES

Ils s'installent progressivement et débutent par une rougeur du visage, d'abord ponctuelle, favorisée par les émotions, les repas, l'exposition au soleil ou au froid, qui devient ensuite permanente. Dans un second temps apparaissent une couperose puis la rosacée proprement dite, qui consiste en l'éruption de petites papulopustules sur le nez, le front, les joues et le menton.

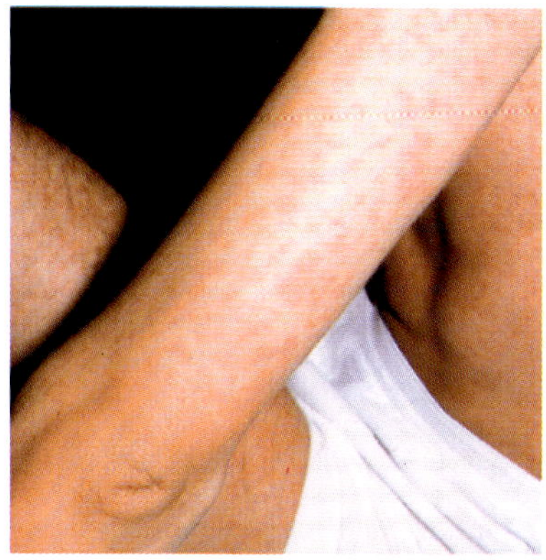

***Roséole.*** *L'éruption de multiples petites taches arrondies, rose très pâle, est parfois à la limite de la visibilité.*

TRAITEMENT

Il associe des soins locaux et généraux.

■ **Les soins locaux** consistent en nettoyage de la peau avec des produits doux, en pulvérisations d'eau minérale, en applications d'antiseptiques peu irritants ou d'antiparasitaires locaux (métronidazole) et en protection contre le soleil (crème de type écran total) et le froid (crème grasse).

■ **Le traitement général**, souvent indispensable, est fondé sur l'administration d'antibiotiques du groupe des tétracyclines. En cas d'échec, on a parfois recours à des antiparasitaires imidazolés (métronidazole), voire à des dérivés de la vitamine A (isotrétinoïne, formellement contre-indiquée en cas de grossesse).

D'autres traitements sont possibles : médicaments anxiolytiques ou antihistaminiques, correction d'un déséquilibre alimentaire, cures thermales, psychothérapie.

## Rose (tétanos céphalique de)

Tétanos généralisé au cours duquel on observe une paralysie faciale périphérique (due à l'atteinte du nerf facial par la toxine tétanique).

Le tétanos céphalique de Rose survient quand le bacille a pénétré, par une plaie située à la face, dans le territoire dépendant du nerf facial. La paralysie faciale n'affecte que le côté blessé du visage, sauf lorsque la plaie se situe au milieu de celui-ci (il y a alors une double paralysie faciale).

→ VOIR Tétanos.

## Roséole

Éruption cutanée de taches roses.

La roséole est un signe observé lors de différentes maladies infectieuses dues à des bactéries, comme la syphilis secondaire (deuxième phase de la syphilis non traitée), au cours de laquelle l'éruption peut prédominer sur le thorax, le cou (collier de Vénus) et l'abdomen, et la typhoïde, ou à des virus, comme la roséole infantile et le sida ; une autre cause possible est une intoxication par un médicament ; dans ce dernier cas, l'éruption peut s'associer à un prurit (démangeaisons).

La roséole consiste en petites taches planes, arrondies, souvent si pâles qu'elles sont à peine visibles. Le traitement est celui de la cause. L'éruption disparaît spontanément en un temps variable (de quelques jours à plusieurs mois) selon la maladie qui l'a provoquée.

## Roséole infantile

→ VOIR Exanthème subit.

## Rotavirus

Virus à A.R.N. de la famille des *Reoviridæ*, responsable de gastroentérites infectieuses chez l'enfant.

Les gastroentérites à rotavirus, fréquentes en hiver, ont une transmission orofécale (des fèces à la bouche par l'intermédiaire des mains). Elles ne requièrent pas de traitement spécifique, hormis une réhydratation et une correction de la diarrhée, le plus souvent simplement par une alimentation adaptée (riz, carottes). Un vaccin a été mis au point.

## Rotule

Os de forme triangulaire, qui participe à la constitution du squelette de la partie antérieure du genou et permet les mouvements de flexion-extension de l'articulation de celui-ci. (P.N.A. *patella*)

STRUCTURE

La rotule est un os superficiel, palpable sous la peau. Située entre le tendon du quadriceps en haut, qui la maintient en place, et le tendon rotulien en bas, qui la relie au tibia, elle s'articule en arrière avec l'extrémité inférieure du fémur (trochlée) pour former l'articulation fémoropatellaire.

PATHOLOGIE ET TRAUMATOLOGIE

■ **La fracture** est fréquente sur cet os exposé lors des chutes sur les genoux. En général, la fracture est déplacée en raison de l'action

ROTULE

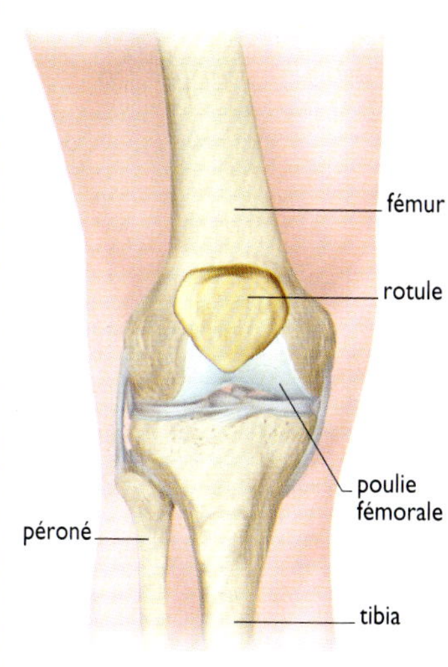

du quadriceps. Son traitement repose sur une ostéosynthèse, le plus souvent à foyer ouvert, et sur la fixation par des broches et un cerclage (système de haubans). Ensuite, la rééducation peut commencer, mais la marche normale ne sera pas autorisée avant 6 semaines. Au total, l'incapacité sera de 3 à 6 mois.

■ **Le syndrome fémoropatellaire**, fréquent, entraîne des douleurs, une difficulté à la station assise prolongée (genoux pliés) et à la descente des pentes et escaliers. Ce syndrome est parfois lié à une anomalie congénitale (dysplasie fémoropatellaire). Son traitement est médical et consiste en une rééducation. En cas de persistance des troubles, un geste chirurgical peut être proposé.

■ **La luxation** de la rotule peut être traumatique. Le plus souvent, elle se produit à la suite d'un mouvement pourtant réalisé sans effort particulier. La luxation est alors liée à des anomalies anatomiques (trochlée ou rotule, voire les deux). Chez les enfants, on observe parfois des formes extrêmes : la luxation est récidivante, voire habituelle (la rotule restant alors le plus souvent luxée), ou même permanente. Dans ces derniers cas, une intervention chirurgicale est indiquée.

■ **Chez les personnes souffrant d'arthrose**, on peut observer des atteintes isolées de l'articulation fémoropatellaire. Le traitement peut faire appel aux transpositions de la tubérosité tibiale ou à des prothèses fémoropatellaires.

→ VOIR **Genou, Syndrome rotulien.**

## Rougeole

Maladie éruptive contagieuse touchant surtout les enfants et due au virus morbilleux, du genre *Paramyxovirus*.

La rougeole est une maladie infectieuse de l'enfance. En Afrique, la rougeole est l'une des principales causes de mortalité chez les enfants de moins de 4 ans. En Europe et aux États-Unis, la rougeole est en voie d'éradication grâce à la vaccination systématique des petits enfants.

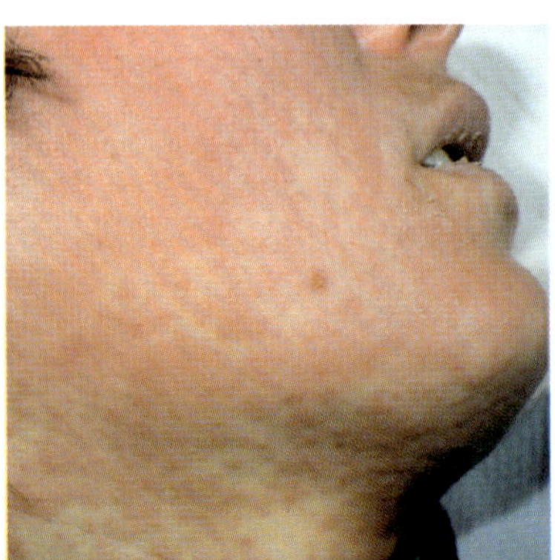

***Rougeole.*** *L'éruption débute le plus souvent sur le visage et sur le cou sous forme de taches rouges légèrement en relief.*

**CAUSES**

Le virus de la rougeole n'infecte que l'homme, et n'a pas de réservoir animal. Il se transmet de manière directe, pénétrant dans l'organisme par les voies respiratoires ou par les yeux (conjonctive), lors de la toux ou de l'éternuement d'un sujet atteint.

C'est une maladie très contagieuse durant la période d'incubation (installation du virus dans l'organisme), qui dure environ 10 jours, et pendant la période d'invasion (déclenchement de la maladie), d'une durée de 4 jours.

**SYMPTÔMES ET SIGNES**

La maladie se déclenche brutalement par une fièvre élevée, une rhinite (inflammation de la muqueuse des fosses nasales) et une conjonctivite (inflammation de la conjonctive) avec écoulement (catarrhe oculonasal) et toux. Le visage est bouffi ; l'intérieur de la bouche est le siège d'un énanthème (éruption muqueuse) caractéristique de la maladie et appelé signe de Koplik (semis de points blanchâtres à la face interne des joues). À ces signes succède une éruption cutanée de macules rouges, qui débute sur la face et s'étend rapidement à tout le corps. Les macules peuvent confluer en grandes plaques rouges. La fièvre et l'éruption régressent en moins d'une semaine mais la toux peut persister une à deux semaines.

**COMPLICATIONS**

La plus dangereuse est la laryngite précoce, dite striduleuse (l'enfant émettant un sifflement aigu en respirant), qui entraîne une difficulté à inspirer pouvant aller jusqu'à l'asphyxie. Les plus fréquentes sont les surinfections respiratoires : rhinite purulente, pharyngite, otite ou bronchite. Des complications neurologiques (encéphalite) sont également possibles mais rares.

**TRAITEMENT**

Il fait appel au repos, aux médicaments diminuant la fièvre et calmant la toux et à la désinfection des voies respiratoires et des yeux (antiseptiques et antibiotiques).

**ÉVOLUTION ET PRÉVENTION**

La rougeole ne survient qu'exceptionnellement une seconde fois, l'infection par le virus conférant une immunité durable et permanente contre cette maladie.

La prévention de la rougeole repose essentiellement sur la vaccination. Le vaccin est généralement injecté en association avec ceux de la rubéole et des oreillons (vaccin R.O.R.). La vaccination est recommandée pour tous les enfants à l'âge de 12 mois (ou plus tôt si l'enfant vit en collectivité), avec un rappel à l'âge de 5-6 ans.

## Rouget du porc

→ VOIR **Érysipéloïde.**

## Roulement

Souffle diastolique pathologique (perçu pendant le temps de relaxation du cœur) existant lors d'un rétrécissement de la valvule mitrale ou, beaucoup plus rarement, de la valvule tricuspide.

Le roulement est provoqué par les vibrations du sang dans la colonne sanguine, elles-mêmes engendrées par le rétrécissement de la valvule.

→ VOIR **Rétrécissement valvulaire.**

## Roux (Émile)

Bactériologiste français (Confolens 1853-Paris 1933).

Collaborateur de Pasteur, avec qui il travailla sur le choléra des poules, la rage et la vaccination préventive, il fut l'un de ses plus brillants continuateurs. Il découvrit avec Yersin la toxine diphtérique et mit au point un sérum antidiphtérique ainsi qu'un sérum contre le choléra. Il dirigea l'Institut Pasteur de 1904 à sa mort.

## RU 486

→ VOIR **Mifépristone.**

## Rubéfaction

Rougeur de la peau due à une congestion passagère.

Une rubéfaction peut être provoquée par des médicaments rubéfiants, par exemple par des cataplasmes à la farine de moutarde.

## Rubéole

Maladie éruptive contagieuse due à un virus à A.R.N. du genre *Rubivirus* (famille des *Togaviridæ*), touchant surtout l'enfant et l'adolescent.

Les malformations qui peuvent toucher le fœtus, lorsque la rubéole atteint une femme au cours de ses quatre premiers mois de grossesse, font toute la gravité de la maladie.

**CONTAMINATION**

La rubéole est une maladie strictement humaine. Le virus pénètre dans l'organisme par les voies respiratoires. La maladie est très contagieuse pendant les quelques jours qui précèdent l'apparition des signes et pendant toute la durée de ceux-ci.

**SYMPTÔMES ET SIGNES**

L'incubation silencieuse (sans signes apparents) du virus dure une quinzaine de jours. L'éruption cutanée maculopapuleuse (petites taches rosées légèrement surélevées), caractéristique de la maladie, débute à la face, s'étend ensuite à tout le corps, principalement au thorax et aux membres supérieurs, et peut prendre un aspect scarlatiniforme (peau entièrement rouge). L'éruption s'associe parfois à une légère angine. Ces signes disparaissent au bout du troisième jour. Les formes atypiques de la maladie (absence d'éruption cutanée) sont les plus fréquentes.

**COMPLICATIONS**

Chez l'adolescent ou l'adulte, la rubéole peut être plus grave que chez l'enfant et entraîner des maux de tête, une fièvre et une polyarthrite (inflammation de plusieurs articulations), régressant en une dizaine de jours. Un purpura thrombopénique (affection caractérisée par l'apparition d'hématomes punctiformes), une hépatite ou une méningoencéphalite sont également possibles. Avec la généralisation de la vaccination chez l'enfant, ces formes de complications apparaissent plus fréquemment chez l'adulte.

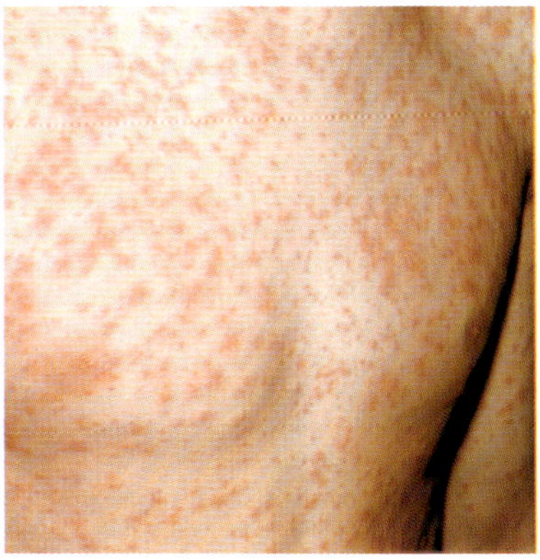

***Rubéole.*** *De petites taches roses, faisant parfois légèrement saillie, se généralisent à la presque totalité du corps.*

**DIAGNOSTIC ET TRAITEMENT**

Le diagnostic de la rubéole repose sur la mise en évidence dans le sang d'anticorps spécifiques. Il n'existe pas de traitement de la maladie ; des médicaments (paracétamol) peuvent être administrés en cas de fièvre. La rubéole ne peut pas survenir une seconde fois, l'infection par le virus conférant une immunité complète et durable.

**PRÉVENTION**

Elle repose essentiellement sur la vaccination. Le vaccin est le plus souvent associé à ceux de la rougeole et des oreillons (vaccin R.O.R.) et est administré vers l'âge de 12 mois avec un rappel entre 3 et 6 ans. Il est préconisé aux adolescentes non immunisées.

**RUBÉOLE DE LA FEMME ENCEINTE**

Chez la femme enceinte non immunisée, une rubéole survenant dans les quatre premiers mois de la grossesse peut être à l'origine de malformations congénitales ou d'une fœtopathie évolutive. Celle-ci traduit l'infection d'organes déjà formés, infection diffuse et massive qui persiste au-delà de la naissance. Si la fœtopathie peut régresser, les malformations, en revanche, sont définitives.

Le fœtus est contaminé par l'intermédiaire du trophoblaste puis du placenta. Les malformations concernent les yeux (cataracte, microphtalmie), le système auditif (surdité), le système cardiorespiratoire (persistance du canal artériel, sténose pulmonaire) ou le système nerveux (microcéphalie, retard mental). Ces anomalies ne sont pas toujours décelées à la naissance et peuvent donc se manifester bien après, ce qui justifie une surveillance pendant les premières années de la vie. La rubéole évolutive entraîne aussi un retard de croissance intra-utérin, avec faible poids à la naissance et difficultés de développement ultérieur, ou une atteinte polyviscérale. Les décès (environ 20 % des enfants contaminés meurent dans les premières années de la vie) et les retards psychomoteurs sont fréquents. Une rubéole diagnostiquée dans le premier trimestre de la grossesse peut faire envisager un avortement thérapeutique s'il est démontré, en réalisant une ponction de sang fœtal ou une échographie, que le fœtus est atteint.

La recherche de l'infection par le virus de la rubéole, par réaction sérologique, doit être effectuée chez toutes les femmes enceintes non immunisées chaque mois pendant les quatre premiers mois de grossesse. En outre, celles-ci doivent éviter tout contact avec des personnes contagieuses - en particulier avec des enfants. La vaccination des jeunes femmes non immunisées est une priorité. Cependant, elle ne doit pas être réalisée pendant la grossesse car il s'agit d'un vaccin vivant, potentiellement tératogène. Si, par mégarde, la vaccination était effectuée pendant une grossesse non connue, elle ne justifie pas, à elle seule, une interruption de grossesse.

## Rugine

Instrument tranchant, servant à dénuder l'os de la membrane qui l'entoure, le périoste, et de ses attaches musculaires.

Une rugine permet de dégager un foyer osseux de fracture pour en pratiquer la réduction par ostéosynthèse.

## Rupture tendineuse

Déchirure d'un tendon.

Il faut différencier la rupture d'un tendon à la suite d'une plaie (éclat de verre, couteau) de la rupture sans plaie. Cette dernière peut être la conséquence d'un effort brutal chez un sportif : par exemple, rupture du tendon d'Achille au cours d'un saut ou encore du tendon fléchisseur chez un alpiniste. La rupture tendineuse intervient le plus souvent chez une personne présentant des causes favorisantes : rhumatismes, goutte, prise de corticoïdes ou d'antibiotiques de la classe des fluoroquinolones. Elle peut également apparaître comme une maladie professionnelle chez un sujet effectuant des gestes répétitifs dans son travail. Il peut s'agir, selon la localisation, d'une rupture de la coiffe des rotateurs, du tendon du biceps, du tendon d'Achille, du tendon du quadriceps, du long extenseur du pouce, etc.

**SYMPTÔMES ET TRAITEMENT**

Une rupture tendineuse se traduit par une douleur violente et une impotence de la région mobilisée par le tendon. La conduite thérapeutique dépend du contexte et du siège de la lésion. Un tendon d'Achille est le plus souvent réparé par chirurgie, notamment chez un sportif (bien qu'une cicatrisation soit possible après une période d'immobilisation). Ces ruptures tendineuses sont graves : elles peuvent compromettre durablement la fonction atteinte en l'absence d'un traitement adapté. Dans tous les cas, l'activité sportive ne peut pas être reprise avant six mois.

## Rutoside

Médicament veinotonique et vasculoprotecteur (utilisé dans le traitement des troubles des veines et des capillaires). SYN. *rutide.*

Les rutosides sont des substances d'origine végétale également appelées flavonoïdes, ou vitamine P. Ils sont employés par voie orale contre les symptômes des varices des jambes (lourdeurs, crampes), ceux des hémorroïdes (surtout dans les crises aiguës douloureuses) et ceux de la fragilité capillaire (tendance aux ecchymoses, aux saignements de nez, etc.). Les effets indésirables sont quasiment inexistants : chez certains sujets, on peut noter quelques rares troubles digestifs bénins.

## Rythme (trouble du)

→ VOIR Arythmie cardiaque.

## Rythmologie interventionnelle

→ VOIR Cardiologie interventionnelle.

# S

## Sabouraud (milieu de)

Milieu de culture, consistant en une gélose peptonée (adjonction de protéines) et sucrée, utilisé pour isoler et cultiver des champignons microscopiques responsables de mycoses chez l'homme.

Ce milieu est ensemencé avec un prélèvement effectué sur le patient afin de rechercher le micro-organisme en cause. On y adjoint un ou plusieurs antibiotiques antibactériens (tifomycine) ainsi qu'un produit spécifique, l'actidione, pour empêcher la pousse de bactéries et de champignons saprophytes (n'induisant pas de maladie chez l'homme), qui viendraient perturber celle du champignon cultivé. La culture de certains champignons nécessite un appauvrissement (diminution des glucides et peptides) ou, au contraire, un enrichissement (adjonction de sang, par exemple) du milieu.

## Saburral

Qualifie une langue recouverte d'un enduit blanchâtre, la saburre.

Une langue saburrale accompagne un certain nombre de maladies digestives associant infection et troubles digestifs, comme l'appendicite. Elle s'observe également au lendemain d'excès alimentaires ou de boisson et peut même exister en dehors de toute maladie. Quand il s'agit d'un phénomène isolé, la langue saburrale n'appelle aucune investigation.

## Saccharine

Substance synthétique sans valeur nutritive, utilisée en remplacement du saccharose pour édulcorer les médicaments et les aliments.
→ VOIR **Édulcorant.**

## Saccoradiculographie

Examen de radiologie conventionnelle du contenu du canal rachidien par voie lombaire, explorant la terminaison de la moelle épinière, les racines nerveuses qui en sont issues et le cul-de-sac méningé. SYN. *myélographie dorsolombaire, radiculographie lombaire.*

La saccoradiculographie est une forme de myélographie.

**INDICATIONS**

La saccoradiculographie est un examen à visée préopératoire, indiqué dans certains cas de sciatique, de compression médullaire ou de syndrome dit « de la queue de cheval ». Elle est aujourd'hui largement remplacée dans ses indications par le scanner à rayons X (pour les sciatiques) et par l'imagerie par résonance magnétique (I.R.M.) pour l'exploration de la moelle épinière. Cette technique reste cependant un examen classique, permettant une analyse du liquide cérébrospinal (sa réalisation impliquant une ponction lombaire), en même temps que l'acquisition d'images de qualité du contenu du canal rachidien ; elle est en outre le seul examen réalisable chez le sujet en position debout, qui est la posture dans laquelle les phénomènes douloureux sont les plus patents.

**CONTRE-INDICATIONS**

Ce sont celles de la ponction lombaire (notamment l'hypertension intracrânienne), auxquelles s'ajoutent l'allergie à l'iode, ainsi que la grossesse (du fait de l'exposition aux rayons X).

**PRÉPARATION ET DÉROULEMENT**

Une saccoradiculographie demande une hospitalisation de 48 heures. Dans un premier temps, une série de clichés simples de la colonne vertébrale est réalisée. Une ponction lombaire est ensuite pratiquée, le patient étant en position assise, ou couché sur le côté. L'aiguille est insérée entre deux vertèbres, et amenée jusqu'au sac dural. Un prélèvement de liquide cérébrospinal est réalisé, à fin d'analyses. Un produit de contraste iodé particulier, dit myélographique, est ensuite injecté par la même voie ; il permet d'opacifier le liquide cérébrospinal qui circule dans l'espace sous-arachnoïdien. Cette injection est indolore.

Plusieurs séries de clichés sont alors prises : en position assise ou semi-inclinée tout d'abord, afin d'étudier le cul-de-sac méningé, les racines du sciatique, les vertèbres et les disques. Une autre série est réalisée en position debout. L'exploration de la moelle épinière (myélographie) est enfin réalisée en plaçant le patient en position couchée et inclinée, la tête vers le bas, le produit de contraste progressant ainsi par gravité dans l'ensemble du canal rachidien ; des précautions sont prises pour éviter qu'il ne diffuse dans la tête. Les résultats sont connus dès que les clichés sont développés.

Quand l'examen est terminé, le patient doit rester au lit, en position semi-assise et la tête haute, pendant 12 heures, pour éviter la diffusion du produit de contraste dans la tête, ce qui causerait nausées et céphalées. Durant ce temps, il reste sous surveillance médicale et doit boire beaucoup d'eau pour prévenir les maux de tête. Un médicament calmant lui est souvent prescrit.

**EFFETS SECONDAIRES**

Ce sont principalement ceux de la ponction lombaire : maux de tête (surtout en position debout), nausées et parfois vomissements. Le produit de contraste est généralement bien toléré ; sa diffusion dans la tête accentue les risques d'intolérance, et peut entraîner des signes neurologiques transitoires.
→ VOIR **Myélographie.**

## Sacralgie

Douleur de la région sacrée.

Une sacralgie peut avoir différentes causes : atteinte de l'os du sacrum (fracture, fissure de fatigue, tumeur osseuse bénigne ou maligne, ostéomalacie) ; compression des racines nerveuses sacrées (qui sortent du canal rachidien par les trous sacrés) par des tumeurs de voisinage (kystes arachnoïdiens, tumeur osseuse) ; localisation d'une arthrite (spondylarthrite ankylosante, par exemple) à l'articulation sacro-iliaque ou irradiation vers la région sacrée d'une douleur lombaire (hernie discale) ou provenant du petit bassin (tumeur).

## Sacralisation

Malformation mineure de la jonction entre rachis lombaire et sacrum dans laquelle la dernière vertèbre lombaire est soudée à la première vertèbre du sacrum.

À l'inverse, la lombalisation caractérise l'individualisation de la première vertèbre sacrée, réalisant une vertèbre libre supplémentaire.

La sacralisation peut être partielle ou totale, unilatérale (c'est-à-dire toucher la moitié droite ou gauche de la vertèbre : on parle alors d'hémisacralisation) ou bilatérale. Elle peut s'associer à une autre anomalie rachidienne, le plus souvent un spina-bifida occulta (petite ouverture vertébrale postérieure sans conséquence clinique). La sacralisation est une malformation fréquente qui ne se traduit habituellement par aucun symptôme. Elle favoriserait une usure plus précoce du disque intervertébral sus-jacent.

## Sacro-iliite

Arthrite de l'articulation sacro-iliaque. SYN. *sacrocoxite.*

Une sacro-iliite peut être d'origine infectieuse (germes courants, tuberculose) ou inflammatoire ; elle est alors bilatérale et caractérise la spondylarthrite ankylosante. Elle entraîne des douleurs fessières, dites à bascule (affectant tantôt le côté droit, tantôt le côté gauche), qui irradient vers la face postérieure de la cuisse. Le traitement d'une sacro-iliite est fonction de sa cause.

## Sacrum

Os constitué par la soudure des cinq vertèbres sacrées, qui réunit le rachis au bassin. (P.N.A. *sacrum*)

**STRUCTURE**

Le sacrum s'articule latéralement avec les os iliaques (articulation sacro-iliaque) et, par une facette appelée auricule située sur sa face supérieure, avec la dernière vertèbre lombaire du rachis (articulation lombosacrée). Son extrémité inférieure s'articule avec le coccyx (articulation sacrococcygienne). Il est percé de trous, les trous sacrés, qui donnent passage aux nerfs sacrés.

**PATHOLOGIE**

■ Une anomalie de position ou de forme du sacrum, chez la femme, peut avoir une incidence importante sur le déroulement de l'accouchement, surtout si l'enfant se présente par le siège. Ainsi, une césarienne peut être indiquée en cas de présentation par le siège lorsque cet os est anormalement plat ou en forme d'hameçon.

■ Les fractures du sacrum sont rares ; elles n'entraînent pratiquement jamais de déplacement osseux mais se compliquent souvent de lésions du plexus sacré.

■ La lombalisation est une anomalie congénitale de la première vertèbre sacrée, qui, au lieu d'être normalement soudée aux quatre autres vertèbres qui forment le sacrum, s'en trouve séparée et constitue une vertèbre libre supplémentaire.

■ Les tumeurs sacrococcygiennes sont congénitales mais peuvent ne se révéler qu'à l'âge adulte. Chez le nouveau-né et le nourrisson, elles sont dénommées tératomes. Ces tumeurs peuvent être bénignes ou malignes, formées de tissu épidermoïde, osseux, muqueux ou nerveux ; chez l'adulte, il s'agit de tumeurs parfois malignes, appelées chordomes.

SACRUM

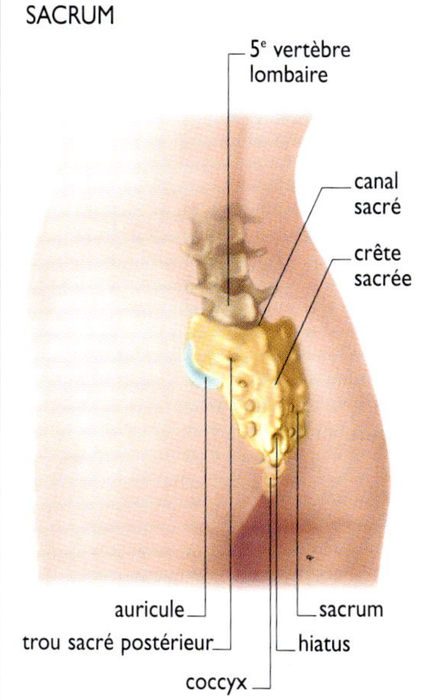


## Sadisme

Perversion qui consiste à chercher le plaisir dans la domination et la souffrance (physique ou morale) d'autrui.
→ VOIR Sadomasochisme.

## Sadomasochisme

Obtention du plaisir sexuel par le biais de la souffrance (physique ou morale).

On ne parle de sadomasochisme que lorsqu'une relation conduit systématiquement l'un des partenaires à exprimer un désir de soumission (masochisme) et l'autre à le satisfaire par la domination (sadisme). Bien qu'il s'agisse d'une forme régressive d'échange amoureux, les sexologues ne voient qu'un intérêt relatif à vouloir guérir, au nom de la « normalité », un état de fait dans lequel le couple trouve son équilibre.

Il n'en va pas de même du sadisme pathologique (agression, viol, etc.), qui relève d'un désordre grave de la personnalité. Certains malades, dont la structure mentale est de type névrotique, sont susceptibles de s'améliorer. D'autres, d'une immaturité affective profonde, sont incapables de contrôler leurs pulsions agressives et nécessitent un suivi médical régulier.

## Sage-femme

Professionnel de la santé ayant pour rôle la surveillance, les soins et le conseil des femmes tout au long de leur grossesse, pendant l'accouchement et dans les suites de couches.

Le diplôme de sage-femme est obtenu, selon les pays, au terme d'une formation spécifique ou d'études d'infirmière spécialisée. Le rôle de la sage-femme consiste essentiellement à effectuer les examens nécessaires pendant la grossesse, à surveiller le déroulement de l'accouchement et à pratiquer les soins avant et après l'accouchement. Dans certains pays (la Belgique, la Suisse, la France par exemple), la sage-femme est habilitée à pratiquer seule les accouchements (y compris les épisiotomies), sauf dans les cas de dystocie (accouchement difficile nécessitant, par exemple, une césarienne ou un forceps), pour lesquels elle doit faire appel à un médecin obstétricien. Pendant la grossesse, la sage-femme peut également assurer la préparation à l'accouchement en proposant diverses méthodes : préparation « classique » à l'accouchement sans douleur, sophrologie (méthode aidant à surmonter les sensations douloureuses par la relaxation), préparation aquatique à la maternité (exercices de relaxation et de respiration pratiqués en piscine), haptonomie (science qui permet, par le contact psycho-tactile, d'établir des relations affectives entre père, mère et enfant, dès l'aube de la vie prénatale), etc.

La sage-femme peut exercer en hôpital, en clinique privée ou de façon libérale.

## Saignée

Méthode thérapeutique consistant à retirer une certaine quantité de sang de l'organisme.

Autrefois, la saignée était très utilisée et elle représentait une des rares thérapeutiques existantes. Aujourd'hui, elle est parfois employée en cas d'hypervolémie (augmentation du volume sanguin circulant) ou dans le traitement de fond des polyglobulies, en particulier dans celui de l'insuffisance respiratoire chronique, affection au cours de laquelle l'organisme compense l'insuffisance respiratoire en fabriquant davantage de globules rouges, qui finissent par provoquer une augmentation anormale de la viscosité du sang : la saignée sert alors à diminuer le nombre des globules rouges.

Dans certains cas, la saignée constitue le premier temps d'une hémodilution, méthode consistant à remplacer volume pour volume une certaine quantité de sang par un équivalent du plasma pour réduire l'hyperviscosité sanguine lorsqu'elle a été responsable de troubles circulatoires (occlusions veineuses de la rétine, par exemple). Chez un patient devant subir une intervention particulièrement hémorragique, elle permet de constituer une réserve de son propre sang.

**DÉROULEMENT**

Une saignée se pratique dans une artère ou, de la même façon qu'une prise de sang, dans une veine de l'avant-bras : elle est alors dite générale. Lorsque le sang provient des capillaires (saignée par ventouses, scarifications, sangsues), elle est dite locale. Selon les cas, on prélève de 250 à 500 millilitres de sang, en une seule fois ou en plusieurs séances espacées de 24 à 48 heures.
→ VOIR Hémodilution.

## Saignement de nez

→ VOIR Épistaxis.

## Saint-Guy (danse de)

Mouvements brusques du visage et des membres, propres à la chorée de Sydenham.
→ VOIR Sydenham (chorée de).

## Salivaire (glande)

Organe constitué d'une multitude de cellules spécialisées dont la fonction est de sécréter la salive et de la libérer dans la cavité buccale.

Les glandes salivaires sont des glandes exocrines (déversant leur sécrétion vers l'extérieur du corps), qui comprennent deux glandes parotides, deux glandes sous-maxillaires, une glande sublinguale et de nombreuses glandes accessoires.

■ Les glandes parotides, situées derrière la branche montante du maxillaire inférieur, sont les plus volumineuses des glandes salivaires. Traversées par le nerf facial, elles rejettent la salive dans le canal de Sténon, qui s'ouvre à la face interne de la joue, en regard de la première molaire supérieure ;
- les oreillons provoquent une augmentation de volume des glandes parotides, qui deviennent visibles et palpables ;
- l'adénome pléiomorphe est une tumeur bénigne de la parotide, qui augmente de volume jusqu'à déformer le visage ; le traitement consiste à retirer chirurgicalement toute la glande, intervention rendue délicate par la nécessité de respecter le nerf facial et ses branches ;

- le syndrome de Gougerot-Sjögren peut également provoquer une augmentation de volume de la parotide.

■ **Les glandes sous-maxillaires,** situées dans le plancher de la bouche, rejettent la salive dans le canal de Wharton, qui s'ouvre sous la langue en regard des incisives inférieures ;

- la lithiase du canal de Wharton est la formation d'un calcul, par précipitation de sels de calcium, obstruant le canal. Au cours d'un repas, la glande atteinte est stimulée mais ne peut rejeter la salive, ce qui provoque son gonflement ou une douleur, les symptômes disparaissant entre les repas. Il arrive que le calcul s'expulse spontanément ; il peut aussi devoir être extrait chirurgicalement.

■ **La glande sublinguale** est une glande médiane, localisée dans le plancher de la bouche et comportant deux canaux excréteurs, les canaux de Rivinus et de Walther.

■ **Les glandes salivaires accessoires** se situent dans la muqueuse des lèvres. Elles peuvent faire l'objet d'une biopsie pour confirmer le diagnostic d'une sarcoïdose ou d'un syndrome de Gougerot-Sjögren.

## Salive

Liquide physiologique sécrété dans la cavité buccale par les glandes salivaires (parotides, sous-maxillaires, sub-linguale).

#### STRUCTURE ET FONCTION

La salive contient de l'eau, des électrolytes (sodium, chlore, potassium), du mucus ainsi qu'une enzyme digestive, la ptyaline, responsable de la transformation de l'amidon en maltose. Sa principale fonction est d'humecter les muqueuses de la bouche (langue, joues, pharynx), facilitant ainsi la phonation, la mastication et la déglutition. La salive possède également un rôle antiseptique. Le volume de la sécrétion (de 0,7 à 1 litre par jour) et sa concentration sont régulés par l'activité des nerfs sympathiques et parasympathiques. Continuellement sécrétée, la salive est déglutie une à trois fois par minute en dehors des repas ; au cours de ceux-ci, sa sécrétion est renforcée.

#### EXAMENS

Nombre de substances naturelles (hormones), de médicaments (stupéfiants, par exemple) ou de toxiques (plomb, mercure) sont éliminés par la salive ; il est possible de les doser en faisant l'analyse de celle-ci.

#### PATHOLOGIE

La diminution du flux salivaire, lequel protège la muqueuse œsophagienne, se traduit par une sensation de « bouche sèche ». Cette sensation peut être due aux émotions, à la prise de certains médicaments (atropine) ou à des maladies (syndrome de Gougerot-Sjögren). On y remédie par la vaporisation de liquides de substitution. Une production trop importante de salive, ou hypersialorrhée, peut être notamment liée à une affection dentaire (carie, gingivite, ulcère buccal) ou à une maladie neurologique (maladie de Parkinson, rage).

## Salk (Jonas Edward)

Bactériologiste américain (New York 1914 - La Jolla 1995).

Il entama en 1947 des recherches sur la poliomyélite et démontra que le virus tué ne déclenchait pas la poliomyélite, mais entraînait la formation d'anticorps : le vaccin antipoliomyélitique qu'il mit au point en 1953 contribua à un recul très important de cette maladie.

## Salle d'opération

Local où s'effectuent les interventions chirurgicales.

La salle d'opération est l'un des locaux du bloc opératoire. Elle peut être affectée soit à un type général d'intervention (par exemple les interventions comportant un risque infectieux), soit à une spécialité (chirurgie viscérale, chirurgie cardiaque, etc.).

→ VOIR **Bloc opératoire.**

## Salmonellose

Maladie infectieuse due à une salmonelle, bactérie à Gram négatif qui infecte le tube digestif des vertébrés.

#### CAUSES

Les salmonelloses, dont il existe de nombreuses variétés, sont transmises par voie digestive (toxi-infection alimentaire) soit par ingestion d'eau - provenant souvent d'un puits -, soit par ingestion d'aliments contenant la bactérie (fruits de mer crus ou insuffisamment cuits, lait, œufs, viande, volailles). Dans certains cas, la bactérie est transportée sur la nourriture par l'intermédiaire de mouches, à partir de matières fécales infectées ; la nourriture peut également être infectée lorsqu'elle est manipulée par des porteurs du germe.

Les salmonelloses frappent des individus par cas isolés ou prennent la forme d'épidémies, en particulier dans les collectivités (cantines, foyers, hôpitaux). Il existe des porteurs sains (porteurs du germe ne développant pas la maladie) de salmonelles.

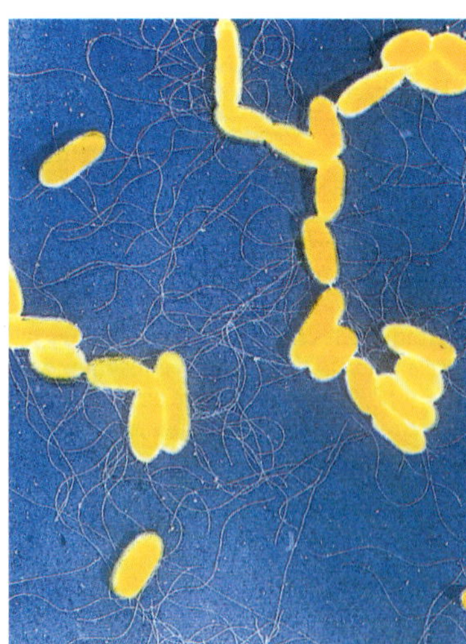

***Salmonellose.*** *Les salmonelles (bactéries allongées en forme de bâtonnet) peuvent provoquer divers troubles digestifs : gastroentérites, diarrhées, etc.*

#### SYMPTÔMES ET SIGNES

Ils varient selon le germe responsable : gastroentérite fébrile, survenant de 24 à 48 heures après l'ingestion de l'aliment contaminé et responsable de diarrhées et de vomissements, ou infection généralisée (fièvres typhoïde et paratyphoïde, respectivement dues à *Salmonella typhi* et *Salmonella paratyphi*). Chez les malades aux défenses immunitaires affaiblies, des septicémies, compliquées d'infections pulmonaires, méningées, urinaires ou osseuses, peuvent survenir.

#### TRAITEMENT ET PRÉVENTION

Le traitement consiste à administrer des antibiotiques ; les porteurs sains doivent également être traités.

La prévention nécessite le contrôle bactériologique des denrées alimentaires et des eaux de boisson ainsi que le dépistage et l'éviction des collectivités des porteurs du microbe. Dans les pays où les contrôles sanitaires sont insuffisants, l'ingestion de certains aliments, lorsqu'ils sont crus ou peu cuits (notamment crustacés, lait et glaces), est déconseillée.

## Salpingectomie

Ablation chirurgicale d'une trompe utérine ou des deux.

Une salpingectomie est indiquée dans le traitement d'une infection des trompes (hydrosalpinx, ou accumulation de sérum dans la trompe ; pyosalpinx, ou accumulation de pus dans la trompe) ou pour traiter une grossesse extra-utérine tubaire. Elle peut être pratiquée par laparotomie (ouverture chirurgicale de l'abdomen) ou par cœliochirurgie (introduction d'instruments par une petite incision abdominale). L'anesthésie est toujours générale et l'hospitalisation varie entre 4 et 7 jours, dans le premier cas, et entre 24 et 72 heures dans le second.

Une salpingectomie d'une trompe n'entrave en aucune façon la fertilité de la femme si l'autre trompe est fonctionnelle ; en revanche, une salpingectomie des deux trompes entraîne une stérilité définitive.

## Salpingite

Inflammation d'une trompe utérine ou des deux.

#### CAUSES ET SYMPTÔMES

L'origine d'une salpingite est infectieuse, les germes responsables étant ceux des maladies sexuellement transmissibles (chlamydia, gonocoque, mycoplasme). Cette inflammation se manifeste en général par des douleurs pelviennes, des saignements vaginaux, une fièvre plus ou moins élevée, des pertes vaginales anormales ; parfois, cependant, elle ne se traduit par aucun signe et est découverte au cours d'un examen motivé par une stérilité. L'inflammation peut s'étendre aux organes voisins : vagin, paramètres (membranes de soutien situées de part et d'autre de l'utérus), ovaires. La salpingite aiguë est une urgence thérapeutique car du bon fonctionnement des trompes dépend la fécondité de la femme. En effet, lorsqu'elle n'est pas traitée, une salpingite risque d'entraîner une obstruction tubaire responsable d'une stérilité définitive.

## SANG

**Le sang est un liquide rouge et visqueux circulant dans les vaisseaux (artères et veines) pour irriguer les tissus de l'organisme. Il comprend deux parties : une partie liquide, le plasma, et des éléments figurés, hématies, leucocytes et plaquettes. Les hématies assurent le transport de l'oxygène et du gaz carbonique ; les leucocytes interviennent dans la défense anti-infectieuse (polynucléaires) et immunitaire (lymphocytes) ; les plaquettes, dans la coagulation.**

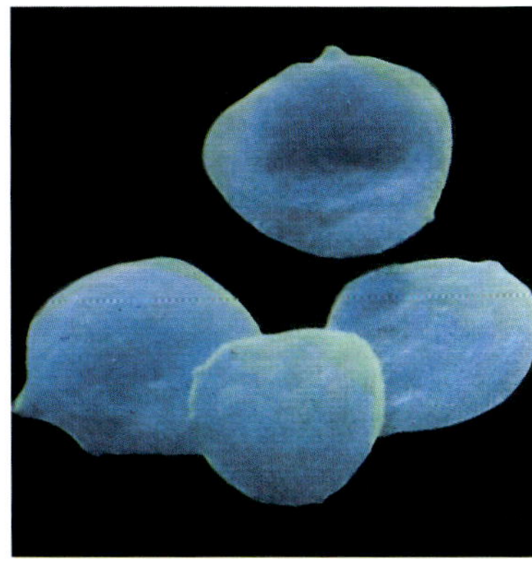

*Les plaquettes non activées du sang circulant ont la forme d'un disque.*

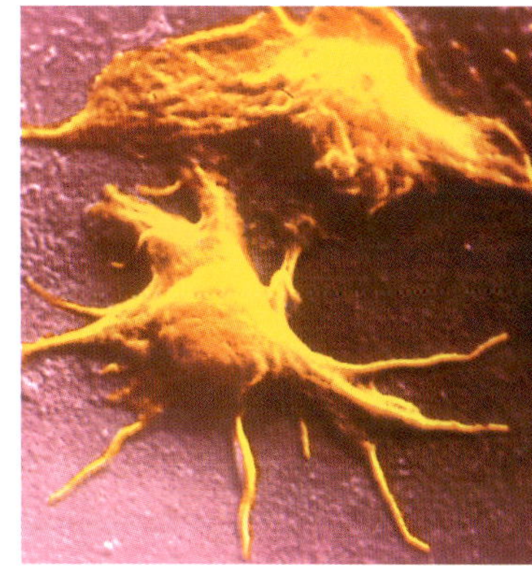

*Les plaquettes, activées par la lésion d'un vaisseau, libèrent leur contenu.*

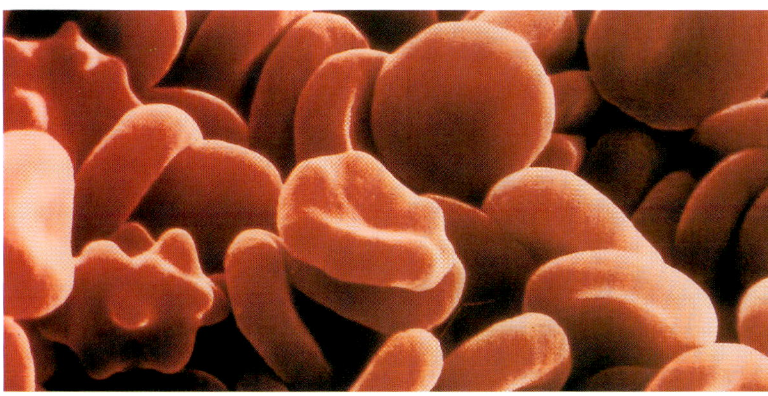

*Les globules rouges sont des cellules dépourvues de noyau, à l'aspect d'un disque déprimé au centre. Ils doivent leur coloration à l'hémoglobine qu'ils contiennent.*

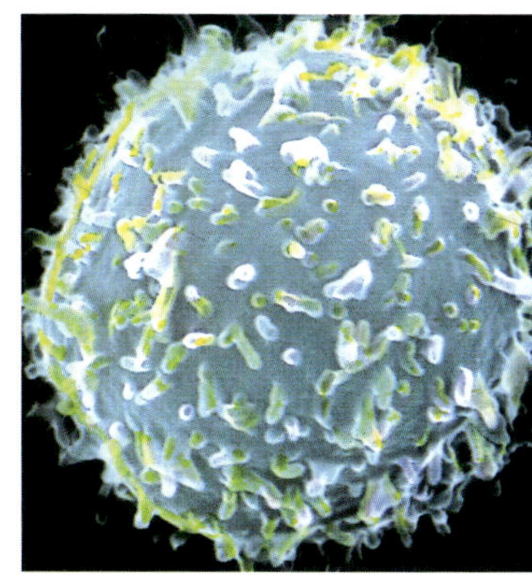

*Les lymphocytes T sont des globules blancs responsables de l'immunité cellulaire.*

**TRAITEMENT ET SURVEILLANCE**
Le traitement repose sur la prise d'antibiotiques adaptés au germe durant une période allant de 10 jours à 3 semaines. Un traitement antibiotique du partenaire est aussi nécessaire. En raison des risques de récidive, une surveillance gynécologique régulière est souhaitable. Une consultation médicale est recommandée à la moindre infection génitale basse (pertes blanches abondantes), surtout si la femme porte un stérilet.

### Salpingographie
Examen radiologique des trompes utérines.
→ VOIR Hystérosalpingographie.

### Salpingoplastie
Opération chirurgicale visant à rétablir la perméabilité de trompes utérines obstruées.

Une salpingoplastie est indiquée lorsqu'une femme désire avoir un enfant alors qu'une inflammation de ses trompes, d'origine infectieuse, ou des adhérences postchirurgicales ont provoqué une obturation de celles-ci, responsable d'une stérilité. La méthode peut varier selon la localisation de l'obstruction.

■ La salpingoplastie proximale est pratiquée lorsque l'obstruction est proche de l'abouchement des trompes dans l'utérus : les zones lésées sont sectionnées et l'extrémité du segment sain de chaque trompe est abouchée à la place. La salpingoplastie proximale est réalisée sous anesthésie générale, par laparotomie (ouverture chirurgicale de l'abdomen) ou par cœliochirurgie (introduction des instruments par une petite incision abdominale). Une hospitalisation de 4 à 7 jours, dans le premier cas, et de 24 à 72 heures, dans le second, est requise.

■ La salpingoplastie distale est effectuée lorsque le rétrécissement est placé plus près du pavillon de la trompe : la trompe est alors ouverte et ses bords sont évasés vers l'extérieur. La salpingoplastie distale est maintenant presque toujours pratiquée par cœliochirurgie. L'hospitalisation dure de 24 à 72 heures.

■ La salpingoplastie par cathétérisme sélectif, actuellement en cours d'évaluation, consiste à déboucher la trompe obstruée par un cathéter relié à un ballonnet et introduit par les voies naturelles, qui sert à provoquer une dilatation du rétrécissement tubaire. Cette opération a lieu sous anesthésie générale et nécessite une hospitalisation de quelques jours.

### Sanatorium
Établissement spécialisé dans le traitement de la tuberculose et de certaines maladies pulmonaires infectieuses chroniques (aspergillose, par exemple).

Depuis l'apparition de médicaments antituberculeux efficaces, les sanatoriums tendent progressivement à disparaître ou à changer d'activité. Cependant peuvent encore y séjourner des malades atteints de formes graves ou très contagieuses de tuberculose, ou des malades appartenant à des milieux défavorisés, qui poursuivent ainsi leur traitement dans les meilleures conditions d'hébergement et de surveillance.

### Sang
Liquide rouge, visqueux, circulant dans les artères et dans les veines sous l'action de la pompe cardiaque.

Grâce à sa composition complexe et à sa circulation rapide, le sang, en irriguant tous les tissus, assure de multiples fonctions. Il permet notamment, par l'intermédiaire du réseau capillaire interposé entre la circulation artérielle et la circulation veineuse, le transport des gaz (oxygène et gaz carbonique), celui de substances nutritives (glucides, lipides, protides), celui des éléments nécessaires aux défenses de l'organisme contre les bactéries, parasites et virus (anticorps, éosinophiles, lymphocytes, monocytes, polynucléaires neutrophiles).

La circulation sanguine est assurée par les contractions du muscle cardiaque. Celui-ci envoie à chaque contraction environ la moitié du sang vers les poumons, où le gaz carbonique est évacué dans l'air expiré, alors que l'oxygène est absorbé par les globules rouges. L'autre partie du sang est envoyée par l'aorte vers les différents tissus, d'où il revient par les veines caves.

**COMPOSITION**
Le volume sanguin est constitué par des cellules, pour près de sa moitié (érythrocytes,

**ÉLÉMENTS FIGURÉS DU SANG**

| | *Principales causes de diminution* | *Nombre par millimètre cube* | *Principales causes d'augmentation* |
|---|---|---|---|
| Hématies (globules rouges) | Anémie | de 4 000 000 à 6 200 000 (selon l'âge et le sexe) | Polyglobulie |
| Leucocytes (globules blancs) | Infections virales, hémopathie, chimiothérapie | de 4 000 à 10 000 | État infectieux, hémopathie maligne |
| Formule leucocytaire | | | |
| Polynucléaires | | | |
| neutrophiles | Appartenance ethnique (Afrique), infection virale, toxicité médicamenteuse, hémopathie | de 1 700 à 7 500 | Infection bactérienne, inflammation, tabagisme, certains médicaments, hémopathie |
| éosinophiles | | de 0 à 500 | Allergie, parasitose |
| basophiles | | de 0 à 200 | |
| Mononucléaires | | | |
| lymphocytes | Déficit immunitaire | de 500 à 4 500 | Infection virale et bactérienne, hémopathie |
| monocytes | | de 0 à 1 000 | Inflammation, hémopathie |
| Thrombocytes (plaquettes) | Atteinte de la moelle osseuse, maladie immunologique, toxicité médicamenteuse | de 150 000 à 450 000 | État inflammatoire, ablation de la rate, stimulation de la moelle osseuse |

**PRINCIPAUX CONSTITUANTS DU PLASMA SANGUIN**

| | *Dénomination du taux sanguin* | *Principales causes de diminution* | *Valeurs normales par litre (1) en unités conventionnelles* | *Valeurs normales par litre (1) en unités internationales* | *Principales causes d'augmentation* |
|---|---|---|---|---|---|
| Éléments minéraux, électrolytes | | | | | |
| Sodium | Natrémie | Hyperhydratation, traitement diurétique | de 3,10 à 3,45 g | de 135 à 150 mmol | Déshydratation |
| Potassium | Kaliémie | Diarrhée, syndrome de Conn, traitement diurétique | de 136 à 196 mg | de 3,5 à 5 mmol | Insuffisance rénale |
| Calcium | Calcémie | Déficit en vitamine D (rachitisme) | de 96 à 104 mg | de 2,4 à 2,6 mmol | Hyperparathyroïdie, cancer des os, myélome |
| Magnésium | Magnésémie | Alcoolisme, diarrhée, insuffisance hépatique | de 15 à 27 mg | de 0,6 à 1,15 mmol | Insuffisance rénale |
| Fer | Sidérémie | Grossesse, allaitement, état infectieux | de 0,6 à 1,3 mg | de 11 à 23 μmol | Hémochromatose |
| Chlore | Chlorémie | Diarrhée, vomissements, traitement diurétique | de 3,4 à 3,9 g | de 95 à 110 mmol | Insuffisance rénale |
| Phosphore minéral | Phosphorémie | Déficit en vitamine D (rachitisme), hyperparathyroïdie | de 25 à 40 mg | de 0,8 à 1,3 mmol | Insuffisance rénale, hypervitaminose D |
| Réserve alcaline | | Acidose métabolique, alcalose gazeuse | de 45 à 60% vol. | de 22 à 30 mmol | Alcalose |
| Glucides et lipides | | | | | |
| Glucose | Glycémie | Coma hypoglycémique, jeûne, insuffisance surrénalienne | de 0,8 à 1,2 g | de 4,4 à 6,7 mmol | Diabète, hypercorticisme |
| Triglycérides | Triglycéridémie | Insuffisance hépatique, malnutrition | de 0,5 à 1,4 g | de 0,6 à 1,5 mmol | Diabète, excès alimentaires, facteurs génétiques |
| Cholestérol | Cholestérolémie | Hyperthyroïdie, malnutrition, insuffisance hépatique | de 2 à 2,5 g | de 5,2 à 6,5 mmol | Facteurs génétiques, hypothyroïdie |

*(1) Valeurs chez l'homme adulte à jeun, ces chiffres pouvant légèrement varier d'un laboratoire à l'autre*
*mmol = millimole*
*μmol = micromole*
*U.I. = unité internationale*

encore appelés hématies ou globules rouges ; leucocytes, ou globules blancs ; thrombocytes, ou plaquettes), et par le plasma.

■ **Les érythrocytes** contiennent essentiellement l'hémoglobine, pigment dont le rôle fondamental est de transporter l'oxygène des poumons vers les tissus. L'oxygène y est alors relâché et les globules rouges se chargent en retour de gaz carbonique, produit de déchet du métabolisme cellulaire, qu'ils transportent par le système veineux jusqu'aux poumons, où il est éliminé dans l'air expiré.

■ **Les leucocytes** comprennent différents types cellulaires : les polynucléaires neutrophiles et les monocytes, qui jouent un rôle essentiel dans la défense non spécifique contre les infections bactériennes, les champignons et les parasites ; les lymphocytes, supports cellulaires de l'immunité spécifique ; les polynucléaires éosinophiles, dont l'augmentation témoigne d'une allergie ou d'une parasitose ; les polynucléaires basophiles, qui jouent un rôle dans l'inflammation.

■ **Les plaquettes** jouent un rôle essentiel, avec les facteurs de coagulation, dans la formation du caillot sanguin et donc dans l'hémostase (arrêt des hémorragies).

■ **Le plasma** est un liquide jaune paille, composé à 95 % d'une eau légèrement salée (9 ‰) et de nombreux autres éléments en quantité variable, dont des éléments nutritifs, des déchets et des protéines. Ses propriétés physicochimiques sont remarquablement constantes, en particulier son pH (degré d'acidité), à 7,42, stabilisé par des substances tampons, et sa concentration en divers ions (sodium, potassium, chlore, phosphate, etc.), dont la constance dépend d'une régulation faisant intervenir les poumons, les reins et diverses hormones.

– Les éléments nutritifs du plasma sont les sucres, notamment le glucose, les graisses (cholestérol, triglycérides, acides gras), les acides aminés, les sels minéraux et les vitamines. Absorbés par voie intestinale, ces éléments nutritifs sont transportés vers les tissus ou un lieu de stockage comme le foie, d'où ils seront libérés selon les besoins de l'organisme.

– Les déchets du plasma sont principalement l'urée et la bilirubine. L'urée, produit final de dégradation des substances azotées, est transportée par le plasma vers les reins, où elle est éliminée dans les urines ; son taux est élevé en cas d'insuffisance du fonctionnement rénal. La bilirubine provient de l'hémoglobine et résulte de la destruction physiologique des globules rouges par les macrophages ; la bilirubine normale du sang n'est pas encore passée par le foie et est dite « libre » (par opposition à la bilirubine « conjuguée », qui

**PRINCIPAUX CONSTITUANTS DU PLASMA SANGUIN (suite)**

| | *Dénomination du taux sanguin* | *Principales causes de diminution* | *Valeurs normales par litre (1) en unités conventionnelles* | *Valeurs normales par litre (1) en unités internationales* | *Principales causes d'augmentation* |
|---|---|---|---|---|---|
| Enzymes | | | | | |
| Transaminases (A.S.A.T., A.L.A.T.) | Transaminasémie | | de 2 à 50 U. Wroblewski | de 2 à 20 U.I. | Infarctus du myocarde, hépatite aiguë, cirrhose |
| Protides et autres constituants azotés | | | | | |
| Acide urique | Uricémie | Hépatite aiguë | de 20 à 70 mg | de 120 à 420 μmol | Goutte, insuffisance rénale, hémopathie |
| Bilirubine conjuguée (directe) | | Sans cause significative | inférieure à 2,3 mg | inférieure à 4 μmol | Hépatite, obstruction biliaire |
| Bilirubine non conjuguée (indirecte) | | Sans cause significative | de 2 à 10 mg | de 3,4 à 17 μmol | Hémolyse, maladie de Gilbert |
| Créatinine | Créatininémie | Cachexie | de 7 à 13,6 mg | de 50 à 120 μmol | Insuffisance rénale |
| Fibrinogène | Fibrinémie | Insuffisance hépatique aiguë, coagulation intravasculaire disséminée | de 2 à 4,5 g | | État inflammatoire |
| Protéines totales, dont : | Protidémie | Malnutrition, syndrome néphrotique, insuffisance hépatique | de 60 à 80 g | | Déshydratation, état de choc |
| Albumine | Albuminémie | Malnutrition, syndrome néphrotique, insuffisance hépatique | de 33 à 49 g | | Déshydratation, état de choc |
| Globulines totales, dont : | Globulinémie | Hypogammaglobulinémie | de 20 à 24 g | | Cirrhose, myélome, état de choc |
| Alpha 1-globulines | | Syndrome néphrotique | de 2 à 4 g | | Infections |
| Alpha 2-globulines | | Sans cause significative | de 3 à 7 g | | État inflammatoire |
| Bêta-globulines | | Sans cause significative | de 5 à 10 g | | Cirrhose |
| Gamma-globulines | | Déficits immunitaires | de 6 à 12 g | | Cirrhose, myélome, état inflammatoire et infectieux |
| Urée | Urémie | Insuffisance hépatique, cachexie | de 0,25 à 0,45 g | de 4,2 à 7,5 mmol | Insuffisance rénale |

*(1) Valeurs chez l'homme adulte à jeun, ces chiffres pouvant légèrement varier d'un laboratoire à l'autre*
*mmol = millimole*
*μmol = micromole*
*U.I. = unité internationale*

résulte de sa transformation chimique dans le foie et est excrétée dans la bile). Un excès de bilirubine dans le plasma s'observe en cas d'hyperdestruction des globules rouges ou en cas de maladie hépatique.

- Les protéines du plasma sont extrêmement nombreuses. Ce sont en particulier toutes les protéines de la coagulation, dont le fibrinogène (un plasma dont la fibrine a été éliminée prend le nom de sérum) ; l'albumine, protéine quantitativement la plus importante du plasma à l'état normal, qui joue un rôle essentiel de transport d'hormones et de vitamines ; les alphaglobulines, qui comportent diverses protéines (alpha-1-antitrypsine, par exemple, dont le déficit est responsable de troubles respiratoires) ayant une activité inhibitrice d'enzyme protéolytique (destruction sélective des protéines) ; les alpha-2-globulines, qui comprennent différentes protéines dont le taux s'élève en cas d'inflammation ; les bêtaglobulines, qui comprennent des anticorps (immunoglobulines) mais aussi d'autres protéines comme la transferrine et le complément ; les gammaglobulines, qui sont constituées exclusivement d'immunoglobulines. Les protéines du plasma comprennent, en outre, les hormones et certains facteurs de croissance, messagers chimiques transportés par le sang pour réguler la production des diverses cellules de l'organisme (érythropoïétine, par exemple, qui stimule la synthèse des globules rouges par la moelle osseuse).

La grande taille des protéines les empêche de passer du sang vers les tissus et permet au plasma de retenir l'eau. Ce mécanisme, appelé pression oncotique, tend à maintenir constant le volume sanguin.

### ANALYSE DU SANG

Elle permet d'obtenir des informations sur sa composition en globules, en protéines, en antigènes, en anticorps et en gaz. Il existe 3 principaux types d'analyses sanguines.

Le sang est recueilli dans une veine du pli du coude à l'aide d'une seringue après pose d'un garrot au-dessus du point de ponction. Dans certains cas, lorsque quelques gouttes suffisent, on les prélève en piquant le bout du doigt. Les résultats des tests sont comparés à des normes standards qui peuvent varier en fonction de l'âge et du sexe du patient, mais aussi en fonction du laboratoire, selon la méthode employée.

■ **Les examens hématologiques**, dont les plus importants sont l'hémogramme et les tests de coagulation (temps de saignement, temps de coagulation, taux de prothrombine, temps de céphaline activée, numération des plaquettes), permettent l'étude des composants du sang (forme, nombre, taille des globules) et des facteurs de la coagulation.

■ **Les examens biochimiques** étudient les différentes substances chimiques du plasma (sodium, urée, vitamines, etc.). Les protéines du sérum sanguin peuvent être étudiées par l'électrophorèse des protides.

■ **Les examens microbiologiques**, et notamment l'hémoculture, consistent à rechercher dans le sang différents micro-organismes (antigènes, bactéries, champignons microscopiques, virus) ainsi que les anticorps qui se sont formés contre eux.

### PATHOLOGIE

Chacun des composants du sang peut présenter différentes anomalies.

■ **Les maladies touchant les hématies** peuvent résulter de déficits, nutritionnels ou par malabsorption, principalement en fer (anémie ferriprive), acide folique (anémie mégaloblastique) et vitamine B12 (maladie de Biermer), ou d'anomalies génétiques (thalassémie et drépanocytose, par exemple), qui peuvent être dominantes (il suffit que le gène déficient soit reçu de l'un des parents pour que l'enfant développe la maladie) ou récessives (ne se développant que si le gène responsable est reçu du père et de la mère), ou encore liées au chromosome X (chromosome sexuel). Elles peuvent encore découler de mutations acquises aboutissant à une prolifération anormale (polyglobulie) ou d'infections parasitaires (destruction des globules rouges en cas de paludisme, par exemple).

■ **Les maladies touchant les leucocytes** sont avant tout les leucémies, affections malignes de la moelle osseuse entraînant une production de globules blancs anormaux et la destruction de la moelle saine. Par ailleurs, les maladies infectieuses du sang peuvent être favorisées par un manque de polynucléaires neutrophiles et de monocytes (infections bactériennes) ou par un déficit en lymphocytes (infections virales et mycosiques).

■ **Les maladies retentissant sur la composition du plasma** résultent d'anomalies de la synthèse ou du catabolisme des composants génétiques de celui-ci (en particulier anomalies des facteurs de la coagulation, responsables d'hémophilie) ou sont acquises (synthèse d'une immunoglobuline anormale, responsable de myélome multiple ou de maladie de Waldenström). Les affections retentissant le plus sur la composition du plasma sont celles du foie (cirrhose) et du rein (syndrome néphrotique du diabète). Ainsi, la diminution de la production d'albumine par le foie ou la perte excessive d'albumine par le rein peuvent entraîner une carence en albumine associée à des œdèmes ; l'insuffisance rénale fonctionnelle accroît le taux d'urée, de créatinine et de potassium dans le plasma.

### TRANSFUSION SANGUINE

Les différents produits sanguins sont indispensables au traitement de nombreuses affections. Ces produits sont pour la plupart prélevés sur des donneurs volontaires, le sang étant un liquide beaucoup trop complexe pour qu'il soit actuellement possible de le produire artificiellement. Toutefois, certains de ses composants comme l'eau, le sodium, le potassium, le calcium, le glucose, les lipides, les acides aminés, les vitamines peuvent être produits comme des médicaments et administrés comme tels. Quelques protéines, comme le facteur VIII, intervenant dans le processus de coagulation, commencent à être obtenues par des techniques de génie génétique. En revanche, la plupart des autres protéines, y compris l'albumine, les globules rouges, les plaquettes, les polynucléaires neutrophiles, ne peuvent être obtenues qu'à partir de sang biologique.

Les thérapeutiques transfusionnelles sont devenues de plus en plus sûres grâce à la sélection des donneurs et aux divers tests pratiqués pour éliminer le sang de ceux qui sont contaminés par certains virus (virus des hépatites B et C, V.I.H.). De plus, lorsqu'une intervention chirurgicale particulièrement hémorragique est prévue, le patient subit préalablement plusieurs saignées constituant une réserve de son propre sang, utilisable lors de l'intervention. Cette « autotransfusion » fait appel à la technique de l'hémodilution.

Les différents produits sanguins obtenus à partir de sang biologique sont :

- l'albumine (traitement de l'hypoalbuminémie), protéine relativement simple mais non encore produite par génie génétique ;
- les facteurs de la coagulation (traitement des patients présentant un déficit de ces facteurs provoquant des hémorragies ou risquant d'en provoquer lors d'une intervention chirurgicale), desquels les techniques modernes de traitement permettent d'éliminer les virus connus, en particulier celui du sida ;
- les globules rouges (traitement des anémies mal tolérées), qui, après avoir été séparés du plasma, peuvent être conservés et transfusés sous forme de culots globulaires. À la température de conservation habituelle de 4 °C, les globules rouges peuvent être conservés jusqu'à 42 jours après le prélèvement. Pour les groupes sanguins très rares, il est possible de les congeler et de les conserver ainsi pendant beaucoup plus longtemps ;
- les immunoglobulines (traitement de certains déficits immunitaires ou, à très forte dose, de certaines maladies auto-immunes). On peut également utiliser le sérum de sujets ayant un taux élevé d'anticorps vis-à-vis de certains virus ou ayant été récemment vaccinés contre le tétanos, par exemple, pour éviter d'utiliser des anticorps d'origine animale. Les immunoglobulines sont encore utilisées dans la prévention de la maladie hémolytique du nouveau-né ; on utilise dans ce cas des immunoglobulines ayant une activité contre l'antigène D du système Rhésus, obtenues à partir du sang de sujets volontairement immunisés contre cet antigène ;
- les plaquettes (traitement de certains troubles de la coagulation), qui sont soit obtenues à partir d'un don de sang total, formant alors une unité plaquettaire, soit transfusées à partir d'un don de plasmaphérèse ou de cytaphérèse ;
- le plasma frais congelé (remplissage vasculaire), qui n'est plus utilisé qu'à titre exceptionnel en raison des risques de transmission virale. Il a l'avantage, par rapport au plasma conservé, beaucoup plus sûr, de contenir encore certains facteurs de la coagulation, détruits par les manœuvres de conservation. Le plasma frais congelé

sécurisé est un plasma dont les sérologies sont vérifiées plusieurs mois après le prélèvement afin de s'assurer de l'absence d'apparition d'anticorps contre les virus, en particulier le V.I.H., et qui n'est distribué qu'après ce contrôle.

Le sang total n'est pratiquement plus utilisé ; même en cas d'hémorragie massive, il est préférable de transfuser, d'une part, des globules rouges, d'autre part du plasma.

→ VOIR Circulation sanguine, Hématie, Hémopathie, Leucocyte, Lymphocyte, Monocyte, Plaquette, Plasma, Polynucléaire, Transfusion sanguine.

## Sangsue

Ver hématophage de l'embranchement des annélides, parasite des vertébrés et, en particulier, de l'homme.

La sangsue se rencontre dans les forêts tropicales (sangsue terrestre) et dans les eaux douces et les mers chaudes (sangsue aquatique). Lorsqu'une sangsue s'est fixée sur le corps, on la détache en la mettant en contact avec de l'alcool, du sel ou du vinaigre, ou en la brûlant avec le bout incandescent d'une cigarette. On l'ôte alors délicatement pour éviter que ses organes buccaux ne restent fichés dans la peau.

#### UTILISATION THÉRAPEUTIQUE

Les sangsues étaient autrefois utilisées pour les saignées locales et dans le traitement des phlébites. Cette utilisation est aujourd'hui abandonnée ; en revanche, l'hirudine qu'elles élaborent fait actuellement l'objet d'études en tant que produit anticoagulant.

## Santé

État de bon fonctionnement de l'organisme.

La santé, selon la définition de l'O.M.S., se caractérise par un « état de complet bien-être physique, mental et social ne consistant pas seulement en une absence de maladie ou d'infirmité ».

La santé mentale se caractérise par l'absence de troubles mentaux, une bonne adaptation au milieu social et une bonne tolérance des aléas de l'existence privée et professionnelle.

## Santé publique

1. Ensemble des actions et des prescriptions relatives à la préservation et à la protection de la santé des citoyens, à l'échelon d'un groupe donné de population ou à celui de la nation, et dépendant de la collectivité.

Les responsables de la santé publique étudient les différents facteurs qui interviennent dans l'apparition des maladies et les caractéristiques de leurs manifestations : fréquence, répartition, mode de contamination, évolution. Ils édictent les règles de dépistage des facteurs de risque et déterminent les modalités éventuelles de la prévention et du traitement de ces maladies. Ils s'appliquent à améliorer l'organisation de la prise en charge publique des maladies et le rapport coût-efficacité des diverses modalités de cette dernière.

Ils s'intéressent notamment aux maladies qui, par leur gravité et leur fréquence, perturbent sévèrement la vie de la société : maladies contagieuses et épidémiques, toxicomanies, maladies mentales graves, maladies et traumatismes néonataux, accidents domestiques ou routiers (polytraumatismes), etc.

2. Étude de la santé d'une population soit à l'échelon national, soit à un autre échelon (mondial, groupe social, par exemple).

La santé publique est une discipline enseignée à l'université. Elle repose sur l'étude des rapports entre la santé et la collectivité.

## Saphène (veine)

Vaisseau superficiel de petit calibre assurant le retour du sang des membres inférieurs jusqu'au cœur. (P.N.A. *vena saphena*)

Il existe deux veines saphènes, l'une externe, l'autre interne, dans chacun des membres inférieurs.

■ La veine saphène externe prend naissance au niveau de la malléole externe puis se dirige en arrière du mollet et monte jusqu'au creux poplité du genou. Là, elle s'abouche dans la veine poplitée après avoir formé une crosse.

■ La veine saphène interne débute en dedans de la cheville puis monte le long du bord interne de la jambe et de la cuisse. Elle se jette dans la veine fémorale sous le pli de l'aine après avoir décrit une crosse.

Ces deux veines communiquent entre elles et avec le réseau veineux profond. Elles peuvent être atteintes de varices, se dilater et motiver pour des raisons thérapeutiques ou esthétiques des injections sclérosantes ou un geste chirurgical (stripping).

## Saphénectomie

Ablation chirurgicale d'une veine saphène.

La saphénectomie est indiquée en cas d'insuffisance veineuse superficielle à l'origine de lourdeurs, de douleurs, d'œdèmes ou de varices des membres inférieurs.

La veine retirée, la circulation continue de s'effectuer normalement, essentiellement grâce aux troncs veineux profonds.

#### DÉROULEMENT ET EFFETS SECONDAIRES

La saphénectomie utilise généralement la technique appelée « stripping », qui nécessite une anesthésie générale ou locorégionale. C'est une intervention bénigne qui peut être pratiquée en ambulatoire (sans hospitalisation). Après incision des tissus superficiels, la saphène est sectionnée à ses deux extrémités. Par l'incision inférieure, on introduit un tuteur (sorte de fil) dans la veine, que l'on fait remonter jusqu'à ce qu'il ressorte par l'incision supérieure, au niveau de laquelle on le fixe à la veine. En tirant progressivement sur le tuteur à l'autre extrémité, on retire la veine en même temps que le tuteur. La saphénectomie entraîne parfois quelques douleurs postopératoires, mais le sujet peut marcher normalement après l'opération. Sur le trajet de la veine apparaît un hématome, qui disparaît en quelques jours.

#### RÉSULTAT

Le résultat de la saphénectomie doit être jugé aux alentours du 3e mois après l'intervention. En général, il est bon, aussi bien en ce qui concerne le traitement des troubles veineux que l'aspect esthétique de la jambe ; de petites varicosités subsistent parfois, que l'on peut être amené à scléroser.

## S.A.P.H.O. (syndrome)

Association de diverses affections cutanées (acné, pustulose) et ostéo-articulaires (synovite, hyperostose, ostéite).

Le syndrome S.A.P.H.O. (acronyme de synovite, acné, pustulose, hyperostose, ostéite) est une affection de cause inconnue qui semble présenter un lien de parenté avec les spondylarthropathies (groupe de 4 affections inflammatoires chroniques caractérisées par une atteinte articulaire vertébrale) ; en effet, les limites entre la pustulose palmoplantaire, caractéristique du syndrome, et le psoriasis, qui accompagne certaines spondylarthropathies, ne sont pas nettes, et les lésions du bassin dues à l'ostéite ressemblent à celles qui surviennent au cours d'une spondylarthropathie, la spondylarthrite ankylosante. Cependant, l'antigène HLA B 27, présent dans 75 % des cas de spondylarthropathies, n'est retrouvé que chez 30 % des malades atteints par le syndrome S.A.P.H.O.

#### SYMPTÔMES ET ÉVOLUTION

■ La synovite (inflammation de la synoviale, membrane tapissant l'intérieur de la capsule des articulations mobiles) est responsable d'arthrites aiguës inflammatoires (douleur, rougeur, gonflement articulaire, fièvre) ; aucun germe n'est mis en évidence dans les prélèvements de liquide articulaire.

■ L'acné est grave, chronique (acné conglobata) ; elle se traduit par une suppuration cutanée étendue.

■ La pustulose (maladie cutanée caractérisée par la présence de pustules, soulèvements circonscrits de l'épiderme contenant un liquide purulent) atteint la paume des mains et la plante des pieds.

■ L'hyperostose et l'ostéite aseptique (respectivement prolifération osseuse et inflammation osseuse d'origine non infectieuse) atteignent le plus souvent le sternum, les clavicules, les os du bassin et les vertèbres. Sur les radiographies, on observe une condensation associée à une augmentation de volume des os.

Le syndrome S.A.P.H.O. est chronique, évoluant par poussées plus ou moins invalidantes selon les cas.

#### TRAITEMENT

Le traitement du syndrome S.A.P.H.O. est d'abord celui de ses symptômes ; il fait appel aux anti-inflammatoires locaux et généraux, aux antibiotiques en cas de lésions cutanées surinfectées. Un traitement par les bisphosphonates en intraveineux (le pamidronate) et par les agents biologiques anti-TNF alpha est aujourd'hui proposé.

## Saprophyte

Bactérie ou champignon microscopique vivant dans la nature aux dépens de matières organiques qu'ils contribuent à dégrader.

Certaines espèces bactériennes comme *Staphylococcus aureus* (staphylocoque doré) sont à la fois des saprophytes, que l'on peut isoler dans la nature, des commensaux, présents sur les muqueuses de nombreux sujets sains, et des agents pathogènes, potentiellement responsables d'infections spécifiques, comme la furonculose.

## Sarcoïde

Nodule arrondi ou ovale, de taille variable, caractéristique de la sarcoïdose et d'une variété d'hypodermite (inflammation aiguë de l'hypoderme), appelée érythème induré de Bazin, qui est le plus souvent due à la tuberculose.

Une sarcoïde est un élément ferme et mobile à la palpation, qui peut se présenter sous différentes formes :

- lésions de très petite taille, d'abord rose jaunâtre puis rouge brunâtre, non prurigineuses, qui peuvent prendre une disposition en anneaux et laissent des cicatrices blanches et parsemées de petits vaisseaux dilatés, ou télangiectasies ;
- nodules de la taille d'un pois à une noisette, peu nombreux, d'un rouge jaunâtre ou violacé, apparaissant surtout sur le visage, les épaules et les fesses et ne démangeant pas, qui évoluent très lentement vers une dépression de leur centre et la formation de cicatrices ;
- placard de consistance molle, appelé angiolupoïde, qui touche surtout l'angle interne de l'œil et le nez ;
- lupus pernio, variété diffuse de sarcoïde qui affecte principalement le nez et le dos des mains sous forme de nappes rouges et violacées, infiltrées et pâteuses, dont la surface est parcourue de veinules dilatées.

Le traitement est celui de la maladie responsable.

## Sarcoïdose

Maladie généralisée du système réticulo-endothélial (tissu disséminé dans l'organisme, formé de cellules disposées en réseau), caractérisée par l'existence d'une lésion typique mais non spécifique, le granulome épithélioïde (amas de cellules épithélioïdes - globules blancs modifiés - au centre non nécrosé), et qui est susceptible de toucher successivement ou simultanément un grand nombre d'organes ou de tissus (ganglions, poumons, peau, os et articulations). SYN. *maladie de Besnier-Boeck-Schaumann.*

L'origine de la sarcoïdose est inconnue.

#### SYMPTÔMES ET SIGNES

La sarcoïdose est une maladie ubiquitaire qui touche les os, les articulations, les reins, le cœur. Les atteintes neurologiques (neurosarcoïdose) sont particulièrement sévères. Cependant, elle est fréquemment dépourvue de symptômes ou de signes visibles. Dans les autres cas, la maladie peut être révélée par différentes manifestations :

■ **Les lésions thoraciques** sont les plus fréquentes et se classent selon quatre stades : au stade 0 de la maladie, les lésions n'apparaissent pas à la radiographie ; au stade 1, on observe des adénopathies (inflammation des ganglions lymphatiques) volumineuses du médiastin (région comprise entre les deux poumons) ; au stade 2, les adénopathies médiastinales s'accompagnent d'infiltrations nodulaires du poumon ; au stade 3, la radiographie révèle une infiltration pulmonaire évoluée.

■ **Les lésions cutanées** touchent surtout les adultes jeunes et les Noirs et sont fréquemment représentées par un érythème noueux, caractérisé par des nodules rougeâtres, symétriques, sensibles, qui siègent sur la face interne des jambes. Cet érythème, même s'il constitue une atteinte fréquente lors d'une sarcoïdose, n'est pas une manifestation spécifique de cette maladie, contrairement aux sarcoïdes, lésions de taille et de forme variables : petits éléments hypodermiques disposés en anneaux, gros nodules, lupus pernio, qui est une variété diffuse de sarcoïde. Ces lésions cutanées typiques s'accompagnent de manifestations plus rares et non spécifiques : chute des cheveux, érythrodermie (rougeur et desquamation de la peau), ichtyose (peau sèche couverte de squames fines), démangeaisons.

■ **Des atteintes osseuses** (dites maladie de Perthes-Jüngling), qui touchent principalement les doigts et les orteils peuvent survenir : elles se manifestent par un gonflement et une déformation des phalanges, éventuellement des douleurs articulaires.

■ **Les autres symptômes** ou signes d'une sarcoïdose peuvent être une hypertrophie des ganglions superficiels (axillaires, inguinaux), une arthrite, des douleurs diffuses, des anomalies oculaires (uvéite antérieure, par exemple), des atteintes du foie et des glandes salivaires. On constate plus rarement une splénomégalie (augmentation du volume de la rate) et des atteintes myocardiques, rénales, musculaires et nerveuses.

#### DIAGNOSTIC ET ÉVOLUTION

En l'absence de sarcoïdes, la sarcoïdose est souvent de diagnostic difficile. Insidieuse, latente et fréquemment asymptomatique, elle est souvent découverte à l'occasion d'une radiographie thoracique de routine, qui détermine un bilan complet mettant en évidence différents signes de la maladie : existence d'une hypercalcémie (taux anormalement élevé de calcium dans le sang), disparition de l'allergie à la tuberculine, augmentation, en cas d'atteinte pulmonaire, du taux d'angiotensine convertase (enzyme de conversion de l'angiotensine) dans le sérum sanguin. L'analyse du liquide d'un lavage broncho-alvéolaire et l'examen au microscope de prélèvements réalisés sur différents tissus (peau, foie, ganglions, glandes, notamment salivaires) contribuent à l'établissement du diagnostic, plus aisé chez les sujets porteurs de symptômes aisément décelables et caractéristiques, comme les sarcoïdes.

Une sarcoïdose évolue par poussées successives sans que l'on connaisse bien les facteurs de leur déclenchement.

#### TRAITEMENT

Le traitement dépend du bilan général. En cas d'atteinte viscérale - notamment pulmonaire - ayant un retentissement fonctionnel, des corticostéroïdes sont prescrits. En cas de corticorésistance (inefficacité du traitement) ou de corticodépendance (impossibilité de réduire, sans entraîner de rechute, les doses de corticoïdes), des immunosuppresseurs peuvent être prescrits. Dans les formes cutanées, on administre soit des traitements généraux comme l'isoniazide ou les antipaludéens de synthèse, soit des traitements locaux comme l'infiltration d'un corticostéroïde ou la destruction par l'azote liquide des lésions isolées.

## Sarcome

Variété de cancer se développant aux dépens du tissu conjonctif.

Les sarcomes sont des tumeurs malignes rares puisqu'ils représentent environ 2 % des cancers. Ils surviennent souvent chez les sujets jeunes, y compris les enfants, et sont caractérisés par leur propension à envahir les tissus voisins, à disséminer à distance par métastases et à évoluer rapidement. On en distingue deux types selon qu'ils se développent dans un tissu conjonctif commun ou dans un tissu spécialisé.

### Sarcomes des tissus conjonctifs communs

Ce sont des tumeurs cancéreuses se développant aux dépens des tissus de soutien. Les plus fréquents sont les fibrosarcomes et les histiocytofibromes malins.

Ces tumeurs surviennent le plus souvent dans les coulées conjonctives des membres, dans la zone située derrière le péritoine et dans la peau. Elles envahissent les tissus de voisinage, les compriment et disséminent souvent rapidement par voie sanguine, donnant des métastases pulmonaires. Le traitement repose sur l'ablation chirurgicale, la radiothérapie et la chimiothérapie.

### Sarcomes des tissus conjonctifs spécialisés

Ce sont des tumeurs développées aux dépens de différents tissus conjonctifs, leur structure rappelant le tissu où elles ont pris naissance.

■ **Les angiosarcomes** se développent à partir des éléments vasculaires. Ils peuvent être primitifs, touchant le sujet âgé, et sont en général très évolutifs, avec atteinte rapide des ganglions, du foie et du poumon.

■ **Les chondrosarcomes** sont des tumeurs du cartilage. Ils atteignent l'adulte, chez lequel ils se développent souvent sur une tumeur bénigne préexistante.

■ **Les léiomyosarcomes** se développent à partir des cellules des muscles lisses, en particulier celles de l'utérus et du tube digestif. Touchant l'adulte, ils peuvent entraîner l'apparition de métastases, essentiellement pulmonaires.

■ **Les liposarcomes** prolifèrent à partir des cellules graisseuses. Ce sont des tumeurs qui évoluent surtout localement, mais qui sont capables de donner des métastases, surtout dans les poumons.

■ **Les ostéosarcomes** prolifèrent à partir du tissu osseux. Ils frappent surtout les adolescents et les adultes jeunes ; ils sont localisés le plus souvent aux membres inférieurs.

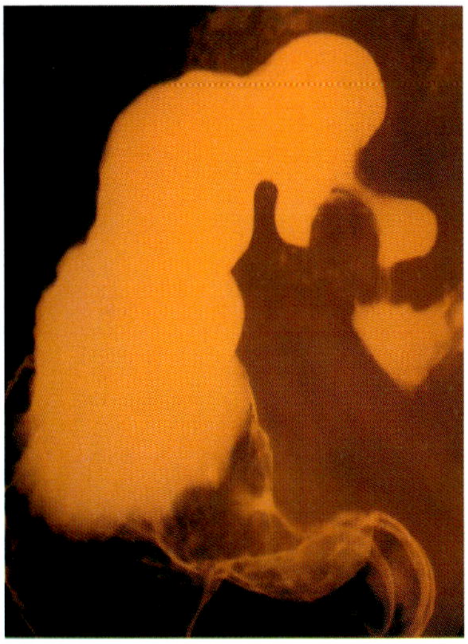

*Sarcome. La tumeur est ici visible en haut et à gauche de l'estomac sous forme d'une tache noire de contours irréguliers.*

■ Les rhabdomyosarcomes prolifèrent à partir des fibres des muscles striés. Ils touchent surtout l'enfant et sont extrêmement évolutifs avec de nombreuses métastases.
■ Le sarcome de Kaposi prolifère aux dépens des cellules endothéliales, des vaisseaux sanguins et des fibroblastes du derme. Actuellement, il touche surtout les malades atteints du sida.
■ Les sarcomes digestifs (sarcome stromal) sont rares et le plus souvent gastriques. Ils sont traités par un antifacteur de croissance, l'imatinib.

**SYMPTÔMES ET TRAITEMENT**

Ils sont très variés puisqu'ils dépendent non seulement du type exact du sarcome mais aussi de la région du corps ou de l'organe atteints. Ces tumeurs étant extrêmement virulentes, leur traitement (ablation chirurgicale, radiothérapie, chimiothérapie) est souvent d'efficacité limitée. Cependant, les exceptions sont nombreuses : certains sarcomes cutanés sont traités de façon satisfaisante par ablation chirurgicale ; le pronostic d'une variété de sarcome osseux, le sarcome d'Ewing, est beaucoup moins sombre depuis l'apparition de la chimiothérapie.

## Sarcopte

Parasite de l'ordre des acariens responsable de la gale.
→ VOIR Gale.

## Satiété

État d'une personne complètement rassasiée.

La satiété, état d'inhibition de la prise alimentaire, se distingue du rassasiement, processus dynamique caractérisé par la diminution progressive de l'absorption d'aliments au cours du repas jusqu'à son interruption. La satiété, de même que la faim, est régulée par de nombreux facteurs métaboliques et neurohormonaux intervenant sur le système nerveux central et sur d'autres organes, en particulier les organes du tube digestif. La satiété survient alors que les aliments n'ont pas encore été digérés et que les nutriments qu'ils apportent ne sont pas parvenus aux cellules de l'organisme. Elle peut donc se décomposer en deux phases : dans un premier temps, une satiété psychosensorielle, qui amène l'interruption du repas et détermine ainsi son volume ; puis une satiété métabolique, liée aux informations découlant de l'absorption et de l'utilisation des nutriments par l'organisme, cette seconde phase déterminant l'intervalle entre les repas.

L'hypothalamus joue un rôle fondamental dans le contrôle de la prise alimentaire, en centralisant les informations sensorielles (olfactives, visuelles) et métaboliques (hormonales, digestives). Certains médicaments peuvent aussi influer sur la prise alimentaire : ainsi, la sérotonine, les antagonistes de la morphine (médicaments ayant une action contraire à celle de la morphine), la cholécystokinine, etc., favorisent la satiété, mais leur emploi n'est pas totalement maîtrisé. Le succès, dans l'avenir, de l'utilisation thérapeutique (en cas d'obésité, de boulimie, d'anorexie, etc.) de telles substances dépend également de la prise en compte de divers facteurs (environnement, état psychique, etc.) susceptibles de perturber la prise alimentaire.

## Saturnisme

Ensemble des manifestations dues à une intoxication par le plomb ou par les sels de plomb.

L'absorption d'aliments ou de boissons acides cuits dans des récipients à revêtement de plomb, celle d'alcools distillés dans des alambics à tuyaux de plomb (tous procédés désormais interdits), l'absorption d'eau du robinet dans un immeuble aux canalisations plombées défectueuses furent autrefois à l'origine de nombreux cas de saturnisme. Aujourd'hui, le saturnisme touche le plus souvent les employés des mines de plomb, les soudeurs, les étameurs, les émailleurs, les peintres (décapage d'anciennes peintures au plomb), les fabricants d'accumulateurs au plomb et les garagistes (la calamine contenant du plomb tétraéthyle). Les enfants des quartiers déshérités peuvent aussi s'intoxiquer en léchant ou en ingérant d'anciennes peintures au plomb.

**SYMPTÔMES ET SIGNES**

Comme l'élimination du plomb est très lente, celui-ci s'accumule, d'abord dans les os puis dans les autres tissus.
■ L'intoxication aiguë se traduit par des douleurs abdominales intenses avec diarrhées et vomissements, ou « coliques de plomb », par une polynévrite (atteinte du système nerveux périphérique) puis par des convulsions qui peuvent être mortelles si le traitement n'est pas entrepris assez tôt.
■ L'intoxication chronique ajoute à ces symptômes des troubles du comportement, des pertes de mémoire, des maux de tête, une cécité définitive, une hypertension artérielle ; en outre, les gencives du sujet sont recouvertes d'un liseré bleuté. Parfois, ces symptômes surviennent de façon isolée.

**DIAGNOSTIC**

Les examens sanguins révèlent une anémie avec des globules rouges « ponctués » (contenant des granulations basophiles [qui attirent les colorants basiques]). Le diagnostic peut être confirmé par le dosage du taux sanguin de plomb, qui est supérieur à 0,8 milligramme par litre.

**TRAITEMENT ET PRONOSTIC**

Le traitement consiste à éliminer le plomb à l'aide de chélateurs (E.D.T.A. calcique), administrés de préférence en milieu hospitalier par cures discontinues d'environ une semaine. Le traitement dure jusqu'à ce que le plomb fixé sur les os soit éliminé. Si l'on obtient en général une régression des lésions dans les formes aiguës, le pronostic est beaucoup plus sombre dans les formes chroniques de saturnisme.

La prévention, fondamentale, repose sur diverses dispositions réglementaires : interdiction de l'emploi de céruse en peinture, de tuyauteries en plomb ; protection des sujets professionnellement exposés, associée à une surveillance médicale ; protection de la population par des mesures telles que l'introduction d'essence sans plomb.

## Savon

Substance utilisée pour son pouvoir nettoyant.

Les savons sont obtenus en faisant agir une substance basique (alcaline), comme la soude ou la potasse, sur un corps gras tel qu'un ester ou un acide du glycérol. Les acides libérés se mélangent à la base et donnent un sel moussant et détergent qui est le savon. Cette transformation est appelée saponification.

**DIFFÉRENTS TYPES DE SAVON**

■ Les savons antiseptiques renferment, en plus d'une substance basique et d'un corps gras, une substance de synthèse qui détruit les germes pathogènes : formol, crésol, alcool. Ces savons, liquides ou solides, servent au lavage des mains avant la réalisation des pansements.
■ Les savons surgras sont à base de lanoline ou d'acides gras libres.
■ Les savons acides, ou pseudosavons, sont constitués d'émulsions aqueuses à base d'alcools gras sulfonés, acidifiés par l'acide tartrique, benzoïque ou lactique et contenant des huiles naturelles ou des glycérides. Les savons acides, de même que les savons surgras, permettent à l'épiderme de conserver son pH : ils sont bien supportés et évitent la prolifération bactérienne.
■ Les pains dermatologiques contiennent une substance détergente non basique. Ils sont utilisés pour la toilette quand la personne a une peau fragile ou irritée par une affection. Certains pains dermatologiques sont à base de substance médicamenteuse, comme le goudron ou l'huile de cade, et sont prescrits comme adjuvants dans diverses affections dermatologiques telles que le psoriasis.

## Scalp

Arrachement d'une surface plus ou moins grande du cuir chevelu.

Un scalp peut nécessiter une intervention chirurgicale : suture microchirurgicale (couture des vaisseaux sanguins de la peau), en cas d'arrachement complet, après repositionnement du lambeau arraché, greffe ou expansion cutanée. Cette dernière technique consiste à distendre une partie saine du cuir chevelu, durant plusieurs mois, à l'aide d'un ballonnet gonflable placé sous la peau, la partie distendue excédentaire servant ensuite à recouvrir la zone traumatisée.

## Scanner à rayons X

Appareil d'imagerie médicale composé d'un système de tomographie (qui donne des images en coupe d'un organe) et d'un ordinateur et qui effectue des analyses de densité radiologique point par point (voxel) pour reconstituer ces images en coupes fines, affichées en gammes de gris sur un écran. SYN. *tomodensitomètre*.

Le scanner à rayons X permet de réaliser un examen appelé tomodensitométrie.

→ VOIR Tomodensitométrie.

## Scanographie

→ VOIR Tomodensitométrie.

## Scaphoïde carpien

Os constituant la partie supéro-externe du carpe (squelette du poignet), qui s'articule avec l'avant-bras. (P.N.A. *scaphoideum*)

Le scaphoïde carpien fait partie du squelette du pouce. Il présente sur sa face externe une petite bosse, le tubercule du scaphoïde.

**TRAUMATOLOGIE**

■ La fracture du scaphoïde carpien est assez fréquente et survient en général lors d'une chute sur la paume de la main. Elle entraîne une douleur du bord externe du poignet ainsi que du bord du pouce lorsqu'il est comprimé. La radiographie précise le trait de fracture, qui peut n'apparaître qu'au bout de quelques semaines s'il n'y a pas de déplacement osseux. Le traitement d'une fracture du scaphoïde carpien repose sur un plâtrage du pouce, du poignet et du coude pendant 6 à 12 semaines (avec un plâtre traditionnel ou en résine). Cette immobilisation très stricte et prolongée est nécessaire en raison de la mauvaise vascularisation de cet os, qui rend la consolidation plus difficile. En cas de déplacement osseux, il faut effectuer un brochage ou un vissage chirurgical. Des séances de kinésithérapie permettent de récupérer une bonne mobilité du poignet. Cependant, dans 10 % des cas, le scaphoïde est le siège d'une pseudarthrose (formation d'une nouvelle articulation, anormale, due à l'absence complète de consolidation osseuse), qui nécessite la pose de broches ou de vis, voire une greffe osseuse.

## Scaphoïde tarsien

Os constituant la partie interne du tarse (squelette de la partie postérieure du pied), qui s'articule avec l'astragale. (P.N.A. *os naviculare*)

**TRAUMATOLOGIE**

La fracture du scaphoïde tarsien, peu fréquente, est traitée orthopédiquement (plâtre) ou, en cas de déplacement osseux important, chirurgicalement (immobilisation à l'aide d'un dispositif mécanique - broches, vis, etc.), voire par blocage de l'articulation entre le scaphoïde et l'astragale, associé ou non à une greffe osseuse. L'immobilisation dure de 5 à 6 semaines, puis le patient recommence à marcher à l'aide de cannes. Des séances de kinésithérapie sont nécessaires.

## Scapulalgie

Douleur de la région de l'épaule, quelle que soit sa cause.

Ainsi, une scapulalgie peut témoigner d'une atteinte des articulations entre l'omoplate et l'humérus ou entre l'omoplate et la clavicule - que celle-ci soit d'origine mécanique (arthrose) ou inflammatoire (arthrite) -, d'une affection osseuse (fracture, tumeur, algodystrophie, etc.), d'une affection périarticulaire (périarthrite scapulohumérale, pseudopolyarthrite rhizomélique).

## Scarification

Incision superficielle de la peau à l'aide d'une lame fine.

Les scarifications sont utilisées pour pratiquer certains tests cutanés et certaines vaccinations, dans le traitement des ulcères de jambe, afin de raviver la cicatrisation des bourrelets entourant l'ulcère, ainsi que dans celui de certaines rosacées très rebelles.

→ VOIR Cuti-réaction.

## Scarlatine

Maladie infectieuse contagieuse, aujourd'hui rare, due à la diffusion dans l'organisme des toxines sécrétées par le streptocoque du groupe A.

La scarlatine touche presque exclusivement les enfants. Elle se transmet par inhalation de gouttelettes de salive émises par un sujet infecté par le streptocoque du groupe A. La toxi-infection se développe à partir d'un foyer pharyngoamygdalien (angine).

**SYMPTÔMES ET SIGNES**

La maladie se déclare brutalement, après une période d'incubation de 4 jours environ, sous forme d'une fièvre élevée (39 °C), d'un gonflement douloureux des ganglions du cou et d'une angine érythémateuse (avec rougeur intense de la gorge). La toxine sécrétée par le streptocoque se diffuse dans l'organisme et déclenche une éruption cutanée 2 jours après l'apparition de l'angine. Le malade demeure contagieux tant que dure l'angine. L'éruption cutanée, ou exanthème, se traduit par une multitude de placards rouges piquetés ; elle débute au thorax puis s'étend à tout le corps en 48 heures (érythème en nappes), sauf aux paumes des mains et aux plantes des pieds. L'éruption muqueuse, ou énanthème, se caractérise par un enduit blanc, recouvrant la langue, qui laisse la place, au 5e jour d'évolution, à une rougeur écarlate à granulation dite framboisée. Au bout d'une semaine environ, la fièvre tombe, l'énanthème disparaît et l'exanthème est remplacé par une desquamation en petites écailles sur le corps ; la paume des mains et la plante des pieds desquament en lambeaux.

**COMPLICATIONS**

Ce sont celles des angines à streptocoque non traitées : glomérulonéphrite (inflammation des reins) pouvant évoluer vers une insuffisance rénale chronique (néphrite chronique), et rhumatisme articulaire aigu et subaigu.

**DIAGNOSTIC ET TRAITEMENT**

Le diagnostic repose essentiellement sur l'examen clinique. Il peut être complété par

---

### SCARLATINE

**La scarlatine fait suite à une infection du pharynx (angine) par un streptocoque. Les toxines sécrétées par cette bactérie sont responsables des symptômes de la maladie et de ses complications rénales et cardiaques.**

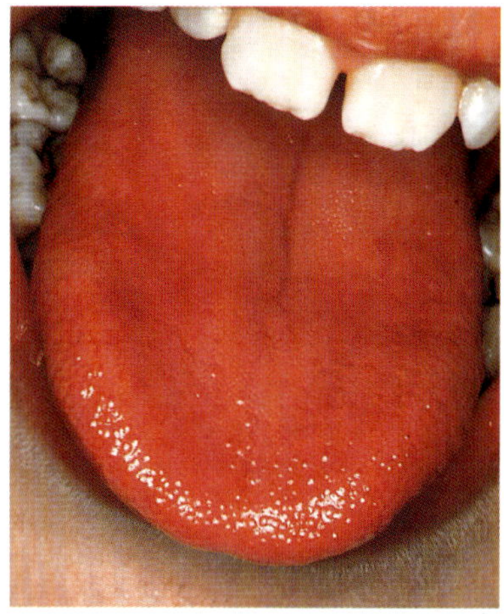

*Après quelques jours, la langue devient « framboisée », rouge vif et granuleuse.*

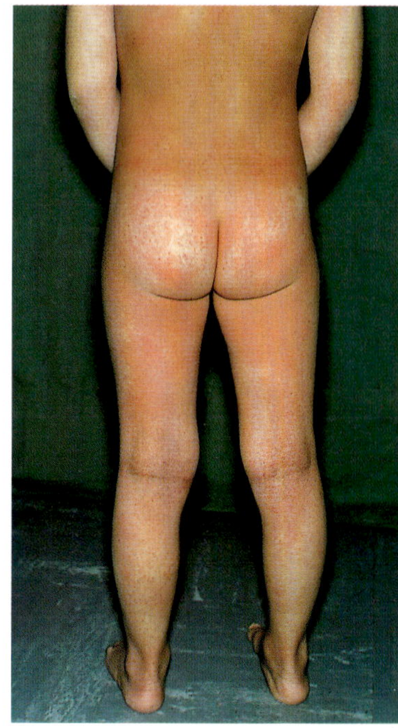

*L'éruption qui succède à l'angine est faite d'une multitude de points rouges.*

des analyses recherchant le streptocoque dans un prélèvement de gorge. La scarlatine est traitée par administration d'antibiotiques (pénicilline, érythromycine) et par le repos.

**PRÉVENTION**

Il est possible de rechercher le streptocoque chez les personnes ayant été en contact avec un malade atteint de scarlatine afin de les traiter préventivement. Il n'existe pas de vaccin ; une personne ayant été atteinte de la scarlatine acquiert le plus souvent une immunité durable contre cette maladie.

## Scarlatiniforme

Qualifie une éruption érythémateuse (rougeur diffuse) de tout ou partie du corps dont la disposition en nappes uniformes rappelle celle de la scarlatine.

Certaines réactions allergiques aux médicaments, par exemple, prennent l'aspect d'une éruption scarlatiniforme.

## Scarpa (triangle de)

Partie supérieure de la cuisse, en forme de triangle dont la pointe est tournée vers le bas, contenant la plupart des vaisseaux et des nerfs du membre inférieur. (P.N.A. *trigonum femorale*)

Le triangle de Scarpa est limité en dehors par le muscle couturier, en dedans par le muscle moyen adducteur. Son bord supérieur est formé par l'arcade crurale, sa limite inférieure, en dedans, par le muscle psoas iliaque et, en dehors, par le muscle pectiné.

Cette partie de la cuisse contient la veine fémorale commune, l'artère fémorale commune et les branches du nerf crural. Les éléments vasculaires et nerveux du triangle de Scarpa sont séparés de la peau par une lame ganglionnaire.

**PATHOLOGIE**

Dans le triangle de Scarpa, des adénopathies (ganglions volumineux) peuvent se développer. En cas d'artérite (inflammation d'une artère), les battements de l'artère fémorale, habituellement palpables à cet endroit, sont altérés. Les hernies crurales sont visibles sur la partie haute de cette même zone.

Dans ce triangle se termine la crosse de la veine saphène interne. C'est à ce niveau que celle-ci est ligaturée dans le traitement des varices.

## Scheuermann (maladie de)

Atteinte des cartilages des corps vertébraux (partie antérieure des vertèbres) survenant au cours de la croissance.

Affection fréquente, la maladie de Scheuermann est une ostéochondrite de croissance (lésion des cartilages vertébraux due à un apport sanguin insuffisant). Sa cause est inconnue mais sa fréquence augmente dans les cas où le rachis est surmené pendant la croissance (obésité, port de charges trop lourdes, pratique intensive d'un sport, poussée de croissance).

**SYMPTÔMES ET SIGNES**

■ Lorsque la maladie affecte le rachis dorsal, elle provoque une cyphose (dos rond) qui, non traitée, devient irréductible une fois la croissance terminée.

■ Lorsqu'elle affecte le rachis lombaire, elle ne se traduit en général par aucun symptôme pendant l'adolescence mais provoque une fragilisation des plateaux vertébraux responsable de douleurs lombaires et d'arthrose chez les adultes.

**DIAGNOSTIC**

Les radiographies montrent des déformations vertébrales d'importance variable : aspect « feuilleté » des plateaux vertébraux, aspect tassé de la partie antérieure des vertèbres, dépression centrale du plateau supérieur traduisant une hernie intraspongieuse, par exemple.

**ÉVOLUTION ET TRAITEMENT**

Si la cyphose est peu marquée, la kinésithérapie active est conseillée ; il faut également arrêter le sport et ne pas porter de charges trop lourdes.

Si la cyphose est marquée et que la croissance n'est pas terminée, il faut la réduire à l'aide de corsets plâtrés. Si la croissance du sujet est terminée, des séances de gymnastique peuvent être utiles.

## Schiller (test de)

Test utilisé en gynécologie, permettant la mise en évidence de dysplasies (modifications précancéreuses) du col de l'utérus à l'aide d'un badigeon de lugol.

## Schirmer (test de)

Examen destiné à mesurer la quantité de larmes sécrétée par les glandes lacrymales.

**INDICATIONS**

Le test de Schirmer est pratiqué pour diagnostiquer un syndrome sec (syndrome de Gougerot-Sjögren) ou, chez les personnes qui désirent porter des lentilles, pour évaluer la sécrétion lacrymale, qui doit être bonne.

**TECHNIQUE ET DÉROULEMENT**

Le test de Schirmer consiste à placer dans le cul-de-sac conjonctival inférieur, près de l'angle externe de l'œil, une bandelette de papier de 5 millimètres de large et de 5 centimètres de long, graduée tous les 5 millimètres. Celle-ci va s'imprégner des larmes sécrétées par l'œil. Au bout de 3 minutes, on mesure le nombre de graduations humidifiées. En cas de sécheresse oculaire importante, le patient ressent une sensation de brûlure pendant l'examen.

Ce test peut être pratiqué sans aucune préparation – c'est le test de Schirmer total – ou après instillation d'un collyre anesthésique, qui permet théoriquement de supprimer la sécrétion réflexe. Il est dans ce cas appelé test de Schirmer basal.

**RÉSULTATS**

Les résultats sont habituellement d'au moins une graduation par minute, soit 3 graduations (15 millimètres) en 3 minutes.

## Schistose

Affection pulmonaire secondaire à l'inhalation de poussières d'ardoise. SYN. *maladie des ardoisiers.*

La schistose est une pneumoconiose fibrosante (maladie consécutive à l'inhalation de poussières minérales entraînant une fibrose du tissu interstitiel pulmonaire). Cette maladie professionnelle rare est due à l'accumulation de poussière d'ardoise dans les poumons et, notamment, des silicates, qui entrent dans la composition de l'ardoise.

**SYMPTÔMES ET TRAITEMENT**

La maladie se traduit par un essoufflement qui s'installe très progressivement. La fibrose interstitielle reste modérée et l'évolution est généralement bénigne ; il n'existe pas de traitement spécifique, sinon ne plus s'exposer au risque (protection des voies respiratoires lors de la manipulation de l'ardoise).

## Schistosomiase

→ VOIR Bilharziose.

## Schizocyte

Globule rouge déformé, de forme triangulaire ou coupé en deux.

Un schizocyte provient de la fragmentation d'un globule rouge sur un obstacle : caillot obstruant un petit vaisseau, prothèse métallique remplaçant une valvule cardiaque – et pouvant traumatiser les globules directement ou par les turbulences qu'elle provoque dans le courant sanguin –, foyer de cellules cancéreuses, par exemple.

La présence de schizocytes dans le sang est observée à l'examen microscopique du frottis sanguin. Elle indique l'existence d'une destruction mécanique des globules rouges, dont il importe d'estimer la gravité (nombre de schizocytes, degré de l'hémolyse) et de déterminer précisément la cause pour la supprimer (remplacement d'une prothèse cardiaque, par exemple).

## Schizoïdie

Caractère marqué par le repli sur soi, avec indifférence apparente aux événements du monde extérieur.

Ce terme a été introduit par le psychiatre allemand Ernst Kretschner en 1921. Il désigne au sens large un individu s'isolant facilement de la réalité ambiante jusqu'à sembler perdre le contact avec elle ; cependant, ce détachement n'est que superficiel et masque au contraire une hypersensibilité très vive. Une tendance schizoïde est ainsi fréquente et normale chez certains savants et créateurs (mathématiciens, philosophes, artistes). Plus accentuée, avec fuite d'autrui, refuge dans la rêverie, affectivité froide et abstraite, la schizoïdie peut revêtir ou annoncer une pathologie sous-jacente. La schizophrénie vient souvent se greffer sur ce type de caractère.

## Schizophrénie

Psychose caractérisée par la désagrégation de la personnalité (et non son dédoublement) et par une perte du contact vital avec la réalité.

Le terme de schizophrénie a été créé par le psychiatre suisse Eugen Bleuler (1857-1939), qui le substitua à celui de démence précoce. La schizophrénie affecte le plus souvent l'adolescent ou l'adulte avant l'âge de 40-45 ans. Elle touche 1 % de la population mondiale.

constituant l'abcès à proprement parler. Le traitement repose sur un drainage chirurgical. La cicatrisation nécessite de 2 à 3 semaines.

## Sein (cancer du)

Cancer touchant la glande mammaire de la femme, principalement sous la forme d'un adénocarcinome (cancer du tissu glandulaire), parfois sous la forme d'un sarcome (cancer du tissu conjonctif).

Le cancer du sein atteint une femme sur onze, la tranche d'âge la plus touchée étant celle de 50 à 60 ans ; seules 5 % des patientes ont moins de 35 ans lors du diagnostic. C'est le plus fréquent des cancers de la femme et le nombre de cas augmente régulièrement.

**FACTEURS FAVORISANTS**

Le risque de survenue de cette maladie est plus important lorsqu'il y a des cas de cancers du sein dans la famille : mère, sœur ou tante. On a identifié des gènes de susceptibilité (BRCA1 et BRCA2) présents dans 5 % des cas. Chez les porteuses de ces gènes, le risque est de 85 %. Il existe aussi des facteurs hormonaux, caractérisés par une puberté précoce (avant 10 ans), une ménopause tardive (après 55 ans), une première grossesse après 30 ans. Les femmes ayant eu un kyste ou une tumeur bénigne du sein, traités ou non, doivent être régulièrement surveillées en raison d'un risque plus élevé. Ni le rôle cancérogène des pilules œstroprogestatives ni le rôle protecteur de l'allaitement n'ont été prouvés. En revanche, le traitement hormonal substitutif associant œstrogènes et progestatifs après la ménopause comporte une augmentation du risque s'il est prolongé.

**SYMPTÔMES ET SIGNES**

Un cancer du sein peut se manifester par une grosseur (nodule), un écoulement de liquide clair ou sanglant par le mamelon, une déformation du galbe du sein ou du mamelon (rétraction), plus rarement par une douleur. Il ne présente parfois aucun signe et est mis en évidence par une mammographie (examen radiologique du sein).

**DIAGNOSTIC**

Un cancer du sein est découvert soit à l'occasion d'un examen systématique par le gynécologue, soit par la patiente elle-même au cours d'un autoexamen du sein. Le diagnostic est confirmé par une mammographie et éventuellement une échographie mammaire, et par une ponction du kyste ou du nodule (biopsie), dont le liquide ou les cellules prélevées sont examinés au microscope afin de rechercher des cellules tumorales.

Le diagnostic de cancer du sein doit toujours être confirmé par un examen histologique d'un prélèvement tissulaire (biopsie). Ces biopsies sont réalisées par voie percutanée, avec des aiguilles spéciales. Elles sont guidées sous échographie ou par un procédé d'imagerie couplant un mammographe et un système de guidage informatisé appelé mammotome.

**ÉVOLUTION**

Comme la plupart des cancers, le cancer du sein évolue d'abord localement, avec extension aux organes de voisinage et aux ganglions lymphatiques axillaires, puis se propage par voie sanguine (métastases), surtout aux os, au cerveau, au foie et aux poumons. Ces métastases peuvent apparaître tardivement, jusqu'à 10 ans après la découverte du cancer initial.

**TRAITEMENT**

Quatre traitements peuvent être entrepris, parfois isolément, parfois en association : la chirurgie, la chimiothérapie, la radiothérapie, l'hormonothérapie.

■ **La chirurgie** est généralement le premier traitement envisagé. Elle consiste le plus souvent, aujourd'hui, en l'ablation de la tumeur (tumorectomie), associée à l'examen histologique immédiat (dit extemporané) de celle-ci, la femme étant toujours sous anesthésie générale : si l'examen histologique confirme la nature maligne de la tumeur, l'ablation des ganglions de l'aisselle (curage ganglionnaire axillaire) est réalisée, l'accord pour cette éventuelle extension de l'acte chirurgical devant avoir été préalablement obtenu. Pour les tumeurs volumineuses ou multiples, la mastectomie (ablation du sein) est encore pratiquée.

■ **La radiothérapie**, pratiquée après une tumorectomie, consiste à irradier le sein et le pourtour de la zone retirée pour éviter les récidives locales. Le traitement comprend généralement de six à douze séances, à raison de une ou deux séances par semaine pendant six semaines. Une autre technique de radiothérapie, la curiethérapie, consiste à implanter dans le sein, près de la tumeur, des aiguilles creuses dans lesquelles est glissé un fil radioactif, laissé quelques jours.

■ **La chimiothérapie** est utilisée en complément de l'ablation chirurgicale du cancer primitif, lorsqu'il comporte un risque de métastases sur une période de 6 mois. Elle est utilisée en première intention en cas de cancer du sein avec signes inflammatoires. Les métastases sont aussi traitées par la chimiothérapie. Le traitement comporte l'association de plusieurs médicaments (polychimiothérapie), plus souvent d'un seul médicament.

Un traitement ciblé repose sur un anticorps spécifique d'un facteur de croissance (HER2), le trastuzumab. Il est administré seul ou associé à la chimiothérapie dans le cas où le cancer exprime fortement ce facteur de croissance.

■ **L'hormonothérapie**, très souvent associée aux autres traitements, consiste à prendre par voie orale des antiœstrogènes lorsque le cancer est hormonodépendant, c'est-à-dire que la tumeur contient des récepteurs hormonaux (éléments situés à la surface de certaines cellules et destinés à recevoir les messages hormonaux). Les anti-aromatases, qui inhibent la synthèse des œstrogènes, ont des résultats supérieurs dans le cas des cancers du sein à un stade avancé et aussi dans la prévention des récidives chez la femme ménopausée.

**PRONOSTIC ET DÉPISTAGE**

Lorsque le cancer du sein est traité tôt, son pronostic est bon. La surveillance régulière d'une femme ayant eu un cancer du sein et la reprise du traitement au moindre signe de récidive améliorent encore ce pronostic. Par ailleurs, une femme ayant subi le traitement d'un cancer du sein peut envisager d'avoir un enfant : une période de 2 ans après la fin du traitement doit être respectée afin de surveiller l'évolution de la maladie. L'allaitement maternel est néanmoins déconseillé.

L'amélioration du pronostic du cancer du sein passe par le dépistage précoce : examen gynécologique régulier (tous les ans), mammographie systématique (tous les 2 ans à partir de 50 ans), autoexamen des seins par la femme et consultation médicale à la moindre anomalie constatée.

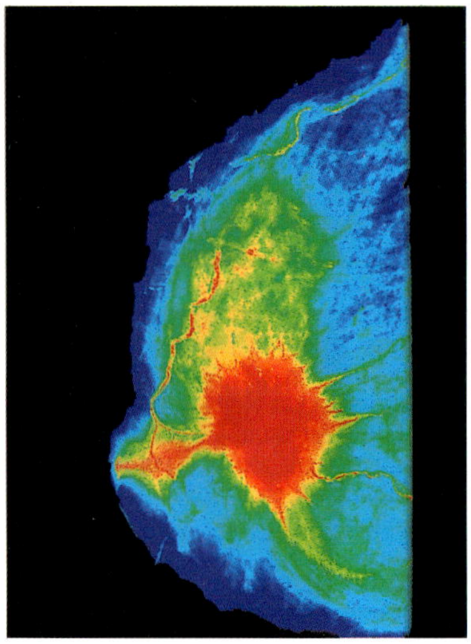

***Cancer du sein.*** *À la mammographie, la tumeur (en rouge et jaune) forme une masse aux bords irréguliers, en forme d'étoile.*

## Sein (chirurgie du)

→ VOIR Mammoplastie, Mastectomie.

## Sein (tumeur bénigne du)

Formation nodulaire bénigne dans le tissu du sein.

**DIFFÉRENTS TYPES DE TUMEUR**

Une tumeur bénigne du sein est le plus souvent un kyste (cavité remplie de liquide), un adénofibrome (nodule arrondi, parfois volumineux, roulant sous le doigt), un lipome (tumeur graisseuse), un papillome intracanaliculaire (prolifération de tissu dans un canal galactophore, provoquant un écoulement de liquide clair ou sanglant par le mamelon) ou encore une tumeur phyllode (tumeur volumineuse et bosselée). Ces deux dernières tumeurs peuvent devenir cancéreuses.

Les tumeurs bénignes du sein sont parfois senties à la palpation.

**DIAGNOSTIC ET TRAITEMENT**

Le diagnostic précis d'une tumeur bénigne du sein est confirmé par des examens complémentaires, avant tout la mammographie (radiographie du sein), l'échographie et la ponction ou la biopsie de la tumeur, suivie d'un examen au microscope des tissus prélevés. Une fois le diagnostic établi, le traitement est instauré. Un kyste est vidé, un nodule fibreux ou un lipome sont ôtés lorsqu'ils sont trop volumineux. Les papillomes et les tumeurs phyllodes sont systématiquement enlevés à cause de leur risque d'évolution maligne.

## Sel

Substance chimique résultant de la réaction entre un acide et une base en solution dans l'eau.

Un sel est un électrolyte, substance formée par deux ions réunis, qui se séparent quand ils sont dans l'eau ; l'un est positif (sodium, potassium, magnésium) et provient d'une base ; l'autre est négatif (chlorure, bicarbonate, nitrate, sulfate) et vient d'un acide. Les ions constitutifs des sels peuvent être séparés par électrophorèse. Les sels sont très répandus dans la nature (chlorure de sodium [sel alimentaire], bicarbonate de potassium, par exemple) ; ils entrent dans la composition de nombreux médicaments.

## Sel alimentaire

Substance blanche ou grise, composée en majeure partie de chlorure de sodium, cristallisée, friable, soluble dans l'eau et employée pour l'assaisonnement ou la conservation des aliments.

La consommation moyenne de sel par individu est de 7 ou 8 grammes par jour, comprenant le sel naturellement présent dans les aliments (1 ou 2 grammes), le sel utilisé pour assaisonner les plats (2 ou 3 grammes) et le sel contenu dans les préparations alimentaires industrielles (4 ou 6 grammes). Environ 20 % de la population française consomment toutefois plus de 12 grammes de sel par jour.

Le sel iodé et/ou fluoré joue un rôle dans la prévention du goitre (iode) et de la carie dentaire (fluor). Un apport excessif en sel peut augmenter la pression artérielle chez les sujets prédisposés. Les régimes hyposodés, c'est-à-dire restreints en sel (ils sont souvent appelés à tort « régimes sans sel »), sont moins sévères que par le passé. Ils ne se justifient d'ailleurs que dans très peu de cas (affections rénales, insuffisance cardiaque, cirrhose aggravée) et peuvent même être dangereux (chez la femme enceinte, notamment).

→ VOIR Sodium.

## Sel biliaire

Substance dérivée du cholestérol, produite par les cellules hépatiques et sécrétée dans la bile, permettant la dégradation et l'absorption des graisses.

**PHYSIOLOGIE**

Les sels biliaires (taurocholates et glycocholates) sont des substances tensioactives (modifiant la tension superficielle du liquide dans lequel elles sont dissoutes) qui permettent de maintenir en suspension dans la bile des produits qui, sans eux, précipiteraient. Ils solubilisent les graisses et permettent leur digestion (aussi existe-t-il une malabsorption des graisses lorsque ces sels font défaut) puis sont réabsorbés par l'iléon et retournent au foie, réalisant ainsi ce qu'on appelle le cycle entéro-hépatique.

Le prurit (démangeaisons) observé au cours d'une cholestase (arrêt de l'élimination biliaire) est vraisemblablement dû à la rétention des sels biliaires.

## Sélectif

Qualifie une intervention (chirurgicale ou contrôlée radiologiquement) agissant sur une partie précise de l'organisme.

Ce terme est en particulier employé pour désigner la section de quelques fibres nerveuses (par opposition à la section de tout un nerf) qui exercent une action spécifique. Les opérations sélectives permettent de ne pas modifier le fonctionnement des autres organes, dont les fibres nerveuses sont laissées en place. La vagotomie sélective, par exemple (consistant à sectionner exclusivement, parmi les fibres pneumogastriques, celles à destination de l'estomac), était pratiquée dans le traitement de l'ulcère duodénal, avant que les traitements médicamenteux ne la remplacent.

## Sélénium

Oligoélément indispensable à l'organisme, aux propriétés antioxydantes.

Le sélénium n'est pas synthétisé par l'organisme et doit être apporté par l'alimentation ; les apports quotidiens recommandés sont d'environ 50 à 70 microgrammes. On trouve cet oligoélément surtout dans les produits de la mer et les abats (foie, rognons). Dans l'organisme, le sélénium entre notamment dans la composition d'enzymes qui agissent sur le glutathion, une substance qui protège les cellules contre le pouvoir oxydant des radicaux libres. Les carences en sélénium sont exceptionnelles, elles ne surviennent que dans quelques régions du monde ou chez des malades nourris par perfusion. Elles se traduiraient par une augmentation du risque de maladies cardiovasculaires et de cancers.

## Selle turcique

Gouttière osseuse profonde, située à la face supérieure de l'os sphénoïde, à la base du crâne, et contenant l'hypophyse. (P.N.A. *sella turcica*)

La selle turcique est facilement visible sur les radiographies simples du crâne, surtout sur celles prises de profil. Une selle turcique agrandie ou érodée est un signe aisément décelable d'une tumeur de l'hypophyse.

## Selle turcique vide (syndrome de la)

Refoulement et parfois aplatissement de l'hypophyse contre la paroi de sa loge osseuse, empêchant de visualiser cette glande sur les radiographies.

**CAUSES**

Le syndrome de la selle turcique vide n'a pas de cause connue avec certitude. On pense qu'il proviendrait d'une hernie (petite saillie) de l'arachnoïde (feuillet moyen des méninges) dans l'espace intrasellaire, de nature malformative, qui repousserait l'hypophyse au fond de la gouttière osseuse et la comprimerait.

Certains facteurs favoriseraient ce syndrome : les grossesses multiples, l'obésité, l'hypertension artérielle et l'hypertension intracrânienne bénigne.

**SYMPTÔMES ET SIGNES**

Même les examens radiographiques les plus perfectionnés comme le scanner ou l'imagerie par résonance magnétique (I.R.M.) montrent une selle turcique vide : l'hypophyse est invisible bien que présente.

Le plus souvent, le sujet ne ressent aucun trouble car il ne s'agit pas d'une maladie. Parfois, il se produit des maux de tête, des anomalies de la vision, l'hypophyse étant très proche des nerfs optiques. Les sécrétions hypophysaires sont généralement normales, sauf la sécrétion de prolactine, dont le taux augmente de façon modérée. Ce syndrome est à distinguer d'une selle turcique vidée en raison d'un processus pathologique : nécrose d'un adénome hypophysaire, syndrome de Sheehan, chirurgie ou radiothérapie hypophysaire, etc.

**TRAITEMENT**

Les formes sans complication ne nécessitent pas de traitement, mais les troubles visuels peuvent justifier une opération chirurgicale, ce qui est cependant très exceptionnel.

## Selles

→ VOIR Fèces.

## Semi-lunaire

Petit os central du carpe situé sous l'articulation du radius. (P.N.A. *os lunatum*)

Le semi-lunaire, maintenu par de puissants ligaments, est un os pratiquement immobile.

**PATHOLOGIE**

■ **Les luxations péri-lunaires du carpe** font suite à des traumatismes très sévères. Il est parfois difficile d'en faire le diagnostic sur les radiographies et un scanner est habituellement nécessaire. La luxation peut être rétro-lunaire, avec ou sans fracture du scaphoïde. Il peut s'agir aussi d'une luxation du semi-lunaire : dans ce cas, le semi-lunaire part complètement en avant. On parle alors d'énucléation du lunaire.

Le traitement de ces luxations est toujours difficile : d'abord orthopédique, il est souvent complété par une fixation à l'aide d'une broche. Il peut être nécessaire d'intervenir pour réduire la luxation et la contenir. Les séquelles sont importantes, avec souvent l'apparition d'une pseudarthrose du scaphoïde et/ou une nécrose du semi-lunaire.

■ **La nécrose du semi-lunaire, ou maladie de Kienböck**, résulte d'une mauvaise vascularisation de l'os, due à une fracture ou à une luxation. Le traitement chirurgical peut consister en l'ablation des os de la première rangée du carpe, en la mise en place d'un implant prothétique ou en une arthrodèse (blocage de l'articulation) du poignet.

## Séminome testiculaire

Tumeur maligne du testicule, développée aux dépens de ses cellules germinales. SYN. *séminogoniome*.

Le séminome testiculaire affecte le plus souvent l'homme d'une trentaine d'années.

mant une couche protectrice qui tapisse la muqueuse.

**INDICATIONS**

Les silicones sont indiquées pour diminuer les douleurs des colopathies fonctionnelles (couramment appelées colites), des excès de gaz, des inflammations (œsophagite, gastrite, duodénite).

**INCOMPATIBILITÉS**

Comme tout pansement digestif, les silicones diminuent l'absorption des autres médicaments : leurs prises doivent donc être éloignées d'au moins deux heures.

2. Matériau entrant dans la composition des prothèses telles que les prothèses mammaires (remplaçant un sein ou gonflant une poitrine jugée trop plate) ou articulaires (remplaçant une articulation ou un tendon).

La silicone n'est ni cancérogène ni allergisante. Elle peut cependant entraîner des cicatrices fibreuses autour de la prothèse.

→ VOIR Mammoplastie.

## Silicose

Maladie due à l'inhalation prolongée de poussières de silice, qui s'accumulent dans les poumons.

**SYMPTÔMES ET SIGNES**

La silicose atteint essentiellement les ouvriers travaillant dans les mines de charbon, ce dernier étant mélangé à de la silice. Elle se développe après plusieurs années d'exposition aux poussières et se manifeste par une toux, une expectoration anormalement abondante, une tendance aux infections bronchiques, puis par une gêne respiratoire à l'effort et enfin par une fibrose pulmonaire (développement de tissu fibreux dans les poumons). L'évolution de la maladie est très lente, et les premiers symptômes peuvent n'apparaître que de nombreuses années après l'arrêt de l'exposition. Les complications sont fréquentes : insuffisance respiratoire, emphysème, maladies infectieuses (tuberculose, aspergillose).

**DIAGNOSTIC ET TRAITEMENT**

Le diagnostic repose sur une radiographie thoracique, réalisée régulièrement chez les sujets exposés, qui révèle des anomalies (opacités nodulaires) et sur une spirométrie (mesure des volumes et des débits respiratoires).

Il n'existe pas de traitement curatif de cette maladie, dont certaines complications peuvent, en revanche, être soignées (antibiotiques contre les infections).

**PRÉVENTION**

La prévention de la silicose est primordiale et comprend deux volets : un examen médical d'embauche permet de refuser un emploi exposé à une personne présentant déjà des altérations bronchiques ou pulmonaires ; des mesures techniques de protection doivent également être appliquées sur les lieux de travail (port de masque ou de cagoule, ventilation adéquate des locaux, etc.).

## Simulation

Imitation volontaire ou semi-volontaire d'un trouble mental ou physique.

Au même titre que le mimétisme animal, la simulation est une réaction naturelle, permettant de s'adapter et de se protéger, mais facilement détournable de son usage légitime, par fraude ou inclination morbide (pathomimie [besoin morbide d'imiter les symptômes d'une maladie], pithiatisme [disposition à présenter des symptômes physiques apparaissant ou disparaissant sous l'effet de la suggestion], sinistrose [conduite pathologique d'un sujet qui, après une maladie ou un accident, refuse de reconnaître sa guérison]).

Les signes et les symptômes d'une maladie sont créés et soutenus pour en espérer un bénéfice (être hospitalisé, trouver un asile, obtenir des compensations, souvent financières, éviter le travail, éviter de répondre à ses obligations). Ces personnes cessent généralement leur action dès que la situation présente un risque. La simulation peut revêtir une forme complète, surtout dans certains milieux (armée, prison) ou simplement exagérée (par amplification d'un trouble réel). On parle de simulation persévératrice lorsque le malade imite obstinément le même symptôme. Les simulateurs pathologiques ont pour trait commun une fragilité narcissique (ils n'acceptent pas l'image qu'ils ont d'eux-mêmes), comme cela se produit en cas d'immaturité affective, d'hystérie ou de psychopathie. L'attitude médicale consiste donc, si c'est possible, à identifier, puis à soigner la cause psychique de la simulation. Le mot prend actuellement un sens péjoratif et doit être utilisé avec prudence.

## Sinapisme

Cataplasme à base de farine de moutarde.

→ VOIR Cataplasme.

## Sinistrose

Conduite pathologique d'un sujet, qui après une maladie ou un accident, refuse de reconnaître sa guérison ou amplifie le préjudice subi.

Le sujet est le plus souvent de bonne foi, mais sa sincérité est celle d'un hypocondriaque ou d'un névrosé pris à son propre jeu, par autosuggestion ou influence de l'entourage. La sinistrose est traitée par différentes thérapies, telles que l'hypnose ou la psychothérapie. Elle donne lieu à de nombreux procès, conflits (assurance, milieu du travail, pension).

## Sinus

Nom donné à certaines cavités de l'organisme. (P.N.A. *sinus*)

## Sinus carotidien

Portion dilatée de l'artère carotide (artère de la tête et de la partie supérieure du cou). (P.N.A. *sinus carotideus*)

**STRUCTURE**

Le sinus carotidien, partie terminale de l'artère carotide primitive, est situé à l'extrémité supérieure de celle-ci sur le côté du cou, là où elle se divise en ses deux branches terminales, la carotide interne, qui irrigue le cerveau, et la carotide externe, qui irrigue la face.

**FONCTIONNEMENT**

La paroi du sinus carotidien contient des barorécepteurs, petits organes sensibles à la pression sanguine. En cas de pression artérielle trop forte ou trop faible, ces barorécepteurs, dits sinocarotidiens, stimulent les fibres nerveuses auxquelles ils sont reliés. Ces fibres aboutissent au système nerveux central qui déclenche la réponse adaptée (changement de la fréquence des battements cardiaques, modification du diamètre des artères de l'organisme) afin de rétablir la pression habituelle.

## Sinus coronaire

Portion terminale dilatée de la circulation veineuse de surface du cœur. (P.N.A. *sinus coronarius*)

Le sinus coronaire parcourt le sillon situé entre les oreillettes, en arrière, et les ventricules, en avant, puis se jette dans l'oreillette droite. Il draine le sang désoxygéné du myocarde. Certains troubles du rythme auriculaire, appelés rythme du sinus coronaire, naissent à hauteur de cet abouchement.

## Sinus de la face

Cavité remplie d'air, creusée dans les os de la tête et s'ouvrant dans les fosses nasales. (P.N.A. *sinus paranasalis*)

Ces sinus sont symétriques, de chaque côté de la ligne médiane du visage, et tapissés d'une muqueuse semblable à celle des fosses nasales. Leur rôle est mal connu.

**DIFFÉRENTS TYPES DE SINUS DE LA FACE**

■ **Le sinus ethmoïdal** est formé de plusieurs cavités, ou cellules, communiquant entre elles. Il est creusé profondément dans la masse latérale de l'ethmoïde, en arrière de la racine du nez et entre les faces internes des orbites. Les cellules ethmoïdales s'ouvrent dans la fosse nasale par des orifices par lesquels entre l'air et s'évacuent les sécrétions des sinus. Ces orifices se situent dans le méat moyen, cavité bordée par le cornet moyen.

■ **Le sinus frontal** est creusé dans l'os frontal, au-dessus de l'orbite. De taille et de dimension variables, il s'ouvre dans le méat moyen par le canal frontonasal.

■ **Le sinus maxillaire** est creusé dans l'os maxillaire supérieur, sous l'orbite. Par sa face inférieure, il est en rapport avec les racines de la deuxième prémolaire et des deux premières molaires. Il s'ouvre par un orifice situé dans le méat moyen.

■ **Le sinus sphénoïdal** est creusé dans le corps de l'os sphénoïde qui ferme en arrière la fosse nasale. Son ouverture se fait dans la paroi postérieure de la fosse nasale.

**PATHOLOGIE**

Les maladies des sinus sont inflammatoires et tumorales.

■ **Une sinusite** est une inflammation des sinus de la face.

■ **Un adénocarcinome de l'ethmoïde** est une tumeur qui se développe chez des sujets ayant été, durant de longues années, au contact du bois. Il est dû aux tanins des bois, en particulier des bois exotiques. Les signes révélateurs de ce cancer sont une obstruction

## Sinus de la face

**De chaque côté du visage se trouvent quatre cavités remplies d'air, creusées dans les os entourant les fosses nasales : les sinus. Le sinus maxillaire, situé sous l'orbite, et le sinus frontal, au-dessus du nez, sont les deux plus importants. Le sinus sphénoïdal est localisé en arrière de la fosse nasale, à l'intérieur du corps de l'os sphénoïde. Quant au sinus ethmoïdal, il est en réalité constitué de plusieurs petites cavités, logées dans l'os ethmoïde entre une orbite et la fosse nasale correspondante.**

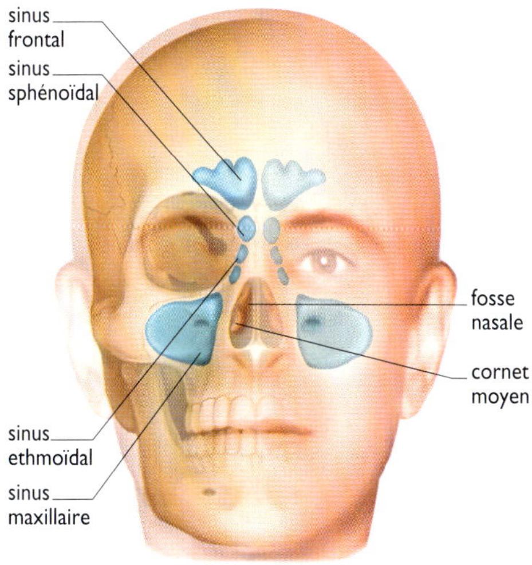


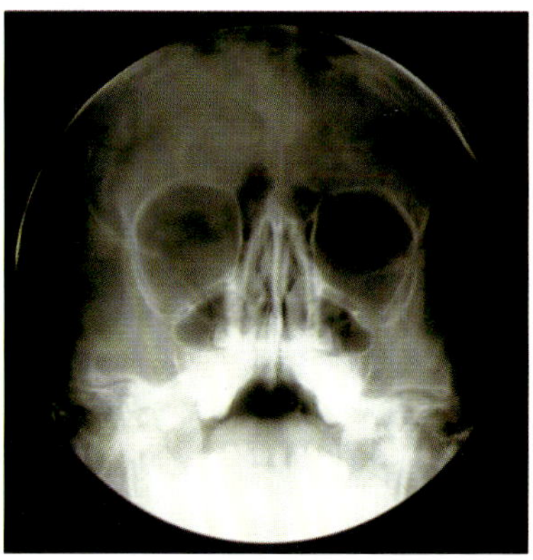

*De chaque côté du nez, on aperçoit un sinus maxillaire, sous l'orbite, et un sinus frontal, au-dessus de l'orbite.*

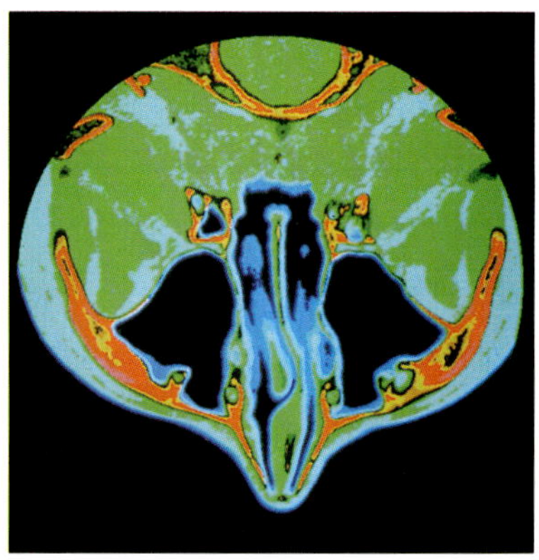

*Cette coupe horizontale du crâne, vue au scanner, montre les sinus maxillaires (grosses taches noires), de part et d'autre du nez.*

nasale, des saignements de nez peu abondants mais répétés et une rhinorrhée (écoulement nasal). L'extension locale de la tumeur est évaluée à l'aide d'un scanner de la face, couplé à l'imagerie par résonance magnétique (I.R.M.). Le traitement associe le plus souvent une chimiothérapie, une ablation chirurgicale de l'ethmoïde et une radiothérapie.

Cette maladie professionnelle peut être prévenue par le port d'un masque respiratoire pour les ébénistes, les menuisiers, les bûcherons, etc., chez lesquels des examens cliniques et radiographiques annuels et systématiques doivent être pratiqués.

■ Un **carcinome épidermoïde** est une tumeur cancéreuse qui se développe aux dépens du sinus maxillaire et dont les cellules ont un aspect proche de celles de l'épiderme. Son apparition est favorisée par le tabagisme. L'extension locale de la tumeur est évaluée à l'aide d'un scanner de la face. Son traitement est chirurgical.

■ Un **polype** peut apparaître à la suite de de tous ces processus pathologiques.

## Sinus veineux crânien

Conduit drainant le sang de l'encéphale vers le système des veines jugulaires. (P.N.A. *sinus duræ matris*)

Les sinus veineux crâniens contiennent du sang veineux, mais leur structure diffère de celle des veines. Ils peuvent être le siège de thrombophlébites cérébrales compliquant une infection locorégionale (sinusite, mastoïdite).

## Sinusal (nœud)

→ VOIR Keith et Flack (nœud de).

## Sinusite

Inflammation des sinus de la face.

Une sinusite atteint un sinus isolément (voir photo p. 950) ou l'ensemble des sinus ; dans ce dernier cas, on parle de pansinusite. L'inflammation se développe dans la muqueuse qui tapisse les sinus. Elle peut être aiguë ou chronique.

### Sinusite aiguë

Il s'agit d'une inflammation des sinus de la face due soit à la propagation d'une infection venant des fosses nasales, soit, dans le cas du sinus maxillaire, à une infection de la racine d'une dent supérieure.

**SYMPTÔMES ET SIGNES**

Les signes sont souvent unilatéraux et consistent en une rhinorrhée (écoulement nasal) purulente qui peut être postérieure et passer dans le pharynx sans s'extérioriser, une altération de l'état général avec fatigue et fièvre aux environs de 38,5 °C et une douleur locale de la face.

La sinusite maxillaire est douloureuse au-dessous de l'œil, la sinusite frontale, au-dessus de l'œil, la sphénoïdite (sinusite sphénoïdale), en arrière de l'œil. L'ethmoïdite (sinusite de l'ethmoïde), surtout fréquente chez l'enfant, se caractérise par un gonflement, une rougeur et une douleur de l'angle interne de l'œil.

Les sinusites peuvent se compliquer d'une accumulation de pus par blocage de l'écoulement (sinusite dite bloquée, l'orifice étant obstrué par les sécrétions et l'inflammation de la muqueuse), d'une extension de l'infection à l'œil ou d'une méningite, qui impose un traitement en urgence.

**TRAITEMENT**

Le traitement des formes peu douloureuses et peu fébriles se limite aux pulvérisations locales de médicaments vasoconstricteurs, aux inhalations chaudes et mentholées et aux analgésiques.

Le traitement des formes plus avancées associe des antibiotiques et des anti-inflammatoires pris par voie orale. Dans les formes très douloureuses, une ponction par trocard puis un lavage du sinus sont parfois nécessaires.

### Sinusite chronique

Il s'agit d'une inflammation des sinus de la face qui dure plus de trois mois.

Les sinusites chroniques peuvent être unilatérales (elles sont alors souvent liées à une infection dentaire, parfois à une malformation des cornets ou de la cloison nasale) ou bilatérales ; dans ce cas, l'origine est mal connue et peut résulter d'une maladie diffuse de la muqueuse pituitaire qui tapisse les fosses nasales.

**SYMPTÔMES ET SIGNES**

Le malade se plaint en général d'une rhinorrhée (écoulement nasal) plus ou moins purulente, d'une sensation d'obstruction nasale et de toux chronique pendant la nuit.

**DIAGNOSTIC ET TRAITEMENT**

L'examen clinique des fosses nasales par endoscopie et le scanner de la face permettent d'établir un bilan exact des lésions. Le traitement associe des antibiotiques, des anti-inflammatoires et des décongestionnants des fosses nasales. En cas d'échec, un traitement chirurgical peut être proposé.

## Sismothérapie

→ VOIR Électrochoc.

## Situs inversus

Anomalie congénitale lors de laquelle certains organes sont situés du côté opposé à celui qu'ils occupent normalement.

→ VOIR Inversion.

## Sixième maladie

→ VOIR Exanthème subit.

## Sjögren

→ VOIR Gougerot-Sjögren (syndrome de)

## Skiascopie
Examen servant à déterminer objectivement la réfraction de l'œil.

Une skiascopie est indiquée pour mesurer les anomalies de la réfraction.

**TECHNIQUE**

La skiascopie consiste à projeter sur l'œil un faisceau lumineux provenant soit d'une lampe située à côté de la tête du patient et qui se reflète dans un miroir, soit d'un appareil, le skiascope, dans lequel la source de lumière est incorporée. Ce faisceau lumineux est déplacé par de petits mouvements latéraux ou verticaux, provoquant une ombre dans l'orifice pupillaire : si l'ombre se déplace dans le même sens que le faisceau, le sujet est hypermétrope ; si l'ombre se déplace en sens inverse, il est myope ; si la pupille s'obscurcit totalement, le sujet ne présente pas d'anomalie de l'œil.

L'ophtalmologiste intercale ensuite entre la source lumineuse et l'œil des verres correcteurs de puissance variable, jusqu'à obtenir un obscurcissement uniforme de la pupille. Ces mesures lui permettent de déterminer la puissance des verres à prescrire.

Les enfants ont tendance à accommoder leur vue ; il est donc nécessaire de leur instiller préalablement un collyre dit cycloplégique, permettant d'empêcher cette accommodation.

## Sludge biliaire
Présence dans la bile d'un microprécipité de cholestérol. (De l'anglais *sludge*, boue.)

Le sludge ne se manifeste par aucun trouble et est découvert lors d'une échographie. Disparaissant en général spontanément, il peut cependant évoluer vers la formation de calculs de cholestérol.

## Smegma
Substance blanche et pâteuse qui se trouve dans le sillon balanopréputial chez l'homme et sur le clitoris et les petites lèvres chez la femme.

Le smegma provient de la desquamation normale des cellules épithéliales des organes génitaux. Il ne doit pas être confondu avec une sécrétion infectieuse.

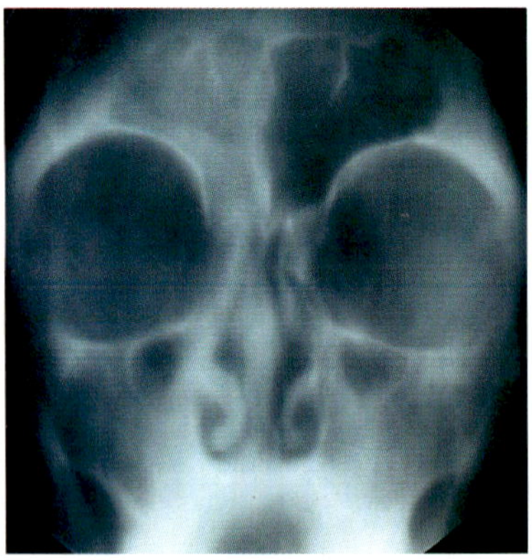

***Sinusite.*** *Le pus s'accumule dans le sinus frontal droit, qui apparaît opaque à la radiographie (voir article p. 949).*

## Sodium
Substance minérale jouant un rôle important dans l'état d'hydratation de l'organisme.

Le sodium (Na) est très abondant dans les liquides extracellulaires de l'organisme tels que le plasma sanguin, mais peu abondant dans les cellules. Le rein, notamment grâce à un mécanisme hormonal faisant intervenir, entre autres, l'aldostérone, régule son élimination dans les urines en fonction des quantités présentes dans l'organisme et des apports. Les besoins quotidiens en sodium, d'environ 1 à 3 grammes, sont largement couverts par l'alimentation : sel de table et de cuisson (chlorure de sodium), sodium contenu naturellement dans les aliments.

**PATHOLOGIE**

La natrémie (taux de sodium dans le plasma sanguin) reflète l'état d'hydratation ou de déshydratation des cellules.

■ **Une hypernatrémie** (taux de sodium dans le plasma anormalement élevé) peut être causée par un déficit de l'organisme en eau dû à un apport hydrique insuffisant ou à une perte rénale ou cutanée excessive.

■ **Une hyponatrémie** (taux de sodium dans le plasma anormalement bas) survient quand les pertes de sodium sont supérieures aux pertes d'eau ou quand il existe une dilution anormale du plasma : diarrhée, vomissements répétés, insuffisance surrénalienne, abus de médicaments diurétiques, insuffisance rénale ou cardiaque décompensée, cirrhose hépatique à un stade avancé ou hypersécrétion d'hormone antidiurétique.

**UTILISATION THÉRAPEUTIQUE**

Les sels de sodium (chlorure, bicarbonate) sont très utilisés pour rendre certains médicaments (solutions injectables, collyres) isotoniques aux liquides de l'organisme, c'est-à-dire pour qu'ils ne modifient pas par osmose l'hydratation des cellules. À l'inverse, des régimes hyposodés (pauvres en sodium) peuvent être prescrits en cas d'hypertension artérielle, d'insuffisance cardiaque ou rénale avec œdèmes, de traitement prolongé par les corticostéroïdes.

→ VOIR **Hypernatrémie, Hyponatrémie, Sel.**

## Sodoku
Maladie infectieuse due à une bactérie spiralée à Gram négatif, *Spirillum minus.*

Le sodoku (mot japonais, de *so*, rat, et *doku*, poison) est une zoonose transmise par la morsure d'un rat ou d'une souris, plus rarement par celle d'autres mammifères (chat, chien, belette).

**SYMPTÔMES ET SIGNES**

À l'endroit de la morsure se développent une ulcération ainsi qu'un ganglion douloureux ; dans un second temps apparaissent une fièvre élevée et des frissons, d'intenses maux de tête et, fréquemment, des douleurs articulaires et musculaires diffuses. Ces signes disparaissent en trois à sept jours. Ils sont suivis d'une éruption cutanée généralisée, faite de taches rouges à contours irréguliers, qui se déclare vingt jours environ après la morsure puis disparaît rapidement à son tour. En l'absence de traitement, la fièvre et l'éruption resurgissent par accès pendant plusieurs mois. L'évolution est le plus souvent bénigne.

**DIAGNOSTIC ET TRAITEMENT**

Le germe n'étant pas cultivable, le diagnostic est confirmé par l'observation directe de la bactérie au microscope, dans un prélèvement de sang ou de ganglion du patient, ou dans ceux d'un animal de laboratoire, infecté avec un prélèvement du patient.

Le traitement, très efficace, repose sur l'administration d'antibiotiques (pénicilline) pendant une semaine.

## Soif
Désir de boire.

La sensation de soif se manifeste grâce à la stimulation de certains récepteurs nerveux lorsqu'un sang trop concentré (c'est-à-dire trop riche en sels, en sucres et en certaines autres substances) traverse l'hypothalamus. Le phénomène se produit lorsque le sujet ne boit pas suffisamment et laisse son organisme se déshydrater, lorsque l'alimentation est déséquilibrée (trop riche en sels, par exemple) ou lorsque des vomissements importants, une diarrhée, une transpiration abondante, une hémorragie, des brûlures étendues, un traitement diurétique provoquent une perte liquidienne excessive.

**MÉTABOLISME**

La soif apparaît, en même temps qu'une sensation plus ou moins marquée de sécheresse de la bouche et du pharynx.

C'est grâce à la soif - et à la régulation du volume des urines - que l'organisme adapte les apports d'eau aux pertes d'eau, de façon à maintenir son équilibre hydroélectrolytique.

**PATHOLOGIE**

L'absence de soif, qui peut être due à une lésion de l'hypothalamus (à la suite d'une blessure, par exemple), entraîne une déshydratation.

La potomanie (soif permanente et inextinguible) peut signaler un diabète insipide ou sucré, un trouble psychique (polydipsie psychogène [sensation de soif exagérée, due à une affection psychiatrique]), une insuffisance rénale traitée par la prise de médicaments comme les phénothiazines ou une hémorragie grave.

## Soins infirmiers
Ensemble des activités assurées par le personnel infirmier et les auxiliaires de santé.

■ **Les soins d'hygiène et de confort, ou nursing,** sont réalisés par l'infirmière ou, sous son contrôle, par des aides-soignantes ou des auxiliaires de puériculture ;

- les soins d'hygiène consistent à assurer la toilette complète ou partielle du malade et incluent, chez les personnes dans le coma, la désinfection de la bouche et des yeux ;
- les soins de confort participent à l'amélioration de l'état du malade et consistent notamment à l'aider à s'installer dans un lit ou un fauteuil et à changer de position.

■ **Les soins à visée préventive** sont indispensables chez toute personne alitée, temporairement ou définitivement, pour prévenir les complications d'une immobilisation (escarres, phlébites, infections) ;

- la prévention des escarres associe les soins de propreté, le respect d'un équilibre alimentaire et la diversification des points d'appui du corps par changements fréquents de position du patient ;
- la prévention des phlébites, parfois dues à un alitement prolongé (notamment les phlébites des membres inférieurs, qui comportent un risque grave d'embolie pulmonaire), nécessite des soins attentifs : le malade doit être incité à contracter les muscles de ses jambes plusieurs fois par jour ; s'il n'en est pas capable, c'est le personnel infirmier qui mobilise les membres du patient ; cette mobilisation des membres inférieurs, associée à un massage léger des mollets et parfois à l'utilisation de matelas à gonflement alternatif ou à eau, permet de stimuler la circulation veineuse et diminue le risque de ralentissement ou d'arrêt de la circulation veineuse par formation de caillots ; enfin, un traitement par des médicaments anticoagulants peut être prescrit pour compléter la prévention ;
- la prévention des infections bronchiques consiste à faire tousser le malade, à le stimuler pour qu'il expectore, à l'installer quelques heures par jour en position demi-assise pour diminuer le risque d'encombrement des bronches.

■ **Les soins à visée curative** prescrits par le médecin au domicile du malade, en cabinet ou à l'hôpital sont dispensés par l'infirmière. Celle-ci réalise une très grande variété d'actes : elle pratique les prélèvements (de gorge, de sang, d'urine), administre les médicaments - par voie orale, par injection ou perfusion (installation du cathéter ou de l'aiguille, surveillance du bon déroulement de la perfusion) ; elle fait les pansements, surveille l'état des plaies, ôte fils et agrafes ; elle assure les soins pré- et postopératoires, et ceux exigés par une réanimation ; elle prend en charge les soins de dialyse rénale, à l'hôpital ou au domicile du malade (mise en marche et contrôle de l'appareil), etc.

■ **Les soins à visée éducative** concernent aussi bien les malades (malades hémodialysés, par exemple) et leur entourage que des personnes en bonne santé (éducation diététique de groupes de jeunes enfants, de femmes enceintes, etc.).

## Soins intensifs coronariens

Ensemble des soins requis par la surveillance et le traitement de patients menacés ou atteints d'infarctus du myocarde dans une unité de soins intensifs spécialisés.

Les unités de soins intensifs coronariens ont été créées vers 1960. On avait remarqué que, à la phase initiale de l'infarctus du myocarde, de fréquents troubles du rythme cardiaque apparaissaient et que ces troubles avaient une forte incidence sur la mortalité, même en cas d'infarctus limité. Dans le même temps, il était devenu possible de surveiller le rythme cardiaque d'une façon permanente. Des solutions thérapeutiques d'urgence comme le choc électrique et l'entraînement électrosystolique avaient aussi été découvertes. C'est pourquoi on décida de regrouper des équipes de personnel médical et paramédical spécialisées dans la prise en charge de l'infarctus du myocarde à sa phase aiguë dans une structure moderne.

Depuis les années 1960, les possibilités se sont étendues, et l'on peut aujourd'hui agir directement sur les artères coronaires par fibrinolyse, coronarographie et angioplastie, protéger ou soutenir la fonction cardiaque par médications ou procédés d'assistance circulatoire, prévenir et traiter les complications ou la survenue d'un infarctus ou d'un angor instable. Les soins intensifs coronariens ont permis d'abaisser très significativement la mortalité résultant de l'infarctus du myocarde et, souvent, d'éviter l'évolution vers l'infarctus constitué.

## Soins palliatifs

Ensemble des actions destinées à atténuer les symptômes d'une maladie dont, en particulier, la douleur qu'elle provoque, sans cependant la guérir.

Les soins palliatifs sont notamment dispensés aux malades pendant la phase terminale d'une maladie incurable. Outre les cancers, les maladies le plus souvent prises en charge par les unités de soins palliatifs sont les maladies neurologiques dégénératives (sclérose latérale amyotrophique, chorée de Huntington) et le sida.

■ **Les soins physiques** ont pour but d'assurer la fonction respiratoire, d'éviter la déshydratation et la survenue d'escarres (ulcérations de la peau qui atteignent les zones d'appui chez les malades immobilisés) et d'infections urinaires, de prévenir les nausées et les vomissements, et de lutter contre la douleur. Ils consistent à donner des soins d'hygiène, à changer le malade de position, à lui administrer des médicaments et, éventuellement, à pratiquer des interventions chirurgicales de confort. La lutte contre la douleur intense et continuelle que provoquent, par exemple, certains cancers en phase terminale repose sur l'administration d'analgésiques majeurs (opiacés), parfois administrés sur demande par petites doses intrarachidiennes (dans le liquide cérébrospinal). Le blocage chirurgical, par section d'un ou de plusieurs nerfs, de l'influx nerveux qui transmet la douleur peut également être envisagé.

■ **L'accompagnement psychologique** permet de lutter contre l'anxiété, la dépression, la peur, la colère ou le regret liés à l'approche de la mort, ou contre la honte causée par le sentiment d'impuissance ou de déchéance.

**SURVEILLANCE**

Les soins palliatifs peuvent être donnés dans des unités spécialisées, lorsqu'il en existe, lorsque l'état du malade nécessite l'emploi de techniques lourdes ou une surveillance constante, mais aussi à domicile, par un personnel formé à cet effet, et en collaboration étroite avec la famille et le médecin traitant.

## Solarium

Établissement de traitement de certaines affections par héliothérapie (par la lumière solaire).

Le traitement de certains psoriasis, par exemple, se déroule en solarium (cures de la mer Morte, entre autres, associant des bains fortement salés à une exposition contrôlée aux rayons ultraviolets A).

## Soleil (maladies provoquées par l'exposition au)

Toute affection, le plus souvent cutanée, survenant après une exposition aux rayons solaires.

→ VOIR Érythème solaire, Peau (cancer de la), Photodermatose, Ultraviolet.

## Soluté

1. Substance contenue à l'état dissous dans une solution.
2. Solution obtenue par dissolution d'une ou de plusieurs substances médicamenteuses dans un solvant.

**INDICATIONS**

Les solutés sont utilisés dans différentes spécialités médicales, notamment en réanimation. Ce sont dans ce cas des liquides stériles constitués d'eau et d'électrolytes (sodium, potassium, chlore, calcium) ou de composés nutritifs (glucose, lipides, acides aminés) administrés par perfusion intraveineuse. Préparés industriellement, ils sont présentés en flacons de verre ou en poches plastiques souples. Les solutés dits isotoniques ont une concentration en particules dissoutes équivalente à celle du plasma. Les solutés dits hypertoniques ont une concentration plus élevée, et leur perfusion doit se faire lentement, avec prudence et sous surveillance régulière.

**DIFFÉRENTS TYPES DE SOLUTÉ**

Les solutés les plus utilisés sont les suivants :
- les solutés glucosés, contenant du glucose à des concentrations variables dans de l'eau (solutés glucosés à 5, 10, 20 ou 30 %) ;
- le soluté de chlorure de sodium à 0,9 %, appelé aussi sérum physiologique ;
- le soluté de Ringer-lactate, dont la composition en eau et en électrolytes est proche de celle du plasma ;
- les solutés nutritifs pour perfusions, qui apportent du glucose, des lipides et des acides aminés, séparément ou associés dans des proportions diverses.

Enfin, les solutés les plus couramment employés (soluté glucosé à 5 ou 10 % et sérum physiologique) servent souvent de véhicules à des médicaments qui doivent être administrés par perfusion.

## Solution

Liquide contenant un corps à l'état dissous.

Une solution est dite vraie ou cristalline si elle constitue un ensemble homogène : le corps dissous (sucre, sel), divisé autant qu'il est possible jusqu'à l'état de molécules ou d'ions, semble avoir disparu dans le solvant (eau, alcool). En revanche, une solution est dite colloïdale si le corps dissous s'agglomère pour former des particules plus grosses, appelées micelles, visibles avec certains microscopes (ultramicroscopes) et ne traversant pas certains filtres aux pores très fins (membranes dialysantes).

**UTILISATION THÉRAPEUTIQUE**
Certains médicaments sont administrés sous forme de solutions (aqueuses, huileuses, etc.). Celles-ci peuvent être buvables, injectables, applicables sur la peau, utilisables comme collyre, etc.

## Somathormone

Hormone sécrétée par l'antéhypophyse (lobe antérieur de l'hypophyse, glande située à la base du cerveau), qui assure la croissance des os longs et intervient dans le métabolisme des glucides, des lipides et des protéines. SYN. *hormone de croissance, hormone somatotrope*. En anglais, *growth hormone (GH)*.

**STRUCTURE ET PHYSIOLOGIE**
La somathormone est un polypeptide présentant d'importantes analogies avec la prolactine. Sa sécrétion est stimulée par des facteurs divers tels que l'hypoglycémie (diminution du taux de glucose dans le sang), le stress (infection aiguë, choc psychologique, intervention chirurgicale) ou l'effort, tandis qu'elle est freinée par l'hyperglycémie (augmentation du taux de glucose dans le sang). Dans le foie, la somathormone provoque en particulier la synthèse de somatomédine C. Le dosage de celle-ci dans le sang témoigne de l'activité biologique de la somathormone.

**PATHOLOGIE**
En cas de maladie hypophysaire ou hypothalamique, un déficit en somathormone survient parfois ; chez l'enfant, il se traduit par une petite taille ; chez l'adulte, il se manifeste par une déminéralisation osseuse. Il peut être compensé par des injections intramusculaires quotidiennes de somathormone de synthèse. En revanche, une sécrétion excessive de somathormone due à un adénome (tumeur bénigne) de l'hypophyse entraîne une acromégalie (développement exagéré des os de la face et des extrémités des membres) chez l'adulte et un gigantisme chez l'enfant.

**UTILISATION THÉRAPEUTIQUE**
La somathormone est utilisée dans le traitement des nanismes par insuffisance antéhypophysaire et de certains déficits de croissance. Elle est également proposée chez l'adulte en cas de déficit, pour le maintien de la masse musculaire. Elle était autrefois extraite d'hypophyse de cadavres et a pu être à l'origine de cas de maladie de Creutzfeldt-Jakob. Aujourd'hui, on utilise de l'hormone de croissance synthétique.

## Somatique

Qui se rapporte au corps.

Une maladie somatique congénitale, par exemple, est souvent une malformation (coarctation de l'aorte, fente labiopalatine, etc.). Ce terme s'entend par opposition à psychique (qui se rapporte au psychisme). L'adjectif « psychosomatique » qualifie toute maladie organique (ulcère de l'estomac, hypertension artérielle, etc.) à l'origine de laquelle se trouve une cause psychique.

## Somatomédine

Facteur de croissance sécrété par le foie, sous l'action de la somathormone (hormone de croissance), et transporté dans le sang, lié à des protéines.

On distingue les somatomédines A et C (également appelées IGF 1 et 2). La plus active, la somatomédine C, stimule le développement des cartilages de croissance et favorise donc la croissance des os longs (fémur, tibia, humérus) chez les enfants et les adolescents. Lorsque la somathormone est sécrétée en excès, le taux plasmatique de somatomédine C augmente de façon parallèle, provoquant une acromégalie (développement exagéré des os de la face et des extrémités des membres).

**PATHOLOGIE**
Le plus souvent, le déficit en somatomédine C est consécutif à celui de la somathormone, qui peut survenir lors d'une insuffisance globale de sécrétion de l'antéhypophyse. Lorsqu'on traite un individu par la somathormone de synthèse, on rétablit la synthèse normale de la somatomédine C par le foie.

L'insuffisance congénitale de production de somatomédine C, exceptionnelle, se traduit par un nanisme, dit de Laron, où la petitesse de la taille s'associe à un taux très élevé de somathormone. La somatomédine C de synthèse est actuellement disponible, mais l'étude de ses utilisations thérapeutiques est encore en cours.

## Somatostatine

Hormone sécrétée par l'hypothalamus, le système nerveux central, certaines cellules neuroendocrines du tube digestif et par le pancréas.

La somatostatine a pour rôle d'inhiber la sécrétion de nombreuses hormones : thyrolibérine et corticolibérine (sécrétées par l'hypothalamus), thyréostimuline, somathormone (sécrétées par l'hypophyse), gastrine (sécrétée par l'estomac), insuline et glucagon (sécrétés par le pancréas). Elle diminue également les mouvements des muscles digestifs.

**UTILISATION THÉRAPEUTIQUE**
Des substances analogues à la somatostatine, synthétisées et modifiées pour que leur durée d'action soit plus longue, sont administrées par voie injectable pour corriger l'hypersécrétion de somathormone, pour diminuer la diarrhée et la déperdition en eau en cas de vipome (variété de tumeur du pancréas), ainsi que l'hypersécrétion de corticotrophine ou de sérotonine dont sont responsables les carcinoïdes (tumeurs bénignes ou malignes de l'appareil digestif). La somatostatine est également utilisée pour tarir de multiples sécrétions digestives, en cas de pancréatite ou de fistule postchirurgicale, ou encore pour limiter la croissance de certaines tumeurs malignes de l'appareil digestif.

## Sommeil

État physiologique temporaire, immédiatement réversible, reconnaissable par la suppression de la vigilance et le ralentissement du métabolisme.

On distingue depuis les années 1960 deux types de sommeil, le sommeil à ondes lentes (ou sommeil lent), ainsi appelé car l'électroencéphalogramme y montre une prédominance des ondes cérébrales lentes, et le sommeil paradoxal, ainsi appelé car l'électroencéphalogramme y montre une intense activité cérébrale (ondes rapides, comme dans l'état de veille). Ces deux types de sommeil se succèdent environ 5 à 8 fois par nuit. On pense que la plupart des rêves ont lieu pendant le sommeil paradoxal.

Le besoin de sommeil survient tous les jours (rythme circadien) à peu près à la même heure, sous l'effet de mécanismes internes et d'influences externes très complexes. La fonction du sommeil n'est pas établie avec certitude. Il ne permet pas seulement de se remettre de la fatigue physique et nerveuse de la journée. Il a peut-être aussi pour fonction, entre autres, de permettre d'assouvir le besoin de rêve.
→ VOIR Dossier Sommeil.

## Sommeil (troubles du)

Toute perturbation de la durée ou de la qualité du sommeil.

Les troubles du sommeil sont de trois sortes : insomnie (insuffisance de sommeil), hypersomnie (excès de sommeil), parasomnie (comportement anormal pendant le sommeil) ; par ailleurs, certains troubles du sommeil sont propres à l'enfant. Des techniques de mesures électroencéphalographiques sur 24 heures permettent aux « laboratoires du sommeil » une meilleure appréciation de ces troubles.

### Hypersomnie

L'hypersomnie peut être d'origine psychologique (anxiété, dépression) ou due à la prise d'anxiolytiques, à une maladie neurologique (sclérose en plaques, tumeur intracrânienne), à un traumatisme crânien, à une intoxication ou à une infection. La somnolence simple en est la forme la plus courante. Les autres formes d'hypersomnie sont plus rares. Parmi elles, la narcolepsie est caractérisée par la survenue, pendant la journée, de brusques accès de sommeil et de chutes brutales du tonus musculaire (cataplexie).

**TRAITEMENT**
Hormis le traitement d'une maladie causale, il est assez limité ; les antidépresseurs, voire les amphétamines, sont parfois indiqués pour une période brève. Une nouvelle molécule qui maintient l'éveil, le modafinil, est également proposée depuis quelques années. Mieux tolérée et efficace chez plus de patients que les autres substances, elle n'entraîne en outre pas d'effets secondaires psychiques ni cardiovasculaires.

### Insomnie

Pour juger de la réalité d'une insomnie, on se fie peu à la durée de sommeil, trop variable d'une personne à l'autre ; en revanche, on tient compte d'une modification récente de la durée de sommeil et de ce que ressent le patient (fatigue au réveil, impression subjective de mal dormir).

■ **L'insomnie transitoire** dure de quelques jours à quelques semaines. Elle est liée à des circonstances ou à un événement extérieur précis : stress ou tension émotionnelle, soucis professionnels, douleur, etc.

■ **L'insomnie chronique** regroupe un grand nombre de troubles : difficultés d'endormissement, souvent liées à une anxiété ; réveils nocturnes trop fréquents, souvent liés, quant à eux, à une dépression s'ils se produisent au cours de la deuxième moitié de la nuit et si le sujet se rendort difficilement ou pas du tout ; insomnie complète, rare en dehors de maladies psychiatriques graves (manie, mélancolie, confusion mentale, démence). Il existe, de plus, des insomnies méconnues, au cours desquelles le sommeil semble normal alors qu'il est en fait entrecoupé de réveils et de cauchemars.

**TRAITEMENT**

Il comprend des mesures simples : se coucher seulement lorsque l'on a sommeil, s'abstenir de stimulation intellectuelle ou émotionnelle (lecture, film violent) de 30 minutes à une heure avant le coucher, se lever et avoir une activité simple lorsque le sommeil ne vient pas plutôt que de rester couché, s'abstenir de repas trop riches le soir, etc. Les médicaments (hypnotiques ou anxiolytiques) constituent un appoint, mais de préférence en cure courte (4 semaines au maximum). Si les précautions d'emploi ne sont pas respectées, ils peuvent induire une somnolence le matin, une accoutumance - des doses de plus en plus élevées devenant nécessaires -, ou une dépendance - le malade ne pouvant plus trouver le sommeil sans médicaments. Leur prescription est donc le plus souvent limitée.

### Parasomnie

Le somnambulisme, forme la plus fréquente de parasomnie, s'observe principalement chez l'enfant entre 6 et 12 ans. De mécanisme mal connu, il persiste souvent plusieurs années, puis disparaît en général spontanément au fil du temps, mais peut aussi réapparaître chez l'adulte au cours d'une période de tension émotionnelle. Ses manifestations consistent en un « réveil » apparent au cours des premières heures de la nuit, suivi d'une succession de comportements éventuellement complexes : le sujet peut se lever, s'habiller, marcher, ouvrir des portes, avant de se réveiller ou de regagner son lit au bout de quelques minutes. Il est difficile et inutile de le réveiller ou d'essayer de le faire.

**TRAITEMENT ET PRÉVENTION**

Le somnambulisme est un trouble le plus souvent bénin du sommeil, qui ne justifie un traitement médicamenteux que dans de très rares cas. La prévention d'éventuels accidents est primordiale ; elle consiste à assurer au somnambule un environnement dépourvu de risque (fenêtre ou porte ouvertes, escalier, objets dangereux).

## Sommeil chez l'enfant (troubles du)

Toute perturbation, chez l'enfant, de la durée ou de la qualité du sommeil.

Chez l'enfant, les troubles du sommeil présentent certaines particularités.

### Hypersomnie de l'enfant

La plupart du temps, les troubles débutent à l'adolescence, bien que certaines formes d'hypersomnie puissent se déclarer avant.

■ **La narcolepsie** atteint le plus souvent l'enfant entre l'âge de 10 et 20 ans, avec un pic vers la 14e année. Comme chez l'adulte, elle se traduit par une somnolence diurne excessive, des chutes brutales du tonus musculaire, des hallucinations hypnagogiques (au moment de l'endormissement) et des paralysies du sommeil.

■ **L'hypersomnie idiopathique** commence entre 10 et 20 ans, et se caractérise par des épisodes de sommeil diurne de 1 à 4 heures. Son traitement comprend la prise de psychostimulants et l'adoption d'un nouveau rythme de sommeil (siestes, par exemple).

■ **L'hypersomnie récurrente**, plus rare, se caractérise par des épisodes de sommeil de 18 à 20 heures par jour pendant 3 à 10 jours, au cours desquels le sujet ne se lève que pour manger. Son traitement repose sur la prise préventive de lithium, pour éviter les récidives.

■ **Le syndrome d'apnée** (arrêt de la respiration de durée variable) peut atteindre l'enfant chez qui les infections oto-rhino-laryngologiques ou les végétations adénoïdes sont susceptibles d'obstruer les voies aériennes supérieures. Il se traduit par des réveils répétés, qui peuvent être responsables de somnolences diurnes.

■ **Le syndrome de retard de phase** concernerait près de 7 % de la population, plus particulièrement des adolescents et de jeunes adultes. Il se traduit par l'incapacité de ces sujets à respecter les horaires de coucher et de lever conventionnels (retard de 2 ou 3 heures). Son traitement repose sur la chronothérapie (qui consiste à resynchroniser les sujets en avançant leur horaire de coucher, de façon à rendre leurs rythmes compatibles avec une vie normale).

### Insomnie de l'enfant

On distingue les insomnies extrinsèques, causées par des facteurs environnementaux (hygiène de vie, alimentation, etc.), des insomnies intrinsèques.

■ **Les insomnies extrinsèques** peuvent survenir dans des occasions très diverses :
- lorsque les habitudes d'endormissement du jeune nourrisson (bercement, biberon, partage du lit) ont été trop prolongées et qu'il n'a pas appris à s'endormir seul. Cette forme d'insomnie, la plus courante, concerne jusqu'à 20 % des enfants entre 6 mois et 3 ans ;
- en cas de prise alimentaire nocturne excessive, l'enfant se réveille plusieurs fois dans la nuit et est incapable de se rendormir sans biberon ; il s'agit d'une variété d'insomnie qui concerne environ 5 % des enfants âgés de 6 mois à 3 ans ;
- en cas d'allergie alimentaire (allergie au lait de vache, par exemple), l'enfant peut avoir du mal à s'endormir et se réveiller la nuit ;
- lorsque les parents n'arrivent pas à fixer des limites à l'enfant, une opposition au coucher peut survenir, vers l'âge de 2 ou 3 ans, l'enfant se mettant alors à rechercher des prétextes pour ne pas aller au lit.

■ **Les insomnies intrinsèques** sont principalement représentées par l'insomnie idiopathique, rare, qui peut se manifester dès la naissance. Elle serait due à une anomalie neurologique du système de contrôle veille/sommeil (hyperactivité du système d'éveil, hypoactivité du système de régulation du sommeil).

**TRAITEMENT**

Il fait appel à l'application d'une bonne hygiène de sommeil, éventuellement étayée par une approche comportementale des stratégies d'endormissement, et de gestion des éveils nocturnes. Des médicaments (antihistaminiques, phénothiazines) peuvent dans certains cas apporter une aide transitoire, pour une période ne dépassant pas 15 jours.

### Parasomnie de l'enfant

Les parasomnies, troubles caractérisés par un comportement anormal pendant le sommeil, sont classées en fonction du moment de leur survenue au cours du cycle du sommeil. On distingue ainsi les parasomnies en rapport avec le sommeil paradoxal (cauchemar) des parasomnies en rapport avec un trouble de l'éveil (éveil confusionnel, somnambulisme ou terreurs nocturnes). Dans ce dernier cas, l'enfant semble se réveiller brusquement, en proie à une grande frayeur, mais ne reconnaît pas son entourage ; il est inutile d'essayer de le réveiller. Ce trouble, habituellement bénin, ne nécessite que rarement un traitement.

**DIAGNOSTIC ET TRAITEMENT**

Une consultation spécialisée s'impose en cas de troubles nocturnes fréquents ou d'allure inhabituelle. Il est indispensable en effet d'établir un diagnostic précis, aidé au besoin par l'enregistrement des phases du sommeil, une parasomnie ne devant surtout pas être confondue avec une autre maladie telle que l'épilepsie. En dehors du traitement d'une maladie sous-jacente, il est rare que l'on ait recours à la prescription de médicaments, sauf dans les cas sévères (antidépresseurs dans certains somnambulismes ou terreurs nocturnes, benzodiazépines en cas de rythmie d'endormissement - mouvements de balancement de la tête ou d'un membre, se produisant lorsque l'enfant s'endort). Les thérapies comportementales, la relaxation et le rétrocontrôle biologique (thérapie qui vise à obtenir du sujet le contrôle de lui-même par le conditionnement d'un certain nombre de fonctions physiologiques) se révèlent parfois efficaces.

## Somnambulisme

→ VOIR Dossier Sommeil, Sommeil (troubles du).

## Somnifère

→ VOIR Hypnotique.

## Somnolence

État intermédiaire entre la veille et le sommeil.

La somnolence n'est le plus souvent qu'un simple trouble du sommeil. Cependant, lorsqu'elle est prolongée ou qu'elle survient

Très rare, une sphénoïdite est provoquée par une infection. Les signes en sont peu caractéristiques. Le sujet souffre, en arrière de l'orbite, de douleurs qui irradient jusqu'à la nuque et d'une rhinorrhée postérieure (écoulement allant des fosses nasales vers le pharynx). Le scanner permet de poser le diagnostic. Généralement, le traitement médical, qui consiste à administrer des antibiotiques, vient à bout de l'infection. Dans le cas contraire, un nettoyage chirurgical endonasal (qui se pratique en passant par les fosses nasales) est effectué, sous anesthésie générale, afin d'éviter une méningite, complication fréquente d'une sphénoïdite non traitée.

## Sphérocytose héréditaire

→ VOIR Minkowski-Chauffard (maladie de).

## Sphincter

Dispositif musculaire entourant un orifice ou un canal naturel et permettant son ouverture et sa fermeture. (P.N.A. *sphincter*)

#### DIFFÉRENTS TYPES DE SPHINCTER

Un sphincter est une structure musculaire circulaire constituée, selon le cas, de muscle lisse (non soumis à la volonté) ou de muscle strié (contrôlé par la volonté).

■ **Les principaux sphincters de l'appareil digestif** sont le sphincter supérieur de l'œsophage, situé au fond de la gorge, le sphincter inférieur de l'œsophage, ou cardia (à l'entrée de l'estomac), la valvule iléocæcale, le sphincter d'Oddi (abouchement des voies biliaires et pancréatiques dans le duodénum) et le sphincter anal.

■ **Les principaux sphincters de l'appareil urinaire** sont le sphincter du col vésical, constitué de fibres musculaires lisses qui encerclent le col, et le sphincter urétral, situé en aval de la prostate chez l'homme et au 2e tiers de l'urètre chez la femme, et constitué de fibres striées. Ce dernier constitue l'élément le plus important du contrôle de la continence urinaire.

#### PATHOLOGIE

Un dysfonctionnement sphinctérien peut être d'origine traumatique ou neurologique. Il est responsable, selon la localisation, d'incontinence (anale ou vésicale), de spasmes (spasme du pharynx empêchant l'alimentation) ou de reflux gastro-œsophagien (béance du cardia).

Le traitement, selon la gravité, va d'une simple rééducation à une intervention chirurgicale : en cas d'incontinence urinaire complète, par exemple, la mise en place d'une prothèse sphinctérienne urétrale (sphincter artificiel, constitué d'un manchon de silicone gonflable placé autour de l'urètre et relié à une pompe) peut être proposée.

Une fissure anale et la présence de calculs dans le canal cholédoque peuvent nécessiter une sphinctérotomie (section chirurgicale d'un sphincter), respectivement du sphincter anal (il s'agit d'une section très partielle) et du sphincter d'Oddi.

→ VOIR Sphinctéroplastie.

## Sphinctéroplastie

Reconstitution chirurgicale d'un muscle sphinctérien lésé afin de lui rendre son fonctionnement normal.

La sphinctéroplastie est une variété de myoplastie (réparation chirurgicale d'un muscle).

### Sphinctéroplastie anale

Cette sphinctéroplastie, pratiquée sous anesthésie générale, vise à reconstituer le sphincter du canal de l'anus, lésé le plus souvent à la suite d'un traumatisme, en particulier lors d'un accouchement difficile. Elle nécessite une hospitalisation d'une dizaine de jours environ.

#### TECHNIQUE

Il en existe deux.

■ **La sphinctérorraphie** est indiquée lorsque le sphincter a subi des lésions relativement peu importantes. Elle consiste à disséquer le sphincter anal, à le retendre et à le suturer.

■ **La seconde technique** consiste à utiliser un muscle prélevé à un autre endroit. Ainsi, l'opération de Pickrell consiste à déplacer le muscle droit interne (qui s'attache sur le pubis et descend à la face interne de la cuisse), après en avoir sectionné l'attache inférieure, pour l'enrouler autour du sphincter anal lésé.

Il s'agit là d'interventions délicates dont les taux de succès sont très variables. Leur principal risque est un défaut de cicatrisation, qui peut venir aggraver l'incontinence anale préexistante.

## Sphinctérorraphie

→ VOIR Sphinctéroplastie.

## Sphinctérotomie

Section chirurgicale partielle ou totale d'un sphincter.

La sphinctérotomie concerne essentiellement le sphincter d'Oddi, couche circulaire de tissu musculaire située à la terminaison du canal cholédoque, qui conduit la bile du foie et de la vésicule biliaire vers l'intestin grêle, et le sphincter anal, couche circulaire de tissu musculaire située autour du canal de l'anus.

■ **La sphinctérotomie oddienne** est indiquée quand un calcul bloqué dans le canal cholédoque gêne l'écoulement de la bile. Elle consiste à inciser le cholédoque à hauteur du sphincter, pour retirer le calcul. Elle peut se réaliser par ouverture de la paroi abdominale, donnant accès aux voies biliaires, associée éventuellement à un contrôle vidéo-endoscopique et à une endoscopie duodénale, ou encore par voie uniquement endoscopique - système optique et instruments chirurgicaux étant alors passés par la bouche.

■ **La sphinctérotomie anale** est surtout indiquée en cas de fissure anale (ulcération de la peau voisine de l'anus, due à un spasme ou à une sclérose - envahissement par du tissu fibreux - du sphincter sous-jacent). Pratiquée sous anesthésie locale ou générale, elle consiste à pratiquer une section totale ou partielle du sphincter. Cette intervention peut provoquer une incontinence fécale.

## Sphingolipide

Lipide complexe, comprenant une molécule appartenant à la famille des alcools, abondant dans le système nerveux.

La sphingomyéline, présente dans les gaines de myéline qui entourent les fibres nerveuses, est un sphingolipide.

#### PATHOLOGIE

Les sphingolipidoses sont des maladies dites de surcharge, caractérisées par un déficit en plusieurs enzymes responsables des transformations chimiques des sphingolipides.

## Sphingolipidose

Maladie héréditaire caractérisée par un déficit en plusieurs enzymes nécessaires à la dégradation des sphingolipides, ce qui provoque leur accumulation dans le système nerveux.

Il existe un grand nombre de sphingolipidoses (maladie de Niemann-Pick, de Tay-Sachs, etc.). Elles se transmettent sur un mode autosomique (par les chromosomes non sexuels) récessif : le gène porteur doit être reçu des deux parents pour que l'enfant développe la maladie. Les troubles sont surtout neurologiques (convulsions, déficits moteurs, retard mental). Il n'existe pas encore de traitement des sphingolipidoses, dont le pronostic est le plus souvent sévère.

## Sphygmomanomètre

→ VOIR Tensiomètre.

## Spina-bifida

Malformation congénitale de la colonne vertébrale, caractérisée par l'absence de soudure des arcs postérieurs et de l'apophyse épineuse d'une ou de plusieurs vertèbres, le plus souvent au niveau lombosacré.

#### FRÉQUENCE ET CAUSES

Le spina-bifida est plus fréquent dans les pays anglo-saxons, où son taux varie entre 10 et 46 pour 10 000 naissances. En France, ce taux est seulement de 0,5 pour 10 000 naissances.

Le spina-bifida est dû à une anomalie de formation de la structure embryonnaire appelée tube neural, dans les 3 premiers mois de grossesse. On constate qu'un enfant dont l'un des parents est porteur d'une anomalie du tube neural et dont un frère ou une sœur est atteint de spina-bifida présente un risque plus élevé. Cette malformation a donc un caractère familial.

#### DIFFÉRENTS TYPES DE SPINA-BIFIDA

■ **Le spina-bifida occulte, ou spina-bifida occulta**, est une malformation fréquente et généralement bénigne. Il n'est pas comptabilisé dans les chiffres mentionnés plus haut. Il s'agit, le plus souvent, d'une simple fissure de la colonne vertébrale, sans hernie de tissus nerveux et avec un revêtement cutané normal. L'anomalie ne se manifeste par aucun symptôme, et sa découverte est fortuite, lors d'une radiographie de la région lombaire basse où elle se situe habituellement. Dans certains cas, toutefois, le nouveau-né présente une anomalie cutanée en regard de la colonne vertébrale (fossette, fistule, déviation du pli fessier, plus rarement touffe de poils). Par précaution, des explorations radiologiques et urologiques, éventuellement complétées par un scanner ou un examen par imagerie par résonance magnétique (I.R.M), sont alors pratiquées afin de détecter une éventuelle malformation sous-jacente nécessitant un traitement chirurgical.

■ **Le spina-bifida ouvert, ou spina-bifida aperta,** dont la forme la plus habituelle est le myéloméningocèle, se caractérise par une hernie des éléments contenus dans le canal rachidien (méninges, liquide cérébrospinal, moelle épinière). Cette malformation s'accompagne souvent d'une hydrocéphalie et de désordres neurologiques sévères tels qu'une paraplégie (paralysie des membres inférieurs), une incontinence sphinctérienne, une insensibilité des membres inférieurs. Le pronostic, grave, dépend du type de malformation et de la possibilité ou non d'une intervention chirurgicale.

**DIAGNOSTIC PRÉNATAL**

Le diagnostic prénatal du spina-bifida est aujourd'hui possible grâce à l'échographie, réalisée entre la 16e et la 20e semaine, qui permet de reconnaître la malformation dans 70 % des cas, et au dosage, après amniocentèse, du taux de l'alpha-1-fœtoprotéine, qui s'élève à partir de la 15e semaine dans 79 % des cas lorsqu'il y a ouverture persistante du tube neural. L'association de ces deux techniques chez les femmes ayant donné naissance à un enfant atteint - ou elles-mêmes porteuses - d'une anomalie du tube neural accroît la fiabilité du diagnostic.

## Spirillum

Bactérie spiralée, responsable du Sodoku.

## Spirochétose

Maladie infectieuse causée par un spirochète, bactérie de forme hélicoïdale particulièrement mobile grâce à son appareil locomoteur interne.

Ce terme est souvent utilisé pour désigner la leptospirose.

Plusieurs spirochètes sont pathogènes pour l'homme.

■ **Le genre** *Borrelia* comprend des bactéries responsables de fièvres récurrentes transmises par les tiques et l'agent de la maladie de Lyme.

■ **Le genre** *Leptospira* comprend les agents de la leptospirose, également connue sous le nom de maladie des égoutiers.

■ **Le genre** *Treponema* regroupe l'agent de la syphilis et ceux d'infections appelées tréponématoses non vénériennes, ou endémiques, qui sévissent exclusivement dans certaines régions chaudes (pinta ou caraté, béjel et pian).

Les spirochètes sont de culture difficile, voire impossible pour les tréponèmes (qui ne se multiplient pas en milieu artificiel) ; aussi le diagnostic des spirochétoses repose-t-il principalement sur la sérologie (recherche d'anticorps dans le sérum des patients), encore que celle-ci ne permette pas de distinguer les différentes variétés de tréponématoses. Ces germes sont sensibles aux antibiotiques.

## Spirométrie

Examen servant à mesurer les volumes et les débits pulmonaires.

La spirométrie fait partie de l'exploration fonctionnelle respiratoire (ensemble des examens destinés à évaluer la fonction respiratoire).

**INDICATIONS**

Elle est utilisée pour diagnostiquer diverses affections chroniques des bronches et du poumon (asthme, bronchopathie chronique obstructive, pneumopathie interstitielle, emphysème), pour évaluer leur gravité et pour suivre leur évolution ; elle permet en outre de juger de l'opérabilité sous anesthésie générale (qui nécessite une intubation et une ventilation artificielle) d'un sujet avant certaines interventions chirurgicales, thoraciques ou non.

**TECHNIQUE**

Une séance de spirométrie dure au plus quelques dizaines de minutes. Le sujet est assis, le nez bouché par une pince. Il place dans sa bouche un embout relié par un tuyau à un appareil de mesure, le spiromètre. Le patient respire d'abord normalement, puis inspire et expire à fond. Les volumes d'air contenus dans ses poumons à différents moments de la respiration sont mesurés puis corrélés aux débits d'air inspirés ou expirés, pour tracer un graphique appelé courbe débit-volume ; il est également possible de mesurer la capacité vitale forcée (volume total d'air expiré après une inspiration profonde) ainsi que le V.E.M.S., volume expiratoire maximal par seconde (volume d'air expiré au cours de la première seconde d'expiration forcée suivant une inspiration profonde). L'adjonction au spiromètre d'un circuit complémentaire utilisant de l'hélium permet de calculer la capacité pulmonaire totale (volume d'air maximal que peuvent contenir les poumons).

**RÉSULTATS**

Les anomalies constatées sont classées en syndrome obstructif (débits anormalement faibles), syndrome restrictif (volumes anormalement faibles) et syndrome mixte (association de ces deux perturbations).

→ VOIR **Exploration fonctionnelle respiratoire.**

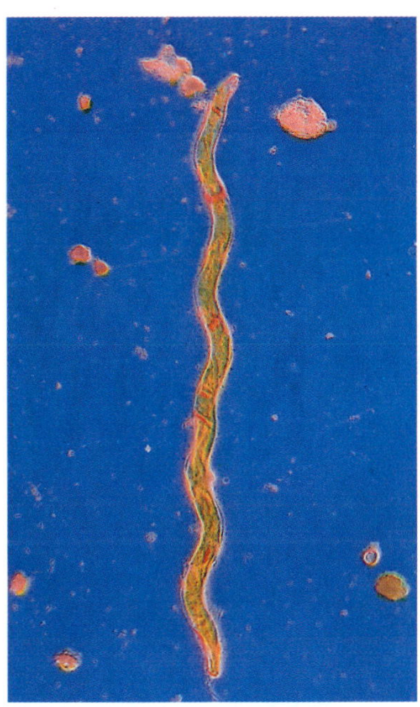

***Spirochétose.*** *Le tréponème pâle, ou* **Treponema pallidum,** *agent de la syphilis, est une bactérie du groupe des spirochètes.*

## Spitz (mélanome juvénile de)

Petite tumeur cutanée isolée, bénigne, apparaissant sur le visage ou sur un membre.

Le mélanome juvénile de Spitz (voir photo p. 964) apparaît chez l'enfant ou l'adulte jeune. C'est une tumeur de quelques millimètres de diamètre, rosée ou brunâtre, de surface lisse. Elle disparaît spontanément dans certains cas ou se transforme en nævus (grain de beauté). Dans les autres cas, la lésion est traitée par ablation chirurgicale, ce qui permet, après analyse, de confirmer le diagnostic et assure la guérison.

## Splanchnicectomie

Section chirurgicale des nerfs splanchniques, qui innervent les viscères abdominaux.

La splanchnicectomie est indiquée en cas de douleurs abdominales intenses et chroniques, en particulier celles dues à une maladie du pancréas (pancréatite chronique, cancer) ; elle est donc souvent associée à un autre geste opératoire (ablation d'une tumeur, par exemple). L'intervention, réalisée sous anesthésie générale, consiste à sectionner les nerfs splanchniques (grand et petit) entre le thorax et l'abdomen, au contact des piliers (attaches musculaires sur le rachis) du diaphragme. Elle n'entraîne aucun effet secondaire.

## Splénectomie

Ablation chirurgicale de la rate.

**INDICATIONS**

La splénectomie a différentes indications.

On peut retirer la rate à cause de son rôle dans une maladie hématologique (purpura thrombopénique d'origine auto-immune, anémie hémolytique) ou parce qu'elle a été lésée lors d'un traumatisme ou d'une intervention de chirurgie abdominale.

On peut aussi la retirer en même temps qu'un organe voisin (estomac, pancréas) - en général atteint d'un cancer -, soit pour des raisons de technique chirurgicale, soit pour être sûr que l'on enlève toutes les cellules cancéreuses.

Enfin, on peut pratiquer une ablation de la rate en cas de splénomégalie (hypertrophie de la rate) inexpliquée.

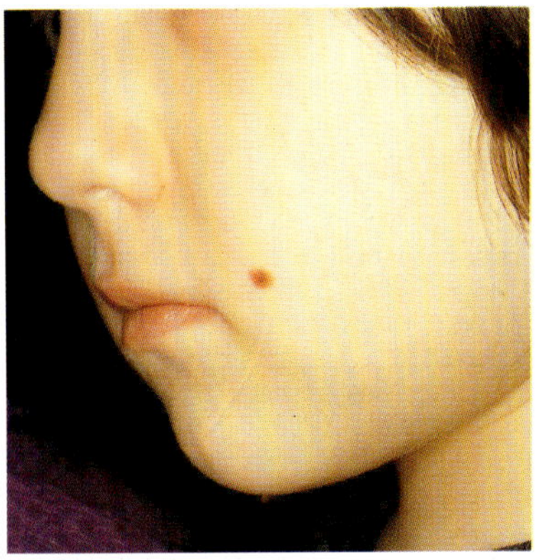

*Mélanome juvénile de Spitz. Cette tumeur bénigne prend la forme d'une tache brun clair de quelques millimètres (voir article p. 963).*

**DÉROULEMENT**
L'opération se déroule sous anesthésie générale, soit après incision sus-ombilicale (entre le sternum et l'ombilic) ou sous-costale gauche de la paroi abdominale, soit par cœlioscopie. L'ablation est généralement totale. Cependant, en cas de traumatisme, on essaie de conserver et de réparer une partie de la rate par suture (opération délicate car le tissu splénique est particulièrement friable), enrobement avec treillis ou collage avec une colle biologique.

**CONSÉQUENCES**
La splénectomie est une intervention relativement bénigne, qui comporte peu de risques immédiats. En revanche, elle a, à terme, deux conséquences importantes : d'une part, une augmentation transitoire du nombre de plaquettes dans le sang, d'autre part, une diminution de la résistance du système immunitaire à certaines infections, particulièrement celles à pneumocoque, d'autant plus marquée que le sujet est plus jeune (surtout s'il a moins de 6 ans). Cela justifie la vaccination anti-pneumococcique systématiquement pratiquée avant l'intervention et le traitement vigoureux de tout début d'infection, chez les sujets aspléniques (qui n'ont plus de rate).

## Splénique

Qui concerne la rate.

L'artère qui irrigue la rate est l'artère splénique.

## Splénomégalie

Augmentation du volume de la rate.

**CAUSES**
Différentes maladies ou infections peuvent causer une splénomégalie :
- les affections hépatiques comme une cirrhose du foie ;
- les infections bactériennes : septicémies, fièvres typhoïdes et paratyphoïde, brucellose, tuberculose, etc. ;
- les maladies dites systémiques : lupus érythémateux disséminé, sarcoïdose ou amylose, par exemple ;
- les maladies hématologiques : leucémie ou splénomégalie myéloïde, par exemple ;
- les maladies parasitaires comme le paludisme ;
- les maladies virales : mononucléose infectieuse, par exemple.

L'origine d'une splénomégalie peut aussi rester indéterminée, notamment en zone tropicale, où différentes maladies infectieuses et parasitaires, répandues dans ces régions, peuvent être en cause.

**SYMPTÔMES ET TRAITEMENT**
Une splénomégalie peut rester silencieuse, sans symptômes cliniques. Elle provoque parfois une sensation de pesanteur dans l'hypocondre gauche (région supérieure gauche de l'abdomen) et des douleurs. Elle est détectée par la palpation de l'abdomen, sous les côtes gauches, qu'elle déborde plus ou moins. L'échographie abdominale peut la confirmer et en préciser l'importance. Le traitement d'une splénomégalie dépend de la maladie à laquelle elle est due.

## Spondylarthrite ankylosante

Affection chronique caractérisée par la survenue d'une arthrite touchant principalement les articulations sacro-iliaques et celles du rachis. SYN. *pelvispondylite rhumatismale*.

La spondylarthrite ankylosante, affection appartenant au groupe des spondylarthropathies, n'a pas de cause connue, mais on retrouve dans 10 % des cas une prédisposition familiale.

Les malades sont en grande majorité de sexe masculin, l'affection débutant généralement entre 15 et 30 ans.

**SYMPTÔMES ET SIGNES**
La spondylarthrite ankylosante débute par des douleurs siégeant le plus souvent aux fesses, derrière les cuisses et à la partie moyenne du dos, qui s'accentuent à la fin de la nuit et le matin, et s'aggravent à nouveau le soir. L'affection progresse généralement de bas en haut, du bassin vers le rachis cervical. Les articulations des membres sont plus rarement touchées, à l'exception des hanches, dont l'atteinte peut gêner la marche, et, à un moindre degré, des genoux et des épaules. Le tendon d'Achille peut aussi être atteint, avec destruction osseuse localisée du calcanéum (os du talon).

**DIAGNOSTIC**
Il repose, comme pour les autres spondylarthropathies, sur divers critères cliniques (caractère des douleurs et sensibilité au traitement anti-inflammatoire), génétiques (présence de l'antigène HLA B 27) et radiologiques (sacro-iliite, existence de ponts osseux, appelés syndesmophytes, entre les vertèbres).

**ÉVOLUTION**
La spondylarthrite ankylosante progresse lentement, par poussées, sur dix ans, vingt ans ou même davantage. L'évolution de la maladie, en l'absence de traitement, est variable selon les sujets, marquée environ chez la moitié des malades par une raideur de tout ou partie de la colonne vertébrale. L'atteinte des articulations costovertébrales peut provoquer une insuffisance respiratoire.

**TRAITEMENT**
Il repose sur les anti-inflammatoires non stéroïdiens, pris de préférence le soir, avant le coucher. Dans les formes graves, résistantes à ces derniers, les agents anti-TNF alpha sont souvent très efficaces.

→ VOIR Spondylarthropathie.

## Spondylarthropathie

Affection inflammatoire chronique caractérisée par une atteinte articulaire vertébrale.

Le terme de spondylarthropathie regroupe quatre affections inflammatoires :
- la spondylarthrite ankylosante, ou pelvispondylite rhumatismale ;
- le syndrome oculo-urétro-synovial, aussi appelé syndrome de Fiessinger-Leroy-Reiter (F.L.R.) ;
- certaines formes de rhumatisme psoriasique, ou arthrite psoriasique ;
- les rhumatismes accompagnant les maladies inflammatoires chroniques de l'intestin (notamment la rectocolite hémorragique et la maladie de Crohn).

De nombreuses formes de passage d'une affection à l'autre sont possibles : ainsi, un individu initialement atteint d'un syndrome oculo-urétro-synovial pourra développer une spondylarthrite ankylosante ou des signes cutanés de psoriasis.

**FRÉQUENCE**
Les spondylarthropathies touchent environ 5 sujets sur 1 000, surtout des adultes jeunes (entre 18 et 26 ans). Elles affectent davantage les hommes que les femmes. Des facteurs environnementaux jouent probablement un rôle dans leur survenue : les formes graves ont considérablement diminué, depuis quarante ans, dans les pays industrialisés, du fait, semble-t-il, de la généralisation de la distribution d'eau courante qui a permis de réduire la fréquence des infections bactériennes intestinales.

**SYMPTÔMES ET SIGNES**
Ces différentes affections présentent toutes, à des degrés divers, des caractères communs,

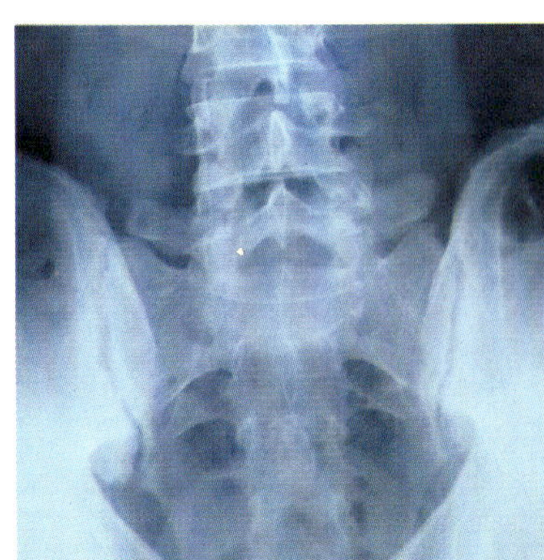

*Spondylarthrite ankylosante. Sur la radiographie, les articulations sacro-iliaques ont un aspect dense et flou, révélant l'inflammation.*

cliniques, biologiques et thérapeutiques, qui ont permis de les regrouper sous le terme de spondylarthropathies : douleurs nocturnes et/ou raideur matinale lombaire ou dorsale, oligoarthrite asymétrique ; douleurs fessières ; douleur du talon ; inflammation de l'iris ; survenue d'une urétrite ou d'une cervicite (respectivement, inflammation de l'urètre ou du col de l'utérus) non gonococcique, ou encore d'une diarrhée moins d'un mois avant le début d'une arthrite ; présence ou antécédents de psoriasis, de balanite (inflammation de la muqueuse du gland pénien) et/ou d'affection chronique du côlon ou de l'intestin grêle ; sacro-iliite (inflammation des articulations sacro-iliaques ; présence de l'antigène HLA B 27 (le système HLA - *Human Leucocyte Antigen* - est une classification des tissus de l'organisme en différents groupes d'histocompatibilité) ; atténuation des douleurs en 48 heures par administration d'anti-inflammatoires non stéroïdiens ou/et rechute rapide dès l'arrêt de la prise, etc. Chaque spondylarthropathie présente aussi des caractères spécifiques.

■ **La spondylarthrite ankylosante** progresse généralement de bas en haut, du bassin vers le rachis cervical.

■ **Le syndrome oculo-urétro-synovial** se manifeste notamment par une atteinte inflammatoire du rachis et des articulations sacro-iliaques, mais aussi des hanches, des genoux, des coudes, des poignets et des articulations interphalangiennes.

■ **Le rhumatisme psoriasique** se distingue de la spondylarthrite ankylosante par l'atteinte fréquente des grosses et des petites articulations des membres (celles des phalanges, notamment), et parce que ses atteintes ne sont pas symétriques.

■ **Les spondylarthropathies liées à une maladie inflammatoire chronique de l'intestin** (rectocolite hémorragique, maladie de Crohn) se traduisent par des arthrites qui évoluent souvent parallèlement aux manifestations digestives ; elles atteignent les grosses articulations des membres, les articulations sacro-iliaques et le rachis.

**ÉVOLUTION**

Elle est favorable dans la majorité des cas, bien que des traitements anti-inflammatoires non stéroïdiens soient nécessaires lors des poussées de la maladie. Il existe cependant des formes sévères de spondylarthropathie - notamment lorsque la maladie débute très tôt, entre 13 et 18 ans - dont la gravité est due à l'ankylose de la colonne vertébrale et des hanches, qui s'enraidissent.

**TRAITEMENT**

Il repose sur les anti-inflammatoires non stéroïdiens, pris de préférence le soir, avant le coucher. Les spondylarthropathies s'accompagnant de signes biologiques d'inflammation (vitesse de sédimentation élevée) ou de signes, même mineurs, d'inflammation intestinale chronique bénéficient souvent d'un traitement de fond par la salazopyrine. Quand la hanche est gravement atteinte, une synoviorthèse (destruction de la synoviale, tissu tapissant les parois des cavités articulaires) à l'acide osmique peut stopper l'évolution de l'arthrite, permettant ainsi de retarder la pose d'une prothèse.

Dans les formes rebelles aux anti-inflammatoires non stéroïdiens, les agents anti-TNF sont efficaces.

## Spondylite

Inflammation d'une vertèbre.

La spondylite est en fait une ostéomyélite vertébrale. Elle est très souvent associée à une inflammation du disque intervertébral adjacent : on parle alors de spondylodiscite.

**DIFFÉRENTS TYPES DE SPONDYLITE**

Il en existe deux.

■ **La spondylite septique** peut être due à une infection osseuse bactérienne (tuberculose, brucellose, staphylococcie), parasitaire (échinococcose) ou mycosique.

■ **La spondylite aseptique**, c'est-à-dire non infectieuse, peut survenir dans le cadre d'une spondylarthrite ankylosante ou d'un syndrome S.A.P.H.O. (synovite-acné-pustulose-hyperostose-ostéite).

**SYMPTÔMES ET SIGNES**

■ **La spondylite septique** se traduit par des douleurs si vives qu'elles empêchent le malade de marcher. En l'absence de traitement, elle peut être mortelle (septicémie).

■ **La spondylite aseptique**, beaucoup moins grave, se traduit par des douleurs lombaires moins violentes.

**TRAITEMENT**

Le traitement d'une spondylite est fonction de sa cause : antibiothérapie de longue durée en cas d'infection ; anti-inflammatoires, le plus souvent non stéroïdiens, en cas de spondylite aseptique. Une immobilisation du rachis (repos au lit, puis port d'un corset) est indispensable, surtout en cas de spondylite septique.

## Spondylodiscite

Inflammation simultanée d'un disque intervertébral et des vertèbres adjacentes, le plus souvent d'origine infectieuse.

**CAUSES**

Une spondylodiscite peut être d'origine infectieuse, due au passage de germes dans le sang au cours d'une septicémie, d'une infection dentaire, cutanée, intestinale, tuberculeuse, ou encore au cours d'une contamination survenue lors d'une intervention chirurgicale, par exemple pour une hernie discale, ou à l'occasion d'une injection médicamenteuse intradiscale.

Plus rarement, une spondylodiscite est d'origine non infectieuse, liée à une spondylarthropathie ou à un syndrome S.A.P.H.O. (synovite-acné-pustulose-hyperostose-ostéite).

**SYMPTÔMES ET DIAGNOSTIC**

Dans sa forme habituelle, une spondylodiscite entraîne de vives douleurs rachidiennes qui, très vite, empêchent le malade de se déplacer et s'accompagnent de fièvre et de frissons. Son diagnostic repose sur la scintigraphie osseuse et surtout sur l'imagerie par résonance magnétique (I.R.M.), la radiographie classique étant souvent normale au début de la maladie. La mise en évidence du germe responsable peut se faire par hémoculture en cas de septicémie ou par ponction-biopsie du disque intervertébral, le trajet de l'aiguille étant guidé radiologiquement sur écran.

**TRAITEMENT**

Le traitement repose sur l'immobilisation plâtrée pendant 6 semaines environ et sur une antibiothérapie suivie pendant 3 mois en cas de germe banal, pendant 12 à 18 mois en cas de tuberculose. Une raideur rachidienne peut subsister au niveau du disque intervertébral infecté.

## Spondylolisthésis

Glissement vers l'avant d'une vertèbre par rapport à la vertèbre sous-jacente, affectant le plus souvent les vertèbres lombaires inférieures, notamment la 5e, qui glisse alors sur le sacrum.

**CAUSES**

Un spondylolisthésis peut être consécutif à une spondylolyse (rupture entre le corps et l'arc postérieur de la vertèbre), à une détérioration progressive de la vertèbre et de son disque, à un traumatisme ou à une infection (mal de Pott).

**SYMPTÔMES ET DIAGNOSTIC**

L'atteinte est souvent latente, découverte fortuitement à la radiographie. Dans certaines conditions, en particulier en position debout prolongée (piétinement), des douleurs lombaires peuvent apparaître et devenir progressivement permanentes. Elles peuvent aussi s'accompagner d'une sciatique due à l'étirement des racines nerveuses lombaires. Seul l'examen radiographique permet de confirmer le diagnostic et de mesurer l'importance du déplacement vertébral.

**TRAITEMENT**

Lorsque le spondylolisthésis n'entraîne aucune douleur, l'abstention thérapeutique est de règle. Dans les autres cas, son traitement comprend le repos au lit, associé à la prise d'analgésiques et d'anti-inflammatoires. En dehors des crises aiguës de lombosciatique, on prescrit une gymnastique de rééducation vertébrale et le port d'un lombostat. Quand ce traitement s'avère inefficace, on peut recourir à l'arthrodèse du rachis lombaire, intervention chirurgicale consistant à solidariser la vertèbre déplacée aux vertèbres sus et sous-jacentes ; parfois, on tente de réduire auparavant le déplacement, cette manœuvre comportant cependant un risque neurologique (impuissance chez l'homme, troubles sphinctériens).

## Spondylolyse

Rupture entre le corps d'une vertèbre et son arc postérieur, survenant au niveau d'une portion rétrécie appelée isthme vertébral.

La spondylolyse siège en général à la hauteur de la 5e vertèbre lombaire. Elle atteint le plus souvent les personnes âgées souffrant d'arthrose lombaire, mais elle peut aussi s'observer chez un sujet jeune présentant une insuffisance ou une absence d'ossification de l'isthme vertébral ou, plus rarement, apparaître après un traumatisme ayant entraîné une fracture.

**DIFFÉRENTS TYPES DE STÉRILET**
Les stérilets sont de petits appareils en matière plastique, de forme et de taille variables, de 3 ou 4 centimètres de long, prolongés dans le vagin par un fil qui signale leur présence et permet de les retirer. Il en existe deux grands types : les stérilets dits passifs, ou inertes, en polyéthylène, et les stérilets dits actifs, auxquels ont été ajoutés du cuivre ou de la progestérone pour accroître leur efficacité. Ces derniers modèles sont actuellement les plus utilisés.

**FONCTIONNEMENT**
Placé dans la cavité utérine, un stérilet entraîne une réaction locale qui empêche la nidation de l'œuf dans l'utérus en modifiant la muqueuse utérine. Il doit être mis en place par un médecin, dans les 10 premiers jours d'un cycle menstruel. La plupart des stérilets actuellement disponibles peuvent être gardés pendant quelques années.

**CONTRE-INDICATIONS ET EFFETS INDÉSIRABLES**
Le stérilet est contre-indiqué chez les femmes n'ayant jamais eu d'enfant et celles qui ont un fibrome ou des antécédents d'infection des trompes, en raison du risque d'infection génitale (salpingite) qu'il comporte. Il favorise, en outre, la survenue d'une grossesse extra-utérine.

Excellent moyen contraceptif, le stérilet est efficace à près de 100 %. Néanmoins, son action contraceptive peut être diminuée par la prise d'anti-inflammatoires. Un stérilet n'impose aucune contrainte, sinon une hygiène génitale rigoureuse, un nombre de partenaires sexuels limité en raison du risque infectieux et une surveillance médicale régulière pour contrôler son positionnement et l'état de la muqueuse utérine. Il peut provoquer des douleurs pelviennes, des hémorragies et des infections utérines ou tubaires. Il entraîne parfois des règles plus longues en raison d'une irritation de la muqueuse.

→ VOIR Contraception.

## Stérilisation

Méthode permettant de détruire divers micro-organismes (bactéries, virus, champignons, parasites) présents sur un support matériel.

La stérilisation est indiquée pour tout le matériel médical et chirurgical devant être utilisé ou réutilisé dans des conditions d'asepsie stricte : compresses, mèches, matériel servant à l'injection de médicaments, à l'instillation de collyres ou à l'incision de la peau, etc. On emploie soit des méthodes physiques (utilisation de la chaleur humide, emploi de rayonnements ultraviolets, de rayons gamma ou d'électrons accélérés), soit des méthodes chimiques (application d'un produit chimique liquide ou gazeux). La stérilisation se distingue de la désinfection (pour les objets) et de l'antisepsie (pour la peau) par son caractère plus poussé : après stérilisation, la probabilité de trouver un objet demeuré non stérile doit être de 1 pour 1 million.

Une fois qu'un objet a été stérilisé, il est dit aseptique, ou stérile. Il doit alors être placé dans un emballage hermétique, ne laissant pas passer les micro-organismes : ainsi, certains instruments chirurgicaux sont placés avant stérilisation dans un emballage transparent contenant un petit tube témoin, dont le changement de couleur indique que la stérilisation a été efficace.

En outre, certaines précautions sont nécessaires pour que l'asepsie dure suffisamment longtemps après ouverture de l'emballage : le médecin ou l'infirmière ne manipule les objets stériles qu'avec des gants eux-mêmes stérilisés ; l'air des salles d'opération est stérilisé par passage sur des filtres très fins, capables de retenir bactéries et virus.

Aujourd'hui, l'emploi de seringues, aiguilles et autres instruments à usage unique, préconditionnés et jetables, dispense l'usager d'avoir recours à des méthodes de stérilisation.

## Stérilisation des aliments

Procédé de conservation des aliments qui détruit les micro-organismes et les spores (éléments reproducteurs de certains végétaux).

La stérilisation des aliments fait appel à la chaleur ou à l'irradiation, appelée également ionisation. La technique, la température et la durée de l'opération varient suivant les produits. La stérilisation, en particulier la stérilisation U.H.T. (ultra haute température), préserve les qualités nutritionnelles des aliments traités (lait, par exemple).

## Stérilisation féminine

Opération qui rend une femme incapable de concevoir un enfant.

**INDICATIONS**
La stérilisation féminine peut être réalisée en cas de contre-indications formelles à la pilule et au stérilet (maladies cardiovasculaires, risques infectieux graves). Dans la plupart des pays, c'est au chirurgien d'en évaluer le bien-fondé. Elle est interdite en l'absence d'indication médicale, car il s'agirait d'une mutilation volontaire.

**TECHNIQUE**
La stérilisation féminine s'effectue par interruption de la continuité des trompes utérines, qui interdit la rencontre de l'ovule et des spermatozoïdes sans modifier le processus hormonal. Elle est souvent réalisée par cœliochirurgie (grâce à une petite incision de l'abdomen permettant l'introduction des instruments optiques et chirurgicaux). Des anneaux, appelés anneaux de Yoon, ou des clips, appelés clips de Hulka, sont posés sur les trompes. Cette technique n'est habituellement pas réversible : une lourde intervention chirurgicale - consistant en l'ablation de la zone opérée et la réimplantation des deux extrémités de chacune des trompes - peut être tentée pour rendre à la femme sa fécondité, mais son succès n'est pas constant.

D'autres procédés, plus aisément réversibles, sont actuellement à l'étude, comme l'introduction dans la trompe, par hystéroscopie, d'un matériel obstructeur, suivie, le moment venu, par l'enlèvement de ce matériel. En revanche, une stérilisation définitive est obtenue par salpingectomie bilatérale (ablation des trompes utérines).

## Stérilisation masculine

Opération qui rend un homme incapable de concevoir un enfant.

**INDICATIONS**
La stérilisation masculine, lorsqu'elle est effectuée pour des raisons non médicales, fait l'objet d'un contrôle dans la plupart des pays.

**TECHNIQUE**
La stérilisation masculine s'effectue par vasectomie (section et ligature des canaux déférents). Cette opération prive le sperme de spermatozoïdes mais ne modifie ni le comportement sexuel, ni l'érection, ni l'éjaculation. Une vasectomie est théoriquement réversible : une nouvelle opération peut permettre de réaboucher les segments de canaux déférents, mais son succès n'est pas constant.

→ VOIR Vasectomie.

## Stérilité

Incapacité pour un couple de concevoir un enfant. SYN. *infertilité.*

Le pourcentage de couples stériles s'établit entre 1 et 5 %. Aujourd'hui, on ne parle d'infertilité qu'après 1 an de tentatives régulières infructueuses pour obtenir une grossesse, chez une femme jeune (âgée de moins de 35 ans) et sans cause reconnue.

La fécondité d'un couple est calculée, selon des méthodes statistiques, à l'échelle d'une population : elle varie autour de 25 % par cycle menstruel. Le rôle de l'âge sur la fertilité est certain : la baisse naturelle de la fécondité est constatée à partir de 38 ans. La fréquence des rapports sexuels est un facteur de fécondité, de même que leur date : les chances de conception sont maximales durant la période qui débute 4 jours avant l'ovulation et se termine 2 jours après.

La cause d'une stérilité se recherche à quatre niveaux : sperme, ovulation, voies génitales féminines et masculines, et incompatibilité entre le sperme et le milieu génital féminin.

### Stérilités d'origine masculine

Elles constituent de 10 à 20 % de l'ensemble des stérilités, les autres étant liées à la femme ou à des facteurs inexpliqués (10 %).

**CAUSES**
Les stérilités d'origine masculine ont des causes très diverses, parmi lesquelles l'aspermie (absence de sperme), l'azoospermie (absence de spermatozoïdes), les anomalies des spermatozoïdes (oligo-asthéno-tératospermie : O.A.T.), une réaction auto-immune et la varicocèle (varice testiculaire).

■ **L'aspermie** (absence de sperme), quand elle a une cause hormonale, s'associe à une petitesse des testicules, à une absence des caractères sexuels secondaires (pilosité en particulier). L'absence de sperme peut aussi être causée par l'absence d'érection, d'origine psychologique ou due à la prise de médicaments, au diabète, à des lésions neurologiques traumatiques ou à des troubles de l'éjaculation (éjaculation rétrograde en particulier).

■ **L'azoospermie** (absence de spermatozoïdes) est soit sécrétoire, due à un défaut de production de spermatozoïdes, soit excrétoire, causée par un obstacle situé dans les voies excrétrices, qui gêne l'écoulement du sperme. Elle est souvent une association des deux formes.

■ **Les anomalies du sperme** sont diverses : oligospermie (moins de 30 millions de spermatozoïdes par millilitre), asthénospermie primitive ou secondaire (moins de 30 % de spermatozoïdes mobiles respectivement une heure et quatre heures après l'éjaculation), tératospermie (moins de 30 % de spermatozoïdes de forme normale). Leurs causes sont variées : maladies aiguës ou chroniques, surtout rénales ou endocriniennes, tabagisme, alcoolisme. Les toxicomanies (marijuana, cocaïne, héroïne) sont souvent associées à une diminution de la sécrétion testiculaire d'hormone mâle (testostérone) et à une altération du sperme.

■ **Une réaction auto-immune** de l'organisme masculin contre ses propres spermatozoïdes est possible. Les anticorps antispermatozoïdes alors produits empêchent les gamètes masculins de féconder l'ovule.

**DIAGNOSTIC**

L'azoospermie et les anomalies du sperme sont mises en évidence par le spermogramme (étude du sperme et des spermatozoïdes qu'il contient) et le test de migration des spermatozoïdes. L'azoospermie doit être contrôlée par deux spermogrammes successifs, pratiqués à 2 mois d'intervalle. La qualité de pénétration des spermatozoïdes à travers la glaire cervicale est estimée grâce au test de Hühner (examen d'un prélèvement de glaire quelques heures après un rapport sexuel), éventuellement complété par le test de pénétration croisée in vitro (comparaison entre un échantillon de sperme de l'homme et un échantillon témoin, tous deux mis en contact avec la glaire cervicale de la femme). Une réaction auto-immune est révélée par des agglutinats de spermatozoïdes repérés dans le spermogramme ; les anticorps antispermatozoïdes sont alors recherchés dans le sperme.

**TRAITEMENT**

Les stérilités d'origine masculine peuvent être compensées par l'insémination artificielle entre conjoints ou par la fécondation in vitro selon le nombre de spermatozoïdes mobiles récupérés après un test de migration. L'aspermie et l'azoospermie nécessitent le recours à une banque de sperme et à l'insémination artificielle avec donneur. La stérilité d'origine immunologique nécessite une préparation du sperme avant tentative d'insémination artificielle ou de fécondation in vitro. Enfin, le traitement de la varicocèle est chirurgical, mais il ne rétablit pas toujours la normalité de la fonction spermatique.

### Stérilités d'origine féminine

Elles constituent de 70 à 80 % de l'ensemble des stérilités.

**CAUSES**

La grande majorité des stérilités d'origine féminine relèvent de causes anatomiques, physiologiques (troubles de l'ovulation) ou immunologiques.

■ **Les stérilités d'origine anatomique**, les plus fréquentes, sont surtout d'origine tubaire. Plus rarement, des malformations utérines, une tumeur (fibrome sous-muqueux), une infection chronique (endométrite) peuvent empêcher l'implantation de l'œuf dans la muqueuse. Il existe aussi des stérilités liées à une anomalie du col de l'utérus ou de la composition de la glaire cervicale (mucus sécrété par le col utérin). Les stérilités d'origine tubaire sont dues à une obstruction des trompes, en général à la suite d'une salpingite liée, par exemple, à une maladie sexuellement transmissible. Mais une stérilité tubaire peut aussi provenir des suites infectieuses d'un accouchement, d'un avortement ou de la pratique d'une hystérosalpingographie. Une stérilité tubaire est définitive en cas d'hydrosalpinx (obstruction de l'extrémité des trompes, qui se remplissent alors d'un liquide séreux) ou en cas d'adhérences (tissu cicatriciel s'interposant entre les ovaires et les pavillons tubaires). D'autres affections (tuberculose, endométriose), une malformation congénitale des trompes ou des séquelles d'intervention chirurgicale peuvent aussi entraîner une stérilité définitive. La ligature des trompes ou leur ablation, en raison de grossesses extra-utérines par exemple, ont le même effet.

■ **La stérilité d'origine ovulatoire** peut être due à une absence d'ovulation au cours du cycle menstruel, à une irrégularité ou à un ralentissement de cette ovulation. L'absence ou l'irrégularité de l'ovulation résultent de troubles hormonaux (insuffisance ovarienne, maladie surrénalienne ou thyroïdienne) ou d'une affection de l'ovaire (kyste, tumeur). Enfin, un trouble de l'ovulation peut être dû au stress.

■ **La stérilité d'origine immunologique** est, chez la femme, une forme d'allergie au sperme de l'homme. La femme fabrique alors des anticorps antispermatozoïdes, que l'on met en évidence dans la glaire cervicale ou dans le sang.

**DIAGNOSTIC**

Celui des stérilités d'origine utérine fait appel à l'hystérographie (radiographie de l'utérus), à l'hystéroscopie (examen endoscopique de l'utérus, par les voies naturelles) et à la cœlioscopie (examen direct des organes génitaux grâce à un tube muni d'un système optique introduit par une petite incision de l'abdomen). La qualité de la glaire est contrôlée par le test de Hühner (examen d'un prélèvement de glaire quelques heures après un rapport sexuel), éventuellement complété par un test de pénétration croisée in vitro (comparaison entre un échantillon de glaire de la femme et un échantillon témoin, mis tous deux en contact avec le sperme du conjoint). Le diagnostic des stérilités d'origine tubaire repose sur l'hystérosalpingographie ou sur la cœlioscopie. La stérilité d'origine immunologique repose sur un prélèvement de glaire cervicale qui met en évidence des anticorps antispermatozoïdes. Enfin, les troubles de l'ovulation peuvent être révélés par la lecture de la courbe de température prise chaque matin par la femme. Cette lecture est complétée par les dosages sanguins des hormones folliculostimulante (FSH) et lutéinisante (LH), de l'inhibine B et de l'hormone antimüllérienne (AMH), ainsi que de la prolactine entre le 3ᵉ et le 5ᵉ jour du cycle. La réserve ovarienne de follicules est évaluée par ces dosages hormonaux et une échographie pelvienne (comptage des follicules) réalisés au 3ᵉ jour du cycle.

**TRAITEMENT**

Le traitement est chirurgical ou médicamenteux, en fonction de l'origine de la stérilité. Le traitement chirurgical est indiqué lors des stérilités d'origine tubaire. Il vise à rétablir la perméabilité des trompes ou à libérer le petit bassin des adhérences afin de permettre aux pavillons des trompes, parfois reconstitués par salpingoplastie, de capter à nouveau les ovules libérés par l'ovaire. La nature de l'intervention varie en fonction de la localisation de la lésion (partie de la trompe proche de l'utérus ou du pavillon, par exemple). Les résultats sont souvent plus satisfaisants lorsque la lésion est proche de l'utérus. Les fibromes utérins et certaines malformations utérines peuvent également être opérés avec succès.

Le traitement médical est indiqué en cas de défaut de la glaire cervicale ou de trouble de l'ovulation. Dans le premier cas, il fait appel à la prise orale d'œstrogènes du 6ᵉ au 13ᵉ jour du cycle, la qualité de la glaire étant ensuite jugée grâce au test postcoïtal de Hühner. Dans le deuxième cas, il repose sur l'administration orale, pendant la première partie du cycle, de citrate de clomiphène, médicament neurotrope qui stimule l'ovulation. Ce traitement est souvent associé à la prise d'œstrogènes et/ou d'hormone gonadotrophique (naturelle ou recombinante). Les hormones gonadotrophiques stimulent directement les ovaires. Enfin, lorsqu'elle est nécessaire, une injection d'hormone chorionique gonadotrophique (h.C.G.), hormone sécrétée par le placenta pendant la grossesse, permet de déclencher l'ovulation. Un soutien en progestérone est ensuite nécessaire pendant la 2ᵉ phase du cycle.

Le traitement inducteur de l'ovulation nécessite une surveillance étroite du cycle : dosages hormonaux sanguins portant sur les œstrogènes, l'hormone lutéinisante et la progestérone et pratiqués soit séparément, soit simultanément autour de la période ovulatoire ; échographie mesurant la taille du ou des follicules ovariens et précisant leur nombre exact ; étude de la glaire cervicale, pratiquée lors d'un examen gynécologique.

Après une stimulation ovarienne, il existe un risque plus élevé de grossesse multiple. Si le traitement, chirurgical ou médical, ne suffit pas à obtenir une grossesse, une insémination artificielle ou une fécondation in vitro peut être envisagée. Dans le cadre d'une stérilité d'origine immunologique, l'insémination artificielle doit être intra-

**Le bilan de stérilité**

Évaluer la ou les causes de la stérilité d'un couple consiste à pratiquer, après un interrogatoire commun et un examen clinique de chacun des 2 membres du couple, un certain nombre d'examens.

L'interrogatoire permet d'obtenir des données chronologiques sur la stérilité du couple, d'évaluer sa vie sexuelle et d'éclaircir les antécédents médicaux et gynécologiques. L'examen clinique sert à préciser la bonne morphologie des appareils génitaux féminin et masculin.

Les examens complémentaires, qui peuvent être pratiqués en l'espace de 2 ou 3 mois, portent sur 4 axes : la fonction ovarienne (courbe de température, dosages hormonaux, échographie pelvienne) ; les voies génitales de la femme (hystérosalpingographie, cœlioscopie, hystéroscopie) ; le sperme de l'homme (spermogramme, spermocytogramme et test de migration suivie) ; la glaire cervicale (test de Hühner, test de pénétration croisée). Ils permettent de déterminer si la stérilité est d'origine masculine ou féminine et de proposer un traitement.

- La courbe de température est établie par la femme sur 3 mois : celle-ci prend sa température tous les matins, au lever et avant tout effort. Cette courbe permet de diagnostiquer la survenue et le jour de l'ovulation, et d'évaluer la durée de la 2e phase du cycle.
- Un bilan hormonal (dosage dans le sang des hormones folliculostimulante [FSH] et lutéinisante [LH] ainsi que de l'œstradiol, de la testostérone, de la progestérone, de la prolactine et de l'inhibine B et de l'AMH) est effectué en début de cycle chez la femme.
- Des échographies pelviennes sont parfois pratiquées, du 8e au 14e jour du cycle, pour diagnostiquer la croissance folliculaire, témoignant de l'ovulation.
- Une hystérosalpingographie, complétée le cas échéant par une cœlioscopie et une hystéroscopie, permet de vérifier la normalité des trompes et de la cavité utérine.
- Un examen du sperme (spermogramme) est pratiqué. Si le résultat est anormal, le spermogramme est répété et les investigations ultérieures sont en rapport avec le type d'anomalies du sperme : bilan hormonal, prélèvement testiculaire, test de migration et de survie des spermatozoïdes.
- Un test postcoïtal de Hühner, souvent complété par un test de pénétration croisée, permet d'évaluer à la fois les spermatozoïdes, la glaire cervicale et l'interaction sperme-glaire.

utérine pour court-circuiter la glaire cervicale.

## Sternberg (cellule de)

Cellule pathologique caractéristique de la maladie de Hodgkin.

Cette cellule, décrite en 1898 par le médecin autrichien Carl Sternberg, est constamment retrouvée dans les proliférations cellulaires envahissant les ganglions lymphatiques dans la maladie de Hodgkin. Elle ne représente toutefois qu'une petite partie des cellules anormales présentes dans ces proliférations. À l'examen microscopique d'un prélèvement de ganglion hodgkinien, la cellule de Sternberg apparaît comme une cellule de grande taille, dotée d'un gros noyau bourgeonnant et d'aspect boursouflé qui contient plusieurs nucléoles (éléments arrondis) bleutés, très visibles, évoquant des yeux. Elle est en outre porteuse de marqueurs de surface, tels que l'antigène CD30, permettant son identification en cas de doute.

L'origine de la cellule de Sternberg est controversée. De nombreux éléments concordants accréditent fortement l'hypothèse selon laquelle elle proviendrait des lymphocytes (variété de globule blanc jouant un rôle important dans les mécanismes immunitaires), peut-être à la suite d'une transformation provoquée par le virus de la mononucléose infectieuse.

## Sterno-cléido-mastoïdien ou sternomastoïdien (muscle)

Muscle de forme allongée, situé obliquement de chaque côté du cou. (P.N.A. *musculus sternocleidomastoideus*)

Les muscles sterno-cléido-mastoïdiens, au nombre de deux - un de chaque côté du cou -, ont plusieurs chefs (points d'insertion) : en bas, ils s'attachent d'une part sur le bord supérieur du sternum, d'autre part sur la partie interne de la clavicule. Puis ils montent obliquement vers l'arrière pour s'insérer sur l'apophyse mastoïde (pointe osseuse derrière l'oreille) et sur l'os occipital (derrière la tête). Facilement visibles, surtout quand ils se contractent, ils permettent à la tête de s'incliner en avant et sur le côté.

**PATHOLOGIE**

En cas de troubles respiratoires, les muscles sterno-cléido-mastoïdiens servent de muscles inspirateurs accessoires en soulevant les clavicules ; leur contraction, devenue trop apparente (il se forme notamment un creux au-dessus du sternum à l'inspiration), constitue alors un signe diagnostique de gêne respiratoire, appelé tirage. Le torticolis congénital, dû à une rétraction d'un muscle sterno-cléido-mastoïdien, doit être opéré car il peut entraîner à terme des déformations irréductibles de la face et du cou.

## Sternotomie

Ouverture chirurgicale du sternum.

La sternotomie est la première étape d'une intervention chirurgicale pratiquée sur le cœur, sur les gros vaisseaux (aorte, veine cave supérieure), sur les artères coronaires ou pour retirer une tumeur du médiastin, le thymus ou un goitre plongeant (hypertrophie de la glande thyroïde s'étendant dans le thorax). La sternotomie est dite partielle quand elle n'intéresse que la partie haute du sternum, appelée manubrium sternal.

**DÉROULEMENT ET COMPLICATIONS**

Pratiquée sous anesthésie générale, la sternotomie consiste à scier le sternum verticalement sur sa ligne médiane et à en écarter les deux moitiés avec les côtes pour que le chirurgien puisse accéder aux régions sous-jacentes. À la fin de l'intervention, les deux bords de la section sont remis en position normale et suturés avec des fils d'acier. Les suites opératoires sont souvent douloureuses. Le risque principal des sternotomies est l'infection du sternum (ostéite) ou de la cavité thoracique (médiastinite).

## Sternum

Os plat situé à la partie antérieure et médiane du thorax, articulé par ses bords avec les sept premiers cartilages costaux et avec les clavicules. (P.N.A. *sternum*)

Le sternum est constitué de trois pièces unies entre elles : le manubrium, le corps et l'appendice xiphoïde. Il participe à la constitution de la cage thoracique. Le cœur est en grande partie situé derrière lui.

**PATHOLOGIE**

- Les fractures isolées du sternum, dues par exemple à un choc sur la face antérieure du thorax (volant de voiture, par exemple), sont simplement immobilisées par un bandage pendant 3 à 4 semaines. Elles sont assez douloureuses, en particulier à chaque mouvement respiratoire.
- Les fractures du sternum associées à un écrasement thoracique sont en revanche des urgences chirurgicales en raison des fréquentes atteintes respiratoires ou cardiaques qui les accompagnent ; le malade doit être placé sous ventilation assistée à pression positive pendant plusieurs semaines, afin d'éviter une dépression thoracique expira-

STERNUM

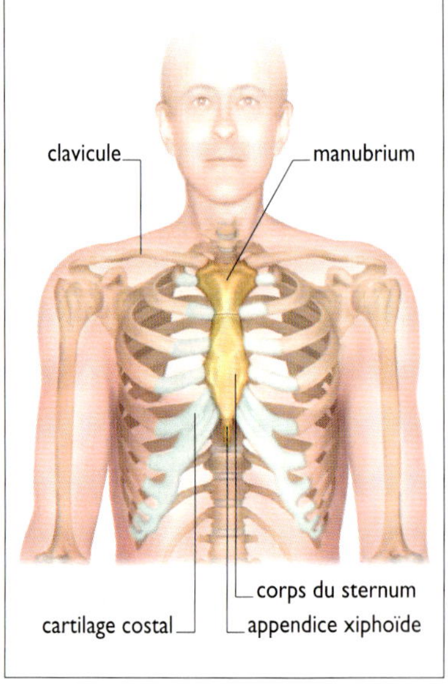

toire, et suivre ensuite des séances de kinésithérapie respiratoire.

## Stéroïde hormonal

Substance dérivée du cholestérol et sécrétée par certaines glandes endocrines (glandes corticosurrénales, placenta, ovaires et testicules). SYN. *hormone stéroïde.*

#### DIFFÉRENTS TYPES DE STÉROÏDE HORMONAL

Les principaux stéroïdes surrénaliens sont les glucocorticostéroïdes, dont le plus connu est le cortisol, les minéralocorticostéroïdes, représentés par l'aldostérone, et les androgènes surrénaliens. Le placenta sécrète les œstrogènes et la progestérone. Les stéroïdes ovariens sont les œstrogènes et la progestérone, et, à un moindre degré, les androgènes. Les testicules synthétisent essentiellement la testostérone.

#### FONCTION

Les stéroïdes hormonaux ne sont pas stockés mais sécrétés rapidement après leur synthèse. Dans le plasma, ils sont en grande partie liés à des protéines de transport. Seules les molécules libres sont actives.

Les stéroïdes ont un mode d'action commun : ils pénètrent passivement (sans dépense d'énergie) dans la cellule et se lient à un récepteur spécifique. Le complexe hormone-récepteur activé va ensuite pénétrer dans le noyau pour exercer son action. La plupart des stéroïdes peuvent être dosés dans le plasma ou les urines.

## Stérol

Substance chimique du groupe des alcools.

Les stérols ont une structure complexe, faite d'une longue chaîne d'atomes repliée sur elle-même pour former plusieurs cycles. Dans l'organisme et dans l'alimentation, il existe de nombreux stérols et de nombreuses substances dérivées, appelées stéroïdes : cholestérol, vitamine D, acides biliaires, stéroïdes hormonaux (hormones de la glande surrénale, comme les corticostéroïdes, de l'ovaire et du testicule).

## Stertor

Respiration bruyante et intense, accompagnée d'un ronflement.

Un stertor est fréquent pendant un coma profond ou une agonie. Le sujet respire la bouche ouverte, le voile du palais étant paralysé.

## Stéthoscope

Appareil acoustique amplifiant les sons, utilisé pour l'auscultation.

#### HISTORIQUE

L'invention du stéthoscope est attribuée à René Laennec (1816). Le stéthoscope de Laennec était un cône en bois, dont le médecin appliquait le pavillon sur la zone du corps à ausculter, appuyant ensuite son oreille sur une plaque métallique située à l'autre extrémité de l'appareil.

#### FONCTIONNEMENT

Le capteur de sons du stéthoscope courant est formé de deux capsules métalliques accolées, l'une fermée par une membrane mobile, pour l'audition des sons aigus, l'autre percée d'un trou pour l'audition des sons graves (souffles vasculaires). Cette double capsule est reliée à une lyre dont les branches sont deux tubes de caoutchouc flexible, dont le médecin place les extrémités, munies d'un embout, dans ses oreilles.

#### DIFFÉRENTS TYPES DE STÉTHOSCOPE

Il existe des stéthoscopes de différentes tailles, pour adultes, pour enfants et pour nourrissons.

Des stéthoscopes électroniques à amplificateur, d'utilisation récente, assurent une meilleure audition et permettent l'enregistrement sur bande magnétique des sons.

Le stéthoscope obstétrical actuel est assez proche du stéthoscope de Laennec, mais il est le plus souvent en métal. Il sert à écouter le cœur du fœtus à travers la paroi abdominale de la mère. Il est beaucoup moins utilisé depuis l'introduction de l'échographie fœtale.

→ VOIR Auscultation.

## Still (maladie de)

Arthrite inflammatoire débutant avant l'âge de 16 ans et d'une durée d'au moins 3 mois. SYN. *arthrite chronique juvénile (ACJ).*

Souvent appelée improprement arthrite rhumatoïde juvénile ou polyarthrite juvénile, l'arthrite chronique juvénile est une affection d'origine inconnue, qui prend trois formes principales.

- **La forme oligoarticulaire** (50 % des cas) se traduit par une atteinte de 4 articulations au plus ; il n'y a pas de fièvre. Chez les filles, elle s'associe souvent à une uvéite (inflammation de l'uvée) latente - sans symptôme clinique -, d'évolution chronique, et, chez les garçons, à une enthésiopathie (inflammation de l'enthèse, zone d'un os où s'insère un tendon ou un ligament).
- **La forme polyarticulaire** (30 % des cas) affecte surtout les filles. Elle se manifeste par une atteinte articulaire symétrique et diffuse (touchant de nombreuses articulations) ; la fièvre est modérée ou absente. Dans 10 % des cas, il s'agit d'une polyarthrite rhumatoïde.
- **La forme systémique** (20 % des cas) atteint surtout les enfants de moins de 5 ans. Elle se traduit par une fièvre très élevée et cyclique (un pic par jour), une éruption, une inflammation des ganglions lymphatiques, une rate hypertrophiée et, parfois, une inflammation du péricarde.

#### TRAITEMENT

Il vise surtout à soigner les symptômes de la maladie. Il repose sur l'aspirine et les corticostéroïdes locaux (surtout dans les formes oligoarticulaires) et généraux (plutôt dans les formes polyarticulaires et systémiques). Du fait des effets indésirables importants des corticostéroïdes généraux (prise de poids, retard de croissance), l'emploi de corticostéroïdes locaux (par injections), qui, eux, n'ont aucun effet indésirable chez l'enfant, représente un progrès considérable. Les traitements de fond habituels des maladies rhumatismales (sels d'or, méthotrexate, etc.) doivent être utilisés avec prudence et essentiellement dans les formes polyarticulaires. Les inhibiteurs du TNF sont très efficaces. Les uvéites latentes nécessitent un traitement corticostéroïde local (collyres), souvent très long (de plusieurs semaines à plusieurs mois), qui requiert une surveillance ophtalmologique très étroite. Parfois, la chirurgie est utile : synovectomie, réalignement articulaire, voire, ultérieurement, pose d'une prothèse.

#### PRONOSTIC

Le pronostic des arthrites chroniques juvéniles est très variable : assez bon pour les formes oligoarticulaires, il est beaucoup plus aléatoire pour les formes systémiques, médiocre pour les formes polyarticulaires.

## Stimulateur cardiaque

Appareil électronique implanté dans le corps et qui délivre au myocarde (muscle du cœur) des impulsions électriques régulières. SYN. *pacemaker, stimulateur artificiel.*

#### DESCRIPTION

Un stimulateur cardiaque est constitué d'une pile, qui génère des impulsions, et d'un circuit électronique, qui en permet l'émission et le contrôle. Ces impulsions sont transmises au myocarde par l'intermédiaire d'un fil conducteur, ou sonde d'entraînement, qui est introduit par voie veineuse jusqu'aux cavités cardiaques droites. L'implantation est effectuée sous anesthésie locale : le boîtier de stimulation est enfoui dans une loge préparée entre la peau du thorax et le muscle grand pectoral, l'implantation ne nécessitant qu'une hospitalisation de quelques jours. La présence du boîtier n'entraîne qu'une gêne locale minime. L'utilisation de piles au lithium et la miniaturisation des circuits électroniques permettent à un stimulateur de fonctionner plusieurs années.

#### RÔLE ET INDICATIONS

Le stimulateur cardiaque est indiqué dans tout cas de défaillance des voies de conduction électrique naturelles du cœur (nœud sinusal, nœud auriculoventriculaire, tronc et branches du faisceau de His), en particulier lorsque celles-ci ne permettent plus d'obtenir des contractions à fréquence normale.

Les troubles de la conduction cardiaque, responsables de malaises et de syncopes, nécessitent en général des stimulateurs qui fonctionnent à la demande (stimulation sentinelle) et ne délivrent une impulsion qu'en cas de déficience du rythme cardiaque spontané. Ce mode de stimulation permet ainsi, par rapport à la stimulation fixe (continue, quel que soit le rythme cardiaque propre du malade), d'allonger la durée de vie de la pile en réduisant au minimum la consommation d'énergie.

Les progrès technologiques permettent aujourd'hui de se rapprocher des conditions physiologiques en stimulant à la fois l'oreillette et le ventricule (stimulateur « double chambre ») et en accélérant le rythme cardiaque au cours d'un effort.

Une indication plus récente du stimulateur est l'insuffisance cardiaque avancée. La stimulation est alors appliquée conjointement aux deux ventricules (elle est dite multisite) et vise à resynchroniser leur

STIMULATEUR CARDIAQUE

**Un boîtier contenant une pile au lithium et relié par une sonde aux cavités droites du cœur est implanté sous la peau du thorax. Ce dispositif est employé pour délivrer au myocarde des impulsions électriques qui déclenchent ses contractions dès que la fréquence cardiaque spontanée descend au-dessous d'un seuil prédéterminé.**

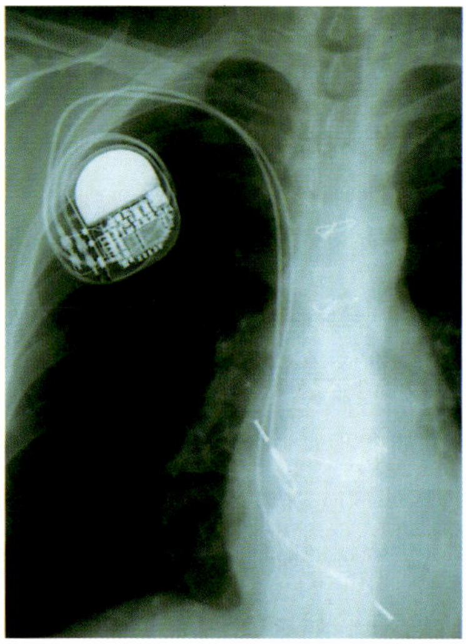

*Une radiographie thoracique permet de vérifier que le boîtier et la sonde sont bien introduits jusqu'au ventricule droit.*

**Localisation du stimulateur**

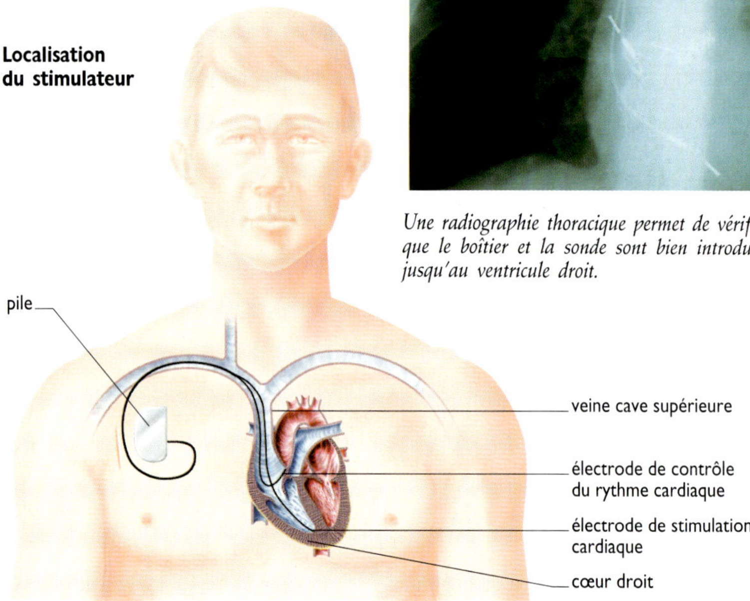


contraction, cette simultanéité conditionnant l'efficacité de l'éjection du sang par les ventricules.

**SURVEILLANCE**

Le port d'un stimulateur cardiaque nécessite un suivi médical régulier en raison des risques qu'il comporte. Le bon fonctionnement du stimulateur et l'état de santé du malade doivent donc être vérifiés par un spécialiste deux fois par an. Les résultats sont consignés dans un carnet que tout porteur de stimulateur cardiaque doit garder sur lui.

■ **Le risque électrique** réside dans l'épuisement de la pile. Le remplacement de celle-ci, en temps et en heure, se fait au prix d'une réintervention minime.

■ **Le risque électronique** doit être contourné en évitant la proximité de toute source de courant électromagnétique puissant (imagerie par résonance magnétique [I.R.M.], portiques de contrôle des aéroports, etc.) qui pourrait créer des interférences.

■ **Le risque mécanique** existe lorsqu'il y a mise en tension du système sonde-boîtier, par traumatisme direct ou mouvement d'extension extrême des membres supérieurs, par exemple.

## Stimulation cardiaque

Excitation électrique artificielle du ventricule droit destinée à assurer la contraction régulière du cœur et réalisée techniquement à l'aide d'un stimulateur cardiaque ou d'une sonde d'entraînement.

**INDICATIONS**

La stimulation cardiaque est réalisée à des fins thérapeutiques lorsque les voies de conduction électrique naturelles du myocarde sont déficientes et ne permettent plus d'obtenir une contraction cardiaque à une fréquence suffisante.

Une stimulation dite multisite (appliquée conjointement aux deux ventricules) peut également être proposée dans le traitement de l'insuffisance cardiaque, afin de resynchroniser la contraction des ventricules droit et gauche.

**CONTRE-INDICATIONS**

L'âge, quelquefois, mais surtout le mauvais état général du malade peuvent représenter une contre-indication à l'implantation d'un stimulateur cardiaque.

**DIFFÉRENTS TYPES DE STIMULATION CARDIAQUE**

La stimulation cardiaque peut être définitive ou temporaire.

■ **Une stimulation définitive** est indiquée lorsque les troubles sont fixes. Il peut s'agir de pauses-arrêts cardiaques ou d'un syndrome d'Adams-Stokes (pouls lent permanent), d'une maladie de l'oreillette (alternance d'épisodes de tachycardie et de bradycardie supraventriculaire), etc. Cette stimulation est réalisée grâce à un stimulateur cardiaque, ou pacemaker, dispositif implanté entre la peau et le muscle pectoral.

■ **Une stimulation temporaire** est une manœuvre de réanimation nécessaire lorsque le trouble de la conduction cardiaque est réversible, comme à la phase aiguë d'un infarctus du myocarde. Elle repose alors sur l'utilisation d'une sonde d'entraînement, sorte de fil conducteur introduit dans une veine périphérique (à l'aine ou au bras) et poussé jusqu'au ventricule droit, où il est fixé. Cette sonde est reliée à un boîtier de stimulation externe, réglé par le médecin, qui commande la fréquence des impulsions.

## Stimulus

Tout élément physique, chimique ou biologique capable de déclencher des phénomènes dans l'organisme, notamment des phénomènes nerveux, musculaires ou endocriniens.

Le froid, la chaleur, les traumatismes sont des stimuli pour les récepteurs cutanés ; l'allongement d'un muscle (comme celui que le médecin provoque lorsqu'il examine les réflexes) est un stimulus entraînant la contraction de ce muscle ; une augmentation du taux de glucose dans le sang constitue un stimulus déclenchant la sécrétion d'insuline.

## Stockholm (syndrome de)

Lien de sympathie s'installant entre la victime d'une séquestration et son ravisseur.

Ce syndrome a été décrit en août 1973 à Stockholm, au cours d'une attaque de banque ayant dégénéré en prise d'otages ; à la longue, un fort courant de sympathie était apparu entre certains captifs et leurs agresseurs. Par la suite, ce phénomène fut remarqué plusieurs fois dans des circonstances similaires. Le syndrome de Stockholm semble être une réaction de défense du psychisme contre un traumatisme de séquestration prolongée, qui entre dans le cadre général des névroses traumatiques et post-traumatiques.

## Stomatite

Toute inflammation de la muqueuse buccale.

Le terme de stomatite correspond à des lésions très diverses, de signes et d'évolution variables.

Les stomatites peuvent être dues à de multiples causes : atteinte infectieuse, d'origine virale (herpès, varicelle, zona, etc.) ou bactérienne, allergie (à un appareil dentaire en résine, par exemple), ulcération mécanique (frottement des dents sur la gencive, appareil dentaire mal adapté), mycose (muguet), cancer buccal, etc. Elles sont favorisées par un mauvais état général (convalescence, immunodépression, tuberculose, alcoolisme ou malnutrition).

**SYMPTÔMES ET SIGNES**

Ils dépendent de la cause de la stomatite : douleur de la cavité buccale, exacerbée par la déglutition et la prise d'aliments, augmentation de la salivation, etc. La muqueuse buccale peut présenter des vésicules, un ou plusieurs aphtes ou une rougeur diffuse.

**TRAITEMENT**

Le traitement local d'une stomatite repose sur des bains de bouche ; le traitement général vise à soigner sa cause.

→ VOIR Chéilite, Gingivite, Glossite.

## Stomatologie

Spécialité médicale qui se consacre à l'étude des maladies de la cavité buccale ainsi qu'à leur traitement.

→ VOIR Odontostomatologie.

## Stomie

Technique chirurgicale consistant à aboucher l'un à l'autre deux organes creux (par exemple l'estomac et l'intestin grêle) ou un organe creux (côlon, uretère) à la peau.

Dans ce dernier cas, le terme de stomie désigne alors aussi, par extension, le résultat de l'intervention, c'est-à-dire l'orifice d'écoulement des matières fécales ou de l'urine.

**DIFFÉRENTS TYPES DE STOMIE**

La stomie consiste le plus souvent à aboucher un segment d'intestin à la peau : on parle alors d'iléostomie, s'il s'agit de l'iléon (dernière partie de l'intestin grêle), ou de colostomie s'il s'agit du côlon. Cette dernière intervention peut être pratiquée sur n'importe quel segment du côlon : elle se nomme cæcostomie quand le cæcum est abouché à la peau, colostomie transverse quand il s'agit du côlon transverse et colostomie gauche quand il s'agit du côlon gauche, ou côlon descendant. Une stomie peut aussi concerner les uretères, pour créer, après une ablation de la vessie, une dérivation des urines ; on parle alors d'urétérostomie ; l'uretère est abouché soit à la peau (urétérostomie cutanée), soit dans un viscère creux, par exemple le côlon (urétérocolostomie).

Une stomie peut être temporaire, pratiquée en attendant que la cicatrisation des lésions permette un rétablissement du circuit digestif ou urinaire normal, ou définitive si, en aval, les voies digestives ou urinaires sont détruites, obstruées ou enlevées.

**DIFFÉRENTS TYPES D'APPAREILLAGE**

Il en existe 3 types :

- les appareillages dits « une pièce », constitués par une poche adhésive sur laquelle est intégré un anneau de matière adhésive, l'ensemble devant être renouvelé à chaque changement de poche ;
- les appareillages dits « deux pièces », où la poche est assujettie au support adhésif par deux joints qui assurent une fixation solide et étanche tout en permettant d'enlever la poche à tout moment. Il est ainsi possible de laisser le support en place plusieurs jours (tandis que la poche est changée ou vidée au fur et à mesure des besoins) en évitant des arrachages trop fréquents, parfois mal tolérés par la peau ;
- les tampons et les bouchons sont utilisés uniquement par les sujets ayant subi une colostomie gauche. Ils sont autoadhésifs. Les tampons ont la propriété de s'expanser au contact de la muqueuse colique, ce qui bloque les matières fécales pendant un certain temps.

Avant de définir le meilleur appareillage, des essais sont indispensables. Le choix dépend de la morphologie du sujet, de la sensibilité de sa peau, de l'emplacement de l'orifice d'évacuation des selles ou de l'urine, de la consistance des selles ou de la nature de l'urine. L'ajustement des poches est actuellement parfait et les appareillages n'émettent ni bruits ni odeurs désagréables.

Certaines colostomies gauches sont si bien tolérées que le patient ne porte pas de poche, se contentant de vider son intestin tous les 2 ou 3 jours par une irrigation colique, lavement d'eau tiède administré par l'orifice de la stomie. Cette technique, en évacuant complètement le côlon, dont la vacuité se maintient ensuite pendant près de 48 heures, permet au patient de se passer totalement d'appareillage pendant cette période ou d'utiliser un matériel plus « léger » (simple compresse ou minipoche).

**ENTRETIEN DES POCHES**

La poche doit être changée tous les jours si elle n'est pas dégrafable de son support ou, si elle l'est, lorsque le besoin s'en fait sentir. Dans ce dernier cas, les supports peuvent rester en place de 4 à 8 jours et les poches de 3 à 4 jours pour les urétérostomisés, de 1 à 2 jours pour les iléostomisés ; elles sont à jeter après chaque remplissage pour les colostomisés.

Il est préférable de changer la poche le matin ou le soir, au moment où l'écoulement d'urine ou de matières fécales est le moins important. Décoller les feuillets de la poche avant de la poser permet de laisser entrer un peu d'air et de faciliter l'écoulement des selles et des urines. Une fois appareillé, le sujet doit vérifier que la poche tient bien en place en la tirant légèrement vers le bas.

Le pourtour de l'orifice d'écoulement des selles ou de l'urine doit être lavé à l'eau tiède et au savon de Marseille, avec un gant de toilette réservé à cet effet, ou éventuellement des mouchoirs en papier ou des compresses. Il faut éviter de le frotter trop fort ou de l'irriter avec d'autres produits, et le sécher soigneusement avant de fixer la poche.

**ÉVOLUTION ET COMPLICATIONS**

En règle générale, dans les mois qui suivent l'intervention, la taille de l'orifice diminue légèrement. Elle évolue aussi en fonction des fluctuations de poids. Le choix d'un appareil n'est donc pas définitif : il est possible d'en changer suivant les activités du sujet ou l'évolution de sa stomie.

Un changement de taille, de forme ou de couleur de l'orifice et de la peau qui l'entoure, un saignement persistant doivent faire l'objet d'une consultation médicale, de même que toute modification durable de la consistance des selles ou tout changement de l'odeur ou de l'aspect des urines.

**HYGIÈNE ALIMENTAIRE**

Il est important de manger à intervalles réguliers en mastiquant bien et de boire abondamment (1,5 litre par jour).

■ **Les sujets ayant subi une colostomie ou une iléostomie** n'ont pas à suivre de régime particulier ; il est seulement préférable qu'ils consomment avec modération certains aliments qui peuvent constiper ou provoquer une diarrhée ou bien donner des gaz.

■ **Les sujets ayant subi une urétérostomie** peuvent conserver une alimentation normale. Selon le type de stomie, il est possible de réduire le risque d'infection urinaire en acidifiant les urines, c'est-à-dire en privilégiant la consommation d'acidifiants (rhubarbe, jus de pruneaux, choux-fleurs, persil, poivrons, céréales, viandes, poissons, œufs) et en réduisant celle d'alcalinisants (agrumes, lait, eau de Vichy ou de Badoit).

## STOMATITE

**Une stomatite peut avoir des causes très diverses : maladie infectieuse (varicelle, herpès), irritation (tabac, épices, appareil dentaire), etc. L'inflammation touche en général la muqueuse de la bouche (langue, lèvres, palais) et les gencives.**

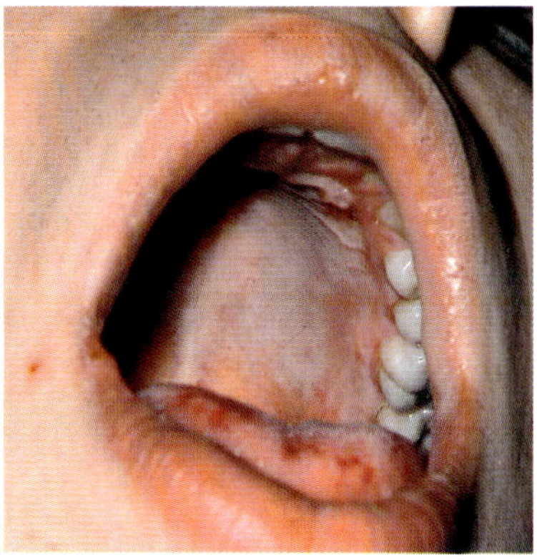

*La langue, les lèvres et les gencives sont recouvertes d'aphtes, petites ulcérations superficielles entourées d'un anneau rouge.*

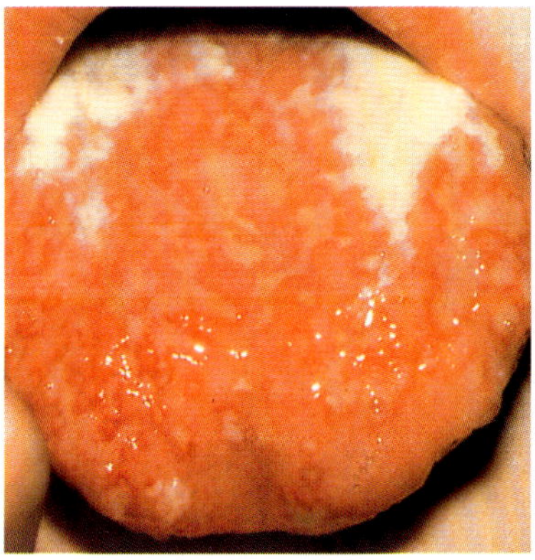

*Cette stomatite herpétique se traduit par la formation, sur la langue, de petites vésicules et d'un enduit blanchâtre.*

**VIVRE AVEC UNE STOMIE**

L'adaptation psychologique à l'appareillage peut être difficile. Il est important que les patients apprennent à répondre aux contraintes découlant d'une stomie, si possible avec l'aide d'une association de malades.

Après une stomie, la pratique du sport est tout à fait possible. S'il est préférable d'éviter les sports violents ou de contact, tous les sports individuels peuvent se pratiquer sans restriction. Douches et bains en piscine ou dans la mer sont également possibles car les appareillages résistent à l'eau, même salée ou chlorée ; il suffit ensuite de les essuyer soigneusement.

## Strabisme

Défaut de parallélisme des axes visuels, caractérisé par une déviation de l'axe d'un œil par rapport à l'autre. SYN. *hétérotropie*.

Le strabisme est une affection fréquente qui touche essentiellement les enfants dans les premières années de leur vie.

**DIFFÉRENTS TYPES DE STRABISME**

■ Le strabisme convergent, ou ésotropie (déviation d'un œil vers l'intérieur), est couramment observé chez les petits enfants. On le rencontre en cas d'anisométropie (différence de réfraction entre les 2 yeux, ce qui entraîne une différence de taille entre les images perçues par chacun des yeux), en cas d'hypermétropie forte, de paralysie partielle d'un muscle oculomoteur ou de maladie visible du globe oculaire (cataracte, rétinoblastome, ptôsis).

■ Le strabisme divergent, ou exotropie (déviation d'un œil vers l'extérieur), est moins fréquent. Il atteint les enfants plus âgés ou les adultes et résulte souvent d'une myopie forte ou d'une perte tardive de la vision.

**SYMPTÔMES ET SIGNES**

La perturbation de la vision peut se manifester de deux manières différentes. Si les deux images reçues par le cerveau sont trop différentes, celui-ci peut annuler la moins bonne des deux. Ainsi, l'œil dévié perd progressivement ses capacités visuelles et ne transmet plus d'image au cerveau, faute d'entraînement : c'est l'amblyopie. Dans les petits strabismes, au contraire, le cerveau peut essayer de faire concorder deux images peu différentes, reçues par deux points rétiniens non correspondants : il s'agit alors d'une correspondance rétinienne anormale, plus difficile à détecter.

**DIAGNOSTIC**

Le diagnostic de strabisme est établi après trois examens réalisés par l'ophtalmologiste : l'étude des reflets cornéens, qui, à l'aide d'une lumière projetée sur l'œil, révèle des reflets non symétriques des yeux par rapport aux pupilles ; le test de l'écran, qui consiste à cacher alternativement chaque œil pour connaître le sens de la déviation ; enfin, l'étude de la motilité oculaire dans les différentes directions du regard, qui témoigne du bon fonctionnement des muscles oculomoteurs.

**TRAITEMENT**

Plus le traitement est précoce, plus il est efficace. Aussi est-il nécessaire de déceler un strabisme convergent dès le plus jeune âge (cela est possible à partir de 6 mois). En revanche, non traité après 6 ans, le strabisme est plus difficile à guérir.

■ La correction de l'amétropie (trouble de la réfraction), à l'aide de verres correcteurs, peut être entreprise dès l'âge de 8 mois. Les lunettes doivent être portées en permanence.

■ Le traitement de l'amblyopie doit également commencer tôt et se réalise en cachant l'œil fonctionnel pendant de longues périodes (de 2 heures par jour à toute la journée pendant plusieurs jours de suite). Cette occlusion se pratique le plus souvent à l'aide d'un pansement posé sur l'œil non atteint ; elle a pour but d'obliger l'autre œil à développer sa fonction visuelle. Si le traitement est précoce et complet, il est couronné de succès dans 90 % des cas. Dans les autres cas, une rééducation orthoptique, destinée à apprendre aux yeux à travailler ensemble, peut être envisagée vers l'âge de 5 ans, quand l'enfant est suffisamment coopératif. Une diminution de l'angle de déviation peut également être obtenue par l'application d'adhésifs sur les verres des lunettes, le plus souvent sur les parties nasales (strabisme convergent), ce qui oblige les yeux à fixer droit devant eux. Des verres à double foyer peuvent contribuer à diminuer la convergence en vision de près en cas d'hypermétropie marquée par un effort d'accommodation trop important. Enfin, des prismes collés sur la partie interne du verre de chaque lunette permettent de maintenir l'œil dans le bon axe, le plus souvent dans l'attente d'un traitement chirurgical.

■ Le traitement chirurgical n'intervient qu'en dernier recours. Il consiste à déplacer l'insertion de certains muscles oculomoteurs (par exemple, à reculer le point d'insertion des muscles droits internes en cas de strabisme convergent) et/ou à en raccourcir d'autres. Cette opération est pratiquée sous anesthésie générale. L'hospitalisation dure 2 ou 3 jours. Après l'intervention, le port de verres correcteurs est souvent nécessaire ainsi qu'une rééducation orthoptique.

### STRABISME

**Le strabisme est un défaut de parallélisme des deux axes visuels. Le cerveau, pour éviter de voir double, ne conserve alors plus que l'image de l'œil dont l'axe n'est pas modifié, supprimant automatiquement l'image de l'œil dont l'axe est dévié, qui ne peut ainsi se développer normalement. Le traitement doit donc être entrepris le plus tôt possible, dès l'âge de 6 mois. Il consiste le plus souvent à cacher l'œil non dévié, de manière à forcer l'autre œil à travailler.**

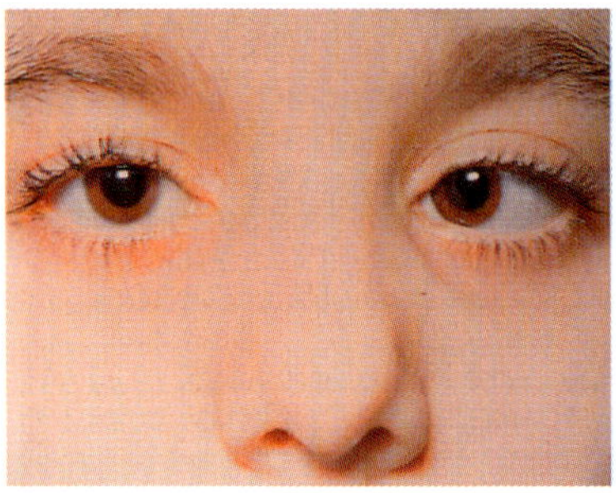

*Le strabisme convergent (déviation de l'œil vers l'intérieur), qui touche souvent de très jeunes enfants, peut être dû à une maladie du globe oculaire ou à une paralysie musculaire.*

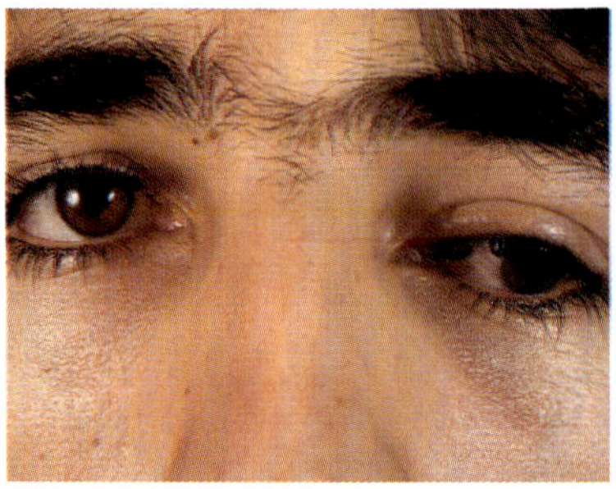

*Le strabisme divergent (déviation de l'œil vers l'extérieur), moins fréquent, apparaît surtout chez les grands enfants et l'adulte. Il est parfois la conséquence d'une forte myopie.*

## Strangulation

Resserrement par pression circulaire autour du cou, autour d'un organe ou autour du pédicule de celui-ci.

La strangulation d'un organe entraîne son ischémie (ralentissement ou arrêt de la circulation). Une hernie d'une partie de l'intestin grêle au travers d'une zone de faiblesse de la paroi abdominale, par exemple, peut se compliquer d'une strangulation du viscère, appelée hernie étranglée. Lorsqu'elle concerne le cou soit par pendaison, soit par accident (avec une écharpe ou une cravate), la strangulation provoque une asphyxie par écrasement de la trachée, ou une ischémie cérébrale par compression des artères carotides ; en cas de pendaison, il peut s'y ajouter une fracture ou une luxation des vertèbres cervicales avec lésion de la moelle épinière, paralysie des muscles respiratoires et troubles neurovégétatifs. Lors de l'accouchement, l'enfant peut être victime de strangulation si le cordon ombilical entoure son cou.

## Strapping

Procédé de contention utilisant un bandage adhésif élastique, employé dans le traitement des entorses bénignes de la cheville.

## Streptococcémie

Septicémie (état infectieux généralisé) à streptocoque (coccus [bactérie de forme arrondie] à Gram positif).

**CAUSES**

Les streptococcémies sont dues au passage dans le sang de streptocoques à partir d'un foyer d'infection initial. De telles infections sont rares. Elles sont consécutives à une endocardite (infection des valvules cardiaques), à une streptococcie néonatale (streptocoque B) ou encore proviennent d'un foyer infectieux initial cutané (streptocoque A, B, C ou G), oropharyngé, utérin ou, plus fréquemment, digestif ou urinaire (streptocoque D, entérocoque).

Une septicémie à streptocoque peut entraîner la formation d'un foyer infectieux suppuré de localisation hépatique, pulmonaire ou ostéoarticulaire.

**DIAGNOSTIC ET TRAITEMENT**

L'infection par le streptocoque est mise en évidence par hémoculture. Le traitement repose sur l'administration précoce d'antibiotiques tels que les pénicillines, pendant quelques semaines.

## Streptococcie

Infection due à un streptocoque.

Les streptocoques, bactéries (coques) à Gram positif, sont des germes pyogènes (susceptibles d'entraîner la formation de pus) ; on distingue les streptococcies aiguës, suppuratives ou non, et les manifestations post-streptococciques.

### Streptococcie aiguë

C'est une infection à streptocoque susceptible d'entraîner la formation de pus.

**DIFFÉRENTS TYPES DE STREPTOCOCCIE**

Le mécanisme des conséquences pathologiques de cette infection est soit la multiplication du germe, soit une toxi-infection (infection par une toxine sécrétée par la bactérie).

■ **Les infections suppuratives à streptocoque**, fréquentes chez l'enfant, atteignent notamment les voies aériennes supérieures (angine, sinusite, adénite) et les oreilles (otite). Une atteinte cutanée (impétigo, érysipèle, cellulite [inflammation du tissu sous-cutané]) est également possible. La septicémie à streptocoque (dissémination du germe par la circulation sanguine), rare, découle le plus souvent d'un foyer infectieux initial urinaire ou digestif.

■ **Les toxi-infections à streptocoque** sont représentées par la scarlatine : le germe est localisé à la gorge et provoque une angine, mais sa toxine se diffuse dans tout l'organisme et déclenche les autres signes de l'affection (éruption cutanée, notamment). Un choc infectieux dû à la toxine streptococcique est possible.

**DIAGNOSTIC ET TRAITEMENT**

Les streptococcies sont diagnostiquées par prélèvement bactériologique effectué dans l'organe infecté (gorge, plaie cutanée, etc.). Le traitement repose sur l'administration d'antibiotiques du groupe des pénicillines. De telles infections peuvent récidiver : les angines streptococciques à répétition ne sont pas rares chez l'enfant.

### Manifestations post-streptococciques

Ces manifestations peuvent apparaître plusieurs semaines après l'infection initiale, alors même que les germes ont disparu de l'organisme. Elles entraînent un important syndrome inflammatoire. Le rhumatisme articulaire aigu (inflammation des grosses articulations et du cœur), la glomérulonéphrite aiguë (atteinte des reins se traduisant par des œdèmes et une hypertension artérielle), la chorée de Sydenham (atteinte neurologique se manifestant par des mouvements anormaux), l'érythème noueux (plaques cutanées douloureuses) sont des streptococcies non suppuratives.

**DIAGNOSTIC ET TRAITEMENT**

Le diagnostic repose sur la recherche d'anticorps antistreptococciques (antistreptolysines, antinucléases, antiDNases) dans le sang. Le traitement fait appel aux antibiotiques du groupe des pénicillines et aux corticostéroïdes. Des séquelles sont possibles, telles qu'une valvulopathie cardiaque consécutive à un rhumatisme articulaire aigu.

## Streptococcus pneumoniæ

Bactérie à Gram positif responsable d'infections bronchopulmonaires et oto-rhino-laryngologiques, susceptibles de se compliquer de méningites. SYN. *pneumocoque*.

Ces bactéries sont des cocci (bactéries de forme arrondie), le plus souvent groupés par deux, formant un « 8 » ou de longues chaînettes lorsqu'ils sont cultivés en laboratoire. Ce sont des bactéries fragiles, incapables de survivre dans le milieu extérieur, commensales (vivant sur un hôte sans lui nuire) du rhinopharynx chez le sujet sain.

**PATHOLOGIE ET TRAITEMENT**

Les infections bronchopulmonaires à *Streptococcus pneumoniæ* sont des pneumonies (pneumonie franche lobaire aiguë), des bronchites et des pleurésies ; les infections oto-rhino-laryngologiques sont des otites, des sinusites et des mastoïdites se compliquant souvent de méningites. Ces affections touchent plus fréquemment les personnes très âgées et les enfants, les sujets souffrant d'insuffisance respiratoire ou cardiaque, de drépanocytose ainsi que les personnes ayant subi une ablation de la rate et les immunodéprimés. Elles sont traitées par administration de dérivés des pénicillines (amoxicillines ou céphalosporines). Cependant, la fréquence des souches de sensibilité diminuée, voire résistantes à la pénicilline G étant sans cesse croissante, un antibiogramme doit systématiquement être réalisé, suivi éventuellement d'un dosage de la concentration minimale inhibitrice (C.M.I.) de diverses bêtalactamines, afin de déterminer laquelle est la plus active sur la souche en présence.

## Streptocoque

Famille bactérienne regroupant plusieurs genres de cocci (bactéries de forme arrondie) à Gram positif, disposés en chaînettes.

Les deux genres retrouvés chez l'homme sont le genre *Streptococcus* proprement dit - dont une espèce particulière appelée *Streptococcus pneumoniæ,* ou pneumocoque - et le genre *Enterococcus,* ou entérocoque.

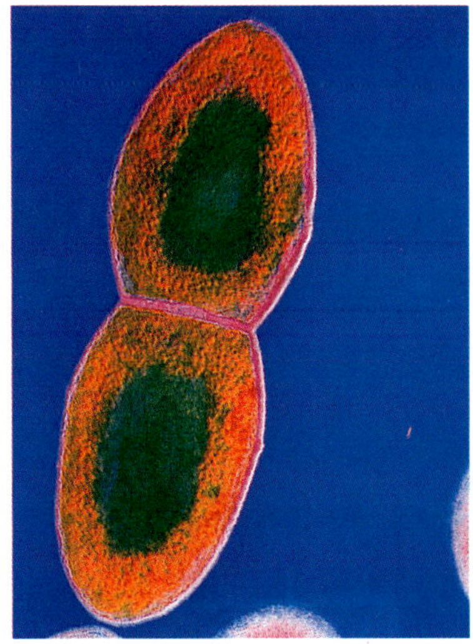

***Streptocoque.*** *Photographie, prise au microscope électronique, d'un streptocoque, ou* Streptococcus, *en train de se diviser.*

Les streptocoques sont sensibles à de nombreux antibiotiques et en particulier aux pénicillines et à leurs dérivés.

**DIFFÉRENTS STREPTOCOQUES**

Les streptocoques sont classés en fonction des propriétés antigéniques d'un constituant de leur paroi, le polyoside C, en différents groupes (dénommés A, B, C, etc.), ou bien en fonction de leurs propriétés biochimiques lorsqu'ils ne possèdent pas de polyoside C et ne sont pas groupables. On en distingue plus de 20 groupes, les plus virulents étant ceux des groupes A, en raison d'une capsule et d'un antigène superficiel appelé protéine M, puis, dans une moindre mesure, ceux des groupes B et D.

■ **Le streptocoque du groupe A, ou Streptococcus pyogenes,** sécrète de nombreuses substances responsables de manifestations cliniques variées (angine, érysipèle, infection cutanée, scarlatine) et de complications survenant à la suite de ces affections (rhumatisme articulaire aigu, glomérulonéphrite aiguë, érythème noueux).

■ **Les streptocoques du groupe B,** qui colonisent l'intestin et les organes génitaux féminins, sont à l'origine de septicémies et de méningites néonatales.

■ **Les streptocoques du groupe D** *(Streptococcus bovis)* et les espèces du genre Enterococcus *(Enterococcus fæcalis, Enterococcus fæcium)* sont des hôtes normaux de l'intestin, parfois responsables de septicémies et d'endocardites. Les entérocoques sont, en outre, fréquemment responsables d'infections urinaires et de suppurations à point de départ digestif ; ils se caractérisent par leur résistance aux antibiotiques.

■ **Les streptocoques non groupables, ou streptocoques oraux,** sont des bactéries commensales (vivant sur un hôte sans lui nuire) de la cavité buccale de l'homme ; ils contribuent à l'apparition des caries dentaires et sont également responsables de certaines endocardites.

## Streptodornase

Enzyme antigénique synthétisée par le streptocoque du groupe A, *Streptococcus pyogenes,* induisant la sécrétion par l'organisme d'anticorps lui correspondant, les antistreptodornases. SYN. *désoxyribonucléase streptococcique.*

Le dosage des antistreptodornases dans le sérum sanguin permet, au même titre que celui des antistreptolysines, de diagnostiquer et de suivre l'évolution des affections post-streptococciques (complications survenant au cours d'infections par le streptocoque A) comme le rhumatisme articulaire aigu et la glomérulonéphrite aiguë.

## Streptokinase

Enzyme sécrétée par les streptocoques des groupes A, C et G.

La streptokinase possède la propriété de dégrader la fibrine, substance protéique intervenant dans la formation du caillot lors du processus de coagulation du sang. Aussi est-elle utilisée à ce titre, comme thrombolytique, dans le traitement des thromboses artérielles ou veineuses, en particulier à la phase aiguë d'un infarctus du myocarde. Son administration, par voie veineuse, provoque dans certains cas une réaction allergique.

→ VOIR Fibrinolytique.

## Streptolysine

Enzyme hémolytique (provoquant in vitro la destruction des globules rouges) antigénique sécrétée par les streptocoques du groupe A et, éventuellement, ceux des groupes C et G, entraînant la sécrétion d'anticorps, les antistreptolysines.

Le dosage de ces antistreptolysines dans le sérum sanguin permet de diagnostiquer les affections post-streptococciques (complications survenant à la suite d'infections par le streptocoque, comme le rhumatisme articulaire aigu et la glomérulonéphrite aiguë) et d'en suivre l'évolution.

## Stress

État réactionnel de l'organisme soumis à une agression brusque. (De l'anglais *stress*, effort intense.)

Le terme de stress fut introduit en 1936 par le physiologiste canadien Hans Selye.

**CAUSES**

Les sources d'agression constituant des facteurs de stress sont innombrables : traumatisme, choc émotionnel, opération chirurgicale, intoxication, froid et, de façon générale, astreintes de la vie quotidienne (bruit, appels téléphoniques multiples, surmenage, transports urbains, etc.).

L'agression déclenche au niveau cérébral (hypophyse) une « réaction d'alarme », stimulant la sécrétion de corticotrophine (ACTH) et donc d'hormones surrénaliennes (cortisol) qui modifient l'équilibre psychophysiologique du sujet et entraînent notamment une tachycardie, une hyperventilation et une vasoconstriction artérielle.

Lorsque le stress reste mineur, il joue un rôle positif en améliorant les capacités d'adaptation à l'agression. Il n'en va pas de même lorsque l'agression est trop intense ou qu'elle se prolonge.

**TROUBLES LIÉS AU STRESS**

Le stress met en œuvre des facteurs neurovégétatifs, endocriniens et tissulaires. Il provoque des symptômes dont la localisation varie selon les individus. Le plus connu est l'ulcère gastrique aigu : un stimulus répété entraîne la contraction du réseau artériel irriguant la muqueuse de l'estomac. Si le stress persiste, une ischémie (insuffisance circulatoire causant une altération ou une nécrose des tissus) survient, responsable d'hémorragies ou de perforation de la paroi gastrique.

**TRAITEMENT**

Il est avant tout préventif et repose sur l'acquisition d'une meilleure résistance au stress ; c'est le mode global de vie du patient qu'il faut examiner et remanier. On peut recourir à la relaxation, au sport, au yoga, à l'acupuncture. En cas de maladie dont le stress constitue la cause ou un facteur de risque, le traitement consiste à soigner la maladie et à lutter contre le stress.

L'étude du stress a considérablement fait progresser la compréhension des maladies psychosomatiques, en montrant l'existence d'interactions neurologiques, hormonales et psychiques dans leur genèse. La notion de stress a également donné lieu à quelques abus d'interprétation : tout ne peut s'expliquer par le stress.

→ VOIR Dossiers Stress et Sommeil.

## Striction

Resserrement pathologique d'un organe.

Une striction permanente d'un organe creux provoque une sténose (rétrécissement de l'organe) ; une striction d'un vaisseau entraîne une ischémie (insuffisance circulatoire) dans les tissus qu'il irrigue.

## Stridor laryngé

Bruit respiratoire anormal, aigu et perçant, du nouveau-né, survenant à l'inspiration et causé par une affection du larynx.

Un stridor laryngé est un phénomène très fréquent et habituellement bénin. Le plus souvent, il est lié à une laryngomalacie (invagination respiratoire de la margelle laryngée) due à une rigidité insuffisante du larynx : à chaque inspiration, celui-ci s'affaisse vers l'intérieur, ce qui déclenche un bruit respiratoire, le stridor proprement dit. La laryngomalacie et le stridor guérissent spontanément en quelques mois. S'ils se compliquent d'une gêne respiratoire, une réparation chirurgicale du larynx peut s'imposer, réalisable par voie endoscopique (à l'aide d'un tube introduit par la bouche).

## Striduleux

Qualifie un bruit respiratoire d'origine laryngée, sifflant, aigu et de timbre musical, perçu à l'inspiration.

Une laryngite striduleuse, par exemple, se rencontre au cours d'infections rhinopharyngées de l'enfant (rougeole, notamment), entraînant des troubles respiratoires (difficulté à l'inspiration) aigus.

## Stripping

Technique de saphénectomie (ablation de la veine saphène), pratiquée en cas d'insuffisance veineuse des membres inférieurs.

→ VOIR Saphénectomie.

## Stroma

Tissu nourricier et de soutien d'une tumeur maligne.

Constitué par un tissu conjonctif vascularisé, le stroma se forme en réponse à la présence des cellules tumorales sans être lui-même tumoral. Son rôle est ambigu : d'une part, il permet à la tumeur de croître en assurant sa nutrition ; d'autre part, il constitue une réaction de défense de l'organisme, dont le but est de freiner le développement du cancer. En effet, il contient souvent de nombreuses cellules inflammatoires (polynucléaires, cellules lymphoplasmocytaires ou granulomes). Il peut être riche en fibres collagènes ou contenir des dépôts particuliers : calcifications, substance amyloïde, ossifications.

Le développement de nouveaux vaisseaux sanguins (angiogenèse) dans le stroma est nécessaire à la croissance du cancer. Il est dépendant de facteurs de croissance spécifiques. Des médicaments bloquant ce mécanisme d'angiogenèse sont depuis peu utilisés dans certains cancers.

## Strongyloïdose

→ VOIR Anguillulose.

## Strontium

Corps simple de numéro atomique 38, doué de propriétés comparables, du point de vue physiologique, à celles du calcium, c'est-à-dire présentant une affinité marquée pour le tissu osseux.

Lorsqu'il est administré à un sujet, le strontium (Sr) tend à se concentrer dans les parties du squelette où se forme le tissu osseux. Deux isotopes radioactifs du strontium, le strontium 87m et le strontium 85, étaient naguère utilisés en scintigraphie osseuse pour étudier l'état fonctionnel du squelette : en effet, les lésions osseuses fixent ces substances radioactives en beaucoup plus grande quantité que l'os normal, ce qui permet souvent de les détecter bien avant qu'elles ne soient décelables par la radiologie classique. Ces isotopes présentant des inconvénients, on préfère aujourd'hui utiliser les polyphosphates marqués au technétium 99m, radioélément particulièrement bien adapté à la scintigraphie osseuse.

Un autre isotope radioactif du strontium (89Sr) est utilisé avec succès en traitement palliatif pour soulager les douleurs trop intenses chez les patients atteints d'un cancer avec métastases osseuses, quand la radiothérapie externe devient inefficace.

## Strümpell-Lorrain (syndrome de)

Affection neurologique héréditaire caractérisée par une paraplégie (paralysie des membres inférieurs) spasmodique. SYN. *paraplégie spasmodique familiale, paraplégie spasmodique familiale de Strümpell-Lorrain, paraplégie spastique familiale type Strümpell-Lorrain.*

**CAUSES**

Le syndrome de Strümpell-Lorrain est une affection rare dont le mode de transmission est variable, mais le plus souvent autosomique (il se transmet par les chromosomes non sexuels) dominant : il suffit que le gène porteur soit reçu de l'un des deux parents pour que l'enfant développe la maladie. Dans 20 % des cas environ, le syndrome se transmet sur le mode autosomique récessif : le gène doit être reçu des deux parents pour que l'enfant développe la maladie. Il existe aussi des cas de transmission récessive et liée au sexe, dans lesquels le syndrome se transmet par le chromosome X de la mère et n'atteint que les enfants de sexe masculin. Le syndrome se manifeste parfois dans des familles sans antécédent connu.

Plusieurs gènes mutés (altérés) sont sans doute à l'origine de la maladie. L'un de ces gènes a été localisé sur le bras long du chromosome 14.

Une lésion des faisceaux pyramidaux (nerfs de la motricité volontaire) provoquant une paralysie caractérise le syndrome de Strümpell-Lorrain.

**SYMPTÔMES ET SIGNES**

Les formes précoces de la maladie se manifestent dès l'âge de 2 ou 3 ans ; les formes tardives ne se révèlent parfois qu'après 35 ans.

L'affection se manifeste par une démarche raide et des difficultés à se déplacer qui s'accentuent progressivement. Le malade a du mal à décoller ses pieds du sol ; il avance en basculant le bassin et en faisant effectuer à ses membres inférieurs un déplacement en demi-cercle. Le déficit de la force musculaire est modéré dans la plupart des cas. La cambrure des pieds est souvent exagérée (pied creux). Le gros orteil s'étend lentement lorsque le médecin frotte le bord externe du pied (signe de Babinski). Les réflexes ostéotendineux sont vifs.

**TRAITEMENT ET PRONOSTIC**

Il n'existe pas, à l'heure actuelle, de traitement permettant de guérir le syndrome de Strümpell-Lorrain. Cependant, la rééducation permet d'éviter les rétractions tendineuses, et l'usage de chaussures orthopédiques est parfois utile ; souvent, des médicaments visant à diminuer la raideur musculaire sont prescrits.

La plupart des malades parviennent à marcher encore, 30 ans ou plus, après le début des troubles.

## Stupéfiant

Substance, médicamenteuse ou non, dont l'action sédative, analgésique, narcotique et/ou euphorisante provoque à la longue une accoutumance et une pharmacodépendance (toxicomanie).

Certains stupéfiants, comme les analgésiques opiacés (morphine, opium, etc.), qui font partie de la catégorie des narcotiques, peuvent avoir un usage thérapeutique. Ils agissent contre la douleur, mais leur utilisation prolongée entraîne une dépendance physique et/ou psychique. Leur emploi est soumis à une législation sévèrement réglementée.

Parmi les autres stupéfiants, couramment appelés « drogues », on trouve des dérivés du chanvre indien (cannabis), de la cocaïne et de l'opium, auxquels s'ajoutent l'héroïne et le LSD. Ces stupéfiants sont responsables d'une diminution de l'activité intellectuelle, de la motricité et de la sensibilité. Leur emploi est illégal.

→ VOIR Dossier Toxicomanie.

## Sturge-Weber-Krabbe (maladie de)

Syndrome congénital associant un angiome plan (tache de vin) - qui s'étend sur tout un côté du visage avec une prédilection pour la région de la paupière supérieure et du pourtour de l'œil -, un angiome (tumeur bénigne) situé à la face externe du cerveau et, parfois, un angiome situé sur la choroïde (membrane nourricière de la rétine). SYN. *angiomatose encéphalotrigéminée.*

**SYMPTÔMES ET SIGNES**

La maladie de Sturge-Weber-Krabbe est le plus souvent bénigne et sans symptôme. Dans certains cas cependant, elle peut entraîner au cours des années, et en fonction de la localisation des angiomes, une hémiplégie, une arriération mentale et une épilepsie ; en outre, un glaucome (hypertension intraoculaire) risque de se développer dans l'œil atteint, provoquant une perte partielle ou totale de la vue de cet œil.

**DIAGNOSTIC**

La constatation d'un angiome étendu sur le visage d'un nouveau-né doit conduire à faire pratiquer des examens radiologiques (scanner cérébral et imagerie par résonance magnétique cérébrale) pour détecter un éventuel angiome méningé. L'examen de l'œil est également systématique.

**TRAITEMENT**

L'angiome peut être soigné par les techniques modernes de traitement des angiomes (notamment celle du laser pulsé). Dans les cas graves, une intervention chirurgicale sur les parties du cerveau atteintes est nécessaire.

Dans d'autres cas, un traitement anticonvulsivant préventif peut être proposé, par des neurologues pédiatres, aux jeunes enfants présumés atteints, dans le but d'éviter la survenue de crises épileptiques prolongées.

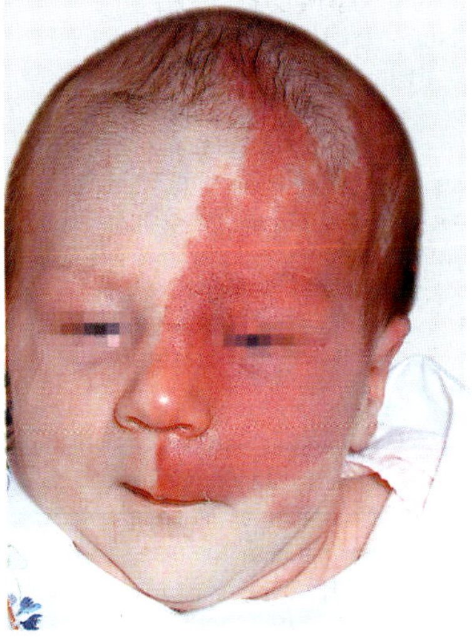

***Maladie de Sturge-Weber-Krabbe.*** *Ce syndrome congénital se traduit par un angiome plan qui s'étend sur presque toute une moitié du visage, à laquelle il donne une coloration rouge violacé.*

## Stylet

Petite tige métallique fine, rigide ou flexible, à pointe émoussée, d'usage chirurgical.

Un stylet sert à sonder les fistules et les plaies sans provoquer de traumatisme.

## Styloïde

Se dit d'une apophyse (partie saillante d'un os) en forme de stylet (allongée et pointue).

Il existe plusieurs apophyses styloïdes : apophyse styloïde radiale, cubitale, etc.

## Styloïdite

Inflammation d'une apophyse styloïde.

→ VOIR Apophysite.

## Subaigu

Se dit d'un état pathologique ou d'une maladie dont les symptômes sont de faible intensité mais se prolongent et ne s'atténuent que faiblement.

Le stade subaigu - ou la forme subaiguë - d'une maladie se situe entre l'aigu et le chronique. Il n'a pas de rapport avec le degré de gravité d'une affection.

## Subintrant

Se dit de manifestations ou de symptômes d'une maladie dont la succession est si rapide que les uns commencent avant la cessation complète des autres.

Une migraine se manifeste parfois par des accès subintrants. Un angor subintrant correspond à des crises d'angine de poitrine répétées et rapprochées et doit faire craindre la survenue à brève échéance d'un infarctus du myocarde.

## Sublinguale (glande)

→ VOIR Salivaire (glande).

## Subluxation

Luxation incomplète, par déplacement partiel des deux extrémités osseuses d'une articulation.

→ VOIR Luxation.

## Submersion

Fait d'être recouvert d'eau.

La submersion prolongée d'un sujet vivant entraîne la mort par deux mécanismes différents : la noyade (asphyxie mécanique des voies respiratoires par l'eau) et l'hydrocution (arrêt cardiorespiratoire brutal, dû au contact de l'eau froide sur la peau et les

# Le stress

*« Être stressé », « vivre un événement stressant » sont des expressions courantes. Le stress est pourtant une notion complexe, qu'il convient de préciser. Réaction normale de l'organisme, le stress, s'il est trop intense ou prolongé, suscite des troubles non négligeables.*

## Qu'est-ce que le stress ?

La vie est une succession de situations répétitives et nouvelles, auxquelles chacun doit s'adapter pour être libre et autonome. Cette adaptation, consommatrice d'énergie physique et psychique, est la preuve d'une bonne organisation de la personnalité. À l'inverse, si le mécanisme d'adaptation ne fonctionne pas correctement, un trouble pathologique peut apparaître. Le stress correspond à cet état de mise en alerte, de mobilisation des forces du corps et de l'esprit, en présence d'un événement qui, pour être maîtrisé, nécessite une brusque demande d'énergie. Il représente donc une réaction normale de l'organisme.

### Les multiples sources de stress

D'innombrables situations sont susceptibles de déclencher un tel état d'alarme. Cela va des difficultés de la vie quotidienne (conflits professionnels, familiaux, maladies, problèmes financiers, épreuves scolaires, deuil, etc.) au danger vital, qui, heureusement, ne survient que rarement (accident, catastrophe, attentat, guerre). En outre, certaines situations, a priori favorables (bon résultat d'un examen, réussite financière, événement familial agréable, etc.), peuvent entraîner des situations stressantes.

### Qui est vulnérable au stress ?

La vulnérabilité au stress varie beaucoup d'une personne à une autre. Certains individus semblent dotés d'une résistance exceptionnelle, donnant même parfois l'impression de se nourrir du stress et de l'adversité ; d'autres sont moins solides. Les origines de cette plus grande vulnérabilité sont multiples. Elles peuvent être d'ordre génétique, les uns étant naturellement plus anxieux que les autres, ou être liées à des événements particuliers (enfance difficile, divorce, répétition ou accumulation de facteurs de stress) ou bien à un affaiblissement de l'organisme (maladie, fatigue, alcoolisme, etc.). La situation dans laquelle on se trouve (pauvreté, solitude, etc.) intervient aussi beaucoup. Bien souvent, cette fragilité au stress résulte d'une conjugaison de ces différents facteurs.

> **Définir le stress**
>
> « Stress » est un mot qui a de multiples définitions. Il tire son origine de *destrece* (qui donnera par la suite « détresse »), terme usité au Moyen Âge. La langue anglaise a ensuite transformé le mot français en *distress* (affliction), qui, condensé, est devenu stress. En physique, le stress désigne une contrainte excessive subie par un matériau. En médecine, on distingue le stress, en tant qu'agent stressant, de la réaction ou du trouble liés au stress.

### De l'enfant à la personne âgée

Le stress peut survenir à tout âge. Chez l'enfant, toute situation de contrainte, dans le cadre des relations sociales, notamment au sein de l'école, ou au cours des étapes du développement, peut susciter des manifestations de stress, similaires à celles de l'adulte. Celles-ci sont parfois plus intenses ou particulières (par exemple, l'enfant s'installe dans un grand isolement). Faire la distinction avec des maladies à composante psychosomatique (asthme, troubles digestifs, troubles dermatologiques) est parfois difficile. Chez la personne âgée, le risque de stress pathologique est important, en raison de capacités d'adaptation souvent amoindries, qui ne permettent pas de faire face à des situations de changement, parfois même banales.

## Les effets du stress

Confronté à une situation stressante, l'organisme répond en accroissant la production de certaines hormones, comme le cortisol et l'adrénaline, sécrétées par la glande surrénale, sous l'influence de l'hypothalamus et de l'hypophyse, deux glandes situées dans le cerveau. Ces hormones provoquent des modifications du rythme cardiaque, de la tension artérielle, du métabolisme, dont le but est d'améliorer les performances physiques générales. D'autres mécanismes endocriniens (hormones sexuelles, hormone de croissance, substance opioïde...) sont certainement mis en action, interférant les uns avec les autres. Par ailleurs, un certain nombre de neuro-médiateurs sont libérés (cathécholamines, sérotonine, dopamine, neuropeptides), entraînant des réactions complexes.

> **Le stress post-traumatique**
>
> Être exposé à un événement violent, mettant en danger sa propre vie ou celle d'autrui, se traduit par des réactions tout à fait particulières. La personne ressent une peur intense, avec un sentiment d'horreur et d'impuissance. Par la suite, elle est sans réaction, comme dans le brouillard, avec une perte de ses repères. Elle a beaucoup de mal à se souvenir de la nature du traumatisme, mais elle essaie en permanence de reconstituer la situation et a l'impression de la vivre à nouveau. Plus tard peuvent survenir un ensemble de signes, qui dépendent de l'intensité et de la durée du traumatisme ainsi que de l'organisation de la personnalité de la victime : hypervigilance, difficultés de concentration, irritabilité, insomnie, signes d'anxiété (phobie, actes compulsifs), panique, troubles de l'humeur, troubles physiques multiples, désadaptation à la réalité sociale et familiale. Les suites d'une situation de stress ne conduisent pas toujours à une situation post-traumatique.

### Le stress au travail

Le domaine professionnel a été particulièrement étudié en raison de l'augmentation considérable des plaintes médico-psychologiques liées au stress et de l'intérêt des employeurs et de la société en général à ce sujet. Dans un secteur professionnel donné, le degré d'absentéisme a pu être interprété comme un indice de stress. Il est difficile de dire si l'époque actuelle voit quantitativement une véritable augmentation des troubles liés au stress, dans le cadre professionnel. Il est cependant certain que l'on en parle plus et que le stress est devenu un mode de réaction dans un climat social et collectif difficile.

La régulation et la stabilité du système immunitaire sont également perturbées.

### Les manifestations du stress

L'état d'alerte, de préparation à l'action se traduit par des manifestations physiques et psychologiques. La personne en état de stress devient pâle, elle se met à trembler, son cœur s'accélère, ses muscles se tendent, sa respiration devient plus rapide. Elle a la gorge nouée et tous ses sens se révèlent hypersensibles aux moindres variations de l'environnement. Les réflexes sont alors plus vifs, la pensée est plus précise et la tension émotionnelle se renforce. Habituellement, cette mobilisation de l'organisme permet de faire face à la situation. Une fois l'événement surmonté, la menace écartée ou le conflit résolu survient une détente généralement agréable, surtout lorsque l'issue s'avère favorable, suivie d'une phase de relâchement de l'effort et d'une phase de récupération.

### Du stress à l'anxiété

Dans certains cas, l'état de stress se prolonge. Par exemple, si aucune solution immédiate ne parvient à désamorcer le facteur du stress, lorsque celui-ci nécessite un effort durable et répété, ou que ses conséquences risquent d'être graves. L'organisme ne parvient alors pas à trouver en lui, ou autour de lui, les ressources nécessaires pour surmonter l'obstacle et ne peut donc relâcher son effort. Le stress se complique dès lors d'un état d'agitation excessive, qui correspond à l'anxiété. Celle-ci, véritable signal psychologique, se déclenche lorsqu'une situation semble, à tort ou à raison, difficile à maîtriser ou quand son issue paraît incertaine. Une telle situation remet en cause l'équilibre de la personne et exige de son organisme un effort de mobilisation supplémentaire. La personne lutte contre l'événement « stressant », se débat intérieurement et redouble ses efforts – qu'elle parvient à soutenir parfois très longtemps. Mais il arrive qu'elle ne puisse trouver aucune issue favorable. Dans ce cas survient, tôt ou tard, un certain degré d'épuisement, dont l'une des conséquences est un surcroît d'anxiété, amorçant une spirale vicieuse.

### Vers l'épuisement

L'organisme se débat, entrevoit que la situation lui échappe, intensifie alors sa compensation, faisant appel à plus de forces encore, pour tenir malgré tout. Si cette mobilisation intense des forces physiques et morales ne permet pas de dépasser ce moment difficile, l'organisme, qui lutte toujours davantage pour rassembler une énergie qu'il dépense à mesure, s'enfonce plus ou moins rapidement dans un état d'épuisement avancé, physique et psychique.

### Les troubles liés au stress

Un certain nombre d'affections peuvent avoir pour origine une situation de stress prolongée ou particulièrement difficile à surmonter : ulcère de l'estomac, affections cardiovasculaires (angor, infarctus du myocarde, hypertension artérielle), digestives (troubles du transit, colopathie fonctionnelle), dermatologiques (eczéma, chute de cheveux), gynécologiques (troubles de l'ovulation et/ou des règles), endocriniennes (risque de décompensation grave d'une insuffisance surrénalienne chronique). Le stress peut également être la source de douleurs et de malaises (palpitations, malaises sans perte de connaissance, syncopes), d'états de fatigue rebelle, de dépression, d'insomnie, voire de confusion mentale.

## Traiter les états de stress

Diverses mesures d'hygiène de vie permettent de prévenir les effets négatifs du stress : limiter, voire supprimer les facteurs de stress en privilégiant la détente, le repos, la récupération, le report temporaire des obligations, mais aussi le divertissement de l'esprit, la pratique d'un sport, etc. Lorsque l'on est soumis à un stress répété, que l'on a du mal à le surmonter, on peut trouver un soutien dans l'entourage (famille, amis, collègues). Dans certains cas, le recours prudent et très ponctuel à des médicaments contre l'anxiété peut être nécessaire, pour passer une phase difficile. Une aide psychothérapique peut également être utile. Par ailleurs, le stress post-traumatique nécessite une prise en charge spécifique. Il est primordial de mettre en place des mesures de prévention des réactions négatives immédiatement après le traumatisme et dans les heures qui suivent. Le traitement est surtout relationnel et psychothérapique, individuel ou en groupe. Le recours à des médicaments, notamment des anxiolytiques, peut également être nécessaire.

▶ **Alopécie, Angor, Colopathie fonctionnelle, Dépression, Eczéma, Hypertension artérielle, Infarctus du myocarde, Insomnie, Insuffisance surrénalienne chronique, Ulcère gastroduodénal.**

### Stress et désadaptation

La désadaptation est la disparition de la faculté de répondre efficacement à une situation nouvelle ou à un conflit. L'individu désadapté est incapable de faire face aux contraintes de la vie en société et à ses propres exigences physiques et psychiques. De même que l'adaptation est un des critères de la normalité, la désadaptation est un signe de trouble psychique. Dans la vie collective et sociale, le risque de désadaptation est aggravé par le stress et par l'exclusion (pauvreté, habitat défavorisé, chômage, immigration, etc.), et peut conduire à la marginalité (délinquance, toxicomanie, régression psychique).

muqueuses). Les lésions anatomiques retrouvées à l'autopsie sont différentes selon le mécanisme de la mort.
→ VOIR Hydrocution, Noyade.

## Substance blanche

Tissu nerveux d'aspect blanchâtre, faisant partie du système nerveux central. (P.N.A. *substantia alba*)

La substance blanche, située dans la moelle épinière et dans l'encéphale, contient essentiellement les axones - prolongements des cellules nerveuses, très fins et très longs, entourés chacun d'une gaine d'une substance particulière, la myéline - mais aussi des cellules non nerveuses constituant un tissu interstitiel, appelé névroglie, qui nourrit et protège les cellules nerveuses. La substance blanche assure la conduction de l'influx nerveux soit d'un centre nerveux à un autre, soit entre un centre nerveux et un nerf.

**PATHOLOGIE**
Une maladie, la sclérose en plaques, se caractérise par la démyélinisation des fibres nerveuses de la substance blanche.

## Substance fondamentale

Substance ayant la consistance d'un gel, située autour des cellules du tissu conjonctif et dans laquelle baignent les fibres et se déplacent les cellules mobiles.

Formée d'eau, de sels minéraux, de protéines et de molécules complexes (les glycosaminoglycanes), la substance fondamentale joue un rôle de lubrifiant du tissu conjonctif, absorbe les chocs et facilite la diffusion de nombreux éléments à travers ce tissu.

## Substance grise

Tissu nerveux d'aspect grisâtre, faisant partie du système nerveux central. (P.N.A. *substantia grisea*)

La substance grise est située dans la moelle épinière et dans l'encéphale, soit dans la profondeur du cerveau, où elle forme de petits amas, les noyaux gris, soit en surface (cortex du cervelet et des hémisphères du cerveau). Elle contient surtout les corps cellulaires des cellules nerveuses, mais aussi d'autres cellules, non nerveuses, formant un tissu interstitiel appelé névroglie, qui apporte les éléments énergétiques aux cellules nerveuses et assure leur protection.

La substance grise assure la fonction de centre nerveux : réception des messages, analyse complexe des informations, élaboration des réponses. Elle se caractérise par l'importance et la complexité de ses connexions intercellulaires. Comparée à la substance blanche, elle est ainsi en quelque sorte la partie « noble » du système nerveux.

**PATHOLOGIE**
Une dégénérescence de la substance grise du cortex est à l'origine de démences telles que la maladie d'Alzheimer.

## Substance réticulée

Ensemble de cellules nerveuses disposées en réseaux denses le long du tronc cérébral (du bulbe rachidien à l'hypothalamus), à l'intérieur de l'encéphale. (P.N.A. *formatio reticularis*)

La substance réticulée est constituée de très nombreuses cellules nerveuses qui communiquent entre elles par de multiples jonctions appelées synapses. Son rôle demeure pour une grande part inconnu. On sait cependant qu'il existe un système réticulaire ascendant, qui mettrait le cortex cérébral en état de veille ou d'alerte (il s'agit donc d'un système activateur), et un système réticulaire descendant, dont une partie serait inhibitrice et l'autre activatrice de la motricité involontaire et qui jouerait un rôle important dans le contrôle du tonus musculaire.

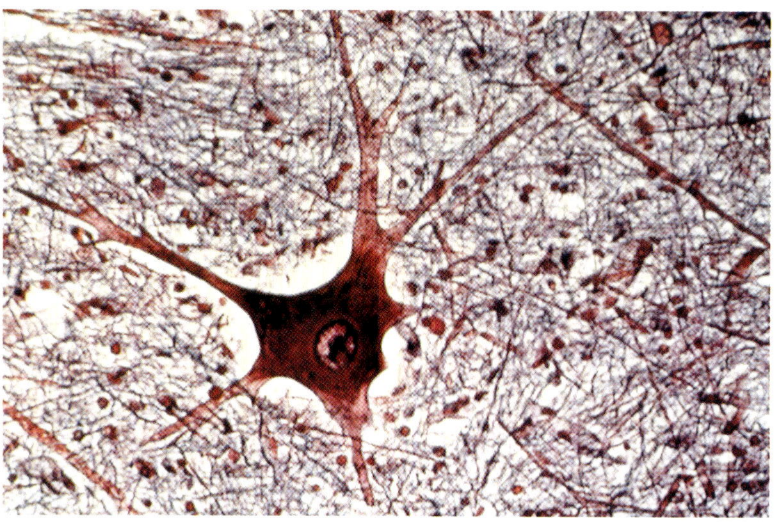

***Substance grise.*** *Partie « noble » du système nerveux, elle contient les corps cellulaires des neurones (« étoile » lie-de-vin), mais aussi des cellules ayant un rôle de nutrition et de soutien.*

## Substitut volémique

Produit naturel ou synthétique utilisé par voie intraveineuse pour augmenter un volume sanguin anormalement diminué. SYN. *soluté de remplissage.*

Les substituts volémiques sont indiqués pour corriger une hypovolémie (diminution du volume sanguin) consécutive, par exemple, à une hémorragie et provoquant un collapsus (chute de la tension artérielle), voire un état de choc (malaise, pâleur, gêne respiratoire). Ils sont injectés par voie veineuse et comprennent deux types de produits.

**DIFFÉRENTS TYPES DE SUBSTITUT VOLÉMIQUE**

■ **Les produits d'origine humaine,** obtenus grâce à des donneurs volontaires, sont collectés et préparés par les centres de transfusion sanguine. Ils sont traités pour éliminer tout risque de transmission de maladies (hépatite virale, sida, etc.). Il s'agit soit de sang dans sa totalité (sang « total »), soit d'éléments du sang.

Le sang dans sa totalité est conservé dans des poches ou des flacons. Il est indispensable si un malade manque de globules rouges, à cause d'une hémorragie par exemple. Le sang donné doit être compatible avec le groupe sanguin du receveur.

On emploie également le plasma, sous forme de plasma frais congelé ou de poudre à reconstituer, en poches ou en flacons, et, plus rarement, l'albumine en flacons, avec ou sans sodium.

■ **Les succédanés du plasma,** naturels ou synthétiques, sont soit des colloïdes (formés de grosses molécules retenant l'eau par osmose, c'est-à-dire en l'empêchant de sortir des vaisseaux sanguins vers les tissus : gélatine dénaturée - préparée à partir des protéines de l'os -, polyvinyl-pyrrolidone, dextrans, etc.), soit des cristalloïdes (solutions ioniques en général osmotiques : chlorure de sodium à 0,9 %, soluté de Ringer, etc.). Il existe, avec ces produits, un risque de réactions allergiques et parfois de troubles de la coagulation.

## Substrat

Substance sur laquelle agit une enzyme, qui en accélère la transformation chimique.
→ VOIR Enzyme.

## Sucre

Produit alimentaire fabriqué industriellement à partir de betterave ou de canne à sucre.

Le sucre, glucide constitué de saccharose (disaccharide composé de glucose et de fructose), est une source alimentaire d'énergie très importante : 400 kilocalories pour 100 grammes. Il contribue à l'apport alimentaire en glucides et ne devrait pas fournir plus de 10 % de la ration calorique totale. Compte tenu du sucre contenu dans de nombreux produits (chocolat, confitures, boissons, pâtisseries), cela représente au total environ 65 à 70 grammes (13 à 14 morceaux de sucre standards) pour un adolescent ou un adulte, entre 45 et 55 grammes (9 à 11 morceaux) pour un enfant. Sa consomma-

tion doit être particulièrement contrôlée, voire supprimée, en cas de diabète, d'obésité, de dyslipidémie glucodépendante (certaines hypertriglycéridémies, par exemple), d'intolérance au fructose ou au saccharose. Le sucre contenu dans le sang est le glucose.
→ VOIR Glucide.

## Sudamina

→ VOIR Miliaire cutanée.

## Sudeck-Leriche (atrophie de)

Déminéralisation osseuse douloureuse, survenant à la suite d'un traumatisme.
→ VOIR Algodystrophie.

## Sudorale (glande)

→ VOIR Sudoripare (glande).

## Sudoripare (glande)

Glande exocrine annexe de l'épiderme et sécrétant la sueur. SYN. *glande sudorale.*(P.N.A. *glandula sudorifera*)

**DIFFÉRENTS TYPES DE GLANDE SUDORIPARE**

Il en existe deux sortes :

- Les glandes sudoripares apocrines sont présentes dans les régions anale et génitale ainsi qu'aux aisselles. Elles sont toujours rattachées à un follicule pileux, où s'abouche leur canal sécréteur. Elles se caractérisent par l'évacuation de la sueur apocrine, qu'elles sécrètent, et d'une partie du matériel cellulaire, proche de la partie terminale du canal excréteur de la glande. La sueur apocrine, visqueuse et d'odeur particulière, a un rôle mal connu chez l'homme ; chez les animaux, elle contient des phéromones, substances odorantes influençant le comportement social et sexuel.
- Les glandes sudoripares eccrines, beaucoup plus nombreuses que les apocrines, prédominent à la paume des mains et à la plante des pieds. Elles possèdent un canal excréteur qui débouche à la surface de la peau par une ouverture, le pore. La sueur eccrine, riche en eau et en chlorure de sodium (sel), participe à la régulation de la température du corps : lorsque la température extérieure tend à augmenter, le système nerveux végétatif commande la sécrétion de sueur, dont l'évaporation fait perdre de la chaleur ; d'autres facteurs, tels que le stress et certains agents pharmacodynamiques (acétylcholine, adrénaline), peuvent également déclencher cette sécrétion.

**PATHOLOGIE**

L'hyperhidrose est une sécrétion de sueur trop abondante, constituant même parfois un handicap social et professionnel. Elle se traite par application locale de produits antiperspirants (sels d'aluminium), par électrolyse (courant électrique), voire par ablation chirurgicale des glandes.

L'hidrosadénite est un petit abcès d'une glande sudoripare, que l'on traite par antibiothérapie ou ablation chirurgicale.

## Suette

Maladie épidémique, aujourd'hui disparue, probablement due à un virus ou à une rickettsie, caractérisée par une forte fièvre, des sueurs abondantes et une éruption cutanée. SYN. *suette anglaise, suette miliaire.*

La suette est apparue au XV^e siècle, dans les îles Britanniques, sous forme d'épidémies. D'autres épidémies ont ensuite été observées, notamment en France, jusqu'au XIX^e siècle ; les derniers cas ont été reconnus en France en 1906.

## Sueur

→ VOIR Transpiration.

## Suffusion

Épanchement d'un liquide organique (sang, sérosité) hors du vaisseau qui le contient vers les tissus voisins.

Le purpura est une suffusion spontanée de sang à travers les capillaires de la peau ou des muqueuses. Il se traduit par des pétéchies (petites taches rougeâtres sous la peau) ou par une ecchymose.

## Suicide

Acte de se donner volontairement la mort. SYN. *autolyse.*

Le suicide est un phénomène complexe, dépassant le cadre psychiatrique auquel on le réduit fréquemment, dans la mesure où il pose la question de la liberté humaine et de ses choix (y compris celui de mourir). Le suicide, quatrième cause de mortalité générale, deuxième cause de mortalité chez les adolescents (après les accidents de la route), demeure un problème social grave, dont les mécanismes et les limites sont souvent difficiles à cerner.

Chez l'adolescent, le suicide est souvent précédé d'une longue préparation silencieuse, mais l'acte en lui-même est impulsif, et, de ce fait, il existe un risque d'échec plus ou moins conscient.

En psychopathologie, une graduation s'établit entre l'idée de mort (imprécise et brève, propre aux crises de « cafard »), l'idée de suicide (avec une représentation concrète de l'acte) et la tentative de suicide, correspondant à une forme extrême de retournement agressif contre soi-même. Le suicide constitue la complication majeure des psychoses, des dépressions, de la schizophrénie, des bouffées délirantes, des délires chroniques et, surtout, de la mélancolie. Il peut également intervenir dans l'épilepsie, l'alcoolisme et certains raptus (violente crise d'anxiété, accompagnée d'une perte de contrôle de soi). L'évocation d'idées de suicide, généralement sans suite, émaille fréquemment les dépressions dites mineures (névrotiques ou réactionnelles). Cependant, même lorsque ces idées de suicide revêtent la forme d'un chantage affectif (chez l'hystérique notamment), il ne faut jamais les sous-estimer. Par ailleurs, une tendance destructrice latente peut se traduire par un comportement mettant en danger la vie du sujet : recherche inconsciente du risque (sport, conduite automobile), alcoolisme, toxicomanie, qui sont autant de « flirts avec la mort ». Mais il existe également de nombreux cas de suicide sans origine psychopathologique apparente, par exemple à l'occasion d'une catastrophe collective (invasion, guerre, désastre naturel), de la faillite d'un idéal, d'une menace de déshonneur, d'une maladie incurable, etc.

**DIAGNOSTIC ET PRÉVENTION**

Devant une éventualité suicidaire, le médecin devra préciser le diagnostic et évaluer les signes d'alarme imposant l'hospitalisation : insomnie rebelle, autoaccusation, absence d'espoir de guérison, anxiété sévère avec repli sur soi ou impulsivité excessive. Dans la majorité des cas, la tentative de suicide représente un message vis-à-vis de l'entourage, un ultime essai d'affirmation de soi et d'action sur le monde, lorsque toutes les possibilités d'adaptation semblent épuisées. Paradoxalement, la volonté de mourir abrite alors un désir de vivre, qu'il faut savoir entendre et consolider sans moralisme ni psychiatrisation abusive. Toute tentative de suicide est grave et doit imposer une réflexion sociale et psychiatrique, destinée à évaluer les possibilités de prévention, l'accompagnement thérapeutique du sujet et de son entourage. En effet, le nombre des suicides réussis après une ou deux tentatives vaines est important. Sans exagérer la surveillance de ces sujets, il faut savoir anticiper les raisons ou les circonstances favorisantes, qu'elles soient d'ordre social,

| NOMBRE DE SUICIDES PAR PAYS* | | H | F |
|---|---|---|---|
| Lituanie (2002) | 44,7 | 80,7 | 13,1 |
| Fédération russe (2002) | 38,7 | 69,3 | 11,9 |
| Lettonie (2002) | 28,6 | 48,4 | 11,8 |
| Hongrie (2002) | 28 | 45,5 | 2,8 |
| Japon (2002) | 23,8 | 35,2 | 12,8 |
| Belgique (1997) | 21,1 | 31,2 | 11,4 |
| Finlande (2002) | 21 | 32,3 | 10,2 |
| Autriche (2002) | 19,3 | 30,5 | 8,7 |
| Suisse (2000) | 19,1 | 27,8 | 10,8 |
| France (2000) | 18,4 | 27,9 | 9,5 |
| Pologne (2002) | 15,5 | 26,6 | 5,2 |
| République tchèque (2002) | 15 | 24,5 | 6,1 |
| Roumanie (2002) | 14,1 | 23,9 | 4,7 |
| Slovaquie (2000) | 13,5 | 22,6 | 4,9 |
| Suède (2001) | 13,4 | 18,9 | 8,1 |
| Allemagne (2001) | 13,2 | 20,4 | 7 |
| Irlande (2001) | 12,7 | 21,4 | 4,1 |
| Australie (2001) | 12,7 | 20,1 | 5,3 |
| Norvège (2201) | 12,1 | 18,4 | 6 |
| Canada (2000) | 11,7 | 18,4 | 5,2 |
| Portugal (2002) | 11,7 | 18,9 | 4,9 |
| États-Unis (2000) | 10,4 | 17,1 | 4,1 |
| Pays-bas (2003) | 9,2 | 12,7 | 5,9 |
| Espagne (2001) | 7,9 | 12,2 | 3,7 |
| Italie (2001) | 7,1 | 11,1 | 3,3 |
| Royaume-Uni (2002) | 6,2 | 9,8 | 2,8 |
| Grèce (2001) | 3,1 | 5,3 | 0,9 |

** Pour 100 000 habitants*
*Source : O.M.S. janvier 2005*

d'hormone sont sous le contrôle de la corticotrophine hypophysaire. Les minéralocorticostéroïdes, qui permettent la rétention de sodium par les reins, sont également sous contrôle du système rénine-angiotensine (enzymes rénales). La sécrétion des glucocorticostéroïdes est augmentée par le stress, la fièvre, en cas d'infection ou de traumatisme et par la prise d'une pilule œstroprogestative.

■ **Les hormones thyroïdiennes** (thyroxine, ou T4, et triiodothyronine, ou T3), sécrétées par la glande thyroïde, stimulent la consommation d'oxygène et le muscle cardiaque, participent au métabolisme glucidique et lipidique et sont indispensables à la croissance et au développement de l'organisme. Elles ont une influence sur les catécholamines. Leur taux dans le sang est anormalement élevé en cas d'hyperthyroïdie, anormalement bas en cas d'hypothyroïdie.

■ **L'insuline et le glucagon**, sécrétés respectivement par les cellules bêta et alpha du pancréas endocrine, agissent avec le cortisol surrénalien, l'hormone de croissance hypophysaire et les catécholamines - sécrétées par les glandes médullosurrénales - pour assurer de façon très précise la régulation de la glycémie (taux de glucose sanguin). L'insuline est une hormone hypoglycémiante (elle abaisse le taux de glucose sanguin), tandis que le glucagon a une action hyperglycémiante (il élève ce taux).

■ **L'ocytocine**, synthétisée par l'hypothalamus et stockée par la posthypophyse, stimule les contractions de l'utérus gravide à terme et favorise l'allaitement.

■ **L'estradiol et la testostérone**, sécrétés respectivement par l'ovaire et le testicule, sont les principales hormones sexuelles. Elles assurent le développement des caractères sexuels secondaires initiés à la puberté, stimulent la croissance osseuse et entretiennent la libido.

■ **La progestérone** est sécrétée par l'ovaire après l'ovulation. Si la fécondation se produit, cette sécrétion perdure tout au long de la grossesse, dont cette hormone assure le maintien.

■ **La parathormone**, sécrétée par les glandes parathyroïdes, a une action sur les os et sur les reins et concourt ainsi, en étroite liaison avec la vitamine D, au contrôle très précis du taux de calcium sanguin. Son propre taux plasmatique se trouve augmenté en cas d'hyperparathyroïdie et d'hypocalcémie.

■ **La prolactine**, sécrétée par l'antéhypophyse, a un rôle dans la production de la caséine du lait durant la lactation. Son taux sanguin s'élève en cas de grossesse, au cours de diverses affections (insuffisance rénale, hypothyroïdie, etc.) ou sous l'effet de certains médicaments.

■ **La somathormone ou hormone de croissance** (GH, *growth hormone*), sécrétée par l'antéhypophyse, assure la croissance osseuse par l'intermédiaire de facteurs de croissance. Son taux sanguin, variable, s'élève sous l'effet du stress et durant le sommeil ; il est plus faible que la normale en cas d'insuffisance hypophysaire, plus élevé en cas d'acromégalie.

■ **La thyréostimuline, ou hormone thyréotrope** (TSH, *thyroid stimulating hormone* [hormone stimulant la thyroïde]), sécrétée par l'antéhypophyse, a pour rôle de stimuler la croissance et la sécrétion hormonale thyroïdienne. Son taux sanguin s'abaisse en cas d'hyperthyroïdie et s'élève dans certaines formes d'hypothyroïdie.

### Examens du système endocrinien

Ils sont de deux types : les dosages biologiques des hormones et les examens morphologiques des glandes.

■ **L'exploration biologique** permet de mettre en évidence une anomalie de la sécrétion hormonale. On peut doser les hormones elles-mêmes (dans le sang, les urines et, parfois, dans la salive) et/ou l'élément qu'elles contrôlent (par exemple, la glycémie ou la calcémie). Selon l'hormone étudiée, l'interprétation des résultats doit tenir compte de différents facteurs (heure du prélèvement, taux d'une autre hormone, traitement en cours, etc.).

■ **L'exploration morphologique** sert à visualiser la glande elle-même et fait appel aux techniques d'échographie, de scanner, d'imagerie par résonance magnétique (I.R.M.) et parfois de scintigraphie.

### Pathologie du système endocrinien

Elle recouvre les dysfonctionnements hormonaux et/ou les anomalies morphologiques des glandes, ces deux phénomènes n'étant pas toujours associés.

■ **Les dysfonctionnements de sécrétion hormonale** sont les insuffisances ou les excès de sécrétion. Les premières touchent une ou plusieurs glandes : hypopituitarisme, nanisme d'origine hypophysaire, diabète insipide, insuffisance surrénalienne, hypothyroïdie, hypogonadisme, hypoparathyroïdie, diabète insulinodépendant. Leurs causes sont diverses.

Les excès de sécrétion hormonale sont dus le plus souvent à un adénome (tumeur bénigne) sécrétant ou, plus rarement, à une hyperplasie (développement du tissu de la glande) diffuse ; il s'agit de l'hyperprolactinémie, de l'acromégalie ou du gigantisme, de l'hypercorticisme, de l'hyperaldostéronisme, de l'hyperthyroïdie, de l'hyperparathyroïdie.

Le traitement des insuffisances endocriniennes est dit substitutif, apportant quotidiennement l'hormone manquante ou une substance analogue ayant les mêmes effets. Le plus souvent, il doit être suivi à vie. Les hypersécrétions hormonales peuvent être corrigées par la prise de médicaments inhibant la synthèse hormonale (par exemple, antithyroïdiens de synthèse), par l'ablation chirurgicale de tout ou partie d'une glande ou encore par sa destruction isotopique (radiothérapie externe en cas de maladie hypophysaire, absorption d'iode 131 en cas d'atteinte thyroïdienne).

■ **Les anomalies de morphologie des glandes** comprennent l'hyperplasie (augmentation de volume de la glande, dont le goitre fait partie) et les tumeurs, bénignes ou malignes (kyste, nodule, adénome, phéochromocytome). Leur traitement est soit chirurgical, soit médicamenteux.

## Système extrapyramidal

Ensemble des structures du système nerveux central qui participent au contrôle des postures du corps et des mouvements.

Le système extrapyramidal comprend d'une part des centres nerveux, d'autre part des faisceaux de fibres nerveuses reliant ces centres entre eux et au reste du système nerveux central en suivant des circuits très complexes. Les principaux centres sont les noyaux gris centraux, amas de substance grise situés en profondeur dans le cerveau (noyau caudé, pallidum, putamen et thalamus). Une zone du cortex cérébral, située dans la région du lobe frontal en avant du centre de la motricité volontaire (dite aussi pyramidale), intervient également. Le système extrapyramidal est lui-même soumis à un contrôle par le locus niger et les noyaux sous-thalamiques.

#### FONCTIONNEMENT

Le système extrapyramidal a un rôle moteur, influençant l'état de contraction de chaque muscle squelettique. Il intervient ainsi dans le maintien des différentes postures prises par le corps et dans les changements de posture. Il aide le mouvement volontaire, par exemple en maintenant en permanence l'épaule et le coude en position correcte quand on fait un mouvement avec la main. Il joue aussi un rôle important au cours des mouvements automatiques, tels que la marche.

#### PATHOLOGIE

L'atteinte du système extrapyramidal se traduit par un syndrome extrapyramidal, ou syndrome parkinsonien, associant une akinésie (rareté et lenteur des mouvements), un tremblement au repos et une hyperkinésie, ensemble de signes observés dans différentes affections, la maladie de Parkinson surtout, mais aussi l'athétose, la dystonie, la chorée, l'hémiballisme. L'hypertonie (rigidité) extrapyramidale est très caractéristique : quand on veut déplier le bras du sujet, par exemple, il résiste avec une force constante comme un tuyau de plomb (et non pas comme un élastique), souvent en cédant par à-coups comme une « roue dentée ». Les autres signes et le traitement dépendent de l'affection concernée.

## Système immunitaire

Système grâce auquel l'organisme se défend contre l'infection par les agents pathogènes de l'environnement (bactéries, virus, champignons microscopiques, parasites), mais aussi contre ses propres constituants lorsque ceux-là présentent une anomalie (cancérisation, vieillissement).

Ce système comprend des cellules, dites immunocompétentes, les organes lymphoïdes qui les produisent (moelle osseuse, thymus) et ceux qui les hébergent (ganglions lymphatiques, tissu lymphoïde satellite du tube digestif et des voies respiratoires, rate, sang circulant), ainsi que les différentes molécules que ces cellules sont susceptibles de produire. Il peut être divisé en deux principaux sous-systèmes, dont l'association est le plus souvent nécessaire pour lutter efficacement contre les infections : le système immunitaire naturel et le système immunitaire adaptatif.

**Système immunitaire naturel**
Il vise à empêcher la pénétration des germes et les attaque lorsqu'ils ont franchi les barrières externes de l'organisme (peau, muqueuse), provoquant une inflammation aiguë.

Le système immunitaire naturel est constitué, outre de barrières physiques, de différentes cellules présentes dans le sang circulant ainsi que de trois principaux types de protéines spécialisées, le complément, les cytokines et les anticorps dits naturels.

■ **Les barrières physiques** comprennent les couches superficielles de cellules mortes de l'épiderme, ainsi que les substances antibactériennes recouvrant la peau et présentes dans la sueur, telles que le lysozyme. Le mucus épais sécrété par des cellules situées sur les orifices du corps est également capable de retenir les microbes. Une autre forme de protection est assurée par les acides forts de l'estomac et par des substances, comme la lactoferrine, qui se fixent sur des éléments vitaux comme le fer et empêchent ce dernier d'intervenir dans la multiplication de nombreuses bactéries.

■ **Les cellules du sang circulant** sont les phagocytes, comprenant les macrophages et les polynucléaires neutrophiles, qui incorporent et tuent les germes ; les cellules « natural killer » (NK), qui reconnaissent les cellules infectées par des virus, s'y fixent et les tuent en y faisant pénétrer des substances chimiques létales ; les mastocytes, qui contiennent de grosses granulations de substances chimiques (perforine, granzymes) libérées dès qu'elles reçoivent une stimulation appropriée.

■ **Le complément** est un système enzymatique comprenant une série d'au moins 20 protéines différentes qui enveloppent les germes lorsqu'ils s'introduisent dans l'organisme. L'une des protéines se fixe à la surface du germe, les autres composants du complément s'y attachant ensuite l'un après l'autre, en cascade. Ces réactions ont pour effet d'attirer les phagocytes hors de la circulation sanguine et de les diriger vers le germe (processus dénommé chimiotaxie), de rendre celui-ci « attirant » pour que le phagocyte s'y attache et l'ingère et de faire une brèche dans sa membrane extérieure, ce qui entraîne son éclatement (lyse).

■ **Les cytokines** comprennent les interleukines, les chimiokines et les interférons. Ces derniers sont des molécules sécrétées par des cellules en réponse à une infection d'origine virale, qui protègent les cellules voisines en « interférant » avec le relâchement de nouvelles particules virales à partir de la cellule infectée. D'autres cytokines favorisent le développement d'un tissu neuf à la suite de lésions tissulaires d'origine microbienne et aident les cellules à éliminer les germes qu'elles contiennent.

■ **Les anticorps naturels** sont polyspécifiques, c'est-à-dire dirigés contre plusieurs antigènes distincts, à la différence des anticorps « classiques ». Ces anticorps, présents en permanence dans la circulation, assurent une réaction précoce contre l'antigène, avant que celui-ci soit reconnu par les anticorps spécifiques. En revanche, la liaison de ces anticorps à l'antigène est faible, et donc leur efficacité limitée.

**Système immunitaire adaptatif**
Il intervient lorsque le système immunitaire naturel ne suffit pas à éliminer un germe.

Les cellules de ce système comprennent les lymphocytes T et B et les substances que ces derniers élaborent : les anticorps. À la différence du système immunitaire naturel, ce système s'adapte à chaque infection afin de réagir plus efficacement contre les microbes. Son efficacité est encore accrue si le germe a déjà été rencontré auparavant.

■ **Les lymphocytes** comportent à leur surface des molécules, les récepteurs, qui leur permettent de reconnaître les antigènes des germes qu'ils rencontrent.

- Les lymphocytes T ont deux fonctions principales. Ils facilitent, par le biais des cytokines qu'ils sécrètent, l'activité des autres cellules appartenant au système immunitaire : les lymphocytes dits T helper (facilitant), par exemple, aident les macrophages à tuer les microbes qu'ils ont phagocytés, les lymphocytes B, à fabriquer les anticorps, les lymphocytes natural killer, à tuer des cellules infectées par des virus. Leur autre fonction principale consiste à tuer directement des cellules infectées par des virus (lymphocytes T cytotoxiques).
- Les lymphocytes B, produits par la moelle osseuse, ont pour fonction principale d'élaborer des anticorps avec l'aide des lymphocytes T. Les lymphocytes B sont également susceptibles de sécréter des cytokines.
- Les plasmocytes sont la forme mature des lymphocytes B et sont les seules cellules susceptibles de sécréter des anticorps. On les retrouve principalement dans les différents organes et tissus lymphoïdes de l'organisme.

■ **Les anticorps** sont des protéines spécialisées. Chaque anticorps est spécifique d'un antigène unique. Certains ne passent que dans la circulation sanguine, comme les immunoglobulines de grande taille (IgM) ; d'autres, en revanche, pénètrent dans tous les tissus de l'organisme, comme les immunoglobulines IgG. Ces dernières jouent également un rôle important dans la protection du nouveau-né contre l'infection. D'autres anticorps, produits par les plasmocytes situés dans les muqueuses des organes appartenant aux appareils respiratoire, génito-urinaire et digestif, les IgA, protègent ces appareils de l'infection. Ils s'opposent aussi au franchissement des barrières muqueuses par les micro-organismes.

**Examens et pathologie**
Un prélèvement sanguin permet l'étude quantitative et fonctionnelle (numération formule sanguine, analyse des différentes populations de lymphocytes [CD4 et CD8] par cytométrie de flux, électrophorèse et immunoélectrophorèse des protéines) des différentes populations de lymphocytes et des différents anticorps. En cas d'anomalie, cette étude permet éventuellement d'orienter vers des examens complémentaires comme une ponction de moelle osseuse ou de ganglion.

La pathologie du système immunitaire comprend les déficiences immunitaires, l'hypersensibilité et les maladies auto-immunes.

■ **Les déficiences immunitaires** peuvent être la conséquence d'anomalies génétiques congénitales (agammaglobuline de Bruton [absence d'immunoglobulines dans le sang], syndrome de Di George [défaut de production des lymphocytes T]), d'une infection par un virus (en particulier virus du sida), d'irradiations ou d'un traitement immunosuppresseur.

■ **L'hypersensibilité** est une hyperactivité du système immunitaire, telle qu'elle existe en réponse à certaines substances chimiques ou à certains pollens (allergie).

■ **Les maladies auto-immunes**, comme le diabète juvénile de type 1, le lupus érythémateux disséminé ou la polyarthrite rhumatoïde, sont dues à une altération du phénomène de tolérance (incapacité naturelle du système immunitaire à tolérer les constituants ou les produits de ses propres cellules).

→ VOIR **Immunosuppresseur, Immunothérapie, Réponse immunitaire.**

## Système limbique

Ensemble de structures cérébrales situées dans la région médiane et profonde du cerveau, jouant un rôle majeur dans la mémoire et les émotions, de même que dans l'élaboration des comportements.

**STRUCTURE**
Le système limbique forme une sorte d'anneau situé à la face interne de chaque hémisphère cérébral et comporte cinq structures principales : les voies olfactives, des formations nerveuses appelées amygdale temporale, hippocampe et septum ainsi que le cortex limbique, lui-même composé de deux circonvolutions, la circonvolution du corps calleux et la circonvolution parahippocampique.

Le système limbique fonctionne en association avec d'autres zones du cerveau, en particulier l'hypothalamus et le cortex frontal. Les principaux comportements alimentaires, sexuels et sociaux sont sous la double dépendance de l'hypothalamus et du système limbique.

**EXAMENS ET PATHOLOGIE**
Le système limbique est exploré par scanner et imagerie par résonance magnétique (I.R.M.).

Les lésions du système limbique peuvent être d'origine vasculaire, tumorale, traumatique, infectieuse (encéphalite herpétique nécrosante, en particulier) ou dégénérative. Des lésions bilatérales de l'hippocampe peuvent être responsables d'un syndrome de Korsakoff, caractérisé par des troubles de la mémoire de fixation.

**Le système lymphatique est constitué de ganglions superficiels (cou, aisselles, aines) et profonds (région prévertébrale, médiastin) qui élaborent des lymphocytes. Ceux-ci gagnent la circulation sanguine par les vaisseaux lymphatiques augmentant les défenses immunitaires.**

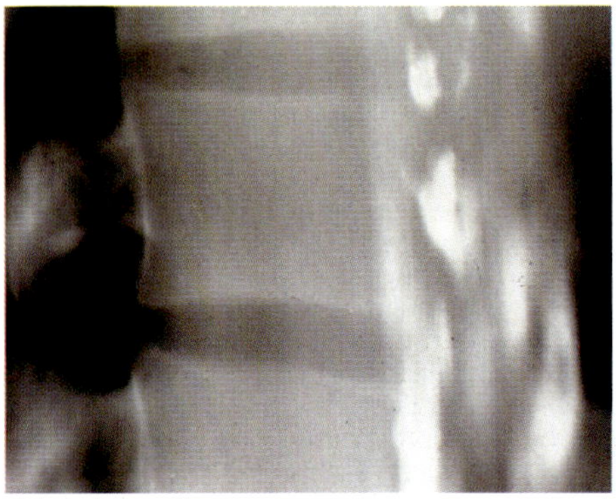

*Cette lymphographie révèle un gonflement des ganglions prévertébraux (taches blanches ovoïdes).*

**Structure d'un ganglion lymphatique**

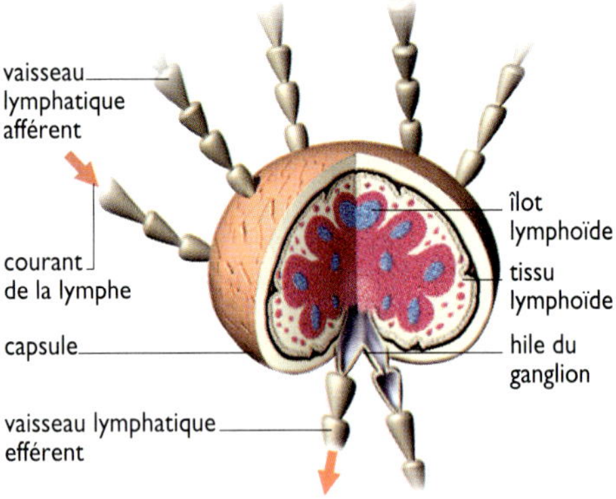


**Le système lymphatique**

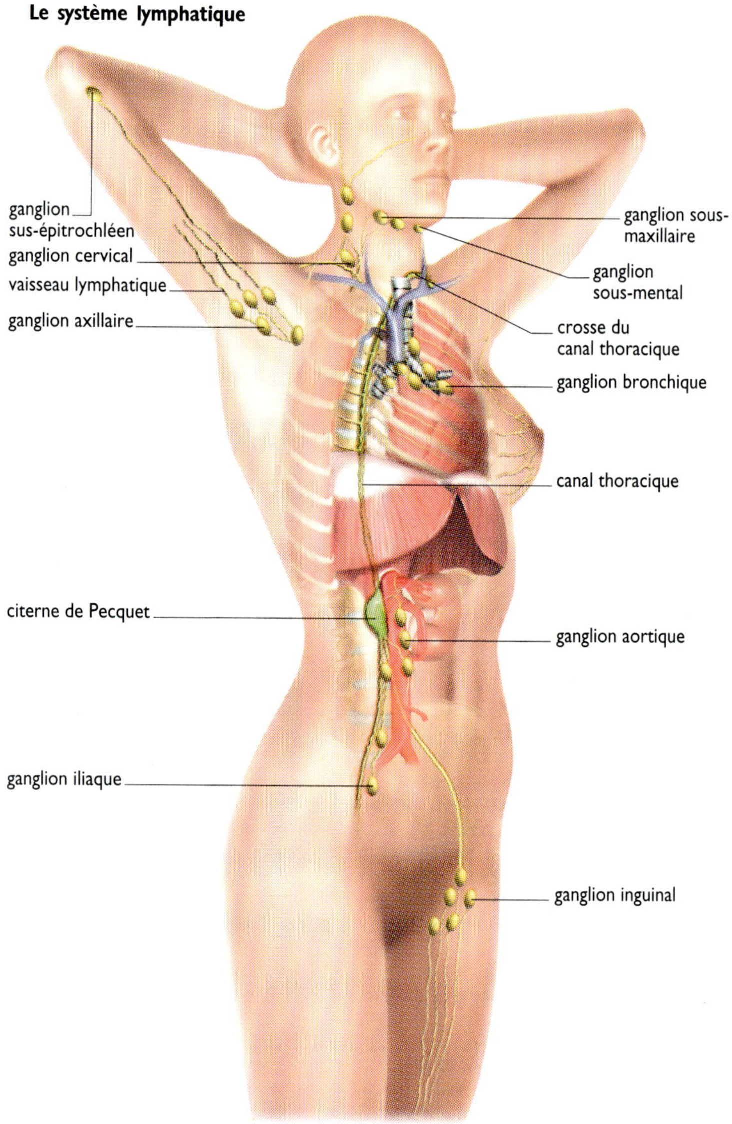


## Système lymphatique

Ensemble des ganglions et des vaisseaux lymphatiques, qui, d'une part participent à la défense immunitaire de l'organisme et, d'autre part, ont un rôle circulatoire (drainage de la lymphe vers le courant sanguin). (P.N.A. *systema lymphaticum*)

**STRUCTURE**

Les ganglions lymphatiques sont des nodules situés sur le trajet des vaisseaux lymphatiques. Ces vaisseaux drainent le tissu interstitiel. Un ganglion comprend une capsule et de nombreux globules blancs, ou lymphocytes, qu'il produit. Il existe des ganglions superficiels, dont les plus importants sont situés au pli de l'aine, sous l'aisselle et de chaque côté du cou, et des ganglions profonds, localisés dans le pelvis, le long de l'aorte et dans les hiles pulmonaires. Nés de toutes les parties du corps, les vaisseaux lymphatiques convergent vers les ganglions lymphatiques puis se réunissent en vaisseaux de calibre croissant. Ils sont en général satellites des vaisseaux sanguins. Le principal vaisseau lymphatique est le canal thoracique, qui naît dans l'abdomen puis chemine jusqu'au sommet du tronc, où il se jette dans le confluent veineux jugulo-sous-clavier gauche, à la base du cou.

**PHYSIOLOGIE**

Les ganglions lymphatiques permettent la multiplication des lymphocytes T et B parvenus à maturité après leur formation dans la moelle osseuse et le thymus. Ils ont un rôle important de relais lors de la réponse immunitaire. Les vaisseaux lymphatiques assurent la circulation de ces cellules en les déversant dans la circulation veineuse. Ils drainent également les cellules sanguines et les grosses protéines récupérées après leur sortie des vaisseaux capillaires et transportent les graisses absorbées par l'intestin lors de la digestion.

**EXAMENS**

Les ganglions superficiels sont accessibles à la palpation. Leur examen histologique peut se faire par ponction à l'aiguille ou après ablation. Les ganglions profonds sont explorés aujourd'hui par échographie et surtout par scanner et imagerie par résonance magnétique (I.R.M.), beaucoup moins souvent par lymphographie (radiographie du système lymphatique après injection d'un produit de contraste).

**PATHOLOGIE**

Une augmentation de volume d'un ganglion, ou adénopathie, peut être d'origine infectieuse (ganglions mous et sensibles) ou tumorale (ganglions durs, immobiles et indolores). L'envahissement des ganglions à partir d'un cancer est une forme de métastase. Dans ces cas, l'ablation chirurgicale du cancer s'accompagne de celle des ganglions de voisinage : ainsi, dans un cancer du sein, la mastectomie est parfois associée à un curage des ganglions de l'aisselle.

Les vaisseaux lymphatiques peuvent être le siège d'une lymphangite (inflammation), qui disparaît sous traitement antibiotique si une infection bactérienne est à son origine. Certains vaisseaux lymphatiques peuvent se dilater et former une lymphangiectasie et/ou un lymphœdème en raison d'un obstacle à l'écoulement lymphatique, d'origine parasitaire ou tumoral. Enfin, il arrive que le système lymphatique soit le siège d'une tumeur maligne, le lymphome.

## Système lymphoïde

Ensemble des cellules, des organes et des structures tissulaires assurant la défense immunitaire.

**STRUCTURE ET PHYSIOLOGIE**

Les organes composant le système lymphoïde peuvent être répartis en trois unités.

■ **Les organes lymphoïdes primaires, dits centraux,** sont la moelle osseuse et le thymus (glande située à la base du cou). Les précurseurs des cellules immunocompétentes (lymphocytes, macrophages) sont produits par la moelle osseuse hématopoïétique. Certains lymphocytes y poursuivent leur maturation pour donner naissance aux lymphocytes B. D'autres migrent vers le thymus et donnent, après maturation, les thymocytes, qui se différencient en lymphocytes T.

■ **Les organes et formations secondaires, dits périphériques,** sont les ganglions lymphatiques, le réseau de tissu lymphoïde des muqueuses (amygdales palatines, formations annexes du tube digestif et des voies respiratoires, etc.) et, dans la rate, la pulpe blanche située autour des ramifications artérielles. Ils sont peuplés de lymphocytes qui ont émigré des organes lymphoïdes centraux après avoir atteint leur maturité. Au sein de ces organes et formations, les lymphocytes T et B côtoient d'autres cellules immunocompétentes, comme les macrophages, avec lesquelles ils échangent des informations nécessaires au bon déroulement de la réponse immunitaire, et se multiplient. La cohérence du système est assurée par la circulation de ces cellules par voie sanguine et lymphatique.

■ **Le système lymphoïde tertiaire** est composé de tous les autres emplacements où peuvent se localiser les lymphocytes à la suite d'une migration. Un tel déplacement peut se faire à l'occasion d'une réaction inflammatoire déclenchée par une lésion ou par une infection. Cette capacité de migration est particulièrement importante pour les lymphocytes « à mémoire », responsables de la protection de l'organisme contre les antigènes déjà rencontrés.

**EXAMENS**

Un prélèvement sanguin permet l'étude quantitative et fonctionnelle des différentes populations lymphocytaires. En cas d'anomalie constatée, cet examen permet éventuellement d'orienter la recherche de la cause vers d'autres examens complémentaires : radiographie du thymus, ponction de moelle osseuse ou de ganglion, études du fonctionnement des lymphocytes, etc. Le sang ne contient en effet que 5 % de la population lymphocytaire totale de l'organisme.

**PATHOLOGIE**

Il peut y avoir atteinte du système lymphoïde dans les déficits immunitaires, soit congénitaux, dus à des anomalies de production ou de maturation des lymphocytes comme l'agammaglobulinémie de Bruton (absence d'immunoglobulines dans le sang) ou le syndrome de Di George (défaut de production des lymphocytes T), soit acquis, comme le sida, maladie consécutive à l'infection par un virus, le V.I.H., responsable d'une destruction progressive des lymphocytes T4 et d'une désorganisation du système lymphoïde périphérique. Les autres maladies pouvant toucher le système lymphoïde sont les cancers du sang (lymphomes, leucémies).

→ VOIR Réponse immunitaire.

## Système nerveux

Ensemble des centres nerveux et des nerfs assurant la commande et la coordination des viscères et de l'appareil locomoteur, la réception des messages sensoriels et les fonctions psychiques et intellectuelles. (P.N.A. *systema nervosum*)

Le système nerveux est en place dans l'embryon humain dès la cinquième semaine de gestation.

### Structure du système nerveux

Sur le plan anatomique, le système nerveux est formé de deux ensembles distincts, le système nerveux central et le système nerveux périphérique.

**SYSTÈME NERVEUX CENTRAL**

Encore appelé névraxe, le système nerveux central (S.N.C.) est formé de milliards de neurones (cellules nerveuses) connectés entre eux et d'un tissu de soutien interstitiel (névroglie). Il comprend l'encéphale (cerveau, cervelet, tronc cérébral), protégé par le crâne, et la moelle épinière, long cordon blanchâtre d'environ 40 à 45 centimètres de long enveloppé dans une gaine méningée et logé dans la colonne vertébrale.

**SYSTÈME NERVEUX PÉRIPHÉRIQUE**

Prolongement du système nerveux central, le système nerveux périphérique comprend l'ensemble des nerfs et de leurs renflements (ganglions nerveux). Les nerfs, rattachés par une extrémité au système nerveux central, se ramifient à l'autre extrémité en une multitude de fines branches innervant l'ensemble du corps. Il existe des nerfs crâniens et des nerfs rachidiens. Ces derniers, au nombre de 31 paires, se divisent en une branche postérieure et une branche antérieure. Les branches antérieures peuvent rester indépendantes (nerfs intercostaux) ou s'anastomoser en plexus (brachial, lombaire, sacré).

### Fonctionnement du système nerveux

Selon leur organisation et leur fonctionnement, on distingue le système nerveux somatique, qui met l'organisme en communication avec l'extérieur, et le système nerveux végétatif, ou autonome, qui régule les fonctions viscérales.

Le fonctionnement du système nerveux fait intervenir une chaîne de neurones, qui s'articulent entre eux par des synapses. Le neurone assure la conduction de l'influx nerveux et la synapse assure la transmission de cet influx soit d'un neurone à l'autre, soit d'un neurone à l'organe-cible, par exemple le muscle dans le cas d'une synapse neuromusculaire. Cette transmission est réalisée par l'intermédiaire d'une substance chimique appelée neurotransmetteur (acétylcholine, adrénaline, noradrénaline). L'acétylcholine est le neurotransmetteur du système nerveux volontaire et du système parasympathique, qui commande la contraction des fibres musculaires lisses et les sécrétions glandulaires. L'adrénaline et la noradrénaline sont les neurotransmetteurs du système sympathique, qui, entre autres fonctions, assure la contraction de la paroi des artères et intervient dans la sécrétion de la sueur.

**SYSTÈME NERVEUX SOMATIQUE**

Le système nerveux somatique commande les mouvements et la position du corps et permet de percevoir par la peau diverses sensations (toucher, chaleur, douleur) et de découvrir par les autres organes des sens le milieu environnant (vision, audition, olfaction). Il est constitué de neurones sensitifs et de neurones moteurs.

■ **Les neurones moteurs** comprennent, d'une part, le système pyramidal, faisceau de fibres nerveuses formé par les cellules pyramidales du cortex moteur (circonvolution frontale ascendante, lobe frontal) et responsable de la motricité volontaire ; d'autre part le système extrapyramidal, une des structures responsables du maintien des attitudes, de la motricité involontaire et des mouvements associés. L'ordre, pour le système pyramidal, va du cortex moteur à la plaque motrice des fibres musculaires, dont il déclenche les contractions.

■ **Les neurones sensitifs** comprennent les faisceaux véhiculant les sensations tactile, thermique et douloureuse, à partir des récepteurs cutanés, par la moelle épinière et jusqu'au cortex sensitif, circonvolution pariétale située en arrière de la scissure de Rolando. Les sensations venant des autres organes des sens (audition, olfaction, goût, vue) gagnent, chacune par un nerf spécifique, un territoire particulier du cortex.

**SYSTÈME NERVEUX VÉGÉTATIF**

Encore appelé système nerveux autonome, il est complémentaire du système nerveux somatique et régule notamment la respiration, la digestion, les excrétions, la circulation (battements cardiaques, pression artérielle). Ses cellules dépendent de centres régulateurs situés dans la moelle épinière, le tronc cérébral et le cerveau, lesquels reçoivent les informations par les voies sensorielles provenant de chaque organe.

Le système nerveux végétatif est divisé en système nerveux parasympathique et système nerveux sympathique, dont les activités s'équilibrent de façon à coordonner le fonctionnement de tous les viscères.

■ **Le système nerveux parasympathique** est en règle générale responsable de la mise au repos de l'organisme. Il agit par l'intermédiaire d'un neurotransmetteur, l'acétylcholine, et ralentit le rythme cardiaque, stimule le système digestif et limite les contractions des sphincters.

■ **Le système nerveux sympathique, ou système nerveux orthosympathique,** met l'organisme en état d'alerte et le prépare à l'activité. Il agit par l'intermédiaire de deux neurotransmetteurs, l'adrénaline et la noradrénaline. Il augmente l'activité cardiaque et respiratoire, dilate les bronches et les pupilles, contracte les

Il comprend deux parties : le système nerveux central et le système nerveux périphérique. Le premier est constitué par l'encéphale et la moelle épinière, tandis que le second inclut l'ensemble des nerfs reliant le système central au reste du corps. Le système nerveux central recueille les informations provenant des organes et des récepteurs sensoriels. Après les avoir analysées, il élabore des réponses, que le système nerveux périphérique achemine jusqu'aux organes concernés, par exemple les muscles, provoquant une réponse adaptée. Ainsi, en cas de brûlure d'un doigt, un récepteur transmet un message douloureux à la moelle épinière ; celle-ci génère aussitôt un influx, acheminé par un nerf vers un muscle, qui se contracte pour éloigner le doigt de la source de chaleur.

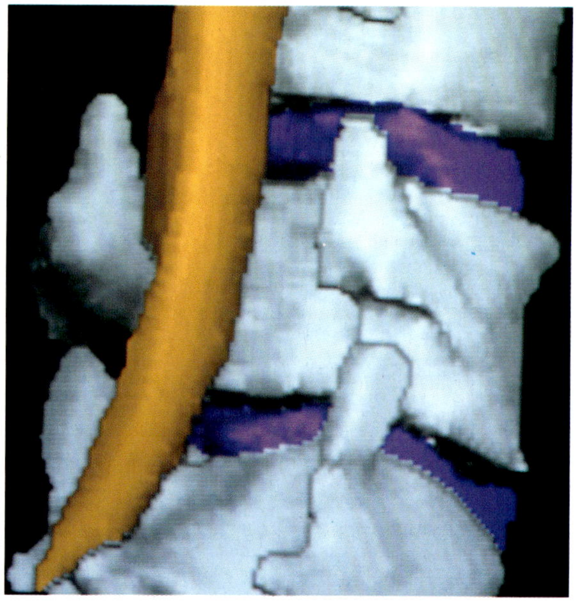

*À l'intérieur du rachis, derrière les corps vertébraux (en bleu), le canal rachidien contient la moelle épinière (en jaune) et la protège.*

**Les principaux nerfs et plexus nerveux**

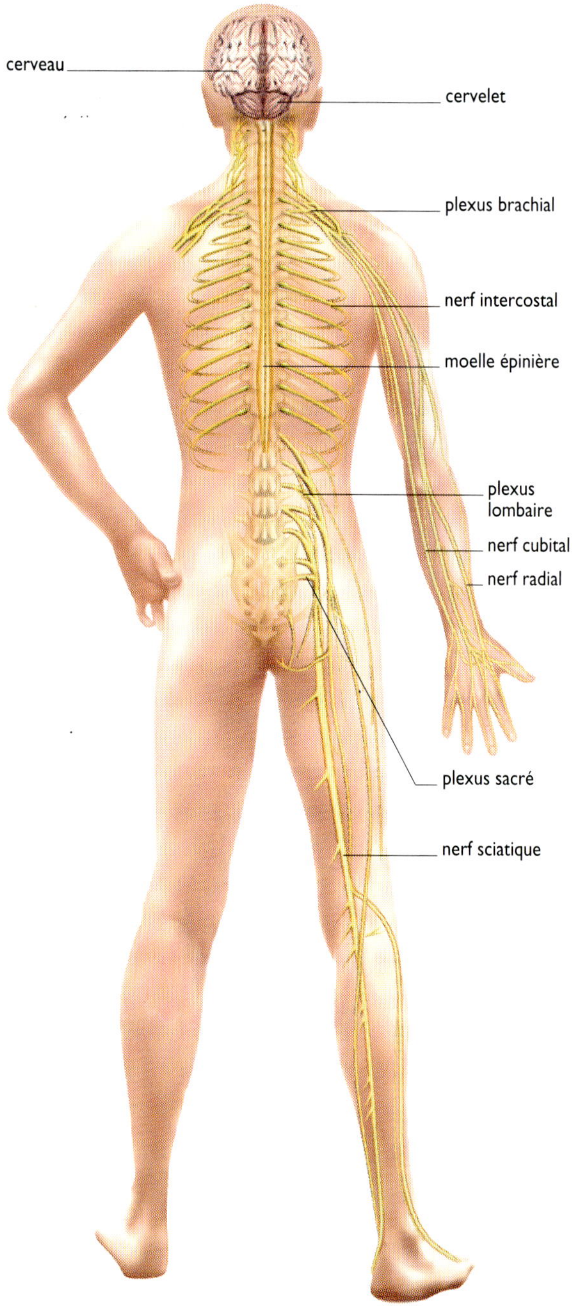


**Le plexus brachial**

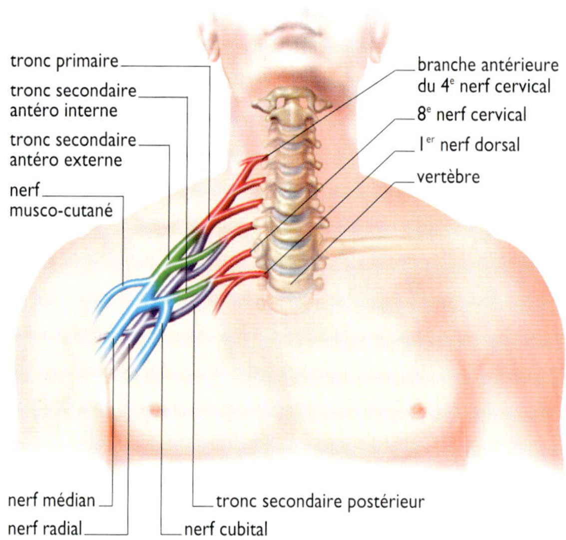


**Nerfs périphériques sortant du canal rachidien**

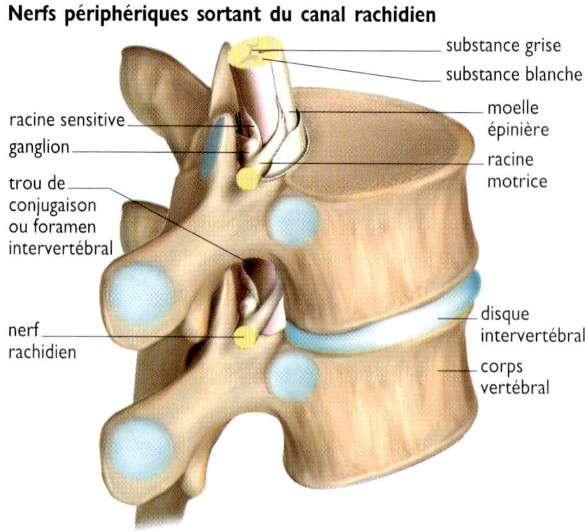

artères, fait sécréter la sueur. En revanche, il freine la fonction digestive.

#### Examens du système nerveux
Les examens permettant d'explorer le système nerveux central sont principalement le scanner, l'imagerie par résonance magnétique (I.R.M.), l'enregistrement des potentiels évoqués (méthode d'étude de l'activité électrique des voies nerveuses de l'audition, de la vision et de la sensibilité corporelle), l'électroencéphalographie et l'analyse du liquide cérébrospinal recueilli par ponction lombaire. Le système nerveux périphérique est plus particulièrement exploré par l'électromyographie.

#### Pathologie du système nerveux
On distingue les lésions du système nerveux central et celles du système nerveux périphérique.

■ Les lésions du système nerveux central relèvent de différentes causes :
- la compression du cerveau ou de la moelle épinière par un hématome (dû à un traumatisme crânien), un abcès, une tumeur bénigne ou maligne, un œdème cérébral ;
- la destruction du cerveau ou de la moelle épinière par un traumatisme (section de la moelle par fracture vertébrale), une infection (méningite, encéphalite), une intoxication ou une insuffisance de vascularisation (artérite cérébrale) ;
- l'excitation anormale de certaines zones du cortex (épilepsie) ;
- la dégénérescence des neurones : sclérose en plaques, maladie de Parkinson, maladie d'Alzheimer, chorée de Huntington.

■ Les lésions du système nerveux périphérique sont soit des mononeuropathies (atteinte d'un seul nerf) dues à la section d'un nerf, à la compression d'une de ses racines (sciatique par hernie discale) ou à une infection (zona), soit des polyneuropathies (atteinte de plusieurs nerfs) d'origine virale, immunologique (polyradiculonévrite, par exemple), carentielle (déficit en vitamines) ou encore toxique (alcoolisme, par exemple). Outre les traumatismes, de nombreuses autres affections sont également responsables d'une atteinte des nerfs, comme le diabète sucré, la diphtérie, la lèpre ou le lupus érythémateux disséminé. Lorsque plusieurs nerfs sont successivement touchés, on parle de multinévrite.

## Système porte
Système formé par les capillaires, veinules et veines provenant de l'appareil digestif et rejoignant la veine porte ainsi que par les ramifications de celle-ci à son autre extrémité dans le foie. (P.N.A. *vena portæ*)

Le système porte fonctionne parallèlement à la circulation systémique, ou grande circulation, qui distribue le sang oxygéné à tout l'organisme, sauf aux poumons.

La quasi-totalité du sang veineux provenant de l'appareil digestif (estomac, intestin grêle, côlon, pancréas) et de la rate arrive dans le foie par la volumineuse veine porte. Celle-ci se ramifie en une multitude de branches aboutissant à de petits vaisseaux intra-hépatiques. Le sang ainsi transporté est épuré par le foie d'un grand nombre de substances et repart vers la veine cave inférieure par les veines sus-hépatiques.

##### PATHOLOGIE
Lorsque le sang ne peut pas circuler normalement (en raison d'un caillot obstruant la veine porte, par exemple, ou en cas de cirrhose), une hypertension portale peut survenir. Le sang emprunte alors des voies de dérivation, ou anastomoses portocaves : veines sous-muqueuses de l'œsophage, veine ombilicale et veine rénale gauche, qui en se dilatant deviennent des varices. Le traitement fait appel à la chirurgie (anastomose portocave chirurgicale) ou à des médicaments qui réduisent la pression portale (bêtabloquants).

## Système transdermique
→ VOIR Patch.

## Systole
Phase du cycle cardiaque correspondant à la contraction des oreillettes puis à celle des ventricules du cœur.

La systole alterne avec une phase de repos appelée diastole et se produit environ 70 fois par minute.

La systole auriculaire chasse le sang des oreillettes aux ventricules. À l'état normal, elle se traduit par une activité électrique décelable sur l'électrocardiogramme sous la forme d'une onde qui précède de très peu la contraction mécanique. Puis survient la systole ventriculaire, contraction simultanée des 2 ventricules, précédée elle aussi sur le tracé électrocardiographique par une déflexion caractéristique. Cette contraction expulse le sang vers la petite circulation (poumons) et la grande circulation (reste du corps).

# Le tabagisme

*L'arrêt du tabagisme est un processus long et difficile qui nécessite un environnement et un soutien psychologique appropriés et spécifiques à chaque fumeur, tenant compte de son comportement tabagique ; il n'existe pas de méthode « miracle ».*

## La dépendance au tabac

La connaissance des risques encourus ne suffit pas à convaincre un fumeur d'arrêter le tabac ; même les victimes d'intoxication tabagique sont encore nombreuses à continuer à fumer. Pourquoi les patients ayant eu un infarctus du myocarde et ayant alors arrêté rechutent-ils dans plus de 50 % des cas dans les semaines ou les mois qui suivent la sortie de l'hôpital ? Pourquoi près de 80 % des personnes atteintes de bronchopneumopathies chroniques obstructives « tirent-elles » toujours sur leurs cigarettes ? Ces attitudes apparaissent incompréhensibles aux non-fumeurs. La raison de cette situation paradoxale est aujourd'hui connue. On a cru pendant longtemps que l'usage du tabac était une simple habitude accompagnée de fortes composantes psychologiques et sociales ; la volonté devait alors suffire pour obtenir l'arrêt du tabac ; on sait maintenant qu'il n'en est rien. Le tabac induit une véritable dépendance.

### Les effets de la nicotine

La nicotine est la principale substance responsable de cette dépendance. La molécule de nicotine ressemble à celle de l'acétylcholine, un neurotransmetteur très important. Elle exerce ses fonctions en se fixant sur les récepteurs spécifiques (structures chimiques se trouvant à la surface des cellules) de l'acétylcholine. Ces récepteurs sont présents dans plusieurs zones cérébrales, notamment dans celle où se situe le « système de récompense », source de la sensation de plaisir, sur lequel agissent toutes les drogues. La nicotine est absorbée de façon différente suivant le mode de consommation du tabac ; avec la cigarette, en particulier, il y a inhalation de la fumée, absorption très rapide de la nicotine dans les alvéoles pulmonaires et fixation en moins de 10 secondes sur les récepteurs de l'acétylcholine, avec apparition des signes qu'elle provoque : accélération du pouls, élévation de la tension artérielle et surtout effets psychologiques responsables de la dépendance.

### L'effet renforçateur

Tout comportement est d'abord appris, puis peut être renforcé par deux types de mécanismes. Il y a un renforcement positif si le comportement s'accompagne de sensations ressenties comme positives et gratifiantes par l'individu, ce qui est le cas avec la nicotine : plaisir, détente dans les moments agréables, stimulation lors d'un travail intellectuel difficile à réaliser, effet tranquillisant et antidépresseur dans les moments de stress. En outre, l'effet renforçateur est d'autant plus grand que l'intervalle entre le geste et la sensation est plus court et plus souvent renouvelé, ce qui se passe avec la cigarette. Chaque bouffée réalise un « shoot » de nicotine et exerce un effet renforçateur maximal ; cela explique que la cigarette soit devenue le mode quasi exclusif de l'usage du tabac ; c'est également le plus dangereux, car toutes les substances toxiques arrivent jusqu'aux poumons et pénètrent massivement dans l'organisme.

### La dépendance physique

Dans une seconde période, après plusieurs années de tabagisme, survient la dépendance physique. Le fumeur fume non seulement pour obtenir les sensations agréables liées à la nicotine, mais aussi pour éviter les sensations désagréables dues au manque, avec une pensée obsédante de la cigarette, une pulsion irrésistible de refumer. C'est le renforcement négatif du comportement.

#### Les types de fumeurs

Les fumeurs consommant moins de 5 cigarettes par jour ont une dépendance comportementale, souvent liée à la pression sociale et à l'environnement. Ils peuvent arrêter seuls et facilement dès qu'ils sont décidés. Les fumeurs consommant entre 5 et 20 cigarettes par jour, parfois plus, ont une dépendance comportementale et psychologique liée aux propriétés psychoactives de la nicotine. Les fumeurs consommant plus de 20 cigarettes par jour ont en plus une dépendance physique. Ils ont de grandes difficultés pour cesser de fumer. Tout arrêt est suivi d'une sensation de manque, avec nervosité et irritabilité, expliquant les échecs à court terme. L'association à d'autres conduites addictives comme l'alcool, le cannabis, est fréquente ; il s'y ajoute dans près de 50% des cas la coexistence d'états dépressifs.

#### Du tabac au sevrage

Le premier stade du tabagisme, qui peut durer de 5 à 20 ans, parfois plus, est celui du fumeur « heureux », qui n'a aucune envie d'arrêter. Survient ensuite le stade du fumeur indécis ; il pèse le « pour » (toutes les sensations agréables de la cigarette) et le « contre » (les ennuis et les méfaits du tabac et l'installation progressive de la dépendance). Puis vient le stade de la préparation à l'arrêt du tabac, qui dure quelques semaines, et celui du sevrage. La tentative d'arrêt est suivie d'une phase de consolidation. Cet arrêt va être de durée variable, selon la nature et l'intensité des dépendances ; lorsque celles-ci sont importantes, les rechutes sont fréquentes, près de 80 % dans l'année qui suit le sevrage.

### Substituts à la nicotine

Les substituts à la nicotine, sous forme de gomme, de timbre ou de pastille à sucer, à condition que les doses soient adaptées aux besoins en nicotine du fumeur et que la médication soit suffisamment prolongée, sont utiles lorsqu'il existe une dépendance physique. Ce traitement peut être obtenu sans ordonnance ; avec les conseils du pharmacien et la lecture des brochures réalisées sur le sujet, les fumeurs n'ayant pas une trop forte dépendance peuvent ainsi réussir à arrêter, mais il faut être très vigilant pour ne pas reprendre. En cas de difficultés, le recours au médecin est nécessaire. Il est en effet important de bien choisir la dose de nicotine, qui doit être suffisante pour supprimer le syndrome de sevrage, mais inférieure à celle que l'ex-fumeur absorbait avec ses cigarettes. L'avantage est très grand : moindre quantité de nicotine absorbée et surtout suppression immédiate de l'effet toxique des goudrons et de l'oxyde de carbone.

## L'arrêt du tabagisme

Pour aider un fumeur à s'arrêter, il est primordial d'étudier les mécanismes de son tabagisme et d'en rechercher les causes. Il n'y a pas de « méthode » unique pour l'aide à l'arrêt du tabac.

### La motivation

Le processus comporte toujours plusieurs phases. La motivation à l'arrêt est l'élément indispensable ; elle est toujours le fruit d'une lente maturation à laquelle il est possible de contribuer non par des interdits brutaux, mais par des informations et le dialogue. À la phase d'indécision, le fumeur est dans une situation d'ambivalence ; c'est particulièrement vrai pour les personnes malades à cause du tabagisme. À partir du moment où il existe une pathologie liée au tabac, l'arrêt est impératif. Mais jamais la connaissance d'un risque ne suffit à elle seule à faire modifier un comportement. Cela explique que, malgré le risque encouru et les incitations de l'entourage, de nombreux fumeurs continuent à fumer.

### Le sevrage

La période de sevrage peut durer de 3 à 6 mois. Le pronostic dépend de l'intensité de la dépendance et de la force de la motivation personnelle. Certains fumeurs bien motivés, dont la dépendance n'est pas trop forte, réussissent à arrêter seuls ou avec l'aide de telle ou telle méthode à effet placebo (acupuncture, homéopathie, hypnose, laser, etc.). Dans les essais thérapeutiques, lorsque la dépendance est faible, le pourcentage de succès des groupes « placebo » peut atteindre 40 à 60 % ; en revanche, il est de moins de 10 % lorsque la dépendance est importante. Aussi, pour les fumeurs très dépendants, qui ont les plus fortes consommations, le sevrage est-il toujours difficile, car des troubles multiples peuvent se produire lors de l'arrêt. Il faut alors éviter de recourir à des méthodes non éprouvées qui risquent, en cas d'échec, d'entraîner un découragement. Une aide médicale est nécessaire, prenant en compte l'ensemble des dépendances comportementale, psychologique et physique, ainsi que les problèmes médicaux spécifiques, tels le poids, l'état vasculaire et surtout l'état mental. Les traitements de substitution nicotinique (T.S.N.) sont indispensables s'il existe une dépendance physique, à l'origine des principales difficultés dans les jours et semaines suivant l'arrêt : sensation de besoin, pensée obsédante de la cigarette, nervosité, troubles du caractère. Les psychotropes, en particulier les nouveaux antidépresseurs, sont indispensables en association avec le T.S.N., chaque fois qu'il existe un état anxiodépressif. Certains antidépresseurs, tel le « bupropion », ont une action spécifique sur le besoin de fumer, indépendamment de tout état dépressif. Les thérapies comportementales et cognitives, avec un suivi et un accompagnement prolongé, peuvent également être utiles.

## La prévention des rechutes

Une fois l'arrêt obtenu, un pas important a été franchi, mais les rechutes sont relativement fréquentes. L'envie de fumer peut resurgir dans de nombreuses circonstances et être liée à plusieurs causes : le besoin physique, témoin du manque de nicotine, qui s'atténue peu à peu au fil des semaines et des mois ; les facteurs psychologiques liés au souvenir des propriétés psychoactives de la nicotine. Ces derniers peuvent intervenir pendant et surtout après la fin du traitement de substitution nicotinique. Il faut les analyser au cas par cas ; un suivi sur plusieurs mois est toujours indispensable pour assurer un arrêt prolongé. Dans certains cas, il existe des états anxiodépressifs, qui sont alors un facteur de rechute. Ils doivent donc être dépistés et traités.

### L'environnement

L'environnement est sans doute l'élément le plus difficile à contrôler. Pendant très longtemps, surtout dans les premiers mois qui suivent l'arrêt, l'ex-fumeur sera très sensible à tout ce qui peut lui rappeler la cigarette et en particulier à la présence de fumeurs. Dans un couple ou une famille, il est essentiel que tous les fumeurs cessent simultanément ou, tout au moins, ne fument pas en présence de celui qui est en cours de sevrage. Il faut aussi tenir compte de l'environnement professionnel et occasionnel (réunions amicales ou familiales). L'envie de fumer peut réapparaître des mois, voire des années après l'arrêt. Et une seule cigarette peut relancer le processus de dépendance. Chaque fois que des difficultés surgissent, les anciens fumeurs peuvent faire appel à une aide médicale appropriée et spécifique, auprès de leur médecin généraliste ou, pour les cas plus difficiles, auprès d'un tabacologue, médecin spécialiste du tabagisme.

▶ **Acétylcholine, Dépendance, Neurotransmetteur, Nicotine, Sevrage.**

### Tabac et poids

La nicotine a une action sur le métabolisme général et sur l'appétit : elle augmente les dépenses caloriques et elle se comporte comme un « coupe-faim » extrêmement efficace. Aussi, pour certains, le tabagisme sert-il à réguler le poids. L'arrêt de la cigarette peut conduire à une prise de poids. Cet effet de surcharge pondérale à l'arrêt du tabac est bien connu des fumeurs et peut constituer un motif pour ne pas arrêter ou pour reprendre les cigarettes, afin de perdre le poids acquis. D'où l'intérêt d'accompagner le sevrage du tabac de mesures diététiques adaptées.

Un certain nombre d'accessoires sont annexés à la table afin de maintenir solidement l'opéré sans le blesser ni comprimer un nerf, un drap vertical séparant le champ opératoire de l'aire anesthésique. Sur les côtés sont disposés des longerons destinés à fixer de nombreuses pièces amovibles : épaulières, brassards, jambières, pieds à flacon de perfusion, etc. Les plateaux sont constitués d'une matière qui laisse passer les rayons X, de façon que des radiographies puissent être prises pendant l'opération. Un système de tiroirs à glissière permet de passer les films et de prendre les clichés sans soulever ni bouger l'opéré. Parfois, l'appareil de radiologie est incorporé à la table.

Actuellement, on utilise des plateaux amovibles, détachables d'un chariot mobile, ce qui permet de transférer directement les patients à opérer du chariot au socle de la table d'opération.

→ VOIR Bloc opératoire.

## Table de radiologie

Appareil électromécanique destiné à la pratique d'examens radiologiques.

Une table de radiologie comprend un plateau, sur lequel s'installe le malade, un arceau support du tube émetteur de rayons X et un système destiné à recevoir la cassette du film (tiroir automatique logé sous le plateau). Un centreur lumineux, annexé au tube radiogène, permet de réaliser les incidences radiologiques en matérialisant le point d'entrée du faisceau de rayons X ; souvent, enfin, un amplificateur de brillance (tube permettant de transformer l'image en image électronique) est adapté sur l'appareil pour permettre une radioscopie télévisée, qui diminue l'irradiation (centrage et études dynamiques).

Le plateau peut être fixe et horizontal, ou mobile, commandé soit manuellement, soit par télécommande ; il permet alors de mettre le malade dans différentes positions et de pratiquer des tomographies (radiographies en coupe des organes).

## Tache café au lait

Tache de couleur chamois clair, arrondie et plane. SYN. *tache hépatique.*

Les taches café au lait sont dues à une hypermélanose (excès de mélanine, le pigment de la peau) d'origine génétique. Parfaitement bien délimitées, non prurigineuses, elles prédominent sur le thorax et la région lombaire. Souvent, elles ne sont pas pathologiques. Cependant, elles constituent parfois l'un des symptômes d'une affection héréditaire : maladie de Recklinghausen, sclérose tubéreuse de Bourneville, syndrome de Bloom (variété de nanisme congénital), ataxie-télangiectasie, etc. Ces taches, esthétiquement peu gênantes, ne sont habituellement pas traitées. Cependant les lasers pigmentaires peuvent les atténuer.

## Tache mongolique

Tache pigmentée, de couleur non homogène, mais à dominante bleu ardoise, située en général dans le bas du dos.

La tache mongolique, particulièrement fréquente chez les nourrissons ou les jeunes enfants asiatiques et noirs, est due à une hypermélanose (excès de mélanine, le pigment de la peau). Elle n'est pas pathologique et disparaît souvent spontanément pendant l'enfance. Elle ne nécessite pas de traitement.

## Tache rubis

Papule saillante formée d'un amas de minuscules vaisseaux sanguins cutanés. SYN. *angiome cerise, angiome nodulaire.*

Les taches rubis touchent l'adulte à partir de la quarantaine. Ce sont de petites saillies hémisphériques de 1 à 5 millimètres de diamètre, de couleur rouge ou violine, très bien délimitées et comme posées sur la peau. Elles siègent surtout sur le tronc et à la racine des membres. Parfois associées à une insuffisance hépatique ou, chez la femme, à un excès d'hormones œstrogènes (grossesse, prise de pilule contraceptive), ces taches n'ont le plus souvent aucune signification pathologique.

**TRAITEMENT**

Bien qu'une tache rubis ne nécessite aucun traitement, on peut, pour des raisons esthétiques, la détruire par électrocoagulation au laser au gaz carbonique ou aux lasers vasculaires ; il reste alors parfois une petite marque.

## Tachycardie

Accélération de la fréquence des battements du cœur au-delà de 90 pulsations par minute.

Le rythme cardiaque normal varie chez la plupart des sujets de 60 à 90 pulsations par minute, avec une moyenne de 70 à 80.

**CAUSES**

■ **Une accélération de l'activité électrique du nœud sinusal**, stimulateur physiologique du cœur, entraîne une tachycardie sinusale. Elle peut être soit naturelle, comme au cours d'un exercice musculaire, après une émotion ou une consommation de café ou de tabac, soit pathologique ; c'est le cas lorsqu'elle accompagne une fièvre, une anémie, une hypovolémie (diminution du volume sanguin due à une hémorragie ou à une déshydratation importante), une hyperthyroïdie, une hypoxie (diminution du taux d'oxygène dans le sang) comme celle entraînée par une embolie pulmonaire, une péricardite ou la plupart des maladies cardiaques ou pulmonaires dans leur phase d'aggravation. Certains médicaments, comme les sympathomimétiques utilisés dans le traitement de l'asthme, peuvent également induire une tachycardie sinusale.

■ **Un trouble du rythme** peut être à l'origine d'une tachycardie, aux caractéristiques différentes suivant l'endroit du cœur où elle prend naissance :

- les tachycardies atriales débutent dans les oreillettes, ces dernières pouvant battre à une fréquence de 200 pulsations par minute en cas de tachysystolie auriculaire, de 300 pulsations par minute en cas de flutter auriculaire, voire de 400 à 600 pulsations par minute en cas de fibrillation auriculaire ; ces impulsions électriques ne sont heureusement pas toutes transmises aux ventricules, car le nœud auriculoventriculaire joue un rôle de filtre préservant ceux-ci ; aussi les tachycardies atriales sont-elles souvent bénignes ;
- les tachycardies jonctionnelles, généralement dues à un court-circuit au niveau du nœud auriculoventriculaire ou par l'intermédiaire d'un faisceau de conduction anormal, peuvent atteindre un rythme de 200 pulsations par minute ; il s'agit le plus souvent de formes bénignes évoluant par crises paroxystiques (maladie de Bouveret) ;
- les tachycardies ventriculaires peuvent atteindre 300 pulsations par minute ; elles sont souvent graves et mal tolérées, car le ventricule ne peut plus remplir ses fonctions d'éjection sanguine ; elles dégénèrent parfois en fibrillation ventriculaire, qui s'accompagne d'un arrêt cardiorespiratoire et d'un état de mort apparente.

**ÉVOLUTION**

Une tachycardie peut évoluer de façon totalement silencieuse, sans symptômes, ou se traduire par des palpitations, des malaises et des syncopes.

**TRAITEMENT**

Il dépend de l'origine et du type de trouble du rythme responsable de la tachycardie. S'il existe une cause favorisante (café, tabac, par exemple), il faut la supprimer ; par ailleurs, les traitements médicamenteux antiarythmiques sont parfois appropriés. Les techniques ablatives (surtout par utilisation de courant de radiofréquence) consistent à détruire par voie endocavitaire (montée d'une sonde jusqu'au cœur) la zone du myocarde responsable (par exemple, foyer d'hyperexcitabilité ventriculaire, responsable d'une tachycardie ventriculaire rebelle). Les tachycardies ventriculaires récidivantes et le risque de fibrillation ventriculaire mortelle peuvent être prévenus, pour certaines cardiopathies, par la mise en place dans l'organisme d'un défibrillateur implantable.

## Tachyphylaxie

Phénomène de tolérance rapide de l'organisme vis-à-vis d'un médicament dont l'efficacité décroît au fur et à mesure des prises, obligeant à en augmenter les doses.

La tachyphylaxie se distingue de l'accoutumance, car cette dernière est un phénomène constant, qui peut n'apparaître qu'après plusieurs mois et qui disparaît si l'on augmente un peu les doses.

La tachyphylaxie est un phénomène rare, dont le mécanisme est mal connu (saturation des récepteurs du médicament, épuisement de la libération du médiateur nécessaire à son action). Elle est observée chez certaines personnes en réaction à plusieurs catégories de médicaments : sympathomimétiques comme l'éphédrine ou les amphétamines, corticostéroïdes en application cutanée. Elle apparaît très rapidement, parfois dès la deuxième administration du produit. L'augmentation des doses n'est pas toujours efficace, ni même possible en raison du seuil de toxicité rapidement atteint. Toutefois, la tachyphylaxie finit par disparaître après un certain délai, dont il faut tenir compte dans le rythme d'administration : deux applications de corticostéroïdes cutanés doivent ainsi être séparées par un intervalle de 12 heures ou, mieux, de 24 heures.

## Tachypnée

Accélération anormale de la fréquence respiratoire.

La tachypnée est de loin, surtout chez l'enfant, la forme la plus fréquente de dyspnée (gêne respiratoire). Elle est le plus souvent due à une cause pulmonaire : bronchopneumopathie aiguë infectieuse (bronchopneumonie du langage courant), inhalation ou ingestion de substances toxiques, fausse-route alimentaire, etc. Cependant, elle peut aussi être due à une insuffisance cardiaque, à un trouble des centres nerveux commandant la respiration (coma), à une lésion de la paroi thoracique (fractures multiples de côtes), à une crise de tétanie ou à une simple angoisse.

## Tacrine

Médicament myorelaxant (décontractant musculaire).

La tacrine agit en augmentant l'action de l'acétylcholine (neurotransmetteur chimique provoquant une vasodilatation et un ralentissement du rythme cardiaque). Elle est utilisée comme myorelaxant pour prolonger l'action des curarisants, autres substances myorelaxantes, ou comme stimulant respiratoire.

Elle est employée dans le traitement des troubles de la mémoire chez les malades souffrant de la maladie d'Alzheimer et a permis pour la première fois d'obtenir un certain degré d'amélioration.

D'apparition récente, la tacrine est distribuée depuis 1993 aux États-Unis et depuis 1994 en France. Ce médicament peut entraîner des effets indésirables liés à l'excès d'acétylcholine : nausées, vomissements, diarrhées, crampes abdominales, sécrétion excessive de salive. Il semble en outre que la prise de doses très importantes de tacrine soit toxique pour les cellules du foie ; aussi un suivi régulier du taux sanguin de transaminases (enzymes hépatiques) est-il indispensable chez les personnes prenant ce médicament.

## Tact

Faculté de percevoir et d'analyser les objets par contact avec la peau. SYN. *sensibilité tactile.*

Le tact est une propriété du système nerveux. Il fait partie de la sensibilité extéroceptive, dans laquelle le stimulus vient de l'extérieur. Une pression sur la peau stimule des récepteurs (corpuscules de Meissner pour une pression légère et corpuscules de Pacini pour une pression plus appuyée) qui transmettent les informations aux extrémités des fibres nerveuses de la peau. Dans les nerfs, puis dans le système nerveux central (moelle épinière, encéphale), il y a deux sortes de fibres, responsables chacune d'une variété de tact : tact épicritique, ou discriminatif (fin, précis) ; tact protopathique (grossier).

#### PATHOLOGIE

Une absence de sensibilité tactile se rencontre en cas d'atteinte neurologique soit périphérique (polynévrite, par exemple), soit centrale (hémiplégie, par exemple), interrompant les voies sensitives.

## Tænia, ou Ténia

Ver de la classe des cestodes, parasite de l'intestin grêle.

→ VOIR Téniase.

## Taie

Opacité plus ou moins étendue de la cornée, souvent cicatricielle.

Les opacités les moins denses sont appelées néphélions, alors que les plus denses, qui masquent les structures sous-jacentes, sont appelées leucomes.

#### CAUSES

Une taie peut être consécutive à une destruction de la membrane de Bowmann (membrane située derrière l'épithélium cornéen, première couche de la cornée), provoquée elle-même par un traumatisme de la cornée (plaie ou brûlure) ou par une kératite infectieuse (herpès, abcès de la cornée).

#### SYMPTÔMES ET DIAGNOSTIC

Une taie se manifeste sous la forme d'une tache généralement blanche, visible ou non sur l'œil, suivant sa taille. Cette tache entraîne une baisse d'acuité visuelle si elle est située au centre de la cornée, dans l'axe visuel. La taie, en principe stable, s'étend dans de rares cas par poussées inflammatoires. L'examen au biomicroscope met en évidence toutes les taies, quelles que soient leur étendue et leur densité.

#### TRAITEMENT

Le traitement, chirurgical, consiste en une kératoplastie (greffe de la cornée). L'opération est assez longue (une heure) et délicate ; elle a d'autant plus de chances de réussir que la taie est petite et éloignée du limbe sclérocornéen, situé à la périphérie de la cornée. En effet, dans le cas contraire, le risque de rejet du greffon est plus grand, en raison de l'envahissement du tissu greffé par les vaisseaux de la sclérotique et de la conjonctive. Si la taie est consécutive à un herpès, des récidives peuvent également avoir lieu sur le greffon. Une deuxième opération peut être tentée, au moins 6 mois après la première. Les suites opératoires comportent un léger astigmatisme temporaire, se traduisant par une absence de netteté de la vision.

## Talalgie

Douleur du talon.

Une talalgie peut être due à une atteinte du calcanéum (os du talon), du tendon d'Achille ou de l'aponévrose plantaire (structure fibreuse renforçant les muscles de la plante du pied).

Selon l'âge du sujet, les principales causes de talalgie diffèrent.

- **Chez l'enfant de moins de 13 ans,** elle peut être causée par une ostéochondrite du talon, ou maladie de Sever (lésion du calcanéum due à un défaut d'apport sanguin).
- **Entre 13 et 20 ans,** elle est en général liée à une maladie inflammatoire rhumatismale comme la spondylarthrite ankylosante, provoquant une inflammation du tendon d'Achille à son point d'insertion avec le calcanéum (enthésopathie).
- **Chez l'adulte,** elle est le plus souvent provoquée par une inflammation du calcanéum (calcanéite), du tendon d'Achille (tendinite) ou, chez un sportif, de l'aponévrose plantaire.
- **Chez le sujet âgé et parfois chez le sujet jeune,** elle trouve son origine dans une fracture de fatigue du calcanéum, favorisée par l'ostéoporose (raréfaction du tissu osseux) et les frottements répétés.
- **À tout âge,** le port de chaussures inadaptées, un surmenage de l'appui talonnier ou une anomalie de la voûte plantaire (pied plat, par exemple) peuvent entraîner une talalgie.

## Talc

Substance poudreuse obtenue par pulvérisation de silicate de magnésium naturel.

#### UTILISATION THÉRAPEUTIQUE

Le talc est une poudre blanche et légère, utilisée pour les soins de la peau (assèchement des petites lésions du siège chez le nourrisson, protection et soulagement de certaines éruptions cutanées, en particulier varicelle et zona). Il permet également de réaliser une symphyse pleurale (accolement des deux feuillets de la plèvre enveloppant le poumon) dans le traitement de certaines pleurésies cancéreuses et de pneumothorax (épanchement d'air entre les deux feuillets de la plèvre) récidivants : la pulvérisation de talc provoque localement une réaction inflammatoire qui colle les deux feuillets l'un contre l'autre.

#### PATHOLOGIE

La talcose est une pneumoconiose (maladie des poumons par inhalation prolongée de poussières) due à l'inhalation de talc. Elle s'observe chez les employés de certaines industries (talc, papier, peinture, caoutchouc, cosmétiques). Elle ne provoque que de discrets symptômes (toux), relativement bénins, et son traitement n'est pas connu. Cependant, la talcose est souvent associée à d'autres maladies plus graves telles que l'asbestose (due à l'inhalation d'amiante) ou la silicose (due à l'inhalation de silice).

→ VOIR Symphyse.

## Talon

Partie postérieure du pied. (P.N.A. *calx*)

Le squelette du talon est constitué par le calcanéum, os recouvert d'un tissu cutanéograisseux épais sur la plante du pied (sole plantaire). Il forme le point d'appui postérieur du pied.

#### PATHOLOGIE

Les atteintes du talon peuvent être le fait d'une atteinte soit du calcanéum (calcanéite, ostéochondrite du calcanéum chez l'adolescent, fracture, etc.), soit du tendon d'Achille, qui s'insère sur le calcanéum, ou encore être la conséquence d'une fonte de la sole plantaire, par exemple en cas d'immobilisation prolongée. Dans tous les cas, un excès de poids ou un trouble statique du pied (mauvaise orientation de l'axe du calcanéum, notamment) peuvent aggraver les symptômes.

## Talus

Flexion dorsale irréductible du pied, celui-ci formant avec l'axe de la jambe un angle aigu.

Chez le nouveau-né, le pied est naturellement en talus, mais cette position est le plus souvent passagère. Chez l'adulte, le talus se rencontre au cours de certaines affections neurologiques, notamment en cas de paralysie des muscles fléchisseurs des orteils.

## Tampon
Substance chimique qui, présente dans une solution, maintient constant le pH de celle-ci quand un acide ou une base y est ajouté. SYN. *substance tampon*.

Les principaux tampons de l'organisme, contenus dans le plasma sanguin, sont l'acide carbonique (dérivé du gaz carbonique) et le bicarbonate de sodium (sel de l'acide carbonique). Ces substances protègent l'organisme contre l'excès d'acides (acidose) ou de bases (alcalose) et jouent ainsi un rôle essentiel dans l'équilibre acidobasique.

## Tamponnade
Ensemble des troubles provoqués par la présence de liquide sous pression à l'intérieur du péricarde (enveloppe séreuse du muscle cardiaque).

Le liquide contenu dans le péricarde est souvent formé de sang répandu au décours d'une intervention de chirurgie cardiaque. Plus rarement, il s'agit d'un épanchement séreux lors d'une péricardite liquidienne.

**SYMPTÔMES ET SIGNES**

La constitution rapide d'un épanchement liquidien entre le péricarde séreux et le péricarde fibreux crée une compression cardiaque et gêne le remplissage des deux ventricules pendant la diastole. Cette stagnation du sang en amont du cœur se traduit par l'apparition de signes d'insuffisance cardiaque droite : saillie des veines jugulaires de chaque côté du cou, augmentation de volume du foie, découverte à la palpation de l'abdomen, diminution du débit cardiaque provoquant une chute de la pression artérielle. Le patient ressent un malaise général et une gêne respiratoire. Une tamponnade nécessite une hospitalisation d'urgence du malade, car l'insuffisance cardiaque risque de s'aggraver rapidement.

**DIAGNOSTIC ET TRAITEMENT**

L'échocardiographie confirme le diagnostic. Le traitement consiste en une ponction immédiate du péricarde, sous anesthésie locale et avec contrôle échographique, qui améliore provisoirement la situation. En fonction de la gravité de l'atteinte, on est amené, le plus souvent, à compléter ce geste par un drainage chirurgical, sous anesthésie locale ou générale.

## Tamponnement
Technique thérapeutique permettant d'arrêter une hémorragie par compression de la région qui saigne.

Un tamponnement est réalisé par tassement de compresses, de mèches (pièces de tissu très allongées) ou de champs (pièces larges). En cas de saignement de nez abondant, le médecin pratique un tamponnement antérieur à l'aide d'une mèche introduite dans les narines et tassée dans la fosse nasale, voire un tamponnement postérieur, en introduisant la mèche par le pharynx puis par les choanes (orifices postérieurs des fosses nasales). Ce dispositif est laissé en place durant 48 heures puis retiré par le médecin.

## Tarse
Squelette de la partie postérieure du pied. (P.N.A. *tarsus*)

Le tarse se compose de 2 parties.

■ **Le tarse antérieur** forme le squelette d'une partie du dos du pied ; il comprend 5 os courts juxtaposés : le cuboïde, le scaphoïde et les 3 os cunéiformes. Il participe à la constitution de la voûte plantaire et s'unit au tarse postérieur par l'articulation médiotarsienne de Chopart.

■ **Le tarse postérieur** comprend 2 os superposés : le calcanéum (os du talon) et, au-dessus, l'astragale, unis par 2 surfaces articulaires et par un puissant ligament.

Le tarse s'articule au tibia et au péroné par différentes articulations lui conférant une grande solidité mais une faible mobilité.

**PATHOLOGIE**

■ **Les fractures de l'astragale et du calcanéum** surviennent au cours de traumatismes violents ou de chutes importantes. Leur traitement, parfois chirurgical, est souvent difficile, car il faut reconstituer des surfaces articulaires correctes. La nécrose de l'os fracturé (en particulier de l'astragale) ou la survenue d'une arthrose post-traumatique en constituent les principales complications.

■ **Les fractures des cunéiformes**, plus bénignes, sont traitées comme les fractures des métatarsiens par une immobilisation plâtrée de 6 à 8 semaines.

■ **Les fractures du scaphoïde tarsien** peuvent se compliquer d'une luxation rendant nécessaire une intervention chirurgicale.

TARSE

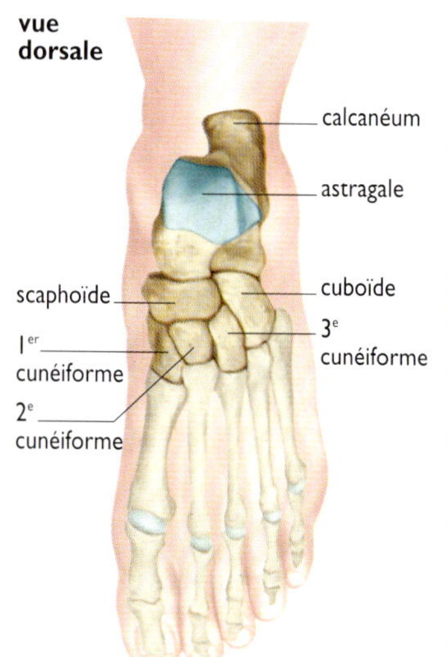


## Tarse palpébral
Cartilage de la paupière. (P.N.A. *tarsus palpebræ*)

**STRUCTURE**

Les tarses palpébraux, au nombre de un par paupière, sont formés de lamelles résistantes (collagène) et élastiques (élastine), dont la forme peut s'adapter à la courbure du globe oculaire, conférant aux paupières rigidité et souplesse et permettant leur plissement et leur éversion (retournement). Ils contiennent les glandes de Meibomius, qui produisent une partie de la sécrétion lacrymale.

**EXAMENS**

Recouverts en avant par la peau et en arrière par la conjonctive, ils ne peuvent être explorés qu'indirectement, à travers la conjonctive : en retournant la paupière supérieure pour le tarse supérieur ; en faisant regarder le sujet vers le haut tout en tirant sur la paupière inférieure pour le tarse inférieur.

**PATHOLOGIE**

Elle est dominée par les chalazions (petites tumeurs dues à l'inflammation d'une glande de Meibomius) et par le trachome (infection chronique de la conjonctive).

## Tarsectomie
Ablation d'un fragment osseux plus ou moins important du tarse antérieur (qui fait partie du squelette du dos du pied) en vue de corriger une déformation du pied.

La tarsectomie est le plus souvent pratiquée en cas de pied creux, lorsque celui-ci est particulièrement handicapant. La taille du fragment osseux à retirer est calculée pour que le pied retrouve un appui correct sur le sol. Cette opération nécessite une immobilisation plâtrée d'environ 45 jours, le malade pouvant normalement reprendre appui sur son pied aux alentours du 90e jour.

## Tarsorraphie
Opération chirurgicale consistant à suturer temporairement l'un à l'autre les bords des paupières supérieure et inférieure. SYN. *blépharorraphie*.

Une tarsorraphie est indiquée afin de protéger une cornée exposée, soit lorsqu'une paralysie faciale empêche le réflexe de clignement le jour et la fermeture de l'œil la nuit, soit en cas d'exophtalmie importante (saillie antérieure du globe oculaire), ou encore, plus rarement, lors d'un syndrome de Gougerot-Sjögren grave ou d'un zona de l'œil.

La tarsorraphie est effectuée par suture du seul coin externe de l'œil, le plus souvent, ou par suture des deux coins, interne et externe : elle est alors complète. Elle est pratiquée sous anesthésie locale ou générale et nécessite quelques jours d'hospitalisation. La suture est laissée en place de 15 jours à 6 mois.

## Tartre
Dépôt dur, calcifié ou en voie de calcification, se déposant sur les collets des dents et sous la gencive.

Le tartre se forme à partir de la plaque dentaire. Il est composé à 75 % de matières minérales, notamment de cristaux de calcium et de magnésium apportés par les glandes salivaires (parotides et sous-maxillaires). Les surfaces dentaires les plus exposées au tartre sont celles qui se trouvent en regard des canaux excréteurs des glandes salivaires, c'est-à-dire les faces internes des incisives du bas et les faces externes des molaires du haut.

## TARTRE

**La salive, les débris d'aliments et les bactéries forment un premier type de film, collant et gélatineux, qui se dépose à la surface des dents : c'est la plaque dentaire. En se calcifiant, celle-ci se transforme en tartre, un matériau dur dont la surface poreuse se prête particulièrement à l'invasion bactérienne.**

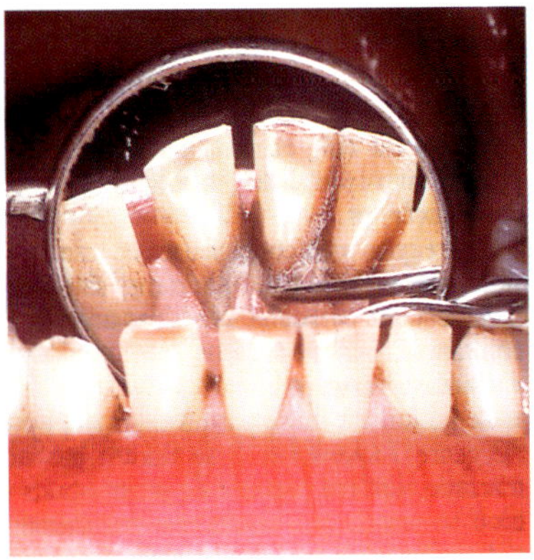

*Une fois formé, le tartre ne peut être éliminé par simple brossage. Un détartrage régulier est donc indispensable.*

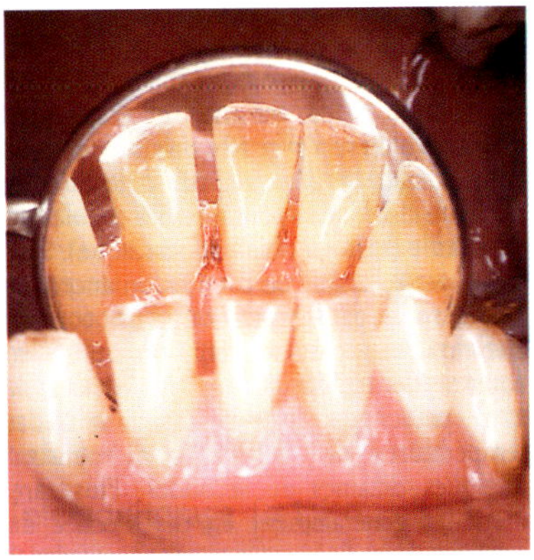

*Après un détartrage, seule une bonne hygiène dentaire permet d'éliminer la plaque et, donc, de ralentir la formation du tartre.*

**DIFFÉRENTS TYPES DE TARTRE**

■ Le tartre sous-gingival adhère au cément de la surface radiculaire des dents. Sa couleur brune provient des produits de dégradation du sang.

■ Le tartre supragingival se trouve sur la dent, surtout en bordure du collet. À l'origine de couleur semblable à celle de la dent, il se colore avec le temps sous l'action des colorants alimentaires (thé, café, réglisse, etc.) et du tabac.

**TRAITEMENT**

Le détartrage des dents est indispensable, car le tartre, de même que la plaque dentaire, favorise la survenue de caries et de gingivites ; il doit être pratiqué une fois par an. La pratique d'un brossage correct, complété par l'utilisation d'un fil dentaire, permet d'éliminer la plaque dentaire, au fur et à mesure qu'elle se forme.

## Tatouage

Dessin indélébile pratiqué sur la peau.

Un tatouage est le plus souvent réalisé pour des raisons de goût personnel, mais il peut aussi s'agir d'une réparation esthétique pratiquée par un médecin spécialiste, consistant, par exemple, à redessiner l'aréole d'un sein après une intervention chirurgicale.

**TECHNIQUE**

Différents pigments peuvent être introduits dans le derme, soit par piqûres, à l'aide d'aiguilles manipulées à la main ou montées sur un appareil électrique, soit par dépôts dans des incisions cutanées, qui cicatrisent en emprisonnant le pigment ; on peut également faire passer un fil coloré dans un tunnel creusé dans l'épiderme.

**RISQUE**

Le risque principal du tatouage est la contamination par des agents infectieux tels que le virus du sida ou celui de l'hépatite virale, transportés par les instruments d'une personne contaminée à une personne indemne. La probabilité de ces incidents est élevée pour les tatoueurs non professionnels qui ne respectent pas les règles d'asepsie, de stérilisation et d'utilisation de matériel jetable (à usage unique). En outre, les tatouages réalisés par les amateurs sont en général plus profonds, plus irréguliers et plus difficiles à effacer que ceux réalisés par des professionnels.

**MÉTHODES DE DESTRUCTION D'UN TATOUAGE**

Les techniques récentes de lasers pigmentaires ont fait tomber en désuétude les très nombreuses méthodes autrefois employées pour détruire les tatouages : ablation mécanique (par dermabrasion ou salabrasion), chimique (permanganate de potassium), par cryothérapie ou cryochirurgie, ou par laser au gaz carbonique, qui occasionnait souvent d'importantes cicatrices. Les lasers pigmentaires actuels agissent par photothermolyse sélective : l'énergie véhiculée par le laser est spécifiquement absorbée par les pigments utilisés pour le tatouage, leur couleur correspondant à la longueur d'onde du rayon utilisé. Plusieurs séances sont nécessaires, et ce traitement est très onéreux, mais les résultats sont généralement excellents, et les cicatrices très discrètes.

Une ablation chirurgicale peut dans certains cas se substituer à cette méthode. Selon la dimension du tatouage à retirer, l'intervention peut consister en une ablation simple, suivie de la pose de points de suture, ou relever de la chirurgie plastique, nécessitant parfois une greffe de peau. L'anesthésie peut être locale, locorégionale, ou parfois générale.

## Tay-Sachs (maladie de)

Maladie du système nerveux central, de nature génétique, due à une accumulation de graisses dans le cerveau.

La maladie de Tay-Sachs fait partie des sphingolipidoses. C'est une maladie très rare, touchant surtout les populations d'Europe du Centre et du Nord.

**CAUSES ET SYMPTÔMES**

La maladie de Tay-Sachs est due à un déficit en hexosaminidase A, une enzyme qui permet la dégradation des gangliosides (variété de sphingolipides). Ces graisses s'accumulent alors dans l'encéphale et entraînent des lésions cérébrales. Le déficit enzymatique est d'origine génétique, et le gène responsable a été localisé sur le chromosome 15 (une variante de la maladie fait intervenir un gène situé sur un autre chromosome, le chromosome 5).

La maladie commence dès la première année par un arrêt puis une régression des acquisitions psychiques, intellectuelles et motrices. On peut également observer une cécité et des crises convulsives. À un stade évolué, il se produit une mégalencéphalie (augmentation du volume de la tête).

**DIAGNOSTIC ET TRAITEMENT**

Le diagnostic repose sur l'examen clinique de l'enfant, sur l'examen du fond d'œil, qui révèle une tache rouge cerise caractéristique, et sur l'électroencéphalographie. Il n'existe actuellement aucun traitement de cette maladie.

## Technétium

Métal de numéro atomique 43, dont un isotope radioactif, le technétium 99m, est le traceur le plus utilisé en médecine nucléaire (plus de 80 % des scintigraphies).

Plusieurs raisons expliquent cette prépondérance : le technétium (Tc) n'émet que des rayons gamma donnant une bonne qualité d'image et il s'élimine très rapidement (en particulier, sa période physique est de 6 heures) ; en outre, il est facilement disponible et son prix de revient est bas.

**UTILISATION**

Le technétium peut être employé soit directement comme radioélément, soit comme marqueur d'autres molécules.

■ Comme simple radioélément, injecté par voie intraveineuse sous forme d'une solution de pertechnétate de sodium, il est très souvent utilisé dans les scintigraphies de la thyroïde, pour explorer les anomalies morphologiques de celle-ci. Il sert aussi à l'étude des glandes salivaires et à l'exploration des vaisseaux sanguins artériels ou veineux.

■ Comme marqueur de nombreuses molécules plus complexes ou de cellules, le technétium est employé pour l'exploration de presque tous les organes. Suivant les cas, il est injecté par voie intraveineuse, inhalé (aérosols) ou inclus dans des aliments. Parmi les composés les plus fréquemment utilisés, on peut citer, par ordre décroissant de fréquence :

- les diphosphonates, employés pour le diagnostic précoce des métastases osseuses des cancers du sein, de la prostate et du poumon, pour le bilan de nombreuses affections rhumatologiques et pour la mise en évidence de petites fractures non détectées par la radiographie ;
- l'H.M.P.A.O. (hexa-méthyl-propylène-amine-oxime), qui sert à étudier les accidents vasculaires cérébraux, l'épilepsie partielle, certains états démentiels et la souffrance cérébrale de l'enfant ;
- le sesta-M.I.B.I. (méthoxy-iso-butyl-isonitrile), utilisé pour le diagnostic de l'ischémie myocardique (arrêt ou insuffisance de l'apport de sang et d'oxygène au cœur) ;

L'écaille, partie mince et fragile, appartient à la voûte crânienne. Le rocher fait partie de la base du crâne ; il contient les éléments essentiels de l'audition (caisse du tympan, cochlée) et de l'équilibre (canaux semi-circulaires).

L'écaille est parfois le siège de fractures pouvant se compliquer d'hématomes.

## Temporale (artère)

Vaisseau qui irrigue certains éléments de la face. (P.N.A. *arteria temporalis*)

Les artères temporales sont soit superficielles, soit profondes.

■ **Les artères temporales superficielles**, au nombre de deux, sont l'une des branches des artères carotides externes. Elles prennent naissance au-dessus de la mâchoire inférieure et cheminent de chaque côté du visage, vers le sommet de la tête ; leur trajet devient superficiel à la hauteur des tempes, où elles se divisent en une branche frontale, qui irrigue la glande parotide, l'oreille, la joue, les paupières, certains muscles de la face, et une branche pariétale, qui vascularise la peau du crâne. Elles sont parfois le siège d'une inflammation (maladie de Horton).

■ **Les artères temporales profondes**, au nombre de deux, sont des branches collatérales des artères maxillaires internes. Elles se divisent en deux branches, antérieure et postérieure, et irriguent le muscle temporal.

## Temps de céphaline

Temps de coagulation du plasma sanguin en présence d'un substitut lipidique des plaquettes, la céphaline (extrait chloroformé de tissu cérébral), et d'un activateur (kaolin ou celite). SYN. *temps de céphaline activé (T.C.A.), temps de céphaline kaolin (T.C.K.).*

La mesure du temps de céphaline permet d'évaluer globalement l'activité des facteurs de la coagulation de la voie intrinsèque (coagulation déclenchée par le seul contact du sang avec une surface). Cet examen sert à dépister les déficits des facteurs de cette voie, dont les facteurs VIII et IX (responsables des hémophilies A et B), à détecter l'anticoagulant lupique (anticorps pathologique retrouvé parfois dans le lupus érythémateux disséminé et responsable de thromboses) et à surveiller les traitements anticoagulants par l'héparine standard. Il peut être utilement complété par la mesure du temps de prothrombine, qui évalue l'activité des facteurs de la coagulation de la voie extrinsèque. Ainsi, le temps de prothrombine et le temps de céphaline sont utilisés conjointement dans le dépistage rapide des déficits des deux voies de la coagulation.

**RÉSULTATS**

Les résultats sont exprimés en secondes et comparés à un témoin (plasma normal). Un temps allongé signifie une coagulation altérée, d'origine pathologique ou thérapeutique. Dans le cadre de la surveillance d'un traitement anticoagulant, la modification ou non des dosages de l'héparine standard non fractionnée dépend des résultats de ce test.

## Temps de prothrombine

Temps de coagulation du plasma sanguin en présence d'un extrait de tissu d'origine humaine, animale ou synthétique, la thromboplastine. SYN. *temps de Quick.*

**INDICATIONS**

La mesure du temps de prothrombine (T.P.) permet d'évaluer globalement l'activité des facteurs de la coagulation de la voie extrinsèque (coagulation déclenchée par le contact avec la thromboplastine libérée par les cellules). Ce test sert à rechercher une tendance hémorragique congénitale ou acquise, causée par un déficit en facteurs II, V, VII ou X, et à surveiller les traitements anticoagulants par les antivitamines K. Il peut être utilement complété par la mesure du temps de céphaline, qui évalue l'activité des facteurs de la coagulation de la voie intrinsèque.

**RÉSULTATS**

Les résultats sont exprimés en secondes, en pourcentage du temps obtenu par rapport à un témoin ou, mieux, en indice INR (*International Normalized Ratio* ou rapport international normalisé), qui tient compte de la sensibilité des réactifs et qui permet une comparaison des résultats avec ceux des autres laboratoires. Un temps de prothrombine allongé indique une coagulation altérée, d'origine pathologique ou thérapeutique. Dans la surveillance d'un traitement anticoagulant, la modification ou non des doses des antivitamines K dépend des résultats de ce test.

## Temps de saignement

Durée nécessaire pour qu'une incision de dimension standardisée, pratiquée à des fins d'examen, cesse de saigner.

**INDICATIONS**

La mesure du temps de saignement, méthode d'évaluation de l'hémostase primaire (agrégation des plaquettes entre elles, aboutissant à la formation d'un caillot dit « clou plaquettaire »), permet la recherche d'une tendance hémorragique due à une anomalie de cette phase de la coagulation. Cet examen, peu spécifique, est peu prédictif, sauf dans le cas d'une insuffisance rénale (urémie).

**TECHNIQUE**

Le temps de saignement peut être mesuré de deux manières. La méthode d'Ivy, qui est la plus employée, consiste à pratiquer sur l'avant-bras une incision de 1 millimètre de profondeur sur 1 centimètre de longueur, sous une pression de 40 millimètres de mercure maintenue par un tensiomètre (brassard servant à mesurer la pression artérielle). L'incision est calibrée afin d'assurer des conditions d'examen identiques à chaque fois. L'épreuve de Duke, plus ancienne, consiste à inciser horizontalement le lobe de l'oreille à l'aide d'un vaccinostyle, mais cette méthode est moins précise et moins utilisée.

**RÉSULTATS**

Le temps de saignement est normalement inférieur à 7-10 minutes. Ce temps est plus élevé en cas de thrombopénie (diminution du nombre des plaquettes dans le sang), de thrombopathie (anomalie de fonctionnement des plaquettes) et de maladie de Willebrand.

## Temps de thrombine

Temps de coagulation du plasma sanguin en présence de thrombine.

**INDICATIONS**

La mesure du temps de thrombine permet d'évaluer globalement la fibrinoformation, étape de la coagulation au cours de laquelle, sous l'action d'une enzyme, la thrombine, l'un des constituants du sang, le fibrinogène, se transforme en fibrine, substance protéique dont les filaments renforcent le clou plaquettaire. Cet examen court-circuite toutes les étapes précédentes de la coagulation, mesurées par le temps de prothrombine et le temps de céphaline. Il sert à diagnostiquer les dysfibrinogénémies (affections altérant la qualité du fibrinogène), à établir la présence de produits de dégradation du fibrinogène, confirmant ainsi une fibrinolyse, à rechercher une protéine myélomateuse, dont la mise en évidence suggère un myélome multiple, ou à démontrer la présence d'héparine dans le prélèvement.

**RÉSULTATS**

Le temps de thrombine est évalué en secondes et comparé à un témoin (plasma normal). Un temps de thrombine allongé indique la présence d'une antithrombine pathologique.

## Tendinite

Inflammation d'un tendon.

Un tendon, tissu fibreux unissant un muscle à un os, peut s'enflammer soit à la jonction musculotendineuse, soit à son point d'insertion sur l'os (enthésopathie), soit dans sa partie médiane.

**CAUSES**

Les tendinites ont des causes multiples, souvent associées. Elles peuvent être dues à des microtraumatismes répétés, professionnels ou sportifs notamment (épicondylite chez les joueurs de tennis, tendinite des adducteurs chez les danseurs, etc.), ou être d'origine dégénérative, le vieillissement des tissus entraînant une usure, voire une rupture, des fibres de collagène qui constituent le tendon (périarthrite scapulohumérale, par exemple). Une tendinite peut être liée à une maladie articulaire inflammatoire, par exemple à une spondylarthrite ankylosante (notamment au niveau de l'insertion du tendon d'Achille) ou à une polyarthrite rhumatoïde. Enfin, une tendinite peut compliquer un traitement antibiotique par les fluoroquinolones.

**SYMPTÔMES ET ÉVOLUTION**

La douleur est le symptôme dominant : souvent présente au repos, elle s'accentue à la palpation et lorsque l'on sollicite les articulations adjacentes au tendon enflammé. Le principal risque des tendinites non traitées est la rupture tendineuse.

**TRAITEMENT**

Il est fondé sur le repos, la prise d'anti-inflammatoires sous forme de pommades ou de gels, ou par voie orale, voire par infiltrations, et sur la physiothérapie (ionisations, ultrasons). En cas de tendinite chronique ou de rupture tendineuse, on a parfois recours à la chirurgie.

## Tendon

Tissu fibreux par l'intermédiaire duquel un muscle s'attache à un os. (P.N.A. *tendo*)

**STRUCTURE**

Les tendons sont formés de fibres de collagène disposées parallèlement ou en spirale, nourries par de fins vaisseaux sanguins. Certains (ceux des mains, des poignets, des pieds) possèdent de plus une enveloppe, la gaine synoviale, de même nature que la membrane synoviale qui tapisse la capsule des articulations mobiles. Elle sécrète un liquide lubrifiant qui permet un meilleur glissement dans ces régions anatomiques soumises à des frottements importants.

Les tendons peuvent être cylindriques, comme ceux des muscles des membres, ou plats et larges, comme ceux des muscles abdominaux : on parle alors de tendons aponévrotiques. Ils peuvent être très courts – le muscle s'insérant presque directement sur l'os –, comme pour les tendons des muscles de la racine de la cuisse, ou très longs, comme pour ceux des muscles extenseurs et fléchisseurs des doigts.

**PHYSIOLOGIE**

Flexible mais peu élastique (c'est le muscle qui joue ce rôle), le tendon est très résistant ; le tendon d'Achille peut ainsi supporter une traction de près de 300 kilogrammes.

**PATHOLOGIE**

■ **Les ruptures tendineuses** peuvent survenir à la suite d'une tendinite chronique, du fait de la fragilisation du tendon, ou sur un tendon préalablement sain, par exemple en cas d'effort violent sans échauffement ou de plaie cutanée profonde.

■ **Les tendinites** sont des inflammations d'un tendon, d'origine traumatique ou rhumatismale.

■ **Les ténosynovites** sont des inflammations de la gaine synoviale, membrane séreuse entourant certains tendons.

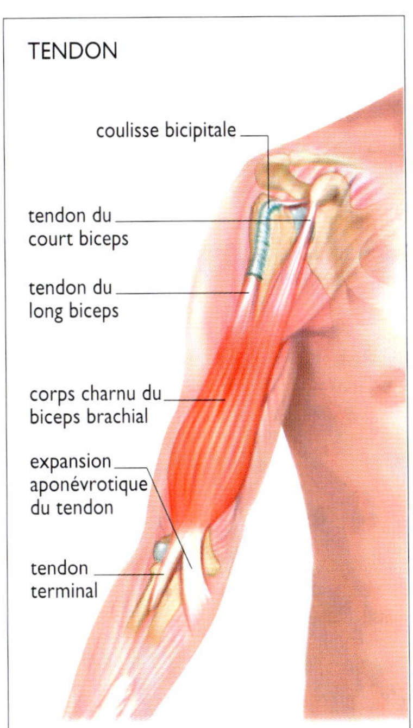


## Ténesme

Douleur anale, accompagnée d'une contracture du sphincter anal, qui précède ou suit une évacuation rectale, le plus souvent composée de glaires, de sang ou de pus.

Un ténesme s'observe lors du syndrome dysentérique (atteinte du rectum d'origine inflammatoire, parasitaire, infectieuse ou tumorale), où il s'associe à des épreintes (douleurs abdominales accompagnant l'émission des selles) et à de faux besoins. Tout ténesme nécessite donc un examen proctologique (examen clinique et endoscopique de l'anus et du rectum).

## Téniase, ou Tæniase

Maladie parasitaire due à l'infestation par des vers adultes, les ténias. SYN. *tæniasis, téniasis.*

Les ténias, dont certains types sont couramment appelés vers solitaires, sont des vers plats (cestodes) de taille variable, de quelques millimètres à plusieurs mètres de long. Leur extrémité antérieure, appelée scolex, porte des ventouses et parfois des crochets, servant d'organes de fixation sur la muqueuse de l'intestin grêle. Le corps est formé de segments plus ou moins rectangulaires contenant les organes génitaux mâles et femelles (les vers sont hermaphrodites). Le nombre de segments est variable suivant les ténias.

**DIFFÉRENTS TYPES DE TÉNIASES**

On en distingue quatre, selon l'espèce de ténia en cause.

■ *Tænia saginata,* très fréquent en France, est transmis par l'ingestion de viande de bœuf.

■ *Tænia solium* est transmis par l'ingestion de viande de porc.

■ *Diphyllobothrium latum,* agent de la bothriocéphalose, est transmis par l'ingestion de poissons d'eau douce.

■ *Hymenolepis nana,* responsable de l'hyménolépiose, parasitose fréquente chez les enfants, est un petit ténia transmis par l'ingestion d'insectes (puces, vers de farine) ou, surtout, des œufs du ver dans les pays tropicaux.

**CONTAMINATION**

Les ténias – sauf *Hymenolepis nana* – se transmettent à l'homme par des aliments contenant les larves et insuffisamment cuits.

**SYMPTÔMES ET SIGNES**

Une téniase se manifeste par une fatigue, un manque d'appétit ou, moins fréquemment, par un gros appétit, des maux de ventre, parfois par une diarrhée, des démangeaisons. Les dosages sanguins révèlent une augmentation

### TÉNIASE

**On distingue 4 grands types de téniases, dont les 3 principales se contractent en mangeant de la viande ou du poisson cru ou mal cuit, contenant des larves de ténia. Un sujet infecté peut aussi contaminer un autre sujet par contact avec des doigts souillés par des matières fécales. Hormis quelques troubles digestifs (maux de ventre, diarrhée), les symptômes sont souvent modérés et de toute façon non spécifiques, sauf si l'on observe dans les selles des fragments ou des œufs de ver.**

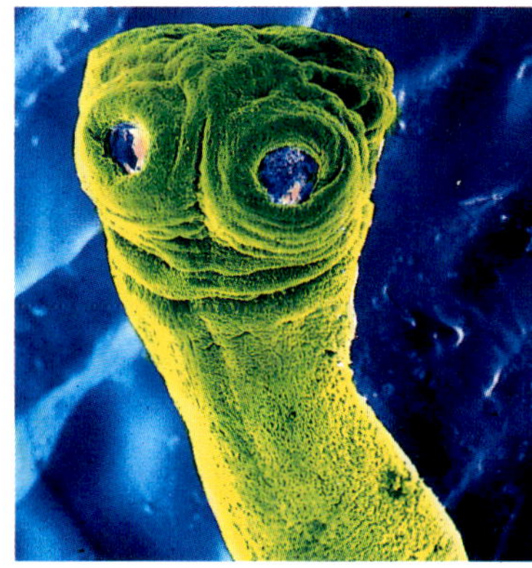

*La « tête » du ver est munie de ventouses qui se fixent à la muqueuse de l'intestin.*

**Cycle du parasite**

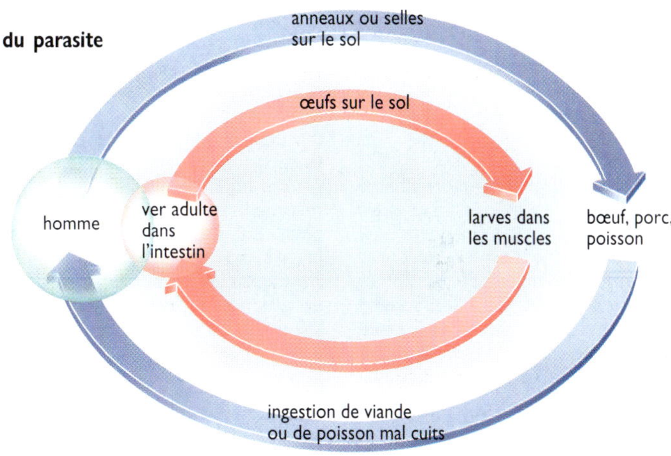

du nombre des globules blancs appelés éosinophiles. Une personne infestée par le ténia du bœuf élimine spontanément par l'anus des fragments de ver ayant l'aspect de nouilles plates, rosées ou blanchâtres, mobiles.

**TRAITEMENT ET PRÉVENTION**

La prise d'une purge est aujourd'hui inutile, l'administration orale d'un médicament antiparasitaire actif contre le ténia étant efficace en une ou deux prises. Deux médicaments sont utilisés : la niclosamide et le praziquantel. Le parasite est tué et éliminé entièrement par fragments digérés. La prévention repose sur une cuisson suffisante de la viande et du poisson.

→ VOIR Bothriocéphalose.

## Tennis elbow

→ VOIR Épicondylite.

## Ténodèse

Intervention chirurgicale réparatrice consistant à fixer un tendon à un os ou à un autre tendon.

L'objectif d'une ténodèse est de redonner un point d'appui à un muscle dont le tendon a été rompu et n'est pas réparable, comme lors des ruptures traumatiques ou spontanées du biceps. Cette intervention est souvent réalisée pour corriger des déformations paralytiques.

**TECHNIQUE**

La fixation solide d'un tendon permet d'utiliser ce point fixe pour récupérer un jeu articulaire lorsque les muscles antagonistes sont indemnes. Par exemple, une ténodèse des tendons fléchisseurs est pratiquée sur des doigts paralysés lorsque les extenseurs du poignet sont intacts, ce qui permet de redonner au sujet la possibilité de fermer les doigts lorsqu'il exécute une extension du poignet.

## Ténolyse

Libération chirurgicale d'un tendon dont la mobilité est entravée par des adhérences.

Ces adhérences peuvent être consécutives à un traumatisme, à une opération chirurgicale, à une tendinite ou à une ténosynovite (inflammation, respectivement, d'un tendon ou de sa gaine synoviale). La ténolyse consiste à décoller le tendon de toutes ses adhérences afin de lui rendre un jeu normal. Elle donne de bons résultats à condition que la rééducation soit entreprise suffisamment tôt, parfois le jour même. Les suites opératoires étant assez douloureuses, des anti-inflammatoires et des analgésiques sont souvent prescrits après cette intervention.

## Tenon (Jacques René)

Chirurgien français (Sépeaux, Yonne, 1724 - Paris 1816).

Il publia, en 1788, un ouvrage dénonçant les insuffisances des hôpitaux parisiens, en particulier le manque total d'hygiène. Après la Révolution française, il apporta son concours à la réorganisation des établissements hospitaliers.

## Ténorraphie

Suture chirurgicale d'un tendon sectionné.

Une ténorraphie est indiquée quand un tendon a été sectionné par accident ou rompu soit du fait d'une activité sportive trop violente, soit par usure, par exemple après une tendinite chronique.

**TECHNIQUE**

La ténorraphie, pratiquée sous anesthésie locorégionale ou générale, utilise des fils métalliques ou synthétiques. La suture peut être directe, par affrontement des bords, comme pour une plaie cutanée, ou utiliser un laçage en forme de 8 (une boucle du 8 passe dans un des bouts du tendon, l'autre boucle passe dans l'autre bout, le croisement du huit correspondant à la ligne de section). Dans le procédé de Sterling-Bunnel, le fil est passé à travers la peau de telle façon que le sommet de chaque boucle du 8 se trouve à la surface de la peau (seul le croisement du 8 passe à travers le tendon) ; après cicatrisation, il suffit de couper le fil à la surface de la peau et de tirer dessus avec précaution pour le retirer. Après une ténorraphie, un plâtre immobilise le membre jusqu'à cicatrisation. Celle-ci se fait en 6 à 8 semaines, au terme desquelles des séances de rééducation doivent être entreprises ; souvent, il est même préférable de commencer une rééducation plus tôt, afin d'éviter la formation d'adhérences.

## Ténosynovite

Inflammation de la gaine synoviale (membrane séreuse qui entoure certains tendons et facilite leur glissement).

Les principaux tendons munis d'une gaine synoviale sont ceux des muscles extenseurs et fléchisseurs des doigts et des orteils.

**CAUSES**

Les ténosynovites peuvent être dues au surmenage d'une articulation, à un rhumatisme inflammatoire (polyarthrite rhumatoïde, notamment), à une infection bactérienne (staphylococcie, tuberculose) ou à une inflammation locale : c'est le cas de la ténosynovite crépitante, qui atteint la gaine des tendons extenseurs des doigts au niveau du poignet, et de la ténosynovite sténosante de De Quervain, qui atteint la gaine commune à certains tendons des muscles du pouce et des autres doigts.

**SYMPTÔMES ET SIGNES**

Les symptômes sont ceux d'une tendinite : gonflement, douleur accentuée à la palpation et lorsque le tendon est mobilisé.

**TRAITEMENT**

Lorsque la ténosynovite est infectieuse, un nettoyage chirurgical (lavage de la gaine synoviale avec du sérum physiologique si le liquide est seulement inflammatoire, ablation de la gaine s'il y a du pus), associé à une antibiothérapie adaptée, est nécessaire ; le principal risque de ces ténosynovites est la rupture du tendon. Dans les autres cas, le traitement est fondé sur le simple repos de la zone douloureuse et sur la prise d'anti-inflammatoires.

## Tensiomètre

Instrument de mesure de la pression artérielle. SYN. *sphygmomanomètre.*

Le tensiomètre permet une évaluation de cette pression en millimètres de mercure (mmHg). Il donne deux chiffres correspondant aux pressions systolique (valeur maximale) et diastolique (valeur minimale). Chez l'adulte, on parle d'hypertension au-delà de 140/85 millimètres de mercure en position couchée et au repos. La pression artérielle systolique augmente physiologiquement avec l'âge en raison d'une perte de souplesse de l'appareil vasculaire.

**DESCRIPTION**

Un tensiomètre se compose d'un brassard gonflable, placé autour du bras du patient, d'une poire en caoutchouc, utilisée pour insuffler de l'air dans le brassard, et d'un système de mesure qui peut être, selon le cas, une jauge à ressort ou, plus récemment, un écran à affichage digital.

**UTILISATION**

La pression artérielle est couramment mesurée lors des visites médicales. Le brassard est gonflé jusqu'à ce que le pouls huméral ou radial ne soit plus perçu. Un stéthoscope est appliqué au niveau de l'artère humérale, au-dessus du pli du coude, puis le brassard est lentement dégonflé. La pression artérielle systolique correspond au moment où l'on perçoit à nouveau, à l'auscultation et à la palpation, les ondes du pouls, et la pression artérielle diastolique, au moment où les battements systoliques, ou bruits de Korotkoff, ne sont plus perçus à l'auscultation.

Il existe un procédé d'enregistrement sur 24 heures de la pression artérielle, appelé mesure ambulatoire de la pression artérielle (M.A.P.A.). Conservé pendant ce laps de temps, le brassard est relié à un boîtier contenant une pompe qui le gonfle automatiquement à intervalles réguliers et qui enregistre les valeurs mesurées, généralement sur un support informatique à mémoire solide. Il est également possible de se procurer dans le commerce un tensiomètre manuel ou automatique, permettant de contrôler chez soi sa propre pression artérielle.

## Tension artérielle

→ VOIR Pression artérielle.

## Tension oculaire

Pression qui règne à l'intérieur du globe oculaire. SYN. *pression intra-oculaire (P.I.O.).*

La régulation de la tension oculaire dépend de la sécrétion et de l'élimination de l'humeur aqueuse, liquide nutritif de la cornée et du cristallin. En effet, la tension oculaire est maintenue à un niveau normal grâce à l'équilibre entre la sécrétion et l'excrétion de l'humeur aqueuse.

Sécrétée de façon continue par le corps ciliaire (partie intermédiaire de la membrane uvéale, située à la limite de la choroïde et de l'iris), l'humeur aqueuse est éliminée en permanence dans l'angle iridocornéen, où elle passe par une sorte de filtre, le trabéculum (tissu translucide formé de fibres enchevêtrées). Elle s'écoule ensuite dans le canal de Schlemm, qui prolonge celui-ci, et elle sort de l'œil dans les veines épisclérales. La plus grande résistance à l'écoulement de l'humeur aqueuse se trouve dans le trabéculum.

**EXAMEN**
La tension oculaire est mesurée essentiellement à l'aide d'un appareil appelé tonomètre à aplanation, appuyé sur l'œil. Elle est évaluée en millimètres de mercure. Sa valeur normale varie entre 10 et 20 millimètres de mercure, augmente avec l'âge du sujet et peut être différente selon les heures du jour ou de la nuit, en particulier chez les sujets atteints d'un glaucome (augmentation de la pression intra-oculaire).

**PATHOLOGIE**
■ L'élévation de la tension oculaire, caractéristique du glaucome, peut être due à des modifications de l'angle iridocornéen (débris, sclérose du réseau trabéculaire, accolements entre l'iris et la cornée, augmentation de la pression veineuse épisclérale), qui empêchent l'humeur aqueuse d'être évacuée. L'augmentation de la sécrétion d'humeur aqueuse, par exemple au cours des uvéites, est plus rarement à l'origine d'une élévation de la tension oculaire.
■ La diminution de la tension oculaire, ou hypotonie, est essentiellement le symptôme d'une uvéite. Plus rarement, elle apparaît de façon temporaire après une opération chirurgicale sur l'œil (glaucome, cataracte, etc.) et de façon définitive en cas d'atrophie de l'œil (consécutive à un traumatisme ou à une pathologie sévère). Cette diminution de la tension oculaire se manifeste par des douleurs. Son traitement est celui de sa cause.

## Tente du cervelet
Expansion membraneuse de la dure-mère, tendue horizontalement, en arrière du tronc cérébral. (P.N.A. *tentorium cerebelli*)

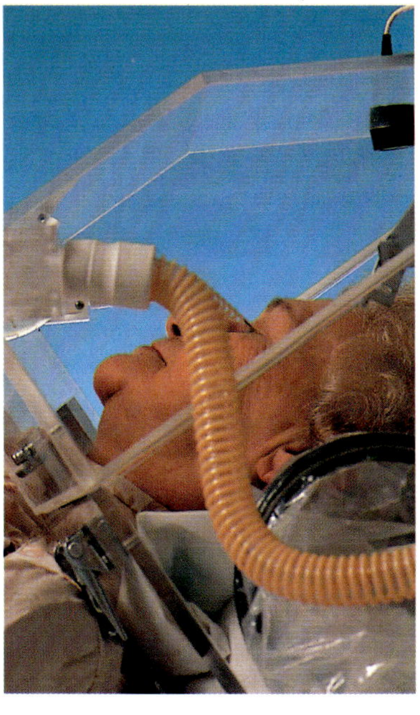

***Tente à oxygène.*** *Une enceinte étanche, reliée à une tubulure assurant l'apport d'oxygène, recouvre la tête et le thorax du malade.*

La tente du cervelet sépare le crâne en deux compartiments : l'étage supratentoriel, contenant le cerveau, et l'étage sous-tentoriel, comprenant le tronc cérébral et le cervelet.
→ VOIR Cervelet.

## Tente à oxygène
Enceinte qui permet l'oxygénothérapie d'un malade.

Une tente à oxygène est faite d'une toile ou d'un tissu synthétique, souple, léger, transparent, ininflammable, supporté par un cadre métallique. D'une capacité de 200 litres, elle recouvre le thorax et la tête du malade, qui peut bouger librement. La tubulure d'arrivée d'oxygène est reliée à un manodétendeur, lui-même relié à une bonbonne ou à un tuyau d'arrivée d'oxygène. L'oxygène traverse un bac de glace, qui l'humidifie, ce qui permet de rafraîchir l'intérieur de la tente. Le débit d'oxygène est réglé de 8 à 12 litres par minute. Un appareil, nommé oxymètre, permet de mesurer la concentration d'oxygène sous la tente.

Après avoir suivi un apprentissage, un patient ou un membre de sa famille peut se servir d'une tente à oxygène à domicile.

Pour l'oxygénothérapie du nourrisson, on utilise le hood, une cloche en matière plastique qui recouvre la tête de l'enfant.

## Tératogenèse
Formation et développement in utero d'anomalies aboutissant à des malformations. SYN. *tératogénie.*

Un médicament tératogène est un médicament qui entraîne une perturbation du développement embryonnaire ou fœtal lorsqu'il est administré à une femme enceinte. C'est le cas, par exemple, du thalidomide, utilisé dans le traitement de certaines maladies auto-immunes.
→ VOIR Malformation.

## Tératologie
Science qui traite des anomalies et des malformations liées à une perturbation du développement embryonnaire ou fœtal.

La tératologie expérimentale étudie l'action de différents facteurs sur l'embryon d'un animal.

Les nouvelles orientations de la tératologie recouvrent notamment les risques transplacentaires de formation de cancers, le retentissement fonctionnel des facteurs de risque sur divers viscères (foie, rein, appareil génital) et les phénomènes susceptibles d'entraîner des anomalies de développement intra-utérin.

## Tératome
→ VOIR Dysembryome.

## Térébrant
Qui creuse profondément.

Un ulcère profond est dit térébrant s'il tend à s'aggraver en creusant profondément le tissu sur lequel il se trouve (par exemple, la peau). Par extension, on appelle douleur térébrante une douleur profonde, pareille à un coup de poignard.

## Terminal
Qui arrive à sa fin.

Le stade terminal d'une maladie est son ultime phase, avec évolution vers la mort sans que l'on puisse empêcher celle-ci.

En anatomie, une artère est dite terminale lorsqu'elle ne se ramifie plus.

## Terrain
Ensemble des facteurs génétiques, physiologiques, tissulaires ou humoraux qui, chez un individu, favorisent la survenue d'une maladie ou en conditionnent le pronostic.

On parle, par exemple, de terrain allergique chez un patient lorsqu'il possède des antécédents personnels ou familiaux d'asthme, d'eczéma ou d'allergie, et montre, à la numération formule sanguine (N.F.S.), une tendance à l'hyperéosinophilie (augmentation dans le sang du nombre d'un type de globules blancs, les polynucléaires éosinophiles) et à l'élévation du taux d'immunoglobulines de type E (IgE).

## Terreur nocturne
Trouble du sommeil de l'enfant se manifestant par un cri ou par des pleurs perçants, accompagnés de signes d'angoisse majeure.

Contrairement au cauchemar, qui se produit durant le sommeil paradoxal (au cours duquel se forment les rêves), la terreur nocturne intervient pendant le sommeil lent profond (sommeil à ondes lentes), qui est, en principe, celui de la première partie de la nuit.

**FRÉQUENCE**
Ce trouble touche environ 3 % des enfants (contre moins de 1 % des adultes). Plus fréquent chez le garçon que chez la fille, il survient de préférence entre 4 et 12 ans, et peut se retrouver chez plusieurs membres d'une même famille.

**CAUSES**
La terreur nocturne est une parasomnie (comportement anormal pendant le sommeil) et, à ce titre, traduit une activité anormale du système nerveux central, par l'intermédiaire du système musculaire squelettique ou du système nerveux végétatif. Son mécanisme, mal connu, met en cause l'immaturité des systèmes d'éveil.

On peut cependant rechercher une cause aggravante telle qu'une maladie infectieuse, une prise médicamenteuse ou un facteur psychologique (conflits affectifs avec l'entourage, par exemple).

**SIGNES**
L'enfant se dresse brusquement sur son lit, 2 à 3 heures après le coucher, en proie à une peur intense. Ses yeux, grands ouverts, ont un aspect « vitreux ». Son corps est parcouru de tremblements et couvert de sueur. Il marmonne quelques mots, pleure ou crie. En général, il ne reconnaît ni ses parents ni son entourage et se montre incapable de préciser la cause de son épouvante. La durée de l'épisode, variable, peut aller jusqu'à une vingtaine de minutes. L'enfant finit par se rendormir. Au réveil, il aura le plus souvent tout oublié.

La terreur nocturne s'accompagne parfois d'une forme de somnambulisme, appelée « somnambulisme terreur », qui se manifeste par une déambulation pouvant associer un réflexe de fuite ou de lutte si le sujet est contraint ou maintenu par une tierce personne. De tels comportements risquent d'être à l'origine d'accidents (chute dans un escalier, passage au travers d'une porte vitrée, etc.). En règle générale, il ne faut pas tenter de réveiller un enfant lors d'un accès de somnambulisme ou de terreur nocturne.

**ÉVOLUTION ET TRAITEMENT**

Comme pour le somnambulisme, l'évolution est en général favorable, les terreurs nocturnes tendant à disparaître spontanément et persistant rarement à l'adolescence.

Il n'y a pas de traitement spécifique. La conduite appropriée consiste à empêcher l'enfant de se blesser lors des accès. Le traitement médicamenteux (benzodiazépines, antidépresseurs) est réservé aux cas graves par leur fréquence et leur intensité.

## Test

1. Examen, ou épreuve standardisée et étalonnée, permettant d'évaluer des aptitudes physiques ou psychologiques chez un individu donné.
2. Examen complémentaire pratiqué pour orienter ou confirmer le diagnostic d'une maladie.

Ces tests sont utilisés dans des domaines très variés, tels que la bactériologie (test d'immobilisation des tréponèmes, ou test de Nelson, par exemple, qui permet de détecter une syphilis) ou l'allergologie, où l'on utilise des tests cutanés pour déterminer la sensibilité de l'organisme à certains antigènes comme la tuberculine ou la candidine.

## Test d'acuité visuelle

Examen destiné à mesurer l'acuité visuelle.

Le test d'acuité visuelle comprend deux épreuves, l'une mesurant l'acuité visuelle de près, l'autre de loin. Il se déroule chez un ophtalmologiste.

**DÉROULEMENT**

Les épreuves font appel à différentes échelles selon qu'elles s'adressent à un adulte, à un enfant ou à un sujet illettré.

■ **Chez l'adulte,** l'échelle d'acuité la plus utilisée pour la vision de loin est celle de Monoyer, qui présente des lettres de taille décroissante inscrites sur un tableau lumineux ou projetées au mur à l'aide d'un projecteur de test. Le sujet étant placé à 5 mètres de l'échelle afin d'éliminer le facteur accommodatif, on lui fait lire le test œil par œil, sans correction, puis avec les verres correcteurs qui paraissent les plus appropriés pour lui. Les plus grosses lettres correspondent à une acuité de 1/10, les plus petites à une acuité de 10/10. L'acuité est notée, sans correction puis avec correction, et exprimée en dixièmes. Pour la mesure de l'acuité visuelle de près, le test le plus utilisé est celui de Parinaud. Lu à 33 centimètres, œil par œil, d'abord sans correction puis avec une correction adaptée, il fait appel à la lecture de fragments d'un texte écrit de plus en plus petit. Les plus grands caractères sont notés Parinaud 20 (P20) ou Parinaud 14, selon les tests ; les plus fins, P2 ou P1,5.

■ **Chez les enfants avant l'âge scolaire et chez les sujets illettrés,** la mesure de l'acuité visuelle de loin est identique à celle de l'adulte, mais utilise des dessins, des chiffres ou des « E » orientés dans différents sens et dont le sujet doit indiquer l'orientation. Les tests de près (tests de Rossano-Weiss) font appel à des dessins, à des chiffres ou à des « E » différemment orientés. Ils sont numérotés de la même manière (de R14 à R2) que les tests destinés à l'adulte sachant lire.

## Test épicutané

→ VOIR Épidermotest.

## Test de freinage

Examen permettant d'étudier la dynamique d'une sécrétion hormonale et l'efficacité de son rétrocontrôle, par administration de l'hormone ou d'un agoniste, en surveillant le ralentissement de la sécrétion physiologique de l'hormone qui doit normalement y faire suite.

Lors d'un test de freinage, plusieurs mesures (taux dans le sang ou dans les urines de l'hormone étudiée) sont effectuées, avant et après administration du produit freinateur. Le test de freinage surrénalien à la dexaméthasone (glucocorticostéroïde de synthèse ayant la propriété de freiner la sécrétion d'hormone adrénocorticotrophique [ACTH], laquelle stimule la sécrétion de cortisol), par exemple, permet notamment de dépister une sécrétion excessive de cortisol par les glandes surrénales.

→ VOIR Test de stimulation.

## Test d'intelligence

Épreuve standardisée permettant d'évaluer les capacités intellectuelles d'un sujet par comparaison avec une moyenne établie pour l'ensemble des individus ayant subi la même épreuve.

Parmi les tests d'intelligence, deux surtout sont utilisés.

■ **Le test de Binet-Simon** mesure l'âge mental réel par rapport à l'âge biologique. Il a ensuite été perfectionné en test de performance, ou quotient intellectuel (Q.I.), par les psychologues allemand et américain William Stern et Lewis M. Terman, respectivement en 1910 et en 1917.

■ **Le test de Wechsler-Bellevue,** élaboré au Bellevue Psychiatric Hospital de New York par le psychologue américain David Wechsler et publié en 1956, est destiné à explorer l'ensemble du fonctionnement psychique du sujet. Il consiste en une batterie de tests mettant en jeu différentes opérations intellectuelles : mise en ordre d'images, association de différents éléments, reconstitution de figures géométriques, etc.

## Test de Lancaster

→ VOIR Lancaster (test de).

## Test de pénétration croisée in vitro

Examen consistant à étudier en laboratoire le contact entre la glaire cervicale et le sperme.

Ce contact intervient normalement lors des rapports sexuels au niveau du col de l'utérus.

**INDICATIONS**

Un test de pénétration croisée in vitro peut être réalisé en cas de stérilité. Il permet de déceler si la glaire cervicale est la cause de l'infertilité, même lorsqu'un traitement œstrogénique a été préalablement prescrit pour l'améliorer. Il peut également dépister une stérilité immunologique (fabrication d'anticorps antispermatozoïdes par la femme, gênant la pénétration des spermatozoïdes dans les organes génitaux internes féminins). Il permet enfin de confirmer la nécessité d'une insémination artificielle.

**TECHNIQUE ET DÉROULEMENT**

Le test de pénétration croisée in vitro consiste à examiner, chez le couple infertile, d'une part un prélèvement de sperme (éjaculat), d'autre part un prélèvement de glaire cervicale, puis à mettre les deux prélèvements en contact. Parallèlement, un sperme témoin et une glaire témoin sont aussi utilisés pour apprécier la différence de comportement des spermatozoïdes de l'homme présumé infertile avec une glaire cervicale normale, et celle d'un sperme normal au contact de la glaire de la femme présumée infertile. Après 30 minutes, on apprécie la profondeur et l'intensité de pénétration des spermatozoïdes, ainsi que la qualité de leurs mouvements dans la glaire. Après 4 heures, on contrôle de nouveau la survie et la persistance de la mobilité des spermatozoïdes.

Le test se déroule en laboratoire et consiste simplement en un prélèvement simultané du sperme (par masturbation) et de la glaire (prélèvement effectué en position gynécologique). Une abstinence sexuelle préalable de 2 à 4 jours est demandée. Toute toilette vaginale interne doit par ailleurs être évitée, afin de ne pas modifier la glaire cervicale avant l'examen. Très souvent, un traitement œstrogénique a été préalablement prescrit à la femme pour améliorer la qualité de la glaire. Les résultats sont connus le lendemain de l'examen.

## Test de personnalité

Épreuve standardisée permettant d'étudier la personnalité d'un sujet ou de déterminer, sur le plan psychiatrique, son état ou ses tendances pathologiques.

Les tests projectifs, ou synthétiques, ont pour objet l'étude des réactions et des interprétations émises par le sujet devant divers types de sollicitations.

■ **Le test d'aperception thématique (T.A.T.),** inventé par le psychologue américain Henry Alexander Murray en 1935, utilise des planches d'images qui vont inspirer au sujet des scénarios, des réactions à propos des scènes représentées.

■ **Le test du bonhomme,** conçu en 1921 par la psychologue argentine Florence Goodenough, s'adresse aux jeunes enfants. Il consiste à leur faire dessiner un bonhomme : vers l'âge de 4 ans, le « bonhomme-têtard », où tête et corps ne font qu'un, fait place à une représentation plus différenciée témoignant d'un développement psychoaffectif normal.

■ **Le test de Rorschach** (1921), inspiré au psychiatre suisse Hermann Rorschach par la méthode des associations libres de Carl Gustav Jung, consiste à faire commenter au sujet une série de taches d'encre.

Les tests analytiques ont pour objectif de décrire l'ensemble des traits de personnalité du sujet.

■ **Le MMPI** (Minnesota Multiphasic Personality Inventory, ou *test multiphasique d'évaluation de la personnalité du Minnesota),* qui date de 1949, comporte plusieurs questionnaires dont le score révèle le caractère et les tendances affectives profondes du sujet.

■ **Le test de barrage**, dit de Zazzo, est utilisé pour l'évaluation de situations psychopathologiques ; divers autres tests existent, explorant l'attitude du sujet dans des situations données.

Depuis 1970, l'informatique a accru l'intérêt des tests à la fois en facilitant leur application et en assurant une meilleure fiabilité des résultats. En clinique comme en psychopharmacologie, les échelles d'évaluation de symptômes sont de plus en plus employées ; les plus connues sont l'échelle de Hamilton, qui évalue le degré d'anxiété et de dépression, l'ICD 10 (10e édition de la *Classification internationale des maladies,* établie par l'Organisation mondiale de la santé [O.M.S.]), et le DSM IV (quatrième édition du *Manuel diagnostique et statistique* publié par l'Association américaine de psychiatrie en 1995), qui repose en partie sur des critères descriptifs et quantifiables et représente une tentative de renouvellement de la classification des maladies mentales. Le champ d'application des tests est devenu considérable, voire excessif. On les utilise en psychiatrie (notamment pour confirmer le diagnostic de l'arriération mentale et de la détérioration sénile), en psychologie, en médecine du travail ainsi que pour la sélection et l'orientation professionnelles. Ils ont également un rôle important dans la recherche pharmacologique. Toutefois, les tests de personnalité ne sont qu'une technique d'appoint et ne peuvent remplacer l'évaluation de l'individu au cours d'une relation interpersonnelle.

## Test postcoïtal

→ VOIR Hühner (test de).

## Test respiratoire

Examen permettant d'étudier un mécanisme pathologique par simple analyse de l'air expiré.

Le test le plus utilisé est le test respiratoire à l'urée qui permet de détecter la présence de la bactérie *Helicobacter pylori* dans l'estomac. *Helicobacter pylori* est un germe qui vit à la surface de la muqueuse gastrique. Il possède une enzyme, l'uréase, qui transforme l'urée en dioxyde de carbone ($CO_2$) et en eau ($H_2O$).

**TECHNIQUE**

On fait ingérer au patient une solution d'urée marquée au carbone 13 (non radioactif). Si *Helicobacter pylori* est présent, il va décomposer l'urée et du $CO_2$ marqué au carbone 13 va apparaître dans l'air expiré. Si *Helicobacter pylori* est absent, l'urée marquée au carbone 13 sera absorbée et passera dans les urines.

Il existe d'autres types de tests respiratoires permettant d'explorer le fonctionnement du tube digestif et qui reposent sur le même principe général.

## Test de Schilling

→ VOIR Schilling (test de).

## Test de Schirmer

→ VOIR Schirmer (test de).

## Test de stimulation

Examen permettant d'étudier la dynamique d'une sécrétion hormonale en administrant un produit analogue à un stimulant physiologique connu de cette sécrétion puis en mesurant la réponse à cette stimulation.

Une seule mesure statique ne permettant pas d'apprécier finement le caractère pathologique ou non d'une sécrétion, plusieurs mesures (dosage du taux sanguin ou urinaire de l'hormone étudiée) sont effectuées, avant et après injection du produit de stimulation. Le test au Synacthène est un exemple de cette méthode : une réaction négative (faible sécrétion de cortisol) à l'injection de ce produit de synthèse, qui stimule normalement la sécrétion de corticostéroïdes par les glandes corticosurrénales, oriente le diagnostic vers une insuffisance surrénalienne.

→ VOIR Test de freinage.

## Test de la sueur

Examen ayant pour but la mise en évidence d'une sécrétion de sueur anormalement riche en chlorure de sodium.

Un taux trop élevé de chlorure de sodium dans la sueur constitue l'un des signes de la mucoviscidose, maladie héréditaire principalement caractérisée par un trouble de la sécrétion muqueuse, responsable d'atteintes respiratoires et pancréatiques graves. Le test est donc pratiqué, en général chez le nourrisson, pour dépister cette maladie.

**DÉROULEMENT**

Le test de la sueur est indolore et ne nécessire aucune préparation particulière. Il se pratique au cours d'une hospitalisation. En général, le nourrisson reste dans sa chambre, et l'examen est réalisé à son chevet. La chambre doit être au préalable un peu surchauffée de façon à stimuler la sécrétion de sueur. On applique alors sur l'avant-bras de l'enfant, au moyen d'une bande, une électrode de recueil, réalisant un dosage automatique du chlorure de sodium, constituée par une membrane perméable à la sueur et reliée à un appareil de mesure. La durée totale de l'examen est de 5 à 7 minutes. Le résultat est connu immédiatement ; il est pathologique au-delà d'une concentration en chlore de 60 millimoles par litre. Toutefois, cette valeur doit être retrouvée lors de deux examens successifs, pratiqués à quelques jours d'intervalle, pour que le diagnostic soit posé avec certitude.

**EFFETS INDÉSIRABLES**

Le surchauffage de la pièce peut être à l'origine d'un léger inconfort pour le nourrisson. Cependant, le risque de déshydratation est inexistant, compte tenu de la brièveté de l'examen.

## Test au Synacthène

→ VOIR Synacthène (test au).

## Test à la TRH

Épreuve utilisant la TRH (abréviation de l'anglais *Thyrotropin Releasing Hormone,* hormone libérant de la thyrotropine) afin d'étudier la réponse d'hormones hypophysaires, dont la sécrétion est normalement stimulée par la TRH, au cours de maladies touchant l'hypothalamus ou l'hypophyse.

La TRH est élaborée par certaines cellules nerveuses de l'hypothalamus ; elle se fixe sur les récepteurs de certaines cellules de la partie antérieure de l'hypophyse, responsables de la sécrétion d'hormone thyréotrope, ou TSH, dont le rôle est de stimuler le fonctionnement de la glande thyroïde, et de la sécrétion de prolactine (hormone assurant la montée laiteuse en fin de grossesse). La TRH stimule ainsi la production hormonale de ces cellules.

**TECHNIQUE**

Ce test consiste à injecter au patient, par voie veineuse, de la TRH synthétique identique au produit naturel, puis à effectuer des dosages de TSH ou de prolactine dans des prélèvements successifs de sang veineux afin de mesurer la réponse (sécrétion de TSH ou de prolactine) à cette stimulation.

**DÉROULEMENT**

Le test se déroule en laboratoire spécialisé ou à l'hôpital, le matin entre 8 et 9 heures, la sécrétion des hormones étudiées étant très sensible au stress et à l'activité physique. Il dure selon le cas de 25 minutes à 2 heures. Le patient doit être à jeun et rester allongé pendant la durée de l'examen. On installe dans une de ses veines un cathéter qui permettra de réaliser des prélèvements successifs de sang veineux.

■ **Le test à la TRH étudiant la sécrétion de prolactine** nécessite le plus souvent 6 prélèvements réalisés à 0, 15, 30, 45, 60 et 120 minutes de l'injection de TRH. Chez un patient souffrant d'une sécrétion excessive de prolactine, un test positif oriente vers une cause non hypophysaire, un test négatif vers une lésion de l'hypophyse (adénome).

■ **Le test à la TRH étudiant la sécrétion de TSH** nécessite 3 prélèvements sanguins réalisés à 0, 15 et 30 minutes de l'injection. Chez un sujet hypothyroïdien, une réponse positive mais faible oriente le diagnostic vers une lésion de l'hypophyse. Dans ce cas, la réponse peut être retardée, et il est parfois nécessaire de prolonger le test et d'effectuer des prélèvements supplémentaires à 60, 90 et 120 minutes de l'injection. En cas d'hypothyroïdie périphérique, la réponse est explosive.

**EFFETS INDÉSIRABLES**

Dans certains cas, le patient ressent au moment de l'injection une bouffée de

**DIFFÉRENTS TYPES DE THÉRAPIE GÉNIQUE**

La thérapie génique utilise un gène qu'elle introduit dans des cellules du malade. Selon la nature des cellules touchées, on distingue deux méthodes.

■ **La thérapie génique germinale, ou thérapie génique sexuelle,** consisterait à appliquer la thérapie génique à un embryon, au stade où celui-ci est formé d'un amas de cellules, ou aux cellules germinales (ovules, spermatozoïdes) d'un adulte. Le gène introduit serait alors transmis à toutes les cellules filles des premières cellules embryonnaires, c'est-à-dire à toutes les cellules du futur individu : il y aurait donc modification du patrimoine génétique de l'espèce humaine. De plus, les cellules germinales du futur individu étant touchées comme les autres, le nouveau patrimoine serait transmis héréditairement à toute sa descendance.

Une telle approche thérapeutique viole le principe qui veut qu'on ne touche jamais au patrimoine héréditaire d'un individu et est donc formellement interdite, de peur qu'elle ne soit progressivement utilisée pour des indications non justifiées (par exemple pour corriger des défauts non invalidants mais simplement disgracieux), puis à des fins d'eugénisme.

■ **La thérapie génique somatique** consiste à introduire les gènes exclusivement dans des cellules somatiques (non sexuelles). C'est à cette technique que se limite actuellement le champ d'activité et de recherche en thérapie génique.

## Principes et techniques de la thérapie génique somatique

**PRINCIPES GÉNÉRAUX**

La thérapie génique somatique consiste à remplacer dans les cellules du malade le « gène défectueux » (qui est responsable de la maladie) par un gène normal ; dans certains cas, il suffit d'introduire le gène normal sans qu'il soit nécessaire de retirer le gène qui ne fonctionne pas. Ainsi, une greffe d'organe peut être considérée comme un exemple de thérapie génique, au sens large, car l'organe ainsi modifié contient des gènes provenant d'un autre individu (le donneur), destinés à remplacer ceux qui sont défectueux chez le malade.

La thérapie génique somatique repose sur le fait que, dans l'organisme, chaque cellule est spécialisée et ne possède que quelques fonctions qui lui sont propres : ainsi, une cellule du foie peut éliminer certaines substances toxiques (produites par l'organisme ou d'origine alimentaire, comme l'alcool) ou fabriquer de l'albumine mais est incapable de fabriquer des anticorps (ceux-ci étant exclusivement fabriqués par les lymphocytes).

Pour soigner une maladie héréditaire, il n'est donc pas nécessaire de corriger le défaut génique dans toutes les cellules de l'organisme mais simplement dans celles des organes touchés : ainsi, en cas de myopathie, maladie congénitale résultant d'une altération des fibres musculaires, la correction du défaut n'est nécessaire que dans les muscles.

**TECHNIQUE**

Dans la pratique, la technique à employer dépend entièrement de l'organe (ou des organes) en cause. Plus il est difficile d'accès (comme par exemple le cerveau), plus la thérapeutique sera techniquement difficile.

Le cas le plus simple est celui où le défaut se manifeste dans le sang, comme cela se produit dans l'hémophilie, maladie caractérisée par l'absence d'une protéine (le facteur VIII) qui participe au mécanisme de la coagulation. Il suffit alors d'introduire le « bon » gène, produit en laboratoire, soit dans une cellule du sang de très longue durée de vie (lymphocyte, par exemple), soit dans les cellules qui constituent les parois des vaisseaux. Les cellules qui auront reçu le bon gène liront l'information qu'il porte, fabriqueront en conséquence la protéine manquante et la rejetteront dans le sang : le défaut sera ainsi corrigé.

Le problème est plus complexe lorsque le défaut est situé dans une partie très difficilement accessible du corps. Dans le cas de la myopathie, le « bon » gène doit être introduit dans une grande proportion des cellules musculaires (au moins 20 % dans la myopathie de Duchenne, par exemple). Dans quelques cas particuliers, cependant, la modification d'un très petit nombre de cellules est suffisante, par exemple lors de certains déficits immunitaires de l'enfant, pour lesquels la manipulation génétique est amplifiée par la prolifération des quelques cellules auxquelles la thérapie génique a été appliquée.

La nécessité d'introduire le gène favorable dans un grand nombre de cellules constitue néanmoins dans la plupart des cas l'une des difficultés principales de la thérapie génique. À cette fin, il est indispensable de confier le gène à un vecteur, élément capable de l'apporter à toutes les cellules qui en ont besoin.

Dans l'état actuel de la technique, les vecteurs les plus utilisés sont des virus rendus inoffensifs par un traitement en laboratoire. Les virus sont en effet capables d'infecter les cellules en s'introduisant en elles. Si le bon gène leur a été ajouté, la cellule infectée le recevra simultanément. Le virus ayant été rendu inoffensif, il n'aura aucun effet, mais la cellule, qui aura ainsi récupéré le bon gène, verra son défaut corrigé.

Dans la pratique, plusieurs stratégies ont été imaginées et commencent à être utilisées. Aucune n'est cependant tout à fait satisfaisante et la thérapie génique restera pour quelques années encore purement expérimentale. Aujourd'hui, toutes les tentatives qui ont abouti à un résultat positif sont trop complexes et trop peu efficaces, sur une longue durée, pour être envisagées à grande échelle. Elles permettent cependant, d'une part, de démontrer que la génothérapie n'est pas une utopie mais un grand espoir pour l'avenir et, d'autre part, de mettre en évidence tous les problèmes pratiques qui n'avaient pas été imaginés, compte tenu de l'extrême complexité du corps humain.

Jusqu'à présent, deux stratégies différentes sont en cours de mise au point.

■ **La technique in vitro** consiste à recueillir des cellules de l'individu à traiter (par exemple des lymphocytes, par une simple prise de sang) et à y introduire les bons gènes soit par transfection (technique de laboratoire qui permet d'introduire de l'A.D.N. dans une cellule à noyau), soit grâce à des virus. Ces cellules, qui possèdent alors le bon gène, sont réintroduites dans le sang par une injection intraveineuse. La première expérience de thérapie génique (thérapie du déficit en adénosine désaminase) a été réalisée ainsi. Cette stratégie ne peut être utilisée que pour des défauts génétiques se manifestant dans le sang ou localisés dans des cellules que le sang peut atteindre.

■ **La technique in vivo** consiste en général à associer le bon gène à un vecteur (un virus par exemple), qui sera capable de le transporter là où sa présence est nécessaire. Pour être efficace, il faut que celui-ci soit capable d'accéder spécifiquement à toutes les cellules qui doivent être corrigées et d'y pénétrer. Cette technique reste encore plus théorique que pratique.

Dans certains cas particuliers, il est possible de corriger le gène sans utiliser de virus. Ainsi, le symptôme le plus invalidant de la mucoviscidose est l'augmentation de la viscosité des sécrétions des bronches, à l'origine de difficultés respiratoires ; pour le supprimer, il suffit de corriger les cellules qui constituent les parois des bronches. La solution consiste à fabriquer des microgouttelettes, composées du bon gène que l'on veut apporter et de certaines graisses, et à les mélanger à de l'air pour constituer un aérosol que l'on donne à respirer au malade : les microgouttelettes se déposent sur les cellules qui tapissent les parois des bronches, qui de ce fait captent le bon gène et sont ainsi corrigées. Une autre possibilité de traitement in vivo consiste à créer en laboratoire un minuscule organe artificiel, appelé organoïde, constitué de cellules contenant le gène qui fait défaut au malade. Pour cela, un petit morceau de Téflon est déposé sur une culture de fibroblastes (cellules constituant l'essentiel du tissu conjonctif de l'organisme), qui se fixent spontanément sur lui et prolifèrent, l'ensemble formant alors un tout petit organe artificiel. Comme chacune des cellules qui le constituent contient le bon gène, celles-ci peuvent utiliser l'information qu'il porte pour fabriquer la protéine qui manque au malade : cet organoïde est donc comme une petite usine fabriquant la protéine manquante. Il est alors greffé là où celle-ci est nécessaire.

Ces techniques ne peuvent s'appliquer qu'aux maladies héréditaires à transmission récessive ou dues à un défaut d'un seul gène : il « suffit » alors de pallier la fonction manquante en apportant le gène qui pourra l'assurer. Mais, parfois, le problème à résoudre est plus complexe. C'est le cas notamment des maladies polygéniques (où plusieurs gènes sont en cause, le défaut de chacun d'entre eux devant être corrigé) et des maladies héréditaires à transmission dominante, dont les symptômes ne sont pas liés à la perte d'une fonction dont un gène était responsable, mais au fait que le gène altéré conduit à la fabrication d'une substance toxique ; il faut alors non seulement apporter le gène manquant, mais détruire de surcroît le gène défectueux.

Enfin, il est parfois trop tard pour agir. Ce cas se présente principalement lors de maladies neurologiques caractérisées par une destruction ou une altération des cellules nerveuses, qui ne se renouvellent pas. Apporter le bon gène ne sert alors à rien puisque les dégâts sont irréversibles, les cellules ne pouvant être remplacées.

### Limites de la thérapie génique

Il est actuellement difficile de parler des résultats de la thérapie génique, puisque celle-ci n'est encore qu'en phase expérimentale. Même si l'on connaissait un pourcentage global d'efficacité, il serait seulement indicatif et n'aurait aucune valeur statistique, étant donné le nombre infime de malades traités. On peut néanmoins indiquer que certaines expériences ont été interrompues à cause d'effets indésirables, et que l'on parle pour l'instant, pour les expériences en cours ou terminées, davantage d'amélioration des symptômes que de guérison.

En outre subsistent deux inconnues notables : l'efficacité à long terme et les effets indésirables probables de cette technique.

#### EFFICACITÉ À LONG TERME

Le principe général de la thérapie génique est d'introduire le bon gène dans une cellule, qui lira l'information qu'il contient et fabriquera la protéine manquante. Si cette cellule meurt, la correction qui avait été obtenue disparaît donc avec elle. Or, à quelques exceptions près (cellules nerveuses par exemple), les cellules ne vivent pas très longtemps et sont constamment remplacées par de nouvelles. Dans l'état présent de la technique, l'effet thérapeutique obtenu ne peut donc être que transitoire.

Pourtant, dans la phase actuelle des recherches, il s'agit d'un avantage et le maximum est fait pour que les cellules corrigées ne vivent pas trop longtemps. En effet, pendant toute cette période expérimentale, les risques d'échec et d'effets secondaires graves ne peuvent être exclus. Il est donc préférable que la correction ne soit que brève : cela oblige à renouveler fréquemment le geste thérapeutique, mais le gain de sécurité est considérable.

Dans l'avenir, lorsque tous les effets secondaires possibles seront connus et corrigés, le problème de la longévité de la correction sera fonction de la pathologie à traiter. Dans le traitement du cancer ou du sida, une faible durée d'efficacité ne poserait pas de problème car, une fois la tumeur ou les cellules infectées par le V.I.H. détruites, la maladie est guérie. Par contre, en cas de maladie héréditaire, la correction doit persister tout au long de la vie. Il conviendra pour cela de trouver des cellules à durée de vie particulièrement longue et de renouveler périodiquement la thérapie.

#### EFFETS INDÉSIRABLES

La complexité extrême des gènes et de leur fonctionnement est encore très mal connue. On craint notamment que la thérapie génique ne perturbe de subtiles relations entre gènes. Ainsi, des animaux traités par thérapie génique pour grossir (à des fins de recherche ou d'amélioration de la production agricole) sont devenus stériles pour des raisons encore obscures. C'est pourquoi cette technique est encore réservée à des maladies graves (souvent mortelles) et incurables.

### Perspectives de la thérapie génique

En dépit de ces restrictions, il semble que la thérapie génique puisse constituer, dans quelques années ou dizaines d'années, une avancée médicale au moins comparable à la découverte des antibiotiques ou du rayonnement X.

Les techniques de génétique peuvent aussi être utilisées pour produire des médicaments ou des vaccins, même s'il ne s'agit pas à proprement parler de thérapie génique. Ainsi, le traitement du diabète consiste à injecter au patient plusieurs fois par jour l'insuline qui lui fait défaut. Cette hormone, obtenue à partir de pancréas d'animaux, est parfois reconnue comme étrangère par l'organisme du patient. Celui-ci fabrique alors des anticorps qui la détruisent immédiatement. La solution qui consisterait à injecter de l'insuline humaine est irréalisable car il faudrait disposer de milliers de pancréas humains. Il est possible en revanche d'introduire le gène humain permettant la fabrication de l'insuline dans des cellules en culture (bactéries), qui produisent alors de l'insuline humaine qu'il ne reste plus qu'à purifier. La méthode est applicable aussi dans d'autres cas. Par exemple, la protéine qui manque dans le sang des hémophiles (le facteur VIII de la coagulation) peut être extraite du sang humain, mais la substance ainsi obtenue est dangereuse car elle peut contenir des virus (hépatite B ou C, sida). Une solution consiste à la faire produire par des cultures de cellules dans lesquelles le gène humain du facteur VIII a été introduit. Quelques dizaines de protéines sont actuellement fabriquées de cette manière (insuline, facteur VIII, érythropoïétine, TNF ou facteur nécrosant les tumeurs, etc.) : on les appelle protéines recombinantes. À terme, toutes les maladies qui peuvent être soignées par injection d'une protéine manquante pourront bénéficier de cette technique.

**Les applications de la thérapie génique aux maladies non héréditaires**

Les principales maladies actuellement concernées par la thérapie génique sont les cancers, mais les indications pourraient s'étendre avec le développement des techniques. Dans l'état présent des recherches, il n'est pas envisageable de guérir les cellules malades. La stratégie consiste au contraire à les détruire sans altérer les cellules saines, ce qui est impossible avec la chimiothérapie classique. Trois principales techniques sont actuellement envisagées :
- modifier, par les techniques de génétique, des cellules du patient (lymphocytes, par exemple), afin qu'elles détruisent les cellules malades (cellules tumorales, par exemple), en faisant en sorte qu'elles fabriquent des substances toxiques pour ces cellules ;
- introduire spécifiquement dans les cellules malades un gène qui, lorsqu'elles le liront, conduira à la fabrication d'un produit toxique qui les tuera ;
- introduire un gène capable de stimuler les défenses immunitaires du patient (dont la déficience a permis le développement de la tumeur).

## Thermalisme

Utilisation thérapeutique des eaux minérales.
SYN. *crénothérapie.*

Il existe différentes eaux minérales, qui se distinguent par leurs composants : résidu sec (ce qui demeure après évaporation de l'eau) associant des éléments minéraux de concentration forte (sulfures, sulfates, chlore, bicarbonates sodique et calcique) ou faible (arsenic, fer, sélénium, éléments radioactifs), gaz (gaz carbonique, hydrogène sulfuré), boues naturelles abritant des micro-organismes. La température à la source est variable : de plus de 50 °C à moins de 20 °C.

#### INDICATIONS ET TECHNIQUES

La composition d'une eau oriente son utilisation thérapeutique : les eaux sulfurées, par exemple, sont principalement connues pour leur effet chez les patients souffrant de maladies respiratoires, oto-rhino-pharyngées ou de rhumatismes ; les eaux bicarbonatées sont très indiquées en pathologie digestive. On reconnaît en France une indication précise pour chaque type d'eau ; dans les autres pays d'Europe, cette disposition n'est pas suivie avec la même rigueur.

Le thermalisme est indiqué dans différentes affections chroniques, en dehors des poussées aiguës, les eaux étant utilisées sous différentes formes :
- dans l'artériopathie des membres inférieurs au stade de douleurs à la marche, sous forme de bains, douches, exercices en piscine et injections de gaz thermal ;
- dans le traitement des maladies digestives et métaboliques (colopathies, obésité, suites d'hépatite), sous forme de boissons, bains, douches, cataplasmes de boue, exercices en piscine et lavements ;
- en neurologie, sous forme de bains, douches, mouvements en piscine et cataplasmes de boue ;
- dans le traitement des maladies de la peau et des muqueuses (eczéma, psoriasis, couperose, cicatrices, gingivite et glossite, brûlures), sous forme de bains de bouche, bains, douche filiforme sous forte pression, compresses, exercices en piscine ;

- en phlébologie (suites récentes de phlébite, maladies vasculaires), principalement sous forme de bains ;
- dans le traitement des affections psychosomatiques (névroses, dépressions bénignes), le plus souvent sous forme de bains ;
- dans le traitement des affections rénales et du métabolisme, sous forme de boissons et de bains ;
- dans le traitement des maladies respiratoires (sinusites, otites, asthme, bronchites), sous forme de boissons, inhalations, gargarismes, bains et irrigations nasales sous pression, associés à la rééducation respiratoire, au drainage postural et à l'insufflation tubaire ;
- en rhumatologie (arthrose, lombalgies, rhumatisme inflammatoire en dehors des poussées, séquelles de traumatismes), sous forme de bains, douches, mobilisations en piscine, bains et cataplasmes de boue.

**DÉROULEMENT**

Une cure dure environ deux à trois semaines, davantage dans certains pays, et peut être renouvelée autant que nécessaire. Au cours du traitement, l'eau est utilisée au lieu d'émergence, ou griffon, sous différentes formes (boissons, inhalations, etc.), dont plusieurs sont associées pour traiter une même affection. L'eau est, au besoin, refroidie ou réchauffée avant utilisation. Le climat du site, associé au changement de vie et à l'éloignement du domicile habituel que suppose la cure, contribue aux effets bénéfiques de celle-ci. Les résultats ne se voient que plusieurs semaines après la cure, voire au bout de plusieurs mois. Le thermalisme permet, dans les affections chroniques, une diminution du nombre et de l'intensité des poussées ainsi qu'une réduction de la consommation médicamenteuse.

**CONTRE-INDICATIONS**

Les insuffisances hépatiques, rénales et cardiaques graves ainsi que les cancers en évolution constituent autant de contre-indications au thermalisme.

## Thermocoagulation

→ VOIR Électrochirurgie.

## Thermographie

Examen consistant à visualiser et à enregistrer la chaleur émise par certaines régions de l'organisme.

La thermographie est surtout utilisée pour rechercher les lésions cancéreuses du sein. La technique repose sur la détection de chaleur locale liée à la forte vascularisation des zones atteintes par une tumeur maligne. Les modifications de chaleur sont captées par une caméra à infrarouges placée devant le sein. Cet examen, anodin, sert au diagnostic, au pronostic et à la surveillance des cancers du sein.

La thermographie est aujourd'hui le plus souvent abandonnée en raison de la grande fiabilité des examens radiographique (mammographie) et échographique.

## Thermomètre

Instrument destiné à mesurer la température du corps.

Un thermomètre possède une échelle graduée de 32 à 44 °C. Il existe également des thermomètres, dont l'échelle est graduée de 20 à 35 °C, destinés à mesurer la température de personnes en hypothermie (abaissement de la température du corps au-dessous de 36 °C).

Longtemps utilisé, le thermomètre à mercure est maintenant abandonné en France, en raison des dangers liés au mercure lorsque le thermomètre se casse. Il est remplacé par le thermomètre électronique ou le thermomètre à infrarouges.

Avec le thermomètre électronique, il est possible de prendre la température dans le rectum (ce qui ne se fait pas dans les pays anglo-saxons), au creux de l'aisselle ou dans la bouche, sous la langue. La valeur moyenne de la température corporelle est de 37 °C, mais celle-ci varie en fonction de l'endroit où s'effectue la mesure. La température buccale est en effet inférieure de 0,2 à 0,4 °C à la température rectale. Avec un thermomètre à infrarouges, on prend la température dans l'oreille, au contact du tympan. La température tympanique est très proche de la température rectale. Très précise, la prise de température auriculaire permet de détecter la fièvre une demi-heure avant une mesure de température rectale.

L'utilisation du thermomètre est généralement sans danger. Cependant, la prise trop fréquente de la température rectale peut provoquer une ulcération, voire une rectorragie (émission de sang par l'anus).

Dans les milieux hospitaliers, on s'oriente, pour des raisons d'hygiène, vers l'emploi de thermomètres à usage unique (cutanés, par exemple) ou de sondes thermosensibles.

**ENTRETIEN**

Après chaque utilisation, le thermomètre électronique se désinfecte avec de l'alcool. Le thermomètre à infrarouges est protégé par un capuchon jetable.

## Thermophobie

Crainte de la chaleur avec sensation permanente d'avoir trop chaud.

La thermophobie doit être distinguée des bouffées de chaleur de la ménopause, qui sont paroxystiques et s'accompagnent de rougeurs du visage et de sueurs, et aussi des crises sudorales, très fugaces, du phéochromocytome (tumeur, bénigne ou maligne, des glandes médullosurrénales, responsable d'hypertension artérielle) et de l'acromégalie (hypertrophie du crâne, des mains et des pieds due à une hypersécrétion d'hormone de croissance par l'hypophyse).

Une thermophobie est un signe caractéristique d'hyperthyroïdie, les hormones thyroïdiennes stimulant la consommation d'oxygène et donc la libération de chaleur. Elle disparaît avec le traitement de sa cause.

La thermophobie sans cause retrouvée fait partie des phobies.

## Thermorégulation

Maintien par l'organisme de sa propre température.

La thermorégulation est une fonction complexe, régulée par le système nerveux central, essentiellement par l'hypothalamus (ensemble de formations grises situées dans le troisième ventricule, au centre du cerveau), en coopération avec le système limbique (au centre du cerveau) et la substance réticulée (dans la moelle épinière).

La température du corps est le résultat des phénomènes conjugués de production et de déperdition de chaleur. La chaleur produite, qui s'ajoute à la chaleur reçue de l'extérieur, résulte des réactions chimiques intracellulaires et des contractions musculaires. La déperdition se fait spontanément à travers la peau ; elle est favorisée par la vasodilatation superficielle (dilatation des vaisseaux sanguins de la peau) et par la sudation, suivie de l'évaporation de la sueur. Le maintien d'une température à peu près constante (homéothermie) dans une étroite fourchette de valeurs (de 36,5 °C à 37,3 °C de température rectale) permet aux cellules de l'organisme de vivre dans un milieu équilibré malgré les variations de température du milieu extérieur.

## Thiamine

→ VOIR Vitamine B1.

## Thoraco-phréno-laparotomie

Incision chirurgicale du thorax, du diaphragme et de l'abdomen.

La thoraco-phréno-laparotomie est une voie d'abord permettant d'opérer, sous anesthésie générale, des organes thoracoabdominaux, par exemple de pratiquer l'ablation des tumeurs, bénignes ou malignes, du foie, de la rate, des glandes surrénales ou de l'extrémité inférieure de l'œsophage, lorsqu'elles sont volumineuses.

## Thoracoplastie

Ablation chirurgicale de 3 à 8 côtes.

La thoracoplastie était autrefois employée dans le traitement de la tuberculose pulmonaire par collapsothérapie, technique consistant à provoquer un collapsus (affaissement) d'une zone du poumon pour priver le bacille de Koch de l'oxygène indispensable à sa vie. Lourde de conséquences respiratoires (insuffisance respiratoire) et rachidiennes (déformations scoliotiques), cette intervention est aujourd'hui abandonnée.

## Thoracoscopie

→ VOIR Pleuroscopie.

## Thoracotomie

Ouverture chirurgicale du thorax.

La thoracotomie, intervention pratiquée sous anesthésie générale, est le premier temps des interventions chirurgicales portant sur les organes du thorax, notamment les poumons et le cœur. Il en existe deux variantes, latérale et antérieure.

■ **Dans la thoracotomie latérale,** le chirurgien fait une incision entre deux côtes, sous le creux de l'aisselle ; il peut étendre l'incision plus ou moins loin sous le sein ou sous l'omoplate ; il écarte ensuite les deux côtes pour continuer l'opération.

■ Dans la thoracotomie antérieure (sternotomie), le chirurgien fait une incision verticale dans le sternum, puis écarte les deux fragments de cet os ; à la fin de l'opération, le sternum est remis en place et suturé solidement par des fils métalliques.

**CONSÉQUENCES**

Une thoracotomie peut entraîner des douleurs thoraciques d'une durée très variable, allant selon les sujets d'une dizaine de jours à plusieurs mois, voire plusieurs années, qui rendent souvent nécessaires la prise d'analgésiques et des séances de kinésithérapie respiratoire (massages de la cicatrice, exercices, etc.).

## Thorax

Partie supérieure du tronc, séparée de l'abdomen par un muscle appelé diaphragme, contenant les principaux organes de la respiration et de la circulation. (P.N.A. *thorax*)

**STRUCTURE**

Le thorax s'étend de la racine du cou à la partie haute de l'abdomen. Il s'articule avec les deux membres supérieurs par les articulations scapulohumérales. Il est composé d'une enveloppe cutanée et musculaire, d'un squelette osseux, la cage thoracique, qui contient les deux poumons, l'œsophage, le cœur et les gros vaisseaux qui y parviennent ou s'en détachent.

■ **La cage thoracique** est formée des 12 vertèbres dorsales, la première s'articulant avec la 7e vertèbre cervicale et la dernière avec la première vertèbre lombaire. Des côtes, au nombre de 12 paires, partent des vertèbres et viennent s'insérer en avant, grâce aux cartilages costaux, sur un os plat et allongé, le sternum. Les deux côtes les plus basses sont libres. Le sternum se compose d'une pièce supérieure, le manubrium, et d'une pièce inférieure, plus grande, prolongée par l'appendice xiphoïde. La cage osseuse ainsi formée est souple et mobile, les côtes s'horizontalisent à l'inspiration et s'abaissent lors de l'expiration.

■ **Le diaphragme**, limite inférieure du thorax, est un muscle aplati, essentiel pour la fonction respiratoire. Il se compose de deux parties : une partie centrale fibreuse, appelée centre phrénique, et une partie latérale musculaire qui s'insère latéralement sur les côtes et en arrière sur le rachis. En se contractant pendant l'inspiration, le diaphragme augmente le volume du thorax et permet l'expansion des poumons, qui se remplissent d'air.

■ **Le médiastin**, partie centrale du thorax, contient le cœur, enveloppé par le péricarde ; les gros vaisseaux qui en émergent (aorte et ses branches, artère pulmonaire) ou s'y rendent (veines caves supérieure et inférieure, azygos et veines pulmonaires) ; l'œsophage, le canal thoracique (le principal collecteur du système lymphatique) et de nombreux ganglions lymphatiques. De part et d'autre se trouvent les deux cavités pleurales, à l'intérieur desquelles sont situés les poumons, chacun étant rattaché au médiastin par la bronche principale, droite ou gauche, l'artère et les deux veines pulmonaires.

**EXAMENS**

L'examen clinique (inspection, palpation, percussion et auscultation) du thorax permet notamment d'étudier cœur et poumons. Les examens complémentaires sont soit globaux (radiographie thoracique, scanner, imagerie par résonance magnétique [I.R.M.]), soit sélectifs :
- pour le cœur, l'échographie, l'électrocardiographie, la scintigraphie myocardique et la coronographie ;
- pour les vaisseaux, l'angiographie (en particulier l'artériographie pulmonaire) ;
- pour les poumons, la scintigraphie, les épreuves fonctionnelles respiratoires, l'examen des gaz du sang et l'endoscopie bronchique ;
- pour la plèvre, la ponction pleurale et la pleuroscopie ;
- pour l'œsophage, l'endoscopie, la manométrie et la radiographie après opacification à l'aide de produits de contraste ;
- pour le médiastin, la médiastinoscopie.

**PATHOLOGIE**

La paroi thoracique peut être le siège de plaies ou de fractures de côtes. Les principales pathologies affectant les organes du thorax sont les suivantes :
- pour le cœur, l'insuffisance coronarienne, l'infarctus du myocarde, les valvulopathies, les myocardopathies, les péricardites ;
- pour les vaisseaux, les malformations congénitales (coarctation, ou rétrécissement, de l'aorte, persistance du canal artériel, transposition des gros vaisseaux, communication interauriculaire ou interventriculaire), l'anévrysme ou la dissection aortique, l'embolie pulmonaire ;
- pour les poumons, la tuberculose, les pneumopathies, l'asthme, la bronchectasie, l'emphysème, la fibrose, le cancer bronchopulmonaire ;
- pour la plèvre, les pleurésies, les pneumothorax, plus rarement le cancer ;
- pour l'œsophage, l'œsophagite, le reflux gastro-œsophagien, le cancer ;
- pour le médiastin, les adénopathies, les lymphomes, les médiastinites.

## Thréonine

Acide aminé indispensable (c'est-à-dire non synthétisable par l'organisme, qui doit le recevoir de l'alimentation), ayant une fonction alcool.

**FONCTION**

La thréonine entre dans la structure des protéines indispensables à la croissance et à l'entretien des tissus. En outre, elle participe à des réactions chimiques, notamment à la synthèse du glucose par les cellules et à l'utilisation des graisses par le foie.

**SOURCES ET BESOINS**

La thréonine se trouve dans les protéines alimentaires, celles d'origine animale essentiellement. Chez l'adulte, les besoins journaliers sont de l'ordre de 0,5 gramme.

Le taux sanguin de thréonine est ordinairement compris entre 56 et 185 millimoles, soit 7,5 et 22 milligrammes, par litre. Son excrétion urinaire varie entre 125 et 450 millimoles,

THORAX : DESCRIPTION ANATOMIQUE

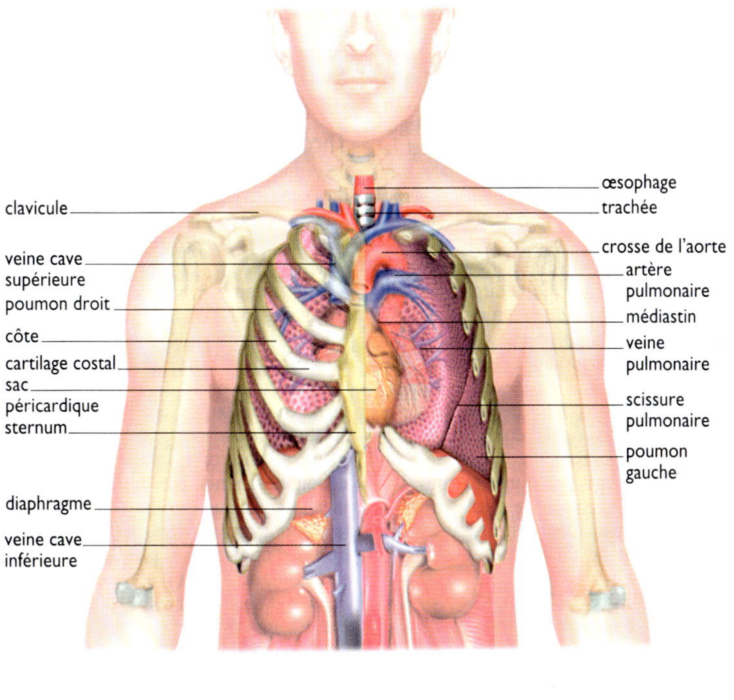

mones thyroïdiennes, un traitement substitutif par la thyroxine est administré à vie. La surveillance de ce traitement est clinique et biologique (dosage sanguin de la thyroglobuline, notamment).

■ **Le traitement des cancers anaplasiques indifférenciés** repose sur la chirurgie et la radiothérapie.

Le pronostic des cancers différenciés est très bon, et ce d'autant plus que le sujet est jeune et la tumeur bien différenciée. En revanche, le pronostic du cancer anaplasique indifférencié chez le sujet âgé est généralement plus réservé.

→ VOIR **Thyroïde (cancer médullaire de la).**

## Thyroïde (cancer médullaire de la)

Cancer de la glande thyroïde développé à partir des cellules C de cette glande, qui sécrètent la calcitonine (hormone intervenant dans la régulation du taux de calcium dans le sang).

**FRÉQUENCE ET CAUSES**

Le cancer médullaire de la thyroïde, rare, ne représente que 3 à 10 % des cancers de la thyroïde. C'est un adénocarcinome (cancer du tissu glandulaire).

Chez 30 % des malades, il est familial et, dans ce cas, soit isolé, soit intégré dans une néoplasie endocrinienne multiple de type 2 (maladie héréditaire caractérisée par un fonctionnement anormalement important de plusieurs glandes endocrines). Le gène impliqué dans les formes familiales est aujourd'hui identifié (gène RET). Dans tous les autres cas, il survient sans prédisposition familiale et est isolé.

**SYMPTÔMES ET SIGNES**

Les signes révélateurs peuvent être la présence d'un nodule thyroïdien perceptible à la palpation, plus rarement des symptômes dus à une sécrétion excessive de calcitonine : diarrhée ou bouffées de chaleur. La découverte de métastases pulmonaires ou osseuses peut parfois précéder celle du cancer médullaire de la thyroïde.

THYROÏDE

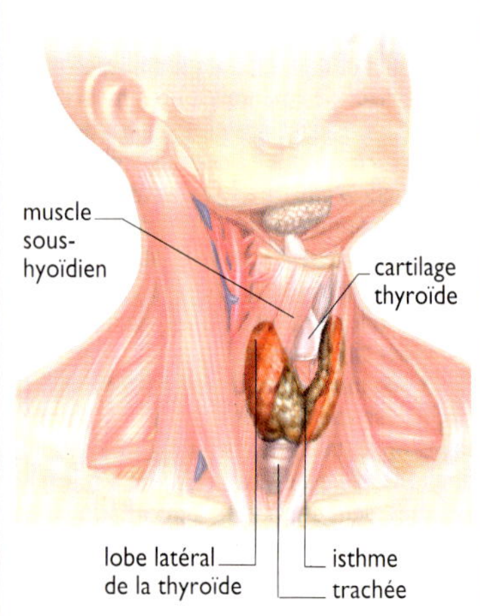


**DIAGNOSTIC**

L'échographie cervicale permet de dénombrer les nodules, d'en évaluer la taille et de détecter une éventuelle atteinte ganglionnaire. Mais le diagnostic repose surtout sur le dosage sanguin de la calcitonine, qui révèle un taux bien plus élevé que la normale, parfois après épreuve de stimulation par la pentagastrine (dérivé synthétique de la gastrine, hormone sécrétée par l'estomac). Un diagnostic génétique précoce est désormais possible par recherche d'une mutation du gène RET.

**TRAITEMENT ET PRÉVENTION**

Le traitement, chirurgical, consiste en l'ablation de la thyroïde et en un curage des ganglions lymphatiques du cou. Un traitement substitutif par administration de thyroxine est mis en place à vie et surveillé une fois par an par des dosages sanguins. Le pronostic est fonction de la précocité du diagnostic.

Dans les familles atteintes de néoplasie endocrinienne multiple, le dépistage d'un cancer médullaire thyroïdien peut être pratiqué dès la naissance, soit génétiquement, soit biologiquement, grâce à l'épreuve de stimulation par la pentagastrine. Un traitement chirurgical préventif (thyroïdectomie totale prophylactique) peut être mis en œuvre chez l'enfant.

## Thyroïde (glande)

Glande endocrine située à la base de la face antérieure du cou, responsable de la synthèse et de la sécrétion des hormones thyroïdiennes, sous le contrôle de l'hypophyse. (P.N.A. *glandula thyroidea*)

**STRUCTURE**

La glande thyroïde est un organe de faible volume, pesant moins de 30 grammes à l'état normal. Elle a la forme d'un papillon dont les deux ailes, les lobes, latéralement symétriques, sont situées contre les anneaux de la trachée et reliées en avant par un isthme. La thyroïde est un organe très superficiel, facilement accessible à l'inspection et à la palpation. Derrière les lobes thyroïdiens se trouvent les glandes parathyroïdes et, sur les côtés, les deux nerfs récurrents qui commandent les muscles du larynx.

**PHYSIOLOGIE**

La thyroïde est richement vascularisée et se compose de deux types de cellules : les cellules C, qui sécrètent la calcitonine (hormone modulant le taux sanguin de calcium), et les cellules vésiculaires, les plus nombreuses. Celles-ci captent l'iode circulant dans le sang et le transforment en préhormone thyroïdienne, qu'elles stockent dans les vésicules. Lorsqu'une stimulation par la thyréostimuline hypophysaire (TSH) parvient à la thyroïde, les vésicules libèrent une partie de leur stock hormonal sous forme de tri-iodothyronine, ou T3 (environ 20 %), et de thyroxine, ou T4 (environ 80 %).

**PATHOLOGIE**

La thyroïde peut augmenter de volume et former un goitre comprenant un ou plusieurs nodules. Cette augmentation de volume est parfois due à un apport d'iode insuffisant ou excessif, à un bloc enzymatique thyroïdien (déficit d'une enzyme sur la voie de la synthèse des hormones thyroïdiennes), à une hyperthyroïdie, mais n'est le plus souvent liée à aucune cause précise. En outre, la thyroïde peut présenter un défaut de fonctionnement (hypothyroïdie) ou un excès de fonctionnement (hyperthyroïdie), qui se traduisent par une variation du taux des hormones thyroïdiennes dans le sang et par des symptômes caractéristiques : tachycardie, tremblement, thermophobie, amaigrissement en cas d'hyperthyroïdie ; ralentissement du rythme cardiaque, ralentissement psychique, épaississement de la peau du visage et du cou, teint pâle en cas d'hypothyroïdie.

Une thyroïdite associe goitre et trouble fonctionnel de la glande.

## Thyroïde (nodule de la)

Tuméfaction localisée de la glande thyroïde.

La présence d'un ou de plusieurs nodules de la thyroïde est très fréquente, surtout chez la femme. Ils sont dans la plupart des cas bénins.

**SYMPTÔMES ET SIGNES**

Un nodule de la thyroïde n'entraîne le plus souvent aucun symptôme et est découvert fortuitement, à la palpation ou lors d'une échographie cervicale. S'il est volumineux, il provoque une gêne cervicale ou, plus rarement, des troubles de la voix ou de la déglutition, et, exceptionnellement, une gêne respiratoire.

**DIAGNOSTIC ET TRAITEMENT**

L'échographie peut être utile pour préciser la nature solide, kystique ou mixte (semi-liquidienne) du nodule. Elle permet surtout de mettre en évidence d'autres petits nodules impalpables. La scintigraphie, toujours nécessaire, apprécie la fixation de l'iode sur le ou les nodules palpés et l'aspect du reste du parenchyme (tissu fonctionnel thyroïdien). Un nodule qui fixe moins bien l'iode que le tissu environnant est dit froid ; à l'inverse, un nodule qui fixe mieux l'iode est dit chaud.

■ **Un nodule froid, solide ou mixte** est le plus souvent bénin, mais se révèle malin dans environ 10 % des cas. L'examen microscopique du nodule après cytoponction permet le diagnostic. L'ablation chirurgicale n'est pas systématique pour tout nodule froid et dépend de son caractère, malin ou non.

■ **Un nodule chaud** entraîne un risque d'hyperthyroïdie (augmentation de la sécrétion des hormones thyroïdiennes, se traduisant par une tachycardie, un tremblement, une thermophobie [sensation permanente d'avoir trop chaud] et un amaigrissement). Le traitement est systématique : ablation du nodule, radiothérapie métabolique (administration d'une dose unique d'iode 131).

**SURVEILLANCE ET PRONOSTIC**

La surveillance clinique ou échographique du nodule est régulière (annuelle). Le pronostic des nodules, traités ou non, est excellent.

## Thyroïdectomie

Ablation chirurgicale de tout ou partie de la glande thyroïde.

**INDICATIONS**
La thyroïdectomie est une intervention chirurgicale fréquente, indiquée dans plusieurs maladies thyroïdiennes : hyperthyroïdie (augmentation pathologique de la production d'hormones thyroïdiennes), dont la forme la plus courante est la maladie de Basedow, nodule isolé, goitre nodulaire (hypertrophie de la glande associée à plusieurs nodules), cancer thyroïdien.

**DÉROULEMENT**
L'opération se déroule sous anesthésie générale ; après une incision horizontale de la base du cou, le chirurgien enlève soit une petite tumeur isolée (énucléation), soit la moitié d'un ou des deux lobes qui forment la glande (lobectomie dite partielle ou subtotale), soit un lobe entier (lobectomie), soit encore la glande entière (thyroïdectomie totale) ; il peut aussi retirer les structures voisines, en particulier les chaînes ganglionnaires : on parle alors de thyroïdectomie avec curage.

**CONSÉQUENCES ET COMPLICATIONS**
La thyroïdectomie est une opération bénigne, mais techniquement délicate, car elle doit préserver les nerfs récurrents, qui passent au contact de la glande et sont responsables du fonctionnement de la voix, ainsi que les petites glandes parathyroïdes, accolées à la face postérieure des lobes thyroïdiens, qui contrôlent le métabolisme du phosphore et du calcium. Les complications de cette opération (hémorragies, infections locales) sont très rares. En cas d'ablation totale, un traitement de suppléance par l'hormone thyroïdienne doit être suivi à vie.

## Thyroïdienne (hormone)

Hormone synthétisée par la glande thyroïde et utilisée dans le traitement de dysfonctionnements thyroïdiens.

**PHYSIOLOGIE**
Les hormones thyroïdiennes comprennent deux substances contenant toutes deux de l'iode, la thyroxine (aussi appelée tétraiodothyronine, ou T4) et la tri-iodothyronine (ou T3). La synthèse de T3 et de T4 s'effectue grâce à l'iode apporté par les aliments (en particulier le sel marin et les produits de la mer, coquillages, algues, etc.) sous forme d'iodures. Les cellules hormonales thyroïdiennes captent les iodures du sang et les oxydent grâce à une enzyme, la peroxydase. La thyroïde stocke ensuite les hormones et les libère dans le sang en fonction des besoins. La T4 est de loin la plus importante, quantitativement ; mais, une fois dans les tissus, elle est transformée en T3, forme la plus active des hormones thyroïdiennes.

La sécrétion des hormones thyroïdiennes est commandée par une hormone de l'hypophyse (petite glande endocrine située à la base du cerveau), la thyréostimuline (TSH). La sécrétion de thyréostimuline est elle-même commandée par une hormone de l'hypothalamus (au centre du cerveau), la thyréolibérine (TRF). La régulation hormonale se fait par un phénomène de rétrocontrôle négatif : quand les hormones sont abondantes dans le sang, elles inhibent l'hypophyse et l'hypothalamus, qui interrompent leur stimulation thyroïdienne.

Les hormones thyroïdiennes exercent une activité stimulatrice très générale sur l'organisme, en « accélérant » le fonctionnement de la plupart des tissus, et notamment en augmentant la consommation d'oxygène tissulaire. De plus, elles sont indispensables à la croissance et à la maturation du squelette et du système nerveux.

**PATHOLOGIE**
L'hyperthyroïdie (augmentation de la sécrétion des hormones thyroïdiennes) se traduit par une accélération du rythme cardiaque et des palpitations, un tremblement, un amaigrissement, une thermophobie (sensation permanente d'avoir trop chaud). L'hypothyroïdie (diminution de la sécrétion de ces hormones) entraîne un ralentissement du rythme cardiaque, un ralentissement psychique, un teint pâle, un épaississement de la peau du visage et du cou. Chez l'enfant, une hypothyroïdie non traitée peut entraîner un nanisme et une arriération mentale.

**UTILISATION THÉRAPEUTIQUE**
Les hormones thyroïdiennes sont utilisées en cas d'hypothyroïdie : elles permettent de supprimer les conséquences de cette affection sans agir sur sa cause et doivent donc en général être prises à vie. On prescrit surtout la thyroxine par voie orale ; la tri-iodothyronine est réservée à une action brève et rapide.

**EFFETS INDÉSIRABLES**
Un surdosage provoque une thyréotoxicose, sorte d'hyperthyroïdie aiguë et grave caractérisée par des troubles cardiaques, une diarrhée, un amaigrissement. Chez le sujet âgé, le traitement, même à doses normales, peut engendrer des troubles cardiaques (angine de poitrine, infarctus) ; il doit donc être commencé prudemment, à doses progressives, et à l'hôpital de préférence.

## Thyroïdite

Inflammation de la glande thyroïde.

**DIFFÉRENTS TYPES DE THYROÏDITE**
Les différentes formes de thyroïdite se distinguent essentiellement par leur origine, leurs symptômes, leurs caractéristiques anatomopathologiques et leur évolution. Le diagnostic repose principalement sur l'examen clinique et la scintigraphie.

■ La thyroïdite lymphocytaire chronique, ou thyroïdite de Hashimoto, est la plus fréquente ; elle touche principalement les femmes. D'origine auto-immune, elle est caractérisée par un goitre très ferme, la présence d'anticorps antithyroïdiens et l'évolution possible vers l'hypothyroïdie (diminution de la sécrétion des hormones thyroïdiennes se traduisant par un ralentissement du rythme cardiaque, un ralentissement psychique, un épaississement de la peau du visage et du cou, un teint pâle). Le traitement fait appel à la prise quotidienne de thyroxine.

■ La thyroïdite subaiguë de De Quervain est probablement d'origine virale. Elle apparaît brutalement, et est marquée par de vives douleurs à l'avant du cou, souvent associées à un syndrome grippal (fièvre, fatigue), et par une hyperthyroïdie (augmentation de la sécrétion des hormones thyroïdiennes) transitoire. La thyroïde est enflée, dure et douloureuse à la palpation. Le goitre est variable d'un sujet à l'autre et d'un examen à l'autre. Le traitement repose sur l'aspirine ou, dans les formes sévères, sur la corticothérapie. Cette affection évolue spontanément vers la guérison en six semaines environ.

■ La thyroïdite indolore du post-partum, d'origine auto-immune, est rare et se caractérise par l'apparition, après un accouchement, d'une hyperthyroïdie modérée avec goitre et d'une absence de fixation de l'iode par la glande thyroïde. La guérison se produit spontanément en 2 à 4 mois avec parfois une phase d'hypothyroïdie transitoire.

■ La thyroïdite aiguë d'origine infectieuse est très rare. Elle est consécutive à une infection par un staphylocoque, un streptocoque ou le bacille de Koch (agent de la tuberculose). Elle se traduit par un abcès de la thyroïde, douloureux, qu'il est nécessaire de drainer chirurgicalement et de traiter par antibiothérapie.

■ La thyroïdite fibreuse de Riedel, d'origine inconnue, est exceptionnelle et peut évoluer vers l'asphyxie (par compression de la trachée) en l'absence de geste chirurgical (ablation de la zone de compression).

## Thyrotoxicose, ou Thyréotoxicose

Ensemble de symptômes dus à une hyperthyroïdie (sécrétion excessive d'hormones thyroïdiennes).

Une thyrotoxicose regroupe plusieurs des symptômes suivants, dont l'intensité est très variable d'un sujet à l'autre : un tremblement des extrémités au repos, des palpitations, une tachycardie, une sensation de chaleur avec sudation abondante, un amaigrissement, une diarrhée qui suit les repas, une nervosité et une anxiété pouvant entraîner des troubles de l'humeur, une insomnie, une fonte musculaire, une augmentation de la soif.

**CAUSES**
La cause est en général une maladie de Basedow (maladie d'origine auto-immune touchant la femme jeune), plus rarement une surcharge en iode (liée au traitement médical d'un sujet cardiaque par un antiarythmique tel que l'amiodarone, par exemple), un nodule ou un goitre toxiques (sécrétant de façon excessive des hormones thyroïdiennes), parfois une thyroïdite.

**DIAGNOSTIC**
Il repose sur le dosage sanguin des hormones thyroïdienne et hypophysaire : celui de la thyroxine (T4) révèle une valeur élevée et celui de la thyréostimuline (TSH) une valeur anormalement basse. D'autres constantes biologiques peuvent être perturbées, ces perturbations étant également réversibles sous traitement : enzymes hépatiques, métabolisme calcique, numération globulaire (tendance à l'anémie avec globules rouges de petite taille), baisse des polynucléaires neutrophiles. L'examen clinique permet souvent de trouver la cause de la thyrotoxicose :

inflammation oculaire, œdème des paupières ou exophtalmie (saillie anormale des globes oculaires) dans la maladie de Basedow, prise d'un produit contenant beaucoup d'iode, palpation d'un nodule ou d'un goitre. La scintigraphie et l'échographie thyroïdiennes, le dosage des anticorps antithyroïdiens, l'iodurie des 24 heures (dosage de l'iode dans les urines), un bilan de la fonction cardiaque peuvent aussi être utiles.

**ÉVOLUTION**

L'évolution dépend du sujet : généralement bénigne chez un adulte jeune, elle peut être grave chez une personne cardiaque, dénutrie, chez une femme enceinte ou chez un nouveau-né en raison de l'augmentation du métabolisme que la thyrotoxicose entraîne.

**TRAITEMENT**

Le traitement est d'abord symptomatique : repos, administration de bêtabloquants ou de sédatifs, en attendant l'effet retardé des antithyroïdiens de synthèse, efficaces dans la maladie de Basedow et les nodules toxiques. Le traitement varie ensuite selon la cause : prise d'antithyroïdiens de synthèse pendant 18 mois, ablation totale ou partielle de la thyroïde, ablation du nodule toxique, administration d'iode radioactif, etc.

## Thyroxine

Hormone iodée sécrétée par la glande thyroïde. SYN. *tétra-iodothyronine (T4).*

La thyroxine circule dans le plasma sanguin soit associée à une protéine, notamment la TBG *(Thyroid Binding Globulin),* soit sous une forme libre (on parle alors de thyroxine libre, ou T4 L). Dans ce dernier cas, elle se transforme en général en une autre hormone, la tri-iodothyronine (T3), avant d'agir sur les cellules. La sécrétion de thyroxine est stimulée par une hormone hypophysaire, la thyréostimuline, et obéit à un phénomène de rétrocontrôle (un taux sanguin excessif de thyroxine freine la sécrétion de thyréostimuline). Le taux sanguin de thyroxine est normalement compris entre 8 et 19 picogrammes par millilitre.

**UTILISATION DIAGNOSTIQUE**

Le taux sanguin de thyroxine varie avec l'âge. Très élevé chez le nouveau-né, il décroît ensuite progressivement. Il augmente en cas d'hyperthyroïdie (hypersécrétion thyroïdienne) ou de surcharge en iode et diminue en cas d'hypothyroïdie (insuffisance thyroïdienne) ou de carence en iode.

→ VOIR Thyroïdienne (hormone).

## Tibia

Os long, volumineux, situé à la face interne de la jambe, dont il constitue le squelette avec le péroné. (P.N.A. *tibia*)

Le tibia supporte la quasi-totalité du poids du corps. Il s'articule en haut avec le fémur pour former le genou, en bas avec l'astragale et le péroné (articulation de la cheville) ; de plus, le tibia, longé par le péroné, est relié à celui-ci par une lame fibreuse appelée membrane interosseuse.

**PATHOLOGIE**

Les fractures du tibia sont fréquentes, parfois isolées, mais le plus souvent associées à une fracture du péroné. Leur traitement est très différent suivant leur siège. Ainsi, une fracture de l'extrémité supérieure (fracture des plateaux tibiaux) ou inférieure (fracture de Dupuytren) du tibia, qui touche une articulation, nécessite une réduction chirurgicale de façon à obtenir une reconstitution anatomique parfaite des surfaces articulaires, tandis que, en cas de fracture de la diaphyse (partie médiane) du tibia, souvent associée à une fracture du péroné, la réduction peut être manuelle ; dans ce dernier cas, l'efficacité du traitement repose sur l'immobilisation de la fracture, qui doit être très stricte.

Actuellement, la plupart des fractures de la diaphyse tibiale sont traitées par enclouage centromédullaire à foyer fermé (la fracture est manipulée par des manœuvres externes) avec introduction du clou par la surface préspinale du plateau tibial (dans le genou). Les clous sont habituellement verrouillés : ainsi l'appui partiel peut être autorisé dès le lendemain et l'appui total est autorisé en fonction des progrès de la consolidation. Il est fréquent que le verrouillage soit retiré après 2 à 3 mois pour améliorer le passage des forces par le foyer de fracture et aider ainsi à la consolidation. Les principales complications des fractures du tibia sont l'infection, en cas de fracture ouverte, et surtout la pseudarthrose (absence de consolidation normale de l'os) et le cal vicieux (consolidation en mauvaise position).

## Tibiale (artère)

Artère destinée à l'irrigation des loges (compartiments occupés par les groupes musculaires) antérieure et postérieure de la jambe. (P.N.A. *arteria tibialis*)

Il existe 2 artères tibiales, l'artère tibiale antérieure et l'artère tibiale postérieure, nées de la division de l'artère poplitée en arrière du genou. Elles donnent naissance à de nombreux rameaux qui irriguent les muscles.

- **L'artère tibiale antérieure** passe entre le tibia et le péroné puis descend le long de la partie antérieure et externe de la jambe vers la cheville, où elle devient l'artère pédieuse.
- **L'artère tibiale postérieure** chemine profondément dans le mollet puis passe derrière la malléole interne, où son pouls est palpable.

**PATHOLOGIE**

Ces artères peuvent être lésées par une artérite ou par une embolie.

TIBIA

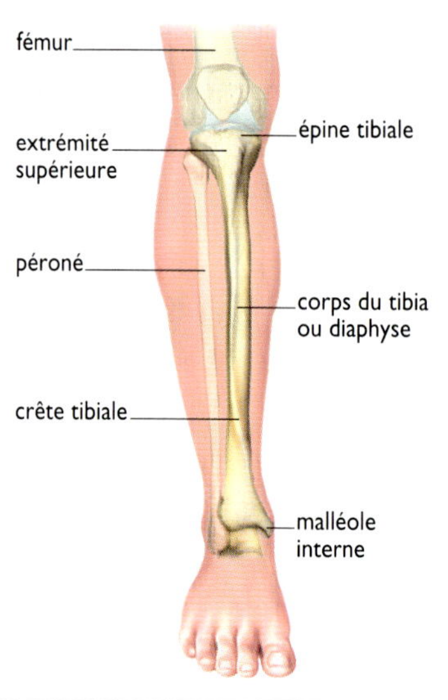


## Tic

Mouvement anormal involontaire et répétitif, de survenue soudaine et de durée brève.

Les tics apparaissent le plus souvent dans l'enfance. Ils sont 3 à 4 fois plus fréquents chez les garçons, et leur caractère familial n'est pas rare. Entre 6 et 8 ans apparaissent parfois des tics sans gravité, qui s'estompent spontanément.

**CAUSES**

Aucune lésion du système nerveux n'a jamais été mise en évidence chez les patients souffrant de tics. Une cause psychologique est parfois évoquée. Dans certains cas, on constate des troubles psychologiques nets : agressivité contenue, narcissisme fragile (le sujet n'a pas assez confiance en lui). Des facteurs génétiques pourraient intervenir.

**DESCRIPTION**

Un tic peut être suspendu temporairement par la volonté, à la différence des autres mouvements anormaux : tremblements, dyskinésies (perturbation des mouvements ou de la mobilité d'un organe) et myoclonies (contractions brèves, rapides et involontaires d'un ou de plusieurs muscles). Le tic est stéréotypé (toujours identique à lui-même) et répété par salves. Sa fréquence croît avec l'émotion et l'anxiété, diminue avec le repos. Certains tics, simples, ne mettent en jeu qu'un ou quelques muscles, d'autres, complexes, prennent l'aspect d'une véritable gesticulation. Les tics concernent surtout la face (clignement des paupières, plissement du front, sourire, hochement de tête, contraction des muscles des maxillaires), le cou (mouvement de flexion ou d'inclinaison sur le côté), les épaules (haussement, abaissement), les muscles du larynx (vocalisation, grognement, toux). Il en existe une forme grave mais rare, appelée syndrome de Gilles de La Tourette, caractérisée par une écholalie (répétition involontaire par le malade des mots prononcés devant lui) et une coprolalie (émission incontrôlée de termes grossiers et scatologiques), sans détérioration des facultés intellectuelles. Ce syndrome pourrait être d'origine génétique.

**TRAITEMENT**

Si les tics sont trop gênants, on peut proposer un traitement destiné à diminuer leur fréquence : prescription d'antipsychotiques ou thérapie comportementale.

## Tietze (syndrome de)

Douleur de la partie haute du thorax à proximité du sternum, à hauteur de la 2e ou de la 3e côte.

Le syndrome de Tietze peut être lié à un traumatisme (« faux mouvement » en secouant un tapis ou en rattrapant une portière), à une usure ou à une inflammation du cartilage (polychondrite atrophiante, par exemple) ; cependant, sa cause reste le plus souvent inconnue. La zone douloureuse correspond au cartilage costal, à l'articulation entre celui-ci et le sternum ou à la jonction entre la partie osseuse et la partie cartilagineuse de la côte.

**DIAGNOSTIC**

Les douleurs dues à un syndrome de Tietze ne doivent pas être confondues avec celles d'une angine de poitrine ; leur reproductibilité à la pression de la jonction sternocostale permet de confirmer le diagnostic.

**ÉVOLUTION ET TRAITEMENT**

La douleur disparaît en général spontanément ; sinon, on a recours à une infiltration de cortisone. Les récidives sont possibles.

## Tiffeneau (rapport de)

Rapport, parfois exprimé en pourcentage, du volume expiratoire maximal par seconde (V.E.M.S., volume maximal que le patient peut expirer en une seconde) sur la capacité vitale (C.V., volume maximal que le sujet peut inspirer après une expiration maximale), utilisé pour évaluer la fonction pulmonaire. SYN. *coefficient d'utilisation de la capacité vitale, fréquence optima.*

Le rapport de Tiffeneau, d'usage très courant, se calcule d'après les résultats de la spirométrie (examen consistant à mesurer les volumes et les débits pulmonaires). Sa valeur normale est d'environ 0,75 (soit 75 %). Un abaissement net de ce rapport, au-dessous de 0,65, révèle un trouble respiratoire de type obstructif (dû à une diminution du calibre des bronches), comme l'asthme ou l'emphysème.

## Tinea nigra

Infection bénigne de la peau par un champignon microscopique, *Cladosporion werneckii.*

Le tinea nigra est une affection très rare observée dans les pays chauds. Très faiblement contagieux, il se traduit par l'apparition, sur la paume des mains, d'une plaque de couleur hétérogène à dominante brun foncé, chamois ou bleu ardoise ; celle-ci n'est ni squameuse ni prurigineuse. Le traitement repose sur la prise d'antifongiques imidazolés pendant 20 jours.

## Tirage

Dépression anormale de la paroi thoracique, visible soit au-dessus du sternum (tirage sus-sternal), soit au-dessous, à la hauteur des espaces intercostaux (tirage sous-sternal), au cours des fortes inspirations.

Le phénomène du tirage s'observe lorsque l'entrée d'air dans les bronches est gênée par un obstacle mécanique en cas d'insuffisance respiratoire aiguë ou de poussée aiguë d'une insuffisance respiratoire chronique.

## Tire-lait

Appareil destiné à tirer le lait du sein.

Un tire-lait est une pompe en forme de seringue ou de globe, dont le fonctionnement est manuel ou électrique. Son utilisation est indiquée dans divers cas : lorsque l'enfant est prématuré et trop faible pour téter au sein, le lait lui étant ensuite administré au biberon ; lorsque la mère doit s'absenter ; lorsque l'allaitement maternel est rendu difficile ou douloureux par des crevasses du mamelon, une lymphangite, un abcès du sein ou un engorgement mammaire (excès de sécrétion lactée). Le lait, une fois tiré, doit être conservé au réfrigérateur ; il peut être utilisé pendant 48 heures.

## Tissu

Ensemble de cellules ayant une même morphologie et/ou remplissant une même fonction. (P.N.A. *tela*)

**STRUCTURE ET PHYSIOLOGIE**

Un tissu comprend de une à plusieurs variétés de cellules caractéristiques : le tissu musculaire comprend des cellules musculaires, les myocytes ; le tissu nerveux comprend des cellules spécialisées dans la conduction de l'influx, les neurones, etc.

Après la naissance, la grande majorité des cellules se différencient alors que les cellules du jeune embryon étaient encore indifférenciées (immatures).

Une cellule dite différenciée, ou mature, ou encore spécialisée, a une forme et une structure spécifiques, et accomplit une ou plusieurs fonctions qui lui sont propres. Ainsi, le tissu qui constitue la muqueuse respiratoire comprend une majorité de cellules ciliées (portant en surface des cils mobiles qui font remonter les impuretés) mêlées à des cellules à mucus (sécrétant une couche de mucus sur laquelle se collent les impuretés). C'est l'addition de ces fonctions élémentaires qui permet au tissu de réaliser sa fonction : l'épuration de l'air.

Les cellules cancéreuses sont des cellules différenciées qui perdent leur différenciation, retournant ainsi à un état indifférencié.

**DIFFÉRENTS TYPES DE TISSU**

Il existe quatre grandes variétés de tissu :
- l'épithélium, spécialisé soit dans le revêtement, soit dans la sécrétion glandulaire ;
- le tissu conjonctif commun, tissu de soutien assurant le remplissage des interstices entre les autres tissus et la nutrition de ceux-ci ;
- le tissu musculaire, spécialisé dans la contraction ;
- le tissu nerveux, spécialisé dans le recueil, l'analyse et la production d'informations.

Le sang et le tissu osseux sont considérés soit comme des tissus à part, soit comme des formes très spécialisées de tissu conjonctif. Le tissu hématopoïétique, fabriquant les cellules du sang, est complexe, formé de plusieurs tissus de base : il contient notamment les cellules sanguines et un tissu conjonctif de soutien.

**ÉTUDE DES TISSUS DE L'ORGANISME**

L'histologie est la discipline qui étudie l'aspect des tissus au microscope, après la naissance ; l'embryologie étudie les tissus de l'embryon. L'anatomopathologie est la spécialité médicale qui étudie les altérations organiques des tissus provoquées par la maladie. Les tumeurs provenant d'un même type de tissu, comme l'épithélium (carcinome, adénocarcinome) ou le tissu conjonctif (sarcome), présentent des caractéristiques communes (degré de gravité, sensibilité à un traitement), même lorsqu'elles siègent dans des organes très différents.

## Tissu conjonctif

Tissu servant de soutien aux autres tissus du corps, assurant leur nutrition et participant aux mécanismes de défense immunitaire de l'organisme. (P.N.A. *tela conjunctiva*)

Les tissus conjonctifs sont disséminés à l'intérieur des organes et entre eux. Leurs cellules (fibrocytes, cellules adipeuses, globules blancs) sont dispersées dans une matrice extracellulaire plus ou moins fluide, contenant de l'eau et des fibres constituées d'une protéine (le collagène ou l'élastine).

**DIFFÉRENTS TYPES DE TISSU CONJONCTIF**

- **Le tissu adipeux, ou tissu gras,** se caractérise par une abondance de cellules adipeuses. Il constitue la plus grande partie de la réserve énergétique (95 %) de l'organisme : un kilogramme de tissu adipeux renferme environ 7 000 kilocalories, sous forme de graisse. On distingue le tissu adipeux brun, principalement situé autour des gros vaisseaux et des organes thoraciques, et qui sert à produire de la chaleur, du tissu adipeux blanc, qui sert de réserve énergétique.
- **Le tissu conjonctif banal,** le plus abondant, se trouve essentiellement dans les organes (il forme notamment le derme de la peau) et entre eux.
- **Le tissu fibreux collagène,** très dense et riche en fibres de collagène, se caractérise par sa solidité. Il forme des enveloppes et des cloisons entre les organes ; c'est en outre le constituant des tendons des muscles et des ligaments articulaires.
- **Le tissu fibreux élastique** est très riche en fibres d'élastine. On le trouve presque uniquement dans la paroi de certaines grosses artères telles que l'aorte.
- **Le tissu osseux** et **le sang** sont considérés par certains comme des tissus conjonctifs particulièrement spécialisés.
- **Le tissu réticulé** est un fin réseau de fibres de collagène soutenant les précurseurs des cellules sanguines, dans la moelle osseuse et les ganglions lymphatiques.

## Tissu interstitiel rénal

Tissu fonctionnel servant de tissu de soutien aux néphrons (unités fonctionnelles du rein) et contenant également les vaisseaux sanguins, les nerfs et les vaisseaux lymphatiques du rein. SYN. *interstitium rénal.*

Le tissu interstitiel rénal est formé de fibres conjonctives (collagène, élastine) et de cellules de soutien (fibroblastes, par exemple) ainsi que de cellules sécrétant des substances hormonales à action locale, comme les prostaglandines, qui ont pour effet de dilater les artères intrarénales.

**PATHOLOGIE**

Les maladies du tissu interstitiel rénal sont appelées néphrites interstitielles. Elles peuvent être aiguës ou chroniques.

## TOMODENSITOMÉTRIE

**Le sujet est placé dans l'anneau d'un appareil appelé scanner, où un faisceau de rayons X balaie un plan donné de son corps. Des détecteurs mesurent alors la quantité de rayons absorbés par les tissus et transmettent ces informations à un ordinateur, qui construit une image en coupe de la région étudiée, parfois rendue plus lisible à l'aide de couleurs choisies arbitrairement. La tomodensitométrie, qui donne des informations plus détaillées que la radiographie classique, est devenue un examen courant mais commence à être concurrencée par l'imagerie par résonance magnétique (I.R.M.), qui ne fait pas intervenir de rayonnement X.**

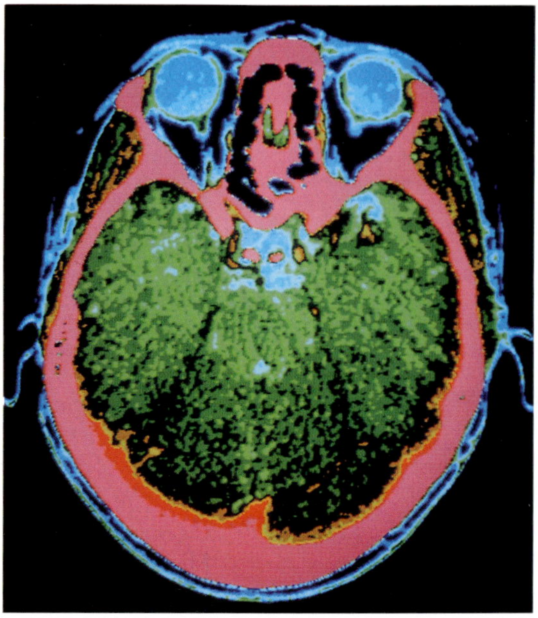

*Coupe transversale du crâne montrant le cerveau (vert) et les yeux (bleu).*

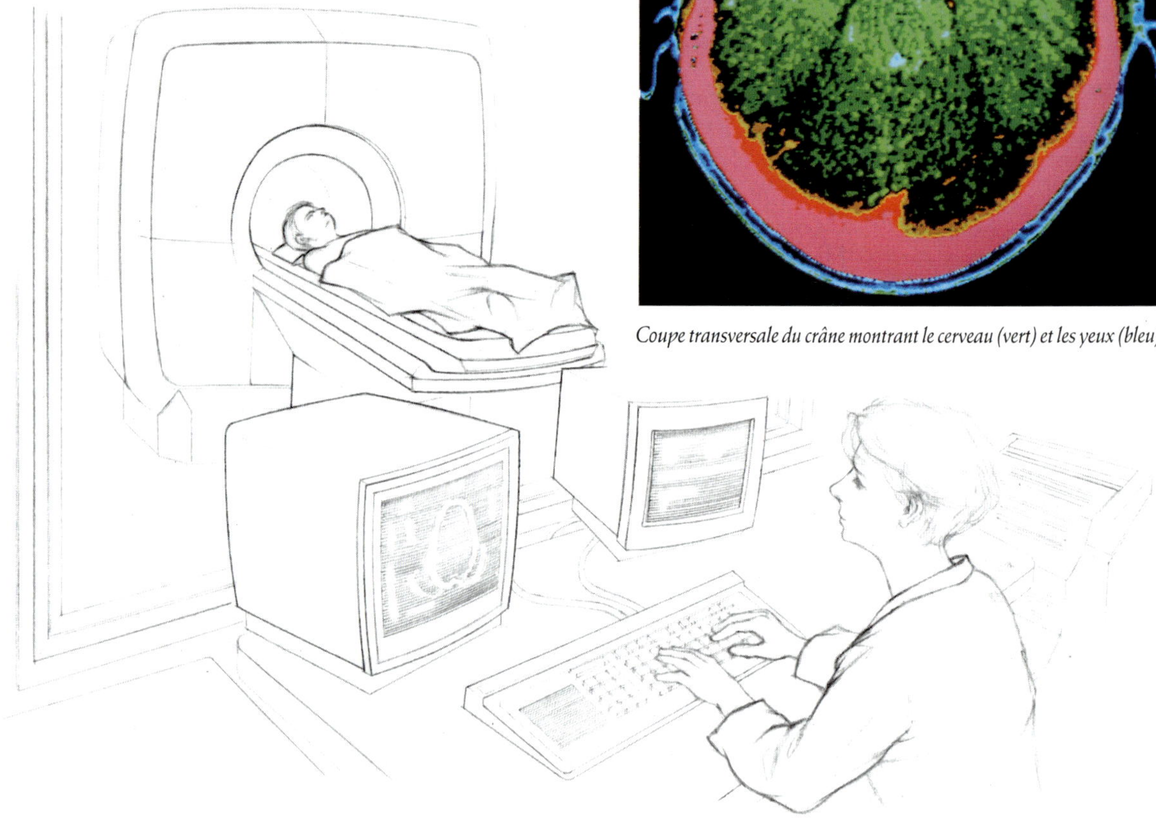

### TNF
→ VOIR Facteur nécrosant les tumeurs.

### T.O.C.
Acronyme de Trouble obsessionnel compulsif.
→ VOIR Névrose obsessionnelle.

### Tocographie
Enregistrement des contractions utérines pendant l'accouchement.

La tocographie est un examen systématique qui renseigne sur la force, la durée et la fréquence des contractions, et permet de dépister les anomalies de la contractilité du muscle utérin qui peut être soit trop importante (hypercinésie), soit trop faible (hypocinésie). Souvent associée à un enregistrement des bruits du cœur du fœtus (monitorage du cœur fœtal), cette technique permet aussi de mettre en évidence des signes de souffrance fœtale liée aux anomalies de la contraction utérine. Elle est réalisée au moyen d'un capteur de pression maintenu sur l'abdomen par une ceinture de caoutchouc.

### Tocophérol
Substance ayant une activité vitaminique E.
→ VOIR Vitamine E.

### Tolérance
1. Capacité de l'organisme à supporter, sans manifester de signes d'intoxication, des doses d'une substance donnée.
2. Phénomène caractérisé par une diminution des effets sur l'organisme d'une dose fixe d'une substance chimique, au fur et à mesure que l'on répète son administration.

La tolérance conduit à accroître les doses prises pour obtenir un effet de même intensité. Elle concerne l'alcool, les drogues au sens usuel du terme (stupéfiants) et certains médicaments, dont les amphétamines et les barbituriques (peu prescrits désormais), les opiacés (ou morphiniques), les anxiolytiques de la classe des benzodiazépines, les laxatifs. C'est un des aspects, avec la dépendance physique et la dépendance psychique, de la pharmacodépendance (ou toxicomanie).

### Tolérance immunitaire
Capacité du système immunitaire de l'organisme à supporter la présence d'antigènes sans manifester de réaction immunitaire de défense. SYN. *anergie*.

La tolérance immunitaire concerne spécifiquement un antigène donné, substance chimique de nature très variée provoquant normalement une réaction immunitaire de la part des organismes vivants. Dans un premier temps, l'organisme doit entrer en contact avec l'antigène. Dans un second temps, sa réponse normale doit être annulée : soit par destruction (apoptose) des lymphocytes (certains globules blancs) qui reconnaissent l'antigène et qui seraient susceptibles de se retourner contre lui, soit par leur neutralisation.

Le système immunitaire d'un organisme est normalement tolérant à ses propres constituants (auto-antigènes), alors qu'il reste sensible aux antigènes étrangers. La rupture de la tolérance aux auto-antigènes provoque des maladies dites auto-immunes, tel le lupus érythémateux disséminé, au cours desquelles les tissus sont attaqués par le système immunitaire du sujet lui-même.

## Tomodensitométrie

Examen radiologique utilisant le tomodensitomètre, ou scanner à rayons X, qui permet d'obtenir, sous forme d'images numériques, des coupes très fines des organes examinés. SYN. *scanographie, tomographie axiale assistée par ordinateur, tomographie axiale computérisée (T.A.C.), Scan RX.*

**HISTORIQUE**

Le premier scanner à rayons X, inventé par l'ingénieur britannique Godfrey Newbold Hounsfield, fut présenté en 1972. Grâce à la sensibilité de ce type d'appareil, il devint possible de distinguer, coupe par coupe, des éléments jusqu'alors confondus sur les clichés radiographiques. Les premières images tomodensitométriques ont été réalisées sur le cerveau. Elles montrent nettement ses cavités ventriculaires et les espaces liquidiens qui l'entourent. La technique a été ensuite étendue à la tête entière puis aux autres parties du corps.

**INDICATIONS**

La tomodensitométrie (T.D.M.) permet de rechercher des affections siégeant dans la tête (cerveau, hypophyse, œil et voies optiques, cavités sinusiennes et rhinopharyngées), le rachis et la moelle épinière, le thorax, l'abdomen, le bassin et les membres (squelette).

■ **La tomodensitométrie cranio-encéphalique, ou scanner cérébral,** permet de mettre en évidence des malformations cérébrales, certaines affections vasculaires (malformation artérioveineuse, hémorragie cérébrale, ischémie artérielle) et les tumeurs du cerveau. Cet examen est essentiel pour évaluer les conséquences d'un traumatisme crânien. Il permet par ailleurs d'étudier avec précision l'oreille (externe, moyenne et interne), le globe oculaire, le nerf optique et l'hypophyse.

■ **La tomodensitométrie orbitocéphalique, ou scanner orbitaire,** explore les parois de l'orbite, le globe oculaire, le nerf optique et ses enveloppes méningées, les muscles oculomoteurs, la glande lacrymale ainsi que certains vaisseaux, après injection d'un produit de contraste iodé.

■ **La tomodensitométrie rachidienne, ou scanner rachidien,** est destinée à étudier la colonne vertébrale (squelette et structure des vertèbres, disques intervertébraux) et les éléments nerveux que les vertèbres protègent (moelle épinière, nerfs rachidiens).

■ **La tomodensitométrie thoracique, ou scanner thoracique,** permet d'analyser les différentes structures anatomiques du thorax : cœur et cavités cardiaques, vaisseaux, bronches, poumons, médiastin, avec une plus grande précision et une reconstruction spatiale tridimensionnelle.

■ **La tomodensitométrie abdominale, ou scanner abdominal,** est utilisée pour étudier les organes de la cavité abdominale : le foie, le pancréas, les reins, la rate, l'aorte, la veine cave inférieure, le tube digestif, la vessie.

■ **La tomodensitométrie pelvienne, ou scanner pelvien,** a des indications différentes chez l'homme et chez la femme. Chez la femme, elle sert à explorer la cavité du petit bassin, son contenu et les organes génitaux (vagin, utérus, ovaires et trompes). Chez l'homme, elle permet de visualiser la paroi du rectum, les muscles du bassin et les organes urogénitaux, notamment la prostate.

**TECHNIQUE**

La tomodensitométrie consiste à mesurer les différences d'absorption d'un étroit faisceau de rayons X par les divers tissus qu'il traverse au moyen de détecteurs sensibles placés en couronne dans l'appareil. La quantité de rayons X délivrée étant connue, il est possible de calculer à partir de chaque détecteur, diamètre par diamètre de rotation, la quantité de rayons X absorbée par les structures anatomiques examinées. Le faisceau de rayons X est mobile et tourne autour du corps dans un même plan. Un ordinateur recueille point à point les informations obtenues, les transcrit sous forme d'image par affichage en gamme de gris et restitue une coupe anatomique sur un écran. Les coupes sont perpendiculaires au grand axe du corps. Certains logiciels permettent actuellement la construction d'images en trois dimensions à partir des coupes obtenues.

**PRÉPARATION ET DÉROULEMENT**

Un produit de contraste iodé est souvent nécessaire pour mieux visualiser les organes. Ce produit est soit injecté dans une veine du pli du coude par un fin cathéter, soit avalé. Le patient doit être à jeun et n'avoir ni bu ni fumé depuis au moins six heures. Il peut ressentir une impression de chaleur lors de l'injection du produit de contraste.

Le scanner à rayons X forme un grand cadre, au centre duquel se trouve une ouverture circulaire permettant le passage d'un lit. Le patient est allongé sur ce lit coulissant qui se déplace dans l'axe de l'appareil. Le faisceau de rayons X tourne autour de la région à examiner et chaque coupe est réalisée séparément en quelques secondes, pendant lesquelles le malade doit être tout à fait immobile et éventuellement suspendre sa respiration. Entre 2 coupes successives, le lit se déplace de un à quelques millimètres, suivant les organes à examiner.

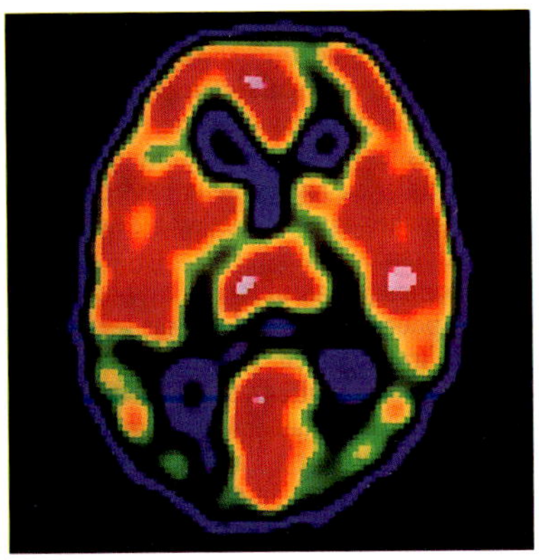

*Tomographie par émission de positons. Cet examen fournit des images en coupe reflétant l'activité métabolique des tissus de l'organe étudié (ici, le cerveau).*

Les systèmes les plus modernes fournissent une coupe par seconde.

L'examen dure de 15 à 45 minutes. Les résultats sont connus dans les 24 heures : ils se présentent sous forme de clichés (photographies de l'écran vidéo) et d'un compte rendu du radiologue.

**CONTRE-INDICATIONS ET PRÉCAUTIONS**

La tomodensitométrie n'est pas pratiquée chez la femme enceinte en raison des dangers que les rayons X présentent pour le fœtus.

Si l'examen nécessite l'injection d'un produit de contraste iodé et que le patient a déjà présenté auparavant des manifestations allergiques (crise d'asthme, eczéma, allergie à l'iode, etc.), le médecin prescrit à celui-ci un traitement antiallergique, à suivre pendant les 3 jours précédant l'examen.

Les personnes qui souffrent d'insuffisance rénale doivent boire beaucoup pendant les jours qui précèdent et qui suivent la tomodensitométrie, ou être mises sous perfusion afin d'être bien hydratées.

Le sujet ne devant pas bouger pendant l'examen, le médecin peut être amené à pratiquer une sédation profonde chez les enfants et les sujets anxieux.

**EFFETS SECONDAIRES**

La tomodensitométrie est tout à fait indolore et ne s'accompagne d'aucun effet secondaire.

## Tomographie

Examen radiologique permettant d'obtenir des images sous forme de coupes anatomiques.

■ **Au sens restreint,** la tomographie utilise le rayonnement X et des films radiographiques ordinaires. Le tube producteur de rayonnement, situé au-dessus du malade, et la cassette contenant le film, placée au-dessous, sont animés d'un mouvement horizontal, de sens contraire. L'ensemble tube-cassette effectue ainsi une sorte de déplacement, appelée homothétie, autour d'un point fixe qui apparaît net sur le film ; les autres points situés dans le même plan horizontal sont également nets ; en revanche, les points situés au-dessus et au-dessous sont flous et effacés. On obtient donc une coupe de l'organe. La variation du réglage des appareils permet d'obtenir successivement plusieurs coupes parallèles entre elles, et de profondeur variable. Cet examen est beaucoup moins employé qu'autrefois, car il est de plus en plus remplacé par la tomodensitométrie.

■ **Au sens large,** on parle de tomographie chaque fois qu'on produit une image en coupe, comme avec les techniques modernes de tomographie par émission de positons, de tomodensitométrie (ou scanner), de tomoscintigraphie et d'échotomographie (échographie en coupes, seule variété courante d'échographie).

## Tomographie par émission de positons

Technique d'imagerie médicale fondée sur la détection, par un appareillage approprié, des rayonnements associés aux positons (particules élémentaires légères de même

traitement de base que pour le torticolis banal ou des injections locales, à doses infimes, de toxine botulinique (le botulisme étant une intoxication alimentaire caractérisée par des paralysies) : on obtient ainsi la paralysie des muscles trop actifs.

■ **Le torticolis symptomatique** n'est que l'un des symptômes d'une maladie causale. Beaucoup de lésions de la colonne vertébrale cervicale ou de la région de la nuque peuvent provoquer un torticolis. Ainsi, lors de l'atteinte, spontanée ou post-traumatique, d'un disque intervertébral, le torticolis constitue un phénomène analogue à celui du lumbago par atteinte du rachis lombaire ; il risque d'évoluer vers des douleurs chroniques ou une névralgie cervicobrachiale (douleurs dans le bras, analogues à celles qu'occasionnerait une sciatique). Un syndrome de Grisel est un torticolis symptomatique de l'enfant, dû à une subluxation (déplacement modéré) de la première vertèbre sur la deuxième ; il se traduit par une position de la tête penchée sur le côté, d'une manière prolongée. Le traitement est celui de la douleur et de la contracture, comme pour le torticolis banal, complété par le traitement, parfois chirurgical, de la cause, si elle est connue.

## Torulose

→ VOIR Cryptococcose.

## Toucher

Sens par lequel sont reçues les informations sur l'environnement qui sont perçues par contact cutané direct.

Les récepteurs du toucher sont des corpuscules, c'est-à-dire de minuscules organes sensoriels situés dans la peau, sous l'épiderme. Les informations nerveuses sont transmises de ces récepteurs au cerveau par un triple relais de neurones.

#### EXAMENS

L'examen de la bonne qualité du toucher passe par l'exploration de ses diverses modalités : la sensibilité tactile est contrôlée par des attouchements légers (avec du coton), la sensibilité thermique par le contact avec des objets plus ou moins chauds ou froids, la sensibilité douloureuse par la perception d'excitations telles que le pincement ou la piqûre.

#### PATHOLOGIE

Il existe des altérations du toucher quantitatives, partielles (hypoesthésie, hyperesthésie) ou totale (anesthésie), et des altérations qualitatives (dysesthésie). Toutes ces altérations peuvent se rencontrer en cas d'atteinte des nerfs périphériques (anesthésie par section d'un nerf, névralgie sciatique ou dentaire) ou des organes centraux du système nerveux (moelle épinière, cerveau). Les causes sont extrêmement variées, selon la localisation de l'atteinte : traumatique, toxique (alcoolisme), métabolique (diabète), inflammatoire. Les capacités de récupération d'un toucher normal dépendent directement de cette cause. Toutefois, même lorsque celle-ci peut être combattue, il persiste souvent une petite altération de la qualité de la perception sensitive, notamment quand les zones de toucher fin sont lésées (pulpe des doigts).

## Toucher médical

Examen d'une cavité naturelle du corps humain pratiqué avec un ou deux doigts.

#### DIFFÉRENTS TYPES DE TOUCHER MÉDICAL

■ **Le toucher rectal**, qui se pratique avec l'index, muni d'un doigtier lubrifié, permet l'exploration de l'anus, de la partie basse du rectum, du bas-fond de la cavité péritonéale (cul-de-sac de Douglas) et de la prostate. Il donne des indications diagnostiques en cas de tumeurs, bénignes ou malignes, de l'anus, du rectum et de la prostate. Il met également en évidence des anomalies du cul-de-sac de Douglas (épanchement, abcès), les saignements du tube digestif (méleana, rectorragie), l'accumulation de matières fécales formant un obstacle au transit intestinal (fécalome). Cet examen est pratiqué spécialement à partir de 50 ans lors des visites médicales de routine afin de dépister d'éventuelles lésions prostatiques ou rectales.

■ **Le toucher vaginal** se pratique avec deux doigts, l'index et le médius, recouverts d'un gant lubrifié. Associé à la palpation abdominale, il permet l'examen du col de l'utérus, de l'utérus lui-même et de ses annexes (trompes, ovaires). Un toucher vaginal permet ainsi de dépister une anomalie de position ou une augmentation de taille de l'utérus, la présence d'une masse sur l'utérus, les ovaires ou les trompes (fibrome utérin, kyste de l'ovaire ou pyosalpinx, c'est-à-dire présence de pus dans les trompes), une augmentation de volume ou une anomalie de consistance du col utérin (cancer). Pratiqué chaque mois au cours de la grossesse, il renseigne sur l'état du col et peut faire dépister une menace d'accouchement prématuré.

■ **Le toucher bidigital**, qui associe le toucher rectal et le toucher vaginal, renseigne sur l'état de la cloison rectovaginale. Il est beaucoup plus rarement pratiqué.

#### EFFETS SECONDAIRES

Ces examens, pratiqués en décubitus dorsal (le patient est allongé sur le dos, jambes relevées), sont normalement indolores ou peu douloureux : toute douleur provoquée par le toucher constitue donc un important élément diagnostique.

## Tour de rein

→ VOIR Lumbago.

## Toux

Expiration brusque et bruyante, réflexe ou volontaire, assurant l'expulsion de l'air contenu dans les poumons.

#### CAUSES

Une toux peut avoir des origines très diverses : bronchopulmonaire (bronchite, trachéite, asthme, cancer bronchopulmonaire, inhalation d'un corps étranger, dilatation des bronches, tuberculose), mais aussi oto-rhino-laryngologique (otite, rhinopharyngite, sinusite), pleurale (pleurésie, pneumothorax), cardiaque (insuffisance cardiaque gauche), digestive (reflux gastro-œsophagien), ou encore psychogène.

#### SYMPTÔMES ET SIGNES

On distingue deux sortes de toux : la toux grasse, qui est suivie d'expectoration, et la toux sèche, qui ne l'est pas. Une toux peut être aiguë ou, lorsqu'elle dure plusieurs semaines, chronique.

#### TRAITEMENT

La toux n'étant que le symptôme d'une maladie, on ne la traite pour elle-même, par des médicaments antitussifs, que si elle est sèche et très gênante.

En revanche, les antitussifs sont contre-indiqués en cas de toux grasse, car, en supprimant la toux, ils seraient susceptibles de provoquer une accumulation de sécrétions dans les bronches et les poumons et d'aggraver la gêne respiratoire.

## Toxémie gravidique

Toute complication rénale survenant au cours de la grossesse.

→ VOIR Éclampsie, Prééclampsie.

## Toxicodépendance

Dépendance physique et psychique engendrée par la consommation régulière de drogues.

→ VOIR Dossier Toxicomanie.

## Toxicologie

Discipline médicale ayant pour objet l'étude des poisons.

La toxicologie s'intéresse à la composition des substances chimiques toxiques, médicamenteuses ou non, aux effets de ces substances sur l'organisme, au diagnostic et au traitement des intoxications.

Dans chaque ville importante, il existe un centre antipoison, capable de fournir par téléphone les renseignements nécessaires sur une substance éventuellement toxique, d'organiser les soins d'urgence et d'assurer les traitements.

## Toxicomanie

Habitude de consommer de façon régulière et importante des substances susceptibles d'engendrer un état de dépendance psychique et/ou physique.

Selon les recommandations officielles de l'Organisation mondiale de la santé (O.M.S.), le terme de pharmacodépendance est préférable à celui de toxicomanie.

La toxicomanie se manifeste par un besoin incoercible de consommer certaines substances (drogues), recherchées pour leurs effets euphorisants (cannabis, cocaïne, opium), enivrants (alcool), excitants (tabac, amphétamines) ou hallucinogènes (mescaline).

La plupart de ces substances permettent au toxicomane de s'évader momentanément d'une réalité qui lui est insupportable. La toxicomanie ne peut se combattre par de simples interdits ou en faisant appel à la raison du sujet car, même si celui-ci a réellement le désir de sortir de cette dépendance, la thérapeutique se heurte au problème majeur du sevrage, l'arrêt de la

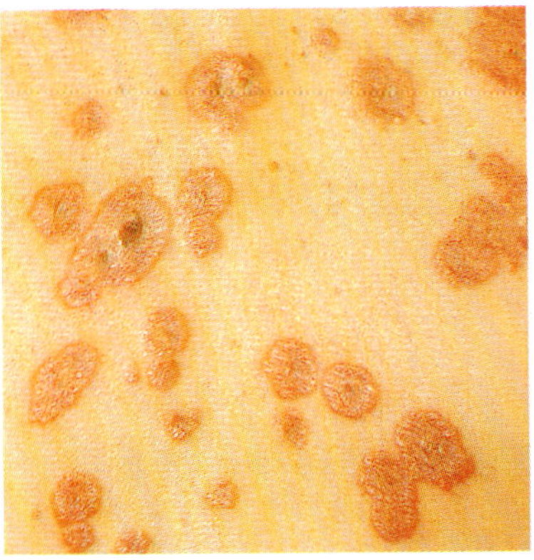

***Toxidermie.*** *La prise de certains antibiotiques peut provoquer une réaction cutanée (ici, une éruption de papules dans le dos).*

prise de drogue entraînant une douleur morale et physique extrême (état de manque, à l'origine de nombreuses rechutes).
→ VOIR Dossier Toxicomanie.

## Toxidermie

Trouble cutané et/ou muqueux dû à l'ingestion ou à l'injection d'un médicament.

Les toxidermies représentent entre 10 et 25 % des hospitalisations dues aux effets indésirables des médicaments. Elles sont plus fréquentes chez les personnes âgées soumises à une consommation médicamenteuse importante et chez les femmes. En revanche, elles sont rares chez les enfants.

#### CAUSES

Les médicaments le plus souvent mis en cause sont les antibiotiques, les sulfamides, les produits de contraste iodés, les anesthésiques généraux, les sels d'or et la D-pénicillamine. Pour ce qui est des digitaliques, des opiacés, des benzodiazépines, de la codéine, des bêtabloquants, des antihistaminiques et des contraceptifs oraux, ils induisent plus rarement des toxidermies. Le mécanisme en jeu permet de classer les toxidermies en deux grandes catégories.

■ **Les toxidermies immuno-allergiques** sont dues à une hypersensibilité (« allergie » du langage courant).

■ **Les toxidermies non immuno-allergiques** sont dues à diverses causes : dépôt du médicament sous la peau (argyrie), surdosage (élimination insuffisante du médicament par le foie ou les reins, interaction entre divers médicaments), effet secondaire d'un médicament (chute de cheveux consécutive à la prise de certains anticancéreux, par exemple), perturbation de la flore microbienne (développement de champignons du type *Candida albicans* après une antibiothérapie par voie générale), réaction phototoxique (déclenchement, après exposition au soleil, d'une éruption rouge ou bulleuse, consécutivement à la prise d'un médicament), etc.

#### SYMPTÔMES ET SIGNES

Certains cas de toxidermie sont aigus et graves, voire mortels en l'absence de traitement. De simples démangeaisons, une urticaire, un œdème de Quincke (gonflement du visage), un malaise ou une érythrodermie (rougeur généralisée), si on ne leur trouve pas une autre cause et si le patient prend des médicaments, sont donc à considérer comme un signe d'alarme important, parfois suffisant pour nécessiter une hospitalisation en urgence. Une toxidermie peut aussi se traduire par un érythème pigmenté fixe (rougeurs apparaissant toujours aux mêmes endroits, à chaque prise de médicament), un eczéma, une éruption bulleuse, un purpura (rougeurs hémorragiques par extravasation des globules rouges en dehors des vaisseaux sanguins), une acné, un choc anaphylactique (défaillance circulatoire), une maladie sérique, une vascularite allergique, un lupus érythémateux, un pemphigus vulgaire, un pseudolymphome, une photo-allergie médicamenteuse, des troubles de la pigmentation ou des problèmes pilaires (chute de cheveux, hypertrichose [développement anormal de poils dans une région qui normalement n'en a pas ou ne présente qu'un fin duvet]), etc.

#### DIAGNOSTIC

Il repose sur le caractère souvent symétrique des lésions, les démangeaisons très vives qu'elles provoquent, le fait que le début de l'éruption coïncide, à quelques heures ou quelques jours près, avec la prise d'un nouveau médicament. Enfin, la disparition des lésions avec l'arrêt du médicament et leur récidive éventuelle en cas de nouvelle prise constituent aussi des arguments diagnostiques très importants.

#### TRAITEMENT ET PRÉVENTION

Le traitement consiste à suspendre la prise du médicament en cause et à soigner les symptômes : soins cutanés, prescription d'antihistaminiques (contre les démangeaisons), voire réanimation dans les cas les plus graves. Un essai de réintroduction du médicament doit toujours être conduit avec la plus grande prudence et en milieu hospitalier, car il peut se révéler dangereux.

## Toxi-infection

État infectieux provoqué par une toxine microbienne (substance toxique élaborée par un micro-organisme).

Une toxi-infection est un état infectieux grave se traduisant principalement par une altération de l'état général, des signes nerveux et cardiovasculaires (collapsus).

■ **Le choc toxi-infectieux,** aussi appelé choc infectieux ou choc septique, est lié aux effets de certaines bactéries et de leur endotoxine (toxine élaborée dans la bactérie et libérée dans l'organisme quand celle-ci est détruite), mais aussi à l'action des cytokines (molécules protéiques sécrétées par les lymphocytes, les monocytes ou les macrophages) libérées en cas d'inflammation.

■ **Les toxi-infections proprement dites,** au cours desquelles la maladie se confond avec les effets de la toxine microbienne, sont le tétanos, la diphtérie et le botulisme. Elles sont dues à une exotoxine (toxine excrétée par la bactérie) neurotrope (se fixant électivement dans le système nerveux). Alors que le germe du tétanos ou de la diphtérie est présent dans l'organisme et y produit la toxine, dans le botulisme, le sujet n'ingère que la toxine, produite par le germe dans l'aliment contaminé.

■ **Les toxi-infections liées à l'action d'une entérotoxine** agissent sur l'épithélium de l'intestin grêle, les signes de la maladie étant d'ordre digestif (diarrhée, vomissements). Le choléra et les infections à colibacille entérotoxigène, fréquentes chez le nourrisson, en constituent des exemples : leur gravité tient à l'importance des pertes en eau et en électrolytes (sodium, potassium).

■ **Les toxi-infections alimentaires** regroupent toutes les infections digestives collectives, contractées à partir de l'ingestion d'aliments souillés, que ce soit par une bactérie et sa toxine (salmonelle par exemple) ou par une toxine seule (staphylocoque).

■ **Les toxi-infections à germes anaérobies,** comme la gangrène gazeuse, constituent des affections graves du fait de la pullulation microbienne, de la nécrose putride des tissus et des toxines microbiennes libérées in situ.

## Toxi-infection alimentaire

Infection digestive contractée par ingestion d'aliments souillés par différents micro-organismes, notamment par des bactéries ou par leurs toxines.

#### CAUSES

Les toxi-infections alimentaires surviennent le plus souvent dans les collectivités. L'aliment en cause est principalement l'œuf, ou une préparation contenant des œufs (pâtisserie, crème glacée), ou encore les laitages crus ou mal cuits, la charcuterie et les coquillages. Les germes le plus souvent responsables sont les salmonelles dites mineures *(Salmonella enteritidis),* plus rarement des shigelles, *Campylobacter, Clostridium perfringens* et *Yersinia.*

Il arrive que l'infection soit due à des aliments souillés par l'entérotoxine (toxine agissant sur l'intestin) d'un staphylocoque, le plus souvent à partir d'une lésion cutanée de la main (panaris) du cuisinier. Certaines algues provoquent l'accumulation de toxines dans le foie des fruits de mer, les rendant toxiques et impropres, souvent transitoirement, à la consommation. C'est le cas de la mytilosine pour les moules.

#### SYMPTÔMES ET TRAITEMENT

Les symptômes d'une infection à salmonelles ou à shigelles, qui surviennent environ 18 heures après l'ingestion, consistent en une fièvre, des vomissements, des douleurs abdominales, une diarrhée et une fatigue. L'évolution est le plus souvent rapidement bénigne et la maladie disparaît spontanément. En cas d'intoxication staphylococcique, les troubles digestifs apparaissent plus rapidement (1 à 2 heures après l'ingestion) et ne sont pas accompagnés de fièvre.

Une toxi-infection alimentaire ne nécessite qu'une réhydratation et, dans certains cas, des médicaments antispasmodiques et ralentisseurs du transit. Des antibiotiques peuvent

# La toxicomanie

*Haschisch, cocaïne, héroïne, autant de substances dont les consommateurs sont aussi, par la dépendance qu'elles peuvent engendrer, les victimes. La lutte contre les narcotrafiquants mais aussi la vigilance et l'écoute de l'entourage sont de rigueur pour éviter tentations et dérives.*

## Les drogues et leurs effets

La toxicomanie se définit par la consommation de substances susceptibles d'entraîner une dépendance physique et/ou psychique. Ces substances, habituellement nommées « drogues », ont pour effet de modifier le psychisme. Si l'on circonscrit habituellement la notion de toxicomanie à l'usage de drogues illégales (haschisch, cocaïne, héroïne), il est important de souligner que d'autres substances, légales et relativement bien intégrées socialement, peuvent, selon l'usage qui en est fait, engendrer, à l'instar des drogues, un état de dépendance. Il en est ainsi de l'alcool, du tabac et de certains médicaments tels que les tranquillisants (anxiolytiques, hypnotiques) ou les stimulants (amphétamines).

### Quatre grandes familles de drogues

On peut classer les drogues, en fonction de l'effet qu'elles induisent, en quatre groupes et, au sein de ces groupes, les substances en « dures » ou « douces » – ou majeures et mineures – selon que la dépendance qu'elles entraînent est plus ou moins forte. Le premier groupe comprend les substances dites « psychodépressives », qui exercent une action calmante, parfois soporifique, et combattent l'anxiété ; ce sont l'alcool, les opiacés (héroïne), les barbituriques, les tranquillisants (sédatifs et hypnotiques), mais aussi les solvants tels que l'éther et la térébenthine.
Le deuxième groupe est formé des substances dites « psychostimulantes » : la cocaïne et son dérivé le crack, les amphétamines ainsi que l'ecstasy et, dans une moindre mesure, la nicotine, la caféine, le khat (extrait d'un arbuste africain). La troisième famille est celle des substances dites « psychodysleptiques », qui exercent des effets hallucinogènes ; elle comprend le LSD et la psylocybine (extraite d'un champignon mexicain), ainsi que le haschisch. Enfin, la quatrième famille de drogues est composée de certains médicaments (atropine, antihistaminiques) qui peuvent exercer des effets particuliers sur le psychisme (calmants ou, au contraire, stimulants) et entraîner une dépendance.

### Les méfaits des « drogues douces »

Si la dépendance physique est particulièrement faible pour le haschisch – d'où son qualificatif de « drogue douce » –, son effet toxique immédiat n'est pas inexistant : diminution de la résistance aux infections, toxicité sur l'embryon en cas de grossesse, troubles des fonctions intellectuelles. L'usage régulier de haschisch entretient aussi une importante dépendance psychologique.

On sait actuellement que la prise régulière de haschisch est responsable, du fait de son action sur le système nerveux central (blocage des récepteurs nerveux par la drogue), de l'apparition d'un désintérêt scolaire et, plus largement, d'une indifférence générale appelée syndrome amotivationnel, ou anhédonie.

## Expérience et dépendance

La prise de drogues débute souvent à l'adolescence. La grande majorité de ceux qui, à l'âge adulte, continuent à en consommer se marginalisent socialement. D'autres adultes, moins nombreux, évoluant dans des milieux aisés, s'adonnent plus occasionnellement à la drogue, et particulièrement à des psychostimulants comme la cocaïne. Chez les jeunes, la prise occasionnelle de drogues traduit la recherche de sensations nouvelles, le désir d'imiter les autres. Elle peut aussi correspondre à un usage récréatif ou représenter la transgression d'interdits. Ainsi, sur une population d'adolescents scolarisés de 12 à 18 ans, des enquêtes réalisées en Europe et aux États-Unis révèlent que l'héroïne a été essayée par 1 % d'entre eux, les amphétamines, les substances volatiles et les médicaments sédatifs par 3 à 5 %, le haschisch par 5 à 15 %.

### Les dangers d'une consommation régulière

Certains adolescents, après ces premières expériences, deviennent des consommateurs réguliers de drogue. Trois facteurs peuvent y contribuer : la fréquentation d'autres jeunes qui se droguent déjà ; un dialogue insuffisant avec les parents ; enfin, des problèmes psychologiques personnels tels qu'anxiété, timidité, dépression et mal-être général. Il faut ici souligner le rôle des revendeurs, qui cherchent, en se rendant sur les lieux de fréquentation privilégiés des jeunes (écoles, boîtes de nuit, etc.), à entraîner ceux-ci à consommer de la drogue.
Un des effets pernicieux de l'usage de drogues est qu'il engendre une

### Les inégalités de la dépendance

La vitesse d'installation de la dépendance physique à une drogue varie selon la substance : elle est beaucoup plus rapide avec l'héroïne qu'avec le haschisch. La dépendance augmente également plus rapidement si l'on prend des doses élevées, quelle que soit la drogue consommée : un consommateur de tranquillisants peut ainsi devenir dépendant de ses médicaments, au même titre qu'un consommateur d'héroïne. Des prédispositions génétiques semblent également être responsables d'une apparition plus rapide de cette dépendance physique chez certains consommateurs de drogues que chez d'autres.

### Les drogues de substitution

Chez un grand nombre de toxicomanes, le sevrage et l'abandon de toute drogue ne sont pas envisageables. Aussi certains programmes de traitement comprennent-ils la distribution de produits dits de substitution à l'héroïne, tels que la méthadone (Mephenon), la buprenorphine (Subutex) ou encore d'autres morphiniques de synthèse contrôlés pharmaceutiquement.

L'objectif de cette politique, qui suscite de vives polémiques (en raison du risque de dépendance à ces produits et de leur revente en fraude), est de prévenir la délinquance liée à la recherche de drogue, de diminuer les risques de transmission virale (sida) ou encore d'inciter la personne qui suit ce traitement à suivre un traitement psychologique, ce qui est plus aisé lorsqu'on bénéficie d'un traitement de substitution.

dépendance psychologique, c'est-à-dire l'envie de prendre cette drogue régulièrement pour retrouver, sous son effet, un état plus satisfaisant que l'état normal. La consommation répétée de cannabis (dont les concentrations en produit actif peuvent varier du simple au triple) peut engendrer une psychose chronique. L'usage récréatif est une illusion.

## Les maux du toxicomane

La consommation répétée de drogues induit une accoutumance physique de l'organisme. En effet, les drogues interfèrent avec des mécanismes neurobiologiques, en particulier avec les neurotransmetteurs (substances chimiques qui transmettent les messages dans les cellules du système nerveux), et se fixent sur des récepteurs spécifiques du cerveau. Ces récepteurs accueillent, à l'état normal, des substances sécrétées par l'organisme, les endorphines, qui ont des propriétés analgésiques et induisent une sensation de plaisir. Si, comme c'est le cas chez l'héroïnomane, l'organisme est régulièrement saturé par des morphiniques d'origine extérieure à l'organisme, la production interne d'endorphines diminue, et les sensations de plaisir ne peuvent plus provenir, à un certain stade, que de l'apport extérieur d'héroïne.

### Les troubles physiques

L'usage des drogues produit de multiples effets toxiques sur la santé, surtout si elles sont consommées régulièrement et à doses élevées : troubles nerveux, digestifs, cardiaques, infections diverses, risques d'embolie, intoxication aiguë et parfois décès à l'occasion d'une surdose (overdose), confusion mentale, délire, hallucinations, comportement particulièrement agressif. Les toxicomanes qui utilisent des seringues risquent en outre de contracter de graves maladies virales (hépatites B ou C, sida) s'ils les échangent entre eux. Une fois dépendant, le toxicomane évolue, pour se procurer l'argent nécessaire à l'achat de sa drogue, dans des milieux de plus en plus marginaux où violence, prostitution et trafic sont la règle.

### Le manque

En cas de diminution de la consommation de drogue, l'organisme réagit par des signes de sevrage : anxiété, transpiration, nausées, vomissements, tachycardie, douleurs musculaires, parfois confusion mentale ou encore hallucinations.
La prise de drogue atténue, voire fait disparaître ces symptômes de manque, ce qui incite le toxicomane à continuer à en consommer régulièrement.

## Guérir et prévenir la toxicomanie

Un consommateur occasionnel ne nécessite pas de traitement médical : l'entourage familial et scolaire doit l'avertir du risque d'accoutumance et d'escalade. Celui qui use plus régulièrement de drogues peut être aidé par un soutien psychologique qui lui permettra de comprendre quelle difficulté d'existence il essaie de compenser et par quels comportements il peut remplacer la drogue. Enfin, si une dépendance physique est installée, un sevrage s'impose avant la prise en charge psychologique. Il est pratiqué sous contrôle médical et associé à l'administration temporaire de médicaments de substitution. La prise en compte des toxicomanies comprend également la prévention et/ou le traitement de problèmes de santé découlant de la prise de drogues : pour éviter la propagation de maladies virales, certains pays mettent à l'essai des mesures comme la mise en vente libre de seringues stériles.

### Des rechutes fréquentes

Les rechutes sont liées à des mécanismes biologiques, mais aussi psychologiques, le souvenir de l'effet « agréable » de la drogue persistant dans le psychisme. Aussi sont-elles fréquentes ; ce n'est souvent qu'après plusieurs rechutes que le toxicomane se stabilise, lorsqu'il se découvre une passion qui « l'accroche » plus que la drogue. La recherche de cet intérêt de substitution constitue l'objectif des programmes de réadaptation réalisés par des centres spécialisés ou des groupes d'entraide, mais doit également être soutenue par l'entourage du malade.

### Éduquer et prévenir

Limiter l'accès aux drogues par des mesures de contrôle du trafic, de répression de la distribution et de la consommation constitue une mesure efficace pour prévenir la toxicomanie. Cependant, l'attrait financier, pour les vendeurs de drogue, et celui de la transgression, pour les consommateurs, sont tels qu'une éradication est illusoire. Aussi doit-on souligner l'importance, dans cette prévention, de l'éducation : plus que d'une prévention de l'usage de drogues, il s'agit de la préparation à un mode d'existence où la drogue n'exerce pas d'attrait parce que l'on a pu développer une personnalité qui trouve en elle-même suffisamment de ressources.

► **Alcoolisme, Cocaïne, Dépendance, Héroïne, Sevrage d'un toxique, Tabagisme.**

### Toxicomanie et grossesse

La consommation de drogues pendant la grossesse peut provoquer de graves accidents chez la mère comme chez l'enfant. La consommation d'héroïne entraîne chez le nouveau-né, dans 80 % des cas, un syndrome de sevrage néonatal dû à l'arrêt de l'apport d'opiacés par le cordon ombilical. Ce syndrome est traité avec de l'élixir parégorique administré en doses décroissantes. La cocaïne augmente le risque de fausse couche, d'accouchement prématuré, d'hématome rétroplacentaire et de retard de croissance. La consommation de substances hallucinogènes, enfin, augmente également le risque de fausse couche, mais aussi de malformation congénitale.

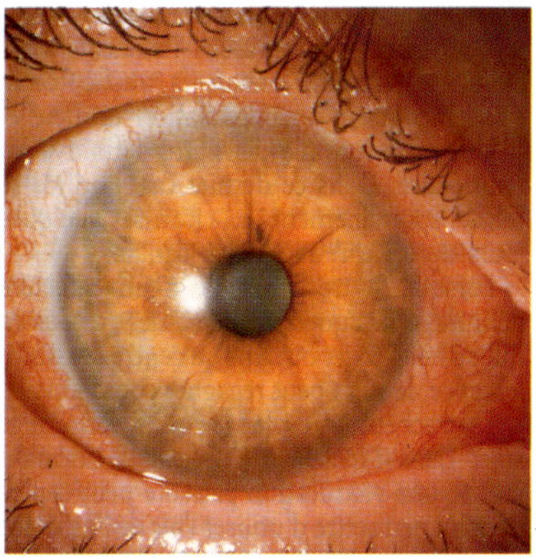

*Trachome. Des vaisseaux sanguins envahissent la conjonctive puis la cornée, qui recouvre progressivement l'iris d'un voile opaque.*

manque d'hygiène corporelle augmente également le risque de surinfection. La contagion est fréquente au sein d'une même famille.

**SYMPTÔMES ET SIGNES**

Au début, le trachome prend la forme d'une conjonctivite folliculaire (formée de surélévations translucides), surtout observable sous la paupière supérieure, provoquant de petites lésions qui passent souvent inaperçues. Puis la conjonctivite devient granuleuse (constituée de reliefs plus importants et plus vascularisés) en raison du nombre croissant des follicules et il se forme, de la périphérie au centre de la cornée, une légère opacité ressemblant à un voile. Au bout de quelques mois, les lésions se cicatrisent, mais laissent des séquelles pouvant altérer la vision : présence sur la cornée d'un voile vasculogranuleux appelé pannus, présence de cicatrices étoilées sur la conjonctive de la paupière supérieure.

**DIAGNOSTIC ET COMPLICATIONS**

Le diagnostic repose sur l'examen clinique. Il est confirmé par un frottis conjonctival, qui consiste à recueillir les sécrétions afin d'y rechercher la présence des chlamydias. Il est complété, le cas échéant, par un grattage conjonctival, pratiqué sous anesthésie locale, qui recherche des cellules à inclusions caractéristiques (cellules contenant des colonies de chlamydias).

Les complications des formes sévères sont essentiellement des opacités cornéennes parfois très denses et responsables d'une baisse majeure de l'acuité visuelle pouvant évoluer vers la cécité, des modifications des paupières telles qu'un ptôsis (abaissement permanent de la paupière supérieure) ou un entropion (bascule du bord de la paupière, souvent inférieure, vers l'intérieur de l'œil), généralement associé à un trichiasis (déviation vers le globe oculaire des cils, qui viennent frotter sur la cornée et y provoquent des ulcérations). On observe aussi une sclérose de l'appareil lacrymal qui empêche l'écoulement normal des sécrétions.

**TRAITEMENT ET PRÉVENTION**

À un stade peu évolué de la maladie, l'application locale, pendant au moins trois semaines, de collyres et de pommades antibiotiques adaptés au germe permet de faire régresser les symptômes. Il est nécessaire de respecter la meilleure hygiène corporelle possible pour favoriser la guérison. Le traitement des séquelles est essentiellement chirurgical, notamment pour le ptôsis, l'entropion et le trichiasis. Les greffes de cornée sont peu efficaces car les greffons s'opacifient à leur tour.

Une bonne hygiène corporelle et un lavage des mains fréquent permettent d'éviter la contamination.

## Traction

Manœuvre consistant à tirer sur une partie d'un membre ou sur la colonne vertébrale afin d'obtenir un effet thérapeutique ou analgésique.

**INDICATIONS**

Plusieurs sortes de lésions traumatiques peuvent bénéficier d'une traction avant leur traitement chirurgical : les fractures de la colonne vertébrale, celles du fémur ou de son col, etc. On a aussi recours à ce procédé avant d'opérer une scoliose, pour assouplir les muscles et les articulations de la colonne vertébrale, ou après certaines interventions chirurgicales, notamment sur la hanche.

**TECHNIQUE**

Le blessé est étendu sur un lit orthopédique, le membre en traction étant maintenu à un point fixe (le plus souvent l'armature du lit) par un système de poulies et de câbles auxquels sont suspendus des poids. Le point d'application de la traction est souvent un segment d'os intact situé au voisinage de la fracture, dans lequel sont mises en place des broches. Un malade mis sous traction doit être régulièrement surveillé : contrôle des orifices des broches (risque d'infection), vérification que l'os est en bonne position, radiographies régulières de la fracture (tous les 3-4 jours au début puis à un rythme hebdomadaire ou bimensuel).

## Tractus

1. Faisceau de fibres nerveuses. (P.N.A. *tractus*)

Le terme de tractus, peu employé, peut s'appliquer par exemple au faisceau pyramidal (tractus pyramidal), groupe de fibres nerveuses qui conduisent les ordres moteurs du cerveau à la moelle épinière.

2. Groupe d'organes creux ou de canaux naturels ayant une fonction commune.

Ainsi, on parle parfois de tractus urinaire (appareil urinaire) ou de tractus digestif (appareil digestif).

## Traduction

Étape de l'expression d'un gène au cours de laquelle l'information contenue dans une séquence d'A.R.N. messager est décodée et utilisée pour synthétiser une protéine.

→ VOIR Code génétique.

## Traitement

Ensemble des méthodes employées pour lutter contre une maladie et tenter de la guérir.

Le traitement fait appel aux principes de la thérapeutique, que le médecin adapte au mieux des connaissances actuelles à chaque cas particulier. On distingue les traitements médicaux, utilisant les médicaments et divers moyens physiques (kinésithérapie, radiothérapie, thermalisme), et les traitements chirurgicaux, pratiqués selon les interventions avec divers instruments et sous différents modes d'anesthésie.

**DIFFÉRENTS TYPES DE TRAITEMENT**

On en distingue quatre, selon leur but.

■ Les traitements curatifs se déroulent en plusieurs phases : traitement d'attaque, initial et intensif, suivi au besoin d'un traitement d'entretien, moins lourd mais souvent plus prolongé. Par exemple, au cours d'une phlébite, le traitement d'attaque consiste en des injections intraveineuses d'héparine pendant quelques jours ; le traitement d'entretien qui lui succède comprend la prescription d'antivitamines K pendant une période de 3 à 6 mois.

■ Les traitements palliatifs concernent les mesures qui peuvent être employées lorsqu'une maladie grave, un cancer par exemple, approche de son terme fatal, afin de permettre au malade de la vivre dans les conditions les moins pénibles possible (par exemple injections intrarachidiennes de morphine aidant à surmonter la douleur).

■ Les traitements préventifs cherchent à empêcher l'apparition d'une maladie, par la vaccination par exemple, ou encore à supprimer un facteur de risque (lutte contre le tabagisme ou l'hypercholestérolémie) ou à lutter contre ses conséquences.

■ Les traitements symptomatiques visent à soulager les symptômes d'une maladie sans pour autant lutter contre les causes ou la nature même de cette maladie ; la prescription d'analgésiques, qui atténuent la douleur, en est un exemple.

## Tranchée utérine

Contraction utérine qui survient après l'accouchement et qui est destinée à évacuer les lochies (saignements utérins).

Les tranchées sont d'autant plus douloureuses que la femme a eu plus d'enfants. Elles durent de deux à six jours, sont exacerbées par la succion des mamelons pendant la tétée mais sont aisément calmées par les antispasmodiques.

## Tranquillisant

Médicament utilisé pour sa capacité à diminuer un excès d'activité psychique.

Le terme de tranquillisant est peu employé par les médecins ; il fait partie du langage courant et désigne deux familles de médicaments psychotropes (actifs sur le psychisme) : les anxiolytiques, « tranquillisants mineurs », indiqués dans l'anxiété ; les neuroleptiques, « tranquillisants majeurs », indiqués dans les psychoses.

## Transaminase

Enzyme qui accélère le transfert d'un groupement aminé d'un acide aminé sur un acide cétonique. SYN. *aminotransférase.*

Deux transaminases présentent un intérêt clinique ; l'augmentation de leur taux dans

tuelles nausées. Le choi
laissé à l'appréciation du
réalise deux études c
dynamique (consistant
nence la progression c
écran de radioscopie
(consistant à prendre
graphiques à intervalles
baryté de l'intestin grêl
baryte est avalée ou
sonde, de une à cinq l

**CONTRE-INDICATIONS ET EFFE**

Cet examen est cont
femmes enceintes. Il ne
cun effet secondaire, se
la bouillie barytée ou
sonde pouvant être dé
l'examen est terminé, le
et reprendre une alir
Durant les 2 jours qu
auront un aspect blancl
tion de la baryte.

## Transit œso-gastro-

Examen radiologique de
du tube digestif (œso
duodénum).

**INDICATIONS**

Le transit œso-gastro-d
permet de mettre en é
de la paroi des organes
maladie inflammatoire
morale, ou encore à u
souvent remplacé par l
que, examen pratiqué a
optique introduit par
dernière technique est er
de la surface de la muqu
l'avantage de permettre
la muqueuse digestive
examiner au microscope.
œso-gastro-duodénal
quand la fibroscopie est
d'un rétrécissement inf
tube optique, lorsqu'
compression extérieure c
de documents radiolo
intervention chirurgical
apprécier les aspects
motricité œsophagienne

**PRÉPARATION ET DÉROULEMEN**

Le patient doit être à je
fumé depuis au moins 8
pas avoir subi d'autre ex
baryte au cours des 4 ou
Il absorbe un verre de
épaisse opaque aux ra
comporte une étude dyna
à suivre la progression c
écran de radioscopie, et
qui consiste à prendre
graphiques à intervalles r
nécessaire de comprimer
d'un ballon en matière pla
de meilleures images, ou
duit antispasmodique des
contractions de l'estom
l'examen, qui dure envi
médecin bascule la tabl
façon que la tête du pat
bas que ses jambes pour

le sang est en effet révélatrice d'un certain nombre d'affections ; leur mesure permet donc d'orienter le diagnostic.

■ **L'alanine-aminotransférase** (A.L.T., A.L.A.T. ou SGPT [*Serum Glutamopyruvate Transferase*]) est surtout présente dans le foie et les reins et, en quantité plus faible, dans les muscles striés et les globules rouges. Son taux, normalement inférieur à 15 unités internationales par litre, augmente en cas de destruction des cellules du foie - surtout lors d'une hépatite virale, avant l'apparition de l'ictère - parfois de façon très importante ; ce taux augmente également, dans de moindres proportions, au cours d'autres maladies du foie (cancer, cirrhose, hépatite toxique [causée par le tétrachlorure de carbone, par exemple], obstruction biliaire, etc.) et au cours de l'infarctus du myocarde.

■ **L'aspartate-aminotransférase** (A.S.T., A.S.A.T. ou SGOT [*Serum Glutamooxaloacetate Transferase*]) se trouve principalement dans les cellules des muscles striés, du foie et dans les globules rouges. Son taux est normalement inférieur à 20 unités internationales par litre. Il augmente en cas de destruction des cellules, en particulier en cas d'infarctus du myocarde (l'importance de l'augmentation étant alors proportionnelle à celle de la lésion) et de myopathie. En cas de destruction des cellules du foie, le taux sanguin d'A.S.T. augmente moins que celui d'A.L.T.

## Transcriptase inverse

Enzyme réalisant la transcription (transfert de l'information génétique) de l'acide ribonucléique (A.R.N.) en acide désoxyribonucléique (A.D.N.), et non de l'A.D.N. en A.R.N., comme cela se produit ordinairement.

La famille des rétrovirus, à laquelle appartient le virus de l'immunodéficience humaine (V.I.H.), responsable du sida, est caractérisée par la présence de cette enzyme, à laquelle elle doit son nom, *retro* signifiant « en sens contraire » en latin.

L'activité de la transcriptase inverse s'intègre dans les différentes phases de réplication des rétrovirus à l'intérieur d'une cellule. Cette enzyme permet la copie de l'A.R.N. viral monobrin, constituant génétique du rétrovirus, en A.D.N. proviral double brin avant son intégration dans le génome de la cellule infectée par un rétrovirus.

## Transcription

Étape de l'expression d'un gène au cours de laquelle l'information contenue dans une séquence d'A.D.N. est copiée sous la forme d'une séquence d'A.R.N.

Cette fabrication naturelle de séquences d'A.R.N. s'effectue grâce à une enzyme spécifique appelée A.R.N. polymérase. La séquence d'A.R.N. ainsi créée, porteuse de l'information contenue dans le gène, se transforme en séquence d'A.R.N. messager au cours d'une étape appelée maturation. Cette dernière séquence sera décodée au cours d'une seconde étape, appelée traduction, et les informations qu'elle contient permettront la synthèse de la protéine codée par le gène.

→ VOIR **Code génétique.**

## Transduction

Transfert d'une information génétique d'une cellule à une autre par l'intermédiaire d'un vecteur.

L'information génétique est contenue dans une cellule sous la forme de séquences d'A.D.N. La transduction est un phénomène naturel ou provoqué (par exemple par l'intermédiaire d'un virus).

Le résultat d'une transduction est qu'il manque à la cellule « donneuse » une séquence d'A.D.N., tandis que la cellule « receveuse » aura une séquence d'A.D.N. en double, ou aura acquis une nouvelle séquence, appartenant parfois à une autre espèce organique : ainsi, une salmonelle peut acquérir une séquence d'A.D.N. appartenant à un colibacille.

## Transferrine

Protéine présente dans le sérum sanguin, synthétisée par le foie et dont le rôle physiologique essentiel est le transport du fer nécessaire à la synthèse de l'hémoglobine depuis les cellules intestinales jusqu'à la moelle osseuse. SYN. *sidérophiline*.

La concentration en transferrine du sérum sanguin est normalement comprise, chez l'adulte, entre 2 et 4 grammes par litre. Cette valeur s'abaisse en cas d'hémochromatose (maladie métabolique consécutive à l'accumulation de fer dans les tissus), de carence en protéines, d'inflammation et d'insuffisance rénale. Elle s'élève en revanche en cas de carence en fer, due par exemple à un apport alimentaire insuffisant, à une mauvaise assimilation par le système digestif, à des pertes excessives (hémorragies chroniques) ou à une augmentation des besoins (grossesse).

## Transfert

Processus selon lequel, en psychanalyse, le patient réactualise ses conflits infantiles en projetant sur le thérapeute l'image de ses parents et les sentiments (désirs, expériences pénibles, découverte de la sexualité, etc.) qu'il a éprouvés envers eux.

**HISTORIQUE**

Le terme de transfert fut introduit par Sigmund Freud en 1895 mais ne prit une importance décisive que plus tardivement. Freud finira par considérer que l'établissement du transfert, son interprétation et sa résolution, c'est-à-dire la reprise d'une évolution affective normale, constituent la structure essentielle de l'ensemble de la cure analytique.

■ **En psychanalyse,** le transfert ne s'installe souvent qu'avec lenteur, émaillé d'hésitations, de silences gênés et de résistances. L'analyste est alors le support « neutre et bienveillant » d'un mélange d'amour et de haine qui traduit la réapparition de l'ambivalence œdipienne, avec un transfert tantôt « positif » (sentiments affectueux) et tantôt « négatif » (sentiments agressifs). Réciproquement, l'analyste éprouve à l'égard de son patient des réactions inconscientes, pouvant réactiver ses propres conflits, et que Freud nomme contre-transfert. L'existence de ce contre-transfert nécessite une analyse préalable du psychanalyste avant que celui-ci puisse lui-même traiter des patients en cure.

■ **En psychologie,** on utilise le terme de transfert dans un sens général de déplacement de l'affectivité liée à un objet (personne, situation, chose) sur un autre objet. L'enfant de moins de trois ans, par exemple, fait un transfert sur les objets (jouet, poupée) du monde extérieur, leur prêtant une vie animée semblable à la sienne ; chez l'adulte, de nombreuses relations peuvent être interprétées en termes de transfert : une personne amoureuse, par exemple, attribue à son partenaire ses propres états d'âme ou les transfère sur un objet symbolique (fleur ou bijou, par exemple).

## Transfert de l'oxyde de carbone (mesure de la capacité de)

Mesure de la perméabilité de la membrane alvéolocapillaire (formée par l'accolement de la paroi de l'alvéole pulmonaire et de celle du capillaire sanguin), qui permet les échanges gazeux (oxygène, gaz carbonique) dans le poumon. SYN. *mesure de la capacité de diffusion de l'oxyde de carbone*.

La mesure de la capacité de transfert de l'oxyde de carbone fait partie de l'exploration fonctionnelle respiratoire (ensemble d'examens destinés à évaluer la fonction respiratoire). Cet examen consiste à faire inhaler au sujet de l'oxyde de carbone en quantités infimes, la diffusion de celui-ci à travers la membrane alvéolocapillaire étant proche de celle de l'oxygène, afin d'en mesurer la quantité expirée. Une diminution de la capacité de transfert révèle soit un épaississement de la membrane alvéolocapillaire (fibrose pulmonaire), soit une réduction de la surface totale des alvéoles et des capillaires (emphysème).

## Transformation cellulaire

Passage d'une cellule d'un état différencié, c'est-à-dire dans lequel elle possède toutes les caractéristiques des cellules de l'organe auquel elle appartient, à un état dédifférencié, dans lequel elle a perdu ces caractéristiques, à la suite de l'introduction d'une séquence d'A.D.N. exogène (par exemple par l'intermédiaire d'un virus) ou de l'altération ou de la surexpression de certains gènes cellulaires.

Une séquence d'A.D.N. exogène peut être introduite dans une cellule lors d'une infection par certains virus ou expérimentalement, au moyen des techniques du génie génétique (par introduction d'un virus, par exemple). Cette introduction peut se traduire par l'expression, dans la cellule, de nouveaux gènes (ceux de la séquence d'A.D.N.) et/ou par l'inhibition de certains de ses propres gènes, la cellule ayant perdu la capacité de fabriquer les protéines qu'elle synthétisait habituellement ; ainsi, une cellule du foie ne sera plus capable de produire de l'albumine.

Par extension, on appelle aussi transformation cellulaire l'opération qui consiste à introduire une séquence d'A.D.N. recombinant (séquence d'A.D.N. créée en laboratoire en « soudant » bout à bout deux

ou plusieurs séque
d'une enzyme app
une bactérie, par
produire une proté
industriel.

## Transfusion san

1. Injection, dans
d'un sujet, de l'un
2. Ensemble des ac
et des techniques
qui permettent la
sens précédent.
La transfusion
comprend le don d
de celui-ci, sa conse
En raison des risqu
(quoique ceux-ci soi
des transfusions sa

**DON DE SANG**

Le don de sang e
nombreux pays, co
que, la Suisse ou le
anonyme et gratuit
fois par an, pour d
60 ou 65 ans selon
existe sous plusieurs
courante est le don
prélevée est fonctio
sur la base de 0,07
de poids du corp
pesant 60 kilogra
400 grammes, soit
Il est possible é
que du plasma
plaquettes (cytaphé
prélevé est centrifu
qui permet de rend
donneur. Cette fo
longtemps qu'un p
(de 1 à 2 heures).
Les donneurs de
sont soumis avan
examens médicaux
pour but de protég
que le receveur. Ce
traitements, certain
culières (voyages
comportant un risq
ou virale) sont en ef
au don de sang. Les
déterminer le group
les différentes so
« non-B/non-C ») ai
et le virus HTLV (res
ou de maladies ne

**PRODUITS SANGUINS**

À partir du sang d
sanguins sont obte
■ Le concentré g
don de sang total ;
centrifugation. Il n
bules rouges. Il est
des anémies dues à
gie, traumatisme)
médullaire (aplasie,
rénale, leucémie, et
jusqu'à 42 jours.
■ Les plaquettes p
de sang total (plaqu
soit d'un don par





l'oreille, similaire à celle que l'on ressent en cas de dépressurisation (voyage en avion, plongée sous-marine). Il peut être pratiqué à tout âge, y compris chez le jeune enfant.

## Tympanoplastie

Toute intervention chirurgicale consistant à réparer le tympan ou la chaîne des osselets.

Les tympanoplasties, pratiquées sous anesthésie générale, nécessitent de 48 heures à une semaine d'hospitalisation. Elles comprennent deux types d'opérations qui sont pratiquées indépendamment l'une de l'autre ou conjointement.

■ **La myringoplastie** est la plus courante des tympanoplasties. Elle vise à réparer une perforation du tympan, séquelle d'une otite (inflammation de l'oreille) ou d'un traumatisme, à l'aide d'un greffon ; celui-ci est le plus souvent constitué d'un fragment de la membrane fibreuse qui enveloppe le muscle temporal (muscle situé sous le cuir chevelu de la tempe) ou de cartilage prélevé au niveau du pavillon de l'oreille.

■ **Les ossiculoplasties** visent à réparer la chaîne des osselets (marteau, enclume et étrier) lorsque celle-ci a été abîmée à la suite d'une otite ou, beaucoup plus rarement, d'une fracture ou d'une luxation des osselets.

Ces deux opérations sont suivies par la pose de pansements, qui sont enlevés au bout de 5 à 10 jours.

**EFFETS SECONDAIRES**

Une tympanoplastie peut entraîner quelques légers vertiges postopératoires. Il arrive exceptionnellement que cette intervention se complique d'une atteinte irréversible de l'oreille moyenne provoquant une surdité.

## Tympanosclérose

Infiltration de la muqueuse tapissant la caisse du tympan (partie de l'oreille moyenne contenant les osselets) ou de la membrane tympanique par une substance hyaline (semblable à un dépôt de calcaire) qui l'épaissit.

La tympanosclérose est une complication rare d'une otite chronique. En gênant les mouvements du tympan ou des osselets de l'oreille moyenne, la substance hyaline entraîne souvent une surdité (hypoacousie) plus ou moins importante. Elle peut aussi être à l'origine de lésions parfois irréversibles des osselets.

**TRAITEMENT**

Le seul traitement de la tympanosclérose consiste à enlever chirurgicalement la substance hyaline par tympanoplastie.

## Tympanotomie

Ouverture chirurgicale de la caisse du tympan (partie de l'oreille moyenne contenant les osselets).

On distingue deux types de tympanotomie, la paracentèse et la tympanotomie postérieure.

■ **La paracentèse** se pratique presque toujours en cas d'otite aiguë. Elle consiste à perforer le tympan en passant directement par le conduit auditif externe de façon à drainer les sécrétions muqueuses et/ou purulentes qui s'y sont accumulées.

■ **La tympanotomie postérieure** consiste à atteindre l'oreille moyenne en ouvrant la mastoïde (base de l'os temporal, située derrière le pavillon de l'oreille) entre le nerf facial et le sulcus tympanique (rainure creusée au fond du conduit auditif externe) ; c'est le premier temps opératoire d'une tympanoplastie (réparation chirurgicale du tympan ou de la chaîne des osselets). Sa principale complication, rare, est une paralysie faciale.

→ VOIR Paracentèse.

## Typage cellulaire

Méthode de laboratoire qui permet d'identifier la nature, le stade de développement et certaines capacités fonctionnelles de cellules isolées provenant d'un liquide biologique (sang, moelle, liquide céphalorachidien, etc.) ou d'un fragment de tissu prélevé par biopsie. SYN. *immunophénotypage.*

Le typage cellulaire repose sur l'existence, à la surface des cellules ou dans leur cytoplasme, de molécules spécifiques appelées antigènes de différenciation. Depuis la fin des années 1970, des anticorps monoclonaux (élaborés par culture de cellules issues d'une cellule initiale, constituant un clone) permettent de détecter très précisément les antigènes de différenciation des globules blancs. Ces réactifs ont été regroupés en classes (ou *clusters*) de différenciation, les CD. En 1994, 130 classes de différenciation se trouvent définies, ce vocable s'appliquant indifféremment à un anticorps ou à l'antigène de différenciation qu'il reconnaît.

**INDICATIONS**

Les cellules bénéficiant le plus souvent d'un typage cellulaire sont les lymphocytes du sang pour l'identification et la numération de leurs sous-populations, dont les principales sont les lymphocytes T CD3, CD4 et CD8. Cette technique permet d'éclairer le diagnostic et le pronostic des déficits immunitaires, qu'ils soient congénitaux ou acquis (sida), et des maladies auto-immunes. La recherche d'un grand nombre de classes de différenciation exprimées par des cellules leucémiques permet également de préciser la nature d'une leucémie et d'apporter des éléments de pronostic.

**TECHNIQUE**

L'immunofluorescence in situ ou en cytométrie en flux est la technique la plus couramment utilisée. Le premier procédé consiste à observer au microscope un prélèvement de tissu à l'aide de réactifs fluorescents. La cytométrie en flux consiste à analyser des paramètres cellulaires (taille, granulosité) à l'aide de marqueurs fluorescents. L'appareil permettant cette analyse, le cytomètre en flux, est constitué d'un faisceau laser, qui capte les cellules passant une par une dans un axe perpendiculaire, et d'un ordinateur, qui retranscrit les données sous forme d'images sur un écran.

L'immunohistochimie, qui est l'observation au microscope de tissus ou de cellules marqués par une enzyme, peut également être employée.

## Typage tissulaire

Identification des antigènes d'histocompatibilité, ou antigènes du système HLA *(Human Leucocyte Antigen,* antigène leucocytaire humain), transmis génétiquement, exprimés par les cellules d'un individu, et caractérisant son groupe tissulaire. SYN. *groupage tissulaire.*

**INDICATIONS**

Le typage tissulaire est important pour les greffes et les transplantations, qui seront d'autant mieux tolérées que le groupe tissulaire du donneur est plus proche de celui du receveur. Il permet aussi de reconnaître, chez l'individu testé, certaines spécificités pouvant se trouver associées à un risque particulier de développer des maladies auto-immunes comme la spondylarthrite ankylosante, la polyarthrite rhumatoïde ou le diabète insulinodépendant. Enfin, le typage cellulaire peut servir à l'identification des individus (pour une recherche de paternité, par exemple).

**TECHNIQUE**

Le typage tissulaire est réalisé sur les lymphocytes isolés d'un échantillon de sang. Il existe deux types d'antigènes HLA : ceux de classe I sont présents dans toutes les cellules, ceux de classe II sont propres à certains types cellulaires, dont les lymphocytes B. Les techniques les plus anciennes recherchent les antigènes HLA présents à la surface des lymphocytes à l'aide d'anticorps cytotoxiques spécifiques ou de cellules sensibilisées. Plus récemment se sont développées des techniques de biologie moléculaire permettant de déterminer, à partir d'A.D.N. purifié, les caractéristiques des fragments des deux chromosomes 6 de l'individu testé, sur lesquels se trouvent les gènes respectivement paternels et maternels codant pour les molécules HLA qui définissent le groupe tissulaire.

→ VOIR Histocompatibilité.

## Typhoïde

→ VOIR Fièvre typhoïde.

## Typhus

Maladie infectieuse due à des bactéries appartenant au genre *Rickettsia.*

Les typhus constituent l'un des deux groupes de maladies dues à des *Rickettsias,* le second étant les fièvres boutonneuses.

Il existe deux variétés de typhus, l'une et l'autre présentes dans le monde entier.

■ **Le typhus exanthématique, ou typhus européen à poux,** encore dit typhus historique, dû à *Rickettsia prowazeckii,* est transmis à l'homme par la piqûre ou les déjections du pou, animal vecteur, à partir d'un homme porteur de la rickettsie. C'est une maladie grave, jadis mortelle, responsable d'épidémies meurtrières lors d'importants regroupements humains dans des conditions d'hygiène défectueuses. Les mesures sanitaires ont considérablement réduit la fréquence de cette affection, aujourd'hui rare mais néanmoins susceptible de se développer de nouveau. La maladie de Brill est une forme mineure de résurgence pouvant ne se manifester qu'après plusieurs années (sans réinfection) de cette maladie, comportant essentiellement une artérite des membres inférieurs.

■ **Le typhus murin**, dû à *Rickettsia typhi* (ou *Rickettsia mooseri*), est une infection de gravité moindre, transmise par les puces du rat. Il ne touche l'homme qu'accidentellement.

**SYMPTÔMES ET SIGNES**

L'incubation du typhus peut durer trois semaines. La maladie se déclare brutalement par des frissons, des douleurs dorsales et musculaires, des céphalées violentes et une fièvre élevée pouvant atteindre 40 °C. Une éruption cutanée de taches rouges s'étend à toute la surface de la peau, excepté les paumes et la plante des pieds. Le malade est atteint de confusion mentale, de prostration, de délire, ses battements cardiaques s'affaiblissent. La maladie dure deux semaines ; les complications sont essentiellement cardiaques, artérielles et nerveuses.

**DIAGNOSTIC**

Il repose sur la mise en évidence dans le sang des réactions d'agglutination et d'immunofluorescence spécifiques d'une *Rickettsia*.

**TRAITEMENT**

Il consiste à administrer par voie orale des antibiotiques du groupe des cyclines. Dans les cas graves, des corticostéroïdes peuvent y être associés, voire des soins de réanimation en milieu spécialisé.

**PRÉVENTION**

Elle repose sur la lutte contre les poux par l'utilisation d'insecticides. Il existe un vaccin contre le typhus.

## Tyrosine

Acide aminé non indispensable, synthétisé par l'organisme à partir d'un autre acide aminé, la phénylalanine.

La tyrosine entre dans la constitution des protéines. D'autre part, elle participe à d'importantes réactions chimiques : c'est un précurseur de la mélanine (pigment de la peau), de certaines substances jouant un rôle dans la transmission de l'influx nerveux (dopamine, noradrénaline) et des hormones de la glande thyroïde. Normalement, le taux sanguin de tyrosine est compris entre 20 et 85 micromoles (soit 3,6 et 15,4 milligrammes) par litre chez les sujets de plus de 2 ans, entre 35 et 75 micromoles (soit 6,3 et 13,6 milligrammes) par litre chez les enfants de moins de 2 ans. Il arrive, chez les nouveau-nés, que le taux sanguin de tyrosine dépasse ces valeurs, mais il s'agit d'un phénomène temporaire et non pathologique, lié à une immaturité enzymatique.

**PATHOLOGIE**

Les principales pathologies liées à la tyrosine sont des enzymopathies, maladies héréditaires dues à un déficit en certaines enzymes transformant la tyrosine, provoquant son accumulation dans l'organisme. Certaines sont communes à la tyrosine et à la phénylalanine (phénylcétonurie). D'autres sont spécifiques, comme l'albinisme, l'alcaptonurie ou les tyrosinémies.

## Tyrosinémie

1. Taux anormalement élevé d'un acide aminé, la tyrosine, dans le sang.

Chez le nouveau-né, le taux sanguin de tyrosine peut être temporairement élevé, sans signification pathologique.

2. Maladie héréditaire congénitale caractérisée par l'accumulation de tyrosine dans l'organisme. SYN. *tyrosinose.*

Les tyrosinémies sont des maladies rares dues à un déficit en certaines enzymes jouant un rôle dans le métabolisme de la tyrosine.

**DIFFÉRENTS TYPES DE TYROSINÉMIE**

Selon l'enzyme manquante, on distingue plusieurs formes de tyrosinémie.

■ **La tyrosinémie de type I** se caractérise dans sa forme aiguë par des vomissements, des diarrhées, une cirrhose du foie et une anémie. Son issue est souvent fatale. La forme chronique, moins grave et évoluant plus lentement, est caractérisée par un rachitisme et des troubles rénaux.

■ **La tyrosinémie de type II** se manifeste par des lésions de la cornée et de la peau (épaississement excessif de la couche cornée de la paume des mains), fréquemment accompagnées d'un retard mental.

**DIAGNOSTIC**

Dans tous les cas, on observe une augmentation du taux de tyrosine dans le sang et les urines, associée à une élimination urinaire importante d'acides para-hydroxyphényl-pyruvique, parahydroxyphényl-lactique et para-hydroxyphényl-acétique.

**TRAITEMENT**

Le traitement des tyrosinémies est diététique, fondé sur un régime pauvre en phénylalanine et en tyrosine (acides aminés contenus dans les protéines animales). Ces prescriptions diététiques sont établies en milieu hospitalier spécialisé.

# U

## U.I.V.

→ VOIR Urographie intraveineuse.

## Ulcération

1. Processus caractérisé par une perte de substance de la peau ou d'une muqueuse.
2. Ulcère superficiel qui est la conséquence de ce processus.

### Ulcération cutanée

Cette perte de substance de la peau peut concerner une ou plusieurs couches cutanées (épiderme, derme, hypoderme) selon qu'elle est plus ou moins superficielle.

**CAUSES**

Une ulcération cutanée est le plus souvent d'origine circulatoire, infectieuse ou maligne.

■ **Les causes circulatoires** (veineuses, artérielles, capillaires ou mixtes) entraînent surtout des ulcères des membres inférieurs. Chez les personnes dont la mobilité est réduite (parce qu'elles sont constamment assises ou alitées), les ulcérations se localisent aux points d'appui du corps (talons, sacrum, hanches, épaules), formant des plaies profondes, les escarres.

■ **Les causes infectieuses** sont fréquemment présentes au cours de maladies aiguës ou chroniques : maladies bactériennes de la peau (pyodermites à staphylocoques ou à streptocoques), infections à champignons (mycose, sporotrichose) ou encore gommes ulcérées (tuberculose, syphilis).

■ **Les causes malignes** sont les tumeurs malignes de la peau (épithéliomas basocellulaires ou spinocellulaires, mélanomes malins, etc.), qui s'ulcèrent souvent, ou les localisations cutanées de cancers du sang ou du système lymphoïde.

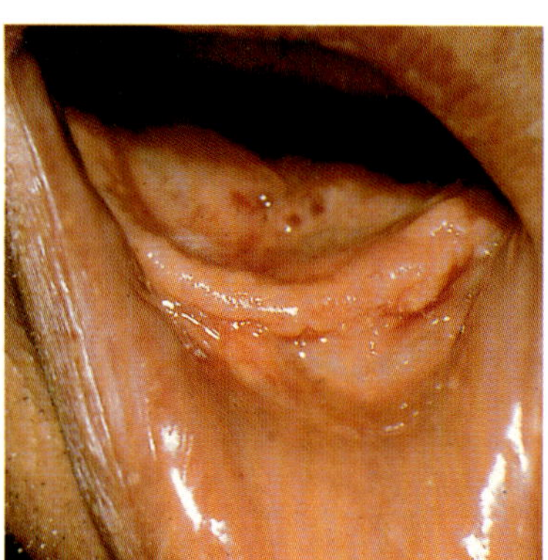

***Ulcération.** De petits ulcères de la bouche peuvent être dus aux frottements répétés occasionnés par un dentier mal adapté.*

### Ulcération de la muqueuse

Cette perte de substance de la muqueuse peut concerner la bouche ou les organes génitaux de l'homme ou de la femme. Une ulcération vulvovaginale peut être causée par un traumatisme sexuel, une infection virale, bactérienne ou mycosique, par exemple par le zona et diverses maladies sexuellement transmissibles, dont la syphilis et l'herpès (qui peut siéger aussi sur la muqueuse buccale).

La muqueuse buccale peut être le siège d'ulcérations très douloureuses mais sans gravité, les aphtes, ou d'ulcérations dues à un dentier mal adapté.

### Diagnostic d'une ulcération

La découverte d'une ulcération qui ne guérit pas peut nécessiter un prélèvement de tissu (biopsie), dont l'analyse permet d'affirmer ou d'infirmer la présence d'un cancer.

### Traitement d'une ulcération

Il fait appel, selon la cause de la lésion, aux antiseptiques locaux, aux antibiotiques, à la chirurgie, à la radiothérapie.

## Ulcère

Perte de substance plus ou moins profonde d'un revêtement épithélial.

Un ulcère peut être cutané (ulcère de la jambe) ou muqueux (ulcère gastroduodénal).

Un ulcère superficiel est également appelé ulcération.

## Ulcère de Buruli

Affection cutanée due à la mycobactérie *Mycobacterium ulcerans*, évoluant vers une atteinte des tissus profonds.

L'ulcère de Buruli sévit dans les zones tropicales d'Afrique et d'Amérique, en Asie du Sud-Est et en Australie. La lésion, le plus souvent localisée sur les membres inférieurs, se présente dans un premier temps comme un nodule indolore, évoluant vers un ulcère dont les bords se détachent du tissu environnant. L'ulcère s'étend ensuite en superficie ainsi qu'en profondeur, l'affection touchant les os et les muscles. Le traitement, chirurgical, est difficile et ne permet pas de sauver les tissus touchés.

## Ulcère gastroduodénal

Destruction localisée de la muqueuse de l'estomac et du duodénum (segment initial de l'intestin grêle).

L'ulcère gastroduodénal est très fréquent, touchant 10 % de la population. La grande efficacité des traitements médicamenteux aujourd'hui disponibles fait espérer une forte réduction du nombre de cas dans l'avenir.

■ **L'ulcère duodénal** est le plus fréquent ; il touche préférentiellement les individus mâles, et ne présente pas de risque de cancérisation.

■ **L'ulcère gastrique**, moins fréquent, touche indistinctement les individus des deux sexes. Il évolue vers un cancer dans 3 % des cas.

**CAUSES**

La principale cause de l'ulcère gastroduodénal est la bactérie *Helicobacter pylori (Hp)*. L'infection, contractée au cours de l'enfance, se localise dans le mucus tapissant la muqueuse gastrique. La présence du microbe entraîne notamment une sécrétion excessive d'acide chlorhydrique par l'estomac, qui favorise l'ulcération. Le germe *Hp* est impliqué dans 90 % des ulcères duodénaux, et dans 70 % des ulcères gastriques. D'autres causes existent, moins fréquentes, telles que la prise d'anti-inflammatoires ou, plus rarement encore, une tumeur du pancréas. L'apparition d'un ulcère gastroduodénal ou sa mauvaise cicatrisation sont par ailleurs favorisées par le stress et le tabagisme.

**SYMPTÔMES ET SIGNES**

Le symptôme majeur de l'ulcère gastroduodénal est une douleur semblable à une crampe ou à une brûlure, qui peut être très intense. Située dans l'épigastre (partie haute de l'abdomen), cette douleur apparaît entre 2 et 3 heures après les repas et elle est calmée par l'alimentation. Des crises douloureuses survenant pendant quelques semaines font place à des périodes plus ou moins longues de rémission. D'autres symptômes, tels que des nausées, des vomissements, un manque d'appétit, peuvent également être associés.

**DIAGNOSTIC ET ÉVOLUTION**

L'endoscopie œso-gastro-duodénale confirme le diagnostic et permet de visualiser l'ulcère, de préciser son siège, de faire des prélèvements de muqueuse afin de vérifier qu'il ne s'agit pas d'un cancer et de rechercher le germe *Hp*.

Quelle que soit sa localisation, l'ulcère gastroduodénal évolue vers la chronicité, par poussées successives, aussi longtemps que le germe *Hp* n'a pas été éradiqué. L'ulcère gastrique prédisposant au cancer de l'estomac, il nécessite une surveillance endoscopique régulière. Les complications des ulcères sont fréquentes, notamment les hémorragies digestives (hématémèse [émission de sang par la bouche], méléna [émission de sang digéré dans les selles]) spontanées ou consécutives à la prise d'aspirine. Ces hémorragies peuvent être importantes et menacer la vie du patient.

Une perforation de l'ulcère peut également survenir, entraînant une péritonite aiguë. Plus rarement, l'ulcère peut, en absence de traitement, provoquer un rétrécissement (sténose) du pylore.

**TRAITEMENT**

Le traitement des ulcères gastroduodénaux est médicamenteux, et varie selon que le

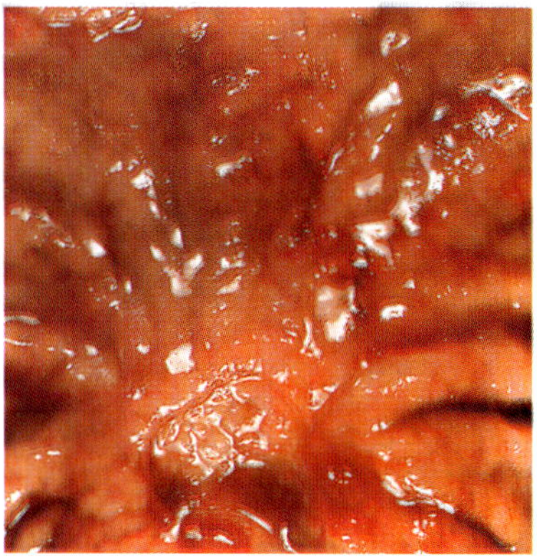

***Ulcère gastroduodénal.*** *De gros plis inflammatoires de la muqueuse gastrique convergent vers l'ulcère, bien visible au centre du cliché.*

germe *Hp* est impliqué ou non dans l'ulcère. Le traitement de l'infection à *Hp* repose sur l'association de deux antibiotiques, à quoi est associée une forte dose d'antisécrétoires (médicaments supprimant la production d'acide chlorhydrique par l'estomac). La durée de ce traitement est de 7 à 14 jours. Le traitement d'un ulcère gastroduodénal n'impliquant pas le germe *Hp* repose sur l'administration de puissants antisécrétoires, sur une durée allant de 2 à 4 semaines.

La prise d'aspirine ou d'anti-inflammatoires est absolument proscrite (à l'exception des faibles doses d'aspirine prescrites en traitement préventif des thromboses), ainsi que la consommation de tabac. L'ulcère ne nécessite aucun régime alimentaire particulier. Une surveillance endoscopique est nécessaire au suivi du traitement de l'ulcère gastrique, mais inutile pour un ulcère duodénal.

Les traitements médicamenteux aujourd'hui disponibles sont généralement très efficaces et ont rendu exceptionnelles les indications d'une intervention chirurgicale : perforation de l'ulcère, hémorragie très importante ou cancérisation. Les techniques chirurgicales alors employées sont la gastrectomie partielle et/ou la vagotomie (destruction des nerfs inducteurs des sécrétions gastriques). Une éradication du germe *Hp* entraîne une guérison définitive de l'ulcère.

## Ulcère de la jambe

Plaie persistante de la jambe, d'origine circulatoire.

**CAUSES**

Un ulcère de la jambe est dû le plus souvent à une insuffisance veineuse (accumulation du sang dans les veines) des membres inférieurs consécutive à une phlébite plus ou moins ancienne ou à des varices (on parle alors d'ulcère variqueux), plus rarement à une obstruction des artères des membres inférieurs par des plaques d'athérome ou à une atteinte des capillaires de la peau. Les plaies provenant d'autres causes (infection locale, cancer) sont nommées ulcérations. Tous les facteurs favorisant les lésions vasculaires prédisposent aux ulcères : grossesse, profession obligeant à des stations debout prolongées, pour les ulcères veineux ; tabagisme, alcoolisme, diabète, hypercholestérolémie (taux excessif de cholestérol dans le sang), hypertension artérielle, pour les ulcères artériels. Souvent, un ulcère apparaît à la suite d'un traumatisme local : coup, blessure, grattage, etc.

**SYMPTÔMES ET SIGNES**

L'ulcère forme une plaie de surface variable, où les couches superficielles de la peau sont détruites. Par ordre décroissant de fréquence, on distingue les ulcères veineux, les ulcères artériels, les ulcères mixtes et les ulcères artériolocapillaires.

- **Les ulcères veineux** sont arrondis et localisés sur les malléoles (saillies osseuses de chaque côté des chevilles) et le long des veines superficielles ; ils sont peu douloureux. La peau avoisinante est souvent altérée par une dermite ocre (taches brunes), voire une dermoépidermite infectieuse (croûtes et suintement).
- **Les ulcères artériels** sont plus petits que les ulcères veineux, localisés plus haut, sur les faces latérales des jambes, et très douloureux ; les bords de la plaie sont noirs, la peau avoisinante est sèche, fine, pâle et froide.
- **Les ulcères mixtes**, à la fois veineux et artériels, associent ces deux types de symptômes.
- **Les ulcères artériolocapillaires** sont petits mais ont tendance à s'étendre ; ils sont localisés aux malléoles et douloureux ; la peau avoisinante, parcourue de télangiectasies (petits vaisseaux dilatés), est parfois sèche, fine et pâle ou dans d'autres cas, au contraire, purpurique (couverte de taches rouges hémorragiques).

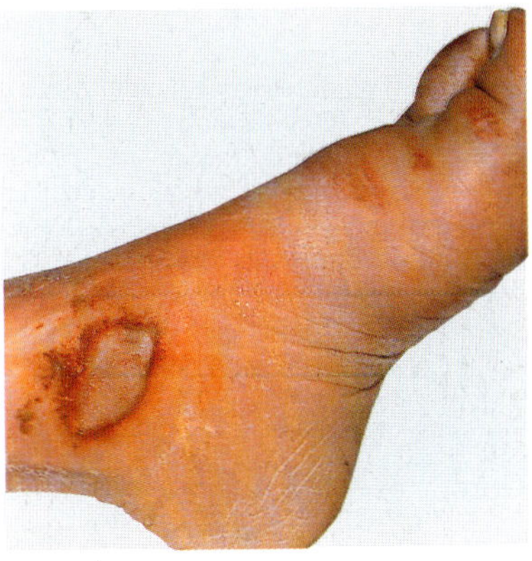

***Ulcère de la jambe.*** *Lorsqu'il est dû à une insuffisance veineuse, l'ulcère de la jambe s'associe souvent à un œdème et à des varices.*

**TRAITEMENT**

Il vise à soigner à la fois la cause et les symptômes de l'ulcère. Le traitement local des lésions a été considérablement simplifié par la mise au point de nouveaux pansements hydrocolloïdes, capables de mener à bien les différents stades successifs de la cicatrisation d'un ulcère, qui auparavant demandaient chacun des soins spécifiques. Ces pansements, dont il existe diverses sortes, assurent ainsi dans un premier temps la détersion de la lésion (extraction des corps étrangers, des débris de tissus et des diverses sécrétions), puis la granulation, ou bourgeonnement (prolifération cellulaire venant combler la lésion et aboutissant à la constitution d'un tissu rouge rosé, bien irrigué), et enfin l'épidermisation (réapparition d'un tissu épidermique, venant recouvrir le tissu de granulation).

Le traitement est pratiqué en ambulatoire, les pansements étant renouvelés tous les 2 ou 3 jours, soit à domicile, par une infirmière, soit en consultation spécialisée. La plaie est nettoyée au sérum physiologique, puis séchée. Un pansement hydrocolloïde, dit pansement primaire, est alors appliqué (le type de pansement est déterminé par le praticien selon l'état de la lésion). Il est ensuite recouvert par un autre pansement, dit secondaire, composé de compresses stériles et maintenu par une bande autocollante.

Quoique très efficace, ce traitement échoue parfois à mener à bien la cicatrisation de l'ulcère, qui nécessite alors des soins plus spécialisés (décortication chirurgicale ou greffes de peau).

Parallèlement à ces soins locaux, il faut s'attacher à soigner la cause de l'ulcère. Un ulcère veineux sera traité par le repos, jambes surélevées, et par le port de bandes élastiques ou de bas de contention, ceux-ci ne devant pas être trop serrés pour ne pas bloquer la circulation artérielle. Le traitement d'un ulcère artériel fait appel au repos, jambes inclinées vers le bas, à la suppression du tabac et de l'alcool, au traitement d'un éventuel diabète et à celui de l'artérite. Les ulcères mixtes et artériolocapillaires, souvent chroniques, sont extrêmement difficiles à soigner, en raison du caractère très diffus des lésions.

**PRÉVENTION**

Il est très important d'assurer une bonne prévention des ulcères de la jambe, c'est-à-dire de soigner toute varice ou maladie veineuse avant la formation d'un ulcère.

## Ulcère phagédénique

Maladie chronique des régions chaudes et humides, caractérisée par la formation, le plus souvent sur un membre inférieur, d'une plaie laissant l'épiderme, voire le derme, à nu. SYN. *phagédénisme tropical, ulcère tropical.*

L'ulcère phagédénique est dû à la pénétration de diverses bactéries dans la peau lors de traumatismes (blessure, éraflure) souvent minimes mais répétés et mal soignés.

**SYMPTÔMES ET ÉVOLUTION**

Parfois étendu, il forme un cratère aux bords rouges et gonflés, au fond noirâtre, d'où suinte un liquide malodorant. Un ulcère phagédénique peut être à l'origine d'une gangrène ou d'un tétanos, mais aussi d'une ostéite (inflammation de l'os), provoquant la destruction de l'os du membre inférieur. Lorsqu'il saigne ou change d'aspect, une cancérisation doit être évoquée : un ulcère phagédénique peut en effet se cancériser rapidement et entraîner la formation de métastases. Une biopsie permet de confirmer sa nature, bénigne ou maligne.

**TRAITEMENT**

Il repose sur la prise d'antibiotiques et le nettoyage de la plaie (antiseptiques), qui doit ensuite être recouverte d'un pansement. Parfois une greffe de peau est indiquée. En cas de gangrène, il est nécessaire de procéder à une amputation du membre. Une cancérisation impose l'ablation chirurgicale de la tumeur, parfois associée à une chimiothérapie.

## Ulcère solitaire du rectum

Lésion rectale d'évolution chronique.

L'ulcère solitaire du rectum est une affection rare touchant l'adulte jeune et dont les causes sont mal connues. Il pourrait témoigner d'un prolapsus (glissement) de la muqueuse rectale. Cet ulcère peut être responsable d'émissions de sang rouge, le plus souvent en quantité modérée, accompagnant les selles, parfois associées à des douleurs anorectales. La rectoscopie (examen du rectum à l'aide d'un tube muni d'un système optique et introduit par l'anus) permet le diagnostic. Les complications sont exceptionnelles : hémorragie digestive abondante, sténose (rétrécissement) rectale. Il n'y a pas risque de cancérisation.

**TRAITEMENT**

Il repose sur la régularisation du transit, dont les dysfonctionnements risqueraient d'aggraver l'ulcère (prescription de laxatifs ou d'antispasmodiques), sur l'administration de corticostéroïdes locaux et, parfois, sur une rectopexie (correction chirurgicale du prolapsus consistant à remonter le rectum et à modifier son orientation). Le traitement a néanmoins des résultats décevants.

## Ultrafiltration

Passage sélectif de substances dissoutes dans un liquide à travers une membrane filtrante.
→ VOIR **Filtration glomérulaire.**

## Ultrason

Vibration sonore supérieure à 20 000 hertz, inaudible pour l'homme.

**UTILISATION**

Les ultrasons sont utilisés dans le diagnostic et le traitement de différentes affections.

■ **Dans un but diagnostic,** les ultrasons sont employés par l'échographie, qui explore les organes internes mous ou remplis de liquide par la réflexion et l'analyse d'un faisceau d'ultrasons, et par le Doppler ; cette dernière technique étudie la vitesse de la circulation artérielle et veineuse au moyen d'une sonde émettrice d'ultrasons qui se réfléchissent sur les globules rouges puis sont recueillis par un récepteur situé sur la même sonde.

■ **Dans un but thérapeutique,** les ultrasons sont exploités dans le traitement symptomatique d'affections des tissus mous (muscles, ligaments, tendons). Cette technique, appelée ultrasonothérapie, qui fait appel à des ondes de haute fréquence, permet de réduire l'inflammation en améliorant la circulation locale. Les ultrasons sont également utilisés par une technique, appelée lithotripsie, pour fragmenter des calculs, surtout urinaires, par voie externe.

## Ultraviolet

Rayonnement électromagnétique d'une longueur d'onde inférieure à 400 nanomètres.

Les rayons ultraviolets (U.V.) sont invisibles pour l'œil humain ; ils se situent immédiatement après la bande violette du spectre visible de la lumière et avant les rayons X. Les rayons ultraviolets existent naturellement dans la lumière solaire, mais la plupart d'entre eux sont absorbés par la couche d'ozone de l'atmosphère. Ceux qui atteignent la surface de la terre produisent les effets bronzants du soleil et permettent la synthèse de la vitamine D par la peau.

**DIFFÉRENTS TYPES D'ULTRAVIOLET**

On distingue les rayons ultraviolets A (U.V.A.), de grande longueur d'onde, principaux facteurs du bronzage et de la synthèse de la vitamine D, les rayons ultraviolets B (U.V.B.), de longueur d'onde intermédiaire, et les rayons ultraviolets C (U.V.C.), de longueur d'onde courte.

**PATHOLOGIE**

Les ultraviolets A provoquent à long terme un vieillissement de la peau et l'apparition de lésions dégénératives cutanées. Les ultraviolets B sont responsables des coups de soleil, brûlures survenant lors d'une exposition excessive au soleil. Les lampes bronzantes, qui produisent artificiellement des rayons ultraviolets, sont supposées n'émettre que des U.V.A. mais produisent également de petites quantités d'U.V.B.

**UTILISATION THÉRAPEUTIQUE**

Les rayons ultraviolets sont utilisés en dermatologie. La lampe de Wood, lampe à vapeur de mercure qui produit des rayons ultraviolets, permet de diagnostiquer certaines maladies de peau grâce à la fluorescence qu'elle donne aux zones atteintes. La photothérapie (thérapie par les rayons ultraviolets) intervient dans le traitement de certaines affections de la peau (psoriasis, vitiligo) et de l'ictère du nouveau-né.
→ VOIR Puvathérapie.

## Urée

Substance azotée provenant de la destruction des protéines d'origine alimentaire ou constitutives des tissus humains.

Le foie est le lieu principal de synthèse de l'urée, qui se diffuse ensuite librement dans les liquides de l'organisme puis est éliminée majoritairement par les reins. Le taux d'urée dans le sang est donc un reflet de la fonction rénale, moins fiable cependant que celui de la créatinine. Il est normalement compris entre 0,25 et 0,45 gramme par litre (soit 3,3 à 6,6 millimoles par litre) et peut augmenter légèrement en cas de régime alimentaire très riche en viandes ou quand le sujet ne boit pas suffisamment, alors que sa fonction rénale est strictement normale.

**PATHOLOGIE**

■ **L'urémie** (taux d'urée dans le sang) est anormalement élevée (on parle parfois, par abus de langage, d'hyperazotémie, car l'urée est une substance très riche en azote) en cas d'insuffisance rénale chronique ou aiguë, anormalement basse en cas de défaillance fonctionnelle du foie, de cirrhose par exemple.

■ **L'élimination urinaire d'urée,** parfois abusivement appelée azoturie, est extrêmement variable selon les apports alimentaires. Elle est anormalement élevée (hyperazoturie) en cas de fièvre, de diabète et au cours de certaines intoxications (par l'arsenic, le phosphore, l'antimoine), anormalement basse (hypoazoturie) en cas d'insuffisance rénale ou d'atteinte grave du foie.

## Urémie

1. Taux d'urée dans le sang.

L'urémie est normalement comprise entre 0,25 et 0,45 gramme, soit 3,3 à 6,6 millimoles, par litre de sang ; ces chiffres peuvent être légèrement supérieurs chez des sujets ayant un régime alimentaire très riche en viandes ou ne buvant pas suffisamment. L'urémie est anormalement élevée en cas d'insuffisance rénale, anormalement basse en cas d'insuffisance hépatique grave.

Dans la pratique, ce terme est parfois remplacé par celui d'azotémie, l'urée étant une substance très riche en azote.

2. Ensemble des manifestations caractéristiques de l'insuffisance rénale.

On parle ainsi d'urémie aiguë ou d'urémie chronique. Le terme de coma urémique définit le coma dans lequel sont plongés les sujets atteints d'une insuffisance rénale non soignée en stade terminal.

## Uretère

Conduit permettant à l'urine de s'écouler du bassinet rénal à la vessie. (P.N.A. *ureter*)

**STRUCTURE**

Les uretères, au nombre de deux, sont disposés verticalement de part et d'autre de la colonne vertébrale. Chaque uretère mesure environ 1 centimètre de diamètre et de 25 à 30 centimètres de long. Il prend naissance dans l'abdomen et se termine dans le petit bassin. Sa paroi est constituée d'une tunique muqueuse interne en contact avec l'urine, gainée par une tunique musculaire externe plus épaisse qui, en se contractant, propulse l'urine vers la vessie. À son extrémité inférieure, chaque uretère s'abouche à la paroi postérieure de la vessie par une sorte de valve empêchant l'urine de refluer de la vessie vers les reins. Certaines personnes naissent avec une duplicité urétérale (présence d'un double uretère pour un seul rein) ; cette malformation n'a aucune conséquence fonctionnelle.

**EXAMENS**

L'uretère peut être exploré à l'aide de nombreux examens : urographie intraveineuse, urétéroscopie, urétéropyélographie rétrograde (U.P.R.), échographie.

**PATHOLOGIE**

Les principales maladies pouvant affecter l'uretère sont :
- les affections obstructives (calculs, tumeurs) ;
- les affections de la paroi urétérale (bilharziose, tuberculose, urétérite, malformations telles qu'un méga-uretère, une urétérocèle ou un reflux vésico-urétéro-rénal) ;
- les affections péri-urétérales, une tumeur ou une sclérose localisée à un organe voisin, par exemple le tissu conjonctif situé derrière le péritoine (fibrose rétropéritonéale), qui peuvent envahir ou comprimer l'uretère.

## Urétérite

Inflammation aiguë, subaiguë ou chronique de la paroi urétérale, le plus souvent d'origine infectieuse.

En pratique, une urétérite s'accompagne presque toujours d'une atteinte infectieuse du bassinet (pyélonéphrite), dont elle présente alors tous les symptômes : brûlures à la miction, pollakiurie (mictions fréquentes), urines troubles, fièvre élevée, frissons, altération de l'état général. Une forme rare d'urétérite, appelée urétérite kystique, se traduit par la formation de kystes dans la paroi urétérale.

**DIAGNOSTIC ET TRAITEMENT**

Le diagnostic d'une urétérite repose sur l'urographie intraveineuse. Son traitement consiste en l'administration d'antibiotiques. Les récidives sont fréquentes.

## Urétérocèle

Dilatation congénitale de l'extrémité inférieure de l'uretère, due à un rétrécissement du méat urétéral (orifice d'abouchement de l'uretère à la vessie).

L'urétérocèle peut avoir des degrés de gravité divers, d'une simple dilatation ne gênant pas l'écoulement de l'urine vers la vessie à une dilatation importante empêchant une évacuation urinaire normale et pouvant provoquer un ralentissement ou un arrêt de l'écoulement de l'urine, responsable d'une destruction progressive du rein. Rare, l'urétérocèle peut être associée à d'autres malformations congénitales de l'appareil urinaire, en particulier à une duplicité urétérale (présence d'un double uretère pour un seul rein).

**SYMPTÔMES ET DIAGNOSTIC**

Ce sont les complications de l'urétérocèle qui entraînent sa découverte dès l'enfance : pyélonéphrite (infection du bassinet et du tissu interstitiel d'un rein), présence d'un calcul dans le segment d'uretère dilaté, troubles de la miction (mictions fréquentes et douloureuses). Le diagnostic repose sur l'échographie et l'urographie intraveineuse.

**TRAITEMENT**

Il dépend de la gravité de l'urétérocèle : si celle-ci n'entraîne aucun symptôme et que le rétrécissement est peu important, une simple surveillance suffit. En revanche, si le rétrécissement est important, on peut soit élargir le méat urétéral par chirurgie endoscopique (par un tube muni d'une optique et d'instruments chirurgicaux, introduit dans les voies urinaires), soit pratiquer une urétérocystonéostomie (réimplantation de l'uretère dans la vessie) ; une néphrectomie (ablation partielle ou totale du rein) peut s'imposer si le rein sus-jacent est détruit.

## Urétérocolostomie

Abouchement de l'uretère dans le côlon.

Cette intervention est en général pratiquée à la hauteur du sigmoïde (dernière partie du côlon) : on parle alors d'urétérosigmoïdostomie, ou intervention de Coffey.

Pratiquée sous anesthésie générale, l'urétérocolostomie permet de dériver les urines, le plus souvent après cystectomie (ablation de la vessie), les mictions se faisant alors par voie rectale. Cette intervention est aujourd'hui de plus en plus délaissée au profit de la cystoplastie (reconstitution de la vessie), car ses complications sont importantes : infections urinaires chroniques, dues au reflux de matières fécales du rectum vers l'uretère, troubles métaboliques divers (décalcification osseuse, notamment) du fait de la réabsorption de l'urine par le côlon, mictions rectales difficilement contrôlables.

## Urétérocystonéostomie

Réimplantation chirurgicale de l'uretère dans la vessie.

On pratique une urétérocystonéostomie lorsque la portion d'uretère qui se trouve à proximité de la vessie est obstruée du fait d'une tumeur ou d'un rétrécissement (urétérocèle, méga-uretère), et ne permet plus l'écoulement de l'urine, ou lorsqu'il existe un reflux vésico-urétéro-rénal.

**TECHNIQUE**

L'urétérocystonéostomie, réalisée sous anesthésie générale, nécessite une hospitalisation d'une dizaine de jours. Le chirurgien pratique l'ablation du segment lésé d'uretère puis réimplante le segment restant dans la vessie.

**RÉSULTATS ET COMPLICATIONS**

Bien que les résultats soient satisfaisants dans 80 à 90 % des cas, l'intervention présente certains risques, dont les principaux sont le rétrécissement cicatriciel de l'uretère (nécessitant une deuxième intervention chirurgicale) et, dans certains cas, l'apparition d'un reflux vésico-urétéro-rénal (reflux d'urine de la vessie vers le rein).

## Urétérolithotomie

Ouverture chirurgicale de la paroi urétérale, effectuée pour permettre l'ablation d'un calcul.

L'urétérolithotomie s'effectue sous anesthésie générale et nécessite une hospitalisation d'environ une semaine. La voie d'accès peut se situer à la hauteur de chaque région traversée par l'uretère : région lombaire, iliaque, pelvienne ou vésicale. Après ablation du calcul, une sonde est le plus souvent placée dans l'uretère, jusqu'à ce que celui-ci ait cicatrisé (c'est-à-dire pendant environ deux semaines), afin d'éviter les complications possibles. Celles-ci sont, principalement, les fistules urinaires (l'urine coule en dehors de l'uretère du fait d'une mauvaise cicatrisation de celui-ci) et le rétrécissement cicatriciel de l'uretère.

L'urétérolithotomie est actuellement peu pratiquée en raison de l'efficacité de la lithotripsie extracorporelle (pulvérisation du calcul au moyen d'ondes) et de l'urétéroscopie (ablation du calcul par chirurgie endoscopique).

## Urétéropyélographie rétrograde

Examen radiologique de l'uretère et des cavités des reins. SYN. *pyélographie rétrograde.*

Le but de l'urétéropyélographie rétrograde (U.P.R.) est d'étudier les voies d'évacuation de l'urine, depuis les reins jusqu'à la vessie, lorsque l'urographie intraveineuse ne permet pas de les observer correctement ou qu'elle est impossible à réaliser.

**INDICATIONS**

L'urétéropyélographie rétrograde permet de diagnostiquer l'origine de certains troubles urinaires (hématurie, calculs).

**TECHNIQUE**

L'examen consiste à radiographier les uretères jusqu'aux bassinets après injection rétrograde (en sens inverse de l'écoulement urinaire) d'un produit de contraste iodé. Contrairement à d'autres examens radiologiques, l'urétéropyélographie rétrograde n'est pas contre-indiquée chez les personnes allergiques à l'iode, car le produit de contraste ne passe pas dans le sang.

**PRÉPARATION ET DÉROULEMENT**

Chez l'homme, l'urétéropyélographie rétrograde se pratique sous anesthésie générale et donc à jeun. Une hospitalisation de 24 heures est alors à prévoir. Chez la femme, l'anesthésie n'est pas nécessaire, le passage de la sonde étant moins sensible en raison de la conformation de l'urètre féminin.

L'examen est précédé d'une cystoscopie (examen de la vessie à l'aide d'un tube muni d'un système optique, appelé cystoscope, que l'on introduit dans l'urètre) afin de repérer les orifices d'abouchement des uretères dans la vessie.

Ensuite, le médecin introduit un fin cathéter dans l'urètre puis dans la vessie et, enfin, dans l'un des deux uretères. L'injection progressive du produit de contraste iodé fait alors remonter ce dernier à contre-courant. Différents clichés sont réalisés au fur et à mesure que l'uretère et le bassinet deviennent visibles ; le praticien procède ensuite de la même façon pour le second uretère. Puis il retire le cathéter et le cystoscope. L'examen dure environ 30 minutes.

Dans certains cas, il est possible de réaliser une urétéropyélographie transcutanée (à travers la peau) par ponction directe des cavités rénales. L'examen est alors guidé par échographie, radioscopie ou scanner.

**RÉSULTATS ET EFFETS SECONDAIRES**
Les résultats sont connus au cours même de l'examen. Le risque essentiel de l'urétéropyélographie rétrograde est l'infection. C'est pourquoi elle est pratiquée dans des conditions très rigoureuses d'asepsie (salle stérile), un traitement par antibiotiques étant de surcroît systématiquement prescrit au patient.

## Urétéroscopie

Introduction d'un endoscope (tube muni d'un système optique et dans lequel peuvent être glissés des instruments de chirurgie) dans l'uretère.

**INDICATIONS ET CONTRE-INDICATIONS**
L'urétéroscopie est parfois employée à des fins diagnostiques (elle permet d'observer la muqueuse urétérale et d'y déceler la présence d'éventuelles tumeurs), mais son utilisation principale est l'extraction ou la pulvérisation localisée de calculs de l'uretère. Elle est contre-indiquée en cas d'infection urinaire et doit donc être précédée, à titre de vérification, d'un examen cytobactériologique des urines (E.C.B.U.).

**DÉROULEMENT ET TECHNIQUE**
L'urétéroscopie nécessite une hospitalisation de 3 ou 4 jours. Elle est réalisée, sous anesthésie générale, à l'aide d'un endoscope rigide ou flexible, qui est introduit dans la vessie par l'urètre et ensuite guidé jusqu'à l'uretère. Le plus souvent, il est nécessaire de dilater au préalable le méat urétéral et l'uretère. Pour enlever le calcul, plusieurs techniques sont utilisées : extraction grâce à une sonde-panier rétractable, ou sonde de Dormia (sonde constituée de mailles qui permettent d'enserrer le calcul, ensuite retiré en même temps que la sonde) ; pulvérisation au moyen d'une sonde ultrasonique ou électrohydraulique ou par faisceau laser. Dans la plupart des cas, l'intervention s'achève par la pose d'une sonde urétérale interne, que l'on retire au bout de 2 à 3 semaines, sans anesthésie chez la femme, sous anesthésie générale chez l'homme.

**EFFETS SECONDAIRES ET COMPLICATIONS**
Durant les quelques heures qui suivent l'intervention, le patient peut ressentir de fréquentes envies d'uriner ; en outre, il souffre parfois de brûlures à la miction. Les principales complications d'une urétéroscopie sont le rétrécissement cicatriciel de l'uretère et la persistance d'un fragment de calcul, à l'origine de coliques néphrétiques et d'infections urinaires à répétition.

## Urétérostomie

Abouchement de l'uretère à un organe.

Une urétérostomie est une dérivation urinaire généralement pratiquée, après une ablation de la vessie, sur des patients - femmes ou hommes - dont l'état général ou local est très mauvais ou chez qui il est impossible de réaliser un autre type d'intervention, notamment une cystoplastie (reconstitution de la vessie). L'uretère est le plus souvent abouché à la peau (directement ou par l'intermédiaire d'un segment intestinal) : on parle alors d'urétérostomie cutanée.

**DIFFÉRENTS TYPES D'URÉTÉROSTOMIE CUTANÉE**
Il en existe 3.

■ **L'urétérostomie cutanée unilatérale ou bilatérale** consiste à aboucher directement un uretère, ou les deux, à la peau de l'abdomen, de sorte que l'urine puisse s'écouler, par une sonde placée dans l'uretère, dans une poche collée à la peau. La sonde doit être changée toutes les 6 à 8 semaines par un urologue. Ce type de dérivation, très inconfortable, est de moins en moins réalisé.

■ **L'urétérostomie cutanée transiléale non continente, ou intervention de Bricker,** consiste à aboucher les deux uretères à un segment d'intestin grêle, lui-même abouché à la peau abdominale. L'urine s'écoule alors directement et en permanence dans une poche vidangeable qui doit être changée par le patient 2 ou 3 fois par semaine.

■ **L'urétérostomie cutanée transintestinale continente** est une intervention complexe qui consiste à fabriquer un réservoir avec un segment d'intestin grêle et à y aboucher les uretères. Ce réservoir est lui-même abouché à la peau abdominale par l'intermédiaire d'un segment d'intestin grêle qui fait office de valve antireflux. Ainsi, l'urine ne s'écoule pas en permanence comme dans le cas de l'urétérostomie cutanée transiléale non continente : le patient vide lui-même le réservoir toutes les 3 à 4 heures à l'aide d'une sonde, ce qui lui permet de rester sec, sans poche collectrice, pendant l'intervalle.

**COMPLICATIONS ET SURVEILLANCE**
Toutes ces interventions, très invalidantes et comportant de longues suites opératoires, sont réservées à des patients en bon état général. Elles entraînent parfois, surtout lorsque l'uretère est drainé en permanence par une sonde, des infections urinaires chroniques pouvant elles-mêmes aboutir à terme à la destruction du rein. On diminue le risque - non négligeable - de rétrécissement cicatriciel du point de jonction de l'uretère à la peau en posant une sonde urétérale à demeure. En cas d'urétérostomie cutanée transiléale non continente, le rétrécissement cicatriciel peut se produire au point de jonction entre l'uretère et l'intestin grêle. Les sujets ayant subi une urétérostomie cutanée doivent donc être suivis très régulièrement, tous les 3 à 6 mois, par un urologue.

→ VOIR Stomie.

## Urétralgie

Douleur de l'urètre.

Une urétralgie peut être due à de nombreuses maladies : cystite, urétrite, prostatite (respectivement, inflammation de la vessie, de l'urètre et de la prostate), urétrocèle (dilatation de l'urètre), etc. Le traitement d'une urétralgie est celui de sa cause.

## Urètre

Conduit allant du col de la vessie au méat urétral, qui permet l'écoulement de l'urine et, chez l'homme, le passage du sperme. (P.N.A. *urethra*)

Le diamètre moyen de l'urètre est de 10 millimètres. Sa morphologie est très différente chez la femme et chez l'homme.

■ **L'urètre féminin** est court (3 à 4 centimètres) et quasiment rectiligne. Il va de la vessie au méat urétral, situé au niveau de la vulve entre le clitoris et l'orifice vaginal.

■ **L'urètre masculin** est plus long (12 centimètres). Il comprend deux parties :
- l'urètre postérieur, long de 4 centimètres, qui fait suite au col vésical et est entouré par la prostate (urètre prostatique), sous laquelle se trouve le sphincter urétral assurant la continence ; dans l'urètre prostatique s'ouvrent les canaux éjaculateurs et les canaux prostatiques, qui permettent l'écoulement du sperme dans l'urètre ;
- l'urètre antérieur, long de 8 centimètres, qui est entouré du corps spongieux et des corps caverneux et traverse successivement le scrotum et le pénis pour s'ouvrir à l'extrémité du gland.

**EXAMENS**
Les principaux examens permettant d'explorer l'urètre sont :
- les examens bactériologiques, qui portent essentiellement sur l'étude d'un prélèvement ou d'une urétrorrhée (écoulement urétral) ;
- les examens radiologiques : urétrocystographie mictionnelle, urographie intraveineuse, urétrographie rétrograde ;
- l'urétroscopie (examen de l'urètre au moyen d'un endoscope) ;
- la biopsie urétrale.

**PATHOLOGIE**
L'urètre peut être le siège de multiples affections, parmi lesquelles on distingue :
- les infections, qui sont le plus souvent sexuellement transmissibles, comme l'urétrite gonococcique (blennorragie) ;
- les rétrécissements de l'urètre et de son méat, séquelles d'une urétrite ou conséquences d'un traumatisme ;
- les tumeurs de l'urètre, rares mais graves ;
- l'urétrocèle (dilatation d'un segment de l'urètre), qui affecte surtout la femme ;
- le prolapsus (glissement) de la muqueuse du méat urétral, parfois également appelé urétrocèle, affection bénigne survenant surtout chez la femme âgée ;
- les malformations congénitales de l'urètre telles que l'hypospadias, l'épispadias (malformations dans lesquelles le méat urétral ne siège pas à sa place normale sur le gland) ou la valve urétrale (présence dans l'urètre de replis muqueux qui empêchent le passage de l'urine).

## Urétrite

Inflammation de l'urètre, essentiellement d'origine infectieuse.

L'urétrite atteint surtout l'homme jeune.

**DIFFÉRENTS TYPES D'URÉTRITE**
Selon le germe en cause, on distingue plusieurs formes d'urétrite, dont les symptômes communs sont un écoulement urétral, des brûlures locales, accentuées à la miction, et parfois une fièvre.

■ **L'urétrite gonococcique, ou blennorragie,** est une maladie sexuellement transmissible, due au germe *Neisseria gonorrhϾ*. Elle se manifeste, 48 heures après un rapport sexuel infectant, par un écoulement purulent associé à des brûlures de l'urètre. Le germe responsable est mis en évidence par l'examen au microscope de l'écoulement urétral. Le traitement du malade et de son partenaire sexuel par l'administration d'antibiotiques actifs contre le germe doit être entrepris immédiatement. Une seule prise d'antibiotiques suffit, mais des rechutes sont possibles.

■ **L'urétrite à mycoplasmes et à chlamydias** est une maladie sexuellement transmissible. Elle se traduit, au début de l'infection, par un écoulement urétral clair et indolore. Le germe est mis en évidence par l'examen au microscope de l'écoulement ou par des tests sérologiques. Le traitement repose essentiellement sur la prise d'antibiotiques, pendant 2 à 3 semaines.

■ **L'urétrite à colibacilles ou à d'autres germes banals** est plus rare. Son traitement fait également appel aux antibiotiques et dure environ une semaine.

→ VOIR Blennorragie.

## Urétrocèle

1. Petite dilatation localisée à un segment de l'urètre.

Chez l'homme, une urétrocèle se produit le plus souvent à la hauteur du pénis et du scrotum.

#### CAUSES

Une urétrocèle est en général liée à la confection d'un urètre trop large au cours d'une urétroplastie (élargissement chirurgical de l'urètre, visant à traiter un rétrécissement pathologique) ou à une infection et à une nécrose de la paroi urétrale, provoquées par une sonde urétrale placée en permanence, notamment chez un patient atteint de vessie neurologique (troubles de l'innervation du sphincter vésical).

#### SYMPTÔMES ET DIAGNOSTIC

Une urétrocèle se traduit par des troubles de la miction (gouttes retardataires) ; en outre, elle prédispose aux infections urinaires. Elle est mise en évidence par l'urétrographie et l'urétroscopie.

#### TRAITEMENT

Il consiste à réduire chirurgicalement, sous anesthésie générale, la dilatation de l'urètre. Une sonde urétrale est posée au cours de l'intervention et doit être laissée en place jusqu'à ce que l'urètre ait cicatrisé, c'est-à-dire pendant environ 2 semaines.

2. Glissement de la muqueuse urétrale à l'extérieur du méat urétral. SYN. *prolapsus de la muqueuse urétrale.*

L'urétrocèle affecte essentiellement les petites filles et les femmes âgées.

#### SYMPTÔMES ET SIGNES

Elle prend la forme d'une saillie rose ou rouge d'environ 1 centimètre de diamètre, située au niveau du méat urétral et présentant à son pourtour un sillon circulaire ; cette saillie est parfois manuellement réductible. Une urétrocèle se traduit par des douleurs locales au frottement et au toucher, par des envies d'uriner très fréquentes et par des hémorragies locales.

#### TRAITEMENT

Il consiste à exciser chirurgicalement l'urétrocèle sous anesthésie locale ou locorégionale.

## Urétrocystite

Infection de la vessie et de l'urètre, le plus souvent par un colibacille.

L'urétrocystite associe les symptômes de la cystite et ceux de l'urétrite : mictions fréquentes et douloureuses (provoquant une sensation de brûlure), urines troubles, parfois écoulement urétral.

#### DIAGNOSTIC

Le germe en cause est mis en évidence lors de l'examen cytobactériologique des urines (E.C.B.U.), directement ou après mise en culture. Cet examen permet aussi la réalisation d'un antibiogramme pour sélectionner les antibiotiques les plus efficaces contre le germe responsable. De plus, il est nécessaire de rechercher une cause favorisante (rétrécissement de l'urètre, adénome de la prostate, urétrocèle, calcul vésical) en faisant une échographie rénale et vésicale ou une urographie intraveineuse, voire - une fois l'infection maîtrisée par le traitement - une urétrocystoscopie.

## Urétrocystographie mictionnelle

Examen radiologique de la vessie et de l'urètre.

#### INDICATIONS ET CONTRE-INDICATIONS

L'urétrocystographie mictionnelle permet d'analyser le fonctionnement et la morphologie de la vessie et de l'urètre. Elle met aussi en évidence un reflux vésico-urétéro-rénal signalant une malformation à la hauteur du point d'abouchement de l'uretère dans la vessie. Elle est contre-indiquée en cas d'infection urinaire.

#### DIFFÉRENTS TYPES D'URÉTROCYSTOGRAPHIE MICTIONNELLE

L'examen peut être pratiqué en milieu hospitalier ou dans un cabinet de radiologie. Quelle que soit la technique adoptée, il consiste à prendre des clichés avant, pendant et après une miction après administration d'un produit de contraste iodé et progression de celui-ci dans la vessie et l'urètre.

■ **L'urétrocystographie mictionnelle pratiquée au cours d'une urographie intraveineuse** consiste à injecter un produit de contraste par voie intraveineuse. La vessie est ainsi remplie d'urine radio-opaque et les clichés radiographiques permettent d'évaluer, outre la morphologie de l'urètre, l'existence d'un résidu vésical postmictionnel. L'examen dure de 60 à 90 minutes.

■ **L'urétrocystographie mictionnelle par ponction suspubienne** consiste à injecter, éventuellement sous contrôle échographique, un produit de contraste dans la vessie à l'aide d'une aiguille introduite par voie suspubienne. L'examen, qui nécessite une anesthésie locale, dure environ 30 minutes.

■ **L'urétrocystographie mictionnelle rétrograde, ou urétrocystographie mictionnelle ascendante,** consiste à injecter un produit de contraste par une sonde introduite dans l'urètre, puis à le faire refluer vers la vessie. Cet examen ne nécessite pas d'anesthésie. Il dure environ 30 minutes.

#### EFFETS SECONDAIRES

Le sujet peut reprendre ses activités aussitôt après l'examen ; il arrive qu'il ressente de légères douleurs mictionnelles dans les heures qui le suivent. Contrairement à l'urétrocystographie par ponction suspubienne ou à l'urétrocystographie rétrograde, une urétrocystographie pratiquée dans le cadre d'une urographie intraveineuse peut provoquer des réactions d'allergie à l'iode (nausées, vomissements, baisse de la tension artérielle) ; celles-ci sont évitées par un traitement antiallergique prescrit préventivement aux patients sensibles.

## Urétroplastie

Élargissement chirurgical de l'urètre à l'aide d'un greffon le plus souvent cutané, parfois muqueux (muqueuse vésicale ou buccale), libre ou pédiculé.

Il existe de très nombreuses formes d'urétroplastie, qui, toutes, traitent le rétrécissement de l'urètre.

#### DÉROULEMENT ET COMPLICATIONS

L'urétroplastie est une intervention très délicate nécessitant souvent une hospitalisation de deux semaines et dont le résultat n'est pas constant (on observe de 20 à 30 % d'échecs). Ses principales complications sont l'urétrocèle (petite dilatation d'un segment urétral), les fistules urinaires (à l'origine de fuites d'urine) et les infections urinaires ; en outre, l'urètre peut se rétrécir de nouveau.

## Urétrorraphie

Abouchement chirurgical, après ablation d'un segment d'urètre rétréci, des deux segments d'urètre restants.

Les principales complications de l'urétrorraphie, intervention pratiquée sous anesthésie générale, sont les fistules urinaires (provoquant une fuite d'urine) et les infections urinaires ; en outre, le rétrécissement urétral peut récidiver.

## Urétrorrhée

Écoulement d'un liquide pathologique, clair ou purulent, par l'urètre.

Une urétrorrhée peut être intermittente ou continue, douloureuse ou non. C'est le symptôme commun des urétrites (infections de l'urètre). Elle impose un examen bactériologique de l'écoulement (direct, puis après mise en culture) afin de rechercher le germe responsable et de réaliser un antibiogramme permettant de tester la sensibilité de ce germe aux antibiotiques usuels.

## Urétroscopie

Examen permettant l'exploration directe de l'urètre, effectué à l'aide d'un urétroscope (tube muni d'une optique) introduit dans cet organe.

Une urétroscopie est toujours le premier temps d'une cystoscopie (exploration endoscopique de la vessie).

#### INDICATIONS ET CONTRE-INDICATIONS

Cet examen permet notamment de rechercher une inflammation, un rétrécissement, plus rarement une tumeur de la muqueuse urétrale. Il est contre-indiqué en cas d'infection urinaire, d'où la réalisation systématique, au préalable, d'un examen cytobactériologique des urines (E.C.B.U.).

**DÉROULEMENT**
Une urétroscopie ne nécessite pas d'hospitalisation et se pratique le plus souvent sans anesthésie chez la femme. En revanche, elle est précédée, chez l'homme, de l'application d'un gel anesthésique. L'examen dure de 5 à 10 minutes.

**EFFETS SECONDAIRES**
Le sujet peut reprendre ses activités immédiatement. Cependant, au cours des heures qui suivent, il arrive que les mictions soient légèrement douloureuses et contiennent un peu de sang. Plus rarement, l'urétroscopie est à l'origine d'une urétrite (infection de l'urètre).

## Urétrotomie

Ouverture de l'urètre.

Une urétrotomie est effectuée en cas de rétrécissement de l'urètre. Elle se pratique par chirurgie classique ou endoscopique (on parle alors d'urétrotomie interne), à l'aide d'un urétroscope (tube muni d'une optique et d'instruments chirurgicaux). Elle nécessite une hospitalisation de 10 à 15 jours dans le premier cas, de 2 à 7 jours dans le second. Après l'opération, effectuée sous anesthésie générale ou sous rachianesthésie, une sonde est posée et laissée en place de 24 heures à 5 jours afin que l'urètre ne se rétrécisse pas pendant sa cicatrisation.

Les principales complications de l'urétrotomie sont les infections urinaires, la formation d'une fistule urinaire (communication anormale entre l'urètre et une cavité voisine provoquant des fuites d'urine) et, surtout, la récidive du rétrécissement.

## Urgence

1. Situation pathologique dans laquelle un diagnostic et un traitement doivent être réalisés très rapidement.

2. Au pluriel, service dans lequel sont pris en charge les malades nécessitant des soins immédiats.

L'administration sanitaire organise de façon différente les urgences selon les villes et les pays. Dans les pays de l'Est, la spécialisation d'hôpitaux réservés aux urgences a longtemps prévalu. Ailleurs, chaque grand centre hospitalier dispose d'un service d'urgences ouvert 24 heures sur 24.

L'organisation des urgences inclut les services de réanimation, les unités spécialisées de soins intensifs et les ambulances équipées pour donner les premiers soins sur place et pendant le transport.

## Urgence pédiatrique

Situation pathologique concernant des enfants qui nécessitent des soins immédiats sous peine de conséquences graves pour leur santé, voire pour leur vie.

**URGENCES PÉDIATRIQUES MÉDICALES ET CHIRURGICALES**

| *Signes* | *Causes* | *Premiers gestes* |
|---|---|---|
| Brûlures<br>Peau rouge ou d'aspect cartonneux, avec de grosses ampoules, ou noirâtre<br>Lésions étendues<br>Localisation sur le visage ou les organes génitaux | Brûlures causées par le feu, un liquide bouillant, un produit chimique, l'électricité, un coup de soleil | Éloigner la victime de la cause de brûlure ; préserver au maximum la propreté des brûlures (ne pas les mettre en contact avec du coton hydrophile) ; si les vêtements sont en fibres naturelles (coton, lin), les retirer ; si ce n'est pas le cas (Nylon, acrylique), laisser la dernière couche pour éviter d'arracher les zones de peau intactes ; n'appliquer aucun produit, rincer la zone brûlée sous l'eau froide du robinet.<br>Hospitalisation ou consultation médicale immédiate. |
| Brûlures locales très douloureuses ou profondes à travers le corps (sur le trajet de l'électricité), perte de connaissance | Électrocution | Couper le courant ; isoler l'enfant de la source d'électricité en utilisant un objet en bois ou en plastique ; en cas de perte de connaissance, mettre l'enfant en position latérale de sécurité.<br>Appeler les secours d'urgence. |
| Brûlures buccales ou digestives, douleurs abdominales, vomissements, perte de connaissance | Intoxication : ingestion de produits caustiques ou toxiques, ingestion accidentelle de médicaments | Laver la bouche en cas d'ingestion de produit caustique (sans faire avaler l'eau) ; ne pas donner à boire ni à manger ; en cas d'ingestion de comprimés : faire vomir l'enfant ; en cas de perte de connaissance : le mettre en position latérale de sécurité.<br>Appeler les secours d'urgence. |
| Convulsions<br>Mouvements désordonnés des membres, rejet de la tête en arrière, yeux révulsés | Fièvre élevée (maladie infectieuse, méningite), déshydratation aiguë, traumatisme crânien ou intoxication | Mettre l'enfant en position latérale de sécurité.<br>À l'arrêt des convulsions, donner à l'enfant un traitement contre la fièvre.<br>Hospitalisation ou consultation médicale immédiate. |
| Détresse respiratoire<br>Troubles respiratoires (toux, étouffement) ; cyanose | Obstruction des voies respiratoires par inhalation d'un corps étranger solide ou par asphyxie (sac plastique, oreiller) | Ne pas tenter d'enlever le corps étranger si celui-ci n'est pas visible dans la gorge ; si le corps étranger est visible, ouvrir la bouche de l'enfant (celui-ci étant allongé, tête vers l'arrière) et l'enlever. Si l'enfant s'étouffe, lui donner 2 ou 3 coups de poing entre les 2 omoplates ou appliquer une pression brusque sur le ventre de bas en haut avec le poing ; si cela s'avère inefficace, mettre l'enfant en position latérale de sécurité.<br>Dégager l'enfant du sac ou de l'oreiller qui l'étouffe ; s'il ne respire plus, le secouer ou lui donner des claques dans le dos ; si la perte de connaissance se prolonge, le mettre en position latérale de sécurité.<br>Appeler les secours d'urgence. |
| Détresse respiratoire (eau dans les voies respiratoires), syncope | Noyade | Libérer les voies aériennes en tirant la langue de l'enfant avec un mouchoir (afin qu'elle ne tombe pas au fond de la bouche et n'étouffe pas l'enfant), appuyer fortement sur les côtes si l'enfant ne recrache pas l'eau, le mettre en position latérale de sécurité, le recouvrir d'une couverture.<br>Appeler les secours d'urgence. |

Parmi les urgences pédiatriques hospitalières, on distingue les urgences vraies, qui représentent environ 20 % des urgences pédiatriques, des urgences « ressenties », qui en constituent environ 50 %, les autres situations d'urgence menant à une consultation médicale. Les urgences « ressenties » se rapportent à des enfants dont le pronostic vital ou fonctionnel n'est pas immédiatement menacé mais qui présentent des symptômes alarmants pour leur entourage (brutal et important accès de fièvre, par exemple).

**CAUSES**

Les urgences pédiatriques vraies sont de nature accidentelle ou infectieuse.

■ **Les pathologies accidentelles** concernent tout particulièrement les jeunes enfants, souvent victimes de chutes entraînant un traumatisme ou de brûlures. Le traumatisme crânien, souvent accompagné d'une brève perte de connaissance, est le plus habituel. Ses conséquences se limitent la plupart du temps à une simple plaie ou à un petit hématome sur le crâne. Toutefois, la survenue de vomissements, d'un saignement de nez, de signes neurologiques (convulsions) et de troubles de la conscience (apathie, coma), se produisant après un intervalle de quelques heures, évoque un hématome extradural et nécessite un examen en urgence avec, éventuellement, une radiographie du crâne et des explorations neurologiques plus fines (scanner, imagerie par résonance magnétique [I.R.M.]). Les brûlures étendues, surtout avant l'âge de un an, ou profondes, marquées de phlyctènes (vésicules remplies d'un liquide clair), et aussi celles qui touchent le visage, les mains, les organes génitaux, doivent être examinées par un médecin. Les intoxications par ingestion représentent aussi une cause importante d'urgences accidentelles du jeune enfant, qui porte fréquemment à la bouche toutes sortes de produits. Or certains d'entre eux peuvent être hautement toxiques (produits ménagers dérivés du pétrole, insecticides, boules antimites, médicaments tels que la quinine, les digitaliques, les tranquillisants ou les hypnotiques, etc.). Si les parents ont des raisons de suspecter une ingestion de produit toxique - l'enfant tient le produit en question dans sa main, a des troubles du comportement de survenue brutale et inexpliquée -, ils doivent aussitôt prendre contact avec le centre antipoison ou le service des urgences de l'hôpital le plus proche. Enfin, l'inhalation d'un corps étranger constitue une autre forme de pathologie accidentelle. Elle peut entraîner une asphyxie soudaine ou une détresse respiratoire, signalée par une toux violente, brutale et inattendue, destinée à expulser le corps étranger. La réalisation, en milieu hospitalier, de

**(SUITE)**

| *Signes* | *Causes* | *Premiers gestes* |
|---|---|---|
| **Douleurs** | | |
| Cris et pleurs intenses qu'on ne peut calmer (chez le nourrisson) | Douleur aiguë d'origine diverse | Vérifier si la cause n'est pas évidente (faim, soif, propreté) ; rechercher l'endroit douloureux. Consultation médicale. |
| Douleurs situées à droite sur l'abdomen, fièvre, vomissements | Appendicite aiguë | Consultation médicale. |
| Douleur aiguë et intense, gonflement et inflammation du testicule | Torsion du testicule ou hernie inguinale | Hospitalisation immédiate pour intervention urgente. |
| Cris de douleur intermittents, vomissements, pâleur, refus de la nourriture, possibilité de selles sanglantes | Invagination intestinale aiguë du nourrisson | Consultation médicale. |
| **Hémorragies** | | |
| Saignement de nez | Traumatisme des fosses nasales, affection des sinus, hypertension artérielle, trouble de la coagulation | Pencher la tête de l'enfant en avant et lui pincer le nez entre le pouce et l'index pendant une dizaine de minutes ; si cela s'avère insuffisant, consulter un médecin. |
| Saignement important s'écoulant d'une plaie visible, vomissement de sang ou émission de sang dans les selles, hématome spontané | Hémorragie externe ou interne | En cas d'hémorragie externe, prendre 4 ou 5 compresses pliées et les poser sur la blessure ou essayer de boucher l'artère avec le pouce en appuyant fermement sur l'endroit d'où s'écoule le sang. Hospitalisation immédiate ou appeler les secours d'urgence. |
| **Traumatismes** | | |
| Doigt, orteil ou membre sectionné | Amputation accidentelle | Allonger l'enfant, poser sur la blessure un tissu propre ou une gaze stérile sans essayer de remettre en place le membre ou le segment de membre sectionné ; placer celui-ci dans un sac plastique propre, que l'on pose sur de la glace. Hospitalisation immédiate. |
| Maux de tête, vomissements, somnolence, perte de connaissance, convulsions, saignements de nez ou des oreilles survenant 2 ou 3 heures après une chute ou un coup | Traumatisme crânien : chutes et coups sur la tête | Vérifier qu'il n'y a pas de plaie ; en cas de perte de connaissance, mettre l'enfant en position latérale de sécurité. Hospitalisation immédiate ou appeler les secours d'urgence. |
| Membre cassé ou luxé (os sorti de son articulation), état de choc (pâleur, respiration accélérée, transpiration, soif) | Fracture | Desserrer les vêtements, mettre l'enfant dans la position la plus confortable possible ; s'il est en état de choc, le mettre en position latérale de sécurité, ne rien lui donner à boire ni à manger ; en cas de lésion du cou ou du dos, ne pas bouger l'enfant. Hospitalisation immédiate ou appeler les secours d'urgence. |
| **Vomissements** | | |
| Vomissements répétés, diarrhée, apathie, yeux cernés, fontanelles creusées | Déshydratation aiguë du nourrisson due à un coup de chaleur, à une fièvre, à une gastroentérite aiguë | Réhydrater le nourrisson en lui donnant à boire, fréquemment et par petites quantités, de l'eau fraîche salée et sucrée ou du Coca-Cola frais. Hospitalisation immédiate. |
| Vomissements en jets, fièvre, raideur de la nuque, maux de tête | Méningite | Hospitalisation immédiate. |

## VERRUE

**Les verrues sont liées à une prolifération cellulaire due à un virus du type papillomavirus. Elles apparaissent souvent en série, par autocontagion, puis disparaissent spontanément au bout de quelques années. Leur aspect varie selon leur localisation. On désigne abusivement sous l'expression de « verrue séborrhéique » de petites élevures cornées brunâtres, d'origine non virale, qui apparaissent en général sur le thorax et la face chez des sujets de plus de cinquante ans.**

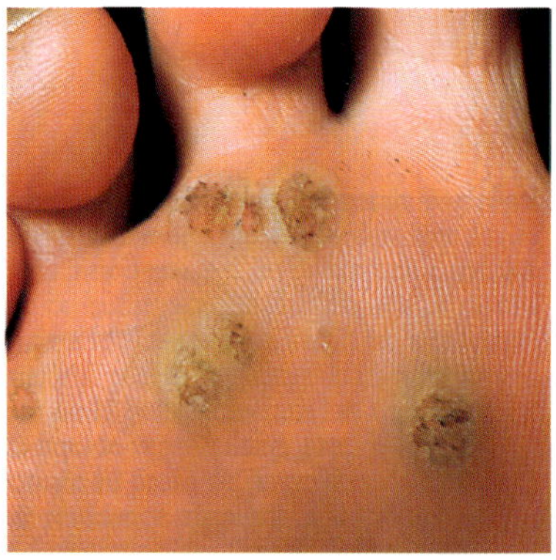

*La verrue plantaire est une lésion arrondie et bien délimitée, qui ressemble souvent à un durillon.*

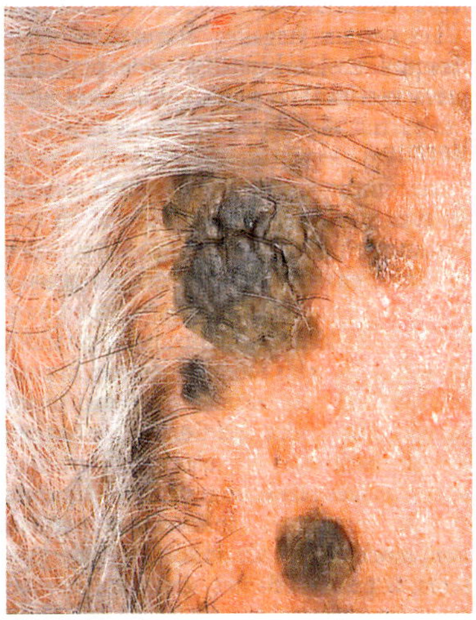

*La verrue séborrhéique, de forme arrondie ou ovale, a ici une surface rugueuse et irrégulière.*

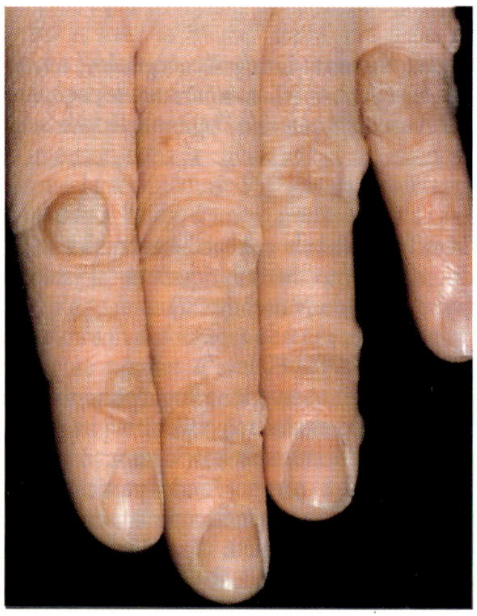

*Les verrues vulgaires sont des élevures grisâtres qui apparaissent en général sur le dos de la main.*

**ÉVOLUTION**

Les verrues sont contagieuses par simple contact, mais leur degré de contagiosité est très variable selon le virus en cause, la localisation de la verrue et l'état immunitaire du sujet ; leur incubation est très longue (plusieurs semaines). Chez certaines personnes, les verrues tendent à proliférer, parfois en grand nombre, par auto-inoculation (transport du virus d'un point à un autre par le grattage ou, dans le cas du visage, par le rasage). Les verrues disparaissent spontanément, mais parfois seulement au bout de plusieurs années. Les facteurs psychologiques jouent un rôle dans leur disparition, ce qui explique le succès et l'efficacité d'une multitude de traitements empiriques. Cependant, les récidives sont fréquentes.

**TRAITEMENT**

Les verrues plantaires et vulgaires sont détruites à l'azote liquide ; l'application doit se faire de façon suffisamment prolongée (pendant 1 à 2 minutes). L'azote liquide n'est cependant pas utilisé pour traiter les verrues qui se trouvent sous l'ongle ou à sa périphérie, car les récidives sont extrêmement fréquentes à ces endroits. Plus rarement, on détruit la verrue, sous anesthésie locale, au bistouri électrique (électrochirurgie) ou au laser au gaz carbonique. On peut aussi essayer un décapage à l'aide de vaseline salicylée à 10 ou 20 %.

D'autres traitements, plus toxiques et parfois contre-indiqués chez la femme enceinte, ne sont justifiés que dans les formes très profuses (verrues très nombreuses et couvrant une surface importante) et récidivantes : application de podophylline, application locale ou prise orale de médicaments rétinoïdes, etc. Les traitements généraux comme les immunomodulateurs (médicaments permettant de renforcer l'immunité) ou l'interféron peuvent aussi être essayés. Le traitement des verrues séborrhéiques est facultatif et repose, selon leur nombre et leur épaisseur, soit sur leur destruction par cryothérapie (neige carbonique, azote liquide), soit sur leur électrocoagulation au laser au gaz carbonique, après anesthésie locale pour les plus importantes.

## Verruga du Pérou

Second stade de la bartonellose, maladie infectieuse due à la bactérie *Bartonella bacilliformis.* SYN. *verruga peruviana.*

Une verruga du Pérou se caractérise par l'apparition, sur la peau et les muqueuses, d'éléments verruqueux vasculaires à tendance hémorragique. Ces lésions peuvent devenir douloureuses et s'associer à une fièvre en cas de surinfection. Il n'existe pas de traitement à ce stade de la maladie.

## Version

Manœuvre obstétricale destinée à déplacer dans l'utérus un fœtus dont la présentation n'est pas satisfaisante afin de permettre un accouchement par les voies naturelles.

### Version par manœuvre externe

Ce déplacement du fœtus dans l'utérus s'effectue en général aux alentours de la 36e semaine d'aménorrhée (absence de règles). Il consiste à modifier la position du fœtus en agissant à travers la paroi abdominale afin d'amener sa tête au niveau du détroit supérieur, limite anatomique entre le grand et le petit bassin. La version par manœuvre externe permet d'éviter de pratiquer une césarienne lorsque les mensurations du bassin maternel, prises par radiopelvimétrie, révèlent une impossibilité d'accoucher par le siège.

La version par manœuvre externe est très pratiquée par certains obstétriciens, beaucoup moins par d'autres. Elle permet aussi de retourner un fœtus qui se présente en position transversale (présentation dite de l'épaule) et ainsi de le placer dans le sens longitudinal. Elle est enfin pratiquée lors de l'accouchement de jumeaux, lorsque le deuxième enfant se présente par le siège, après la naissance du premier.

**DÉROULEMENT ET RÉSULTAT**

Le matin de la version, la femme est soumise à un traitement destiné à éviter les contractions utérines. L'obstétricien place ses mains sur la paroi abdominale de la mère, l'une sous les fesses du fœtus et l'autre sur sa tête, et fait lentement pivoter l'enfant de 180 degrés. La manœuvre, qui dure entre 10 et 15 minutes, peut être pratiquée de façon à ne pas être douloureuse.

Les résultats sont de moins en moins bons à mesure que la grossesse avance : le taux de succès de la version par manœuvre externe est de 80 % à 32 semaines d'aménorrhée - mais les risques de retournement spontané du fœtus sont alors plus grands - et de 44 % à 38 semaines.

**EFFETS SECONDAIRES**

La version n'est pas une manœuvre anodine : elle peut entraîner une souffrance fœtale aiguë, due à une mobilisation excessive du placenta ou du cordon ombilical.

### Version par manœuvre interne

Ce déplacement du fœtus se pratique au moment de l'accouchement, en présence d'un anesthésiste et de l'équipe obstétricale. Il a pour objectif de transformer une présentation transversale en une présentation par le siège. La version par manœuvre interne, effectuée par un médecin entraîné, est utilisée lors de l'expulsion d'un deuxième jumeau qui se présente en position transversale après la naissance du premier.

**DÉROULEMENT**

L'obstétricien va saisir dans l'utérus un pied ou les deux pieds du fœtus, fait pivoter celui-ci et le tire vers l'extérieur. Cette opération dure de 3 à 5 minutes et s'effectue sous anesthésie péridurale ou générale.

## Ver solitaire

→ VOIR Téniase.

## Vertèbre

Chacun des os courts constituant la colonne vertébrale, ou rachis. (P.N.A. *vertebra*)

Il existe 7 vertèbres cervicales, formant le squelette du cou, 12 vertèbres dorsales, participant au squelette de la cage thoracique et s'articulant avec les côtes, 5 vertèbres lombaires, correspondant au bas du dos, 5 vertèbres sacrées et 4 vertèbres coccygiennes : ces 9 dernières pièces osseuses sont soudées entre elles pour former respectivement le sacrum et le coccyx et constituent avec les os iliaques le squelette du bassin. Par convention, les vertèbres sont numérotées de haut en bas et désignées par la lettre C pour le cou, D pour le dos ou le thorax et L pour la région lombaire. Les deux premières vertèbres cervicales prennent le nom d'atlas et d'axis.

### STRUCTURE ET PHYSIOLOGIE

Les vertèbres sont des corps cylindriques empilés les uns sur les autres. Situés dans chacun des intervalles qui les séparent, les disques intervertébraux assurent la mobilité et l'amortissement de l'ensemble. Chacune des vertèbres comprend :
- une partie antérieure renflée, le corps vertébral ;
- un arc osseux postérieur présentant vers l'avant une concavité, l'arc neural, qui circonscrit avec la face postérieure du corps vertébral un orifice, le canal vertébral ou rachidien, lequel permet le passage de la moelle épinière et des racines nerveuses qui s'en détachent ;
- une saillie médiane postérieure, l'apophyse épineuse ;
- deux saillies horizontales et transversales, les apophyses transverses ;
- quatre saillies verticales, les apophyses articulaires, par lesquelles chaque vertèbre s'unit aux vertèbres sus- et sous-jacentes.

### PATHOLOGIE

■ **Les blocs vertébraux**, assez rares, consistent en la fusion osseuse de deux ou plusieurs vertèbres, entraînant une mauvaise position de la colonne vertébrale, cause de douleurs. Il s'agit soit d'une affection congénitale par absence de disque intervertébral, soit d'une lésion consécutive à une spondylodiscite (inflammation d'une vertèbre et du disque adjacent) d'origine infectieuse ou rhumatismale.

■ **Le cancer vertébral** est le plus souvent dû à une métastase d'un cancer développé sur un autre organe (sein, prostate, rein, etc.).

■ **Les lésions traumatiques** sont fréquentes et réclament un examen approfondi en raison de leur potentielle gravité. On différencie les traumatismes avec lésions neurologiques et les traumatismes sans lésions neurologiques. Sur le plan anatomique, il faut s'assurer de la stabilité des lésions. En cas de lésion instable, il existe un risque de paralysie secondaire s'il y a déplacement des fragments. Les lésions des vertèbres s'associent souvent à des lésions des ligaments et des disques intervertébraux qui augmentent le risque d'instabilité. Les déformations après tassement en cyphose ou en lordose méritent aussi une correction si elles sont importantes. Il est préférable que ces lésions soient traitées dans des services spécialisés compte tenu de la difficulté à réaliser les traitements adaptés à chaque cas. Les autres fractures doivent subir un traitement orthopédique, après réduction des déformations si cela est nécessaire. Les lésions graves demandent à bénéficier d'une intervention chirurgicale de réduction avec fixation des fragments ; en général une greffe osseuse y est associée.

■ **La maladie de Scheuermann** est une épiphysite (nécrose du noyau de l'épiphyse de certains os) localisée aux vertèbres, qui entraîne une cyphose dorsale.

■ **Les principales malformations vertébrales** sont les anomalies transitionnelles, dans lesquelles une vertèbre prend plus ou moins complètement le type morphologique de la vertèbre sus-jacente ou sous-jacente. Elles affectent le plus souvent la 5e vertèbre lombaire (sacralisation) ou la 1re vertèbre sacrée (lombalisation), plus rarement la 1re

VERTÈBRES : VUE SUPÉRIEURE

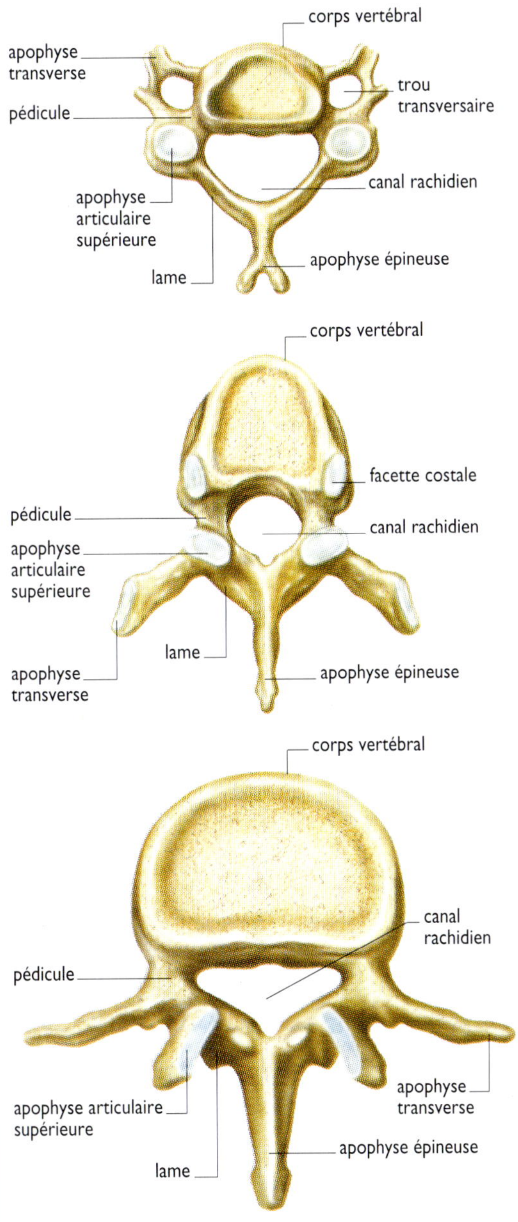


**Vertèbre cervicale**
Il existe 7 vertèbres cervicales. Les 2 premières, l'atlas et l'axis, ont une forme très particulière, adaptée aux différents mouvements de rotation de la tête. Dans le trou transversaire passe l'artère vertébrale, qui participe à l'irrigation du cerveau.

**Vertèbre dorsale**
Les 12 vertèbres dorsales ont un corps plus épais que celui des vertèbres cervicales et doté de 2 facettes dont chacune s'articule avec une côte. Leur apophyse épineuse est très volumineuse. Elles forment la limite postérieure de la cage thoracique.

**Vertèbre lombaire**
Les 5 vertèbres lombaires ont un corps vertébral volumineux. Le canal rachidien lombaire contient un groupe de racines nerveuses, la queue-de-cheval.

ou la 7e vertèbre cervicale. Ces anomalies, presque toujours bénignes, sont responsables de douleurs et d'un mauvais maintien de la colonne vertébrale. Leur traitement est essentiellement orthopédique ou, en cas de troubles importants, chirurgical. Le spina-bifida est une autre malformation des vertèbres, caractérisée par une anomalie de fermeture de l'arc neural, le plus souvent sur le rachis lombosacré. Il s'associe souvent à des lésions du système nerveux.

■ **La spondylarthrite ankylosante** est une arthrite chronique évoluant de façon ascendante, atteignant d'abord les articulations sacro-iliaques, ensuite les vertèbres lombaires, dorsales puis cervicales.

■ **La spondylodiscite** est une inflammation du disque intervertébral et des vertèbres adjacentes, d'origine infectieuse.

■ **La tuberculose vertébrale, ou mal de Pott**, se traduit par des douleurs d'intensité croissante.

## Vertébrothérapie

→ VOIR Chiropractie.

## Vertige

Sensation erronée de déplacement du corps par rapport à l'espace environnant, ou de l'espace par rapport au corps, liée à un déséquilibre entre les deux appareils vestibulaires.

Un vertige est une sensation de rotation du corps ou des repères extérieurs, parfois une sensation de déplacement latéral. Il est souvent accompagné de nausées, de vomissements et de sueurs, d'une pâleur et surtout d'une angoisse ; des acouphènes (bourdonnements d'oreille) et une surdité unilatérale peuvent y être associés.

Dans le langage courant, on appelle improprement vertiges diverses sensations qui sont considérées par les médecins comme de « faux vertiges », avec absence de la sensation de rotation : dérobement des jambes, instabilité, flou visuel, vision double, peur de tomber, etc.

**CAUSES**

Selon la localisation de l'atteinte, on distingue les vertiges périphériques et les vertiges centraux. Les vertiges périphériques sont provoqués par une atteinte de l'oreille interne (siège du vestibule et de la cochlée) ou du nerf vestibulaire (nerf s'unissant au nerf cochléaire pour former le nerf auditif). Les vertiges centraux témoignent d'une atteinte des centres vestibulaires à l'intérieur de l'encéphale.

■ **Les vertiges périphériques dus à une atteinte de l'oreille interne** comprennent la maladie de Menière, de cause inconnue, qui affecte simultanément le vestibule et la cochlée. Cette affection se définit par des crises de vertige intense, associées à une surdité et à des bourdonnements d'une oreille, qui tendent à persister en dehors des crises. Le vertige paroxystique bénin de position, caractérisé par sa brièveté, déclenché par un brusque mouvement de rotation de la tête, se range également parmi les vertiges périphériques dus à une atteinte de l'oreille interne. Une labyrinthite (inflammation du labyrinthe) par propagation d'une infection de l'oreille moyenne (otite aiguë ou chronique), certaines intoxications médicamenteuses (par les aminosides), un traumatisme crânien peuvent aussi être responsables de vertiges périphériques.

■ **Les vertiges périphériques par atteinte du nerf vestibulaire** sont dus à un neurinome de l'acoustique (tumeur bénigne de la 8e paire de nerfs crâniens) ou à une névrite vestibulaire (destruction brutale, d'origine probablement virale, du nerf vestibulaire).

■ **Les vertiges centraux** sont d'origine vasculaire (accident vasculaire cérébral), tumorale, traumatique, infectieuse ou toxique. Ils peuvent être chroniques, révélant alors, dans certains cas, une affection grave (tumeur de la fosse postérieure [zone contenant le tronc cérébral et le cervelet] ou sclérose en plaques).

**TRAITEMENT**

C'est avant tout celui de la cause, chaque fois que cela est possible : prescription d'antibiotiques contre une infection, arrêt d'une prise médicamenteuse, ablation chirurgicale d'une tumeur, etc. Le traitement des symptômes recourt au repos au lit, à la prise de médicaments antivertigineux, d'antiémétiques (contre les vomissements) et d'anxiolytiques (contre l'angoisse). La prévention des récidives et le traitement des vertiges chroniques comprennent des cures d'antivertigineux, une rééducation de l'équilibre - particulièrement efficace pour les vertiges de position -, une psychothérapie mais aussi la correction de tout déficit visuel ou auditif pouvant aggraver les troubles.

Le vertige paroxystique bénin de position demande un traitement particulier réalisé par l'oto-rhino-laryngo-logiste, consistant en une série de positions et de mouvements imprimés au patient, visant à déplacer de petits cristaux, qui, en adoptant certaines localisations dans l'oreille interne, sont à l'origine du symptôme vertigineux (manœuvres dites de libération de la cupulolithiase).

## Vésale (André)

Anatomiste flamand (Bruxelles 1514 ou 1515 - île de Zante 1564).

Il publia en 1543, à Bâle, son célèbre *De humani corporis fabrica*, ouvrage remarquablement illustré sur l'anatomie du corps humain, et n'hésita pas à rejeter les opinions des Anciens. Il est considéré comme le principal réformateur de l'anatomie de l'époque de la Renaissance.

## Vésical

Qui se rapporte à la vessie.

■ **Le globe vésical** (vessie distendue par une rétention d'urine) se traduit par une envie d'uriner non satisfaite et très douloureuse.

■ **La lithiase vésicale** est caractérisée par le blocage, dans la vessie, de calculs en provenance des reins.

■ **Le sondage vésical** (introduction d'une sonde dans la vessie) permet soit d'évacuer le contenu de la vessie, soit d'y instiller un produit thérapeutique.

## Vésicule

Cloque cutanée de petite taille (de diamètre inférieur à 5 millimètres), de forme hémisphérique, remplie d'un liquide clair, incolore ou jaunâtre.

Les vésicules sont caractéristiques de l'eczéma et d'affections virales comme l'herpès, le zona, la varicelle ou le syndrome mains-pieds-bouche (infection bénigne et rare de l'enfant). Elles s'observent aussi dans des maladies plus rares, où leur signification diagnostique est moindre : toxidermie (manifestation cutanée d'une intoxication), dermatophytie (infection par un champignon), prurigo, dermatite herpétiforme, etc. La durée de vie des vésicules dépend de la maladie en cause et surtout de leur localisation : ainsi, lorsqu'elles sont situées sur des zones de frottement - épaule, aine -, elles éclatent en général très vite puis réapparaissent.

## Vésicule biliaire

Sac oblong contenant la bile, situé sous le foie et relié à la voie biliaire principale, le canal cholédoque, par le canal cystique. (P.N.A. *vesica fellea*)

**STRUCTURE**

La vésicule biliaire est un sac en forme de poire, de 10 centimètres de long et d'une capacité de 50 millilitres.

**PHYSIOLOGIE**

En dehors des repas, la vésicule biliaire sert de réservoir à la bile sécrétée par le foie. Au moment des repas, lors du passage du bol alimentaire dans le duodénum, elle se contracte et permet ainsi l'évacuation, dans l'intestin, de la bile nécessaire à l'absorption des aliments, en particulier celle des graisses.

**EXAMENS**

La vésicule biliaire peut être explorée par échographie, scanner, cœlioscopie ou cholécystographie (avec introduction du produit de contraste par voie orale).

**PATHOLOGIE**

La vésicule biliaire peut être le siège d'une lithiase (formation de calculs, le plus souvent sans symptôme, qui se complique parfois de douleurs et/ou d'infection [cholécystite, par exemple]). Les infections vésiculaires non lithiasiques apparaissent principalement au cours de la fièvre typhoïde, du sida ou de maladies vasculaires. Enfin, des tumeurs bénignes (polype) ou malignes (adénocarcinome) peuvent se développer sur la vésicule biliaire. L'existence de douleurs biliaires attribuables à des troubles moteurs vésiculaires est controversée : ces douleurs, parfois provoquées par un stress, peuvent être calmées par l'administration d'antispasmodiques.

## Vésicule biliaire (cancer de la)

→ VOIR Voies biliaires (cancer des).

## Vésicule séminale

Glande de forme allongée, située chez l'homme en arrière de la vessie et de la prostate et participant à l'élaboration du sperme. (P.N.A. *vesicula seminalis*)

VÉSICULE BILIAIRE

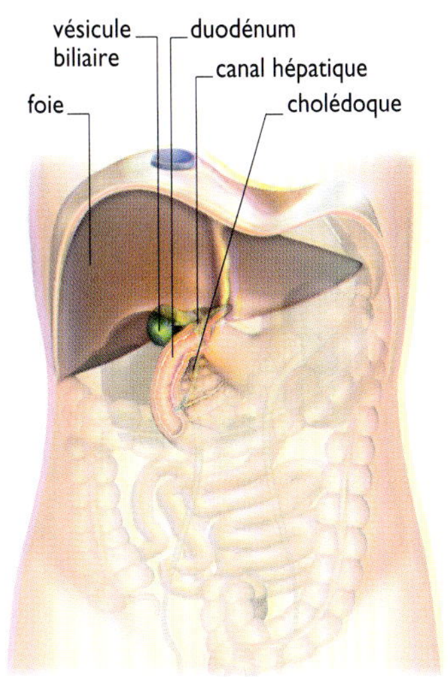


**STRUCTURE**
Les vésicules séminales, au nombre de deux, se prolongent par des canaux excréteurs qui débouchent dans les canaux déférents (conduisant le sperme des épididymes à la base de la prostate).

**PHYSIOLOGIE**
Les sécrétions vésiculaires représentent environ les deux tiers du volume du sperme ; elles contiennent une quantité importante de fructose. Au moment de l'éjaculation, les deux vésicules séminales se contractent et éjectent leur contenu dans les canaux déférents, où il se mélange aux spermatozoïdes pour former le sperme.

**PATHOLOGIE**
Les principales affections des vésicules séminales sont l'infection, l'hémospermie (présence de sang dans le sperme, due à des saignements de la muqueuse des vésicules), l'obturation (responsable d'un gonflement des vésicules, le liquide séminal ne pouvant plus s'évacuer) et, exceptionnellement, les tumeurs. Toutes peuvent entraîner une diminution de la fertilité, voire une stérilité.

## Vespertilio

Éruption cutanée en forme de loup (masque), caractéristique du lupus érythémateux chronique ou disséminé et de la sarcoïdose.

## Vessie

Réservoir naturel de forme sphérique dans lequel l'urine s'accumule entre les mictions. (P.N.A. *vesica urinaria*)

**STRUCTURE**
La vessie fait partie, avec l'urètre, du bas appareil urinaire. Elle est située dans le petit bassin, sous le péritoine, en avant de l'utérus chez la femme et du rectum chez l'homme. Sa paroi, épaisse d'environ 0,5 centimètre, est constituée de 2 tuniques : l'une, externe, est musculaire (muscle vésical, ou detrusor) ; l'autre, interne, en contact avec l'urine, est muqueuse. L'abouchement urétérovésical (abouchement des uretères à la vessie) est muni d'un dispositif antireflux, sorte de valve qui empêche l'urine vésicale de refluer vers chaque uretère. Le col vésical, partie la plus basse de la vessie, s'ouvre dans l'urètre ; il est entouré d'un sphincter qui permet son ouverture et sa fermeture lors de la miction ; chez l'homme, il repose sur la prostate.

**PHYSIOLOGIE**
La miction se déroule en plusieurs phases qui obéissent à un contrôle neurologique réflexe. Lors de la phase de remplissage vésical, l'urine élaborée par les reins est évacuée dans la vessie par les uretères. La pression intravésicale reste basse, le muscle vésical se laissant distendre. Le col vésical et le sphincter urétral sont alors fermés, ce qui permet la continence. Lorsque la vessie est pleine (sa capacité moyenne est de 300 à 400 millilitres), le besoin mictionnel apparaît. Les sphincters de l'urètre et du col vésical se relâchent, abaissant la pression urétrale, tandis que le muscle vésical se contracte, entraînant la vidange de la vessie et l'évacuation de l'urine par l'urètre. En fin de miction, les sphincters se referment, rétablissant la pression urétrale, et le muscle vésical se détend de façon que la vessie puisse de nouveau se remplir.

**EXAMENS**
La vessie est explorée principalement par la cystoscopie, l'échographie vésicale, la cystographie rétrograde, l'urographie intraveineuse, le scanner, l'examen cytobactériologique des urines (E.C.B.U.), la cytologie urinaire et l'exploration urodynamique.

**PATHOLOGIE**
La vessie peut être le siège de malformations (exstrophie vésicale), d'infections (cystite), de tumeurs, bénignes ou malignes, d'un diverticule (petite cavité pathologique), de troubles neurologiques (vessie neurologique), d'un globe vésical (vessie distendue par une rétention d'urine), d'une lithiase (présence de calculs), etc.

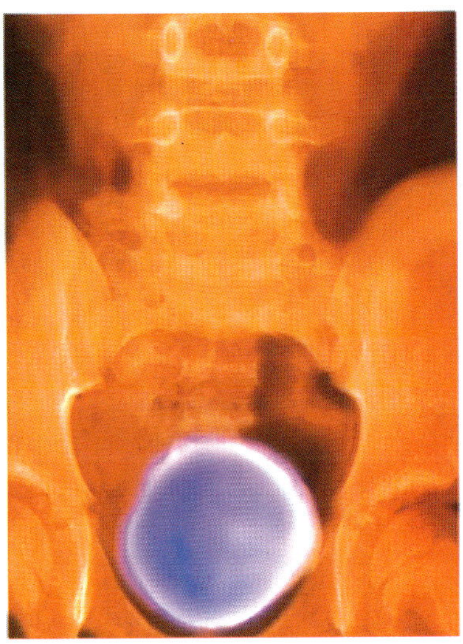

***Vessie.*** *La vessie, qui prend la forme d'un globe quand elle est remplie, apparaît en violet sur cette urographie intraveineuse.*

## Vessie (cancer de la)

Tumeur maligne se développant aux dépens de l'épithélium de la vessie.

Les tumeurs vésicales malignes sont favorisées par l'exposition prolongée à des agents carcinogènes dont les plus connus sont le tabac (le risque d'apparition d'une tumeur vésicale est multiplié par 10 chez un gros fumeur) et certains colorants comme l'aniline (colorant utilisé dans la fabrication des encres, des peintures et des teintures pour le bois et le cuir).

**SYMPTÔMES ET SIGNES**
Une tumeur maligne de la vessie se traduit toujours par une hématurie terminale (présence de sang dans les urines en fin de miction) et, très souvent, par une cystite (infection de la vessie caractérisée par des mictions fréquentes et douloureuses).

**DIAGNOSTIC**
Il repose sur la cystoscopie (examen endoscopique de la vessie), qui permet de voir la tumeur et d'en pratiquer l'ablation pour examen histologique. Le bilan est complété par d'autres examens tels que la cytologie urinaire (examen au microscope de cellules de la muqueuse vésicale et de la tumeur, desquamées et évacuées dans l'urine) et l'urographie intraveineuse (visualisation de la tumeur). Le scanner et l'I.R.M. évaluent l'extension loco-régionale.

**TRAITEMENT**
Les tumeurs vésicales malignes, lorsqu'elles n'ont pas de métastases, nécessitent une cystectomie (ablation chirurgicale de la vessie) complétée par une cystoplastie (reconstruction de la vessie) ou par une dérivation urinaire abdominale (urétérostomie, notamment). On a plus rarement recours à la radiothérapie vésicale, car ses résultats sont moins bons que ceux de la cystectomie.

Lorsque la tumeur a donné des métastases, son traitement repose sur la chimiothérapie par voie générale, le pronostic étant dans ce cas plus sévère.

## Vessie (tumeur bénigne de la)

Tumeur bénigne se développant aux dépens de l'épithélium de la vessie.

Les tumeurs bénignes de la vessie naissent sur la muqueuse vésicale interne, au contact de l'urine. La forme la plus fréquente est le papillome, tumeur bénigne superficielle isolée semblable à une petite verrue.

**SYMPTÔMES ET DIAGNOSTIC**
Une hématurie (présence de sang dans les urines) est le principal symptôme d'une tumeur bénigne de la vessie. La cystoscopie (examen endoscopique de la vessie) permet de voir la tumeur, puis de l'enlever pour l'étudier au microscope. Le diagnostic doit être confirmé par d'autres examens tels que la cytologie urinaire (examen au microscope de cellules de la muqueuse vésicale et de la

tumeur, desquamées et évacuées dans l'urine) et l'urographie intraveineuse (visualisation de la tumeur).

**TRAITEMENT ET PRONOSTIC**

Les tumeurs bénignes de la vessie doivent être enlevées par chirurgie endoscopique. Leur pronostic est bon, mais elles ont tendance à réapparaître localement et peuvent alors devenir cancéreuses. Une surveillance régulière, tous les 3 ou 4 mois, par cystoscopie et cytologie urinaire, est donc indispensable, de même que l'arrêt de la consommation de tabac. En cas de récidives fréquentes, on pratique en outre des instillations vésicales régulières de vaccins tels que le B.C.G.

## Vessie irritable

Contraction involontaire du muscle vésical alors que la vessie n'est pas pleine.
→ VOIR Vessie neurologique.

## Vessie neurologique

Tout trouble urinaire dû à un dysfonctionnement ou à une lésion du système nerveux.

**CAUSES**

L'appareil urinaire est sous le contrôle permanent du système nerveux (cerveau, moelle épinière et nerfs périphériques). Toute maladie neurologique centrale (accident vasculaire cérébral, hémiplégie, traumatisme crânien, tumeur cérébrale, démence, sclérose en plaques), médullaire (paraplégie traumatique, tumeur) ou périphérique (sciatique, lésions de la queue de cheval, polynévrite, polyradiculonévrite) peut donc être à l'origine d'une vessie neurologique.

**SYMPTÔMES ET SIGNES**

Ces troubles, qu'ils s'associent ou non à des troubles anorectaux ou génitaux, se répartissent en deux grandes catégories.

■ **Les fuites urinaires** sont liées soit à une vessie hyperactive, également appelée vessie irritable ou désinhibée (responsable de mictions impérieuses avec besoin irrépressible d'uriner), soit à une insuffisance sphinctérienne (fuites d'urine à l'effort, sans que le sujet éprouve le besoin d'uriner).

■ **Une rétention chronique ou aiguë d'urine** peut résulter d'une paralysie du muscle vésical - rendant les mictions lentes et pénibles, le sujet devant forcer pour évacuer la vessie - ou d'une mauvaise ouverture du sphincter durant la miction.

**DIAGNOSTIC**

Les examens complémentaires visent trois objectifs : mettre en évidence le ou les mécanismes des troubles par une exploration urodynamique (examen consistant à mesurer les pressions intravésicale et intra-urétrale) ; confirmer l'existence d'une atteinte neurologique par des explorations électrophysiologiques périnéales (électromyographie - permettant notamment de mesurer la vitesse de la conduction nerveuse -, étude des potentiels évoqués) et les différents examens urologiques éliminant une cause mécanique (urétrocystoscopie, notamment) ; enfin, évaluer le retentissement vésical et rénal, tant morphologique (urographie intraveineuse, échographie) que fonctionnel (dosage de l'urée et de la créatinine dans le sang, examen cytobactériologique des urines [E.C.B.U.]).

**TRAITEMENT**

Les troubles occasionnés par une vessie neurologique constituent toujours un handicap fonctionnel, psychologique et parfois social important. En outre, ils peuvent entraîner des complications irréversibles (dilatation vésicale et rénale, infections à répétition, insuffisance rénale) et doivent donc toujours être dépistés et traités le plus tôt possible.

■ **Le traitement d'une vessie hyperactive** fait appel aux médicaments relaxant la vessie (anticholinergiques), souvent très efficaces au prix de quelques effets secondaires (constipation, sécheresse de la bouche). Ces médicaments servent, d'une part, à améliorer le confort du malade (disparition des fuites urinaires et du besoin pressant d'uriner), d'autre part à empêcher la vessie de se déformer et les reins de se dilater, avec le risque de survenue d'une insuffisance rénale imposant une augmentation chirurgicale du volume de la vessie.

■ **Le traitement d'une insuffisance sphinctérienne** comprend des séances de rééducation pour renforcer la musculature périnéale, la prise de médicaments destinés à augmenter les pressions sphinctériennes et, en cas d'échec, l'implantation chirurgicale d'une prothèse (sphincter artificiel).

■ **Le traitement de la rétention chronique ou aiguë d'urine** repose dans un premier temps sur la prise de médicaments servant à contracter le muscle vésical et à favoriser l'ouverture des sphincters ; en cas d'échec, on apprend au malade à pratiquer lui-même des sondages, de manière à éviter les complications inhérentes à une rétention vésicale (infections à répétition, dilatation vésicale et rénale). Dans les cas les plus graves, des solutions chirurgicales peuvent être proposées : sphinctérotomie ou cervicotomie pour que le patient puisse uriner normalement, implantation, sur la moelle épinière ou sur les racines nerveuses, de stimulateurs destinés à provoquer la contraction de la vessie, etc.

## Vestibule

Cavité donnant accès à un organe creux. (P.N.A. *vestibulum*)

On distingue trois vestibules dans l'organisme : celui de la bouche, celui de l'oreille interne et celui de la vulve.

### Vestibule de la bouche

Cette cavité est comprise entre les arcades dentaires, et entre les lèvres et les joues.

### Vestibule de l'oreille interne

Cette cavité du labyrinthe de l'oreille interne comporte un vestibule osseux, situé entre le limaçon en avant et les canaux semi-circulaires en haut et en arrière, et un vestibule membraneux, contenu dans le précédent et formé de deux vésicules : l'utricule et le saccule. Avec les canaux semi-circulaires, le vestibule constitue l'organe de l'équilibre.

### Vestibule de la vulve

Cet espace situé dans la vulve et ouvrant sur le vagin est limité latéralement par la face interne des petites lèvres et des grandes lèvres, en avant par le clitoris et en arrière par la commissure postérieure des petites lèvres. Les orifices des glandes de Skène et de Bartholin, qui sécrètent un mucus lubrifiant le vagin, s'ouvrent dans le vestibule.

## Viabilité

Stade de développement intra-utérin suffisant pour permettre au fœtus de vivre.

La viabilité est fonction du terme de la grossesse et des possibilités de réanimation néonatale. Sa limite se situe, selon l'évaluation actuellement admise dans les centres de pédiatrie néonatale spécialisés, entre 5 mois et demi et 6 mois de grossesse. Toutefois, des séquelles neurologiques sont toujours à craindre.
→ VOIR Prématurité.

## Viagra

Nom commercial (marque déposée) du sildénafil, médicament prescrit dans le traitement de l'impuissance.

Le Viagra (marque déposée) est formellement contre-indiqué chez les insuffisants coronariens traités par les dérivés nitrés.

## Viande

Aliment fourni par la chair ou les viscères (abats) des mammifères et des volailles.

La viande est un aliment de grand intérêt diététique, notamment grâce à sa richesse en protéines de bonne valeur nutritionnelle (de 18 à 30 grammes en moyenne pour 100 grammes), en fer (présent sous une forme particulièrement bien assimilée par l'organisme), en zinc et autres minéraux ainsi qu'en vitamines, essentiellement celles du groupe B. Sa valeur énergétique dépend en grande partie de sa teneur en lipides : de 110 (cheval, bœuf maigre, poulet, pintade) à près de 500 kilocalories (charcuterie) pour 100 grammes. La viande « blanche » (poulet, pintade, veau, lapin, etc.) est aussi riche en protéines que la viande « rouge » (bœuf, cheval, etc.). Ainsi, la valeur nutritionnelle de la viande de volaille est proche de celle des autres viandes : elle apporte entre 110 (poulet, pintade, pigeon) et 230 (canard, oie) kilocalories pour 100 grammes et fournit de 18 à 30 grammes de protéines et de 5 à 30 grammes de lipides ; ces lipides sont essentiellement localisés dans la peau de l'animal et sont en majeure partie composés d'acides gras mono-insaturés, qui ont un effet favorable sur le HDL cholestérol, ou « bon cholestérol ».

## Vibice

Strie cutanée due à un épanchement hémorragique.

La vibice constitue une forme particulière de purpura.

## Vibrion

Bacille à Gram négatif, de forme incurvée, extrêmement mobile, vivant principalement dans l'eau.

Les deux principaux vibrions sont *Vibrio choleræ* et *Vibrio parahæmolyticus*.

■ *Vibrio choleræ* est responsable du choléra, dont la principale manifestation est une diarrhée. Cette bactérie, ingérée avec des aliments contaminés, est normalement tuée par l'acidité de l'estomac. Lorsque celle-ci est neutralisée (pansements gastriques alcalins) ou diminuée (sujets dénutris), le germe passe la barrière gastrique, se multiplie dans l'intestin grêle et excrète une puissante entérotoxine ; celle-ci entraîne une déshydratation aiguë, rapidement mortelle en l'absence de traitement. D'autres vibrions cholériques sont responsables de syndromes diarrhéiques de moindre gravité.

■ *Vibrio parahæmolyticus* est à l'origine d'intoxications alimentaires après ingestion de poissons, de coquillages et de crustacés consommés crus.

## Vidange gastrique

Évacuation du contenu de l'estomac.

Le temps normal de vidange gastrique est de 2 à 3 heures. La vidange gastrique peut être retardée chez les diabétiques (gastroparésie témoignant d'une atteinte du système nerveux autonome), les personnes atteintes d'un ulcère gastrique ou de dyspepsie (troubles de la digestion). Elle est, au contraire, accélérée chez les patients atteints d'un ulcère duodénal ou ayant subi une intervention chirurgicale sur l'estomac (gastrectomie partielle, par exemple).

#### EXAMENS

Le temps d'évacuation gastrique peut être évalué par un transit œso-gastro-duodénal (examen radiologique baryté standard de l'estomac), par des contrôles radiologiques répétés après ingestion de substances radio-opaques - dans ce cas, on mesure la vitesse d'évacuation de ces substances - ou par des techniques isotopiques.

#### TRAITEMENT

Le traitement des troubles de la vidange gastrique est fonction de leur cause ; il repose le plus souvent sur des règles d'hygiène et de diététique (bonne répartition des repas, sans remplissage gastrique excessif, prise des boissons de préférence entre les repas), associées à la prise de médicaments antispasmodiques et parfois antisécrétoires.

## Vidéochirurgie

→ VOIR Cœliochirurgie ou vidéo-endoscopie.

## Vidéo-endoscopie

→ VOIR Cœliochirurgie ou vidéo-endoscopie.

## Vie

État d'activité caractéristique de tous les organismes animaux et végétaux, unicellulaires ou pluricellulaires, de leur naissance à leur mort.

Cet état d'activité correspond à l'ensemble des fonctions organiques (reproduction, métabolisme, adaptation au milieu environnant, etc.) qui permettent la croissance et la conservation de l'organisme.

La vie est caractérisée par des réactions physicochimiques permanentes se déroulant à l'intérieur des cellules (réactions biochimiques). L'équilibre constant du milieu interne des cellules et les échanges de celles-ci avec le milieu externe sont assurés par l'existence de l'enveloppe cellulaire, à perméabilité variable et sélective.

## Vieillesse

Troisième période de la vie, succédant à l'enfance et à l'âge adulte.

Les limites de la vieillesse sont difficiles à définir, les processus de vieillissement apparaissant dès la fin de la croissance ; en pratique, la frontière entre âge adulte et vieillesse est franchie au cours de la sixième décennie, avec de nombreuses variantes individuelles.

Du point de vue médical, la vieillesse est marquée par la plus grande fréquence d'affections majeures : artériosclérose, cancers, maladies dégénératives.

Socialement, on peut distinguer deux périodes de vieillesse. Durant la première, parfois dite du troisième âge, les sujets, qu'ils soient ou non malades, demeurent autonomes. Cette tranche d'âge, qui va de 60 à 80 ans environ, est aujourd'hui beaucoup mieux vécue qu'au XIXe siècle grâce en particulier aux progrès de l'hygiène, de la prévention et de la thérapeutique. La seconde, correspondant à ce que l'on nomme quatrième âge, concerne les sujets très âgés, souvent affectés à des degrés divers de troubles moteurs et de déficits sensoriels et/ou intellectuels les privant plus ou moins de leur autonomie. Ces personnes nécessitent des soins médicaux complexes requérant, dans certains cas, un hébergement en institution spécialisée.

Si le vieillissement constitue un processus inéluctable, il ne s'accompagne pas nécessairement d'une dégradation physique ni intellectuelle. Le respect d'une bonne hygiène de vie, un suivi médical régulier, et le maintien des activités permettent à tout un chacun de préserver, l'âge venant, une bonne qualité de vie.

→ VOIR Dossier Vieillesse.

## Vieillissement

Affaiblissement naturel des facultés physiques et psychiques dû à l'âge. SYN. *sénescence*.

### Vieillissement physique

C'est un processus continu, présent dès le début de l'existence et commun à tous les êtres vivants. Il concerne toutes les structures de l'organisme : molécules, cellules, tissus et organes spécialisés.

Le vieillissement physique est probablement déterminé par des facteurs génétiques et influencé par des facteurs extérieurs. Il en existe deux approches théoriques.

■ **Les théories dites stochastiques** admettent pour principe que le mécanisme du vieillissement serait lié au hasard. Parmi elles, on distingue notamment la théorie des quotas (chaque organisme disposerait à la naissance d'un stock d'énergie à consommer et mourrait une fois celui-ci épuisé), la théorie des radicaux libres (le vieillissement serait dû aux effets nocifs des radicaux libres, substances toxiques élaborées par le métabolisme cellulaire normal), la « théorie des erreurs catastrophiques » (qui explique le vieillissement par une accumulation d'erreurs successives dans la synthèse des protéines, aboutissant à la mort des cellules) et la théorie des horloges biologiques (fondée sur l'idée d'un vieillissement des organes sous contrôle d'un système hormonal ou immunitaire). Cependant, aucune de ces hypothèses n'a été confirmée à ce jour.

■ **Les théories génétiques** admettent l'existence de gènes de longévité conditionnant la durée de vie maximale dans une espèce donnée (120 ans chez l'homme). Bien que deux gènes de longévité aient été récemment identifiés, le profil génétique de la longévité humaine est encore loin d'être défini : les mécanismes du vieillissement biologique restent pour une grande part mystérieux.

#### VIEILLISSEMENT NATUREL ET VIEILLISSEMENT PATHOLOGIQUE

Le dogme du déclin inéluctable des grandes fonctions de l'organisme avec l'âge (débit cardiaque, fonctionnement cérébral, etc.) est actuellement remis en cause : la baisse des performances physiologiques constatée chez les sujets âgés ne relève pas uniquement du vieillissement normal, mais aussi de pathologies surajoutées (vieillissement pathologique, ou sénilité). Ainsi, pour un organe donné, les études de « populations propres » (panel de sujets âgés n'incluant aucun individu suspect d'être atteint d'une maladie de l'organe étudié) révèlent qu'il n'y a pas toujours baisse de performance avec l'âge. Les travaux de Lakatta au National Institute on Aging (Bethesda, États-Unis) ont notamment montré que le débit cardiaque de sujets âgés indemnes de maladies cardiaques n'est pas plus faible que celui d'adultes jeunes, même si les mécanismes permettant le maintien d'un débit cardiaque normal varient avec l'âge.

### Vieillissement psychologique

Les modifications du corps et de l'environnement familial, l'atteinte de l'identité sociale qu'impose la retraite fragilisent le sujet âgé, qui doit en même temps faire un véritable « travail de deuil » et trouver la force de s'investir sur de nouveaux pôles d'intérêt. Toute nouvelle difficulté (décès du conjoint, problème financier, maladie) survenant dans ce contexte peut entraîner une perte d'estime de soi insupportable.

### Prévention du vieillissement

En dehors du traitement hormonal de la ménopause, qui agit efficacement sur le vieillissement osseux, le vieillissement ne peut être interrompu : ni l'utilisation de substances piégeant les radicaux libres (vitamine E, notamment), ni la prise de vitamines et d'oligoéléments, ni l'exercice physique, ni le suivi d'un régime hypocalorique n'ont montré de façon formelle leur efficacité. La prévention doit donc commencer le plus tôt possible. Elle consiste avant tout à corriger les facteurs de risque connus qui accélèrent le vieillissement : savoir se protéger du stress, limiter la consommation d'alcool et de tabac, éviter toute exposition excessive au rayonnement solaire, etc.

→ VOIR Sénilité, Dossier Vieillesse.

# XZY

## Xanthélasma

Ensemble de petites taches jaunâtres légèrement saillantes, situées sur la partie des paupières proche du nez et constituées d'un dépôt de cholestérol.

Un xanthélasma peut être consécutif à une hypercholestérolémie (excès de cholestérol sanguin) ou ne pas avoir de cause précise. Son évolution est bénigne et très lente. L'ablation chirurgicale n'est justifiée qu'en cas de gêne, surtout esthétique.

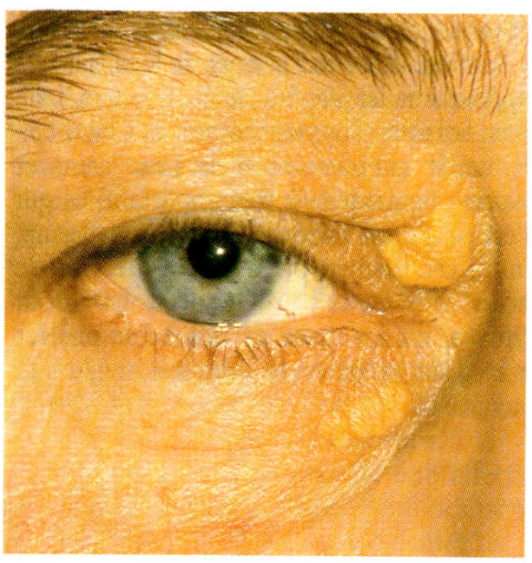

***Xanthélasma.*** *Une ou plusieurs taches jaunes, dues à un dépôt de cholestérol, apparaissent dans l'angle interne des paupières.*

## Xanthine

Base purique provenant de la dégradation des acides nucléiques (A.D.N. et A.R.N.).

Dans l'organisme, la majeure partie de la xanthine est transformée en acide urique sous l'action d'une enzyme, la xanthine oxydase, la xanthine non transformée étant éliminée dans les urines.

Le taux de xanthine par litre d'urine est normalement inférieur à 60 milligrammes chez la femme, à 90 milligrammes chez l'homme. Ces chiffres peuvent augmenter au cours de diverses maladies telles que le syndrome de Lesch-Nyhan (affection héréditaire masculine due à un déficit en une enzyme, l'hypoxanthine-guanine-phosphoribosyl-transférase [H.G.P.R.T.], qui permet la synthèse des acides nucléiques), et se traduisant par un retard mental, un retard de croissance, des convulsions et un syndrome d'agressivité avec automutilation, et certaines arthrites goutteuses dues soit à un déficit partiel en H.G.P.R.T., soit à un déficit congénital en xanthine oxydase, soit encore à la prise de médicaments hypo-uricémiants (diminuant le taux sanguin d'acide urique), inhibiteurs de la xanthine oxydase.

## Xanthogranulome

Maladie caractérisée par une éruption de lésions cutanées d'aspect tumoral, infiltrant le tissu adipeux.

D'origine inconnue, ces lésions contiennent des cellules inflammatoires et des globules blancs, les macrophages, riches en corps gras.

#### DIFFÉRENTS TYPES DE XANTHOGRANULOME

On en distingue deux.

■ **Le xanthogranulome juvénile, ou nævo-endothélio-xanthome**, touche le nourrisson et l'enfant. Il prend la forme de nodules ou de papules de consistance molle, de 1 à 10 millimètres de diamètre, de couleur rougeâtre, qui, après quelques mois, deviennent brun jaunâtre. Ces lésions touchent surtout le visage et le cuir chevelu, plus rarement le tronc et la racine des membres. Chez le nourrisson, elles sont peu nombreuses, mais volumineuses, et siègent surtout sur le visage, alors que, chez l'enfant, ce sont de petites papules plus disséminées. Le diagnostic du xanthogranulome juvénile repose sur la biopsie cutanée. Cette affection, habituellement bénigne, peut aussi s'associer à des lésions oculaires telles qu'un glaucome, une uvéite ou un iritis (lorsque la prolifération granulomateuse touche les différentes structures de l'œil) et à la maladie de Recklinghausen (affection héréditaire caractérisée par de nombreuses tumeurs bénignes disséminées dans l'organisme, des taches cutanées pigmentées et des malformations nerveuses) : elle nécessite donc une surveillance rigoureuse, mais elle n'appelle aucun traitement, les lésions cutanées régressant spontanément en un à deux ans, sauf en cas d'anomalies oculaires (traitées par chirurgie ou radiothérapie).

■ **Le xanthogranulome nécrobiotique** est une maladie chronique de l'adulte qui se caractérise par la formation de nodules brun-orangé couverts de télangiectasies ou de varicosités (petits vaisseaux dilatés). Ceux-ci siègent surtout autour des orbites, à la racine des membres et au thorax. Le xanthogranulome nécrobiotique est une affection bénigne, mais qui peut révéler un myélome multiple (prolifération maligne des plasmocytes, cellules spécialisées dans la sécrétion d'anticorps, dans la moelle osseuse). Le diagnostic du xanthogranulome nécrobiotique, qui repose sur la biopsie cutanée, doit donc être complété par une analyse des protéines du sang par électrophorèse, laquelle permet de déceler l'existence d'un éventuel myélome multiple. Un tel xanthogranulome peut être enlevé chirurgicalement sous anesthésie locale, mais il arrive que les lésions récidivent. Lorsqu'il est associé à un myélome multiple, celui-ci doit être traité par chimiothérapie.

## Xanthomatose

Toute maladie caractérisée par la dissémination de xanthomes (petites tumeurs bénignes, planes ou nodulaires, formées de cellules riches en dépôts lipidiques).

Selon qu'elle se trouve associée ou non à une hyperlipidémie (augmentation anormale du taux de certains lipides tels que le cholestérol dans le sang), une xanthomatose se range dans l'un des deux grands groupes de xanthomatoses, les xanthomatoses hyperlipidémiques ou les xanthomatoses normolipidémiques.

### Xanthomatoses hyperlipidémiques

Caractérisées par la dissémination de xanthomes et par une hyperlipidémie, elles regroupent 3 types d'affection.

■ **Les hypertriglycéridémies endogènes pures** sont caractérisées par la formation de xanthomes éruptifs (taches en saillie entourées d'un halo rouge) ou de xanthomes striés palmaires (lésions jaunâtres), par une athérosclérose précoce et parfois par des calculs de la vésicule biliaire.

■ **Les syndromes d'hypertriglycéridémie majeure** se manifestent le plus souvent par la formation brutale (à la suite d'un apport alimentaire riche en graisses) de nombreux xanthomes, par un gros foie, une grosse rate et divers troubles neurologiques ; le taux sanguin de triglycérides est très élevé.

■ **Les xanthomatoses hyperlipidémiques héréditaires** apparaissent dès l'enfance (xanthomes plans, xanthomes tendineux, xanthomes plans de l'angle interne de l'œil) ou vers la cinquantaine (xanthomes plans et tendineux). Elles se traduisent par une athérosclérose (maladie dégénérative de l'artère ayant pour origine la formation d'une plaque d'athérome - dépôt lipidique - sur sa paroi).

### Xanthomatoses normolipidémiques

Caractérisées par la dissémination de xanthomes, les xanthomatoses normolipidémiques ne s'accompagnent pas d'élévation du taux des lipides circulants du sang. On regroupe sous ce terme plusieurs affections caractérisées par diverses lésions.

■ **Le xanthome papulonodulaire disséminé** se traduit par la dissémination de petites papules rouge brunâtre.
■ **Le xanthome plan** se caractérise par la formation de taches planes, jaune ou jaune-orangé. L'une de ses formes particulières, appelée xanthome plan des paupières, ou xanthélasma, se traduit par la présence de dépôts jaunâtres dans l'angle interne de l'œil et sous les paupières.

**TRAITEMENT ET PRÉVENTION**

Le traitement consiste d'une part à soigner les xanthomes, d'autre part à traiter l'hyperlipidémie éventuellement associée à la xanthomatose (régime alimentaire, prise de médicaments hypolipémiants). Dans les familles touchées, le conseil génétique a un rôle majeur dans la prévention de la transmission de ces maladies.

## Xanthome

Petite tumeur bénigne formée de macrophages (grandes cellules ayant la propriété d'ingérer et de détruire de grosses particules) riches en dépôts lipidiques.

Les xanthomes forment des taches ou des nodules sous-cutanés, souvent jaunes, parfois rouges ou bruns.

**DIFFÉRENTS TYPES DE XANTHOME**

■ **Le xanthome éruptif** est une tache saillante de un à quatre millimètres de diamètre, entourée d'un halo rouge. Il apparaît brutalement sur les fesses, l'abdomen et le dos. Il s'accompagne d'une hypertriglycéridémie (taux sanguin de triglycérides anormalement élevé) importante, de douleurs abdominales et de lésions pancréatiques.
■ **Le xanthome papulonodulaire disséminé** est une lésion très saillante, jaunâtre ou rougeâtre, puis brun foncé. Il siège sur les zones de flexion, les muqueuses de la bouche et du larynx, les nerfs et les os. Il affecte surtout l'adulte jeune et s'associe souvent à une atteinte muqueuse des voies aérodigestives supérieures (œsophage, trachée), à des lésions oculaires (dépôts jaunâtres sur la paupière, la cornée, la conjonctive) et à un diabète insipide.
■ **Le xanthome plan** est une tache plane, jaune ou jaune-orangé, de taille variable ; il en existe plusieurs variétés :
- le xanthome plan des paupières, ou xanthélasma, débute à l'angle interne de la paupière supérieure et peut s'associer à une hypercholestérolémie (taux sanguin de cholestérol anormalement élevé) chez les sujets jeunes ou bien à des troubles du métabolisme des lipides après 50 ans ;
- l'arc cornéen, ou gérontoxon, prend la forme d'une tache grisâtre ou jaunâtre qui entoure l'iris ; il atteint surtout les sujets de 60 à 80 ans et s'accompagne souvent d'une hypercholestérolémie ;
- le xanthome strié palmaire est une tache jaunâtre linéaire qui se localise au creux des plis de flexion de la main ; il est toujours associé à des troubles du métabolisme des lipides ;
- le xanthome plan diffus, beaucoup plus rare, prend la forme d'une tache jaunâtre qui siège le plus souvent sur le visage, le cou et le thorax. Il est fréquemment associé à une paraprotéinémie (présence dans le sang d'immunoglobulines monoclonales), avec ou sans troubles du métabolisme des lipides.
■ **Le xanthome tendineux** est une tuméfaction sous-cutanée, ferme, adhérente aux tendons, mobile sous la peau. Il touche surtout les tendons extenseurs des doigts, ceux des poignets et le tendon d'Achille. Il est toujours associé à des troubles du métabolisme des lipides.
■ **Le xanthome tubéreux** est un gros nodule jaunâtre ou rougeâtre qui atteint surtout les coudes, les genoux, les fesses et la paume des mains. Il se trouve toujours lié à une hypercholestérolémie ou à une hypertriglycéridémie.

**DIAGNOSTIC**

La présence de xanthomes peut nécessiter un dosage sanguin des lipides et la recherche d'une éventuelle dissémination des xanthomes dans l'organisme (xanthomatose).

**TRAITEMENT**

Le traitement des xanthomes est facultatif ; seuls les xanthomes esthétiquement gênants, lorsqu'ils sont localisés (xanthome plan de l'œil, par exemple), peuvent être enlevés par électrocoagulation ou chirurgicalement. En revanche, s'il existe des troubles associés du métabolisme des lipides, ils doivent être traités (régime alimentaire pauvre en lipides, prise de médicaments hypolipémiants).

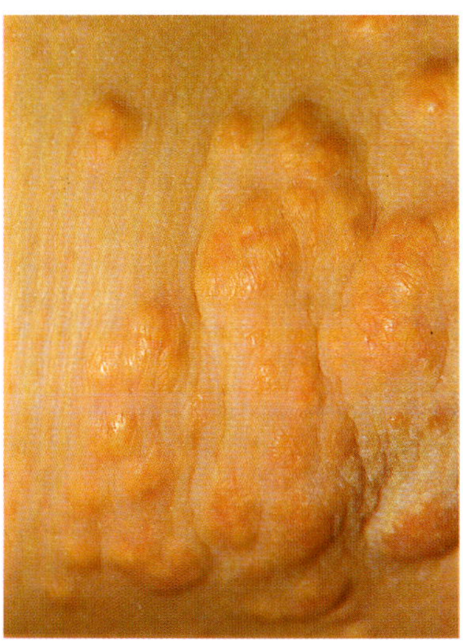

***Xanthome.*** *Le xanthome éruptif, souvent lié à un taux sanguin excessif de triglycérides, prend la forme d'un petit nodule à la surface jaunâtre.*

## Xanthopsie

Anomalie de la vision des couleurs au cours de laquelle tout paraît jaune.

Une xanthopsie est un signe très rare, observé lors de certains ictères, de certaines choriorétinites (inflammation de la rétine et de la choroïde, sur laquelle repose la rétine) et de certaines cataractes débutantes.

La xanthopsie disparaît avec le traitement de sa cause.

## Xénodiagnostic

Technique de laboratoire qui consiste à faire piquer le sujet soupçonné d'une maladie parasitaire par un insecte sain de l'espèce vectrice, puis à rechercher dans cet insecte la présence du parasite.

Le xénodiagnostic est surtout indiqué dans le diagnostic de la maladie de Chagas.

## Xénogénique

Qualifie la distance antigénique (histocompatibilité) entre deux individus appartenant à deux espèces différentes.

La distance antigénique entre deux individus appartenant à la même espèce est qualifiée d'allogénique.

## Xénogreffe

→ VOIR Hétérogreffe.

## Xeroderma pigmentosum

Affection héréditaire caractérisée par des cancers cutanés multiples se développant pendant l'enfance.

Le xeroderma pigmentosum, très rare, se transmet en général selon un mode récessif : le gène porteur doit être reçu du père et de la mère pour que l'enfant développe la maladie. Celle-ci est le plus souvent due à une insuffisance de la capacité de réparation de l'A.D.N., ce qui rend les cellules, notamment les cellules cutanées, très sensibles à l'exposition au rayonnement solaire.

**SYMPTÔMES ET SIGNES**

Presque dès la naissance apparaissent des rougeurs, des gonflements cutanés, des cloques puis, progressivement, une poïkilodermie (peau trop ou insuffisamment pigmentée, dilatation des vaisseaux superficiels du derme). Ensuite, vers 3 ou 4 ans, se forment des tumeurs cutanées, d'abord bénignes, mais se transformant rapidement en divers cancers (épithélioma, mélanome). Les autres anomalies observées comprennent une atteinte oculaire (photophobie, éversion du bord de la paupière, conjonctivite, voire cancer des paupières, de la conjonctive ou de la cornée), un retard de croissance et des troubles neurologiques (retard mental, épilepsie).

**TRAITEMENT ET PRÉVENTION**

Le traitement vise à soigner les symptômes, à prévenir l'apparition des tumeurs cutanées (protection solaire, prescription de rétinoïdes) ou à les enlever chirurgicalement. Cependant, le pronostic du xeroderma pigmentosum reste très sombre. Dans les familles touchées, le conseil génétique joue un rôle majeur dans la prévention de la transmission de la maladie.

## Xérodermie

→ VOIR Xérose.

## Xérophtalmie

Affection oculaire consistant en un assèchement de la conjonctive et de la cornée.

Plusieurs centaines de milliers de personnes dans le monde chaque année sont atteintes de xérophtalmie.

**CAUSES**
L'affection a pour cause principale une carence en vitamine A, fréquente chez les enfants des pays en développement.

**SYMPTÔMES ET ÉVOLUTION**
Une xérophtalmie se manifeste par un aspect fripé de la conjonctive et la présence sur cette membrane de taches blanches d'apparence grumeleuse, dus à l'absence de sécrétions lacrymales. La cornée peut être le siège d'une inflammation douloureuse (kératite), puis d'une infection de l'œil, avec risque de perforation cornéenne. La sécheresse oculaire aboutit à une kératinisation des tissus cornéens (modification de la structure des tissus, plus riches en protéines), puis éventuellement à leur destruction. L'évolution vers la cécité est lente, mais fréquente en l'absence de traitement.

**DIAGNOSTIC ET TRAITEMENT**
L'examen au biomicroscope confirme le diagnostic de xérophtalmie. Des collyres ou des pommades protégeant la cornée peuvent être utilisés, mais c'est le traitement le plus rapide possible de la cause (administration orale de vitamine A) qui est le plus efficace.

## Xéroradiographie

Procédé radiographique dans lequel le support classique des clichés (film au bromure d'argent) est remplacé par une plaque d'aluminium recouverte d'une fine couche de sélénium. SYN. *xérographie*.

La charge électrique de la couche de sélénium, positive, s'inverse au passage des rayons X. L'image, révélée en nuances de bleu par pulvérisation d'une poudre amorphe, est recueillie sur un support papier par un procédé identique à celui de la photocopie.

L'intérêt de la xéroradiographie réside dans une plus grande finesse de l'image, en particulier dans la précision des contours et la différenciation des tissus, appréciable pour l'exploration des parties molles (profil cutané de la tête, sein, muscles et tendons, etc.) et des petites articulations.

La xéroradiographie nécessitant une dose élevée de rayons X, elle est aujourd'hui rarement pratiquée ; l'échographie, le scanner et l'imagerie par résonance magnétique (I.R.M.) la remplacent.

## Xérose

Trouble cutané se traduisant par un amincissement, une fragilité, une sécheresse et un manque de souplesse de la peau et s'accompagnant souvent d'une desquamation plus ou moins marquée. SYN. *xérodermie*.

Une xérose est la conséquence d'une diminution de la teneur en eau de la couche cornée (partie superficielle de l'épiderme).

**DIFFÉRENTS TYPES DE XÉROSE**
Une xérose peut constituer un trouble isolé : la peau est alors mince, fragile, claire, douce au toucher, avec un réseau sanguin visible par transparence. C'est aussi, parfois, le signe de maladies dermatologiques (dermatite atopique, ichtyose) ; la peau est alors rêche, d'aspect farineux, les jambes sont écailleuses, la paume des mains et la plante des pieds fissurées ; certains patients présentent de petites saillies de un millimètre de diamètre, principalement sur les bras ou les cuisses (kératose pilaire). Dans d'autres cas, le dessèchement est simplement l'effet d'une agression de la peau par des détergents ou des produits asséchants utilisés de façon trop prolongée.

**TRAITEMENT**
Il convient tout d'abord d'éviter les facteurs qui aggravent la sécheresse cutanée : soleil, vent, froid, savon alcalin détergent, lotion alcoolisée. Les soins consistent à appliquer sur la peau des préparations qui préservent son hydratation (agents freinant la perspiration, humectant la peau ou renforçant la cohésion des cellules).

## Xérosis

Kératinisation (modification de la structure des tissus, qui deviennent plus riches en protéines) de la conjonctive oculaire.

Un xérosis est favorisé par une sécheresse oculaire, quelle qu'en soit la cause : allergie, certaines maladies, notamment rhumatologiques, prise de certains médicaments (antidépresseurs, atropiniques). Il peut également entrer dans le cadre d'un syndrome de Gougerot-Sjögren (maladie auto-immune comportant un assèchement des muqueuses de l'œil, de la bouche et des voies génitales) ou marquer le début d'une xérophtalmie (assèchement de la conjonctive et de la cornée, dû à une carence en vitamine A). L'absence de sécrétion lacrymale donne une sensation d'inconfort, de corps étranger dans l'œil ; la conjonctive prend un aspect pâle et terne.

L'examen au biomicroscope, qui peut mettre en évidence une petite inflammation de la cornée, permet de préciser le diagnostic de xérosis. En cas de syndrome de Gougerot-Sjögren, le test de Schirmer permet d'évaluer l'importance de la diminution de la sécrétion lacrymale.

Le traitement repose sur l'application locale de collyres ou de pommades destinés à protéger la cornée et sur le traitement de la cause lorsque celui-ci est possible (arrêt de la prise de médicaments, traitement de l'allergie, etc.).

## Xérostomie

Sécheresse excessive de la bouche.

**CAUSES**
Une xérostomie est due à une sécrétion de salive insuffisante (hyposialie), voire nulle (asialie). Ses causes sont nombreuses. Une xérostomie transitoire peut survenir en cas d'anxiété (trac, peur) ou de déshydratation. Une xérostomie prolongée est le plus souvent liée au syndrome de Gougerot-Sjögren, à la prise de certains médicaments (atropiniques, psychotropes tels que les antidépresseurs) ou encore à une radiothérapie anticancéreuse du cou ou de la face.

**SYMPTÔMES ET SIGNES**
Une xérostomie est extrêmement gênante : le sujet a du mal à s'alimenter et à parler ; il a soif en permanence. De plus, ce trouble entraîne, à terme, des caries et des affections de la bouche.

**TRAITEMENT**
Il associe le traitement de la cause, quand il est possible, à celui des symptômes de la xérostomie : administration, par voie orale, de médicaments sialagogues (anétholtrithione), pulvérisations buccales répétées de « salive artificielle », etc.

## X fragile (syndrome du chromosome)

Affection héréditaire caractérisée par un retard mental modéré, un prognathisme, des oreilles trop grandes et décollées, un crâne étroit et allongé et une augmentation de volume des testicules. SYN. *syndrome de fragilité du chromosome X*.

Le syndrome du chromosome X fragile, appelé dans le langage médical courant syndrome de l'X fragile, ou X fragile, est une maladie liée au sexe.

Cependant, sa transmission présente quelques caractéristiques particulières : alors que normalement, dans les maladies liées au sexe, les femmes peuvent transmettre la maladie mais n'en sont jamais atteintes, dans le cas du syndrome du chromosome X fragile, les femmes peuvent présenter des signes atténués de la maladie ; parallèlement, certains hommes porteurs de l'anomalie chromosomique, et qui devraient donc être atteints, ne le sont pas. Le mécanisme de ce syndrome, très complexe, est aujourd'hui partiellement élucidé. Son nom tient au fait que, chez les sujets malades, le bras long du chromosome X présente une zone de constriction. Le syndrome de l'X fragile est l'une des causes les plus fréquentes de retard mental chez le garçon. Il peut être dépisté dès la 9e ou la 10e semaine de grossesse par la biopsie de trophoblaste.

**PRÉVENTION**
Il n'existe pas actuellement de traitement de ce syndrome. Dans les familles touchées, un conseil génétique est recommandé aux couples désireux d'avoir un enfant.

## XXY (syndrome)

→ VOIR Klinefelter (syndrome de).

## Yersin (Alexandre)

Bactériologiste français d'origine suisse (Lavaux, canton de Vaud, 1863 - Nha Trang, Viêt Nam, 1943).

En tant que médecin du Service de santé colonial, Alexandre Yersin étudia à Hongkong la peste bubonique et découvrit, en 1894, le germe responsable de cette maladie.

## Yersiniose

Infection due à une bactérie du genre *Yersinia*.

Les *Yersinia* forment un genre bactérien de la famille des entérobactéries, constitué de bacilles (bactéries en forme de bâtonnet) à Gram négatif. Ce genre bactérien comporte trois espèces infectant un grand nombre d'animaux et, moins fréquemment, l'homme.

■ **Yersinia enterocolitica**, très répandue dans le sol, l'eau et les végétaux, et présente en faible quantité dans les selles de nombreux individus (porteurs sains), est, dans

## YOGA

**En complément d'une préparation classique à l'accouchement, le yoga est une excellente manière d'apprendre aux futures mères à mieux maîtriser leur corps. Les séances sont dirigées par un professeur de yoga parfois assisté d'une sage-femme.**

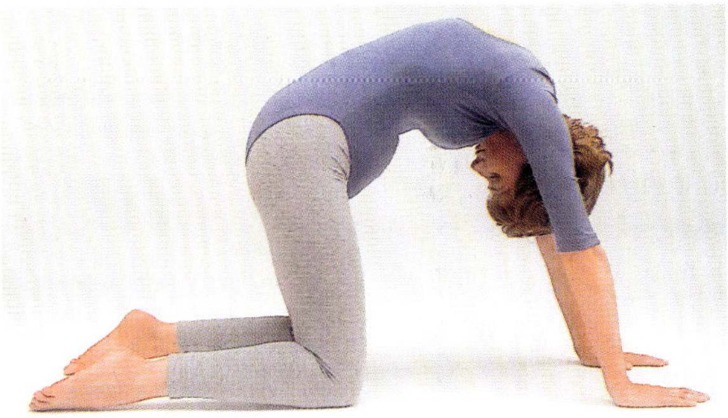

*L'exercice du chat consiste à expirer à fond en faisant le "gros dos" pour assouplir la colonne vertébrale en douceur.*

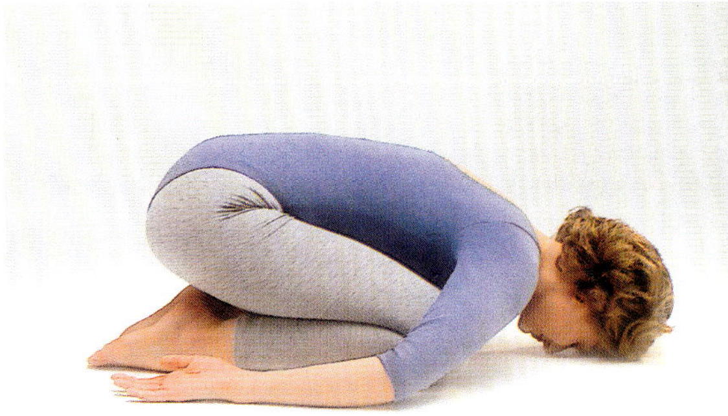

*La posture du lièvre vise à soulager le dos en étirant la région lombaire. En outre, elle permet un relâchement périnéal.*

certains cas, responsable d'entérocolites (inflammation de la muqueuse de l'intestin) se compliquant parfois de septicémie, d'atteinte des ganglions mésentériques, d'érythème noueux ou de polyarthrite.

■ Yersinia pseudotuberculosis, ou bacille de Malassez et Vignal, est responsable chez l'homme de septicémie (état infectieux généralisé) et d'atteinte des ganglions, mésentériques en particulier. Elle provoque parfois des symptômes comparables à ceux de l'appendicite.

■ Yersinia pestis, ou bacille de Yersin, est l'agent de la peste.

**DIAGNOSTIC ET TRAITEMENT**

Les bacilles sont isolés par coproculture ou par culture d'un prélèvement ganglionnaire en cas d'infection digestive. Un diagnostic sérologique est également possible. Toutes les yersinioses sont sensibles aux antibiotiques.

## Yoga

Discipline qui englobe à la fois une philosophie, se proposant d'indiquer la finalité de l'existence humaine, et des exercices spirituels et corporels, qui permettent à chacun de mettre en pratique cette philosophie.

**HISTORIQUE**

Le corpus des rites du yoga s'élabore pendant le premier millénaire av. J.-C. (époques védique et upanishadique). Dès le V^e siècle apr. J.-C., avec le développement de l'hindouisme, apparaissent les docteurs, les compilateurs et les commentateurs, qui rassemblent toutes ces expériences dans une synthèse appelée *rāja-yoga* (yoga royal). En marge de ce modèle ou dérivant de lui, certains courants se centrent sur des réalisations particulières : parmi les principaux en vigueur aujourd'hui, on distingue ainsi le *bhakti-yoga* (forme dévotionnelle d'abandon de soi au divin), le *jñāna-yoga* (orienté vers la connaissance métaphysique) et le *karma-yoga* (exercice de l'action désintéressée).

**PRINCIPES**

Le yoga comprend une recherche spirituelle ainsi que des règles de vie et des exercices physiques et psychologiques dont la mise en pratique s'accomplit en plusieurs étapes, réparties sur de nombreuses années. L'époque actuelle voit un partage entre deux attitudes fondamentales. La première consiste à utiliser les exercices physiques et psychologiques du yoga pour lutter contre les maux de la vie contemporaine : ainsi, la détente yogique, en agissant sur l'ensemble des muscles, constitue une réponse active aux affections liées au stress ; de la même façon, les exercices de tonification de la sangle abdominale permettent de stimuler le transit intestinal. Quant à la seconde approche, marquée par le goût de l'ésotérisme et la quête d'un « ailleurs » philosophique et spirituel, elle donne parfois lieu à des dérives.

**INDICATIONS ET DÉROULEMENT**

Bien que, en Inde, il soit souvent utilisé comme complément des médecines traditionnelles, le yoga n'est pas une thérapie. S'il peut aider à guérir certaines affections telles que le mal de dos, la spasmophilie, l'anxiété, l'insomnie, certaines maladies cardiovasculaires, etc., ses applications thérapeutiques restent des aspects annexes, et son rapport à la médecine est plutôt d'accompagnement, le but du yoga restant, même dans le contexte actuel, ce qu'il a toujours été : permettre une meilleure connaissance de soi.

Les séances consistent en séries de mouvements coordonnés au rythme respiratoire, alternées avec des postures immobiles. Celles-ci se répartissent en sept grands groupes selon la position de la colonne vertébrale : étirements, flexions, extensions, inclinaisons latérales, torsions, équilibres, inversions. Elles présentent de nombreuses variantes, selon les parties du corps concernées, le niveau de difficulté et le but recherché (tonification ou, au contraire, assouplissement de différents groupes musculaires, par exemple). Elles permettent de corriger les déformations de la colonne vertébrale (cyphose, hyperlordose) et assouplissent les ceintures pelvienne et scapulaire, restituant leur mobilité au bassin et à la nuque. S'y ajoutent des exercices de tonification et de stimulation des organes abdominaux (foie, reins, intestin). Enfin, la respiration se pratique seule ou associée à des postures. Elle permet, notamment, de mobiliser le diaphragme, d'assouplir la cage thoracique et d'activer les échanges gazeux à l'aide d'exercices d'expiration/inspiration. Enfin, le yoga permet aux femmes enceintes de mieux connaître leur corps et il leur offre des moyens de détente et d'assouplissement (tonification du périnée, étirement des ligaments de la région du bassin, apprentissage de la respiration profonde, etc.).

## Yohimbine

Médicament vasodilatateur.

La yohimbine fait partie des sympatholytiques (substances qui inhibent l'action du système nerveux sympathique). Elle agit en se fixant sur les récepteurs alpha-adrénergiques des cellules de l'organisme et empêche la libération de l'adrénaline. Elle possède des effets vasodilatateurs périphériques, notamment sur les artères cutanées, rénales, intestinales et génitales (corps caverneux du pénis). Administrée par voie orale, la yohimbine est indiquée dans le traitement de l'impuissance masculine et dans celui de l'hypotension orthostatique, en particulier de l'hypotension induite par les antidépresseurs. Elle est contre-indiquée en cas d'insuffisance hépatique ou rénale sévères.

**EFFETS INDÉSIRABLES**

Ils sont très rares et n'apparaissent qu'à des doses élevées : nervosité, insomnies, migraines, vertiges, tremblements, troubles digestifs, essentiellement.

## Yoyo

→ VOIR Aérateur transtympanique.

## Yttrium

Élément chimique (Y), de numéro atomique 39, utilisé sous sa forme stable (non radioactive) dans certains lasers, appelés YAG (laser à grenat d'yttrium et d'aluminium), en ophtalmologie, en pneumologie et en gastroentérologie, et sous sa forme radioactive, l'yttrium 90, en rhumatologie, pour pratiquer des synoviorthèses, et en médecine nucléaire, pour le marquage de molécules dans le cadre d'une radiothérapie interne.

→ VOIR Laser, Synoviorthèse.

## Zenker (diverticule de)

Déformation en doigt de gant de la partie basse du pharynx, formant une poche au voisinage du sphincter supérieur de l'œsophage.

Le diverticule de Zenker résulte probablement de l'existence d'un point faible dans la paroi musculaire et d'une contraction anormalement forte du sphincter supérieur de l'œsophage.

Cette déformation peut rester longtemps sans symptôme. Elle ne devient gênante que lorsqu'elle grossit : le diverticule se remplit après les repas et se manifeste sous la forme d'une tuméfaction gonflant le cou, qui disparaît en se vidant dans le pharynx.

Le diagnostic se fait par radiographie. Le traitement consiste en l'ablation chirurgicale du diverticule (par voie externe, à travers la peau du cou, ou par voie interne, à travers le pharynx), mais ne se justifie que si celui-ci constitue une véritable gêne.

## Zézaiement

Trouble de l'articulation qui consiste à prononcer « ze » à la place de « je » ou de « ce ». SYN. *sigmatisme addental, sigmatisme interdental, zozotement.*

Le zézaiement est très fréquent chez l'enfant avant l'âge de 4 ou 5 ans. Dû à une mauvaise position de la langue, placée trop près des incisives ou entre les arcades dentaires, il est généralement associé à un mode de déglutition de type infantile (dans lequel l'enfant avance sa langue pour déglutir) et à une succion du pouce.

**TRAITEMENT**

La suppression des biberons et, si possible, de la succion du pouce ou de la tétine permet l'acquisition d'une déglutition normale et peut suffire à mettre fin au zézaiement. Si ce défaut persiste au-delà de 5 ans, quelques séances d'orthophonie contribuent à apprendre à l'enfant à mieux positionner sa langue.

## Zidovudine

Médicament antiviral actif sur les rétrovirus, en particulier sur le V.I.H., responsable du sida. SYN. *azidothymidine (AZT).*

La zidovudine est le premier antirétroviral commercialisé (1987).

**MÉCANISME D'ACTION**

La zidovudine a des effets analogues à ceux de la thymidine (substance issue de la thymine, présente dans l'A.D.N. cellulaire). Elle agit sur les rétrovirus en inhibant certaines enzymes virales (transcriptase inverse et A.D.N. polymérase).

Elle est utilisée en association avec d'autres médicaments antirétroviraux pour réaliser une trithérapie. Elle fait encore souvent partie des schémas thérapeutiques mais de nouvelles molécules anti-transcriptase inverse lui sont fréquemment préférées car moins toxiques et plus actives.

**EFFETS INDÉSIRABLES**

Ils concernent le sang : anémie pouvant nécessiter des transfusions, neutropénie (diminution de certains globules blancs dits polynucléaires neutrophiles) ou leucopénie (diminution de tous les types de globules blancs). Les autres effets possibles sont des nausées, des vomissements, des maux de tête et surtout des douleurs musculaires, une faiblesse générale, des troubles de la digestion.

## Ziehl-Neelsen (coloration de)

Coloration spécifique utilisée en bactériologie pour mettre en évidence certains bacilles, principalement les mycobactéries, et qui révèle leur caractère acido-alcoolo-résistant, lié à la constitution particulièrement riche en lipides de leur paroi.

La coloration de Ziehl-Neelsen sert notamment à rechercher *Mycobacterium tuberculosis,* c'est-à-dire le bacille de Koch, responsable de la tuberculose, et *Mycobacterium leprae,* le bacille de Hansen, agent de la lèpre.

## Zinc

Oligo-élément indispensable à l'organisme, qui permet notamment l'activation d'un grand nombre d'enzymes, principalement celles qui sont impliquées dans la synthèse des protéines (A.R.N. polymérases en particulier).

**BESOINS ET SOURCES**

Les apports quotidiens conseillés en zinc (Zn) sont de l'ordre de 6 à 12 milligrammes pour l'enfant, de 10 à 13 milligrammes pour l'adolescent, de 10 milligrammes pour la femme, de 12 milligrammes pour l'homme, de 14 milligrammes pour la femme enceinte et de 19 milligrammes pour la femme qui allaite.

Les principales sources alimentaires de zinc sont les aliments riches en protéines d'origine animale (viande, poisson, produits laitiers, œufs) mais aussi les céréales complètes.

L'absorption intestinale du zinc varie selon la composition du repas : de 30 % de la quantité de zinc ingérée (pour un repas riche en viande) à 20 % (pour un repas riche en végétaux et pauvre en viande) ; de plus, les céréales et les légumes secs gênent cette absorption.

**DOSAGE**

La zincémie (taux de zinc dans le sang), de dosage délicat, est fonction de l'apport alimentaire en zinc : les valeurs normales se situent entre 10 et 20 micromoles par litre.

**CARENCE**

Une carence en zinc peut être due à un apport alimentaire insuffisant, à une augmentation des besoins (croissance, grossesse), à différents états pathologiques (alcoolisme, diabète, infection) ou à un trouble héréditaire du métabolisme du zinc (acrodermatite entéropathique).

Les symptômes de la carence varient selon sa gravité : retard de croissance, altérations de la peau et des muqueuses (dermite séborrhéique, inflammation de la commissure des lèvres, éruption semblable à de l'eczéma ou à du psoriasis), chute des cheveux, perte du goût, diminution de l'appétit, problèmes de cicatrisation, troubles de l'immunité et de la maturation sexuelle (atrophie des gonades [testicules, ovaires], diminution de la spermatogenèse) et, chez la femme enceinte, risque de malformations et d'hypotrophie fœtales.

**APPORT EXCESSIF**

Une surcharge en zinc peut survenir en cas d'intoxication aiguë ou chronique d'origine industrielle (inhalation de vapeurs riches en oxyde de zinc), en cas de supplémentation excessive ou au cours de maladies héréditaires exceptionnelles (maladie de Pick, hyperzincémie familiale) ; elle risque de provoquer une carence en cuivre, ces deux éléments entrant en compétition, lors de leur absorption intestinale.

**UTILISATION THÉRAPEUTIQUE**

Le zinc est utilisé, par voie orale et injectable, dans la prévention et le traitement des carences correspondantes et par voie orale au cours du traitement de l'acné (gluconate de zinc). Il entre également dans la composition de certains médicaments (certaines insulines, par exemple).

## Zollinger-Ellison (syndrome de)

Affection caractérisée par la présence d'ulcères multiples et récidivants dans l'estomac et surtout dans le duodénum, associée à une inflammation locale (bulbite, duodénite), à une diarrhée et à une stéatorrhée (présence de graisses dans les selles).

**CAUSES**

Ces troubles, rares, sont dus à une acidité gastrique excessive causée par l'hypersécrétion d'une hormone digestive, la gastrine, par une ou plusieurs tumeurs bénignes ou malignes d'évolution très lente, appelées gastrinomes. Celles-ci siègent le plus souvent dans le pancréas ou alentour, plus rarement dans la paroi de l'estomac ou du duodénum. Le syndrome de Zollinger-Ellison est soit acquis et isolé, soit héréditaire et associé à l'atteinte d'autres glandes endocrines, les parathyroïdes ou l'hypophyse, par exemple : il fait alors partie d'une néoplasie endocrinienne multiple (maladie héréditaire caractérisée par un hyperfonctionnement de plusieurs glandes endocrines).

**ÉVOLUTION**

Le syndrome de Zollinger-Ellison entraîne parfois, après plusieurs années, l'apparition de métastases dans le foie.

**DIAGNOSTIC**

La maladie, suspectée par l'examen endoscopique (fibroscopie œso-gastro-duodénale), est confirmée par des dosages révélant l'excès de gastrine. La tumeur peut être localisée par un scanner abdominal, une échographie ou une angiographie (radiographie des vaisseaux).

**TRAITEMENT**

De fortes doses de médicaments freinant la sécrétion acide des cellules gastriques (oméprazole, lanzoprazole, pantoprazole, rabeprazole) permettent de guérir les ulcères. Contre la tumeur, l'ablation chirurgicale peut être envisagée, associée à une chimiothérapie en cas de métastases. Après traitement, des dosages hormonaux réguliers de gastrine permettent le dépistage précoce d'éventuelles récidives.

**PRONOSTIC**

En raison de l'évolution lente de la tumeur et grâce au traitement mis en œuvre, le pronostic du syndrome de Zollinger-Ellison est très souvent favorable.

## Zona

Maladie infectieuse due à la réactivation du virus varicelle-zona. SYN. *herpès zoster*.

**CAUSES**

Le zona atteint exceptionnellement l'enfant, beaucoup plus fréquemment l'adulte et le vieillard. Il survient chez des sujets ayant eu la varicelle. En effet, le virus responsable de cette maladie persiste à l'état latent après l'infection, pendant la vie entière, dans les ganglions nerveux du rachis ou des nerfs crâniens. Dans certains cas, et notamment lorsqu'il se produit une baisse des défenses immunitaires, ou sous l'effet d'un stress (traumatisme, par exemple), le virus peut se réactiver et infecter le nerf correspondant aux ganglions qu'il occupait. Le zona est une maladie contagieuse, par contact cutané avec les lésions ; il peut provoquer la varicelle chez un sujet n'ayant jamais contracté le virus varicelle-zona.

**SYMPTÔMES ET SIGNES**

Le zona atteint le plus souvent un nerf intercostal, les symptômes se déclarant alors sur le thorax, mais tous les autres nerfs peuvent être touchés : nerfs cervicaux (éruption se déclarant sur la nuque, le cou, le cuir chevelu), ganglion géniculé (atteinte du conduit auditif externe et de l'intérieur du pavillon de l'oreille), nerf buccopharyngé (atteinte de la face interne de la joue, du voile du palais, de la paroi postérieure du pharynx), nerfs céphaliques et, particulièrement, branche ophtalmique du nerf trijumeau (atteinte de l'œil, ou zona ophtalmique).

La maladie débute par une fièvre modérée et par une sensation de brûlure dans la zone d'émergence du nerf atteint. Après quelques jours apparaît une éruption de petites taches rouges surmontées de vésicules. Dans certains cas, l'éruption peut être très discrète (très peu de vésicules) et passer inaperçue - lorsqu'elle survient à l'aisselle, par exemple -, la maladie se révélant alors exclusivement par des douleurs. Signe caractéristique du zona, l'éruption est unilatérale et recouvre strictement le territoire d'un nerf sensitif - bien qu'on puisse rencontrer quelques vésicules ou quelques rougeurs en dehors de ce territoire. Sur le thorax en particulier, les lésions suivent un tracé grossièrement horizontal qui croise obliquement les côtes.

Les vésicules, d'abord translucides, se troublent rapidement. Vers le sixième jour, elles se dessèchent en formant des croûtes ou en se creusant, puis cicatrisent en 15 à 20 jours ; de petites cicatrices déprimées peuvent persister. L'éruption s'accompagne d'une exacerbation de la douleur, qui devient souvent très difficilement supportable, et, dans certains cas, de sueurs et de maux de tête. Elle évolue en deux ou trois poussées sur deux à trois semaines.

**COMPLICATIONS**

Elles sont surtout à redouter en cas de zona ophtalmique ; en effet, celui-ci peut entraîner, outre des douleurs très intenses, une atteinte de la cornée (kératite), de l'uvée (uvéite), de la rétine (rétinite) ou des nerfs moteurs de l'œil (paralysie oculaire).

Chez les malades dont les défenses immunitaires sont très affaiblies (sujets atteints du sida, de leucémie, sous traitement immunosuppresseur, sous corticothérapie, etc.) existe le risque d'une généralisation de l'infection avec atteinte des viscères, nécrose hémorragique ou méningoencéphalite.

**TRAITEMENT ET ÉVOLUTION**

Chez les sujets de moins de 50 ans ne souffrant d'aucun déficit immunitaire, le traitement est uniquement celui des symptômes : repos et, surtout, prise d'analgésiques le plus précocement possible. Chez les malades âgés, les sujets immunodéprimés et ceux chez qui la maladie est très étendue ou entraîne des douleurs importantes, on prescrit en outre des antiviraux (aciclovir) qui sont d'autant plus efficaces qu'ils sont prescrits tôt.

En cas de zona ophtalmique, il peut être nécessaire de procéder, pendant toute la durée du zona, à une tarsorraphie (suture des paupières) pour empêcher une ulcération ou une surinfection de la cornée.

**SÉQUELLES**

Ce sont des douleurs, appelées algies post-zostériennes, souvent très pénibles, qui peuvent persister des années, surtout chez les personnes âgées ou après un zona ophtalmique. Il est souvent malaisé de les faire disparaître et les analgésiques usuels se révèlent peu opérants. L'efficacité des traitements proposés est d'autant plus grande qu'ils sont prescrits précocement. Les antiviraux administrés tôt ont comme intérêt principal de limiter les séquelles douloureuses.

### ZONA

**Dû à une infection de certains nerfs et de la peau par le virus varicelle-zona, le zona survient souvent chez les personnes âgées et les sujets immunodéprimés. Il se traduit par une éruption cutanée très douloureuse, qui touche en général le thorax, plus rarement la nuque ou le cou. Lorsque la partie supérieure de la face est atteinte, l'œil peut être touché : on parle de zona ophtalmique.**

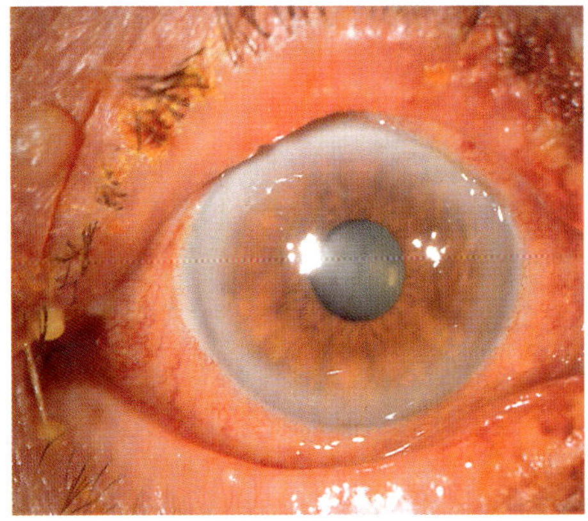

*Le zona ophtalmique se manifeste par une inflammation de la cornée, qui devient trouble, et de la conjonctive, qui est parcourue d'un réseau de petits vaisseaux rouges.*

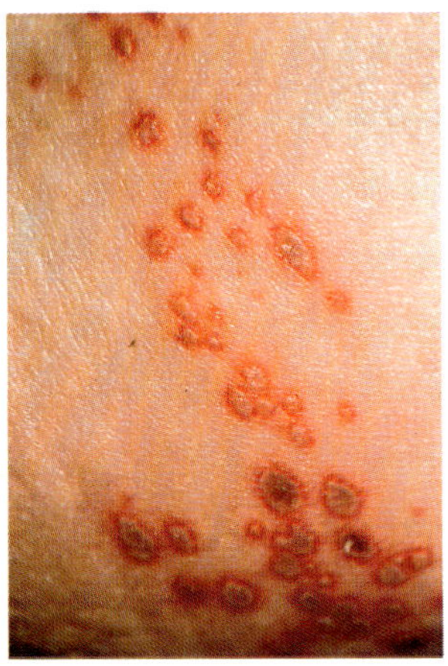

*Dans le territoire atteint apparaissent des cloques rouges qui se dessèchent au bout de quelques jours.*

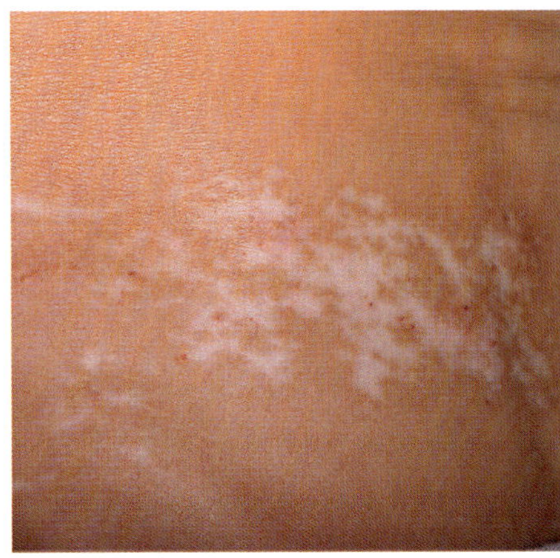

*Après guérison, les lésions cutanées peuvent laisser des cicatrices formant de petites taches blanches légèrement déprimées, permettant un diagnostic rétrospectif.*

## Zoonose

Maladie de l'animal transmissible à l'homme.

Certaines zoonoses sont également susceptibles d'être transmises de l'homme à l'animal. Le terme d'anthropozoonose désigne plus spécifiquement les maladies exclusivement transmises de l'animal à l'homme.

Nombre de zoonoses se transmettent à l'homme par contact direct avec un animal infecté, qu'il s'agisse d'un animal familier (chat, chien, oiseau), domestique (bétail) ou sauvage (renard). D'autres se contractent par l'intermédiaire d'un animal vecteur, comme la peste bubonique (du rat à l'homme par la puce), le typhus murin (du rat à l'homme par la puce) ou la fièvre jaune (du singe à l'homme par le moustique).

**PRINCIPALES ZOONOSES**

| *Animaux* | *Maladies* | *Mode de contamination* |
|---|---|---|
| Bovins | Brucellose | Contact cutané, ingestion (laitages) |
| | Charbon | Contact cutané, inhalation |
| | Fièvre Q | Inhalation, piqûre de tique |
| | Listériose | Ingestion (viande mal cuite, fromage) |
| | Rage | Morsure |
| | Ténia du bœuf | Ingestion (viande mal cuite) |
| | Tuberculose bovine | Ingestion (lait) |
| | Vaccine | Traite des vaches |
| Chat | Maladie des griffes du chat | Griffure, morsure |
| | Mycose | Contact cutané |
| | Pasteurellose | Morsure |
| | Rage | Morsure |
| | Toxoplasmose | Ingestion (aliments contenant des poussières provenant des déjections) |
| Chauve-souris | Rage | Morsure |
| Cheval | Encéphalite équine | Piqûre de moustique *(Ædes)* |
| | Morve | Contact cutané, inhalation |
| | Rage | Morsure |
| | Trichinose | Ingestion (viande mal cuite) |
| Chèvre | Brucellose | Contact cutané, ingestion (laitages) |
| Chien | Hydatidose | Ingestion (œufs du parasite) |
| | Leishmaniose | Piqûre de phlébotome |
| | Mycose | Contact cutané |
| | Pasteurellose | Morsure |
| | Rage | Morsure |
| | Toxocarose | Ingestion (œufs du parasite) |
| Lièvre | Tularémie | Contact cutanéomuqueux, ingestion (viande mal cuite), inhalation |
| Mouton | Brucellose | Contact cutané, ingestion (fromages) |
| | Charbon | Contact cutané, inhalation |
| | Douve du foie | Ingestion (douves contenues dans du cresson mal lavé) |
| | Orf | Tonte, traite |
| | Rage | Morsure |
| | Toxoplasmose | Ingestion (viande mal cuite) |
| Oiseaux | Mycobactériose | Inhalation |
| | Ornithose | Inhalation |
| | Pasteurellose | Morsure |
| | Psittacose | Inhalation |
| | Salmonellose | Ingestion (eau, aliments contaminés) |
| Porc | Brucellose | Contact cutané |
| | Ténia du porc | Ingestion (viande mal cuite) |
| | Trichinose | Ingestion (viande mal cuite) |
| Rat | Leptospirose | Contact cutanéomuqueux avec les urines (via l'eau) |
| | Peste | Piqûre de puce |
| | Rage | Morsure |
| | Rickettsiose | Piqûre d'arthropode |
| | Sodoku | Morsure |
| Renard | Echinococcose | Ingestion (baies souillées par des déjections du renard) |
| | Rage | Morsure |
| Singe | Encéphalite à virus de l'herpès B | Morsure |
| | Fièvre jaune | Piqûre de moustique *(Ædes* ou *Hæmagogus)* |
| | Rage | Morsure |
| Tortue | Mycobactériose | Ingestion (eau contaminée) |
| | Salmonellose | Ingestion (eau ou aliments contaminés) |

La nouvelle variante de la maladie de Creutzfeldt-Jakob (n.v.M.C.J.), probablement due à une transmission à l'homme, par voie alimentaire, du prion responsable de l'encéphalite spongiforme bovine (E.S.B.), constitue dans cette hypothèse une nouvelle zoonose.

## Zooprophylaxie

Ensemble des mesures prises pour empêcher la transmission des zoonoses (maladies transmissibles de l'animal à l'homme).

Ces mesures consistent à contrôler l'état sanitaire des animaux. Elles comprennent la surveillance sanitaire, par les services vétérinaires, des élevages et des animaux ou de la viande d'importation ainsi que la vaccination des animaux domestiques, voire, dans certains cas, des animaux sauvages (vaccination du renard contre la rage, par exemple), le traitement médical ou l'abattage systématique des animaux malades, la mise en quarantaine des animaux transportés (prophylaxie de la rage en Grande-Bretagne, par exemple) et la désinfection du matériel ou des locaux contaminés.

## Zoopsie

Hallucination au cours de laquelle le sujet a des visions d'animaux (araignées, serpents, etc.), le plus souvent terrifiantes.

Les zoopsies sont typiques du delirium tremens, confusion mentale due à un sevrage brutal chez l'alcoolique chronique.

## Zoster (herpès)

→ VOIR Zona.

## Zygote

Cellule résultant de l'union du spermatozoïde et de l'ovule. SYN. *œuf fécondé.*

Le zygote est formé, au moment de la fécondation, par la pénétration de la tête d'un spermatozoïde (gamète mâle) dans l'ovule (gamète femelle). Issus d'une division particulière (méiose), ces gamètes sont chacun porteurs d'un patrimoine génétique réduit de moitié, soit 23 chromosomes dans l'espèce humaine. La fusion de leurs noyaux rétablit le nombre normal de chromosomes - 46 pour l'espèce humaine -, le zygote étant donc la première cellule d'un nouvel être humain.

→ VOIR Dizygote, Monozygote.

# Nomenclature anatomique internationale

*Chacun des termes d'anatomie est suivi de son équivalent dans la nomenclature internationale (P.N.A. Parisiensa Nomina Anatomica)*

| | |
|---|---|
| Abdomen | *Abdomen* |
| Achille (tendon) | *Tendo calcaneus Achilli* |
| Acromion | *Acromion* |
| Adam (pomme d') | *Prominentia laryngæ* |
| Aine | *Inguen* |
| Aisselle | *Fossa axillaris* |
| Alvéole dentaire | *Alveoli dentales* |
| Alvéole pulmonaire | *Alvéoli pulmonis* |
| Amygdale | *Tonsillæ* |
| Anus | *Anus* |
| Aorte | *Aorta* |
| Aphophyse | *Apophysis* |
| Appendice | *Appendix* |
| Arnold (nerf d') | *Nervus occipitalis major* |
| Artère | *Arteria* |
| Artériole | *Arteriola* |
| Articulation | *Articulationes* |
| Aryténoïde | *Cartilago arytenoidea* |
| Astragale | *Talus* |
| Atlas | *Atlas* |
| Auricule | *Auricula cordis* |
| Axillaire (artère, veine) | *Arteria axillaris, vena axillaris* |
| Axis | *Axis* |
| Azygos | *Azygos* |
| Bartholin *(glande de)* | *Glandula vestibularis major* |
| Bassin | *Pelvis* |
| Bassinet | *Pelvis renalis* |
| Bouche | *Os* |
| Bourse séreuse | *Bursa mucosa* |
| Bras | *Brachium* |
| Bronche | *Bronchus* |
| Bronchiole | *Bronchioli* |
| Bulbe rachidien | *Medulla oblongata* |
| Cæcum | *Cæcum* |
| Cage thoracique | *Thorax* |
| Calcanéum | *Calcaneus* |
| Capillaire | *Vas capillare* |
| Cardia | *Ostium cardiacum* |
| Carène | *Carina tracheæ* |
| Caroncule | *Caruncula* |
| Carotide (artère) | *Arteria carotis* |
| Cartilage | *Cartilago* |
| Cave (veine) | *Vena cava* |
| Cavum | *Cavum* |
| Ceinture | *Cingulum* |
| Cellule | *Cellula* |
| Cément | *Cémentum* |
| Cérébrale (artère, veine) | *Arteria cerebri, vena cerebri* |
| Cerveau | *Cerebrum* |
| Cervelet | *Cerebellum* |
| Cheville | *Regiones malleolares* |
| Chiasma optique | *Chiasma opticum* |
| Choane | *Choanæ* |
| Cholédoque (canal) | *Ductus choledochus* |
| Chorion | *Corium* |
| Choroïde | *Choroidea* |
| Clavicule | *Clavicula* |
| Clitoris | *Clitoris* |
| Cloison nasale | *Septum nasi* |
| Coccyx | *Os coccygis* |
| Cochlée | *Cochlea* |
| Cœur | *Cor* |
| Collet | *Collum dentis* |
| Côlon | *Colon* |
| Condyle | *Condylus* |
| Conjonctive | *Tunica conjunctiva* |
| Corde vocale | *Plica vocalis* |
| Cordon ombilical | *Funiculus umbilicalis* |
| Cordon spermatique | *Funiculus spermaticus* |
| Cornée | *Cornea* |
| Coronaire (artère, veine) | *Arteria coronaria, vena coronaria* |
| Corps jaune | *Corpus luteum* |
| Cortex | *Cortex* |
| Cortex cérébral | *Cortex cerebri* |
| Côte | *Costa* |
| Cotyle | *Acetabulum* |
| Cou | *Collum* |
| Coude | *Regio cubiti* |
| Crâne | *Cranium* |
| Creux poplité | *Fossa poplitæ* |
| Cricoïde (cartilage) | *Cartilago cricoidæ* |
| Cristallin | *Lens* |
| Cubitale (artère) | *Arteria ulnaris* |
| Cubitus | *Ulna* |
| Cuisse | *Fémur* |
| Deltoïde | *Musculus deltoideus* |
| Dent | *Dentes* |
| Diaphragme | *Musculus diaphragma* |
| Diaphyse | *Diaphysis* |
| Diencéphale | *Diencephalon* |
| Doigt | *Digitus manus* |
| Douglas (cul-de-sac de) | *Excavatio recto-uterina* |
| Duodénum | *Duodenum* |
| Dure-mère | *Dura mater* |
| Encéphale | *Encephalon* |
| Enclume | *Incus* |
| Endocarde | *Endocardium* |
| Endomètre | *Endometrium* |
| Épaule | *Articulatis humeri* |
| Épendyme | *Ependyma* |
| Épicondyle | *Epicondylus lateralis* |
| Épiderme | *Epidermis* |
| Épididyme | *Epididymis* |
| Épigastre | *Epigastrium* |
| Épiglotte | *Cartilago epiglottica* |
| Épiphyse | *Epiphisis* |
| Épiploon | *Omentum* |
| Épisclère | *Lamina episcleralis* |
| Épitrochlée | *Epicondylus medialis humeri* |
| Estomac | *Gaster* |
| Ethmoïde | *Os ethmoidale* |
| Étrier | *Stapes* |
| Eustache (trompe d') | *Tuba auditiva* |
| Face | *Facies* |
| Faciale (artère) | *Arteria facialis* |
| Fallope (trompe de) | *Tuba uterina* |
| Fascia | *Fascia* |
| Faux du cerveau | *Falx cerebri* |
| Fémorale (artère, veine) | *Artéria fémoralis, vena fémoralis* |
| Fémur | *Femur* |
| Fesse | *Nates ou clunes* |
| Fessier (muscle) | *Musculus gluteus* |
| Foie | *Hepar* |
| Fontanelle | *Fonticuli cranii* |
| Gastro-duodénale (artère) | *Artera gastro-duodenalis* |
| Gencive | *Gengiva* |
| Genou | *Genu* |
| Glande | *Glomus* |
| Glomus carotidien | *Glomus caroticum* |
| Glotte | *Glottis* |
| Hanche | *Coxa* |
| Hépatique (artère) | *Arteria hepatica communis* |
| Hile | *Hilus* |
| Humérale (artère, veine) | *Artèria bractrialis, venæ comitantes* |
| Humérus | *Humerus* |
| Hypocondre | *Hypocondrium* |
| Hypogastre | *Regio pubica* |
| Hypopharynx | *Cavum pharyngis, pars laryngea* |
| Hypophyse | *Hypophysis* |
| Hypothalamus | *Hypothalamus* |
| Hypothénar | *Hypothenar* |
| Iléon | *Ileum* |
| Iliaque (artère, veine) | *Arteria iliaca, vena iliaca* |
| Iris | *Iris* |
| Jambe | *Crus* |
| Jéjunum | *Jejunum* |
| Jugulaire (veine) | *Vena jugularis* |
| Keith et Flack (nœud de) | *Nodus sinuatrialis* |
| Labyrinthe | *Labyrinthus* |
| Langue | *Lingua* |
| Larynx | *Larynx* |
| Lèvre | *Labium* |
| Lèvres | *Labium majorus pudendi, labium minorus pudendi* |
| Ligament | *Ligamentum* |
| Lobe | *Lobus* |
| Luette | *Uvula* |
| Macula | *Fovea centralis, macula* |
| Main | *Manus* |
| Marteau | *Mallleus* |
| Mastoïde | *Processus mastoideus* |
| Maxillaire inférieur | *Mandibula* |
| Maxillaire supérieur | *Maxilla* |
| Méat | *Meatus* |
| Médiastin | *Mediastinum* |
| Meibomius (glande de) | *Glandula torsalis* |
| Membre | *Membrum* |
| Méningée (artère) | *Artera meningæ* |
| Méninges | *Meninges* |
| Ménisque | *Meniscus articularis* |
| Mésencéphale | *Mesencephalon* |
| Mésentère | *Mesenterium* |
| Méso | *Mesenteriolum* |
| Métacarpe | *Metacarpus* |
| Métatarse | *Metatarsus* |
| Moelle épinière | *Medulla spinalis* |
| Muqueuse buccale | *Tunica mucosa* |
| Muscle | *Musculus* |
| Myocarde | *Myocardium* |
| Nerf | *Nervus* |
| Nerf crânien | *Nervus cranialis* |
| Nerf rachidien | *Nervus spinalis* |
| Nuque | *Nucha* |
| Oddi (sphincter d') | *Sphincter ampullæ hepato-pancreaticæ* |
| Œil | *Oculus* |
| Œsophage | *Esophagus* |
| Olécrane | *Olécranon* |

| | |
|---|---|
| Ombilic | *Umbilicus* |
| Omoplate | *Scapula* |
| Ongle | *Unguis* |
| Ophtalmique (artère) | *Arteria ophtalmica* |
| Orbite | *Orbita* |
| Oreille | *Auris* |
| Oreillette | *Atrium* |
| Oropharynx | *Cavum pharyngis, pars oralis* |
| Orteil | *Digiti pedis* |
| Os | *Os* |
| Ovaire | *Ovarium* |
| Palais | *Palatum* |
| Pancréas | *Pancreas* |
| Papille | *Papilla* |
| Papille linguale | *Papillæ linguales* |
| Papille optique | *Papilla nervi optici* |
| Paramètre | *Parametrium* |
| Paume | *Palma manus* |
| Paupière | *Palpebra* |
| Pavillon de l'oreille | *Auricula* |
| Peau | *Cutis* |
| Pectoral (muscle) | *Musculus pectoralis* |
| Pédieuse (artère) | *Artera dorsalis pedis* |
| Pelvis | *Pelvis* |
| Pénis | *Penis* |
| Péricarde | *Pericardium* |
| Péritoine | *Peritoneum* |
| Péroné | *Fibula* |
| Péronier latéral (muscle) | *Musculus peroneus* |
| Péronière (artère) | *Artera peronæ* |
| Pharynx | *Pharynx* |
| Pied | *Pes* |
| Plantaire | *Plantaris* |
| Plèvre | *Pleura* |
| Plexus | *Plexus* |
| Plexus choroïdes | *Plexus choroideus* |
| Pneumogastrique (nerf) | *Truncus vagalis* |
| Poignet | *Carpus* |
| Poil | *Pilus* |
| Poplitée (artère) | *Arteria poplitæ* |
| Porte (veine) | *Vena portæ* |
| Pouce | *Digitus I, pollex* |
| Poumon | *Pulmo* |
| Prépuce | *Preputium* |
| Promontoire | *Promontorium* |
| Prostate | *Prostata* |
| Protubérance annulaire | *Pons* |
| Psoas (muscle) | *Musculus iliopsoas* |
| Pubis | *Pubis* |
| Pulmonaire (artère, veine) | *Arteria pulmonalis, vena pulmonalis* |
| Pulpe dentaire | *Pulpa* |
| Pupille | *Pupilla* |
| Pylore | *Pylorus* |
| Quadriceps crural (muscle) | *Musculus quadriceps femoris* |
| Queue de cheval | *Cauda equina* |
| Rachis | *Columna vertebralis* |
| Racine dentaire | *Radix dentis* |
| Radiale (artère) | *Arteria radialis* |
| Radius | *Radius* |
| Raphé | *Raphe* |
| Rate | *Lien* |
| Rectum | *Rectum* |
| Rein | *Ren* |
| Rénale (artère) | *Arteria renis* |
| Rétine | *Retina* |
| Rhinencéphale | *Rhinencephalon* |
| Rhombencéphale | *Rhombencephalon* |
| Rocher | *Pars petrosa, os temporale* |
| Rolando (scissure de) | *Sulcus centralis* |
| Rotule | *Patella* |
| Sacrum | *Sacrum* |
| Saphène (veine) | *Vena saphena* |
| Scaphoïde carpien | *Scaphoideum* |
| Scaphoïde tarsien | *Os naviculare* |
| Scarpa (triangle de) | *Trigonum femorale* |
| Sclérotique | *Sclera* |
| Scrotum | *Scrotum* |
| Sébacée (glande) | *Glandula sebacæ* |
| Sein | *Mamma* |
| Selle turcique | *Sella turcica* |
| Semi-lunaire | *Os lunatum* |
| Septum | *Septum* |
| Sésamoïde | *Os sesamoida* |
| Sinus | *Sinus* |
| Sinus carotidien | *Sinus carotidieus* |
| Sinus coronaire | *Sinus coronarius* |
| Sinus veineux crânien | *Sinus duræ matris* |
| Sous-clavière (artère, veine) | *Arteria subclavia, vena subclavia* |
| Sphénoïde | *Os sphenoidale* |
| Sphincter | *Sphincter* |
| Sterno-cléido-mastoïdien ou sterno-mastoïdien (muscle) | *Musculus sterno-cleidomastoideus* |
| Sternum | *Sternum* |
| Substance blanche | *Substantia alba* |
| Substance grise | *Substantia grisæ* |
| Substance réticulée | *Formatio reticularis* |
| Sudoripare (glande) | *Glandula sudorifera* |
| Surrénale (glande) | *Glandula suprarenalis* |
| Sylvienne (artère) | *Arteria cerebri media* |
| Symphyse | *Symphisis* |
| Synoviale | *Membrana synovialis* |
| Système lymphatique | *Systema lymphaticum* |
| Système nerveux | *Systema nervosum* |
| Système porte | *Vena portæ* |
| Talon | *Calx* |
| Tarse | *Tarsus* |
| Tarse palpébral | *Tarsus palpebrae* |
| Temporal (os) | *Os temporale* |
| Temporale (artère) | *Arteria temporalis* |
| Tendon | *Tendo* |
| Tente du cervelet | *Tentorium cerebelli* |
| Testicule | *Testis* |
| Thalamus | *Thalamus* |
| Thénar | *Thenar* |
| Thorax | *Thorax* |
| Thymus | *Thymus* |
| Thyroïde (glande) | *Glandula thyroidæ* |
| Tibia | *Tibia* |
| Tibiale (artère) | *Arteria tibialis* |
| Tissu | *Tela* |
| Tissu conjonctif | *Tela conjunctiva* |
| Trabéculum | *Trabecula* |
| Trachée | *Trachæ* |
| Tractus | *Tractus* |
| Trapèze (muscle) | *Musculus trapezius* |
| Triceps (muscle) | *Musculus triceps* |
| Tronc | *Truncus* |
| Tronc cérébral | *Truncus encephalicus* |
| Trou de conjugaison | *Foramen intervertebrale* |
| Tubercule | *Processus accessorius* |
| Tubérosité osseuse | *Tuberositas* |
| Tympan | *Membrana tympani* |
| Uretère | *Ureter* |
| Urètre | *Urethra* |
| Utérus | *Uterus* |
| Uvée | *Tunica vasculosa bulbi* |
| Vagin | *Vagina* |
| Vaisseau | *Vas* |
| Valve | *Valva* |
| Valvule | *Valvula* |
| Vater (ampoule de) | *Ampulla hepatopancreatica* |
| Veine | *Vena* |
| Ventricule | *Ventriculus* |
| Ventricule cardiaque | *Ventriculus cordis* |
| Ventricule cérébral | *Ventriculus cerebri* |
| Vertèbre | *Vertebra* |
| Vésicule biliaire | *Vesica fellea* |
| Vésicule séminale | *Vesicula seminalis* |
| Vessie | *Vesica urinaria* |
| Vestibule | *Vestibulum* |
| Vitré | *Corpus vitreum* |
| Viscère | *Viscera* |
| Voies optiques | *Tractus opticus* |
| Voile du palais | *Velum palatinum* |
| Voûte crânienne | *Calvaria* |
| Voûte plantaire | *Arcus pedis longitudinalis* |
| Vulve | *Pudendum feminimum* |
| Wirsung (canal de) | *Ductus pancreaticus* |

# Associations d'aide aux malades
## en France, en Belgique, en Suisse et au Québec



Retrouvez toutes ces adresses mises à jour sur notre site internet *www.larousse.fr*

Les listes d'associations françaises, belges, suisses et québécoises figurant dans les pages suivantes indiquent les nom, adresse, numéro de téléphone, site internet, éventuellement, de diverses organisations et associations dont le but consiste à aider les malades ainsi que leur famille. Ces listes ne sauraient être exhaustives ni représentatives des organismes les plus efficaces ; une sélection – inévitablement arbitraire – s'est malheureusement révélée indispensable. La plupart de ces associations offrent des informations, des suivis psychologiques, des conseils juridiques et sociaux, etc., qui peuvent être précieux.
Si vous ne trouvez pas l'information concernant votre cas particulier, vous pouvez soit demander conseil à votre médecin, soit consulter les services sociaux.
Les coordonnées des organismes figurant sur ces listes sont généralement celles des sièges sociaux auprès desquels vous aurez tous renseignements concernant l'antenne de votre région.

## FRANCE

### URGENCES

**15 – Aide médicale urgente**

**17 – Police secours**

**18 – Pompiers**

**Centres antipoison :**
Numéros d'appel en France métropolitaine :
Angers 02 41 48 21 21
Bordeaux 05 56 96 40 80
Lille 08 25 81 28 22
Lyon 04 72 11 69 11
Marseille 04 91 75 25 25
Nancy 03 83 32 36 36
Paris 01 40 05 48 48
Rennes 02 99 59 22 22
Strasbourg 03 88 37 37 37
Toulouse 05 61 77 74 47

### ACCIDENTS DU TRAVAIL, MALADIES PROFESSIONNELLES

**Association de défense des victimes de l'amiante (ANDEVA)**
22, rue des Vignerons
94686 Vincennes cedex
Tél. : 01 41 93 73 87
*http://andeva.free.fr*
Apporte une aide administrative et juridique aux personnes victimes de l'amiante.

**Fédération nationale des accidentés du travail et des handicapés (FNATH)**
47, rue des Alliés
42030 Saint-Étienne cedex 2
Tél. : 04 77 49 42 42
*www.fnath.org*
Défend les victimes du travail et les handicapés. Organise la prévention.

**Institut national de recherche et de sécurité (INRS)**
Centre de Paris :
30, rue Olivier-Noyer
75680 Paris cedex 14
Tél. : 01 40 44 30 00
Centre de Lorraine :
Avenue de Bourgogne - BP 27
54501 Vandœuvre cedex
Tél. : 03 83 50 20 00
*www.inrs.fr*

### AIDE AUX MOURANTS

**Association pour le développement des soins palliatifs (ASP)**
37, avenue de Clichy
75017 Paris
Tél. : 01 53 42 31 31
*www.aspfondatrice.org*
Assure une prise en charge globale du malade. Permet ainsi de surmonter, dans des conditions plus supportables, la douleur et l'angoisse au seuil de la mort. Participe à la création d'unités de soins palliatifs au sein d'hôpitaux ou de cliniques.

**Association JALMALV Île-de-France**
(aide aux personnes en fin de vie)
132, rue du Faubourg-Saint-Denis
75010 Paris
Tél. : 01 40 35 89 40
01 40 35 17 42
*www.jalmalv.fr*

**Fédération nationale JALMALV**
(jusqu'à la mort accompagner la vie)
4 bis, rue Hector-Berlioz
38000 Grenoble
Tél. : 04 76 51 08 51
Encourage la recherche sur les besoins des malades en fin de vie. Leur apporte un soutien ainsi qu'à leur famille et au personnel soignant en participant à la création de lieux d'accueil où la souffrance physique, morale, sociale et spirituelle est prise en compte.

### AIDE AUX VICTIMES (agressions, attentats, inceste, viols)

**Aide aux parents d'enfants victimes (APEV)**
3, rue Edouard-Branly
92130 Issy-les-Moulineaux
Tél/Fax. : 01 46 48 35 94
*www.apev.org*
Association regroupant des familles dont un enfant a été assassiné ou a disparu.

**L'Ange bleu**
33, avenue Philippe-Auguste
75011 Paris
Tél. : 0820 392 192
*www.ange-bleu.com*
Association nationale de prévention et d'information contre la pédophilie.

**Association européenne contre les violences faites aux femmes au travail**
BP 60 108
75761 Paris cedex 15
Tél. : 01 45 84 24 24
*www.avft.org*
Soutient et défend par tous les moyens légaux les femmes victimes, sur leur lieu de travail, de harcèlement sexuel ou sexiste, d'agression ou de discrimination fondée sur le sexe.
Dénonce la réalité de ces violences et sensibilise l'opinion publique.

**Violences conjugales Femmes info services**
Permanence téléphonique
32-34, rue des Envierges
75020 Paris
Tél. : 01 40 33 80 90
Tél. : 01 40 33 80 60 (Écoute service)
Regroupe les associations SOS femmes en France, qui accueillent et hébergent les femmes et les enfants battus ou victimes d'un viol ou d'un inceste.

**Institut national d'aide aux victimes et de médiation (INAVEM)**
1, rue du Pré-Saint-Gervais
93691 Pantin cedex
Tél. : 08 10 09 86 09
*www.inavem.org*
Regroupe les services d'aide aux victimes en France.
A ouvert des permanences locales pour aider et écouter les victimes d'infractions pénales (agressions, attentats, escroqueries, accidents de la route).
Propose l'intervention de médiateurs.

**SOS attentats**
Hôtel national des Invalides
75700 Paris cedex 07
Tél. : 01 45 55 41 41
*www.sos-attentats.org*
Apporte une aide morale, médicale et juridique à ses adhérents.

**SOS inceste pour revivre**
9, rue Millet
38000 Grenoble
Tél. : 04 76 47 90 93

8, rue Félibien
44000 Nantes
Tél. : 02 40 89 30 80
*www.sos-inceste-pour-revivre.org*
Équipe de médecins, avocats, psychanalystes. Apporte aide et soutien aux personnes victimes d'un inceste, de violences sexuelles.

**SOS harcèlement professionnel**
56, Villa les Poulettes
91160 Longjumeau
Tél. : 01 64 54 84 24
N°azur : 0871 04 84 24
*www.soshp.org*
Aide et conseil aux victimes.

**Viols femmes informations**
Numéro d'appel gratuit :
0800 05 95 95
Apporte un soutien aux femmes victimes d'un viol, d'inceste ou de violences conjugales.

## ALCOOLISME

**Alcooliques anonymes (AA)**
29, rue Campo Formio
75013 Paris
Tél. : 01 48 06 43 68
Permanence :
3, rue Frédéric-Sauton
75005 Paris.
Tél. : 0820 32 68 83
*www.alcooliques-anonymes.fr*
Mouvement d'anciens malades venu des États-Unis. Organise des réunions d'entraide pour aider les personnes alcooliques à ne plus boire.

**Alcool-écoute, joie et santé**
2, rue du Pré-des-rosées
86000 Poitiers
Tél. : 05 49 47 04 76
Aide les malades à lutter contre l'alcoolisme par des visites à domicile ou dans les hôpitaux. Aide la famille et les proches à se comporter avec un malade alcoolique.

**Association nationale de prévention en alcoologie et addictologie (ANPAA)**
20, rue Saint-Fiacre
75002 Paris
Tél. : 01 42 33 51 04
*www.anpa.asso.fr*
Informe le public des risques de l'alcool. Apporte des renseignements sur les traitements, cures de désintoxication, etc., et organise des actions médico-sociales.

**Fédération française interprofessionnelle pour le traitement de l'alcoolisation au travail (FITPAT)**
2, rue des Grandes-Pannes
49100 Angers
Tél. : 0875 29 31 81
ou-06-18 40 88 98

**Alcool Assistance**
10, rue des Messageries
75010 Paris
Tél. : 01 47 70 34 18
*www.alcoolassistance.net*
Organise des réunions d'entraide destinées à prévenir l'alcoolisme.

**Société française de la Croix-Bleue**
189, rue Belliard
75018 Paris
Tél. : 01 42 28 37 37
*www.croixbleue.fr.*
S'efforce de prévenir l'alcoolisme. Organise des réunions pour aider les alcooliques à renoncer à l'alcool.

**Vie libre**
8, impasse Dumur
92110 Clichy
Tél. : 01 47 39 40 80
*www.vielibre.asso.fr*
Mouvement de buveurs guéris, d'abstinents volontaires et de sympathisants. Lutte tant contre les causes que contre les conséquences de l'alcoolisme.

## APHASIE

**Fédération nationale des aphasiques de France (FNAF)**
Le Grand Jardin
Avenue Grenadier-Chabaud
83160 La Valette du Var
Tél. : 05 55 67 17 22
*www.aphasie.fr*

## ASTHME

**Association asthme et allergies**
3, rue de l'Amiral Hamelin
75016 Paris
Tél. : 01 47 55 03 56
*www.asmanet.com*
Informe les personnes concernées par la maladie. Aide à la création d'associations locorégionales et à la mise en place d'écoles de l'asthme dans toute la France.

## ATAXIE DE FRIEDREICH

**Association française de l'ataxie de Friedreich**
12, place Brisset
02500 Hirson
Tél. : 03 23 58 61 65
*www.ataxie.com*

## BÉGAIEMENT

**Institut international d'élimination du bégaiement (IEB)**
6, avenue Adolphe-Max
59009 Lille cedex
*Tél. : 03 20 51 38 50*
*www.ieb.asso.fr*

## BRÛLÉS

**Association des brûlés de France (ABF)**
46, quai de la Loire
75019 Paris
Tél. : 01 42 02 25 01
*www.assocbrules-france.org*
Apporte une aide morale, juridique et administrative à ses adhérents. Concourt, avec le corps médical, à une amélioration des traitements.

## CANCER

**Amitié cancer solidarité**
6, rue Pierre-Girard
75019 Paris
Tél. : 01 42 03 28 78
Amélioration du quotidien scolaire des enfants hospitalisés : accueil, réconfort, cordialité, amitié, entraide pour tous les malades, anciens malades du cancer, leurs proches et leurs familles.

**Association pour la recherche sur le cancer (ARC)**
9, rue Guy-Moquet
94800 Villejuif cedex
Tél. : 01 45 59 59 59
*www.arc.asso.fr*
Recueille des fonds pour la recherche sur le cancer et fournit des informations au public.

**Choisir l'espoir**
73, rue Gaston-Baratte
59650 Villeneuve-d'Ascq
Tél. : 03 20 64 04 99
*clenpdc@cegetel.net*
Renseigne les parents d'enfants atteints d'un cancer sur les divers services et aides. Propose un accompagnement à domicile.

**Cancer Info Service**
Tél. : 0810 810 821
Permanence téléphonique de la Ligue nationale contre le cancer.

**Fédération des stomisés de France**
76-78, rue Balard
75015 Paris
Tél. : 01 45 58 41 27
*www.fsf.asso.fr*
Des iléostomisés, colostomisés et urostomisés aident les malades à s'adapter à leur nouvel état, et favorisent leur insertion sociale et professionnelle.

**Ligue nationale contre le cancer**
14, rue de Corvisart
75013 Paris
Tél. : 01 53 55 24 00
*www.ligue-cancer.net*
Participe à la recherche, à la prévention et au dépistage par l'information et l'aide aux malades.

**Les laryngectomisés et mutilés de la voix de la région parisienne**
25, rue Coquillière
75001 Paris
Tél. : 01 42 33 16 86
Des anciens malades aident les patients opérés du larynx au moment de l'hospitalisation et dans leur réinsertion.

**Vivre comme avant**
14, rue Corvisart
75013 Paris
Tél. : 01 53 55 25 26
Créée par des femmes opérées d'un cancer du sein, l'association aide les personnes qui, en plein cœur de la maladie, ont besoin d'une écoute.

## COUPLE, FAMILLE, PARENTS

**Espace famille médiation (EFM)**
5-13, rue Sibuet
75012 Paris
Tél. : 01 43 07 97 34
*espace.famille.mediation@hgda*

**Fédération nationale couples et familles**
28, place Saint-Georges
75009 Paris
Tél. : 01 42 85 25 98
*www.couples-et-familles.com*
Des conseillers conjugaux et familiaux assurent des permanences pour assister les personnes qui ont besoin d'être écoutées et aidées : couples en difficulté, femmes en détresse, parents, adolescents, personnes seules, etc.

**Fédération nationale des écoles des parents et des éducateurs**
180 bis, rue de Grenelle
75007 Paris
Tél. : 01 47 53 62 70
*www.ecoledesparents.org*
Joue un rôle de conseil auprès des familles : éducation des enfants, scolarité, loisirs, problèmes juridiques, psychologiques, sexuels. Gère un centre de documentation ainsi qu'un service de formation et d'animation. Assure une permanence inter-service parents, animée par des juristes, psychologues, conseillers d'orientation qui répondent aux parents :
Paris : 01 44 93 44 93
et 01 44 93 44 88
Colmar : 03 89 24 25 00
Grenoble : 04 76 23 63 90
Lyon : 04 78 27 44 29
Metz : 03 87 69 04 87

**Union nationale des associations familiales (UNAF)**
28, place Saint-Georges
75009 Paris
Tél. : 01 49 95 36 00
*www.unaf.fr*

## DIABÈTE

**Aide aux jeunes diabétiques (AJD)**
17, rue Gazan
75014 Paris
Tél. : 01 44 16 89 89
*www.ajd-educ.org*
*www.diabete-france.net*
Éduque les enfants et les adolescents diabétiques à prendre en charge leur traitement quotidien. Organise des séjours de vacances et favorise la recherche sur le diabète.

**Association française des diabétiques (AFD)**
58, rue Alexandre-Dumas
75011 Paris
Tél. : 01 40 09 24 25
*www.afd.asso.fr*
Informe, aide et défend les diabétiques par des permanences téléphoniques, un réseau d'entraide et un service social. Favorise la recherche médicosociale.

**Ligue des diabétiques de France (LDF)**
1, rue Ségure
64000 Pau
Tél. : 05 59 32 36 01
*www.mondiabete.net*
Regroupe les diabétiques et leur assure une information sur tous les problèmes médicaux, sociaux et économiques.

## DON D'ORGANES
### (donneurs bénévoles)

**Association Capucine**
13, avenue Kléber
59240 Dunkerque
Tél : 03 28 20 30 49
*www.capucine.org*
Association de greffe de moelle osseuse.

**Banque française des yeux**
6, quai des Célestins
75004 Paris
Tél. : 01 42 77 19 21
*www.bfy.asso.fr*
Coordonne les différents actes en vue de greffe.

**Cardio-greffe Île-de-France**
36, rue Petit
75019 Paris
Tél. : 01 42 38 63 71
01 42 33 77 77
*cardiogreffe@wanadoo.fr*
Soutient moralement les transplantés cardiaques et leur famille. Encourage les malades qui vont subir une greffe.

**Fédération française pour le don de sang bénévoles (FFDSB)**
28, rue Saint-Lazare
75009 Paris
Tél. : 01 48 78 93 51
*www.federation-dondesang.asso.fr*
Suscite le don volontaire et bénévole de sang dans toute la population.

**France ADOT**
BP 35
75462 Paris cedex 10
Secrétariat :
373, rue de Périgueux
16000 Angoulème
Tél. : 05 45 39 84 50
Informe le public sur le don d'organes en cas de décès et sur celui de la moelle osseuse provenant d'un donneur vivant.
*www.france-adot.org*

**France greffe de moelle osseuse**
1, avenue Claude-Vellefaux
Hôpital Saint-Louis
Pavillon Lailler
75475 Paris cedex 10
Tél. : 01 53 38 87 40
*www.fgm.fr*
Etablit un fichier de donneurs bénévoles de moelle osseuse pour des malades en attente d'une greffe.

**Moelle partage et vie et France moelle espoir**
Le Village
07200 Saint-Étienne-de-Fontbellon
Tél. : 04 75 93 07 07
*www.moelle-partage-vie.asso.fr*
Association de lutte contre la leucémie et de promotion du don de moelle osseuse.

## DROGUE

**ADAJE**
9, rue Pauly
75014 Paris
Tél. : 01 45 42 75 00
*adaje.assos@adaje.org*
Gère un centre d'accueil, d'accompagnement thérapeutique et d'orientation pour toxicomanes.

**Centre confluences SOS drogue international**
6, rue de la Fontaine-à-Mulard
75013 Paris
Tél. : 01 43 13 14 30
*www.groupe-sos.org*
Aide psychologique et juridique aux toxicomanes et à leur famille.

**Drogues Alcool Tabac info-service (DATIS)**
N° vert national (gratuit) :
0800 23 13 13

**Écoute cannabis**
Tél. : 0811 91 20 202
7j/7, 8h-20h.

**Aide aux toxicomanes et familles (ATF ex-UNAFALT)**
42, avenue Jean-Moulin
75014 Paris
Tél. : 01 45 42 43 74
Accueille et soutient les toxicomanes et leur famille.

## DYSLEXIE – DYSPHASIE DYSORTHOGRAPHIE

**Apprendre à lire autrement**
La Vinsolière
49440 Angrie
Tél. : 02 41 61 03 21
*http://site.voila.fr/semeria*

**Dyslexia**
274, boulevard Raspail
75014 Paris
Tél. : 01 43 35 31 05
Aide les enfants dyslexiques, dysorthographiques et dysphasiques ainsi que ceux atteints d'hyperémotivité, de troubles de l'attention et de la concentration.

## ENFANTS

**Enfance et partage**
2-4, cité de l'Ameublement
75011 Paris
Tél. : 01 55 25 65 65
*www.enfance-et-partage.org*
Service d'accueil téléphonique pour l'enfance maltraitée.
Traite des problèmes de violences, d'abus sexuels, d'inceste, etc.
Numéro vert national :
0800 05 12 34

## ÉPILEPSIE

**Agir, informer, sensibiliser le public pour améliorer les connaissances sur les épilepsies (AISPACE)**
38, rue du Plat
59000 Lille
Tél. : 03 20 57 19 41
*www.epilepsies-epileptiques.com*
Est un lieu d'échanges, ouvert à tous ceux qui veulent s'informer et comprendre la maladie-.

**Association pour la recherche pour l'éducation et l'insertion des jeunes épileptiques (ARPEIJE)**
133, rue Falguière - Bât. D
75015 Paris
Tél. : 01 40 61 03 58
*www.arpeije.org*
Favorise l'insertion sociale des jeunes épileptiques. Encourage la recherche scientifique médicale.

**Ligue française contre l'épilepsie (LFCE)**
Centre médical de la Teppe
26600 Tain-l'Hermitage
*www.lfce.epilepsies.org*

**Le bureau français de l'épilepsie**
51, rue de la Procession
75015 Paris
Tél. : 01 46 38 25 77
*www.bfe.asso.fr*

**Fondation française pour la recherche sur l'épilepsie**
9, avenue Percier
75008 Paris
Tél. : 01 47 83 65 36
*www.fondation-epilepsie.fr*
Soutient la recherche concernant les causes de l'épilepsie et développe toute action favorisant l'intégration sociale des personnes atteintes d'épilepsie.

## FEMMES

**AGENA**
124, route de Rouen
80000 Amiens
Tél. : 03 22 33 39 39
*www.agena.org*
Conseil, accueil, sécurité, hébergement pour les femmes victimes de violences, enceintes ou en difficulté.

**Centre national d'information et de documentation des femmes et des familles (CNIDFF)**
7, rue du Jura
75013 Paris
Tél. : 01 42 17 12 00
*www.infofemmes.com*
Fournit des informations sur la vie familiale et la sexualité, la vie juridique, la législation sociale et la sécurité sociale, la formation professionnelle. Édite des ouvrages et des brochures sur la santé.

**Confédération du mouvement français pour le planning familial (MFPF)**
Centre documentation :
4, square Saint-Irénée
75011 Paris
Tél. : 01 48 07 29 10
*www.planning-famililal.org*
Mouvement d'éducation populaire. Lutte en particulier pour l'égalité entre les hommes et les femmes et informe le public sur toutes les questions relatives à la sexualité et aux droits des femmes.

## HANDICAPS MOTEURS

**Association des paralysés de France (APF)**
17, boulevard Auguste-Blanqui
75013 Paris
Tél. : 01 40 78 69 00
*www.apf.asso.fr*
Défend les droits des handicapés moteurs et favorise leur insertion dans la société. Gère également un service juridique pour les accidentés de la route. Aide ainsi les personnes gravement blessées à faire valoir leurs droits.

**Fédération des malades et handicapés (FMH)**
10 bis, boulevard de Stalingrad
44000 Nantes
Tél. : 02 40 29 36 49
Mouvement à caractère syndical, animé par des personnes handicapées. S'efforce de résoudre les problèmes sociaux et juridiques posés par les maladies ou les handicaps.

**Groupement pour l'insertion des personnes handicapées physiques (GIHP)**
10, rue Georges-de-Porto-Riche
75014 Paris
Tél. : 01 43 95 66 36
*www.gihpnational.org*
Pionnier en matière de transports adaptés. Favorise l'intégration des personnes handicapées (moteurs ou sensoriels) afin qu'elles puissent vivre pleinement leur autonomie.

**Association pour l'insertion sociale et professionnelle des personnes handicapées (LADAPT)**
Tour Essor
14-16, rue Scandicci
93508 Pantin
Tél. : 0825 03 40 00
*www.ladapt.asso.fr*
Centre de rééducation fonctionnelle.

## HANDICAPS SENSORIELS

**Adesda**
Quartier du Parc
19 bis, avenue du Centre
78280 Guyancourt
Tél. : 01 39 30 65 80
*adesda@wanadoo.fr*
Service de soins et d'éducation spécialisée pour les enfants déficients auditifs.

**Association nationale des parents d'enfants aveugles ou gravement déficients visuels (ANPEA)**
12 bis, rue de Picpus
75012 Paris
Tél. : 01 43 42 40 40
*www.anpea.asso.fr*
Conseille les familles d'enfants aveugles ou gravement déficients visuels, dans le domaine de l'éducation : jeu, choix de l'école, aides possibles, démarches, aides techniques.

**Association nationale des parents d'enfants déficients auditifs (ANPEDA)**
37-39, rue Saint-Sébastien
75011 Paris
Tél. : 01 43 14 00 38
*www.anpeda.org*
Encourage les parents à faire bénéficier leur enfant sourd des progrès pédagogiques et techniques afin de favoriser son insertion sociale et professionnelle.

**Association nationale pour les sourds-aveugles (ANPSA)**
18, rue Etex
75018 Paris
Tél. : 01 46 27 48 10
Fax : 01 46 27 59 31
*anpsa@wanadoo.fr*

**Association Valentin-Haüy pour le bien des aveugles (AVH)**
5, rue Duroc
75007 Paris
Tél. : 01 44 49 27 27
*www.avh.asso.fr*
Développe des activités sociales et culturelles à l'intention des adultes aveugles ou malvoyants.

**Bureau de coordination des associations des devenus sourds et malentendants (BUCODES)**
73, rue-Ricquet
75018 Paris
Tél. : 01 46 07 19 74
*http://bucodes.free.fr*
Développe l'enseignement de la lecture labiale pour les enfants et adultes devenus sourds qui ont gardé la maîtrise du langage.

**Fédération des aveugles et handicapés visuels de France (FAF)**
58, avenue Bosquet
75007 Paris
Tél. : 01 44 42 91 91
*www.faf.asso.fr*
Finance des recherches fondamentales et appliquées sur les maladies cécitantes et aide les personnes atteintes de malvoyance.

**Fédération nationale des sourds de France (FNSF)**
41, rue Joseph Python
75020 Paris
Tél. : 01 40 30 18 36
Fax : 01 40 30 18 21
Propose des activités sociales et culturelles aux déficients auditifs.

**Groupement des intellectuels aveugles ou amblyopes**
5, avenue Daniel-Lesueur
75007 Paris
Tél. : 01 47 34 30 00
*www.giaa.org*
L'association a pour but de réunir et de représenter ses membres, de développer leurs moyens de culture, d'étude, de loisirs et de travail. Prête des ouvrages enregistrés ou en braille.

## HANDICAPS ET MALADIES MENTALES

**Association Autisme 75**
78, rue des Dessous-des-Berges
75013 Paris
Tél. : 01 45 84 29 59
*www.autisme75.org*

**Autisme France**
1209, chemin des Campelières
06254 Mougins
BP 1109 cedex
N° Azur : 0810 179 179
Fax : 04 93 46 01 14
*www.autismefrance.org*

**Fédération française sésame autisme**
53, rue Clisson
75013 Paris
Tél. : 01 44 24 50 00
*www.sesame-autisme.org*
Soutien aux parents d'enfants handicapés mentaux (autisme ou psychoses infantiles). Les représente auprès des pouvoirs publics, favorise la création de structures d'accueil et suscite la recherche.

**Association Reflet 21**
5, rue Henri-Ferré
69004 Lyon
Tél. : 06 68 12 88 98
*www.reflet21.org*
Conférences et débats autour du problème de la trisomie 21.

**Comité d'étude, d'éducation et de soins auprès des personnes polyhandicapés (CESAP)**
81, rue Saint-Lazare
75009 Paris
Tél. : 01 42 85 08 04
*www.cesap.asso.fr*

**Comité de liaison et d'action des parents d'enfants et d'adultes atteints de handicaps associés (CLAPEAHA)**
18, rue Etex
75018 Paris
Tél. : 01 42 63 12 02
Fax : 01 46 27 80 92

**FAIT 21**
10, rue Monteil
42000 Saint-Étienne
Tél. : 04 77 37 87 29
Fax. : 04 77 33 99 02
*www.fait21.org*

**Fédération française des associations d'infirmes moteurs cérébraux (FFAIMC)**
19, rue de l'Abondance
69003 Lyon
Tél. : 04 72 84 22 31
*www.ffaimc.org*

**Union nationale des associations de parents et amis de personnes handicapées mentales (UNAPEI)**
15, rue Coysevox
75018 Paris
Tél. : 01 44 85 50 50
*www.unapei.org*
Intervient auprès des pouvoirs publics pour améliorer la législation en faveur des handicapés mentaux.

**Union nationale des amis et familles de malades mentaux et psychiques (UNAFAM)**
12, villa Compoint
75017 Paris
Tél. : 01 42 63 03 03 (écoute familles) et 01 53 06 30 43
*www.unafam.org*
Lutte contre l'isolement des malades mentaux et de leur famille. Gère des permanences d'accueil et d'information et des consultations juridiques, médicales, etc.

**Union nationale des associations pour handicapés (UNAPH)**
66, rue Boissières
75016 Paris
Tél. : 01 45 00 93 11

## HAPTONOMIE

**Centre international de recherche et de développement de l'haptonomie (CIRDH)**
Mas del Ore
66400 Oms
Tél. : 04 68 39 42 23
*www.haptonomie.org*

## HÉMOPHILIE

**Association française des hémophiles (AFH)**
6, rue Alexandre-Cabanel
75015 Paris
Tél. : 01 45 67 77 67
*www.afh.asso.fr*
Rassemble et soutient les hémophiles et leur famille, informe sur la maladie et ses traitements. Favorise la recherche médicale.

## INCONTINENCE

**Association d'aide aux personnes incontinentes (AAPI)**
5, avenue du Maréchal-Juin
92100 Boulogne
Tél. : 01 46 99 18 99
*www.aapi.asso.fr*

## LARYNGECTOMIE

**Association des laryngectomisés**
36, rue de Wattignies
75012 Paris
Tél. : 01 43 40 00 61

**Fédération nationale des laryngectomisés (FNL)**
28, Traverse des Deux-Tours
13013 Marseille
Tél. : 04 91 05 08 25

**Les laryngectomisés et mutilés de la voix de la région parisienne**
36, avenue Wattignies
75012 Paris
Tél. : 01 43 40 00 61

## LUPUS

**Association française du lupus et autres maladies auto-immunes (AFL plus)**
4, rue de Crimée, Esc. 50
75019 Paris
Tél. : 01 42 02 23 20
*www.orpha.net/nestasso/AFL/*
Apporte un soutien moral aux lupiques, fournit des informations sur la maladie.

**Association Lupus France**
7, rue Rocroy
75010 Paris
Tél. : 01 45 26 33 27
*www.lupusfrance.fr*

## MAINTIEN À DOMICILE

**Fédération ADESSA**
3, rue de Nancy
75010 Paris
Tél. : 01-44 52 82 82
*www.federation-adessa.org*
Gère des services d'aide à domicile dans toute la France.

**Fédération nationale des associations d'aide familiale populaire**
53, rue Riquet
75019 Paris
Tél. : 01 44 89 86 86
*www.csfriquet.org*
Regroupe des associations de soins et d'aide à domicile.

**Association de soins et services à domicile (ASSAD)**
12, rue Boyer-Barret
75014 Paris
Tél. : 01 45 42 29 29
Garde et soins à domicile pour personnes âgées 7jours/7, nuits et week-end (auxiliaires de vie, aides-soignantes, aides ménagères).

**L'association du service à domicile (ADMR)**
184 A, rue du Faubourg-St-Denis
75010 Paris
Tél. : 01 44 65 55 55
*www.admr.org*
Développe une aide à domicile en milieu rural pour les familles, les retraités, les personnes handicapées et les malades.

**Union nationale des associations de soins et services à domicile (UNASSAD)**
108-110, rue Saint-Maur
75011 Paris
Tél. : 01 49 23 82 52
*www.unassad.net*
Gère des services d'aide ménagère, de soins à domicile, d'auxiliaires de vie, des gardes, dans toute la France.

## MALADIE D'ALZHEIMER

**Union nationale des associations France-Alzheimer et troubles apparentés**
21, boulevard Montmartre
75002 Paris
Tél. : 01 42 97 52 41
*www.francealzheimer.org*
Aide les familles des malades, agit auprès des pouvoirs publics, soutient la recherche et sensibilise l'opinion publique.

## MALADIES CARDIO-VASCULAIRES

**Association nationale des cardiaques congénitaux**
Château-des-Côtes
78350 Les Loges-en-Josas
Tél. : 01 39 24 18 18

Comité centre :
29, rue du Maine
41310 Authon
Tél : 02 54 89 39 23
*www.ancc.asso.fr*
Apporte aux malades cardiaques de naissance (congénitaux), ainsi qu'à leur famille, tout le soutien nécessaire dans leurs difficultés éventuelles d'ordre social et moral, défend les intérêts matériels et moraux des cardiaques congénitaux, en particulier vis-à-vis du service public, et les représente auprès des pouvoirs publics.

**Fédération française de cardiologie (FFC)**
50, rue du Rocher
75008 Paris
Tél. : 01 44 90 83 83
*www.fedecardio.com*
Informe le grand public sur les différentes maladies cardiovasculaires.

## MALADIE DE CROHN

**Association François-Aupetit**
Comité de soutien à la recherche sur la maladie de Crohn
Hôpital Saint-Antoine
184, rue du Faubourg-Saint-Antoine
Bât. Caroli, 9e étage
75571 Paris cedex 12
Tél. : 01 43 07 00 39
*www.afa.asso.fr*

## MALADIE DE PARKINSON

**Association France-Parkinson**
37 bis, rue La Fontaine
75016 Paris
Tél. : 01 45 20 22 20
*www.franceparkinson.fr*
Fournit des informations sur la maladie de Parkinson, sur les progrès thérapeutiques et la recherche. Apporte une aide aux malades.

**Fédération française des groupements de parkinsoniens**
34, route de Carrières
78400 Chatou
Tél. : 01 30 53 20 29
*www.parkinsoniens.org*

## MALADIES RARES

**Alliance maladies rares**
102, rue Didot
75014 Paris
Tél. : 01 56 53 53 40
*www.alliance-maladies-rares.org*

## MALADIES RÉNALES

**Association pour le traitement des malades insuffisants rénaux (ATMIR)**
Parc d'Ariane
11, Boulevard de la Grande-Thumine
Bâtiment D
13090 Aix-en-Provence
Tél. : 04 42 95 27 18
*www.atmir.org*

**Fédération nationale d'aide aux insuffisants rénaux (dialysés et transplantés) (FNAIR)**
167, avenue Ledru-Rollin
75011 Paris
Tél. : 01 43 70 07 09
ou 01 43 79 66 59
*http://airrp.free.fr*
Assure une solidarité entre les malades, les aide moralement et financièrement.

## MALADIES RESPIRATOIRES

**Association pour l'aide à la réhabilitation à domicile (APARD)**
2, Parc Euromédecine
Rue de Chambert
CS 50003
34186 Montpellier cedex
Tél. : 04 67 10 22 00
*www.apard.com*

**Comité national contre les maladies respiratoires (CNMR)**
66, bd Saint-Michel
75006 Paris
Tél. : 01 46 34 58 80
*www.lesouffle.org*
Informe le public sur les maladies respiratoires. Prévient le tabagisme chez les jeunes, notamment dans les établissements scolaires.

## MORT SUBITE DU NOURRISSON

**Association Naître et vivre**
5, rue La Pérouse
75116 Paris
Tél. : 01 47 23 05 08
*www.naitre-et-vivre.org*
Soutient les familles dans le deuil. Informe et favorise la recherche.

## MUCOVISCIDOSE

**SOS mucoviscidose**
ZAC de la Bonne Rencontre
1, voie Gallo-Romaine
77860 Quincy-Voisin
Tél. : 01 64 63 15 04
*www.sosmucoviscidose.asso.fr*
Au service des malades 24h/24 et 7jours/7. À l'écoute des familles, développe les soins à domicile

**Vaincre la mucoviscidose**
181, rue de Tolbiac
75013 Paris
Tél. : 01 40 78 91 91
*www.vaincrelamuco.org*
Apporte aux malades et à leur famille une aide morale et matérielle. Favorise leur insertion sociale et professionnelle. Encourage la recherche médicale.

## MYOPATHIE

**Association française contre les myopathies (AFM)**
1, rue de l'Internationale
BP 59
91002 Évry cedex
Tél. : 01 69 47 28 28
*www.afm-france.org*
Suscite la recherche pour vaincre les maladies neuromusculaires, pour en comprendre et en découvrir les causes. A lancé le Téléthon pour réunir les fonds nécessaires à la lutte contre la myopathie.

## NANISME, PERSONNES DE PETITE TAILLE

**Association de l'ostéogenèse imparfaite (AOI)**
BP 075
80082 Amiens cedex 2
Tél. : 03 22 66 84 70
*www.aoi.asso.fr*
Association qui regroupe les patients atteints par la maladie des os de verre, et leurs familles.

**Association des personnes de petite taille (APPT)**
35, avenue d'Alfortville
94600 Choisy-le-Roi
Tél. : 01 48 52 33 94
*www.appt.asso.fr*
Rassemble les personnes de petite taille (inférieure à 1,40 m) et favorise leur intégration. Informe ses adhérents sur un plan médical, apporte un soutien psychologique. Fournit une aide juridique et administrative.

## POLIOMYÉLITE

**Association d'entraide des polios et des handicapés (ADEP)**
194, rue d'Alésia
75014 Paris
Tél. : 01 45 45 40 30
*www.adep.org*

## POLYARTHRITE RHUMATOÏDE

**Association française des polyarthritiques (AFP)**
53, rue Compans
Escalier 46
75019 Paris
Tél. : 01 40 03 02 00
*www.polyarthrite.org*
Apporte aux malades et à leur famille toutes les informations utiles sur la maladie : conseils pratiques, adresses. Favorise les rencontres avec d'autres malades.

## RÉTINITE PIGMENTAIRE

**Information recherche sur la rétinite pigmentaire (IRRP)**
La Pinède
30160 Bordezac
Tél. : 04 66 25 13 54
*www.irrp-asso.com*
Aide les malades dans leurs démarches et favorise la recherche.

**Retina France (AFRP)**
2, chemin du Cabirol - BP 62
31771 Colomiers cedex
N° azur : 0810 30 20 50
*www.retina-france.asso.fr*
Aide morale, sociale et professionnelle aux malades. Suscite la recherche en finançant des travaux.

## RHUMATISMES

**Association française de lutte antirhumatismale (AFLAR)**
2, rue Bourgon
75013 Paris
Tél. : 01 45 80 30 00
*www.aflar.org*
Lutte contre les maladies rhumatismales et le handicap qu'elles provoquent : prévention, information, traitement et réadaptation.

## SCLÉRODERMIE

**Association des sclérodermiques de France**
11, rue d'Arras
62217 Tilloy-les-Mofflaines
Tél. : 03 21 24 18 72
*www.sclerodermique.com*
Apporte un soutien en proposant une écoute téléphonique et un bulletin de liaison.

## SCLÉROSE EN PLAQUES

**Association pour la recherche sur la sclérose en plaques (ARSEP)**
14, rue Jules Vanzuppe
94200 Ivry-sur-Seine
Tél. : 01 43 90 39 39
*www.arsep.org*
Association de chercheurs et de spécialistes, recueille des fonds pour la recherche.

**Ligue française contre la sclérose en plaques (LFSEP)**
40, rue Duranton
75015 Paris
Tél. : 01 53 98 98 80
Tél. azur : 0810 80 89 53
*www.lfsep.com*
Favorise la recherche, développe l'aide matérielle et morale, diffuse l'information sur la maladie.

**Nouvelle association française des sclérosés en plaques (NAFSEP)**
7, avenue Albert-Durand
31700 Blagnac
Tél. : 05 34 55 77 00
*www.nafsep.org*

## SCLÉROSE TUBÉREUSE DE BOURNEVILLE

**Association sclérose tubéreuse de Bourneville (ASTB)**
44, rue Emile Lepeu
75011 Paris
Tél. : 01 43 67 49 19
*www.astb.asso.fr*

## SIDA

**Actions-Traitements**
190, boulevard de Charonne
75020 Paris
Tél. : 01 43 67 66 00
*www.actions-traitements.org*
Informe les malades sur les traitements médicaux liés au V.I.H. et au sida.

**Agence nationale de recherches sur le sida (ANRS)**
101, rue de Tolbiac
75013 Paris
Tél. : 01 53 94 60 00

*www.anrs.fr*
Association ayant pour mission de stimuler, coordonner, évaluer et financer la recherche sur le sida en France.

**Aides aux malades, à la recherche, information du public sur le sida (AIDES)**
Tour Essor - 14, rue Scandicci
93508 Pantin cedex
Tél. : 0820 160 120
01 41 83 46 46
*www.aides.org*
Fournit une aide aux malades, mène des actions de prévention et d'information : brochures, permanences téléphoniques.

**Association française des transfusés du sida et de l'hépatite C**
12, rue Abbé de l'Épée
75005 Paris
Tél. : 01 44 07 00 50
Aide les malades du sida contaminés à la suite d'une transfusion sanguine à établir un dossier afin d'obtenir une indemnisation.

**Association Ligne de vie**
Tél. : 0810 037 037
Propose un accompagnement personnalisé aux personnes atteintes par le sida ou par une hépatite, ainsi qu'à leurs proches.

**Association de recherche, de communication et d'action pour le traitement du sida (ARCAT-SIDA)**
94-102, rue Buzenval
75020 Paris
Tél. : 01 44 93 29 29
*www.arcat-sante.org*
Effectue des recherches dans le domaine de la santé publique. Organise un programme «-coordination et action de prévention contre le sida-» (CAPS). Mène une action sociale vis-à-vis de personnes séropositives.
Édite le *Journal du sida*.

**Centre régional d'information et de prévention du sida (CRIPS)**
33, avenue du Maine
BP 53
75755 Paris cedex 15
Tél. : 01 56 80 33 33
*www.lecrips.net*
Gère un centre de documentation, une médiathèque informatisée. Fournit des informations sur la maladie. Met à la disposition du public et des professionnels des listes d'associations et des brochures d'information.

**Sida info-service**
Tél. : 0800 84 08 00
*www.sida-info-service.org*

## SPINA-BIFIDA

**Association spina-bifida et handicaps associés (ASBH)**
BP 92
94420 Le Plessis Trevise
Tél. : 0800 21 21 05
*www.spina-bifida.org et www.incontinence-asbh.com*
Aide, conseille et informe les familles. Gère des soins et une éducation spécialisés à domicile.

## STOMIES

**Fédération des stomisés de France**
76-78, rue Balard
75015 Paris
Tél. : 01 45 57 40 02
01 45 58 41 27
*www.fsf.asso.fr*
Visite et soutien des stomisés. Conseils, en particulier, sur les problèmes liés à l'appareillage.

## SUICIDE

**Association SOS-Suicide Phénix**
36, rue de Gergovie
75014 Paris
Tél. : 01 45 42 45 88
01 40 44 46 45 (ligne d'écoute)
Accueil collectif et écoute téléphonique des personnes qui ont des idées suicidaires ou qui ont fait une tentative de suicide.

**Association Suicide écoute**
5, rue du Moulin-Vert
75014 Paris
Tél. : 01 45 39 93 74
Ecoute téléphonique.
*www.infosuicide.org*
*suicide.ecoute@free.fr*

**SOS-Dépression**
162, boulevard Montparnasse
75014 Paris
Tél. : 01 40 47 95 95
Répond 24 h/24 aux appels à l'aide.

**SOS-Psychiatrie**
85, boulevard de Port-Royal
75013 Paris
Permanence téléphonique :
Tél. : 01 47 07 24 24 (24 h/24)

**Urgence-Psychiatrie**
7 j/7 - 24 h/24
Tél. : 01 40 47 04 47

## TABAGISME

**Comité national contre le tabagisme (CNCT)**
31, avenue Michel Bizot
75012 Paris
Tél. : 01 55 78 85 10
Fax : 01 55 78 85 11
*www.cnct.fr*

## TRAUMATISMES CRÂNIENS

**Association des familles de traumatisés crâniens (AFTC)**
Hôpital Brousset
96, rue Didot
Pavillon Leriche, 1$^{er}$ étage,
75014 Paris
Tél. : 01 40 44 43 94
*aftc.idf@wanadoo.fr*

**Association R'Éveil**
6, avenue de la créativité
59150 Villeneuve d'Ascq
Tél. : 03 20 65 15 62
Fax : 03 20 65 15 33
*www.reveil.ifrance.com*
Entraide et soutien moral auprès des traumatisés et de leurs familles, pour améliorer la situation des blessés et changer l'image du coma et des cérébro-lésés.

**Union nationale des associations de familles de traumatisés crâniens (UNAFTC)**
32, rue de la Colonie
75013 Paris
Tél. : 01 53 80 66 03
*www.traumacranien.org*
Facilite les contacts, les rencontres et l'entraide entre les familles de traumatisés crâniens.
Informe sur les droits et les moyens pour soigner, rééduquer et réadapter les traumatisés crâniens. Suscite la création de structures appropriées.

# BELGIQUE

## URGENCES

**Urgences européennes : 112**

**Service médical d'urgence et pompiers : 100**

**Gendarmerie nationale et police bruxelloise : 101 ou 112 à partir d'un portable.**

En dehors de l'agglomération bruxelloise, consultez l'annuaire téléphonique pour connaître le numéro d'appel de la police communale.

**SOS médecins**
Bd de l'Abattoir 26
1000 Bruxelles
Tél. : 02/513 02 02
Intervention d'un généraliste de garde.

**Centre antipoison**
Hôpital de la base Reine-Astrid
Rue Bruyn 1
1120 Bruxelles
Tél. : 070 245 245
*www.poisoncentre.be*
Ce numéro est valable pour toute la Belgique.
N'administrez rien avant d'avoir l'avis du centre.

## ALCOOLISME

**Alcooliques anonymes (AA)**
Boulevard Clovis 81
1000 Bruxelles
Tél. : 02/511 40 30
*www.alcooliquesanonymes.be*
Permanence téléphonique.

## ALLAITEMENT

**Infor-Allaitement**
Rue de Braives 11
4210 Vissoul (Burdinne)
Tél. : 02/242 99 33
*www.infor-allaitement.be*
Permanence téléphonique. Fournit des conseils pratiques, édite des dépliants et un guide de l'allaitement.

## ALLERGIES

**Prévention des allergies**
Rue de la Concorde 56
1050 Bruxelles
Tél. : 02/511 67 61
*www.oasis-allergies.org*
Permanence téléphonique, les lundis et jeudis de 10h à 14h. Fournit des informations sur les allergies et joue un rôle dans la prévention de ces affections.

## ASTHME

**FARES**
Rue de la Concorde 56
1050 Bruxelles
Tél. : 02/512 29 36
*www.fares.be*
Fournit des informations sur la tuberculose, le tabagisme, ainsi que sur les maladies respiratoires chroniques.

## AUTISME

**Association de parents pour l'épanouissement des personnes autistes (APEPA)**
Rue Leanne 15
5000 Namur
Tél. : 081/74 43 50
*www.ulg.ac.be/apepa*
Fournit des informations aux parents, organise des groupes de rencontres.

## AVEUGLES ET MALVOYANTS

**Ligue braille**
Rue d'Angleterre 57
1060 Bruxelles
Tél. : 02/533 32 11
*www.braille.be*
Service social, services culturels, reclassement professionnel, ateliers, cours d'adaptation à la vie quotidienne.

## BRÛLÉS

**Centre des brûlés**
Hôpital militaire
Bruxelles
Tél. : 02/268 62 00
Loverval. Tél. : 071/44 80 00
Liège. Tél. : 04/366 72 94

## CANCER

**Fédération belge contre le cancer**
Chaussée de Louvain 479
1030 Bruxelles
Tél. : 02/736 99 99
(cancer-info : 0800/15 801)
*www.cancer.be*
Information, soutien psychologique, aide sociale.

**Cancer et psychologie**
Avenue de Tervuren 215
Boîte 14
1150 Bruxelles
Tél. : 02/735 16 97
*www.canceretpsy.be*
Écoute téléphonique (10 à 12h en semaine), suivi psychologique complémentaire au traitement

médical, groupes de rencontres, formation de soignants et de bénévoles.

**Continuing Care**
Chaussée de Louvain 479
1030 Bruxelles
Tél. : 02/743 45 90
*www.continuingcare.be*
Soins palliatifs à domicile des malades en phase terminale.

**Jour-après-jour**
Drève de la Charte 19
1083 Bruxelles
Tél. et fax : 0475/64 54 42
*www.jourapresjour.be*

**Œuvre belge du cancer**
Écoute cancer : 0800 11 888
Rue Royale 217
1210 Bruxelles

**Vivre comme avant**
Avenue Louise 223
Boîte 29
1050 Bruxelles
Tél. : 02/649 41 68
*vivrecommeavant@skynet.be*
Groupes de rencontres, aide psychologique pour les femmes qui ont subi l'ablation d'un sein.

## DIABÈTE

**Association belge du diabète**
Place Homère-Goossens 1
1180 Bruxelles
Tél. : 02/374 31 95
*www.diabete-abd.be*
Information, éducation, aide au diabétique, vente de matériel au prix de gros.

## DROGUE

**Infor-Drogues**
Rue du Marteau 19
1000 Bruxelles
Tél. : 02/227 52 52
*www.infor-drogues.be*
*courrier@infor-drogues.be*
Permanence téléphonique et permanence électronique sur le site Internet (24 h/24), accueil, information, prévention, aide sur les plans social, juridique, psychologique et médical.

## DROITS DE L'ENFANT

**Observatoire de l'Enfance, de la Jeunesse et de l'aide à la Jeunesse (OEJAJ)**
Communauté française
Boulevard Léopold II 44
1080 Bruxelles
Tél. : 02/413 37 65
*www.cfwb.be/oejaj/*

**Unicef Belgique**
Route de Lennik
Boîte 4
1070 Bruxelles
Tél. : 02/230 59 70
*www.unicef.be*

## ÉPILEPSIE

**Ligue belge contre l'épilepsie**
Avenue Albert 135
1190 Bruxelles
Tél. : 02/344 32 63
*www.ligueepilepsie.be*
Information, brochures, périodiques, suivi psychosocial des patients et de leur famille, réunion d'information et d'échanges, centres régionaux.

## FAMILLES

**Centre des nouvelles parentalités**
Rue Crickx 48/1
1060 Bruxelles
Tél. : 02/538 61 05
*www.pragmasoft.be/nouvpar*
Accueille et informe les personnes confrontées à la stérilité. Effectue des consultations, des formations et des recherches sur l'adoption.

**Ligue des familles**
Rue du Trône 127
1050 Bruxelles
Tél. : 02/507 72 11
*www.liguedesfamilles.be*
Revue, services juridique et social, vacances, baby-sitting, aide aux familles.

## HANDICAPÉS

**Mouvement social de personnes malades valides et handicapées (HACIH-AAM)**
Chaussée de Haecht 579
Boîte 40
1031 Bruxelles
Tél. : 02/246 42 26
*acih-aam@mc.be*
Éducation permanente des handicapés adultes, physiques et mentaux.

**Association d'aide aux handicapés mentaux (ANAHM)**
Avenue A. Giraud 24
1030 Bruxelles
Tél. : 02/247 60 10
*www.anahm.be*
Organisation de rencontres, de séminaires, publication d'un bulletin, service d'aide aux parents de bébés déficients mentaux, services social et juridique, placement dans des institutions spécialisées, suivi des adultes.

**Association nationale pour le logement des personnes handicapées (ANLH)**
Rue de la Fleur d'oranger 1
Boîte 213
1150 Bruxelles
Tél. : 02/772 18 95
*www.anlh.be*

## HÉMOPHILIE

**Association des hémophiles et malades de von Willebrand**
Avenue Brugmann 431
1180 Bruxelles
Tél. : 02/346 02 61
*www.ahvh.be*
Apporte une information socio-médicale aux malades et à leurs proches.

## INFIRMES MOTEURS CÉRÉBRAUX (I.M.C.)

**Ligue d'aide aux infirmes moteurs cérébraux**
Rue Stanley 69-71
1180 Bruxelles
Tél. : 02/343 91 05
Aide individuelle aux familles, accompagnement des I.M.C. adultes, interventions sociales concrètes, relais avec les institutions, éducation permanente, bibliothèque, rencontres et journées de réflexion, groupes d'échanges pour adolescents et adultes IMC. Revue trimestrielle.

## JEUNES

**Écoute jeunes**
Place Willems 14
1020 Bruxelles
Tél. : 070/23 34 44

**Infor-jeunes**
Rue Van Arteveld 155
1000 Bruxelles
Tél. : 02/514 41 11
*www.inforjeunes.be*
Infor Jeunes collecte, vérifie et diffuse l'information pour la mettre à la disposition de tous : enseignement, emploi, aide aux personnes, vie affective et santé, logement...

**SOS jeunes**
Rue Mercelis 27
1050 Bruxelles
Tél. : 02/512 90 20
*www.sosjeunes.be*
Service d'aide et d'accueil pour les jeunes en difficulté, accompagnement 24 h/24.

## LARYNGECTOMIE

**Association francophone des mutilés de la voix**
Chaussée de Louvain 479
1030 Bruxelles
Tél. : 08/144 50 94
*afmvb@skynet.be*
Réhabilitation vocale, sociale et professionnelle des laryngectomisés.

## MALADIE D'ALZHEIMER

**Ligue Alzheimer**
Clinique Le Péri
Rue Montagne-Ste-Walburge 4bis
4000 Liège
Tél. : 04/229 58 10
N°azur : 0 800 15 225
*www.alzheimer.be*
Association de familles de malades atteints par la maladie d'Alzheimer et par d'autres formes de démence.
Entraide, information, écoute, promotion de la recherche.

## MALADIES DE CŒUR

**Ligue cardiologique belge**
Rue des Champs-Élysées 43
1050 Bruxelles
Tél. : 02/649 85 37
*www.liguecardiologique.be*
Diffusion de brochures sur les différents facteurs de risque, édition d'un bulletin, organisation de la « Semaine du cœur ».

## MORT SUBITE DU NOURRISSON

**Association pour la prévention de la mort subite du nourrisson**
Hôpital universitaire des enfants « Reine Fabiola »
Avenue J.-J. Crocq 15
1020 Bruxelles
Tél. : 02/477 36 34

## MUCOVISCIDOSE

**Association belge de lutte contre la mucoviscidose**
Avenue Joseph-Borlé 12
1160 Bruxelles
Tél. : 02/675 57 69
02/663 39 09
*www.muco.be*
Soutien aux familles et aux patients, formation de familles d'écoute, aide à la recherche.

## NAISSANCE

**Office de la naissance et de l'enfance (ONE)**
Chaussée de Charleroi 95
1060 Bruxelles
Tél. : 02/542 12 11
*www.one.be*
Organisme chargé de la protection maternelle et infantile en Belgique. Les antennes locales constituent un point de rencontre avec le public.

## PARALYSÉS

**Association belge des paralysés**
Rue Charles-Demeer 105-117
1020 Bruxelles
Tél. : 02/421 69 69
*www.abpentreprise.be*
Ateliers adaptés aux handicapés moteurs, reclassement social de ces derniers.

## PLANNING FAMILIAL

**Fédération laïque des centres de planning familial**
Rue de la Tulipe 34
1050 Bruxelles
Tél. : 02/502 82 03
*www.planningfamilial.net*

## SANG

**Croix-Rouge de Belgique**
Service du sang
Rue de Staelle 96
1180 Bruxelles
Tél. : 02/371 35 20
02/371 31 11
*www.transfusion.be*
Toute l'année, organisation de collectes de sang dans les entreprises, les centres de transfusion, certains lieux publics, et par camions sanitaires.

## SANTÉ MENTALE

**Info santé mentale**
Fondation Julie-Renson
Rue de Lombardie 35
1060 Bruxelles
Tél. : 02/538 94 76
*www.julierenson.be*

**Ligue pulmonaire neuchâteloise**
Avenue DuPeyrou 8
2000 Neuchâtel
Tél. : 032/723 08 68

**Ligue vaudoise contre la tuberculose et les maladies pulmonaires**
Avenue de Provence 4
1007 Lausanne
Tél. : 021/623 37 47

## QUÉBEC

### AIDE AUX VICTIMES

**Regroupement provincial des maisons d'hébergement et de transition pour femmes victimes de violence conjugale (RPMHTFVVC)**
11, rue Notre-Dame Ouest
Casier postal 55005
CFP Notre-Dame
Montréal (QC) – H2Y 4A7
Tél. : 514-878-9134
*www.maisons-femmes.qc.ca*

### ALCOOLISME

**Au-delà de l'abstinence**
1004 A, Louvain Est
Montréal – H2M 2E8
Tél. : 1-514-387-0202
Association venant en aide à toute personne ayant des problèmes de dépendance à une substance toxique (alcool, drogue...).

**Les enfants adultes d'alcooliques**
Tél. : 514-729-7185
Le but de cette association est d'apporter un soutien moral aux personnes qui ont grandi dans un milieu alcoolique et qui rencontrent des difficultés.

**Al-Anon – Publications françaises inc.**
777, rue Bellechasse
Montréal (QC)– H2S 3M9
À Québec :
Tél. : 418-522-0473
À Drummondville :
Tél. : 819-478-3545
À Montréal :
Tél : 514-270-3277
Pour les informations générales en français :
casier postal 114, Succ C
Montréal – H2L 4J7
*www.al-anon.alateen.org*
Soutient et conseille les conjointes et les enfants et adolescents d'alcooliques.

**Les centres alternatifs de réhabilitation**
3440, chemin de la Côte-des-Neiges
Montréal - H3H 1T8
Tél. : 514-931-2536
Centres de réinsertion proposant des méthodes alternatives aux méthodes traditionnelles de traitement des alcooliques.

**Centre canadien de lutte contre l'alcoolisme et les toxicomanies**
75, rue Albert
Pièce 300
Ottawa (ON) – K1P 5E7
Tél. : 613-235-4048
*www.ccsa.ca*
Centre luttant contre les méfaits liés à la consommation d'alcool, de tabac et des autres drogues.

### APPAREILS DIGESTIF ET URINAIRE

**Fondation canadienne des maladies inflammatoires de l'intestin**
3767 Boulevard Thimens
Bureau 223
St Laurent (QC) – H4R 1W4
Tél. : 514-342-0666
Ligne gratuite : 1-800-461-4683
*www.ccfc.ca*
Amasse des fonds pour la recherche grâce à un téléthon annuel. Soutient les malades et leur famille.

**Fondation canadienne du foie**
1000, rue de la Gauchetière Ouest
Bureau 2830
Montréal (QC) – H3B 4W5
Tél. : 514-876-4171
*www.liver.ca*
Recueille des fonds pour la recherche. Participe à la prévention des hépatites. Encourage les dons d'organes.

**Fondation canadienne du rein**
2300 Boulevard René-Lévesque
Montréal (QC) – H3H 2R5
Tél. : 514-938-4515
800-564-4515 (à l'intérieur du Québec)
Fax : 514-938-4757
*www.reinquebec.ca*
Amasse des fonds pour la recherche. Soutient les dialysés et informe le public sur les maladies rénales.

### CANCER

**Fondation québécoise du cancer**
2075, rue de Champlain
Montréal (QC) – H2L 2T1
Info cancer : 514-527-2194
Fax : 514-527-1943
*www.fqc.qc.ca*
Fournit des services d'hébergement pour une somme minime aux patients demeurant à l'extérieur de Montréal et qui viennent suivre des traitements de chimiothérapie ou de radiothérapie à Montréal.

**Institut national du cancer du Canada**
Bureau 200
10, avenue Alcorn
Toronto (ON) – M4V 3B1
Tél. : 416-961-7223
*www.ncic.cancer.ca*

**Ligne Info Cancer**
190, rue Dorchester
Bureau 50
Québec (QC) - GEK 5Y9
Tél. : 1-800-363-0063
ou 418-657-5334
Centre pancanadien d'information sans frais.

**Organisation Leucan**
5800, rue Saint Denis
Bureau 505
Montréal (QC) – H2S 3L5
Tél. : 1-800-361-9643
ou 514-731-2667
*www.leucan.qc.ca*
Soutient les enfants et les adultes atteints de leucémie.

**Organisation montréalaise des personnes atteintes du cancer (OMPAC)**
7925, avenue Louis-Hébert
Montréal (QC) - H2E 2Y3
Tél. : 514-729-8833
*www.ompac.org*
Support et entraide des personnes atteintes de cancer.

**Société canadienne du cancer**
560, Chemin Chambly
Bureau 100
Longueuil (QC) – J4H 3I7
Tél. : 450-442-9430
*www.cancer.ca*
Division du Québec
5151, boulevard de l'Assomption
Montréal (QC) – H1T 4A9
Tél. : 514-255-5151
N°info cancer : 1-888-939-3333

### DIABÈTE

**Association Diabète Québec**
8550, boulevard Pie IX
Bureau 300
Montréal (QC) – H1Z 4G2
Tél. : 514-259-3422
Numéro gratuit : 1-800-361-3504
*www.diabete.qc.ca*
Recueille des fonds pour la recherche. Fournit des informations au public et aux malades. Propose certains services aux patients, notamment la location de lecteurs de glycémie portatifs.

### DONS D'ORGANES

**Fondation Diane Hébert**
132, Blainville Est
Sainte-Thérèse-de-Blainville
Québec (QC)– J7E 1M2
Tél. : 450-971-1112
Ligne gratuite : 1-877-971-7110
*www.macten.net/fdh/*
Fondation instaurée pour aider Diane Hébert lors de sa greffe, qui, depuis, participe à la promotion du don d'organes au Québec.

**Québec Transplant**
4200, boulevard Saint-Laurent
Suite 1111
Montréal (QC) – H2W 2R2
Tél. : 514-286-1414
2700, rue Jean Perrin - Bureau 170
Québec (QC) - G2C 1S9
Tél. : 418-845-8145
*www.quebec-transplant.qc.ca*
Association informant les malades et leur famille sur les dons d'organes en cas de décès et coordonnant les échanges d'organes.

### ÉPILEPSIE

**Épilepsie Canada**
1470, rue Peel, bureau 745
Montréal (QC) – H3A 1T1
Tél. : 514-845-7855
Numéro gratuit :
1-877-SEIZURE (734-0873)
*www.epilepsy.ca*
Regroupe les sociétés qui s'occupent des épileptiques. Fait de l'éducation auprès du public et apporte un soutien moral aux patients.

**Epilepsie Montréal Métropolitain**
3800, rue Radisson
Montréal (QC) – H1M 1X6
Tél. : 514-252-0859
*epimtl@cam.org*
Fondation dont le but est de recueillir des fonds pour construire une maison des enfants épileptiques.

**Épilepsie Section de Québec**
1, avenue du Sacré-Cœur
Bureau 354 Ouest
Québec (QC) – G1N 2W1
Tél. : 418-524-8752
*epilepsiequebec@megaquebec.net*

### HANDICAPS MOTEURS

**Amicale des handicapés physiques de l'Outaouais**
405, rue Notre-Dame
Gatineau (QC) – J8P 1L7
Tél. : 819-663-2999
*amicales.handicapes@gc.aira.com*
Organise des activités sociales pour les personnes handicapées.

**Association de paralysie cérébrale du Québec**
988 Galt Ouest
Bureau Principal
Sherbrooke (QC) G1E 2X8
Tél. : 819-829-1121
N° gratuit : 1-800-311-3770
*abcqi.sher@sympatico.fr*
Récolte des fonds, fait de la recherche et aide les associations locales.

**Association des paraplégiques du Québec (APQ)**
6020, Rue Jean Talon Est
Bureau 400
Montréal (QC) – H1S 3B1
Tél. : 514-341-7272
N° gratuit : 1-877-341-7272
*www.para-quad.org*
Association disposant d'antennes régionales et qui soutient les paraplégiques.

**Institut de réadaptation de Montréal**
6300, avenue Darlington
Montréal – H3S 2J4
Tél. : 514-340-2085
Fax : 514-340-2741
*www.irm.qc.ca*
Aide à la réadaptation des patients multihandicapés.

**Office des personnes handicapées du Québec**
309, rue Brock
Drummondville (QC) – J2B 1C5
Tél. : 819-475-8618
N° gratuit : 1-800-567-1465
*www.ophq.gouv.qc.ca*
Organisation paragouvernementale chargée de représenter l'opinion des personnes handicapées du Québec et de conseiller le gouvernement sur les diverses mesures à prendre pour favoriser leur intégration.

**Easter Seal Society**
90 Eglinton avenue East
Suite 208
Toronto (ON) M4P 2Y3
Tél. : 416-932-8382
Fax : 416-932-9844
Récolte des fonds par la vente de timbres de Pâques, afin d'aider les personnes handicapées à se procurer des prothèses ou à obtenir des subventions.

## HANDICAPS SENSORIELS

**Centre québécois de déficience auditive (CQDA)**
65, rue de Castelnau Ouest
Bureau 101
Montréal (QC) – H2R 2W3
Tél. : 514-278-8703
*Owww.surdite.org/cqda.htm*
Organise, par voie d'écran visuel, des échanges avec les personnes ayant des difficultés auditives. Subventionne des programmes de dépistage à partir de fonds recueillis auprès du public.

**Institut national canadien pour les aveugles (INCA)**
2155, rue Guy
Bureau 750
Montréal (QC) – H3H 2R9
Tél. : 514-934-4622
*www.inca.qc.ca*
Recueille des fonds. Développe l'entraînement des chiens-guides. S'occupe des aspects pratiques de la vie des personnes atteintes de troubles visuels sévères.

## HÉMOPHILIE

**Société canadienne d'hémophilie**
625, avenue du Président-Kennedy
Bureau 505
Montréal (QC) – H3A 1K2
Tél. : 514-848-0503
N° gratuit : 1-877-870-0666
*www.hemophilia.ca*
Soutient les hémophiles et leur famille. Représente les hémophiles qui ont été contaminés par le virus du sida ou de l'hépatite C lors de transfusions sanguines.

## MALADIES ARTICULAIRES ET MUSCULAIRES

**Association canadienne de la dystrophie musculaire, section Québec**
1425, bd René-Levesque Ouest
Bureau 506
Montréal (QC) – H3G 1T7
Tél. : 514-393-3522
N° gratuit : 1-800-567-2236
*www.mdac.ca*
Récolte des fonds pour la recherche sur la dystrophie musculaire.

**Société d'arthrite du Québec**
380, rue St-Antoine Ouest
Bureau 3280
Montréal (QC) – H2Y 3X7
Tél. : 514-846-8840
N° gratuit : 1-800-321-1433
*www.arthrite.ca*
Informe les patients sur les moyens mis à leur disposition pour leur simplifier la vie, récolte des fonds et subventionne la recherche.

**Lupus Canada**
590 Alden Road
Bureau 211
Markham (ON) – L3R 8N2
Tél. : 905-513-0004
N° gratuit : 1-800-661-1468
Informe les patients sur les moyens mis à leur disposition pour leur simplifier la vie, récolte des fonds et subventionne la recherche.

## MALADIE D'ALZHEIMER

**Fédération québécoise des sociétés Alzheimer**
5165, rue Sherbrooke Ouest
Bureaux 211 et 410
Montréal (QC) – H4A 1T6
Tél. : 514-369-7891
et 514-369-0800
*www.alzheimerquebec.ca*
Regroupe les associations Alzheimer, constituées de bénévoles et de permanents. Récolte des fonds. Fournit une information aux familles et favorise les projets de recherche pour lutter contre la maladie d'Alzheimer.

## MALADIES CARDIOVASCULAIRES

**Fondation des maladies du cœur du Québec**
1434, rue Sainte-Catherine Ouest
Bureau 500
Montréal (QC) – H3G 1R4
Tél. : 514-871-1551
N° gratuit : 1-800-567-8563
*www.fmcoeur.qc.ca*
Récolte des fonds pour les programmes de recherche et de réadaptation des malades cardiaques. Réalise des campagnes d'information auprès du grand public, publie des livres de recettes pour les personnes qui ont des problèmes liés au cholestérol, etc.

## MALADIE DE PARKINSON

**Société parkinson Canada**
4211, Yonge Street
Suite 316
Toronto (ON) – M2P 2A9
Tél. : 416-227-9700
N° gratuit : 1-800-565-3000
*www.parkinson.ca*

**Société parkinson du Québec**
1253, avenue Mc Gill-College
Bureau 402
Montréal (QC) – H3B 2Y5
Tél. : 514-861-4422
N° gratuit : 1-800-720-1307
*www.infoparkinson.org*
Recueille des fonds pour la recherche sur la maladie de Parkinson. Fournit un soutien matériel et moral aux patients et à leur famille. A une mission d'information auprès du grand public.

## MALADIES RESPIRATOIRES

**Réseau québécois de l'asthme et de la maladie pulmonaire obstructive chronique**
2860, Chemin Quatre-Bourgeois
Bureau 110
Ste-Foy (QC) - G1V 1Y3
Tél. : 418-650-9500
N° gratuit : 1-877-441-5072
Organisme non-lucratif intégré au réseau des soins et services du Québec renseignant sur ces maladies et aidant les personnes souffrantes au quotidien.

**Association pulmonaire du Québec**
855, rue Sainte Catherine Est
Bureau 222
Montréal (QC) – H2L 4N4
Tél. : 514-287-7400
N° gratuit : 1-800-295-8111
*www.pq.poumon.ca*
Subventionne la recherche, récolte des fonds et informe les patients souffrant de maladies respiratoires. Organise des campagnes d'information sur ces maladies et participe activement à la lutte contre le tabagisme.

**Asthma society of Canada**
130, Bridgeland Avenue
Suite 425
Toronto (ON) – M6A 1Z4
Tél. : 416-787-4050
N° gratuit : 1-800-787-4050
*www.asthma.ca*

**Institut thoracique de Montréal**
2155, rue Guy
Bureau 900
Montréal – H3H 2R9
Tél.-et fax: 514-931-5656
*www.muhcfoundation.com*
Centre hospitalier affilié au centre universitaire de santé Mc Gill de Montréal, dont la principale mission est de traiter les maladies pulmonaires et d'effectuer des recherches en pneumologie.

## MALADIES TROPICALES

Il n'existe pas à proprement parler d'associations spécialisées dans les maladies tropicales. En revanche, certains centres hospitaliers universitaires des universités de Montréal et de Québec disposent d'unités de clinique santé-voyage.

**Centre hospitalier de l'université de Montréal**
Pavillon Saint-Luc
1058, rue Saint-Denis
Montréal (QC) – H2X 3J4
Tél. : 514-890-8000

**Polyclinique médicale Concorde**
300, boulevard de la Concorde Est
Laval (QC) – H7G 2E6
Tél. : 450-667-5310
*www.polyconcorde.com*
Informe sur les mesures préventives à prendre avant un voyage à l'étranger : vaccinations, carnets de vaccination internationaux, etc.

## OSTÉOPOROSE

**Fondation ménopause/ostéoporose**
2170, avenue Lincoln
Montréal (QC) – H3H 2N5
Tél. : 514-935-3726
N° gratuit : 1-877-369-7845
Informe sur les changements liés à la ménopause et sur la prévention de l'ostéoporose, grâce à l'hormonothérapie de substitution notamment.

**Société de l'ostéoporose du Canada**
33, Laird Drive
Toronto (ON) – M4G 3S8
Tél. : 416-696-2663
N° gratuit : 1-800-977-1778
*www.osteoporosis.ca*

## PERSONNES ÂGÉES

**Fédération de l'âge d'or du Québec (FADOQ)**
4545, avenue Pierre-de-Coubertin
CP 1000 succ. M
Montréal (QC) – H1V 3R2
Tél. : 514-252-3017
Fax : 514-252-3154
N° gratuit : 1-800-828-3344
*www.fadoq.ca*
Groupe de défense des droits des personnes âgées qui s'occupe de regrouper les différentes associations du même type.

## PSYCHIATRIE

**Association canadienne pour la santé mentale**
Division Québec
911, rue Jean-Talon Est
Bureau 326
Montréal (QC) – H2R 1V5
Tél. : 514-849-3291
*www.acsm.qc.ca*
Informe le grand public sur les maladies mentales. Regroupe des médecins, des psychiatres, des familles et les patients eux-mêmes.

**Fondation québécoise de maladies mentales**
2120, rue Sherbrooke Est
Bureau 401
Montréal – H2K 1C3
Tél. : 514-529-5354
Fax : 514-529-9877
*www.fmm-mif.ca*

Recueille des fonds et organise des campagnes d'information à destination du grand public.

## SCLÉROSE EN PLAQUES

**Société canadienne de sclérose en plaques (SP)**
175, rue Bloor Est
Bureau 700 Tour Nord
Toronto (ON) – M4W 3R8
Tél. : 416-922-6065
Fax : 416-922-7538
N° gratuit : 1-800-268-7582
*http://mssociety.ca*
Renseigne les personnes atteintes de sclérose en plaques, fournit des conseils pratiques.

**Société canadienne de la sclérose en plaques (SCSP)**
666, rue Sherbrooke Ouest
Bureau 1500
Montréal (QC) – H3A 1E7
Tél. : 514-849-7591
Fax : 514-849-8914
N° gratuit : 1-800-268-7582
*www.scleroseenplaques.ca/qc*
Soutient la recherche et tente d'améliorer la qualité de vie des personnes atteintes. Fournit des informations relatives aux sections locales et des renseignements sur la recherche.

**Société canadienne de la sclérose en plaques**
Section Outaouais
10, rue Noël
Bureau 109
Gatineau (QC) – J8Z 3G5
Tél. : 819-778-1450
N° gratuit : 1-866-778-1450

## SEXUALITÉ VIE FAMILIALE

**Fédération du Québec pour le planning des naissances (FQPN)**
110, rue Sainte-Thérèse
Bureau 205
Montréal (QC) – H2Y 1E6
Tél. : 514-866-3721
*www.fqpn.qc.ca*
Informe sur les différentes méthodes de contraception et sur l'avortement.

## SIDA

**Aids community care of Montreal**
2075 Plessis
Basement Level
Montreal (QC) - H2L 2Y4
Tél. : 514-527-0928
*www.accmontreal.org*
Aide et soutient les personnes atteintes par le virus du sida. Fournit documentation et conseils.

**Centre d'action sida Montréal pour les femmes**
1750, rue Saint André - 3e étage
Montréal (QC) – H2L 3T8
Tél. : 514-495-0990
Fax. : 514-843-5098
Fournit des informations et de la documentation sur le sida, Propose un service d'écoute.

## SOINS EN FIN DE VIE

**Mourir avec dignité (Dying with dignity)**
55, Eglinton avenue East
Suite 802
Toronto (ON) - M4P 1G8
Tél. : 416-486-3998
Fax : 416-489-9010
N° gratuit : 1-800-495-6156
*www.dyingwithdignity.ca*
Association s'adressant aux patients, aux familles, aux professionnels de la santé et aux avocats.

## STÉRILITÉ

**Institut de médecine de la reproduction de Montréal (Procréa)**
1361, avenue Beaumont,
Bureau 301
Mont-Royal (QC) – H3P 2H7
Tél. : 514-345-8535
Fax : 514-345-8978
N° gratuit : 1-888-PROCREA
*www.procrea.qc.ca*
Effectue des recherches sur la stérilité, aide les couples confrontés à la stérilité.
Propose des programmes de procréation médicalement assistée et des diagnostics prénataux.

## SUICIDE

**Association québécoise de suicidologie (AQS)**
800, boulevard Saint-Joseph Est
Montréal (QC) – H2J 1K4
Tél. : 514-528-5858
*www.aqps.info*
Association dont le but est de promouvoir la recherche sur le suicide et sur sa prévention.

**Suicide action Montréal inc.**
Casier postal 310, Succ. St-Michel
Montréal (QC) – H2A 3M1
Tél. : 514-723-3594
N° d'urgence : 514-723-4000
L'association propose un service d'écoute. Elle procure des conseils en matière de prévention et soutient les proches.

## TABAC

**Conseil québécois sur le tabac et la santé**
4126, rue St-Denis
Bureau 302
Montréal (QC) – H2W 2M5
Tél. : 514-948-5317
Fax : 514-948-4582
*www.cqts.qc.ca*
Regroupement d'organismes qui luttent contre le tabagisme dans les lieux publics et qui informent le public sur les dangers du tabac.

## TOXICOMANIE

**Centre professionnel de traitement de la codépendance et des dépendances (CAFAT)**
1772, boulevard des Laurentides
Vimont Laval (QC) – H7M 2P6
Tél. : 450-669-9669
*www.cafat.qc.ca*
Groupes d'entraide et d'écoute fournissant information et documentation, mais exerçant également des activités de financement.

**Comité permanent de lutte à la toxicomanie**
970, rue Louvain Est
Montréal (QC) – H2M 2E8
Tél. : 514-389-6336
*www.cplt.com*

**Narcotiques anonymes**
Tél. : 514-219-0555 à Montréal
Tél. : 418-624-2598 à Québec
*www.naquebec.org*
Ligne d'écoute et de conseil pour les personnes confrontées à des problèmes d'abus de substances toxiques.

**Centre Dollard-Cormier**
950, Rue de Louvain Est
Montréal (QC) – H2M 2E8
Tél : 514-385-0046
Fax : 514-385-5728
*cqdt.cdc@ssss.gouv.qc.ca*
*www.centredollardcormier.qc.ca*
Aide aux toxicomanes et aux alcooliques de la région de Montréal. Service d'hébergement. Programme pour les SDF (sans domicile fixe), mais aussi programmes dédiés à la jeunesse et aux personnes de plus de 55 ans. Service d'urgences toxicologiques 24 h/24. Service d'accueil-évaluation-orientation.

# Index

La pagination en italique renvoie aux illustrations, aux tableaux et aux encadrés.
Les intitulés sans pagination sont traités dans les articles indiqués à la suite.
Pour les maladies, syndromes, temps, tests, voir aussi au nom propre.

## A

# B

# F

# I

## J



## K

# L

# M

# N

# ILLUSTRATEURS

Michel Saemann

Claire Bianchi, Laurent Blondel, Dominique Guéveneux,
François Poulain, Léonie Schlosser

# CRÉDITS PHOTOGRAPHIQUES

Les folios et le placement sont suivis du nom du photographe et de l'organisme ou de l'agence ayant fourni le document. Le placement dans la page est déterminé de la façon suivante : g = gauche-; m = milieu-; d = droite-; h = haut-; b = bas.

**Couverture**
1ere de couverture et dos : © Photodisc Vert / Getty Images
4e de couverture (de gauche à droite, de haut en bas) : © Stockbyte / Getty Images, © Alfred Pasieka / SPL / Cosmos, © VEM BSIP, © Larousse, © Visible Productions, LCC

**p. I à XV,** © Visible Productions, LCC avec l'accord d'Anatographica, LCC ; **p. XVII,** Stockbyte / Getty Images **p. C 1-0,** S.P.L. / Pasieka A. - Cosmos ; **p. C 2-0,** S.P.L. / Livermore L. - Cosmos ; **p. 2,** BSIP ; **p. 3,** BSIP ; **p. 4,** Révy J. C. - C.N.R.I. ; **p. 5,** C.N.R.I. ; **p. 6-hg,** BSIP ; **p. 6-mg,** BSIP ; **p. 6-hd,** GCA - C.N.R.I. ; **p. 6-md,** GJLP - C.N.R.I. ; **p. 9,** Bingen A.H. - Sygma ; **p. 12,** S.P.L. / Livermore L. - Cosmos ; **p. 15-m,** BSIP ; **p. 15-hd,** Goivaux - Rapho ; **p. 17,** C.N.R.I. ; **p. 18,** Delarbre P. - Explorer ; **p. 23,** Clinique Ste-Catherine - C.N.R.I. ; **p. 24-g,** Goivaux - Rapho ; **p. 24-m,** C.N.R.I. ; **p. 27,** Dr. Lacher G. - C.N.R.I. ; **p. 29,** Goivaux - Rapho ; **p. 30,** Elf-Sanofi ; **p. 31,** Bogaerts J. - ANA ; **p. 41,** Allard P. - REA ; **p. 42,** Barrelle - BSIP ; **p. 45-g,** Elf-Sanofi ; **p. 45-m,** Montreal Neuro Inst. Mac Gill University - C.N.R.I. ; **p. 49,** BSIP ; **p. 57,** Malzieu F. - C.N.R.I. ; **p. 60,** Pol A. - C.N.R.I. ; **p. 61-bg,** C.N.R.I. **p. 61-bd,** Clinica Claros - C.N.R.I. ; **p. 63-h,** Pr. Tonnelier - BSIP ; **p. 63-m,** CCN - C.N.R.I. ; **p. 63-b,** CCN - C.N.R.I. ; **p. 65-mb,** Pr. Privat Y. - C.N.R.I. ; **p. 65-hd,** Dopamine - C.N.R.I. ; **p. 65-bd,** Dr. Zara - BSIP ; **p. 66,** CCN - C.N.R.I. ; **p. 67,** C.N.R.I. ; **p. 68,** Dr.-Surugue P. - C.N.R.I. ; **p. 69,** C.N.R.I. ; **p. 71,** Dr.-Franceschini Ph. - C.N.R.I. ; **p. 73,** Dopamine - C.N.R.I. ; **p. 77,** Dopamine - C.N.R.I. ; **p. 86,** Goivaux - Dr. Rovani - Rapho ; **p. 88,** Triller-Berretti - C.N.R.I. ; **p. 89,** GJLP - C.N.R.I. ; **p. 91,** C.N.R.I. ; **p. 95,** Pol A. - C.N.R.I. ; **p. 96,** BSIP ; **p. 98,** Dr. Dupont - C.N.R.I. ; **p. 99-bg,** C.N.R.I. ; **p. 99-bd,** BSIP ; **p. 102-h,** C.N.R.I. ; **p. 102-m,** Goivaux-Grison J. - Rapho ; **p. 103,** Gueho E. - C.N.R.I. ; **p. 105,** Goivaux - Dr. Trottot - Rapho ; **p. 109-h,** C.N.R.I. ; **p. 109-md,** Pol A. - C.N.R.I. ; **p. 109-mg,** BSIP ; **p. 113,** S.P.L. / Prof.-Motta - University la Sapienza - Rome - Cosmos ; **p. 115,** Goivaux - Pr.-Callard - Rapho ; **p. 120-mh,** C.N.R.I. ; **p. 120-hg,** BSIP ; **p. 120-bg,** C.N.R.I. ; **p. 120-m,** BSIP ; **p. 133,** Dadoune - BSIP ; **p. 135,** Bricaire - BSIP ; **p. 137,** Model P. - C.N.R.I. ; **p. 139,** Triller-Berretti - C.N.R.I. ; **p. 143-hg,** Goivaux - Rapho ; **p. 143-mg,** Goivaux - Rapho ; **p. 143-hd,** Pr.-Touraine - BSIP ; **p. 143-bg,** C.N.R.I. ; **p. 143-mb,** C.N.R.I. ; **p. 143-bd,** Dr.-Bricaire - BSIP ; **p. 144,** Rouland F. - Rapho ; **p. 145,** C.N.R.I. ; **p. 146-g,** Dopamine - C.N.R.I. ; **p. 146-m,** Dopamine - C.N.R.I. ; **p. 147-g,** Prof.-Lebeau ; **p. 147-m,** Prof. Lebeau ; **p. 149,** Fraise S. - S.P.L ./ Cosmos ; **p. 151,** C.N.R.I. ; **p. 152,** Leca - BSIP ; **p. 156,** C.N.R.I. ; **p. 157,** Goivaux - Rapho ; **p. 158,** Dr. Miegeville - BSIP ; **p. 161-mh,** Giraudet - BSIP ; **p. 161-hd,** Révy J. C. - C.N.R.I. ; **p. 161-m,** CMSP - Berndt - BSIP ; **p. 161-b,** C.N.R.I. ; **p. 164,** Dr. Zara - BSIP ; **p. 165-bg,** Secchi-Lecaque / Roussel-Uclaf - C.N.R.I. ; **p. 165-bd,** C.N.R.I. ; **p. 169-h,** C.N.R.I. ; **p. 169-m,** C.N.R.I. ; **p. 171,** Lambert M. - BSIP ; **p. 173,** Goivaux - Rapho ; **p. 174-hg,** C.N.R.I. ; **p. 175-h,** C.N.R.I. ; **p. 175-m,** Goivaux - Rapho ; **p. 177,** S.P.L. / Terry S. - Cosmos ; **p. 179-h,** Secchi- Lecaque / Roussel-Uclaf - C.N.R.I. ; **p. 179-bg,** Dr.-Rateau - BSIP ; **p. 179-bd,** S.P.L. / Prof. Motta - University la Sapienza - Rome - Cosmos ; **p. 180-h,** Goivaux - Rapho ; **p. 180-mg,** Goivaux - Rapho ; **p. 180-md,** Goivaux - Rapho ; **p. 184-h,** Brucker - BSIP ; **p. 184-b,** BSIP ; **p. 185,** Val d'Or - BSIP ; **p. 189,** Goivaux - Rapho ; **p. 191,** Ducloux - BSIP ; **p. 193,** Model P. - C.N.R.I. ; **p. 195-h,** Goivaux - Rapho ; **p. 195-mg,** Frilet P. - Sipa Press ; **p. 195-md,** Frilet P. - Sipa Press ; **p. 199,** C.N.R.I. ; **p. 200,** VEM BSIP ; **p. 201,** Bories P. - C.N.R.I. ; **p. 205-g,** Pol A. - C.N.R.I. ; **p. 205-m,** BSIP ; **p. 207,** Koch-Constrato - REA ; **p. 209,** S.P.L. / Prof. Motta - Correr S. - Cosmos ; **p. 211-mh,** C.N.R.I. ; **p. 211-hd,** C.N.R.I. ; **p. 211-mg,** Goivaux - Dr. Rovani - Rapho ; **p. 211-md,** Goivaux - Dr. Rovani - Rapho ; **p. 214,** C.N.R.I. ; **p. 218,** C.N.R.I. ; **p. 219- h,** GCA - C.N.R.I. ; **p. 219-b,** Pol A. - BSIP ; **p. 222,** S.P.L. / Prof. Motta - University la Sapienza - Rome - Cosmos ; **p. 225,** Pr. Duron - I.N.S.E.R.M. ; **p. 227,** C.N.R.I. ; **p. 228,** CMSP - BSIP ; **p. 231,** Triller-Berretti - C.N.R.I.; **p. 233,** C.N.R.I ; **p. 240-h,** C.N.R.I. ; **p. 240-m,** C.N.R.I. ; **p. 241,** C.N.R.I. ; **p. 242,** Pr. Tonnelier - BSIP ; **p. 249,** Cortier - BSIP ; **p. 252,** Révy J. C. - C.N.R.I. ; **p. 254,** Secchi-Lecaque-/ Roussel - Uclaf - C.N.R.I. ; **p. 255-h,** C.N.R.I. ; **p. 255-m,** C.N.R.I. ; **p. 262,** Durand F. - Sipa Press ; **p. 265-g,** Ducloux - BSIP ; **p. 265-m,** Pr. Bories J. - C.N.R.I. ; **p. 265-d,** Dr. Bensahel - BSIP ; **p. 268-m,** Boucharlat - BSIP ; **p. 268-d,** C.N.R.I. ; **p. 269,** Pr. Barraquer J. - C.N.R.I. ; **p. 273,** Kokel - BSIP ; **p. 279,** C.N.R.I. ; **p. 283,** Allard P. - REA ; **p. 295-m,** Mendil - BSIP ; **p. 295-b,** C.N.R.I. ; **p. 301-mg,** C.N.R.I. ; **p. 301-bg,** S.P.L. - Cosmos ; **p. 301-bd,** C.N.R.I. ; **p. 304,** C.N.R.I. ; **p. 305,** ISG -Technology Allegro - C.N.R.I. ; **p. 307,** C.N.R.I. ; **p. 308-hg,** Goivaux - Rapho ; **p. 308-hd,** C.N.R.I. ; **p. 310,** Pol A. - C.N.R.I. ; **p. 318,** C.N.R.I. ; **p. 320,** Rebuffe - BSIP ; **p. 327,** BSIP ; **p. 328,** Bories P. - C.N.R.I. ; **p. 329,** Goivaux - Dr. Rovani - Rapho ; **p. 330,** Stephant - BSIP ; **p. 331,** Barts Pictures - C.N.R.I. ; **p. 332,** Kokel - BSIP ; **p. 333-hg,** C.N.R.I. ; **p. 333-hd,** Triller-Berretti - C.N.R.I. ; **p. 333-bg,** Ducloux - BSIP ; **p. 333-bd,** Dr. Zara - BSIP ; **p. 340-h,** Bouree - BSIP ; **p. 340-b,** Amar - BSIP ; **p. 343-h,** ARFIV - C.N.R.I. ; **p. 343-mg,** CMSP-Rawlins - BSIP ; **p. 343-m,** ARFIV - C.N.R.I. ; **p. 343-md,** Dr.-Boyer - C.N.R.I. ; **p. 343-bg,** Nilsson L. ; **p. 343-bd,** Nilsson L. ; **p. 347,** Goivaux - Rapho ; **p. 350,** C.N.R.I. ; **p. 352,** Pr.-Touraine - BSIP ; **p. 358,** Dr.-Busson - C.N.R.I. ; **p. 362-h,** NMSB - BSIP ; **p. 362-b,** Dr. Zara - BSIP ; **p. 363,** Pr. Touraine - BSIP ; **p. 366-hg,** NMSB - BSIP ; **p. 366-hd,** Dr.-Noble J. P. - C.N.R.I. ; **p. 366-bg,** Goivaux - Rapho ; **p. 366-bd,** Dr. Coulaud - BSIP ; **p. 367,** Dr. Zara - BSIP ; **p. 369,** C.N.R.I. ; **p. 370,** Dopamine - C.N.R.I. ; **p. 371,** BSIP ; **p. 372,** S.P.L.-/ Prof. Motta - University la Sapienza - Rome - Cosmos ; **p. 378,** NMSB - BSIP ; **p. 379,** Collection Dr. Glimet - BSIP ; **p. 385-h,** Guigoz - Petit-Format ; **p. 385-m,** C.N.R.I.; **p. 388-h,** Dr.-Sundstrom - C.N.R.I. ; **p. 388-b,** S.P.L. / Leroy F. Biocosmos - Cosmos ; **p. 389,** CMSP - Rawlins - BSIP ; **p. 391-d,** C.N.R.I. ; **p. 391-g,** Clinica Claros - C.N.R.I. ; **p. 393,** Overseas - Pr. Castano - C.N.R.I. ; **p. 395-hg,** C.N.R.I. ; **p. 395-hd,** Pr.-Remy - C.N.R.I. ; **p. 395-m,** GJLP - C.N.R.I. ; **p. 402,** C.N.R.I. ; **p. 404-h,** C.N.R.I. ; **p. 404-mg,** Dopamine - C.N.R.I. ; **p. 404-md,** Nilsson L. ; **p. 404-bg,** Nilsson L. ; **p. 404-bd,** Nilsson L. ; **p. 406-bg,** Dr. Rateau - BSIP ; **p. 406-bd,** C.N.R.I. ; **p. 407-bd,** Goivaux - Rapho ; **p. 407-bg,** GCA - C.N.R.I. ; **p. 408,** Kokel - BSIP ; **p. 410-hg,** Pr.-Bezes - C.N.R.I. ; **p. 410-hd,** Allard P. - REA ; **p. 411,** NMSB - BSIP ; **p. 413-hg,** Marsan C. - BSIP ; **p. 413-hd,** Marsan C. - BSIP ; **p. 413-mg,** Marsan C. - BSIP ; **p. 413-md,** Marsan C. - BSIP ; **p. 413-b,** Goivaux - Rapho ; **p. 414,** Pr. Privat Y. - C.N.R.I. ; **p. 416-g,** BSIP ; **p. 416-d,** J. C. Revy ; **p. 418-h,** Phototake - C.N.R.I. ; **p. 418-b,** BSIP ; **p. 420,** C.N.R.I. ; **p. 426,** S.P.L. / Prof. Motta - University la Sapienza - Rome - Cosmos ; **p. 427,** S.P.L. / Prof. Motta - University la Sapienza - Rome - Cosmos ; **p. 428,** Murez

S. - Rapho ; **p. 430-g,** Dr. Bensahel - BSIP ; **p. 430-d,** Dr. Bensahel - BSIP ; **p. 431,** Dopamine - C.N.R.I. ; **p. 433-bg,** Kokel - BSIP ; **p. 433-bd,** Kokel - BSIP ; **p. 433-h,** Cabanis - BSIP ; **p. 434-g,** BSIP ; **p. 434-d,** Phototake - C.N.R.I. ; **p. 435,** C.N.R.I. ; **p. 439-h,** Pr. Castano - Overseas - C.N.R.I. ; **p. 442-h,** BSIP ; **p. 442-mg,** C.N.R.I. ; **p. 442-md,** C.N.R.I. ; **p. 443-g,** C.N.R.I. ; **p. 443-d,** C.N.R.I. ; **p. 444,** Collection Daniel F. ; **p. 446-g,** Kokel - BSIP ; **p. 446-d,** Goivaux - Grison J. - Rapho ; **p. 448-g,** BSIP ; **p. 448-d,** BSIP ; **p. 451-h,** Pol A. - C.N.R.I. ; **p. 451-m,** Kabalan - BSIP ; **p. 451-b,** Gyssels H. - Diaf ; **p. 453-b,** Dr. Abeille - C.N.R.I. ; **p. 454,** Dr.-Gombergh - Petit-Format ; **p. 455,** Goivaux - Rapho ; **p. 456,** Publiphoto - C.N.R.I. ; **p. 457,** Ducloux - BSIP ; **p. 458-g,** C.N.R.I.; **p. 458-d,** C.N.R.I. ; **p. 462,** S.P.L. / Prof.-Motta - University la Sapienza - Rome - Cosmos ; **p. 463-g,** C.N.R.I. ; **p. 463-d,** Krassovsky - BSIP ; **p. 467,** Révy J. C. - C.N.R.I. ; **p. 474,** Institut Pasteur - C.N.R.I. ; **p. 478-g,** NMSB - BSIP ; **p. 478-d,** NMSB - BSIP ; **p. 480-g,** Dr. Zara - BSIP ; **p. 480-d,** Collection Dr.-Daniel F. ; **p. 482,** Collection Dr.-Daniel F. ; **p. 484-g,** BSIP ; **p. 484-d,** BSIP ; **p. 491-g,** Goivaux - Rapho ; **p. 491-d,** Goivaux - Rapho ; **p. 492-m,** Goivaux - Rapho ; **p. 492-bg,** GJLP - C.N.R.I. ; **p. 492-bd,** GJLP - C.N.R.I. ; **p. 496,** Pr. P. Morel ; **p. 503,** NMSB - BSIP ; **p. 513,** C.N.R.I. ; **p. 517-hg,** C.N.R.I. ; **p. 517-hd,** C.N.R.I.; **p. 517-mg,** Montreal Neuro Inst. Mac Gill University - C.N.R.I. ; **p. 517-md,** Centre Jean Perrin - C.N.R.I. ; **p. 517-bg,** Pol A. - C.N.R.I. ; **p. 517-bd,** Montreal Neuro Inst. Mac Gill University - C.N.R.I. ; **p. 517-mb,** Dr. Devaux J. R.; **p. 518,** BSIP ; **p. 520,** Goivaux - Rapho ; **p. 523,** Dr. Zara - BSIP ; **p. 529-g,** Mediamed-Publi Photo - C.N.R.I. ; **p. 529-d,** Mediamed-Publi Photo - C.N.R.I. ; **p. 543,** Révy J. C. - C.N.R.I. ; **p. 546,** Triller-Berretti - C.N.R.I. ; **p. 547,** I.N.S.E.R.M. ; **p. 553,** Ser. Fouliquen - I.N.S.E.R.M. ; **p. 560-g,** BSIP ; **p. 560-d,** Goivaux - Rapho ; **p. 561,** Dr.-Surugue P. - C.N.R.I. ; **p. 562-bg,** Dr. Zara - BSIP ; **p. 562-h,** C.N.R.I. ; **p. 563-b,** Goivaux - Rapho ; **p. 563-mg,**Collection Dr. Daniel F. ; **p. 563-hd,** Triller-Berretti - C.N.R.I. ; **p. 564,** Pr. P. Morel ; **p. 566-hg,** BSIP ; **p. 566-hd,** Goivaux - Rapho ; **p. 566-b,** C.N.R.I. ; **p. 568-hg,** Triller-Berretti - C.N.R.I. ; **p. 568-hd,** Goivaux - Rapho ; **p. 568-m,** GCA - C.N.R.I. ; **p. 574,** C.N.R.I. ; **p. 576-g,** Pr. Traissac - C.N.R.I. ; **p. 576-d,** Dr. Verhulst J. - C.N.R.I. ; **p. 577,** BSIP ; **p. 579-mg,** DPA - BSIP ; **p. 579-h,** Cavillon - BSIP ; **p. 579-md,** Malzieu F. - C.N.R.I. ; **p. 583,** Triller-Berretti - C.N.R.I. ; **p. 584-h,** Institut Pasteur - C.N.R.I. ; **p. 584-m,** BSIP ; **p. 584-b,** BSIP ; **p. 585-b,** Triller-Berretti - C.N.R.I. ; **p. 585-h,** NMSB - BSIP ; **p. 587-h,** Dr. Bricaire - BSIP ; **p. 587-mg,** Dr.-Dedet - C.N.R.I. ; **p. 587-md,** BSIP ; **p. 588-m,** BSIP ; **p. 588-bg,** BSIP ; **p. 588-bd,** BSIP ; **p. 590-g,** Barrelle - BSIP ; **p. 590-d,** C.N.R.I. ; **p. 591-hg,** Phototake-Carolina Biological Supp. - C.N.R.I. ; **p. 591-mg,** Phototake-Carolina Biological Supp. - C.N.R.I. ; **p. 591-bg,** C.N.R.I. ; **p. 591-h,** Secchi-Lecaque / Roussel-Uclaf - C.N.R.I. ; **p. 591-md1,** Phototake - Carolina Biological Supp. - C.N.R.I. ; **p. 591-md2,** Secchi-Lecaque / Roussel - Uclaf - C.N.R.I. ; **p. 591-b,** BSIP ; **p. 593-g,** Dr. Zara - BSIP ; **p. 593-d,** Triller-Berretti - C.N.R.I. ; **p. 594,** Le Diascorn - Rapho ; **p. 596,** NMSB - BSIP ; **p. 597,** C.N.R.I. ; **p. 598-mh,** C.N.R.I. ; **p. 598-mb,** Dopamine - C.N.R.I. ; **p. 598-b,** Révy J. C. - C.N.R.I. ; **p. 599,** Phototake - C.N.R.I. ; **p. 601,** S.P.L. / Prof. Motta - University la Sapienza - Rome - Cosmos ; **p. 603,** Pr. Laredo J. D. - C.N.R.I. ; **p. 605,** Goivaux - Rapho ; **p. 607-g,** C.N.R.I. ; **p. 607-d,** Pr. Bezes - C.N.R.I. ; **p. 608-g,** Phototake - C.N.R.I. ; **p. 608-d,** Goivaux - Rapho ; **p. 609,** Goivaux - Dr. Rovani - Rapho ; **p. 611-g,** Goivaux - Dr. Rovani - Rapho ; **p. 611-d,** C.N.R.I. ; **p. 612,** Révy J. C. - C.N.R.I. ; **p. 616-b,** Révy J. C. - C.N.R.I. ; **p. 616-h,** Phototake - C.N.R.I. ; **p. 617,** C.N.R.I. ; **p. 621,** C.N.R.I. ; **p. 626,** Prest D. - C.N.R.I. ; **p. 627,** Willemin P. - Bousser P. - C.N.R.I. ; **p. 630-g,** NMSB - BSIP ; **p. 630-d,** C.N.R.I. ; **p. 639,** GCA - C.N.R.I. ; **p. 644,** Barts Pictures - C.N.R.I. ; **p. 645,** C.N.R.I. ; **p. 653-h,** Bories P. - C.N.R.I. ; **p. 653-g,** Goivaux - Rapho ; **p. 53-d,** Pol A. - C.N.R.I. ; **p. 55,** Goivaux - Rapho ; **p. 660,** Collection Dr.-Daniel F. ; **p. 662,** BSIP ; **p. 664,** Tulane M. - Rapho ; **p. 665-g,** BSIP ; **p. 665-d,** BSIP ; **p. 671,** Triller - Berretti - C.N.R.I. ; **p. 673-g,** S.P.L. / Dr.-Eyden B. - Cosmos ; **p. 673-d,** Pr. Wegmann - C.N.R.I. ; **p. 675-g,** Dr.-Zara - BSIP ; **p. 675-m,** Triller - Berretti - C.N.R.I. ; **p. 675-h,** APA - BSIP ;**p. 675-d,** Dr. Noble J. P. - C.N.R.I. ; **p. 676,** NMSB - BSIP ; **p. 678-g,** BSIP ; **p. 678-d,** BSIP ; **p. 679,** Pol A. BSIP ; **p. 680-g,** BSIP ; **p. 680-d,** Révy J. C. - C.N.R.I. ; **p. 682,** Dr. Surugue P. - C.N.R.I. ; **p. 684-g,** Goivaux - Rapho ; **p. 684-d,** C.N.R.I. ; **p. 685-bg,** Dr. Zara - BSIP; **p. 685-md,** Goivaux - Rapho ; **p. 685-bd,** Dr. Zara - BSIP ; **p. 688-g,** Goivaux - Rapho ; **p. 688-d,** Goivaux - Rapho ; **p. 693-h,** Pr. Franck ; **p. 693-b,** Pr. Franck ; **p. 695,** GCA - C.N.R.I. ; **p. 697-g,** CMSP LEESTMA - BSIP ; **p. 697-d,** Pol A. - C.N.R.I. ; **p. 701-h,** Goivaux - Rapho ; **p. 701-b,** Institut Pasteur C.N.R.I. ; **p. 703,** NMSB BSIP ; **p. 704-h,** Gyssels H. - Diaf ; **p. 704-g,** Gyssels H. - Diaf ; **p. 704-d,** Gyssels H. - Diaf ; **p. 706,** C.N.R.I. ; **p. 715,** Girvande - C.N.R.I. ; **p. 716,** C.N.R.I. ; **p. 722,** VEM - BSIP ; **p. 726,** Triller-Berretti - C.N.R.I. ; **p. 729,** C.N.R.I. ; **p. 730,** NMSB - BSIP ; **p. 732,** NMSB - BSIP ; **p. 733,** Dr.-Mandel E. ; **p. 735-h,** Briolle P. - Rapho ; **p. 735-b,** C.N.R.I. ; **p. 737-b,** NMSB - BSIP ; **p. 737-m,** C.N.R.I. ; **p. 737-d,** BSIP ; **p. 739-g,** C.N.R.I. ; **p. 739-d,** Goivaux - Rapho ; **p. 740-hg,** Dr. Lacher C. - C.N.R.I. ; **p. 740-hd,** Clinica Claros - C.N.R.I. ; **p. 740-bg,** BSIP ; **p. 740-bd,** BSIP ; **p. 742-hg,** Dr. Abeille - C.N.R.I. ; **p. 742-mg,** BSIP ; **p. 742-md,** BSIP ; **p. 747-g,** BSIP ; **p. 747-d,** L.B.L. - BSIP ; **p. 749,** C.N.R.I. ; **p. 753-h,** C.N.R.I. ; **p. 753-b,** Goivaux - Rapho ; **p. 755-g,** Kokel - BSIP ; **p. 755-d,** Sidea Revuz - BSIP ; **p. 756,** CMSP NIH - BSIP ; **p. 761,** C.N.R.I. ; **p. 765-h,** Révy J. C. - C.N.R.I. ; **p. 765-b,** Overseas - Pr. Castano - C.N.R.I. ; **p. 768-g,** Révy J. C. - C.N.R.I. ; **p. 768-d,** C.N.R.I. ; **p. 771-g,** Goivaux - Rapho ; **p. 771-d,** C.N.R.I. ; **p. 783,** BSIP ; **p. 784-g,** C.N.R.I. ; **p. 784-d,** BSIP ; **p. 785,** Clinica Claros - C.N.R.I. ; **p. 790,** C.N.R.I. ; **p. 791,** C.N.R.I. ; **p. 792,** C.N.R.I. ; **p. 796-g,** Sidea-Revuz - BSIP ; **p. 796-d,** C.N.R.I. ; **p. 797-h,** C.N.R.I. ; **p. 797-b,** C.N.R.I. ; **p. 799-h,** C.N.R.I. ; **p. 799-bg,** Goivaux - Rapho ; **p. 799-bd,** Goivaux - Grison J. - Rapho ; **p. 806-g,** Goivaux - Dr. Trottot - Rapho ; **p. 806-d,** C.N.R.I. ; **p. 807,** S.P.L. ; **p. 809-g,** Sidea Revuz - BSIP ; **p. 809-d,** C.N.R.I. ; **p. 812-g,** BSIP ; **p. 812-d,** BSIP ; **p. 813,** C.N.R.I. ; **p. 816-hg,** Dr. Verhulst J. - C.N.R.I. ; **p. 816-bg,** Dr. Ferlaud - C.N.R.I. ; **p. 816-hd,** Ducloux - BSIP ; **p. 816-md,** Ducloux - BSIP ; **p. 816-bd,** Ducloux - BSIP ; **p. 820,** BSIP ; **p. 826-h,** S. I. - BSIP ; **p. 826-b,** Overseas - Pr.-Castano - C.N.R.I. ; **p. 840-h,** GJLP - C.N.R.I. ; **p. 840-b,** Ducloux - BSIP ; **p. 845,** Ducloux - BSIP ; **p. 846,** Triller-Berretti - C.N.R.I. ; **p. 849-g,** Pr.-Privat Y. - C.N.R.I. ; **p. 849-d,** Triller-Berretti - C.N.R.I. ; **p. 853,** C.N.R.I. ; **p. 856,** Triller-Berretti - C.N.R.I. ; **p. 859,** C.N.R.I. ; **p. 862,** NMSB - BSIP ; **p. 864-g,** BSIP ; **p. 864-d,** BSIP ; **p. 866,** Triller-Berretti - C.N.R.I. ; **p. 867,** Set I - BSIP ; **p. 873,** GJLP - C.N.R.I. ; **p. 874-g,** Barts Pictures - C.N.R.I. ; **p. 874-d,** BSIP ; **p. 877,** Triller-Berretti - C.N.R.I. ; **p. 878,** C.N.R.I. ; **p. 880-d,** BSIP; **p. 880-h,** C.N.R.I. ; **p. 880-g,** C.N.R.I. ; **p. 882-g,** Gyssels H. - Diaf ; **p. 882-h,** Laurent - BSIP ; **p. 882-m,** Gyssels H. - Diaf ; **p. 886-g,** C.N.R.I. ; **p. 886-d,** Pr. Castano - Overseas - C.N.R.I. ; **p. 891,** S.P.L. / Prof. Motta - University la Sapienza - Rome - Cosmos ; **p. 894,** C.N.R.I. ; **p. 895-g,** Pr.-Barraquer J. - C.N.R.I. ; **p. 895-d,** Kokel - BSIP ; **p. 896,** Phototake - C.N.R.I. ; **p. 900,** Ducloux - BSIP ; **p. 901,** C.N.R.I. ; **p. 903-h,** Barts Pictures - C.N.R.I. ; **p. 903-g,** BSIP-**p. 903-d,** BSIP ; **p. 906,** Baret M. - Rapho ; **p. 907,** Dr.-Franceschini Ph. - C.N.R.I. ; **p. 908,** Dr.-Bricaire - BSIP ; **p. 909,** C.N.R.I. ; **p. 912,** Institut Pasteur - C.N.R.I. ; **p. 913-hg,** Dr. White J.- NP - C.N.R.I. ; **p. 913-hd,** Dr. Ruzicka F. - C.N.R.I. ; **p. 913-bg,** C.N.R.I. ; **p. 913-bd,** Phototake - C.N.R.I. ; **p. 919,** Goivaux - Rapho ; **p. 920-g,** C.N.R.I. ; **p. 920-d,** C.N.R.I. ; **p. 923,** BSIP ; **p. 924,** BSIP ; **p. 925-g,** Pr.-Privat Y. - C.N.R.I. ; **p. 925-d,** BSIP ; **p. 927,** Centre Jean Perrin - C.N.R.I. ; **p. 928-g,** BSIP ; **p. 928-d,** BSIP ; **p. 932,** Goivaux - Grison J. - Rapho ; **p. 940,** Dr.-Franceschini Ph. - C.N.R.I. ; **p. 941,** Courtieu - BSIP ; **p. 942,** C.N.R.I. ; **p. 947,** Goivaux - Rapho ; **p. 949-g,** C.N.R.I. ; **p. 949-d,** GCA - C.N.R.I. ; **p. 950,** C. N.R.I. ; **p. 960-g,** BSIP ; **p. 960-m,** Secchi-Lecaque / Roussel - Uclaf - C.N.R.I. ; **p. 960-d,** C.N.R.I. ; **p. 961,** C.N.R.I. ; **p. 963,** C.N.R.I. ; **p. 964-h,** Goivaux - Rapho ; **p. 964-b,** BSIP ; **p. 967,** Goivaux Rapho ; **p. 968-g,** Dr. Franceschini Ph. - C.N.R.I. ; **p. 968-d,** C.N.R.I. ; **p. 976,** I.N.S.E.R.M.; **p. 977-g,** BSIP ; **p. 977-d,** NMSB - BSIP ; **p. 978-g,** C.N.R.I. ; **p. 978-d,** Centre national d'ophtalmologie des Quinze-Vingts ; **p. 979,** C.N.R.I. ; **p. 981,** Goivaux - Rapho ; **p. 984,** CMSP LEESTMA - BSIP ; **p. 988,** Goivaux - Rapho ; **p. 989-bg,** BSIP ; **p. 989-bd,** Goivaux - Rapho ; **p. 989-h,** BSIP ; **p. 991,** Phototake - C.N.R.I. ; **p. 992,** C.N.R.I. ; **p. 996,** C.N.R.I. ; **p. 1000,** Dr.-Dupont - C.N.R.I. ; **p. 1001-g,** Dr.-Franceschini Ph. - C.N.R.I. ; **p. 1001-d,** Dr.-Franceschini Ph. - C.N.R.I. ; **p. 1003-g,** GJLP - C.N.R.I. ; **p. 1003-d,** GJLP - C.N.R.I. ; **p. 1006,** Ducloux - BSIP ; **p. 1008,** Montreal Neuro Inst. Mac Gill University - C.N.R.I. ; **p. 1010-g,** Stevenson J. - BSIP ; **p. 1010-d,** Stevenson J. - BSIP ; **p. 1017-g,** Barrelle - C.N.R.I. ; **p. 1017-d,** Barrelle - C.N.R.I. ; **p. 1018-g,** C.N.R.I. ; **p. 1018-d,** Gueho E. - C.N.R.I. ; **p. 1019,** NMSB - BSIP ; **p. 1021,** C.N.R.I. ; **p. 1023,** Phototake - C.N.R.I. ; **p. 1026,** Siemens - BSIP ; **p. 1028-g,** C.N.R.I. ; **p. 1028-d,** C.N.R.I. ; **p. 1030,** Pr. Flandrin; **p. 1038-g,** VEM - BSIP ; **p. 1038-d,** C.N.R.I. ; **p. 1044,** GJLP - C.N.R.I. ; **p. 1045,** Montreal Neuro Inst. Mac Gill University - C.N.R.I. ; **p. 1049,** Dr. Zara - BSIP ; **p. 1052-g,** GJLP - C.N.R.I. ; **p. 1052-m,** Goivaux - Rapho ; **p. 1052-d,** Pr. Barraquer J. - C.N.R.I. ; **p. 1055-h,** Dopamine - C.N.R.I. ; **p. 1056,** Pr.-Barraquer J. - C.N.R.I. ; **p. 1063,** NMSB - BSIP ; **p. 1064,** Goivaux - Rapho ; **p. 1065-g,** C.N.R.I. ; **p. 1065-d,** C.N.R.I.; **p. 1067-g,** BSIP ; **p. 1067-d,** Pr. Gentilini M. ; **p. 1070-hg,** Goivaux - Rapho ; **p. 1070-hd,** C.N.R.I. ; **p. 1070-b,** GJLP - C.N.R.I. ; **p. 1076,** Dr. Zara - BSIP ; **p. 1077-g,** BSIP ; **p. 1077-m,** Dopamine - C.N.R.I. ; **p. 1088,** S.P.L.-/ Prof. Motta - University la Sapienza - Rome - Cosmos ; **p. 1087,** BSIP ; **p. 1085,** Pr. Privat Y. - C.N.R.I. ; **p. 1090,** Pr. Remy - C.N.R.I.; **p. 1097-g,** Révy J. C. - C.N.R.I. ; **p. 1097-d,** Goivaux - Rapho ; **p. 1098-g,** Goivaux - Dr. Rovani - Rapho ; **p. 1098-d,** Barts Pictures - C.N.R.I. ; **p. 1099,** Goivaux - Rapho ; **p. 1103,** Dr. Ferlaud - C.N.R.I. ; **p. 1105,** Kabalan - BSIP ; **p. 1106,** CMSP - BSIP ; **p. 1108,** Vieil J. P. - Rapho ; **p. 1107-g,** Barts Pictures - C.N.R.I. ; **p. 1108-h,** Triller-Berretti - C.N.R.I. ; **p. 1108-d,** BSIP ; **p. 1111,** VEM - BSIP ; **p. 1116,** C.N.R.I. ; **p. 1118-hd,** Institut Pasteur - C.N.R.I. ; **p. 1118-hg,** C.N.R.I. ; **p. 1118-mb,** C.N.R.I. ; **p. 1118-bg,** CMSP - BSIP ; **p. 1118-bd,** Pr.-G. De Thé - C.N.R.I. ; **p. 1118-b,** Institut Pasteur - C.N.R.I. ; **p. 1121-h,** S.P.L. / Prof. Motta - University la Sapienza - Rome - Cosmos ; **p. 1121-b,** S.P.L. / Prof. Motta - University la Sapienza - Rome - Cosmos ; **p. 1125,** Goivaux - Rapho ; **p. 1134,** Dr.-Zara - BSIP ; **p. 1138,** Kokel - BSIP ; **p. 1139,** BSIP ; **p. 1141-d,** Gyssels H. - Diaf ; **p. 1141-g,** Gyssels H. - Diaf ; **p. 1143-h,** Pr.-Barraquer J. - C.N.R.I. ; **p. 1143-d,** Goivaux - Rapho ; **p. 1143-g,** Dr.-Franceschini Ph. - C.N.R.I.

Photocomposition MAURY, Malesherbes
Impression GRAFICA EDITORIALE PRINTING, Bologne
Dépôt légal: février 2006
Imprimé en Italie (Printed in Italy)
560425/02 - 11004407 septembre 2006